晋唐医学研究

蔡定芳 著

上海科学技术出版社

内 容 提 要

两晋至隋唐641年间的中国医药学蔚为壮观。《黄帝内经》《神农本草经》《伤寒杂病论》三大经典著作问世，标志中国医药学确立。然而三部典籍相继亡佚于战乱。两晋至唐朝的医学家补苴罅漏，张皇幽眇，寻堕绪于茫茫，独读旁搜而远韶。《晋唐医学研究》以中国两晋、南北朝、隋朝、唐朝四个历史朝代为纲，以医家著作为目，阐述晋唐医家生平考略、学术贡献、综合评述、简要结论等。两晋时期医家主要有王叔和、曹翕、靳邵、范曲、皇甫谧、葛洪、范汪、嵇康、张湛、嵇含、刘涓子、陈延之、羊欣、张苗、陈廪丘、阮炳、赵泉、史脱、宫泰、陶潜二十位等；南北朝医学家有胡洽、深师、秦承祖、褚澄、陶弘景、全元起、姚僧垣、徐子才、谢士泰、萧纲、师道兴、魏孝澄、德贞常十三位等；隋朝时期医家主要有甄权、巢元方、杨上善、许澄、雷敩、许胤宗、甄立言七位等；唐朝时期医家主要有宋侠、孙思邈、苏敬、崔知悌、张文仲、李隆基、许仁则、孟诜、王冰、刘禹锡、王焘、杨玄操、陈藏器十三位等。另外，晋唐期间有著作无医家名氏者三，《龙门医方》《延年秘录》《近效方》。有医名无著作或著作亡佚者五，释慧义、释道洪、张宝藏、李含光、韩宝升。《晋唐医学研究》展示了六十多位极具影响的晋唐著名医家及其著作的丰富学术内涵，可供中医、中西医结合临床工作者及中医爱好者阅读。

图书在版编目（CIP）数据

晋唐医学研究 / 蔡定芳著. -- 上海：上海科学技术出版社，2022.12
ISBN 978-7-5478-6017-5

Ⅰ．①晋… Ⅱ．①蔡… Ⅲ．①中医学－医学史－中国－晋代-唐代 Ⅳ．①R-092

中国版本图书馆CIP数据核字(2022)第221143号

晋唐医学研究

蔡定芳　著

上海世纪出版(集团)有限公司
上 海 科 学 技 术 出 版 社　　出版、发行
（上海市闵行区号景路 159 弄 A 座 9F - 10F）
邮政编码 201101　　www.sstp.cn
山东韵杰文化科技有限公司印刷
开本 889×1194　1/16　印张 60.75
字数 1700 千字
2022 年 12 月第 1 版　2022 年 12 月第 1 次印刷
ISBN 978 - 7 - 5478 - 6017 - 5/R · 2671
定价：498.00 元

作者介绍

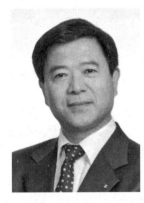

蔡定芳,教授,博士研究生导师。1956 年生于上海,1970 年毕业于温州实验小学,1974 年毕业于温州卫生学校,1982 年毕业于浙江中医学院获硕士学位,1988 年毕业于南京中医学院获博士学位。留学日本德岛大学、日本富山医科药科大学。曾就职于温州市第二人民医院、浙江省中医药研究所、上海医科大学附属华山医院。1974 年至今工作在中医中西医结合临床教学科研工作第一线。曾任复旦大学附属中山医院中医-中西医结合科主任,中西医结合神经内科主任,上海市青浦区中心医院中医科主任,上海市闵行区中心医院中医学术带头人。现任复旦大学上海医学院中西医结合系副主任,复旦大学中西医结合研究院内科研究所所长,复旦大学附属中山医院中医-中西医结合学术带头人,上海中医药大学附属曙光医院神经内科主任。国家中医药领军人才-岐黄学者,上海市领军人才,上海市名中医。主要学术兼职有:中国中西医结合学会常务理事,上海市中西医结合学会副会长,上海市中医药学会常务理事。曾任中国医师协会中西医结合分会副会长,上海市医师协会中西医结合医师分会会长,中国医师协会中西医结合医师分会神经病学专家委员会主任委员,上海市中医药学会神经内科分会主任委员,上海市中西医结合学会神经内科专业委员会主任委员。长期从事中医内科及神经内科临床与科学研究,在脑血管病、帕金森病、睡眠障碍、抑郁障碍等研究领域作出成绩。临床擅长中医内科疑难病证、神经内科疑难疾病、肿瘤内科、睡眠障碍、抑郁障碍等诊治。承担中日合作攻关,国家自然科学基金,国家重大疾病科技支撑计划,国家卫生健康委员会、教育部等多项研究课题。指导毕业硕士研究生、博士研究生 50 多名。在国内外医学期刊(含 SCI)发表学术论文 300 多篇,获国家与省部级科学成果奖 6 项。编著出版《中医与科学》《肾虚与科学》《恽铁樵全集》《陆渊雷全集》《姜春华全集》《沈自尹全集》《南山书屋文集》《中国医药学教程》《中国方药医学》《中国医药学理论基础》《病证结合传染病学》《病证结合神经病学》《病证结合内科学》《中西结合病理学》《南山书屋医案医话》等专著。

编著说明

《黄帝内经》《神农本草经》《伤寒杂病论》三大经典著作问世，标志着中国医药学确立。然而三部典籍相继亡佚于战乱。两晋至唐朝的医学家补苴罅漏，张皇幽眇，寻堕绪于茫茫，独读旁搜而远韶。王叔和撰次《伤寒论》而其《脉经》已有《金匮要略》大部内容；皇甫谧撰《针灸甲乙经》，全元起首注、王冰次注《素问》，由此《黄帝内经》得以传世；陶弘景《本草经集注》使亡佚已久的《神农本草经》重见天日。

本书阐述晋唐时期王叔和、曹翕、靳邵、范曲、皇甫谧、葛洪、范汪、嵇康、张湛、嵇含、刘涓子、陈延之、羊欣、张苗、陈廪丘、阮炳、赵泉、史脱、宫泰、陶潜、胡洽、深师、秦承祖、褚澄、陶弘景、全元起、姚僧垣、徐子才、谢士泰、萧纲、师道兴、魏孝澄、德贞常、甄权、巢元方、杨上善、许澄、雷敩、许胤宗、甄立言、宋侠、孙思邈、苏敬、崔知悌、张文仲、李隆基、许仁则、孟诜、王冰、刘禹锡、王焘、杨玄操、陈藏器等六十多位主要医家及其医著。

两晋至隋唐642年间的中国医药学蔚为壮观。本书以历史朝代为纲，以医家著作为目，阐述晋唐著名医家生平、学术贡献以及学术评价与结论等，展示波澜壮阔的晋唐医学风貌，旨在溯渊洄源，江河清澈。

本书阐述两晋至隋唐时期医家医著，但是也有例外。如嵇康卒于公元263年，西晋建于公元265年，应不属本书研究范围。考虑到嵇康《养生论》重要影响及其魏晋玄学的领袖地位，故列入本书研究。又如唐朝亡于公元907年，李珣约生活于公元855—930年，其《海药本草》约撰于五代十国时期，因其为我国第一部外来药物本草，故亦列入本书。

自　序

两晋至隋唐是中国医药学最为关键的时期。《黄帝内经》创建中国医药学基础医学体系，《神农本草经》创建中国医药学药物医学体系，《伤寒杂病论》创建中国医药学临床医学体系，三大经典著作问世，标志中国医药学确立。然而秦汉三国战事频繁，三大经典著作相继亡佚且历动荡之秋。

公元265年，司马炎篡魏称帝，国号晋，定都洛阳，史称西晋。公元280年晋武帝司马炎灭吴，全国一统。西晋经八王之乱及永嘉之祸而国势渐衰。公元316年匈奴刘聪率兵破长安，亡西晋。公元317年晋建兴五年司马睿率西晋皇室南渡江南，建都建邺即今江苏省南京市，延续晋朝，史称东晋。两晋政权历十五帝一百五十四年。两晋时期首创官方教育国子学，官方提倡书法教育。此时儒教独尊地位动摇，文化多元发展，道教及佛教逐渐扩展民间。晋朝学术思想由经学转为玄学，清谈之风泛滥，竹林七贤应运而生。玄学核心思想为无，万物皆生于无，无主宰有。玄学政治主张无为而治，名教出于自然，故越名教而任自然。东晋时期，放荡自然行为虽然稍有收敛，但是清谈之风仍盛行不衰。畅谈玄理，苟且颓废，导致东晋偏安无为。两晋医学是整个中国医药学发展的关键时期。王叔和医学以理论研究见长，撰次《伤寒论》留给后世仲景之学研究的无限空间，《脉经》则是中国医药学现存脉学开山专著。曹翕《解寒食散方》开启中国医药学寒食散研究先河，羽而翼者有靳邵《服石论》，释慧义《寒食散解杂论》，范曲《石论》，释道洪《寒食散对疗》等。皇甫谧《针灸甲乙经》是中国医药学第一部针灸学专著，其腧穴主治内容使《黄帝明堂经》精华流传至今。葛洪《肘后备急方》是中国医药学临床医学专著，学术价值极高，后世如《备急千金要方》《圣济总录》等皆宗其旨而师其法。范汪《范汪方》内科学成就辉煌，其外感热病学成就源于葛洪而精于葛洪。嵇康《养生论》以魏晋玄学为核心思想，引领竹林七贤越名教而任自然的养生观，张湛《养生要集》集玄学养生名家名著之言而彰显嵇康主旨。嵇含《南方草木状》是最早岭南植物志，于本草药物之外平添植物性状，弥足珍贵。刘涓子《鬼遗方》是中国医药学现存最早外科专著，其痈疽证治尤为后世称道。陈延之《小品方》内科学成就大于《范汪方》，其外感热病证治则是全书精要。两晋医学开拓性的理论、临床、针灸研究对后世医学的影响极其深远。

公元420—589年，中国历史进入南北朝时期。南北朝是南朝和北朝的合称，其时中国南方和北方分裂。北朝承自十六国而始于北魏，北朝包括北魏、东魏、西魏、北齐和北周五朝，北魏分裂为东魏、西魏，北齐取代东魏，北周取代西魏，北周灭北齐。北朝都城有大同、太原、临漳、西安、洛阳等。南朝承自东晋，有南朝宋、南朝齐、南朝梁、南朝陈四朝，均以南京为都城。南北朝对外交流兴旺，东到日本和朝鲜半岛，西到西域、中亚、西亚，南到东南亚与南亚。北朝力主融入中原汉族文化，南朝开放接纳北人南渡，南北文化大融合。南北朝文学发展迅速，南朝风格华丽纤巧，北朝风格豪放粗犷，南朝文学代表有骈文，北朝文学代表有《木兰诗》。《文心雕龙》《昭明文选》等巨著对中国文学发展产生深远影响。南北朝时期玄学思想逐渐归于沉寂。南北朝道教日趋成熟，继葛洪之后寇谦之北天师道、陆修静南天师道、陶弘景茅山宗等道教理论研究推向深入,教理教义进一步充实提高,社会影响力不断增加。南北朝医学承晋启隋,丰富饱满,精彩纷呈。居士胡洽《百病方》诸风证治尤多发挥,僧人深师《僧深药方》佛教医学深蕴其中。秦承祖《药方》奏置医学教育教授,褚澄《遗书》默通造化妙理。陶弘景《本草经集注》扩大《神农本草经》药物治疗范围,全元起《注黄帝素问》开启《黄帝内经》研究先河。徐子才与姚僧垣曾同朝为医,姚僧垣《集验方》临床成就斐然而有逐月养胎之论,徐子才《雷公药对》力主对症选药而首倡十剂之说。谢士泰《删繁方》创建三焦辨治体系而于五劳六极证治贡献最大,萧纲身为帝王而政绩远不及文学成就。《龙门石窟药方》是现存最早石刻药方而《龙门方》非师道兴所作,魏孝澄《新录单药方》首见于《日本国见在书目录》而单药多而复方少,德贞常《产经》为中国医药学最早妇儿科专著。南北朝一百七十年间中国医药学临床积累厚实而药学研究尤为瞩目。

公元581年北周静帝宇文阐禅让丞相杨坚,北周覆亡。杨坚改国号为隋,定都陕西西安。公元589年隋文帝大军南下灭陈朝,结束西晋末年以来长达三百年分裂局面而一统江山,享国三十七年。隋朝政治初创三省六部制,正式推行科举制,建立堂议制、监察制、考绩制,府兵制,均田制等,兴建大运河等,隋文帝励精图治,开创开皇之治繁荣局面。隋朝一改周武帝宇文邕毁灭佛法政策,以佛教作为巩固统治的基本国策。下令修复毁废的寺院,允许出家为僧,营造佛像,翻译佛经,致力佛教传播,《续高僧传》《靖嵩传》《昙迁传》等大量问世。令五岳各建佛寺,诸州各建立僧尼庙寺,延兴、光明、净影、胜光、禅定等著名寺院相继落成。据不完全统计,隋朝建立寺院共有三千七百九十二所。隋朝国祚虽仅三十七年,但其医学成就令人刮目相看。巢元方《诸病源候论》是中国医药学第一部临床理论巨著,杨上善《黄帝内经太素》是中国医药学第一部分类注释《黄帝内经素问》著作,雷敩《雷公炮炙论》是中国医药学第一部药物炮制专著,甄权《古今录验》与许澄《备急单要方》两书论述外感、内外妇儿、五官、皮肤等内容比较完备,《古今录验》新创方剂不少,《备急单要方》效验单药颇多。隋朝医学不容小觑,尤以《诸病源候论》临床基础成就贡献巨大。

隋末群雄并起,天下大乱,公元618年隋炀帝大业十四年叛军缢弑杨广。唐国公李渊晋阳起兵,长安称帝,建立唐朝,年号武德。公元618—907年是中国历史大一统唐王朝,共历二十一帝,享国二百八十九年。唐太宗李世民贞观之治奠定盛唐基础,唐玄宗开元盛世是唐朝全盛时期。安史之乱后藩镇割据,国力渐衰。公元907年藩镇将领朱温篡唐,唐朝覆亡。唐朝疆域空前辽阔,东起日本海、南据安南、西抵咸海、北逾贝加尔湖。东灭突厥、薛延陀后,唐太宗被四夷各族尊为天可汗,万国来朝。唐朝国力强盛,声誉远播,海外称为唐人。唐代儒、释、道三教并盛,共同形成唐朝传统文化主流,饱受两晋南北朝冷落的儒家文化再次主导唐朝政治思想。唐朝学术繁荣代表著作如《五经正义》《春秋纂要》等,文化昌盛代表诗人如李白、杜甫、韩愈、白居易、刘禹锡、李商隐、杜牧等,科技发达如首次测量子午线长度及雕版印刷《金刚经》等。唐朝医学亦成就辉煌。孙思邈创建脏腑辨证论治临床体系,《备急千金要方》《千金翼方》是中国医药学第一部综合临床巨著;王焘创建辨病分症论治临床体系,《外台秘要》是中国医药学第二部综合临床巨著。苏敬《新修本草》是中国第一部政府颁布的药典,也是世界最早药典。李隆基创开元盛世而《广济方》医学贡献颇大,刘禹锡是文学家而《传信方》简便效验。宋侠《经心录》善用雄蛾散治阴痿及紫石门冬丸治宫冷,崔知悌《纂要方》善用温白丸治癥癖及大黄煎丸治闪癖,张文仲《随身备急方》疑即《张文仲方》善治诸风及马蔺散治痢疾。《延年秘录》非养生之作而治疗天行疾病经验可师可法,《近效方》善治消渴而方剂大多无方名称,许仁则重视临床理论阐述,孟诜《必效方》首创黄疸测试法而其《食疗本草》是中国医药学食疗学开山之作,王冰《补注黄帝内经素问》理论贡献巨大而创五运六气学说,昝殷《经效产宝》是中国医药学第一部产科专著,昝殷《食医心鉴》是中国医药学第一部辨病食疗专著,杨玄操《黄帝八十一难经注》是晋唐唯一注释《难经》之作,陈藏器《本草拾遗》,李珣《海药本草》是中国医药学第一部外来药物专著。唐朝290年医学集两晋南北朝及隋朝之大成,临床成就以《备急千金要方》《外台秘要》为代表,理论成就以《补注黄帝内经素问》为代表,药学成就以《新修本草》为代表。

昌黎先生曰:业精于勤荒于嬉,行成于思毁于随。方今圣贤相逢,治具毕张。拔去凶邪,登崇畯良。占小善者率以录,名一艺者无不庸。爬罗剔抉,刮垢磨光。盖有幸而获选,孰云多而不扬?诸生业患不能精,无患有司之不明;行患不能成,无患有司之不公。言未既,有笑于列者曰:先生欺余哉!弟子事先生于兹有年矣。先生口不绝吟于六艺之文,手不停披于百家之编。纪事者必提其要,纂言者必钩其玄。贪多务得,细大不捐。焚膏油以继晷,恒兀兀以穷年。先生之业,可谓勤矣。觝排异端,攘斥佛老。补苴罅漏,张皇幽眇。寻坠绪之茫茫,独旁搜而远绍。障百川而东之,回狂澜于既倒。先生之于儒,可谓有劳矣。沉浸醲郁,含英咀华,作为文章,其书满家。上规姚姒,浑浑无涯;周《诰》殷《盘》,佶屈聱牙;《春秋》谨严,《左氏》浮夸;《易》奇而法,《诗》正而葩;下逮《庄》《骚》,太史所录;子云相如,同工异曲。先生之于文,可谓闳其中而肆其外矣。少始知学,勇于敢为;长通于方,左右具宜。先生之于为人,可谓成矣。然而公不见信于人,私不见助于友。跋前疐后,动辄得咎。暂为御史,遂窜南夷。三年博士,冗不见治。命与仇谋,取败几时。冬暖而儿号寒,年丰而妻啼饥。头童齿豁,竟死何裨。不知虑此,而反教人为?先生曰:吁,子来前!夫大木为宎,细木为桷,欂栌、侏儒,椳、闑、扂、楔,各得其宜,施以成室者,匠氏之工也。玉札、丹砂,赤箭、青芝,牛溲、马勃,败鼓之皮,俱收并蓄,待用无遗者,医师之良也。登明选公,杂进巧拙,纡余为妍,卓荦为杰,校短量长,惟器是适者,宰相之方也。昔者孟轲好辩,孔道以明,辙环天下,卒老于行。荀卿守正,大论是弘,逃谗于楚,废死兰陵。是二儒者,吐辞为经,举足为法,绝类离伦,优入圣域,其遇于世何如也?今先生学虽勤而不繇其统,言虽多而不要其中,文虽奇而不济于用,行虽修而不显于众。犹且月费俸钱,岁靡廪粟;子不知耕,妇不知织;乘马从徒,安坐而食。踵常途之役役,窥陈编以盗窃。然而圣主不加诛,宰臣不见斥,兹非其幸欤?动而得谤,名亦随之。投闲置散,乃分之宜。若夫商财贿之有亡,计班资之崇庳,忘己量之所称,指前人之瑕疵,是所谓诘匠氏之不以杙为楹,而訾医师以昌阳引年,欲进其豨苓也。余著《晋唐医学研究》,愿以《进学解》与诸君共勉。是为序。

2022年壬寅秋月蔡定芳序于南山书屋

目 录

第一章 晋代医学研究

第二章　南北朝医学研究

第三章 隋朝医学研究

第四章　唐代医学研究

第一章　晋代医学研究

引言：公元 265—420 年是中国历史上的晋朝代。晋代上承三国，下启南北朝，分为西晋与东晋两个时期。其中西晋为中国历史上大一统王朝，东晋则属于六朝之一，两晋共一百五十五年历十八帝。公元 265 年司马炎篡魏建晋，定都洛阳，史称西晋。司马炎即晋武帝。公元 280 年西晋灭吴，完成统一。后经八王之乱和永嘉之祸，国势渐衰。公元 313 年，晋愍帝司马邺迁都长安，公元 316 年匈奴灭西晋。公元 317 年西晋皇室南渡江南，司马睿在建邺今南京延续晋朝，史称东晋。东晋曾多次北伐中原汉地。公元 383 年东晋与前秦淝水之战后，东晋以少胜多，得到暂时巩固。两晋时期北方南迁的汉人将大量生产力与先进技术带入江南，进一步开发了江南地区。东晋十六国：西晋王朝灭亡后，公元 317 年，镇守建康今江苏南京的司马睿在江南重建晋室，史称东晋。十六国史称源出于北魏崔鸿所撰《十六国春秋》：五凉、四燕、三秦、二赵并成、夏为十六。从公元 304 年巴氏族李雄建立成汉和匈奴贵族刘渊建立汉国，公元 316 年灭西晋，到公元 439 年鲜卑拓跋部统一北方，这一百多年里，北方各民族相互争战，先后建立了前赵、后赵、前燕、前凉、前秦、后秦、后燕、西秦、后凉、南凉、西凉、北凉、南燕、北燕、夏、成汉等政权，总称十六国。西晋时中国北部、东部和西部，尤其是并州和关中一带，大量胡族与汉族杂住。史书记载“西北诸郡皆为戎居”，关中百万余口“戎狄居半”，对晋帝国呈现半包围形势。除了辽河流域的鲜卑和青海、甘肃的氏、羌外，大都由原住地迁来。公元 270 年晋武帝时，河西鲜卑秃发树机能与匈奴刘猛率众内侵，直至九年后始平。公元 294 年晋惠帝时，匈奴郝散叛乱，不久平定。两年后其弟刘度元以齐万年为首，联合西北马兰羌、卢水胡举兵，晋将周处阵亡，此事至公元 299 年方平。而后郭钦与江统相继建议强制迁离胡族，江统更著有《徙戎论》，但晋室不予采纳。当朝廷元气大伤后，周边胡族便趁机举兵。八王之乱的爆发，使晋廷失去在地方的影响力，胡族陆续叛变。晋惠帝时，益州内乱，巴氏势力扩大。之后益州刺史罗尚击杀巴氏领袖李特。公元 304 年成汉与汉赵的建立，开启五胡十六国时期。公元 304 年，李特之子李雄继立后击败罗尚并称成都王，又于公元 306 年称帝，国号大成，公元 338 年改国号为汉，史称成汉。匈奴刘渊统领五部匈奴，成都王司马颖结其为外援。晋惠帝大安二年即公元 303 年，部将李特为大将军，大赦，改元为建初元年。故有人认为以改元为成汉建国开始，成汉建立于公元 303 年。公元 304 年司马颖遭王浚围攻，遣刘渊回并州发兵支援。他乘机宣布独立，称汉王，自称继承汉朝正统。公元 308 年刘渊称帝并迁都至平阳，国号汉，后称前赵。东晋政权公元 317—420 年维持了长期的偏安统治，到公元 420 年被刘裕所建立的宋所取代，共享国一百零三年，历四代十一帝。东晋是门阀政治发展的鼎盛时期，皇权衰落。司马睿称帝有赖于南方官僚士族的拥戴，东晋政权建立之初，先后平息了王敦和苏峻之乱，统治趋于稳定。门阀大族王、谢、庾、桓先后支配着王朝政局。南来士族祖逖曾率军北伐，一度收复黄河流域。在此之后，当权的士族多标榜北伐以增加门户威望，其中以桓温的三次北伐最为著名。他曾经收复洛阳，进入关中，进兵河北，但都未能够巩固北伐成果。公元 383 年，前秦南下，东晋面临空前威胁，在宰相谢安的运筹下，谢石、谢玄率北府兵大败前秦军队，取得了淝水之战的决定性胜利。此后，南方由于外乱威胁解除而爆发内战，孙恩、卢循起兵。桓玄在内战中获胜，一度篡晋。北府兵将领刘裕起兵镇压了农民军，并通过北伐树立威望，最终取代东晋。东晋统治者不以恢复中原为意，门阀大族致力于南方的庄园经营。北方大族及大量汉族人口迁徙江南，给南方带来了先进的生产技术。南下的北方农民和土著农民辛勤劳动，开辟南方广大的山泽荒野,促进了江南的开发,使中国经济重心开始由黄河流域向长江流域转移。与此同时,中国北方陷入分裂混战,中国西晋后期之前的中原人总体是汉民族,而西晋后期北方少数民族大量南迁中原,并建立数十个政权,历史称为东晋十六国的时期。黄河流域成为匈奴、羯、鲜卑、氐、羌等五胡族军阀争杀的战场,各少数民族首领纷纷建立政权,和东晋汉族政权长期对峙,史称五胡十六国。在十六国时期,除十六国之外,还有汉人冉闵建立的魏、丁灵翟氏建立的魏、武都氐帅杨氏建立的仇池国、鲜卑慕容氏建立的西燕、鲜卑拓跋氏建立的代五个政权,总计先后建立了二十一个政权。上述政权中,后赵、前燕、前秦都曾占据过北方的大部分疆域,尤其是前秦曾基本上统一了北方,不过时间都很短,在百余年时间,北方战乱基本上没有停息。《晋书·载记》序曰:古者帝王,乃生奇类、淳维,伯禹之苗裔,岂异类哉?反首衣皮,餐膻

饮湩,而震惊中域,其来自远。天未悔祸,种落弥繁。其风俗险诐,性灵驰突,前史载之,亦以详备。轩帝患其干纪,所以徂征;武王窜以荒服,同乎禽兽。而于露寒之野,候月觇风,睹隙扬埃,乘间骋暴,边城不得缓带,百姓靡有室家。孔子曰:微管仲,吾其被发左衽矣。此言能教训卒伍,整齐车甲,边场既伏,境内以安。然则燕筑造阳之郊,秦堑临洮之险,登天山,绝地脉,苞玄菟,款黄河,所以防夷狄之乱中华,其备豫如此。汉宣帝初纳呼韩,居之亭鄣,委以候望,始宽戎狄。光武亦以南庭数万徙入西河,后亦转至五原,连延七郡。董卓之乱,则汾晋之郊萧然矣。郭钦腾笺于武帝,江统献策于惠皇,皆以为魏处戎夷,绣居都鄙,请移沙塞之表,定一殷周之服。统则忧诸并部,钦则虑在盟津。言犹自口,元海已至。语曰:失以豪厘,晋卿大夫之辱也。聪之誓兵,东兼齐地;曜之驰旆,西逾陇山,覆没两京,蒸徒百万。天子陵江御物,

两晋帝王年表

庙号	谥号	名讳	生卒时间	统治时间	年号
高祖	宣皇帝	司马懿	179—251 年	249—251 年	掌控魏国大权
世宗	景皇帝	司马师	208—255 年	252—254 年	掌控魏国大权
太祖	文皇帝	司马昭	211—265 年	255—265 年	掌控魏国大权
世祖	武皇帝	司马炎	236—290 年		泰始 咸宁 太康 太熙
	孝惠皇帝	司马衷	259—307 年	291—306 年	永平 元康 永康 光熙等
	孝怀皇帝	司马炽	284—313 年	307—313 年	永嘉
	孝愍皇帝	司马邺	300—316 年	313—316 年	建兴(西晋亡)
中宗	元皇帝	司马睿	276—323 年	317—323 年	建武 太兴 永昌
肃祖	明皇帝	司马绍	299—325 年	323—325 年	太宁
显宗	成皇帝	司马衍	321—342 年	326—342 年	咸和 咸康
	康皇帝	司马岳	322—344 年	343—344 年	建元
孝宗	穆皇帝	司马聃	343—361 年	345—361 年	永和 升平
	哀皇帝	司马丕	341—365 年	362—365 年	隆和 兴宁
		司马奕	342—386 年	366—371 年	太和
太宗	简文皇帝	司马昱	320—372 年	371—372 年	咸安
烈宗	孝武皇帝	司马曜	362—396 年	373—396 年	宁康 太元
	安皇帝	司马德宗	382—419 年	397—403 年	隆安 元兴 大亨
	安皇帝	司马德宗	382—419 年	405—418 年	义熙
	恭皇帝	司马德文	386—420 年	419—420 年	元熙

公元 420 年 6 月刘裕篡晋称帝,国号宋,定都建康,史称刘宋,晋亡。

分据地险，回首中原，力不能救，划长淮以北，大抵弃之。胡人利我艰虞，分镳起乱；晋臣或阻兵遐远，接武效尤。大凡刘元海以惠帝永兴元年据离石称汉。后九年，石勒据襄国称赵。张氏先据河西，是岁，自石勒后三十六年也，重华自称凉王。后一年，冉闵据邺称魏。后一年，苻健据长安称秦。慕容氏先据辽东称燕，是岁，自苻健后一年也，俊始僭号。后三十一年，后燕慕容垂据邺。后二年，西燕慕容冲据阿房。是岁也，乞伏国仁据枹罕称秦。后一年，慕容永据上党。是岁也，吕光据姑臧称凉。后十二年，慕容德据滑台称南燕。是岁也，秃发乌孤据廉川称南凉，段业据张掖称北凉。后三年，李玄盛据敦煌称西凉。后一年，沮渠蒙逊杀段业，自称凉。后四年，谯纵据蜀称成都王。后二年，赫连勃勃据朔方称大夏。后二年，冯跋杀离班，据和龙称北燕。提封天下，十丧其八，莫不龙旌帝服，建社开祊，华夷咸暨，人物斯在。或纂通都之乡，或拥数州之地，雄图内卷，师旅外并，穷兵凶于胜负，尽人命于锋镝，其为战国者一百三十六载，抑元海为之祸首云。晋代医学著作散见于隋以前的史书之中。《晋书》无经籍志，《宋书》《南齐书》《梁书》《陈书》《魏书》《北齐书》《周书》亦无经籍医书所志。《隋书·经籍志》记载医籍有二百五十六部，四千五百一十卷。《旧唐书·经籍志》载医术本草二十五家，养生十六家，病源单方二家，食经十家，杂经方五十八家，类聚方一家，共一百一十家，凡三千七百八十九卷。《新唐书·艺文志》载医术类六十四家，一百二十部，四千零四十六卷。失姓名三十八家，王方庆以下不著录五十五家，四百零八卷。本章晋代医学研究主要有王叔和、曹翕、皇甫谧、葛洪、范汪、嵇康、张湛、嵇含、陈延之、刘涓子、赵泉、阮炳、羊欣、释慧义、范曲、张苗、陈廪丘、靳邵、史脱、宫泰、陶潜等。

王叔和医学研究

【生平考略】

　　王叔和，名熙，西晋著名医学家。汉末至西晋期间高平（今山东省邹城市）人，一说山东菏泽市山东巨野人。《晋书》无传。《隋书·经籍志》载王叔和撰《脉经》十卷，《王叔和论病》六卷。《旧唐书·经籍志》载《脉经》二卷，无撰著人名氏。《新唐书·艺文志》载《脉经》十卷，亦无撰著人名氏。唐朝甘伯宗《名医录》谓其性度沉静，通经史，穷研方脉，精意诊切，洞识摄养之道，深晓疗病之说。撰次《伤寒论》十卷，著述《脉经》十卷，另有《论病》六卷，未见传世。张湛《养生要集》曰：王叔和高平人也，博好经方，洞识摄生之道。《外台秘要》卷十引《古今录验》太医令王叔和治咳逆上气，胸满多唾效方：干姜三分，矾石一分，蜀椒五分汗，细辛二分，乌头一分，杏仁一分，吴茱萸四分，菖蒲一分，紫菀二分，皂荚一分，款冬花三分，麻黄四分，上十二味捣筛蜜丸如梧子，夜卧吞一丸，日二。疗二十年咳，不过二十丸便愈。御药也，秘在石室不传。《太平御览》曰：王叔和好著述，考核遗文，采摭群论，撰成《脉经》十卷。编次《张仲景方论》，编为三十六卷，大行于世。公元1057年北宋嘉祐二年八月仁宗诏令编修院置校正医书局，命直集贤院、崇文院检讨掌禹锡等四人并为校正医书官，韩琦担任提举。太子右赞善大夫臣高保衡、尚书屯田员外郎臣孙奇、尚书司封郎中秘阁校理臣林亿等以为百病之急，无急于伤寒，故今先校定《伤寒论》十卷，总二十二篇，证外合三百九十七法，除复重，定有一百一十二方。由此，仲景《伤寒》之学得叔和之编得以复原，叔和之编得林亿之校得以传世，功莫大焉。王叔和撰次《伤寒论》目录：卷一辨脉法第一，平脉法第二；卷二伤寒例第三，辨痉湿暍脉证第四，辨太阳病脉证并治上第五；卷三辨太阳病脉证并治中第六；卷四辨太阳病脉证并治下第七；卷五辨阳明病脉证并治第八，辨少阳病脉证并治第九；卷六辨太阴病脉证并治第十，辨少阴病脉证并治第十一，辨厥阴病脉证并治第十二；卷七辨不可发汗病脉证并治第十五，辨可发汗脉证并治第

十六；卷八辨发汗后病脉证并治第十七，辨不可吐第十八，辨可吐第十九；卷九辨不可下病脉证并治第二十，辨可下病脉证并治第二十一；卷十辨发汗吐下后脉证并治第二十二。

　　王叔和撰著《脉经》十卷，是中国医药学现存脉学开山专著。自序曰：脉理精微，其体难辨。弦紧浮芤，展转相类。在心易了，指下难明。谓沉为伏，则方治永乖；以缓为迟，则危殆立至。况有数候俱见，异病同脉者乎！夫医药为用，性命所系。和鹊至妙，犹或加思；仲景明审，亦候形证，一毫有疑，则考校以求验。故伤寒有承气之戒，呕哕发下焦之问。而遗文远旨，代寡能用，旧经秘述，奥而不售，遂令末学，昧于原本，互兹偏见，各逞己能。致微疴成膏肓之变，滞固绝振起之望，良有以也。今撰集岐伯以来，逮于华佗，经论要诀，合为十卷。百病根源，各以类例相从，声色证候，靡不该备。其王、阮、傅、戴、吴、葛、吕、张，所传异同，咸悉载录。诚能留心研究，究其微赜，则可以比踪古贤，代无夭横矣。林亿等校正王叔和《脉经》，序曰：臣等观其书，叙阴阳表里，辨三部九候，分人迎气口神门，条十二经，二十四气，奇经八脉，以举五脏六腑、三焦、四时之疴。若网在纲，有条而不紊，使人占外以知内，视死而别生，为至详悉，咸可按用。其文约，其事详者独何哉？盖其为书一本《黄帝内经》，间有疏略未尽处而又辅以扁鹊、仲景、元化之法，自余奇怪异端不经之说，一切不取。不如是，何以历数千百年而传用无毫发之失乎。又其大较，以谓脉理精微，其体难辨，兼有数候俱见，异病同脉之惑，专之指下，不可以尽隐伏，而乃广述形证虚实，详明声色王相，以此参伍决死生之分，故得十全无一失之谬，为果不疑。然而自晋室东渡，南北限隔，天下多事，于养生之书实未皇暇，虽好事之家仅有传者，而承疑习非，将丧道真，非夫圣人曷为厘正。恭惟主上体大舜好生之德，玩神禹叙极之文，推锡福之良心，鉴慎疾之深意，出是古书，俾从新定。臣等各殚所学，博求众本，据经为断，去取非私。大抵世之传授不一，其别有三：有以隋巢元方时行病源为第十卷者，考其时而缪自

破。有以第五分上下卷而撮诸篇之文别增篇目者，推其本文而义无取稽。是二者均之未睹厥真，各秘其所藏尔。今则考以《素问》《九墟》《灵枢》《太素》《难经》《甲乙》仲景之书并《千金方》及《翼》说脉之篇以校之，除去重复，补其脱漏，其篇第亦颇为改易，使以类相从。仍旧为一十卷总九十七篇施之于人。俾披卷者足以占外以知内，视死而别生，无待饮上池之水矣。《脉经》目录：卷一脉形状指下秘决第一，平脉早晏法第二，分别三关境界脉候所主第三，辨尺寸阴阳荣卫度数第四，平脉视人大小长短男女逆顺法第五，持脉轻重法第六，两手六脉所主五脏六腑阴阳逆顺第七，辨脏腑病脉阴阳大法第八，辨脉阴阳大法第九，平虚实第十，从横逆顺伏匿脉第十一，辨灾怪恐怖杂脉第十二，迟疾短长杂脉法第十三，平人得病所起第十四，诊病将瘥难已脉第十五。卷二平三关阴阳二十四气脉第一，平人迎神门气口前后脉第二，平三关病候并治宜第三，平奇经八脉病第四。卷三肝胆部第一，心小肠部第二，脾胃部第三，肺大肠部第四，肾膀胱部第五。卷四辨三部九候脉证第一，平杂病脉第二，诊五脏六腑气绝证候第三，诊四时相反脉证第四，诊损至脉第五，诊脉动止投数疏数死期年月第六，诊百病死生诀第七，诊三部脉虚实决死生第八。卷五张仲景论脉第一，扁鹊阴阳脉法第二，扁鹊脉法第三，扁鹊华佗察声色要诀第四，扁鹊诊诸反逆死脉要诀第五。卷六肝足厥阴经病证第一，胆足少阳经病证第二，心手少阴经病证第三，小肠手太阳经病证第四，脾足太阴经病证第五，胃足阳明经病证第六，肺手太阴经病证第七，大肠手阳明经病证第八，肾足少阴经病证第九，膀胱足太阳经病证第十，三焦手少阳经病证第十一。卷七病不可发汗证第一，病可发汗证第二，病发汗以后证第三，病不可吐证第四，病可吐证第五，病不可下证第六，病可下证第七，病发汗吐下以后证第八，病可温证第九，病不可灸证第十，病可灸证第十一，病不可刺证第十二，病可刺证第十三，病不可水证第十四，病可水证第十五，病不可火证第十六，病可火证第十七，热病阴阳交并少阴厥逆阴阳竭尽生死证第十八，重实重虚阴阳相附生死证第十九，热病生死期日证第二十，热病十逆死证第二十一，热病五脏气绝死日证第二十二，热病至脉死日证第二十三，热病脉损日死证第二十四。卷八

平卒尸厥脉证第一，平湿脉证第二，平阳毒阴毒百合狐惑脉证第三，平霍乱转筋脉证第四，平中风历节脉证第五，平血痹虚劳脉证第六，平消渴小便利淋脉证第七，平水气黄汗气分脉证第八，平黄胆寒热疟脉证第九，平胸痹心痛短气贲豚脉证第十，平腹满寒疝宿食脉证第十一，平五脏积聚脉证第十二，平惊悸衄吐下血胸满瘀血脉证第十三，平呕吐哕下利脉证第十四，平肺痿肺痈咳逆上气淡饮脉证第十五，平痈肿肠痈金疮侵淫脉证第十六。卷九平妊娠分别男女将产诸证第一，平妊娠胎动血分水分吐下腹痛证第二，平产后诸病郁冒中风发热烦呕下利证第三，平带下绝产无子亡血居经证第四，平郁冒五崩漏下经闭不利腹中诸病证第五，平咽中如有炙脔喜悲热入血室腹满证第六，平阴中寒转胞阴吹阴生疮脱下证第七，平妇人病生死证第八，平小儿杂病证第九。卷十手检图三十一部。

【学术贡献】

一、王叔和《伤寒论》学术贡献

1. 王叔和《伤寒例》是外感热病总纲

王叔和撰次《伤寒论·伤寒例》是外感热病总纲。《黄帝内经素问·热论》曰：今夫热病者，皆伤寒之类也。《难经·五十八难》曰：伤寒有五，有中风，有伤寒，有湿温，有热病，有温病，其所苦各不同。王叔和认为仲景《伤寒论》为广义伤寒而作，故撰次《伤寒论》时著《伤寒例》冠于仲景《伤寒论》正文之前，务使读者开卷明了伤寒本意。

《伤寒例》曰：春气温和，夏气暑热，秋气清凉，冬气冷冽，此四时正气之序也。伤于四时之气皆能为病，伤寒为毒最成杀厉之气也。① 冬时严寒，万类深藏，君子固密，则不伤于寒，触冒而即病者名曰伤寒。② 不即病者寒毒藏于肌肤，至春变为温病，③ 至夏变为暑病。暑病者，热极重于温也。是以辛苦之人，春夏多温热病，皆由冬时触寒所致，非时行之气也。④ 时行者，春时应暖而反大寒，夏时应热而反大凉，秋时应凉而反大热，冬时应寒而反大温。此非其时而有其气。是以一岁之中，长幼之病多相似者，此则时行之气也。蔡定芳按：辨明伤寒、温病、暑病、时行的定义。

夫欲候知四时正气为病及时行疫气之法，皆当按斗历占之。九月霜降节后，宜渐寒，向冬大

寒，至正月雨水节后，宜解也。所以谓之雨水者，以冰雪解而为雨水故也。至惊蛰二月节后，气渐和暖，向夏大热，至秋便凉。① 霜降以后至春分以前，凡有触冒霜露，中寒即病者，谓之伤寒也。九月十月，寒气尚微，为病则轻；十一月十二月，寒冽已严，为病则重；正月二月，寒渐将解，为病亦轻。此以冬时不调，适有伤寒之人即为病也。② 感冬有非节之暖而病者名曰冬温。冬温之毒与伤寒大异。冬温复有先后，更相重沓，亦有轻重，为治不同，证如后章。③ 立春节后其中无暴大寒又不冰雪，而壮热为病者，此属春时阳气发于冬时伏寒，变为温病。④ 春分以后至秋分节前，天有暴寒者，皆为时行寒疫也。三月四月，或有暴寒，其时阳气尚弱，为寒所折，病热犹轻；五月六月，阳气已盛，为寒所折，病热则重；七月八月，阳气已衰，为寒所折，病热亦微。⑤ 其病与温及暑病相似，但治有殊耳。蔡定芳按：此节辨明伤寒、冬温、温病、时行寒疫的患病月份不同症状轻重不一，其治亦殊。

十五日得一气，一时有六气，四六二十四气也。然气候① 有应至而不至。② 或有未应至而至者。③ 或有至而太过者，此皆成病气也。天地动静，阴阳鼓击者，各正一气耳。是以彼春之暖为夏之暑，彼秋之忿为冬之怒。是故冬至之后，一阳爻升，一阴爻降也。夏至之后，一阳气下，一阴气上也。斯则冬夏二至，阴阳合也；春秋二分，阴阳离也。阴阳交易，人变病焉。④ 此君子春夏养阳，秋冬养阴，顺天地之刚柔也。⑤ 小人触冒必婴暴疹。须知毒烈之气，留在何经，而发何病，详而取之。是以春伤于风夏必飧泄，夏伤于暑秋必病疟，秋伤于湿冬必咳嗽，冬伤于寒春必病温。此必然之道，可不审明之。蔡定芳按：六气有至而不至，未至而至，至而太过等不同，然皆成病气则一。故须知毒烈之气留在何经而发何病，详而取之。

伤寒之病① 逐日浅深，以施方治。今世人伤寒或始不早治，或治不对病，或日数久淹，困乃告医。医人又不依次第而治之则不中病，皆宜临时消息制方无不效也。今搜采仲景旧论，录其证候诊脉声色，对病真方，有神验者，拟防世急也。② 又土地温凉，高下不同；物性刚柔，餐居亦异。是黄帝兴四方之问，岐伯举四治之能，以训后贤，开其未悟者。临病之工，宜须两审也。蔡定芳按：伤寒逐日浅深，依次第制方而治无不效，故《外台

秘要》有伤寒日数之论。伤寒因地而异，因地域差异而治方为上工，故《黄帝内经素问》有异法方宜之篇。庞安时《伤寒总病论》曰：叔和非医之圆机，孰能臻此也。如桂枝汤自西北二方居人，四时行之，无不应验。自江淮间地偏暖处，唯冬及春可行之。自春末及夏至以前，桂枝、麻黄、青龙内宜黄芩也。自夏至以后，桂枝内又须随证增知母、大青、石膏、升麻辈取汗也。若时行寒疫及病患素虚寒者，正用古方，不在加减矣。夏至以后，虽宜白虎，详白虎汤自非新中暍而变暑病所宜，乃汗后解表药耳，以白虎未能驱逐表邪故也。或有冬及始春寒甚之时，人患斯疾，因汗下偶变狂躁不解，须当作内热治之，不拘于时令也。南方无霜雪之地，不因寒气中人，地气不藏，虫类泄毒，岚瘴间作，不在此法，治别有方也。又一州之内，有山居者为居积阴之所，盛夏冰雪，其气寒，腠理闭，难伤于邪，其人寿，其有病者多中风中寒之疾也。有平居者为居积阳之所，严冬生草，其气温，腠理疏，易伤于邪，其人夭，其有病者多中湿中暑之疾也。凡人禀气各有盛衰，宿病各有寒热。因伤寒蒸起宿疾，更不在感异气而变者。假令素有寒者，多变阳虚阴盛之疾，或变阴毒也。素有热者，多变阳盛阴虚之疾，或变阳毒也。

凡伤于寒则为病热，热虽甚不死。若两感于寒而病者必死。蔡定芳按：周学海《伤寒补例》曰：两感有三，有阴阳两感，有脏腑两感，有寒温两感。阴阳两感者，阴阳两经并感于寒毒也，《素问》《灵枢》所说两感并是此义。此有故寒先伏于下焦，新寒复中于上焦，上下两邪相引，故邪由阴道而上冲，新邪由阳道而内入，亦有同时并感者。必由薄衣露处及冒寒远行，劳力汗出，邪气乘虚而入。此时邪气直是漫天盖地而来，何暇辗转传经，由浅渐进，又何暇阴阳匀配，范我驰驱哉。故太阳少阴两病未必不兼见阳明太阴证，阳明太阴两病未必不兼见少阳厥阴证。然邪气究须有从入之先道，细审机括，亦自有孰正孰兼孰重孰轻之辨。脏腑两感者，外经与脏腑同感于寒毒，非传腑传脏之谓也。此或由饮食伤于肠胃，或由呼吸入于膻中，故小儿当风饮食，当风啼哭，极宜慎。外既感受风寒而又内寒上冲于肺下侵于肾，于是恶寒发热，筋骨强痛之中又有咳嗽呕吐泻泄腹痛之苦。仲景先救其里后攻其表，是缓治也。急者温中发表并用。

风扰于中，其势极恶，霍乱转筋非桂不足以制之。寒温两感者，寒温两毒相伏，非伤寒化温，温病转寒之谓也。外邪所伤谓之毒，内气所化不得谓之毒，即不得谓之两感伤寒。有初起即见寒死证，无初起即见热死证，其有热死者日久失治也，否则先有温邪内伏也。温病有初起即见热死证，无初起即见寒死证，其有寒死者日久失治也，否则先有寒邪下伏也。常有秋月久晴燥邪由呼吸伏于膻中，霜降以后天气乍寒，腠理开豁，邪气乘之，其证寒热强痛而初起即神识昏迷，谵语气粗，口渴索水。又有夏月伏暑为秋凉所遏，不得发越，入冬感寒而发病者，其证胸中烦热，如破皮状两足如冰入夜转热如焚，烦躁不能安眠，此暑毒在血之故。又有冬月寒伏下焦，入春感于风温而发病者，其证初起上见喘粗，声如瓮中，渐见面目胕肿，神识昏迷反胃干呕也。大法先治其温，后治其寒，与真寒假热、真热假寒诸治法不同。①尺寸俱浮者，太阳受病也，当一二日发。以其脉上连风府，故头项痛，腰脊强。②尺寸俱长者，阳明受病也，当二三日发。以其脉侠鼻、络于目，故身热、目疼、鼻干、不得卧。③尺寸俱弦者，少阳受病也，当三四日发。以其脉循胁络于耳，故胸胁痛而耳聋。此三经皆受病，未入于府者可汗而已。④尺寸俱沉细者，太阴受病也，当四五日发。以其脉布胃中，络于嗌，故腹满而嗌干。⑤尺寸俱沉者，少阴受病也，当五六日发。以其脉贯肾，络于肺，系舌本，故口燥舌干而渴。⑥尺寸俱微缓者，厥阴受病也，当六七日发。以其脉循阴器、络于肝，故烦满而囊缩。此三经皆受病，已入于府可下而已。⑦其不两感于寒，更不传经，不加异气者，至七日太阳病衰，头痛少愈也；⑧八日阳明病衰，身热少歇也。⑨九日少阳病衰，耳聋微闻也。⑩十日太阴病衰，腹减如故，则思饮食。⑪十一日少阴病衰，渴止舌干，已而嚏也。⑫十二日厥阴病衰，囊纵，少腹微下，大气皆去，病人精神爽慧也。⑬若两感于寒者，一日太阳受之，即与少阴俱病，则头痛、口干、烦满而渴。⑭二日阳明受之，即与太阴俱病，则腹满身热、不欲食、谵语。⑮三日少阳受之，即与厥阴俱病，则耳聋，囊缩而厥，水浆不入，不知人者，六日死。若三阴三阳、五藏六府皆受病，则荣卫不行，府藏不通，则死矣。⑯若过十三日以上不间，尺寸陷者，大危。蔡定芳按：此引《黄帝内经素问·热论》经文以明非两感于伤寒者，其死皆以六七日之间，其愈皆以十日以上；而两感于伤寒者三日乃死。

若更感异气变为他病者，当依旧坏证病而治之。①若脉阴阳俱盛，重感于寒者变成温疟。②阳脉浮滑，阴脉濡弱者，更遇于风变为风温。③阳脉洪数，阴脉实大者，遇温热变为温毒。温毒为病最重也。④阳脉濡弱，阴脉弦紧者，更遇瘟气，变为温疫。以此冬伤于寒，发为温病，脉之变证，方治如说。凡人有疾不时即治，隐忍冀差，以成痼疾。小儿女子益以滋甚。时气不和便当早言，寻其邪由及在腠理以时治之，罕有不愈者。患人忍之，数日乃说，邪气入藏则难可制，此为家有患备虑之要。凡作汤药不可避晨夜，觉病须臾即宜便治，不等早晚，则易愈矣。若或差迟病即传变，虽欲除治必难为力。服药不如方法，纵意违师，不须治之。蔡定芳按：此节阐明伤寒更感异气即为坏病：伤寒重寒为温疟，伤寒遇风为风温，伤寒热为温毒，伤寒遇瘟为温疫。故寻其邪由及时治之则愈，邪气入藏则治必难为。

凡伤寒之病多从风寒得之。①始表中风寒，入里则不消矣，未有温覆而当不消散者。不在证治，拟欲攻之，犹当先解表，乃可下之。若表已解而内不消，非大满犹生寒热，则病不除。②若表已解而内不消，大满大实，坚有燥屎，自可除下之，虽四五日不能为祸也。③若不宜下而便攻之，内虚热入，协热遂利，烦躁诸变，不可胜数，轻者困笃，重者必死矣。夫阳盛阴虚，汗之则死，下之则愈；阳虚阴盛，汗之则愈，下之则死。夫如是，则神丹安可以误发？甘遂何可以妄攻？虚盛之治，相背千里，吉凶之机，应若影响，岂容易哉！况桂枝下咽，阳盛则毙；承气入胃，阴盛以亡。死生之要在乎须臾，视身之尽不暇计日。此阴阳虚实之交错，其候至微。④发汗吐下之相反其祸至速。而医术浅狭懵然不知病源，为治乃误，使病者殒殁，自谓其分，至今冤魂塞于冥路，死尸盈于旷野，仁者鉴此，岂不痛欤！凡两感病俱作，治有先后，发表攻里，本自不同，而执迷妄意者，乃云神丹、甘遂，合而饮之，且解其表，又除其里，言巧似是，其理实违。夫智者之举错也，常审以慎；愚者之动作也，必果而速。安危之变，岂可诡哉！世上之士，但务彼翕习之荣，而莫见此倾危之败，惟明者，居然能护其本，近取诸身，夫何远之有焉。蔡定芳按：伤寒表病及里，先解表乃后可下；表已解而内不消，自可除下之；不宜下而便攻之，重者必死；故发汗吐下之相反其祸至速。《黄帝内经素问》曰：病发而有余本而标之，先治其本后治其标；病发而不足标而本之，先治其标后治其本。间者并行，甚者独行。故有其标而求之于标，有其在本而求之于本，有其在本而求之于标，有其在标而求之于本。

凡发汗温服汤药，其方虽言日三服，① 若病剧不解，当促其间，可半日中尽三服。若与病相阻，即便有所觉，重病者，一日一夜，当日卒时观之，如服一剂，病证犹在，故当复作本汤服之。② 至有不肯汗出服三剂乃解，若汗不出者死病也。蔡定芳按：此发汗温服汤药指《伤寒论》桂枝汤服用方法：上五味㕮咀，以水七升微火煮取三升，去滓适寒温服一升。服已须臾，啜热稀粥一升余，以助药力。温覆令一时许，遍身微似有汗者益佳，不可令如水流漓，病必不除。若一服汗出病差停后服，不必尽剂。若不汗更服，依前法。又不汗后服小促其间，半日许令三服尽。若病重者一日一夜服，周时观之。服一剂尽，病证犹在者，更作服。若汗不出者乃服至二三剂。③ 凡得时气病，至五六日而渴欲饮水，饮不能多，不当与也，何者？以腹中热尚少，不能消之，便更与人作病也。至七八日大渴，欲饮水者，犹当依证与之。与之常令不足，勿极意也，言能饮一斗，与五升。若饮而腹满，小便不利，若喘若哕，不可与之。忽然大汗出，是为自愈。凡得病反能饮水，此为欲愈之病。其不晓病者，但闻病饮水自愈，小渴者乃强与饮之，因成其祸，不可复数。蔡定芳按：此言时气病口渴与饮不可极意。④ 凡治温病，可刺五十九穴。又身之穴，三百六十有五，其三十九穴灸之有害，七十九穴刺之为灾，并中髓也。⑤ 凡脉四损三日死，平人四息病人脉一至，名曰四损。脉五损一日死，平人五息病人脉一至，名曰五损。脉六损一时死，平人六息病人脉一至，名曰六损。⑥ 脉盛身寒得之伤寒，脉虚身热得之伤暑。⑦ 脉阴阳俱盛大汗出不解者死，脉阴阳俱虚热不止者死，脉至乍疏乍数者死，脉至如转索者其日死。蔡定芳按：伤寒四死脉证皆为邪盛正虚。⑧ 凡得病厥，脉动数，服汤药更迟；脉浮大减小；初躁后静，此皆愈证也。凡得病厥脉动数，服汤药更迟，脉浮大减小，初躁后静，此皆愈证也。谵言妄语身微热，脉浮大，手足温者生，逆冷脉沉

细者不过一日死矣。蔡定芳按：伤寒厥逆阳复则生，反之则死。此以前是伤寒热病证候也。

2. 分例六经病证辨治

《伤寒论》辨太阳病脉证并治上　太阳之为病，脉浮，头项强痛而恶寒。太阳病，发热，汗出，恶风，脉缓者，名为中风。太阳病，或已发热，或未发热，必恶寒，体痛，呕逆，脉阴阳俱紧者，名曰伤寒。伤寒一日，太阳受之，脉若静者为不传；颇欲吐，若躁烦，脉数急者，为传也。伤寒二三日，阳明少阳证不见者，为不传也。太阳病，发热而渴，不恶寒者，为温病。若发汗已，身灼热者，名曰风温。风温为病，脉阴阳俱浮，自汗出，身重，多眠睡，鼻息必鼾，语言难出。若被下者，小便不利，直视，失溲；若被火者，微发黄色，剧则如惊痫，时瘛疭；若火熏之，一逆尚引日，再逆促命期。病有发热恶寒者，发于阳也；无热恶寒者，发于阴也。发于阳者七日愈，发于阴者六日愈，以阳数七，阴数六故也。太阳病，头痛至七日已上自愈者，以行其经尽故也。若欲作再经者，针足阳明，使经不传则愈。太阳病欲解时，从巳至未上。风家，表解而不了了者，十二日愈。病人身大热，反欲得近衣者，热在皮肤，寒在骨髓也；身大寒，反不欲近衣者，寒在皮肤，热在骨髓也。① 太阳中风，阳浮而阴弱。阳浮者，热自发；阴弱者，汗自出。啬啬恶寒，淅淅恶风，翕翕发热，鼻鸣干呕者，桂枝汤主之：桂枝三两，芍药三两，炙甘草二两，生姜三两，大枣十二枚，上五味㕮咀，以水七升微火煮取三升，去滓，适寒温服一升。服已须臾啜热稀粥一升余以助药力，温覆令一时许，遍身微似有汗者益佳，不可令如水流漓，病必不除。若一服汗出病差停后服，不必尽剂；若不汗更服，依前法；又不汗后服小促役其间，半日许令三服尽；若病重者一日一夜服，周时观之。服一剂尽，病证犹在者更作服；若汗不出者乃服至二三剂。禁生冷、黏滑、肉面、五辛、酒酪、臭恶等物。太阳病，头痛发热，汗出恶风者，桂枝汤主之。② 太阳病，项背强几几者，反汗出恶风者，桂枝加葛根汤主之：葛根四两，麻黄三两，芍药二两，生姜三两，炙甘草二两，大枣十二枚，桂枝二两，上七味水煮分三服，不须啜粥，余如桂枝汤法。无汗恶风，正与此方同，是合用麻黄也。此云桂枝加葛根汤，恐是桂枝中但加葛根耳。太阳病下之后，其气上冲者，可与桂枝汤，方用前法。若不上

冲者不可与之。太阳病三日,已发汗,若吐,若下,若温针,仍不解者,此为坏病,桂枝不中与之也。观其脉证,知犯何逆,随证治之。桂枝本为解肌,若其人脉浮紧,发热汗不出者,不可与之也。常须识此,勿令误也。若酒客病,不可与桂枝汤,得汤则呕,以酒客不喜甘故也。③ 喘家作桂枝汤加厚朴杏子佳。凡服桂枝汤吐者,其后必吐脓血也。④ 太阳病,发汗,遂漏不止,其人恶风,小便难,四支微急,难以屈伸者,桂枝加附子汤主之:桂枝三两,芍药三两,炙甘草三两,生姜三两,大枣十二枚,附子一枚,上六味水煮分三服。⑤ 太阳病下之后,脉促胸满者,桂枝去芍药汤主之:桂枝三两,炙甘草二两,生姜三两,大枣十二枚,上四味水煮分三服。⑥ 若微恶寒者,桂枝去芍药加附子汤主之:桂枝三两,炙甘草二两,生姜三两,大枣十二枚,附子一枚,上五味水煮分三服。太阳病,得之八九日,如疟状,发热恶寒,热多寒少,其人不呕,清便欲自可,一日二三度发,脉微缓者,为欲愈也。脉微而恶寒者,此阴阳俱虚,不可更发汗、更下、更吐也。⑦ 面色反有热色者未欲解也,以其不能得小汗出,身必痒,宜桂枝麻黄各半汤:桂枝一两十六铢,芍药、生姜、炙甘草、麻黄各一两,大枣四枚,杏仁二十四枚,上七味水煮分三服。臣亿等谨按桂枝汤方,桂枝、芍药、生姜各三两,甘草二两,大枣十二枚。麻黄汤方,麻黄三两,桂枝二两,甘草一两,杏仁七十个。今以算法约之,二汤各取三分之一,即得桂枝一两十六铢,芍药、生姜、甘草各一两,大枣四枚,杏仁二十三个另三分枚之一,收之得二十四个,合方。详此方乃三分之一,非各半也,宜云合半汤。太阳病,初服桂枝汤,反烦不解者,先刺风池、风府,却与桂枝汤则愈。服桂枝汤,大汗出,脉洪大者,与桂枝汤如前法;若形如疟,日再发者,汗出必解,宜桂枝二麻黄一汤。服桂枝汤,⑧ 大汗出后,大烦,渴不解,脉洪大者,白虎加人参汤主之:知母六两,石膏一斤,炙甘草二两,粳米六合,人参三两,上五味水煮分三服。⑨ 太阳病,发热恶寒,热多寒少,脉微弱者,此无阳也,不可更汗,宜桂枝二越婢一汤:桂枝、芍药、甘草各十八铢,生姜一两三钱,大枣四枚,麻黄十八铢,石膏二十四铢,上七味水煮分二服。本方当裁为越婢汤、桂枝汤,合饮一升,今合为一方,桂枝二越婢一。臣亿等谨按桂枝汤方,桂枝、芍药、生姜各三两,甘草二两,大枣十二枚。越婢汤方,麻黄二两,生姜三两,甘草二两,石膏半斤,大枣十五枚。今以算法约之,桂枝汤取四分之一,即得桂

枝、芍药、生姜各十八铢,甘草十二铢,大枣三枚。越婢汤取八分之一,即得麻黄十八铢,生姜九铢,甘草六铢,石膏二十四铢,大枣一枚八分之七,弃之,二汤所取相合,即共得桂枝、芍药、甘草、麻黄各十八铢,生姜一两三铢,石膏二十四铢,大枣四枚,合方。旧云桂枝三,今取四分之一,即当云桂枝二也。越婢汤方见仲景杂方中,《外台秘要》一云起脾汤。⑩ 服桂枝汤或下之,仍头项强痛,翕翕发热,无汗,心下满,微痛,小便不利者,桂枝汤去桂加茯苓白术汤主之:芍药三两,炙甘草二两,生姜、白术、茯苓各三两,大枣十二枚,上六味水煮分三服。伤寒脉浮,自汗出,小便数,心烦,微恶寒,脚挛急,反与桂枝汤,欲攻其表,此误也。⑪ 得之便厥,咽中干,烦躁,吐逆者,作甘草干姜汤与之,以复其阳。⑫ 若厥愈足温者,更作芍药甘草汤与之,其脚即伸。⑬ 若胃气不和,谵语者,少与调胃承气汤。⑭ 若重发汗,复加烧针者,四逆汤主之。甘草干姜汤:炙甘草四两,干姜二两,上二味水煮分再服。芍药甘草汤:芍药四两,炙甘草四两,上二味水煮分再服。调胃承气汤:大黄四两,炙甘草二两,芒硝半斤,上三味水煮少少温服。四逆汤:炙甘草二两,干姜一两半,附子一枚,上三味吹咀水煮分再服。问曰:证象阳旦,按法治之而增剧,厥逆,咽中干,两胫拘急而谵语,师曰至夜半手足当温,两脚当伸,后如师言,何以知此? 答曰:寸口脉浮而大,浮则为风,大则为虚,风则生微热,虚则两胫挛,病证象桂枝,因加附子参其间,增桂令汗出,附子温经,亡阳故也。厥逆咽中干,烦躁,阳明内结,谵语烦乱,更饮甘草干姜汤;夜半阳气还,两足当热,胫尚微拘急,重与芍药甘草汤,尔乃胫伸;以承气汤微溏,则止其谵语,故知病可愈。

《伤寒论》辨太阳病脉证并治中　太阳病,项背强几几,无汗恶风,① 葛根汤主之:葛根四两,麻黄三两,桂枝二两,生姜三两,炙甘草二两,芍药二两,大枣十二枚,上七味水煮分三服。太阳与阳明合病者,必自下利,葛根汤主之。太阳与阳明合病,不下利但呕者,葛根加半夏汤主之:葛根四两,麻黄三两,炙甘草二两,芍药二两,桂枝二两,生姜三两,半夏半升,大枣十二枚,上八味水煮分三服。② 太阳病,桂枝证,医反下之,利遂不止,脉促者表未解也,喘而汗出者葛根黄芩黄连汤主之:葛根半斤,炙甘草二两,黄芩二两,黄连三两,上四味水煮分再服。③ 太阳病,头痛发热,身疼腰痛,骨节疼

痛,恶风,无汗而喘者,麻黄汤主之:麻黄三两,桂枝三两,炙甘草一两,杏仁七十个,上四味以水九升先煮麻黄减二升,去上沫内诸药,煮取二升半去滓,温服八合,覆取微似汗,不须啜粥,余如桂枝法将息。太阳与阳明合病,喘而胸满者,不可下,宜麻黄汤主之。④ 太阳中风,脉浮紧,发热恶寒,身疼痛,不汗出而烦躁者,大青龙汤主之;若脉微弱,汗出恶风者不可服之;服之则厥逆,筋惕肉瞤,此为逆也:麻黄六两,桂枝二两,炙甘草二两,杏仁四十枚,生姜三两,大枣十二枚,石膏如鸡子大,上七味水煮分三服,取微似汗,汗出多者温粉粉之。一服汗者停后服,汗多亡阳遂虚,恶风烦躁,不得眠也。伤寒脉浮缓,身不疼,但重,乍有轻时,无少阴证者,大青龙汤发之。⑤ 伤寒表不解,心下有水气,干呕,发热而咳,或渴,或利,或噎,或小便不利,少腹满,或喘者,小青龙汤主之:麻黄、芍药、细辛、干姜、炙甘草、桂枝各三两,五味子、半夏各半升,上八味水煮分三服。若渴,去半夏加瓜蒌根三两。若微利,去麻黄加荛花如一鸡子熬令赤色。若噎者,去麻黄加附子一枚炮。若小便不利少腹满者,去麻黄加茯苓四两。若喘,去麻黄加杏仁半升去皮尖。且荛花不治利,麻黄主喘,今此语反之,疑非仲景意。臣亿等谨按小青龙汤大要治水。又按《本草》荛花下十二水,若水去利则止也。又按《千金》形肿者应内麻黄,乃内杏仁者,以麻黄发其阳故也,以此证之,岂非仲景意也。伤寒,心下有水气,咳而微喘,发热不渴;服汤已,渴者,此寒去欲解也;小青龙汤主之。太阳病,外证未解,脉浮弱者,当以汗解,宜桂枝汤。太阳病,下之微喘者,表未解故也,桂枝加厚朴杏仁汤主之。太阳病,外证未解,不可下也,下之为逆,欲解外者,宜桂枝汤。太阳病,先发汗不解,而复下之,脉浮者不愈。浮为在外,而反下之,故令不愈。今脉浮,故在外,当须解外则愈。宜桂枝汤。太阳病,脉浮紧,发热,身无汗,自衄者愈。脉浮数者,法当汗出而愈,若下之,身重心悸者,不可发汗,当自汗出乃解。所以然者,尺中脉微,此里虚,须表里实,津液自和,便自汗出愈。脉浮紧者,法当身疼痛,宜以汗解;假令尺中迟者,不可发汗。何以知其然,以荣气不足,血少故也。脉浮者,病在表,可发汗,宜麻黄汤。脉浮而数者,可发汗,宜麻黄汤。病常自汗出者,此为荣气和,荣气和者,外不谐,以卫气不共荣气谐和故尔;以荣行脉中,

卫行脉外,复发其汗,荣卫和则愈,宜桂枝汤。病人脏无他病,时发热,自汗出而不愈者,此卫气不和也。先其时发汗则愈,宜桂枝汤。伤寒,脉浮紧,不发汗,因致衄者,麻黄汤主之。伤寒,发汗已解,半日许复烦,脉浮数者,可更发汗,宜桂枝汤。凡病若发汗,若吐,若下,若亡血,亡津液,阴阳自和者,必自愈。大下之后,复发汗,小便不利者,亡津液故也;勿治之,得小便利,必自愈。下之后,复发汗,必振寒,脉微细。所以然者,以内外俱虚故也。⑥ 下之后,复发汗,昼日烦躁不得眠,夜而安静,不呕不渴,无表证,脉沉微,身无大热者,干姜附子汤主之:干姜一两,附子一枚,上二味水煮顿服。⑦ 发汗后,身疼痛,脉沉迟者,桂枝人参新加汤主之:桂枝三两,人参三两,芍药四两,生姜四两,炙甘草二两,大枣十二枚,上六味水煮分三服。⑧ 发汗后,不可更行桂枝汤,汗出而喘,无大热者,可与麻黄杏仁甘草石膏汤:麻黄四两,杏仁五十个,炙甘草二两,石膏半斤,上四味水煮分再服。发汗过多,其人叉手自冒心,心下悸欲得按者,桂枝甘草汤主之:桂枝四两,炙甘草二两,上二味水煮顿服。发汗后,其人脐下悸者,欲作奔豚,茯苓桂枝甘草大枣汤主之:茯苓半斤,桂枝四两,炙甘草二两,大枣十五枚,上四味甘澜水煮日三服。作甘澜水法:取水二升,置大盆内,以杓扬之,水上有珠子五六千颗相逐,取用之。⑨ 发汗后,腹胀满者,厚朴生姜半夏甘草人参汤主之:厚朴半斤,生姜半斤,半夏半升,甘草二两,人参一两,上五味水煮日三服。⑩ 伤寒,若吐、若下后,心下逆满,气上冲胸,起则头眩,脉沉紧,发汗则动经,身为振振摇者,茯苓桂枝白术甘草汤主之:茯苓四两,桂枝三两,白术、炙甘草各二两,上四味水煮分三服。发汗,病不解,反恶寒者,虚故也,芍药甘草附子汤主之:芍药、炙甘草各三两,附子一枚,上三味水煮分三服。非仲景方。⑪ 发汗,若下之,病仍不解,烦躁者,茯苓四逆汤主之:茯苓六两,人参一两、附子一枚,炙甘草二两,干姜一两半,上五味水煮日三服。发汗后,恶寒者,虚故也;不恶寒,但热者,实也,当和胃气,与调胃承气汤。⑫ 太阳病,发汗后,大汗出,胃中干,烦躁不得眠,欲得饮水者,少少与饮之,令胃气和则愈。若脉浮,小便不利,微热消渴者,五苓散主之:猪苓十八铢,泽泻一两六铢半,白术十八铢,茯苓十八铢,桂枝半两,上五味捣为散,

以白饮和服方寸匕,日三服,多饮暖水,汗出愈,如法将息。发汗已,脉浮数,烦渴者,五苓散主之。伤寒,汗出而渴者,五苓散主之;不渴者,茯苓甘草汤主之:茯苓二两,桂枝二两,炙甘草一两,生姜三两,上四味水煮分三服。中风发热,六七日不解而烦,有表里证,渴欲饮水,水入则吐者,名曰水逆,五苓散主之。未持脉时,病人手叉自冒心,师因教试令咳而不咳者,此必两耳聋无闻也。所以然者,以重发汗,虚故如此。发汗后,饮水多,必喘,以水灌之,亦喘。发汗后,水药不得入口为逆,若更发汗,必吐下不止。⑬发汗吐下后,虚烦不得眠;若剧者,必反复颠倒,心中懊侬,栀子豉汤主之:栀子十四个,香豉四合,上二味水煮分再服。若少气者,栀子甘草豉汤主之:栀子十四个,炙甘草二两,香豉四合,上三味水煮分再服。若呕者,栀子生姜豉汤主之:栀子十四个,生姜五两,香豉四合,上三味水煮分再服。发汗、若下之而烦热,胸中窒者,栀子豉汤主之。伤寒五六日,大下之后,身热不去,心中结痛者,未欲解也,栀子豉汤主之。伤寒下后,心烦、腹满、卧起不安者,栀子厚朴汤主之:栀子十四枚,厚朴四两,枳实四枚,上三味水煮分二服。伤寒,医以丸药大下之,身热不去,微烦者,栀子干姜汤主之:栀子十四枚,干姜二两,上二味水煮分二服。凡用栀子汤,病人旧微溏者,不可与服之。⑭太阳病发汗,汗出不解,其人仍发热,心下悸,头眩,身𥇠动,振振欲擗地者,真武汤主之:茯苓、芍药、生姜各三两,白术二两,附子一两,上五味水煮分三服。咽喉干燥者,不可发汗。淋家,不可发汗,汗出必便血。疮家虽身疼痛,不可发汗,汗出则痉。衄家,不可发汗,汗出必额上陷,脉急紧,直视不能眴,不得眠。亡血家,不可发汗,发汗则寒栗而振。汗家,重发汗,必恍惚心乱,小便已阴疼,与禹余粮丸。病人有寒,复发汗,胃中冷,必吐蛔。本发汗,而复下之,此为逆也;若先发汗,治不为逆。本先下之,而反汗之,为逆;若先下之,治不为逆。伤寒,医下之,续得下利,清谷不止,身疼痛者,急当救里;后身疼痛,清便自调者,急当救表。救里宜四逆汤,救表宜桂枝汤。病发热头痛,脉反沉,若不差,身体疼痛,当救其里,宜四逆汤方。太阳病,先下而不愈,因复发汗,以此表里俱虚,其人因致冒,冒家汗出自愈。所以然者,汗出表和故也。里未和,然后复下之。太阳病未解,脉

阴阳俱停,必先振栗汗出而解。但阳脉微者,先汗出而解;但阴脉微脉者,下之而解。若欲下之,宜调胃承气汤。太阳病,发热汗出者,此为荣弱卫强,故使汗出,欲救邪风者,宜桂枝汤。⑮伤寒五六日,中风,往来寒热,胸胁苦满,默默不欲饮食,心烦喜呕,或胸中烦而不呕,或渴,或腹中痛,或胁下痞硬,或心下悸,小便不利,或不渴,身有微热,或咳者,小柴胡汤主之:柴胡半斤,黄芩三两,人参三两,半夏半升,炙甘草、生姜各三两,大枣十二枚,上七味水煮日三服。若胸中烦而不呕者,去半夏、人参,加瓜蒌实一枚;若渴,去半夏加人参,合前成四两半,瓜蒌根四两;若腹中痛者,去黄芩加芍药三两;若胁下痞硬,去大枣加牡蛎四两;若心下悸,小便不利者,去黄芩加茯苓四两;若不渴,外有微热者,去人参加桂枝三两,温覆微汗愈;若咳者,去人参、大枣、生姜,加五味子半升,干姜二两。血弱气尽,腠理开,邪气因入,与正气相搏,结于胁下。正邪分争,往来寒热,休作有时,默默不欲饮食。脏腑相连,其痛必下,邪高痛下,故使呕也。一云脏腑相违其病必下,胁膈中痛小柴胡汤主之。服柴胡汤已,渴者属阳明,以法治之。得病六七日,脉迟浮弱,恶风寒,手足温。医二三下之,不能食,而胁下满痛,面目及身黄,颈项强,小便难者,与柴胡汤,后必下重;本渴,饮水而呕者,柴胡汤不中与也,食谷者哕。伤寒四五日,身热恶风,颈项强,胁下满,手足温而渴者,小柴胡汤主之。伤寒,阳脉涩,阴脉弦,法当腹中急痛,先与小建中汤;不差者,小柴胡汤主之。⑯小建中汤:桂枝三两,炙甘草二两,大枣十二枚,芍药六两,生姜二两,胶饴一升,上六味水煮日三服。呕家不可用建中汤,以甜故也。伤寒中风,有柴胡证,但见一证便是,不必悉具。凡柴胡汤病证而下之,若柴胡证不罢者,复与柴胡汤,必蒸蒸而振,却复发热汗出而解。伤寒二三日,心中悸而烦者,小建中汤主之。太阳病,过经十余日,反二三下之,后四五日,柴胡证仍在者,先与小柴胡汤。⑰呕不止,心下急,郁郁微烦者,为未解也,与大柴胡汤下之则愈:柴胡半斤,黄芩三两,芍药三两,半夏半升,生姜五两,枳实四枚,大枣十二枚,上七味水煮分三服。伤寒十三日不解,胸胁满而呕,日晡所发潮热,已而微利。此本柴胡证,下之而不得利,今反利者,知医以丸药下之,此非其治也。潮热者实也,先宜服小柴胡汤

以解外,后以柴胡加芒硝汤主之:柴胡二两十六铢,黄芩、人参、炙甘草、生姜各一两,半夏二十铢,大枣四枚,芒硝二两,上八味水煮分再服。臣亿等谨按《金匮玉函》方中无芒硝,别一方云,以水七升。下芒硝二合,大黄四两,桑螵蛸五枚,煮取一升半,服五合,微下即愈。本云柴胡再服以解其外,余两升加芒硝、大黄、桑螵蛸也。伤寒十三日,过经谵语者,以有热也,当以汤下之。若小便利者,大便当硬,而反下利,脉调和者,知医以丸药下之,非其治也。若自下利者,脉当微厥,今反和者,此为内实也,调胃承气汤主之。⑱太阳病不解,热结膀胱,其人如狂,血自下,下者愈。其外不解者,尚未可攻,当先解其外;外解已,但少腹急结者,乃可攻之,宜桃核承气汤:桃仁五十个,大黄四两,桂枝二两,炙甘草二两,芒硝二两,上五味水煮分三服,当微利。⑲伤寒八九日,下之,胸满烦惊,小便不利,谵语,一身尽重,不可转侧者,柴胡加龙骨牡蛎汤主之:柴胡四两,龙骨、黄芩、生姜、铅丹、人参、桂枝、茯苓各一两半,半夏二合半,大黄二两,牡蛎一两半,上十一味水煮温服一升。伤寒,腹满谵语,寸口脉浮而紧,此肝乘脾也,名曰纵,刺期门。伤寒,发热,啬啬恶寒,大渴欲饮水,其腹必满。自汗出,小便利,其病欲解,此肝乘肺也,名曰横,刺期门。太阳病二日,反躁,凡熨其背,而大汗出,大热入胃,胃中水竭,躁烦,必发谵语,十余日振栗自下利者,此为欲解也。故其汗从腰以下不得汗,欲小便不得,反呕,欲失溲,足下恶风,大便硬,小便当数,而反不数及不多,大便已,头卓然而痛,其人足心必热,谷气下流故也。太阳病中风,以火劫发汗,邪风被火热,血气流溢,失其常度。两阳相熏灼,其身发黄。阳盛则欲衄,阴虚小便难。阴阳俱虚竭,身体则枯燥。但头汗出,剂颈而还,腹满微喘,口干咽烂,或不大便,久则谵语,甚者至哕,手足躁扰,捻衣摸床。小便利者,其人可治。⑳伤寒脉浮,医以火迫劫之,亡阳,必惊狂,起卧不安者,桂枝去芍药加蜀漆牡蛎龙骨救逆汤主之。桂枝三两,炙甘草二两,生姜三两,大枣十二枚,牡蛎五两,蜀漆三两,龙骨四两,上七味水煮分三服。形作伤寒,其脉不弦紧而弱,弱者必渴,被火者必谵语。弱者发热脉浮,解之,当汗出愈。太阳病,以火熏之,不得汗,其人必躁,到经不解,必清血,名为火邪。脉浮热甚,反灸之,此为实。实以虚治,因火而动,必咽燥吐血。微数之

脉,慎不可灸。因火为邪,则为烦逆,追虚逐实,血散脉中,火气虽微,内攻有力,焦骨伤筋,血难复也。脉浮,宜以汗解,用火灸之,邪无从出,因火而盛,病从腰以下必重而痹,名火逆也。欲自解者,必当先烦,乃有汗而解。何以知之?脉浮,故知汗出解。烧针令其汗,针处被寒,核起而赤者,必发奔豚。气从少腹上冲心者,灸其核上各一壮,与桂枝加桂汤,更加桂二两也。火逆下之,因烧针烦躁者,桂枝甘草龙骨牡蛎汤主之:桂枝一两,炙甘草、牡蛎、龙骨各二两,上四味水煮分三服。太阳伤寒者,加温针必惊也。太阳病,当恶寒发热,今自汗出,不恶寒发热,关上脉细数者,以医吐之过也。一二日吐之者,腹中饥,口不能食;三四日吐之者,不喜糜粥,欲食冷食,朝食暮吐,以医吐之所致也,此为小逆。太阳病吐之,但太阳病当恶寒,今反不恶寒,不欲近衣,此为吐之内烦也。病人脉数,数为热,当消谷引食,而反吐者,此以发汗,令阳气微,隔气虚,脉乃数也。数为客热,不能消谷,以胃中虚冷,故吐也。太阳病,过经十余日,心下温温欲吐,而胸中痛,大便反溏,腹微满,郁郁微烦。先此时,自极吐下者,与调胃承气汤。若不尔者,不可与。但欲呕,胸中痛,微溏者,此非柴胡证,以呕故知极吐下也。㉑太阳病六七日,表证仍在,脉微而沉,反不结胸,其人发狂者,以热在下焦,少腹当硬满,小便自利者,下血乃愈,所以然者,以太阳随经,瘀热在里故也。抵当汤主之:水蛭、虻虫各三十个,桃仁二十个,大黄三两,上四味为末,水煮温服一升,不下再服。太阳病,身黄脉沉结,少腹硬,小便不利者,为无血也;小便自利,其人如狂者,血证谛也,抵当汤主之。㉒伤寒有热,少腹满,应小便不利;今反利者,为有血也,当下之,不可余药,宜抵当丸:水蛭二十个,虻虫二十五个,桃仁二十个,大黄三两,上四味杵分为四丸,水煮一丸,服七合,日卒时当下血;若不下者更服。太阳病,小便利者,以饮水多,必心下悸。小便少者,必苦里急也。

《伤寒论》辨太阳病脉证并治下 病有结胸,有藏结,其状何如?按之痛,寸脉浮,关脉沉,名曰结胸也。何谓藏结?如结胸状,饮食如故,时时下利,寸脉浮,关脉小细沉紧,名曰藏结。舌上白胎滑者,难治。藏结无阳证,不往来寒热,其人反静,舌上胎滑者,不可攻也。病发于阳而反下之,热入,因作结胸;病发于阴而反下之,因作痞。所以

成结胸者,以下之太早故也。① 结胸者项亦强如柔痓状,下之则和,宜大陷胸丸:大黄半斤,葶苈半升,芒硝、杏仁各半升,上四味捣筛二味内杏仁、芒硝,合研如脂和散,取如弹丸一枚;别捣甘遂末一钱比,白蜜二合,水二升,煮取一升,温顿服之,一宿乃下,如不下更服,取下为效,禁如药法。结胸证,其脉浮大者,不可下,下之则死。结胸证悉具,烦躁者,亦死。太阳病,脉浮而动数,浮则为风,数则为热,动则为痛,数则为虚,头痛发热,微盗汗出而反恶寒者,表未解也。医反下之,动数变迟,膈内拒痛,胃中空虚,客气动膈,短气躁烦,心中懊侬,阳气内陷,心下因硬,则为结胸,大陷胸汤主之。若不结胸,但头汗出,余处无汗,剂颈而还,小便不利,身必发黄也。② 大陷胸汤:大黄六两,芒硝一升,甘遂一钱,上三味水煮大黄取二升,去滓内芒硝,煮一两沸,内甘遂末,温服一升,得快利,止后服。伤寒六七日,结胸热实,脉沉而紧,心下痛,按之石硬者,大陷胸汤主之。伤寒十余日,热结在里,复往来寒热者,与大柴胡汤。但结胸无大热者,此为水结在胸胁也,但头微汗出者,大陷胸汤主之。太阳病,重发汗,而复下之,不大便五六日,舌上燥而渴,日晡所小有潮热,从心下至少腹,硬满而痛,不可近者,大陷胸汤主之。③ 小结胸病,正在心下,按之则痛,脉浮滑者,小陷胸汤主之:黄连一两,半夏半升,瓜蒌实大者一个,上三味水煮分三服。太阳病二三日,不能卧,但欲起,心下必结,脉微弱者,此本有寒分也。反下之,若利止,必作结胸;未止者,四日复下之,此作协热利也。太阳病下之,其脉促,不结胸者,此为欲解也。脉浮者,必结胸也;脉紧者,必咽痛;脉弦者,必两胁拘急;脉细数者,头痛未止;脉沉紧者,必欲呕;脉沉滑者,协热利;脉浮滑者,必下血。病在阳,应以汗解之,反以冷水潠之,若灌之,其热被劫不得去,弥更益烦,肉上粟起,意欲饮水,反不渴者,服文蛤散。若不差者,与五苓散。寒实结胸,无热证者,与三物小陷胸汤,白散亦可服。④ 文蛤散:文蛤五两捣散,以沸汤和一钱比眼,汤用五合。⑤ 白散:桔梗三分,巴豆一分,贝母三分,上三味为末,内芭豆,更于臼中杵之,以白饮和服。强人半钱,羸者减之。病在膈上必吐,在膈下必利,不利进热粥一杯,利过不止,进冷粥一杯。身热,皮粟不解,欲引衣自覆者,若水以潠之、洗之,益令热却不得

出,当汗而不汗,则烦。假令汗出已,腹中痛,与芍药三两如上法。太阳与少阳并病,头项强痛,或眩冒,时如结胸,心下痞硬者,当刺大椎第一间、肺俞、肝俞,慎不可发汗,发汗则谵语。脉弦,五六日,谵语不止,当刺期门。妇人中风,发热恶寒,经水适来,得之七八日,热除而脉迟身凉,胸胁下满,如结胸状,谵语者,此为热入血室也,当刺期门,随其实而泻之。妇人中风,七八日,续得寒热,发作有时,经水适断者,此为热入血室,其血必结,故使如疟状,发作有时,小柴胡汤主之。妇人伤寒发热,经水适来,昼日明了,暮则谵语,如见鬼状者,此为热入血室。无犯胃气及上二焦,必自愈。⑥ 伤寒六七日,发热微恶寒,支节烦疼,微呕,心下支结,外证未去者,柴胡桂枝汤主之。⑦ 伤寒五六日,已发汗而复下之,胸胁满,微结,小便不利,渴而不呕,但头汗出,往来寒热心烦者,此为未解也,柴胡桂枝干姜汤主之:柴胡半斤,桂枝、干姜、黄芩各三两,瓜蒌根四两,牡蛎、炙甘草各二两,上七味水煮日三服。初服微烦,复服汗出,便愈。伤寒五六日,头汗出,微恶寒,手足冷,心下满,口不欲食,大便硬,脉细者,此为阳微结,必有表,复有里也。脉沉,亦在里也。汗出为阳微,假令纯阴结,不得复有外证,悉入在里,此为半在里半在外也。脉虽沉紧,不得为少阴病,所以然者,阴不得有汗,今头汗出,故知非少阴也,可与小柴胡汤。设不了了者,得屎而解。伤寒五六日,呕而发热者,柴胡汤证具,而以他药下之,柴胡证仍在者,复与柴胡汤。此虽已下之,不为逆,必蒸蒸而振,却发热汗出而解。若心下满,而硬痛者,此为结胸也,大陷胸汤主之;但满而不痛者,此为痞,柴胡不中与之,宜半夏泻心汤。半夏半升,黄芩、干姜、人参、炙甘草各三两,黄连一两,大枣十二枚,上七味水煮日三服。太阳少阳并病,而反下之,成结胸,心下硬,下利不止,水浆不下,其人心烦。脉浮而紧,而复下之,紧反入里,则作痞。按之自濡,但气痞耳。⑧ 太阳中风,下利,呕逆,表解者,乃可攻之。其人漐漐汗出,发作有时,头痛,心下痞,硬满,引胁下痛,干呕,短气,汗出,不恶寒者,此表解里未和也,十枣汤主之:芫花、甘遂、大戟各等分,大枣十枚,上三味各别捣为散水煮大枣,取八合,去滓,内药末,强人服一钱比,羸人服半钱,温服之,平旦服。若下少病不除者,明日更服,加半钱,得快下利后,糜粥

自养。太阳病，医发汗，遂发热恶寒，因复下之，心下痞，表里俱虚，阴阳气并竭，无阳则阴独，复加烧针，因胸烦，面色青黄，肤润者，难治；今色微黄，手足温者，易愈。⑨心下痞，按之濡，其脉关上浮者，大黄黄连泻心汤主之：大黄二两，黄连、黄芩各一两，上三味麻沸汤二升渍之，须臾绞去滓，分温再服。心下痞而复恶寒，汗出者，附子泻心汤主之：本以下之，故心下痞，与泻心汤；痞不解，其人渴而口燥烦，小便不利者，五苓散主之。⑩伤寒汗出，解之后，胃中不和，心下痞硬，干噫，食臭，胁下有水气，腹中雷鸣下利者，生姜泻心汤主之：黄芩三两，黄连一两，半夏半升，人参三两，生姜四两，干姜一两，炙甘草三两，大枣十二枚，上八味水煮分三服。⑪伤寒中风，医反下之，其人下利，日数十行，谷不化，腹中雷鸣，心下痞硬而满，干呕，心烦不得安。医见心下痞，谓病不尽，复下之，其痞益甚，此非结热，但以胃中虚，客气上逆，故使硬也，甘草泻心汤主之：黄芩三两，黄连一两，半夏半升，干姜三两，炙甘草四两，大枣十二枚，上六味水煮分三服。⑫伤寒服汤药，下利不止，心下痞硬。服泻心汤已，复以他药下之，利不止，医以理中与之，利益甚。理中者，理中焦，此利在下焦，赤石脂禹余粮汤主之。复利不止者，当利其小便。赤石脂禹余粮汤：赤石脂一斤，禹余粮一斤，上二味水煮分三服。伤寒吐下后发汗，虚烦，脉甚微。八九日，心下痞硬，胁下痛，气上冲咽喉，眩冒。经脉动惕者，久而成痿。⑬伤寒发汗，若吐若下，解后，心下痞硬，噫气不除者，旋覆代赭石汤主之：旋覆花三两，人参二两，生姜五两，代赭石一两，大枣十二枚，炙甘草三两，半夏半升，上七味水煮日三服。下后，不可更行桂枝汤。若汗出而喘，无大热者，可与麻黄杏子甘草石膏汤。⑭太阳病，外证未除而数下之，遂协热而利。利下不止，心下痞硬，表里不解者，桂枝人参汤主之：桂枝、炙甘草各四两，白术、人参、干姜各三两，上五味水煮分三服。伤寒大下后，复发汗，心下痞，恶寒者，表未解也，不可攻痞，当先解表，表解乃可攻痞。解表宜桂枝汤，攻痞宜大黄黄连泻心汤。伤寒，发热，汗出不解，心下痞硬，呕吐而下利者，大柴胡汤主之。病如桂枝证，头不痛，项不强，寸脉微浮，胸中痞硬，气上冲咽喉，不得息者，此为胸有寒也，当吐之，宜瓜蒂散：瓜蒂、赤小豆各一分，上二味捣筛为散，合

治之，取一钱匕。以香豉一合，用热汤七合，煮作稀糜，去滓，取汁和散，温顿服之。不吐者，少少加，得快吐乃止。诸亡血虚家，不可与瓜蒂散。病胁下素有痞，连在脐傍，痛引少腹，入阴筋者，此名藏结。死。伤寒病，若吐、若下后，七八日不解，热结在里，表里俱热，时时恶风，大渴，舌上干燥而烦，欲饮水数升者，白虎加人参汤主之。伤寒无大热，口燥渴，心烦，背微恶寒者，白虎加人参汤主之。伤寒脉浮，发热无汗，其表不解者，不可与白虎汤。渴欲饮水，无表证者，白虎加人参汤主之。太阳少阳并病，心下硬，颈项强而眩者，当刺大椎、肺俞、肝俞，慎勿下之。⑮太阳与少阳合病，自下利者，与黄芩汤；若呕者，黄芩加半夏生姜汤主之。黄芩汤：黄芩三两，炙甘草二两，芍药二两，大枣十二枚，上四味水煮分三服。⑯伤寒胸中有热，胃中有邪气，腹中痛，欲呕吐者，黄连汤主之：黄连、桂枝、半夏半升，人参二两，干姜、炙甘草各三两，大枣十二枚，上七味水煮分五服。⑰伤寒八九日，风湿相搏，身体疼烦，不能自转侧，不呕不渴，脉浮虚而涩者，桂枝附子汤主之。若其人大便硬，小便自利者，去桂枝加白术汤主之：桂枝四两，附子三枚，生姜三两，炙甘草二两，大枣十二枚，上五味水煮分三服。⑱风湿相搏，骨节烦疼，掣痛，不得屈伸，近之则痛剧，汗出短气，小便不利，恶风不欲去衣，或身微肿者，甘草附子汤主之：炙甘草二两，附子二枚，白术二两，桂枝四两，上四味水煮日三服。初服得微汗则解。能食，汗出复烦者，服五合，恐一升多者，宜服六七合为妙。⑲伤寒脉浮滑，此表有热、里有寒，白虎汤主之：知母六两，石膏一斤，甘草二两，粳米六合，上四味水煮日三服。⑳伤寒脉结代，心动悸，炙甘草汤主之：炙甘草四两，生姜、桂枝各三两，生地黄一斤，人参、阿胶各二两，麦门冬半升，麻子仁半升，大枣十二枚，上九味清酒七升，水八升，先煮八味，取三升，去滓，内胶烊消尽，温服一升，日三服，一名复脉汤。脉按之来缓，而时一止复来者，名曰结。又脉来动而中止，更来小数，中有还者反动，名曰结阴也；脉来动而中止，不能自还，因而复动，名曰代阴也。得此脉者，必难治。

《伤寒论》辨阳明病脉证并治　问曰：病有太阳阳明，有正阳阳明，有少阳阳明，何谓也？答曰：太阳阳明者，脾约是也；正阳阳明者，胃家实是也；少阳阳明者，发汗、利小便已，胃中燥、烦、实、大便

难是也。阳明之为病,胃家实是也。问曰:何缘得阳明病?答曰:太阳病,若发汗、若下、若利小便,此亡津液,胃中干燥,因转属阳明。不更衣,内实大便难者,此名阳明也。问曰:阳明病外证云何?答曰:身热、汗自出、不恶寒反恶热也。问曰:病有得之一日,不发热而恶寒者,何也?答曰:虽得之一日,恶寒将自罢,即汗出而恶热也。问曰:恶寒何故自罢?答曰:阳明居中,主土也。万物所归,无所复传。始虽恶寒,二日自止,此为阳明病也。本太阳,初得病时,发其汗,汗先出不彻,因转属阳明。伤寒发热、无汗、呕不能食、而反汗出然者,是转属阳明。伤寒三日,阳明脉大。伤寒脉浮而缓,手足自温者,是为系在太阴。太阴者,身当发黄;若小便自利者,不能发黄;至七八日,大便硬者,为阳明病也。伤寒转系阳明者,其人然微汗出也。阳明中风,口苦、咽干、腹满、微喘、发热、恶寒、脉浮而紧。若下之,则腹满小便难也。阳明病,若能食,名中风;不能食,名中寒。阳明病,若中寒者,不能食,小便不利,手足然汗出,此欲作固瘕,必大便初硬后溏。所以然者,以胃中冷,水谷不别故也。阳明病,初欲食,小便反不利,大便自调,其人骨节疼,翕翕如有热状,奄然发狂,然汗出而解者,此水不胜谷气,与汗共并,脉紧则愈。阳明病,欲解时,从申至戌上。阳明病,不能食,攻其热必哕。所以然者,胃中虚冷故也。以其人本虚,攻其热必哕。阳明病,脉迟,食难用饱。饱则微烦头眩,必小便难,此欲作谷瘅,虽下之,腹满如故。所以然者,脉迟故也。阳明病,法多汗,反无汗,其身如虫行皮中状者,此以久虚故也。阳明病,反无汗而小便利,二三日呕而咳,手足厥者,必苦头痛;若不咳、不呕、手足不厥者,头不痛。阳明病,但头眩,不恶寒。故能食而咳,其人咽必痛;若不咳者,咽不痛。阳明病,无汗、小便不利、心中懊恼者,身必发黄。阳明病,被火,额上微汗出,而小便不利者,必发黄。阳明病,脉浮而紧者,必潮热发作有时;但浮者,必盗汗出。阳明病,口燥但欲漱水,不欲咽者,此必衄。阳明病,本自汗出。医更重发汗,病已瘥,尚微烦不了了者,此必大便硬故也。以亡津液,胃中干燥,故令大便硬。当问其小便日几行,若本小便日三四行,今日再行,故知大便不久出。今为小便数少,以津液当还入胃中,故知不久必大便也。伤寒呕多,虽有阳明证,不可攻之。

阳明病,心下硬满者,不可攻之。攻之,利遂不止者死;利止者愈。阳明病,面合色赤,不可攻之。必发热,色黄者,小便不利也。阳明病,不吐、不下、心烦者,可与调胃承气汤。阳明病,脉迟,虽汗出不恶寒者,其身必重,短气,腹满而喘,有潮热者,此外欲解,可攻里也。手足然汗出者,此大便已硬也,大承气汤主之;若汗多,微发热恶寒者,外未解也;其热不潮,未可与承气汤;若腹大满不通者,可与小承气汤,微和胃气,勿令至大泄下。① 大承气汤:大黄四两,厚朴半斤,枳实五枚,芒硝三合,上四味水煮二物,取五升,去滓纳大黄更煮取二升,去滓内芒硝更上微火一两沸,分温再服。得下,余勿服。② 小承气汤:大黄四两,厚朴二两,枳实三枚,上三味水煮分二服。初服汤当更衣,不尔者尽饮之;若更衣者,勿服之。阳明病,潮热、大便微硬者,可与大承气汤;不硬者,不可与之。若不大便六七日,恐有燥屎,欲知之法,少与小承气汤,汤入腹中,转失气者,此有燥屎也,乃可攻之;若不转失气者,此但初头硬,后必溏,不可攻之,攻之必胀满不能食也。欲饮水者,与水则哕,其后发热者,必大便复硬而少也,以小承气汤和之;不转失气者,慎不可攻也。小承气汤。方三。夫实则谵语,虚则郑声。郑声者,重语也;直视、谵语、喘满者死,下利者亦死。发汗多,若重发汗者,亡其阳,谵语,脉短者死;脉自和者不死。伤寒若吐、若下后不解,不大便五六日,上至十余日,日晡所发潮热,不恶寒,独语如见鬼状;若剧者,发则不识人,循衣摸床,惕而不安,微喘直视,脉弦者生,涩者死。微者,但发热谵语者,大承气汤主之。若一服利,则止后服。方四。阳明病,其人多汗,以津液外出,胃中燥,大便必硬,硬则谵语,小承气汤主之。若一服谵语止者,更莫复服。阳明病,谵语、发潮热、脉滑而疾者,小承气汤主之。因与承气汤一升,腹中转气者,更服一升;若不转气者,勿更与之。明日又不大便,脉反微涩者,里虚也,为难治,不可更与承气汤也。阳明病,谵语、有潮热、反不能食者,胃中必有燥屎五六枚也;若能食者,但硬耳。宜大承气汤下之。方七。阳明病、下血、谵语者,此为热入血室。但头汗出者,刺期门,随其实而泻之,然汗出则愈。汗出谵语者,以有燥屎在胃中,此为风也。须下者,过经乃可下之;下之若早,语言必乱,以表虚里实故也。下之愈,宜大承气汤。伤寒四五日,脉沉而喘满。沉为在里,而反发其汗,津液越出,大便为难。表虚里实,久则谵语三阳合病,腹满、身重,难以转侧,口不仁、面垢、谵语、遗尿。发汗,则谵语;下之,则额上生汗、手足逆冷;若自汗出者,白虎汤主之。二阳并病,太阳证罢,但发潮热,手足汗出,大便难而谵语者,下之则愈,宜大承气汤。阳明病,脉浮而紧、咽燥、口苦、腹满而喘、发热汗出、不恶寒反恶热、身重,若发汗则躁,心愦愦反谵语;若加温针,必怵惕烦躁不得眠;若下之,则胃中空虚,客气动膈,心中懊恼。舌上苔者,栀子豉汤主之。若渴欲饮水,口干舌燥者,白虎加人参汤主之。③若脉浮、发热、渴欲饮水、小便不利者,猪苓汤主之:猪苓、茯苓、泽泻、阿胶、滑石各一两,上五味水煮日三服。阳明病,汗出多而渴者,不可与猪苓汤。以汗多胃中燥,猪苓汤复利其小便故也。脉浮而迟,表热里寒,下利清谷者,四逆汤主之。若胃中虚冷,不能食者,饮水则哕。脉浮、发热、口干、鼻燥、能食者则衄。阳明病,下之,其外有热,手足温,不结胸,心中懊恼,饥不能食,但头汗出者,栀子豉汤主之。阳明病,发潮热、大便溏、小便自可、胸胁满不去者,与小柴胡汤。阳明病,胁下硬满,不大便而呕,舌上白苔者,可与小柴胡汤。上焦得通,津液得下,胃气因和,身然汗出而解。阳明中风,脉弦浮大,而短气,腹都满,胁下及心痛,久按之气不通,鼻干,不得汗,嗜卧,一身及目悉黄,小便难,有潮热,时时哕,耳前后肿,刺之小瘥,外不解。病过十日,脉续浮者,与小柴胡汤。脉但浮,无余证者,与麻黄汤。若不尿,腹满加哕者,不治。阳明病,自汗出。④若发汗,小便自利者,此为津液内竭,虽硬不可攻;当须自欲大便,宜蜜煎导而通之。若土瓜根及大猪胆汁,皆可为导。食蜜七合于铜器内微火煎,当须凝如饴状,搅之勿令焦着,欲可丸,并手捻作挺,令头锐,大如指,长二寸许。当热时急作,冷则硬。以内谷道中,以手急抱,欲大便时乃去。疑非仲景意,已试甚良。又大猪胆一枚,泻汁,和少许法醋,以灌谷道内,如一食顷,当大便出宿食恶物,甚效。阳明病,脉迟、汗出多、微恶寒者,表未解也,可发汗,宜桂枝汤。阳明病,脉浮、无汗而喘者,发汗则愈,宜麻黄汤。⑤阳明病,发热、汗出者,此为热越,不能发黄也。但头汗出,身无汗,剂颈而还,小便不利,渴引水浆者,此为瘀热

在里,身必发黄,茵陈蒿汤主之:茵陈蒿六两,栀子十四枚,大黄二两,上三味水煮茵陈减六升,内二味煮取三升,去滓,分三服。阳明证,其人喜忘者,必有蓄血。所以然者,本有久瘀血,故令喜忘;屎虽硬,大便反易,其色必黑者,宜抵当汤下之。阳明病,下之,心中懊恼而烦,胃中有燥屎者,可攻。腹微满,初头硬,后必溏,不可攻之。若有燥屎者,宜大承气汤。病患不大便五六日,绕脐痛、烦躁、发作有时者,此有燥屎,故使不大便也。病患烦热,汗出则解;又如疟状,日晡所发热者,属阳明也。脉实者,宜下之;脉浮虚者,宜发汗。下之与大承气汤,发汗宜桂枝汤。大下后,六七日不大便,烦不解,腹满痛者,此有燥屎也。所以然者,本有宿食故也,宜大承气汤。病患小便不利,大便乍难乍易,时有微热,喘冒不能卧者,有燥屎也,宜大承气汤。食谷欲呕,属阳明也,吴茱萸汤主之。得汤反剧者,属上焦也。⑥吴茱萸汤:吴茱萸一升,人参三两,生姜六两,大枣十二枚,上四味水煮日三服。太阳病,寸缓、关浮、尺弱,其人发热汗出,复恶寒,不呕,但心下痞者,此以医下之也。如其不下者,病患不恶寒而渴者,此转属阳明也。小便数者,大便必硬,不更衣十日,无所苦。渴欲饮水,少少与之,但以法救之。渴者,宜五苓散。脉阳微而汗出少者,为自和也;汗出多者,为太过;阳脉实,因发其汗,出多者,亦为太过。太过者,为阳绝于里,亡津液,大便因硬。脉浮而芤,浮为阳,芤为阴;浮芤相搏,胃气生热,其阳则绝。⑦跌阳脉浮而涩,浮则胃气强,涩则小便数;浮涩相搏,大便则硬,其脾为约,麻子仁丸主之:麻子仁二升,芍药半斤,枳实半斤,大黄一斤,厚朴一尺,杏仁一升,上六味捣筛蜜丸如梧桐子大,饮服十丸,日三服,渐加,以知为度。太阳病三日,发汗不解,蒸蒸发热者,属胃也,调胃承气汤主之。伤寒吐后,腹胀满者,与调胃承气汤。太阳病,若吐、若下、若发汗后,微烦,小便数、大便因硬者,与小承气汤,和之愈。得病二三日,脉弱,无太阳柴胡证,烦躁、心下硬;至四五日,虽能食,以小承气汤,少少与,微和之,令小安;至六日,与承气汤一升。若不大便六七日,小便少者,虽不受食,但初头硬,后必溏,未定成硬,攻之必溏;须小便利,屎定硬,乃可攻之,宜大承气汤。伤寒六七日,目中不了了,睛不和,无表里证,大便难,身微热者,此为实也。急下

之,宜大承气汤。阳明病,发热、汗多者,急下之,宜大承气汤。发汗不解,腹满痛者,急下之,宜大承气汤。腹满不减,减不足言,当下之,宜大承气汤。阳明少阳合病,必下利。其脉不负者,为顺也;负者,失也。互相克贼,名为负也。脉滑而数者,有宿食也,当下之,宜大承气汤。病患无表里证,发热七八日,虽脉浮数者,可下之。假令已下,脉数不解,合热则消谷喜饥,至六七日,不大便者,有瘀血,宜抵当汤。若脉数不解,而下不止,必协热便脓血也。伤寒发汗已,身目为黄,所以然者,以寒湿在里不解故也。以为不可下也,于寒湿中求之。伤寒七八日,身黄如橘子色,小便不利,腹微满者,茵陈蒿汤主之。⑧ 伤寒身黄发热,栀子柏皮汤主之:栀子十五个,炙甘草一两,黄柏二两,上三味水煮分再服。⑨ 伤寒瘀热在里,身必黄,麻黄连轺赤小豆汤主之:麻黄二两,连轺二两,杏仁四十个,赤小豆一升,大枣十二枚,生梓白皮一升,生姜二两,炙甘草二两,上八味潦水先煮麻黄再沸,去上沫,内诸药,煮取三升,去滓分温三服,半日服尽。

《伤寒论》辨少阳病脉证并治　少阳之为病,口苦、咽干、目眩也。少阳中风,两耳无所闻、目赤、胸中满而烦者,不可吐下,吐下则悸而惊。伤寒,脉弦细、头痛发热者,属少阳。少阳不可发汗,发汗则谵语。此属胃,胃和则愈;胃不和,烦而悸。本太阳病不解,转入少阳者,胁下硬满,干呕不能食,往来寒热,尚未吐下,脉沉紧者,与小柴胡汤。若已吐、下、发汗、温针、谵语,柴胡汤证罢,此为坏病。知犯何逆,以法治之。三阳合病,脉浮大,上关上,但欲眠睡,目合则汗。伤寒六七日,无大热,其人躁烦者,此为阳去入阴故也。伤寒三日,三阳为尽,三阴当受邪。其人反能食而不呕,此为三阴不受邪也。伤寒三日,少阳脉小者,欲已也。少阳病欲解时,从寅至辰上。

《伤寒论》辨太阴病脉证并治　太阴之为病,腹满而吐,食不下,自利益甚,时腹自痛。若下之,必胸下结硬。太阴中风,四肢烦疼,阳微阴涩而长者,为欲愈。太阴病欲解时,从亥至丑上。太阴病,脉浮者,可发汗,宜桂枝汤。自利、不渴者,属太阴,以其脏有寒故也,当温之,宜服四逆辈。伤寒脉浮而缓,手足自温者,系在太阴。太阴当发身黄;若小便自利者,不能发黄。至七八日,虽暴烦下利,日十余行,必自止。以脾家实,腐秽当去故

也。① 本太阳病,医反下之,因尔腹满时痛者,属太阴也,桂枝加芍药汤主之;② 大实痛者桂枝加大黄汤主之。桂枝加芍药汤:桂枝三两,芍药六两,炙甘草二两,大枣十二枚,生姜三两,上五味水煮分三服。桂枝加大黄汤:桂枝三两,大黄二两,芍药六两,生姜三两,炙甘草二两,大枣十二枚,上六味水煮日三服。太阴为病,脉弱,其人续自便利,设当行大黄、芍药者,宜减之,以其人胃气弱,易动故也。

《伤寒论》辨少阴病脉证并治　少阴之为病,脉微细,但欲寐也。少阴病,欲吐不吐,心烦但欲寐,五六日自利而渴者,属少阴也。虚故引水自救;若小便色白者,少阴病形悉具;小便白者,以下焦虚有寒,不能制水,故令色白也。病患脉阴阳俱紧,反汗出者,亡阳也。此属少阴,法当咽痛而复吐利。少阴病,咳而下利,谵语者,被火气劫故也。小便必难,以强责少阴汗也。少阴病,脉细沉数,病为在里,不可发汗。少阴病,脉微,不可发汗,亡阳故也。阳已虚,尺脉弱涩者,复不可下之。少阴病,脉紧,至七八日自下利,脉暴微,手足反温,脉紧反去者,为欲解也,虽烦、下利,必自愈。少阴病,下利,若利自止,恶寒而卧,手足温者,可治。少阴病,恶寒而、时自烦,欲去衣被者,可治。少阴中风,脉阳微阴浮者,为欲愈。少阴病欲解时,从子至寅上。少阴病,吐、利,手足不逆冷,反发热者,不死。脉不至者,灸少阴七壮。少阴病,八九日,一身手足尽热者,以热在膀胱,必便血也。少阴病,但厥,无汗,而强发之,必动其血。未知从何道出,或从口鼻,或从目出者,是名下厥上竭,为难治。少阴病,恶寒,身而利、手足逆冷者,不治。少阴病,吐、利、躁烦、四逆者,死。少阴病,下利止而头眩,时时自冒者,死。少阴病,四逆、恶寒而身、脉不至、不烦而躁者,死。少阴病六七日,息高者,死。少阴病,脉微细沉、但欲卧、汗出不烦、自欲吐,至五六日自利,复烦躁不得卧寐者,死。① 少阴病始得之,反发热,脉沉者,麻黄细辛附子汤主之:麻黄二两,细辛二两,附子一枚,上三味水煮麻黄减二升,去上沫纳诸药煮取三升,去滓温服一升,日三服。② 少阴病,得之二三日,麻黄附子甘草汤微发汗。以二三日无证,故微发汗也:麻黄二两,炙甘草二两,附子一枚,上三味水煮麻黄一两沸,去上沫纳诸药,煮取三升,去滓,温服一升,日三服。③ 少阴病,得之二三日以上,心中烦,不得

卧,黄连阿胶汤主之:黄连四两,黄芩、芍药各二两,鸡子黄二枚,阿胶三两,上五味水煮三物取二升,去滓纳胶烊尽,小冷;纳鸡子黄,搅令相得,温服七合,日三服。④ 少阴病,得之一二日,口中和,其背恶寒者,当灸之,附子汤主之:附子二枚,茯苓、芍药各三两,人参二两,白术四两,上五味水煮日三服。少阴病,身体痛,手足寒,骨节痛,脉沉者,附子汤主之。⑤ 少阴病,下利便脓血者,桃花汤主之:赤石脂一斤,干姜一两,粳米一升,上三味水煮日三服。少阴病,二三日至四五日,腹痛,小便不利,下利不止,便脓血者,桃花汤主之。少阴病,下利便脓血者,可刺。⑥ 少阴病,吐利,手足逆冷,烦躁欲死者,吴茱萸汤主之:吴茱萸一升,人参二两,生姜六两,大枣十二枚,上四味水煮日三服。⑦ 少阴病,下利、咽痛、胸满、心烦,猪肤汤主之:猪肤一斤水煮取五升,去滓加白蜜一升,白粉五合,熬香,和令相得,温,分六服。⑧ 少阴病二三日,咽痛者可与甘草汤;⑨ 不瘥,与桔梗汤。甘草汤:甘草二两水煮取一升半去滓,温服七合,日二服。桔梗汤:桔梗一两,甘草二两,上二味水煮分再服。⑩ 少阴病,咽中伤、生疮,不能语言,声不出者,苦酒汤主之:半夏十四枚,鸡子一枚,上二味,内半夏,着苦酒中,以鸡子壳置刀环中,安火上,令三沸,去滓。少少含咽之;不瘥,更作三剂。⑪ 少阴病,咽中痛,半夏散及汤主之半夏、桂枝、炙甘草各等分,上三味捣筛白饮和服方寸匕,日三服。若不能散服者,以水一升,煎七沸,内散两方寸匕,更煮三沸,下火令小冷,少少咽之。⑫ 少阴病,下利,白通汤主之:葱白四茎,干姜一两,生附子一枚,上三味水煮分再服。⑬ 少阴病,下利,脉微者,与白通汤;利不止,厥逆无脉,干呕,烦者,白通加猪胆汁汤主之。服汤,脉暴出者死;微续者生:葱白四茎,干姜一两,附子生,一枚,人尿五合,猪胆汁一合,上五味水煮去滓内胆汁、人尿,和令相得,分温再服。少阴病,二三日不已,至四五日,腹痛、小便不利,四肢沉重疼痛,自下利者,此为有水气。其人或咳,或小便利,或下利,或呕者,真武汤主之。⑭ 少阴病,下利清谷,里寒外热,手足厥逆,脉微欲绝,身反不恶寒,其人面色赤;或腹痛,或干呕,或咽痛,或利止脉不出者,通脉四逆汤主之:炙甘草二两,附子生用一枚,干姜三两,上三味水煮分再服,其脉即出者愈。面色赤者,加葱九茎;腹中痛

者,去葱,加芍药二两;呕者,加生姜二两;咽痛者,去芍药,加桔梗一两;利止脉不出者,去桔梗,加人参二两。病皆与方相应者,乃服之。⑮ 少阴病,四逆,其人或咳,或悸,或小便不利,或腹中痛,或泄利下重者,四逆散主之:炙甘草、枳实、柴胡、芍药各十分,上四味捣筛白饮和服方寸匕,日三服。咳者,加五味子、干姜各五分,并主下利;悸者,加桂枝五分;小便不利者,加茯苓五分;腹中痛者,加附子一枚,炮令坼;泄利下重者,先以水五升,煮薤白三升,煮取三升,去滓,以散三方寸匕,内汤中,煮取一升半,分温再服。少阴病,下利六七日,咳而呕、渴,心烦,不得眠者,猪苓汤主之。少阴病,得之二三日,口燥咽干者,急下之,宜大承气汤。少阴病,自利清水,色纯青,心下必痛,口干燥者,可下之,宜大承气汤。少阴病,六七日,腹胀、不大便者,急下之,宜大承气汤。少阴病,脉沉者,急温之,宜四逆汤。少阴病,饮食入口则吐;心中温温欲吐,复不能吐。始得之,手足寒、脉弦迟者,此胸中实,不可下也,当吐之;若膈上有寒饮,干呕者,不可吐也,当温之,宜四逆汤。少阴病下利,脉微涩,呕而汗出,必数更衣,反少者,当温其上,灸之。

《伤寒论》辨厥阴病脉证并治 厥阴之为病,消渴,气上撞心,心中疼热,饥而不欲食,食则吐蛔,下之利不止。厥阴中风,脉微浮为欲愈;不浮为未愈。厥阴病欲解时,从丑至卯上。厥阴病,渴欲饮水者,少少与之愈。诸四逆厥者,不可下之;虚家亦然。伤寒先厥后发热而利者,必自止;见厥复利。伤寒,始发热六日,厥反九日而利。凡厥利者,当不能食;今反能食者,恐为除中,食以索饼。不发热者,知胃气尚在,必愈。恐暴热来出而复去也。后日脉之,其热续在者,期之旦日夜半愈。所以然者,本发热六日,厥反九日,复发热三日,并前六日,亦为九日,与厥相应,故期之旦日夜半愈。后三日脉之,而脉数,其热不罢者,此为热气有余,必发痈脓也。伤寒脉迟六七日,而反与黄芩汤彻其热。脉迟为寒,今与黄芩汤复除其热,腹中应冷,当不能食;今反能食,此名除中,必死。伤寒,先厥后发热,下利必自止。而反汗出,咽中痛者,其喉为痹。发热无汗,而利必自止;若不止,必便脓血。便脓血者,其喉为痹。伤寒一二日至四五日厥者,必发热;前热者,后必厥。厥深者热亦深,厥微者热亦微。厥应下之,而反发汗者,必口伤烂

赤。伤寒病，厥五日，热亦五日，设六日当复厥；不厥者自愈。厥终不过五日，以热五日，故知自愈。凡厥者，阴阳气不相顺接，便为厥。厥者，手足逆冷者是也。伤寒脉微而厥，至七八日肤冷，其人躁，无暂安时者，此为脏厥，非蛔厥也。蛔厥者，其人当吐蛔。今病者静，而复时烦者，此为脏寒。蛔上入其膈，故烦，须臾复止；得食而呕，又烦者，蛔闻食臭出，其人常自吐蛔。① 蛔厥者，乌梅丸主之。又主久利：乌梅三百枚，干姜十两，黄连十六两，当归、蜀椒各四两，细辛、附子、桂枝、人参、黄柏各六两，上十味捣筛蜜丸如梧桐子大，先食饮服十丸，日三服，稍加至二十丸。伤寒热少微厥，指头寒，嘿嘿不欲食，烦躁，数日，小便利，色白者，此热除也，欲得食，其病为愈；若厥而呕，胸胁烦满者，其后必便血。病者手足厥冷，言我不结胸，小腹满，按之痛者，此冷结在膀胱关元也。伤寒发热四日，厥反三日，复热四日。厥少热多者，其病当愈；四日至七日热不除者，必便脓血。伤寒厥四日，热反三日，复厥五日，其病为进。寒多热少，阳气退，故为进也。伤寒六七日，脉微、手足厥冷、烦躁，灸厥阴。厥不还者，死。伤寒发热，下利、厥逆、躁不得卧者，死。伤寒发热，下利至甚，厥不止者，死。伤寒六七日不利，便发热而利，其人汗出不止者，死，有阴无阳故也。伤寒五六日，不结胸，腹濡，脉虚，复厥者，不可下；此亡血，下之死。发热而厥，七日下利者，为难治。伤寒脉促，手足厥逆，可灸之。伤寒脉滑而厥者，里有热，白虎汤主之。② 手足厥寒，脉细欲绝者，当归四逆汤主之：当归、桂枝、芍药、细辛各三两，炙甘草、通草各二两，大枣二十五枚，上七味水煮日三服。若其人内有久寒者，宜当归四逆加吴茱萸生姜汤：当归、桂枝、芍药、细辛各三两，炙甘草、通草各二两，生姜半斤，吴茱萸二升，大枣二十五枚，上九味水酒煮取五升，去滓，温分五服。大汗出，热不去，内拘急，四肢疼，又下利厥逆而恶寒者，四逆汤主之。大汗，若大下利而厥冷者，四逆汤主之。病患手足厥冷，脉乍紧者，邪结在胸中，心下满而烦，饥不能食者，病在胸中，当须吐之，宜瓜蒂散。③ 伤寒厥而心下悸，宜先治水，当服茯苓甘草汤，却治其厥，不尔，水渍入胃，必作利也。茯苓甘草汤：茯苓二两，炙甘草一两，生姜三两，桂枝二两，上四味水煮分三服。伤寒六七日，大下后，寸脉沉而迟，手足

厥逆，下部脉不至，喉咽不利，唾脓血，泄利不止者，为难治。④ 麻黄升麻汤主之：麻黄二两半，升麻、当归各一两一分，知母、黄芩、葳蕤各十八铢，芍药、天门冬、桂枝、茯苓、炙甘草、石膏、白术、干姜各六铢，上十四味水煮分三服。伤寒四五日，腹中痛，若转气下趣少腹者，此欲自利也。⑤ 伤寒本自寒下，医复吐下之，寒格，更逆吐下；若食入口即吐，干姜黄芩黄连人参汤主之：干姜、黄芩、黄连、人参各三两，上四味水煮分再服。下利有微热而渴，脉弱者，今自愈。下利脉数，有微热汗出，今自愈；设复紧，为未解。下利、手足厥冷、无脉者，灸之不温，若脉不还，反微喘者，死；少阴负趺阳者，为顺也。下利，寸脉反浮数，尺中自涩者，必清脓血。下利清谷，不可攻表；汗出必胀满。下利，脉沉弦者，下重也；脉大者，为未止；脉微弱数者，为欲自止，虽发热不死。下利脉沉而迟，其人面少赤、身有微热、下利清谷者，必郁冒汗出而解，病患必微厥，所以然者，其面戴阳，下虚故也。下利脉数而渴者，今自愈；设不瘥，必清脓血，以有热故也。下利后，脉绝，手足厥冷，时脉还，手足温者生；脉不还者死。伤寒下利日十余行，脉反实者，死。⑥ 下利清谷，里寒外热，汗出而厥者，通脉四逆汤主之：炙甘草二两，生附子一枚，干姜三两，上三味水煮分再服。⑦ 热利下重者，白头翁汤主之：白头翁二两，黄柏、黄连、秦皮各三两，上四味水煮温服一升，不愈更服一升。下利腹胀满，身体疼痛者，先温其里，乃攻其表；温里宜四逆汤，攻表宜桂枝汤。下利欲饮水者，以有热故也，白头翁汤主之。下利谵语者，有燥屎也，宜小承气汤。下利后更烦，按之心下濡者，为虚烦也，宜栀子豉汤。呕家有痈脓者，不可治呕；脓尽自愈。呕而脉弱，小便复利，身有微热，见厥者，难治，四逆汤主之。⑧ 干呕吐涎沫，头痛者，吴茱萸汤主之：吴茱萸一升，人参三两，大枣十二枚，生姜六两，上四味水煮日三服。呕而发热者，小柴胡汤主之。伤寒，大吐、大下之，极虚，复极汗者，其人外气怫郁，复与之水以发其汗，因得哕。所以然者，胃中寒冷故也。伤寒哕而腹满，视其前后，知何部不利，利之即愈。

伤寒恢复辨治 ① 伤寒阴阳易之为病，其人身体重、少气、少腹里急，或引阴中拘挛，热上冲胸，头重不欲举，眼中生花，膝胫拘急者，烧散主之：妇人中裈近隐处，取烧作灰，水服方寸匕，日三

服,小便即利,阴头微肿,此为愈矣。妇人病取男子烧服。② 大病瘥后劳复者,枳实栀子豉汤主之:枳实三枚,栀子十四个,豆豉一升,上三味清浆水煮分再服。③ 伤寒瘥以后更发热,小柴胡汤主之;脉浮者,以汗解之;脉沉实者,以下解之。④ 大病瘥后,从腰以下有水气者,牡蛎泽泻散主之:牡蛎、泽泻、蜀漆、葶苈子、商陆根、海藻、瓜蒌根各等分,上七味捣筛为散,白饮和服方寸匕,日三服。大病瘥后,喜唾,久不了了,胸上有寒,当以丸药温之,宜理中丸。⑤ 伤寒解后,虚羸少气,气逆欲吐,竹叶石膏汤主之:竹叶二把,石膏一斤,半夏半升,麦门冬一升,人参二两,炙甘草二两,粳米半升,上七味水煮日三服。病患脉已解,而日暮微烦。以病新瘥,人强与谷,脾胃气尚弱,不能消谷,故令微烦;损谷则愈。

二、王叔和《脉经》学术贡献

1. 创立二十四种脉状

《脉经·脉形状指下秘决》曰:① 浮脉,举之有余,按之不足。② 芤脉,浮大而软,按之中央空,两边实。③ 洪脉,极大在指下。④ 滑脉,往来前却流利,展转替替然,与数相似。⑤ 数脉,去来促急。⑥ 促脉,来去数,时一止复来。⑦ 弦脉,举之无有,按之如弓弦状。⑧ 紧脉,数如切绳状。⑨ 沉脉,举之不足,按之有余。⑩ 伏脉,极重指按之,着骨乃得。⑪ 革脉,有似沉伏,实大而长微弦。⑫ 实脉,大而长,微强,按之隐指然。⑬ 微脉,极细而软,或欲绝,若有若无。⑭ 涩脉,细而迟,往来难且散,或一止复来。⑮ 细脉,小大于微,常有,但细耳。⑯ 软脉,极软而浮细。⑰ 弱脉,极软而沉细,按之欲绝指下。⑱ 虚脉,迟大而软,按之不足,隐指豁豁然空。⑲ 散脉,大而散。散者,气实血虚,有表无里。⑳ 缓脉,去来亦迟,小快于迟。㉑ 迟脉,呼吸三至,去来极迟。㉒ 结脉,往来缓,时一止复来。㉓ 代脉,来数中止,不能自还,因而复动。脉结者生,代者死。㉔ 动脉,见于关上,无头尾,大如豆,厥厥然动摇。浮与芤相类,弦与紧相类,滑与数相类,革与实相类,沉与伏相类,微与涩相类,软与弱相类,缓与迟相类。《脉经·平杂病脉》曰:滑为实为下;数为虚为热;浮为风为虚;动为痛为惊;沉为水为实;弱为虚为悸。迟则为寒,涩则少血,缓则为虚,洪则为气。紧则为寒,弦数为疟。疟脉自弦,弦数多热,弦迟多寒。微则为虚,代散则死。弦为痛痹。偏弦为饮,双弦则胁下拘急而痛,其人涩涩恶寒。脉大,寒热在中。伏者,霍乱。安卧,脉盛,谓之脱血。凡亡汗,肺中寒饮,冷水咳嗽,下利,胃中虚冷,此等其脉并紧。浮而大者,风。浮大者,中风,头重,鼻塞。浮而缓,皮肤不仁,风寒入肌肉。滑而浮散者,摊缓风。滑者,鬼疰。涩而紧,痹病。浮洪大长者,风眩癫疾。大坚疾者,癫病。弦而钩,胁下如刀刺,状如蜚尸,至困不死。紧而急者,遁尸。洪大者,伤寒热病。浮洪大者,伤寒。秋吉,春成病。浮而滑者,宿食。浮滑而疾者,食不消,脾不磨。短疾而滑,酒病。浮而细滑,伤饮。迟而涩,中寒,有结。快而紧,积聚,有击痛。弦急,疝瘕,小腹痛,又为癖病。迟而滑者,胀。盛而紧曰胀。弦小者,寒癖。沉而弦者,悬饮,内痛。弦数,有寒饮,冬夏难治。紧而滑者,吐逆。小弱而涩,胃反。迟而缓者,有寒。微而紧者,有寒。沉而迟,腹脏有冷病。微弱者,有寒,少气。实紧,胃中有寒,苦不能食。时时利者,难治。滑数,心下结,热盛。滑疾,胃中有热。缓而滑,曰热中。沉而急,病伤寒,暴发虚热。浮而绝者,气。辟大而滑,中有短气。浮短者,其人肺伤。诸气微少,不过一年死。法当嗽也。沉而数,中水。冬不治自愈。短而数,心痛,心烦。弦而紧,胁痛,脏伤,有瘀血。沉而滑,为下重,亦为背膂痛。脉来细而滑,按之能虚,因急持直者,僵仆,从高堕下,病在内。微浮,秋吉,冬成病。微数,虽甚不成病,不可劳。浮滑疾紧者,以合百病,人易愈。阳邪来,见浮洪。阴邪来,见沉细。水谷来,见坚实。脉来乍大乍小、乍长乍短者,为祟。脉来洪大袅袅者,社祟。脉来沉沉泽泽,四肢不仁而重,土祟。脉与肌肉相得,久持之至者,可下之。弦小紧者,可下之。紧而数,寒热俱发,必下乃愈。弦迟者,宜温药。紧数者,可发其汗。《脉经·诊三部脉虚实决死生》曰:三部脉调而和者,生。三部脉废者,死。三部脉虚,其人长病得之,死。虚而涩,长病亦死,虚而滑亦死,虚而缓亦死,虚而弦急,癫病亦死。三部脉实而大,长病得之,死;实而滑,长病得之,生。卒病得之,死;实而缓亦生;实而紧亦生;实而紧急,癫病可治。三部脉强,非称其人病,便死。三部脉羸,非其人得之,死。三部脉粗,长病得之,死;卒病得之,生。三部脉细而软,长病得之,生;细而数亦生,微而紧亦生。三部脉大而数,长病得之,生;卒病得之,死。三部脉微而伏,长病得之,死。三部脉软,长病得之,不治自愈;治之,死。卒病得之,生。三部脉浮而结,长病得之,死;浮而滑,长病亦死;浮而数,长病风得之,生;卒病得之,死。三部脉芤,长病得之,生;卒病得之,死。三部脉弦而数,长病得之,生;卒病得之,死。三部脉革,长病得之,死;卒病得之,生。三部脉坚而数,如银钗股,蛊毒病,必死;数而软,蛊毒病得之,生。三部脉如羹上肥,长病得之,死;卒病得之,生。三部脉连连如蜘蛛丝,长病得之,死;卒病得之,生。三部脉如霹雳,长病得之,死;三十日死。三部脉如弓弦,长病得之,死。三部脉累累如贯珠,长病得之,死。三部脉如水淹然流,长病不治自愈,治之反死。三部脉如屋漏,长病十日死(《千金》云:十四日死)。三部脉如雀啄,长病七日死。三部脉如釜中汤沸,朝得暮死,夜半得日中死,日中得夜半死。三部脉急,切腹间,病又婉转腹痛,针上下瘥。《脉经·手检图三十一部》曰:尺寸俱沉,但有关上脉,苦寒,心下痛。尺寸俱沉,关上无有者,苦心下喘。尺寸俱数,有热;俱迟,有寒。尺寸俱微,厥,血气不足,其人少气。尺寸俱濡弱,发热,恶寒,汗出。寸口沉,胸中痛,引背。关上沉,心痛,上吞酸。尺中沉,引背痛。寸口伏,胸中有逆气。关上伏,有水气,泄溏。尺中伏,水谷不消。寸口弦,胃中拘急。关上弦,胃中有寒,心下拘急。尺中弦,少腹、脐下拘急。寸口紧,头痛,逆气。关上紧,心下痛。尺中紧,脐下少腹痛。寸口涩,无阳,少气。关上涩,无血,厥冷。尺中涩,无阴,厥冷。寸口微,无阳,外寒。关上微,中实,能食,故里急。尺中微,无阴,厥冷,腹中拘急。寸口滑,胸满逆。关上滑,中实逆。尺中滑,下利,少气。寸口数,即吐。关上数,胃中有热。尺中数,恶寒,小便赤黄。寸口实,即生热;虚,即生寒。关上实,即痛;虚,即胀满。尺中实,即小便难,少腹牢痛;虚,即闭涩。寸口芤,吐血;微芤,衄血。关上芤,胃中虚。尺中芤,下血;微芤,小便血。寸口浮,其人中风,发热,头痛。关上浮,腹痛,心下满。尺中浮,小便难。寸口迟,上焦有寒。关上迟,弱无胃气有热。尺中迟,下焦有寒,背痛。寸口濡,阳弱,自汗出。关上濡,下重。尺中濡,少血,发热,恶寒。寸弱,阳气少。关弱,无胃气。尺弱,少血。蔡定芳按:卷一首次定义浮脉、芤脉、洪脉、滑脉、数脉、促脉、弦脉、紧脉、沉脉、伏脉、革

脉、实脉、微脉、涩脉、细脉、软脉、弱脉、虚脉、散脉、缓脉、迟脉、结脉、代脉、动脉二十四种脉象性状。并谓浮与芤相类,弦与紧相类,滑与数相类,革与实相类,沉与伏相类,微与涩相类,软与弱相类,缓与迟相类。这是王叔和对脉学的主要贡献。李时珍《濒湖脉学》据此演绎为浮脉、沉脉、迟脉、数脉、滑脉、涩脉、虚脉、实脉、长脉、短脉、洪脉、微脉、紧脉、缓脉、芤脉、弦脉、革脉、牢脉、濡脉、弱脉、散脉、细脉、伏脉、动脉、促脉、结脉、代脉二十七种脉象,增加长脉、短脉、牢脉、濡脉而去除软脉,发展了王叔和脉学。

2. 脏腑病脉辨识

《脉法赞》云:肝心出左,脾肺出右,肾与命门,俱出尺部,魂魄谷神,皆见寸口。左主司官,右主司府。左大顺男,右大顺女。关前一分,人命之主。左为人迎,右为气口。神门诀断,两在关后。人无二脉,病死不愈。诸经损减,各随其部。察按阴阳,谁与先后。阴病治官,阳病治府。奇邪所舍,如何捕取?审而知者,针入病愈。心部在左手关前寸口是也,即手少阴经也,与手太阳为表里,以小肠合为府。合于上焦,名曰神庭,在龟尾下五分。肝部在左手关上是也,足厥阴经也,与足少阳为表里,以胆合为府,合于中焦,名曰胞门,在大仓左右三寸。肾部在左手关后尺中是也,足少阴经也,与足太阳为表里,以膀胱合为府,合于下焦,在关元左。肺部在右手关前寸口是也,手太阴经也,与手阳明为表里,以大肠合为府,合于上焦,名呼吸之府,在云门。脾部在右手关上是也,足太阴经也,与足阳明为表里,以胃合为府,合于中焦脾胃之间,名曰章门,在季胁前一寸半。肾部在右手关后尺中是也,足少阴经也,与足太阳为表里,以膀胱合为府,合于下焦,在关元右,左属肾,右为子户,名曰三焦。《脉经·辨脏腑病脉阴阳大法》曰:脉何以知脏腑之病也?数者腑也,迟者脏也。数即有热,迟即生寒。诸阳为热,诸阴为寒。故别知脏腑之病也。脉来浮大者,此为肺脉也;脉来沉滑,如石,肾脉也;脉来如弓弦者,肝脉也;脉来疾去迟,心脉也。脉来当见而不见为病。病有深浅,但当知如何受邪。①肝胆部:肝象木,与胆合为腑。其经足厥阴,与足少阳为表里。其脉弦其相冬三月,王春三月,废夏三月,囚季夏六月,死秋三月。其王日甲乙,王时平旦、日出。其困日戊己,

困时食时、日,其死日庚辛,死时晡时、日入。其神魂,其主色,其养筋,其候目,其声呼,其色青,其臭臊。其液泣,其味酸,其宜苦,其恶辛。肝俞在背第九椎,募在期门;胆俞在背第十椎,募在日月。昔人撰集,或混杂相涉,烦而难了,今抄事要分别五脏各为一部。冬至之后得甲子。少阳起于夜半,肝家王,肝者东方木,万物始生,其气来软而弱,宽而虚,故脉为弦。软即不可发汗,弱即不可下。宽者开,开者通,通者利,故名曰宽而虚。春以胃气为本,不可犯也。春脉肝也,东方木也,万物之所以始生也,故其气来濡弱轻虚而滑,端直以长,故曰弦。反此者病。其气来实而强,此谓太过,病在外;其气来不实而微,此谓不及,病在中。黄帝曰:春脉太过与不及,其病皆何如?岐伯曰:太过则令人善忘。忽忽眩冒而癫疾;不及则令人胸胁痛引背,下则两胁满。肝脉来濡弱招招,如揭竿末梢,曰平。春以胃气为本。肝脉来盈实而滑,如循长竿,曰肝病,肝脉来急而益劲,如新张弓弦,曰肝死。真肝脉至,中外急,如循刀刃,责责然如按琴瑟弦,色青白不泽,毛折,乃死。春胃微弦曰平,弦多胃少曰肝病;但弦无胃曰死。有胃而毛,曰秋病;毛甚,曰今病。肝藏血,血舍魂。悲哀动中则伤魂,魂伤则狂妄不精,不敢正当人,阴缩而筋挛,两胁骨不举,毛悴色夭,死于秋。春肝木王,其脉弦细而长,名曰平脉也。反得浮涩而短者,是肺之乘肝,金之克木,为贼邪,大逆,十死不治。反得洪大而散者,是心之乘肝,子之扶母,为实邪,虽病自愈。反得沉濡而滑者,是肾之乘肝,母之归子,为虚邪,虽病易治。反得大而缓者,是脾之乘肝,土之陵木,为微邪,虽病即瘥。肝脉来濯濯如倚竿,如琴瑟之弦,再至,曰平;三至,曰离经,病;四至,脱精;五至,死;六至,命尽。足厥阴脉也。肝脉急甚,为恶言;微急,为肥气,在胁下若覆杯;缓甚为善呕,微缓为水瘕痹;大甚为内痈,善呕衄;微大,为肝痹,缩,咳引少腹;小甚为多饮,微小为消瘅;滑甚为㿉疝,微滑为遗溺;涩甚为淡饮,微涩为螈挛筋。足厥阴气绝则筋缩,引卵与舌。厥阴者,肝脉也。肝者,筋之合也。筋者,聚于阴器而脉络于舌本。故脉弗营则筋缩急,筋缩急则引舌与卵。故唇青、舌卷、卵缩,则筋先死。庚笃辛死,金胜木也。肝死脏,浮之脉弱,按之中如索不来,或曲如蛇行者,死。《脉经·平人迎神门气口前后

脉》肝实:左手关上脉阴实者,足厥阴经也。病苦心下坚满,常两胁痛,自忿忿如怒状。肝虚:左手关上脉阴虚者,足厥阴经也。病苦胁下坚,寒热,腹满,不欲饮食,腹胀,悒悒不乐,妇人月经不利,腰腹痛。胆实:左手关上脉阳实者,足少阳经也。病苦腹中气满,饮食不下,咽干,头重痛,洒洒恶寒,胁痛。胆虚:左手关上脉阳虚者,足少阳经也,病苦眩、厥、痿,足指不能摇,坐不能起,僵仆,目黄,失精,俣俣。肝胆俱实:左手关上脉阴阳俱实者,足厥阴与少阳经俱实也。病苦胃胀,呕逆,食不消。肝胆俱虚:左手关上脉阴阳俱虚者,足厥阴与少阳经俱虚也。病苦恍惚,尸厥不知人,妄见,少气不能言,时时自惊。《脉经·平三关阴阳二十四气脉》左手关上阳绝者,无胆脉也。苦膝疼,口中苦,目善畏,如见鬼状,多惊,少力。刺足厥阴经,治阴。在足大指间,或刺三毛中。左手关上阳实者,胆实也。苦腹中实不安,身躯习习也,刺足少阳经,治阳。在足上第二指本节后一寸。左手关上阴绝者,无肝脉也。苦癃,遗溺,难言,胁下有邪气,善吐。刺足少阳经,治阳。左手关上阴实者,肝实也。苦肉中痛,动善转筋。刺足厥阴经,治阴。② 心小肠部:心象火,与小肠合为腑。其经手少阴,与手太阳为表里。其脉洪,其相春三月,王夏三月,废季夏六月,囚秋三月,死冬三月。其王日丙丁,王时禺中、日中;其困日庚辛,困时晡时、日入,其死日壬癸,死时人定、夜半。其藏神,其主臭,其养血,其候舌,其声言,其色赤,其臭焦,其液汗,其味苦,其宜甘,其恶咸。心俞在背第五椎,募在巨阙,小肠俞在背第十八椎,募在关元。上新撰。心者南方火。万物洪盛,垂枝布叶,皆下垂如曲,故名曰钩。心脉洪大而长,洪则卫气实,实则气无从出。大则荣气萌,萌洪相薄,可以发汗,故名曰长。长洪相得,即引水浆,溉灌经络,津液皮肤。太阳洪大,皆是母躯,幸得戊己,用牢根株。阳气上出,汗见于头。五月枯势,胞中空虚,医反下之,此为重虚也。脉浮有表无里,阳无所使,不但危身,并中其母。上四时经。夏脉心也,南方火也,万物之所以盛长也。故其气来盛去衰,故曰钩,反此者病,其气来盛去亦盛,此谓太过,病在外;其来不盛去反盛,此谓不及,病在中。黄帝曰:夏脉太过与不及,其病皆何如?岐伯曰:太过则令人身热而肤痛,为浸淫;不及则令人烦心,上

见咳唾，下为气泄。心脉来累累如连珠，如循琅，曰平。夏以胃气为本。心脉来喘喘连属，其中微曲，曰心病。心脉来前曲后居，如操带钩，曰心死。真心脉至，坚而搏，如循薏苡子，累累然，其色赤黑不泽，毛折，乃死。夏胃微钩曰平，钩多胃少曰心病，但钩无胃曰死。胃而有石曰冬病，石甚曰今病。心藏脉，脉舍神。怵惕思虑则伤神，神伤则恐惧自失，破䐃脱肉，毛悴色夭，死于冬。夏心火王，其脉洪大而散，名曰平脉。反得沉濡而滑者，是肾之乘心，水之克火，为贼邪，大逆，十死不治。反得大而缓者，是脾之乘心，子之扶母，为实邪，虽病自愈。反得弦细而长者，是肝之乘心，母之归子，为虚邪，虽病易治。反得浮涩而短者，是肺之乘心。金之陵火，为微邪，虽病即瘥。心脉来累累如贯珠滑利，再至，曰平；三至，曰离经，病；四至，脱精；五至，死；六至，命尽，手少阴脉。心脉急甚，为瘛；微急，为心痛引背，食不下。缓甚为狂笑；微缓，为伏梁，在心下，上下行，时唾血。大甚，为喉介；微大，为心痹引背，善泪出。小甚，为善哕；微小，为消瘅。滑甚，为善渴，微滑，为心疝引脐，少腹鸣；涩甚，为喑；微涩，为血溢，维厥，耳鸣，巅疾。手少阴气绝则脉不通。少阴者，心脉也。心者，脉之合也。脉不通则血不流，血不流则发色不泽，故其面黑如漆柴者，血先死。壬笃癸死，水胜火也。心死脏，浮之脉实，如豆麻击手，按之益躁疾者，死。《脉经·平人迎神门气口前后脉》心实：左手寸口人迎以前脉阴实者，手厥阴经也。病苦闭，大便不利，腹满，四肢重，身热，苦胃胀，刺三里。心虚：左手寸口人迎以前脉阴虚者，手厥阴经也。病苦悸恐，不乐，心腹痛，难以言，心如寒，状怳惚。小肠实：左手寸口人迎以前脉阳实者，手太阳经也。病苦身热，热来去，汗出而烦，心中满，身重，口中生疮。小肠虚：左手寸口人迎以前脉阳虚者，手太阳经也。病苦颅际偏头痛，耳颊痛。心小肠俱实：左手寸口人迎以前脉阴阳俱实者，手少阴与太阳经俱实也。病苦头痛，身热，大便难，心腹烦满，不得卧，以胃气不转，水谷实也。心小肠俱虚：左手寸口人迎以前脉阴阳俱虚者，手少阴与太阳经俱虚也。病苦洞泄苦寒，少气，四肢寒，肠澼。《脉经·平三关阴阳二十四气脉》左手关前寸口阳绝者，无小肠脉也。苦脐痹，小腹中有疝瘕，王月即冷上抢心。刺手心主经，治阴。心主在掌后横理

中。左手关前寸口阳实者，小肠实也。苦心下急痹。小肠有热，小便赤黄。刺手太阳经，治阳。太阳在手小指外侧本节陷中。左手关前寸口阴绝者，无心脉也。苦心下毒，痛，掌中热，时时善呕，口中伤烂。刺手太阳经，治阳。左手关前寸口阴实者，心实也。苦心下有水气，忧恚发之。刺手心主经，治阴。③脾胃部：脾象土，与胃合为腑。其经足太阴，与足阳明为表里。其脉缓，其相夏三月，王季夏六月，废秋三月，囚冬三月，死春三月。其王日戊己，王时食时、日；困日壬癸，困时人定、夜半；其死日甲乙，死时平旦、日出。其神意，其主味，其养肉，其候口，其声歌，其色黄，其臭香，其液涎，其味甘，其宜辛，其恶酸。脾俞在背第十一椎，募在章门。胃俞在背第十二椎，募在太仓。上新撰。脾者土也。敦而福，敦者，浓也，万物众色不同，故名曰得福者广。万物悬根住茎，其叶在巅，蜎蠕动，喘息，皆蒙土恩。德则为缓，恩则为迟，故令太阴脉缓而迟，尺寸不同。酸咸苦辛，大沙而生，互行其时，而以各行，皆不群行，尽可常服。土寒则温，土热则凉。土有一子，名之曰金，怀挟抱之，不离其身，金乃畏火，恐热来熏，遂弃其母，逃归水中，水自金子，而藏火神，闭门塞户，内外不通，此谓冬时也。土亡其子，其气衰微，水为洋溢，浸渍为池。走击皮肤，面目浮肿，归于四肢。愚医见水，直往下之，虚脾空胃，水遂居之，肺为喘浮。下有荆棘，恐伤其身，避在一边，以为水流。心衰则伏，肝微则沉，故令脉伏而沉。工医来占，因转孔穴，利其溲便，遂通水道，甘液下流。亭其阴阳，喘息则微，汗出正流。肝着其根，心气因起，阳行四肢，肺气亭亭，喘息则安。肾为安声，其味为咸。倚坐母败，臭如腥。土得其子，则成为山。金得其母，名曰丘矣。脾脉独何主？脾者土也，孤脏以灌四旁者也。然则脾善恶可得见乎？曰：善者不可得见，恶者可见。曰：恶者何如？曰：其来如水之流者，此谓太过，病在外；如鸟之喙，此谓不及，病在中。太过则令人四肢沉重不举；其不及，则令人九窍壅塞不通，名曰重强。脾脉来而和柔相离，如鸡足践地，曰平。长夏以胃气为本。脾脉来实而盈数，如鸡举足，曰脾病。脾脉来坚兑，如鸟之喙，如鸟之距，如屋之漏，如水之溜，曰脾死。真脾脉至，弱而乍疏乍散，色青黄不泽，毛折，乃死。长夏胃微濡弱，曰平。弱多胃少，曰脾病；但代无胃，曰

死。濡弱有石，曰冬病；石甚，曰今病。脾藏荣，荣舍意，愁忧不解则伤意，意伤则闷乱，四肢不举，毛悴色夭，死于春。六月季夏建未，坤未之间土之位，脾王之时。其脉大阿阿而缓，名曰平脉。反得弦细而长者，是肝之乘脾，木之克土，为贼邪，大逆，十死不治。反得浮、涩而短者，是肺之乘脾，子之扶母，为实邪，虽病自愈。反得洪大而散者，是心之乘脾，母之归子，为虚邪，虽病易治。反得沉濡而滑者，肾之乘脾，水之陵土，为微邪，虽病即瘥。脾脉苌苌而弱，来疏去数，再至，曰平；三至，曰离经，病；四至，脱精；五至，死；六至命尽，足太阴脉也。脾脉急甚，为瘛；微急，为脾中满，食饮入而还出，后沃沫。缓甚，为痿厥；微缓，为风痿，四肢不用，心慧然若无病。大甚，为击仆；微大，为疝气，裹大脓血，在肠胃之外；小甚，为寒热；微小，为消瘅。滑甚，为㿉癃；微滑，为虫毒蛔，肠鸣热。涩甚，为肠㿉；微涩，为内溃，多下脓血也。足太阴气绝，则脉不营其口唇。口唇者，肌肉之本也。脉不营则肌肉濡，肌肉濡则人中满，人中满则唇反，唇反者肉先死。甲笃乙死，木胜土也。脾死脏，浮之脉大缓，按之中如覆杯，状如摇者，死。《脉经·平人迎神门气口前后脉》脾实：右手关上脉阴实者，足太阴经也。病苦足寒胫热，腹胀满，烦扰不得卧。脾虚：右手关上脉阴虚者，足太阴经也。病苦泄注，腹满，气逆，霍乱呕吐，黄胆，心烦不得卧，肠鸣。胃实：右手关上脉阳实者，足阳明经也。病苦腹中坚痛而热，汗不出，如温疟，唇口干，善哕，乳痛，缺盆腋下肿痛。胃虚：右手关上脉阳虚者，足阳明经也。病苦胫寒，不得卧，恶寒洒洒，目急，腹中痛，虚鸣，时寒时热，唇口干，面目浮肿。脾胃俱实：右手关上脉阴阳俱实者，足太阴与阳明经俱实也。病苦脾胀腹坚，抢胁下痛，胃气不转，大便难，时反泄利，腹中痛，上冲肺肝，动五脏，立喘鸣，多惊，身热，汗不出，喉痹，精少。脾胃俱虚：右手关上脉阴阳俱虚者，足太阴与阳明经俱虚也。病苦胃中如空状，少气不足以息，四逆寒，泄注不已。《脉经·三关阴阳二十四气脉》：右手关上阳绝者，无胃脉也。苦吞酸，头痛，胃中有冷。刺足太阴经，治阴。在足大指本节后一寸。右手关上阳实者，胃实也。苦肠中伏伏，不思食物，得食不能消。刺足阳明经，治阳，在足上动脉。右手关上阴绝者，无脾脉也。苦少气，下利，腹满，身重，四肢不

欲动，善呕。刺足阳明经，治阳。右手关上阴实者，脾实也。苦肠中伏伏如坚状，大便难。刺足太阴经，治阴。④肺大肠部：肺象金，与大肠合为腑。其经手太阴，与手阳明为表里。其脉浮。其相季夏六月。其王秋三月，废冬三月，囚春三月，死夏三月。其王日庚辛，王时晡时、日入；其困日甲乙，困时平旦、日出；其死日丙丁，死时禺中、日中。其神魄，其主声，其养皮毛，其候鼻，其声哭，其色白，其臭腥，其液涕，其味辛，其宜咸，其恶苦。肺俞在背第三椎，募在中府。大肠俞在背第十六椎，募在天枢。上新撰。肺者西方金，万物之所终。宿叶落柯，萋萋枝条，其机然独在。其脉为微浮毛，卫气迟，荣气数。数则在上，迟则在下，故名曰毛。阳当陷而不陷，阴当升而不升，为邪所中。阳中邪则卷，阴中邪则紧，卷则恶寒，紧则为栗，寒栗相薄，故名曰疟。弱则发热，浮乃来出，旦中旦发，暮中暮发。脏有远近，脉有迟疾，周有度数，行有漏刻。迟在上，伤毛采；数在下，伤下焦。中焦有恶则见，有善则匿。阳气下陷，阴气则温。阳反在下，阴反在巅，故名曰长而且留。上四时经。秋脉肺也，西方金也，万物之所以收成也。故其气来轻虚而浮，其气来急去散，故曰浮。反此者病。其气来毛而中央坚，两旁虚，此谓太过，病在外；其气来毛而微，此谓不及，病在中。黄帝曰：秋脉太过与不及，其病何如？岐伯曰：太过则令人气逆而背痛温温然，不及则令人喘，呼吸少气而咳，上气见血，下闻病音。肺脉来厌厌聂聂，如落榆荚，曰肺平。秋以胃气为本，肺脉来不上不下，如循鸡羽，曰肺病。肺脉来如物之浮，如风吹毛，曰肺死。真肺脉至，大而虚，如以毛羽中人肤，色赤白不泽，毛折，乃死。秋胃微毛，曰平；毛多胃少，曰肺病；但毛无胃，曰死。毛而有弦，曰春病，弦甚，曰今病。肺藏气，气舍魄。喜乐无极则伤魄，魄伤则狂，狂者意不存人，皮革焦，毛悴色夭，死于夏。秋金肺王。其脉浮涩而短，曰平脉。反得洪大而散者，是心之乘肺，火之克金，为贼邪，大逆，十死不治，反得沉濡而滑者，是肾之乘肺，子之扶母，为实邪，虽病自愈，反得大而缓者，是脾之乘肺，母之归子，为虚邪，虽病易治。反得弦细而长者，是肝之乘肺，木之陵金，为微邪，虽病即瘥。肺脉来，泛泛轻如微风吹鸟背上毛，再至，曰平；三至，曰离经，病；四至，脱精；五至，死；六至，命尽。手太阴脉也。肺

脉急甚，为癫疾；微急，为肺寒热，怠堕，咳唾血，引腰背胸，苦鼻息肉不通。缓甚，为多肝；微缓，为痿偏风，头以下汗出不可止。大甚，为胫肿；微大，为肺痹，引胸背，起腰内。小甚，为飧泄；微小，为消瘅。滑甚，为息贲，上气；微滑，为上下出血。涩甚，为呕血；微涩，为鼠，在颈支掖之间，下不胜其上，其能喜酸。手太阴气绝则皮毛焦。太阴者，行气温皮毛者也，气弗营则皮毛焦，皮毛焦则津液去，津液去则皮节伤，皮节伤者则爪枯毛折，毛折者则气先死。丙笃丁死，火胜金也。肺死脏，浮之虚，按之弱如葱叶，下无根者，死。《脉经·平人迎神门气口前后脉》肺实：右手寸口气口以前脉阴实者，手太阴经也。病苦肺胀，汗出若露，上气喘逆，咽中塞，如欲呕状。肺虚：右手寸口气口以前脉阴虚者，手太阴经也。病苦少气不足以息，嗌干，不朝津液。大肠实：右手寸口气口以前脉阳实者，手阳明经也。病苦腹满，善喘咳，面赤身热，喉咽中如核状。大肠虚：右手寸口气口以前脉阳虚者，手阳明经也。病苦胸中喘，肠鸣，虚渴唇口干，目急，善惊，泄白。肺大肠俱实：右手寸口气口以前脉阴阳俱实者，手太阴与阳明经俱实也。病苦头痛，目眩，惊狂，喉痹痛，手臂卷，唇吻不收。肺大肠俱虚：右手寸口气口以前脉阴阳俱虚者，手太阴与阳明经俱虚也。病苦耳鸣嘈嘈，时妄见光明，情中不乐，或如恐怖。《脉经·平三关阴阳二十四气脉》右手关前寸口阳绝者，无大肠脉也。苦少气，心下有水气，立秋节即咳。刺手太阴经，治阴。在鱼际间。右手关前寸口阳实者，大肠实也。苦肠中切痛，如锥刀所刺，无休息时。刺手阳明经，治阳。在手腕中。右手关前寸口阴绝者，无肺脉也。苦短气咳逆，喉中塞，噫逆。刺手阳明经，治阳。右手关前寸口阴实者，肺实也。苦少气，胸中满彭彭，与肩相引，刺手太阴经。治阴。⑤ 肾膀胱部：肾象木，与膀胱合为腑。其经足少阴，与足太阳为表里。其脉沉，其相秋三月，其王冬三月，废春三月，囚夏三月，其死季夏六月。其王日壬癸，王时人定、夜半；其困日丙丁，困时禺中、日中；其死日戊己，死时食时日。其神志，其主液，其养骨，其候耳，其声呻，其色黑，其臭腐，其液唾，其味咸，其宜酸，其恶甘。肾俞在背第十四椎，募在京门；膀胱俞在第十九椎，募在中极。上新撰。肾者北方水，万物之所藏，百虫伏蛰，阳气下陷，阴气上升。阳

气中出，阴气烈为霜，遂不上升，化为雪霜，猛兽伏蛰，蜾虫匿藏。其脉为沉。沉为阴，在里，不可发汗，发则蜾虫出，见其霜雪。阴气在表，阳气在脏，慎不可下，下之者伤脾，脾土弱即水气妄行。下之者，如鱼出水，蛾入汤，重客在里，慎不可熏，熏之逆客，其息则喘。无持客热，令口烂疮。阴脉且解，血散不通，正阳遂厥，阴不往从，客热狂入，内为结胸。脾气遂弱，清溲痢通。上四时经。冬脉肾也，北方水也，万物之所以合藏，故其气来沉以抟，故曰营。反此者病。其气来如弹石者，此谓太过，病在外；其去如数者，此谓不及，病在中。黄帝曰：冬脉太过与不及，其病皆如何？岐伯曰：太过则令人解，脊脉痛而少气，不欲言；不及则令人心悬如病饥，眇中清，脊中痛，少腹满，小便黄赤。肾脉来喘喘累累如钩，按之而坚，曰肾平。冬以胃气为本。肾脉来如引葛，按之益坚，曰肾病。肾脉来发如夺索，辟辟如弹石，曰肾死。真肾脉至，抟而绝，如以指弹石，辟辟然，色黄黑不泽，毛折，乃死。冬胃微石，曰平；石多胃少，曰肾病；但石无胃，曰死。石而有钩，曰夏病；钩甚，曰今病。肾藏精，精舍志。盛怒而不止则伤志，伤志则善忘其前言，腰脊痛，不可以俯仰屈伸，毛悴色夭，死于季夏。冬肾水王，其脉沉濡而滑，曰平脉。反得大而缓者，是脾之乘肾，土之克水，为贼邪，大逆，十死不治。反得弦细而长者，是肝之乘肾，子之扶母，为实邪，虽病自愈。反得浮涩而短者，是肺之乘肾，母之归子，为虚邪，虽病易治。反得洪大而散者，是心之乘肾，火之陵水，为微邪，虽病即瘥。肾脉沉细而紧，再至，曰平；三至，曰离经，病；四至，脱精；五至，死；六至，命尽。足少阴脉也。肾脉急甚，为骨痿、癫疾；微急，为奔豚、沉厥，足不收，不得前后。缓甚，为折脊；微缓，为洞下，洞下者食不化，入咽还出。大甚，为阴痿；微大，为石水，起脐下以至小腹肿，垂垂然，上至胃脘，死不治；小甚，为洞泄；微小，为消瘅。滑甚，为癃；微滑，为骨痿，坐不能起，目无所见，视见黑花。涩甚，为大痈；微涩，为不月水，沉痔。足少阴气绝则骨枯。少阴者，冬脉也，伏行而濡骨髓者也。故骨不濡则肉不能着骨也，骨肉不相亲则肉濡而却，肉濡而却故齿长而垢，发无泽，发无泽者，骨先死。戊笃己死，土胜水也。肾死脏，浮之坚，按之乱如转丸，益下入尺中者，死。《脉经·人迎神门气口前后脉》肾实：左手尺

中神门以后脉阴实者,足少阴经也。病苦膀胱胀闭,少腹与腰脊相引痛。左手尺中神门以后脉阴实者,足少阴经也。病苦舌燥,咽肿,心烦,嗌干,胸胁时痛,喘咳,汗出,小腹胀满,腰背强急,体重骨热,小便赤黄,好怒好忘,足下热疼,四肢黑,耳聋。肾虚:左手尺中神门以后脉阴虚者,足少阴经也。病苦心中闷,下重,足肿不可以按地。膀胱实:左手尺中神门以后脉阳实者,足太阳经也。病苦逆满,腰中痛,不可俯仰,劳也。膀胱虚:左手尺中神门以后脉阳虚者,足太阳经也。病苦脚中筋急,腹中痛引腰背,不可屈伸,转筋,恶风,偏枯,腰痛,外踝后痛。肾膀胱俱实:左手尺中神门以后脉阴阳俱实者,足少阴与太阳经俱实也。病苦脊强反折,戴眼,气上抢心,脊痛,不能自反侧。肾膀胱俱虚:左手尺中神门以后脉阴阳俱虚者,足少阴与太阳经俱虚也。病苦小便利,心痛,背寒,时时少腹满。《脉经·人迎神门气口前后脉》肾实:右手尺中神门以后脉阴实者,足少阴经也。病苦痹,身热,心痛,脊胁相引痛,足逆热烦。肾虚:右手尺中神门以后脉阴虚者,足少阴经也。病苦足胫小弱,恶风寒,脉代绝,时不至,足寒,上重下轻,行不可以按地,少腹胀满,上抢胸,胁痛引肋下。膀胱实:右手尺中神门以后脉阳实者,足太阳经也。病苦转胞,不得小便,头眩痛,烦满,脊背强。膀胱虚:右手尺中神门以后脉阳虚者,足太阳经也。病苦肌肉振动,脚中筋急,耳聋忽忽不闻,恶风,飕飕作声。肾膀胱俱实:右手尺中神门以后脉阴阳俱实者,足少阴与太阳经俱实也。病苦癫疾,头重,与目相引痛厥,欲起走,反眼,大风,多汗。肾膀胱俱虚:右手尺中神门以后脉阴阳俱虚者,足少阴与太阳经俱虚也。病苦心痛,若下重不自收,篡反出,时时苦洞泄,寒中泄,肾、心俱痛。一说云:肾有左右,而膀胱无二。今用当以左肾合膀胱,右肾合三焦。《脉经·平三关阴阳二十四气脉》左手关后尺中阳绝者,无膀胱脉也。苦逆冷,妇人月使不调,王月则闭,男子失精,尿有余沥。刺足少阴经,治阴,在足内踝下动脉。左手关后尺中阳实者,膀胱实也。苦逆冷,胁下有邪气相引痛。刺足太阳经,治阳。在足小指外侧本节后陷中。左手关后尺中阴绝者,无肾脉也。苦足下热,两髀里急,精气竭少,劳倦所致。刺足太阳经,治阳。左手关后尺中阴实者,肾实也。苦恍惚,健忘,目视恍恍,耳

聋怅怅,善鸣。刺足少阴经,治阴。右手关后尺中阳绝者,无子户脉也。苦足逆寒,绝产,带下,无子,阴中寒。刺足少阴经,治阴。右手关后尺中阳实者,膀胱实也。苦少腹满,引腰痛。刺足太阳经,治阳。右手关后尺中阴绝者,无肾脉也。苦足逆冷,上抢胸痛,梦入水见鬼,善厌寐,黑色物来掩人上。刺足太阳经,治阳。右手关后尺中阴实者,肾实也。苦骨疼,腰脊痛,内寒热。刺足少阴经,治阴。

3. 经络脉候辨识

肺者,人之五脏华盖也,上以应天,解理万物,主行精气,法五行、四时,知五味。寸口之中,阴阳交会,中有五部。前、后、左、右,各有所主,上、下、中央,分为九道。浮、沉、结、散,知邪所在,其道奈何?脉大而弱者,气实血虚也;脉大而长者,病在下候;浮直上下交通者,阳脉也。坚在肾,急在肝,实在肺。前如外者,足太阳也;中央如外者,足阳明也;后如外者,足少阳也。中央直前者,手少阴也;中央直中者,手心主也;中央直后者,手太阴也。前如内者,足厥阴也;中央如内者,足太阴也。后如内者,足少阴也。前部左右弹者,阳跷也;中部左右弹者,带脉也;后部左右弹者,阴跷也。从少阳之厥阴者,阴维也;从少阴之太阳者,阳维也。来大时小者,阴络也;来小时大者,阳络也。

足三阳脉候　前如外者,足太阳也。动,苦头项腰痛,浮为风,涩为寒热,紧为宿食。前如外者,足太阳也。动,苦目眩,头、颈、项腰、背强痛也。男子阴下湿,女子月水不利,少腹痛,引命门、阴中痛,子脏闭。浮为风,涩为寒血,滑为劳热,紧为宿食,针入九分。却至六分。中央如外者,足阳明也。动,苦头痛,面赤,微滑,苦大便不利,肠鸣,不能食,足胫痹。中央如外者,足阳明也。动,苦头痛,面赤热,浮微滑,苦大便不利,喜气满。滑者为饮,涩为嗜卧,肠鸣不能食,足痹。针入九分,却至六分。后如外者,足少阳也。动,苦腰、背、股、肢节痛。后如外者,足少阳也。浮为气涩,涩为风、血,急为转筋,弦为劳。针入九分,却至六分。

足三阴脉候　前如内者,足厥阴也。动,苦少腹痛,月经不利,子脏闭。前如内者,足厥阴也。动,苦少腹痛与腰相连,大便不利,小便难,茎中痛,女子月水不利,阴中寒,子门壅绝内,少腹急;男子疝气,两丸上入,淋也。针入六分,却至三分。

中央如内者,足太阴也。动,苦胃中痛,食不下,咳唾有血,足胫寒,少气,身重,从腰上状如居水中。中央如内者,足太阴也。动,苦腹满,上脘有寒,食不下,病以饮食得之。沉涩者,苦身重,四肢不动,食不化,烦满,不能卧,足胫痛,苦寒,时咳血,泄利黄。针入六分,却至三分。后如内者,足少阴也。动,苦少腹痛,与心相引背痛,淋。从高堕下,伤于内小便血。后如内者,足少阴也。动,苦小腹痛,与心相引背痛,淋。从高堕下,伤于尻内,便血里急,月水来,上抢心,胸胁满拘急,股里急也。针入六分,却至三分。

手三阴脉候　中央直前者,手少阴也。动,苦心痛微坚,腹胁急。实坚者,为感忤;纯虚者,为下利,肠鸣。滑者,为有娠,女子阴中痒痛,痛出玉门上一分前。中央直中者,手心主也。动,苦心痛,面赤,食苦,咽多,喜怒。微浮者,苦悲伤,恍惚不乐也。涩为心下寒。沉为恐怖,如人捕之状也。时寒热,有血气。中央直后者,手太阴也。动,苦咳逆,气不得息。浮为内风。紧涩者,胸中有积热,时咳血也,有沉热。

阳跷阴跷脉候　前部左右弹者,阳跷也。动,苦腰背痛,微涩为风痫。取阳跷。前部左右弹者,阳跷也。动,苦腰痛,癫痫,恶风,偏枯,僵仆羊鸣,痹,皮肤身体强痹。直取阳跷,在外踝上三寸,直绝骨是。中部左右弹者,带脉也。动,苦少腹痛引命门,女子月水不来,绝继复下止,阴辟寒,令人无子,男子苦少腹拘急,或失精也。后部左右弹者阴跷也。动,苦癫痫,寒热,皮肤强痹。后部左右弹者,阴跷也。动,苦少腹痛,里急,腰及髋下相连阴中痛,男子阴疝,女子漏下不止。

4. 热病脉候辨识

《脉经·诊百病死生诀》曰:诊伤寒,热盛,脉浮大者,生;沉小者,死。伤寒,已得汗,脉沉小者,生;浮大者,死。温病,三四日以下,不得汗,脉大疾者,生;脉细小难得者,死,不治。温病,穰穰大热,其脉细小者,死。温病,下利,腹中痛甚者,死,不治。温病,汗不出,出不至足者,死;厥逆汗出,脉坚强急者,生;虚缓者,死。温病,二三日,身体热,腹满,头痛,食饮如故,脉直而疾者,八日死。四五日。头痛,腹痛而吐,脉来细强,十二日死。八九日头不疼,身不痛,目不赤,色不变,而反利,脉来喋喋,按之不弹手,时大,心下坚,十七日死。

热病,七八日,脉不软,不散者,当喑。喑后三日,温汗不出者,死。热病,七八日,其脉微细,小便不利,加暴口燥,脉代,舌焦干黑者,死。热病,未得汗,脉盛躁疾,得汗者,生;不得汗者,难瘥。热病,已得汗,脉静安者,生;脉躁者,难治。热病,已得汗,常大热不去者,亦死。热病,已得汗,热未去,脉微躁者,慎不得刺治。热病,发热,热甚者,其脉阴阳皆竭,慎勿刺。不汗出,必下利。诊人被风,不仁痿蹶,其脉虚者,生;坚急疾者,死。

《脉经·三关病候并治宜》曰:寸口脉浮,中风,发热,头痛。宜服桂枝汤、葛根汤,针风池、风府,向火灸身,摩治风膏,覆令汗出。寸口脉紧,苦头痛,骨肉疼,是伤寒。宜服麻黄汤发汗,针眉冲、颞,摩治伤寒膏。寸口脉微,苦寒,为衄。宜服五味子汤,摩茱萸膏,令汗出。寸口脉数,即为吐,以有热在胃脘,熏胸中。宜服药吐之,及针胃脘,服除热汤。若是伤寒七八日至十日,热在中,烦满渴者,宜服知母汤。寸口脉缓,皮肤不仁,风寒在肌肉。宜服防风汤,以药薄熨之,摩以风膏,灸诸治风穴。寸口脉滑,阳实,胸中壅满,吐逆,宜服前胡汤,针太阳、巨阙,泻之。寸口脉细,发热,吸吐。宜服黄芩龙胆汤。吐不止,宜服橘皮桔梗汤,灸中府。

5. 诊脉识病

《脉经·诊百病死生诀》曰:癫疾脉实坚者生,脉沉细小者死。癫疾,脉抟大滑者,久久自已。其脉沉小急实,不可治;小坚急,亦不可疗。诊头痛、目痛、久视无所见者,死。诊人心腹积聚,其脉坚强急者,生;虚弱者,死。又实强者,生;沉者,死。其脉大,腹大胀,四肢逆冷,其人脉形长者,死。腹胀满,便血,脉大时绝,极下血;脉小疾者,死。心腹痛,痛不得息,脉细小迟者,生;坚大疾者,死。肠,便血,身热则死,寒则生。肠下白沫,脉沉则生,浮则死。肠,下脓血,脉悬绝则死,滑大则生。肠之属,身热,脉不悬绝,滑大者,生;悬涩者,死。以脏期之。肠,下脓血,脉沉小流连者,生;数疾且大,有热者,死。肠,筋挛,其脉小细安静者,生;浮大紧者,死。洞泄,食不化,不得留,下脓血,脉微小连者,生;紧急者,死。泄注,脉缓,时小结者,生;浮大数者,死。蚀阴,其脉虚小者,生;紧急者,死。咳嗽,脉沉紧者,死;浮直者,生;浮软者,生;小沉伏匿者,死。咳嗽,羸瘦,脉形坚大者,死。

咳，脱形，发热，脉小坚急者，死；肌瘦，下脱形，热不去者，死。咳而呕，腹胀且泄，其脉弦急欲绝者，死。吐血、衄血、脉滑小弱者，生；实大者，死。汗出若衄，其脉小滑者，生；大躁者，死。唾血，脉紧强者，死；滑者，生。吐血而咳，上气，其脉数，有热，不得卧者，死。上气，脉数者，死。谓其形损故也。上气，喘息低昂，其脉滑，手足温者，生；脉涩，四肢寒者，死。上气，面浮肿，肩息，其脉大，不可治，加利必死。上气，注液，其脉虚宁宁伏匿者，生；坚强者死。寒气上攻，脉实而顺滑者，生；实而逆涩则死。瘅，脉实大，病久可治；脉悬小坚急，病久不可治。消渴，脉数大者，生；细小浮短者，死。消渴，脉沉小者，生；实坚大者，死。水病，脉洪大者，可治；微细者，不可治。水病，胀闭，其脉浮大软者，生；沉细虚小者，死。水病，腹大如鼓，脉实者，生；虚者，死。卒中恶，吐血数升，脉沉数细者，死；浮大疾快者，生。卒中恶，腹大，四肢满，脉大而缓者，生；紧大而浮者，死；紧细而微者，亦生。病疮，腰脊强急，瘛者，皆不可治。寒热，瘛，其脉代、绝者，死。金疮，血出太多，其脉虚细者，生；数实大者，死。金疮出血、脉沉小者，生；浮大者，死。斫疮，出血一二石，脉来大，二十日死。斫刺俱有，病多，少血，出不自止断者，其脉止，脉来大者，七日死；滑细者，生。从高顿仆，内有血，腹胀满，其脉坚强者，生；小弱者，死。人为百药所中伤，脉浮涩而疾者，生；微细者，死；洪大而迟者，生。人病甚而脉不调者，难瘥。人病甚而脉洪者，易瘥。人内外俱虚，身体冷而汗出，微呕而烦扰，手足厥逆，体不得安静者，死。脉实满，手足寒，头热，春秋生，冬夏死。老人脉微，阳羸阴强者，生；脉焱大加息者，死。阴弱阳强，脉至而代，奇月而死。尺脉涩而坚，为血实气虚也。其发病腹痛、逆满、气上行，此为妇人胞中绝伤，有恶血，久成结瘕。得病以冬时，黍赤而死。尺脉细而微者，血气俱不足，细而来有力者，是谷气不充，病得节辄动，枣叶生而死。此病秋时得之。左手寸口脉偏动，乍大乍小，不齐，从寸口至关，关至尺，三部之位，处处动摇，各异不同，其人病，仲夏得之此脉，桃花落而死。右手寸口脉偏沉伏，乍小乍大，朝来浮大，暮夜沉伏。浮大即太过，上出鱼际。沉伏即下不至关中。往来无常，时时复来者，榆叶枯落而死。

6. 诊脉辨证

《脉经·三关病候并治宜》曰：寸口脉弦，心下，微头痛，心下有水气，宜服甘遂丸，针期门泻之。寸口脉弱，阳气虚，自汗出而短气，宜服茯苓汤、内补散，适饮食消息，勿极劳。针胃脘补之。寸口脉涩，是胃气不足，宜服干地黄汤，自养，调和饮食，针三里，补之。寸口脉芤，吐血；微芤者，衄血。空虚，去血故也。宜服竹皮汤、黄土汤，灸膻中。寸口脉伏，胸中逆气，噎塞不通，是胃中冷气上冲心胸。宜服前胡汤、大三建丸，针巨阙、上脘，灸膻中。寸口脉沉，胸中引胁痛，胸中有水气，宜服泽漆汤，针巨阙，泻之。寸口脉濡，阳气弱，自汗出，是虚损病。宜服干地黄汤、薯蓣丸、内补散、牡蛎散并粉，针太冲，补之。寸口脉迟，上焦有寒，心痛咽酸、吐酸水。宜服附子汤、生姜汤、茱萸丸，调和饮食以暖之。寸口脉实即生热，在脾肺，呕逆气塞；虚即生寒，在脾胃，食不消化。有热即宜服竹叶汤、葛根汤；有寒宜服茱萸丸、生姜汤。寸口脉洪大，胸胁满。宜服生姜汤、白薇丸，亦可紫菀汤下之，针上脘、期门、章门。

关脉浮，腹满不欲食。浮为虚满，宜服平胃丸、茯苓汤、生姜前胡汤，针胃脘，先泻后补之。关脉紧，心下苦满急痛。脉紧者为实，宜服茱萸当归汤，又大黄汤，两治之，良。针巨阙、下脘，泻之。关脉微，胃中冷，心下拘急。宜服附子汤、生姜汤、附子丸，针巨阙，补之。关脉数，胃中有客热。宜服知母丸、除热汤，针巨阙、上脘，泻之。关脉缓，其人不欲食，此胃气不调，脾气不足。宜服平胃丸、补脾汤，针章门，补之。关脉滑，胃中有热。滑为热实，以气满故不欲食，食即吐逆。宜服紫菀汤下之，大平胃丸，针胃脘，泻之。关脉弦，胃中有寒，心下厥逆，此以胃气虚故尔。宜服茱萸汤，温调饮食，针胃脘，补之。关脉弱，胃气虚，胃中有客热。脉弱为虚热作病。其说云：有热不可大攻之，热去则寒起。正宜服竹叶汤，针胃脘，补之。关脉涩，血气逆冷。脉涩为血虚，以中焦有微热。宜服干地黄汤、内补散，针足太冲上，补之。关脉芤，大便去血数斗者，以膈输伤故也。宜服生地黄并生竹皮汤，灸膈输。若重下去血者，针关元；甚者，宜服龙骨丸，必愈。关脉伏，中焦有水气，溏泄。宜服水银丸，针关元，利小便，溏泄便止。关脉沉，心下有冷气，苦满吞酸。宜服白薇茯苓丸、附子汤，针胃脘,补之。关脉濡,苦虚冷,脾气弱,重下病。宜服赤石脂汤、女菱丸,针关元,补之。关脉迟,胃中寒,宜服桂枝丸、茱萸汤,针胃脘。补之。关脉实,胃中痛。宜服栀子汤、茱萸乌头丸,针胃脘,补之。关脉牢,脾胃气塞,盛热,即腹满响响。宜服紫菀丸、泻脾丸,针灸胃脘,泻之。关脉细,虚,腹满。宜服生姜茱萸蜀椒汤、白薇丸,针灸三脘。关脉洪,胃中热,必烦满。宜服平胃丸,针胃脘。先泻后补之。

尺脉浮,下热风,小便难。宜服瞿麦汤、滑石散。针横骨、关元,泻之。尺脉紧,脐下痛。宜服当归汤,灸天枢,针关元,补之。尺脉微,厥逆,小腹中拘急,有寒气。宜服小建中汤,针气海。尺脉数,恶寒,脐下热痛,小便赤黄。宜服鸡子汤、白鱼散,针横骨,泻之。尺脉缓,脚弱下肿,小便难,有余沥。宜服滑石汤、瞿麦散,针横骨,泻之。尺脉滑,血气实,妇人经脉不利,男子尿血。宜服朴硝煎、大黄汤,下去经血,针关元,泻之。尺脉弦,小腹疼,小腹及脚中拘急。宜服建中汤、当归汤,针气海,泻之。尺脉弱,阳气少,发热骨烦。宜服前胡汤、干地黄汤、茯苓汤,针关元,补之。尺脉涩,足胫逆冷,小便赤。宜服附子四逆汤,针足太冲,补之。尺脉芤,下焦虚,小便去血。宜服竹皮生地黄汤,灸丹田、关元,亦针补之。尺脉伏,小腹痛,疝,水谷不化。宜服大平胃丸、桔梗丸,针关元,补之。尺脉沉,腰背痛。宜服肾气丸,针京门,补之。尺脉濡,苦小便难,宜服瞿麦汤、白鱼散,针关元,泻之。尺脉迟,下焦有寒。宜服桂枝丸,针气海、关元,补之。尺脉实,小腹痛,小便不禁。宜服当归汤,加大黄一两,以利大便;针关元,补之,止小便。尺脉牢,腹满,阴中急,宜服葶苈子茱萸丸,针丹田、关元、中极。

三、《脉经》卷八辑自张仲景《伤寒杂病论》

卒尸厥脉证第一 寸口沉大而滑,沉则为实,滑则为气,实气相搏,血气入于脏即死,入于腑即愈,此为卒厥。不知人,唇青身冷,为入脏,即死;如身温和,汗自出,为入腑,而复自愈。

痉湿暍脉证第二 太阳病,发热无汗,而反恶寒者,名刚痉。太阳病,发热汗出,而不恶寒者,名柔痉。太阳病,发热,其脉沉而细者,为痉。太阳病,发其汗,因致痉。病者身热足寒,颈项强急,恶寒,时头热,面赤,目脉赤,独头动摇者,为痉。蔡

定芳按:痉病主要临床表现为:① 颈项强急;② 独头面摇;③ 卒口噤;④ 背反张。渊雷先生《金匮要略今释》辨之甚祥,请参拙著《陆渊雷全集》。太阳病,无汗,而小便反少,气上冲胸,口噤不得语,欲作刚痉,葛根汤主之。刚痉为病,胸满口噤,卧不着席,脚挛急,其人必齿可与大承气汤。痉病发其汗已,其脉如蛇,暴腹胀大者,为欲解,脉如故,反伏弦者,必痉。脉来按之筑筑而弦,直上下行。痉家其脉伏坚,直上下。夫风病,下之则。复发其汗,必拘急。太阳病,其证备,身体强,几几然,脉沉迟,此为,瓜蒌桂枝汤主之。病,有灸疮,难疗。疮家,虽身疼痛,不可发其汗,汗出则。太阳病,关节疼烦,脉沉而缓者,为中湿。病者一身尽疼,发热,日晡即剧,此为风湿。汗出所致也。湿家之为病,一身尽疼,发热,而身色熏黄也。湿家之为病,其人但头汗出,而背强,欲得被覆向火。若下之早,则哕,或胸满,小便利,舌上如苔,此为丹田有热,胸上有寒,渴欲饮而不能饮,则口燥也。湿家下之,额上汗出,微喘,小便利者,死。若下利不止者,亦死。问曰:风湿相搏,身体疼痛,法当汗出而解,值天阴雨不止,师云此可发汗,而其病不愈者,何也?答曰:发其汗,汗大出者,但风气去,湿气续在,是故不愈。若治风湿者,发其汗,微微似欲出汗者,则风湿俱去也。湿家身烦疼,可与麻黄汤加术四两,发其汗为宜,慎不可以火攻之。风湿,脉浮,身重,汗出恶风者,防己汤主之。病患喘,头痛,鼻塞而烦,其脉大,自能饮食,腹中和,无病。病在头中寒湿,故鼻塞,内药鼻中即愈。伤寒八九日,风湿相搏,身体疼痛,不能自转侧,不呕不渴,脉浮虚而涩者,桂枝附子汤主之。若其人大便硬,小便自利者,术附子汤主之。风湿相搏,骨节疼烦,掣痛不得屈伸,近之则痛剧,汗出短气,小便不利,恶风不欲去衣。或身微肿者,甘草附子汤主之。蔡定芳按:湿痹主要临床表现为:① 关节疼痛;② 小便不利;③ 大便反快。湿家或湿温主要临床表现为:① 发热;② 日晡所剧;③ 一身尽疼;④ 黄疸。太阳中热,暍是也。其人汗出恶寒,身热而渴也,白虎汤主之。太阳中,身热疼重,而脉微弱,此以夏月伤冷水,水行皮肤中所致也,瓜蒂汤主之。太阳中,发热恶寒,身重而疼痛,其脉弦细芤迟,小便已洒洒然毛耸,手足逆冷,小有劳,身热,口前开,板齿燥。若发其汗,恶寒则甚,加温

针，则发热益甚，数下之，淋复甚。蔡定芳按：中暍主要临床表现为：①身热而渴；②汗出恶寒；③身重疼痛。叔和曰：伤寒所致太阳痓湿暍三种，宜应别论，以为与伤寒相似，故此见之。

阳毒阴毒百合狐惑脉证第三　阳毒为病，身重腰背痛，烦闷不安，狂言，或走，或见鬼，或吐血下痢，其脉浮大数，面赤斑斑如锦文，喉咽痛，唾脓血，五日可治，至七日不可治也。有伤寒一二日便成阳毒。或服药，吐、下后变成阳毒，升麻汤主之。阴毒为病，身重背强，腹中绞痛，咽喉不利，毒气攻心，心下坚强，短气不得息，呕逆，唇青面黑，四肢厥冷，其脉沉细紧数，身如被打，五六日可治，至七日不可治也。或伤寒初病一二日，便结成阴毒。或服药六七日以上至十日，变成阴毒，甘草汤主之。百合之为病，其状常默默欲卧，复不能卧，或如强健人，欲得出行，而复不能行，意欲得食，复不能食，或有美时，或有不用闻饮食臭时，如寒无寒，如热无热，朝至口苦，小便赤黄，身形如和，其脉微数，百脉一宗，悉病，各随证治之。百合病，见于阴者，以阳法救之；见于阳者，以阴法救。见阳攻阴，复发其汗，此为逆，其病难治；见阴攻阳，乃复下之，此亦为逆，其病难治（《千金方》云：见在于阴而攻其阳，则阴不得解也，复发其汗为逆也。见在于阳而攻其阴，则阳不得解也，复下之，其病不愈）。狐惑为病，其气如伤寒，默默欲眠，目不得闭，卧起不安，蚀于喉为惑，蚀于阴为狐。狐惑之病，并不欲饮食，闻食臭，其面目乍赤、乍白、乍黑。其毒蚀于上者，则声喝，其毒蚀于下部者，咽干。蚀于上部，泻心汤主之。蚀于下部，苦参汤淹洗之，蚀于肛者，雄黄熏之。其人脉数，无热，微烦，默默欲卧，汗出，初得三四日，目赤如鸠眼，得之七八日，目四黄黑，若能食者，脓已成也，赤小豆当归散主之。病人或从呼吸，上蚀其咽，或从下焦，蚀其肛阴，蚀上为惑，蚀下为狐。狐惑病者，猪苓散主之。

霍乱转筋脉证第四　问曰：病有霍乱者何？师曰：呕吐而利，此为霍乱。问曰：病者发热，头痛，身体疼，恶寒，而复吐利，当属何病？师曰：当为霍乱。霍乱吐利止，而复发热也。伤寒，其脉微涩，本是霍乱，今是伤寒，却四五日，至阴经上，转入阴必吐利。转筋为病，其人臂脚直，脉上下行，微弦，转筋入腹，鸡屎白散主之。蔡定芳按：《伤寒论·辨霍乱病脉证并治》：本呕下利者，不可治也；欲似大便，而反失气，仍不利者，此属阳明也，便必硬，十三日愈，所以然者，经尽故也。下利后，当便硬，硬则能食者愈。今反不能食，到后经中，颇能食，复过一经能食，过之一日当愈；不愈者，不属阳明也。①恶寒，脉微而复利，利止，亡血也，四逆加人参汤主之：炙甘草二两，生附子一枚，干姜一两半，人参一两，上四味水煮分再服。霍乱，头痛、发热、身疼痛、热多欲饮水者，五苓散主之；②寒多不用水者，理中丸主之：人参、干姜、炙甘草、白术各三两，上四味捣筛蜜丸如鸡子黄许大，沸汤数合和一丸研碎，温服之，日三四夜二服；腹中未热，益至三四丸，然不及汤。汤法：四物依两数水煮日三服。吐利止而身痛不休者，当消息和解其外，宜桂枝汤小和之。吐利汗出，发热恶寒，四肢拘急，手足厥冷者，四逆汤主之。既吐且利，小便复利而大汗出，下利清谷，内寒外热，脉微欲绝者，四逆汤主之；③吐已下断，汗出而厥，四肢拘急不解，脉微欲绝者，通脉四逆加猪胆汁汤主之：炙甘草二两，干姜三两，生附子一枚，猪胆汁半合，上四味水煮取一升二合，去滓纳猪胆汁，分再服。吐、利、发汗，脉平，小烦者，以新虚不胜谷气故也。

中风历节脉证第五　夫风之为病当半身不遂，或但臂不遂者，此为痹。脉微而数，中风使然。头痛脉滑者，中风，风脉虚弱也。寸口脉浮而紧，紧则为寒，浮则为虚，虚寒相搏，邪在皮肤。浮者血虚，络脉空虚，贼邪不泻，或左或右。邪气反缓，正气则急，正气引邪，僻不遂。邪在于络，肌肤不仁。邪在于经，则重不胜。邪入于腑，则不识人。邪入于脏，舌即难言，口吐于涎。寸口脉迟而缓，迟则为寒，缓则为虚。荣缓则为亡血，卫迟则为中风。邪气中经，则身痒而瘾疹。心气不足，邪气入中，则胸满而短气。趺阳脉浮而滑，滑则谷气实，浮则汗自出。少阴脉浮而弱，弱则血不足，浮则为风，风血相搏，则疼痛如掣。盛人脉涩小，短气，自汗出，历节疼，不可屈伸，此皆饮酒汗出当风所致也。寸口脉沉而弱，沉则主骨，弱则主筋；沉则为肾，弱则为肝。汗出入水中如水伤心历节黄汗出故曰历节也。味酸则伤筋，筋伤则缓，名曰泄。咸则伤骨，骨伤则痿，名曰枯。枯泄相搏，名曰断泄。荣气不通，卫不独行，荣卫俱微，三焦无所御，四属断绝，身体羸瘦，独足肿大，黄汗出，胫冷假令发热，便为历节也。病历节，疼痛不可屈伸，乌头汤主之。诸肢节疼痛，身体魁瘰，脚肿如脱，头眩短气，温温欲吐，桂枝芍药知母汤主之。

血痹虚劳脉证第六　问曰：血痹从何得之？师曰：夫尊荣人，骨弱肌肤盛，重因疲劳汗出，卧不时动摇，加被微风，遂得之。形如风状，但以脉自微涩，在寸口、关上小紧，宜针引阳气，令脉和紧去则愈。血痹，阴阳俱微，寸口、关上微，尺中小紧，外证身体不仁，如风状，黄桂五物汤主之。夫欲治病当先知其证何趣乃当攻之耳。男子平人，脉大为劳。极虚亦为劳。男子劳之为病，其脉浮大，手足暖，春夏剧，秋冬瘥，阴寒精自出，酸削不能行，少阴虚满。人年五十、六十，其病脉大者，痹挟背行，苦肠鸣，马刀侠瘿者，皆为劳得之。男子平人，脉虚弱细微者，喜盗汗出也。男子面色薄者，主渴及亡血。卒喘悸，其脉浮者，里虚也。男子脉虚沉弦，无寒热，短气，里急，小便不利，面色白，时时目瞑，此人喜衄，少腹满，此为劳使之然。男子脉微弱而涩，为无子，精气清冷。夫失精家，少腹弦急，阴头寒，目眩痛，发落，脉极虚，芤迟，为清谷，亡血，失精。脉得诸芤动微紧，男子失精，女子梦交通，桂枝加龙骨牡蛎汤主之。脉沉小迟，名脱气。其人疾行则喘喝，手足逆寒，腹满，甚则溏泄，食不消化也。脉弦而大，弦则为减，大则为芤，减则为寒，芤则为虚，寒虚相搏，此名为革。妇人则半产、漏下，男子则亡血、失精。

消渴小便利淋脉证第七　师曰：厥阴之为病，消渴，气上冲心，心中疼热，饥而不欲食，食即吐，下之不肯止。寸口脉浮而迟，浮则为虚，迟则为劳。虚则卫气不足，迟则荣气竭。趺阳脉浮而数，浮则为气，数则消谷而紧，气盛则溲数，溲数则紧。紧数相搏，则为消渴。男子消渴，小便反多，以饮一斗，小便一斗，肾气丸主之。师曰：热在下焦则溺血，亦令人淋闭不通。淋之为病，小便如粟状，少腹弦急，痛引脐中。寸口脉细而数，数则为热，细则为寒，数为强吐。趺阳脉数，胃中有热，则消谷引食，大便必坚，小便则数。少阴脉数，妇人则阴中生疮，男子则气淋。淋家不可发汗，发汗则必便血。

水气黄汗气分脉证第八　师曰：病有风水，有皮水，有正水，有石水，有黄汗。风水其脉自浮，外证骨节疼痛，其人恶风。皮水，其脉亦浮，外证肿，按之没指，不恶风，其腹如鼓不渴，当发其汗。正水，其脉沉迟，外证自喘。石水，其脉自沉，外证腹满，不喘。黄汗，其脉沉迟，身体发热，胸满，四肢、头面肿，久不愈，必致痈脓。脉浮而洪。浮则为风，洪则为气，风气相搏，风强则为瘾疹，身体为痒，痒为泄风，久为痂癞。气强则为水，难以俯仰。风气相击，身体洪肿，汗出乃愈。恶风则虚，此为风水；不恶风者，小便通利，上焦有寒，其口多涎，此为黄汗。寸口脉沉滑者，中有水气，面目肿大有热，名曰风水。视人之目裹上微拥，如新卧起状，其颈脉动，时时咳，按其手足上，陷而不起者，风水。太阳病，脉浮而紧，法当骨节疼痛，而反不疼，身体反重而酸。其人不渴，汗出即愈，此为风水。恶寒者，此为极虚，发汗得之。渴而不恶寒者，此为皮水。身肿而冷，状如周痹，胸中窒，不能食，反聚痛，暮躁不眠，此为黄汗，痛在骨节。咳而喘，不渴者，此为脾胀。其形如肿，发汗即愈。然诸病此者，渴而下利，小便数者，皆不可发汗。风水，其脉浮，浮为在表，其人能食，头痛汗出，表无他病，病者言但下重，故从腰以上为和，腰以下当肿及阴，难以屈伸，防己黄汤主之。风水，恶风，一身悉肿，脉浮不渴，续自汗出，而无大热者，越婢汤主之。师曰：裹水者，一身面目洪肿，其脉沉。小便不利，故令病水。假如小便自利，亡津液，故令渴也，越婢加术汤主之。皮水之为病，四肢肿，水气在皮肤中，四肢聂聂动者，防己茯苓汤主之。趺阳脉当伏，今反紧，本自有寒，疝瘕，腹中痛。医反下之，下之则胸满短气。趺阳脉当伏，今反数，本自有热，消谷，小便数，今反不利，此欲作水。寸口脉浮而迟，浮脉热，迟脉潜，热潜相抟，名曰沉。趺阳脉浮而数，浮脉热，数脉止，热止相抟，名曰伏。沉伏相抟，名曰水。沉则络脉虚，伏则小便难，虚难相抟，水走皮肤，则为水矣。寸口脉弦而紧，弦则卫气不行，卫气不行则恶寒，水不沾流，走在肠间。少阴脉紧而沉，紧则为痛，沉则为水，小便即难。师曰：脉得诸沉者，当责有水，身体肿重，水病脉出者，死。夫水病患，目下有卧蚕，面目鲜泽，脉伏，其人消渴，病水腹大，小便不利，其脉沉绝者，有水，可下之。问曰：病下利后，渴饮水，小便不利，腹满因肿者，何也？答曰：此法当病水，若小便自利及汗出者，自当愈。水之为病，其脉沉小属少阴。浮者为风，无水虚胀者为气。水发其汗即已。

沉者与附子麻黄汤,浮者与杏子汤。心水者,其身重而少气,不得卧,烦而躁,其阴大肿。肝水者,其腹大,不能自转侧,胁下腹中痛,时时津液微生,小便续通。肺水者,其身肿,小便难,时时鸭溏。脾水者,其腹大,四肢苦重,津液不生,但苦少气,小便难。肾水者,其腹大脐肿,腰痛不得溺,阴下湿,如牛鼻上汗,其足逆冷,面反瘦。师曰:诸有水者,腰以下肿,当利小便,腰以上肿,当发汗乃愈。师曰:寸口脉沉而迟,沉则为水,迟则为寒,寒水相抟,趺阳脉伏,水谷不化,脾气衰则鹜溏,胃气衰则身肿。少阳脉卑,少阴脉细,男子则小便不利,妇人则经水不通。经为血,血不利则为水,名曰血分。问曰:病者若水,面目身体四肢皆肿,小便不利,师脉之不言水,反言胸中痛,气上冲咽,状如炙肉,当微咳喘,审如师言,其脉何类?师曰:寸口脉沉而紧,沉为水,紧为寒,沉紧相搏,结在关元,始时当微,年盛不觉,阳衰之后,荣卫相干,阳损阴盛,结寒微动,紧气上冲,喉咽塞噎,胁下急痛。医以为留饮而大下之,气击不去,其病不除。后重吐之,胃家虚烦,咽燥欲饮水,小便不利,水谷不化,面目手足浮肿,又与葶苈丸下水,当时如小瘥,食饮过度,肿复如前,胸胁苦痛,象若奔豚,其水扬溢,则浮咳喘逆。当先攻击冲气,令止,乃治咳,咳止其喘自瘥。先治新病,病当在后。黄汗之病,身体洪肿,发热,汗出而渴,状如风水,汗沾衣,色正黄如柏汁,其脉自沉。问曰:黄汗之病,从何得之?师曰:以汗出入水中浴,水从汗孔入得之。黄芪芍药桂枝苦酒汤主之。黄汗之病,两胫自冷,假令发热,此属历节。食已汗出,又身常暮卧盗汗出者,此劳气也。若汗出已,反发热者,久久其身必甲错。发热不止者,必生恶疮。若身重,汗出已辄轻者,久久必身瞤,则胸中痛,又从腰以上必汗出,下无汗,腰髋弛痛,如有物在皮中状,剧者不能食,身疼重,烦躁,小便不利,此为黄汗,桂枝加黄汤主之。寸口脉迟而涩,迟则为寒,涩为血不足。趺阳脉微而迟,微则为气,迟则为寒。寒气不足,则手足逆冷,手足逆冷,则荣卫不利,荣卫不利,则腹满胁鸣相逐,气转膀胱,荣卫俱劳,阳气不通则身冷,阴气不通则骨疼。阳前通则恶寒,阴前通则痹不仁。阴阳相得,其气乃行,大气一转,其气乃散。实则失气,虚则遗溺,名曰气分。气分,心下坚,大如盘,边如旋杯,水饮所作,桂枝去芍药加麻黄细辛

附子汤主之。心下坚大如盘边如旋盘水饮所作,枳实术汤主之。

黄疸寒热疟脉证第九　凡黄候,其寸口脉近掌无脉,口鼻冷,并不可治。脉沉,渴欲饮水,小便不利者,皆发黄。腹满,舌痿黄,躁不得睡,属黄家。师曰:病黄胆,发热烦喘,胸满口燥者,以发病时,火劫其汗,两热所得。然黄家所得,从湿得之。一身尽发热而黄,肚热,热在里,当下之。师曰:黄胆之病,当以十八日为期,治之十日以上为瘥,反剧为难治。又曰:疸而渴者,其疸难治。疸而不渴者,其疸可治。发于阴部,其人必呕;发于阳部,其人振寒而发热也。师曰:诸病黄家,但利其小便。假令脉浮,当以汗解之,宜桂枝加黄汤。又男子黄,小便自利,当与小建中汤。黄胆腹满,小便不利而赤,自汗出,此为表和里实。当下之,宜大黄黄柏栀子芒硝汤。黄胆病,小便色不变,欲自利,腹满而喘,不可除热,热除必哕。哕者,小半夏汤主之。夫病酒黄胆,必小便不利,其候,心中热,足下热,是其证也。心中懊侬而热,不能食,时欲吐,名曰酒疸。酒黄胆者,或无热,靖言了了,腹满欲吐,鼻燥。其脉浮者,先吐之;沉弦者,先下之。酒疸,心中热,欲吐者,吐之即愈。酒疸,黄色,心下结热而烦。酒疸下之,久久为黑疸,目青面黑,中心如啖蒜齑状,大便正黑,皮肤爪之不仁。其脉浮弱,虽黑微黄,故知之。寸口脉微而弱,微则恶寒,弱则发热。当发不发,骨节疼痛;当烦不烦,而极汗出。趺阳脉缓而迟,胃气反强。少阴脉微,微则伤精,阴气寒冷,少阴不足,谷气反强,饱则烦满满则发热,客热消谷,发已复饥,热则腹满,微则伤精,谷强则瘦,名曰谷寒热。阳明病,脉迟者,食难用饱,饱则发烦。头眩者,必小便难,此欲作谷疸。虽下之,腹满如故,所以然者,脉迟故也。师曰:寸口脉浮而缓,浮则为风,缓则为痹。痹非中风,四肢苦烦,脾色必黄,瘀热以行。趺阳脉紧而数,数则为热,热则消谷;紧则为寒,食即满也。尺脉浮为伤肾,趺阳脉紧为伤脾。风寒相搏,食谷则眩,谷气不消,胃中苦浊,浊气下流,小便不通。阴被其寒,热流膀胱,身体尽黄,名曰谷疸。额上黑,微汗出,手足中热,薄暮则发,膀胱急,小便自利,名曰女劳疸。腹如水状,不治。黄家,日晡所发热,而反恶寒,此为女劳得之。膀胱急,少腹满,身尽黄,额上黑,足下热,因作黑疸。其腹胀如水状,大

便必黑,时溏,此女劳之病,非水也。腹满者难治。硝石矾石散主之。夫疟脉自弦也,弦数者多热,弦迟者多寒。弦小紧者可下之,弦迟者可温药,若脉紧数者,可发汗,针灸之。浮大者,吐之。脉弦数者,风发也,以饮食消息止之。疟病结为癥,名曰疟母,鳖甲煎丸主之。疟但见热者,温疟也。其脉平,身无寒但热,骨节疼烦,时呕,朝发暮解,暮发朝解,名曰温疟,白虎加桂枝汤主之。疟多寒者,牝疟也,蜀漆散主之。

胸痹心痛短气贲豚脉证第十 师曰:夫脉当取太过与不及,阳微阴弦,则胸痹而痛。所以然者,责其极虚也。今阳虚知在上焦,所以胸痹心痛者,以其脉阴弦故也。胸痹之病,喘息咳唾,胸背痛,短气,寸口脉沉而迟,关上小紧数者,瓜蒌薤白白酒汤主之。平人无寒热,短气不足以息者,实也。贲豚病者,从少腹起,上冲咽喉,发作时欲死复止,皆从惊得。其气上冲胸腹痛,及往来寒热,贲豚汤主之。师曰:病有贲豚,有吐脓,有惊怖,有火邪,此四部病皆从惊发得之。

腹满寒疝宿食脉证第十一 趺阳脉微弦,法当腹满,不满者必下部闭塞,大便难,两(一云脚)疼痛,此虚寒从下上也,当以温药服之。病者腹满,按之不痛为虚,痛者为实,可下之。舌黄未下者,下之黄自去。腹满时减,减复如故,此为寒,当与温药。趺阳脉紧而浮,紧则为痛,浮则为虚,虚则肠鸣,紧则坚满。脉双弦而迟者,必心下坚。脉大而紧者,阳中有阴也,可下之。病腹中满痛为实,当下之。腹满不减,减不足言,当下之。病腹满,发热数十日,脉浮而数,饮食如故,浓朴三物汤主之。腹满痛,浓朴七物汤主之。寸口脉迟而缓,迟则为寒,缓即为气,气寒相抟,转绞而痛。寸口脉迟而涩,迟为寒,涩为无血。夫中寒家喜欠,其人清涕出,发热色和者,善嚏。中寒,其人下利,以里虚也,欲嚏不能,此人肚中寒。夫瘦人绕脐痛,必有风冷,谷气不行,而反下之,其气必冲。不冲者,心下则痞。寸口脉弦者,则胁下拘急而痛,其人啬啬恶寒也。寸口脉浮而滑,头中痛。趺阳脉缓而迟,缓则为寒,迟则为虚,虚寒相抟,则欲食温,假令食冷,则咽痛。寸口脉微,尺中紧而涩,紧则为寒,微则为虚,涩则血不足,故知发汗而复下之也。紧在中央,知寒尚在,此本寒气,何为发汗复下之耶?夫脉浮而紧,乃弦,状如弓弦,按之不

移。脉数弦者,当下其寒。胁下偏痛,其脉紧弦,此寒也,以温药下之,宜大黄附子汤。寸口脉弦而紧,弦则卫气不行,卫气不行则恶寒,紧则不欲食,弦紧相抟,此为寒疝。趺阳脉浮而迟,浮则为风虚,迟则为寒疝,寒疝绕脐痛,若发则白汗出,手足厥寒,其脉沉弦者,大乌头汤主之。问曰:人病有宿食,何以别之?师曰:寸口脉浮大,按之反涩,尺中亦微而涩,故知有宿食。寸口脉紧如转索,左右无常者,有宿食。寸口脉紧,即头痛风寒,或腹中有宿食不化。脉滑而数者,实也,有宿食,当下之。下利,不欲食者,有宿食,当下之。大下后六七日不大便,烦不解,腹满痛,此有燥屎也。所以然者,本有宿食故也。宿食在上脘,当吐之。

五脏积聚脉证第十二 问曰:病有积、有聚、有系气,何谓也?师曰:积者,脏病也,终不移;聚者,腑病也,发作有时,展转痛移,为可治;系气者,胁下痛,按之则愈,愈复发为系气。夫病已愈,不得复发,今病复发,即为系气也。诸积大法,脉来细而附骨者,乃积也。寸口,积在胸中。微出寸口,积在喉中。关上,积在脐旁。上关上,积在心下。微下关,积在少腹。尺,积在气街。脉出在左,积在左,脉出在右,积在右,脉两出,积在中央。各以其部处之。诊得肺积,脉浮而毛,按之辟易,胁下气逆,背相引痛,少气,善忘,目瞑,皮肤寒,秋瘥夏剧,主皮中时痛,如虱缘之状,甚者如针刺,时痒,其色白。诊得心积,脉沉而芤,上下无常处,病胸满悸,腹中热,面赤嗌干,心烦,掌中热,甚即唾血,主身瘛,主血厥,夏瘥冬剧,其色赤。诊得脾积,脉浮大而长,饥则减,饱则见,起与谷争减,心下累累如桃李,起见于外,腹满呕泄,肠鸣,四肢重,足胫肿,厥不能卧是,主肌肉损,其色黄。诊得肝积,脉弦而细,两胁下痛,邪走心下,足肿寒,胁痛引少腹,男子积疝,女子瘕淋,身无膏泽,喜转筋,爪甲枯黑,春瘥秋剧,其色青。诊得肾积,脉沉而急,苦脊与腰相引痛,饥则见,饱则减,少腹里急,口干,咽肿伤烂,目𥉂𥉂,骨中寒,主髓厥,善忘,其色黑。寸口脉沉而横者,胁下及腹中有横积痛,其脉弦,腹急痛,腰背痛相引,腹中有寒,疝瘕。脉弦紧而微细,也。夫寒痹、瘕、积聚之脉,皆弦紧。若在心下,即寸弦紧;在胃脘,即关弦紧;在脐下,即尺弦紧。又脉法,左手脉横,在左,右手脉横,在右;脉头大者在上,头小者在下。又法:横脉

见左，积在右，见右积在左。偏得洪实而滑，亦为积。弦紧亦为积，为寒痹，为疝痛。内有积不见脉，难治，见一脉相应，为易治，诸不相应，为不治。左手脉大，右手脉小，上病在左胁，下病在左足。右手脉大，左手脉小，上病在右胁，下病在右足。脉弦而伏者，腹中有，不可转也。必死不治。脉来细而沉，时直者，身有痈肿，若腹中有伏梁。脉来小沉而实者，胃中有积聚，不下食，食即吐。

惊悸衄吐下血胸满瘀血脉证第十三　寸口脉动而弱，动则为惊，弱则为悸。跌阳脉微而浮，浮则胃气虚，微则不能食，此恐惧之脉，忧迫所作也。惊生病者，其脉止而复来，其人目睛不转，不能呼气。寸口脉紧，跌阳脉浮，胃气则虚。寸口脉紧，寒之实也。寒在上焦，胸中必满而噎。胃气虚者，跌阳脉浮，少阳脉紧，心下必悸。何以言之？寒水相抟，二气相争，是以悸。脉得诸涩濡弱，为亡血。寸口脉弦而大，弦则为减，大则为芤。减则为寒，芤则为虚。寒虚相抟，此名为革。妇人则半产漏下，男子则亡血。亡血家，不可攻其表，汗出则寒栗而振。问曰：病衄连日不止，其脉何类？师曰：脉来轻轻在肌肉，尺中自溢，目睛晕黄，衄必未止，晕黄去，目睛慧了，知衄今止。师曰：从春至夏发衄者太阳，从秋至冬发衄者阳明。寸口脉微弱，尺脉涩弱，则发热，涩为无血，其人必厥，微呕。夫厥，当眩不眩，而反头痛，痛为实，下虚上实必衄也。太阳脉大而浮，必衄、吐血。病患面无血色，无寒热，脉沉弦者，衄也。衄家，不可发其汗，汗出必额上促急而紧，直视而不能不得眠。脉浮弱，手按之绝者，下血，烦咳者，必吐血。寸口脉微而弱，气血俱虚，男子则吐血，女子则下血。呕吐、汗出者，为可。跌阳脉微而弱，春以胃气为本，吐利者为可，不者，此为有水气，其腹必满，小便则难。病患身热，脉小绝者，吐血，若下血，妇人亡经，此为寒，脉迟者，胸上有寒，悸气喜唾。脉有阴阳、跌阳、少阴脉皆微，其人不吐下，必亡血。脉沉为在里，荣卫内结，胸满，必吐血。男子盛大，其脉阴阳微，跌阳亦微，独少阴浮大，必便血而失精。设言淋者，当小便不利。跌阳脉弦，必肠痔下血。病人胸满，唇痿，舌青，口燥，其人但欲漱水，不欲咽，无寒热，脉微大来迟，腹不满，其人言我满，为瘀血。当汗出不出，内结亦为瘀血。病者如热状，烦满，口干燥而渴，其脉反无热，此为阴伏，是瘀血

也，当下之。下血，先见血，后见便，此近血也；先见便，后见血，此远血也。

呕吐哕下利脉证第十四　呕而脉弱，小便复利，身有微热，见厥者，难治。跌阳脉浮者，胃气虚，寒气在上，忧气在下，二气并争，但出不入，其人即呕而不得食，恐怖而死，宽缓即瘥。夫呕家有痈脓者，不可治呕，脓尽自愈。先呕却渴者，此为欲解。先渴却呕者，为水停心下，此属饮家。呕家本渴，今反不渴者，以心下有支饮也。问曰：病患脉数，数为热，当消谷引食，而反吐者，何也？师曰：以发其汗，令阳微，膈气虚，脉乃数，数为客热，不能消谷，胃中虚冷，故吐也。阳紧阴数，其人食已即吐，阳浮而数，亦为吐。寸紧尺涩，其人胸满，不能食而吐，吐止者为下之，故不能食，设言未止者，此为胃反，故尺为之微涩也。寸口脉紧而芤，紧则为寒，芤则为虚，虚寒相抟，脉为阴结而迟，其人则噎。关上脉数，其人则吐。脉弦者，虚也。胃气无余，朝食暮吐，变为胃反，寒在于上，医反下之，今脉反弦，故名曰虚。跌阳脉微而涩，微则下利，涩则吐逆，谷不得入也。寸口脉微而数，微则无气，无气则荣虚，荣虚则血不足，血不足则胸中冷。跌阳脉浮而涩，浮则为虚，涩则伤脾，脾伤则不磨，朝食暮吐，暮食朝吐，宿谷不化，名曰胃反。脉紧而涩，其病难治。夫吐家，脉来形状如新卧起。病患欲吐者，不可下之。呕吐而病在膈上，后思水者，解，急与之。思水者，猪苓散主之。哕而腹满，视其前后，知何部不利，利之即愈。夫六腑气绝于外者，手足寒，上气，脚缩。五脏气绝于内者，下利不禁，下甚者，手足不仁。下利，脉沉弦者，下重，其脉大者，为未止。脉微弱数者，为欲自止，虽发热不死。脉滑，按之虚绝者，其人必下利。下利，有微热，其人渴。脉弱者，今自愈。下利，脉数，若微发热，汗自出者，自愈。设脉复紧，为未解。下利，寸脉反浮数，尺中自涩，其人必清脓血。下利，手足厥，无脉，灸之不温，若脉不还，反微喘者，死。少阴负跌阳者为顺也。下利，脉数而浮者，今自愈。设不瘥，其人必清脓血，以有热故也。下利后，脉绝，手足厥冷，时脉还，手足温者，生。脉不还者，死。下利，脉反弦，发热身汗者，自愈。下利气者，当利其小便。下利清谷，不可攻其表，汗出必胀满，其脏寒者，当下之。下利，脉沉而迟，其人面少赤，身有微热。下利清谷，必郁冒，汗出

而解，其人微厥。所以然者，其面戴阳，下虚故也。下利，腹胀满，身体疼痛，先温其里，乃攻其表。下利，脉迟而滑者，实也。利未欲止，当下之。下利，脉反滑者，当有所去。下乃愈。下利瘥，至其年、月、日、时复发，此为病不尽，当复下之。下利而谵语者，为有燥屎也，宜下之。下利而腹痛满，为寒实，当下之。下利，腹中坚者，当下之。下利后更烦，按其心下濡者，为虚烦也。下利后，脉三部皆平，按其心下坚者，可下之。下利，脉浮大者，虚也，以强下之故也。设脉浮革，因尔肠鸣，当温之。病者痿黄，躁而不渴，胃中寒实，而下利不止者，死。夫风寒下者，不可下之。下之后，心下坚痛。脉迟者，为寒，但当温之。脉沉紧，下之亦然。脉大浮弦，下之当已。

肺痿肺痈咳逆上气淡饮脉证第十五　问曰：热在上焦者，因咳为肺痿。肺痿之病，从何得之？师曰：或从汗出，或从呕吐，或从消渴，小便利数，或从便难，数被快药下利，重亡津液，故得之。寸口脉不出，而反发汗，阳脉早索，阴脉不涩，三焦踟蹰，入而不出，阴脉不涩，身体反冷，其内反烦，多唾，唇燥，小便反难，此为肺痿。伤于津液，便如烂瓜，亦如豚脑，但坐发汗故也。肺痿，其人欲咳不得咳，咳则出干沫，久久小便不利，甚则脉浮弱。肺痿，吐涎沫而不咳者，其人不渴，必遗溺，小便数。所以然者，以上虚不能制下也，此为肺中冷，必眩，多涎唾，甘草干姜汤以温其脏。师曰：肺痿咳唾，咽燥欲饮水者，自愈。自张口者，短气也。咳而口中自有津液，舌上苔滑，此为浮寒，非肺痿也。问曰：寸口脉数，其人咳，口中反有浊唾、涎沫者，何也？师曰：此为肺痿之病。若口中辟辟燥，咳则胸中隐隐痛，脉反滑数，此为肺痈。咳唾脓血，脉数虚者，为肺痿；脉数实者，为肺痈。问曰：病咳逆，脉之何以知此为肺痈？当有脓血，吐之则死，后竟吐脓死。其脉何类？师曰：寸口脉微而数，微则为风，数则为热；微则汗出，数则恶寒。风中于卫，呼气不入；热过于荣，吸而不出。风伤皮毛，热伤血脉。风舍于肺，其人则咳，口干，喘满，咽燥不渴，多唾浊沫，时时振寒。热之所过，血为凝滞，畜结痈脓，吐如米粥。始萌可救，脓成则死。咳而胸满，振寒，脉数，咽干不渴，时时出浊唾腥臭，久久吐脓如粳米粥者，为肺痈，桔梗汤主之。肺痈，胸满胀，一身面目浮肿，鼻塞清涕出，不闻香

鼻酸辛，咳逆上气，喘鸣迫塞，葶苈大枣泻肺汤主之。寸口脉数，趺阳脉紧，寒热相抟，故振寒而咳。趺阳脉浮缓，胃气如经，此为肺痈。问曰：振寒发热，寸口脉滑而数，其人饮食起居如故，此为痈肿病。医反不知，而以伤寒治之，应不愈也。何以知有脓？脓之所在，何以别知其处？师曰：假令脓在胸中者，为肺痈。其人脉数，咳唾有脓血。设脓未成，其脉自紧数。紧去但数，脓为已成也。夫病吐血，喘咳上气，其脉数，有热，不得卧者，死。上气，面浮肿，肩息，其脉浮大，不治。又加利尤甚。上气燥而喘者，属肺胀，欲作风水，发汗则愈。夫酒客咳者，必致吐血，此坐极饮过度所致也。咳家，脉弦为有水，可与十枣汤下之。咳而脉浮，其人不咳不食，如是四十日乃已。咳而时发热，脉卒弦者，非虚也。此为胸中寒实所致也，当吐之。咳家，其脉弦，欲行吐药，当相人强弱而无热，乃可吐之。其脉沉者，不可发汗。久咳数岁，其脉弱者，可治；实大数者，不可治。其脉虚者，必苦冒，其人本有支饮在胸中故也，治属饮家。问曰：夫饮有四，何谓也？师曰：有淡饮，有悬饮，有溢饮，有支饮。问曰：四饮何以为异？师曰：其人素盛今瘦，水走肠间，沥沥有声谓之淡饮。饮后水流在胁下，咳唾引痛，谓之悬饮。饮水流行，归于四肢，当汗出而不汗出，身体疼重，谓之溢饮。咳逆倚息，短气不得卧，其形如肿，谓之支饮。留饮者，胁下痛引缺盆，咳嗽转盛。胸中有留饮，其人短气而渴，四肢历节痛，其脉沉者，有留饮。夫心下有留饮，其人背寒冷大如手。病者脉伏，其人欲自利，利者反快，虽利，心下续坚满，此为留饮欲去故也。甘遂半夏汤主之。病淡饮者，当以温药和之。心下有淡饮，胸胁支满，目眩，甘遂汤主之。病溢饮者，当发其汗，小青龙汤主之。支饮，亦喘而不能卧，加短气，其脉平也。膈间支饮，其人喘满，心下痞坚，面色黧黑，其脉沉紧，得之数十日，医吐下之，不愈，木防己汤主之。心下有支饮，其人苦冒眩，泽泻汤主之。呕家本渴，渴者为欲解，今反不渴，心下有支饮故也，小半夏汤主之。夫有支饮家，咳烦，胸中痛者，不卒死，至一百日或一岁，可与十枣汤。膈上之病，满喘咳吐，发则寒热，背痛腰疼，目泣自出，其人振振身剧，必有伏饮。夫病患饮水多，必暴喘满。凡食少饮多，心下水停，甚者则悸，微者短气。脉双弦者，寒也。皆大下后喜虚。脉

偏弦者,饮也。肺饮不弦,但喜喘短气。病患一臂不随,时复转移在一臂,其脉沉细,非风也。必有饮在上焦。其脉虚者为微劳,荣卫气不周故也,久久自瘥。腹满,口苦干燥,此肠间有水气也,防己椒目葶苈大黄丸主之。假令瘦人脐下悸,吐涎沫而癫眩者,水也,五苓散主之。先渴却呕,为水停心下,此属饮家,半夏加茯苓汤主之。水在心,心下坚筑短气,恶水不欲饮。水在肺,吐涎沫欲饮水。水在脾,少气身重。水在肝,胁下支满,嚏而痛。水在肾,心下悸。

痈肿肠痈金疮侵淫脉证第十六 脉数,身无热,内有痈也。一云腹无积聚身体热脉数此为肠有脓。薏苡附子败酱汤主之。诸浮数脉,应当发热,而反洒淅恶寒,若有痛处,当发其痈。脉微而迟,必发热,弱而数,为振寒,当发痈肿。脉浮而数,身体无热,其形嘿嘿,胸中微燥,不知痛之所在,此人当发痈肿。脉滑而数,数则为热,滑则为实,滑则主荣,数则主卫,荣卫相逢,则结为痈。热之所过,则为脓也。师曰:诸痈肿,欲知有脓与无脓,以手掩肿上,热者为有脓,不热者为无脓。问曰:官羽林妇病,医脉之,何以知妇人肠中有脓,为下之则愈?师曰:寸口脉滑而数,滑则为实,数则为热,滑则为荣,数则为卫,卫数下降,荣滑上升。荣卫相干,血为浊败,少腹痞坚,小便或涩,或时汗出,或复恶寒,脓为已成。设脉迟紧,聚为瘀血,血下则愈。肠痈之为病,其身体甲错,腹皮急,按之濡如肿状。肠痈者,少腹肿,按之则痛,小便数如淋,时时发热,自汗出,复恶寒,其脉迟紧者,脓未成,可下之,当有血。脉洪数者,脓已成,不可下也,大黄牡丹汤主之。问曰:寸口脉微而涩,法当亡血,若汗出,设不汗者云何?答曰:若身有疮,被刀器所伤,亡血故也。侵淫疮,从口起流向四肢者,可治;从四肢流来入口者,不可治。

【综合评述】

1. 王叔和撰次《伤寒论》功莫大焉

东汉末年张仲景撰著《伤寒杂病论》,创建中国医药学辨证论治与辨病论治两大临床医学体系。自序曰:余宗族素多,向余二百。建安纪年以来,犹未十年,其死亡者三分有二,伤寒十居其七。感往昔之沦丧,伤横夭之莫救,乃勤求古训,博采众方,撰用《素问》《九卷》《八十一难》《阴阳大论》《胎胪药录》并平脉辨证,为《伤寒杂病论》合十六卷。虽未能尽愈诸病,庶可以见病知源,若能寻余所集,思过半矣。《伤寒杂病论》合十六卷即今之《伤寒论》十卷,《金匮要略方论》六卷,此书旋即毁于战乱。晋太医令王叔和撰次《伤寒论》十卷功莫大焉。公元1057年宋仁宗赵祯嘉祐二年八月诏令编修院置校正医书局,掌禹锡等四人为校正医书官。太子右赞善大夫高保衡、尚书屯田员外郎孙奇、尚书司封郎中秘阁校理林亿等校正《伤寒论》曰:夫《伤寒论》盖祖述大圣人之意,诸家莫其伦拟。故晋皇甫谧序《甲乙针经》云:伊尹以元圣之才,撰用《神农本草》,以为《汤液》;汉张仲景论广汤液,为十数卷,用之多验;近世太医令王叔和,撰次仲景遗论甚精,皆可施用。是仲景本伊尹之法,伊尹本神农之经,得不谓祖述大圣人之意乎?张仲景,《汉书》无传,见《名医录》云:南阳人,名机,仲景乃其字也。举孝廉,官至长沙太守,始受术于同郡张伯祖,时人言,识用精微过其师,所著论,其言精而奥,其法简而详,非浅闻寡见者所能及。自仲景于今八百余年,惟王叔和能学之,其间如葛洪、陶景、胡洽、徐之才、孙思邈辈,非不才也,但各自名家,而不能修明之。开宝中,节度使高继冲曾编录进上,其文理舛错,未尝考正;历代虽藏之书府,亦缺于仇校。是使治病之流,举天下无或知者。国家诏儒臣校正医书,臣奇续被其选。以为百病之急,无急于伤寒,今先校定张仲景《伤寒论》十卷,总二十二篇,证外合三百九十七法,除复重,定一百一十二方,今请颁行。张仲景《伤寒论》得王叔和撰次而重见天日,王叔和撰次《伤寒论》得林亿等而流传至今。诚如成无己说言:仲景《伤寒论》得显用于世而不堕于地者,叔和之力也。元末明初医家王安道亦曰:叔和搜采仲景旧论之散落者以成书,功莫大矣。

王叔和撰次《伤寒论》插入己意,使人不知孰为仲景,孰为叔和,故招后人诽议。以方有执、喻嘉言、程郊倩等为代表认为叔和撰次《伤寒论》舛谬尤甚,乱仲景本来面目,应当加以重订。喻嘉言攻击尤力,他不仅认为仲景之道,人但知得叔和而明,孰知其因叔和而坠!攻击推崇叔和的林亿、成无己,说:其所谓校正,所谓诠注者,乃仲景之不幸,斯道之大厄也!与之相对,则有张遂辰、徐灵胎、陈修园等人的维护旧论一派,尊王赞成,认为叔和编次《伤寒论》有功千古，其《伤寒论》传本至为完整，不可随意妄加改订，一时争讼不决。王氏去仲景时代不远。1670年程应旄著《伤寒论后条辨》十五卷曰：论之为言断也，断者蔽也，分明指此为伤寒之爰书矣。故首尾分篇，只存论之体裁。而别嫌明疑，指奸摘伏，深文大义，具见于标篇之辨字上。辨之为言诘也，诘者鞠也。既诘且鞠，则必无枉无偏，方蔽无辜，自不得不借论以申其辨。按：程氏有辨伤寒论五篇，王叔和序例贬伪一篇，冗文闲语，漫无统纪，故省不录。陶华《伤寒六书》：仲景固知伤寒乃冬时杀厉之气所成，非比他病可缓，故其为言特详于此书而略于杂病也。倘能因名以求其实，则思过半矣。不幸此书传世久远，遗帙颇多。晋太医令王叔和得于散亡之余，诠次流传，其功博矣。惜乎以己论混经，未免穿凿附会。成无己氏因之，顺文注释，并无缺疑正误之言，以致将冬时伤寒之方，通解温暑，遗祸至今而未已也。温暑必别有方，今皆失而无征也。我朝宋景濂学士尝叹《伤寒论》非全书，得其旨哉！汪琥《伤寒论辨证广注》曰：仲景论为方书之祖，以《内经》中有论而无方也。叔和起而撰次之，知尊仲景矣。但其于仲景论中插入己意，使学人不知孰为仲景，孰为叔和，以故后人诽议之。云叔和变乱仲景《伤寒论》，故其《脉经》亦受高阳生所窃取，此其报也。然仲景书当三国时兵火之后，残缺失次，若非叔和撰集，不能延至于后。复有成无己为之注解也。今医勿但责叔和之过而忘叔和之功。徐灵胎《医学源流论》曰：今人必改叔和之次序，或以此条在前，或以此条在后；或以此症因彼症而生；或以此经因彼经而变，互相诟厉。孰知病变万端，传经无定，古人因病以施方，无编方以待病。其原本次序，既已散亡，庶几叔和所定为可信，何则？叔和《序例》云：今搜采仲景旧论，录其症候、诊脉、声色，对病真方有神验者，拟防世急。则此书乃叔和所搜集，而世人辄加辨驳，以为原本不如此，抑思苟无叔和，安有此书？且诸人所编，果能合仲景原文否耶？夫六经现症，有异有同，后人见阳经一症，杂于阴经之中，以为宜改入阳经之内，不知阴经亦有此症也。人各是其私，反致古人圆机活法，泯没不可闻矣。凡读书能得书中之精义要诀，历历分明，则任其颠倒错乱，而我心自能融会贯通，否则徒以古羽纷更互异，愈改愈晦矣！

2. 王叔和《伤寒例》影响深远

王叔和《伤寒例》为广义伤寒总纲，影响深远。隋代巢元方《诸病源候论》据《伤寒例》阐述伤寒、时气、温病、热病源候：夫伤寒病者，起自风寒，入于腠理，与精气交争，荣卫痞隔，周行不通。病一日至二日，气在孔窍皮肤之间，故病者头痛恶寒，腰背强重，此邪气在表，洗浴发汗即愈。病三日以上，气浮在上部，胸心填塞，故头痛、胸中满闷，当吐之则愈。病五日以上，气深结在脏，故腹胀身重，骨节烦疼，当下之则愈。时气、热病、温病一日，太阳受病，太阳为三阳之首，主于头项，故得病一日，头项腰脊痛。时气病二日，阳明受病。阳明主于肌肉，其脉络鼻入目，故得病二日，肉热，鼻干不得眠。夫诸阳在表，始受病，故可摩膏火灸，发汗而愈。时气病三日，少阳受病。少阳脉循于胁，上于颈耳，故得病三日，胸胁热而耳聋也。三阳经络始相传病，未入于脏，故可汗而愈。时气病四日，太阴受病。太阴为三阴之首。三日以后，诸阳受病讫，即传之于阴。太阴之脉，络于脾，主于喉嗌，故得病四日，腹满而嗌干。其病在胸膈，故可吐而愈也。时气病五日，少阴受病。少阴脉贯肾络肺系于舌，故得病五日，口热舌干而引饮。其病在腹，故可下而愈。时气病六日，厥阴受病。厥阴脉循阴器络于肝，故得病六日，烦满而阴缩。此为三阴三阳俱受病，毒气入于肠胃，故可下而愈。时气病七日，法当小愈，所以然者，阴阳诸经传病竟故也。今病不除者，欲为再经病也。再经病者，谓经络重受病也。时气病八九日以上不解者，或者诸经络重受于病；或已发汗、吐、下之后，毒气未尽，所以病不能除；或一经受病，未即相传，致使停滞累日，病证不改者，故皆当察其证候而治。疫疠与时气、温病、热病等相类，皆由一岁之内，节气不和，寒暑乖候，或有暴风疾雨，雾露不散，则民多疾疫。病无长少，率皆相似，如有鬼厉之气，故云疫疠病。瘴气亦然。岭南青草瘴、黄芒瘴犹如岭北伤寒也。南地暖，故太阴之时，草木不黄落，伏蛰不闭藏，杂毒因暖而生。故岭南从仲春讫仲夏，行青草瘴，季夏讫孟冬，行黄芒瘴。量其用药体性，岭南伤寒，但节气多温，冷药小寒于岭北。时用热药，亦减其锱铢，三分去二。但此病外候小迟，因经络之所传，与伤寒不异。然阴阳受病，会同表里，须明识患源，不得妄攻汤艾。假令宿患痼热，今得瘴毒,毒得热更烦,虽形候正盛,犹在于表,未入肠胃,不妨温而汗之。已入内者,不妨平而下之。假令本有冷,今得温瘴,虽暴壮热烦满,视寒正须温药汗之,汗之不歇,不妨寒药下之。夫下利治病等药在下品,药性凶毒,专主攻击,不可恒服,疾去即止。病若日数未入于内,不可预服利药,药尽胃虚,病必乘虚而进。此不可轻治。治不瘥,成黄胆;黄胆不瘥,为尸疸。尸疸疾者,岭南中瘴气,土人连历不瘥,变成此病,不须治也。岭北客人,犹得斟酌救之。病前热而后寒者,发于阳;无热而恶寒者,发于阴。发于阳者,攻其外;发于阴者,攻其内。其一日、二日,瘴气在皮肤之间,故病者头痛恶寒,腰背强重。若寒气在表,发汗及针必愈。三日以上,气浮于上,填塞心胸,使头痛胸满而闷,宜以吐药,吐之必愈。五日以上,瘴气深结在脏腑,故腹胀身重,骨节烦疼,当下之。或人得病久,方告医,医知病深,病已成结,非可发表解肌,所当问病之得病本末,投药可专根据次第也。

孙思邈《备急千金要方·伤寒例》《易》称天地变化,各正性命。然则变化之迹无方,性命之功难测。故有炎凉寒懊风雨晦冥,水旱妖灾虫蝗怪异,四时八节种种施化不同,七十二候日月营运各别,终其暑度,方得成年,是谓岁功毕矣。天地尚且如然,在人安可无事?故人生天地之间,命有遭际,时有否泰、吉凶悔吝、苦乐安危、喜怒爱憎、存亡忧畏、关心之虑,日有千条,谋身之道,时生万计,乃度一日。是故天无一岁不寒暑,人无一日不忧喜,故有天行温疫,病者即天地变化之一气也,斯盖造化必然之理,不得无之。故圣人虽有补天立极之德,而不能废之。虽不能废之,而能以道御之。其次有贤人善于摄生,能知撙节,与时推移,亦得保全。天地有斯瘴疠,还以天地所生之物以防备。命曰知方,则病无所侵矣。然此病也,俗人谓之横病,多不解治,皆云日满自瘥,以此致枉者,天下大半。凡始觉不佳,即须救疗,迄至于病愈,汤食竞进,折其毒势,自然而瘥,必不可令病气自在恣意攻人,拱手待毙,斯为误矣。今博采群经以为上下两卷,广设备拟,好养生者,可得详焉。

《小品方》曰:古今相传称伤寒为难治之疾,时行温疫是毒病之气,而论治者,不判伤寒与时行温疫为异气耳,云伤寒是雅士之辞。天行温疫,是田舍间号耳,不说病之异同也。考之众经,其实殊矣,所

宜不同,方说宜辨,是以略述其要。《经》言:春气温和,夏气暑热,秋气清凉,冬气冰冽,此四时正气之序也。冬时严寒,万类深藏,君子周密则不伤于寒。或触冒之者乃为伤寒耳。其伤于四时之气,皆能为病,而以伤寒为毒者,以其最为杀疠之气也,中而即病,名曰伤寒。不即病者,其寒毒藏于肌骨中,至春变为温病,至夏变为暑病。暑病热极,重于温也。是以辛苦之人,春夏多温病热病者,皆由冬时触冒寒冷之所致,非时行之气也。凡时行者,是春时应暖而反大寒,夏时应热而反大冷,秋时应凉而反大热,冬时应寒而反大温,此非其时而有其气,是以一岁之中,病无长少多相似者,此则时行之气也。伤寒之病,逐日深浅以施方治。今世人得伤寒,或始不早治,或治不主病,或日数久淹困乃告师。师苟依方次第而疗则不中病,皆宜临时消息制方,乃有效耳。华佗曰:夫伤寒始得一日在皮,当摩膏火灸之即愈。若不解者,二日在肤,可根据法针,服解肌散发汗,汗出即愈。若不解,至三日在肌,复一发汗即愈。若不解者,止勿复发汗也。至四日在胸,宜服藜芦丸,微吐之则愈。若病困,藜芦丸不能吐者,服小豆瓜蒂散,吐之则愈也。视病尚未醒,醒者,复一法针之。五日在腹,六日入胃,入胃乃可下也。若热毒在外胃若实热为病,三死一生皆不愈。胃虚热入烂胃也。其热微微者赤斑出,此候五死一生。剧者黑斑出者,此候十死一生。但论人有强弱,病有难易,得效相倍也。得病无热,但狂言烦躁,不安,精彩言语不与人相主当者,勿以火迫之,但以猪苓散一方寸匕服之,当逼与新汲水一升若二升,强饮之。令以指刺喉中,吐之病随手愈。若不能吐者,勿强与水,水停则结心下也,当更以余药吐之,皆令相主,不尔更致危矣。若此病辈,不时以猪苓散吐解之者,其死殆速耳。亦可先以去毒物及法针之尤佳。夫饮膈实者,此皆难治。此三死一生也。病者过日不以时下,则热不得泄,亦胃烂斑出。春夏无大吐下,秋冬无大发汗。发汗法,冬及始春大寒时,宜服神丹丸,亦可摩膏火灸。若春末及夏月始秋,此热月不宜火灸及重覆,宜服六物青散。若崔文行度瘴散赤散雪煎亦善。若无丸散及煎者,但单煮柴胡数两。伤寒时行,亦可服以发汗,至再三发汗不解,当与汤,实者转下之。其脉朝夕骏者,为澼实也。朝平夕骏者,非澼也,转下汤为可早与,

但当少与勿令大下耳，少与当数其间也。诸虚烦热者，与伤寒相似。然不恶寒，身不疼痛，故知非伤寒也，不可发汗。头不痛，脉不紧数，故知非里实，不可下也，如此内外皆不可攻，而强攻之必遂损竭，多死难全也。此虚烦但当与竹叶汤。若呕者与橘皮汤一剂，不愈为可重与也。此法数用，甚有效验。伤寒后虚烦亦宜服此汤。

桂林古本《伤寒论杂病·伤寒例》 伤寒传经在太阳，脉浮而急数，发热，无汗，烦躁，宜麻黄汤：麻黄、桂枝各三两，炙甘草一两，杏仁七十枚，上四味水煮分三服，余如桂枝法将息。传阳明，脉大而数，发热，汗出，口渴舌燥，宜白虎汤，不差与承气汤。白虎汤：知母六两，石膏一斤，炙甘草二两，粳米六合，上四味水煮分三服。大承气汤：大黄四两，厚朴半斤，枳实五枚，芒硝三合，上四味水煮分再服。小承气汤：大黄四两，厚朴二两，枳实三枚，上三味水煮分再服。调胃承气汤：炙甘草二两，芒硝半斤，大黄四两，上三味水煮顿服。传少阳，脉弦而急，口苦，咽干，头晕，目眩，往来寒热，热多寒少，宜小柴胡汤，不差与大柴胡汤。小柴胡汤：柴胡半斤，黄芩、人参、炙甘草各三两，大枣十二枚，半夏半升，上七味水煮分三服。大柴胡汤：柴胡半斤，黄芩、芍药各三两，半夏半升，生姜五两，枳实四枚，大枣十二枚，大黄二两，上八味水煮分三服。传太阴，脉濡而大，发热，下利，口渴，腹中急痛，宜茯苓白术厚朴石膏黄芩甘草汤：茯苓四两，白术三两，厚朴四两，石膏半斤，黄芩三两，炙甘草二两，上六味水煮分三服。传少阴，脉沉细而数，手足时厥时热，咽中痛，小便难，宜附子细辛黄连黄芩汤：附子一枚，细辛二两，黄连四两，黄芩二两，上四味水煮分三服。传厥阴，脉沉弦而急，发热时悚，心烦呕逆，宜桂枝当归汤，吐蛔者宜乌梅丸。桂枝当归汤：桂枝二两，当归三两，半夏一升，芍药三两，黄柏、炙甘草各二两，上六味水煮分三服。乌梅丸：乌梅三百枚，细辛、桂枝、附子、人参、黄柏各六两，干姜十两，黄连十六两，当归、蜀椒各四两，上十味捣筛蜜丸如梧子大，先食饮服十丸，日三服。若两感于寒者，一日太阳受之，即与少阴俱病，则头痛、口干、烦满而渴，脉时浮时沉，时数时细，大青龙汤加附子主之：麻黄六两，桂枝、炙甘草各二两，杏仁四十枚，生姜三两，大枣十枚，石膏鸡子大，附子一枚，上八味水煮分三服。二日阳明受

之，即与太阴俱病，则腹满身热、不欲食、谵语，脉时高时卑，时强时弱，宜大黄石膏茯苓白术枳实甘草汤：大黄四两，石膏一斤，茯苓三两，白术四两，枳实三两，炙甘草三两，上六味水煮分三服。三日少阳受之，即与厥阴俱病，则耳聋，囊缩而厥，水浆不入，脉乍弦乍急，乍细乍散，宜当归附子汤主之：当归四两，附子一枚，人参、黄连、黄柏各三两，上五味水煮分三服。以上皆传经变病，多不可治，不知人者，六日死。若三阴三阳、五脏六腑皆受病，则荣卫不行，脏腑不通而死矣。所谓两感于寒不免于死者，其在斯乎！其在斯乎！若不加异气者，至七日太阳病衰，头痛少愈也；八日阳明病衰，身热少歇也；九日少阳病衰，耳聋微闻也；十日太阴病衰，腹减如故，则思饮食；十一日少阴病衰，渴止舌干，已而嚏；十二日厥阴病衰，囊纵，少腹微下，大气皆去，病人精神爽慧也。若过十三日以上不间，尺寸陷者，大危。若更感异气，变为他病者，当依坏病证法而治之。若脉阴阳俱盛，重感于寒者，变成温疟。阳脉浮滑，阴脉濡弱，更伤于风者，变为风温。阳脉洪数，阴脉实大，更遇温热者，变为温毒。温毒，病之最重者也。阳脉濡弱阴脉弦紧，更遇温气者变为温疫。以此冬伤于寒，发为温病，脉之变证，方治如说。

庞安时《伤寒总病论》曰：君子善知摄生，当严寒之时，周密居室而不犯寒毒。其有奔驰荷重，劳房之人，皆辛苦之徒。当阳气闭藏反扰动之，令郁发腠理，津液强渍，为寒所搏，肤腠反密，寒毒与荣卫相浑。当是之时，勇者气行则已，怯者则着而成病矣。其即时成病者，头痛身疼，肌肤热而恶寒，名曰伤寒。其不实时成病，则寒毒藏于肌肤之间，至春夏阳气发生，则寒毒与阳气相搏于荣卫之间，其患与冬时即病候无异。因春温气而变，名曰温病也。因夏暑气而变，名曰热病也。因八节虚风而变，名曰中风也。因暑湿而变，名曰湿病也。因气运风热相搏而变，名曰风温也。其病本因冬时中寒，随时有变病之形态尔，故大医通谓之伤寒焉。其暑病、湿温、风温死生不同，形状各异，治别有法。天寒之所折，则折阳气。足太阳为诸阳主气，其经夹脊膂，贯五脏六腑之腧，上入脑，故始则太阳受病也。以其经贯五脏六腑之腧，故病有脏腑传变之候。以其阳经先受病，故次第传入阴经。以阳主生，故足太阳水传足阳明土，土传足少阳

木,为微邪。以阴主杀,故木传足太阴土,土传足少阴水,水传足厥阴木。至第六七日,当传足厥阴肝,木必移气克于脾土,脾再受贼邪,则五脏六腑皆危殆矣。荣卫不通,耳聋囊缩,不知人则死,速用承气汤下之,则可保五死一生。勿从容拯溺,病患水浆不入,汤液不下,无可奈何也。《素问》云:脾热病则五脏危。又云:土败木贼则死。若第六七日传厥阴,脉得微缓、微浮,其证寒热似疟,此为必愈,宜桂枝麻黄各半汤和之。微缓、微浮为脾胃脉也,故知脾气全不再受克,邪无所容,否极泰来,荣卫将复,水升火降,则寒热作而大汗解矣。人将大汗必冒昧者,若久旱天将时雨,六合皆至昏昧。雨降之后,草木皆苏,庶物明净,《玉册》所谓换阳之吉证也。

朱肱《类证活人书》　天下之事,名定而实辨,言顺则事成。伤寒、伤风、热病、中暑、温病、温疟、风温、温疫、中湿、湿温、暍病、温毒之名种种不同。若识其名,纵有差失,功有浅深,效有迟速耳。不得其名,妄加治疗,往往中暑乃作热病治之,反用温药;湿温乃作风温治之,复加发汗。名实混淆,是非纷乱,性命之寄,危于风烛。脉浮而紧涩,头疼身体拘急,恶寒无汗,寒多热少,面色惨而不舒,腰脊疼痛,手足指末微厥,不烦躁,此名伤寒也。宜发汗而解麻黄汤主之,轻者只与桂枝麻黄各半汤,又人参顺气散、葱豉汤、苍术散、麻黄葛根汤可选而用之。脉浮而缓,寸大而尺弱,自汗体热,头疼恶风,热多寒少,其面光而不惨,烦躁,手足不冷,此名伤风也。当须解肌宜桂枝汤主之,轻者只与柴胡桂枝汤,败毒散、独活散可选用之。治太阳中风有汗用桂枝汤,项背强者桂枝汤加葛根也,里寒者桂枝去芍药加附子汤也。夏月发热恶寒,头疼身体支节痛重,其脉洪盛者,此名热病也。冬伤于寒,因暑气而发为热病,治热病与伤寒同。有汗宜桂枝汤,无汗宜麻黄汤,加烦躁者宜大青龙汤。然夏月药性须带凉,不可太温。桂枝、麻黄、大青龙须用加减法:夏至前桂枝加黄芩半两,夏至后桂枝、麻黄、大青龙加知母一两,石膏二两,或加升麻半两也。热病三日外与汤不瘥,脉势仍数,邪气犹在经络未入脏腑者,桂枝石膏汤主之。此方夏至后代桂枝证用,若加麻黄半两可代麻黄、青龙汤用也。古方三月至夏为晚发伤寒,栀子升麻汤亦可选用之。夏月自汗恶寒,身热而渴,其脉微弱者,

此名中暑也。白虎汤主之,痰逆恶寒者橘皮汤主之,不恶寒者竹叶汤主之,头疼恶心烦躁,心下不快者,五苓散最妙。夏至以前发热恶寒,头疼身体痛,其脉浮紧,此名温病也。春月伤寒谓之温病,升麻汤、解肌汤、柴胡桂枝汤最良。热多者小柴胡汤主之,不渴外有微热者小柴胡加桂枝也,嗽者小柴胡加五味子也,或烦渴发热不恶寒与虚烦者,并竹叶石膏汤次第服之。病患先热后寒,尺寸脉俱盛,此名温疟也。先热后寒名曰温疟,小柴胡汤主之,疟疾寒热相等及先热后寒者俱宜与小柴胡汤。先寒后热者小柴胡加桂汤,有多热但热者白虎加桂汤,有多寒但寒者柴胡桂姜汤,有汗多烦渴,小便赤涩,素有瘴气及不服水土,呕吐甚者,可服五苓散。脉小紧,寒热呕吐,间日频日,发作无时,大便秘者,可服大柴胡汤下之,脉浮大寒热往来者,可服祛邪丸吐之,久不愈者服疟母煎丸,当自愈。治疟之法,无以过也。脉尺寸俱浮,头疼身热,常自汗出体重,其息必喘,四肢不收,嘿嘿但欲眠,此名风温也。风温不可发汗,宜葳蕤汤,风温身灼热者知母干葛汤,风温加渴甚者瓜蒌根汤,风温脉浮身重汗出宜汉防己汤。一岁之中,长幼疾状多相似,此名温疫也。四时皆有不正之气,春夏亦有寒清时,秋冬或有暄暑时,人感疫厉之气,此则时行之气,俗谓之天行是也。老君神明散、务成子萤火丸、圣散子、败毒散可选而用之。冬气温,春气寒,夏气冷,秋气热,为时气。时气与伤寒同而治有异者,盖因四时不正之气而更改,不拘以日数浅深,汗吐下随证施行,所以圣散子不问表里阴阳者此也。唯圣散子性差热,用者宜详之。若春应暖而清气折之则责邪在肝,三四月或有暴寒其时阳气尚弱,为寒所折病热犹轻,升麻散、解肌汤主之。夏应暑而寒气折之则责邪在心,五月六月阳气已盛,为寒所折病热则重,七月八月阳气已衰,为寒所折病热亦微。调中汤、射干汤、半夏桂枝甘草汤可选而用之。秋应凉而反大热,抑之则责邪在肺,湿热相搏,民多病瘅,瘅者黄也,宜白虎加苍术汤煎茵陈汁调五苓散。冬应寒而反大温,抑之则责邪在肾,其冬有非节之暖者名为冬温。此属春时阳气发于冬时,则伏寒变为温病,宜葳蕤汤。盖伤寒者伤寒气而作,冬温者感温气而作,寒疫者暴寒折人,非触冒之过,其治法不同,所施寒热温凉之剂亦异,不可拘以日数。发汗吐下随证施行,要之

治热以寒,温而行之;治温以清,冷而行之;治寒以热,凉而行之;治清以温,热而行之;以平为期,不可以过,此为大法。两胫逆冷,胸腹满,多汗,头目痛苦,妄言,此名湿温也。治在太阴,不可发汗,汗出必不能言,耳聋,不知痛所在,身青面色变,名曰重暍,如此死者医杀之耳,白虎加苍术汤主之。发热恶寒,颈项强急,腰身反张如中风状,或噤口噤,此名暍也。外证发热恶寒与伤寒相似,但其脉沉迟弦细,而项背反张强硬,如发痫之状,此为异耳。无汗葛根汤主之,有汗桂枝加葛根汤主之,凡刚柔二小续命汤并可与之。初春病患肌肉发斑瘾疹如锦纹,或咳心闷,但呕清汁,此名温毒也。温毒发斑者,冬时触冒疹毒,至春始发,病初在表,或已发汗吐下而表证未罢,毒气不散,故发斑黑膏主之。又有冬月温暖,人感乖戾之气,冬未即病,至春或被积寒所折,毒气不得泄,至天气暄热,温毒始发,则肌肉斑烂瘾疹如锦纹而咳心闷,但呕清汁,葛根橘皮汤主之,黄连橘皮汤尤佳。

成无己《注解伤寒论》 春夏为阳,春温夏热者,阳之动,始于温,盛于暑故也。秋冬为阴,秋凉而冬寒者,以阴之动,始于清,盛于寒故也。冬三月纯阴用事,阳乃伏藏,水冰地坼,寒气严凝,当是之时,善摄生者,出处固密,去寒就温,则不伤于寒。其涉寒冷,触冒霜雪为病者,谓之伤寒也。春风、夏暑、秋湿、冬寒,谓之四时之气。热为阳,阳主生;寒为阴,阴主杀。阴寒为病,最为肃杀毒厉之气。《内经》曰:先夏至日为温病,后夏至日为暑病。温暑之病,本伤于寒而得之,故太医均谓之伤寒也。四时气候不正为病,谓之时行之气。时气所行为病,非暴厉之气,感受必同,是以一岁之中,长幼之病多相似也。四时正气者,春风、夏暑、秋湿、冬寒是也。时行者,时行之气是也。温者,冬时感寒至春发者是也。疫者,暴厉之气是也。占前斗建,审其时候之寒温,察其邪气之轻重而治之。冬寒、春温、夏热、秋凉,为四时之正气也。时行之气如前云冬时应寒而反大温者是也。伤寒之病,逐日浅深,《内经》曰:未满三日者,可汗而已;其满三日者,可泄而已。仲景之书,逮今千年而显用于世者,王叔和之力也。表里俱病者,谓之两感。太阳为三阳之长,其气浮于外,故尺寸俱浮,是邪气初入皮肤外在表也,当一二日发。阳明血气俱多,尺寸俱长者,邪并阳明,而血气淖。太阳

受邪不已,传于阳明,是当二三日发。阳中之少阳,通于春气。春脉弦,尺寸俱弦者,知少阳受邪也。二三日阳明之邪不已,传于少阳,是当三四日发。三阳受邪,为病在表,法当汗解。然三阳亦有便入腑者,入腑则宜下,故云未入于腑者,可汗而已。阳极则阴受之,邪传三阳既遍,次乃传于阴经。在阳为在表,在阴为在里。邪在表则见阳脉,邪在里则见阴脉。阳邪传阴,邪气内陷,故太阴受病而脉尺寸俱沉细也。自三阳传于太阴,是当四五日发也。邪入于阴,则渐成热,腹满而嗌干者,脾经壅而成热也。少阴肾水也,性趣下。少阴受病,脉尺寸俱沉也。四五日太阴之邪不已,至五六日则传于少阴也,是少阴病当五六日发。人伤于寒,则为病热,谓始于寒,而终成热也。少阴为病,口燥舌干而渴,邪传入里,热气渐深也。厥阴脉微缓者,邪传厥阴,热气已剧,近于风也。当六七日发,以少阴邪传于厥阴。烦满而囊缩者,热气聚于内也。三阴受邪,为病在里,于法当下。然三阴亦有在经者,在经则宜汗,故云已入于腑者,可下而已。《经》曰:临病之工,宜须两审。阴阳俱病、表里俱伤者,为两感。以其阴阳两感,病则两证俱见。至于传经,则亦阴阳两经俱传。始得一日,头痛者太阳,口干烦满而渴者少阴;至二日则太阳传于阳明,而少阴亦传于太阴,身热谵语者阳明,腹满不欲食者太阴;至三日阳明传于少阳,而太阴又传于厥阴,耳聋者少阳,囊缩而厥者厥阴,水浆不入,不知人者,胃气不通。《内经》曰:五脏已伤,六腑不通,荣卫不行,如是之后,三日乃死,何也?岐伯曰:阳明者十二经脉之长也,其血气盛,故云不知人。三日其气乃尽,故死矣。谓三日六经俱病,荣卫之气,不得行于内外,腑脏之气不得通于上下,至六日腑脏之气俱尽,荣卫之气俱绝,则死矣。六日传遍,三阴三阳之气皆和,大邪之气皆去,病患精神爽慧也。十二日传经尽,则当瘳愈。若过十三日以上不瘳,尺寸之脉沉陷者,即正气内衰,邪气独胜,故云大危。异气者,为先病未已,又感别异之气也。两邪相合,变为他病。前病热未已再感于寒,寒热相搏,变为温疟。前热未歇又感于风,阳浮而滑,阴濡而弱,风来乘热,故变风温。此前热未已又感温热,两热相合,变为温毒。以其表里俱热,故为病最重。前热未已又感温气,温热相合,变为温疫。凡觉不佳,急须求治,苟延

时日，则邪气入深，难可复制。《千金》曰：凡有少苦，似不如平常，即须早道；若隐忍不治，冀望自瘥，须臾之间，以成痼疾，此之谓也。腠理者，津液腠泄之所，文理缝会之中也。《金匮要略》曰：腠者，是三焦通会元真之处，为血气所注；理者，是皮肤脏腑之文理也。邪客于皮肤，则邪气浮浅，易为散发，若以时治之，罕有不愈者矣。《金匮玉函》曰：主候长存，形色未病，未入腠理，针药及时，服将调节，委以良医，病无不愈。邪在皮肤，则外属阳而易治；邪传入里，则内属阴而难治。《内经》曰：善治者，治皮毛，其次治肌肤，其次治筋脉，其次治六腑，其次治五脏。治五脏者，半死半生也。昔桓侯怠于皮肤之微疾，以至骨髓之病，家有患者，可不备虑。传有常也，变无常也。传为循经而传，此太阳传阳明是也；变为不常之变，如阳证变阴证是也。邪既传变，病势深也。《本草》曰：病势已成，可得半愈；病势已过，命将难全。表为阳，里为阴。阴虚者，阳必凑之，阳盛之邪，乘其里虚而入于腑者，为阳盛阴虚也。《经》曰：尺脉弱，名曰阴不足。阳气下陷入阴中，则发热者是矣。下之，除其内热而愈，若反汗之，则竭其津液而死。阴脉不足，阳往从之；阳脉不足，阴往乘之。阴邪乘其表虚，客于荣卫之中者，为阳虚阴盛也。神丹者，发汗之药也。甘遂者，下药也。若汗下当则吉，汗下不当则凶，其应如影随形，如附应声。桂枝汤者，发汗药也。承气汤者，下药也。《金匮玉函》曰：不当汗而强与汗之者，令人夺其津液，枯槁而死；不当下而强与下之者，令人开肠洞泄，便溺不禁而死。投汤不当，则灾祸立见，岂暇计其日数哉。世上之士，但务彼翕习之荣，而莫见此倾危之败，惟明者，居然能护其本，近取诸身，夫何远之有焉。两感病俱作，欲成不治之疾，医者大宜消息，审其先后，次第而治之；若妄意攻治，以求速效者，必致倾危之败。发汗药，须温暖服者，易为发散也。日三服者，药势续也。病势稍重，当促急服之，以折盛热，不可拘于本方。设药病不相对，汤入即便知之，如阴多者，投以凉药，即寒逆随生；阳多者，饮以温剂，则热毒即起，是便有所觉。时者，周时也，一日一夜服汤药尽剂，更看其传，如病证犹在，当复作本汤，以发其汗；若服三剂不解，汗不出者，邪气大甚，汤不能胜，必成大疾。《千金》曰：热病脉躁盛而不得汗者，此阳脉之极也，死。热在上焦，则为消渴，言热消津液，而上焦干燥，则生渴也。大热则能消水，热少不能消之，若强饮，则停饮变为诸病。至七八日阳胜气温，向解之时，多生大渴也，亦须少少与之，以润胃气，不可极意饮也。若饮而腹满，小便不利，若喘若哕者，为水饮内停而不散，不可更与之。忽然阳气通，水气散，先发于外，作大汗而解。四脏气绝者，脉四损；五脏气绝者，脉五损；五脏六腑俱绝者，脉六损。《内经》曰：脉者，血之府也。脉实血实，脉虚血虚。寒则伤血，邪并于血，则血盛而气虚，故伤寒者，脉盛而身寒。热则伤气，邪并于气，则气盛而血虚，故伤暑者，脉虚而身热。蔡定芳按：严器之序《伤寒明理论》曰：张长沙感往昔之沦丧，伤横夭之莫救，撰为《伤寒论》数卷，三百九十七法，一百一十三方，为医门之规绳，治病之宗本。然自汉逮今千有余年，唯王叔和得其旨趣，后人皆不得其门而入。

方有执《伤寒论条辨·削伤寒例》　成无己本旧有伤寒例一篇，今削之，存此以备后照。医道之方法具备自仲景始，故世称仲景方法之祖，《伤寒论》乃其书也。考求其方法，义例明甚。何谓例？如中风一也，伤寒二也，兼风寒俱有而中伤三也。三病不同，以皆同在太阳，故皆发汗。发汗云者非以例言乎！何谓义？如发中风之发，发之以桂枝汤；发伤寒之发，发之以麻黄汤；发兼风寒俱有而中伤之发，发之以大青龙汤。一例发汗而三汤则不同。非以其各有所宜之义乎！然则方法者道之用也，例者所以行其方法也，义则其行而宜之之谓是已，是皆相须而不相离。一致之谓道也，奚此为然哉。其余各属悉皆类此，条目具在也。夫何无己之注解，不省义例原属方法中，法外又独有伤寒之例，独例伤寒而置诸各属舍义而独曰例，岂仲景之言？其为后人之伪明亦甚矣。伪例者谁？或曰叔和，谓叔和者以其编述也。编述论而出始，则叔和之于论诚功之首也。乃若又伪此例则后之医伤寒者，不知通求各属，但务专拟于伤寒仿例而行，仲景之道反愈晦而至今愈不明。究其叛乱不由厄于此例以至如此乎。以此言之，则叔和者亦一罪之魁耳。贤如叔和，愚意其智不乃尔也。或曰无己，谓无己者以其注解也。此则近似何也。已任注解则当精辨论之条目，详悉各属本义以迪诸后。不当愎强苟且，一概徇己，朦胧训为伤寒比之于例，俨然一家口语以此拟己，夫复何疑。且例苟在己前亦当暴白其非，不令得以迷误继述是也。奈何憎此不为乃固为尾之以阿顺可乎？律以春秋大义譬如专国政之赵卿，以不讨贼而直受弑君之恶，罪不能辞己亦有也。虽然，事属久远，理在难明，必欲求其人以实之，斯亦凿矣。伪不容有无之可也，既应无之削之是矣。故从削。王安道《医经溯洄集》曰：叔和搜采仲景旧论之散落者以成书，功莫大矣。但惜其既以自己之说混于仲景所言之中，又以杂脉杂病纷纭并载于卷首，故使玉石不分，主客相乱。若先备仲景之言而次附己说，明书其名，则不致惑于后人而累仲景矣。昔汉儒妆拾残编断简于秦火之余，加以传注，后之议者谓其功过相等，叔和其亦未免于后人之议欤。余尝欲编类其书，以《伤寒例》居前而六经病次之，相类病又次之，瘥后病又次之。诊察、治法、治禁、治误、病解、未解等又次之，其杂脉杂病与伤寒有所关者采以附焉，其与伤寒无相关者皆删去。如此，庶几法度纯一而玉石有分，主客不乱矣。然有志未暇，姑叙此，以俟他日。

喻嘉言《尚论篇·尚论张仲景伤寒论大意》　后汉张仲景著《卒病伤寒论》十六卷，当世兆民，赖以生全，传之后世，如日月之光华，旦而复旦，万古常明可也。斯民不幸，至晋代不过两朝相隔，其《卒病论》六卷已不可复睹，即《伤寒论》十卷想亦劫火之余，仅得之读者之口授，故其篇目，先后差错，赖有三百九十七法，一百一十三方之名目，可为校正，太医令王叔和，附以己意，编集成书，共二十二篇，后人德之，称为仲景之徒。究竟述者之明不及作者之圣，只令学者童而习之，白首不得其解。虽有英贤辈出，卒莫能舍叔和疆畛，追溯仲景渊源。于是偶窥一斑者，各鸣一得。好庞安常、朱肱、许叔微、韩祗和、王寔之流，非不互有阐发，然不过为叔和之功臣止耳，未见为仲景之功臣也。今世传仲景《伤寒论》乃宋秘阁臣林亿所校正，宋人成无己所诠注之书也。林亿不辨朱紫菽粟，谓自仲景于今八百余年，惟王叔和能学之，其间如葛洪、陶景、胡洽、徐之才、孙思邈辈皆不及也。又传称成无己《注伤寒论》十卷深得长沙公之秘旨，殊不知林成二家过于尊信叔和，往往先传后经，将叔和纬翼仲景之辞且混编为仲景之书，况其他乎。如一卷之平脉法，二卷之序例，其文原不雅驯，反首列之以错乱圣言，则其所为校正，所谓诠注者，乃仲

景之不幸，斯道之大厄也。元泰定间，程德斋作伤寒论法，尤多不经，国朝王履，并三百九十七法，一百一十三方，亦窃疑之，谓仲景书甚平易明白，本无深僻，但王叔和杂以己意，遂使客反胜主，而仲景所以创法之意，沦晦不明，今欲以伤寒例居前，六经病次之，类伤寒病又次之，至若杂病、杂脉、杂论，与伤寒无预者皆略去，计得二百八十三条，并以治字易法字，而曰二百八十三治，虽有深心，漫无卓识，亦何足取。万历间，方有执著《伤寒条辨》，始先即削去叔和序例，大得尊经之旨，然未免失之过激，不若爱礼存羊，取而驳正之，是非既定，功罪自明也。其余太阳三篇，改叔和之旧，以风寒之伤营卫者分属，卓识超越前人，此外不达立言之旨者尚多，大率千有余年，若明若昧之书，欲取而尚论之，加日月之光昭宇宙，必先振举其大纲，然后详明其节目，始为至当不易之规，诚以冬春夏秋，时之四序也，冬伤于寒，春伤于温，夏秋伤于暑热者，四序中主病之大纲也，举三百九十七法，分列于大纲之下，然后仲景之书，始为全书，其冬伤于寒一门，仲景立法，独详于春夏秋三时者，盖以春夏秋时令，虽有不同，其受外感则一，自可取治伤寒之法，错综用之耳，仲景自序云，学者若能寻余所集，思过半矣，可见引申触类，治百病有余能，况同一外感乎，是春秋之伤温伤热，明以冬月伤寒为大纲矣，至伤寒六经中，又以太伤一经为大纲，而太阳经中，又以风伤卫，寒伤营，风寒两伤营卫为大纲，何也，大纲混于节目之中，无可寻绎，祇觉其书之残缺难读，今大纲既定，然后详求其节目，始知仲景书中，矩则森森毋论法之中更有法，即方之中亦更有法，通身手眼，始得一一点出，读之而心开识朗，不复为从前之师说所爘，浸假蹑其道而升堂入室，仲景弥光，而吾生大慰矣，知我罪我，亦何计哉。

周学海《伤寒补例》　伤寒病因也，非病证也，以因为名求本也。伤寒见证变化无端，非仲景六经主证所能赅括，后人拘执，凡不在仲景文内者概不敢求之伤寒。间有窥见一隙，又不敢显违众论，但曲为之说曰是伤寒杂证也。夫伤寒之证自杂，安得复有伤寒杂证者也。晋唐诸贤以温病热病本于伤寒之转变而别，以温毒与寒毒相对待。至哉言乎。温病热病且以为本于伤寒，况其本寒证者乎。学人能知伤寒见证不止仲景原文，仲景文外

尚有伤寒证治,庶乎其可与读伤寒之论,治伤寒之病矣乎。王叔和作《伤寒例》,以明即病为伤寒伏气变为温热之事,用意甚盛。惜其语焉不详,揆之事例,仍多未备。学海读《内经》后读仲景书,参以临诊,觉于伤寒偏死下虚人一语,稍有领会。于是有见辄录,积久成帙,虽无深义,要是拾遗发覆之一端,名曰《伤寒补例》,不敢补仲景也,补叔和云尔。

3. 王叔和《脉经》是中国医药学现存最早脉学专著

王叔和《脉经》十卷是中国医药学现存最早脉学专书。《脉经》开卷阐述二十四脉状以及脉学基本理论,是全书最紧要内容。定义浮脉、芤脉、洪脉、滑脉、数脉、促脉、弦脉、紧脉、沉脉、伏脉、革脉、实脉、微脉、涩脉、细脉、软脉、弱脉、虚脉、散脉、缓脉、迟脉、结脉、代脉、动脉二十四种临床常见脉象体状基础上指出浮与芤相类,弦与紧相类,滑与数相类,革与实相类,沉与伏相类,微与涩相类,软与弱相类,缓与迟相类。脉理精微,其体难辨,在心易了,指下难明。读《脉经》二十四脉象形状指下秘决后,顿觉心胸豁然直通指下。李时珍《濒湖脉学》不仅全面继承王叔和《脉经》二十四脉象学说并增加长脉、短脉、濡脉3种脉象体状,而且演绎了二十七脉象体状及其主病,完善了王叔和脉学,后世影响深远。浮脉体状:浮脉惟从肉上行,如循榆荚似毛轻。三秋得令知无恙,久病逢之却可惊。浮脉相类:浮如木在水中浮,浮大中空乃是芤。拍拍而浮是洪脉,来时虽盛去悠悠。浮脉轻平似捻葱。虚来迟大豁然空。浮而柔细方为濡,散似杨花无定踪。浮而有力为洪,浮而迟大为虚,虚甚为散,浮而无力为芤,浮而柔细为濡。浮脉主病:浮脉为阳表病居,迟风数热紧寒拘。浮而有力多风热,无力而浮是血虚。寸浮头痛眩生风,或有风痰聚在胸。关上土衰兼木旺,尺中溲便不流通。沉脉体状:水行润下脉来沉,筋骨之间软滑匀。女子寸兮男子尺,四时如此号为平。沉脉相类:沉帮筋骨自调匀,伏则推筋着骨寻。沉细如绵真弱脉,弦长实大是牢形。沉脉主病:沉潜水蓄阴经病,数热迟寒滑有痰。无力而沉虚与气,沉而有力积并寒。迟脉体状:迟来一息至惟三,阳不胜阴气血寒。但把浮沉分表里,消阴须益火之原。迟脉相类:脉来三至号为迟,小快于迟作缓持。迟细而难知是涩,浮而迟大以虚推。迟脉主病:迟司脏

病或多痰,沉痼癥瘕仔细看。有力而迟为冷痛,迟而无力定虚寒。寸迟必是上焦寒,关主中寒痛不堪。尺是肾虚腰脚重,溲便不禁疝牵丸。数脉体状:数脉息间常六至,阴微阳盛必狂烦。浮沉表里分虚实,惟有儿童作吉看。数脉相类:数比平人多一至,紧来如数似弹绳。数而时止名为促,数见关中动脉形。数脉主病:数脉为阳热可知,只将君相火来医。实宜凉泻虚温补,肺病秋深却畏之。寸数咽喉口舌疮,吐红咳嗽肺生疡。当关胃火并肝火,尺属滋阴降火汤。滑脉体状:滑脉如珠替替然,往来流利却还前。莫将滑数为同类,数脉惟看至数间。滑脉主病:滑脉为阳元气衰,痰生百病食生灾。上为吐逆下蓄血,女脉调时定有胎。寸滑膈痰生呕吐,吞酸舌强或咳嗽。当关宿食肝脾热,渴痢癫淋看尺部。涩脉体状:细迟短涩往来难,散止依稀应指间。如雨沾沙容易散,病蚕食叶慢而艰。涩脉相类:参伍不调名曰涩,轻刀刮竹短而难。微似秒芒微软甚,浮沉不别有无间。涩脉主病:涩缘血少或伤精,反胃亡阳汗雨淋。寒湿入营为血痹,女人非孕即无经。寸涩心虚痛对胸,胃虚胁胀察关中。尺为精血俱伤候,肠结溲淋或下红。虚脉体状:举之迟大按之松,脉状无涯类谷空。莫把芤虚为一例,芤来浮大似慈葱。虚脉主病:脉虚身热为伤暑,自汗怔忡惊悸多。发热阴虚须早治,养营益气莫蹉跎。血不荣心寸口虚,关中腹胀食难舒。骨蒸痿痹伤精血,却在神门两部居。实脉体状:浮沉皆得大而长,应指无虚愊愊强。热蕴三焦成壮火,通肠发汗始安康。实脉相类:实脉浮沉有力强,紧如弹索转无常。须知牢脉帮筋骨,实大微弦更带长。实脉主病:实脉为阳火郁成,发狂谵语吐频频。或为阳毒或伤食,大便不通或气疼。寸实应知面热风,咽疼舌强气填胸。当关脾热中宫满,尺实腰肠痛不通。长脉体状:过于本位脉名长,弦则非然但满张,弦脉与长争较远,良工尺度自能量。长脉主病:长脉迢迢大小匀,反常为病似牵绳。若非阳毒癫痫病,即是阳明热势深。短脉体状:两头缩缩名为短,涩短迟迟细且难。短涩而浮秋喜见,三春为贼有邪干。短脉主病:短脉惟于尺寸寻,短而滑数酒伤神。浮为血涩沉为痞,寸主头疼尺腹疼。洪脉体状:脉来洪盛去还衰,满指淹淹应夏时。若在春秋冬月分,升阳散火莫狐疑。洪脉相类:洪脉来时拍拍然,去衰来盛似波澜。欲

知实脉参差处,举按弦长幅幅坚。洪脉主病:脉洪阳盛血应虚,相火炎炎热病居。胀满胃翻须早治,阴虚泄痢可愁如。寸洪心火上焦炎,肺脉洪时金不堪。肝火胃虚肝内察,肾虚阴火尺中看。微脉体状:微脉轻微瞥瞥乎,按之欲绝有如无。微为阳弱细阴弱。细比于微略较粗。微脉主病:气血微兮脉亦微,恶寒发热汗淋漓。男为劳极诸虚候,女作崩中带下医。寸微气促或心惊,关脉微时胀满形。尺部见之精血弱,恶寒消瘅痛呻吟。紧脉体状:举如转索切如绳,脉象因之得紧名。总是寒邪来作寇,内为腹痛外身疼。紧脉主病:紧为诸痛主于寒,喘咳风痫吐冷痰。浮紧表寒须发越,紧沉温散自然安。寸紧人迎气口分,当关心腹痛沉沉。尺中有紧为阴冷,定是奔豚与疝疼。缓脉体状:缓脉阿阿四至通,柳梢袅袅飐轻风。欲从脉里求神气,只在从容和缓中。缓脉主病:缓脉营衰卫有余,或风或湿或脾虚。上为项强下痿痹,分别浮沉大小区。寸缓风邪项背拘,关为风眩胃家虚。神门濡泄或风秘,或者蹒跚足力迂。芤脉体状:芤形浮大软如葱,按之旁有中央空。火犯阳经血上溢,热侵阴络下流红。芤脉相类:中空旁实乃为芤,浮大而迟虚脉呼。芤更带弦名曰革,血亡芤革血虚虚。芤脉主病:寸芤积血在于胸,关内逢芤肠胃痈。尺部见之多下血,赤淋红痢漏崩中。弦脉体状:弦脉迢迢端直长,肝经木旺土应伤。怒气满胸常欲叫,翳蒙瞳子泪淋浪。弦脉相类:弦来端直似丝弦,紧则如绳左右弹。紧言其力弦言象,牢脉弦长沉伏间。弦脉主病:弦应东方肝胆经,饮痰寒热疟缠身。浮沉迟数须分别,大小单双有重轻。寸弦头痛膈多痰,寒热癥瘕察左关。关右胃寒心腹痛,尺中阴疝脚拘挛。革脉体状主病:革脉形如按鼓皮,芤弦相合脉寒虚。女人半产并崩漏,男子营虚或梦遗。牢脉体状:弦长实大脉牢坚,牢位常居沉伏间。革脉芤弦自浮起,革虚牢实要详看。牢脉主病:寒则牢坚里有余,腹心寒痛木乘脾。疝癫癥瘕何愁也,失血阴虚却忌之。濡脉体状:濡形浮细按须轻,水面浮绵力不禁。病后产中犹有药,平人若见是无根。濡脉相类:浮而柔细知为濡,沉细诸柔作弱持。微则浮微如欲绝,细来沉细近于微。浮细如绵曰濡,沉细如绵曰弱,浮而极细如绝曰微,沉而极细不断曰细。濡脉主病:濡为亡血阴虚病,髓海丹田暗已亏。汗雨夜来蒸入骨,血山崩倒

湿侵脾。寸濡阳微自汗多,关中其奈气虚何。尺伤精血虚寒甚,温补真阴可起疴。弱脉体状:弱来无力按之柔,柔细而沉不见浮。阳陷入阴精血弱,白头犹可少年愁。弱脉主病:弱脉阴虚阳气衰,恶寒发热骨筋痿。多惊多汗精神减,益气调营急早医。寸弱阳虚病可知,关为胃弱与脾衰。欲求阳陷阴虚病,须把神门两部推。散脉体状:散似杨花散漫飞,去来无定至难齐。产为生兆胎为堕,久病逢之不必医。散脉相类:散脉无拘散漫然,濡来浮细水中绵。浮而迟大为虚脉,芤脉中空有两边。散脉主病:左寸怔忡右寸汗,溢饮左关应软散。右关软散胻胕肿,散居两尺魂应断。细脉体状:细来累累细如丝,应指沉沉无绝期。春夏少年俱不利,秋冬老弱却相宜。细脉主病:细脉萦萦血气衰,诸虚劳损七情乖。若非湿气侵腰肾,即是伤精汗泄来。寸细应知呕吐频,入关腹胀胃虚形。尺逢定是丹田冷,泄痢遗精号脱阴。伏脉体状:伏脉推筋着骨寻,指间裁动隐然深。伤寒欲汗阳将解,厥逆脐疼证属阴。伏脉主病:伏为霍乱吐频频,腹痛多缘宿食停。蓄饮老痰成积聚,散寒温里莫因循。食郁胸中双寸伏,欲吐不吐常兀兀。当关腹痛困沉沉,关后疝疼还破腹。动脉体状:动脉摇摇数在关,无头无尾豆形团。其原本是阴阳搏,虚者摇兮胜者安。动脉主病:动脉专司痛与惊,汗因阳动热因阴。或为泄痢拘挛病,男子亡精女子崩。促脉体状:促脉数而时一止,此为阳极欲亡阴。三焦郁火炎炎盛,进必无生退可生。促脉主病:促脉惟将火病医,其因有五细推之。时时喘咳皆痰积,或发狂斑与毒疽。结脉体状:结脉缓而时一止,独阴偏盛欲亡阳。浮为气滞沉为积,汗下分明在主张。结脉主病:结脉皆因气血凝,老痰结滞苦沉吟。内生积聚外痈肿,疝瘕为殃病属阴。代脉体状:动而中止不能还,复动因而作代看。病者得之犹可疗,平人却与寿相关。代脉相类:数而时至名为促,缓止须将结脉呼。止不能回方是代,结生代死自殊涂。代脉主病:代脉元因脏气衰,腹痛泄痢下元亏。或为吐泻中宫病,女子怀胎三月兮。

《脉经》卷一、卷二、卷四总论早晏诊脉、持脉轻重、尺寸度数、三部九候、脉因人异、三关病候、四时反脉、两手六脉、脏腑病脉、阴阳虚实、横逆顺伏、灾怪恐怖、迟疾短长、得病所起、将瘥难已、二十四气、人迎神门、奇经八脉、杂病气绝、损至投

数、死期年月、百病死生、三部虚实等三十四篇,或论诊脉方法,或论脉学原理,或论百病死生,说理本诸《黄帝内经》《四时经》《难经》,奠定中国医药学脉学理论基础。《脉经》卷五内容为张仲景论脉第一、扁鹊阴阳脉法第二、扁鹊脉法第三、扁鹊华佗察声色要诀第四、扁鹊诊诸反逆死脉要诀第五,此五篇论述既不见《伤寒杂病论》,又不见《史记·扁鹊仓公列传》。《脉经·张仲景论脉第一》曰:出入升降,漏刻周旋,水下二刻,脉一周身,旋复寸口,虚实见焉。林亿等校正云:水下二刻疑,检旧本如此。考《汉书·艺文志》有《扁鹊内经》九卷,《泰始黄帝扁鹊俞拊方》二十三卷,《隋书·经籍志》有《扁鹊偃侧针灸图》三卷,《张仲景方》十五卷,《张仲景疗妇人方》二卷,《张仲景评病要方》一卷,王叔和《脉经》卷五所述引自这些医书亦未必可知。《脉经》卷三、卷六、卷十专论脏腑经络病证脉象,整理《黄帝内经》《四时经》等相关内容,使脏腑经络诊脉理论系统化。孙思邈《备急千金要方》遵此而有肝脏脉论、胆腑脉论、心脏脉论、小肠腑脉论、脾脏脉论、胃腑脉论、肺脏脉论、大肠腑脉论、肾脏脉论、膀胱腑脉论、三焦脉论等。《脉经》卷七有病不可发汗证第一、病可发汗证第二、病发汗以后证第三、病不可吐证第四、病可吐证第五、病不可下证第六、病可下证第七、病发汗吐下以后证第八、病可温证第九、病不可灸证第十、病可灸证第十一、病不可刺证第十二、病可刺证第十三、病不可水证第十四、病可水证第十五、病不可火证第十六、病可火证第十七、热病阴阳交并少阴厥逆阴阳竭尽生死证第十八、重实重虚阴阳相附生死证第十九、热病生死期日证第二十、热病十逆死证第二十一、热病五脏气绝死日证第二十二、热病至脉死日证第二十三、热病脉损日死证第二十四凡二十四篇。其中不可发汗与可发汗,不可吐与可吐,不可下与可下,发汗后病脉证,发汗吐下后脉证等篇名均同《伤寒论》,其他几篇内容亦辑自《伤寒论》,所涉内容与脉学少有关联。《脉经》卷九有妊娠分别男女将产诸证第一、妊娠胎动血分水分吐下腹痛证第二、产后诸病郁冒中风发热烦呕下利证第三、带下绝产无子亡血居经证第四、郁冒五崩漏下经闭不利腹中诸病证第五、咽中如有炙腐喜悲热入血室腹满证第六、阴中寒转胞阴吹阴生疮脱下证第七、妇人病生死证第八、小儿杂病证第

九凡九篇,主要内容为妇科、儿科常见疾病的脉象诊断,其中妇科内容多源自《金匮要略方论》。如妇人妊娠,经断三月而得漏下,下血四十日不止,胎欲动,在于脐上,此为癥痼害。妊娠六月动者,前三月经水利时,胎也。下血者,后断三月,衃也,所以下血不止者,其不去故也。当下其,宜桂枝茯苓丸。妇人妊娠,小便难,饮如故,当归贝母苦参丸主之。妇人妊娠有水气,身重,小便不利,洒洒恶寒,起即头眩,葵子茯苓散主之。妇人妊娠,宜服当归散,即易产无疾苦。妇人年五十所,病下利,数十日不止,暮则发热,少腹里急痛,腹满,手掌热。唇口干燥,何也?此病属带下。何以故?曾经半产,瘀血在少腹中不去。何以知之?其证唇口干燥,故知之,当与温经汤。妇人产得风续之,数十日不解,头微痛,恶寒,时时有热,心下坚,干呕,汗出,虽久,阳旦证续在,可与阳旦,桂枝是也。妇人产后,中风发热,面正赤,喘而头痛,竹叶汤主之。妇人产后腹中痛,可与当归羊肉汤。产妇腹痛,烦满不得卧,法当枳实芍药散主之。假令不愈者,此为腹中有干血着脐下,与下瘀血汤。妇人产后七八日,无太阳证,少腹坚痛,此恶露不尽,不大便四五日,趺阳脉微,实再倍,其人发热,日晡所烦躁者,不能食,谵语,利之则愈,宜承气汤。以热在里,结在膀胱也。妇人产中虚,烦乱呕逆,安中益气,竹皮大丸主之。妇人热利,重下,新产虚极,白头翁加甘草汤主之。寸口脉弦而大,弦则为减,大则为芤,减则为寒,芤则为虚,寒虚相抟,脉则为革,妇人则半产、漏下,旋覆花汤主之。妇人陷经漏下,黑不解,胶姜汤主之。妇人经水不利,抵当汤主之。妇人经水闭不利,脏坚癖不止,中有干血。下白物,矾石丸主之。妇人腹中诸疾痛,当归芍药散主之。妇人腹中痛,小建中汤主之。妇人咽中如有炙腐状,半夏浓朴汤主之。妇人脏燥,喜悲伤,欲哭,象如神灵所作,数欠,甘草小麦汤主之。妇人中风,发热恶寒,经水适来,得之七八日热除,脉迟,身凉,胸胁下满如结胸状,其人谵语,此为热入血室。当刺期门,随其虚实而取之。妇人中风七八日,续有寒热,发作有时,经水适断者,此为热入血室,其血必结,故使如疟状,发作有时,小柴胡汤主之。妇人伤寒发热,经水适来,昼日了了,暮则谵语,如见鬼状,此为热入血室,无犯胃气,若上二焦,必当自愈。阳明病,下血而谵语,此

为热入血室,但头汗出者,当刺期门,随其实而写之,然汗出者则愈。妇人少腹满如敦敦状,小便微难而不渴,生后疑者,此为水与血并结在血室,大黄甘遂汤主之。妇人阴寒,温中坐药,蛇床子散主之。妇人阴中蚀疮烂,野狼牙汤洗之。等等。笔者管见,《脉经》卷九宜作《金匮要略方论》妇科篇读。《脉经》卷八有卒尸厥脉证第一、痉湿暍脉证第二、阳毒阴毒百合狐惑脉证第三、霍乱转筋脉证第四、中风历节脉证第五、血痹虚劳脉证第六、消渴小便利淋脉证第七、水气黄汗气分脉证第八、黄胆寒热疟脉证第九、胸痹心痛短气贲豚脉证第十、腹满寒疝宿食脉证第十一、五脏积聚脉证第十二、惊悸衄吐下血胸满瘀血脉证第十三、呕吐哕下利脉证第十四、肺痿肺痈咳逆上气痰饮脉证第十五、痈肿肠痈金疮侵淫脉证第十六凡十六篇,不仅篇名雷同《金匮要略方论》,其内容亦雷同《金匮要略方论》,亦与脉学少有关联。《脉经》卷八平黄胆寒热疟脉证第九,《金匮要略方论》分作疟病脉证并治与黄疸病脉证并治两篇,因此《脉经》卷八实际有《金匮要略方论》内容十七篇。《脉经》卷八与后世《金匮要略方论》不同之处有二:一是《脉经》卷八只有十七篇,《金匮要略方论》有二十五篇。除《脉经》卷八外,《金匮要略方论》尚有奔豚气病脉证治、跌蹶手指臂肿转筋阴狐疝蛔虫病脉证治、妇人妊娠病脉证并治、妇人产后病脉证治、妇人杂病脉证并治、杂疗方、禽兽鱼虫禁忌并治、果实菜谷禁忌并治等八篇。二是《脉经》卷八的《金匮要略方论》内容有论有方而无药,后世的《金匮要略方论》则是有论有方有药。太子右赞善大夫高保衡、尚书都官员外郎孙奇、尚书司封郎中充秘阁校理林亿等校正《金匮要略方论》曰:张仲景为《伤寒卒病论》合十六卷,今世但传《伤寒论》十卷,杂病未见其书,或于诸家方中载其一二矣。翰林学士王洙在馆阁日,于蠹简中得仲景《金匮玉函要略方》三卷:上则辨伤寒,中则论杂病,下则载其方并疗妇人。乃录而传之士流,才数家耳。它以对方证对者施之于人,其效若神。然而或有证而无方,或有方而无证,救急治病其有未备。国家诏儒臣校正医书,臣奇先核定《伤寒论》,次校定《金匮玉函经》,今又校成此书,仍以逐方次于征候之下,使仓卒之际,便于检用也。又采散在诸家之方,附于逐篇之末,以广其法。以其伤寒文多节略,故断自杂

病以下,终于饮食禁忌,凡二十五篇,除重复合二百六十二方,勒成上、中、下三卷,依旧名曰《金匮方论》。据此,笔者认为王叔和撰著《脉经》时案牍必有张仲景《伤寒杂病论》。的是,王叔和只撰次《伤寒论》而无撰次《金匮要略方论》,令人遗憾。林亿等校正《伤寒论》《脉经》《金匮要略方论》三书,何以不提《脉经》卷八源自张仲景《伤寒杂病论》,存疑待考。南宋嘉定丁丑1217年濠梁何大任曰:医之学以七经为本,犹儒家之六艺也。然七经中其论脉理精微,莫详于王氏《脉经》。纲举目分,言近旨远。是以自西晋至于今日与黄帝卢扁之书并传,学人咸宗师之。南渡以来,此经罕得善本。凡所刊行,类多讹舛,大任每切病之。有家藏绍圣小字监本,历岁既深,陈故漫灭,字画不能无谬。然昔贤参考,必不失真,久欲校正传之未暇。兹再承乏医学,偶一时教官,如毛君升、李君邦彦、王君邦佐、高君宗卿,皆洽闻者。知大任有志于斯,乃同博验群书,孜孜凡累月,正其误千有余字。遂鸠工创刊于本局,与众共之。其中旧有阙文,意涉疑似者,亦不敢妄加补注,尚赖后之贤者。《中国医籍考》引袁表曰:西晋太医令王叔和作《脉经》十篇凡十万一千余言。其首篇论著人脉有三部,曰寸,曰关,曰尺。持脉之法大都二十有四种:曰浮,曰芤,曰洪,曰滑,曰数,曰促,曰弦,曰紧,曰沉,曰伏,曰革,曰实,曰微,曰涩,曰细,曰软,曰弱,曰虚,曰散,曰缓,曰迟,曰结,曰代,曰动。次本其所主五脏六腑,阴阳荣卫,虚实逆顺,轻重从横,伏匿迟疾,短长射人,疾病所起,与其将瘥难已之候。其第二、第三、第六篇著人脉本五脏六腑,十二经络。五脏曰肝为厥阴,心为手少阴,脾为足太阴,肺为手太阴,肾为足少阴。六腑曰胆为足少阳,小肠为手太阳,胃为足阳明,大肠为手阳明,膀胱为足太阳,三焦为手少阳。十二经之外又有奇经八脉,曰阳维,曰阴维,曰阳跷,曰阴跷,曰冲,曰督,曰任,曰带。因以各举其阴阳之虚实,形证之同异,用为施治补泻之方。其第七篇论著治病之法,大都有八。曰汗,曰吐,曰下,曰温,曰灸,曰刺,曰火,曰水。察人阴阳交并虚实生死损至,以合治法可否之宜。第四第五篇决四时百病生死之分,本仲景、扁鹊、华佗所以察声色消息死生之理。第八篇著杂病医宜。第九篇平妇人童子。其末篇有手检图二十一部。今观其文则皆覆论十二经脉与奇

经八脉三部二十四种。形证所属无图可见。岂叔和所著，故有图久不复传耶。徐灵胎《医学源流论》曰：王叔和著《脉经》，分门别类，条分缕析，其原亦本《内经》。而汉以后之说一无所遗。其中旨趣亦不能画一，使人有所执持。然其汇籍言使后世有所考见，亦不可少之作也。愚按：脉之为道不过验其血气之盛衰寒热及邪气之流在何经何脏，与所现之证参观互考，以究其生克顺逆之理，而后吉凶可凭。所以《内经》《难经》及仲景之论脉，其立论反若甚疏而应验如神。若执《脉经》之说以为某病当见某脉，某脉当得某病，虽《内经》亦间有之，不如是之拘泥繁琐也。试而不验，于是或咎脉之不准，或咎病之非真，或咎方药之不对证，而不知皆非也。盖病有与脉相合者，有与脉不相合者，兼有与脉相反者。同一脉也，见于此证为宜，见于彼证为不宜。同一证也，见某脉为宜，见某脉为不宜。一病可见数十脉，一脉可现数百症，变动不拘。若泥定一说，则从脉而证不合，从证而脉又不合，反令人彷徨无所适从。所以古今论脉之家彼此互异，是非各别，人持一论，得失相半，总出不知变通之精义，所以愈密而愈疏也。读《脉经》者，知古来谈脉之详密如此，因以考其异同，辨其得失，审其真伪，穷其变通，则自有心得。若欲泥脉以治病，必至全无把握。学人必当先参于《内经》《难经》及仲景之说而贯通之，则胸中先有定见，见后人之论皆足以广我之见闻，而识力愈真。此读《脉经》之法也。按：丹州公《医心方》引《养生要集》有高平王熙叔和曰语。据此，叔和名熙以字行者也，先友山本莱园（允）亦尝谓之。又按：此书第三卷称新撰者，叔和以《素问》诸经之文有杂而难了，乃新抄事要者。《四时经》，盖《隋志》所载三部四时五脏辨诊色决事脉一卷是也。吕复以此二件为宋臣所掺，误矣。先子曰：《脉经》第十卷首标曰手检图三十部，明袁表校本及沈际飞本作二十一部。今阅之以气口一脉分为九道以论三阴三阳奇经之脉，其义未太明，且不及手三阳任督冲之六脉。知是不止其图，其文亦残阙，不可复寻绎焉。吴山甫云：《手检图脉法》惟通融之士能知能行，亦未知图与经文既亡且缺也。

4.《脉诀》非王叔和所著

《宋志》载《脉诀》一卷，佚。赵希弁《读书附志》曰：上题曰王叔和。皆歌诀鄙浅之言，后人根据托者。然最行于世。朱子曰：俗间所传《脉诀》五七言韵语者，词最鄙浅，非叔和本书明甚。乃能宜指高骨为关而分其前后，以为寸尺阴阳之位，似得《难经》本指。然世之高医以其赝也。陈孔硕序曰：因从医学求得《脉经》，复传阁本，校之与予前后所见者同一建本也。乃知《脉诀》出而《脉经》隐。医者不读，鬻者不售，板遂亦不存。今之俗医问以王氏书，则皆诵《脉诀》以对。蜀人史堪以儒生名能医，其所著方书，脾胃条引《脉诀》中语而议之曰：此叔和知之而未尽也。予每叹曰：冤哉叔和！如史载之之工尚引诀而罪经，余又何怪焉。因思今世俗医，知有朱氏《伤寒百问》而不知有《伤寒论》，俗儒知诵时文而不知诵经史，其过一律也。因取所录建本《脉经》略改误文，写以大字，刊之广西漕司，庶几学人知有本原云。《四库全书总目提要》曰：晁公武《读书志》曰《脉诀》一卷，题曰王叔和撰，皆歌诀鄙浅之言，后人根据托者，然最行于世云，据此则《脉经》为叔和作，《脉诀》出于伪撰。今《脉经》十卷尚有明赵邸居敬堂所刊林亿校本，知公武之言不诬。世贤不考，误以《脉诀》真叔和书而图注之，根抵先谬，其他可不必问矣。书末附方一卷，皆因脉以用药。然脉止七表八里九道而病则变现无方，非二十四格所能尽。限以某脉某方亦非圆通之谓也。《濒湖脉学》序曰：宋有俗子，杜撰《脉诀》，鄙陋纰缪，医学习诵，以为权舆，逮臻颁白，脉理竟昧。戴同父常刊其误，先考月池翁著《四诊发明》八卷，皆精诣奥室，浅学未能窥造。珍因撮粹撷华，僭撰此书，以便习读，为脉指南。世之医病两家，咸以脉为首务，不知脉乃四诊之末，谓之巧者尔，上士欲会其全，非备四诊不可。

【简要结论】

① 王叔和为晋太医令，生卒年月未详；② 王叔和撰次《伤寒论》传仲景之学；③ 王叔和撰著《脉经》堪为脉学鼻祖；④ 王叔和《伤寒例》为外感热病总纲；⑤ 王叔和《脉经》卷八或即《金匮要略方论》原貌；⑥ 王叔和《脉经》创立二十四种脉象体状；⑦ 王叔和《脉经》脏腑病脉辨识影响孙思邈；⑧《脉经》诊脉识病意义颇大；⑨ 读《金匮要略方论》务参《脉经》卷八、卷九；⑩《脉诀》非王叔和之作。

曹翕医学研究

【生平考略】

曹翕，魏晋间沛国谯（今安徽省亳州市）人，医学家。魏武帝曹操之孙，东平灵王曹徽之子。《三国志·魏书》曰：东平灵王徽，奉叔公朗陵哀侯玉后。建安二十二年封历城侯，黄初二年即公元220年进爵为公，三年为庐江王，四年徙封寿张王，五年改封寿张县。太和六年改封东平。青龙二年即公元234年，徽使官属挝寿张县吏，为有司所奏，诏削县一，户五百。其年复所削县。公元243年正始三年薨，子翕嗣。景初、正元、景元中累增邑，并前三千四百户。裴松之注曰：翕入晋，封廪丘公。魏宗室之中名次鄄城公曹志。266年泰始二年翕遣世子琨奉表来朝。诏曰：翕秉德履道，魏宗之良。今琨远至，其假世子印绶，加骑都尉，赐服一具，钱十万，随才叙用。曹翕医著有《解寒食散方》《曹氏灸经》或《曹氏灸方》一卷，均佚。《隋书·经籍志》：《寒食散论》二卷，未名撰著人姓氏，亡。《七录》有《寒食散汤方》二十卷，未名撰著人姓氏，亡；《寒食散方》一十卷，未名撰著人姓氏，亡；《皇甫谧曹翕论寒食散方》二卷，亡。《七录》有《曹氏灸方》七卷，亡。《旧唐书·经籍志》载《灸经》一卷，未注撰著人名氏。《新唐书·艺文志》载《曹氏灸经》一卷。沈葆桢《重修安徽通志》作《曹氏刺灸经》一卷。此两书后人多以为是曹翕撰。姚振宗《隋书经籍志考证》认为《曹氏灸经》一卷即《曹氏灸方》七卷散佚后之仅存内容。北宋时期日本丹波康赖《医心方》收载部分曹翕《解寒食散方》内容。严世芸、李其忠《三国两晋南北朝医学总集》辑录《医心方》《千金翼方》等医著为曹翕《寒食散方》。曹翕是寒食散研究第一人。曹翕与皇甫谧虽为同期名人，曹翕是儒而医，皇甫谧则为专职医者。曹翕于正始三年即公元243年继承乃父曹徽爵位而为东平灵王，皇甫谧则260年始屡诏不仕。两人同为寒石散服用者，曹翕服用寒石散四十年，医治服石患者百数；皇甫谧则服寒食药，违错节度，辛苦荼毒。可见寒食散造诣曹翕深于皇甫谧。据此，《七录》记载的《皇甫谧曹翕论寒食散方》应读作皇甫谧《曹翕论寒食散方》。由于曹翕医名不及皇甫谧，故《医心方》将皇甫谧《曹翕论寒食散方》大多内容作为皇甫谧所述。

【学术贡献】

一、曹翕《解寒食散方》学术贡献

1. 曹翕寒食散方二首

① 曹翕草钟乳丸：主五劳七伤，肺损气急，疗丈夫衰老阳气绝，手足冷，心中少气，髓虚腰疼，脚痹体烦，口干不能食，服之安五脏，补肠胃，能息万病，下气消食，长肌和中：钟乳二两别研十日，吴茱萸二分，石斛、菟丝子各一两酒浸别捣，上四味捣筛蜜丸如梧子，空腹服七丸，日再。服讫，行数百步，温酒三合饮之，复行二三百步，口胸内热，热如定。即食干饭豆酱，过一日食如常。须暖将息，不用闻见尸秽等气。亦不用食粗臭陈恶食，初服七日内勿为事。过七日后任性，然亦不宜伤多，服过半剂觉有效。即相续服三剂，终身更无所患，欲多阳事者，加雄蛾三十枚，若失精，加苁蓉花三两佳。

② 曹翕钟乳丸：成炼钟乳二十四分，石斛、蛇床子各五分，人参、桂心各四分，干姜三分，椒三分，上七味总四十八分，计一十二两，以炼白蜜和之，捣三千杵。药成，丸如梧子，空腹温无灰清酒下二十五丸。日再服，如性饮，宜加饮少许，仍行三数百步，即乳气溜下，任食，若能节量甚佳。古法云令食干饭，得丸力速，如觉热冲上，进一两口饭，行步消息良久，任食，若能节食甚佳。古法云，令食干饭豆酱，不得过多。不可依古法，终是节食，忌行阳事最要。能依此法将慎，补益之功不可具述（辑自《外台秘要》卷三十七）。

2. 阐明服石节度

寒温调适之宜，诸药疢已折，虽有余热，不复堪冷，将适之宜，欲得覆而不密，常欲得凉而不至于极冷。譬如平人得热，欲得冷凉之，大过即已为病也。故勿得脱衣露卧，汗出当风也。有药者，若寒若热，心腹欲痛满，欲脱衣。衣薄衣浓皆当随觉为度，不可轻忍也。凡服寒食散发者，皆宜随所服之人以施方治。人体气之不同者，若土风之殊异也。虽言为当饮酒,人性本有能不;虽言为当将冷,人体本有耐寒与不耐寒;虽言为当多食饮,食饮本有多少;虽言为当劳役,人筋骸本有强弱,又肥充与消瘦,长老与少壮,体中挟他与不挟,耐药与不耐药,本体多热与多冷,凡此不可同法而疗也。药发多,多变成百病,苟不精其曲折,如以粗意投雷,亦由暗历危险其趣巅沛往往是也。凡寒食药发生百病者,大较坐失之温也。今者暑热尤不可轻失暖温也。可疑之候云:咳逆咽痛,鼻中窒塞,清涕出,本皆是中冷之常候也。而散热亦有此诸患可用饮温酒。冷咳者,得温是其宜也。若是热咳者,酒通寒食散,得酒于理,当瘥和也。欲分别之者,饮冷转剧。剧者果是冷咳无疑。饮冷觉佳者,果是药热咳无疑。温治之治云:今举世之人,见药本方,号曰护命神散。登服日便当解脱衣被向风,将冷水自浇灌。夫人体性自有堪冷不堪冷者,不可以一概平也。譬犹万物,匪阳不而柴与玄水反当以寒湿为干,义岂可谓不然乎。余服此药,几四十载矣,所治者亦有百数。服药之日,乃更当增其衣服,扶掖起行,令四体汗出,则营卫津液诸温热随汗孔而越,则不复苦烦愤矣。体适津液,自不思水,无事为蛇尽足而强用水。若小烦躁,可渍手巾一枚,拭热处,小凉则当促起还着衣矣。自于药势已发,可彻向者;始服药重药之衣,其平常所服,慎不可减也。凡人体气各有赢虚,虚者恒着巾帽、身袭温裘,风恶忌冷,不得菹飔如何?一旦卒释常服,增以冷水浇灌,限漏刻之间,则中冷矣。中冷则成伤寒,壮热如烧,小大惶怖,不知是伤寒也,皆谓药发耳。遂竟沐浴,空井竭泉,气力盛者有异幸,而其弱劣,于是讫矣。服药之后,假使头痛壮温,面赤体热,其脉进数,盒饭以伤寒法救之,亦可以桂枝发汗,亦可针灸,无所拘疑也。皇甫谧注云:石药沉滞凝着五脏,故历岁不除;草药轻,浅浮在皮肤,故解散不久其违错草石正等。今之失度者,石尚迟缓,草多急疾,而今人利草惮石者,良有以也。石必三旬,草以日决,如其不便,草可悔止,石不得休故也。然人有服草散两匕十年不除者,有服石八两终身不发者,虽人性有能否,论药急缓,无以异也。人将药,但知纯寒用水药,得大益,不知纯寒益动,所以困不解者,由是失和故也。寒大过致药动者,以温解之。热大过致药动者,以冷解之。常识所由也,无不得解。又云:服寒食散者,唯以数下为急。有终不下之,必不得生。下后当慎如节度。又云:服散不可失食即动,常令胃中有谷,谷强则体气胜,体气胜则

药不损人,不可兼食药,益作常欲得美食,食肥猪、苏脂肥脆者为善。又云:河东裴秀彦服药失度,而处三公之尊,已错之后,已不复自知,左右又不解救之。救之法,但饮冷酒,冷水洗之,用水数百石,寒益甚,遂绝命于水中,良可悼也。夫以十石焦炭二百斛,水泼之则炭灭矣。药热气虽甚,未如十石之火也。泼之不已,寒足杀人,何怨于药乎。世之失救者,率多如此,欲服此药者,不唯已自知也。家人大小皆宜习之,使熟解其法,乃可用相救耳。又云:凡有寒食药者,虽素聪明,发皆顽嚣告喻难晓也。以此死者,不可胜计。急饮三黄汤下之,得大下即瘥(辑自《医心方》卷十九)。

3. 明确服石禁忌

凡药石禁忌者,第一不宜悲思哭泣,其次不甚宜出筋力已自劳役,不宜触盛日猛火,不宜甚嗔恚忧恐,不宜热衣热食,不宜服热药针灸,不宜食饼,黍羹羊酪皆含热,故悉不宜食之。皇甫谧注云:凡诸石士十忌:第一忌怒,第二忌愁忧,第三忌哭泣,第四忌忍大小便,第五忌忍饥,第六忌忍渴,第七忌忍热,第八忌忍寒,第九忌忍过用力,第十忌安坐不动。若犯前件忌,药势不行,偏有聚结,常自安稳,调和四体,亦不得苦读念虑。但能如是,终不发动,一切即愈。(《医心方》卷19服石禁忌法第六)皇甫谧注云:凡治寒食药者,虽治得瘥,终不可治者为恩也。非得治人后忘得效也。昔文挚治齐王病,先使王怒而后治病已。王不思其愈而思其怒,文挚以是虽愈王病而终为王所杀。今救寒食药者,要当逆常理,反正性,犯怒以治,自非达者。已瘥之后,心念犯怒之怒,必忘得治之思。犹齐王之杀文挚。后与太子尚不能救,而况凡人哉。然死生大事也,知可生而不救之,非仁者。唯仁者心不已,必冒怒而治之为亲戚之,故不但其一人而已。凡此诸救,皆吾所亲更也。已试之验,不借问于他人也,大要违人理,反常性。六反:重衣更寒,一反;饥则生臭,二反;极则自劳,三反;温则泄利,四反;饮食欲寒,五反;痈疮水洗,六反。七急:当洗勿失时,一急;当食勿忍饥,二急;酒清淳令温,三急;衣温便脱,四急;食必极冷,五急;卧必底薄,六急;食不厌多,七急。八不可:冬寒欲火,一不可;饮食欲得热,二不可;常疾目疑,三不可;畏避风温,四不可;极不能行,五不可;饮食畏多,六不可;居贪浓席,七不可;所欲从意,八不可。三无疑:务违常理,一无疑;委心弃本,二无疑;寝处必寒,三无疑。若能顺六反,从七急,审八不可,定三无疑,虽不能终蠲此疾没齿无患者,庶可以释朝夕之暴卒矣(辑自《医心方》卷十九)。

4. 制定服石解救

有药疾而苦头痛,目瞑恶食,食下便吐,不得安者,为是澼实也,当促下之。若头痛目疾而不恶食者,自是寒食散疾,未必纯是实也。宜常兼以将

冷为治。若有实也，不下终不瘥也。寒食药热，率杀药热，服下药要当以能否下为度，不得病可重下也。期以得病为断，服药未下，慎勿饮酒也，令人闷吐。下后食少里空，热便乘虚在处，则吐逆下利腹满，如此者宜以冷食渐渐解，服栀子汤是其治也。药发，头面苦眩冒者则解头结散发扇之，若虽觉瘥犹不憒憒者沐头，其热甚头痛面赤者以寒水淋头，暑热时以冰水淋头，不瘥以油囊盛冰着头结中，觉瘥下水。药发，耳目口齿苦，耳鸣汁出，数数冷食，稍稍步行，鼻口臭，冷冻饮料冷洗。口中生疮，舌强，服栀子汤：黄芩三两，栀子四枚，豆豉三升，上三味水煮分三服。药发心腹苦心腹痛者，当与热酒。口噤者，撅口促与用冷水淹手巾，着苦处，温复易。诸痛之中，心痛最急，救之若赴汤火。或有气绝病者，不自知，当须边人之救，以酒灌含之。咽中寒逆，酒入辄还，勿止也。出复纳之。腹满者，服凝水石汤，胸心腹中热盛，咽干口燥，饮冷。霍乱吐逆，当用饮冷。胸中窒塞，胸胁两强，当饮酒。腹中拘急切痛，当用饮食，不宜但以冷迫之也。腰痛以寒水洗，冷石熨之；大行难消，苏令如膏，服三升则下，未下重服之；小行稠数者，以水洗小腹，服栀子汤则瘥。药发四肢苦手足烦热，心闹闷者，以冷石熨。甚者以水熨之，关节不屈伸，百节酸疼者，勤自劳役，温则澡洗。药发噤寒，有药者，虽当澡浴，澡浴若早，药热噤不得出，令噤寒，急用饮酒，勤自劳役，即当渐温矣。若晚，药热蒸愦，亦令人噤寒，先用饮酒，酒气颇行，便用浇灌，亦当渐温矣。常当数食，一日可至十食。失食令人苦寒。药发杂患，其有偏痛、偏烦、偏冷、偏热、偏急、偏缓，皆偏洗之。当于水下觉除也。若有肿核者，宜以冷石熨，不瘥宜以冰熨之。头面苦眩冒者，则解头结散发扇之，热甚头痛面赤者，以寒水淋头。不瘥以油囊盛水着头结中。耳鸣汁出，数数冷食，步行。口中生疮，舌强，服栀子汤。咳逆咽痛，鼻中窒塞，清涕出，本皆是中冷之常候也，而散热亦有此诸患冷咳者，得温是其宜也。若是热咳者得酒于理，当瘥和也。欲分别之者，饮冷转剧，剧者果是冷咳也。饮冷觉佳者，果是药热咳也。皇甫谧注云，寒食药得节度者，一月辄解，或二十日解，堪温不堪寒，即已解之候也。其失节度者，或头痛欲裂，坐服药，食温作澼，急宜下之。或两目欲脱，坐犯热在肝，速下之，将冷自止。或腰痛欲折，坐衣浓体温，以冷水洗，冷石熨之。或眩冒欲蹶，坐衣温犯热，宜科头冷洗之。或目痛如刺，坐热气冒次，上奔两眼故也。勤于冷食，清旦以温小便洗之。或目瞑无所见，坐饮食居处温故也。脱衣自劳，洗，促冷冻饮料食，须臾自明了。或四肢面目皆浮肿，坐食饮温，又不自劳，药与正气隔并故也，饮热酒，冷食，自劳，冷洗之则瘥。或耳鸣如风声，汁出坐自劳，出力过瘥，房室不节，气并奔耳故也。勤好饮食，稍稍行步，数食节情即止。或鼻中作毈鸡子臭，坐着衣温故也。脱衣冷洗即止。或口伤舌强烂燥，不得食，坐食少，谷气不足，药积胃管中故也。急作栀子豉汤，服三剂瘥。或龈肿，唇烂齿牙摇痛，颊车噤，坐犯热不时救故也。当风张口使冷气入咽，嗽寒水即瘥。或咽中痛，鼻塞，清涕出，坐温衣近火故也。促脱衣，冷水洗、当风、以冷石熨咽颊五六过自瘥。或咳逆，咽中伤，清血出，坐卧温故也。或食温故也。饮冷水，冷石熨咽外。或偏臂脚急痛，坐久藉卧席，温不自转，热气入肌附骨故也。勤以布冷水淹迫之，温复易之。或两腋下烂辛痛，坐臂胁相亲故也。以物悬手离胁，冷石熨之。或胸胁满，气逆，干呕，坐饥而不食，药气熏膈故也。促冷食、冷冻饮料、冷洗即瘥。或手足偏痛，诸节欲解，身体发痈疮坚结坐寝处久不自移徙，暴热并聚在一处，或坚结核痛，甚者发痈始觉，便以冷水洗，冷石熨之。微者食顷消散，剧者日用水不绝乃瘥。洗之无限，要瘥为期。或腹胀欲决，甚者断衣带，坐寝处久，下热，又衣温失食、失洗、不起行。促起行，饮热酒，冷食冷洗，当风栉梳而立。或腰痛欲折，坐衣浓体温，以冷水洗冷石熨之。或脚疼如折，坐久坐下温，宜常坐寒床，以冷水洗起行。或脚趾间生疮，坐着履温故也。脱履着屐以冷水洗足则瘥。或肌皮坚如木石枯，不可得屈，坐食热卧温，作癖久不下，五脏隔闭，血脉不周通故也。促下之，冷食，饮热酒，自劳行即瘥。或身皮或本云身内楚痛，转移不在一处，如风状，冷洗冷熨即了矣。或百节酸痛，坐卧下太浓，又入温被中，又衣温不脱故也。卧下当极薄，大要也，被当单布不着绵衣，亦当薄且垢，故勿着新衣，宜着故絮也。虽冬寒，当常科头受风，以冷石熨衣带，初不得系也。若犯此酸闷者，促入冷水浴，勿忍病而畏浴也。或关节强直不可屈伸，坐久停息不自烦劳，药气胜，正气结而不散越，沉滞于血脉中故也。任力自温便冷洗即瘥。任力自温者，令行动出力足劳则发温也，非浓衣近火之温也。或脉洪实，或断绝不足似欲死脉，或细数强快，坐所犯非一故也。脉无常，投医不能识别也。热多则弦快，有癖则洪实，急痛则断绝。凡寒食药热率常如此，唯勤从节度耳。或人已困而脉不绝，坐药气盛行于百脉之中，人实气已尽，唯有药两犹独行，故不绝非生气也。已死之后体故温如人肌，腹中雷鸣，颜色不变，一再宿乃似死人耳。或灸之，寻死或不死，坐药气有轻重，重故有死者，轻故有生者。虽灸得生，非已疾之法，遂当作祸，必宜慎之，大有此比故也。或心痛如锥刺，坐当食而不食，当洗而不洗，寒热相绞，气结不通，结在心中，口噤不得息，当校口促与热酒，任本性多少。其令酒两得行气自通，得噫，因以冷水洗淹，有布巾着所苦处，温复易之，自解。解便速冷，食能多益善，若大恶着衣，小便温温便去衣即瘥。于诸痛之中，心痛最为急者，救之若赴汤火，乃可济耳。或有气断绝不知人时，撅口不可开，病者不自知，当须旁人救之，要以热酒为性命之本，不得下者，当撅去齿，以热酒灌含之，咽中塞逆，酒入复还出者，但与勿止也。出复纳之，如此或半日，酒下气通乃苏，酒不下者便杀人也。或服药心中闷乱，坐服药，温药与疾争结故也。法当大吐下，不吐下当死。若不吐下不绝者，冷食饮自解。入咽吐出者，更当与之，得酒气下通，不过半日苏矣。或淋不得小便，坐久坐下温及骑马鞍中热入膀胱故也。大冷食，以冷水洗少腹，以冷石熨一日即止。或小便稠数，坐热食及啖诸含热物饼黍之属故也。以冷水洗小腹自止，不瘥，冷水浸阴又佳。若复不解，服栀子汤即解。或阴囊臭烂，坐席浓，下热故也。坐冷水中即瘥。或大行难，腹中坚固如蛇盘，坐犯温，久积腹中干粪不去故也。消苏若膏使寒服一二升，浸润则下；不下更服下药即瘥。或大便稠数，坐久失节度，将死之候也。如此难治矣。为可与汤下之，倘十得一生耳。不与汤必死，莫畏不与也。下已致死，令人不恨。或下痢如中寒，坐行止食饮犯热，所致人多疑，是此疾又有滞癖者，皆犯热所为，慎勿疑也。速脱衣、冷食、冷冻饮料、冷洗之。或遗粪不自觉坐，坐久下温热气入胃小腹不禁故也，冷洗即止。或失气不可禁止，坐犯温不时洗故也。冷洗自寒即止。或周体悉肿，不能自转从，坐久停息不饮酒，药气沉在皮肤之内而血脉不通故也。饮酒冷洗，自劳行步即瘥。极不能行者，使健人扶曳行之，壮事违意，慎勿听从之，使肢节柔调乃止，勿令过瘥。过则便极，更为失度，热者复洗，或本云饮热酒冷水洗。或嗜眠不能自觉，坐久坐热闷故也。急起冷洗浴也。食饮自精了或有也。当候所宜下之。或夜不得眠，坐食少，热气在内故也。当服栀子汤，数进冷食。或梦惊悸不自制，坐热在内争，五行干错与药相犯，食足自止。或得伤寒，或得温疟坐犯热所为也。凡尝服寒食，虽久解而更病痛者，要先以寒食救之，终不中冷也。若得伤寒温疟者，亦可以常药治之，无咎也。但不当饮热药耳。伤寒药皆除热疟药皆除癖，不与寒食相妨，故可服也。或矜战患寒如伤寒，或发热如温疟坐失食忍饥，失洗，久坐不行，或食臭秽故也，急冷洗起行。或寒粟头掉不自支任，坐食少，药力行于肌肤、五脏失守、百脉摇动与正气争竞故也。怒力强饮热酒以和其脉，强冷食冷冻饮料以定其脏，强起行以调其关节，酒行食充，关机已调，则洗了矣。云了者，是慧然病除神明了然之状也。或脱衣便寒，着衣便热，坐脱着之间无适故也。当小寒可着，小热便脱即止，洗之则慧矣。慎勿忍使病发也。或寒热累月，张口大呼，眼视高精，候不与人相，当日用水百余石浇洗，不解者，坐不能

自劳，又饮冷酒，复食温故也。譬如人乃心下更寒，以冷救之愈剧者，气结成冰，得热熨、饮热汤冰消气散人乃心解，令药热聚心乃更寒战，亦如之类也，速与热酒，寒解气通，酒两行于四肢，周体悉温，然后以冷水二斗洗之，憛然了也。或药发辄屏卧不以语人，坐热气盛、食少、谷气不充邪干正性故也。饮热酒、冷洗、食自劳便佳。或食下便吐，不得安住，坐有促下之下。或患冷食不可下，坐久冷食，口中不知味故也。可作白酒糜，益着苏热食一两，过闷者还冷冻饮料冷食也。或恶食如臭物，坐温衣作也。当急下之。若不下，万救终不瘥也。或饮酒不解，食不得下，乍寒乍热，不洗便热，洗复寒，甚者数十日，轻者数日，昼夜不得寝，愁悲恚怒，自惊跳悸，恐慌惚忘误者，坐犯温积久，寝处失节，食热作内实侠热与药并行，寒热交争，虽以法救之，终不可解也。吾尝如此，勤对食，垂涕援刀，欲自刺，未及得施，赖升亲见迫夺，故事不行，退而自惟，乃却刀强食，饮冷水，遂止，祸不得成，若丝发矣。

二、曹翕《曹氏灸方》学术贡献

《曹氏灸经》是灸法专著，也是现存晋唐时期灸法开山之作，影响深远。《肘后备急方》《小品方》《黄帝内经太素》《备急千金要方》等医著保留《曹氏灸经》分内容。《医心方·灸禁法第四》：玉枕者人音声之所经从，无病不可灸，灸则声不能语。若有疾可灸五十壮。维角者在眼后发际上至角脉上也。不可妄灸，灸则令失明，此则头维是也。精明者，名为朗井，在眼本眦陷中可容豆者，人眼神光之所归息也。无病不可灸，灸则失明反赤。有病可灸七壮至十四壮。舌根，在颐下廉泉之后，当结喉上仰著下颐，当舌根下去结喉一寸，长人可一寸半，咽吞口味时，按之有怒肉起是也，人声息之亭侯。无病不可灸，灸则令气涩语不转。有病可灸七壮至十四壮。结喉，在颈下阴喉头突起脿脿者也，人五脏卫之所统也。无病不可灸，灸则妖鸣语不成音。有疾可灸七壮。胡脉，在颈本边，主脉中脉上是也，一名荣听，人五脏血气之注处也。无病不可多灸，热则血气决泄不可止。有疾可灸五十壮。天突者，名为天瞿，复名身道，是体精之衢路也。无病不可灸，灸则伤声反喑。有疾可灸五十壮。神府者，人之明堂也。无病不可灸，灸则少气之枢，使人无精守。有疾可灸百壮。此则鸠尾，一名龙头是也。臣揽者，名为神精，人筋脉之所交也。不可妄灸，灸则令人不能举臂。有疾可灸百壮。关元者，下焦阴阳宗气之奥室也。妇人无疾不可妄灸，灸则断儿息。有灸可灸百壮。

血海者,名为冲使,有膝内骨上一夫陷中,人阴阳气之所由从也。无病不可灸,灸男则阳气衰,女则绝产,不欲动摇肢节也。有疾可灸五十壮。足太阴者,人阳精之房冲也。无病不可灸,灸则男阳气衰,女则令绝产。有疾可灸五十壮。丘墟者,名为蹄溪,在外踝下斜近前是也,人声室之房源。无病不可灸,灸则气下不能上通,令喑不能言。有疾可灸十四壮。上二十穴,曹氏说云:无病不可灸,灸则为害也。曹翕《黄帝明堂偃侧人图》《曹氏十二经明堂偃侧人图》《隋书·经籍志》:《黄帝明堂偃侧人图》十二卷,未注撰著人名氏。《旧唐书·经籍志》:《黄帝十二经明堂偃侧人图》十二卷,未注撰著人名氏。《黄帝十二经明堂偃侧人图》十二卷。此曹氏即曹翕。《黄帝明堂偃侧人图》,锦章图书局印行。锦章图书局创办于1901年3月,地址在上海市河南路今河南中路广东路,后迁吴淞江路今太仓路135号;创办人许振辕。

三、曹翕《廪丘公论》学术贡献

《隋书·经籍志》:《廪丘公论》一卷,不著撰者。清姚振宗《隋书经籍志考证》认为:曹翕入晋改封廪丘公,此即曹翕所论之一卷也。王焘《外台秘要》卷25收载廪丘公疗下痢方。廪丘公疗下痢三十年方:茯苓、干姜、黄连各等分,上三味捣筛为散,蜜和丸如梧子,饮服之,一日渐增至百丸,苦痢剧者,加龙骨附子炮等分,一服十丸,渐增之。以知为度。又当归汤疗三十年下痢,止诸痛方:当归一两,生姜八两,大枣二十枚,上三味,以水四升,煮取一升半,分作三服,不瘥,复作之。又云:吾患痢三十余年,诸疗无效。唯服此方得愈也。安石榴汤疗大瘕痢及白滞,困笃欲死,肠已滑,医所不能疗方:干姜二两,生姜倍之,黄柏一两细切,石榴一枚小者二枚,阿胶二两别研渍之,上四味切,以水三升,煮取一升二合,去滓,纳胶令烊,顿服不瘥复作,疗老小亦良,人羸者稍稍服之,不必顿尽。须臾复服,石榴须预取之。

【综合评述】

1. 寒食散概论

寒食散又名五石散,亦名寒石散,时而简称散。寒食散正作用明确,服食五石散使人亢奋潮热而飘然欲仙,美颜强壮而精神充沛,道家尚谓延年益寿。这是五石散风靡于晋唐时期的重要原因。《世说新语·言语篇》:何平叔云服五石散非惟治病,亦觉神明开朗。寒食散之方,虽出自汉代,而用之者寡,靡有传焉。魏尚书何晏,首获神效,由是大行于世,服者相寻也。《备急千金要方》卷二十四曰:人不服石,庶事不佳。恶疮疥癣,温疫疟疾,年年常患,寝食不安,兴居常恶,非只己事不康,生子难育,所以石在身中,万事休泰,要不可服五石也。人年三十以上可服石药,若素肥充亦勿妄服。四十以上必须服之。五十以上三年可服一剂,六十以上二年可服一剂,七十以上一年可服一剂。人年五十以上,精华消歇,服石犹得其力。六十以上转恶,服石难得力。所以常须服石,令人手足温暖,骨髓充实,能消生冷,举措轻便,复耐寒暑,不着诸病。是以大须服之。寒食散不良反应亦很突出,服食五石散使人狂躁不安而神情迷乱,毒热发背而阴竭神亡。《千金翼方》:五劳七伤、虚赢着床,医不能治,服此无不愈,惟久病者服之。能久服则气力强壮延年益寿。王焘《外台秘要》乳石论序曰:按古先服饵,贤明继踵,合和调炼,道术存焉。详其羽化太清则素凭仙骨,若以年寿域必资灵助。此盖金丹乳石之用,岂流俗浅近而能知。所患其年代浸深,诀录微密,世有传习,罕能详正。更加服石之士,精粗不同,虽志贪补养而法未精妙,遂使言多鄙亵,义益繁芜,每加披览,实长疑惑。既子弟不得亲授,亦家童莫能晓了。存诸左右,殆谓阙如。余宿尚谷神,栖心勿药,岁月云久,经书粗通,知文字之一失,乃性命之深误。是以会集今古,考虑论诀,取断名医,都凡纂要,建题篇目并五脏合气,经络受病,八风所中,形候论诀,兼诸家会同将息妙术及乳石丹与杂石压理之法,录定伦次,即以时代为先后。今删略旧论,纂集新要,分成上下二卷,可谓价重千金比肩万古,垂之于后学,豁若冰消者乎。

服寒石散致病甚至死亡者不计其数,著名人士如晋尚书令裴秀、晋哀帝司马丕、北魏道武帝拓跋珪、北魏献文帝拓跋弘、书圣王羲之、医家皇甫谧等,皆因服散而致病。《史记·扁鹊仓公列传》曰:齐王侍医遂病,自练五石服之。臣意往过之,遂谓意曰:不肖有病,幸诊遂也。臣意即诊之,告曰:公病中热。论曰中热不溲者,不可服五石。石之为药精悍,公服之不得数溲,亟勿服。色将发臃。遂曰:扁鹊曰阴石以治阴病,阳石以治阳病。

夫药石者有阴阳水火之齐，故中热即为阴石柔齐治之，中寒即为阳石刚齐治之。臣意曰：公所论远矣。扁鹊虽言若是，然必审诊，起度量，立规矩，称权衡，合色脉表里有余不足顺逆之法，参其人动静与息相应，乃可以论。论曰阳疾处内，阴形应外者，不加悍药及镵石。夫悍药入中则邪气辟矣，而宛气愈深。《诊法》曰：二阴应外，一阳接内者，不可以刚药。刚药入则动阳，阴病益衰，阳病益著，邪气流行，为重困于俞，忿发为疽。意告之后百余日，果为疽发乳上，入缺盆，死。此谓论之大体也，必有经纪。拙工有一不习，文理阴阳失矣。淳于意说理透彻，语惊四座。《晋书·裴秀传》载：裴秀，字季彦，河东闻喜人也。祖茂，汉尚书令。父潜，魏尚书令。秀少好学，有风操，八岁能属文。叔父徽有盛名，宾客甚众。秀年十余岁，有诣徽者，出则过秀。然秀母贱，嫡母宣氏不之礼，尝使进馔于客，见者皆为之起。秀母曰：微贱如此，当应为小儿故也。宣氏知之，后遂止。时人为之语曰：后进领袖有裴秀。武帝既即王位，拜尚书令、右光禄大夫，加左光禄大夫，封钜鹿郡公，邑三千户。秀儒学洽闻，且留心政事，当禅代之际，总纳言之要，其所裁当，礼无违者。又以职在地官，以《禹贡》山川地名，从来久远，多有变易。后世说者或强牵引，渐以暗昧。于是甄摘旧文，疑者则阙，古有名而今无者，皆随事注列，作《禹贡地域图》篇，奏之，藏于秘府。秀创制朝仪，广陈刑政，朝廷多遵用，以为故事。在位四载，为当世名公。服寒食散，当饮热酒而饮冷酒，泰始七年薨，时年四十八。裴秀英年早逝，足为后世滥服寒食者诫！东晋书法大家王羲之及其亲友亦不能幸免。张彦远《法书要录王·右军书记》：计于足下别二十六年于今，虽时书问不解阔怀。省足下先后二书，但增欢快。吾服食久，尤为劣劣；知道长不孤，得散力疾重而迩进退，其令人忧念。崔、阮诸人昨旦与书，疾故示毒愁，当增其疾，吾如今尚劣劣。又晚热未有定发日，迟速无常；十一月十三日告期等，得所高余姚并吴兴二十八日二疏，知并平安慰。吾平平，比服寒食酒，如似为佳；得足下旃罽胡桃二药，是服食所须。余嘉锡先生引用王羲之父子书帖以证王羲之家族具食寒食散：不独王右军父子兄弟及其亲戚交友之间动辄散发，乃至妻女诸姑姊妹，亦无不服散者。寒食散流毒甚焉！西晋医学大家皇甫谧亦深受其害。《晋书·皇甫谧传》载：其后武帝频下诏敦逼不已，谧上疏自称草莽臣曰：臣以尪弊，迷于道趣，因疾抽簪，散发林阜，人纲不闲，鸟兽为群。陛下披榛采兰，并收蒿艾。是以皋陶振褐，不仁者远。臣惟顽蒙，备食晋粟，犹识唐人击壤之乐，宜赴京城称寿阙外。小人无良，致灾速祸，久婴笃疾，躯半不仁，右脚偏小，十有九载。又服寒食药，违错节度，辛苦荼毒，于今七年。隆冬裸袒食冰，当暑烦闷，加之咳逆，或若温虐，或类伤寒，浮气流肿，四肢酸重。于今困劣，救命呼噏，父兄见出，妻息长诀。仰迫天威，扶舆就道，所苦加焉，不任进路，委身待罪，伏枕叹息。《诸病源候论》引皇甫谧语曰：近世尚书何晏，耽声好色，始服此药，心加开朗，体力转强，京师翕然，传以相授。历岁之困，皆不终朝而愈。众人喜于近利，未睹后患。晏死之后，服者弥繁，于时不辍，余亦豫焉。或暴发不常，夭害年命，是以族弟长互，舌缩入喉；东海王良夫，痈疮陷背；陇西辛长绪，脊肉烂溃；蜀郡赵公烈，中表六丧；悉寒食散之所为也。远者数十岁，近者五六岁；余虽视息，犹溺人之笑耳。而世人之患病者，由不能以斯为戒，失节之人，多来问余，乃喟然叹曰：今之医官，精方不及华佗，审治莫如仲景，而竞服至难之药，以招甚苦之患，其夭死者焉可胜计哉？咸宁四年，平阳太守刘泰，亦沉斯病，使使问余救解之宜。先时有姜子者，以药困绝，余实生之，是以闻焉。然身自荷毒，虽才士不能书，辨者不能说也。苟思所不逮，暴至不旋踵，敢以教人乎？辞不获已，乃退而惟之，求诸《本草》，考以《素问》，寻故事之所更，参气物之相使，并列四方之本，注释其下，集而与之。匪曰我能也，盖三折臂者为医，非生而知之，试验亦其次也。鲁迅先生严厉抨击魏晋名士寒食流弊。《而已集·魏晋风度及文章与药及酒之关系》：何晏的名声很大，位置也很高，他喜欢研究《老子》和《易经》。因为他是曹氏一派的人，司马氏很讨厌他，所以他们的记载对何晏大不满。因此产生许多传说，有人说何晏的脸上是搽粉的，又有人说他本来生得白，不是搽粉的。但究竟何晏搽粉不搽粉呢？我也不知道。但何晏有两件事我们是知道的。第一，他喜欢空谈，是空谈的祖师；第二，他喜欢吃药，是吃药的祖师。此外，他也喜欢谈名理。他身子不好，因此不能不服药。他吃的不是寻常的药,是一种名叫五石散的药。五石散是一种毒药,是何晏吃开头的。汉时,大家还不敢吃,何晏或者将药方略加改变,便吃开头了。五石散的基本大概是五样药:石钟乳,石硫黄,白石英,紫石英,赤石脂;另外怕还配点别样的药。但现在也不必细细研究它,我想各位都是不想吃它的。从书上看起来,这种药是很好的,人吃了能转弱为强。因此之故,何晏有钱,他吃起来了;大家也跟着吃。那时五石散的流毒就同清末的鸦片的流毒差不多,看吃药与否以分阔气与否的。现在由隋巢元方做的《诸病源候论》的里面可以看到一些。据此书,可知吃这药是非常麻烦的,穷人不能吃,假使吃了之后,一不小心,就会毒死。先吃下去的时候,倒不怎样的,后来药的效验既显,名曰散发。倘若没有散发,就有弊而无利。因此吃了之后不能休息,非走路不可,因走路才能散发,所以走路名曰行散。比方我们看六朝人的诗,有云:至城东行散,就是此意。后来做诗的人不知其故,以为行散即步行之意,所以不服药也以行散二字入诗,这是很笑话的。走了之后全身发烧,发烧之后又发冷。普通发冷宜多穿衣,吃热的东西。但吃药后的发冷刚刚要相反:衣少,冷食,以冷水浇身。倘穿衣多而食热物,那就非死不可。因此五石散一名寒食散。只有一样不必冷吃的,就是酒。吃了散之后衣服要脱掉,用冷水浇身;吃冷东西;饮热酒。这样看起来,五石散吃的人多,穿厚衣的人就少。比方在广东提倡,一年以后穿西装的人就没有了。因为皮肉发烧之故,不能穿窄衣。为预防皮肤被衣服擦伤,就非穿宽大的衣服不可。现在有许多人以为晋人轻裘、缓带、宽衣,在当时是人们高逸的表现,其实不知他们是吃药的缘故。一班名人都吃药,穿的衣都宽大,于是不吃药的也跟着名人,把衣服宽大起来了!还有,吃药之后,因皮肤易于磨破,穿鞋也不方便,故不穿鞋袜而穿屐。所以我们看晋人的画像或那时的文章,见他衣服宽大,不鞋而屐,以为他一定是很舒服,很飘逸的了,其实他心里都是很苦的。更因皮肤易破,不能穿新的而宜于穿旧的,衣服便不能常洗。因不洗,便多虱。所以在文章上,虱子的地位很高,扪虱而谈,当时竟传为美事。那时不要紧,因为习惯不同之故。何晏值得骂的就是因为他是吃药的发起人。这种服散的风气,魏晋直到隋唐还存在

着,因为唐时还有解散方,即解五石散的药方,可以证明还有人吃。唐以后就没有人吃,其原因尚未详,大概因其弊多利少,和鸦片一样罢。晋名人皇甫谧作一书曰《高士传》,我们以为他很高超。但他是服散的,曾有一篇文章,自说吃散之苦。因为药性一发,稍不留心,即会丧命,至少也会受非常的苦痛,或要发狂;本来聪明的人,因此也会变成痴呆。所以非深知药性,会解救,而且家里的人多深知药性不可。晋朝人多是脾气很坏,高傲,发狂,性暴如火,大约便是服药的缘故。比方有苍蝇扰他,竟至拔剑追赶;就是说话,也要胡胡涂涂地才好,有时简直是近于发疯。但在晋朝更有以痴为好的,这大概也是服药的缘故。

2. 寒食散功效

寒食散是一类方药而不是一张方剂。晋葛洪《抱朴子·金丹》:五石者,丹砂、雄黄、白矾、曾青、慈石也。隋巢元方《诸病源候论》认为是钟乳、硫黄、白石英、紫石英、赤石。尽管五石配方各不相同,但其药性皆燥热绘烈,服后使人全身潮热,进入缥缈欲仙境界。巢元方曰:诸方互有不同,皇甫唯欲将冷,廪丘公欲得将暖,其多有情致也。魏晋名士认为食用寒食散可以获得登峰造极的创作灵感。《神农本草经》玉石类药物有:丹砂、云母、玉泉、石钟乳、涅石、消石、朴消、滑石、石胆、空青、曾青、禹余粮、太乙余粮、白石英、紫石英、青石脂、赤石脂、黄石脂、白石脂、黑石脂、白青、扁青、雄黄、石硫黄、雌黄、水银、石膏、慈石、凝水石、阳起石、孔公蘖、殷孽、铁精、理石、长石、肤青、石灰、礜石、铅丹、粉锡、代赭、戎盐、白垩、冬灰、青琅玕四十五味。此类药物经特殊制备后含有大量化合物。《延年秘录》钟乳散主补虚劳,益气力,消食:钟乳二分别研,防风、人参各一分,细辛半分,桂心二铢,干姜一铢,上六味为散分作三帖,每晨温酒服一帖,食时服一帖。食时进不用过饱,亦不得过饥,常令饮酒,使体中熏熏有酒气,若热烦,以冷水洗手面,不用热食,亦不得冷。巢元方《诸病源候论》引晋皇甫谧曰:近世尚书何晏,耽声好色,始服此药,必加开朗,体力转强,京师翕然,传以相授。晏死之后,服者弥繁,于时不辍,余亦豫焉。但是寒食散的制备可能受到秦汉时期道家炼丹术的影响。初唐中书侍郎薛曜《服乳石体性论》曰:夫金石之性坚刚而急烈,又性清净而恶滓秽。凡服乳

石讫，即须以意消息，寻检旧法，不可无备忌也。但人性或冷或热，或宽或急，皆须量性将卫，不可轻有犯触。凡乳石一服之后，常在肠胃，若人气力衰，石气强即发动，若人气力盛，石气安即强健。谨按古法，皆令五十以上始服乳石，殊谓不然。今验所见，年少服者得力速，兼无病患。何以言者，年少筋力满盛，饮食饱饫，弥益精明壮健，终无发理。年岁迟暮，气候衰竭，食饮失宜，此石气胜人，无不发动，历观得失，莫过于此。夫人年少纵不吃饮食，血气自强。年老力微，纵肉精细，犹不可健。以此言之，足明古法疏矣。凡人身血脉，经行不绝，如血脉微有滞处，便于其处发疮。或发热昏闷，必欲防之。每朝及暮，温一两盏清酒，或可以生姜刮碎和少茱萸饮之，令遍体热熏熏。又作热羹粥歠之，使肠胃通利，即石气流行。其初服石一二百日，尤宜作此将息。是古法服石不取夏月，只取冬月，所以然者，石有发动，与服时皆背，此又殊乖通论。今验服石，饮食失时，劳役过度，立即发动，岂待背时。今历见将卫得宜，并不发动，复见名医平章服石之人，常作热将息，傥发调适乃易耳。脱若石气发动，暂须宣泄，服少冷药，便得转泻，若得通畅，热气并除。若常作冷将息，脱若石气发动，用冷药无由得转。此一曲之说，今古存之，但欲广闻见尔。其将息皆须自量本性冷热为候，务取安稳，不可拘执古论，舍己从人，庶通幽君子以此为意也。《备急千金要方·解五石毒》曰：寒食五石更生散方，旧说上古名贤无此，此药方汉末有何侯者行用，自皇甫士安以降，有进饵者，无不发背解体而取颠覆。余自有识性以来，亲见朝野仕人遭者不一，所以宁食野葛，不服五石，明其有大大猛毒，不可不慎也。有识者遇此方即须焚之，勿久留也。其方已从烟灭，不复须存，为含生害也。由此可见，《千金翼方》下列寒食类方已非旧日原貌。① 耆婆大士丸治人五脏六腑内万病及补益长年不老方：紫石英研一两日，茯苓、麦门冬、防风、芍药、炙甘草各七两，上六味捣筛为散，麦门冬捣令如饴和散更捣千杵，又纳少许蜜更捣一千杵，令可丸如梧子，酒服七丸，日二服。服之一年，万病皆愈；二年骨髓满实；三年筋化为骨，肉变为筋，身轻目明，除风去冷，辟鬼神良；服之不绝，则寿年千岁，不老不衰而致神仙。然服忌慎；须持五戒、十善，行慈悲心，救护一切，乃可长生。此等六药应六时，合阳养阴，常须服之。已有疾病者，依检六味之药即合服之。检勘诸经，此六味之药相生如母子和也，服之，久久在人腹耳。② 五石肾气丸治诸虚劳亦与前同治方：白石英、紫石英、钟乳各十大分，赤石脂、禹余粮各二两半，山药、远志、细辛、茯苓、菟丝子、苁蓉、附子、干地黄、干姜、桂心各五分，海蛤各七分，石斛一两半，五味子、山茱萸、人参、续断、杜仲、泽泻、蛇床子、桔梗，上三十一味，捣筛为末，炼蜜和丸如梧子大，服五丸，日二服，稍加至三十丸，以酒下佳。③ 五石乌丸治男子五劳七伤诸积冷、十二风痹、骨节沉重、四肢不举、食饮减少、羸瘦骨立、面目焦黑、时时或腹内雷鸣、膀胱当满、或下青黄、经时不止、妇人产后恶血不尽、腹内坚强、诸劳少气、百病间发、或时阴肿、或即脱肛及下出疼痛方：钟乳、紫石英研炼、白石英研炼、石硫黄研各二两半，黄芩、白薇、白术各三分，矾石二两，干地黄七分，芍药、附子各一两，乌头十五枚，吴茱萸二两半，蜀椒、人参、细辛、白石脂、赤石脂、山茱萸、天雄、川芎、麦门冬、前胡、半夏、龙骨、桂心各五分，远志十五枚，茯苓、黄连、当归、紫菀、禹余粮、云母粉、炙甘草各一两半，上三十四味，捣筛为末，炼蜜和丸如梧子大，酒服十丸，日三，不知，增之，可至二十丸，以心热为知力也。④ 三石肾气丸：钟乳、白石英、赤石脂、禹余粮、海蛤各二两半并研炼，干地黄、石斛、白术各一两半，桔梗、五味子、桑寄生、山茱萸、杜仲、牛膝、泽泻、天门冬、蛇床子、当归各三两，人参、山药、远志、细辛、菟丝子、茯苓、肉苁蓉、附子，上三十味，捣筛为末，炼蜜和，更捣二千杵，丸如梧子，酒服十五丸，稍加至三十丸，日二，忌如药法。⑤ 五石更生散治男子五劳七伤、虚羸着床，医不能治，服此无不愈。唯久病者服之；其年少不识事，不可妄服之；明于治理能得药适，可服之；年三十勿服；或肾冷脱肛阴肿服之尤妙：紫石英、白石英、赤石脂、钟乳、石硫黄、海蛤、防风、瓜蒌各二两半，白术七分，人参三两，桔梗、细辛、干姜、桂心各五分，附子三分，上一十五味，捣筛为散，酒服方寸匕，日二，中间节量以意裁之。万无不起。热烦闷，可冷水洗面及手足身体，亦可浑身洗。若热，欲去石硫黄、赤石脂，即名三石更生。一方言是寒食散，方出何侯，一两分作三薄，日移一丈再服，二丈又服。⑥ 五石护命散治虚劳百病，羸瘦，咳逆短气，骨间有热，四肢烦疼,或肠鸣腹中绞痛,大小便不利,尿色赤黄,积时绕脐切痛急,眼眩冒闷,恶寒风痹,食饮不消,消渴呕逆,胸中胁下满气不得息,周体浮肿,痹重不得屈伸,唇口青,手足逆,齿牙疼,产妇中风及大肠寒,年老目暗,恶风头着巾帽,浓衣对火,腰脊痛,百病皆治,不可悉记,甚良。能久服则气力强壮,延年益寿:紫石英、白石英、钟乳、石硫黄、赤石脂、海蛤、瓜蒌各二两半,干姜、白术各一两半,人参、桔梗、细辛各五分,防风、黑附子、桂心各三分,上一十五味,皆取真新好者,各异捣筛,已乃出散,重二两为一剂,分三薄,净,温淳酒服一薄,日移一丈再服一薄,如此三薄尽,须臾以寒水洗手足,药力行者痹便自脱衣冷水极浴,药力尽行,周体凉了,心意开明,所患即瘥。羸困着床,皆不终日愈矣。人有强弱,有耐药,若人羸弱者,可先小食乃服药;若人强,不须食也。有至三剂药不行者。若病患有宿,宜先服硝石大黄丸下之,乃可服散,服药之后,宜牵劳。若羸着床不能行者,扶起行之,常当寒食、寒卧、寒衣,能极寒益善。若寒药未发者,不可浴也,浴则矜寒,使药噤不发,令人颤抖,当温酒饮之,起跳踊舂摩出力,温乃浴解则止,勿过多也。又当数令食,无昼夜,一日可六七食,若失食饮,亦令人寒,从食则温矣。若老小上气及产妇卧不能起,头不去巾帽、浓衣对火者,服药之后便去衣巾,将冷如法,勿疑。虚人易治,与此药相宜;实人勿服也,此药虽良,令人气力兼倍,然其难将适。大要在善将息节度,专心候按,不可失意,当绝人事,唯久病着床医所不治患厌病精意者,乃可服耳。小病不能自劳者,必废失节度,慎勿服之。若伤寒大下后乃可服之,便极饮冷水。若产妇中风身体强痛不得动摇者,便温酒服一剂,因以冷水浴取瘥。已浴之后,身有小痹,便以寒水浴使周遍,初得小冷,当小恶,得水之后,自当快之,当数食饮酒于意复悄悄不可快者,当复冷水浴,以病甚者水略不去体也。若病偏在一处,偏烦、偏热、偏冷、偏痹及眩,心腹满者,便以冷水逐洗于水下即可矣,如此尽昼夜洗,药力尽乃止。凡服此药不令人吐也,病痛皆自冷,若膈上满欲吐者,便少冷食即安矣。服药之后,大盒饭变于常,或小青黑色,此药功耳,勿怪之。若大温欲吐不可禁者,当吐,不可令人极也,明旦当更服。若洗浴晚者,药必失势不行,则冷不可强也。凡洗浴太早则药噤寒,太晚则吐乱,

不可失适。寒则出力乃温洗,吐则速令洗冷,食若以饥为寒者食自温,常当将冷不可热向火,若误更衣卧即为逆。凡服此药,食皆须冷,唯酒令热,自从或一月而解,或二十日而解之,当饮酒令体中熏熏不绝,当以淳酒,若饮薄酒及白酒,令人变乱。若病癥瘕者,要当先下,乃可服药耳。⑦ 三石散主风劳青冷补益诸病悉治之:紫石英、钟乳、白石英并研各五分,白术三两半,防风、桂心各一两半,牡蛎半两,桔梗一两,细辛、茯苓、人参、附子、瓜蒌、蜀椒、杜仲、干姜各三两,上一十六味,捣五千杵,酒服方寸匕,日三,行百步。⑧ 更生散治男子女人宿寒虚羸,胸胁逆满,手足烦热,四肢不仁,食饮损少,身体疾病,乍寒乍热,极者着床四五十年,服众药不瘥,此治万病,无不愈者悉主之方:钟乳、白石英、海蛤、赤石脂、防风、瓜蒌各二两半,干姜、白术各一两半,上十三味皆须新好州土者捣筛为散,囊盛四两,为八薄,温酒和服一薄,须臾起行,随力所往,还欲坐卧,随意着衣乃卧,适体中所便,食时乃冷,不得热食,只得大冷,忌食猪肉羹臛汤面,不得房室,诸禁忌之物皆不得食,服药后二十日复饮热食及房室,可渐随意,唯服药时不得耳。若头面中愦愦者,散发风中梳百余遍。一日三饮五合酒迄,日下晡渴,便饮酒啖脯饭,常令体中醺醺有酒势,手足烦热,可冷水洗之。加硫黄即靳邵散也。⑨ 张仲景紫石寒食散治伤寒已愈不复:紫石英、白石英、赤石脂、炼钟乳、瓜蒌根、防风、桔梗、文蛤、鬼臼、太一余粮各二两半,人参、干姜、附子、桂心各一两,上十四味捣筛为散,酒服三方寸匕。⑩ 损益草散助老人胃气延年主老少虚损及风寒毒冷,下痢癖饮,咳嗽消谷,霍乱,又主众病休息下痢,垂命欲死:人参、附子、牡蛎、黄芩、细辛各三分,干姜、桂心各五分,防风一两半,桔梗、蜀椒、茯苓、秦艽、白术各一两,上十三味各捣筛为散,且以温酒服方寸匕,老人频服三剂,最为神验。⑪ 草寒食散治心腹胁下支满,邪气冲上及心胸喘悸不得息,腹中漉漉雷鸣,吞酸噫,生食臭,食不消化,时泄时闭,心腹烦闷,不欲闻人声,好独卧,常欲得热,恍惚喜忘,心中怵惕如恐怖状,短气呕逆,腹中防响,五脏不调。如此邪在于内而作众病,皆生于劳苦。若极意于为乐,从风寒起,治之皆同:炼钟乳、附子、瓜蒌根、茯苓、牡蛎各一分,桔梗、干姜、人参、防风各一两,细辛、桂心各五分,白术三两

半,上十二味捣筛为散,旦未食时淳美酒服二方寸匕,去巾帽薄衣力行,建日服之至破日止,周而复始。

3. 寒食散制备

孙思邈明确指出凡石皆熟炼用之,《外台秘要》辑录各家制备服用方法。① 李补阙研炼钟乳法:取韶州钟乳无问浓薄,但令颜色明净光泽者,即堪入炼,唯黄赤两色不任用。欲炼亦不限沸。水减即添,若薄乳三日三夜即得,若粗肥浓管者,即七日七夜,候乳色变黄白即熟,如疑生,更煎满十日最佳,煮讫,出金银碗。其铛内煮乳黄浊水弃之,勿令人服,服必损人咽喉,伤人肝肺,令人头痛,兼复下利不止,其有犯者,食猪肉即愈,弃此黄水讫,更着清水,准前更煮,经半日许即出之,其水色清不变即止,乳无毒矣,即于瓷盆钵中,用玉锤着水研之。其钵及锤,须夹白练袋,笼口稍长作之。使锤得转,兼通上下,每日着水搅令调匀。勿使即是水尽,即更添水,常令如稀泔状,乳细者皆浮在上,粗者沉在下,复绕锤钵四边研之,不及者即粗细不匀,为此每日须一开或二开,搅刮令匀,勿使着锤。即得匀熟,免有粗细,研至四五日,状若乳汁,研揩视之,状如书中白鱼腻即成。自然光白,便以水洗之,不随水落者即熟,若得水而落者即未成,更须研之,以不落为限,熟讫。澄取曝干,任将和药及和酒,空腹服佳。② 崔尚书乳煎钟乳饵法:疗风虚劳损腰脚弱,补益充悦,强气力。钟乳三两研如面,以夹帛练袋盛稍宽容,紧系头,纳牛乳一大升中煎之,三分减一分即好。去袋空饮乳汁,不能顿服,分为再服亦得;若再服,即取晚间食消时服之,如能顿服,即平旦尽之。不吐不利,若稍虚冷人,即微下少鸭溏亦无所苦。明旦又以一大升牛乳准前煎之,依法饵之。其袋子每煎讫即以少许冷水濯之,不然,气不通泄。如此三十度以上四十度以下即力尽,其袋中滓和面饲母鸡,取其生子食亦好,不然用浸药酒亦得。若有欲服白石英,并依此法。若患冷人即用酒煎,患热人即用水煎之。若用水及酒例须减半乃好,若用牛乳三分减一分,补益虚损无以加之,永不发动。服粉乳法:钟乳小秤一两分为两服,朝服暮尽。无问多少,一准此法,一两为度。凡服乳皆须温清酒服之,常令酒气不绝为佳,不得使醉吐,唯须少食,日食一升许饭,得满三日不出,即乳不随食下化为

度,三日外,任意作美食将息。其乳多少任人贫富服之,师云,服一斤百病自除。二斤流及三世,三斤临死之时,颜色不变,在土下满五百年后,乃成强壮人。③《千金翼方》煮石英服饵法:石英五大两,泽州光净无点翳者,取石英打碎如小豆荞麦许大。去细末,更于水中涛洗令净,重练袋盛之。以绳子系头。取五大升清水于不津铁铛中煮之。煮时石袋不用着铛底,恐沙石煎坏,先以一杖横铛口,挂石袋着杖上,去底三二许,煮取一升汁,置碗中经宿,澄取清,平朝空腹顿服,若以此汁煮稀粥服之亦佳,每服后可行五百步,并饮三两盏清酒,又更依前法煮石二十度者,石即无力,以布裹埋南墙下深三尺。满百日又堪用服之,然终不如新者。④《千金翼方》石英和金银人参煮服饵法:金十大两,银四大两,白石英五大两,人参二大两,上四味取一铁釜净洗,即下前件药于釜中,先下水三大升,立一杖入釜中令至底。水所浸着处即刻记之,更下水二大斗七升,通前总三大斗煎之,如鱼眼沸,渐减至杖所刻处,即停火,急取湿土置釜底。取其汁贮以不津器中。其金银石等漉出收取,其人参随药汁细细吃却其汁,每朝空腹服三大合。夜间又服二大合,欲作食饵亦任,每服之后,随性多少酒使行药气。⑤《纂灵记》银罐煮白石英服水法:白石英五大两,以银罐盛石,受可一小升,罐底开小孔子令遍,侧畔近下又两行开孔绕遍。于铁铛中着水五大升,内银罐水中,炭火上煎取二升。去罐澄清,分再服。服讫饮少酒脯,行一二百步许。其石三遍煎,一回打碎一片作两片,至麻米大即休弃之,不堪服也。无所诚忌。⑥ 同州孟使君饵石法:粗白石英一大斤敲碎,颗粒如酸枣核大,不用全取白石颗,先砂盘中和粗磊磊砂,使壮儿仍少着水。和二三千下讫,即净洗取石,又于砂盘中和砂,更一二千下,依前净洗,即熟使光滑,即盛于夹帛练袋中,若出将行,若于家内安当门床上,每日平明未梳裹前。取七颗含于口中,以酒或水下之,一颗一回咽,七回吞,直令到小腹下,以两匙饭压着,即依大家食。一无所忌死生秽恶,白酒牛肉,但是石家所忌,皆总不忌,所以辛苦料理使光滑者,恐有浮碎薄人肠胃,作小疮子。亦无他疑,即每日亦起梳裹前,依前服之,值冷热都总忌,比至日午左侧,即便转出为新石,推陈石下,下讫,还依大家食时即餐饭,若自知病羸。至夜食前又

服七颗,依前法吞,一夜令在小腹下,温齐脚,明日平明先便转陈石,总与石下讫,又朝法夜法服之。此石常在小腹内,仍附仓门,但小腹温热。于四肢膀胱头目髓脑肤体之内,元无石气,欲发从何而作,丈夫妇人多有积冷,若下热必须上冷。若上下俱冷,胃口不下食。便成消渴致死,若上下俱热,头面生疮,唇干眼赤,手脚枯槁,皮毛浮起,不久成骨蒸,凡人必须上下焦。冷热气息调和,筋脉通达,若上热下冷,必有痼积。服石之后,即下热自然上冷,骨气坚实,腰肾强健,万病自除,若不得力,十斤亦须常吃,若得力,讫一斤即止也。⑦ 羊肉中蒸石英及礜石汁焦猪肉兼作姜豉服饵法。羊肉中蒸石英服饵法:精羊肉一斤,白石英三两,上二味先取肉擘作两段钻作孔,内石着肉中还相合。即用荷叶裹,又将腊纸裹,又将布裹,于一石米饭中蒸之。候饭熟即出,却石后,取肉细切,和葱椒姜等绝小作馄饨子。熟煮,每旦空腹冷浆水中吞一百子,吞讫,将冷饭压之,百无所忌,宜春夏服大验,其石永不发,勿令馄饨破碎,其石三两回用之,乃换之。礜石汁中焦猪肉饵法:白石英一大两上一味绢袋盛,以水三斗,煎取四大升,去石,以猪肉一斤细切,椒葱盐豉一如食法煮之,任意服,隔十日一度,打碎煮之,一无所忌,甚妙。⑧ 石英汁作姜豉服饵法:白石英二大两,肥猪肉三斤,上二味以水八升煮石英,取五升量煮猪肉得烂熟为度,取猪肉汁下葱豉,切肉作姜豉食之。一剂可六七日吃令尽,二两石英三度煮之,第一度全用,第二度中破。第三度捣碎煮之,每煮皆用白练袋盛之,其石经三度煮,即须换新者,二月以前八月以后皆可作饵也。⑨《千金翼方》猪肚煮石法:年四十以下服二大两,年四十五十乃至六十以上,加二两,常用。四月以后服之者,缘石性重,服经两月以后,石力若发,即接秋气,石力下入其脏,腰肾得力,终无发理。白石英二大两末以生绢袋重盛缝却口,人参末、生地黄、生姜各三大两,葱七茎,豆豉一抄,椒四十九颗,羊肉半斤,猪肚一具,新粳米一合,和前件药并石英袋内着猪肚中,急缚口勿使少泄气及水入,上十味以水二斗,煮至八升即停,出药肚着盘上使冷,然后破之,如热破,恐汁流出,先出石袋讫,取煮肚汁将作羹服之,每年三度服,每服石英依旧,余药换之,分数一依初法,每服隔一两日,不得食木耳竹笋。⑩《千金翼方》石英饲牸

牛取乳服饵法:白石英三大斤,上一味捣筛细研三两日,研了,取一牸牛十岁以上养犊者,唯瘦甚佳。每日秤一大两石末和锉豆与服,经七日即得取乳,每朝空腹热服一升,余者作粥吃,任意食之,百无所忌,以五月上旬起服大好,如急要亦不待时节。终无发也,牛粪粪地随意种菜,供服乳人吃之。⑪ 石英和磁石浸酒饵法:白石英五大两,磁石五两,二物各捣令碎,各用两重帛练袋盛之,上二味好酒一斗置不津器中悬药浸,经五六日以后,每日饮三两盏,常令体中微有酒气,欲加牛膝、丹参、杜仲、生地黄、吴茱萸、黄芪等药者,各自量冷热及所患,并随所有者加之。仍随所加有忌者禁之,余百无所忌。一年以后须发变黑,腰疼耳聋悉瘥。其酒三五日以后即渐添一二升,常令瓶满。所加草药疑力尽者任换之。经三四个月疑石力稍微即更出捣碎,还以袋盛,经半年以后弃之,准前更合。

4. 解寒食散研究

如同西医学糖皮质激素的药物作用,寒食散在发挥正作用的同时产生毒副效应。为减少寒食散毒副作用,以曹翕为代表的众多晋唐医学家如皇甫谧、靳邵、范曲、释道弘等做出了不懈的努力。曹翕服用寒食散四十载,所治者亦有百数,经验丰富。曹翕《解寒食散方》主要学术观点:① 服用寒食散虽有余热不复堪冷,欲得覆而不密,常欲得凉而不至于极冷。② 勿得脱衣露卧,汗出当风也。衣薄衣浓皆当随觉为度。③ 凡服寒食散发者,皆宜随所服之人以施方治。④ 服药之日更当增其衣服,扶掖起行,令四体汗出,则营卫津液诸温热随汗孔而越,不复苦烦愦矣。⑤ 无事为蛇足而强用水。⑥ 服药之后假使头痛壮温,面赤体热,其脉进数,以伤寒法救之。⑦ 人有服草散两匕十年不除者,有服石八两终身不发者。⑧ 寒大过致药动者以温解之,热大过致药动者以冷解之。⑨ 服散不可失食,常令胃中有谷,体气胜则药不损人。⑩ 服寒食散者唯以数下为急,有终不下之必不得生,急饮三黄汤下之,得大下即瘥。⑪ 下后食少里空,热便乘虚在处,则吐逆下利腹满,如此者宜以冷食渐渐解,服栀子汤是其治也。⑫ 药发头面苦眩冒,热甚头痛面赤,以寒水淋头;耳目口齿苦,耳鸣汁出,数数冷食,稍稍步行;口中生疮,舌强,服栀子汤。⑬ 药发心腹苦心腹痛者当与热酒。诸痛之中心痛最急,或有气绝病不自知者,以酒灌之;腹满者服

凝水石汤;腹中拘急切痛当用饮食;腰痛以寒水洗并冷石熨之;小行稠数者水洗小腹并服栀子汤;关节不屈伸,百节酸疼者勤自劳役;药发噤寒急用饮酒,勤自劳役,即当渐温矣。⑭ 药发杂患,其有偏痛、偏烦、偏冷、偏热、偏急、偏缓,当于水下觉除也。⑮ 服寒食散不宜悲思哭泣及嗔恚忧恐;不宜筋力劳役;不宜触盛日猛火;不宜热衣热食;不宜热药针灸;初服七日不可为房事。⑯ 服寒食散六反:重衣更寒;饥则生臭;极则自劳;温则泄利;饮食欲寒;痈疮水洗。⑰ 服寒食散七急:急洗勿失时;急食勿忍饥;急酒令温;衣温急脱;食必急冷;急食厌少。⑱ 服寒食散八不可:不可冬寒欲火;不可饮食欲热;不可常疾自疑;不可畏避风温;不可疲极不行;不可饮食畏多;不可居贪浓席;不可所欲从意。

巢元方《诸病源候论》卷六专题论述寒食散毒副反应的症状源候,内容丰富。服散之脉或洪实或细数,或断绝不足欲似死脉,或弦快坐所犯非一故也。热多则弦快,有癖则洪实,急痛则断绝。脉沉数者难发,脉浮大者易发。人有服散两三剂不发者,此人脉沉难发。服散得力有五候:一候进食多,二候气下颜色和悦,三候头面身痒瘙,四候策策恶风,五候厌厌欲寐。诸有此证候者,皆药内发五脏,不形出于外,但如方法服散,勿疑。凡此诸救,皆吾所亲更也。试之不借问于他人也。要当违人理,反常性。① 服散痰癖由过饮心胁结急。② 服散石劳由壅结痞塞不解。③ 服散浮肿由气壅肌肤不得宣散。④ 服散渴饮由津液竭燥。⑤ 服散上气由热搏荣卫而气逆。⑥ 服散心腹痛由寒热相搏,气逆攻腹乘心。⑦ 服散大便秘难由散势不宣,热积肠胃。⑧ 服散小便多由胞冷不能制于小便。⑨ 服散大便血由冷热交击,血渗大肠。⑩ 服散卒下利诸病由犯触解散而肠胃虚弱。⑪ 服散小便不通或热淋由石势归肾而内生热。⑫ 服散发黄由积热蕴结蒸发于肌肤。⑬ 服散脚热腰痛由石热归肾,气乘腰脚。⑭ 服散鼻塞由冷气不退乘肺。⑮ 服散发疮痛肿由积热乘血,血气壅滞。⑯ 解散烦闷呕逆由冷热相搏,结滞气乘。⑰ 解散目无所见目疼候将适失宜,饮食乖度,鬲内生痰热,痰热之气熏肝,肝候目,故目无所见而疼痛。⑱ 服散心腹胀满由石势不宣,内壅腑脏。⑲ 服散风劳由石发体虚。⑳ 服散饮酒发热由积

热敷散经络。巢元方曰:世人未能得其深趣,故鲜能用之。然其方法,犹多不尽,但论服药之始将息之度,不言发动之后治解之宜,多有阙略。

《千金翼方·解散发动》曰:既得药力,诸痾并遣,石忽发动,须知解方,故次立解散方焉。一一依其诊候而用之,万不失一。夫脉或洪或实,或断绝不足,欲似死脉,或细数,或弦快,其所犯非一故也。脉无常,投医不能识也。热多则弦快,有癖则洪实,急痛则断绝。凡寒食药热率常如是,自无所苦,非死候也。动从节度,则不死矣。不从节度,则死矣。欲服散者,宜诊脉审正其候,尔乃毕愈。脉沉数者难发,难发当数下之。脉浮大者易发也。人有服散两三剂不发者,此人脉沉难发。发不令人觉,药势已行。不出形于外,但以药治于内。欲候知其力,人进食多,一候。颜色和悦,二候也。头面身体瘙痒,三候也。涩涩恶风,四候也。厌厌欲寐,五候也。诸有此证候者,皆药内发五脏,但如方法服药。宜数下之,内虚自当发也。① 人参汤主散发诸气逆,心腹绞痛,不得气息,命在转烛:人参、枳实、炙甘草各九分,瓜蒌根、干姜、白术各一两半,上六味水煮分三服。② 鸭通汤主散发热攻胸背,呕逆烦闷,卧辄大睡乘热,觉四肢不快,寒热往来,大小便难:白鸭通,大黄二两,石膏、知母各一两,豆豉一升,麻黄三两,葱白二七茎,栀子仁二七枚,黄芩一两半,炙甘草三分,上十味一斗二升淋鸭通煮取三升半,饭前服一升。③ 治气汤主散家患气不能食若气逆:人参、茯苓、桂心、厚朴、半夏、炙甘草各一两,麦门冬、生姜各三两,大枣二十枚,上九味水煮分服。④ 善服散家痰饮,心胸客热满闷:生甘草五两㕮咀,酒五升煮取二升半,空腹分再服。⑤ 解散主诸石热毒:白鸭通五升,汤一斗渍之,澄清候冷冻饮料之。⑥ 三黄汤主解散发腹痛胀满卒急:大黄、黄连、黄芩各三两,上三味水煮分三服。⑦ 黄连汤主散发时行兼有客热下血痢不止而烦:黄连、黄柏各四两,栀子十五枚,阿胶一两,干姜、芍药、石榴皮各二两,上七味水煮分三服。⑧ 调脏腑方治散发虚羸不能食饮,大便不通:麦门冬、黄芩、人参各二两,竹茹一升,大枣十四枚,茯神、半夏、生姜、炙甘草各三两,桂心半两,上十味水煮分三服。⑨ 治散发四肢肿:甘遂一两,木防己、茯苓、人参、白术各三两,麻黄二两,炙甘草一两半,上七味水煮分三服。⑩ 治散发如淋热:

葵子三升，茯苓、大黄、通草各三两，葱白七茎，当归、石韦、芒硝各二两，桂心一两，上九味水煮分四服。⑪荠苨汤治矾石发或紫石发：荠苨、麦门冬各三两，干姜三两半，麻黄、人参、黄芩、桔梗、炙甘草各二两，上八味水煮分三服。⑫硝石大丸主散发惊厥口干，心下坚，羸瘦不能食，喜卧及坠堕血瘀，久咳上气胸痛，足胫不仁而冷，少腹满而痛，身重目眩，百节疼痛，上虚下实，又主女人乳余疾带下，五脏散癖伏热大如碗，坚肿在心下，胸中津液内结，浮肿膝寒，蛊毒淫跃，苦渴大虚等：硝石十二两，蜀椒一斤二两，水蛭一百枚，虻虫二两半，大黄一斤，茯苓六两，柴胡八两，川芎五两，蛴螬三十枚，上九味捣筛为末炼蜜为丸如梧子大，空腹以饮服五丸，日三服。⑬解散雷氏千金丸：硝石三分，大黄四两，巴豆一分，上三味捣筛为末炼蜜和丸如小豆许，饮服一丸，日二，以利为度。⑭细辛丸主散发五脏六腑三焦冷热不调，痰结胸中强饮，百处不安：细辛、杏仁、泽泻、干姜、白术、茯苓、桂心、炙甘草各二两，附子、蜀椒、附子、大黄、木防己各五分，芫花、甘遂各一两，上十五味捣筛为末白蜜和丸如梧子大，酒服二丸，日再服。⑮大青丸主散发积年不解，不能食，羸瘦欲死：大青、麦门冬、香豉各四两，石膏、葶苈子、栀子、瓜蒌根、枳实、芍药、知母、茯苓、大黄、黄芪、黄芩、炙甘草各二两，上十五味捣筛为末炼蜜和丸如梧子大，以饮服五丸，日二丸。⑯下药法治诸丹及金石等散数发热无赖，此方下之：黍米三升作糜以成煎，猪脂一斤合和之使熟，明旦早食之令饱，晚当下药，煎随下出，神良。⑰压药发动，数数患热，求下之方：猪肾脂以火炙之，承取脂，适寒温，一服二三合，一日一夜可五六升，药稍稍随大便去，甚良。⑱摩膏治散发疮疡：生胡粉、芜菁子、杏仁、黄连、水银、猪脂等分，上六味捣筛脂和摩之。⑲槟榔汤治服散之后身体浮肿：大槟榔三十五枚捣筛水煮分再服。

服散发背证治：《外台秘要》曰二仪含象，三才贯形，五体以类于五行，六腑乃同于六吕，人之肉也，则脾之所主，人之皮肤，则肺之所管，肤肉受病，皆緣滋味而与衣服，衣服浓暖则表之呼寒，滋味失度则腑脏皆热，腑脏既拥则血脉不流，血脉不流则毒气斯偏注凑于俞穴，俞穴之所，阴阳会津承虚伏守，必煮其血，血败即溃肉，肉腐而成脓，实则为痈，浮则为肿也。若兼肾肝虚热，遂成疽成瘭

矣，且疽则附骨，瘭则着筋，凡曰痈疽，脉皆有状，有浮有滑，有数有涩，有弱有沉，浮为阳虚，滑为阳实，数为阳燥，涩为阴寒，弱为阴虚，沉为阴坚，三阳三阴之脉也，若三部之中，脉有一阴一阳复结为失常经者，痈疽之候也，且脉法，心洪肺浮，肝弦肾沉。若肺肝心俱至，即发痈疽，何以言之，为一阴一阳水火竞焉，旧论寒热客于经络，血涩不通，其理乖也，论热尽发于内而形于外，未有外热能入于内，而成其肿，皆緣表虚客寒所搏，故衣浓暖呼其寒，是其义也，凡痈发生，皆緣自召，一呼吸失度，二喜怒不调，三饮食愆时，四阴阳乖候，犯此四者，则六腑不和，营卫不利，营者血也，卫者气也，血伤寒则涩，气伤热则益，气则为火，血则为水，水火相搏，遂形痈疽，故加虚则气撮心掇，四肢颤掉，若有失而悸，此为脓不出尽之候，久即成漏，纵瘥终发，宜服排脓补养药，即无咎也，痈疽之名，大体相似，发有深浅，疗有虚盈，然摄之于药物，殊途而同归也。凡人强壮之年，少阳气省，皮肤疏薄，滋味惬情，肠胃壅塞，因壅发热，即受其寒，寒气总至，受有深浅，随处为证，浅即内阳尚壮，中即少虚，深即虚竭，病在阳即易去，在阴即难除，其有决生死之神功，辨形色之宗旨，明刘涓之术录尔。凡痈疽脓出后，不可疗者有五，一眼白睛青黑而小，二咽药而呕，三伤痛渴甚，四膊项中不仁，五音嘶色夺，此为极也又凡食诸生果，皆召其疴，养生法云，勿食不成核之果，勿食和污粒之食，皆为疮痈，略为纲举，以晓将来耳。①五香连翘汤治服五石寒食更生散或单服钟乳而发背：青木香、沉香、独活、连翘、升麻、薰陆香、射干、鸡舌香、桑寄生、通草各二两，麝香半两，大黄三两，淡竹沥二升，上十三味水煮分三服。②神验方治服散发背，肠痈，乳痈，一切毒肿，服之脓化为水：犀角屑十二分，大黄五分，升麻、栀子仁、黄芩、防风、当归、炙甘草、干蓝、人参、黄连、黄芪各四两，巴豆二十颗，上十三味捣筛蜜和为丸如梧桐子大，初服十丸。③涂散方治风毒及一切肿，天后赐会稽王岑发背，会稽与芦黄门等亲与药须臾平复，岑候因得此法：大黄五两，白蔹、大青各三两，寒水石、紫葛、青木香各一两，硝石、黄芩各二两，苦参一两，上九味捣散牛乳涂故布拓肿上。④摩膏治石气在皮肤肿热：生麦门冬、葳蕤、鼠李皮、石膏、凝水石、沙参各一两，青葙子、露蜂房各一分，竹沥、杏仁油各一大合，牛酥五

大两,生地黄汁三合,上十二味捣筛内酥油沥中微火煎令鱼眼沸,一炊久膏成,觉有热处即摩之。⑤ 内塞排脓散治诸虚不足发背及痈疽瘰后经年复发背,由太风聚结,毒气闭塞,得夏月出攻背,不治积聚作脓血或为内漏:山茱萸、五味子、茯苓、干姜各六分,当归、石韦、川芎各四分,附子二分,肉苁蓉、巴戟天、远志、麦门冬、干地黄各八分,菟丝子、地麦各三分,石斛、人参、炙甘草、芍药、桂心各五分,上二十味捣散每服一方寸匕,日三夜一。⑥ 治痈疽发十指及发背,去恶肉:猪蹄一具,当归、大黄、川芎、芍药、黄芩、独活、莽草各一两,上八味水煮洗疮。⑦ 生肌膏主痈疽发背已溃:甘草、当归、白芷、蜀椒、地黄、细辛、续断各三两,乌啄六枚,肉苁蓉三两,薤白二十茎,蛇衔一两,上十一味好酢半升和渍一宿,猪膏三斤微火煎之令鱼眼沸,膏成涂之。⑧ 黄芪汤治胸背游肿痈:黄芪、人参、麦门冬、石膏、川芎、当归各二两,生地八两,炙甘草、芍药各三两,生姜五两,大枣三十枚,半夏四两,竹叶一握,上十三味水煮分四服。⑨ 治服石之人患疮肿,单服牛蒡子,每吞三撮。⑩ 治散发生疮肿赤:赤石白一片烧令赤置酢中捣敷。⑪ 治大热背肿身多生疮,下诸石:露蜂房六两,木绯帛一尺,乱发二两,升麻三两,上四味炭烧捣碎作黑灰,筛之取末,空腹酒和服一方寸匕,日再。⑫ 竹叶黄芪汤治动散背肿自利,虚热不除:竹叶三升,黄芪四两,小麦一升,芍药、人参、当归、五味子、生姜、麦门冬各三两,炙甘草、石膏、茯苓各二两,升麻、地黄、知母各一两,桂心六分,干枣十四枚,上十七味水煮分四服。⑬ 李根散治痈疽发背后小瘰疬:李根一升,炙甘草、桔梗、黄芩各二两,葛根、当归各三两,桂心、芍药各四两,川芎六分,通草、白蔹、厚朴、附子各一两,瓜蒌子、半夏各一升,上十五味捣筛为散酒服一方寸匕,日三。⑭ 治痈疮发背:蜀椒、黄芩、人参各二两,干姜、附子、白蔹、防风、桂心、炙甘草各一两,川芎二两,赤小豆一合半,上十一味捣散酒服一方寸匕,日三。

寒食散及其毒副作用是晋唐医学的重要研究专题。据《七录》《隋书·经籍志》《旧唐书·经籍志》《新唐书·艺文志》记载,寒食散研究类著作有①《寒食散论》二卷;②《寒食散汤方》二十卷;③《寒食散方》一十卷;④ 皇甫谧《曹翕论寒食散方》二卷;⑤ 释道洪撰《寒食散对疗》一卷;⑥ 释智斌撰《解寒食散方》二卷;⑦《解寒食散论》二卷;⑧《杂散方》八卷;⑨《范氏解散方》七卷;⑩《解释慧义解散方》一卷;⑪《石论》一卷;⑫《服石论》一卷;⑬《解散经论并增损寒食节度》一卷;⑭ 宋尚撰《太一护命石寒食散》二卷;⑮《序服石方》一卷;⑯《散方》二卷;⑰《杂散方》八卷;⑱ 释昙鸾撰《疗百病散》三卷;⑲ 徐叔和撰《解寒食散方》十三卷;⑳《解寒食方》十五卷;㉑《寒食散方并消息节度》二卷;㉒《解散论》二卷;㉓《解寒食散论》二卷;㉔ 徐叔响《解寒食散方》六卷;㉕ 释慧义《寒食解杂论》七卷;㉖《杂散方》八卷;㉗《解散方》;㉘《解散论》十三卷;㉙ 徐叔响《解散消息节度》八卷;㉚ 解释慧义《解散方》一卷;㉛《解散经论并增损寒食节度》一卷;㉜《杂散方》八卷;㉝《寒食散方并消息节度》二卷。《册府元龟》曰:① 魏东平王翕撰《解寒食散方》;② 皇甫谧《曹翕论寒食散方》;③ 释道洪《寒食散对疗》;④ 释智斌《解寒食散方》;⑤《解散论》;⑥《解寒食散论》;⑦ 徐叔向《解寒食散方》;⑧《解散消息节度》;⑨《解寒食散方》;⑩ 释慧义《寒食解杂论》;⑪《杂散方》;⑫《解散方》;⑬《解散论》;⑭《范氏解散方》;⑮《释慧义解散方》;⑯《服石论》;⑰《解散经论并增损寒食节度》;⑱ 宋尚《太一护命石寒食散》;⑲《序服石方》;⑳《寒食散方并消息节度》;㉑《寒食散论》;㉒《寒食散汤方》;㉓《寒食散方》。冈西为人《宋以前医籍考》同《中国医籍考》。上述著作无一幸存。

《隋书·经籍志》载:《寒食散论》二卷,未注撰著人名氏。《七录》有《寒食散汤方》二十卷,未注撰著人名氏;《寒食散方》一十卷,未注撰著人名氏;《皇甫谧曹翕论寒食散方》二卷,亡。《中国医籍考》:皇甫谧《曹翕论寒食散方》二卷,佚。如若《隋书·经籍志》《皇甫谧曹翕论寒食散方》作皇甫谧《曹翕论寒食散方》,则严世芸、李其忠《三国两晋南北朝医学总集》辑录《医心方》皇甫谧《论寒食散方》内容应作曹翕《论寒食散方》读。《册府元龟》翕撰《寒食散方》,与皇甫谧所撰并行于世。据现有文献考证,曹翕是寒食散研究第一人。其医名不及皇甫谧,故后人多将皇甫谧《曹翕论寒食散方》读作《皇甫谧寒食散方》。

服石与炼丹是古代医学发展史上的一个侧面,它们是互相联系的。服石,指为了某一目的而服用某些矿石类药物。炼丹则是为追求长生不老、发财致富而对某些矿物药进行加工的过程。服石起源较早，战国时期至西汉，可能就有服石，但当时并未形成一种社会上普遍流行的风气，而是把矿物药用来治病。魏晋以来，由于社会为动乱而产生“清谈”之风，玄学讲求清高，不谈政治，由此而逐渐风行服用矿物药，以求享乐长生，或作为美容及房中术之辅助物。当时常用之矿物药为紫石英、白石英、硫黄、钟乳石、赤石脂等五种，一般又称为五石散。据历史记载，服石后，人体感到发热、身痒、坐卧不安，甚则神志颠狂。由于身痒搔挠而发生皮肤破损和感染，导致痈疮发作，高热舌缩。这是中毒的症状，当时称为石发。由于服食后产生高热，一般均需宽衣松带，寒食寒卧，因而又称“寒食散”。自魏尚书何晏倡服石以后，至南北朝为止，服石之风盛行，成为一股歪门邪道的颓废风气。死于服石者甚多，因服石而致残、病者亦复不少。这就形成了一类特殊的病症。即隋《诸病源候论》中所载述的“解散诸侯”，书中列述服五石散所引起的各种病症。在《隋书·经籍志》中，所载的解散方书多达十多种。这种病症及治疗对策，是医学发展史上的一个插曲，在两晋南北朝隋唐之后，由于服石的弊端及遗害，这种风气也就逐渐销声匿迹了。从客观上说，服石所致的疾病对医学提出一些新的要求，促使医家去钻研医学面临的问题，因而在某些方面(如外症)得到相应的发展。炼丹也有类似的情况，尽管其主观意图是消极的，但它对医药的发展，对现代化学的发展，均在客观上产生了有利的影响。炼丹学著作起源较早，汉代已开始炼制黄金，东汉魏伯阳《周易参同契》是炼丹的专书。炼丹术的代表人物为东晋的葛洪与南朝的陶弘景。葛洪的《抱朴子·内篇》一书中，有专门的篇章记述炼丹。当时，炼丹家们所追求的是通过对某些物质(主要是矿物质)的加工，找到能服用以求得长生不老的神丹，以及发财致富的黄金。据调查，古代用于炼丹的原始物质有六十多种，包括无机物与有机物如汞、硫、碳、锡、铜、金、银，还有氧化物如三仙丹、铅丹等，此外，丹砂、雄黄、盐、硝石、胆矾、钟乳石、云母以至酒、醋等有机溶剂，也都是常用的炼丹材料。炼丹时，多数采用密封加温的方法提炼。通过炼丹，我国古代已经认识到一些化学变化的现象如氧化、还原、升华、可逆反应，等等，也已经掌握了丹砂、硫黄，甚至黄金的溶解方法。由于炼丹，不仅导致黑色火药的发明这一科学史上的重大成就，也在医学上产生了不小的影响。如对汞合金的炼制，能制作出锡汞齐、金、银、铅等金属汞齐。后来，汞齐在唐代就应用于牙科的治疗。铅丹的炼制最终导致一些外用药如红升丹的制成，至今仍为外科常用药物。炼丹术很早就传到国外，古代阿拉伯国家的炼丹术，明显是受到我国炼丹术的影响的。他们所用的炼丹原料，有的还明确注出中国产的名称。Alchemy 一词，据考证是来自阿拉伯语 al-kimiya，而后者是中国南方方言中“金液”一词的转译，金液是我国古代炼丹术的主要内容。

5. 晋唐寒食散研究名家

葛洪《肘后备急方》服散发动证治　凡服五石护命更生及钟乳寒食之散，失将和节度，皆致发动其病，无所不为。若发起仓卒，不以渐而至者，皆是散势也，宜及时救解之。若四肢身外有诸一切痛违常者，皆即冷水洗数百遍，热有所冲，水渍布巾，随以搶之，又水渍冷石以熨之，行饮暖酒，逍遥起行。若心腹内有诸一切疾痛违常，烦闷惛恍者，急解之，取冷热，取温酒饮一二升，渐渐稍进，觉小宽更进冷食。其心痛者，最急，若肉冷，口已噤，但折齿下热酒。若腹内有结坚热癖使众疾者急下之：栀子十四枚，豉五合，水二升煮取一升，顿服，热甚已发疮者加黄芩二两；癖食犹不消，恶食畏冷者更下：好大黄末、芒硝各半升，半夏、黄芩、芫花各一分，甘草二两，捣散，水八升先煮大枣二十枚使烂取四升，纳药五方寸匕，搅和着火上，分三服；得下后应长将备急药：大黄、葶苈、豉各一合，杏仁、巴豆三十枚，捣筛蜜丸如胡豆大旦服二枚。

《诸病源候论》引皇甫谧语　然寒食药者，世莫知焉，或言华佗，或曰仲景。考之于实，佗之精微，方类单省，而仲景经有侯氏黑散、紫石英方，皆数种相出入，节度略同；然则寒食草、石二方，出自仲景，非佗也。且佗之为治，或刳断肠胃，涤洗五脏，不纯任方也。仲景虽精，不及于佗。至于审方物之候，论草石之宜，亦妙绝众医。及寒食之疗者，御之至难，将之甚苦。近世尚书何晏，耽声好色，始服此药，心加开朗，体力转强，京师翕然，传以相授。历岁之困，皆不终朝而愈。众人喜于近

利,未睹后患。晏死之后,服者弥繁,于时不辍,余亦豫焉。或暴发不常,夭害年命,是以族弟长互,舌缩入喉;东海王良夫,痈疮陷背;陇西辛长绪,脊肉烂溃;蜀郡赵公烈,中表六丧;悉寒食散之所为也。远者数十岁,近者五六岁;余虽视息,犹溺人之笑耳。而世人之患病者,由不能以斯为戒,失节之人,多来问余,乃喟然叹曰:今之医官,精方不及华佗,审治莫如仲景,而竞服至难之药,以招甚苦之患,其夭死者焉可胜计哉?咸宁四年,平阳太守刘泰,亦沉斯病,使使问余救解之宜。先时有姜子者,以药困绝,余实生之,是以闻焉。然身自荷毒,虽才士不能书,辩者不能说也。苟思所不逮,暴至不旋踵,敢以教人乎?辞不获已,乃退而惟之,求诸《本草》,考以《素问》,寻故事之所更,参气物之相使,并列四方之本,注释其下,集而与之。匪曰我能也,盖三折臂者为医,非生而知之,试验亦其次也。服寒食散,二两为剂,分作三帖。清旦温醇酒服一帖,移日一丈,复服一帖,移日二丈,复服一帖,如此三帖尽。须臾,以寒水洗手足,药气两行者,当小痹,便因脱衣,以冷水极浴,药势益行,周体凉了,心意开朗,所患即瘥。虽羸困着床,皆不终日而愈。人有强弱,有耐药;若人羸弱者,可先小食,乃服;若人强者,不须食也。有至三剂,药不行者,病人有宿癖者,不可便服也,当先服消石大丸下去,乃可服之。服药之后,宜烦劳。若羸着床不能行者,扶起行之。常当寒衣、寒饮、寒食、寒卧,极寒益善。若药未散者,不可浴,浴之则矜寒,使药噤不发,令人战掉,当更温酒饮食,起跳踊,舂磨出力,令温乃浴,解则止,勿过多也。又当数令食,无昼夜也。一日可六七食,若失食,饥亦令人寒,但食则温矣。若老小不耐药者,可减二两,强者过二两。少小气盛及产妇卧不起,头不去巾帽,浓衣对火者,服散之后,便去衣巾,将冷如法,勿疑也。虚人亦治,又与此药相宜。实人勿服也。药虽良,令人气力兼倍,然甚难将息,适大要在能善消息节度,专心候察,不可失意,当绝人事。唯病着床,虚所不能言,厌病者,精意能尽药意者,乃可服耳。小病不能自劳者,必废失节度,慎勿服也。若伤寒者,大下后乃服之,便极饮冷水。若产妇中风寒,身体强痛,不得动摇者,便温服一剂,因以寒水浴即瘥。以浴后,身有痹处者,便以寒水洗,使周遍,初得小冷,当数食饮酒于意。后惯惯不了快

者,当复冷水浴,以病甚者,水略不去体也。若药偏在一处,偏痛、偏冷、偏热、偏痹及眩烦腹满者,便以水逐洗,于水下即了了矣。如此昼夜洗,药力尽乃止。凡服此药,不令人吐下也,病皆愈。若膈上大满欲吐者,便食即安矣。服药之后,大便当变于常,故小青黑色,是药染耳,勿怪之也。若亦温温欲吐,当遂吐之,不令极也。明旦当更服。若浴晚者,药势必不行,则不堪冷浴,不可强也,当如法更服之。凡洗太早,则药禁寒;太晚,则吐乱,不可失过也。寒则出力洗,吐则速冷食。若以饥为寒者,食自温。常当将冷,不可热炙之也。若温衣、温食、温卧,则吐逆颠覆矣,但冷冻饮料食、冷浴则瘥矣。凡服药者,服食皆冷,唯酒冷热自从。或一月而解,或二十余日解,当饮酒,令体中醺醺不绝。当饮醇酒,勿饮薄白酒也,体内重,令人变乱。若不发者,要当先下,乃服之也。寒食药得节度者,一月转解,或二十日解。堪温不堪寒,即以解之候也。其失节度者,头痛欲裂,坐服药食温作癖,急宜下之。或两目欲脱,坐犯热在肝,速下之,将冷自止。或腰痛欲毙,坐衣浓体温,以冷洗浴,冷石熨也。或眩冒欲蹶,坐衣裳犯热,宜淋头,冷洗之。或腰疼欲折,坐久坐下温,宜常令床上冷水洗也。或腹胀欲决,甚者断衣带,坐寝处久下热,又得温、失食、失洗、不起行,但冷食、冷洗、当风立。或心痛如刺,坐当食而不食,当洗而不洗,寒热相结,气不通,结在心中,口噤不得息,当校口,但与热酒,任本性多少,其令酒气两得行,气自通。得噫,因以冷水浇淹手巾,着所苦处,温复易之,自解。解便速冷食,能多益善。于诸痛之内,心痛最急,救之若赴汤火,乃可济耳。或有气断绝,不知人,时蹶,口不得开,病者不自知,当须傍人救之。要以热酒为性命之本。不得下者,当研齿,以酒灌咽中。咽中塞逆,酒入腹还出者,但与勿止也。出复内之,如此或半日,酒下气苏,酒不下者,便杀人也。或下利如寒中,坐行止食饮犯热所致,人多疑冷病。人又滞癖,皆犯热所为,慎勿疑也,速脱衣、冷食饮、冷洗也。或百节酸疼,坐卧太浓,又入温被中,衣温不脱衣故也。卧下当极薄,单布不着棉也。当薄且垢故,勿着新衣,多着故也。虽冬寒,常当被头受风,以冷石熨,衣带不得系也。若犯此酸闷者,但入冷水浴,勿忍病而畏浴也。或矜战恶寒,如伤寒,或发热如疟,坐失食忍饥,洗冷不行。

又坐食臭故也。急冷洗起行。或恶食如臭物，坐温食作癖也，当急下之。若不下，万救终不瘥也。或咽中痛，鼻塞，清涕出，坐温衣近火故也。但脱衣，冷水洗，当风，以冷石熨咽颡五六遍自瘥。或胸胁气逆，干呕，坐饥而不食，药气熏膈故也。但冷食、冷冻饮料、冷洗即瘥。或食下便出，不得安坐，有癖，但下之。或淋不得小便，为入坐温处及骑马鞍，热入膀胱也。冷食，以冷水洗小腹，以冷石熨，一日即止。或大行难，腹中牢固如蛇盘，坐犯温，入积腹中，干粪不去故也。消酥若膏，便寒服一二升，浸润则下；不下，更服即瘥。或寒栗头掉，不自支任，坐食少，药气行于肌肤，五脏失守，百脉摇动，与正气争竞故也。努力强饮热酒，以和其脉；强冷食、冷冻饮料，以定其脏；强起行，以调其关节。酒行食充，关节以调，则洗了矣。云了者，是瑟然病除，神明了然之状也。或关节强直，不可屈伸，坐久停息，不自烦劳，药气停止，络结不散越，沉滞于血中故也。任力自温，便冷洗即瘥。云任力自温者，令行动出力，从劳则发温也，非浓衣近火之温也。或小便稠数，坐热食及啖诸含热物饼黍之属故也。以冷水洗少腹，服栀子汤即瘥。或失气不可禁止者，坐犯温不时洗故也。冷洗自寒即止。或遗粪不自觉，坐久坐下温，热气上入胃，大肠不禁故也。冷洗即瘥。或目痛如刺，坐热，热气冲肝，上奔两眼故也。勤冷食，清旦温小便洗，不过三日即瘥。或耳鸣如风声，汁出，坐自劳出力过矣，房室不节，气逆奔耳故也。勤好饮食，稍稍行步，数食节情即止。或口伤舌强烂燥，不得食，坐食少，谷气不足，药在胃脘中故也。急作栀子豉汤。或手足偏痛，诸节解、身体发痈疮硬结，坐寝处久不自移徙，暴热偏并，聚在一处，或硬结核痛，甚者，发如痈，觉便以冷水洗、冷石熨；微者，食顷散也；剧者，数日水不绝乃瘥。洗之无限，要瘥为期。若乃不瘥，即取磨刀石，火烧令热赤，以石投苦酒中，石入苦酒皆破裂，因捣以汁，和涂痈上，三即瘥。取粪中大蚵蟥，捣令熟，以涂痈上，亦不过三再即瘥，尤良。或饮酒不解，食不复下，乍寒乍热，不洗便热，洗复寒，甚者数十日，轻者数日，昼夜不得寐，愁忧恚怒，自惊跳悸恐，恍惚忘误者，坐犯温积久，寝处失节，食热作癖内实，使热与药并行，寒热交争。虽以法救之，终不可解也。吾尝如此，对食垂涕，援刀欲自刺，未及得施，赖家亲

见迫夺，故事不行。退而自惟，乃强食冷、饮水，遂止。祸不成，若丝发矣。凡有寒食散药者，虽素聪明，发皆顽，告舍难喻也。以此死者，不可胜计。急饮三黄汤下之。当吾之困也，举家知亲，皆以见分别，赖亡兄士元披方，得三黄汤方，合使吾服，大下即瘥。自此常以救急也。或脱衣便寒，着衣便热，坐脱着之间无适，故小寒自可着，小温便脱，即洗之即慧矣。慎勿忍，使病发也。洗可得了然瘥，忍之则病成矣。或齿肿唇烂，齿牙摇痛，颊车噤，坐犯热不时救故也。当风张口，使冷气入咽，漱寒水即瘥。或周体患肿，不能自转徙，坐久停息，久不饮酒，药气沉在皮肤之内，血脉不通故也。饮酒冷洗，自劳行即瘥。极不能行，使人扶曳行之。带宁违意，勿听从之，使支节柔调乃止，勿令过差。过则使极，更为失度。热者复洗也。或患冷，食不可下，坐久冷食，口中不知味故也。可作白酒糜，益着酥，热食一顿。闷者，冷冻饮料还冷食。或阴囊臭烂，坐席浓下热故也。坐冷水中即瘥。或脚趾间生疮，坐着履温故也。脱履着屣，以冷水洗足即愈。或两腋下烂作疮，坐臂胁相亲也。以悬手离胁，冷熨之即瘥。或嗜寐不能自觉，久坐热闷故也。急起洗浴饮冷，自精了。或有癖也，当候所宜下之。或夜不得眠，坐食少，热在内故也。当服栀子汤，数进冷食。或咳逆，咽中伤，清血出，坐卧温故也；或食温故也。饮冷水，冷熨咽外也。或得伤寒，或得温疟，坐犯热所为也。凡常服寒食散，虽以久解而更病者，要先以寒食救之，终不中冷也。若得伤寒及温疟者，卒可以常药治之，无咎也。但不当饮热药耳。伤寒药皆除热，疟药皆除癖，不与寒食相妨，故可服也。或药发辄屏卧，不以语人，坐热气盛，食少，谷不充，邪干正性故也。饮热酒、饮食、自劳便佳。或寒热累月，张口大呼，眼视高，精候不与人相当，日用水百余石浇，不解者，坐不能自劳，又饮冷酒，复食温食。譬如喝人，心下更寒，以冷救之愈剧者，气结成冰，得热熨饮，则冰销气通，喝人乃解。令药热聚心，乃更寒战，亦如喝人之类也。速与热酒，寒解气通，酒气两行于四肢，周体悉温，然后以冷水三斗洗之，尽然了了矣。河东裴季彦，服药失度，而处三公之尊，人不敢强所欲，已错之后，其不能自知，左右人不解救之之法，但饮冷水，以水洗之，用水数百石，寒遂甚，命绝于水中，良可痛也。夫以十石焦炭，二百

石水沃之，则炭灭矣。药热虽甚，未如十石之火也。沃之不已，寒足杀人，何怨于药乎？不可不晓此意。世人失救者，例多如此。欲服此药者，不唯己自知也，家人皆宜习之，使熟解其法，乃可用相救也。吾每一发，气绝不知人，虽复自知有方，力不复施也。如此之弊，岁有八九，幸家人大小以法救之，犹时有小违错，况都不知者哉！或大便稠数，坐久失节度，将死候也，如此难治矣。为可与汤下之，倘十得一生耳。不与汤必死，莫畏不与也。下已致死，令不恨也。或人困已，而脉不绝，坐药气盛行于百脉，人之真气已尽，唯有药气尚自独行，故不绝。非生气也。或死之后，体故温如人肌，腹中雷鸣，颜色不变，一两日乃似死人耳。或灸之寻死，或不死，坐药气有轻重，故有死生。虽灸之得生，生非已疾之法，终当作祸，宜慎之，大有此故也。或服药心中乱，坐服温药与疾争结故也。法当大吐下，若不吐下当死。若吐不绝，冷饮自了然瘥。或偏臂脚急痛，坐久藉持卧温，不自转移，热气入肌附骨故也。勤以布冷水淹揾之，温复易之。或肌皮坚如木石枯，不可得屈伸，坐食热卧温作癖，久不下，五脏隔闭，血脉不周通故也。但下之，冷食、饮酒、自劳行即瘥。或四肢面目皆浮肿，坐食饮温，又不自劳，药与正气停并故也。饮热酒、冷食、自劳、冷洗之则瘥。或瞑无所见，坐饮食居处温故也。脱衣自洗，但冷冻饮料食，须臾自明了。或鼻中作鸡子臭，坐着衣温故也。脱衣冷洗即瘥。或身皮楚痛，转移不在一处，如风，坐犯热所为，非得风也。冷洗熨之即瘥。或脚疼欲折，由久坐下温，宜坐单床上，以冷水洗即愈。或苦头眩目疼，不用食，由食及犯热，心膈有澼故也，可下之。或臂脚偏急，苦痛者，由久坐卧席温下热，不自移转，气入肺胃脾骨故也。勤以手巾淹冷水迫之，温则易之，如此不过两日即瘥。凡治寒食药者，虽治得瘥，师终不可以治为恩，非得治人后忘得效也。昔如文挚治齐王病，先使王怒，而后病已。文挚以是虽愈王病，而终为王所杀。今救寒食者，要当逆常理，反正性，或犯怒之，自非达者，得瘥之后，心念犯怒之怨，不必得治之恩，犹齐王杀文挚也，后与太子不能救，况于凡人哉！然死生大事也，如知可生而不救之，非仁者也。唯仁者心不已，必冒犯怒而治之，为亲戚之故，不但其人而已。

《小品方》治服寒食散方　服草木之药则速发，须调饮食；金石者则迟起而难息。其始得效者，皆是草木盛也，金石乃延引日月。草木少时便息，石势犹自未盛。其有病者不解消息，便谓顿休，续后更服，或得病固药微，倍复增石，或便杂服众石，非一也。石之为性，其精华之气，则合五行，乃益五脏，其浊秽便同灰土。但病家血气虚少，不能宣通更陈瘀，便成坚积。若其精华气不发，则冷如冰。而病者服之望石入腹即热，既见未热，服之弥多。既见石不即效，便谓不得其力，至后发动之日，都不自疑是石，不肯作石消息，便作异治者，多致其害。道弘道人制《解散对治方》，说草石相对之和，有的能发动为证，世人逐易，不逆思寻古今方说，至于动散，临急便就服之，即不救疾，便成委祸。大散由来早难将之药，夫以大散难将，而未经服者，乃前有慎耳。既心期得益，苟就服之，已服之人，便应研习救解之宜，异日动之，便得自救也。夫身有五石之药，而门内无解救之人，轻信对治新方，逐易服之，从非弃是，不当枉命误药邪？检《神农本草经》，说草石性味，无对治之和，无指的发动之说，按其对治之和，亦根据本草之说耳。且大散方说主患，注药物，不说其所主治，亦不说对和指的发动之性也。览皇甫士安撰《解散说》及将服消息节度，亦无对和的发之说。复有禀丘家，将温法以救变败之色，亦无对和的动之说。若以药性相对为神者，瓜蒌恶干姜，此是对之大害者。道弘说对治而不辨此，道弘之方焉可从乎？今不从也。当从皇甫节度，自更改瓜蒌，便为良矣。患热则不服其药，惟患冷者服之耳，自可以除瓜蒌。若虚劳脚弱者，以石斛十分代瓜蒌；若风冷上气咳者，当以紫菀十分代瓜蒌。二法极良。若杂患常疾者止除瓜蒌而已，慎勿加余物。

治寒食散发动诸方　论曰：凡服五石散，及钟乳诸石丹药等，既瘥节度，触动多端，发动虽殊，将摄相似。比来人遇其证，专执而治之，或取定古法，则与本性有违，或取决庸医，则昧于时候，皆为自忤。遂推石过，深省其理，未曰合宜。每寻古医，互相晦见，直言沐浴，实未探微，寒温适情，盖须自度，随时之义，易所通焉。故陶正白云：昔有人服寒食散，检古法以冷水淋身满二百罐，登时缰毙。又有取汗，乃于狭室中四角安火，须臾则殒。据兹将息。岂不由人，追之昔事，守株何甚！今列篇章,幸择长而录用耳。寒食药得节度者,一月辄解,或二十日解,堪温不堪寒,即已解之候也。其失节度者,或头痛欲裂,为服药食温作癖,宜急下之。又若手脚卒患顽癖者,为犯热经久故也。急与冷水洗,饮热清酒,进冷食即止。一法饮冷清酒亦止。又若体上生疮,结气肿痛不得动者,为自劳太过也。宜服香豉饮法。香豉三升,葱白一虎口,上二味,以水三升,煮三沸服之。不止,乃至三四剂,自止。又若腰痛欲折,两目欲脱者,为热上肝膈,腰肾冷极故也。宜服黄连饮法。黄连、炙甘草各一两,葳蕤二两,上三味切,以水三升,煮取一升,去滓,纳朴硝一两,顿服,得微利止。又若眩冒欲倒者,为衣浓犯热故也。宜冷水淋头并洗之,须臾即愈。又若脚疼欲折者,为久坐温处故也。宜常须单床行役,并以冷水洗浴即止。又若腹胀欲裂者,为久坐下热,衣温失食故也。宜数冷食冷洗,当风取冷,须臾即瘥。又心痛如刺者,为应食不食,应洗不洗,寒热相击,气结不通,填于心中故也。宜数饮热酒,任性多少,酒气行,经络通达,淋以冷水,又冷淹手中,搭着苦处,温复易之,须臾解也。解后仍速与冷食,食多益善。于诸痛之中,心痛最急,宜速救之。又若发急,遍身热如汤火,或气结不识人,时倒,口噤不开,不自觉知者,救之要以热酒随其性灌之。卒不得下者,当打去齿灌之,咽中寒盛,酒入必还出,但灌勿止,半日许以酒下气彻乃苏。酒卒不下者,难可救矣。又若下痢如寒中者,为行止食饮犯热所致,宜速脱衣,冷食、冷冻饮料、冷水洗即瘥。又若百节酸疼者,为卧处太浓,又盖覆被衣,温不脱故也。但单床薄被单衣,或以冷水洗,勿着新衣,着故垢衣,虽冬寒常须散发受风,仍以冷石熨其衣,勿系带,若犯此,酸闷者,急入冷水浴,勿忍病而畏冷,兼食冷饭。又若兢颤恶寒,或发热如温疟者,为失食忍饥,失洗不行,又食臭秽故也。宜急饱冷食,冷又若恶食臭如死物气者,为食温作癖故也。宜急以三黄汤下之,若不下,终不瘥。又若咽中痛,鼻中塞,清涕出者,为衣温近火故也。但速脱衣,取冷当风,以冷石熨咽鼻当自瘥。不须洗也。又若胸胁满,气上呕逆者,为饥而不食,药气上冲故也。速与冷水洗,食冷饭止。又若食便吐出,不得安住者,由癖故也。宜急以甘草饮下之,不下当危人命尔。甘草饮法。炙甘草二两,大黄三两,黄芩二两,上三味切,以水

三升,煮三两沸,去滓,分服,以利为度。又若大便难,腹中坚如盘蛇者,为犯温积久,腹中有干粪不去故也。宜销酥蜜膏服一二升,津润腹内即下。若不可,服大黄、朴硝等下之。又若患淋者,为久坐温处,或乘鞍马,坐处大热,热入膀胱故也。但冷食,冷水洗,冷石熨腹,不过一日即瘥止。又若寒栗头掉,不自支持者,为食少,药气溢于肌肤,五脏失守,百脉摇动,与正气相竞故也。宜强饮热酒以和其脉,强食冷食以定其脏,强行以调其关节,强洗以宣其拥滞,即瘥。又若小便稠数者,为热食及啖诸热饼肉之属故也。宜冷水洗腹,兼服栀子汤法。栀子仁二两,炙甘草、芒硝、黄芩各二两,上四味切,以水五升,煮取二升,分温二服,取利即瘥。又若失气不可禁止者,为犯温不时洗故也。但冷水洗之即瘥。又若遗粪不自觉者,为热气入胃,大肠不禁故也。当冷洗即瘥。又若目痛如刺者,为热气冲肝上眼故也。但数冷食,清朝温小便洗之,不过三日即瘥止。又若耳鸣如风声,又有汁出者,为自劳过度,阳事不节,气上耳故也。宜数饮食补之,节禁阳事即瘥。又若口中伤烂,舌强而燥,不得食味者,为食少谷气不足,药气积在胃管故也。宜急作豉汤服之,豉汤法。香豉二升,葳蕤、炙甘草各二两,麦门冬、小柏各三两,上五味切,以水六升,煮取二升,分温三服,能顿服益佳。再合为度。又若关节强直不可屈伸,可久停息,不自劳泄,药气不散,渐侵筋血故也。出力使温,冷洗即瘥止。又若得伤寒温疟者,为犯热故也,宜以常治药救之无咎,但勿服热药耳。其伤寒疟药等,皆除破癖,不与寒食相妨,故通服。凡服寒食,虽已热解而更病者,要先以寒食救之,终不中冷。又若饮酒不解,食不得下,乍寒乍热,不洗便热,洗之复寒,甚者数十日,轻者数日,昼夜不得寝寐,愁悲恚怒,自惊跳悸,恍惚忘误者,为犯温积久,寝处失节,食热作药,内热与药并行,寒热交争,虽以法救之,终不可解也。昔皇甫氏曾饵此散,每发即欲自刑,尊亲制之,乃免斯祸,强令饮食,其热渐除。纵家有寒热药,发急皆忘,虽素聪明,发皆顽冥,告令难喻,为兹毙者,不可胜数。遂检家兄士元救急之法,合三黄汤服之,大下便瘥止,而录之。又若脱衣便寒,着衣便热,为脱着之间失适故也。小寒自可着,小温便可脱即止;洗则了然瘥矣,应洗忽忌之,忍则病成也。又若齿龈肿,唇烂,牙齿摇痛,

颊车噤，为坐犯热故也。宜时救之，可当风张口，使冷气入咽，漱寒水即瘥。又若脉洪实，或断绝不足似死脉，或细数弦快，其所犯非一，此脉无医不识也。热多则弦快，有癖则洪实，急痛则断绝。凡寒食药热，率常如此，自无所苦，非死。唯勤节度为妙。又若大便稠数，为坐久失节度将死之候也。如此难治矣。可与前大黄黄芩栀子芒硝汤下之，当十有一生耳。可为必死之治，不可不利，致死，令人恨也！又若人已困而脉不绝，为药气盛行于百脉，人之真气已尽，药气尚自行，故不绝，非生气也。死后体因温如生人肌，腹中雷鸣，颜色不变，一两宿乃作死人也。又若周体患肿，不能回转者，为久坐不行，又不饮酒，药气滞在皮肤之内，血脉不通故也。宜饮酒，冷水洗，自劳即瘥。若不能行者，遣人扶持强行，使肢节调畅乃止。亦不得令过度，使反发热，或反热者还当洗之。又若食患冷不可下者，为久冷食，口中不知味故也。当作白酒糜多着苏，热食一两顿，若小闷者，还令冷冻饮料食，即瘥止。又若下部臭烂者，为坐荐席浓热故也。当坐冷水中，即瘥。又若夜眠不得睡者，为食少热在内故也。服栀子汤方。栀子仁十四个，大黄三两，黄芩二两，上三味，切，以水五升，煮取三升，去滓，分三服，微利，又当数进冷食，自得眠睡。又若呕逆，咽喉中伤，清血出者，为卧温及食热故也。但饮冷水、冷石熨咽喉，即瘥。又若药发，辄安卧不与人语者，为热盛食少，失其性故也。但与热酒，冷洗，冷食，自劳便瘥。又若四肢面目浮肿者，为饮食温，久不自劳力，药与正气相隔故也，但饮热温，冷食，自劳洗浴即瘥。又若鼻中有气如孵鸡子臭者，为着衣温故也。或阴囊臭烂，为坐热故也。入冷水中即瘥，宜脱衣洗浴即自瘥。又若卒目暗无所见者，为饮食居处太温故也。但脱衣，冷洗，冷身，须臾瘥止。又若身肉处痛，痛无常处，如游风者，为犯热所作，非风冷故也。宜冷洗，以冷石熨之自瘥。又若服药心闷乱者，为服温药与疾争力故也，法当大吐，如或不吐，病当至死，若吐不绝，可食冷食饮，自然瘥也。若绝不识人，口复不开者，亦当断齿以热酒灌之。入咽吐出者，更又若嗜寐不觉者，为久坐热闷故也。宜冷洗、冷食即瘥。又若肌肤坚如石，不可屈伸，为热食，温卧作癖，五脏隔闭，血脉不通故也。急服前三黄汤下之，食冷食，饮热酒，自劳，即瘥。又若臂脚偏急痛

苦者，为久坐卧温热，不自移转，气入肺脾胃故也。宜勤以二布巾淹冷水搭之，觉温则易，如此不过三日即瘥。又若患腹背热，如手如杯如盘许大者，以冷石随处熨之。又若脚指间生疮者，为履袜太温故也。当以脚践冷地，以冷水洗足瘥。又若口热痛烦闷者方。生鸡子五枚，上一味顿服之，即便愈。或寒热累月，张口大呼，眼视高，精候不与人相当，日用水百余石浇洗不解者，坐不能自劳，又饮冷酒，复食温故也。譬如喝人，乃心下更寒，以冷救之愈剧者，气结成冰，得热熨，饮热汤，冰消气散，喝人乃心解。令药热聚心，乃更寒战，亦如喝之类也。速与热酒，寒解气通，酒两行于四肢，周体悉温，然后以冷水三斗洗之，俨然了也。或有气断绝不知人，时蹶，口不可开，病者不自知，当须旁人救之，要以热酒为性命之本，不得下者，撅去齿，以热酒灌含之，咽中塞逆，酒入复还出者，但与勿止也，出复纳之，如解寒食散发，或头痛，或心痛，或腹痛，或胸胁肿满，或寒或热，或手足冷，或口噤，或口疮烂，或目赤，或干呕恶食气便呕吐，或狂言倒错，不与人相当，或气上欲绝，进退经时，散发百端，服前胡汤得下便愈方。前胡二两，芍药三两，黄芩二两，大枣二十枚，甘草二两，大黄二两，凡六物，以水八升，煮取二升半，分三服。心胁坚满，加茯苓二两；胸中满塞急，加枳子一两；连吐，胸中冷，不用食，加生姜三两；虚乏口燥，加麦门冬二两。若加药者，加水作九升也。解散三黄汤治散盛，热实不除，心腹满，小便赤，大行不利，逆冲胸中，口焦：黄连、黄芩、甘草、芒硝各二两、大黄一两，凡五物水五升煮取二升半，纳芒硝令烊，分三服。小三黄汤治与前同，杀石势胜前方，除实不如也：大黄一两，栀子十四枚，黄芩二两，豉三升，凡四物水煮分再服。增损皇甫栀子豉汤治人虚石盛，特折石势除热：豆豉一升半，栀子十四枚，黄芩二两半，凡三物水煮分三服。黄芩汤解散热发身如火烧：黄芩三两，甘草一两，枳实二两，厚朴、瓜蒌、芍药各一两，栀子十四枚，凡七物水煮分三服。单行茅苣汤解散除热，止烦杀毒：茅苣半斤，水煮分三服。单行凝水石汤解散除热：凝水石四两，凡一物水煮分服，日三。解散甘草汤治散发烦闷不解：甘草、黄芩、大黄各二两，凡三物水煮分三服。治口中干燥，渴呕不下食方：芦根多少，煮取浓汁，以粟作粥浆，服多少任意。解散失节度，口中发疮

方:黄芩三两,升麻二两,石膏五两,凡三物水煮去滓漱口中,日可十过。若喉咽有疮,稍稍咽之佳。小柏汤治口疮:龙胆三两,黄连二两,小柏四两,凡三物水煮龙胆、黄连取二升,别渍小柏令水淹潜,投汤中和稍含之。甘草汤治散发,心痛,腹胀,兼冷动热,相格不消:甘草、瓜蒌、术、枳实、栀子仁各二两,凡五物水煮分三服。单行甘草汤:甘草四两水煮顿服尽,当大吐。患心腹痛,服诸药无效者,宜服此汤。解散二物麻子豉汤治人虚劳,下焦有热,骨节疼烦,肌急内圮,小便不利,大行数少,吸吸口燥,少气,折石热:豉二升,麻子五合,凡二物研麻子仁水煮分三服,神验。治通身发疮,躄折,经日用水,不得息者方。锉胡菫,煮温,温渍尤良。冬取根煮饮之。升麻汤解散除热治热结肿坚,起始欲作痈:升麻、大黄、芍药、枳实各二两,黄芩三两,甘草、当归各一两,凡七物水煮分三服,快下,肿即消。人参汤解散发振动,烦闷呕逆,法议道人所增损,用如此:人参、甘草、术、瓜蒌各二两,黄芩一两,凡五物水煮分三服。白薇汤治寒食药发,胸中澹酢干呕烦:白薇、半夏各二两,干姜一两,甘草半两,凡四物酢煮分服。夫酢酒能令石朽烂。治酒热发热法,积饮酒,石热因盛,数散行经络中,使气力强,肾家有热,欲为劳事,劳事多,使肾虚,则热盛。热盛心下满,口焦燥,欲饮,饮随呕吐,不安饮食,小便不通如淋,宜饮葛根汤安谷神,除热止吐渴,解散闭闷结:大黄、黄芩、芍药各一两,麻子仁半斤,茯苓二两,凡五物水五升煮取二升半,分再服。解散小便不通,神良方。桑螵蛸三十枚,黄芩一两,凡二物,以水一升,煮取四合,顿服之。解散除热,小便数少,单行葵子汤,亦治淋闭不通,三岁葵子亦可用:陈葵根水煮稍服。黄连汤解散除热止利:甘草、升麻各一两,黄连二两,栀子十四枚,香豉五合,凡五物水五升煮取一升半分再服。治散热盛渴方:生地黄、枸杞根各一斤,小麦二升,竹叶一升,凡四物水煮饮之。吕万舒解热止渴地黄汁方:生地黄一斤,小麦三斤,枸杞根二斤,凡三物水煮渴者饮之。单行枸杞白皮汤解散除热止渴:枸杞根白皮十斤水煮分服。莽茛汤,华佗解药毒,或十岁,或三十岁而发热,或燥燥如寒,欲得食饮,或不用饮食。华佗散法有:石硫黄热,郁郁如热,浇洗失度,错服热药,剧者擗裂;礜石热,燥燥如战;紫石英势,闷暗喜卧,起无气力,

或时欲寒,皆是府气所生,脏气不和,宜服此汤:莽茛四两,甘草、人参、蓝子、茯苓、芍药、黄芩各一两,芜菁子三升,凡八物水煮芜菁子得八升,绞去滓,煮药得三升半,分服七合,日三。若体寒倍人参减黄芩用半两也。若气嗽倍茯苓减莽茛去一两。应杨卅所得吴解散,单行葱白汤方。药沉体中数年更发,治之方:生葱白一斤,水煮分服一升,使一日尽之。明日盒饭温食饮于被中,不后发,便为知也。不过三剂都愈也。治散热,气结滞,经年不解,数发者方。胡菫叶半斤水煮分三服。尽一剂便愈。

《延年秘录》论曰:乳者阳中之阴,石者阴中之阳,乳石从来阴阳精体。处至阴之裹,有正阳伏其中,正阳之中,复在至阴之裹,故阳生十一月甲子后服乳。阴生五月甲子后服石,阴阳发明,互相为用而服之,皆理于内不泄于外也。夫人肤虚,皆带风气,处人全躯,常经含象,理之有法,则祸害不生,乖于时候,则危瘵立至,窃览古法,皆云四月服石。此谓浮学,不晓由来。按闻承开服石,金日四月虽开而未平。六月谓得气之节,他皆仿此,常以不全行之。旧论曰神农桐君,深达药性,所以相反畏恶,备于本草,但深师祖学道洪,道洪所传,何所依据云。钟乳动术令人头痛目疼,术动钟乳即胸塞气短,海蛤动乳即目疼气短,虽患不同,其疗一矣。如与上患相应,速服葱白豉汤。其五石大散自后人发动将疗亦非古法,乃云钟乳与术更互相动,本草既无成文,但学人穿凿。① 葱白豉汤治服散头疼目痛,胸塞气短:葱白一斤,香豉三升绵裹,吴茱萸一升,炙甘草三两,上四味水煮分三服。服后令人按摩摇动,口中嚼物,然后仰卧覆以暖衣,汗出去衣服汤,热歇即便冷涛饭酱脯等物,任意食之。② 桂心汤治服葱白豉汤已解,肺家犹有客热余气:桂心、麦门冬各三两,人参、炙甘草各二两,葱白半两,豆豉二升,上六味合服如前法。防风、细辛动硫黄,令人烦热,脚疼腰痛,或嗔忿无常,或下痢不禁;而硫黄不能动彼。③ 杜仲汤治防风、细辛能动硫黄始觉发:杜仲三两,枳实、炙甘草、栀子仁十四枚,李核仁各二两,豆豉二升,上六味合服如上法。④ 大麦奴汤治散发服杜仲汤不解:大麦奴四两,炙甘草、人参、芒硝、桂心各一两,麦门冬半斤,上六味合服如上法。⑤ 人参汤治服杜仲汤已解,脾肾犹有余热或冷:人参、干姜、炙甘草、当

归各一两,附子一枚,上五味合服如上法。附子、白石英两更相触,若白石英先发令人烦热腹胀,若附子先发令人呕逆不食。⑥生麦门冬汤治服散口噤不开或言语难,手足酸疼,初觉宜服:生麦门冬四两,炙甘草二两,麻黄二两,豆豉二升,上四味水煮合服如上法。服讫,若按摩卧覆取汗,候药气散,温饭酱菜脯等任食。⑦大黄汤治服生麦门冬汤热未退:大黄三两,炙甘草二两,栀子二十九枚,豆豉二升,上四味合服如上法。得下便止,不下当尽服,一法若烦热,加细辛一两。⑧瓜蒌汤治服大黄汤热势未除,视瞻高而渴:生瓜蒌、大麦奴各四两,炙甘草二两,葱白半斤,豆豉二升,上五味合服如上法。⑨芒硝汤治散动热若已解,胃中有余热:芒硝、桂心各二两,通草、炙甘草各三两,白术一两,大枣二十枚,李核仁二十一个,上七味合服如上法。若腹胀去芒硝加人参二两。人参动紫石英,令人心急而痛,或惊悸不得卧,或恍惚忘误,失性发狂,或昏昏欲眠,或愦愦喜嗔,或瘥或剧,乍寒乍热,或耳聋目暗;防风虽不动紫石,而紫石犹动防风,为药中亦有人参。麻黄汤治人参动紫石英、防风动人参,转相发动,令人心痛烦热,头项强,始觉发宜服:麻黄二两,人参一两,炙甘草二两,葱白一升,豆豉一升,大麦奴一把,上六味合服如上法。⑩解服人参汤法:人参三两,细辛一两,白术二两,桂心二两,豆豉三升,上五味合服如上法。若瞋盛加大黄、黄芩、栀子各三两。⑪人参汤治服麦门冬汤后心有余热气:人参、防风、炙甘草各三两,桂心二两,生姜、白术各一两,上六味合服如上法。桔梗动赤石脂,令人心痛寒噤,手脚逆冷,心中烦闷,赤石脂动桔梗,令人头痛目赤,身体壮热,始觉发,宜温清酒饮之,随能解,须酒势行则解,亦可服。⑫大麦䴯方:大麦熬令汗出燥止,勿令大焦,舂去皮,细捣筛,以冷水和服之,入蜜亦佳。矾石无所偏对,发则令人心急口噤,骨节疼强,或节节生疮,将食太过,发则多壮热,以冷水洗浴,然后用生熟汤五六石灌之,食少暖食,饮少热酒,行步自劳,即服。⑬麦门冬汤:麦门冬半斤,豆豉二升,葱白半斤,上三味合服如上法。

《古今录验》论曰:饮酒则石势敷行经络,气力强溢,肾气坚王,即顿为阳事,阳事过多,便肾虚,肾虚则上热。热盛则心下满,口干燥,饮随呕吐,胃腑不和,宜服葛根饮,安谷神除热。若热盛充满经络,心腹少胀,欲心下瘤瘤不消,或时聚如坚,随复消者,宜服秦艽汤:秦艽三两,牛乳一大升煮取一小升,去滓顿服。若老弱可量气力进之,其饮食亦宜清冷。不得浊热,浊热则使石势壅塞不行,喜呕吐,病坚结也,亦能发黄,或小便赤,心坚痛者,亦宜服秦艽汤,得溏泄瘥,热气散后,黄色纵彻皮肤,是瘥候勿怪,热又若热解,寒不解者,可饮三合热酒使解。紫石汤令人肥健主心虚惊悸寒热百病:紫石英、白石英各十两,干姜、赤石脂、白石脂各三十两,上五味皆完用,石英等各取一两,石脂等三味各取三两,以水三十升,微火煎取二升,宿物食,分为四服,日三夜一服,至午时乃可食。日日依前秤取,以昨日滓仍置新药中,其煮乃至药尽常然,水数一准新药,水药皆尽讫,常添水煮滓服之,满四十日止。忌酒肉。药水皆大秤斗,取汁亦大升。服汤讫,即行住坐卧,令药力遍身,百脉中行。若患大冷者,春秋各四十九日服之,冷疾退尽,极须澄清服之。此汤补虚除固冷,莫过于此,但能用之,有如反掌,恐后学人谓是常方,轻而侮之,若一剂得瘥则止,若伤多者,令人太热,复须冷药押之,宜审用之未可轻也。

【简要结论】

①曹翕为魏晋间沛国谯县人,官而医者;②曹翕为魏武帝曹操之孙,东平灵王曹徽之子,生卒年月未详;③曹翕著有《解寒食散方》二卷,《曹氏灸经》或《曹氏灸方》一卷,均佚;④曹翕是寒食散研究第一人;⑤《皇甫谧曹翕论寒食散方》应读作皇甫谧《曹翕论寒食散方》;⑥寒食散治疗作用与毒副作用明显,是一把双刃剑;⑦寒食散制备方法及服用方法独特;⑧寒食散研究是晋唐时期重要临床课题;⑨《曹氏灸经》或《曹氏灸方》是首部中国医药学灸法专著;⑩《医心方》载有《曹氏灸经》或《曹氏灸方》部分遗文。

附：晋唐寒食散研究名家专著

靳邵《服石论》研究

靳邵，晋代医家，里籍欠详。《太平御览》引《晋书》曰：靳邵性明敏，有才术，本草、经方诵览通究，裁方治疗意出众表。《医心方》有靳邵《服石论》，自幼致力于经方及本草，创制五石散，晋朝士大夫无不服饵，皆获异效。陶弘景《本草经集注》称靳邵自晋世以来一代良医。《备急千金要方·大医习业》曰：凡欲为大医，必须谙《素问》《甲乙》《黄帝针经》《明堂流注》《十二经脉》、三部九候、五脏六腑、表里孔穴、本草药对，张仲景、王叔和、阮河南、范东阳、张苗、靳邵等诸部经方。《医心方》卷五治服散目不明方引靳邵《服石论》曰：凡洗头勿使头垢汁入目中，令人目痛。《医心方》卷二十七养形引靳邵《服石论》云：凡浇头勿使头垢汁入目中，令人目早瞑。《外台秘要》卷三十八乳石发动热气上冲诸形候解压方引靳邵方：疗石发，身热如火烧，黄芩汤方，靳邵法。黄芩三两、枳实二两，厚朴、瓜蒌、芍药各一两，栀子仁十四枚，炙甘草一两，上七味切，以水七升煮取三升，去滓分三服，忌如常法。靳邵大黄丸一名细丸，主寒食散成痰，饮澼水气，心痛，百节俱肿：大黄、葶苈、豉各一两，巴豆、杏仁各三十枚，上五味各捣大黄、豉为末，别捣巴豆、杏仁如脂，炼蜜相和令相得，又更捣一千杵，空腹以饮服如麻子一丸，日再。不知，增至二丸，强人服丸如小豆大。《外台秘要》卷三十八石发腹胀痞满兼心痛诸形证方引靳邵方：疗寒过度成痰澼水气，心痛，百节俱肿者，大黄丸：大黄、葶苈子、豉各一两，杏仁、巴豆各三十颗去皮心熬，上五味，大黄捣筛末，四味别捣如膏，入少蜜和，更捣一千杵，以饮下一丸如麻子，稍强至二丸，三丸，以意量之，忌如常法。又疗赤石脂发，心痛，饮热酒不解方：葱白半斤切，豉二升绵裹，上二味，以水六升，煮取二升半，分服之良。又疗大热心腹满胀方：石膏半斤，黄芩、麻黄、芍药各二两，大青、续断各三两，上六味切，以水八升，煮取四升，去滓，分服之。又疗心腹痛不解，若通身颤寒者，营卫不通，人参汤：麻黄三两，人参、枳实、黄芩、炙甘

草、茯苓各一两，上六味切，以水五升，煮二升分服之。又疗散发，心痛腹胀，兼冷热相搏，甘草汤：炙甘草、枳实、白术、栀子各二两，桔梗三两，上五味切，以水六升，煮取二升，分再服之，忌如常法。又疗腹胀头痛，眼眶疼，先有癖实不消，或饮酒下食内热，或时时心急痛方：炙甘草、黄芩、大黄、麦门冬、芒硝各二两，栀子三十枚，上六味切，以水七升，煮取三升，分服之，忌如常法。又疗石发动，上气，热实不除，心腹满，小便赤，大便不利，痞逆冲胸，口干燥，目赤痛方：大黄一两别浸，黄芩三两、黄连、炙甘草、芒硝、麦门冬各二两，上六味切，以水五升，煮取二升，入大黄更煎三五沸，去滓分再服之。

《医心方》有关《服石论》内容如下。①《医心方》卷十九服石节度第一引《服石论》云：中书侍郎薛曜云，凡寒食诸法，服之须明节度，明节度则愈疾，失节度则生病，愚者不可强，强必失身；智者详而服之，审而理之，晓然若秋月而入碧潭，豁然若春韶而洋冰积实，谓之矣。凡服五石散及钟乳诸石丹药等，既若失节度，触动多端，发状虽殊，将摄相似，比来人遇其证，专执而疗之，或取定古法，则与本性有违；或取决庸医，则昧于时候，皆为自忤。故陶贞白曰：昔有人服寒食散，捡古法，以冷水淋身满二百罐，登时僵毙。又有取汗不汗，乃于狭室中四角安火，须臾即殒，据兹将息，岂不由人，追之昔事，守株何甚。②《医心方》卷十九诸丹论第八引《服石论》云：凡诸丹皆是众石之精，论其切力可济生拔死，人亦有知之，亦有不知之者，然知者至少，不知之者极多。悠悠夭狂之徒则巧历不能计其头数。故至人以之宝爱，庸夫以之轻贱，轻贱则寿促，宝爱则命延。人皆重其延命而不解延其命，贵驻其年而不知驻其年，是可叹者也。余及少年以来常好事，每以诸小丹救疾，十分而愈其七八，其九十暴之属。亦有气已尽而药入口须臾即活者，亦有气未绝而药入口少时直瘗地，亦有经半日始瘥者，亦有终朝如愈者，大都神效之功，语不难尽。自斯以后，但有得此方及有过此药者，咸勿起谤心，但生信意，则必无横死之虑也。③《医心方》

卷十九诸丹服法第九引《服石论》云：凡服丹之体必须令其病者正意深信，不得于中持疑更怀他念。但想其药入口即愈，慎勿起不信心，其用丹之人亦须一心愿病立瘥。凡有病服丹者，必须去其疑惑，起其信心，想其丹入口消病状如沸汤之泼冰雪，若此信者无不立愈。凡服丹，先首于吉日清旦具服严净嗽其口，面向东立再拜，一心发愿，愿服神药以后，千殃散灭，百病消除，志求长生，无违其愿，愿一切大圣加护，去老还年。发此愿已，又以净水嗽口，先含一枣核许蜜，次旦以一二丸服之。若无所觉触者，至他日又渐增之，以微觉触为度。凡服丹，亦有先熟嚼半果许枣后，以丹和咽之者，有和蜜吞之者。亦有以白饮及酒送之者，亦有直尔引口中津并以水下者，此等并得无在。凡有病与丹相应者但着起首一二服，纵不得全除，即觉病热渐损，如此者宜服之勿止。若已经三二服后不觉有异者，即知药病永背，不宜更将服之。凡服丹皆须晚食，必须少不得过多，多则令药势不行，所以须少，少则易通，通则疾得药力。凡服丹者，皆须调和神性，不得乍喜乍，则令气脉壅塞。④《医心方》卷十九服金液丹方第十四引《服石论》云：金液华神丹无慎忌，疗万病。金液华神丹本是太上真人九元子之秘方，此药所合，非俗人所知。但以五阴相催，四时轮转，有生之类儵忽如流。先贤愍而零涕往哲睹而兴威，感遂乃流传俗代，以救苍生之病，使百姓有病之徒咸能除愈。至如腐肠之疾，遇药便除，膏肓之无不瘥愈。纤毫必遂，肌理无遗，此药力有越电之功，五石与大阴真别类，秋霜，一届松竹与兰艾何同害于人者，不日而除。损肌肤者，应时而遣。若服此药，有异于常，不问陈仓生冷，至于血食鱼蒜酢滑猪鹿，同时共餐唯多益善，并无禁忌。药之对病，如后所陈。夫人受五常，非是一体，或患久冷滞痃，头面枯燥，身体焦干，唯皮与骨。食不消化，米粒浑出，复患心膈痰饮，食乃无味。假使食讫，复患恶气，上填胸喉，多呕吐冷沫。夜卧咽喉干燥，舌上皮颓，梦见雷电之声。或梦逾山越海，睡中厌，手足酸疼，背膊烦闷，蛊尸杂痊，中恶猝死，腰疼膝冷，天阴即发。或患五劳七伤，中寒痹湿，复有男子、妇女、僧尼、寡妇、少女之徒，梦与鬼神交接，真似生人初得，羞而不言，后乃隐而不说，往还日久，鬼气缠身，腹内病成，由惜鬼情，至死不遭鬼魅邪气所缠。眠多坐少，梦想飞

扬，魂魄离散，昏昏常困，似瘥还停。诸有读诵之人常吸，冷气冲心，腹肠雷鸣，镇如雷吼。复有百二十种风，十种水，谷赤白等利，多年不瘥之徒，此丹并皆治疗，此药所合，非是道（通）人不知其妙，自量其性，测其劳逸，临时斟酌，方委其功。诸方君子，无乃轻泄，弥秘之。今按：服法对治并可依诸丹之法，但件药主治条云：或有服一二丸，或有服四五丸，病瘥即止，此非养生之丹。不可多服，云云。⑤《医心方》卷十九服红雪方第十七引《服石论》云：八仙云绛雪疗诸百病，八公所授，淮南王绛雪方者即此是也。公曰：子得此方，当不夭不暴，神妙无比。大和先生名之曰通中散，深重此方每合之进上。又常劝人服之。世人或有窃得此方合之者，俗共名之曰红雪。皆尽不得其要决，又不经师口决，或药种短缺，分两参差，或合和失宜，煎练过度，故用之疗疾多不有效。今具载药数分两并四时合和方法口诀，要录，所主病状、服法、禁忌具件如后，合之者，不可率意加减，以误后人。煎练过度，亏于药力。此皆按经方承师口诀，既免暴夭之忧，实亦存生之至要，宜宝秘，慎勿轻泄。非道之者，无妄传也。所主疗病状如后：疗一切丹石发热，天行时行，温疟、疫疾，痈疽发背，上气咳嗽，脚气风毒，肺气肺痈，涕唾涎黏，头风旋愤，面目浮肿，心胸伏热，骨热劳热，口干口臭，热风冲上，目赤热痛，四肢瘫痪，心忪惊狂，恍惚谬语，骨节烦疼，皮肤热疮，昏沉多睡，赤白热痢，大小便不通，解药毒、食毒、酒毒。上患以前病者，并和水服之。诸气结聚，心腹胀满，宿食不消，痰水积聚，醋咽呕吐，产后血运，中风闷绝，产后热病，坠堕畜血。上患以前病者，并和酒服之。又云：上与病相当者，取一匙绛雪，以新汲水二大合及蜜水，亦得纳于水中，令消顿服之。丹波康赖按：《外台方》云凡服石之后，若觉大热者，可服紫雪或金石凌或绛雪或白雪等，但半大升，取瓷研，一大两，香汤浴后，顿服之。云云。又，今时之人随身强弱，或三四两，或五六两，熟研空腹服之。又，本方载作日之忌无服时之禁，而药中有朱砂、甘草、槐花，可忌血食海藻、猪肉。又私记云：妇人有孕，不得服之。⑥《医心方》卷十九服紫雪方第十八引《服石论》云：紫雪疗脚气毒，遍身烦热，口喝，口中生疮，狂易叫走。并解诸石草散药热毒发，猝热黄疸，瘴疫，毒疠，猝死，温疟，五尸，五注；心腹诸疾，绞刺

痛,蛊毒,鬼魅,野道尸,骨蒸热毒,诸热风,时行疫气,小儿热惊痫,利血,诸热毒肿疗子,一切热,主之尤良。病者强人一服二分三分,和水服之;小、老、弱人或热毒微者,服之以意减少;脚气病经服石药发热毒闷者,服之如神,水和四分服之(以上《极要方》)。若脚气冲心,取一小两和水饮之。若心战冲取半小两令消已,水下亦得。若有风痫,时时服之如前理丹石。若丹发头痛身体急或寒热不能饮食,即取一两加少芒硝和水饮之。若热痢,亦如前。若天行热病,亦如前。若欲痢者,加之一倍,空腹服之。若邪气者,渐渐服即并可也(《鉴真方》)。丹波康赖按:今世以此药二分当红雪一两,又依如《外台方》,可服大一两。⑦《医心方》卷十九服紫雪方第十九引《服石论》云:五石凌,食后以蜜水一杯,服方寸匕,大热者加至二匕。患热病黄者,服三匕即愈。初得热病,服二匕亦愈,无禁忌。私记云:治一切热病及服金石散动闷乱热困者,以水一杯,服方寸匕,大热者,加至二匕。丹波康赖按:今人或三两,或四两,水服之,吉。⑧《医心方》卷十九服五石凌方第二十引《服石论》云:金石凌,若有温疫热黄病,取少称一两,水和服之,即得瘥。若金玉诸石等发热,以水和称一两,上凝者服之。若病上发,少食服。若病下发,空腹服之,不可多服。大大冷,无禁忌。丹波康赖按:《大清经》云一鸡子许,宜蜜水和服。又《外台方》大一两水服。结论:靳邵是晋代著名医家,生卒年月未详;丹波康赖认为靳邵著有《服石论》。

范曲《石论》研究

范曲生卒未详。《医心方》卷十九服石发动解救法曰:黎阳功曹范曲论云,本方云愦愦烦或痹便浴之,人羸或不堪大浇浴者,当随药动处极洗之,非药物处则不堪水。若周身浴不寒特便冰者,当特浇之。若腹背不便水处,可湿手巾着上暖则易。可着半袖去裆。不喜令腹暖,存苇簟薄被则可矣。虽当冷食,欲得新炊饭冷泼之。若不能辄炊,先以热汤浇饭令释,乃冷泼之。有坚积痰先服消石大丸下之,乃服散。人多羸瘦,下之可畏。今按:硝石大丸有第十癥条。《医心方》有关《石论》内容如下。《隋书·经籍志》:《石论》一卷,无撰著人名氏。《服石论》一卷,无撰著人名氏。《旧唐书·经

籍志》《新唐书·艺文志》均无此两书著录,今据《医心方》辑录。①《医心方》卷十九服石钟乳方第十六引《石论》云:若服药先后饮食相近者,难得药力。皆须晚食少食,不通过多,多则令药势不行,所以须少,少则易通,通则速得药力,宜慎之。空腹及下后不可服,更三日调养,然后始服石,若下后只服药,或药滞着曲奥之处经岁不解,亦服药之后仍行百步,即乳气入腹得力尤速。若觉热,进一两口冷饭行步消息,良之。②《医心方》卷十九服石钟乳方第十六引《石论》云:凡服乳石十日,还十日补,百日、千日亦然,以此为率。坐卧起寝处必须香洁,衣服新鲜熏如法,常侵早起服药导引,则神清而药行,每五更初即起扣天鼓三十六通。又酒是性命之本,朝暮常须饮热美酒,恒令体中熏熏,仍不得饮白酒。又澡浴勿向汤水中坐,宜以汤水淋之。③《医心方》卷二十治服食除热解发方第一引《石论》除热调石芦根汤:生地黄四两,麦门冬二两,炙甘草一两,芦根四两,茯苓三两,凡五物细切,以水七升煮取三升,去滓,冷,分三服。又云:甘豆汤,炙甘草二两,大豆五合,凡二物,以水五升煮甘草令减一升,纳大豆煮取二升半,分三服。④《医心方》卷二十治服石手足逆冷方第十八引《石论》云:治解散,胸中有热,手足逆冷,若寒,甘草汤:甘草一两,橘皮二两,凡二物,水三升煮取一升半,以绵缠箸头,数取汁服,须臾间复服,不可废食。结论:①范曲生卒未详。②《隋书·经籍志》载《石论》一卷,无撰著人名氏。③丹波康赖《医心方》认为范曲著《石论》。④《石论》代表方为除热调石芦根汤。

释慧义《寒食散解杂论》研究

释慧义,公元371—444年高僧,医家。少时出家,著有《寒食散解杂论》七卷。《高僧传》:释慧义姓梁,北地人,少出家,风格秀举,志业强正。初游学于彭宋之间,备通经义,后出京师。乃说云:冀州有法称道人,临终语弟子普严、嵩高灵神云,江东有刘将军应受天命,吾以三十二璧镇金一饼为信,遂彻宋王。宋王谓义曰:非常之瑞亦须非常之人然后致之,若非法师自行恐无以获也,义遂行。以晋义熙十三年七月往嵩高山,寻觅未得,便至心烧香行道。至七日夜梦见一长须老公,拄杖将义往璧处指示云:是此石下。义明便周行山中,见一

处炳然如梦所见，即于庙所石坛下果得璧大小三十二枚黄金一饼，此瑞详之《宋史》。义后还京师，宋武加接尤重，迄乎践祚礼遇弥深。宋永初元年车骑范泰立祇洹寺，以义德为物宗固请经始，义以泰清信之至，因为指授仪则，时人以义方身子泰比须达，故祇洹之称厥号存焉。后西域名僧多投止此寺，或传译经典，或训授禅法。宋元嘉初徐羡之檀道济等专权朝政，泰有不平之色，尝肆言骂之。羡等深憾，闻者皆忧泰在不测，泰亦虑及于祸。乃问义安身之术。义曰：忠顺不失以事其上，故上下能相亲也，何虑之足忧。因劝泰以果竹园六十亩施寺，以为幽冥之祐。泰从之，终享其福。及泰薨，第三子晏谓义，昔承厥父之险，说求园地，追以为憾，遂夺而不与。义秉泰遗疏，纷纠纭纭彰于视听，义乃移止乌衣，与慧睿同住。宋元嘉二十一年终于乌衣寺，春秋七十三矣。晏后少时而卒，晏弟晔后染孔熙先谋逆，厥宗同溃，后祇洹寺又有释僧睿，善三论，为宋文所重。《隋书·经籍志》曰：《七录》有释慧义《寒食散解杂论》七卷，佚。《医心方》辑录释慧义《寒食散解杂论》内容有七。① 释慧义论云：五石散者，上药之流也。良可以延期养命，调和性理，岂直治病而已哉。将得其和，则养命瘳疾；御失其道，则夭性，可不慎哉。此是服者之过，非药石之咎也。且前出诸方，或有不同。皇甫唯欲将冷，廪丘欲得将石药性热，多以将冷为宜。故士安所撰，偏行于世。② 释慧义《薛侍郎浴熨救解法》云：凡药石发宜浴，浴便得解。浴法：若初寒，先用冷水，后用生熟汤。若初热，先用暖汤，后用冷水。浴时慎不可先洗头，欲沐可用二三升灌矣。若大小便秘塞不通，或淋沥尿血，阴中疼，此是热气所致，熨之即愈。熨法：前以冷物熨少腹，冷熨已，又以热物熨前。热熨之以后复冷熨。又小便数，此亦是取冷过，为将暖自愈。③ 服乳发动对治法。释慧义云：钟乳发令人头痛，饮热酒即解。④ 释慧义云：解散麦门冬汤方，麦门冬一升，豆豉二升，栀子十四枚，葱白半斤，凡四物水六升煮取二升，分再服。⑤ 释慧义云：解散治目疼头痛方，川芎三两，葛根二两，细辛二两，防风三两，五味子三两，术四两，茯苓四两，黄芩二两，人参二两，上九味水一斗三升煮取三升，分三服。⑥ 释慧义云：散发热气冲目，漠漠无所见方。黄连、干姜、细辛、蕤核各等分，上四物淳酒五升煮取二升半，绵注洗目，使入中，日再。⑦ 释慧义云：治寒噤似中恶，手脚逆冷，角弓反张，其状如风，或先热后寒，不可名字。若先寒者，用冷水二三升洗脚，使人将之。先热者，以生熟汤四五升许洗之，若体中觉直者，是散，急服此汤方：瓜蒌根三两，栀子二十一枚，人参一两，炙甘草一两，香豉一升，石膏三两，葱叶三两，上七物水八升煮取二升半，分三服。结论：① 释慧义生于东晋，卒于南北朝，是南北朝高僧，寒食散医家。② 释慧义《寒食散解杂论》部分内容见于《医心方》。③ 释慧义将得其和则养命瘳疾，御失其道则夭性致命。④ 释慧义治疗服散副作用的麦门冬汤等四方为后世广泛引用。

释道洪《寒食散对疗》研究

释道洪又作释道弘，生卒未详，南北朝著名医僧。《隋书·经籍志》：释道洪撰《寒食散对疗》一卷。刘时觉《中国医籍补考》：《寒食散对疗》不分卷，成书年代约 589 年。《诸病源候论·解散病诸候》：江左有道弘道人，深识法体，凡所救疗，妙验若神，制《解散对治方》。严世芸、李其忠《三国两晋南北朝》据《诸病源候论》《备急千金要方》《外台秘要》《医心方》重辑成帙。《小品方》云：道弘道人制《解散对治方》，说草石相对之和，有的能发动为证。世人逐易，不逆思寻古今方说。至于动散，临急便就服之，既不救疾，便成委祸。大散由来是难将之药，夫以大散难将而未经服者，乃前有慎耳。既心期得益，苟就服之；已服之人，便应研习救解之宜，异日动之，便得自救也。夫身有五石之药，而门内无解救之人，轻信对治新方，逐易服之，从非弃是，不当枉命误药邪？检《神农本草经》，说草石性味，无对治之和，无指的发动之说。按其对治之和，亦根据本草之说耳。且《大散方》说主患，注药物，不说其所主治，亦不说对和指的发动之性也。览皇甫士安撰《解散说》及将服消息节度，亦无对和的发之说也。复有廪丘家，将温法以救变败之色，亦无对和的动之说。若以药性相对为神者，瓜蒌恶干姜，此是对之大害者。道弘说对治而不辨此，道弘之方焉可从乎？今不从也。当从皇甫节度，自更改瓜蒌，便为良矣。患热则不服其药，惟患冷者服之耳，自可以除瓜蒌；若虚劳脚弱者，以石斛十分代瓜蒌；若风冷上气咳者，当以紫菀十分代瓜蒌。二法极良。若杂患常疾者，止除瓜蒌而已，慎勿加余物（辑自《诸病源候论》卷六）。《诸病源候论》卷六引释道洪《寒食散对疗》语：钟乳对术，又对瓜蒌，其治主肺，上通头胸。术动钟乳，胸塞短气；钟乳动术，头痛目疼。又，钟乳虽不对海蛤，海蛤动乳则目痛短气。有时术动钟乳，直头痛胸塞。然钟乳与术所可为患，不过此也。虽所患不同，其治亦一矣。发动之始，要其有由，始觉体中有异，与上患相应，便速服① 葱白豉汤。硫黄对防风，又对细辛，其治主脾肾，通腰脚。防风、细辛动硫黄，烦疼腰痛，或忿无常，或下利不禁。防风、细辛能动硫黄，硫黄不能动彼。始觉发，便服② 杜仲汤。白石英对附子，其治主胃，通至脾肾。附子动白石英，烦满腹胀；白石英动附子，则呕逆不得食，或口噤不开，或言语难，手脚疼痛。觉发，服③ 生麦门冬汤。紫石英对人参，其治主心肝，通至腰脚。人参动紫石英，心急而痛，或惊悸不得眠卧；或恍惚忘误，失性狂发；或黯黯欲眠，或愦愦喜瞋，或瘥或剧，乍寒乍热；或耳聋目暗。又，防风虽不对紫石，而能动紫石，紫石由防风而动人参。人参动，亦心痛烦热，头项强。始觉，便宜服④ 麻黄汤。赤石脂对桔梗，其治主心，通至胸背。桔梗动赤石，心痛口噤，手足逆冷，心中烦闷；赤石动桔梗，头痛目赤，身体壮热。始觉发，即温酒饮之，随能数杯。酒势行则解，亦可服大麦糵良。复若不解，复服术对钟乳。术发则头痛目赤，或举身壮热。解与钟乳同。附子对白石英，亦对赤石脂；附子发，则呕逆，手脚疼，体强，骨节痛，或项强，面目满肿，饮酒食 自愈。若不愈，与白石英同解。人参对紫石英，人参发，则烦热，头项强，解与紫石英同。桔梗对赤石脂，又对茯苓，又对牡蛎。桔梗发，则头痛目赤，身体壮热，解与赤石同。干姜无所偏对。有说者云：药性，草木则速发而易歇，土石则迟发而难歇也。夫服药，草、石俱下于喉，其势厉盛衰，皆有先后。其始得效，皆是草木先盛耳，土石方引日月也。草木少时便歇，石势犹自未成。其疾者不解消息，便谓顿休，续后更服；或谓病痼药微，倍更增石；或更杂服众石；非一也。石之为性，其精华之气，则合五行，乃益五脏，其滓秽便同灰土也。夫病家气血虚少，不能宣通，杂石之性卒相和合，更相尘瘀，便成牢积。其病身不知是石不和，精华不发，不能致热消疾，便谓是冷盛牢剧，服之无已。不知石之为体，体冷性热，其精

华气性不发，其冷如冰。而疾者，其石入腹即热，既不即热，服之弥多，是以患冷癖之人不敢寒食，而大服石，石数弥多，其冷癖尤剧，皆石性不发而积也。亦有杂饵诸石丸酒，单服异石，初不息，惟以大散为数而已。有此诸害，其证甚多。《备急千金要方》补充《诸病源候论·解散病诸候》：凡服石人，慎不得杂食口味，虽百品具陈，终不用重食其肉，诸杂既重，必有相贼，积聚不消，遂动诸石，如法持心，将摄得所。石药为益，善不可加。余年三十八九尝服五六两乳，自是以来深深体悉，至于将息节度，颇识其性，养生之士宜留意详焉。然其乳石必须土地清白光润，罗纹鸟翮一切皆成，乃可入服。其非土地者，慎勿服之，多致杀人。甚于鸩毒、紫石、白石极须外内映澈，光净皎然，非尔亦不可服。寒石五石更生散方，旧说此药方，上古名贤无此，汉末有何侯者行用，自皇甫士安以降，有进饵者，无不发背解体，而取颠覆。余自有识性以来，亲见朝野仕人遭者不一，所以宁食野葛，不服五石，明其有大大猛毒，不可不慎也。有识者遇此方即须焚之，勿久留也。今但录主对以防先服者，其方已从烟灭，不复须存，为含生害也。葱白豉汤：凡钟乳对术又对瓜蒌，其治主肺上通头胸，术动钟乳，胸塞短气。钟乳动术，头痛目疼。又钟乳虽不对海蛤，海蛤能动钟乳，钟乳动则目疼短气。有时术动钟乳，直头痛胸塞，然钟乳与术为患不过此也。虽所患不同，其治一也。发动之始，要有所由，始觉体中有异与上患相应，宜速服此方：葱白半斤，豉二升，甘草三两，人参三两，上四味水煮分三服，才服便使人按摩摇动，口中嚼物，然后仰卧，覆以暖衣，汗出去衣，服汤，热歇即便冷，淘饭燥脯而已。若服此不解，复服甘草汤：甘草三两，桂心二两，豉二升，葱白半斤，上四味合服如上法。若服此已解，肺家犹有客热余气，复服桂心汤：桂心、麦门冬各三两，人参、甘草各二两，豉二升，葱白半斤，上六味合服如前法。硫黄对防风，又对细辛，其治主脾肾通主腰脚。防风动硫黄，烦热脚疼腰痛，或嗔忿无常，或下利不禁。防风、细辛能动硫黄，而硫黄不能动彼，始觉发便服杜仲汤：杜仲三两，枳实、甘草、李核仁各二两，香豉二升，栀子仁十四枚，上六味合服如上法。若不能解复服大麦奴汤：大麦奴四两，甘草、人参、芒硝、桂心各二两，麦门冬半斤，上六味合服如上法。若服已解，脾肾

犹有余热气或冷,复服人参汤:人参、干姜、甘草、当归各一两,附子一枚,上五味合服如上法。白石英对附子,其治主胃通主脾肾。附子动白石英,烦热腹胀。白石英动附子,呕逆不得食,或口噤不开,或言语难,手脚疼痛。始觉宜服生麦门冬汤:生麦门冬四两,甘草、麻黄各二两,豉二升,上四味合服如上法,不解再服大黄汤:大黄三两,豉二升,甘草二两,栀子仁三十枚,若烦加细辛五两,上合服如上法,频服得下便止,不下服尽。若热势未除,视瞻高而患渴者,复服瓜蒌根汤:瓜蒌根、大麦奴各四两,甘草二两,豉二升、葱白半斤,上五味合服如上法,稍稍一两合服之,隐约得一升许,便可食少糜动口。若已解,胃中有余热,复服芒硝汤:芒硝、桂心各二两,李核仁二十一枚,白术一两、大枣二十枚,甘草、通草各三两,上七味合服如上法。若腹胀去芒硝用人参二两。紫石英对人参,其治主心肝通主腰脚。人参动紫石英,心急而痛,或惊悸不得眠卧,恍惚忘误,失性发狂,昏昏欲眠,或愦愦喜嗔,或瘥或剧,乍寒乍热,或耳聋目暗。防风虽不对紫石英,而能动防风,令人头项强,始觉发,宜服麻黄汤:麻黄三两,人参一两,甘草二两,葱白、豉各一升,大麦奴一把,上六味合服如上法。又服人参汤:人参、白术各三两,甘草、桂心各二两,细辛一两,豉三升,上六味合服如上法。若嗔盛加大黄、黄芩、栀子各三两。若忘误狂发犹未除,复服后列第一生麦门冬汤:生麦门冬、葱白各半斤,甘草三两、人参一两、豉二升,上五味合服如上法,温床暖覆,床下着火,口中嚼物使身稍汗一日便解。若心有余热更服参桂汤:人参、防风、甘草各三两,桂心二两,白术、生姜各一两,上六味合服如上法。赤石脂对桔梗,其治主心通主胸背。桔梗动石脂,心痛寒噤,手足逆冷,心中烦闷。赤石脂动桔梗,则头痛目赤,身体壮热。始觉发宜温清酒饮之,随能否,须酒势行则解,亦可服大麦汤:大麦熬令汗出燥止,勿令大焦,舂去皮,细捣绢筛,以冷水和服之。礜石无所偏对,其治主胃,发则令人心急口噤,骨节疼强,或节节生疮。始觉发即服葱白豉汤:葱白半斤,豉二升,甘草二两,上三味以水六升,煮取二升半,分三服,若散发身体卒生疮,宜服生麦门冬汤:生麦门冬五两,甘草三两,桂心二两,人参一两半,葱白半斤,豉二升,上六味服如

解钟乳汤法。术对钟乳,术发则头痛目疼,或举身壮热,解如钟乳法。附子对白石英,亦对赤石脂。附子发则呕逆手脚疼,体强骨节痛,或项强面目满肿。发则饮酒服䴷自愈。若不愈与白石英同解。桔梗对赤石脂,又对牡蛎,又对茯苓。桔梗发则头痛目赤,身体壮热。牡蛎发则四肢壮热,心腹烦闷极渴。解法并与赤石脂同。茯苓发则壮热烦闷,宜服大黄黄芩汤:大黄、黄芩、栀子仁各三两,葱白、豉各一升,上五味㕮咀,以水六升,煮取二升半,分三服。海蛤对瓜蒌,海蛤先发则手足烦热,瓜蒌先发则噤寒清涕出,宜服瓜蒌根汤:瓜蒌根、甘草各二两,大黄一两,栀子仁十四枚,上四味合煎服如解钟乳法。浴法:初热先用暖水,后用冷水,浴时慎不可洗头垂沐,可二三升灌之。凡药宜浴便得解即佳。如不瘥,可余治之。寒食散:发动者云:草药气力易尽,石性沉滞独主胃中,故令数发。欲服之时,以绢袋盛散一匕,着四合酒中,塞其口一宿后,饮尽之。其酒用多少,将御节度自如旧法。栀子豉汤治食宿饭、陈臭肉及羹宿菜发者:栀子三七枚,豉三升,甘草三两,上三味㕮咀水煮分三服。方可加人参、葱白。葱白豉汤治因失食发及饮酒过醉发者:葱白、豉二升,干姜五两,甘草二两,上四味㕮咀水煮分三服。不解宜服理中汤:人参、白术、甘草各三两,干姜二两,上四味㕮咀水煮分三服。人参汤治因嗔怒太过发者:人参、枳实、甘草各九分,白术、干姜、瓜蒌根各六分,上六味㕮咀水煮分三服。若短气者稍稍数饮。情色过多发宜服黄芪汤(方阙)。将冷太过发则多壮热,以冷水洗浴,然后用生熟汤五六石灌之,已,食少暖食,饮少热酒,行步自劳。将热太过发则多心闷,时时食少冷食。若夏月大热时发动,多起于渴饮多所致,水和少服之,不瘥复作,以瘥为度。冷热熨法:若大小便闭塞不通,或淋沥溺血,阴中疼痛,此是热气所致,用此法即愈其法先以冷物熨小腹已,次以热物熨之,又以冷物熨之。若小便数,此亦是取冷所为,暖调理自愈。治药发下利者方:干服豉即断,能多益佳。凡服散之后,忽身体浮肿,多是取冷过所致,宜服槟榔汤:槟榔三十枚,以水八升煮取二升,分二服。治凡散发疮肿方:蔓菁子、杏仁、黄连、胡粉各一两,水银二两,上五味别捣蔓菁子,杏仁如膏,以猪脂合研,令水银灭涂上,日三夜一。治散

发赤肿者方：生地黄五两，大黄一两，生商陆三两，杏仁四十枚，上四味醋渍一宿，猪膏一升煎商陆令黑，去滓摩肿上，日三夜一。治散发生细疮者方：黄连、芒硝各五两，上二味㕮咀，以水八升煮黄连取四升，去滓纳芒硝令烊，渍布贴疮上，数数易换，多少皆着之。治散发疮痛不可忍方：冷石即滑石三两，治下筛粉疮上，日五六度即燥，须臾痛亦定。治服散忽发动方：干姜五两㕮咀，以水五升煮取三升，去滓纳蜜一合，和绞顿服，不瘥重作。鸭通汤解散除热：白鸭通五升，豉三升，麻黄八两，冷石二两，甘草五两，石膏三两，栀子仁二十枚，上七味㕮咀，以鸭通汁煮取六升，去滓纳豉煮三沸，分服五合。若觉体冷小便快，止后服。若热犹盛，小便赤促，服之不限五合，宜小劳，当渐进食，不可令食少，但勿便多耳。解散治盛热实，大小便赤：升麻、大黄、黄连、甘草、黄柏各三两，白鸭通五合，黄芩四两，芍药六两，栀子仁十四枚，竹叶、豆豉各一升，上十一味㕮咀水煮分三服。若上气者加杏仁五合，腹满加石膏三两。下散法治药发热困方：黍米三升作糜，以成煎猪脂一斤和，令调，宿不食，旦空腹食之，令饱，晚当下药神良。不尽热发，更合服之。又方：肥猪肉五斤，葱白、薤白各半斤，上三味合煮，治如食法，宿不食，

旦服之令尽，不尽，明日更服。又方：治压药发动数数患热困，下之之方。以猪肾脂一具，不令中水，以火炙，承取汁，适寒温一服三合，每日夜五六服，多至五六升，二日稍随大便下。又方：作肥猪肉一升，调如常法，平旦空腹顿服令尽，少时腹中雷鸣，鸣定药随以器盛取，用水淘石。不尽，更作如前服之。《医心方》卷十九引释道洪《寒食散对疗》语：① 食秽饭、臭肉、陈羹、宿菜发，服栀子汤。饭未熟生酒发，服大麦，一服五合，至三服不解，服蘗米一升。食肉多发，如上法服不解，又服蘗末，蘗末不解，又服栀子豉汤。② 食生菜发服甘草汤，食粗米发服甘草汤，大饱食发如上服甘草汤。③ 失食饥发服葱白豉汤，醉发服葱白豉汤。④ 若不解服理中汤。⑤ 怒大过发服人参汤。将冷大过发则多壮热，先以冷水七八升洗浴，然后用生熟汤五六石灌之。灌已，食少、暖食、饮少热酒、行步自劳则解。⑥ 若不解复服栀子汤。⑦ 将热大过发则多心闷服黄芩汤。结论：① 释道洪又作释道弘，生卒未详，南北朝著名医僧。②《隋书·经籍志》载释道洪撰《寒食散对疗》一卷，约成书于589年。③ 严世芸、李其忠《三国两晋南北朝》据《诸病源候论》《备急千金要方》《外台秘要》《医心方》重辑《寒食散对疗》。

皇甫谧医学研究

【生平考略】

皇甫谧,字士安,号玄晏先生,生于东汉建安二十年即公元215年,卒于西晋太康三年即公元282年,享年六十八岁。魏晋年间安定郡朝那县(今宁夏回族自治区固原市彭阳县)人,后徙居新安,即今河南新安县。西晋著名医学家,文史学者。六世祖皇甫棱为度辽将军,五世祖皇甫旗为扶风都尉,四世祖皇甫节为雁门太守。节之弟皇甫规为安羌名将,官至度辽将军、尚书,封寿成亭侯,为凉州三明之一。曾祖皇甫嵩官拜征西将军,太尉。祖父皇甫叔献,曾任霸陵令,父亲皇甫叔侯举孝廉。臧荣绪《晋书》曰:左思作《三都赋》,世人未重。皇甫谧有高名于世,思乃造而示之,谧称善,为其赋序也。后《三都赋》名满天下,一时洛阳纸贵。《晋书·皇甫谧传》:皇甫谧,字士安,幼名静,安定朝那人,汉太尉嵩之曾孙也。出后叔父,徙居新安。年二十,不好学,游荡无度,或以为痴。尝得瓜果,辄进所后叔母任氏,任氏曰:《孝经》云三牲之养,犹为不孝。汝今年余二十,目不存教,心不入道,无以慰我。因叹曰:昔孟母三徙以成仁,曾父烹豕以存教,岂我居不卜邻,教有所阙,何尔鲁钝之甚也!修身笃学,自汝得之,于我何有!因对之流涕。谧乃感激,就乡人席坦受书,勤力不息。居贫,躬自稼穑,带经而农,遂博综典籍百家之言。沈静寡欲,始有高尚之志,以著述为务,自号玄晏先生。著《礼乐》《圣真》之论。后得风痹疾,犹手不辍卷。或劝谧修名广交,谧以为非圣人孰能兼存出处,居田里之中亦可以乐尧舜之道,何必崇接世利,事官鞅掌,然后为名乎。作《玄守论》以答之曰:或谓谧曰富贵人之所欲,贫贱人之所恶,何故委形待于穷而不变乎?且道之所贵者,理世也;人之所美者,及时也。先生年迈齿变,饥寒不赡,转死沟壑,其谁知乎?谧曰:人之所至惜者命也,道之所必全者形也,性形所不可犯者疾病也。若扰全道以损性命,安得去贫贱存所欲哉?吾闻食人之禄者怀人之忧,形强犹不堪,况吾之弱疾乎!且贫者士之常,贱者道之实,处常得实,没

齿不忧,孰与富贵扰神耗精者乎!又生为人所不和,死为人所不惜,至矣!暗聋之徒,天下之有道者也。夫一人死而天下号者,以为损也;一人生而四海笑者,以为益也。然则号笑非益死损生也。是以至道不损,至德不益。何哉?体足也。如回天下之念以追损生之祸,运四海之心以广非益之病,岂道德之至乎!夫唯无损,则至坚矣;夫唯无益,则至厚矣。坚故终不损,厚故终不薄。苟能体坚厚之实,居不薄之真,立乎损益之外,游乎形骸之表,则我道全矣。遂不仕。耽玩典籍,忘寝与食,时人谓之书淫。或有箴莫过笃,将损耗精神。谧曰:朝闻道夕死可矣,况命之修短分定悬天乎!叔父有子既冠,谧年四十丧所生后母,遂还本宗。城阳太守梁柳,谧从姑子也。当之官,人劝谧饯之。谧曰:柳为布衣时过吾,吾送迎不出门,食不过盐菜。贫者不以酒肉为礼,今作郡而送之,是贵城阳太守而贱梁柳,岂中古人之道,是非吾心所安也。

时魏郡召上计掾,举孝廉;景元初,相国辟,皆不行。其后乡亲劝令应命,谧为《释劝论》以通志焉。其辞曰:相国晋王辟余等三十七人,及泰始登禅,同命之士莫不毕至,皆拜骑都尉,或赐爵关内侯,进奉朝请,礼如侍臣。唯余疾困,不及国宠。宗人父兄及我僚类,咸以为天下大庆,万姓赖之,虽未成礼,不宜安寝,纵其疾笃,犹当致身。余唯古今明王之制,事无巨细,断之以情,实力不堪,岂慢也哉!乃伏枕而叹曰:夫进者,身之荣也;退者,命之实也。设余不疾,执高箕山,尚当容之,况余实笃!故尧舜之世,士或收迹林泽,或过门不敢入。咎繇之徒两遂其愿者,遇时也。故朝贵致功之臣,野美全志之士。彼独何人哉!今圣帝龙兴,配名前哲,仁道不远,斯亦然乎!客或以常言见逼,或以逆世为虑。余谓上有宽明之主,下必有听意之人,天网恢恢,至否一也,何尤于出处哉!遂究宾主之论,以解难者,名曰《释劝》。客曰:盖闻天以悬象致明,地以含通吐灵。故黄钟次序,律吕分形。是以春华发萼,夏繁其实,秋风逐暑,冬冰乃结。人道以之,应机乃发。三材连利,明若符契。故士或同升于唐朝,或先觉于有莘,或通梦以

感主,或释钓于渭滨,或叩角以干齐,或解褐以相秦,或冒谤以安郑,或乘驷以救屯,或班荆以求友,或借术于黄神。故能电飞景拔,超次迈伦,腾高声以奋远,抗宇宙之清音。由此观之,进德贵乎及时,何故屈此而不伸?今子以英茂之才,游精于六艺之府,散意于众妙之门者有年矣。既遭皇禅之朝,又投禄利之际,委圣明之主,偶知己之会,时清道真,可以冲迈,此真吾生濯发云汉、鸿渐之秋也。韬光逐薮,含章未曜,龙潜九泉,坚焉执高,弃通道之远由,守介人之局操,无乃乖于道之趣乎?且吾闻招摇昏回则天位正,五教班叙则人理定。如今王命切至,委虑有司,上招迕主之累,下致骇众之疑。达者贵同,何必独异?群贤可从,何必守意?方今同命并臻,饥不待餐,振藻皇涂,咸秩天官。子独栖迟衡门,放形世表,逊遁丘园,不眄华好,惠不加人,行不合道,身婴大疢,性命难保。若其羲和促辔,大火西穨,临川恨晚,将复何阶!夫贵阴贱璧,圣所约也;颠倒衣裳,明所箴也。子其鉴先哲之洪范,副圣朝之虚心,冲灵翼于云路,浴天池以濯鳞,排阊阖,步玉岑,登紫闼,侍北辰,翻然景曜,杂沓英尘。辅唐虞之主,化尧舜之人,宣刑错之政,配殷周之臣,铭功景钟,参叙彝伦,存则鼎食,亡为贵臣,不亦茂哉!而忽金白之辉曜,忘青紫之班瞵,辞容服之光粲,抱弊褐之终年,无乃勤乎!主人笑而应之曰:吁!若宾可谓习外观之晖晖,未睹幽人之仿佛也;见俗人之不容,未喻圣皇之兼爱也;循方圆于规矩,未知大形之无外也。故曰天玄而清,地静而宁,含罗万类,旁薄群生,寄身圣世,托道之灵。若夫春以阳散,冬以阴凝,泰液含光,元气混蒸,众品仰化,诞制殊征。故进者享天禄,处者安丘陵。是以寒暑相推,四宿代中,阴阳不治,运化无穷,自然分定,两克厥中。二物俱灵,是谓大同;彼此无怨,是谓至通。若乃衰周之末,贵诈贱诚,牵于权力,以利要荣。故苏子出而六主合,张仪入而横势成,廉颇存而赵重,乐毅去而燕轻,公叔没而魏败,孙膑刖而齐宁,蠡种亲而越霸,屈子疏而楚倾。是以君无常籍,臣无定名,损义放诚,一虚一盈。故冯以弹剑感主,女有反赐之说,项奋拔山之力,蒯陈鼎足之势,东郭劫于田荣,颜阖耻于见逼。斯皆弃礼丧真,苟荣朝夕之急者也,岂道化之本欤!若乃圣帝之创化也,参德乎三皇,齐风乎虞夏,欲温温而和畅,不欲察察而明

切也;欲混混若玄流,不欲荡荡而名发也;欲索索而条解,不欲契契而绳结也;欲芒芒而无垠际,不欲区区而分别也;欲暗然而内章,不欲示白若冰雪也;欲醇醇而任德,不欲琐琐而执法也。是以见机者以动成,好遁者无所迫。故曰一明一昧,得道之概;一弛一张,合礼之方;一浮一沈,兼得其真。故上有劳谦之爱,下有不名之臣;朝有聘贤之礼,野有遁窜之人。是以支伯以幽疾距唐,李老寄迹于西邻,颜氏安陋以成名,原思娱道于至贫,荣期以三乐感尼父,黔娄定谥于布衾,干木偃息以存魏,荆莱志迈于江岑,君平因著以道著,四皓潜德于洛滨,郑真躬耕以致誉,幼安发令乎今人。皆持难夺之节,执不回之意,遭拔俗之主,全彼人之志。故有独定之计者,不借谋于众人;守不动之安者,不假虑于群宾。故能弃外亲之华,通内道之真,去显显之明路,入昧昧之埃尘,宛转万情之形表,排托虚寂以寄身,居无事之宅,交释利之人。轻若鸿毛,重若泥沈,损之不得,测之愈深。真吾徒之师表,余迫疾而不能及者也。子议吾失宿而骇众,吾亦怪子较论而不折中也。夫才不周用,众所斥也;寝疾弥年,朝所弃也。是以胥克之废,丘明列焉;伯牛有疾,孔子斯叹。若黄帝创制于九经,岐伯剖腹以蠲肠,扁鹊造虢而尸起,文挚徇命于齐王,医和显术于秦晋,仓公发秘于汉皇,华佗存精于独识,仲景垂妙于定方。徒恨生不逢乎若人,故乞命诉乎明王。求绝编于天录,亮我躬之辛苦,冀微诚之降霜,故俟罪而穷处。其后武帝频下诏敦逼不已,谧上疏自称草莽臣曰:臣以尪弊,迷于道趣,因疾抽簪,散发林阜,人纲不闲,鸟兽为群。陛下披榛采兰,并收蒿艾。是以皋陶振褐,不仁者远。臣惟顽蒙,备食晋粟,犹识唐人击壤之乐,宜赴京城称寿阙外。而小人无良,致灾速祸,久婴笃疾,躯半不仁,右脚偏小,十有九载。又服寒食药,违错节度,辛苦荼毒,于今七年。隆冬裸袒食冰,当暑烦闷,加之咳逆,或若温虐,或类伤寒,浮气流肿,四肢酸重。于今困劣,救命呼噏,父兄见出,妻息长诀。仰迫天威,扶舆就道,所苦加焉,不任进路,委身待罪,伏枕叹息。臣闻《韶》《卫》不并奏,《雅》《郑》不兼御,故却子入周,祸延王叔;虞丘称贤,樊姬掩口。君子小人,礼不同器,况臣糠麧,糅之雕胡!庸夫锦衣,不称其服也。窃闻同命之士,咸以毕到,唯臣疾痪,抱衅床蓐,虽贪明时,俱毙命路

隅。设臣不疾,已遭尧、舜之世,执志箕山,犹当容之。臣闻上有明圣之主,下有输实之臣;上有在宽之政,下有委情之人。唯陛下留持垂恕,更旌瑰俊,索隐于傅岩,收钓于渭滨,无令泥滓,久浊清流。谧辞切言至,遂见听许。岁余,又举贤良方正,并不起。自表就帝借书,帝送一车书与之。谧虽羸疾,而披阅不息。初服寒食散,而性与之忤,每委顿不伦,尝悲恚,叩刃欲自杀,叔母谏之而止。

济阴太守蜀人文立,表以命士有赘为烦,请绝其礼币,诏从之。谧闻而叹曰:亡国之大夫不可与图存,而以革历代之制,其可乎!夫束帛戋戋,《易》之明义,玄纁之贽,自古之旧也。故孔子称夙夜强学以待问,席上之珍以待聘。士于是乎三揖乃进,明致之难也;一让而退,明去之易也。若殷汤之于伊尹,文王之于太公,或身即莘野,或就载以归,唯恐礼之不重,岂吝其烦费哉!且一礼不备,贞女耻之,况命士乎!孔子曰:赐也,尔爱其羊,我爱其礼。弃之如何?政之失贤,于此乎在矣。咸宁初,又诏曰:男子皇甫谧沈静履素,守学好古,与流俗异趣,其以谧为太子中庶子。谧固辞笃疾。帝初虽不夺其志,寻复发诏征为议郎,又召补著作郎。司隶校尉刘毅请为功曹,并不应。著论为葬送之制,名曰《笃终》,曰:玄晏先生以为存亡天地之定制,人理之必至也。故礼六十而制寿,至于九十,各有等差,防终以素,岂流俗之乡忌者哉!吾年虽未制寿,然婴疾弥纪,仍遭丧难,神气损劣,困顿数类。常惧夭陨不期,虑终无素,是以略陈至怀。夫人之所贪者,生也;所恶者,死也。虽贪,不得越期;虽恶,不可逃遁。人之死也,精歇形散,魂无不之,故气属于天;寄命终尽,穷体反真,故尸藏于地。是以神不存体,则与气升降;尸不久寄,与地合形。形神不隔,天地之性也;尸与土并,反真之理也。今生不能保七尺之躯,死何故隔一棺之土?然则衣衾所以秽尸,棺椁所以隔真,故桓司马石椁不如速朽;季孙玙璠比之暴骸;文公厚葬,《春秋》以为华元不臣;扬王孙亲土,《汉书》以为贤于秦始皇。如令魂必有知,则人鬼异制,黄泉之亲,死多于生,必将备其器物,用待亡者。今若以存况终,非即灵之意也,如其无知,则空夺生用,损之无益,而启奸心,是招露形之祸,增亡者之毒也。夫葬者,藏也。藏也者,欲人之不得见也。而大为棺椁,备赠存物,无异于埋金路隅而书表于

上也。虽甚愚之人,必将笑之。丰财厚葬以启奸心,或剖破棺椁,或牵曳形骸,或剥臂捋金环,或扪肠求珠玉。焚如之形,不痛于是?自古及今,未有不死之人,又无不发之墓也。故张释之曰:使其中有欲,虽固南山犹有隙;使其中无欲,虽无石椁,又何戚焉!斯言达矣,吾之师也。夫赠终加厚,非厚死也、生者自为也。遂生意于无益,弃死者之所属,知者所不行也。《易》称古之葬者,衣之以薪,葬之中野,不封不树。是以死得归真,亡不损生。故吾欲朝死夕葬,夕死朝葬,不设棺椁,不加缠敛,不修沐浴,不造新服,殡含之物,一皆绝之。吾本欲露形入坑,以身亲土,或恐人情染俗来久,顿革理难,今故粗为之制。奢不石椁,俭不露形。气绝之后,便即时服,幅巾故衣,以遽除裹尸,麻约二头,置尸床上。择不毛之地,穿坑深十尺,长一丈五尺,广六尺,坑讫,举床就坑,去床下尸。平生之物,皆无自随,唯赍《孝经》一卷,示不忘孝道。遽除之外,便以亲土。土与地平,还其故草,使生其上,无种树木。削除,使生迹无处,自求不知。不见可欲,则奸不生心,终始无怵惕,千载不虑患。形骸与后土同体,魂爽与元气合灵,真笃爱之至也。若亡有前后,不得移祔。祔葬自周公来,非古制也。舜葬苍梧,二妃不从,以为一定,何必周礼。无问师工,无信卜筮,无拘俗言,无张神坐,无十五日朝夕上食。礼不墓祭,但月朔于家设席以祭,百日而止。临必昏明,不得以夜。制服常居,不得墓次,夫古不崇墓,智也。今之封树,愚也,若不从此,是戮尸地下,死而重伤。魂而有灵,则冤悲没世,长为恨鬼。王孙之子,可以为诚。死誓难违,幸无改焉!而竟不仕。太康三年卒,时年六十八。子童灵、方回等遵其遗命。谧所著诗赋诔颂论难甚多,又撰《帝王世纪》《年历》《高士》《逸士》《列女》等传,《玄晏春秋》并重于世。门人挚虞、张轨、牛综、席纯,皆为晋名臣。方回少遵父操,兼有文才。永嘉初,博士征,不起。避乱荆州,闭户闲居,未尝入城府。蚕而后衣,耕而后食,先人后己,尊贤爱物,南土人士咸崇敬之。刺史陶侃礼之甚厚。侃每造之,著素士服,望门辄下而进。王敦遣从弟暠代侃,迁侃为广州。侃将诣敦,方回谏曰:吾闻敌国灭,功臣亡。足下新破杜弢,功莫与二,欲无危,其可得乎!侃不从而行。敦果欲杀侃,赖周访获免。暠既至荆州,大失物情,百姓叛暠迎杜弢。

曑大行诛戮以立威，以方回为侃所敬，责其不来诣己，乃收而斩之。荆土华夷，莫不流涕。

《隋书·经籍志》载：《黄帝甲乙经》十卷，音一卷，梁十二卷，无撰著人名氏。《旧唐书·经籍志》载：《黄帝三部针经》十三卷，皇甫谧撰；《黄帝针灸经》十二卷，无撰著人名氏。皇甫谧撰《帝王代记》十卷，皇甫谧撰《年历》六卷。《新唐书·艺文志》载：皇甫谧《皇帝三部针经》十二卷；《黄帝针灸经》十二卷，无撰著人名氏。皇甫谧《帝王代纪》十卷，又皇甫谧著《年历》六卷。《针灸甲乙经》，世称针灸鼻祖。自序曰：夫医道所兴，其来久矣。上古神农始尝草木而知百药。黄帝咨访岐伯、伯高、少俞之徒，内考五脏六腑，外综经络血气色候，参之天地，验之人物，本性命，穷神极变，而针道生焉。其论至妙，雷公受业传之于后。伊尹以亚圣之才，撰用《神农本草》以为汤液。中古名医有俞跗、医缓、扁鹊，秦有医和，汉有仓公。其论皆经理识本，非徒诊病而已。汉有华佗、张仲景。其他奇方异治，施世者多，亦不能尽记其本末。若知直祭酒刘季琰病发于畏恶，治之而瘥，云：后九年季琰病应发，发当有感，仍本于畏恶，病动必死，终如其言。仲景见侍中王仲宣时年二十余，谓曰：君有病，四十当眉落，眉落半年而死，令服五石汤可免。仲宣嫌其言忤，受汤而勿服。居三日，见仲宣谓曰：服汤否？仲宣曰：已服。仲景曰：色候固非服汤之诊，君何轻命也，仲宣犹不言。后二十年果眉落，后一百八十七日而死，终如其言。此二事虽扁鹊、仓公无以加也。华佗性恶矜技，终以戮死。仲景论广伊尹汤液为数十卷，用之多验。近代太医令王叔和撰次仲景，选论甚精，指事可施用。按《七略·艺文志》，《黄帝内经》十八卷。今有《针经》九卷，《素问》九卷，二九十八卷，即《内经》也。亦有所亡失，其论遐远，然称述多而切事少，有不编次。比按仓公传，其学皆出于《素问》，论病精微。《九卷》是原本经脉，其义深奥，不易觉也。又有《明堂孔穴针灸治要》，皆黄帝岐伯选事也。三部同归，文多重复，错互非一。甘露中，吾病风加苦聋，百日方治，要皆浅近，乃撰集三部，使事类相从，删其浮辞，除其重复，论其精要，至为十二卷。《易》曰：观其所聚，而天地之情事见矣。况物理乎？事类相从，聚之义也。夫受先人之体，有八尺之躯，而不知医事，此所谓游魂耳。若不精通于医道，虽有忠孝之心，仁慈之性，君父危困，赤子涂地，无以济之，此固圣贤所以精思极论尽其理也。由此言之，焉可忽乎？其本论其文有理，虽不切于近事，不甚删也。若必精要，后其闲暇，当撰核以为教经云尔。北宋神宗赵顼熙宁二年即公元1069年国子博士高保衡、尚书屯田郎中孙奇、光禄卿直秘阁林亿等奉诏校刊皇甫谧《针灸甲乙经》，其序曰：臣闻通天地人曰儒，通天地不通人曰技，斯医者虽曰方技，其实儒者之事乎。班固序《艺文志》，称儒者助人君，顺阴阳，明教化，此亦通天地人之理也。又云：方技者，论病以及国，原诊以知政。非能通三才之奥，安能及国之政哉。晋皇甫谧博综典籍百家之言，沉静寡欲，有高尚之志。得风痹，因而学医，习览经方，前臻至妙。取黄帝《素问》《针经》《明堂》三部之书，撰为《针灸经》十二卷，历古儒者之不能及也。或曰：《素问》《针经》《明堂》三部之书，非黄帝书，似出于战国。曰：人生天地之间，八尺之躯，脏之坚脆，腑之大小，谷之多少，脉之长短，血之清浊，十二经之血气大数，皮肤包络其外，可剖而视之乎？非大圣上智，孰能知之，战国之人何与焉。大哉！《黄帝内经》十八卷，《针经》三卷，最出远古，皇甫士安能撰而集之。惜简编脱落已多，是使文字错乱，义理颠倒，世失其传，学之者鲜矣。唐甄权但修《明堂图》，孙思邈从而和之，其余篇第亦不能尽言之。国家诏儒臣校正医书，今取《素问》《九墟》《灵枢》《太素经》《千金方》及《翼》《外台秘要》诸家善书校对玉成，缮写将备亲览。恭惟主上圣哲衣冠文明，光辉上下，孝慈仁德，蒙被众庶，大颁岐黄，远及方外，使皇化兆于无穷，和气浃而充塞，兹亦助人灵，顺阴阳，明教化化之一端云。《中国医籍考》曰：是此书乃裒合旧文而成。故《隋书·经籍志》冠以黄帝，然删除谧名，似乎黄帝所自作，则于文为谬。《旧唐书·经籍志》称《黄帝三部针经》十三卷，始着谧名，然较梁本多一卷，其并音一卷计之欤。《新唐书·艺文志》既有《黄帝甲乙经》十二卷，又有皇甫谧《黄帝三部针经》十三卷，兼袭二志之文则更舛误矣。书凡一百一十八篇，内《十二经脉络脉支别篇》《疾形脉诊篇》《针灸禁忌篇》《五脏传病发寒热篇》《阴受病发痹篇》《阳受病发风篇》各分上下经脉篇，《六经受病发伤寒热病篇》各分上中下，实一百二十八篇。考《隋书·经籍志》有《明堂孔穴》五卷，《明堂孔穴图》三卷，又《明堂孔穴图》三卷。《旧唐书·经籍志》有《黄帝内经明堂》十三卷，《黄帝十二经脉明堂五脏图》一卷，《黄帝十二经明堂偃侧人图》十二卷，《黄帝明堂》三卷，又杨上善《黄帝内经明堂类成》十三卷，杨元孙《黄帝明堂》卷，今并亡佚，惟赖是书存其精要，且节解章分具有条理，亦寻省较易，至今与《内经》并行，不可偏废，盖有由矣。皇甫谧《针灸甲乙经》经北宋校正医书局林亿等校刊于宋熙宁二年即公元1069年，宋版《针灸甲乙经》今或亡佚。现存主要版本有明万历神宗二十九年即公元1601年王肯堂辑录吴勉学校刊《古今医统正脉全书》与清《四库全书》收有《针灸甲乙经》，清代藏书家陆心源《皕宋楼藏书记》载有明代蓝格抄本《黄帝三部针灸甲乙经》，藏于日本静嘉堂文库。1955年商务印书馆据医统正脉本出版排印本，1956年人民卫生出版社据此出版影印本。1979年人民卫生出版社出版由山东中医学院校释的《针灸甲乙经校释》。

【学术贡献】

1. 皇甫谧《针灸甲乙经》卷一阐述针灸基础理论

① 精神五脏论第一：正文略。辑录《黄帝内经灵枢·本神篇》全文为《针灸甲乙经》卷一精神五脏论第一。凡刺之法必先本于神，故开篇申明针刺者务观病患之态以知精神魂魄存亡得失之意。并辑《素问·举痛论》《素问·阴阳应象大论》《素问·宣明五气》《素问·五藏生成》等经文作《灵枢·本神》注释：怒则气逆，甚则呕血，及食而气逆，故气上。喜则气和志达，营卫通利，故气缓。悲则心系急，肺布叶举，两焦不通，营卫不散，热气在中，故气消。恐则神却，却则上焦闭，闭则气还，还则下焦胀，故气不行。热则腠理开，营卫通，汗大泄，惊则心无所倚，神无所归，虑无所定，故气乱。劳则喘且汗出，内外皆越，故气耗。思则心有所伤，神有所止，气流而不行，故气结。人卧血归于肝，肝受血而能视，足受血而能步，掌受血而能握，指受血而能摄。肝在声为呼，在变动为握，在志为怒，怒伤肝。精气并于肝则忧。解曰：肝虚则恐，实则怒，怒而不已，亦生忧矣。肝之与肾，脾之与肺，互相成也。脾者土也，四脏皆受成焉。故恐发于肝而成于肾；爱发于脾，而成于肝。肝合胆，胆者中精之府也。肾藏精，故恐同其怒，怒同其

恐，一过其节，则二脏俱伤，经言若错，其归一也。心在声为笑，在变动为忧，在志为喜，喜伤心。精气并于心则喜，或言心与肺脾二经有错，何谓也？解曰：心虚则悲，悲则忧；心实则笑，笑则喜。心之与肺，脾之与心，亦互相成也。故喜发于心而成于肺，思发于脾而成于心，一过其节，则二脏俱伤。此经互言其义耳，非有错也。脾在声为歌，在变动为哕，在志为思，思伤脾。精气并于脾则饥。肺在声为哭，在变动为咳，在志为忧，忧伤肺。精气并于肺则悲。肾在声为呻，在变动为栗，在志为恐，恐伤肾。精气并于肾则恐，故恐惧而不改则伤精，精伤则骨酸痿厥，精时自下。是故五脏主藏精者也，不可伤；伤则失守阴虚，阴虚则无气，无气则死矣。是故用针者，观察病患之态，以知精神魂魄之存亡得失之意。五者已伤，针不可以治也。② 五脏变腧第二：正文略。辑《黄帝内经灵枢·顺气一日分为四时》《黄帝内经素问·四气调神大论》两篇经文部分内容为《针灸甲乙经》卷一五脏变腧第二。皇甫谧释文：《素问》曰肝在味为辛，心在味为咸，肺在味为苦，于经义为未通。论五脏相传所胜也。假使心病传肺，肺未病，逆治之耳。张志聪《黄帝内经灵枢集注》曰：五脏之气应天之五时而取之五输，各有所主也。肾者主封藏之本，藏主冬，此肾合冬藏之气也。肝主色，色主春，此肝合春生之气也。心者生之本，神之变也，时主夏，心合夏长之气也。土数五，五者音也，音主长夏，脾合长夏之气也。五味入口藏于阳胃，阳明主秋金之气，味主秋，肠胃合秋收之气也。此五脏之气应五时之变而取之五输，各有所主也。春刺荥，夏刺输，长夏刺经，秋刺合，冬刺井，皆从子以透发母气。六腑有原穴，故不应五时，以经与原合之，则合于五行，以应六六三十六之数矣。盖木火土金水地之五行也，以生人之五脏。地之五行上呈天之六气，以合人之六腑。六气者木火土金水火也。君火以明，相火以位，是以六气之中有二火，以六合六腑，六腑有六输，故应六六三十六之数，以经火与原火合之，则又合五行之数矣。此阴阳离合之道，五行变化之机，天地生成之妙用也。③ 五脏六腑阴阳表里第三：正文略。辑《黄帝内经灵枢·本输》《黄帝内经灵枢·师传》《黄帝内经素问·血气形志》三篇经文部分内容为《针灸甲乙经》卷一五脏六腑阴阳表里第三。皇甫谧释文曰：

夫脑、髓、骨、脉、胆、女子胞,此六者,地气之所生也。皆藏于阴,象于地,故藏而不泻,名曰奇恒之府。胃、大肠、小肠、三焦、膀胱,此五者,天气之所生也。其气象天,故泻而不藏,此受五脏浊气,名曰传化之府。此不能久留,输泻者也。魄门亦为五脏使,水谷不得久藏。五脏者,藏精气而不泻,故满而不能实。六腑者,传化物而不藏,故实而不能满。水谷入口,则胃实而肠虚,食下则肠实而胃虚,故实而不满,满而不实也。气口何以独为五脏主?胃者,水谷之海,六腑之大源也。称六腑虽少错,于理相发为佳。肝胆为合,故足厥阴与少阳为表里。脾胃为合,故足太阴与阳明为表里。肾膀胱为合,故足少阴与太阳为表里。心与小肠为合,故手少阴与太阳为表里。肺与大肠为合,故手太阴与阳明为表里。张志聪《黄帝内经灵枢集注》曰:六脏六腑阴阳相合。六腑受盛水谷传化糟粕,受藏精汁,故名曰腑。大肠者传道之官变化出焉,故为传道之府。小肠者受盛之官,化物出焉,故为受盛之府。胆主藏精汁,故为中精之府。胃为仓廪之官主受纳水谷,故为五谷之府。膀胱者州都之官,津液藏焉,故为津液之府。少阳三焦也,三焦之脉出于中胃入络膀胱,约下焦而主决渎,故为中渎之府,水道出焉。④ 五脏六腑官第四:正文略。辑《黄帝内经灵枢·五阅五使》《黄帝内经灵枢·脉度》两篇经文部分内容为《针灸甲乙经》卷一五脏六腑官第四。皇甫谧释文曰:心在窍为耳。夫心者火也,肾者水也,水火既济。心气通于舌,舌非窍也,其通于窍者,寄在于耳。诸脉者皆属于目。心藏肺,肺舍神。神明通体,故云属目。脾气通于口,口和则能别五谷味矣。肾气通于耳,耳和则能闻五音矣。肾在窍为耳。然则肾气上通于耳,下通于阴也。五脏不和,则九窍不通。六腑不和,则留结为痈。故邪在腑则阳脉不和,阳脉不和则气留之,气留之则阳气盛矣。邪在脏则阴脉不和,阴脉不和则血留之,血留之则阴气盛矣。阴气太盛,则阳气不得相营也,故曰格。阴阳俱盛,不得自相营也,故曰关格。关格者,不得尽期而死矣。⑤ 五脏大小六腑应候第五:正文略。辑《黄帝内经灵枢·本藏》全文为《针灸甲乙经》卷一五脏大小六腑应候第五。皇甫谧释文曰:肺之合皮也,其荣毛也,其主心也。下章言肾之应毫毛,于义为错。心之合脉也,其荣色也,其主肾也。其义

相顺。肝之合筋也,其荣爪也,其主肺也,其义相顺。脾之合肉也,其荣唇也,其主肝也,其义相顺。肾合骨,肾之合骨也,其荣发也,其主脾也,其义相同。张志聪《黄帝内经灵枢集注》曰:在外之皮肤肌腠因刚柔浓薄而生病,在内之五脏六腑有大小高下,偏正浓薄之不同,亦因形而生病也。夫营卫血气脏腑之所生也,脉肉筋骨脏腑之外合也,精神魂魄五脏之所藏也,水谷津液六腑之所化也。是以血气神志和调则五脏不受邪而形体得安。然又有因于脏腑之形质而能长寿不衰,虽犯风雨寒暑邪勿能害者,有外不离屏蔽室内内无怵惕之恐,然犹不免于病者。此缘脏腑在大小浓薄之不同,致有善恶凶吉之变异。盖五脏六腑本于天地阴阳,四时五行之气而成此形。故宜中正坚浓,以参副天地阴阳之正气。⑥ 十二原第六:正文略。辑《黄帝内经灵枢·九针十二原》部分经文为《针灸甲乙经》卷一十二原第六。张志聪《黄帝内经灵枢集注》曰:此论气味所生之津液从脏腑之膏肓外渗于皮肤络脉,化赤为血,荣于经俞,注于脏腑,外内出入之相应也。津液者水谷气味之所生也。中焦之气蒸津液化其精微,发泄于腠理,淖泽注于骨,补益脑髓,润泽皮肤,是津液注于三百六十五节而渗灌于皮肤肌腠者也。溢于外则皮肉膏肥,余于内则膏肓丰满。盖膏者脏腑之膏膜,肓者肠胃之募原也。气味所生之津液从内之膏肓而淖泽于外。是以膏肥之人其肉淖而皮纵缓,故能纵腹垂腴,外内之相应也。《痈疽》章曰:中焦出气如露上注谷而渗孙脉,津液和调,变化而赤为血。血和则孙脉先满溢,乃注于络脉皆盈,乃注于经脉,阴阳已张,因息乃行,行有经纪,周有道理。与天协议,不得休止。夫谷者皮肤之分肉,是津液外注于皮肤,从孙络化赤而注于脏腑之原经。故曰十二原者五脏之所以禀三百六十五节气味也。四关者,两肘两腋,两髀两,皆机关之室,真气之所过,血络之所游行者也。十二原出于四关,四关主治五脏者,谓脏合腑而腑有原。原有关而关应脏,脏腑阴阳相合,外内出入之相通也,故曰明知其原。睹其应而知五脏之害矣。肝、心、脾、肺、肾,内之五脏也,阳中之少阴,阴中之少阳,五脏之气也。故脏腑有病,取之经脉之原,胀取三阳,飧泄取三阴,此病在三阴三阳之气而取之气也。此节论血气生始出入之原。故篇名九针十二原谓九针之道与阴阳

血气之相合也。⑦ 十二经水第七：正文略。辑《黄帝内经灵枢·经水》部分经文为《针灸甲乙经》卷一经水第七。张志聪《黄帝内经灵枢集注》曰：此篇以十二经脉内属于五脏六腑，外合于十二经水。经水有大小、浅深、广狭、远近之不同，脏腑有高下、大小、受谷多少之不等。五脏主藏五脏之神志，六腑主行水谷之精气，经脉受荣血以荣行。帝问可以合一而为灸刺之治法乎。伯曰天之高地之广不可度量者也。人生于天地六合之内亦犹此天之高地之广，非人力之所能度量。若夫有形之皮肉筋骨，外可度量切循，内可解剖而视。其于脏之坚脆，腑之大小，谷之多少，脉之长短，血之清浊，气之多少，十二经之多血少气，多气少血，血气皆多，血气皆少，皆有大数。大数者即《本脏篇》之五脏坚脆，《肠胃篇》腑之大小，《绝谷篇》谷之多少，《脉度篇》脉之长短，《九针篇》之多血少气，多气少血，皆有数推之。其治以针艾，调其经气，固其常有合于数者，即下文之六分五分，十呼七呼，以至于二呼一呼。此手足阴阳皆有合于数也。⑧ 四海第八：正文略。辑《黄帝内经灵枢·海论》部分经文为《针灸甲乙经》卷一四海第八。张志聪《黄帝内经灵枢集注》曰：人合天地四海，升降出入营运无息，故得顺而和者则生利无穷，逆而不调则败害至矣。天地阴阳之道更相和平者也，故有余不足皆为之逆。膻中者宗气之所居，上出于喉以司呼吸，故气海有余者气满胸中，气息乱气上逆故面赤也。气海不足则气少，气少故不足于言。血海有余则常想其身大，怫然不知其所病。血海不足亦常想其身小，狭然不知其所病。冲脉起于胞中上循背里，为经脉之海。其浮而外者循腹右上行，至胸中而散于皮肤之间，是冲脉之血充实于周身，故有余则觉其身大，不足则觉其身小。水谷之海有余则腹满，水谷之海不足则饥不受谷食。胃气有余故腹胀满，胃气不足故饥而不受谷食。髓海有余则轻劲多力，自过其度髓海不足则脑转耳鸣，胫眩冒，目无所见，懈怠安卧。精液补益脑髓，而下流阴股，故髓海有余则足劲轻健而多力。髓从骨空循度而上通于脑，故有余则自过其度矣。髓海不足则精液竭。精液者所以濡空窍者也，是以耳为之鸣，目无所见。液脱者骨属屈伸不利，故胫而懈怠安卧。审其输则知其四海之通于经，而经俞之外通于气也。调其虚实，则有余不足自和矣。

害谓经气之逆，复则反逆为顺也。⑨ 气息周身五十营四时十分漏刻第九：正文略。辑《黄帝内经灵枢·五十营》《黄帝内经灵枢·根结》《黄帝内经灵枢·卫气》等三篇部分经文为《针灸甲乙经》卷一气息周身五十营四时十分漏刻第九。张志聪《黄帝内经灵枢集注》曰：此篇论宗气营气循行于脉中，循脉度之十六丈二尺，应呼吸漏下而为五十营也。宗气积于胸中出于喉咙以贯心脉而行呼吸焉，营气者泌其津液注之于脉化而为血，以营四末，内注五脏六腑，以应刻数焉。肺主气而主皮毛。人一呼则八万四千毛窍皆阖，一吸则八万四千毛窍皆开。此宗气之散于脉外之皮毛而行呼吸者也。故所谓交通者谓皮肤经脉之宗气外内交通而并行一百刻之数也。夫天主气地主血脉，故五十营而外内之气行周备，斯得尽天地之寿矣。⑩ 营气第十：正文略。辑《黄帝内经灵枢·营气》部分经文为《针灸甲乙经》卷一营气第十。张志聪《黄帝内经灵枢集注》曰：本篇之营气营于脉中，始于手太阴肺，终于足厥阴肝，昼夜只环转一周，是谓天地之纪。盖天道营运于地之外，昼夜只环转一周而过一度者也。血脉生于后天之水谷，始于先天之阴阳。肺属天而主脉，其脉环循胃口，是以胃腑所生之精血先从肺脉而行，腹走手而手走头，头走足而足走腹，脏腑相传，外内相贯，此后天之道也。⑪ 营卫三焦第十一：正文略。辑《黄帝内经灵枢·营卫生会》部分经文为《针灸甲乙经》卷一营卫三焦第十一。张志聪《黄帝内经灵枢集注》曰：此章论营卫之生始会合，因以名篇。首节论营卫之所生而各走其道，下节论营卫之会合相将而行。夫水谷之精气，清者为营，浊者为卫，营在脉中，卫在脉外，此营卫之生也。阴阳异位又何焉会。故复论三焦之所出以明其会焉。卫出上焦而上焦常与营俱行阳二十五度，行阴亦二十五度。营出中焦而中焦之津液随三焦出气，以温肌肉化赤为血，以奉生身。营卫之行不失其常，此营卫之会也。故独得行于经隧，命曰营气。言与卫相将于脉外而又独得行于经隧之中。是肌腠经脉之外内皆有此营也。阴阳血气之离合出入，非熟读诸经，细心体会，不易悉也。⑫ 阴阳清浊精气津液血脉第十二：正文略。辑《黄帝内经灵枢·阴阳清浊》《黄帝内经灵枢·决气》部分经文为《针灸甲乙经》卷一阴阳清浊精气津液血脉第十二。张志聪

《黄帝内经灵枢集注》曰：此篇论阴阳清浊交相于乱者也。人之十二经脉外合十二经水，内合五脏六腑，其五色各异清浊不同，故一人之身有乱气，犹天下之众有乱人，其理可合之为一耳。恶有不乱者乎。杨元如曰清浊天地之气也，天气下降地气上升，清浊相干命曰乱气，不乱则生化灭矣。故曰夫一人者亦有乱气，天下之众亦有乱人，谓天下之人皆有此乱气也。又曰：精气津液血脉生于后天而本于先天也。本于先天总属一气，成于后天辨为六名。故帝意以为一而伯分为六焉。气之分判为六而和合为一也。⑬ 津液五别第十三：正文略。辑《黄帝内经灵枢·五癃津液别》部分经文为《针灸甲乙经》卷一津液五别第十三。张志聪《黄帝内经灵枢集注》曰：此章论水谷所生之津液各走其道别而为五。如五道癃闭则为水胀。五别者为汗，为溺，为唾，为泪，为髓。五癃者，液不渗于脑而下流，阴阳气道不通，四海闭塞，三焦不泻而津液不化。水谷留于下焦不得渗于膀胱则水溢而为水胀。⑭ 奇邪血络第十四：正文略。辑《黄帝内经灵枢·血络论》部分经文为《针灸甲乙经》卷一奇邪血络第十四。张志聪《黄帝内经灵枢集注》曰：此篇论血气出入于络脉之间，故篇名血络。论有所留积皆因于络，则而泻之万全也。若取之肉则肉着于针，而针下坚矣。⑮ 五色第十五：正文略。辑《黄帝内经灵枢·五色》《黄帝内经素问·脉要精微》《黄帝内经素问·五藏生成》三篇经文部分内容为《针灸甲乙经》卷一五色第十五。此篇旨在辨明人有不病卒死之理。张志聪《黄帝内经灵枢集注》曰：外因内因之病并于血脉而入脏者皆为卒死也。不病者，无在外之形证也。五脏各具五色而各有外内之形层也。赤色出于两颧，黑色出于庭，赤色在面王，此心肾之色也。若以五色命脏则五脏各有五者之色矣。视其五色则知病在内之五脏。若外因风寒暑湿之邪而见于色者，六气之应于色也。夫邪从形层次第而入于内者，先皮毛而肌腠，腠而络，络而脉，脉而经，经而腑脏，此邪在外之皮脉，即中内合之五脏，故曰人不病而卒死，谓不病在外之形层而即入于脏也。⑯ 阴阳二十五人形性血气不同第十六：正文略。辑《黄帝内经灵枢·通天》《黄帝内经灵枢·阴阳二十五人》《黄帝内经灵枢·五音五味》《黄帝内经灵枢·行针》四篇经文部分内容为《针灸甲乙经》

卷一阴阳二十五人形性血气不同第十六。此篇旨在辨明善用针灸者视人五态乃治之。张志聪《黄帝内经灵枢集注》曰：凡五人者其态不同，其筋骨气血各不等。一阴一阳者始生之两仪，应阴阳和平之人也。太阴少阴、太阳少阳，应所生之四象也。人秉天地之气而生成此形气，是以阴阳二十五人章论地之五行以生此形，故论五音之形。此论人合天之阴阳四象，故篇名通天而论人之态也。

2. 皇甫谧《针灸甲乙经》卷二阐述经络基础理论

① 十二经脉络脉支别第一：正文略。辑《黄帝内经灵枢·经脉》《黄帝内经素问·诊要经终》《黄帝内经灵枢·五十营》《黄帝内经素问·皮部》《黄帝内经素问·经络》《黄帝内经灵枢·经别》等六篇经文部分内容为《针灸甲乙经》卷二十二经脉络脉支别第一。辨明十二经脉、络脉及支别决死生，处百病，调虚实，不可不通。凡刺之理经脉为始，营其所行，制其度量，内次五脏，外别六腑。此篇论脏腑十二经脉之生始出入，营血营行脉中，六气合于脉外，始于手太阴肺，终于足厥阴肝，周而复始，循度环转之无端也。皇甫谧引《素问》曰：气口何以独为五脏主？胃者水谷之海，六腑之大源也。五味入于口，藏于胃，以养五脏气，气口亦太阴也，是以五脏六腑之气味皆出于胃，变见于气口。故五气入于鼻，藏于心肺，肺有病而鼻为之不利也。《九卷》言其动，《素问》论其气，此言其为五脏之所主，相发明也。② 奇经八脉第二：正文略。辑《黄帝内经灵枢·逆顺肥瘦》《黄帝内经灵枢·五音五味》《黄帝内经灵枢·脉度》三篇经文部分内容为《针灸甲乙经》卷二奇经八脉第二。奇经八脉者任脉、督脉、冲脉、带脉、阴跷脉、阳跷脉、阴维脉、阳维脉是也。既无所属脏腑，又无所配表里，别道奇行，故称奇经。皇甫谧释文曰：任脉者起于中极之上，以下毛际，循腹里，上关元，至咽喉，上颐循面入目。冲脉者起于气冲，并少阴之经侠脐上行，至胸中而散。其言冲脉与《九卷》异。任脉为病，男子内结七疝，女子带下瘕聚。冲脉为病，逆气里急。督脉为病，脊强反折。亦与《九卷》互相发也。督脉者经缺不具，见于营气，曰上额循巅，下项中，循脊入骶，是督脉也。《素问》曰督脉者，起于少腹以下骨中央，女子入系廷孔，其孔溺

孔之端也,其络循阴器,合篡间,绕篡后,别绕臀至少阴,与巨阳中络者,合少阴上股内后廉,贯脊属肾。与太阳起于目内眦,上额交巅,上入络脑,还出别下项,循肩膊内,侠脊抵腰中,入循膂络肾。其男子循茎下至篡,与女子等,其小腹直上者,贯脐中央,上贯心,入喉,上颐环唇,上系两目之中。此生病从小腹上冲心而痛,不得前后,为冲疝。其女子不孕,癃痔遗溺嗌干。督脉生病,治督脉。《难经》曰督脉者起于下极之俞,并于脊里,上至风府,入属于脑,上巅循额,至鼻柱,阳脉之海也。《九卷》言营气之行于督脉,故从上下。《难经》言其脉之所起,故从下上。所以互相发也。《素问》言督脉似谓在冲,多闻阙疑,故并载以贻后之长者云。《难经》曰阳跷脉者起于跟中,循外踝上行,入风池。阴跷脉者,亦起于跟中,循内踝上行,入喉咙,交贯冲脉。此所以互相发明也。又曰:阳维阴维者,维络于身,溢蓄不能环流溉灌也。故阳维起于诸阳会,阴维起于诸阴交也。又曰:带脉起于季胁,回身一周。自冲脉以下是谓奇经八脉。又曰:阴跷为病,阳缓而阴急。阳跷为病,阴缓而阳急。阳维维于阳,阴维维于阴。阴阳不能相维,为病腰腹纵容,如囊水之状。此八脉之诊也。维脉带脉皆见如此,详《素问》痿论及见于《九卷》。③ 脉度第三:正文略。辑《黄帝内经灵枢·脉度》部分经文为《针灸甲乙经》卷二脉度第三。张志聪《黄帝内经灵枢集注》曰:此章论脉之度数,故曰此气之大经隧。谓营气宗气所容行之大隧,故维脉不与焉。手足六阳六阴者,经脉分循于两手两足,三阴三阳分而为六也。跷脉亦分循左右而上,故合一丈五尺。督脉从目绕头而下至脊之十四椎,故各长四尺五寸。盖气行于任督二脉,阴阳通贯而行也。跷脉之阴阳,男子数其阳,女子数其阴。支而横者络脉孙络也。夫经脉内营于脏腑,外络于形身,浮而见于皮部者皆络脉也。盛而血者邪盛于外,血留于络脉,故当疾诛之。盛者邪客于外故当泻之,虚者本虚于内,故当饮药以补之。④ 十二经标本第四:正文略。辑《黄帝内经灵枢·卫气》部分经文为《针灸甲乙经》卷二十二经标本第四。张志聪《黄帝内经灵枢集注》曰:此章分别十二经脉之本出于手足之腕踝,其标在于胸腹头气之街。标者犹树之梢杪,杪绝而出于络外之径路也。本者犹木之根干,经脉之血气从此而出也。盖三阳

之经上循于头,是以络脉亦上出于头而始绝。三阴之脉止于膺胸之间,故络脉亦至膺与背俞而止。此章与根结篇大义相同而各有分别。根结篇论三阴三阳之开阖枢,此章论十二络脉之标本出入。倪氏曰:开阖枢者三阴三阳之气也,入于脉中为阖,出于肤表为开,出入于皮肤经脉之外内为枢,此论气而及于脉络也。此章论血气出入于十二经脉之中以合三阴三阳之气,故曰太阳、少阳、阳明、太阴、少阴、厥阴而不言脏腑之经脉。此论络脉而及于气也。盖血气之行于肤表者应六气之司天在泉,营运于地之外,肤表之气血,溜注于脉中应天泉之复通贯于地内。《五营运篇》之所谓燥胜则地干,暑胜则地热,风胜则地动,湿胜则地泥,寒胜则地裂,火胜则地固也。十二经脉应经水之流行于地中,经脉之血气,从络脉而出于肤表犹经水之从支流而注于海。海之云气复上通于天。是以论阴阳六气不离乎经脉,论十二经脉不离乎阴阳,人与天地参也。⑤ 经脉根结第五:正文略。辑《黄帝内经灵枢·根结》部分经文为《针灸甲乙经》卷二经脉根结第五。张志聪《黄帝内经灵枢集注》曰:此章论三阴三阳之气主开主阖主枢。乃无形之气出入于外内而合于有形之经也。夫人之阴阳应天之六气,天之六气合于四时。根结者六气合六经之本标也,开阖枢者脏腑阴阳之六气也,终始者经脉血气之始终也。故曰用针之要,在于知调阴与阳。调阴与阳精气乃光,合形与气使神内藏。必审五藏变化之病,五脉之应,经络之实虚,皮之柔粗,而后取之也。⑥ 经筋第六:正文略。辑《黄帝内经灵枢·经筋》全文为《针灸甲乙经》卷二经筋第六。张志聪《黄帝内经灵枢集注》曰:此篇论手足之筋亦如经脉之起于指井,而经络于形身之上下以应天之四时六气,十二辰,十二月,盖亦秉三阴三阳之气所生也。盖手足阴阳之筋应天之四时,岁之十二月,故其为病亦应时而生,非由外感也。⑦ 骨度肠度肠胃所受第七:正文略。辑《黄帝内经灵枢·骨度》《黄帝内经灵枢·肠胃》《黄帝内经灵枢·平人绝谷》三篇经文部分内容为《针灸甲乙经》卷二骨度肠度肠胃所受第七。张志聪《黄帝内经灵枢集注》曰:此篇论骨之度数而定经脉之长短也。经脉之浮而坚明大者多血,细而沉者多气。血脉资始于肾,骨之精气盛则经脉之血气亦盛矣。肾藏精气而主骨,血者神气也,筋骨血脉本

于少阴之阴阳。又曰：有生之后总藉水谷之所生养。胃主受纳水谷，肠主传导变化，其精液血气由此而生焉。越人曰：唇为飞门，齿为户门，会厌为吸门，胃为贲门，太仓下口为幽门，大小肠会为阑门，下极为魄门。盖唇齿乃始受水谷之门，故先论唇齿之广长。舌者主为卫使之迎粮，舌和而后能知五味。会厌者喉之上套，所以分别咽喉。咽乃胃之门主受纳水谷，喉乃肺之窍，以司呼吸者也。又曰：人之脏腑形骸精神气血皆藉水谷之所资生，水谷绝则形与气俱绝矣。《六节藏象论》曰：五味入口藏于肠胃，味有所藏以养五气，气和而生。津液相成神乃自生，故神者水谷之精气也。平人不然者谓平常无病之人，胃满则肠虚，肠满则胃虚，日夜消化，只留三斗五升，无有如此之留积也。是以不饮食七日则所留之水谷尽矣。水谷尽则精气津液皆尽矣。王芳侯曰：病患不饮食七日不死者水谷留积故也，盖留积则为病矣。

3. 皇甫谧《针灸甲乙经》卷三阐述针灸六百五十四穴位

头直鼻中发际傍行至头维凡七穴第一，头直鼻中入发际一寸循督脉却行至风府凡八穴第二，头直夹督脉各一寸五分却行至玉枕凡十穴第三，头直目上入发际五分却行至脑空凡十穴第四，头缘耳上却行至完骨凡十二穴第五，头自发际中央傍行凡五穴第六，背自第一椎循督脉下行至脊凡十一穴第七，背自第一椎两傍侠脊各一寸五分下至节凡四十二穴第八，背自第二椎两傍侠脊各三寸行至二十一椎下两傍侠脊凡二十六穴第九，面凡二十九穴第十，耳前后凡二十穴第十一，颈凡十七穴第十二，肩凡二十八穴第十三，胸自天突循任脉下行至中庭凡七穴第十四，胸自输府夹任脉两傍各二寸下行至步廊凡十二穴第十五，胸自气户夹输府两傍各二寸下行至乳根凡十二穴第十六，胸自云门夹气户两傍各二寸下行至食窦凡十二穴第十七，腋胁下凡八穴第十八，腹自鸠尾循任脉下行至会阴凡十五穴第十九，腹自幽门夹巨阙两傍各半寸循冲脉下行至横骨凡二十一穴第二十，腹自不容夹幽门两傍各一寸五分至气冲凡二十三穴第二十一，腹自期门上直两乳夹不容两傍各一寸五分下行至冲门凡十四穴第二十二，腹自章门下行至居髎十二穴第二十三，手太阴及臂凡一十八穴第二十四，手厥阴心主及臂凡一十六穴第二十

五，手少阴及臂凡一十六穴第二十六，手阳明及臂凡二十八穴第二十七，手少阳及臂凡二十四穴第二十八，手太阳凡一十六穴第二十九，足太阴及股凡二十二穴第三十，足厥阴及股凡二十二穴第三十一，足少阴及股并阴跷阴维凡二十穴第三十二，足阳明及股凡三十穴第三十三，足少阳及股并阳维四穴凡二十八穴第三十四，足太阳及股并阳跷六穴凡三十四穴第三十五。《针灸甲乙经》卷三凡三十五论，大多辑自《黄帝明堂经》。《黄帝明堂经》约成书于公元前138年至公元106年即西汉末至东汉延平年间，我国第一部腧穴学专著。《黄帝明堂经》是对汉以前散在医书中的针灸腧穴文献的一次全面总结，它博采汉代及汉以前包括《内经》在内的医书中的大量针灸文献，对腧穴的名称、部位、主治症及刺灸法诸方面进行了首次全面系统的总结和统一工作。它的出现标志着继《内经》以后针灸学科一个质的飞跃，针灸专著从无到有，腧穴数量猛增。在中国，宋以前的针灸教学及临床取穴几乎均以此书为准绳，因此《黄帝明堂经》相当于我国早期针灸发展历史上的一个事实标准，对于后世针灸腧穴学的发展产生了十分深远的影响。《黄帝明堂经》原书最晚在宋代就已经佚失，但其内容却被后世文献代代相承地辑录和保存下来。最早引录《明堂经》一书的是魏晋时期的《针灸甲乙经》，但由于《甲乙经》是一部类书，因而没有按《明堂经》原型抄录；唐代政府曾两次下令重修《明堂经》：一为甄权撰修之《明堂图》，一为杨上善奉敕撰注之《黄帝内经明堂》十三卷；另有杨玄操注本《黄帝明堂经》。其中，值得重视的是杨上善《黄帝内经明堂》，保留了较多《黄帝明堂经》的原始内容，遗憾的是现仅残存序文和卷一部分，藏于日本仁和寺中。但令人欣慰的是，即便这本书现不全，其内容已经被日本丹波康赖所撰《医心方》辑录，因此现存的《医心方》是研究《黄帝明堂经》内容的珍贵材料。值得一提的是，在我国敦煌出土的古代医学卷子中，有三片针灸腧穴文献残页，经日本小曾户洋先生考证，确认是《黄帝明堂经》的一种古传本。根据《针灸甲乙经》《医心方》等文献中保存下来的《明堂经》内容，中国中医研究院针灸研究所黄龙祥研究员通过细致考证、校勘研究，并结合王雪苔提供的多年积累的宝贵资料，于1988年将《明堂经》一书辑复，书名为《黄

帝明堂经辑校》。

4. 皇甫谧《针灸甲乙经》卷四阐述针灸病形脉诊

① 经脉第一：正文略。辑《黄帝内经灵枢·禁服》《黄帝内经灵枢·五色》《黄帝内经灵枢·动输》《黄帝内经素问·平人气象论》《黄帝内经灵枢·根结》《黄帝内经素问·宣明五气》《黄帝内经素问·示从容论》《黄帝内经素问·玉机真藏论》《黄帝内经素问·脉要精微论》《黄帝内经素问·厥论》《黄帝内经素问·四时刺逆论》《黄帝内经素问·阴阳类论》《黄帝内经素问·著至教论》《黄帝内经素问·五藏生成》《黄帝内经素问·方盛衰论》《黄帝内经素问·针解》《黄帝内经素问·大奇论》《黄帝内经灵枢·玉版》《黄帝内经灵枢·五禁》十九篇经文部分内容为《针灸甲乙经》卷四经脉第一。此篇分上中下三论，主要阐述病理脉学及其针灸治疗。② 病形脉诊第二：正文略。辑《黄帝内经灵枢·邪气藏府》《黄帝内经灵枢·论疾诊尺》《黄帝内经灵枢·奇病论》三篇经文部分内容为《针灸甲乙经》卷四病形脉诊第二。张志聪《黄帝内经灵枢集注》曰：此篇论脏腑阴阳、色脉气血、皮肤经脉外内相应，能参合而行之可为上工。邪气者风雨寒暑，天之邪也，故中人也高。湿乃水土之气，故中于身半以下。此天地之邪中于人身而有上下之分。然邪之中人又无有恒常，或中于阴，或中于阳，或溜于腑，或入于脏。皮肤之气血与经络相通而内连脏腑也。阴之与阳者谓脏腑之血气虽有阴阳之分，然总属一气血耳。夫邪中于阴而溜腑者，脏气实也。脏气者神气也，神气内藏则血脉充盛。若脏气内伤则邪乘虚而入矣。风为百病之长，善行而数变。阴阳俱感，外内皆伤也。故圣人避风如避矢石焉。又曰：津液淖泽于皮肤，故尺肤滑其淖泽者，知风在于皮肤而鼓动其津液也。脂者肌肉纹理间之脂膜，尺肤滑而泽脂者，风在于肌肉间也。夫在外者皮肤为阳，筋骨为阴，病在阳者名曰风病，在阴者名曰痹，如尺肤涩者此风痹于筋骨间也。此以尺肤之淖泽滑涩而知风邪之浅深也。肌肉者五脏元真之所通会，脾土之所主也。故尺肉弱者主脾土虚而解安卧。解者懈惰也，脱肉者形损也，寒热者阴阳血气虚也，阳虚则发寒，阴虚则发热，阴阳形气皆已虚脱，故为不治。如枯鱼之鳞者，皮肤起寒栗也。寒者水之气，此水邪饮于内，故寒色见于外也。温病者

寒毒藏于肌肤，至春发为温病，故尺肤热甚而脉盛躁者，知其为病温也。其脉盛而滑者，知病且出于外也。尺肤寒其脉小者少气，盖气者所以温肤热肉，从阴而生，自内而外，故知其泄于内而虚于外也。此诊其尺而知内因之病也，尺肤之先热后寒，先寒后热而皆为寒热者，尺肤主三阴三阳之气也。③ 三部九候第三：正文略。辑《黄帝内经素问·三部九候》经文为《针灸甲乙经》卷四三部九候第三。张志聪《黄帝内经素问集注》曰：此篇首论九针九候之道。九针者天地之大数也。始于一而终于九。故曰一以法天，二以法地，三以法人，四以法时，五以法音，六以法律，七以法星，八以法风，九以法野。夫圣人之起天地之数也，一而九之。故以立九野，九而九之，九九八十一，以起黄钟数焉。以针应数也，一者天也，天者阳也。五脏之应天者肺，肺者五脏六腑之盖也，皮者肺之合也，人之阳也。二者地也，人之所以应土者肉也。三者人也，人之所以成生者血脉也。四者时也，时者四时八风之气也。五者音也，音者冬夏之分，分于子午。阴与阳别，寒与热争，两气相搏。六者律也，律者调阴阳四时而合于十二经脉也。七者星也，星者人之七窍也。八者风也，风者人之股肱八节，八正之虚风，八风之邪舍于骨节腠理之间也。九者野也，野者人之节解皮肤之间也。此天地之至数，上应天光星辰历纪，下副四时五行，中合人之九脏九窍，三部九候也。

5. 皇甫谧《针灸甲乙经》卷五阐述针灸禁忌缪刺

① 针灸禁忌第一：正文略。辑《黄帝内经灵枢·四时气》《黄帝内经灵枢·本输》《黄帝内经素问·诊要经终论》《黄帝内经灵枢·阴阳系日月》《黄帝内经灵枢·逆顺》《黄帝内经素问·八正神明论》《黄帝内经灵枢·终始》《黄帝内经素问·刺齐论》《黄帝内经素问·刺禁论》《黄帝内经素问·刺要论》《黄帝内经灵枢·邪气藏府病形》《黄帝内经灵枢·五禁》《黄帝内经素问·玉版论》十四篇经文部分内容为《针灸甲乙经》卷五针灸禁忌第一。张志聪《黄帝内经灵枢集注》曰：此篇论四时之气出入于皮肤脉络，而皮肉筋骨乃六腑之外合。故百病之起，有因于在外之皮肤脉肉筋骨而及于内之六腑者，有因病六腑之气而及于外合之形层者。内因外因皆有所生，知其气之出入则知所以治矣。四时之气各有所在，故春取经脉于分

肉之间,夏取盛经孙络分肉皮肤。盖春夏之气从内而外也,秋取经俞邪在腑取之合,此秋气之复从外而内也。故曰四时之气各有所在,灸刺之道气穴为宝。阴阳气血又随四时之生长收藏而浅深出入者也。春时天气始开,人气在脉,故宜取络脉。夏气在孙络,长夏气在肌肉,故宜取孙络肌肉皮肤之上。此春夏之气从内而外也。秋气降收,故如春法,盖复从孙络而入于络脉也。冬气收藏故欲深而留之。此四时出入之序,人气之所处,病之所舍,五脏应五时之所宜也。春取荥,夏取输,秋取合,冬取井,皆从子以行母气也。人之气血随四时之气流行,阻则为挛厥之病,故当伸舒四体,以顺四时之气焉。春夏秋冬各有所刺,法其所在。春刺夏分,春刺秋分,春刺冬分,病不能愈。夏刺春分,夏刺秋分,夏刺冬分,病不能愈。秋刺春分,秋刺夏分,秋刺冬分,病不能愈。冬刺春分,冬刺夏分,冬刺秋分,病不能愈。张志聪《黄帝内经素问集注》又曰:刺要者刺之要法也,理者皮肤肌肉之纹理,道者血气循行之道路也。盖脉肉筋骨之间各有浅深之理路,随病之浮沉而取之,无使其过与不及也。刺过其道则内动五脏,不及其理则妄伤其外而生壅。壅则血气不行而邪气从之矣。不得其浅深之法,反为大害矣。皮伤则内动肺,肉伤则内动脾,后生温疟腹胀,心痛之大病矣。针刺之有浅深也,夫皮肉筋骨内合五脏,肾主之骨而有髓之深。肺主之皮而有毛之浅,是针刺之道由极浅而至于深也。腠理者皮肤肌肉之纹理,从大小分肉而至于肌理皮毛之间,皆三焦通会元真之处。毫毛腠理者鬼门元府也,谓气之理路内通于脏腑,外出于毫毛,虽极浅而可以致气者也。卢良侯曰:骨穴多在节之交,节交会处有髓道,故刺太过则伤髓矣。针刺之要首忌太过,故曰各至其理无过其道。

② 九针九变十二节五刺五邪第二:正文略。辑《黄帝内经灵枢·九针论》《黄帝内经灵枢·官针》《黄帝内经灵枢·刺节真邪》三篇经文部分内容为《针灸甲乙经》卷五九针九变十二节五刺五邪第二。张志聪《黄帝内经灵枢集注》曰:九针之道应天地之大数而合之于人,人之身形应天地阴阳而合之于针,乃交相输应者也。天地人者三才之道也,天地之大数始于一而成于三,三而三之成九,九而九之,九九八十一,以起黄钟之数焉。以针应数也,肺属金而位居尊高,为脏腑之盖,故应天者

肺。脾属土而外主肌肉,故应土者肉也。而脉者人之神气也,故人之所以成生者血脉也。经络出于四肢以应岁之十二月,故合于四时八风。五居九数之中,故主冬夏之分,分于子午。律分阴阳,故合十二经脉。七窍在上故应天之七星,人之四肢应于四旁,骨有八节故应八方之风,九野者在天为分野。在地为九州,在人为膺喉头首、手足腰胁,故曰其气九州九窍皆通于天气。此论九针之道通于天地人而各有其式,各有其用。又曰:上节论针有九者之宜,此论刺有九者之变。腧刺者刺五脏之经腧,所谓荥腧治外经也。远道刺者,病在上而取下之合穴,所谓合治六腑也。盖手足三阳之脉其原皆在足,而上循于颈项也。大经者五脏六腑之大络也,邪客于皮毛入舍于孙络,留而不去闭结不通,则流溢于大经之分而生奇病,故刺大经之结络以通之。络刺者见于皮肤之小络也,分刺者分肉之间溪谷之会,亦有三百六十五穴会,邪在肌肉者取之。大泻刺者泻大脓血也,毛刺者邪闭于皮毛之间浮浅取之,所谓刺毫毛无伤皮,刺皮无伤肉也。巨刺者邪客于十二经别宜巨刺之,左取右,右取左。刺者燔针劫刺,以取筋痹也。

③ 缪刺第三:正文略。辑《黄帝内经素问·缪刺论》全文为《针灸甲乙经》卷五缪刺第三。缪刺者,谓病在左而取之右,病在右而取之左,如纰缪也。夫邪客大络者,左注右,右注左,上下左右,与经相干而布于四末,其气无常处不入于经俞,命曰缪刺。张志聪《黄帝内经素问集注》曰:邪气循序而入于经者,则当治其经也。夫经脉为里,支而横者为络,络之别者为孙,络脉外见于皮部,经脉内连于脏腑。邪之始客于形也必先舍于皮毛,留而不去则传入于孙络,盖从孙而络,络而经也。阴阳俱感者谓皮毛气分为阳,经络血分为阴。言五脏之血气外充于形身,有阴而有阳也。夫十二经脉,三阴者属脏络腑,三阳者属腑络脏,而云内连五脏,散于肠胃者,谓地之五行以生人之五脏,三阴三阳之六气亦由五行之所生。故凡论经脉,以五脏五行之气为主,而六腑为其合也。脏腑之十二经脉如江河之径道也。络脉者如江河之支流,孙络者如支流之更有支流也。经者经别也,如江河之别道。江从此而通于河,河从此而通于江。此阴阳相合之道路。故又曰经正络者大络也,如江河之外别有江河,而外与经脉之孙络相通。然而总归

出于海,海之所以行云气于天下者,从大络而充于皮肤,海之潮汐从经脉而流溢于支络。是以始受之邪从皮肤而入于孙络,从孙络而入于络脉,从络脉而入于经脉,极于五脏,散于肠胃。故当先治其经脉,切而从之,审其虚实而调之,不调者以经刺之。如身有痛而经脉不病者,此流溢于大络,所当缪刺者也。因视其皮部有血络者尽取之,此缪刺之数也。王芳侯曰:邪气从外而入,正气从内而出,知其所出之道路,后能知邪入之浅深,故为根本之学。④ 针道第四:正文略。《黄帝内经灵枢·九针十二原》《黄帝内经灵枢·官能》《黄帝内经素问·宝命全形论》《黄帝内经素问·刺禁论》《黄帝内经素问·八正神明论》《黄帝内经素问·诊要经终论》《黄帝内经灵枢·寒热病》《黄帝内经灵枢·本输》八篇经文部分内容为《针灸甲乙经》卷五针道第四。张志聪《黄帝内经灵枢集注》曰:夫邪正之气各有盛衰之时,宜补宜泻,当静守其空中之微,不可差之毫发。如其气方来乃邪气正盛,邪盛则正气大虚,不可乘其气来即迎而补之,当避其邪气之来锐。其气已往则邪气已衰而正气将复,不可乘其气往追而泻之,恐伤其正气。在于方来方去之微而发其机也。《离合真邪论》曰:候邪不审大气已过,泻之则真气脱,脱则不复,邪气复至而病益蓄。故曰其往不可追,此之谓也。是以其来不可逢,其往不可追,静守于来往之间而补泻之,少差毫发之间则失矣。粗工不知机道,叩之不发,补泻失时,则血气尽伤而邪气不下。知其往来者,知邪正之盛衰,要与之可取之期而取之也。粗工之暗而良工独知之,是故工之所以异也。若气往则邪正之气虚小而补泻之为逆。气来则形气邪气相平而行补泻为顺。是以明知顺逆,正行无间,知往来所处之时而取之也。迎而夺之者泻也,故恶得无虚。追而济之者补也,故恶得无实。迎之随之以意和之,针道毕矣。⑤ 针道终始第五:正文略。辑《黄帝内经灵枢·终始》经文为《针灸甲乙经》卷五针道终始第五。张志聪《黄帝内经灵枢集注》曰:医者当自守其神令志在针也。精气之分感于听闻,是以毋闻人声以收其精,必一其神令志在针,神志之专一也。浅而留之,微而浮之,以移其病者之神,候针下之气至而休,盖以己之精神合病者之神气也。阳在外故使之内,阴在内故引之外,谓和调外内阴阳之气也。坚拒其正气而勿

使之出,谨守其邪气而勿使之入,是谓得气。其脉乱气散逆其荣卫,经气不次因而刺之,阳病入于阴,阴病出于阳,则邪气复生。粗工勿察是谓伐身,形体淫乃消脑髓,津液不化脱其五味,是谓失气也。故必定其气乃刺之则存养其精气神矣。故首言终始之道,五脏为纪。末结六经之终,谓生于五行而终于六气也。张开之曰:天之六气化生地之五行,五行生五脏,五脏生六经,六经合六气,盖原本于天之六气所生,故终于六经而复归于天也。⑥ 针道自然逆顺第六:正文略。辑《黄帝内经灵枢·顺逆肥瘦》《黄帝内经灵枢·根结》经文部分内容为《针灸甲乙经》卷五针道自然逆顺第六。张志聪《黄帝内经灵枢集注》曰:论人之形体浓薄,血气清浊,以应天地之道,逆顺而行者也。夫子之道应若失者,谓道之幽远难寻。盖圣人之道通乎天地而合于事物之常。天地之道出于自然,不待勉强。虽幽远难明,然不出乎规矩方圆之外。规矩方圆天地之象也,逆顺者地气左迁天道右旋也,不用工力者造化之自然也。又曰:病气之有余不足者阴阳血气之实虚也。邪气胜者急泻之,血气虚者急补之,刺者所以取气也,故阴阳气俱不足者不可刺。血气皆尽五脏空虚者,血气之内荣于五脏也,筋骨髓枯者血气之外濡于筋骨也,阴阳俱有余者当泻其邪,调其虚实。盖邪之所凑其正必虚,故当泻其邪而兼调正气之虚实也。满而补之则阴阳四溢,溢于外也肠胃充郭,溢于内也肝肺内膜;外内皆溢则阴阳相错矣。血气盛则充肤热肉,血独盛则淡渗皮肤,血气竭枯,是以肠胃僻辟,皮肤薄着,毛膝夭焦,而可与之死期矣。调阴与阳精乃光,阴阳精气之相合也,合形与气使神内藏,形气为神之外固也。调其阴阳则精神形气外华而内藏矣。夫三阴三阳之经气有因于外邪所伤者,有因于五脏之病而变应于脉者,故当审其外内虚实而调之,斯可为上工也。⑦ 针道外揣纵舍第七:正文辑《黄帝内经灵枢·外揣》《黄帝内经灵枢·邪客》两篇经文部分内容为《针灸甲乙经》卷五针道外揣纵舍第七。张志聪《黄帝内经灵枢集注》曰:天地之道而合于人道。夫六气主外天之道也,五运主内地之道也。而人亦应之,六气运行于上下以应十二经脉,如升降息则气立孤危。五运出入于外内以应五脏之气,如出入废则神机化灭。是以五音五色之彰明于外者,五脏之气着也。如

五脏波荡于内则五音不彰,五色不明矣。此外内相袭,若桴鼓影响之相应也。远者司外揣内应天之道也,近者司内揣外应地之道也。是谓阴阳之极,天地之盖,藏之灵兰秘室不敢妄泄也。

6.皇甫谧《针灸甲乙经》卷六阐述针灸病理生理

① 八正八虚八风大论第一:正文略。辑《黄帝内经灵枢·岁露》《黄帝内经灵枢·病本》两篇经文部分内容为《针灸甲乙经》卷六八正八虚八风大论第一。此章论人之虚实因天气之盛衰,而四时之风露又有和厉之异气。故圣人曰避虚邪之道如避矢石然,庶邪勿能害也。张志聪《黄帝内经灵枢集注》曰:八正者,冬至夏至,春分秋分,立春立夏,立秋立冬,定八方之正位,以候八方之风雨也。冬至之日风从南方来,立春之日风从西方来,此从其冲后来,为虚风伤人者也。冬至子之半其气始蒙,故虚邪入客于骨而不即发,立春时阳气大发腠理开。而立春之日又逢西方来之冲风,两邪相搏则经络结代矣。风者天之气,雨者天之露,故诸逢其风而遇其雨者,命曰遇岁露焉。一岁之中得及时之风雨而少贼风者,是因岁之和,则岁美民安少病。如风雨不时又多烈风邪气,而失时之和则民多病而死矣。② 逆顺病本末方宜形志大论第二:正文略。辑《黄帝内经灵枢·师传》《黄帝内经灵枢·邪客》《黄帝内经素问·异法方宜论》《黄帝内经素问·血气形志》四篇经文部分内容为《针灸甲乙经》卷六逆顺病本末方宜形志大论第二。张志聪《黄帝内经灵枢集注》曰:师传者先知觉后知,先觉觉后觉,即夫子所谓明德新民之意。上以治国,下以治民,治大治小,治国治家,乃修身齐家治国平天下之道。气之逆顺者,阴阳寒暑之往来也。入国问俗,入家问讳,上堂问礼,临病患问所便,即治国齐家治民之要。所谓欲治其身者,必先正心诚意,此上医医国之道也。本标者,内为本而外为标也。春夏之气发越于外,故当先治其标,后治其本。秋冬之气收藏于内,故当先治其本,后治其标。知本末之先后,气可令调,为万民式,天之道毕矣。又曰:先逆先寒先热者,先病天之六气也。先病者,先病患之经气也。先病而后逆者,人之形体先病,而后致气之厥逆,故当先治其本病。先逆而后病者,先感天之六气,病吾身之阴阳,以致气逆而为病者,故当先治其天之本气。先寒而后生病者,先感天之寒邪而致生六经之病,故当先治其

本寒。先病而后生寒者,吾身中先有其病而后生寒者,当先治其本病。先热而后生病者,先感天之热邪而致生形身之病,故当先治其天之本热。天之六气风寒热湿燥火也,人之六气六经三阴三阳也。人之阴阳与天之六气相合,故有病本而及标者,有病标而及本者。此节以先病为本,后病为标。莫云从曰:先病后逆,先逆后病,总论天之六气与吾身之阴阳。先寒而后生病,先病而后生寒,先热而后生病,先病而后生热,分论天有此寒热而吾身中亦有此寒热也。张志聪《黄帝内经素问集注》曰:天有四时之气,地有五方之宜,民有居处衣食之殊,治有针灸药饵之异。故圣人或随天之气,或合地之宜,或随人之病,或用针灸毒药,或以导引按摩,杂合以治,各得其宜。上古之民动作以避寒,则阳气不致陷藏,而无胀满之病矣。阴居以避暑,则元气不致外弛,而无挛痹之证矣。形劳而不倦,则气血得以流通,而无痿厥寒热之疾矣。是以毒药不能治其内,针石不能治其外。此修养吾身中之精气而能胜天地之阴阳者也。③ 五脏六腑虚实大论第三:正文略。辑《黄帝内经素问·调经论》经文为《针灸甲乙经》卷六五脏六腑虚实大论第三。张志聪《黄帝内经素问集注》曰:此篇首论五脏所藏之神志血气有虚有实,复总归于血气阴阳,复调之于皮肉筋骨,并取邪痹于身形跷脉之间。然必察其九候之脉而知病之所正,调经之道于斯为备矣。④ 阴阳清浊顺治逆乱大论第四:正文略。辑《黄帝内经灵枢·五乱论》经文为《针灸甲乙经》卷六阴阳清浊顺治逆乱大论第四。张志聪《黄帝内经灵枢集注》曰:营行脉中,卫行脉外,宗气两行营卫之道,一呼一吸,脉行六寸,漏下二刻,人二百七十息,脉行十六丈二尺为一周,漏下百刻,人一万三千五百息,脉行五十度而大周于身。此清气在阴,浊气在阳,营行脉中,卫行脉外,清浊之不相干也。经脉十二以应十二月者,六脏六腑之经脉循度环转,行十六丈二尺为一周也。分为四时者,一日之中有四时。朝则为春,日中为夏,日入为秋,夜半为冬,卫气昼行于阳,夜行于阴,其气各异,营卫相随,阴阳相和,而清浊不相干也。所谓清浊相干者,循脉之营卫与行阴行阳之营卫相干,是以乱于胸,乱于心肺及乱于肠胃臂头也。⑤ 四时贼风邪气大论第五:正文略。辑《黄帝内经灵枢·论勇》《黄帝内经灵枢·贼风》两篇

经文部分内容为《针灸甲乙经》卷六四时贼风邪气大论第五。张志聪《黄帝内经灵枢集注》曰：此论五脏之气充于形而审其虚实。盖皮肤肌腠之间，五脏元真之所通会，是以薄皮弱肉则脏真之气虚，五脏之气虚则不能胜四时之虚风矣。又曰：三邪杂至合而为痹，在内而伤其精气神者，有似乎鬼神，可祝由而已也。贼风数至，虚邪朝夕，内至五脏骨髓，外伤空窍肌肤，故祝由不能已也。贼风邪气不正之邪气也，风寒天之正气也，因有故邪，开而汗出，故因加而合为邪病焉。王子方曰：风伤气，寒伤神，湿伤精，盖风伤卫，寒伤营，而寒水之气又伤心火也。湿乃土之邪气，故伤肾藏之精，是以伤于湿者则为痿厥。⑥ 内外形诊老壮肥瘦病旦慧夜甚大论第六：正文略。辑《黄帝内经灵枢·寿夭刚柔》《黄帝内经灵枢·卫气失常》《黄帝内经灵枢·顺气一日分为四时》三篇经文部分内容为《针灸甲乙经》卷六内外形诊老壮肥瘦病旦慧夜甚大论第六。张志聪《黄帝内经灵枢集注》曰：此章论人秉天地阴阳而生，在天为气，在地成形，形与气相任则寿，不相任则夭。刚柔阴阳之道也，立天之道曰阴与阳，立地之道曰柔与刚。是故阴中有阴，阳中有阳，内有阴阳，外亦有阴阳。玉师曰：强弱短长即如四时有寒暑，昼夜有长短。盖人与万物皆禀此天地阴阳之形气，与时相应，故各有刚柔长短之不同。又曰：此篇论卫气失常以明卫气所出所循之常所，使后学知阴阳血气之生始出入为治道之张本也。⑦ 阴阳大论第七：正文略。辑《黄帝内经素问·阴阳应象大论》《黄帝内经素问·方盛衰论》《黄帝内经素问·阴阳类论》三篇经文部分内容为《针灸甲乙经》卷六阴阳大论第七。张志聪《黄帝内经素问集注》曰：此篇言天地水火，四时五行，寒热气味，合人之脏腑形身，清浊气血，表里上下，成象成形者，莫不合乎阴阳之道。致于诊脉察色，治疗针砭，亦皆取法于阴阳，故曰阴阳应象大论。⑧ 正邪袭内生梦大论第八：正文略。辑《黄帝内经灵枢·淫邪发梦》经文为《针灸甲乙经》卷六正邪袭内生梦大论第八。张志聪《黄帝内经灵枢集注》曰：淫邪泮衍，血脉传溜，大气入脏，不可以致生者，虚邪之中人也。正邪从外袭内，若有若无而未有定舍，与营卫俱行于外内肌腠募原之间，反淫于脏不得定处，而与魂魄飞扬，使人卧不得安而喜梦。是以淫邪泮衍与营卫俱行，行于募

原之肉理，则反淫于脏矣。夫心藏神，肾藏精，肝藏魂，肺藏魄，脾藏意，随神往来谓之魂，并精而出为之魄。志意者所以御精神，收魂魄者也。与魂魄飞扬而喜梦者，与五脏之神气飞扬也。阴气盛则梦涉大水恐惧，阳气盛则梦大火燔，此心肾之有余也。阴阳俱有余则心气并于肺，肾气并于肝而梦相杀，此肝肺之有余也。夫魂游魄降，上盛则梦飞，下盛则梦堕，此魂魄之有余于上下也。饥则梦取，饱则梦予，是脾胃之有余不足也。此邪与五脏之神气游行而形之于梦也。如肝气盛则梦怒，肺气盛则梦悲，心气盛则梦笑，脾气盛则梦歌乐，肾气盛则梦腰脊不属，此邪干五形脏而形之于梦也。凡此十二盛者乃气淫于脏，有余于内，故泻之立已。厥气者，虚气厥逆于脏腑之间。客者，薄于脏腑之外也。客于心则梦丘山烟火，客于肺则梦飞扬，客于肝则梦山林树木，客于脾则梦丘陵大泽，客于肾则梦临渊没居水中，客于胃则梦饮食，客于大肠则梦田野，客于小肠则梦聚邑冲衢，客于胆则梦斗讼自刳，客于阴器则梦接内，客于项则阳气不能上于头，客于胫则梦行走不前，客于股肱则梦礼节拜起，客于胞则梦泄前溺，客于肠则梦后便，凡此十五不足者，至而补之立已也。嗟乎！人生梦境耳。得其生神之理则神与俱成。如醉之醒，如梦之觉，若迷而不寤，暗乎其无声，漠乎其无形矣。⑨ 五味所宜五脏生病大论第九：正文略。辑《黄帝内经灵枢·五味》《黄帝内经素问·藏气法时论》两篇经文部分内容为《针灸甲乙经》卷六五味所宜五脏生病大论第九。张志聪《黄帝内经灵枢集注》曰：此章论五脏六腑津液营卫皆秉气于胃腑水谷之所生养。夫谷入于口，其味有五，各归所喜，津液各走其道，谷气津液已行，营卫大通，所化之糟粕乃传于小肠大肠，循下焦而渗入膀胱也。入胃水谷所生之精气，先出于胃之两焦以溉五脏。天食人以五气，地食人以五味。谷入于胃化其精微，有五气五味，故为天地之精气。五谷入于胃也，其糟粕津液宗气分为三隧，故其大数常出三入一。盖所入者谷而所出者，乃化糟粕以次传下。其津液溉五脏而生营卫，其宗气积于胸中以司呼吸，其所出有三者之隧道，故谷不入半日则气衰，一日则气少矣。又曰：五味五气，有生有克，有补有泻。故五脏有病禁服胜克之味。《藏气法时论》曰：肝苦急急食甘以缓之，心苦缓急食酸以收之，

脾苦湿急食苦以燥之,肺苦气上逆急食苦以泄之,肾苦燥急食辛以润之。夫色者气之华也,缓急燥湿,脏气之不和也。五脏有五气之苦,故宜五味以调之,用阴而和阳也。⑩五脏传病大论第十:正文略。辑《黄帝内经素问·藏气法时论》《黄帝内经素问·气厥论》《黄帝内经素问·玉机真藏论》《黄帝内经灵枢·病传》四篇经文部分内容为《针灸甲乙经》卷六五脏传病大论第十。张志聪《黄帝内经素问集注》曰:此论邪气之客于身而病在五脏者,亦合于四时五行而有间甚之时日也。肝气受邪则木郁而欲散,故急食辛以散之。厥阴之胜以酸泻之,木位之主其泻以酸,其补以辛。五味阴阳之用,辛甘发散为阳,酸苦涌泄为阴,咸味涌泄为阴,淡味渗泄为阳。六者或收或散,或缓或急,或燥或润,或软或坚,以所利而行之,调其气,使其平也。夫肝病者厥阴之胜也,邪盛则正虚,故以辛之发散以散其木郁,以辛之润以补其肝气,以酸之泄以泻其有余,所谓以所利而行之,调其气使其平也。余脏准此。⑪寿夭形诊病候耐痛不耐痛大论第十一:正文略。辑《黄帝内经灵枢·寿夭刚柔》《黄帝内经素问·脉要精微论》《黄帝内经灵枢·论痛》三篇经文部分内容为《针灸甲乙经》卷六寿夭形诊病候耐痛不耐痛大论第十一。张志聪《黄帝内经灵枢集注》曰:此论人秉天地阴阳生成此形气,有寿夭之不同也,此天之生命。所以立形定气而视寿夭者,必明乎此。先立形定气而后以临病患决死生。人之寿百岁者,使道隧以长,墙基高以方。天年篇曰:人生三十岁五脏大定。不满三十而死者,不能终地之五行也。其有因加疾者不及二十而死,不能终地之生数也。平人气胜形者寿,谓地基固宜博浓,而气更宜胜形,盖万物资始于天而天包乎地之外也。张志聪《黄帝内经素问集注》曰:视精明,亮音声,强筋骨,健形体,皆由精之所资,而脏腑之精气与四时之气相反者也。盖脏为阴,腑为阳,秋冬为阴,春夏为阳,肾主冬令闭藏之气而反中盛脏满,是有余者为肾藏之精,膀胱主太阳夏盛之气而反水泉下泄,是不足者为膀胱之消。是与四时相反者矣。若应太过而反不足为精,是肾藏之精反泄于外矣。应不足而反有余为消,是膀胱之水反蓄于内矣。此脏腑阴阳之不相应,病名曰关格。关则不得小便也。此盖言州都之津气化则出,而视精明,发音声,资神明,坚筋

骨,皆由肾脏所藏之精而气血亦由此精之所生化也。⑫形气盛衰大论第十二:正文略。辑《黄帝内经灵枢·天年》《黄帝内经素问·上古天真论》两篇经文部分内容为《针灸甲乙经》卷六形气盛衰大论第十二。张志聪《黄帝内经灵枢集注》曰:人之生长从阴而生,自下而上,故曰其气在下。好走好趋好步者,春夏生动之气也。人之衰老从上而下,自阳而阴,故肝始衰而心,心而脾,脾而肺,肺而肾。好坐好卧者,秋冬收藏之气也。肌肉坚固,血脉盛满,少阴阳明之气盛也。膝理空疏,发颇颁白,阳明少阴之气衰也。朱氏曰:人之生长,先本于肾脏之精气,从水火而生木金土,先天之五行也。人之衰老,从肝木以及于火土金水,后天之五行也。章虚谷《灵素节注类编》曰:七损八益者,女子二七而天癸至,七七而天癸竭;男子二八而天癸至,八八而天癸竭,此阴阳气血生旺衰竭之节度也。能知此理,则可顺夫阴阳二气之损益而调之;不知用此,则日以耗损,未老先衰。是故常人至年四十,而阴气自半,正如一日而过午之时,起居衰矣;迨至五十、六十,则渐败,遂有种种病态也。原其所禀,同出阴阳五行之气,知调养与不知,则成强老之异名也。智者察其同禀之理气,是为知本,以调养而固之;愚者察其强老之异态,乃用饮食资助,是为图末。治本,则有余为益;图末,则不足为损。有余,则老者复壮,壮者益治。是以圣人为无为之事,即治本之道,所谓恬淡虚无,真气从之也。图末者,如药饵培补之类,终不免于衰老。盖药饵只能培后天,而劳于有为之事,则先天日以消耗也。能固其本,则可与天地同寿而无穷。故圣人之自治其身者如此。斯言长生可以修养而至,即老子虚无自然之仙道也。广成子曰:毋劳尔形,毋摇尔精,乃可以长生。则是恬淡虚无四字,义理俱尽矣。

7. 皇甫谧《针灸甲乙经》卷七阐述外感六经发病

①六经受病发伤寒热病第一:正文略。《黄帝内经素问·热论》《黄帝内经素问·刺热论》《黄帝内经素问·阴阳应象大论》《黄帝内经素问·生气通天论》《黄帝内经素问·水热穴论》《黄帝内经灵枢·刺节真邪》《黄帝内经素问·逆调论》《黄帝内经素问·太阴阳明论》《黄帝内经素问·腹中论》《黄帝内经素问·评热病论》《黄帝内经素问·长刺节论》《黄帝内经素问·通评虚实论》《黄

帝内经灵枢·寒热病》《黄帝内经灵枢·热病》《黄帝内经灵枢·杂病》《黄帝明堂经》十六篇经文部分内容为《针灸甲乙经》卷七六经受病发伤寒热病第一。张志聪《黄帝内经素问集注》曰：伤寒相传，病在三阴三阳之六气。盖以六经配合六气，经之所循即气之所至，故兼论其脉。非病在有形之经而可以计日相传者也。夫天为阳地为阴，风寒暑湿燥火天之阴阳也，木火土金水火地之阴阳也。故在地为水在天为寒，在地为火在天为暑，在地为木在天为风，在地为金在天为燥，在地为土在天为湿。故在天为气，在地成形，形气相感，而化生万物。若夫伤寒之邪系感天之六气，故当于吾身之六气承之，病在六气而六经之经脉应之，此人与天地之气相参合者也。《六微旨大论》曰：上下有位，左右有纪。少阳之右阳明治之，阳明之右太阳治之，太阳之右厥阴治之，厥阴之右少阴治之，少阴之右太阴治之，太阴之右少阳治之。太阳为诸阳主气，故先受邪。是以一日太阳，二日阳明，三日少阳，四日太阴，五日少阴，六日厥阴，六日经尽，七日来复，而病气即衰。如七日不愈，又从太阳而当作再经。此病在无形之六气，故能六经传遍而来复于太阳。若病在有形之经脉，此系转属一经之病，而不相传于别经者也。太阳之上寒气治之中见少阴，阳明之上燥气治之中见太阴，少阳之上火气治之中见厥阴，太阳之上湿气治之中见阳明，少阴之上君火治之中见太阳，厥阴之上风气治之中见少阳。又曰：太阳少阴从本从标，少阳太阴从本，阳明厥阴不从标本从乎中也。故从本者化生于本，从标本者有标本之化，从中者以中气为化也。盖太阳标阳而本寒，少阴标阴而本热，此皆有寒热之化，故曰从本从标。如天之寒邪即太阳之本气，而病在太阳之标阳，得太阳阳热之气，而反化为热病，是反天之本寒，而反病标阳之热，所谓病反其本。中标之病既病太阳标阳之热，而反以凉药治之，所谓治反其病，中标之方，此太阳之从标也。如病在太阳而不中标阳之热化，则太阳经中有四逆汤及诸附子汤以救太阳之本寒，此太阳之从本也。如少阴经中有急下之大热证，此少阴之从本也。有急温之大寒证，此少阴之从标也。故曰：太阳少阴从本从标。如阳明感阳热之悍气则为大下之热病，如得中见阴湿之化则为汗出和平之缓证，如厥阴得中见少阳之火化则为便利脓

血之热证，如病本气之阴寒则为手足厥逆之危证。此皆寒热阴阳之气化者也。本篇论太阳为诸阳主气，先受天之寒邪，得太阳标阳以化热，即六经传遍，热虽甚而不死，故篇名曰热病论。盖专论病热之伤寒而不论伤寒之变证，以其得太阳阳热之气化故也。至如其脉连于风府循胁络嗌，皆病在无形之六气，而见有形之经证，非太阳之脉可传于阳明，阳明之脉可传于少阳，少阳之脉可传于三阴者也。能明乎天地阴阳，五行六气之化，庶可与论伤寒之为病。②足阳明脉病发热狂走第二：正文略。辑《黄帝内经素问·阳明脉解》《黄帝内经素问·脉解》《黄帝内经灵枢·刺节真邪》《黄帝明堂经》四篇经文部分内容为《针灸甲乙经》卷七足阳明脉病发热狂走第二。张志聪《黄帝内经素问集注》曰：中焦之气，阳明水谷之悍气也。大热遍身，狂而妄见妄闻，此阳明之气逆而为热狂也。故当视足阳明之皮部及大络取之。虚者补之，如逆于血脉之中而血实者泻之。使悍热之散于脉外，勿使合于脉中，此所谓推而散之者也。学人能明乎阴阳血气离合出入之道，全经大义思过半矣。③阴衰发热厥阳衰发寒厥第三：正文略。辑《黄帝内经素问·厥论》《黄帝内经灵枢·刺节真邪》《黄帝内经灵枢·终始》《黄帝内经灵枢·寒热病》《黄帝内经灵枢·杂病》《黄帝内经灵枢·癫狂》《黄帝明堂经》七篇经文部分内容为《针灸甲乙经》卷七阴衰发热厥阳衰发寒厥第三。张志聪《黄帝内经素问集注》曰：厥，逆也，气逆则乱，故发为眩仆。卒不知人，此名为厥。与中风不同，有寒热者，有阴有阳也。阴阳二气皆从下而上，是以寒厥热厥之因，由阴阳之气衰于下也。足三阳之血气出于足趾之端，三阴之脉集于足下而聚于足心，若阳气胜则阴气虚而阳往乘之，故热厥起于足下也。阳胜于阴则为热厥。寒厥起于阴之本位，足三阴之血气起于五趾内侧之端，三阴经脉皆循内股而上，故其寒也不从外皆从内也。④太阳中风感于寒湿发第四：正文略。辑《黄帝内经灵枢·热病》《黄帝内经素问·上古天真》两篇经文部分内容为《针灸甲乙经》卷七太阳中风感于寒湿发第四。皇甫谧释文曰：张仲景曰太阳病其证备，其身体强几几然，脉反沉迟者，此为痉。夫痉脉来，按之筑筑而弦，直上下行。刚痉为病，胸满口噤，卧不着席，脚挛急，其人必齿。病发热，脉沉细为痉。痉家其

脉伏坚,直上下。太阳病,发热无汗恶寒,此为刚痉。太阳病,发热汗出不恶寒,此为柔痉。太阳中湿病痉,其脉沉与筋平。太阳病,无汗,小便少,气上冲胸,口噤不能语,欲作刚痉。然刚痉,太阳中风感于寒湿者也,其脉往来进退,以沉迟细异于伤寒热病,其治不宜发汗,针灸为嘉,治之以药者,可服葛根汤。⑤阴阳相移发三疟第五:正文略。辑《黄帝内经素问·疟论》全文及《黄帝内经素问·刺疟》《黄帝明堂经》经文部分内容为《针灸甲乙经》卷七阴阳相移发三疟第五。章虚谷《灵素节注类编》曰:疟邪之由各有不同,以暑热、水寒、风邪交混而成疟,其邪所伤有先后多寡不同,故发病亦异。如夏伤暑热,汗出腠开,又遇水寒藏于腠理皮肤中,至秋又伤于风,则成疟。水寒为阴,风邪为阳,先伤水寒,后伤风邪,故病发则先寒后热,名曰寒疟;如先伤风邪,后伤寒邪,故病发则先热后寒,名曰温疟;其有素来阴虚阳盛之人,所伤之邪化热,而阴寒之气先绝,则阳邪独发,乃少气力而烦冤,手足皆热而欲呕,以火性炎上故也,名曰瘅疟。由是观之,发于秋后者多挟暑邪,发于春后者必由风寒而无暑。或有挟湿者,其湿有外感内生之不同,脾虚则水液不化,而湿自内生;卫虚则表阳不固而湿从外受。肝血少风自内生,肾水亏热从内发。凡此诸义,皆当知者也。

8.皇甫谧《针灸甲乙经》卷八至卷十二阐述内伤五脏发病

《针灸甲乙经》卷八 ①五脏传病发寒热第一:正文略。辑《黄帝内经素问·玉机真藏论》《黄帝内经灵枢·寒热》《黄帝内经灵枢·五变》《黄帝内经灵枢·热病》《黄帝内经素问·骨空论》《黄帝明堂经》六篇经文部分内容为《针灸甲乙经》卷八五脏传病发寒热第一。张志聪《黄帝内经素问集注》曰:此篇论藏真之神合于四时五行,次序环转,如回则不转乃失其机,逆传于所胜而死。至于外感风寒,内伤五志,亦各乘其所胜,学人当分作四段看。然又当与《玉版论》《方盛衰论》《病能论》《疏五过论》诸篇合参。②经络受病入肠胃五脏积发伏梁息贲肥气痞气奔豚第二:正文略。辑《黄帝内经灵枢·百病始生》《黄帝内经灵枢·五变》《黄帝内经素问·腹中论》《黄帝内经素问·奇病论》《黄帝明堂经》经文部分内容为《针灸甲乙经》卷八经络受病入肠胃五脏积发伏梁息贲肥气痞气奔豚

第二。皇甫谧释文曰:《难经》曰心之积名曰伏梁,起于脐上,上至心下,大如臂,久久不愈,病烦心,心痛,以秋庚辛日得之。肾病传心,心当传肺,肺以秋王不受邪,因留结为积。肺之积名曰息贲,在右胁下覆大如杯,久久不愈,病洒洒恶寒,气逆喘咳,发肺痈,以春甲乙日得之。心病传肺,肺当传肝,肝以春王不受邪,因留结为积。肝之积名曰肥气,在左胁下,如覆杯,有头足如龟鳖状,久久不愈,发咳逆,痎疟,连岁月不已,以季夏戊己日得之。肺病传肝,肝当传脾,脾以季夏王不受邪,因留结为积。此与息贲略同。脾之积名曰痞气,在胃脘,覆大如盘,久久不愈,病四肢不收,发黄胆,饮食不为肌肤,以冬壬癸日得之。肝病传脾,脾当传肾,肾以冬王不受邪,因留结为积。肾之积名曰贲豚,发于少腹,至心下若豚状,或上或下无时,久不已,令人喘逆,骨痿少气,以夏丙丁日得之。肺病传肾,肾当传心,心以夏王不受邪,因留结为积也。③五脏六腑胀第三:正文略。辑《黄帝内经灵枢·胀论》《黄帝明堂经》经文部分内容为《针灸甲乙经》卷八五脏六腑胀第三。张志聪《黄帝内经灵枢集注》曰:卫气之行于形身脏腑之外内有顺有逆,逆顺不从,在外则为脉胀肤胀,在内则为脏腑之胀矣。寸口坚大为阳脉,涩为阴脉,阴为脏,阳为腑,以脉之阴阳则知脏腑之胀矣。胀之舍在内者,皆在于脏腑之外空郭之中。在外者胀于皮肤腠理之间,故命曰胀,谓胀在无形之气分也。④水肤胀鼓胀肠覃石瘕第四:正文略。辑《黄帝内经灵枢·水胀》《黄帝内经素问·腹中论》《黄帝内经灵枢·四时气》《黄帝明堂经》四篇经文部分内容为《针灸甲乙经》卷八水肤胀鼓胀肠覃石瘕第四。张志聪《黄帝内经灵枢集注》曰:寒者水之气也,肾与膀胱皆积水也,故曰石水。石水者肾水也。如水溢于皮间则为皮水,寒乘于肌肤则为肤胀,留于空郭则为鼓胀,客于肠外则为肠覃,客于子门则为石畸。皆水与寒气之为病也。夫邪之所凑其正必虚,外之皮肤肌腠,内之脏腑募原,肠胃空郭,皆正气之所循行。气化则水行,气伤则水凝聚而为病。是以凡论水病,当先体认其正气,知正气之循行出入则知所以治之之法矣。⑤肾风发风水面肿第五:正文略。辑《黄帝内经素问·水热穴》《黄帝内经素问·评热论》《黄帝内经素问·奇病论》《黄帝明堂经》四篇经文部分内容为《针灸甲乙经》卷八

肾风发风水面肿第五。张志聪《黄帝内经素问集注》曰：水由地中生，上升于天下归于泉，天气与水气上下相通，故在地为水而在天为寒。夫天为阳地为阴，泉在地之下，故为至阴而盛水。夫肺主天，太阴之气主湿土，土气上升于天而为云，天气下降而为水。是水由天降，云自地生。故曰肺者太阴也，谓天地之气相合也。少阴主水而司冬令，其脉贯膈入肺中。故其本在肾其末在肺，上下皆积水也。兆璜曰：肺主气而发原在肾，是气从下而生，水亦从下而上，下则为溲，上则为汗，留聚则溢于皮肤而为肿矣。

《针灸甲乙经》卷九　①大寒内薄骨髓阳逆发头痛第一：正文略。辑《黄帝内经素问·奇病论》《黄帝内经灵枢·寒热病》《黄帝内经灵枢·厥病》《黄帝明堂经》四篇经文部分内容为《针灸甲乙经》卷九大寒内薄骨髓阳逆发头痛第一。章虚谷《灵素节注类编》曰：大寒深入骨髓，邪气上逆至脑，故头痛数岁不已；齿为骨之余，其根属肾，故齿亦痛。此因寒邪而肾气厥逆也，后贤制玉真丸方治肾厥头痛，内有硫黄以去骨髓之寒邪。凡头痛之因，甚多不同，必须详辨。张志聪《黄帝内经灵枢集注》曰：此章论经气五脏厥逆为病。因以名篇。夫三阴三阳天之六气也，木火土金水火地之五行也。在天呈象，在地成形，地之五行化生五脏，天之六气配合六经，是以五脏相通，移皆有次，穴气旋转，上下循环，若不以次相传则厥逆而为病矣。夫阴阳出入寒暑往来皆从地而出，自足而上，是以贤人上配天以养头，下象地以养足，中旁人事以养五脏，苟失其养则气厥而为头痛。②寒气客于五脏六腑发卒心痛胸痹心疝三虫第二：正文略。辑《黄帝内经灵枢·厥病》《黄帝内经灵枢·杂病》《黄帝内经灵枢·热病》《黄帝明堂经》三篇经文部分内容为《针灸甲乙经》卷九寒气客于五脏六腑发卒心痛胸痹心疝三虫第二。张志聪《黄帝内经灵枢集注》曰：此论五脏之经气厥逆而为厥心痛也。脏真通于心，心藏血脉之气也，是以四脏之气厥逆皆从脉而上乘于心。背为阳，心为阳中之太阳，故与背相控而痛。心与背相应也，心脉急甚为如从后触其心者，肾附于脊，肾气从背而上注心也。心痛故伛偻而不能仰，此肾脏之气逆于心下而为痛也。先取膀胱经之京骨昆仑，从腑阳而泻其阴脏之逆气。如发针不已，再取肾经之然谷，此脏气厥逆，

从经脉相乘，与六气无涉，故不曰太阳少阴，而曰昆仑然谷。又曰：疝乃少腹阴囊之疾。心疝者病在下而及于上，故曰病心疝者少腹当有形也。足太阴之脉从腹而上注心中，足厥阴之脉络阴器抵小腹上贯膈注于肺，此病足太阴厥阴之经而上为心疝，故取足太阴厥阴于下，去其血络则心痛止矣。心包络之脉起于胸中出属心包络，上通于心下络三焦，故是主脉所生病者烦心心痛，相火上炎则喉痹舌卷，口中干也。取小指次指之井穴，乃手少阳经之关冲泻其相火，则诸病自平矣。③邪在肺五脏六腑受病发咳逆上气第三：正文略。辑《黄帝内经灵枢·五邪》《黄帝内经素问·咳论》《黄帝内经素问·阴阳应象大论》《黄帝内经灵枢·刺节真邪》《黄帝明堂经》五篇经文部分内容为《针灸甲乙经》卷九邪在肺五脏六腑受病发咳逆上气第三。张志聪《黄帝内经灵枢集注》曰：肺主皮毛，故邪在肺则病皮肤痛。寒热者皮寒热也，盖脏为阴，皮肤为阳，表里之气外内相乘，故为寒为热也。上气喘者肺气逆也，汗出者毛腠疏也，咳动肩背者咳急息肩，肺俞之在肩背也。章虚谷《灵素节注类编》曰：肺为华盖而朝百脉，主一身之气，故各脏腑之气，皆由经脉汇于肺，而行周身。五脏六腑皆令人咳者，以所受之邪，随气而归于肺也。皮毛为肺之合，皮毛先受邪，则邪气以从其合，必入于肺。其寒饮食入胃，亦从经脉上达于肺，则肺寒，而与外邪相合客之，则为肺咳也。人生天地气交之中，故与天地相参，五脏禀五行之气，以治五时，各以其时而受外邪。若非肺脏主令之时，而各脏所受之邪，皆随气而传于肺。假如感寒而微，则为咳，甚则为泄泻、为腹痛也。肺金主秋，肝木主春，心火主夏，脾土为至阴，而主长夏未月，肾水主冬，皆各以其时而先受邪，邪之变化多端，皆能传肺而致咳。故治咳者，其邪有寒热，气有虚实，必审其所因。五脏部位不同，经脉流行各别，故其受邪而致咳者，各有病状不同，辨其状，方知病邪之所在而治之。受邪之脏为本，肺为标，拔其本，则标自愈而咳可止。今人但知治肺，无怪其不效也。脏病久不已则移于腑，其咳也亦各有证状可辨。长虫，即蛔虫也。胆汁，苦水也。三焦包脏腑之外，故末传三焦。而胃又为脏腑之海，肺主一身之气，故其病虽发于各脏腑，而必皆聚于胃，关于肺，乃成咳病，如不关肺，则不咳而为他病矣。夫脾气散水谷

之精,上归于肺,水精四布,下输膀胱者,久咳肺气伤,不能分布水精,随气上逆,故多涕唾而面浮肿气逆也。分邪之浅深而用针法治之也,用药亦可类推矣,要必审其虚实寒热以调之耳。④肝受病及卫气留积发胸胁满痛第四:正文略。辑《黄帝内经灵枢·五邪》《黄帝内经灵枢·卫气失常》《黄帝内经灵枢·杂病》《黄帝明堂经》四篇经文部分内容为《针灸甲乙经》卷九肝受病及卫气留积发胸胁满痛第四。张志聪《黄帝内经灵枢集注》曰:肝脉循于两胁,故邪在肝则胁中痛。两阴交尽是为厥阴,病则不能生阳,故为寒中。盖邪在肝胁中痛,乃病经脏之有形。恶血留于脉内,脉度循于骨节,时脚肿者,厥阴之经气下逆。当取足厥阴肝经之行间以引胁下之痛,补足阳明之三里以温寒中,取血脉以散在内之恶血。⑤邪在心胆及诸脏腑发悲恐太息口苦不乐及惊第五:正文略。辑《黄帝内经素问·奇病论》《黄帝内经灵枢·杂病》《黄帝明堂经》《黄帝内经灵枢·五邪》《黄帝内经灵枢·邪气藏府病形》《黄帝内经灵枢·四时气》六篇经文部分内容为《针灸甲乙经》卷九邪在心胆及诸脏腑发悲恐太息口苦不乐及惊第五。张志聪《黄帝内经素问集注》曰:肝者将军之官谋虑出焉,胆者中正之官决断出焉。夫谋虑在肝,决断在胆,故肝为中之将而取决于胆也。肝脉挟胃贯膈循喉咙,入颃颡环唇内,故咽为肝之外使,是以肝病而亦证见于口也。谋虑不决则肝气郁而胆气虚矣,胆之虚气上溢而口为之苦矣。上节论脾气实,此论胆气虚,虚实之气皆能为热而成瘅。⑥脾受病发四肢不用第六:正文略。辑《黄帝内经素问·太阴阳明》《黄帝明堂经》两篇经文部分内容为《针灸甲乙经》卷九脾受病发四肢不用第六。张志聪《黄帝内经素问集注》曰:胃为阳土,脾属阴土,畅于四肢,坤之德也。四肢者五脏六腑之经俞也。《经》云人之所受气者谷也,谷之所注者胃也,胃者水谷之海也,海之所行云气者天下也。胃之所出血气者经隧也,经隧者五脏六腑之大络也。盖四肢受水谷之气者由脾脏之转输,脾之转输各因其脏腑之经隧而受气于阳明,是以脉道不利则筋骨肌肉,皆无气以生养矣。⑦脾胃大肠受病发腹胀满肠中鸣短气第七:正文略。辑《黄帝内经灵枢·五邪》《黄帝内经灵枢·四时气》《黄帝内经灵枢·邪气藏府病形》《黄帝内经灵枢·杂病》《黄帝内经素问·通评

虚实》《黄帝明堂经》六篇经文部分内容为《针灸甲乙经》卷九脾胃大肠受病发腹胀满肠中鸣短气第七。张志聪《黄帝内经灵枢集注》曰:脾胃主肌肉,故邪在脾胃则肌肉痛。脾乃阴中之至阴,胃为阳热之腑,故阳明从中见太阴之化,则阴阳和平,雌雄相应。若阳气有余阴气不足,则热中而消谷善饥。若阳气不足阴气有余,则寒中而肠鸣腹痛。阴阳俱有余者邪病之有余,俱不足者正气之不足,皆当调之三里而补泻之,亦从腑而和脏也。⑧肾小肠受病发腹胀腰痛引背少腹控睾第八:正文略。辑《黄帝内经灵枢·五邪》《黄帝内经灵枢·四时气》《黄帝内经灵枢·邪气藏府病形》《黄帝内经灵枢·杂病》《黄帝内经素问·通评虚实论》《黄帝明堂经》六篇经文部分内容为《针灸甲乙经》卷九肾小肠受病发腹胀腰痛引背少腹控睾第八。张志聪《黄帝内经灵枢集注》曰:在外者筋骨为阴,病在阴者名曰痹阴。痹者病在骨也,按之而不得者邪在骨髓也。腹胀者脏寒生满病也,腰者肾之府也,肾开窍于二阴,大便难者肾气不化也。肩背颈项痛时眩者,脏病而及于腑也。故当取足少阴之涌泉,足太阳之昆仑,视有血者尽取之。又曰:控睾引腰脊上冲心者,小肠之疝气也。肓乃肠外之脂膜,故取肓之原以散之。刺手太阴以夺之,取足厥阴以下之,取巨虚下廉以去小肠之邪,按其所过之经以调其气。⑨三焦膀胱受病发少腹肿不得小便第九:正文略。辑《黄帝内经灵枢·四时气》《黄帝内经灵枢·邪气藏府病形》《黄帝内经素问·长刺节论》《黄帝内经灵枢·杂病》《黄帝明堂经》五篇经文部分内容为《针灸甲乙经》卷九三焦膀胱受病发少腹肿不得小便第九。张志聪《黄帝内经灵枢集注》曰:邪在膀胱而为病者,三焦下俞出于委阳并太阳之正,入络膀胱约下焦,实则闭癃,虚则遗溺。小腹肿痛不得小便,邪在三焦约也,故当取足太阳之大络。足太阳厥阴之络交络于跗之间,视其结而血者去之。又曰:三焦者下约膀胱,为决渎之府。病则气不输化,是以膈气满而不得小便也。不得小便则窘急而水溢于上,留于腹中而为胀。候在足太阳经外之大络,大络在太阳少阳经脉之间,其脉亦见于皮部,当取之委阳。此言六腑之气皆从足三阳之别络而通于经脉者也。⑩三焦约内闭发不得大小便第十:正文略。辑《黄帝内经灵枢·癫狂》《黄帝明堂经》经文部分内容为《针灸甲

乙经》卷九三焦约内闭发不得大小便第十。张志聪《黄帝内经灵枢集注》曰：此承上文而言厥逆之气。惟逆于下而不上乘者也。逆气在下故内闭不得溲,当刺足少阴太阳与上以泻逆气而通其溲便焉。夫足少阴先天之两仪也,手足太阴阳明后天之地天也,先后天之气上下相通者也。是以少阴之厥气上乘则开阖不清而成癫疾,故当取之太阴阳明。如厥气在下只病下之闭癃,其过只在足少阴太阳矣。⑪足厥阴脉动喜怒不时发疝遗溺癃第十一：正文略。辑《黄帝内经灵枢·刺节真邪》《黄帝内经素问·奇病论》《黄帝明堂经》三篇经文部分内容为《针灸甲乙经》卷九足厥阴脉动喜怒不时发疝遗溺癃第十一。张志聪《黄帝内经灵枢集注》曰：此言津液随神气而渗灌于诸节者也。津液生于中焦阳明,淖泽于骨,所以濡筋骨而利关节。腰脊者,从大椎至尾,乃身之大关节也。手足肢胫之骨节,人之管以趋翔。盖津液淖泽于肢胫则筋骨利而胫能步趋,肢能如翼之翔也。茎垂者肾之前阴,乃宗筋之会,肾者胃之机关,主受藏津液。夫肾脏所藏之津液从宗脉而上濡于空窍,故曰茎垂者身中之机,阴精之候,津液之道也。此言胃腑所生之津液随神气而淖注于骨节,肾脏所藏之津液从宗脉而上濡于空窍。如饮食不节,喜怒不时,则津液内溢,乃下流于睾囊,血道不通,日大不休,俯仰不便,趋翔不能,此病荣然有水,不上不下,当用铍石取之。⑫足太阳脉动发下部痔脱肛第十二：痔痛,攒竹主之。痔,会阴主之。凡痔与阴相通者死。阴中诸病,前后相引痛,不得大小便,皆主之。痔,骨蚀,商丘主之。痔,篡痛,飞扬、委中及承扶主之。痔,篡痛,承筋主之。脱肛,刺气街。辑自《黄帝明堂经》。

《针灸甲乙经》卷十 ①阴受病发痹第一：正文略。《黄帝内经灵枢·周痹》《黄帝内经灵枢·五变》《黄帝内经灵枢·寿夭刚柔》《黄帝内经素问·痹论》《黄帝内经灵枢·刺节真邪》《黄帝内经素问·长刺节论》《黄帝内经素问·逆调论》《黄帝内经灵枢·四时气》《黄帝内经灵枢·厥病》《黄帝内经灵枢·杂病》《黄帝明堂经》十一篇经文部分内容为《针灸甲乙经》卷十阴受病发痹第一。章虚谷《灵素节注类编》曰：此言忽痛忽止,上下移徙者,以其邪各在一处,此痛彼止,彼痛此止,或各痛各止,互起互伏,痹处众多,故名众痹。刺之者,其

痛虽止,必刺其原痛之处以去邪,勿使复痛也。邪在血脉之中,十二经脉行于周身,故名周痹。其痛上下行走,不能左右者,邪随阴阳升降之气而行,故与众痹不同。痛从上下者,其痹在上,故先刺下以泄其标,再刺其上以脱其本;痛从下上者,其痹在下,故先刺上以泄其标,再刺其下以脱其本。风为阳,寒湿为阴,三气杂合而成痹病。风阳而性动摇,伤卫气,故风多则流走,名行痹也;寒阴而性凝敛,伤营血,故寒多则身痛,名痛痹也;湿邪浊滞,营卫俱伤,故湿多则气血滞着,身体重,名著痹也。此一病而以邪之多寡分三证也。又曰：凡手足十二经,经皆有穴,名曰井、荥、溜、俞、合。其出气者名井,入气者名合,气血由之而出入,流行于一身者也。邪乘时令之气而入,久不去者,内舍于其合也;又不去而复感于邪,则深舍于脏。所以名痹者,因重感于邪,自浅而深,闭结不出也。《灵枢·五变》曰：粗理而肉不坚者,善病痹。盖粗理肉不坚,则腠理疏而邪易入,乃留滞成痹也。②阳受病发风第二：正文略。辑《黄帝内经素问·风论》《黄帝内经素问·离合真邪论》《黄帝内经灵枢·五变》《黄帝内经灵枢·刺节真邪》《黄帝内经灵枢·癫狂》《黄帝内经灵枢·热病》《黄帝内经素问·长刺节论》《黄帝内经素问·病能论》《黄帝内经灵枢·寒热病》《黄帝明堂经》十篇经文部分内容为《针灸甲乙经》卷十阳受病发风第二。章虚谷《灵素节注类编》曰：风由阳气所化,随寒热温凉而变。寒热之伤人必由于风,故风为百病之长,善行而数变。如其藏于皮肤之间,营卫不得通和,腠理开闭不常,以致阴阳相争,阴胜则寒而饮食减,阳胜则热而肌肉消,气血两伤,故使人而不能食,名曰寒热病也。张志聪《黄帝内经灵枢集注》曰：阴阳不调致神志之迷惑。夫火为阳水为阴,水火者阴阳之征兆也。火之精为神,水之精为志,大风在身则血脉偏虚,虚者不足,实者有余,主脉偏虚则轻重倾侧矣,阴阳不调则神志迷惑矣。神志迷惑是以不知东西,不知南北,而反复颠倒也。故当泻其有余补其不足,阴阳平复,疾于解惑。夫血者神气也,心脏所主而发原于肾,是以风伤血脉则阴阳不调,阴阳不调则神志昏而甚于迷惑也。③八虚受病发拘挛第三：正文略。辑《黄帝内经灵枢·邪客》《黄帝内经灵枢·寒热病》《黄帝内经灵枢·本输》三篇经文部分内容为《针灸甲乙经》卷十八虚

受病发拘挛第三。张志聪《黄帝内经灵枢集注》曰：五脏之血气从机关之虚出于肤表与营卫宗气之相合也。《九针》章曰：节之交，神气之所游行出入。两肘两腋两髀两腘乃关节交会之处，心脏之神气从此而出。如五脏有邪则气留于此而不得布散矣。真气之所过谓五脏之经脉各从此而经过。邪在于皮肤留而不去则伤经络，机关之室在于骨节之交，五脏之血气从此而出于分肉皮肤。故五脏有邪则气留于此。如外感于邪气，恶血留滞于此则骨节机关不得屈伸而病挛也。④ 热在五脏发痿第四：正文略。辑《黄帝内经素问·痿论》《黄帝内经灵枢·周痹》《黄帝明堂经》三篇经文部分内容为《针灸甲乙经》卷十热在五脏发痿第四。张志聪《黄帝内经素问集注》曰：痿者四肢无力委弱，举动不能，若委弃不用之状。夫五脏各有所合。痹从外而合病于内，外所因也。痿从内而合病于外，内所因也。夫形身之所以能举止动静者，由脏气之养于筋脉骨肉也，是以脏病于内则形痿于外矣。食饮于胃，其精液乃传之肺，肺朝百脉，输精于皮毛，毛脉合精，行气于脏腑，是五脏所生之精神气血，所主之皮肉筋骨，皆由肺脏输布之精液以资养。皮肤薄着则精液不能转输，是以五脏皆热而生痿矣。阳明者水谷血气之海，五脏六腑皆受气于阳明。宗筋者前阴也，前阴者宗筋之所聚，太阴阳明之所合也。诸筋皆属于节，主束骨而利机关，宗筋为诸筋之会，阳明所生之血气为之润养，故诸痿独取于阳明。⑤ 手太阴阳明太阳少阳脉动发肩背痛肩前皆痛肩似拔第五：肩痛不可举，天容及秉风主之。肩背痹痛，臂不举，寒热凄索，肩井主之。肩肿不得顾，气舍主之。肩背痹痛，臂不举，血瘀肩中，不能动摇，巨骨主之。肩中热，指臂痛，肩髃主之。肩重不举，臂痛，肩窌主之。肩重，肘臂痛不可举，天宗主之。肩胛中痛热而寒至肘，肩外俞主之。肩痛周痹，曲垣主之。肩痛不可举，引缺盆痛，云门主之。肘痛，尺泽主之。臂瘘引口中，恶寒，颔肿，肩肿引缺盆，商阳主之。肩肘中痛，难屈伸，手不可举，腕重急，曲池主之。肩肘节酸重，臂痛不可屈伸，肘窌主之。肩痛不能自举，汗不出，颈痛，阳池主之。肘中濯濯，臂内廉痛，不可及头，外关主之。肘痛引肩，不可屈伸，振寒热，颈项肩背痛，臂痿痹不仁，天井主之。肩不可举，不能带衣，清冷渊主之。肘臂腕中痛，颈肿不可以顾，头

项急痛，眩，淫泺，肩胛小指痛，前谷主之。肩痛不可自带衣，臂腕外侧痛不举，阳谷主之。臂不可举，头项痛，咽肿不可咽，前谷主之。肩痛欲折，臑如拔，手不能自上下，养老主之。肩背头痛时眩，涌泉主之。辑自《黄帝明堂经》，阐述肩痛、肩背痛、肩肿、肩背痹痛、臂痛、肘痛、臂痿痹不仁等针灸穴位。⑥ 水浆不消发饮第六：溢饮胁下坚痛，中脘主之。腰清脊强，四肢懈惰，善怒，咳，少气郁然不得息，厥逆，肩不可举，马刀瘘，身瞤，章门主之。溢饮，水道不通，溺黄，小腹痛里急，肿，洞泄，髀痛引背，京门主之。饮渴，身体痛，多唾，隐白主之。膝理气，臑会主之。辑自《黄帝明堂经》，阐述水浆不消发饮的针灸穴位。

《针灸甲乙经》卷十一　① 胸中寒发脉代第一：脉代不至寸口，四逆，脉鼓不通，云门主之。胸中寒，脉代时不至，上重下轻，足不能地，少腹胀，上抢心，胸楛满，咳唾有血，然谷主之。辑自《黄帝明堂经》，阐述胸中寒、脉代针灸穴位。② 阳厥大惊发狂痫第二：正文略。辑《黄帝内经素问·奇病论》《黄帝内经素问·长刺节论》《黄帝内经素问·通评虚实论》《黄帝内经灵枢·癫狂》《黄帝明堂经》五篇经文部分内容为《针灸甲乙经》卷十一阳厥大惊发狂痫第二。章虚谷《灵素节注类编》曰：初生时即有癫疾，近时所名癫痫者也。忽然暴仆，昏不知人，手足抽掣，少顷痰涌而吐，吐出痰涎则渐苏。此在胎时，母受大惊而动肝风，儿禀其气，与精气并居，如油入面矣。每遇风气动，则鼓其痰涎，上蒙心窍，即神昏暴仆，风动而手足抽掣也。因其气闭不通而作猪羊声，故有羊癫、猪癫之名。其病得之胎元，故难治也。张志聪《黄帝内经素问集注》曰：夫邪并于阳则狂。邪之中人始于皮肤肌肉，留而不去则入于经脉，在肌腠之阳邪而入于阳脉，所谓重阳则狂矣。血气相乘是以在阳脉，分肉之间，俱且寒且热也。当先刺其脉，使在脉阳实之邪已虚而复出于肌肉，视其分肉尽热，是邪从肌肉而外散矣。③ 阳脉下坠阴脉上争发尸厥第三：尸厥，死不知人，脉动如故，隐白及大敦主之。恍惚尸厥，头痛，中极及仆参主之。尸厥暴死，金门主之。辑自《黄帝明堂经》，阐述尸厥针灸穴位。④ 气乱于肠胃发霍乱吐下第四：正文略。辑《黄帝内经素问·通评虚实论》《黄帝内经灵枢·四时气》《黄帝明堂经》三篇经文部分内容为《针灸甲乙

经》卷十一气乱于肠胃发霍乱吐下第四,阐述霍乱转筋针灸穴位。⑤ 足太阴厥脉病发溏泄下痢第五:正文略。辑《黄帝内经灵枢·论疾诊尺》《黄帝内经素问·通评虚实论》《黄帝内经灵枢·四时气》《黄帝内经灵枢·厥病》《黄帝明堂经》五篇经文部分内容为《针灸甲乙经》卷十一足太阴厥脉病发溏泄下痢第五。阐述溏泄、下痢针灸穴位。⑥ 五气溢发消渴黄疸第六:正文略。辑《黄帝内经灵枢·五变》《黄帝内经灵枢·论疾诊尺》《黄帝内经素问·奇病论》《黄帝内经素问·通评虚实论》《黄帝内经素问·腹中论》《黄帝内经素问·脉要精微论》《黄帝明堂经》七篇经文部分内容为《针灸甲乙经》卷十一五气溢发消渴黄瘅第六。张志聪《黄帝内经灵枢集注》曰:消瘅者,瘅热而消渴消瘦也。盖五脏主藏精者也,五脏皆柔弱,则津液竭而善病消瘅矣。又曰:中土之病统见于五脏之外合。土灌于四脏也。身痛病见于肉也,色黄病见于皮也,齿垢黄病见于骨也,爪甲上黄病见于筋也,黄胆脾家病也,小便赤黄下焦热也,不嗜食上焦虚也。盖土位中央而上下四旁,皆为之应。⑦ 动作失度内外伤发崩中瘀血呕血唾血第七:正文略。辑《黄帝内经素问·上古天真论》《黄帝内经素问·宣明五气》《黄帝内经素问·腹中论》《黄帝内经素问·评热病论》《黄帝内经灵枢·癫狂》《黄帝明堂经》六篇经文部分内容为《针灸甲乙经》卷十一动作失度内外伤发崩中瘀血呕血唾血第七。张志聪《黄帝内经素问集注》曰:有所大脱血则伤肝,肝伤在女子则月事衰少不来矣。醉以入房,在男子则伤精,精伤则无从而化赤矣。气生于精血,精血虚脱则气竭矣。盖乌者肾之色,骨乃肾所生,主补益肾藏之精血者也。茹一名茜草又名地血,汁可染绛,其色紫赤,延蔓空通,乃生血通经之草也。夫鱼乃水中动物,属阴中之阳,血中之气,故用乌骨四者以布散于四肢也。血乃中焦所生,用茹一者主生聚于中焦也。夫飞者主气,潜者主血,卵白主气,卵黄主血,雀乃羽虫,丸以雀卵者,因气竭肝虚,补血而补气也。豆乃肾之谷,五者土之数,气血皆中焦所生,故宜饭后而服五豆许也。鲍鱼味咸气臭,主利下行,故饮鲍鱼汁以利肠中而后补及于肝之伤也。⑧ 邪气聚于下脘发内痈第八:正文略。辑《黄帝内经灵枢·上膈》《黄帝内经素问·病能论》《黄帝内经素问·大奇论》三篇

经文部分内容为《针灸甲乙经》卷十一邪气聚于下脘发内痈第八。张志聪《黄帝内经灵枢集注》曰:此言汁沫积于肠胃而成痈。若因于喜怒不适,食饮不节,寒温不时,病在膈上者,食饮入而还出。因于膈下者,食入时乃还时周时也。夫胃者水谷血气之海也,汁沫者胃腑所生之津液,渗出于肠胃之外,募原间之孙脉络脉,化赤为血,注于胃之大络,从脏腑之经隧外出于皮肤。如因于外邪以致汁沫渗留于肠外不得散,则日以成积矣。如因于内伤汁沫留于肠内,渐积而成痈。此皆因于中上二焦之气有伤,不能宣化输布。故帝曰气为上膈,虫为下膈。上膈者上焦之气也,下膈者中焦之气也。盖虫为阴类,遇阳热则消。中焦之气虚寒则阴类生聚而上食矣。寒汁流于肠中则肠胃充郭,而卫气不能营于外则留积而成痈矣。其痈在脘内者即痛而深,其痈在外者则隐见于外而痛浮,在痈上之腹皮则热。⑨ 寒气客于经络之中发痈疽风成发厉浸淫第九:正文略。辑《黄帝内经灵枢·痈疽》《黄帝内经灵枢·玉版》《黄帝内经灵枢·刺节真邪》《黄帝内经素问·腹中论》《黄帝内经素问·病能论》《黄帝内经素问·脉要精微论》《黄帝内经素问·通评虚实论》《黄帝内经素问·长刺节论》《黄帝明堂经》《黄帝内经灵枢·四时气》《黄帝内经灵枢·寒热病》十一篇经文部分内容为《针灸甲乙经》卷十一寒气客于经络之中发痈疽风成发厉浸淫第九。张志聪《黄帝内经灵枢集注》曰:盖人之血气流行与天地相参,与日月相应,昼夜环转之无端也。一息不运则留滞而为痈为痹,故圣人立九针之法所以治未病也。若积久而成痈疽,则多不治之死证矣。夫营卫血气之行皆从内而外,应寒暑往来。经水流行皆从地而出。上焦出气以温分肉而养骨节通腠理,中焦出气如露上注谷而渗孙脉,从孙脉而注于络脉经脉。是从气分而注于经脉之中,乃从外而内,应天道之营运于外而复通于经水之中。人与天地参也,故经脉流行不止,与天同度,与地合纪,天宿失度,日月薄蚀,地经失纪,水道流溢,人之血气犹然。夫血脉营卫周流不休,上应星宿,下应经数。如寒邪客于经络之中则血泣,血泣则不通,不通则卫气归之。盖营行脉中,卫行脉外,交相逆顺而行者也。营血留泣不行则卫气亦还转而不得复反其故道,故痈肿也。痈肿不当骨空之处则骨中之邪热不得泄泻矣,血枯

而经脉空虚则筋骨肌肉不相营矣。经脉外络形身内属脏腑，经脉败漏则熏于五脏，脏伤故死矣。

《针灸甲乙经》卷十二　①欠哕唏振寒噫嚏軃泣出太息潊下耳鸣齧舌善忘善饥第一：正文略。辑《黄帝内经灵枢·口问》《黄帝内经素问·解精微论》《黄帝内经灵枢·大惑论》三篇经文部分内容为《针灸甲乙经》卷十二欠哕唏振寒噫嚏軃泣出太息潊下耳鸣齧舌善忘善饥第一。张志聪《黄帝内经灵枢集注》曰：阳欲引而上，阴欲引而下，阴阳相引故数欠。寒气与新谷气俱还入于胃，新故相乱，真邪相攻，气并相逆于胃而胃腑不受，复出于胃故呃逆也。唏者欷悲咽也，阳气盛则多喜笑，阴气盛则多悲哀。寒气客于胃，厥逆之气上走心为噫。阳气和利则上满于心，出于鼻而为嚏。阴气盛而阳气虚则为振寒战栗。此言筋脉皆本于胃腑之所生者。軃者垂首斜倾，懈惰之态。筋脉皆本于水谷之所资养，故胃不实则诸脉虚，诸脉虚则筋脉懈惰，故为軃。脏腑膀胱之津交相资益者也。是故泣不止则液竭，液竭则精不灌，液道开而泣不止则液竭，而濡空窍之精不能灌于目而目不明矣。上焦之宗气与下焦之生气相通而行呼吸者也。忧思则心系急，心系急则气道敛约，约则不利故太息以伸出之。虫者阴类也，阴类动则肾气不交于阳明而胃气缓矣，气不上交则水邪反从任脉而上出于廉泉故潊下。耳者宗脉之所聚也，胃中空则宗脉虚，虚则脉气下溜矣，脉中之血气有所竭故耳鸣也。齿者肾气之所生也，肾脏之生气厥逆走上，与中焦所生之脉气相辈而至，则舌在齿之内而反向外矣，唇在齿之外而反向内矣，颊在齿之旁而反向中矣。②寒气客于厌发喑不能言第二：正文略。辑《黄帝内经灵枢·忧恚无言》《黄帝内经灵枢·寒热病》《黄帝明堂经》三篇经文部分内容为《针灸甲乙经》卷十二寒气客于厌发喑不能言第二。张志聪《黄帝内经灵枢集注》曰：音声者五音之声，嘹亮而有高下者也。语言者分别清浊字面，发言而有语句也。是音声之道本于五脏之气全备而后能音声响亮，语句清明。故善治者审其有音声而语言不清者，当责之心肝，能语言而无音声者，当责之脾肺。不能语言而无音声者，此肾气之逆也。夫忧则伤肺，肺伤则无声矣。恚怒伤肝，肝伤则语言不清矣。胃之上脘为咽喉，主进水谷，在喉咙之后。肺之上管为喉咙，主气之呼吸出入，在

咽喉之前。会厌者在喉咙之上，乃喉咽交会之处。凡人饮食则会厌掩其喉咙，而后可入于咽。此喉咙之上管故为音声之户，谓声气之从此而外出也。脾开窍于口唇，口开阖而后语句清明，故为音声之扇。心开窍于舌，足少阴之脉上挟舌本，舌动而后能发言，故为音声之机。悬雍者喉间之上，有如悬雍之下垂者，声从此而出，故为音声之关。肝脉循喉咙，入颃颡，颃颡者，之上窍。口鼻之气及涕唾从此相通，故为分气之所泄，谓气之从此而分出于口鼻者也。横骨者在舌本内，心藏神而开窍于舌，骨节之交，神气之所游行出入，故为神气之所使，主发舌者也。盖言横骨若弩，舌之发机，神气之所使也。人之鼻洞涕出不收者，因颃颡不开，分气失也。盖以申明颃颡乃之上窍，口鼻之气及涕唾之从此而相通者也。会厌者为开为阖，主声气之出入，是以薄小则发声疾，浓大则开阖难，其气出迟故重言也，重言者口吃而期期也。寒气者足少阴寒水之气也，盖少阴之脉上系于舌络于横骨，终于会厌，其正气上行而后音声乃发。如寒气客于厌则厌不能发，谓不能开也，发不能下谓不能阖也，是以至其开阖不致而无音声矣。③目不得眠不得视及多卧卧不安不得偃卧肉苛诸息有音及喘第三：正文略。辑《黄帝内经灵枢·邪客》《黄帝内经素问·病能论》《黄帝内经素问·逆调论》《黄帝明堂经》三篇经文部分内容为《针灸甲乙经》卷十二目不得眠不得视及多卧卧不安不得偃卧肉苛诸息有音及喘第三。张志聪《黄帝内经灵枢集注》曰：宗气贯心脉而行呼吸。宗气营气皆半营于脉中而半行于脉外者也。卫气者悍滑疾，独行于脉外，昼行于阳，夜行于阴，以司昼夜之开阖。行于阳则目张而起，行于阴则目瞑而卧。如厥逆之气客于五脏六腑，则卫气独卫于外，行于阳不得入于阴，故目不瞑。调足少阴阳明之气以通卫气之行于内。盖卫气之行于阴，从手足阳明下行至足而交于足少阴，从足少阴而注于五脏六腑，故当调此二经之气焉。半夏色白形圆味甘而辛，阳明之品也。月令五月半夏生，感一阴之气而生者也。饮以半夏汤一剂者，启一阴之气上交于胃，戊癸合而化大火土之气则外内之阴阳已通，其卧立至。此所谓决渎壅塞，经络大通，阴阳得和者也。④足太阳阳明手少阳脉动发目病第四：正文略。辑《黄帝内经灵枢·大惑论》《黄帝内经灵枢·癫狂》《黄帝内经灵

枢·论疾诊尺》《黄帝内经素问·气厥论》《黄帝内经灵枢·寒热病》《黄帝内经灵枢·热病》《黄帝明堂经》七篇经文部分内容为《针灸甲乙经》卷十二足太阳阳明手少阳脉动发目病第四。张志聪《黄帝内经灵枢集注》曰：骨之精为瞳子，肾之精也。筋之精为黑眼，肝之精也。血之精为络，心之精也。窠气之精为白眼，肺之精也。约束者目之上下纲肌肉之睛为约束，脾之精也。裹撷筋骨血气之精，心主包络之精也。包络之精与脉并为目系，上属于脑，后出于项中，是诸脉皆上系于目会于脑，出于项，此脉系从下而上，从前而后也。若邪中于项则随眼系入于脑，入于脑则脑转，脑转则引目系急，目系急则目眩以转矣。其精为邪所中则不相比密而精散矣，精散则视歧而见两物矣。⑤ 手太阳少阳脉动发耳病第五：正文略。辑《黄帝内经素问·通评虚实论》《黄帝内经灵枢·刺节真邪》《黄帝内经灵枢·厥病》《黄帝内经灵枢·杂病》《黄帝明堂经》五篇经文部分内容为《针灸甲乙经》卷十二手太阳少阳脉动发耳病第五。主要阐述耳鸣、耳聋、耳痛等耳病针灸治疗穴位。⑥ 手足阳明脉动发口齿病第六：正文略。辑《黄帝内经灵枢·论疾诊尺》《黄帝内经灵枢·寒热病》《黄帝内经灵枢·杂病》《黄帝内经灵枢·寒热病》《黄帝内经灵枢·终始》《黄帝明堂经》六篇经文部分内容为《针灸甲乙经》卷十二手足阳明脉动发口齿病第六。阐述龋齿、齿痛、齿龀、口禁不开等疾病针灸治疗穴位。⑦ 血溢发衄第七：正文略。辑《黄帝内经灵枢·寒热病》《黄帝内经灵枢·杂病》《黄帝明堂经》部分经文为《针灸甲乙经》卷十二血溢发衄第七。阐述血溢、鼻衄、厉鼻等疾病针灸治疗穴位。⑧ 手足阳明少阳脉动发喉痹咽痛第八：正文略。辑《黄帝内经灵枢·杂病》《黄帝明堂经》两篇经文部分内容。阐述喉痹、咽痛、眼重等疾病针灸治疗穴位。⑨ 气有所结发瘤瘿第九：正文略。辑自《黄帝明堂经》，阐述喉痹、咽痛、眼重等疾病针灸治疗穴位。⑩ 妇人杂病第十：正文略。辑自《黄帝内经素问·奇病论》《黄帝内经素问·腹中论》《黄帝内经灵枢·论疾诊尺》《黄帝内经素问·通评虚实论》《黄帝明堂经》经文部分内容，主要阐述妇科经带胎产常见疾病针灸治疗穴位。⑪ 小儿杂病第十一：正文略。辑自《黄帝内经灵枢·论疾诊尺》《黄帝内经素问·通评虚实论》《黄帝明堂经》三篇经文部分内容，主要阐述小儿常见疾病如惊悸、癫痫、瘛疭、腹痛、飧泄等针灸治疗穴位。

【综合评述】

1. 皇甫谧《针灸甲乙经》是中国医药学第一部针灸学专著

皇甫谧于甘露年间即公元 265—266 年辑集《黄帝内经素问》《黄帝内经灵枢》《黄帝明堂经》为《针灸甲乙经》，凡十二卷，一百二十八篇。故此书又称《黄帝三部针经》或《黄帝甲乙经》或《黄帝针灸甲乙经》。《四库全书总目提要》曰：《甲乙经》八卷，晋皇甫谧撰。谧有《高士传》，已著录。是编皆论针灸之道。《隋书·经籍志》称《黄帝甲乙经》十卷，注曰音一卷，梁十二卷，不著撰人姓名。考此书首有谧自序，称《七略》《艺文志》《黄帝内经》十八卷，今有《针经》九卷，《素问》九卷，二九十八卷，即《内经》也。又有《明堂孔穴针灸治要》，皆黄帝、岐伯选事也。三部同归，文多重复，错互非一，甘露中，吾病风，加苦聋，百日方治。要皆浅近，乃撰集三部，使事类相从，删其浮词，除其重复，至为十二卷云云。是此书乃裒合旧文而成，故《隋志》冠以黄帝。然删除谧名，似乎黄帝所自作，则于文为谬。《旧唐书·经籍志》称《黄帝三部针经》十三卷，始著谧名，然较梁本多一卷，其并音一卷计之欤。《新唐书·艺文志》既有《黄帝甲乙经》十二卷，又有皇甫谧《黄帝三部针经》十三卷，兼袭二志之文，则更舛误矣。书凡一百一十八篇，内十二经脉络脉支别篇、疾形脉诊篇、针灸禁忌篇、五脏传病发寒热篇、阴受病发痹篇、阳受病发风篇各分上、下，经脉篇、六经受病发伤寒热病篇各分上、中、下，实一百二十八篇。句中夹注，多引杨上达《太素经》、孙思邈《千金方》、王冰《素问注》、王惟德《铜人图》，参考异同。其书皆在谧后，盖宋高保衡、孙奇、林亿等校正所加，非谧之旧也。考《隋志》有《明堂孔穴》五卷，《明堂孔穴图》三卷，《又明堂孔穴图》三卷。《唐志》有《黄帝内经明堂》十三卷，《黄帝十二经脉明堂五脏图》一卷，《黄帝十二经明堂偃侧人图》十二卷，《黄帝明堂》三卷，又杨上善《黄帝内经明堂类成》十三卷，杨玄孙《黄帝明堂》三卷。今并亡佚，惟赖是书存其精要，且节解章分，具有条理，亦寻省较易。至今与《内经》并行,不可偏废,盖有由矣。皇甫谧曰:今有《针经》九卷,《素问》九卷,二九十八卷,即《内经》也。亦有所亡失,其论遐远,然称述多而切事少,有不编次。《明堂孔穴针灸治要》,皆黄帝岐伯选事也。三部同归,文多重复,错互非一。甘露中,吾病风加苦聋,百日方治,要皆浅近,撰集三部,使事类相从,删其浮辞,除其重复,论其精要,至为十二卷。《针灸甲乙经》裒合旧文方式有三。① 张冠李戴:将《黄帝内经素问》《黄帝内经灵枢》《黄帝明堂经》三部著作某一章节全文或全文稍作删减作为《针灸甲乙经》某一章节。如辑录《黄帝内经灵枢·本神》为《针灸甲乙经》卷一《精神五脏论第一》,辑录《黄帝内经灵枢·经水》为《针灸甲乙经》卷一《十二经水第七》,辑录《黄帝内经灵枢·海论》为《针灸甲乙经》卷一《四海第八》,辑录《黄帝内经灵枢·营卫生会》为《针灸甲乙经》卷一《营卫三焦第十一》,辑录《黄帝内经灵枢·五癃津液别》为《针灸甲乙经》卷一《津液五别第十三》,辑录《黄帝内经灵枢·血络》为《针灸甲乙经》卷一《奇邪血络第十四》,辑录《黄帝内经灵枢·卫气》为《针灸甲乙经》卷二《十二经标本第四》,辑录《黄帝内经灵枢·经筋》为《针灸甲乙经》卷二《经筋第六》,辑录《黄帝内经素问·三部九候论》为《针灸甲乙经》卷四《三部九候第三》,《黄帝内经素问·缪刺论》全文为《针灸甲乙经》卷五《缪刺第三》,《黄帝内经素问·调经论》为《针灸甲乙经》卷六《五藏六府虚实大论第三》,《黄帝内经素问·调经论》为《针灸甲乙经》卷六《五藏六府虚实大论第三》,《黄帝内经灵枢·五乱》为《针灸甲乙经》卷六《阴阳清浊顺治逆乱大论第四》,《黄帝内经灵枢·淫邪发梦》为《针灸甲乙经》卷六《正邪袭内生梦大论第八》。② 移花接木:将《黄帝内经素问》《黄帝内经灵枢》《黄帝明堂经》三部著作某一段落移易至另一经文之下,而成《针灸甲乙经》某一章节。如《针灸甲乙经》卷二《五藏变腧第二》由《黄帝内经灵枢·顺气一日分为四时第四十四》与《黄帝内经素问·四气调神大论第二》两篇经文某些段落移花接木而成。全文如下:黄帝问曰:五脏五腧,愿闻其数。岐伯对曰:人有五脏,脏有五变,变有五腧,故五五二十五腧,以应五时。肝为牡脏,其色青,其时春,其日甲乙,其音角,其味酸。心为牡脏,其色赤,其时夏,其日丙丁,其音征,其味苦。脾为牡脏,其色黄,其时长夏,其日戊己,其音宫,其味甘。肺为牝脏,其色白,其时秋,其日庚辛,其音商,其味辛。肾为牝脏,其色黑,其时冬,其日壬癸,其音羽,其味咸。是谓五变。脏主冬,冬刺井;色主春,春刺荥;时主夏,夏刺腧;音主长夏,长夏刺经;味主秋,秋刺合。是谓五变,以主五腧。曰:诸原安合,以致五腧?曰:原独不应五时,以经合之,以应其数,故六六三十六腧。曰:何谓脏主冬,时主夏,音主长夏,味主秋,色主春?曰:病在脏者取之井,病变于色者取之荥,病时间时甚者取之腧,病变于音者取之经,经满而血者病在胃,及以饮食不节得病者,取之合,故命曰味主合,是谓五变也蔡定芳按:以上见《黄帝内经灵枢·顺气一日分为四时第四十四》。人逆春气则少阳不生,肝气内变;逆夏气则太阳不长,心气内洞;逆秋气则太阴不收,肺气焦满;逆冬气则少阴不藏,肾气浊沉。夫四时阴阳者,万物之根本也。所以圣人春夏养阳,秋冬养阴,以从其根,逆其根则伐其本矣。故阴阳者,万物之终始也。顺之则生,逆之则死;反顺为逆,是谓内格。是故圣人不治已病治未病,论五脏相传所胜也。假使心病传肺,肺未病逆治之耳蔡定芳按:以上见《黄帝内经素问·四气调神大论第二》。③ 集腋成裘:将《黄帝内经素问》《黄帝内经灵枢》《黄帝明堂经》三部著作多节段落辑集一起而成《针灸甲乙经》某一章节。如《针灸甲乙经》卷九《邪在心胆及诸脏腑发悲恐太息口苦不乐及惊第五》由《黄帝内经灵枢》《黄帝内经素问》《黄帝明堂经》等六篇经文段落集腋成裘。全文如下。黄帝问曰:有口苦取阳陵泉,口苦者病名为何?何以得之?岐伯对曰:病名曰胆瘅。夫胆者,中精之腑(《素问》无此句),肝者中之将也,取决于胆,咽为之使。此人者,数谋虑不决,胆(《素问》下有虚字)气上溢而口为之苦。治之以胆募俞,在阴阳十二官相使中蔡定芳按:此段见《黄帝内经素问·奇病论第四十七》。善怒而欲食,言益少,刺足太阴。怒而多言,刺足少阴蔡定芳按:此句见《黄帝内经灵枢·杂病第二十六》。短气心痹,悲怒逆气,恐,狂易,鱼际主之。心痛善悲,厥逆,悬心如饥之状,心憺憺而惊,大陵及间使主之。心憺憺而善恐,心悲,内关主之。善惊悲,不乐,厥,胫足下热,面尽热,嗌干渴,行间主之。脾虚令人病寒不乐,好太息,商丘主之。色苍苍然太息,如将死状,振寒,溲白便难,中封主之。心如悬,哀而乱,善怒,嗌内肿,心惕惕恐,如人将捕之,多潒出,喘,少气吸吸不足以息,然谷主之。惊,善悲不乐,如堕坠,汗不出,面尘黑,病饮不欲食,照海主之。胆眩寒厥,手臂痛,善惊忘言,面赤泣出,腋门主之。大惊乳痛,梁丘主之蔡定芳按:此段见《黄帝明堂经》。邪在心则病心痛,善悲,时眩仆,视有余不足而调其俞蔡定芳按:此句见《黄帝内经灵枢·五邪第二十》。胆病者善太息,口苦,呕宿水,心下淡淡,善恐,如人将捕之,嗌中 然,数咳唾,候在足少阳之本末,亦视其脉之陷下者灸之;其寒热者,取阳陵泉蔡定芳按:此句见《黄帝内经灵枢·邪气藏府病形第四》。邪在胆,逆在胃,胆液泄则口苦,胃气逆则呕苦汁,故曰呕胆,取三里以下。胃逆,则刺足少阳血络以闭胆逆,调其虚实以去其邪蔡定芳按:此句见《黄帝内经灵枢·四时气第十九》。《中国医籍考》曰:此书乃裒合旧文而成。故《隋志》冠以黄帝,然删除谥名,似乎黄帝所自作,则于文为谬。《旧唐书·经籍志》称《黄帝三部针经》十三卷,始著谥名。然较梁本多一卷,其并音一卷计之欤。《新唐书·艺文志》既有《黄帝甲乙经》十二卷,又有皇甫谧《黄帝三部针经》十三卷,兼袭二志之文,则更舛误矣。考《隋志》有《明堂孔穴》五卷,《明堂孔穴图》三卷,又《明堂孔穴图》三卷。《唐志》有《黄帝内经明堂》十三卷,《黄帝十二经脉明堂五脏图》一卷,《黄帝十二经明堂偃侧人图》十二卷,《黄帝明堂》三卷,又杨上善《黄帝内经明堂类成》十三卷,杨元孙《黄帝明堂》三卷,今并亡佚。惟赖是书存其精要。且节解章分,具有条理,亦寻省较易。至今与《内经》并行,不可偏废,盖有由矣。《针灸甲乙经》学术贡献巨大。《铜人腧穴针灸图经》《针灸资生经》《针灸聚英》《针灸大成》等著作皆深受影响。《针灸甲乙经》传至日本、朝鲜,对国际针灸学产生深远影响。

2. 皇甫谧《针灸甲乙经》腧穴主治内容使《黄帝明堂经》精华流传至今

《针灸甲乙经》卷三凡三十五篇,辑自《黄帝明堂经》。厘定三百四十九个针灸穴位如次:神庭,曲差,本神,头维,上星,囟会,前顶,百会,后顶,强间,脑户,风府,五处,承光,通天,络却,玉枕,临泣,目窗,正营,承灵,脑空,天冲,率谷,曲鬓,浮白,窍阴,完骨,瘖门,天柱,风池,大椎,陶道,身柱,神道,至阳,筋缩,脊中,悬枢,命门,腰俞,长强,大杼,风门,肺俞,心俞,膈俞,肝俞,胆俞,脾俞,胃俞,三焦俞,肾俞,大肠俞,小肠俞,膀胱俞,中膂俞,白环俞,上窌,次窌,中窌,下窌,会阳,附分,内廉,魄户,神堂,譩譆,膈关,魂门,阳纲,意舍,胃仓,肓门,志室,胞肓,秩边,悬颅,颔厌,悬厘,阳白,攒竹,丝竹空,睛明,瞳子窌,承泣,四白,颧窌,素窌,迎香,巨窌,禾窌,水沟,兑端,龂交,地仓,承浆,颊车,大迎,上关,下关,耳门,禾窌,听会,听宫,角孙,瘛脉,颅息,翳风,廉泉,人迎,天窗,天牖,天容,水突,气舍,扶突,天鼎,肩井,肩贞,巨骨,天窌,肩髃,肩窌,臑俞,秉风,天宗,肩外俞,肩中俞,曲垣,缺盆,臑会,天突,璇玑,华盖,紫宫,玉堂,膻中,中庭,输府,彧中,神藏,灵墟,神封,步廊,气户,库房,屋翳,膺窗,乳中,乳根,云门,中府,周荣,胸乡,天谿,食窦,渊腋,大包,辄筋,天池,鸠尾,巨阙,上脘,中脘,建里,下脘,水分,脐中,阴交,气海,石门,关元,中极,曲骨,会阴,幽门,通谷,阴都,石关,商曲,肓俞,中注,四满,气穴,大赫,横骨,不容,承满,梁门,关门,太乙,滑肉门,天枢,外陵,大巨,水道,归来,气冲,期门,日月,腹哀,大横,腹屈,府舍,冲门,章门,带脉,五枢,京门,维道,居窌,少商,鱼际,太渊,经渠,列缺,孔最,尺泽,侠白,天府,外屈,中冲,劳宫,大陵,内关,间使,郄门,曲泽,天泉,少冲,少府,神门,阴郄,通里,灵道,少海,极泉,商阳,二间,三间,合谷,阳谿,偏历,温溜,下廉,上廉,手三里,曲池,肘窌,五里,臂臑,关冲,液门,中渚,阳池,外关,支沟,三阳络,四渎,天井,清冷渊,消泺,少泽,前谷,后谿,腕骨,阳谷,养老,支正,小海,隐白,大都,太白,公孙,商丘,三阴交,漏谷,地机,阴陵泉,血海,箕门,大敦,行间,太冲,中封,蠡沟,中都,膝关,曲泉,阴包,五里,阴廉,涌泉,然谷,太谿,大钟,照海,水泉,复溜,交信,筑宾,阴谷,厉兑,内庭,陷谷,冲阳,解谿,丰隆,巨虚下廉,条口,巨虚上廉,三里,外廉,犊鼻,梁丘,阴市,伏兔,髀关,窍阴,侠谿,地五会,临泣,丘墟,悬钟,阳辅,光明,外丘,阳交,阳陵泉,阳关,中犊,环跳,至阴,通谷,束骨,京骨,金门,申脉,仆参,昆仑,足跗阳,飞扬,承山,承筋,合阳,委中,委阳,浮郄,殷门,承扶。明确穴位的归经和部位,统一穴位名称,区分正名与别名。

3. 皇甫谧《针灸甲乙经》是针灸学经典之作

《针灸甲乙经》基础与临床并举，是针灸学经典之作。《针灸甲乙经》卷一凡十六篇，阐述意识精神，五脏六腑，气血津液，营卫三焦，四海营血，十二原，十二经，形性血气等针灸基本理论；卷二凡七篇，阐述十二经脉络脉支别与奇经八脉走向以及脉度骨度肠度、十二经标本、经脉根结经筋等针灸基础常识；卷三凡三十五篇，辑自《黄帝明堂经》，厘定腧穴主治三百四十八个，其中单穴四十九个，双穴二百九十九个，采用分部依线的方法划分头面、颈、胸、腹、四肢等三十五条线路，阐述各穴部位及针刺深度与灸的壮数，是全书精华部分；卷四凡三篇，阐述三部九候脉诊，重点是四时平脉与脏腑病脉及死脉的辨识；卷五凡七篇，阐述针灸禁忌、九针九变、缪刺、针道等针灸重要学术问题；卷六凡十二篇，阐述八风、虚实、逆乱、邪气、阴阳、梦寐、病传、疼痛、形气等病证针灸治疗及其穴位；卷七凡五篇，阐述外感热病及其狂、厥、疟等并发症针灸治疗及其穴位；卷八凡五篇，阐述五脏寒热、积发、伏梁、息贲、肥气、痞气、奔豚、胀满、水肿、鼓胀、肠覃、石瘕等疾病针灸治疗及其穴位；卷九凡十二篇，阐述头痛、卒心痛、胸痹、心疝、三虫、咳逆、上气、胸胁满痛、悲恐、太息、口苦不乐、惊悸、四肢不用、肠鸣、短气、腰痛、控睾、不得小便、不得大便、疝气、遗溺、癃闭、痔疮、脱肛、风水等病证针灸治疗及其穴位；卷十凡五篇，阐述痹证、风证、拘挛、痿证、肩背痛、痰饮等病证针灸治疗及其穴位；卷十一凡九篇，阐述脉代、阳厥、大惊、发狂、癫痫、尸厥、霍乱、溏泄、下痢、消渴、黄瘅、崩中、瘀血、呕血、唾血、内痈、痛疽、疠风、浸淫等病证针灸治疗及其穴位选择；卷十二凡十一篇，阐述欠、哕、唏、噫、嚏、喘、振寒、泣出、太息、㿉下、耳鸣、啮舌、善忘、善饥、失语、失眠、肉苛、目病、耳病、口齿病、血溢、发衄、喉痹、咽痛、瘤瘿、妇人杂病、小儿杂病等病证针灸治疗及其穴位选择。《针灸甲乙经》全书共列腧穴主治八百余条，为针灸学奠定良好的基础。公元701年，日本法令《大宝律令》明确规定《针灸甲乙经》列为习医必读之书。然而，《针灸甲乙经》辑集《黄帝内经素问》《黄帝内经灵枢》《黄帝明堂经》三部旧论，虽时有不切于近事，不甚删也。故皇甫谧曰：若必精要，后其闲暇，当撰核以为教经云尔。

4. 皇甫谧文史造诣颇深

《隋书·经籍志》，《旧唐书·经籍志》，《帝王代记》十卷，皇甫谧撰。《年历》六卷，皇甫谧撰。《高士传》七卷，皇甫谧撰。《玄晏春秋》二卷，皇甫谧撰。《列女传》六卷，皇甫谧撰。《韦氏家传》三卷，皇甫谧撰。《皇甫士安依诸方撰》一卷。《新唐书·艺文志》：皇甫谧《帝王代纪》十卷，又《年历》六卷。皇甫谧《列女传》六卷。皇甫谧《高士传》十卷，又《逸士传》一卷，《玄晏春秋》二卷，《韦氏家传》三卷。《帝王世纪》：所叙上起三皇，下迄汉魏，载录《史记》及《汉书》阙而不备史事，分星野，考都邑，叙垦田，计户口，清宋翔凤《帝王世纪集校序》谓其宣圣之成典，复内史之遗则，远追绳契，附会恒滋，揆于载笔，足资多识。现存《帝王世纪》计十卷，卷一记天地开辟至三皇；卷二记五帝；卷三记夏；卷四记殷商；卷五记周；卷六记秦；卷七记西汉；卷八记东汉；卷九记魏；卷十记历代星野、垦田及户口。《帝王世纪》的开篇云：天地未分谓之太易，元气始萌谓之太初，气形之始谓之太始，形变有质谓之太素，太素之前幽清寂寞。不可为象，惟虚惟无，盖道之根，道根既建，由无生有。太素质始萌，萌而未兆，谓之庞洪，盖道之乾，既育万物成体，于是刚柔始分，清浊始位。天成于外而体阳，故圆以动，盖道之实。质形已具，谓之太极。天地开辟，有天皇氏、地皇氏、人皇氏。《高士传》：现存《高士传》分上、中、下三卷，采尧、舜、夏、商、周、秦、汉、魏古今八代之士，立九十一传，其中《长沮桀溺》《鲁二徵士》一传记二人，《四皓》一传记四人，共记九十六人。目录如次：序，序，卷上被衣，王倪，啮缺，巢父，许由，善卷，子州支父，壤父，石户之农，蒲衣子，披裘公，江上丈人，小臣稷，弦高，商容，老子李耳，庚桑楚，老莱子，林类，荣启期，荷蒉，长沮桀溺，石门守，荷蓧丈人，陆通，曾参，颜回，原宪。卷中汉阴丈人，壶丘子林，老商氏，列御寇，庄周，段干木，东郭顺子，公仪潜，王斗，颜斶，黔娄先生，陈仲子，渔父，安期生，河上丈人，乐臣公，盖公，四皓，黄石公，鲁二征士，田何，王生，挚峻，韩福，成公，安丘望之，宋胜之，张仲蔚，严遵，彭城老父，韩顺，郑朴，李弘，向长，闵贡。卷下王霸，严光，牛牢，东海隐者，梁鸿，高恢，台佟，韩康，丘䜣，矫慎，任棠，贽恂，法真，汉滨老父，徐稚，夏馥，郭太，申屠蟠，袁闳，姜肱，管宁，郑玄，任安，庞公,姜岐,荀靖,胡昭,焦先。皇甫谧选择立传的标准是身不屈于王公,名不耗于终始。因此《高士传》记载的九十六名高士全是经过旁推逸纬、钩探九流、水中澄金而得到的没有出过仕的高让之士。真实反映当时社会面貌及部分知识分子社会生活,甚至于一个侧面的社会历史。

【简要结论】

①皇甫谧生于东汉建安二十年即公元215年,卒于西晋太康三年即公元282年,享年六十八岁。②皇甫谧是魏晋年间安定郡朝那县即今宁夏彭阳县古城镇人,后徙居新安即今河南新安县。③皇甫谧是西晋时期著名医学家、学者,东汉名门望族。④皇甫谧《针灸甲乙经》是中国医药学第一部针灸学专著,撰于甘露年间即公元265—266年。⑤《针灸甲乙经》十二卷,一百二十八篇,此书又称《黄帝三部针经》或《黄帝甲乙经》或《黄帝针灸甲乙经》。⑥《针灸甲乙经》辑集《黄帝内经素问》《黄帝内经灵枢》《黄帝明堂经》而成,或张冠李戴,或移花接木,或集腋成裘,匠心独运,别树一帜,影响深远。⑦《针灸甲乙经》保留有《黄帝明堂经》重要内容。⑧皇甫谧对寒食散有一定研究。⑨皇甫谧还是一位文史学者,著有《帝王世纪》《高士传》《逸士传》《列女》《玄晏春秋》等。⑩《针灸甲乙经》辑集旧论时有不切近事,若必精要,后其当再撰核。

葛洪医学研究

【生平考略】

葛洪,字稚川,自号抱朴子,生于公元283年即西晋太康四年,卒于公元363年即东晋兴宁元年,享年八十一岁。晋丹阳郡句容(今江苏省句容市)人。《晋书·葛洪传》:葛洪字稚川,丹阳句容人也。祖系,吴大鸿胪。父悌,吴平后入晋,为邵陵太守。洪少好学,家贫,躬自伐薪以贸纸笔,夜辄写书诵习,遂以儒学知名。性寡欲,无所爱玩,不知棋局几道,捣蒲齿名。为人木讷,不好荣利,闭门却扫,未尝交游。于余杭山见何幼道、郭文举,目击而已,各无所言。时或寻书问义,不远数千里崎岖冒涉,期于必得,遂究览典籍,尤好神仙导养之法。从祖玄,吴时学道得仙,号曰葛仙公,以其炼丹秘术授弟子郑隐。洪就隐学,悉得其法焉。后师事南海太守上党鲍玄。玄亦内学,逆占将来,见洪深重之,以女妻洪。洪传玄业,兼综练医术,凡所著撰,皆精核是非,而才章富赡。太安中,石冰作乱,吴兴太守顾秘为义军都督,与周玘等起兵讨之,秘檄洪为将兵都尉,攻冰别率,破之,迁伏波将军。冰平,洪不论功赏,径至洛阳,欲搜求异书以广其学。洪见天下已乱,欲避地南土,乃参广州刺史嵇含军事。及含遇害,遂停南土多年,征镇檄命一无所就。后还乡里,礼辟皆不赴。元帝为丞相,辟为掾。以平贼功,赐爵关内侯。咸和初,司徒导召补州主簿,转司徒掾,迁谘议参军。干宝深相亲友,荐洪才堪国史,选为散骑常侍,领大著作,洪固辞不就。以年老,欲炼丹以祈遐寿,闻交阯出丹,求为句漏令。帝以洪资高,不许。洪曰:非欲为荣,以有丹耳。帝从之。洪遂将子侄俱行。至广州,刺史邓岳留不听去,洪乃止罗浮山炼丹。岳表补东官太守,又辞不就。岳乃以洪兄子望为记室参军。在山积年,优游闲养,著述不辍。其自序曰:洪体乏进趣之才,偶好无为之业。假令奋翅则能陵厉玄霄,骋足则能追风蹑景,犹欲戢劲翮于鷦鹩之群,藏逸迹于跛驴之伍,岂况大块禀我以寻常之短羽,造化假我以至驽之蹇足?自卜者审,不能者止,又岂敢力苍蝇而慕冲天之举,策跛鳖而追飞兔之轨;饰嫫母之笃陋,求媒阳之美谈;推沙砾之贱质,索千金于和肆哉!夫燋侥之步而企及夸父之踪,近才所以颠碍也;要离之羸而强赴扛鼎之势,秦人所以断筋也。是以望绝于荣华之途,而志安乎穷圮之域;藜藿有八珍之甘,蓬荜有藻棁之乐也。故权贵之家,虽咫尺弗从也;知道之士,虽艰远必造也。考览奇书,既不少矣,率多隐语,难可卒解,自非至精不能寻究,自非笃勤不能悉见也。道士弘博洽闻者寡,而意断妄说者众。至于时有好事者,欲有所修为,仓卒不知所从,而意之所疑又无足谘。今为此书,粗举长生之理。其至妙者不得宣之于翰墨,盖粗言较略以示一隅,冀悱愤之徒省之可以思过半矣。岂谓暗塞必能穷微畅远乎,聊论其所先觉者耳。世儒徒知服膺周孔,莫信神仙之书,不但大而笑之,又将谤毁真正。故予所著子言黄白之事,名曰《内篇》,其余驳难通释,名曰《外篇》,大凡《内》《外》一百一十六篇。虽不足藏诸名山,且欲缄之金匮,以示识者。自号抱朴子,因以名书。其余所著碑诔诗赋百卷,移檄章表三十卷,《神仙》《良吏》《隐逸》《集异》等传各十卷,又抄《五经》《史》《汉》百家之言、方技杂事三百一十卷,《金匮药方》一百卷,《肘后要急方》四卷。洪博闻深洽,江左绝伦。著述篇章富于班马,又精辩玄赜,析理入微。后忽与岳疏云:当远行寻师,克期便发。岳得疏,狼狈往别。而洪坐至日中,兀然若睡而卒,岳至,遂不及见。时年八十一。视其颜色如生,体亦柔软,举尸入棺,甚轻,如空衣,世以为尸解得仙云。史臣曰:景纯笃志绨缃,洽闻强记,在异书而毕综,瞻往滞而咸释;情源秀逸,思业高奇;袭文雅于西朝,振辞锋于南夏,为中兴才学之宗矣。夫语怪征神,伎成则贱,前修贻训,鄙乎兹道。景纯之探策定数,考往知来,迈京管于前图,轶梓宕于遐篆。而宦微于世,礼薄于时,区区然寄《客傲》以申怀,斯亦伎成之累也。若乃大块流形,玄天赋命,吉凶修短,定乎自然。虽稽象或通,而厌胜难恃,禀之有在,必也无差,自可居常待终,颓心委运,何至衔刀被发,逞违于秒向之间哉!晚抗忠言,无救王敦之逆;初惭智免,竟毙山宗之谋。仲尼所谓攻乎异端,斯害也已,悲夫!稚川束发从师,老而忘倦。绀奇册府,总百代之遗编;纪化仙都,穷九丹之秘术。谢浮荣而捐杂艺,贱尺宝而贵分阴,游德栖真,超然事外。全生之道,其最优乎!赞曰:景纯通秀,凤振宏材。沈研鸟册,洞晓龟枚。匪宁国衅,坐致身灾。稚川优洽,贫而乐道。载范斯文,永传洪藻。

葛洪著作等身。《隋书·经籍志》载:《肘后方》六卷,葛洪撰;梁二卷。《陶弘景补阙肘后百一方》九卷,亡。《玉函煎方》五卷,葛洪撰。《神仙服食药方》十卷,抱朴子撰。《旧唐书·经籍志》:《后汉书抄》三十卷,葛洪撰。《西京杂记》一卷,葛洪撰。《神仙传》十卷,葛洪撰。《老子道德经序诀》二卷,葛洪撰。《三元遁甲图》三卷,葛洪撰。《抱朴子内篇》二十卷,葛洪撰。《抱朴子外篇》五十卷,葛洪撰。《肘后救卒方》四卷,葛洪撰。《补肘后救卒备急方》六卷,陶弘景撰。《新唐书·艺文志》:葛洪《要用字苑》一卷。葛洪《史记钞》十四卷,又《汉书钞》三十卷,《后汉书钞》三十卷。葛洪《西京杂记》二卷。葛洪《老子道德经序诀》二卷。《抱朴子内篇》二十卷葛洪。葛洪《神仙传》十卷。葛洪《兵法孤虚月时秘要法》一卷。葛洪《三元遁甲图》三卷。葛洪《肘后救卒方》六卷。抱朴子《太清神仙服食经》五卷。《肘后方》是葛洪医学代表作,学术成就极高,影响深远。自序曰:余既穷览坟索,以着述余暇,兼综术数,省仲景、元化、刘戴秘要、金匮绿秩、黄素方近将千卷。患其混杂烦重,有求难得,故周流华夏九州之中,收拾奇异,捃拾遗逸,选而集之,便种类殊,分缓急易简,凡为百卷,名曰《玉函》。然非有力不能尽写,又见周甘唐阮诸家,各作备急,既不能穷诸病状,兼多珍贵之药,岂贫家野居所能立办?又使人用针,自非究习医方,素识明堂流注者,则身中荣卫尚不知其所在,安能用针以治之哉!是使兔雁挚击,牛羊搏噬,无以异也,虽有其方,犹不免残害之疾。余今采其要约以为《肘后救卒》三卷,率多易得之药,其不获已须买之者,亦皆贱价,草石所在皆有,兼之以灸,灸但言其分寸,不名孔穴。凡人览之,可了其所用,或不出乎垣篱之内,顾眄可具。苟能信之,庶免横祸焉!世俗苦于贵远贱近,是古非今,恐见此方,无黄帝仓公和鹊逾跗之目,不能采用,安可强乎?抱朴子丹阳葛稚川。《肘后备急方》目

录如下。卷一:救卒中恶死方第一,救卒死尸蹶方第二,救卒客忤死方第三,治卒得鬼击方第四,治卒魇寐不寤方第五,治卒中五尸方第六,治尸注鬼注方第七,治卒心痛方第八,治卒腹痛方第九,治心腹俱痛方第十,治卒心腹烦满方第十一;卷二:治卒霍乱诸急方第十二,治伤寒时气温病方第十三,治时气病起诸劳复方第十四,治瘴气疫疠温毒诸方第十五;卷三:治寒热诸疟方第十六,治卒发癫狂病方第十七,治卒得惊邪恍惚方第十八,治中风诸急方第十九,治卒风喑不得语方第二十,治风毒脚弱痹满上气方第二十一,治服散卒发动困笃方第二十二,治卒上气咳嗽方第二十三,治卒身面肿满方第二十四;卷四:治卒大腹水病方第二十五,治卒心腹症坚方第二十六,治心腹寒冷食饮积聚结癖方第二十七,治胸膈上痰诸方第二十八,治卒患胸痹痛方第二十九,治卒胃反呕方第三十,治卒发黄胆诸黄病第三十一,治卒患腰胁痛诸方第三十二,治虚损羸瘦不堪劳动方第三十三,治脾胃虚弱不能饮食方第三十四,治卒绝粮失食饥惫欲死方第三十五;卷五:治痈疽妒乳诸毒肿方第三十六,治肠痈肺痈方第三十七,治癣疥漆疮诸恶疮方第三十九,治卒得癞皮毛变黑方第四十,治卒得虫鼠诸方第四十一,治卒阴肿痛颓卵方第四十二;卷六:治目赤痛暗昧刺诸病方第四十三,治卒耳聋诸病方第四十四,治耳为百虫杂物所入方第四十五,治卒食噎不下方第四十六,治卒诸杂物鲠不下方第四十七,治卒误吞诸物及患方第四十八,治面疱发秃身臭心鄙丑方第四十九;卷七:治为熊虎爪牙所伤毒痛方第五十,治卒为犬所咬毒方第五十一,治卒毒及狐溺棘所毒方第五十二,治卒青蛙蝮虺众蛇所螫方第五十三,治蛇疮败蛇骨刺人入口绕身诸方第五十四,治卒入山草禁辟众蛇药术方第五十五,治卒蜈蚣蜘蛛所螫方第五十六,治卒虿螫方第五十七,治卒蜂所螫方第五十八,治卒蝎所螫方第五十九,治中蛊毒方第六十,治卒中溪毒方第六十一,治卒中射工水弩毒方第六十二,治卒中沙虱毒方第六十三,治卒服药过剂烦闷方第六十四,治卒中诸药毒救解方第六十五,治食中诸毒方第六十六,治防避饮食诸毒方第六十七,治卒饮酒大醉诸病方第六十八;卷八:治百病备急丸散膏诸要方第六十九,治牛马六畜水谷疫疠诸病方第七十。

《抱朴子内外篇》是葛洪道学代表著作。自序

曰:抱朴子者姓葛名洪字稚川,丹阳句容人也。其先葛天氏,盖古之有天下者也。后降为列国,因以为姓焉。洪者,君之第三子也。生晚,为二亲所娇饶,不早见督以书史。年十有三,而慈父见背,夙失庭训。饥寒困瘁,躬执耕稼,承星履草,密勿畴垄。又累遭兵火,先人典籍荡尽,农隙之暇无所读。乃负笈徒步行借,又卒于一家,少得全部之书。益破功日,伐薪卖之,以给纸笔。昼就营田园,夜以柴火写书。坐此之故,不得早涉艺文。常乏纸,每所写,反覆有字,人鲜能读也。洪之为人也,性钝口讷,形貌丑陋,而终不辩自矜饰也。冠履垢弊,衣或褴褛,而或不耻焉。俗之服用,俄而屡改,或忽广领而大带,或促身而修袖,或长裾曳地,或短不蔽脚。洪期于守常,不随世变。言则率实,杜绝嘲戏,不得其人,终日默然。故邦人咸称之为"抱朴之士"。是以洪著书因以自号焉。洪禀性厄羸,兼之多疾,贫无车马,不堪徒行,行亦性所不好。又患弊俗,舍本逐末,交游过差,故遂抚笔闲居,守静荜门,而无趋从之所。至于权豪之徒,虽在密迹,而莫或相识焉。衣不辟寒,室不免漏,食不充虚,名不出户,不能忧也。贫无僮仆,篱落顿决,荆棘丛于庭宇,蓬莸塞乎阶霤,披榛出门,排草入室。论者以为意远忽近,而不恕其乏役也。洪自有识以逮将老,口不及人之非,不说人之私,乃自然也。虽仆竖有其所短所羞之事,不以戏之也。未尝论评人物之优劣,不喜诃谴人交之好恶。或为尊长所逼问,辞不获已,其论人也,则独举彼体中之胜事而已;其论文也,则撮其所得之佳者,而不指摘其病累,故无毁誉之怨。贵人时或问官吏、民甲乙何如。其清高闲能者,洪指说其快事;其贪暴暗塞者,对以偶不识悉。洪由此颇见讥贵,以顾护太多,不能明辩臧否,使皂白区分,而洪终不敢改也。《抱朴子内篇》著于公元 317 东晋建武元年,目录:畅玄卷一、论仙卷二、对俗卷三、金丹卷四、至理卷五、微旨卷六、塞难卷七、释滞卷八、道意卷九、明本卷十、仙药卷十一、辨问卷十二、极言卷十三、勤求卷十四、杂应卷十五、黄白卷十六、登涉卷十七、地真卷十八、遐览卷十九、祛惑卷二十。附录一,附录二。《抱朴子外篇》目录:嘉遁卷一、逸民卷二、勖学卷三、崇教卷四、君道卷五、臣节卷六、良规卷七、时难卷八、官理卷九、务正卷十、贵贤卷十一、任能卷十二、钦士卷十三、用刑卷十四、审举卷十五、交际卷十六、备阙卷十七、擢才卷十八、任命卷十九、名实卷二十、清鉴卷二十一、行品卷二十二、弭讼卷二十三、酒诫卷二十四、疾谬卷二十五、讥惑卷二十六、刺骄卷二十七、百里卷二十八、接疏卷二十九、钧世卷三十、省烦卷三十一、尚博卷三十二、汉过卷三十三、吴失卷三十四、守堉卷三十五、安贫卷三十六、仁明卷三十七、博喻卷三十八、广譬卷三十九、辞义卷四十、循本卷四十一、应嘲卷四十二、喻蔽卷四十三、百家卷四十四、文行卷四十五、正郭卷四十六、弹祢卷四十七、诘鲍卷四十八、知止卷四十九、自叙卷五十。

【学术贡献】

一、葛洪《肘后备急方》学术贡献

1.《肘后备急方》急症救治贡献

中恶尸厥证治　中恶及尸蹶皆天地及人身自然阴阳之气,忽有乖离否隔,上下不通,偏竭所致,故虽涉死境,犹可治而生,缘气未都竭也。救中恶卒死,或先病痛,或常居寝卧,奄忽而绝。① 取葱黄心刺其鼻,入七八寸;令二人以衣壅口,吹其两耳;以筒吹之并捧其肩上,侧身远之,莫临死人上;以绵渍好酒中须臾,置死人鼻中,手按令汁入鼻中,并持其手足,莫令惊;视其上唇里弦弦者,有白如黍米大,以针决去之;以小便灌其面,数回即能语;取皂荚如大豆吹其两鼻中,嚏则气通矣;灸其唇下宛宛中承浆穴十壮;割雄鸡颈取血以涂其面,干复涂,并以灰营死人一周;以管吹下部令数人互吹之,气通则活;破白犬以拓心上。无白犬,白鸡亦佳;取雄鸭就死人口上断其头,以热血沥口中,并以竹筒吹其下部,极则易人,气通下即活;取牛马粪尚湿者绞取汁,灌其口中令入喉;绳围死人肘腕,男左女右,毕伸绳从背上大槌度以下,又从此灸,横行各半绳;令爪其病患人中取醒;灸鼻人中三壮;灸两足大指爪甲聚毛中七壮;灸脐中百壮。② 尸蹶之病,卒死而脉犹动,听其耳中,循循如啸声,而股间暖是也。耳中虽然啸声而脉动。以管吹其左耳中极三度,复吹右耳三度,捣干菖蒲以一枣核大,着其舌下;白马尾二七茎,白马前脚目二枚合烧,苦酒丸如小豆开口吞二丸;灸鼻人中七壮;灸阴囊下去下部一寸百壮;若妇人灸两乳中间;爪刺人中良久;针人中至齿;菖蒲屑纳鼻两孔中吹之;以桂屑着舌下;剔左角发方二寸烧末,以酒灌入喉；熨其两胁下，取灶中墨如弹丸，浆水和饮；管吹耳中令三四人更互吹；小管吹鼻孔梁上尘如豆，着中吹之令入；白马尾二七茎与白马前脚目二枚合烧，苦酒丸如小豆开口吞二丸；针百会当鼻中入发际五寸，针入三分；针足大指甲下肉侧去甲三分；针足中指甲上各三分，大指之内去端韭叶；针手少阴，锐骨之端各一分；灸膻中穴二十八壮。

客忤鬼击证治　客忤者中恶之类也。多于道门门外得之，令人心腹绞痛胀满，气冲心胸，不即治亦杀人。客者客也，忤者犯也，谓客气犯人也。卒客忤死盖恶气，治之多愈。虽是气来鬼鬼毒厉之气，忽逢触之其衰歇，故不能如自然恶气治之。入身而侵克脏腑经络，瘥后犹宜更为治，以消其余势，不尔，亟终为患，令有时辄发。① 灸鼻人中三十壮令切鼻柱下，水渍粳米取汁一二升饮之，口已噤者以物强发；捣墨水和服一钱匕。铜器若瓦器贮热汤，器着腹上，转冷者撤去衣器亲肉；大冷者易以热汤。以三重衣着腹上，铜器着衣上，稍稍，少许茅于器中烧之，茅尽益之，勿顿多也；绳横度其人口以度其脐，去四面各一处灸各三壮，令四火俱起；横度口中折之令上，头着心下，灸下头五壮；真丹方寸匕，蜜三合和服，口噤者折齿下之。今人所谓中恶者与卒死鬼击亦相类，为治皆参取而用之。鬼击之病得之无渐卒着，如人力刺状，胸胁腹内，绞急切痛，不可抑按，或即吐血，或鼻中出血，或下血，一名鬼排。今巫实见人忽有被鬼神所摆拂者，或犯其行伍，或遇相触突，或身神散弱，或愆负所贻，轻者因而获兔，重者多见死亡，犹如燕简辈事，非为虚也，必应死，亦不可，要自不得不救尔。升麻、独活、牡桂，分等为末，酒服方寸匕，立愈。盐一升，水二升，和搅饮之并以冷水噀之，勿令即得吐，须臾吐，即瘥。割鸡冠血以沥口中，令一咽，仍破此鸡以搦心下，冷乃弃之于道边。② 已死者捣生菖蒲根绞取汁含之；卒忤停尸不能言者服二枚桔梗末；末细辛、桂等分纳口中；鸡冠血和真珠丸如小豆纳口中；卒口噤不开者末生附子置管中吹纳舌下；人血和真珠如梧桐子大折齿纳喉中令下。③ 韭根一把，乌梅二十个，茱萸半斤，水一斗煮得三升饮之，以病患栉纳中三沸，栉浮者生，沉者死。④ 桂一两，生姜三两，栀子十四枚，豉五合，捣，酒三升搅，微煮之，味出去滓顿服。⑤ 飞尸走马汤通治诸飞尸鬼击：巴豆二枚，杏仁

二枚，合绵缠椎令碎，着热汤二合中，指捻令汁出，便与饮之，炊间顿下饮。鬼击之病，得之无渐卒着，如人力刺状，胸胁腹内，绞急切痛，不可抑按，或即吐血，或鼻中出血，或下血，一名鬼排。⑥ 升麻、独活、牡桂等分为末，酒服方寸匕。⑦ 灸鼻下人中一壮；灸脐下一寸二壮；灸脐上一寸七壮及两踵白肉际；熟艾如鸭子大三枚，水五升煮取二升顿服；盐一升水二升和搅饮之；粉一撮着水中搅饮之；以淳酒吹纳两鼻中；断白犬一头，取热犬血一升饮之；割鸡冠血以沥口中令一咽，仍破此鸡以搦心下，冷乃弃之于道边；牛子屎一升酒三升煮服；刀鞘三寸烧末水饮；烧鼠屎末服如黍米少水和纳口中。

梦魇五尸证治　魇卧寐不寤者，皆魂魄外游，为邪所执录，欲还未得所，忌火照，火照遂不复入，而有灯光中魇者，是本由明出，但不反身中故耳。卧忽不寤勿以火照，火照之杀人，但痛啮其踵及足拇指甲际，而多唾其面即活。① 末皂角管吹两鼻中；以芦管吹两耳，并取病患发二七茎作绳纳鼻孔中，割雄鸡冠取血以管吹入咽喉中；末灶下黄土管吹入鼻中；末雄黄并桂吹鼻中；井底泥涂目毕，令人垂头于井中呼其姓名；韭捣汁吹鼻孔，冬月掘取根取汁灌于口中；卒魇不觉灸足下大趾聚毛中二十一壮。② 人喜魇及噩梦者，取火死灰着履中，合枕。③ 带雄黄，男左女右；灸两足大趾上聚毛中二十壮；用真麝香一字于头边，虎头枕尤佳。④ 辟魇寐方：取雄黄如枣核系左腋下，令人终身不魇寐。⑤ 真赤麝方：赤麝以枕之，作犀角枕佳，以青木香纳枕中并带。五尸者飞尸、遁尸、风尸、沉尸、尸注也。其状腹痛，胀急，不得气息，上冲心胸，旁攻两胁，或礧块涌起，或挛引腰脊。虽有五尸之名，其例皆相似，而有小异者。飞尸者游走皮肤，洞穿脏腑，每发刺痛，变作无常也；遁尸者附骨入肉，攻凿血脉，每发不可得近，见尸丧、闻哀哭便作也；风尸者淫跃四肢，不知痛之所在，每发昏恍，得风雪便作也；沉尸者缠结脏腑，冲心胁，每发绞切，遇寒冷便作也；尸注者，举身沉重，精神错杂，常觉昏废，每节气改变，辄致大恶。凡五尸，即身中死鬼接引也，共为病害，经术甚有消灭之方，而非世徒能用，今复撰其经要，以救其敝。⑥ 灸乳后三寸十四壮；灸心下三寸六十壮；灸乳下一寸，随病左右多其壮数；以四指尖其痛处，下灸指下际数壮，令人痛，上

爪其鼻人中,又爪其心下一寸,多其壮;破鸡子白顿吞之,口闭者纳喉中摇顿令下。⑦理商陆根熬以囊贮,更番熨之,冷复易。⑧雄黄一两,大蒜一两,相和似弹丸许,纳二合热酒中服之;干姜、桂,等分末之,盐孔指撮,熬,令青末,合水服之。⑨捣蒺藜子蜜丸服如胡豆二丸。⑩取屋上四角茅纳铜器中,以三赤,布覆腹,着器布上,烧茅令热,随痛追逐,下痒即瘥。⑪桂一尺,姜一两,巴豆三枚合捣末,苦酒和如泥以敷尸处;乌白根二升煮令浓,服五合至一升;忍冬茎叶数斤煮令浓,服如鸡子一枚;龙骨三分、藜芦二分,巴豆一分,捣,和井花水服如麻子大;漆叶曝干捣末酒服;鼍肝一具熟煮,切,食之令尽,亦用蒜齑;断鳖头烧末水服。⑫雄黄一分,栀子十五枚,芍药一两,水三升煮取一升半,分再服。⑬栀子二七枚烧末服;干姜、附子各一两,桂二分,巴豆三十枚,捣筛蜜丸如小豆大,分服。⑭治卒有物在皮中如虾蟆,宿昔下入腹中,如杯不动摇,掣痛不可堪,过数日即煞人:巴豆十四枚,桂一斤半,龙胆、半夏、土瓜子各一两,合捣碎,以两布囊贮蒸热,更番以熨之,亦可煮饮,少少服之。尸注、鬼注病者,即是五尸之中尸注又挟诸鬼邪为害也。其病变动乃有三十六种至九十九种,大略使人寒热、淋沥、恍恍、默默,不的知其所苦,而无处不恶,累年积月,渐就顿滞,以至于死,死后复传之旁人,乃至灭门。觉知此候者,便宜急治之。⑮桑树白皮曝干烧为灰得二斗许,着甑中蒸令气浃便下,以釜中汤三四斗,淋之又淋,凡三度,极浓止。澄清取二斗以渍赤小豆二斗一宿曝干,干复渍灰,汁尽止。乃湿蒸令熟,以羊肉若鹿肉作羹,进此豆饭,初食一升至二升取饱,满微者三四斗,愈极者七八斗,病去时体中自觉,疼痒淫淫。或若根本不拔,重为之,神验也。⑯桃仁五十枚破研,水煮取四升一服尽;杜衡一两,茎一两,人参半两许,瓠子二七枚,松萝六铢,赤小豆二七枚,捣散,平旦温服方寸匕;⑰獭肝一具阴干捣末,水服方寸匕;⑱朱砂、雄黄各一两,鬼臼、莨草各半两,巴豆四十枚,蜈蚣两枚,捣末蜜丸如小豆,服二丸。⑲车前子、李根皮、石长生、徐长卿各等分,粗捣作方囊贮半合,系衣带及头。若注船下暴惨,以和此共带之。

心腹疼痛救治 ①治卒心痛:桃白皮煮汁空腹服;温酒服桂末、姜末方寸匕;切东引桃枝一把,酒一升煎取半升,顿服;黄连八两水七升煮取一升五合,温服五合;煮三沸汤一升,以盐一合搅饮之;闭气忍之数十度并以手大指按心下宛宛中;白艾三升,水三升煮取一升顿服;苦酒一杯,鸡子一枚,着中合搅饮之,好酒亦可;取灶下热灰筛去炭分,以布囊贮,令灼灼尔;切生姜若干姜半升,水二升煮取一升顿服;灸手中央长指端三壮;好桂削去皮捣筛,温酒服三方寸匕;横度病患口折之以度心厌下,灸度头三壮。②吴茱萸二升,生姜四两,豉一升,酒六升煮三升半,分三服;人参、桂心、栀子、炙甘草、黄芩各一两,水六升煮取二升,分三服;桃仁七枚去皮尖,熟研,水合顿服;附子二两,干姜一两,捣散蜜丸如梧子大,服四丸,日三;附子、吴茱萸一两半,干姜、桂心、人参、橘皮、椒、炙甘草、黄芩、当归、桔梗各一两,白术二两,捣筛蜜丸如梧子大,酒服十五丸;苦参三两,苦酒一升煮取八合,分再服;龙胆四两,酒三升煮取一升半顿服;吴茱萸五合,桂一两,酒二升半煎取一升,分二服。③白鸡一头,水三升煮取二升,去鸡煎汁取六合,纳苦酒六合,入真珠一钱,复煎取六合,纳末麝香如大豆二枚顿服;桂心、当归各一两,栀子十四枚,捣为散酒服方寸匕;桂心二两,乌头一两,捣筛蜜丸如梧子大,服三丸。④治暴得心腹痛如刺方:苦参、龙胆各二两,升麻、栀子各三两,苦酒五升煮取二升,分二服。⑤饥而心痛者名曰饥疝:龙胆、附子、黄连分等捣筛,服一钱匕;治心疝发作,有时激痛难忍:射罔、吴茱萸等分捣末蜜丸如麻子,服二丸。⑥治久患常痛不能饮食,头中疼重:乌头、椒各六分,干姜四分,捣末蜜丸酒服如大豆四丸;半夏、细辛各五分,干姜二分,人参三分,附子一分,捣末苦酒和丸如梧子大,酒服五丸。⑦治心下牵急懊恼痛方:桂心、生姜各三两,枳实五枚,水五升煮取三升,分三服;治心肺伤动冷痛方:桂心二两,猪肾二枚,水八升煮取三升,分三服;附子二两,干姜一两,蜜丸如梧子大,服四丸。⑧治心痹心痛方:蜀椒一两末之,以狗心血丸如梧子,服五丸;治心下百结积,来去痛者方:吴茱萸末一升,真射罔如弹丸一枚,合捣,鸡子白和丸如小豆大,服二丸;治心痛多唾似有虫方:六畜心,生切作十四脔,刀纵横各割之,以真丹一两粉肉割中,旦悉吞之,入雄黄、麝香,佳。⑨治寒疝腹痛,饮食下唯不觉其流行:椒二合,干姜四两,水四升煮取二升,纳饴一斤又煎取半，分再服；半夏一升，桂八两，生姜一升，水六升煮取二升，分三服；治寒疝来去每发绞痛：附子一枚，椒二百粒，干姜半两，半夏十枚，大枣三十枚，粳米一升，水七升煮米熟去滓，一服一升，令尽；肉桂一斤，吴茱萸半升，水五升煮取一升半，分再服；牡蛎、甘草、桂各二两，水五升煮取一升半，再服；宿乌鸡一头，生地黄七斤，合细锉之着甑蔽中蒸，取汁清旦服，至日晡令尽。⑩治心腹俱胀痛，短气欲死或已绝：栀子十四枚，豉七合，水二升先煮豉取一升二合，绞去滓纳栀子，更煎取八合，又绞去滓，服半升；桂二两切，水一升二合煮取八合，顿服；乌梅二七枚，水五升煮一沸，纳大钱二七枚，煮得二升半，强人顿服，羸人可分为再服；茱萸二两，生姜四两，豉三合，酒四升煮取二升，分三服；干姜一两，巴豆二两，捣末蜜丸如小豆服二丸。⑪治心腹相连常胀痛方：野狼毒二两，附子半两，捣筛蜜丸如梧子大，日一服一丸；二日二丸；三日后服三丸；吴茱萸一合，干姜四分，附子、细辛、人参各二分，捣筛蜜丸如梧子大，服五丸。又方：黄芩一两，杏仁二十枚，牡蛎一两，水三升煮取一升，顿服。⑫治厥逆烦满常欲呕方：小草、桂、细辛、干姜、椒各二两，附子二两，捣筛蜜丸如桐子大，服四丸。⑬治卒吐逆方：灸乳下一寸七壮；灸两手大拇指内边爪后第一文头各一壮，又灸两手中央长指爪下一壮。

2.《肘后备急方》外感热病证治贡献

伤寒时气证治　①治伤寒及时气温病及头痛，壮热脉大，始得一日：取旨兑根叶合捣三升许，和之真丹一两，水一升合煮绞取汁，顿服；小蒜一升捣取汁三合，顿服；乌梅二七枚，盐五合，水三升煮取一升，顿服；生梓木削去黑皮细切，里白一升，水二升五合煎，一服八合，日三服；术丸子二七枚，水五升挼之令熟，尽服汁；真丹涂身令遍，面向火坐，令汗出；生襄荷根叶合捣绞取汁，服三四升；干艾三斤，以水一斗煮取一升，顿服取汗；乌梅三十枚去核，豉一升，苦酒三升煮取一升半顿服。②伤寒有数种，人不能别，令一药尽治之者，若初觉头痛，肉热，脉洪起，一二日，便作葱豉汤，用葱白一虎口，豉一升，以水三升，煮取一升，顿服取汗。不汗复更作，加葛根二两，升麻三两，五升水，煎取二升，分再服，必得汗，若不汗，更加麻黄二两，又用葱汤研米二合，水一升，煮之。少时下盐豉，后纳

葱白四物，令火煎取三升，分服取汗也。葛根四两，水一斗，煎取三升，乃纳豉一升，煎取升半，一服，捣生葛汁，服一二升亦为佳也。③生地黄三斤细切，水一斗煮取三升，分三服；亦可服藜芦吐散及苦参龙胆散。若已五六日以上者，可多作青竹沥，少煎，令减，为数数饮之，浓覆取汗。④大黄、黄连、黄柏、栀子各半两，水八升煮六七沸，纳豉一升，葱白七茎，煮取三升，分服；苦参二两，黄芩二两，生地黄半斤，水八升煮取一升，分再服。⑤若已六七日热极，心下烦闷，狂言见鬼，欲起走，用干茱萸三升，水二升煮取一升后，寒温服之，得汗便愈；大蚓一升破去，以人溺煮令熟，去滓服之。直生绞汁及水煎之并善。又绞粪汁，饮数合至一二升，谓之黄龙汤，陈久者佳。⑥治烦呕不得眠：黄连三两，黄柏、黄芩各二两，栀子十四枚，水六升煎取二升，分再服（蔡定芳按：此即后世黄连解毒汤）。破棺千金煮汤治时气天行垂死：苦参一两咬咀，酒二升半，令得一升半，适寒温尽服。⑦黑膏治温毒发斑，大疫难救：生地黄半斤切碎，好豉一升，猪脂二斤，合煎五六沸，令至三分减一，绞去滓，末雄黄、麝香如大豆者，纳中搅和，尽服之。⑧黑奴丸一名水解丸，又名为麦奴丸，治伤寒五六日，胸中大热，口噤，名为坏病：麻黄、大黄、灶突墨、梁上尘各二两，黄芩、芒硝、釜底墨、小麦奴各一两，捣筛蜜丸如弹丸，新汲水五合顿服一丸。⑨大青四两，甘草、胶各二两，豉八合，水一斗煮二物取三升半去滓，纳豉煮三沸去滓，纳胶分作四服；大黄三两，甘草、麻黄二两，杏仁三十枚，芒硝五合，黄芩一两，巴豆二十粒，捣筛蜜丸如大豆，服三丸。⑩黄连、当归、赤石脂各二两，干姜一两，蜜丸如梧子，服二十丸；黄连二两，熟艾如鸭卵大，水二斗煮取一升，顿服。⑪天行诸痢悉主之方：黄连三两，黄柏、当归、龙骨各二两，水六升煮取二升，入蜜七合又火煎取一升半，分三服。治天行毒病，挟热腹痛下痢：升麻、甘草、黄连、当归、芍药、桂心、黄柏各半两，水三升煮取一升服。治天行四五日大下热痢：黄连、黄柏各三两，龙骨三两，艾如鸡子大，以水六升，煮取二升，分二服；若下脓血不止，赤石脂一斤，干姜一两，粳米一升，水七升煮米熟去滓，服七合，若绞脐痛加当归一两，芍药二两，加水一升。治下痢不能食者：黄连一升，乌梅二十枚，并得捣末蜡如棋子大，蜜一升，合于微火

上，丸如梧子大，一服二丸。⑫治小腹满不得小便，细末雌黄蜜丸如枣核大，纳溺孔中，令半寸，亦以竹管注阴，令痛朔之通；末滑石三两，葶苈子一合，水二升煮取七合服。⑬治胸胁痞满，心塞，气急，喘急：人参、术、干姜各一两，枳实二两，捣蜜和丸，一服一枚；若嗽加瓜蒌二两，吐加牡蛎二两，日夜服五六丸，不愈更服。⑭治毒病攻喉咽肿痛方：切商陆炙令热，以布藉喉，以熨布上，冷复易；取真菌茹爪甲大，纳口中，以牙小嚼汁，以渍喉，当微觉异为佳也。治毒病后攻目方：煮蜂窠以洗之，日六七度；治目生翳者，烧豉二七粒，末，纳管鼻中以吹之。⑮治伤寒呕不止方：甘草一两，升麻半两，生姜三两，橘皮二两，水三升煮取二升，顿服；干姜六分，附子四分，捣末苦酒丸如梧子大，一服三丸，日三服；治伤寒哕不止方：甘草三两，橘皮一升，水五升煮取三升，分服；熟洗半夏末服之，一钱一服；赤苏一把，水三升煮取二升，稍稍饮；干姜六分，附子四分，捣末苦酒丸如梧子大，服三丸。⑯治时行黄肤方：竹叶切五升，小麦七升，石膏三两，捣末绵裹之，水一斗五升煮取七升，一服一升；生葛根汁二升，好豉一升，栀子三七枚，茵陈切一升，水五升煮取三升，分五服。⑰治毒攻手足肿，疼痛欲断方：虎杖根锉煮，适寒温以渍足，令踝上有赤许水止之；酒煮苦参以渍足；细锉黄柏五斤，水三斗煮渍之，亦治攻阴肿痛。⑱治病患齿无色，舌上白，或喜睡眠，愦愦不知痛痒处，或下痢，急治下部，不晓此者，但攻其上，不以下为意。下部生虫，虫食其肛，肛烂见五脏便死：鸡子白纳漆合搅，还纳壳中，仰头吞之，当吐虫则愈；烧马蹄作灰细末，猪脂和涂绵以导下部，日数度；桃仁十五枚，苦酒二升，盐一合，煮取六合服之；烧艾于管中熏之，令烟入下部，中少雄黄杂妙，此方是溪温，故尔兼取彼治法。⑲治病蛊下不止者：乌头二两，女葳、云实各一两，桂二分，蜜丸如桐子，水服五丸。⑳比岁又有肤黄病，初唯觉四体沉沉不快，须臾见眼中黄，渐至面黄及举身皆黄，急令溺白纸。纸即如柏染者，此热毒已入内，急治之。若初觉便作菰蒂赤豆散，吹鼻中，鼻中黄汁出数升者，多瘥。若已深应看其舌下两边，有白脉弥弥处。芦刀割破之，紫血出数升，亦歇，然此须惯解割者，不解割，忽伤乱舌下青脉。血出不止便煞人，方可烧纺轮铁，以灼此脉令焦，兼菰蒂杂巴豆捣为丸服。大小便亦去黄汁。

破灼已后，禁诸杂食。又云有依黄坐黄复，须分别之方。

伤寒逐日疗法 一二日便服麻黄解肌汤：麻黄、甘草、升麻、芍药、石膏各一两，杏仁二十枚，贝齿三枚，水三升煮取一升，顿服；麻黄二两，黄芩、桂心各一两，生姜三两，以水六升，煮取二升，分四服。亦可服葛根解肌汤：葛根四两，芍药二两，麻黄、大青、甘草、黄芩、石膏、桂心各一两，大枣四枚，水五升煮取二升半，分三服。三日以上至七八日不解者，可服小柴胡汤：柴胡八两，人参、甘草、黄芩各三两，生姜八两，无者干姜三两，半夏五两，汤洗之，大枣十二枚，水九升煮取二升半，分为三服。若有热实得汗不解，复满痛烦躁，欲谬语者，可服大柴胡汤：柴胡半斤，大黄、芍药各二两，黄芩三两，枳实十枚，半夏、生姜各五两，大枣十二枚，水一斗煮取四升，分四服。此四方最第一急须者，若幸可得药，便可不营之，保无死忧。诸小治为防以穷极耳，若病失治及治不瘥，十日以上皆名坏病，唯应服大小鳖甲汤。此方药分两乃少而种数多，非备急家所办，故不载。凡伤寒发汗，皆不可使流离过多，一服得微汗，汗絷便止，未止粉之，勿当风。初得伤寒便身重腰背痛，烦闷不已，脉浮面赤，斑斑如锦文，喉咽痛或下痢，或狂言欲走，此名中阳毒。五日可治，过此死，宜用此方：雄黄、甘草、升麻、当归、椒、桂各一分，水五升煮取二升半，分三服，温覆取汗，服后不汗，更作一剂。若身重背强，蛰蛰如被打，腹中痛，心下强，短气呕逆，唇青面黑，四肢冷，脉沉细而紧数，此名中阴毒，五日可治，过此死，用此方：甘草、升麻各二分，当归、椒各一分，鳖甲一两，水五升煮取二升半，分三服。温覆取汗，汗不出，汤煮更作也。阴毒伤口鼻冷者，干姜、桂各一分，末，温酒三合，服之，当大热，瘥，凡阴阳二毒，不但初得便尔，或一二日变作者，皆以今药治之，得此病多死，治热病不解，而下痢困笃欲死者，服大青汤方：大青四两，甘草三两，胶二两，豉八合，赤石脂三两，以水一斗，煮取三升，分三服，尽更作。日夜两剂，愈。此本在杂治中，亦是伤寒毒气所攻故。凡治伤寒方甚多，其有诸麻黄、葛根、桂枝、柴胡、青龙、白虎、四顺、四逆二十余方。并是至要者，而药难尽备，且诊候须明悉，别所在撰大方中，今唯载前四方，尤是急须者耳。其黄膏赤散在辟病条中预合，初觉患便服之，伤寒、时行、温疫，三名同一种耳，而源本小异，其冬月伤于寒，或疾行力作，汗出得风冷，至夏发，名为伤寒，其冬月不甚寒，多暖气，及西风使人骨节缓堕受病。至春发，名为时行。其年岁中有疠气兼挟鬼毒相注，名为温病。如此诊候相似，又贵胜雅言，总名伤寒，世俗因号为时行，道术符刻，言五温亦复殊，大归终止，是共途也，然自有阳明、少阴、阴毒、阳毒为异耳。少阴病例不发热，而腹满下痢，最难治也。

瘴气疫疠温毒诸证治　① 避瘟疫药干散：大麻仁、柏子仁、干姜、细辛各一两，附子半两，捣筛，正旦以井华水，举家各服方寸匕。疫极则日三服。② 老君神明白散：附子三两，乌头四两，桔梗二两半、术、细辛各一两，捣筛，正旦服一钱匕，一家合药，则一里无病；此带行所遇病气皆消。若他人有得病者，便温酒服之方寸匕，亦得。病已四五日，以水三升煮散，服一升，覆取汗出也。③ 赤散方：牡丹皮、皂荚各五分，细辛、干姜、附子各三分，肉桂二分，真珠、踯躅各四分，捣筛为散，初觉头强邑邑，便以少许纳鼻中，吸之取吐，温酒服方寸匕；覆眠得汗即瘥；晨夜行及视病，亦宜少许以纳粉，粉身佳。牛马疫，以一匕着舌下，溺灌，日三四度，甚妙也。④ 度瘴散辟山瘴恶气，若有黑雾郁勃及西南温风，皆为疫疠之候：麻黄、椒各五分，乌头三分，细辛、术、防风、桔梗、桂、干姜各一分，捣筛，平旦酒服一盏匕；辟毒诸恶气，冒雾行，尤宜服之。⑤ 太乙流金方：雄黄三两，雌黄、羚羊角二两，矾石、鬼箭各一两半，捣散，三角绛囊贮一两，带心前并门户上，月旦青布裹一刀圭中庭烧温，病患亦烧熏之。⑥ 辟天行疫疠：雄黄、丹砂、巴豆、矾石、附子、干姜各等分，捣筛蜜丸如胡麻大，平旦向日吞一丸，九日止，令无病。⑦ 辟温病散：真珠、肉桂各一分，贝母三分，鸡子白熬令黄黑三分，捣筛，岁旦服方寸匕；若岁中多病可月月朔望服之。⑧ 虎头杀鬼方：虎头骨五两，朱砂、雄黄、雌黄各一两半，鬼臼、皂荚、芜荑各一两，捣筛蜡蜜和如弹丸，绛囊贮系臂，男左女右，家中悬屋四角，月朔望夜半，中庭烧一丸。⑨ 赵泉黄膏：大黄、附子、细辛、干姜、椒桂各一两，巴豆八十枚去心皮，捣细苦酒渍之，宿腊月猪膏二斤，煎三上三下绞去滓，蜜器贮之，初觉勃色便热服如梧子大一丸，不瘥又服亦可，火炙以摩身体数百遍，佳，并治贼风走游皮肤，

并良，可预合之，便服即愈也。⑩ 马蹄木捣屑二两，绛囊带之，男左女右。

时气劳复证治　凡得毒病愈后，百日之内，禁食猪、犬、羊肉，并伤血及肥鱼久腻，干鱼则必大下痢，下则不可复救。又禁食面食、胡蒜、韭薤、生菜、虾鳝辈，食此多致复发则难治，又令到他年数发也。① 治笃病新起早劳及食饮多致欲死方：烧鳖甲服方寸匕；水服胡粉少许；粉三升，以暖水和服之，浓覆取汗；干苏一把，水五升煮取二升，尽服；大黄、麻黄各二两，栀子仁十四枚，豉一升，水五升煮取三升，分再服；浓煮甘皮服之，芦根亦佳。② 治交接劳复阴卵肿，或缩入腹，腹中绞痛或便绝：取豚子一枚，撞之三十六，放于户中，逐使喘极，乃刺胁下取血一升，酒一升，合和饮之，若卒无者，但服血，慎勿使冷；取猨豚胫及血，和酒饮之；刮青竹茹二升，水三升煮令五六沸，竹茹汤温服之；矾石一分，硝三分，捣末，大麦粥清服方寸匕；取蓼子一大把，水挼取汁，饮一升，干者浓取汁服之，葱头捣，以苦酒和服亦佳；蚯蚓数升绞取汁，服之良。③ 治卒阴易病，男女温病，瘥后虽数十日，血脉未和，尚有热毒，与之交接者，即得病曰阴易杀人。甚于时行，宜急治之。治身体重，小腹急热上肿胸，头重不能举，眼中生眵，膝胫拘急欲死：鼠屎两头尖者二七枚，蓝一把，水五升煮取二升，尽服之，温覆取汗；蚯蚓二十四枚，水一斗煮取三升，一服乃取汗；末干姜四两，汤和顿服；男初觉，便灸阴三七壮，若已尽甚至百壮即愈。④ 治大病瘥后，小劳便鼻衄：左顾牡蛎十分，石膏五分，捣末，酒服方寸匕，日三四；治大病瘥后多虚汗及眼中流泪：杜仲、牡蛎等分，暮卧水服，五匕则停，不止更作；甘草二两，石膏二两，捣末，以浆服方寸匕，日二服；龙骨、牡蛎、麻黄根末杂粉以粉身。⑤ 治瘥复虚烦不得眠，眼中痛疼懊恼：豉七合，乌梅十四枚，水四升先煮梅取二升半，纳豉取一升半，分再服；黄连四两，芍药二两，黄芩一两，胶三小挺，水六升煮取三升，分三服；千里流水一石，扬之万度，二斗半，半夏二两，秫米一斗，茯苓四两，合煮得五升，分五服。

霍乱疟疾证治　凡所以得霍乱者，多起饮食，或饮食生冷杂物。以肥腻酒鲙而当风履湿，薄衣露坐或夜卧失覆之所致。初得之便务令暖以炭火布其所卧，下大热减之，又并蒸被絮若衣絮。自苞

冷易热者,亦可烧地,令热水沃敷薄布,席卧其上,浓覆之。亦可作灼灼尔,热汤着瓮中,渍足,令至膝,并铜器贮汤,以着腹上。衣藉之,冷复易,亦可以熨斗贮火着腹上。如此而不净者,便急灸之,但明案次第,莫为乱灸。须有其病,乃随病灸之。未有病莫预灸。灸之虽未即愈,要万不复死矣。莫以灸不即而止灸。霍乱艾丸,苦不大,壮数亦不多,本方言七壮为可,四五十无不便。火下得活,服旧方用理中丸及浓朴大豆豉通脉半夏汤。先辈所用药者难得,今但疏良灸之法及单行数方,用之有效。不减于贵药。已死未久者,犹可灸。余药乃可难备,而理中丸、四顺、浓朴诸汤,可不预合,每向秋月,常买自随。① 卒得霍乱,先腹痛者。灸脐上十四壮,名太仓,在心厌下四寸,更度之;先洞下者灸脐边一寸十四壮,男左女右,甚者至三十四十壮,名大肠募洞者,宜泻;先吐者灸心下二寸十四壮,又并治下痢不止。上气灸五十壮,名巨阙,正心厌尖头下一寸是也;手足逆冷者灸两足内踝上一尖骨是也,两足各七壮,不愈加数。名三阴交,在内踝尖上三寸是也。转筋者灸蹶心当拇指大聚筋上六七壮,名涌泉,又灸足大趾下约中一壮,神验。又方,灸大指上爪甲际七壮。转筋入腹痛者令四人捉手足,灸脐左二寸十四壮,灸股中大筋上,去阴一寸。若哕者,灸手腕第一约理中,七壮,名心主当中指。下利不止者,灸足大趾本节内侧,寸白肉际,左右各七壮,名大都。干呕者,灸手腕后三寸,两筋间,是左右各七壮,名间使,若正厥呕绝,灸之便通。吐且下利者,灸两乳。连黑外近腹白肉际,各七壮,亦可至二七壮。若吐止而利不止者,灸脐一夫纳中,七壮,又云脐下一寸二,七壮。若烦闷凑满者,灸心厌下三寸,七壮,名胃管。又方,以盐纳脐中上,灸二七壮。若达脐痛急者,灸脐下三寸三七壮,名关元,良。② 治霍乱神秘起死灸法,以物横度病患人中,屈之从心鸠尾飞度以下灸。先灸中央毕,更横灸左右也。又灸脊上以物围,令正当心厌,又夹脊左右一寸,各七壮,是腹背各灸三处也。华佗治霍乱已死,上屋唤魂,又以诸治皆至,而犹不瘥者。捧病患腹卧之,伸臂对以绳度两头,肘尖头根据绳下夹背脊大骨穴中,去脊各一寸,灸之百壮,不治者,可灸肘椎,已试数百人,皆灸毕即起坐,佗以此术传子孙,代代皆秘。③ 治霍乱心腹胀痛,烦满短气,未得吐下:盐二升

以水五升,煮取二升,顿服,得吐愈;生姜若干姜一二升,㕮咀,以水六升,煮三沸,顿服。若不即愈,更可作,无新药,煮滓亦得;饮好苦酒三升,小老、羸者,可饮一二升;温酒一二升,以蜡如弹丸一枚置酒中,消乃饮,无蜡,以盐二方寸匕代,亦得;又方,桂屑半升,以暖饮二升和之,尽服之;浓煮竹叶汤五六升,令灼已转筋处;取楠若樟木,大如掌者削之,以水三升,煮三沸,去滓,令灼之也;服干姜屑三方寸匕;取蓼若叶细切二升,水五升煮三沸,顿服之。煮干苏,若生苏汁,即亦佳;小蒜一升㕮咀,水三升煮取一升,顿服;暖汤渍小蒜五升许,取汁服;人血合丹服如梧子大二丸;生姜一斤切,水七升煮取一升,分三服;取卖解家机上垢,如鸡子大,温酒服之,瘥;饮竹沥少许亦瘥;干姜二两,甘草二两,附子一两,水三升,煮取一升,纳猪胆一合相和,分为三服。芦蓬茸一大把,浓煮饮二升,瘥。④ 治若转筋方,烧铁令赤。以灼踵白肉际,上近后当纵铁。以随足为留停,令成疮,两足皆尔,须臾间,热入腹,不复转筋,便愈。可脱刀烧虾尾用之,即瘥。煮苦酒三沸以摩之,合少粉尤佳,以絮胎缚,从当膝下至足。烧栀子二七枚,研末服之。桂、半夏等分,末,方寸匕,水一升和服之,瘥。生大豆屑,酒和服,方寸匕。烧蜈蚣膏敷之;转筋入肠中如欲转者,鸡屎白一寸,水六合煮三沸,顿服;苦酒煮衣絮,絮中令温,从转筋处裹之;烧编荐索三撮,仍酒服之;釜底黑末,酒服;若腹中已转筋者,当倒担病患头在下,勿使及也,腹中平乃止;若两臂脚及胸胁转筋,取盐一升半,水一斗,煮令热灼灼尔。渍手足,在胸胁者,汤洗之,转筋入腹中,倒担病患,令头在下,腹中平乃止。若极者,手引阴,阴缩必死,犹在,倒担之,可活耳。若注痢不止,而转筋入腹欲死。生姜二两,累擘破,以酒升半煮合三四沸,顿服。⑤ 治霍乱吐下后心腹烦满:栀子十四枚,水三升煮取二升,纳豉七合煮取一升,顿服;呕者加橘皮二两,若烦闷加豉一升,甘草一两,蜜一升,增水二升,分为三服。⑥ 治霍乱烦躁卧不安稳:葱白二十茎,大枣二十枚,水三升,煮取二升,顿服之。治霍乱吐下后,大渴多饮则煞人方。以黄米五升,水一斗煮之,令得三升。清澄稍稍饮之,莫饮余物也。⑦ 崔氏理中丸:甘草三两,干姜、人参、白术各一两,捣筛蜜丸如弹丸。觉不住,更服一枚,须臾,不瘥,仍温汤一斗,以麋肉中

服之。频频三五度,令瘥,亦可用酒服。⑧四顺汤治吐下腹干呕,手足冷不止:干姜、甘草、人参、附子各二两,水六升,煮取三升半,分为三服。若下不止,加龙骨一两,腹痛甚,加当归二两;人霍乱亦不吐痢,但四肢脉沉,肉冷汗出渴者,即瘥。⑨厚朴汤治烦呕腹胀:厚朴四两,炙桂二两,枳实五枚,炙生姜三两,以水六升,煮取二升,分为三服。凡此汤四种,是霍乱诸患皆治之,不可不合也,霍乱若心痛尤甚者,此为挟毒,兼用中恶方治之。⑩治疟病方:青蒿一握,以水二升渍,绞取汁,尽服之。又方:取蜘蛛一枚,着饭中合丸吞之。又:常山三两,真丹一两,白蜜和捣百杵,丸如梧子,先发服三丸,中服三丸,临卧服三丸,无不断者。又方:常山、知母、甘草、麻黄等分,捣蜜和丸如大豆,服三丸。⑪治老疟久不断:常山三两,鳖甲一两,升麻一两,附子一两,海螵蛸一两,以酒六升渍之,小令近火,一宿成,服一合,比发可数作。又方:藜芦、皂荚各一两,巴豆二十五枚,并捣熬令黄,据法捣蜜丸如小豆,空心服一丸,未发时一丸,临发时又一丸,勿饮食。⑫治温疟不下食:知母、鳖甲、常山各二两,地骨皮三两,竹叶一升,石膏四两,以水七升,煮二升五合,分温三服。⑬治瘴疟:常山、黄连、豉各三两,附子二两,捣筛蜜丸,空腹服四丸,欲发三丸。⑭劳疟积久,众治不瘥:生长大牛膝一大虎口,以水六升,煮取二升,空腹一服,欲发一服。⑮治一切疟乌梅丸方:甘草二两,乌梅肉、人参、桂心、肉苁蓉、知母、牡丹各二两,常山、升麻、桃仁、乌豆皮各三两,桃仁研,捣筛蜜丸,苏屠臼捣一万杵,发日五更酒下三十丸,平旦四十丸,欲发四十丸,不发日空腹四十丸,晚三十丸。凡见疟,白驴蹄二分,大黄四分,绿豆三分,砒霜二分,光明砂半分,雄黄一分,捣蜜丸如梧子,发日平旦冷水服二丸。

黄疸证治 ①治黄胆方:芜菁子五升,捣,服方寸匕,日三;生麦苗水和,绞取汁服三升;藜芦着灰中炮之令小变色,捣筛服半钱;栀子十五枚,瓜蒌子三枚,苦参三分,捣末苦酒渍鸡子二枚令软,合黄白以和药,捣丸如梧子大,每服十丸;黄雌鸡一只,锉生地黄三斤纳腹中,急缚仰置铜器中,蒸令极熟,绞取汁,再服;生茅根一把,猪肉一斤合作羹,尽啜食;柞树皮烧末,服方寸匕,日三;甘草一尺,栀子十五枚,黄柏十五分,水四升煮取一升半,

分再服;茵陈六两,水一斗二升煮取六升,纳大黄二两,栀子十四枚,煮取三升分三服;麻黄一把,酒五升煮取二升半,可尽服;土瓜根捣取汁顿服一升,至三服。②治谷疸食毕头旋,心怫郁不安而发黄:茵陈四两,水一斗煮取六升,纳大黄二两,栀子七枚,煮取二升分三服;苦参三两,龙胆一合捣末,牛胆丸如梧子,生麦汁服五丸,日三服。③治酒疸心懊痛,足胫满,小便黄,饮酒发赤斑黄黑,由大醉当风入水所致:黄芪二两,木兰一两,捣末,酒服方寸匕,日三服;大黄一两,枳实五枚,栀子七枚,豉六合,水六升煮取二升,分三服;芫花、椒目等分烧末,服半钱。④治女劳疸身目皆黄,发热恶寒,小腹满急,小便难,由大劳大热交接,交接后入水所致:硝石、矾石等分,捣末,大麦粥饮服方寸匕,日三。

3.《肘后备急方》内科疾病证治贡献

《肘后备急方》癫狂惊悸证治 凡癫疾,发则仆地,吐涎沫,无知强掠,起如狂,反遗粪者,难治。凡狂发则欲走,或自高贵称神圣,皆应备诸火灸,乃得永瘥耳。若或悲泣呻吟者,此为邪魅非狂,自依邪方治之。①治卒癫疾方:灸阴茎上宛宛中三壮,得小便通则愈;灸阴茎上三壮,囊下缝二七壮;灸两乳头三壮,又灸足大趾本聚毛中七壮,灸足小趾本节七壮。②葶苈一升,捣三千杵,取白犬倒悬之,以杖犬,令血出,承取以和葶苈末,服如麻子大一丸;莨菪子三升,酒五升,渍之出,曝干,渍尽酒止,捣服一钱匕,日三;末防葵,温酒服一刀圭至二三,身润又小不仁为候。③治卒发狂方:烧虾蟆捣末,酒服方寸匕,日三;卧其人着地,以冷水淋其面,为终日淋之。④治卒狂言鬼语方:针足大拇趾爪甲下入少许;以甑带急合缚两手,火灸左右胁,握肘头文俱起,七壮,须臾,鬼语自道姓名,乞去,徐徐诘问,乃解手耳。⑤治人心下虚悸方:麻黄、半夏等分捣筛蜜丸,服如大豆三丸,日三。⑥治惊忧怖迫逐,或惊恐失财,或激愤惆怅,致志气错越,心行违僻不得安定:龙骨、远志、茯神、防风、牡蛎各二两,甘草七两,大枣七枚,以水八升煮取二升,分再服。⑦又方:茯苓、干地黄各四两,人参、桂各三两,甘草二两,麦门冬一升,半夏六两,生姜一斤,水一斗,乌鸡血及肝心煮三升,分四服,日三夜一。又方:白雄鸡一头,真珠四两,薤白四两,水三升煮取二升,且悉食鸡等及饮汁尽。

⑧ 治卒中邪鬼,恍惚振噤方:灸鼻下、人中及两手足大指爪甲本,令艾丸在穴上各七壮。不止,至十四壮。⑨ 治女人与邪物交通,独言独笑,悲思恍惚:末雄黄一两,以松脂二两溶,和虎爪搅,令如弹丸,夜纳火笼中烧之,令女人侵坐其上,被急自蒙,唯出头耳。一尔未瘥,不过三剂,过自断也。⑩ 又方:雄黄一两,人参一两,防风一两,五味子一升,捣筛,清旦以井水服方寸匕,三服。⑪ 治男女喜梦与鬼通致恍惚:锯截鹿角屑,酒服三指撮,日三。

中风脚气证治 ① 治卒中急风,闷乱欲死:灸两足大趾下横纹中,随年壮;若毒急不得行,内筋急者灸内踝,外筋急者灸外踝上,二十壮;若有肿痹,虚者取白蔹二分,附子一分,捣服半刀圭,每日三服;若眼上睛垂者,灸目两眦后三壮;若不识人者,灸季胁、头各七壮;不能语者,灸第二槌或第五槌上五十壮;若眼反口噤,腹中切痛者,灸阴囊下第一横理十四壮;若狂走欲斫刺人,或欲自杀,骂詈不息称鬼语者,灸两口吻头赤肉际各一壮,又灸两肘屈中五壮,又灸背胛中间三壮,三日报灸三;若发狂者,取车毂中脂如鸡子,热温淳苦酒,以投脂甚搅,令消;若心烦恍惚,腹中痛满,或时绝而复苏者,取釜下土五升捣筛,冷水八升和之,取汁尽服;若口已噤者,强开,以竹筒灌之,使得下;若身体角弓反张,四肢不随,烦乱欲死者,清酒五升,鸡白屎一升。捣筛,合和扬之千遍,大人服一升,少小五合,日三;若口喝僻者,衔奏灸口吻口横纹间,觉火热便去艾;若口左僻灸右吻,右僻灸左吻,又灸手中指节上一丸,喝右灸左也。② 治中风方:附子六分,生姜三两切,水二升煮取一升,分再服;独活四两、桂二两,酒水二升煮取一升半,分三服;若身直,不得屈伸反复者,取槐皮切之,酒水六升煮取二升,去滓,适寒温,稍稍服之;刮枳树皮取一升,酒一升渍一宿,服五合至一升,酒尽更作;取空青末着口中;取蜘蛛子摩其偏急颊车上,候视正则止;牡蛎、矾石、附子、灶中黄土各等分捣末,以三岁雄鸡冠血和敷,急上,持水着边,视欲还正,便急洗去药;鳖甲、乌头,涂之,欲正,即揭去之;若四肢逆冷,吐清汗宛转啼呼,取桂一两㕮咀,水三升煮取二升,尽服;治中暴风,白汗出如水:石膏、甘草各等分,捣筛,酒服方寸匕。③ 治关节疼痛方:蒲黄八两,附子一两,合末,服一钱匕,日三;治骨节疼烦,不得屈伸,近之则痛,短气得汗出,或欲肿:

附子二两,桂四两,术三两,甘草二两,水六升煮取三升,分三服。④ 治中风卒不得语方:苦酒煮菰子,敷颈一周以衣苞,一日一夕乃解;新好桂削去皮,捣筛,三指撮着舌下咽之;锉谷枝叶,酒煮热灰中,沫出,随多少饮之。⑤ 治卒失声方:橘皮五两,水三升煮取一升,顿服;浓煮苦竹叶服之;捣襄荷根酒和,绞饮其汁;通草、干姜、附子、茯神各一两,防风、桂枝、石膏各二两,麻黄一两半,白术半两,杏仁三十枚,十物捣筛为末,蜜丸如大豆大。一服七丸。礜石、桂末,绵裹如枣,纳舌下,有唾出之;烧马勒衔铁令赤,纳一升苦酒中,破一鸡子,合和饮之;若卒中冷,声嘶哑:桂枝、五味子各二两,杏仁三十枚,甘草一两,生姜八两,水七升煮取二升,日二服。⑥ 治脚气病多用汤酒摩膏,种数既多,不但一剂,今只取单效,用兼灸法。⑦ 好豉一升,三蒸三曝干,以好酒三斗渍之,三宿可饮。随人多少,欲预防不必待时,便与酒煮豉服之,脚弱其得小愈,及更营诸方服之,并及灸之。⑧ 独活酒:独活、附子各五两,酒一斗渍经三宿,服从一合始,以微痹为度;白矾石二斤,亦可用钟乳,附子三两,豉三升,酒三斗渍四五日,稍饮之;好硫黄三两,牛乳五升,先煮乳水五升,纳硫黄煎取三升,一服三合;若胫已满,捏之没指者,但勒饮乌犊牛溺二三升,使小便利;牵牛子捣筛蜜丸如小豆大五丸,吞服;三白根捣碎,酒服;大豆三升,水一斗煮取九升,纳清酒九升,又煎取九升,稍稍饮之;孔公蘖二斤,石斛五两,酒二斗浸服。⑨ 脚气灸法:先灸大椎一穴耳,若气可先灸百会五十壮;灸肩井各一百壮;次灸膻中五十壮;次灸巨阙百壮;次灸风市百壮;次灸三里二百壮;次灸上廉百壮;次灸下廉百壮;次灸绝骨二百壮。

服散发动证治 凡服五石护命更生及钟乳寒食之散,失将和节度,皆致发动其病,无所不为。若发起仓卒,不以渐而至者,皆是散势也,宜及时救解之。若四肢身外有诸一切痛违常者,皆即冷水洗数百遍,热有所冲,水渍布巾,随以揃之,又水渍冷石以熨之,行饮暖酒,逍遥起行。若心腹内有诸一切疾痛违常,烦闷悁恍者,急解之,取冷热,取温酒饮一二升,渐渐稍进,觉小宽更进冷食。其心痛者,最急,若肉冷,口已噤,但折齿下热酒。若腹内有结坚热癖使众疾者急下之:栀子十四枚,豉五合,水二升煮取一升,顿服,热甚已发疮者加黄芩二两;癖食犹不消,恶食畏冷者更下:好大黄末、芒硝各半升,半夏、黄芩、芫花各一分,甘草二两,捣散,水八升先煮大枣二十枚使烂取四升,纳药五方寸匕,搅和着火上,分三服;得下后应长将备急药:大黄、葶苈、豉各一合,杏仁、巴豆三十枚,捣筛蜜丸如胡豆大,旦服二枚。

咳嗽上气证治　治卒上气鸣息便欲绝方:① 捣韭绞汁,饮一升许;桑根白皮三升,生姜三两,吴茱萸半升,水七升酒五升,煮三沸尽服;吴茱萸二升,生姜三两,水七升煮取二升,分三服;麻黄四两,桂枝、甘草各二两,杏仁五十枚,捣散,温汤服方寸匕,日三;末人参,服方寸匕,日五六;陈橘皮、桂心、杏仁三物等分,捣筛蜜丸,每服二十丸。② 治卒厥逆上气,两心胁下痛满,淹淹欲绝,此谓奔豚病,从卒惊怖忧追得之,气下纵纵,冲心胸脐间,筑筑发动,有时不治煞人:甘草、人参、桂心枝各二两,吴茱萸、半夏各一升,生姜一斤,水一斗煮取三升,分三服;麻黄二两,杏仁一两,捣散,酒服方寸匕。③ 治大走马及奔趁喘乏,便饮冷水,因得上气发热方:竹叶三斤,橘皮三两,水一斗煮取三升,分三服。④ 治大热行极及食热饼,竟饮冷水过多,冲咽不即消,仍以发气,呼吸喘息:大黄、干姜、巴豆等分,捣末,服半钱匕;若犹觉停滞在心胸膈中不利者,菰蒂二分,杜衡三分,人参一分,捣筛,汤服一钱匕,日二三服。⑤ 治肺痿咳嗽,吐涎沫,心中温温,咽燥而不渴:生姜五两,人参、甘草各二两,大枣十二枚,水三升煮取一升半,分再服;生天门冬汁斗,酒一斗,饴一升,紫菀四合,铜器于汤上煎,丸如杏子大服一丸,日三。⑥ 治卒得寒冷上气:干苏叶三两,陈橘皮四两,酒四升煮取一升半,分再服。⑦ 治卒得咳嗽方:釜月下土一分,豉七分,捣丸如梧子大,服十四丸;乌鸡一头治如食法,以好酒渍之半日,出鸡服酒;桃仁三升去皮,捣蒸曝干,纳二斗酒中六七日,饮四五合;饴糖六两,干姜六两,豉二两,先以水一升,煮豉三沸,纳饴糖、干姜,分三服。猪肾二枚,干姜三两,水七升煮二升,稍稍服;百部根四两,酒一斗渍再宿,火暖服一升,日再;椒二百粒,杏仁二百枚,枣百枚,合捣令极熟,稍稍含如枣许大服;芫花一升,水三升煮取一升,以枣十四枚煎令汁尽,一日一食,三日讫。⑧ 华佗五嗽丸:炙皂荚、干姜、桂枝等分,捣筛蜜丸如桐子,服三丸,日三;松屑一分,桂二分,皂荚

二两,捣筛蜜丸如桐子大,服十五丸,小儿五丸,日一二服;屋上白蜺壳捣末,酒服方寸匕;末浮散石蜜丸服;猪胰一具薄切,苦酒煮,食令尽。⑨ 治久咳嗽上气十年二十年,诸药治不瘥:猪胰三具,枣百枚,酒三升渍数日,服三二合;生龟一只着坎中就溺之,令没龟死,渍之三日出烧末,醇酒一升和屑如干饭,顿服;蝙蝠除头烧令焦,末,饮服。

水肿臌胀证治　① 治卒肿满身面皆洪大:大鲤一头,醇酒三升煮之令酒干尽食之。大豆一斗熟煮,漉饮汁及食豆;鸡子黄白相和涂肿处;车下李核中仁十枚,研令熟,粳米三合,水四升煮作粥令得二升服之;商陆根一斤刮去皮,薄切煮令烂,纳羊肉一斤,下葱豉盐如食法;猪肾一枚分为七脔,甘遂一分,火炙令熟,一日一食。② 治肿入腹苦满急害饮食:大戟、乌翅末各二两,捣筛蜜丸如桐子大,旦服二丸;葶苈子七两,椒目、茯苓各三两,吴茱萸二两,捣筛蜜丸如桐子大,服十丸,日三;鲤鱼一头重五斤,水二斗煮取斗半去鱼纳,泽漆、泽泻各五两,茯苓三两、桑根白皮三升,煮取四升,分四服;皂荚三升,酒一斗渍石器,煮令沸,服一升,日三服;水煮巴豆以布沾以拭之,日五拭肿上;菟丝子一升,酒五升渍二三宿,服一升,日三服;削楠或桐木,煮取汁以渍之,并饮少许;防风、甘草、葶苈各二两,捣筛苦酒和丸如梧子大,服三丸,日三;雄黄六分,麝香三分,甘遂、芫花、人参各二分,捣蜜和丸服如豆大二丸;真苏合香、水银、粉等分,蜜丸服如大豆二丸,日三;小豆一升,白鸡一头治如食法,水三斗煮熟,食滓饮汁;胡燕卵中黄,顿吞十枚;蛤蝼炙令熟,日食十个;巴豆九十枚,杏仁六十枚,并熬令黄捣丸,服如小豆大一枚;鬼扇细捣绞汁,服如鸡子;慈弥草三十斤,子三石,煮取一石去滓,更汤上煎,令可丸服如皂荚子三九至五六丸;白茅根一大把,小豆三升,水三升煮取干,去茅根食豆;鼠尾草、马鞭草各十斤,水一石煮取五斗,去滓更煎,以粉和为丸服如大豆大二丸;白楮树白皮一握,水二升煮取五合,白槟榔大者二枚末之,纳煎三五沸,下少许红雪服。

癥瘕积聚证治　凡癥坚之起多以渐生,如有卒觉便牢大自难治也。腹中癥有结积便害饮食,转羸瘦,治之多用陷冰、玉壶、八毒诸大药,今止取小易得者。① 治卒暴癥腹中有物如石,痛如刺,昼夜啼呼,不治之百日死:牛膝二斤,以酒一斗渍,密

封于热灰火中，温令味出，服五合至一升；蒴藋根亦如此服；商陆根捣蒸以新布藉腹上，昼夜勿息；葫十斤去皮，桂一尺二寸，灶中黄土如鸭子一枚，合捣，以苦酒和涂，以布揓病；枔木烧灰，淋取汁八升，酿一斛米酒成服半合；虎杖根杵熟煮汁，秫米五六升炊饭和丸服，亦可取根一升捣千杵，酒渍之，日三服；蚕屎一石，桑柴烧灰，水淋五度，取生鳖长一尺者，纳中煮之，烂熟去骨细擘，更煎令丸如梧子大，一服七丸，日三；射罔二两，椒三百粒，捣末，鸡子白和丸如大麻子，服一丸；大猪心一枚，破头去血捣末，雄黄、麝香各五枚，巴豆百枚，煎令可丸如麻子，服三丸。② 治鳖瘕伏在心下，手揣见头足，时时转者：白雌鸡一双，绝食一宿，明旦膏煎饭饲之；取其屎无问多少，于铜器中以溺和之，火上熬，可捣末，服方寸匕，日四五服；治心下有物大如杯，不得食者：葶苈、大黄各二两，泽漆四两，捣筛蜜丸服如梧子大二丸，日三；③ 治两胁下有气结：野狼毒、附子各二两，旋覆花一两，捣筛蜜丸服如梧子大二丸。④ 治妇人脐下结物大如杯升，月经不通，发作往来，下痢羸瘦，此为气瘕，按之若牢强肉症者不可治，未者可治：末干漆一斤，生地黄三十斤，捣绞取汁，火煎干漆，食后服如梧子大三丸，日三服。⑤ 治腹中冷癖，水谷癖结，心下停痰，两胁痞满，按之鸣转，逆害饮食：大蟾蜍一枚去皮及腹中物，芒硝大人一升、中人七合、瘦弱人五合，水六升煮取四升，一服一升；野狼毒、旋覆花各三两，附子一两，捣筛蜜丸服如梧子大三丸，日三；贝母、桔梗各二两，矾石、巴豆各一两，捣杵蜜丸如梧子，一服二丸。⑥ 治暴宿食留饮不除，腹中为患：大黄、茯苓、芒硝各三两，巴豆一分，捣筛蜜丸如梧子大，一服二丸；大黄八两，葶苈四两，并熬芒硝四两，熬令汁尽，热捣蜜和丸，丸如梧子大，食后服三丸，稍增五丸。⑦ 中候黑丸治诸癖结痰癥第一良：桔梗、桂枝各四分，巴豆八分，杏仁五分，芫花十二分，先捣三味药成末，又捣巴豆、杏仁如膏，合和又捣二千杵，丸如胡豆大，服一丸。⑧ 硫黄丸至热，治人之大冷，夏月温饮食，不解衣者：硫黄、矾石、干姜、茱萸、桂枝、乌头、附子、蜀椒、人参、细辛、皂荚、当归各等分，上十二味捣筛蜜丸如梧子大，一服十丸至二十丸，日三服；若冷痢者加赤石脂、龙骨。⑨ 露宿丸治大寒冷积聚：矾石、干姜、桂枝、桔梗、附子、皂荚各三两，捣筛蜜丸如梧子大，酒下

十丸。⑩ 熨癥法：铜器受二升许，贮鱼膏令深二三寸，作大火炷六七枚，燃之令膏暖，重纸覆癥上，以器熨之，昼夜勿息，膏尽更益也；吴茱萸三升碎之，以酒和煮，令熟布帛物裹以熨癥上，冷更均番用之，癥当移去，复逐熨，须臾消止；亦可用好茱萸末，以鸡子白和射罔服之；灶中黄土一升先捣，葫熟纳上复捣，以苦酒浇令泜泜，先以涂布一面仍揓病上，以涂布上干复易之，取令消止。

痰饮胸痹证治 痰癖厥气上冲所致名为厥头痛。① 治卒头痛如破非中冷又非中风：釜月下墨四分，附子三分，桂枝一分，捣筛，冷水服方寸匕；苦参、桂治、半夏等分，捣筛，苦酒和以涂痛处；乌梅三十枚，盐三指撮，酒三升煮取一升，去滓顿服。② 治胸中多痰，头痛不欲食及饮酒，则瘀阻痰癖：常山二两，甘草、松萝各一两，瓜蒂三七枚，酒水各一升半煮取升半，初服七合，后可服半夏汤；杜衡、松萝各三两，瓜蒂三十枚，酒一升二合，渍再宿，去滓温服五合；常山四两，甘草半两，水七升煮取二升，纳半升蜜，服一升；藜芦一两，巴豆半两，先捣巴豆如泥，入藜芦末又捣万杵，蜜丸如麻子大，服一丸至二三丸。胸痹之病，令人心中坚痞忽痛，肌中苦痹。绞急如刺，不得俯仰，其胸前皮皆痛，不得手犯，胸满短气，咳嗽引痛，烦闷自汗出，或彻引背膂，不即治之数日害人。治之方：雄黄、巴豆，先捣雄黄细筛，纳巴豆务熟捣，相入丸如小豆大，服一丸；枳实捣服方寸匕，日三，夜一；桂枝、乌喙、干姜各一分，人参、细辛、茱萸、贝母各二分，捣筛蜜丸如小豆大，一服三丸，三服。

胃反呕吐证治 ① 治卒干呕不息：葛根绞取汁，服一升许；甘草、人参各二两，生姜四两，水六升煮取二升，分三服；治卒呕碗又厥逆：生姜半斤，橘皮四两，水七升煮三升，服一升，日三服；蘡薁藤取汁，器饮一升，生葛藤尤佳；以物刺鼻中各一分来许，皂荚纳鼻中；香苏浓煮汁服一二升；粱米三升为粉，井花水服。② 治食后喜呕吐者：鹿角灰二两，人参一两，捣末服方寸匕，日三。③ 治人忽恶心不已方：薤白半斤，茱萸一两，豉半升，米一合，枣四枚，枳实二枚，盐如弹丸，水三升煮取一升半，分三服；多嚼豆蔻子及咬槟榔。治人胃反不受食，食毕辄吐出方。大黄四两，甘草二两，水二升，煮取一升半，分为再服之。治人食毕噫醋，及醋心方。人参一两，茱萸半斤，生姜六两，大枣十二枚，

水六升,煮取二升,分为再服也。哕不止,半夏洗干,末之,服一匕,则立止。又方,干姜六分,附子四分,炮,捣,苦酒丸如梧子,服三丸,日三效。

腰痛虚劳证治 ① 治卒腰痛不得俯仰:正立倚小竹,度其人足下至脐,断竹,及以度后,当脊中,灸竹上头处,随年壮,毕,藏竹,勿令人得矣;鹿角长六寸,捣末酒服;鳖甲一枚,捣筛服方寸匕,日三服;桂八分,丹皮四分,附子二分,捣末,酒服一刀圭,日再。② 治肾气虚衰腰脊疼痛,或当风卧湿为冷所中,不速治流入腿膝,为偏枯冷痹,缓弱:独活四分,附子一枚,杜仲、茯苓、桂心各八分,牛膝、秦艽、防风、川芎、芍药各六分,细辛五分,干地黄十分,水九升煮取三升,空腹分三服。③ 治诸腰痛或肾虚冷腰疼痛阴萎:干漆、巴戟天、杜仲、牛膝各十二分,桂心、狗脊、独活各八分,五加皮、山茱萸、山药各十分,防风六分,附子四分,炼蜜丸如梧子大,空腹酒下二十丸。④ 治胁痛如打:芫花、菊花等分,踯躅花半斤,布囊贮蒸令热熨痛处。治积年久痛有时发动:干地黄十分,甘草、干漆各五分,桂一尺,捣筛,酒服一匕,日三;地肤子阴干,捣末,服方寸匕。⑤ 治反腰有血痛:捣杜仲三升许,苦酒和涂痛上;生葛根嚼之,咽其汁,多多益佳;生地黄捣绞取汁三升,煎取二升,纳蜜一升,和一升,日三服。⑥ 治胁卒痛如打方:杜仲一斤,酒二斗渍十日,服三合。⑦ 治素有劳根,苦作便发,则身百节皮肤无处不疼痛,或热筋急:白柘根一尺,刮去上皮,取中间皮以烧屑,酒服三方寸;乌雌鸡一头,生地黄一斤,饴糖二升纳腹内,急缚,铜器贮甑中蒸五升米久,取食肉饮汁;甘草一两,白术、麦冬各四两,牡蛎二两,大枣二十枚,胶三两,水八升煮取二升,再服;黄芪、枸杞根、桑白皮、生姜三两,甘草、麦门冬、桂各二两,生米三合,水九升煮取三升,分四服;羊肾一枚,术一升,水一斗煮取九升,服一升,日二三服;苦参、黄连、菖蒲、车前子、忍冬、枸杞子各一升,捣蜜丸如梧子大,服十丸,日三服。⑧ 肾气大丸法诸散方:术一斤,桂半斤,干地黄、泽泻、茯苓各四两,捣筛,饮服方寸匕,日三两服;生地黄二斤,面一斤,捣筛,酒服方寸匕,日三服。

不食饥急证治 ① 治卒得食病似伤寒,其人但欲卧,七八日不治杀人:按其脊两边有陷处,正灸陷处两头各七壮。治食鱼鲙及生肉住胸膈中不消化,吐之又不出,不可留多使成癥:朴硝一枚、大

黄一两,凡二物㕮咀,酒二升煮取一升,去滓尽服。② 治食生冷杂物,或寒时衣薄当风,或夜食便卧,不即消,心腹烦痛,胀急,或连日不化:烧地令极热,即敷薄荐荒席,向卧覆取汗。③ 治食过饱烦闷,但欲卧而腹胀:熬面令微香,捣服方寸匕。④ 治腹中虚冷不能饮食,食辄不消,羸瘦致之,四肢怔忪,百疾因此互生:生地黄十斤捣绞取汁,和好面三斤以日曝干,更和汁尽止,未食后服半合,日三,稍增至三合;大黄、芍药各半斤捣末,芒硝半斤,蜜三斤于铜器中汤上煎,丸如梧子大,服七丸至十丸,曲一斤,干姜十两,茱萸一升,盐一弹,合捣蜜和如弹丸,日三服;术二斤,曲一斤,熬令黄,捣蜜丸如梧子大,服三十丸,日三,患腹痛加当归三两,羸弱加甘草二两。⑤ 治脾胃气弱水谷不得下,遂成不复受食:大麻子三升,大豆炒黄香,合捣筛,食前一二方寸匕,日四五服。治饱食便卧,得谷劳病,令人四肢烦重,嘿嘿欲卧,食毕辄甚方。⑥ 大麦蘖一升,椒一两,干姜三两,捣末,服方寸匕,日三四服。⑦ 松叶、柏叶、白茅根,此三物得行曝燥,石上捣碎服,服者食方寸,辟一日;大豆者取舍光明匝热,以水服,尽此则辟十日;赤小豆亦佳。草中有术、天门冬、麦门冬、黄精、葳蕤、贝母,或生或熟,皆可单食。树木上自耳及檀榆白皮,并可辟饥也。⑧ 若遇荒年谷贵,无以充粮应须药济命者,取稻米一斗淘汰之,百蒸百曝,日一餐;粳米一斗,酒三升渍之,出曝之,又渍酒尽止出,稍食之,渴饮之,辟三十日。⑨ 守中丸药法:疏诸米豆者,是人间易得易作,且不乖谷气,使质力无减耳,恐肉秽之身忽然专御药物,或非所堪,若可得频营则更,按所撰谷方中求也。

中毒中蛊证治 人有养蓄蛊以病患,中蛊令人心腹切痛,如有物啮,或吐下血,不即疗之。食人五脏则死矣,欲知蛊与非蛊。当令病患唾水中,沉者是,浮者非。① 治蛊毒下血方:羚羊皮方三寸,得败鼓亦好;蘘荷叶、苦参、黄连、当归各二两,水七升煮二升,分三服。② 治中蛊毒吐血或下血皆如烂肝方:茜草根,蘘荷根各三两,㕮咀,水四升煮取二升,适寒温顿服。巴豆一枚,豉三粒,釜底墨方寸匕,合捣为三丸,一丸当下毒,不可者更服一丸;蚯蚓十四枚,苦酒三升渍之蚓死,但服其汁,已死者皆可活;苦瓠一枚,水二升煮取一升,服;皂荚三梃,酒五升渍一宿,分三服。③ 治中蛊毒腹内

坚痛,面目青黄,淋露骨立:取铁精捣筛,又别捣乌鸡肝以和之,丸如梧子大,服三丸;猪肝一具,蜜一升共煎之令熟,分服。枣木心,锉得一斛,着釜中淹之,令上有三寸水,煮取二斗,澄取清,微火煎得五升,宿勿食,旦服五合,则吐蛊毒出。雄黄、丹砂、藜芦各一两,捣末,旦以井华水,服一刀圭;隐葱草汁,饮一二升。④ 治蛊已食下部肛尽肠穿:长股虾蟆青背一枚,鸡骨一分烧为灰,纳下部令深入;以猪胆沥纳下部中,以绵深导内塞,诸蛊得真犀、麝香、雄黄,为良药,人带此于身,亦预防之。⑤ 治中蛊下血如鸡肝,出石余,四脏悉坏,唯心未毁,或鼻破待死,末桔梗酒服一匕,日一二。⑥ 水毒中人一名中溪,一名中洒,一名水病,似射工而无物。初得之恶寒,头微痛,目注疼,心中烦懊,四肢振淅,骨节皆强。筋急但欲睡,旦醒暮剧。手逆冷,三日则复生虫食下疮,不痛不痒不冷。人觉视之乃知。不即疗过六七日下部脓溃。虫食五脏,热极烦毒。注下不禁,八九日,良医不能疗,觉得急,当深视下部。若有疮,正赤如截肉者为阳毒,最急。若疮如蟹鱼齿者为阴毒,犹小缓,要皆煞人。不过二十日,欲知是中水毒,当作数升汤,以小蒜五寸。咀投汤中,莫令大热。热即无力,掟去滓,适寒温以浴。若身体发亦斑纹者,又无异证,当以他病疗之也。⑦ 治中水毒秘方:水萍曝干酒服方寸匕;取梅若桃叶,捣绞汁三升许,以少水解为饮之;常思草捣绞,饮汁一二升,并以绵染寸中导下部,日三过;捣蓝青汁以少水和涂之;取梨叶一把熟捣,酒一杯和绞服之;取蛇莓草根捣末服并导下部,亦可饮汁一二升。欲入水浴,先以少末投水中流更无所畏。若见身中有此四种疮处,便急疗之。五加根烧末,酒若浆水饮之;密取蓼捣汁,饮一二合,又以涂身令周匝;牛膝茎一把水酒共一杯渍,绞取汁饮之,日三;治下部生疮已决洞者:秫米一升,盐五升,水一石,煮糜坐中;桃皮叶熟捣水渍令浓,着盆中坐渍之;皂荚烧末绵裹导之亦佳;服牡丹方寸匕日三。⑧ 江南有射工毒虫,一名短狐,一名蜮。常在山间水中,人行及水浴。此虫口中横骨角弩,唧以射人形影则病,初得或如伤寒,或似中恶,或口不能语,或恶寒热。四肢拘急,旦可暮剧。困者三日,齿间血出,不疗即死。其中人有四种,初觉则遍身体视之。其一种正黑如墨子,而绕四边者人或犯之如刺状。其一种作疮,疮久

即穿陷。一种突起如石之有棱。其一种如火灼人肉,熛起作疮。此种最急,并皆杀人。居溪旁隰地,天大雨,或逐人行潦流。入人家而射人,又当养鹅鸭,亦可以食人,行将纯白鹅以辟之。白鸭亦善,带好生犀角,佳也。若见身中有此四种疮处,便急疗之。急周绕遍,去此疮边一寸,辄灸一处百壮,疮亦百壮则瘥。赤苋茎叶,捣,绞取汁,饮之,以滓敷之。白鸡矢白者二枚,以小饧和调,以涂疮上。鼠妇、虫,豉各七合,巴豆三枚,去心。合猪脂,但以此药涂之。取水上浮走豉母虫一枚,置口中,便瘥。云此虫正黑,如大豆浮水上相游者。取皂荚一梃,尺二者,捶碎,苦酒一升,煎如饴,去滓,敷之痛处,瘥。马齿苋,捣饮汁一升,滓敷疮上。日四五遍,则良验。升麻,乌翣各二两,水三升煮取一升,尽服之。滓敷疮上,不瘥更作。⑨ 治沙虱毒方:大蒜十片着热灰中温之令热,敷蒜及热拄疮上尽十片,复艾灸疮上,七壮则良;斑蝥二枚熬,一枚末,服之;烧一枚令绝烟末敷疮上,又以射罔敷之;生麝香、大蒜合捣,羊脂和,着小筒子中带之行,浴竟中拭蟆蟆如芒毛针刺熟,则以竹叶抄挑去之。比见岭南人初有此者,即以茅叶茗茗刮去及小伤皮则为佳,乃数涂苦苣菜汁;已深者针挑取虫子,正如疥虫,着爪上映光方见行动也。若挑得便就上灸三四壮,则虫死病除。若觉犹昏昏,见是其已太深,便应依土俗作方术拂出,乃用诸汤药以浴,皆一二升出都尽乃止。

虫兽所伤证治 烧青布以熏疮口毒即出,仍煮葛根令浓以洗疮,捣干葛根末煮汁,服方寸匕;嚼粟涂之;煮生铁令有味以洗疮上。疗猜猘犬咬人方:先唼却恶血,灸疮中十壮,明日以去。日灸一壮,满百乃止;地榆根末服方寸匕,日一二,亦末敷疮上;刮虎牙若虎骨,服一匕;杀所咬犬取脑敷之;捣薤汁敷之,又饮一升,日三;末矾石纳疮中裹之;头发、猬皮烧末,水和饮一杯;捣地黄汁饮之并以涂疮;末干姜常服并以纳疮;生食蟾蜍鲙绝良;服蔓荆汁亦佳。治犬咬人:灶中热灰以粉疮;按蓼敷疮上。治马嚼人作疮有毒,肿热疼痛:刺鸡冠血沥着疮中三下。若驳马用雌鸡,草马用雄鸡;治疮久不瘥:马鞭梢长二寸,鼠屎二七枚,烧末膏和敷之;烧马鞭皮,末以膏和敷上。治剥死马骨伤人手,毒攻欲死:取死马腹中屎涂之。治狐尿棘刺刺人肿痛欲死:破鸡拓之;以热桑灰汁渍,冷复易。

治竹中青蜂螫人方：雄黄、麝香、干姜等分，捣筛以射罔和之，着小竹管带之行，急便用敷疮，兼疗众蛇虺毒；破乌鸡热敷之。治毒蛇螫人：急掘坑以埋疮处，坚筑其上，毒即入土中，须臾痛缓。治蛇螫人九窍皆血出：虻虫初食牛马血腹满者二七枚，烧服；中蛇毒勿渡水，渡水则痛甚于初螫。蛇螫人牙折入肉中痛不可堪，虾蟆肝以敷上；苟叶覆疮口上；蛇骨刺人毒痛，铁精如大豆者吹疮内，烧死鼠捣敷疮上；蛇螫人疮已合而余毒在肉中淫淫痛痒，大小蒜各一升合捣热汤淋取汁灌疮中。辟众蛇方：武都雄黄五两于肘间则诸蛇毒莫敢犯，他人中者便磨以疗之；烧羚羊角令有烟出地则去矣。治蜈蚣、蜘蛛所螫：割鸡冠血涂之；以盐缄疮上即愈；嚼大蒜若小蒜，或桑树白汁涂之，亦以麻履底土揩之。蜈蚣甚啮人，其毒殊轻于蜂，当时小痛而易歇，亦疗蜘蛛毒：生铁衣醋研取浓汁涂之，乌麻油和胡粉敷上，羊桃叶敷之立愈。治蛊螫：玉壶丸及五蛄丸涂其上；取屋霤下土水和敷之。治蜂螫人：人尿洗之；谷树桑树白汁，涂之；破蜘蛛又煮蜂房涂之；烧牛角灰苦酒和涂之；断葫揩之，嚼青蒿敷之。治蝎螫人：温汤渍之；挼马苋、大蒜嚼干姜涂之。

药物反应证治 ① 治服药过剂烦闷及中毒多烦闷欲死：刮东壁土少少，以水一二升和饮；于屋溜下作坎，方二尺，深三尺，水七升灌坎中，以物扬之令沫出，取一升饮之，未解更作；捣蓝取汁服数升，无蓝只洗青绢取汁饮。② 治服药失度心中苦烦：饮生葛根汁，无生者干葛为末，水服五合，亦可煮服。③ 治服石药过剂：白鸭屎末和水调服；大黄三两，芒硝二两，生地黄汁五升，煮取三升分三服。④ 治卒服药吐不止：饮新汲水一升即止。⑤ 治药中有巴豆下痢不止：干姜、黄连为末服方寸匕；煮豆汁一升服之瘥。⑥ 治食野葛已死方：以物开口，取鸡子三枚和以吞之，须臾吐野葛出；温猪脂一升饮之；取生鸭就口断鸭头，以血沥口中，入咽则活；若口不可开者取大竹筒洞节，以头注其胁，取冷水竹筒中，数易水，须臾口开则可得下药。若人多者两胁及脐中各与筒，甚佳；多饮甘草汁佳。⑦ 治中鸩毒已死者：粉三合，水三升和饮之，口噤以竹管强开灌。⑧ 治中射罔毒以蓝汁、大豆、猪犬血解之；治中野狼毒毒以蓝汁解之；治中狼葵毒以葵根汁解之；治中藜芦毒以雄黄、葱

汁解之；治中踯躅毒以栀子汁解之；治中巴豆毒以黄连、小豆藿汁、大豆汁解之；治中雄黄毒以防己汁解之；治中蜀椒、蜈蚣二毒以桑汁煮桑根汁解之；中矾石毒以大豆汁解之；中芫花毒以防风、甘草、桂解之；中半夏毒以生姜汁、干姜解之；治中附子、乌头毒以大豆汁、远志汁解之；治中杏仁毒以蓝子汁解之；治茛菪毒煮甘草汁捣蓝汁饮；治苦瓠毒煮黍穰令浓饮汁数升；治食菌绞人屎汁饮一升，掘地作土浆服二三升；治误食野芋疗同菌法。凡种芋三年不取亦成野芋，即杀人也。⑨ 治食诸菜中毒，发狂烦闷，吐下欲死：鸡屎烧末服方寸匕，不解更服又煮葛根饮汁。⑩ 今取一种而兼解众毒：甘草咬咀浓煮多饮其汁，并多食葱中涕；煮大豆令涌，多饮其汁，无大豆，豉亦佳；蓝青蓝子亦通解诸毒；煮荠苨令浓饮一二升。⑪ 蜀椒闭口者有毒，戟人咽，气便欲绝，又令人吐白沫。多饮桂汁若冷水一二升及多食大蒜即便愈，饮热杀人，比见中椒毒含蒜及荠苨瘥。⑫ 钩吻叶与芥相似，误食杀人：荠苨八两，水六升煮取三升，服五合，日五服。

食物中毒证治 ① 治食金已死者取鸡屎半升，水淋得一升饮之，日三服；吞水银二两即裹金出；鸭血及鸡子亦解之。② 治食马肝中毒：母鼠屎二七枚水和饮之，未解者更作；治食六畜鸟兽服头垢一钱匕，又饮豉汁数升；治生食肝中毒捣附子末服一刀圭。③ 肉有箭毒，以蓝汁、大豆、射罔解毒；治食郁肉及漏脯毒，人屎末酒服方寸匕；捣薤汁服二三升；食黍米中藏脯毒，煮大豆一沸饮汁数升，兼解诸肉漏毒；治食自死六畜诸肉中毒，黄柏末服方寸匕，未解者数服。六畜自死皆是遭疫，有毒，食之洞下，亦致坚积，并宜以痢丸下之。④ 治食鱼中毒，浓煮橘皮饮汁。⑤ 治食猪肉过冷不消必成虫癥方：大黄、朴硝各一两，煮取一升尽服之，若不消并皮研杏子汤三升，和，三服。⑥ 食治牛肉中毒，煮甘草饮汁一二升；治食马肉洞下欲死，豉二百粒，杏子二十枚，咬咀蒸之，五升饭熟合捣之，再朝服，令尽。⑦ 治食鲈鱼肝及鲹鱼中毒：芦根煮汁饮一二升；浓煮香苏饮汁一升。⑧ 治饮食不知是何毒，依前甘草、荠苨通疗此毒，皆可以救之。⑨ 治食菹菜误吞水蛭，蛭咬脏血，肠痛渐黄瘦者：饮牛羊热血一二升许，经一宿，便暖，猪脂一升饮之便下蛭。⑩ 治大醉恐腹肠烂，作汤于大器中以渍之，冷复易。治饮醉头痛方：刮生竹皮五两，水

八升煮取五升去滓，合纳鸡子五枚搅调，更煮再沸，服二三升；饮后下痢不止，煮龙骨饮之；连月饮酒，喉咽烂，舌上生疮，捣大麻子一升，末黄柏二两，蜜丸服之；饮酒积热遂发黄，鸡子七枚苦酒渍之，封密器中纳井底二宿，吞二枚，枚渐尽愈；大醉酒连日烦毒不堪，蔓荆菜并少米熟煮去滓，冷之便饮；饮生葛根汁一二升，干葛煮饮亦得；欲使难醉，醉则不损人，捣柏子仁、麻子仁各二合，一服之，乃以饮酒多二倍；葛花并小豆花子末为散，服三二匕，又时进葛根饮、枇杷叶饮，并以杂者干蒲、麻子等，皆使饮而不病患，胡麻亦煞酒，先食盐一匕，后则饮酒亦倍。

饮食杂合禁忌诸法　白羊不可杂雄鸡；羊肝不可合乌梅及椒食；猪肉不可杂羊肝；牛肠不可合犬肉；雄鸡肉不可合生葱菜；鸡鸭肉不可合蒜及李子、鳖肉等；生肝投地尘芥不着者，不可食；暴脯不肯燥及火炙不动，并见水而动，并勿食；鸟兽自死口不开者不可食；鱼头有正白连诸脊上不可食；鱼无肠胆及头无魫勿食；鱼不合乌鸡肉食；生鱼目赤不可作脍；鱼勿合小豆藿；青鱼鲊不可合生胡荽；鳖目凹者不可食；鳖肉不可合鸡鸭子及赤苋菜食之；妊娠者不可食鲇鱼。李子不可合鸡子及临水食；五月五日不可食生菜；病患不可食生胡芥菜；妊娠勿食桑椹并鸭子；巴豆藿、藜半夏、菖蒲、羊肉、细辛、桔梗忌菜；甘草忌菘菜；牡丹忌胡荽；常山忌葱；黄连、桔梗忌猪肉；茯苓忌大醋；天门冬忌鲤鱼。

4.《肘后备急方》外科疾病证治贡献

《肘后备急方》痈疽乳肿证治　① 治奶发诸痈疽发背：灸其上百壮；熬粱粉令黑，鸡子白和之，涂练上以贴痈，小穿练上，作小口泄毒气，燥易之；釜底土捣以鸡子中黄和涂之，加少豉；捣黄柏末，筛鸡子白和，浓涂之，干复易；烧鹿角，捣末，苦酒和涂之；于石上水磨鹿角取浊汁，涂痈上，干复易；末半夏，鸡子白和涂之，水磨敷。② 治一切恶毒肿：蔓荆根或龙葵根一大握，乳头香一两、黄连一两、杏仁四十九枚，柳木取三四钱，各细锉，捣二三百杵，团作饼子，浓三四分，可肿处大小贴之，干复易立散别贴膏药治疮处。③ 治痈发数十处：牛屎烧捣末，鸡子白和涂之，干复易；鹿角、桂、鸡屎，捣和鸡子白和涂，干复易。④ 治痈已有脓：白鸡两翅，羽肢各一枚，烧服；吞薏苡子一枚；苦酒和雀屎涂痈头上。⑤ 治已结痈，使聚不更长方：小豆末，鸡子白和涂；芫花末胶汁和，粘贴，燥复易，化为水。⑥ 治溃后脓血不止，急痛：生白楸叶十重粘贴，布帛宽缚之。⑦ 治乳肿：桂心、甘草各二分，乌头一分，捣末和苦酒，涂纸覆之，脓化为水。⑧ 治妇女乳痈妒肿：削柳根皮熟捣，火温，帛囊贮，熨之，冷更易；取研米槌煮令沸，絮中覆乳，以熨上，当用二枚，牙熨之，数十回止。⑨ 治乳痈方：大黄、莒草、伏龙肝、生姜各二分，先以三物捣筛，又合生姜捣，醋和涂，乳痈则止，极验。

恶疮癞瘘证治　① 治大人小儿卒得恶疮，不可名识：烧竹叶和鸡子中黄，涂；取蛇床子合黄连二两末，猪脂和，涂疮上；烧蛇皮末，猪膏和，涂之；煮柳叶，纳少盐，此又疗面上疮；腊月猪膏一升，乱发如鸡子大，生鲫鱼一头，煎令消尽纳雄黄、苦参末二两，大附子一枚末，绞令凝以敷诸疮。② 治疮中突出恶肉者：末乌梅屑敷之，又末硫黄敷上，燥着唾和涂之。③ 治恶疮连痂痒痛：捣扁豆，封，痂落即瘥。④ 治癞病方：初觉皮肤不仁或淫淫苦痒如虫行，或眼前见物如垂丝，或瘾疹赤黑：蛮夷酒佳。⑤ 治白癞方：苦参五斤，酒三斗渍，饮勿绝；艾千茎浓煮，汁渍曲作酒，常饮使醺醺。⑥ 治鼠瘘诸恶疮：苦参二斤，露蜂房二两，曲二斤，水三斗渍药二宿去滓，黍米二升酿熟，稍饮，日三。⑦ 治疮多而孔小，是蚁瘘方：烧鳝鲤甲，猪膏和敷；烧蜘蛛二七枚，敷；煎桃叶枝作煎，净洗疮了，纳孔中。⑧ 治肉瘘方：槐白皮捣丸，绵裹纳下部中敷。⑨ 治鼠瘘方：石南、生地黄、雌黄、茯苓、黄连各二两，为散敷疮上，日再；矾石三分烧，斑蝥一分，捣筛醋和，服半匕。⑩ 治风瘘：露蜂房一枚为末，每用一钱，腊月猪脂匀调，敷疮上。⑪ 治男子阴卒肿痛方：桃核中仁熬末，酒服如弹丸；捣芜菁根，若马鞭草，敷，鸡翮六枚并蛇床子末，等分合服，少随卵左右，敷卵。治阴丸卒缩入腹，急痛欲死，名阴疝：野狼毒四两，防风二两，附子三两，蜜丸如桐子大，服三丸，日夜三度。治阴茎中卒痛不可忍：雄黄、矾石各二两，甘草一尺，水五升煮取二升，渍。治男子阴疮损烂：煮黄柏洗之，又白蜜涂之；黄连、黄柏等分末之，煮取肥猪肉汁，渍疮讫粉之。治阴蚀欲尽者：虾蟆、兔屎等分，末，敷疮上。阴囊下湿痒皮剥：乌梅十四枚，钱四十文，三指撮盐，苦酒一升，于铜器内总渍九日，日洗之，又煮槐皮，若黄柏汁及香叶汁；治人阴生疮脓出白：白矾一小两捣细，麻仁等分研，炼猪脂一合于瓷器中和搅如膏，然后取槐白皮切作汤，洗疮上拭令干，即取膏涂上，然后以楸叶粘贴。治热阴疮：取黄柏、黄芩各一两，作汤洗之，仍取黄连、黄柏作末敷之。治女子阴疮：末硫黄敷上；烧杏仁捣涂之；末雄黄、矾石各二分，麝香半分，捣敷。治阴中痛：矾石二分，大黄一分，甘草半分，末绵裹如枣导之；治息肉突出：以苦酒三升渍乌喙五枚洗之，三日；治小儿秃方：取白头翁根捣敷一宿。

5.《肘后备急方》五官皮肤疾病证治贡献

① 治耳卒聋：鼠胆纳耳内，侧卧沥一胆尽；巴豆十四枚捣，鹅脂半两火熔，纳巴豆，和取如小豆，绵裹纳耳中。② 治卒得风觉耳中恍恍者：急取盐七升，甑蒸使热，以耳枕盐上，冷复易；瓜蒌根削令可入耳，以腊月猪脂煎三沸，塞耳。③ 治耳卒肿出脓水：矾石烧末，以笔管吹耳内，日三四度，或以绵裹塞耳中。④ 治百虫入耳：好酒灌之起行自出；闭气令人以芦吹一耳；以桃叶塞两耳。治蜈蚣入耳：以树叶裹盐灰令热掩耳，冷复易。⑤ 治蚰蜒入耳：熬胡麻以葛囊贮枕之，虫闻香即自出。⑥ 治蚁入耳：炙猪脂香物安耳孔边，即自出。⑦ 治年少气充，面生疱疮：胡粉、水银、腊月猪脂和熟研，水银消散向暝以粉面，晓拭去勿水洗，至暝又涂之；涂麋脂；三岁苦酒渍鸡子三宿，软取白，涂上。治身体及腋下狐臭：正旦以小便洗腋下即不臭；烧好矾石作末，绢囊贮常以粉腋下，又用马齿矾石烧令汁尽粉之；青木香二两，附子一两，锻石一两，细末着粉腋中；炊饭及热丸以拭腋下臭；煮两鸡子熟去壳皮各纳腋下，冷弃三路口。治两腋下及手足掌，阴下股里，常汗湿致臭：干枸杞根、干蔷根、甘草半两，干商陆、胡粉、滑石各一两，六物以苦酒和。涂腋下，当汁出。易衣更涂，不过三敷，便愈。或更发，复涂之，不可多敷。伤人，腋余处，亦涂之。治股内阴下，常湿且臭或作疮：但以胡粉一分粉之。

二、葛洪《抱朴子内篇》道教学术成就

《抱朴子内篇》是魏晋神仙道教的代表作，也是集魏晋道教理论、方术之大成的重要典籍。公元306年西晋光熙元年，葛洪避兵南土，羁留广州，开始写作《抱朴子》，公元317年东晋建武元年成书。清人孙星衍有校刊本行世，今人王明有《抱朴子内篇校释》一书刊行。全书二十卷，每卷一篇，皆有题目。葛洪自称《内篇》言神仙方药、鬼怪变化、养生延年、禳邪却祸之事，属道家。

1.《畅玄》论述玄道为宇宙本体

① 玄者自然之始祖，万殊之大宗。眇昧乎其深也故称微焉，绵邈乎其远也故称妙焉。其唯玄道，可与为永。夫玄道者，得之乎内，守之者外，用之者神，忘之者器，此思玄道之要言也。② 其次则真知足。知足者则能肥遁勿用，颐光山林。纡鸾龙之翼于细介之伍，养浩然之气于蓬荜之中。缠缕带索，不以贸龙章之晔晔也。负步杖策，不以易结驷之骆驿也。藏夜光于嵩岫，不受他山之攻。沈鳞甲于玄渊，以违钻灼之灾。动息知止，无往不足。蔡定芳按：《道德经》曰：道可道，非常道；名可名，非常名。无名天地之始，有名万物之母。故常无欲，以观其妙，常有欲，以观其徼。此两者，同出而异名，同谓之玄，玄之又玄，众妙之门。

2.《论仙》论证神仙实有

① 神仙不死，信可得乎？抱朴子答曰：虽有至明而有形者不可毕见焉，虽禀极聪而有声者不可尽闻焉，虽有大章竖亥之足而所常履者未若所不履之多，虽有禹益齐谐之智而所尝识者未若所不识之众也。万物云云，何所不有，况列仙之人，盈乎竹素矣。不死之道，曷为无之？② 夫聪之所去则震雷不能使之闻，明之所弃则三光不能使之见，岂輶磕之音细而丽天之景微哉？而聋夫谓之无声焉，瞽者谓之无物焉。又况管弦之和音，山龙之绮粲，安能赏克谐之雅韵，昈晔之鳞藻哉？故聋瞽在乎形器，则不信丰隆之与玄象矣，而况物有微于此者乎？暗昧滞乎心神，则不信有周孔于在昔矣，况告之以神仙之道乎？③ 夫言始者必有终者多矣，混而齐之非通理矣。谓夏必长而荠麦枯焉，谓冬必凋而竹柏茂焉，谓始必终而天地无穷焉，谓生必死而龟鹤长存焉，盛阳宜暑而夏天未必无凉日也，极阴宜寒而严冬未必无暂温也，百川东注而有北流之浩浩，坤道至静而或震动而崩弛，水性纯冷而有温谷之汤泉，火体宜炽而有萧丘之寒焰，重类应沈而南海有浮石之山，轻物当浮而样柯有沈羽之流。万殊之类，不可以一概断之，正如此也久矣。④ 若夫仙人，以药物养身，以术数延命，使内疾不生，外患不入，虽久视不死，而旧身不改，苟有其道，无以为难也。而浅识之徒，拘俗守常，咸曰

世间不见仙人，便云天下必无此事。夫目之所曾见，当何足言哉？天地之间，无外之大，其中殊奇，岂遽有限，诣老戴天，而无知其上，终身履地，而莫识其下。形骸己所自有也，而莫知其心志之所以然焉。寿命在我者也，而莫知其脩短之能至焉。况乎神仙之远理，道德之幽玄，仗其短浅之耳目，以断微妙之有无，岂不悲哉？⑤ 夫求长生，修至道，诀在于志，不在于富贵也。苟非其人，则高位厚货，乃所以为重累耳。何者？学仙之法，欲得恬愉澹泊，涤除嗜欲，内视反听，尸居无心，而帝王任天下之重责，治鞅掌之政务，思劳于万几，神驰于宇宙，一介失所，则王道为亏，百姓有过，则谓之在予。醇醨汩其和气，艳容伐其根荄，所以翦精损虑削乎平粹者，不可曲尽而备论也。⑥ 历览在昔，得仙道者多贫贱之士，非势位之人。夫方术既令鬼见其形，又令本不见鬼者见鬼，推此而言，其余亦何所不有也。鬼神数为人间作光怪变异，又经典所载，多鬼神之据，俗人尚不信天下之有神鬼，况乎仙人居高处远，清浊异流，登遐遂往，不返于世，非得道者，安能见闻。而儒墨之家知此不可以训，故终不言其有焉。俗人之不信，不亦宜乎？惟有识真者，校练众方，得其徵验，审其必有，可独知耳，不可强也。故不见鬼神，不见仙人，不可谓世间无仙人也。蔡定芳按：道教认为道可以修得，得道就可成仙。道教把生命看得极为重要，修道就是要长生不死，主张通过修炼来延长生命的长度，提高生命存在的质量，以达到生命的永恒。道教主张以清净无为、不争寡欲的态度对待世俗生活，以"我命在我不在天"的精神进行修炼，通过各种道术修炼，与道合一，成为长生不死的神仙。

3.《对俗》论证神仙不假

① 人中之有老彭，犹木中之有松柏，禀之自然，何可学得乎？抱朴子曰：夫陶冶造化，莫灵于人。故达其浅者则能役用万物，得其深者则能长生久视。知上药之延年，故服其药以求仙。知龟鹤之遐寿，故效其道引以增年。非异类而寿独长者，由于得道，非自然也。人有明哲，能修彭老之道，则可与之同功矣。② 若谓世无仙人乎，然前哲所记，近将千人，皆有姓字，及有施为本末，非虚言也。仙道迟成，多所禁忌。自无超世之志，强力之才，不能守之。其或颇好心疑，中道而废，便谓仙道长生，果不可得耳。仙经曰，服丹守一，与天相

毕，还精胎息，延寿无极。此皆至道要言也。③ 龟鹤长寿，盖世间之空言耳，谁与二物终始相随而得知之也。抱朴子曰：苟得其要，则八极之外如在指掌，百代之远有若同时，不必在乎庭宇之左右，俟乎瞻视之所及，然后知之也。天下之虫鸟多矣，而古人独举斯二物者，明其独有异于众故也，睹一隅则可以悟之矣。④ 虫之能蛰者多矣，鸟之能飞者饶矣。而独举龟鹤有长生之寿者，其所以不死者，不由蛰与飞也。是以真人但令学其道引以延年，法其食气以绝谷，不学其土蛰与天飞也。且《仙经》长生之道，有数百事，但有迟速烦要耳，不必皆法龟鹤也。上士用思遐邈，自然玄畅，难以愚俗之近情，而推神仙之远旨。⑤ 占天文之玄道，步七政之盈缩；论凌犯于既往，审崇替于将来；仰望云物之徵祥，俯定卦兆之休咎；运三棋以定行军之兴亡，推九符而得祸福之分野。乘除一算，以究鬼神之情状，错综六情，而处无端之善否。神仙之道，旨意深远，求其根荄，良未易也。吾今知仙之可得也，吾能休粮不食也，吾保流珠之可飞也，黄白之可求也，若责吾求其本理，则亦实复不知矣。万殊纷然，何可以意极哉？设令抱危笃之疾，须良药之救而不肯即服，须知神农岐伯所以用此草治此病本意之所由，则未免于愚也。⑥ 水土不与百卉同体，而百卉仰之以植焉。五谷非生人之类，而生人须之以为命焉。脂非火种，水非鱼属，然脂竭则火灭，水竭则鱼死。伐木而寄生枯，芟草而兔丝萎，川蟹不归而蛣败，桑树见断而蠹殄，触类而长之，斯可悟矣。金玉在九窍，则死人为之不朽。盐卤沾于肌髓，则脯腊为之不烂，况于以宜身益命之物，纳之于己，何怪其令人长生乎？⑦ 仙人或升天或住地，要于俱长生，去留各从其所好耳。又服还丹金液之法，若且欲留在世间者但服半剂而录其半，若后求升天便尽服之。不死之事已定，无复奄忽之虑。正复且游地上，或入名山，亦何所复忧乎？⑧ 人道当食甘旨，服轻暖，通阴阳，处官秩，耳目聪明，骨节坚强，颜色悦怿，老而不衰，延年久视，出处任意，寒温风湿不能伤，鬼神众精不能犯，五兵百毒不能中，忧喜毁誉不为累，乃为贵耳。⑨ 为道者以救人危使免祸，护人疾病，令不枉死，为上功也。欲求仙者，要当以忠孝和顺仁信为本。若德行不修，而但务方术，皆不得长生也。行恶事大者，司命夺纪，小过夺算，随所犯轻重，故所夺有

多少也。凡人之受命得寿，自有本数，数本多者，则纪算难尽而迟死。若所禀本少，而所犯者多，则纪算速尽而早死。人欲地仙当立三百善，欲天仙立千二百善，若有千一百九十九善，而忽复中行一恶，则尽失前善，乃当复更起善数耳。故善不在大，恶不在小也。虽不作恶事，而口及所行之事，及责求布施之报，便复失此一事之善，但不尽失耳。积善事未满，虽服仙药，亦无益也。若不服仙药，并行好事，虽未便得仙，亦可无卒死之祸矣。吾更疑彭祖之辈，善功未足，故不能升天耳。

4.《金丹》论述金丹制法

① 金丹之为物，烧之愈久，变化愈妙。黄金入火，百炼不消，埋之，毕天不朽。服此二物，炼人身体，故能令人不老不死。此盖假求于外物以自坚固，有如脂之养火而不可灭。铜青涂脚，入水不腐，此是借铜之劲以扞其肉也。金丹入身中，沾洽荣卫，非但铜青之外傅矣。余今略钞金丹之都较，以示后之同志好之者。又诸小饵丹方甚多，然作之有浅深，故力势不同，虽有优劣，转不相及，犹一酘之酒，不可以方九酝之醇耳。然小丹之下者，犹自远胜草木之上者也。凡草木烧之即烬，而丹砂烧之成水银，积变又还成丹砂，其去凡草木亦远矣。故能令人长生，神仙独见此理矣。② 九丹者，长生之要，非凡人所当见闻也。第一之丹名曰丹华。当先作玄黄，用雄黄水、矾石水、戎盐、卤盐、礜石、牡蛎、赤石脂、滑石、胡粉各数十斤，以为六一泥，火之三十六日成，服七之日仙。又以玄膏丸此丹，置猛火上，须臾成黄金。又以二百四十铢合水银百斤火之，亦成黄金。金成者药成也。金不成，更封药而火之，日数如前，无不成也。第二之丹名曰神丹，亦曰神符。服之百日仙也。行度水火，以此丹涂足下，步行水上。服之三刀圭，三尸九虫皆即消坏，百病皆愈也。第三之丹名曰神丹。服一刀圭，百日仙也。以与六畜吞之，亦终不死。又能辟五兵。服百日，仙人玉女，山川鬼神，皆来侍之，见如人形。第四之丹名曰还丹。服一刀圭，百日仙也。朱鸟凤凰，翔覆其上，玉女至傍。以一刀圭合水银一斤火之，立成黄金。以此丹涂钱物用之，即日皆还。以此丹书凡人目上，百鬼走避。第五之丹名饵丹。服之三十日，仙也。鬼神来侍，玉女至前。第六之丹名炼丹。服之十日，仙也。又以汞合火之，亦成黄金。第七之丹名柔丹。服

一刀圭，百日仙也。以缺盆汁和服之，九十老翁，亦能有子，与金公合火之，即成黄金。第八之丹名伏丹。服之即日仙也。以此丹如枣核许持之，百鬼避之。以丹书门户上，万邪众精不敢前，又辟盗贼虎狼也。第九之丹名寒丹。服一刀圭，百日仙也。仙童仙女来侍，飞行轻举，不用羽翼。凡此九丹，但得一丹便仙，不在悉作之，作之在人所好者耳。凡服九丹，欲升天则去，欲且止人间亦任意，皆能出入无间，不可得之害矣。③ 太清神丹：其法出于元君。元君者，老子之师也。太清观《天经》有九篇，上三篇不可教授，中三篇世无足传，下三篇正是丹经上中下，凡三卷也。其经曰：上士得道升为天官，中士得道栖集昆仑，下士得道长生世间。若有笃信者，可将合药成以分之，莫轻以其方传之也。④《五灵丹经》一卷有五法：用丹砂、雄黄、雌黄、石硫黄、曾青、矾石、慈石、戎盐、太乙余粮，亦用六一泥及神室祭醮合之，三十六日成。岷山丹法：道士张盖蹋精思于岷山石室中，得此方也。其法鼓冶黄铜，以作方诸，以承取月中水，以水银覆之，致日精火其中，长服之不死。又取此丹置雄黄铜燧中，覆以汞曝之，二十日发而治之，以井华水服如小豆，百日，盲者皆能视之，百病自愈，发白还黑，齿落更生。务成子丹法：用巴沙汞置八寸铜盘中以土炉盛炭，倚三隅墼以枝盘，以硫黄水灌之，常令如泥，百日服之不死。羡门子丹法：以酒和丹一斤，用酒三升和，曝之四十，服之一日，则三虫百病立下；服之三年，仙道乃成。立成丹亦有九首，似九鼎而不及也。其要一本更云，取雌黄、雄黄烧下其中铜，铸以为器，覆之三岁淳苦酒上，百日，此器皆生赤乳，长数分，或有五色琅玕，取理而服之，亦令人长生。又可以和菟丝，菟丝是初生之根，其形似菟，掘取克其血，以和此丹，服之立变，任意所作也。又和以朱草，一服之，能乘虚而行云，朱草状似小枣，栽长三四尺，枝叶皆赤，茎如珊瑚，喜生名山岩石之下，刻之汁流如血，以玉及八石金银投其中，立便可丸如泥，久则成水，以金投之，名为金浆，以玉投之，名为玉醴，服之皆长生。取伏丹法云，天下诸水，有名丹者，有南阳之丹水之属也，其中皆有丹鱼，当先夏至十日夜伺之，丹鱼必浮于水侧，赤光上照，赫然如火也，网而取之可得之，得之虽多，勿尽取也，割其血，涂足下，则可步行水上，长居渊中矣。赤松子丹法，取

千岁蘽汁及矾桃汁淹丹,著不津器中,炼蜜盖其口,埋之入地三尺,百日,绞柠木赤实,取汁和而服之,令人面目鬓发皆赤,长生也。昔中黄仙人有赤须子者,岂非服此乎?石先生丹法,取乌鷇之未生毛羽者,以真丹和牛肉以吞之,至长,其毛羽皆赤,乃煞之,阴乾百日,并毛羽捣服一刀圭,百日得寿五百岁。康风子丹法:用羊乌鹤卵雀血,合少室天雄汁,和丹内鹄卵中漆之,内云母水中,百日化为赤水,服一合,辄益寿百岁,服一升千岁也。又崔文子丹法,纳丹鹜腹中蒸之,服,令人延年,长服不死。刘元丹法:以丹砂内玄水液中,百日紫色,握之不污手,又和以云母水,内管中漆之,投井中,百日化为赤水,服一合,得百岁,久服长生也。乐子长丹法:以曾青铅丹合汞及丹砂,著铜筒中,干瓦白滑石封之,于白砂中蒸之,八十日,服如小豆,三年仙矣。李文丹法:以白素裹丹,以竹汁煮之,名红泉,乃浮汤上蒸之,合以玄水,服之一合,一年仙矣。尹子丹法:以云母水和丹密封,致金华池中,一年出,服一刀圭,尽一斤,得五百岁。太乙招魂魄丹法:所用五石,及封之以六一泥,皆似九丹也,长于起卒死三日以还者,折齿内一丸,与硫黄丸,俱以水送之,令入喉即活,皆言见使者持节召之。采女丹法:以兔血和丹与蜜蒸之,百日,服之如梧桐子者大一丸,日三,至百日,有神女二人来侍之,可役使。稷丘子丹法:以清酒麻油百华醴龙膏和,封以六一泥,以糠火煴之,十日成,服如小豆一丸,尽剂,得寿五百岁。墨子丹法:用汞及五石液于铜器中,火熬之,以铁匕挠之,十日,还为丹,服之一刀圭,万病去身,长服不死。张子和丹法:用铅汞曾青水合封之,蒸之于赤黍米中,八十日成,以枣膏和丸之,服如大豆,百日,寿五百岁。绮里丹法:先飞取五石玉尘,合以丹砂汞,内大铜器中煮之,百日,五色,服之不死。以铅百斤,以药百刀圭,合火之成白银,以雄黄水和而火之,百日成黄金,金或太刚者,以猪膏煮之,或太柔者,以白梅煮之。玉柱丹法:以华池和丹,以曾青硫黄末覆之荐之,内筒中沙中,蒸之五十日,服之百日,玉女六甲六丁神女来侍之,可役使,知天下之事也。肘后丹法:以金华和丹乾瓦封之,蒸八十日,取如小豆,置盘中,向日和之,其光上与日连,服如小豆,长生矣。以投丹阳铜中,火之成金。李公丹法:用真丹及五石之水各一升,和令如泥,釜中火之,三十六

日出,和以石硫黄液,服之十年,与天地相毕。刘生丹法:用白菊花汁地楮汁樗汁和丹蒸之,三十日,研合服之,一年,得五百岁,老翁服更少不可识,少年服亦不老。王君丹法:巴沙及汞内鸡子中,漆合之,令鸡伏之三枚,以王相日服之,住年不老,小儿不可服,不复长矣,与新生鸡犬服之,皆不复大,鸟兽亦皆如此验。陈生丹法:用白蜜和丹,内铜器中封之,沈之井中,一期,服之经年,不饥,尽一斤,寿百岁。韩终丹法:漆蜜和丹煎之,服可延年久视,立日中无影。过此以往,尚数十法,不可具论。⑤金液太乙所服而仙者也不减九丹矣。合之用古秤黄金一斤,并用玄明龙膏、太乙旬首中石、冰石、紫游女、玄水液、金化石、丹砂,封之成水,其经云,金液入口,则其身皆金色。老子受之于元君,元君曰,此道至重,百世一出,藏之石室,合之,皆斋戒百日,不得与俗人相往来,于名山之侧,东流水上,别立精舍,百日成,服一两便仙。又取此丹一斤置火上扇之,化为赤金而流,名曰丹金。以涂刀剑,辟兵万里。以此丹金为盘碗,饮食其中,令人长生。以承日月得液,如方诸之得水也,饮之不死。以金液和黄土,内六一泥瓯中,猛火炊之,尽成黄金,中用也,复以火炊之,皆化为丹,服之如小豆,可以入名山大川为地仙。以此丹一刀圭粉水银立成银,以银一两和铅一斤,皆成银。金液经云,投金人八两于东流水中,饮血为誓,乃告口诀,不如本法,盗其方而作之,终不成也。⑥九丹诚为仙药之上法,然合作之,所用杂药甚多。若四方清通者,市之可具。若九域分隔,则物不可得也。古秤金一斤于今为二斤,率不过直三十许万,其所用杂药差易具。又不起火,但以置华池中,日数足便成矣,都合可用四十万而得一剂,可足八人仙也。⑦小神丹方,用真丹三斤,白蜜六斤搅合,日暴煎之,令可丸,旦服如麻子许十丸,未一年,发白者黑,齿落者生,身体润泽,长服之,老翁成少年,长生不死矣。⑧小丹法,丹一斤捣筛,下淳苦酒三升,漆二升,凡三物合,令相得,微火上煎令可丸,服如麻子三丸,日再服,三十日,腹中百病愈,三尸去;服之百日,肌骨强坚;千日,司命削去死籍,与天地相毕,日月相望,改形易容,变化无常,日中无影,乃别有光也。⑨小饵黄金法,炼金内清酒中,约二百过,出入即沸矣,握之出指间令如泥,若不沸,及握之不出指间,即削之,内

清酒中无数也。成,服之如弹丸一枚,亦可一丸,分为小丸,服之三十日,无寒温,神人玉女侍之,银亦可饵之,与金同法。服此二物,能居名山石室中者,一年即轻举矣。止人间服亦地仙,勿妄传也。⑩ 两仪子饵黄金法,猪负革脂三斤,淳苦酒一升,取黄金五两,置器中,煎之土炉,以金置脂中,百入百出,苦酒亦尔。食一斤,寿蔽天地;食半斤,寿二千岁;五两,寿千二百岁。无多少,便可饵之。当以王相日作,服之神良。勿传非人,传示非人,令药不成不神。欲食去尸药,当服丹砂也。仙道贵生,长生成仙是道教修行的目标。

5.《至理》论述形神相离

① 夫有因无而生焉,形须神而立焉。有者无之宫也,形者神之宅也。故譬之于堤,堤坏则水不留矣。方之于烛,烛糜则火不居矣。身劳则神散,气竭则命终。根竭枝繁,则青青去木矣。气疲欲胜,则精灵离身矣。夫逝者无反期,既朽无生理,达道之士,良所悲矣!世人不能知其隐者,而但见其显者,故谓天下果无仙道也。② 防坚则水无漉弃之费,脂多则火无寝曜之患,龙泉以不割常利,斤斧以日用速弊,隐雪以违暖经夏,藏冰以居深过暑,单帛以幔镜不灼,凡卉以偏覆越冬。世人守近习隘,以仙道为虚诞,谓黄老为妄言,不亦惜哉?③ 召魂小丹三使之丸及五英八石小小之药,或立消坚冰,或入水自浮,能断绝鬼神,禳却虎豹,破积聚于腑脏,追二竖于膏肓,起猝死于委尸,返惊魂于既逝。夫此皆凡药也,犹能令已死者复生,则彼上药也,何为不能令生者不死乎?④ 吴普者,从华佗受五禽之戏以代导引,犹得百余岁。此皆药术之至浅,尚能如此,况于用其妙者耶?今语俗人云:理中四顺,可以救霍乱,款冬紫菀,可以治咳逆,蘜芦贯众之煞九虫,当归芍药之止绞痛,秦艽独活之除八风,菖蒲干姜之止痹湿,菟丝苁蓉之补虚乏,甘遂葶苈之逐痰癖,括楼黄连之愈消渴,荠苨甘草之解百毒,菌茹益热之护众创,麻黄大青之主伤寒,俗人犹谓不然也,宁煞生请福,分著问祟,不肯信良医之攻病,反用巫史之纷若,况乎告之以金丹可以度世,芝英可以延年哉?⑤ 服药虽为长生之本,若能兼行气者,其益甚速,若不能得药,但行气而尽其理者,亦得数百岁。然又宜知房中之术,所以尔者,不知阴阳之术,屡为劳损,则行气难得力也。夫人在气中,气在人中,自天地至于万物,无不须气以生者也。善行气者,内以养身,外以却恶,然百姓日用而不知焉。夫炁出于形,用之其效至此,何疑不可绝谷治病,延年养性乎?

6.《微旨》讲述宝精爱炁

① 黄老玄圣,深识独见,开秘文于名山,受仙经于神人,蹴埃尘以遣累,凌大遐以高跻,金石不能与之齐坚,龟鹤不足与之等寿,念有志于将来,愍信者之无文,垂以方法,炳然著明,小修则小得,大为则大验。然而浅见之徒,区区所守,甘于荼蓼而不识粹蜜,酣于醨酪而不赏醇醪。知好生而不知有养生之道,知畏死而不信有不死之法,知饮食过度之畜疾病,而不能节肥甘于其口也。知极情恣欲之致枯损,而不知割怀于所欲也。余虽言神仙之可得,安能令其信乎?② 寸鲋泛迹滥水之中,则谓天下无四海之广也。芒蝎宛转果核之内,则谓八极之界尽于兹也。虽告之以无涯之浩汗,语之以宇宙之恢阔,以为空言,必不肯信也。若令吾眼有方瞳,耳长出顶,亦将控飞龙而驾庆云,凌流电而造倒景,子又将安得而诘我。凡学道当阶浅以涉深,由易以及难,志诚坚果,无所不济,疑则无功,非一事也。夫根荄不洞地,而求柯条干云,渊源不泓窈,而求汤流万里者,未之有也。是故非积善阴德,不足以感神明;非诚心款契,不足以结师友;非功劳不足以论大试;又未遇明师而求要道,未可得也。九丹金液,最是仙主。然事大费重,不可卒办也。宝精爱炁,最其急也,并将服小药以延年命,学近术以辟邪恶,乃可渐阶精微矣。③ 若未得其至要之大者,则其小者不可不广知也。盖藉众术之共成长生也。大而谕之,犹世主之治国焉,文武礼律,无一不可也。小而谕之,犹工匠之为车焉,辕辋轴辖,莫或应亏也。所为术者,内修形神,使延年愈疾,外攘邪恶,使祸害不干,比之琴瑟,不可以子弦求五音也,方之甲胄,不可以一札待锋刃也。④ 凡有一事,辄是一罪,随事轻重,司命夺其算纪,算尽则死。善事难为,恶事易作,有阳誉者不能解阴罪。天下有生地,一州有生地,一郡有生地,一县有生地,一乡有生地,一里有生地,一宅有生地,一房有生地。⑤ 夫阴阳之术,高可以治小疾,次可以免虚耗而已。其理自有极,安能致神仙而却祸致福乎?人不可以阴阳不交,坐致疾患。若欲纵情恣欲,不能节宣,则伐年命。善其术者,则能却走马以补脑,还阴丹以朱肠,采玉液于金

池,引三五于华梁,令人老有美色,终其所禀之天年。

7.《塞难》论述成仙有命

① 命之脩短,实由所值,受气结胎,各有星宿。天道无为,任物自然,无亲无疏,无彼无此也。命属生星,则其人必好仙道。好仙道者,求之亦必得也。命属死星,则其人亦不信仙道。不信仙道,则亦不自修其事也。所乐善否,判于所禀,移易予夺,非天所能。譬犹金石之消于炉冶,瓦器之甄于陶灶,虽由之以成形,而铜铁之利钝,瓮罂之邪正,适遇所遭,非复炉灶之事也。② 有天地之大,故觉万物之小。有万物之小,故觉天地之大。且夫腹背虽包围五脏,而五脏非腹背之所作也。肌肤虽缠裹血气,而血气非肌肤之所造也。天地虽含囊万物,而万物非天地之所为也。譬犹草木之因山林以萌秀,而山林非有事焉。鱼鳖之讬水泽以产育,而水泽非有为焉。俗人见天地之大也,以万物之小也,因曰天地为万物之父母,万物为天地之子孙。夫虱生于我,岂我之所作?故虱非我不生,而我非虱之父母,虱非我之子孙。蠛蠓之育于醯醋,芝檽之产于木石,蛞蝓之滋于污淤,翠萝之秀于松枝,非彼四物所创匠也,万物盈乎天地之间,岂有异乎斯哉?③ 天有日月寒暑,人有瞻视呼吸,以远况近,以此推彼,人不能自知其体老少痛痒之何故,则彼天亦不能自知其体盈缩灾祥之所以;人不能使耳目常聪明,荣卫不辍阏,则天亦不能使日月不薄蚀,四时不失序。由兹论之,大寿之事,果不在天地,仙与不仙,决非所值也。④ 夫生我者父也,娠我者母也,犹不能令我形器必中适,姿容必妖丽,性理必平和,智慧必高远,多致我气力,延我年命;而或矬陋尪弱,或且黑且丑,或聋盲顽嚚,或枝离疮蹇,所得非所欲也,所欲非所得也,况乎天地辽阔者哉?父母犹复其远者也。⑤ 我自有身,不能使之永壮而不老,常健而不疾,喜怒不失宜,谋虑无悔吝。故授气流形者父母也,受而有之者我身也,其余则莫有亲密乎此者也,莫有制御乎此者也,二者已不能有损益于我矣,天地亦安得与知之乎?必若人物皆天地所作,则宜皆好而无恶,悉成而无败,众生无不遂之类,而项杨无春彫之悲矣!⑥ 圣之为德,德之至也。天若能以至德与之,而使之所知不全,功业不建,位不霸王,寿不盈百,此非天有为之验也。圣人之死,非天所杀,则圣人

之生,非天所挺也。贤不必寿,愚不必夭,善无近福,恶无近祸,生无定年,死无常分,盛德哲人,秀而不实,窦公庸夫,年几二百,伯牛废疾,子夏丧明,盗跖穷凶而白首,庄跻极恶而黄发,天之无为,于此明矣。⑦ 仲尼儒者之圣也,老子得道之圣也。儒教近而易见,故宗之者众焉。道意远而难识,故达之者寡焉。道者万殊之源也,儒者大淳之流也。三皇以往,道治也。帝王以来,儒教也。谈者咸知高世之敦朴,而薄季俗之浇散,何独重仲尼而轻老氏乎?⑧ 仲尼知老氏玄妙贵异,而不能把酌清虚,本源大宗,出乎无形之外,入乎至道之内,其所谘受,止于民间之事而已,安能请求仙法耶?忖其用心汲汲,专于教化,不存乎方术也。仲尼虽圣于世事,而非能沈静玄默,自守无为者。故老子戒之曰:良贾深藏若虚,君子盛德若愚,去子之骄气与多欲,态色与淫志,是无益于子之身。此足以知仲尼不免于俗情,非学仙之人也。夫栖栖遑遑,务在匡时,仰悲凤鸣,俯叹匏瓜,沽之恐不售,忼慨思执鞭,亦何肯舍经世之功业,而修养生之迂阔哉?⑨ 儒者易中之难也,道者难中之易也。夫弃交游,委妻子,谢荣名,损利禄,割粲烂于其目,抑铿锵于其耳,恬愉静退,独善守己,谤来不戚,誉至不喜,睹贵不欲,居贱不耻,此道家之难也。出无庆吊之望,入无瞻视之责,不劳神于七经,不运思于律历,意不为推步之苦,心不为艺文之役,众烦既损,和气自益,无为无虑,不忧不惕,此道家之易也,所谓难中之易矣。夫儒者所修,皆宪章成事,出处有则,语默随时,师则循比屋而可求,书则因解注以释疑,此儒者之易也。钩深致远,错综典坟,该河洛之籍籍,博百氏之云云,德行积于衡巷,忠贞尽于事君,仰驰神于垂象,俯运思于风云,一事不知,则所为不通,片言不正,则褒贬不分,举趾为世人之所则,动唇为天下之所传,此儒家之难也,所谓易中之难矣。笃论二者,儒业多难,道家约易,吾以患其难矣,将舍而从其易焉。世之讥吾者,则比肩皆是也。可与得意者,则未见其人也。若同志之人,必存乎将来,则吾亦未谓之为希矣。⑩ 妍媸有定矣,而憎爱异情,故两目不相为视焉。雅郑有素矣,而好恶不同,故两耳不相为听焉。真伪有质矣,而趋舍舛仵,故两心不相为谋焉。以丑为美者有矣,以浊为清者有矣,以失为得者有矣,此三者乖殊,炳然可知,如此其易也,而彼此终不可得而

一焉。又况乎神仙之事，事之妙者，而欲令人皆信之，未有可得之理也。至理之未易明，神仙之不见信，其来久矣，岂独今哉？

8.《释滞》论说圣人不仙不等于无仙

① 要道不烦，所为鲜耳。但患志之不立，信之不笃，何忧于人理之废乎？世之谓一言之善，贵于千金然，盖亦军国之得失，行己之臧否耳。至于告人以长生之诀，授之以不死之方，非特若彼常人之善言也，则奚徒千金而已乎？设使有困病垂死，而有能救之得愈者，莫不谓之为宏恩重施矣。今若按仙经，飞九丹，水金玉，则天下皆可令不死，其惠非但活一人之功也。黄老之德，固无量矣，而莫之克识，谓为妄诞之言，可叹者也。② 欲求神仙，唯当得其至要，至要者在于宝精行炁，服一大药便足，亦不用多也。然此三事，复有浅深，不值明师，不经勤苦，亦不可仓卒而尽知也。虽云行炁，而行炁有数法焉。虽曰房中，而房中之术，近有百余事焉。虽言服药，而服药之方，略有千条焉。初以授人，皆从浅始，有志不息，勤劳可知，方乃告其要耳。③ 道书之出于黄老者，盖少许耳，率多后世之好事者，各以所知见而滋长，遂令篇卷至于山积。徒诵之万遍，殊无可得也。虽欲博涉，然宜详择其善者而后留意，至于不要之道书，不足寻绎也。至于文子庄子关令尹喜之徒，其属文笔，虽祖述黄老，宪章玄虚，但演其大旨，永无至言。或复齐死生，谓无异以存活为徭役，以殂殁为休息，其去神仙，已千亿里矣，岂足耽玩哉？④ 人生星宿，各有所值，既详之于别篇矣。子可谓戴盆以仰望，不睹七曜之炳粲；暂引领于大川，不知重渊之奇怪也。夫五经所不载者无限矣，周孔所不言者不少矣。天地至大，举目所见，犹不能了，况于玄之又玄，妙之极妙者乎？圣人或可同去留，任自然，有身而不私，有生而不营，存亡任天，长短委命，故不学仙，亦何怪也。

9.《道意》论述道为宇宙本体

① 道者涵乾括坤，其本无名。论其无，则影响犹为有焉；论其有，则万物尚为无焉。以言乎迩，则周流秋毫而有余焉；以言乎远，则弥纶太虚而不足焉。为声之声，为响之响，为形之形，为影之影，方者得之而静，员者得之而动，降者得之而俯，升者得之以仰，强名为道，已失其真，况复乃千割百判，亿分万析，使其姓号至于无垠，去道辽辽，不亦

远哉？② 俗人不能识其太初之本，而修其流淫之末。人能淡默恬愉，不染不移，养其心以无欲，颐其神以粹素，扫涤诱慕，收之以正，除难求之思，遣害真之累，薄喜怒之邪，灭爱恶之端，则不请福而福来，不禳祸而祸去矣。③ 命在其中，不系于外，道存乎此，无俟于彼也。患乎凡夫不能守真，无杜遏之检括，爱嗜好之摇夺，驰骋流遁，有迷无反，情感物而外起，智接事而旁溢，诱于可欲，而天理灭矣，惑乎见闻，而纯一迁矣。④ 天下有似是而非者，实为无限。昔汝南有人于田中设绳罥以捕獐而得者，其主未觉。有行人见之，因窃取獐而去，犹念取之不事。其上有鲍鱼者，乃以一头置罥中而去。本主来，于罥中得鲍鱼，怪之以为神，不敢持归。于是村里闻之，因共为起屋立庙，号为鲍君。后转多奉之者，丹楹藻棁，钟鼓不绝。病或有偶愈者，则谓有神，行道经过，莫不致祀焉。积七八年，鲍鱼主后行过庙下，问其故，人具为之说。其鲍鱼主乃曰，此是我鲍鱼耳，何神之有？于是乃息。

10.《明本》论述道本儒末

① 道者儒之本也，儒者道之末也。先以为阴阳之术，众于忌讳，使人拘畏；而儒者博而寡要，劳而少功；墨者俭而难遵，不可遍循；法者严而少恩，伤破仁义。唯道家之教，使人精神专一，动合无形，包儒墨之善，总名法之要，与时迁移，应物变化，指约而易明，事少而功多，务在全大宗之朴，守真正之源者也。② 班固以史迁先黄老而后六经，谓迁为谬。夫迁之洽闻，旁综幽隐，沙汰事物之臧否，覈实古人之邪正。其评论也，实原本自然，其褒贬也，皆准的乎至理。不虚美，不隐恶，不雷同以偶俗。刘向命世通人，谓为实录；而班固之所论，未可据也。固诚纯儒，不究道意，玩其所习，难以折中。夫所谓道，岂唯养生之事而已乎？③ 立天之道，曰阴与阳；立地之道，曰柔与刚；立人之道，曰仁与义。易有圣人之道四焉，苟非其人，道不虚行。又于治世隆平，则谓之有道，危国乱主，则谓之无道。④ 曩古纯朴，巧伪未萌，其信道者，则勤而学之，其不信者，则嘿然而已。谤毁之言，不吐乎口，中伤之心，不存乎胸也。是以真人徐徐于民间，不促促于登进耳。末俗偷薄，雕伪弥深，玄淡之化废，而邪俗之党繁，既不信道，好为讪毁，谓真正为妖讹，以神仙为诞妄，或曰惑众，或曰乱

群，是以上士耻居其中也。⑤ 山林之中非有道也，而为道者必入山林，诚欲远彼腥膻，而即此清净也。夫入九室以精思，存真一以招神者，既不喜谊诈而合污秽，而合金丹之大药，炼八石之飞精者，尤忌利口之愚人，凡俗之闻见，明灵为之不降，仙药为之不成，非小禁也，止于人中，或有浅见毁之有司，加之罪福，或有亲旧之往来，牵之以庆吊，莫若幽隐一切，免于如此之臭鼠矣。彼之邈尔独往，得意嵩岫，岂不有以乎？⑥ 道之为源本，儒之为末流，夫升降俯仰之教，盘旋三千之仪，攻守进趣之术，轻身重义之节，欢忧礼乐之事，经世济俗之略，儒者之所务也。外物弃智，涤荡机变，忘富逸贵，杜遏劝沮，不恤乎穷，不荣乎达，不戚乎毁，不悦乎誉，道家之业也。儒者祭祀以祈福，而道者履正以禳邪。儒者所爱者势利也，道家所宝者无欲也。儒者汲汲于名利，而道家抱一以独善。儒者所讲者，相研之簿领也。道家所习者，遣情之教戒也。⑦ 儒者周孔也，其籍则六经也，盖治世存正之所由也，立身举动之准绳也，其用远而业贵，其事大而辞美，有国有家不易之制也。为道之士不营礼教，不顾大伦，侣狐貉于草泽之中，偶猿猱于林麓之间，魁然流摈，与木石为邻，此亦东走之迷，忘葵之甘也。摘华骋艳，质直所不尚，攻蒙救惑，畴昔之所屡，诚不欲复与子较物理之善否，校得失于机吻矣。然观孺子之坠井，非仁者之意，视瞽人之触柱，非兼爱之谓耶？⑧ 夫体道以匠物，宝德以长生者，黄老是也。黄帝能治世致太平而又升仙，则未可谓之后于尧舜也。老子既兼综礼教而又久视，则未可谓之为减周孔也。故仲尼有窃比之叹，未闻有疵毁之辞，而末世庸民，不得其门，修儒墨而毁道家，何异子孙而骂詈祖考哉？⑨ 夫得仙者，或升太清，或翔紫霄，或造玄洲，或栖板桐，听钧天之乐，享九芝之馔，出携松羡于倒景之表，入宴常阳于瑶房之中，曷为当侣狐貉而偶猿狖乎？夫道也者，逍遥虹霓，翱翔丹霄，鸿崖六虚，唯意所造。魁然流摈，未为戚也。牺腯聚处，虽被藻绣，论其为乐，孰与逸麟之离群以独往，吉光坼偶而多福哉？

11. 《仙药》论述芝玉草药

① 《神农四经》曰，上药令人身安命延，升为天神，遨游上下，使役万灵，体生毛羽，行厨立至。五芝及饵丹砂、玉札、曾青、雄黄、雌黄、云母、太乙禹余粮，各可单服之，皆令人飞行长生。中药养性，下药除病，能令毒虫不加，猛兽不犯，恶气不行，众妖并辟。《孝经》援《神契》曰，椒姜御湿，菖蒲益聪，巨胜延年，威喜辟兵。皆上圣之至言，方术之实录也，明文炳然，而世人终于不信，可叹息者也。② 仙药之上者丹砂，次则黄金，次则白银，次则诸芝，次则五玉，次则云母，次则明珠，次则雄黄，次则太乙禹余粮，次则石中黄子，次则石桂，次则石英，次则石脑，次则石硫黄，次则石粘，次则曾青，次则松柏脂、茯苓、地黄、麦门冬、木巨胜、重楼、黄连、石韦、楮实。象柴一名托卢是也，或云仙人杖，或云西王母杖，或名天精，或名却老，或名地骨，或名枸杞也。③ 天门冬或名地门冬，或名莛门冬，或名颠棘，或名淫羊食，或名管松，其生高地，根短而味甜，气香者善。其生水侧下地者，叶细似蕴而微黄，根长而味多苦，气臭者下，亦可服食。然喜令人下气，为益尤迟也。服之百日，皆丁壮倍骏于术及黄精也，入山便可蒸，若煮啖之，取足可以断谷。若有力可饵之，亦可作散，并及绞其汁作酒，以服散尤佳。楚人呼天门冬为百部，然自有百部草，其根俱有百许，相似如一也，而其苗小异也。真百部苗似拔揳，唯中以治咳及杀虱耳，不中服食，不可误也。④ 黄精一名白及，而实非中以作糊之白及也。按本草药之与他草同名者甚多，唯精博者能分别之，不可不详也。黄精一名兔竹，一名救穷，一名垂珠。服其花胜其实，服其实胜其根，但花难多得。得其生花十斛，乾之才可得五六斗耳，而服之日可三合，非大有役力者不能辨也。服黄精仅十年，乃可大得其益耳。俱以断谷不及术，术饵令人肥健，可以负重涉险，但不及黄精甘美易食，凶年可以与老小休粮，人不能别之，谓为米脯也。⑤ 五芝者，有石芝，有木芝，有草芝，有肉芝，有菌芝，各有百许种也。石芝者，石象芝生于海隅名山，及岛屿之涯有积石者，其状如肉象有头尾四足者，良似生物也，附于大石，喜在高岫险峻之地，或却著仰缀也。赤者如珊瑚，白者如截肪，黑者如泽漆，青者如翠羽，黄者如紫金，而皆光明洞彻如坚冰也。晦夜去之三百步，便望见其光矣。大者十余斤，小者三四斤，非久斋至精，及佩老子入山灵宝五符，亦不能得见此辈也。木芝者，松柏脂沦入地千岁，化为茯苓，茯苓万岁，其上生小木，状似莲花，名曰木威喜芝。夜视有光，持之甚滑，烧之不然，带之辟兵，以带鸡而杂以他鸡十二头共笼之，

去之十二步，射十二箭，他鸡皆伤，带威喜芝者终不伤也。草芝有独摇芝，无风自动，其茎大如手指，赤如丹，素叶似苋，其根有大魁如斗，有细者如鸡子十二枚，周绕大根之四方，如十二辰也，相去丈许，皆有细根，如白发以相连，生高山深谷之上，其所生左右无草。得其大魁末服之，尽则得千岁，服其细者一枚百岁，可以分他人也。肉芝者，谓万岁蟾蜍，头上有角，颔下有丹书八字再重，以五月五日日中时取之，阴乾百日，以其左足画地，即为流水，带其左手于身，辟五兵，若敌人射己者，弓弩矢皆反还自向也。菌芝，或生深山之中，或生大木之下，或生泉之侧，其状或如宫室，或如车马，或如龙虎，或如人形，或如飞鸟，五色无常，亦百二十种，自有图也。皆当禹步往采取之，刻以骨刀，阴乾末服方寸匕，令人升仙，中者数千岁，下者千岁也。⑥ 云母有五种，而人多不能分别也，法当举以向日，看其色，详占视之，乃可知耳。正尔于阴地视之，不见其杂色也。五色并具而多青者名云英，宜以春服之。五色并具而多赤者名云珠，宜以夏服之。五色并具而多白者名云液，宜以秋服之。五色并具而多黑者名云母，宜以冬服之。但有青黄二色者名云沙，宜以季夏服之。晶晶纯白名磷石，可以四时长服之也。⑦ 雄黄当得武都山所出者，纯而无杂，其赤如鸡冠，光明晔晔者，乃可用耳。其但纯黄似雄黄色，无赤光者，不任以作仙药，可以合理病药耳。饵服之法，或以蒸煮之，或以酒饵，或先以硝石化为水乃凝之，或以玄胴肠裹蒸之于赤土下，或以松脂和之，或以三物炼之。⑧ 玉亦仙药，但难得耳。玉经曰：服金者寿如金，服玉者寿如玉也。又曰：服玄真者，其命不极。玄真者，玉之别名也。令人身飞轻举，不但地仙而已。然其道迟成，服一二百斤，乃可知耳。玉可以乌米酒及地榆酒化之为水，亦可以葱浆消之为粕，亦可饵以为丸，亦可烧以为粉，服之一年已上，入水不霑，入火不灼，刃之不伤，百毒不犯也。⑨ 银但不及金玉耳，可以地仙也。服之法，以麦浆化之，亦可以朱草酒饵之，亦可以龙膏炼之，然三服，辄大如弹丸者，又非清贫道士所能得也。真珠径一寸以上可服，服之可以长久，酪浆渍之皆化如水银，亦可以浮石水蜂窠化，包彤蛇黄合之，可引长三四尺，丸服之，绝谷服之，则不死而长生也。桂可以葱涕合蒸作水，可以竹沥合饵之，亦可以先知

君脑，或云龟，和服之，七年，能步行水上，长生不死也。巨胜一名胡麻，饵服之不老，耐风湿，补衰老也。桃胶以桑灰汁渍，服之百病愈，久服之身轻有光明，在晦夜之地如月出也，多服之则可以断谷。柠木实之赤者，饵之一年，老者还少，令人彻视见鬼。昔道士梁须年七十乃服之，转更少，至年百四十岁，能夜书，行及奔马，后入青龙山去。槐子以新瓮合泥封之，二十余日，其表皮皆烂，乃洗之如大豆，日服之，此物主补脑，久服之，令人发不白而长生。玄中蔓方，楚飞廉、泽泻、地黄、黄连之属，凡三百余种，皆能延年，可单服也。灵飞散、未央丸、制命丸、羊血丸，皆令人驻年却老也。⑩ 南阳郦县山中有甘谷水，谷水所以甘者，谷上左右皆生甘菊，菊花堕其中，历世弥久，故水味为变。其临此谷中居民，皆不穿井，悉食甘谷水，食者无不老寿，高者百四五十岁，下者不失八九十，无夭年人，得此菊力也。⑪ 余亡祖鸿胪少卿曾为临沅令，云此县有廖氏家，世世寿考，或出百岁，或八九十，后徙去，子孙转多夭折。他人居其故宅，复如旧，后累世寿考。由此乃觉是宅之所为，而不知其何故，疑其井水殊赤，乃试掘井左右，得古人埋丹砂数十斛，去井数尺，此丹砂汁因泉渐入井，是以饮其水而得寿，况乃饵炼丹砂而服之乎？⑫ 余又闻上党有赵瞿者，病癞历年，众治之不愈，垂死。或云不及活，流弃之，后子孙转相注易，其家乃赍粮将之，送置山穴中。瞿在穴中，自怨不幸，昼夜悲叹，涕泣经月。有仙人行经过穴，见而哀之，具问讯之。瞿知其异人，乃叩头自陈乞哀，于是仙人以一囊药赐之，教其服法。瞿服之百许日，疮都愈，颜色丰悦，肌肤玉泽。仙人又过视之，瞿谢受更生活之恩，乞丐其方。仙人告之曰，此是松脂耳，此山中更多此物，汝炼之服，可以长生不死。瞿乃归家，家人初谓之鬼也，甚惊愕。瞿遂长服松脂，身体转轻，气力百倍，登危越险，终日不极，年百七十岁，齿不堕，发不白。⑬ 昔仙人八公，各服一物，以得陆仙，各数百年，乃合神丹金液，而升太清耳。人若合八物，炼而服之，不得其力，是其药力有转相胜畏故也。韩终服菖蒲十三年，身生毛，日视书万言，皆诵之，冬袒不寒。又菖蒲生须得石上，一寸九节已上，紫花者尤善也。赵他子服桂二十年，足下生毛，日行五百里，力举千斤。移门子服五味子十六年，色如玉女，入水不沾，入火不灼也。楚

文子服地黄八年,夜视有光,手上车弩也。林子明服术十一年,耳长五寸,身轻如飞,能超逾渊谷二丈许。杜子微服天门冬,御八十妾,有子百三十人,日行三百里。任子季服茯苓十八年,仙人玉女往从之,能隐能彰,不复食谷,灸瘢皆灭,面体玉光。陵阳子仲服远志二十年,有子三十七人,开书所视不忘,坐在立亡。仙经曰:虽服草木之叶,已得数百岁,忽怠于神丹,终不能仙。以此论之,草木延年而已,非长生之药可知也。未得作丹,且可服之,以自支持耳。⑭小神方,用真丹三斤,白蜜一斤,合和日曝煎之,令可丸。旦服如麻子十丸,未一年,发白更黑,齿堕更生,身体润泽,长服之,老翁还成少年,常服长生不死。⑮小饵黄金方,火销金纳清酒中,二百出,二百入,即沸矣。握之出指间,令如泥,若不沸及握之不出指间,即复销之内酒中无数也。成服如弹丸一枚,亦可汁一丸分为小丸,服三十日,无寒温,神人玉女下之。又银亦可饵,与金同法。服此二物,可居名山石室中,一年即轻举矣。人间服之,名地仙,勿妄传也。⑯两仪子饵销黄金法,猪负革肪三斤,醇苦酒一斗,取黄金五两,置器中煎之,出炉,以金置肪中,百入百出,苦酒亦尔,浚一斤金,寿弊天地,食半斤金,寿二千岁;五两,千二百岁,无多少,便可饵之。当以王相之日,作之神良,勿传人,传人,药不成不神也。欲食去尸药,当服丹砂。⑰饵丹砂法,丹砂一斤,捣筛,下醇苦酒三升,淳漆二升,凡三物合,令相得,微火上煎之,令可丸,服如麻子三丸,日再。四十日,腹中百病愈,三尸去;服之百日,肌骨坚强;服之千日,司命削死籍,与天地相保,日月相望,改形易容,变化无常,日中无影,乃别有光矣。

12.《辨问》论述圣人不必仙,仙人不必圣

① 夫圣人不必仙,仙人不必圣。圣人受命,不值长生之道,但自欲除残去贼,夷险平暴,制礼作乐,著法垂教,移不正之风,易流遁之俗,匡将危之主,扶亡徵之国。至于仙者,唯须笃志至信,勤而不怠,能恬能静,便可得之,不待多才也。有入俗之高真,乃为道者之重累也。得合一大药,知守一养神之要,则长生久视,岂若圣人所修为者云云之无限乎?且夫俗所谓圣人者,皆治世之圣人,非得道之圣人,得道之圣人,则黄老是也。治世之圣人,则周孔是也。黄帝先治世而后登仙,此是偶有能兼之才者也。古之帝王,刻于泰山,可省读者七

十二家,其余磨灭者,不可胜数,而独记黄帝仙者,其审然可知也。② 世人以人所尤长,众所不及者,便谓之圣。故善围棋之无比者,则谓之棋圣,故严子卿马绥明于今有棋圣之名焉。善史书之绝时者,则谓之书圣,故皇象胡昭于今有书圣之名焉。善图画之过人者,则谓之画圣,故卫协张墨于今有画圣之名焉。善刻削之尤巧者,则谓之木圣,故张衡马钧于今有木圣之名焉。故孟子谓伯夷清之圣者也,柳下惠和之圣者也,伊尹任之圣者也。吾试演而论之,则圣非一事。夫班输倕狄,机械之圣也;附扁和缓,治疾之圣也;子韦甘均,占候之圣也;史苏辛廖,卜筮之圣也;夏育杜回,筋力之圣也;荆轲聂政,勇敢之圣也;飞廉夸父,轻速之圣也;子野延州,知音之圣也;孙吴韩白,用兵之圣也。圣者,人事之极号也,不独于文学而已矣。庄周云:盗有圣人之道五焉。妄意而知人之藏者,明也;先入而不疑者,勇也;后出而不惧者,义也;知可否之宜者,知也;分财均同者,仁也。不得此道而成天下大盗者,未之有也。③ 得道之士,所以与世人异路而行,异处而止,言不欲与之交,身不欲与之杂。隔千里,犹恐不足以远烦劳之攻;绝轨迹,犹恐不足以免毁辱之丑。贵不足以诱之,富不足以移之,何肯当自衒于俗士,言我有仙法乎?此盖周孔所以无缘而知仙道也。④ 且夫周孔,盖是高才大学之深远者耳,小小之伎,犹多不闲。使之跳丸弄剑,逾锋投狭,履纟组登幢,摛盘缘案,跟挂万仞之峻峭,游泳吕梁之不测,手扛千钧,足蹋惊飙,暴虎槛豹,揽飞捷矢,凡人为之,而周孔不能,况过于此者乎?他人之所念虑,蚤虱之所首向,隔墙之朱紫,林下之草芥,匣匮之书籍,地中之宝藏,丰林邃薮之鸟兽,重渊洪潭之鱼鳖,令周孔委曲其采色,分别其物名,经列其多少,审实其有无,未必能尽知,况于远此者乎?⑤ 圣人不食则饥,不饮则渴,灼之则热,冻之则寒,挞之则痛,刃之则伤,岁久则老矣,损伤则病矣,气绝则死矣。此是其所与凡人无异者甚多,而其所以不同者至少矣。所以过绝人者,唯在于才长思远,口给笔高,德全行洁,强训博闻之事耳,亦安能无事不兼邪?既已著作典谟,安上治民,复欲使之两知仙道,长生不死,以此责圣人,何其多乎?⑥ 吾闻至言逆俗耳,真语必违众,儒士卒览吾此书者,必谓吾非毁圣人。吾岂然哉?但欲尽物理耳,理尽事穷,则似于谤讪周孔

矣。世人谓圣人从天而坠，神灵之物，无所不知，无所不能。甚于服畏其名，不敢复料之以事，谓为圣人所不为，则人无复能之者也；圣人所不知，则人无复知之者也，不可笑哉？俗人或曰周孔皆能为此，但不为耳。吾答之曰：必不求之于明文，而指之以空言者，吾便可谓周孔能振翮翻飞，翱翔八极，兴云致雨，移山拔井，但不为耳。一不以记籍见事为据者，复何限哉？必若所云者，吾亦可以言周孔皆已升仙，但以此法不可以训世，恐人皆知不死之可得，皆必悉委供养，废进宦而登危浮深，以修斯道，是为家无复子孙，国无复臣吏，忠孝并丧，大伦必乱，故周孔密自为之，而秘不告人，外讬终亡之形，内有上仙之实。周孔自偶，不信仙道，日月有所不照，圣人有所不知，岂可以圣人所不为，便云天下无仙！是责三光不照覆盆之内也。

13.《极言》劝人积功学仙

① 古之仙人者，皆由学以得之，将特禀异气耶？抱朴子答曰：彼莫不负笈随师，积其功勤，蒙霜冒险，栉风沐雨，而躬亲洒扫，契阔劳艺，始见之以信行，终被试以危困，性笃行贞，心无怨贰，乃得升堂以入于室。② 非长生难也，闻道难也；非闻道难也，行之难也；非行之难也，终之难也。良匠能与人规矩，不能使人必巧也。明师能授人方书，不能使人必为也。夫修道犹如播谷也，成之犹收积也。厥田虽沃，水泽虽美，而为之失天时，耕锄又不至，登稼被垄，不获不刈，顷亩虽多，犹无获也。③ 古者岂有无所施行，而偶自长生者乎？抱朴子答曰：无也。或随明师，积功累勤，便得赐以合成之药。或受秘方，自行治作，事不接于世，言不累于俗，而记著者止存其姓名，而不能具知其所以得仙者，故阙如也。④ 黄帝审仙者，桥山之冢，又何为乎？抱朴子答曰：按荆山经及龙首记，皆云黄帝服神丹之后，龙来迎之，群臣追慕，靡所措思，或取其几杖，立庙而祭之；或取其衣冠，葬而守之。列仙传云：黄帝自择亡日，七十日去，七十日还，葬于桥山，山陵忽崩，墓空无尸，但剑舄在焉。此诸说虽异，要于为仙。⑤ 帝尝佐尧，历夏至殷为大夫，殷王遣采女从受房中之术，行之有效，欲杀彭祖，以绝其道，彭祖觉焉而逃去。去时年七八百余，非为死也。⑥ 不得金丹，但服草木之药及修小术者，可以延年迟死耳，不得仙也。或但知服草药，而不知还年之要术，则终无久生之理也。或

晓带神符，行禁戒，思身神，守真一，则止可令内疾不起，风湿不犯耳。若卒有恶鬼强邪，山精水毒害之，则便死也。或不得入山之法，令山神为之作祸，则妖鬼试之，猛兽伤之，溪毒击之，蛇蝮螫之，致多死事，非一条也。⑦ 或修道晚暮，而先自损伤已深，难可补复。补复之益，未得根据，而疾随复作，所以克伐之事，亦何缘得长生哉？或年老为道而得仙者，或年少为道而不成者，何哉？彼虽年老而受气本多，受气本多则伤损薄，伤损薄则易养，易养故得仙。此虽年少而受气本少，受气本少则伤深，伤深则难救，难救故不成仙也。神农曰：百病不愈，安得长生？信哉斯言也。⑧ 长生之要在乎还年之道。上士知之，可以延年除病；其次不以自伐者也。若年尚少壮而知还年，服阴丹以补脑，采玉液于长谷者，不服药物，亦不失三百岁也，但不得仙耳。不得其术者，古人方之于冰杯之盛汤，羽苞之蓄火也。⑨ 才所不逮而困思之，伤也；力所不胜而强举之，伤也；悲哀憔悴伤也；喜乐过差伤也；汲汲所欲伤也；久谈言笑伤也；寝息失时伤也；挽弓引弩伤也；沈醉呕吐伤也；饱食即卧伤也；跳走喘乏伤也；欢呼哭泣伤也；阴阳不交伤也；积伤至尽则早亡，早亡非道也。⑩ 养生之方唾不及远，行不疾步，耳不极听，目不久视，坐不至久，卧不及疲，先寒而衣，先热而解，不欲极饥而食，食不过饱，不欲极渴而饮，饮不过多。凡食过则结积聚，饮过则成痰癖。不欲甚劳甚逸，不欲起晚，不欲汗流，不欲多睡，不欲奔车走马，不欲极目远望，不欲多啖生冷，不欲饮酒当风，不欲数数沐浴，不欲广志远愿，不欲规造异巧。冬不欲极温，夏不欲穷凉，不露卧星下，不眠中见肩，大寒大热，大风大雾，皆不欲冒之。五味入口，不欲偏多，故酸多伤脾，苦多伤肺，辛多伤肝，咸多则伤心，甘多则伤肾，此五行自然之理也。⑪ 是以善摄生者，卧起有四时之早晚，兴居有至和之常制；调利筋骨，有偃仰之方；杜疾闲邪，有吞吐之术；流行荣卫，有补泻之法；节宣劳逸，有与夺之要。忍怒以全阴气，抑喜以养阳气。然后先将服草木以救亏缺，后服金丹以定无穷，长生之理，尽于此矣。若有欲决意任怀，自谓达识知命，不泥异端，极情肆力，不营久生者，闻此言也，虽风之过耳，电之经目，不足谕也。虽身枯于流连之中，气绝于纨绮之间，而甘心焉，亦安可告之以养生之事哉？不惟不纳，乃谓妖讹，

也。而望彼信之,所谓以明鉴给矇瞽,以丝竹娱聋夫也。

14.《勤求》劝人求真勤炼

① 天地之大德曰生,生好物者也。是以道家之所至秘而重者,莫过乎长生之方也。故血盟乃传,传非其人,戒在天罚。先师不敢以轻行授人,须人求之至勤者,犹当拣选至精者乃教之,况乎不好不求,求之不笃者,安可衒其沽以告之哉? ② 凌晷飙飞,暂少忽老,迅速之甚,谕之无物,百年之寿,三万余日耳。幼弱则未有所知,衰迈则欢乐并废,童蒙昏耄,除数十年,而险隘忧病,相寻代有,居世之年,略消其半,计定得百年者,喜笑平和,则不过五六十年,咄嗟灭尽,哀忧昏耄,六七千日耳,顾眄已尽矣,况于全百年者,万未有一乎? ③ 老子以长生久视为业,而庄周贵于摇尾涂中,不为被网之龟,被绣之牛,饿而求粟于河侯,以此知其不能齐死生也。晚学不能考校虚实,偏据一句,不亦谬乎?且夫深入九泉之下,长夜罔极,始为蝼蚁之粮,终与尘壤合体,令人怛然心热,不觉咄嗟。若心有求生之志,何可不弃置不急之事,以修玄妙之业哉?由此论之,明师之恩,诚为过于天地,重于父母多矣,可不崇之乎?可不求之乎? ④ 古人质正,贵行贱言,故为政者不尚文辨,修道者不崇辞说。风俗衰薄,外饰弥繁,方策既山积于儒门,而内书亦鞅掌于术家。故后之知道者,干吉容嵩桂帛诸家,各著千所篇,然率多教诫之言,不肯善为人开显大向之指归也。其至真之诀,或但口传,或不过寻尺之素,在领带之中,非随师经久,累勤历试者,不能得也。 ⑤ 夫长生制在大药耳,非祠醮之所得也。昔秦汉二代,大兴祈祷,所祭太乙五神,陈宝八神之属,动用牛羊谷帛,钱费亿万,了无所益。况于匹夫,德之不备,体之不养,而欲以三牲酒肴,祝愿鬼神,以索延年,惑亦甚矣。或颇有好事者,诚欲为道,而不能勤求明师,合作异药,而但昼夜诵讲不要之书,数千百卷,诣老无益,便谓天下果无仙法。或举门扣头,以向空坐,烹宰牺牲,烧香请福,而病者不愈,死丧相袭,破产竭财,一无奇异,终不悔悟,自谓未笃。若以此之勤,求知方之师,以此之费,给买药之直者,亦必得神仙长生度世也。何异诣老空耕石田,而望千仓之收,用力虽尽,不得其所也。所谓适楚而道燕,马虽良而不到,非行之不疾,然失其道也。 ⑥ 诸虚名之道士,既善为诳诈,以欺学者;又多护短匿愚,耻于不知。阳若以博涉已足,终不肯行求请问于胜己者,蠢尔守穷,面墙而立;又不但拱默而已,乃复憎忌于实有道者而谤毁之,恐彼声名之过己也。此等岂有意于长生之法哉?为欲以合致弟子,图其财力,以快其情欲而已耳。而不知天高听卑,其后必受斯殃也。夫贫者不可妄云我富也,贱者不可虚云我贵也,况道德之事实无,而空养门生弟子乎? ⑦ 杂猥道士之辈,不得金丹大法,必不得长生可知也。虽治病有起死之效,绝谷则积年不饥,役使鬼神,坐在立亡,瞻视千里,知人盛衰,发沈祟于幽翳,知祸福于未萌,犹无益于年命也,尚羞行请求,耻事先达,是惜一日之屈,而甘罔极之痛,是不见事类者也。古人有言曰,生之于我,利亦大焉。论其贵贱,虽爵为帝王,不足以此法比焉。论其轻重,虽富有天下,不足以此术易焉。 ⑧ 昔者之著道书多矣,莫不务广浮巧之言,以崇玄虚之旨,未有究论长生之阶径,箴砭为道之病痛,如吾之勤勤者也。实欲令迷者知反,失之东隅,收之桑榆,坠井引绠,愈于遂没。但惜美疢而距恶石者,不可如何耳。人谁无过,过而能改,日月之蚀,睎颜氏之子也。又欲使将来之好生道者,审于所托,故竭其忠告之良谋,而不饰淫丽之言,言发则指切,笔下则辞痛,惜在于长生而折抑邪耳,何所索哉? ⑨ 深念学道艺养生者,随师不得其人,竟无所成,而使后之有志者,见彼之不得长生,因云天下之果无仙法也。凡自度生,必不能苦身约己以修玄妙者,亦徒进失干禄之业,退无难老之功,内误其身,外沮将来也。仙之可学致,如黍稷之可播种得,甚炳然耳。未有不耕而获嘉禾,未有不勤而获长生度世也。

15.《杂应》阐述辟谷召神

① 断谷人止可息看粮之费,不能独令人长生也。其服术及饵黄精,又禹余粮丸,日再服,三日令人多气力,堪负担远行,身轻不极。其服诸石药,一服守中十年五年者及吞气服符饮神水辈,但为不饥耳,体力不任劳也。 ② 道书虽言欲得长生,肠中当清;欲得不死,肠中无滓。又云,食草者善走而愚,食肉者多力而悍,食谷者智而不寿,食气者神明不死。此乃行气者一家之偏说耳,不可便孤用也。 ③ 若欲服金丹大药,先不食百许日为快。若不能者,正尔服之,但得仙小迟耳,无大妨也。若遭世荒,隐窜山林,知此法者,则可以不饿死。

其不然也,则无急断,急既无可大益。④ 近有一百许法,或服守中石药数十丸,便辟四五十日不饥,练松柏及术,亦可以守中,但不及大药,久不过十年以还。或辟一百二百日,或须日日服之,乃不饥者。或先作美食极饱,乃服药以养所食之物,令不消化,可辟三年。欲还食谷,当以葵子猪膏下之,则所作美食皆下,不坏如故也。洛阳道士董威辇云以甘草、防风、苋实之属十许种捣为散,先服方寸匕,乃吞石子大如雀卵十二枚,足辟百日,辄更服散,气力颜色如故也。欲还食谷者,当服葵子汤下石子,乃可食耳。又赤龙血青龙膏作之,用丹砂曾青水,以石内其中,复须臾,石柔而可食也。若不即取,便消烂尽也。食此石以口取饱,令人丁壮。⑤ 又有引石散,以方寸匕投一斗白石子中,以水合煮之,亦立熟如芋子,可食以当谷也。张太元举家及弟子数十人,隐居林虑山中,以此法食石十余年,皆肥健。但为须得白石,不如赤龙血青龙膏,取得石便可用,又当煮之,有薪火之烦耳。⑥ 余数见断谷人三年二年者多,皆身轻色好,堪风寒暑湿,大都无肥者耳。虽未见数十岁不食者,然人绝谷不过十许日皆死,而此等已积载而自若,亦何疑于不可大久乎?若令诸绝谷者专赢,极常虑之,恐不可久耳。而问诸为之者,无不初时少气力,而后稍丁健,月胜一月,岁胜一岁,正尔,可久无嫌也。夫长生得道者,莫不皆由服药吞气,而达之者而不妄也。夫服药断谷者,略无不先极也。但用符水及单服气者,皆作四十日中疲瘦,过此乃健耳。⑦ 不寒之道:立冬之日服六丙六丁之符,或闭口行五火之炁千二百遍,则十二月中不寒也。或服太阳酒,或服紫石英朱漆散,或服雄丸一,后服雌丸二,亦可堪一日一夕不寒也。雌丸用雌黄、曾青、矾石、磁石也。雄丸用雄黄、丹砂、石胆也。然此无益于延年之事也。⑧ 不热之道:以立夏日服六壬六癸之符,或行六癸之炁,或服玄冰之丸,或服飞霜之散。然此用萧丘上木皮,及五月五日中时北行黑蛇血,故少有得合之者也。唯幼伯子王仲都,此二人衣以重裘,曝之于夏日之中,周以十炉之火,口不称热,身不流汗,盖用此方者也。⑨ 辟五兵之道:刀名大房,虚星主之;弓名曲张,氐星主之;矢名彷徨,荧惑星主之;剑名失伤,角星主之;弩名远望,张星主之;戟名大将,参星主之也。临战时,常细祝之。或以五月五日作赤灵符,

著心前。或丙午日日中时,作燕君龙虎三囊符。岁符岁易之,月符月易之,日符日易之。或佩西王母兵信之符,或佩荧惑朱雀之符,或佩南极铄金之符,或戴却刃之符,祝融之符。或傅玉札散,或浴禁葱汤,或取牡荆以作六阴神将符,符指敌人。或以月蚀时刻,三岁蟾蜍喉下有八字者血,以书所持之刀剑。或带武威符荧火丸。或交锋刃之际,乘魁履罡,呼四方之长,亦有明效。今世之人,亦有得禁辟五兵之道,往往有之。⑩ 隐沦之道:服大隐符十日,欲隐则左转,欲见则右回也。或以玉粕丸涂人身中;或以蛇足散,或怀离母之草,或折青龙之草,以伏六丁之下;或入竹田之中,而执天枢之壤;或造河龙石室,而隐云盖之阴,或伏清泠之渊,以过幽阙之径;或乘天一马以游紫房;或登天一之明堂;或入玉女之金匮;或背辅向官,立三盖之下;或投巾解履、胆煎及儿衣符,子居蒙人,青液桂梗,六甲父母,僻侧之胶,驳马泥丸,木鬼之子,金商之艾,或可为小儿,或可为老翁,或可为鸟,或可为兽,或可为草,或可为木,或可为六畜,或依木成木,或依石成石,依水成水,依火成火,此所谓移形易貌,不能都隐者也。⑪ 为道者可以不病乎?抱朴子曰:养生之尽理者,既将服神药,又行气不懈,朝夕导引,以宣动荣卫,使无辍阂,加之以房中之术,节量饮食,不犯风湿,不患所不能,如此可以不病。但患居人间者,志不得专,所修无恒,又苦懈怠不勤,故不得不有疹疾耳。⑫ 余见戴霸、华佗所集《金匮》《绿囊》《崔中书》《黄素方》及《百家杂方》五百许卷,甘胡、吕傅、周始、甘唐通、阮南河等各撰集《暴卒备急方》或一百十,或九十四,或八十五,或四十六,世人皆为精悉,不可加也。余究而观之,殊多不备,诸急病甚尚未尽,又浑漫杂错,无其条贯,有所寻按,不即可得。而治卒暴之候,皆用贵药,动数十种,自非富室而居京都者,不能素储,不可卒办也。又多令人以针治病,其灸法又不明处所分寸,而但说身中孔穴荣输之名。自非旧医备览明堂流注偃侧图者,安能晓之哉?余所撰百卷,名曰《玉函方》,皆分别病名,以类相续,不相杂错,其救卒参卷,皆单行径易,约而易验,篱陌之间,顾盼皆药,众急之病,无不毕备,家有此方,可不用医。医多承袭世业,有名无实,但养虚声,以图财利。寒白退士,所不得使,使之者乃多误人,未若自闲其要,胜于所迎无知之医。医又不可卒

得，得又不肯即为人使，使腠理之微疾，成膏肓之深祸，乃至不救。且暴急之病，而远行借问，率多枉死矣。⑬将来吉凶，安危去就，知之可全身，为有道乎？抱朴子曰：仰观天文，俯察地理，占风气，布筹算，推三棋，步九宫，检八卦，考飞伏之所集，诊讹讹于物类，占休咎于龟策，皆下术常伎，疲劳而难恃。若乃不出帷幕而见天下，乃为入神矣。或以三皇天文，召司命司危五岳之君，阡陌亭长六丁之灵，皆使人见之，而对问以诸事，则吉凶昭然，若存诸掌，无远近幽深，咸可先知也。或召六阴玉女，其法六十日而成，成则长可役使。或祭致八史，八史者，八卦之精也，亦足以预识未形矣。或服葛花及秋芒麻勃刀圭方寸匕，忽然如欲卧，而闻人语之以所不决之事，吉凶立定也。或用明镜九寸以上自照，有所思存，七日七夕则见神仙，或男或女，或老或少，一示之后，心中自知千里之外，方来之事。⑭坚齿之道：能养以华池，浸以醴液，清晨建齿三百过者，永不摇动。其次则含地黄煎，或含玄胆汤，及蛇脂丸、矾石丸、九棘散，则已动者更牢，有虫者即愈。又服灵飞散者，则可令既脱者更生也。⑮聪耳之道：能龙导虎引，熊经龟咽，燕飞蛇屈鸟伸，天俛地仰，令赤黄之景，不去洞房，猿据兔惊，千二百至，则聪不损也。其既聋者，以玄龟薰之，或以棘头、羊粪、桂毛、雀桂成裹塞之；或以狼毒冶葛，或以附子葱涕，合内耳中，或以蒸鲤鱼脑灌之，皆愈也。⑯明目之道：能引三焦之升景，召大火于南离，洗之以明石，熨之以阳光，及烧丙丁洞视符，以酒和洗之，古人曾以夜书也。或以苦酒煮芜菁子令熟，曝乾，末服方寸匕，日三，尽一斗，能夜视有所见矣。或以犬胆煎青羊、斑鸠、石决明、充蔚百华散，或以鸡舌香、黄连、乳汁煎注之。诸有百疾之在目者皆愈，而更加精明倍常也。⑰登峻涉险，远行不极之道：惟服食大药，则身轻力劲，劳而不疲矣。若初入山林，体未全实者，宜以云珠粉、百华醴、玄子汤洗脚，及虎胆丸、朱明酒、天雄鹤脂丸、飞廉煎秋芒、车前、泽泻散，用之旬日，不但涉远不极，乃更令人行疾，可三倍于常也。若能乘跻者，可以周流天下，不拘山河。⑱凡乘跻道有三法：一曰龙跻，二曰虎跻，三曰鹿卢跻。或服符精思，若欲行千里，则以一时思之。若昼夜十二时思之，则可以一日一夕行万二千里，亦不能过此，过此当更思之，如前法。或用枣心木为飞

车，以牛革结环剑以引其机，或存念作五蛇六龙三牛交罡而乘之，上升四十里，名为太清。太清之中，其气甚罡，能胜人也。师言鸢飞转高，则但直舒两翅，了不复扇摇之而自进者，渐乘罡炁故也。龙初升阶云，其上行至四十里，则自行矣。⑲问辟之道：仙人入瘟疫秘禁法，思其身为五玉。五玉者，随四时之色，春色青，夏赤，四季月黄，秋白，冬黑。又思冠金巾，思心如炎火，大如斗，则无所畏也。思其发散以被身，一发端，辄有一大星缀之。又思作七星北斗，以魁覆其头，以罡指前。又思五脏之气，从两目出，周身如云雾，肝青气，肺白气，脾黄气，肾黑气，心赤气，五色纷错，则可与疫病者同床也。或禹步呼直日玉女，或闭气思力士，操千斤金锤，百二十人以自卫。或用射鬼丸、赤车使者丸、冠军丸、徐长卿散、玉函精粉、青年道士熏身丸、崔文黄散、草玉酒、黄庭丸、皇符、老子领中符、赤须子桃花符，皆有良效者也。

16.《黄白》讲述黄金白银

①《神仙经》黄白之方二十五卷，千有余首。黄者金也，白者银也。古人秘重其道，不欲指斥，故隐之云尔。余昔从郑公受九丹及金银液经，因复求受黄白中经五卷。郑君曾与左君于庐江铜山中试作，皆成也。然而斋洁禁忌之勤苦，与金丹神仙药无异也。俗人多讥余好攻异端，谓予为趣欲强通天下之不可通者。余亦何为然哉！余若欲以此辈事，骋辞章于来世，则余所著外篇及杂文二百余卷，足以寄意于后代，不复须此。且此内篇，皆直语耳，无藻饰也。②作丹砂水法：治丹砂一斤，内生竹筒中，加石胆、消石各二两，覆荐上下，闭塞筒口，以漆骨丸封之，须干，以内醇苦酒中，埋之地中，深三尺，三十日成水，色赤味苦。③金楼先生所从青林子受作黄金法：先锻锡，方广六寸，厚一寸二分，以赤盐和灰汁，令如泥，以涂锡上，令通厚一分，累置于赤土釜中。率锡十斤，用赤盐四斤，合封固其际，以马通火煴之，三十日，发火视之，锡中悉如灰状，中有累累如豆者，即黄金也。合治内土瓯中，以炭鼓之，十炼之并成也。率十斤锡，得金二十两。唯长沙桂阳豫章南海土釜可用耳。彼乡土之人，作土釜以炊食，自多也。④治作赤盐法：用寒盐一斤，又作寒水石一斤，又作寒羽涅一斤，又作白矾一斤，合内铁器中，以炭火火之，皆消而色赤，乃出之可用也。⑤角里先生从稷丘

子所授化黄金法：先以矾水石二分，内铁器中，加炭火令沸，乃内汞多少自在，搅令相得，六七沸，注地上成白银。乃取丹砂水曾青水各一分，雄黄水二分，于镉中加微火上令沸，数搅之，令相得，复加炭火上令沸，以此白银内其中，多少自在，可六七沸，注地上凝，则成上色紫磨金也。⑥治作雄黄水法：治雄黄内生竹筒中一斤，辄加消石二两，覆荐上下，封以漆骨丸，内醇大醋中，埋之深三尺，二十日即化为水也。作曾青水方，及矾石水同法，但各异筒中耳。⑦小儿作黄金法：作大铁筒成，中一尺二寸，高一尺二寸。作小铁筒成，中六寸，莹磨之。赤石脂一斤，消石一斤，云母一斤，代赭一斤，流黄半斤，空青四两，凝水石一斤，皆合捣细筛，以醮和，涂之小筒中，厚二分。汞一斤，丹砂半斤，良非半斤。取良非法用铅十斤内铁釜中，居炉上露灼之，铅销，内汞三两，早出者以铁匙抄取之，名曰良非也。搅令相得，以汞不见为候，置小筒中，云母覆其上，铁盖镇之。取大筒居炉上，销铅注大筒中，没小筒中，去上半寸，取销铅为候，猛火炊之，三日三夜成，名曰紫粉。取铅十斤于铁器中销之，二十日上下，更内铜器中，须铅销，内紫粉七方寸匕，搅之，即成黄金也。欲作白银者，取汞置铁器中，内紫粉三寸已上，火令相得，注水中，即成银也。⑧务成子法：作铁筒长九寸，径五寸，捣雄黄三斤，蚓蝼壤等分，作合以为泥，涂裹使径三寸，匣口四寸，加丹砂水二合，覆马通火上，令极干，内铜筒中，塞以铜合盖坚，以黄沙筑上，覆以蚓壤重泥，上无令泄，置炉炭中，令有三寸炭，筒口赤，可寒发之，雄黄皆入著铜筒，复出入如前法。三斤雄黄精，皆下入著筒中，下提取与黄沙等分，合作以为炉，炉大小自在也。欲用之，置炉于炭火中，炉赤，内水银，银动则内铅其中，黄从傍起交中央，注之于地，即成金。⑨此金取牡荆赤黍酒渍之百日，即柔可和也。如小豆，服一丸，日三服，尽一斤，三虫伏尸，百病皆去，盲者视，聋者闻，老者即还年如三十时，入火不灼，百邪众毒、冷风暑湿，不能侵入；尽三斤，则步行水上，山川百神，皆来侍卫，寿与天地相毕。以杼血朱草煮一丸，以拭目眦，即见鬼及地中物，能夜书；以白羊血涂一丸，投水中，鱼龙立出，可以取也；以青羊血丹鸡血涂一丸，悬都门上，一里不疫；以涂牛羊六畜额上，皆不疫病，虎豹不犯也；以虎胆蛇肪涂一丸，从月建上以掷敌人

军，军即便无故自乱，相伤杀而走矣；以牛血涂一丸以投井中，井中即沸，以投流水，流水则逆流百步；以白犬血涂一丸，投社庙舍中，其鬼神即见，可以役使；以兔血涂一丸，置六阴之地，行厨玉女立至，可俟六七十人也；以鲤鱼胆涂一丸，持入水，水为之开一丈，可得气息水中以行，冒雨衣不濡也；以紫苋煮一丸，含咽其汁，可百日不饥；以慈石煮一丸，内髻中，以击贼，白刃流矢不中之，有射之者，矢皆自向也；以六丁六壬上土并一丸，以蔽人中则隐形，含一丸，北向以喷火，火则灭；以庚辛日申酉时，向西地以一丸掷树，树木即日便枯；又以一丸，禹步掷虎狼蛇蝮，皆即死；研一丸以书石即入石，书金即入金，书木入木，所书皆彻其肌理，削治不可去也。卒死未经宿，以月建上水下一丸，令入咽喉，并含水喷死人面，即活。以狐血鹤血涂一丸，内爪中，以指万物，随口变化，即山行木徙，人皆见之，然而实不动也。凡作黄白，皆立太乙、玄女、老子坐醮祭，如作九丹法，常烧五香，香不绝。又金成，先以三斤投深水中，一斤投市中，然后方得恣其意用之耳。

17. 《登涉》讲述入山远游

① 登山之道：凡为道合药及避乱隐居者，莫不入山。然不知入山法者，多遇祸害。山无大小，皆有神灵，山大则神大，山小即神小也。入山而无术，必有患害。当以三月九月，此是山开月，又当择其月中吉日佳时。凡人入山，皆当先斋洁七日，不经污秽，带升山符出门，作周身三五法。② 古之入山道士，皆以明镜径九寸已上，悬于背后，则老魅不敢近人。或有来试人者，则当顾视镜中，其是仙人及山中好神者，顾镜中故如人形。若是鸟兽邪魅，则其形貌皆见镜中矣。又老魅若来，其去必却行，行可转镜对之，其后而视之，若是老魅者，必无踵也，其有踵者，则山神也。入山良日：甲子、甲寅、乙亥、乙巳、乙卯、丙戌、丙午、丙辰，已上日大吉。③ 今为道士人入山，徒知大方，而不晓辟之道，亦非小事也。未入山，当预止于家，先学作禁法，思日月及朱雀、玄武、青龙、白虎，以卫其身，乃行到山林草木中，左取三口炁闭之，以吹山草中，意思令此炁赤色如云雾，弥满数十里中。若有从人，无多少皆令罗列，以炁吹之，虽践蛇，蛇不敢动，亦略不逢见蛇也。④ 吴楚之野，暑湿郁蒸，虽衡霍正岳，犹多毒蠚也。又有短狐，一名蜮，一名

射工,一名射影,其实水虫也。状如鸣蜩,状似三合杯,有翼能飞,无目而利耳,口中有横物角弩,如闻人声,缘口中物如角弩,以气为矢,则因水而射人,中人身者即发疮,中影者亦病,而不即发疮,不晓治之者煞人。人行有此虫之地,每还所住,辄当以火炙燎令遍身,则此虫堕地也。若带八物麝香丸,及度世丸,及护命丸,及玉壶丸、犀角丸、及七星丸,及茅苣,皆辟沙虱短狐也。若卒不能得此诸药者,但可带好生麝香亦佳。以雄黄、大蒜等分合捣,带一丸如鸡子大者亦善。若已为所中者,可以此药涂疮亦愈。哎咀赤苋汁,饮之涂之亦愈。五茄根及悬钩草菖藤,此三物皆可各单行,可以捣服其汁一二升。又射工虫冬天蛰于山谷间,大雪时索之,此虫所在,其雪不积留,气起如灼蒸,当掘之,不过入地一尺则得也,阴干末带之,夏天自辟射工也。⑤道士山居,栖岩庇岫,不必有绲绨之温,直使我不畏风湿,敢问其术也?金饼散、三阳液、昌辛丸、荤草耐冬煎、独摇膏、茵芋玄华散、秋地黄血丸,皆不过五十日服之而止,可以十年不畏风湿。若服金丹大药,虽未升虚轻举,然体不受疾,虽当风卧湿。不能伤也。服此七药,皆谓始学道者耳。姚先生但服三阳液,便袒卧冰上,了不寒振。此皆介先生及梁有道卧石上,及秋冬当风寒,已试有验,秘法也。⑥道士不得已而当游涉大川者,皆先当于水次,破鸡子一枚,以少许粉杂香末,合搅器水中,以自洗濯,则不畏风波蛟龙也。又佩东海小童符、及制水符、蓬莱札,皆却水中之百害也。⑦道士常带天水符及上皇竹使符、老子左契及守真一思三部将军者,鬼不敢近人也。其次则论百鬼录,知天下鬼之名字,及白泽图九鼎记,则众鬼自却。其次服鹑子赤石丸、及曾青夜光散、及葱实乌眼丸、及吞白石英祇母散,皆令人见鬼,即鬼畏之矣。⑧入山符:上五符,皆老君入山符也。以丹书桃板上,大书其文字,令弥满板上,以著门户上,及四方四隅,及所道侧要处,去所住处,五十步内,辟山精鬼魅。户内梁柱,皆可施安。凡人居山林及暂入山,皆可用,即众物不敢害也。⑨古之人入山者,皆佩黄神越章之印,其广四寸,其字一百二十,以封泥著所住之四方各百步,则虎狼不敢近其内也。行见新虎迹,以印顺印之,虎即去;以印逆印之,虎即还;带此印以行山林,亦不畏虎狼也。不但只辟虎狼,若有山川社庙血食恶神能作

福祸者,以印封泥,断其道路,则不复能神矣。

18.《地真》论述金丹守一

① 人能知一万事毕。知一者,无一之不知也。不知一者,无一之能知也。道起于一,其贵无偶,各居一处,以象天地人,故曰三一也。天得一以清,地得一以宁,人得一以生,神得一以灵。老君曰:忽兮恍兮,其中有象;恍兮忽兮,其中有物。一之谓也。故《仙经》曰:子欲长生,守一当明;思一至饥,一与之粮;思一至渴,一与之浆。一有姓字服色,男长九分,女长六分,或在脐下二寸四分下丹田中,或在心下绛宫金阙中丹田也,或在人两眉间,却行一寸为明堂,二寸为洞房,三寸为上丹田也。此乃是道家所重,世世歃血口传其姓名耳。一能成阴生阳,推步寒暑。春得一以发,夏得一以长,秋得一以收,冬得一以藏。其大不可以六合阶,其小不可以毫芒比也。② 真一之道:夫长生仙方,则唯有金丹;守形却恶,则独有真一,故古人尤重也。《仙经》曰:九转丹,金液经,守一诀,皆在昆仑五城之内,藏以玉函,刻以金札,封以紫泥,印以中章焉。一在北极大渊之中,前有明堂,后有绛宫;巍巍华盖,金楼穹隆;左罡右魁,激波扬空;玄芝被崖,朱草蒙珑;白玉嵯峨,日月垂光;历火过水,经玄涉黄;城阙交错,帷帐琳琅;龙虎列卫,神人在傍;不施不与,一安其所;不迟不疾,一安其室;能暇能豫,一乃不去;守一存真,乃能通神;少欲约食,一乃留息;白刃临颈,思一得生;知一不难,难在于终;守之不失,可以无穷;陆辟恶兽,水却蛟龙;不畏魍魉,挟毒之虫;鬼不敢近,刃不敢中。此真一之大略也。③ 道术诸经,所思存念作,可以却恶防身者,乃有数千法。如含影藏形及守形无生,九变十二化二十四生等,思见身中诸神,而内视令见之法,不可胜计,亦各有效也。然或乃思作数千物以自卫,率多烦难,足以大劳人意。若知守一之道,则一切除弃此辈,故曰能知一则万事毕者。受真一口诀,皆有明文,歃白牲之血,以王相之日受之,以白绢白银为约,克金契而分之,轻说妄传,其神不行也。人能守一,一亦守人。④ 玄一之道,亦要法也。无所不辟,与真一同功。吾《内篇》第一名之为畅玄者,正以此也。守玄一复易于守真一。真一有姓字长短服色目,玄一但此见。初求之于日中,所谓知白守黑,欲死不得者也。然先当百日洁斋,乃可候求得之耳,亦不过

三四日得之,得之守之,则不复去矣。守玄一,并思其身,分为三人,三人已见,又转益之,可至数十人,皆如己身,隐之显之,皆自有口诀,此所谓分形之道。左君及蓟子训葛仙公所以能一日至数十处,及有客座上,有一主人与客语,门中又有一主人迎客,而水侧又有一主人投钓,宾不能别何者为真主人也。师言守一兼修明镜,其镜道成则能分形为数十人,衣服面貌,皆如一也。⑤ 故一人之身,一国之象也。胸腹之位,犹宫室也。四肢之列,犹郊境也。骨节之分,犹百官也。神犹君也,血犹臣也,气犹民也。故知治身,则能治国也。夫爱其民所以安其国,养其气所以全其身。民散则国亡,气竭即身死,死者不可生也,亡者不可存也。是以至人消未起之患,治未病之疾,医之于无事之前,不追之于既逝之后。民难养而易危也,气难清而易浊也。故审威德所以保社稷,割嗜欲所以固血气。然后真一存焉,三七守焉,百害却焉,年命延矣。

19.《遐览》介绍道经书目

① 符出于老君,皆天文也。老君能通于神明,符皆神明所授。今人用之少验者,由于出来历久,传写之多误故也。又信心不笃,施用之亦不行。必得不误之符,正心用之。凡为道士求长生,志在药中耳,符剑可以却鬼辟邪而已。诸大符乃云行用之可得仙者,亦不可专据也。② 道书之重者,莫过于三皇内文五岳真形图也。古人仙官至人,尊秘此道,非有仙名者,不可授也。诸名山五岳,皆有此书,但藏之于石室幽隐之地,应得道者,入山精诚思之,则山神自开山,令人见之。道士欲求长生,持此书入山,辟虎狼山精,五毒百邪,皆不敢近人。可以涉江海,却蛟龙,止风波。得其法,可以变化起工。不问地择日,家无殃咎。若欲立新宅及冢墓,即写地皇文数十通,以布著地,明日视之,有黄色所著者,便于其上起工,家必富昌。③ 变化之术,大者唯有墨子五行记,本有五卷。昔刘君安未仙去时,钞取其要,以为一卷。其法用药用符,乃能令人飞行上下,隐沦无方,含笑即为妇人,蹙面即为老翁,踞地即为小儿,执杖即成林木,种物即生瓜果可食,画地为河,撮壤成山,坐致行厨,兴云起火,无所不作也。④ 其次有玉女隐微一卷,亦化形为飞禽走兽,及金木玉石,兴云致雨百里,雪亦如之,渡大水不用舟梁,分形为千人,因

风高飞,出入无间,能吐气七色,坐见八极,及地下之物,放光万丈,冥室自明,亦大术也。⑤ 遐览者,欲令好道者知异书之名目也。郑君不徒明五经、知仙道而已,兼综九宫三奇、推步天文、河洛谶记,莫不精研。太安元年,知季世之乱,江南将鼎沸,乃负笈持仙药之扑,将入室弟子,东投霍山,莫知所在。

20.《祛惑》讲述辨真别假

① 探明珠,不于合浦之渊不得骊龙之夜光也。采美玉,不于荆山之岫不得连城之尺璧也。承师问道,不得其人,委去则迟迟冀于有获,守之则终已竟无所成,虚费事妨功,后虽痛悔,亦不及已。诚须所师,必深必博,犹涉沧海而挹水,造长林而伐木,独以力劣为患,岂以物少为忧哉? 夫虎豹之所余,乃狸鼠之所争也。陶朱之所弃,乃原颜之所无也。所从学者,不得远识渊潭之门,而值孤陋寡闻之人,彼所知素狭,源短流促,倒装与人,则靳靳不舍,分损以授,则浅薄无奇能,其所宝宿已不精,若复料其粗者以教人,亦安能有所成乎? ② 譬如假谷于夷齐之门,告寒于黔娄之家,所得者不过橡栗缊褐,必无太牢之膳、锦衣狐裘矣。或有守事庸师,终不觉悟。或有幸值知者,不能勤求,此失之于不觉,不可追者也。知人之浅深,实复未易。古人之难,诚有以也。白石似玉,奸佞似贤。贤者愈自隐蔽,有而如无,奸人愈自衒沽,虚而类实,非至明者,何以分之? ③ 彼之守求庸师而不去者,非知其无知而故不止也,诚以为足事故也。见达人而不能奉之者,非知其实深而不能请之也,诚以为无异也。夫能知要道者,无欲于物也,不狗世誉也,亦何肯自摽显于流俗哉? 而浅薄之徒,率多夸诞自称说,以厉色希声饰其虚妄,足以眩惑晚学,而敢为大言。④ 术士或有偶受体自然,见鬼神,颇能内占,知人将来及已过之事,而实不能有祸福之损益也。问之以金丹之道,则率皆不知也。欺诳世人以收财利,无所不为矣。此等与彼穿窬之盗,异途而同归者也。

【综合评述】

1. 葛洪《肘后备急方》是中国医药学临床医学专著

《晋书·葛洪传》载葛洪著有《金匮药方》一百卷,《肘后要急方》四卷。《隋书·经籍志》载葛洪

撰《肘后方》六卷,《七录》作二卷。《陶弘景补阙肘后百一方》九卷,亡。葛洪撰《玉函煎方》五卷。《旧唐书·经籍志》载葛洪撰《肘后救卒方》四卷,《补肘后救卒备急方》六卷,陶弘景撰。《新唐书·艺文志》载葛洪《肘后救卒方》六卷。葛洪《抱朴子内篇·杂应》:余见戴霸、华佗所集《金匮》《绿囊》《崔中书》《黄素方》及《百家杂方》五百许卷,甘胡、吕傅、周始、甘唐通、阮南河等各撰集《暴卒备急方》或一百十,或九十四,或八十五,或四十六,世人皆为精悉,不可加也。余究而观之,殊多不备,诸急病甚尚未尽,又浑漫杂错,无其条贯,有所寻按,不即可得。而治卒暴之候,皆用贵药,动数十种,自非富室而居京都者,不能素储,不可卒办也。又多令人以针治病,其灸法又不明处所分寸,而但说身中孔穴荣输之名。自非旧医备览明堂流注偃侧图者,安能晓之哉?余所撰百卷,名曰《玉函方》,皆分别病名,以类相续,不相杂错,其救卒参卷,皆单行径易,约而易验,篱陌之间,顾眄皆药,众急之病,无不毕备,家有此方,可不用医。医多承袭世业,有名无实,但养虚声,以图财利。寒白退士,所不得使,使之者乃多误人,未若自闲其要,胜于所迎无知之医。医又不可卒得,得又不肯即为人使,使腠理之微疾,成膏肓之深祸,乃至不救。且暴急之病,而远行借问,率多枉死矣。《晋书·葛洪传》所载《金匮药方》一百卷即葛洪《抱朴子内篇》所载《玉函方》百卷,早佚。葛洪辑录《玉函方》或称《金匮药方》急症内容而成《肘后备急方》,葛稚川曰:余既穷览坟索,以著述余暇,兼综术数,省仲景、元化、刘戴秘要、金匮、绿秩、黄素方,近将千卷。患其混杂烦重,有求难得,故周流华夏九州岛之中,收拾奇异,捃拾遗逸,选而集之,便种类殊,分缓急易简,凡为百卷,名曰《玉函》。然非有力不能尽写,又见周甘唐阮诸家,各作备急,既不能穷诸病状,兼多珍贵之药,岂贫家野居所能立办?又使人用针,自非究习医方,素识明堂流注者,则身中荣卫尚不知其所在,安能用针以治之哉!是使鸮雁挚击,牛羊搏噬,无以异也,虽有其方,犹不免残害之疾。余今采其要约以为《肘后救卒》三卷,率多易得之药,其不获已须买之者,亦皆贱价,草石所在皆有,兼之以灸,灸但言其分寸,不名孔穴。凡人览之,可了其所用,或不出乎垣篱之内,顾眄可具。苟能信之,庶免横祸焉!世俗苦

于贵远贱近,是古非今,恐见此方,无黄帝仓公和鹊逾跗之目,不能采用,安可强乎?《肘后要急方》经南北朝陶弘景增补改名《补阙肘后百一方》,九卷。陶弘景序曰:太岁庚辰隐居曰:余宅身幽岭,迄将十载。虽每植德施功,多止一时之设,可以传方远裔者,莫过于撰述。见葛氏《肘后救卒》,殊足申一隅之思。夫生人所为大患,莫急于疾,疾而不治,犹救火而不以水也。今辇掖左右,药师易寻,郊郭之外,已似难值。况穷村迥野,遥山绝浦,其间枉夭,安可胜言?方术之书,滚动条徒烦,拯济殊寡,欲就披览,迷惑多端,抱朴此制,实为深益。然尚阙漏未尽,辄更采集补阙,凡一百一首,以朱书甄别,为《肘后百一方》,于杂病单治,略为周遍矣。昔应璩为百一诗,以箴规心行。今余撰此,盖欲卫辅我躬。且《佛经》云,人用四大成身,一大辄有一百一病,是故深宜自想,上自通人,下达众庶,莫不各加缮写,而究括之。余又别撰效验方五卷,具论诸病证,徒因药变通,而并是大治,非穷居所资,若华轩鼎室,亦宜修省耳。葛序云,可以施于贫家野居,然亦不止如是。今揟绅君子,若常处闲佚,乃可披检方书,或从禄外邑,将命遐征;或宿直禁门,晨宵隔绝;或急速戎陈,城闸极严阻,忽遇疾仓卒,唯拱手相看,曷若探之囊筒,则可庸竖成医。故备论证候,使晓然不滞,一披条领,无使过差也。寻葛氏旧方,至今已二百许年,播于海内,因而齐者,其效实多。余今重以该要,庶亦传之千祀,岂止于空卫我躬乎!旧方都有八十六首,检其四蛇两犬不假殊题;喉舌之间,亦非异处;入家御气,不足专名;杂治一条,犹是诸病部类,强致殊分,复成失例,今乃配合为七十九首,于本文究具都无忖减,复添二十二首,或因葛一事,增构成篇,或补葛所遗,准文更撰,具如后录。详悉自究,先次比诸病,又不从类,遂具劳复在伤寒前,霍乱置耳目后,阴易之事,乃出杂治中。兼题与篇名不尽相符,卒急之时,难于寻检,今亦复其铨次,庶历然易晓。其解散脚弱、虚劳、渴痢、发背、呕血,多是贵胜之疾,其伤寒中风,诊候最难分别,皆应取之于脉,岂凡庸能究?今所载诸方,皆灼然可用,但根据法施治,无使违逆。其痈疽,金疮形变甚众,自非具方,未易根尽。其妇女之病、小儿之病,并难治之方法不少,亦载其纲要云,凡此诸方,皆是撮其枢要,或名医垂记,或累世传良,或博闻有验,或自用得力,

故复各题秘要之说，以避文繁。又用药有旧法，亦不复假事事诠诏，今通立定格，共为成准。凡服药不言先食者，皆在食前；应食后者，自各言之。凡服汤云三服。再服者，要袍山源涯味，或疏或数，足令势力相及。毒利药，皆须空腹，补泻其间，自可进粥。凡散日三者，当取旦、中、暮进之。四五服，则一日之中，量时而分均也。凡下丸散，不云酒水饮者，本方如此，而别说用酒水饮，则是可通用三物服也。凡云分等，即皆是丸散，随病轻重所须，多少无定，铢两三种五种，皆分均之分两。凡云丸散之若干分两者，是品诸药，宜多宜少之分两，非必止于若干分两，假今日服三方寸匕，须瘥止，是三五两药耳。凡云末之，是捣筛如法。咬咀者，皆细切之。凡云汤煮，取三升，分三服，皆绞去滓而后酌量也。字方中用鸟兽屎作矢字，尿作溺字，牡鼠亦作雄字，干作干字。凡云钱匕者，以大钱上全抄之；若云半钱，则是一钱抄取一边尔；并用五铢钱也，方寸匕，即用方一寸抄之可也；刀圭准如两大豆。炮、熬、炙、洗治诸药，凡用半夏，皆汤洗五六度，去滑；附子、乌头，炮，去皮，有生用者，随方言之；矾石熬令汁尽；椒皆出汗；麦门冬皆去心；丸散用胶皆炙；巴豆皆去心皮，熬，有生用者，随而言之；杏人去尖皮，熬，生用者言之；葶苈皆熬；皂荚去皮子；藜芦、枳壳、甘草皆炙；大枣、栀子擘破；巴豆、桃杏仁之类，皆别研捣如膏，乃和之；诸角皆屑之；麻黄皆去节；凡汤中用芒硝、阿胶、饴糖，皆绞去滓，纳汤中，更微煮令消；红雪、朴硝等，皆状此而入药也；用麻黄即去节，先煮三五沸，掠去沫后，乃入余药。凡如上诸法，皆已具载在余所撰本草上卷中。今之人有此《肘后百一方》者，未必得见本草，是以复疏方中所用者载之，此事若非留心药术，不可尽知，则安得使之不僻缪也？病虽千种，大略只有三条而已，一则腑脏经络因邪生疾；二则四肢九窍内外交媾；三则假为他物横来伤害，此三条者，今各以类，而分别之，贵图仓卒之时，披寻简易故也。今以内疾为上卷，外发为中卷，他犯为下卷，具列之云。上卷三十五首治内病，中卷三十五首治外发病，下卷三十一首治为物所苦病。北宋时期，辽国医家杨用道于辽乾统即公元1101—1110年间获《肘后方》善本，摘录方药附于《肘后方》之后，名为《附广肘后方》，于金朝皇统四年即公元1144年由国子监刊刻。杨用道《附广肘后方》序曰：昔伊芳尹著汤液之论，周公设医师之属，皆所以拯救民疾，俾得以全生而尽年也。然则古之贤臣爱其君，以及其民者，盖非特生者遂之而已。人有疾病，坐视其危苦，而无以救疗之，亦其心有所不忍也。仰惟国家受天成命，统一四海，主上以仁覆天下，轻税损役，约法省刑，蠲积负，柔远服，专务以德养民，故人臣奉承于下，亦莫不以体国爱民为心，惟政府内外宗公，协同辅翼，以共固天保无疆之业，其心则又甚焉于斯时也。盖民罹兵火，获见太平，边境宁而盗贼息矣，则人无死于锋镝之虑；刑罚清而狴犴空矣，则人无死于桎梏之忧；年谷丰而蓄积富矣，则人无死于沟壑之患。其所可虞者，独民之有疾病夭伤而已，思亦有以救之，其不在于方书矣乎？然方之行于世者多矣，大编广集，奇药群品，自名医贵胄，或不能以兼通而卒具，况可以施于民庶哉！于是行省乃得乾统间所刊《肘后方》善本，即葛洪所谓皆单行径易，约而已验。篱陌之间，顾眄皆药，家有此方，可不用医者也。其书经陶隐居增修而益完矣，既又得唐慎微《证类本草》，其所附方，皆治见精取，切于救治，而卷帙尤为繁重，且方随药着，检用卒难，乃复摘录其方，分以类例，而附于肘后随证之下，目之曰《附广肘后方》，下监俾更加雠次，且为之序，而刊行之。方虽简要，而该病则众，药多易求，而论效则远，将使家自能医，人无夭横，以溥济斯民于仁寿之域，以上广国家博施爱物之德，其为利岂小补哉！此后，元世祖忽必烈至元丙子即公元1276年段成己序《肘后备急方》曰：医有方古也。古以来著方书者，无虑数十百家，其方殆未可以数计，篇帙浩瀚，苟无良医师，安所适从？况穷乡远地，有病无医，有方无药，其不罹夭折者几希。丹阳葛稚川，夷考古今医家之说，验其方简要易得，针灸分寸易晓，必可以救人于死者，为《肘后备急方》。使有病者得之，虽无韩伯休，家自有药；虽无封君达，人可为医，其以备急固宜。华阳陶弘景曰：葛之此制，利世实多，但行之既久，不无谬误。乃著《百一方》，疏于《备急》之后，讹者正之，缺者补之，附以炮制服食诸法，纤悉备具，仍区别内外他犯为三条，可不费讨寻，开卷见病，其以备急益宜。葛陶二君，世共知为有道之士，于学无所不贯，于术无所不通，然犹积年仅成此编，盖一方一论，已试而后录之，非徒采其简易而已。人能家置一帙，遇病得方，方必已病。如历下和之肆举皆美玉，入伯乐之厩无非骏足，可以易而忽之邪。葛自序云，人能起信，可免夭横，意可见矣。自天地大变，此方湮没几绝，间一存者，閟以自宝，是岂制方本意。连帅乌侯，凤多疹疾，宦学之余，留心于医药，前按察河南北道，得此方于平乡郭氏，郭之妇翁得诸汴之掖庭，变乱之际，与身存亡，未尝轻以示人，迨今而出焉，天也，侯命上刻之，以趣其成，唯恐病者见方之晚也。虽然方之显晦，而人之生死休戚系焉。出自有时，而隐痛恻怛，如是其急者，不忍人之心也。有不忍人之心，斯有不忍人之政矣，则侯之仁斯民也，岂直一方书而已乎？方之出，乃吾仁心之发见者也，因以序见命，特书其始末，以告夫未知者。段成己字诚之，号菊轩，山西稷山人。其兄段克己，皆以文章擅名。金正大年间中进士。金亡后与兄避地龙门山中。元世祖召其为平阳府儒学提举，坚不赴任，闭门读书。与兄段克己所作诗合刊为《二妙集》，词有《菊轩乐府》一卷。克己中举，无意仕途，终日纵酒自娱。成己及第，授宜阳主簿。金亡，成己与兄避居山西河津黄河边龙门山。克己殁后，自龙门山徙居晋宁北郭，闭门读书，近四十年。元世祖忽必烈降诏征为平阳府儒学提举，坚拒不赴。至元十六年卒，年八十一。元吏部尚书孙段辅将其两人诗词合刻为《二妙集》。《四库全书总目提要》：《肘后备急方》八卷，晋葛洪撰。洪字稚川，句容人。元帝为丞相时，辟为掾。以平贼功，赐爵关内侯，迁散骑常侍。自乞出为句漏令。后终于罗浮山，年八十一。事迹具《晋书·本传》。是书初名《肘后卒救方》，梁陶弘景补其阙漏，得一百一首，为《肘后百一方》。金杨用道又取唐慎微证类本草诸方附于肘后随证之下，为《附广肘后方》。元世祖至元间，有乌某者，得其本于平乡郭氏，始刻而传之。段成己为之序，称葛陶二君共成此编，而不及杨用道。此本为明嘉靖中襄阳知府吕容所刊，始并列葛、陶、杨三序于卷首。书中凡杨氏所增，皆别题附方二字，列之于后。而葛、陶二家之方则不加分析，无可辨别。案《隋书·经籍志》，葛洪《肘后方》六卷，梁二卷。陶弘景补阙《肘后百一方》九卷，亡。《宋史·艺文志》止有葛书而无陶书。是陶书在隋已亡，不应元时复出。又陶书原目九卷，而此本合杨用道所附只有八卷，篇帙多寡，亦不相合。疑此书

本无百一方在内，特后人取宏景原序冠之耳。书凡分五十一类，有方无论，不用难得之药，简要易明。虽颇经后来增损，而大旨精切，犹未尽失其本意焉。《中国医籍考》释《肘后》之名甚为可取：是书名《肘后》者，言其方单省，足以立辨。其卷帙亦不多，可挂之肘后，以随行也。《隋志》有《扁鹊肘后方》一卷。抱朴子曰：辟蛇蝮以干姜附子带之肘后，其意并同。友人都梁伊憺甫亦曰：《肘后》者斥佩囊之类，谓常在于肘腋下也，犹斥剑云腰间物。《玉台新咏集》魏繁钦诗：何以致叩叩，香囊系肘后。《晋书·周顗传》曰：今年杀诸贼奴，取金印如斗大系肘后。《抱朴子·勤求篇》曰：尽其囊枕之中，肘腋之下，秘要之旨。王子年《拾遗记》曰：浮提国献神通善书二人，乍老乍少，隐形则出影，闻声则藏形，出肘间金壶四寸，盖腋下者，肘之所抵，故云肘后，又云肘下又云肘间。《抱朴遐览篇》载崔文子肘后经一卷，李先生口诀肘后二卷，其义可以类推也。《肘后备急方》八卷，七十篇，临床价值极高。① 最早记载青蒿治疗疟疾：青蒿一握，以水二升渍，绞取汁，尽服之。② 最早记载天花流行临床表现：比岁有病时行，仍发疮头面及身，须臾周匝，状如火疮，皆戴白浆，随决随生，不即治，剧者多死。治得瘥后，疮瘢紫黑，弥岁方减，此恶毒之气。世人云，永徽四年，此疮从西东流，遍于海中，煮葵菜，以蒜齑啖之，即止。初患急食之，少饭下菜亦得，以建武中于南阳击虏所得，仍呼为虏疮，诸医参详作治，用之有效方。取好蜜通身上摩，亦可以蜜煎升麻，并数数食。又方，以水浓煮升麻，绵沾洗之，苦酒渍弥好，但痛难忍。其余治犹根据伤寒法。但每多作毒意防之。用地黄黑膏亦好。③ 最早记载狂犬病免疫治疗：仍杀所咬猘犬，取脑敷之，后不复发。④ 最早记载恙虫病传播媒介与临床表现：山水间多有沙虱，甚细略不可见，人入水浴及以水澡浴，此虫在水中着人身及阴天雨行草中亦着人，便钻入皮里，其诊法。初得之皮上正赤，如小豆黍米粟粒，以手摩赤上，痛如刺。三日之后，令百节强，疼痛寒热，赤上发疮。此虫渐入至骨则杀人。自有山涧浴毕当以布拭身数遍，以故帛拭之一度，乃敷粉之也。⑤ 最早记载脚气病临床表现及治疗：脚气之病先起岭南，稍来江东，得之无渐，或微觉疼痹，或两胫小满，或行起忽弱，或小腹不仁，或时冷时热，皆其候也，不即治，

转上入腹,便发气,则杀人。治之多用汤酒摩膏,种数既多,不但一剂,今只取单效,用兼灸法。该书今有明清版本 10 余种,1949 年后有影印本和排印本。

2.葛洪《肘后备急方》所载方剂对后世影响巨大

卷一救卒中恶死方第一五毒诸膏散,备急三物丸散,裴公膏。救卒死尸蹶方第二救卒客忤死方第三飞尸走马汤:巴豆、杏仁。治卒得鬼击方第四治卒魇寐不寤方第五辟魇寐方:雄黄如枣核系左腋下。治中五尸方第六治尸注鬼注方第七华佗狸骨散、龙牙散、羊脂丸、淮南丸。治心痛第八治腹痛第九走马汤。治心腹俱痛方第十治心腹烦满第十一卷二治霍乱诸急第十二理中丸,厚朴大豆豉通脉半夏汤。治伤寒时气温病第十三葱豉汤、藜芦吐散、苦参龙胆散、黑膏、黑奴丸一名水解丸、麦奴丸:麻黄、大黄、灶突墨、梁上尘、黄芩、芒硝、釜底墨、大青、甘草、阿胶、豆豉。麻黄解肌汤:麻黄、甘草、升麻、芍药、石膏、杏仁、贝齿。葛根解肌汤:葛根、芍药、麻黄、大青、甘草、黄芩、石膏、桂枝、大枣。小柴胡汤:柴胡、人参、甘草、黄芩、生姜、半夏、大枣。大柴胡汤:柴胡、大黄、黄芩、芍药、枳实、半夏、生姜、大枣。阳毒汤:雄黄、甘草、升麻、当归、蜀椒、桂枝。阴毒汤:甘草、升麻、当归、蜀椒、鳖甲。大青汤:大青、甘草、阿胶、香豉、赤石脂。承气丸:大黄、杏仁、枳实、芒硝。喘急方:人参、白术、枳实、干姜。瓜蒂赤豆散、麻黄汤、葛根汤、桂枝汤、柴胡汤、青龙汤、白虎汤、四顺汤、黄膏、赤散。治时气病起诸劳复方第十四竹茹汤:青竹茹。治瘴气疫疠温毒诸方第十五避瘟疫药干散:大麻仁、柏子仁、干姜、细辛、附子。老君神明白散:白术、附子、乌头、桔梗、细辛。赤散:牡丹皮、皂荚、细辛、干姜、附子、肉桂、真珠、踯躅。度瘴散:麻黄、蜀椒、乌头、细辛、白术、防风、桔梗、桂治、干姜。太乙流金散:雄黄、雌黄、矾石、鬼箭羽、羚羊角。辟天行疫疠丸:雄黄、丹砂、巴豆、矾石、附子、干姜。辟温病散:真珠、肉桂、贝母、鸡子白。虎头杀鬼丸:虎头骨、朱砂、雄黄、雌黄、鬼臼、皂荚、芜荑。赵泉黄膏:大黄、附子、细辛、干姜、蜀椒、桂枝、巴豆。卷三治寒热诸疟方第十六乌梅丸:甘草、乌梅肉、人参、桂心、肉苁蓉、知母、牡丹皮、常山、升麻、桃仁、乌豆皮。治卒发癫狂病方第

十七治卒得惊邪恍惚方第十八治中风诸急方第十九续命汤,治卒风暗不得语方第二十治风毒脚弱痹满上气方第二十一独活酒:独活、附子,酒渍服。金芽酒:蜀椒、茵芋、金牙、细辛、莤草、地黄、防风、附子、地肤、蒴藋、升麻、人参、羌活、牛膝。侧子酒。治服散卒发动困笃方第二十二小投杯汤:麻黄、桂枝、甘草、杏仁。治卒上气咳嗽方第二十三治卒身面肿满方第二十四卷四治卒大腹水病方第二十五治卒心腹癥坚第二十六牛膝酒、陷冰丸、玉壶丸、八毒散。治心腹寒冷食饮积聚结癖方第二十七中候黑丸:桔梗、桂枝、巴豆、杏仁、芫花。硫黄丸:硫黄、矾石、干姜、茱萸、桂枝、乌头、附子、蜀椒、人参、细辛、皂荚、当归。露宿丸:矾石、干姜、桂枝、桔梗、附子、皂荚。治胸膈上痰诸方第二十八五膈丸:麦门冬、炙甘草、蜀椒、远志、附子、干姜、人参、桂枝、细辛。治卒患胸痹痛方第二十九治卒胃反呕方第三十治卒发黄胆诸黄病第三十一治卒患腰胁痛诸方第三十二治虚损羸瘦不堪劳动方第三十三肾沥汤,八味肾气丸:干地黄、茯苓、山药、桂枝、牡丹皮、山茱萸、附子、泽泻。治脾胃虚弱不能饮食方第三十四治卒绝粮失食饥惫欲死方第三十五卷五治痈疽妒乳诸毒肿方第三十六治肠痈肺痈方第三十七治癣疥漆疮诸恶疮方第三十九黄膏:雄黄、雌黄、水银、松脂、猪脂、乱发。雄黄散:雄黄、茼茹、矾石。甘家松脂膏:松脂、白胶香、薰陆香、当归、蜡、甘草、猪脂、羊肾脂、生地黄汁。地黄膏:地黄汁、松脂、薰陆香、羊肾脂、牛酥。治卒得癞皮毛变黑方第四十蛮夷酒:苦参五斤,酒三斗渍。治卒得虫鼠诸方第四十一治卒阴肿痛颓卵方第四十二卷六治目赤痛暗昧刺诸病方第四十三治卒耳聋诸病方第四十七菖蒲根丸:菖蒲根、巴豆。耳聋巴豆丸:巴豆、斑螯。治耳为百虫杂物所入方第四十八治卒食噎不下方第四十九治卒诸杂物鲠不下方第五十治卒误吞诸物及患方第五十一治面发秃身臭心鄙丑方第五十二冬葵散:冬葵子、柏子仁、茯苓、瓜瓣。六味熏衣香:沉香、麝香、苏合香、白胶香、沉香、丁香。孔子大圣智枕中方:茯苓、茯神、人参、远志、菖蒲。卷七治为熊虎爪牙所伤毒痛方第五十三治卒为犬所咬毒方第五十四治卒毒及狐溺棘所毒方第五十五治卒青蛙蝮虺众蛇所螫方第五十六治蛇疮败蛇骨刺人入口绕身诸方第五十七治卒入山草禁辟众蛇药术方第五十八五

蛄黄丸：蜈蚣。治卒蜈蚣蜘蛛所螫方第五十九治蚕螫第六十以玉壶丸、五蛄丸。治卒蜂所螫方第六十一治卒蝎所螫方第六十二治中蛊毒方第六十三五蛊黄丸，解百毒散：桑白汁一合。治卒中溪毒方第六十四治卒中射工水弩毒方第六十五治卒中沙虱毒方第六十六治卒服药过剂烦闷方第六十七治卒中诸药毒救解方第六十八治食中诸毒方第六十九治防避饮食诸毒方第七十治卒饮酒大醉诸病方第七十一卷八治百病备急丸散膏诸要方第七十二① 裴氏五毒神膏治中恶暴百病：雄黄、朱砂、当归、蜀椒、乌头。② 苍梧道士陈元膏疗百病：当归、天雄、乌头、细辛、川芎、朱砂、干姜、附子、雄黄、桂心、白芷、松脂、生地，十三物。③ 华佗虎骨膏疗百病：虎骨、野葛、附子、蜀椒、杏仁、巴豆、川芎、甘草、细辛、雄黄，十味。④ 莽草膏治诸贼风，肿痹，风入五脏恍惚：莽草、乌头、附子、踯躅。⑤ 蛇衔膏治痈肿金疮，瘀血，产后血积，耳目诸病：蛇衔、大黄、附子、当归、芍药、细辛、黄芩、蜀椒、莽草、独活、薤白，十一物。⑥ 神黄膏治诸恶疮头疮，百杂疮：黄连、黄柏、附子、雄黄、水银、藜芦、胡粉，七味。⑦ 青龙五生膏治天下杂疮：丹砂、雄黄、川芎、蜀椒、防己、龙胆、梧桐皮、柏皮、青竹茹、桑白皮、蜂房、猬皮、蛇蜕皮，十三物。⑧ 扁鹊陷水丸治内胀病并蛊疰中恶等及蜂、百毒、溪毒、射工、雄黄、丹砂、矾石、鬼臼、蜈蚣、斑蝥、龙胆、附子、藜芦、杏仁。⑨ 丹参膏治伤寒时行贼风恶气：丹参、蒴藋、莽草叶、踯躅花、秦胶、独活、乌头、川椒、连翘、桑白皮、牛膝十二物。⑩ 神明白膏治百病，中风恶气、头面诸病、青盲、痛肿、疽痔、金疮、癣疥：当归、细辛、吴茱萸、川芎、蜀椒、白术、前胡、白芷、附子，九物。成膏：清麻油，菜油亦得，黄丹，二物铁铛文火煎至色黑加武火，渐稠，膏成。金牙散、玉壶黄丸、三物备急药、紫雪、丹参、茵草膏、玉黄丸、度瘴散、理中散。老君神明白散：白术、附子、乌头、桔梗、细辛。辟病散：真珠、桂肉、贝母、杏仁、鸡子白。

3. 葛洪《肘后备急方》外感热病证治影响巨大

避瘟法 ① 避瘟疫干散：大麻仁、柏子仁、干姜、细辛、附子，捣筛为散，各服方寸匕。② 老君神明白散：附子、乌头、桔梗、术、细辛，捣筛为散，一家合药则一里无病。此带行所遇病气皆消。若他人有得病者，便温酒服之方寸匕。病已四五日，以

水三升煮散，服一升，覆取汗出也。③ 赤散：牡丹皮、皂荚、细辛、干姜、附子、肉桂、真珠、踯躅，捣筛为散。④ 度瘴散：麻黄、椒、乌头、细辛、术、防风、桔梗、桂、干姜，捣筛为散，酒服一盏匕。⑤ 太乙流金方：雄黄、雌黄、羚羊角、矾石、鬼箭，捣散为散，三角绛囊贮一两，带心前并门户上，月旦青布裹一刀圭中庭烧温，病患亦烧熏之。⑥ 辟天行疫疠：雄黄、丹砂、巴豆、矾石、附子、干姜，捣筛蜜丸如胡麻大，平旦向日吞一丸，九日止，令无病。⑦ 辟温病散：真珠、肉桂、贝母、鸡子白，捣筛为散岁旦服方寸匕；若岁中多病可月月朔望服之。⑧ 虎头杀鬼方：虎头骨五两，朱砂、雄黄、雌黄各一两半，鬼臼、皂荚、芜荑各一两，捣筛蜡蜜和如弹丸，绛囊贮系臂，男左女右，家中悬屋四角，月朔望夜半，中庭烧一丸。⑨ 赵泉黄膏：大黄、附子、细辛、干姜、椒桂各一两，巴豆八十枚去心皮，捣细苦酒渍之，宿腊月猪膏二斤，煎三上三下绞去滓，蜜器贮之，初觉勃色便热服如梧子大一丸，不瘥又服亦可，火炙以摩身体数百遍，佳，并治贼风走游皮肤，并良，可预合之，便服即愈也。⑩ 马蹄木捣屑二两，绛囊带之，男左女右。

伤寒逐日疗法 一二日便服麻黄解肌汤：麻黄、甘草、升麻、芍药、石膏、杏仁、贝齿，水煮顿服；麻黄、黄芩、桂心、生姜，水煮分服。亦可服葛根解肌汤：葛根四两，芍药二两，麻黄、大青、甘草、黄芩、石膏、桂心各一两，大枣四枚，水五升煮取二升半，分三服。三日以上至七八日不解者，可服小柴胡汤：柴胡八两，人参、甘草、黄芩各三两，生姜八两，无者干姜三两，半夏五两，汤洗之，大枣十二枚，水九升煮取二升半，分为三服。若有热实得汗不解，复满痛烦躁，欲谬语者，可服大柴胡汤：柴胡半斤，大黄、芍药各二两，黄芩三两，枳实十枚，半夏、生姜各五两，大枣十二枚，水一斗煮取四升，分四服。此四方最第一急须者，若幸可得药，便可不营之，保无死忧。诸小治为防以穷极耳，若病失治及治不瘥，十日以上皆名坏病，唯应服大小鳖甲汤。此方药分两乃少而种数多，非备急家所办，故不载。凡伤寒发汗，皆不可使流离过多，一服得微汗，汗絷便止，未止粉之，勿当风。初得伤寒便身重腰背痛，烦闷不已，脉浮面赤，斑斑如锦文，喉咽痛或下痢，或狂言欲走，此名中阳毒。五日可治，过此死，宜用此方：雄黄、甘草、升麻、当归、椒、桂

各一分，水五升煮取二升半，分三服，温覆取汗，服后不汗，更作一剂。若身重背强，蛰蛰如被打，腹中痛，心下强，短气呕逆，唇青面黑，四肢冷，脉沉细而紧数，此名中阴毒，五日可治，过此死，用此方：甘草、升麻各二分，当归、椒各一分，鳖甲一两，水五升煮取二升半，分三服。温覆取汗，汗不出，汤煮更作也。阴毒伤口鼻冷者，干姜、桂各一分，末，温酒三合，服之，当大热，瘥，凡阴阳二毒，不但初得便尔，或一二日变作者，皆以今药治之，得此病多死，治热病不解，而下痢困笃欲死者，服大青汤方：大青四两，甘草三两，胶二两，豉八合，赤石脂三两，以水一斗，煮取三升，分三服，尽更作。日夜两剂，愈。此本在杂治中，亦是伤寒毒气所攻故。凡治伤寒方甚多，其有诸麻黄、葛根、桂枝、柴胡、青龙、白虎、四顺、四逆二十余方。并是至要者，而药难尽备，且诊候须明悉，别所在撰大方中，今唯载前四方，尤是急须者耳。其黄膏赤散在辟病条中预合，初觉患便服之，伤寒、时行、温疫，三名同一种耳，而源本小异，其冬月伤于寒，或疾行力作，汗出得风冷，至夏发，名为伤寒，其冬月不甚寒，多暖气，及西风使人骨节缓堕受病。至春发，名为时行。其年岁中有疠气兼挟鬼毒相注，名为温病。如此诊候相似，又贵胜雅言，总名伤寒，世俗因号为时行，道术符刻，言五温亦复殊，大归终止，是共途也，然自有阳明、少阴、阴毒、阳毒为异耳。少阴病例不发热，而腹满下痢，最难治也。

伤寒时气证治　大黄、黄连、黄柏、栀子，水煮分服；苦参、黄芩、生地黄，水煮分服。治烦呕不得眠：黄连、黄柏、黄芩、栀子，水煎分服。大青、甘草、胶、豆豉，水煮分服，大黄、甘草、麻黄、杏仁、芒硝、黄芩、巴豆，捣筛蜜丸服三丸。黄连、当归、赤石脂、干姜，捣筛蜜丸分服。破棺千金煮汤治时气天行垂死，黑膏治温毒发斑，黑奴丸一名水解丸，又名为麦奴丸，治伤寒坏病。

痢疾　黄连三两，黄柏、当归、龙骨，水煮分服。治天行毒病，挟热腹痛下痢：升麻、甘草、黄连、当归、芍药、桂心、黄柏，水煮分服。治天行四五日大下热痢：黄连、黄柏、龙骨、艾，水煮分服。若下脓血不止者，赤石脂一斤，干姜一两，粳米一升，水七升煮米熟去滓，服七合，若绞脐痛加当归一两，芍药二两，加水一升。治下痢不能食者：黄连一升，乌梅二十枚，并得捣末蜡如棋子大，蜜一

升，合于微火上，丸如梧子大，一服二丸。

霍乱　干姜、甘草、附子，水煮分服。烧蜈蚣膏敷之；治霍乱烦躁卧不安稳：葱白、大枣，水煮顿服。崔氏理中丸：甘草、干姜、人参、白术，捣筛蜜丸如弹丸。四顺汤治吐下腹干呕，手足冷不止：干姜、甘草、人参、附子，水煮分三服。若下不止，加龙骨一两，腹痛甚，加当归二两。厚朴汤治烦呕腹胀：厚朴、炙桂、枳实、炙生姜，水煮分三服。

疟疾　治疟病方：青蒿一握，以水二升渍，绞取汁，尽服之。蜘蛛一枚，着饭中合丸吞之。常山、真丹，捣筛蜜丸。常山、知母、甘草、麻黄等分，捣蜜和丸如大豆，服三丸。治老疟久不断：常山、鳖甲、升麻、附子、海螵蛸，酒渍服。藜芦、皂荚、巴豆，捣筛蜜丸。治温疟不下食：知母、鳖甲、常山、地骨皮、竹叶、石膏，水煮分服。治瘴疟：常山、黄连、豆豉、附子，捣筛蜜丸。劳疟积久，众治不瘥：生长大牛膝一大虎口，水煮，欲发一服。乌梅丸治一切疟：甘草、乌梅肉、人参、桂心、肉苁蓉、知母、牡丹皮、常山、升麻、桃仁、乌豆皮、桃仁，上十二味捣筛蜜丸。

黄疸　治黄胆方：芜菁子五升，捣散服方寸匕，日三。藜芦着灰中炮之令小变色，捣筛服半钱；栀子十五枚，瓜蒌子三枚，苦参三分，捣末苦酒渍鸡子二枚令软，合黄白以和药，捣丸如梧子大，每服十丸；黄雌鸡一只，锉生地黄三斤纳腹中，急缚仰置铜器中，蒸令极熟，绞取汁，再服；生茅根一把，猪肉一斤合作羹，尽啜食；柞树皮烧末，服方寸匕，日三；甘草一尺，栀子十五枚，黄柏十五分，水四升煮取一升半，分再服；茵陈六两，水一斗二升煮取六升，纳大黄二两，栀子十四枚，煮取三升分三服；麻黄一把，酒五升煮取二升半，可尽服；土瓜根捣取汁顿服一升，至三服。治谷疸食毕头旋，心怫郁不安而发黄：茵陈四两，水一斗煮取六升，纳大黄二两，栀子七枚，煮取二升分三服；苦参三两，龙胆一合捣末，牛胆丸如梧子，生麦汁服五丸，日三服。治酒疸心懊痛，足胫满，小便黄，饮酒发赤斑黄黑，由大醉当风入水所致：黄芪二两，木兰一两，捣末，酒服方寸匕，日三服；大黄一两，枳实五枚，栀子七枚，豉六合，水六升煮取二升，分三服；芫花、椒目等分烧末，服半钱。治女劳疸身目皆黄，发热恶寒，小腹满急，小便难，由大劳大热交接，交接后入水所致：硝石、矾石等分，捣末，大麦

粥饮服方寸匕,日三。

4.道学对医学影响巨大

道,是万事万物运行规律。日月无人燃而自明,星辰无人列而自序,禽兽无人造而自生,风无人扇而自动,水无人推而自流,草木无人种而自生。道家创始人老子《道德经》曰:道可道,非常道;名可名,非常名。无名天地之始,有名万物之母。故常无,欲以观其妙;常有,欲以观其徼。此两者,同出而异名,同谓之玄。玄之又玄,众妙之门。道生一,一生二,二生三,三生万物。万物负阴而抱阳,冲气以为和。孔德之容,惟道是从。天得一以清,地得一以宁,神得一以灵,谷得一以盈,万物得一以生,侯王得一以为天下正。其致之也,谓天无以清,将恐裂;地无以宁,将恐废;神无以灵,将恐歇;谷无以盈,将恐竭;万物无以生,将恐灭;侯王无以正,将恐蹶。故贵以贱为本,高以下为基。是以侯王自称孤、寡、不谷。此非以贱为本邪?非乎?故至誉无誉。是故不欲琭琭如玉,珞珞如石。道之为物,惟恍惟惚。惚兮恍兮,其中有象;恍兮惚兮,其中有物。窈兮冥兮,其中有精;其精甚真。其中有信。自今及古,其名不去,以阅众甫。吾何以知众甫之状哉!以此。有物混成,先天地生。寂兮寥兮,独立而不改,周行而不殆,可以为天地母。吾不知其名,强字之曰道,强为之名曰大。大曰逝,逝曰远,远曰反。故道大,天大,地大,人亦大。域中有四大,而人居其一焉。人法地,地法天,天法道,道法自然。反者道之动。弱者道之用。天下万物生于有,有生于无。道是道家追求德终极目标,故老子又曰:上士闻道,勤而行之;中士闻道,若存若亡;下士闻道,大笑之。不笑不足以为道。《庄子·大宗师》:夫道,有情有信,无为无形;可传而不可受,可得而不可见;自本自根,未有天地,自古以固存;神鬼神帝,生天生地;在太极之先而不为高,在六极之下而不为深,先天地生而不为久,长于上古而不为老。狶韦氏得之,以挈天地;伏戏氏得之,以袭气母;维斗得之,终古不忒;日月得之,终古不息;勘坏得之,以袭昆仑;冯夷得之,以游大川;肩吾得之,以处大山;黄帝得之,以登云天;颛顼得之,以处玄宫;禹强得之,立乎北极;西王母得之,坐乎少广,莫知其始,莫知其终;彭祖得之,上及有虞,下及五伯;傅说得之,以相武丁,奄有天下,乘东维、骑箕尾而

比于列星。道者,德之钦也;生者,德之光也;性者,生之质也。泰初有无,无有无名;一之所起,有一而未形。物得以生,谓之德。故形非道不生,生非德不明。存形穷生,立德明道,非至德者邪?严君平《老子指归》:太上之象,莫高乎道德。《老子想尔注》:一者,道也。一散形为气,聚形为太上老君。《清静经》:大道无形,生育天地;大道无情,运行日月;大道无名,长养万物。《太上老君内观经》:道者,有而无形,无而有情,变化不测,通神群生。在人之身,则为神明,所谓心也。所以教人修道则修心也,教人修心则修道也。道不可见,因生而明之;生不可常,用道以守之。若生亡则道废,道废则生亡。生道合一,则长生不死,羽化神仙。《道德真经义疏》:道者,虚通之妙理,众生之正性也。《道教义枢》:道德者,虚极之玄宗,妙化之深致。《道德真经疏》:道者德之体,德者道之用。《玄纲论》:道者何也?虚无之系,造化之根,神明之本,天地之源。其大无外,其微无内,浩旷无端,杳冥无对,至幽靡察而大明垂光,至静无心而品物有方,混漠无形,寂寥无声,万象以之生,五音以之成,生者有极,成者必亏,生生成成,今古不移,此之谓道也。德者何也?天地所禀,阴阳所资,经以五行,纬以四时,牧之以君,训之以师,幽明动植,咸畅其宜,泽流无穷,众生不知谢其功,惠加无极,百姓不知赖其力,此之谓德也。然则通而生之之谓道,道固无名焉。畜而成之之谓德,德固无称焉。《道德真经藏室纂微篇》:道者,虚无之体;德者,自然之用。常道无名,唯德以显之;至德无本,顺道而成之。道是道教的核心教理。《云笈七签》以道德部为第一类,《道教义枢》也以《道德义》作为开宗明义第一义,都是因为道教徒要以"道"为核心教理和最高信仰。所以《道典论》中说,道士者,要以道为事。太上之道,在道教的信仰中,它是无形、无色、无味、无声、无情、无信的,又是先天地而存在的,并无世不在;无处不有,是生化天地万物一切有形的本源。本无法用有形的文字来称说,但为了便于人们来记述,强名而为"道"。道生化天地万物,是通过无形的元始祖气、并由元始祖气分化为阴阳二气来成就万物的。万物则依各自所禀赋的气质而各成形状,自然生长。在人类生命出现后,道又聚气而成神尊,教育人们明白"道"的宗义,珍重生命,树立符合"道"之体性的人生

观。"道"在宇宙尚未开辟之时,曾变化为元始天尊。在宇宙开辟有了天地之后,变化为灵宝天尊。在成就宇宙万物的过程中,又化生为太上老君道德天尊。此后,太上则历世化生,布说"道"之宗义而被尊为师,至殷武丁时化生为老子,著说《道德真经》,开仙道之宗源。所以道教在创立之后,尊奉元始天尊、灵宝天尊、太上老君为最高尊神,信仰敬拜。使对"道"信仰形象化、人格化。其核心信仰也就是"道"。而在修行中,更是以太上之道的义理为根本。因为无上的"道"不但是造物主,至高神圣,而且有着最值得人们崇敬和体悟的高尚品德,有益人们修行和信奉大道者树立良好的人生观。"道"化生万物,以自然无为为法则,任万物自然生长,而且从不因为是万物生化的主宰者而居功自恃。不索求任何报答,毫无一点私自之欲,始终保持以清静为本,柔弱为用。并像水一样处下以利万物,且具有江海一样的胸怀,虚怀若谷。以用文字难以形容的高尚德行成就和养育万物,使自己永恒常存,不生不灭。所以,道教以"道"为教理宗义,教导人们修行"道"一样的品德,度己度人。道教所敬奉的救苦天尊和祖天师等所有神仙真人,由于他们具有"道"一样德行或通过自己的修行而得道,成为"道"又一人格形象,受到世人的敬奉。葛洪《抱朴子内篇·畅玄》:玄者,自然之始祖,而万殊之大宗也。眇昧乎其深也,故称微焉。绵邈乎其远也,故称妙焉。其高则冠盖乎九霄,其旷则笼罩乎八隅。光乎日月,迅乎电驰。或倏烁而景逝,或飘滭而星流,或混漾于渊澄,或雰霏而云浮。因兆类而为有,托潜寂而为无。沦大幽而下沈,凌辰极而上游。金石不能比其刚,湛露不能等其柔。方而不矩,圆而不规。来焉莫见,往焉莫追。乾以之高,坤以之卑,云以之行,雨以之施。胞胎元一,范铸两仪,吐纳大始,鼓冶亿类,佪旋四七,匠成草昧,辔策灵机,吹嘘四气,幽括冲默,舒阐粲尉,抑浊扬清,斟酌河渭,增之不溢,挹之不匮,与之不荣,夺之不瘁。故玄之所在,其乐不穷。玄之所去,器弊神逝。夫五声八音,清商流徵,损聪者也。鲜华艳采,或丽炳烂,伤明者也。宴安逸豫,清醪芳醴,乱性者也。冶容媚姿,铅华素质,伐命者也。其唯玄道,可与为永。不知玄道者,虽顾昒为生杀之神器,唇吻为兴亡之关键,绮榭俯临乎云雨,藻室华绿以参差。组帐雾合,罗帱

云离。西毛陈于间房,金觞华以交驰,清弦嘈囋以齐唱,郑舞纷缣蜲蜲,哀箫鸣以凌霞,羽盖浮于涟漪,掇芳华于兰林之圃,弄红葩于积珠之池,登峻则望远以忘百忧,临深则俯揽以遗朝饥,入宴千门之焜煌,出驱朱轮之华仪。然乐极则哀集,至盈必有亏。故曲终则叹发,燕罢则心悲也。寔理势之攸召,犹影响之相归也。彼假借而非真,故物往若有遗也。夫玄道者,得之乎内,守之者外,用之者神,忘之者器,此思玄道之要言也。得之者贵,不待黄钺之威。体之者富,不须难得之货。高不可登,深不可测。乘流光,策飞景,凌六虚,贯涵溶。出乎无上,入乎无下。经乎汗漫之门,游乎窈眇之野。逍遥恍惚之中,倘佯仿佛之表。咽九华于云端,咀六气于丹霞。徘徊茫昧,翱翔希微,履略蜿虹,践跚旋玑,此得之者也。其次则真知足,知足者则能肥遁勿用,颐光山林。纡鸾龙之翼于细介之伍,养浩然之气于蓬荜之中。缊缕带索,不以贸龙章之暐晔也。负步杖策,不以易结驷之骆驿也。藏夜光于嵩岫,不受他山之攻。沈鳞甲于玄渊,以违钻灼之灾。动息知止,无往不足。弃赫奕之朝华,避偾车之险路。吟啸苍崖之间,而万物化为尘氛。怡颜丰柯之下,而朱户变为绳枢。握耒甫田,而麾节忽若执鞭。啜菽漱泉,而太牢同乎藜藿。泰尔有余欢于无为之场,忻然齐贵贱于不争之地。含醇守朴,无欲无忧,全真虚器,居平味澹。恢恢荡荡,与浑成等其自然。浩浩茫茫,与造化钧其符契。如暗如明,如浊如清,似迟而疾,似亏而盈。岂肯委尸祝之坐,释大匠之位,越樽俎以代无知之庖,舍绳墨而助伤手之工。不以臭鼠之细琐,而为庸夫之忧乐。藐然不喜流俗之誉,坦尔不惧雷同之毁。不以外物汨其至精,不以利害污其纯粹也。故穷富极贵,不足以诱之焉,其余何足以悦之乎?直刃沸镬,不足以劫之焉,谤讟何足以戚之乎?常无心于众烦,而未始与物杂也。若夫操隋珠以弹雀,舐秦痔以属车,登朽缗以探巢,泳吕梁以求鱼,且为称孤之客,夕为狐鸟之余。栋挠铼覆,倾溺不振,盖世人之所为载驰企及,而达者之所为寒心而凄怆者也。故至人嘿韶夏而韬藻棁。奋其六羽于五城之墟,而不烦衔芦之卫。翳其鳞角乎勿用之地,而不恃曲穴之备。俯无偾鸰之呼,仰无亢极之悔,人莫之识,邈矣辽哉!老子以道、天、地、人为四大。四大在三才之上增加了道,为中国文化思

想打开极其高远、极富想象力的思想空间。老子之道是在从根本上改造原始道论的基础上的一个伟大的发明。道作为天地万物存在的本原与本体，缔造、成就了天地万物。但道成就天地万物，并非有意作为，而完全出于无意作为，完全是自然而然。道法自然，对道之状态与作为的形容，而非道之外更有一实体的自然。道之本性是自然无为，但正是这种无为，成就了有为；正是因为无为，才成就了一切。这种现象，被老子加以哲学的高度概括，就是无为而无不为。无为而无不为，不仅是道之大德、大用，同时也是支配天地万物之最根本规律，是个人安身立命之根本法则。不自生故能长生，以其终不自为大，故能成其大，这是天地万物之理。夫唯不争，故天下莫能与之争，后其身而身先，外其身而身存，以其无私，故能成其私，这就是个人安身立命的根本法则。

5. 道家与道教不同

道家一词，始见于西汉司马谈的《论六家要旨》，指先秦诸子百家中以老庄思想为代表的学派，或者指战国秦汉之际盛行的黄老之学。他们在思想理论上都以道为最高范畴，主张尊道贵德，效法自然，以清净无为法则治国修身和处理鬼神信仰，因此被称作道家。道教则是一种宗教实体。道教即通过精神形体修炼而成仙得道的宗教。作为一种宗教实体，道教不仅有其独特的经典教义、神仙信仰和仪式活动，而且还有其宗教传承、教团组织、科戒制度、宗教活动场所。① 道家是先秦时期的思想流派，道教是东汉末年的宗教组织。② 道家是无神论者，道教是有神论者。③ 道家尊奉老子，道教尊奉太上老君。④ 道家经典著作是《道德经》，道教经典著作是《道藏》。⑤ 道家核心思想是天人合一，道教核心思想是长生不老。葛洪是道教理论家，对道教发展贡献巨大。

道教是中国本土宗教。东汉至魏晋南北朝是道教形成和确立时期。东汉末年太平道、天师道等民间原始教团相继成立。后经魏晋南北朝数百年的改造发展，道教的经典教义、修持方术、科戒仪范渐趋完备，新兴道派滋生繁衍，并得到统治者的承认，演变为成熟的正统宗教。道教信奉神仙长生不灭，修道成仙是仙道追求的终极目标。自我修行，长生久视，将生命质量提高到神仙境界，因而贵生、重生、乐生，达到生道合一目的，这就是

得道。《度人经》曰：仙道贵生，无量度人。《南华经》曰：藐姑射之山有神人居焉，神人可以不食五谷，只吸风饮露，可以乘云御龙，行游四海之外；还说有一种人，千岁厌世，去而上仙。张道陵《老子想尔注》曰：生，道之别体也，道意贱死贵仙。道教相信人通过修炼，身形生命可以得到延续，精神生命也可以得到升华，最终得道成仙。道教信仰我命在我，不属天地，度己度人反映道教贵生、乐生和胸怀世人的人生积极态度。修道成仙，就是人们超脱的人生态度。道教推行性命双修，即心性品德修养和身形生命修炼兼备。心性品德修养是修炼身形生命的基础，身形生命的修炼是品德修养的前提。性命双修才能神形合同，得道成仙。东汉顺帝时期，张道陵在蜀郡鹤鸣山今四川成都市大邑县北创立五斗米道，又称正一道、天师道、正一盟威之道，是道教最早的一个派别。张道陵一名张陵。东汉沛国丰今江苏丰县人，博通五经，曾任江州令。顺帝时入鹄鸣山今四川大邑境内修道。自称太清玄元，谓逢天人，授以正一明威之道，创立道派。受道者出五斗米，故称五斗米道。自号天师，故亦称天师道。以符水咒法为人治病，教人思过，从者户至数万。建二十四治，立祭酒分领其户。张道陵用符、丹为人治病。入川后先居阳平山，后住鹤鸣山，还到了西城山、葛瀵山、秦中山、昌利山、涌泉山、真都山、北平山、青城山，精思炼志。汉永和六年141年，张道陵著作道书二十四篇，自称太清玄元，收徒设教，建立道教基层组织。奉其道者，须纳五斗米，时称五斗米道。汉安帝元年142年，张道陵托言太上老君亲降，授三天正法，命其为天师；同年又授正一科术要道法文，正一盟威妙经，命为三天法师正一真人。又托言太上老君于汉安帝二年下二十四治：上八治，中八治，下八治，嘱天师张道陵奉行布化。于是张道陵在巴蜀地区建立起二十四个宗教活动中心，即二十四治，进而设立祭酒，分领其户，有如宰守。从这时起，道教开始有了正规教团组织正一盟威道，后世也称之为天师道。张道陵以符水、咒法为人治病。并授民取盐之法，后人称"陵井"（用咸井水熬盐）。百姓得其益，奉之为天师，弟子户达数万。并立条制，使诸弟子随事轮流出米绢器物樵薪等；不施刑罚，以善道治人。使有疾病者书记生身以来所犯之罪，手书投水中，与神明共盟，不得复犯罪，以生

死为约。张道陵尊老子为道祖,奉《老子五千文》为最高经典,并自编《老子想尔注》发挥老子的道家思想。以道为最高信仰,将道和老子相提并论,宣称即道是一,一散为气,聚形为太上老君。张道陵年轻时喜爱阅读河图、洛书、谶纬、天文、地理一类图书。他曾经入太学学习,通达《五经》,义好黄老之学。永元十年(98年),乘舟游江西鄱阳湖,然后登上云锦山。相传黄帝在云锦山上授予他九鼎丹法。从此,他开始修炼外丹黄白术,三年之后炼成了龙虎大丹,云锦山也因此显现出龙虎之形,依此改名为龙虎山。汉明帝时,张道陵曾经担任巴郡江州今四川重庆令,后来隐居北邙山今河南洛阳北修炼长生之道。东汉顺帝时,修道于鹄鸣山今四川大邑县境内,撰写《道书》21篇,创立了五斗米道,以《老子五千言》《太平洞极经》为经典,奉老子为教祖并尊称太上老君,还以鹤鸣山为中心设立了二十四治,各治内部设有名为"祭酒"的道官用来统治道教信徒。后来为了与二十八宿相配,便增加为二十八治,渐渐形成了正一道的基层组织结构。在道教治理方面,高举"廉耻"大旗,依此教导信徒。南朝的道士都尊称他为正一真人三天法师。五斗米教教义:道教的教理教义,如道生德育、自然无为、柔弱不争、长生久视等根本宗义,皆源出于太上《道德真经》。祖天师张道陵建立道教教团之时,以《道德真经》为圣典,并作《老子想尔注》,阐说道要教旨和修行准则,初步建立起道教教义思想体系,以"正一"之名来表明所倡行的教化学说是太上真一不二的正教。而且,道教的经典和许多高道真人的著述也都根据《道德真经》这部圣典加以充分的发挥,或作必要的演绎。道教尊奉的《南华真经》和《冲虚真经》,承扬太上《道德真经》的思想,对道教修身体道、精神逍遥、坐忘养生、神仙变化等思想以丰富和阐扬,使偏重理性的道家学说在后世高道的继承阐扬下,过渡到道教的教义学说,彼此而打成一片。《太平经》以宗教教化而立论,对《道德真经》"道"生化天地万物的创世说和《道德真经》"天之道损有余而补不足"的教义作了充分阐释。葛洪真人畅玄而讲神仙之术,亦当属于太上道家之系统。《度人经》以"仙道贵生,无量度人"为主旨,正体现了《道德真经》的根本宗义。总之,道教的教义思想无不根本于《道德真经》,因而道教尊《道德真经》为圣典。

东汉末年张角太平道的问世标志着中国道教的确立。太平道以黄天为至上神,信奉黄帝和老子,黄帝时期是太平世界,无剥削压迫,也无饥寒病灾,更无诈骗偷盗,人人自由幸福。东汉灵帝建宁即公元168—171年间,张角开始其布道传教活动。他通过为人符咒治病的方式广泛地在社会上活动,大收徒众,发展力量,扩大影响。经过十余年的努力,张角所创立的太平道发展成为遍布青、徐、幽、荆、扬、兖、冀、豫八个州,连结郡国,道徒达几十万的黄老道组织。《后汉书·皇甫嵩朱儁列传》记载这场起义始末:钜鹿张角自称大贤良师,奉事黄、老道,畜养弟子,跪拜首过,符水咒说以疗病,病者颇愈,百姓信向之。角因遣弟子八人使于四方,以善道教化天下,转相诳惑。十余年间,众徒数十万,连结郡国,自青、徐、幽、冀、荆、杨、兖、豫八州之人,莫不毕应。遂置三十六万。方犹将军号也。大方万余人,小方六七千,各立渠帅。讹言苍天已死,黄天当立,岁在甲子,天下大吉。以白土书京城寺门及州郡官府,皆作甲子字。中平元年,大方马元义等先收荆、杨数万人,期会发于邺。元义素往来京师,以中常侍封谞、徐奉等为内应,约以三月五日内外俱起。未及作乱,而张角弟子济南唐周上书告之,于是车裂元义于洛阳。灵帝以周章下三公、司隶,使钩盾令周斌将三府掾属,案验宫省直卫及百姓有事角道者,诛杀千余人,推考冀州,逐捕角等。角等知事已露,晨夜驰敕诸方,一时俱起。皆着黄巾为标帜,时人谓之黄巾,亦名蛾贼。杀人以祠天。角称天公将军,角弟宝称地公将军,宝弟梁称人公将军。所在燔烧官府,劫略聚邑,州郡失据,长吏多逃亡。旬日之间,天下响应,京师震动。诏敕州郡修理攻守,简练器械,自函谷、大谷、广城、伊阙、镮辕、旋门、孟津、小平津诸关,并置都尉。召群臣会议。皇普嵩以为宜解党禁,益出中藏钱、西园厩马,以班军士。帝从之。于是发天下精兵,博选将帅,以嵩为左中郎将,持节,与右中郎将朱儁,共发五校、三河骑士及募精勇,合四万余人,嵩、儁各统一军,共讨颍川黄巾。儁前与贼波才战,战败,嵩因进保长社。波才引大众围城,嵩兵少,军中皆恐,乃召军吏谓曰:兵有奇变,不在众寡。今贼依草结营,易为风火。若因夜纵烧,必大惊乱。吾出兵击之,四面俱合,田单之功可成也。其夕遂大风,嵩乃约敕军士皆束莒乘城，使锐士间出围外，纵火大呼，城上举燎应之，嵩因鼓而奔其阵，贼惊乱奔走。会帝遣骑都尉曹操将兵适至，嵩、操与朱儶合兵更战，大破之，斩首数万级。封嵩都乡侯。嵩、儶乘胜进讨汝南、陈国黄巾，追波才于阳翟，击彭脱于西华，并破之。余贼降散，三郡悉平。又进击东郡黄巾卜己于仓亭，生擒卜己，斩首七千余级。时，北中郎将卢植及东中郎将董卓讨张角，并无功而还，乃诏嵩进兵讨之。嵩与角弟梁战于广宗。梁众精勇，嵩不能克。明日，乃闭营休士，以观其变。知贼意稍懈，乃潜夜勒兵，鸡鸣驰赴其阵，战至晡时，大破之，斩梁，获首三万级，赴河死者五万许人，焚烧车重三万余两，悉虏其妇子，系获甚众。角先已病死，乃剖棺戮尸，传首京师。嵩复与钜鹿太守冯翊郭典攻角弟宝于下曲阳，又斩之。首获十余万人，筑京观于城南。即拜嵩为左车骑将军，领冀州牧，封槐里侯，食槐里、美阳两县，合八千户。以黄巾既平，故改年为中平。嵩奏请冀州一年田租，以赡饥民，帝从之。百姓歌曰：天下大乱兮市为墟，母不保子兮妻失夫，赖得皇甫兮复安居。嵩温恤士卒，甚得众情，每军行顿止，须营幔修立，然后就舍帐。军士皆食，己乃尝饭。吏有因事受赂者，嵩更以钱物赐之，吏怀惭，或至自杀。嵩既破黄巾，威震天下，而朝政日乱，海内虚困。

太平道的教义典籍是《太平经》。《太平经》又名《太平清领书》，相传于吉撰东汉中晚期，一百七十卷。《太平经》内容博大，涉及天地、阴阳、五行、十支、灾异、神仙等。《太平经》重新构筑了早期道教的天人合一思想；以阴阳五行学说勾勒了一个理想社会图景，提出无为而无不为统治术；提出了修道的教徒的修身养性术；提出了财产共有、自食其力的善恶报应观念，指出只有人们信修正道，方可断除灾异而得道成仙；也反映了平均主义和平等理想的朴素民本思想。东汉至唐代，《太平经》在道教中有重要地位，对道教思想的发展有深远的影响，是汉末太平道的主要经典，被视为传达天命的谶书，构成道经三洞四辅中的太平部，辑入历代道藏，宋代以后逐渐为人淡忘。《太平经》采用问答体，即真人问，神人答。《太平经》的基本内容，《后汉书·襄楷传》中说是：专以奉天地、顺五行为本，亦不、有兴国文嗣灾害术。范晔说是：以阴阳五行为宗，而多杂语。《神仙传》说是：专论阴

阳、否泰、灾眚之事，有天道，有地道，有人道，云治国者用之，可以长生，此其旨也。《太平经》的经义，大致可分为四个方面：一是构筑了早期道教的神学思想及体系，提出了神仙不死、身中神、求长生等观念，最高神名太平金阙帝晨后圣帝君号太平真正太一妙气皇天上清金阙后圣九玄帝君，亦称大太平君(实即老子)，又有一师四辅，即太师彭君，上相方诸宫青童君，上保太丹宫南极元君，上傅白山宫太素真君和上宰西城宫总真王君。其余公卿有司仙真圣品大夫官等三百六十一人；从属三万六千人，部领三十六万，人民则十百千万亿倍等。二是为帝王治太平提出的一套统治术，占全书的主要部分，以阴阳五行学说为理论基础，以无为而无不为的黄老学说为治国方针。认为天人一体，人的一切能够影响天道，人治不得，天必降以灾祸，小则损伤疾病，大则灭国亡家，均与治道有关。并且提倡儒家的伦理道德，表示对明君清官的拥护和向往。还以神的权威，劝诫和警告昏君和贪官污吏，谴责他们的贪婪，不劳而获和残暴。要求平等，反对过度剥削，提出一种以建立人人劳动、周济贫穷的平等社会为目标的太平思想。在一些篇章晨，还提出保护山林和土地等利于农业生产的主张。三是关于教徒的修养方法，其中主要的就是守一之道，认为守一既久，可使形化为神。并提出了辟谷、食气、服药、养性、返神、房中、针灸、占卜、堪舆、禁忌等诸般方术。书中还有丰富的中医中药知识，可补《黄帝内经》之不足。同时，还重视符咒，宣说服符诵咒能够驱邪求福、治病长生，要求信徒进行斋戒、首过、祈禳、叩拜及育经等活动。四是书中包括有浓重的劝善思想，提出了承负的善恶观，认为先人犯有过失，积累日多，由后辈子孙负其过，前人为承，后人为负。如果为善，则前人积福，后人受荫。这是对"一家三代"的祸福根源而言，与佛教的"三世因果"并不相同。而且推而广之，认为天地人三统共生，如果人类作恶太多，则天地必降灾异，殃及后人。正是因为有这种天道所决定的承负，因此劝人为后代子孙着想而行善积德，并方信修正道，可以断除承负而度成仙。《太平经》包容了古代道家、方仙道、黄老道思想，是这些学术思想向宗教信仰转化的产物，也是道教教团最初酝酿和形成过程中的一部宣言书。

6. 葛洪是著名道教理论家

《抱朴子内篇·道意》：道者涵乾括坤，其本无名。论其无，则影响犹为有焉；论其有，则万物尚为无焉。以言乎迩，则周流秋毫而有余焉；以言乎远，则弥纶太虚而不足焉。强名为道，已失其真。俗人不能识其太初之本，命在其中不系于外，道存乎此，无俟于彼也。《抱朴子》反复阐述神仙不死观点。葛洪曰：神仙不死，信可得乎？虽有至明，而有形者不可毕见焉。虽禀极聪，而有声者不可尽闻焉。虽有大章竖亥之足，而所常履者未若所不履之多。虽有禹益齐谐之智，而所尝识者未若所不识之众也。万物云云，何所不有，况列仙之人，盈乎竹素矣。不死之道，曷为无之？暗昧滞乎心神，则不信有周孔于在昔矣。况告之以神仙之道乎？夫存亡终始，诚是大体。其异同参差，或然或否，变化万品，奇怪无方，物是事非，本钧末乖，未可一也。若夫仙人，以药物养身，以术数延命，使内疾不生，外患不入，虽久视不死，而旧身不改，苟有其道，无以为难也。而浅识之徒，拘俗守常，咸曰世间不见仙人，便云天下必无此事。夫目之所曾见，当何足言哉？天地之间，无外之大，其中殊奇，岂遽有限，诣老戴天，而无知其上，终身履地，而莫识其下。形骸己所自有也，而莫知其心志之所以然焉。寿命在我者也，而莫知其脩短之能至焉。况乎神仙之远理，道德之幽玄，仗其短浅之耳目，以断微妙之有无，岂不悲哉？仙道迟成，多所禁忌。自无超世之志，强力之才，不能守之。其或颇好心疑，中道而废，便谓仙道长生，果不可得耳。仙经曰：服丹守一，与天相毕，还精胎息，延寿无极。此皆至道要言也。民间君子，犹内不负心，外不愧影，上不欺天，下不食言，岂况古之真人，宁当虚造空文，以必不可得之事，诳误将来，何所索乎！苟无其命，终不肯信，亦安可强令信哉！微妙难识，疑惑者众。吾聪明岂能过人哉？适偶有所偏解，犹鹤知夜半，燕知戊巳，而未必达于他事也。亦有以校验，知长生之可得，仙人之无种耳。夫道之妙者，不可尽书，而其近者又不足说。命之脩短实由所值，受气结胎各有星宿。天道无为任物自然，无亲无疏，无彼无此也。命属生星，则其人必好仙道。好仙道者，求之亦必得也。命属死星，则其人亦不信仙道。不信仙道，则亦不自修其事也。所乐善否，判于所禀，移易予夺，非天所能。譬犹金石之消于炉冶，瓦器之甄于陶灶，虽由之以成形，而铜铁之利钝，瓮罂之邪正，适遇所遭，非复炉灶之事也。

葛洪认为神仙可勤求而成。《抱朴子内篇》：道家之所至秘而重者，莫过乎长生之方也。故血盟乃传，传非其人，戒在天罚。先师不敢以轻行授人，须人求之至勤者，犹当拣选至精者乃教之。然求而不得者有矣，未有不求而得者也。或闻有晓消五云、飞八石、转九丹、冶黄白、水琼瑶、化朱碧，凝霜雪于神炉，采灵芝于嵩岳者，则多而毁之曰，此法独有赤松王乔知之，今世之人而云知之者，皆虚妄耳。凌曀飙飞，暂少忽老，迅速之甚，谕之无物，百年之寿，三万余日耳。幼弱则未有所知，衰迈则欢乐并废，童蒙昏耄，除数十年，而险隘忧病，相寻代有，居世之年，略消其半，计定得百年者，喜笑平和，则不过五六十年，咄嗟灭尽，哀忧昏耄，六七千日耳，顾眄已尽矣，况于全百年者，万未有一乎？老子以长生久视为业，而庄周贵于摇尾涂中，不为被网之龟，被绣之牛，饿而求粟于河侯，以此知其不能齐死生也。世间道士，知金丹之事者，万无一也。夫长生制在大药耳，非祠醮之所得也。昔者之著道书多矣，莫不务广浮巧之言以崇玄虚之旨，未有究论长生之阶径，箴砭为道之病痛，如吾之勤勤者也。深念学道艺养生者，随师不得其人，竟无所成，而使后之有志者，见彼之不得长生，因云天下之果无仙法也。凡自度生，必不能苦身约己以修玄妙者，亦徒进失干禄之业，退无难老之功，内误其身，外沮将来也。仙之可学致，如黍稷之可播种得，甚炳然耳。然未有不耕而获嘉禾，未有不勤而获长生度世也。古之仙人者，皆由学以得之，将特禀异气耶？抱朴子答曰：彼莫不负笈随师，积其功勤，蒙霜冒险，栉风沐雨，而躬亲洒扫，契阔劳艺，始见之以信行，终被试以危困，性笃行贞，心无怨贰，乃得升堂以入于室。故曰非长生难也，闻道难也；非闻道难也，行之难也；非行之难也，终之难也。夫修道犹如播谷也，成之犹收积也。故治身养性，务谨其细，不可以小益为不平而不修，不可以小损为无伤而不防。凡聚小所以就大，积一所以至亿也。若能爱于微，成之于著，则几乎知道矣。

葛洪坚信炼制和服食金丹可长生成仙。《抱朴子内篇·黄白》：世人多疑此事为虚诞，与不信神仙者正同也。余昔从郑公受九丹及金银液经，因复求受黄白中经五卷。郑君言，曾与左君于庐江铜山中试作，皆成也。然而斋洁禁忌之勤苦，与金丹神仙药无异也。俗人多讥余好攻异端，谓予为趣欲强通天下之不可通者。余亦何为然哉！余若欲以此辈事，骋辞章于来世，则余所著外篇及杂文二百余卷，足以寄意于后代，不复须此。且此内篇，皆直语耳，无藻饰也。余又知论此曹事，世人莫不呼为迂阔不急，未若论俗间切近之理，可以合众心也。然余所以不能已于斯事，知其不入世人之听，而犹论著之者，诚见其效验，又所承授之师非妄言者。而余贫苦无财力，又遭多难之运，有不已之无赖，兼以道路梗塞，药物不可得，竟不遑合作之。余今告人言，我晓作金银，而躬自饥寒，何异自不能行，而卖治躄之药，求人信之，诚不可得。然理有不如意，亦不可以一概断也。所以勤勤缀之于翰墨者，欲令将来好奇赏真之士，见余书而具论道之意耳。夫变化之术，何所不为。盖人身本见，而有隐之之法。鬼神本隐，而有见之之方。能为之者往往多焉。水火在天，而取之以诸燧。铅性白也，而赤之以为丹。丹性赤也，而白之而为铅。云雨霜雪，皆天地之气也，而以药作之，与真无异也。至于飞走之属，蠕动之类，禀形造化，既有定矣。及其倏忽而易旧体，改更而为异物者，千端万品，不可胜论。人之为物，贵性最灵，而男女易形，为鹤为石，为虎为猿，为沙为鼋，又不少焉。至于高山为渊，深谷为陵，此亦大物之变化。变化者，乃天地之自然，何为嫌金银之不可以异物作乎？譬诸阳燧所得之火，方诸所得之水，与常水火，岂有别哉？蛇之成龙，茅糁为膏，亦与自生者无异也。然其根源之所缘由，皆自然之感致，非穷理尽性者，不能知其指归，非原始见终者，不能得其情状也。狭观近识，桎梏巢穴，揣渊妙于不测，推神化于虚诞，以周孔不说，坟籍不载，一切谓为不然，不亦陋哉？又俗人以刘向作金不成，便云天下果无此道，是见田家或遭水旱不收，便谓五谷不可播殖得也。成都内史吴大文，博达多知，亦自说昔事道士李根，见根煎铅锡，以少许药如大豆者投鼎中，以铁匙搅之，冷即成银。大文得其秘方，但欲自作，百日斋便为之，而留连在官，竟不能得，恒叹息言人间不足处也。又桓君山言汉黄门郎程伟，好黄白术，娶妻得知方家女。伟常从驾出而无

时衣，甚忧。妻曰，请致两端缣。缣即无故而至前。伟按枕中鸿宝，作金不成。妻乃往视伟，伟方扇炭烧筒，筒中有水银。妻曰，吾欲试相视一事。乃出其囊中药，少少投之，食顷发之，已成银。伟大惊曰，道近在汝处，而不早告我，何也？妻曰，得之须有命者。于是伟日夜说诱之，卖田宅以供美食衣服，犹不肯告伟。伟乃与伴谋挝笞伏之。妻辄知之，告伟言，道必当传其人，得其人，道路相遇辄教之；如非其人，口是而心非者，虽寸断支解，而道犹不出也。伟逼之不止，妻乃发狂，裸而走，以泥自涂，遂卒。近者前庐江太守华令思，高才达学，洽闻之士也，而事之不经者，多所不信。后有道士说黄白之方，乃试令作之，云以铁器销铅，以散药投中，即成银。又销此银，以他药投之，乃作黄金。又从此道士学彻视之方，行之未百日，夜卧即便见天文及四邻了了，不觉复有屋舍篱障。又妾名瑶华者已死，乃见形，与之言语如平生。又祭庙，闻庙神答其拜，床似动有声。令思乃叹曰，世间乃定无所不有，五经虽不载，不可便以意断也。然不闻方伎者，卒闻此，亦焉能不惊怪邪？又黄白术亦如合神丹，皆须斋洁百日已上，又当得闲解方书，意合者乃可为之，非浊秽之人，及不聪明人，希涉术数者所辨作也。其中或有须口诀者，皆宜师授。又宜入于深山之中，清洁之地，不欲令凡俗愚人知之。而刘向止宫中作之，使宫人供给其事，必非斋洁者，又不能断绝人事，使不来往也，如此安可得成哉？桓谭新论曰：史子心见署为丞相史，官架屋，发吏卒及官奴婢以给之，作金不成。丞相自以力不足，又白傅太后。太后不复利于金也，闻金成可以作延年药，又甘心焉，乃除之为郎，舍之北宫中，使者待遇。宁有作此神方可于宫中，而令凡人杂错共为之者哉？俗间染缯练，尚不欲使杂人见之，见之即坏，况黄白之变化乎？凡事无巨细，皆宜得要。若不得其法，妄作酒酱醋羹臛犹不成，况大事乎？余曾咨于郑君曰：老君云不贵难得之货。而至治之世，皆投金于山，捐玉于谷，不审古人何用金银为贵而遗其方也？郑君答余曰：老君所云，谓夫披沙剖石，倾山漉渊，不远万里，不虑压溺，以求珍玩，以妨民时，不知止足，以饰无用。及欲为道，志求长生者，复兼商贾，不敦信让，浮深越险，乾没逐利，不吝躯命，不修寡欲者耳。至于真人作金，自欲饵服之致神仙，不以致富也。故经

曰，金可作也，世可度也，银亦可饵服，但不及金耳。余难曰：何不饵世间金银而化作之，作之则非真，非真则诈伪也。郑君答余曰：世间金银皆善，然道士率皆贫。故谚云，无有肥仙人富道士也。师徒或十人或五人，亦安得金银以供之乎？又不能远行采取，故宜作也。又化作之金，乃是诸药之精，胜于自然者也。仙经云，丹精生金。此是以丹作金之说也。故山中有丹砂，其下多有金。且夫作金成则为真物，中表如一，百炼不减。故其方曰，可以为钉。明其坚劲也。此则得夫自然之道也。故其能之，何谓诈？诈者谓以曾青涂铁，铁赤色如铜；以鸡子白化银，银黄如金，而皆外变而内不化也。夫芝菌者，自然而生，而仙经有以五石五木种芝，芝生，取而服之，亦与自然芝无异，俱令人长生，此亦作金之类也。雉化为蜃，雀化为蛤，与自然者正同。故仙经曰，流珠九转，父不语子，化为黄白，自然相使。又曰，朱砂为金，服之升仙者，上士也；茹芝导引，咽气长生者，中士也；餐食草木，千岁以还者，下士也。又曰，金银可自作，自然之性也，长生可学得者也。玉牒记云：天下悠悠，皆可长生也，患于犹豫，故不成耳。凝水银为金，可中钉也。铜柱经曰：丹沙可为金，河车可作银，立则可成，成则为真，子得其道，可以仙身。黄山子曰：天地有金，我能作之，二黄一赤，立成不疑。龟甲文曰：我命在我不在天，还丹成金亿万年。古人岂欺我哉？但患知此道者多贫，而药或至贱而生远方，非乱世所得也。若戎盐卤咸皆贱物，清平时了不直钱，今时不限价直而买之无也。羌里石胆，千万求一斤，亦不可得。徒知其方，而与不知者正同，可为长叹者也。有其法者，则或饥寒无以合之，而富贵者复不知其法也。就令知之，亦无一信者。假令颇信之，亦已自多金银，岂肯费见财以市其药物，恐有弃系逐飞之悔，故莫肯为也。又计买药之价，以成所得之物，尤有大利，而更当斋戒辛苦，故莫克为也。且夫不得明师口诀，诚不可轻作也。夫医家之药，浅露之甚，而其常用效方，便复秘之。故方有用后宫游女，僻侧之胶，封君泥丸，木鬼子，金商芝，飞君根，伏龙肝，白马汗，浮云滓，龙子丹衣，夜光骨，百花醴，冬邹斋之属，皆近物耳，而不得口诀，犹不可知，况于黄白之术乎？今能为之者，非徒以其价贵而秘之矣，此道一成，则可以长生。长生之道，道之至也，故古人

重之也。凡方书所名药物，又或与常药物同而实非者，如河上姹女，非妇人也；陵阳子明，非男子也；禹余粮，非米也；尧浆，非水也。而俗人见方用龙胆虎掌、鸡头鸭跖、马蹄犬血、鼠尾牛膝，皆谓之血气之物也；见用缺盆覆盆、釜铘大戟、鬼箭天钩，则谓之铁瓦之器也；见用胡王使者、倚姑新妇、野丈人、守田公、戴文浴、徐长卿，则谓人之姓名也。近易之草，或有不知，玄秘之方，孰能悉解？刘向作金不成，无可怪之也。及得其要，则复不烦圣贤大才而后作也，凡人可为耳。刘向岂顽人哉，直坐不得口诀耳。今将载其约而效之者，以贻将来之同志焉。当先取武都雄黄，丹色如鸡冠，而光明无夹石者，多少任意，不可令减五斤也。捣之如粉，以牛胆和之，煮之令燥。以赤土釜容一斗者，先以戎盐石胆末荐釜中，令厚三分，乃内雄黄末，令厚五分，复加戎盐于上。如此，相似至尽。又加碎炭火如枣核者，令厚二寸。以蚓蝼土及戎盐为泥，泥釜外，以一釜覆之，皆泥令厚三寸，勿泄。阴干一月，乃以马粪火煴之，三日三夜，寒，发出，鼓下其铜，铜流如冶铜铁也。乃令铸此铜以为筒，筒成以盛丹砂水。又以马屎火煴之，三十日发炉，鼓之得其金，即以为筒，又以盛丹砂水。又以马通火煴三十日，发取捣治之。取其二分生丹砂，一分并汞，汞者，水银也，立凝成黄金矣。光明美色，可中钉也。

《抱朴子内篇》记载雌黄即三硫化二砷和雄黄即五硫化二砷加热后升华结晶现象。葛洪考览养性之书，鸠集久视之方，披涉篇卷以千计，莫不皆以还丹金液为大要者焉。然则此二事，盖仙道之极也。服此而不仙则古来无仙矣。周旋徐、豫、荆、襄、江、广、数州之间，阅见流移俗道士数百人矣。少好方术，负步请问，不惮险远。每有异闻则以为喜，虽见毁笑不以为戚。焉知来者之不如今，是以著此以示识者。余问诸道士以神丹金液之事及三皇内文召天神地祇之法，了无一人知之者。夫饮玉台则知浆荇之薄味，睹昆仑则觉丘垤之至卑。既览金丹之道，则使人不欲复视小小方书。然大药难卒得办，当须且将御小者以自支持耳。然服他药万斛，为能有小益，而终不能使人遂长生也。故老子之诀言云，子不得还丹金液，虚自苦耳。夫金丹之为物，烧之愈久，变化愈妙。黄金入火百炼不消，埋之毕天不朽。服此二物，炼人身

体，故能令人不老不死。金丹入身中，沾洽荣卫，非但铜青之外傅矣。世间多不信至道者，则悠悠者皆是耳。余今略钞金丹之都较，以示后之同志好之者。凡草木烧之即烬，而丹砂烧之成水银，积变又还成丹砂，其去凡草木亦远矣。故能令人长生，神仙独见此理矣，其去俗人，亦何缅邈之无限乎？世人少所识，多所怪，或不知水银出于丹砂，告之终不肯信，云丹砂本赤物，从何得成此白物。真人所以知此者，诚不可以庸近思求也。《黄帝九鼎神丹经》曰：黄帝服之，遂以升仙。服神丹令人寿无穷已，与天地相毕，乘云驾龙，上下太清。黄帝以传玄子，戒之曰，此道至重，必以授贤，苟非其人，虽积玉如山，勿以此道告之也。第一之丹名曰丹华。当先作玄黄，用雄黄水、矾石水、戎盐、卤盐、礜石、牡蛎、赤石脂、滑石、胡粉各数十斤，以为六一泥，火之三十六日成，服七之日仙。又以玄膏丸此丹，置猛火上，须臾成黄金。又以二百四十铢合水银百斤火之，亦成黄金。金成者药成也。金不成，更封药而火之，日数如前，无不成也。第二之丹名曰神丹，亦曰神符。服之百日仙也。行度水火，以此丹涂足下，步行水上。服之三刀圭，三尸九虫皆即消坏，百病皆愈也。第三之丹名曰神丹。服一刀圭，百日仙也。以与六畜吞之，亦终不死。又能辟五兵。服百日，仙人玉女，山川鬼神，皆来侍之，见如人形。第四之丹名曰还丹。服一刀圭，百日仙也。朱鸟凤凰，翔覆其上，玉女至傍。以一刀圭合水银一斤火之，立成黄金。以此丹涂钱物用之，即日皆还。以此丹书凡人目上，百鬼走避。第五之丹名饵丹。服之三十日，仙也。鬼神来侍，玉女至前。第六之丹名炼丹。服之十日，仙也。又以汞合火之，亦成黄金。第七之丹名柔丹。服一刀圭，百日仙也。以缺盆汁和服之，九十老翁，亦能有子，与金公合火之，即成黄金。第八之丹名伏丹。服之即日仙也。以此丹如枣核许持之，百鬼避之。以丹书门户上，万邪众精不敢前，又辟盗贼虎狼也。第九之丹名寒丹。服一刀圭，百日仙也。仙童仙女来侍，飞行轻举，不用羽翼。凡此九丹，但得一丹便仙，不在悉作之，作之在人所好者耳。凡服九丹，欲升天则去，欲且止人间亦任意，皆能出入无间，不可得之害矣。复有太清神丹，其法出于元君。其经曰：上士得道升为天官，中士得道栖集昆仑，下士得道长生世间。一转之

丹服之三年得仙，二转之丹服之二年得仙，三转之丹服之一年得仙。四转之丹服之半年得仙，五转之丹服之百日得仙，六转之丹服之四十日得仙，七转之丹服之三十日得仙，八转之丹服之十日得仙，九转之丹服之三日得仙。又有九光丹，与九转异法，大都相似耳。作之法，当以诸药合火之，以转五石。五石者，丹砂、雄黄、白礜、曾青、慈石也。一石辄五转而各成五色，五石而二十五色，色各一两，而异器盛之。其次有五灵丹经一卷，有五法也。用丹砂、雄黄、雌黄、石硫黄、曾青、矾石、慈石、戎盐、太乙余粮，亦用六一泥，及神室祭醮合之，三十六日成。金液太乙所服而仙者也，不减九丹矣，合之用古秤黄金一斤，并用玄明龙膏、太乙旬首中石、冰石、紫游女、玄水液、金化石、丹砂，封之成水，金液入口，则其身皆金色。老子受之于元君，元君曰，此道至重，百世一出，藏之石室。小神丹方，用真丹三斤，白蜜六斤搅合，日暴煎之，令可丸，旦服如麻子许十丸，未一年，发白者黑，齿落者生，身体润泽，长服之，老翁成少年，长生不死矣。小丹法，丹一斤，捣筛，下淳苦酒三升，漆二升，凡三物合，令相得，微火上煎令可丸，服如麻子三丸，日再服，三十日，腹中百病愈，三尸去；服之百日，肌骨强坚；千日，司命削去死籍，与天地相毕，日月相望，改形易容，变化无常，日中无影，乃别有光也。小饵黄金法，炼金内清酒中，约二百过，出入即沸矣，握之出指间令如泥，若不沸，及握之不出指间，即削之，内清酒中无数也。成，服之如弹丸一枚，亦可一丸，分为小丸，服之三十日，无寒温，神人玉女侍之，银亦可饵之，与金同法。服此二物，能居名山石室中者，一年即轻举矣。止人间服亦地仙，勿妄传也。两仪子饵黄金法，猪负革脂三斤，淳苦酒一升，取黄金五两，置器中，煎之土炉，以金置脂中，百入百出，苦酒亦尔。食一斤，寿蔽天地；食半斤，寿二千岁；五两，寿千二百岁。无多少，便可饵。当以王相日作，服之神良。勿传非人，传示非人，令药不成不神。欲食去尸药，当服丹砂也。

葛洪认为丹药可求成仙。《抱朴子内篇·仙药》世有服食药物，行气道引，不免死者，何也？抱朴子答曰，不得金丹，但服草木之药及修小术者，可以延年迟死耳，不得仙也。或但知服草药，而不知还年误作房中之要术，则终无久生之理也。凡

为道而不成,营生而得死者,其人非不有气血也,然身中之所以为气为血者,根源已丧,但余其枝流也。譬犹入水之烬,火灭而烟不即息;既断之木,柯叶犹生。二者非不有烟,非不有叶,而其所以为烟为叶者,已先亡矣。凡为道者,常患于晚,不患于卑也。特年纪之少壮,体力之方刚者,自役过差,百病兼结,命危朝露,不得大药,但服草木,可以差于常人,不能延其大限也。故《仙经》曰:养生以不伤为本,此要言也。神农曰:百病不愈,安得长生?信哉斯言也。才所不逮而困思之,伤也;力所不胜而强举之,伤也,悲哀憔悴,伤也;喜乐过差,伤也;汲汲所欲,伤也;久谈言笑,伤也;寝息失时,伤也;挽弓引弩,伤也;沉醉呕吐,伤也;饱食即卧,伤也;跳走喘乏,伤也;欢呼哭泣,伤也;阴阳不交,伤也。积伤至尽则早亡,早亡非道也。是以养生之方,唾不及远,行不疾步,耳不极听,目不久视,坐不至久,卧不及疲,先寒而衣,先热而解,不欲极饥而食,食不过饱,不欲极渴而饮,饮不过多。凡食过则结积聚,饮过则成痰癖。不欲甚劳甚逸,不欲起晚,不欲汗流,不欲多睡,不欲奔车走马,不欲极目远望,不欲多啖生冷,不欲饮酒当风,不欲数数沐浴,不欲广志远愿,不欲规造异巧。冬不欲极温,夏不欲穷凉,不露卧星下,不眠中见肩,大寒大热,大风大雾,皆不欲冒之。五味入口,不欲偏多,故酸多伤脾,苦多伤肺,辛多伤肝,咸多则伤心,甘多则伤肾,此五行自然之理也。是以善摄生者,卧起有四时之早晚;兴居有至和之常制;调利筋骨,有偃仰之方;杜疾闲邪,有吞吐之术;流行荣卫,有补泻之法;节宣劳逸,有与夺之要。忍怒以全阴气,抑喜以养阳气。然后先将服草木以救亏缺,后服金丹以定无穷,长生之理,尽于此矣。

【简要结论】

① 葛洪,字稚川,号抱朴子,生于公元 283 年即西晋太康四年,卒于公元 363 年即东晋兴宁元年,享年 81 岁。② 葛洪是晋丹阳郡句容(今江苏省句容市)人,著作等身。③ 葛洪《肘后备急方》六卷经陶弘景增订为《补阙肘后百一方》九卷。④ 葛洪《肘后备急方》是中国医药学第一部急症医学专著。⑤ 青蒿截疟首载于葛洪《肘后备急方》。⑥ 葛洪是著名道教理论家。⑦ 葛洪《抱朴子内篇》认为神仙长生不老。⑧ 葛洪认为神仙可以勤求而得。⑨ 葛洪认为神仙可以服食丹药而得。⑩ 葛洪《抱朴子内篇》对中国医药学影响颇大。

范汪医学研究

【生平考略】

范汪，字玄平，公元308—372年东晋南阳顺阳（今河南省南阳市淅川县）人。东晋大臣，著名医学家。曾任东阳太守，故称范东阳。祖父雍州刺史范晷，父范稚，子范康、范宁，孙范泰。《晋书》：范汪少孤贫，六岁过江，依外家新野庾氏。荆州刺史王澄见而奇之曰：兴范族者必是子也。年十三，丧母，居丧尽礼，亲邻哀之。及长，好学。外氏家贫，无以资给，汪乃庐于园中，布衣蔬食，然薪写书，写毕，诵读亦遍，遂博学多通，善谈名理。弱冠，至京师，属苏峻作难。王师败绩，汪乃遁逃西归。庾亮温峤屯兵寻阳，时行李断绝，莫知峻之虚实，咸恐贼强，未敢轻进。及汪至，峤等访之，汪曰：贼政令不一，贪暴纵横，灭亡已兆，虽强易弱。朝廷有倒悬之急，宜时进讨。峤深纳之。是日，护军、平南二府礼命交至，始解褐，参护军事。贼平，赐爵都乡侯。复为庾亮平西参军，从讨郭默，进爵亭侯。辟司空郗鉴掾，除宛陵令。复参亮征西军事，转州别驾。汪为亮佐使十有余年，甚相钦待。转鹰扬将军、安远护军、武陵内史，征拜中书侍郎。时庾翼将悉郢汉之众以事中原，军次安陆，寻转屯襄阳。范汪上疏曰：臣伏思安西将军翼今至襄阳，仓卒攻讨，凡百草创，安陆之调，不复为襄阳之用。而玄冬之月，沔汉干涸，皆当鱼贯百行，排推而进。设一处有急，势不相救。臣所至虑一也。又既至之后，桓宣当出。宣往实羁豺狼之林，招携贰之众，待之以至宽，御之以无法。田畴垦辟，生产始立，而当移之，必有嗷然，悔吝难测。臣所至虑二也。襄阳顿益数万口，奉师之费，皆当出于江南。运漕之难，船人之力，不可不熟计。臣之所至虑三也。且申伯之尊，而与边将并驱。又东军不进，殊为孤悬。兵书云：知彼知此百战不殆。知彼不知此，一胜一负。贼诚衰弊，然得臣犹在；我虽方隆，今实未暇。而连兵不解，患难将起，臣所至虑四也。翼岂不知兵家所患常在于此，顾以门户事任，忧责莫大，晏然终年，忧心情所安，是以抗表辄行，毕命原野。以翼宏规经略，文武用命，忽遇衅会，

大事便济。然国家之虑，常以万全，非至安至审，王者不举。臣谓宜严诏谕翼，还镇养锐，以为后图。若少合圣听，乞密出臣表，与车骑臣冰等详共集议。寻而骠骑将军何充辅政，请为长史。桓温代翼为荆州，复以汪为安西长史。温西征蜀，委以留府。蜀平，进爵武兴县侯。而温频请为长史、江州刺史，皆不就。自请还京，求为东阳太守。温甚恨焉。在郡大兴学校，甚有惠政。顷之，召入，频迁中领军、本州大中正。时简文帝作相，甚相亲昵，除都督徐兖青冀四州扬州之晋陵诸军事、安北将军、徐兖二州刺史、假节。既而桓温北伐，令汪率文武出梁国，以失期，免为庶人。朝廷惮温不敢执，谈者为之叹恨。汪屏居吴郡，从容讲肆，不言枉直。后至姑孰，见温。温时方起屈滞以倾朝廷，谓汪远来诣己，倾身引望，谓袁宏曰：范公来，可作太常邪？汪既至，才坐，温谢其远来意。汪实来造温，恐以趋时致损，乃曰：亡儿瘗此，故来视之。温殊失望而止。时年六十五，卒于家。赠散骑常侍，谥曰穆。《晋书》：范玄平陈谋献策，有会时机。崧则思业该通，缉遗经于已紊。汪则风飚直亮，抗高节于将颠，扬榷而言，俱为雅士。荀范令望，金声远畅。田余庆《东晋门阀政治》：范汪一生行事，全在崇儒。《隋书·经籍志》：范汪撰《范东阳方》一百五卷录一卷，梁一百七十六卷。晋《范汪集》一卷，《梁》作十卷。《晋书》曰：范汪字玄平，性仁爱，善医术，常以拯恤为事。凡有疾病，不限贵贱皆为治之，十能愈其八九。撰方五百余卷，又一百七卷，后人详用，多获其效。《太平御览》引《旧唐志》曰：杂药方一百七十卷，范汪方，尹穆撰。《旧唐志》：《杂药方》一百七十卷，范汪方，尹穆撰。《中国医籍考》曰：范汪《阳东方》，《隋志》一百零五卷，录一卷，梁一百七十六卷，亡，佚。案：《千金方太医习业》有云范东阳、张苗、靳邵等诸部经方，然则阳东当作东阳。《太平御览》引《晋书》曰：范汪字玄平，性仁爱，善医术。常以拯恤为事，凡有疾病，不限贵贱，皆为治之，十能愈其八九。撰方五百余卷，又一百七卷，后人详用，多获其效。《通典》载范汪议丧礼之文甚多。有文集十卷。《全晋文》收

录有《在东阳郡表瑞》《请严诏谕庾翼还镇疏》《为旧君服议》《与王彪之书》《与江惇书》《答高崧问》《答高崧访》《祭典》《棋品》等奏疏及作品。范汪工书法,《述书赋》云:玄平近瞻,元常俯视。张澄注云:今见正书谢赐瓜启四行。《隋书·经籍志》载:范汪等注《棋九品序录》一卷。《旧唐书·经籍志》载:范汪等注《棋品》五卷。《杂药方》一百七十卷,《范汪方》,尹穆撰。《新唐书·艺文志》载:范汪尹穆纂《范东阳杂药方》一百七十卷。陶弘景谓其书勘酌详用,多获其效。严世芸、李其忠《三国两晋南北朝医学总集》辑录《范汪方》目录:卷一:服药禁忌等;卷二:救卒死中恶方等;卷三:治卒霍乱诸急方等;卷四:治卒发黄疸诸黄方等;卷五:治诸发癫痫方等;卷六:治虚劳诸病方等;卷七:治痈疽肿毒诸方等;卷八:治目赤痛诸病等方。

【学术贡献】

1.《范汪方》外感热病证治贡献

伤寒证治　① 小柴胡汤治伤寒四五日,身热恶风,颈项强,胁下满,手足温而渴:柴胡半斤,瓜蒌根四两,桂心、黄芩、牡蛎、干姜各三两,炙甘草二两,上七味切,以水一斗二升,煮取六升,去滓更煎取三升,温服一升,日三服,初服微烦,温覆汗出者便愈也。② 黄芩汤治伤寒五六日,呕而利者:黄芩、干姜各三两,人参、桂枝各二两,半夏半升,大枣十二枚,上六物水煮分服。③ 治伤寒六七日不大便有瘀血方:桃仁二十枚,大黄三两,水蛭十枚,虻虫二十枚,上四物捣筛为丸卒服。④ 大柴胡汤治伤寒七八日不解,默默烦闷,腹中有干粪,谵语:柴胡、半夏各八两,生姜四两,知母、芍药、大黄、葳蕤、黄芩、炙甘草各二两,人参三两,上十味切,水煮分服。⑤ 神丹丸治伤寒敕色恶寒,发热体疼发汗:人参、半夏、茯苓各五分,乌头、附子各四分,朱砂一分研,上六味捣末蜜丸分服。⑥ 麦奴丸治伤寒五六日以上不解,热在胸中,口噤不能言,唯欲饮水,为败伤寒,医所不疗:麻黄、大黄、芒硝、灶突中墨、黄芩各二分,麦奴、梁上尘、釜底墨各一分,上八味捣筛蜜丸分服。一名黑奴丸,小麦黑勃名为麦奴是也。⑦ 黄膏治伤寒敕色,头痛颈强,贼风走风:大黄、附子、细辛、干姜、蜀椒、桂枝各一两,巴豆五十枚,上七味切,制膏酒服梧桐子许。摩身数百遍兼疗贼风绝良(此赵泉方)。⑧ 白膏治伤寒,摩体中,手当千遍,药力方行并疗恶疮小儿头疮牛领马鞍皆疗之,先以盐汤洗恶疮布拭之,着膏疮肿上摩,向火千遍,日再自消方:天雄、乌头、莽草、羊踯躅各三两,上四味各切,制膏酒服如杏核一枚。⑨ 皮瘴散治伤寒发热:乌头一斤,桔梗、细辛各四两,白术八两,上四味捣散酒调分服。⑩ 六味青散治伤寒敕色恶寒:乌头、桔梗、白术各十五分,炮附子五分,防风、细辛各一两十八铢,上六味捣筛为散温酒调服。⑪ 七味赤散治伤寒热病,辟毒气疫病:朱砂、乌头各二两,细辛、踯躅、干姜、白术各一两,瓜蒌一两半,上药捣散酒调服半钱匕。⑫ 雪煎治伤寒:麻黄十斤,杏仁四升,大黄一斤十三两,上三味以雪水五石四斗,渍麻黄于东向灶釜中三宿,入大黄搅调,炊以桑薪,煮至二石,去滓,复于釜中下杏仁膏,煎至六七斗,绞去滓,置铜器中更以雪水三斗合煎得二斗六升,其药已成,可丸如弹子大,有病者以三沸白汤五合,研一丸入汤中,适寒温服,立汗出,若不愈者,复服一丸,密封药,勿令泄气也。⑬ 驶驵丸一名续命丸治伤寒留饮,宿食不消:黄芩、黄连、麻黄、大黄各五两,栀子仁十六枚,豉一升,甘遂三两,芒硝二两,巴豆一百枚,上九味捣筛,白蜜和丸如梧子服三丸,以吐下为度,若不吐利加二丸。蔡定芳按:《范汪方》续命丸有杏仁七十枚无栀子仁十六枚。⑭ 秦皮汤治伤寒腹中微痛不止下利:秦皮三两,黄连四两,白头翁二两,阿胶三两,上四味㕮咀三味,以水八升煮得二升绞去滓,纳胶令烊,先食饮七合,日二服。⑮ 蕙草汤治伤寒除热止下利:蕙草二两,黄连四两,当归二两,上三味切,以水六升煮得二升,饮五合,日三。⑯ 通草汤治伤寒下利脉微,足厥冷:通草、人参、干姜各一两,炙枳实四两,附子一枚,上五味切,以水六升煮取二升,饮五合,日三,不瘥稍加至七合。⑰ 懊恼散治伤寒心中懊恼,下利,谷道中烂伤,当服懊恼散:藿芦十分,干漆、萹蓄各二分,上三味各异捣筛,粉粥饮服一钱匕,先食,日再服。⑱ 麝香散治懊恼:麝香、雄黄、丹砂、犀角、羚羊角、青葙子、黄连、升麻、桃仁、贝齿各一分,上十味并捣合下筛,先食以小麦粥服钱五匕,服药讫复以钱五匕,绵裹以导谷道中,食顷去之,日三。⑲ 白芷散治伤寒瘥令不复:白芷十二分,白术十分,防风八分,瓜蒌五分,桔梗四分,细辛三分,附子、干姜、桂枝各二分,上九味捣筛为散,以粳米粥清服一钱匕，食已，服二钱。

天行热病证治 ① 凝雪汤治天行毒病七八日，热积胸中，烦乱欲死，起死擒汤：芫花一升，以水三升煮取一升半，渍故布薄胸上，不过再三薄，热则除，当温四肢护厥逆也。② 水道散治天行病烦热如火，狂言妄语欲走：白芷一两，甘遂二两，上二味捣筛，以水服方寸匕。须臾令病患饮冷水，腹满则吐之，小便当赤也。一名濯腹汤，此方疗大急者。③ 麝香丸治天行热毒，下痢赤白，久下脓血及下部毒气，当下细虫如布丝缕大，或长四五寸，黑头锐尾：麝香一分，附子、雄黄、丹砂、干姜各二分，上五味各捣下筛讫，复更合治之，蜜和为丸，如小豆大。饮下一丸，老少半之，效验。④ 雄黄兑散治天行𧏾虫食下部生疮：雄黄半两、青葙子、苦参、黄连各三两，桃仁一两半，上五味合捣筛，绵裹如半枣核大纳下部；亦可米汁服方寸匕，日三服。⑤ 桂枝汤治天行𧏾病：桂心、小蓝各二两，上二味㕮咀，以水一斗，煮取二升半，纳猪肝十两，去上膜，细研，着汤中，和令相得，临时小温。若毒悉在腹内，尽服之。在下部者，三分药中用一分，竹筒纳下部中，服药一时间，当下细虫如发大五六升，小儿半作之。⑥ 许季山所撰干敷散治主辟温疫疾恶，令不相染着气：附子一枚、细辛、干姜、麻子、柏实各一分，上五味捣筛为散，正旦举家以井花水各服方寸匕。服药一日，十年不病；二日，二十年不病；三日，三十年不病，受师法但应三日服，岁多病，三日一服之。⑦ 黑奴丸治温毒发斑，赤斑者五死一生，黑斑者十死一生，大疫难救。方同前。

霍乱证治 ① 四顺汤：人参、干姜、甘草各三两，附子二两，上四味切，以水六升，煮取二升，绞去滓，温分三服。② 白丸治霍乱呕吐及暴痢良方：人参、半夏各三两，附子、干姜各四两，桔梗二两，上五味作散，临病和之，饮服二丸如梧子大。③ 理中加二味汤治霍乱胸满腹痛吐下：人参、干姜、炙甘草、白术各三两，当归、芍药各二两，上六味㕮咀，以水七升煮取三升，绞去滓，温服一升，日三。④ 治霍乱呕哕、气厥不得息方：香豉一升，半夏、甘草各一两，人参、柴胡各一两，生姜二两，上六物水五升煮取二升半，日三服。

黄疸证治 茵陈汤治黄疸、酒疸、酒癖，身体面目尽黄（太医校尉史脱方）：茵陈、黄芩各三两，大黄、黄连各二两，栀子二七枚，人参半两，炙甘草

一两，上七味切，以水一斗煮取三升，分为三服。

疟疾证治 ① 治疟方：临发时捣大附子下筛，以苦酒和之，涂背上。② 恒山汤治疟痰实不消：恒山六分，甘草四分，知母三分，麻黄三分，大黄四分，上五物切，以水五升煮取二升，分三服，至发时令尽。③ 牛膝酒治连年疟不瘥：牛膝草一把，好酒一升，牛膝纳酒中，渍一宿，明旦分三服。④ 治鬼疟方：丹书额言：戴九天；书臂言：抱九地；书足言：履九江；书背言：南有高山，上有大树，下有不流之水，中有神虫，三头九尾，不食五谷，但食疟鬼，朝食三千，暮食三百，急急如律令。书胸言：上高山，望海水，天门亭长捕疟鬼，得便斩，勿问罪，急急如律令。⑤ 平旦发者，市死鬼，恒山主之，服药讫持刀；食时发者，缢死鬼，蜀木主之，服药讫持索；日中发者，溺死鬼，大黄主之，服药讫持盆水；晡时发者，舍长鬼，麻黄主之，服药讫持磨衡；黄昏发者，妇人鬼，细辛主之，服药讫持明镜；夜半发者，厌死鬼，黄芩主之，服药讫持车软；鸡鸣发者，小儿鬼，附子主之，服药讫持小儿墓上折草木；上七物，各一分，治下筛，发时加所主病药一分，当发日从旦至发时，温酒服方寸匕，三服服讫，必持所主物，甚良，有效。⑥ 平旦作者，客民鬼也，先作时，令病者持衣如辞去，言欲远出立愈；食时作者，客死鬼也，先作时，令病者辞言欲归之，大道上桥梁下逃之；禺中作者，市死鬼也，先作时，令病者因结械，北向吐营以支灸。日中作者，溺死鬼也，先作时，令病者取盆水中着庭，南向坐营灸；日跌作者，亡死鬼也，先作时，令病者人言吏捕汝庭中；晡时作者，自经死鬼也，先作时，令病患当栋下卧以绳索病者头；日入作者，人奴舍长死鬼也，先作时，令病者磨碓间逃之；黄昏作者，盗死鬼也，先作时，令病者逾去远亡，无令人知其家；人定作者，小儿鬼也，先作时，病者取小儿墓上折草木立愈；夜过半作者，囚死鬼也，先作时，取司空械答，令病者持之，因从出可榜答汝者；夜半作者，寒死鬼也，先作时，令病者温衣营以埯，持桃枝饮食逃内中，无人知见紫此次上；鸡鸣作者，乳死鬼也，先作时，令病者把槁癖之，菰目应令持桃枝营以埯。

2.《范汪方》内科疾病证治贡献

中风证治 ① 范汪大续命汤治与前同，宜产妇及老小：麻黄、川芎各三两，干姜、石膏、人参、当归、桂枝、甘草各一两，杏仁四十枚，上九味㕮咀水

煮分三服。范汪云,此本张仲景方,欠两味。《外台秘要》名续命汤。② 治中风面目相引偏僻,牙车疼急,舌不得转:牡蛎、矾石、附子、灶中黄土,上四味分等捣筛,以三岁雄鸡冠血和药,敷其急上,预持鉴及水着边照,才欲复故便洗去血,不速去便过不复还也。③ 治中风蹙不能起,逐水消食,平胃下气:百部四分,乌头、牛膝、白术各一分,上四味捣下筛,以酒服方寸匕,日三。④ 独活葛根汤治中柔风身体疼痛,四肢缓弱欲不随,产后中柔风亦用此方:独活、桂枝、干地黄、葛根、芍药各三两,生姜六两,麻黄、炙甘草各二两,上八味切,以清酒三升水五升煮取三升,温服五合,日三。

泄痢证治　① 乌梅丸治万种下利:干姜、黄连、黄柏、黄芩、艾叶各一两,乌梅二十枚,上六物丸如梧子,服十丸,日三,老少半,良验。② 治下利日百行、师所不治:曲末服一方寸匕,日三,以食愈为度,当以粟米粥服。③ 治寒冷下利方:干姜、桔梗、附子各四两,人参、半夏各三两,上五物下筛和丸,平旦服五丸如梧子,日再,渐加,勿热食。④ 四顺汤治逆顺寒冷冻饮料食不调下利:甘草、干姜各三两,人参、当归各二两,附子一两,上五物水七升煮取二升半,分三服。⑤ 四逆汤治下利清谷,身反恶寒,手足逆冷:甘草二两,附子一枚,干姜一两半,上三物以水三升,煮取一升二合,分二服。⑥ 黄连丸治脓血利:黄连、黄芩、黄柏、升麻各三两,龙骨四两,上五物捣下筛,蜜和丸如梧子,白饮服三十丸,日三。⑦ 桃花汤治下利赤白脓血:赤石脂、干姜各二两,附子一两,上三物以水五升煮得三升,服一升,日三。⑧ 治休息利方:酸石榴合皮捣取汁服之。⑨《范汪方》治重下方:蓼满一虎口,以水三升煮取一升,顿服,不过再,神良。⑩ 苦酒白丸治赤白滞下,肠已滑,日数十行:女萎、半夏各二两,附子、藜芦各一两,上四味捣合下筛,和以十年苦酒,顿丸如梧子,若有下者,饮服三丸,日三,不知稍稍增之。⑪ 治得病羸劣,服药不愈因作肠滑,下痢脓血,日数十行,复中绞痛,身热如火,头痛如破,其脉如涩:黄连四两,苦参二两,阿胶一两,上三味咬咀,以水一斗煮取二升,去滓,适寒温服二合,日三,少少益至半升,服汤尽者复合,以愈为度。⑫ 治大下之后下止,呕哕、胸中满塞、水浆不下:橘皮、人参、甘草各一两,香豉一升,桂心二两,生姜五两,半夏三两,上七物切,以水九升煮豉

取七升,去滓纳诸药,微火上煮取二升半,分三服。⑬ 温中汤治寒下食完出:炙甘草、干姜各三两,蜀椒八十枚,附子一枚炮,上四味切,以水二升煮取一升,分为再服。

心痛证治　① 黄连汤疗心痛:黄连八两,上一物咬咀,以水七升煮取一升五合绞去滓,饮五合,日三。② 茱萸煎疗心下切痛引背,胸下蓄气,胃中有宿食:吴茱萸一升,炙甘草二两,蜀椒、麦冬各五升,干地黄、干漆、阿胶各一斤,石斛五两(煎服法略)。③ 芫花汤治卒心痛连背,背痛彻心,心腹并懊痛如鬼所刺,绞急欲死:芫花、大黄各十分,上二味捣下筛,取四方寸匕,着二升半苦酒中合煎,得一升二合,顿服尽。

腹痛证治　① 十一物七熬丸治手足热,腹中寒疝,不能食饮,数心腹痛:茯苓、桂心各五两,干姜六两,附子三两,大黄二斤,柴胡十两,川芎七两,蜀椒一两,芒硝、杏仁、葶苈子各一升(煎药服法略),唐龙朔元年三月十七日诏书。② 川芎丸疗虚冷心腹寒疝,胸胁支满,饮食不消,腹中痛,久痢颈强:白薇二分,防葵三分,乌头四分,白芷五分,茱萸六分,川芎七分,干姜八分,蜀椒九分,桂心十分,上九味捣筛,蜜和丸如梧子。饮服二丸,日三。③ 大茱萸丸疗心腹寒疝,胸中有逆气,时上抢心痛,烦满不得卧,面目恶风,悸掉,惕惕时惊,不欲饮食而呕,变发寒热:吴茱萸半升,细辛、芍药、柴胡、旋覆花、黄芩、紫菀、人参、白术、茯苓、干姜、桂心、附子、炙甘草、半夏、当归各半两,上十六味捣筛,以蜜和为丸如梧子,先食服三丸,日三,不知稍加。④ 解急蜀椒汤治寒疝气,心痛如刺,绕脐腹尽痛,白汗出,欲绝:蜀椒二百枚,附子一枚,粳米半升,干姜半两,半夏十二枚,大枣二十枚,炙甘草一两,上七味切,以水七升,煮取三升,澄清,热服一升。⑤ 七疝丸治疝诸寒脐旁痛,上支胸中满,少气:蜀椒五分,干姜、厚朴、黄芩、细辛、芍药、桂心各四分,桔梗二分,乌喙、柴胡、茯苓、牡丹皮各一分,上十二味捣筛,蜜和丸梧子大,先以酒服七丸,日三,不知渐加,以知为度。⑥ 破积聚乌头续命丸治久寒三十岁心腹疝,癥瘕积聚,邪气往来,厥逆抢心痛,久痹羸瘦少气,妇人产乳余疾,胸胁支不嗜食,手足悁烦,月水不通,时时便血:食茱萸、干姜、乌头、蜀椒、桂心各十分,芍药、细辛、前胡、川芎、人参、干地黄各五分,紫菀、黄芩、白术、白薇

各三分,上十五味捣筛,蜜和为丸如梧子大,先食服三丸,日三,不知,稍加至七丸。

癫狂癫痫证治 ① 五邪汤治五邪气入人体中,鬼语诸妄有所语,闷乱恍惚不足,意志不定,发作来往有时:人参、白术、茯苓、菖蒲、茯神各三两,上五味切,以水一斗煮取三升,先食服八合,日三。② 铁精散治五癫:铁精一合,川芎、防风各一两,蛇床子五合,上四味合捣筛,酒服一钱匕,日三,有效。雄黄丸疗五癫:牛癫则牛鸣,马癫则马鸣,狗癫则狗吠,羊癫则羊鸣,鸡癫则鸡鸣。五癫病者脏脏相引,盈气起寒厥,不识人,气争瘛疭吐沫,久而得苏:铅丹二两,真珠、雄黄、水银、雌黄各一两,丹砂半两,上六味捣和以蜜,又捣三万杵乃丸,先食服胡豆大三丸,日再。惊痫亦愈良。③ 紫石汤除热镇心治大人风引、少小惊痫瘛疭日数十发,医所不能疗:紫石英、滑石、白石脂、石膏、寒水石、赤石脂各八两,大黄、龙骨、干姜各四两,炙甘草、桂心、牡蛎各三两,上十二味捣筛盛以苇囊,置于高凉处,大人欲服乃取水二升先煮两沸,便纳药方寸,又煮取一升二合滤去渣顿服。永嘉二年,大人小儿频行风痫之病,得发,例不能言,或发热半身制缩,或五六日或七八日死。张思惟合此散,所疗皆愈。

惊悸证治 ① 定志丸治恍惚忆忘胸中恐悸,志不定,风气干脏:人参、茯苓、菖蒲、远志、防风、独活各二两,铁精一合,细辛四分,上八物治下筛,以蜜丸如梧子,服五丸,日再。② 茯神汤治五邪气入体中,鬼语妄言,有所见闻说,心悸伈,恍惚不定,发作有时:茯神、菖蒲、人参、茯苓各三两,赤小豆三十枚,上五物水一斗煮取二升半,分三服。

上气咳嗽证治 ① 沃雪汤治上气不得息卧,喉中如水鸡声,气欲绝:麻黄、半夏各四两,细辛二两,五味子半升,桂心、干姜各一两,上六味切,以水一斗煮取三升,绞去滓,适寒温,服一升,投杯则卧,一名投杯麻黄汤。凡煮麻黄,先煎二沸,去上沫,又纳余药。② 三味吐散宫泰以疗上气呼吸喘逆:瓜蒂、杜衡各三分,人参一分,上药捣筛为散,以温汤服一钱匕,老小半之。③ 紫菀牙上丸治咳:紫菀、干姜、附子、桂心、款冬花、细辛各一分,上六物治筛,和蜜丸如小豆,先食,以二丸着牙上,稍咽,日再,不知稍增。④ 投杯汤治久咳上气,胸中寒冷,不能得食饮,卧不安床,牵绳而起,咽中如水鸡声:款冬花四十枚,干姜、细辛各一两,麻黄、桂枝、紫菀、甘草各二两,五味子、半夏各半升,大枣二十枚,上十物㕮咀,以水八升煮得二升,先食,适寒温,再服,温卧汗出即愈。

奔豚证治 ① 治卒伤损,食下则觉胸中偏痛栗栗然,水浆下亦尔:生李根一斤,麦门冬一升,人参、桂心各二两,炙甘草一两,上五味㕮咀,以水一斗煮取三升,分三服。② 贲豚气在心,吸吸短气,不欲闻人语声,心下烦乱不安,发作有时,四肢烦疼,手足逆冷:李根白皮八两、半夏七两、干姜、桂心各四两,茯苓三两,人参、炙甘草各二两,附子一两,上八味切,以水一斗煮取三升绞去滓,分三服。③ 治贲豚气在胸心迫满支胁:生姜一斤,半夏四两,桂心三两,人参、炙甘草各二两,吴茱萸一两,上六味切,以水一斗煮取三升绞去滓,分温三服。④ 牡蛎贲豚汤贲豚气从少腹起憧胸,手足逆冷:牡蛎、炙甘草各三两,桂心八两,李根白皮一斤,上四味切,以水一斗七升煮取李根皮得七升去滓,纳余药再煮取三升,分服五合,日三夜再。⑤ 奔豚汤手足逆冷,胸满气促,从脐左右起郁胃:炙甘草四两,李根白皮、葛根各一斤,黄芩三两,桂枝、瓜蒌、人参各二两,川芎一两,上八味切,以水一斗五升煮取五升去滓,温服一升,日三夜再。

痰饮证治 ① 姜椒汤治胸中积聚痰饮,饮食减少,胃气不足,咳逆吐:半夏三两,生姜汁七合,桂枝、附子、炙甘草、茯苓、桔梗各一两,蜀椒二合,橘皮二两,上九味切,以水七升煮取二升半去滓,纳姜汁煎取四升半,分三服。② 白术茯苓汤治胸中结,痰饮澼结,脐下弦满,呕逆不得食,亦主风水:白术五两,茯苓三两,橘皮、当归、附子各二两,生姜、半夏、桂枝、细辛各四两,上九味切,以水一斗煮取三升,分三服。③ 旋覆花汤治胸膈痰结唾如胶,不下食者:乌头五枚,旋覆花、细辛、前胡、炙甘草、茯苓各二两,半夏一两,上九味切,以水九升煮取三升,分为三服。④ 大甘遂丸治久澼留水澼饮:芫花、甘遂、葶苈子、大黄、苦参、大戟、芒硝、贝母、桂心各一两,杏仁、巴豆各三十枚,乌喙三分,上十二味捣筛,巴豆、杏仁捣如膏,合以蜜和丸如大豆许,服二丸,日三服。⑤ 海藻丸治腹中留饮:海藻、木防己、甘遂、苁蓉、蜀椒、芫花、葶苈子各一两,上七味捣筛,蜜和为丸如梧子,服十丸,不瘥,当增之。⑥ 千金丸治心腹留饮宿食:沙参、丹参、苦参、桂心各二分,石膏、半夏、干姜各五分,人参、大黄、附子、戎盐各一分,巴豆六十枚,上十二味皆捣,合以白蜜和如小豆吞一丸,日再,令人先食服一丸,不知稍益,以知为度。⑦ 桑耳丸治留饮宿食:桑耳二两,巴豆一两,上二味捣,和以枣膏丸如麻子,先食服一丸,不下服二丸,病下即止。芫花丸治留饮宿食:芫花、附子、大黄、甘遂、黄连、麻黄、杏仁、炙甘草各一两,巴豆五十枚,上九味捣筛,杏仁巴豆别捣如膏,合和以蜜丸如小豆,先食服一丸,日再不知稍增,以知为度。⑧ 顺流紫丸治百病留饮宿食,心下伏痛,四肢烦疼,男子五劳七伤,妇人产有余疾:当归、代赭各一分,茯苓、海螵蛸、桂心各三分,肉苁蓉二分,藜芦五分,巴豆六十枚,上八味捣筛,白蜜和丸,先食服如小豆一丸,日再。⑨ 海藻丸治腹中留饮有。⑩ 癭酒方治腹中留饮用海藻一斤,绢袋盛,以清酒二升浸,春夏二日,秋冬三日,一服两合,日三。

水肿臌胀证治 ① 十水方:第一之水,先从面目,肿遍一身,名曰青水,其根在肝,大戟主之;第二之水,先从心肿,名曰赤水,其根在心,葶苈主之;第三之水,先从腹肿,名曰黄水,其根在脾,甘遂主之;第四之水,先从脚肿,上气而咳,名曰白水,其根在肺气,藁本主之;第五之水,先从足跗肿,名曰黑水,其根在肾,连翘主之;第六之水,先从面肿至足,名曰玄水,其根在胆,芫花主之;第七之水,先从四肢起,腹满大,身尽肿,名曰风水,其根在胃,泽漆主之;第八之水,四肢小,其腹肿独大,名曰石水,其根在膀胱,桑根白皮主之;第九之水,先从小腹满,名曰里水,其根在小肠,巴豆主之;第十之水,乍盛乍虚,乍来乍去,名曰气水,其根在大肠,赤小豆主之。上十病,药皆分等,所病形同则倍之,捣合白蜜,丸如小豆,先食饮服一丸,日三,欲下病服三丸。② 疗水肿方:葶苈子、甘遂各一两,吴茱萸四两,上三味别捣异下筛,和以蜜丸如梧子,服可至五丸。③ 郁李核丸利小便消水肿:郁李核仁、松萝各三分,海藻、黄连各二分,桂枝、大黄、葶苈各五分,通草、石韦各一分,上九味捣合下筛,和以蜜丸如梧子,先食饮服七丸,日二。④ 大槟榔丸治水肿:槟榔、桂枝、瓜蒌、杏仁、麻黄、黄芪、茯苓、葶苈、椒目、白术各三两,干姜、附子、炙甘草二两、厚朴、防己各二两,吴茱萸五合,上十六味下筛,蜜和服如梧子大二丸,日三。⑤ 大黄丸治十水:大黄、硝石、大戟、甘遂、芫花、椒目、

葶苈各一分,上七味捣合下筛,以蜜和丸如小豆,先食饮服一丸,日再,渐增,以知为度。⑥ 白前汤治水咳逆气,通身流肿,短气腹满,昼夜倚壁不得卧,喉中水鸡鸣:白前六分,紫菀二两,半夏五合,生泽漆根七合,上四味水煎次纳白术七两,吴茱萸五合,桂心三两,人参一两,干姜一两,生姜一两,瓜蒌五合,微火再煮分三服。⑦ 木防己汤治水气四肢肿聂聂动:木防己、黄芪、白术各三两,炙甘草、桂枝、芍药、生姜各二两,茯苓六两,上八味水煮分四服,胃寒加当归三两,人参二两。⑧ 海藻丸治水癥腹内胸胁牢强,通身肿,不能食:海藻、水银、椒目、芒硝、葶苈、大黄、甘遂、桂心、附子、茯苓、大戟、松萝、干姜各一两,杏仁、巴豆各三十枚,上十五味捣筛蜜丸如小豆,每服二丸,日三。⑨ 水癥丸治水肿大腹:矾石、踯躅花、细辛、半夏、藜芦、丹参、承露、苦参、雄黄、大黄、芒硝、大戟、野狼毒各十分,乌头二十分,野葛二分,巴豆十枚,上十六味捣下筛,蜜和药成,以置肿上,并服如黍米三丸,日三。千金不传,谓之千金丸。⑩ 大戟洗汤治卒肿:大戟四两,莽草、茵芋、大黄、黄连、芒硝、葶苈各二两,上八物㕮咀水煮洗肿上,日三。

积聚癥瘕证治 ① 破积丸治积聚坚癥:大黄一斤,牡蛎三两,凝水石、石膏、钟乳石、理石各一两,上六味捣合下筛,和以蜜丸如梧子,先食服,酒饮任下三丸,日三。② 捶凿丸治腹中积聚,邪气寒热,消谷:甘遂、荛花、芫花、桂心、巴豆、杏仁、桔梗各一分,上七味各异捣下细筛捣合丸,以白蜜捣万杵,服如小豆一丸,日三行。③ 通命丸治心腹积聚,寒中疠痛,又治心胸满,胁下急绕脐痛:大黄、远志、黄芪、麻黄、甘遂、鹿茸各四分,芒硝三分,杏仁六十枚,香豉一合,巴豆五十枚,上十味捣合下筛和以蜜丸如小豆,先食服三丸,日再。④ 四物丸去五脏邪气治心腹积聚,食苦不消,胸胁满除:大戟五分,芫花四分,杏仁一分,巴豆一百枚,上四味捣合下细筛,以鸡子中黄亦可以蜜和丸如小豆,日三;日增一丸,觉勿复益,欲下顿服七丸。⑤ 匈奴露宿丸治心腹积聚,膈上下有宿食留饮,神方:甘草三分炙,大黄、甘遂、芫花、大戟、葶苈子各二分,苦参、硝石各一分,巴豆半分,上九味细捣,合蜜和丸如小豆,服三丸当吐下;不吐下稍益至五六丸,以知为度。⑥ 癥病丸治癥瘕:射罔二两,蜀椒三百粒,上二味捣筛和丸分服。⑦ 五通丸长肌肤补不足治积聚留

饮宿食,寒热烦结:椒目、附子、厚朴、半夏各一两,杏仁、葶苈各三两,上八味捣筛蜜丸分服。

胸痹心痛证治 ① 枳实汤治胸痹心中痞坚,留气结于胸中,胸满胁下,逆气抢心:枳实四枚,厚朴、薤白、桂枝各一两,瓜蒌实一枚,上五味水煎分服。② 小草丸治胸痹心痛逆气,膈中饮不下:小草、桂心、蜀椒、细辛各三分,干姜、附子各二分,上六味捣筛蜜丸分服。

腰痛证治 ① 腰疼方治腰痛:鳖甲一枚捣筛酒服方寸匕。② 腰痛熨法:菊花、芫花、羊踯躅各二升,上三味醋蒸外熨。③ 肾虚腰痛方:牡丹皮二分,草薢、白术、桂枝各三分,上四味捣筛酒服方寸匕。④ 臀腰痛方治臀腰痛:桑寄生、牡丹皮、鹿茸、桂心各二两,上四味捣散酒服方寸匕。⑤ 治腰痛及积年痛方:干地黄十分,白术、干漆、炙甘草各五分,桂心八分,上五味捣末酒服方寸匕。

《范汪方》虚劳证治 ① 治男子七伤,面目黄黑,饮食不生肌肉,手足疼疼,少腹重急,小便利:石斛、山茱萸、肉苁蓉、牛膝、五味子、远志、人参、茯苓各六分,菟丝子八分,秦艽、桂心、附子各四分,上十二味捣筛为散,以酒服方寸匕,日三。② 大行谐散强中益气,补力不足,长养肌肉,通和百脉,调利机关,轻身润泽,安定五脏,强识不忘:白防己、石斛、泽泻各二两,胡麻三升,当归、覆盆子、蔷薇、庵茴子、钟乳、地肤子、桂枝、炙甘草各五两,猪苓、肉苁蓉、白术、猪苓、牡丹皮各七两,占斯四两,附子、牛膝各三两,麦冬二两,上二十一味捣筛,蜜一升、生地黄汁三斤取汁合令相和,微煎以和前药丸如桐子大,曝干,酒汤饮下三十丸。③ 治男子虚劳阴痿不起,无子:杜仲十分,蛇床子八分,菟丝子、远志、泽泻、天雄、石斛各五分,茯苓、肉苁蓉、五味子各四分,上十味捣筛为散,酒服方寸匕,日再效。④ 解五蒸汤治五蒸:炙甘草一两,茯苓、葛根、干地黄各三两,知母、黄芩、人参各二两,竹叶二把,石膏五两,粳米一合,上十味切,以水九升煮取二升半,分为三服。⑤ 狸骨丸治骨热:狸骨、连翘各五分,土瓜、山茱萸、玄参、胡燕屎、黄芩、丹砂、马目、毒公鸢尾各二分,黄连、芍药、雄黄、青葙子、龙胆、瓜蒌各三分,上十六味捣筛,蜜和丸如梧子,先食服三丸,日三。⑥ 薰草汤治梦失精:薰草、人参、干地黄、白术、芍药各三两,茯神、桂枝、炙甘草各二两,大枣十二枚,上九味切,以水八升

煮取三升,分为二服。⑦ 开心薯蓣肾气丸治丈夫五劳七伤,髓极不耐寒,眠即胪胀,心满雷鸣,不欲饮食:肉苁蓉、山茱萸各一两,干地黄、远志、菟丝子、五味子、茯苓、防风、牛膝、杜仲、山药各六分,蛇床子五分,上十二物捣下筛,蜜丸如梧子,服十丸至二十丸,日二夜一。⑧ 六生散消逐血,补诸不足治五劳七伤,五缓六急,寒热胀满,大腹,中风垂曳,令人肥白:生地黄根二斤,生姜、生菖蒲根、生枸杞根、生乌头、生章陆根各一斤,上六物合七斤,熟洗令燥,粗切,美酒二斗都合渍三四日,出爆之,暮辄还着酒中,趣令汁尽,捣末下筛,酒服半钱匕,日三。⑨ 补养汤主虚劳羸瘦,食已少气:炙甘草一两,术、麦门冬各四两,牡蛎二两,大枣二十枚,阿胶三两,上六物咬咀,水八升煮取二升,尽服。⑩ 苁蓉丸养性益气补精益气力,令人好颜色,治男子五劳七伤,阴阳痿不起,积有十年痒湿,小便淋沥溺,时赤时黄:肉苁蓉、菟丝子、蛇床子、五味子、远志、续断、杜仲各四分,上七物捣筛蜜和为丸,丸如梧子,平旦服五丸,日再。⑪ 远志丸治男子七伤阴痿不起:续断四两,山药、远志、蛇床子各二两,肉苁蓉三两,上五物下筛和雀卵丸如豆,且服五丸,日二。

肺萎证治 ① 治肺痿咳嗽吐涎沫,心中温温,咽燥而渴:生天门冬、酒各一升,饴糖一斤,紫菀四合,上四味煎丸服如杏仁大一丸,日三。② 治肺痿咳唾涎沫不止,咽燥而渴:生姜五两,人参二两,炙甘草二两,大枣十二枚,上四味水煮分再服。

血证证治 ① 治热病鼻衄多者出血:蒲黄五合水五升和饮一顿尽即愈。② 治卒惊动七孔皆血出:盗以井花水洒其面,勿使知也。③ 治吐血下血不止方:生地黄一升咬咀酒煎去滓分再服。④ 治小便血:乌芋根五升捣汁服一升。⑤ 菟丝丸治小便血:菟丝子、蒲黄、干地黄、白芷、荆实、葵子、败酱、当归、茯苓、川芎各二两,上十味捣末蜜丸如梧子大,饮服二丸,日三服。⑥ 治小便血:当归四两,酒三升煮取一升顿服。⑦ 治大便下血方:干地黄五两,胶三两,上二物治筛分三服。⑧ 治大便下血:干地黄下筛酒服方寸匕,日三。⑨ 治大便血及诸血衄血方:海螵蛸五分,桑耳一分,上二物治筛酒服方寸匕,日三。

呕吐胃寒证治 ① 四物当归汤治胃反不受食,食已呕吐:半夏、白蜜各一升,当归、人参各二

两，上四物㕮咀水煎服。② 橘皮汤治呕吐反逆、食饮不下：人参、白术各一两，橘皮、炙甘草各二两，生姜三两，上五物切，水煎取。③ 半夏汤治胸中乏气而呕欲死：人参、茯苓各二两，生姜三两，白蜜五合，半夏三升，上五物蜜水煎服。④ 治卒干呕烦闷方：甘蔗捣汁，温服一升，日三。⑤ 治卒哕：炙枳实三枚去核㕮咀，三家乳一升，羊脂五两，煎沸含服。⑥ 调中汤调和五脏治胃气虚不欲食，四肢重，短气：薤白一升，枳实六枚，橘皮三枚，大枣十二枚，粳米三合，香豉六合，上六味水煎服。⑦ 治久寒不欲饮食数十岁方：茱萸八合，生姜一斤，硝石一升，上三物水酒煎服。⑧ 治饱食竟便卧，得谷劳病，令人四肢烦重欲卧、食毕辄甚方：大麦一升，椒二升，干姜三两，上三味捣散分服。

消渴诸淋证治 ① 治消渴汤方：麦门冬一两，土瓜根二两，竹叶一把，上三物㕮咀，水煎服。② 瓜蒌汤治渴，日饮一斛，小便亦如之：瓜蒌、甘草各二两，黄连一升，上三味㕮咀，水煎服。③ 范汪疗淋方：取蘩蒌草满两手把，水煮服；如蘩蒌法煮菟丝子服；露蜂房如碗大者水煮服；滑石、海蛤、鸡子壳三味各等分，捣散分服；地麦草一名地肤草二七把，水煎服；生葎叶捣汁分服，石自出。④ 葵子散利小便治淋：葵子半升，滑石二两，地榆三两，石南叶、石韦、通草各一两，上六味捣散分服。⑤ 师所不能疗者疗淋神方：葛上亭长生折断腹，腹中有白子如小米，长二三分，取着白板子上，阴干燥，二三日药成，分服。⑥ 范汪治淋痛方：滑石四两，贝子三十枚，茯苓、白术、通草、芍药各二两，上六味捣散分服。⑦ 范汪五淋方：䗪虫五分，猪苓三分，斑蝥、地胆各二分，上四味捣散分服。⑧ 延命散治五淋神良：滑石、礜石、石膏、车前子、露蜂房、贝子、柏子仁、鱼齿、鸡矢白、苦瓠中穰并子、牝牛阴头毛、芒硝各一分，白鸡膍胵里黄皮、妇人阴上毛二分，上十四味捣散每服。⑨ 鸡苏饮子治血淋不绝：鸡苏、竹叶各一握，石膏八分，生地黄一升，蜀葵子四分，上五味切，水煎服。⑩ 石韦散治石淋：石韦、滑石各三分，上二味捣散分服。⑪ 滑石散治淋：葵子一升，滑石一两，通草二两，上三物捣散，酒服方寸匕。⑫ 瓜蒌散治淋：石韦、瓜蒌各二分，通草一分，葵子四分，上四味捣散分服。

二便异常证治 ① 范汪治大便难方：单用豉清，酱清，羊酪土瓜根汁，并单灌之。② 范汪治或

十日一月不得大便：葵子二升，水煮服。③ 范汪治猝大便闭涩不通：猪胆一枚，纳下部中。④ 范汪治大便不通方：豆酱纳下部中，令人吹则通小便，以盐纳茎中则利；豆酱纳下部中则通；酱中瓜切如指长三寸，纳大孔中。⑤ 范汪治小便不通：陈葵子一升，淳酒三升，煮之服尽。⑥ 范汪治下部闭不通：乌梅五颗着汤渍须臾出核，取熟捣之如弹丸，纳下部中即通也；葫蘆根一把捣末，水和绞去滓，强人服一升，数用有效。⑦ 治三阳实大小便不通：榆白皮、炙甘草各三两，桂心二两，滑石六两，上四味切，水煮分服。⑧ 范汪治遗尿方：雄鸡肠烧灰为末，三指一撮服之。⑨ 范汪治胞转不得小便：真琥珀一两，葱白十四茎，上二味水煮分服。张苗说，有容忍小便令胞转，大小便不得，四五日困笃欲死无脉，服此瘥方：滑石二两，乱发三两烧灰，上二味捣下筛，取生桃白皮一斤熟舂，以水合绞，得汁二升，以汁服散方寸匕，日三服，即愈，其但淋者，取乱发三两烧灰，滑石五两合捣为散，服方寸匕，日三服。又说不得小便者为胞转，或为寒热气所迫，胞屈辟不得充张，津液不入其中为尿，及在胞中尿不出方。当以葱叶除尖头，纳入茎孔中吹之，初渐渐以极大吹之，令气入胞中，津液入便愈也，朱郁用此药疗郭虎将十五岁男。用葵子一升，通草、炙甘草各二两，石韦一两半，滑石四两，榆皮二升，上六味切，水煮分服。⑩ 范汪治胞转亦治小儿失禁不觉尿：豆酱汁和突墨如豆大，纳尿孔中。⑪ 范汪治小便数而多方：黄连、苦参各二分，土瓜根、龙胆各一分，麦门冬一两，上五味捣筛蜜丸服。又方：瓜蒌十分、黄连五分，上二味捣散分服；瞿麦二两，滑石、黄芩、炙甘草各一两，葵子一升，上五味切，水煮服；桃仁一味㕮咀，酒煮服；羊肺羹纳少许羊肉合作之，服如常食之法。⑫ 治小便一日一夜数十行方：菖蒲、黄连二物等分治筛，酒服方寸匕；石膏半斤㕮咀，水煮分服。⑬ 治小便利多而或白精从尿后出方：瓜蒌三分、滑石二分、石韦一分，三物为散，麦粥服方寸匕；治小便白浊而多方：桑茸三分，甘草五分，二物为散，酢浆服方寸匕；治虚羸小便青黄白黑白如米汁方：白善一名白玉六分，龙骨五分，豆三两，牡蛎、小土瓜根各二分，上凡五味治筛，酒服一方寸匕。

虫蛋蛊毒证治 ① 贯众丸治九虫动作：贯众、石蚕各五分，野狼牙、芜荑各四分，雷丸、槟榔、

蜀漆各六分,僵蚕、厚朴各三分,藋芦二分,上十味捣筛蜜丸暖浆水送服。② 治长虫:楝实淳苦酒中渍再宿,绵裹纳下部中,令入三寸许,一日易之。③ 治蛔虫攻心腹痛方:薏苡根二斤锉,水煮分服。④ 治寸白虫:淳漆、猪血各三合,上二味和丸分服,亦主蛔虫。⑤ 橘皮丸疗寸白虫:橘皮四分,牙子、芜荑各六分,上三味捣筛蜜丸分服;野狼牙五两捣筛蜜丸分服;楝实皮中子捣合蜜丸分服;茱萸根酒一升渍一宿,去滓分服。⑥ 芫花散治蛲虫:芫花、野狼牙、雷丸、桃仁四味捣散分服;巴豆白膏治蛲虫:巴豆一枚,桃仁四枚,上二味合捣作三丸分服。⑦ 治蛲虫在胃中渐渐羸人:淳酒、白蜜、好漆各一升,上三味为丸分服;七月七日蒺藜子阴干烧作灰分服。⑧ 白蔹丸治三虫:白蔹、野狼牙、藋芦、桃花、贯众各三分,橘皮二分,芜荑一分,上七味捣筛蜜丸分服;藋芦、吴茱萸各四两,干漆二两,上三味为末,粥清服方寸匕。⑨ 范汪治蛊毒方:皂荚三挺长一尺者,酒一升渍一宿,去滓顿服;牡丹根捣末,服一钱匕;猪胆导下部。⑩ 犀角丸治蛊毒百病腹暴痛,飞尸,恶气肿:犀角末、羚羊角末、鬼臼、桂心各四钱,天雄、莽草、真珠、雄黄各一两,麝香半两,贝齿五枚,赤足蜈蚣五节,射罔三枚,巴豆五十枚,上十三味捣筛蜜丸分服。⑪ 范汪治中蛊吐血:巴豆一枚,豉三粒,釜底墨方寸匕,上三味捣筛蜜丸分服;麦面二升水煎服;苦瓠一枚水煮分服;生桔梗捣汁分服,牛膝根亦得;雄黄、釜月下黄土、獭犴、斑蝥十四枚,上四味捣末酪浆分服。⑫ 赤麜丸治五蛊下利去膏血:芫花一升,巴豆一百枚,赤麜一寸,上三味捣筛蜜丸分服。⑬ 更生十七物紫参丸治蛊注百病,癥瘕积聚,酸削骨肉,大小便不利,猝忤遇恶风,胪胀腹满,淋水转相注,殚门尽户,延及男女外孙,医所不能疗:紫参、人参、半夏、藜芦、代赭、桔梗、白薇、肉苁蓉各三分,石膏、大黄、牡蛎、丹参、野狼毒各一分,虾蟆灰、乌头各四分,附子五分,巴豆七十枚,上十七味捣筛蜜丸分服。⑭ 范汪辟蛊毒方:菖蒲二两,海螵蛸二分,上二物捣筛酒服方寸匕。⑮ 青龙汤治中水寒热:大青叶、龙胆草、葳蕤各一两,升麻二两,上四物㕮咀水煮分服。⑯ 治水中下部疮决洞,医所不能治:灸穷骨五十壮。⑰ 治谷道湿䘌:捣鳝肠涂绵如指以导之。

3.《范汪方》外科疾病证治贡献

痈疽肿毒证治 ① 范汪治瘰疬着手足肩背,累累如米起,色白,刮之汁出,愈复发:黄芪六分,款冬花二分,升麻四分,附子、赤小豆各一分,上五味捣筛酒服半钱匕。② 飞黄散治缓疽恶疮食恶肉:丹砂着瓦盆南、雌黄着中央、磁石北、曾青东、白石英西、礜石上、石膏次、钟乳下、雄黄覆、云母薄布下,各二两,先捣筛瓦盆中,以一盆覆上羊毛泥令浓,作三隅灶,烧之以陈苇,一日成,取其飞者使之,甚妙。③ 治缓疽方:飞黄散食恶肉令尽,作土灶熏之:雄黄、鸡白屎、藜芦、丹砂、干鳗鲡鱼各一两,上五味捣筛,青布裹之,熏经三日乃止,止毕,以蛇衔膏摩之良。④ 李根散治痈疽溃漏发背及小小瘰疬:李根、半夏、瓜蒌各一升,炙甘草、当归、桔梗各二两,通草、白蔹、厚朴、黄芩、附子各一两,桂心、芍药各四两,川芎一两半,葛根三两,上十五味为散酒服方寸匕。⑤ 内补散排脓生肉治痈疽发背已溃:当归、桂心、人参各二两,川芎、厚朴、桔梗、炙甘草、防风、白芷各一两,上九味为散酒服方寸匕。⑥ 虎牙散治痈肿发背:虎牙、干姜、附子、当归、炙甘草、防风、桂心、王不留行、茯苓各一两,上九味捣筛服方寸匕。⑦ 铁屑散排脓内补治痈疽发背:当归、人参、细辛、炙甘草、苁蓉、黄芪、桂心、防风、黄芩、铁屑、川芎、芍药各等分,上十二味合捣为散,服方寸匕。⑧ 莽草膏治痈肿牢核发背成脓:莽草、川芎、当归、细辛、附子、黄芩、乌头、牛膝、踯躅、野葛、茯苓、防风、杜衡各一两,猪脂二斤,上十四味切,猪肪制膏敷疮上。⑨ 卓氏白膏治痈疽发背,金疮已坏及未败火疮诸病疥:当归、附子、细辛、川芎、续断、牛膝、通草、炙甘草、白芷各二两,蜀椒三合,芍药、黄芪各一两,上十二味㕮咀,猪膏制膏敷疮上。⑩ 膏方治发背发乳及诸恶疮:黄连、当归、马齿、川芎、薯蓣各一两,矾石、黄柏各半两,珍珠十四枚,石韦三分,生竹皮三合、猪肪一斤,上十一味㕮咀制膏外敷。⑪ 木占斯散治发背及妇人发乳及肠痈:木占斯、厚朴、炙甘草、细辛、瓜蒌、防风、干姜、人参、桔梗、败酱草各一两,上十味为散酒服方寸匕。⑫ 治代指方:以指刺炊上热饭中七遍;和泥泥令遍周匝厚一寸许,以热灰中炮之令燥,皮皱即愈。⑬ 三物桂心贴治乳痈:桂心三分,乌头、甘草各二分,上三味捣散苦酒和涂肿上。⑭ 治痈肿初肿痛急方:以冷铁熨温辄易;粢粉熬令正黑,末作屑,鸡子白和之涂敷肿上,小穿练上作小口以泄气,痈毒便消,此药神秘。

⑮内消散治痈肿不溃：白芷、白薇、芍药各十分，川芎、干姜、当归、茵草各七分，椒七合，上八物捣散，酒服五分匕。⑯内塞散排脓治痈疮热已退脓血不止，疮中空虚疼痛：防风、茯苓、白芷、桔梗、远志、甘草、人参、川芎、当归、龙骨、黄芪各一两，厚朴二两、附子二枚、桂心二分、赤小豆五合，上十五味捣筛为散，温酒服方寸匕。⑰王不留行散治痈肿：王不留行二升、甘草五两、野葛二两、桂心四分、当归四两，上五物捣筛为散，酒服方寸匕。⑱治久疽恶疮连年不瘥：黄连、赤小豆各二分，附子半分，上三物各捣为屑外敷。⑲黄昏汤治肺痈咳有微热，烦满，胸心甲错：黄昏手掌大一枚即合欢木皮切，水煮分服。⑳治肠痈方：大黄一斤，大枣十六枚，上二物水煮分服。

　　丹毒诸疮证治　①治白丹方：破生鲤，热血敷之，良。②治恶疮生肉挺出：末石硫黄敷之。③治王烂疮：大麻子、大豆等分纳苇桶中，热炙蒸筒头，取汁涂疮上。④治月蚀疮及诸恶疮：烧仇道末敷之，疮无汁者膏和涂，亦可虾蟆膏涂之。⑤治疽疮方：胡粉以猪膏和如泥敷疮上。⑥治诸疮因风致肿：栎木根皮三十斤，锉，煮令熟，纳蓝一把，令温温热以渍疮。⑦治妇人乳痈：大黄治筛和生鸡子敷肿上；灶中黄土以鸡子黄和涂之；熬粉水和敷之；大黄、鹿角二物分等，烧鹿角与大黄筛，鸡子白和，贴之。⑧治乳端生气出汁痛：鹿角二分，甘草一分，捣筛和鸡子黄置暖灰上令温，日二敷。⑨治妇人阴疮：地榆二分，甘草一分，水煮洗之。⑩治小儿头疮面亦有疮，日月益甚：黄连赤小豆熬，分等作屑，和猪膏涂之。⑪治少小龈齿间血出，龈皆赤黑色：取生雀割之，以血涂龈上及齿间。⑫治小儿猝死：热马屎一丸绞取汁吞。⑬治小儿丹疮：生鱼血涂之。⑭治小儿恶疮久不瘥：烧鸡屎敷之。

　　病癣疥癞证治　①治病疮方：雄黄一两，黄连、松脂各二两，发灰如弹丸大，上四味白膏与松脂捣膏敷疮上；苦酒一升温令沸，生韭一把纳中敷疮上；乱发头垢等分，螺壳二十枚，腊月猪脂和如泥外敷；羊蹄躅花三升水渍半月，以汁洗疮；桃花盐等分熟捣，醋和外敷；苦酒四升煮皂荚十枚，煎如饴敷疮上；新瓦罐一口安鸡屎一合，酒煎成膏外敷；谷木白汁、釜月下土各一合，苦酒二合，小蒜半合，上四味和如泥外敷。②治燥癣方：水银和胡粉研外涂；雄鸡冠血外涂。③治癣湿方：取羊蹄根细锉数升，桑薪灰汁煮四、五沸，汁洗疮。④治干湿癣神方：野狼毒末苦酒研之如墨法，洗刮令伤敷之，不用大涂，恐坏人肉。⑤治疥疮方：捣羊蹄根和猪脂涂上；楝根削去上皮切，皂荚去皮子等分，熟捣和膏外敷。⑥雄黄膏治小儿疥疮：雄黄、雌黄各一两，松脂、乱发各一鸡子许，猪脂一升半，乌头一枚，上六味制膏外敷。⑦治漆疮方：芒硝二合水渍自消，色缥以洗之。⑧治癞方：马新蒿一名马矢蒿一名烂石草，捣末服方寸匕；灸两手约指中理左右及手足指虎口中，随年壮。水银、莴茹、藜芦、真珠、丹砂、雄黄各一斤，上六味研如粉，三岁苦酒三石五斗于瓮中渍诸药七日，温密室中渍浴，神效。⑨乌癞白癞丸治癞：猬皮、魁蛤、蝮蛇头、木虻各四枚，虻虫、蛴螬、水蛭各一枚，蜘蛛五枚，雷丸三十枚，巴豆十五枚，陵鲤甲、葛上亭长、斑蝥各七枚，蜈蚣、附子各三枚，水银、大黄、真丹、桂心、射罔各一两，甘遂、礜石、滑石、黄连、芒硝各一分，蜀椒、龙骨各三分，石膏二两，上二十八味捣筛蜜丸分服。⑩治大风癞疮：堇草一担，二石水，煮取一石汁渍疮。⑪白癞方治身白屑虚搔：苦参五升，露蜂房五两，猬皮一具，曲三升，上四味切，炊米酿酒，食后饮三五合；干艾叶浓煮，以渍曲作酒如常法，饮之令醺；大蝮蛇一枚干者并头尾全酒渍之，糠火温令酒尽，稍稍取蛇一寸许，以腊月猪膏和敷疮上。

　　瘿瘤瘘癞证治　①治气瘿方：海藻二两洗淳酒四升渍二宿，细细暖含咽之。②五瘿方：昆布、海藻各三两，海蛤、松萝、通草、白蔹、桂心各二两，上七味作散，酒服方寸匕。③寒热瘰疬散：狸骨五两，乌头七分，黄连六分，上三味捣筛，酒服一钱匕。④寒热瘰疬散：白曾青半两，当归、防风、瓜蒌根、川芎、黄芪、狸骨、炙甘草各二两，细辛、干姜、露蜂房各一两，礜石、大附子、蓷子各半两，斑蝥、芫青各五枚，上十六味捣筛为散，酒服一钱匕。⑤寒热鼠瘘瘰疬散：狸骨、龙骨各五分，蹢躅半两，鼠粘子、当归、王不留行、土瓜根各一两，上七味捣筛，酒服方寸匕。⑥瘰疬膏：白马、牛、羊、猪、鸡等屎屑各一斤，漏芦、藁本各一斤，上七味制膏外敷。⑦治颈鼠瘘累累：贝母、干姜、藁本、桂心、蜀椒各一分，上五味捣筛，先食吴茱萸一分，酒服一撮。⑧鼠瘘瘰疬身热方：猪椒二十斤水淹足，煎熟置瓶中热熏。⑨治鼠瘘疮瘥复发及不愈，出脓血不止：生地黄纳猪脂和煎制膏外敷；蛇虺所吞口中鼠烧末，服方寸匕；死鼠一枚，乱发如鸡子一枚，上二物制膏外敷。⑩昆布丸治瘿：昆布、海藻各八两，上二物捣筛蜜丸含咽。⑪灸狰癫法：以蒲横度口折之，度中央上当脐勿使偏僻，灸度头及中央合二处，随年壮；牵阴头正上向，灸茎头所极，又牵下向谷道，又灸所极，又牵向左右髀直下行，灸所极，皆使正直勿偏，四处炷，随年壮佳；灸足厥阴左右各三壮，穴在足大趾间。⑫治男子阴肿大如斗核痛：雄黄一两，甘草一尺，水煮外洗；苋菜根捣敷，蔓菁根捣敷；马鞭草捣敷；芜菁一把水煮服，海螵蛸末外敷；蛇床子末外敷；胡粉外涂；荻叶作灰外敷；当归、芍药、黄芩、术、麝香、白粉为汤外洗。⑬治阴疝阴囊狰缩入腹，急痛欲死：野狼毒四两，防葵一两，附子二两，上三味捣筛蜜丸分服。⑭治脱肛方：女萎一升器中烧，坐熏；捣生瓜蒌取汁温服；绿桑枝螺取烧末猪脂和外敷；生铁三斤水煮外洗。⑮治痔疮方：黄连曲散治痔疮下血：黄连二两，曲一两，上二味捣筛为散分服；蘩蒌烧灰，矾石熬，和粉粉之；菟丝子末熬黄黑，鸡子黄和外涂。⑯治下部卒有疮若转深：乌梅五十枚，盐五合，水煮分服；煮樗皮饮之。⑰治瘑疡方：苦酒于瓦瓯底磨硫黄令如泥，附子截一头磨硫黄上使熟，以药敷之。

4.《范汪方》五官疾病证治贡献

①治目冥茫茫方：蕤核三分，黄连二分，干姜、细辛各一分，上四物水渍一宿，煎得二合如米，注目眦中，日三四。②《范汪方》治目赤痛方：干姜二分，黄连四分，上二物捣筛乳汁和如黍米，注四眦；黄连一两，香二十枚，水八合渍三日去滓，洗眼。③治目为物所中：水和雀矢以笔注之；乳汁和胡粉注。④治稻麦芒入目：取麦汁注目中。⑤治目眦不去生淫肤：瞿麦、干姜各等分为散，井花水服一刀圭，日三。⑥治目中风肿痛：薤白刀截，以肤上令遍漠皆差，薤头辛，痛者止之。⑦治鼻中多清涕：细辛、椒、干姜、桂心各二分，皂荚一分，上五物捣筛和以青羊脂，裹以帛，塞鼻中。⑧通草散治鼻中息肉：通草半两，矾石一两，真珠一铢，上三物捣筛展绵如枣核，取药如小豆着绵头纳鼻中，日再。⑨治鼻孔偏塞中有脓血：天雄、天冬各八分，干姜五分，山药四分，通草、山茱萸各六分，上六物捣筛为散，酒服方寸匕，日再。⑩治耳聋：鸡子一枚渍苦酒七日塞耳；淳苦酒微煎附子五六宿，削令可入耳裹以絮塞耳。⑪虫入耳方：

水银如大豆置耳中，须臾令耳向下，以铜物击齿数十即出；捣蘸菜以汁灌之。⑫治喉痹方：烧秤锤令赤着一杯酒沸，上出锤，适寒温尽饮之；杏仁三分，桂二分合末着谷囊中，含之稍咽其汁；生研糯米入蜜服，又炒为末贴喉上。⑬下气丸治咽喉不利：射干、附子、人参、杏仁各一分，上四味捣筛蜜丸如梧子，含一丸咽汁，日三夜一。⑭当归含丸治口中咽喉不利：当归末二两，杏仁一两，上二味捣筛蜜为丸如梧子，含二丸渐渐咽汁，日三夜再。⑮治咽喉中痛不利：升麻、雄黄、炙甘草、鬼臼、射干、丹砂各一两，杏仁一十枚，麝香半两，上八味捣筛蜜丸如梧子，饮服一丸，日三。⑯治人口生疮：杏子一枚，黄连一节，甘草一寸，捣筛棉絮裹纳口中含之，含汁稍咽之。⑰治口中烂伤喉咽不利：矾石二两，黄连一分，捣筛合丸如大豆，置口中二枚含疮上，日三。⑱治风齿痛，根空肿痛引耳颊，昼呼夜啼，无聊赖：独活四两，清酒三升渍，热含。⑲治齿龋方：细辛一两，矾石半两，桂心一两，上三物水煮细细漱口吐之。⑳治齿根动欲脱：生地黄根肥大者一节咽其汁，日三。

5.《范汪方》皮肤疾病证治贡献

①治手足皲裂：蜀椒四大合水煮去滓渍之，半食顷出令燥，须臾复浸，涂羊猪髓脑尤妙；葱叶萎黄叶煮以渍洗之；鸡屎一升水煮数沸渍脚半日。②治手足指逆胪：真珠一分，干姜二分，上二味捣末涂疮指上，日三。③治疣目：大豆一合拭疣目上三过；艾炷着疣目上灸之；蒴藋赤子挼使坏，疣目上涂之。④去黑子及赘方：生藜芦灰五升，生姜灰五升，锻石二升半，上三味合和蒸令气溜，取甑下汤一斗，从上淋之尽汤取汁，于铁器中煎减半，以药点之。⑤灭瘢方：禹余粮、半夏等分捣末鸡子黄和之以新布拭瘢上。⑥治䵟面方：熬矾石酒和涂之；捣生菟丝取汁涂之。⑦染须发神验方：胡粉三两，锻石三升，泔和粉灰等煮一两沸，及暖揩洗发令遍。⑧变白发方：菊以三月上寅日采名曰五英，六月上寅日采名曰容成，九月上寅日采名曰金精，十二月上寅日采名曰长生。根茎阴干百日，取等分捣筛蜜丸如梧桐子，日三服七丸。⑨治腋下臭方：干姜、白芷、胡粉、白灰四物等分合粉腋下。⑩青木香散治狐臭：青木香二两，附子、白灰各一两，矾石半两，上四物捣筛粉之。⑪狐臭方：辛夷、川芎、细辛、杜衡、藁本五味各三分，苦酒渍

之一宿,煎三日,取汁敷之。⑫ 六物胡粉敷方治漏液:干枸杞根、干蔷薇根、炙甘草各半两,胡粉、干商陆根、滑石各一两,上六味捣筛苦酒和涂腋下。⑬ 令人曼泽肥白方:紫菀三分,白术、细辛各五分,上三物为散,酒服方寸匕,十月知之;令人面目肥白方:干麦门冬一升,杏仁八百枚,上二物为丸,酒服如杏仁二丸,日三,十月知之;令人妩媚白方:蜂子、妇人乳汁各三升,上二物竹筒盛之,熟,和埋阴垣下,二十日出,敷面,百日如素矣;令人洁白方:瓜瓣四分,桃花四分,橘皮一分,白芷、蘪米各二分,上五物捣筛蜜丸如梧子大,酒服五丸,日三,三十日知,百日白矣;令人面及身体悉洁白方:七月七日取乌鸡血涂面上便白,远至再三涂;令人妙好老而少容方:天门冬、瓜瓣各二分,小麦种、车前子、白石脂、细辛各一分,上六物捣筛,每服三指撮。⑭ 美色方:海螵蛸、细辛、瓜蒌、干姜、蜀椒五味各等分,苦酒渍三日,牛髓一斤煎黄色绞去滓,装面令白悦去黑子。⑮ 体香方:白芷、熏草、杜若、杜衡、藁本五味各等分,捣末蜜丸如梧子,日服三丸,暮服四丸,三十日足下悉香。⑯ 又方:炙甘草、瓜子、大枣、松根皮上四味各等分捣筛,每服方寸匕,日三,二十日觉效,五十日身体并香,百日衣服床帏悉香。

6.《范汪方》外伤疾病证治贡献

① 治从高堕下泻血及女人崩中:当归二分,大黄一分,上二味捣散酒服方寸匕,日三。② 蹉跌膏治蹉跌兼治金疮:当归、续断、附子、细辛、炙甘草、通草、川芎、白芷、牛膝各二两,蜀椒二合,上十味以猪膏制膏摩损处。③ 治为人所打举身尽有瘀血:刮青竹皮二升,乱发如鸡子大四枚烧灰,延胡索二两,上三味捣散,一合酒煎三沸顿服。④ 治被打击有瘀血在腹内久不消,时时发动:大黄二两,干地黄四两,上二味捣散为丸,酒服三十丸,日再,为散服亦妙。⑤ 治被打有瘀血:大黄二两,桃仁、虻虫各二十一枚,上三味捣筛蜜丸,酒煮四丸顿服;姜叶一升,当归三两,上二味捣末酒服方寸匕,日三。⑥ 地榆散金疮内塞止痛:地榆根、白蔹各二分,附子一分,当归四分,川芎、白芷、芍药各三分,上七味捣散酒饮服方寸匕,日三服。⑦ 金疮内塞逐痛方:黄芩、当归各三两,炙甘草二两,细辛、乌头各二两,干姜一两,白芷四两,上七味捣筛酒饮服一钱匕,日三。⑧ 金疮止痛方:马蹄烧灰三

指撮,酒和服之。⑨ 生肌肉散金疮内塞止痛:当归、炙甘草、肉苁蓉、川芎、芍药、蜀椒、吴茱萸、干姜、桂心、白及、黄芪、厚朴、人参各等分,上十三味捣散酒服一方寸匕,日三服。⑩ 生肌白膏治金疮:白芷、川芎各一两六铢,干地黄一两半,炙甘草半两,当归、白蔹、附子各十八铢,蜀椒二合,上八味猪脂制膏涂疮上,日再。⑪ 治猝被毒箭方:捣蓝青绞取汁饮之并敷疮上;煮藕取汁饮之多多益善;干姜、盐等分捣末敷疮上,毒皆自出;食麻子数升愈,捣饮其汁亦佳;煮芦根汁饮一二升。⑫ 治毒箭所伤:掘葛根食之如常食法,务多为佳;干姜、蓝青、盐等分捣和敷疮上,毒皆出;末雄黄敷疮,疮当沸汗流便愈。⑬ 治竹木刺不出方:鹿角烧灰末以水和涂之;牛膝根茎合捣敷之;刮象牙屑水和涂刺上。⑭ 火烂疮膏治火灼烂坏:柏白皮、生地黄各四两,苦竹叶、甘草各四两,上四味猪脂制膏摩疮上。⑮ 治灸疮出血不止:莲子草汁注中止,冬月末干者敷之。⑯ 治灸疮肿痛:韭捣敷疮上,火灸令热入疮中,日三。⑰ 治青蛇螫人:雄黄、干姜末敷疮。⑱ 辟蛇方:麝香纳管中带之。

【综合评述】

1.《范汪方》创制新方影响颇大

范汪在继承张仲景、葛洪等临床医家经验基础上,创制很多新方,对后世影响有良好影响。伤寒:① 小柴胡汤:柴胡、瓜蒌根、桂心、黄芩、牡蛎、干姜、炙甘草。② 黄芩汤:黄芩、干姜、人参、桂枝、半夏、大枣。③ 大柴胡汤:柴胡、半夏、生姜、知母、芍药、大黄、葳蕤、黄芩、炙甘草、人参。④ 神丹丸:人参、半夏、茯苓、乌头、附子、朱砂。⑤ 麦奴丸:麻黄、大黄、芒硝、灶突中墨、黄芩、麦奴、梁上尘、釜底墨,一名黑奴丸,小麦黑勃名为麦奴是也。⑥ 黄膏:大黄、附子、细辛、干姜、蜀椒、桂枝、巴豆。⑦ 白膏:天雄、乌头、莽草、羊踯躅。⑧ 皮瘴散:乌头、桔梗、细辛、白术。⑨ 六味青散:乌头、桔梗、白术、附子、防风、细辛。⑩ 七味赤散:朱砂、乌头、细辛、踯躅、干姜、白术、瓜蒌。⑪ 雪煎:麻黄、杏仁、大黄。⑫ 驳跂丸一名续命丸:黄芩、黄连、麻黄、大黄、栀子、豆豉、甘遂、芒硝、巴豆。⑬ 秦皮汤:秦皮、黄连、白头翁、阿胶。⑭ 蕙草汤:蕙草、黄连、当归。⑮ 通草汤:通草、人参、干姜、枳实、附子。⑯ 懊侬散:藋芦、干漆、蓄蓄。

⑰麝香散：麝香、雄黄、丹砂、犀角、羚羊角、青葙子、黄连、升麻、桃仁、贝齿。⑱白芷散：白芷、白术、防风、瓜蒌、桔梗、细辛、附子、干姜、桂枝。天行热病：①凝雪汤：芫花。②水道散：白芷、甘遂。③麝香丸：麝香、附子、雄黄、丹砂、干姜。④雄黄兑散：雄黄、青葙子、苦参、黄连、桃仁。⑤桂枝汤：桂心、小蓝。⑥许季山所撰干敷散：附子、细辛、干姜、麻子、柏实。⑦黑奴丸治温毒发斑，方同前。霍乱：①四顺汤：人参、干姜、甘草、附子。②白丸：人参、半夏、附子、干姜、桔梗。③理中加二味汤：人参、干姜、炙甘草、白术、当归、芍药。黄疸：茵陈汤：茵陈、黄芩、大黄、黄连、栀子、人参、炙甘草。疟疾：①恒山汤：恒山、甘草、知母、麻黄、大黄。②牛膝酒：牛膝，好酒。

内科学成就　中风：①大续命汤：麻黄、川芎、干姜、石膏、人参、当归、桂心、甘草、杏仁。②独活葛根汤：独活、桂枝、干地黄、葛根、芍药、生姜、麻黄、炙甘草。泄痢：①乌梅丸：干姜、黄连、黄柏、黄芩、艾叶、乌梅。②四顺汤：甘草、干姜、人参、当归、附子。③四逆汤：甘草、附子、干姜。④黄连丸：黄连、黄芩、黄柏、升麻、龙骨。⑤桃花汤：赤石脂、干姜、附子。⑥苦酒白丸：女萎、半夏、附子、藜芦。⑦温中汤：炙甘草、干姜、蜀椒、附子。心痛：①黄连汤：黄连。②茱萸煎：吴茱萸、炙甘草，蜀椒、麦冬、干地黄、干漆、阿胶、石斛。③芫花汤：芫花、大黄。腹痛：①十一物七熬丸：茯苓、桂心、干姜、附子、大黄、柴胡、川芎、蜀椒、芒硝、杏仁、葶苈子。②川芎丸：白薇、防葵、乌头、白芷、茱萸、川芎、干姜、蜀椒、桂心。③大茱萸丸：吴茱萸、细辛、芍药、柴胡、旋覆花、黄芩、紫菀、人参、白术、茯苓、干姜、桂心、附子、炙甘草、半夏、当归。④解急蜀椒汤：蜀椒、附子、粳米、干姜、半夏、大枣、炙甘草。⑤七疝丸：蜀椒、干姜、厚朴、黄芩、细辛、芍药、桂心、桔梗、乌喙、柴胡、茯苓、牡丹皮。⑥破积聚乌头续命丸：食茱萸、干姜、乌头、蜀椒、桂心、芍药、细辛、前胡、川芎、人参、干地黄、紫菀、黄芩、白术、白薇。癫狂癫痫：①五邪汤：人参、白术、茯苓、菖蒲、茯神。②铁精散：铁精、川芎、防风、蛇床子。③雄黄丸：铅丹、真珠、雄黄、水银、雌黄、丹砂。④紫石汤：紫石英、滑石、白石脂、石膏、寒水石、赤石脂、大黄、龙骨、干姜、炙甘草、桂心、牡蛎。惊悸：①定

志丸：人参、茯苓、菖蒲、远志、防风、独活、铁精、细辛。②茯神汤：茯神、菖蒲、人参、茯苓、赤小豆。上气咳嗽：①沃雪汤：麻黄、半夏、细辛、五味子、桂心、干姜，一名投杯麻黄汤。②三味吐散：瓜蒂、杜衡、人参。③紫菀丸：紫菀、干姜、附子、桂心、款冬花、细辛。④投杯汤：款冬花、干姜、细辛、麻黄、桂枝、紫菀、甘草、五味子、半夏、大枣。奔豚：①牡蛎贲豚汤：牡蛎、炙甘草、桂心、李根白皮。②奔豚汤：炙甘草、李根白皮、葛根、黄芩、桂枝、瓜蒌、人参、川芎。痰饮：①姜椒汤：半夏、生姜汁、桂枝、附子、炙甘草、茯苓、桔梗、蜀椒、橘皮。②白术茯苓汤：白术、茯苓、橘皮、当归、附子、生姜、半夏、桂枝、细辛。③旋覆花汤治：乌头、旋覆花、细辛、前胡、炙甘草、茯苓、半夏。④大甘遂丸：芫花、甘遂、葶苈子、大黄、苦参、大戟、芒硝、贝母、桂心、杏仁、巴豆、乌喙。⑤海藻丸：海藻、木防己、甘遂、苁蓉、蜀椒、芫花、葶苈子。⑥千金丸：沙参、丹参、苦参、桂心、石膏、半夏、干姜、人参、大黄、附子、戎盐、巴豆。⑦桑耳丸：桑耳、巴豆。⑧芫花丸：芫花、附子、大黄、甘遂、黄连、麻黄、杏仁、炙甘草、巴豆。⑨顺流紫丸治：当归、代赭、茯苓、海螵蛸、桂心、肉苁蓉、藜芦、巴豆。⑩瘿酒：海藻清酒浸服。水肿臌胀：①十水方：大戟、葶苈、甘遂、藁本、连翘、芫花、泽漆、桑根白皮、巴豆、赤小豆。②大槟榔丸：槟榔、桂枝、瓜蒌、杏仁、麻黄、黄芪、茯苓、葶苈、椒目、白术、干姜、附子、炙甘草、厚朴、防己、吴茱萸。③大黄丸：大黄、硝石、大戟、甘遂、芫花、椒目、葶苈。④白前汤：白前、紫菀、半夏、生泽漆、白术、吴茱萸、桂心、人参、干姜、生姜、瓜蒌。⑤木防己汤：木防己、黄芪、白术、炙甘草、桂枝、芍药、生姜、茯苓。⑥海藻丸：海藻、水银、椒目、芒硝、葶苈、大黄、甘遂、桂心、附子、茯苓、大戟、松萝、干姜、杏仁、巴豆。⑦水癥丸：矾石、踯躅花、细辛、半夏、藜芦、丹参、承露、苦参、雄黄、大黄、芒硝、大戟、野狼毒、乌头、野葛、巴豆。⑧大戟洗汤：大戟、莽草、茵芋、大黄、黄连、芒硝、葶苈、皂荚。积聚癥瘕：①破积丸：大黄、牡蛎、凝水石、石膏、钟乳石、理石。②捶凿丸：甘遂、莀花、芫花、桂心、巴豆、杏仁、桔梗。③通命丸：大黄、远志、黄芪、麻黄、甘遂、鹿茸、芒硝、杏仁、香豉、巴豆。④四物丸：大戟、芫花、杏仁、巴豆。⑤匈奴露宿丸：炙甘草、大黄、甘遂、芫花、大

戟、葶苈子、苦参、硝石、巴豆。⑥癥病丸：射罔、蜀椒。⑦五通丸：椒目、附子、厚朴、半夏、杏仁、葶苈。胸痹心痛：①枳实汤：枳实、厚朴、薤白、桂枝、瓜蒌实。②小草丸：小草、桂心、蜀椒、细辛、干姜、附子。虚劳：①大行谐散：白防己、石斛、泽泻、胡麻、当归、覆盆子、蔷薇、庵闾子、钟乳、地肤子、桂枝、炙甘草、猪苓、肉苁蓉、白术、猪苓、牡丹皮、占斯、附子、牛膝、麦冬。②狸骨丸：狸骨、连翘、土瓜、山茱萸、玄参、胡燕屎、黄芩、丹砂、马目、毒公鸢尾、黄连、芍药、雄黄、青葙子、龙胆、瓜蒌。③薰草汤：薰草、人参、干地黄、白术、芍药、茯神、桂枝、炙甘草、大枣。④开心薯蓣肾气丸：肉苁蓉、山茱萸、干地黄、远志、菟丝子、五味子、茯苓、防风、牛膝、杜仲、山药、蛇床子。⑤六生散：生地黄根、生姜、生菖蒲根、生枸杞根、生乌头、生章陆根。⑥补养汤：炙甘草、白术、麦门冬、牡蛎、大枣、阿胶。⑦苁蓉丸：肉苁蓉、菟丝子、蛇床子、五味子、远志、续断、杜仲。⑧远志丸：续断、山药、远志、蛇床子、肉苁蓉。血证：菟丝丸：菟丝子、蒲黄、干地黄、白芷、荆实、葵子、败酱、当归、茯苓、川芎。呕吐：①四物当归汤：半夏、白蜜、当归、人参。②橘皮汤：人参、白术、橘皮、炙甘草、生姜。③半夏汤：人参、茯苓、生姜、白蜜、半夏。④调中汤：薤白、枳实、橘皮、大枣、粳米、香豉。消渴诸淋：①瓜蒌汤：瓜蒌、甘草、黄连。②葵子散：葵子、滑石、地榆、石南叶、石韦、通草。③延命散：滑石、礜石、石膏、车前子、露蜂房、贝子、柏子仁、鱼齿、鸡矢白、苦瓠中穰并子、牝牛阴头毛、芒硝、白鸡膍胵里黄皮、妇人阴上毛。④鸡苏饮子：鸡苏、竹叶、石膏、生地黄、蜀葵子。⑤石韦散：石韦、滑石。⑥滑石散：葵子、滑石、通草。⑦瓜蒌散：石韦、瓜蒌、通草、葵子。虫蜃蛊毒：①贯众丸：贯众、石蚕、野狼牙、芜荑、雷丸、槟榔、蜀漆、僵蚕、厚朴、藋芦。②橘皮丸：橘皮、牙子、芜荑。③芫花散：芫花、野狼牙、雷丸、桃仁。④巴豆白膏：巴豆、桃仁。⑤白蔹丸：白蔹、野狼牙、藋芦、桃花、贯众、橘皮、芜荑。⑥犀角丸：犀角末、羚羊角末、鬼臼、桂心、天雄、莽草、真珠、雄黄、麝香、贝齿、赤足蜈蚣、射罔、巴豆。⑦赤屑丸治：芫花、巴豆、赤屑。⑧更生十七物紫参丸：紫参、人参、半夏、藜芦、代赭、桔梗、白薇、肉苁蓉、石膏、大黄、牡蛎、丹参、野狼毒、虾蟆灰、乌头、附子、巴豆。⑨青

龙汤：大青叶、龙胆草、葳蕤、升麻。

外科学成就 痈疽肿毒：①飞黄散：丹砂、雌黄、磁石、曾青、白石英、礜石、石膏、钟乳、雄黄、云母。②飞黄散：雄黄、鸡白屎、藜芦、丹砂、干鳗鲡鱼。③李根散：李根、半夏、瓜蒌、炙甘草、当归、桔梗、通草、白蔹、厚朴、黄芩、附子、桂心、芍药、川芎、葛根。④内补散：当归、桂心、人参、川芎、厚朴、桔梗、炙甘草、防风、白芷。⑤虎牙散：虎牙、干姜、附子、当归、炙甘草、防风、桂心、王不留行、茯苓。⑥铁屑散：当归、人参、细辛、炙甘草、苁蓉、黄芪、桂心、防风、黄芩、铁屑、川芎、芍药。⑦莽草膏：莽草、川芎、当归、细辛、附子、黄芩、乌头、牛膝、踯躅、野葛、茯苓、防风、杜衡、猪脂。⑧卓氏白膏：当归、附子、细辛、川芎、续断、牛膝、通草、炙甘草、白芷、蜀椒、芍药、黄芪。⑨木占斯散：木占斯、厚朴、炙甘草、细辛、瓜蒌、防风、干姜、人参、桔梗、败酱草。⑩三物桂心贴：桂心、乌头、甘草。⑪内消散：白芷、白薇、芍药、川芎、干姜、当归、莔草、蜀椒。⑫内塞散：防风、茯苓、白芷、桔梗、远志、甘草、人参、川芎、当归、龙骨、黄芪、厚朴、附子、桂心、赤小豆。⑬王不留行散：王不留行、甘草、野葛、桂心、当归。⑭黄昏汤：黄昏手掌大一枚。病癣疥癞：乌癞白癞丸，猬皮、魁蛤、蝮蛇头、木虻、虻虫、蛴螬、水蛭、蜘蛛、雷丸、巴豆、陵鲤甲、葛上亭长、斑蝥、蜈蚣、附子、水银、大黄、真丹、桂心、射罔、甘遂、礜石、滑石、黄连、芒硝、蜀椒、龙骨、石膏。瘰疬瘘癖：①五瘿方：昆布、海藻、海蛤、松萝、通草、白蔹、桂心。②寒热瘰病散：狸骨、乌头、黄连。③寒热瘰病散：曾青、当归、防风、瓜蒌根、川芎、黄芪、狸骨、炙甘草、细辛、干姜、露蜂房、礜石、大附子、崔子、斑蝥、芫青。④寒热鼠瘘瘰病散：狸骨、龙骨、踯躅、鼠粘子、当归、王不留行、土瓜根。⑤瘰病膏：白马、牛、羊、猪、鸡等屎屑、漏芦、藁本。⑥昆布丸：昆布、海藻。五官疾病：①通草散：通草、矾石、真珠。②当归含丸：当归末、杏仁。皮肤疾病：①青木香散：青木香、附子、白灰、矾石。②六物胡粉敷：干枸杞根、干蔷薇根、炙甘草、胡粉、干商陆根、滑石。外伤：①蹉跌膏：当归、续断、附子、细辛、炙甘草、通草、川芎、白芷、牛膝、蜀椒。②地榆散：地榆根、白蔹、附子、当归、川芎、白芷、芍药。③生肌肉散：当归、炙甘草、肉苁蓉、川芎、芍药、蜀椒、吴茱萸、

干姜、桂心、白及、黄芪、厚朴、人参。④ 生肌白膏：白芷、川芎、干地黄、炙甘草、当归、白蔹、附子、蜀椒。⑤ 火烂疮膏：柏白皮、生地黄、苦竹叶、甘草。

2.《范汪方》外感热病证治源于葛洪而精于葛洪

《肘后备急方·伤寒时气温病》认为伤寒有数种，人不能别。伤寒，时行，温疫，三名同一种耳，源本小异。冬月伤于寒或汗出得风冷名为伤寒，冬月不甚寒多暖至春发名为时行，年岁有疠气兼挟鬼毒相注名为温病。然自有阳明、少阴、阴毒、阳毒为异耳。令一药尽治伤寒而不得，故治伤寒方药甚多，有诸麻黄、葛根、桂枝、柴胡、青龙、白虎、四顺、四逆二十余方。伤寒一二日宜葱豉汤，不汗加葛根、升麻，仍不汗更加麻黄二两。麻黄解肌汤或葛根解肌汤亦可选用。三日以上至七八日宜柴胡汤，实热得汗不解欲谬语者可服大柴胡汤。十日以上皆名坏病，唯应服大小鳖甲汤。阳毒用雄黄、甘草、升麻、当归、蜀椒、桂枝；阴毒用甘草、升麻、当归、蜀椒、鳖甲。三四日胸中恶欲令吐者，可服藜芦吐散及苦参龙胆散。五六日胸中大热口噤，名为坏病，用黑奴丸，亦可与大黄、黄连、黄柏、栀子、豆豉、葱白。若已六七日热极狂言见鬼者黄龙汤最宜，干茱萸或大蚓去滓服。千金煮汤治时行垂死破棺，黑膏治温毒发斑，大青汤治阴阳二毒。《肘后备急方》治外感热病常用药物有：葱白、豆豉、葛根、升麻、麻黄、桂枝、大黄、黄芩、黄连、黄柏、栀子、苦参、大青、石膏、芒硝、雄黄、生地、乌梅。瘟疫首重防避。《肘后备急方》辟天行疫疠：① 有瘟疫药干散，② 老君神明白散，③ 黄膏，④ 赤散，⑤ 度瘴散，⑥ 太乙流金方，⑦ 辟温病，⑧ 虎头杀鬼方。常用药物有雄黄、雌黄、羚羊角、矾石、鬼箭、鬼臼、真珠、朱砂、皂荚、芜荑、踯躅、巴豆、麻黄、桂枝、防风、大黄、干姜、细辛、附子、白术、乌头、丹皮、蜀椒。治霍乱方剂有：霍乱艾丸，理中丸，厚朴大豆豉通脉半夏汤，四顺汤，厚朴汤等。常用药物有：生姜、干姜、葱白、豆豉、附子、人参、白术、栀子、桂枝、半夏、厚朴、枳实、芦蓬茸。乌梅丸治一切疟疾：乌梅肉、常山、升麻、桃仁、人参、桂枝、肉苁蓉、知母、牡丹皮、甘草、乌豆皮。凡见疟用白驴蹄、大黄、绿豆、砒霜、光明砂、雄黄，捣筛蜜丸如梧子，发日平旦冷水服二丸。常用药物有：青蒿、常山、乌梅、鼠妇、豆豉、独父蒜、蜘蛛、皂

荚、巴豆、知母、麻黄、鳖甲、升麻、乌贼骨、藜芦、龙骨、地骨皮、石膏、黄连、犀角。治痢疾药物有乌梅、黄连、当归、芍药、桂枝、升麻、黄柏、大黄、龙骨、赤石脂、艾叶、干姜、厚朴、枳实。治黄疸方剂有菰蒂赤豆散，常用药物有：茵陈、大黄、栀子、黄柏、生瓜根、竹叶、石膏、葛根汁、豆豉、栀子、樗皮、槲皮、蛇莓、桃仁。《范汪方》继承发展了《肘后备急方》外感热病学术思想：① 小柴胡汤，② 黄芩汤，③ 大柴胡汤，④ 神丹丸，⑤ 麦奴丸，⑥ 黄膏，⑦ 白膏，⑧ 皮瘴散，⑨ 六味青散，⑩ 七味赤散，⑪ 雪煎，⑫ 驳豉丸，⑬ 秦皮汤，⑭ 蕙草汤，⑮ 通草汤，⑯ 傶怀散，⑰ 麝香散，⑱ 白芷散。天行热病：① 凝雪汤，② 水道散，③ 麝香丸，④ 雄黄兑散，⑤ 桂枝汤，⑥ 许季山所撰干敷散，⑦ 黑奴丸。霍乱：① 四顺汤，② 白丸，③ 理中加二味汤。黄疸：茵陈汤。疟疾：① 恒山汤，② 牛膝酒。黄膏、赤散在辟病条中预合，初觉患便服之，《范汪方》伤寒：① 神丹丸：人参、半夏、茯苓、乌头、附子、朱砂。② 麦奴丸：麻黄、大黄、芒硝、灶突中墨、黄芩、麦奴、梁上尘、釜底墨。一名黑奴丸，小麦黑勃名为麦奴是也。③ 黄膏：大黄、附子、细辛、干姜、蜀椒、桂枝、巴豆，上七味。此赵泉方。④ 白膏治伤寒，摩体中，手当千遍，日再：天雄、乌头、莽草、羊踯躅、上四味制膏。⑤ 皮瘴散治伤寒发热：乌头、桔梗、细辛、白术，上四味。⑥ 六味青散治伤寒敕色恶寒：乌头、桔梗、白术、附子、防风、细辛，上六味。⑦ 七味赤散治伤寒热病，辟毒气疫病：朱砂、乌头、细辛、踯躅、干姜、白术、瓜蒌。天行热病：① 凝雪汤：芫花。② 水道散：白芷、甘遂。③ 麝香丸：麝香、附子、雄黄、丹砂、干姜。④ 雄黄兑散：雄黄、青葙子、苦参、黄连、桃仁。⑤ 桂枝汤：桂心、小蓝。⑥ 许季山干敷散：附子、细辛、干姜、麻子、柏实。霍乱：① 四顺汤：人参、干姜、甘草、附子。② 白丸治：人参、半夏、附子、干姜、桔梗。③ 理中加二味汤：人参、干姜、炙甘草、白术、当归、芍药。黄疸：茵陈汤：茵陈、黄芩、大黄、黄连、栀子、人参、炙甘草。疟疾：① 恒山汤治疟痰实不消：恒山、甘草、知母、麻黄、大黄。② 牛膝酒：牛膝、好酒。泄痢：① 秦皮汤：秦皮、黄连、白头翁、阿胶。② 蕙草汤：蕙草、黄连、当归。③ 通草汤：通草、人参、干姜、枳实、附子。④ 乌梅丸：干姜、黄连、黄柏、黄芩、艾叶、乌梅。⑤ 四顺汤：

甘草、干姜、人参、当归、附子。⑥ 四逆汤：甘草、附子、干姜。⑦ 黄连丸：黄连、黄芩、黄柏、升麻、龙骨。⑧ 桃花汤：赤石脂、干姜、附子。⑨ 苦酒白丸：女萎、半夏、附子、藜芦。⑩ 温中汤：炙甘草、干姜、蜀椒、附子。

3.《范汪方》内科学成就辉煌

《新唐书·艺文志》载：范汪尹穆纂《范东阳杂药方》一百七十卷。陶弘景谓其书勘酌详用，多获其效。《肘后备急方》魇寐不寤、心痛、腹痛、心腹俱痛、心腹烦满、癫狂、惊邪、中风、失语、脚气、上气咳嗽、水肿、腹水、癥瘕、积聚、痰癖、胸痹、胃反、黄胆、腰胁痛、虚劳、食病、饥惫。中风：① 大续命汤，② 独活葛根汤。泄痢：① 乌梅丸，② 四顺汤，③ 四逆汤，④ 黄连丸，⑤ 桃花汤，⑥ 苦酒白丸，⑦ 温中汤。心痛：① 黄连汤，② 茱萸煎，③ 芫花汤。腹痛：① 十一物七熬丸，② 川芎丸，③ 大茱萸丸，④ 解急蜀椒汤，⑤ 七疝丸，⑥ 破积聚乌头续命丸。癫狂：五邪汤。癫痫：① 铁精散，② 雄黄丸，③ 紫石汤。惊悸：① 定志丸，② 茯神汤。上气咳嗽：① 沃雪汤一名投杯麻黄汤，② 三味吐散，《宫泰》以疗上气呼吸喘逆，③ 紫菀牙上丸，④ 投杯汤。奔豚：① 牡蛎贲豚汤，② 奔豚汤。痰饮：① 姜椒汤，② 白术茯苓汤，③ 旋覆花汤，④ 大甘遂丸，⑤ 海藻丸，⑥ 千金丸，⑦ 桑耳丸，⑧ 顺流紫丸，⑨ 海藻丸，⑩ 瘿酒。水肿：① 十水方，② 水肿方，③ 郁李核丸，④ 大槟榔丸，⑤ 大黄丸，⑥ 白前汤，⑦ 木防己汤。膜胀：① 海藻丸，② 水癥丸，③ 大戟洗汤。积聚：① 破积丸，② 捶凿丸，③ 通命丸，④ 四物丸，⑤ 匈奴露宿丸。癥瘕：① 癥病丸，② 五通丸。胸痹：① 枳实汤，② 小草丸。腰痛：① 腰疼方治腰痛：鳖甲一枚捣筛酒服方寸匕。② 腰痛熨法：菊花、芫花、羊踯躅各二升，上三味醋蒸外熨。③ 肾虚腰痛方：丹皮、草薢、白术、桂枝，上四味捣筛酒服方寸匕。④ 臀腰痛方治臀腰痛：桑寄生、牡丹皮、鹿茸、桂心，上四味捣散酒服方寸匕。⑤ 治腰痛及积年痛方：干地黄、白术、干漆、炙甘草、桂心，上五味捣末酒服方寸匕。虚劳：① 大行谐散，② 五蒸汤，③ 狸骨丸，④ 薰草汤，⑤ 开心薯蓣肾气丸，⑥ 六生散，⑦ 补养汤，⑧ 苁蓉丸，⑨ 远志丸。肺萎：生天门冬、紫菀、生姜、人参、炙甘草、大枣。血证：菟丝丸。蒲黄、生地黄、乌芋根、菟丝子、蒲黄、干地黄、白芷、荆实、葵子、败酱、当归、茯苓、川芎。呕吐：① 四物当归汤，② 橘皮汤，③ 半夏汤，④ 调中汤。消渴：瓜蒌汤：麦门冬、土瓜根、竹叶、瓜蒌、甘草、黄连。淋证：① 葵子散，② 五淋方，③ 延命散，④ 鸡苏饮子，⑤ 石韦散，⑥ 滑石散，⑦ 瓜蒌散。常用药物有：蘩蒌草、菟丝子、露蜂房、滑石、海蛤、鸡子壳、地麦草、生葎叶、葵子、地榆、石南叶、石韦、通草、葛上亭长生、贝子、茯苓、白术、通草、䗪虫、猪苓、斑蝥、地胆、石膏、车前子、柏子仁、鱼齿、鸡矢白、苦瓠穰并子、芒硝、白鸡膍胵里黄皮、鸡苏、竹叶、石膏、生地黄、蜀葵子，滑石、瓜蒌。二便异常：葵子、猪胆、葵子、通草、石韦、滑石、榆皮、黄连、苦参、土瓜根、龙胆、麦门冬、瞿麦、黄芩、炙甘草、葵子、瓜蒌、滑石、石韦、乌梅、蒴藋根、榆白皮、炙甘草、桂心、滑石。张苗说：尿在胞中不出，当以葱叶除尖头，纳入茎孔中吹之，初渐渐以极大，吹之令气入胞中，津液入便愈也。虫蟜：① 贯众丸，② 橘皮丸，③ 芫花散，④ 白敛丸。蛊毒：① 犀角丸，② 赤蠵丸，③ 更生十七物紫参丸，④ 青龙汤。犀角末、羚羊角末、鬼臼、桂心、天雄、莽草、真珠、雄黄、麝香、贝齿、蜈蚣、射罔、豆豉、釜底墨、釜月下黄土、獭肝、斑蝥、芫花、赤蠵、紫参、人参、半夏、藜芦、代赭、桔梗、白薇、肉苁蓉、石膏、大黄、牡蛎、丹参、野狼毒、虾蟆灰、乌头、附子、巴豆、大青叶、龙胆草、葳蕤、升麻。

【简要结论】

① 范汪，字玄平，公元 308—372 年东晋南阳顺阳（今河南省南阳市淅川县）人。② 东晋大臣，著名医学家，曾任东阳太守，故称范东阳，子范宁，孙范泰。③《隋书·经籍志》载范汪撰《范东阳方》一百五十卷，《七录》作一百七十六卷。④ 陶弘景谓其书斟酌详用，多获其效。⑤《隋书·经籍志》载晋《范汪集》一卷，《七录》作十卷。⑥《晋书》曰：范汪性仁爱，善医术，常以拯恤为事。凡有疾病，不限贵贱皆为治之，十能愈其八九。⑦ 范汪外感热病学源于葛洪而精于葛洪。⑧《范汪方》内科学贡献颇大超过《肘后备急方》。

嵇康医学研究

【生平考略】

嵇康,字叔夜,公元 224—263 年谯国铚县(今安徽省淮北市濉溪县)人。魏晋时期竹林七贤领袖,玄学代表人物,思想家。其妻长乐亭主为曹操曾孙女。嵇康官至中散大夫,世称嵇中散。虽然嵇康等辞世于公元 266 年西晋王朝建立之前,但是公元 249 年即嘉平元年高平陵事变之后,司马氏集团已经实际操控曹魏政权,因此本书将嵇康等医学列入晋代医学研究范围。嵇康,谯国铚人也。其先姓奚,会稽上虞人,以避怨,徙焉。铚有嵇山,家于其侧,因而命氏。兄喜,有当世才,历太仆、宗正。康早孤,有奇才,远迈不群。身长七尺八寸,美词气,有风仪,而土木形骸,不自藻饰,人以为龙章凤姿,天质自然。恬静寡欲,含垢匿瑕,宽简有大量。学不师受,博览无不该通,长好《老》《庄》。与魏宗室婚,拜中散大夫。常修养性服食之事,弹琴咏诗,自足于怀。以为神仙禀之自然,非积学所得,至于导养得理,则安期、彭祖之伦可及,乃著《养生论》。又以为君子无私,其论曰:夫称君子者,心不措乎是非,而行不违乎道者也。何以言之?夫气静神虚者,心不存于矜尚;体亮心达者,情不系于所欲。矜尚不存乎心,故能越名教而任自然;情不系于所欲,故能审贵贱而通物情。物情顺通,故大道无违;越名任心,故是非无措也。是故言君子则以无措为主,以通物为美;言小人则以匿情为非,以违道为阙。何者?匿情矜吝,小人之至恶;虚心无措,君子之笃行也。是以大道言及吾无身,吾又何患。无以生为贵者,是贤于贵生也。由斯而言,夫至人之用心,固不存有措矣。故曰君子行道,忘其为身,斯言是矣。君子之行贤也,不察于有度而后行也;任心无邪,不议于善而后正也;显情无措,不论于是而后为也。是故傲然忘贤,而贤与度会;忽然任心,而心与善遇;傥然无措,而事与是俱也。其略如此。盖其胸怀所寄,以高契难期,每思郢质。所与神交者惟陈留阮籍、河内山涛,豫其流者河内向秀、沛国刘伶、籍兄子咸、琅邪王戎,遂为竹林之游,世所谓竹林七贤也。戎

自言与康居山阳二十年,未尝见其喜愠之色。康尝采药游山泽,会其得意,忽焉忘反。时有樵苏者遇之,咸谓为神。至汲郡山中见孙登,康遂从之游。登沈默自守,无所言说。康临去,登曰:君性烈而才隽,其能免乎!康又遇王烈,共入山,烈尝得石髓如饴,即自服半,余半与康,皆凝而为石。又于石室中见一卷素书,遽呼康往取,辄不复见。烈乃叹曰:叔夜志趣非常而辄不遇,命也!其神心所感,每遇幽逸如此。山涛将去选官,举康自代。康乃与涛书告绝,曰:闻足下欲以吾自代,虽事不行,知足下故不知之也。恐足下羞庖人之独割,引尸祝以自助,故为足下陈其可否。老子、庄周,吾之师也,亲居贱职;柳下惠、东方朔,达人也,安乎卑位。吾岂敢短之哉!又仲尼兼爱,不羞执鞭;子文无欲卿相,而三为令尹,是乃君子思济物之意也。所谓达能兼善而不渝,穷则自得而无闷。以此观之,故知尧、舜之居世,许由之岩栖,子房之佐汉,接舆之行歌,其揆一也。仰瞻数君,可谓能遂其志者也。故君子百行,殊途同致,循性而动,各附所安。故有处朝廷而不出,入山林而不反之论。且延陵高子臧之风,长卿慕相如之节,意气所托,亦不可夺也。吾每读尚子平、台孝威传,慨然慕之,想其为人。加少孤露,母兄骄恣,不涉经学,又读《老》《庄》,重增其放,故使荣进之心日颓,任逸之情转笃。阮嗣宗口不论人过,吾每师之,而未能及。至性过人,与物无伤,惟饮酒过差耳,至为礼法之士所绳,疾之如仇仇,幸赖大将军保持之耳。吾以不如嗣宗之资,而有慢弛之阙;又不识物情,暗于机宜;无万石之慎,而有好尽之累;久与事接,疵衅日兴,虽欲无患,其可得乎!又闻道士遗言,饵术黄精,令人久寿,意甚信之。游山泽,观鱼鸟,心甚乐之。一行作吏,此事便废,安能舍其所乐,而从其所惧哉!夫人之相知,贵识其天性,因而济之。禹不逼伯成子高,全其长也;仲尼不假盖于子夏,护其短也。近诸葛孔明不迫元直以入蜀,华子鱼不强幼安以卿相,此可谓能相终始,真相知者也。自卜已审,若道尽途殚则已耳,足下无事冤之令转于沟壑也。吾新失母兄之欢,意常凄切。女

年十三，男年八岁，未及成人，况复多疾，顾此恨恨，如何可言。今但欲守陋巷，教养子孙，时时与亲旧叙离阔，陈说平生，浊酒一杯，弹琴一曲，志意毕矣，岂可见黄门而称贞哉！若趣欲共登王途，期于相致，时为欢益，一旦迫之，必发狂疾。自非重仇，不至此也。既以解足下，并以为别。此书既行，知其不可羁屈也。性绝巧而好锻。宅中有一柳树甚茂，乃激水圜之，每夏月，居其下以锻。东平吕安服康高致，每一相思，辄千里命驾，康友而善之。后安为兄所枉诉，以事系狱，辞相证引，遂复收康。康性慎言行，一旦缧绁，乃作《幽愤诗》，曰：嗟余薄祜，少遭不造，哀茕靡识，越在襁褓。母兄鞠育，有慈无威，恃爱肆姐，不训不师。爰及冠带，凭宠自放，抗心希古，任其所尚。托好《庄》《老》，贱物贵身，志在守朴，养素全真。曰予不敏，好善暗人，子玉之败，屡增惟尘。大人含弘，藏垢怀耻。人之多僻，政不由己。惟此褊心，显明臧否；感悟思愆，怛若创磐。欲寡其过，谤议沸腾，性不伤物，频致怨憎。昔惭柳惠，今愧孙登，内负宿心，外恶良朋。仰慕严、郑，乐道闲居，与世无营，神气晏如。咨予不淑，婴累多虞。匪降自天，实由顽疏，理弊患结，卒致囹圄。对答鄙讯，絷此幽阻，实耻讼冤，时不我与。虽曰义直，神辱志沮，澡身沧浪，曷云能补。雍雍鸣雁，厉翼北游，顺时而动，得意忘忧。嗟我愤叹，曾莫能畴。事与愿违，遭兹淹留，穷达有命，亦又何求？古人有言，善莫近名。奉时恭默，咎悔不生。万石周慎，安亲保荣。世务纷纭，只搅余情，安乐必诫，乃终利贞。煌煌灵芝，一年三秀；予独何为，有志不就。惩难思复，心焉内疚，庶勖将来，无馨无臭。采薇山阿，散发岩岫，永啸长吟，颐神养寿。初，康居贫，尝与向秀共锻于大树之下，以自赡给。颍川钟会，贵公子也，精练有才辩，故往造焉。康不为之礼，而锻不辍。良久会去，康谓曰：何所闻而来？何所见而去？会曰：闻所闻而来，见所见而去。会以此憾之。及是，言于文帝曰：嵇康，卧龙也，不可起。公无忧天下，顾以康为虑耳。因谮康欲助毌丘俭，赖山涛不听。昔齐戮华士，鲁诛少正卯，诚以害时乱教，故圣贤去之。康、安等言论放荡，非毁典谟，帝王者所不宜容。宜因衅除之，以淳风俗。帝既昵听信会，遂并害之。康将刑东市，太学生三千人请以为师，弗许。康顾视日影，索琴弹之，曰：昔袁孝尼尝

从吾学《广陵散》，吾每靳固之，《广陵散》于今绝矣！时年四十。海内之士，莫不痛之。帝寻悟而恨焉。初，康尝游于洛西，暮宿华阳亭，引琴而弹。夜分，忽有客诣之，称是古人，与康共谈音律，辞致清辩，因索琴弹之，而为《广陵散》，声调绝伦，遂以授康，仍誓不传人，亦不言其姓字。康善谈理，又能属文，其高情远趣，率然玄远。撰上古以来高士为之传赞，欲友其人于千载也。又作《太师箴》，亦足以明帝王之道焉。复作《声无哀乐论》，甚有条理。子绍，别有传。《隋书·经籍志》著录嵇康著述有集十三卷，又别有十五卷本，宋代原集散失，仅存十卷本。明代诸本卷数与宋本同，但篇数减少。明本常见的有汪士贤刻《嵇中散集》，张溥刻《嵇中散集》，等等。1924 年，鲁迅辑校《嵇康集》，1938 年收入《鲁迅全集》第九卷中。戴明扬校注的《嵇康集》1962 年人民文学出版社出版，2014 年于中华书局重版，此书除校、注外，还收集了有关嵇康的事迹、评论材料。《新唐书·艺文志》：嵇康《圣贤高士传》八卷。《琴赋》《声无哀乐论》《难自然好学论》《养生论》《与山巨源绝交书》《赠秀才入军诗》）。

【学术贡献】

《养生论》学术贡献

嵇康曰：世或有谓神仙可以学得，不死可以力致者；或云上寿百二十，古今所同，过此以往，莫非妖妄者。此皆两失其情，请试粗论之。夫神仙虽不目见，然记籍所载，前史所传，较而论之，其有必矣。似特受异气，禀之自然，非积学所能致也。至于导养得理，以尽性命，上获千余岁，下可数百年，可有之耳。而世皆不精，故莫能得之。何以言之？夫服药求汗或有弗获，而愧情一集涣然流离，终朝未餐则嚣然思食，曾子衔哀七日不饥，夜分而坐则低迷思寝，内怀殷忧则达旦不瞑。劲刷理鬓，醇醴发颜，仅乃得之；壮士之怒，赫然殊观，植发冲冠。由此言之，精神之于形骸，犹国之有君也。神躁于中而形丧于外，犹君昏于上，国乱于下也。夫为稼于汤之世，偏有一溉之功者，虽终归燋烂，必一溉者后枯。然则一溉之益，固不可诬也。而世常谓一怒不足以侵性，一哀不足以伤身，轻而肆之，是犹不识一溉之益，而望嘉谷于旱苗者也。是以君子知形恃神以立，神须形以存，悟生理之易失，知

一过之害生。故修性以保神，安心以全身，爱憎不栖于情，忧喜不留于意，泊然无感，而体气和平。又呼吸吐纳，服食养身，使形神相亲，表里俱济也。夫田种者，一亩十斛，谓之良田，此天下之通称也。不知区种可百余斛。田种一也，至于树养不同，则功收相悬。谓商无十倍之价，农无百斛之望，此守常而不变者也。且豆令人重，榆令人瞑，合欢蠲忿，萱草忘忧，愚智所共知也。薰辛害目，豚鱼不养，常世所识也。虱处头而黑，麝食柏而香；颈处险而瘿，齿居晋而黄。推此而言，凡所食之气，蒸性染身，莫不相应。岂惟蒸之使重而无使轻，害之使暗而无使明，薰之使黄而无使坚，芬之使香而无使延哉？故神农曰上药养命中药养性者，诚知性命之理，因辅养以通也。而世人不察，惟五谷是见，声色是耽。目惑玄黄，耳务淫哇。滋味煎其府藏，醴醪鬻其肠胃。香芳腐其骨髓，喜怒悖其正气。思虑销其精神，哀乐殃其平粹。夫以蕞尔之躯，攻之者非一涂，易竭之身，而外内受敌，身非木石，其能久乎？其自用甚者，饮食不节，以生百病；好色不倦，以致乏绝；风寒所灾，百毒所伤，中道夭于众难。世皆知笑悼，谓之不善持生也。至于措身失理，亡之于微，积微成损，积损成衰，从衰得白，从白得老，从老得终，闷若无端。中智以下，谓之自然。纵少觉悟，咸叹恨于所遇之初，而不知慎众险于未兆。是由桓侯抱将死之疾，而怒扁鹊之先见，以觉痛之日，为受病之始也。害成于微而救之于著，故有无功之治；驰骋常人之域，故有一切之寿。仰观俯察，莫不皆然。以多自证，以同自慰，谓天地之理尽此而已矣。纵闻养生之事，则断以所见，谓之不然。其次狐疑，虽少庶几，莫知所由。其次，自力服药，半年一年，劳而未验，志以厌衰，中路复废。或益之以畎浍，而泄之以尾闾。欲坐望显报者，或抑情忍欲，割弃荣原，而嗜好常在耳目之前，所希在数十年之后，又恐两失，内怀犹豫，心战于内，物诱于外，交赊相倾，如此复败者。夫至物微妙，可以理知，难以目识，譬犹豫章，生七年然后可觉耳。今以躁竞之心，涉希静之涂，意速而事迟，望近而应远，故莫能相终。夫悠悠者既以未效不求，而求者以不专丧业，偏恃者以不兼无功，追术者以小道自溺，凡若此类，故欲之者万无一能成也。善养生者则不然也。清虚静泰，少私寡欲。知名位之伤德，故忽而不营，非欲而强禁

也。识厚味之害性，故弃而弗顾，非贪而后抑也。外物以累心不存，神气以醇泊独著，旷然无忧患，寂然无思虑。又守之以一，养之以和，和理日济，同乎大顺。然后蒸以灵芝，润以醴泉，晞以朝阳，绥以五弦，无为自得，体妙心玄，忘欢而后乐足，遗生而后身存。若此以往，恕可与羡门比寿，王乔争年，何为其无有哉？

【综合评述】

1. 魏晋玄学

玄学即玄远之学，研究幽深玄远哲学思想。魏晋玄学是魏晋时期的哲学思潮，《老子》曰：玄之又玄，众妙之门。西汉时期尊崇经学，汉元光元年武帝刘彻采纳董仲舒推明孔氏抑黜百家的治国思想，推行罢黜百家，表章六经政治路线。汉末魏晋，天下大乱，儒家经学难以支撑政治思想主流，国家价值体系面临严峻挑战。司马氏政治集团独断朝纲，利用儒家经学残酷排除曹魏党锢名士。基于这一背景，以夏侯玄、何晏、王弼、嵇康、阮籍、王衍、郭象、张湛、韩康伯、僧肇等为代表的失意文人开展了一场以质疑儒家经学为目的的玄学思辨。玄学作为新思潮，以老庄思想为骨架，尊《老子》《庄子》《易经》为三玄。玄学讨论的哲学学术核心问题是：① 宇宙本体的有或无。② 国家礼教的本与末。夏侯玄、何晏、王弼等为早期魏晋玄学领袖。夏侯玄字泰初，209—254 年沛国谯县人，夏侯尚之子，曹爽表弟。三国时期曹魏大臣，思想家。魏文帝曹丕黄初六年，夏侯尚病逝，玄承袭昌陵乡侯。玄少知名，弱冠为散骑，黄门侍郎，羽林监。正始初，曹爽辅政，玄累迁散骑常侍，中护军，征西将军。太傅司马懿问以时事，夏侯玄答以政治格局制度规划设计，司马懿曰：审官择人，除重官，改服制，皆大善。礼乡闾本行，朝廷考事，大指如所示。公元 249 年正始十年，高平陵之变，司马懿诛曹爽，政权落入司马家族集团。征玄为大鸿胪，数年徙太常。玄以爽抑绌，内不得意。嘉平六年 254 年二月，中书令李丰和光禄大夫张缉图谋废司马师而改立夏侯玄为大将军。事败，司马师废曹芳为齐王，曹髦继位，丰、玄、缉、敦、贤等皆夷三族，玄格量弘济，临斩东市，颜色不变，举动自若。时年四十六。评曰：夏侯、曹氏，世为婚姻。故惇、渊、仁、洪、休、尚、真等并以亲旧肺腑，贵重于时，

左右勋业，咸有效劳。爽德薄位尊，沉溺盈溢，此固《伏易》所着，道家所忌也。玄以规格局度，世称其名。何晏，字平叔，公元190—249年魏国南阳宛人，何进孙，随母为曹操收养。少以才秀知名，娶魏公主，美姿容，面白，人称傅粉何郎。景初三年正月，曹叡驾崩，太子曹芳继位，大将军曹爽与太尉司马懿辅政。何晏累官散骑侍郎、尚书，典选举，晋人傅咸谓其所用官吏皆能称职。赐爵列侯。坐曹爽同党，为司马懿所杀。好《老》《庄》，其说以贵无为本，与夏侯玄、王弼等倡玄学，事清谈，撰有《论语集解》等。

王弼，字辅嗣，公元226—249年魏国山东人，哲学家，著有《老子注》《老子指略》《周易注》《周易略例》《论语释疑》《周易大衍论》《周易穷微论》《易辩》等。《老子注》被奉为解读《老子》的最高经典，《周易注》更是在宋代之前都无人能够超越，被官方奉为解读《周易》的标准版本。《世说新语》：何晏七岁，明惠若神，魏武奇爱之。因晏在宫内，欲以为子。晏乃画地令方，自处其中。人问其故？答曰：何氏之庐也。魏武知之，即遣还。何平叔美姿仪，面至白；魏明帝疑其傅粉。正夏月，与热汤饼。既啖，大汗出，以朱衣自拭，色转皎然。魏明帝使后弟毛曾与夏侯玄共坐，时人谓蒹葭倚玉树。时人目夏侯太初朗朗如日月之入怀，李安国颓唐如玉山之将崩。何晏为吏部尚书，有位望，时谈客盈坐。王弼未弱冠，往见之。晏闻弼名，因条向者胜理语弼曰：此理仆以为极，可得复难不？弼便作难，一坐人便以为屈。于是弼自为客主数番，皆一坐所不及。何平叔注《老子》未毕，诣王辅嗣，见王注精奇，乃神伏，曰：若斯人，可与论天人之际矣！王辅嗣弱冠诣裴徽，徽问曰：夫无者，诚万物之所资，圣人莫肯致言，而老子申之无已，何邪？弼曰：圣人体无，无又不可以训，故言必及有；老庄未免于有，恒训其所不足。何晏、邓飏令管辂作卦，云：不知位至三公不？卦成，辂称引古义，深以戒之。飏曰：此老生之常谈。晏曰：知几其神乎，古人以为难；交疏吐诚，今人以为难。今君一面，尽二难之道，可谓明德惟馨。《诗》不云乎，中心藏之，何日忘之！夏侯玄既被桎梏，时钟毓为廷尉，钟会先不与玄相知，因便狎之。玄曰：虽复刑余之人，未敢闻命。考掠初无一言，临刑东市，颜色不异。夏侯泰初与广陵陈本善，本与玄在本母前宴饮，本弟

骞行还，径入至堂户。泰初因起曰：可得同，不可得而杂。夏侯太初尝倚柱作书，时大雨，霹雳破所倚柱，衣服焦然，神色无变，书亦如故。宾客左右，皆跌荡不得住。何晏、邓飏、夏侯玄并求傅嘏交，而嘏终不许。诸人乃因荀粲说合之，谓嘏曰：夏侯太初一时之杰士，虚心于子，而卿意怀不可交。合则好成，不合则致隙。二贤若穆，则国之休。此蔺相如所以下廉颇也。傅曰：夏侯太初志大心劳，能合虚誉，诚所谓利口覆国之人。何晏、邓飏有为而躁，博而寡要，外好利而内无关籥，贵同恶异，多言而妒前；多言多衅，妒前无亲。以吾观之，此三贤者，皆败德之人尔；远之犹恐罹祸，况可亲之邪？后皆如其言。

王弼《老子指略》精辟阐述玄学宇宙本体论与自然名教：夫物之所以生，功之所以成，必生乎无形，由乎无名。无形无名者，万物之宗也。不温不凉，不宫不商；听之不可得而闻，视之不可得而彰；体之不可得而知，味之不可得而尝。故其为物也则混成，为象也则无形，为音也则希声，为味也则无呈。故能为品物之宗主，苞通天地，靡使不经也。若温也则不能凉矣，宫也则不能商矣。形必有所分，声必有所属。故象而形者，非大象也；音而声者，非大音也。然则四象不形，则大象无以畅；五音不声，则大音无以至。四象形而物无所主为，则大象畅矣；五音声而心无所适焉，则大音至矣。故执大象则天下往，用大音则风俗移也。无形畅，天下虽往，往而不能释也；希声至，风俗虽移，移而不能辩也。是故天生五物，无物为用；圣行五教，不言为化。是以道可道，非常道；名可名，非常名也。五物之母，不炎不寒，不柔不刚；五教之母，不皦不昧，不恩不伤。虽古今不同，时移俗易，此不变也，所谓自古及今，其名不去者也。天不以此则物不生，治不以此则功不成。故古今通，终始同，执古可以御今，证今可以知古，始此所谓常者也。无皦昧之状，温凉之象，故知常曰明也。物生功成，莫不由乎此，故以阅众甫也。夫奔电之疾犹不足以一时周，御风之行犹不足以一息期。善速在不疾，善至在不行。故可道之盛，未足以官天地；有形之极，未足以府万物。是故叹之者不能尽乎斯美，

咏之者不能畅乎斯弘。名之不能当,称之不能既。名必有所分,称必有所由。有分则有不兼,有由则有不尽。不兼则大殊其真,不尽则不可以名,此可演而明也。夫道也者,取乎万物之所由也;玄也者,取乎幽冥之所出也;深也者,取乎探赜而不可究也;大也者,取乎弥纶而不可极也;远也者,取乎绵邈而不可及也;微也者,取乎幽微而不可睹覩。然则道、玄、深、大、微、远之言,各有其义,未尽其极者也。然弥纶无极,不可名细;微妙无形,不可名大。是以篇云:字之曰道,谓之曰玄,而不名也。然则言之者失其常,名之者离其真,为之者则败其性,执之者则失其原矣。是以圣人不以言为主,则不违其常;不以名为常,则不离其真;不以为为事,则不败其性;不以执为制,则不失其原矣。然则《老子》之文,欲辩而诘者则失其旨也,欲名而责者则违其义也。故其大归也,论太始之原以明自然之性,演幽冥之极以定惑罔之迷。因而不为,损而不施,崇本以息末,守母以存子。贱夫巧术,为在未有,无责于人,必求诸己。此其大要也。夏侯玄、何晏、王弼等早期魏晋玄学深刻阐明无是宇宙万事万物的存在根本;有是宇宙万事万物的客观存在。无是体,有是用;无是本,有是末。人类社会的典章制度皆以无为本。名教本于自然,自然为本,名教为末。礼法只是一种外表的行显示,是由外加上去的一种伪。去掉礼法约束,最能达到礼法背后所要达到的真正道德。自然是名教之本,名教是自然之表。人类社会应当按照这种本体的法则运作,实现无为而治。他要求统治者能清静无为于上,以无为为君,以不言为教。

2. 竹林七贤与越名教而任自然

自然,宇宙世界本体;名教,国家社会制度。魏晋之际,司马氏集团篡夺曹魏政权,大批曹魏名士惨遭杀害。玄学是当时失意知识精英对宇宙、社会、人生所作的哲学反思,进而重新寻找精神家园。竹林七贤领袖嵇康在夏侯玄、何晏、王弼自然名教玄学基础上,大胆与儒家礼教决裂,提出著名的越名教而任自然玄学观点,使名教与自然由相互融合变为相互对立。名教与自然有着本质冲突,非此即彼,不可调和。嵇康认为六经、礼法、名教束缚人性,与人性对立,否认六经为太阳,不学为长夜,反对立六经以为准,以周孔为关键;认为越名教,除礼法,才能恢复人类自然本性。道和宇宙是不能用名言和概念来把握的。儒家经典礼法名教是束缚人性,违反自然,甚至是社会上一切伪善、欺诈等种种恶浊现象的根源。人类社会不应为名教所拘,人类本性应弃一切名教而求得精神自由。这就是嵇康越名教而任自然的著名玄学思想,这也是嵇康对魏晋玄学的重要贡献。

嵇康《难自然好学论》:夫民之性,好安而恶危,好逸而恶劳,故不扰而其愿得,不逼则其志从。洪荒之世,大朴未亏。君无文于上,民无竞于下。物全理顺,莫不自得。饱则安寝,饥则求食。怡然鼓腹,不知为至德之世也。若此,则安知仁义之端,礼律之文?及至人不存,大道陵迟,乃始作文墨以传其意;区别群物,使有类族;造立仁义,以婴其心;制为名分,以检其外;勤学讲文,以神其教。故六经纷错,百家繁炽,开荣利之途,故奔骛而不觉。是以贪生之禽,食园池之粱菽;求安之士,乃诡志以从俗。操笔执觚,足容苏息;积学明经,以代稼穑。是以困而后学,学以致荣;计而后习,好而习成。有似自然,故令吾子谓之自然耳。推其原也,六经以抑引为主,人性以从容为欢。抑引则违其愿,从欲则得自然。然则自然之得,不由抑引之六经;全性之本,不须犯情之礼律。故知仁义务于理伪,非养真之要术;廉让生于争夺,非自然之所出也。由是言之:则鸟不毁以求驯,兽不群而求畜。则人之真性无为,正当自然耽此礼学矣。论又云:嘉肴珍膳,虽所未尝,尝必美之,适于口也。处在暗室,睹烝烛之光,不教而悦得于心,况以长夜之冥,得照太阳,情变郁陶,而发其蒙。虽事以未来,情以本应,则无损于自然好学。难曰:夫口之于甘苦,身之于痛痒,感物而动,应事而作,不须学而后能,不待借而后有,此必然之理,吾所不易也。今子以必然之理,喻未必然之好学,则恐似是而非之议。学如一粟之论,于是乎在也。今子立六经以为准,仰仁义以为主,以规矩为轩驾,以讲诲为哺乳。由其途则通,乖其路则滞;游心极视,不睹其外;终年驰骋,思不出位。聚族献议，唯学为贵。执书撅句，俯仰咨嗟；使服膺其言，以为荣华。故吾子谓六经为太阳，不学为长夜耳。今若以明堂为丙舍，以诵讽为鬼语，以六经为芜秽，以仁义为臭腐，睹文籍则目瞧，修揖让则变伛，袭章服则转筋，谭礼典则齿龋。于是兼而弃之，与万物为更始，则吾子虽好学不倦，犹将阙焉。则向之不学，未必为长夜，六经未必为太阳也。俗语曰：乞儿不辱马医，若遇上古无文之治，可不学而获安，不勤而得志，则何求于六经，何欲于仁义哉？以此言之，则今之学者，岂不先计而后学？苟计而后动，则非自然之应也。子之云云，恐故得菖蒲菹耳！嵇康《释私论》：夫称君子者，心无措乎是非，而行不违乎道者也。何以言之？夫气静神虚者，心不存于矜尚；体亮心达者，情不系于所欲。矜尚不存乎心，故能越名教而任自然；情不系于所欲，故能审贵贱而通物情。物情顺通，故大无违；越名任心，故是非无措也。是故言君子则以无措为主，以通物为美；言小人则以匿情为非，以违道为阙。何者？匿情矜吝，小人之至恶；虚心无措，君子之笃行也。是以大道言：及吾无身，吾又何患？无以生为贵者，是贤于贵生也。由斯而言夫至人之用心，固不存有措矣。是故伊尹不惜贤于殷汤，故世济而名显；周旦不顾嫌而隐行，故假摄而化隆；夷吾不匿情于齐桓，故国霸而主尊。其用心岂为身而系乎私哉！故《管子》曰：君子行道，忘其为身。斯言是矣！君子之行贤也。不察于有度而后行也；任心无邪，不议于善而后正也；显情无措，不论于是而后为也。是故傲然忘贤，而贤与度会；忽然任心，而心与善遇；傥然无措，而事与是俱也。故论公私者，虽云志道存善，心无凶邪无，所怀而不匿者，不可谓无私；虽欲之伐善，情之违道，无所抱而不显者，不可谓不公。今执必公之理，以绳不公之情，使夫虽为善者，不离于有私；虽欲之伐善，不陷于不公。重其名而贵其心，则是非之情不得不显矣。是非必显，有善者无匿情之不是，有非者不加不公之大非。无不是则善莫不得，无大非则莫过其非，乃所以救其非也。非徒尽善，亦所以厉不善也。夫善以尽善，非以救非，而况乎以是

非之至者，故善之与不善，物之至者也。若处二物之间，所往者必以公成而私败。同用一器，而有成有败。夫公私者，成败之途而吉凶之门也。故物至而不移者寡，不至而在用者众。若质乎中人之性，运乎在用之质，而栖心古烈，拟足公涂，值心而言，则言无不是；触情而行，则事无不吉。于是乎同之所措者，乃非所措也；俗之所私者，乃非所私也。言不计乎得失而遇善，行不准乎是非而遇吉，岂公成私败之数乎？夫如是也，又何措之有哉？故里凫显盗，晋文恺悌；勃靬号罪，忠立身存；缪贤吐衅，言纳名称；渐离告诚，一堂流涕。然数子皆以投命之祸，临不测之机，表露心识，犹以安全；况乎君子无彼人之罪，而有其善乎？措善之情，亦甚其所病也。唯病病，是以不病，病而能疗，亦贤于疗矣。然事亦有似非而非非，类是而非是者，不可不察也。故变通之机，或有矜以至让，贪以致廉，愚以成智，忍以济仁。然矜吝之时，不可谓无廉，情忍之形，不可谓无仁；此似非而非非者也。或谖言似信，不可谓有诚；激盗似忠，不可谓无私，此类是而非是也。故乃论其用心，定其所趣；执其辞而准其理，察其情以寻其变。肆乎所始，名其所终。则夫行私之情，不得因乎似非而容其非；淑亮之心，不得蹈乎似是而负其是。故实是以暂非而后显，实非以暂是而后明。公私交显，则行私者无所冀，而淑亮者无所负矣。行私者无所冀，则思改其非；立功者无所忌，则行之无疑，此大治之道也。故主妄覆醯，以罪受戮；王陵庭争，而陈平顺旨。于是观之，非似非非者乎！明君子之笃行，显公私之所在，阖堂盈阶莫不寓目而曰：善人也！然背颜退议而含私者，不复同耳！抱伪而匿情不改者，诚神以丧于所惑，而体以溺于常名；心以制于所慑，而情有系于所欲，咸自以为有是而莫贤乎己。未有功期之惨，骇心之祸，遂莫能收情以自反，弃名以任实。乃心有是焉，匿之以私；志有善焉，措之为恶。不措所措，而措所不措，不求所以不措之理，而求所以措之道。故明时为措而暗于措，是以不措以致为拙，措为工。唯惧隐之不微，唯患匿之不密。故有矜吝之容，以观常人；矫饰之言，以

要俗誉。谓永年良规，莫盛于兹；终日驰思，莫窥其外。故能成其私之体，而丧其自然之质也。于是隐匿之情，必存乎心；伪怠之机，必形乎事。若是，则是非之议既明，赏罚之实又笃。不知冒阴之可以无景，而患景之不匿；不知无措之可以无患，而患措之不巧，岂不哀哉！是以申侯苟顺，取弃楚恭；宰隐耽私，卒享其祸。由是言之，未有抱隐顾私而身立清世，匿非藏情而信著明君者也。是以君子既有其质，又观其鉴。贵夫亮达，希而存之；恶夫矜吝，弃而远之。所措一非，而内愧乎神；贱隐一阙，而外惭其形。言无苟讳，而行无苟隐。不以爱之而苟善，不以恶之而苟非。心无所矜，而情无所系，体清神正，而是非允当。忠感明天子，而信笃乎万民；寄胸怀于八荒，垂坦荡以永日。斯非贤人君子高行之美异者乎！或问曰：伦有私乎哉？曰：昔吾兄子有疾，吾一夕十往省，而反寐自安；吾子有疾，终朝不往视，而通夜不得眠。若是，可谓私乎非私也？答曰：是非也。非私也。夫私以不言为名，公以尽言为称，善以无名为体，非以有措为负。今第五伦显情，是非无私也；矜往不眠，是有非也。无私而有非者，无措之志也。夫言无措者，不齐于必尽也；言多吝者，不具于不言而已。故多吝有非，无措有是。然无措之所以有是，以志无所尚，心无所欲，达乎大道之情，动以自然，则无道以至非也。抱一而无措，而无私无非，兼有二义，乃为绝美耳。若非而能言者，是贤于不言之私，非无情，以非之大者也。今第五伦有非而能显，不可谓不公也；所显是非，不可谓有措也；有非而谓私，不可谓不惑公私之理也。

公元240—249年即三国魏正始年间，嵇康、阮籍、山涛、向秀、刘伶、王戎、阮咸竹林七贤应时而生。他们整日喝酒、纵歌、肆意酣畅，放浪形骸，消极避世。阮籍字嗣宗，公元210—263年陈留尉氏人。魏晋竹林七贤之一，崇奉老庄之学，谨慎避世，容貌瑰杰，志气宏放，傲然独得，任性不羁，而喜怒不形于色。或闭户视书，累月不出；或登临山水，经日忘归。博览群籍，尤好《庄》《老》。嗜酒能啸，善弹琴。当其得意，忽忘形骸。时人多谓之痴，惟族兄文业每叹服之，以为胜己。宣帝为太傅，命籍为从事中郎。及帝崩，复为景帝大司马从事中郎。高贵乡公即位，封关内侯，徙散骑常侍。籍本有济世志，属魏晋之际，天下多故，名士少有全者，籍由是不与世事，遂酣饮为常。及文帝辅政，拜东平相，引为大将军从事中郎。籍虽不拘礼教，然发言玄远，口不臧否人物。礼法之士疾之若仇，而帝每保护之。籍嫂尝归宁，籍相见与别。或讥之，籍曰：礼岂为我设邪！邻家少妇有美色，当垆沽酒。籍尝诣饮，醉，便卧其侧。籍既不自嫌，其夫察之，亦不疑也。兵家女有才色，未嫁而死。籍不识其父兄，径往哭之，尽哀而还。其外坦荡而内淳至，皆此类也。时率意独驾，不由径路，车迹所穷，辄恸哭而反。尝登广武，观楚、汉战处，叹曰：时无英雄，使竖子成名！登武牢山，望京邑而叹，于是赋《豪杰诗》。景元四年冬卒，时年五十四。籍能属文，初不留思。著《达庄论》，叙无为之贵。文多不录。籍尝于苏门山遇孙登，与商略终古及栖神导气之术，登皆不应，籍因长啸而退。至半岭，闻有声若鸾凤之音，响乎岩谷，乃登之啸也。遂归著《大人先生传》，其略曰：世人所谓君子，惟法是修，惟礼是克。手执圭璧，足履绳墨。行欲为目前检，言欲为无穷则。少称乡党，长闻邻国。上欲图三公，下不失九州牧。独不见群虱之处裈中，逃乎深缝，匿乎坏絮，自以为吉宅也。行不敢离缝际，动不敢出裈裆，自以为得绳墨也。然炎丘火流，焦邑灭都，群虱处于裈中而不能出也。君子之处域内，何异夫虱之处裈中乎！此亦籍之胸怀本趣也。阮籍《通老论》圣人明于天人之理，达于自然之分，通于治化之体，审于大慎之训。故君臣垂拱，完太素之朴；百姓熙怡，保性命之和。道者，法自然而为化，侯王能守之，万物将自化。《易》谓之太极，《春秋》谓之元，《老子》谓之道。三皇依道，五帝仗德，三王施仁，五霸行义，强国任智。盖优劣之异，薄厚之降也。阮咸字仲容，与叔父籍为竹林之游，当世礼法者讥其所为。咸与籍居道南，诸阮居道北，北阮富而南阮贫。七月七日，北阮盛晒衣服，皆锦绮粲目，咸以竿挂大布犊鼻于庭。人或怪之，答曰：未能免俗，聊复尔耳！历仕散骑侍郎。山涛举咸典选，曰：阮咸贞素寡欲，深识清浊，万物不能移。若在官人之职，必绝于时。武帝以咸耽酒浮虚，遂不用。太原郭奕高爽有识量，知名于时，少所推先，见咸心醉，不觉叹焉。而居母丧，纵情越礼。素幸姑之婢,姑当归于夫家,初云留婢,既而自从去。时方有客,咸闻之,遽借客马追婢,既及,与婢累骑而还,论者甚非之。咸妙解音律,善弹琵琶。虽处世不交人事,惟共亲知弦歌酣宴而已。与从子脩特相善,每以得意为欢。诸阮皆饮酒,咸至,宗人间共集,不复用杯觞斟酌,以大盆盛酒,圆坐相向,大酌更饮。时有群豕来饮其酒,咸直接去其上,便共饮之。群从昆弟莫不以放达为行,籍弗之许。荀勖每与咸论音律,自以为远不及也,疾之,出补始平太守。以寿终。

山涛,字巨源,公元205—283年今河南武陟西人,魏晋竹林七贤之一,河内怀人也。涛早孤,居贫,少有器量,介然不群。性好《庄》《老》,每隐身自晦。与嵇康、吕安善,后遇阮籍,便为竹林之交,著忘言之契。康后坐事,临诛,谓子绍曰:巨源在,汝不孤矣。涛年四十始为郡主簿,功曹,上计掾。举孝廉,州辟部河南从事,转骠骑将军王昶从事中郎,拜赵国相,迁尚书吏部郎。晚与尚书和逌交,又与钟会、裴秀并申款昵,迁大将军从事中郎。咸熙初,封新沓子,转相国左长史,典统别营。及武帝受禅,以涛守大鸿胪,护送陈留王诣邺。泰始初,加奉车都尉,进爵新沓伯。转北中郎将,督邺城守事。入为侍中,迁尚书。以母老辞职,涛心求退,表疏数十上,久乃见听。后除太常卿,以疾不就。会遭母丧,归乡里。咸宁初,转太子少傅,加散骑常侍;除尚书仆射,加侍中,领吏部。固辞以老疾,上表陈情。章表数十上,久不摄职,为左丞白褒所奏。涛所奏甄拔人物,各为题目,时称《山公启事》。涛中立于朝,晚值后党专权,不欲任杨氏,多有讽谏,帝虽悟而不能改。后以年衰疾笃,上疏告退。太康初,迁右仆射,加光禄大夫,侍中、掌选如故。帝尝讲武于宣武场,因与卢钦论用兵之本,以为不宜去州郡武备,其论甚精。永宁之后,屡有变难,寇贼森起,郡国皆以无备不能制,天下遂以大乱,如涛言焉。后拜司徒,涛又表固让。太康四年薨,时年七十九。初,涛布衣家贫,谓妻韩氏曰:忍饥寒,我后当作三公,但不知卿堪公夫人不耳!及居荣贵,贞慎俭约,虽爵同千乘而无嫔媵。禄赐俸秩,散之亲故。初,陈郡袁毅尝为鬲令,贪浊而赂遗公卿,以求虚誉,亦遗涛丝百斤,涛不欲异于时,受而藏于阁上。后毅事露,槛车送廷尉,凡所以赂,皆见推检。涛乃取丝付吏,积年尘

埃,印封如初。涛饮酒至八斗方醉,帝欲试之,乃以酒八斗饮涛,而密益其酒,涛极本量而止。史臣曰:若夫居官以洁其务,欲以启天下之方,事亲以终其身,将以劝天下之俗,非山公之具美,其孰能与于此者哉!自东京丧乱,吏曹湮灭,西园有三公之钱,蒲陶有一州之任,贪饕方驾,寺署斯满。时移三代,世历九王,拜谢私庭,此焉成俗。若乃余风稍殄,理或可言。委以铨综,则群情自抑;通乎鱼水,则专用生疑。将矫前失,归诸后正,惠绝臣名,恩驰天口,世称《山公启事》者,岂斯之谓欤!若卢子家之前代,何足算也。王戎字濬冲,公元234—305年琅邪临沂人,竹林七贤之一。戎幼而颖悟,神彩秀彻。尝与群儿嬉于道侧,见李树多实,等辈竞趣之,戎独不往。或问其故,其曰:树在道边而多子,必苦李也。取之信然。戎少籍二十岁,而籍与之交。籍谓戎父浑曰:濬冲清赏,非卿伦也。共卿言,不如共阿戎谈。王戎谈子房、季札之间,超然玄著。戎每与籍为竹林之游,戎尝后至。籍曰:俗物已复来败人意。戎笑曰:卿辈意亦复易败耳!钟会伐蜀,过与戎别,问计将安出。戎曰:道家有言,为而不恃,非成功难,保之难也。及会败,议者以为知言。袭父爵,辟相国掾,历吏部黄门郎、散骑常侍、河东太守、荆州刺史,迁豫州刺史,加建威将军,受诏伐吴。吴平,进爵安丰侯,增邑六千户,赐绢六千匹。征为侍中,后迁光禄勋,吏部尚书,以母忧去职。惠帝反宫,以戎为尚书令。戎以晋室方乱,但与时浮沈,户调门选而已。拜司徒,位总鼎司,而委事僚采。其后从帝北伐,王师败绩于荡阴,戎复诣邺,随帝还洛阳。车驾之西迁也,戎出奔于郏。在危难之间,亲接锋刃,谈笑自若,未尝有惧容。时召亲宾,欢娱永日。永兴二年,薨于郏县,时年七十二。王戎长于清谈,以精辟的品评与识鉴而著称。山涛与王戎一老一小,是竹林七贤中玄学思想最不彻底者。山涛隐身自晦40岁后出仕,投靠司马师,历任尚书吏部郎、侍中、司徒等,成为司马氏政权的高官。王戎功名心盛,入晋后长期为侍中、吏部尚书、司徒等,历仕晋武帝、晋惠帝两朝,八王之乱仍不失其位。竹林七贤领袖嵇康鄙视与司马集团合作,因此,当山涛向司马权利集团推荐嵇康出任吏部郎时,嵇康心情复杂地写了《与山巨源绝交书》,全文如下。

足下昔称吾于颍川，吾常谓之知言，然经怪此意尚未熟悉于足下，何从便得之也。前年从河东还，显宗、阿都说足下议以吾自代，事虽不行，知足下故不知之。足下傍通，多可而少怪，吾直性狭中，多所不堪，偶与足下相知耳。闲闻足下迁，惕然不喜，恐足下羞庖人之独割，引尸祝以自助，手荐鸾刀，漫之膻腥，故具为足下陈其可否。吾昔读书，得并介之人，或谓无之，今乃信其真有耳。性有所不堪，真不可强；今空语同知有达人无所不堪，外不殊俗，而内不失正，与一世同其波流，而悔吝不生耳。老子、庄周，吾之师也，亲居贱职；柳下惠、东方朔，达人也，安乎卑位，吾岂敢短之哉！又仲尼兼爱，不羞执鞭；子文无欲卿相，而三登令尹，是乃君子思济物之意也。所谓达者兼善而不渝，穷则自得而无闷。以此视之，故尧、舜之君世，许由之岩栖，子房之佐汉，接舆之行歌，其揆一也。仰瞻数君，可谓能遂其志者也。故君子百行，殊途而同致，循性而动，各附所安。故有处朝廷而不出，入山林而不返之论。且延陵高子臧之风，长卿慕相如之节，志气所托，不可夺也。吾每读尚子平、台孝威传，慨然慕之，想其为人。加少孤露，母兄见骄，不涉经学。性复疏懒，筋驽肉缓，头面常一月十五日不洗，不大闷痒，不能沐也。每常小便，而忍不起，令胞中略转乃起耳。又纵逸来久，情意傲散，简与礼相背，懒与慢相成，而为侪类见宽，不攻其过。又读庄、老，重增其放，故使荣进之心日颓，任实之情转笃。此犹禽鹿少见驯育，则服从教制，长而见羁，则狂顾顿缨，赴蹈汤火，虽饰以金镳，飨以嘉肴，愈思长林而志在丰草也。阮嗣宗口不论人过，吾每师之而未能及；至性过人，与物无伤，唯饮酒过差耳。至为礼法之士所绳，疾之如仇，幸赖大将军保持之耳。吾不如嗣宗之资，而有慢弛之阙，又不识人情，暗于机宜，无万石之慎，而有好尽之累。久与事接，疵衅日兴，虽欲无患，其可得乎！又人伦有礼，朝廷有法，自惟至熟，有必不堪者七，甚不可者二：卧喜晚起，而当关呼之不置，一不堪也。抱琴行吟，弋钓草野，而吏卒守之，不得妄动，二不堪也。危坐一时，痹不得摇，性

复多虱，把搔无已，而当裹以章服，揖拜上官，三不堪也。素不便书，又不喜作书，而人间多事，堆案盈机，不相酬答，则犯教伤义，欲自勉强，则不能久，四不堪也。不喜吊丧，而人道以此为重，已为未见恕者所怨，至欲见中伤者，虽瞿然自责，然性不可化，欲降心顺俗，则诡故不情，亦终不能获无咎无誉如此，五不堪也。不喜俗人，而当与之共事，或宾客盈坐，鸣声聒耳，嚣尘臭处，千变百伎，在人目前，六不堪也。心不耐烦，而官事鞅掌，机务缠其心，世故烦其虑，七不堪也。又每非汤武而薄周孔，在人间不止，此事会显，世教所不容，此甚不可一也。刚肠疾恶，轻肆直言，遇事便发，此甚不可二也。以促中小心之性，统此九患，不有外难，当有内病，宁可久处人间邪？又闻道士遗言，饵术黄精，令人久寿，意甚信之；游山泽，观鱼鸟，心甚乐之；一行作吏，此事便废，安能舍其所乐而从其所惧哉！夫人之相知，贵识其天性，因而济之。禹不逼伯成子高，全其节也；仲尼不假盖于子夏，护其短也；近诸葛孔明不逼元直以入蜀，华子鱼不强幼安以卿相，此可谓能相终始，真相知者也。足下见直木不可以为轮，曲木不可以为桷，盖不欲枉其天才，令得其所也。故四民有业，各以得志为乐，唯达者为能通之，此足下度内耳。不可自见好章甫，强越人以文冕也；已嗜臭腐，养鸳雏以死鼠也。吾顷学养生之术，方外荣华，去滋味，游心于寂寞，以无为为贵。纵无九患，尚不顾足下所好者。又有心闷疾，顷转增笃，私意自试，不能堪其所不乐，自卜已审，若道尽途穷则已耳，足下无事冤之，令转于沟壑也。吾新失母兄之欢，意常凄切。女年十三，男年八岁，未及成人，况复多病，顾此恨恨，如何可言！今但愿守陋巷，教养子孙，时与亲旧叙离阔，陈说平生，浊酒一杯，弹琴一曲，志愿毕矣。足下若嬲之不置，不过欲为官得人，以益时用耳。足下旧知吾潦倒粗疏，不切事情，自惟亦皆不如今日之贤能也。若以俗人皆喜荣华，独能离之，以此为快，此最近之，可得言耳。然使长才广度，无所不淹，而能不营，乃可贵耳。若吾多病困，欲离事自全以保余年，此真所乏耳，岂可见黄门而

称贞哉！若趣欲共登王涂，期于相致，时为欢益，一旦迫之，必发狂疾，自非重怨不至于此也。野人有快炙背而美芹子者，欲献之至尊，虽有区区之意，亦已疏矣。愿足下勿似之。其意如此，既以解足下，并以为别。

向秀，字子期，河内怀人也。清悟有远识，少为山涛所知，雅好老庄之学。庄周著内外数十篇，历世才士虽有观者，莫适论其旨统也，秀乃为之隐解，发明奇趣，振起玄风，读之者超然心悟，莫不自足一时也。惠帝之世，郭象又述而广之，儒墨之迹见鄙，道家之言遂盛焉。始，秀欲注，嵇康曰：此书讵复须注，正是妨人作乐耳。及成，示康曰：殊复胜不？又与康论养生，辞难往复，盖欲发康高致也。康善锻，秀为之佐，相对欣然，傍若无人。又共吕安灌园于山阳。康既被诛，秀应本郡计入洛。文帝问曰：闻有箕山之志，何以在此？秀曰：以为巢许狷介之士，未达尧心，岂足多慕。帝甚悦。秀乃自此役，作《思旧赋》云：余与嵇康、吕安居止接近，其人并有不羁之才，嵇意远而疏，吕心旷而放，其后并以事见法。嵇博综伎艺，于丝竹特妙，临当就命，顾视日影，索琴而弹之。逝将西迈，经其旧庐。于时日薄虞泉，寒冰凄然。邻人有吹笛者，发声寥亮。追想曩昔游宴之好，感音而叹，故作赋曰：将命适于远京兮，遂旋反以北徂。济黄河以泛舟兮，经山阳之旧居。瞻旷野之萧条兮，息余驾乎城隅。践二子之遗迹兮，历穷巷之空庐。叹《黍离》之愍周兮，悲《麦秀》于殷墟。惟追昔以怀今兮，心徘徊以踌躇。栋宇在而弗毁兮，形神逝其焉如。昔李斯之受罪兮，叹黄犬而长吟。悼嵇生之永辞兮，顾日影而弹琴。托运遇于领会兮，寄余命于寸阴。听鸣笛之慷慨兮，妙声绝而复寻。伫驾言其将迈兮，故援翰以写心。后为散骑侍郎，转黄门侍郎、散骑常侍，在朝不任职，容迹而已。卒于位。

刘伶，字伯伦，沛国人也。身长六尺，容貌甚陋。放情肆志，常以细宇宙齐万物为心。澹默少言，不妄交游，与阮籍、嵇康相遇，欣然神解，携手入林。初不以家产有无介意。常乘鹿车，携一壶酒，使人荷锸而随之，谓曰：死便埋我。其遗形骸如此。尝渴甚，求酒于其妻。妻捐酒毁器，涕泣谏曰：君酒太过，非摄生之道，必宜断之。伶曰：善！吾不能自禁，惟当祝鬼神自誓耳。便可具酒肉。

妻从之。伶跪祝曰：天生刘伶，以酒为名。一饮一斛，五斗解酲。妇儿之言，慎不可听。仍引酒御肉，隗然复醉。尝醉与俗人相忤，其人攘袂奋拳而往。伶徐曰：鸡肋不足以安尊拳。其人笑而止。伶虽陶兀昏放，而机应不差。未尝厝意文翰，惟著《酒德颂》一篇。其辞曰：有大人先生，以天地为一朝，万期为须臾，日月为扃牖，八荒为庭衢。行无辙迹，居无室庐，幕天席地，纵意所如。止则操卮执觚，动则挈榼提壶，惟酒是务，焉知其余。有贵介公子、搢绅处士，闻吾风声，议其所以，乃奋袂攘襟，怒目切齿，陈说礼法，是非蜂起。先生于是方捧甖承槽，衔杯漱醪，奋髯箕踞，枕曲藉糟，无思无虑，其乐陶陶。兀然而醉，恍尔而醒。静听不闻雷霆之声，熟视不睹泰山之形。不觉寒暑之切肌，利欲之感情。俯观万物，扰扰焉若江海之载浮萍。二豪侍侧焉，如螺蠃之与螟蛉。尝为建威参军。泰始初对策，盛言无为之化。时辈皆以高第得调，伶独以无用罢。竟以寿终。

《世说新语》曰：陈留阮籍，谯国嵇康，河内山涛，三人年皆相比，康年少亚之。预此契者：沛国刘伶，陈留阮咸，河内向秀，琅邪王戎。七人常集于竹林之下，肆意酣畅，故世谓竹林七贤。阮籍遭母丧，在晋文王坐进酒肉。司隶何曾亦在坐，曰：明公方以孝治天下，而阮籍以重丧，显于公坐饮酒食肉，宜流之海外，以正风教。文王曰：嗣宗毁顿如此，君不能共忧之，何谓？且有疾而饮酒食肉，固丧礼也！籍饮啖不辍，神色自若。刘伶病酒，渴甚，从妇求酒。妇捐酒毁器，涕泣谏曰：君饮太过，非摄生之道，必宜断之！伶曰：甚善。我不能自禁，唯当祝鬼神，自誓断之耳！便可具酒肉。妇曰：敬闻命。供酒肉于神前，请伶祝誓。伶跪而祝曰：天生刘伶，以酒为名，一饮一斛，五斗解酲。妇人之言，慎不可听。便引酒进肉，隗然已醉矣。刘公荣与人饮酒，杂秽非类，人或讥之。答曰：胜公荣者，不可不与饮；不如公荣者，亦不可不与饮；是公荣辈者，又不可不与饮。故终日共饮而醉。步兵校尉缺，厨中有贮酒数百斛，阮籍乃求为步兵校尉。刘伶恒纵酒放达，或脱衣裸形在屋中，人见讥之。伶曰：我以天地为栋宇，屋室为裈衣，诸君何为入我裈中？阮籍嫂尝还家，籍见与别。或讥之。籍曰：礼岂为我辈设也？阮公邻家妇有美色，当垆酤酒。阮与王安丰常从妇饮酒，阮醉，便眠其妇侧。夫始殊疑之，伺察，终无他意。阮籍当葬母，蒸一肥豚，饮酒二斗，然后临诀，直言穷矣！都得一号，因吐血，废顿良久。阮仲容、步兵居道南，诸阮居道北。北阮皆富，南阮贫。七月七日，北阮盛晒衣，皆纱罗锦绮。仲容以竿挂大布犊鼻裈于中庭。人或怪之，答曰：未能免俗，聊复尔耳！阮步兵丧母，裴令公往吊之。阮方醉，散发坐床，箕踞不哭。裴至，下席于地，哭吊喭毕，便去。或问裴：凡吊，主人哭，客乃为礼。阮既不哭，君何为哭？裴曰：阮方外之人，故不崇礼制；我辈俗中人，故以仪轨自居。时人叹为两得其中。诸阮皆能饮酒，仲容至宗人闲共集，不复用常杯斟酌，以大瓮盛酒，围坐，相向大酌。时有群猪来饮，直接去上，便共饮之。阮浑长成，风气韵度似父，亦欲作达。步兵曰：仲容已预之，卿不得复尔。裴成公妇，王戎女。王戎晨往裴许，不通径前。裴从床南下，女从北下，相对作宾主，了无异色。阮仲容先幸姑家鲜卑婢。及居母丧，姑当远移，初云当留婢，既发，定将去。仲容借客驴箸重服自追之，累骑而返。曰：人种不可失！即遥集之母也。

3. 稽康《养生论》核心思想

稽康《养生论》是中国医药学早期养生名篇，其核心思想是修性保神安心全身。《昭明文选》《稽中散集》等收录此篇。宋高宗赵构、宋大文豪苏东坡等有《稽康养生论卷》书法传世。现代意义的养生是根据人体生命规律进行物质与精神养护的医事活动。魏晋时期养生则是指通过各种方法达到不死成仙或延年益寿的一种医事活动。稽康《养生论》是魏晋玄学生命观的集中体现。道教认为神仙可以学得，不死可以力致。稽康《养生论》在宇宙本无论与越名教而人自然玄学思想主导下开宗明义：神仙禀之自然，非积学所能致也。《黄帝内经素问·上古天真论》曰：上古之人，其知道者，法于阴阳，和于术数，食饮有节，起居有常，不妄作劳，故能形与神俱而尽终其天年，度百岁乃去。今时之人不然也，以酒为浆，以妄为常，醉以入房，以欲竭其精，以耗散其真，不知持满，不时御神，务快其心，逆于生乐，起居无节，故半百而衰也。夫上古圣人之教下也，皆谓之虚邪贼风，避之有时，恬惔虚无，真气从之，精神内守，病安从来。是以志闲而少欲，心安而不惧，形劳而不倦，气从以顺，各从其欲，皆得所愿。故美其食，任其服，乐

其俗，高下不相慕，其民故曰朴。是以嗜欲不能劳其目，淫邪不能惑其心，愚智贤不肖，不惧于物，故合于道。所以能年皆度百岁而动作不衰者，以其德全不危也。上古有真人者，提挈天地，把握阴阳，呼吸精气，独立守神，肌肉若一，故能寿敝天地，无有终时，此其道生。中古之时，有至人者，淳德全道，和于阴阳，调于四时，去世离俗，积精全神，游行天地之间，视听八远之外，此盖益其寿命而强者也，亦归于真人。其次有圣人者，处天地之和，从八风之理，适嗜欲于世俗之间，无恚嗔之心，行不欲离于世，被服章，举不欲观于俗，外不劳形于事，内无思想之患，以恬愉为务，以自得为功，形体不敝，精神不散，亦可以百数。其次有贤人者，法则天地，象似日月，辨列星辰，逆从阴阳，分别四时，将从上古合同于道，亦可使益寿而有极时。《黄帝内经素问·四气调神大论》曰：春三月，此为发陈。天地俱生，万物以荣，夜卧早起，广步于庭，被发缓形，以使志生，生而勿杀，予而勿夺，赏而勿罚，此春气之应，养生之道也。夏三月，此为蕃秀。天地气交，万物华实，夜卧早起，无厌于日，使志勿怒，使华英成秀，使气得泄，若所爱在外，此夏气之应，养长之道也。秋三月，此谓容平。天气以急，地气以明，早卧早起，与鸡俱兴，使志安宁，以缓秋刑，收敛神气，使秋气平，无外其志，使肺气清，此秋气之应，养收之道也。冬三月，此为闭藏。水冰地坼，勿扰乎阳，早卧晚起，必待日光，使志若伏若匿，若有私意，若已有得，去寒就温，无泄皮肤，使气极夺。此冬气之应，养藏之道也。夫四时阴阳者，万物之根本也。所以圣人春夏养阳，秋冬养阴，以从其根；故与万物沉浮于生长之门。逆其根则伐其本，坏其真矣。故阴阳四时者，万物之终始也，生死之本也，逆之则灾害生，从之则苛疾不起，是谓得道。道者，圣人行之，愚者佩之。是故圣人不治已病，治未病；不治已乱，治未乱。稽康玄学养生思想是精致的形而上学哲理玄思，玄学与养生构成互为表里的关系。通过修炼而至长生成仙，养生可谓是实践的操作。则是顺道家而来之道教。养生先养心，养心先养德，强调大德者方得其寿。养生不能光静不动，需要动静结合。稽康《养生论》阐述神仙秉之天赋，不死未必力致。稽康认为养生可以上获千余岁，下可数百年。导养得理以尽性命，玄学认为形恃神以立，神须形以

存,故嵇康养生方法主张修性以保神,安心以全身,泊然无感而体气和平。呼吸吐纳,服食养身,使形神相亲,表里俱济。善养生者清虚静泰,少私寡欲。知名位之伤德故忽而不营,识厚味之害性故弃而弗顾。外物以累心不存,神气以醇泊独著,旷然无忧患,寂然无思虑。守之以一,养之以和,和理日济,同乎大顺。然后蒸以灵芝,润以醴泉,晞以朝阳,绥以五弦,无为自得,体妙心玄,忘欢而后乐足,遗生而后身存。若此以往,何为其无有哉?竹林七贤之一向秀曾《难嵇叔夜养生论》质疑嵇康绝五谷、去滋味、寡情欲、抑富贵及导养得理上获千余岁下可数百年等养生理理论,嵇康作《答向子期难养生论》,进一步阐发养生思想并提出著名的养生有五难。

向秀《难养生论》:难曰,若夫节哀乐、和喜怒、适饮食、调寒暑,亦人之所修也,至于绝五谷、去滋味、寡情欲、抑富贵,则未之敢许也。何以言之?夫人受形于造化,与万物并存,有生之最灵者也。异于草木:草木不能避风雨,辞斤斧;殊于鸟兽:鸟兽不能远网罗而逃寒暑。有动以接物,有智以自辅,此有心之益,有智之功也。若闭而默之,则与无智同,何贵于有智哉!有生则有情,称情则自然。若绝而外之,则与无生同,何贵于有生哉!且夫好荣恶辱,好逸恶劳,皆生于自然。夫天地之大德曰生,圣人之大宝曰位,崇高莫大于富贵。然富贵,天地之情也。贵则人顺己以行义于下,富则所欲得以有财聚人,此皆先王所重,关之自然,不得相外也。又曰:富与贵,是人之所欲也。但当求之以道义。在上以不骄无患,持满以损俭不溢,若此何为其伤德邪?或睹富贵之过,因惧而背之,是犹见食之有噎,因终身不飧耳。神农唱粒食之始,后稷纂播植之业。鸟兽以之飞走,生民以之视息。周、孔以之穷神,颜、冉以之树德。贤圣珍其业,历百代而不废。今一旦云五谷非养生之宜,看醴非便性之物,则亦有和羹、黄耈无疆、为此春酒,以介眉寿,皆虚言也!博硕肥腯,上帝是飨,黍稷惟馨,实降神,神且犹重之,而况于人乎?看粮入体,不逾旬而充,此自然之符,宜生之验也。夫人含五行而生,口思五味,目思五色,感而思室,饥而求食,自然之理

也,但当节之以礼耳。今五色虽陈,目不敢视,五味虽存,口不得尝,以言争而获胜则可焉,有勺药为茶蓼、西施为嫫母,忽而不欲哉!苟心识可欲而不得从,性气困于防闲,情志郁而不通,而言养之以和,未之闻之也。又云导养得理以尽性命,上获千余岁,下可数百年,未尽善也。若信可然,当有得者。此人何在?目未之见。此殆影响之论,可言而可不得。纵时有者寿老,此自特受一气,犹木之有松柏,非导养之所致。若性命以巧拙为长短,则圣人穷理尽性,宜享遐期。而尧、舜、禹、汤、文、武、周、孔,上获百年,下者七十,岂复疏于导养邪?顾天命有限,非物所加耳。且生之为乐,以恩爱相接,天理人伦,燕婉娱心,荣华悦志,服食滋味,以宣五情;纳御声色,以达性气,此天理之自然,人之所宜、三王所不易也。今若舍圣轨而恃区种,离亲弃欢,约己苦心,欲积尘露,以望山海,恐此功在身后,实不可冀也。纵令勤求,少有所获,则顾影尸居,与木石为邻,所谓不病而自灾、无忧而自默、无丧而疏食、无罪而自幽,追虚徼幸,功不答劳,以此养生?未闻其宜。故相如曰:必若欲长生而不死,虽济万世犹不足以喜。言背情失性,而不本天理也。长生且犹无欢,况以短生守之邪?若有显验,且更论之。

嵇康《答向子期难养生论》:所以贵知而尚动者,以其能益生而厚身也。然欲动则悔吝生,知行则前识立;前识立则志开而物遂,悔吝生则患积而身危,二者不藏之于内,而接于外,只足以灾身,非所以厚生也。夫嗜欲虽出于人,而非道之正,犹木之有蝎,虽木之所生,而非木之宜也。故蝎盛则木朽,欲胜则身枯。然则欲与生不并立,名与身不俱存,略可知矣。而世未之悟,以顺欲为得生,虽有厚生之情,而不识生生之理,故动之死地也。是以古之人知酒肉为甘鸩,弃之如遗;识名位为香饵,逝而不顾。使动足资生,不溢于物;知正其身,不营于外;背其所害,向其所利。此所以用智遂生之道也。故智之为美,美其益生而不美;生之为贵,贵其乐知而不交,岂可疾智而轻身、勤欲而贱生哉?且圣人宝位,以富贵为崇高者,盖谓人君贵为天子,富有四海,

民不可无主而存，主不能无尊而立；故为天下而尊君位，不为一人而重富贵也。又曰：富与贵是人之所欲者，盖为季世恶贫贱而好富贵也。未能外荣华而安贫贱，且抑使由其道而不争，不可令其力争，故许其心竞；中庸不可得，故与其狂狷。此俗谈耳。不言至人当今贪富贵也。圣人不得已而临天下，以万物为心，在宥群生，由身以道，与天下同于自得；穆然以无事为业，坦尔以天下为公，虽居君位，飨万国，恬若素士接宾客也。虽建龙旗，服华衮，忽若布衣之在身。故君臣相忘于上，蒸民家足于下。岂劝百姓之尊己，割天下以自私，以富贵为崇高，心欲之而不已哉？且子文三显，色不加悦；柳惠三黜，容不加戚。何者？令尹之尊，不若德义之贵；三黜之贱，不伤冲粹之美。二子尝得富贵于其身，终不以人爵婴心，故视荣辱如一。由此言之，岂云欲富贵之情哉？请问锦衣绣裳，不陈乎暗室者，何必顾众而动以毁誉为欢戚也？夫然，则欲之患其得，得之惧其失，苟患失之，无所不至矣，在上何得不骄？持满何得不溢？求之何得不苟？得之何得不失邪？且君子出其言善，则千里之外应之，岂在于多，欲以贵得哉？奉法循理，不絓世网，以无罪自尊，以不仕为逸；游心乎道义，偃息乎卑室，恬愉无遌，而神气条达，岂须荣华然后乃贵哉？耕而为食，蚕而为衣，衣食周身，则余天下之财，犹渴者饮河，快然以足，不美洪流，岂待积敛然后乃富哉？君子之用心若此，盖将以名位为赘瘤，资财为尘垢也，安用富贵乎？故世之难得者，非财也，非荣。患意之不足耳！意足者，虽耦耕甽亩，被褐啜菽，岂不自得？不足者，虽养以天下，委以万物，犹未惬。然则足者不须外，不足者无外之不须也。无不须，故无往而不乏；无所须，故无适而不足。不以荣华肆志，不以隐约趋俗，混乎与万物并行，不可宠辱，此真有富贵也。故遗贵欲贵者，贱及之；故忘富欲富者，贫得之。理之然也。今居荣华而忧，虽与荣华偕老，亦所以终身长愁耳。故《老子》曰：乐莫大于无忧，富莫大于知足。此之谓也。

难曰：感而思室，饥而求食，自然之理也。诚哉是言！今不使不室不食，但欲令室食得理耳。夫不虑而欲，性之动也；识而后感，智之用也。性动者，遇物而当，足则无余；智用者，从感而求，倦而不已。故世之所患，祸之所由，常在于智用，不在于性动。今使瞽者遇室，则西施与嫫母同情；愦者忘味，则糟糠与精粹等甘。岂识贤、愚、好、丑，以爱憎乱心哉？君子识智以无恒伤生，欲以逐物害性。故智用则收之以恬，性动则纠之以和。使智止于恬，性足于和，然后神以默醇，体以和成，去累除害，与彼更生。所谓不见可欲，使心不乱者也。纵令滋味常染于口，声色已开于心，则可以至理遣之，多算胜之。何以言之也？夫欲官不识君位，思室不拟亲戚，何者？知其所不得，则不当生心也。故嗜酒者自抑于鸩醴，贪食者忍饥于漏脯，知吉凶之理，故背之不惑，弃之不疑也，岂恨向不得酣饮与大嚼哉？且逆旅之妾，恶者以自恶为贵，美者以自美得贱。美恶之形在目，而贵贱不同；是非之情先著，故美恶不能移也。苟云理足于内，乘一以御外，何物之能默哉？由此言之，性气自和，则无所困于防闲；情志自平，则无郁而不通。世之多累，由见之不明耳。又常人之情，远虽大，莫不忽之；近虽小，莫不存之。夫何故哉？诚以交赊相夺，识见异情也。三年丧不内御，礼之禁也。莫有犯者。酒色乃身之雠也。莫能弃之。由此言之，礼禁虽小不犯，身雠虽大不弃；然使左手据天下之图，右手旋害其身，虽愚夫不为：明天下之轻于其身，酒色之轻于天下，又可知矣。而世人以身殉之，毙而不悔，此以所重而要所轻，岂非背赊而趣交邪？智者则不然矣，审轻重然后动，量得失以居身。交赊之理同，故备远如近，慎微如著，独行众妙之门，故终始无虞。此与夫耽欲而快意者，何殊间哉？

难曰：圣人穷理尽性，宜享遐期，而尧、孔上获百年，下者七十，岂复疏于导养乎？案论尧、孔虽禀命有限，故导养以尽其寿。此则穷理之致，不为不养生得百年也。且仲尼穷理尽性，以至七十；田父以六弊蠢愚，有百二十者。若以仲尼之至妙，资田父之至拙，则千岁之论，奚所怪哉？且凡圣人，有损己为世，表行显功，使天下慕之，三徙成都者，或菲食勤躬，经营四方，心劳形困，趣步失节者；或奇谋潜称，爰及干戈，威武杀伐，功利争夺者；或修身以明貌，显智以惊愚，藉名高于一世，取准的于天下，又勤诲善诱，聚徒三千，口倦谈议，身疲磬折，形若救孺子，视若营四海，神驰于利害之端，心鹜于荣辱之途，俯仰之间，已再抚宇宙之外者。若比之于内视反听，爱气啬精，明白四达，而无执无为，遗世坐忘，以实性全真，吾所不能同也。今不言松柏，不殊于榆柳也，然松柏之生各以良植遂性，若养松于灰壤则中年枯陨，树之于重崖则荣茂日新，此亦毓形之一观也。窦公无所服御，而致百八十，岂非鼓琴和其心哉？此亦养神之一征也。火蚕十八日，寒蚕三十日余，以不得逾时之命，而将养有过倍之隆。温肥者早终，凉瘦者迟竭，断可识矣。圉马养而不乘，用皆六十岁。体疲者速雕，形全者难毙，又可知矣。富贵多残，伐之者众也；野人多寿，伤之者寡也。亦可见矣。今能使目与瞽者同功，口与聩者等味，远害生之具，御益性之物则始可与言养性命矣。

难曰：神农唱粒食之始，鸟兽以之飞走，生民以之视息。今不言五谷，非神农所唱也。既言上药，又唱五谷者，以上药希寡，艰而难致，五谷易殖，农而可久，所以济百姓而继天阙也。并而存之，唯贤者志其大，不肖者志其小耳，此同出一人。至当归止痛，用之不已；未耜垦辟，从之不辍。何至养命，蔑而不议？此殆玩所先习，怪于所未知。且平原则有枣栗之属，池沼则有菱芡之类，虽非上药，犹似于黍稷之笃恭也。岂云视息之具，唯立五谷哉？又曰：黍稷惟馨，实降神祇。苹蘩蕴藻，非丰肴之匹；潢污行潦，非重酎之对。荐之宗庙，感灵降祉。是知神缋德之与信，不以所养为生。犹九土述职，各贡方物，以效诚耳。又曰：肴粮入体，益不逾旬，以明宜生之验，此所以困其体也。今不言肴粮无充体之益，但谓延生非上药之偶耳。请借以为难：夫所知麦之善于菽，稻之胜于稷，由有效而识之；假无稻稷之域，必以菽麦为珍养，谓不可尚矣。然则世人不知上药良于稻稷，犹守菽麦之贤于

蓬蒿，而必天下之无稻稷也。若能仗药以自永，则稻稷之贱，居然可知。君子知其若此，故准性理之所宜，资妙物以养身，植玄根于初九，吸朝霞以济神。今若以肴酒为寿，则未闻高阳有黄发之叟也；若以充性为贤，则未闻鼎食有百年之宾也。且冉生婴疾，颜子短折，穰岁多病，饥年少疾。故狄食米而生癞，疮得谷而血浮，马秣粟而足重，鹰食粒而身留。从此言之，鸟兽不足报功于五谷，生民不足受德于田畴也；而人竭力以营之，杀身以争之。养亲献尊，则藜菊蔬粱；聘享嘉会，则肴馔旨酒。而不知皆淖溺筋腋，易糜速腐。初虽甘香，入身臭处。竭辱精神，染污六府。郁秽气蒸，自生灾蠹。饕淫所阶，百疾所附。味之者口爽，服之者短祚。岂若流泉甘醴，琼蕊玉英。金丹石菌，紫芝黄精。皆众灵含英，独发奇生。贞香难歇，和气充盈。澡雪五脏，疏彻开明，呪之者体轻。又练骸易气，染骨柔筋。涤垢泽秽，志凌青云。若此以往，何五谷之养哉？且螟蛉有子，蜾蠃负之，性之变也。橘渡江为枳，易土而变，形之异也。纳所食之气，还质易性，岂不能哉？故赤斧以练丹頳发，涓子以术精久延。偓佺以松实方目，赤松以水玉乘烟。务光以蒲韭长耳，邛疏以石髓驻年，方回以云母变化，昌容以蓬蔂易颜。若此之类，不可详载也。孰云五谷为最，而上药无益哉？又责千岁以来，目未之见，谓无其人。即问谈者，见千岁人，何以别之？欲校之以形，则与人不异；欲验之以年，则朝菌无以知晦朔，蜉蝣无以识灵龟。然而千岁虽在市朝，固非小年之所辨矣。彭祖七百，安期千年，则狭见者谓书籍妄记。刘根遐寝不食，或谓偶能忍饥；仲都冬倮而体温，夏裘而身凉，桓谭谓偶耐寒暑；李少君识桓公玉碗，则阮生谓之逢占而知；尧以天下禅许由，而扬雄谓好大为之。凡若此类，上以周、孔为关键，毕志一诚；下以嗜欲为鞭策，欲罢不能。驰骤于世教之内，争巧于荣辱之间，以多同自灭，思不出位，使奇事绝于所见，妙理断于常论，以言变通达微，未之闻也。久惕闲居，谓之无欢，深恨无肴，谓之自愁。以酒色为供养，谓长生为无聊。然则子之所以为欢者，必结驷连骑，食方丈于前

也。夫俟此而后为足,谓之天理自然者,皆役身以物,丧志于欲,原性命之情,有累于所论矣。夫渴者唯水之是见,酌者唯酒之是求,人皆知乎生于有疾也。今昔以从欲为得性,则渴酌者非病,淫湎者非过,桀、跖之徒皆得自然,非本论所以明至理之意也。夫至理诚微,善溺于世,然或可求诸身而后悟,校外物以知之者。人从少至长,降杀好恶有盛衰。或稚年所乐,壮而弃之;始之所薄,终而重之。当其所悦,谓不可夺;值其所丑,谓不可欢;然还成易地,则情变于初。苟嗜欲有变,安知今之所耽,不为臭腐;曩之所贱,不为奇美邪?假令厮养暴登卿尹,则监门之类蔑而遗之。由此言之,凡所区区,一域之情耳,岂必不易哉?又饥飧者,于将获所欲,则悦情注心。饱满之后,释然疏之,或有厌恶。然则荣华酒色,有可疏之时,蚺蛇珍于越土,中国遇而恶之;黼黻贵于华夏,裸国得而弃之。当其无用,皆中国之蚺蛇,裸国之黼黻也。以大和为至乐,则荣华不足顾也;以恬澹为至味,则酒色不足钦也。苟得意有地,俗之所乐,皆粪土耳,何足恋哉?今谈者不睹至乐之情,甘减年残生,以从所愿,此则李斯背儒,以殉一朝之欲,主父发愤,思调五鼎之味耳。且鲍肆自玩而贱兰茝,犹海鸟对太牢而长愁;文侯闻雅乐而塞耳。故以荣华为生具,谓济万世不足以喜耳。此皆无主于内,借外物以乐之;外物虽丰,哀亦备矣。有主于中,以内乐外,虽无钟鼓,乐已具矣。故得志者,非轩冕也;有至乐者,非充屈也;得失无以累之耳。且父母有疾,在困而瘳,则忧喜并用矣。由此言之,不若无喜可知也。然则乐岂非至乐邪?故顺天和以自然,以道德为师友,玩阴阳之变化,得长生之永久,任自然以托身,并天地而不朽者,孰享之哉?

养生有五难,名利不灭,此一难也;喜怒不除,此二难也;声色不去,此三难也;滋味不绝,此四难也;神虑转发,此五难也。五者必存,虽心希难老,口诵至言,咀嚼英华,呼吸太阳,不能不回其操,不天其年也。五者无于胸中,则信顺日济,玄德日全。不祈喜而有福,不求寿而自延,此养生大理之所效也。然或

有行逾曾、闵,服膺仁义,动由中和,无甚大之累,便谓仁理已毕,以此自臧,而不荡喜怒、平神气,而欲却老延年者,未之闻也。或抗志希古,不荣名位,因自高于驰骛;或运智御世,不婴祸,故以此自贵。此于用身,甫与乡党□齿耆年同耳,以言存生,盖阙如也。或弃世不群,志气和粹,不绝谷茹芝,无益于短期矣。或琼粮既储,六气并御,而能含光内观,凝神复朴,栖心于玄冥之崖,含气于莫大之涘者,则有老可却,有年可延也。凡此数者,合而为用,不可相无,犹辕轴轮辖,不可一乏于舆也。然人若偏见,各备所患,单豹以营内致毙,张毅以趣外失中,齐以戒济西取败,秦以备戎狄自穷。此皆不兼之祸也。积善履信,世屡闻之。慎言语,节饮食,学者识之。过此以往,莫之或知。请以先觉,语将来之觉者。

4. 嵇康《养生论》与《彭祖养性经》

《隋书·经籍志》:《彭祖养性经》一卷,无撰著人名氏。《新唐书·艺文志》:《彭祖养性经》。晋干宝《搜神记》称:彭祖者,殷时大夫也。姓名铿,帝颛顼之孙,陆终氏之中子。历夏而至商末,号七百岁。《神仙传》卷一略云:彭祖者,姓籛讳铿,帝颛顼之玄孙也。殷末已七百六十七岁,而不衰老。少好恬静,不恤世务,不营名誉,不饰车服,唯以养生治身为事。王闻之,以为大夫。常称疾闲居,不与政事。善于补导之术,服水桂云母粉麋角散,常有少容。然性沈重,终不自言有道,亦不作诡惑变化鬼怪之事。窃然无为,少周游,时还独行,人莫知其所诣,伺候竟不见也。有车马而常不乘,或数百日,或数十日,不持资粮,还家则衣食与人无异。常闭气内息,从旦至中,乃危坐拭目,摩搦身体,舐唇咽唾,服气数十,乃起行言笑。其体中或瘦倦不安,便导引闭气,以攻所患。心存其体,头面九窍,五脏四肢,至于毛发,皆令具至。觉其气云行体中,故于鼻口中达十指末,寻即体和。王自往问讯,不告。致遗珍玩,前后数万金,而皆受之,以恤贫贱,无所留。又采女者,亦少得道,知养性之方,年二百七十岁,视之如五六十岁。奉事之于掖庭,为立华屋紫阁,饰以金玉。乃令采女乘辎軿,往问道于彭祖。既至再拜,请问延年益寿之法,彭祖曰:欲举形登天,上补仙官,当用金丹,此元君太一,所以白日升天也。此道至大,非君王之所能

为。其次当爱养精神，服药草，可以长生。但不能役使鬼神，乘虚飞行。身不知交接之道，纵服药无益也。能养阴阳之意，可推之而得，但不思言耳，何足怪问也。吾遗腹而生，三岁而失母，遇犬戎之乱，流离西域，百有余年。加以少枯，丧四十九妻，失五十四子，数遭忧患，和气折伤。冷热肌肤不泽，荣卫焦枯，恐不度世。所闻浅薄，不足宣传。大宛山有青精先生者，传言千岁，色如童子，步行日过五百里，能终岁不食，亦能一日九食，真可问也。采女曰：敢问青精先生是何仙人者也？彭祖曰：得道者耳，非仙人也。仙人者，或竦身入云，无翅而飞；或驾龙乘云，上造天阶；或化为鸟兽，游浮青云；或潜行江海，翱翔名山；或食元气，或茹芝草，或出入人间而人不识，或隐其身而莫之见。面生异骨，体有奇毛，率好深僻，不交俗流。然此等虽有不死之寿，去人情，远荣乐，有若雀化为蛤，雉化为蜃，失其本真，更守异气。余之愚心，未愿此已。入道当食甘旨，服轻丽，通阴阳，处官秩耳。骨节坚强，颜色和泽，老而不衰，延年久视。长在世间，寒温风湿不能，鬼神众精莫敢犯，五兵百虫不可近，嗔喜毁誉不为累，乃可贵耳。人之受气，虽不知方术，但养之得宜，常至百二十岁。不及此者伤也。小复晓道，可得二百四十岁。加之可至四百八十岁。尽其理者，可以不死，但不成仙人耳。养寿之道，但莫伤之而已：夫冬温夏凉，不失四时之和，所以适身也；美色淑资，幽闲娱乐，不致思欲之惑，所以通神也；车服威仪，知足无求，所以一志也；八音五色，以悦视听，所以导心也。凡此皆以养寿，而不能斟酌之者，反以速患。古之至人，恐下才之子，不识事宜，流遁不还，故绝其源：故有上士别床，中士异被，服药百裹，不如独卧。五音使人耳聋，五味使人口爽。苟能节宣其宜适，抑扬其通塞者，不以减年，得其益也。凡此之类，譬犹水火，用之过当，反为害也。不知其经脉损伤，血气不足，内理空疏，髓脑不实，体已先病。故为外物所犯，因气寒酒色，以发之耳，若本充实，岂有病也。夫远思强记伤人，优喜悲哀伤人，喜乐过差，忿怒不解伤人，汲汲所愿伤人，阴阳不顺伤人。有所伤者数种，而独戒于房中，岂不惑哉？男女相成，犹天地相生也，所以神气导养，使人不失其和。天地得交接之道，故无终竟之限；人失交接之道，故有伤残之期。能避众伤之事，得阴阳之术，则不

死之道也。天地昼分而夜合，一岁三百六十交，而精气和合，故能生产万物而不穷。人能则之，可以长存。次有服气，得其道则邪气不得入，治身之本要。其余吐纳导引之术，及念体中万神、有舍影守形之事，一千七百余条，及四时首向、责己谢过、卧起早晏之法，皆非真道，可以教初学者，以正其身。人受精养体，服气炼形，则万神自守其真，不然者，则荣卫枯悴，万神自逝，悲思所留者也。人为道，不务其本而逐其末，告以至言而不能信，见约要之书，谓之轻浅，而不尽服诵，观夫太清北神中经之属，以此自疲，至死无益，不亦悲哉？又人苦多事，少能弃世独往。山居穴处者，以道教之。终不能行，是非仁人之意也，但知房中闭气，节其思虑，适饮食则得道也。吾先师初著九节都解指韬形隐遁尤为开明四极九室诸经，万三千首，为以示始涉门庭者。采女具受诸要以教王，王试之有验。殷王传彭祖之术，屡欲秘之。乃下令国中，有传祖之道者诛之，又欲害祖以绝之。祖知之乃去，不知所之。其后七十余年，闻人于流沙之国西见之。王不常行彭祖之术，得寿三百岁，气力丁壮，如五十时。得郑女妖淫，王失道而殂。俗间言传彭祖之道杀人者，由于王禁之故也。后有黄山君者，修彭祖之术，数百岁犹有少容。彭祖既去，乃追论其言，以为《彭祖经》。《上海博物馆藏战国楚竹书》有一组竹简约五十三字，整理者将之命名为《彭祖》。耆老问于彭祖曰：耇氏惷心不忘，受命永长。臣何艺何行，而与于朕身，而谵于帝尝。彭祖曰：休哉，乃将多问因由，乃不失度。彼天之道，唯亘言：天地与人，若经与纬，若表与裏。问：三去其二，岂若已？彭祖曰：吁，汝孳孳布问，余告汝人伦。曰：戒之毋骄，慎终保劳。大匡之要，戁易言欠欲。余告汝父子兄弟。五纪必周，虽贫必修。五纪不工，虽富必失。余告汝，祸……不知所终。耆老曰：眊眊余朕孳，未则于天，敢问为人？彭祖曰：既跻于天，又坠于渊。夫子之德登矣，何其宗。故君之愿，良……之谋不可行，怵惕之心不可长，远虑用素，心白身释。余告汝，咎口者不以，多戁者多忧，恻者自恻也。彭祖曰：一命一修，是谓益愈。一命三修，是谓自厚。三命四修，是谓百姓之主。一命一膲，是谓遭殃。一命三膲是谓不长。三命四膲，是谓绝缢。毋抽富，毋苛贤，毋向桓。耆老再拜稽首曰：朕孳不敏，既得闻道，恐弗能守。

《彭祖养性经》原文：神强者长生，气强者易灭。柔弱畏威，神强也。鼓怒骋志，气强也。凡人才所不至而极思之，则志伤也。力所不胜而极举之，则形伤也。积忧不已，则魂神伤矣。积悲不已，则魄神散矣。喜怒过多，神不归室。憎爱无定，神不守形。汲汲而欲神则烦，切切所思神则败。久言笑则脏腑伤，久坐立则筋骨伤。寝寐失时则肝伤，动息疲劳则脾伤，挽弓引弩则筋伤，沿高涉下则肾伤，沈醉呕吐则肺伤，饱食偃卧则气伤，骤马步走则胃伤，喧呼诘骂则胆伤，阴阳不交则疮痍生，房室不节则劳瘵发。且人生一世，久远之期，寿不过于三万日。不能一日无损伤，不能一日修补，徒责神之不守，体之不康。岂不难乎！足可悲矣。是以养生之法，不远唾，不骤行。耳不极听，目不久视，坐不至疲，卧不及极。先寒而后衣，先热而后解。不欲甚饥，饥则败气。食诫过多，勿极渴而饮，饮诫过深。食过则症块成疾，饮过则痰癖结聚气风，不欲甚劳，不欲甚逸，勿出汗，勿醉中奔骤，勿饱食走马，勿多语，勿生餐，勿强食肥鲜，勿沐发后露头。冬不欲极温，夏不欲极冷。冬极温而春有狂疫，夏极凉而秋有疟痢。勿露卧星月之下，勿饥临尸骸之前，勿睡中摇扇，勿食次露头，勿冲热而饮冷水，勿凌盛寒而逼炎炉，勿沐浴后而迎猛风，勿汗出甚而便解衣，勿冲热而便入冷水淋身，勿对日月及南北斗大小便，勿于星辰下露体，勿冲霜雾及岚气。此皆损伤脏腑，败其神魄。五味不得偏耽，酸多伤脾，苦多伤肺，辛多伤肝，甘多伤肾，咸多伤心。此并应于五行，潜禀四体，可理可究矣。志士君子，深可慎焉。犯之必不便损，久乃积成衰败。是故心为五脏之主，气为百体之使，动用以太和为马，通宣以玄寂为车，关节烦劳即偃仰导引。若不营摄养之术，不顺和平之道，须臾气衰于不竟之际，形枯于声色之前。劳其渺渺之身，憔其戚戚之思。闻斯道，养深可修慎。是以真人常日淡泊，不亲狂荡，而愚者纵意未至，损身已先，败其神魂，伤其魄矣。悲夫！

【简要结论】

　　① 嵇康，字叔夜，公元 224—263 年谯国铚县（今安徽省淮北市濉溪县）人，魏晋时期竹林七贤领袖，玄学代表人物，思想家。② 嵇康官至中散大夫，世称嵇中散。③ 嵇康辞世于公元 265 年西晋王朝建立之前，但是公元 249 年即嘉平元年高平陵事变之后，司马氏集团已经实际操控曹魏政权，故将嵇康列入晋代医学研究范围。④ 嵇康玄学思想最为完善。⑤ 嵇康越名教而人自然思想彻底与儒家名教决裂。⑥ 嵇康《养生论》认为神仙禀之自然非积学所能致。⑦ 嵇康《养生论》核心思想是养生可以上获千余岁，下可数百年。⑧ 嵇康《养生论》主要方法是修性以保神，安心以全身，守之以一，养之以和，以尽性命。⑨ 嵇康《养生论》阐述养生有五难，名利不灭，喜怒不除，声色不去，滋味不绝，神虑转发。⑩ 嵇康《养生论》抑或源于《彭祖养性经》。

张湛医学研究

【生平考略】

张湛,字处度,东晋高平(今山东省济宁市金乡县)人,生卒年及里籍不详。东晋玄学家。官至中书侍郎,光禄勋。《宋史·卷九十二·良吏》:高平张祐,并以吏才见知。祐祖父湛,晋孝武世,以才学为中书侍郎,光禄勋。据此推测张湛约生活于东晋中期 330—400 年间。《隋书·经籍志》:《养生要集》十卷,张湛撰。《列子》八卷,列御寇撰,东晋光禄勋张湛注。《旧唐书·经籍志》:《养生要集》十卷,张湛撰。《列子》八卷,列御寇撰,张湛注。《新唐书·艺文志》:张湛《养生要集》十卷。张湛注《列子》八卷,列御寇撰。张湛《列子注》的哲学思想对后世宋明理学影响很大。《列子》八篇只剩三卷。后于亲友家参校有无,始得全备。有人认为《列子》即其编凑,注中征引何晏《道论》《无名论》及《庄子》向秀注文,保存了魏晋时代文献,也反映其哲学观点。《养生要集》部分内容见于《养性延命录》《医心方》《太平御览》及《列子注》等书。《晋书·列传》:初羊昙善唱乐,桓伊能挽歌,及山松《行路难》继之,时人谓之三绝。时张湛好于斋前种松柏,而山松每出游,好令左右作挽歌,人谓湛屋下陈尸,山松道上行殡。《晋书·范汪传》:初,范宁尝患目痛就中书侍郎张湛求方,湛因嘲之曰:古方,宋阳里子少得其术,以授鲁东门伯,鲁东门伯以授左丘明,遂世也上传。及汉杜子夏郑康成、魏高堂隆、晋左太冲,凡此诸贤,并有目疾,得此方云:用损读书一,减思虑二,专内视三,简外观四,旦晚起五,夜早眠六。凡六物熬以神火,下以气筛,蕴于胸中七日,然后纳诸方寸。修之一时,近能数其目睫,远视尺捶之余。长服不已,洞见墙壁之外。非但明目,乃亦延年。严世芸、李其忠《三国两晋南北朝医学总集》辑录《备急千金要方》《千金翼方》《医心方》内容为张湛《养生要集》。其目录如下:大体第一,啬神第二,养形第三,爱气第四,导引第五,言论第六,饮食第七,房室第八,反俗第九,医药第十,禁忌第十一。

【学术贡献】

《养生要集》汇集此前养生名家名著名言而成

名著如《老子》《神仙图》《中经》《少有经》《抱朴子》《河图帝视萌》《内解》《服气经》《元阳经》《养生内解》《导引经》等,名家如彭祖,嵇康,道机,青牛道士,卤公,陈纪万,仲长统,张子明,郗仲堪,张衡平,王叔和等。《养生要集》曰:养性缮写经方在于代者甚众,嵇叔夜论之最精,然辞旨远不会近。余之所言,不违情性之欢而俯仰可从,不弃耳目之好而顾眄可行。其大要,一曰啬神,二曰爱气,三曰养形,四曰导引,五曰言论,六曰饮食,七曰房室,八曰反俗,九曰医药,十曰禁忌。过此已往,未之或知也。《神仙图》云,夫为长生之术,常当存之行止坐起,饮食卧息,诸便皆思,昼夜不忘。保安精气神,不离身则长生。《中经》云,夫禀五常之气,有静躁刚柔之性。静躁各有其性,违之则失其分,恣之则害其生。故静之弊在不开通,躁之弊在不精密。治生之道,顺其性则各得其适矣。然静易御,躁难将,顺养之宜者,静亦可养,躁亦可养也。大计奢嫩者寿,悭勤者夭,放散朐吝之异也。佃夫寿,膏粱夭,嗜欲少多之验也。处士少疾,游子多患,事务烦简之殊也。故俗人觅利,道人罕营。《少有经》云,少思,少念,少欲,少事,少语,少笑,少愁,少乐,少喜,少怒,少好,少恶,行此十二少,养生之都契也。多思即神殆,多念则志散,多欲则损智,多事则形疲,多语则气争,多笑则伤脏。多愁则心摄,多乐则意溢,多喜则忘错昏乱,多怒则百脉不定,多好则专迷不治,多恶则焦煎无欢。此十二多不除,丧生之本。无少无多者,几于真人也。彭祖曰,养寿之法,但莫伤之而已。夫冬温夏凉,不失四时之和,所以适身也。美色淑姿,幽闲娱乐,不致思欲之感,所以通神也。车马威仪,知足无求,所以一志也。八音五色,以玩视听之欢,所以导心也。凡此皆所以养寿。故至人恐流遁不反,乃绝其源。故言上士别床,中士别被,服药百果,不如独卧。色使目盲,声使耳聋,味令口爽之。苟能节宣其适,拆扬其通塞者,不以灭耳,而得其益。彭祖曰，重衣浓褥，体不堪苦，以致风寒之疾。浓味脯腊，醉饱厌饭，以致痈结之病。美色妖丽，媚外家盈房，以致虚损之祸。淫声衮音，移心悦耳，以致荒耻之惑。驰骋游观，弋猎原野，以致发狂之失。谋得战胜，乘弱取乱，以致骄逸之败。盖贤圣戒失其理者也。然此养生之具，譬犹水火，不可失适，反为害耳。仲长统曰，北方寒而其人寿，南方暑而其人夭，此寒暑之方验于人也。均之蚕也，寒而饥之则引日多，温而饱之则用日少。此寒暑饥饱为修短验乎物者也。婴儿之生，衣之新纩则骨蒸焉，食之鱼肉则虫生焉，串之逸乐则易伤焉。此寒苦动移之使乎性也。道机曰，人生而命有长短者非自然也，皆由将身不慎，饮食过差，淫无度，忤逆阴阳，魂魄神散，精竭命衰，百病萌生，故不终其寿也。颍川胡昭孔明云，目不欲视不正色，耳不欲听丑秽声，鼻不欲嗅腥气，口不欲尝毒刺味，心不欲谋欺诈事，此辱神损寿。居常而叹息，晨夜吟啸于正来邪矣。夫常人不得无欲，又复不得无事，但常和心约念静身损物，先去乱神犯性者，此即啬神之一术也。钜鹿张子明曰，思念不欲专，亦不欲散，专则愚惑，散则佚荡。读书致思，损性尤深。不能不读，当读己所解者，己所不解而思之不已，非但损寿，或中蛊疫失志，或怅恍不治，甚者失性，世谓之经逸。青牛道士云，人不欲使乐，乐人不寿。但当莫强健为其气力所不任，举重引强掘地，若作倦而不息，以致筋骨疲竭耳。然过于劳苦，远胜过于逸乐也。能从朝至暮常有所为，使足不息乃快。但觉极当息，息复为，乃与导引无异也。夫流水不垢，户枢不腐者，以其劳动之数故也。《中经》曰，人常欲数照镜，谓之存形。形与神相存，此照镜也。若务容色自爱玩，不如勿照也。大汗出，急敷粉。着汗湿衣，令人得疮，大小便不利。以冷水洗目，引热气，令人目早瞑。发，血之穷也。千过梳发，发不白。齿，骨之穷也。朝夕喙齿，齿不龋。食毕当漱口数过，不尔令人病齿龋。水银近牙齿，发龈肿，喜落齿。爪，筋之穷也。爪不数截筋不替。人不欲数沐浴，数沐浴动血脉，引外气。饱食即沐发者，作头风病。青牛道士曰，汗出不露卧及澡浴，使人身振及寒热，或作风疹。新沐头未干不可以卧，使人头重身热，及得头风烦满。《抱朴子》云，月宿东井日可沐浴，令人长生无病。凡远行途中，逢河水勿洗面，生乌皯，状如乌

卵之色斑也。《河图》帝视萌曰，违天地者凶，顺天时者吉。春夏乐山高处，秋冬居卑深藏，吉利多福，老寿无穷。《内解》曰，卧当正偃正四肢，自安无侧无伏无劬无倾，常思五脏内外昭明。欲卧，无以人定时加亥，是时天地人万物皆卧为一死与鬼路通，人皆死吾独生矣。欲卧，常以夜半时加子，是时天地人万物皆卧，为一生生气出还，不与人同卧息，常随四时八节。春夏蚤起，与鸡俱兴；秋冬晏起，必得日光。无逆之，逆之则伤。卤公云，人在气中，如鱼在水，水浊则鱼瘦，气昏则人疾。浊者非独天气昏浊，但思虑萦心，得失交丧亦名为浊也。彭祖云，人之爱气虽不知方术，但养之得宜，常寿百四十岁。不得此者，皆伤之也。小复晓道，可得二百四十岁，复能加之，可至四百八十岁。《服气经》云，道者气也，宝气则得道，得道则长存。神者精也，宝精则神明，神明则长生。精者，血脉之川流，守骨灵神也。精去则骨枯，骨枯则死矣。是以为道者务宝其精，从夜半至日中为生气，从日中至夜半为死气，常以生气时正偃卧，瞑目握固，闭气不息，于心中数至二百，乃口吐气，出之，日增息，如此，身神俱，五脏安，能闭气。数至二百五十，华盖美，耳目聪明，举身无病，邪不干人也。行气者，先除鼻中毛，所谓通神路，常人又利喘也。行气闭气虽是治身之要，然当先达解其理空，又宜虚，不可饱满。若气有结滞，不得宣流，或致发疮，譬如泉源，不可壅遏不通。若食生鱼、生虫、生菜、肥肉，及喜怒忧恚不除而行气，令人发上气。凡欲修此，皆渐。《元阳经》云，常以鼻纳气，含而漱，满舌料唇齿咽之，一日一夜得千咽甚佳。当少饮食，饮食多气逆，百脉闭，闭则气不行，气不行则生病也。《老子》尹氏内解曰，唾者，凑为醴泉，聚为玉浆，流为华池，散为精液，降为甘露，故口为华池，中有醴泉，漱而咽之，溉脏润身，流利百脉，化养万神，支节毛发，宗之而生也。《养生内解》云，人能终日不唾，含枣而咽之，令人爱气生津液，此大要也。刘君安曰，食生吐死，可以长存。谓鼻纳气为生，口吐气为死。凡人不能服气，从朝至暮，常习不息，修而舒之。常令鼻纳口吐，所谓吐故纳新也。现世人有能以鼻吹笙、以鼻饮酒者，积习所能，则鼻能为口，之所为者今习以口吐鼻纳，尤易鼻吹鼻饮也。但人不能习，习不能久耳。彭祖云，和神导气之道，当得密室闲房，安床暖席，枕高二

寸五分,正身偃卧眠,目闭气息于胸膈,以鸿毛着鼻口上而鸿毛不动,经三百息,耳无所闻,目无所见,心无所思,寒暑不能害,蜂虿不能毒,寿三百六十,此真人也。若不能元思虑,当以渐除之耳。不能猥闭之,稍稍学之,起于三息五息七息九息而一舒气,寻复之,能十二息不舒,是小通也。百二十不息是大通也。当以夜半之后、生气之时,闭气以心中数,数令间不容间,恐有误乱,可并以手下筹,能至千则去仙不远矣。吐气令入多出少,常以鼻取之,口吐之。若天雾、恶风、猛寒、大热,勿取气,但闭之而已。微吐寻复闭之。行气欲除百病,随病所有念之。头痛念头,足痛念足,使其愈和,气往攻之。从时至时,便自消矣。此养生大要也。宁先生《导引经》云,所以导引,令人肢体骨节中诸恶气皆去,正气存处矣。率导引常候天阳和温、日月清静时,可入室。甚寒、甚暑,不可以导引。凡导引调气养生,宜日别三时为之。谓卯、午、酉时,临欲导引,宜先洁清。道人刘京云,人当朝朝服玉泉,使人丁壮,有颜色,去虫而坚齿。玉泉者,口中唾也。朝未起早漱漏之满口乃吞之。辄辄喙齿二七过,如此者,二乃止,名曰练精。《养生内解》云,常以向晨摩指,少阳令热,以熨目,满二七止。常以黄昏指目四,名曰存神光满。拘魂门、制魄户,名曰握固。令人魂魄安。魂门魄户者,两手大母指本内近爪甲也。此固精、明目、留年、还白之法。若能终日握之,邪气百毒不得入。常以向晨摩目毕喙齿三十六下,以舌熟料二七过,嗽漏口中津液,满口咽之。三过止,亦可二七喙齿,一喙一咽,满三止。旦起东向坐,以两手相摩令热,以手摩额上至顶上,满二九止,名曰存泥丸。清旦初起,以两手叉两耳,极上下之,二七之,令人耳不聋。摩手令热,以摩面。从上下,止邪气,令面有光。令人摩手令热,当摩身体,从上至下,名曰干浴,令人胜风寒时气热头痛疾皆除。《中经》曰,人语笑欲令少,不欲令声高,声高由于论义理,辨是非相嘲调说秽慢,每至此会,当虚心下气与人不竞。若过语过笑,损肺伤肾,精神不定。频川陈纪万云,百病横生,年命横夭,多由饮食。饮食之患,过于声色;声色可绝之俞年,饮食不可废。一日当时可益,亦交为患,亦切美物,非一滋味百品,或气势相伐,触其禁忌成瘀毒,缓者积而成,急者交患暴至,饮酒啖枣,令人昏闷,此其验也。已劳勿食,已食

勿动,已汗勿饮,已汗勿食,已怒勿食,已食勿怒,已悲勿食,已食勿悲。青牛道士言:食不欲过饱,故道士先饥而食也。饮不欲过多,故道士先渴而饮也。食已毕,起行数百步中益人多也。暮食毕,步行五里乃卧,便无百病。青牛道士云食恒将热,宜人易消,胜于习冷也。郗仲堪曰:坚细物多燥涩。若不能不啖,当吐去滓,万不一消生积聚;柔脆物无贞,常啖令人骨髓不充实。鱼、肉诸冷之物多损人,断之为善,不能不食,务节之。《神仙图》曰:禁无大食,百脉闭,禁无大饮,膀胱急;禁无热食,伤五气;禁无寒食,生病结;禁无食生,害肠胃;禁无酒醉,伤生气。凡煮水饮之,众病无缘得生也。高本王熙叔和曰,夏至迄秋分,节食肥腻饼之属,此物与酒水瓜果相妨,当时不必皆病,入秋变阳消阴息,气至,辄多诸暴猝病疠。由于此涉夏取冷大过,饮食不节故也。而或人以病至之日便谓是受病之始,不知其由来者渐也。南阳张衡平子云:冬至阳气归内,腹中热,物入胃易消化;夏至阴气潜内,腹中冷,物入胃难消化。距四时不欲食迎节之物,所谓不时伤性损年也。交接尤禁醉饱。损人百倍醉而交接或致恶创或致上气。欲小便而忍之以交接,使人得淋或小便难,茎中溢,小腹强大。喜怒之后不可以交接,发痈疽。妇人月事未尽而与交接,既病。男子得白驳病已醉勿房,已房勿醉,已饱勿房,已房勿饱,已劳勿房,已房勿劳,已饥勿房,已房勿饥。青牛道士曰,春天天气虽阳暖,勿薄衣也。常令身辄辄微汗乃快耳。《河图》帝视萌日,违天地者凶,顺天时者吉。春夏乐山高处,秋冬居卑深藏,吉。利多福老寿。无穷。《神仙图》曰,禁无施精命夭,禁无大食百脉闭,禁无大息精漏泄,禁无久立神绻极,禁无大温消髓骨,禁无大饮膀胱急,禁无久卧精气厌,禁无大寒伤肌肉,禁无久视令目,禁无久语舌枯竭,禁无久坐令气逆,禁无热食伤五气,禁无咳唾失肥汁,禁无患怒神不乐,禁无多眠神放逸,禁无寒食生病结,禁无出涕令涩溃,禁无大喜神越出,禁无远视劳神气,禁无久听聪明闭,禁无食生害肠胃,禁无嗷呼惊魂魄,禁无远行劳筋骨,禁无久念志恍惚,禁无酒醉伤生气,禁无哭泣神悲感,禁无五味伤肠胃,禁无久骑伤经络。二十八禁天道之忌,不避此忌,行道无益。《中经》曰,射猎鱼捕敷喜而大唤者,绝脏气,或有即恶者,复令当时未觉,一年二年后发

病,良医所不治。

【综合评述】

1. 张湛《列子注》阐述玄学生命观

《列子》与《老子》《庄子》同为道家三大名著。《列子》原著早佚,今本《列子》得张湛注解而流传于世,厥功甚伟。张湛《列子注》与王弼《老子注》郭象《庄子注》同为玄学三大著作支柱。张湛立足玄学而探索人生价值意义,其玄学成就远远超越医学贡献。张湛玄学核心内容:群有以至虚为宗,万品以终灭为验,神惠以凝寂为常全,想念以著物自丧,生觉与化梦等情,巨细不限一域,穷达不假智力,治身归于肆任,顺性则所之皆适,忘怀则无幽不照。张湛认为养性之论以嵇叔夜最精。《养生要集》传承嵇康《养生论》观点,学术核心亦以啬神宝气全形为先务。《养生要集》认为:天地之道非阴则阳,圣人之教非仁则义,万物之宜非柔则刚。圣人因阴阳以统天地。夫有形者生于无形,则天地安从生?天职生覆,地职形载,圣职教化,物职所宜。生覆者不能形载,形载者不能教化,教化者不能违所宜,宜定者不出所位。故有生者,有生生者;有形者,有形形者;有声者,有声声者;有色者,有色色者;有味者,有味味者。违天地者凶,顺天时者吉。春夏乐山高处,秋冬居卑深藏,吉利多福,老寿无穷。人在气中,如鱼在水。水浊则鱼瘦,气昏则人疾。浊者非独天气昏浊,但思虑萦心,得失交丧亦名为浊。人之爱气虽不知方术,但养之得宜,常寿百四十岁。小复晓道,可得二百四十岁,复能加之,可至四百八十岁。道者气也,宝气则得道,得道则长存。神者精也,宝精则神明,神明则长生。

2. 张湛宇宙乌托邦

有生不生,有化不化。不生者能生生,不化者能化化。生者不能不生,化者不能不化,故常生常化。常生常化者,无时不生,无时不化,阴阳尔,四时尔。不生者疑独,不化者往复。往复,其际不可终;疑独,其道不可穷。玄牝之门,是谓天地之根。故生物者不生,化物者不化。自生自化,自形自色,自智自力,自消自息。生死一气之暂聚,一物之暂灵。暂聚者终散,暂灵者归虚。一者,形变之始也,清轻者上为天,浊重者下为地,冲和气者为人,故天地含精万物化生。《养生要集》认为:精者

血脉之川流,守骨灵神也。是以为道者务宝其精。长生之术务先保安精气神而以静躁为着眼。静之弊在不开通,躁之弊在不精密。顺其性则各得其适矣。然静易御,躁难将,顺养之宜者,静亦可养,躁亦可养也。少思,少念,少欲,少事,少语,少笑,少愁,少乐,少喜,少怒,少好,少恶,行此十二少,养生之都契也。多思即神殆,多念则志散,多欲则损智,多事则形疲,多语则气争,多笑则伤脏。多愁则心摄,多乐则意溢,多喜则忘错昏乱,多怒则百脉不定,多好则专迷不治,多恶则焦煎无欢。此十二多不除,丧生之本。苟能生活节宣其适,皆所以养寿。冬温夏凉,不失四时之和,所以适身也。美色淑姿,幽闲娱乐,不致思欲之感,所以通神也。车马威仪,知足无求,所以一志也。八音五色,以玩视听之欢,所以导心也。无少无多者,几于真人也。张湛养生观与嵇康养生观同而有异,张湛认为人生在世,不可能个个做到无情无欲,非饮非食,不老不作,人生长短非自然先天注定,皆由后天将身不慎,饮食不节,淫乐无度等所致。如若人人目不欲视不正色,耳不欲听丑秽声,鼻不欲嗅腥臭气,口不欲尝毒刺味,心不欲谋欺诈事,这也是会辱神损寿。因此,张湛阐述养生要点在于适度。常人不得无欲又复不得无事,只求常和心约念,静身损物,先去乱神犯性,此即啬神之术。思念不欲专亦不欲散,书不能不读,当读已所解者,已所不解而思之不已,非但损寿甚者失性。流水不垢,户枢不腐,莫强健为气力所不任,若作倦而不息,致筋骨疲竭耳。人不欲使乐,乐人不寿。过于劳苦远胜过于逸乐。百病横生,年命横夭,多由饮食。已劳勿食,已食勿动,已汗勿饮,已汗勿食,已怒勿食,已食勿怒,已悲勿食,已食勿悲。食不欲过饱,故道士先饥而食也。饮不欲过多,故道士先渴而饮也。交接尤禁醉饱。已醉勿房,已房勿醉,已饱勿房,已房勿饱,已劳勿房,已房勿劳,已饥勿房,已房勿饥。

3. 张湛《列子注》社会乌托邦

国无帅长自然而已,民无嗜欲自然而已。不知乐生,不知恶死,故无夭殇;不知亲己,不知疏物,故无爱憎;不知背逆,不知向顺,故无利害:都无所爱惜,都无所畏忌。入水不溺,入火不热。斫挞无伤痛,指摘无痟痒。乘空如履实,寝虚若处床。云雾不硋其视,雷霆不乱其听,美恶不滑其

心,山谷不踬其步,神行而已。山上有神人焉,吸风饮露,不食五谷;心如渊泉,形如处女。不偎不爱,仙圣为之臣;不畏不怒,愿悫为之使;不施不惠,而物自足;不聚不敛,而己无愆。阴阳常调,日月常明,四时常若,风雨常均,字育常时,年谷常丰;而土无札伤,人无夭恶,物无疵疬,鬼无灵响焉。

4. 张湛《列子注》人生乌托邦

命者,必然之期,素定之分也。若以寿夭存于御养,穷达系于智力,此惑于天理也。好逸恶劳人之常情,故当生之所乐者厚味,美服,好色,音声而已耳。若夫刻意从俗,违性顺物,失当身之暂乐,怀长愁于一世。虽肢体具存,实邻于死者。人之生也奚为哉?奚乐哉?为美厚尔,为声色尔。太古之人,知生之暂来,知死之暂往,故从心而动,不违自然所好;当身之娱,非所去也,故不为名所劝。从性而游,不逆万物所好,死后之名,非所取也,故不为刑所及。名誉先后,年命多少,非所量也。凡生之难遇而死之易及。以难遇之生俟易及之死,可孰念哉?欲尊礼义以夸人,矫情性以招名,吾以此为弗若死矣。为欲尽一生之欢,穷当年之乐。唯患腹溢而不得恣口之饮,力惫而不得肆情于色;不遑忧名声之丑,性命之危也。夫善治外者,物未必治而身交苦;善治内者,物未必乱而性交逸。以若之治外,其法可暂行于一国,未合于人心;以我之治内,可推之于天下,君臣之道息矣。吾常欲以此术而喻之,若反以彼术而教我哉?万物所异者生也,所同者死也。生则有贤愚、贵贱,是所异也;死则有臭腐、消灭,是所同也。虽然,贤愚、贵贱非所能也;臭腐、消灭亦非所能也。故生非所生,死非所死;贤非所贤,愚非所愚,贵非所贵,贱非所贱。然而万物齐生齐死,齐贤齐愚,齐贵齐贱。十年亦死,百年亦死。仁圣亦死,凶愚亦死。生则尧舜,死则腐骨;生则桀纣,死则腐骨。腐骨一矣,孰知其异?且趣当生,奚遑死后?

5. 张湛养生乌托邦

人自生至终大化有四:婴孩也,少壮也,老耄也,死亡也。其在婴孩,气专志一,和之至也;物不伤焉,德莫加焉。其在少壮,则血气飘溢,欲虑充起;物所攻焉,德故衰焉。其在老耄,则欲虑柔焉;体将休焉,物莫先焉;虽未及婴孩之全,方于少壮,闲矣。其在死亡也,则之于息焉,反其极矣。天生

万物,唯人为贵;而吾得为人,是一乐也。男女之别,男尊女卑,故以男为贵;吾既得为男矣,是二乐也。人生有不见日月、不免襁褓者;吾既已行年九十矣,是三乐也。贫者,士之常也;死者,人之终也。处常得终,当何忧哉?寿者人之情,死者人之恶。子以死为乐,何也?死之与生,一往一反。故死于是者,安知不生于彼?亦又安知吾今之死不愈昔之生乎?故物损于彼者盈于此,成于此者亏于彼。损盈成亏,随世随死。往来相接,间不可省,畴觉之哉?凡一气不顿进,一形不顿亏,亦不觉其成,亦不觉其亏。亦如人自世至老,貌色智态,亡日不异;皮肤爪发,随世随落,非婴孩时有停而不易也。间不可觉,俟至后知。

《列子注·天瑞》:生之所生者死矣,而生生者未尝终;形之所形者实矣,而形形者未尝有;声之所声者闻矣,而声声者未尝发;色之所色者彰矣,而色色者未尝显;味之所味者尝矣,而味味者未尝呈:皆无为之职也。能阴能阳,能柔能刚,能短能长,能员能方,能生能死,能暑能凉,能浮能沉,能宫能商,能出能没,能玄能黄,能甘能苦,能膻能香。无知也,无能也,而无不知也,而无不能也。万物皆出于机,皆入于机。形动不生形而生影,声动不生声而生响,无动不生无而生有。有生则复于不生,有形则复于无形。不生者非本不生者也,无形者非本无形者也。生者理之必终者也。终者不得不终亦如生者之不得不生。而欲恒其生,画其终,惑于数也。天清而散,地浊而聚,精神离形,各归其真,故谓之鬼。鬼,归也,归其真宅。精神入其门,骨骸反其根,我尚何存?生无所息。君子息焉,小人伏焉。仁者息焉,不仁者伏焉。列子曰:虚者无贵也。非其名也,莫如静,莫如虚。静也虚也,得其居矣;取也与也,失其所矣。事之破为而后有舞仁义者,弗能复也。运转亡已,天地密移,畴觉之哉?凡有貌像声色者,皆物也。物与物何以相远也?夫奚足以至乎先?是色而已。则物之造乎不形,而止乎无所化。夫得是而穷之者,焉得而正焉?彼将处乎不深之度,而藏乎无端之纪,游乎万物之所终始。壹其性,养其气,含其德,以通乎物之所造。夫若是者,其天守全,其神无郤,物奚自入焉?夫醉者之坠于车也,虽疾不死。骨节与人同,而犯害与人异,其神全也。乘亦弗知也,坠亦弗知也。死生惊惧不入乎其胸,是故遻物

而不慑。彼得全于酒而犹若是,而况得全于天乎?圣人藏于天,故物莫之能伤也。天下有常胜之道,有不常胜之道。常胜之道曰柔,常不胜之道曰强。强,先不己若者;柔,先出于己者。先不己若者至于若己则殆矣,先出于己者亡所殆矣。欲刚,必以柔守之;欲强,必以弱保之。积于柔必刚,积于弱必强。强胜不若己,至于若己者刚;柔胜出于己者,其力不可量。兵强则灭,木强则折。柔弱者生之徒,坚强者死之徒。状不必童而智童,智不必童而状童。圣人取童智而遗童状,众人近童状而疏童智。状与我童者近而爱之,状与我异者疏而畏之。人未必无兽心。虽有兽心以状而见亲矣,禽兽未必无人心。虽有人心以状而见疏矣。

6. 张湛养生原则

无言与不言,无知与不知,亦言亦知。亦无所不言,亦无所不知;亦无所言,亦无所知。如斯而已。心不敢念是非,口不敢言利害。心更念是非,口更言利害。从心之所念更无是非,从口之所言更无利害。横心之所念,横口之所言,亦不知我之是非利害欤,亦不知彼之是非利害欤。乡誉不以为荣,国毁不以为辱;得而不喜,失而弗忧;视生如死;视富如贫;视人如豕;视吾如人。处吾之家,如逆旅之舍;观吾之乡,如戎蛮之国。爵赏不能劝,刑罚不能威,盛衰利害不能易,哀乐不能移。吾见子之心矣:方寸之地虚矣。几圣人也!子心六孔流通,一孔不达。今以圣智为疾者,或由此乎!非吾浅术所能已也。无所由而常生者,道也。由生而生,故虽终而不亡,常也。由生而亡,不幸也。有所由而常死者,亦道也。由死而死,故虽未终而自亡者,亦常也。由死而生,幸也。故无用而生谓之道,用道得终谓之常;有所用而死者亦谓之道,用道而得死者亦谓之常。

可以生而生,天福也;可以死而死,天福也。可以生而不生,天罚也;可以死而不死,天罚也。可以生,可以死,得生得死有矣;不可以生,不可以

死,或死或生,有矣。然而生生死死,非物非我,皆命也。窈然无际,天道自会;漠然无分,天道自运。天地不能犯,圣智不能干,鬼魅不能欺。自然者,默之成之,平之宁之,将之迎之。生非贵之所能存,身非爱之所能厚;生亦非贱之所能夭,身亦非轻之所能薄。故贵之或不生,贱之或不死;爱之或不厚,轻之或不薄。万物齐生齐死,齐贤齐愚,齐贵齐贱。十年亦死,百年亦死。仁圣亦死,凶愚亦死。生则尧舜,死则腐骨;生则桀纣,死则腐骨。腐骨一矣,孰知其异?且趣当生,奚遑死后?恣耳之所欲听,恣目之所欲视,恣鼻之所欲向,恣口之所欲言,恣体之所欲安,恣意之所欲行。夫耳之所欲闻者音声而不得听,谓之阏聪;目之所欲见者美色而不得视,谓之阏明;鼻之所欲向者椒兰而不得嗅,谓之阏颤;口之所欲道者是非而不得言,谓之阏智;体之所欲安者美厚而不得从,谓之阏适;意之所欲为者放逸而不得行,谓之阏性。凡此诸阏,废虐之主。身非我有也,既生,不得不全之;物非我有也,既有,不得而去之。身固生之主,物亦养之主。虽全生,不可有其身;虽不去物,不可有其物。有其物,有其身,是横私天下之身,横私天下之物。不横私天下之身,不横私天下物者,其唯圣人乎!公天下之身,公天下之物,其唯至人矣!此之谓至至者也。生民之不得休息,为四事故:一为寿,二为名,三为位,四为货。有此四者,畏鬼,畏人,畏威,畏刑:此谓之遁民也。

【简要结论】

① 张湛,字处度,约公元330—400年间东晋高平(今山东省济宁市金乡县)人。② 东晋玄学家,官至中书侍郎,光禄勋。③ 张湛注撰《列子》八卷影响深远。④ 张湛撰《养生要集》十卷,佚。⑤《备急千金要方》《千金翼方》《医心方》存有张湛《养生要集》部分内容。⑥ 张湛《列子注》玄学思想对宋明理学有影响。

嵇含医学研究

【生平考略】

嵇含,字君道,号亳丘子,公元263—306年谯郡铚县(今安徽省淮北市濉溪县临涣镇)人。西晋时期大臣、文学家、植物学家,振武将军、襄阳太守。徐州刺史嵇喜之孙,太子舍人嵇蕃之子,竹林七贤嵇康侄孙。含好学能属文,门曰归厚之门,室曰慎终之室。《晋书》:楚王玮辟为掾。玮诛,坐免。举秀才,除郎中。时弘农王粹以贵公子尚主,馆宇甚盛,图庄周于室,广集朝士,使含为之赞。含援笔为吊文,文不加点。其序曰:帝婿王弘远华池丰屋,广延贤彦,图庄生垂纶之象,记先达辞聘之事,画真人于刻桷之室,载退士于进趣之堂,可谓托非其所,可吊不可赞也。其辞曰:迈矣庄周,天纵特放,大块授其生,自然资其量,器虚神清,穷玄极旷。人伪俗季,真风既散,野无讼屈之声,朝有争宠之叹,上下相陵,长幼失贯,于是借玄虚以助溺,引道德以自奖,户咏恬旷之辞,家画老庄之象。今王生沈沦名利,身尚帝女,连耀三光,有出无处,池非岩石之溜,宅非茅茨之宇,驰屈产于皇衢,画兹象其焉取! 嗟乎先生,高迹何局! 生处岩岫之居,死寄雕楹之屋,托非其所,没有余辱,悼大道之湮晦,遂含悲而吐曲。粹有愧色。齐王冏辟为征西参军,袭爵武昌乡侯。长沙王乂召为骠骑记室督、尚书郎。乂与成都王颖交战,颖军转盛,尚书郎且出督战,夜还理事。含言于乂曰:昔魏武每有军事,增置掾属。青龙二年,尚书令陈矫以有军务,亦奏增郎。今奸逆四逼,王路拥塞,倒悬之急,不复过此。但居曹理事,尚须增郎,况今都官中骑三曹昼出督战,夜还理事,一人两役,内外废乏。含谓今有十万人,都督各有主帅,推毂授绥,委付大将,不宜复令台僚杂与其间。乂从之,乃增郎及令史。怀帝为抚军将军,以含为从事中郎。惠帝北征,转中书侍郎。及荡阴之败,含走归荥阳。永兴初,除太弟中庶子。西道阻阁,未得应召。范阳王虓为征南将军,屯许昌,复以含为从事中郎。寻授振威将军、襄城太守。虓为刘乔所破,含奔镇南将军刘弘于襄阳,弘待以上宾之礼。含性通敏,好荐

达才贤,常欲崇赵武之谥,加臧文之罪。属陈敏作乱,江扬震荡,南越险远,而广州刺史王毅病卒,弘表含为平越中郎将、广州刺史、假节。未发,会弘卒,时或欲留含领荆州。含性刚躁,素与弘司马郭劢有隙,劢疑含将为己害,夜掩杀之,时年四十四。怀帝即位,谥曰宪。《隋书·经籍志》:《嵇含集》十卷;《新唐书·艺文志》:《嵇含集》十卷,未著录《南方草木状》。《艺文类聚》首载《南方草木状》书名,无撰著人名氏。南宋尤袤《遂初堂书目》称《南方草木状》为嵇含所作。此书最早的刊本为南宋《百川学海》本。纪昀在《四库全书提要》中认为此书为唐朝之前的著作,应为嵇含所作。《南方草木状》记述岭南植物,是年代最早的岭南植物志,也是研究中国古代岭南植物分布和原产地的宝贵资料。《南方草木状》是最早的岭南植物志。书中关于植物产地和引种历史的记载,书中所见在浮莦筏上种蕹菜的方法,是世界上有关水面栽培(无土栽培)蔬菜的最早记载。利用黄猄蚁防治柑橘害虫,则是世界上对于生物防治的最早记录,在闽粤一带果农中沿用至今。此外,尚有一些内容,不见于其他早期文献,应属本书的原始记载,也值得研究。商务印书馆根据《百川学海》版排印,收入《丛书集成》内,于1939年12月出版。1955年商务印书馆排印本附上了上海历史文献图书馆珍藏的《南方草木状图》六十幅。1991年中科院昆明植物所编著《南方草木状考补》。1992年中国农业出版社出版张宗子的《嵇含文辑注》。

《南方草木状》公元304年永兴四年问世。全书分上、中、下三卷。卷上草类二十九种,卷中木类二十八种,卷下果类十七种、竹类六种。书中介绍的八十种草木,都是当时出产在南海番禺、高凉、交趾合浦、桂林、九真日南、林邑、扶南(即现在广东、广西大部,及越南、老挝、柬埔寨广大地区)和大秦(当时统治地中海一带的罗马帝国)等地的植物;对它们的形态、品味和用途,都做了具体的说明,其中还有用蚂蚁防治柑橘虫害的植保记载。书中所介绍的草木,大多可以入药;其中五十多种提及了药用价值,保存了大量的、早期岭南人民的

用药经验。原著距今近一千七百年,是我国现存最早的植物文献之一,向来被视为岭南中草药的重要著作。本书叙述典雅,词意隽逸,不足两百字的"槟榔"一目,就是一篇文学性很强的状物小品文,像这样的条目,书中还有不少。所引古籍《三辅黄图》《林邑记》《琐言》等,亦极典博;所记当时的逸闻故事、风土人情,对研究岭南史地及民俗的专家和学者,也是极有参考价值的。《岭南本草古籍三种》包括《南方草木状》《生草药性备要》及《本草求原》三部岭南中医药专著。《南方草木状》的点校是以清乾隆年间王谟纂集本为底本,商务印书馆据百川本及 1916 年沈氏怡园校宋刊本,于1956 年出版的附图《南方草木状》为对校本,以使其更符合该书原貌。《生草药性备要》则是以广州守经堂木刻《生草药性备要》上、下两卷为底本,医学研究社出版、广州市启德印书局发行的《生草药性备要》石印本为对校本,香港长兴书局出版的石印《生草药性》为参校本。由于作者写书时大量运用方言俗字,现存各本错漏不少,舛误甚多,致文义悬隔,寓意难通,故参以《本草求原》。《本草求原》这本书的点校,以远安堂家藏版为底本;虽然这个版本可能晚于养和堂本,但全书较完整,且刻工精细。以养和堂版为对校本,并以刘潜江、徐灵胎、叶天士、陈修园等有关本草学著作及广州守经堂木刻《生草药性备要》上、下二卷为参校本。在点校以上各书时,还参考了中山大学编的《华南千种草药》、人民卫生出版社出版的《全国中草药汇编》、广东科技出版社出版的《中药别名手册》。此次整理,以对校和他校为主,据情参以本校和理校。王谟字仁圃,江西金溪人。清乾隆进士,授建昌教授。在官肆力撰述,纂集汉魏遗书九十六种,书成告归。又有《江西考注录》《豫章十代文献略》等。王谟曰:嵇含《南方草木状》三卷。《通考》云晋襄阳太守嵇含撰,《隋志》不载此书,而别有广州刺史《嵇含集》十卷。按《晋书·葛洪传》:洪参广州刺史嵇含军事,及含遇害,遂停南土。又含字悦道,亦见洪所著《抱朴子》。则含实卒官广州,此书乃含为广州刺史时,目睹南越、交趾植物珍奇,中州之人或昧厥状,故为诠叙成书。其文笔固雅驯,而所引古籍,若陆贾《南越行纪》,东方朔《林邑记》《三辅黄图》《东观汉记》,亦极典博,不若唐宋人所为《岭表录异》《桂海虞衡志》一以多闻见为贵也。

时有豫章俞益期,流寓交州,与豫章太守韩康伯书《论槟榔》以寄况,世谓之交州笺,其所说椰树清浆、众香共一木,与诸草木状悉合,盖亦可助此书之竹造。吾乡自汉魏来,人文著作如益期者,亦希矣,乃其笺仅散见《水经注》《艺文类聚》《太平御览》中,曾不得与《草木状》并入丛书流传于世,惜哉!

《南方草木状》目录。卷上草类:① 甘蕉;② 耶悉茗;③ 末利;④ 豆蔻花;⑤ 山姜花;⑥ 鹤草;⑦ 甘薯;⑧ 水莲;⑨ 水蕉;⑩ 蒟酱;⑪ 菖蒲;⑫ 留求子;⑬ 诸蔗;⑭ 草曲;⑮ 芒茅;⑯ 肥马草;⑰ 冬叶;⑱ 蒲葵;⑲ 乞力伽;⑳ 赪桐;㉑ 水葱;㉒ 芜菁;㉓ 茄;㉔ 绰菜;㉕ 蕹;㉖ 冶葛;㉗ 吉利草;㉘ 良耀草;㉙ 蕙。卷中木类:① 枫人;② 枫香;③ 熏陆香;④ 榕;⑤ 益智子;⑥ 桂;⑦ 朱槿;⑧ 指甲花;⑨ 蜜香;⑩ 沉香;⑪ 鸡骨香;⑫ 黄熟香;⑬ 栈香;⑭ 青桂香;⑮ 马蹄香;⑯ 鸡舌香;⑰ 桄榔;⑱ 诃黎勒;⑲ 苏枋;⑳ 水松;㉑ 刺桐;㉒ 棹;㉓ 杉;㉔ 荆;㉕ 紫藤;㉖ 榼藤;㉗ 蜜香纸;㉘ 抱香履。卷下果类:① 槟榔;② 荔枝;③ 椰;④ 杨梅;⑤ 橘;⑥ 柑;⑦ 橄榄;⑧ 龙眼;⑨ 海枣;⑩ 千岁子;⑪ 五敛子;⑫ 钩缘子;⑬ 海梧子;⑭ 海松子;⑮ 庵摩勒;⑯ 石栗;⑰ 人面子。竹类:① 云邱竹;② 㼈簩竹;③ 石林竹;④ 思摩竹;⑤ 箪竹;⑥ 越王竹。嵇含曰:南越、交趾植物,有四裔最为奇,周秦以前无称焉。自汉武帝开拓封疆,搜求珍异,取其尤者充贡。中州之人或昧其状,乃以所闻诠叙,有裨子弟云尔。

【学术贡献】

1.《南方草木状》卷上阐述草类药物性状

凡草木之华者,春华者冬秀,夏华者春秀,秋华者夏秀,冬华者秋秀。其华竟岁,故妇女之首,四时未尝无华也。甘蕉:望之如树,株大者一围余。叶长一丈,或七八尺,广尺余、二尺许。花大如酒杯,形色如芙蓉,著茎末百余。子大,名为房,相连累,甜美,亦可密藏。根如芋魁,大者如车毂。实随华,每华一阖,各有六子,先后相次,子不俱生,花不俱落,一名芭蕉,或曰巴苴。剥其子上皮,色黄白,味似葡萄甜而脆,亦疗饥。此有三种:子大如拇指,长而锐,有类羊角,名羊角蕉,味最甘好;一种子大如鸡卵,有类牛乳,名牛乳蕉,微减羊角;一种大如藕,子长六七寸,形正方,少甘,最下也。其茎,解散如丝,以灰练之,可纺绩为缔绤,谓之蕉葛。虽脆而好,黄白不如葛赤色也。交、广俱有之。《三辅黄图》曰:汉武帝元鼎六年,破南越,建扶荔宫,以植所得奇草异木,有甘蕉二本。耶悉茗:耶悉茗花、末利花,皆胡人自西国移植于南海,南人怜其芳香,竞植之。陆贾《南越行纪》曰:南越之境,五谷无味,百花不香,此二花特芳香者,缘自别国移至,不随水土而变,与夫橘北为枳异矣。彼之女子,以彩丝穿花心,以为首饰。末利:花似蔷蘼之白者,香愈于耶悉茗。豆蔻花:其苗如芦,其叶似姜,其花作穗,嫩叶卷之而生。花微红,穗头深色;叶渐舒,花渐出。旧说此花食之破气消痰,进酒增倍。太康二年,交州贡一箧,上试之有验,以赐近臣。山姜花:茎叶即姜也,根不堪食。于叶间吐花、作穗如麦粒,软红色。煎服之,治冷气甚效。出九真、交趾。鹤草:蔓生,其花曲尘色,浅紫蒂,叶如柳而短;当夏开花,形如飞鹤,嘴翅尾足,无所不备。出南海。云是媚草,上有虫,老蜕为蝶,赤黄色。女子藏之,谓之媚蝶,能致其夫怜爱。甘薯:盖薯蓣之类,或曰芋之类。根、叶亦如芋,实如拳,有大如瓯者,皮紫而肉白,蒸鬻食之,味如薯蓣,性不甚冷。旧珠崖之地,海中之人,皆不业耕稼,惟掘地种甘薯,秋熟收之,蒸晒切如米粒,仓圆贮之,以充粮粮,是名薯粮。北方人至者,或盛具牛豕脍炙,而末以甘薯荐之,若粳粟然。大抵南人二毛者百无一二,惟海中之人寿百余岁者,由不食五谷而食甘薯故尔。水莲:花之美者,有水莲,如莲而茎紫,柔而无刺。水蕉:如鹿葱,或紫或黄。吴永安中,孙休尝遣使取二花,终不可致,但图画以进。蒟酱:荜菝也。生于蕃国者,大而紫,谓之荜菝;生于番禺者,小而青,渭之蒟焉;可以调食,故谓之酱焉。交趾、九真人家多种。蔓生。菖蒲:番禺东有涧,涧中生菖蒲,皆一寸九节。安期生采服仙去,但留玉舄焉。留求子:形如栀子,棱瓣深而两头尖,似诃黎勒而轻,及半黄已熟,中有肉白色,甘如枣,核大,治婴孺之疾。南海、交趾俱有之。诸蔗:一曰甘蔗。交趾所生者,围数寸,长丈余,颇似竹,断而食之甚甘;笮取其汁,曝数日成饴,入口消释,彼人谓之石蜜。吴孙亮使黄门以银碗并盖就中藏吏取交州所献甘蔗饧。黄门先恨藏吏,以鼠屎投饧中,启言吏不谨。亮呼吏持饧器

入,问曰:此器既盖之,且有油覆,无缘有此,黄门将有恨汝?吏叩头曰:尝从臣求莞席,臣以席有数,不敢与。亮曰:必是此。问之,具服。南人云,甘蔗可消酒。又名干蔗,司马相如《乐歌》曰:太尊蔗浆折朝酲是其义也。泰康六年,扶南国贡诸蔗,一丈三节。草曲:南海多矣。酒不用曲蘖,但杵米粉,杂以众草叶、冶葛汁涤溲之;大如卵,置蓬蒿中荫蔽之,经月而成。用此合糯为酒,故剧饮之,既醒,犹头热涔涔,以其有毒草故也。南人有女,数岁即大酿酒。既漉,候冬陂池竭时,置酒罂中,密固其上,瘗陂中;至春潴水满,亦不复发矣。女将嫁,乃发陂取酒,以供宾客,谓之女酒,其味绝美。芒茅:芒茅枯时,瘴疫大作,交、广皆尔也。土人呼曰黄茅瘴,又曰黄芒瘴。肥马草:南方冬无积藁,濒海郡邑多马。有草叶,类梧桐而厚,取以秣马,谓之肥马草。马颇嗜而食,果肥壮矣。冬叶:姜叶也,苞苴物,交、广皆用之。南方地热,物易腐败,惟冬叶藏之,乃可持久。蒲葵:如栟榈而柔薄,可为葵笠。出龙川。乞力伽:药有乞力伽,术也,濒海所产,一根有至数斤者。刘涓子取以作煎,令可丸,饵之长生。赪桐:赪桐花,岭南处处有,自初夏生至秋。盖草也,叶如桐,其花连枝萼,皆深红之极者,俗呼贞桐花。水葱:花叶皆如鹿葱,花色有红、黄、紫三种,出始兴。妇人怀妊,佩其花生男者即此花,非鹿葱也。交、广人佩之极有验。然其土多男,不厌女子,故不常佩也。芜菁:岭峤以南俱无之。偶有士人因官携种,就彼种之,出地则变为芥,亦橘种江北为枳之义也。至曲江方有菘,彼人谓之秦菘。茄:茄树,交、广草木,经冬不衰,故蔬圃之中种茄。宿根有三五年者,渐长枝干,乃成大树,每夏、秋盛熟,则梯树采之。五年后,树老子稀,即伐去之,别栽嫩者。绰菜:夏生于池沼间,叶类茨菰,根如藕条。南海人食之,云令人思睡,呼为瞑菜。蕹:叶如落葵而小,性冷,性甘。南人编苇为筏,作小孔,浮于水上,种子于水中,则如萍,根浮水面。及长,茎叶皆出于苇筏孔中,随水上下,南方之奇蔬也。冶葛,有大毒,以蕹汁滴其苗,当时萎死。世传魏武能啖冶葛至一尺,云先食此菜。冶葛:毒草也。蔓生,叶如罗勒,光而厚,一名胡蔓草。置毒者多杂以生蔬进之,悟者速以药解;不尔,半日辄死。山羊食其苗,即肥而大,亦如鼠食巴豆,其大如独独,盖物类有相伏也。吉利草:其茎如金钗股,形类石斛,根类芍

药。交、广俚俗多蓄蛊毒,惟此草解之极验。吴黄武中,江夏李俣以罪徙合浦,初入境,遇毒。其奴吉利者偶得是草,与俣服,遂解。吉利,即遁去,不知所之。俣因此济人,不知其数,遂以吉利为名。岂李俣者徙非其罪?或俣自有隐德,神明启吉利者救之耶?良耀草:枝、叶如麻黄,秋结子,如小粟。煨食之,解毒,功不亚于吉利。始昔有得是药者,梁氏之子耀,亦以为言"梁"转为"良"尔。花白,似牛李。出高凉。蕙:蕙草,一名熏草,叶如麻,两两相对;气如蘼芜。可以止疠。出南海。

2.《南方草木状》卷中阐述木类药物性状

枫人:五岭之间多枫木,岁久则生瘤瘿,一夕遇暴雷骤雨,其树赘暗长三五尺,谓之枫人。越巫取之作术,有通神之验;取之不以法,则能化去。枫香:树似白杨,叶圆而歧分,有脂而香。其子大如鸭卵,二月华发,乃著实;八九月熟,曝干可烧。惟九真郡有之。熏陆香:出大秦。在海边有大树,枝叶正如古松,生于沙中。盛夏,树胶流出沙上方采之。榕:榕树,南海桂林多植之。叶如木麻,实如冬青。树干拳曲,是不可以为器也;其本棱理而深,是不可以为材也;烧之无焰,是不可以为薪也。以其不材,故能久而无伤;其荫十亩,故人以为息焉。而又枝条既繁,叶又茂细,软条如藤垂下,渐渐及地;藤梢入地,便生根节,或一大株有根四五处,而横枝及邻树即连理。南人以为常,不谓之瑞木。益智子:如笔毫,长七八分。二月花,色若莲;著实,五六月熟。味辛,杂五味中芬芳,亦可盐曝。出交趾合浦。建安八年,交州刺史张津尝以益智子粽饷魏武帝。桂:出合浦。生必以高山之巅,冬夏常青,其类自为林,间无杂树。交趾置桂园。桂有三种:叶如柏叶,皮赤者,为丹桂;叶似柿叶者,为菌桂;其叶似枇杷叶者,为牡桂。《三辅黄图》曰:甘泉宫南有昆明池,池中有灵波殿,以桂为柱,风来自香。朱槿:朱槿花,茎、叶皆如桑,叶光而厚,树高止四五尺,而枝叶婆娑。自二月开花,至中冬即歇;其花深红色,五出,大如蜀葵,有蕊一条,长于花叶,上缀金屑,日光所烁,疑若焰生;一丛之上,日开数百杂,朝开暮落,插枝即活。出高凉郡。一名赤槿,一名日及。指甲花:其树高五六尺,枝条柔弱,叶如嫩榆,与耶悉茗、末利花皆雪白,而香不相上下,亦胡人自大秦国移植于南海。而此花极繁细,才如半米粒许,彼人多折置襟袖

间,盖资其芬馥尔。一名散沫花。蜜香、沉香、鸡骨香、黄熟香、栈香、青桂香、马蹄香、鸡舌香:按此八物,同出于一树也。交趾有蜜香树,干似柜柳,其花白而繁,其叶如橘。欲取香,伐之;经年,其根、干、枝、节各有别色也。木心与节坚黑沉水者,为沉香;与水面平者,为鸡骨香;其根,为黄熟香;其干,为栈香;细枝紧实未烂者,为青桂香;其根节轻而大者,为马蹄香;其花不香,成实乃香,为鸡舌香。珍异之木也。桄榔:树似栟榈实,其皮可作绠,得水则柔韧,胡人以此联木为舟。皮中有屑如面,多者至数斛,食之与常面无异。木性如竹,紫黑色,有文理;工人解之,以制奕枰。出九真、交趾。诃黎勒:树似梡,花白,子形如橄榄,六路,皮肉相着。可作饮,变白髭发令黑。出九真。苏枋:树类槐花,黑子。出九真。南人以染绛,渍以大庚之水,则色愈深。水松:叶如桧而细长。出南海。土产众香,而此木不大香,故彼人无佩服者;岭北人极爱之,然其香殊胜在南方时。植物无情者也,不香于彼而香于此,岂屈于不知己而伸于知己者欤?物理之难穷如此。刺桐:其木为材,三月三时,布叶繁密,后有花,赤色,间生叶间,旁照他物,皆朱殷;然三五房凋,则三五复发,如是者竟岁。九真有之。棹:树干、叶俱似椿,以其叶鬐汁渍果,呼为棹汁。若以棹汁杂彘肉者,即时为雷震死。棹出高凉郡。杉:一名披秸。合浦东二百里有杉一树,汉安帝永初五年春,叶落随风飘入洛阳城,其叶大常杉数十倍。术士廉盛曰:合浦东杉叶也,此休徵,当出王者。帝遣使验之,信然。乃以千人伐树,役夫多死者。其后三百人坐断株上食,过足相容。至今犹存。荆:宁浦有三种:金荆可作枕,紫荆堪作床,白荆堪作履。与他处牡荆、蔓荆全异。又彼境有牡荆,指病自愈;节不相当者,月晕时刻之,与病人身齐等,置床下,虽危困亦愈。紫藤:叶细长,茎如竹根,极坚实,重重有皮。花白,子黑,置酒中,历二三十年亦不腐败;其茎截置烟炱中,经时成紫香,可以降神。榼藤:依树蔓生,如通草藤也。其子紫黑色,一名象豆,三年方熟。其壳贮药,历年不坏。生南海。解诸药毒。蜜香纸:以蜜香树皮叶作之,微褐色,有纹如鱼,子极香而坚韧,水渍之不溃烂。泰康五年,大秦献三万幅,帝以万幅赐镇南大将军当阳侯杜预,令写所撰《春秋释例》及《经传集解》以进。未至而预卒,诏赐其

家,令藏之。抱香履:抱木生于水松之旁,若寄生然。极柔弱,不胜刀锯,乘湿时刳而为履,易如削瓜;既干而韧,不可理也。履虽猥大,而轻者若通脱木,风至则随飘而动。夏月纳之,可御蒸湿之气。出扶南、大秦诸国。泰康六年,扶南贡百双,帝深叹异,然晒其制作之陋,但置诸外府,以备方物而已。按东方朔《琐语》曰:木履起于晋文公时。介之推逃禄自隐,抱树而死。公抚木哀叹,遂以为履。每怀从亡之功,辄俯视其履,曰:悲乎,足下!足下之称亦自此始也。

3.《南方草木状》卷下阐述果类药物性状

槟榔:树高十余丈,皮似青铜,节如桂竹。下本不大,上枝不小,调直亭亭,千万若一,森秀无柯,端顶有叶;叶似甘蕉,条派开破。仰望眇眇,如插丛蕉于竹杪;风至独动,似举羽扇之扫天。叶下系数房,房缀数十实,实大如桃李,天生棘重累其下,所以御卫其室也。味苦涩,剖其皮,鬻其肤,熟如贯之,坚如干枣。以扶留藤、古贲灰并食则滑美,下气消谷。出林邑,彼人以为贵,婚族客必先进;若邂逅不设,用相嫌恨。一名宾门药饯。荔枝:树高五六丈余,如桂树,绿叶蓬蓬,冬夏荣茂,青华朱实。实大如鸡子,核黄黑,似熟莲;实白如肪,甘而多汁,似安石榴。有甜酢者,至日将中,翕然俱赤,则可食也,一树下子百斛。《三辅黄图》曰:汉武帝元鼎六年,破南越,建扶荔宫。扶荔者,以荔枝得名也。自交趾移植百株于庭,无一生者,连年移植不息。后数岁,偶一株稍茂,然终无华实,帝亦珍惜之。一旦,忽萎死,守吏坐诛死者数十,遂不复茂矣。其实则岁贡焉,邮传者疲毙于道,极为生民之患。椰:树叶如枌桐,高六七丈,无枝条。其实大如寒瓜,外有粗皮,次有壳,圆而且坚;剖之有白肤,厚半寸,味似胡桃,而极肥美;有浆,饮之得醉。俗谓之越王头,云:昔林邑王与越王有故怨,遣侠客刺得其首,悬之于树,俄化为椰子。林邑王愤之,命剖以为饮器。当刺时,越王大醉,故其浆犹如酒云。杨梅:其子如弹丸,正赤。五月中熟,熟时似梅,其味甜酸。陆贾《南越行纪》曰:罗浮山顶有胡杨梅,山桃绕其际,海人时登采拾,止得于上饱啖,不得持下。东方朔《林邑记》曰:林邑山杨梅,其大如杯碗,青时极酸;既红,味如崖蜜。以酽酒,号梅香酎,非贵人重客,不得饮之。橘:白华、赤实,皮馨香,有美味。自汉武帝

交趾有橘官长一人,秩二百石,主贡御橘。吴黄武中,交趾太守士燮献橘十七实同一蒂,以为瑞异,郡臣毕贺。柑:乃橘之属,滋味甘美特异者也。有黄者,有赪者。赪者谓之壶柑,交趾人以席囊贮蚁鬻于市者。其窠如薄絮,囊皆连枝叶,蚁在其中,并窠而卖。蚁,赤黄色,大如常蚁。南方柑树若无此蚁,则其实皆为群蠹所伤,无复一完者矣。今华林园有柑二株,遇结实,上命群臣宴饮于旁,摘而分赐焉。橄榄:树身耸,枝皆高数丈。其子深秋方熟,味虽苦涩,咀之芬馥,胜含鸡骨香。吴时岁贡,以赐近侍;本朝自泰康后亦如之。龙眼:树如荔枝,但枝叶稍小,壳青黄色,形圆如弹丸,核如木梡子而不坚,肉白而带浆,其甘如蜜,一朵五六十颗,作穗如葡萄。然荔枝过,即龙眼熟,故谓之荔枝奴,言常随其后也。《东观汉记》曰:单于来朝,赐橙、橘、龙眼、荔枝。魏文帝诏群臣曰:南方果之珍异者,有龙眼、荔枝,令岁贡焉。出九真、交趾。海枣:树身无闲枝,直耸三四十丈,树顶四面共生十余枝,叶如枌桐,五年一实。实甚大,如杯碗,核两头不尖,双卷而圆,其味极甘美,安邑御枣无以加也。泰康五年,林邑献百枚。昔李少君谓汉武帝曰:臣尝游海上,见安期生,食臣枣,大如瓜,非诞说也。千岁子:有藤蔓出土,子在根下,须绿色,交加如织。其子一苞恒二百余颗,皮壳青黄色,壳中有肉如栗,味亦如之。干者,壳肉相离,撼之有声,似肉豆蔻。出交趾。玉敛子:大如木瓜,黄色,皮肉脆软,味极酸,上有五棱,如刻出。南人呼棱为敛,故以为名。以蜜渍之,甘酢而美。出南海。钩缘子:形如瓜,皮似橙而金色,胡人重之。极芬香,肉甚厚白,如芦菔。女工竞雕镂花鸟,渍以蜂蜜,点燕檀,巧丽妙绝,无与为比。泰康五年,大秦贡十缶,帝以三缶赐王恺,助其珍味夸示于石崇。海梧子:树似梧桐,色白,叶似青桐,有子如大栗,肥甘可食。出林邑。海松子:树与中国松同,但结实绝大,形如小栗,三角,肥甘香美,亦樽俎间佳果也。出林邑。庵摩勒:树叶细,似合昏;花黄;实似李,青黄色;核圆,作六七棱,食之,先苦后甘。术士以变白须发有验。出九真。石粟:树与栗同,但生于山石罅间。花开三年方结实,其壳厚而肉少,其味似胡桃仁;熟时,或为群鹦鹉至啄食略尽,故彼人多珍贵之。出日南。人面子:树似含桃,结子如桃实,无味。其核正如人面,故以为名。以蜜渍

之,稍可食。以其核可玩,于席间钉饳御客。出南海。竹类药物性状。云邱竹:一节为船。出扶南。然今交、广有竹,节长二丈,其围一二丈者,往往有之。篍筹竹:皮薄而空多,大者径不过二寸,皮粗涩,以镑犀、象,利胜于铁。出大秦。石林竹:似桂竹,劲而利,削为刀,割象皮如切芋。出九真、交趾。思摩竹:如竹大,而笋生其节,笋既成竹,春而笋复生节焉。交、广所在有之。箪竹:叶疏而大,一节相去五六尺。出九真。彼人取嫩者捣浸,纺绩为布,谓之竹疏布。越王竹:根生石上,若细荻,高尺余,南海有之。南人爱其青色,用为酒筹,云越王弃余筹而竹生。

【综合评述】

《南方草木状》是我国最早岭南植物志

西晋襄城太守嵇含撰于永兴元年即公元304年。不过,根据书中的一些记载,可以推断此书的渊源较古老。此书在南宋后又有增补。书中记述岭南地区植物,包括草类二十九种、木类二十八种、果类十七种、竹类六种,共计八十种,大多数是亚热带植物,除少数系从国外引进驯化的以外,主要生长在岭南的番禺、南海、合浦、林邑等地。作者详细描述了各种植物的形态、生长环境、用途及产地等。书中首次记载了我国古代利用黄猄蚁防除柑橘害虫的生物防除法。该书学术价值早已为中外学者所公认。在国内,自宋代开始,曾被多种花谱和地方志所引用。1979年被译成英文出版。现代植物学是生物学分支学科,主要研究植物的形态、分类、生理、生态、分布、发生、遗传、进化等。故广义植物学包括细菌、真菌、藻类、苔藓植物、蕨类植物、裸子植物、被子植物等。人类对植物的认识最早可以追溯到旧石器时代,人类在寻找食物的过程中采集了植物的种子、茎、根和果实。植物学的创始人是提奥夫拉斯图在《植物历史》中将植物进行了分类。1世纪希腊医生迪奥斯克里德斯著作《药物论》为以后药用植物的使用奠定了基础。1593年中国明朝的李时珍也完成了《本草纲目》的编写。17世纪末英国生物学家雷确立了现代植物分类的基本原理。17世纪,出现了各式各样的显微镜,开创了植物解剖学的研究,随后植物生理学和植物胚胎学也得到进一步的发展。中国近代植物植物分类学的奠基人是胡先骕,编写了中国第一部中文《高等植物学》,发现了中国的"活化石"水杉,并将其命名。

植物为研究对象。期人类的食、住、衣、药、装饰物、工具等乃至巫术用品无不取自植物。原始人先是采集植物,以后进而种植植物,自农业人口定居之后才出现了人类文明。人类在这些活动中积累的知识便构成植物科学的基础。林奈常称亚里士多德的弟子泰奥弗拉斯托斯为植物学创立者。公元1世纪,希腊的迪奥斯科里斯将植物分为芳香、烹饪及药用三类。公元1世纪,老普林尼的《博物志》中也记载不少植物知识,但谬误甚多。中国的药草书出现甚早,但对西方植物学无直接贡献。印刷术流传后,西方的草药志才于15~16世纪逐渐出现。

【简要结论】

① 嵇含,字君道,号亳丘子,振武将军,襄阳太守,竹林七贤嵇康侄孙。② 公元263—306年谯郡铚县(今安徽省淮北市濉溪县临涣镇)人。③ 西晋时期大臣、文学家、植物学家。④《南方草木状》阐述草木果类药物性状。⑤《南方草木状》是我国现存早期地方植物志。⑥《隋书·经籍志》《新唐书·艺文志》均载《嵇含集》十卷。⑦《艺文类聚》首载《南方草木状》书名,无撰著人名氏。⑧ 南宋尤袤《遂初堂书目》称《南方草木状》为嵇含所作。⑨《南方草木状》拓展本草药用认识。

刘涓子医学研究

【生平考略】

刘涓子,约公元370—450年,东晋末至刘宋初京口人,东晋末为彭城内史,曾于公元410年晋义熙六年随宋武帝刘裕北征。

《刘涓子鬼遗方》是中国医药学第一部外科专著,据云传自丹阳郊外黄父鬼,撰刊时间约为公元442年即刘宋元嘉十九年。《隋书·经籍志》载《刘涓子鬼遗方》十卷,龚庆宣撰,龚庆宣应是刘涓子再传后学。《旧唐书·经籍志》载《刘涓子男方》十卷龚庆宣撰,《新唐书·艺文志》载龚庆宣撰《刘涓子男方》十卷,《中国医籍考》认为均讹误。原书十卷已散佚,今存宋刻本五卷。《诸病源候论》《千金要方》均载录刘氏方论而未记其名;《千金翼方》载有《黄父相痈疽论》等医论医方,虽大多出于《鬼遗方》,但多无说明。《外台秘要方》所载均有刘涓子名。《太平圣惠方》《圣济总录》虽录《鬼遗方》而多未署书名。今所流行的清末徐乃昌《随庵徐氏丛书》中采辑的《刘涓子鬼遗方》五卷原属于南宋时所刊。1956年人民卫生出版社据此影印。此外在《三三医书》《中国医学大成》及《丛书集成》中,都辑录了《刘涓子鬼遗方》一书。宋代林亿等人所见的版本即此本。清代陆心源《群书校补》所载的该书是我国现存唯一的残卷。宋代闻人耆年《备急灸法》、明代王肯堂《疡医准绳》以及清代顾世澄《疡医大全》中,所引"鬼遗方"内容实源于此书。两种传本均保留了原《刘涓子鬼遗方》的内容。1980年代,于文忠曾点校辑佚此书。严世芸、李其忠等以《刘涓子鬼遗方》和《刘涓子治痈疽神仙遗论》为基础,复将《肘后备急方》《备急千金要方》《千金翼方》《外台秘要》《医心方》以及《证类本草》《本草纲目》《疡医准绳》和《西陲古方技书残卷汇编》等书中,凡明确为《刘涓子鬼遗方》的佚文,悉加收辑,收入《三国两晋南北朝医学总集》一书。内容重于金创外伤疗法及痈疽发背,疥癣及发秃等治方。居秣陵(今南京)。全书共载方一百四十余首,多为治疗痈疽之方,用治金疮外伤等方计有三十四首。治疗用药外伤多用止血、收敛、止痛,痈疽多用清热解毒,肠痈用大黄汤,脓成不可服,都较符合临床实际。在痈疽的治疗上,书中提出"火不止则盛,热盛肉腐为脓"的理论一直为后世医家所推崇。所创方剂多用黄芪,开后代内托法之先河。书中所载内治清热解毒、补托生肌,外治排脓生肌,敷以膏药等治疗经验,为后世医家所普遍采用。清末徐乃昌《随庵徐氏丛书》中采辑的《刘涓子鬼遗方》五卷(影宋刻本),原属于南宋时所刊。《刘涓子鬼遗方》目录。卷一:序论;卷二:治金疮止血等;卷三:治热痈等;卷四:黄父痈疽论,相痈疽知是非可灸法,相痈知有脓可破法。卷五:生肌等。《刘涓子鬼遗方》序:昔刘涓子,晋末于丹阳郊外照射,忽见一物,高二丈许,射而中之,如雷电,声若风雨。其夜不敢前追,诘旦,率门徒子弟数人,寻踪至山下,见一小儿提罐,问何往?为我主被刘涓子所射,取水洗疮。而问小儿曰:主人是谁人?云:黄父鬼。仍将小儿相随,还来至门,闻捣药之声。比及遥见三人,一人开书,一人捣药,一人卧尔。乃齐唱叫突,三人并走,遗一卷《痈疽方》并药一臼。时从宋武北征,有被疮者,以药涂之即愈。论者云:圣人所作,天必助之,以此天授武王也。于是用方为治,千无一失。姊适余从叔祖涓子寄姊书,具叙此事,并方一卷。方是丹阳白薄纸本泻,今手迹尚存。从家世能为治方,我而不传。其孙道庆与余邻居,情款异常,临终见语:家有神方,儿子幼稚,苟非其人,道不虚行。寻卷诊候,兼辨药性,欲以相传嘱。余既好方术,受而不辞。自得此方,于今五载,所治皆愈,可谓天下神验。刘氏昔寄龚方,故草泻多无次第。今辄定其前后,蔟类相从,为此一部,流布乡曲,有识之士,幸以自防。齐永元元年太岁己卯五月五日龚庆宣撰。道庆曰:王祖母刘氏有此鬼方一部,道庆祖考相承,谨按处治,万无一失。舅祖涓子兄弟自泻,泻称云无纸,而用丹阳录。永和十九年,资财不薄,岂复无纸,是以此别之耳。案:永和只十二年,且去宋武甚远,疑元嘉之讹。

【学术贡献】

1.《刘涓子鬼遗方》谓痈疽刺之即愈

夫言痈疽何以别之？荣卫稽留于经脉之中，久则血涩不行。血涩不行则卫气从之不通，壅遏不得行，火不止热胜，热胜则肉腐为脓。然不能陷肤于骨髓不为焦枯，五脏不为伤。故曰痈。热气浮盛，当其筋骨良肉无余，故曰疽。疽上皮肉，以坚上如牛领之皮；痈者薄以泽，此其候也。《痈疽图》曰：赤疽发额，不写十余日死。其五日可刺也。其脓赤多血死，未有脓可治。百神在额不可见血，见血者死。禽疽发如轸者数十数，其四日肿合，牵核痛，其状若挛，十日可刺。其肉发，身振寒，齿如噤欲痉。禽疽发如轸者数十数，其四日肿合，牵核痛，其状若挛，十日可刺。其肉发，身振寒，齿如噤欲痉，如是者十五日死。抒疽发顶若两耳下，不泻十六日死。其六日可刺。其色黑见脓而痈者，死不可治。百神在耳下，不可见血，见血者死。丁疽发两肩，比起有所逐恶结，血流内外，荣卫不通，发为丁疽。三日，身肿痛甚，口噤如痉状，十日可刺。不治，二十日死。蜂疽发髀背，起心腧，若连肩骨，二十日不治死。八日可刺。其色赤黑，脓见青者死，不可治。百神在肩，不可见血，见血者死。阴疽发髀，若阴股始发，腰强，内不能自止，数饮不能多，五日坚痛不治，三岁而死。刺疽发起肺腧，不泻二十日死。其八日可刺。发面赤，其上肉如椒子者死，不可治。百神在背，不可见血，见血者死。脉疽发颈项，如痛身随而热，不欲动悄悄，或不能食，此有所大畏恐骇而不精，上气嗽，其发引耳不可以肿，二十日可刺，不刺八十日死。龙疽发背起，胃俞，若肾俞二十日不写死。九日可刺，不刺其上赤下黑，若青脓黑死，发血脓者，不死。首疽发热八十日。一方云八九日大热汗头，引血尽如嗽，身热同同如沸者，皮颇肿，浅刺之。不刺，二十日死。荣疽发胁起，若两肘头二十五日，不写死。九日可刺。脓多赤白而可治也。百神在胁，不可见血，见血即死。行疽发如肿，或后合相从，往来不可，要其所在刺之即愈。勇疽发股起太阴，若伏鼠，二十五日不泻死。其十日可刺。勇疽发脓青黑者死，白者尚可治。百神皆在尻尾，不可见血，见血者死。叔疽发背热，同同耳聋，后六十日肿如聚水，其状若如此者可刺之。但出水后及有血出，

即除愈也，不可治。百神在背，不可见血，见血者死。旁疽发足跗若足下，三十日不写死。其十二日可刺，旁疽者，白脓不太多，其疮上痒赤，黑者死，不可治。百神在足，不可见血，见血者死。冲疽发小肠痛而振寒热，四日五日悄悄，六日而变之，五十日死。敦疽发两指头，若五指头七八日不写死。其四日可刺。其发而黑拥者不堪，未过节可治。疥疽发腋下若两臂两掌中，振寒热而嗌干者，饮多即呕，心烦，悄悄六十日而渐合者，如此可有汗，如无汗者死。筋疽皆发脊两边大筋，其色苍，八日可刺。若有脓在肌腹中，十日死。陈干疽发两臂，三四日痛不可动，五十日身热面赤，六十日可刺。如刺无血，三四日病愈。搔疽发手足五指头起节，其色不变，十日之内可刺。过时不刺，后为蚀，有痈在脉腋，三岁死。叔疽发身肿牵核而身热不可以行，不可以屈申，成脓之以除。白疽发脾若肘后痒自痛伤，乃身热多汗，五六处有者死。心主痈疽，在股胫六日死，发脓血六十日死。黑疽发肿居背大骨上，八日可刺，过时不刺为骨疽。骨疽脓出不可止，壮热碎骨，六十日死。胁少阳有痈肿在颈，八日死。发脓血者十日死。疮疽发身痒后痛，此故伤寒气入脏，笃发为疮疽。九日可刺之，不九十日死。腰太阳脉有肿，交脉属于阳明在颈，十日死。发肿七十日死。尻太阳脉有脓肿，痈在足心少阳，八日死。发脓血六十日死或八十日死。头阳明脉有肿痈在尻，六日死。发脓血六十日死。股太阴有肿痈在足太阳，十七日死。发脓血百日死。肩太阳脉有肿痈在颈，八日死。发脓血百日死。足少阳脉有肿痈在胁，八日死，发脓血六百日死。手阳明脉有肿痈在渊腋，一岁死，发脓三岁死。黑疽发渊腋死。黑疽发耳中如米大，此疽不治死。黑疽发肩死，黑疽发缺盆中名曰伏疽，不治死。赤疽发于脾，半夜可治，出岁死。黑疽发肘上下，不死可治。髀解除指本黑头赤死。黑疽发掌中，不死可治。赤疽发阴股，软可治，坚死。赤疽发肥肠死。黑疽发膘膑，软可治，坚不可治。赤疽发掌中，不可治。黑疽发跗上，坚死。足下发久肿痛，色赤，死。痈高而光者不大热，用薄雍其肉平平无异而紫色者，不须治，但以黄 并淡竹叶汤申其气耳。痈平而痛，用八物黄薄。大痈七日，小痈五日，其自有坚强色诊宁生破发背及乳岩，热手近不得者，令人之热熟，先服王不留行散，外散外

摩发背大黄膏。若背生破无毒在乳者，熟之候，手按之，若随手起，便是熟，针法要脓看，以意消息之。胸背不可过一寸针。良久不得脓，即以食肉膏散，差瓮头肉痈口中人体热气，歇服木瓜散。五日后痈欲瘥者，排脓内寒散。凡破痈之后，病患便连绵欲死，内寒热肿，自有似痈而非者，当以手按肿上无所连，是风毒耳。勿针，可服升麻汤，外摩膏破痈口当合流下三分，近一分针，唯今极热，便不痛。破痈后败坏不瘥者，作猪蹄汤洗之，日再，下汤二日，故可用。冬六七日，汤半剂亦可用，胸中断气。断气者，当入暗中以手按左眼，视右眼见光者，胸中结痈，若不见光者，瘭痈内发，针伤脉，血不出住实不写，留成痈。肾脉来者大渐小阴结，若肌肉瘭痈为发寸口，如此来大，如未渐小矣。有黑色者，是石留黄毒。有赤色者，是丹砂毒。有青色者，是硇砂毒。有似盐颗者，是钟乳毒。有黄水者，是杏桃人毒。有白水者，是附子、干姜毒。有脓者，热肉面等毒砂发，白雄鸭顶上血一合，已来取黑铅汤一茶碗，调服之解钟乳发。雄鸡肘上血一合，将针粉汤一茶碗调服之，解附子发。取附子皮三升，豉半升，相和，以水一升，煎约一茶碗，服之解丹砂发。取黑铅、黄芪、防风、伏龙肝各半两，水一升，煎半茶碗，去滓服之解。《刘涓子鬼遗方》黄父痈疽论。九江黄父问于岐伯曰：余闻肠胃受谷，上焦出气，以温分肉而养骨节、通腠理，中焦出气如露，注溪谷而渗经脉，津液和调而变化赤为血，血和则乘脉先满，乃注经络，经络皆盈，乃注于经络。阴阳已张，因息乃行，行有经纪，周有道理，与天协议，不得休止，切而谓之，从虚去实，泻则不足，疾则气留，去虚补实则有余，血气已调，形神乃持。余已知血气平与不平，未知痈疽之所从生，成败之时、死生之期，期有远近，何以度之，可知闻乎。岐伯曰：经脉流行不止，与天同度，与地同纪，故大宿失度，日月薄蚀也。经始纪冰道流溢，草蓐不成，五谷不植，经路不通，民不往来，庵聚邑居，别离异处，血气犹然，则言其故。夫血脉荣卫周流不休，上应星宿，下应经数，寒客于经络之中则血泣，泣则不通，不通则归之不得复，及故痈肿与寒气化为热，热胜则肉腐，肉腐则为脓，脓不泻则烂筋，筋烂则伤骨，骨伤则水髓消不当骨肉不泻，筋枯空虚，筋骨肌肉不得相亲，经脉败漏，熏于五脏，五脏伤故死矣。黄父曰：愿闻于痈疽之形与其期

日。岐伯曰：略说痈疽极者一十八种。痈发于嗌，名曰猛疽，猛疽不治则化为脓，脓塞其咽半日死。其为者写则已，含豕膏无冷，泻三日而已。发于颈者名曰夭疽，其状痈大而赤黑，不急则热气不入渊脉腋前，伤任脉，内熏肝脉十余日死，阳气大发，消脑，名曰脑漯，其色不乐，项痛如刺，以藏头乘心者，不治。发于肩及者名曰雌痈，其状赤黑，急治之，此令大汗出至足，不害五脏。发于腋下赤坚者名曰米疽，治之砭石欲细长疏，或云涂豕六膏，日以勿裹，其痈坚而不溃者，马刀夹缨乃治之。发于胸者名曰井疽，其状如大豆，三四日起，不早治，下入腹不治，十日死。发于膺者名曰甘疽，其状如谷实蒌瓜，常寒热，急治之去其寒，十岁死，死后脓自出。发于胁者名曰改訾，改訾者女子之病也。久之其疾大痈脓，治之，其中乃有生肉大如赤小豆，锉陵翘草、陵根各一升，水六升，煮之竭为三升，即强饮浓衣坐釜上，令汗出至足已。发于股阳明名曰股瓮疽，其状不甚变而痈脓附骨，不急治四十日死。发于股阴名曰赤施疽，不急治六日死。在两股之内，不治六日死。发于尻名曰兑疽，其状赤坚大急，急治之，不速治三十日死。发于膝名曰雌疽，其状痈色不寒热而坚，勿破，破之死。须以手缓柔之，乃破。诸疽发于节而相应之者，不可治之也。发于阳者百日死。发于阴者四十日死。发于脑名曰菟啮，其状疾赤至胃，急治之，不治煞人。发于踝名曰走援，其状痈也，急不变，灸而止其寒热，不死。发于足上名曰四淫，其状如痈，不急治之百日死。发于足名曰疠疽，其状初小指发，急治之，去其黑者，不辄益不治，百日死。发于足指名曰脱疽，其状赤黑不死，治之不衰，急渐去之，治不去，必死矣。

痈疽色诊　夫痈疽者，初发始微，多不为急，此实奇患，惟宜速治之，急治不苦速，成病难救，以此致祸能不痛哉！具述所怀，以悟后贤。谨按：黄父痈疽论所著缓急之处，生死之期，如有别痈之形色、难易之治如左僧纳私撰是用，非是先贤恐后高雅，故记之名字，令惑之耳。发皮肉，浅肿高而赤，贴即消，不治亦愈。发筋肉，深肿下而坚，其色或青或黄、白、黑，或复微热而赤，宜急治之。成消中半发附骨者，或未觉肉色已殃者，痈疽之甚也。凡发背，外皮薄为痈，皮坚为疽，如此者多现先兆，宜急治之。皮坚甚，大多致祸矣。夫痈坏后有恶肉

当者,以猪蹄汤洗其秽,次敷饮肉膏,散,恶肉尽乃敷生肌膏散,乃摩四边令善肉速生,当须绝房室、慎风冷,勿自劳动,须筋脉复常,乃可自劳耳。不尔,新肉易伤则重发,便益溃烂,慎之慎之。

相痈疽知是非可灸法 痈疽之甚,未发之兆,肥渴为始,始发之始,或发日疽臭似若小疖,或复大痛,皆是微候,宜善察之。欲知是非,重按其处,是便隐复。按四边比方得失审定之后即灸。第一便灸其上二三百壮,又灸四边一二百壮,小者灸四边,中者灸六处,大者灸八处,壮数处所不患多也。亦应即贴即敷令得所即消,内服补暖汤散,不已,服冷药,外即冷敷。不已,用热贴贴之法,开其口泄热气。

相痈知有脓可破法 痈大坚者未有脓,半坚薄半有脓,当上薄者都有脓便可破之。所破之法,应在下逆上破之,令脓得易出,用排针。脓深难见,上肉厚而生肉,火针,若外不别有脓,可当其上数按之,内便隐痛者,肉狭坚者,未有脓也。按更痛于前者,内脓已熟也。脓泄去,热气不尔长速,速即不良。

2.《刘涓子鬼遗方》痈疽证治贡献

痈疽证治 ① 大黄汤治年四十已还,强壮,常大患热痈无定处,大小便不通:大黄、黄芩各三两,栀子五十枚,升麻二两,芒硝一两,上五味切,以水五升,煮取二升四合,去滓,下消绞调,分温三服,快利为度。② 淡竹叶汤治发痈疽兼结实,大小便不通,寒热,已服五痢汤吐出不得下,大渴烦闷:竹叶四升,瓜蒌四两,通草、前胡、升麻、茯苓、黄芩、知母、炙甘草、石膏各二两,生地黄十两,芍药、人参、当归各一两,大黄、黄芪各三两,上十六味先以水一斗六升,煮竹叶,去叶取九升,纳诸药后煮取三升二合,分四服。③ 生地黄汤治痈疽虚热:生地黄五两,人参、炙甘草、黄芪、芍药、茯苓各三两,当归、川芎、黄芩、通草各二两,大枣二十枚,淡竹叶三升,上十二味先以水二斗煮了水,取一斗五升,去滓,复诸药再煮,取四升八合,一服八合,日三夜再,能顿服为佳。④ 黄芪汤治痈疽内虚热渴甚:生地黄八两,竹叶三升,小麦二升,黄芪、黄芩、前胡、瓜蒌各四两,通草、芍药、升麻、茯苓、甘草、知母各二钱,人参、当归各一钱,上十六味先以水二斗,煮竹叶及小麦取一斗二升,去滓,复煮诸药,取四升,分四服,日三夜一。小便利除通草、茯苓,

加麦门冬,腹满加石膏三两,热盛去人参、当归。⑤ 黄芪汤治痈疽内虚:黄芪、人参、炙甘草、芍药、当归、生姜各三两,大枣二十枚,干地黄、茯苓各二两,白术一两,远志一两半,上十一味以水一斗三升,煎取四升,去滓,分温四服。⑥ 五味竹叶汤治痈疽:竹叶二升,五味子、前胡、当归、干地黄、人参各二两,小麦二升,黄芪、黄芩、麦门冬、生姜各三两,炙甘草一两半,升麻一两,大枣十四枚,桂心半两,上十五味先以水二斗煮竹叶、小麦,取一斗,去滓纳诸药,煮取三升,分温四服,日三夜一。⑦ 竹叶汤治发痈疽取利热小便退,不用食物:淡竹叶三升,小麦二升,干地黄、人参、黄芩、前胡、升麻各二两,麦门冬、生姜、黄芪、芍药各三两,大枣十四枚,桂心、远志各半两,当归、炙甘草各一两,上十六味切,先以水一斗八升,煮竹叶、小麦,取一斗,去滓内诸药又煮取三升,分二服,羸者分四服,日三夜一。⑧ 竹叶汤治痈疽取下后热少退,小便不利:淡竹叶一升,小麦三升,干地黄四两,黄芪、人参、炙甘草、芍药、石膏、通草、升麻、黄芩、前胡各二两,大枣十四枚,麦门冬三两,上十四味先以水一斗六升,煮竹叶、小麦取九升,去滓内诸药,煮取三升二合,强即分三服,羸即四服,日三夜一。⑨ 竹叶汤治痈疽取利后热,小便不利:竹叶三升,小麦二升,人参、黄芩、前胡、芍药、炙甘草、干地黄、当归、桂心、黄芪、麦门冬各三两,龙骨、牡蛎各一两,赤蜊三十枚,大枣十四枚,上十六味以水二斗煮竹叶、小麦,取一斗,去滓内诸药,煮取四升,分四服,日三夜一。⑩ 生地黄汤治痈疽内虚热:生地黄五两,人参、炙甘草、黄芪、芍药、茯苓、川芎、通草、黄芩、当归各二两,大枣二十枚,竹叶三升,上十二味以水三斗,煮竹、地取半,去滓内诸药,煮取四升,分五服,日三夜二,能服一升可佳。⑪ 内补黄芪汤治发痈疽肿溃去脓多,里有虚热:黄芪、茯苓、桂心、人参、生姜、远志、当归各二两,麦门冬三两,炙甘草六分,五味子四两,大枣二十枚,上十一味切,以水一斗煮取四升,分六服,日四夜二。⑫ 竹叶汤治痈去脓多,虚满上气:竹叶二升,半夏、炙甘草、麦门冬各二两,黄芩、厚朴各三两,小麦四升,生姜五两,当归、茯苓、桂心各一两,上十一味切,以水一斗半,先煮竹叶、小麦取九升,去滓,又煮诸药取二升,分温三服。⑬ 增损竹叶汤治痈疽肿烦热:竹叶一握,当归、茯苓、人参、前胡、黄芩、桂心、芍

药各二两,炙甘草三两,大枣二十枚,小麦、麦门冬各一升,上十二味切,以水一斗六升煮竹叶、小麦取一斗一升,去滓内诸药,煮取三升,分服,日三。夜重加黄芪二两,胸中恶加生姜六两,下者减芍药、黄芩各六分。如体强羸者以意消息之。⑭黄芪汤治痈疽后补塞去客热:黄芪、生姜、石膏、甘草、芍药、升麻、人参、麦门冬各二两,知母、茯苓、干地黄各一两,桂心六分,大枣十四枚,上十三味切,以水一斗二升,煮取四升,分温四服,日三夜一。⑮黄芪汤除热止渴治痈肿热盛,口燥患渴:黄芪、瓜蒌、干地黄、升麻各二两,麦门冬三两,栀子二十枚,芍药、黄芩各一两半,上八味以水一斗,煮取三升,分温三服。⑯黄芪汤治客热郁积在内或生疖:黄芪二两,人参、川芎、当归、炙甘草各一两,远志、干地黄各二两,大枣二十枚,生姜、麦门冬各五两,上十味切,以水一斗二升,煮取三升,分温三服。⑰黄芪汤治痈未溃:黄芪四两,炙甘草二两,桂心三两,芍药、半夏、生姜各八两,饴一斤,上七味以水七升,煮取三升,饴化分三服。⑱内补竹叶黄芪汤治痈:竹叶一升,黄芪、芍药各四两,人参、甘草、干地黄各二两,黄芩、茯苓、生姜、桂心各一两,大枣十二枚,升麻三两,上十二味以水二斗,煮竹叶澄清,取九升,内诸药,更煮取三升,分温三服。⑲增损散治痈疽最脓:黄芪五分,小豆一分,川芎二分,白蔹三分,瓜蒌三分,上六味捣筛,令细酒调温服方寸匕,日三。⑳木占斯散治痈消脓:木占斯、桂心、人参、细辛、败酱、干姜、厚朴、炙甘草、防风、桔梗各一两,上十味捣筛,酒服方寸匕,入咽觉流入疮中。若痈及疽之不能发坏者,可服。疮未坏去败酱,已发脓纳入败酱,此药时有化痈疽成水者,方正桂为异,故两存焉。治诸疮及疽痔疮已溃,便即早愈。凡俗流医不知用此药,发背有不善而渴,便勤服之。若药力行觉渴心,便消散。若虽服坏,终无苦,但昼夜服勿懈也。发此药消散不觉,肿去时即愈。或长服即去败酱,偏治妇人乳肿诸产,疵速愈良。又云:惟服有异,始觉背有不善之也。瞿麦散治诸痈疽已溃未溃,疮中疼痛,脓血不绝:瞿麦、白芷、黄芪、当归、细辛、芍药、薏苡仁、川芎、赤小豆各一两,上九味先以清酒小豆出于铜器中,熬令干后,渍渍后复熬五过止。然后治末,合捣筛,温酒服方寸匕,昼夜各五。三日后痛痒者,肌肉也。又方:用苦酒渍小豆,多痛倍瞿麦,疮

口未开倍白芷,多脓倍黄芪、薏苡仁、芍药等。

肠痈炎疽证治　①枳实汤(甘林所秘不得)治炎疽:枳实、射干、升麻、地黄、黄芩、前胡各三两,犀角一两半,大黄二两半,麝香半两,上九味㕮咀,以水九升,煮取分温三服,须瘥也。②大黄汤治肠痈,肠痈之为病,诊小腹肿,痞坚,按之则痛,或在膀胱左右,其色或赤或白色,坚大如掌热,小便欲调,时色色汗出,时复恶寒。其脉迟坚者未成脓也,可下之,当有血。脉数脓成不可服此方。大黄四两,牡丹皮三两,芥子半升,硝石三合,桃仁五十枚,上五味㕮咀,以水六升五合,分为两服,脓下无者下血大良。③辛夷汤治妇人妒乳:辛夷、泽兰各一升,大枣三十枚,桂心、炙甘草各一尺,防风、白术、生姜各二分,上八味切,以水一斗,煮取三升,分温三服。④内补黄芪汤治妇人客热乳结肿或溃或作痈:黄芪、茯苓、麦门冬、干地黄、人参各三两,芍药、炙甘草各二两,厚朴一两,生姜四两,上九味切,以水一斗二升,煮取三升分五服,日三夜二。⑤黄芪汤治痈肿患热盛:黄芪、麦门冬各三两,黄芩六分,栀子十四枚,芍药、瓜蒌各二两,干地黄、升麻各一两,上八味锉,以水一斗,煮取三升,分温三服。⑥木占斯散治发背及妇人发房并肠痈:木占斯、厚朴、炙甘草、细辛、瓜蒌、防风、干姜、人参、桔梗、败酱各一两,上十味捣筛,清酒服方寸匕,日七夜四。以多为善。败酱草名也。病在上者当吐,在下者当下脓血,此谓肠痈之属也。诸病在里,惟服此药,即觉有力。及痈疽便即腹痛,长服。

发背乳痈证治　①生地黄汤治发背发乳,四体有痈疽,虚热大渴:生地黄十两,竹叶四升,黄芩、黄芪、炙甘草、茯苓、麦门冬各三两,升麻、前胡、知母、芍药各二两,瓜蒌四两,大枣二十枚,当归一两半,人参一两,上十五味,先以水一斗五升,煮竹叶取一斗,去叶,纳诸药,煮取三升六合,分为四服,日三夜一。②淡竹叶汤治发背乳痈,已服生地黄汤,取利后服此:淡竹叶四升,麦门冬、黄芪、芍药、干地黄、生姜各三两,前胡、黄芩、升麻、远志、瓜蒌各二两,大枣十四枚,当归一两,上十三味先以水一斗八升,煮竹叶、小麦、黄芪、芍药、干地黄、生姜,取一斗,去滓内诸药,再煮,取三升,分温三分。③生地黄汤治发背:生地黄八两,人参、炙甘草、芍药各二两,通草、茯苓、黄芪、黄芩各三两,

淡竹叶二升,大枣二十枚,当归、川芎各一两,上十二味先以水三斗煮竹叶取一斗,去滓内诸药,再煮四升,一服八合,日三夜再。若能每服一升佳。④远志汤治痈疽发背乳大,去脓后虚惙少气欲死:远志、当归、炙甘草、桂心、川芎各一两,黄芪、人参、麦门冬各三两,茯苓、干地黄各二两,生姜五两,大枣十四枚,上十二味以东流水一斗,煮取三升二合,分温四服,日三夜一。⑤白石脂汤治发背乳下复往:白石脂四两,龙骨三两,当归、桔梗、女萎、黄连、甘草各二两,白头翁一两,干姜二两,上九味以水九升,煮取三升二合,分四服,下住便止,不必尽服。当下未,即来日止。⑥兼味竹叶汤治发背痈及发乳:淡竹叶、小麦各三升,黄芪、黄芩、五味子、人参、前胡、干地黄、当归各二两,大枣十四枚,麦门冬二两,升麻一两,桂心半两,炙甘草一两,生姜三两,上十五味以水二斗,煮竹叶、小麦,取一斗,去滓内药,煮取三升,分温三服,一日服。⑦白石脂汤治发背已溃而下不住:白石脂、女萎、白头翁各四两,龙骨三两,当归、桔梗、黄连各二两,干姜三两,上八味以水九升,煮取三升三合,去滓,服八合,日三夜一。⑧内补黄芪汤治发背已溃,大脓汁,虚惙少气力:黄芪三两,干地黄、人参、茯苓各二两,当归、芍药、川芎、桂心、远志各一两,甘草一两半,麦门冬三两,生姜五两,大枣十四枚,上十三味以水一斗,煮取三升二合,去滓,分温四服,日三夜一。⑨黄芪汤治发背:黄芪、黄芩、远志、麦门冬各二两,干地黄、人参、川芎、炙甘草、芍药、当归各一两,大枣二十枚,生姜五两,鸡脏二具,桑螵蛸十四枚,上十四味㕮咀,以水一斗,先煮取四升五合,一服九合,日三服夜一服。⑩大黄汤治背上初欲作疹:大黄三两,栀子一百枚,升麻、黄芩、炙甘草各三两,上五味以水九升,煮取三升半,分为三服,得快下数行止,不下更服。⑪丹参膏治妇人乳肿痛:丹参、芍药各二两,白芷一两,上三味以苦酒渍一夜,猪脂六合,微火煎三上下,膏成敷之。⑫生肉膏治发、背、乳,口已合,皮止急痛:丹参、防风、白芷、细辛、川芎、黄芩、芍药、炙甘草、黄芪、牛膝、槐子、独活、当归,上十三味切,以腊月脂五升,微火煎三上下,白芷黄膏成,病上摩,向火,日三四。⑬雄黄膏治妇人妒乳生疮:雄黄、白蔹、雄黄、漆头芦茹各一两,乱发一团如鸡子大,上五味各研捣筛,以不中水猪脂二升,先煎乱发令尽,

下诸药,再微火煎,候膏成,放凝,涂疮上,日三四。

3.《刘涓子鬼遗方》金疮证治贡献

①止血散治金疮:乌草根三两、鹿茸二分、白芷、当归、川芎、干地黄、续断各一两,上七味捣筛,令调着血出处即止。②蝙蝠消血散治金疮血肉痿:蝙蝠三枚,上以水服方寸匕,一日服令尽,当下如水血消也。③蒲黄散治金疮肉痿:七月七日麻勃一两,蒲黄二两,上二物捣筛为散,温酒调服一钱匕,日五服,夜再两服。④蛇衔散治金疮内伤:蛇衔、炙甘草、川芎、白芷、当归各一两,续断、黄芩、泽兰、干姜、桂心、乌头各五分,上十一味捣筛,理令匀,酒服方寸匕,日三服,夜一服。⑤续断散治金疮中筋骨:续断三两,川芎、当归、苁蓉各一两半,地黄、蛇衔各二两,干姜、附子、汉椒、桂心、白芷各三分,人参、炙甘草各一两,细辛二分,上十四味捣筛理令匀,调温酒服之方寸匕,日三服,夜一服。⑥麻黄散治金疮烦疼:麻黄六分,炙甘草五分,干姜、附子、当归、白芷、续断、黄芩、芍药、桂心、川芎各三分,上十一味捣筛理令匀,调温酒服方寸匕,日三服,夜一服。⑦白薇散治金疮烦满,疼痛不得眠睡:白薇、瓜蒌、枳实、辛夷、炙甘草、石膏各一两,厚朴三分,酸枣二分,上八味为末,调温酒服方寸匕,日三服,夜一服。⑧内补当归散治金疮去血多虚竭:当归、干姜、炙甘草各三分,芍药五分,辛夷二分,上五味捣筛理令匀,调温服方寸匕,日三服,夜一服。⑨内补苁蓉散治金疮去血多虚竭:苁蓉、当归、炙甘草、川芎、黄芩、桂心、人参、芍药、干姜、吴茱萸、白及、厚朴、黄芪各一两,蜀椒三分,上十四味捣筛理令匀,调温酒服方寸匕,日三服,夜一服。⑩泽兰散治金疮内塞:泽兰、防风、蜀椒、石膏、附子、干姜、细辛、辛夷各二两,川芎、当归各三分,炙甘草四分,上十一味捣筛理令匀,调温酒服方寸匕,日三夜一。脓多倍甘草,渴加瓜蒌二分,烦加黄芩二分,腹满气短加厚朴二分,疮中血瘀加辛夷一倍。⑪黄芪散治金疮内塞:黄芪三两、川芎、白芷、当归、麻黄、鹿茸、黄芩、细辛、干姜、芍药、续断、桑虫屎各一两,附子半两,山茱萸一两,上十四味捣筛理匀,调温酒服方寸匕,日三服,夜一服,渐可至二日。⑫解毒蓝子散治金疮中菌药:蓝子五合,升麻八两,炙甘草、王不留行各四两,上四味捣筛理令匀,调冷水服二方寸匕,日三夜二。及以方寸匕水和匀涂疮上,毒即解去矣。

⑬内补瞿麦散治金疮大渴：瞿麦、川芎、当归、炙甘草、干姜、桂心、续断、厚朴、白蔹、蜀椒、辛夷、牡蛎、芍药、桔梗、干地黄、防风、人参各三分，细辛二分，瓜蒌一分，上十九味捣筛，理令匀，调温酒服方寸匕，日三夜一。或筋骨断更加续断三分。

箭伤证治　①出箭白蔹散治金疮箭肉中不出：白蔹二两，半夏三两，上二味为末，调水服方寸匕，日三服。若轻浅疮十日出，深二十日出，终不停住肉中。②小麦饮治金疮中腹，肠出不能内之，喷疮：小麦五升，水九升煮取四升，去滓，复以绵度滤之，使极冷，旁含喷之，疮肠自上渐入，以冷水喷其背，不中多人见，亦不欲令旁人语，又不可病患知，或晚未入，取病患席四角，令病患举摇须臾，肠便自入。十日之内，不可饱食频食而宜少，勿使病人惊，惊则煞人。③磁石散治金疮肠出欲入：磁石、滑石各三两，上二物下筛，理令调，日饮方寸匕，日五服，夜再服。④止烦白芷散治金疮烦闷：白芷三两，川芎、甘草各二两，上三味熬令变色，捣为散，水调服方寸匕，日五服，夜再服。⑤硝石散止烦、消血、解散，治金疮先有散石烦闷欲死，大小便不通：硝石、泽泻、白蔹、芍药、寒水石、瓜蒌各一两，上六味捣筛为散，水服方寸匕，日夜各一服，或未通稍增之。⑥止痛当归散治金疮痛不可忍，烦疼不得住：当归、炙甘草、藁本、桂心、木占斯各一两，上五味合捣筛令调，水服半方寸匕，日三服，夜一服。⑦琥碧散治金疮弓弩所中，闷绝无所识：琥碧随多少捣筛，以童子小便服之乃热，不过二服。⑧败弩散治金疮弓弩所中，筋急屈伸不得：干地黄十分，干枣三枚，杜仲二分，当归、附子各四分，炮故败弩筋五分，上七味合捣筛，理令匀，温酒服方寸匕，日三服，夜一增一至三。

跌打瘀血证治　①蒲黄散治被打腹中瘀血：蒲黄一升，当归、桂心各二两，上三味捣筛理匀，调酒服之方寸匕，日三夜一。不饮酒熟水下。②续断生肌膏治痈疽金疮：续断、干地黄、细辛、当归、川芎、黄芪、通草、芍药、白芷、牛膝、附子、人参、炙甘草各十二两，腊月猪脂四升，上十四味咬咀，诸药纳膏中渍半日，微火煎三上，候白芷色黄，膏即成，敷疮上，日四，正膏中是猪脂煎。③止痛生肌甘菊膏治金疮痈疽：菵草、川芎、炙甘草、防风、黄芩、大戟各一两，生地黄四两，芍药一两半，细辛、大黄、蜀椒、杜仲、黄芪、白芷各一两，上十四味咬

咀，以腊月猪脂四升微火煎五上下，白芷候黄成膏。一方添甘菊二两，以敷疮上，日易两次。④生肌膏治痈疽金疮：大黄、川芎、芍药、黄芪、独活、当归、白芷各一两，薤白二两，生地黄一两，上九味合薤咬咀，以猪脂三升煎三上下，白芷黄膏成，绞去滓，用磨之，多少随其意。⑤乌鸡汤治金疮腹内有瘀血：乌雌鸡一只，大黄、细辛、地黄各三两，人参、炙甘草、杏仁、双人盲虫、芍药、黄芩各一两，当归、桃仁各二两，大枣二十枚，上十三味理乌鸡如食法，以水二斗，煮鸡取一斗，咬咀诸药，纳鸡汁中，更煮之粥，慎食他物。⑥乌鸡汤治金疮内有瘀血未及得出而反成脓：乌鸡一只，白芷、麦门冬、炙草、芍药、当归各一两，桂心、瓜练各二两，上八味先理鸡如食法，以水二斗，煮取七升，咬咀诸药，纳汁中，更煮取三升，去滓服七合，日三，夜勿食。⑦桃核汤治金疮有瘀血：蠦虫三十枚，虻虫、水蛭各三十枚，桂心三分，大黄五两，桃核五十枚，上六味酒水各五升，咬咀合煮取三升，去滓，服一升，日三服。⑧豚心汤治金疮惊悸，心中满满如车所惊怛：豚心一具，人参、桂心、炙甘草、干地黄、桔梗、石膏、川芎、当归各二两，上九味细切锉，诸药咬咀，先以水二斗煮心，取汁八升，纳诸药，煮取一升，一服八合，一日令尽。⑨生肉膏治金疮痈疽：黄芪、细辛、生地黄、蜀椒、当归、芍药、薤白、川芎、独活、苁蓉、白芷、丹参、黄芩、甘草各一两，腊月猪脂二斤半，上十五味咬咀，以苦酒一升合渍诸药，夏一夜，冬二夜，浸以微火，煎三上，候苦酒气成膏用之。⑩白马蹄散治被打腹中瘀血：白马蹄烧令烟尽，捣筛，温酒服方寸匕，日三夜一。亦治妇人血疾消为水。

4.《刘涓子鬼遗方》瘰病疥癣证治贡献

①恶疮膏治久病疥癣：丹砂、雄黄、雌黄、乱发、松脂、白蜜各一两，芦茹三两，巴豆十四个，腊月猪脂三升，上九味先煎乱发，消尽内松脂煎三上下，成膏，绞去滓，末茹内膏中，煎搅极调，敷疮上，日三易之。②五黄膏治久病疥癣诸恶疮毒：雌黄、雄黄、黄连、黄柏、黄芩、青木香、白芷各二两，乱发一团，鸡舌香一两，野狼跋子四十枚，上十味咬咀，以苦酒半升渍诸药一夜，以腊月脂三升，先煎发一沸，纳诸药三五沸止，绞去滓，成膏，敷疮上，日五易之。③水银膏散治热病疥癣恶疮，水银、矾石、蛇床子、黄连各一两，上四物两度筛，以

腊月猪脂七合和，并水银搅令调，打数万过不见银，膏成敷疮。若膏少益取并小儿疮良。④麝香膏治面皯疱：麝香二两，当归、附子、川芎、白芷、芍药各一两，细辛二合，杜衡二分，上八味㕮咀，以腊月猪脂一升二合，煎诸药三上下，绞去滓，别末研麝香，安膏中，搅令调，敷疱上，三易之。⑤赤膏治百病：治葛皮、白芷各一两，蜀椒二升，大黄、川芎、巴豆三升，附子十二枚，丹参一斤，猪脂六升，上九味㕮咀，以苦酒渍一宿，合微火煎三上下，白芷黄即膏成，绞去滓，用伤寒衄鼻，温酒服如枣核大一枚。⑥丹妙膏治瘰疬：丹砂、犀角、射干、大黄、川芎、麝香、黄芩各二两，生地黄十两，升麻、前胡、沉香各三两，青木香一两，上十二味㕮咀，以苦酒渍淹一宿，以猪脂五升，微火煎三上下，绞去滓，纳丹参、麝香末搅调，稍稍服之。⑦麝香膏治瘰疬：麝香末、凝水石、黄芩、丹砂末、川芎、鸡舌香、青木香各二两，蔄草三两，升麻三升，羚羊角、射干、大黄、羊脂各三两，地黄汁一升，上十四味切，以苦酒渍一夜，用猪脂六升微火上煎三上下，绞去滓，纳麝香、丹砂末搅令调成，以摩病上甚良。⑧丹砂膏治瘰疬始发未曾治：丹砂末、犀角、麝香、沉香各二两，射干、大黄、升麻、川芎、前胡、黄芩各三两，青木香一两，生地黄十两，上十二味㕮咀，以猪脂五升，微火煎三上下止，绞去滓，入麝香、丹砂末搅令调，温酒服如枣核大，日三服。⑨丹砂膏治病疥癣诸恶疮：蜀椒三升，丹砂、细辛、桂心各二两，附子三十枚，前胡、白芷各一升，川芎、白术、吴茱萸各一升，当归一两，上十一味㕮咀，诸药唯椒、茱萸不捣，以苦酒渍一夜，合淹，以猪脂不中水者十斤，细切，合诸药于铜器内，煎三上下，白芷黄成膏，以棉布绞去滓。如患风温肿不消，服如弹元大一枚。此膏无所不治。⑩羊髓膏治瘰疬浸淫广大，赤黑烂坏成疮：羊髓二两，大黄二两，甘草一两，胡粉二分，上四味㕮咀，以猪脂二升半，并胡粉微火煎三上下，绞去滓，候冷敷疮上，日四五。⑪水银膏治病疽瘘：水银二两半，胡粉二两，松脂二两，猪脂四升，上四味先煎松脂，水气尽下胡粉，搅令水银尽不见，可敷疮，日三。亦治小儿痏热疮、头疮。⑫白蔹膏治痱瘰疬疮：白蔹、白芷、羊脂各三两，川芎、大黄、黄连、当归、黄柏各二两，豉八合，猪脂二升，上十味㕮咀，以二脂合煎，纳诸药，微火煎膏成，去滓，候凝敷之。⑬白蔹膏治皮肤中热痱瘰

病：白蔹、黄连、生胡粉各一两，上三味捣筛，溶脂调和敷之。⑭芦茹膏治病疽疥癣及恶疮：芦茹三两，雄黄、雌黄末、丹砂各一两，乱发半两，上五味捣筛，令调，煎以先用猪脂二升半，煎发取尽，纳诸药微火更煎，候膏成，不令他人鸡猫犬见，日上三四。

5.《刘涓子鬼遗方》疗疮证治

①生地黄膏治热疮：生地黄、黄连各四两，大黄三两，黄柏、炙甘草、白蔹、升麻各二两，上七味㕮咀，以猪脂二升半，微火合煎膏成，绞去滓，候凝可敷之。②生地黄膏治热疮：生地黄四两，黄连五两，白蔹、芍药、白及各二两，苦参、升麻各三两，上七味㕮咀，以猪脂二升半纳诸药同熬，膏成去滓，候凝敷之。③黄连膏治温热诸疮：黄连、白蔹、白芷各二两，生胡粉一两，上四味细筛，用猪脂调涂之。蛇床子膏治热疮：蛇床子、干地黄各二两，苦参一两，大黄、通草、白芷、黄连、野狼牙各二分，上八味捣筛为细末，用猪脂以意调和涂之。④木兰膏治热疮：木兰、芍药、射干、蛇床子各一两，白芷、黄连各三两，栀子二十一枚，黄柏、黄芩、野狼牙各二两，上十味㕮咀，以猪脂二升合诸药微火煎，膏成去滓。⑤黄连膏治热疮：黄连、生胡粉各三两，白蔹、大黄、黄柏各二两，上五味为末，用猪脂以意调和涂之。甘草膏治灸疮：甘草、当归各一两，胡粉、羊脂各一两半，猪脂三两，上五味㕮咀，以猪羊脂并诸药微火煎，成膏，绞去滓，候凝敷之。⑥丹砂膏治风温病疽诸恶疮经年不瘥，其着胸臆，背日大不可视之：丹砂、雄黄末、附子、天雄、干地黄、大黄、当归、秦胶各二两，乌头、桂心、黄连、松脂、蔄芋各四两，蜀椒一升，干姜二两，巴豆一百枚，蜈蚣四枚，石南草二两，上十八味㕮咀，十六味以苦酒一斗渍一夜，以猪脂六升微火煎三上下，药色膏成，绞去滓，纳二石末，搅令调敷疮，有口亦可兑疮口。此脂多治合即随多少，苦酒不必尽一斗，以意量用之。⑦生川芎膏治疗肿：生川芎汁一升，丹砂、当归、升麻各二两，生地黄二斤，白芷、大黄、麝香末、炙甘草各三两，薤白八两，上十味㕮咀，以苦酒渍一夜，猪脂五升，微火煎三上下，膏成摩于肿上。⑧紫草膏治小儿头疮并恶：紫草、矾石各三两，黄连、女青、白芷、生地、榆根各一两，苦酒五合，上七味纳三味矾石、紫草、黄连为末，入诸药煎，白芷黄，膏成敷疮上。⑨水银膏治

小儿热疮：水银、松脂各二两，胡粉二分，猪肝四升，上四味煎松脂，水银气出，下三物搅令不见银，放冷，以敷疮上。⑩柏皮膏治火疮：柏皮去黑皮用白肉，以猪脂少多煎去滓，候凝随实使之。⑪五味子膏治头白秃疮，发落生白，经年不瘥：五味子、苁蓉、松脂各二分，雄黄、雌黄、白蜜各一分，蛇床子、远志各三分，鸡屎半分，菟丝子五分，上十味，以猪膏一升二合煎，先纳雌黄，次纳鸡屎，次纳蜜，次纳松脂，次纳诸药，并先各自末之，膏成，先以桑灰洗头，后敷之。⑫雄黄膏治恶疮皆烂：雄黄、矾石末、藜芦、当归、黄连、附子各二两，莔草、川芎、白及各一两，巴豆六十枚去皮心，上十味㕮咀，以猪脂二升，微火煎成，绞去滓，纳石末搅调，敷疮，日四五。⑬升麻膏治热毒并结及肿成疮：升麻三两、白术一两，牡蛎三分，白及、白蔹、射干、大黄、黄连各二两，莔草二分，上九味㕮咀，以猪脂三升微火煎，膏成绞去滓以敷疮上，日四五。⑭治热疮生地黄膏：生地黄、白蔹、白芷、黄连、升麻、黄芩、大黄各十两，上七味㕮咀，以猪脂一升半，微火煎成膏，绞去滓，敷疮，日四五。⑮麝香膏治诸恶疮：麝香、冷石、雄黄、丹砂各五分，上四味各细研如粉，以腊月猪脂量其多少调和，如涂敷疮时，先用大黄汤放温，洗了淹干，然后涂膏。牛屎熏方治头疮恶疮骨疽等，取苦瓠截除底断其鼻，取牛屎者地上烧，以无底瓠笼屎上，引烟从瓠空出，以疮着烟上熏之自然止，过三度即除。⑯六物灭瘢膏：衣中白鱼、鸡屎、白鹰粪、白芍药、白蔹、白蜂，上药研如粉，以乳汁和涂瘢上，日三。⑰白芷膏治鼻中塞，利鼻：白芷、通草、蕤核、当归各一分，薰草二株，羊髓八铢，上六味以清酒炼羊髓三过，㕮咀，诸药煎膏成，绞去滓，用小豆大，纳鼻中，日三。

6.《刘涓子鬼遗方》外治膏方

《刘涓子鬼遗方》外用洗方　①猪蹄汤治痈疮及恶疮，有恶肉：猪蹄一具，黄连、黄芩、独活、大黄各一两，白蔹、白芷、野狼牙、芍药各二两，上九味以水三斗，煮猪蹄一斗五升，去蹄内诸药煮，煮五升洗疮，日四次，甚良。②猪蹄汤治痈疽肿坏多汁：猪蹄一具，川芎、当归、炙甘草、大黄、黄芩各二两，芍药三两，上七味先以水一斗五升，煮蹄取八升，去蹄，内诸药，更煮取三升，去滓及温洗疮上，日三。亦可布内汤中，敷疮肿上，燥复之。③治肘疽方：黄连、皂荚各等分，上二味捣下，和以淳苦

酒，调令如泥，涂满肘，以绵浓敷之，日三易。《刘涓子鬼遗方》外用贴方　①松脂帖方治痈疽肿：黄柏、川芎、白芷、白蔹、黄芪、黄芩、防风、芍药、莔草、白蜡、当归、大黄各一两，细辛二分，腫脂三两，松脂二斤，上十六味切，曝干极燥，微火煎三上下，手不得离，布绵绞去滓贴之。②松脂帖方治痈疽肿：当归、黄芪、黄连、芍药、黄芩、大黄、腊蜜、川芎各一两，松脂一斤半，陈腫脂各一合半，上十味细切，合煎，微火三上下，膏成绵绞去滓，向火涂纸上贴之。③松脂帖方治痈疽肿：松脂一斤，大黄三分，腫脂一两，细辛半分，黄芩一分半，防风半分，白芷、白蔹、川芎、当归、芍药、草、黄连、白蜡、黄柏各一分，上一十五味细切，曝令极燥，先煎脂蜡下松脂烊尽，内诸药三上下，候色足绞以棉布，水中以新竹片上火炙之，施纸上贴之。此药大秘，实有奇效，不妄传之。④升麻薄极冷方治痈疽：升麻、大黄、黄芪、龙骨、川芎各一两，白蔹、黄芩各六分，白及一分，牡蛎二分，炙甘草二分，上十味筛，和以猪胆，调涂布敷之痈上，燥易之。⑤白蔹薄方治痈：白蔹、大黄、黄芩各等分，上三味捣筛，和鸡子白涂布上，敷痈上，一燥辄易之，亦可治。又以三指撮置三升水中，煮三沸，绵注汁拭肿上数十过，以寒水石沫涂肿上，纸覆之，燥复易，一易辄以煮汁拭之，昼夜二十易之。⑥猪胆薄方内薄令消治痈疽一二日痛微：黄芪、龙骨、青木香、栀子仁、羚羊角、干地黄、升麻、白蔹、大黄、黄柏、黄芩、川芎、赤小豆、麻黄、黄连、犀角各一两，上十六味各等分捣筛，猪胆调令如泥，布开口如小豆大以泄热气。

《刘涓子鬼遗方》外用散剂　①治痈疽食恶肉散：雄黄、芦茹各一两，矾石一分，上三味捣筛，稍着之，随用多少，不限一两。②食恶肉散治痈：藜芦、真珠各一分半，石硫黄、雌黄、麝香各三分，马齿、矾石、漆头、芦茹各三分，上九味筛捣，粉疮上。

《刘涓子鬼遗方》外用膏药　①兑膏治痈疽：当归、川芎、白芷、松脂各二两，乌头一两，猪脂二升，巴豆十枚，上七味㕮咀，纳膏中，微火合煎三沸，已纳松脂搅合相得，以棉布绞之去滓，以膏着棉絮兑头丈作兑，兑之疮虽深浅，兑之脓就，兑尽即善。肉疮浅者不起，兑着疮中日三，恶肉尽则止。②青龙膏治食肉：白矾二两，熟梅二升，盐三合，大钱二十七枚，上四味于铜器中猛火投之，摩灭成末，乃和猪脂捣一千杵，以涂疮上，甚痛勿怪。

此膏食恶肉尽复着,可敷蛇衔膏涂之,令善肉复生。③生肉膏治痈疽金疮:大黄、芍药、黄芪、独活、白芷、川芎、当归各一两,薤白二两,生地黄三两,上九味㕮咀,以盛煎猪膏三升,煎三上下,以棉布绞去滓,用兑摩,多少随意,常用之。④揭汤治丹痈疽始发,焮热浸淫长成:升麻、黄芩、芒硝各三两,黄连、大黄、川芎各二两,羚羊角屑、当归、炙甘草各一两,上九味㕮咀,以水一斗三升,煮取五升,绞去滓,铛中纳芒硝,上火搅令成沸,尽滓,稍分适冷热贴帛,肿上数过,其热随手消散。王练甘林所秘,不传此方。⑤生肉地黄膏治痈疽败坏:生地黄一斤,辛夷、独活、当归、大黄、川芎、黄芪、薤白、白芷、芍药、黄芩、续断各二两,上十二味切,以腊月猪脂四升,微火煎,白芷色黄膏成,绞去滓敷,日四。⑥生肌黄芪膏治痈疽疮:黄芪、细辛、生地、蜀椒、当归、芍药、薤白、白芷、丹参、炙甘草、苁蓉、独活、黄芩各一两,腊月猪脂一斤半,上十四味细切,以苦酒一升二合,夏即渍一日,冬二夜,微火煎三上下,酒气尽成膏,敷之极良。⑦黄芩膏治痈肿坚强不消,不可用敷贴处:黄芪、黄芩、川芎、白蔹、防风、茵草、白芷、芍药、大黄、细辛、当归各一两,上十一味㕮咀,以猪脂四升,微火上煎一沸一下,白芷黄即成膏,敷之坚硬者,日可十易。⑧鸥脂膏止痛生肌治痈疽:松脂七两,芍药、当归、川芎、黄芩各一两,鸥脂七两,白蜡五两,上七味㕮咀,以腊月猪脂二升二合,微火煎一沸一下,三十过成,以摩于疮上。⑨续断肉膏治痈疽金疮:续断、干地黄、细辛、当归、川芎、黄芪、通草、芍药、白芷、牛膝、附子、人参、炙甘草各二两,腊月猪脂四升,上十四味㕮咀,着铜器中,下膏,诸药渍之半日,微火煎三上下,白芷候黄膏成,敷之疮上,日四五过良。⑩甜竹叶膏止痛生肉治痈疽疮:甜竹叶五两,生地黄四两,大戟二两,腊月脂四升,当归、续断、白芷、茵草、川芎、防风各二两,炙甘草、芍药各一两半,蜀椒半两,细辛、大黄、杜仲、黄芪各半两,上十七味㕮咀,以猪脂微火煎五上下,候白芷黄膏成,敷疮上甚良。⑪生肉茵草膏治痈疽败坏:茵草、当归、薤白、黄芩、炙甘草各二两,生地黄五两,白芷三两,大黄四两,续断一两,上九味㕮咀,以猪脂三升,微火煎三上下,白芷黄膏成,敷疮良。⑫蛇衔膏治痈疽脓烂并小儿头疮,牛领马鞍及肠中诸恶,耳聋痛风肿脚疼,金木水火毒螫所中,众疮百

疹:蛇衔、大戟、大黄、芍药、附子、当归、独活、茵草、黄芩、细辛、川芎、蜀椒、薤白各一两,上十三味㕮咀,以苦酒渍之淹一夜,以猪脂一升半,微火煎三上下,膏成,棉布绞去滓,病在内,酒下弹元大。⑬食肉膏治痈疽:松脂五两,雄黄、雌黄、野葛皮各二两,猪脂一斤,漆头芦茹三两,巴豆一百枚,上七味先煎松脂,水气尽下诸药,微火煎三上下,膏成,绞去滓,纳雄、雌二黄搅调,以膏着兑头内,疮内口方六匕及肉兼新故初用病更肿赤,但用如节度,恶肉尽止,勿使过也。⑭大黄食肉膏治痈疽:大黄、附子、菀草、川芎、雄黄、真珠末各一两,白蔹、矾石、黄芩、漆头芦茹各二两,雌黄一两,上十一味㕮咀,六物以猪脂一升四合,微火煎三上下,末芦茹下煎成膏中,以涂兑头,敷疮中,须恶肉尽,勿使过也。⑮芦茹散治痈疽食恶肉:漆头芦茹、矾石、硫黄、雄黄各二分,上四味捣筛,搅令着兑头内疮口中恶肉尽止,勿使过也。发疮膏治痈疽始作便败坏:羊髓一两,甘草二两,胡粉五分,大黄一两,猪脂二升,上五味切,合脂髓煎二物,令烊,纳甘草、大黄三上下,去滓,纳胡粉搅令极调,敷疮,日四五上。⑯白芷摩膏治痈疽已溃:白芷、甘草、乌头各三分,薤白十五枚,青竹皮,上五味以猪脂一升合煎,候白芷黄膏成,绞去滓,涂四边。⑰治诸疽疮膏:蜡、松脂、乱发、矾石各一两,猪脂四两,上五味先下脂煎,令消,下发,发消下矾石矾消下松脂,松脂消下蜡,蜡消膏成。滤过,候凝涂敷之。⑱黄芪膏治诸痈破后大脓血极虚:黄芪、附子、白芷、甘草、防风、大黄、当归、续断、芍药各一两,苁蓉一分,生地黄五分,细辛三分,上十二味切,以猪脂三升,纳诸药微火慢煎,候白芷黄色膏成,绞去滓,候凝涂疮摩四边口中,日四过。⑲羊屎膏治竹木所刺,入手足,壮不出脓,疼痛:取干羊屎捣筛,用猪脂和以涂之,疮口立出。⑳术膏治汤泪入肉烂坏:术二两,附子二枚,甘草一两,羊脂五两,松脂一块,猪脂五两,上六味微火上煎猪脂后,纳羊脂并诸药,又煎膏成,绞去滓,候凝,涂疮上日三。又方:柏树皮四两,甘草三两,淡竹叶二两,上三味以不中水猪胆一升二合,入药煎膏成,绞去滓,涂疮上,日三。又方:麻子仁一合,柏皮一两,白芷一两,生柳皮一两,上四味㕮咀,以脂一升同煎膏成,滤去滓,候凝敷疮,日三。

①赤石脂汤治补度冷下:赤石脂、人参、炙甘

草、干姜各二两,龙骨一两,附子一枚,上六味切,以水八升,煮取二升半,去滓,分温三服。② 温中汤治取冷过寒,下蚀见出:炙甘草六分,干姜六分,附子六分,蜀椒二百四十粒,上四味切,以水六升煮取二升,分温三服。③ 附子汤补骨治断下:附子二分,当归、人参、黄连、炙甘草各一两,干姜、桂心、芍药各二分,蜀椒半分,上九味以水五升,煮取一斗五合,去滓分温二服。

【综合评述】

1.《刘涓子鬼遗方》是中国医药学第一部外科专著

《刘涓子鬼遗方》代表两晋南北朝时期痈疡外科最高水平。全书载方140余首,其中金疮外伤等计34首。论述痈疽与金疮辨治,内治与外用兼施,处方与选药精良,对后世痈疡外科影响颇大。痈疽多用清热解毒,外伤首用止血止痛,肠痈则必清热排脓。痈是皮下或肌肉组织间气血、脓液汇聚,形成的肿胀隆起。《释名》:痈,壅也。气壅否结,裹而溃也。疽是痈的演变、恶化、深入,由饱满脓浆到干枯或流清水。《医书》:痈者六腑不和之所生,疽者五藏不调之所致。阳滞于阴则生痈,阴滞于阳则生疽。《正字通》:痈之深者曰疽。疽深而恶,痈浅而大。痈疽是一种毒疮,相当于西医学的皮肤毛囊和皮脂腺受细菌感染所致的化脓性炎症,是中医外科的常见病和多发病。痈是感染毒邪,气血壅塞不通而致的局部化脓性疾病。发病迅速,易脓,易溃,易敛。初起局部光软无头,很快结块,表皮焮红肿胀、疼痛,逐渐扩大高肿而硬,触之灼热。疽是为毒邪阻滞而致的化脓性疾病。其特征是初起如栗,不发热胀痛,易向四周扩大。溃烂之后,状如蜂窝,发于肌肉之间,凡皮肤厚而坚韧的地方都可发生,但多发于项后及背部。《刘涓子鬼遗方》引《黄帝内经灵枢·痈疽》阐明痈疽病机:经脉营卫稽留不行而血泣,卫气不通,壅遏不行,热胜肉腐,肉腐为脓,不能陷者曰痈,痈者其皮上薄以泽。热气淳盛,筋髓枯,血气竭,内连五脏下陷肌肤,筋骨良肉皆无余,故命曰疽,疽者皮夭以坚如牛领之皮。疽有赤疽、黑疽、白疽、脉疽、首疽、骨疽、禽疽、抒疽、丁疽、蜂疽、阴疽、龙疽、荣疽、行疽、勇疽、叔疽、旁疽、冲疽、敦疽、疥疽、陈干疽、搔疽、疮疽等24种,症候有别,证治各

异。然痈疽总是火不止则盛,热盛肉腐为脓,故痈疽内治清热解毒,外治排脓生肌。创制常用方剂有:① 大黄汤;② 生地黄汤;③ 黄芪汤;④ 内补黄芪汤;⑤ 内补竹叶黄芪汤;⑥ 淡竹叶汤;⑦ 竹叶汤;⑧ 五味竹叶汤;⑨ 兼味竹叶汤;⑩ 增损竹叶汤;⑪ 白石脂汤;⑫ 赤石脂汤;⑬ 远志汤;⑭ 枳实汤;⑮ 辛夷汤;⑯ 温中汤;⑰ 附子汤;⑱ 木占斯散;⑲ 瞿麦散;⑳ 丹砂膏。常用药物:大黄、生地、竹叶、芒硝、硝石、黄芩、栀子、竹叶、黄芪、升麻、前胡、石膏、知母、炙甘草、芍药、当归、川芎、人参、麦冬、五味子、桂枝、白石脂、赤石脂、桔梗、女菱、黄连、白头翁、牡蛎、枳实、射干、犀角、麝香、牡丹皮、白芥子、桃仁、辛夷、防风、泽兰、白蔹、木占斯、败酱、瞿麦、白芷、薏苡仁等。刘涓子认为,痈高而光者不大热,但以黄芪并淡竹叶汤申其气耳。痈平而痛用八物黄薄。大痈七日,小痈五日,其自有坚强色诊宁生破发背及乳岩,热手近不得者,先服王不留行散,外散外摩发背大黄膏。良久不得脓即以食肉膏散,歇服木瓜散。五日后痈欲瘥者,排脓内寒散。凡破痈之后,病患便连绵欲死,内寒热肿,可服升麻汤,外摩膏破痈。破痈后败坏不瘥者,作猪蹄汤洗之。金疮:蝐消血散治金疮血肉瘘,蒲黄散治金疮肉瘘,白蔹散治金疮箭中肉不出箭,小麦饮喷疮治金疮中腹肠出不能内,磁石散治金疮肠出欲入,止烦白芷散治金疮烦闷,硝石散止烦消血解散治金疮烦闷欲死,止痛当归散治金疮痛不可忍,琥碧散治金疮弓弩所中闷绝无识,败弩散治金疮弓弩所中筋急屈伸不得,蛇衔散治金疮内伤,续断散治金疮中筋骨,麻黄散治金疮烦疼,白薇散治金疮烦满疼痛不得眠睡,内补当归散治金疮去血虚竭,内补苁蓉散治金疮去血虚竭,泽兰散治金疮内塞,黄芪散治金疮内塞,解毒蓝子散治金疮中茵药,内补瞿麦散治金疮大渴,蒲黄散治被打腹中瘀血,乌鸡汤治金疮瘀血未及得出而反成脓,乌鸡汤治金疮腹内有瘀血,桃核汤治金疮有瘀血,莼心汤治金疮惊悸,白马蹄散治被打腹中瘀血。金疮常用药物:乌草根、白芷、鹿茸、当归、川芎、地黄、续断、蝐蝐、蒲黄、白蔹、磁石、滑石、硝石、芍药、藁本、木占斯、败弩筋、蛇衔、黄芩、泽兰、乌头、苁蓉、人参、白薇、枳实、辛夷、石膏、白及、黄芪、防风、蓝子、升麻、王不留行、瞿麦、大黄、桃仁、䗪虫、虻虫、水蛭等。

2.《刘涓子鬼遗方》外治方药丰富

《刘涓子鬼遗方》排脓生肌敷膏外治等经验为后世普遍继承。所创常用外治敷膏有：① 生肉地黄膏；② 生肌黄芪膏；③ 黄芩膏；④ 鸥脂膏；⑤ 续断生肉膏；⑥ 生肉莴草膏；⑦ 蛇衔膏；⑧ 莴如散；⑨ 恶疮膏；⑩ 五黄膏；⑪ 木兰膏；⑫ 白芷膏；⑬ 丹参膏；⑭ 紫草膏；⑮ 升麻膏；⑯ 生地黄膏；⑰ 雄黄膏；⑱ 白蔹膏；⑲ 黄连膏；⑳ 蛇床子膏等外用膏散洗等剂型。常用药物：生地、当归、芍药、川芎、丹参、薤白、细辛、白芷、独活、防风、黄芩、黄连、黄柏、猪脂、羊脂、鸥脂、白蜡、松脂、黄芪、牛膝、槐子、白蔹、莴草、大黄、续断、人参、竹叶、大戟、杜仲、蛇衔、雄黄、雌黄、莴茹、巴豆、苋草、矾石、硫黄、胡粉、青木香、蛇床子、杜衡、木兰、藁本、辛夷、蔓荆子、菟丝子、藜芦、天雄、乌头、斑蝥、麻黄、皂荚、升麻、前胡、羚羊角、蜈蚣、石南草、紫草、女青、榆根、柏皮、白及、苦参、野狼牙、白蜂。

【简要结论】

① 刘涓子，名遵，约公元 370—450 年间东晋末至刘宋初京口人。② 刘涓子为晋末彭城内史，曾随族叔宋武帝刘裕北征。③ 公元 442 年刘涓子撰《刘涓子鬼遗方》十卷，是中国医药学第一部外科学专著。④《刘涓子鬼遗方》主要论述痈疽与金疮证治。⑤《刘涓子鬼遗方》是中国医药学第一部外科专著，代表两晋南北朝时期痈疡外科最高水平。⑥《刘涓子鬼遗方》外治方药丰富。

陈延之医学研究

【生平考略】

陈延之,南北朝宋齐间医家,史书无传,生卒未详。《隋书·经籍志》:《小品方》十二卷,陈延之撰。《旧唐书·经籍志》:《小品方》十二卷,陈延之撰。《新唐书·艺文志》:陈延之《小品方》十二卷。《宋史·艺文志》无载。《中国医籍考》卷38谓陈延之是晋初人。《小品方》约撰于公元454—473年,原书已佚,部分内容见于《备急千金要方》《外台秘要》《医心方》等医籍中。日本发现《经方小品》残卷。近年又有日本之残卷发现,但仅存其中之卷一。1994年高文铸据之著《小品方辑注》十二卷。严世芸、李其忠《三国两晋南北朝医学总集》据《备急千金要方》《外台秘要》《医心方》等辑录《小品方》十二卷。高文铸《小品方辑注》陈延之自序曰:《经方小品》一部,连药性灸法合十二卷。古之旧方者,非是术人逆作方,以待未病者也。皆是当疾之时,序其源由诊候之,然后依药性处方耳。病者得愈,便记所主治,序为方说,奏上官府,仍为旧典也。今之学人相与同难,用旧方治病,病如方说,药物依方,而不悉验者,共论是病有古今,不言异乡殊气,质耐不同。同病患痛痒,所苦相似,而得之根源实别异。且人有苦乐强弱,用药不等,而得差是同。既差之后,实各记其方所治神验,方说略同,其药寒温补利乖背。或先于岭南服之得益,传往淮北为治反害。夫用故方之家,唯信方说,不究药性,亦不知男女长少殊耐,所居土地温凉有早晚不同,不解气血浮沉深浅应顺四时、食饮五味以变性情。唯见方说相应,不知药物随宜,而一概投之,此为遇会得力耳,实非审的为效也。是以《黄帝经》教四海之民,为治异品,此之谓也。今若欲以方术为学人,当精看大品根本经法,随宜制方处针灸,病者自非寿命应终,毒害已伤生气,五劳七伤已竭气血者,病无不愈也。若不欲以方术为学,但以备身防急者,当根据方诀,看此《经方小品》一部为要也。今先记述上古已来旧方,卷录多少采取可承案者,为《小品》成法焉。

《华佗方》有十卷

《张仲景辨伤寒并方》有九卷,而世上有不啻九卷,未测定几卷,今且以目录为正。

《张仲景杂方》有八卷

《黄素方》有二十五卷

《葛氏所撰方》有四卷

《阮河南所撰方》有十五卷

《辽东都尉广所撰备急方》《中古备急》并合为二卷

《杨氏所撰方》有九卷

《杂撰方》有七卷

《治下汤丸散方》有十卷

《治妇人方》有十三卷

《治少小杂撰方》有三十卷

《治眼方》有五卷

《杂膏方》有十卷

《范东阳所撰方》有一百九卷,是范安北过江后撰集也。

上十六件,皆是《秘阁四部书目录》所载录者也。

《羊中散所撰方》有三十卷,是元嘉中于新安郡所集,皆是江东得效者,于世乃可即用。

《秦承祖所撰要方》二十卷,多是范东阳集中单省者耳。且首数又少,于次第治不得周悉,不足传也。上二件,并是元嘉中撰也。一切诸贵家皆各自撰集服药方也,终归是大集中事及术士所增损耳,不可悉录也。

谨案经传撰古今经方、治病旧典,观历代相绍,圣人虽异轨殊迹,治化同源,疗病之理,其教亦然。是以神农使于草石,黄帝施而治病则同,是以为异轨同源者也。历代撰集,文迹皆悉存,而术有神人真气,药有游仙所饵,方有延年益寿,法有民间救急,自古至今,去圣久远,雅有其文,无有传授之者。汉末有张仲景,意思精密,善详旧效,通于往古,自此以来,未闻胜者。夫学术之验,皆根据智能开悟,心意安审,寻详经法,得其变者,非为治病悉应须如此多方也,正是记录开辟以来异轨同源,历代所集服药余方随积耳。

研寻治病终归以药为方,《本草》药相传所用者,复可数十物。而方集有数百卷,卷有百余首者,皆是古之明术者详经察病,随宜处方,或药物数同其称分为异,或煮取升合为变通耳。疾愈方积,历代如此,自然成多也。

后来学人,例不案经,多寻方说,随就增损,其方首数既多,药物所殊至微,或说同而方异,或方同而说乖;或先是老人服之得效,今有少年病与之相似;或者女子先病服之有益,今有产妇病与之相似;方说病证可服,而人长少盛衰相传加药。其药物虽是所宜,而于本方更成相犯。或欲除其烦重,于本方便成不便。一方积经增损,转生伪异。其说虽与病会,其药物久改初始。是以中古诸方,用药多有畏恶相犯,反毒相触,良由此也。

今更详诸古方,撰取十卷可承案者,又撰本草药性,要物所主治者一卷,临疾看之,增损所宜,详药性寒温以处之;并灸法要穴为一卷,合为十二卷,为《经方小品》一部,以备居家野间无师术处,临急便可即用也。僮幼始学治病者,亦宜先习此短剧,则为开悟有渐,然后可看大品也。

高文铸辑注《小品方》目录

卷第一:述增损旧方用药犯禁决,述旧方合药法,述看方及逆合备急药决,治胸痹诸方,治胸胁痰冷气满诸方,治心痛腹胀满冷痛诸方,治下利诸方,治咳嗽上气诸气,治气逆如奔豚状并诸汤方,治虚满水肿诸方;卷第二:治头面风(论杂风状)诸方,治喉痛(喉痹)诸方,治中风喑不随痛肿诸方,治狂妄嚅痓诸方,治脚弱诸方;卷第三:治渴利诸方,治虚劳诸方,治梦泄诸失精众方,治多汗方,治百病后虚烦扰不得眠诸方;卷第四:治霍乱诸方,治中恶诸方,治食毒诸方,治中蛊毒诸方,治吐下血鼻衄尿血诸方,治发黄患淋诸方;卷第五:治下利诸方,治上气如奔豚诸方,治心腹胸胁中病诸方,治虚补养(肾虚腰疼)诸方,治渴利诸方,治风诸方,治邪狂颠诸方;卷第六:治冬月伤寒诸方,治春夏温热病诸方,治秋月中冷(疟病)诸方;卷第七:治女子众病诸方,治妊胎诸方,治产后诸方,治妪人诸血崩滞下宿疾诸方;卷第八:治少小百病诸汤方,治少小疾病诸丸散众方,治少小百病薄洗浴膏散针灸诸方法;卷第九:治服寒食散方,治寒食散发动诸方;卷第十:治哽误吞物诸方,治误为火汤热膏所伤诸方,治热暍诸方,治溺水未死诸方,治入井冢郁冒诸方,治自经未死诸方,治服毒药吞

金未死诸方,治射公毒诸方,治丹疹毒肿诸方,治瘰疬诸方,治代指似瘰疬诸方,治风热毒肿(热疮)诸方,治洪烛疮诸方,治蝮尿生疮诸方,治钉毒疮(疥癣恶疮)诸方,治(恶核)恶肉恶脉诸方,治气肿(气痛)诸方,治缓疽诸方,治附骨疽与贼风相似诸方,治瘭疽诸方,治痫疖诸方,治乳痈妒乳生疮诸方,治耳眼鼻口齿诸方,治瘿病诸方,治瘰诸方,治颓脱肛痔下部诸疾众方,治狐臭诸方,治手足腋下股恒湿诸方,治面疮瘢诸方,治面黑痣诸方,治虫兽狗马毒诸方,治被压连堕折矸刺(金疮)诸方;卷第十一:述用本草药性;卷第十二:灸法要穴。

【学术贡献】

1.《小品》总论阐明临床组方用药禁忌

高文铸《小品方辑注》第一卷的述增损旧方用药犯禁决、述旧方合药法、述看方及逆合备急药决等三篇为《小品方》总论,阐述临床各科用药禁忌事项。① 阐述方剂组合勿违相反畏恶相杀。陈延之认为:合药慎勿合相反畏恶相杀者,不能除病,反伤人命。检旧方相犯者甚多,今依方用之乃未见有入口即毙者。凡服犯禁忌药,亦恐病不即除,久远潜为害也。如反药禁所说,以相对者服之即甚耳。诸方既合杂多物,其势应小微,故得不即毙也。《经》说药物有阴贼者,令人羸瘦,阴痿短气,伤坏五内。夫服相反畏恶之药,虽不即毙,然久远潜害,亦可如此,岂可不避者焉。寻古之处方,皆当明审经禁,不应合其相反畏恶也。恐特是野间山郡官典,医辈相传,以意增损,故有犯禁药耳。凡病自有外候危急而反易瘥者,服一方即瘥,亦有不治自若瘥者,与此相会,便称方神验,相承推之为旧方,皆不却除其犯禁药物而服之,其实不能除病也。且轻命者多不信脉,亦云诊脉是精妙之术,非不博者所能解,不至辨之士所能究。亦相承见经方是官典医所执传,便谓仍决必是施教,教民治病,非但慈于疾苦,亦以以强于国也。寒食大散难将息者,由瓜蒌恶干姜故也。夫服此药者,皆是虚冷之人也。虚冷为患,其疾多端,有患咳嗽上气积年者,宜除瓜蒌用紫菀二两代之,积服两剂无不皆瘥也。若患脚弱冷痹缓弱者,以石斛二两代之瓜蒌也,为治甚效,且无险连,以为良决也。其余众病,除去瓜蒌而已。若虚热渴利痔血不可尽从者也。大理宜知此决也。茯苓恶白蔹,而镇心丸用

之。茯苓主忧恚惊怒恐悸,心下结痛,是镇心所宜也。白蔹治痈肿心惊痫不如茯苓,今宜除白蔹也。麻子恶茯苓,而骨填煎用之。麻子主补中益气,复血脉,破石淋。若疾源须此治者,留麻子去茯苓。若心下结痛,忧恚惊怒恐悸者,去麻子用茯苓也。紫菀恶远志,而补心汤用之。远志主伤中,补不足,益智能,补心宜用远志。若患咳嗽上气者,可以余主咳药代远志,用紫菀也。牛黄恶龙骨,而治小儿方用之。若下利者,可去牛黄留龙骨。若壮热惊痫者,宜去龙骨留牛黄也。芍药恶芒硝,而治小儿方用之。芍药主益气,止邪气腹痛,作优利,除坚积聚耳。须此治者,当去芒硝用芍药。若壮热结寒实毒气者,可留芒硝去芍药也。干姜恶黄连,而断下利方悉用之。若暴冷下者,可以吴茱萸代干姜也。夫是久寒积冷有饮水者,服茱萸喜先下饮水去,然后下止耳。大理宜知如此也。乌头与半夏相反,而诸汤皆用之。乌头主中风洒洒恶寒、湿痹积聚、咳逆上气。须此治者,留乌头去半夏。若患伤寒寒热,喉痹咽痛,胸胀,咳逆,心下结坚,当用半夏。大多此二物为治相似,会宜去一种也。藜芦与细辛、人参相反,而乌头丸用之。藜芦主杀蛊毒诸虫,除咳逆肠癖下利,若须此治者,留藜芦去细辛、人参。若患久风风头,肢节痛,心神虚者,去藜芦留细辛、人参也。藜芦恶大黄,而露宿丸用之。大黄主调中,破除诸积聚,须此治者,留大黄除藜芦也。若须藜芦为治者,宜除大黄也。礜石恶细辛,而附子丸用之。礜石主寒热鼠瘘蚀疮,死肌肉痹,腹中积聚结坚,令人发热。若须此治者,留礜石去细辛。若患风痹拘挛,缓弱膝痛,咳逆,坚瘕积聚者,可除礜石留防己恶细辛,而治风汤悉用之。防己主中风伤寒,温疟洒洒寒热,诸痫,利大小便。若须浓朴恶泽泻,而前胡丸用之。浓朴主中风,伤寒头痛,寒热惊气,死肌血痹,去三虫。若须此治者,留浓朴去泽泻。若须补养益气力者,留泽泻去浓朴也。皂荚恶人参,而通草丸用之。皂荚主风痹死肌,风头泪出,利九窍,下水气,杀精物魔鬼,咳逆上气。须此治者,留皂荚去人参。若须补五脏、安精神者,留人参去皂荚也。矾石恶牡蛎,而却烦丸用之。矾石主疮蚀及咽痛,坚齿骨。须此治者,留矾石去牡蛎。若患伤寒寒热,温疟,洗洗恶寒,忧恚惊怒,气结心痛,鼠瘘,女子去赤白浚下血者,留牡蛎去当归恶蔄茹,而治疮方

用之。当归主咳逆上气,温疟寒热,洗洗在皮肤中,妇人漏下绝孕,诸疮痉金疮痛。须此治者,用当归。若欲食恶肉杀虫者,用蔄茹也。甘草反海藻、甘遂、大戟、芫花,凡四物亦反甘草,而诸汤皆用之。甘草不只治病,宜是通部制百药耳。须此四物为治者,除甘草用犀角屑亦佳。上前件旧方犯经禁者,略见凡十七条,其所不见者甚多。若看方有所见,便应根据此决却除之,然后可服耳。药性要物亦已甲乙注名也,故复重记述之,大法宜知此决也。② 阐述旧方合药方法。陈延之指出:合汤用半夏,先称量,然后洗,令去滑也;合丸散皆炮之,如三建法,削去焦皮也。合汤、丸、散、酒用乌头、附子、天雄法,皆热灰中炮令坼,削去焦皮也。合汤药用麻黄者,皆先折去节,然后称之:当先煮,断取沫。不去节与沫,令人咳。合汤用桂、浓朴、黄柏诸木皮者,皆削去外粗皮也。合药用巴豆者,剥皮去心,熬令紫色。用巴豆多于余药,不可下筛者,皆别冶如脂,以冶散中,更春令调,然后与蜜也。用少者,可合春之。合药用杏仁,皆汤渍剥去皮,核中有双仁者,不可用也。合丸散多不可筛者,亦别冶令如脂,以散合冶之。合药用石韦者,皆以汤渍刮洗去外黄毛。不去毛令人反淋。石药合汤酒者,细春之为末,绵绢裹煮之。合汤用胶,炙令焦,沸如浮石状也,煮汤半熟内之,令消尽。合汤用胶糖蜜腊膏类髓者,皆成汤内烊令和调也。合汤用血及酒者,皆熟纳之,然后绞取汤也。附子一枚者,以重三分为准也。甘草一尺者,若数寸者,以头径一寸为准也。去赤皮炙之令不吐。桂一尺若数寸者,以浓二分广六分为准也。麻黄一束者、一把者、一握者,并以三两为准也。浓朴一尺及数寸者,以浓三分广一寸为准也。黄柏一片者,以重二两为准也。人参一枚者,以重二分为准也。生姜、干姜累数者,以一支为准也。用艾及叶物一苣者,轻重二升为准也。方寸匕散者,作丸准梧子十枚也。二大豆多可准一刀圭也。四刀圭以准一撮也。服汤云一杯者,以三合酒杯子为准也。上旧方上分齐自有不注明者,合之便应根据此法也。③ 阐述组方逆合备急处置。陈延之曰:寻百病之生违和,共缓急理殊,救治不同。缓者年月乃剧,急者不延时即剧。缓者久而自瘥,急者不救即殒。或有见药欲服未详之,顷而致逝者。此比甚众寻方,学之要以验速为贵。

夫欲执术者，皆宜善识暴卒病候，看方宜先解救急要说，次精和缓，末详辅卫，此则要矣。是以官府有成合见药者，以备仓卒也。凡多口数家，亦宜其然也。夫病之根源，有风、有寒、有冷、有热、有湿、有劳、有损、有伤、有醉酒、有饮食、有惊怖恐惧怵惕忧患、有产乳落胎堕吐下去血、有贪饵五石，皆为病之根源也，为患生诸枝条耳。既不脉之本不知根源也。但问人男女长少根据方说，方说有半与病相会便可服也。宜有增损者，一依药性也。凡病剧者人必弱，人弱则不胜药，处方宜用分两单省者也。病轻者人则强，胜于药，处方宜用分量重复者也。凡久病者，日月已积，必损于食力，食力既弱，亦不胜药，处方宜用分量单省者也。新病者日月既浅，虽损于食，其谷气未虚，犹胜于药，处方亦宜用分两重复者也。少壮者，病虽重，其人壮，气血盛，胜于药，处方宜用分两重复者也。虽是优乐人，其人骤病，数服药则难为药势，处方亦宜如此也。衰老者，病虽轻，其气血衰，不胜于药，处方亦宜用分两单省者也。虽是辛苦人，其人希病，不经服药者，则易为药势，处方亦宜如此也。夫人壮病轻，而用少分两方者，人盛则胜于药势，方分两单省者则不能制病，虽积服之，其势随消，终不制病，是以宜服分两重复者也。夫衰老虚人，久病病重，而用多分两方者，人虚衰气力弱则不堪药，药未能遣病而人气力先疲，人疲则病胜，便不敢复服，则不得力也，是以宜服分两单省者也。女子妇人，其治异品，女子年十六以上则有月病，其是月病来日，得风寒冷湿，四时之病相协者，皆应自说之，不尔治相触会，便致增困也，处方者亦应问之，是月病来限有他疾者，其方在妇人方卷上。其是凡曰有疾者故同余人方耳。江西、江北，其地早寒，寒重于江东，令人阳气早伏，内养肾气。至春解亦晚，腠理闭密，外不受邪湿，故少患脚弱上气，无甚毒螫也。江东、岭南晚寒寒轻，令人阳气不伏，肾气弱，且冬月暖，熏于肌肤，腠理开疏而受邪湿，至春解阳气外泄，阴气倍盛于内，邪湿乘之，故多患上气、四肢痿弱及温疟、发黄，多诸毒螫也。凡用诸方欲随土地所宜者，俱是治一冷病，共方用温药分两多者，宜江西、江北；用温药分两少者，宜江东、岭南。所以方有同说而异药者，皆此之类也。《经方小品》有十二卷，所治皆周遍众病也。其中秘要者，是第六一卷，治四时之病，周员终竟，

四时无究，终极为最要也。夫病有重疢而不妨气力食饮，而行走如常者；自有休强人，小病便妨食饮眠卧致极者，其中有轻者消息自瘥，服汤不过一两剂而瘥者也。小重者二月卅日可瘥者，既不解脉，得病之始亦无以得知，其应经一月卅日也。唯望五日三日得瘥耳，亦不可日日服汤也。自有病源已除，而人气力未展平复者，正宜消息者，五三日中乃复，根据所宜投汤耳。自有小盛之人，不避风凉，触犯禁忌，暴竭精液，虽得微疾，皆不可轻以利药下之，一利便竭其精液，因滞着床席，动经年岁。初始皆宜与平药治也，宜利者乃转就下之耳。唯小儿不在此例，大法宜如此也。夫长宿人病宜服利汤药者，未必顿尽一剂也，皆视其利多少，且消息之于一日之宽也。病源未除者，明后更合一剂，不必服尽，但以前后利势相成耳。气力堪尽剂者，则不制也。病源宜服利药治取除者，服汤之后宜将丸散也，时时服汤助丸散耳。夫病是服利汤得瘥者，从此以后慎不中服补汤也，得补病势即还复成也，重就利之，其人则重弊也。若初瘥，气力未展平复者，当消息之。宜服药者，当以平和药逐和之也。若垂平复欲将补益丸散者，自可以意量耳。夫有常患之人，不妨行走，气力未衰，欲将补益，冷热随宜丸散者，乃可先服利汤下，便除胸腹中瘀积痰实，然后可将补药。复有虚人，积服补药，或中实食为害者，可止服利药除之。复有平实之人，暴虚空竭者，亦宜以微补药止以和之，而不可顿补也，暴虚微补，则易平也，过补喜痞结为害也。夫极虚极劳病应服补汤者，风病应服治风汤者，此皆非五三剂可知也。自有滞风洞虚，积服数十剂及至百余剂，乃可瘥者也，然应随宜增损之，以逐其体寒温涩利耳。④《小品方》述用本草药性：味合则成毒，未必即杀人即病也，皆经久乃害耳。唯见朝食至暮无害，便谓书记非实，其可哀。仓公述曰：味合则成毒，毒合则成药，未必即杀人及即病也，皆经久乃害耳。菫汁味甘寒无毒，主马毒疮，捣汁洗之并服之。菫，菜也。仓公对黄帝曰：大豆多食令人身重。丹砂一名镇粉，烧朱砂作水银，上黑烟名也。金牙一名黄石牙。薯蓣一名土薯根，一名茅薯根。牛膝一名牛唇。丹参一名逐马，人病腰痛，服之则能起走逐马，故以名之。天名精一名天精，一名天无青。酸浆一名苦蘵子。茅苨一名鹿隐忍，根名也。水荓，水中大马，一名

马菜,一名马叶。虾蟆一名去甫,一名苦,一名仇道。蓬蔂一名大莓砺石,一名磨刀石。牡蒙一名王孙。涉厘水中粗苔也。麦门冬,垣衣为使。防葵多服令人迷惑,恍惚如狂。

2.《小品方》外感热病证治贡献

《小品方》曰:古今相传,称伤寒为难治之病,天行温疫是毒病之气,而论治者不别伤寒与天行温疫为异气耳。云伤寒是雅士之辞,云天行温疫是田舍间号耳,不说病之异同也。考之众经,其实殊矣。所宜不同,方说宜辨,是以略述其要焉。《阴阳大论》云:春气温和,夏气暑热,秋气清凉,冬气冰冽,此则四时正气之序也。冬时严寒,万类深藏,君子周密,则不伤于寒。触冒之者,乃名伤寒耳。其伤于四时之气,皆能为病,以伤寒为毒者,以其最成杀疠之气也。中而即病者,名曰伤寒;不即病者,寒毒藏于肌肤中,至春变为温病,至夏变为暑病。暑病者,热极重于温也。是以辛苦之人,春夏多温热病者,皆由冬时触冒寒冷之所致,非时行之气也。凡时行者,春时应暖而反大寒,夏时应热而反大冷,秋时应凉反而大热,冬时应寒而反大温,此非其时而有其气。是一岁之中,长幼之病多相似者,此则时行之气也。王叔和曰:伤寒之病,逐日浅深,以施方治。今世人得伤寒,或始不早治,或治不对病,或日数久淹,困乃告医。医又不知次第而治之,则不中病。皆以临时消息制方,无不效也。今搜采仲景旧论,录其证候、诊脉声色,对病真方有神验者,拟防世急也。又土地高下,寒温不同;物性刚柔,餐居亦异。是故黄帝兴四方之问,岐伯举四治之能,以训后贤,开其未悟,临病之工,宜须两审。陈廪丘云:或问得病连服汤药发汗,汗不出如之何?答曰:医经云连发汗,汗不出者死。吾思可蒸之,如蒸中风法。蒸湿之气于外迎之,不得不汗出也。后以问张苗,苗云:曾有人作事疲极汗出卧单簟,中冷得病,但苦寒蜷,诸医与丸、散、汤,四日之内,凡八发汗,汗不出,苗令烧地布桃叶蒸之,即得大汗,于被中就粉敷身极燥,乃起便愈。后数以此发汗,汗皆出也。人性自有难使汗出者,非但病使其然,蒸之无不汗出也。

《小品方》冬月伤寒论治 ① 诏书发汗白薇散治伤寒二日不解:白薇二两,麻黄七分,杏仁、贝母各三分,上四味捣散,酒服方寸匕,自覆卧,汗出则愈。② 鸡子汤治发汗后二三日不解,头痛肉热:麻黄一两,炙甘草一分,上二味切,以水二升,扣鸡子白令置于水内,合和令匀,纳药复搅令和,上火煎之,勿动,煎至一升,适寒温顿服之。盖覆汗出,粉敷之有效。③ 葛根汤治病三四日不瘥身体毒热:葛根八两,生姜三两,龙胆、大青各半两,桂心、炙甘草、麻黄各二两,葳蕤、芍药、黄芩、石膏、升麻各一两,上十二味切,以水一斗,先煮葛根、麻黄取八升,掠去沫,然纳余药煮取三升,分三服,日二夜一服。④ 麻黄升麻汤治伤寒六七日,其人大下,寸脉沉迟,手足厥逆,下部脉不至,咽喉痛不利,唾脓血,泄利不止:麻黄二两半,升麻、当归各五分,知母、葳蕤、黄芩各三分,麦门冬、桂心、芍药、干姜、石膏、炙甘草、茯苓、白术各一分,上十四味切,以水一斗,先煮麻黄减二升,掠去上沫,纳诸药,煮取三升,去滓,温分三服,相去如炊三斗米顷,令尽,汗出便愈。⑤ 茵陈汤治伤寒七八日,内实瘀热结,身黄如橘,小便不利,腹微胀满。茵陈六两,栀子十四枚,大黄三两,石膏一斤,上四味㕮咀,以水一斗二升煮茵陈,得五升去滓,纳栀子、大黄,煎取三升,分服一升,日三。⑥ 葳蕤汤治冬温及春月中风、伤寒,则发热,头眩痛,喉咽干,舌强,胸内疼,心胸痞满,腰背强。葳蕤、白薇、麻黄、独活、杏仁、川芎、炙甘草、青木香各二两,石膏三分,上九味切,以水八升煮取三升,分三服,取汗。若一寒一热者加朴硝一分及大黄三两下之。⑦ 茅根橘皮汤治春夏天行伤寒,胃冷变哕:白茅根一升,橘皮三两,桂心二两,上三味切,以水六升煮取三升去滓,温分三服,数数服之,尽复合之,哕止乃停,取微汗。⑧ 芍药地黄汤治伤寒及温病,应发汗而不发之,内瘀有蓄血者,及鼻衄吐血不尽,内余瘀血,面黄,大便黑者,此主消化瘀血:芍药三两,生地黄半斤,牡丹皮二两,犀角一两蔡定芳按:此即犀角地黄汤,上四味切,以水九升煮取三升,分三服。其人喜忘如狂者加地黄三两,黄芩三两。其人脉大来迟,腹不满,自言满者,为无热,但依方服,不须黄芩也。⑨ 麦门冬汤治伤寒身热,衄血,呕逆:麦门冬、石膏、寒水石各三两,甘草二两、桂心一两,上五味切,以水一斗煮取三升,分三服。⑩ 白虎人参汤治服桂枝汤大汗后,烦渴热不解,脉洪大者:知母六两,炙甘草二两,石膏一升,人参二两,粳米一升,上五味切,以水一斗二升,煮米熟去米,纳诸药煮取六升去滓，温服一升，日三。⑪ 射干汤主春冬伤寒，秋夏中冷，咳嗽曲拘，不得气息，喉鸣哑失声，干嗽无唾，喉中如哽：射干、杏仁、干姜、炙甘草、紫菀、肉桂、吴茱萸、当归、橘皮、麻黄各二两，半夏五两，上十二味切，以水一斗煮取三升去滓，温分三服。始病一二日者可服此汤，汗后重服勿汗也。病久者，初服可用大黄二两。初秋夏月豪雨冷，及天行暴寒，热喜伏于内，宜生姜四两代干姜，除茱萸，用炙枳实二两。⑫ 漏芦连翘汤治伤寒热毒变作赤色痈疽、丹疹、肿毒及眼赤痛生障翳，兼治天行。漏芦、连翘、黄芩、麻黄、白蔹、升麻、炙甘草、大黄各二两，枳实三两，上九味切，以水九升煮取三升去滓，温分三服，相去二食顷更服。热盛者可加芒硝二两。⑬ 犀角汤治热毒下黄赤汁及赤如腐烂血及赤滞如鱼脑，腹痛壮热，诸药无效。白头翁、当归、桑寄生、炙甘草各一两，黄柏、黄芩、牡蛎、石榴皮各一两半，犀角、艾叶各半两，黄连二两，上十一味切，以水八升煮取三升，分三服。⑭ 治湿热为毒及太阳伤寒，外热内虚，热攻肠胃，下黄赤汁及如烂肉汁及赤滞，壮热肠痛者，诸热毒下良方：栀子十四枚，豆豉一升，薤白一虎口，凡三物切，以水四升煮栀子、薤白令熟，纳豉，煎取二升半，分三服。⑮ 麦奴丸治伤寒五六日以上不解，热在胸中，口噤不能言，唯欲饮水，为败伤寒，医所不治。麻黄、大黄、芒硝、灶突中墨、黄芩各二分，麦奴、梁上尘、斧底黑各一分，上八味捣筛，蜜和如弹丸，以新汲水五合研一丸，病者渴欲饮水，但极饮冷水，不节升数，须臾当寒，寒讫汗出则愈。若日移五丈不汗，依前法服一丸，以微利止。药势尽乃食，当冷食以除药势，一名黑奴丸，小麦黑勃名为麦奴是也。阳毒汤治伤寒一二日，便成阳毒，或服药吐下之后，变成阳毒。身重腰背痛，烦闷不安，狂言，或走，或见神鬼，或吐血下利。⑯ 升麻汤治其脉浮大数，面赤斑斑如锦纹，喉咽痛，唾脓血。五日可治，至七日不可治：升麻、当归、炙甘草各二分，蜀椒一分，雄黄、栀子、桂心各一分，鳖甲大如手一片，上八味切，以水五升煮取二升半，分三服，如人行五里久再服，温覆手足，毒出则汗，汗出则解，不解重作，服亦取得吐佳，阴毒去雄黄。阴毒汤治伤寒初病一二日，便结成阴毒，或服汤药六七日以上至十日，变成阴毒。⑰ 甘草汤治身重背强，腹中绞痛，喉咽不利，毒气攻心，心

下坚强，短气不得息，呕逆，唇青面黑，四肢厥冷，其脉沉细紧数，仲景云：此阴毒之候，身如被打，五六日可治，至七日不可治：炙甘草、升麻、当归各二分，蜀椒一分，鳖甲大如手一片，上五味切，以水五升煮取二升半，分再服，如人行五里顷复服，温覆当出汗，汗出则愈。若不得汗，则不解，当重服令汗出。⑱ 青葙子散治热病有䘌下部生疮。青葙一两，芦四两，野狼牙三分，橘皮、萹蓄各二分，上五味捣下筛，粥饮和合服两钱匕，日三，不知稍增之。⑲ 治食劳复方：葛根五两，以水五升煮取二升，冷，分三服。⑳ 百合知母汤治百合之病，诸药不能治，若得药则剧而吐痢，如有神灵所加也。身体仍和，脉微数，每尿时辄头痛，六十日乃愈。尿头不痛，淅淅然者，四十日愈。尿快然，但头眩者，二十日愈。其证或未病而预见，或病四五日而出，或病二十日、一月日复见者，悉治之。发汗已，更发者：百合七枚，知母三两，上二味以泉水洗，先渍百合经一宿，上当白沫，泻却其汁，更以好泉水二升，煮取一升，去滓，置之一处，别以泉水二升，煮知母取一升，去滓，二味汁相和，煮取一升半，分温再服之。百合滑石代赭汤治下之已更发者：百合七枚擘，以泉水渍一宿，滑石三两，代赭如弹丸一枚，上三味，先以泉水二升煮百合取一升去滓，置一厢，又以泉水二升煮和二味取一升，去滓，合煎取一升半，分再服。百合鸡子汤吐之已更发者：百合七枚，上一味依前法，泉水二升煮取一升去滓，扣鸡子一枚，取中黄，纳百合汤中，搅令调，温再服之。不吐、不下、不发汗，病形如初，百合生地黄汤主之。百合七枚依前法渍，以泉水二升煮取一升，出地黄汁一升，二味汁相和，煮取一升半，温分再服。一服中病者，更勿服也，大盒饭出恶沫。凡百合病见于阴而以阳法攻之，其阴不得解也，复发其汗，此为逆，其病难治。见于阳而以阴法攻之，其阳不得解也，复下之，其病不愈。百合病经一月不解变成渴者：百合根一升，以水一斗渍之一宿，以汁洗病患身也。洗身讫，食白汤饼，勿与盐豉也。渴不瘥，可用瓜蒌根并牡蛎等份为散，饮服方寸匕，日三服。百合病变腹中满痛者方：但取百合根，随多少熬令色黄，末，饮服之方寸匕，日三，满消痛止。治百合病变热者方：百合一两，滑石三两，为末，饮服方寸匕，微利乃良。㉑ 薰草黄连汤治狐惑：黄连、薰草各四两，上二味切，以白浆一斗渍之一宿，

煮取二升去滓，分为二服。其人脉数无热，微烦，默默但欲卧，汗出，得之三四日，眼赤如鸠眼者；得之七八日，其四黄黑能食者，脓已成也；赤小豆三升渍之，令生牙足，复干之，加当归三两，末，浆水服方寸匕，日三。

《小品方》春夏温热病论治　① 茅根汤治温病有热，饮水暴冷哕：茅根、葛根各半升，上二味以水四升煮取二升，稍温饮之，哕止则停。② 治温病热未除，重被暴寒，寒毒入胃，热蕴结不散，变哕者方：单煮梓皮，稍稍饮之佳。温病积饮冷，冷结胃中，热入肾中，变壮热大哕者，服梓皮温得止也。夫肾中有热者，病瘥后，足心皮喜剥脱去，头发秃落，是其证也。③ 茅根橘皮汤治春夏天行寒毒伤于胃，胃冷变哕方：白茅根一升，橘皮三两，桂心二两，葛根二两，上四味切，以水六升煮取三升，分温服三合，数连服之，尽复合，哕止乃停耳，微有热减桂一两。④ 知母解肌汤治温热病头痛，骨肉烦疼，口燥心闷者；或者夏月天行毒，外寒内热者；或已下之，余热未尽者；或热病自得痢，有虚热烦渴者：麻黄、炙甘草各二两，知母、葛根、石膏各三两，上五味切，以水七升煮取三升，分为三服。⑤ 若已下及自得下，虚热未歇者，除麻黄，加知母、葛根，病热未除因梦泄者，可除麻黄加白薇、人参各二两则止。葛根橘皮汤治冬温未即病，至春被积寒所折，不得发，至夏得热，其春寒解，冬温毒始发出，肌中斑烂瘾疹如锦纹而咳，心闷呕，但吐清汁，宜服此汤：葛根、橘皮、杏仁、麻黄、知母、黄芩、炙甘草各二两，上七味切，以水七升煮取三升，分温三服，呕闷吐当先定，便且消息。⑥ 黑奴丸治温毒发斑，赤斑者五死一生，黑斑者十死一生，大疫难救：麻黄三两，大黄、屋梁上尘各二两，芒硝、黄芩、釜底墨、灶尾墨各一两，上七味捣末，用蜜和如弹子大，新汲水五合，研一丸服之。若渴但与水，须臾当寒，寒讫便汗，则解。日移五丈不觉，更服一丸。此治六日胸中常大热口噤，名坏病，医所不治，服此丸多差。⑦ 大黄汤治天行若已五六日不解，头痛壮热，四肢烦疼，不得饮食：大黄、黄连、黄柏、栀子各半两，上四味切，以水八升煮取六七沸，纳豉一升，葱白七茎，煮取三升，分三服。此许推然方，神良。又治伤寒已五六日，头痛壮热，四肢烦疼，取汗，并宜老小。⑧ 正朝屠苏酒法令人不病温疫：大黄、川椒各五分，术、桂各三分，桔梗四分，乌头一分，

菝二分，七物细切，以绡囊贮之，十二月晦日正中时，悬置井中至泥，正晓拜庆前出之，正旦取药置酒中，屠苏饮之于东向。药置井中能迎岁，可世无此病，此华佗法。武帝有方验中，从小至大，少随所堪，一人饮一家无患，饮药三朝。一方有防风一两。⑨ 屠苏酒，此华佗方也。元旦饮之，辟疫疠一切不正之气。造法：用赤术、桂心七钱五分，防风一两，菝葜五钱，蜀椒、桔梗、大黄五钱七分，乌头二钱五分，赤小豆十四枚，以三角绛囊盛之，除夜悬井底，元旦取出置酒中，煎数沸。举家东向，从少至长，次第饮之，药滓还投井中，岁饮此水，一世无病。⑩ 秦皮汤治毒病冲眼忽生赤翳，或白，或肿肤起，或赤痛不得视光，痛入心肝，或眼外浮肿如吹，汁出，生膜覆珠。秦皮、前胡、常山、黄芩、升麻、芍药、白薇、枳实、炙甘草各二两，大黄三两，上十味以水八升煮取三升，分三服，相去二食顷更服。若盛热者可加芒硝二两。

《小品方》疟病论治　① 陵鲤甲汤治山瘴疟，南方山岭溪源，瘴气毒作，寒热发作无时，痿黄肿满，四肢痹弱，皆山毒所为也：陵鲤甲十片，海螵蛸、鳖甲各一两，常山三两，附子一枚，上五味切，以酒三升渍之一夕，先疟发前，稍稍服之，勿绝药味，兼以涂身体，断杂人，勿食饮，过时乃得通人，进饮食。忌苋菜、生葱、生菜、猪肉。② 常山汤治痎疟先寒战动地，寒解壮热，日日发及间日发并断方：鳖甲一两，淡竹叶三升，常山三两，炙甘草三两，久酒三升，上五味切，以酒渍药，刀置上覆头安露地，明旦以水七升，煮取三升，分五服。比未发前令尽，当吐，吐极伤多，不必尽剂，但断人，禁饮食，得吐过时乃佳。③ 鸡子常山丸治疟：取鸡子一枚，断开头，出黄及白令尽，置小铛子中；又取常山细末，量满前空壳，又倾铛子中；又量白蜜还令满壳，复倾铛子中，三味同搅，微火煎之，勿停手，微冷可丸则停，丸如梧子，如病患午时发，已时服三十丸，欲至发时又服三十丸，用饮汁下，欲吐任吐，亦如前。服讫，更不发者，不须服。④ 竹叶常山汤治温疟，壮热微寒温疟之候也。壮热后如觉微寒，或瘴疟根据时手足冷，少时便壮热，亦有手足烦热干呕者，疟先大寒后大热者并主之，神效。⑤ 尤宜乳下小儿亦瘴方：常山三两，淡竹叶一握，小麦一升，上三味，以水五斗，渍一宿，明旦煮取二升，温分三服。

《小品方》霍乱论治　①乱发汤治霍乱吐痢心烦：乱发一枚如鸭子大烧令焦，人参一两，吴茱萸一升，炙甘草一两，上四味切，以水三升，酒二升，煮取二升绞去滓，温服五合。乱发汤治霍乱诸药不能治：乱发握如鸡子，小蒜十四枚，附子、炙甘草三两，上四味切，以水六升，煮取三升，去滓，温分三服。②竹叶汤治霍乱吐痢，已服理中及四顺汤不解者：竹叶一虎口，小麦一升，生姜十两，炙甘草、人参、附子、芍药各一两，肉桂、当归、橘皮各二两，白术三两，上十一味以水一斗半先煮小麦、竹叶，取八升汁去滓，纳诸药煮取二升半，分三服。吐痢后腹满，加浓朴二两，炙；上气，加吴茱萸半升，瘥。理中、四顺则大热，热毒霍乱宜竹叶汤。③四逆加猪胆汤治霍乱吐痢而汗出，小便复利，或下利清谷，里外无热，脉微欲绝，或恶寒，四肢拘急，手足厥逆：炙甘草二两，干姜半两，附子一枚，猪胆汁半合，上四味切，以水二升，煮取一升四合，温分再服。无猪胆，以羊胆代之。强人可与大附子一枚，干姜加至三两。若吐之后，吸吸少气者，及下而腹满者，加人参一两，诸药皆减为一两。如证者，亦宜与理厥人参汤佳。四顺汤治同前：人参、干姜、甘草各三两，附子二两，上四味切，以水六升，煮取二升，绞去滓，温分三服。转筋肉冷，汗出呕哕者良。《范汪方》云利甚者加龙骨二两炒。④白丸治霍乱呕吐及暴痢良方：半夏、人参各三两，附子、干姜各四两，桔梗二两，上五味作散，临病和之，若吐痢不止者，以苦酒和之，饮服二丸如梧子，不瘥复服，耐药者加之以意，下者以蜜和丸亦得。⑤理中汤治霍乱吐下，胀满，食不消，心腹痛：人参、白术、炙甘草、干姜各三两，上四味，以水六升，煮取三升，绞去滓，温分三服。不瘥，频进两三剂。远行防霍乱，作丸如梧子，服二十丸。散服方寸匕，酒服亦得。若转筋者，加石膏三两。⑥霍乱方治心腹暴痛及宿食不消或宿冷烦满：作盐汤三升，使极咸，热饮一二升，刺吐，令宿食尽，不吐复服，吐讫复饮，三吐乃佳，须净乃止，胜诸汤丸。霍乱脐上筑者肾气动也，先治气，理中汤去术加桂。凡方加术者以内虚也，加桂者恐作奔豚也。吐多者，去术加生姜三两；若下多者，复用术，悸者加茯苓二两；若病先时渴喜得水者，加术合前成四两半；若腹中痛者，加人参合前成四两半；若恶寒者，加干姜合前成四两半；若腹满者，去术加附子

一枚，炮去皮、破六片。服汤后一食顷，饮热粥一升许，汗微出自温，勿发揭衣被也。⑦附子粳米汤治霍乱四逆，吐少呕多：附子一枚，半夏半升，炙甘草一两，大枣十枚擘，粳米半升，上五味切，以水八升，煮米熟，去滓，温服一升，日三。⑧人参汤治霍乱卒吐下不禁，脉暴数者：人参、茯苓、葛根、橘皮、麦门冬、炙甘草各二两，上六味切，以水五升，煮取二升，绞去滓，温分三服。⑨扶老理中散并作丸，长服亦得，治羸老冷气恶心，食饮不化，腹虚满，拘急短气及霍乱吐逆，四肢厥冷，心烦，气闷，流汗：人参、白术、炙甘草各五两，干姜、麦门冬各六两，附子、茯苓各三两，上七味作散，临病煮取三合，白汤饮和方寸匕。一服不效又服。常将蜜丸酒服如梧子二十丸。⑩橘皮汤治干呕逆哕，手足厥冷：橘皮四两，生姜半斤，凡二物，以水七升煮取三升，一服一升，汤下咽即愈。⑪茱萸四逆汤治霍乱多寒，手足寒厥，脉绝：吴茱萸二升，当归三两，芍药、细辛、通草、炙甘草各二两，桂心四两，生姜半斤，上八物，以水四升，清酒四升，合煮取三升，分四服。⑫茅蒄汤治先有石热，因霍乱吐下，服诸热药，吐下得止，因空虚，仍变烦，手足热，口燥，欲得水，吐逆迷闷，脉急数者，及时行热病后，毒未尽，因霍乱吐下，仍发热烦闷，胸心欲破裂者方。茅蒄、人参、厚朴、知母、瓜蒌、葛根、枳实、甘草各二两，凡十四物，以水八升煮取三升，分五服。治霍乱呕啘，气厥不得喘息，豉汤方。豉一升，半夏、人参、柴胡、炙甘草各一两，生姜二两，上六物切，以水五升，煮取二升半，温服七合。⑬《小品方》治霍乱单验方。治霍乱腹疼吐下方：取桃叶，冬天用皮，绞取汁，一服一杯，立愈。亦可浓煮，饮三升。治霍乱腹痛，胀满短气，不得吐下，灸不效者，热伏心脏中，烦闷郁郁者方：可取白粉，水和如糜汁，倾之顿饮一升许，即吐者便愈。不吐者刺吐之。永不吐者，皆危也。无粉者，折秫米取汁。治霍乱洞下腹痛方：以艾一把，以水三升，煮得一升，顿服之良。治霍乱，或引饮，饮辄干呕方：生姜五两，以水五升，煮令得二升半，分再服，良。又方：煮高良姜饮之，大佳。治霍乱烦渴者方：粱米汁泔，饮数升，立瘥。又方：取新汲冷水饮之。治中热，暴下利，霍乱变热，心烦脉数者：饮新出井水一升，立愈。饮多益善。此治，是胃中多热者也。无热者，慎之，不可与也。治霍乱烦扰，未得吐下方：煮香薷

汁浓,热饮之。霍乱吐下,汗出肉冷转筋,呕逆烦闷,欲得冷水者方。可与浓朴、葛根饮,进沾喉中而已。慎勿与米饮及粥,但与此单行饮,以代米饮水浆也。又方:取藿香一把,以水四升,煮取一升,顿服立愈。又方:煮青木香汁饮,至佳。若霍乱注痢不止,而转筋入腹欲死者方。生姜三两,捣破,以酒一升,煮三四沸,顿服之。霍乱转筋入腹,不可奈何方。极咸作盐汤,于槽中暖渍之,则瘥。又方:以醋煮青布,搵之脚膝,冷复易之。又方:蓼一把,去两头,以水二升,煮取一升,顿服。治霍乱转筋方:可以白蔹煮粉及热洗之。治卒道中得霍乱,无有方药,气息危急,医视舍去,皆云必死,治之方。芦蓬茸一大把,煮令味浓,顿服二升则瘥。已用有效。食中鱼蟹毒者,服之尤良。

3.《小品方》内科疾病证治贡献

《小品方》胸痹证治 橘皮汤治胸痹。胸痹之候,胸中幅幅如满,噎塞,习习如痒,喉中涩,唾燥呕沫是也。橘皮一升,枳实三两,生姜半斤,上三物,以水五升煮取二升,分再服。瓜蒌子汤治胸痹:瓜蒌子一枚,枳实三两,半夏四两,薤白三斤,凡四物,以水一斗煮取四升,分四服,日三夜一。

《小品方》痰饮胸胁气满证治 ① 通气汤主胸胁满气噎:半夏八两,生姜六两,桂肉三两,吴茱萸三十枚,凡四物,以水八升煮取三升,分三服。② 半夏麦门冬汤治胸满短气:半夏一升,麦门冬一升,生姜八两,桂肉二两,葱白一虎口,蜜二合,淡竹叶一虎口,甘草一两,凡八物切,以水一斗煮取三升,分三服。③ 茱萸汤治胸中积冷,心下痰水,烦满汪汪,不下饮食,心胸应背欲痛:生姜五两,人参、炙甘草各一两,半夏、桂肉、吴茱萸各三两,大枣三十枚,凡七物,以水九升,煮取三升,纳白蜜五合,分三服。生姜汤治中冷失声及服诸冷物食冷,心下强痛或上气:生姜一升,半夏五两,附子二两,吴茱萸三百枚,凡四物,以水五升煮取二升半,分三服。④ 半夏橘皮汤,治胸中冷痰气满,不欲食饮:半夏、生姜各五两,橘皮、炙甘草各二两,桂肉四两,人参、细辛各一两,白术、茯苓各三两,凡九物,以水八升,煮取三升半,分四服。⑤ 半夏茯苓汤治胸膈心腹中痰水冷气,心下汪洋漕烦,或水鸣多吐,口清水自出,心胁弦急胀痛,不欲食,此皆胃气受冷故也,其脉喜沉弦细迟,若宜取利者加大黄,须微调者用干地黄佳。半夏、生姜各五

两,茯苓三两,旋覆花一两,细辛、橘皮、桂肉、人参、桔梗、芍药、甘草各二两,凡十一物,以水九升煮取三升,分三服。病者先时喜有水下者,用术三两,除旋覆花,去下便调瘥也。⑥ 半夏枳实汤治冷热久癖,实不能饮食,心下虚满,状如水气:半夏、前胡、生姜各四两,枳实五枚,术三两,桂肉、茯苓、甘草各二两,凡八物,以水八升,煮取三升,分三服。⑦ 茱萸汤治胃脘有寒病,烦满不受饮食,饮食呕逆:吴茱萸五两,蜀椒一合,人参、桂肉各一两,大枣二十枚,半夏、小麦各一升,凡七物,以水一斗,煮小麦令熟,纳诸药,煮取三升,分三服。⑧ 茱萸汤治胃中冷,胸中逆满:吴茱萸、甘草、桂肉、当归、芍药、麦门冬各一两,栀子七枚,生姜三两,生竹叶一把,上九物以水六升煮取二升二合,分三服。⑨ 茱萸汤治胸中少气,昼日少瘥,夜卧欲绝,腰背喜痛,手足逆冷,食不得味,时时呕吐,阴不足阳有余:吴茱萸一升,甘草、五味子各一两,人参三分,生姜二两,凡五物,以水四升煮取一升六合,分再服。⑩ 游气汤治五脏有余寒虚气、劳气、惊忧气,其人喜悸,胸中热,上下无常,多悲伤,气流四肢常肿,齐四边核赤肿,小便不利:厚朴、茯苓各四两,桂肉五两,人参、半夏、黄芩、甘草各二两,生姜八两,陈枳实五枚,凡九物,以水一斗,煮取四升,分三服。⑪ 半夏汤治胸胁不利,腹中胀,气急妨闷:半夏一升,生姜一斤,桂心六两,槟榔仁二两,上四味细切,以水八升,煮取二升四合,绞去滓,分温五服,服别相去如人行六七里进一服,快利为度。

《小品方》心痛腹胀满冷痛证治 ① 厚朴汤治腹气满:厚朴八两,陈枳实子五枚,甘草、大黄、生姜各三两,桂肉二两,大枣十枚,上凡七物以水一斗煮取三升,分三服。② 温脾汤除冷实治肠胃中实始作滞下,腹痛自下:干姜、附子、人参、大黄各三两,甘草二两,上五物以水六升煮取三升,分三服。③ 温胃汤治胃气不平时胀满,或呕,不能饮食:附子、当归、人参、橘皮、芍药、甘草各一两,干姜五分,椒三合,厚朴半两,上九物以水九升煮取三升,分三服。④ 当归大黄汤治冷气牵腰背胁内痛,少腹坚,小便难且不禁,尺脉牢实:当归、桂肉各三两,人参、干姜各一两,吴茱萸五合,芍药、大黄各二两,上八物以水八升煮取三升,分三服。⑤ 芍药汤补益气力治虚羸腹中痛:芍药三两,茯

苓二两半,当归、生姜、麦冬各二两,桂肉、甘草各一两,大枣二十枚,上八物以水八升煮取三升,分三服。⑥桂枝汤加乌头汤治寒疝心腹疼。夫寒疝腹中痛,逆冷,手足不仁,若一身疼痛,灸刺诸药所不治者:桂肉、芍药、生姜各三两,甘草二两,大枣十二枚,乌头五枚,上六物以水七升煮取二升半,纳蜜煎,分服五合,日三。⑦解急蜀椒汤主寒疝心痛如刺,绕脐绞痛,腹中尽痛,白汗自出,欲绝:蜀椒三百枚,附子一枚,大枣三十枚,甘草一两,粳米半斤,干姜半两,半夏十二枚,上七物以水七升煮取三升,汤成热服一升,不瘥复服一升,数用治心痛最良。一说寒气心腹痛,搓搅困急欲死,解结逐寒下气止痛方良。⑧川芎汤治卒寒腹中拘急痛:川芎、当归、桂肉、芍药、甘草各一两,黄芩、干姜各半两,杏仁三十枚,上八物以水五升煮取二升,分再服。⑨当归汤主心腹绞痛,诸虚冷气满:当归、芍药、厚朴、桂心、半夏各三两,干姜四两,人参、甘草、黄芪各二两,蜀椒一两,上十物以水一斗煮取三升二合,强人服一升,羸人服八合,大冷者加附子一枚。⑩七物当归汤止痛温中治久寒坚,数吐下之:当归、芍药、黄芪各三两,干地黄、干姜、人参各二两,阿胶一两,上七物以劳水一斗煮取三升,服七合,日三。⑪当归生姜羊肉汤治寒疝腹中痛及诸胁痛里急:当归、生姜、芍药各三两,羊肉三斤,上四物以水一斗二升煮肉令熟烂,出肉纳诸药煎取三升,服七合,日三,试用验。⑫大黄附子汤治胁下偏痛发热,其脉弦,此寒也,当以温药下其寒:大黄三两,附子三枚,细辛二两,上三物以水三升,煮取二升,分再服。⑬温中当归汤治暴冷,心腹刺痛,面目青,肉冷汗出,欲霍乱吐下,脉沉细者,及伤寒毒冷,下清水,变作青白滞,及先作青白滞后,复清水者悉主之,此方可以调诸冷病也:当归二两,人参、干姜、茯苓、厚朴、青木香、桂肉、桔梗、芍药、甘草各,上十味切,以水八升煮取三升,分温三服,日三服,不耐青木香者以犀角一两代之。⑭凡厥心痛,与背相引,喜瘈疭,如物从后触其心,身伛偻者,肾心痛也。厥心痛,腹胀满,心痛尤甚者,胃心痛也。厥心痛,痛如锥针刺其心,心痛甚者,脾心痛也。厥心痛,色苍苍如死灰状,不得叹息者,肝心痛也。厥心痛,卧若从居心间痛,动作痛益甚,色不变,肺心痛也。真心痛,手足清至节,心痛甚,旦发夕死,夕发旦死。心腹中痛,发

作种聚,行来上下,痛有休止,腹中热,喜涎出,是蛔虫咬也。九痛丸主九种心痛,一虫心痛,二注心痛,三风心痛,四悸心痛,五食心痛,六饮心痛,七冷心痛,八热心痛,九生来心痛,方悉主之并治冷肿上气,落马堕车:附子二两,巴豆仁、生野狼毒、人参、干姜、吴茱萸各一两,六味蜜和,空腹服如梧子三丸,卒中恶腹痛,口不言,二日一服。连年积冷,流注心胸者,亦服之,好好将息,神验。⑮七气丸治七气。七气为病,有寒气、怒气、喜气、忧气、恚气、愁气、热气。此七气为病皆生积聚,坚牢如坏在腹中,心痛烦怨,不能饮食,时去时来,发作有时,每发痛欲绝也热病上荡心,短气欲绝,不得息;其恚气则积聚心下,不得食饮;其喜气则不可疾行久立;其忧气则不可苦作,卧不安席;其愁气则恕忘,置物四旁,不复忆处,四肢手足踯肿,不得举。亦治产生早起中风余疾也。大黄十分,人参、半夏、川芎、紫菀、桔梗、甘草、石膏、柴胡、桃仁各三分,椒二分,乌头五分,上十七物冶合下筛和以蜜,酒服如梧子三丸,日三,不知,稍增以知,至十丸为度。

《小品方》下利证治 ①黄连汤治春月暴热,解脱饮冷,或眠湿地,中冷腹痛,下青黄汁,疲极欲死:黄连四两,当归、干姜各三两,厚朴二两,上四物切,以水七升煮取三升,分三服。②治冷彻赤白滞下不断,变成赤黑血汁,如烂鱼肠,腹痛枯瘦,不能饮食方:黄连四两,吴茱萸、当归各三两,石榴壳二两,上四物以水三升渍黄连一宿,明旦更加三升水煮取三升,分三服。③治杂下方。第一下赤;二下白;三下黄;四下青;五下黑;六固病下,下如瘀赤血;七久下;八下不可止;九连年下;十卒下;十一下少血数;十二霍乱而下;十三下如舍水;十四下已则烦;十五息下,一作一止;十六下而不欲食;十七食无数,但下者;十八下但欲饮水;十九重下;二十杂错不可名状,合二十种下,江夏太守以此法治是下尽愈方。黄连、黄柏、熟艾、附子、甘草各一两,干姜二两,乌梅二十枚,上七物,合捣下筛,蜜和丸,如大豆,饮服十丸,渐渐至二十丸,日三。④青要结肠丸治热毒下不绝,不问久新:苦参、橘皮、阿胶、独活、芍药、黄连、蓝青、鬼白、黄柏、甘草各四分,上十物合捣下筛,蜜烊胶和之并手捻作丸如梧子,干以饮服十丸,日三,不知稍增。⑤姜附散治青下、白下:干姜、附子、皂荚各等分,上三味

捣筛为散，饮服方寸匕，不过再服即愈。亦可丸服。

《小品方》咳嗽上气证治　① 紫菀七味汤治咳嗽：紫菀半两，五味子一两，桂心、炙甘草二两，杏仁七十枚，干姜、麻黄各四两，上七味切，以水九升煎取二升半去滓，温服七合，日三服。② 生姜五味子汤治咳：五味子五合，生姜八两，细辛、紫菀、吴茱萸、桂心各一两，款冬花半两，附子一枚，茯苓四两，半夏、炙甘草各二两，上十一味切，以水一斗煮取五升，分温三服。③ 贝母汤治咳逆喉中如水鸡声：贝母、炙甘草各二两，麻黄、桂心各四两，半夏、干姜各三两，杏仁七十枚，上七味切，以水二斗三升先煮麻黄得十沸，纳药煮取三升，温服七合，日三。④ 覆杯汤治咳嗽上气，呼吸攀绳，肩息欲死：麻黄四两，贝母、甘草、干姜、桂肉各二两，上五物以水八升煮取二升，再服即愈。⑤ 沃雪汤治上气不得息卧，喉中如水鸡声，气欲绝：麻黄、干姜、半夏各四两，细辛二两，五味子半升，桂心一两，上六物以水一升煮取三升，分服一升，投杯即得卧，一名投杯汤。

《小品方》气逆如奔豚状证治　黄帝问金冶子曰：惊为病，如奔豚，其病奈何？金冶子对曰：惊为奔豚，心中踊踊，如车盖惊，人所恐，五脏不定，食饮辄呕，气满胸中，狂痴欲走，闭眼谬言，开眼妄语，或张面目，不相取与，众师不知，呼有所负，奔豚汤主之。黄帝曰：善。黄帝问金冶子曰：忧思奔豚，何以别之？金冶子对曰：忧思奔豚者，气满支心，心下烦乱，不欲闻人入声，发作有时，乍差乍剧，吸吸短气，手足厥逆，内烦结痛，温温欲呕，众师不知，呼有触忤，奔豚汤主之。黄帝曰：善。师曰：病如奔豚者，气从少腹起，上冲喉咽，发作欲死，复还生，皆从惊恐得之，肾间有脓故也。师曰：病有奔豚，有吐脓，有惊怖，有火邪，此四部病者，皆从惊发。得之火邪者，桂枝加龙骨牡蛎汤主之。若新亡财，为县官所捕迫，从惊恐者，治用鸥头铅丹，复余物未定，所言奔豚者，病患气息逆喘迫上，如豚奔走之状，奔豚汤主之。① 治卒伤损，食下则觉胸中偏痛，栗栗然，水浆下亦尔，问病与相应，急作此方：生李根一斤，麦门冬一升，人参、桂心、炙甘草二两，上五味㕮咀，以水一斗煮取三升，分三服。② 奔豚汤治虚劳五脏气之损，游气归上，上走时若群豚相逐憧憧，时气来便自如坐惊梦，精光竭

不泽，阴痿，上引少腹急痛，而乍热赤色，喜怒无常，耳聋，目视无精光：葛根八两，生李根、半夏各一升，桂心五两，人参、芍药各三两，当归、炙甘草各二两，生姜二片，上九味切，以水二斗煮得五升，温服八合，日三。③ 葛根奔豚汤治如奔豚之状，气如豚奔走，气息喘迫上逆。汤方用奔猪者谓雄豚斗子是，先逐之，使奔之，然后杀取血及脏合药也：葛根八两，生李根一升，人参三两，术二两，半夏一升，芍药三两，当归二两，桂肉五两，生姜一斤，甘草二两，上十物以豚汁二斗煮得五升，温服八合，日三。④ 牡蛎奔豚汤治奔豚，气从少腹起冲胸，手足逆冷：牡蛎三两，桂心八两，李根白皮一斤，炙甘草三两，上四味切，以水一斗七升煮取李根皮得七升，去滓，纳余药再煮，取三升，分服五合，日三夜再。奔豚汤治手足逆冷，胸满气促，从脐左右起，郁冒：炙甘草四两，李根白皮、葛根各一斤，黄芩三两，桂心、瓜蒌、人参各二两，川芎一两，上八味切，以水一斗五升煮取五升，去滓，温服一升，日三夜再。

《小品方》虚满水肿证治　① 麝香散治水肿：麝香三铢，芫花三分，甘遂三分，上三味合下筛，酒服钱半边匕，老小钱边三分匕。亦可丸服之，强人如小豆十丸，老人五丸。② 商陆膏治水肿：商陆根、猪膏各一斤，上二味合煎令黄去滓，以摩肿亦可服少许。③ 小女曲散治利后虚肿水肿者，服此药小便得利，止肿亦消：女曲一升，干姜、细辛、椒目、附子、桂心各一两，上六味为散，酒服方寸匕，不知服二三匕，日三。产后虚满者大良。④ 十水丸治水肿方。肿从头起名为白水，其根在肺，椒目主之；肿从胸起名为黄水，其根在脾，甘遂主之；肿从面起名为青水，其根在肝，大戟主之；肿从腹起名为气水，乍实乍虚，其根在肠，芫花主之；肿从股起名为黑水，其根在肾，玄参主之；肿从面起至足名为悬水，其根在胆，赤小豆主之；肿从内起坚块四肢肿名为石水，其根在膀胱，桑根主之；肿从四肢起腹肿名为风水，其根在胃，泽漆主之；肿从腹起名为冷水，其根在小肠，巴豆主之；肿从胸中起名为赤水，其根在心，葶苈主之。上十种，随其病始所在，增其所主药皆一分，巴豆四分，去心皮，冶末，合下筛，蜜丸，服如梧子三丸，得下为度，不下日三。亦可作散末，食服半钱匕，大便利，明朝复服如法，再服病愈。即禁饮食，但得食于鱼耳。

⑤ 十水散治水肿方。先从脚肿名曰清水，其根在心，葶苈子主之；先从阴肿名曰劳水，其根在肾，泽漆主之；先从腹肿名曰冷水，其根在大肠，蜀椒主之；先从面目肿名曰气水，其根在肺，桑根主之；先从手足肿名曰心水，其根在小肠，巴豆主之；先从口唇肿名曰黄水，其根在胃，大戟主之；先从胁肿名曰饮水，其根在肝，芫花主之；先从腰肿名曰肝水，其根在膈，甘遂主之；先从胸肿，名曰石水其根在脾，茯苓主之；先从背肿名曰鬼水，其根在胆，雄黄主之。上十物分等，主十水。随肿所从始，案方偏加药二分，合捣下筛。空腹以水服方寸匕，当下。水多者，减服；下少者，益之。⑥ 葱豆洗汤治虚热及石热，当风露卧，冷湿伤肌，热菹在里，变成热风水病，心腹肿满，气急不得下头，小便不利，大便难，四肢肿，如皮囊盛水，晃晃如老蚕色，阴卵坚肿如斗，茎肿生疮如死鼠，此皆虚损，肾中有热，强取风冷，湿损脾胃故也。纳根据方服诸利水药，外宜以此汤洗四肢竟，以葱豆膏敷之，别以猪蹄汤洗阴茎疮烂处及卵肿也。葱，合青白切、蒺藜子、赤小豆、菘菜子各一升，蒴五升，巴豆一百枚，上六物以水一石二斗煮取八斗，以淋洗身肿处。

《小品方》风病证治　风者，四时五行之气也，分布八方，顺十二月，终三百六十日。各以时从其乡来为正风，在天地为五行，在人为五脏之气也。万物生成之所顺，非毒厉之气也。人当触之过，不胜其气，乃病之耳，虽病然有自瘥者也，加治则易愈。其风非时至者，则为毒风也，不治则不能自瘥焉。今则列其证如下：春甲乙木，东方清风，伤之者为肝风，入头颈肝俞中。为病多汗，恶风，喜怒，两胁痛，恶血在内，饮食不下，肢节时肿，颜色苍，泄、嗌干觚𨜐。夏丙丁火，南方汤风，伤之者为心风，入胸胁腑脏心俞中。为病多汗，恶风，憔悴，喜悲，颜色赤，洞泄清谷。仲夏戊己土，同南方汤风，伤之者为脾风，入背脊脾俞中。为病多汗，恶风，肌肉痛，身体怠惰，四去不欲动，不嗜食，颜色黄，因人虚实之变。阳气有余，阴气不足者，则内外生热，在中者令人喜饥。若阳气不足，阴气有余者，则内如有寒从中出，肠鸣而痛。秋庚辛金，西方凉风，伤之者为肺风，入肩背肺俞中。为病多汗，恶风，寒热，咳动肩背，颜色白，𤸪然病疟，昼瘥夕甚。冬壬癸水，北方寒风，伤之者为肾风，入腰股四肢肾俞中。为病多汗，恶风，腰脊骨肩背颈项痛，不

能久立，便出曲难不利，阴痹，按之不得小便，腹胀，面庞然有泽，肿，时眩，颜。上四时正气之风，平人当触之过，得病证候如此。四时风总名：春九十日清风，夏九十日汤风，秋九十日凉风，冬九十日寒风，其气分布八方，亦各异名也。太一之神，随节居其乡各四十五日，风云皆应之。今列其风名如下：东北方艮之气，立春王，为条风，一名凶风，王四十五日。东方震之气，春分王，为明庶风，一名婴儿风，王四十五日。东南方巽之气，立夏王，为清明风，一名弱风，王四十五日。南方离之气，夏至王，为景风，一名大弱风，王二十七日，合仲夏也。仲夏中央之气，主立八方之气，戊己王十八日，合夏至合四十五日，风名同。西南方坤之气，立秋王，为凉风，一名谋风，王四十五日。西方兑之气，秋分王，为阊阖风，一名刚风，王四十五日。西北方干之气，立冬王，为不周之风，一名折风，王四十五日。北方坎之气，冬至王，为广莫风，一名大刚风，王四十五日。上八方之风，各从其乡来，主长养万物，民众少死病也。

八方风不从其乡来，而从冲后来者，为虚邪，贼害万物，则民众多死病也。故圣人说避邪如避矢也。邪者，风也。今人寿夭多病，是不知避邪也。为病证候如下：凶风之气内舍大肠中，外在胁腋骨下四肢节解中，书本遗其病证，今无也。

婴儿风为病，令人筋纽湿。其气内舍肝中，外在筋中。弱风为病，令人体重。其气内舍胃中，外在肉中。大弱风为病，令人发热。其气内舍心中，外在脉中。谋风为病，令人弱，四肢缓弱也。其气内舍脾中，外在肌中。刚风为病，令人燥，燥者枯燥瘦瘠也。其气内舍肺中，外在皮中。折风为病，则因人，脉绝时而泄利，脉闭时则结不通，喜暴死也。其气内舍小肠中，外在右手太阳中。大刚风为病，令人寒，寒者患冷，不能自温也。其气内舍肾中，外在骨中、脊臂筋中也。上八风，从其冲后来者，为病如此。新食竟取风为胃风，其状恶风，颈多汗，膈下塞不通，食饮不下，胀满，形瘦，腹大，失衣因醉起风为漏风，其状恶风，多汗，少气，口干渴，近衣则身热如火烧，临食则汗流如雨，骨节解惰，不欲自营。新沐浴竟取风为首风，其状恶风，面多汗，头痛。新房室竟取风为泄风，其状恶风，汗流沾衣。劳风之为病，喜在肺，使人强上，恶风，寒战，目脱，涕唾出，候之三日中及五日中，不精明

者是也。七八日则微有清黄脓涕如弹丸大，从口鼻中出为善也，若不出则伤肺。

风者其气喜行而数变，在人肌肤中，内不得泄，外不得散，因人动静乃变其性，其证如下：有风遇寒则食不下，遇热则肌肉消，寒热。有风遇阳盛则不得汗，遇阴盛则汗自出。肥人有风，肌肉浓则难泄，喜为热中目黄。瘦人有风，肌肉薄则恒外行，身中寒，目泪出。有风遇实则腠理闭，则内伏，令人热闷；若因热食，汗欲通，腠理得开，其风自出，则觉肉中如针刺，步行运力欲汗，亦如此。有风遇虚，腠理开则外出，凄然如寒状，觉身中有如水淋，时如竹管吹处。①治口眼相引㖞僻者方：以生鳖血涂之，以桑钩钩吻边挂着耳也。血干复涂之，用白酒胜血。②眼睐动，口唇偏，皆风入脉故也，急服小续命汤，摩神明膏。③小续命汤治卒中风欲死，身体缓急，口目不正，舌强不能语，奄奄惚惚，精神闷乱，诸风服之皆验，不令人虚：甘草、麻黄、防己、人参、黄芩、桂心、附子、川芎、芍药各一两，防风一两半，生姜五两，上十一物以水九升煮取三升，分三服，甚良。④羌活汤治中柔风，身体疼痛，四肢缓弱，欲作不随：羌活、桂肉、干地黄、葛根、芍药各三两，麻黄、甘草各二两，生姜六两，上八物以清酒三升水五升煮取三升，酒服五合，日三。⑤治中风不语方：独活一两，大豆五合炒有声，酒二升煎一升，以药酒热投，盖之良久，酒服三合，未瘥再服。⑥远志汤治中风，心气不定，惊悸，言语谬误，恍恍惚惚，心中烦闷，耳鸣：独活四两，远志、芍药、黄芪、桂肉各三两，茯苓、甘草、当归、人参各二两，附子一两，麦冬三两半，生姜五两，上十二物以水一斗二升煮取四升，服八合，人羸可服五合，日三夜一。⑦张仲景三黄汤治中风手足拘挛，百节疼烦，发作心乱，恶寒引日，不欲饮食，秘方：麻黄、独活各五分，细辛一分，黄芪二分，黄芩三分，上五物以水五升煮取二升，分再服。⑧大岩蜜汤治中风身如角弓反张并主卒心腹绞痛：茯苓、川芎、当归、炙甘草各一两，桂心二两半，栀子十四枚，吴茱萸三两，细辛、干姜、干地黄各二两，上十味切，以水八升煮取三升，分为三服。若痛甚者加羊脂三两，当归、芍药、人参各一两，心腹胀满坚急者加大黄三两。

《小品方》蛊毒证治　人有养畜蛊毒以病患，中蛊状令人心腹切痛，如有物啮，或吐下血，不即治之，食人五脏，尽即死矣。欲知是蛊与非，当令病患唾水，沉者是，浮者非也。有人食新变鱼取饱中毒，病心腹痛，心下坚，发热烦冤，欲得水沃身，动摇如鱼得水状，有人诊病云是蛊，家云野中相承无此毒，不作蛊治之遂死。①治蛊似蛔方：雄黄、麝香各如大豆许，取生羊肺如指大，以刀开，取雄黄等末以肺裹吞之。②治蛊方：巴豆一枚，豉三粒，釜底墨方寸匕，上三味捣，分作三丸，饮下一丸，须臾当下蛊毒。③又方：雄黄、釜月下黄土、獭犴各如枣大，斑蝥十四枚，上四味捣末，以酪浆服之，分为三四服，则吐虾蟆。④蹳蹯散治蛊毒，腹痛，注下赤血：羊蹳蹯、干姜、藜芦、附子、巴豆、野葛皮、肉桂、丹砂、雄黄、蜈蚣各一分，上十味捣为散，以水服一刀圭。不知，加一粟米。⑤治诸蛊，大便下血，日数十行：巴豆二七枚，藜芦、附子、芫青、矾石各二分，上五味捣下筛，别研巴豆如膏和相得，以绵裹一大豆许，内下部中，日二三。⑥治时岁蛊注，毒下，诸汤煎不能治，欲死者方：干姜、附子、黄连、矾石各二两，凡四物为散，酒服方寸匕，日三。亦可以饮服。⑦雄黄丸治蛊注，四肢浮肿，肌肤消索，咳逆，腹大如水状，漏泄，死后注易家人方。一名蛊胀方：雄黄、巴豆、莽草、鬼臼各四分，蜈蚣三枚，上五味捣筛为末蜜和，更捣三千杵药成，密器封之，勿令泄气。宿勿食，服如小豆一丸，不知加一丸。当先下清水，虫长数寸，及下蛇，或如坏鸡子，或白如膏，下讫后，作葱豉粥，鸭羹补之。

《小品方》消渴证治　消渴者，原其发动，此则肾虚所致，每发即小便至甜，医者多不知其疾，所以古方论亦缺而不言，今略陈其要。按《洪范》稼穑作甘。以物理推之，淋饧醋酒作脯法，须臾即皆能甜也。足明人食之后，滋味皆甜，流在膀胱，若腰肾气盛，则上蒸精气，气则下入骨髓，其次以为脂膏，其次为血肉也。其余别为小便，故小便色黄，血之余也。臊气者，五脏之气；咸润者，则下味也。腰肾既虚冷，则不能蒸于上，谷气则尽下为小便者也。故甘味不变，其色清冷，则肌肤枯槁也。犹如乳母，谷气上泄，皆为乳汁。消渴疾者，下泄为小便，此皆精气不实于内，则便羸瘦也。又肺为五脏之华盖，若下有暖气蒸即肺润，若下冷极，即阳气不能升，故肺干则热，故《周易》有否卦，干上坤下，阳阻阴而不降，阴无阳而不升，上下不交，故成痞也。譬如釜中有水,以火暖之,其釜若以板盖之,则暖气上腾,故板能润也。若无火力,水气则不上,此板终不可得润也。火力者,则为腰肾强盛也。常须暖将息,其水气即为食气,食气若得暖气,即润上而易消下,亦免干渴也。是故张仲景云:宜服此八味肾气丸,并不食冷物及饮冷水,今亦不复渴,比频得效,故录正方于后耳。凡此疾与脚气虽同为肾虚所致,其脚气始发于二三月,盛于五六月,衰于七八月。凡消渴,始发于七八月,盛于十一月、十二月,衰于二月、三月,其故何也?夫脚气者,拥疾也,消渴者,宣疾也,春夏阳气上,故拥疾发,即宣疾愈也。秋冬阳气下,故宣疾发,即拥疾愈也。审此二者,疾可理也。又宜食者,每间五六日空腹一食饼,以精羊肉及黄雌鸡为,此可温也。若取下气,不食肉,菜食者,宜煮牛膝、韭、蔓菁;又宜食鸡子、马肉,此物微拥,亦可疗宣疾也。拥之过度,便发脚气,犹如善为政者,宽以济猛,猛以济宽,随事制度,使宽猛得所,定之于心,口不能言也。又庸医或令吃瓜蒌粉,往往经服之,都无一效。又每至椹熟之时,取烂美者,水淘去浮者餐之,候心胸间气为度,此亦甚佳。生牛乳暖如人体,渴即细细呷之亦佳。张仲景云:足太阳者,是膀胱之经也,膀胱者是肾之腑也,而小便数,此为气盛,气盛则消谷,大便硬;衰则为消渴也。八味肾气丸治男子消渴饮一斗水,小便亦得一斗,神方,消渴人宜常服之:干地黄八两,山药、泽泻各四两,附子、桂心、茯苓、牡丹皮各三两,山茱萸五两,上药捣筛,蜜和丸如梧子大,酒下十丸,少少加,以知为度。说曰:少时服五石诸丸散者,积经年岁,人转虚耗,石热结于肾中,使人下焦虚热,小便数利,则作消利。消利之病,不渴而小便自利也,亦作消渴,消渴之疾,但渴不利也。又作渴利,渴利之病,随饮小便也。又作强中病,强中病者,茎长兴,终不痿,溺液自出。亦作痈疽之病。凡如此等,宜服猪肾荠苨汤,制其肾中石势,将饵鸭通丸便瘥也。① 猪肾荠苨汤:猪肾一具,大豆一升,荠苨、石膏各三两,人参、茯神、磁石、知母、葛根、黄芩、瓜蒌根、甘草各二两,上十二味㕮咀,以水一斗五升先煮猪肾、大豆,取一斗,去滓下药煮取三升,分三服。② 鸭通汤:白鸭通五升,麻黄八两,豆豉三升,冷石二两,甘草五两,石膏三两,栀子二十枚,上六味㕮咀,以鸭通汁煮六升去滓,纳豉三沸,

分服五合。③ 铅丹散治消渴止小便:铅丹、胡粉各二分,瓜蒌、甘草各十分,泽泻、石膏、赤石脂、白石脂各五分,上八物治下筛,酒服方寸匕,日三。④ 瓜蒌丸治日饮一石许,小便不通:瓜蒌、铅丹、葛根各三分,附子一分,上四物治下筛,蜜丸如梧子,饮服十丸,日三。⑤ 治消渴方:取活螺三斗以江水一石养之,倾取冷汁,饱饮之。经日放去,更取新者渍之。夫内消之为病,皆热中所作也,小便多于所饮,令人虚极短气。⑥ 枸杞汤治内消,食物皆消作小便去而不渴:枸杞枝叶一斤,瓜蒌根、石膏、黄连各三两,甘草二两,上五物切,以水一斗煮取三升,一服五合,日三。

《小品方》虚劳证治 ① 黄芪汤治虚劳,胸中客热,冷癖痞满,宿食不消,吐噫,胁间水气,或流饮肠鸣,不生肌肉,头痛,上重下轻,目视晥晥,惚惚志损,常躁热,卧不得安,少腹急,小便赤余沥,临事不起,阴下湿,或小便白浊:黄芪、肉桂各三两,人参、当归、炙甘草各一两,芍药二两,生姜半斤,大枣十四枚,上八味切,以水一斗煮取四升,分四服。② 增损肾沥汤治肾气不足,消渴引饮,小便过多,腰背疼痛:肾一具,猪羊并得,远志、人参、泽泻、桂心、当归、川芎、干地黄各二两,五味子二合,茯苓、黄芩、芍药、鸡膔胵里黄皮各一两,生姜三两,枣二十枚,螵蛸二十枚,麦门冬一升,上十七味以水一斗五升,煮肾取一斗三升,去肾煎药取三升去滓,分三服。③ 加减肾沥汤治大虚内不足,小便数,嘘噏焦熇引水浆,膀胱引急:肾一具,猪羊并可用,黄连、远志、川芎、五味子、当归、泽泻、干姜、龙骨各二两,桂心四两,干地黄、炙甘草三两,桑螵蛸二十枚,麦门冬一升,人参一两,大枣四十枚,上十六味切,以水一斗五升,如常法煎取三升去滓,分三服。④ 黄芪汤治虚劳少气,小便过多:黄芪、麦门冬、芍药、干地黄、桂心、生姜、当归、炙甘草二两,黄芩一两,大枣三十枚,上十味切,以水九升煮取三升去滓,分三服。⑤ 治腰痛少气,阴弱寒冷,小便清冷沥滴,阴下湿痒,少腹急,无子息方:炙甘草十四分,续断、麦冬、山药、附子各三分,干姜二分,棘刺四分,上七味捣筛,酒服方寸匕,日三。⑥ 治腰痛皆积年痛者方:干地黄十分,白术、干漆各五分,桂心八分,炙甘草五分,上五味捣末,以酒服方寸匕,日三。⑦ 治卒腰痛不得俯仰方:鹿角长六寸,上一味捣筛为末,以酒服方寸匕。⑧ 腰疼

方：鳖甲一枚,上一味捣筛,空腹以汤饮、酒服方寸匕,日三。

《小品方》梦泄失精证治　①龙骨汤治梦失精,诸脉浮动,心悸少急,隐处寒,目眶疼,头发脱者,常七日许一剂,至良：龙骨、炙甘草各二分,牡蛎三分,桂心、芍药各四分,大枣四枚,生姜五分,上七味切,以水四升煮取一升半,分再服。虚羸浮热汗出者除桂加白薇三分,炮附子三分,故曰二加龙骨汤。②熏草汤治梦失精：熏草、人参、干地黄、白术、芍药各三两,茯神、桂心、炙甘草各二两,大枣十二枚,上九味切,以水八升煮取三升,分为二服。③韭子汤治失精：韭子一升,龙骨、赤石脂各三两,上三物以水七升煮取二升半,分三服。龙骨散治男子失精,百术不治：龙骨大如指,熏草、桂肉、干姜各二两,上四物下筛,酒服方寸匕,日三,神良。

《小品方》多汗证治　①治大病后虚汗出不禁方：粢粉、豉各等分,上二物火熬令焦,烧故竹扇如掌大,取灰合治,以绢囊盛,敷体立止,最验。②治大病之后虚汗不可止方：杜仲、牡蛎各等分,治下筛,向暮卧以水服五钱匕,汗止者不可复服,令人干燥。③桂枝汤加附子治发汗后,遂漏汗不止,其人恶风,小便难,四肢微急,难以屈伸,此为胃干也：大枣十四枚,桂枝三两,附子一枚,上三物以水七升煮取三升,分三服。

《小品方》虚烦不眠证治　①流水汤治虚烦不得眠：半夏二两,粳米一升,茯苓四两,上三味切,以东流水二斗,扬之三千遍,令劳,煮药,取五升,分服一升,日三夜再。②大乌梅汤治被下之以后,虚烦燥不得眠,剧者颠倒,心中懊侬：大乌梅十四枚,好豉七合,上二物以水四升煮梅,令得二升半,纳豉令四五沸,得一升半,分二服。

《小品方》中恶证治　①喘急汤治中恶,心痛,胸胁疞痛：桃东行枝白皮一虎口,真珠、附子各一两,生姜二两,当归、桂心各三两,香豉、吴茱萸各五合,栀子仁十四枚,上九味切,以水八升煮取二升去滓,纳真珠,分二服。②五疰汤主卒中贼风、遁尸、鬼邪,心腹刺痛,大腹急：大黄三两,芍药、当归、炙甘草各二两,乌头十枚,生姜半斤,桂心四两,蜜一斤,上八味切,以水九升煮取三升,乌头别纳蜜中煎,令得一升,投着汤中,去滓,分服三合。大岩蜜汤治中恶,腹中绞痛,并飞尸遁疰,发作无

时,发则抢心,胀满,胁下如刀锥刺,并主少阴伤寒：炙甘草、干黄、细辛、干姜、当归、羊脂、桂心、茯苓、吴茱萸、芍药各一两,栀子十五枚,上十一味,切,以水八升,煮取三升,去滓,纳脂,温分三服。

《小品方》血证证治　①竹茹汤治吐血、汗血,大小便血：竹茹二升,甘草、当归、川芎、黄芩各六分,桂心、术、人参、芍药各一两,上九物以水一斗煮取三升,分四服。②都梁香散治汗出如水浆及汗血、衄血、吐血、小便血殆死：都梁香二两,紫菀、桂肉、人参、生竹茹、肉苁蓉各一两,干地黄二两,上七物治筛,以水服方寸匕。③治吐血内崩,上气而色如土：干姜、阿胶各二两,艾一把,马通汁一升,上四味㕮咀,以水五升煮取一升,纳马通汁一升,煮取一升,顿服。④刘洪玘菟丝丸治小便血：菟丝子、蒲黄、干地黄、白芷、荆实、葵子、败酱、当归、茯苓、川芎各二两,上十味合捣为末,以白蜜和丸如梧子大,饮服二丸,日三服。⑤生地黄汤治小便血：生地黄半斤,柏叶一把,黄芩、阿胶、甘草各二两,上五物以水七升煮取三升,绞去滓纳胶令烊,取二升半,分三服。

《小品方》黄疸证治　①麻黄醇酒汤治黄疸：麻黄一大把,美清酒五升煮取二升半,去滓,顿服尽。《古令方》云：伤寒热出表发黄疸,宜汗之则愈。冬月用酒,春宜用水煮之,良。②三物茵陈蒿汤治黄疸身目皆黄,皮肤曲尘出：茵陈蒿一把,栀子二十四枚,石膏一斤,上三味以水八升煮取二升半去滓,以猛火烧石膏令正赤,投汤中,沸定取清汁,适寒温服一升。自覆令汗出周身,遍以温粉粉之则愈。若不汗,更服一升,汗出乃愈也。③苦参散治忽然振寒便发黄,皮肤黄曲尘出,小便赤少,大便时闭,气力无异,食饮不妨,已服诸汤,余热不除,久黄者：苦参、黄连、葶苈子、瓜蒂、黄芩、黄柏、大黄各一两,上七味捣为散,饮服方寸匕,当大吐,吐者日一服,不吐日二,亦得下,服药五日知,可消息,不知更服。④大黄黄柏皮栀子硝石汤治黄家腹满,小便不利而赤,身汗出者,表和里实也,宜下之：大黄四分,栀子十五枚,黄柏、硝石各四两,上四味切,以水六升煮三物,得二升半去滓,纳硝石更煎取一升,先食顿服尽。

《小品方》淋证癃闭证治　①地肤汤治下焦诸结热,小便赤黄,数起出少,大痛或便血者,温病后余热,及霍乱后当风取热,过度饮酒房劳,及步行

冒热,冷冻饮料逐热,热结下焦及散石热动关格,少腹坚,胞胀如斗大,诸淋服之即通。地肤草三两、知母、猪苓、瞿麦、黄芩、升麻、通草、枳实各二两,海藻一两,葵子一升,上十味切,以水九升煮取三升,分三服。大小行皆闭者加大黄三两;妇人房劳,肾中有热,小便难不利,腹满痛,脉沉细者,加猪肾一具。② 榆皮汤治淋:榆皮半斤,滑石、黄芩、炙甘草、瞿麦各二两,葵子一升,上六味切,以水一斗煮取三升,温服一升,旦服。③ 治石淋方:浮石取满一手,捣为末,以水三升,苦酒一升,煮取二升,澄清,温服一升,不过再三服,石即便出。④ 治石淋神方:车前子二升以绢囊盛,以水八升煮取三升,尽服之。⑤ 治小便不通及关格秘方:取生土芷根捣取汁,以少水解之于筒中,吹纳下部即通。⑥ 治小便闭方:豉半升,水四升煮一沸,去滓,一服立愈,通。⑦ 卒小便不通及胞转方:车前草一斤,水一斗煮取四升,分四服。

4.《小品方》外科疾病证治贡献

痈疽证治 寒气客于经络之中,则血气凝涩不行,壅结则为痈疽也。不言热之所作,其成痈久寒化为热,热盛则肉腐烂为脓也。人体中有热被寒冷搏之,血脉凝涩不行,热气拥结则为痈疽也。是以治痈疽方有:灸法者治其始,冷薄贴者治其热已成。今人多不悟,其始不用温治及灸法也,今出要方以治其成形者耳。① 治作痈令消方:鹿角就磨刀石上水摩涂汁,内宜服连翘汤。生春小豆下筛鸡子白和如泥涂之。② 治始作痈正赤热痛方:单烧鹿角作末苦酒和薄之。单捣大黄苦酒和薄之温则易。③ 治痈及疖始结肿赤热方:水摩半夏涂之。山草中自可掘取半夏乃佳,神验。有石痈者,初服防己连翘汤,白针气写之,敷练石薄,积日可消。已有脓者亦用此薄则速溃,脓浅易为火针。诸痈溃后用膏散,据缓疽法,初作即以小豆薄涂之亦消也。④ 治痈结肿坚如石或如大核,作石痈不消者,鹿角八两,白蔹二两,粗理黄色磨石片一斤,烧石极令赤,纳五升苦酒中,烧竟复更纳苦酒中,捣石作末并鹿角屑、白蔹屑,以余苦酒和如泥浓涂痈上。⑤ 治石痈方:单磨鹿角、半夏涂,不如上方佳也。⑥ 治始发诸痈疽发背及乳痈方:半夏末鸡子白和外涂,生者神验。始结肿与石痈相似,所可为异者,其一种中按之垒垒有数核便是也。初作喜不痛、不热,即以练石薄敷之,内服防己连翘

下之,便可得消。若失时不治结脓者,亦以练石薄薄令速熟,熟用火针、膏散,如治痈法。初作即以小豆薄涂之亦消。桐君说:赤小豆、白蔹、黄芩、黄芪、牡蛎,凡五物分等下筛,酒服方寸匕。⑦ 治乳痈方:大黄、茵草、伏龙肝、生姜各二分,捣筛姜醋和涂乳最验。⑧ 单地黄煎散乳石痈疽疮疖:生地黄随多少,取汁于铜钵中重汤上煮,勿盖釜,令气得泄,煎去半,更以新布滤绞,去粗滓秒又煎,令如饧成矣。此用地黄须肥大味浓者,作煎甘美,东南地黄坚细味薄,作煎咸不美。⑨ 治妒乳方:鸡子白和小豆散涂乳房,以消结也。又宜以赤龙皮汤、天麻草汤洗之,敷黄连胡粉膏。赤龙皮汤:槲树皮三升水煮洗乳。天麻草汤:天麻草五升水煮洗乳。⑩ 治妒乳方:黄芩、白蔹、芍药各等分捣筛,浆水服一钱五匕,日三;柳白皮酒煮熨乳;苦酒磨升麻或青木香或檀香,摩上并良;已入腹者,麝香、薰陆香、青木香、鸡舌香各一两水煮分服;生地黄汁以薄之;葵根捣为末服方寸匕。治妇人乳毒方:败龟甲一枚烧研,酒服四钱。

瘭疽证治 瘭疽者肉中忽生一黯子,小如豆粒,小者如米粒粟,剧者如梅李大,或赤或黑,或青或白,其黯状实脉,脉有根而不浮肿也。痛惨应心,其根极深,达肉肌也,小久不治,便四面悉肿,疱黯默紫黑色,能烂坏筋骨也。毒流散逐脉走入脏腑则杀人。南方人名为搇着毒,得着浓肉处皆即割去之,亦烧铁令赤,烁疱上令焦如炭,亦灸黯疱上百壮为佳。单春酸摹叶薄其四面,以防其长也。饮葵根汁、蓝青汁、犀角汁、升麻汁、竹沥汁、黄龙汤诸单治,能折其热耳。内外治法根据治丹毒方也。瘭疽着指头者,其先作黯疱,然后肿赤黑黯默,惨痛入心是也。① 缓疽初作宜服五香连翘汤,再以小豆薄涂之,其间数以针去血。若失时不得消已烂者,犹服五香连翘汤及漏芦汤下之,外以升麻汤洗之,敷升麻膏。② 若生臭恶肉者,可以单行一物白茴茹散敷之。青黑肉去尽便敷也。好肉熟生但敷生麻膏良。③ 肉不生敷单行一物黄芪散。若敷白茴茹散积日,青黑恶肉不尽者,可以漆头赤皮茴茹散取半钱匕,和杂三大钱匕白茴茹散中合冶之,稍以敷之,恶肉去尽,还淳用白茴茹散也。视好肉欲生,可敷黄芪散也。白茴茹散、漆头茴茹散、黄芪散,上三方并一物单行,随多少春下筛用耳。

附骨疽证治 附骨疽,一名淰疽,以其无头附骨成脓故也。又名痛疽,以其广大竟体有脓故也。附骨疽与贼风实相似也。急者热多风少,缓者风多热少也。附骨疽久者则肿见结脓,贼风久则枯或结瘰疬,以此为异也。① 初得附骨疽即服漏芦汤下之,敷小豆薄得消也。② 热渐退余风未歇者可服五香连翘汤除大黄,余热未消可敷升麻膏,失时不消成脓者用火针膏散如治痈法。代指者,其先肿,欣欣热痛,色不黯黩也。代指者其状先肿,焮焮热痛,色不黯黩,然后缘爪甲边结脓,剧者爪皆脱落,亦谓之代指病也。代指无毒,正由人筋骨中热盛撮结故耳。吴人名遭指,野夫名为土卢,即皆是代指疾也。③ 单煮甘草汁渍之,或用芒硝汤渍之,捣青菜汁拓之,但得一种浸拓之即瘥。代指疼痛,猪膏和白墡土敷之。有风热毒相薄为肿,其状先肿,焮热,上生瘭浆如火烁者,名风热毒也。治之如治丹毒法也。热疮者,起疮便生白脓是也。有洪烛疮,身上忽生瘭浆,如沸汤洒,剧者竟头面,亦有胸胁腰腹通体如火汤烁,瘭浆起者是也。④ 治之法,急宜服漏芦汤下之,外宜以升麻汤浴,但倍分多煮之以浴淰之,其间敷升麻膏佳。若穷地无药者,但根据治丹法,用单行草菜方也。有蛷螋虫尿人影,便令人病也。其状身中忽有处惨痛如芒刺,亦如虫所吮螫,然后起细作聚,如茱萸子状也,其瘖瘤边赤,中尖有白脓如粟粒是也。亦令人皮肉急剧,恶寒壮热,剧者连起,竟腰胁胸背。初得便以水摩犀角涂之,以止其毒,治之如火丹法,并诸草菜单行治也。蛷螋尿人,初未发疮之时,欲与射公相似,射公疮止有一处黯黑,蛷螋疮促促连聚作痛,法亦小疹,以为异耳,然非杀人疾也。形似蛷螋,亦像飚疽。⑤ 治病癣恶疮:水银、矾石、蛇床子、黄连各二两,四物捣筛,以腊月猪膏七合,并下水银搅万度,不见水银膏成,敷疮并小儿头疮,良。⑥ 治湿病疥疮:胡燕窠大者,用抱子处土,为末,以淡盐汤洗拭。

恶核证治 恶核病者肉中忽有核,累累如梅李核状,小者如豆粒,皮肉中惨痛,左右走人身中,壮热,索索畏寒是也。与诸疮痕、瘰疬、结筋相似,其疮痕、瘰疬要因疮而生,是缓疾无毒。其恶核病,卒然而起,有毒,不治入腹,烦闷则杀人。南方多有此疾,皆是风月受温风,至春夏有暴冷相搏,气结成此毒也。宜服五香连翘汤,以小豆薄涂之得消也。亦煮五香汤去滓,时时洗渍之,消化之后,以丹参膏敷,余核令消尽,不消尽者,还敷小豆薄也。① 五香连翘汤治恶脉及恶核、瘰疬、结核、肿气:青木香、沉水香各二两,麝香半两,薰陆香、鸡舌香各一两,连翘子、射干、升麻、独活、寄生、甘草各二两,大黄三两,淡竹沥二升,上十三物㕮咀,以水九升煮药汁水减半许,可纳竹沥汁,又克取三升,分三服。② 丹参膏治恶脉及恶核、瘰疬、结核、肿痛:丹参、蒴藋根各二两,秦艽、独活、白及、牛膝、菊花、木防己、乌头各一两,莽草、踯躅花、蜀椒各半两,上十二物细切为善,以苦酒二升渍之一宿,夏月半日,急疾即煎之,以猪膏四升,煎令苦酒竭,勿令暴焦熬也,去滓,以膏涂诸疾上,日五六,至良。③ 有恶肉病,身中忽有肉如赤豆粒,突出便长,推出不息,如牛马乳,亦如鸡冠状也。不治其为自推出不肯止,亦不痛痒也。此由春冬时受恶风入肌脉中,变成此疾也。治之宜服漏芦汤,外烧铁烁之,日日稍烁,令焦尽也。烁竟,以升麻膏敷之,积日乃瘥耳。④ 治恶脉病宜服五香连翘汤及竹沥汤,镵去恶血,敷丹参膏,积日则瘥,亦以白雄鸡屎涂之。

气肿证治 气肿病其状如痈,无头虚肿色不变,皮上急痛,手裁着便觉痛。此由体热当风,复被暴冷凉折之,结成气肿也。宜服五香连翘汤,白针气写之,敷蒴藋薄,亦可用小豆薄,并得消也。① 蒴藋薄方:蒴藋子二升,下筛,以麻油和如泥,熬令焦黑,以涂细故熟布上,剪如肿大,勿开头之。无蒴藋可舂小豆下筛,鸡子白和,涂肿上,干复涂之,并得消也。有气痛病,身中忽有一处痛,如打棵之状,不可堪耐,亦左右走身中,发作有时,痛发时则小热,痛静时便觉其处如冷水霜雪所加,此皆由冬时受温风,至春复暴寒凉来折之,不成温病,乃变作气痛也。宜先服五香连翘汤数剂,及竹沥汤,摩丹参膏,又以白酒煮杨柳树皮,暖熨之,有赤气点点见处,宜镵去血也,其间将白薇散。② 小竹沥汤治气肿痛:淡竹沥二升,夜干、杏仁、白术、木防己、防风、秦艽、独活、枳实各二两,茯苓三两,麻黄、茵芋、黄芩各半两,上十五物㕮咀,以水九升,煮药折半,乃可纳竹汁,煮取三升,分四服,少嫩人分作五服。③ 白薇散治风热相搏结气痛,左右走身中,或有恶核疹起者,积服汤余热未平复,宜此白薇散以消余热方。白薇、夜干、防风、术各六分,葴蕊、当归、天门冬、独活、枳实、人参、山茱萸、青木香、木防己各四分,麻黄、柴胡、白芷各三分,秦艽五分,蜀椒、莽草、乌头各二分,上二十物捣下绢筛,以酢浆服方寸匕,渐至二匕,日三。

5.《小品方》妇科疾病证治贡献

古时妇人病易治者,嫁晚肾气立,少病不甚有伤故也。今时嫁早,肾根未立而产,伤肾故也。是以今世少妇有病,必难治也。早嫁早经产,虽无病者亦夭也。妇人长血。诸方说三十六疾者,十二症、九痛、七害、五伤、三痼不通是也。何谓十二症? 是所下之物一曰状如膏;二曰如黑血;三曰如紫汁;四曰如赤肉;五曰如脓痂;六曰如豆汁;七曰如葵羹;八曰如凝血;九曰如清血,血似水,十曰如米泔;十一曰如月浣,乍前乍却;十二曰经度不应期也。何谓九痛? 一曰阴中痛伤;二曰阴中淋沥痛;三曰小便即痛;四曰寒冷痛;五曰经来即腹中痛;六曰气满痛;七曰汗出阴中,如有虫啮痛;八曰胁下分痛;九曰腰胯痛。何谓七害? 一曰穷孔痛,不利;二曰中寒热痛;三曰小腹急坚痛;四曰藏不仁;五曰子门不端,引背痛;六曰月浣乍多乍少;七曰害吐。何谓五伤? 一曰两胁支满痛;二曰心痛引胁;三曰气结不通;四曰邪思浅利;五曰前后痼寒。何谓三痼? 一曰羸瘦不生肌肤;二曰绝产乳;三曰经水闭塞。白垩丸主妇人三十六疾,病各异同治之方:白垩、龙骨、黄连、茯苓各三分,芍药、当归、黄芩、瞿麦、白蔹、石韦、甘草、牡蛎、细辛、附子、禹余粮、白石脂、人参、海螵蛸、大黄各二分,桂心、白芷各四分,上二十一味下筛,蜜丸如梧子,未食服十丸,日二,不知稍增,服药二十日知,三十日百病悉愈。

《小品方》血崩证治 ① 治妇人崩中,昼夜十数行,医所不能治方:川芎八两,以酒五升煮取三升,分三服。不饮酒,水煮亦得。② 治崩中去血方:春生蓟根汁一升,温顿服之。亦可以酒煮。随意服之。又方:春地黄汁一升,温顿服之即止。③ 治妇人暴崩中去血不息方:牡蛎、兔骨各十分,上二味捣筛为散,以酒服方寸匕,妙。④ 大枣汤治妇人五崩,带下赤、白、青、黄、黑:大枣百枚,黄芪三两,胶八两,甘草一尺,上四物以水一斗煮取三升半,纳胶令烊,分三服。⑤ 治漏下神方:取槐耳烧捣下筛,酒服方寸匕,日三,立愈。⑥ 治妇人漏下病不断,积年困笃方:取鹊重巢柴,合烧末,服方

寸匕,日三。鹊重巢者,去年在巢中产,今岁更在其上复作巢是也。

《小品方》妊胎证治 概论:凡妇人虚羸,血气不足,肾气少弱,或当风取冷太过,心下有淡水者,欲有胎便喜病阻。何谓欲有胎? 其人月水尚来,颜色肌肤如常,而沉重愦闷,不用饮食,不知其患所在,脉理顺时平和,则是欲有胎也。如此经二月日后,便常不通,即结胎也。阻病者,患心中愦愦,头重眼眩,四肢沉重懈堕,不欲执作,恶闻食气,欲啖咸酸果实。多卧少起,世谓恶食,其至三四月日已上皆大剧,吐逆,不能自胜举也。此由经血既闭,水渍于脏,脏气不宣通,故心烦愦闷,气逆而呕吐也。血脉不通,经络否涩,则四肢沉重,挟风则头目眩也。觉如此候者,便宜服半夏茯苓汤,数剂后将茯苓丸。淡水消除,便欲食也。既得食力,体强气盛,力足养胎,母便健矣。古今治阻病方有数十首,不问虚实冷热长少殆死者,活于此方。① 半夏茯苓汤治妊身阻病,心中愦闷,空烦吐逆,恶闻食气,头重,四肢百节疼烦沉重,多:半夏、生姜各五两,茯苓、干地黄各三两,旋覆花一两,橘皮、细辛、川芎、人参、芍药、泽泻、甘草各二两,上十二物水煮分三服。② 茯苓丸治妊身阻病,患心中烦闷,头重眩目,憎闻饭气,便呕逆吐闷颠倒,四肢委热,不自胜持,服之即效,要先服半夏茯苓汤两剂,后将茯苓丸也。茯苓、葛根屑、橘皮各一两,人参、桂肉、干姜、半夏、白术、枳实、甘草各二两,上十物捣筛蜜丸如梧子,饮服二十丸日三。③ 安胎当归汤治妊娠五月日,举动惊愕,动胎不安,下在小腹,痛引腰胳,小便疼,下血:当归、阿胶、川芎、人参各一两,大枣十二枚,艾一虎口,上六味酒水各三升合煮取三升分三服。④ 安胎止痛汤治妊娠重下,痛引腰背:当归、阿胶、干地黄、黄连、芍药各一两,鸡子一枚,秫米一升,上七味水煮分四服。⑤ 胶艾汤,治损动母,去血腹痛:阿胶一斤,艾叶一莒,上二味水煮分三服。⑥ 安胎寄生汤治流下:桑上寄生、白术各五分,茯苓四分,炙甘草十分,上四味切,以水五升煮取二升半,分三服。⑦ 苎根汤治劳损动胎,腹痛去血,胎动向下:苎根、干地黄各二两,当归、芍药、阿胶、炙甘草各一两,上六味切,以水六升煮取二升,去滓纳胶烊,分三服。⑧ 小豆散治妊娠数月日犹经水时时来者,名曰漏胞;苦因房室劳有所去名曰伤胎:赤小豆五升,下筛,怀身数

月日,经水尚来,以温酒服方寸匕,日三,得效便停。⑨治妊身腹中冷,胎不安方:甘草、当归各二两,干姜三两,大枣十二枚,凡四物以水五升煮取三升,分三服。⑩治母有劳热,动胎,胎不安,去血,手足烦方:生甘竹皮二升,当归二两,川芎一两,黄芩半两,上四物以水一斗煮竹皮取六升汁,去滓纳煎,取三升,分三服。⑪地肤大黄汤治妊娠患子淋:地肤草、大黄各三两,知母、黄芩、茯苓、芍药、枳实、升麻、通草、炙甘草各二两,上十味切,以水八升煮取三升,分三服。⑫甘遂散治妊娠子淋,大小便并不利,气急,已服猪苓散不瘥:太山赤皮甘遂二两捣筛,以白蜜二合和,服如大豆粒,多觉心下烦,得微下者,日一服之,下后还将猪苓散;不得下,日再服,渐加至半钱匕,以微下为度。⑬地肤饮治妊娠患子淋,小便数,出少,或热痛酸疼及足烦:地肤草三两,以水四升煮取二升半,分三服,日三,日一剂。⑭葛根汤治妊娠忽闷,眼不识人,须臾醒,醒复发,亦仍不醒者,名为痉病,亦号子痫病,亦号子冒。若有竹近可速办者,当先作沥汁,后办汤也;其竹远不可即办者,当先办汤。此二治会得其一种。其竹沥偏治诸痉绝起死也,非但偏治妊娠产妇绝死者有效,小儿忽痫痉金疮治之亦验。作竹沥法:取新伐青淡竹断之,除两头节,留中央一节,作片,以砖并侧,令竹两头虚,布列其上,烧中央,两头汁出,以器承之,取服。⑮主子痫病痉至冒葛根汤治妊娠临月,因发风痉,忽闷愦不识人,吐逆眩倒,小醒复发:贝母、葛根、牡丹皮、木防己、防风、当归、川芎、桂肉、茯苓、泽泻、炙甘草各二两,独活、石膏、人参各三两,上十四味切,以水九升煮取三升,分二服。贝母令人易产,若未临月者升麻代之。⑯治羸人欲去胎方:炙甘草、干姜、人参、川芎、生姜、桂心、蟹爪、黄芩各一两,上八味切,以水七升煮取二升,分三服。⑰治妊妇日月未至欲产方:捣知母和蜜为丸,如梧子,服一丸,痛不止,更服一丸。⑱治妊身欲去之并断产方:瓜蒌、桂心各三两,豉一升,上三味切,以水四升煮取一升半,分服之。

《小品方》难产证治　①治产难及胎不动转方:榆白皮三两,葵子五合,炙甘草、桂心各一两,上四味水煮分服。②治产难历日,气力乏尽,不能得生,此是宿有病:赤小豆二升,阿胶二两,上二味水煮分服。③治横产及侧或手足先出方:可持粗针,针儿手足,入二分许,儿得痛,惊转即缩,自当回顺。④治横生方:瓜蒌实中子一枚,削去尖者,以水浆吞之,立产。又方:取生艾半斤,清酒四升,煮取一升,顿服之,则顺生。若不饮酒,用水。子上迫心方:取弩弦缚心下即出。⑤预服甘草散令易生,母无疾病。未生一月日前预服,过三十日行步动作如故,儿生堕地皆不自觉:炙甘草八分,黄芩、大豆卷、粳米、麻子仁、干姜、桂心、吴茱萸各二分,上八味捣散,酒服方寸匕,日三。⑥飞生丸治妇人易生产:飞生一枚,槐子、故弩箭羽各十四枚,上三味捣末蜜丸桐子大,酒服二丸。⑦产妇易产方:马衔一枚,觉痛时右手持之。⑧治胞衣不出方:取皂荚捣末,着鼻孔中,嚏,即出。又方:鹿角末三指撮酒服。⑨治胞衣不出并儿横倒死腹中,母气欲绝方:半夏、白蔹各二两捣筛,服方寸匕。小难一服,横生二服,倒生三服,儿死四服,亦可加代赭、瞿麦各二两。

《小品方》产后证治　夫死生皆有三日也,古时妇人产,下地坐草,法如就死也。即得生产,谓之免难也。亲属将猪肝来庆之,以猪肝补养,五日内伤绝也,非庆其儿也。妇人产后盈月者,以其产生,身经暗秽,血露未净,不可出户牖、至井灶所也,亦不朝神祇及祠祀也。盈月者,非为数满三十日,是跨月故也。若是正月产,跨二月入三月,是跨月耳。妇人产时,骨分开解,是以子路开张,儿乃得出耳。满百日乃得完合平复也。妇人不自知,唯盈月便云是平复,合会阴阳,动伤百脉,则为五劳七伤之疾。下乳散治产后而乳无汁:钟乳、通草各五分,漏芦、桂心各二分,瓜蒌、甘草各一分,凡六物捣筛,饮服方寸匕,日三。产后虚羸,令人肥白健壮方:羊脂二斤、生地黄汁一斗、姜汁五升、白蜜三升,煎如饴,温酒服一杯,日三。治产后漏血不息方:蜂房、败船、竹茹分等,皆烧末,以酪及浆服方寸匕,日三。治产后遗尿不知出方:白薇、芍药各一分捣散,以酒服方寸匕,日三。治产后遗尿,不知出时方:取胡燕巢中草烧末,服半钱匕,水酒无在,亦治男子。又方:取矾石、牡蛎等分捣筛,酒服方寸匕,日三。治产后阴脱方:以铁精敷上,多少令调,以火炙布令暖,熨肛上,渐纳之。大豆紫汤主妇人产后中风,困笃,或背强口噤,或但烦热,苦渴,或头身皆重,或身痒,剧者呕逆直视,此皆因风冷湿所为:大豆三升,炒令炮断,预取器盛清酒五升，沃热，豆中讫，漉去豆，得余汁尽服之。温覆取微汗出，身体才润则愈。一以去风，二则消血结云。周德成妻妊胎，因触伤，胎死在腹中三日，困笃，服此酒即瘥。后治无不佳。治产后中寒，风痉，通身冷，直口噤不知人方。白术四两，酒三升，煮取一升，去滓，顿服。治产后中风，虚人不可服它药者，一物若独活汤主之及一物白鲜汤主之，亦可与独活合煮之方。独活三两，以水三升，煮取一升，分服，奈酒者，亦可酒、水等煮之。用白鲜皮亦根据此法。治产后风虚方：独活、白鲜皮各三两，水三升，煮三升，分三服。耐酒者，入酒同煮。治产后中风、语涩、四肢拘急方：羌活三两为末，每服五钱，水酒各半盏，煎去滓，温服。治产后中柔风，举体疼痛，自汗出者及余百疾方：独活八两，当归四两，上二味㕮咀，以酒八升，煮取四升，去滓，分四服，日三夜一，取微汗。若上气者加桂心二两，不瘥更作。

6.《小品方》儿科疾病证治贡献

凡人年六岁以上为小，十六以上为少，三十以上为壮，五十以上为老，其六岁以下经所不载，所以乳下婴儿有病难治者，皆为无所承据也。中古有巫妨者，立小儿《颅囟经》，以占夭寿，判疾病死生，世相传授，始有小儿方焉。儿新生出腹，先以指断口中恶血，去之，便洗浴，断齐竟，绷袍讫，未与朱蜜也，取甘草如手中指一节许，打碎，以水二合，煮取一合，以绵缠沾取与儿吮之，如朱蜜法。连吮，计可得一蚬壳入腹止，儿当快吐，吐去胸中恶汁也。吐后消息，计如饥渴，顷复更与之。若前服及更与并不吐者，但稍与，尽此一合止。得吐恶汁，令儿心神智能无病。都不吐者，是不含恶血者，勿复与之。小儿初生三日，可与朱蜜方，令儿镇精神魂魄。真珠精炼研者，如大豆多，以赤蜜一蚬壳和之。以绵缠沾取，与小儿吮之，得三沾止。一日令尽此一豆多耳，作三日与之，则用三大豆多也。不宜多，多则令儿脾胃冷，腹胀。朱蜜与竟，即可与牛黄。牛黄益肝胆，除热定惊，辟恶气也。作法如朱蜜，多少一法同也。凡初生儿，其口中舌上有白物如米屑，名为鹅口，及鼻外亦有。此由儿在胞中之时，其母嗜嚼米使之然也。此物当时不去之，儿得吞者化为虫也，宜便去之，治之方。以发缠钗头，沾井花水撩拭之，三四旦，如此便脱去也。犹不去者，可煮栗蒾汁，令浓，以拭如上法。

若春冬无栗蒾者，可煮栗树皮，用如上法，皆良。一云钗头着在者，屠苏水中，勿令儿口中落入吞。儿初生之时，有口中吞下膜如石榴子中隔者，连其舌下，名之连舌，当时不断者，后喜令儿言语不发转舌也，治之方。可以爪断之，微有血出无害，若血出不止者，可烧发作末敷之，血止良。乳母者，其血气为乳汁也。五情善恶，血气所生也。乳儿者，皆宜慎喜怒。夫乳母形色所宜，其候甚多，不可悉得。今但令不狐臭、瘿瘤、疽瘿、气味、蜗疥、癣瘙、白秃、疬疡、瘖唇、耳聋、齁鼻、癫眩，无此等病者，便可饮儿也。师见其故灸盘，便知。① 九味当归汤治小儿宿食不消发热：当归、炙甘草、芍药、人参、桂心、黄芩、干姜各一分，大枣五枚，大黄二分，上药切，以水一升半煎取六合，去滓分服。② 七物小五味子汤治少小咳嗽腹胀：五味子、紫菀各二分，黄芩、炙甘草、麻黄、生姜、桂心各一分，上药㕮咀，以水一升煮取七合，分五服。③ 四物汤治少小十日以上至五十日，卒得暴咳，吐乳呕逆，昼夜不得息：桔梗、紫菀各三分，炙甘草一分，麦门冬七分，上药切，以水一升，煮取六合，去滓，分五服。④ 紫菀汤治小儿中冷及伤寒暴咳嗽，或上气咽喉鸣气逆者，或恶寒鼻塞清水出：紫菀、杏仁、炙甘草、黄芩、麻黄、橘皮、桂心、青木香、当归各一两，大黄三分，上十味切，以水三升煮取九合去滓，一岁以上至五岁儿以意量之分服。⑤ 地肤子汤治小儿小便不通：地肤子一分，瞿麦、冬葵子各二分，知母、黄芩、猪苓、海藻、橘皮、升麻、通草各一分半，大黄八分，上十一味切，以水二升煮取一升，大小多少量与服。⑥ 麦门冬汤治少小夏月药大下后，胃中虚热渴：麦门冬、炙甘草各四分，枳实、黄芩、人参各三分，龙骨六分，上六味切，以水二升煮取九合，去滓分温服。⑦ 五味麦门冬汤治少小未满百日，伤寒，身热，呕，呕逆：麦门冬、石膏、寒水石各三分，炙甘草二分，桂心一分，上药切，以水一升煮取八合，分服，效。⑧ 治少小小便不利，茎中痛欲死方：牛膝大把，无多少，煮作饮，饮之立愈，有验。⑨ 治小儿客忤方：吞麝香如大豆，立愈。又方：取热马矢一丸，绞取汁饮，儿下便愈。又方：取衣中白鱼十枚，末，以涂母乳头，令儿饮之，入咽即愈。治小儿数岁不行方。取枣哺之，日三，便起。治小儿误吞铁珠子如狸豆大者，经年不以为害，后病瘦瘠，食不生肌肤，时下痢，或寒热，服诸药自治来,反剧不效。有师诊之云:是吞物不消,作法服众药,所吞物不去,终不瘥。令其家中察之,云儿近岁常弄十六具铁珠,觉失一颗,虑是吞之,从来积岁,实不以为疑之。师六诊乃信,是故令病矣。为处汤药,所患即瘥,复与将治,其儿肌肤充悦,而忘说其方,具记之。又有一家女子,六七岁许,患腹痛,其母与摩按之,觉手下有一横物在儿肉里,正平横尔。问儿曰:那得针在肉中,大惊怪。脱衣看之,肉完净无有刺处,按之儿亦不患针痛,惟觉腹里痛耳。其母即以爪甲重重介之,乃横物折爪下两段,亦不偏痛。迎师诊之共察,若吞针刺物者。其婴儿时,不经鲠碍,惟恐养儿时,母常带针,裸抱横儿体,针入儿肌肤中,儿纵觉痛啼呼,与乳卧息便止,遂成不觉,今因腹痛,摩之知耳。铁得土木湿,皆生屑易朽,针在人肉中经数岁,肉得血气,皆朽也,故介之即折,令患腹痛不安,但治腹痛,服温中汤下心腹痛瘥。后长大嫁。因产乳,不闻道针处为患。故记之。

《小品方》小儿夜啼证治　① 一物前胡丸治小儿夜啼:前胡(随多少)捣筛,蜜丸如大豆,服一丸,日三,加至五六丸,以瘥为度。又方:以妊娠时食饮偏有所思者以哺儿则愈。② 川芎散治少小夜啼,至明即安寝,夜辄啼:川芎、白术、防己各二分,上三物捣筛,二十日儿未能服散者,以乳汁和之,服如麻子一丸。儿大能服散者,服之多少以意节度。

《小品方》小儿下痢证治　① 栀子丸治少小热痢不止:栀子仁七枚,黄连五分,黄柏三分,矾石四分,大枣四枚,上五味,末之,以蜜丸,空腹服小豆许七丸,瘥。如未除更服。忌如常法。② 八味龙骨散治少小壮热渴痢:龙骨、炙甘草、赤石脂、寒水石、大黄、石膏、桂心、瓜蒌各三分,上八味捣散,以水及酒五合,煮取二合,量大小分服之,效。

《小品方》小儿盗汗证治　① 治小儿盗汗方:麻黄根三分,故扇一分,冶合乳汁,饮三分匕,大人方寸匕,日三。② 治小儿盗汗方:黄连三分,贝母、牡蛎各二分,凡三物,粉一升,合捣下筛,以粉身。

《小品方》小儿咳嗽等杂病证治　① 四物款冬丸治少小咳嗽,昼瘥夜甚,初不得息,不能复啼:款冬花、紫菀各一两半,伏龙肝一分,桂心二分,上药捣筛,蜜和如泥,取如枣核大,涂乳头,令儿饮之,

日三。② 治四五岁儿,因食及在胎中宿热,乳母饮食粗恶辛苦,乳汁不起儿,哺不为肌肤,心腹痞满,痿黄瘦瘠,四肢痿缭戾,服之令充悦方:芍药十分,黄芪、鳖甲、人参各四分,柴胡八分,茯苓六分,炙甘草、干姜各二分,上八味捣筛,蜜和为丸如大豆,服五丸,日二服。③ 治少小淋沥,形赢不堪大汤药者。枳实三两,炙,筛,三岁以上服方寸匕,三岁以下以意稍服之,有验。④ 牡丹散治颓,偏大,气胀:牡丹、防风、桂心、豉、铁精分等,合捣下,服方寸匕,小儿一刀圭,二十日愈。大良。婴儿以乳汁和如大豆与之。⑤ 治少小齿落不生方:取牛屎中大豆二七枚,小开头皮小许,以次注齿根,数度即当生。又方:取雌鼠屎二七枚,以一枚试齿根处,尽此止,二十一日齿当生。雌鼠屎,头尖是也。⑥ 治小儿口烂疮方:取羊乳细细沥口中,不过三度瘥。⑦ 治小儿舌上疮方:海螵蛸烧末,以鸡子黄和涂至喉咽舌下。⑧ 治小儿唇肿及口赤生白疮烂方:清旦研桑木白皮取汁,涂儿唇口即瘥。⑨ 治小儿重舌:以赤小豆屑酒和,敷舌上。又方:烧乱发作末,敷舌上良。又方:用以栗哺之良。⑩ 小儿刺悬痈方:可以绵缠长针,末刃如粟,以刺决之,令气泄之,去清黄血汁良。一刺止之,消息一日,不消又刺之,不过三刺自消。⑪ 治小儿蓐内赤眼方:生地黄薄切,冷水浸,以贴之,妙。又方:取羊子肝,薄切,以井花水浸,以贴之,妙。又方:取黄柏以乳浸,点之。⑫ 治小儿解颅方:蟹骨、白蔹各二分,下筛,以乳汁和涂上立愈。⑬ 治小儿头不生发方:揪菜中心,无多少,捣绞取汁,涂头上。⑭ 治小儿白秃方:捣揪菜中心,取汁以涂头,立生。⑮ 治小儿丹毒方:水中苔捣敷之。又方:芒硝纳汤中,取汁拭上。⑯ 治小儿口疮方:猪牙车骨年久者,捶碎,炙令髓出,热取涂之。⑰ 马骨烧灰和油,敷小儿耳疮、头疮、阴疮、瘭疽有浆如火灼。敷乳头饮儿,止夜啼。⑱ 治少小阴颓,白头翁敷之神效方:生白头翁根,不问多少,捣之,随偏处以敷之,一宿当作疮,二十日愈。⑲ 治小儿颓方:先将儿至碓头,祝之曰:坐汝令儿某甲称儿名阴颓也。故灸汝三七,一灸讫,便牵小儿令茎以下向碓,囊缝当阴以所着处,灸缝上七壮,日可消,有验。⑳ 又左右髀直行灸所极皆四处,随年壮。又方:小儿骑碓轴前,齐阴茎头前灸,有年壮。又云:《葛氏方》但灸其土。又方:灸茎上向小肠脉。又方:

灸手小指头七壮,随瘥,左右也。㉑李叶汤治少小身热:李吐无多少咬咀,以水煮去滓浴儿,避目及阴处。《玄中记》曰:天下有女鸟,一名姑获,又名钓星鬼也。喜以阴雨夜过飞鸣,徘徊人村里,唤得来也。是鸟淳雌无雄,不产,喜落毛羽于庭中,置入儿衣中便使儿作痫,必死,即化为其儿也。是以小儿生至十岁,衣裳不可露,七八月尤忌之。

7.《小品方》针灸治疗贡献

夫病以汤药救其内,针灸营其外。夫针术须师乃行,其灸则凡人便施。为师解经者,针灸随手而行,非师所解文者,但根据图详文则可灸。野间无图不解文者,但遂病所在便灸之,皆良法。但避其面目四肢显露处,以疮瘢为害耳。黄帝曰:灸不三分,是谓徒哑。解曰:此为作炷欲令根下广三分为适也。减此为不覆孔穴上,不中经脉,火气则不能远达。今江东及岭南地气湿,风寒少,当以二分以还,极一分半也,遂人形阔狭耳。婴儿以意作炷也。凡八木之火,皆害人肌血盘脉骨髓,不可以灸也。大上用阳燧之火,其次礌石之火,天阴以槐木之火为良也。阳遂是火珠耀日取火也。天阴无日时,则钻槐木取火也。今世但令避此八木之火耳,当用人间相传之火。以摩膏布缠延之,以艾茎延之皆良。相传之火者,皆非临时钻截所得也,皆众薪杂木延之,已变以木势厉不复为害,是可用也。《虾蟆经》云:松木之火以灸即根难愈;柏木之火以灸即多汁;竹木之火以灸即伤筋,多壮肉伤;橘木之火以灸即伤皮肌;榆木之火以灸即伤骨,多壮即骨枯;枳木之火以灸即陷脉,多壮即脉淳;桑木之火以灸即伤肉;枣木之火灸即伤髓,多壮即髓消。

《黄帝经》曰禁不可灸者有十八处,而《明堂》说便不禁之。禁不可灸:头维、承光、脑户、风府、瘖门、耳门、人迎、丝竹空、承泣、脊中、乳中、石门、气街、渊腋、天府、经渠、地五会、伏兔。曹氏(翕)无病不可灸,有病可灸穴位如下:玉枕、维角、精明、舌根、结喉、胡脉、天突、神府、臣揽、关元、血海、足太阴、丘墟。上十三穴,曹氏云无病不可灸,灸则为害也。寻不病者,则不应徒然而灸,以痛苦为玩者也,皆病至不获已灸耳,便是未详曹氏此说也。师述曰:孔穴去病,有近远也。头病即灸头穴,四肢病即灸四肢穴,心腹背胁亦然,是以病其处即灸其穴,故言有病者可灸,此为近道法也。远道针灸法,头病皆灸手臂穴,心腹病皆灸胫足穴,左病乃灸右,右病皆灸左,非其处病而灸其穴,故言无病不可灸也,非其身都无病而徒灸者也。故言其穴所在之处无病不横为远道穴灸,苟犯其禁耳。意为如此,幸可更详也。腹背宜灸五百壮,四肢则但去风邪,不宜多灸,七壮至七七壮止,不得过随年数。如巨阙、鸠尾虽是胸腹之穴。灸不过七七壮,艾炷不须大,以竹箸头作炷,正当脉上灸之。若灸胸腹,艾炷大灸多,令人永无心力。如头顶穴若灸多,令人失精神。臂脚穴灸多,令人血脉枯竭,四肢细瘦无力。既复失精神,又加于细瘦,即脱人真气。膝目四穴,膝内外目,一膝有二穴,各有犊鼻两旁陷者中,如猴狲眼者是也。曲尺二穴,在一脚跌上,胫之下,接腕曲屈处,对大指歧,当踝前两筋中央陷中是也。风府一穴,在项后发际下,小入发中,当两盘中央陷中是也。大椎上节以上,属颈崇骨也。大椎与崇骨相接处,其节最高硕也。巨阙,在龙头骨下一寸是也。

《小品方》心痛灸方:① 心懊愦,彻痛烦逆,灸心俞百壮。② 心痛如刀刺,气结,灸鬲俞七壮。③ 心痛胸痹,灸膻中百壮。④ 心痛冷气上,灸龙头百壮。⑤ 心痛恶气上,胁急痛,灸通谷五十壮。⑥ 心痛暴绞急绝欲死,灸神府百壮。⑦ 心痛暴恶风,灸巨阙百壮。⑧ 心痛胸胁满,灸期门。⑨ 心痛坚烦气结,灸大仓百壮。⑩ 气结心满大便闭塞,灸石关百壮。泄利灸方:① 泄利食不消不作肌肤,灸脾俞。② 泄注便脓血,五色重下,灸小肠俞百壮。③ 泄利不禁,少腹绞痛,灸丹田穴百壮。④ 宛,灸腋下聚毛中五十壮,又方灸石关穴五十壮。咳嗽灸方:① 灸肩井穴百壮;② 灸大杼穴随年壮;③ 灸肺俞随年壮;④ 灸风门、热府穴百壮;⑤ 灸天突穴五十壮;⑥ 灸玉堂穴百壮;⑦ 灸膻中穴五十壮;⑧ 灸云门穴五十壮;⑨ 灸中府穴五十壮,肺募也;⑩ 灸巨阙穴五十壮;⑪ 灸期门穴五十壮;⑫ 灸俞府穴;⑬ 灸气户穴。水病灸方:① 灸膈俞百壮,三报;② 灸脾俞百壮;③ 灸意舍百壮。眼病针灸:眼睛动,口唇动,偏喎,皆风入脉故也。灸吻边横纹赤白际逐左右风乘不收处,灸随年壮,日日报之,三报且息。三日不效,复三报之。暗不能言灸方:天聪、天窗、百合。意识障碍灸方:① 狂言鬼语灸方:以甄带急合缚两手父指,便灸左右胁下,对屈肘头,两火俱起,灸七壮。须臾鬼语自云姓名,乞得去,徐徐诘问,乃解其手也。② 狂骂詈打人灸方:灸口两吻边燕丸处赤白际各一壮,并灸背脾间,名臣揽,三壮,三日一报之。又方灸阴囊下缝三十壮,女人者灸阴会也。③ 癫病狂病灸方:阴茎上宛宛中三壮,大指上丛毛中七壮或九壮,足小指本节前七壮,囊下缝上二七壮,背脉在直鼻中上灸三十壮,三报。消渴灸法:灸关元一处,又挟两旁各二寸二处,各灸三十壮,五日一报,至百五十壮。腰痛灸方:令病患正踦立,以竹杖柱地,度至脐,以度注地背,正灸脊骨上,随年壮。灸竟藏竹,勿令人得之。灸丈夫痔下血及脱肛不入及息下长泄利,妇人女子月崩去血,乍止乍发,及滞下淋沥,长去赤白杂汁,皆灸此。又挟两旁各一寸复灸之,为横三穴间一寸也。又灸腰目,小耶在尻上左右陷处是也。霍乱吐逆灸方:① 巨阙并太仓各灸五十壮。② 吐且下利者灸两乳连黑外近腹白肉际各七壮,亦可至二七壮。③ 吐止而利不止者灸脐一夫纳中七壮。④ 烦闷凑满者灸胃管七壮;⑤ 以盐纳脐中上灸二七壮;⑥ 绕脐痛急者灸关元三七壮。黄疸灸方:① 灸脾俞百壮;② 灸手太阴,随年壮;③ 灸钱孔百壮;④ 灸胃管百壮。淋证灸方:① 灸关元三十壮;② 灸大敦三十壮;③ 灸气门三十壮;④ 灸足太冲五十壮;⑤ 悬泉一名中封灸十四壮;⑥ 小便不通以盐满齐,灸三壮。遗尿灸方:① 灸遗道随年壮;② 灸阳陵泉,阴陵泉,随年壮。耳聋灸方:灸听会穴,在耳前陷中。颓病灸方:男颓有肠颓、卵胀、水颓、气颓四种。肠颓、卵胀难瘥,气颓、水颓针灸则易瘥也。① 男阴卵偏大,灸肩井并灸关元百壮;② 灸玉泉百壮;③ 灸足太阳五十壮并灸足太阴五十壮;④ 颓病阴卒肿者,合并足,缚两大趾令爪相并,以艾丸灸两爪端方角处一丸,令顿在两爪角上也。令丸半上爪上佳,灸七壮愈。猘犬咬人灸方:① 先嗍去恶血,灸疮中十壮,明日以去日灸一壮,满百日乃止,忌酒。② 嗍去其恶血灸其处百壮,以后当日灸百壮。血不出者小刺伤之,灸百壮乃止。

【综合评述】

陈修园《长沙方歌括》曰:论病,《伤寒论》及《金匮玉函经》二书,《外台》谓又有《小品》一书,今失传。方诸举业家与四子书无异,而犹有疑之者岂四子之书亦不可读乎?则以读仲师书为第一劝。

1.《小品方》卷六外感热病证治为全书精要

《小品方》引王叔和《伤寒例》阐述伤寒是雅士之辞,天行温疫是田舍间号耳,考之众经,其实殊矣,所宜不同,方说宜辨。冬时严寒,万类深藏,君子周密,则不伤于寒。触冒而病者名曰伤寒,不即病者寒毒藏于肌肤,至春变为温病,至夏变为暑病。屠苏酒令人不病温疫。治冬月伤寒方剂有:诏书发汗白薇散,鸡子汤,葛根汤,麻黄升麻汤,茵陈汤,葳蕤汤,麦奴丸,阳毒汤,阴毒汤,升麻汤,甘草汤,青葙子散。常用药物是:白薇、麻黄、杏仁、贝母、葛根、龙胆、大青、桂心、葳蕤、芍药、黄芩、石膏、升麻、当归、知母、麦冬、独活、川芎、青木香、麻黄、大黄、芒硝、灶突中墨、麦奴、梁上尘、斧底黑、雄黄、栀子、鳖甲、甘草、蜀椒、青葙、藿芦、野狼牙、橘皮、萹蓄。治四时温病等方剂有茅根橘皮汤,芍药地黄汤,茅花汤,茅根汤,茅根橘皮汤,麦门冬汤,白虎加人参汤,射干汤,漏芦连翘汤,知母解肌汤,葛根橘皮汤,黑奴丸,大黄汤。常用药物是白茅根、橘皮、桂心、芍药、生地、牡丹皮、犀角、茅花、麦冬、石膏、寒水石、知母、人参、射干、半夏、杏仁、紫菀、当归、麻黄、漏芦、连翘、黄芩、白蔹、升麻、大黄、茅根、葛根、橘皮、桂心、麻黄、知母、葛根、橘皮、杏仁、芒硝、釜底墨、黄连、黄柏、栀子。治食复劳复方剂有:百合知母汤,百合滑石代赭汤,百合鸡子汤,百合生地黄汤,薰草黄连汤。常用药物是:葛根、百合、知母、滑石、鸡子黄、地黄、百合根、黄连、薰草、当归。秦皮汤治毒病冲眼忽生赤翳。治疟病方剂有:陵鲤甲汤,常山汤,鸡子常山丸,竹叶常山汤。常用药物有:陵鲤甲、海螵蛸、鳖甲、常山、附子、淡竹叶。治霍乱方剂有:乱发汤,竹叶汤,四逆加猪胆汤,四顺汤,白丸,理中汤,附子粳米汤,人参汤,橘皮汤,茱萸四逆汤,茅茛汤,豆豉汤。常用药物是:人参、附子、干姜、吴茱萸、竹叶、香薷、藿香、青木香、蓼、柴胡、黄芩、芦蓬茸、当归、芍药、茯苓、白术、猪胆汁、橘皮、半夏、葛根、麦冬、桂心、细辛、通草、茅茛、知母。治黄疸方剂有:麻黄醇酒汤,三物茵陈蒿汤,苦参散,大黄黄柏皮栀子硝石汤,茵陈汤。常用药物是:麻黄、茵陈蒿、栀子、大黄、苦参、黄连、黄芩、黄柏、石膏、硝石、葶苈子、瓜蒂。治下利有黄连汤,青要结肠丸,犀角汤,姜附散。常用药物是：黄连、黄芩、黄柏、白头翁、苦参、阿胶、当归、乌梅、独活、芍药、附子、干姜、厚朴、吴茱萸、橘皮、蓝青、鬼臼、石榴壳、皂荚、犀角、艾叶、桑寄生、薤白。治温毒冲眼方剂有秦皮汤，常用药物是：秦皮、前胡、常山、黄芩、升麻、芍药、白薇、枳实、大黄。

2.《小品方》内科学成就优于《范汪方》

《小品方》内科学成就优于《范汪方》，对后世特别是《备急千金要方》《外台秘要》影响巨大。两晋时期中国医药学内科学术成就首推《范汪方》，其次《小品方》。两者比较，尤以后者为精良。《小品方》治胸痹有橘皮汤、瓜蒌子汤，常用药物有橘皮、枳实、生姜、瓜蒌、枳实、半夏、薤白。治痰饮有通气汤、茱萸汤、半夏麦门冬汤、半夏橘皮汤、生姜汤、半夏茯苓汤、半夏枳实汤、游气汤、半夏汤，常用药物有半夏、生姜、桂肉、吴茱萸、半夏、麦冬、人参、附子、橘皮、茯苓、白术、旋覆花、细辛、前胡、蜀椒、栀子、当归、竹叶、芍药、五味子、厚朴、黄芩、槟榔。治腹满腹痛有厚朴汤、温脾汤、温胃汤、当归大黄汤、芍药汤、桂枝加乌头汤、解急蜀椒汤、川芎汤、当归汤、茱萸汤、七物当归汤、当归生姜羊肉汤、大黄附子汤、温中当归汤，常用药物有厚朴、枳实、大黄、附子、细辛、生姜、桂肉、干姜、人参、当归、橘皮、芍药、蜀椒、吴茱萸、茯苓、麦冬、乌头、半夏、川芎、黄芩、厚朴、黄芪、干地黄、阿胶、羊肉、青木香、桔梗。治厥心痛有九痛丸、七气丸、伏梁心积方，常用药物有附子、巴豆、生野狼毒、人参、干姜、吴茱萸、桃白皮、大黄、人参、蜀椒、半夏、乌头、桔梗、川芎、紫菀、石膏、柴胡、桃仁、白马尿。治咳嗽上气有紫菀七味汤、生姜五味子汤、贝母汤、覆杯汤、沃雪汤，常用药物是紫菀、五味子、桂心、炙甘草、杏仁、干姜、麻黄、生姜、细辛、吴茱萸、款冬花、附子、茯苓、半夏、贝母。治奔豚有奔豚汤、葛根奔豚汤、牡蛎奔豚汤，常用药物是生李根、麦门冬、人参、葛根、半夏、桂心、芍药、当归、白术、牡蛎、瓜蒌、川芎。治水肿有麝香散、商陆膏、小女曲散、十水丸、十水散、葱豆洗汤，常用药物是麝香、芫花、甘遂、商陆根、女曲、干姜、细辛、椒目、附子、桂心、椒目、大戟、玄参、赤小豆、桑根、泽漆、巴豆、葶苈、蜀椒、茯苓、雄黄、葱、蒺藜子、赤小豆、菘菜子、蒴藋。治中风有小续命汤、羌活汤、丹参膏、大岩蜜汤、摩神明膏，常用药物是：独活、羌活、麻黄、桂肉、葛根、细辛、当归、川芎、芍药、黄芪、人参、附子、干姜、茯苓、麦冬、干地黄、栀子、黄芩、鳖血、丹参、蒴藋、莽草叶、踯躅花、秦胶、乌头、连翘、牛膝。治蛊毒有雄黄丸、踯躅散，常用药物是雄黄、巴豆、莽草、鬼臼、蜈蚣、麝香、豆豉、釜下黄土、獭肝、斑蝥、羊踯躅、干姜、藜芦、附子、野葛皮、肉桂、丹砂、蜈蚣、藜芦、芫青、矾石、黄连。治颠狂方剂有：别离散、四物鸢头散、癫狂莨菪散，常用药物是：寄生、菖蒲、细辛、附子、干姜、蓟根、天雄、桂心、白术、茵芋、东海鸢头、黄牙石、莨菪、防葵、莨菪子。治狂妄嚏痉有远志汤、张仲景三黄汤，常用药物是：远志、茯苓、独活、芍药、当归、桂枝、麦冬、黄芩、黄芪、人参、附子。治消渴方剂有：八味肾气丸、猪肾荠苨汤、鸭通丸、铅丹散、瓜蒌丸、枸杞汤，常用药物是：黄连、瓜蒌根、葛根、枸杞枝叶、干地黄、山药、桑椹、猪肾、大豆、荠苨、石膏、知母、人参、磁石、黄芩、甘草、白鸭通、麻黄、豆豉、冷石、栀子、胡粉、赤石脂、白石脂、铅丹、活螺、泽泻、附子、桂心、茯苓、牡丹皮、山茱萸。治虚劳方剂有：黄芪汤、增损肾沥汤、加减肾沥汤，常用药物是：黄芪、肉桂、人参、当归、炙甘草、芍药、大枣、猪羊肾、远志、泽泻、桂心、川芎、干地黄、五味子、茯苓、黄芩、芍药、鸡膍胵里黄皮、生姜、麦门冬、黄连、川芎、泽泻、干姜、龙骨、桂心、干地黄、桑螵蛸、黄芪、麦冬、芍药、桂心、生姜、当归、黄芩、大枣、炙甘草、续断、麦冬、山药、附子、干姜、棘刺、白术、干漆、鹿角、鳖甲。治梦遗方剂有：龙骨汤、熏草汤、韭子汤、龙骨散，常用药物是龙骨、炙甘草、牡蛎、桂心、芍药、大枣、生姜、白薇、附子、熏草、人参、干地黄、白术、茯神、韭子、龙骨、赤石脂、龙骨、熏草、桂肉、干姜。治多汗方剂有桂枝加附子汤，常用药物是：粢粉、豆豉、杜仲、牡蛎、大枣、桂枝、附子。治失眠方剂有流水汤、大乌梅汤，常用药物是：半夏、粳米、茯苓、大乌梅、豆豉。治中恶方剂有：喘急汤、五疰汤、大岩蜜汤，常用药物是：桃东行枝白皮、真珠、附子、香豉、吴茱萸、栀子、大黄、芍药、当归、炙甘草、乌头、桂心、干地黄、细辛、干姜、茯苓。治血证方剂有：竹茹汤，都梁香散，刘洪玘菟丝丸，生地黄汤。常用药物是：竹茹、当归、川芎、黄芩、桂心、白术、人参、芍药、都梁香、紫菀、肉苁蓉、阿胶、艾叶、马通汁、菟丝子、蒲黄、白芷、荆实、葵子、败酱、茯苓、生地、柏叶。治淋证方剂有：地肤汤、榆皮汤、石淋方、石淋神方,常用药物是:地肤草、知母、猪苓、瞿麦、黄芩、升麻、通草、枳实、海藻、葵子、大黄、榆皮、滑石、浮石、车前子、炙甘草。治癃闭药物是:土苽根、豆豉、车前草。

【简要结论】

①《中国医籍考》谓陈延之是晋初人,史书无传,生卒年代未详。②《隋书·经籍志》载陈延之撰《小品方》十二卷。③《小品方》约撰于公元454—473 年,原书已佚。④《小品方》部分内容见于《备急千金要方》《外台秘要》《医心方》等医籍中。⑤ 日本发现《经方小品》残卷。近年又有日本之残卷发现,但仅存其中之卷一。⑥ 陈修园《长沙方歌括》谓《神农本草经》《伤寒论》《金匮玉函经》《小品方》为四子书。⑦ 高文铸据之著《小品方辑注》十二卷。⑧ 严世芸、李其忠《三国两晋南北朝医学总集》据《备急千金要方》《外台秘要》《医心方》等辑录《小品方》十二卷。

赵泉医学研究

赵泉，三国、晋代医家，生卒未详。《三国志·吴书·顾雍传》曰：雍为相十九年，年七十六，赤乌六年卒。初疾微时，权令医赵泉视之。拜其少子济为骑都尉。雍闻，悲曰：泉善别生死，吾必不起，故上欲及吾目见济拜也。权素服临吊，谥曰肃侯。《太平御览》引《晋书》曰：赵泉性好医方，拯救无倦，善疗众疾，于疟尤工，甚为当时所叹服焉。《肘后备急方》有赵泉黄膏方治瘴气疫疠温毒兼疗贼风绝良，风走肌肤，追风所在，摩之已用有效：大黄、附子、细辛、干姜、蜀椒、桂心各一两，巴豆八十枚去心皮，捣细，苦酒渍之，宿腊月猪膏二斤。煎三上三下，绞去滓，蜜器贮之，初觉勃色便热，如梧子大一丸，不瘥，又服亦可，火炙以摩身体数百遍，佳。并治贼风，走游皮肤，并良，可预合之，便服即愈也。《备急千金要方·伤寒膏》黄膏治伤寒敕色头痛项强贼风走注：大黄、附子、细辛、干姜、蜀椒、桂心各半两，巴豆五十枚，上七味㕮咀，以醇苦酒渍一宿，以腊月猪脂一斤煎之，调适其火，三上三下药成。伤寒赤色发热，酒服如梧子大一枚。又以火摩身数百过，兼治贼风绝良。风走肌肤，游风所在，摩之神效。此赵泉方也。《外台秘要》引《范汪方》载有赵泉黄膏方治疗：伤寒敕色，头痛颈强，贼风走风：大黄、附子、细辛、干姜、蜀椒、桂心各一两，巴豆五十枚，上七味各切，以淳苦酒渍药一宿，以腊月猪脂一斤煎之，调适其火，三上三下，药成，伤寒敕色发热，酒服如梧桐子许，又以摩身数百遍。

羊欣医学研究

羊欣，字敬元，公元370—442年泰山郡南城县（今山东省新泰市）人。东晋大臣、书法家，桂阳太守羊不疑之子，吴兴太守王献之外甥。晋《宋书·本传》曰：羊欣字敬元，泰山南城人也。曾祖忱，晋徐州刺史；祖权，黄门郎；父不疑，为桂阳太守。欣少靖默，无竞于人，美言笑，善容止，泛览经籍，尤长隶书。不疑初为乌程令，欣时年十二。时王献之为吴兴太守，甚知爱之。献之尝夏月入县，

欣着新绢裙，昼寝，献之书裙数幅而去。欣本工书，因此弥善。起家辅国参军，府解还家。隆安中，朝廷渐乱，欣优游私门，不复进仕。会稽王世子元显每使欣书，常辞不奉命。元显怒，乃以为其后军府舍人。此职本用寒人，欣意邈恬然，不以高卑见色，论者称焉。欣尝诣领军将军谢混，混拂席改服，然后见之。时混族子灵运在坐，退告族兄瞻曰：望蔡见羊欣，遂易衣改席，欣由此益知名。桓玄辅政，领平西将军，以欣为平西参军，仍转主簿，参预机要。欣欲自疏，时漏密事，玄觉其此意，愈重之，以为楚台殿中郎。谓曰：尚书，政事之本；殿中，礼乐所出。卿昔处股肱，方此为轻也。欣拜职少日，称病自免，屏居里巷，十余年不出。义熙中，弟徽被遇于高祖。高祖谓咨议参军郑鲜之曰：羊徽一时美器，世论尤在兄后，恨不识之，即板欣补右将军刘藩司马，转长史，中军将军道怜咨议参军，出为新安太守。在郡四年，简惠著称，除临川王义庆辅国长史，庐陵王义真车骑咨议参军，并不就。太祖重之，以为新安太守，前后凡十三年，游玩山水，甚得适性，转在义兴，非其好也。顷之又称病笃自免，归除中散大夫。素好黄老，常手自书章，有病不服药，饮符水而已。兼善医术，撰《药方》十卷。欣以不堪拜伏，辞不朝觐。高祖太祖并恨不识之，自非寻省近亲，不妄行请，行必由城外，未尝入六关。元嘉九年卒，时年七十三。子俊，早卒。撰有《采古来能书人名》《续笔阵图》一卷。传世书迹有《暮春帖》，见于《淳化阁帖》《大观帖》等丛帖。曾祖：羊祖忱，晋徐州刺史。祖父：羊权，黄门郎。父亲：羊不疑，桂阳太守。儿子：羊俊，弟弟：羊徽。《南史·列传·羊欣》：欣少靖默，无竞于人，美言笑，善容止。泛览经籍，尤长隶书。父不疑为乌程令，欣年十二。时王献之为吴兴太守，甚知爱之。欣尝夏月着新绢裙昼寝，献之入县见之，书裙数幅而去。欣书本工，因此弥善。起家辅国参军，府解还家。隆安中，朝廷渐乱，欣优游私门，不复进仕。会稽王世子元显每使书扇，常不奉命。元显怒，乃以为其后军府舍人。此职本用寒人，欣意貌恬然，不以高卑见色，论者称焉。尝

诣领军谢混,混拂席改服然后见之。时混族子灵运在坐,退告族兄瞻曰:望蔡见羊欣,遂改席易衣。欣由此益知名。桓玄辅政,以欣为平西主簿,参豫机要。欣欲自疏,时漏密事。玄觉其此意,愈更重之,以为楚台殿中郎。谓曰:尚书政事之本,殿中礼乐所出。卿昔处股肱,方此为轻。欣就职少日,称病自免,屏居里巷十余年。义熙中,弟徽被知于武帝,帝谓咨议参军郑鲜之曰:羊徽一时美器,世论犹在兄后。即板欣补右军刘藩司马。后为新安太守,在郡四年,简惠著称。除临川王义庆辅国长史,庐陵王义真车骑咨议参军,并不就。文帝重以为新安太守。在郡十三年,乐其山水,尝谓子弟曰:人生仕宦至二千石,斯可矣。及是便怀止足。转义兴太守,非其好也。顷之,称病笃免归。除中散大夫。素好黄老,常手自书章。有病不服药,饮符水而已。兼善医术,撰药方数十卷。欣以不堪拜伏,辞不朝觐,自非寻省近亲,不妄行诣。行必由城外,未尝入六门。武帝、文帝并恨不识之。元嘉十九年卒。弟徽字敬猷,时誉多欣,位河东太守,卒。《隋书·经籍志》:《羊中散杂汤丸散酒方》一卷;《羊中散药方》三十卷,羊欣撰。《隋书·经籍志》:羊欣撰《羊中散药方》三十卷,羊中散《杂汤丸散酒方》一卷。《宋书·羊欣传》:撰《药方》十卷。《宋书·卷六十二 列传第二十二》:① 羊欣著有《羊中散药方》《杂汤丸散酒方》。《羊中散药方》,《七录》作二十卷,《宋书·羊欣传》作十卷,佚。著有书法史著作《采古来能书人名》。传世书法作品有《暮春贴》《大观帖》《闲旷帖》等,与同时代书法家薄绍之并称"羊、薄"。主要书法作品《暮春帖》《大观帖》《闲旷帖》《采古来能书人名》等。舅舅王献之,齐名书法家薄绍之。② 羊欣是王献之的外甥,王献之学书法,隶、行、草书都很不错,名重当时,被评为"一时绝妙""最得王体"。当时有一句流行的俗话说:"买王得羊,不失所望。"梁武帝《古今书人优劣评》谓:羊欣书如大家婢女为夫人,虽处其位,而举止羞涩,终不似真。唐张怀瓘《书断·书断中》称:师资大令,时亦众矣,非无云尘之远,如亲承妙首,入于室者,唯独此公,亦犹颜回之与夫子,有步骤之近。沈约云:敬元尤善于隶书,子敬之后,可谓独步,时人云买王得羊,不失所望,今大令书中,风神怯者,往往是羊也。撰有《采古来能书人名》《续笔阵图》一卷。传世书迹有

《暮春帖》,见于《淳化阁帖》《大观帖》等丛帖。羊欣著有书法史著作《采古来能书人名》。传世书法作品有《暮春帖》《大观帖》《闲旷帖》等。

史脱医学研究

史脱,生卒未详。《太平御览》引《晋书》云:史脱性器沉毅,志行敦简,善诊候,多辩论,以医术精博拜太医尉,治黄疸最为高手。《外台秘要》卷一有史脱方:① 太医校尉史脱疗黄疸身体面目尽黄茵陈汤:茵陈蒿二两,黄连二两,黄芩三两,栀子十四枚,大黄一两,炙甘草一两,人参一两,上七味切,以水一斗煮取二升,分服。② 太医校尉史脱疗往来寒热,胸胁逆满,桃仁承气汤方:大黄四两,渍,别下;炙甘草、芒硝、桂心各二两,桃仁五十枚,去皮尖,碎;上五味以水七升,煮取二升半,去滓,纳芒硝,更煎一两沸,温分三服。③《外台秘要》卷九太医史脱羊肺汤疗咳。款冬花、紫菀、干姜、细辛各一两,桂心、炙甘草各半两,五味子半斤,白前、食茱萸各半两,羊肺一枚细切,上十味切,以水八升合煮取三升去滓,一服三合,日三。

宫泰医学研究

宫泰,晋代医家,生卒未详。《太平御览》引《晋书》云:宫泰幼好坟典,雅尚方术,有一艺长于己者,必千里寻之,以此精心,善疗诸疾,于气尤精。制三物散方主治喘嗽上气,甚有异效。《外台秘要》卷一诸论伤寒八家载:病有虚烦热者与伤寒相似,然不恶寒,身不疼痛,故知非伤寒也。不可发汗,头不痛,脉不紧数,故知非里实也,不可下,如此内外皆不可攻,而师强攻之,必遂损竭多死矣。诸虚烦但当行竹叶汤,若呕者与橘皮汤,一剂不愈者,可重与也。此法宫泰数用甚效,伤寒后虚烦,亦宜服此汤。《外台秘要》卷二:《外台秘要》卷三天行虚烦载:文仲疗天行表里虚烦不可攻者但当与竹叶汤:竹叶二把,石膏碎,绵裹一升,麦门冬去心一升,半夏半升洗,人参、甘草各二两,上六味切,以水一斗,煮取六升,去滓,纳粳米一升,煮米熟去之,分五服。呕者与橘皮汤,不愈者重作此。宫泰数用甚效。若伤寒后虚烦亦宜服此方,是仲景方。《外台秘要》卷十:《古今录验》宫泰说,李将军儿得病,喘息甚难,并数上气呼吸,疗之不瘥,遂亡。本由食饼后乃饮水得之,服五味汤不瘥,此辈

皆死。是后乃有婢得之，行极而渴饮水多，此为所发起同，与五味汤亦不瘥，然后小瘥，泰因此与三物备急药半钱，吐下得瘥。由此思惟病之所由，以冷水入肺及入肠，寒热不消化，结聚逼迫于胃口，故令其呼吸乏，气息不得下过，谓喘而上气息数也，宜吐下之亦可，与三物瓜蒂散吐之。三味备急散本疗卒死，感忤，宫泰以疗人卒上气，呼吸气不得下，喘逆瘥后，已为常用方。巴豆、干姜、大黄，上药等分，巴豆小熬，去心、皮，合捣下筛。服半钱匕，得吐下则愈。忌野猪肉、芦笋（《范汪》同）。又三味吐散宫泰以疗上气呼吸喘逆方。瓜蒂、杜衡各三分，人参一分，上药捣筛为散。以温汤服一钱匕，老小半之（《范汪》同，并出第十九卷中）。

陶潜医学研究

陶渊明，字元亮，约 365—427 年浔阳柴桑（今江西省九江市）人，一作宜丰人，晚年更名潜，字渊明。别号五柳先生，私谥靖节，世称靖节先生。东晋末到刘宋初杰出的诗人、辞赋家、散文家。被誉为隐逸诗人之宗、田园诗派之鼻祖。是江西首位文学巨匠。曾任江州祭酒、建威参军、镇军参军、彭泽县令等职，最末一次出仕为彭泽县令，八十多天便弃职而去，从此归隐田园。他是中国第一位田园诗人，被称为古今隐逸诗人之宗。有《陶渊明集》《陶潜方》治嗜睡：马发烧作灰末，服方寸匕；苦参三两，术二两，大黄一两，捣末蜜丸如梧子，每食后服三十丸，验。

阮炳医学研究

阮炳，字叔文，生卒不详，西晋兖州陈留郡（今河南省开封市）尉氏，官至河南尹，精研医术，撰《阮河南药方》十六卷，佚。兖州陈留郡人，出生于陈留阮氏名门望族，崇尚世儒之风。其父阮谌，字士信，有《三礼图》传于世；其兄阮武，字文业，拓落大才，阔达博通，为渊雅之士，官至清河太守。从子阮坦字弘舒，晋惠帝时官至太子少傅、平东将军。《外台秘要》卷三载阮河南疗天行七八日，热盛不解艾汤：苦酒三升，葶苈子二合，生艾汁一升，无生艾，熟艾干艾亦可用，无艾可艾根捣取汁，上三味，煎得一升，顿服，愈。若有牛黄，纳一刀圭尤良。此宜疗内有大热也。阮河南曰：疗天行，凡除热解毒，无过苦醋之物，故多用苦参、青葙、艾、葶

苈、苦酒、乌梅之属，此其要也。夫热盛，非苦醋之物则不能愈。热在身中，既不时治，治之又不用苦酢之药，如救火不以水，必不可得脱免也。又曰，今诸疗多用辛甜姜桂人参之属，此皆贵价，难得常有，比行求之，转以失时，而苦参、青葙、葶苈子、艾之属，所在尽有，除热解毒最良，胜于向贵价药也。前后数参并用之，得病内热者，不必按常药次也，便以青葙、苦参、艾、苦酒疗之，但稍与，促其间耳，无不解。茵陈丸治瘴气、时气及黄病、痎疟：茵陈二两，大黄五两，豆豉五合，常山三两，栀子仁二两，鳖甲、芒硝、杏仁各三两，巴豆一两，上九味捣筛蜜丸如梧子大，初得时气三日内平旦饮服，每服一丸。如不吐及不利不汗，更服一丸，五里久，不吐利汗，则以热饮投之。老小以意量减。黄病、痰癖、时气、伤寒、痎疟、小儿惊热欲发病，服之无不瘥者，疗瘴特神验。有人患赤白痢者，服之亦瘥。春初有宿热，依上法服之，取吐利，当年不忧热病。忌苋菜、芦笋、野猪肉、生葱、生菜。阮氏小青龙汤治天行数日或十许日而表不解，心下有水，热毒相搏，遂呕，时复有咳者。麻黄、芍药、桂枝、细辛、炙甘草各二两，上五味水煮温服七合。

张苗医学研究

张苗，西晋医家，生平里籍未详。陶弘景称张苗等为晋代以来一代良医。《张苗方》：蒸法治伤寒无汗。王焘《外台秘要》卷一载：陈廪丘云，或问得病连服汤药发汗，汗不出如之何？答曰：医经云连发汗，汗不出者，死。吾思可蒸之，如蒸中风法，蒸湿之气于外迎之，不得不汗出也。后以问张苗，苗云：曾有人作事疲极，汗出卧单簟，中冷得病，但苦寒瞋，诸医与丸、散、汤，四日之内凡八发汗，汗不出。苗令烧地，布桃叶蒸之，即得大汗，于被中就粉傅身极燥，乃起便愈。后数以此发汗，汗皆出也，人性自有难使汗出者，非但病使其然，蒸之无不汗出也。伤寒发汗汗不出，是伤寒中之难症，古人认为是死症，而张苗所用的桃叶蒸法，发汗而不伤正，较好地解决了这一难题。这一方法经张苗创用后，阮河南将之略加改进，增加了蚕沙之类药物；支法存改为桃叶汤熏身法；后世徐文伯用之治疗范云的伤寒不汗都取得了较好的疗效，成为我国古代治疗伤寒无汗的经典名方，张苗首创之功不可没。后世著作如《张文仲方》《经史证类本草》

等此法称为"廪丘蒸法"是不妥的,应更正为"张苗蒸法"。而冯汉镛先生认为此法是东晋名医支法存首创,张苗继之也不太准确,因为张苗是西晋时人,时间上应早于支法存。治中风善用独活汤。《外台秘要》卷十九载:骑士息王恕母年五十,纱扇自扇,汗出中风,口不得语,身缓不收,积一月困笃,张苗为作七物独活汤,服五剂得愈。又士度良母年七十余中风,但苦口不得语,积百余日,往来饮食如故,苗又与合独活汤四剂得愈。中风口不得语、身缓不收,类似于西医学所称之脑血管意外,这类疾病古今均称凶险难治,而从上述张苗的两个病案可以看出张苗治疗此类疾病确有独到之处。治转胞发明导尿术。《外台秘要》卷二十七引《古今录验》曰:张苗……又说:不得小便者为胞转,或为寒热气所迫,胞屈辟不得充张,津液不入其中为尿,及在胞中尿不出方:当以葱叶除尖头,纳入茎孔中吹之,初渐渐以极大,吹之令气入胞中,津液入,便愈也。这段文字所记载的张苗治疗胞转方法,是典型的导尿术,该法的原理是以葱管为导管通过气体的张力,扩张尿道,迫使气体直接进入膀胱,开启膀胱括约肌,既而引出尿液,这种方法操作简便,无创伤,感染机会少,在当时社会条件下无疑是相当精致的临床操作了。由于孙思邈《备急千金要方》卷二十七也记载了这种导尿术,并且没有系载述引自何书,因此长期以来有人误将孙思邈当作中国古代导尿术的发明人,但现在看来,孙氏的导尿术系引用了《古今录验》中张苗的论述而来,因此这种导尿术的真正发明人应是张苗。范汪治胞转不得小便:真琥珀一两,葱白十四茎,上二味水煮分服。张苗说,有容忍小便令胞转,大小便不得,四五日困笃欲死无脉,服此瘥方。滑石二两,乱发三两烧灰,上二味捣下筛,取生桃白皮一斤熟舂,以水合绞,得汁二升,以汁服散方寸匕,日三服,即愈,其但淋者,取乱发三两烧灰,滑石五两合捣为散,服方寸匕,日三服。又说不得小便者,为胞转,或为寒热气所迫,胞屈辟不得充张,津液不入其中为尿,及在胞中尿不出方。当以葱叶除尖头,纳入茎孔中吹之,初渐渐以极大吹之,令气入胞中,津液入便愈也,朱郁用此药疗郭虎将十五岁男,用葵子一升,通草、炙甘草各二两,石韦一两半,滑石四两,榆皮二升,上六味切,

以水一斗,煮取三升令服。张苗说,有容忍小便令胞转,大小便不得,四五日困笃欲死无脉,服此瘥方。滑石二两,乱发三两烧灰,上二味捣筛,取生桃白皮一斤熟舂,以水合绞,得汁二升,以汁服散方寸匕,日三服,即愈,其但淋者取乱发三两烧灰,滑石五两合捣为散,服方寸匕,日三服。又说不得小便者为胞转,或为寒热气所迫,胞屈辟不得充张,津液不入其中为尿,及在胞中尿不出方。当以葱叶除尖头,纳入茎孔中吹之,初渐渐以极大吹之,令气入胞中,津液入便愈也,朱郁用此药疗郭虎将十五岁男。用葵子一升,通草、炙甘草各二两,石韦一两,滑石四两,榆皮二升,上六味,以水一斗,煮取三升,令服。

陈廪丘医学研究

陈廪丘,生卒未详,著有《陈廪丘医论》。《备急千金要方·伤寒例》引陈廪丘云:或问得病连服汤药发汗,汗不出如之何?答曰:医经云,连发汗汗不出者,死病也。吾思也,可蒸之如蒸中风法,热温之气于外迎之,不得不汗出也。后以问张苗,苗云,曾有人做事疲极汗出,卧单簟中冷得病,但苦寒蹷,诸医与丸散汤,四日之内凡八过发汗,汗不出,苗令烧地布桃叶蒸之,即得大汗,于被中就粉敷身,使极燥乃起便愈,后数以此发汗,汗皆出也。人性自有难汗出者,非唯病使其然也,蒸之则无不汗出也。《外台秘要·诸论伤寒八家》同引。《备急千金要方·胆腑方》引陈廪丘云:吐血有三种,有内衄,有肺疽,有伤胃。内衄者出血如鼻衄,但不从鼻孔出,是近从心肺间津液出,还流入胃中,或如豆羹汁,或如切齑血,凝停胃中,因即满闷便吐,或去数斗,至于一石者是也。得之于劳倦饮食过常所为也。肺疽者,或饮酒之后毒,满闷。吐之时血从吐后出,或一合、半升、一升是也。伤胃者,因饮食大饱之后,胃中冷则不能消化,不消化便烦闷,强呕吐之,所食之物与气共上冲蹙,因伤列胃口,吐血色鲜正赤,腹绞痛,白汗出,其脉紧而数者,为难治也。陈廪丘《蒸法经》云:连发汗,汗不出者死,可蒸之,如中风法。后以问张苗,苗云:曾有人疲极汗出,卧单簟中冷,但苦寒蜷,四日凡八过发汗,汗不出,苗烧地排叶蒸之,则得大汗,被中敷粉极燥便瘥。后用此法发汗得出疗之。

第二章　南北朝医学研究

引言：公元 420 年刘裕废晋帝建宋称帝，东晋灭亡。公元 420—589 年中国历史进入南北朝时期。南北朝即南朝和北朝的统称。南北朝时期中国南方和北方处于分裂状态，自东晋十六国至隋朝，始于 420 年刘裕建立刘宋，止于 589 年隋灭陈国。公元 420—589 年南朝有刘宋、南齐、南梁、南陈四朝。公元 386—581 年北朝有北魏、东魏、西魏、北齐和北周五朝，北魏分裂为东魏、西魏，北齐取代东魏，北周取代西魏，北周灭北齐。唐朝官修正史尊奉南北朝共为正统。北朝起讫公元 439—581 年，南朝起讫公元 420—589 年。南朝：宋、齐、梁、陈；北朝：北魏、东魏、西魏、北周、北齐。

南朝：公元 304 年之后，中国历史进入南北分裂对峙阶段。南方虽然先后有东晋（东晋一朝与西晋合称为晋朝）、宋、齐、梁、陈五个政权的更迭，但这中间除梁元帝以江陵作都三年外，其余的时间，南方各朝的京城始终建在建康今南京。刘宋（420—479 年）是其中疆域最大、最强、统治年代最长的一个政权，历四代八帝，共六十年。齐（479—502 年）国祚短暂，只有二十四年，但由于争杀频繁，经历三代七帝，平均三年一帝，是中国历史上帝王更换极快的一朝。梁（502—557 年）历三代四帝，共五十六年，其中武帝萧衍个人享国时间最久，几近半个世纪。陈（557—589 年）首尾凡三十三年，历三代五帝。陈承衰梁之弊，是版图狭窄、人口孤弱、力量单薄的王朝，加之统治者又极度腐败，最终丧亡于北方强敌之手。历史上把宋、齐、梁、陈这南方四朝称之为南朝。唐姚思廉《梁书》：

南朝宋（420—479 年）

宋是南朝四个朝代存在时间最久的，共六十年。宋武帝刘裕原为东晋北府军的将领，在桓玄之乱后掌握朝廷。他为了获得声望来篡晋，发动了两次北伐，收复了山东、河南及关中地区（关中后被夏占领）。之后刘裕杀晋安帝，改立晋恭帝，并在两年后（420 年）篡夺东晋的帝位，以宋为国

号，改元永初，史称刘宋。而北魏直到 439 年统一北方后，方与刘宋形成南北对峙。宋武帝出身于军旅，为人刚毅俭朴，称帝后仍力行节俭，一时政风甚佳。但是他似乎不重视皇室教育，以至于所托非人，酿成巨变。他察觉当时世族权势盛重，君主威权移坠，所以在朝政上重用寒族掌握机要，军权重镇则托付给宗室皇族。宗室掌握军权及政区，因而心生篡位之意，所以皇帝与宗室之间发生多次骨肉相残的惨剧。宋武帝去世后，宋少帝继立，因为嬉戏失德，被辅政大臣徐羡之、傅亮及谢晦所杀，改立宜都王刘义隆，是为宋文帝。他后来与北府名将檀道济铲除把持国政的徐羡之等人，又使宗室掌管朝政大权，同时任用士族和寒人共同参与朝政，使文帝一朝出现了宗室、士族、寒门相互制衡的政治平衡局面，至此政局稳定。在此基础上，宋文帝提倡节俭并澄清吏治，开创了元嘉之治。430 年起，宋文帝屡次北伐，由于准备不足，再加上文帝的错误指挥，以致"兵荒财单"，国力大减。名将檀道济、裴方明因军功被宋文帝猜忌而被铲除。到 450 年时，宋文帝再次伐魏，却"北伐败辱，数州沦破"，长江以北的广大国土饱受北魏远征军的践踏。刘宋的国力遭到了重挫。453 年，宋文帝被太子刘劭所杀，三子刘骏趁机率军夺位，即孝武帝。宋孝武帝在位前期在政治、经济、军制、户籍、礼制、税制等领域等领域均推行了系列改革；其统治时期"寒人掌机要"（士族担任的高级官职的权力下移，成荣誉职衔，寒人以低级官职掌控实权）的政治局面全面形成；军事上，先后在 458 年于青州地区"四战四捷""破七城"击溃魏军侵犯；460 年于梁州的北阴平地区再次击退北魏侵犯；一时"民户繁育，将晏时一矣"。然其统治末年，一改前期的息兵简政的风格，开始居傲自满，大兴土木、穷奢极欲乃至恣意妄为，加重了百姓负担，以致原本在他在位前期逐渐出现好转的刘宋，在他统治末年走向衰败。其统治时期，发生两起宗室

战事,最后还屠广陵城。当时民谣言道:"遥望建康城,小江逆流萦,前见子杀父,后见弟杀兄",即表示这段历史。公元464年,孝武帝病逝。孝武帝子前废帝刘子业继立后又大杀宗室,后为湘东王刘彧所杀,是为宋明帝。然而他亦大杀宗室,使孝武帝的子孙尽亡。明帝晚年因为政失误,造成刘宋淮河以北的青、冀、徐、兖四州及豫州的淮西六郡全面陷于北魏,国力大大衰退。明帝子后废帝刘昱继立后政局动荡,屡有叛变,将军萧道成渐渐掌握军权。后废帝去世后,萧道成拥立宋顺帝刘准,独揽朝政。在消灭政敌袁粲与沈攸之后,萧道成于479年篡位,建国号大齐,改元建元,史称齐高帝,南朝宋亡。

南朝齐(479—502年)

齐是四个朝代中存在时间最短的,仅有24年。齐高帝属于兰陵萧氏的世族,但地位不高,所以遭世族权贵鄙视。他的政风也如同宋初,为政节俭,在位四年即去世,由太子赜继立,即齐武帝。齐武帝为政清明,与北魏无战事,安民保境,史称"永明之治"。当时皇帝利用典签官作为耳目,来监察诸州政事及宗室诸王。齐武帝去世后,由皇太孙萧昭业继立,由萧子良与萧鸾辅政。然而萧昭业奢侈荒戏,国政渐由萧鸾掌握。萧鸾有意篡位,杀萧昭业后改立其弟萧昭文,不久废帝自立,是为齐明帝。齐明帝继位后,利用典签官大杀宗室诸王,高帝与武帝的子孙都被杀尽。齐明帝去世后由太子萧宝卷继立。他昏庸残暴,杀害顾命大臣,激起各地方镇叛乱。乱事平定后,他又杀平乱有功的雍州刺史萧懿。501年萧懿之弟萧衍宣布举兵,在江陵立宝卷弟宝融为帝,是为齐和帝。萧衍在攻入建康后,齐帝宝卷被将军王珍国所杀。在次年萧衍篡位,国号大梁,史称梁武帝,萧齐亡。

南朝梁(502—557年)

梁武帝过于信奉佛教,曾三次出家为僧,也是颇为传奇的一个皇帝。梁武帝为兰陵萧氏的旁支,为人节俭,勤政爱民,使得梁朝前期开创盛世,国力胜过逐渐混乱的北魏。鉴于宋齐宗室的屠杀,梁武帝对其宗室十分宽容,即使犯罪也不追究。他学问渊博,提倡学术发展,使得南朝教育发达,南朝的文化发展至极致。然而在梁武帝后期,他喜听人奉承,又迷信佛教,三次舍身同泰寺。由于僧侣道士不用赋税,以致近一半的户口记其名

下,使国家财政蒙受重大损失。当时的宗室及官员贪财奢侈,沉陷在纸醉金迷中而不能自拔。梁武帝初期,北魏在汉化运动后矛盾丛生,国力渐渐输给南朝。至503年始,北魏与梁会战于淮南地区,最后昌义之、曹景宗、韦叡在钟离之役大败北魏军。至此梁武帝有意北伐,但范围不出淮南地区。于516年寿阳之役击溃北魏军后,因损失过大暂停北伐,至十年后才夺下寿阳。梁武帝喜用降将,以期不劳而获。北魏发生六镇之乱时,梁武帝派陈庆之护送北魏北海王元颢北返继位。当时的北魏主力尚在山东、河北、关中一带平叛,陈庆之与元颢连战连捷,一路攻入洛阳,但因孤军无援,北魏军主力又回师洛阳,陈庆之不得不回师,此次北伐以失败告终。东西魏时期,东魏将侯景受东魏及西魏逼迫投奔梁,梁武帝任用他北伐东魏。但在梁军战败后,梁武帝意图送还侯景以求和。侯景得知后举兵叛变,南攻建康,史称侯景之乱。梁将萧正德引他渡江,使侯景攻入建康,梁武帝退至台城,侯景包围台城,之后各地虽有勤王之师,但皆观望。侯景闻知勤王师后一度和谈,但最后叛约并攻陷台城,囚禁梁武帝,梁武帝最后被饿死。建康沦陷后侯景屠杀江南世族,为南朝政治带来毁灭性打击。侯景先后立杀梁简文帝萧纲及淮阴王萧栋,最后篡位,建国汉。但是侯景势力仅在江东一带,湖广、四川一带依旧由梁室掌控,只是梁朝各宗室互相攻击,无暇讨伐侯景。之后湘东王萧绎击败了其他梁朝宗室势力,后又得到广州太守陈霸先的加盟,实力大增,于是萧绎派遣大将王僧辩与陈霸先合军讨伐侯景,接连击破侯景部将任约、宋子仙,之后在台城与侯景展开决战,侯景战败逃跑,后被部下所杀。侯景之乱平定。湘东王萧绎于江陵继位,为梁元帝。之后据守益州的武陵王萧纪称帝并进攻江陵。梁元帝向西魏求救,武陵王萧纪后为西魏攻灭,益州亦被西魏夺走。次年,萧詧引西魏军趁机攻陷江陵,梁元帝被杀,西魏立萧詧为傀儡,史称西梁。梁元帝被杀后,陈霸先与王僧辩立晋安王萧方智为帝,即梁敬帝。而后北齐送萧渊明南下,梁军被击败,王僧辩屈事而迎立萧渊明为梁帝。陈霸先于是率军击杀王僧辩,复立梁敬帝,之后陆续击败北齐南侵军队及王僧辩余党徐嗣徽,专政梁廷。最后于557年篡位,建国号为陈,定都建康,改元永定,史称陈武

帝,梁亡。

南朝陈(557—589年)

中国历史上朝代名与皇帝之姓重合者,仅南朝陈一家。公元557年,陈霸先废梁敬帝,自立为帝,建立陈,是为陈武帝。陈武帝是吴兴(今浙江省长兴县)人,此时,中国南方经过了多年的战乱,当时侨姓世族及吴姓世族皆因侯景之乱而受创,经济遭到了严重的破坏。许多地方势力亦纷纷割据。在此基础上建立起来的国家,便注定是短命的。由于陈武帝无法尽数平定而采用安抚的方式。陈武帝死后其侄陈蒨继位,即陈文帝。此时盘踞两湖原是萧绎部将的王琳叛变,联合北齐、北周大军东征建康。陈文帝先是击溃王琳北齐联军,继而封锁巴丘,阻止北周顺江东进。至此国势方定。在位时期,他励精图治,复苏江南经济,使南朝陈国势强盛。陈文帝去世后由太子伯宗继位,即陈废帝。不久,其叔安成王顼废帝自立,即陈宣帝。当时北周意图灭北齐,于是邀陈朝共伐北齐。陈宣帝有意收复淮南于是同意,并于573年派吴明彻北伐,两年后收复淮南。当时北齐衰落,陈宣帝可以趁机攻灭,但他只想守成即可。而后北周趁机攻灭北齐,并在577年南征,陈军惨败,南朝陈岌岌可危。然而北周武帝突然去世,北周朝政内乱,北周遂无意南征。杨坚在建立隋朝后陈宣帝去世,由太子叔宝继位,即陈后主。他荒淫奢侈,国政大乱,朝政极度腐败。当时官吏剥削严重,人民苦不堪言。隋军在南方收成季节,火烧南方的田地,严重削弱南陈的经济实力,南朝陈国力大衰。588年,隋文帝任杨广为主将,发动南征。陈后主恃长江天险,照常歌舞。隔年,隋军攻入建康,陈叔宝与爱妃张丽华、孔贵人避入井中后被俘,南朝陈遂亡。隋朝统一,结束了中国长达近三百年的分裂局面。

南朝年号

南朝宋420—479年,自武帝刘裕420年开国至479年顺帝刘准禅位齐高帝萧道成,凡八帝六十年。南朝宋共有11个年号。

皇 帝	年号	国祚	干支	公 元
宋武帝刘裕	永初	3 年	庚申	420—422
宋少帝刘义符	景平	2 年	癸亥	423—424

皇 帝	年号	国祚	干支	公元
宋文帝刘义隆	元嘉	30 年	甲子	424—453
宋孝武帝刘骏	孝建	3 年	甲午	454—456
	大明	8 年	丁酉	457—464
宋前废帝刘子业	永光	1 年	乙巳	465
	景和	1 年	乙巳	465
宋明帝刘彧	泰始	7 年	乙巳	465—471
	泰豫	1 年		472
宋后废帝刘昱	元徽	5 年		473—477
宋顺帝刘准	升明	3 年		477—479

其他年号:①太初即453年,宋文帝太子刘劭(宋元帝)年号。元嘉三十年二月刘劭弑父即位,改元太初。五月,孝武帝刘骏率军击败刘劭,俘杀之。②永光即454年七月,宋文帝第十子刘浑之年号。孝建元年(454年)七月,浑至(雍州)镇,与左右人戏作檄文,自称楚王,号年为元光,备置百官,用来玩笑取乐。《南史》《建康实录》作元光。《宋书》《资治通鉴》作永光。《册府元龟》作允光。寻被孝武帝赐死,年十七。③义嘉即466年,宋孝武帝刘骏第三子刘子勋之年号。宋明帝杀侄夺位后,泰始二年即466年起兵被拥立于寻阳与明帝争帝位,失败被杀。

南朝齐479—502年,或称萧齐,始于高皇帝萧道成建元元年即479年逼宋顺帝禅位建国,止于中兴二年即502年和帝被迫禅位宗室萧衍,凡七帝二十四年。南朝齐七位皇帝共只有八个年号。

皇 帝	年号	国祚	公 元
齐高帝萧道成	建元	4 年	479—482
齐武帝萧赜	永明	11 年	483—493
齐郁林王萧昭业	隆昌	1 年	494
齐海陵王萧昭文	延兴	1 年	494
齐明帝萧鸾	建武	5 年	494—498
	永泰	1 年	498
齐东昏侯萧宝卷	永元	3 年	499—501
齐和帝萧宝融	中兴	2 年	501—502

南朝梁502年萧衍灭齐称帝,都建康,国号大

梁。南朝梁 502—557 年,凡六帝五十六年。554 年,梁岳阳王萧詧降西魏,西魏立其为梁主。次年萧詧称帝,都江陵。史称西梁或后梁。587 年为隋朝所灭,凡三帝三十三年。皇帝年号,萧正德之正平、萧纪之天正、萧庄之天启不入列,补记于后。

皇　帝	年号	国祚	公　元
梁武帝萧衍	天监	18 年	502—519
	普通	8 年	520—527
	大通	3 年	527—529
	中大通	6 年	529—534
	大同	12 年	535—546
	中大同	2 年	546—547
	太清	3 年	547—549
梁简文帝萧纲	大宝	2 年	550—551
梁豫章王萧栋	天正	1 年	551
梁元帝萧绎	承圣	4 年	552—555
梁闵帝萧渊明	天成	1 年	555
梁敬帝萧方智	绍泰	2 年	555—556
	太平	2 年	556—557

南朝陈 557—589 年,始于陈霸先永定元年十月逼梁敬帝萧方智禅位建国,止于陈后主祯明三年正月降隋,凡五帝三十三年。

皇　帝	年号	国祚	公　元
陈武帝陈霸先	永定	3 年	557—559
陈文帝陈蒨	天嘉	7 年	560—566
	天康	1 年	566
陈废帝陈伯宗	光大	2 年	567—568
陈宣帝陈顼	太建	14 年	569—582
陈后主陈叔宝	至德	4 年	583—586
	祯明	3 年	587—589

北朝:北朝 439—581 年

北朝是中国历史上与中国南朝同时并存的北方王朝,包括北魏、东魏、西魏、北齐、北周等数个王朝。北魏、东魏、西魏及北周均由鲜卑族建立,北齐则由鲜卑化汉人所建。

北魏:386—534 年是鲜卑族拓跋珪建立的北魏政权是北朝第一个王朝。386 年拓跋珪趁前秦

四分五裂之际在牛川自称代王,重建代国,定都盛乐今内蒙古自治区和林格尔县。同年四月,改称魏王。398 年六月,正式定国号为魏,史称北魏。398 年七月,道武帝拓跋珪迁都平城(今山西省大同市)称帝。439 年,太武帝拓跋焘统一北方。493 年孝文帝拓跋宏迁都洛阳,大举改革。北魏于五胡十六国时期由拓跋鲜卑所建,前身为代国。前秦于淝水之战崩溃后,代王拓跋什翼犍之孙拓跋珪举兵复国,都盛乐,国号魏,史称北魏。北魏在道武帝、明元帝及太武帝的经营下逐步壮大,拓跋珪与后燕交恶,发生多次战争,并在参合陂之战击溃燕军。而后他率军攻破后燕首都,迁都至平城。并在次年称帝,即道武帝。道武帝性情残忍,后为其子拓跋绍所杀。同年道武帝长子拓跋嗣平乱继位,即明元帝。他攻下刘宋的河南地,但不久去世。其子拓跋焘继位,即太武帝,他励精图治,国力大盛,并屡次攻掠刘宋。在解除北方柔然的威胁后展开统一北方战争。从 431—439 年,太武帝先后消灭胡夏、北燕、北凉三国,又击溃柔然,与南朝宋对峙。北方、南方至此正式进入南北朝时期。然而,还有后仇池,至 443 年方亡于北魏。北魏虽国力鼎盛,但北有强敌柔然,以致不能全力南征。信仰佛教的卢水胡人盖吴率各族百姓起事,被太武帝平定。太武帝打击佛教,成为三武灭佛之一。太武帝统一华北后又灭西域五大强国之一的鄯善,控制了西域。在 450 年又反攻刘宋,直逼瓜步,并扬言渡江。之后掠夺五万户北返,至此北朝扭转了国力被南朝压制的局面,但军力也大损,北魏将士疾疫死者甚众。太武帝于后期刑罚残酷,最后被宦官宗爱所杀,宗室之乱至文成帝时方平定。献文帝执政时,被其母冯太后毒杀。冯太后改立献文帝之子拓跋宏(即孝文帝),并把持朝政。冯太后猜忌多智且滥刑,但使国政平稳。孝文帝可能因为冯太后的关系而倾慕汉文化,认为鲜卑人应该要深入汉化。他为人英明好学,在亲政后扩建首都平城为汉城。基于洛阳较平城繁华,地理位置控制全国,易发兵于江南,可摆脱保守派势力,于 493 年假借南征南朝齐名义,率众南迁洛阳。开创了北魏黄金时代的正是北魏孝文帝元宏。

北魏孝文帝元宏实行"三长制",颁布"均田制",迁都洛阳,推行了一系列改革鲜卑旧俗的措施。迁都后在三年间展开汉化运动,例如全用汉

官官制、禁胡服胡语、推广教育、改姓氏并鼓励鲜卑贵族与汉人贵族通婚、禁止归葬及度量衡采汉制，并颁诏宣布吸收汉族文化。孝文帝企图通过限制自身文化，来达到与汉族融合的目的。通过孝文帝的一系列改革，使得汉族的先进文化及先进的政治制度完全融入了北魏的统治中。后孝文帝在多次南征齐后皆无功而返。至于留在北方六镇的鲜卑贵族由于不愿南迁，逐渐不受洛阳朝廷重视而失势，这使得北魏内部分裂成鲜卑化与汉化两大集团，成为日后六镇之乱的原因之一。494年太子元恂意图北返平城，孝文帝得知后废太子并赐死。保守派穆泰、陆叡于平城拥王兵变，后被镇压，孝文帝还亲自北巡安抚。孝文帝死后，北魏开始走入下坡。孝文帝死后，由于部分守旧贵族和鲜卑武人的反对，北魏统治者逐渐废弃了以前的民族和解政策，又恢复了鲜卑族的特权，于是新的矛盾产生了，北魏开始逐步走向衰落。

499年孝文帝去世后由宣武帝继任。他沉迷佛教，国政大乱，贵族竞相奢侈。孝明帝继任后，由胡太后执政。胡太后奢侈，私通清河王元怿并宠信元叉、刘腾。元刘二人因与清河王不合而叛变，并掌控朝政。刘腾去世后，到525年孝明帝与胡太后方平定乱党。但胡太后把持朝政，乱政如故，并与孝明帝不合。而后北方发生六镇起义，北魏开始走向灭亡之路。

东魏（534—550年）

早在北魏初年，为了避免柔然入侵北都平城，于阴山黄河一带设置沃野、怀朔、武川、抚冥、柔玄及怀荒等六镇来拱卫首都。六镇将领由鲜卑贵族担任，将士多是鲜卑族或汉族的高门子弟。他们被视为"国之肺腑"，可随时返京任职。但在迁都洛阳后，六镇地位下降。由于仍保有鲜卑原始习性，被汉化的贵族歧视为"代北寒人"，将领升迁备受压抑，心怀不满。最后北部鲜卑贵族与屯兵于523年发生六镇民变，秦陇、关东等地各族人民也陆续起事。此事历经三年方定，并形成许多军阀。其中以镇守晋阳的尔朱荣的势力最大，尔朱荣经过一系列军事攻伐，攻灭了关东势力最大的葛荣及其他群雄成为实力最强的军阀。魏孝明帝意图联合尔朱荣对付胡太后，但被胡太后毒死。胡太后先后立孝明帝独女敬哀公主及堂侄元钊为帝。同年尔朱荣以替孝明帝报仇为由，率军攻占洛阳，

掌控朝政。他在河阴将北魏幼主和胡太后沉入黄河溺毙，改立孝庄帝，又杀死大臣两千余人，史称"河阴之变"，尔朱荣则于晋阳遥控朝政。孝庄帝愤为傀儡，于530年在尔朱荣晋见时亲自将其杀掉。而后尔朱荣侄子尔朱兆及从弟尔朱世隆拥长广王元晔为帝，攻下洛阳后杀孝庄帝，改立节闵帝。同年军阀高欢起兵反对尔朱集团，高欢于信都拥元朗为帝，并在532年攻下洛阳后，改立孝武帝。

魏孝武帝为其所制，有意联合关中镇将贺拔岳对付高欢。高欢先发制人，于534年暗杀贺拔岳。孝武帝则任宇文泰代之，并与高欢决裂，西逃投奔宇文泰。高欢再立清河王世子元善见为帝，即东魏孝静帝，迁都邺城。孝武帝西奔后不久被宇文泰毒杀，宇文泰改立南阳王元宝炬为帝，即西魏文帝，定都长安。北魏于534年分裂成东魏及西魏后灭亡。

东魏534年建立，西魏535年建立。东魏及西魏表面上由拓跋氏后裔所继承，实际上分别由高欢及宇文泰控制，所以在数年后分别篡夺，形成北齐与北周的对峙。基本上东西魏为沿山西陕西的边河黄河为界。由于东魏继承北魏的国力较多，所以不论在军力、经济或文化上均胜过西魏，但东魏在多次进攻后皆失利，双方的对峙至此已定。

高欢所控制的东魏是由鲜卑化的六镇流民及河北世族所组成，高欢本身也是鲜卑化汉人，使得在政治上较倚重鲜卑族。后来北齐皇帝也都有意保持鲜卑习俗，提倡说鲜卑语及武事。高欢用人惟才是用，朝中不少名臣都是其伙伴，这些皆为后来的北齐打下坚固基础。然而他战术不及宇文泰，三次战役屡败。536年高欢率窦泰等人西征西魏，窦泰军于潼关战败。隔年高欢趁关中大饥时率军再度西征，于沙苑之役败给军力不多的宇文泰，至此分裂局势大定，战场也转向河东地区。538年，东西魏又爆发河桥之战，双方互有胜负。543年，东西魏邙山大战，战争形势激烈，攻防交错。546年高欢再率十万大军西征，但受阻于玉璧城。守城的是西魏将领韦孝宽，高欢无法攻克玉璧，东魏死伤七万余人，高欢无奈退兵，隔年病死于晋阳。高欢死后，长子高澄继承霸业，对外驱逐叛将侯景，巩固疆土，对内加强高氏政权，积极准备代魏自立，但不久离奇遇刺。其弟高洋继任后

于550年废杀东魏帝,并屠杀东魏皇室,东魏亡。

西魏：535—556年。西魏是北魏分裂出来的地方性王朝。元宝炬在以宇文泰为首的诸臣支持下登基为帝,国号"魏"。与高欢所掌控的东魏和南朝梁对立,建都长安即今西安汉长安城遗址。至557年被北周取代,经历两代三帝,历时二十二年。535年,宇文泰毒死魏孝武帝元修后,与诸臣支持元宝炬为帝,改元大统。551年,元宝炬死,皇太子元钦嗣位。554年元钦被害。元宝炬四子元廓被宇文泰扶上皇位,实为傀儡。在宇文泰胡化运动下复姓拓跋。魏恭帝三年(556年),宇文泰病死,由侄宇文护掌权。557年宇文护迫使魏恭帝禅让于宇文觉,西魏覆灭。西魏时期,元宝炬和元钦两代君主采用和北攻南策,使西魏进一步强盛。北方经济逐渐恢复,且在三次战役中大败东魏大军,奠定北周统一中国北方和隋朝统一中国的基础。西魏期间,社会较为安定,国力日趋强盛,有效地抗击了东魏的多次进攻,而且于废帝二年(553年)取得南朝梁的蜀地,恭帝元年,宇文泰命于谨又夺得江陵。557年初,宇文护废魏恭帝拥立宇文觉为天王,即孝闵帝,建立北周。

北周：557—581年。北周是中国历史上南北朝的北朝之一,又称后周。北周与北齐对峙：北齐继承东魏版图,于550年由文宣帝建国。文宣帝先后击败库莫奚、契丹、柔然、山胡(属匈奴族)等族,并攻下南朝梁的淮南地区。在经济方面,农业、盐铁业、瓷器业都相当发达。

北齐：550—577年。是中国南北朝时期的北朝割据政权,由东魏权臣高欢次子高洋所建,定都邺城。因皇室姓氏为高氏,故又称高齐。历经文宣帝高洋、废帝高殷、孝昭帝高演、武成帝高湛、后主高纬、幼主高恒六帝,于577年被宿敌北周攻灭,享国二十八年。东魏权臣高欢死后,长子高澄继专魏政,将篡未篡之时,被家奴刺杀。其弟高洋袭位,废掉东魏的傀儡皇帝孝静帝,于550年(庚午年五月戊午日),即帝位。国号齐,建元天保,建都邺(今河南省安阳市北至河北省临漳县南),史称北齐、高齐。大致同北魏,持续推行均田制。这些使得北齐的国力在初期均胜过北周及南朝陈。然而齐文宣帝在后期荒淫残暴,并为了维护鲜卑贵族,屠杀汉人世族。他对人民的压迫更重,使得北齐国势衰落。齐废帝继立后,由其叔高演辅政。但

高演不久即篡位杀帝,是为孝昭帝。孝昭帝在位期间,国力渐渐复元,还亲征库莫奚。但于两年后去世,由其弟长广王高湛继立,即北齐武成帝。武成帝昏庸好色,北齐国力大衰,不久去世,由后主高纬继立。高纬同其父昏庸好色,国政混乱,还诛杀名将斛律光。之后北齐被陈攻下淮南,并在577年亡于北周。北周继承西魏版图,于556年由北周孝闵帝立国,但朝政由堂兄宇文护掌握。孝闵帝意图联合赵贵、独孤信推翻宇文护。然而被其发现,赵贵及独孤信二人被杀,周孝闵帝于隔年先废后杀。宇文护改立宇文毓为帝,即周明帝,但于560年又毒死周明帝改立宇文邕,即周武帝。周武帝采韬晦之计,在十二年后成功杀死宇文护,亲掌朝政。北周武帝宇文邕诛杀宇文护开始亲政之后,奉行维护地主阶级利益的政策。北周以儒家学说作为思想武器,摒弃鲜卑族的一些落后习俗和风靡一时的空谈玄理。宇文邕注重培养大批具有儒家思想观念的人士,作为政权的支柱。军事方面,宇文邕当政期间也大量地吸纳汉族人士为兵源,补充了北周的兵力,并且使得汉族和鲜卑族的将士们懂得协调作战。周武帝为人英明雄伟,他对内推动多方面的改革,如抑制佛教、在外交上与突厥和亲,与陈朝和平相处,这些措施都使北周国力更盛。577年周武帝东征昏庸混乱的北齐,于隔年攻克邺城,北齐亡。周武帝统一北方后又获得李德林等关东世族的归附,声势浩大。他立即南征陈,但于同年逝世,而后北周发生内乱,伐陈之战于是作罢。杨坚为北周十二大将军杨忠之子,他还是太子宇文赟的岳父。578年周武帝去世后,由太子宇文赟继立,即周宣帝。他荒淫昏庸,迷信佛道二教,立五位皇后并夺人妻子。他杀宗室功臣宇文宪并大撤诸王就国。杨坚开始集结文武诸臣,形成一股庞大的集团。周宣帝去世后,其子宇文阐继位,即周静帝,刘昉、郑译矫诏以杨坚总知中外兵马事,入朝辅政。尉迟迥、司马消难、王谦等人不满杨坚专权,起兵讨伐杨坚,史称"三总管叛乱"。杨坚得李德林策划,以韦孝宽等人平定了叛军。581年杨坚代周为帝,即隋文帝,改国号大隋,北周亡。587年隋文帝废西梁后主萧琮,西梁亡。588年隋文帝发动灭陈之战,以杨广、杨素为行军元帅,以贺若弼和韩擒虎等名将发兵攻陈。隔年隋军攻陷建康,南朝陈亡,中国再度统

一。自永嘉之乱以来,中国分裂近三百年之久的南北朝时期结束。

北朝年号

北魏始于 386 年正月拓跋珪重建代国,止于 534 年十月分裂为东魏、西魏,凡十四帝一百四十九年。

皇帝	年号	国祚	公 元
道武帝拓跋珪	登国	11 年	386—396
	皇始	3 年	396—398
	天兴	7 年	398—404
	天赐	6 年	404—409
明元帝拓跋嗣	永兴	5 年	409—413
	神瑞	3 年	414—416
	泰常	8 年	416—423
太武帝拓跋焘	始光	5 年	424—428
	神麚	4 年	428—431
	延和	3 年	432—434
	太延	6 年	435—440
	太平真君	12 年	440—451
	正平	2 年	451—452
南安王拓跋余	承平	1 年	452
文成帝拓跋濬	兴安	3 年	452—454
	兴光	2 年	454—455
	太安	5 年	455—459
	和平	6 年	460—465
献文帝拓跋弘	天安	2 年	466—467
	皇兴	5 年	467—471
孝文帝元宏	延兴	6 年	471—476
	承明	1 年	476
	太和	23 年	477—499
宣武帝元恪	景明	4 年	500—503
	正始	5 年	504—508
	永平	5 年	508—512
	延昌	4 年	512—515
孝明帝元诩	熙平	3 年	516—518
	神龟	3 年	518—520
	正光	6 年	520—525
	孝昌	3 年	525—527
	武泰	1 年	528
孝庄帝元子攸	建义	1 年	528
	永安	3 年	528—530

皇帝	年号	国祚	公 元
长广王元晔	建明	2 年	530—531
节闵帝元恭	普泰	1 年	531
安定王元朗	中兴	2 年	531—532
孝武帝元脩	太昌	1 年	532
	永兴	1 年	532
	永熙	3 年	532—534

续 表

东魏 534 年,权臣高欢所立的皇帝北魏孝武帝元修不愿做傀儡皇帝,被迫逃往关中投奔宇文泰。高欢拥立年仅十一岁的北魏孝文帝的曾孙元善见为帝,即东魏孝静帝,东魏开始。550 年,孝静帝禅位于高欢之子高洋,东魏灭亡,凡十七年。

皇帝	年号	国祚	公 元
孝静帝元善见	天平	4 年	534—537
	元象	2 年	538—539
	兴和	4 年	539—542
	武定	8 年	543—550

西魏

西魏 535—556 年,宇文泰拥立魏孝文帝孙子元宝炬为帝,与高欢所掌控的东魏对立,建都长安。至 557 年被北周取代,经历两代三帝,历时二十二年。废帝元钦于大统十七年(551 年)三月即位,未建年号,史家记事但以元年、二年、三年记。554 年正月恭帝拓跋廓即位后也未建年号。三年十二月公元 557 年 1 月恭帝禅位于宇文觉,西魏亡,凡三帝二十二年。

皇帝	年号	国祚	公 元
文帝元宝炬	大统	17 年	535—551
废帝元钦	无	3 年	552—554
恭帝元廓	无	3 年	554—556

北齐

北齐 550 年高洋代替东魏称帝,建都邺城,国号齐,史称北齐。577 年为北周所灭,凡六帝二十八年。

皇帝	年号	国祚	公元
文宣帝高洋	天保	10 年	550—560
废帝高殷	乾明	1 年	560
孝昭帝高演	皇建	2 年	560—561
武成帝高湛	太宁	2 年	561—562
	河清	4 年	562—565
后主高纬	天统	5 年	565—569
	武平	7 年	570—576
	隆化	1 年	576
幼主高恒	承光	1 年	577

北周

北周,557 年宇文觉代西魏称帝,都长安,国号周,史称北周。557 年灭北齐,统一北方。581 年周静帝宇文衍被迫禅位于外戚杨坚,北周亡,凡五帝二十五年。北周初承西魏,未建年号。史家但以元年、二年计。

皇帝	年号	国祚	公元
孝闵帝宇文觉	无	1 年	557
明帝宇文毓	无	3 年	557—559
	武成	2 年	559—560
武帝宇文邕	保定	5 年	561—565
	天和	7 年	566—572
	建德	7 年	572—578
	宣政	1 年	578
宣帝宇文赟	大成	1 年	579
静帝宇文衍	大象	3 年	579
	大定	1 年	581

胡夏

胡夏 407—431 年,五胡十六国之一。始于赫连勃勃龙升元年 407 年六月,止于胜光四年 431 年六月亡于吐谷浑。凡三帝二十五年。

君主	年号	国祚	公元
武烈帝赫连勃勃	龙升	7 年	407—413
	凤翔	6 年	413—418
	昌武	2 年	418—419
	真兴	7 年	419—425

君主	年号	国祚	公元
赫连昌	承光	4 年	425—428
赫连定	胜光	4 年	428—431

北燕 407—436 年,五胡十六国之一。始于 407 年冯跋灭后燕立高云为燕天王,止于 436 年亡于北魏。凡三主三十年。

君主	年号	国祚	公元
惠懿帝高云	正始	3 年	407—409
文成帝冯跋	太平	22 年	409—430
昭成帝冯宏	太兴	6 年	431—436

北凉

北凉 397—439 年,五胡十六国之一。始于 397 年五月匈奴贵族沮渠蒙逊拥段业为建康公(或认为始于 401 年沮渠蒙逊杀段业自立),止于 439 年九月为北魏所灭。凡三主四十三年。

君主	年号	国祚	公元
文王段业	神玺	3 年	397—399
	天玺	3 年	399—401
武宣王沮渠蒙逊	永安	12 年	401—412
	玄始	17 年	412—428
	承玄	4 年	428—431
	义和	3 年	431—433
哀王沮渠牧犍	承和	7 年	433—439
受罗部真可汗郁久闾予成	永康	21 年	464—484
伏名敦可汗郁久闾豆仑	太平	7 年	485—491
候其伏代库者可汗郁久闾那盖	太安	14 年	492—505
佗汗可汗郁久闾伏图	始平	2 年	506—507
豆罗伏跋豆伐可汗郁久闾丑奴	建昌	13 年	508—520

高昌:460 年柔然灭沮渠氏,立阚伯周为王,国号高昌,都高昌城今新疆吐鲁番东南。其后张

孟明、马儒、麴嘉等相继为王。640年为唐所灭。

君 主	年号	国祚	公 元
阚首归	建初	3年	489—491
麴嘉	承平	9年	502—510
	义熙	13年	511—523
麴坚	章和	18年	531—548
麴玄喜	永平	2年	549—550
麴(佚名)	和平	4年	551—554
麴宝茂	建昌	6年	555—560
麴乾固	延昌	41年	561—601
麴伯雅	延和	12年	602—613
麴(佚名)	义和	6年	614—619
麴伯雅	重光	4年	620—623
麴文泰	延寿	17年	624—640

胡洽医学研究

【生平考略】

胡洽,又作胡道洽,南北朝刘宋时期医家,生卒未详。刘敬叔《异苑》曰:胡道洽者,自云广陵人,好音乐、医术之事。体有臊气,恒以名香自防,唯忌猛犬。自审死日,诫子弟曰:气绝便殡,勿令狗见我尸也。死于山阳,殡毕,觉棺空,即开看,不见尸体,时人咸谓狐也。考刘敬叔为江苏徐州人,字敬叔,彭城人,生年不详。刘宋文帝元嘉初给事黄门侍郎,卒于南朝明帝刘彧泰始即公元465—471年间。公元390年至468左右,约卒于南朝宋明帝泰始中。少颖敏有异才,起家司徒掌记,中兵参军。义熙中,刘毅与宋高祖刘裕共举义旗,克复京郢,功亚高祖,进封南平郡公。刘敬叔任南平郡郎中令,以事忤刘毅,为所奏免。义熙十三年公元417年为宋长沙景德镇王骠骑参军。及刘毅被诛,高祖受禅,召为征西长史。宋元嘉三年公元426年为给事黄门郎。数年,以病免,卒于家。敬叔作有《异苑》十卷,《隋书·经籍志》作十卷,与今通行本同。此从胡震亨所作敬叔小传传于世。推断胡洽可能生于东晋末,卒于南朝刘宋初。《隋书·经籍志》载《胡洽百病方》二卷,《旧唐书·经籍志》载胡洽撰《胡居士方》三卷,《新唐书·艺文志》载胡洽《胡居士治百病要方》三卷。原书已佚,后世医籍如《外台秘要方》《医心方》等均有引录,简称《胡洽方》。严世芸、李其忠《三国两晋南北朝医学总集》辑录《备急千金要方》《外台秘要》《医心方》内容为《胡洽方》。

【学术贡献】

1.《胡洽方》外感热病证治贡献

伤寒中风　①引《伤寒论》桂枝汤,治太阳中风发热汗出,啬啬恶寒,淅淅恶风,鼻鸣干呕。②引《范汪方》六物青散,治服桂枝汤不得汗者。③引《肘后备急方》黑奴丸,治大疫难救,温毒发斑,赤斑者五死一生,黑斑者十死一生。④引《肘后备急方》黑奴丸,加硝石名高堂丸一名驻车丸,治外感坏病五六日,胸中大热,口噤,并疗温疟。

⑤引《伤寒论》大柴胡汤,前胡易柴胡名大前胡汤,治伤寒八九日不解,心腹坚满,身体疼痛,内外有热,烦呕不安。⑥引《肘后备急方》大青汤去赤石脂治伤寒热病十日以上,发汗不解及吐下后诸热不除及下痢不止,斑出。⑦引《肘后备急方》黑奴丸加麦奴名麦奴丸,治伤寒五六日以上不解,为败伤寒,热在胸中,口噤不言,唯欲饮水。⑧引《肘后备急方》许季山所撰干敷散辟温疫疾恶令不相染。⑨引《肘后备急方》虎头杀鬼丸加鬼督邮、马兜铃、阿魏、甲香、羚羊角、桃白、硫黄,名杀鬼丸,去恶毒避瘟。⑩引《肘后备急方》四顺汤,用附子一枚,桂一两治霍乱不吐痢但四肢脉沉,肉冷汗出而渴。⑪制四神丸治霍乱冷实不除及痰饮百病:干姜、桂心、附子各一两,巴豆六十枚,上四味捣末蜜丸如小豆大,饮服二丸。⑫引《肘后备急方》曲柏丸治数十年虚羸休息痢下不能食:麦蘖、曲各一升,附子、桂心、乌梅肉各二两,人参、茯苓各四两,上七味捣筛蜜丸如梧子,每服十丸。⑬引《肘后备急方》猪肝丸治下痢肠滑,饮食及服药皆完出:猪肝一斤,黄连、阿胶、乌梅肉各二两,胡粉七棋子,上五味捣筛蜜丸如梧子,酒服十五丸。⑭引《备急方》酒疸方(苦酒、猪胆)治黄疸。

2.《胡洽方》内科疾病证治贡献

中风诸痹　①引《小品方》小续命汤加白术,仍名小续命汤,治中风冒昧,不知痛处,拘急不得转侧,四肢缓急,遗失便利,此与大续命汤同,偏宜产后失血并老小人。②引《范汪方》大续命汤加人参去黄芩,仍名大续命汤,治中风痱,身体不知自收,口不能言,冒昧不识人,拘急背痛不得转侧。③引西州续命汤即《范汪方》大续命汤加人参去炙甘草,治中风痱,身体不自收,口不能语,冒昧不识人,不知痛处,但拘急中外皆痛,不得转侧。④制大风引汤治中风,腰脚疼痛弱:独活、茯苓、人参各三两,防风、当归、甘草、干姜、石斛各二两,附子一枚,大豆二升,上十味㕮咀,以水九升酒三升,煮取三升,分四服。⑤制秦艽散治半身不遂、言语错乱,乍喜乍悲、角弓反张、皮肤风痒:秦艽、乌头、黄芪、人参、蜀椒各二两,莨草、防风、萆薢、桂心、山茱萸各二两半,附子、桔梗、细辛、当归、五味子、甘草、白术、干姜、白蔹、麻黄、天雄、防己各一两,上二十二味捣筛,酒服方寸匕,日再。一方加白芷半两,治风无久新卒得不知人,四肢不仁,一身尽痛,偏枯不随,不能屈伸,洒洒寒热,头目眩,或口面㖞僻。⑥引张仲景越婢汤治风痹脚弱。⑦制大八风散治诸缓风湿痹脚弱:巴戟肉、黄芪、桂心、细辛、天雄、草薢、肉苁蓉、牡荆子、山药、菊花、葳蕤、山萸、秦艽、黄芩、石斛、白术、矾石、厚朴、龙胆、人参、蜀椒、附子、五味子、菖蒲、茯苓、牛膝、乌喙、远志、川芎、白蔹、芍药。⑧七物独活汤治脚弱及风湿缓纵不随:独活五两,葛根、桂心、半夏各四两,防风三两,干姜、炙甘草各二两,上七味㕮咀,水煮分服。⑨大鳖甲汤治脚弱风毒,挛痹气上及伤寒恶风,温毒,山水瘴气热毒,四肢痹弱:鳖甲二两,防风、麻黄、白术、石膏、知母、升麻、茯苓、橘皮、川芎、杏仁、人参、犀角、青木香、雄黄各半两,大枣二十枚,贝齿、乌头各七枚,生姜三两,薤白十四枚,麝香三铢,赤小豆三合,吴茱萸五合,山茱萸半升,上三十二味㕮咀,水煮分服。一方用大黄半两,畏下可只用六铢;一方用羚羊角半两,毒盛可用十八铢。⑩增损肾沥汤治风虚劳损挟毒,脚弱痛痹或不随,下焦虚冷,胸中微有客热,心虚惊悸不得眠,食少失气味,日夜数过心烦迫不得卧,小便不利,又时复下:白羊肾一具,甘草、芍药、麦冬、人参、干地黄、茯神、当归、远志各一两,桂心、黄芩、川芎各二两,生姜四两,五味子三合,大枣三十枚,上十五味㕮咀,水煮羊肾,取汁一斗二升纳诸药煮取四升,分五服。不利下者除龙骨、赤石脂,小便涩以赤茯苓代茯神加白术三两,多热加黄芩一两,遗溺加桑螵蛸二十枚。⑪野葛膏治恶风毒肿,疼痹不仁、瘰疬恶疮,痈疽肿胫,脚弱偏枯百病:野葛、犀角、蛇衔、莽草、乌头、桔梗、升麻、防风、川椒、干姜、细辛、鳖甲、雄黄、巴豆各一两,上十四味㕮咀,苦酒四升渍一宿,煎猪制膏,摩病上。⑫引《肘后备急方》苍梧道士陈元膏加人参、防风,仍名苍梧道士陈元膏,治一切风湿骨肉疼痛痹。⑬制鲁王酒治风眩心乱、耳聋目暗、泪出、鼻不闻香臭、口烂生疮、风齿瘰疬、喉下生疮、烦热厥逆上气、胸胁肩肿痛、手不能上头、不能带衣、腰脊不能俯仰、脚痹不仁、难以久立、八风十二痹、五缓六急、半身不遂、四肢偏枯、筋挛不可屈伸;贼风咽喉闭塞、哽哽

不利或如锥刀所刺,行人皮肤中无有常处。久久不治,入人五脏,或在心下,或在膏肓,游走四肢,偏有冷处如风所吹,久寒积聚风湿,五劳七伤,虚损,百病悉主之:茵芋、乌头、踯躅各三十铢,天雄、石斛各二十四铢,细辛、牛膝、甘草、柏子仁、通草、桂心、秦艽、茵陈、山茱萸、黄芩、附子、瞿麦、干地黄、天冬、杜仲、泽泻、石南、防风、远志各十八铢,上二十四铢味㕮咀绢囊盛药,水二斗,法曲二斤,同渍三四宿,出药囊,炊二斗黍米纳汁酿之,酒熟饮如鸡子大,日二,稍饮,以知为度。⑭制茵芋酒治大风头眩重,目督无所见,或仆地气绝半日乃苏,口噤不开,半身偏死,拘急痹痛,不能动摇,历节肿痛,骨中酸疼,手不能上头,足不得屈伸,不能蹑履,行欲倾跛,皮中动淫淫如有虫啄,疹痒搔之生疮,甚者狂走:茵芋、乌头、石南、附子、细辛、防风、女葳、桂心、天雄、秦艽、防己各一两,踯躅二两,上十二味㕮咀,清酒二斗渍,冬七日,夏三日,春秋五日。初服一合,不知加至二合,宁从少起,日再,以微痹为度。⑮引《肘后备急方》金牙酒,去升麻、干姜、人参、石斛、牛膝加蒴藋根,为十一味:金牙、干地黄、地肤子、蒴藋根、附子、防风、细辛、莽草各四两,独活一斤,蜀椒四合,上十味㕮咀,酒四斗渍于瓷罂,密闭头。春夏三四宿,秋冬六七宿,酒成去滓,日服一合。治积年八风五疰,举身弹曳、不得转侧、行步跛蹙、不能收摄。又暴口噤失音、言语不正、四肢背脊筋急、肿痛流走不常、劳冷积聚少气、乍寒乍热、三焦不调、脾胃不磨、饮澼结实、逆害饮食、酢咽呕吐、食不生肌、医所不能治,起三十年诸风弹曳神验。⑯制蛮夷酒治八风十二痹,偏枯不随、宿食久寒虚冷、五劳七伤及妇人产后余疾、月水不调:礜石、白术、野狼毒、半夏、石南、白石脂、龙胆、续断、芫花、代赭、白石英、蔺茹、石韦、玄参、天雄、山萸、防风、桔梗、藜芦、卷柏、寒水石、白芷、秦艽、菖蒲各一两,矾石、附子、远志各二两,石膏二两半,蜈蚣二枚,芒硝、恒山、黄芩、黄连、大黄、麻黄、地黄、前胡、甘草、菟丝子、芍药、紫菀各一两,杏仁二十枚,上四十二味捣筛,绢袋盛,用水三斗、面三斤、黍米三斗作饭,根据酿酒法以药袋置酿中,春秋七日,冬十日,夏三日,酒成服半鸡子壳,日三服,曝药为末,酒服方寸匕,以身体暖为度。⑰引《小品方》大岩蜜汤,去栀子、羊脂、茯苓、桂心,改名岩蜜汤,治贼风腹中绞痛并飞尸遁注,发

作无时,发即抢心胀满,胁下如锥刀刺,并主少阴伤寒。⑱制小附着散治飞尸贼风,发时急痛,不在一处,针之则移,发一日半日乃瘥,须臾复发:细辛、天雄、甘草各一分,乌头、干姜各一两,真珠、雄黄各半两,蜀椒四分,上八味捣筛,酒服方寸匕。

五尸蛊毒　①制桃奴汤治中恶诸尸蛊疰,心腹卒绞痛:桃奴、人参、当归、干姜各二两,炙甘草三两,桂心、茯苓、鬼箭羽、犀角、雄黄、麝香各一两,上十一味㕮咀,水煮分三服。②制五尸丸治尸疰:芍药、桂心各八分,吴茱萸一合,丹砂、川芎、乌头、干姜各四分,蜀椒一两,栀子五分,巴豆四十枚,芫花四分,野葛皮二分,上十二味捣筛蜜丸如大豆,一服三丸,日三。③制金牙散崔氏金牙散治江南三十六疰,人病经年羸瘦垂死,服之皆瘥,带之能杀鬼气逐尸疰,诸恶疠不祥悉主之:金牙、曾青、硝石、礜石、石膏、莽草、玉泉、雄黄、朱砂、寒水石、龙骨、蛇蜕、芫青、当归、龙胆、大黄、细辛、防风、大戟、芫花、野葛、苁蓉、天雄、茯苓、附子、乌啄、干姜、人参、桔梗、桂心、川椒、贯众、巴豆、狸骨、蜂房、鹳骨各一两,上三十六味捣筛为散,酒服一钱匕。④引《肘后备急方》中蛊方,以猪胆导下部,至良。

积聚臌胀　①引《肘后备急方》扁鹊陷水丸,去桂心、芫青、人参、真珠、犀角、麝香、射罔、牛黄、蜥蜴、乌头、樗鸡、当归十二味,只雄黄、丹砂、矾石、大黄、藜芦、附子、鬼臼、蜈蚣、杏仁、地胆、斑蝥、巴豆十二味,改名太乙神明陷冰丸,治积聚心下支满,寒热鬼疰长病,咳逆唾噫,辟除众恶鬼逐邪气鬼击客忤,中恶胸中结气,咽喉闭塞,有进有退,绕脐绞痛恻恻,随上下按之挑手,心中愠愠如有虫状,毒疰相染甚至灭门者。②制顺流紫丸治心腹积聚,两胁胀满,留饮痰癖,大小便不利,小腹切痛膈上塞。石膏五分,桂心四分,巴豆七枚,代赭石、乌贼骨、半夏各三分,藜芦、苁蓉、当归各三分,上九味为末,蜜丸如胡豆,平旦服一丸,加至二丸。辑自《备急千金要方》卷十八。③制七气丸治七种积聚:乌头、大黄各七分,紫菀、半夏、前胡、细辛、茯苓、川芎、杏仁、菖蒲、石膏、吴茱萸、桂心、桔梗、川芎、桃仁各三分,人参、防葵各一两,干姜、蜀椒各半两,上十八味捣末蜜丸如梧子大,酒服三丸,日三。④制五膈丸治忧膈、食膈、饮膈、气膈、劳膈五病,其病苦心满,不得气息,引背痛如刺之

状,食则心下坚大如粉絮,大痛欲吐:麦冬、甘草各五两,人参四两,川椒、远志、桂心、细辛各三两,附子一两半,干姜二两,上九味捣末蜜丸如梧子大,每次酒服十丸。

虚劳食治　①引张仲景小建中汤治积劳虚损或大病后不复常苦四肢沉滞,骨肉酸疼,吸吸少气,行动则喘,或小腹拘急,腰背强痛,心中虚悸,咽干唇燥,面体少色,或饮食无味,阴阳废弱,悲忧惨戚,多卧少起,久者积年,轻者百日,渐至瘦削,五脏气竭。②引《小品方》黄芪汤,黄芪、肉桂、人参、当归、炙甘草、芍药、生姜、大枣,名大黄芪汤,治五脏内伤。③制乐令建中汤治虚劳少气,心胸淡冷,时惊惕,心中悸动,手足逆冷,体常自汗,五脏六腑虚损,肠鸣风湿,营卫不调百病,补诸不足,又治风里急:黄芪、人参、橘皮、当归、桂心、细辛、前胡、芍药、甘草、茯苓、川椒、麦冬各一两,半夏二两半,乌头五枚,生姜五两,大枣二十枚,上十五味㕮咀,水煮分服。④引肾沥汤,羊肾、桂心、人参、泽泻、五味子、甘草、川芎、地骨皮、当归、麦冬、干地黄、远志、黄芩、大枣、茯苓、芍药、生姜,治大虚伤损,梦寤惊悸,上气肩息,肾中风湿,小腹里急引腰脊,四肢常苦寒冷,大小便涩利无常,或赤或白,足微肿,或昏僻善忘。胡洽治大虚伤损,梦寤惊悸,上气肩息,肾中风湿,小腹里急引腰脊,四肢常苦寒冷,大小便涩利无常,或赤或白,足微肿,或昏僻善忘者,无泽泻、防风、黄芪、玄参、磁石、骨皮,有黄芩一两,麦冬、地黄、远志各三两,大枣二十枚。胡居士云:生姜杀腹内长虫,久服令人少志少智。芸苔世人呼为寒菜,甚辣。胡臭人食之病加剧。陇西氏羌中多种食之。蓝菜河东陇西羌胡多种食之,汉地鲜有。其叶长大厚,煮食甘美。经冬不死,春亦有英,其花黄,生角结子。子甚治人多睡。鹿肉。鹿性惊烈,多别良草,恒食九物,余者不尝。群处必依山岗,产归下泽,飨神用其肉者,以其性烈清净故也。凡饵药之人,不可食鹿肉,服药必不得力。所以然者,以鹿常食解毒之草,是故能解制毒散诸药也。九草者,葛叶花、鹿葱、鹿药、白蒿、水芹、甘草、齐头、蒿山苍耳、荠苨。

痰饮水肿　①引张仲景小半夏加茯苓汤去茯苓加桂枝,治卒呕吐心下痞,膈间有水,目眩悸。②治痰冷癖气:生姜八两,附子四两,二物水煮分服。③制泻心汤治老小利:人参、甘草、黄芩、瓜

蒌根、橘皮各一两,黄连二两,半夏三两,干姜一两半,上八味㕮咀,水煮分服。④ 制泽漆汤治水气通身浮肿,四肢无力,或从消渴,或从黄胆支饮,内虚不足,营卫不通,气不消化,实皮肤中喘息不安,腹中响胀满,眼目不得视:泽漆根十两,鲤鱼五斤,生姜八两,茯苓三两,人参、甘草各二两,泽泻五两,杏仁一两,上八味㕮咀水煮分服。若水甚不得卧,卧不得转侧,再加泽漆一斤。渴加瓜蒌根二两。咳嗽加紫菀二两,细辛一两,款冬花一两,桂心三两,增鱼汁二升。⑤ 制粉隔丸治胸膈有痰:矾石一两,水煮顿服。⑥ 制大五饮丸治五种痰饮:远志、苦参、海螵蛸、藜芦、白术、甘遂、五味子、大黄、石膏、桔梗、半夏、紫菀、前胡、芒硝、瓜蒌、桂心、苁蓉、贝母、芫花、当归、人参、茯苓、芍药、大戟、葶苈、黄芩各一两,常山、炙甘草、山药、厚朴、细辛各三分,附子三分,巴豆三,上三十三味捣筛蜜丸如梧子大,酒服三丸,日三。⑦ 制水银丸利小便治水肿:葶苈、椒目各一升,芒硝六两,水银十两,水煮水银三日三夜,捣筛和丸如大豆丸,每服一丸,日三。

3. 妇儿外科证治贡献

① 制大岩蜜汤治产后心痛:干地黄、当归、芍药、细辛、小草各二两,吴茱萸一升,干姜三两,上七味㕮咀,水煮分服,日三。辑自《备急千金要方》卷3。② 改《金匮要略方论》当归生姜羊肉汤为小羊肉汤,治妇人寒疝,虚劳不足,产后腹中绞痛。③ 制大羊肉汤治产后腹中心下切痛,不能食,往来寒热,中风乏力:羊肉三斤,当归、黄芪、川芎、防风、甘草各二两,白术三两,生姜四两,上八味㕮咀,水煮分服,日三。④ 治喎疽疔大效:腊月猪膏一升,乱发如鸡子大,生鲫鱼一头,令煎消尽纳雄黄,苦参末各二两,大附子一枚,绞令凝,敷诸疮无不瘥。⑤ 治小儿头面疮:胡粉、水银、白松脂各二两,腊月猪膏四两,合松脂煎,以水银、胡粉合研,以涂上日再;黄连二两亦疗秃疮。⑥ 治小儿头面疮及中恶疮:胡粉、水银、白松脂各二两,腊月猪膏四两,合松脂煎水银,胡粉合研,涂上。

【综合评述】

《胡洽方》诸风证治尤多发挥

胡洽内科疾病治疗方法较此前医家有所发展,胡洽善用祛风药物治疗中风与眩晕,善用祛风方药治疗痹病与脚气病。其治卒中,除用《范汪方》大续命汤,《小品方》小续命汤,西州续命汤外,创制大风引汤、秦艽散等方剂。常用药物有麻黄、桂枝、独活、防风、防己、秦艽、萆薢、茵草、石斛、大豆、乌头、附子、天雄、人参、黄芪、当归、白蔹。秦艽散治中风无问新久,其中麻黄、桂枝、防风、防己、当归、人参、附子、干姜、白术、黄芪、甘草等,是大小续命汤、大风引汤等主要药物,而秦艽、天雄、乌头、萆薢、莽草、白蔹、川椒、细辛、白芷、山茱萸、五味子、桔梗等药则是胡洽创新使用的祛风药物。受此影响,甄权治安平公偏风有防风汤:防风、白术、川芎、白芷、牛膝、狗脊、萆薢、薏苡仁、杏仁、人参、葛根、羌活、麻黄、石膏、桂枝、生姜。宋代《太平圣惠方》受其影响,有① 防风散治中风失音不语,两目不开,短气欲死:防风、羚羊角屑、独活、赤箭、当归、杏仁各一两,秦艽、麻黄、桂枝、前胡、炙甘草半两,上十一味捣筛为散,每服四钱,水煎分服。② 独活散治中风失音不语,四肢强直:独活、防风、秦艽、荆芥、白术、葛根、附子各一两,桂枝、炙甘草半两,上九味捣罗为散,每服四钱,水煎温服。③ 汉防己散治中风口噤不开,筋脉拘急,体热烦闷:汉防己、葛根各三两,桂枝、麻黄各二两,炙甘草、防风、赤芍、独活、羚羊角屑各一两,上九味捣筛为散,每服四钱,水煎分服。④ 防风散治中风口噤不开,烦热闷乱:防风、赤芍、葛根、独活、茵芋、炙甘草、川芎、细辛、白术、麻黄、羚羊角屑、人参、汉防己、川乌头各一两,石膏二两,上十五味捣筛为散,每服四钱,水煎分服。⑤ 独活散治中风口噤不开,筋脉拘急疼痛:独活二两,黑豆一合,防风一两,天南星、生姜各半两,上五味细锉酒煎分服。《圣济总录》祛风通络治中风方剂有① 防风独活汤:防风、独活、秦艽、黄芪、芍药、人参、茯神、白术、川芎、山茱萸、山药、桂枝、天冬、麦冬各一两,厚朴、羚羊角、升麻、炙甘草、丹参、牛膝、五加皮、石斛、地骨皮、远志各四两,附子、陈皮、麻黄各三两,菊花、薏苡仁各一升,石膏、熟地各六两,上三十一味锉如麻豆,每服五钱,水煎分服。② 麻黄汤治中风肢体弛缓,言语謇涩,精神昏愦:麻黄、葛根各三两,升麻、防风各一两半,桂枝半两,独活、羚羊角各三分,葳蕤一两,石膏六两,炙甘草,上十味捣筛为散,每服五钱匕,水煎分服。③ 虚风丸治一切虚风等疾,心神迷闷,头目旋晕,耳内虚鸣,唇面冷麻,口面㖞斜,语言謇涩,舌本紧强,神志昏塞,涎液不收：麻黄、防风、细辛、白芷、恶实、乌头、天雄、附子、天麻、白附子、天南星、川芎、人参、茯苓、天蓼木、乌蛇肉、白鲜皮、炙甘草、雄黄、牛黄、朱砂各一两，全蝎、龙脑各一分，麝香半两，上二十四味捣筛蜜丸如樱桃大，每服一丸，荆芥汤嚼下。④ 独活汤治脾脏中风肢体缓弱，言语不利，发热：独活、麻黄、防风各一两，茯苓、羚羊角屑、人参、前胡、沙参、旋覆花、黄芪、半夏、附子各三分，炙甘草半两，上十三味锉如麻豆，每服三钱匕。⑤ 秦艽汤治脾脏中风，身体拘急，舌强不能语：秦艽、麻黄、石膏各一两，独活、赤茯苓、山茱萸、川芎、防风、桂枝、白术、人参、防己、附子、杏仁、干姜、炙甘草、细辛各半两，上十七味锉如麻豆，每服五钱匕。⑥ 防风散治肺中风项背强直，胸满短气，四肢无力：防风、白僵蚕、白附子、乌梢蛇、厚朴、枳壳各二两，天麻三两，人参、茯苓、蔓荆子、白蒺藜、蝉蜕各一两半，羌活、独活、川芎、犀角屑、羚羊角屑、当归、槟榔、麻仁、郁李仁、木香各一两，牛黄半两，上二十三味捣筛为散，每服二钱匕，日二夜一。如要丸入麝香半两同研，蜜丸如梧桐子大，每服温酒下十丸。⑦ 荆芥散治中风瘫痪，肢节沉重，筋骨无力：荆芥、防风、桑寄生、羌活、独活、芍药、全蝎、白花蛇、天麻、附子、半夏、麻黄、蔓荆子、川芎、僵蚕各半两，龙脑、沉香、麝香、丹砂、木香各半两，牡丹皮、桂枝各三钱，上二十二味捣散每服二钱匕。⑧ 羌活汤治偏风瘫痪脚气：羌活、麻黄各一两，防风三分，木香、槟榔、附子、白术、乌头、草豆蔻、陈皮、牛膝、当归、杏仁、人参、茯苓、甘草、川芎、桂枝，上十八味锉如麻豆，每服一两。⑨ 独活汤治风弹曳，肢体不能收摄：独活一两，桂枝一两半，葛根二两，炙甘草、防风、当归、芍药、附子各三分，生姜二两，半夏一两，上十味锉如麻豆，每服五钱匕。⑩ 桂枝汤治中贼风急强，大呼不自觉知，身体强直：桂枝、干姜、黄芩、川芎、远志、独活、防风、紫石英、炙甘草各一两，麻黄三两，杏仁二十五枚，石膏二两，上十二味捣筛每服五钱匕。⑪ 麻黄汤治偏风半身不遂：麻黄、防风、石膏各一两半，川芎、防己、黄芩、芍药、人参、附子、羚羊角、桂枝、炙甘草各一两，杏仁四十九枚，上十三味锉如麻豆，每服十钱水煮分服。⑫ 麻黄防风汤治中风半身不遂：麻黄、防风、芍药各三分，独活、防己、桂枝、川芎、黄芩、炙甘草、白术、人参、竹沥、升麻各半两，附子一两半，石

膏、羚羊角屑各一两，上十六味咬咀，每服五钱匕，水煎分服。⑬ 防风汤治风痹四肢不收，言语謇涩：防风、独活、防己、秦艽、黄芪、芍药、白术、川芎、远志各二两，石膏、石斛各三两，升麻、牛膝、丹参、炙甘草、厚朴、天冬、羚羊角屑、五加皮、地骨皮、人参、茯神各二两，熟地、麻黄、陈皮各一两半，薏苡仁二两半，上二十六味咬咀，每服六钱匕，水煎分服。⑭ 独活汤治风痹肢体缓弱，言语謇涩，冒昧不识人：独活四两，川芎、芍药、茯苓、防风、防己各三两，桂枝、当归、羊角镑屑、人参、麦冬各二两，葛根三两，石膏七两，炙甘草一两半，磁石五两，白术二两半，上十六味捣筛每服五钱匕，水煎分服。⑮ 独活散治风痹言语謇涩，四肢不收：独活、天麻各三两，白鲜皮、地骨皮、麦门冬、薏苡仁、防风、人参、恶实、赤芍、炙甘草各一两，阿胶、蝉蜕、羚羊角屑、附子、桑白皮各半两，上十六味捣罗为散，每服温酒调下二钱匕。胡洽治风眩有鲁王酒与茵芋酒，常用药物有茵芋、乌头、附子、踯躅，天雄、防风、防己、石斛、细辛、牛膝、桂枝、秦艽、干地黄、杜仲、石南、女葳。受其影响，《太平圣惠方》治风头旋有① 白术散治风头旋：白术、防风、前胡各一两，枳壳、赤茯苓、蔓荆子、川芎各三分，半夏、炙甘草半两，上九味捣罗为散，每服三钱。② 前胡散治上焦风痰头旋目晕：前胡、白术、防风、枳壳、茯神各一两，细辛、炙甘草各半两，蔓荆子、半夏各三分，上九味捣罗为散，每服三钱。③ 独活散治风头旋反倒如癫发歇无时：独活一两，白术、防风各三两，细辛、人参、干姜各半两，天雄、桂枝各一分，瓜蒌根三分，上九味捣罗为散，每服二钱。④ 天雄散治风头旋口㖞，目痛耳聋：天雄、细辛、山茱萸、干姜各三两，山药、防风各七两，上六味捣罗为散，每服二钱。⑤ 白芷散治头风目眩：白芷半两，防风、茯苓、细辛、川芎、天雄、山药、人参、白术、前胡各一两，杜若半两，桂枝三分，上十二味捣罗为散，每服二钱。⑥ 踯躅散治风毒气上攻头痛目眩：踯躅花、白花蛇肉、天雄、肉桂、天麻、藁本、秦艽、羌活各一两，菊花、炙甘草各半两，防风、细辛、羚羊角屑各三分，上十三味捣罗为散，每服二钱。《圣济总录》有① 防风散治风头眩旋晕欲倒：防风、川芎、山芋、人参、白术、远志、独活、桂枝、茯神各三分，莽草、天雄各半两，上十一味捣筛为散，每服二钱匕。② 鸡苏羌活丸治风邪鼓作头目眩晕甚则

倒：鸡苏叶二两，羌活、川芎各一两半，羚羊角、犀角屑、防风、天麻、人参、丹砂各一两，僵蚕、天南星、全蝎、牛黄、麝香、龙脑各半两，上十五味捣末蜜丸如梧桐子大，每服二十九。③ 天麻羌活丸治头目风眩：天麻、羌活、白芷、川芎、藁本、芍药、细辛、麻黄各二两，麝香、牛黄各一分，上十味捣末蜜丸如皂子大，每服一丸。④ 芎菊散治诸阳受风头目旋晕：川芎、菊花各一两，羌活三钱，防风三分，细辛、白僵蚕各三两，草决明、旋覆花、蝉蜕各一钱，密蒙花、天麻、荆芥穗、炙甘草各半两，上十三味捣罗为散，每服二钱。⑤ 白蒺藜丸治风头旋目晕痰逆：蒺藜子、旋覆花、皂荚、恶实各一两，龙脑二钱，麝香一钱，菊花二两，上七味捣末蜜丸如鸡头大，每服一丸，温酒送服。胡洽治风湿痹善用风药浸酒，如大八风散、鲁王酒、茵芋酒、蛮夷酒、金牙酒。常用药物有蒴藋根、金牙、地黄、地肤子、附子、防风、细辛、莽草、独活、蜀椒、白术、野狼毒、石南、续断、菵茹、石韦、玄参、天雄、藜芦、卷柏、白芷、秦艽、蜈蚣、麻黄、前胡、菟丝子、芍药、紫菀等。受其影响，《太平圣惠方》治风湿痹证或脚气的浸酒方有① 金牙酒治脚气屈弱：金牙三两，细辛、防风、干姜、蛇床子各一两，附子、茵芋、莽草、生地各二两，独活五两，石斛三两，上十一味捣筛酒渍，食前随性暖服。② 侧子酒治脚气缓弱无力疼痛：侧子、独活各二两，秦艽、石斛、紫苏茎叶、当归、白术、威灵仙各一两，防风、防己、桂枝、丹参、川芎、黄芩、赤茯苓、淫羊藿各三分，蜀椒、细辛各半两，薏苡仁五合，黑豆三合，上二十味捣筛酒浸，随性暖服。③ 独活酒治脚气屈弱：独活、地黄、薏苡仁各三两，干姜、防风、丹参、桂枝、白术、川芎、当归、人参、菊花各一两，侧子、天雄、赤茯苓、石斛、牛膝、草薢、秦艽、山茱萸各二两，上二十味细锉酒渍，随性暖服。④ 薏苡仁酒治脚气风毒发歇疼痛：薏苡仁、牛膝、地黄各五两，羚羊角屑、防风、五加皮各三两，升麻、秦艽、黄芩、羌活、独活、牛蒡子、桂枝各二两，地骨皮、枳壳各一两，大麻仁五合，上十六味细锉酒浸，随性暖服。⑤ 松节酒治脚气筋挛拘急：松节、牛蒡根各一斤，生地、秦艽、牛膝各五两，桂枝、防风各二两，丹参、草薢、苍耳子、独活各三两，大麻仁一升，上十二味细锉酒浸，随性暖服。⑥ 酸枣仁酒治脚气疼痛：酸枣仁、黄芪、赤茯苓、五加皮、羚羊角屑各三两，干葡萄、牛膝各五

两，天门冬、桂枝、防风、独活各二两，大麻仁半斤，上十二味细锉酒浸，随性暖服。⑦ 五加皮酒治脚气筋脉拘急：五加皮、羚羊角屑、防风、独活各三两，薏苡仁、牛膝各五两，海桐皮二两，桂枝一两，生地、牛蒡根各半斤，黑豆半升，大麻仁半两，上十二味细锉，酒浸随性暖服。⑧ 生干地黄酒治脚气肿满烦疼少力：生地、牛蒡根各一斤，杉木节、牛膝各五两，丹参、防风、独活、地骨皮各三两，大麻仁半斤，上件药锉酒浸随性暖服。《圣济总录》治风湿痹证或脚气的浸酒方有① 黄芪酒治脾痹肉极虚寒：黄芪、桂枝、巴戟天、石斛、泽泻、茯苓、柏子仁、干姜、蜀椒各三两，防风、独活、人参各二两，天雄、芍药、附子、乌头、茵芋、半夏、细辛、白术、黄芩、瓜蒌根、山茱萸各一两，上二十三味㕮咀酒渍分服。② 牛膝酒治肾气虚冷复感寒湿为痹：牛膝、秦艽、川芎、防风、桂枝、独活、丹参、茯苓各二两，杜仲、附子、石斛、干姜、麦冬、地骨皮各一两半，五加皮五两，薏苡仁一两，大麻子半两，上十七味锉如麻豆酒浸，每服半盏。③ 茵芋浸酒治风寒湿痹骨髓疼痛不可忍：茵芋、草薢、蜀椒、狗脊、桂枝、附子各一两，牛膝、石斛、生姜各一两半，上九味㕮咀酒浸温服。④ 天雄浸酒治寒湿着痹：天雄、附子各一两，防风、独活、当归、白术各二两，五加皮、川芎、桂枝、干姜各一两半，上十味锉如麻豆酒浸，每服一盏。⑤ 草薢酒治血痹及五脏六腑、皮肤、骨髓、肌肉、筋脉等疾：草薢、防风、菟丝子、杜仲、黄芪、菊花、天雄、石斛、生地、地骨皮、续断、金牙、石南、肉苁蓉、蜀椒各一两，上十五味㕮咀酒浸任服。⑥ 茵芋酒治风血痹，肌体手足痿弱，四肢拘挛：茵芋、附子、天雄、乌头、秦艽、女萎、防风、羊踯躅、防己、石南、细辛、桂枝各一两，上十二味㕮咀酒浸任服。

【简要结论】

① 胡洽又作胡道洽，南北朝时期刘宋医家，生卒未详。② 胡道广陵人，好音乐、医术之事。③ 胡洽著有《胡洽百病方》二卷，已佚。④《外台秘要》《医心方》等均有引录，简称《胡洽方》。⑤ 严世芸、李其忠《三国两晋南北朝医学总集》辑录有《胡洽方》。⑥ 胡洽外感热病治疗方法本诸《肘后备急方》。⑦ 胡洽内科疾病证治较此前医家有所发挥。⑧ 胡洽善用祛风药物治疗中风与眩晕。⑨ 胡洽善用祛风方药治痹病与脚气病。

深师医学研究

【生平考略】

深师,名竺潜,公元424—453年南北朝宋齐元嘉年间医家,僧人。《隋书·经籍志》载《释僧深药方》三十卷,未名撰著人;《旧唐书·经籍志》载《僧深集方》三十卷,释僧深撰;《新唐书·艺文志》载《僧僧深集方》三十卷。《释僧深药方》《僧深集方》《僧僧深集方》应为同一著作,约成书于南北朝后期,北宋以后亡佚。部分内容见于《备急千金要方》《外台秘要方》《医心方》《证类本草》等。《僧深集方》内容涵盖内、外、妇、儿以及五官各科。该书应该成书于公元536年以后。再从《外台秘要方》和《医心方》转录《僧深集方》的"魏文帝生发膏"加以考证:南北朝时期的西魏文帝元宝炬(535—551年在位)。《僧深集方》中的生发膏应该是西魏文帝元宝炬所用之方,由此推测《僧深集方》至少应该成书于540年以后。《僧深集方》大约成书于公元540—610年。《本草纲目》明言深师即梅师,僧深曾私学支法存、仰道人、道洪等人,收集黄素、敷施连、范祖耀等人治疗脚气的方剂以及《范东阳方》等其他医籍,《僧深集方》反映了魏晋南北朝时期佛教医学与中医学的融合,《深师方》目录。曾选录支法存等诸家有关药方,辑成《僧深药方》三十卷,已佚。深师,隋代僧人,医家,号文梅。广陵(今江苏省扬州市)人。精医,善治瘴疠、杂病,治多奇中。

【学术贡献】

1.《深师方》外感热病疾病证治贡献

《深师方》伤寒证治　①治伤寒一日至三日方:葛根半斤,乌梅十四枚,葱白一握,豉一升,上四味水煮分三服,初一服便浓覆取汗,汗出粉之。②麻黄解肌汤治伤寒三四日烦疼不解:麻黄三两,桂心二两,炙甘草一两,杏仁七十枚,上四味水煮分服,以汗出为度。③黄芩汤治伤寒六七日发汗不解,呕逆下利,小便不利,胸胁痞满,微热而烦:黄芩、桂心各三两,茯苓四两,前胡八两,半夏半升,上五味水煮分服,日三服,夜三服。④石膏汤疗伤寒病已八九日三焦热,其脉滑数,昏愦身体壮热,沉重拘挛,或时呼呻而已攻内,体犹沉重拘挛,由表未解,今直用解毒汤则挛急不瘥,直用汗药则毒因加剧,而方无表里疗者,三黄汤以救其内,有所增加以解其外:石膏、黄连、黄柏、黄芩各二两,香豉一升,栀子十枚,麻黄三两,上七味水煮分三服,一日并服出汗,初服一剂小汗,其后更合一剂,分两日服,常令微汗出,拘挛烦愦即瘥,得数行利心开令语毒折也。⑤甘草汤治伤寒病哕不止:炙甘草三两,橘皮三两,上二味水煮顿服,日三四服;半夏散:半夏一味末之,生姜汤和服一钱匕;赤苏汤:赤苏一把,上一味,水三升煮取一升,去滓稍稍饮之;干姜丸:干姜六分,附子四分,上二味捣筛,以苦酒丸如梧子,服三丸,日三服;甘竹茹汤:甘竹茹四两,生白米一升,上二味以水八升煮之,取米熟汤成,去滓分服,徐徐服,疗风热气哕甚神验,诸哕亦佳。⑥大橘皮汤治伤寒呕哕胸满虚烦不安:橘皮、炙甘草各一两,生姜四两,人参二两,上四味切,以水六升煮取二升,去滓分三服。⑦深师贴喉膏治伤寒舌强喉痛:蜜一升,甘草四两,猪膏半斤,上三味,微火煎甘草猪膏,令数沸,去滓纳蜜,温令销相得如枣大,含化稍稍咽之。⑧黄芩人参汤治伤寒吐下后内外有热,烦渴不安:黄芩、人参、甘草、桂心、生姜各二两,大枣十五枚,上六味切,以水八升煮取三升,分三服;瓜蒌根汤除热止渴治伤寒欲饮水:黄芩、瓜蒌根各三两,人参、桂心、大黄、芒硝、炙甘草二两,上七味切,以水八升煮取三升,去滓,饮一升,须臾当下不下,复饮一升,得下止勿复饮,汤药力势歇,乃可食糜耳;五味麦冬汤除热止渴治伤寒下后口渴:麦门冬、五味子、人参、炙甘草、石膏各一两,上五味捣筛,三指撮水一升二合,煮令沸得四合尽服。⑨駃豉丸治伤寒留饮宿食不消:黄芩、大黄、黄连、麻黄各五两,栀子十六枚,豉一升熬,甘遂三两,芒硝二两,巴豆一百枚,上九味捣筛,白蜜和丸如梧子服三丸。⑩黄柏蜜治伤寒热病口疮:黄柏以崖蜜半斤渍柏一宿,含其汁,良久吐之更复如前;升麻汤治伤寒口疮烂:升麻、炙甘草各一两,竹叶五合,麦门冬三分,牡丹皮一分,干枣二十枚,上六味切,以水四升煮取一升半,去滓分五服含,稍稍咽之为度。⑪ 酸枣汤治伤寒及吐下后心烦乏气昼夜不眠:酸枣仁四升,麦门冬一升,炙甘草、知母、茯苓、川芎各二两,干姜三两,上七味切,以水一斗六升煮酸枣取一斗,去枣纳药煮取三升,去滓,温分三服。⑫ 桃皮汤治䘌食下部:桃皮、槐子、艾各二两,大枣三十枚,上四味切,以水五升煮取三升,去滓,温分三服之;以泥作罂,以竹筒如指所,横穿罂肚,筒一头纳下孔中,内如鸡子艾烧之,人就罂口吹之,常令艾烧,强人可益艾甚良。⑬ 龙骨汤治伤寒已八九日至十余日,大烦渴热盛,三焦有疮䘌者多下,或张口吐舌呵吁,咽烂口鼻生疮,吟语不识人:龙骨半斤,以水一斗煮取四升,沉之井底令冷,服五合,余渐渐进之,黄连犀角汤治伤寒及诸病之后内有疮出下部烦者:黄连一两,乌梅十四枚,犀角三两,青木香半两,上四味水煮分再服。⑭ 大青汤治伤寒劳复:大青四两,炙甘草、阿胶、香豉各二两,上四味切,以水一斗,煮取三升,去滓,温服一升,日五六,欲尽复作,常使有汤,渴便饮,无毒除热止吐下,伤寒一二日,上至十数日困笃,发汗热不解,吐下后热不除,止下利甚良,先煮大青甘草取四升,去滓,纳胶豉,胶消尽便漉去,勿令豉坏,当预渍胶令释也。葵子汤治伤寒瘥后劳复:葵子二升,粱米一升,上二味合煮作薄粥饮之,多多为佳,取汗立瘥。⑮ 麻黄汤治中风气逆满闷短气:麻黄、桂心、人参各三两,石膏、茯苓、防风各四两,炙甘草二两,杏仁五十枚,干姜五两,半夏一升,上十味水煮分服,日服,甚良。⑯ 茯苓汤治中风入腹心下如刺,不得卧;或在胁下转动无常,腹满短气,惙惙欲死。此病或中虚冷或素有宿食,食饮不消;或素风气在内今得他邪复于五脏,故成此病:茯苓二两,川芎、干姜、芍药、白术、当归、人参、炙甘草各一两,枳实三分,上九味细切水煮分服升,日三。若病剧者可相去如人行五里顷一服,胸中有气可加人参二两,服一剂不瘥不过两剂,神良。⑰ 十一味防风汤治中风发热无汗,肢节烦,腹急痛,大小便不利:防风、当归、麻黄、炙甘草各三分,茯苓、天门冬、附子、干地黄,上十一味㕮咀水煮分服,日三。大小便不利纳大黄、人参各二分,大枣三十枚

掰,生姜三两。⑱ 防风汤治中风发热,头痛面赤,吸吸苦热,恶风烦闷,身中惆惆而疼,其脉浮而数者:防风、白术、桂心、蜀椒、黄芩、细辛、芍药、人参、炙甘草各一两,麻黄三两,石膏二两,大枣三十枚,上十二味水煮分三服。

《深师方》天行温病证治　① 增损理中丸治天行下后虚逆而气已不理,毒复上攻,毒气相搏结于胸中,纵不下者毒已入胃,胃中不通,毒还冲上,复搏于气,气毒相激,故致此病。疗之当先理其气,次下诸疾:人参、白术、炙甘草、瓜蒌根、茯苓、牡蛎各二两,干姜六分,枳实四枚,上八味捣末蜜丸如弹子,每服一丸。② 黄连马通汤疗天行毒病或下不止,喉咽痛:小豆一升,黄连一两,马通汁三升,吴茱萸一两,上四味马通汁煮尽服。③ 黄土汤去五脏热气结治鼻衄或吐血:当归、炙甘草、芍药、黄芩、川芎各三两,桂心一两,生地黄一斤,釜月下焦黄土如鸡子大一枚,青竹皮五两,上九味水煮分四服。④ 又方:黄芩四两水煮分三服;亦疗妇人漏下血。⑤ 酪酥煎丸治天行热盛口中生疮:酪酥、蜜各三合,大青一两,上三味水煎稍稍敷口,以瘥为度。⑥ 口疮方:取蛇莓五升捣绞取汁,稍稍饮之。⑦ 七物升麻汤治天行毒病酷热下痢:升麻、当归、黄连、炙甘草、芍药、桂心、黄柏各半两,上七味水煮顿服。⑧ 黄连汤治天行诸下痢:黄连三两,黄柏、当归各二两,上三味水煮分三服。⑨ 竹叶汤治天行后虚热牵劳食复,四肢沉重,或一卧一起,气力吸吸羸弱:竹叶一把,小麦、半夏各一升,炙甘草一两,石膏、茯苓、前胡、知母、黄芩、人参各二两,生姜四两,大枣二十枚擘,上十二味水煮分三服。⑩ 芍药汤治温毒病及吐下后有余热,渴:芍药五分,黄连四分,炙甘草、瓜蒌各二分,黄芩、桂心各二两,上六味水煮分三服,一日令尽。⑪ 麻黄散治温病瘥愈食复病:麻黄十分,大黄十五分,附子一分,厚朴二分,苦参、石膏、乌头各六分,上七味捣筛酒若米汁和服方寸匕,日三夜二服。

《深师方》黄疸病证治　① 治黄疸兼主心腹方:蔓荆子一大合捣碎,熟研,以水一升更和,研,滤取汁,可得一大盏,顿服。② 赤小豆茯苓汤治黑疸身体及大便正黑:赤小豆三十枚,茯苓六铢,雄黄二铢,女萎、瓜蒂各四铢,炙甘草半两,上六味,水煮小豆、茯苓取八合汁,捣后四药为散,取前汁调半钱匕,适寒温服之。③ 大茵陈汤治谷疸发寒

热，不可食，食即头眩，心中怫冒不安：茵陈蒿、黄柏各二两，大黄、黄连、甘草、人参各一两，栀子十四枚，上七物水煮分三服。④ 酒疸艾汤方：生艾叶一把，麻黄二两，大黄六分，大豆一升，上四味切，清酒五升煮取二升，分为三服。⑤ 寒水石散治肉疸饮少小便多，白如泔色，得之从酒：寒水石、白石脂、瓜蒌各五分，菟丝子、知母、桂心各三分，上六味捣筛为散，麦粥服五分匕，日三服。⑥ 黄胆散治酒癖及饮：芫花、椒目各等分，上二味捣下筛为散，平旦服一钱匕，老少半服之，药攻两胁则下便愈。间一日复服，使小减如前，又与之使尽根源。⑦ 九疸秦王散：胃疸食多喜饮，栀子仁主之；心疸烦心心中热，葛根主之；肾疸其人唇干，葶苈子主之；脾疸溺赤出少，心惕惕若恐，瓜蒌主之；肺疸饮少小便多，秦椒、瓜蒂主之；舌疸渴而数便，石钟乳主之；肉疸其人小便白，凝水石主之；髓疸目眶深多嗜卧，牡蛎、泽泻主之；肝疸胃热饮多水激肝，白术主之，上十一味各等分名秦王散，随病所在加二分，捣合下筛。饮服五分匕，日三，稍加至方寸匕。⑧ 秦椒散治膏疸饮少小便多：秦椒一分，瓜蒂二分，上二味捣下筛，水服方寸匕，日三服。

《深师方》疟疾证治　① 常山乌梅汤治疟疾膈痰不得吐：乌梅、桂心、芫花、半夏、常山各半两，豆豉五合，上六味切，以酒三升水四升，合煮取二升，分三服，必得吐。② 疗疟丸神方：人参、铅丹各三分，天雄十分熬，上三味捣合下筛蜜和，初服二丸如梧子大，临发服二丸，中当温热，四肢淫淫痹为知，服药忌饱饭，食疟断后食如常，万不失一。③ 撩膈汤治疟疾：常山、炙甘草各三两，松萝、黄芩各二两，栀子仁、乌梅、瓜蒂各十四枚，上七味切，以酒二升渍一宿，明旦以水四升煮取三升，分三服。④ 常山大黄汤治疟疾结实积热，烦扰迷冒，寒热但多，绵愒困笃：常山、炙甘草、大黄各三两，前胡二两，上四味切，以水一斗煮取三升半，下大黄煎取三升，分澄令冷，初服七合，中服八合，比欲发服九合，王文州大子因疟危困服此皆愈。⑤ 醇醨汤治疗疟疾：生姜、炙甘草、常山、荷根各三两，桂心二两，乌梅十四枚，上六味切，以水六升，煮取一升曰醇；未发时须顿服，更以水三升，煮取一升曰醨，至发不断，复顿服甚良。⑥ 香豉丸治久疟难断：香豉、附子各一分熬，常山七分，蜀漆十分，大黄二分，上五味捣下筛，蜜和，发日早服五丸如梧

子，须臾又服五丸，发晚者，至发可三四服，令其得吐为佳，欲不即断畏吐者，但则长将久服，无不瘥也。⑦ 常山汤治疗三十年疟疾：常山、黄连各三两，上二味切，以酒一斗宿渍之，向晚以瓦釜煮取六升，一服八合，比发时，令得三服，有热当吐，有冷当下，服之者千百无一不断，亦可半合，无服全剂者。栀子汤，主疟经数年不瘥者，两剂瘥，一月以来一剂瘥方。栀子十四枚，常山三两，车前叶二十枚，秫米十四粒，上四味切，以水九升煮取三升，分三服，未发一服，发时一服，发后一服。⑧ 释深师一方治疟疾大有效，其方有巴豆、皂荚、藜芦三味作丸服，虽经困苦，一服永断。⑨ 恒山丸《僧深方》治一切诸疟无不断：大黄、附子、龙骨一两，恒山三两，上四物治下筛，蜜和如梧子大，平旦服七丸；未发中间复服七丸；临发服七丸。若不断，至后后日复发，更服如此法，甚神良。⑩ 桃叶汤治劳疟：桃叶十四枚，恒山四两，上二物酒二升渍一宿，露着中庭，刀着器上，明旦发日凌晨漉去滓，微温令暖，一顿服。

《深师方》痢疾证治　① 治冷痢下脓血，绞脐痛，食不消，腹胀：吴茱萸、干姜各六分，赤石脂、曲末各八分，厚朴、当归各四分，上六味捣筛蜜丸如梧子，空腹以饮下四十丸，日再。② 治冷气久痢，脐下痛出白脓，食不消：吴茱萸、人参、川芎、桔梗、炙甘草各四分，枳实三枚，干姜十二分，附子八分，曲味二十分炒，上九味捣筛蜜丸如梧子，空腹饮下七丸，日二服。③ 治无问冷热新旧痢方：黄连、黄柏、干姜、炙甘草、艾、乌梅肉各八分，附子三枚，腊一鸡子大，上八味捣筛蜜丸，空腹以饮服四十丸，日二。④ 治卒下血昼夜七八行：黄连、黄柏各四两，上二味酒煮分二服，亦疗下痢。蒲黄散治卒下血：蒲黄三合、当归一两、鹿茸一枚，上三味捣筛为散，饮服方寸匕，日三。⑤ 黄连汤治赤白下痢：黄连、黄柏、干姜、石榴皮、阿胶各三两，炙甘草一两，上六味水煮分三服。⑥ 治疳湿痢神效方：黄连三两，零陵香一两半，犀角屑一分，丁香三十枚，麝香、牛黄各一大豆，上六味水煮分三服。⑦ 治久痢方：龙骨、赤石脂、无食子各六分，地榆、熟艾各三分，橡子、黄柏各五分，上七味捣筛蜜丸如梧子，空腹饮服五十丸，日二服。⑧ 治卒大注痢及赤白滞下，困笃欲死，肠已滑：干姜、阿胶各二两半，黄柏、石榴皮各一两，淡豉一升，前胡四两，上六味水煮

顿服。

2.《深师方》内科疾病证治贡献

《深师方》贼风证治　①大续命汤治贼风入腹，五脏四肢心胸急痛，背反寒，咽干、口噤、戴眼：麻黄三两，石膏、当归、川芎、炙甘草、干姜、桂心各二两，黄芩一两，杏仁三十枚，上九味㕮咀，以水酒各五升合煮取四升，分为四服。又大续命汤治毒风贼风身体不能自收，不知痛处，咽中卒不得语，若拘急腰痛，引颈目眩，不得见风，坐欲却倒，觉即反张，脊不着席，脉动不安，恍惚恐惧欲啼，上气呕逆面肿。组方杏同上。②秦艽汤治贼风入腹抢心拘急，四肢不随，腹满欲死：桂心、防风、黄芩、干姜、茱萸、秦艽、炙甘草各一两，上七味切，以水五升煮取一升半，分再服。③竹沥汤治疗大虚挟风及贼风入腹，腹中拘痛，烦乱恍惚，妄语迷惑不知人，口噤不开，躁愦欲死：秦艽、炙甘草、防风、当归各二两，茵芋、乌头、干姜、细辛、人参、黄芩、桂心、天雄、木防己、茯苓、白术各一两，上十五味竹沥煮取五升，随病加后药：胸逆满加前胡二两半，半夏二两。术、附子炮各一两；腹中痛加芍药二两，椒一两；汗烦加知母一两；口干加麦门冬一两；体痹加麻黄二两。④茵芋酒治贼风湿痹，身体不能自动，四肢偏枯，火炙不熟，骨节皆疼，手足不仁，皮中淫淫如有虫行，搔之生疮，瘾疹起手，不得上头，头眩瞑，甚者狂走，历节肿及诸恶风：茵芋、乌头、天雄、石南、女葳、附子、踯躅花、秦艽、木防己、防风各二两，上十味㕮咀酒渍服一合。⑤甘草汤治心腹绞痛，贼风入腹，胀满拘急，不得气息并转筋，寒中下重，温中止痛，利大小便：炙甘草、防风各一两半，吴茱萸、干地黄、芍药、当归、细辛、干姜各一两，上八味㕮咀水煮分再服。⑥乌头膏治疗贼风身体不随偏枯，口㖞僻及伤风寒身强直：乌头、野葛各五两，莽草一斤，上三味㕮咀酒渍，猪肪制膏外摩。⑦乌头汤治寒疝腹中绞痛；贼风入腹攻五脏入阴缩，手足厥逆：乌头十五枚，芍药四两，炙甘草二两，大枣十枚，生姜一斤，桂心六两，上六味水煮服一合，日三。

《深师方》中风证治　①防风汤治中风两目不开不能言，短气欲死：防风、炙甘草、黄芩、茯苓、当归各一两，杏仁五十枚，秦艽半两，生姜五两，干枣三十枚，麻黄二两，上十味㕮咀，以清酒水共四升煮取三升，分三服。②四逆汤治卒中风不能言，厥逆无脉，手足拘急者：山茱萸、细辛、干姜各一两，炙甘草三两，麦门冬一升，上五味切，以水七升煮取二升，分为四服。③十物独活汤治风半身不遂，口不能言：独活四两，桂心五两，生葛根八两，炙甘草、防风、当归各二两，生姜十两，芍药、附子各一两，半夏一升，上十味切，以水一斗煮取三升，分为三服。④大八风汤治毒风湿痹弹曳，或手脚不随身体偏枯，或毒弱不任，或风经五脏恍恍惚，或多言喜忘，有时恐怖；或肢节酸疼，头眩烦闷，或腰脊强直补得俯仰，又加腹满食少时气咳，或始遇病时猝倒闷绝，即不能语，失音，半身或举体不随不仁沉重皆由虚体恃少，不避风冷所致：当归、干姜、炙甘草各二两半，乌头、黄芩、芍药、远志、防风、川芎、麻黄、桂心、石斛、紫菀、独活、秦艽、人参、茯苓、黄芪、石膏各二两，升麻一两半，五味子一两，杏仁四十枚，大豆二升，上二十三味㕮咀，以水一斗三升酒二升合煮取四升，强人分四服，羸人分五六服。⑤张仲景三黄汤治口风手足拘挛，百节疼痛，烦热心乱，恶寒经日，不欲饮食：麻黄五分，独活四分，黄芩三分，细辛、黄芪各二分，上五味切，以水五升煮取二升，分二服；一服小汗，两服大汗；心中热加大黄二分，腹满加枳实一分，气逆加人参三分，悸加牡蛎三分，渴加瓜蒌根三分，先有寒加附子一枚，此方神秘不传。⑥茵芋酒治新久风，体不仁屈曳或拘急肿，或枯焦：茵芋、狗脊、踯躅花、乌头、附子各二两，天雄一两，上六味切，以酒一斗绢囊盛药渍之，冬八九日，夏五六日，初服半合，不知增之，以知为度。⑦八风汤治五缓六急不随，身体不仁，下重，腹中雷鸣，失小便：防风、芍药、茯苓各二两，黄芪、当归、人参、干姜各三两，独活四两，炙甘草一两，大豆二升，附子一枚，上十一味切，以水一斗清酒二升，合煮取三升，分三服。⑧犀角丸治百病鬼注，恶风入皮肤，淫淫液液，流移无有常处，四肢不仁，牵引腰背，腹胀满，心痛逆，胸满不得饮食，吸吸短气，寒热赢瘦，夜喜恶梦与鬼神交通，咳嗽脓血：犀角屑、羚羊角屑、牛黄、鬼臼、桂心各二分，獭肝三分，雄黄、丹砂、真珠各四分，贝齿十分，巴豆三十枚，蜈蚣一枚，射罔、麝香、附子各一分，上十五味捣下筛，蜜和更捣五千杵，平旦服如胡豆二丸，酒饮并得，日三。

《深师方》毒风顽痹证治　①大八风汤主毒风顽痹弹曳，或手脚不遂，身体偏枯；或毒弱不任；或风入五脏,恍恍惚惚,多语喜忘,有时恐怖;或肢节疼痛,头眩烦闷;或腰脊强直,不得俯仰,腹满不食,咳嗽;或始遇病时,卒倒闷绝,即不能语,便失喑,半身不遂、不仁、沉重,皆由体虚,恃少不避风冷所致:乌头、黄芩、芍药、远志、独活、防风、川芎、麻黄、秦艽、石斛、人参、茯苓、石膏、黄芪、紫菀各二两,当归、干姜、桂心、炙甘草各二两半,大豆两合,升麻一两半,五味子五分,杏仁四十枚,上二十三味㕮咀,以水一斗三升酒二升,合煮取四升,强人分四服,少力人分五六服。② 大风引汤治男女历节风大虚,手脚曲戾或变狂走,或悲笑,言语错乱,无所不疗:茯苓、防风、当归、白前、干姜、炙甘草各二两,生姜、独活各三两,远志、附子、人参各一两,大豆一升,大枣三十枚,上十三味切,先以水一斗五升煮豆枣取一斗去滓,纳诸药煮取三升,分为五服。③ 小岩蜜汤治恶风角弓反张,飞尸入腹绞痛闷绝,往来有时,筋急;少阴伤寒口噤不利:雄黄一两,大黄二两,吴茱萸三两,当归四两,青羊脂、干姜、桂心、芍药、炙甘草、细辛、干地黄各四分,上十一味切,以水二斗煮取六升,分六服。④ 竹沥汤治卒中恶风噎倒闷,口噤不能语,肝厥:淡竹沥一斗,防风、葛根、菊花、细辛、芍药、白术、当归、桂心、通草、防己、人参各一两,炙甘草、附子、茯苓、玄参各一两,秦艽、生姜各二两,枫寄生三两,上十九味切,以淡竹沥一斗煮药取四升,分为四服。⑤ 甘竹沥汤治卒中恶风噎倒闷,口噤不能语,肝厥;尸蹷死不识人,闭目,灸针不知痛,风狂:甘竹沥一斗,生姜、防风、炙甘草各三两,防己、麻黄、人参、黄芩、白术、细辛、茵芋、秦艽、桂心各一两,附子一枚,上十四味㕮咀,以汤渍药令赤,合竹沥煮取四升,分为四服。⑥ 排风汤治诸毒风气邪风所中,口噤闷绝不识人,身体疼烦,面目暴肿手足肿:犀角末、羚羊角、贝齿末、升麻末各一两,上四味和匀,以方寸匕为一分,水二升半纳四匕煮取一升去滓,服五合。杀药者以意增之,若肿和鸡子敷上,日三。⑦ 西州续命汤治风痱身体不自收,口不能语,冒昧不识人,不知痛处,但拘急中外皆痛不得转侧:麻黄六两,石膏四两,桂心、当归、炙甘草各二两,川芎、干姜、黄芩各一两,杏仁四十枚,上九味切,以水一斗九升先煮麻黄再沸吹去沫,后下诸药煮取四升,初服一升稍能自觉者勿熟眠也,可卧浓覆,小小汗出已;渐渐减衣勿复,大覆

不可,复服瘥。

《深师方》惊悸证治 ① 人参汤定志养魂治忽忽善忘,小便赤黄,喜梦见死人;或梦居水中,惊恐惕惕如怖,目视晄晄,不欲闻人声,饮食不得味,神情恍惚不安:人参、炙甘草各二两,半夏一两洗,龙骨六两,远志八两,麦门冬、小麦各一升,石膏、干地黄各四两,大枣五十枚,阿胶三两,胶饴八两,上十二味水煮,一服一升,日三夜一。② 龙骨汤治宿惊失志,忽忽喜忘悲伤不乐,阳气不起:龙骨、茯苓、桂心、远志各一两,麦门冬二两,牡蛎、炙甘草各三两,生姜四两,上八味㕮咀水煮分二服。③ 铁精散治惊恐妄言或见邪魅,恍惚不自觉,发作有时,或如中风:铁精、茯苓、川芎、桂心、猬皮各三两,上五味捣下筛,以酒服钱五匕,日三。④ 五邪丸除邪气定心神治心惊恐,梦寐愁忧,烦躁不乐,心神错乱;邪气经入五脏,往来烦闷,悲哀啼泣,常如苦怖,吸吸短气,当发之时恍惚喜卧,心中踊踊,忽然欲怒,颠倒,手足冷清,气乏,鬼邪气所中,涉于脏腑,食即呕吐:川芎、龙角、茯苓、紫石英、防风、厚朴、铁精、炙甘草各四分,远志六分,丹参、大黄、栀子仁、桂心、细辛、菖蒲、椒、人参、干姜、附子、吴茱萸各五分,芥子三分,禹余粮七分,上二十二味捣下筛蜜丸如梧子大,未食枣汤服二十丸,夜服十九。⑤ 镇心丸治老小心气不足虚弱,时苦小语,劳则剧,风邪百病:银屑一分半,牛黄、丹砂、炙甘草、麦门冬、远志各五分,防葵、人参、防风、细辛、茯神、椒、附子、紫石英各四分,桂心、干姜各六分,菖蒲、紫菀各三分,上十八味捣筛蜜丸如梧子大,先食服三丸,日三。⑥ 五石镇心丸治男女风虚,心气不足,风邪入脏,梦寐惊恐,心悸诸病:紫石英、白术各一两,茯苓、海蛤、菖蒲、白石英、杏仁、硫黄、远志、细辛、牛黄、铁精、卷柏、阿胶各四分,麦门冬、苁蓉、钟乳、银屑、大豆卷、当归、干姜、大黄各五分,大枣五十枚,人参、防风、山药、炙甘草、山药各七分,秦艽、泽泻、黄芪各六分,白蔹、前胡各二分,石膏、地黄、芍药、桔梗、柏子仁、桂心、乌头各三分,半夏八分,上四十一味捣筛枣膏蜜丸如梧子大,一服十丸,不知增之。⑦ 五邪汤治风邪恍惚,悲涕泣,狂走如有神之状,身体强直或疼痛,口禁噤喉,水浆不通,面目变色,甚者不识人:菖蒲、秦艽、桂心、当归、禹余粮、人参、附子、黄芩、炙甘草、远志、防风各一两,龙骨、赤石脂、茯苓、芍

药、川芎、防己各二两,上十七味捣下筛作粗散,取水二升纳散二两,煮取一升五合,未食服五合,日再夜一。⑧ 五邪汤治邪气啼泣或歌或哭:禹余粮、防风、桂心、芍药、远志、独活、炙甘草、人参、石膏、牡蛎、秦艽各一两,白术、防己、菖蒲、黄丹、茯神、蛇蜕皮各一两,上十七味捣粗筛,以水一升半纳三方寸匕,煮二沸去滓,日四服。⑨ 茯神汤治五邪气入人体中,见鬼妄语,有所见闻,心悸动摇,恍惚不定:茯神二两,人参、茯苓、菖蒲各三两,赤小豆四十枚,上五味以水一斗煮取二升半,分三服。⑩ 大定心丸治恍惚惊悸,心神不安,或风邪因虚加藏,语言喜忘,胸胁满,不得饮食:人参、桂心各三两,白术、防己、茯苓、干姜、防风、大黄、茯神、桔梗、白蔹各一两,牛膝、远志各二两,银屑六铢,上十四味捣合下筛,以蜜丸如梧子大,先食服五丸,日三。一方无牛膝。而有茱萸一两。⑪ 补心汤治心气不足,其病苦满,汗出心风,烦闷善恐,独苦多梦不自觉者;咽喉痛,时时吐血,舌本强,水浆不通,手掌热,心惊悸,吐下血:麦门冬三两,紫石英五分,紫菀二两,桂心一尺,茯苓四两,小豆二十四枚,人参半两,大枣二十五枚,炙甘草五寸,上九味切,以水八升煮取二升四合,羸人分作三服。⑫ 深师续命汤治大风风邪入心,或心痛彻背,背痛彻心,去来上下惊恐,小腹胀满微痛,乍寒乍热,心中闷状如微温,进退无常,面青或白或黄,虚劳邪气入百脉,百病皆疗:人参、炙甘草、干姜、麻黄、独活、当归、川芎、石膏各二两,附子一枚,桂心、白术、细辛各三分,防风五分,芍药二分,秦艽、黄芩各一两,杏仁四十枚,上十七味以水一斗煮麻黄十余沸,纳诸药煮取四升半去滓,纳枣十枚,煎取三升,分五服。⑬ 十黄散治五脏六腑血气少,亡魂失魄,五脏昼夜不安,惚惚善悲,心中善恐怖,如有鬼物;此皆发于大惊及当风从高堕落所致:雄黄、人参、蜀椒各五分,大黄、干姜各四分,朱砂、泽泻、黄芪、桂心、黄环、黄芩各三分,黄柏、山茱萸、细辛各二分,黄连、蒲黄、麻黄、黄孙各一分,上十八味捣筛散酒服一方寸匕,日三。

《深师方》癫痫证治 ① 川芎汤治风癫引胁牵痛发作则吐,耳如蝉鸣:川芎、藁本、蔄茹各五两,上三味切,纳酒一斗煮取三升,顿服,取大汗。② 深师除热方治大人风引及少小惊痫瘛疭,日数十发,医所不能疗:龙骨、大黄、干姜各四两,牡蛎

三两,滑石、赤石脂、白石脂、桂心、炙甘草各三两,上九味捣下筛苇囊盛,大人三指撮,以井华水二升煮三沸,药成适寒温,大人服一升,未满百日者服一合。

《深师方》五脏证治 ① 泻肝汤治肝气实目赤若黄,胁下急,小便难:人参、炙甘草各三两,生姜五两,黄芩二两,半夏一升,大枣十四枚,上六味水煮分二服。② 泻脾丸调中利饮食,除胃中积聚寒热,老人将服长肌肉,令人光泽:黄芩、杏仁、泽泻、通草、川芎、桂心、白术、干姜各五分,茯苓、黄芪、干地黄各六分,附子二分,麦门冬四分,上十三味捣筛,蜜和服如梧子二丸,日三服。③ 厚朴汤治冷实,服温脾汤不瘥乃服此汤:厚朴四两,桂心二两,枳实三两,生姜五两,上四味切,以水五升煮取二升,分三服。④ 温脾汤治脾胃中冷结实,头痛壮热,但苦下痢,或冷滞赤白如鱼脑:人参一两半,干姜、附子各二两,大黄三两,上四味水煮分三服。⑤ 大温脾汤治脾胃中冷不得食,又谷不消,响响胀满,时苦下痢:黄芩、人参、芍药、附子各一两,炙甘草、干姜、大黄、厚朴各二两,上八味水煮分三服。⑥ 温脾丸治宿寒脾胃中冷,心腹胀满,食不消化:大黄二两,麦曲、干姜各三两,厚朴、附子、当归、炙甘草、桂心、人参、枳实各一两,上十味捣下筛,蜜丸如梧子,每服十五丸,日三。⑦ 温脾丸温养五脏消水谷,下气令人能食治脏气不足:法曲、干姜、枳实各五两,附子三两,人参、炙甘草各二两,蜀椒一两,上七味捣筛蜜丸如梧子,每服十五丸。

《深师方》汗出异常证治 ① 四味防风散治多汗恶风:防风五分,泽泻、牡蛎、桂心各三分,上药捣下筛为散,先食酒服方寸匕,日再。② 赵子高治汗出少气法:防风十分,白术九分,牡蛎三分,上三味捣筛为散,以酒服方寸匕,日三。

《深师方》心痛胸痹证治 ① 防风茯苓汤治心痛胸满短气,吐涎虚冷:防风、茯苓、炙甘草各二两,半夏、干姜各四两,桂心六两,人参三两,上七味切,以水一斗煮取三升,绞去滓,分三服。② 治卒心痛方:当归二两,芍药、桂心、人参各一两,栀子二十一枚,上五味㕮咀水煮分五服。③ 附子丸治三十年心痛:人参、桂心、干姜、蜀附子、巴豆各二两,上五物捣筛蜜丸如大豆,先食服三丸。④ 治恶气心腹痛欲死方:芍药、桂心各一两,甘草、当归各二两,上四味水五升煮取二升,分再服。⑤ 麝香

散治胸痹：麝香四分，牛黄二分，生犀角一分，上三味研服五分匕，日三。⑥ 细辛散治胸痹连背痛短气：细辛、干地黄、炙甘草各二两，桂心、茯苓各五两，枳实、白术、生姜、瓜蒌实各三两，上九味捣筛，酒服方寸匕，日三。⑦ 枳实散治胸痛：枳实四枚，神曲、白术各一两，上三味捣筛，酒服方寸匕，日三。

《深师方》腹痛寒疝奔豚证治　① 厚朴汤治腹胀满彭彭，逆害饮食，热不得卧，流汗：厚朴、桂心、芍药、半夏各三两，干姜、炙甘草各二两，麦门冬四两，黄芩一两，枳实三枚，上九味切，以水一斗煮取二升半，绞去滓，服八合，日三；小便难加术三两、人参四两。② 破积丸又名芫花丸治寒疝久积聚，周走动摇，大者如鳖，小者如杯，乍来乍去，在于胃管，大肠胀满不通，风寒则肠鸣，心下寒气上抢，胸胁支满：芫花、蜀椒各一分，大黄、细辛各六分，桔梗五分，乌头四分，上十一味捣筛，蜜和丸如梧子大，饮服五丸，日三。③ 厚朴汤治腹满发数十日，脉浮数，食饮如故：厚朴半斤，枳实五枚，大黄四两，上三味以水一斗二升煮取五升，纳大黄；微火煎令得三升，先食服一升，日三。④ 前胡汤治久寒冷心腹绞痛，胸膈满不能食，忽气吸吸不足：前胡、当归、茯苓、白术、干姜、桂心各一两，羊脂、半夏各二两，大枣二十枚，芍药、麦门冬各六分，吴茱萸三百粒，上十二味切，以水八升煮取三升，分三服。⑤ 当归丸治心腹劳强，寒疝邪气往来，坚固结聚，苦寒烦倦悁，不得卧：桔梗、藜芦各二分，附子、葶苈子、厚朴各五分，杏仁五十枚，桂心、人参、沙参各三分，特生礜石一两，上十味捣筛，蜜和如梧子，饮服三丸，日三，稍加之。⑥ 吴茱萸丸主治虚冷痰癖，寒疝食不消，心腹痛，气弱不欲食，虚惙羸瘦：吴茱萸、乌头各十分，紫菀、白薇各三分，前胡、芍药、细辛、川芎、黄芩各五分，桂心六分，上十味下筛蜜和，酒服如梧子五丸，日三，稍加之。⑦ 吴茱萸丸治久寒癖胸满短气，心腹坚，呕吐，手足逆冷时来时去，痛不欲食，食即为患，心冷引腰背强急：吴茱萸八分，附子三分，厚朴、半夏、桂心、人参、矾石、枳实、干姜各五分，上九味下筛蜜和，酒服如梧子二十丸，日三；不知增之。⑧ 七疝丸治厥疝腹中有大疾，厥逆心痛，足寒冷，食吐不下，腹中气满减而相引：桔梗、细辛、桂心、芍药、厚朴、黄芩各一两半，蜀椒二两半，乌喙二合，上八物捣筛蜜丸如梧

子，先食服三丸，日三。⑨ 七气汤治忧劳寒热愁思及饮食膈塞，虚劳内伤，五脏绝伤，奔气不能还下，心中悸动不安：桔梗、黄芩、桂心、干姜各二两，人参、芍药、吴茱萸、干地黄、炙甘草、橘皮、半夏各三两，枳实五枚，上十二味水煮分三服。

《深师方》积聚癥瘕证治　① 乌头丸治心腹积聚胀满，少食多厌，绕脐痛按之排手，寒中有水上气，女人产后余疾，大人风癫，少小风惊痫百病，元嘉中用疗数人皆良。有一人服五服药即出虫长一尺余三枚，复出如牛胆黑坚四枚，中皆有饭食，病即愈：乌头七枚，干姜、蜀椒、皂荚各五分，桂心、吴茱萸各四分，菖蒲、柴胡、附子、人参、厚朴、黄连、茯苓、桔梗各三分，上十四味捣筛，蜜和为丸，服如梧子二丸，日三；稍加至十五丸。② 三台丸治五脏寒热积聚，胪胀肠鸣而噫，食不作肌肤，甚者呕逆；若伤寒寒疟已愈令不复发：大黄前胡各二两，熟硝石、葶苈子各一升，厚朴、附子、半夏、细辛各一两，茯苓半两，杏仁一升，上十味捣筛，蜜和捣五千杵，酒服如梧子五丸。③ 硝石大丸治十二癥瘕及妇人带下，绝产无子及服寒食药而腹中有癥瘕癖实：河西大黄八两，朴硝六两，上党人参二两，甘草三两，凡四物皆各异捣下筛，以三岁好苦酒置铜器中，以竹箸柱铜器中，一升作一刻，凡三刻，乃令服，强者粥食寒食药。此丸不下水谷，但下病耳，不令人极也。

《深师方》咳嗽证治　① 四满丸治五嗽，一曰上气嗽，二曰饮嗽，三曰燥嗽，四曰冷嗽，五曰邪嗽：干姜、桂心、踯躅花、川芎、紫菀、芫花根皮各二分，人参、细辛、炙甘草、半夏、鬼督邮各一分，蜈蚣一枚，上十二味捣筛蜜丸如大豆，每服五丸，日三。又方：特生礜石、款冬花各一两，豆豉三百枚，巴豆十六枚，上四味捣筛蜜丸如大豆，米饮下二丸，不知稍增至四五丸。② 前胡丸治新久咳嗽：前胡六分，乌头二枚，桔梗、干姜各二分，桂心、蜀椒各八分，上六味捣筛蜜丸如樱桃大，含化一丸，稍稍咽之，日三。③ 款冬花煎治久咳昼夜不得卧，咽中水鸡声欲死：款冬花、干姜、芫花根各二两，五味子、紫菀各三两，上五味先以水一斗煮三味，取三升半去滓，纳芫花、干姜末，加白蜜三升，合投汤中，令调于铜器中，微火煎令如饴，可一升半。服枣核大含之，日三服，曾数用，甚良。④ 麻黄汤治卒咳逆上气肩息，昼夜不止欲绝：麻黄、细辛各二两，炙甘

草半两,桃仁二十枚,上四味切,以水七升煮取三升,去滓分三服,秘方。又麻黄汤治新久咳嗽唾脓血,连年不瘥,昼夜肩息:麻黄、桂心、甘草各二两,大枣十四枚,上四味切,以水九升煮取三升,去滓,分温三服,日三。⑤ 干姜汤治冷咳逆气:干姜、麻黄各四两,紫菀、五味子各一两,桂心、炙甘草各二两,杏仁七十枚,上七味切,水八升煮取二升七合,分三服。平体人加射干一两代干姜。⑥ 芫花煎治冷饮咳:芫花、干姜各二两,白蜜二升,上三味捣筛二味,纳蜜中搅令相和,微火煎令如糜,服如枣核一枚,日三夜一,欲痢者多服。又芫花煎治三十年咳:芫花二两,干姜三两,上二味,以水五升煮芫花,取三升,去滓,纳姜末,加蜜一升合煎之如糜,一服如半枣,日三。⑦《深师》治咳方:巴豆去壳,白饮吞下,初日饮服二枚,二日三枚,良。又方:蜀椒一合,杏仁、豉、款冬花各半合,上四味捣蜜和为丸,晚间不食,含一丸如弹丸大,含一丸则知效验。十年者五六日知,良。⑧ 五愈丸治五脏咳积年,剧则上气不得卧,喉中如有物,医所不疗:桂心、细辛、干姜、白前、炙甘草各三分,蜀椒、代赭石、通草、款冬花、芫花各一分,伏龙肝、紫菀、牡蛎各二分,上十三味捣筛,以饴糖和之捣令调和如枣核一丸含之,稍稍咽其汁尽,复含,令胸中热为候。⑨ 褚仲堪海藻丸治三十年咳,气奔上欲死:海藻三分,麦门冬五分,昆布、干姜、细辛、文蛤、桂心、蜀椒各二分,上八味捣筛蜜和,服如杏仁许,夜卧一丸着舌上,稍稍咽汁尽,更着一丸。⑩ 香豉丸治三十年咳嗽上气,短气久冷,五脏客热,四肢烦疼,食饱则剧,时有发,甚不能行步,夜不得卧,多梦:香豉四分,杏仁、干姜、吴茱萸各二分,紫菀、桂心、细辛各三分,炙甘草八分,上八味捣筛蜜和,服如梧子四丸,日三。⑪ 款冬花丸治三十年上气咳嗽:款冬花、紫菀、干姜、细辛、芫花各六分,桂心、杏仁、藜芦、野葛各四分,附子二两,炙甘草七分,防风、蜀椒各八分,上十三味捣筛,蜜和丸如梧子,服三丸,日三服。⑫ 七星散治三十年咳嗽:蜀椒、桑根白皮、芫花根皮、款冬花、紫菀、代赭、细辛、伏龙肝各一两,上八味捣为散,取作七星聚,聚如扁豆大,以竹筒口当药上,一一吸咽之,令药入腹中。先食讫,即服药,日三服。⑬ 肉苁蓉汤治咳嗽短气肠中痛,流饮厥逆,宿食不消化,寒热邪癖,五内不调:肉苁蓉五两,干地黄四两,大枣二十枚,乌头一

两,炙甘草、桂心、紫菀、五味子各二两,生姜、石膏、麦门冬各三两,上十一味切,煎服,日四夜三。⑭ 贝母饮治上气咽喉窒塞,短气不得卧,倚壁而息,腰背苦痛,支胁满,不能食,面色萎黄:贝母、石膏、桂心、麻黄、炙甘草各二两,杏仁三十枚,生姜、半夏各五两,上八味切,以水一斗煮取三升去滓,分三服。⑮ 海藻汤咳而不利,胸中痞而短气,心中时悸,四肢不欲动,手足烦,不欲食,肩背痛,时恶寒:海藻四两,茯苓六两,半夏、五味子各五合,细辛二两,杏仁五十枚,上六味切,以水一斗煮取三升,分三服。⑯ 五味子汤治咳嗽短气不得息,发热,胸苦满,不得饮食:五味子、紫菀、麻黄各二两,桂心、炙甘草、细辛各一两,干姜三两,大枣二十枚,上八味水煮分三服。⑰ 补肺汤治肺气不足,咳逆唾脓血,咽喉闷塞,胸满上气,不能饮食,卧则短气:款冬花、五味子各三两,桂心、钟乳、干姜、白石英各二两,麦门冬四两,粳米五合,桑白皮根一斤,大枣一百枚,上十味水煮分三服。又补肺汤治咳逆上气,吐脓或吐血,胸满痛不能食:黄芪五两,桂心、干地黄、茯苓、厚朴、干姜、紫菀、橘皮、当归、五味子、远志、麦门冬各三两,炙甘草、钟乳、白石英各二两,桑白皮根、人参各三两,大枣二十枚,上十八味水煮分四服。又补肺汤治肺气不足,逆满上气,咽喉中闭塞短气,寒从背起,口中如含霜雪,语言失声,甚者吐血:五味子三两,干姜、款冬花各二两,桂心一尺,麦门冬一升,大枣一百枚,粳米二合,桑根白皮一斤,上八味水煮分三服。⑱ 鸡子汤治咳逆唾脓血:鸡子一枚,甘遂一分,炙甘草、大黄、黄芩各二分,上五味切,以水六升煮取二升,去滓,纳鸡子搅令调尽饮。⑲ 款冬花丸治咳逆气喘不息,不得眠,唾血呕血,短气连年:款冬花十八分,紫菀十二分,杏仁八分,香豉十分,人参二分,天门冬六分,干姜、桂心、蜀椒、干地黄、炙甘草各三分,上十一味捣筛蜜丸如弹子大含咽,日四夜再,神良。⑳ 苏子汤治气上迫满或气不通,烦闷喘呕:苏子一升,干姜三两,半夏四两,桂心、人参各一两,橘皮、茯苓各三两,炙甘草一两,上八味水煮分三服。

《深师方》上气喘息证治 ① 半夏苏子汤治卒上气,胸心满塞:半夏、生姜各五两,苏子一升,大枣四十枚,橘皮、桂心各三两,甘草二两,上七味水煮分三服。② 竹篥下气汤卒急上气,胸心满:生

甘竹一虎口，石膏一两，生姜、橘皮、炙甘草各三两，上五味切，以水七升，煮竹篿取四升半去滓，纳诸药，煮取二升，分二服。③ 投杯汤治久逆上气胸满，喉中如水鸡鸣：小麦一升，麻黄四两，厚朴五两、石膏如鸡子大、杏仁五合，上五味以水一斗煮取小麦熟，去麦纳药煮取三升，分三服；咳嗽甚者加五味子，半夏洗各半升，干姜三两，累经用甚良。④ 麻黄汤治上气脉浮咳逆，咽喉中水鸡鸣，喘息不通，呼吸欲死：麻黄八两，射干二两，炙甘草四两，大枣三十枚，上四味切，以水一斗先煮麻黄三沸去上沫，纳诸药煮取三升，分三服，已用甚良。⑤ 投杯汤咳逆上气，胸中塞不得息，卧不安席，牵绳而起，咽中如水鸡声：款冬花二十分，杏仁四十颗，炙甘草一两，大枣二十颗，桂心二两，麻黄四两，生姜、半夏各三两，紫菀、细辛各一两，上十味切，以水八升，煮取二升，顿服之。⑥ 钟乳丸治咳逆上气，燥嗽冷嗽，昼夜甚，喉中水鸡鸣：钟乳、人参、桂心、干姜各八分，附子、款冬花、细辛各六两，紫菀十分，杏仁四分，上九味捣筛蜜和，酒服如小豆二丸，日三。⑦ 贝母散久咳上气，喉中鸣，昼夜不得卧：贝母三两，麻黄、干姜各二两，桂心、炙甘草各一两，上五味捣筛，平旦酒服方寸匕，日二。⑧ 白前汤治久咳逆上气，体肿，短气胀满，昼夜倚壁不得卧，喉常作水鸡鸣：白前二两，紫菀、半夏各三两，大戟七合，上四味切，先以水一斗渍之一宿，明旦煮取三升，分三服。⑨ 神验白前汤治上气及诸逆气：白前五两，紫菀、杏仁、厚朴各三两，半夏、麻黄各四两，生姜一斤，人参、桂枝各二两，炙甘草一两，大枣十四枚，上十一味水煮分三服。⑩ 补肺溢汤治肺气不足，咳嗽上气，牵绳而坐，吐沫唾血，不能食饮：苏子一升，桑白皮五两，半夏六两，紫菀、人参、炙甘草、麻黄、五味子、干姜、杏仁各一两，细辛一两半，桂心三两，款冬花一两，射干一两，上十四味切，以水一斗二升煮取三升，分五服，日三夜再。⑪ 钟乳丸治诸咳病，上气胸满，昼夜不得卧，困笃：钟乳八分，干姜六分，款冬花、细辛、桑白皮、半夏、川芎各四分，贝母、附子各五分，蜀椒、杏仁各三分，紫菀八分，上十二味捣筛，蜜和服如大豆二丸，日三。⑫ 苏子煎治上气咳嗽：苏子、生姜汁、白蜜、生地黄汁、杏仁各二升，上五味捣苏子，以地黄、姜汁浇之，绢绞取汁更捣，以汁浇复绞，如此六七过，令味尽，去滓，熬杏人令黄黑，捣令如脂，又以向汁浇之，绢绞取汁，往来六七过，令味尽，去滓，纳蜜，和置铜器中，于重汤中煎之，令如饴，煎成。一服方寸匕，日三夜一。⑬ 射干煎治咳嗽上气：射干八两，紫菀、细辛、芫花根、附子、炙甘草各半两，胶饴、干姜各五两，生竹沥一升，桑根白皮、款冬花各八两，白蜜一升半，上十二味先切射干，合蜜、竹沥汁煎五六沸，绞去滓，咀诸药，以水一升四合，渍一宿煎之，七上七下，去滓，乃合饴、姜末煎，令如铺。服酸枣一丸许，日三夜一。⑭ 杏仁煎治咳上气，中寒冷，鼻中不利：杏仁五两，五味子三合，桂心、炙甘草各四两，麻黄一斤，款冬花三合，紫菀、干姜各三两，上八味切，以水一斗煮麻黄减二升掠去沫，乃纳诸药煮取四升，绞去滓，又纳胶饴半斤，白蜜一斤，合纳汁中，搅令相得，汤中煎如饴成。先食服如半枣，日三。⑮ 通气丸治咳嗽上气，喉咽中腥臭，虚气搅心，头痛眼疼，耳中嘈嘈，风邪毒注天行，食不生肌，胸中隔塞，呕逆多唾，恶心，心下坚满，饮多食少，疗痊并淋：胶饴五斤、蜀椒二升、乌头七分、桂心六分、大附子五枚、杏仁一升、天门冬十分、蜈蚣五节，干姜、人参各四分，上十味末之，捣杏仁作膏，稍稍纳药末捣千过，烊胶饴，乃纳药中，搅令调和。合如半枣一枚，日六七，夜二三服，令胸中温为度。若梦与鬼神交通及饮食者，全用蜈蚣。食不消者，加杏仁五合；有虚气，少腹急，腰痛，加天门冬、杜仲；有风，加乌头二枚、附子一枚，立夏后勿加也；有留饮加葶苈子一两熬，末之。⑯ 硝石丸治上气咳逆，口干，手足寒，心烦满，积聚下利，呕逆，若坠瘀血，上气，胸胁胀满，少气肠鸣，饱食伤中里急，妇人乳饮滞下有邪湿，阴不足，大小便不利，肢节皆痛：硝石、杏仁一升，干姜、前胡、大黄各一斤，上五味捣筛蜜和，饮服如梧子三丸，日再。五日后心腹诸疾，随大小便去，月经绝则通，下长虫数十，亦利血及冷热，赤白汁，癥瘕毒悉主之，药利以意消息。⑰ 厚朴汤上气，烦闷呕逆不得饮食：厚朴、人参各一两，半夏四两，生姜八两，茯苓、炙甘草、橘皮、桂心、枳实各二两，上九味切，以水八升，煮取三升，分三服。⑱ 一合汤治咳逆上气，支满息欲绝，气结于胸中，心烦躁不安：芫花、荛花各二分，桂心、干姜各五分，炙甘草、细辛各四分，上六味切，以水三升煮取一升，先食服一合，日三夜一。⑲ 蜀椒散治咳逆上气，腹中有坚癖，往来寒热，令人羸瘦，不能饮食，或时下痢,此腹中如绞在脐上下关,疝气上肠使然,为病有气涌逆:蜀椒五合,炙桂心、甘草各一两,通草、半夏各三两,上五味捣筛,饮服方寸匕,日三夜一。⑳苏子汤治上气抢心胸,奄奄不得息,腹中胀满,食辄吐:苏子一升,大枣三十颗,半夏三两,橘皮、生姜、桂心各一两,蜀椒二分,上七味水煮分三服。

《深师方》痰饮证治 ①消饮丸治酒癖,饮酒停痰水不消,满逆呕吐,目视眈眈,耳聋,腹中水声:干姜、茯苓各三两,白术八两,枳实四枚,上四味捣筛蜜丸如梧子,服五丸,日三,若下去枳实加干姜二两,名为五饮丸。②倍术丸治五饮酒澼:白术一斤,桂心、干姜各半斤,上三味捣筛蜜丸如梧子,饮服十丸,稍加之,取下先食服之,日再。③温脾丸治久寒宿食酒澼:干姜、芍药、川芎、茯苓、桃仁、柴胡各三两,蜀椒二两,小草一两,大黄八两,上九味捣筛,蜜和更捣万杵,服如大豆许十丸,日三。④通草丸长肌肤补不足治积聚留饮宿食,寒热烦结:椒目、附子、半夏、厚朴各一两,芒硝五两,大黄九两,葶苈、杏仁各三两,上八味捣筛为末,别捣葶苈杏仁令如膏,合诸末,以蜜和丸捣五千杵,服如梧子二丸。⑤朱雀汤治久病癖饮,停痰不消,在胸膈上,液液时头眩痛,苦挛,眼睛身体手足十指甲尽黄,亦疗胁下支满饮,辄引胁下痛:甘遂、芫花各一分,大戟三分,上三味为散,以大枣十二枚擘破,以水六升先煎枣取二升,纳药三方寸匕,更煎取一升一合,分再服,其良无比。

《深师方》噎膈证治 ①通气汤治胸满气噎:半夏八两,生姜六两,桂心三两,大枣三十枚,上四味切,以水八升煮取三升,分服五合,日三夜一。②深师疗噎方:羚羊角屑、前胡、甘草各一两,人参、橘皮各二两,上五味水煮分四服。又方:鸬鹚喙,当噎时以衔之则下。又:羚羊角多少自在末之,饮服亦可,以角摩噎上良。③深师疗卒噎法:旁人可缓解衣带,勿令噎者知则愈;与共食人当以手捉噎人筋,问曰:此等何物,噎人当答言箸,共食人云,噎下去,则立愈;水一杯,刀一口,先以刀横画水,已后尽饮之,则下。④深师治食鱼骨哽方:捕鱼网烧,饮服刀圭匕良,是鱼哽烧鱼网服之良;服蔷薇灰末方寸匕,日三,亦疗折箭刺入,脓囊不出,坚燥及鼠扑,服之十日,哽刺皆穿皮出效。⑤治铁棘竹木诸刺在肉中折不出及哽不下方:半夏、白蔹各二两,上二物捣筛,酒服半钱匕,日三,

宁从少少起者,半夏戟人喉中故也;鼠脑浓涂疮上则出,亦可用填鼠,大效;蝼蛄脑吞即下,亦疗刺不出,涂刺疮上;取鱼尾着衣领,令下推,立下;白蔹、白芷等分捣散,饮服刀圭;鹰粪烧灰存性下筛,服方寸匕;虎野狼雕屎皆可服之佳;白鸡翼翮大毛各一枚,着铜器中烧之,焦作灰,饮服一刀圭,立下;半夏、白芷各五两,上二物捣筛服方寸匕,则呕出。⑥深师治误吞钩方:琥珀珠贯着钩绳,推令前入,至钩所又复推,以牵引出矣。

《深师方》水肿证治 ①白前汤治水咳逆上气,通身洪肿,短气胀满,昼夜倚壁不得卧,喉中水鸡鸣,大小便不通,不下食而不甚渴:白前三两,紫菀四两,半夏一升,生泽漆根一汁切,凡四味水一斗七升煮取一斗汁,又纳后药:桂心三两,人参六分,大枣二十枚,白术五两,生姜八两,茯苓四两,吴茱萸五两,杏仁三两,葶苈二两,瓜蒌五合,上十味纳前汁中煮取三升,分四服,当得微下,利小便,气即下肿减,深云,增损用之若神。②海藻丸治水癥腹内胸胁牢强,通身肿,不能食:海藻、水银、椒目、芒硝、葶苈、大黄、甘遂、桂心、附子、茯苓、大戟、松萝、干姜各一两,杏仁、巴豆各三十枚,上十五味捣筛蜜丸如小豆,每服二丸,日三。③华佗大麝香丸治三焦决漏水在胁外,名曰水病,腹独肿大,在腹表:麝香三铢,雄黄六铢,甘遂、芫花各十二铢,上四味捣筛蜜丸如大豆,酒下二丸,日三服。

《深师方》虚劳疸病证治 ①人参丸治虚劳失精:人参二两,桂心、牡蛎、山药、黄柏、细辛、附子、苦参各三分,泽泻五分,麦门冬、干姜、干地黄各四分,菟丝子二分,上十三味捣筛蜜丸如梧子大,酒服三丸;痹加附子一分,妇人血崩加干地黄二分。②韭子散治尿精小便白浊梦泄:韭子、菟丝子、车前子各一升,附子三枚,当归、川芎、矾石各三两,桂心一两,上八味捣合下筛温酒服方寸匕,日三;亦可蜜和为丸酒服如梧子大五丸。③韭子丸治虚劳梦泄精:韭子五合,大枣、黄芪、人参、炙甘草、干姜、当归、龙骨、半夏、芍药各三两,上十味捣合下筛,和以白蜜枣膏丸如梧子服十丸,日三四。④棘刺丸治虚劳诸气不足,数梦或精自泄:棘刺、天门冬各二两,干姜、菟丝子、乌头、小草、防葵、山药、石龙芮、枸杞子、巴戟天、萆薢、细辛、葳蕤、石斛、厚朴、牛膝、桂心各二两,上十八味捣合下筛,和以蜜鸡子白各半相和丸如梧子,先食服五丸,日三;

若患风痿痹，气体不便，热烦满少气，消渴枯悴加葳蕤、天门冬、菟丝子；身黄汗，小便赤黄不利，加桂四两。⑤ 鹿角汤治虚劳梦泄精：鹿角屑一具，韭白半斤，生姜一斤，川芎、茯苓各二两，当归、鹿茸各二两，白米五合，上八味水煮分四服。⑥ 牛黄散治鬼物前亡转相染，梦寤纷纭羸瘦，往来寒热，嘿嘿烦闷，欲寝复不能，手足热不能食，或欲向壁悲涕，或喜笑无常：牛黄、鬼箭羽、王不留行、徐长卿、远志、干姜、附子、五味子各四分，麦门冬六分，上十五味捣筛，蜜生地黄汁相拌合，酒服方寸匕，日三。⑦ 黄芪汤利诸不足治丈夫虚劳风冷少损，或大病后未平复而早萦劳，腰背强直，脚中疼弱：黄芪、远志、麦门冬、茯苓、芍药、桂枝、橘皮、前胡、半夏各二两，生姜、人参、炙甘草三两，蜀椒一两，乌头三枚，当归一两，大枣二十枚，上十六味水煮分三服。⑧ 补肾方治肾气不足心中悒悒而乱，目视䀮䀮，心悬少气，阳气不足，耳聋，目前如星火；消疽痔，一身悉痒，骨中痛，少腹拘急，乏气咽干，唾如胶，颜色黑：磁石、生姜、防风、桂心、五味子、玄参各二两，炙甘草、附子各一两，牡丹皮三两，大豆二十四枚，上十味水煮分二服。⑨ 黄芪汤治虚乏四肢沉重，或口干吸吸少气，小便利，诸不足：黄芪三两，茯苓、桂心、芍药各二两，当归、甘草各一两，半夏三两，生姜五两，大枣三十枚，人参二两，桑螵蛸二十枚，上十一味水煮分服。⑩ 黄芪建中汤治虚劳腹满食少，小便多：黄芪、炙甘草各三两，桂心、人参各二两，芍药、生姜各四两，半夏一升，大枣三十枚，上八味水煮分三服。⑪ 阿胶汤治虚劳小便利而多，有人虚劳服散又虚热盛，当风取冷，患脚气喜发动兼小便利，脉细弱：阿胶、干姜各二两，麻子一升，远志四两，附子一枚，人参、炙甘草各一两，上七味水煮分三服。

3.《深师方》外科疾病证治贡献

《深师方》瘿瘤瘰疬证治　① 深师疗瘿方：桂心、昆布、海藻、炙甘草、白面、龙胆草、海蛤、土瓜根，上十一味为散，酢浆水服五分匕，先食，日三。又方：海藻、龙胆草、昆布、土瓜根、半夏、小麦面各二分，上六味为散，先食酒服方寸匕，日三。② 苏子膏治疗气瘿：腊月猪脂一升，苏子、桂心、大黄、当归、干姜、橘皮、蜀椒各三分，上八味切，以水六升煮取二升去滓，纳猪脂消尽服瘥。③ 五瘿丸：取羊靥以酒渍，炙干，再纳酒中更浸，炙令香，咽汁，味尽更易，十具愈。④ 深师治瘤脂细瘤方：吴茱萸一分，矾石、川芎、当归、大黄、黄连、芍药、白蔹、黄芩各二分，上九味合捣下筛，和鸡子涂着细故熟布上，随瘤大小薄浓贴之，燥辄易之，着药当熟作脓脂，细细从孔中出，探知脓血尽着生膏，若脓不尽复起故也。⑤ 生肉膏疗痈瘤溃漏及金疮百疮：当归、附子、甘草、白芷、川芎、薤白各一两，生地黄三两，上七味㕮咀，以猪膏三升半合微火煎白芷、地黄去滓，稍以敷疮上，日三。⑥ 深师治鼠瘘：鳗鲡鱼四两，野猪皮、瞿麦各一两，巴豆十五枚，斑蝥二十枚，五月五日蟾蜍一枚，腊月猪脂五分，上七味，捣野猪皮下筛，合诸药更捣下筛，纳鳗鲡鱼，以膏和捣千杵，平旦未食服如梧桐子二枚，觉者寒热，不觉暮复投，明日旦起，更服三丸，稍稍增之。慎勿食热食，烦闷杀人，虫当从小便出，以堪盛之尿便视乃有百数耳，不可以见，亦大便出，此方验。又方：马齿矾石、真珠粉，上二味捣下筛为散，浓涂疮上，不过三愈。又方：松脂、硫黄、野狼毒各二两，猪脑一具，白蔹二两，上五味，熬猪脑取汁，野狼毒、白蔹㕮咀，以水三升，煮取一升，纳脑汁中煎，令得五合，细末硫黄松脂下筛，纳中搅令相得，绵裹内疮中，七日知，一七日病除，神良。⑦ 内塞散治痈疽溃漏，血脉空竭：黄芪、细辛、芍药、薏苡仁、白芷、瞿麦各二两，赤小豆七两，干地黄、人参、防风各二两，上十味切，先以新成白苦酒置新器中，纳赤小豆，须臾出铜器中，熬令燥，复须纳苦酒中更熬，凡五反止，合捣为散，酒服方寸匕，日夜六七过，腹痛甚，倍芍药，口未闭倍薏苡仁，脓多倍黄芪。⑧ 治痈肿肿溃贴膏：松脂一斤，䐪脂三合，椒叶、蛇衔、黄芪、川芎、白芷、当归、细辛、芍药各一两，白蜡三两，上十一味切，以水先煎脂蜡烊尽，纳诸药，三上三下，白芷色黄，膏成，用剪故帛，可疮大小涂膏粘贴，日夜各一。⑨ 治痈肿脓溃疮中，有紫肉硬不消，以此散兑头内蚀：石硫黄一分，马齿矾石、漆头、蔺茹、麝香、雄黄、白矾、丹砂各二分，雌黄一分，上八味捣筛为散，搅令调熟，以敷疮中，疮恶肉上贴膏，日二易。⑩ 治瘰疽秘方，世所不传，神良无比：射干、炙甘草、升麻、枳实、干地黄各二两，大黄、黄芩各十分，麝香二分，犀角六分屑，前胡三两，上十味切，以水九升煮取三升，分三服数。⑪ 胡粉散治疮瘰疽侵淫多汁，日就浸大：胡粉、蔺茹各二分，黄连、炙甘草各三分，上四味下

筛,以粉疮上,日三。⑫深师治高堕下伤内,血在腹聚不出:大黄二两,桃仁三十枚,上二味捣,以水五升,煮取三升,分为三服,去血后,作地黄酒服,随能服多少,益血,过百日成微坚者,不可复下之,虚极杀人也。⑬桃枝汤治堕落瘀血:桃枝一握,芒硝五分,大黄四两,当归、炙甘草、桂心各二两,虻虫、水蛭各二十枚,桃仁五十枚,上九味㕮咀,以水八升煮取三升去滓,温分三服,内消。⑭消血理中膏治堕落积瘀血:大黄、当归各二两,猪脂二斤,桂心、干姜、通草、乱发各一两,上七味切,以膏煎发令消尽,捣药下筛,须令绝细,下膏置地,纳诸药搅匀,微火煎之,三上三下,即药成,去滓,以好酒服一两,日二服。⑮当归散救急疗坠马落车被打,伤腕折臂,呼唤痛声不绝,服此散呼吸之间不复大痛,三日筋骨相连:当归、桂心、炙甘草、蜀椒各二分,川芎六分,附子、泽兰各一分,上七味捣为散,酒服方寸匕,日三,小儿被奔车马所损裂,其膝皮肉决见骨,即绝死,小苏嚏不可听闻,服之便眠,十数日便行走,其神验如此。⑯槐子膏治折腕伤筋骨:槐子中仁、秦艽、白术、续断各一两,桂心六分,巴豆十枚,大附子一枚,上七味㕮咀,以醇苦酒渍槐子等一宿,以成炼猪脂二斤,于微火上煎三上三下,候膏成,绞去渣,温服如枣子许一枚,日三;并涂敷。⑰地黄散治蹉跌补绝复伤:干地黄十分,桂心、干姜、川芎、炙甘草、当归各二分,芍药五分,上七味捣散酒服方寸匕,日三服。又方:黑大豆、大黄各二两,桂心一两,上三味捣散分三剂酒服。⑱预备金疮散:干姜、炙甘草、桂心各一两,蜀椒、当归各三两,川芎四两,上六味捣散酒服方寸匕,日三。⑲深师治王烂疮方:胡粉、青木香、龙骨、滑石各三两,上四物捣筛稍稍粉疮上,日四五。⑳深师治男女面疽疥痈疽诸疮方:附子十五枚,蜀椒一升,野葛一尺五寸,上三物㕮咀苦酒渍一宿,猪膏煎附子成膏摩疮。

4.《深师方》妇儿疾病证治贡献

《深师方》乳痈证治　①芍药散消核治乳痈肿:芍药、通草、桂心、昆布、白蔹、附子、黄芪、人参、海藻、木占斯各一两,上十味捣散,清酒服一钱匕,日三。②柏皮膏治乳痈,众医不能疗:柏皮三斤,猪膏制膏外敷;黄柏末鸡子白和,涂之;捣苎根敷之;赤小豆末鸡子白和,敷之;韭根烧粉疮。③消核防风敷方治妇人乳痈生核,积年不除:茵

草、川芎各八分,大黄、当归、防风、芍药、白蔹、黄连、黄芩各十分,黄芪十二分,枳子中仁四分,上十一味治筛,鸡子白和外敷,日四五,夜三。《深师方》阴痒阴肿证治　①治妇人阴痒方:黄连、黄柏各二两,水煮温洗,日三。②治阴肿痛方:黄芩、矾石各一分,甘草二分,治下筛,如枣核绵裹纳阴中。③治女子阴中疮方:裹矾石末如枣核,纳阴中。④蛇床洗方治妇人子脏挺出:蛇床子一升,酢梅二七枚,水煮外洗,日十过。《深师方》痛经崩漏证治　①治妇人月水不止方:黄连治下筛,酒和服三指撮,不过再三;服淳酢一杯,不瘥更服。②茯苓汤治月经至绞痛欲死:茯苓三两,甘草、芍药、桂心各二两,水煎分三服。③治崩中方:桑耳、干姜等分,治下筛,酒服方寸匕,日四五;白茅根二十斤,小蓟根十斤,捣绞取汁煮服,日三四。《深师方》妊娠证治　①治妇人妊身恶阻,酢,心胸中冷,腹痛不能饮食,辄吐青黄汁:人参、干姜、半夏等分,治下筛,地黄汁和丸如梧子,一服三丸,日三。②丹参膏养胎易生:丹参四两,人参二分,当归四分,川芎、蜀椒、白术各二两,猪膏一斤,上六味制膏,温酒服如枣核,日三;取鲤鱼长一尺者,水自没纳盐煮饮之。③治堕身血不尽去留苦烦满:香豉一升半水煮,纳成末鹿角一方寸匕,服须臾血下烦止。④预服茯神汤治曾伤三月胎者:茯神、丹参、龙骨各一两,阿胶、当归、炙甘草、人参、薤白各二两,赤小豆二十一粒,大枣十三枚,麻子一升,上十一味酢浆煮分四服;腰痛者加桑寄生二两。⑤治妊身由于顿仆及举重去血方:捣黄连下筛,以酒服方寸匕,日三;取生青竹,薄刮取上青皮,以好酒一升和三合许,一服。⑥治妊娠心痛方:吴茱萸五合,酒煮三沸分三服。⑦治妊身腰痛方:熬盐令热,布裹熨之。⑧庆云散治丈夫阳气不足不能施化,施化无所成:天门冬九两,菟丝子、覆盆子、五味子各一升,石斛、术各三两,桑上寄生四两,紫石英二两,天雄一两,上九物捣筛酒服方寸匕,日三。阳气少而无子者去石斛加槟榔十五枚。⑨承泽丸治妇人下焦三十六疾不孕育及绝产:梅核、辛夷各一升,藁本、溲疏各一两,泽兰十五合,葛上亭长七枚,上六物治下筛,和以蜜丸如蜱豆,服二丸,日三。《深师方》产子证治　①治难产方:取猪肪煎吞如鸡子者一枚即生,不生复吞之;蒲黄大如枣,以井华水服之良验;灶中黄土末酒服三指

撮;滑石末酒服三指撮;熬葵子令黄酒服三指撮。② 治子死腹中方:取牛膝根两株,拍破以沸汤泼之饮汁;酒服蒲黄二寸匕。③ 治胞衣不出方:水银服如小豆二枚。④ 治产后心闷腹痛方:生地黄汁一升,酒三合,和温服。⑤ 治产后寒冷腹中绞痛:吴茱萸、干姜、当归、芍药、独活、甘草各一两,上六味水煎,分三服。⑥ 治产后中风口噤:独活八两,葛根、生姜各六两,甘草二两,上四味水煎,分四服。⑦ 治乳不下方:生瓜蒌根烧作炭,治下筛,服方寸匕,日四五服;瓜蒌干者为散勿烧,亦方寸匕,井华水服之。⑧ 龙骨丸治产后虚冷下血及水谷下痢,昼夜无数,兼疗恶露不绝:干姜、炙甘草、桂心各二两,龙骨四两,上四味捣筛蜜丸如梧桐子,酒服二十丸,日三。⑨ 胶蜡汤治产后下痢:阿胶、当归各六分,粳米一合,蜡如鸡子一枚,黄连十分,上五味切,水煎分三两服。⑩ 黄连丸治产后冷热痢:黄连三两,乌梅肉一升,干姜二两,上三味捣末蜜丸如桐子,饮下二十至三十丸,日再。⑪ 小儿解颅方:猪牙车骨髓涂囟上,日一,十日止。⑫ 治小儿头疮:烧竹叶和鸡子白敷之。⑬ 治小儿口噤:服雀矢白丸如麻子。⑭ 治小儿脱肛:蒲黄一两以猪膏和敷之。⑮ 治小儿大便血:茅根二把水煎服。⑯ 治小儿淋证:车前子、滑石等分治筛,麦粥清和,服半钱匕。⑰ 治少小手足身体肿:咸菹汁温渍之,汁味尽易。⑱ 治小儿汤火灼疮方:白蜜涂,日十遍。⑲ 款冬花丸治小儿咳嗽:款冬花、紫菀各六分,桂心、伏龙肝各二分,上四味下筛,蜜和如枣核,着乳以日三夜二。

5.《深师方》五官二阴疾病证治贡献

① 黄连煎除热治眼赤痛:黄连半两,大枣一枚,上二味,以水五合煎取一合,去滓,展绵取如麻子注目,日十夜再。② 深师治眼忽赤痛方:鲤鱼胆一枚,黄连二十一枚,上二味和淹于饭下蒸之,熟去滓,涂目眦,五六度愈。③ 深师治眼有热生翳,捣枸杞汁洗之,日六七度。④ 深师治青盲方:猪胆一枚一味微火煎之,可丸如黍米,内眼中食顷良。⑤ 黄牛肝散治青盲积年:黄牛肝一具,土瓜根三两,羚羊角屑三升,蕤仁三两,细辛六两,车前子一升,上六味合肝于瓶中,春夏之月封之十五日,冬月封之二十日,出曝干,捣筛酒服方寸匕。⑥ 补肝散治肝脏病眼青盲,内或生障,恶风赤痛:丹参、黄芪、干姜各六分,桂心、茯苓、附子、黄连、

炙甘草、当归、干漆、贝齿、猪苓、白术各五分,干地黄八分、防风七分、甘遂三分,上十六味捣散酒服方寸匕,日三服。⑦ 调肝散治肝气之少,眼视眈眈,面目青,眼中眵泪,不见光明:细辛、柏实各二两,蕤仁、炙甘草各一两,羊肝一具,上五味捣散酒服方寸匕。⑧ 鸡舌香丸治眼泪出:鸡舌香、矾石各二铢,黄连六铢,干姜一铢,蕤仁一百枚,上五味捣末枣膏和丸如鸡距注眼眦。⑨ 鸡距丸眼白翳泪出:干姜三分,蕤仁三十枚,鸡舌香十枚,黄连二铢,胡粉四铢,矾石五铢,上六味捣末枣膏丸如鸡距注眼大眦。⑩ 治风泪出眼痒痛散方:贝齿十枚,决明子、黄连、细辛、干姜各一分,上五味捣筛指瓜取如麻子注眦中,夏月加干姜一分,眼痛以三指撮二合水煮外洗。⑪ 治目痛及眦忽中伤,因有热膜:取地肤白注目中。槐子丸主燥湿痔治五痔数年不瘥,痔有雌雄,为病苦暴,有干燥肿痛者,有崩血无数者,有鼠乳附核者,有肠中烦痒者,三五年皆杀人:槐子、干漆、楸木根皮各四两,秦芃、黄芩、白敛、青木香、牡蛎、龙骨、附子、雷丸、蒺藜子、白芷,上十六味捣筛蜜丸如梧子大,一服二十丸,日三服。⑫ 小槐实丸主五痔十年:槐子三斤,龙骨、大黄、干漆各十两,矾石、硫黄各一斤,白糖二斤,上七味捣筛蒸米和药作丸如梧子大,一服二十丸,日三服。⑬ 槐酒治五痔五十年不瘥:槐东南枝、槐白皮、槐子各一石,槐东南根二石,上四味大釜以水十六石煮取五石,澄取渍更煎,取一石六斗,炊两石黍米,上曲二斗酿之,搅令调,封泥七日,酒熟取清饮,日三四,适寒温量性,常令小小醉耳,合时更煮滓,取汁涛米,洗器。⑭ 治阴下湿痒生疮方:吴茱萸一升,煎汤外洗;蒲黄粉疮上,日三;甘草一尺,煎汤外洗。⑮ 滑石汤治膀胱急热小便黄赤:滑石八两,黄芩三两,车前子、葵子各一升,榆皮四两,上五物煎汤分三服。⑯ 瞿麦散排脓止痛利小便:瞿麦、芍药、当归、麦冬各二两,桂心、川芎、白敛各半两,赤小豆半合,黄芪一两,上九味捣散煎服,日三。

6.《深师方》皮肤疾病证治贡献

① 深师芍药汤治中毒风肿,心腹痛达背,迫气前后如疰痛:芍药、细辛、桂心、炙甘草、当归、吴茱萸、独活、干地黄各二两,生姜五两,桃仁四十枚,上十味切,以水九升煮取三升,分四服;宜利者加大黄二两。② 深师疗十种疹散:鬼箭、炙甘草、白

菽、白术、矾石各一两，防风二两，上六味捣筛，以菉米粉五合极拭身，以粉纳药中捣合，一服五分匕，日三，中间进食；不知增之。③ 深师治风搔瘾疹如漆疮连心中闷：天雄、知母、牛膝各四分，防风六分，桂心、干蓝、细辛、人参各三分，瓜蒌五分，白术八分，上十味捣筛，先食服半钱匕，日再，不知稍增之。④ 深师治风瘾疹或发疮，甚则胸急满，短气欲吐：茵芋七分，川芎、乌头、防风、白菽、干姜各三分，桂心二分，上七味捣下筛为散，服半钱匕，日再。⑤ 深师疗癣秘方：雄黄、硫黄、羊蹄根、白糖、荷叶各一两，上五味以后三种捣如泥，合五种更捣，和调以敷之，若强以少蜜解之令濡，不过三瘥又疗癣神验方；用雄黄研，以淳苦酒先和，以新布拭癣上令伤，以药涂之，神效；菖蒲细切取五升，以水五斗，煮取二斗，以酿二斗米如酒法，熟极饮，令得极醉，即愈，未瘥更作，无有不愈；取干蟾蜍烧灰末，以猪脂和涂之良。⑥ 乌梅煎治燥湿癣：乌梅、大蒜各十四枚，屋尘、盐各三合，大麻子四合，上五味相和熟捣，以苦酒一升半，拌和以敷之，日三过瘥。⑦ 香沥治燥湿癣及疥百疮：柏节、杉节、沉香节、松节各一斤，上四味悉碎，制膏外敷。⑧ 深师大黄膏疗疥：黄连、干姜各十四铢，藜芦、莽草各十二铢，蔺茹、羊蹄躅各十铢，大黄一两，上七味捣筛，制膏外敷。⑨ 头风乌喙膏治生发，令速长而黑光润：乌喙、莽草、石南草、续断、皂荚、泽兰、白术各二两，辛夷仁一两，柏叶半升，猪脂三升，上十味以苦酒渍一宿，制膏外敷。⑩ 泽兰膏生发黑不白：细辛、续断、皂荚、石南草、泽兰、厚朴、乌头、莽草、白术各二两，蜀椒二升，杏仁半升，上十一味切酒渍一宿，以炼成猪脂四斤制膏外敷。⑪ 秘方令长黑发，有黄白者皆黑，魏文帝用效：黄芪、当归、独活、川芎、白芷、芍药、莽草、防风、辛夷仁、干地黄、藁本、蛇衔各一两，薤白半升，乌麻油四升半，马鬐膏二升，上十五味微火煎膏外敷。⑫ 茯苓术散治发白及秃落：白术一斤，茯苓、泽泻、猪苓各四两，桂心半斤，上五味捣散，每服一刀圭，日三。⑬ 治秃头方：芜菁子末和酢敷之，日一两度；麻子二升熬焦末，以猪脂和涂之；东行枣根长三尺以中央空，以甑中心蒸之，以器承两边汁以敷头；麻子三升，纳泔中一宿，去滓以沐；取烂熟黑椹二升于瓷瓶中，三七日化为水，以涂洗之。生发膏治发秃落：马鬐膏、驴鬐膏、猪脂、熊脂、狗脂各半合，升

麻、防风、莽苈各二两，蜣螂四枚，莽草、白芷各一两，上十一味制膏外敷。⑭ 治发落生发方：大黄六分，蔓荆子一升，白芷、防风、附子、川芎、莽草、辛夷、细辛、椒、当归、黄芩各一两，马鬐膏五合，猪膏三升，上十四味制膏外敷。治风头毛发落不生方：取铁上生衣，研以腊月猪脂涂之，并主眉毛落悉生；麻子一升熬令黑，押取油以敷头，长发，鹰脂尤妙；多取乌麻花，瓷瓮盛，密盖封之，深埋之百日，出以涂发易长而黑。⑮ 深师灰煎治瘤赘瘢痕疣痣及痈疽恶肉：锻石一斗五升，湿桑灰、柞栎灰各四斗，上三味煎汤外洗。⑯ 深师治皮中紫赤疣痣靥秽方：干漆、雌黄、矾石、莽草各三两，巴豆五十枚，炭皮一斤，雄黄五两，上七味为散，以鸡子白和，涂故绵贴病上。⑰ 深师治疣赘疣痣方：雄黄、硫黄、真珠、矾石、蔺茹、巴豆、藜芦各一两，上七味为散，以漆和令如泥涂贴病灶。⑱ 治疠疡方：硫黄、矾石、水银、灶黑各一分，上四物治末葱涕和研，临卧敷上；糜脂数摩上；茵陈蒿两握煎汤外洗；又治身体易斑剥：女萎、白芷各一分，鸡舌香、青木香、麝香各二分，附子一枚，上六味制膏外敷。

【综合评价】

1. 魏晋南北朝佛教与深师医学

佛教创始人乔达摩·悉达多生于公元前565年，逝于公元前486年，佛教徒尊称释迦牟尼。佛教是释迦牟尼对九法界众生至善圆满的教育。佛教是宇宙人生的真相教育，是智慧，是觉悟。乔达摩·悉达多生于古印度北部迦毗罗卫国即今尼泊尔南部提罗拉科特附近，净饭王太子，母亲摩耶夫人是邻国拘利族天臂国王之女。摩耶夫人在回父国途中，于蓝毗尼分娩后七天去世，太子因此由姨母摩诃波阇波提抚养成人。从小受传统婆罗门教育，二十九岁因寻解脱之道而削发为僧，经六年修行而最终悟道成佛并创立了佛教。佛的知见就是宇宙人生的真理和规律。《妙法莲华经》讲述佛陀为了众生开佛知见、示佛知见，悟佛知见、入佛知见而来到世界。佛陀以一个真正觉悟者的体证和老师的身份为所有人包括天人、阿修罗、畜生乃至地狱在内的三界六道众生指出了一条走向真正自在、快乐、幸福的解脱之路。苦、集、灭、道四圣谛是佛教基本教义。人世皆苦谓苦谛，苦因欲望谓集谛，断念涅槃谓灭谛，长期修道谓道谛。若能如

实知见四谛,便是圣者。四谛奠定佛教教义基础,佛教所有的重要的哲学思想都与四谛有关。苦谛是人生世界的痛苦。释迦牟尼认为人生世间,苦海无边。生苦、老苦、病苦、死苦,人生根本痛苦与生命现象如影相随不可分离。苦以逼恼为义。一切有为心行常为无常患累逼恼,故名为苦谛。苦有三种:一苦苦,二坏苦,三行苦。情觉是苦即苦苦,乐坏生苦即是坏苦,常为无常迁动即是行苦。苦是审实而有,故名谛也。苦苦是生活感受到的一切痛苦,坏苦又作变异苦,是欲望满足的短暂心理平衡,所乐人情事物变化消亡导致的苦感。行苦是世事无常转瞬即逝的苦感。苦谛是佛教创世的根本依据。因为苦谛,所以涅槃。因为苦谛,所以修行。集谛即人生苦谛根源,众生一切痛苦溯源于贪欲、嗔恨、愚痴,三种本能烦恼是造成一切有情众生苦谛之因。佛教视贪、嗔、痴为三毒火。整个世界被三毒火燃烧,无刹那安息。心与结业相应,未来定能招聚生死之苦,故名为集。此烦恼与前业合则未来定能招聚三界死生苦果,即是集谛。灭谛即消除苦谛与集谛。灭是涅槃意译,涅槃是熄灭或止灭或吹灭,表示火的熄灭。圣者永断贪、嗔、痴根本烦恼,了除生死患累苦果,证得清净寂灭解脱境界,这种解脱境界称为涅槃。灭以灭无为义。结业既尽则无生死之患累,故名为灭。若发见思无漏真明,具三十四心断结者,则三界九十八使皆灭。因灭故果灭,舍此报身时,后世苦果永不相续,名入无余涅槃,真灭度也,灭理不虚故名为谛。涅槃是佛教追求人生理想归宿的最高境界或最终目标。涅槃可以当生成就,不必等到死后获得。凡是亲证真理、涅槃的人,就是世间最快乐的人。道谛就是修行。梵文道的原始意义是道路或方法,要解脱人生苦恼就必须修道。佛祖释迦牟尼提出中道修行,既免感官享受追寻快乐,又免自虐苦行寻求快乐,中道修行能够产生知见,导致宁静、内证、正觉、涅槃。中道一般称之为八正道,佛陀献身说法49年,以各种不同的方法、不同的措辞,对不同的人等阐述这一真谛。中道修行是释迦牟尼佛针对居家婆罗门与出家沙门指出,无论是纵欲还是苦行都无法达到证道的目的。《弥沙塞部和醯五分律》佛说:诸比丘!世有二边,出家者不应亲近。何等为二?于诸欲爱欲贪著事,是下劣,卑贱,凡夫所行而非圣贤,无义相应。

自烦苦事,是事非圣贤法,无义相应。如来舍此二边,依中道而现等觉,眼生,智生,寂静,证智,正觉,涅槃所资。释迦一生说教始终贯穿中道法理。《大宝积经》卷一百一十二:常是一边,无常是一边,常无常是中,无色无形,无明无知,是名中道诸法实观;我是一边,无我是一边,我无我是中,无色无形,无明无知,是名中道诸法实观。若说有边则无有中,若说有中则无有边,所言中者,非有非无。《大智度论》卷四十三:常是一边,断是一边,离是两边行中道。诸法有是一边,诸法无是一边,离是两边行中道。小乘佛教一般以八正道为中道。《中阿含经》卷五十六:有二边行,诸为道者,所不当学,舍此二边,有取中道,成眼成智,成就于定而得自在,趣智趣觉趣于涅槃,谓八正道。天台宗以实相为中道,把中道作为三谛之一,即空谛、假谛、中道第一义谛。法相宗以唯识为中道,主张无有外境故非有,有内识在故非空,非空非有是中道。即是唯识义。《成唯识论》卷七:故说一切法,非空非不空,有无及有故,亦即是中道。三论宗以八不为中道。《中论疏》卷二:中道佛性,不生不灭,不常不断,即是八不。中道又是一真不二之谓,含义亦与真如、法性、法身、法界、佛性、实相等相同。这样兼具种子的断常二边,而心真如在运行的一切时中,心体自身却从来都不堕入二边之中,如此而成就非常亦非断的真实中道之义,一切无生法忍菩萨都是这样究竟法界实相的真义。佛陀初转法轮三度阐述四谛妙义,称为三转十二行相。第一次为示相转,内容为:此是苦,逼迫性;此是集,招感性;此是灭,可证性;此是道,可修性。第二次为劝修转,内容为:此是苦,汝应知;此是集,汝应断;此是灭,汝应证;此是道,汝应修。第三次为自证转,内容为:此是苦,我已知;此是集,我已断;此是灭,我已证;此是道,我已修。《俱舍论》云:一苦、二集、三灭、四道。四谛何缘如是次第?修行者加行位中最初观苦,苦即苦谛。次复观苦以谁为因,便观苦因,因即集谛。次复观苦以谁为灭,便观苦灭,灭即灭谛。后观苦灭以谁为道,便观灭道,道即道谛。如见病已,次寻病因,续思病愈后求良药。佛教用修行的方法消除所有欲望或罪孽或烦恼,以达至善,摆脱轮回,进入不生不死的涅槃境界。世出世间一切诸法,均逃不出因果二字,所谓果不离因,无因不感果。就四谛来说,苦是集的果，集为苦的因，灭是道的果，道为灭的因。若没有贪等的集因，怎能招感生死的苦果？若无精修道法为因，安得涅槃寂灭之果？故四圣谛，照顺序来说，该是先因后果，则为集苦道灭。因为果易晓而因难知，欲使其易导，所以先示苦相，令其厌离，次示业因，使它断集。继则又先示以涅槃之乐相，令其欣慕。然后再以道法，令其修持。意在要人们知苦断集，慕灭修道，因此之故，而先说果而后说因，故为苦集灭道。公历纪元前后大乘佛教兴起，理论上发挥了空、中道、实相、六度的学说，对教义有所发展。小乘佛教保持释迦牟尼遗教，着重伦理教诲，只以佛陀为导师而不拜偶像。大乘佛教则修正释迦牟尼学说，以佛为神并宣扬神异，崇拜各种偶像。小乘佛教主张众生自救，人人都能修道而涅槃；大乘佛教主张自渡渡人，只要虔诚地信仰，人人皆可成佛。小乘主张我空法有，否定主观真实性，但不彻底否认客观存在；大乘主张法我皆空，不仅否定主观真实性，而且否定客观真实性，是彻底的唯心主义。小乘佛教认为必须自己切实修行，甚至要出家过乞讨度日的生活；大乘佛教主张信徒可以是居士，照常过家庭生活，只要诚心念佛，可以超脱轮回。

公元前303—232年，孔雀王朝阿育王奉佛教为国教，佛教始传周围国家：东至缅甸，南至斯里兰卡，西到叙利亚、埃及等地。佛教向亚洲各地传播，大致可分为两条路线：南向传入斯里兰卡，又由斯里兰卡传入缅甸、泰国、柬埔寨、老挝等国。北传经帕米尔高原传入中国，再由中国传入朝鲜、日本、越南等国。东汉以前，中国已有佛法。秦始皇未称帝前，已有沙门及佛经到达秦国。《朱士行经录》记载：秦王四年，西域沙门室利房等十八人，始赍佛经来华，王怪其状，捕之狱，旋放逐于国外。两汉之际佛教传入我国并对中国医药学产生重要影响。中国第一古刹河南洛阳白马寺建于东汉永平十一年即公元68年。是佛教传入中国后兴建的第一座官办寺院，亦是中国释教发源地和祖师之庭，人称天下第一寺。这一时期来华的西域僧人大多掌握《五明》。五明即五种知识：① 声明，即语言音韵方面的知识；② 工巧明，即工艺算历等方面的知识；③ 医方明即医学知识；④ 因明即逻辑论辩知识；⑤ 内明即哲学知识。大乘佛教以五明为必学内容。菩萨求学五明是为了使无上正等菩提的资历很快圆满，为证菩提，度化众生。精勤学五明，助我四加行，增我大资历，同事度众生。不少西域高僧和中国本土高僧通晓五明之学，特别精通医术，在弘法之余还医病救人。作为佛僧，自然精通内明，其他四明辅助传法。《高僧传》是中国佛教史第一部名僧传记。作者慧皎，公元497—554年浙江上虞人，南朝梁时住会稽嘉祥寺。慧皎学贯中外，博通经律，每年春夏阐佛，秋冬著述。公元553承圣二年为避兵乱迁居浔城今江西九江，仍不废弘扬，次年二月逝世，葬于庐山禅阁寺墓，世寿五十八。所著《涅槃经义疏》十卷和《梵网经疏》三卷，早佚。以梁僧宝唱《名僧传》取舍失当，于武帝天监十八年即公元519编撰《高僧传》共十三卷，目一卷，载自东汉明帝至梁代僧人二百五十七人，附见二百余人。自序曰：尝以暇日遇览群作，辄搜捡杂录数十余家及晋宋齐梁春秋书史，秦赵燕凉荒朝伪历、地理杂篇、孤文片记，并博咨故老，广访先达，校其有无，取其同异。前之作者或嫌以繁广，删减其事而抗迹之奇，多所遗削。自前代所撰，多曰名僧。然名者，本实之宾也。若实行潜光，则高而不名寡德适时，则名而不高。名而不高，本非所纪高而不名，则备今录。故省名音代以高字。《高僧传》有众多僧而医者。《高僧传·于法开》载：于法开事兰公为弟子，深思孤发，独见言表，善放光及法华，又祖述耆婆，妙通医法。尝乞食，投主人家。值妇人在草危急，众治不验，举家惶扰。开曰：此易治耳。主人正宰羊，欲为淫祀。开令先取少肉为羹进，竟因气针之。须臾，羊膜裹儿而出。晋升平五年，孝宗有疾，开视脉，知不起，不肯复入。康献后令曰：帝小不佳，昨呼于公视脉，但到门不前，种种辞惮，宜收付廷尉。俄而，帝崩，获免。还剡石城，续修元华寺。后移白山灵鹫寺，每与支道林争，即色空义，庐江河默，申明开难。高平郗超、宣述林解并传于世。开有弟子法威清，悟有枢辩，故孙绰为之赞曰：《易》曰翰白诗美，苹藻斑如，在场芬若，停潦于威明发介。然遐讨有洁其名，无愧怀抱。开尝使威出都，经过山阴，支遁正讲小品。开语威：言道林讲，比汝至当。至某品中，示语攻难数十番，云此中旧难通。威既至郡，正值遁讲，果如开言。往复多番，遁遂屈，因厉声曰：君何足复受人寄载来耶。故东山谚云：深量开思，林谈识记。至哀帝时，累被征诏。乃出京讲放光经,凡旧学抱疑,莫不因之披释。讲竟,辞还。东帝恋德,恳勤赙钱绢,及步舆并冬夏之服。谢安王文度,悉皆友善,或问法师高明刚简,何以医术经怀。答曰:明六度以除四魔之病,调九候以疗风寒之疾。自利利人,不亦可乎。年六十,卒于山寺。孙绰为之目曰:才辩纵横,以数术弘教,其在开公乎。人问:法师高明刚简,何以医术经怀?答曰:明六度以除四魔之病,调九候以疗风寒之疾,自利利人,不亦可乎?《隋书·经籍志》载于法开著《议论备豫方》一卷,佚。《世说新语·术解》载:郗愔信道甚精勤。常患腹内恶,诸医不可疗。闻于法开有名,往迎之。既来便脉,云:君侯所患,正是精进太过所致耳。合一剂汤与之,一服即大下,去数段许纸如拳大,剖看,乃先所服符也。浙江绍兴新昌县千佛院前身是元化寺,于法兰、于法开师徒所建。齐永明三年即公元485年开石窟,造千佛。石窟成后改寺为千佛院,会昌年间毁。后晋开运三年即公元946年重建。南朝造像风格,识者以为释迦说法化五十三佛,又名千佛,贝叶载其文,兹院造其像。《高僧传·佛图澄》载:竺佛图澄者西域人也,本姓帛氏。少出家清真务学,诵经数百万言,善解文义,虽未读此土儒史,而与诸学士论辩疑滞,皆暗若符契,无能屈者。自云:再到罽宾受诲名师,西域咸称得道。以晋怀帝永嘉四年来适洛阳,志弘大法。善诵神咒,能役使鬼物。以麻油杂胭脂涂掌,千里外事皆彻见掌中如对面焉,亦能令洁斋者见。又听铃音以言事无不劾验。欲于洛阳立寺,值刘曜寇斥洛台帝京扰乱,澄立寺之志遂不果,乃潜泽草野以观世变。时石勒屯兵葛陂,专以杀戮为威,沙门遇害者甚众,澄悯念苍生欲以道化勒。于是杖策到军门,勒大将军郭黑略素奉法,澄即投止略家,略从受五戒崇弟子之礼,略后从勒征伐,辄预克胜负。勒疑而问曰:孤不觉卿有出众智谋,而每知行军吉凶何也。略曰:将军天挺神武幽灵所助,有一沙门术智非常,云将军当略有区夏已应为师,臣前后所白其言也。勒喜曰:天赐也。召澄问曰:佛道有何灵验。澄知勒不达深理,正可以道术为征。因而言曰:至道虽远亦可以近事为证,即取应器盛水烧香咒之,须臾生青莲花,光色曜目,勒由此信服。澄因而谏曰:夫王者德化洽于宇内则四灵表瑞,政弊道消则彗孛见于上,恒象著见休咎随行,斯乃古今之常征,

天人之明诫。勒甚悦之。凡应被诛余残,蒙其益者十有八九,于是中州胡晋略皆奉佛。时有痼疾世莫能治者,澄为医疗应时瘳损,阴施默益者不可胜记。东晋僧人于道邃精医,《高僧传·于道邃》曰:于道邃,燉煌人,少而失荫叔亲养之,邃孝敬竭诚若奉其母,至年十六出家事兰公为弟子。学业高明,内外该览,善方药,美书札,洞谙殊俗,尤巧谈论,护公常称邃高简雅素有古人之风,若不无方为大法梁栋矣。后与简公俱过江,谢庆绪大相推重。性好山泽,在东多游履名山,为人不屑毁誉,未尝以尘近经抱,后随兰适西域,于交趾遇疾而终,春秋三十有一矣。郗超图写其形,支遁著铭。赞曰:英英上人,识通理清,朗质玉莹,德音兰馨。孙绰以邃比阮咸,或曰:咸有累骑之讥,邃有清冷之誉,何得为匹。孙绰曰:虽迹有洼隆,高风一也。喻道论云:近洛中有竺法行谈者以方乐令,江南有于道邃识者以对胜流,皆当时共所见闻,非同志之私誉也。昙鸾大师是南北朝时期北魏弘传净土教高僧,亦精医。《隋书·经籍志》载昙鸾《疗百病杂丸方》三卷,《论气治疗方》一卷;《旧唐书·经籍志》载昙鸾《调气方》一卷,均早佚。《续高僧传》曰:释昙鸾或为峦,未详其氏,雁门人。家近五台山,神迹灵怪逸于民听,时未志学,便往寻焉备观遗踪,心神欢悦便即出家。内外经籍具陶文理而于四论佛性弥所穷研。读《大集经》,恨其词义深密难以开悟,因而注解。文言过半便感气疾,权停笔功周行医疗。行至汾川秦陵故墟,入城东门上望青宵,忽见天门洞开,六欲阶位上下重复历然齐睹,由斯疾愈。欲继前作,顾而言曰:命惟危脆不定其常,《本草》诸经具明正治,长年神仙往往间出,心愿所指修习斯法,果克既已,方崇佛教不亦善乎。承江南陶隐居者方术所归,广博弘赡海内宗重,遂往从之。既达梁朝,时大通中也。乃通名云:北国房僧昙鸾故来奉谒。时所司疑为细作,推勘无有异词,以事奏闻。帝曰:斯非觇国者,可引入重云殿,仍从千迷道。帝先于殿隅却坐绳床,衣以袈裟覆以纳帽。鸾至殿前顾望无承对者,见有施张高座上安几拂正在殿中傍无余座,径往升之竖佛性义。三命帝曰:大檀越。佛性义深,略已标叙,有疑赐问。帝却纳帽便以数关往复。因曰:今日向晚,明须相见。鸾从座下仍前直出,诘曲重沓二十余门,一无错误。帝极叹讶曰:此千迷道,从

来旧侍往还疑阻，如何一度遂乃无迷。明旦引入太极殿，帝降阶礼接，问所由来。鸾曰：欲学佛法限年命促减，故来远造陶隐居求诸仙术。帝曰：此傲世遁隐者，比屡征不就任往造之。鸾寻致书通问，陶乃答曰：去月耳闻音声，兹辰眼受文字，将由顶礼岁积，故使应真来仪。正尔整拂藤蒲具陈花水，端襟敛思仁聆謦锡也。及届山所接对欣然，便以《仙经》十卷用酬远意，还至浙江。有鲍郎子神者，一鼓涌浪七日便止，正值波初无由得度。鸾便往庙所以情祈告，必如所请当为起庙，须臾神即见形，状如二十。来告鸾曰：若欲度者明旦当得，愿不食言。及至明晨涛犹鼓怒，才入船里帖然安静，依期达帝具述由缘。有敕为江神更起灵庙，因即辞还魏境，欲往名山依方修治。行至洛下，逢中国三藏菩提留支。鸾往启曰：佛法中颇有长生不死法，胜此土仙经者乎？留支唾地曰：是何言欤！非相比也。此方何处有长生法，纵得长年少时不死，终更轮回三有耳。即以观经授之曰：此大仙方，依之修行当得解脱生死。鸾寻顶受，所赍仙方并火焚之，自行化他流靡弘广。魏主重之号为神鸾焉，下敕令住并州大寺，晚复移住汾州北山石壁玄中寺，时往介山之阴，聚徒蒸业，今号鸾公岩是也。以魏兴和四年，因疾卒于平遥山寺，春秋六十有七。临至终日，幡花幢盖高映院宇，香气蓬勃，音声繁闹，预登寺者并同瞩之，以事上闻。敕乃葬于汾西泰陵文谷，营建砖塔，并为立碑，今并存焉。然鸾神宇高远机变无方，言晤不思动与事会，调心练气对病识缘，名满魏都，用为方轨，因出《调气论》。又著作王邵随文注之，又撰《礼净土十二偈》续龙树偈后，又撰《安乐集》两卷等，广流于世，仍自号为有魏玄简大士云。北魏李亮师从沙门僧坦，三世儒而精医。《魏书·列传》载：李修，字思祖，本阳平馆陶人。父亮，少学医术，未能精究。世祖（拓跋寿）时，奔刘义隆于彭城，就沙门僧坦研习众方，略尽其术，针灸授药，莫不有效。徐兖之间，多所救恤，四方疾苦，不远千里，竟往从之。亮大为事以舍病人，停车舆于下，时有死者，则就而棺殡，亲往吊视，其仁厚若此。累迁府参军，督护本郡。士门宿官，咸相交昵，车马金帛，酬赍无赀。修兄元孙随毕众敬赴平城，亦遵父业而不及，以功赐爵义平子，拜奉朝请。修略与兄同，晚入代京，历位中散令，以功赐爵下蔡子，迁给事中。太和

中，常在禁内。高祖、文明太后时有不豫，修侍缄药，治多有效。赏赐累加，车服第宅，号为鲜丽。集诸学士及工书者百余人，在东宫撰诸药方百余卷，皆行于世。先是咸阳公高允虽年且百岁，而气力尚康，高祖、文明太后时令修诊视之。一旦奏言，允脉竭气微，大命无远，未几果亡。迁洛，为前军将军，领太医令，后数年卒，赠威远将军，青州刺史。子天授袭汶阳令，医术又不逮父。《隋书·经籍志》载：后魏李思祖撰《药方》五十七卷，本百一十卷。北魏崔彧亦受业沙门，两代儒而精医。《魏书·列传》载：崔彧字文若，清河东武城人。父勋之字宁国，位大司马外兵郎，赠通直郎。彧与兄相如俱自南入国。相如以才学知名，早卒。彧少尝诣青州，逢隐逸沙门，教以《素问》《九卷》及《甲乙》，遂善医术。中山王英子略曾病，王显等不能疗，彧针之，抽外即愈。后位冀州别驾，累迁宁远将军。性仁恕，见疾苦，好与治之。广教门生，令多救疗。其弟子清河赵约、勃海郝文法之徒咸亦有名。彧子景哲，豪率，亦以医术知名，为太中大夫、司徒长史。

魏晋时期，僧人医著不断问世，促进与发展了晋唐医学。《隋书·经籍志》载：释道洪撰《寒食散对疗》一卷，《释道洪方》一卷；释智斌撰《解寒食散方》二卷，《七录》作《解散论》二卷；释慧义《寒食解杂论》七卷；亡名氏《解释慧义解散方》一卷；支法存《申苏方》五卷；释僧深《药方》三十卷；胡洽《百病方》二卷；梁有《治卒病方》一卷；摩诃胡沙门撰《摩诃出胡国方》十卷；姚僧垣撰《集验方》十卷；赵婆《疗漯方》一卷；于法开撰《议论备豫方》一卷；释僧匡《针灸经》一卷；僧莫满撰《单复要验方》二卷；龙树菩萨《药方》四卷；亡名氏《西域诸仙所说药方》二十三卷，目一卷，本二十五卷；亡名氏《香山仙人药方》十卷；亡名氏《西域波罗仙人方》三卷；亡名氏《西域名医所集要方》四卷，本十二卷；亡名氏《婆罗门诸仙药方》二十卷；亡名氏《婆罗门药方》五卷；亡名氏《耆婆所述仙人命论方》二卷，目一卷，本三卷；亡名氏《乾陀利治鬼方》十卷；亡名氏《新录乾陀利治鬼方》四卷，本五卷；亡名氏《龙树菩萨和香法》二卷；亡名氏《龙树菩萨养性方》一卷。昙鸾《疗百病杂丸方》三卷，《论气治疗方》一卷。《旧唐书·经籍志》载：胡洽撰《胡居士方》三卷；释鸾撰《调气方》一卷；释僧深撰《僧深集方》三

十卷；姚僧垣撰《集验方》十卷。《新唐书·艺文志》载：胡洽《胡居士治百病要方》三卷；姚僧垣《集验方》十卷；僧僧深《集方》三十卷；僧鸾《调气方》一卷；竺暄《食经》四卷，又十卷。僧行智《诸药异名》十卷；亡名氏《佛说治意经》；三藏法师译《禅秘要法经》《禅法要解》《坐禅三昧净》《龙树菩萨传》；亡名氏《太清金液神丹经》；藏竺法护《佛说胞胎经》；藏竺昙无兰译《佛说咒小儿经》《佛说咒齿经》《佛说咒目经》。

2. 深师善治脚气病有名无实

脚气病是维生素 B_1 营养素缺乏病。常见病因大多因为硫胺素摄入不足，少数由于硫胺素需求过多。干性脚气病表现为上升性对称性周围神经炎，感觉和运动障碍，肌力下降，肌肉酸痛以腓肠肌为重，部分病例发生足垂症及趾垂症，行走时呈跨阈步态。中枢迷走神经受损严重，其次为视神经、动眼神经等。重症病例可见出血性上部脑灰质炎综合征或脑性脚气病，表现为眼球震颤、健忘、定向障碍、共济失调、意识障碍和昏迷。此病可与 Korsakoff 综合征并存，有严重的记忆和定向功能障碍。湿性脚气病表现为软弱、疲劳、心悸、气急。因右心衰竭患者出现厌食、恶心、呕吐、尿少及周围性水肿。体循环静脉压高，脉率快速但很少超过 120 次/分钟，血压低但脉压增大，周围动脉可闻及枪击音。叩诊心脏相对浊音界可以正常，或轻至重度扩大。心尖部可闻及奔马律，心前区收缩中期杂音，两肺底湿啰音，可查见肝大、胸腔积液、腹腔积液和心包积液体征。急性暴发性心脏血管型脚气病表现为急性循环衰竭，气促，烦躁，血压下降，严重的周围型发绀，心率快速，心脏扩大明显，颈静脉怒张。患者可在数小时或数天内死于急性心力衰竭。实验室检查① 硫胺素负荷试验：口服 5 毫克或肌注 1 毫克维生素 B_1，留尿，测排出硫胺素含量，正常在 100 微克以上，脚气病患者则低于 50 微克，甚至为零。② 血液丙酮酸和乳酸含量明显升高，二氧化碳结合力降低明显。③ 红细胞酮基移换酶活性显著减低。除改善饮食营养外，治疗脚气病推荐口服维生素 B_1，同时给予治疗剂量的烟酸、维生素 B_2、维生素 B_6 和维生素 B_{12}。湿性脚气病应肌内注射维生素 B_1 连续 7～10 日，以后改为口服。脚气病病名见《肘后备急方》卷三。古名缓风、壅疾，又称脚弱、

软脚病。《肘后备急方》指出：脚气之病先起岭南，稍来江东，得之无渐，或微觉疼痹，或两胫小满，或行起忽弱，或小腹不仁，或时冷时热，皆其候也。不即治转上入腹，便发气，则杀人。主要治疗方药有① 豆豉一升，好酒三斗，渍宿可饮。② 独活酒：独活五两，生附子五两，酒渍经三宿厚分服。③ 白矾石二斤，亦可用钟乳末，附子三两，豆豉三升，酒渍四五日稍饮之。④ 硫黄三两末之，牛乳五升，乳煎硫黄分服。⑤ 乌犊牛溺二三升治脚气胫满捏之没指。⑥ 牵牛子捣筛蜜丸如小豆大，每服五丸。其有风引、白鸡、竹沥、独活诸汤及八风、石斛、狗脊诸散并别在大方中。⑦ 金芽酒最为治要，今载其方：蜀椒、茵芋、金牙、细辛、莽草、干地黄、防风、附子、地肤、蒴藋、升麻各四两，人参三两，羌活一斤，牛膝五两，上十四物酒四斗渍七日，饮二三合，稍加之。又侧子酒亦效。如无酿水边商陆亦佳。深师无脚气专著传世。《隋书·经籍志》无脚气专著记载，《旧唐书·经籍志》：徐叔向撰《脚弱方》八卷，《新唐书·艺文志》：《脚弱方》八卷，未名撰著人姓氏，应为叔向所撰。《医心方》卷八专论脚气证治，其中无深师治疗脚气记载。

《备急千金要方》认为深师善治脚气病。《备急千金要方·风毒脚气》曰：考诸经方往往有脚弱之论而古人少有此疾。自永嘉南渡，衣缨士人，多有遭者。岭表江东，有支法存、仰道人等并留意经方，偏善斯术。晋朝仕望，多获全济，莫不由此二公。又宋齐之间，有释门深师师道人述法存等诸家旧方为三十卷，其脚弱一方近百余首。魏周之代，盖无此病，所以姚公《集验》殊不殷勤，徐王撰录未以为意。特以三方鼎峙，风教未一，霜露不均，寒暑不等，是以关西、河北不识此疾。自圣唐开辟，六合无外，南极之地，襟带是重，爪牙之寄，作镇于彼，不习水土，往者皆遭。近来，中国士大夫虽不涉江表，亦有居然而患之者，良由今代天下风气混同，物类齐等所致之耳。然此病发初得先从脚起，因即胫肿，时人号为脚气，深师云脚弱者即其义也。深师述支法存所用永平山敷、施连、范祖耀、黄素等诸脚弱方，凡八十余条，皆是精要。然学人寻览，颇觉繁重，正是方集耳，猝欲救急，莫测指南。今取其所经用灼然有效者，以备仓猝，余者不复具述。《太平御览·方术部》曰：沙门支法

存，岭表人，性敦方药。自永嘉南渡，士大夫不袭水土，多患脚弱，惟法存能拯济之。仰道人，岭表僧也。虽以聪慧入道，长以医术开怀。因晋朝南移，衣缨士族不袭水土，皆患脚软之疾，染者无不毙踣。而此僧独能疗之，天下知名焉。僧深，齐宋间道人。善疗脚弱气之疾，撰录法存等诸家医方三十余卷，经用多效，时人号曰《深师方》焉。此言一出，时人皆以深师善治脚气为誉，其实不然。考《备急千金要方》卷七专论脚气证治。《备急千金要方·脚气·论风毒状第一》首先阐述脚气理论问题，内容包括① 论何以得之以脚，② 论得已便令人觉不，③ 论风毒相貌，④ 论得之所由，⑤ 论冷热不同，⑥ 论因脚气续生诸病，⑦ 论须疗缓急，⑧ 论虚实可服药不可服药，⑨ 论看病问疾人，⑩ 论脉候法，⑪ 论肿不肿，⑫ 论须慎不慎，⑬ 论善能治者几日瘥。然后论脚气灸法与汤药证治举要。孙思邈曰：若脉浮大而缓，宜服① 续命汤两剂应瘥。若风盛宜作② 越婢汤加白术四两。若脉浮大紧转快，宜作③ 竹沥汤。若病患脉微而弱，宜服④ 风引汤，此人脉多是因虚而得之。若大虚短气力乏，可其间作补汤，随病冷热而用之。若未愈，更服竹沥汤。若病患脉浮大而紧快，此是三品之中最恶脉也。或沉细而快者，此脉正与浮大而紧者同是恶脉，浮大者病在外，沉细者病在内，治亦不异，当消息以意耳。其形尚可，而手脚未容至弱，数日之中，气上即便命终。如此之脉，往往有人得之，无一存者。急服竹沥汤，日服一剂。切要汤势常令相及，勿令半日之中空无汤也。此汤竹汁多，服之若不极热，辄停在胸心，更为人患，每服当使极热。若服竹沥汤得下者必佳也。若已服三剂竹沥汤，病及脉势未折而苦胀满，可以⑤ 大鳖甲汤下之；汤势尽而不得下，可以丸药助汤令下，下后更服竹沥汤，趣令脉势折气息料理便停服。三十二物⑥ 八风散佳。凡初得病便摩⑦ 野葛膏，日再，顽痹脚弱都愈乃止。若服竹沥汤脉势折如未病时，气力转胜脚，故未能行，体力充足，然后渐微行步。病重者瘥，后半年始能扶人行耳。既觉脉及体内瘥，但当勤服八风散，勿以脚未能行，轻加余治，未必全得益，更生诸恶失此诸治也。猥人边亦勿行野葛膏。有人闻竹沥汤云，恐伤腰脚者，即勿与治。宜知此法，此皆人无受入性，不可与医故也，不为疑者说此之谓也。竹沥汤有三首，轻者服

前方，重者以次第后方。此风毒乃相注易病患，宜将空缺服⑧ 小金牙散，以少许涂鼻孔耳门，病困人及新亡人、喜易人、强健人，宜将服之。亦以涂耳鼻乃可临近亡人及视疾者，绛囊带一方寸匕男左女右臂上，此散毒宜从少为始。病患惟宜饮⑨ 赤小豆散，冬服⑩ 侧子金牙酒续命汤。治风毒，病初得，似时行毒病，而脉浮缓，终不变快，此不治。或数日而死，或十日而死，或得便不识人，或发黄，或发斑，或目赤，或下部穿烂者，此最急得之。即先服续命汤一剂，须服⑪ 葛根汤、⑫ 麻黄汤下之。若此不折，更与续命汤两三剂必瘥。此病大急常令汤势相接，不可使半日缺汤即便杀人。《备急千金要方·脚气·汤液第二》共有① 竹沥汤三方，② 麻黄汤（非张仲景麻黄汤）、③ 独活汤二方，④ 厚朴汤、⑤ 风引独活汤、⑥ 防风汤二方、⑦ 越婢汤、⑧ 脚弱神验方、⑨ 风引汤（麻黄、石膏、独活、茯苓、吴茱萸、附子、秦艽、细辛、桂心、人参、防风、川芎、防己、甘草、干姜、白术、杏仁），⑩ 苏长史神验方、⑪ 大小鳖甲汤、⑫ 风缓汤 2 方，脚气初发方、⑬ 犀角旋覆花汤、⑭ 大犀角汤、⑮ 犀角麻黄汤、⑯ 苏长史茱萸汤、⑰ 小风引汤（胡洽名大风引汤），⑱ 四物附子汤、⑲ 道人深师增损肾沥汤、⑳ 石膏汤、㉑ 半夏汤、㉒ 乌头汤、㉓ 追毒汤、㉔ 附子汤、㉕ 紫苏汤、㉖ 甘草汤、㉗ 大散摩膏、㉘ 恒山甘草汤、㉙ 丹参牛膝煮散。《备急千金要方·脚气·诸散第三》方药有：① 八风散、② 大八风散（胡洽无桔梗），③ 内补石斛秦艽散（三建皆炮者天雄附子乌头），④ 秦艽散（胡洽方无天冬、前胡，有莽草、桂心、防己、萆薢、白蔹、黄芪，为二十三味），⑤ 单服松脂，⑥ 淮南八公石斛万病散，⑦ 茱萸散。《备急千金要方·脚气·酒醴第四》方药有：① 石斛酒、② 乌麻酒、③ 钟乳酒、④ 枸杞菖蒲酒、⑤ 虎骨酒、⑥ 蓼酒、⑦ 小黄酒、⑧ 黄酒、⑨ 茵芋酒、⑩ 大金牙酒、⑪ 钟乳酒、⑫ 秦艽酒、⑬ 术膏酒、⑭ 松叶酒、⑮ 侧子酒。诸膏第五方药有：① 神明白膏、② 卫侯青膏、③ 神明青膏、④ 太傅白膏、⑤ 曲鱼膏、⑥ 野葛膏、⑦ 苍梧道士陈元膏、⑧ 裴公八毒膏。上述六十多首脚气方剂，仅道人深师① 增损肾沥汤与② 紫苏子汤两首方剂直接与深师治疗脚气相关。考道人深师增损肾沥汤渊源于胡洽。胡洽增损肾沥汤治肾气不足，消渴引饮，小便过多，腰背疼痛：猪羊肾并得一具，

远志、人参、泽泻、桂枝、当归、川芎、干地黄各二两，五味子二合，茯苓、黄芩、芍药、鸡膍胵里黄皮各一两，生姜三两，大枣二十枚，螵蛸二十枚，麦门冬一升，上十七味以水一斗五升，煮肾取一斗三升，去肾煎药取三升去滓，分三服。深师略作增损借治风虚劳损挟毒，脚弱痛痹或不随，下焦虚冷，胸中微有客热，心虚惊悸不得眠，食少失气味，日夜数过心烦迫不得卧，小便不利，又时复下。湘东王至江州，王在岭南病悉如此极困笃，深师令服此汤，即得力。病似此者，服无不瘥，随宜增损：白羊肾一具，黄芪、甘草、芍药、麦冬、人参、肉苁蓉、干地黄、赤石脂、茯神、地骨皮、当归、远志、磁石、枳实、防风、龙骨各一两，桂枝、川芎各二两，生姜四两，五味子三合，大枣三十枚，半夏一升，上二十三味咬咀，以水二斗煮羊肾，取汁一斗二升纳诸药，煮取四升，分五服。不利下者除龙骨、赤石脂；小便涩以赤茯苓代茯神加白术三两；多热加黄芩一两；遗溺加桑螵蛸二十枚。紫苏子汤治脚弱上气，昔宋湘东王在南州患脚气困笃，服此汤大得力：紫苏子、半夏各一升，前胡、厚朴、甘草、当归各一两，橘皮三两，大枣二十枚，生姜一斤，桂枝四两，上十味咬咀水煮分五服，日三夜二。此方橘皮易苏叶，《太平惠民和剂局方》名苏子降气汤，用治男女虚阳上攻，气不升降，上盛下虚，膈壅痰多，咽喉不利，咳嗽，目昏眩，腰疼脚弱，肢体倦怠，腹肚疼刺，冷热气泻，大便风秘，涩滞不通，妨饮食。深师紫苏子汤似非治疗脚气方剂，可能是《备急千金要方》传写之误。考湘东王萧子建字云立，齐武帝萧赜第二十一子，生于公元486年，母为宫人谢氏。永明八年即491年封湘东王。《南齐书·武帝》载：皇子子建为湘东王。癸巳，以监青冀二州军、行刺史事张冲为青、冀二州刺史。《南齐书·明帝》载：永泰元年春即公元498年3月诛河东王铉、临贺王子岳、西阳王子文、衡阳王子峻、南康王子珉、永阳王子珉、湘东王子建、南郡王子夏、桂阳王昭粲、巴陵王昭秀。《南齐书卷四十·列传第二十一》：湘东王萧子建字云立，世祖第二十一子也。母谢氏，无宠，世祖度为尼。高宗即位，使还母。子建，永泰元年见杀，年十三。由此推论，深师生活年代约为498—520年。《外台秘要》卷十八全部与卷十九部分专论脚气，王焘在继承《备急千金要方》基础上略加充实丰富脚气证治内容。然而，与深师治

疗脚气直接相关的内容仅只一条：唐侍郎大续命汤治手足挛急及不随，此方疗苦脚气上，又中风四肢壮热如火挛急，或纵不随，气冲胸中：当归、麻黄、防风各二两，川芎、桂枝、芍药、石膏、黄芩、人参、炙甘草各一两，生姜三两，杏仁四十枚，上十二味水煮分四服。深师同。考大续命汤应为范汪方，深师借治脚气。《备急千金要方》卷八诸风第二引范汪大续命汤曰：治与前大续命汤同，宜产妇及老小：麻黄、川芎各三两，干姜、石膏、人参、当归、桂枝、甘草各一两，杏仁四十枚，上九味咬咀水煮分三服。范汪云，此本张仲景方，欠两味。《外台秘要》名续命汤。《备急千金要方》卷八诸风第二除范汪大续命汤外，尚有二张大续命汤，一张大续命散。① 大续命汤治肝疠风猝然暗哑。根据古法用大小续命二汤通治五脏偏枯贼风：麻黄八两，石膏四两，桂枝、干姜、川芎各二两，当归、黄芩各一两，杏仁七十枚，荆沥一升，上九味咬咀水煮分四服。未瘥后服小续命汤。旧无荆沥，今增之，效如神。《千金翼方》有甘草。② 大续命汤治大风经脏，奄忽不能言，四肢垂曳，皮肉痛痒不自知：独活、麻黄各三两，川芎、防风、当归、葛根、生姜、桂枝、茯苓、附子、细辛、甘草各一两，上十二味咬咀水煮分五服。若初得病，便自大汗者，减麻黄，不汗者，依方；上气者，加吴茱萸二两，厚朴一两；干呕者，倍加附子一两；哕者，加橘皮一两；若胸中吸吸少气者，加大枣十二枚；心下惊悸者，加茯苓一两；若热者，可除生姜，加葛根。③ 大续命散治八风十二痹，偏枯不仁。手足拘急疼痛，不得伸屈；头眩不能自举，起止颠倒；或卧苦惊如堕地状，盗汗、临事不起，妇人带下无子。风入五脏，甚者恐怖，见鬼来收摄；或与鬼神交通，悲愁哭泣，忽忽欲走：麻黄、乌头、防风、桂枝、甘草、蜀椒、杏仁、石膏、人参、芍药、当归、葍茹、黄芩、茯苓、干姜各一两，上十五味捣筛酒服方寸匕。《外台秘要·脚气》所引深师大续命汤，主治中风手足挛急及不随，兼治脚气。深师大续命汤较范汪大续命汤多防风、芍药、黄芩三味。《备急千金要方·脚气》《外台秘要·脚气》记载深师治疗脚气有三方：增损肾沥汤，大续命汤，紫苏子汤。《医心方·脚气》无深师治疗脚气记载。增损肾沥汤源自胡洽，大续命汤源自范汪，均非创自深师。紫苏子汤似非治疗脚气之方。综上所述，有理由认为深师善治

脚气有名而无实。

《备急千金要方》《千金翼方》《外台秘要》《医心方》治疗脚气方剂，深师却用于治疗其他风证而非脚气。孙思邈治脚气首推三竹沥汤。《备急千金要方·脚气》：第一竹沥汤治两脚痹弱或转筋皮肉不仁，腹胀起如肿，按之不陷，心中恶，不欲食或患冷：竹沥五升，甘草、秦艽、葛根、黄芩、麻黄、防己、细辛、桂心、干姜各一两，茯苓三两，防风、升麻各一两半，附子二枚，杏仁五十枚，上十五味咬咀水煮分三服。《千金翼方·脚气》竹沥汤无茯苓、杏仁，有白术一两，治两脚痹弱或转筋，或皮肉胀起如肿而按之不陷，心中恶，不欲食，或患冷。第二大竹沥汤治猝中风口噤不能言，四肢缓纵，偏痹挛急，风经五脏，恍惚恚怒无常，手足不随：竹沥一斗四升，独活、芍药、防风、茵芋、甘草、白术、葛根、细辛、黄芩、川芎各二两，桂枝、防己、人参、石膏、麻黄各一两，生姜、茯苓各三两，乌头一枚，上十九味咬咀竹沥煮取四升，分六服。《千金翼方》此方去白术名大竹沥汤，主治同。第三竹沥汤治风毒入人五内，短气，心下烦热，手足烦疼，四肢不举，皮肉不仁，口噤不能言：竹沥一斗九升，防风、茯苓、秦艽各三两，当归、黄芩、人参、川芎、细辛、桂枝、甘草、升麻、麻黄、白术各二两，附子二枚，川椒一两，葛根五两，生姜八两，上十八味咬咀，竹沥煮取四升，分五服。《千金翼方》无川芎、生姜、黄芩、升麻、蜀椒、麻黄，有芍药、防己、通草，名又竹沥汤，主治同。《外台秘要·风口禁》引深师竹沥汤治卒中恶风噎倒闷，口噤不能语，肝厥：淡竹沥一斗，防风、葛根各一两，菊花、细辛、芍药、白术、当归、桂枝、通草、防己、人参各一两，炙甘草、附子、茯苓、玄参各一两，秦艽、生姜各二两，枫寄生三两，上十九味淡竹沥一斗煮取四升，分四服。深师竹沥汤即《备急千金要方·脚气》第二大竹沥汤加寄生、菊花、玄参、秦艽、附子、当归、通草七味，去独活、茵芋、黄芩、麻黄、乌头、川芎、石膏七味。主治口禁不语，兼可治脚气。《外台秘要·风口噤》引深师甘竹沥汤治卒中恶风噎倒闷，口噤不能语，肝厥；尸蹶死不识人，闭目，灸针不知痛，风狂，宜服此汤：甘竹沥一斗，生姜、防风、炙甘草各三两，防己、麻黄、人参、黄芩、白术、细辛、茵芋、秦艽、桂枝各一两，附子一枚，上十四味咬咀，以汤渍药令赤合竹沥煮取四升，分为四服。此方即《备急千金要方·脚气》第一竹沥汤去葛根、茯苓、升麻、

杏仁四味，加人参、白术、茵芋三味，主治口噤不语，兼可治脚气。《千金方衍义》：脚气多由湿着于经，是以首推竹沥汤次第三方，咸本南阳麻黄附子细辛汤而兼麻黄越婢及大小续命等方之制。以麻黄开卫，附子行经，细辛通痹，桂心走阴跷，杏仁达阳维，甘草解毒和中，干姜开痹逐湿，防己专治脚气，防风并疗贼风，黄芩兼除标热，升麻、葛根升提于上，秦艽、茯苓降泄于下；竹沥专化经络四肢痰湿，故于大续命中特采之名方，为脚气之首推。其第三方即于第二方中除去独活之风燥，茵芋之毒劣，防己之伤阴，石膏之伤阳；仍用第一方中附子，以监麻黄之散；升麻以载人参之功，秦艽以助芎、归之力，蜀椒以壮桂、附开痹之勋也。《医略大书》：附子补火扶阳以御寒，麻黄发表逐邪以开痹，桂心温经暖血，葛根解肌生津，防风疏腠理以散风，干姜温中和气以逐湿，甘草缓中和药，白术燥湿健脾，防己走血分泻湿气；热以防温药，竹沥滋津液养筋脉，以起痹弱，水煎温服，使外邪解散，则经气清和，而津液内充，痹弱可健，何脚气疼软之不瘳矣。

再如《外台秘要·中风》引《备急千金要方·脚气》风引汤治两脚疼痹肿或不仁拘急，屈不得行：麻黄、独活各二两，吴茱萸、秦艽、茯苓、桂枝、人参、细辛、干姜、防己、防风、川芎、附子、炙甘草各一两，石膏二两，杏仁六十枚，白术三两，上十七味咬咀，水煮分三服。小风引汤（胡洽名大风引汤）治中风腰疼痛脚弱：独活、防风、干姜（胡洽易桂枝）、当归、石斛（胡洽易黄芪）炙甘草各二两，茯苓、人参各三两，大豆二升，附子一枚，上十味水酒合煮分四服。胡洽云：南方治脚弱与此。别用升麻一两，半夏、芍药各二两，合十三味。本只有十味，减当归、石斛名小风引汤。《删繁方》无石斛，以疗肉极寒，肌肉变、舌萎，名曰恶风，腰痛脚弱。《外台秘要·历节风》卷十四引深师大风引汤治历节风大虚，手脚曲戾，或变狂走，或悲笑，言语错乱：茯苓、防风、当归、白前、干姜、炙甘草各二两，大豆一升，生姜、独活各三两，远志、附子、人参各一两，大枣三十枚，上十三味水煮分五服。《备急千金要方·脚气》十七味风引汤可能为孙思邈所制，《备急千金要方·脚气》十味风引汤即胡洽大风引汤，深师风引汤宗胡洽大风引汤加白前、远志、生姜，大枣去石斛或黄芪，借治历节风而非脚

气。考风引汤见于《金匮要略方论》，功能除热瘫痫：大黄、干姜、桂枝、甘草、石膏、龙骨、牡蛎、寒水石、滑石、赤石脂、白石脂、紫石英，上十二味捣筛，每服三指撮，井花水煮，温服一升。陈修园《医学三字经》曰：填窍方，宗金匮。《内经》云邪害空窍。《金匮》中有侯氏黑散、风引汤，驱风之中，兼填空窍。空窍满则内而旧邪不能容，外而新风不复入矣。喻嘉言曰：仲景取药积腹中不下，填窍以息风。后人不知此义，每欲开窍以出其风。究竟窍空而风愈炽，长此安穷哉？无名下士，煽乱后人见闻，非所谓一盲引众盲耶。然则，胡洽大风引汤及深师大风引汤已无填窍息风之意，而有祛风除痹之功。

又如《备急千金要方·脚气》引八风散治风虚面青黑土色，不见日月光，脚气痹弱准经，面青黑主肾，不见日月光主肝，宜补肾治肝：菊花三两，石斛、天雄各一两半，人参、附子、甘草各一两六铢，钟乳、山药、川断、黄芪、泽泻、麦冬、远志、细辛、龙胆、秦艽、石韦、菟丝子、牛膝、菖蒲、杜仲、茯苓、干地黄、柏子仁、蛇床子、防风、白术、干姜、草薢、山茱萸各一两，五味子、乌头，上三十三味捣筛酒服方寸匕，日三。引胡洽大八风散治诸缓风湿痹脚弱：巴戟天、黄芪、桂枝、细辛、天雄、草薢、肉苁蓉、牡荆子、山药、菊花、葳蕤、山茱萸、秦艽、黄芩、石斛、白术、矾石、厚朴、龙胆、人参、蜀椒各半两，附子、五味子各十八铢，菖蒲、茯苓、牛膝（千金翼作干姜）乌喙、远志各一两，川芎、白蔹、芍药各六铢，上三十一味捣筛酒服半寸匕，日三。《备急千金要方·诸风》卷八引大八风汤治风毒顽痹挛曳，手脚不遂，身体偏枯；或毒弱不任，或风入五脏，恍恍惚惚，多语善忘，有时恐怖；或肢节疼痛，头眩烦闷；或腰脊强直不得俯仰，腹满不食，咳嗽；或始遇病时猝倒闷绝，即不能语便失音，半身不随不仁沉重，皆由体虚恃少不避风冷所致：当归、五味子、升麻各一两半，乌头、黄芩、芍药、远志、独活、防风、川芎、麻黄、秦艽、石斛、人参、茯苓各一两，杏仁四十枚，黄芪、紫菀各一两，石膏一两，甘草、桂枝、干姜各二两，大豆一升，上二十三味㕮咀水酒合煮分四服。《千金翼方·中风第一》《外台秘要·风偏枯》均同《备急千金要方·诸风》引录。《备急千金要方·诸风》引八风散治八风十二痹，猥退半身不遂，历节疼痛，肌肉枯燥，皮肤瞤动，或筋缓急痛不

在一处。猝起目眩，失心恍惚，妄言倒错，身上瘰疬，面上起疱或黄汗出，更相染渍，或燥或湿，颜色乍赤乍白，或青或黑，角弓反张，乍寒乍热：麻黄、白术各一斤，羌活三斤，黄芩一斤五两，大黄半斤，瓜蒌根、甘草、栾荆、天雄、白芷、防风、芍药、天冬、石膏各十两，山茱萸、食茱萸、蹢躅各五升，茵芋十四两，附子三十枚，细辛、干姜、桂枝各五两，雄黄、朱砂、丹参各六两，上二十五味捣筛酒服方寸匕，初每日一服。《备急千金要方·诸风》小八风散治迷惑如醉，狂言妄语，惊悸恐怖，恍惚见鬼，喜怒悲忧，烦满颠倒，邑邑短气不得语，语则失忘。或心痛彻背，不嗜饮食，恶风不得去帷帐，时复疼热，恶闻人声，不知痛痒，身悉振摇，汗出，猥退，头重浮肿，抓之不知痛，颈项强直，口面㖞戾，四肢不随不仁偏枯，挛掣不得屈伸，悉主之方：天雄、当归、人参各五分，附子、天冬、防风、蜀椒、独活各四分，乌头、秦艽、细辛、白术、干姜各三分，麻黄、五味子、桔梗、山茱萸、柴胡、莽草、白芷各二分，上二十味捣筛酒服半方寸匕，渐至全匕，日三服，以身中觉如针刺状，药行也。八风散：《千金方衍义》：八风取义，专主八方风气之邪。《千金》推广侯氏黑散而立此方。方中菊花得金水之精英，补水以制火，益金以平木，专主虚风蕴热，《本经》治恶风湿痹者，以其能清血脉之邪，故黑散以之为君。细辛治百节拘挛，风湿痹痛；防风治大风头眩痛，恶风，风邪周身骨节疼痛；干姜逐湿痹，为菊花祛风之向导，导火之反间；白术治风寒湿痹；茯苓治逆气，散结痛，利小便，坚筋骨；人参补五脏，安精神，除邪气，退虚热，与白术、茯苓共济实脾杜风之功，方得《本经》除邪气之旨。其外，柏子仁除五湿，安五脏；麦门冬润燥涩，利结气；山药治伤中，补虚羸，除寒热邪气；菖蒲治风寒湿痹，通九窍；甘草治五脏六腑寒热邪气，即黑散中用桔梗之义；石斛治伤中，除湿痹；石韦治劳热邪气，癃闭不通；泽泻治风寒湿痹；龙胆治骨间寒热，即黑散中用黄芩之义；秦艽治寒湿风痹，肢节痛；草薢治骨节风寒湿周痹；远志除邪气，利九窍；乌、附、天雄统治诸风寒湿，痿躄拘挛膝痛，即黑散中用桂之义；续断续筋骨；菟丝续绝伤；牛膝治寒湿拘挛，不可屈伸，即黑散中用川芎之义；杜仲治腰脚痛，坚筋骨；干地黄治伤中，逐血痹；黄芪治大风癞疾，以助诸风药司开合之权，即黑散中用当归之义；蛇床除痹气，利

关节;山茱萸治心下邪气,逐寒湿痹;五味子与肉苁蓉并强阴益精气,即黑散中用牡蛎之义;钟乳安五脏,通百节,利九窍,即黑散中用矾石之义。盖矾石性涩辟垢,得冷即止,得热则下,服后禁忌热食,调理颇难,故取钟乳温涩利窍之品代用,药性虽殊,而功力与矾石不异也。大八风汤:张璐《千金方衍义》:方下见证,浑是湿着为患,故于续命方中兼取大秦艽汤之制,其妙用尤在黑大豆一味,及和酒煮服,为开发毒风脚气之捷径,亦量人元气用药之的诀。《外台秘要·风不仁》引深师八风汤主治风不仁,兼治五缓六急,不随下重,腹中雷鸣,失小便:防风、芍药、茯苓各二两,黄芪、当归、人参、干姜各三两,独活四两,炙甘草一两,大豆二升,附子一枚,上十一味水酒合煮分三服。深师八风汤师胡洽大八风散之意而改散为汤,药味少其力专,主治诸风不仁,兼治脚弱。其他尚有《备急千金要方·脚气》引胡洽茵芋酒治大风头眩重,目督无所见,或仆地气绝半日乃苏,口噤不开,半身偏死,拘急痹痛,不能动摇,历节肿痛,骨中酸疼,手不能上头,足不得屈伸,不能蹑履,行欲倾跛,皮中淫淫如有虫啄,疹痒搔之生疮,甚者狂走:茵芋、乌头、石南、附子、细辛、防风、女萎、桂枝、天雄、秦艽、防己各一两,蹲鸱二两,上十二味㕮咀酒渍,初服一合,日再,以微痹为度。《外台秘要·贼风》引深师茵芋酒治疗贼风湿痹,身体不能自动,四肢偏枯,火炙不热,骨节皆疼,手足不仁,皮中淫淫如有虫行,搔之生疮;瘾疹起手,不得上头。头眩瞑,甚者狂走;历节肿及诸恶风:茵芋、乌头、天雄、石南、女葳、附子、蹲鸱花、秦艽、木防己、防风各二两,上十味㕮咀,清酒渍,夏三日,春秋五日,冬七日。平旦服一合,不知稍增之可至二合,以意消息。深师茵芋酒即胡洽茵芋酒去细辛、桂枝两味,主治贼风湿痹,兼治四肢偏枯。《外台秘要·风不仁》引深师茵芋酒治新久风,体不仁屈曳或拘急肿,或枯焦皆主之,施连所增损方:茵芋、狗脊、蹲鸱花、乌头、附子二两,天雄一两,上六味酒渍,冬八九日,夏五六日,初服半合,不知增之,以知为度。《外台秘要》所引深师两张茵芋酒方,前一茵芋酒源自胡洽,后一茵芋酒源自施连。《备急千金要方·脚气》秦艽散治风无久新卒得不知人,四肢不仁,一身尽痛,偏枯不随,不能屈伸,洒洒寒热,头目眩,或口面㖞僻:秦艽、干姜、桔梗、附子各一两,天雄、当归、天

冬、人参、白术、川椒各十铢,乌头、细辛各十八铢,甘草、白芷、山茱萸、麻黄、前胡、防风、五味子各半两,上十九味捣筛酒服方寸匕,日三。此方源自胡洽,胡洽秦艽散无天冬、前胡,有莽草、桂枝、防己、萆薢、白蔹、黄芪为二十三味。张璐曰:此方即于内补石斛秦艽散加入甘草一味解毒和中,除去石斛、独活、桂枝、杜仲、莽草,药力精锐,故不须招揭内补之义。《备急千金要方·诸风》秦艽散治半身不遂、言语错乱、乍喜乍悲、角弓反张、皮肤风痒:秦艽、独活、黄芪、人参、菊花各二两,茵芋十八铢,防风、石斛、山茱萸、桂枝各二两半,附子、川芎、细辛、当归、五味子、甘草、白术、干姜、白鲜皮、麻黄、天雄、远志各一两,上二十二味捣筛酒服方寸匕,日再。此方源自胡洽,胡洽秦艽散有防己、乌头、蜀椒、莽草、萆薢、桔梗、白蔹,无独活、菊花、茵芋、石斛、川芎、白鲜皮、远志,上二十二味捣筛酒服方寸匕,日再,治同前。吴秦艽散治风注入肢体百脉,身肿,角弓反张,手足酸疼,皮肤习习,身体尽痛,眉毛堕落,耳聋惊悸,心满短气,魂志不定,阴下湿痒,大便有血,小便赤黄,五劳七伤:秦艽、蜀椒、人参、茯苓、牡蛎、细辛、瓜蒌根、麻黄各十八铢,干姜、附子、白术、桔梗、桂枝、独活、当归各一两,黄芩、柴胡、牛膝、天雄、石南、杜仲、莽草、乌头各半两,甘草、川芎、防风各一两半,上二十六味捣筛温酒服方寸匕,日三服。《外台秘要·贼风》引深师秦艽汤治贼风入腹,抢心拘急,四肢不随,腹满欲死:秦艽、桂枝、防风、黄芩、干姜、山茱萸、炙甘草,上气味水煮分再服。深师秦艽汤师胡洽而变化。《千金方衍义》曰:二方较风毒脚气门中秦艽散同异相半减。本麻黄附子细辛汤而兼侯氏黑散即排风汤等方之制。所加虽有不同,总皆随证辅佐,原非紧关所系,合参时退之机,宛得手提面命,敢不望空遥礼乎。除两方雷同者十四味,其余诸药如彼用茵芋此用莽草,彼用五味此用牡蛎,彼用石斛此用茯苓,彼用桔梗此用黄芪,彼用山茱萸此用杜仲,彼用菊花此用黄芩。但乌头、柴胡、瓜蒌、牛膝后方独多。药虽变换而功用大率不殊。

【简要结论】

① 深师,名竺潜,公元 424—453 年南北朝宋齐元嘉年间医家,僧人。②《隋书·经籍志》载《释僧深药方》三十卷,《旧唐书·经籍志》载释僧深撰

《僧深集方》三十卷,《新唐书·艺文志》载《僧深集方》三十卷。③《僧深集方》约成书于南北朝后期,公元536年以后,北宋以后亡佚。④《僧深集方》部分内容见于《备急千金要方》《外台秘要方》等。⑤《僧深集方》内容涵盖内、外、妇、儿以及五官各科。⑥ 深师从学支法存、仰道人、道洪等僧人。⑦《僧深集方》反映魏晋南北朝佛教与医学的融合。⑧ 深师善治脚气病有名无实。⑨《备急千金要方》《外台秘要》两书脚气门仅有深师借治脚气的增损肾沥汤、大续命汤三方,《医心方·脚气》无深师证治记载。⑩ 深师紫苏子汤治脚气喘息方剂,《太平惠民和剂局方》名苏子降气汤。

秦承祖医学研究

【生平考略】

秦承祖,南北朝刘宋时期太医令,著名医家,生卒未详。治病不分贫富,多效。《医说》:秦承祖不知何郡人也。性耿介有决断,当时名人咸所归伏而专好艺术,精于方药,不问贵贱皆治疗之。《隋书·经籍志》载有秦承祖著作五部:①《秦承祖药方》四十卷见三卷;② 秦承祖著《脉经》六卷;③《秦承祖本草》六卷;④ 秦承祖撰《偃侧人经》二卷;⑤ 秦承祖《偃侧杂针灸经》三卷;均佚。《旧唐书·经籍志》载有秦承祖著作两部:秦承祖撰《明堂图》三卷,秦承祖撰《药方》十七卷。《新唐书艺文志》载有秦承祖著作二部:① 秦承祖《药方》四十卷;②《明堂图》三卷。严世芸、李其忠据丹波康赖《医心方》辑佚秦承祖《药方》。

【学术贡献】

《秦承祖药方》学术贡献

① 杏仁丸治上气咳嗽:杏仁一升,干姜、细辛、紫菀、桂心各二两,上五味捣筛蜜丸如枣核,每服一枚。② 治大便难腹热连日欲死:甘遂、芫花、黄芩等分,上三物捣筛蜜丸如小豆,每服五丸。③ 治不得大便数日:作热汤着盆,人居其中,汤未冷则瘥;或灸下部后五分三十壮瘥,大良。④ 九虫丸治百虫:牙子、贯众、蜀漆、芜荑、雷丸、橘皮等分,上六物捣筛蜜丸如大豆,浆服三十丸,日二。⑤ 九虫散:藋芦、干漆各二两,贯众、野狼牙各一两,上四物捣筛为散,羊肉羹汁服一合,日三。⑥ 秦承祖论云:夫寒食之药,故实制作之英华,群方之领袖,虽未能腾云飞骨,练筋骨髓,至于辅生养寿,无所与让。然水所以载舟,亦所以覆舟;散所以护命,亦所以绝命。其有浮薄偏任之士,墙面轻信之夫,苟见一候之宜,不复量其夷险,故祸成不测,毙不旋踵。斯药之精微,非中才之所究也。玄晏雅材将冷,廪丘温为先,药性本一而二论硕反,今之治者唯当务寻其体性之本源,其致弊之由善候其盈缩,详诊其大渊采撮二家之意,以病者所便为节消息斟酌,可无大过。若偏执一论,常守不移,斯胶柱而弹琴,非善调之谓也。⑦ 茱萸汤治解散热势尽,肺冷鼻塞:蜀椒一升,甘草、干姜、术、桂心、茱萸各一两,上六味细切,煎汤分再服。⑧ 杏仁煎治服石咳嗽胆呕,胸中冷,先服散,散盛不得服热药:杏仁三十枚,白蜜六合,紫菀、干姜各一两,牛脂一升,上五味捣筛和以蜜,服如梧子一丸,日三。⑨ 豉酒治服石发不解或噤寒,或心痛心噤:美豉二升勿令有盐,熬令香,以三升清酒,投之一沸,滤取温服一升,小自温暖,令有汗意。若患热不可取汗者,但服之,不必期令汗也。⑩ 甘草汤治服石身体浮肿:炙甘草三两,栀子十四枚,上二物水煎分再服。赤肿贴治服石身肿:黄芩、吴茱萸各四两,鸡子四枚,上三物捣筛,以水一升,合鸡子白于器搅之,令沸出,染巾,贴肿上,温复易之,数十过。⑪ 三黄膏治服石发热疮:大黄、黄连、黄芩各二两,上三味苦酒渍制膏外敷。⑫ 治服石肌肤作疮:黄柏皮末下筛,鸡子白和如泥外敷。⑬ 芒硝丸治服石积热逆呕:芒硝、大黄、杏仁各三两,上三味捣筛,蜜丸服如梧子二丸,日二。⑭ 朴硝大黄煎治服石胃管中有燥粪大便难,身体发疮:大黄、朴硝各二两,水煮去滓煎丸,强者可顿吞,赢人中服。⑮ 黄连丸治服寒食散发大注下肠胃:黄连三升,乌梅百二十枚,上二物捣筛蜜丸如梧子,服二十丸,日可十服;病甚者一日可服三四百丸。⑯ 当归丸治服石散发。

【综合评述】

1.秦承祖奏置医学以广教授

秦承祖重视医学教育,刘宋时期,秦承祖奏置医学以广教授。《唐六典·卷十四》:医博士一人,正八品上;助教一人,从九品上。李林甫等注曰:晋代以上手医子弟代习者,令助教部教之。公元443年南北朝刘宋元嘉二十年,太医令秦承祖奏置医学以广教授,至三十年省。后魏有太医博士、助教。隋太医有博士二人,掌医。皇朝武德中,博士一人,助教二人;贞观中,减置一人,又置医师、医工佐之,掌教医生。医博士掌以医术教授诸生习《本草》《甲乙脉经》,分而为业:一曰体疗,二曰疮

283

肿,三曰少小,四曰耳目口齿,五曰角法。李林甫等注曰:诸医生既读诸经,乃分业教习,率二十人以十一人学体疗。三人学疮肿。三人学少小,二人学耳目口齿,一人学角法。体疗者,七年成;少小及疮肿,五年;耳目口齿之疾并角法,二年成。

2. 秦承祖擅针灸

据《隋书·经籍志》记载秦承祖经络针灸著作有《脉经》六卷,《偃侧人经》二卷,《偃侧杂针灸经》三卷。《旧唐书·经籍志》《新唐书·艺文志》均载秦承祖经络针灸著作《明堂图》三卷。考明堂为名的著作有①《神农明堂图》一卷,②《黄帝明堂偃人图》十二卷,③《黄帝十二经脉明堂五藏人图》一卷,④《明堂虾蟆图》一卷,⑤《明堂孔穴》五卷,⑥《明堂孔穴图》三卷,⑦《明堂孔穴图》三卷,⑧《黄帝明堂偃人图》十二卷,均无撰著人名氏。阮孝绪《七录》载《明堂流注》六卷,亡;⑨《明堂孔穴》二卷。已均无撰著人名氏。《医学正传》:丹溪治一妇人如痫,或作或辍,恍惚不省人事。一日略苏醒,诊视间忽闻床上有香气,继又无所知识。丹溪曰:气因血虚亦从而虚,邪因虚而入,理或有之。遂以秦承祖灸鬼法灸治,即愈。秦承祖灸鬼法治一切惊狂谵妄,逾垣上屋,骂詈不避亲疏等证。以病者两手大拇指,用细麻绳扎缚定,以大艾炷置于其中两介甲及两指角肉,四处着火,一处不着即无效,灸七壮神验。《证治准绳·杂病·颠》:秦承祖灸鬼法,以病者两手大拇指相并,用细麻绳扎缚定,以大艾炷骑缝灸之,甲及两指角肉,四处着火,一处不着即无效,灸七壮神验。同。《女科指掌》秦承祖灸鬼哭穴:病患两手拇指相并,线扎紧合缝处,半肉半甲间灸七壮,必要四人四角一齐默火方妙,孙真人有十三鬼穴。《幼幼心书》曰:秦承祖灸小儿胎痫、奶痫、惊痫、狐魅神邪及癫狂病,诸般医治不瘥者,以并两手大拇指,用软丝绳子缚之,灸三壮。艾炷着四处,半在甲上,半在肉上,四处尽烧。一处不烧,其疾不愈。神效不可量也。诸痫灸一壮,炷如小麦大。《急救广生集》:《秦承祖方》灸鬼法治一切惊狂谵语,逾垣上屋,骂詈不避亲疏等症。以病者两手大指,用细麻绳扎缚定,以大艾炷置于其中,两介甲及两指角肉四处着火,一处不着,即无效矣,七壮神妙。《续名医类案·颠狂》:王执中治一士,妄语无常,且欲打人,病数日矣。意其心疾,为灸百会,百会治心疾故也。又疑是鬼

邪,用秦承祖灸鬼邪法,并两手大拇指,用软帛绳急缚定,当肉甲相接处,灸七壮,四处皆着火而后愈。更有二贵人子,亦有此患,有医生亦为灸此穴而愈。《续名医类案·邪祟》:秦承祖灸孤鬼神邪及颠狂,诸般医治不瘥者,以并手两大拇指,用软丝绳急缚之,灸三壮,其炷着四处,半在甲上,半在肉上。四处尽一处不烧,其病不能得愈,神效不可量。小儿胎痫灸痫,一根据此法灸一壮,炷如小麦大。朱丹溪治一妇人如痫,或作或辍,恍惚不省人事。一日略苏醒,诊视,忽闻床上有香气,继又无所知识。朱曰:气因血虚,亦从而虚,邪因虚入,理或有之。遂以秦承祖灸鬼法灸治,病者哀告曰:我自去,我自去,我自去。即愈。《古今医案按·痫》:一妇人积怒嗜酒病痫,目上视,扬手掷足,筋牵喉响流涎,定则昏昧,腹胀疼,冲心头至胸大汗,病与痫间作,昼夜不息。此肝有怒邪,因血少而气独行,脾受刑,肺胃间久有酒痰为肝气所侮,郁而为痛。酒性喜动,出入升降,入内则痛,出外则痛。乘其入内之时用竹沥、姜汁、参、术膏等药甚多,痫痛间作无度;乘痛时灸大敦行间中脘,间以陈皮、芍药、甘草、川芎汤调膏与竹沥,服之无数。又灸大冲、然谷、巨阙及大指半甲肉,且言鬼怪,怒骂巫者,朱曰:邪乘虚而入理或有之,与前药佐以荆沥除痰,又用秦承祖灸鬼法哀告我自去,余证调理而安。《景岳全书·厥逆》:尸厥一证,乃外邪卒中之恶候。凡四时不正之气及山魔土煞五尸魔魅之属,皆是也。犯之者,忽然手足厥冷,肌肤寒栗,面目青黑,精神不守,或口噤妄言,痰涎壅塞,或头旋运倒,不省人事,即名飞尸卒厥,宜用针法,具见本经。若用艾灸,则无如秦承祖灸鬼法及华佗灸阳脱法为妙。凡用药之法,当知邪之所凑,必因气虚,故在本经即以左角之血余,用补五络之脱竭,其义可知。若此危急之际,非用参附回阳等药,何以挽回? 若果邪气壅盛,胸膈不清,则不得不先为开通,然后调理,宜不换金正气散、流气饮、葱姜汤、苏合丸之类酌而主之。《古今医统大全》称秦承祖灸鬼法:两手大指相并缚定,艾炷骑缝灸鬼哭穴令两甲角后肉四处着火,一处无火则不效。

《黄帝内经太素》曰:欲知背输,先度其两乳间中折之,更以他草度去其半已,即以两隅相柱也。乃举以度其背,令其一隅居上,齐脊大椎,两隅在下,当其下隅者,肺之输也,复下一度,心输也,复

下一度,右角肝输也,左角脾输也,复下一度,肾输也,是谓五脏之输,灸刺之度也。以上言量背输法也。经不同者,但人七尺五寸之躯虽小,法于天地无一经不尽也。故天地造化,数乃无穷,人之输穴之分,何可同哉?昔神农氏录天地间金石草木三百六十五种,法三百六十五日,济时所用。其不录者,或有人识用,或无人识者,盖亦多矣。次黄帝取人身体三百六十五穴,亦法三百六十五日。身体之上,移于分寸,左右差异,取病之输,实亦不少。至于《扁鹊灸经》取穴及名字,即大有不同。近代秦承祖《明堂》《曹子氏灸经》等,所承别本,处所及名亦皆有异。而除疴遣疾,又复不少,正可以智量之,适病为用,不可全言非也。而并为非者,不知大方之论。所以此之量法,圣人设教有异,未足怪之也。《外台秘要·明堂序》:夫《明堂》者黄帝之正经,圣人之遗教,所注孔穴,靡不指的。又皇甫士安,晋朝高秀,洞明医术,撰次《甲乙》,并取三部为定,如此则《明堂》《甲乙》,是医人之秘宝,后之学人,宜遵用之。不可苟从异说,致乖正理,又手足十二经,亦皆有俞,手足者阴阳之交会。血气之流通,外劳肢节,内连脏腑,是以原明堂之经,非自古之神解,孰能与于此哉,故立经以言疾之所由,图形以表孔穴之名处,比来有经而无图,则不能明脉俞之会合,有图而无经,则不能论百,则孔穴乖处,不可不详也。今依准《甲乙》正经,人长七尺五寸之身。《备急千金要方》云七尺六寸四分。今半之以为图,人长三尺七寸五分。《备急千金要方》云三尺八寸二分。其孔穴相去亦半之,五分为寸,其尺用古尺,其十二经脉,皆以五色作之,奇经八脉,并以绿色标记。诸家并以三人为图,今因十二经而尽图人十二身也。经脉阴阳,各随其类,故汤药攻其内,以灸攻其外,则病无所逃,知火艾之功,过半于汤药矣,其针法古来以为深奥,今人卒不可解。经云,针能杀生人,不能起死人。若欲录之,恐伤性命,今并不录针经,唯取灸法,其穴墨点者,禁之不宜灸,朱点者灸病为良,其注于明堂图人并可览之,《黄帝素问》孔穴原经脉,穷万病之所始,《九卷》《甲乙》及《千金方》、甄权、杨操等诸家灸法。虽未能远穷其理,且列流注及旁通,终疾病

之状尔。《旧唐志·经籍志》:杨上善《黄帝内经明堂类成》十三卷,阙。自序曰:臣闻星汉照回,五潢分其澜澳。荆巫滀水,九派泄其沦波。亦所以发神明之灵化,通乾坤之气象。人之秀异,得自中和。虽四体百节,必有攸系。而五藏六府,咸存厥司。在于十二经脉,身之纲领。是犹玉绳分晷,而寒暑不譬。金枢惣辔,而晦明是隔。至于神化所财,陶钧之妙。于形,乃细而运之者广。言命,则微而摄之者大。血气为其宗本,经络导其源流。呼吸运其阴阳,营卫通其表里。始终相袭,上下分驰。亦有谿谷荣输,井原经合。虚实相倾,躁静交竞。而昼夜不息,循环无穷。圣人参天地之功,测形神之理。贯穿秘奥,弘长事业,秋豪不遗。一言罕缪,教兴绝代。仁被群有,旧制此经,分为三卷。诊候交杂,窥察难明。支体奇经,复兴八脉。亦如沮漳沅澧,沔波于江汉。丰滴涝濡,分态于河宗。是以十二经脉,各为一卷。奇经八脉,复为一卷,合为十三卷焉。欲使九野区分,望修门而入郢。五音疏越,变混吹而归齐。且也是古非今,或成累气。殊流合济,无乖胜范。伏禀皇明,以宣后学。有巢在昔,而大壮成其栋宇。网罟犹秘,以明离照其佃渔。今乃成之。圣曰:取诸不远。然而轩丘所访,抑亦多门。《太素》陈其宗旨,《明堂》表其形见。是犹天一地二,亦渐通其妙物焉。

【简要结论】

① 秦承祖是南北朝刘宋太医令,著名医家,生卒未详。②《隋书·经籍志》载秦承祖医学著作有《药方》四十卷见三卷,秦承祖《本草》六卷,秦承祖撰《偃侧人经》二卷,秦承祖《偃侧杂针灸经》三卷;《七录》载秦承祖撰《脉经》六卷;均佚。③ 秦承祖于刘宋元嘉二十年奏置医学以广教授。④《医说》称秦承祖性耿介有决断,当时名人咸所归伏而专好艺术,精于方药。⑤《古今医统大全》称秦承祖发现鬼哭穴。⑥ 严世芸、李其忠据丹波康赖《医心方》辑佚秦承祖《药方》。⑦ 又据扬善上《黄帝内经太素》辑佚秦承祖《明堂》。⑧《晋唐医学研究》认为《三国两晋南北朝医学总集》所辑秦承祖《明堂》可能非是。

褚澄医学研究

【生平考略】

褚澄,字彦道,南北朝宋国阳翟(今河南省禹州市)人,南朝齐国建元479—480年间吴郡太守,官至左中尚书。祖父褚秀之刘宋太常,父褚湛之刘宋尚书左仆射,长兄褚渊南朝刘宋宰相及南齐开国元勋,弟褚炤刘宋国子博士。《南史》曰:澄字彦道,彦回弟也。初,湛之尚始安公主,薨,纳侧室郭氏,生彦回。后尚吴郡主,生澄。彦回事主孝谨,主爱之。湛之亡,主表彦回为嫡。澄尚宋文帝女庐江公主,拜驸马都尉。历官清显,善医术。建元中,为吴郡太守。百姓李道念以公事到郡,澄见谓曰:汝有重疾。答曰:旧有冷疾,至今五年,众医不差。澄为诊脉,谓曰:汝病非冷非热,当是食白瀹鸡子过多所致。令取苏一升煮服之。始一服,乃吐出一物,如升,涎裹之动,开看是鸡雏,羽翅爪距具足,能行走。澄曰:此未尽。更服所余药,又吐得如向者鸡十三头,而病都差,当时称妙。豫章王感病,高帝召澄为疗,立愈。寻迁左户尚书。彦回薨,澄以钱一万一千就招提寺赎高帝所赐彦回白貂坐褥,坏作裘及缨,又赎彦回介帻犀导及彦回常所乘黄牛。永明元年,为御史中丞袁彖所奏,免官禁锢,见原。迁侍中,领右军将军,以勤谨见知。澄女为东昏皇后,永元元年卒,追赠金紫光禄大夫。《南齐书·本传》曰:褚澄字彦道。初,湛之尚始安公主薨,纳侧室郭氏生渊,后尚吴郡公主生澄。渊事公主孝谨,主爱之。湛之亡,主表渊为嫡。澄尚宋文帝女庐江公主,拜驸马都尉。历官清显,善医术。建元中为吴郡太守。豫章王感疾,太祖召澄为治立愈,寻迁左民尚书。渊薨,澄以钱万十千就招提寺,赎太祖所赐渊白貂坐褥坏作裘及缨,又赎渊介帻犀导及渊常所乘黄牛。永明元年即公元483年癸亥为御史中丞袁彖所奏,免官禁锢,见原,迁侍中领右军将军,以勤谨见知,其年卒。澄女为东昏皇后,永元元年追赠金紫光禄大夫。时东阳徐嗣,妙医术。有一伧父冷病积年,重茵累褥,床下设炉火,犹不差。嗣为作治,盛冬月,令伧父髁身坐石上,以百瓶水,从头自灌。初

与数十瓶,寒战垂死,其子弟相守垂泣,嗣令满数。得七八十瓶后,举体出气如云蒸,嗣令床去被,明日,立能起行。云此大热病也。又春月出南篱门戏,闻笪屋中有呻吟声,嗣曰:此病甚重,更二日不治,必死。乃往视。一姥称举体痛,而处处有渍黑无数,嗣还煮升余汤送令服之,姥服竟,痛愈甚,跳投床者无数,须臾,所处皆拔出长寸许,乃以膏涂诸疮口,三日而复,云此名钉疽也。事验甚多,过于澄矣。褚澄著有《杂药方》《褚氏遗书》。《隋书·经籍志》载:《杂药方》一卷,《七录》有《杂药方》四十六卷;《杂药方》十卷。均无撰著人名氏。《旧唐书·经籍志》:褚澄撰《杂药方》十二卷。《新唐书·艺文志》:褚澄《杂药方》十二卷。《宋史·艺文志》:褚澄《褚氏遗书》一卷。

萧渊序曰:黄巢造变从乱,群盗发人冢墓,掘取金宝,遇大穴焉。方丈余,中环石十有八片,形制如椁,其盖六石,题曰有齐褚澄所归。启盖榨骨已蛇蚁所穴,环石内向,文本晓然。盗疑兵书,移置户外,视之弃去。先人偶见读彻,嘱邻乡慎护,明年具舟载归。欲送官以广其传,遭时兵革不息,先人亦不幸。遗命异物终当化去,神书理难久藏,其以褚石为吾棺椁之石。褚石隐则骸骨全,褚石或兴,吾名亦显。渊募能者调墨,治刻百本散之,余遵遗诫。先人讳广,字叔常,清泰二年(公元935年)五月十九日古扬萧渊序。萧渊吉州庐陵人,宁宗时襄州兵乱,借岳州为根本。有司辟为通判,摄州军,规画整肃,外压湖盗,内控江南,一时倚赖。释义堪序曰:靖康初,金人犯顺,群盗乘间,在处有之,去扬城北二十五里陈源桥有萧家,世居其间,盖贫不能自振矣。守一家甚勤,曰:吾十二世祖葬父于此。吾家冢凡数百,世世惟守此耳。盗疑其起家者富而浓葬,日夕窥之,二家因语人曰:吾十二世祖葬其父明经广叔常,用石刻秘经为椁,从治遗命也。已而不忍其枢有将废之兆,遂敕子孙世守之耳。窥者仍故,二家因会乡人启视之,漆棺如新。刻石十有九片,其一盖萧渊序也。乃移枢葬居侧而举石于门外,有告萧得埋宝者,遂纳石。于今予时持钵将为南岳之游,遇萧门结葬缘,适见其

事,谩录诸策,以俟能者。二年结制前五日卫国释义堪书。丁介跋曰:上《褚澄遗书》一卷,初得萧氏父子护其石而其书始全,继得僧义堪笔之纸而其书始全,今得刘继先锓之木而其书始传,亦可谓多幸矣。澄子彦通,河南阳翟人,宋武帝之甥,尚书左仆射湛之之子,庐江公主之夫,齐太宰侍中录尚书公渊之弟。仕宋,自驸马都尉遍历清显;仕齐,至侍中,领右军将军。永明元年卒,《南史》云永元元年卒,误也。东昏侯立其女为皇后,追赠金紫光禄太夫。实永元元年去其卒时已七十年矣。《褚氏遗书》题其赠官,岂萧广得其椁石,考之史传而附题于前乎。是书幽眇简切,多前人所未发,而岂徒哉。《问子篇》称建平王,当是澄妻之侄景素,其生子六,即延龄延年辈云。嘉泰元年日南至,甘泉寄士丁介跋。徐常吉曰:《尊生秘经》一卷,六朝时齐褚澄所著。唐末黄巢乱,发其冢之石刻,维扬人萧广手摹之,其书始传。《四库全书总目提要》曰:《褚氏遗书》一卷,旧本题南齐褚澄撰。澄字彦适,阳翟人,褚渊弟也。尚宋文帝女庐江公主,拜驸马都尉。入齐为吴郡太守,官至左民尚书。事迹具《南齐书·本传》。是书分受形、本气、平脉、津润、分体、精血、除疾、审微、辨书、问子十篇,大旨发挥人身气血阴阳之奥。《宋史》始著于录。前有后唐清泰二年萧渊序,云黄巢时群盗发冢,得石刻弃之,先人偶见载归,后遗命即以褚石为椁。又有释义堪序,云石刻得之萧氏冢中,凡十有九片,其一即萧渊序也。又有嘉泰元年丁介跋,称此书初得萧氏父子护其石而始全,继得僧义堪笔之纸而始存,今得刘义先锓之木而始传云云。考周密《癸辛杂识》,引其非男非女之身一条,则宋代已有此本,所谓刻于嘉泰中者,殆非虚语。其书于《灵枢》《素问》之理颇有发明,李时珍、王肯堂俱采用之。其论寡妇僧尼必有异乎妻妾之疗,发前人所未发。而论吐血便血饮寒凉百不一生,尤千古之龟鉴。疑宋时精医理者所著,而伪托澄以传。然其言可采,虽赝本不可废也。中颇论精血化生之理,所以辨病源、戒保啬耳。高儒《百川书志》列之房中类,则其误甚矣。按储泳祛疑说,称是书曰《尊生秘经》,故徐常吉从识其目。然近世传本未有以此题签者也。褚澄《杂药方》、《七录》作二十卷,《唐志》作十二卷,佚。褚氏著有《杂药方》二十卷及《褚氏遗书》,前者散佚;后书系唐代人整理而成,并于宋

嘉泰年间刊行。《四库全书提要》认为是宋时精医理者所著而委托澄以传。《隋书·经籍志》载《褚澄杂药方》二十卷,齐吴郡太守褚澄撰,亡。《褚氏遗书》旧题南齐褚澄编。本书系唐朝人从褚氏椁中发现石刻整理而成。宋嘉泰年间刊行流传。全书共受形、本气、平脉、精血、津润、分体、余疾、审微、辨书、问子十篇。本书收入《六醴斋医书》中。中国中医研究院馆藏日本延宝元年癸丑吉田四朗刻本补入。跋:上《褚澄遗书》一卷,初得萧氏父子护其石而其书始全,继得僧义堪笔之纸而其书始存,今得刘继先锓之木而其书始传,亦可谓多幸矣。是书幽眇简切,多前人所未发而岂徒哉。问子篇称建平王,当是澄之妻之景素,其生子六,即延龄延年辈。云嘉泰元年日南至甘泉寄士丁介跋。庐州卫武生郑道出示南齐褚澄遗书几十篇云:得之先世。故书中考之丁介跋尾,当是宋嘉泰初刘继先印本,字画完好如新,金读之既作而叹曰:予少时曾于《宋史·艺文志》见有是书目,又见《三元延寿》《居家必用》《养生纂要》诸书引用其说,往来京师,尝偏阅书肆博坊蓄书之家,求其全本无所得,迄今三十余年,始获经目。噫!古书之罕见于世,奚独此哉。史称澄善医术以勤谨见知,没于永明元年。观是书立论精诣,所谓邃于医而慎于术者非耶,褚氏子孙以其书入石殉葬,为不柄计其用心勤矣。意澄平时所自爱重,子孙遵其垂殁之言而慎藏之欤,虽其遗墓不幸为盗所发,遗书则幸因盗以传也,自是萧广载其石,广子渊复以纳圹,释义堪录诸策,刘继先又以入梓,更三数人之手始克流布当时,盖自永明至嘉泰初,上下七百二十余年,至于今又几何年,所著之书,久埋而复见,已弃而获存,几绝而仅有,若有神物相之者。殆与汲冢之《周书》、昭陵之《义贴》、石室之《阴符》,经佛龛之古文、苑事相类。欧阳子云:人之贤者传遂远,是固然矣。要之古今载籍,或传或否,皆不必。人未必皆贤,言未必皆粹。高文钜册,或散佚无闻,片褚尺素,或珍袭可考。金石有不足恃,而或出于破冢败壁之间;子孙有不可托而偶得于牧竖、偷儿之手。闷于前或彰于后,盛行于一时,或烟没于万世,莫不有数存焉耳。而物之聚散显晦固有时哉,然而非圣之书不经之谈,迂僻怪诞于事,无益且不可以为训,使有识者见之,必以覆酱瓿制帷帐而投之水火也。今犹不免加灾于木,增

垢于石，重为楮墨之费者何限，况乎书坊所刻，大率类家集以徼时名，褒程文以逐时好，日以浸广，求如萧广，冀之嗜古，良亦鲜矣，金于此尤所浩叹。窃谓是书，形气血脉之说，明切简备，庶几可为卫生之助。其平脉篇有曰：澄生当后世传其言而已尔，初决其秘，发悟后人，澄盖以其所得笔之于书，与天下后世共之也。岂若俚俗，医师规规然，因病处方，随证著论，以觊幸于万一者可及哉。呜呼！疾固尼父所慎医，亦事亲者所当知，因是书得之难，而欲其传之广，且久必有同区区余意者矣众，斯文之不泯也。正德丙寅春日西充马金谨序。跋褚氏遗书后：予赏观历代名医图，因有以知公之姓氏；选名医杂著药方，因有以知公之技能。今见所遗之书，则又有以知公之心术，默通造化妙用之理矣。《齐史》称褚澄望色辨证投剂如神，与卢扁华佗比肩，岂欺我哉！若夫是书之作，收藏显晦俱备于前后，序文载焉予不复赘。嘉靖四年春日滑台李暹德进谨跋。

【学术贡献】

《褚氏遗书》默通造化妙用之理

《褚氏遗书·受形》　男女之合，二情交畅，阴血先至，阳精后冲，血开裹精，精入为骨，而男形成矣；阳精先入，阴血后参，精开裹血，血入居本，而女形成矣。阳气聚面，故男子面重，溺死者必伏；阴气聚背，故女子背重，溺死者必仰。走兽溺死者，伏仰皆然。阴阳均至，非男非女之身，精血散分骈胎、品胎之兆，父少母老，产女必赢；母壮父衰，生男必弱。古之良工，首察乎此，补赢女先养血壮脾；补弱男则壮脾节色；赢女宜及时而嫁，弱男宜待壮而婚，此疾外所务之本，不可不察也。

《褚氏遗书·本气》　天地之气，周于一年，人身之气，周于一日。人身阳气以子中自左足而上，循左股、左手指、左肩、左脑、横过右脑、右肩、右臂手指、胁、足，则又子中矣；阴气以午中自右手心通右臂、右肩、横过左肩、左臂、左胁、左足外肾、右足、右胁，则又午中矣。阳气所历，充满周流，阴气上不过脑，下遗指趾，二气之行，昼夜不息，中外必偏。一为痰积壅塞，则痰疾生焉，疾证医候，统纪浩繁，详其本源。痰积虚耳，或痰聚上，或积恶中，遏气之流，艰于流转，则上气逆上，下气郁下，脏腑失常，形骸受害。暨乎！气本衰弱，运转难迟，或

有不周，血亦偏滞，风湿寒暑乘间袭之，所生痰疾，与痰积同。凡人之生，热而汗，产而易，二便顺利，则气之通也。阳虚不能运阴气，无阴气以清其阳，则易独治，而为热；阴虚不能运阳气，无阳气以和其阴，则阴独治，而为厥。脾以养气，肺以通气，肾以泄气，心以役气，凡脏有五，肝独不与，在时为春，在常为仁，不养不通，不泄不役，而气常生，心虚则气入而为荡，肺虚则气入而为喘，肝虚则气入而目昏，肾虚则气入而腰疼。四虚气人，脾独不与，受食不化，气将日微，安能有余以入其虚，乌乎？兹谓气之名理欤。

《褚氏遗书·平脉》　脉分两手，手分三部，隔寸尺者，命之曰关，去肘度尺曰尺，关前一寸为寸，左手之寸极上，右手之尺极下。男子阳顺，自下生上，故极下之地，右手之尺为受，命之根本。如天地未分，元气浑沌也。既受命矣，万物从土而出，惟脾为先，故尺上之关为脾，脾上生金，故关上之寸为肺，肺金生水，故自右手之寸，越左手之尺为肾，肾水生木，故左手尺上之关为肝，肝木生火，故关上之寸为心。女子阴逆自上生下，故极上之地，左手之寸为受命之根本，既受命矣，万物从土而出惟脾为先，故左手寸下之关之脾，脾土生金，故关下之尺为肺，肺金生水，故左手之尺越右手之寸为肾，肾水生木，故右手寸下之关为肝，肝木生火，故关下之尺为心。男子右手尺脉常弱，初生微眇之气也；女子尺脉常强，心大之位也，非男非女之身，感以妇人，则男脉应，动以男子则女脉顺指，不察乎此，难与言医。同化五，故胃为脾府，而脉从脾；同气通泄，故大肠为肺府，而脉从肺；同主精血，故膀胱为肾府，而脉从肾；同感交合，故小肠为心府，而脉从心；同以脉为窍，故胆为肝府，而脉从肝澄生当后世传其言而已，尔初决其秘，发悟后人者，非至神乎？体修长者脉疏，形侏儒者脉蹙，肥人如沉，而正沉者愈沉，瘦人如浮，而正浮者愈浮，未烛斯理，遏愈众疾，表里多名，呼吸定到，抑皆末也。世俗并传，兹得略云尔。

《褚氏遗书·津润》　天地定位，而水位乎中，天地通气，而水气蒸达，土润膏滋，云兴雨降，而百物生化。人肖天地，亦有水焉。在上为痰，伏皮为血，在下为精，从毛窍出为汗，从腹肠出为泻，从疮口出为水，痰尽死，精竟死，汗枯死，泻极死。水从疮口出不止，干即死。至于血充目则视明，充耳则

听聪,充四肢则举动强,充肌肤则身色白;溃则黑,去则黄,外热则赤,内热则上蒸喉,或下蒸大肠;为小窍,喉有窍,则咳血杀人,肠有窍则便血杀人,便血犹可止,咳血不易医。喉不停物,毫发必咳,血渗入喉,愈渗愈咳,愈咳愈渗,饮溲溺则百不一死,服寒凉则百不一生,血虽阴类,运之者,其和阳乎。

《褚氏遗书·分体》 耳、目、鼻、口、阴尻,窍也;臂、股、指、趾,肢也;双乳、外肾,关也;齿、发、爪、甲,余也;枝脂、旁趾,附也。养耳力者常饱,养目力者常瞑,养臂指者常屈伸,养股趾者常步履。夏脏宜冷,冬脏宜温,背阴肢末虽夏宜温,胸包心火虽冬难热,热作肿而窍塞,血不行而肢废;余有消长无疾,痛附有疾,痛无生死者疣瘤而已。

《褚氏遗书·精血》 余食五味,养髓、骨、肉、血、肌肤、毛发。男子为阳,阳中必有阴,阳之中数八,故一八而阳精升,二八而阳精溢。女子为阴,阴中必有阳,阳之中数七,故一七而阴血升,二七而阴血溢。阳精阴血皆饮食五味之实秀也。方其升也,智虑开明,齿牙更始,发黄者黑,筋弱者强,即其溢也。凡充身、肢体、手足、耳目之余,虽针芥之沥无有不下。凡子形肖父母者,以其精血尝于父母之身无所不历也。是以父一肢废,则子一肢不肖其父母,一目亏则一目不肖其母。然雌鸟牝兽无天癸而成胎者何也?鸟兽精血往来尾间也,精未通而御女以通其精,则五体有不满之处,异日有难状之疾。阴已痿而思色以降其精,则精不出,内败小便道涩,而为淋精;已耗而复竭之,则大小便道牵疼,愈疼则愈欲大小便,愈便则愈疼。女人天癸既至,十年无男子合则不调,未十年思男子合亦不调,不调则旧血不出,新血误行,或渍而入骨,或变而之肿,或虽合而难子。合男子多则涩枯虚人,产乳众则血枯杀人,观其精血思过半矣。

《褚氏遗书·除疾》 除疾之道,极其候证,询其嗜好,察致疾之由来,观时人之所患,则穷其病之始终矣。穷其病矣,外病疗内,上病救下,辨病藏之虚实,通病藏之母子,相其老壮,酌其浅深,以制其剂,而十全上功至焉。制剂独味,为上二味次之,多品为下。酸通骨,甘解毒,苦去热,咸导下,辛发滞当验之。药未验切戒,亟投大势,既去余势。不宜再药,修而肥者,饮剂丰赢而弱者受药减。用药如用兵,用医如用将,善用兵者,徒有车之功;善用药者,姜有桂之效。知其才智,以军付

之,用将之道也。知其方伎,以生付之,用医之道也。世无难治之疾,有不善治之医,药无难代之品,有不善代之人,民中绝命,断可识矣。

《褚氏遗书·审微》 疾有误凉而得冷,证有似是而实非,差之毫厘,损其寿命。《浮栗经·二气篇》曰:诸泻皆为热,诸冷皆为节,热则先凉藏,冷则先温血。《腹疾篇》曰:干痛有时当为虫,产余刺痛皆变肿。《伤寒篇》曰:伤风时疫湿暑宿痰,作疟作疹,俱类伤寒,时人多疟,宜防为疟。时人多疹,宜防作疹。春瘟夏疫,内证先出。中湿中暑,诚以苓术投之。发散剂吐汗下俱至此证,号宿痰失导,必肢废。嗟乎,病有微而杀人,势有重而易治,精微区别天下之良工哉。

《褚氏遗书·辨书》 尹彦成问曰:五运六气是邪非邪? 曰:大挠作甲子隶首,作数志岁月日时远近耳,故以当年为甲子岁,冬至为甲子月,朔为甲子日,夜半为甲子时,使岁月日时积一十百千万亦有条而不紊也。配以五行,位以五方,皆人所为也。岁月日时,甲子乙丑,次第而及天地五行,寒暑风雨,仓猝而变,人婴所气,疾作于身。气难预期,故疾难预定;气非人为,故疾难人测。推验多舛,拯救易误,俞扁弗议,淳华未稽,吾未见其是也。曰:《素问》之书,成于黄岐,运气之宗,起于《素问》。将古圣哲妄邪曰:尼父删经,三坟犹废,扁鹊卢出,虚医遂多,尚有黄岐之医籍乎,后书之托,名于圣哲也。曰:然则诸书不足信邪。曰:由汉而上有说无方,由汉而下有方无说,说不乖理,方不违义,虽出后学,亦是良师。固知君子之言不求贫朽,然于武成之策,亦取二三。曰:居今之世,为古之工,亦有道乎。曰:师友良医,因言而识变,观省旧典,假筌以求鱼。博涉知病,多诊识脉,屡用达药,则何愧于古人。

《褚氏遗书·问子》 建平王妃姬等皆丽而无子,择良家未笄女入御又无子。问曰:求男有道乎?澄对之曰:合男女必当其年,男虽十六而精通,必三十而娶;女虽十四而天癸至,必二十而嫁,皆欲阴阳气完实而后交合,则交而孕,孕而育,育而为子,坚壮强寿。今未笄之女,天癸始至,已近男色,阴气早泄,未完而伤,未实而动,是以交而不孕,孕而不育,育而子脆不寿,此王之所以无子也。然妇人有所产皆女者,有所产皆男者,大王诚能访求多男妇人谋置宫府,有男之道也。王曰:善。未

再,期生六男。夫老阳遇少阴,老阴遇少阳,亦有子之道也。

【综合评述】

1.《褚氏遗书》是《医话》体例

《褚氏遗书》凡受形、本气、平脉、津润、分体、精血、除疾、审微、辨书、问子等十章,内容类似医话。《四库全书总目提要》:是书分受形、本气、平脉、津润、分体、精血、除疾、审微、辨书、问子十篇,大旨发挥人身气血阴阳之奥。《宋史》始著于录。前有后唐清泰二年萧渊序,云黄巢时群盗发冢,得石刻弃之,先人偶见载归,后遗命即以褚石为椁。又有释义堪序,删定者,中丞公属子龙以润饰之。以友人谢廷正、张密皆博雅多识,使任旁搜覆校之役,而子龙总其大端。大约删者十之三,增者十之二。其评点俱仍旧观,恐有深意,不敢臆易云云。所谓文定者,光启之谥。所谓中丞公者,即国维也。今原书有刊版,而此本乃出传钞,并其评点失之。核其体例,较原书颇为清整。然农圃之事,本为琐屑,不必遽厌其详。而所资在于实用,亦不必以考核典故为优劣。故今仍录原书,而此本则附存其目焉云石刻得之萧氏冢中,凡十有九片,其一即萧渊序也。又有嘉泰元年丁介跋,称此书初得萧氏父子护其石而始全,继得僧义堪笔之纸而始存,今得刘义先锓之木而始传云云。考周密《癸辛杂识》,引其非男非女之身一条,则宋代已有此本,所谓刻于嘉泰中者,殆非虚语。其书于《灵枢》《素问》之理颇有发明,李时珍、王肯堂俱采用之。其论寡妇僧尼必有异乎妻妾之疗,发前人所未发。而论吐血便血饮寒凉百不一生,尤千古之龟鉴。疑宋时精医理者所著,而伪托澄以传。然其言可采,虽赝本不可废也。中颇论精血化生之理,所以辨病源、戒保啬耳。高儒《百川书志》列之房中类,则其误甚矣。

2.《褚氏遗书》名句颇多

《褚氏遗书》虽然文短但其间名句颇多。如《褚氏遗书·辨书》曰:师友良医,因言而识变,观省旧典,假筌以求鱼。博涉知病,多诊识脉,屡用达药,则何愧于古人。《名医类案》自序曰:予读《褚氏遗书》,有曰博涉知病,多诊识脉,屡用达药,尝抚卷以为名言。先师徐荣斋尝谓:博涉知病,多诊识脉,屡用达药,汝辈应铭于座右。兹摘录些许名句以备参悟。① 补羸女先养血壮脾,补弱男则壮脾节色。② 阳虚不能运阴气,无阴气以清其阳则易独治而为热;阴虚不能运阳气,无阳气以和其阴则阴独治而为厥。③ 胃为脾府而脉从脾,大肠为肺府而脉从肺,膀胱为肾府而脉从肾,小肠为心府而脉从心,胆为肝府而脉从肝。体修长者脉疏,形侏儒者脉蹙。④ 喉有窍则咳血杀人,肠有窍则便血杀人,饮溲溺则百不一死,服寒凉则百不一生。⑤ 夏脏宜冷,冬脏宜温,背阴肢末虽夏宜温,胸包心火虽冬难热。⑥ 合男子多则涩枯虚人,产乳众则血枯杀人。⑦ 制剂独味为上,二味次之,多品为下。药未验切戒亟投,大势既去,余势不宜再药。⑧ 用药如用兵,用医如用将。世无难治之疾,有不善治之医,药无难代之品,有不善代之人。⑨ 疾有误凉而得冷,证有似是而实非。诸泻皆为热,诸冷皆为节。热则先凉藏,冷则先温血。⑩ 干痛有时当为虫,产余刺痛皆变肿。⑪ 由汉而上有说无方,由汉而下有方无说。⑫ 说不乖理,方不违义,虽出后学,亦是良师。⑬ 师友良医,因言而识变,观省旧典,假筌以求鱼。⑭ 博涉知病,多诊识脉,屡用达药,则何愧于古人。⑮ 男虽十六而精通,必三十而娶;女虽十四而天癸至,必二十而嫁,皆欲阴阳气完实而后交合,则交而孕,孕而育,育而为子。⑯ 老阳遇少阴,老阴遇少阳,亦有子之道也。

【简要结论】

① 褚澄,字彦道,南朝刘宋阳翟(今河南省禹州市)人,吴郡太守,官至左中尚书。② 祖父褚秀之南朝刘宋太常,父褚湛之南朝刘宋尚书左仆射,长兄褚渊南朝刘宋宰相及南朝齐开国元勋,弟褚炤南朝刘宋国子博士。③ 褚澄尚南朝宋文帝女庐江公主,拜驸马都尉。④ 历官清显,善医术。⑤ 褚澄著有《杂药方》,惜佚。⑥ 褚澄《褚氏遗书》一卷得萧渊父子传世。⑦《褚氏遗书》博涉知病,多诊识脉,屡用达药为临床医者最高境界。⑧ 褚澄《褚氏遗书》始著录于《宋史·艺文志》,《四库全书总目提要》疑为宋时精医理者所著而伪托澄以传。

陶弘景医学研究

【生平考略】

陶弘景,字通明,自号华阳隐居,亦号山中宰相,谥贞白先生,公元456—536年南朝齐梁丹阳秣陵(今江苏省南京市)人。南朝齐梁时道教学者、炼丹家、医药学家。《梁书·陶弘景》曰:陶弘景字通明,丹阳秣陵人也。初,母梦青龙自怀而出,并见两天人手执香炉来至其所,已而有娠,遂产弘景。幼有异操。年十岁,得葛洪《神仙传》,昼夜研寻,便有养生之志。谓人曰:仰青云,睹白日,不觉为远矣。及长,身长七尺四寸,神仪明秀,朗目疏眉,细形长耳。读书万余卷。善琴棋,工草隶。未弱冠,齐高帝作相,引为诸王侍读,除奉朝请。虽在朱门,闭影不交外物,唯以披阅为务。朝仪故事,多取决焉。永明十年,上表辞禄,诏许之,赐以束帛。及发,公卿祖之于征虏亭,供帐甚盛,车马填咽,咸云宋、齐以来,未有斯事。朝野荣之。于是止于句容之句曲山。恒曰:此山下是第八洞宫,名金坛华阳之天,周回一百五十里。昔汉有咸阳三茅君得道,来掌此山,故谓之茅山。乃中山立馆,自号华阳隐居。始从东阳孙游岳受符图经法。遍历名山,寻访仙药。每经涧谷,必坐卧其间,吟咏盘桓,不能已已。时沈约为东阳郡守,高其志节,累书要之,不至。弘景为人,圆通谦谨,出处冥会,心如明镜,遇物便了,言无烦舛,有亦辄觉。建武中,齐宜都王铿为明帝所害,其夜,弘景梦铿告别,因访其幽冥中事,多说秘异,因著《梦记》焉。永元初,更筑三层楼,弘景处其上,弟子居其中,宾客至其下,与物遂绝,唯一家僮得侍其旁。特爱松风,每闻其响,欣然为乐。有时独游泉石,望见者以为仙人。性好著述,尚奇异,顾惜光景,老而弥笃。尤明阴阳五行,风角星算,山川地理,方图产物,医术本草。著《帝代年历》,又尝造浑天象,云修道所须,非止史官是用。义师平建康,闻议禅代,弘景援引图谶,数处皆成"梁"字,令弟子进之。高祖既早与之游,及即位后,恩礼逾笃,书问不绝,冠盖相望。天监四年,移居积金东涧。善辟谷导引之法,年逾八十而有壮容。深慕张良之为人,云

古贤莫比。曾梦佛授其菩提记,名为胜力菩萨。乃诣鄮县阿育王塔自誓,受五大戒。后太宗临南徐州,钦其风素,召至后堂,与谈论数日而去,太宗甚敬异之。大通初,令献二刀于高祖,其一名养胜,一名成胜,并为佳宝。大同二年,卒,时年八十五。颜色不变,屈申如恒。诏赠中散大夫,谥曰贞白先生,仍遣舍人监护丧事。弘景遗令薄葬,弟子遵而行之。《南史隐逸》:弘景母郝氏梦两天人手执香炉来至其所,已而有娠。以宋孝建三年景申岁夏至日生。幼有异操,年四五岁,恒以荻为笔,画灰中学书。至十岁,得葛洪《神仙传》,昼夜研寻,便有养生之志。谓人曰:仰青云,睹白日,不觉为远矣。父为妾所害,弘景终身不娶。及长,身长七尺七寸,神仪明秀,朗目疏眉,细形长额耸耳,耳孔各有十余毛出外二寸许,右膝有数十黑子作七星文。读书万余卷,一事不知,以为深耻。善琴棋,工草隶。未弱冠,齐高帝作相,引为诸王侍读,除奉朝请。虽在朱门,闭影不交外物,唯以披阅为务。朝仪故事,多所取焉。家贫,求宰县不遂。永明十年,脱朝服挂神武门,上表辞禄。诏许之,赐以束帛,敕所在月给茯苓五斤,白蜜二升,以供服饵。及发,公卿祖之征虏亭,供帐甚盛,车马填咽,咸云宋、齐以来未有斯事。于是止于句容之句曲山。恒曰:此山下是第八洞宫,名金坛华阳之天,周回一百五十里。昔汉有咸阳三茅君得道来掌此山,故谓之茅山。乃中山立馆,自号华阳陶隐居。人间书札,即以隐居代名。始从东阳孙游岳受符图经法,遍历名山,寻访仙药。身既轻捷,性爱山水,每经涧谷,必坐卧其间,吟咏盘桓,不能已已。谓门人曰:吾见朱门广厦,虽识其华乐,而无欲往之心。望高岩,瞰大泽,知此难立止,自恒欲就之。且永明中求禄,得辄差舛;若不尔,岂得为今日之事。岂唯身有仙相,亦缘势使之然。沈约为东阳郡守,高其志节,累书要之,不至。弘景为人员通谦谨,出处冥会,心如明镜,遇物便了。言无烦舛,有亦随觉。永元初,更筑三层楼,弘景处其上,弟子居其中,宾客至其下。与物遂绝,唯一家僮得至其所。本便马善射,晚皆不为,唯听吹笙而已。特

爱松风，庭院皆植松，每闻其响，欣然为乐。有时独游泉石，望见者以为仙人。性好着述，尚奇异，顾惜光景，老而弥笃。尤明阴阳五行、风角星算、山川地理、方图产物、医术本草，著《帝代年历》，以算推知汉熹平三年丁丑冬至，加时在日中，而天实以乙亥冬至，加时在夜半，凡差三十八刻，是汉历后天二日十二刻也。又以历代皆取其先姚母后配飨地只，以为神理宜然，硕学通儒，咸所不悟。又尝造浑天象，高三尺许，地居中央，天转而地不动，以机动之，悉与天相会。云修道所须，非止史官是用。深慕张良为人，云古贤无比。齐末为歌曰水丑木为梁字。及梁武兵至新林，遣弟子戴猛之假道奉表。及闻议禅代，弘景援引图谶，数处皆成梁字，令弟子进之。武帝既早与之游，及即位后，恩礼愈笃，书问不绝，冠盖相望。弘景既得神符秘诀，以为神丹可成，而苦无药物。帝给黄金、朱砂、曾青、雄黄等。后合飞丹，色如霜雪，服之体轻。及帝服飞丹有验，益敬重之。每得其书，烧香虔受。帝使造年历，至己巳岁而加朱点，实太清三年也。帝手敕招之，锡以鹿皮巾。后屡加礼聘，并不出，唯画作两牛，一牛散放水草之间，一牛着金笼头，有人执绳，以杖驱之。武帝笑曰：此人无所不作，欲学曳尾之龟，岂有可致之理。国家每有吉凶征讨大事，无不前以咨询。月中常有数信，时人谓为山中宰相。二宫及公王贵要参候相继，赠遗未尝脱时。多不纳受，纵留者即作功德。天监四年，移居积金东涧。弘景善辟谷导引之法，自隐处四十许年，年逾八十而有壮容。仙书云：眼方者寿千岁。弘景末年一眼有时而方。曾梦佛授其菩提记云，名为胜力菩萨。乃诣鄮县阿育王塔自誓，受五大戒。后简文临南徐州，钦其风素，召至后堂，以葛巾进见，与谈论数日而去，简文甚敬异之。天监中，献丹于武帝。中大通初，又献二刀，其一名善胜，一名威胜，并为佳宝。无疾，自知应逝，逆克亡日，仍为告逝诗。大同二年卒，时年八十一。颜色不变，屈申如常，香气累日，氛氲满山。遗令：既没不须沐浴，不须施床，止两重席于地，因所着旧衣，上加生裤裙及臂衣靺冠巾法服。左肘录铃，右肘药铃，佩符络左腋下。绕腰穿环结于前，钗符于髻上。通以大袈裟覆衾蒙首足。明器有车马。道人道士并在门中，道人左，道士右。百日内夜常然灯，旦常香火。弟子遵而行之。诏赠太中大夫，谥

曰贞白先生。弘景妙解术数，逆知梁祚覆没，预制诗云：夷甫任散诞，平叔坐论空。岂悟昭阳殿，遂作单于宫。诗秘在箧里，化后，门人方稍出之。大同末，人士竞谈玄理，不习武事，后侯景篡，果在昭阳殿。初，弘景母梦青龙无尾，自己升天，弘景果不妻无子。从兄以子松乔嗣。所著《学苑》百卷，《孝经论语集注》《帝代年历》《本草集注》《效验方》《肘后百一方》《古今州郡记》《图像集要及玉匮记》《七曜新旧术疏》《占候》《合丹法式》，共秘密不传，及撰而未讫又十部，唯弟子得之。《隋书·经籍志》载陶弘景医学著作有《陶隐居本草》十卷，陶弘景《本草经集注》七卷，陶弘景《补阙肘后百一方》九卷，亡。《陶氏效验方》六卷，《七录》作五卷。陶弘景尝曰：余祖世以来，务敦方药。本有《范汪方》一部，斟酌详用，多获其效。内护家门，旁及亲族。其有虚心告请者，不限贵贱，皆摩踵救之。凡所救活，数百千人。自余投缨宅岭，犹不忘此。日夜玩味，恒觉欣欣。今撰此三卷，并《效验方》五卷，又《补阙葛氏肘后》三卷。盖欲永嗣善业，令诸子侄，弗敢失坠，可以辅身济物者，孰复是先。《旧唐书·经籍志》：陶弘景撰《帝王年历》五卷，陶弘景撰《周氏冥通记》一卷，陶弘景撰。《草堂法师传》一卷，陶弘景注《老子》四卷，陶弘景撰《登真隐诀》二十五卷，陶弘景撰《真人水镜》十卷，陶弘景撰《握镜》一卷。

陶弘景《本草经集注》是《神农本草经》《名医别录》两书基础上进行整理，又增药三百六十五种。《本草经集注》序曰：隐居先生在乎茅山岩岭之上，以吐纳余暇，颇游意方技，览本草药性，以为尽圣人之心，故撰而论之。旧说皆称《神农本草经》，余以为信然。昔神农氏之王天下也，画易卦以通鬼神之情；造耕种以省煞害之弊；宣药疗疾以拯夭伤之命。此三道者，历群圣而滋彰。文王孔子，象象繇辞，幽赞人天。后稷伊芳尹，播厥百谷，惠被生民。岐皇彭扁，振扬辅导，恩流含气。并岁逾三千，民到于今赖之。但轩辕以前，文本未传，如六爻指垂，画象稼穑，即事成迹。至于药性所主，当以识识相因，不尔何由得闻。至乎桐雷，乃着在篇简。此书应与《素问》同类，但后人多更修饰之耳。秦皇所焚，医方卜术不预，故犹得全录。而遭汉献迁徙，晋怀奔进，文籍焚靡，千不遗一。今之所存，有此四卷，是其本经。所出郡县乃后汉

时制，疑仲景元化等所记。又有《桐君采药录》，说其华叶形色。《药对》四卷，论其佐使相须。魏晋以来，吴普李当之等，更复损益。或五百九十五，或四百卅一，或三百一十九。或三品混糅。冷热舛错，草石不分，虫兽无辨，且所主治，互有多少。医家不能备见，则识智有浅深。今辄苞综诸经，研括烦省。以《神农本经》三品，合三百六十五为主，又进《名医副品》亦三百六十五，合七百卅种。精粗皆取，无复遗落，分别科条，区畛物类，兼注名世用，土地所出，及仙经道术所须，并此序录，合为三卷。虽未足追踵前良，盖亦一家撰制。吾去世之后，可贻诸知音尔。《本草经集注》卷上叙药性之本源，诠病名之形诊，题记品录，详览施用之。《本草经集注》卷中叙玉石、草木三品，合三百五十六种。《本草经家住》卷下叙虫兽、果菜、米食三品，合一百九十五种，有名无实三条，合一百七十九种，合三百七十四种。上三卷，其中下二卷，药合七百卅种，各别有目录，并朱、墨杂书并子注。大书分为七：上药一百廿种为君，主养命以应天，无毒，多服久服不伤人。欲轻身益气，不老延年者，本《上经》。中药一百廿种为臣，主养性以应人，无毒、有毒，斟酌其宜。欲遏病补虚羸者，本《中经》。下药一百廿五种为佐使，主治病以应地，多毒，不可久服。欲除寒热邪气，破积聚愈疾者，本《下经》。三品合三百六十五种，法三百六十五度，一度应一日，以成一岁。倍其数，合七百卅名。本说如此。今案上品药性，亦皆能遣疾，但其势力和浓，不为仓卒之效，然而岁月将服，必获大益，病既愈矣，命亦兼申。天道仁育，故云应天。独用百廿种者，当谓寅、卯、辰、巳之月，法万物生荣时也。中品药性，治病之辞渐深，轻身之说稍薄，于服之者，祛患当速，而延龄为缓，人怀性情，故云应人。百廿种者，当谓午未申酉之月，法万物熟成。下品药性，专主攻击，毒烈之气，倾损中和，不可恒服，疾愈则止，地体收煞，故云应地。独用一百廿五种者，当谓戌亥子丑之月，兼以闰之，盈数加之，法万物枯藏时也。今合和之体，不必偏用，自随人患苦，参而共行。但君臣配隶，应依后所说，若单服之者，所不论耳。

《名医别录》非陶弘景著作。尚志钧辑校《名医别录》，旧题陶弘景撰，其实不然。《中国医籍考》曰：《隋书·经籍志》载陶氏撰《名医别录》三卷；《艺文略》作陶弘景撰，佚。陶氏弘景《本草经集注》，《七录》作七卷，佚。《唐书·于士宁传》曰：帝曰《本草》《别录》何为而二。对曰：班固唯记《黄帝内外经》，不载《本草》，至齐《七录》乃称之。世谓神农氏尝药以拯含物，而黄帝以前文本不传，以识相付。至桐雷乃载篇册，然所载郡县多在汉时，疑张仲景华佗窜记其语。《别录》者，魏晋以来，吴普、李当之所记。其言华叶形色，佐使相须，附经为说，故弘景合而录之。《嘉祐补注本草》曰：《本草》蘱是见于经录。然旧经才三卷，药只三百六十五种，至梁代陶隐居，又进《名医别录》，亦三百六十五种，因而注释，分为七卷。李时珍《本草纲目》曰：《神农本草》药分三品，计三百六十五种，以应周天之要。梁陶弘景复增汉魏以下名医所用药三百六十五种，谓之《名医别录》，凡七卷。首叙药性之源，论病名之诊。次分玉石一品，草一品，木一品，果菜一品，米食一品，有名未用三品，以朱书《神农》，墨书《别录》，进上梁武帝。其书颇有裨补，亦多谬误。按据《隋志》《名医别录》与《本草经某注》，各自单行。而若《别录》，唯著陶氏撰，不审其果为弘景否。查《证类本草》五石脂、女萎、雷丸、玄石，弘景《集注》所引《别录》之文，与黑字所记不异。苏敬《新修本草》注曰：梁《七录》有《神农本草》三卷，陶据此以《别录》加之为七卷。《开宝重定本草》序曰：三坟之书，神农预其一。百药既辨，《本草》存其录。旧经三卷，世所流传。《名医别录》互为编纂，至梁贞白先生陶景乃以《别录》参其本书，朱墨杂书，时谓明白。又曰白字为神农所说。黑字为名医所传。《嘉祐补注本草》曰：凡陶隐居所进者，谓之《名医别录》云。考弘景序称进《名医副品》三百六十五则，似《别录》与《副品》为一矣。而《别录》之文，苏敬《新修本草》所引四十则，李珣《海药本草》所引二则，全然与黑字所记不同，则似《别录》非《副品》矣。盖弘景之撰《本草经集注》，就《名医别录》中摭三百六十五品以副旧经之数而别录之。书至唐有单行，苏敬李珣辈犹得见之。乃以弘景采药之余，有可备施用者，故收入注中，是其文所以与黑字所记不同也。《名医副品》本自《别录》中所采记，而《别录》不是成乎弘景之手。《隋志》所谓陶氏别是一人，《艺文略》直题陶弘景集，李时珍以《本草经集注》为《名医别录》，其说并误矣。陶弘景《本草经集注》辑录《神农本草经《名医别录》各三百六十五种,合计七百三十种。尚志钧《名医别录》辑校本,陶弘景《本草经集注》的内容,三百六十五种系陶弘景录自《名医别录》。《名医别录》原书的收药数目,应该在七百三十种以上。《名医别录》非陶弘景所撰,现存此书条文经过陶弘景整理编纂。原书最初以"附经为说"的形式出现,不仅就《本经》药物增补内容,还新增药物条文,即所谓"名医副品",成为《本经》早期重要集注增补本。陶弘景《本草经集注》序曰:以《神农本草经》三品,合三百六十五种为主,又进《名医副品》亦三百六十五种,合七百三十种。可见《本草经集注》是《神农本草经》《名医副品》两书合编而成。《开宝本草》序言:梁贞白先生陶弘景乃以《名医别录》参其《神农本草经》,朱墨杂书,时谓明白。又曰:白字为神农所说,黑字为《名医》所传。《嘉祐补注本草》总叙曰:旧经才三卷,药止三百六十五种。至陶隐居又进《名医别录》,亦三百六十五种。因而注释分为七卷。又曰:凡陶隐居所进者谓之《名医别录》云。考弘景序称进《名医副品》三百六十五则,似《别录》与《副品》为一矣。而《别录》之文,苏敬《新修本草》所引四十则,李珣《海药本草》所引二则,全然与黑字所记不同。则似《别录》非《副品》矣。盖弘景之撰《本草经集注》,就《名医别录》中撷三百六十五品以副旧经之数而别录之。书至唐有单行,苏敬、李珣辈犹得见之。乃以弘景采录之余,有可备施用者,故收入注中,是其文所以与黑字所记不同也。《名医副品》本自《别录》中所采记,而《别录》不是成乎弘景之手。《隋志》所谓陶氏别是一人,《艺文略》直题陶弘景集,李时珍以《本草经集注》为《名医别录》,其说并误矣。

【学术贡献】

《本草经集注》本草学贡献巨大

1.《本草经集注》玉石部药物扩大《神农本草经》玉石部药物治疗范围

玉屑 味甘性平,无毒。主治:① 胃中热;② 喘息;③ 烦满;④ 口渴;⑤ 久服轻身长年。

玉泉 味甘性平,无毒。功效:① 柔筋强骨;② 安魂魄;③ 长肌肉;④ 益气;⑤ 利血脉;⑥ 明耳目。主治:① 五脏百病;② 妇人带下十二病;③ 气癃;④ 久服耐寒暑,轻身长年。

丹砂 味甘性寒,无毒。功效:① 益养精神;② 安魂魄;③ 益气;④ 明目;⑤ 通血脉;⑥ 止烦满;⑦ 悦泽人面;⑧ 杀精魅恶鬼。主治:① 五脏百病;② 中恶;③ 腹痛;④ 消渴;⑤ 毒气;⑥ 疥瘘;⑦ 诸疮;⑧ 久服通神明不老。

水银 功效:① 杀皮肤虫蝨;② 堕胎;③ 除热。主治:① 疥瘙;② 痂疡;③ 白秃。

空青 味甘性寒,无毒。功效:① 明目;② 利九窍;③ 通血脉;④ 养精神;⑤ 益肝气;⑥ 去肤翳;⑦ 止泪出;⑧ 利水道;⑨ 下乳汁;⑩ 通关节;⑪ 破坚积。主治:① 青盲;② 耳聋;③ 目赤痛;④ 久服轻身延年不老,令人不忘。

曾青 味酸性寒,无毒。功效:① 补不足;② 盛阴气;③ 止泪出;④ 利关节;⑤ 通九窍;⑥ 破癥坚;⑦ 养胆;⑧ 除寒热;⑨ 止烦渴;⑩ 杀白虫。主治:① 目痛;② 风痹;③ 头风;④ 脑中寒;⑤ 积聚。

白青 味甘性平,无毒。功效:① 明目;② 利九窍;③ 令人吐;④ 杀诸毒三虫。主治:① 耳聋;② 心下邪气。

扁青 味甘性平,无毒。功效:① 明目;② 破积聚;③ 解毒气;④ 利精神;⑤ 益精。主治:① 目痛;② 折跌痈肿;③ 金创不瘳;④ 寒热风痹;⑤ 茎中百病。

石胆 味酸性寒,有毒。功效:① 明目;② 令有子;③ 散癥积。主治:① 目痛;② 金创;③ 痫痉;④ 女子阴蚀痛;⑤ 石淋;⑥ 寒热;⑦ 崩中下血;⑧ 诸邪毒气;⑨ 咳逆上气;⑩ 鼠瘘恶疮。

云母 味甘性平,无毒。功效:① 除邪气;② 安五脏;③ 益子精;④ 明目;⑤ 下气;⑥ 坚肌;⑦ 续绝;⑧ 补中;⑨ 悦泽。主治:① 身皮死肌;② 中风寒热;③ 五劳七伤;④ 虚损少气;⑤ 痢。

朴硝 味苦性寒,无毒。功效:① 破留血;② 推陈致新。主治:① 寒热邪气;② 六腑积聚;③ 结固留癖;④ 胃中食饮热结;⑤ 闭绝;⑥ 停痰痞满。

硝石 味苦性寒,无毒。功效:① 涤去蓄结饮食;② 推陈致新;③ 除邪气;④ 利小便。主治:① 五脏积热;② 胃胀闭;③ 五脏十二经脉百二十疾;④ 暴伤寒;⑤ 腹中大热;⑥ 烦满消渴;⑦ 瘘蚀;⑧ 疮。

矾石 味酸性寒,无毒。功效:① 坚骨齿;

② 除骨髓固热;③ 去鼻中息肉。主治:① 寒热;② 泄痢;③ 白沃;④ 阴蚀;⑤ 恶疮;⑥ 目痛。

芒硝 味辛性寒。功效:① 除邪气;② 破留血;③ 通经脉;④ 利大小便;⑤ 利月水;⑥ 破五淋;⑦ 推陈致新。主治:① 五脏积聚;② 久热;③ 胃闭;④ 腹中痰实结搏。

滑石 味甘性寒,无毒。功效:① 利小便;② 荡胃中积聚寒热;③ 益精气;④ 通九窍六腑津液;⑤ 去留结;⑥ 止渴;⑦ 令人利中。主治:① 身热;② 泄澼;③ 女子乳难;④ 癃闭。

紫石英 味甘性温,无毒。功效:① 补不足;② 补心气不足;③ 定惊悸;④ 安魂魄;⑤ 填下焦;⑥ 除胃中久寒;⑦ 散痈肿;⑧ 令人悦泽。主治:① 心腹咳逆邪气;② 女子风寒在子宫;③ 绝孕十年无子;④ 上气;⑤ 心腹痛;⑥ 寒热;⑦ 邪气结气;⑧ 消渴。

白石英 味甘性温,无毒。功效:① 益气;② 除风湿痹;③ 下气;④ 利小便;⑤ 补五脏;通日月光。主治:① 消渴;② 阴痿不足;③ 咳逆;④ 胸膈间久寒;⑤ 肺痿。

青石脂、赤石脂、黄石脂、白石脂、黑石脂 味甘性平。主治:① 黄疸;② 泄痢;③ 肠澼脓血;④ 阴蚀;⑤ 下血赤白;⑥ 邪气;⑦ 痈肿;⑧ 疽痔;⑨ 恶疮;⑩ 头疡;⑪ 疥瘙。五石脂各随五色补五脏。

青石脂 味酸性平,无毒。功效:① 养肝胆气;② 明目。主治:① 黄疸;② 泄痢;③ 肠澼;④ 女子带下百病;⑤ 疽痔;⑥ 恶疮。

赤石脂 味甘性温,无毒。功效:① 养心气;② 明目;③ 益精;利小便。主治:① 腹痛;② 泄澼;③ 下痢赤白;④ 痈疽;⑤ 疮痔;⑥ 崩中漏下;⑦ 产难;⑧ 胞衣不出。

黄石脂 味苦性平,无毒。功效:① 养脾气;② 安五脏;③ 调中;④ 去白虫;⑤ 除黄疸。主治:① 泄痢;② 肠澼;③ 下脓血;④ 痈疽;⑤ 诸虫。

白石脂 味甘性平,无毒。功效:① 养肺气;② 浓肠;③ 补骨髓;④ 止腹痛;⑤ 下水。主治:① 五脏惊悸不足;② 心下烦;③ 小肠澼热;④ 溏便脓血;⑤ 崩中漏下;⑥ 赤白沃;⑦ 痈疽;⑧ 疮痔。

黑石脂 味咸性平,无毒。功效:① 养肾气;② 强阴。主治:① 阴蚀;② 疮;③ 肠澼;④ 泄痢;⑤ 口疮;⑥ 咽痛。

太一禹余粮 味甘性平,无毒。功效:除邪气。主治:① 咳逆上气;② 癥瘕;③ 血闭;④ 漏下;⑤ 肢节不利;⑥ 大饱绝力身重。

禹余粮 味甘性寒,无毒。主治:① 咳逆;② 寒热;③ 烦满;④ 下利赤白;⑤ 血闭;⑥ 癥瘕;⑦ 大热;⑧ 小腹痛结;⑨ 烦疼。

金屑 味辛性平,有毒。功效:① 镇精神;② 坚骨髓;③ 通利五脏;④ 除邪气;⑤ 解毒。

银屑 味辛性平,有毒。功效:① 安五脏;② 定心神;③ 止惊悸;④ 除邪气。

雄黄 味苦性寒,有毒。功效:① 杀精物恶鬼;② 除邪气;③ 杀百虫;④ 胜五兵;⑤ 杀诸蛇虺毒;⑥ 解藜芦毒;⑦ 悦泽人面。主治:① 毒肿;② 寒热;③ 鼠瘘;④ 恶疮;⑤ 痈疽;⑥ 痔疮;⑦ 死肌;⑧ 疥虫;⑨ 蟨疮;⑩ 目痛;⑪ 鼻中息肉;⑫ 绝筋;⑬ 破骨;⑭ 百节大风;⑮ 积聚;⑯ 癖气;⑰ 中恶;⑱ 腹痛;⑲ 鬼疰。

雌黄 味辛性平,有毒。主治:① 恶疮;② 头秃;③ 痂疥;杀毒虫虱;④ 身痒;⑤ 邪气;⑥ 诸毒蚀;⑦ 鼻中息肉;⑧ 下部蟨疮;⑨ 身面白驳;⑩ 皮肤死肌;⑪ 恍惚邪气;⑫ 解蜂蛇毒。

石钟乳 味甘性温,无毒。功效:① 明目;② 益精;③ 安五脏;④ 通百节;⑤ 利九窍;⑥ 下乳汁;⑦ 益气;⑧ 补虚损;⑨ 强阴。主治:① 咳逆上气;② 脚弱疼冷;③ 下焦伤竭。

殷孽 味辛性温,无毒。主治:① 烂伤;② 瘀血;③ 泄痢;④ 寒热;⑤ 鼠瘘;⑥ 癥瘕;⑦ 结气;⑧ 脚冷疼弱。

孔公孽 味辛性温,无毒。功效:① 利九窍;② 下乳汁。主治:① 伤食不化;② 邪结气;③ 恶疮;④ 痈疽;⑤ 瘘痔;⑥ 男子阴疮;⑦ 女子阴蚀;⑧ 伤食病;⑨ 恒欲眠睡。

石脑 味甘性温,无毒。功效:① 安五脏;② 益气。主治:① 风寒;② 虚损;③ 腰脚疼痹。

石硫黄 味酸性温,有毒。功效:① 坚筋骨;② 除头秃;③ 止血;④ 杀疥虫。主治:① 妇人阴蚀;② 痈疽;③ 痔;④ 恶血;⑤ 心腹积聚;⑥ 邪气冷癖在胁;⑦ 咳逆上气;⑧ 脚冷疼弱无力;⑨ 鼻衄;⑩ 恶疮;⑪ 下部蟨疮。

磁石 味辛性寒,无毒。功效:① 除大热;② 养肾脏;③ 强骨气;④ 益精;⑤ 除烦;⑥ 通关节;⑦ 消痛肿。主治:① 周痹风湿;② 肢节中痛;③ 不可持物;④ 洗洗酸痛;⑤ 烦满;⑥ 耳聋;⑦ 鼠瘘;⑧ 颈核;⑨ 喉痛;⑩ 小儿惊痫。

凝水石 味辛性寒,无毒。主治:① 身热;② 腹中积聚邪气;③ 皮中如火烧烂;④ 时气热盛;⑤ 五脏伏热;⑥ 胃中热;⑦ 烦满;⑧ 口渴;⑨ 水肿;⑩ 少腹痹。

石膏 味辛性寒,无毒。功效:① 除邪鬼;② 除时气;③ 解肌发汗。主治:① 中风寒热;② 心下逆气;③ 惊悸;④ 喘息;⑤ 口干舌焦;⑥ 腹中坚痛;⑦ 头痛;⑧ 身热;⑨ 三焦大热;⑩ 皮肤热;⑪ 肠胃膈热;⑫ 消渴;⑬ 烦逆;⑭ 腹胀;⑮ 暴气喘息;⑯ 咽热;⑰ 产乳;⑱ 金疮。

阳起石 味咸微温,无毒。功效:① 补不足;② 去臭汗;③ 消水肿。主治:① 崩中漏下;② 破子藏中血;③ 癥瘕结气;④ 寒热腹痛;⑤ 无子;⑥ 阴阳痿不合;⑦ 男子茎头寒;⑧ 阴下湿痒。

玄石 味咸性温,无毒。主治:① 惊痫;② 绝孕;③ 少腹寒痛;④ 少精;⑤ 身重。

理石 味辛性寒,无毒。功效:① 益精;② 明目;③ 破积聚;④ 除荣卫大热;⑤ 解烦毒;⑥ 去三虫。主治:① 身热;② 利胃;③ 烦燥;④ 结热;⑤ 消渴;⑥ 中风痿痹。

长石 味辛性寒,无毒。功效:① 利小便;② 通血脉;③ 明目;④ 去翳眇;⑤ 去三虫;⑥ 杀蛊毒;⑦ 下气;⑧ 除胁肋肺间邪气。主治:① 身热;② 胃中结气;③ 四肢寒厥;④ 消渴。

绿青 味酸性寒,无毒。功效:益气。主治:① 衄鼻;② 泄痢。

铁落 味辛性平,无毒。功效:① 除胸膈热气;② 去黑子。主治:① 风热;② 恶疮;③ 疡疽;④ 疮痂;⑤ 皮肤疥气;⑥ 食不下;⑦ 心烦。

铁 功效:① 坚肌;② 耐痛。

生铁 微寒。主治:① 下部;② 脱肛。

钢铁 味甘性平,无毒。主治:① 金疮;② 烦满;③ 热中;④ 胸膈气塞;⑤ 食不化。

铁精 性平微温。功效:① 明目;② 定心气;③ 除颏。主治:① 惊悸;② 小儿风痫;③ 脱肛。

铅丹 味辛性寒。功效:① 除热;② 下气。主治:① 咳逆;② 胃反;③ 惊痫;④ 癫疾;⑤ 小便频;⑥ 毒热;⑦ 脐挛;⑧ 金疮溢血。

青琅玕 味辛性平。主治:① 身痒;② 火疮;③ 痈疡;④ 白秃;⑤ 疥瘙;⑥ 死肌;⑦ 浸淫。

肤青 味辛性平,无毒。主治:① 蛊毒;② 蛇毒;③ 菜肉诸毒;④ 恶疮。

礜石 味辛性热,有毒。功效:① 除热;② 明目;③ 下气;④ 益肝气;⑤ 破积聚。主治:① 寒热;② 鼠瘘;③ 蚀疮;④ 死肌;⑤ 风痹;⑥ 腹中坚癖;⑦ 邪气;⑧ 膈热;⑨ 消渴;⑩ 痼冷腹痛;⑪ 鼻中息肉。

方解石 味苦性寒,无毒。功效:① 通血脉;② 去虫毒。主治:① 胸中留热;② 结气;③ 黄疸。

苍石 味甘性平,有毒。功效:① 下气;② 杀飞禽鼠。主治:① 寒热;② 瘘蚀。

土阴孽 味咸,无毒。主治:① 妇人阴蚀;② 大热;③ 干痂。

代赭 味苦性平,无毒。功效:① 杀精物恶鬼;② 驱腹中毒邪;③ 堕胎;④ 养血气;⑤ 除五脏血脉热。主治:① 鬼疰;② 贼风;③ 虫毒;④ 带下百病;⑤ 产难;⑥ 胞衣不出;⑦ 血痹;⑧ 血瘀;⑨ 惊气入腹;⑩ 阴痿不起。

卤咸 味苦性寒,无毒。功效:① 除邪;② 吐下蛊毒;③ 柔肌肤;④ 去五脏肠胃留热;⑤ 明目。主治:① 大热;② 消渴;③ 狂烦;④ 结气;⑤ 心下坚;⑥ 食已呕逆;⑦ 喘满;⑧ 目痛。

戎盐 味苦咸性寒,无毒。功效:① 明目;② 益气;③ 坚肌骨;④ 去虫毒。主治:① 心腹痛;② 溺血;③ 吐血;④ 齿舌血出;⑤ 目痛。

大盐 味咸性寒,无毒。主治:① 肠胃结热;② 喘逆;③ 胸中热。

特生礜石 味甘性温,有毒。功效:① 明目;② 利耳;③ 破坚结;④ 杀百虫恶兽。主治:① 腹内绝寒;② 鼠瘘。

白垩 味苦性温,无毒。主治:① 女子寒热;② 癥瘕;③ 月闭;④ 积聚;⑤ 阴肿痛;⑥ 漏下;⑦ 无子;⑧ 泄痢。

粉锡 味辛性寒,无毒。功效:① 杀三虫;② 堕胎。主治:① 伏尸;② 毒螫;③ 恶疮;④ 鳖瘕;⑤ 小便频。

锡铜镜鼻 主治:① 女子血闭;② 癥瘕;③ 伏肠;④ 绝孕;⑤ 伏尸;⑥ 邪气。

铜弩牙 主治:① 难产;② 血闭;③ 月水不通;④ 阴阳隔塞。

金牙　味咸，无毒。主治：① 鬼疰；② 毒虫；③ 诸疰。

锻石灰　味辛性温。功效：① 杀痔虫；② 去黑子；③ 消息肉。主治：① 疽疡；② 疥瘙；③ 热气；④ 恶疮；⑤ 癫疾；⑥ 死肌；⑦ 堕眉；⑧ 髓骨疽。

冬灰　味辛性温。主治：① 黑子；② 疣；③ 息肉；④ 痈疽；⑤ 阴蚀；⑥ 疥瘙。

锻灶灰　功效：① 祛邪；② 除恶气。主治：① 癥瘕；② 坚积。

伏龙肝　味辛性温。功效：① 止血；② 消痈肿毒气。主治：① 崩中；② 吐血；③ 下血；咳逆。

东壁土　主治：① 下部䘌疮；② 脱肛。

半天河　性微寒。主治：① 鬼疰；② 狂；③ 邪气；④ 恶毒。

地浆　性寒。主治：① 中毒；② 烦闷。

2.《本草经集注》草木部药物扩大《神农本草经》草木部药物治疗范围

青芝　味酸性平。功效：① 明目；② 补肝气；③ 安精魂。

赤芝　味苦性平。功效：① 益心气；② 补中；③ 增智慧。主治：胸中结气。

黄芝　味甘性平。功效：① 益脾气；② 安神。主治：心腹五邪。

白芝　味辛性平。功效：① 益肺气；② 通利口鼻；③ 强志意；④ 安魄。主治：咳逆上气。

黑芝　味咸性平。功效：① 利水道；② 益肾气；③ 通九窍。主治：癃闭。

紫芝　味甘性温。功效：① 利关节；② 保神；③ 益精气；④ 坚筋骨；⑤ 好颜色。主治：耳聋。

赤箭　味辛性温。功效：① 杀鬼精物；② 消痈肿；③ 下血。主治：① 蛊毒；② 恶气；③ 下肢满；④ 疝气。

龙眼　味甘性平，无毒。功效：① 安志；② 强魂魄；③ 通神明；④ 除虫；⑤ 去毒。主治：① 五脏邪气；② 厌食。

猪苓　味甘性平，无毒。功效：① 解毒；② 辟蛊疰不祥；③ 利水道。主治：疟疾。

茯苓　味甘性平，无毒。功效：① 利小便；② 开胸腑；③ 调脏气；④ 伐肾邪；⑤ 长阴；⑥ 益气力；⑦ 保神守中。主治：① 胸胁逆气；② 忧恚；③ 惊邪恐悸；④ 心下结痛；⑤ 寒热；⑥ 烦满；⑦ 咳逆；⑧ 口焦舌干；⑨ 消渴；⑩ 大腹；⑪ 淋沥；⑫ 膈中痰水；⑬ 水肿淋结。

茯神　味甘性平。功效：① 辟不祥；② 止惊悸；③ 开心益智；④ 安魂魄；⑤ 养精神。主治：① 风眩；② 风虚；③ 五劳；④ 七伤；⑤ 口干；⑥ 恚怒；⑦ 善忘。

琥珀　味甘性平，无毒。功效：① 安五脏；② 定魂魄；③ 杀精魅邪鬼；④ 消瘀血；⑤ 通五淋。

松脂　味苦性温，无毒。功效：① 安五脏；② 除热。主治：① 痈疽；② 恶疮；③ 头疡；④ 白秃；⑤ 疥瘙；⑥ 风气；⑦ 胃中伏热；⑧ 咽干；⑨ 消渴；⑩ 风痹；⑪ 死肌；⑫ 其赤者治恶风痹。

松实　味苦性温，无毒。功效：补不足。主治：① 风痹；② 寒气；③ 虚羸；④ 少气。

松叶　味苦性温。功效：① 生毛发；② 安五脏；③ 守中。主治：① 风湿痹；② 疮气。

松节　性温。主治：① 百节久风；② 风虚；③ 脚痹；④ 疼痛；⑤ 松根白皮主辟谷不饥。

柏实　味甘性平，无毒。功效：① 安五脏；② 益气；③ 益血；④ 止汗。主治：① 惊悸；② 风湿痹；③ 恍惚；④ 虚损；⑤ 呼吸历节；⑥ 腰中重痛。

柏叶　味苦性温，无毒。主治：① 吐血；② 衄血；③ 痢血；④ 崩中；⑤ 赤白痢；⑥ 湿痹。

柏白皮　主治：① 火灼；② 烂疮；③ 脱发。

天门冬　味苦性平，无毒。功效：① 强骨髓；② 杀三虫；③ 去伏尸；④ 保定肺气；⑤ 去寒热；⑥ 养肌肤；⑦ 益气力；⑧ 利小便。主治：① 诸暴风湿；② 偏痹。

麦门冬　味甘性平，无毒。功效：① 强阴益精；② 消谷调中；③ 保神；④ 定肺气；⑤ 安五脏；⑥ 美颜色。主治：① 心腹结气；② 伤中伤饱；③ 胃络脉绝；④ 羸瘦；⑤ 短气；⑥ 身重；⑦ 目黄；⑧ 心下支满；⑨ 虚劳客热；⑩ 口干燥渴；⑪ 呕吐；⑫ 痿蹶；⑬ 令人有子。

术　味苦性温，无毒。功效：① 消痰水；② 逐皮间风水结肿；③ 利腰脐间血；④ 益津液；⑤ 暖胃；⑥ 消谷；⑦ 嗜食；⑧ 止汗；⑨ 除热；⑩ 消食。主治：① 风寒湿痹；② 死肌；③ 痉；④ 黄疸；⑤ 身面大风；⑥ 风眩；⑦ 头痛；⑧ 目泪出；⑨ 霍乱；⑩ 吐下不止；⑪ 心下急满。

女葳，葳蕤　味甘性平，无毒。主治：① 中风暴热;② 不能动摇;③ 跌筋结肉;④ 诸不足;⑤ 心腹结气;⑥ 虚热;⑦ 湿毒;⑧ 腰痛;⑨ 茎中寒;⑩ 目痛眦烂;⑪ 泪出。

黄精　味甘性平,无毒。功效:① 补中益气;② 除风湿;③ 安五脏。

干地黄　味甘性寒,无毒。功效:① 逐血痹;② 填骨髓;③ 长肌肉;④ 破恶血;⑤ 除寒热;⑥ 除痹;⑦ 利大小肠;⑧ 补五脏不足;⑨ 通血脉;⑩ 益气力;⑪ 利耳目。主治:① 折跌;② 绝筋;③ 伤中;④ 积聚;⑤ 五劳七伤;⑥ 胞漏;⑦ 下血;⑧ 溺血;⑨ 胃中宿食;⑩ 饱力断绝。

生地黄　大寒。主治:① 崩中;② 经血不止;③ 产后血上薄心闷绝;④ 伤身胎动下血;⑤ 胎不落;⑥ 堕坠;⑦ 跞折;⑧ 瘀血;⑨ 留血;⑩ 衄鼻;⑪ 吐血。

菖蒲　味辛性温,无毒。功效:① 开心孔;② 补五脏;③ 通九窍;④ 明耳目;⑤ 出音声;⑥ 温肠胃。主治:① 风寒湿痹;② 咳逆上气;③ 耳聋;④ 痈疮;⑤ 尿频;⑥ 温疟;⑦ 身积热不解。

远志　味苦性温,无毒。主治:咳逆伤中,补不足,除邪气,利九窍,益智慧,耳目聪明,不忘,强志,倍力。利丈夫,定心气,止惊悸,益精,去心下膈气,皮肤中热,面目黄。

泽泻　味甘性寒,无毒。功效:① 消水;② 养五脏;③ 益气力;④ 起阴气;⑤ 逐膀胱三焦停水。主治:① 风寒湿痹;② 乳难;③ 虚损五劳;④ 五脏痞满;⑤ 泄精;⑥ 消渴;⑦ 淋沥。

泽泻叶　味咸,无毒。功效:强阴气。主治:① 大风;② 乳汁不出;③ 产难。

泽泻实　味甘。功效:① 益肾气;② 强阴;③ 补不足;④ 除湿邪。主治:① 风痹;② 消渴。

薯蓣　味甘性温。功效:① 补中;② 益气力;③ 长肌肉;④ 充五脏;⑤ 强阴。主治:① 伤中;② 寒热邪气;③ 头面游风;④ 风头目眩;⑤ 虚羸;⑥ 下气;⑦ 腰痛;⑧ 虚劳羸瘦;⑨ 烦热。

菊花　味苦性平,无毒。功效:① 安肠胃;② 利五脉;③ 调四肢。主治:① 风头;② 头眩;③ 肿痛;④ 目欲脱;⑤ 泪出;⑥ 皮肤死肌;⑦ 恶风;⑧ 湿痹;⑨ 腰痛;⑩ 胸中烦热。

甘草　味甘性平,无毒。功效:① 坚筋骨;② 倍力长肌肉;③ 温中下气;④ 止渴;⑤ 通经脉;⑥ 利血气;⑦ 解百药毒。主治:① 五脏六腑寒热邪气;② 金疮肿;③ 烦满短气;④ 伤脏咳嗽。

人参　味甘性寒,无毒。功效:① 补五脏;② 安精神;③ 定魂魄;④ 除邪气;⑤ 明目;⑥ 开心益智;⑦ 通血脉;⑧ 破坚积;⑨ 令人不忘。主治:① 惊悸;② 肠胃中冷;③ 心腹鼓痛;④ 胸胁逆满;⑤ 霍乱;⑥ 吐逆;⑦ 消渴。

石斛　味甘性平,无毒。功效:① 除痹;② 下气;③ 强阴;④ 益精;⑤ 平胃气;⑥ 长肌肉。主治:① 伤中;② 五脏虚劳;③ 羸瘦;④ 脚膝疼冷;⑤ 痹弱;⑥ 皮肤邪热痱气;⑦ 内绝不足。

石龙芮　味苦性平,无毒。功效:① 利关节;② 止烦满;③ 平肾胃气;④ 补阴气不足。主治:① 风寒湿痹;② 心腹邪气;③ 失精;④ 茎冷。

石龙刍　味苦性寒,无毒。功效:① 补虚;② 杀鬼疰恶毒。主治:① 心腹邪气;② 小便不利;③ 淋闭;④ 风湿;⑤ 鬼疰;⑥ 痎满;⑦ 身无润泽;⑧ 出汗;⑨ 茎中热痛。

络石　味苦性温,无毒。功效:① 除邪气;② 养肾;③ 坚筋骨;④ 利关节。主治:① 风热;② 死肌;③ 口干;④ 舌焦;⑤ 痈肿不消;⑥ 喉舌肿不通;⑦ 水浆不下;⑧ 大惊入腹;⑨ 腰髋痛。

千岁虆汁　味甘性平,无毒。功效:① 补五脏;② 益气;③ 续筋骨;④ 长肌肉;⑤ 去诸痹。

木香　味辛性温,无毒。功效:① 辟毒疫温鬼;② 强志;③ 消毒;④ 杀鬼精物;⑤ 行药之精。主治:① 邪气;② 淋露;③ 气劣;④ 肌中偏寒;⑤ 气不足;⑥ 温疟;⑦ 蛊毒。

龙胆　味苦性寒,无毒。功效:① 续绝伤;② 定五脏;③ 杀蛊毒;④ 去肠中小虫;⑤ 益肝胆气;⑥ 止惊惕。主治:① 骨间寒热;② 惊痫;③ 邪气;④ 胃中伏热;⑤ 时气温热;⑥ 热泄下痢。

牛膝　味苦性平,无毒。功效:① 逐血气;② 堕胎;③ 补中续绝;④ 填骨髓;⑤ 益精;⑥ 利阴气。主治:① 寒湿痿痹;② 四肢拘挛;③ 膝痛不可屈伸;④ 伤热火烂;⑤ 伤中少气;⑥ 男子阴消;⑦ 老人失溺;⑧ 脑中痛;⑨ 腰脊痛;⑩ 妇人月水不通;⑪ 血结;⑫ 发白。

卷柏　味辛性寒,无毒。功效:强阴益精。主治:① 五脏邪气;② 女子阴中寒热痛;③ 癥瘕;④ 血闭;⑤ 绝子;⑥ 咳逆;⑦ 脱肛;⑧ 淋结;⑨ 头中风眩;⑩ 痿蹷。

菌桂 味辛性温,无毒。功效:① 养精神;② 和颜色;③ 诸药先聘通使。主治:百疾。

牡桂 味辛性温,无毒。功效:① 温筋通脉;② 利关节;③ 补中益气。主治:① 上气咳逆;② 结气;③ 喉痹;④ 吐吸;⑤ 心痛;⑥ 胁风;⑦ 胁痛;⑧ 心烦;⑨ 出汗。

桂 味甘辛性大热,有毒。功效:① 温中;② 堕胎;③ 坚骨节;④ 通血脉;⑤ 利肝肺气;⑥ 宣导百药。主治:① 心腹寒热;② 冷疾;③ 霍乱转筋;④ 头痛;⑤ 腰痛;⑥ 出汗;⑦ 心烦;⑧ 嗜睡;⑨ 咳嗽;⑩ 鼻齆。

杜仲 味辛性温,无毒。功效:① 补中;② 益精气;③ 坚筋骨;④ 强志。主治:① 腰脊痛;② 阴下痒湿;③ 小便余沥;④ 脚酸疼痛。

干漆 味辛性温,有毒。功效:① 补中;② 续筋骨;③ 填髓脑;④ 安五脏;⑤ 消瘀血;⑥ 利小肠;⑦ 去蛔虫。主治:① 绝伤;② 五缓六急;③ 风寒湿痹;④ 咳嗽;⑤ 痞结;⑥ 腰痛;⑦ 女子疝瘕。生漆去长虫。

细辛 味辛性温,无毒。功效:① 温中;② 下气;③ 破痰;④ 利水道;⑤ 开胸;⑥ 安五脏;⑦ 益肝胆;⑧ 通精气。主治:① 咳逆;② 头痛;③ 脑动;④ 百节拘挛;⑤ 风湿痹痛;⑥ 死肌;⑦ 鼻齆;⑧ 风痫;⑨ 癫疾;⑩ 乳结;⑪ 汗不出;⑫ 血不行;⑬ 喉痹。

独活 味苦性平,无毒。主治:① 风寒所击;② 金疮;③ 贲豚;④ 痫痉;⑤ 女子疝瘕;⑥ 诸贼风;⑦ 百节痛风。

升麻 味甘性平,无毒。功效:① 解百毒;② 杀百精老物殃鬼;③ 辟温疫。主治:① 中恶腹痛;② 时气毒疬;③ 头痛寒热;④ 风肿诸毒;⑤ 喉痛口疮;⑥ 瘴气;⑦ 邪气;⑧ 蛊毒。

柴胡 味苦性平,无毒。功效:推陈致新。主治:① 心腹结气;② 饮食积聚;③ 寒热邪气;④ 伤寒心下烦热;⑤ 痰热结实;⑥ 胸中邪逆;⑦ 五脏游气;⑧ 大肠停积水胀;⑨ 湿痹拘挛。

防葵 味辛性寒,无毒。功效:① 除肾邪;② 强志。主治:① 疝瘕;② 肠泄;③ 膀胱热结;④ 咳逆;⑤ 温疟;⑥ 癫痫;⑦ 惊邪狂走;⑧ 五脏虚气;⑨ 小腹支满;⑩ 胪胀;⑪ 口干。

蓍实 味苦性平,无毒。功效:① 益气;② 充肌肤;③ 明目;④ 聪慧。

楮实 味甘性寒,无毒。功效:① 益气;② 充肌肤;③ 明目。主治:① 阴痿;② 水肿。

酸枣 味酸性平,无毒。功效:① 补中;② 益肝气;③ 坚筋大骨;④ 助阴气。主治:① 心腹寒热;② 邪结气;③ 四肢酸疼;④ 湿痹;⑤ 烦心;⑥ 不得眠;⑦ 脐上下痛;⑧ 血转;⑨ 久泄;⑩ 虚汗;⑪ 烦渴。

槐实 味苦性寒,无毒。功效:① 止涎唾;② 补绝伤;③ 堕胎。主治:① 五内邪气热;② 五痔;③ 火疮;④ 妇人乳瘕;⑤ 子脏急痛。

槐枝 主治:① 洗疮;② 阴囊湿痒。槐皮主治烂疮。槐根主治喉痹寒热。

枸杞 味苦性寒,无毒。功效:① 补内伤;② 下胸胁气;③ 坚筋骨;④ 强阴;⑤ 利大小肠。主治:① 五内邪气;② 热中;③ 消渴;④ 周痹;⑤ 风湿;⑥ 客热;⑦ 头痛;⑧ 大劳;⑨ 嘘吸。

苏合 味甘性温,无毒。功效:① 辟恶;② 杀鬼精物;③ 去三虫;④ 除邪;⑤ 通神明。主治:① 温疟;② 蛊毒;痫痓;③ 忤魇。

橘柚 味辛性温,无毒。功效:① 利水谷;② 下气;③ 止呕咳;④ 除膀胱留热;⑤ 利小便;⑥ 下停水;⑦ 去寸白虫;⑧ 止泄。主治:① 胸中瘕热逆气;② 五淋;③ 不能消谷;④ 气冲胸中吐逆;⑤ 霍乱。

庵䕡子 味苦性寒,无毒。功效:① 消食;② 明目。主治:① 五脏瘀血;② 腹中水气;③ 胪胀留热;④ 风寒湿痹;⑤ 身体诸痛;⑥ 治心下坚;⑦ 膈中寒热;⑧ 周痹;⑨ 月水不通。

薏苡仁 味甘性寒,无毒。功效:① 下气;② 除筋骨邪气;③ 利肠胃;④ 消水肿。主治:① 筋急拘挛不可屈伸;② 风湿痹;③ 令人能食;④ 筋骨不仁。薏苡根下三虫。

车前子 味甘性寒,无毒。功效:① 止痛;② 利水道小便;③ 除湿痹;④ 养肺;⑤ 强阴;⑥ 益精;⑦ 明目。主治:① 气癃;② 男子伤中;③ 女子淋沥;④ 不欲食;⑤ 令人有子;⑥ 赤痛。

车前叶及根 味甘性寒。功效:① 止血;② 止烦;③ 下气;④ 除小虫。主治:① 金疮;② 衄鼻;③ 瘀血;④ 血瘕;⑤ 下血;⑥ 小便赤。

蛇床子 味苦性平,无毒。功效:① 除痹气;② 利关节;③ 温中下气;④ 热妇人子脏;⑤ 男子阴强。主治:① 妇人阴中肿痛;② 男子阴痿湿痒;

③ 癫痫;④ 恶疮。

菟丝子 味辛性平,无毒。功效:① 续绝伤;② 补不足;③ 益气力。

菟丝子汁 功效:① 去面奸;② 养肌;③ 强阴;④ 坚筋骨。主治:① 茎中寒;② 精自出;③ 溺有余沥;④ 口苦;⑤ 燥渴;⑥ 寒血为积。

蒺藜子 味辛性温,无毒。功效:① 明目;② 除痹;③ 补五脏;④ 益精气。主治:① 心腹痛;② 腰痛;③ 目痛;④ 泪出。

茺蔚子 味辛性温,无毒。功效:① 明目;② 益精;③ 除水气。主治:① 血逆大热;② 头痛;③ 心烦。茺蔚茎主治瘾疹瘙痒。

地肤子 味苦性寒,无毒。功效:① 强阴;② 利小便;③ 补中;④ 益精气。主治:① 膀胱热;② 皮肤热气;③ 恶疮;④ 疝瘕。

地葵 一名地麦。

青蘘 味甘性寒。功效:① 益气;② 补脑髓;③ 坚筋骨。主治:① 五脏邪气;② 风寒湿痹。

忍冬 味甘性温,无毒。主治:寒热身肿。

蒺藜子 味苦性温,无毒。功效:① 破癥结;② 止烦;③ 下气。主治:① 恶血;② 积聚;③ 喉痹;④ 乳难;⑤ 风痒;⑥ 头痛;⑦ 咳逆;⑧ 肺痿;⑨ 小儿头疮;⑩ 痈肿;⑪ 阴溃。

肉苁蓉 味甘性温,无毒。功效:① 补中;② 养五脏;③ 强阴;④ 益精气;⑤ 令人多子;⑥ 止痢。主治:① 五劳七伤;② 茎中寒热痛;③ 妇人癥瘕;④ 膀胱邪气;⑤ 腰痛。

白英 味甘性寒,无毒。功效:补中益气。主治:① 寒热;② 黄疸;③ 消渴。

白蒿 味甘性平。功效:① 补中益气;② 长毛发。主治:① 五脏邪气;② 风寒湿痹;③ 心悬。

茵陈蒿 味苦性寒,无毒。功效:① 除头热;② 去伏瘕。主治:① 风湿寒热;② 邪气;③ 热结黄疸;④ 小便不利。

漏芦 味苦性寒,无毒。功效:① 下乳汁;② 止遗溺。主治:① 皮肤热;② 恶疮;③ 疽痔;④ 湿痹;⑤ 热气疮痒如麻豆。

茜根 味苦性寒,无毒。功效:① 补中;② 止血。主治:① 寒湿风痹;② 黄疸;③ 内崩;④ 下血;⑤ 膀胱不足;⑥ 跌踬;⑦ 蛊毒。

旋花 味甘性温,功效:益气,主治:面奸黑色。其根味辛,功效:利小便,主治:腹中寒热邪气。

蓝实 味苦性寒,无毒,功效:解诸毒。主治:① 蛊毒;② 鬼疰;③ 螫毒。其叶汁解百药毒。

景天 味苦性平,无毒。主治:① 大热;② 火疮;③ 身热烦;④ 邪恶气;⑤ 诸蛊毒;⑥ 痂疕;⑦ 寒热风痹;⑧ 诸不足。景天花主治女人漏下赤白。

天名精 味甘性寒,无毒。功效:① 逐水;② 大吐下;③ 止烦渴;④ 止血;⑤ 利小便;⑥ 除小虫;⑦ 除痹。主治:① 瘀血;② 血瘕欲死;③ 下血;④ 胸中结热。

王不留行 味苦性平,无毒。功效:① 止血;② 逐痛;③ 出刺。主治:① 金疮;② 风痹内寒;③ 心烦;④ 鼻衄;⑤ 痈疽;⑥ 恶疮;⑦ 瘘乳;⑧ 难产。

蒲黄 味甘性平。功效:① 利小便;② 止血;③ 消瘀血。主治:① 心腹寒热;② 膀胱寒热。

香蒲 味甘性平,无毒。功效:① 坚齿;② 明目;③ 聪耳。主治:① 五脏邪气;② 口中烂臭。

兰草 味辛性平,无毒。功效:① 利水道;② 杀蛊毒;③ 辟不祥。主治:胸中痰癖。

蘼芜 味辛性温,无毒。功效:① 定惊气;② 辟邪恶;③ 去三虫。主治:① 咳逆;② 身中老风;③ 头中久风;④ 风眩;⑤ 蛊毒;⑥ 鬼疰。

云实 味辛性温,无毒。功效:① 杀虫;② 止痛;③ 杀精物;④ 下水。主治:① 泄痢;② 肠癖;③ 蛊毒;④ 邪恶结气;⑤ 寒热;⑥ 消渴。云实花主治见鬼精物。

徐长卿 味辛性温,无毒。主治:① 鬼物百精;② 蛊毒;③ 疫疾;④ 邪恶气;⑤ 温疟。

姑活 味甘性温,无毒。主治:① 大风邪气;② 湿痹寒痛。

屈草 味苦性寒,无毒。主治:① 胸胁下痛;② 邪气;③ 肠间寒热;④ 阴痹。

翘根 味甘性寒,有毒。功效:① 下热气;② 益阴精;③ 令人面悦好;④ 明目。

牡荆实 味苦性温,无毒。功效:① 通利胃气;② 下气。主治:① 骨间寒热;② 咳逆。

秦椒 味辛性温,有毒。功效:① 温中;② 坚齿;③ 长发;④ 明目;⑤ 利五脏;⑥ 去老血。主治:① 风邪气;② 寒痹;③ 喉痹;④ 吐逆;⑤ 疝瘕;⑥ 产后余疾;⑦ 腹痛;⑧ 出汗。

蔓荆实　味苦性平，无毒。功效：① 明目；② 坚齿；③ 利九窍；④ 去白虫、长虫。主治：① 筋骨间寒热；② 湿痹；③ 拘挛；④ 风头痛；⑤ 脑鸣；⑥ 目泪出。

女贞实　味苦性平，无毒。功效：① 补中；② 安五脏；③ 养精神；④ 除百疾。

桑上寄生　味苦性甘，无毒。功效：① 安胎；② 除痹；③ 充肌肤；④ 坚发齿；⑤ 长须眉；⑥ 下乳汁。主治：① 腰痛；② 小儿背强；③ 痈肿；④ 金创；⑤ 女子崩中；⑥ 内伤不足；⑦ 产后余疾。桑寄生实明目，轻身，通神。

蕤核　味甘性温，无毒。功效：① 心下结痰；② 明目。主治：① 心腹邪结气；② 目赤痛；③ 泪出；④ 目肿眦烂；⑤ 鼽鼻；⑥ 痞气。

沉香、熏陆香、鸡舌香、藿香、詹糖香、枫香并微温。悉治风水毒肿，去恶气。熏陆、詹糖去伏尸。鸡舌、藿香治霍乱、心痛。枫香治风瘾疹痒毒。此六种香皆合香家要用，不正复入药，唯治恶核毒肿，道方颇有用处。詹糖出晋安岭州。上真淳泽者难得，多以其皮及柘虫屎杂之，唯轻者为佳，其余无甚真伪，而有精粗尔。外国用波津香明目，白檀消风肿。

辛夷　味辛性温，无毒。功效：① 温中；② 解肌；③ 利九窍；④ 生须发；⑤ 去白虫。主治：① 五脏身体寒风；② 风头脑痛；③ 面皯；④ 鼻塞涕出；⑤ 面肿引齿痛；⑥ 眩冒。

榆皮　味甘性平。功效：① 利水道；② 除邪气；③ 消肿。主治：① 大小便不通；② 肠胃邪热。

当归　味辛性温，无毒。功效：① 温中止痛；② 补五脏；③ 生肌肉。主治：① 咳逆；② 上气；③ 温疟；④ 寒热洗洗；⑤ 妇人漏下；⑥ 绝子；⑦ 诸恶疮疡；⑧ 金疮；⑨ 客血内塞；⑩ 中风；⑪ 痉；⑫ 汗不出；⑬ 湿痹；⑭ 中恶；⑮ 客气虚冷。

防风　味辛性温，无毒。主治：① 大风；② 头眩痛；③ 恶风；④ 风邪；⑤ 目盲；⑥ 风行周身；⑦ 骨节疼痹；⑧ 烦满；⑨ 胁痛胁风；⑩ 四肢挛急；⑪ 字乳；⑫ 金疮；⑬ 内痉。叶主中风热汗出。

秦艽　味苦性平，无毒。功效：① 下水；② 利小便。主治：① 寒热邪气；② 寒湿风痹；③ 肢节痛；④ 诸风；⑤ 通身挛急。

黄芪　味甘性温，无毒。功效：① 排脓止痛；② 补虚益气；③ 逐五脏间恶血；④ 补丈夫虚损；⑤ 止渴；⑥ 利阴气。主治：① 痈疽；② 久败疮；③ 大风癞疾；④ 五痔；⑤ 鼠瘘；⑥ 小儿百病；⑦ 妇人子藏风邪气；⑧ 五劳羸瘦；⑨ 腹痛泄利；生白水者冷，补。其茎、叶治渴及筋挛，痈肿，疽疮。

吴茱萸　味辛性温，小毒。功效：① 温中；② 下气；③ 止痛；④ 除湿血痹；⑤ 逐风邪；⑥ 利五脏；⑦ 开腠理。根杀三虫。根白皮杀蛲虫。主治：① 咳逆；② 寒热；③ 腹绞痛；④ 冷实不消；⑤ 中恶；⑥ 心腹痛；⑦ 逆气；⑧ 喉痹；⑨ 咳逆；⑩ 泄注；⑪ 经产余血；⑫ 白癣。

黄芩　味苦性平，无毒。功效：① 逐水；② 下血闭；③ 消谷；④ 利小肠。主治：① 诸热；② 黄疸；③ 肠癖；④ 泄痢；⑤ 恶疮；⑥ 疽蚀；⑦ 火伤；⑧ 痰热；⑨ 胃中热；⑩ 小腹绞痛；⑪ 女子血闭；⑫ 淋露；⑬ 下血；⑭ 小儿腹痛。黄芩子主肠癖脓血。

黄连　味苦性寒，无毒。功效：① 明目；② 除水；③ 利骨；④ 调胃；⑤ 浓肠；⑥ 益胆。主治：① 热气；② 目痛；③ 眦伤泪出；④ 肠癖；⑤ 腹痛；⑥ 下痢；⑦ 妇人阴中肿痛；⑧ 五脏冷热；⑨ 泄癖脓血；⑩ 消渴；⑪ 大惊；⑫ 口疮。

五味子　味酸性温，无毒。功效：① 益气；② 补不足；③ 强阴；④ 益男子精；⑤ 养五脏；⑥ 除热；⑦ 生阴中肌。主治：① 咳逆上气；② 劳伤羸瘦。

决明子　味咸性寒，无毒。主治：① 青盲；② 目淫肤；③ 赤白膜；④ 眼赤痛泪出；⑤ 唇口青。

芍药　味苦性寒。功效：① 除血痹；② 破坚积；③ 止痛缓中；④ 利小便；⑤ 益气；⑥ 通顺血脉；⑦ 散恶血；⑧ 逐贼血；⑨ 去水气；⑩ 利膀胱、大小肠；⑪ 消痈肿。主治：① 邪气腹痛；② 寒热；③ 疝瘕；④ 时行寒热；⑤ 中恶；⑥ 腹痛；⑦ 腰痛。

桔梗　味苦性温。功效：① 利五脏肠胃；② 补血气；③ 温中消谷。主治：① 胸胁痛如刀刺；② 腹满；③ 肠鸣幽幽；④ 惊恐悸气；⑤ 寒热风痹；⑥ 咽喉痛；⑦ 蛊毒。

川芎　味辛性温，无毒。主治：① 中风入脑；② 头痛；③ 寒痹；④ 筋挛缓急；⑤ 金疮；⑥ 妇人血闭无子；⑦ 脑中冷动；⑧ 面上游风去来；⑨ 目泪出；⑩ 多涕唾；⑪ 忽忽如醉；⑫ 诸寒冷气；⑬ 心腹坚痛；⑭ 中恶；⑮ 猝急肿痛；⑯ 胁风痛。

藁本　味辛性温。功效：① 长肌肤；② 悦颜色。主治：① 妇人疝瘕；② 阴中寒；③ 肿痛；④ 腹中急；⑤ 风头痛；⑥ 风邪蝉曳；⑦ 金疮；⑧ 可作沐药面脂。藁本实治风流四肢。

麻黄　味苦性温，无毒。功效：① 发表出汗；② 祛邪热气；③ 通腠理；④ 疏伤寒；⑤ 解肌；⑥ 破癥坚积聚；⑦ 泄邪恶气。主治：① 中风伤寒头痛；② 温疟；③ 咳逆；④ 上气；⑤ 寒热；⑥ 五脏邪气缓急；⑦ 风胁痛；⑧ 乳余疾；⑨ 好唾；⑩ 头疼；⑪ 赤黑斑毒。

葛根　味甘性平，无毒。功效：① 解肌发表出汗；② 开腠理；③ 解诸毒；④ 起阴气；⑤ 止痛。主治：① 消渴；② 诸痹；③ 身大热；④ 呕吐；⑤ 伤寒中风头痛；⑥ 金疮；⑦ 胁风痛。生根汁大寒治消渴及伤寒壮热。葛谷治下痢。白葛烧粉疮止痛断血。叶能止血主治金疮；花主消酒。

前胡　味苦性寒，无毒。功效：① 去痰实；② 下气；③ 推陈致新；④ 明目益精。主治：① 痰满；② 胸胁中痞；③ 心腹结气；④ 风头痛；⑤ 伤寒寒热。

知母　味苦性寒，无毒。功效：① 除邪气；② 下水；③ 益气补不足。主治：① 消渴；② 热中；③ 肢体浮肿；④ 伤寒；⑤ 久疟烦热；⑥ 下邪气；⑦ 膈中恶；⑧ 风汗；⑨ 内疸。

大青　味苦性大寒，无毒。主治：① 时气头痛；② 大热口疮；③ 伤寒；④ 时行热毒。

贝母　味苦性平，无毒。功效：① 安五脏；② 利骨髓。主治：① 伤寒烦热；② 淋沥邪气；③ 疝瘕；④ 喉痹；⑤ 乳难；⑥ 金疮；⑦ 风痉；⑧ 腹中结实；⑨ 心下满；⑩ 洗洗恶风寒；⑪ 目眩项直；⑫ 咳嗽上气；⑬ 烦热口渴；⑭ 出汗。

瓜蒌根　味苦性寒，无毒。功效：① 补虚安中；② 续绝伤；③ 通月水；④ 除肠胃痼热。主治：① 消渴；② 身热；③ 烦满；④ 大热；⑤ 黄疸；⑥ 唇干口燥；⑦ 短气；⑧ 尿频。

丹参　味苦性寒，无毒。功效：① 益气；② 养血。主治：① 心腹邪气；② 肠鸣幽幽如走水；③ 寒热；④ 积聚；⑤ 癥瘕；⑥ 烦满；⑦ 心腹痼疾结气；⑧ 腰脊强脚痹；⑨ 风邪留热。

厚朴　味苦性温，无毒。功效：① 温中；② 益气；③ 消痰下气；④ 去三虫；⑤ 去留热；⑥ 止烦满；⑦ 浓肠胃。主治：① 中风；② 伤寒；③ 头痛；④ 寒热；⑤ 惊悸；⑥ 气血痹；⑦ 死肌；⑧ 霍乱；⑨ 腹痛；⑩ 胀满；⑪ 胃中冷逆；⑫ 胸中呕逆不止；⑬ 泄痢；⑭ 淋露；⑮ 除惊。

竹叶芹竹叶　味苦性寒。功效：① 除烦热；② 溢筋急；③ 杀小虫。主治：① 咳逆；② 上气；③ 恶疡；④ 风痉；⑤ 喉痹；⑥ 呕逆。其根益气补虚，止渴，下气，消毒。其汁主治风痉、痹。其实通神明、轻身、益气。

淡竹叶　味辛性寒。主治：① 胸中痰热；② 咳逆；③ 上气；④ 其沥大寒，治暴中风，风痹，胸中大热，止烦闷；⑤ 其皮茹微寒，治呕，温气，寒热，吐血，崩中，溢筋。苦竹叶及沥治口疮，目痛，明目，通利九窍。竹笋味甘无毒，利水道，益气，主治消渴。干笋治五痔。

玄参　味咸性寒，无毒。功效：① 补肾气；② 明目；③ 下寒血；④ 除胸中气；⑤ 下水；⑥ 定五脏。主治：① 腹中寒热；② 积聚；③ 产乳余疾；④ 中风伤寒；⑤ 狂邪忽忽不知人；⑥ 温疟；⑦ 血瘕；⑧ 烦渴；⑨ 颈下核；⑩ 痈肿；⑪ 心腹痛；⑫ 坚癥。

沙参　味苦性寒，无毒。功效：① 益肺气；② 除寒热；③ 安五脏；④ 补中。主治：① 血积；② 惊气；③ 胃痹；④ 心腹痛；⑤ 结热邪气；⑥ 头痛；⑦ 皮间邪热。

苦参　味苦性寒，无毒。功效：① 除伏热；② 逐水；③ 安五脏；④ 定志；⑤ 养肝胆气；⑥ 益精；⑦ 利九窍；⑧ 明目止泪；⑨ 平胃气；⑩ 补中；⑪ 止渴；⑫ 醒酒。主治：① 心腹结气；② 癥瘕；③ 积聚；④ 黄疸；⑤ 溺有余沥；⑥ 痈肿；⑦ 肠澼；⑧ 小便黄赤；⑨ 恶疮；⑩ 下部䘌疮。

续断　味苦性温，无毒。主治：① 伤寒；② 补不足；③ 金疮；④ 痈伤；⑤ 折跌；⑥ 续筋骨；⑦ 妇人乳难；⑧ 崩中漏血；⑨ 金疮血内漏；⑩ 止痛；⑪ 生肌肉；⑫ 及踠伤；⑬ 恶血；⑭ 腰痛；⑮ 关节缓急。

枳实　味苦性寒，无毒。功效：① 破结实；② 逐停水；③ 消胀满；④ 止痢；⑤ 长肌肉；⑥ 利五脏；⑦ 安胃气；⑧ 益气；⑨ 明目。主治：① 皮肤大风如麻豆苦痒；② 寒热热结；③ 胸胁痰癖；④ 心下急；⑤ 痞痛；⑥ 逆气；⑦ 胁风痛；⑧ 溏泄。

山茱萸　味酸性平，无毒。功效：① 益精；② 强阴；③ 安五脏；④ 通九窍；⑤ 温中；⑥ 下气；

⑦ 出汗；⑧ 温中；⑨ 去三虫。主治：① 心下邪气；② 寒热；③ 寒湿痹；④ 肠胃风邪；⑤ 寒热；⑥ 疝瘕；⑦ 头脑风；⑧ 风气去来；⑨ 鼻塞；⑩ 目黄；⑪ 耳聋；⑫ 面疱；⑬ 多尿。

桑根白皮　味甘性寒，无毒。功效：① 利水道；② 补虚；③ 益气；④ 去寸白。主治：① 伤中；② 五劳；③ 六极；④ 羸瘦；⑤ 崩中；⑥ 脉绝；⑦ 肺中水气；⑧ 唾血；⑨ 热渴；⑩ 水肿；⑪ 腹满；⑫ 胪胀。其叶出汗除寒热。其汁解蜈蚣毒。

桑耳　味甘，有毒。黑者主治：① 女子漏下赤白汁；② 血病；③ 癥瘕；④ 积聚；⑤ 腹痛；⑥ 阴阳寒热；⑦ 无子；⑧ 月水不调。桑耳黄熟陈白者益气治久泄。桑耳金色者主治癖、痹、饮、积聚、腹病、金创。五木耳名檽，功效益气强志。

松萝　味苦性平，无毒。功效：① 止虚汗；② 利水道。主治：① 嗔怒邪气；② 头风；③ 女子阴寒肿痛；④ 痰热；⑤ 温疟。

白棘　味辛性寒，无毒。功效：① 补肾气；② 益精髓；③ 溃脓；④ 止痛；⑤ 决刺结。主治：① 心腹痛；② 痈肿；③ 丈夫虚损；④ 阴痿；⑤ 精自出。

棘刺花　味苦性平，无毒。主治：① 金疮内漏；② 目不明。

棘刺实　功效：① 除热；② 利小便；③ 明目。主治：① 心腹症；② 瘈痹。

狗脊　味苦性温，无毒。功效：① 坚脊；② 利俯仰；③ 颇利老人。主治：① 腰背强；② 关机缓急；③ 周痹寒湿；④ 膝痛；⑤ 失溺不节；⑥ 男子脚弱腰痛；⑦ 风邪淋露；⑧ 少气；⑨ 目暗；⑩ 女子伤中；⑪ 关节重。

萆薢　味苦性平，无毒。主治：① 腰背痛强；② 骨节风寒湿周痹；③ 恶疮不瘳；④ 热气；⑤ 伤中恚怒；⑥ 阴痿失溺；⑦ 关节老血；⑧ 老人五缓。

菝葜　味甘性温，无毒。功效：益血气。主治：① 腰背寒痛；② 风痹；③ 多尿。

石韦　味苦性平，无毒。功效：① 安五脏；② 补五劳；③ 去恶风；④ 益精气；⑤ 利小便；⑥ 下气。主治：① 劳热邪气；② 癃闭不通；③ 烦燥；④ 膀胱满。

通草　味辛性平，无毒。功效：① 通利九窍；② 通利血脉；③ 通利关节；④ 令人不忘；⑤ 堕胎；⑥ 去恶虫。主治：① 脾胃寒热；② 耳聋；③ 痈

肿；④ 诸结不消；⑤ 脾疸；⑥ 欲眠；⑦ 心烦；⑧ 哕出音声；⑨ 金疮；⑩ 恶疮；⑪ 鼠瘘；⑫ 蹉折；⑬ 齆鼻；⑭ 息肉。

瞿麦　味苦性寒，无毒。功效：① 破胎堕子；② 明目去翳；③ 出刺；④ 养肾气；⑤ 长毛发。主治：① 关格；② 诸癃结；③ 小便不通；④ 痈肿；⑤ 闭血；⑥ 膀胱邪逆；⑦ 霍乱。

败酱　味苦性寒，无毒。主治：① 暴热；② 火疮赤气；③ 疥瘙；④ 疽痔；⑤ 马鞍热气；⑥ 痈肿；⑦ 浮肿；⑧ 结热；⑨ 风痹不足；⑩ 产后腹痛。

秦皮　味苦性寒，无毒。主治：① 目中青翳白膜；② 风寒湿痹；③ 身热；④ 洗洗寒气；⑤ 男子少精；⑥ 妇人带下；⑦ 小儿痫。

白芷　味辛性温，无毒。功效：① 长肌肤润颜色；② 可作膏药面脂。主治：① 头风头痛；② 风邪寒热；③ 头眩；④ 漏下赤白；⑤ 血闭；⑥ 阴肿；⑦ 目痒泪出；⑧ 久渴；⑨ 吐呕；⑩ 两胁满。

杜衡　味辛性温，无毒。功效：香人衣体。主治：风寒咳逆。

杜若　味辛性温，无毒。功效：① 温中；② 止痛。主治：① 胸胁逆气；② 风入脑户；③ 头肿痛；④ 多涕泪出；⑤ 头眩倒目；⑥ 口臭气。

柏木　味苦性寒，无毒。主治：① 五脏肠胃结气；② 黄疸；③ 肠痔；④ 泄痢；⑤ 漏下赤白；⑥ 阴阳蚀疮；⑦ 惊气；⑧ 皮间肌肤赤起；⑨ 目热赤痛；⑩ 口疮。

木兰　味苦性寒，无毒。主治：① 身有大热在皮肤中；② 面热赤疱；③ 酒齄；④ 恶风；⑤ 癞疾；⑥ 阴下痒湿；⑦ 中风伤寒；⑧ 痈疽；⑨ 水肿；⑩ 臭气。

白薇　味苦性寒，无毒。功效：① 下水气；② 利阴气；③ 益精。主治：① 暴中风；② 身热肢满；③ 忽忽不知人；④ 狂惑邪气；⑤ 寒热酸疼；⑥ 温疟洗洗发作有时；⑦ 伤中；⑧ 淋露。

菜耳实　味苦性温。菜耳叶味苦辛性微寒有小毒。主治：① 风头寒痛；② 风湿周痹；③ 四肢拘挛痛；④ 恶肉死肌；⑤ 膝痛；⑥ 溪毒。

茅根　味甘性寒，无毒。功效：① 利小便；② 止渴；③ 补中益气；④ 坚筋。主治：① 五淋；② 劳伤虚羸；③ 瘀血；④ 血闭；⑤ 寒热；⑥ 肠胃客热；⑦ 妇人崩中。其苗主下水。

百合　味甘性平,无毒。功效:① 补中益气;② 利大小便;③ 止涕泪。主治:① 心痛;② 邪气腹胀;③ 浮肿;④ 胪胀;⑤ 痞满;⑥ 寒热;⑦ 通身疼痛;⑧ 乳难;⑨ 喉痹肿。

酸浆　味酸性平,无毒。功效:① 益气;② 定志;③ 利水道。主治:① 热烦满;② 产难。

淫羊藿　味辛性寒,无毒。功效:① 益气力;② 强志;③ 坚筋骨;④ 利小便。主治:① 阴痿;② 绝伤;③ 茎中痛;④ 瘰疬;⑤ 赤痈;⑥ 下部有疮。

蠡实　味甘性平,无毒。功效:① 坚筋骨;② 令人嗜食;③ 利大小便;④ 长肌肥肉。主治:① 皮肤寒热;② 胃中热气;③ 风寒湿痹;④ 心烦满。花叶去白虫,治喉痹。

栀子　味苦性寒,无毒。主治:① 五内邪气;② 胃中热气;③ 面赤;④ 酒齄鼻;⑤ 白癞;⑥ 赤癞;⑦ 疮疡;⑧ 目热赤痛;⑨ 胸中、心、大小肠大热;⑩ 心中烦闷。

槟榔　味辛性温。功效:① 消谷;② 逐水;③ 杀三虫。主治:① 痰癖;② 伏尸;③ 寸白虫。

合欢　味甘性平,无毒。功效:① 安五脏;② 和心志;③ 令人欢乐无忧。

卫矛　味苦性寒,无毒。功效:① 除邪;② 杀鬼毒蛊疰。主治:① 女子崩中;② 下血;③ 腹满;④ 汗出;⑤ 中恶;⑥ 腹痛;⑦ 白虫;⑧ 皮肤风毒肿。

紫葳　味酸性寒,无毒。功效:养胎。主治:① 产乳余疾;② 崩中;③ 癥瘕;④ 血闭;⑤ 寒热;⑥ 羸瘦。茎叶味苦,无毒。功效:益气,主治:痿蹶。

芜荑　味辛性平,无毒。功效:① 解毒;② 去三虫;③ 化食。主治:① 五内邪气;② 皮肤骨节淫淫温;③ 寸白虫;④ 腹中嗢嗢喘息。

紫草　味苦性寒,无毒。功效:① 补中益气;② 利九窍;③ 通水道。主治:① 心腹邪气;② 五疸;③ 腹肿胀满痛;④ 小儿疮;⑤ 面齄。

紫菀　味苦性温,无毒。功效:① 安五脏;② 补不足。主治:① 咳逆;② 上气;③ 胸中寒热结气;④ 蛊毒;⑤ 痿蹶;⑥ 咳唾脓血;⑦ 喘悸;⑧ 五劳体虚;⑨ 小儿惊痫。

白薇　味苦性寒。主治:① 头风;② 黄疸;③ 咳逆;④ 淋沥;⑤ 女子阴中肿痛;⑥ 湿痹;

⑦ 死肌;⑧ 不可屈伸起止行步;⑨ 四肢不安;⑩ 时行腹中大热;⑪ 小儿惊痫;⑫ 产后余痛。

白兔藿　味苦性平,无毒。功效:解毒。主治:蛇、虺、蜂、虿、猘狗、菜、肉、蛊毒,鬼疰,风疰等中毒。

营实　味酸性寒,无毒。功效:利关节。主治:① 痈疽;② 恶疮;③ 结肉;④ 跌筋;⑤ 败疮;⑥ 热气;⑦ 阴蚀。

营实根　功效:① 除邪逆气;② 生肉复肌。主治:① 泄痢;② 腹痛;③ 五脏客热;④ 疽癞;⑤ 恶疮;⑥ 金疮伤挞。

薇衔　味苦性寒,无毒。功效:逐水。主治:① 风湿痹;② 历节痛;③ 惊痫;④ 吐舌;⑤ 悸气;⑥ 贼风;⑦ 鼠瘘;⑧ 痈肿;⑨ 暴癥;⑩ 痿蹶。

井中苔及萍　大寒。主治:① 漆疮;② 热疮;③ 水肿。井中蓝杀野葛、巴豆诸毒。废井中多生苔萍及砖土间生杂草、莱蓝,既解毒,在井中者弥佳,汤火灼疮。

王孙　味苦性平。功效:益气治百病。主治:① 五脏邪气;② 寒湿痹;③ 四肢疼酸;④ 膝冷痛。

爵床　味咸性寒。功效:除热。主治:腰脊痛。

白前　味甘性温,无毒。主治:① 胸胁逆气;② 咳嗽;③ 上气。

百部根　微温,有毒。主治:① 咳嗽;② 上气。

王瓜　味苦性寒,无毒。功效:① 益气;② 下乳汁;③ 逐四肢骨节中水。主治:① 消渴;② 内痹;③ 瘀血;④ 月闭;⑤ 寒热;⑥ 酸疼;⑦ 愈聋;⑧ 诸邪气;⑨ 热结;⑩ 鼠瘘;⑪ 痈肿留血;⑫ 妇人带下不通;⑬ 小便失禁;⑭ 马骨刺疮。

荠苨　味甘性寒。功效:解百药毒。

高良姜　性温,无毒。主治:① 暴冷;② 胃中冷逆;③ 霍乱;④ 腹痛。

马先蒿　味苦性平,无毒。主治:① 寒热鬼疰;② 中风;③ 湿痹;④ 女子带下;⑤ 无子。

蜀羊泉　味苦性寒,无毒。主治:① 头秃;② 恶疮;③ 热气;④ 疥瘙;⑤ 痂癣;⑥ 诸虫;⑦ 龋齿;⑧ 女子阴中内伤;⑨ 皮间实积。

积雪草　味苦性寒。主治:① 大热;② 恶疮;③ 痈疽;④ 浸淫赤熛;⑤ 皮肤赤;⑥ 身热。

恶实　味辛性平,无毒。功效:① 逐水;② 明目;③ 补中;④ 除风伤。

恶实根茎 主治:① 伤寒寒热汗出;② 中风面肿;③ 消渴;④ 热中。

莎草根 味甘性寒,无毒。功效:① 除胸中热;② 充皮毛。

大、小蓟根 味甘性温。功效:① 养精保血;② 安胎。主治:① 赤白沃;② 吐血;③ 衄鼻。

垣衣 味酸,无毒。主治:① 黄疸;② 心烦;③ 咳逆;④ 血气;⑤ 肠胃暴热;⑥ 金疮内塞。

艾叶 味苦性温,无毒。功效:① 灸百病;② 利阴气;③ 生肌肉;④ 杀蛔虫。主治:① 下痢;② 吐血;③ 下部䘌疮;④ 妇人漏血;⑤ 风寒;⑥ 使人有子;⑦ 癣。

牡蒿 味苦性温,无毒。功效:① 充肌肤;② 益气;③ 令人暴肥;④ 满盛血脉。

假苏 味辛性温。主治:① 寒热;② 鼠瘘;③ 瘰疬;④ 诸疮;⑤ 结聚;⑥ 瘀血;⑦ 湿痹。

水萍 味辛性寒,无毒。主治:① 暴热身痒;② 水气;③ 消渴;④ 醒酒;⑤ 长须发。

海藻 味苦性寒,无毒。功效:① 破散结气;② 利小便。主治:① 瘿瘤;② 颈下核;③ 痈肿;④ 癥瘕;⑤ 坚气;⑥ 腹中上下鸣;⑦ 十二水肿;⑧ 皮间积聚暴溃;⑨ 留气热结。

昆布 味咸性寒,无毒。主治:① 十二种水肿;② 瘿瘤;③ 积聚;④ 结气;⑤ 瘘疮。

荭草 味咸性寒,无毒。功效:① 去热;② 明目;③ 益气。主治:消渴。

陟厘 味甘性温,无毒。功效:① 温中消谷;② 强胃气。主治:① 心腹大寒;② 泄痢。

熏草 味甘性平,无毒。功效:① 去臭恶气;② 明目;③ 止泪。主治:① 泄精;② 伤寒头痛;③ 上气;④ 腰痛。

干姜 味辛性温,无毒。功效:① 温中;② 止血;③ 出汗;④ 逐风湿痹。主治:① 胸满;② 咳逆;③ 上气;④ 肠癖;⑤ 下痢;⑥ 寒冷腹痛;⑦ 中恶;⑧ 霍乱;⑨ 胀满;⑩ 风邪诸毒;⑪ 皮肤结气;⑫ 唾血。

生姜 味辛性温。主治:① 伤寒头痛;② 鼻塞;③ 咳逆;④ 上气;⑤ 呕吐。

五色符 味苦性温。功效:① 调中;② 益气;③ 明目;④ 杀虱。主治:① 咳逆;② 五脏邪气;③ 青符、白符、赤符、黑符、黄符,各随色补其脏。

大黄 味苦性寒,无毒。功效:① 推陈致新;② 荡涤肠胃;③ 通利水谷;④ 调中化食;⑤ 安和五脏;⑥ 平胃下气。主治:① 瘀血;② 血闭;③ 寒热;④ 癥瘕;⑤ 积聚;⑥ 留饮;⑦ 宿食;⑧ 痰实;⑨ 肠间结热;⑩ 心腹胀满;⑪ 女子寒血闭胀;⑫ 小腹痛;⑬ 诸老血留结。

蜀椒 味辛性温,有毒。功效:① 温中;② 下气;③ 杀虫鱼毒。主治:① 邪气咳逆;② 寒湿痹痛;③ 五脏六腑寒冷;④ 伤寒;⑤ 温疟;⑥ 大风;⑦ 汗不出;⑧ 心腹留饮宿食;⑨ 肠癖下痢;⑩ 骨节皮肤死肌;⑪ 泄精;⑫ 字乳余疾;⑬ 风邪瘕结;⑭ 水肿;⑮ 黄疸;⑯ 鬼疰蛊毒。

蔓椒 味苦性温,无毒。主治:① 风寒湿痹;② 历节疼痛;③ 四肢厥气;④ 膝痛。

莽草 味辛性温,有毒。主治:① 风头;② 痈肿;③ 乳痈;④ 疝瘕;⑤ 结气;⑥ 疥瘙;⑦ 虫疽疮;⑧ 喉痹不通;⑨ 乳难;⑩ 头风痒。

鼠李 味苦性寒,无毒。主治:① 寒热;② 瘰疬;③ 疮;④ 身皮热毒。

枇杷叶 味苦性平,无毒。功效:下气。主治:猝噎不止。

巴豆 味辛性温,有大毒。功效:① 荡练五脏六腑;② 开通闭塞;③ 利水谷道;④ 去恶肉;⑤ 除鬼蛊毒疰邪物。主治:① 伤寒;② 温疟;③ 寒热;④ 癥瘕;⑤ 结坚;⑥ 积聚;⑦ 留饮;⑧ 痰癖;⑨ 大腹水胀;⑩ 女子月闭;⑪ 烂胎;⑫ 金创;⑬ 脓血;⑭ 斑蝥毒。

甘遂 味苦性甘,有毒。功效:利水谷道。主治:① 大腹疝瘕;② 腹满;③ 面目浮肿;④ 留饮宿食;⑤ 癥坚;⑥ 积聚;⑦ 五水;⑧ 膀胱留热;⑨ 皮中痞;⑩ 热气肿满。

葶苈 味苦性寒,无毒。功效:① 通利水道;② 破坚逐邪。主治:① 癥瘕;② 积聚;③ 结气;④ 饮食寒热;⑤ 膀胱水气;⑥ 腹留热气;⑦ 皮间邪水;⑧ 面目浮肿;⑨ 暴中风热;⑩ 痱痒。

大戟 味苦性寒,有小毒。功效:① 利大小肠;② 发汗。主治:① 十二水;② 腹满急痛;③ 积聚;④ 中风;⑤ 皮肤疼痛;⑥ 吐逆;⑦ 颈腋痈肿;⑧ 头痛;⑨ 蛊毒。

泽漆 味苦性寒,无毒。功效:① 利大小肠;② 明目。主治:① 皮肤热;② 大腹水气;③ 四肢面目浮肿;④ 丈夫阴气不足。

芫花 味苦性温,有小毒。主治:① 咳逆上气;② 喉鸣喘;③ 咽肿;④ 短气;⑤ 疝瘕;⑥ 痈肿;⑦ 胸中痰水;⑧ 喜唾;⑨ 水肿;⑩ 五脏皮肤五水;⑪ 腰痛;⑫ 寒毒;⑬ 肉毒;⑭ 蛊毒;⑮ 鬼疰。其根名蜀桑根治疥疮。

芫花 味苦性寒,有毒。功效:① 荡涤肠胃中留癖;② 利水道。主治:① 伤寒;② 温疟;③ 十二水;④ 积聚;⑤ 大坚;⑥ 癥瘕;⑦ 寒热邪气;⑧ 痰饮;⑨ 咳嗽。

旋覆花 味咸性温,有小毒。功效:① 利大肠;② 通血脉;③ 益色泽;④ 除水;⑤ 补中下气。主治:① 五脏间寒热;② 结气;③ 胁下满;④ 惊悸;⑤ 胸上痰结;⑥ 唾如胶漆;⑦ 心胁痰水;⑧ 膀胱留饮;⑨ 风气湿痹;⑩ 皮间死肉;⑪ 目中眵䁾。其根主治风湿。

钩吻 味辛性温,有大毒。主治:① 金创;② 乳痓;③ 中恶风;④ 咳逆;⑤ 上气;⑥ 水肿;⑦ 鬼疰蛊毒;⑧ 癥积;⑨ 脚膝痹痛;⑩ 四肢拘挛;⑪ 恶疮;⑫ 疥虫。

秦钩吻 味辛。主治:① 喉痹;② 咽中塞;③ 声变;④ 咳逆;⑤ 上气。

蚤休 味苦性寒,有毒。主治:① 惊痫;② 摇头弄舌;③ 腹中热气;④ 癫疾;⑤ 痈疮;⑥ 阴蚀;⑦ 三虫;⑧ 蛇毒。

虎杖根 微温。功效:① 通利月水;② 破留血癥结。

石长生 味苦性寒,有毒。主治:① 寒热;② 恶疮;③ 大热;④ 鬼气不祥;⑤ 三虫。

鼠尾草 味苦性寒,无毒。主治:① 鼠瘘;② 寒热;③ 下痢脓血不止。

屋游 味甘性寒。功效:利小肠、膀胱气。主治:① 皮肤浮热;② 往来寒热。

牵牛子 味苦性寒,有毒。功效:① 下气;② 利小便。主治:① 脚满水肿;② 风毒。

野狼毒 味辛性平,有大毒。主治:① 咳逆;② 上气;③ 积聚饮食;④ 寒热水气;⑤ 胁下积癖;⑥ 恶疮;⑦ 鼠瘘;⑧ 疽蚀;⑨ 鬼精;⑩ 蛊毒。

鬼白 味辛性温,有毒。功效:① 逐邪;② 解百毒。主治:① 咳嗽;② 喉结;③ 风邪烦惑;④ 失魄妄见;⑤ 目中肤翳;⑥ 蛊毒;⑦ 鬼疰;⑧ 精物;⑨ 恶气不祥。

芦根 味甘性寒。主治:① 消渴;② 客热;③ 尿多。

甘蔗根 大寒。主治:痈肿结热。

萹蓄 味苦性平,无毒。主治:① 浸淫疥瘙;② 痈疽;③ 痔疮;④ 女子阴蚀。

商陆 味辛性平,有毒。功效:① 疏五脏;② 散水气;③ 杀鬼精物。主治:① 水胀;② 疝瘕;③ 诸瘘;④ 痈肿;⑤ 胸中邪气;⑥ 水肿;⑦ 瘰痹;⑧ 腹满洪直。

女青 味辛性平,有毒。功效:① 逐邪恶气;② 杀鬼精物;③ 辟不祥。主治:① 温疟;② 蛊毒。

白附子 功效:行药势。主治:① 心痛;② 血痹;③ 面上百病。

天雄 味辛性温,有大毒。功效:① 长阴气;② 强志;③ 令人武勇;④ 力作不倦;⑤ 堕胎。主治:① 大风;② 寒湿痹;③ 历节痛;④ 拘挛缓急;⑤ 积聚;⑥ 邪气;⑦ 金创;⑧ 强筋骨;⑨ 头面风去来疼痛;⑩ 心腹结积;⑪ 关节重;⑫ 不能行步;⑬ 骨间痛。

乌头 味辛性热,有大毒。主治:① 中风;② 恶风洗洗;③ 出汗;④ 寒湿痹;⑤ 咳逆;⑥ 上气;⑦ 积聚;⑧ 寒热;⑨ 胸上痰冷;⑩ 食不下;⑪ 心腹冷疾;⑫ 脐间痛;⑬ 肩胛痛不可俯仰;⑭ 目中痛不可力视;⑮ 堕胎。其汁煎膏名射罔。

射罔 味苦,有大毒。主治:① 癥坚;② 头中风;③ 痹痛;④ 尸疰。

乌喙 味辛性温,有大毒。主治:① 风湿;② 丈夫肾湿;③ 阴囊痒;④ 寒热历节;⑤ 掣引腰痛;⑥ 不能步行;⑦ 痈肿脓结;⑧ 可堕胎。

附子 味辛性热,有大毒。功效:① 温中;② 坚肌骨;③ 强阴;④ 堕胎;⑤ 为百药长。主治:① 风寒咳逆;② 邪气;③ 金创;④ 癥坚;⑤ 积聚;⑥ 血瘕;⑦ 寒湿;⑧ 踒躄;⑨ 拘挛;⑩ 膝痛;⑪ 不能行走;⑫ 脚疼冷弱;⑬ 腰脊风寒;⑭ 心腹冷痛;⑮ 霍乱;⑯ 转筋;⑰ 下痢赤白。

侧子 味辛性热,有大毒。主治:① 痈肿;② 风痹;③ 历节;④ 腰脚疼冷;⑤ 寒热鼠瘘。

羊踯躅 味辛性温,有大毒。主治:① 贼风在皮肤中淫淫痛;② 恶毒;③ 温疟;④ 诸痹;⑤ 邪气;⑥ 鬼疰;⑦ 蛊毒。

茵芋 味苦性温,有毒。主治:① 五脏邪气;② 心腹寒热;③ 羸瘦如疟状发作有时;④ 诸关节风湿痹痛;⑤久风湿走四肢;⑥脚弱。

射干 味苦性平,有毒。主治:①咳逆;②上气;③喉痹;④咽痛;⑤结气;⑥腹中邪逆;⑦食饮大热;⑧老血在心肝脾间;⑨咳唾;⑩言语气臭;⑪胸中热气。

鸢尾 味苦性平,有毒。主治:①癥瘕;②积聚;③大水;④头眩;⑤邪气;⑥鬼魅蛊毒。

由跋根 主治:①毒肿;②结热。

药实根 味辛性温,无毒。功效:①续绝伤;②补骨髓。主治:①邪气;②诸痹;③疼酸。

皂荚 味辛性温,有小毒。功效:①下水;②利九窍;③明目益精;④杀鬼精物。主治:①风痹;②死肌;③邪气;④风头泪出;⑤腹胀满;⑥消谷;⑦咳嗽囊结;⑧妇人胞不落。

楝实 味苦性寒,有小毒。功效:①利小便水道;②杀三虫。主治:①伤寒大热烦狂;②温虐;③疥疡。楝实根微寒治蛔虫。

柳花 味苦性寒,无毒。主治:①风水;②黄疸;③面热黑;④痂疥;⑤恶疮;⑥金创。柳花叶治马疥,痂疮。柳花实逐脓血治溃痈。柳花子汁治消渴。

桐叶 味苦性寒,无毒。主治:恶蚀疮着阴。皮桐叶杀三虫治奔豚气病及五痔。桐叶花外敷治猪疮。

梓白皮 味苦性寒,无毒。主治:①热;②三虫;③目疾。花叶捣敷猪疮。

蜀漆 味辛性温,有毒。主治:①疟疾;②咳逆寒热;③胸中结气;④腹中癥坚;⑤痞结;⑥积聚;⑦邪气;⑧蛊毒鬼疰。

半夏 味辛性温,有毒。功效:①下气;②止汗;③胎堕;④悦泽面目。主治:①伤寒寒热;②心下坚;③喉咽肿痛;④头眩;⑤胸胀;⑥咳逆;⑦肠鸣;⑧心腹胸中膈痰热满结;⑨咳嗽上气;⑩心下急痛坚痞;⑪时气呕逆;⑫痈肿;⑬痿黄。

款冬 味辛性温,无毒。主治:①咳逆;②上气;③善喘;④喉痹;⑤惊痫;⑥寒热;⑦邪气;⑧消渴。

牡丹 味辛性寒。功效:①安五脏;②除时气。主治:①寒热;②中风;③瘛疭;④痉痫;⑤惊痫;⑥癫疾;⑦癥坚;⑧肠胃瘀血;⑨痈疮;⑩头痛;⑪五劳劳气;⑫腰痛;⑬风噤。

防己 味辛性温,无毒。功效:①通腠理;②利九窍;③除邪;④利大小便。主治:①风寒;②温疟;③热气;④诸痫;⑤水肿;⑥风肿;⑦膀胱热;⑧伤寒;⑨寒热邪气;⑩中风手脚挛急;⑪泄痢;⑫痈肿;⑬恶结;⑭诸蜗疥癣;⑮虫疮。

赤赫 味苦性寒,有毒。主治:①痂疡;②恶败疮;③邪气;④三虫。

黄环 味苦性平,有毒。主治:①脏腑邪气;②咳逆;③寒热;④蛊毒;⑤鬼疰鬼魅。

巴戟天 味甘性温,无毒。功效:①强筋骨;②安五脏;③益精增志;④补中益气。主治:①大风邪气;②阴痿不起;③头面游风;④小腹及阴中相引痛;⑤五劳。

石南草 味苦性平,有毒。功效:①养肾气;②利筋骨皮毛;③除热。主治:①内伤阴衰;②脚弱;③五脏邪气;④积聚;⑤风痹。石南实杀蛊毒。

女菀 味辛性温,无毒。主治:①风寒洗洗;②霍乱;③泄痢;④肠鸣上下无常处;⑤惊痫;⑥寒热百疾;⑦肺伤咳逆;⑧出汗;⑨膀胱久寒支满;⑩饮酒夜食发病。

地榆 味苦性寒。功效:①补绝伤;②止痛;③止汗;消酒。主治:①妇人乳痓痛;②七伤;③带下十二病;④恶肉;⑤金疮;⑥脓血;⑦诸瘘恶疮;⑧热疮;⑨消渴;⑩产后内塞。

五加皮 味辛性温,无毒。功效:①坚筋骨;②补中益精;③强志意;④益气。主治:①心腹疝气;②腹痛;③疽疮;④阴蚀;⑤男子阴痿;⑥囊下湿;⑦小便余沥;⑧女人阴痒;⑨腰脊痛;⑩两脚疼痹风弱;⑪小儿不能行;⑫五缓虚羸。

泽兰 味苦性温,无毒。主治:①乳妇内衄;②中风余疾;③大腹水肿;④身面四肢浮肿;⑤骨节中水;⑥金疮;⑦痈肿疮脓;⑧产后金疮内塞。

紫参 味苦性寒,无毒。功效:①通九窍;②利大小便;③止渴;④益精。主治:①心腹积聚;②寒热邪气;③肠胃大热;④唾血;⑤衄血;⑥肠中聚血;⑦痈肿;⑧诸疮。

蛇全 味苦性寒,无毒。功效:①除热;②养胎;③利小儿。主治:①惊痫;②寒热;③邪气;④金疮;⑤疽痔;⑥鼠瘘;⑦恶疮;⑧头疡;

⑨ 心腹邪气;⑩ 腹痛;⑪ 湿痹。

草蒿 味苦性寒,无毒。功效:① 杀虱;② 明目。主治:① 疥瘙痂痒;② 恶疮;③ 骨节留热。

藋菌 味咸性平,有小毒。功效:① 温中;② 杀诸虫。主治:① 心痛;② 白癣;③ 瘕疽;④ 恶疮;⑤ 疽蜗;⑥ 蛔虫;⑦ 蛲虫;⑧ 寸白虫;⑨ 长虫;⑩ 蛇螫毒。

麋舌 味辛性温,无毒。主治:① 霍乱;② 腹痛;③ 吐逆;④ 心烦。

雷丸 味苦性寒,有小毒。功效:① 杀三虫;② 逐毒气;③ 逐邪气。主治:① 小儿百病;② 恶风;③ 汗出;④ 皮中热结;⑤ 积聚;⑥ 胃中热;⑦ 蛊毒;⑧ 白虫;⑨ 寸白虫。

贯众 味苦性寒,有毒。功效:① 杀三虫;② 去寸白;③ 破瘕疽;④ 除头风;⑤ 止金创。主治:① 腹中邪热气;② 诸毒。贯众花治恶疮,令人泄。

青葙子 味苦性寒,无毒。功效:杀三虫。主治:① 邪气;② 皮肤中热;③ 风瘙身痒;④ 恶疮;⑤ 疥虱;⑥ 痔蚀;⑦ 下部疮。其子名草决明,治唇口青。

野狼牙 味苦性寒,有毒。主治:① 邪气;② 热气;③ 疥瘙;④ 恶疡疮痔;⑤ 白虫。

藜芦 味辛性寒,有毒。功效:① 杀诸虫毒;② 去死肌。主治:① 咳逆;② 泄痢;③ 肠癖;④ 头疡;⑤ 疥瘙;⑥ 恶疮;⑦ 哕逆;⑧ 喉痹不通;⑨ 鼻中息肉;⑩ 马刀;⑪ 烂疮;⑫ 蛊毒。

赭魁 味甘性平,无毒。功效:除三虫。主治:心腹积聚。

及巳 味苦性平,有毒。主治:① 诸恶疮;② 疥痂;③ 瘘蚀;④ 牛马诸疮。

连翘 味苦性平,无毒。主治:① 寒热;② 鼠瘘;③ 瘰疬;④ 痈肿;⑤ 恶疮;⑥ 瘿瘤;⑦ 结热;⑧ 蛊毒;⑨ 白虫。

白头翁 味苦性温,无毒。功效:① 逐血;② 止痛。主治:① 温疟;② 狂易寒热;③ 瘕疽;④ 积聚;⑤ 瘿气;⑥ 金疮;⑦ 鼻衄。

蔄茹 味辛性寒,有小毒。功效:① 排脓恶血;② 杀疥虫。主治:① 恶肉;② 败疮;③ 死肌;④ 大风热气;⑤ 善忘;⑥ 不乐;⑦ 热痹;⑧ 瘕疽;⑨ 息肉。

白蔹 味苦性寒,无毒。功效:① 散结气;② 杀火毒;③ 止痛;④ 除热。主治:① 痈肿疽疮;② 目中赤;③ 小儿惊痫;④ 温疟;⑤ 女子阴中肿痛;⑥ 下痢赤白。

白及 味苦性平,无毒。主治:① 痈肿;② 恶疮;③ 败疽;④ 伤阴;⑤ 死肌;⑥ 胃中邪气;⑦ 贼风鬼击;⑧ 痱缓不收;⑨ 白癣;⑩ 疥虫。

占斯 味苦性温,无毒。主治:① 邪气湿痹;② 寒热疽疮;③ 水坚;④ 积血;⑤ 瘕疽;⑥ 月闭无子;⑦ 小儿躄蹉不能行;⑧ 恶疮痈肿;⑨ 腹痛;⑩ 解野狼毒。

蜚廉 味苦性平,无毒。主治:① 骨节热;② 胫重酸疼;③ 头眩顶重;④ 皮间邪风如蜂螫针刺;⑤ 鱼子细起;⑥ 热疮;⑦ 痈疽;⑧ 痔疮;⑨ 湿痹;⑩ 风邪咳嗽;⑪ 少乳汁。

虎掌 味苦性温,有大毒。功效:通利水道。主治:① 心痛;② 寒热;③ 结气;④ 积聚;⑤ 伏梁;⑥ 筋痿拘缓;⑦ 阴下湿;⑧ 风眩。

莨菪子 味苦性寒,有毒。主治:① 肉痹;② 拘急;③ 不能健行;④ 癫狂;⑤ 风痫;⑥ 颠倒拘挛;⑦ 齿痛出虫。

栾花 味苦性寒,无毒。主治:① 目痛泪出;② 伤眦;③ 目肿。

杉材 微温,无毒。主治:漆疮。

楠材 微温。主治:霍乱吐下不止。

榧实 味甘。主治:① 五痔;② 三虫;③ 蛊毒;④ 鬼疰。

紫真檀木 味咸性寒。主治:① 恶毒;② 风毒;③ 金创;④ 五淋;⑤ 出血。

淮木 味苦性平,无毒。功效:补中益气。主治:① 久咳;② 上气;③ 伤中;④ 虚羸;⑤ 女子阴蚀;⑥ 漏下;⑦ 赤白沃。

别羇 味苦性温,无毒。主治:① 风寒;② 湿痹;③ 身重;④ 四肢疼酸;⑤ 寒邪历节痛。

石下长卿 味咸性平,有毒。功效:杀百精。主治:① 邪恶气;② 啼哭;③ 悲伤;④ 恍惚;⑤ 杀百精;⑥ 亡走;⑦ 蛊毒;⑧ 老魅注易;⑨ 鬼疰精物。

羊桃 味苦性寒,有毒。功效:① 利小便;② 益气。主治:① 燺热;② 身暴赤色;③ 风水积聚;④ 恶疡;⑤ 小儿热;⑥ 五脏五水;⑦ 大腹鼓胀。

羊蹄 味苦性寒,无毒。功效:杀虫除热。主治：① 头秃；② 疥瘙；③ 阴蚀；④ 浸淫；⑤ 疽痔。

鹿藿　味苦性平，无毒。主治：① 女子腰腹痛；② 不乐；③ 肠痈；④ 瘰疬；⑤ 疡气；⑥ 蛊毒。

练石草　味苦性寒，无毒。功效：利水道小便。主治：① 五癃；② 石淋；③ 膀胱结气。

牛扁　味苦性寒，无毒。主治：① 身皮疮热气；② 牛虱；③ 小虫。

陆英　味苦性寒，无毒。主治：① 骨间诸痹；② 四肢拘挛疼酸；③ 膝寒痛；④ 阴痿；⑤ 短气不足；⑥ 脚肿。

蓳草　味咸性平，无毒。功效：养心气。主治：① 心温温辛痛；② 浸淫身热。

芫草　味苦性平，无毒。主治：① 久咳；② 上气；③ 喘逆；④ 久寒；⑤ 惊悸；⑥ 痂疥；⑦ 白秃；⑧ 疡气；⑨ 皮肤小虫。

恒山　味苦性寒，有毒。主治：① 伤寒寒热；② 热发温疟；③ 鬼毒；④ 胸中痰结；⑤ 吐逆；⑥ 鬼蛊往来；⑦ 水胀；⑧ 洒洒恶寒；⑨ 鼠瘘。

夏枯草　味苦性寒，无毒。主治：① 瘰疬；② 寒热；③ 鼠瘘；④ 头疮；⑤ 癥瘕；⑥ 瘿瘤结气；⑦ 脚肿；⑧ 湿痹。

蘘草　味甘性寒，无毒。主治：① 温疟；② 寒热；③ 酸嘶邪气。

戈共　味苦性寒。主治：① 惊气；② 伤寒；③ 腹痛；④ 羸瘦；⑤ 皮中邪气；⑥ 手足寒无色。

乌韭　味甘性寒。功效：① 补中益气；② 利小肠膀胱。主治：① 皮肤往来寒热；② 黄胆；③ 金疮内塞。

溲疏　味辛性寒。功效：① 通利水道；② 除邪气；③ 下气。主治：① 身皮肤中热；② 遗溺；③ 胃中热。

钓樟根皮　主治：① 金创；② 出血。

榉树皮　大寒。主治：① 时行头痛；② 热结肠胃。

钩藤　微寒，无毒。主治：① 小儿寒热；② 十二惊痫。

苦芙　微寒。主治：面目通身漆疮。

马鞭草　主治：下部匿疮。

马勃　味辛，平，无毒。主治：恶疮马疥。

鸡肠草　主治：① 毒肿；② 多尿；③ 蠼螋溺。

蛇莓汁　大寒。主治：① 胸腹大热不止；② 溪毒；③ 射工；④ 伤寒大热。

苎根　性寒。主治：① 小儿赤丹；② 口渴。

菰根　大寒。主治：① 肠胃痼热；② 消渴；③ 多尿。

野狼跋子　有小毒，能杀虫鱼。主治：① 恶疮；② 蜗疥。

葪蒮　味酸性温有毒。主治：① 风瘙瘾疹；② 身痒；③ 湿痹。

船虹　味酸无毒。功效：下气。主治：烦满。

败船茹　性平。主治：① 妇人崩中；② 吐痢血不止。

败蒲席　性平。主治：① 筋溢；② 恶疮。

败天公　性平。主治：鬼疰精魅。

鼠姑　味苦性寒无毒。主治：① 咳逆；② 上气；③ 寒热；④ 鼠瘘；⑤ 恶疮；⑥ 邪气。

3.《本草经集注》虫兽类药物扩大《神农本草经》虫兽类药物治疗范围

龙骨　味甘性平，无毒。功效：① 养精神；② 定魂魄；③ 安五脏。主治：① 咳逆；② 泄痢脓血；③ 女子漏下；④ 癥瘕坚结；⑤ 小儿热气惊痫；⑥ 心腹烦满；⑦ 四肢痿枯；⑧ 多汗；⑨ 夜卧自惊；⑩ 恚怒；⑪ 心下伏气；⑫ 不得喘息；⑬ 肠痈内疽；⑭ 阴蚀；⑮ 多尿；⑯ 溺血；⑰ 心腹鬼疰；⑱ 精物老魅。白龙骨：主治：① 梦寐泄精；② 小便泄精。

龙齿　主治：① 小儿大人惊痫；② 癫疾；③ 狂走；④ 心下结气；⑤ 不能喘息；⑥ 诸痓；⑦ 烦闷；⑧ 小儿五惊；⑨ 十二痫；⑩ 身热不可近人；⑪ 大人骨间寒热；⑫ 蛊毒。

龙角　主治：① 惊痫；② 瘛疭；③ 身热如火；④ 腹中坚；⑤ 热泄。

牛黄　味苦性平，有小毒。功效：① 除邪逐鬼；② 治小儿百病；③ 堕胎。主治：① 惊痫；② 寒热；③ 热盛狂痓；④ 诸痫热；⑤ 口不开；⑥ 大人狂癫。

麝香　味辛性温，无毒。功效：① 辟恶气；② 杀鬼精物；③ 堕胎；④ 去三虫。主治：① 中恶；② 心腹暴痛胀急；③ 痫痓；④ 痞满；⑤ 风毒；⑥ 妇人产难；⑦ 面䵟；⑧ 目中肤翳；⑨ 温疟；⑩ 蛊毒；⑪ 凶邪鬼气。

人乳汁　主补五脏，令人肥白悦泽。

发髲发　味苦性温，无毒。功效：利水道。主治：① 五癃；② 关格不得小便；③ 小儿痫；④ 大人痓；⑤ 小儿惊热；⑥ 下痢。

乱发 微温。主治：① 咳嗽；② 五淋；③ 大小便不通；④ 小儿惊痫；⑤ 出血；⑥ 鼻衄。

头垢 主治：① 淋闭不通；② 噎气；③ 劳复。

人屎 性寒。主治：① 时行大热狂走；② 诸毒；③ 寒热。

人尿 主治：① 寒热；② 头痛；③ 温气；④ 溺白垽；⑤ 鼻衄；⑥ 汤火灼疮。

马乳 止渴。

牛乳 微寒。功效：① 补虚羸；② 止渴；③ 下气。

羊乳 性温。主治：寒冷虚乏。

酪酥 性寒。功效：① 补五脏；② 利大肠。主治：口疮。

熊脂 味甘性寒，无毒。主治：① 风痹不仁；② 筋急；③ 五脏腹中积聚；④ 寒热；⑤ 羸瘦；⑥ 头疡白秃；⑦ 面皯疱；⑧ 食饮呕吐。

石蜜 味甘性平，无毒。功效：① 安五脏；② 益气；③ 补中；④ 养脾气；⑤ 止痛；⑥ 解毒；⑦ 除众病；⑧ 和百药。主治：① 心腹邪气；② 诸惊痫痓；③ 食饮不下；④ 肠癖；⑤ 肌中疼痛；⑥ 口疮；⑦ 心烦；⑧ 耳目不聪；⑨ 诸不足。

蜜蜡 味甘性温，无毒。功效：① 补中益气；② 续绝伤；③ 利小儿。主治：① 下痢脓血；② 金疮；③ 久泄；④ 肠癖后重白脓；⑤ 绝伤。

蜂子 味甘性平，无毒。主治：① 风头；② 虚羸；③ 伤中；④ 心腹痛；⑤ 口吐腹中五虫；⑥ 面目黄；⑦ 蛊毒。

大黄蜂子 主治：① 心腹胀满痛；② 干呕。

土蜂子 主治：① 痈肿；② 嗌痛。

白胶 味甘性平。功效：① 补中益气；② 止痛；③ 安胎。主治：① 伤中；② 劳绝；③ 腰痛；④ 羸瘦；⑤ 妇人血闭无子；⑥ 吐血；⑦ 下血；⑧ 崩中不止；⑨ 四肢酸疼；⑩ 多汗；⑪ 淋露；⑫ 折跌伤损。

阿胶 味甘性平。功效：① 养肝气；② 安胎。主治：① 心腹内崩；② 劳极洒洒如疟状；③ 腰腹痛；④ 四肢酸疼；⑤ 女子下血；⑥ 丈夫少腹痛；⑦ 虚劳羸瘦；⑧ 阴气不足；⑨ 脚酸不能久立。

白鹅膏 主治：耳猝聋。白鹅毛治射工水毒。白鹅肉利五脏。

雁肪 味甘性平，无毒。主治：① 风挛；② 拘急；③ 偏枯；④ 气不通利。

丹雄鸡 味甘性温，无毒。补虚；温中；止血；通神；杀毒；辟不祥。主治：① 女人崩中漏下；② 赤白沃；③ 不伤之疮。丹雄鸡头主杀鬼。白雄鸡肉味酸性温主下气安五脏，主治狂邪、伤中、消渴。乌雄鸡肉微温，功效补中止痛。乌雄鸡胆性寒，主治目不明、肌疮。乌雄鸡心主治五邪。乌雄鸡血主治蹉折、骨痛、痿痹。鸡肪主治耳聋。鸡肠主治遗尿及小便数不禁。鸡肝及左翅毛主治阴萎。鸡冠血主治乳难。鸡膍胵里黄皮性寒，功能除热止烦，主治泄痢、多尿、遗溺。

鸡屎白 性寒。功效：利小便。主治：① 消渴；② 伤寒；③ 寒热；④ 石淋；⑤ 转筋；⑥ 遗溺；⑦ 瘢痕。

黑雌鸡 功效：安胎。主治：① 风寒湿痹；② 五缓六急。黑雌鸡血主治中恶、腹痛、蹉折、骨痛、乳难。黑雌鸡翮羽主治血闭。

黄雌鸡 味酸性平。功效：① 补益五脏；② 续绝伤；③ 益气力。主治：① 伤中；② 消渴；③ 小便数不禁；④ 肠癖；⑤ 泄痢；⑥ 虚劳。黄雌鸡肋骨主治小儿羸瘦，食不生肌。鸡子主治热火疮，痫痓。鸡卵白性寒，主治目热赤痛，心下伏热、烦满、咳逆、小儿下泄、妇人产难、胞衣不出；醯渍一宿治黄疸及大烦热；卵中白皮主久咳结气；鸡白蠹能肥脂。

鹜肪 味甘，无毒。主治：① 风虚；② 寒热。

白鸭屎 名鸭通，功效：① 解结缚；② 散蓄热。主治：石药毒。

白鸭肉 功效：① 补虚除热；② 和脏腑；③ 利水道。

牡蛎 味咸性平，无毒。功效：① 除老血；② 涩大小肠；③ 止大小便。主治：① 伤寒；② 寒热；③ 温疟；④ 惊恚怒气；⑤ 拘缓；⑥ 鼠瘘；⑦ 女子带下赤白；⑧ 关节留热；⑨ 荣卫虚热去来不定；⑩ 烦满；⑪ 多汗；⑫ 心痛气结；⑬ 口渴；⑭ 泄精；⑮ 喉痹；⑯ 咳嗽；⑰ 心胁痞热。

魁蛤 味甘性平，无毒。主治：① 痿痹；② 泄痢；③ 便脓血。

石决明 味咸性平，无毒。主治：① 目障翳痛；② 青盲。

秦龟 味苦，无毒。主治：① 湿痹；② 身重；③ 四肢关节不可动摇。

鲍鱼 味辛性温，无毒。主治：① 坠堕；② 骸蹶;③ 跛折;④ 瘀血;⑤ 四肢血痹不散;⑥ 女子崩中血不止。

鲮鱼　味甘,无毒。主治:百病。

鳝鱼　味甘性温,无毒。功效:① 补中;② 益血。主治:① 沈唇;② 下痢。

羚羊角　味咸性寒,无毒。功效:① 明目;② 益气;③ 起阴;④ 去恶血注下;⑤ 辟蛊毒恶鬼不祥;⑥ 安心气。主治:① 伤寒;② 时气寒热;③ 热在肌肤;④ 骨间温风注毒;⑤ 魇寐;⑥ 气郁;⑦ 惊梦;⑧ 狂越;⑨ 僻谬;⑩ 食噎不通。

羖羊角　味咸性寒,无毒。功效:① 明目;② 杀鬼魅;③ 杀疥虫。主治:① 青盲;② 寒泄;③ 惊悸;④ 百节结气;⑤ 风头痛;⑥ 吐血;⑦ 产后余痛;⑧ 辟虎、野狼;⑨ 蛊毒。

羊髓　味甘性温,无毒。功效:① 利血脉;② 益经气。主治:① 男女伤中;② 阴气不足。青羊胆明目,主治青盲。羊肺补肺,主治咳嗽。羊心主治忧恚膈气。羊肾主补肾气,益精髓。羊齿主治小儿羊痫、寒热。羊骨性热,主治虚劳、寒中、羸瘦。

羊肉　味甘性热,无毒。功效:① 缓中;② 补中益气;③ 安心止惊。主治:① 字乳余疾;② 头脑大风;③ 汗出;④ 虚劳寒冷。羊屎主治小儿泄痢、肠鸣、惊痫。

犀角　味咸性寒,无毒。主治:① 伤寒;② 温疫;③ 头痛;④ 寒热;⑤ 诸毒;⑥ 魇寐;⑦ 百毒蛊疰;⑧ 瘴气;⑨ 钩吻、鸩羽、蛇毒。

牛角䚡　主治:① 闭血;② 瘀血;③ 疼痛;④ 女人带下;⑤ 下血。

水牛角　主治:① 时气寒热;② 头痛。

牛髓　味甘性温,无毒。功效:① 补中益气;② 填骨髓;③ 安五脏;④ 平三焦;⑤ 续绝伤。主治:① 泄痢;② 消渴。牛胆味苦性寒,主治心腹热渴。牛心主治虚忘。牛肝主明目。牛肾主补肾气,益精。牛齿主治小儿牛痫。牛肉味甘性平,无毒,功能安中益气养脾胃,主治消渴、吐泄。牛屎性寒,主治水肿、恶气、鼠瘘、恶疮。黄犍牛溺、乌牯牛溺利小便,主治水肿腹胀、脚满。

白马茎　味咸性平,无毒。功效:① 强志益气;② 长肌肉;③ 肥健;④ 生子。主治:① 伤中;② 脉绝;③ 阴不起;④ 小儿惊痫。

白马眼　主治:① 惊痫;② 腹满;③ 疟疾。

白马悬蹄　主治:① 惊痫;② 瘰疬;③ 乳难;④ 恶气;⑤ 鬼毒;⑥ 蛊注;⑦ 不祥;⑧ 衄血;⑨ 内漏;⑩ 龋齿。白马蹄主治妇人漏下,白崩。赤马蹄主治妇人赤崩。马齿主治小儿马痫。鬐头膏主生发。鬐毛主治女子崩中赤白。马心主治喜忘。马肺主治寒热及小儿茎痿。

马肉　味辛性冷。功效:① 长筋;② 强腰脊;③ 壮健;④ 强意利志;⑤ 除热下气。马脯主治寒热痿痹。

马屎　名马通,性温。主治:① 妇人崩中;② 渴利;③ 吐下血;④ 鼻衄金创。

马溺　味辛性寒。主治:① 消渴;② 癥坚;③ 积聚;④ 男子伏梁;⑤ 积疝。

马头骨　主治:① 喜眠,令人不睡;② 妇人痕疾。

牡狗阴茎　味咸性平,无毒。功效:令强热,大生子。主治:① 伤中;② 阴痿不起;③ 女子带下十二疾;④ 胆主明目,主治痂疡恶疮;⑤ 心主除邪,主治忧恚气。

马脑　主治:① 头风痹痛;② 下部䘌疮;③ 鼻中息肉。

马齿　主治:① 癫痫;② 寒热;③ 风痹。

狗头骨　止血,主治金创。狗四脚蹄下乳汁。白狗血味咸,无毒,主治癫疾发作。白狗肉味咸性温,主安五脏,补绝伤。屎中骨主治寒热,小儿惊痫。

鹿茸　味甘性温,无毒。功效:① 益气;② 强志;③ 养骨生齿;④ 不老;⑤ 安胎下气;⑥ 杀鬼精物。主治:① 漏下恶血;② 寒热;③ 惊痫;④ 虚劳洒洒如疟;⑤ 羸瘦;⑥ 四肢酸疼;⑦ 腰脊痛;⑧ 多尿;⑨ 泄精;⑩ 溺血;⑪ 留血在腹;⑫ 石淋;⑬ 痈肿;⑭ 骨中热疽。

鹿角　味咸,无毒。功效:① 逐邪恶气;② 益气。主治:① 恶疮;② 痈肿;③ 阴中留血;④ 少腹血急痛;⑤ 腰脊痛;⑥ 折伤恶血。

鹿髓　味甘性温。主治:① 丈夫女子伤中脉绝;② 筋急痛;③ 咳逆。

鹿肉　性温。功效:① 补中;② 强五脏;③ 益气力;④ 生者治口僻。

麞骨　性温。主治:① 虚损;② 泄精;③ 麞肉主补益五脏;④ 麞髓益气力,悦泽人面。

虎骨　功效:① 除邪恶气;② 杀鬼疰毒。主治：① 惊悸；② 恶疮；③ 鼠瘘。虎膏治狗啮疮。虎爪主辟恶魅。虎肉益气力，主治恶心欲呕。

豹肉　味酸性平，无毒。功效：① 安五脏；② 补绝伤；③ 轻身益气。

狸骨　味甘性温，无毒。主治：① 风疰；② 尸疰；③ 鬼疰；④ 毒气在皮中淫跃如针刺；⑤ 心腹痛走无常处；⑥ 鼠瘘；⑦ 恶疮；⑧ 狸肉治诸疰；⑧ 阴茎治月水不通，男子阴癞。

兔头骨　性平，无毒。主治：① 头眩痛；② 癫疾。兔骨主治热中消渴。兔脑主治冻疮。兔肝主治目暗。兔肉味辛性平无毒，补中益气。

雉肉　味酸性寒，无毒。功效：补中益气力，主治泄利。

鹰屎白　主治：① 伤挞；② 瘢痕。

雀卵　味酸性温，无毒。功效：下气。主治：① 男子阴痿不起；② 强之令热；③ 多精有子。雀脑主治耳聋。雀头血主治雀盲。

雄雀屎　主治：① 目痛；② 痈疖；③ 女子带下；④ 溺不利；⑤ 疝瘕。

鹳骨　味甘，无毒。主治：① 鬼蛊诸疰毒；② 五尸；③ 心腹疾。

雄鹊　味甘性寒，无毒。主治：① 石淋；② 结热。

伏翼　味咸性平，无毒。功效：① 利水道；② 明目；③ 夜视精光。主治：① 目瞑痒痛；② 五淋。

伏翼皮　味苦性平，无毒。主治：① 五痔；② 阴蚀；③ 下血赤白五色；④ 阴肿；⑤ 痛引腰背；⑥ 腹痛；⑦ 疝积。

石龙子　味咸性寒，有小毒。功效：① 下血；② 利小便水道。主治：① 五癃结气；② 石淋。

露蜂房　味苦性平，有毒。主治：① 惊痫；② 瘈疭；③ 寒热邪气；④ 癫疾；⑤ 鬼精蛊毒；⑥ 肠痔；⑦ 蜂毒；⑧ 毒肿。

樗鸡　味苦性平，有小毒。功效：① 强阴多精；② 益精强志；③ 生子好色；④ 补中轻身；⑤ 下气。主治：① 心腹邪气；② 阴痿；③ 腰痛。

蚱蝉　味咸性寒，无毒。主治：① 小儿惊痫；② 夜啼；③ 癫病；④ 寒热；⑤ 惊悸；⑥ 妇人乳难；⑦ 胞衣不出；⑧ 堕胎。

白僵蚕　味咸性平，无毒。主治：① 小儿惊痫；② 夜啼；③ 男子阴疡病；④ 女子崩中赤白；⑤ 产后余痛；⑥ 诸疮瘢痕；⑦ 黑黯；⑧ 三虫。

桑螵蛸　味咸性甘，无毒。功效：① 益精生子；② 利小便水道。主治：① 伤中；② 疝瘕；③ 阴痿；④ 女子血闭；⑤ 腰痛；⑥ 五淋；⑦ 男子虚损；⑧ 五脏气微；⑨ 梦寐失精；⑩ 遗溺。

䗪虫　味咸性寒。功效：① 破坚；② 生子。主治：① 心腹寒热；② 血积；③ 癥瘕；④ 血闭。

蛴螬　味咸性温，有毒。主治：① 恶血；② 血瘀；③ 痹气；④ 破折；⑤ 胁下坚满痛；⑥ 月闭；⑦ 目中淫肤；⑧ 青翳白膜；⑨ 吐血；⑩ 破骨踒折；⑪ 血结；⑫ 金疮内塞；⑬ 产后中寒；⑭ 乳汁不通。

蛞蝓　味咸性寒，无毒。主治：① 贼风喎僻；② 轶筋；③ 脱肛；④ 惊痫；⑤ 挛缩。

海蛤　味苦性平。主治：① 咳逆；② 上气；③ 喘息；④ 烦满；⑤ 胸痛；⑥ 寒热；⑦ 阴痿。

文蛤　味咸性平，无毒。主治：① 恶疮；② 阴蚀；③ 五痔；④ 咳逆；⑤ 胸痹；⑥ 腰痛胁急；⑦ 鼠瘘；⑧ 大孔出血；⑨ 崩中漏下。

鲤鱼胆　味苦性寒，无毒。功效：① 明目；② 益志气。主治：① 目热赤痛；② 青盲；③ 鲤鱼肉治咳逆，上气，黄疸，口渴；④ 生者下气，主治水肿脚满；⑤ 骨主带下赤白；⑥ 齿主石淋。

蠡鱼　味甘性寒，无毒。功效：下大水，令人瘢白。主治：① 湿痹；② 面目浮肿；③ 五痔。

龟甲　味咸性平，有毒。主治：① 漏下赤白；② 癥瘕；③ 痎疟；④ 五痔；⑤ 阴蚀；⑥ 湿痹；⑦ 四肢重弱；⑧ 小儿囟不合；⑨ 头疮难燥；⑩ 女子阴疮；⑪ 惊恚气；⑫ 心腹痛不可久立；⑬ 骨中寒热；⑭ 伤寒劳复；⑮ 肌体寒热欲死。

鳖甲　味咸性平。主治：① 心腹癥瘕；② 坚积；③ 寒热；④ 痞结；⑤ 息肉；⑥ 阴蚀；⑦ 五痔；⑧ 恶肉；⑨ 温疟；⑩ 血瘕；⑪ 腰痛；⑫ 小儿胁下坚；⑬ 鳖肉益气补不足，治伤中。

鲛鱼甲　味辛性温，有毒。主治：① 心腹癥瘕；② 伏坚；③ 积聚；④ 寒热；⑤ 女子崩中；⑥ 血五色；⑦ 小腹、阴中引相痛；⑧ 疮疥；⑨ 死肌；⑩ 五邪涕泣时惊；⑪ 腰中重痛；⑫ 小儿气癃；⑬ 眦溃。鲛鱼肉治少气吸吸，足不立地。

乌贼鱼骨　味咸性温，无毒。主治：① 女子漏下赤白经汁；② 血闭；③ 阴蚀；④ 肿痛；⑤ 寒热；⑥ 癥瘕；⑦ 无子；⑧ 惊气入腹；⑨ 腹痛环脐；⑩ 阴中寒肿；⑪ 令人有子；⑫ 疮多脓汁不燥。乌贼鱼肉味酸性平,主益气强志。

蟹　味咸性寒,有毒。功效:① 解结散血;② 败漆;③ 养筋益气。主治:① 胸中邪热结痛;② 㖞僻;③ 面肿;④ 漆疮。蟹爪主破胞堕胎。

鳗鲡鱼　味甘,有毒。主治:① 五痔;② 疮瘘;③ 诸虫;④ 蛀虫。鳗鲡膏治诸瘘疮。

原蚕蛾　雄者,有小毒。功效:① 益精气;② 强阴道;③ 交接不倦;④ 止精。

原蚕蛾屎　性温,无毒。主治:① 肠鸣;② 热中;③ 消渴;④ 风痹;⑤ 瘾疹。

六畜　谓马、牛、羊、猪、狗、鸡也,骡、驴亦其类。六畜毛、蹄、甲:味咸性平有毒。主治:① 鬼疰;② 蛊毒;③ 寒热;④ 惊痫;⑤ 痉痓;⑥ 癫疾;⑦ 狂走。

弓弩弦　主治:① 难产;② 胞衣不出。

败鼓皮　性平。主治:蛊毒。

鲮鲤甲　性寒。主治:① 五邪;② 惊啼;③ 悲伤。

獭肝　味甘有毒。主治:① 鬼疰;② 蛊毒;③ 鱼鲠;④ 久嗽。獭肉治疫气温病。

狐阴茎　味甘有毒。主治:① 女子绝产;② 阴痒;③ 小儿阴㿉卵肿。

狐五脏及肠　味苦性寒有毒。主治:① 蛊毒;② 寒热;③ 小儿惊痫。

麋脂　味辛性温,无毒。功效:① 通腠理;② 柔皮肤。主治:① 痈肿;② 恶疮;③ 死肌;④ 寒风湿痹;⑤ 四肢拘缓不收;⑥ 风头肿气。麋角味甘无毒,止血,益气力,主痹。

虾蟆　味辛性寒,有毒。主治:① 邪气;② 癥瘕;③ 瘀血;④ 痈肿;⑤ 阴疮;⑥ 阴蚀;⑦ 疽疬;⑧ 恶疮;⑨ 猘犬伤疮。

蛙　味甘性寒,无毒。主治:① 小儿赤气;② 肌疮;③ 脐伤;④ 疼痛;⑤ 气不足。

石蚕　味咸性寒。功效:堕胎。主治:① 五癃;② 石淋。石蚕肉利水道,除热,主治结气。

蚺蛇胆　味甘性寒,有小毒。主治:① 心腹疞痛;② 下部䘌疮;③ 目肿痛。蚺蛇膏主治皮肤风毒及妇人产后腹痛余疾。

蝮蛇胆　味苦性寒,有毒。主治:䘌疮。蝮蛇肉酿作酒。主治:① 癫疾;② 诸瘘;③ 心腹痛;④ 结气;⑤ 蛊毒。

蛇蜕　味咸性平,无毒。主治:① 小儿二十种惊痫;② 瘨瘕;③ 癫疾;④ 寒热;⑤ 肠痔;⑥ 虫毒;⑦ 蛇痫;⑧ 弄舌摇头;⑨ 大人五邪;⑩ 言语僻越;⑪ 恶疮;⑫ 呕咳;⑬ 目不明。

蜈蚣　味辛性温,有毒。能堕胎,杀鬼物老精。主治:① 心腹寒热;② 结聚;③ 恶血;④ 温疟;⑤ 三虫;⑥ 鬼疰;⑦ 蛊毒;⑧ 蛇虫鱼毒。

马陆　味辛性温,有毒。主治:① 腹中大坚癥;② 积聚;③ 息肉;④ 恶疮;⑤ 白秃;⑥ 寒热痞结;⑦ 胁下满。

土蜂　味辛性平,无毒。主治:① 久聋;② 咳逆;③ 毒气;④ 出汗;⑤ 痈肿;⑥ 风头。

雀瓮　味甘性平,无毒。主治:① 小儿惊痫;② 寒热;③ 结气;④ 蛊毒;⑤ 鬼疰。

彼子　味甘性温,有毒。主治:① 腹中邪气;② 三虫;③ 蛇螫;④ 虫毒;⑤ 鬼疰;⑥ 伏尸。

鼠妇　味酸性温,无毒。功效:利水道。主治:① 气癃;② 不得小便;③ 妇人月闭;④ 血瘕;⑤ 痫痓;⑥ 寒热。

萤火　味辛性温,无毒。功效:明目,通神精。主治:① 小儿火疮;② 热气;③ 蛊毒;④ 鬼疰。

衣鱼　味咸性温,无毒。功效:堕胎。主治:① 妇人疝瘕;② 小便不利;③ 小儿中风;④ 项强背起;⑤ 五淋;⑥ 疮瘢。

白颈蚯蚓　味咸性寒,无毒。主治:① 伤寒伏热;② 狂谬;③ 大腹;④ 黄疸;⑤ 蛇瘕;⑥ 三虫;⑦ 伏尸;⑧ 鬼疰;⑨ 蛊毒;⑩ 长虫。

蝼蛄　味咸性寒,无毒。功效:解毒。主治:① 产难;② 肉中刺;③ 痈肿;④ 哽噎;⑤ 恶疮。

蜣螂　味咸性寒,有毒。主治:① 小儿惊痫;② 瘈疭;③ 腹胀;④ 寒热;⑤ 大人癫疾;⑥ 狂易;⑦ 手足端寒;⑧ 肢满;⑨ 贲豚。

地胆　味辛性寒,有毒。功效:堕胎。主治:① 鬼疰;② 寒热;③ 鼠瘘;④ 恶疮;⑤ 死肌;⑥ 瘨瘕;⑦ 蚀疮中恶肉;⑧ 鼻中息肉;⑨ 结气;⑩ 石淋。

马刀　味辛性寒,有毒。功效:① 补中;② 利机关;③ 杀禽兽贼鼠。主治:① 漏下赤白;② 寒热;③ 石淋;④ 五脏间热;⑤ 肌中鼠蹼;⑥ 烦满;⑦ 厥痹。

贝子　味咸性平,有毒。功效:① 利水道;② 解肌。主治:① 目翳;② 腹痛;③ 下血;④ 五癃;⑤ 寒热温疰;⑥ 结热;⑦ 鬼疰;⑧ 蛊毒。

田中螺汁　大寒。功效:① 止渴;② 醒酒。

主治：① 目热赤痛；② 眼痛。

蜗牛 味咸性寒。主治：① 贼风喝僻；② 蹉跌；③ 大肠下脱肛；④ 筋急；⑤ 惊痫。

鸱头 味咸性平，无毒。主治：① 头风眩颠倒；② 癫疾。

鸩鸟毛 有大毒。入五脏烂杀人，其口主杀蝮蛇毒。

鸬鹚屎 主治：① 面黑皯；② 鼜痣。鸬鹚头主治鲠噎。

孔雀屎 微寒。主治：① 女子带下；② 小便不利。

豚卵 味甘性温，无毒。主治：① 惊痫；② 癫疾；③ 寒热；④ 贲豚；⑤ 五癃；⑥ 邪气；⑦ 挛缩；⑧ 鬼疰；⑨ 蛊毒。

猪悬蹄 主治：① 五痔；② 肠伏热；③ 肠痈内蚀。猪四足下乳汁，主治伤挞，败疮。猪心主治惊邪，忧恚。猪肾和理肾气，通利膀胱。猪胆主治伤寒热渴。猪肚补中益气，止渴利。猪齿主治小儿惊痫。猪膏生发。猪肪膏主煎诸膏药，解斑蝥、芫青毒。猪肉主治脉闭，筋骨弱，金创，狂病。猪屎主治寒热，黄胆，湿痹。

燕屎 味辛，平，有毒。功效：① 逐不祥邪气；② 破五癃；③ 利小便。主治：① 蛊毒；② 鬼疰。

天鼠屎 面黑。一名鼠沽，一名石肝。

鼹鼠 味咸，无毒。主治：① 痈疽；② 诸瘘；③ 阴蟨；④ 烂疮。

鼩鼠 功效：① 堕胎；② 催乳。

牡鼠 性温无毒。功效：续筋骨。主治：蹉折。牡鼠四足及尾主堕胎，易产。牡鼠肉主治小儿哺露大腹。牡鼠粪主治痫疾，大腹，时行劳复。鼠目主明目。腊月鼠烧之辟恶气，亦治诸疮。鼠胆主治目暗。

斑蝥 味辛性寒，有毒。功效：堕胎。主治：① 寒热；② 鼠瘘；③ 疥癣；④ 恶疮；⑤ 疽蚀；⑥ 死肌；⑦ 石癃；⑧ 血积；⑨ 鬼疰；⑩ 蛊毒。

芫青 味辛性温，有毒。功效：堕胎。主治：① 鼠瘘；② 风疰；③ 蛊毒；④ 鬼疰。

葛上亭长 味辛性温，有毒。功效：堕胎。主治：① 淋结；② 积聚；③ 蛊毒；④ 鬼疰。

蜘蛛 性寒。主治：① 癥病；② 喜忘。

蜻蛉 微寒。功效：强阴止精。

木虻 味苦性平有毒。主治：① 目赤痛；② 眦伤泪出；③ 瘀血；④ 血闭无子；⑤ 寒热酸嘶。

蜚虻 味苦性寒有毒。功效：① 通利血脉；② 通利九窍。主治：① 瘀血；② 血积；③ 坚痞；④ 癥瘕；⑤ 寒热；⑥ 女子月水不通。

蜚蠊 味咸性寒有毒。功效：通利血脉。主治：① 血瘀；② 癥坚；③ 寒热；④ 积聚；⑤ 喉咽痹；⑥ 内塞无子。

水蛭 味咸性寒有毒。功效：① 利水道；② 堕胎。主治：① 恶血瘀血；② 血瘕月闭；③ 积聚。

【综合评述】

1.《本草经集注》首次归类疾病通用药物

陶弘景发明治病药物归类，是全书精华所在。《本草经集注》曰：诸药，一种虽主数病，而性理亦有偏着。立方之日，或致疑混，复恐单行径用，赴急抄撮，不必皆得研。今宜指抄病源所主药名，仍可于此处治，若欲的寻，亦兼易解。其甘苦之味可略，有毒无毒易知，唯冷热须明。今以朱点为热，墨点为冷，无点者是平，以省于烦注也。其有不入汤酒者，亦条于后也。治风通用药物：防风、防己、秦胶、独活、川芎。治风眩通用药物：菊花、飞廉、踯躅、虎掌、茯神、白芷、杜若、鸱头。治头面风通用药物：川芎、山药、天雄、山茱萸、莽草、辛夷、牡荆子、藁本、麇芜、苍耳、蔓荆子。治中风脚弱通用药物：石斛、钟乳、殷孽、孔公孽、硫黄、附子、丹参、甘竹沥、大豆卷、豆豉、天雄、侧子、五加皮。治久风湿痹通用药物：菖蒲、茵芋、天雄、附子、乌头、细辛、蜀椒、牛膝、天门冬、白术、丹参、石龙芮、松叶、茵陈、松节。治贼风挛痛通用药物：茵芋、附子、侧子、麻黄、川芎、萆薢、狗脊、白鲜皮、白及、苍耳、猪椒、杜仲。治暴风瘙痒通用药物：蛇床子、蒴藋、乌喙、蒺藜、茺蔚子、青葙子、景天、枫香、藜芦。治伤寒通用药物：麻黄、葛根、杏仁、柴胡、前胡、大青、龙胆、芍药、薰草、升麻、牡丹、虎掌、白术、防己、石膏、牡蛎、贝齿、鳖甲、犀角、羚羊角、葱白、生姜、豆豉、溺、芒硝。治大热通用药物：寒水石、石膏、黄芩、知母、白鲜、滑石、玄参、沙参、苦参、茵陈、鼠李皮、甘竹沥、栀子、蛇莓、白颈蚯蚓、粪汁、大黄、芒硝。治伤寒劳复通用药物：鼠屎、豆豉、竹沥、粪汁。治温疟通用药物：恒山、蜀漆、鳖甲、牡蛎、麻黄、大青、防葵、猪苓、防己、茵芋、白头翁、女青、巴豆、莞花、白薇。治中恶通用药物：麝香、雄黄、丹砂、升麻、干姜、巴豆、当归、芍药、吴茱萸、鬼箭、桃枭、桃皮、乌鸡、蜈蚣。治霍乱通用药物：人参、白术、附子、桂心、干姜、橘皮。治呕啰通用药物：厚朴、香薷、麋舌、高良姜、木瓜。治转筋通用药物：小蒜、鸡舌香、楠材、扁豆、豆蔻。治大腹水肿通用药物：大戟、甘遂、泽漆、葶苈、莞花、芫花、巴豆、猪苓、防己、桑根白皮、商陆、泽兰、郁核、海藻、昆布、苦瓠、瓜蒂、小豆、鳢鱼、鲤鱼、白术、赤茯苓、大豆。治肠癖下利通用药物：赤白石脂、龙骨、牡蛎、干姜、黄连、黄芩、当归、附子、禹余粮、藜芦、黄柏、云实、枳实、矾石、乌梅、石榴、皮胶、艾叶、陟厘、蜡。治大便不通通用药物：牛胆、蜜煎、大黄、巴豆、大麻子。治小便淋沥通用药物：滑石、冬葵子根、白茅根、瞿麦、榆皮、石蚕、胡燕屎、蜥蜴、衣中白鱼、葶苈、石韦、雄黄、琥珀、乱发。治小便利通用药物：牡蛎、龙骨、鹿茸、桑螵蛸、漏芦、土瓜根、鸡肶胵、鸡肠。治溺血通用药物：戎盐、鹿茸、龙骨、蒲黄、干地黄。治消渴通用药物：白石英、石膏、茯神、麦门冬、黄连、瓜蒌、知母、枸杞根、小麦、芹、竹叶、土瓜根、生葛根、李根、芦根、菰根、茅根、冬瓜、马乳、牛乳、羊乳。治黄疸通用药物：茵陈、栀子、紫草、白藓。治上气咳嗽通用药物：麻黄、杏仁、白前、橘皮、紫菀、款冬、五味、细辛、蜀椒、半夏、生姜、干姜、桃仁、苏子、射干、莞花根、百部根。治呕吐通用药物：厚朴、橘皮、人参、半夏、麦门冬、白芷、生姜、铅丹、鸡子、薤白、甘竹叶。治痰饮通用药物：大黄、甘遂、芒硝、茯苓、莞花、茈胡、芫花、前胡、白术、细辛、旋覆花、人参、厚朴、枳实、橘皮、半夏、生姜、甘竹叶。治宿食通用药物：大黄、巴豆、朴硝、茈胡、白术、桔梗、厚朴、皂荚、曲、槟榔。治腹胀满通用药物：麝香、甘草、人参、白术、干姜、浓朴、庵闾子、枳实、桑根白皮、皂荚、大豆卷、百合。治心腹冷痛通用药物：当归、人参、芍药、桔梗、干姜、桂枝、蜀椒、吴茱萸、附子、乌头、白术、甘草、矾石。治肠鸣通用药物：丹参、桔梗、海藻。治心下满急通用药物：茯苓、枳实、半夏、白术、生姜、百合。治心烦通用药物：石膏、滑石、杏仁、栀子、茯苓、知母、贝母、通草、李根、甘竹汁、乌梅、鸡子、豆豉。治积聚癥瘕通用药物：空青、朴硝、芒硝、硫黄、胡粉、矾石、大黄、野狼毒、巴豆、附

子、乌头、苦参、莞花、茈胡、鳖甲、鳝甲、蜈蚣、赭槐、白马溺。治鬼注尸注通用药物：雄黄、朱砂、金牙、野葛、马目毒公、鬼臼、女青、徐长卿、虎骨、狸骨、鹳骨、獭肝、芫青、白盐。治惊邪通用药物：雄黄、丹砂、紫石英、茯苓、茯神、龙齿、龙胆、防葵、马目毒公、升麻、麝香、人参、沙参、桔梗、白薇、远志、柏仁、鬼箭、鬼督邮、小草、卷柏、紫菀、羚羊角、羖羊角、鳝甲、丹雄鸡。治癫痫通用药物：龙齿角、牛黄、防葵、牡丹、白蔹、莨菪子、雷丸、铅丹、钩藤、僵蚕、蛇床、蛇蜕、蜣螂、蚱蝉、白马目、白狗血、豚卵、牛猪、犬齿。治喉痹痛通用药物：升麻、射干、杏仁、蒺藜、枣针、落石、芹、竹叶、百合、莽草。治噎通用药物：羚羊角、通草、青竹茹、头垢、芦根、舂杵糠、牛饴。治鲠通用药物：狸头骨、獭骨、鸬鹚骨。治齿痛通用药物：当归、独活、细辛、蜀椒、川芎、附子、莽草、礜石、蛇床子、生地黄、莨菪子、鸡舌香、车下李根、马悬蹄、雄雀屎。治口疮通用药物：黄连、黄柏、升麻、大青、苦竹叶、石蜜、酪酥、豆豉。治吐唾血通用药物：羚羊角、白胶、戎盐、柏叶、艾叶、生地黄、大蓟、鸡苏、蛴螬、饴糖、伏龙肝、黄土。治鼻衄血通用药物：礜石、蒲黄、虾蟆蓝、大蓟、鸡苏、艾叶、竹茹、烧猬皮、烧发、溺垽、桑耳。治鼻痛通用药物：通草、细辛、桂枝、蘼核、薰草、瓜蒂。治鼻息肉通用药物：藜芦、礜石、地胆、通草、白狗胆。治耳聋通用药物：磁石、菖蒲、葱涕、雀脑、白鹅膏、鲤鱼脑。治目热痛通用药物：黄连、蘼核、石胆、空青、曾青、决明子、黄柏、栀子、茅子、苦竹叶、鸡子白、鲤鱼胆、田中螺。治目肤翳通用药物：秦皮、细辛、真珠、贝齿、石决明、麝香、毒公、伏翼、青羊胆、蛴螬汁。治声音哑通用药物：菖蒲、钟乳、孔公孽、皂荚、苦竹叶、麻油。治面皯疱通用药物：菟丝子、麝香、熊脂、葳蕤、藁本、木兰、栀子、紫草、冬瓜子。治发秃落通用药物：桑上寄生、秦椒、荆子、桑根白皮、桐叶、麻子仁、枣根、松叶、雁肪、马鬐膏、猪脂膏、鸡肪。灭瘢通用药物：鹰屎白、白僵蚕、衣中白鱼。治金疮通用药物：石胆、蔷薇、地榆、艾叶、王不留行、白头翁、钓樟根、锻石灰、狗头骨。治踒折通用药物：生鼠、生龟、生地黄、乌雄鸡血、李核仁、乌鸡骨。治瘀血通用药物：蒲黄、琥珀、羚羊角、牛膝、大黄、干地黄、朴硝、紫参、桃仁、茅根、蟅虫、虻虫、水蛭、䗪蠊。治火灼通用药物：柏皮、生胡麻、盐、豆酱、井底泥、黄芩、牛膝。治痈疽通用药物：

落石、黄芪、白蔹、乌头、乌喙、通草、败酱、白及、大黄、半夏、玄参、蔷薇、鹿角、虾蟆、土蜂房、伏龙肝、甘焦根。治恶疮通用药物：雄黄、雌黄、胡粉、硫黄、矾石、锻石、松脂、蛇床子、地榆、水银、蛇衔、白蔹、漏芦、茴茹、黄柏、占斯、蘜菌、莽草、青葙、白及、楝实、及已、野狼跋、桐叶、虎骨、藜芦、狸骨、猪肚。治漆疮通用药物：蟹、茱萸皮、苦芙、鸡子白、鼠查、秫米、井中苔萍、杉材。治瘿瘤通用药物：小麦、海藻、昆布、文蛤、海蛤、半夏、贝母、通草、松萝、连翘、白头翁。治瘘通用药物：雄黄、礜石、恒山、野狼毒、侧子、连翘、王不留行、昆布、狸骨、斑蝥、地胆。治痔疮通用药物：白桐叶、蔄蓄、猬皮、猪悬蹄。治脱肛通用药物：鳖头、卷柏、铁精、生铁、东壁土、蜗牛、青葙子、苦参、蚺蛇胆、蝮蛇胆、大枣、大蒜、盐。治蛔虫通用药物：薏苡根、菌、干漆、楝根。杀寸白虫通用药物：槟榔、芜荑、贯众、野狼牙、雷丸、茱萸根、青葙、橘皮、牡桂、石榴根、巴豆。治虚劳通用药物：丹砂、空青、曾青、钟乳、紫石、白石英、磁石、龙骨、黄芪、干地黄、茯苓、茯神、天门冬、麦门冬、山药、石斛、人参、沙参、玄参、五味、苁蓉、续断、泽泻、牡蛎、牡丹、芍药、远志、当归、牡桂、五加皮、棘刺、覆盆子、巴戟天、牛膝、柏子、桑螵蛸、石龙芮、石南草、桑根白皮、地肤子、菟丝子、干漆、蛇床子、车前子、枸杞子、枸杞根、大枣、麻子、胡麻。治阴痿通用药物：白石英、阳起石、巴戟天、肉苁蓉、五味子、蛇床子、地肤子、铁精、白马茎。治阴颓通用药物：海藻、铁精、狸阴茎、狐阴、蜘蛛、蒺藜、鼠阴。治囊湿通用药物：五加皮、槐枝、黄柏、虎掌。治泄精通用药物：韭子、白龙骨、鹿茸、牡蛎、桑螵蛸、车前子叶、泽泻、石榴皮、獐骨。治好眠通用药物：通草、孔公孽、马头骨、牡鼠目、茶茗。治不得眠通用药物：酸枣、榆叶。治腰痛通用药物：杜仲、萆薢、狗脊、梅实、鳖甲、五加皮。治妇人崩中通用药物：石胆、禹余粮、赤石脂、代赭、牡蛎、龙骨、白僵蚕、牛角、乌贼鱼骨、蒲黄、紫葳、生干地黄、桑耳、黄柏、白茅根、艾叶、鳝甲、鳖甲、马蹄甲、白胶、丹雄鸡、阿胶、鬼箭、鹿茸、大小蓟根、马通、伏龙肝。治月经闭塞通用药物：鼠妇、虫、虻虫、水蛭、蛴螬、桃核仁、狸阴茎、土瓜根、牡丹、牛膝、占斯、虎杖、阳起石、桃毛、白垩、铜镜鼻。治无子通用药物：紫石、钟乳、阳起石、紫葳、卷柏、桑螵蛸、艾叶、秦皮。治安胎通用

药物：紫葳、白胶、阿胶。堕胎通用药物：雄黄、水银、胡粉、飞生虫、溲疏、大戟、雌黄、巴豆、野葛、藜芦、牡丹、牛膝、桂枝、皂荚、兰茹、踯躅、鬼箭、槐子、薏苡根、瞿麦、附子、天雄、乌头、乌喙、侧子、蜈蚣、地胆、斑蝥、芫青、亭长、水蛭、虻虫、蛴螬、蝼蛄、猬皮、蜥蜴、蛇蜕、朴硝、蟹爪、芒硝。治产难通用药物：槐子、桂枝、滑石、贝母、蒺藜、皂荚、酸浆、蚱蝉、蝼蛄、鼠、生鼠肝、乌雄鸡、肝血、弓弦、马衔；产后病通用药物：干地黄、秦椒、败酱、泽兰、地榆、大豆。下乳汁通用药物：钟乳、漏芦、蛴螬、瓜蒌子、土瓜蒂、猪狗四足。治中蛊通用药物：桔梗、鬼臼、马目毒公、犀角、斑蝥、芫青、亭长、射罔、鬼督邮、白蘘荷、败鼓皮、蓝子。

2.《本草经集注》首次提出药物七情理论

陶弘景阐述药物七情理论，曰单行、相须、相使、相畏、相杀、相恶、相反。《本草经集注》曰：药有阴阳配合，子母兄弟，根叶华实，草石骨肉。有单行者，有相须者，有相使者，有相畏者，有相恶者，有相反者，有相杀者。凡此七情，合和当视之。相须相使者良，勿用相恶相反者。若有毒宜制，可用相畏相杀，不尔，勿合用也。其主治虽同而性理不和，更以成患。今检旧方用药，并亦有相恶相反者，服之不乃为忤。或能复有制持之者，犹如寇贾辅汉，程周佐吴，大体既正，不得以私情为害。虽尔，恐不如不用。今仙方甘草丸有防己、细辛；世方五石散有瓜蒌、干姜，略举大者如此，其余复有数十余条，别注在后。半夏有毒，用之必须生姜，此是取其所畏，以相制耳。其相须相使不必同类，犹如和羹，调食鱼肉，葱豉各有所宜，共相宣发也。药有酸咸甘苦辛五味，又有寒热温凉四气及有毒无毒，阴干曝干，采治时月生熟，土地所出，真伪陈新，并各有法。又有分剂秤两，轻重多少，皆须甄别。若用得其宜，与病相会，入口必愈，身安寿延。若冷热乖衷，真假非类，分两违舛，汤丸失度，当瘥反剧，以至殂命。医者意也，喻如宰夫，以鳖为羹，食之更足成病，岂充饥之可望乎？故仲景每云：如此死者，医杀之也。陈嘉谟《本草蒙筌》发挥曰：单行者不与诸药共剂而独能攻补也，如方书所载独参汤、独桔汤之类是尔。相须者二药相宜可兼用之也，相使者能为使卒引达诸经也，此二者不必同类，如和羹调食，鱼肉、葱豉各有宜，合共相宜发足尔。相恶者彼有毒而我恶之也，相畏者我有能而

彼畏之也，此二者不深为害，盖我虽恶彼，彼无忿心，彼之畏我，我能制伏。如牛黄恶龙骨，而龙骨得牛黄更良；黄芪畏防风，而黄芪得防风其功愈大之类是尔。相反者两相仇隙必不可使和合也，如画家用雌黄胡粉相近便自黯，妒粉得雌则黑黄，雌得粉亦变之类是尔。相杀者中彼药毒，用此即能杀除也。如中蛇虺毒，必用雄黄；中雄黄毒，必用防己之类是尔。凡此七情共剂可否，一览即了然也。

两种药物同用产生毒性反应或副作用称相反，又称相畏。陶弘景极其重视药物配伍禁忌，《本草经集注》极大充实了《神农本草经》药物配伍禁忌内容。尝谓：寻万物之性，皆有离合，虎啸风生，龙吟云起，磁石引针，琥珀拾芥，漆得蟹而散，麻得漆而涌，桂得葱而软，树得桂而枯，戎盐累卵，獭胆分杯。其气爽有相关感，多如此类。其理不可得而思之。至于诸药，尤能递为利害。先圣既明言其说，何可不详而避。世人为方，皆多漏略。若旧方已有，此病亦应改除。假令而两种，当就其轻重，择可除而除之。伤寒赤散，吾恒不用藜芦。断下黄连丸，亦去其干姜而施之，殆无不效。何急强以相增，苟令共事乎？相反为害，深于相恶。相恶者，谓彼虽恶我，我无忿心，犹如牛黄恶龙骨，而龙骨得牛黄更良，此有以相制伏故也。相反者，则彼我交仇，必不宜合。今画家用雌黄、胡粉相近，便自黯妒。粉得黄即黑，黄得粉亦变，此盖相反之征。药理既昧，所以人多轻之。今案方处治，恐不必卒能寻究本草，更复抄出其事在此，览略看之，易可知验。而《本经》有直云茱萸、门冬者，无以辨其山、吴、天、麦之异，咸宜各题其条。又有乱误处，譬如海蛤之与鳝甲，畏恶正同。又诸芝使薯蓣，薯蓣复使紫芝。计无应如此，而不知何者是非？亦宜并记，当更广检正之。又《神农本经》相使，止各一种，兼以《药对》参之，乃有两三，于事亦无嫌。其有云相得共治某病者，既非妨避之禁，不复疏出。兹录《本草经集注》相反、相使、相恶、相畏药物如下：

玉石上品：玉屑恶鹿角；玉泉畏款冬花；丹砂恶磁石畏咸水；水银恶磁石；曾青畏菟丝子；石胆：水英为之使，畏牡桂、菌桂、芫花、辛夷、白薇，反流水，畏鳖甲；朴硝畏麦句姜；硝石：萤火为之使，恶苦参、苦菜，畏女菀、

粥；矾石：甘草为之使，恶牡蛎；芒硝：石韦为之使，畏麦句姜；滑石：石韦为之使，恶曾青；紫石英：长石为之使，不欲鳖甲、黄连、麦句姜，畏扁青、附子；赤石脂恶大黄，畏芫花；白石英恶马目毒公；黄石脂：曾青为之使，恶细辛，畏蜚蠊；太一禹余粮：杜仲为之使，畏贝母、菖蒲、铁落；白石脂：燕屎为之使，恶松脂，畏黄芩。玉石中品：钟乳，蛇床为之使，恶牡丹、玄石、牡蒙，畏紫石英、蘘草。殷孽恶术、防己。孔公孽，木兰为之使，恶细辛。磁石，柴胡为之使，恶牡丹、莽草，畏黄石脂，杀铁毒。凝水石，畏地榆，解巴豆毒。石膏，鸡子为之使，恶莽草、毒公。阳起石，桑螵蛸为之使，恶泽泻、菌桂、雷丸、蛇蜕皮，畏菟丝。玄石，恶松脂、柏子、菌桂。理石，滑石为之使，畏麻黄。玉石下品：青琅玕得水银良，畏乌鸡骨，杀锡毒。礜石得火良，棘针为之使，恶毒公、虎掌、鹜屎、细辛，畏水。解石恶巴豆。代赭畏天雄。大盐，漏芦为之使。特生礜石，火练之良，畏水。

草木上品：六芝，薯蓣为之使，得发良，恶恒山、畏扁青、茵陈蒿。茯苓、茯神，马间为之使，恶白蔹，畏牡蒙、地榆、雄黄、秦艽、龟甲。柏子，牡蛎、桂、瓜子为之使，恶菊花、羊蹄、诸石、面、曲。天门冬，垣衣、地黄为之使，畏曾青、青耳。麦门冬，地黄、车前为之使，恶款冬花、苦瓠，畏苦参、青蘘、青耳。术，防风、地榆为之使。女葳蕤，畏卤咸。干地黄得麦门冬、清酒良，恶贝母，畏芜荑。菖蒲，秦艽、秦皮为之使，恶地胆、麻黄去节。远志得茯苓、冬葵、龙骨良，畏真珠、蜚蠊、藜芦，蛴螬杀天雄、附子毒。泽泻畏海蛤、文蛤。薯蓣，紫芝为之使，恶甘遂。菊花，术，枸杞根、桑根白皮为之使。甘草，术，干漆、苦参为之使，恶远志，反甘遂、大戟、芫花、海藻。人参，茯苓为之使，恶溲疏，反藜芦。石斛，陆英为之使，恶凝水石、巴豆，畏僵蚕、雷丸。石龙芮，大戟为之使，畏蛇蜕、茱萸。落石，杜仲、牡丹为之使，恶铁落、菖蒲、贝母。龙胆，贯众为之使，恶防葵、地黄。牛膝，恶萤火、龟甲、陆英，畏白前。杜仲，畏蛇皮、玄参。干漆，半夏为之使，畏鸡子。细辛，曾青、桑根白皮为之使，反藜芦，恶野狼毒、山茱萸、黄芪，畏滑石、硝石。独活，蠡实为之使。茈胡，半夏为之使，恶皂荚，畏女菀、藜芦。酸枣，恶防己。槐子，景天为之使。庵闾子，荆子、薏苡为之使。蛇床子，恶巴豆、牡丹、贝

母。菟丝子宜丸不宜煮,得酒良,薯蓣、松脂为之使,恶蘁菌。蒺蒴子得荆实、细辛良,恶干姜、苦参。蒺藜子,乌头为之使。茜根畏鼠姑。天名精,垣衣为之使。牡荆实,防风为之使,恶石膏。秦椒恶瓜蒌,防葵,畏雌黄。蔓荆实恶乌头、石膏。辛夷,川芎为之使,恶五石脂,畏菖蒲、黄连、石膏、黄环。草木中品:当归恶茴茹,畏菖蒲、海藻、牡蒙。防风恶干姜、藜芦、白蔹、芫花,杀附子毒。秦艽,菖蒲为之使。黄芪恶龟甲,吴茱萸、蓼实为之使,恶丹参、硝石、白垩,畏紫石英。黄芩,山茱萸、龙骨为之使,恶葱实,畏丹参、牡丹、藜芦。黄连,黄芩、龙骨、理石为之使,恶菊花、芫花、玄参、白鲜,畏款冬,胜乌头,解巴豆毒。五味子,苁蓉为之使,恶葳蕤,胜乌头。决明子,著实为之使,恶大麻子。芍药,须丸为之使,恶石斛、芒硝,畏硝石、鳖甲、小蓟,反藜芦。桔梗,节皮为之使,畏白及、龙眼、龙胆。川芎,白芷为之使,恶黄连。藁本恶茴茹。麻黄,厚朴为之使,恶辛夷、石韦。葛根杀野葛、巴豆、百药毒。前胡,半夏为之使,恶皂荚,畏藜芦。贝母,厚朴、白薇为之使,恶桃花,畏秦艽、矾石、莽草,反乌头。瓜蒌根,枸杞为之使,恶干姜,畏牛膝、干漆,反乌头。丹参畏咸水,反藜芦。厚朴,干姜为之使,恶泽泻、寒水石、硝石。玄参,恶黄芪、干姜、大枣、山茱萸,反藜芦。沙参恶防己,反藜芦。苦参,玄参为之使,恶贝母、漏芦、菟丝子,反藜芦。续断,地黄为之使,恶雷丸。山茱萸,蓼实为之使,恶桔梗、防风、防己。桑根白皮,续断、桂、麻子为之使。狗脊,草薢为之使,恶败酱。草薢,薏苡为之使,畏葵根、大黄、柴胡、牡蛎、前胡。石韦,杏仁为之使,得菖蒲良。瞿麦,蘘草、牡丹为之使,恶桑螵蛸。秦皮,大戟为之使,恶茱萸。白芷,当归为之使,恶旋覆花。杜若得辛夷、细辛良,恶茈胡、前胡。黄柏恶干漆。白薇恶黄芪、干姜、干漆、大枣、山茱萸。栀子解踯躅毒。紫菀,款冬为之使,恶天雄、瞿麦、雷丸、远志,畏茵陈。白鲜恶桑螵蛸、桔梗、茯苓、草薢。薇衔得秦皮良。井水蓝杀巴豆、野葛诸毒。海藻反甘草。干姜,秦椒为之使,恶黄芩、天鼠屎,杀半夏、莨菪毒。草木下品:大黄,黄芩为之使,无所畏。蜀椒,杏仁为之使,畏橐吾。巴豆,芫花为之使,恶蘘草,畏大黄、黄连、藜芦。甘遂,瓜蒂为之使,恶远志,反甘草。葶苈,榆皮为之使,得酒良,恶僵蚕、石龙芮。大戟

反甘草。泽漆,小豆为之使,恶薯蓣。芫花,决明为之使,反甘草。钩吻,半夏为之使,恶黄芩。野狼毒,大豆为之使,恶麦句姜,畏天名精。鬼臼畏垣衣。天雄,远志为之使,恶腐婢。乌头、乌喙,莽草为之使,反半夏、瓜蒌、贝母、白蔹、白及,恶藜芦。附子,地胆为之使,恶蜈蚣,畏防风、甘草、黄芪、人参、乌韭、大豆。皂荚,青葙子为之使,恶麦门冬,畏空青、人参、苦参。蜀漆,瓜蒌为之使,恶贯众。半夏,射干为之使,恶皂荚,畏雄黄、生姜、干姜、秦皮、龟甲,反乌头。款冬,杏仁为之使,得紫菀良,恶皂荚、硝石、玄参,畏贝母、辛夷、麻黄、黄芩、黄连、黄芪、青葙。牡丹,畏菟丝子。防己,殷蘖为之使,恶细辛,畏草薢,杀雄黄毒。黄环,鸢尾为之使,恶茯苓。巴戟天,覆盆为之使,恶朝生、雷丸、丹参。石南草,五加皮为之使。女宛畏卤咸。地榆得发良,恶麦门冬。五加皮,远志为之使,畏蛇皮、玄参。泽兰,防己为之使。紫参畏辛夷。菌蘁得酒良,畏鸡子。雷丸,荔实、厚朴为之使,恶葛根。贯众,菌蘁为之使。野狼牙,芜荑为之使,恶地榆、枣肌。藜芦,黄连为之使,反细辛、芍药、五参,恶大黄。茴茹,甘草为之使,恶麦门冬。白蔹,代赭为之使,反乌头。白及,紫石英为之使,恶理石、杏核仁、李子。占斯解野狼毒毒。蚤蠊得乌头良,恶麻黄。淫羊藿,薯蓣为之使。虎掌,蜀漆为之使,恶莽草。栾花,决明为之使。荩草,矾石为之使。藎草畏鼠妇。恒山畏玉札。夏枯草,土瓜为之使。戈共,畏玉札、蜚蠊。溲疏,漏芦为之使。

虫兽上品:龙骨得人参、牛黄良,畏石膏。龙角畏干漆、蜀椒、理石。牛黄,人参为之使,恶龙骨、地黄、龙胆、蜚蠊,畏牛膝。蜡蜜恶芫花、齐蛤。蜂子畏黄芩、芍药、牡蛎。白胶得火良,畏大黄。阿胶得火良,恶大黄。牡蛎,贝母为之使,得甘草、牛膝、远志、蛇床良,恶麻黄、茱萸、辛夷。虫兽中品:殺羊角,菟丝子为之使。犀角,松脂为之使,恶蘁菌、雷丸。鹿茸,马勃为之使。鹿角,杜仲为之使。伏翼,苋实、云实为之使。猬皮得酒良,畏桔梗、麦门冬。蜥蜴恶硫黄、斑蝥、芜荑。露蜂房恶干姜、丹参、黄芩、芍药、牡蛎。桑螵蛸得龙骨治泄精,畏旋覆花。蟅虫畏皂荚、菖蒲。蛴螬,蜚虻为之使,恶附子。海蛤,蜀漆为之使,畏狗胆、甘遂、芫花。龟甲恶沙参、蜚蠊。鳖甲恶矾石。鲜甲,蜀

漆为之使,畏狗胆、甘遂、芫花。乌贼鱼骨恶白蔹、白及。蟹杀茛菪毒。白马茎得火良。

文献记载有十八种药物相反,故称十八反:甘草反大戟、芫花、甘遂、海藻;乌头包括川乌、草乌、附子,反贝母包括川贝母、浙贝母、瓜蒌、天花粉、半夏、白蔹、白及;黎芦反人参、西洋参、丹参、沙参包括南沙参、北沙参、苦参、玄参、细辛、芍药包括白芍、赤芍。张子和《儒门事亲·十八反》:本草明言十八反,半蒌贝蔹及攻乌,藻戟遂芫俱战草,诸参辛芍叛藜芦。"十九畏"歌诀首见于明代刘纯《医经小学》:硫黄原是火中精,朴硝一见便相争,水银莫与砒霜见,狼毒最怕密陀僧,巴豆性烈最为上,偏与牵牛不顺情,丁香莫与郁金见,牙硝难合京三棱,川乌草乌不顺犀,人参最怕五灵脂,官桂善能调冷气,若逢石脂使相欺,大凡修合看顺逆,炮服灸煿莫相依。指出了共19个相畏药物:硫黄畏朴硝,水银畏砒霜,狼毒畏密陀僧,巴豆畏牵牛,丁香畏郁金,牙硝畏三棱,川乌、草乌畏犀角,人参畏五灵脂,肉桂畏赤石脂。

3.《本草经集注》首次拓展君臣佐使药物配伍理论

君臣佐使是中药配伍的重要原则。《本草经集注》曰:药有君臣佐使以相宣摄合和者,宜用一君、二臣、五佐,又可一君、三臣、九佐也。用药犹如立人之制,若多君少臣,多臣少佐,则势力不周故也。而检世道诸方,亦不必皆尔。养命之药则多君,养性之药则多臣,治病之药则多佐。犹依本性所主,而兼复斟酌。详用此者,益当为善。又恐上品君中复各有贵贱,譬如列国诸侯虽并得称君制,而犹归宗周。臣佐之中亦当如此。所以门冬、远志,别有君臣。甘草国老、大黄将军,明其优劣,不皆同秩。自非农岐之徒,孰敢诠正,正应领略轻重,为分剂也。《黄帝内经素问·至真要大论篇》曰:大要也,君一臣二,奇之制也;君二臣四,偶之制也;君二臣三,奇之制也;君二臣六,偶之制也。有毒无毒,所治为主,适大小为制也。君一臣二,制之小也;君一臣三佐五,制之中也,君一臣三佐九,制之大也。陈嘉谟《本草蒙筌·药剂别君臣》发挥曰:诸药合成方剂,分两各有重轻。重者主病以为君,轻者为臣而佐助。立方之法,仿此才灵。往往明医,不逾矩度。如解利伤风,风宜辛散,则以防风味辛者为君,白术、甘草为佐;若解利伤寒,

寒宜甘发,又以甘草味甘者为主,防风、白术为臣。疟寒热往来,君柴胡、葛根,而佐陈皮、白术;血痢腹痛不已,君芍药、甘草,而佐当归、木香。大便泻频,茯苓、炒白术为主,芍药、甘草佐之;下焦湿盛,防己、草龙胆为主,苍术、黄柏佐之。眼暴赤肿,黄芩、黄连君也,佐以防风、当归;小便不利,黄柏、知母君也,佐以茯苓、泽泻。诸疮疹金银花为主,多热佐栀子、连翘,多湿佐防风、苍术;诸咳嗽五味子为主,有痰佐陈皮、半夏,有喘佐紫菀、阿胶。如是多般,难悉援引,惟陈大要,余可例推。又况本草各条,亦以君臣例载。各虽无异,义实不同。彼则以养命之药为君,养性之药为臣,治病之药为使。优劣匀分,万世之定规也;此则以主病之药为君,佐君之药为臣,应臣之药为使。重轻互举,一时之权宜也。万世定规者,虽前圣复起,犹述旧弗违;一时权宜者,固后学当宗,贵通变无泥。医家活法,观此可知。

4.《本草经集注》首次提出药食禁配理论

《本草经集注》提出药物食物配伍禁忌理论,虽多临床经验,但后世影响不小。曰:有术勿食桃、李及雀肉、胡蒜、青鱼;服药有巴豆,勿食芦笋羹及猪肉;有半夏、菖蒲,勿食饴糖及羊肉;有细辛,勿食生菜;有甘草,勿食菘菜;有藜芦,勿食狸肉;有牡丹,勿食生胡蒜;有商陆,勿食犬肉;有恒山,勿食葱菜;有空青、朱砂,勿食生血物;有茯苓,勿食诸酢物;服药,不可多食生胡蒜杂生菜;服药,不可多食诸滑物果实菜;服药,不可多食肥猪、犬肉、肥羹及鱼臊脍;服药,通忌见死尸及产妇淹秽事。药有宜丸者,宜散者,宜水煮者,宜酒渍者,宜膏煎者,亦有一物兼宜者,亦有不可入汤酒者,并随药性,不得违越。本说如此。又疾有宜服丸者,宜服散者,宜服汤者,宜服酒者,宜服膏煎者,亦兼参用,察病之源,以为其制耳。凡欲治病,先察其源,先候病机。五脏未虚,六腑未竭,血脉未乱,精神未散,食药必活本说如此。案今自非明医,听声察色,至乎诊脉,孰能知未病之病乎?且未病之人,亦无肯自治。故桓侯怠于皮肤之微,以致骨髓之痼。非但识悟之为难,亦信受之弗易。仓公有言:病不肯服药,一死也;信巫不信医,二死也;轻身薄命,不能将慎,三死也。夫病之所由来虽多,而皆关于邪。邪者不正之因,谓非人身之常理,风寒暑湿,饥饱劳佚,皆各是邪,非独鬼气疾厉者矣。

人生气中，如鱼之在水，水浊则鱼瘦，气昏则人疾。邪气之伤人，最为深重。经络既受此气，传以入脏腑，脏腑随其虚实冷热，结以成病，病又相生，故流变遂广。精神者，本宅身为用。身既受邪，精神亦乱。神既乱矣，则鬼灵斯入，鬼力渐强，神守稍弱，岂得不至于死乎？古人譬之植杨，斯理当矣。但病亦别有先从鬼神来者，则宜以祈祷祛之，虽曰可祛，犹因药疗致益，李子豫赤丸之例是也。其药疗无益者，是则不可祛，晋景公膏肓之例是也。大都神鬼之害人多端，疾病之源唯一种，盖有轻重者尔。《真诰》言：常不能慎事上者，自致百病而怨咎于神灵；当风卧湿，反责他于失福，皆是痴人也。云慎事上者，谓举动之事，必皆慎思；饮食、男女，最为百病之本。致使虚损内起，风湿外侵，以共成其害，如此岂得关于神明乎？唯当勤药治为理耳。《本草纲目·服药食忌》补充曰：甘草忌猪肉、菘菜、海菜。黄连、胡黄连忌猪肉、冷水。苍耳忌猪肉、马肉、米泔。桔梗、乌梅忌猪肉。仙茅忌牛肉、牛乳。半夏、菖蒲忌羊肉、羊血、饴糖。牛膝忌牛肉。阳起石、云母、钟乳、硇砂、礜石并忌羊血。商陆忌犬肉。丹砂、空青、轻粉并忌一切血。吴茱萸忌猪心、猪肉。地黄、何首乌忌一切血、葱、蒜、萝卜。补骨脂忌猪血、芸苔。细辛、藜芦忌狸肉、生菜。荆芥忌驴肉，反河豚与一切无鳞鱼、蟹。紫苏、天门冬、丹砂、龙骨忌鲤鱼。巴豆忌野猪肉、菰笋、芦笋、酱、豉、冷水。苍术、白术忌雀肉、青鱼、菘菜、桃、李。薄荷忌鳖肉。麦门冬忌鲫鱼。常山忌生葱、生菜。附子、乌头、天雄忌豉汁、稷米。牡丹忌蒜、胡荽。厚朴、蓖麻忌炒豆。鳖甲忌苋菜。威灵仙、土茯苓忌面汤、茶。当归忌湿面。丹参、茯苓、茯神忌醋及一切酸。凡服药，不可杂食肥猪犬肉、油腻羹鲙、腥臊陈臭诸物。凡服药，不可多食生蒜、胡荽、生葱、诸果、诸滑滞之物。凡服药，不可见死尸、产妇、淹秽等事。在此基础上，《本草经集注》更提出某些药物不宜入汤酒。石类：朱砂、雌黄、云母、阳起石、矾石、硫黄、钟乳、孔公孽、礜石、银屑、铜镜鼻、白垩、胡粉、铅丹、卤咸、锻石、藜灰。草木类：野葛、野狼毒、毒公、鬼臼、莽草、巴豆、踯躅、萴藋、皂荚、藋菌、藜芦、菌茹、贯众、芫黄、雷丸、野狼牙、鸢尾、蒺藜、女菀、苍耳、紫葳、薇衔、白及、牡蒙、飞廉、蛇衔、占斯、辛夷、石南草、虎掌、楝实、虎杖、芦根、羊桃、马勃、苦瓠、瓜蒂、陟

厘、野狼跋子、云实、槐子、地肤子、蛇床子、青葙子、茺蔚子、菥蓂子、王不留行。虫兽类：蜂子、蜜蜡、白马茎、狗阴、雀卵、鸡子、雄鹊、伏翼、鼠妇、樗鸡、萤火、僵蚕、蜈蚣、蛴螬、斑蝥、芫青、亭长、地胆、虻虫、䗪廉、蝼蛄、马刀、赭魁、虾蟆、蜗牛生。

李东垣《脾胃论·用药宜禁论》发挥曰：凡治病服药，必知时禁、经禁、病禁、药禁。夫时禁者，必本四时升降之理，汗下吐利之宜。大法春宜吐，象万物之发生，耕耨科斫，使阳气之郁者易达也。夏宜汗，象万物之浮而有余也。秋宜下，象万物之收成，推陈致新，而使阳气易收也。冬周密，象万物之闭藏，使阳气不动也。《经》云夫四时阴阳者，与万物浮沉于生长之门，逆其根，伐其本，坏其真矣。又云：用温远温，用热远热，用凉远凉，用寒远寒，无翼其胜也。故冬不用白虎，夏不用青龙，春夏不服桂枝，秋冬不服麻黄，不失气宜。如春夏而下，秋冬而汗，是失天信，伐天和也。有病则从权，过则更之。经禁者，足太阳膀胱经为诸阳之首，行于背，表之表，风寒所伤则宜汗，传入本则宜利小便；若下之太早，必变证百出，此一禁也。足阳明胃经，行身之前，主腹满胀，大便难，宜下之，盖阳明化燥火，津液不能停，禁发汗、利小便，为重损津液，此二禁也。足少阳胆经，行身之侧，在太阳、阳明之间，病则往来寒热，口苦胸胁痛，只宜和解；且胆者、无出无入，又主发生之气，下则犯太阳，汗则犯阳明，利小便则使生发之气反陷入阴中，此三禁也。三阴非胃实不当下，为三阴无传，本须胃实得下也。分经用药，有所据焉。病禁者，如阳气不足，阴气有余之病，则凡饮食及药，忌助阴泻阳。诸淡食及淡味之药，泻升发以助收敛也；诸苦药皆沉，泻阳气之散浮；诸姜附官桂辛热之药，及湿面酒大料物之类，助火而泻元气；生冷、硬物损阳气，皆所当禁也。如阴火欲衰而退，以三焦元气未盛，必口淡淡，如咸物亦所当禁。药禁者，如胃气不行，内亡津液而干涸，求汤饮以自救，非渴也，乃口干也，非温胜也，乃血病也。当以辛酸益之，而淡渗五苓之类，则所当禁也。汗多禁利小便，小便多禁发汗。咽痛禁发汗利小便，若大便快利，不得更利。大便秘涩，以当归、桃仁、麻子仁、郁李仁、皂角仁，和血润肠，如燥药则所当禁者。吐多不得复吐；如吐而大便虚软者，此土气壅滞，以姜、橘之属宜之；吐而大便不通，则利大便，上药则所当禁也。

诸病恶疮,及小儿癥后,大便实者,亦当下之,而姜、橘之类,则所当禁也。又如脉弦而服平胃散,脉缓而服黄建中汤,乃实实虚虚,皆所当禁也。人禀天之湿化而生胃也,胃之与湿,其名虽二,其实一也。湿能滋养于胃,胃湿有余,亦当泻湿之太过也。胃之不足,惟湿物能滋养。仲景云:胃胜思汤饼,而胃虚食汤饼者,往往增剧,湿能助火,火旺郁而不通主大热。初病火旺不可食,以助火也。察其时,辨其经,审其病,而后用药,四者不失其宜,则善矣。

5.《本草经集注》首次提出道地药材理论

道地药材是特定自然条件和生态环境区域所采集的药材。《本草经集注》曰:今诸药采治之法,既并用见成,非能自掘,不复具论其事,唯合药须解节度,列之如下。诸药所生皆有境界,秦汉以前当言列国,今郡县之名后人所改耳。自江东以来,小小杂药,多出近道,气势理,不及本邦。假令荆、益不通,则令用历阳当归,钱唐三建,岂得相似。所以治病不及往人者,亦当缘此故也。蜀药及北药,虽有去来,亦复非精者,又市人不解药性,唯尚形饰。上党人参,殆不复售;华阴细辛,弃之如芥。且各随世相竞,顺方切须,不能多备诸族,故往往遗漏。今之所存,二百许种耳。众医睹不识药,唯听市人,市人又不辨究,皆委采送之家。采送之家,传习治拙,真伪好恶莫测,所以有钟乳酢煮令白,细辛水渍使直,黄芪蜜蒸为甜,当归酒洒取润,螵蛸胶着桑枝,蜈蚣朱足令赤。诸有此等,皆非事实,世用既久,转以成法,非复可改,末如之何,又依方分药,不量剥治。如远志、牡丹,裁不收半;地黄、门冬,三分耗一。凡去皮除心之属,分两皆不复相应,病家唯依此用,不知更称。又王公贵胜,合药之日,悉付群下。其中好药贵石,无不窃遣。乃言紫石、丹砂吞出洗取,一片经数十过卖。诸有此等例,巧伪百端,皆非事实。虽复鉴检,初不能觉。以此治病,理难即效,斯并药家之盈虚,不得咎医人之浅拙也。本草采药时月,皆在建寅岁首,则从汉太初后所记也。其根物多以二月、八月采者,谓春初津润始萌,未冲枝叶,势力淳浓故也。至秋则枝叶就枯,又归流于下。今即事验之,春宁宜早,秋宁宜晚,其花实茎叶,乃各随其成熟耳。岁月亦有早晏,不必都依本文矣。《经》说阴干者,谓就六甲阴中干也。依遁甲法,甲子旬

阴中在癸酉,以药着酉地也。余谓不必然,正是不露日曝,于阴影处干之耳。所以亦有云曝干故也。若幸可两用,益当为善。《证类本草·合药分剂料理法则》曰:古之善为医者,皆自采药,审其体性所主,取其时节早晚;早则药势未成,晚则盛势已歇。今之为医,不自采药,且不委节气早晚,又不知冷热消息,分两多少;徒有疗病之名,永无必愈之效。陈嘉谟《本草蒙筌·药剂别君臣》发挥曰:凡诸草本、昆虫,各有相宜地产。气味功力,自异寻常。谚云:一方风土养万民,是亦一方地土出方药也。摄生之士,宁几求真,多惮远路艰难,惟采近产充代。殊不知一种之药,远者亦有不可代用者。可代者,以功力缓紧略殊,倘倍加犹足去病。不可代者,因气味纯驳大异,若妄饵反致损人。故《本经》谓参、芪虽种异治同,而芎、归则殊种各治足征矣。他如齐州半夏,华阴细辛,银夏柴胡,甘肃枸杞;茅山玄胡索、苍术,怀庆干山药、地黄;歙白术,绵黄芪,上党参,交趾桂。每擅名因地,故以地冠名。地胜药灵,视斯益信。又宜山谷者,难混家园所栽,芍药、牡丹皮为然;或宜家园者,勿杂山谷自产,菊花、桑根皮是尔。云在泽取滋润,泽傍匪止泽兰叶也;云在石求清洁,石上岂特石菖蒲乎?东壁土及各样土至微,用亦据理;千里水并诸般水极广,烹必合宜。总不悖于《图经》,才有益于药剂。《书》曰:慎厥始,图厥终。此之谓夫。

6.《本草经集注》剂量换算厘定

陶弘景基于历代药物文献与药物临床使用实际,厘定了秦汉至南北朝的中药剂量。《汉书·律历志》曰:谨权量,审法度,修废官,举逸民,四方之政行矣。度者,分、寸、尺、丈、引也,所以度长短也。本起黄钟之长。以子谷秬黍中者,一黍之广,度之九十分,黄钟之长。一为一分,十分为寸,十寸为尺,十尺为丈,十丈为引,而五度审矣。其法用铜,高一寸,广二寸,长一丈,而分、寸、尺、丈存焉。用竹为引,高一分,广六分,长十丈,其方法矩,高广之数,阴阳之象也。分者,自三微而成著,可分别也。寸者,忖也。尺者,蒦也。丈者,张也。引者,信也。夫度者,别于分,忖于寸,蒦尺,张于丈,信于引。引者,信天下也。职在内官,廷尉掌之。量者,龠、合、升、斗、斛也,所以量多少也。本起于黄钟之龠,用度数审其容,以子谷秬黍中者千有二百实其龠,以井水准其概。合龠为合,十合为

升，十升为斗，十斗为斛，而五量嘉矣。其法用铜，方尺而圆其外，旁有庣焉。其上为斛，其下为斗。左耳为升，右耳为合龠。其状似爵，以麋爵禄。上三下二，参天两地，圆而函方，左一右二，阴阳之象也。其圆象规，其重二钧，备气物之数，合万有一千五百二十。声中黄钟，始于黄钟而反覆焉，君制器之象也。龠者，黄钟律之实也，跃微动气而生物也。合者，合龠之量也。升者，登合之量也。斗者，聚升之量也。斛者，角斗平多少之量也。夫量者，跃于龠，合于合，登于升，聚于斗，角于斛也。衡，平也；权，重也，衡所以任权而均物平轻重也。权者，铢、两、斤、钧、石也，所以称物平施，知轻重也。本起于黄钟之重，一龠容千二百黍，重十二铢，两之为两。二十四铢为两。十六两为斤。三十斤为钧。四钧为石。忖为十八，《易》十有八变之象也。铢者，物繇忽微始，至于成著，可殊异也。两者，两黄钟律之重也。二十四铢而成两者，二十四气之象也。斤者，明也，三百八十四铢，《易》二篇之爻，阴阳变动之象也。十六两成斤者，四时乘四方之象也。钧者，均也，阳施其气，阴化其物，皆得其成就平均也。权与物均，重万一千五百二十铢，当万物之象也。四百八十两者，六旬行八节之象也。三十斤成钧者，一月之象也。石者，大也，权之大者也。始于铢，两于两，明于斤，均于钧，终于石，物终石大也。四钧为石者，四时之象也。重百二十斤者，十二月之象也。终于十二辰而复于子，黄钟之象也。千九百二十两者，阴阳之数也。三百八十四爻，五行之象也。四万六千八十铢者，万一千五百二十物历四时之象也。而岁功成就，五权谨矣。陶弘景厘定南北朝之前中药常用计量单位，临床意义重大。《本草经集注》曰：分剂秤两，轻重多少，皆须甄别。若用得其宜，与病相会，入口必愈，身安寿延。若冷热乖衷，真假非类，分两违舛，汤丸失度，当瘥反剧，以至殆命。医者意也！古量得其节也。谚言：俗无良医，枉死者半；拙医疗病，不若不疗。喻如宰夫，以鳝鳖为尊羹，食之更足成病，岂充饥之可望乎？故仲景每云：如此死者，愚医杀之也。凡丸药有云如细麻者，即今胡麻也，不必扁扁，但令较略大小相称耳。如黍粟亦然，以十六黍为一大豆也；如大麻者，即大麻子准三细麻也；如胡豆者，今青斑豆也，以二大麻子准之。如小豆者，今赤小豆也，粒有大小，以三大

麻子准之。如大豆者，二小豆准之。如梧子者，以二大豆准之。一方寸匕散，蜜和得如梧子，准十丸为度。如弹丸及鸡子黄者，以十梧子准之。秦汉至南北朝的重要常用剂量与现代比较大约如下。1两＝24铢＝15.625克，约15克。1斤＝16两＝250克＝250毫升。1权＝12斤，1两十合为升，十升为斗，十斗为斛。1斗＝2 000毫升，1升＝200毫升，1合＝20毫升，1龠＝10毫升。1铢＝0.65～0.7克，一钱匕＝5铢钱＝1.5～1.8克，1刀圭＝0.5毫升约0.5克，1撮＝4刀圭＝2克，1分＝3.9～4.2克。1方寸匕＝10刀圭＝2.74毫升约3～5克＝金石类药末约2克，草木类药末约1克。蜀椒1升＝50克，葶苈子1升＝60克，吴茱萸1升＝50克，半夏1升＝130克，虻虫1升＝16克，附子大者一枚＝20～30克，中者一枚15克，乌头一枚小者＝3克，大者5～6克，杏仁大者10枚＝4克，栀子10枚平均＝15克，瓜蒌大小平均一枚约46克，枳实一枚约14.4克，石膏鸡蛋大1枚约40克，厚朴1尺约30克，竹叶一握约12克，梧桐子大约黄豆大。十分为寸，十寸为尺，十尺为丈，十丈为引。1寸＝2.3公分，1尺＝23公分。掌握历代中药剂量的现代换算，对学习中医中药甚为重要。

7.《本草经集注》重视临方炮制

临方炮制是确保药物临床治疗效果的基本前提。《本草经集注》重视临方炮制，《合药分料治法》指出：① 凡汤酒膏药，旧方皆云㕮咀者，谓秤毕捣之如大豆者，又使吹去细末，此于事殊不允；药有易碎难碎，多末少末，秤两则不复均，今皆细切之，较略令如咀者，差得无末，而粒片调和，于药力同出，无生熟也。凡丸散药，亦先细切曝燥乃捣之。② 有各捣者，有合捣者，随方所言。润湿药如门冬、干地黄辈，皆先切曝，独捣令扁碎，更出细擘曝干。值阴雨，亦以微火烘之，既燥，小停冷仍捣之。凡润湿药，燥皆大耗，当先增分两，须得屑乃秤为正。其汤酒中不须如此。③ 凡筛丸药，用重密绢令细，于蜜丸易成熟。若筛散草药，用轻疏绢，于酒服则不泥。其石药亦用细绢筛如丸者。凡筛丸散药竟，皆更合于臼中，以杵研之数百过，视色理和同为佳。④ 凡汤酒膏中用诸石，皆细捣之如粟米，亦可以葛布筛令调，并以新绵别裹内中。其雄黄、朱凡煮汤，欲微火令小沸，其水数依方多少，大略廿两药，用水一斗，煮取四升，以此为

率。然则利汤欲生，少水而多取；补汤欲熟，多水而少取。好详视之，所得宁令多少。用新布，两人以尺木绞之，澄去泥浊，纸覆令密。温汤勿令铛器中有水气，于热汤上煮令暖亦好。服汤家小热易下，冷则呕涌。云分再服、三服者，要令力热势足相及。并视人之强羸，病之轻重，以为进退增减之，不必悉依方说。⑤ 凡渍药酒，皆须细切，生绢袋盛之，乃入酒密封，随寒暑日数，视其浓烈，便可沥出，不必待至酒尽也。滓可曝燥，微捣，更渍饮之；亦可作散服。凡建中、肾沥诸补汤，滓合两剂，加水煮，竭饮之，亦敌一剂新药，贫人当依此，皆应先曝令燥。⑥ 凡合膏，初以苦酒渍取，令淹，溲浃后，不用多汁，密覆勿泄。云时者，周时也，从今旦至明旦。亦有止一宿者。煮膏，当三上三下，以泄其焦势，令药味得出。上之使迎迎沸仍下之，下之取沸静乃上，宁欲小生。其中有薤白者，以两头微焦黄为候。有白芷、附子者，亦令小黄色也。猪肪勿令经水，腊月弥佳。绞膏亦以新布绞之。若是可服之膏，膏滓亦堪酒煮稍饮之。可摩之膏，膏滓即宜以薄病上，此盖贫野人欲兼尽其力。凡膏中有雄黄、朱砂辈，皆别捣细研如面，须绞膏竟乃投中，以物疾搅，至于凝强，勿使沉聚在下不调也。有水银者，于凝膏中，研令消散。有胡粉亦尔。⑦ 凡汤酒中用大黄，不须细锉。作汤者，先水渍，令淹浃，密覆一宿。明旦煮汤，临熟乃以纳中，又煮两三沸，便绞出，则力势猛，易得快利。丸散中用大黄，旧皆蒸，今不须尔。⑧ 凡汤中用麻黄，皆先别煮两三沸，掠去其沫，更益水如本数，乃纳余药，不尔令人烦。麻黄皆折去节，令理通，寸锉之。⑨ 有小草、瞿麦五分锉之；细辛、白前三分锉之；丸散膏中则凡汤中用完物，皆擘破，干枣、枝子、瓜蒌子之类是也。用细核物亦打碎，山茱萸、五味、蕤核，决明之类是也。细华子物，正尔完用之，旋覆花、菊花、地肤子、葵子之类是也。米、麦、豆辈，亦完用之。诸虫先微炙，亦完煮之。唯螵蛸当中破之。生姜、夜干皆薄切。芒硝、饴糖、阿胶皆须绞汤竟，纳汁中，更上火两三沸，烊尽乃服之。⑩ 凡用麦门冬，皆微润抽去心。杏仁、桃仁汤柔挞去皮。巴豆打破剥皮，刮去心，不尔令人闷；石韦、辛夷刮去毛；鬼箭削取羽及皮；藜芦剔取根，微炙；枳实去其核，只用皮，亦炙之；椒去实，于铛器中微熬，令汗出，则有势力；矾石于瓦上若铁物中熬，令

沸，汁尽即止，二 石皆黄土泥包，使燥，烧之半日，令势热而解散。犀角、羚羊角皆刮截作屑。诸齿骨并炙捣碎之。皂荚去皮子炙之。⑪ 凡汤丸散用天雄、附子、乌头、乌喙、侧子，皆灰火炮炙，令微坼，削去黑皮乃秤之。唯姜附子汤及膏酒中生用，亦削去皮乃秤，直理破作七八片，随其大小，但削除外黑尖处令尽。凡汤、酒、膏、丸散，用半夏皆且完。以热汤洗去上滑，手之，皮释随剥去，更复易汤洗之，令滑尽。不尔，戟人咽。旧方甘许过，今六七过便足。亦可直煮之，沸易水，如此三过，仍洗毕便讫，随其大小破为细片，乃秤以入汤。⑫ 若膏酒丸散，皆须曝燥乃秤之也凡丸、散用胶，皆先炙，使通体沸起，燥乃可捣。有不沸处更炙之。丸方中用蜡皆烊，投少蜜中，搅调以和药。若用熟艾，先细擘，合诸药捣，令散；不可筛者，别捣内散中和之。凡用蜜，皆先火上煎，料去其沫，令色微黄，则丸经久不坏。克之多少，随蜜精粗。⑬ 凡丸散用巴豆、杏仁、桃仁、葶苈、胡麻诸有膏脂药，皆先熬黄黑，别捣令如膏。指视泯泯尔，乃以向成散，稍稍下臼中，合研捣，令消散，乃复都以轻疏绢筛度之，须尽，又纳臼中，依法治数百杵也。汤膏中用，亦有熬之者，虽生并捣破。⑭ 凡用桂、浓朴、杜仲、秦皮、木兰辈，皆削去上虚软甲错，取里有味者秤之。茯苓、猪苓削除去黑皮。牡丹、巴戟天、远志、野葛等，皆捶破去心。紫菀洗去土皆毕，乃秤之。薤白、葱白除青令尽。莽草、石南草、茵芋、泽兰剔取叶及嫩茎，去大枝。鬼臼、黄连皆除根毛。蜀椒去闭口者及目熬之。⑮ 凡野狼毒、枳实、橘皮、半夏、麻黄、吴茱萸，皆欲得陈久者，其余唯须新精。⑯ 凡方云巴豆如千枚者，粒有大小，当先去心皮竟，秤之。以一分准十六枚。附子、乌头如干枚者，去皮竟，以半两准一枚。枳实如干枚者，去核竟。以一分准二枚。橘皮一分准三枚。枣有大小，以三枚准一两。云干姜一累者，以重一两为正。凡方云半夏一升者，洗竟，秤五两为正。云某子一升者，其子各有虚实轻重。不可通以秤准。皆取平升为正。椒一升，三两为正；吴茱萸一升，五两为正；菟丝子一升，九两为正。⑰ 凡方云用桂一尺者，削去皮竟，重半两为正。甘草一尺者，重二两为正。凡方云某草一束者，以重三两为正。云一把者，重二两为正。⑱ 凡方云蜜一斤者，有七合。猪膏一斤者，有一升二合。陈嘉谟《本草蒙

筌·修合条例》发挥曰：古人方剂，锱铢分两，与今不同。云一升，即今之大白盏也。云两铢者，六铢为一分，即今二钱半。二十四铢为一两也。云三两，即今之二两。云一两，即今之六钱半。凡散药有云刀圭者，十分方寸匕之一，准如梧子大也。方寸匕者，作匕正方一寸，抄散取不落为度。钱五匕者，今五铢钱边五字者，以抄之。一撮者，四刀圭也。十撮为一勺。凡丸药云如细麻者，即胡麻也。如黍、粟亦然，以十六黍为一大豆。如大麻子者，准三细麻也。如胡豆者，即今之青斑豆也，以二大麻子准之。如小豆者，今赤小豆。如大豆者，以二小豆准之。如梧桐子者，以二大豆准之。凡煮汤，欲微火令小沸。其水数，依方多少。大略二十两药，用水一斗，煮取四升，以此为准。然利汤欲生，少水而多取汁；补汤欲熟，多水而少取汁。凡汤中用芒硝、饴糖、阿胶，须候汤熟，绞净清汁，方纳于内，再上火两三沸，烊尽乃服。凡汤中加酒醋、童便、竹沥、姜汁，亦候汤熟，绞汁盏内，加入便服。凡汤中用沉香、木香、乳香、没药，一切香窜药味，须研细末，待汤熟，先倾汁小盏内调服讫，然后尽饮。凡丸散药亦先咀细片曝燥，才依方派轻重。称净分两和匀，共磨研细末。其天门冬、地黄辈，湿润难干者，冬春略增蚀数，捣膏搀入。夏秋亦同。众药曝燥磨之。凡筛丸药末，用重密绢令细。若筛散草药，用轻疏绢。其丸药中，有各研磨者，虽已筛细，和诸药末，又必重复筛过，庶色理和同为佳。凡丸药用蜜，每药末一斤，则用蜜十二两。文火煎炼，掠去沸沫，令色焦黄，滴水成珠为度，再加清水四两和匀。如此丸成，庶可爆干，经久不烂。凡药末入蜜和匀，须令力士于石春内杵捣千百，自然软熟，容易丸成。不然，或散或粘，在手弗妙。一应作糊合者，亦仿此式勿违。凡通大便丸药，或有巴豆，或加硝、黄丸成者，必用川蜡熔化为衣，取其过膈不化，能达下焦，脾胃免伤，诚为良法。倘人体气壮实，毋以此拘。凡丸药，或用朱砂末，或用金银箔为衣饰者，必须丸成乘湿粘上。

8.《本草经集注》毒药治病与药物解毒

《尚书·说命》：药不瞑眩，厥疾弗瘳。《黄帝内经素问·五常政大论》曰：大毒治病十去其六，常毒治病十去其七，小毒治病十去其八，无毒治病十去其九。谷肉果菜食养尽之，无使过之，伤其正也。不尽，行复如法。《本草经集注》曰：若毒药治

病，先起如黍粟，病去即止，不去倍之，不去什之，取去为度。盖谓单行一两种毒物，如巴豆、甘遂辈，不可便令至剂耳，依如经言。一物一毒，服一丸如细麻；二物一毒，服二丸如大麻；三物一毒，服三丸如小豆；四物一毒，服以数为丸。而毒中又有轻重，如野狼毒、钩吻，岂同附子、芫花辈耶？凡此之类，皆须量宜。夫大病之主，有中风，伤寒，寒热，温疟，中恶，霍乱，大腹水肿，腹澼，下利，大小便不通，贲豚上气，咳逆，呕吐，黄胆，消渴，留饮，癖食，坚积，癥瘕，惊邪，癫痫，鬼注，喉痹，齿痛，耳聋，目盲，金创，踒折，痈肿，恶疮，痔瘘，瘿瘤；男子五劳七伤，虚乏羸瘦；女子带下，崩中，血闭，阴蚀，虫蛇蛊毒所伤。此皆大略宗兆，其间变动枝叶，各依端绪以取之。今药之所主，各只说病之一名。假今中风，中风乃数十种，伤寒证候，亦甘余条。更复就中求其例类，大体归其始终。以本性为根宗，然后配合诸证，以命药耳。病生之变，不可一概言之。所以医方千卷，犹未理尽。《本草经集注》曰：治疗蛇虺百虫毒药物有雄黄、巴豆、麝香；蜈蚣毒用桑汁若煮桑根汁；蜘蛛毒用蓝青、盐、麝香；蜂毒用蜂房、蓝青；狗毒用杏仁、矾石；恶气鄩毒百毒用犀角、羚羊角、雄黄、麝香；喉痹肿邪气恶毒入腹用升麻、射干；风肿毒肿用五香及紫檀；百病药毒用甘草、荠苨、大小豆汁、蓝汁及实皆解之；射罔毒用蓝汁、大小豆汁、竹沥、大麻子汁、六畜血，贝齿屑，蕳根屑，蚯蚓屑，藕，菱汁并解之；野葛毒用鸡子粪汁、葛根汁、甘草汁、鸭头热血、温猪膏并解之。若已死口噤者，以大斑蝥、芫青毒，用猪膏、大豆汁、戎盐、蓝汁及盐汤煮猪膏及巴豆并解之；野狼毒毒用蓝汁、白蔹及盐汁及盐汤煮猪、术占斯并解之；踯躅毒用栀子汁解之；巴豆毒用煮黄连汁、大豆汁、生藿汁、菖蒲屑汁、煮寒水石汁并解之；藜芦毒用雄黄屑煮葱白汁、温汤并解之；雄黄毒用防己解之；甘遂毒用大豆汁解之；蜀椒毒用葵子汁、煮桂汁、豉汁、人溺、及冷水、及餐土浆、食蒜、鸡毛烧咽并解之；半夏毒用生姜汁、煮干姜汁并解之；石毒用大豆汁、白膏并解之；芫花毒用防风、防己、甘草、桂汁并解之；乌头天雄附子毒，用大豆汁、远志、防风、枣肌、饴糖并解之；大戟毒用菖蒲汁解之；桔梗毒用粥解之；杏仁毒用蓝子汁解之；诸菌毒掘地作坎，以水沃中搅令浊，俄顷饮之，名地浆也；防葵毒用葵根汁解之；莨菪毒用荠苨

甘草、升麻、犀角、蟹并解之；马刀毒用清水解之；野芋毒用土浆，及粪汁并解之；鸡子毒用淳酢解之；铁毒用磁石解之；食金银毒服水银数两即出，又鸭血及鸡子汁，又水淋鸡屎汁并解之；食诸肉马肝漏脯中毒，生韭汁、烧末猪骨，又头垢、烧犬屎酒服之，豉汁亦佳；食诸鱼中毒煮橘皮及生芦笋根汁、煮朴硝汁、大黄汁，烧末鲛鱼皮并佳；食蟹中毒捣生苏汁、煮干苏汁及屑、冬瓜汁并佳；食诸菜中毒以甘草、贝齿、粉三种末，水和服之。小儿溺、乳汁服二升亦佳；饮食中毒烦满煮苦参饮之，令吐出；食石药中毒白鸭屎解之，人参亦佳；食石药中毒白鸭屎解之，人参亦佳；服药过剂闷乱者吞鸡子黄，又蓝汁，又水和胡粉，又土浆，又荷汁，又粳米潘汁，又豉汁，又干姜、黄连屑，又饴糖，又水和葛粉饮之皆良。

9. 陶弘景是道教理论家

陶弘景是著名道教理论家，道教史上影响很大。其主要道教著作《真诰》是道教上清派典籍。西晋升平三年至太和二年即公元359—367年间，东晋道士杨羲、许谧、许翙等人的通灵记录，顾欢搜集整理《真迹》，陶弘景在此基础上编注《真诰》，全书七篇二十卷。《运题象》《甄命授》《稽神枢》各四卷，《协昌期》《阐幽微》《握真辅》《翼真检》各二卷，《运题象》至《阐幽微》传为真人所诰，其余四卷为陶弘景撰。该书以《道德经》为本，称道者混然，是生元气。元气成，然后有太极。太极则天地之父母，道之奥也。《真诰叙录》述《上清经》源出，谓《大洞真经》读之万遍即可成仙。《甄命授》《协昌期》《阐幽微》等篇述人死后进入六天宫受事等，并说鬼法人、人法仙，循环往来，徘徊生死。将佛教地狱托生之说引入了道教。全书内容庞杂，文体杂陈，或诗歌，或问答，或谕戒，皆言仙真授受真诀之事。此书收入《正统道藏》第637～640册。

《真诰·运象篇第一》愕绿华诗：神岳排霄起，飞峰郁千寻。寥笼灵谷虚，琼林蔚萧森。羊生标美秀，弱冠流清音。栖情庄慧津，超形象魏林。扬彩朱门中，内有迈俗心。我与夫子族，源胄同渊池。宏宗分上业，于今各异枝。兰金因好着，三益方觉弥。静寻欣斯会，雅综弥龄祀。谁云幽鉴难，得之方寸里。翘想笼樊外，俱为山岩士。无令腾虚翰，中随惊风起。迁化虽由人，蕃羊未易拟。所期岂

朝华，岁暮于吾子。

《真诰·运象篇第二》清虚真人授书曰：黄赤之道混气之法，是张陵受教施化，为种子之一术耳，非真人之事也。吾数见行此而绝种，未见种此而得生矣。百万之中莫不尽被考罚者矣，千万之中误有一人得之，得之远至于不死耳。张陵承此以教世人耳，陵之变举，亦不行此矣，尔慎言浊生之下道，坏真霄之正气也，思怀淫欲，存心色观，而以兼行上道者，适足明三官考罚耳，所谓抱玉赴火，以金棺葬狗也。色观谓之黄赤，上道谓之隐书，人之难晓，乃至于此。

紫微夫人授书曰：夫黄书赤界，虽长生之秘要，实得生之下术也，非上宫天真流轺晏景之夫所得言也。此道在长养分生而已，非上道也。有怀于淫气，兼以行乎隐书者，适足握水官之笔，鸣三官之鼓耳。玄挺亦不可得恃，解谢亦不可得赖也。要而言之，贞则灵降，专则神使矣。

紫阳真人授书曰：太虚远逸，高卑同接，体贤之义，着之于冥运耳，慎心系于黄赤之疑也。茅中君授书曰：玄标触景，俯和尘蔼，玉振您房，清风逸迈，可不勖之也。言毕，诸真人去，真妃少留在后曰：又烦明君为一辞也。而授书曰：忘怀兰素晖，心齐契方当。数亲虔清宇，德与流景合。宜欢会理发，领秀伏度明。君高尚灵映，纵滞忘鄙耳。言毕，持手而下床，未至户之间，忽失所在。

《真诰·运象篇第三》：北元中玄道君，李庆宾之女，太保玉郎李灵飞之小妹，受书为东宫灵照夫人，治方丈台第十三朱馆中。夫人着紫锦衣，带神虎符，握流金铃，有两侍女，侍女年可二十许，夫人年可十三四许。闻呼一侍女名隐晖。侍女皆青绫衣，捧赤玉箱二枚，青带束络之，题白玉检曰太上章，一检曰太上文。此记织检上文，亦同前九华也。夫人带青玉色绶，如世人带章囊状，隐章当长五丈许，大三四尺许。临去授作一纸诗，毕乃吟歌：

云塘带天构，七气焕神冯。琼扇启晨鸣，九音绛枢中。紫霞兴朱门，香烟生绿窗。四驾舞虎旅，青轵揭玄空。华盖随云倒，落凤控

六龙。策景五岳阿,三素眄君房。适闻朦秽气,万浊荡我胸。臭物熏精神,嚚尘互相冲。明王皆摧烂,何独盛德躬。高揖苦不早,坐地自生虫。

《真诰·甄命授第一·道授》:道者混然,是生元炁,元炁成然后有太极,太极则天地之父母,道之奥也。故道有大归,是为素真。故非道无以成真,非真无以成道。道不成,其素安可见乎?是以为大归也。见而谓之妙,成而谓之道,用而谓之性,性与道之体,体好至道,道使之然也。此说人体自然与道炁合。所以天命谓性,率性谓道,修道谓教。今以道教,使性成真,则同于道矣。太上者,道之子孙,审道之本,洞道之根,是以为上清真人,为老君之师。此即谓太上高圣玉晨大道君也,为太极左真人、中央黄老君之师。老君者,太上之弟子也,年七岁而知长生之要,是以为太极真人。太极有四真人,老君处其左,佩神虎之符,带流金之铃,执紫毛之节,巾金精之巾,行则扶华晨盖,乘三素之云。此二条事出《九真中经》,即是论中央黄老君也。黄老为太虚真人南岳赤君之师,裴既师赤君,所以崇其本始,而陈其德位也。道有八素真经,太上之隐书也,在世。道有九真中经老君之秘言也。道有太清上经变化七十四方。道有除六天之文三天正法,在世。道有黄气阳精藏天隐月。道有三元布经道真之图。道有黄素神方四十四诀。道有黄书赤界长生之要。道有赤丹金精石景水母。道有青要紫书金根众文。道有玉清真诀三九素语。道有石精金光藏景录形。道有丹景道精隐地八术。道有白简素篆得道之名。道有紫度炎光夜照神烛。

《真诰·协昌期第一》:《太上九变十化易新经》曰:若履淹秽及诸不静处,当洗澡浴与解形以除之。其法用竹叶十两,桃皮削取白四两,以清水一斛二斗,于釜中煮之,令一沸出,适寒温以浴形,即万淹消除也。既以除淹,又辟湿痹疮痒之疾,且竹虚素而内白,桃即却邪而折秽,故用此二物,以消形中之滓浊也。天人下游既反,未曾不用此水以自荡也。至于世间符水祝漱,外舍之近术,皆莫比于此方也。若浴者益佳,但不用此水以沐耳。炼

尸之素浆,正宜以浴耳,真奇秘也。下真品目有九化十变,疑此目是例言也。

南齐永明六年即公元488,陶弘景在茅山得到杨羲、许谧手书真迹。永明八年东行,拜谒各地居士和法师。永明十年即公元492年,陶弘景上表辞官于南朝齐国武帝萧赜,挂朝服于神武门,退隐江苏句容茅山。公元502年南朝梁国武帝萧衍即位,屡请不出,恩礼愈笃,书问不绝。天监三年即公元504年梁武帝送黄金、朱砂、曾青、雄黄等物以供炼丹之用;天监十三年,敕茅山建朱阳馆;天监十五年又建太清玄坛,以均明法教,且国家每有吉凶征讨大事,无不前以咨询,月中常有数信,人称之山中宰相。陶弘景继承老庄哲理和葛洪的仙学思想,揉合道、佛二教观念,主张道、儒、释三教合流,认为百法纷凑,无越三教之境。陶弘景是上清派的重要承传人。茅山上清道士期间撰写《真诰》,开创道教上清派茅山宗。茅山派自陶弘景开创以后,历经隋唐直至两宋,在道教中占居重要地位。据考陶弘景全部作品多达七八十种,惜多亡佚。《真灵位业图》《真诰》《登真隐诀》《养性延命录》《集金丹黄白方》《药总诀》《华阳陶隐居集》《二牛图》《山居图》《瘞鹤铭》《太玄真一本际经·道性品》《补阙肘后备急方》《本草经集注》《陶隐居本草》《导引养生图》《合丹药诸法节度》《集金丹黄白方》《太清诸丹集要》《天文星算》《帝代年历》《华阳陶隐居集》《导引养生图》《养性延命录》《合丹药诸法节度》《集金丹黄白方》《太清诸丹集要》《华阳陶隐居集》等。《隋书经籍志》:《三礼目录》一卷郑玄撰。梁有陶弘景注一卷,亡。《隋书经籍志》:梁隐居先生《陶弘景集》三十卷;《陶弘景内集》十五卷。

《补阙肘后备急方》载有《隐居效方》治羊疽疮有虫痒:附子八分,藜芦二分,末敷之,虫自然出。《外台秘要》卷二十四:隐居必效方消痈肿:白蔹二分,藜芦一分,上二味捣末苦酒和如泥,贴肿上,日三,大良。《外台秘要》卷三十四《隐居效方》泽兰汤治产后恶露不尽,腹痛往来兼满少气:泽兰八分,当归、生地黄各三分,芍药、生姜各十分,炙甘草六分,大枣十四枚,上七味水煮分三服,欲死涂身得瘥。《本草经集注》:晋世以来,有张苗、宫泰、刘德、史脱、靳邵、赵泉、李子豫等,一代良医。其贵胜阮德如、张茂先、裴逸民、皇甫士安及江左葛

稚川、蔡谟、殷渊源诸名人等，并亦研精药术。宋有凡此诸人，各有所撰用方，观其旨趣，莫非本草者。或时用别药，亦修其性度，非相逾越。《范汪方》百余卷及葛洪《肘后》，其中有细碎单行经用者，所谓出于阿卷是。或田舍试验之法，殊域异识之术。如藕皮散血，起自庖人。牵牛逐水，近出野老。饼店蒜齑，乃下蛇之药。路边地松，为金疮所秘。此盖天地间物，莫不为天地间用，触遇则会，非其主对矣。颜光禄亦云：诠三品药性，以本草为主。道经、仙方、服食、断谷、延年、却老，乃至飞丹转石之奇，云腾羽化之妙，莫不以药导为先。用药之理，又一同本草，但制御之途，小异世法。犹如粱肉，主于济命，华夷禽兽，皆共仰资。其为生理则同，其为性灵则异耳。大略所用不多，远至廿余物，或单行数种，便致大益，是其深练岁积。即本草所云久服之效，不如世人微觉便止。故能臻其所极，以致遐龄，岂但充体愈疾而已哉！今庸医处治，皆耻看本草，或倚约旧方，或闻人传说，或遇其所忆，便揽笔疏之，俄然戴面，以此表奇。其畏恶相反，故自寡昧，而药类违僻，分两参差，亦不以为疑脱。偶尔值瘥，则自信方验；若旬月未瘳，则言病源深结，了不反求诸己，详思得失，虚构声称，多纳金帛，非唯在显宜责，固将居幽贻谴矣。其五经四部，军国礼服，若详用乖越者，正于事迹非宜耳。至于汤药，一物有谬，便性命及之。千乘之君，百金之长，何可不深思戒慎耶？许世子侍药不尝，招弑贼之辱；季孙馈药，仲尼未达，知药之不可轻信也。晋时有一才情人，欲刊正《周易》及诸药方，先与祖纳共论。祖云：辩释经典，纵有异同，不足以伤风教，方药小小不达，便寿夭所由，则后人受弊不少，何可轻以裁断。祖公此言，可谓仁识，足为

水镜。《论语》云：人而无恒，不可以作巫医。明此二法，不得复患今承藉者，多恃炫名价，亦不能精心研解，虚传声美，闻风竞往，自有新学该明，而名称未播，贵胜以为始习，多不信用，委命虚名，谅可惜也。京邑诸人，皆尚声誉，不取实录。

治寒以热药，治热以寒药，饮食不消以吐下药，鬼注蛊毒以毒药，痈肿疮瘤以疮药。今药性，一物兼主十余病者，取其偏长为本，复应观人之虚实补泻，男女老少，苦乐荣悴，乡壤风俗，并各不同。褚澄治寡妇、尼僧，异乎妻外家，此是达其性怀之所致也。

病在胸膈以上者，先食后服药。病在心腹以下者，先服药后食。病在四肢血脉者，宜空腹而在旦；病在骨髓者，宜饱满而在夜。非但药性之多方，节适早晚，复须修理。今方家所云：先食、后食，盖此义也。先后二字，当作苏殿、胡豆之音，不得云苏田、胡苟音也。此正大反，多致疑或。又有须酒服、饮服、温服、冷服、暖服。汤有疏、有数，煮汤有生、有熟，皆各有法，用者并应详宜之。

【简要结论】

① 陶弘景，字通明，自号华阳隐居，谥贞白先生，公元456—536年南朝齐梁丹阳秣陵（今江苏省南京市）人。② 南朝齐梁时期著名道教理论家，山中宰相。③ 道教上清派茅山宗开山鼻祖。④ 炼丹家。⑤ 医药学家。⑥ 陶弘景《本草经集注》是《神农本草经》与《名医别录》两书合一的集注，共收药物730种，为我国本草学发展史上重要里程碑。⑦ 《本草经集注》通用药物章节是全书精华。⑧ 陶弘景补阙葛洪《肘后备急方》为《肘后百一方》，使葛洪之学传世，厥功甚伟。

全元起医学研究

【生平考略】

全元起,生卒未详,公元465—522年南朝齐梁东海郯(今山东省临沂市郯城县)人,南朝梁医学家,尝任侍郎,文学家,书法家,兼善谱牒之学。《隋书·经籍志》载全元起注《黄帝素问》八卷;《旧唐书·经籍志》无全元起《黄帝素问注》记载。《新唐书·艺文志》有全元起注《黄帝素问》九卷。日本《现下书目》作十六卷,佚。《南史·王僧孺》曰:王僧孺,魏卫将军王肃八世孙也。曾祖雅,晋左光禄大夫,仪同三司。祖准之,宋司徒左长史。父延年,员外常侍,未拜卒。僧孺幼聪慧,年五岁便机警,七岁能读十万言,及长笃爱坟籍。仕齐为太学博士,尚书仆射王晏深相赏好。齐文惠太子萧长懋欲以为宫僚。南朝萧齐建武初举士,除仪曹郎,迁书侍御史,出为钱唐令。南朝萧梁天监初,除临川王后军记室,待诏文德省,出为南海太守,拜中书侍郎,迁尚书左丞,俄兼御史中丞。时武帝制春景明志诗五百字,敕沈约以下辞人同作,帝以僧孺为工。历少府卿,尚书吏部郎,参大选,请谒不行。出为仁威南康王长史、兰陵太守,行府州国事。侍郎全元起欲注《素问》,访以砭石。僧孺答曰:古人当以石为针,必不用铁。《说文》有此砭字,许慎云:以石刺病也。《东山经》:高氏之山多针石。郭璞云:可以为砭针。《春秋》:美疢不如恶石。服子慎注云:石,砭石也。季世无复佳石,故以铁代之尔。转北中郎谘议参军,入直西省,知撰谱事。武帝留意谱籍,因诏僧孺改定《百家谱》。僧孺好坟籍,聚书至万余卷,率多异本,与沈约、任昉家书埒。少笃志精力,于书无所不睹,其文丽逸,多用新事,人所未见者,时重其富博。集《十八州谱》七百一十卷;《百家谱集抄》十五卷;《东南谱集抄》十卷;《文集》三十卷;《两台弹事》不入集,别为五卷;及《东宫新记》并行于世。僧孺硕学而中年遭踬,非为不遇,斯乃穷通之数也。《南史》称普通二年521年卒,《梁书》称普通三年522年卒,时年五十八。据此认为,王僧孺年长于全元起,全元起主要生活时期应为南朝齐梁间。

【学术贡献】

1.《黄帝素问注》卷一

《上古天真论篇第一》:呼吸精气,独立守神,肌肉若一。全元起注:身肌宗一。《决死生篇第二》:以左手,足上去踝五寸而按之,右手当踝而弹之。其应过五寸以上蠕蠕然者,不病。其应疾,中手浑浑然者,病;中手徐徐然者病。其应上不能至五寸,弹之不应者,死。全元起注云:内踝之上,阴交之出,通于膀胱,系于肾。肾为命门,是以取之,以明吉凶。《藏气法时论第三》:肝苦急,急食甘以缓之。全元起云:肝苦急,是其气有余。心苦缓,急食酸以收之。全元起云:心苦缓,是心气虚。脾主长夏。全元起云:脾王四季,六月是火王之处。盖以脾主中央,六月是十二之中,一年之半,故脾主六月也。肺苦气上逆,急食苦以泄之。全元起云:肺气上逆,是其气有余。《宣明五气篇第四》:五邪所乱,邪入于阳则狂,邪入于阴则痹。搏阳则为巅疾,搏阴则为喑。阴入之阳则静,阴出之阳则怒,是为五乱。全元起云:邪已入阴,复传于阳,邪气盛。腑藏受邪,使其气不朝,荣气不复,周身邪与正气相击,发动为巅疾。邪已入阳,阳今复传于阴,藏府受邪,故不能言,是胜正也。全元起云:阳入阴则为静,出则为恐。《调经论第六》:寒湿之中人也,皮肤不收。全元起云:不收,不仁也。

2.《黄帝素问注》卷二

《移精变气论第八》:往古人居禽兽之间,动作以避寒,阴居以避暑,内无眷慕之累,外无伸宦之形,此恬憺之世,邪不能深入也。故毒药不能治其内,争石不能治其外,故可移精祝由而已。全元起云:祝由,南方神。中古之治病,至而治之。汤液十日以区八风五痹之病;十日不已,治以草苏草菱之枝。本末为助。标本已得,邪气乃服。全元起本又云:得其标本,邪气乃散矣。《皮部论第十四》:夫子言皮之十二部,其生病皆何如?岐伯曰:皮者,脉之部也。邪客于皮则腠理开,开则邪入客于络脉,络脉满则注于经脉,经脉满则入舍于府藏也。故皮者有分部,不与而生大病。全元起云:气不与经脉和调则气伤于外,邪流入于内,必生大病也。《缪刺论第十八》:今邪客于皮毛,入舍于孙络,留而不去,闭塞不通,不得入于经,流溢于大络,而生奇病也。全元起云:大络,十五络也。邪客于臂掌之间,不可得屈,刺其踝后。先以指按之,痛乃刺。全元起云:是入手之本节踝也。《五藏举痛第二十三》:悲则心系急,肺布叶举,而上焦不通,荣卫不散,热气在中,故气消矣。全元起云:悲则损于心,心系急则动于肺,肺气系诸经,逆故肺布而叶举。《长刺节论第二十四》:病在少腹有积,刺皮髓以下,至少腹而止;刺侠脊两傍四椎间,刺两髂髎季胁肋间,导腹中气热下,已。皮髓,全元起注云:齐傍捶起也。

3.《黄帝素问注》卷四

《生气通天论第二十五》:因于寒欲如连枢,起居如惊,神气乃浮。全元起云:阳气定如连枢者动去也。风客淫气,精乃亡,邪伤肝也。全元起云:淫气者,阴阳之乱气,因其相乱而风客之,则伤精,伤精则邪入于肝也。《痿论第三十二》:肝主身之筋膜。全元起本云:膜者,人皮下肉上筋膜也。《热论第三十五》:伤寒一日,巨阳受之,故头项痛,腰脊强。二日,阳明受之,阳明主肉,其脉侠鼻,络于目,故身热、目疼而鼻干,不得卧也。三日,少阳受之,少阳主骨,其脉循胁,络于耳,故胸胁痛而耳聋。三阳经络皆受其病,而未入于府藏者,故可汗而已。全元起注云:少阳者,肝之表。肝候筋,筋会于骨,是少阳之气所荣,故言主于骨。又元起注云:伤寒之病,始入于皮肤之腠理,渐胜于诸阳,而未入府,故须汗,发其寒热而散之。《厥论第四十》:前阴者,宗筋之所聚,太阴阳明之所合也。全元起云:前阴者厥阴也。《奇病论第四十二》:黄帝问曰:人有重身,九月而喑,此为何也?岐伯对曰:胞之络脉绝也。帝曰:何以言之?岐伯曰:胞络者系于肾,少阴之脉贯肾,系舌本,故不能言。帝曰:治之奈何?岐伯曰:无治也,当十月复。全元起注云:所谓不治者,其身九月而喑,身重,不得为治,须十月满,生后复如常也,然后调之。髓者,以脑为主。脑逆故令头痛,齿亦痛,病名曰厥逆。全元起注云:人先生于脑,缘有脑,则有骨髓。齿者,骨之本也。有癃者,一日数十溲,此不足也。身热如炭,颈膺如格,人迎躁盛,喘息气逆,此有余也。全元起注云:是阳气太盛于外,阴气不足,故有余也。

4.《黄帝素问注》卷六

《脉要精微论第四十三》:余闻虚实以决死生,愿闻其情。岐伯曰:五实死,五虚死。帝曰:愿闻五实五虚。岐伯曰:脉盛、皮热、腹胀、前后不通,闷瞀,此谓五实。脉细、皮寒、气少、泄利前后、饮食不入,此谓五虚。帝曰:其时有生者,何也?岐伯曰:浆粥入胃,泄注止,则虚者活;身汗,得后利,则实者活,此其候也。全元起注:饮粥得入于胃,胃气和调,其利渐止,胃气得实,虚者得活。《刺腰痛论第四十六》:解脉令人腰痛,痛引肩,目肮肮然,时遗溲。刺解脉,在膝筋肉分间郄外廉之横脉出血,血变而止。解脉令人腰痛如引带,常如折腰状,善恐。刺解脉,在郄中结络如黍米,刺之血射以黑,见赤血而已。全元起云:有两解脉,病源各异。恐误,未详。《刺齐论第四十七》:刺骨无伤筋者,针至筋而去,不及骨也;刺筋无伤肉者,至肉而去,不及筋也;刺肉无伤脉者,至脉而去,不及肉也;刺脉无伤皮者,至皮而去,不及脉也。所谓刺皮无伤肉者,病在皮中,针入皮中,无伤肉也;刺肉无伤筋者,过肉中筋也;刺筋无伤骨者,过筋中骨也。此之谓反也。全元起云:刺如此者,是谓伤,此皆过,过必损其血气,是谓逆也,邪必因而入也。《刺禁论第四十八》:人生有形,不离阴阳。天地合气,别为九野,分为四时。月有大小,日有短长,万物并至,不可胜量,虚实畦吟,敢问其方。岐伯曰:木得金而伐,火得水而灭,土得木而达,金得火而缺,水得土而绝,万物尽然,不可胜竭。故针有悬布天下者五,黔首共饱食,莫知之也。一曰治神,二曰知养身,三曰知毒药为真,四曰制砭石小大,五曰知府藏血气之诊。五法俱立,各有所先。全元起注云:人愚不解阴阳,不知针之妙,饱食终日,莫能知其妙益。又全元起云:砭石者,是古外治之法,有三名:一针石,二砭石,三镵石,其实一也。古来未能铸铁,故用石为针,故名之针石。言工必砥砺锋利,制其小大之形,与病相当;黄帝造九针以代镵石。上古之治者,各随方所宜,东方之人多痈肿聚结,故砭石生于东方。刺中肝,五日死,其动为欠。全元起云:肾伤则欠,子母相感也。《针解篇第五十》:人齿面目应星。全元起:人面应七星者,所谓面有七孔瘟之也。

5.《黄帝素问注》卷八

《四时病类论第五十八》:夏三月之病,至阴不过十日,阴阳交,期在濂水。秋三月之病,三阳俱起,不治自已。阴阳交合者,立不能坐,坐不能起。三阳三独至,期在石水;三阴独至,期在盛水。全元起云:濂水者七月也,建申,水生元申,阴阳逆也。石水者,谓冬月水冰如石之时,故云石水也。《方盛衰论第五十九》：肝气虚，则梦见菌香生草。全元起：菌香是桂。《异法方宜论第六十五》：其民嗜酸而食胕。全元起云：食鱼也。《风论第六十七》：久风入中，则为肠风飧泄。全元起云：飧泄者，水谷不分为利。《厥论第六十八》：厥阴厥逆，挛，腰痛，虚满，前闭，谵言，治主病者。全元起云：谵言者，气虚独言也。肾移寒于脾，痈肿，少气。全元起注云：肾伤于寒而传于脾，脾主肉，寒生于肉，则结为坚。坚化为脓，故为痈也。血伤气少，故曰少气。《大奇论第六十九》：脉至如悬离，悬离者，浮揣切之益大，十二俞之予不足也，水凝而死。全元起注云：悬离者言脉与肉不相得也。

【综合评述】

全元起为注解《黄帝素问》第一家

全元起《注黄帝素问》为我国最早《黄帝内经素问》注解。后人称全注本为《内经训解》或《素问训解》。全元起注文平素朴实，明晰玄妙。如释《素问》书名曰：素者本也；问者，黄帝问岐伯也。全元起《注黄帝素问》早佚。王冰注释《素问》曾参考其书，宋林亿等校订《重广补注黄帝内经素问》时尚见全元起《内经训解》。全元起医术高明，当时有得元起则生，舍之则死之誉。《中国医籍考》曰：林亿等谓隋杨上善为《太素》时则有全元起者，始为之训解，阙第七一通。《隋书·经籍志》作全元越，《南史》作金元起，并讹，今从《新唐书·艺文志》改。考史王僧孺死在天监二年，则元起当为齐梁间人。林亿等谓与杨上善同时，误矣。《古今医统》曰全元起以医鸣晋，妄甚。丹波元简曰：全元起注本犹存于宋代。今据《新校正》所载，考其卷目次第，可以窥略矣。卷一：平人气象论，决死生篇，藏气法时论，宣明五气篇，经合论，调经论，四时刺逆从论（连六卷从春气在经脉分在第一卷中），凡七论。卷二：移精变气论，玉版论要篇，诊要经终论，八正神明论，真邪论，标本病传论，皮部论（篇末有经络论），骨空论（自灸寒热之法以下在六卷刺齐篇末），气穴论，气府论，缪刺论，凡十一篇。卷三：阴阳离合论，十二脏相使篇，六节藏象论，阳明脉解篇，长刺节篇，

五脏卒痛，凡六篇。卷四：生气通天论，全匮真言论，阴阳别论，经脉别论，通评虚实论，太阴阳明论，逆调论，痿论，凡八篇。卷五：五脏别论，汤液醪醴论，热论，刺热论，评热病论，疟论，腹中论，厥论，病能论，奇病论，凡十篇。卷六：脉要精微论，玉机真藏论，宝命全角论，刺疟论，刺腰痛论，刺剂论（王本刺要论出于此篇），刺禁论，刺志篇，针解篇，四时刺逆从论（春气在经脉至篇末在第一卷），凡六篇。卷七：阙。卷八：痹论，水热穴论，从容别白黑（今示从容论），论过失（王本疏五过论），方论得失明着（征四失论），阴阳类论方论解（王本方盛衰论），凡八篇。卷九：上古天真论，四气调神大论，阴阳应象大论，五藏生成篇，异法方宜论，咳论，风论，大奇论，脉解篇，凡九篇。以上八卷，合六十八篇也。严世芸、李其忠《三国两晋南北朝医学总集》编辑《重广校正黄帝内经素问》涉及全元起注文196条，引用全元起注文40条，名全元起《素问注》。《素问注》涉及《素问》篇名如次：卷一：决生死篇第二；藏气法时论第三；宣明五气篇第四；调经论第六。卷二：移精变气论第八；皮部论第十四；缪刺论第十八；五藏举痛第二十三；长刺节论第二十四。卷四：生气通天论第二十五；痿论第三十二；热论第三十五；厥论第四十；奇病论第四十二；卷六：脉要精微论第四十三；刺腰痛论第四十六；刺齐论第四十七；刺禁论第四十八；针解篇第五十。卷八：四时病类论第五十八；方盛衰论第五十九；异法方宜论第六十五；风论第六十七；厥论第六十八；大奇论第六十九。《素问》：全元起云：素者，本也。问者，黄帝问岐伯也。方陈性情之源、五行之本，故曰《素问》。严世芸、李其忠据《重广补注黄帝内经素问》复辑本全元起《素问注》一佚文。

【简要结论】

① 全元起是第一个注释《黄帝内经素问》的医家；② 全元起《注黄帝素问》对王冰有一定影响；③ 全元起《注黄帝素问》对林亿等《新校注黄帝内经素问》有一定影响；④ 全元起《注黄帝素问》亡佚于宋代以后；⑤ 全元起医术精湛，其时有得元起则生，舍之则死之誉；⑥ 全元起曾问业于王僧孺。

姚僧垣医学研究

【生平考略】

姚僧垣,字法卫,公元499—583年南朝梁国太医正,著名医家。吴兴郡武康县(今浙江省湖州市德清县)人。其父姚菩提,其子姚最皆有医名。《周书·姚僧垣传》:姚僧垣字法卫,吴兴武康人,吴太常信之八世孙也。曾祖郢,宋员外散骑常侍、五城侯。父菩提,梁高平令,尝婴疾历年,乃留心医药。梁武帝性又好之,每召菩提讨论方术,言多会意,由是颇礼之。僧垣幼通洽,居丧尽礼,年二十四即传家业。梁武帝召入禁中,面加讨试,僧垣酬对无滞,梁武帝甚奇之。大通六年(534年),解褐临川嗣王国左常侍。大同五年(540年),除骠骑庐陵王府田曹参军。九年(544年),还领殿中医师。时武陵王所生葛修华宿患积时,方术莫效。梁武帝乃令僧垣视之。还,具说其状,并记增损时候。梁武帝叹曰:卿用意绵密乃至于此,以此候疾,何疾可逃。朕常以前代名人,多好此术,是以每恒留情,颇识治体。今闻卿说,益开人意。十一年(546年)转领太医正,加文德主帅、直合将军。梁武帝尝因发热,欲服大黄。僧垣曰:大黄乃是快药,然至尊年高,不宜轻用。帝弗从,遂至危笃。梁简文帝在东宫,甚礼之。四时伏腊,每有赏赐。太清元年转镇西湘东王府中记室参军。僧垣少好文史,不留意于章句,时商略今古,则为学者所称。及侯景围建业,僧垣乃弃妻子赴难。梁武帝嘉之,授戎昭将军、湘东王府记室参军。及宫城陷,百官逃散。僧垣假道归,至吴兴,谒郡守张嵊。嵊见僧垣流涕曰:吾过荷朝恩,今报之以死。君是此邦大族,又朝廷旧臣。今日得君,吾事办矣。俄而景兵大至,攻战累日,郡城遂陷。僧垣窜避久之,乃被拘执。景将侯子鉴素闻其名,深相器遇,因此获免。及梁简文嗣位(549年),僧垣还建业,以本官兼中书舍人。子鉴寻镇广陵,僧垣又随至江北。

梁元帝平侯景(552年),召僧垣赴荆州,改授晋安王府谘议。其时虽克平大乱而任用非才,朝政混淆,无复纲纪。僧垣每深忧之。谓故人曰:吾观此形势,祸败不久。今时上策,莫若近关。闻者

皆掩口窃笑。梁元帝尝有心腹疾,乃召诸医议治疗之方。咸谓至尊至贵,不可轻脱,宜用平药,可渐宣通。僧垣曰:脉洪而实,此有宿食。非用大黄,必无差理。梁元帝从之,进汤讫,果下宿食,因而疾愈。梁元帝大喜。时初铸钱,一当十,乃赐钱十万,实百万也。及大军克荆州,僧垣犹侍梁元帝,不离左右。为军人所止,方泣涕而去。寻而中山公护使人求僧垣,僧垣至其营,复为燕公于谨所召,大相礼接。太祖(宇文泰)又遣使驰驿征僧垣,谨固留不遣。谓使人曰:吾年时衰暮,疹疾婴沉。今得此人,望与之偕老。太祖以谨勋德隆重,乃止焉。明年,随谨至长安。武成元年(559年),授小畿伯下大夫。金州刺史伊娄穆以疾还京,请僧垣省疾。乃云:自腰至脐似有三缚,两脚缓纵不复自持。僧垣为诊脉,处汤三剂。穆初服一剂上缚即解,次服一剂中缚复解,又服一剂三缚悉除。而两脚疼痹犹自挛弱,更为合散一剂,稍得屈申。僧垣曰:终待霜降此患当愈,及至九月遂能起行。大将军襄乐公贺兰隆先有气疾,加以水肿,喘息奔急,坐卧不安。或有劝其服决命大散者,其家疑未能决,乃问僧垣。僧垣曰:意谓此患不与大散相当,若欲自服不烦赐问,因而委去。其子殷勤拜请曰:多时抑屈,今日始来,竟不可治,意实未尽。僧垣知其可差,即为处方,劝使急服,便即气通,更服一剂,诸患悉愈。天和元年(566年),加授车骑大将军,仪同三司。大将军乐平公窦集暴感风疾,精神瞀乱,无所觉知。诸医先视者,皆云已不可救。僧垣后至,曰:困则困矣,终当不死。若专以见付,相为治之。其家忻然,请受方术。僧垣为合汤散,所患即瘳。大将军永世公叱伏列椿苦利积时而不废朝谒。燕公谨尝问僧垣曰:乐平、永世俱有痼疾,若如仆意,永世差轻。对曰:夫患有深浅,时有克杀。乐平虽困,终当保全。永世虽轻,必不免死。谨曰:君言必死,当在何时?对曰:不出四月。果如其言,谨叹异之。六年(572年),迁遂伯中大夫。建德三年(575年),文宣太后寝疾,医巫杂说,各有异同。高祖御内殿,引僧垣同坐,曰:太后患势不轻,诸医并云无虑。朕人子之情可以意得,君臣之

义言在无隐,公为何如?对曰:臣无听声视色之妙,特以经事已多,准之常人,窃以忧惧。帝泣曰:公既决之矣,知复何言!寻而太后崩。其后复因召见,帝问僧垣曰:姚公为仪同几年?对曰:臣忝荷朝恩,于兹九载。帝曰:勤劳有日,朝命宜隆。乃授骠骑大将军,开府仪同三司。又敕曰:公年过悬车,可停朝谒。若非别敕,不劳入见。四年,高祖亲戎东讨,至河阴遇疾,口不能言,睑垂覆目,不复瞻视;一足短缩,又不得行。僧垣以为诸藏俱病,不可并治。军中之要,莫先于语。乃处方进药,帝遂得言。次又治目,目疾便愈。末乃治足,足疾亦瘳。比至华州,帝已痊复。即除华州刺史,仍诏随入京,不令在镇。宣政元年,表请致仕,优诏许之。是岁,高祖行幸云阳,遂寝疾。乃诏僧垣赴行在所。内史柳昂私问曰:至尊贬膳日久,脉候何如?对曰:天子上应天心,或当非愚所及。若凡庶如此,万无一全。寻而帝崩。宣帝(宇文赟)初在东宫,常苦心痛。乃令僧垣治之,其疾即愈,帝甚悦。及即位,恩礼弥隆。常从容谓僧垣曰:常闻先帝呼公为姚公有之乎?对曰:臣曲荷殊私,实如圣旨。曰:此是尚齿之辞,非为贵爵之号。朕当为公建国开家,为子孙永业。乃封长寿县公,邑一千户。册命之日,又赐以金带及衣服等。大象二年(580年)除太医下大夫。帝寻有疾,至于大渐,僧垣宿直侍。帝谓随公曰:今日性命,唯委此人。僧垣知帝诊候危殆,必不全济。乃对曰:臣荷恩既重,思在效力。但恐庸短不逮,敢不尽心,帝颔之。及静帝(宇文阐)嗣位,迁上开府仪同大将军。隋开皇初(581年)进爵北绛郡公,三年卒,时年八十五。遗诫衣白帢入棺,朝服勿敛。灵上唯置香奁,每日设清水而已。赠本官,加荆、湖二州刺史。僧垣医术高妙,为当世所推。前后效验,不可胜记。声誉既盛,远闻边服。至于诸蕃外域,咸请托之。僧垣乃搜采奇异,参校征效者为《集验方》十二卷,又撰《行记》三卷,行于世。长子察在江南。次子最,字士会,幼而聪敏,及长,博通经史,尤好著述。年十九,随僧垣入关。世宗盛聚学徒,校书于麟趾殿,最亦预为学士。俄授齐王宪府水曹参军,掌记室事。特为宪所礼接,赏赐隆厚。宣帝嗣位,宪以嫌疑被诛。隋文帝作相,追复官爵。最以陪游积岁,恩顾过隆,乃录宪功绩为传,送上史局。最幼在江左,迄于入关,未习医术。天和中,齐王宪奏

高祖,遣最习之。宪又谓最曰:尔博学高才,何如王褒、庾信。王、庾名重两国,吾视之蔑如。接待资给,非尔家比也。尔宜深识此意,勿不存心。且天子有敕,弥须勉励。最于是始受家业。十许年中,略尽其妙。每有人造请,效验甚多。隋文帝践极,除太子门大夫。以父忧去官,哀毁骨立。既免丧,袭爵北绛郡公,复为太子门大夫。俄转蜀王秀友。秀镇益州,迁秀府司马。及平陈,察至,最自以非嫡,让封于察,隋文帝许之。秀后阴有异谋,隋文帝令公卿穷治其事。开府庆整、郝伟等并推过于秀。最独曰:凡有不法,皆最所为,王实不知也。搒讯数百,卒无异辞。最竟坐诛。时年六十七。论者义之。撰《梁后略》十卷,行于世。《北史·姚僧垣》所载同上。

《南史·姚察传》:姚察字伯审,吴兴武康人,吴太常卿信之九世孙也。父僧垣,梁太医正。察幼有至性,六岁诵书万余言。不好戏弄,励精学业,十二能属文。僧垣精医术,知名梁代,二宫所得供赐,皆回给察兄弟,为游学之资。察并用聚蓄图书,由是闻见日博。年十三,梁简文帝时在东宫,盛修文义,即引于宣猷堂听讲论难,为儒者所称。及简文嗣位,尤加礼接。起家南海王国左常侍,兼司文侍郎。后兼尚书驾部郎。遇梁室丧乱,随二亲还乡里。在乱离间,笃学不废。元帝于荆州即位,授察原乡令。后为佐著作,撰史。太建初,补宣明殿学士。寻为通直散骑常侍,报聘于周。江左耆旧先在关右者,咸相倾慕。沛国刘臻窃于公馆访汉书疑事十余条,并为剖析,皆有经据。臻谓所亲曰:名下定无虚士。察自居显要,一不交通。尝有私门生不敢厚饷,送南布一端,花练一匹。察谓曰:吾所衣着,止是麻布蒲练,此物于吾无用。既欲相款接,幸不烦尔。此人逊请,察厉色驱出,自是莫敢馈遗。陈亡入隋,诏授秘书丞,别敕成梁、陈二史。又敕于朱华阁长参。文帝知察蔬菲,别日独召入内殿,赐果菜,指谓朝臣曰:闻姚察学行当今无比,我平陈唯得此一人。仁寿二年,诏除员外散骑常侍、晋王侍读。炀帝即位,授太子内舍人。及改易衣冠,删定朝式,预参对问。大业二年,终于东都。察至孝,有人伦鉴识,冲虚谦逊,不以所长矜人。专志著书,白首不倦。所撰梁、陈史,虽未毕功,隋开皇中,文帝遣中书舍人虞世基索本,且进。临亡,戒子思廉撰续。思廉在陈

为衡阳王府法曹参军、会稽王主簿。

《隋书·经籍志》载：姚僧垣撰《集验方》十卷；《姚大夫集验方》十二卷。姚最撰《本草音义》三卷。《集验方》十二卷，未注撰著人名氏；《杂药方》一卷，梁有《杂药方》四十六卷，《杂药方》十卷，皆未注撰著人名氏。《通志·艺文略》载：《姚大夫单方》一卷。日本国《见在书目》载：《集验方》十二，姚僧垣撰。《杂药方》，姚大夫撰。《旧唐书·经籍志》载：《集验方》十卷，姚僧垣撰。《新唐书·艺文志》：姚僧垣《集验方》十卷；《杂药方》六卷，未注撰著人名氏。《集验方》目录。卷第一：治伤寒时气、温疫初起方、治疫气伤寒三日以后不解者方、治伤寒中风方、治伤寒汗出不解如疟方、治伤寒胸闷腹满方、治伤寒后呕恶不食虚羸方、治伤寒后烦渴及口干方、治伤寒后下利脓血及发斑方、治伤寒鼻衄喉痛疮方、治伤寒阴阳毒方、治伤寒手足疼痛欲脱方、治伤寒手足热疼欲脱方、治天行诸病方、治伤寒温病劳复食复方、伤寒温病瘥后禁忌、伤寒温病用药大体及辟温方；卷第二：治卒死方、治尸厥方、治卒魇方、治中尸方、治尸疰鬼疰方、治鬼魅邪魅方、治中恶方、治心痛方、治胸腹胀满方、治腹疼寒疝诸方、治中风诸急及风热、治头风头痛及风痒诸方；卷第三：治膈噎诸方、治胃反方、治呕哕吐逆及噫醋方、治赤白脓血痢及冷痢方、治水谷痢及杂痢方、治泄痢不禁及痢后谷道疼方、治霍乱吐利上筑腹疼诸方、治霍乱转筋及杂治方、治黄胆黑疸谷疸诸方；卷第四：治痰饮久癖方、治咳喘上气方、治肺痿肺痈及肠痈方、治贲豚气方、治癥瘕积聚方、治诸水肿方、治诸淋方、治腰痛方；卷第五：治诸疟疾方、治消渴方、治诸出血方、治大便难及大小便并不通方、治小便难及遗尿尿频方、治虚劳里急骨热羸瘦诸不足方、治虚烦不眠及汗出不止方、治虚劳遗精及益智方、治服石虚热水肿方、治诸虫方；卷第六：治中蛊毒方、治中射工毒方、治中水毒方、治诸物哽咽喉方、治缢死溺死中蛊冻死方、解中诸毒方；卷第七：治痈疽方、治瘰疬缓疽及发背方、治石痈及疔疮杂治方、治恶气肿痛诸方、治恶脉恶核恶肉诸病方、治丹毒及赤白疹方、治疥及疬疡风方、治诸癞恶疮及侵淫疮方、治诸疮中风寒水露方；卷第八：治瘿病方、治瘰疬病方、治诸瘘方、治痔疮及谷道痒痛方、治脱肛方、治阴肿痛阴疮阴痒方、治癞病方、治月蚀疮方、治手足皲裂及代指方；

卷第九：治跌打损伤方、治刀箭金疮方、治汤煎火烧及灸疮方、治漆疮方、治竹木刺不出方、治熊虎伤人疮方、治众蛇螫人方、治蝎螫人方、治蠼螋尿疮方、治狂犬咬人方、治马咋踏及诸马物伤人方；卷第十：妊娠随月养胎及服药方、治妊娠胎动及胎不长方、治妊娠恶阻及子烦方、治妊娠水肿腹痛下痢方、治妊娠伤寒及疟疾方、治妊娠漏胞及胎堕下血方、产难死生候及治产难方、治横产方、治逆产方、治胎死欲令出方、治胞衣不下方；卷第十一：治产后烦闷及渴方、治产后咳嗽中风及心腹痛方、治产后二便不通及失禁方、治产后患淋及小便数方、治产后无乳及阴道不闭方、治妇人带下漏下及癥瘕方、治妇人阴脱及阴疮阴痒方、治妇人妒乳疮痛方、治妇人乳痈方、治妇人伤于丈夫及交接出血方；卷第十二：治小儿夜啼、盗汗方、治小儿惊风痫气及疟疾方、治小儿癣及恶疮方、治小儿恶疮久不瘥方、治小儿头面疮及耳疮方、治眼病方、治耳病方、治鼻病方、治口舌病方、治唇病方、治牙齿病方、治喉病方、治面粉刺面诸方、治颈项头面白驳及白秃方、治疣目及黑子方、治漏液胡臭方。

【学术贡献】

① 梁武帝尝因发热，欲服大黄。僧垣曰：大黄乃是快药，然至尊年高，不宜轻用。帝弗从，遂至危笃。② 梁元帝尝有心腹疾，乃召诸医议治疗之方。咸谓至尊至贵，不可轻脱，宜用平药，可渐宣通。僧垣曰：脉洪而实，此有宿食。非用大黄，必无差理。梁元帝从之，进汤讫，果下宿食，因而疾愈。梁元帝大喜。时初铸钱，一当十，乃赐钱十万，实百万也。大将军乐平公窦集暴感风疾，精神瞀乱，无所觉知。诸医先视者，皆云已不可救。僧垣后至，曰：困则困矣，终当不死。若专以见付，相为治之。其家忻然，请受方术。僧垣为合汤散，所患即瘳。大将军永世公叱伏列椿苦利积时而不废朝谒。燕公谨尝问僧垣曰：乐平、永世俱有痼疾，若如仆意，永世差轻。对曰：夫患有深浅，时有克杀。乐平虽困，终当保全。永世虽轻，必不免死。谨曰：君言必死，当在何时？对曰：不出四月。果如其言，谨叹异之。

1.《集验方》急救医学证治贡献

猝死 有猝死者，何邪使然？答曰：得三虚者暴疾而死，得三实者邪不能伤也。黄帝曰：愿闻三虚。答曰：乘年之衰，逢月之空，失时之和，因为贼风所伤也。愿闻三实，答曰：逢年之盛，遇月之满，得时之和，虽有贼风邪气，不能伤也。有猝死不知人，有复生，何气使然？阴气先竭，阳气未入，故猝死而不知人，气复则生。同《甲乙经》。① 猝死，或先有病痛，或居常倒仆，奄忽而绝，皆是中恶之类。取葱刺鼻令入数寸，须使目中血出乃佳。一云耳中血出佳。此扁鹊法，同后云吹耳中。葛氏吹鼻别为一法。同《肘后备急方》等。② 以葱刺耳，耳中鼻中血出者勿怪。无血难疗之，有血者是活候也，其欲苏时，当捧两手莫放立效。同《肘后备急方》。③ 以小便灌其面，数过即能活，扁鹊法也。同《肘后备急方》。④ 湿牛马粪绞取汁灌其口中，令入喉，若口已噤者以物强发，若不可强发者扣折齿下之，若无新者水若人尿和干绞取汁，扁鹊法。同《肘后备急方》。⑤ 捣薤若韭取汁灌口鼻中。同《范汪方》。⑥ 猪膏如鸡子大，苦酒一升煮沸灌喉中。同《肘后备急方》。⑦ 治猝死而目闭者：骑牛临其面，捣薤汁灌耳中，末皂荚吹鼻中。同《肘后备急方》《范汪方》。⑧ 治猝死无脉，无他形候，阴阳俱竭故也：牵牛临鼻上二百息，又炙熨斗以熨两胁下，针两间使各百余息，灸人中。⑨ 治猝死而有脉形候，阴气先尽，阳气后竭故也：嚼薤哺灌之。同《肘后备急方》《范汪方》。⑩ 治卒死方：牛马矢汁饮之，无新者水和干者取汁。⑪ 灶突中墨如弹丸，浆水和饮之，须臾三四服之。⑫ 取梁上尘如大豆粒，着竹筒中吹鼻中，与俱一时吹之。⑬ 灸膻中穴。⑭ 取竹筒吹其两耳，不过三。⑮ 治自缢死：属衣若氎絪厚毡物覆其口鼻抑之，令两人极力吹其两耳，一炊顷可活也。或屈死人两脚着人肩上，以死人背向生人，背负持走，吐出水，便活。同肘后、小品。⑯ 治溺水死：倒悬解衣，挑去脐中垢，极吹两耳，即活。同小品。

中恶诸毒　① 治中恶遁尸，心腹及身体有痛处，甚者短气不语，手摸按之，得其痛处，则病色动，恶人近则是痛处：取艾叶碎着痛上浓寸余，铛中煮汤，和灰作泥令热，敷艾上，冷辄易之，不过再着则愈。② 喘急汤治中恶心痛胸胁疠痛：桃东行枝白皮一握，真珠一两，栀子仁十四枚，生姜二两，当归、桂枝各三两，附子一两，香豉、吴茱萸各五合，上九味水煮去滓纳真珠，分二服。同《小品方》。③ 仰卧以物塞两耳，以两个竹筒纳死人鼻中，使两人痛吹之，塞口旁无令气得出，半日所死人即噫噫，勿复吹也。④ 捣皂荚、细辛屑，吹两鼻孔中，单用皂荚末亦佳。⑤ 治中恶方：大豆二七枚，鸡子中黄与白酒半升合和顿服。⑥ 盐三指撮水和釜底墨服之。同《医门方》。⑦ 以度度其两乳中央，屈之从乳头向后肋间，灸度头，随年壮。⑧ 灸胃脘五十壮。⑨ 治中诸毒药及葛未死，但闻腹中烦冤剥裂，作声如肠胃破断状，目视一人成两人，或五色光起，须臾不救：取新小便和清边久屎一升，绞取汁一升顿服，气已绝，但绞口与之，入腹便活也，已死万一异活，但数与屎汁也。⑩ 治中药毒：服灶中当釜月下土末方寸匕。⑪ 治服金屑死未绝，知是金毒：以水银一两泻口中，摇动令下咽喉入腹，金则消灭成泥即出，可三与服则活。⑫《集验方》治食漏脯毒：捣生韭汁服之，多小以意。冬月无韭，捣根取汁。或绞人屎汁饮数合。

尸厥猝魇　① 灸膻中季肋间二七壮也。同《肘后备急方》。② 灸阴囊下去大孔一寸百壮，若妇人者灸两乳之中间。③ 菖蒲屑着鼻两孔中，吹之令人，以桂屑着舌下。云扁鹊治楚王法也。④ 治厥死如尸不知人，心下余气，扁鹊灸法：以绳围病患臂腕，男左女右，伸绳从大椎上度下之，灸绳头脊上五十壮。⑤ 猝魇，以笔毛刺两鼻孔，男左女右，展转进之取起也。⑥ 捣薤取汁吹两鼻孔，冬日取韭，绞汁灌口。⑦ 治猝魇方：以盐汤饮之，多少在意，并啮其足大趾爪际，痛啮之即起也。同《肘后备急方》。⑧ 将其人置地，以刀锋刺病患鼻下人中，令入一分，急持勿动，其人当鬼语求去。⑨ 雄黄细筛，管吹两鼻孔中佳。⑩ 取雄黄如枣核，系左腋下，令人终生不魇也。同《范汪方》。⑪ 治卒魇欲死：生韭汁灌鼻孔中，剧者并灌两耳。

尸注鬼疰　① 瓜蒂散治飞尸：瓜蒂、赤小豆各一分，雄黄二分，上三味捣筛每服五分匕。② 治遁尸及心腹刺痛不可忍：桂枝一两，干姜三分，巴豆二枚，上三味捣筛苦酒和泥涂痛处，燥即易之。③ 治江南疰病凡有九十九种：寒热尸疰，此病随月盛衰。人有三百六十脉走入皮中，或左或右，或里或表，如刀锥所刺，乍寒乍热，喉咽如鲠，食如噎，胸中痛，绕脐苦痛：食取桑根白皮切三升，曝燥作汤，淋取汁浸小豆二升。如此取汁尽，蒸豆熟，作羊鹿肉羹啖此豆。④ 金牙散治邪魅心腹刺痛，病状与前同：金牙、雄黄、丹砂、礜石、寒水石、芜菁、巴豆、朴硝、桔梗、茯苓、人参、贯众、附子、蜀椒、露蜂房、龙骨、干姜、牡桂、乌头、石膏、莽草、苁蓉、大戟、芫花、防风、狸骨、商陆根、大黄、细辛、蛇蜕、玉泉、贝母，上三十二味等分下筛酒服五分匕，日三。⑤治卒得尸疰毒痛往来：杏仁、乱发灰等分，上二味研末猪膏和丸如梧子，每服酒下三丸，日三。

蛊毒 ①治中蛊：猪胆导下部至良。同《肘后备急方》《范汪方》《胡洽方》。②治中蛊毒吐血或下血皆如烂肝：巴豆一枚，豆豉三粒，釜底墨方寸匕，上三味捣末为丸，每服一丸，须臾当下蛊毒。同《肘后备急方》《范汪方》《小品方》。③治中蛊吐血：羚羊皮三寸，苦参、蘘荷根各三两，黄连、当归、瓠各二两，上五味水煎分三服。④桑木心锉一斛于釜中以水淹之，令上有三寸，煮取二斗澄取清，又微火煎得五升，旦服五合，则吐蛊毒。⑤治中蛊吐血：雄黄、丹砂、藜芦各一两，上三味捣筛为散，旦以井华水服一刀圭，当吐蛊毒。同《肘后备急方》。⑥治蛊似蚘方：雄黄、麝香，上二味各等分如大豆许，生羊肺如指大切开，雄黄等末以肺裹吞之。同《小品方》。⑦治下部若蛊食入，从后孔见肠：虾蟆青背长身者，乌鸡骨各烧作屑，各等分，合之以吹下部孔中，大良。⑧治猝中蛊下血如鸡肝者，昼夜去石余血，四脏悉坏，唯心未毁，或乃鼻破待死：桔梗捣筛，酒服方寸匕，日三。⑨桔梗苗隐忍根捣汁二升，分三服。⑩鲛鱼皮散治鬼注蛊注，毒气变化无常：鲛鱼皮、犀角、麝香、龙骨、丹砂、雄黄、蘘荷叶、鹿角、蜀椒、干姜、鸡舌香各一分，蜈蚣一枚，贝子十枚，上十三味捣筛为散，空腹酒服一钱匕，日三服。

2.《集验方》外感热病证治贡献

伤寒 ①治伤寒时气温疫，头痛壮热脉盛，始得一二日者：真丹砂一两末水煮顿服。②治疫气伤寒三日以后不解者：好豉、葱白各一升，上二味童子小便五升煮取二升，分再服。③治伤寒五六日斑出以后：猪胆三合，鸡子一枚，苦酒三合，上三物合煎分两服，汗出为效。④大柴胡汤治伤寒七八日不解，默默烦闷，腹中有干粪，谵语：柴胡、半夏各八两，生姜四两，知母、芍药、大黄、葳蕤各二两，炙甘草、黄芩各二两，上十味水煮去滓日三服。一方有枳实无芍药，《范汪方》加人参三两。⑤治伤寒热病十日以上，发汗不解及吐下后诸热不除

及下利不止斑出：大青四两，炙甘草、阿胶各二两，豉一升，上四味水煮去滓分三服。同《肘后备急方》《深师方》。⑥乌扇膏治伤寒热病，喉中痛，闭塞不通：生乌扇、猪脂各一斤，上二味合煎取如半鸡子薄绵裹之，纳口中，稍稍咽之。⑦升麻汤：升麻、羚羊角屑各三两，通草四两，射干、芍药各二两，生芦根一升，上六味水煮去滓分三服。⑧牡蛎散及丸治伤寒大病瘥后小劳便鼻衄：左顾牡蛎十分，石膏五分，上二味捣末酒服方寸匕，日三四。亦可蜜丸如梧子大，酒服十五丸。同《肘后备急方》。⑨治妊娠伤寒头痛壮热，肢节烦疼：前胡、知母各三两，石膏五两，大青、黄芩、栀子各一两，葱白一升，上七味水煮去滓分三服。⑩治妊娠患疟：常山二两，炙甘草一两，黄芩三两，乌梅十四枚，石膏八两，上五味水煮去滓分三服。⑪治妊娠患疟：常山、竹叶各三两，石膏八两，糯米一百粒，上四味水煮去滓分三服，第一服未发前一食久服之，第二服取临欲发，余一服用涂头额及胸前五心，药滓置头边，当一日勿进水及进饮食，过发后乃进饮粥。⑫青葙子丸治伤寒后结热在内烦渴：青葙子五两，龙胆三两，黄芩、栀子仁、苦参、瓜蒌各一两，黄连、黄柏各二两，上八味捣筛蜜丸如梧子，每服七丸，日三。⑬治伤寒手足热疼欲脱：取羊屎煮汁淋之，亦疗时疾阴囊及茎肿，亦可煮黄柏洗之。同《肘后备急方》《深师方》。⑭治毒气热攻手足，肿疼欲脱：浓煮虎杖根适寒温渍手足入至踝上一尺，兼治天行。同《肘后备急方》《范汪方》。或酒煮苦参渍之。同《范汪方》。⑮治毒热病攻手足肿疼痛欲脱：煮马粪若羊粪汁渍之，猪膏和羊粪涂之亦佳。同《肘后备急方》《范汪方》。或取常思草一名苍耳绞汁渍之。同《肘后备急方》《范汪方》。⑯治热病手足肿欲脱，兼主天行：稻穰灰汁渍之佳。同《肘后备急方》。⑰治伤寒虚羸少气气逆苦呕吐：石膏一斤，竹叶一把，麦门冬、半夏各一升，人参二两，生姜四两，炙甘草二两，上七味水煮去滓日三服。⑱生地黄汤治伤寒有热，虚羸少气，心下满，胃中有宿食，大便不利：生地黄三斤，大黄四两，大枣二十枚，炙甘草一两，芒硝二合，上五味合捣蒸米绞取汁，分再服。⑲栀子豉汤治吐下后虚羸欲死：栀子一十枚，豆豉四合，上二味水煮去滓分再服。同支法存。⑳枳实栀子汤治大病已瘥劳复者：枳实三枚，栀子十四枚，上二味水煎去滓

分再服。同《范汪方》。㉑治伤寒兼蜃疮，王叔和云其候口唇皆生疮，唾血，上唇内有疮如粟者，则心中懊痛，如此则此虫在上，乃食五脏，若下唇内生疮，其人喜眠者，此虫在下，食下部方，取鸡子一枚，扣头出白，与漆一合熟和，令调如漆，还纳谷中，仰吞之，食顷，或半日，或下虫，或吐虫，剧者再服乃尽，热除病愈，凡得热病腹内热食少，三虫行作求食，食人五脏及下部，人不能知可服此药，不尔蜃虫杀人。同《肘后备急方》《深师方》。

时行　①生芦根汤治天行后气膈呕逆不下食：生芦根一大握，灯心一分，生麦门冬十二分，人参四分，上四味水煎去滓分三服。②升麻汤治天行热病口疮（方同前）。③石膏蜜煎下气除热治天行热病口苦，喉中鸣：石膏半斤，蜜一升，上二味水煮去滓含口。④滑石汤治天行病腹胀满，大小便不通：滑石十四分，葶苈子一合，大黄二分，上三味水煎顿服。⑤治天行病下部蜃疮：浓煮桃皮煎如糖绵合导下部中，若口中生疮含之。同《肘后备急方》《范汪方》。⑥生姜煎治天行病上气咳嗽，多唾黏涎，日夜不定：生姜三两，饧半斤和，微煎令烂，每日无问早晚，少少含口，仍嚼姜滓，一时咽之。⑦芦根饮治伤寒后干呕不下食：生芦根、青竹茹各一升，粳米三合，生姜二两，上四味水煮分服。⑧治重病新瘥早起劳及饮食多致复欲死：烧鳖甲末服方寸匕。同《肘后备急方》。⑨新瘥后当静卧，慎勿令人梳头洗面，非但体劳亦不可多言语，用心使意劳，凡此皆令劳复。故督邮顾子献得病已瘥未健，诣华视脉，曰：虽瘥，尚虚未复，阳气不足，勿为劳事，余劳尚可，御内即死，临死当吐舌数寸。其妻闻其夫病除，从百余里来省之，止宿交接，中间三日发病，舌出数寸而死。病新瘥未经百日，气未平复，而以房室者，略无不死也。盖正疾愈后六十日，已能行射猎，以房室则吐涎而死，及热病房室，名为阴阳易之病，皆难疗多死。近者有士大夫，小得伤寒，发汗已十余日，能乘马行来，自谓平复，故以房室，则小腹急痛，手足拘挛而死。⑩屠苏酒辟疫气，令人不染温病及伤寒：大黄、桂枝各十五铢，白术、桔梗、蜀椒各十铢，菝葜、防风、乌头各六铢，上八味悬沉井中令至泥，正月朔旦平晓出药至酒中煎数沸。屠苏之饮先从小起，多少自在，一人饮，一家无疫；一家饮，一里无疫，饮药酒待三朝，还滓置井中，能仍岁饮，可世无病，当家

内外有井，皆悉着药，辟温气也。同《肘后备急方》。⑪太乙流金散辟温气：雄黄三两，雌黄六两，矾石、鬼箭羽各一两半，羚羊角二两，上五味捣筛，三角绛袋盛一两，带心前，并挂门户上。若逢大疫之年，以月旦青布裹一刀圭，中庭烧之，温病患亦烧熏之。⑫姚大夫辟温病粉身方：川芎、白芷、藁本三物等分捣筛纳粉，涂粉于身，大良。

黄疸　①酒胆方治伤寒温病等三日以上，胸中满。陶氏云，若伤寒温病已三四日，胸中恶欲令吐者服酒胆方：苦酒半升，猪胆一枚，上二味和合尽服，吐则愈，神验，支发存云，去毒气妙。同《胡洽方》。②柏皮汤治伤寒后下利脓血：黄柏二两，黄连四两，栀子仁十四枚，阿胶一两，上四味水煮去滓分再服。同《范汪方》。③大黄散治身体面目皆黄：大黄、黄连、黄芩各四两，上三味捣筛为散，先食服方寸匕，日三服。亦可为丸服。④急治黄疸变成黑疸者，多死：土瓜根汁服一小升，平旦服至食时，病从小便去则愈。同《肘后备急方》《范汪方》《删繁方》。⑤谷疸丸治劳疸：苦参三两，龙胆草一两，上二味捣筛牛胆汁和丸，先食麦粥饮服如梧子大五丸，日三。⑥治黄疸百药不瘥者：驴头一枚煮熟，以姜齑啖之，并随多少饮汁。⑦瓜蒂散治天行毒热通贯脏腑，沉鼓骨髓之间，或为黄疸、黑疸、赤疸、白疸、谷疸、马黄等疾，喘息须臾而绝：瓜蒂二七枚，赤小豆三七枚，秫米二七粒，上三味捣筛为散，取如大豆粒吹于两鼻之中，甚良。不瘥，间日复服之。同《范汪方》《删繁方》。

疟疾　①治疟疾方：牛膝茎叶一把酒渍一宿，分三服。②麻黄汤治疟须发汗：麻黄、大黄、瓜蒌各四两，炙甘草一两，上四味水煮分三服。③《集验方》治疟或间日发或夜发：秫米百粒，石膏八两，恒山、竹叶各三两，凡四物水煮分三服。④蜀漆丸治岭南瘴气发，乍热乍寒，积劳似疟；《千金翼方》云兼主痎疟连年不瘥：蜀漆、知母、升麻、白薇、地骨皮、麦门冬各五分，乌梅肉、鳖甲、葳蕤各四分，石膏八分，炙甘草三分，常山六分，豆豉一合，上十三味捣筛蜜丸如梧子大，饮下十丸，日再服。⑤《集验方》云：黄帝曰夫痎疟皆生于风，夏伤于暑，秋为疟。间日疟先寒而后热后热也。其但热而不夫疟必从四末始，先其发时一食顷，用细左索绳坚束其手足十指，过时乃解。大蜘蛛一枚纳芦管中，密塞管口，绳系以缀颈，过发时乃解去。

⑥ 桃叶二七枚安心上，艾灸叶上十四壮。同《僧深方》。⑦ 夫疟必从四肢始，先其时一食顷，用细左索绳紧束其手足十指，过发时乃解。先作羊肉臛饼饱食之，进少酒随所能，令其欣欣有酒气，入一密室，里燃炭火，浓覆取大汗则瘥。燕国公说，此方常见用有验。⑧ 乌梅饮子治温疟劳疟：乌梅七颗，桃心、柳心、葱白各七茎，豆豉一合，甘草、柴胡、知母各四分，大黄三分，上八味细锉，童子小便两茶碗宿浸，明旦早煎三两沸去滓顿服。⑨ 黄连散温疟痰疟久不瘥：宣州黄连二两捣筛，浓酒调三钱，空心顿服。⑩ 阿魏散及丸治一切疟，劳疟无问年月深远：阿魏、安息香、萝卜子各二两，芜荑一合，上四味捣筛为散，暖水服半钱；蜜丸熟水下三十丸亦可。⑪《集验》元希声侍郎书疟法：额上书两金字重，胸前书两火字并，背上书两水字并，两手书木字单，两足下各书土字，齐下作四口字重，右含水闭气用朱书，未发前书之有验。

霍乱 ①《集验方》云：呕而吐利，此为霍乱也。②《集验方》云：治霍乱而渴者，理中汤主之。③ 理中汤治霍乱脐上筑者，肾气动也。先疗气，理中汤去术加桂。凡方加术者以内虚也，加桂者恐作奔豚也：人参二两，炙甘草三两，白术、干姜各三两，上四味水煮去滓分四服。若脐上筑者肾气动也，去术加桂心四两；吐多者去术加生姜三两；若下多者复用术；悸者加茯苓二两；先时渴喜得水者加术合前成四两半；腹中痛者加人参，合前成四两半；若恶寒者加干姜，合前成四两半；若腹满者去术加附子一枚。服汤后一食顷，饮热粥一升许，汗微出自温，勿发揭衣被也。同《小品方》。④ 理中汤治霍乱吐下，胀满食不消，心腹痛：人参、白术、干姜、炙甘草各三两，上四味水煮去滓温三服，作丸如梧子服二十丸，散服方寸匕，酒亦得，若转筋者加石膏三两。⑤ 治霍乱蛊毒宿食心腹痛，冷气鬼气：极咸盐汤三升一味，霍乱心腹暴痛，宿食不消，积冷烦满者，热饮一升，以指刺口，令吐宿食使尽，不尽更刺，吐讫复饮，三吐住静止，此法大胜诸药，俗人以为田舍浅近法，鄙而不用，守死而已，凡有此疾，即须先用之。⑥ 治霍乱两臂脚及胸胁转筋者：取盐一升半水煮，灼灼尔渍手足，在胸胁者汤洗之，转筋入腹中，到担病人，令头在下腹中平乃止，若剧者引阴，阴缩必死，犹在到担之可冀活耳。同《肘后备急方》。⑦ 煮苦酒三沸浸毡裹转筋上，合少粉尤佳，又以绵缠膝下至足。⑧ 霍乱转筋入腹者：鸡屎白一方寸匕，水煮顿服，勿令病者知。⑨ 治霍乱转筋入腹，不可奈何：极咸作盐汤于槽中暖渍方则瘥。同《小品方》。⑩ 醋煮青布搨脚膝，冷复易之。同《小品方》。⑪ 卒道中得霍乱，无有方药，气息危急医视舍去，皆云必死，疗之方：芦蓬蕽一大把浓煮顿服，食中鱼蟹毒者，服之尤良。同《范汪方》。

痢疾 ①《集验论》曰：黄帝问曰人若溏泄下痢者何也。对曰：春伤于风，夏生溏泄，肠澼久风，亦为溏泄也。黄连阿胶汤治热水谷下痢：黄连、阿胶各二两，栀子三十枚，乌梅二十枚，黄柏一两，上五味水煮分再服。又方：黄连一升，陈米五合，上二味，以水七升，煮取二升，分再服。同《肘后备急方》。② 治下赤痢方：秫米一把，鲫鱼二脔，薤白一虎口，上三味合煮，如作粥法，啖之。③ 治暴下赤白方：香豉一升，薤白一把，凡二物以水三升，煮取二升，顿服之。④ 下赤白痢五六年者。烧大荆如臂，取沥服五六合，即得瘥。⑤ 治赤白痢：鼠尾草浓煮汁如薄饧，饮五合，日三。赤下用赤花，白下用白花，瘥。⑥ 治血痢神妙方。干姜急于火内烧黑，令成灰，瓷碗合放冷为末，每服一钱，米饮调下。⑦ 治痢疾挟热者，多下赤脓杂血。黄连、灶突中尘各半两，上二味末之，酒服方寸匕，日三服。⑧ 肠蛊方治下利应先下白后下赤，若先下赤后下白。牛膝三两捣碎，以酒一升渍经宿，每服一两杯，日二三服。⑨ 治卒注下并痢血，一日夕数十行。黄连末、蜡、阿胶各一两，上三味先以酒半升令沸，下胶、蜡合烊，乃内黄连末，顿服之。⑩ 乌梅丸治新久寒冷下利，腹内不安，令人生肉痢疾。乌梅三百六十枚，附子四两，黄连十二两，干姜四两，凡四物捣下筛蜜丸，饮服如梧子十丸，日再，神方。⑪ 乌梅丸治杂下。第一下赤，二下白，三下黄，四下青，五下黑，六固病下，下如瘀赤血，七久下，八下不可止，九连年下，十卒下，十一下少血数，十二霍乱而下，十三如舍水，十四下已则烦，十五息下，一作一止，十六下而不欲食，十七食无数，但下去，十八下但欲饮水，十九重下，二十下杂，错不可铭字。合二十种下，江夏下太守以此法治，是下尽愈方。黄连、黄柏、熟艾、附子、甘草各一两，干姜二两，乌梅二十枚，凡七物合捣下筛，蜜和丸如大豆饮服十丸，渐至二十丸，日三。⑫ 蜀沙门传水痢方以诃黎勒三颗,面裹炮赤去面,取诃黎勒皮捣末,饭和为丸,米饭空腹下三七丸,已百人见效。⑬ 结肠丸治热毒下不断,不问久新,悉治之。苦参、橘皮、独活、阿胶、芍药、干姜、黄柏、炙甘草、鬼臼各四分,上九味捣筛,蜜与胶共烊以和丸并手捻作丸如梧子,曝燥,以饮服十丸,日三,不知稍加。此方亦治诸痓下及卒下悉效。⑭ 禅脾丸治脾滑胃虚弱,泄下不禁,饮食不消,雷鸣绞痛。附子、蜀椒各一两,桂心、赤石脂、黄连、人参、干姜、茯苓、大麦、陈面、石斛、当归各二两,钟乳三两研,上十三味捣筛蜜和,以酒服十丸如梧子,日三,稍稍加之。⑮ 猪肝丸治下痢肠滑,饮食及服药皆完出:猪肝一斤,黄连、阿胶、乌梅肉各二两,胡粉七棋子,上五味捣下筛蜜和,酒服十五丸如梧子,日三,稍加,亦可散服。⑯《集验》云:凡热病新瘥及大病之后,食猪肉及肠、血、肥鱼、油腻等,必大下痢,医不能疗也,必至于死。若食饼饵、粢黍、饴脯、脍炙、枣栗诸果,及坚实难消之物,胃气尚虚弱,不能消化,必更结热,适以药下之,则胃中虚冷,大利难禁,不下必死,下之复危,皆难救也。热病之后,多坐此死,不可不慎也。病新瘥,但得食糜粥,宁可少食令饥,慎勿饱,不得他有所食,虽思之勿与,引日转久,可渐食羊肉糜,若羹汁,兔雉鹿肉,慎不可食猪犬肉也。⑰ 治卒下血不止:龙胆草一握水煮分五服。

中暍 ① 治夏月中热暍死,凡中暍死,不可使得冷,得冷便死:屈草带绕暍人脐,使三四人尿其中,令温;亦可用泥土屈草,亦可扣瓦碗底若脱车釭,以着暍人脐上,令尿不得流去而已。② 治冬天堕水冻,四肢直口噤,裁有微气出:大器中多熬灰使暖囊盛敷其心上,冷即易,心暖气通,目则得转,口乃开,可温尿粥清稍稍含之即活。若不先温其心便持火炙其身,冷气与火相搏则死。

3.《集验方》内科疾病证治贡献

诸风 ① 竹沥汤治卒暴风口面僻,半身不随不转:竹沥三升,防风、防己、升麻、桂枝、川芎各二两,麻黄四两,上七味水合竹沥煮,分三服。② 西州续命汤治中风痱,身体不自收,口不能语,冒昧不识人,不知痛处,但拘急中外皆痛,不得转侧:麻黄六两,石膏四两,桂枝、当归、炙甘草各二两,川芎、干姜、黄芩各一两,杏仁四十枚,上九味水煮分四服。同《胡洽方》。③ 续命汤与大续命汤同治中风痱,身体不能自收,口不能言,冒昧不知人,不知痛处,或拘急不得转侧;兼疗产妇大去血及老人小儿方:炙甘草、桂枝、当归、人参、石膏、干姜各二两,麻黄三两,川芎一两,杏仁四十枚,上九味㕮咀水煮分服。④ 小黄芪酒治风虚痰癖,四肢偏枯,两脚弱,手不能上头。或小腹缩痛,胁下挛急,心下有伏水,胁下有积饮,夜喜梦,悲愁不乐,恍惚善忘,此由风虚五脏受邪所致。或久坐腰痛,耳聋猝起,眼眩头重;或举体流肿疼痹,饮食恶冷,涩涩恶寒,胸中痰满,心下寒疝及妇人产后余疾,风虚积冷不除:黄芪、附子、川椒、防风、牛膝、细辛、桂枝、独活、白术、川芎、甘草、山药各三两,秦艽、大黄、葛根、干姜、山茱萸各二两,当归二两半,上十八味㕮咀酒渍每服一合,日三服。此药攻痹甚佳,亦不令人吐闷。小热宜冷冻饮料食,大虚加苁蓉二两,下利加女萎三两,多忘加石斛、菖蒲、紫石英各二两,心下多水者加茯苓人参各二两、山药三两。酒尽更可以酒二斗重渍滓。服之不尔可曝滓捣末酒服方寸匕,令人耐寒冷补虚,治诸风冷神良。⑤《集验方》防风枳实汤治风头眩欲倒,眼旋屋转,头脑痛:防风、枳实、川芎各三两,茯神、麻黄各四两,细辛二两,上十一物水升合竹沥煮取分三服。⑥ 风癫论曰:凡癫病发则仆地,吐涎沫无知,若强掠如狂及遗粪者难疗,无方。九物牛黄丸治男子得鬼魅欲死,所见惊怖欲走,时有休止,皆邪气所为,不能自绝:荆实人精也、曾青苍龙精也、玉屑白虎精也、牛黄土精也、雄黄地精也、空青天精也、赤石脂朱雀精也、玄参真武精也、龙骨水精也,凡九物名曰九精,上通九天,下通九地。上九味捣筛蜜丸如小豆,先食吞一丸,日三。⑦ 治疬疡方:苦酒于瓦瓯底磨硫黄令如泥,又取附子截一头,又磨硫黄上使熟,将卧先以布拭疡上数过乃以药敷之。同《范汪方》。又方:硫黄、矾石、水银、灶墨,上四味等分捣筛葱叶涕和研,临卧敷病上。同《肘后备急方》。⑧ 治颈项及头面上白驳侵淫渐长有似癣,但无疮:涂干鳗鲡鱼脂。先洗拭驳上,外把刮之,使磣痛拭燥。取蛇蜕皮熟摩之数百过。弃皮置草中。同《深师方》。又疗身体白驳方:取木空中水洗之,捣桂屑唾和敷驳上,日三。⑨《集验方》谷精草一两为末贴痛处治偏正头痛。⑩《集验方》龙脑甘露丸治风热心躁,口干狂言,浑身壮热,及诸中毒,寒水石半斤烧半日,净地坑内盆合,四面湿土拥起,候经宿取出，入甘草末、天竺黄各二两，龙脑二分，糯米膏丸弹子大，蜜水磨下。⑪《集验方》射干膏治风热毒肿结赤：射干二两，常陆一升，防己四两，升麻三两，上四物猪膏制膏摩病上。⑫ 止汗粉：牡蛎、麻黄根各二两，附子半两，白粉一升，上四味捣筛粉汗。⑬ 桂枝加附子汤治发汗后遂漏不止，其人恶风，小便难，四肢微急，难以屈伸：大枣十三枚，附子一枚，桂枝三两，芍药、生姜各三两，炙甘草二两，上六味水煮温服一升。

消渴诸淋　① 宣补丸一名茯神丸疗肾消渴小便数：茯神、黄芪、瓜蒌、麦冬、人参、菟丝、炙甘草、黄连、知母各三两，干地黄、石膏各六两，肉苁蓉四两，上十二味捣末牛胆汁蜜丸如梧子大，茅根汁服三十丸。② 肾沥汤疗肾气不足，虚损消渴，小便数，腰痛：羊肾一具，远志、人参、泽泻、干地黄、桂心、当归、龙骨、炙甘草各二两，麦门冬一升，五味子五合，茯苓、川芎、黄芩各一两，生姜六两，大枣二十枚，上十六味水煮分三服。③ 黄连丸治消渴：黄连一斤去毛，生地黄十斤，上二味捣末，绞地黄取汁渍黄连，蜜丸如梧子，服二十丸，日三服。亦可散，酒服方寸匕，日三服。④ 五淋者，石淋、气淋、膏淋、劳淋、热淋也。石淋之为病，小便茎中痛，尿不得卒出，时自出，痛引少腹，膀胱里急。气淋之为病，小便难，常有余沥。膏淋之为病，尿似膏白出，少腹膀胱里急。劳淋之为病，倦即发，痛引气冲，小便不利。热淋之为病，热即发，其尿血后如豆汁状，蓄作有时。五淋各异，治方用杂，故不载也。⑤ 治淋方：以比轮钱三百文，水煮取三升，饮之神效。又方：取牛耳中毛烧灰，服半钱匕，立愈。又方：烧头发灰服之良。治石淋方：鲤鱼齿一升，贝齿一升，捣筛苦酒和，分为三服。又方：取牛尾烧灰，水服半钱匕，瘥。⑥ 治五淋：苦杖不计多少，为末，每服二钱，用饭饮下，不拘时候。

喘咳　① 治久患气嗽，发时奔喘，坐卧不得，并喉里呀声气欲绝：麻黄、杏仁、紫菀各三两，柴胡、橘皮各四两，上五味水煮分三服。《医心方》引《集验方》治忽暴气嗽奔喘，坐卧不得，并喉里苦噎声，气欲绝：麻黄三两，杏仁、柴胡各四两，干姜叶、橘皮各二两，上五味水煮分三服。②《古今录验》治气嗽并下焦冷结。后四方同疗，姚大夫《别录要方》：紫菀、贝母、百部根、款冬花、五味子、半夏各五分，射干十分，芫花根皮、干姜、橘皮、苏子各四

分，杏仁八分，射干、白石英、钟乳各十分，上十四味捣筛蜜丸如梧桐子，酒服十丸，日再。③ 治气嗽并下焦冷结：干地黄、桂心、山茱萸、五味子各三两，茯苓四两，苁蓉、丹参、泽泻、炙甘草、钟乳各二两，上十味捣筛蜜丸如梧子大，酒服十五丸，日增至三十丸。④ 治气嗽并下焦冷结酒方：丹参、干地黄各五两，川芎、石斛、牛膝、黄芪、白术、苁蓉各四两，防风、独活、附子、秦艽、桂心、干姜各三两，钟乳六分，上十五味酒浸七日，初服二合，日再。⑤ 治气嗽并下焦冷结丸：干地黄四两，防风、苁蓉、泽泻各三两，山茱萸、丹参、五味子、茯神各二两，桂枝一两半，上九味捣筛蜜丸如梧子，酒服二十丸，日再。⑥ 四味石钟乳散治寒冷咳嗽，上气胸满，唾腥脓血：钟乳、礜石、款冬花、桂心各一分，上四味捣筛，以筒吸之如大豆许一匕聚，先食，日三。⑦ 治肺痿咳唾涎沫不止，咽燥而渴：生姜五两，人参、炙甘草各二两，大枣十二枚，上四味水煮分再服。⑧ 治肺痿咳嗽涎沫，心中温温，咽燥而渴：生姜五两，炙甘草二两，大枣十二枚，上三味水煮分再服。同《范汪方》，《深师方》云温脾汤。⑨ 治肺痿时时寒热，两颊赤，气急：童子小便，每日晚取之，去初末少许小便，可有五合，取上好甘草，量病患中指节，男左女右，长短截之，炙令熟，破作四片，纳小便中，置于闲净处露一宿，器上横一小刀，明日平旦去甘草，顿服，每日一剂。⑩ 补肺汤治肺气不足，咳逆短气，寒从背起，口中如含霜雪，语无音声而渴，舌本干燥：五味子、白石英、钟乳、桂心、橘皮、桑根白皮各三两，粳米二合，茯苓、竹叶、款冬花、紫菀各二两，大枣、杏仁各五十枚，苏子一升，生姜五两，麦冬四两，上十六味水煮去滓分三服。⑪ 麻黄汤治肺胀咳嗽上气，咽燥脉浮，心下有水：麻黄、芍药、生姜、细辛、桂心各三两，半夏半升，石膏四两，五味子半升，上八味水煮分三服。⑫ 沃雪汤治上气不得息卧，喉中如水鸡声，气欲绝：麻黄四两，细辛二两，五味子半升，桂枝、干姜各一两，半夏八枚，上六味水煮去滓分服，投杯则卧，一名投杯麻黄汤。同《范汪方》。⑬ 桔梗汤治胸中满而振寒，脉数，咽燥而不渴，时时出浊唾腥臭，久久吐脓如粳米粥，是为肺痈：桔梗、炙甘草各二两，上二味水煮分再服。同《范汪方》，此本仲景《伤寒论》方。⑭ 治大走马奔走喘乏，便饮冷水、冷冻饮料，因得上气发热：竹叶、橘皮各三两，上二味

水煮去滓分三服。同《范汪方》。

噎膈　① 九物五膈丸治忧膈、气隔、食膈、寒膈、饮膈，五病同药，常以忧愁思虑食饮而得之。若寒食、食生菜便发。其病苦心满不得气息，引脊痛如刺之状，食则心下坚，大如粉絮，大痛欲吐，吐则瘥。饮食不得下，甚者乃手足冷，上气咳逆，喘息气短：麦门冬、蜀椒、远志、干姜、细辛、桂枝各三两，炙甘草五两，附子一两，人参四两，上九味捣筛蜜丸如弹子，每次一丸置喉中稍咽之，喉中胸中当热，药力稍尽，复含一丸，日三四。② 气噎煎：蜜、酥、姜汁各一升，上三味微火煎五六大沸，取如大枣二枚，纳酒中饮之。③ 通气噎汤：半夏、桂枝、羚羊角各三两，生姜八两，上四味水煮日再服。④ 治噎塞不通：营实根十二分捣散酒服方寸匕。⑤ 治诸噎方：炭末捣罗蜜丸如弹子大，含口细细咽津即下。⑥ 治噎方：取头垢如枣大，粥若浆水和服。⑦ 治气噎不下食兼呕吐。半夏四两，生姜三两，上二味水煎去滓温服，日三。⑧ 治卒食噎方：春杵头糠置手巾角以拭齿，立下。⑨ 治卒食噎不下方：取蜜含之则下。⑩ 半夏汤治饮食辄噎：干姜、石膏各四两，桔梗、人参、桂心各二两，半夏一升，吴茱萸二升，小麦一升，甘草一两，赤小豆三十粒，上十味㕮咀，酒水合煮分三服。⑪ 治醋噎方：羌活五两，捣末水浸三宿，每日温服五合。

诸痛胀满　① 治心痛方：桂心末，温酒服方寸匕，须臾六七服。干姜依上法服之亦佳。同《肘后备急方》。② 桂心汤治卒心痛：桂心八两水煮分二服。同《肘后备急方》《范汪方》。③ 治卒暴心痛或中恶气，毒痛不可忍：大黄、芍药、柴胡各四两，升麻、黄芩、鬼箭、桔梗各三两，鬼臼、桂心、朱砂、朴硝各二两，上十一味水煮分三服。《备急千金要方》云：寒气卒客于五脏六腑则发心痛。④ 又方：赤芍药六两，桔梗、杏仁各五两，上三味水煮分三服。⑤ 治心痛唾多似虫：六畜心随得生切作四胾，纳少真朱砂着中，平旦吞之，虫死愈矣。无真朱砂可用雄黄、麝香也。同《肘后备急方》。⑥ 葛氏方治卒腹痛：桂末三匕酒服。人参、上好干姜亦佳。同《肘后备急方》。⑦ 食盐一大把，多饮水送，取吐。同《肘后备急方》。⑧《集验》半夏汤治胸满有气，心腹胀，中冷：半夏一升，桂枝四两，生姜八两，上三味水煮去滓分服。⑨ 半夏茯苓汤治胸膈心腹中痰水冷气，心下汪洋，嘈烦或水鸣

多唾，口清水自出，胁肋急胀，痛不欲食，此皆胃气弱受冷故也，其脉喜沉弦细迟：半夏、生姜各五两，茯苓三两，旋覆花一两，陈橘皮、人参、桔梗、芍药、炙甘草各二两，桂枝一两，上十味水煮分三服。欲得利者加大黄，须微调者用干地黄，病有先时喜水下者加白术三两除旋覆花，若大便不调宜加大黄及干地黄并用三两。⑩ 桂心汤治寒疝气来往，冲心腹痛：桂枝四两，生姜三两，吴茱萸二两，上三味酒煎去滓分三服。⑪ 附子丸治寒疝下牵少腹痛：附子二两，桃仁三两，蒺藜子一升，上三味捣筛蜜丸如梧子大，空腹酒下十丸，日再。⑫ 香豉丸治积年腹内宿结疝冷气及诸癥瘕：香美烂豉、小芥子各一升，上二味捣筛蜜丸梧子大，空腹酒服二十丸，日二服。⑬ 治疝瘕冷气：采鼠李子日干，九蒸九曝，酒浸，服三合，日两服。渐加至三服，能下血及碎肉积滞物。⑭ 桃仁汤治疝气：桃仁、吴茱萸、橘皮、海藻各三两，生姜、茯苓、羌活、蒺藜子各三两，上八味水煮分三服。⑮ 治寒疝不能食：马蔺子一升，胡桃以面拌熟，煮吞之，日再服。亦除腹内一切诸疾，消食肥肌。⑯ 治肾冷及疼疝气滞：盐花一大合，浆水半大升，上二味和暖灌下部。

胃反奔豚　① 治干呕：羊乳汁饮一杯。② 生姜汤治吐逆干呕：生姜、茯苓、大黄各四两，泽泻、橘皮三两，桂枝、甘草各二两，人参一两，上八味水煮分三服。③ 治卒哕方：枳实三枚三家乳一升，羊脂五两，煎枳实令沸，复纳乳令沸，去滓含咽。同《范汪方》。④ 吴茱萸汤治食讫醋咽多噎：吴茱萸五合，生姜三两，人参二两，大枣十二枚，上四味水煮去滓分三服。同《肘后备急方》。⑤《集验方》吴茱萸汤治久寒胸胁逆满不能食：吴茱萸、半夏、小麦各一升，人参、甘草、桂心各一两，生姜八两，上八物㕮咀酒水合煮去滓分三服。⑥ 治食后喜呕吐：烧鹿角灰二两，人参一两，捣筛为散，每服方寸匕，日三服。同《肘后备急方》。⑦ 大半夏汤治胃反不受食，食已呕吐：人参一两，茯苓四两，青竹茹五两，大黄六两，干姜各三两，泽泻、炙甘草、橘皮、桂枝各二两，上九味水煮分四服。已利去大黄。⑧ 茯苓小泽泻汤胃反吐而渴者：茯苓、泽泻、半夏各四两，桂心、炙甘草各二两，上五味水煮去滓分三服。⑨ 治胃反朝食暮吐，食讫腹中刺痛，此由久冷：橘皮一两，白术、人参各二两，蜀椒一百二十粒，桂枝一两，薤白一握，上六味水渍一宿，纳猪肚

中缝合，三升水煮，水尽出之，决破去滓，分三服。⑩ 治胃反大验方：前胡、生姜各四两，阿胶一两，大麻子仁、吴茱萸各五合，桂枝三寸，炙甘草五寸，大枣十枚，上八物酒水合煮分再服。⑪ 治胃反吐食：捣粟米作粉水和作丸如楮子大，每服七枚，烂煮纳酢中，细细吞之，得下便已，面亦得用之；好面十斤，粗地黄二斤，二味捣末酒服三方寸匕，日三服。⑫ 治胃反食则吐出上气者：芦根、茅根各二两，上二味水煮顿服。⑬ 治所食不消：取其余频烧作末，酒服方寸匕，吐去宿食即瘥。陆光禄说，有人食桃不消化作病时，无桃就林间得槁桃子烧服，登时吐病即瘥。⑭ 炼中丸宿食不消大便难：大黄八两，葶苈、杏仁、芒硝各四两，上四味捣筛蜜丸如梧子，每服七丸，日三。⑮ 贲豚茯苓汤治短气五脏不足，寒气厥逆，腹胀满，气贲走冲胸膈，发作气欲绝，不识冷或烦热：茯苓四两，葛根八两，炙甘草二两，生姜五两，半夏一升，人参三两，当归二两，川芎二两，李根白皮一升，上九味水煮分五服。⑯ 贲豚汤治贲豚气上冲胸腹痛，往来寒热：炙甘草、川芎、当归各二两，半夏、生姜各四两，黄芩、芍药各三两，葛根五两，李根白皮一升，上九味水煮去滓分五服。⑰ 治贲豚气从下上者：葛根、半夏、生姜、甘李根白皮各五两，黄芩、桂枝、人参各二两，芍药三两，上八味水煮去滓分五服。

痰癖癥瘕　① 治冷热久癖，实不能下，虚满如水状：前胡、生姜、半夏、茯苓各四两，枳实、白术各三两，炙甘草、桂枝各二两，上八味水煮分三服。② 治心腹宿癥及卒得癥：肥雄鸡一头饿二日，安鸡板上取粪曝燥末，清酒服五分匕，日三。③ 治痰澼心腹痛兼冷：鳖甲、柴胡、赤芍药各八分，炙甘草、枳实、生姜、白术各六分，槟榔七个，上八味水煮去滓纳槟榔末，分服八合。④ 瓜蒂散治宿食结实及痰澼癖实：瓜蒂一两，赤小豆四两，上二味捣筛为散，每服一钱匕，投汤和服。⑤《集验方》治胸中痰饮，腹中水鸣食不消，呕吐水：大槟榔三十口，半夏八两，生姜四两，杏仁、白术各四两，茯苓五两，陈皮三两，上六味水煮分三服。⑥《集验方》吴茱萸汤治久寒胸胁逆满不能食：吴茱萸、小麦各一升，人参一两，生姜八两，甘草、桂枝各一两，半夏三两，大枣三十枚，凡八物㕮咀酒水合煮去滓分三服。⑦ 治鳖癥伏在心下，手揣见头足，时时转者并心腹宿癥及卒得癥：白雌鸡一双绝食一宿，明旦以

膏熬饭饲之取其屎，无问多少以小便和之，于铜器中火上熬令燥，捣筛服方寸匕，日四五服。杀鸡单食之。同《肘后备急方》。⑧ 治卒暴癥腹中有物坚如石，痛如刺，昼夜啼呼。不疗之百日死：牛膝根二斤曝干，酒浸，每服五六合至一升。蒴藋根准此。⑨ 治暴癥：商陆根捣蒸，新布籍腹上以药铺布上，数日之中，晨夕勿息。同《肘后备急方》。

癃闭关格　① 风寒冷气入肠，忽痛坚急如吹状，大小便不通，或小肠有气结，如升大胀起，名为关格病。治大小便不利：苦参、滑石、贝齿各等分，上三味捣筛为散，每服饮下一匕，或煮葵根汁服之弥佳。② 治关格之病，肠中转痛，不得大小便，一日一夜，不瘥欲死：纸三重裹芒硝三两于炭火内烧令沸，安一升水中尽服之，当先饮温汤一二升以来，吐出，乃饮芒硝汁也。同《肘后备急方》。③ 治小便难淋沥：滑石八两，石韦三两，榆皮、葵子各一升，通草四两，上五味水煮分三服，一方加黄芩三两。④ 石韦散治淋小便不利阴痛：石韦、葵子各二两，瞿麦一两，滑石五两，车前子三两，上五味捣筛为散，服方寸匕，日三。⑤ 治大小便不通，三阳实，大便不通：榆白皮、炙甘草各三两，桂枝二两，滑石六两，上四味水煮分三服。

诸虫阴蛋　① 病源夫九虫者，一曰伏虫，长四寸；二曰蛔虫，长一尺；三曰白虫，长一寸；四曰肉虫，状如烂杏；五曰肺虫，状如蚕形；六曰胃虫，状如虾蟆；七曰弱虫，状如瓜瓣；八曰赤虫，状如生肉；九曰蛲虫，至细微，形如菜虫。伏虫，群虫之主也。蛔虫贯心则杀人。白虫相生，子孙转大，长至四五尺，亦能杀人。肉虫令人烦满，肺虫令人咳嗽，胃虫令人呕吐，胃逆喜哕。弱虫又名隔虫，令人多唾。赤虫令人肠鸣。蛲虫居胴肠，多则为痔，剧则为癞，因人疮处，以生诸痈疽、癣、瘘、痛、疥。蛴虫无所不为，人亦不必尽有，有亦不必尽多。诸虫依肠胃之间，若脏腑气实则不为害，若虚则能侵蚀，随其虫之动而变成诸患也。贯众丸治九虫动作诸病：贯众、石蚕各五分，野狼牙四分，藋芦二分，蜀漆六分，僵蚕三分，雷丸六分，芜荑四分，厚朴三分，槟榔六分，上十味捣筛蜜丸，空心暖浆水服三十丸，日三，白虫用榷子汤服。同《范汪方》。② 鸡子丸治长虫：鸡子白三枚，干漆四两，腊三两，粳米粉半斤，上四味为末，微火煎令可丸如豆许大，每服小一百二十丸，小儿五十丸，效验。又

方：栋实淳苦酒中渍再宿,绵裹纳下部中,令入三寸许,一日易之。同《范汪方》。③治蛔虫方：鸡子一枚开头去黄,好漆少许纳中相和,仰头吞之,虫悉出矣。④治蛔虫攻心腹痛：薏苡根二斤水煮顿服。同《范汪方》。⑤治三虫方：捣桃叶绞取汁,饮一升。或真珠一两研,乱发如鸡子大烧末,上二味纳苦酒中旦空腹顿服。⑥《集验方》治寸白虫：茱萸根洗去土水渍一宿,平旦分再服。取树北阴地根,或桑根白皮三升水煮顿服。⑦《集验方》治虫食下部：胡粉、雄黄分等捣末着谷道中。⑧《集验方》治谷道赤痛：菟丝子熬令黄黑和鸡子黄涂之,日三。又方：取杏仁熬令黄捣作脂涂之。⑨《集验方》杏仁汤治虫䘌：杏仁五十枚,苦酒三升,盐一合,水煮顿服。⑩《集验方》治阴恶疮：蜜煎甘草末涂之。又方：治阴头生疮如安石榴花,大者如卷：虎牙、犀角,刀刮末,以猪膏煎令变色,去滓,日三涂。或乌贼鱼骨末粉之,或鳖甲烧末鸡子白和敷之。《集验方》治大人小儿阴茎痒汁出：生大豆刮去皮熟嚼涂之。《集验方》治卒卵肿：熟捣桃仁敷之,燥则易,亦治妇人阴肿。

4.《集验方》外科疾病证治贡献

痈疽丹毒　①《集验方·痈疽论》：夫子言痈疽何以别之。岐伯答曰：荣卫稽留于经脉之中,则血泣而不行,不行则卫气从之,从之则不通,壅遏不得行,故热。大热不止,热胜则肉腐,肉腐则为脓。然不能陷肌肤于骨髓,骨髓不为焦枯,五脏不为伤,故命曰痈。黄帝曰：何谓疽？岐伯答曰：热气绝盛,下陷肌肤筋髓骨肉,内连五脏,血气竭尽,当其痈下,筋骨良肉皆无余,故命曰疽。疽者其上皮夭瘀以坚,亦如牛领之皮。痈者其上皮薄以泽。此其候。帝曰：善。《经》言五脏不调致疽,六腑不和生痈。一曰熛疽急者二三日杀人,缓者十余日杀人；二曰痈疽。急者十余日杀人,缓者一月死；三曰缓疽。急者一年杀人,缓者数年。四曰水疽。所发多地,一为脑尸,二为舌本,三为玄痈,四为喉节。五为胡脉,六为五脏俞,七为五脏系。八为两乳,九为心鸠尾,十为两手鱼。十一为肠屈之间,十二为小道之后,十三为九孔。十四为两腨肠,十五为神主之舍。凡十五处不可伤,而况于痈乎。若痈发此地,遇良医能不及大脓者可救,至大脓害及矣。候贼风证,但夜痛应骨,不可按抑,不得回转,痛处不壮热,体亦不乍寒乍热,但觉体然冷欲

得热,热熨痛处即小宽,时有汗,此是贼风证也,宜即得针灸,服疗风药温也。又初得附骨疽,即服漏芦汤下之,敷小豆薄得消也。又下利已肿处未消者,可除大黄,用生地黄及干地黄,随时也。热渐退余风未歇者,可服五香连翘汤,除大黄,余热未消,可敷升麻膏佳。若失时不消成脓者,用火针膏散如疗痈法,又有腀疾,喜著四肢,其状赤脉起如编绳,急痛壮热。其发于脚者,喜从踝踝起至踝,赤如编绳,谓之病也。又其发于臂者,喜腋下起至掌也,皆由四肢劳热气盛,为凉湿所折,风结成此疾也。不即疗取消溃去脓,则筋挛缩也。其若但置不消复不溃,其热歇,气不散,喜变作腀也。又疗之宜服漏芦汤令下,外以铍针针去血气,针泻三结脉处,敷小豆薄则消也。皆可依疗丹法消之,及溃成脓出,火针、敷膏散如疗痈法也。又亦用甘蕉根薄之瘥。又痈发肿高者,病源浅,肿下者病源深,大热者易疗,小热者难疗,初便大痛伤肌,晚乃大痛伤骨,都坚者未有脓,半坚半软者有脓,发肿都软,血瘤也,非痈,发肿以渐知。长引日月,亦不大热,时时牵痛,瘤也非痈。吴音曰：谓诸气结亦有肿,久久不消成痈,疗之宜散气,气已散。若初肿处有浮气,年衰皆发痈,疗之宜及年盛,并折散热,可无此忧。于氏法。夫痈疽脉洪粗难疗,脉微涩者易疗,诸浮数之脉。应当发热而反恶寒者,痈也,此或附骨以有脓也。赵乃言,无虚劳腹中疾,或发血瘤疮,疮状坎起,头墨正尔置,不当灸疗,疗之火熨便焦烂,剥刮去焦痂,则血泄不可禁,必死,痈起于节解,遇顽医不能即消,令至大脓者,岂膏药可得复生乎。又发痈坚如石,走皮中无根,瘰疬也,久不消,因得他热之疾时,有发为痈也。又发痈至坚而有根者,名为石痈,疗之法,当服酒,非酒即药势不宣。但当稍饮,取令相得和散便止。凡痈肿有肥人用贴宜瓜蒌根,和平体宜赤小豆贴方。以赤小豆五合,纳苦酒中熬之毕,捣为散,以苦酒和之,涂拭纸上贴肿,从发肿两头以下。又论少小有渴,年四十以外多发痈疽,有膈痰而渴者,年盛必作黄胆,年衰必发痈疽也(范汪同)又黄帝曰：愿闻痈疽之形与其期日,岐伯曰：略说痈疽之极者十八种。又痈疽发咽,名曰猛疽,猛疽不疗,则血化为脓,脓不泻,塞咽半日死,其化脓者泻已,则含豕膏,无冷食。三日而已,一云无食。又发于股胻,名曰股脱疽。其状不甚变,而痈肿脓搏骨。不急

疗，三十日死。又发于胁名曰改訾，改訾者女子之疾也，久之其状大痈脓，其中乃有生肉大如赤小豆疗之方。锉连翘草及根各一升，以水一斗六升，煮令竭，取三升，即强饮，浓衣坐釜上。令汗出至足已。又发于尻者，名曰锐疽。其状赤坚大，急疗之，不疗三十日死。又发于胫者，名曰兔啮，其状赤至骨，急疗之。不疗害人，又发于足上下者，名曰四淫其足上灸百壮，石子当碎出也，不出可益壮。又石痈者，始发皮核相亲着，不赤头，不甚坚，微痛热，热渐自歇，便坚如石。故谓之石痈非痈寸至一尺痈凡痈疽之疾，未见脓易疗之，当上灸三百壮，四边间子灸各二百壮，实者可下之，虚者可补脓方脓当破，无脓但气肿。若有血慎不可破针灸也。按之四边坚，中软，此为有脓沈也，一边软亦有脓，都坚者此为菹核，或但有气也，都软者此为有血，血瘤也。当审坚软虚实为要。若坚疽积久后，若更变熟，偏有软处，不可破者，疽当暖裹置耳。若灸刺破疗，必暴剧不可救，及结筋、腄肉、鼠乳。皆不当疗也。又服内塞散，不与他疗相害，昼夜十余度，服散又发于腋下坚赤者，名曰米疽。疗之用砭石，欲细而长，疏启之，涂以豕膏，六日已，勿裹，其痈坚而不溃者，为马刀挟缨，急疗之。又发于股阴者，名曰赤弛，不急疗，六日死，在两股之内，不可疗，一云六十日死。又发于膝者，名曰疵疽。其状大痈色不变，寒热，如坚石，勿石，石之死，须其柔色异乃石之者生。又诸痈肿之发于节而相应者，不可疗。又发于阳者，百日死。又发于阴者，三十日死。又发于踝者。名曰走缓，其状肉色不变，数石其输而止，其寒热不死。又发于足傍者。名曰厉疽，其状不大，初从小指发，急疗之。去其黑者，不消辄益，不疗百日死。又发于胸者，名曰背疽，状如大豆，三四日起不早疗，下入腹，入腹不疗，十日死。又发于足指者，名曰脱疽，其状赤黑，死不疗，不赤黑可疗，疗不衰，急斩去之得活，不去者死。又发于肤者，名曰舌疽。其状如谷实瓜蒌，常苦寒热，急疗之，去其寒热，不疗，十岁死，死后出脓。又发于颈者，名曰夭疽。其状大而赤黑，不急疗，则热气下入渊腋，前伤任脉，内熏肝肺，十余日死。② 治痈肿，大按乃痛者病深，小按便痛者病浅，按之处陷不复者无脓。按之即复者有脓，出尽取白荻灰水淋之，煎令如膏，此不宜预作，作之十日则歇，并可以去黑子，黑子药注便即

拭去，不时拭则伤肤，又一方以桑皮灰亦妙。凡破诸病肉浓处，当先广封四面，不尔，疮披裂气泄便死，不可救也。有久痈余疮为败痈深疽，有胻间喜生疮，中外恶疮，霜寒冻不瘥经年，或骨疽，亦名胻疮，深烂青黑，四边坚强，中央脓血恶汁出百药疗不瘥，汁溃好肉处皆肿，亦有碎骨从中出者，可温赤龙皮汤洗之，冬日三日四日一洗。溃肉多者，可时敷白蔄茹散食去之。可一日之中三四敷之。止后长敷家猪屎散得瘥也。取猪屎烧作灰，下绢筛，以粉疽败疮中令满，汁出脱去，便敷之，长敷须差也。若更生青肉，复着白蔄茹散如前法也。③ 治痈疽不溃方：吞薏苡仁一枚。④ 治痈及疖如结实赤热：水磨半夏涂之，燥复更涂，得流便消也。此疗神验，勿不信也。⑤《集验方》排脓内补散治痈疮脓血不止，疮中空虚疼痛：黄芪、防风、远志、白芷、甘草、桔梗、通草、人参、桂枝、附子、川芎各一两，当归、厚朴、茯苓各二两，赤小豆五合，上十五味捣筛酒服方寸匕，日三夜一。⑥ 集验论胸中痛少气，急入暗中，以手掩左眼，竟视右眼见光者，胸中结痈也。若不见光，瘭疽内发。若吐脓血，此不疗之疾，宜以灰掩脓血上，不尔，着傍人也。又齿间臭热血出，是作瘭疽也，七日死。疗所不瘥，宜以灰掩地血。瘭疽喜著指，与代指相似，人不别着，亦呼作代指。不急疗其毒逐脉上，入脏杀人也。南方人得此疾，皆斩去指，恐其毒上攻脏。故瘭疽著指头者其先作黯疱，然后肿赤黑黯，瘆痛入心也。⑦ 缓疽者，初结肿形似痈，回回无头尾，其色不异，但痛深有根核，又与皮肉相亲着外耳。其有大者如拳，小者如桃李状，积日不消，喜变紫色黯黑，久即皮肉具烂，如牛领疮状，同体遍青而不作头疮溃出脓。初服五香连翘汤镵去血，以小豆薄涂之。其间数针镵去血，又薄之，取消也。若不消，色未变青黯者，以炼石薄之。若失时不得治，已烂者，犹服五香连翘汤及漏芦汤下之，随热多少投方也。外以升麻汤搨洗之，薄升麻膏。若生臭恶肉者，可单行一物白蔄茹散敷之，青肉去尽便停也。好肉即生，但敷升麻膏良。不生，单服一物黄芪散也。若敷白蔄茹散积日青恶肉不尽者，可以漆头赤皮蔄茹取半钱匕，和三大钱匕白蔄茹散中，合而敷之，恶肉尽去，还以淳用白蔄茹散也。视好肉欲生，可敷黄芪散也。黄芪散方，白蔄茹散方，漆头蔄茹散方，并一味单行，随多少捣筛为散。

⑧炼石散治痈坚如石，核复大，色不变，或作石痈：鹿角八两熬作白灰，白蔹三两，粗理黄石一斤，上三味捣筛细末，醋拌和如泥，浓涂之。诸漏瘰疬药悉皆主之，并须火针疮上涂膏。又方：单磨鹿角、半夏涂，不如上方佳也。同《小品方》。⑨治乳痈：大黄鼠粪湿者、黄连各一分，二物为末，黍米粥清和，敷乳四边，痛即止愈。牛马屎敷并佳。⑩治乳肿至坚而有根者名曰石痈：当上灸百壮，石子当碎出，不出者可益壮，痈、疽、瘤、石痈、结筋、瘰疬，皆不可就针角，针角者少，有不及祸者也。⑪治痈未溃：莴草末和鸡子白涂纸令浓粘贴，燥复易，得痈自瘥。治痈肿振焮不可枨：大黄捣筛苦酒和贴肿上，浓自消除，甚神验也。痈肿未成脓，取牛耳垢封之，即愈。若恶肉不尽者，食肉药食去，以膏涂之则愈。食肉方：白炭灰，荻灰各等分，煎令如膏，十日则歇，并可与去黑子，此大毒。若用效验，本方用法，凡痈肿用瓜蒌根，赤小豆，皆当，纳苦酒中，五宿出，熬之毕，捣为散，以苦酒和，涂纸上，贴肿验。⑫五香连翘汤及竹沥汤治恶脉病：去恶血，敷丹参膏，积日则瘥。亦以白雄鸡屎涂之。⑬五香汤治恶气毒肿：沉香、青木香、鸡舌香、薰陆香各一两，麝香半两，上五味水煮分三服。⑭升麻汤大瀹渍肿毒：升麻一两，黄芩三两，栀子二十枚，漏芦、芒硝各二两，蒴藋根五两，上六味水煮分用渍瀹肿，常令湿润即消。⑮丹毒一名天火，肉中忽有赤如丹涂，大者如手掌，甚者竟身痒微肿，又白丹肉中起痒痛，微虚肿如吹瘾疹起，亦有鸡冠丹赤起，大者如钱，小者如麻豆粒，如鸡冠上涩，一名茱萸火丹，有水丹，由体热过水湿搏之结丹，晃晃黄赤色，如有水在中，喜着腹及阴处，此虽小疾，不治令人至死，疗之皆用升麻膏：升麻、白薇、漏芦、连翘、芒硝各二两，黄芩、蛇衔、枳实各三两，栀子二十枚，蒴藋四两，上十味捣筛水渍半日，猪脂煎膏去滓外敷。⑯夫丹者恶毒之气，五色无常，不即疗之，痛不可堪，又待坏则去脓血数升，或发于节解，多断人四肢，盖疽之类疗之方。煮栗荚有刺者洗之。治发足踝方：捣蒜如泥浓涂，干即易之。⑰白丹者肉中起痒痛，微虚肿如吹，瘾疹起者，疗之亦如赤丹法。有鸡冠者，赤色丹起，大者如连钱，小者如麻麦豆粒，肉上粟粟如鸡冠肌理也。方说一名为茱萸火丹，疗之如处，疗之如天火法。有白疹者，亦如此证也，疗之皆如疗丹法也。捣白瓷

器屑，猪膏和涂之。烧猪屎灰，猪膏和涂之。⑱治白疹：水煮白矾汁拭之，又煮蒴藋着少酒以浴，又以酒煮石南拭之，又以水煮鸡屎汁拭之，又枳实汁拭之，所疗一如疗丹法。赤疹者由冷湿折于肌中，甚即为热，热成赤疹也，得天热则剧，取冷则减：生蛇衔草捣极烂涂之最验。白疹者由风气折于肌中之热，热与风相搏，遂为白疹也，得天阴雨，冷则剧出，风中亦剧，得晴暖则减，着衣身暖亦瘥：水煮枳实拭之，又捣末熬青布裹熨之。⑲《集验方》治恶疮身体面目皆烂有汁：生鱼三寸并少豉合捣令熟涂之，燥复涂。治恶疮方：练子一升，地榆、桃仁、苦参各五两，水煮温洗。恶疮人不能名者，取头垢猪脂和涂疮。

肠痈瘰疬等　①《集验方》治肠痈汤方：薏苡仁一升，牡丹皮、桃仁各三两，冬瓜仁一升，凡四物水煮分再服。②瘿瘤：瘿病者始作与瘿核相似，其瘿病喜当颈下，当中央不偏两边也，乃不急然，则是瘿也。中国人息气结瘿者，但垂无核也；长安及襄阳蛮人其饮沙水喜瘿，有核瘰瘰，耳无根，浮动在皮中，其地妇人患之。肾气实，沙石性合于肾，则令肾实，故病瘿也，北方妇人饮沙水者，产乳其于难，非针不出，是以比家有不救者，良由此也。疗瘿方：小麦一升，醇苦酒一升，渍小麦令释，漉出曝燥，复渍使苦酒尽，曝麦燥捣筛，以海藻三两别捣，以和麦末令调，酒服方寸匕，日三，禁盐、生鱼生菜、猪肉。同《肘后备急方》。③治瘿酒方：是水雨经露出柳根三十斤，水煮同米酿酒，先食服一升，日三。同《范汪方》。④小麦三升，三年米酢三升渍麦曝干，捣筛为散，别捣昆布为散，每服麦散二匕，昆布散一匕。⑤瘰疬散治寒热瘰疬：连翘、土瓜根、龙胆草、苦参、黄连、瓜蒌、芍药、常山皮各一两，狸头骨一枚，上九味捣筛为散，酒服五分匕，日三。⑥《集验》瘰疬散治寒热瘰疬：连翘六分，黄连、土瓜根、瓜蒌各四分，龙胆草、芍药各五分，苦参六分，上七味捣末为散食后温酒下五分匕，日三。⑦鲮鲤甲二十一枚烧捣末敷疮上。

痔瘘　①凡痔病有五：若肛边生肉如鼠乳出孔外，时时脓血出者牡痔也；若肛边肿痛生疮者酒痔也；若肛边有核痛及寒热者肠痔也；若大便辄清血者血痔也；若大便难肛久不肯入者气痔也。此皆坐中寒湿，或房室失节，或醉饱过度所得。当时不为患，久久不瘥，终能困人。②凡瘘有九：一曰

野狼瘘,始发于颈,头肿有根,起于缺盆,上转连耳本种大,此得之。因忧恚气上不得下,其根在肺,空青主之,商陆为佐。二曰鼠瘘,始发于颈,无头尾,如鼷鼠瘘核,时上时下,使人寒热脱肉,此得之,由食大鼠余毒不去,其根在胃,狸骨主之。知母为佐。三曰蝼蛄瘘,始发于颈项,状如蝼蛄,肿溃连生疮,其汁赤黄,得之食瓜,蝼蛄余毒及果实不去核,其根在大肠,茛子主之,桔梗为佐。四曰蜂瘘,始发于颈,瘰疬三四处,俱肿起,相连溃溃移。此得之多饮流水,水有蜂余毒不去,其根在脾,雄黄主之,黄芩为佐。五曰蚍蜉瘘,始发于颈。初得之如伤寒,此得之,因饮食中有蚍蜉毒不去,其根在肾,礜石主之,防风为佐。六曰蛴螬瘘,始发于颈,上下无头尾,如枣核块块,多在皮中,使人寒热心痛满,此因喜怒哭泣得之,其根在心,矾石主之,白术为佐。七曰浮疽瘘,始发于颈,如两指,使人寒热欲卧,此得之。因思虑忧忆,其根在胆,地胆主之,甘草为佐。八曰瘰疬,始发于颈,有根初苦痛,瘰疬觉之使人寒热,得之新沐头湿结发,汗流入于颈所致,其根在肾,雌黄主之,芍药为佐。九曰转脉瘘,始发于颈,如大豆浮在脉中,濯濯脉转,苦惊惕,身如振寒热,始得之时,惊卧失枕,其根在小肠,斑蝥主之,白芷为佐。治九种瘘方:空青、商陆根、狸骨、知母、茛子、桔梗、雄黄、黄芩、礜石、防风、矾石、地胆、白术、炙甘草、雌黄、芍药、斑蝥、白芷各二分,上十八味捣筛为散,苦酒服一刀圭,日三服。③ 五痔散治酒客劳及损伤,下部中旁孔,起居血纵横:赤小豆四分,黄芪三分,附子、白蔹、桂枝各一分,芍药、黄芩各二分,上七味捣散酒服方寸匕,日三,止血大验。④ 治五痔大便肛边清血出,紫参丸疗不瘥,此方服之无不瘥:紫参、秦艽、乱发灰、紫菀、厚朴各一两,藁本二两,雷丸半升,白芷一两,蟅虫半两,贯众三两,猪后悬蹄甲十四枚,虻虫半两,炙石南半两,上十三味捣筛羊脊骨中髓合猪脂各半升煎和丸如梧子大,酒服十五丸,日再。有痔病十八年,肛出长三寸,服此方即愈,亦疗脱肛,有人热可除羊髓,以赤蜜代。⑤ 五痔有气痔,温寒湿劳即发,蛇蜕皮主之,牡痔,生肉如鼠乳在孔中颇见外,妨于更衣,鳖甲主之。牝痔,从孔中起外肿,五六日自溃出脓血,猬皮主之。肠痔,更衣挺出,久乃缩,牡猪左悬蹄甲主之,脉痔,更衣出清血,蜂房主之。上所主药,皆下筛等

分,随病倍其所主药为三分,旦早以井华水服方寸匕,病甚者旦暮服之,亦可至四五服,唯得食干白肉,病瘥之后,百日乃近房室,又用药纳下部,有疮纳中无疮纳孔中。又方:野葛末刀圭纳药中服,五日知,二十日瘥,三十日愈。或煮槐根洗之,或煮桃根洗之。⑥ 猬皮丸治痔疮:猬皮一具,槐子三两,附子、当归、连翘、干姜、矾石各二两,干地黄五两,续断、黄芪各一两,上十味捣筛蜜丸如梧子,每服十五丸,日再,加至三十丸,亦可主瘘,常用大验。又方:生槐皮十两削去黑皮熟捣,丸如弹子,绵裹纳下部中,大效。又方:槐赤鸡一斤为散,饮服方寸匕。又方:菟丝子熬令黄黑捣末,鸡子黄和涂之。又方:杏仁熬令黑捣膏涂之。⑦ 槐皮膏治谷道中痒痛痔疮:槐皮五两,甘草、当归、白芷各二两,陈豉、桃仁各五十粒,赤小豆二合,上七味猪脂二升煎膏涂之,日三度。⑧ 治鼠瘘及瘰疬膏:白马、牛、羊、猪、鸡等屎屑各一斤,漏芦、藁本各一斤,上七味并于石上烧灰绢筛,猪脂煎膏外敷。同《范汪方》。寒热瘰疬散:白曾青半两,当归、防风、瓜蒌根、川芎、黄芪、狸骨、炙甘草各二两,细辛、干姜、露蜂房各一两,礜石、附子、茛子各半两,斑蝥、芫青各五枚,上十六味捣筛为散酒服一钱匕,日再。同《范汪方》。⑨ 鼠瘘方:蛇腹中鼠与虾蟆烧末,酒服方寸匕,甚效。又方:槲叶捣末敷肿上,热炒盐熨之即消,良效。又方:死鼠一枚,乱发一枚,上二物以猪膏煎膏作二分,一分稍稍涂疮,一分以酒服之,神良,秘不传。⑩《集验方》治蝼蛄及蚯蚓:蝼蛄脑二七枚酒和敷上。《集验方》治蚁方:半夏一果捣屑鸭膏和敷疮上。⑪《集验方》治丹毒走皮中浸广者名为火丹,入腹杀人。取蛴螬末涂之。若通身赤者取妇人月布敷之,又取汁以浴小儿。捣大黄水和涂之。捣栀子水解涂之。水和芒硝涂之。⑫ 有气肿病,其状如痈,无头虚肿,色不变,皮上急痛,手才着便觉痛。此由体热当风复被暴冷凉折之,结成气肿也。宜服五香连翘汤,白针气泻之,敷蒺藜薄,亦用小豆薄并得消也。蒺藜薄方:蒺藜子二升捣筛麻油和如泥,熬令焦黑涂细故热布上,剪如肿大勿开头,拓之,无蒺藜可舂小豆下筛,鸡子白和涂肿上,干复涂之并得消也。⑬ 有气痛病,身中忽有一处痛如打捆之状,不可堪耐,亦左右走身中,发作有时,痛发时则小热,痛静时便觉其处如冷水霜雪所加。此皆由冬时受温风,

至春复暴寒凉来折之,不成温病乃变作气痛也。宜先服五香连翘汤数剂及竹沥汤,摩丹参膏及以白酒煮杨柳树皮,暖熨之,有赤气点点见处宜去血也,其间将白薇散。小竹沥汤治气痛:淡竹沥二升,射干、杏仁、白术、木防己、防风、秦胶、独活、枳实、夕药、甘草各二两,茯苓三两,麻黄一两,茵芋、黄芩各半两,上十五物㕮咀水煮分四服,少嫩人分作五服。白薇散治风热相搏结,气痛,左右走身中,或有恶疹起者,宜此白薇散以消余热:白薇、白术、射干、防风各六分,葳蕤、当归、天门冬、木防己、枳实、山茱萸、人参、独活各四分,麻黄、柴胡、白芷三分,秦胶五分,蜀椒、茵草、乌头各二分,上二十物捣筛酢浆服方寸匕,日三。⑭恶脉病,身中忽有赤络脉起如蚯状。此由春冬恶风入络脉之中,其血瘀所作,宜服之。五香连翘镵去血,敷丹参膏,积日乃瘥,余度山岭即患。常服五香汤,敷小豆得消,以下并姚方。恶核病者,肉中忽有核如梅李,小者如豆粒。皮中惨痛,左右走,身中壮热,襟恶寒是也,此病卒然如起,有毒入腹杀人,南方多有此患,宜服五香连翘汤,以小豆敷之立消,若除核亦得敷丹参膏。恶肉病者,身中忽有肉,如赤小豆粒突出。便长如牛马乳,亦如鸡冠状,亦宜服漏芦汤,外可以烧铁烙之。日三烙,令稍焦。以升麻膏敷之。气痛之病,身中忽有一处。如打扑之状,不可堪耐而左右走。身中发作,有时痛,静时便觉其处,冷如霜雪所加。此皆由冬温至春,暴寒伤之,宜先服五香连翘数剂,又以白酒煮杨柳皮暖熨之,有赤点点处宜镵去血也。⑮五香连翘汤治恶肉,恶脉,恶核,瘰疬,风结肿气痛:木香、沉香、鸡舌香各二两,麝香半两,薰陆一两,射干、紫葛、升麻、独活、寄生、炙甘草、连翘各二两,大黄三两,淡竹沥三升,上十三物水煮分三服。漏芦汤治痈疽,丹疹,毒肿,恶肉:漏芦、白蔹、黄芩、白薇、枳实、升麻、炙甘草、芍药、麻黄各二两,大黄三两,上十物水煮取三升。⑯丹参膏治恶肉,恶核,瘰疬,风结,诸脉肿:丹参、蒴藋各二两,秦胶、独活、乌头、白及、牛膝、菊花、防风各一两,茵草叶、踯躅花、蜀椒各半两,上十二物苦酒渍一宿,猪膏制膏去滓涂故布上贴之,此膏亦可服,得大行即须少少服。同《小品方》。⑰升麻膏治丹毒肿热疮:升麻、白蔹、漏芦、芒硝各二两,黄芩、枳实、连翘、蛇衔各三两,栀子二十枚,蒴藋根四两,上十物水渍

半日,猪脂制膏去滓敷之,若急合即水煎,极验方。

外伤　① 治从高堕下,如为重物所顿笮得瘀血:豆豉三升,沸汤二升渍之,绞去滓,纳蒲黄三合搅调,顿服神良。同《删繁方》《小品方》。② 治忽落马堕车及坠屋坑崖腕伤,身体头面四肢内外切痛,烦躁叫唤不得卧:鼠矢无问多少,烧末猪膏和涂痛处,取好大黄如鸡子大,乱发裹上如鸭子大,人所裁白越布衫领巾间余布以裹发外,火烧烟断,捣末屑薄酒服,日三。同《肘后备急方》。③ 治诸疮中风寒水露肿痛,云因疮而肿者,皆中水及中风寒所作也,其肿气入腹则杀人也:烧黍穰或牛马干粪桑条辈多烟之物,掘地作坎,于中烧之,以板掩坎上,穿板作小孔,以疮口当孔上熏之,令疮汁出尽乃止,又滴热蜡疮中佳。同《肘后》。④ 治卒被毒箭所伤:多食生葛根或捣生葛绞取汁饮之,干者煮饮之。⑤ 治中毒箭:盐满疮中,灸盐上三十壮。煮芦根汁,饮一二升。治箭疮有血不止:小儿矢涂封,三日即瘥。同《范汪》《小品》。⑥ 治毒箭所伤:雄黄末敷之愈。同《肘后》《小品》。⑦ 治刺藏肉中不出:牛膝根茎合捣敷之即出。同肘后、范汪、深师。⑧ 治狐刺:热鱼汁灌疮中。⑨ 治灸疮痛肿急方:灶中黄土捣末水煮令热渍之。同《深师》《肘后》。⑩ 灸疮薤白膏生肌肉止痛:薤白、当归各二两,白芷一两,羊髓一斤,上四味㕮咀,羊髓煎膏去滓敷疮上,日二。同《肘后》。⑪《集验》曰:凡被火烧者,初慎勿以冷水冷物并井下泥,火疮得冷,即热气更深转入至骨。烂坏人筋挛缩者,良由此也。治猝被火烧,苦剧闷绝不识人:取新热小便饮一升及冷水和蜜饮之,口噤不开者可拗开灌之,其闷瘥,然后疗外乃善。同《小品》。⑫ 治火烂疮膏方:柏白皮、生地黄各四两,苦竹叶、甘草各四两,上四味猪脂煎膏去滓摩疮上,日再。同刘涓子、范汪。⑬ 栀子膏治汤火热膏所烧,不问大小:栀子三十枚,白蔹、黄芩各五两,上三味水麻油合煎去滓,淋疮令溜去火热毒,肌乃得完也,作二日,任用膏涂汤散治之。同《小品》。⑭ 治沸汤煎膏所烧之火烂疮:丹参细切,羊脂煎膏敷疮上。同肘后。⑮ 治猝得漆疮:煮柳叶汤适寒温洗之,柳皮尤妙。或浓煮鼠查(赤瓜木)茎叶洗之,亦可捣取汁以涂之。或贯众捣末以涂之,良,干以油和涂之。或啖肥肉。⑯ 治猝毒气攻身,或肿或赤痛或痒,并分散上下周匝,烦毒欲死:取生鲫鱼切之如鲙,以盐和

捣，遍涂疮上，干复易之，此为侵淫疮也。⑰治大人小儿猝得月蚀疮：五月五日虾蟆灰和猪膏涂之，瘥止。又月望夕取兔矢纳虾蟆腹中，合烧为灰敷疮上，瘥止。同肘后。治月蚀疮：鼓皮如手许大一片苦酒三升渍一宿涂疮上，或烧灰脂和敷之。或虎头骨二两，浮萍屑一两，上二味猪脂煎膏涂疮上。或茱萸根、地榆根、蔷薇根各等分为散作汤洗疮，取药涂疮上，日三。或燃烛照疮，使烛热气相及疮，即愈。⑱治代指方：以指刺炊上热饭中七遍。同深师、范汪。⑲治手足皲裂血出疼痛：若涉冰霜冻面及手足皲裂瘃坏，取麦蘡浓煮汁及热以浸洗之，即瘥。或取葱叶萎黄及箨煮渍洗。或猪胰着热酒洗之即瘥。人脚无冬夏常坼裂，名曰尸脚，此因履踏洗尸水及恶物故也：鸡屎一升水煮数沸渍脚半日，不过三四度瘥。同范汪、深师。⑳三灰煎治黑子及赘方：生藜芦灰、生姜灰各五升，锻石二升半，上三味合和令调，蒸令气溜，取甑下汤一斗，从上淋之尽汤取汁，于铁器中煎减半，更闹火煎，以鸡羽摇中即燃断，药成。先小伤其皮，以药点之。治疣目方：七月七日以大豆一合，拭疣目上三过讫，使病疣目人种豆，着南向屋东头第二霤中，豆生四叶，以热汤沃杀，疣目便去矣。或取松柏脂合和涂其上，一宿即不知处。或作艾炷着疣目上灸之。或以石硫黄突疣目上六七过。

虫蛇毒伤　①治熊虎伤人疮：取葫蘆一大把锉碎水渍须臾，取汁饮之，余滓以敷疮上。②仙人入山草法：辟蛇之药虽多，唯以武都雄黄为上，带一块，古称五两于肘间，则诸蛇毒物莫之敢犯。他人中者，摩以疗之。带物蛄黄丸良，以丸有蜈蚣故也。人入山伐船，有太赤足蜈蚣置管中系腰，又有鼋龟啖蛇，带其尾亦好。鸩日啄弥佳，禁法中亦有单行轻易者，今疏其数条，然皆须受而后行，不尔，到山车口住立，存五蛇一头乃闲气以物屈刺之，因左回两步，思作蜈蚣数千以衣身，便行无所畏也。入山草辟众蛇方：干姜、生麝香、雄黄，上三味等分捣末，男左女右带佩，则蛇逆者辟。人为蛇所中便以疗之，如无麝香，以射罔和带之，疗诸毒良。同肘后。③治众蛇螫人：取紫苋菜捣汁饮一升，滓以少水和，涂疮上。又捣冬瓜根以敷之。或取常思叶捣取汁，饮一升，以滓敷疮上。又以鬼目叶敷之，止痛。④治蝎虫螫人：余身经遭此毒，手指痛苦不可忍，诸法疗皆无效。有人见冷水渍指亦渍手，即不痛，水微暖便痛，即以冷水渍，小暖即易之，余处冷水浸，故布以拓之，此实大验。又方：蝎有雄雌，雄者止痛在一处，雌者痛牵诸处，若是雄者用井底泥敷之，温则易，雌者用当屋及沟下泥涂之，若不值天雨，可用新汲水从屋上淋下，于下取泥敷之。⑤治蝼蛄尿疮：烧鹿角捣末苦酒和敷，已有汁者，烧道边弊蒲席灰以敷之。或槐白皮半斤，苦酒二升，上二味渍半日，刮去疮处以洗，日五六遍，末赤小豆和苦酒敷之，燥即易之。小儿以水和敷之甚良。或嚼大麦以敷之。或猪脂和燕巢中土敷之。⑥治射工毒中人，寒热发疮，偏在一处，有异于常：赤苋合茎叶捣绞取汁，服一升，日再三服。同《肘后备急方》《删繁方》。⑦犀角、升麻、乌翘根各二两，上三味水煮去滓分再服。⑧生茱萸茎叶一虎口，水煎取八合顿服之。⑨治射工中人疮有三种，一种疮正黑如压子皮，周遍悉赤，或衣犯之如有刺痛，一种作疮，疮久则穿，或晡间寒热，一种如火灼燸起，此者最急，数日杀人，此病令人寒热：乌翘根、升麻各二两，上二味水煮顿服，滓敷疮上。同《肘后备急方》。⑩治中水毒方：梅若桃叶捣绞取汁三升许，为二服；或干，以水绞取汁极佳。同《肘后备急方》。姚云：小儿不能饮以汁敷乳头与之。⑪治犬咬人：苦酒和灰涂之良。⑫治狂犬咬人：生食蟾蜍，脍绝良，亦可烧炙食之，不必令其人知，初得啮，便为此，则不发。⑬治马咋及踏人作疮有毒，肿热疼痛：灸疮中及肿上即瘥。取妇人月经敷之最良。割鸡冠血点所啮疮中，日三，若父马用雌鸡，母马用雄鸡。同肘后。或马鞭稍三尺，鼠屎二七枚，烧末，猪膏和涂立愈。⑭治剥死马，马骨伤人手，毒攻欲死：取死马腹中屎涂之。绞饮其矢汁，烧末服方寸匕。⑮治马骨所刺及马血入旧疮，中毒痛欲死：热桑灰汁更番渍之，常目为之，冷即易，数日乃愈，若痛止而肿不消，煮炙石令热以熨之，炙疮上亦佳。⑯治人先有疮而乘马，马汗及马毛入疮中，或但为马气所蒸，皆致肿痛烦热，入腹则杀人：烧马鞭皮猪膏和敷。⑰治马汗入人疮：烧鸡毛末酒服方寸匕。

鱼骨鲠　①《集验方》治食鱼骨哽方：鸬鹚屎烧末水服半钱匕。或鹿筋渍之濡，索之大如弹丸，持筋端吞之，候至哽处，徐徐引之，哽着筋出；或服末虎骨若狸骨方寸匕，或服瞿麦末方寸匕。或小嚼薤白令柔，以绳系中央，持绳一端，吞薤到哽处引,哽当随出。或饴糖丸如鸡子黄大吞之,不去又吞,此用得效也。或饮服梳头发烧灰一钱匕。②治误吞钱方:捣火炭末服方寸匕则出。③治误吞银环及钗者方:一顿渐渐食尽饴糖一斤,银环及钗便出。④治误咽针方:酒白饮服真吸针磁石末一方寸匕。解曰,磁石特能吸取针,难云,今吞针哽在喉中,而服磁石末入腹耶,若含磁石口中者,或吸针出耳,二理详取其义焉。

5.《集验方》妇儿疾病证治贡献

月经　①治妇人脐下结坚,大如杯升,月经不通,寒热往来,下痢羸瘦,此为癥气,不可疗,未生癥者可疗:生地黄三十斤,干漆一斤,上二味捣漆为散纳地黄汁微火煎令可丸,酒服桐子大三丸至七八丸。②治妇人女子忽暴崩中血不断或如鹅鸭肝者:小蓟根六两,阿胶、当归、川芎、续断、青竹茹各三两,灶中黄土、地榆根各四两,生地黄八两,赤马通汁一升,上十味水煮分三服。服三四剂后服此丸:续断、炙甘草、鹿茸、小蓟根、丹参各五分,干地黄十分,川芎、阿胶、赤石脂、当归、地榆各六分,柏叶四分,秦牛角腮、龟甲各十二分,上十四味捣筛蜜丸如桐子,酒服十丸,日再。

带下　①《集验方》治妇人带下赤白色:益母草花开时,采捣为末,每服二钱,食前温汤调下。②治妇人阴中痛生疮:羊脂一斤,当归、杏仁、白芷、川芎各一两,上五味细切羊脂和蒸,取如大豆一枚,绵裹药纳阴中,日一度。③治妇人阴下脱散方:当归、黄芩、牡蛎各二两,芍药一两半,猬皮一两,上五味捣散酒服方寸匕,日三服。④治女人伤于丈夫,四体沉重,嘘吸头痛:生地黄八两,芍药五两,香豉、葱白各一升,生姜四两,炙甘草二两,上六味水煮分三服。⑤治童女交接阳道违理及他物所伤犯,血出流离不止:取釜底墨与断葫芦涂之,或烧发并青布末粉涂之,或割鸡冠取血涂之。

妊娠　①逐月养胎:妊娠一月名始胚。饮食精熟,酸美受御,宜食大麦,无食腥辛,是谓才正。又妊娠一月,足厥阴脉养,不可针灸其经,足厥阴内属于肝,肝主筋及血,一月之时,血行痞涩不为力事,寝必安静,无令恐畏。又妊娠一月,阴阳新合为胎,寒多为痛,热多猝惊,举重腰痛腹满胞急,猝有所下当预安之,宜服乌雌鸡汤:乌雌鸡一只,茯苓一两,吴茱萸一升,芍药、白术各三两,麦门冬五合,人参三两,阿胶二两,炙甘草一两,生姜一

两,上十味水煮去滓温服一升,日三服。又若曾伤一月胎者,当预服补胎汤:细辛一两,防风二两,乌梅一升,吴茱萸五合,干地黄、白术各一两,大麦五合,生姜四两,上八味水煮去滓分温三服。若寒多者,倍细辛、茱萸。若热多渴者,去细辛、茱萸,加瓜蒌根二两,若有所思,去大麦加柏子仁三合。忌生菜、芜荑、桃李、雀肉等物,一方人参一两。

妊娠二月名始膏。无食辛臊,居必静处,男子勿劳,百节皆痛,是谓胎始结。又妊娠二月,足少阳脉养,不可针灸其经,足少阳内属于胆,胆主精,二月之时,儿精成于胞里,当慎护惊动。又妊娠二月,始阴阳踞经,有寒多坏不成,有热即萎,猝中风寒,有所动摇,心满脐下悬急,腰背强痛,猝有所下,乍寒乍热,艾汤主之方。丹参三两,当归、人参、麻黄、艾叶、阿胶各二两,炙甘草一两,大枣十二枚,生姜一两,上九味酒水合煎去分三服。忌海藻、菘菜。又若曾伤二月胎者,当预服黄连汤方:黄连、人参各一两,吴茱萸五合,生地黄五两,生姜三两,上五味醋浆煮取三升,分四服,日三夜一,每十日一作。若颇觉不安加乌梅一升,加乌梅者不用浆,直用水耳。忌猪肉冷水芜荑,一方当归半两。

妊娠三月名始胎。当此之时,未有定仪见物而化,欲生男者操弓矢,欲生女者弄珠玑,欲子美好,数视璧玉,欲子贤良,端坐清虚是谓外象而内感者也。又妊娠三月,手心主脉养,不可针灸其经,手心主内属于心,无悲哀无思虑惊动。又妊娠三月为定形,有寒大便青,有热小便难,不赤即黄,猝惊恐忧愁嗔恚喜顿仆,动于经脉,腹满绕脐苦痛,腰背痛,猝有所下,雄鸡汤方。雄鸡一只,炙甘草、人参、茯苓、阿胶各二两,黄芩、白术各一两,麦门冬五合,芍药四两,大枣十二枚,生姜一两,上十一味水煮分三服。忌海藻、菘菜、酢物、桃李、雀肉等(一方当归、川芎二两,不用黄芩、生姜)。又若曾伤三月胎者,当预服茯神汤方。茯神、丹参、龙骨各一两,阿胶、当归、炙甘草、人参各二两,赤小豆二十一粒,大枣十三枚,上九味酢浆煮分四服。腰痛者加桑寄生二两。忌海藻菘菜(深师有薤白二两麻子一升)。

妊娠四月始受水精以成血脉,宜食稻粳羹鱼雁是谓成血气,以通耳目而行经络。又妊娠四月,手少阳脉养,不可针灸其经,手少阳内输三焦,四

月之时，儿六腑顺成，当静形体，和心志节饮食。又妊娠四月为离经，有寒心下温，温欲呕，胸膈满，不欲食，有热小便难，数数如淋状，脐下苦急，猝风寒颈项强痛寒热或惊动身躯，腰背腹痛，往来有时，胎上迫胸，心烦不得安，猝有所下，菊花汤方。菊花如鸡子大一枚，麦门冬一升，麻黄三两，阿胶三两，炙甘草二两，当归二两，人参一两半，生姜五两，半夏二两洗，大枣十二枚，上十味水煮分三服。护风寒四五日，忌羊肉、海藻、菘菜、饧等。又若曾伤四月胎者，当预服调中汤方。芍药四两，炙甘草、川芎、续断各一两，生李根白皮、柴胡、白术各三两，乌梅一升，当归一两半，生姜四两，厚朴、枳实各二两，上十二味水煮分四服，一方半夏二两。忌海藻、菘菜、桃李、雀肉等物。

妊娠五月始受火精，以成其气，卧必晏起，沐浴浣衣深其居处，浓其衣裳朝吸天光，以避寒殃，其食稻麦其羹牛羊，和以茱萸调以五味，是谓养气，以定五脏。又妊娠五月，足太阴脉养，不可针灸其经，足太阴内输于脾，五月之时儿四肢成，无大饥无甚饱，无食干燥，无自炙热，无大劳倦。又妊娠五月，毛发初生，有热苦头眩心乱呕吐，有寒苦腹满痛小便数，猝有恐怖四肢疼痛，寒热胎动无常处，腹痛闷，顿欲仆，猝有所下，阿胶汤方。又方旋覆花汤。阿胶四两，人参一两，麦门冬一升，生姜六两，吴茱萸、旋覆花、当归、芍药、炙甘草、黄芩各一两，上十味酒水合煮分四服，日三服夜一。忌海藻、菘菜。又若曾伤五月胎者，当预服安中汤方。炙甘草、芍药各三两，当归、人参、干地黄、川芎各二两，五味子五合，麦门冬一升，大麻仁五合，生姜六两，大枣三十五枚，黄芩一两，上十二味水酒合煮分四服，日三夜一，七日复服一剂。忌菘菜、海藻、芜荑。

妊娠六月，始受金精，以成筋，身欲微劳，无得静处，出游于野，数观走犬马，食宜鸷鸟猛兽之肉，是谓变腠理纫筋，以养其力，以坚背膂。又妊娠六月，足阳明脉养，不可针灸其经，足阳明内属于胃，主其口目，六月之时，儿口目皆成，调五味，食甘美，无大饱。又妊娠六月，猝有所动不安，寒热往来，腹内胀满，身体肿，惊怖，忽有所下，腹痛如欲产，手足烦疼，麦冬汤方。麦门冬一升，炙甘草、人参各一两，干地黄三两，黄芩二两，阿胶四两，生姜六两，大枣十五枚，上八味水酒合煮分三服，忌海

藻、菘菜、芜荑。又若曾伤六月胎，当预服柴胡汤方。柴胡四两，芍药一方作紫薇、白术、炙甘草各二两，麦门冬三两，苁蓉一两，川芎二两，干地黄五两，生姜六两，大枣三十枚，上十味水煮分四服，日三夜一，中间进糜粥，勿食生冷及坚强之物，七日更服一剂。忌海藻、菘菜、芜荑、桃李、雀肉等（一方有黄芩二两）。又妊娠七月，始受木精以成骨，劳身摇肢，无使定止，动作屈伸，以运血气，自此后居处必燥，饮食避寒，常食粳稻，以密腠理，是谓养骨而坚齿。

妊娠七月，手太阴脉养，不可针灸其经，手太阴内属于肺，肺主皮毛，七月之时，儿皮毛已成，无大言，无号哭无薄衣，无洗浴，无寒饮。又妊娠七月，忽惊恐，摇动，腹痛，猝有所下，手足厥冷，脉若伤寒，烦热腹满，短气，常苦颈项腰背强，葱白汤方。葱白十四枚，半夏、麦门冬各一升，生姜八两，炙甘草、当归、黄芪各三两，阿胶四两，人参一两半，黄芩一两，旋覆花一把，上十一味水酒合煎温服一升，日三夜一，温卧当汗出，若不出者，加麻黄二两煮，服如前法，若秋后勿强责汗。忌羊肉、饧、海藻、菘菜等。又若曾伤七月胎者，当预服杏仁汤：杏仁、炙甘草、钟乳各二两，麦门冬、吴茱萸各一两，干姜二两，五味子、粳米各五合，紫菀一两，上九味水煮分四服，日三夜一，七日更服一剂。忌海藻、菘菜。

妊娠八月，始受土精，以成肤革，和心静息，无使气极，是谓密腠理，光泽颜色。又妊娠八月，手阳明脉养，不可针灸其经，手阳明内属于大肠，大肠主九窍，八月之时，儿九窍皆成，无食燥物，无辄失食，无忍大起。又妊娠八月，中风寒有所犯触，身体尽痛，乍寒乍热，胎动不安，常苦头眩痛，绕脐下寒时时小便，白如米汁，或青或黄，或使寒栗腰背苦冷痛，而目视茫茫，芍药汤：芍药四分，人参、当归、炙甘草各三两，白术一两，厚朴二两，薤白一升，生姜四两，上八味水酒合煮分三服，日再夜一。忌海藻、菘菜、桃李、雀肉等。又若曾伤八月胎者，当预服葵子汤：炙甘草三两，芍药二两（一方四两），柴胡三两，葵子一升，白术三两，生姜六两，大枣二十枚，厚朴二两，上八味水煮分三服，日三十日服一剂。忌海藻、菘菜、桃李、雀肉等。

妊娠九月，始受石精以成皮毛，六腑百节，莫不毕备，饮醴食甘，缓带自持而待之，是谓养毛发，

多才力。又妊娠九月，足少阴脉养，不可针灸其经，足少阴内属于肾，肾主续缕，九月之时，儿脉续缕皆成，无处湿冷无着炙衣。又妊娠九月，若猝下痢，腹满悬急，胎上冲，腰背痛不可转侧，短气，半夏汤：半夏、麦门冬各五合，干姜一两，当归、吴茱萸、阿胶各三两，大枣十二枚，上七味水煮去滓分四服，痢即止。忌生血物饧等。又若曾伤九月胎者，当预服猪肾汤：猪肾一具，茯苓、桑寄生、干姜、干地黄、川芎各三两，白术四两，麦门冬一升，附子一枚，大豆三合，上十味水煮分四服，日三夜一，十日更一剂。忌猪肉、冷水、芜荑、桃李、雀肉、酢物等。

妊娠十月，五脏俱备，六腑齐通，纳天地气于丹田，故使关节人神皆备，但俟时而生。② 治妇人妊娠恶阻呕吐不下食：青竹茹、橘皮各五两，生姜、茯苓各四两，半夏五两，上五味水煮分三服，不瘥频作。③ 橘皮汤治妊娠呕吐不下食：橘皮、竹茹、人参、白术各三两，生姜四两，厚朴二两，上六味水煮分三服，不瘥重作。忌桃李雀肉等。④ 葱白汤治妊娠胎动不安，腹痛：葱白一升，阿胶、当归、续断、川芎各三两，银随多少，上六味水煮分三服。⑤ 治妊娠二三月上至八九月胎动不安，腹痛已有所见：艾叶、阿胶、川芎、当归各三两，炙甘草一两，上五味水煮分三服。⑥ 旋覆花汤治妊娠六七月胎不安常处：旋覆花一两，厚朴、白术、枳实、黄芩、茯苓各三两，半夏、芍药、生姜各二两，上九味水煮分五服，日三夜二。⑦ 胶艾汤治妊娠二三月上至七八月，顿仆失踞，胎动不安，伤损腰腹，痛欲死，若有所见，及胎奔上抢心短气：当归、川芎、炙甘草、阿胶、芍药各二两，艾叶三两，干地黄四两，上七味水酒合煮分三服。⑧ 治妇人怀妊数伤胎：鲤鱼二斤，粳米一升，上二味如法作臛少着盐，勿着葱豉醋食之甚良，一月中顿三过作效，安稳无忌。⑨ 治妇人怀胎不长：鲤鱼长一尺者，水渍没，纳盐如枣，煮令熟，取汁稍稍饮之，当胎所腹上当汗如鼻状，虽有所见，胎虽不安者，十余日辄一作此，令胎长大，甚平安。⑩ 治妊娠血下不止，名曰漏胞，血尽子死：鸡子十四枚取黄，好酒二升煮使如饧，一服之。⑪ 治妊娠漏胞：干地黄四两，干姜二两，上二味捣筛酒服方寸匕，日再服。⑫ 治妇人妊娠手脚皆水肿挛急：赤豆五升，商陆根一斤，泽漆一斤，上三味水煮分服。⑬ 生鱼汤治妊娠腹大，胎间有水

气：生鲤鱼二斤，生姜五两，茯苓四两，白术、芍药、当归各三两，上六味水煮分三服。⑭ 治妊娠体肿有水气，心腹急满：茯苓、白术各四两，旋覆花二两，杏仁、黄芩各三两，上五味水煮分二服。⑮ 治落娠胎堕下血不止：丹参十二两，酒煮分三服。

难产　① 治难产三日不出：槐子十四枚，蒲黄一合，纳酒温服，须臾不生更服之。或苦酒吞生鸡子黄三枚。② 治日月未至而欲产：知母捣末蜜如兔屎大，服一丸，痛不止，更一丸。或取夫衣带五寸烧作灰，酒服立下。③ 治难产方：令夫唾妇口中二七过，立下。④ 治逆产方：盐涂儿足底，又可急搔爪之，并以盐摩产妇腹上即愈。或梁上尘取如弹丸许二枚捣末，温酒服三指撮。或烧钱令赤纳酒中饮服。或夫阴毛二七枚烧，猪膏和丸如大豆，吞，儿手即持丸出，神验。或朱书左足下作千字，右足下作黑字。或烧蛇蜕皮末，服刀圭，亦云三指撮，面向东酒服，即顺。或真丹刀圭涂儿腋下。或以手中指取釜底黑煤，交画儿足下，顺出。或取车肛中膏，画腋下及掌心。⑤ 治横产及侧或手足先出：持粗针刺儿手足入二分许，儿得痛，惊转即缩，自当回顺。或酒服梁上尘三指撮。⑥ 治子死腹中：酒服真珠二两，立出。或酒服灶下黄土三指撮。或取三家鸡卵各一枚，三家盐各一撮，三家水各一升，合煮，令产妇面东向饮之，立出。或瞿麦一斤水煮分再服，不出更服。或葵子一升，阿胶五两，水煮顿服，间日又服。⑦ 治子死腹中，又妊两儿，一儿活，一儿死，令腹中死者出，生者安，此方神验，万不失一：蟹爪一升，炙甘草二尺，阿胶三两，上三味水煮去滓纳胶令烊，顿服。不能顿服，分再服。又方：炙甘草一尺，蒲黄一合，筒桂四寸，香豉二升，鸡子一枚，上五味水煮顿服。⑧ 又方：榆皮一两，珍珠一两，上二味苦酒煮顿服。或饮煮沸夫尿二升。⑨ 治胞衣不出：水服灶突中土末三指撮。或夫单衣盖井上立出。或苦酒服赤小豆一两。或饮鸡子一枚和苦酒一合。⑩ 治胞衣不出并儿横倒死腹中，母气欲绝：半夏、白蔹各二两，上二味捣筛服方寸匕，小难一服，横生二服，倒生三服，儿死四服，亦可加代赭、瞿麦各二两。⑪ 牛膝汤治胞衣不出令胞烂：牛膝、瞿麦各四两，滑石八两，当归三两，通草六两，葵子一升，上六味水煮分三服。或服蒲黄如枣大良。或顿服生地黄汁一升，苦酒三合。又方：泽兰叶三两，滑石五两，生麻

油二合,上三味水煮去滓顿服。

产后 ① 治妇人妒乳,乳痈,诸产生后,宜勤挤乳,不宜令汁蓄积不去,便不复出,恶汁于内引热,温壮结坚掣痛,大渴引饮,乳急痛,手不得近,成妒乳,非痈也。始妒乳,急灸两手鱼际各二七壮,断痈脉也,便可令小儿手助将之,则乳汁大出,皆如脓状,内服连翘汤汁自下,外以小豆散薄涂之痈处,当瘥。又产后不自饮儿及失儿无儿饮乳,乳蓄喜结痈,不饮儿令乳上肿者:鸡子白和小豆散涂之乳房,令消结也。若饮儿不泄者,数捻去之,亦可令大者子含水,使漱口中冷,为嘶取乳汁吐去之,不含水漱,令乳头作疮,乳孔寒也。② 连翘汤治妒乳乳痈:连翘、升麻、杏仁、射干、防己、黄芩、大黄、芒硝、柴胡各三两,芍药、炙甘草各四两,上十一味水煮分服。或葵茎烧灰捣散服方寸匕。③ 治妒乳生疮:蜂房、猪甲中土、车辙中土各等分捣末,苦酒和涂。④ 妇人女子乳头生小浅热疮,搔之黄汁出,侵淫为长,百疗不瘥者,动经年月,名为妒乳病,妇人饮儿者,乳皆欲断,世论苟抄乳是也。宜以赤龙皮汤及天麻汤洗之,敷二物飞鸟膏及飞鸟散佳。始作者可敷以黄芩漏芦散及黄连胡粉散并佳。赤龙皮汤:槲皮三升水煮洗乳,亦洗诸深败烂久疮,洗毕敷膏散。天麻草汤:天麻草五升水煎洗乳杀痒也。此草叶如麻叶冬生夏着花,赤如鼠尾花,亦以洗侵淫黄烂热疮痒疽湿阴蚀疮,小儿头疮,洗毕敷膏散。飞鸟膏散:烧朱砂作水银上黑烟三两,矾石三两,上二味捣筛敷乳,作散者不须和。有汁自着可用散,亦敷诸热疮,黄烂侵淫汁疮蜜疮,丈夫阴蚀痒湿,诸小儿头疮疖蚀,口边肥疮,蜗疮等。黄连胡粉膏散:黄连二两,胡粉十分,水银一两,上三味捣末相和敷乳疮,诸湿痒黄烂肥疮若着甲煎为膏。⑤ 治乳痈:大黄二两,莽草、干姜各二分,伏龙肝十二分,上四味捣末酢和涂乳上,即效,一方用生姜极验。或鹿角捣筛为散猪颔下清汁服方寸匕,醋浆服之亦良。⑥ 四物胶敷贴治乳痈:阿胶、大黄、莽草、细辛,上四味各等分捣末,鸡子白和涂纸上贴肿,频易。三物桂心贴治乳痈:桂心三分,乌头、甘草各二分,上三味捣散苦酒和涂肿上,有脓水也佳。同《范汪方》。⑦ 治产后血气烦闷:生地黄汁一升,酒三合相和,微温顿服。⑧ 集验大岩蜜汤治产后心痛:干地黄、当归、独活、桂枝、芍药、细辛、小草、炙甘草各一两,吴茱萸

一升,干姜三两,上十味水煮分三服。⑨ 石韦汤治产后卒患淋:榆白皮五两,石韦、黄芩各三两,通草三两,大枣二十枚,葵子一升,上七味水煮分三四服。⑩ 瓜蒌汤治产后小便数兼渴:桑螵蛸、炙甘草、黄连、生姜各二两,瓜蒌、人参各三两,干枣五十枚,上七味水煮分三服。瓜蒌汤治产后渴:瓜蒌四两,麦门冬、人参各三两,干地黄三两,炙甘草二两,干枣二十枚,土瓜根五两,上七味水煮分三服。⑪ 治产后遗粪:矾石、牡蛎各等分捣筛酒服方寸匕,日三,亦治男子。或白蔹、芍药各二分,上二味捣散酒服方寸匕。⑫ 硫黄洗方治妇人产后冷,玉门开不闭:石硫黄、蛇床子各四分,菟丝子五分,吴茱萸六分,上四味捣散投方寸匕汤中洗玉门。⑬ 治妇人产后阴下脱:蛇床子一升布裹炙熨之,亦疗阴中痛。⑭ 黄连胡粉膏散治小儿头疮月蚀,口边肥疮蜗疮:黄连二两,胡粉、水银末各一两,上三味捣为散相和水银研令相得敷疮上。或白矾一两,蛇床子一两末,入用亦甚妙。⑮ 治小儿耳疮:烧马骨灰粉敷之,或敷鸡屎白。⑯ 治小儿癣:蛇床子末白膏和敷。

6.《集验方》皮肤疾病证治贡献

① 治癣方:萹草一担水煮渍洗疮。② 乌癞白癞丸:猬皮、魁蛤、陵鲤甲、蝮蛇头、木虻四枚,虻虫、蛴螬、水蛭各一枚,葛上亭长、斑蝥各七枚,蜈蚣、附子各三枚,蜘蛛五枚,雷丸三十枚,巴豆十五枚,水银、大黄、真丹、桂心、射罔各一两,石膏二两,蜀椒、龙骨各三分,甘遂、礜石、滑石、黄连、芒硝各一分,上二十八味捣筛蜜丸如胡豆,每服二丸,日三。此方分两多不同,为是古方传写差错,若临用时,即以意量之。同《范汪方》。③ 白癞酿酒方:苦参二斤,露蜂房五两,法曲二斤,上三味水渍经三宿,绞去滓,炊黍米二斗,酿准常法作酒,候酒熟压取,先食一饮一鸡子,日三。又方:干艾叶浓煮渍曲作酒如常法,饮之令醺醺。同《肘后》《范汪》。④ 治病疥:雄黄一两,黄连、松脂各二两,发灰如弹丸,上四物熔猪膏与松脂合捣敷疮上则大良。治恶疮粉:水银、黄连、胡粉熬令黄各二两,捣筛粉疮。⑤ 治小儿身中恶疮:取笋汁自澡洗,笋壳作散敷之效。体生恶疮似火自烂:胡粉熬黑,黄柏、黄连分等捣筛粉之。卒得恶疮:苍耳、桃皮作屑纳疮中。头中恶疮:胡粉、水银、白松脂各二两,腊月猪膏四两合松脂煎,水银胡粉合研涂上。日

再,胡洽云,疗小儿头面疮。又一方加黄连二两,亦疗秃疮。恶疮雄黄膏:雄黄、雌黄、水银各一两,松脂二两,猪脂半斤,乱发如鸡子大,上六味合煎去滓敷疮,日再。效方,恶疮食肉雄黄散:雄黄六分、茴茹、矾石各二分,末疮中,日二。疗疮方,最去面上粉刺:黄连八分,糯米、赤小豆各五分,吴茱萸一分,胡粉、水银各六分,捣黄连等下筛,先于掌中研水银使极细,和药使相入,以生麻油总稀稠得所,洗疮拭干敷之,神验不传。甘家松脂膏疗热疮,九唧脓,不痂无瘢:松脂、白胶香、薰陆香各一两,当归、蜡各一两半,甘草一两,并切猪脂,羊肾脂各半合许,生地黄汁亦半合,以松脂等末纳脂膏,地黄汁中微火煎令黄,下腊绞去滓,涂布贴疮,极有验,甘家秘不能传。地黄膏治一切疮已溃者及炙贴之无痂,生肉去脓神秘方:地黄汁一升,松脂二两,薰陆香一两,羊肾脂及牛酥。各如鸡子大,先于地黄汁煎松脂及香,令消。即纳羊脂酥,并更用蜡半鸡子大,一时相和。缓火煎,水尽膏成。去滓,涂帛,贴疮,日一二易,加故绯一片,乱发一鸡子许大,疗年深者,十余日即瘥,生肉秘法。妇人颊上疮,瘥后每年又发。甘家秘方涂之,永瘥。黄矾石二两,烧令汁尽。胡粉一两,水银一两半。捣,筛,矾石,胡粉更筛,先以片许猪脂,于瓷器内,熟研水银令消尽,更加猪脂,并矾石,胡粉,和使黏稠,洗面疮以涂上,又别熬胡粉,令黄,涂膏讫,则敷此粉,数日即瘥,甘家用大验。疗病疮,但是腰脚已下名为病。此皆有虫食之,虫死即瘥,此方立验。醋泔淀一碗,大麻子一盏,白沙盐末各一抄,和掩以敷疮。干更敷,先温泔净洗,拭干,敷一二度,即瘥。孔如针穴,皆虫食,大验。效方,恶疮三十年不愈者:大黄、黄芩、黄连各一两,为散,洗疮净,以粉之。日三,无不瘥。又黄柏分等,亦佳。⑥《集验方》治漆疮:取莲叶干者一斤,水一斗,煮取五升,洗疮上,日再。⑦ 治病疮:苦酒一升温令沸,纳生韭一把中敷疮上即瘥。雄黄一两,黄芩、松脂各二两,发灰如弹丸大,上四味白膏与松脂合捣敷疮上。同范汪。乱发头垢等分,螺壳二十枚,烧,腊月猪脂和如泥敷之。又方:羊踯躅花三升,以水渍之半月,去滓,以汁洗疮,一方炙鲊以敷疮上,虫当出也。桃花盐等分熟捣醋和敷之。皂荚十枚,苦酒四升煮去滓煎如饴敷疮上。新瓦罐安鸡屎一合,酒煎成膏涂之。谷木白汁一合,苦酒二

合,小蒜半合,釜月下土一合,上四味和如泥涂之,干复涂。以上同《范汪方》。⑧ 藜芦膏治病疮经年,依手拂疮,痒引日生不瘥,疮久则有疽虫:藜芦、苦参各六分,黄连、矾石、松脂、雄黄各八分,上六味捣筛猪脂制膏去滓,入雄黄、矾石末搅令和调,待凝敷疮。诸疮经年,或搔之汁出不生痂,百药疗不瘥,悉主之,病疥痒头疮亦效,热疮者,起疮便生白脓是也,黄烂疮者,起疮浅,但出黄汁若肥疮是也,侵淫疮者,浅疮黄汁出,兼搔之漫延长不止是也,病疮者,喜着手足相对,痛痒折裂,春夏随瘥。⑨ 治疥方:捣羊蹄根和猪脂涂上,或着少盐佳。同范汪。又治疥及风瘙疮苦痒:丹参、苦参各四两,蛇床子一升,上三味水煎洗疥疮,以粉粉身,日再。⑩《集验方》治疥汤:蜀椒四合水煮去滓洗疥。大麻子一升捣令破煮如粥,曲一斤着中涂之,治马疥最良。⑪ 治面上齇疱皯黯:蒺藜子、栀子仁、豉各一升,上三味捣合浆和如泥,临卧涂面上,日未出便洗瘥。木兰散:木兰皮一斤三年酢浆渍,百日出,于日中曝之,捣末,服方寸匕,日三。⑫ 治头风:菊花、独活、茵芋、防风、细辛、蜀椒、皂荚、桂枝、杜衡、莽草,上十味分等,水煮沐头必效。又主风头沐汤:猪椒根三两,麻黄根、茵芋、防风、细辛各一两,上五味水煮沐头甚妙。鸡子沐汤治头风搔之白屑起:新生乌鸡子三枚,五升沸汤,扬之使温温,破鸡子纳中,搅令匀,分为三度沐,令发生去白屑风痒瘥。⑬ 头风长发膏治头风痒白屑:蔓荆子、附子、细辛、石南草、续断、皂荚、泽兰、防风、杏仁、白芷、零陵香、藿香、马鬐膏、熊脂、猪脂各二两,松叶半升,莽草一两,上十七味㕮咀,苦酒渍一宿,明旦以脂膏等煎微微火,三上三下膏成,涂头中甚妙。⑭ 生发膏治头风痒白屑:乌喙、莽草、石南草、细辛、皂荚、续断、泽兰、白术、辛夷、白芷、防风各二两,柏叶、松叶各二升,猪脂四升,上十四味苦酒浸一宿,脂煎三上三下,膏成去滓滤收,沐发了涂之。⑮ 治白秃方:羊肉如作脯炙令香,及热以拓上。又方:以大豆、骷髅骨二味各烧末等分,腊月猪脂和如泥涂之。⑯ 治疬疡:苦酒于瓦瓯底磨硫黄令如泥,又取附子截一头,又磨硫黄上使熟,将卧先以布拭疡上数过,乃以药敷之。又方:硫黄、矾石、水银、灶墨,上四味等分捣下筛纳碗子中以葱叶中涕和研之,临卧以敷病上。⑰ 治颈项及头面上白驳侵淫渐长有似癣但无疮:涂干鳗鲡

鱼脂。或取蛇蜕皮熟摩之数百过,弃皮置草中。⑱治身体白驳:取木空中水洗之,捣桂屑唾和敷驳上,日三。⑲狐臭漏液有天生狐臭,有为人所染臭者。天生者难疗,为人所染者易瘥。然须三年敷白矾散勿止,并服五香丸,乃可得瘥,勿言一度敷药即瘥,止可敷药时,暂得一度差耳。凡狐臭人通忌食芸苔五辛,疗之终身不瘥。狐臭方:辛夷、川芎、细辛、杜衡、藁本各三分,上五味咬咀苦酒渍之一宿,煎三日,取汁敷之,以瘥为度。治人身体及腋下状如狐狏气,世谓之胡臭:烧好矾石末绢囊盛之,常以粉腋下,不过十度。五香丸止肿痛散血气治口臭及身臭:豆蔻子、丁香、藿香、白芷、青木香、当归、桂枝各一两,零陵香一两,甘菘香二分,香附子二两,槟榔二枚,上十一味捣筛蜜丸如大豆,日三夜一,时含之咽津,下气去臭第一。⑳六物胡粉敷治漏腋,腋下及足心手掌阴下股里常如汗湿致臭:干枸杞根半两,胡粉、干商陆根、滑石各一两,干蔷薇根、甘草各半两,上药捣筛苦酒和涂腋下,微汗出易衣复涂,着药不过三敷便愈,或更发复涂之,不可多敷,伤人腋,余处亦涂之。或正朝旦以小便洗。

7.《集验方》五官疾病证治贡献

① 去疣目方:七月七日以大豆一合拭疣目上三过讫,使病疣目人种豆,着南向屋东头第二雷中,豆生四叶,以热汤沃杀,疣目便去矣。或取松柏脂合和涂其上,或艾炷着疣目上灸之,或以石硫黄突疣目上六七过。② 去黑子及赘:生藜芦灰、生姜灰各五升,锻石二升半,上三味合和令调点患处。此名三灰散,秘方不传。③ 治目赤痛:甘竹叶二七片,乌梅四两,大钱三文,上三味水渍半日,早向东灶煮之三沸,三上三下,取二合注目。治目赤痛洗眼方:蕤核仁二十枚,苦竹叶一把,细辛半两,上三味水煮洗眼。④ 治目卒痒且痛:削干姜令圆滑纳眦中,有汁,拭姜复内之,未尽易之。⑤ 治目中肿痛:捣枸杞汁洗之,日六七度。⑥ 明目,令发不落:十月上巳日取槐子纳新罂中封口三十日,洗去皮,初服一枚,再服二枚,至十日服十枚。⑦ 治风肿弄眼:矾石二钱熬末,枣膏和如弹丸,揉目上下,日三。⑧ 乳汁煎目中风寒泪出赤痒:黄连三分,蕤仁二分,干姜四分,上三味捣散乳汁渍药一宿,微火煎去滓,取如米纳眦中。⑨ 治耳聋方:杏仁、葶苈子、盐末各等分,上三味捣末猪脂和合煎膏绵裹塞耳。或附子、瓜子、杏仁各等分捣

末绵裹塞耳。⑩ 治聤耳出脓水:矾石、海螵蛸、黄连、龙骨,上四味捣末绵裹塞耳。⑪ 治蜈蚣入耳:炙猪肉掩耳即出。⑫ 治沈唇紧唇:青布卷烧灶着斧上,取汁涂之。或乱发、蜂房、六畜毛烧作灰,猪脂和如膏敷。或鳖甲及头垢烧灰敷之。或矾石烧末和胡粉敷之。⑬ 治口疮:升麻、黄柏、大青,上三味水煮含口。或芦根四两,黄柏、升麻各三两,生地黄五两,上四味水煮去滓含口。⑭ 治齿痛方:鸡屎白烧灰末绵裹置齿痛上咬咋。或川芎、细辛、防风、矾石、附子、藜芦、莽草,上七味各等分捣筛为末绵裹弹丸大,酒渍熨所患处,含之勿咽。或独活三分,黄芩、川芎、当归、莘荑各二两,丁香一两,上六味水煮去滓微微含漱良久,吐却更含。或含白马尿,随左右含之,不三五口瘥。⑮ 治龋齿:取松脂锐如锥,注龋孔内,须臾龋虫缘松脂出。或煮鸡舌香汁含之。⑯《备急》姚氏治牙齿疼痛:取枯竹,烧竹一头以注钱上,得汁多着齿上即瘥。⑰ 治风齿疼肿闷:莽草二两,水煎含漱之,勿咽汁。或椒二十粒,枳根皮、莽草、细辛、菖蒲、牛膝各二两,上六味水煮去滓细细含之。⑱ 治齿楚痛:生地黄、桂枝等分合嚼,咽汁无妨。

【综合评述】

1. 姚僧垣《集验方》临床医学成就斐然

姚僧垣是南北朝时期著名儒而医者。其父姚菩提,其子姚最皆以医名。姚僧垣先仕南朝梁,经武帝萧衍、简文帝萧纲、元帝萧绎三帝。西魏恭帝拓跋廓元年即公元554年9月,宇文泰命于谨、宇文护等率步骑五万破南朝梁江陵,梁元帝萧绎处死,姚僧垣再仕北朝,历西魏末代恭帝拓跋廓,北周孝闵帝宇文觉,明皇帝宇文毓,武皇帝宇文邕,宣皇帝宇文赟,静皇帝宇文阐,隋文帝杨坚,共三朝七帝。享年85岁。辑《肘后备急方》用葱刺鼻或刺耳使目中或鼻中血出治猝死。辑《范汪方》捣薤若韭取汁灌口鼻中治猝死。猝魇:辑《肘后备急方》以笔毛刺两鼻孔治猝魇;捣薤取汁吹两鼻孔;饮盐汤并啮其足大趾爪际;雄黄细筛管吹两鼻孔。辑《范汪方》取雄黄如枣核系左腋下令人不魇。效《小品方》用艾叶接碎着痛上治中恶遁尸心腹及身体疼痛;喘急汤治中恶心痛胸胁疼痛。辑《肘后备急方》猪胆导下部治蛊毒;巴豆、豆豉、釜底墨治中蛊毒吐血或下血皆如烂肝;雄黄、丹砂、藜芦治中

蛊吐血；辑《小品方》雄黄、麝香治蛊似蛔。辑《肘后备急方》《深师方》大青、豆豉、阿胶、炙甘草治伤寒热病吐下后斑出下利不止。辑《肘后备急方》太乙流金散辟温气：雄黄、雌黄、矾石、鬼箭羽、羚羊角。仿张仲景竹叶石膏汤加生姜治伤寒虚羸少气气逆苦呕吐。芦根饮（生芦根、青竹茹、粳米、生姜）治伤寒后干呕不下食。辑《肘后备急方》屠苏酒（大黄、桂枝、白术、桔梗、蜀椒、菝葜、防风、乌头）辟疫气。辑《深师方》大青汤（大青、炙甘草、阿胶、香豉）治伤寒劳复。辑阮河南艾汤（苦酒、葶苈子、生艾汁）治天行热盛。辑《肘后备急方》烧鳖甲末服方寸匕治重病新瘥劳复欲死。辑《范汪方》柏皮汤（黄柏、黄连、栀子仁、阿胶）治伤寒下利脓血。乌梅饮子（乌梅、桃柳心、葱白、豆豉、甘草、柴胡、知母、大黄）治温疟劳疟。麻黄汤（麻黄、大黄、瓜蒌、炙甘草）发汗治疟疾。阿魏散（阿魏、安息香、萝卜子、芫荑）治一切疟及劳疟无问年月深远。辑《小品方》理中汤（人参、白术、干姜、炙甘草）治霍乱吐下，胀满腹痛。辑《肘后备急方》黄连阿胶汤（黄连、阿胶、栀子、乌梅、黄柏）治热痢。诸风：辑西州续命汤治风痹口不能语；辑续命汤与大续命汤同治风痹兼疗产妇失血及老人小儿。疬疡：辑《肘后备急方》硫黄、矾石、水银、灶墨等分捣筛临卧敷病上治疬疡。漏风：效张仲景桂枝加附子汤治发汗后遂漏不止。消渴：辑《肘后备急方》黄连丸（黄连、生地黄）治消渴。诸淋：治大小便不利：苦参、滑石、贝齿各等分，上三味捣筛为散，每服饮下一匕，或煮葵根汁服之弥佳。治小便难淋沥：滑石八两，石韦三两，榆皮、葵子各一升，通草四两，上五味水煮分三服，一方加黄芩三两。石韦散治淋小便不利阴痛：石韦、葵子各二两，瞿麦一两，滑石五两，车前子三两，上五味捣筛为散，服方寸匕，日三。咳喘：效《范汪方》以生姜、人参、炙甘草、大枣四味药治肺痿咳唾涎沫，咽燥而渴。此方《范汪方》无命名，孙思邈名为生姜甘草汤。仿张仲景小青龙加石膏汤以麻黄汤（麻黄、芍药、生姜、细辛、桂心、半夏、石膏、五味子）治肺胀咳嗽上气，心下有水。沃雪汤（麻黄、细辛、五味子、桂枝、干姜、半夏）治上气不得息卧，喉中如水鸡声，气欲绝：一名投杯麻黄汤。同《范汪方》。诸痛：辑《肘后备急方》《范汪方》桂心汤治卒心痛；治心痛唾多似虫：以六畜心纳少真朱砂，平旦吞之，虫死愈矣。无真

朱砂可用雄黄、麝香也。腹胀：效《范汪方》以张仲景附子粳米汤加干姜二两，治腹寒气胀，雷鸣切痛，胸胁逆满。效《小品方》半夏茯苓汤（半夏、生姜、茯苓、旋覆花、陈橘皮、人参、桔梗、芍药、炙甘草、桂枝）治胸膈心腹中痰水冷气，胃气弱受冷。胃反：效张仲景吴茱萸汤治食讫醋咽多噫。大便难：效张仲景脾约麻仁丸治大便艰难。癥瘕：效《肘后备急方》以商陆根捣蒸治暴癥。关格：效《肘后备急方》以芒硝三两炭火内烧令沸，安一升水中尽服之。诸虫：效《范汪方》贯众丸以贯众、石蚕、野狼牙、藋芦、蜀漆、僵蚕、雷丸、芫荑、厚朴、槟榔治九虫。阴疮：以胡粉、雄黄等分捣末着谷道治虫食下部。杏仁汤治虫蟹。

2. 姚僧垣《集验方》有继承亦有发展

如鲛鱼皮散（鲛鱼皮、犀角、麝香、龙骨、丹砂、雄黄、蘘荷叶、鹿角、蜀椒、干姜、鸡舌香、蜈蚣、贝子）治鬼注蛊注毒气变化无常。用羚羊皮、苦参、蘘荷根、黄连、当归治中蛊吐血。瓜蒂散（瓜蒂、赤小豆、雄黄）治飞尸。以桂枝、干姜、巴豆三味治遁尸及心腹刺痛不可忍。治江南痉病凡有九十九种：寒热尸痉，此病随月盛衰。人有三百六十脉走入皮中，或左或右，或里或表，如刀锥所刺，乍寒乍热，喉咽如鲠，食如噎，胸中痛，绕脐苦痛：食取桑根白皮切三升，曝燥作汤，淋取汁浸小豆二升。如此取汁尽，蒸豆熟，作羊鹿肉羹啖此豆。金牙散治邪魅心腹刺痛，病状与前同：金牙、雄黄、丹砂、礜石、寒水石、芫菁、巴豆、朴硝、桔梗、茯苓、人参、贯众、附子、蜀椒、露蜂房、龙骨、干姜、牡桂、乌头、石膏、莽草、苁蓉、大戟、芫花、防风、狸骨、商陆根、大黄、细辛、蛇蜕、玉泉、贝母，上三十二味等分下筛酒服五分匕，日三。崔氏金牙散疗江南三十六痉，人病经年，羸瘦垂死，服之皆瘥。并带之能杀鬼气逐尸痉，诸恶疠不祥悉主之方。出胡洽。金牙、曾青、硝石、礜石、石膏、莽草、玉支、雄黄、朱砂、寒水石、龙骨、蛇蜕、芫青、当归、龙胆、大黄、细辛、防风、大戟、芫花、野葛、苁蓉、天雄、茯苓、附子、乌喙、干姜、人参、桔梗、桂心、蜀椒、贯众、巴豆、狸骨、蜂房、鹳骨各一两，上三十六味捣筛为散，酒服一钱匕，渐增五分匕，日三。并以三角绛囊贮散方寸匕。真丹砂一两末水煮顿服治伤寒时气温疫，头痛壮热脉盛。大柴胡汤治伤寒七八日不解，默默烦闷，腹中有干粪，谵语：柴胡、半夏、生姜、知

母、芍药、大黄、葳蕤、炙甘草、黄芩，上十味水煮去滓日三服。《范汪方》有人参三两。乌扇膏治伤寒热病喉中痛闭塞不通：生乌扇、猪脂各一斤合煎去滓取如半鸡子薄绵裹之纳口中，稍稍咽之。升麻汤（生芦根、升麻、通草、射干、羚羊角屑、芍药）治天行热病口疮。生地黄汤（生地黄、大黄、大枣、炙甘草、芒硝）治伤寒有热，虚羸少气，心下满，胃中有宿食，大便不利。生芦根汤（生芦根、灯心、生麦门冬、人参）治天行气膈呕逆不下食。滑石汤（滑石、葶苈子、大黄）治天行腹胀满，大小便不通。青葙子丸（青葙子、龙胆、黄芩、栀子仁、苦参、瓜蒌、黄连、黄柏）治伤寒结热烦渴。大黄散（大黄、黄连、黄芩）治身体面目皆黄。谷疸丸（苦参、龙胆草）治劳疸。蜀漆丸（蜀漆、知母、升麻、白薇、地骨皮、麦门冬、乌梅肉、鳖甲、葳蕤、石膏、炙甘草、常山、豆豉）治岭南瘴气积劳似疟。结肠丸（苦参、橘皮、独活、阿胶、芍药、干姜、黄柏、鬼臼、炙甘草）治热毒下痢不断。禅脾丸（附子、蜀椒、桂枝、赤石脂、黄连、人参、干姜、茯苓、大麦、陈面、石斛、当归、钟乳）治脾胃虚弱雷鸣绞痛泄下。猪肝丸（猪肝、黄连、阿胶、乌梅肉、胡粉）治下痢完谷。内科疾病：卒中：小黄芪酒（黄芪、附子、川椒、防风、牛膝、细辛、桂枝、独活、白术、川芎、甘草、山药、秦艽、大黄、葛根、干姜、山茱萸、当归）治四肢偏枯或风虚痰癖。惊悸：九物牛黄丸治鬼魅欲死，所见惊怖欲走，时有休止，皆邪气所为：荆实人精也，曾青苍龙精也，玉屑白虎精也，牛黄土精也，雄黄地精也，空青天精也，赤石脂朱雀精也，玄参真武精也，龙骨水精也，凡九物名曰九精，上通九天，下通九地。上九味捣筛蜜丸如小豆，先食吞一丸，日三。眩晕：防风枳实汤（防风、枳实、茯神、麻黄、细辛、川芎、前胡、生姜、半夏、杏仁、竹沥）治风头眩欲倒，眼旋屋转，头脑痛。龙脑甘露丸（龙脑、寒水石、天竺黄、甘草末、糯米）治风热心躁，口干狂言，浑身壮热及诸中毒。《集验方》射干膏（射干、常陆、防己、升麻）摩病上治风热毒肿结赤。多汗：止汗粉（牡蛎、麻黄根、附子、白粉）捣筛粉汗。消渴：宣补丸一名茯神丸（茯神、瓜蒌、黄连、麦冬、黄芪、人参、菟丝子、知母、干地黄、石膏、肉苁蓉、炙甘草）治消渴小便数。肾沥汤（羊肾、远志、人参、泽泻、干地黄、桂心、当归、龙骨、麦门冬、五味子、茯苓、川芎、黄芩、生姜、大枣、炙甘草）治肾虚消渴小便数。淋诸：石韦散（石

韦、瞿麦、滑石、车前子、葵子）治淋证阴痛。淋沥汤（滑石、石韦、榆皮、葵子、通草）治小便难。咳喘：四味石钟乳散（钟乳、礜石、款冬花、桂心）治寒冷咳嗽，上气胸满，唾腥脓血。补肺汤（五味子、白石英、钟乳、桂心、橘皮、桑根白皮、粳米、茯苓、竹叶、款冬花、紫菀、大枣、杏仁、苏子、生姜、麦冬）治肺气不足，咳逆短气。噎膈：九物五膈丸（麦门冬、蜀椒、远志、干姜、细辛、桂枝、炙甘草、附子、人参）治忧膈、气隔、食膈、寒膈、饮膈，五病同药，常以忧愁思虑食饮而得之。其病苦心满不得气息，引脊痛如刺之状，食则心下坚，大如粉絮，大痛欲吐，吐则瘥。饮食不得下，甚者乃手足冷，上气咳逆，喘息气短。通气噎汤（羚羊角、半夏、桂枝、生姜）治噎膈。半夏汤（干姜、石膏、桔梗、人参、桂心、半夏、吴茱萸、小麦、甘草、赤小豆）治饮食辄噎，《千金》名干姜汤。卒心痛：以大黄、芍药、柴胡、升麻、黄芩、鬼箭、桔梗、鬼臼、桂心、朱砂、朴硝十一味治寒气卒客于五脏六腑卒暴心痛或中恶气毒痛不可忍。疝气：附子丸（附子、桃仁、蒺藜子）治寒疝少腹牵痛。桃仁汤（桃仁、吴茱萸、橘皮、海藻、生姜、茯苓、羌活、蒺藜子）治疝气。胃反：吴茱萸汤（吴茱萸、半夏、小麦、人参、甘草、桂心、生姜）治久寒胸胁逆满不能食。生姜汤（生姜、茯苓、大黄、泽泻、橘皮、桂枝、甘草、人参）治吐逆干呕。大半夏汤（人参、茯苓、青竹茹、大黄、干姜、泽泻、炙甘草、橘皮、桂枝）治胃反食已呕吐。大便难：炼中丸治宿食不消大便难：大黄八两，葶苈、杏仁、芒硝各四两，上四味捣筛蜜丸如梧子，每服七丸，日三。奔豚：贲豚茯苓汤（茯苓、葛根、炙甘草、生姜、半夏、人参、当归、川芎、李根白皮）治气贲走冲胸膈，发作气欲绝。贲豚汤（炙甘草、川芎、当归、半夏、生姜、黄芩、芍药、葛根、李根白皮）治贲豚气上冲胸腹痛，往来寒热。痰癖：以前胡、生姜、半夏、茯苓、枳实、白术、炙甘草、桂枝等八味治冷热久癖。以鳖甲、柴胡、赤芍药、炙甘草、枳实、生姜、白术、槟榔八味等治痰癖心腹痛冷。诸淋：五淋者，石淋，气淋，膏淋，劳淋，热淋也，石淋之为病，小便茎中痛，尿不得猝出，时自出，痛引少腹，膀胱里急，气淋之为病，小便难，常有余沥，膏淋之为病，尿似膏白出，少腹膀胱里急，劳淋之为病，倦即发，痛引气冲，小便不利，热淋之为病，热即发，其尿血后如豆汁状，蓄作有时，五淋各异，疗方用杂。石韦散（石

韦、瞿麦、滑石、车前子、葵子)治淋证小便不利,阴痛。淋沥汤(滑石、石韦、榆皮、葵子、通草)治小便难。关格:以榆白皮、炙甘草、桂枝、滑石四味治三阳实大小便不通。诸虫:鸡子丸(鸡子白、干漆、腊、粳米)治长虫。

3.《逐月养胎法》应为姚僧垣所作

《逐月养胎法》最早见于《备急千金要方》卷二,标题为徐之才逐月养胎方。全文从妊娠一月名始胚始至妊娠十月五脏俱备,六腑齐通,纳天地气于丹田,故使关节人神皆备,俟时而生止,文字内容与《外台秘要》卷三十三"妊娠随月数服药及将息法一十九首"完全相同。所不同的是,孙思邈认为是徐之才所著,王焘认为是姚僧垣所为。此外,《备急千金要方》卷二继上述徐之才逐月养胎方后,尚有下述文字:妊娠一月始胚,二月始膏,三月始胞,四月形体成,五月能动,六月筋骨立,七月毛发生,八月脏腑具,九月谷气入胃,十月诸神备,日满即产矣。宜服滑胎药,入月即服。养胎,临月服,令滑易产,丹参膏方:丹参半斤,川芎、当归各三两,蜀椒五合,上四味㕮咀,以清酒溲湿停一宿以成,煎猪膏四升,微火煎,膏色赤如血膏成,新布绞去滓,每日取如枣许,纳酒中服之,不可逆服。至临月乃可服,旧用常验。甘草散令易生,母无疾病,未生一月日预服,过三十日行步动作如故,儿生堕地皆不自觉:甘草二两,大豆黄卷、黄芩、干姜、桂心、麻子仁、大麦蘖、吴茱萸各三两,上八味治下筛,酒服方寸匕,日三,暖水服亦得。千金丸主养胎及产难颠倒胞不出,服一丸,伤毁不下,产余病汗不出,烦满不止,气逆满,以酒服一丸良,一名保生丸:甘草、贝母、秦椒、干姜、桂心、黄芩、石斛、石膏、粳米、大豆黄卷各六铢,当归十三铢,麻子三合,上十二味末之,蜜和丸如弹子大,每服一丸,日三,用枣汤下。一方用蒲黄一两。治妊娠养胎,令易产,蒸大黄丸方:大黄三十铢,蒸,枳实、川芎、白术、杏仁各十八铢,芍药、干姜、厚朴各十二铢,吴茱萸一两,上九味末之,蜜丸如梧桐子大,空腹酒下二丸,日三。不知,稍加之。滑胎,令易产方:车前子一升,阿胶八两,滑石二两,上三味治下筛,饮服方寸匕,日再。至生月乃服,药利九窍,不可先服。《外台秘要》卷三十三"妊娠随月数服药及将息法一十九首"无此段文字。疑为孙思邈所加。《逐月养胎法》首次阐述胚胎生长发育过程及

药物养胎保胎方法。

月经　以小蓟根、阿胶、当归、川芎、续断、青竹茹、灶中黄土、地榆根、生地黄、赤马通汁,上十味水煮分三服治崩中。妊娠:橘皮汤(橘皮、竹茹、人参、白术、生姜、厚朴)治妊娠呕吐。葱白汤(葱白、阿胶、当归、续断、川芎、银随多少)治妊娠胎动不安,腹痛。旋覆花汤(旋覆花、厚朴、白术、枳实、黄芩、茯苓、半夏、芍药、生姜)治妊娠胎不安常处。胶艾汤(当归、川芎、炙甘草、阿胶、芍药、艾叶、干地黄)治妊娠胎动不安及胎奔上抢心短气。赤小、商陆根、泽漆治妊娠手脚水肿挛急。生鱼汤(生鲤鱼、生姜、茯苓、白术、芍药、当归)治妊娠腹大有水气。丹参酒煮分服治胎堕下血不止。难产:槐子、蒲黄治难产。知母捣末蜜丸治日月未至欲产。半夏、白蔹治胞衣不出。牛膝汤(牛膝、瞿麦、滑石、当归、通草、葵子)治胞衣不出。产后:连翘汤(连翘、升麻、杏仁、射干、防己、黄芩、大黄、芒硝、柴胡、芍药、炙甘草)治妒乳乳痈。赤龙皮汤(槲皮水煮洗乳)治乳痈。天麻草汤(天麻草水煎洗乳杀痒)治治乳痈。飞乌膏散(朱砂、矾石)治乳痈。黄连胡粉膏散(黄连、胡粉、水银)敷乳疮。四物胶敷贴(阿胶、大黄、莽草、细辛)治乳痈。三物桂心贴(桂心、乌头、甘草)治乳痈。集验大岩蜜汤(干地黄、当归、独活、桂枝、芍药、细辛、小草、炙甘草、吴茱萸、干姜)治产后心痛。石韦汤(榆白皮、石韦、黄芩、通草、大枣、葵子)治产后卒淋。瓜蒌汤(桑螵蛸、炙甘草、黄连、生姜、瓜蒌、人参、干枣)治产后小便数兼渴。瓜蒌汤治(瓜蒌、麦门冬、人参、干地黄、炙甘草、干枣、土瓜根)产后消渴。硫黄洗方(石硫黄、蛇床子、菟丝子、吴茱萸)洗玉门治妇人产后玉门开不闭。

【简要结论】

① 姚僧垣,字法卫,南朝梁国太医正,著名医家。公元499—583年吴兴郡武康县(今浙江省湖州市德清县)人。② 其父姚菩提,其子姚最皆有医名。③《隋书·经籍志》载:姚僧垣撰《集验方》十卷;《姚大夫集验方》十二卷,佚。④ 姚最撰《本草音义》三卷。⑤ 严世芸、李其忠《三国两晋南北朝医学总集》辑有姚僧垣《集验方》十二卷。⑥ 姚僧垣《集验方》临床医学成就斐然。⑦ 姚僧垣《集验方》有继承亦有发展。⑧《逐月养胎法》应为姚僧垣所作。

徐之才医学研究

【生平考略】

徐之才,字士茂,公元505—572年南北朝丹阳(今安徽省马鞍山市当涂县小丹阳镇)人,南北朝时期一代名医,出身世医家庭,其先祖为徐熙,徐熙之子徐秋天,秋夫子徐道度及徐叔响,皆以医著名。徐道度之子徐文伯,及同族徐謇,亦皆以医名。后徐謇因故为北朝所俘,终于入仕北朝。徐之才系徐文伯之孙,徐雄的第六子,人又称徐六,也为北朝所俘而仕北魏,官至西阳王,故又有徐王之称。《北齐书·列传·徐之才》曰:徐之才,丹阳人也。父雄,事南齐,位兰陵太守,以医术为江左所称。之才幼而俊发,五岁诵孝经,八岁略通义旨。曾与从兄康造梁太子詹事汝南周舍宅听《老子》。舍为设食,乃戏之曰:徐郎不用心思义而但事食乎?之才答曰:盖闻圣人虚其心而实其腹,舍嗟赏之。年十三召为太学生,粗通《礼》《易》。彭城刘孝绰(481—539年)、河东裴子野(469—530年)、吴郡张嵊(488—549年)等每共论《周易》及丧服仪,酬应如响。咸共叹曰:此神童也。孝绰又云:徐郎燕颔,有班定远之相。陈郡袁昂领丹阳尹,辟为主簿,人务事宜,皆被顾访。郡廨遭火,之才起望,夜中不着衣,披红服帕出房,映光为昂所见。功曹白请免职,昂重其才术,仍特原之。豫章王综出镇江都,复除豫章王国左常侍,又转综镇北主簿。及综入魏(公元525年),三军散走,之才退至吕梁,桥断路绝,遂为魏统军石茂孙所止。综入魏旬月,位至司空。魏听综收敛僚属,乃访之才在彭泗,启魏帝(元诩)云:之才大善医术,兼有机辩。诏征之才。孝昌二年(526年)至洛,敕居南馆,礼遇甚优。从祖謇子践启求之才还宅。之才药石多效,又窥涉经史,发言辩捷,朝贤竞相要引,为之延誉,武帝(元修,532—534年)时封昌安县侯。东魏孝静帝元善见天平(534—537年)中齐神武(高欢)征赴晋阳,常在内馆,礼遇稍厚。东魏武定四年(546年),自散骑常侍转秘书监。文宣作相(549年),普加黜陟。杨愔以其南土之人,不堪典秘书,

转授金紫光禄大夫,以魏收代领之。之才甚怏怏不平。之才少解天文,兼图谶之学,共馆客宋景业参校吉凶,知午年必有革易,因高德政启之,文宣(高洋)闻而大悦。时自娄太后及勋贵臣,咸云关西既是劲敌,恐其有挟天子令诸侯之辞,不可先行禅代事。之才独云:千人逐兔,一人得之,诸人咸息。须定大业,何容翻欲学人。又援引证据,备有条目,帝从之。登祚后(550年显祖高洋)弥见亲密。之才非唯医术自进,亦为首唱禅代,又戏谑滑稽,言无不至,于是大被狎昵。寻除侍中,封池阳县伯。见文宣政令转严,求出,除赵州刺史,竟不获述职,犹为弄臣。皇建二年(562年),除西兖州刺史。未之官,武明皇太后不豫,之才疗之,应手便愈,孝昭(肃宗高演)赐采帛千段、锦四百匹。之才既善医术,虽有外授,顷即征还。既博识多闻,由是于方术尤妙。大宁二年(562年世祖武成皇帝高湛)春,武明太后又病。之才弟之范为尚药典御,敕令诊候。内史皆令呼太后为石婆,盖有俗忌,故改名以厌制之。之范出告之才曰:童谣云:周里跂求伽,豹祠嫁石婆,斩冢作媒人,唯得一量紫绣靴。今太后忽改名,私所致怪。之才曰:跂求伽,胡言去已。豹祠嫁石婆,岂有好事?斩冢作媒人,但令合葬自斩冢。唯得紫绣靴者,得至四月,何者?紫之为字此下系,绣者熟,当在四月之中。之范问靴是何义。之才曰:靴者革旁化,宁是久物?至四月一日,后果崩。有人患脚跟肿痛,诸医莫能识。之才曰:蛤精疾也,由乘船入海,垂脚水中。疾者曰:实曾如此。之才为剖得蛤子二,大如榆荚。又有以骨为刀子靶者,五色斑斓。之才曰:此人瘤也。问得处,云于古冢见髑髅额骨长数寸,试削视,有文理,故用之。其明悟多通如此。天统四年(568年高纬),累迁尚书左仆射,俄除兖州刺史,特给铙吹一部。之才医术最高,偏被命召。武成(高湛)酒色过度,恍惚不恒,曾病发,自云初见空中有五色物,稍近,变成一美妇人,去地数丈,亭亭而立。食顷,变为观世音。之才云:此色欲多,大虚所致。即处汤方,服一剂,便觉稍远,又服,还

变成五色物,数剂汤,疾竟愈。帝每发动,蹔遣骑追之,针药所加,应时必效,故频有端执之举。入秋,武成小定,更不发动。和士开欲依次转进,以之才附籍兖州,即是本属,遂奏附除刺史,以胡长仁为左仆射,士开为右仆射。及十月,帝又病动,语士开云:恨用之才外任,使我辛苦。其月八日,敕驿追之才。帝以十日崩,之才十一日方到,既无所及,复还赴州。在职无所侵暴,但不甚闲法理,颇亦疏慢,用舍自由。五年冬(569年),后主(高纬)征之才,寻左仆射阙,之才曰:自可复禹之绩。武平元年(570年),重除尚书左仆射。之才于和士开、陆令萱母子曲尽卑狎,二家苦疾,救护百端。由是迁尚书令,封西阳郡王。祖珽执政,除之才侍中,太子太师。之才恨曰:子野沙汰我。珽目疾,故以师旷比之。之才聪辩强识,有兼人之敏,尤好剧谈体语,公私言聚,多相嘲戏。郑道育常戏之才为师公。之才曰:既为汝师,又为汝公,在三之义,顿居其两。又嘲王昕姓云:有言则訢,近犬便狂,加颈足而为马,施角尾而为羊。卢元明因戏之才云:卿姓是未入人,名是字之误,之当为乏也。即答云:卿姓在亡为虐,在丘为虚,生男则为虏,养马则为驴。又尝与朝士出游,遥望群犬竞走,诸人试令之才即应声云:为是宋鹊,为是韩卢,为逐李斯东走,为负帝女南徂。李谐于广坐,因称其父名,曰:卿嗜熊白生否?之才曰:平平耳。又曰:卿此言于理平否?谐遽出避之,道逢其甥高德正。德正曰:舅颜色何不悦?谐告之故。德正径造坐席,连索熊白。之才谓坐者曰:个人讳底?众莫知。之才曰:生不为人所知,死不为人所讳,此何足问?唐邕、白建方贵,时人言云:并州赫赫唐与白。之才蔑之。元日,对邕为诸令史祝曰:见卿等位当作唐白,又以小史好嚼笔。故尝执管就元文遥口曰:借君齿。其不逊如此。历事诸帝,以戏狎得宠。武成生𪘀牙,问诸医。尚药典御邓宣文以实对,武成怒而挞之。后以问之才,拜贺曰:此是智牙,生智牙者聪明长寿。武成悦而赏之。为仆射时,语人曰:我在江东,见徐勉作仆射,朝士莫不伭之。今我亦是徐仆射,无一人伭我,何由可活!之才妻魏广阳王妹,之才从文襄求得为妻。和士开知之,乃淫其妻。之才遇见而避之,退曰:妨少年戏笑。其宽纵如此。年八十卒。赠司徒公,录尚书事,谥曰文明。长子林,字少卿,太尉司

马。次子同卿,太子庶子。之才以其无学术,每叹云:终恐同广陵散矣。弟之范,亦医术见知,位太常卿,特听袭之才爵西阳王。入周,授仪同大将军,开皇中卒。《隋书·经籍志》无署名徐之才的著作,《药性》《药对》各二卷,无撰著人名氏。《旧唐书·经籍志》:《雷公药对》二卷,无撰著人名氏;徐之才撰《徐王八代效验方》十卷;徐之才撰《徐氏家秘方》二卷;《新唐书》:徐之才《雷公药对》二卷。《雷公药对》或作《药对》。《证类本草》曰:《药对》,北齐尚书令西阳王徐之才撰。以众药名品、君臣、佐使、性毒、相反及所主疾病分类而记之,凡二卷。旧本草多引以为据,其言治病用药最祥。《雷公药对》目录:卷一:序,诸病通用药,有相制使诸药,药对岁物药品,十剂。卷二:众药名品,玉石部,草部,虫兽部,果菜米部。掌禹锡曰:《药对》,北齐尚书令西阳王徐之才撰。以众药名品,君臣佐使,性毒相反及所主疾病,分类而记之,凡二卷。旧本草多引以为据,其言治病用药最详。李时珍曰:《雷公药对》陶氏前已有此书,《吴氏本草》所引雷公是也。盖黄帝时雷公所着,之才增饰之尔。

【学术贡献】

1.《雷公药对》体性冷热的相主对

《雷公药对》曰:夫众病积聚皆起于虚也。虚生百病。积者,五脏之所积;聚者,六腑之所聚。如斯等疾,多从旧方,不假增损。虚而劳者,其弊万端,宜应随病增减。古之善为医者,皆自采药,审其体性所主,取其时节早晚;早则药势未成,晚则盛势已歇。今之为医,不自采药,且不委节气早晚,又不知冷热消息,分两多少;徒有疗病之名,永无必愈之效,此实浮惑,聊更审其冷热,记增损之主尔。虚劳而头痛复热加枸杞、葳蕤。虚而欲吐加人参,虚而不安亦加人参。虚而多梦纷纭加龙骨,虚而多热加地黄、牡蛎、地肤子、甘草。虚而冷加当归、川芎、干姜,虚而损加钟乳、棘刺、苁蓉、巴戟天。虚而大热加黄芩、天门冬,虚而多忘加茯神、远志。虚而惊悸不安加龙齿、沙参、紫石英、小草,若冷则用紫石英、小草;若客热即用沙参、龙齿;不冷不热皆用之。虚而口干加麦门冬、知母,虚而吸吸加胡麻、覆盆子、柏子仁。虚而多气兼微咳加五味子、大枣,虚而身强腰中不利加磁石、杜仲。虚而多冷加桂心、吴茱萸、附子、乌头。虚而

劳小便赤加黄芩。虚而客热加地骨皮、白水黄芪。虚而冷用陇西黄芪。虚而痰复有气,用生姜、半夏、枳实。虚而小肠利加桑螵蛸、龙骨、鸡肶胵,虚而小肠不利加茯苓、泽泻。虚而损溺白加浓朴。诸药无有一一历而用之,但据体性冷热,的相主对,聊叙增损之一隅。夫处方者宜准此。

2.《雷公药对》十剂之说

诸药有宣、通、补、泄、轻、重、涩、滑、燥、湿,此十种者,是药之大体,而《本经》都不言之,后人亦所未述,遂令调合汤丸,有昧于此者。至如宣可去壅,即姜、橘之属是也。通可去滞,即通草、防己之属是也。补可去弱,即人参、羊肉之属是也。泄可去闭,即葶苈、大黄之属是也。轻可去实,即麻黄、葛根之属是也。重可去怯,即磁石、铁粉之属是也。涩可去脱,即牡蛎、龙骨之属是也。滑可去著,即冬葵、榆皮之属是也。燥可去湿,即桑白皮、赤小豆之属是也。湿可去枯,即紫石英、白石英之属是也。只如此体,皆有所属。凡诸药子仁,皆去皮尖及双仁者,仍切之。凡乌梅皆去核,入丸散,熬之。大枣擘去核。

3.《雷公药对》万物与人穷急致物

《药对》曰:凡用药者,审而详之则靡所遗失矣。凡五方之气俱能损人,人生其中即随气受疾。虽习成其性,亦各有所资,乃天生万物以与人,亦人穷急以致物。今岭南多毒,足解毒药之物,即金蛇、白药之属是也。江湖多气,足破气之物,即姜、橘、吴茱萸之属是也。寒温不节,足疗温之药,即柴胡、麻黄之属是也。凉气多风,足理风之物,即防风、独活之属是也。湿气多痹,足主痹之物,即鱼、鳖、螺、蚬之属是也。阴气多血,足主血之物,即地锦、石血之属是也。岭气多瘴,足主瘴之物,即常山、盐麸、涪醋之属是也。石气多毒,足主毒之物,即犀角、麝香、羚羊角之属是也。水气多痢,足主痢之物,即黄连、黄柏之属是也。野气多蛊,足主蛊之物,即蘘荷、茜根之属是也。沙气多狐,足主短狐之物,即鹏坞、鸿鹳之属是也。大略如此,各随所生,中央气交,兼有诸病,故医人之疗,亦随方之能;若易地而居,即致乖舛矣。故古方或多补养,或多导泄,或众味,或单行。补养即去风,导泄即去气,众味则贵要,单行乃贫下。岂前贤之偏有所好,或复用不遂其宜耳。凡用麦蘖、曲、大豆黄卷、泽兰、芜荑、僵蚕、干漆、蜂房,皆微炒。凡

汤中用麝香、犀角、鹿角、羚羊角、牛黄、蒲黄、丹砂,须熟末如粉,临服纳汤中,搅令。凡茯苓、芍药,补药须白者,泻药唯赤者。凡石蟹,皆以槌极打令碎,乃入臼;不尔,捣,不可熟。牛膝、石斛等入汤酒,拍碎用之。凡菟丝子,暖汤淘汰去沙土,干,漉,暖酒渍,经一宿漉出,曝,微白,皆捣之;不尽者,更以酒渍,经三、五日乃出,更晒微干,捣之,须臾悉尽,极易碎。凡斑猫等诸虫,皆去足翅微熬,用牡蛎熬令黄。凡诸汤用酒者,皆临熟下之。凡用银屑,以水银和成泥。凡用钟乳等诸石,以玉槌水研三日三夜,漂炼,务令极细。

4.《雷公药对》诸病通用药物

诸风通用药物:枫香、薏苡仁、萎蕤、巴戟天、侧子、鳖头血、山茱萸、淡竹沥及叶、牛膝、细辛、菖蒲、梁上尘、葛根、白鲜皮、白薇、菊花、天门冬、附子、杜若、麦门冬、羚羊角、犀角、藁本、天雄、黄芪、蒺藜子、葈耳实、狗脊、莽草、柏子仁、蔓荆实、当归、乌喙、萆薢、羊踯躅、栾荆、辛夷、小天蓼、干蝎、乌蛇、天南星、乌头、白花蛇、酸枣仁、鼠粘子、牛黄、枳壳、牡荆。风眩通用药物:菊花、飞廉、羊踯躅、虎掌、杜若、茯神、茯苓、白芷、鸱头、川芎、防风、人参、兔头骨、蔓荆实、山药、术、蘼芜。头面风通用药物:皂荚、巴戟天、白芷、防风、蜂子、杜若、葈耳实。中风脚弱通用药物:木防己、独活、松节、牛膝、胡麻。久风湿痹通用药物:薏苡仁、羊踯躅、柏子仁、独活、天冬、葈耳实、蔓荆实。暴风瘙痒通用药物:葶苈子、枳实、谷荟、枳壳。

伤寒通用药物:瓜蒌、葱根、大黄、雄黄、白鲜皮、射干、茵陈蒿、栀子、青竹茹、寒水石、水牛角、紫草、葈耳、虎骨、知母、半夏、凝水石、石膏、滑石、黄芩、知母、玄参、沙参、苦参、鼠李根皮、竹沥、蛇莓、人粪汁、白颈蚯蚓、芒硝、梓白皮、地肤子、小麦、木兰皮、水中萍、理石、石胆、牛黄、羚羊角、垣衣、白薇、景天、升麻、龙齿角、葶苈、蓝叶实、蜣螂、楝实、荆沥。

温疟通用药物:龟甲、小麦、羊踯躅、白薇、蒴藋根、当归、竹叶、桃仁、乌梅、雄黄、菖蒲、莽草。

中恶通用药物:牛黄、川芎、苦参、栀子、葈耳叶、桔梗、桃花。

霍乱通用药物:吴茱萸、丁香。

呕吐通用药物:竹茹、芦根、通草、生蘡薁藤汁、人参、丁香、术、附子。

水肿通用药物：香薷、谷米、通草、麦冬、椒目、柳花、雄黄、术、秦艽。

肠澼下痢通用药物：白石脂、牛角、滑石、地榆、桂心、吴茱萸、鲫鱼头、厚朴、白术、蜜、龟甲、久蚬壳、薤白、白头翁、猬皮、蚺蛇胆、柏叶、蒲黄、小豆花、曲、猪悬蹄、鸡子、贝子、白蘘荷、葛谷、青羊脂、苁蓉、赤白花、鼠尾草、赤地利、桃花石。

小便淋通用药物：车前子、茯苓、黄芩、泽泻、败鼓皮、冬瓜、桑螵蛸、猪苓、石燕、海蛤、木通、贝齿。

小便利通用药物：菖蒲、蒟酱、山茱萸。

消渴通用药物：茯苓、理石、菟丝子、牛胆、苦汁、古屋瓦苔、兔骨、猪苓。

上气咳嗽通用药物：钟乳、獭肝、乌头、藜芦、鲤鱼、淡竹叶、海蛤、石硫黄。

痰饮通用药物：射干、乌头、吴茱萸、朴硝、巴豆、高良姜。

腹胀满通用药物：忍冬藤、射干、香菜、旋覆花、诃藜勒、草豆蔻。

心腹冷痛通用药物：黄芩、戎盐、厚朴、革薢、川芎、高良姜、蜂子、莪术、蒜。

心下满急通用药物：庵蔄子、杏仁、石膏。

心烦通用药物：王不留行、石龙芮、玉屑、鸡肶胫、寒水石、蓝汁、楝实、廪米、败酱、梅核仁、蒺藜子、龙齿角、牛黄、酸枣。

积聚癥瘕通用药物：牡蒙、蜀漆、贯众、甘遂、天雄、理石、硝石、猪肚。

鬼疰尸疰通用药物：麝香、卷柏、败天公、蚱蝉、白鲜皮、牛黄、龙齿、雷丸、安息香、代赭。

癫痫通用药物：白马悬蹄、淡竹沥、蛇衔、秦皮、头发、鸡子、狗粪中骨、露蜂房、白鲜皮、雀瓮、甘遂、升麻、大黄、银屑。

喉痹痛通用药物：豉、当归、羚羊角、通草、青竹茹、头垢、芦根、牛齝、春杵头细糠、鸬鹚头。

齿痛通用药物：金钗、乌头、白头翁、酒渍枳根。

口疮通用药物：干地黄。

吐唾血通用药物：马通、小麦、麦句姜、牛膝、桑根白皮。

鼻衄血通用药物：热马通、生地黄。

鼻齆通用药物：生麻油、海螵蛸、土瓜、乌鸡膏、龙脑。

鼻息肉通用药物：细辛、桂心、瓜蒂、雄黄。

目赤热痛通用药物：细辛、铜青、秦皮、石榴皮、白薇。

目肤翳通用药物：丹砂。

声音哑通用药物：通草。

面皯疱通用药物：蜂子、白蔹、白术、山茱萸、冬瓜子、僵蚕、蜀葵花、白附子。

发秃落通用药物：鸡肪、蔓荆子。

金疮通用药物：薤白、车前子、当归、芦竹箨、桑灰汤、蛇衔、葛根、水杨花、突厥白。

跻折通用药物：续断。

瘀血通用药物：鲍鱼、饴糖、神屋、庵蔄子、芍药、鹿茸、车前子、牡丹皮、射干、藕汁、天名精。

痈疽通用药物：砺石、海螵蛸、鹿茸、升麻、赤小豆、侧子。

恶疮通用药物：苦参、白石脂、蘩蒌、藁本、菖蒲、艾叶、槲皮、葵根、柳华、五加皮、梓叶、苎根、谷叶、篇竹、天麻、孔公孽、紫草、马鞭草。

漆疮通用药物：芒硝、黄栌木。

瘿瘤通用药物：玄参、杜衡。

瘘疮通用药物：蟾蜍、附子、漏芦、白矾、雌黄、车前子、蛇衔、虾蟆。

五痔通用药物：龟甲、赤石脂、柏木、榧子、蛇蜕、腊月鸬鹚、鳖甲、腐木、竹茹、葈耳、槲脉、槐鹅、柏叶、艾叶。

脱肛通用药物：艾叶煎、马鞭草。

蛔虫通用药物：石榴根、槟榔、鹤虱、龙胆。

寸白虫通用药物：桑根白皮。

虚劳通用药物：甘草、黄雌鸡、萎蕤、甘菊、紫菀、狗脊、藕实、蜂子、芜菁、芦菔、赤石脂、蔷薇、云母、枳实、防葵。

阴痿通用药物：樗鸡、五加皮、覆盆子、牛膝、石南、白及、小豆花、山茱萸、天雄。

阴癀通用药物：虾蟆衣、地肤子、槐皮。

泄精通用药物：五味子、棘刺、菟丝子、薰草、石斛、钟乳、麦门冬。

不得眠通用药物：沙参、乳香。

腰痛通用药物：牡丹皮、石斛、附子、鹿角胶、牛膝、鹿茸、乌喙、续断。

妇人崩中通用药物：柏叶、续断、淡竹茹、白芷、猬皮、饴糖、地榆。

月经闭阻通用药物：白茅根、大黄、卷柏、生地、干漆、鬼箭、庵藺子、朴硝。

无子通用药物：覆盆子、白胶、白薇。

安胎通用药物：艾叶。

堕胎通用药物：槐根、茵草、牵牛子、半夏、虎掌、鬼臼、代赭石、蚱蝉、麝香、桃仁、莞花、野狼牙、生鼠。

难产通用药物：麻油、泽泻、牛膝、陈姜、猪脂酒、飞生虫、兔头、海马、伏龙肝、冬葵子。

产后病通用药物：大豆紫汤、羖羊角、羚羊角、鹿角散、小豆散、三岁陈枣核、芍药、当归、红蓝花、豉。

下乳汁通用药物：葵子、猪胰、木通。

中蛊通用药物：赭魁、徐长卿、羖羊角、野葛、羖羊皮、獭肝、露蜂房、雄黄、槲树皮。

5.《雷公药对》病证主疗药物

发汗主疗药物：麻黄、杏仁、枣叶、葱白、石膏、贝母、山茱萸、葛根、干姜、桂心、附子、生姜、薄荷、蜀椒、豆豉。止汗主疗药物：干姜、柏实、麻黄根、故竹扇末、白术、粱粉杂豆豉熬末、半夏、牡蛎、枳实、松萝。惊悸心气主疗药物：络石、人参、茯苓、柏实、沙参、龙胆、羖羊角、桔梗、小草、远志、银屑、紫石英。肺痿主疗药物：人参、天门冬、蒺藜子、茯苓、白石英、薏苡仁、麦门冬。上气主疗药物：麻黄、杏仁、厚朴、橘皮、半夏、白前、生姜、前胡、李树根白皮、苏子、石硫黄、白茅根、蒺藜子。蚀脓主疗药物：菌茹、雄黄、桔梗、龙骨、麝香、白芷、大黄、芍药、当归、藜芦、巴豆、地榆。女人血闭腹痛主疗药物：黄芪、芍药、紫参、桃仁、细辛、紫石英、干姜、桂心、茯苓。女人血气历腰痛主疗药物：泽兰、当归、甘草、细辛、柏实、牡丹皮、牡蛎。女人腹坚胀主疗药物：芍药、黄芩、茯苓。

6.《雷公药对》诸毒解毒药物

解蛇虺百虫毒：雄黄、巴豆、麝香、丹砂、干姜；解蜈蚣毒：桑汁及煮桑根汁；解蜘蛛毒：蓝青、麝香；解蜂毒：蜂房、蓝青汁；解狗毒：杏仁、矾石、韭根；解恶气瘴毒：犀角、羚羊角、雄黄、麝香；解喉痹肿邪气恶毒入腹：升麻、犀角、射干；解风肿毒肿：沉香、木香、薰陆香、鸡舌香、麝香、紫檀香；解百药毒：甘草、荠苨、大小豆汁、蓝汁、蓝实蓝汁、大小豆汁、竹沥、大麻子汁、六畜血、贝齿、屑根屑、蚯蚓屎、藕芰汁；解射罔毒：鸡子清、葛根汁、甘草汁、鸭头热血、猪膏；解野葛毒：猪膏、大豆汁、戎盐、蓝

汁、盐汤煮猪膏、巴豆；解斑猫芫青毒：杏仁、蓝汁、白蔹、盐汁、木占斯；解蹢躅毒：栀子汁；解野狼毒毒：煮黄连汁、大豆汁、生藿汁、菖蒲屑汁、煮寒水石汁；解巴豆毒：雄黄、煮葱汁、温汤；解藜芦毒：防己；解雄黄毒：大豆汁；解甘遂毒：葵子汁、桂汁、豉汁、人溺、冷水、土浆、食蒜、鸡毛烧吸吸烟及水调服；解蜀椒毒：生姜汁、煮干姜汁；解半夏毒：大豆汁、白鹅膏解礜石毒：防己、防风、甘草、桂汁；解芫花毒：大豆汁、远志、防风、枣肌、饴糖；解乌头、天雄、附子毒：荠苨、甘草汁、犀角、蟹汁；解莨菪毒：清水；解马刀毒：菖蒲汁；解大戟毒：白粥；解桔梗毒：蓝子汁；解杏仁毒：地浆；解诸菌毒：葵根汁；解防葵毒：土浆、人粪汁；解野芋毒：淳醋；解鸡子毒：磁石；解铁毒：生韭汁、韭根烧末、烧猪骨末、头垢、烧犬屎酒服、豉汁；解食诸肉马肝漏脯中毒：服水银数两、鸭血、鸡子汁、水淋鸡屎汁；解食金银毒：煮橘皮、芦苇根汁、大豆汁、马鞭草汁、烧末鲛鱼皮、大黄汁、煮朴硝汁；解食诸鱼中毒：甘草、贝齿、胡粉三种末水和服、小儿溺、乳汁服二升；解食诸菜毒：生藕汁、煮干蒜汁、冬瓜汁；解食蟹中毒：煮苦参汁饮之令吐出；解饮食中毒心烦满：白鸭屎汁、人参汁；解服石药中毒：吞鸡子黄、蓝汁、水和胡粉、地浆、荷汁、粳米粉汁、豉汁、干姜、黄连屑、饴糖、水和葛粉饮。解服药过剂闷乱。

7.《雷公药对》服药食禁食忌

有术勿食桃、李及雀肉、胡荽、大蒜、青鱼等物；有藜芦勿食狸肉；有巴豆勿食芦笋羹及野猪肉；有黄连、桔梗勿食猪肉；有地黄勿食芜荑；有半夏、菖蒲勿食饴糖及羊肉；有细辛勿食生菜；有甘草勿食菘菜；有牡丹勿食生胡荽；有商陆勿食犬肉；有常山勿食生葱、生菜；有空青、朱砂勿食生血物；有茯苓勿食醋物；有鳖甲勿食苋菜；有天门冬，勿食鲤鱼；服药，不可多食生胡荽及蒜杂生菜。又不可食诸滑物果实等。又不可多食肥猪、犬肉、油腻、肥羹、鱼脍、腥臊等物。服药，通忌见死尸及产妇淹秽事。

8.《雷公药对》不宜入汤酒药物

石类17味：朱砂、雄黄、云母、阳起石、钟乳、银屑、孔公孽、礜石、矾石、石硫黄、铜镜鼻、白垩、胡粉、铅丹、卤咸、锻石、藜灰。草木类48味：野葛、狼毒、毒公、鬼臼、莽草、巴豆、蹢躅、萹蓄、皂荚、菌藜、芦茹、贯众、狼牙、芫荑、雷丸、鸢尾、蒺

藜、女苑、菜耳、紫葳、薇衔、白及、牡蒙、飞廉、蛇衔、占斯、辛夷、石南、虎掌、枳实、虎杖、芦根、羊桃、麻勃、苦瓠、瓜蒂、陟厘、云实、狼跋、槐子、地肤子、青葙子、蛇床子、茺蔚子、蒺蔾子、王不留行、菟丝子。虫兽类29种：蜂子、蜜蜡、白马茎、狗阴茎、雀卵、鸡子、雄鹊、伏翼、鼠妇、樗鸡、萤火、僵蚕、蜈蚣、蜥蜴、斑猫、芫青、䘌长、地胆、虻虫、䗪蟖、蝼蛄、马刀、蝟魁、虾蟆、蜗牛、生鼠、生龟、诸鸟兽、虫鱼膏、骨、髓、胆、血、屎、溺。

寻万物之性，皆有离合，虎啸风生，龙吟云起，磁石引针，琥珀拾芥，漆得蟹而散，麻得漆而涌，桂得葱而软。树得桂而枯，戎盐累卵，獭胆分杯。其气爽有相关感，多如此类，其理不可得而思之。至于诸药，尤能递为利害，先圣既明有所说，何可不详而避之。时人为方，皆多漏略。若旧方已有，此病亦应改除。假如两种相当，就其轻重，择而除之。伤寒赤散，吾常不用藜芦。断下黄连丸，亦去其干姜而施之，无不效。何忽强以相憎，苟令共事乎，相反为害，深于相恶。相恶者，谓彼虽恶我，我无忿心，犹如牛黄恶龙骨，而龙骨得牛黄更良，此有以制伏故也。相反者，则彼我交仇，必不宜合。今画家用雌黄、胡粉相近，使自黯妒。粉得黄即黑，黄得粉亦变，此盖相反之证也。药理既昧，所以不效，人多轻之。今按方处治，必恐卒难寻究本草，更复抄出其事在此，览略看之，易可知验。而《本经》有直云茱萸、门冬者，无以辨山、吴、天、麦之异，咸宜各题其条。又有乱误处，譬如海蛤之与蛇甲，畏恶正同。又有诸芝使薯蓣，薯蓣复使紫芝。计无应如此，不知何者是非？亦且并记，当更广验正之。又《神农本经》相使，正各一种，兼以《药对》参之，乃有两三，于事亦无嫌。其有云相得共疗某病者，既非妨避之禁，不复疏出。

【综合评述】

1. 此药对非彼药对

徐之才《药对》与现代中国医药学药对含义不同。徐之才《药对》是因病对证下药之意《雷公要对》曰：诸药无有一一历而用之，但据体性冷热，的相主对，聊叙增损之一隅。夫处方者宜准此。这是徐之才《药对》的核心学术思想。善为医者皆自采药，审药物体性所主。否则徒有疗病之名，永无必愈之效。《雷公药对》除各种病证通用药物外，

尚有根据药物功能的相主对病证药物。发汗药物：麻黄、葱白、葛根、桂枝、生姜、薄荷、蜀椒、豆豉。止汗药物：麻黄根、白术、牡蛎、枳实、松萝。镇惊药物：络石、人参、茯苓、羖羊角、远志、银屑、紫石英。平喘药物：麻黄、厚朴、白前、前胡、石硫黄、蒺蔾子。蚀脓药物：茼茹、雄黄、桔梗、白芷、大黄、藜芦、巴豆、地榆。通经药物：紫参、桃仁、细辛、紫石英、干姜、桂枝。等等。现代药对是指相对固定的两味药物配伍形式，临床常见药对如黄连对吴茱萸，桃仁对红花，银花对连翘，陈皮对半夏，桔梗对枳实，荆芥对防风，等等。问业师刘家骅先生著《药对》，第一章药对配伍，第二、三章辨证立法药对，对症专用药对，第四章药对组拆等研究。论述深邃，论据翔实，足资参悟。

2. 姚僧垣与徐子才曾同朝为医

姚僧垣与徐子才曾同时为医南朝梁国，两人均先仕南朝后事北朝，两人均为名臣大医。姚僧垣父菩提，梁高平令，梁武帝每召菩提讨论方术，言多会意，由是颇礼之。僧垣幼通洽，年二十四即传家业。梁武帝召入禁中，面加讨试，僧垣酬对无滞，梁武帝甚奇之。公元534年梁武帝大通六年，解褐临川嗣王国左常侍，大同五年除骠骑庐陵王府田曹参军，九年领殿中医师，十一年领太医正，加文德主帅，直合将军。及侯景围建业，僧垣弃妻赴难，武帝嘉之，授戎昭将军，湘东王府记室参军。及梁简文帝萧纲嗣位僧垣还建业，以本官兼中书舍人。552年梁元帝萧绎平侯景，召僧垣赴荆州，改授晋安王府谘议。姚僧垣前半生伴随南朝萧梁三帝浮沉，武帝、简文帝、元帝深相器遇。554年南朝萧梁承圣三年，北朝西魏恭帝元廓权臣宇文泰派于谨、宇文护率军克江陵灭萧绎。大军克荆州，僧垣犹侍梁元帝左右。宇文泰遣使驰驿征僧垣，次年随谨至长安。自此，姚僧垣开始北仕宇文王朝的下半生。北周明帝宇文毓武成元年即559年授小畿伯下大夫，北周武帝宇文邕天和元年即566年加授车骑大将军仪同三司，天和六年迁遂伯中大夫。575年建德三年授骠骑大将军，开府仪同三司。次年除华州刺史，仍诏随入京，不令在镇。宣帝宇文赟即位恩礼弥隆，封长寿县公，邑一千户。静帝宇文衍大象二年580年除太医下大夫，迁上开府仪同大将军。僧垣下半生与宇文王朝共进退，北周太祖宇文泰至末代皇帝宇文衍尊重有加。隋

开皇初581年进爵北绛郡公，三年卒，时年八十五。徐之才父亲徐雄事南齐，位兰陵太守。之才幼而俊发，五岁诵孝经，八岁略通义旨。曾与从兄徐康造梁太子詹事汝南周舍宅听《老子》。年十三召为南梁太学生，粗通《礼》《易》。徐之才与萧梁三帝似无交集，初入仕途为丹阳尹袁昂主簿，后梁武帝萧衍次子豫章王萧综出镇江都，徐之才任国左常侍，镇北主簿。可见徐之才年龄稍小于姚僧垣而入仕早之。豫章王萧综母吴淑媛为南齐东昏宫妃，及得幸于武帝，七月而生综，宫中多疑。公元525年南朝梁普通六年萧综投北魏，之才为魏军所获。萧综入魏旬月位至司空，启孝明帝元诩云：之才大善医术，兼有机辩，诏征之才。526年北魏肃宗孝明帝元诩孝昌二年徐之才至洛阳，敕居南馆，礼遇甚优。徐之才药石多效且窥涉经史，发言辩捷，朝贤竞相要引，为之延誉。532—534年北魏武帝元修封为昌安县侯，自此开始北仕拓跋北魏、拓跋东魏及高氏北齐三朝直至终老。公元534—537年东魏孝静帝元善见天平年间随高欢征赴晋阳，礼遇稍厚。546年东魏孝静帝元善见武定四年，自散骑常侍转秘书监。武定七年高洋作相，授金紫光禄大夫。550年显祖高洋登祚后弥见亲密。之才非唯医术自进，亦为首唱禅代。又戏谑滑稽，言无不至，大被狎昵。寻除侍中，封池阳县伯。561年肃宗高演皇建二年除西兖州刺史，未之官。之才既善医术又博识多闻，故虽有外授，顷即征还。568年高纬天统四年迁尚书左仆射，俄除兖州刺史。五年冬寻左仆射阙。570年武平元年，重除尚书左仆射。之才于和士开、陆令萱母子曲尽卑狎，由是迁尚书令，封西阳郡王。之才聪辩强识，有兼人之敏，尤好剧谈体语，公私言聚，多相嘲戏。历事诸帝，以戏狎得宠。为仆射时，语人曰：我在江东，见徐勉作仆射，朝士莫不佞之。今我亦是徐仆射，无一人佞我，何由可活！年八十卒。赠司徒公、录尚书事，谥曰文明。长子林，字少卿，太尉司马。次子同卿，太子庶子。之才以其无学术，每叹云：终恐同广陵散矣。弟之范，亦医术见知，位太常卿，袭之才爵西阳王。入周，授仪同大将军。

姚僧垣与徐之才虽然均为官而医者，但徐之才是官而兼医，姚僧垣则是医而兼官。僧垣医术高妙，为当世所推。前后效验，不可胜记。声誉既盛，远闻边服。至于诸蕃外域，咸请托之。据史书记载，僧垣视武陵王葛修华宿积，梁武帝叹曰：卿用意绵密乃至于此，何疾可逃。梁武帝因发热欲服大黄，僧垣制之，帝弗从遂至危笃。梁元帝尝有心腹疾，咸谓不可轻脱，宜用平药，僧垣曰：脉洪而实，非用大黄，必无差理。梁元帝从之，进汤讫果下宿食，因而疾愈。金州刺史伊娄穆自腰至脐似有三缚，两脚缓纵不复自持。僧垣为诊脉，处汤三剂。穆初服一剂上缚即解，次服一剂中缚复解，又服一剂三缚悉除。大将军贺兰隆先有气疾加以水肿，喘息奔急，僧垣劝使急服决命大散，诸患悉愈。大将军窦集暴感风疾，精神瞀乱，诸医皆云已不可救。僧垣曰：困则困矣，终当不死。为合汤散，所患即瘳。高祖宇文邕东讨遇疾，口不能言，睑垂覆目，不复瞻视；一足短缩，又不得行。僧垣以为诸藏俱病不可并治，乃处方进药，帝遂得言；次又治目，目疾便愈；末乃治足，足疾亦瘳。比至华州，帝已痊复。宣帝宇文赟未登基是常苦心痛，僧垣治之即愈，帝甚悦。寻帝有疾至于大渐，帝谓随公曰：今日性命唯委此人。僧垣知帝诊候危殆，必不全济，帝颔之。徐之才亦学验俱丰。武明皇太后不豫，之才疗之应手便愈。大宁二年春，武明太后又病，之才言不治，后果崩。有人患脚跟肿痛，之才曰：蛤精疾也，剖得蛤子二，大如榆荚。又有以骨为刀子靶者，五色斑斓，之才曰：此人瘤也，其明悟多通如此。武成高湛酒色过度，见空中五色物变美妇人，之才云：此色欲多，大虚所致。即处汤方，数剂疾愈。帝每发动，辄遣骑追之，针药所加，应时必效。《备急千金要方·水肿》有徐王煮散利小便治水肿：牛角、防己、羌活、人参、丹参、牛膝、升麻、防风、秦艽、生姜屑、谷皮、紫菀、杏仁、附子、石斛各三两，桑白皮六两，橘皮、白术、泽泻、茯苓、郁李仁、猪苓、黄连各一两，上二十三味捣筛为散，水煮三寸匕取一升顿服，日再。不能者但一服，两三月以前可服，主利多而小便涩者，用之大验。《外台秘要·黄胆遍身》治黄胆身眼皆如金色，但诸黄皆主之：取东引桃根细切如箸，若钗股以下者一握。取时勿令见风及妇人并鸡犬等见之。水一大升煎取搦一小升，适寒温，空腹顿服。服后三五日，其黄离离如薄云散，唯眼最后瘥，百日方平复。身黄散后可时时饮一盏清酒，则眼中易散，不则散迟。忌食面、猪、鱼等肉。此方是徐之才家秘方，其侄珍惠说，密用。《外台秘要·上气咳嗽多唾》

有徐王杏仁煎治咳气上多涕唾：杏仁一升捣碎取汁煎取一大升，酒服一匙，日三。《古今录验》载徐王治面白驳方：弊帛、蝉颈、帚、甑带、脯腊、履底、蛇皮，上七味等分合烧捣筛酒服方寸匕，日二，再以淳苦酒和涂白上，一拯除之。《医心方·小儿月蚀疮》有《徐之才方》治小儿月蚀疮：小柏皮捣为末敷之。《徐之才方》云：白帝疮，小儿头上疮团团然白色者是也，大蒜揩白处，早朝敷之。《外台秘要》徐王人参汤治呕哕：人参一两，胡麻仁八合灼令香，橘皮二两，枇杷叶半斤拭毛蜜炙，上四味水煮枇杷叶取五升汁，纳人参等三种煎取三升，稍稍饮之。

姚僧垣与徐之才均有著作传世。《隋书·经籍志》载姚僧垣撰《集验方》十卷，《旧唐书·经籍志》《新唐书·艺文志》同《隋书·经籍志》。《隋书·经籍志》又有《集验方》十二卷，无撰著人名氏；又有《姚大夫集验方》十二卷。此两书应为同一书，疑与姚僧垣撰《集验方》同，仅卷数不同而已。故《旧唐书》《新唐书》无《姚大夫集验方》记载。《通志·艺文略》载《姚大夫单方》一卷。日本国《见在书目》载姚僧垣撰《集验方》十二卷，姚大夫撰《杂药方》。《隋书·经籍志》又载《杂药方》一卷，梁有《杂药方》四十六卷，《杂药方》十卷，皆未注撰著人名氏。褚澄《杂药方》二十卷。《旧唐书》载范汪方尹穆撰《杂药方》一百七十卷；褚澄撰《杂药方》十二卷；陈山提撰《杂药方》十卷。《新唐书·艺文志》载褚澄《杂药方》十二卷，陈山提《杂药方》十卷，《杂药方》六卷，无撰著人名氏。徐之才著作亦丰，《隋书·经籍志》载《徐王方》五卷，《徐王八世家传效验方》十卷，《徐氏家传秘方》二卷，均无徐之才名氏。《旧唐书·经籍志》载《雷公药对》二卷，无撰著人名氏。徐之才撰《徐王八代效验方》十卷。徐之才撰《徐氏家秘》二卷。《新唐书·艺文志》：徐之才《雷公药对》二卷，徐之才《徐王八代效验方》十卷，徐之才《家秘方》三卷。

3. 徐王八世医学

徐之才八代行医，影响深远。自徐熙开始，徐氏家族七代共出了徐熙、徐秋夫、徐道度、徐叔向、徐文伯、徐嗣伯、徐成伯、徐雄、徐践、徐之才、徐之范、徐敏斋十二位名医，均精通医术，尤其擅长针灸，南北朝时期的史书，记载了许多他们的医学传奇事迹。徐春圃《古今医统大全》概论其要：徐熙字仲融，东海人，性好黄老，隐太望山。道士过之

求饮，留《扁鹊镜经》一卷，因精心学之，名振海内。仕至濮阳太守。徐熙之子秋夫为射阳令，弥工其术，当代称其神医。秋夫长子道度，器宇深宏，节行清敏，少精医术，长有父风，位至兰陵太守。次子叔向神其术，志性温恭，敏而好学，究心医术，官至太山太守。道度之子徐文伯，精医，有学行。宋孝武路太后病，众医不识。文伯诊之曰：此石搏小肠耳。乃为水剂消石汤，病即愈。除鄱阳王常侍，遗以千金。由此名知当代，子雄亦以传业。叔向之子徐嗣伯，少负奇才，雅有异术，经方诊诀占候，靡不详练。悉心拯救，不限贵贱，多获奇效，时为当代所称。徐文伯之子徐雄，为员外散骑侍郎，医术为江左所称。徐雄之子之才俱盛精，太常卿。太常卿之范之子徐敏齐，工医，博览多艺，开皇赠朝散大夫。① 徐熙：徐熙，字仲融，生卒未详，东晋东莞今沂水人，寄籍丹阳。东晋著名医家，两晋南北朝时期徐氏医学鼻祖。平素喜好黄老之术。早年隐居秦望山今江苏江阴市西南，精心研习《扁鹊镜经》，得其精要，遂名震海内。《南史·列传·张融》载：徐熙好黄老，隐于秦望山。有道士过求饮，留一瓠卢瓜与之，曰：君子孙宜以道术救世，当得二千石。熙开之，乃《扁鹊镜经》一卷。因精心学之，遂名震海内。生子秋夫，弥工其术，仕至射阳令。② 徐秋夫：徐熙之子徐秋夫，尝夜闻鬼呻吟，声甚凄怆，秋夫问何须，答言姓某，家在东阳，患腰痛死。虽为鬼痛犹难忍，请疗之。秋夫曰：云何厝法？鬼请为刍人案孔穴针之，秋夫如言为灸四处，又针肩井三处，设祭埋之。明日见一人谢恩，忽然不见。当世伏其通灵。秋夫生道度、叔向，皆能精其业。③ 徐道度：徐秋夫长子徐道度精医，官至兰陵太守。道度有脚疾不能行，宋文帝令乘小舆入殿，为诸皇子疗疾，无不绝验。位兰陵太守。南朝宋文帝刘义隆云：天下有五绝而皆出钱唐。谓杜道鞠弹棋，范悦诗，褚欣远模书，褚胤围棋，徐道度疗疾也。徐道度著有《疗脚弱杂方》。道度生文伯。④ 徐叔向：徐秋夫次子徐叔向精医。张融谓文伯、嗣伯曰：昔王微、嵇叔夜并学而不能，殷仲堪之徒故所不论。得之者由神明洞彻，然后可至，故非吾徒所及。且褚侍中澄富贵亦能救人疾，卿此更成不达。答曰：唯达者知此可崇，不达者多以为深累，既鄙之何能不耻之。叔向生嗣伯、成伯。徐叔向著作等身。《隋书·经籍志》记载徐叔向著作

有：徐叔响《针灸要钞》一卷；宋大将军参军徐叔响《本草病源合药要钞》五卷；徐叔响等《四家体疗杂病本草要钞》十卷；徐叔响、谈道述、徐悦《体疗杂病疾源》三卷；徐叔响《解寒食散方》六卷；徐叔响《解散消息节度》八卷；徐叔响《杂疗方》二十二卷，徐叔响《杂病方》六卷，徐叔响《疗少小百病杂方》三十七卷；徐叔响《疗脚弱杂方》八卷。《旧唐书·经籍志》：徐叔和撰《杂疗方》二十卷；《体疗杂病方》六卷，徐叔和撰；《脚弱方》八卷，徐叔向撰。《新唐书·艺文志》：徐叔向《针灸要钞》一卷；徐叔向《杂疗方》二十卷；徐叔向《体疗杂病方》六卷；徐叔向《脚弱方》八卷；徐叔向《解寒食方》十五卷；徐叔向《寒食散方并消息节度》二卷。⑤徐文伯：道度生文伯，文伯字德秀，濮阳太守熙曾孙也。伯亦精其业，兼有学行，倜傥不屈意于公卿，不以医自业。文伯仕南齐，位东莞、太山、兰陵三郡太守。子雄，员外散骑侍郎，医术为江左所称，事并见《南史》。张融谓文伯、嗣伯曰：昔王微、嵇叔夜并学而不能，殷仲堪之徒故所不论。得之者由神明洞彻，然后可至，故非吾徒所及。且褚侍中澄富贵亦能救人疾，卿此更成不达。答曰：唯达者知此可崇，不达者多以为深累，既鄙之何能不耻之。文伯为效与嗣伯相埒。宋孝武路太后病，众医不识。文伯诊之曰：此石博小肠耳。乃为水剂消石汤，病即愈。除鄱阳王常侍，遗以千金，旬日恩意隆重。宋明帝宫人患腰痛牵心，每至辄气欲绝，众医以为肉癥。文伯曰：此发瘕。以油投之，即吐得物如发。稍稍引之，长三尺，头已成蛇。能动，挂门上适尽一发而已，病都差。宋后废帝出乐游苑门，逢一妇人有娠，帝亦善诊，诊之曰：此腹是女也。问文伯，曰：腹有两子，一男一女，男左边，青黑，形小于女。帝性急，便欲使剖。文伯恻然曰：若刀斧恐其变异，请针之立落。便写足太阴，补手阳明，胎便应针而落。两儿相续出，如其言。子雄亦传家业，尤工诊察，位奉朝请。能清言，多为贵游所善。事母孝谨，母终，毁瘠几至自灭。俄而兄亡，扶杖临丧，抚膺一恸，遂以哀卒。子徐雄，传其学。《医心方》卷七载《徐伯方》治谷道忽痒痛，肿起欲生肉突出：槐白皮六两，甘草三两，凡二物豆汁煮渍故帛敷之，热即易。《徐伯方》治魇唤不寤方：取葱叶针鼻中，慎勿火照。《隋书·经籍志》：徐文伯《辨伤寒》一卷；徐文伯《药方》二卷，亡；徐文伯《辨脚

弱方》一卷；徐太山《房内秘要》一卷；徐太山《试验方》二卷；徐太山《巾箱中方》三卷；徐太山撰《堕年方》二卷；徐文伯《疗妇人瘕》一卷；徐文伯《辨脚弱方》一卷；徐太山撰《本草》二卷。日本《见在书目》：徐文伯撰《杂药方》一卷；徐文伯《药方》三卷；徐文伯《疗妇人瘕》一卷；均佚。⑥徐嗣伯：徐叔向生嗣伯，嗣伯字叔绍，亦有孝行，善清言，位正员郎，诸府佐，弥为临川王映所重。时直合将军房伯玉服五石散十许剂，无益，更患冷，夏日常复衣。嗣伯为诊之曰：卿伏热，应须以水发之，非冬月不可。至十一月，冰雪大盛，令二人夹捉伯玉，解衣坐石，取冷水从头浇之，尽二十斛。伯玉口噤气绝，家人啼哭请止。嗣伯遣人执杖防合，敢有谏者挝之。又尽水百斛，伯玉始能动，而见背上彭彭有气。俄而起坐，曰：热不可忍，乞冷饮。嗣伯以水与之，一饮一升，病都差。自尔恒发热，冬月犹单裤衫，体更肥壮。常有妪人患滞冷，积年不差。嗣伯为诊之曰：此尸注也，当取死人枕煮服之乃愈。于是往古冢中取枕，枕已一边腐缺，服之即差。后秣陵人张景年十五，腹胀面黄，众医不能疗，以问嗣伯。嗣伯曰：此石蛔耳，极难疗。当取死人枕煮之。依语煮枕以汤投之，得大利，并蛔虫头坚如石五升，病即差。后沈僧翼患眼痛，又多见鬼物，以问嗣伯。嗣伯曰：邪气入肝，可觅死人枕煮服之。竟，可埋枕于故处。如其言又愈。王晏问之曰：三病不同，而皆用死人枕而俱差，何也？答曰：尸注者，鬼气伏而未起，故令人沈滞。得死人枕投之，魂气飞越，不得复附体，故尸注可差。石蛔者久蛔也，医疗既僻，蛔虫转坚，世间药不能遣，所以须鬼物驱之然后可散，故令煮死人枕也。夫邪气入肝，故使眼痛而见魍魉，应须而邪物以钩之，故用死人枕也。气因枕去，故令埋于冢间也。又春月出南篱门戏，闻笪屋中有呻吟声。嗣伯曰：此病甚重，更二日不疗必死。乃往视，见一老姥称体痛，而处处有黑敢黑无数。嗣伯还煮斗余汤送令服之，服讫痛势愈甚，跳投床者无数。须臾所黑处皆拔出钉，长寸许。以膏涂诸疮口，三日而复，云此名钉疽也。时又有薛伯宗善徙痈疽，公孙泰患背，伯宗为气封之，徙置斋前柳树上。明旦痛消，树边便起一瘤如拳大。稍稍长二十余日，瘤大脓烂，出黄赤汁斗余，树为之痿损。《南史》曰：徐氏妙理通灵，盖非常所至，虽古之和鹊，何以加兹。《隋书·经

籍志》载徐嗣伯著作有：徐嗣伯《落年方》三卷；徐嗣伯撰《药方》五卷；徐嗣伯《杂病论》一卷；均佚。《旧唐书·经籍志》：徐嗣伯撰《徐氏落年方》三卷；徐嗣伯撰《杂病论》一卷。《备急千金要方》卷14小肠腑载徐嗣伯《风眩方》全文。前卷既有头面风方，风眩不当分出，盖以此是徐嗣伯方，不可以余方相杂，故此特立风眩方条，专出徐氏方焉。徐嗣伯曰：余少承家业，颇习经方名医要治，备闻之矣。自谓风眩多途，诸家未能必验，至于此术，鄙意偏所究也，少来用之，百无遗策，今年将衰暮，恐淹忽不追，故显明证论，以贻后云尔。夫风眩之病起于心气不定，胸上蓄实，故有高风面热之所为也。痰热相感而动风，风火相乱则闷瞀，故谓之风眩。大人曰癫，小儿则为痫，其实则一。此方疗治万无不愈，但恐证候不审或致差违，大都忌食十二属肉。而奔豚为患，发多气急，气急则死不可救，故此一汤是轻重之宜，勿因此便谓非患。所治风眩汤散丸煎共有十方，凡人初发宜急与续命汤，困急时但度灸穴，便火针针之无不瘥者，初得针竟便灸最良，灸法次列于后。余业以来三十余年，所救活者数十百人无不瘥矣，后人能晓此方，幸勿参以余术焉。续命汤治风眩发则烦闷无知，口沫出，四体角弓，目反上，口噤不得言：竹沥一升二合，生地黄汁一升，龙齿、生姜、防风、麻黄各四两，防己三两，石膏七两，桂心二两，附子三分，上十味㕮咀水煮分三服。有气加附子作一两，紫苏子五合，橘皮半两。奔豚汤治气奔急欲绝：吴茱萸一升，石膏、人参、半夏、川芎各三分，桂心、芍药、生姜各四分，生葛根，上十二味㕮咀水酒合煮分三服。防己地黄汤治言语狂错，眼目霍霍或言见鬼，精神昏乱：防己、甘草各二两，桂心、防风各三两，生地黄五斤，上五味㕮咀水渍一宿绞汁，地黄着药滓上于五斗米下蒸之，饭熟药汁合绞取之，分再服。薯蓣汤治心中惊悸而四肢缓，头面热，心胸痰满，头目眩冒如欲动摇：山药、麦门冬、人参各四两，芍药、生地黄、前胡各八分，枳实、远志、生姜各三分，合，上十六味㕮咀，取江水高举手扬三百九十下，量取三斗煮米减一斗，纳半夏复减九升，去滓，下药煮取四升，分四服。无江水处以千里东流水代之。防风汤服前汤后四体尚不凉，头目眩转，服此汤大胜，宜常服。但药中小小消息随冷暖耳，仍不除瘥者根据此方。防风、石膏、人参、赤石脂、生姜、龙骨、

寒水石、白石脂、茯苓各三分，桂心二分，紫石上十一味㕮咀水煮分三服。凡用井花水取清净也，今用江水者无泥沙秽源泉，远涉顺势，归海不逆上流，用以治头必归于下故也。薯蓣丸治头目眩冒心中烦郁，惊悸狂癫：山药二十八分，甘草二十分，鹿角胶、大豆黄卷、桂心各七分，药、白术各六分，柴胡、桔梗、茯苓、杏仁、川芎各五分，白蔹、干姜各三分，大枣一百枚取膏，上二十二味为末枣膏白蜜丸如弹丸，先食服一丸，日三。薯蓣煎：山药二十分，甘草十四分，泽泻、人参、黄芩各四分，当归、白蔹、桂心、防风、姜、蜀椒各二分，上二十味并用捣筛，生地黄十八斤捣绞取汁，煎令余半，獐鹿髓、鹿角胶各半斤，麻子仁、蜜各三升，大枣八十枚，桑白皮五升，上二十七味，清酒二斗四升煮桑白皮、麻子仁、大枣得一斗，去滓，次下地黄汁鹿胶髓蜜煎减半，纳诸末并煎令可丸如鸡子黄大，饮服一枚，日三，稍加至三丸。天雄散治头目眩晕屋转旋倒：天雄、防风、川芎、人参、独活、桂心、葛根各三分，莽草四分，白术、远志、山药、茯神、山茱萸各六分，上十三味捣筛，先食以菊花酒服方寸匕，日三，渐加至三匕，以知为度。菊花酒法。人参丸治心中恍惚不定：上党人参、鬼臼、铁精、牛黄、雄黄、大黄、丹砂、菖蒲、防风各一两，蜥蜴、赤足蜈蚣各一枚，上十一味捣末蜜丸如梧子大，用前菊花酒服七丸，日三夜一，稍加之。合药勿用青纸，忌见妇人、青衣人、丧孝不具足人及浊秽六畜鸡犬等。灸法：其法以绳横度口至两边，既得口度之寸数，便以其绳一头更度鼻，尽其两边两孔间，得鼻度之寸数，中屈之，取半，合于口之全度中屈之。先觅头上回发当回发灸之，以度度四边左右前后，当绳端灸，前以面为正，并根据年壮多少，一年凡三灸，皆须疮瘥。又灸壮数如前，若连灸火气引上，其数处回发者，则灸其近当鼻也。若回发近额者亦宜灸，若指面为瘢则阙其面处，然病重者，亦不得计此也。食禁：十二属相肉物皆不得食，其为药则牛黄龙骨齿用不可废。《隋书·经籍志》：徐嗣伯《落年方》三卷；徐嗣伯《药方》五卷；徐嗣伯《杂病论》一卷；均佚。《旧唐书·经籍志》：徐嗣伯撰《杂病论》一卷。《新唐书·艺文志》：徐嗣伯《杂病论》一卷。《通志略》：徐嗣伯《杂病论》一卷。⑦徐謇：叔向生成伯。徐謇字成伯，与兄文伯等皆善医药。謇至青州，慕容白曜平东阳获之，送京师。北魏献文

帝拓跋弘欲验其能,置病人于幕中,使謇隔而脉之,深得病形,兼知色候,遂被宠遇。为中散,稍迁内行长。文明太后时问经方,而不及李脩之见任用。謇合和药剂攻疗之验,精妙于脩,而性秘忌,承奉不得其意,虽贵为王公,不为措疗也。高祖孝文帝拓跋宏后知其能,及迁洛,稍加眷幸。体小不平及所宠冯昭仪有疾,皆令处治。又除中散大夫,转右军将军、侍御师。謇欲为高祖合金丹,致延年之法。乃入居嵩高,采营其物,历岁无所成,遂罢。二十二年,高祖幸悬瓠,其疾大渐,乃驰驿召謇,令水路赴行所,一日一夜行数百里。至,诊省下治,果有大验。高祖体少瘳,内外称庆。九月,车驾发豫州,次于汝滨。乃大为謇设太官珍膳,因集百官,特坐謇于上席,遍陈肴馔于前,命左右宣謇救摄危笃振济之功,宜加酬赏。乃下诏曰:夫神出无方,形禀有疑,忧喜乖适,理必伤生。朕览万机,长钟革运,思芒芒而无怠,身忽忽以兴劳。仲秋动象,心容顿瘁,气体羸瘠,玉几在虑。侍御师、右军将军徐成伯驰轮太室,进疗汝蕃,方穷丹英,药尽芝石,诚术两输,忠妙俱至,乃令沉劳胜愈,笃瘵克痊,论勤语效,实宜褒录。昔晋武暴疾,程和应增封;辛疢数朝,钱爵大坠。况疾深于曩辰,业难于畴日,得不重加陟赏乎?宜顺群望,锡以山河。且其旧迳高秩,中暂解退,比虽铨用,犹未阙阙,准旧量今,事合显进。可鸿胪卿,金乡县开国伯,食邑五百户,赐钱一万贯。又诏曰:钱府未充,须以杂物:绢二千匹,杂物一百匹,四十匹出御府;谷二千斛;奴婢十口;马十匹,一匹出骅骝;牛十头。所赐杂物、奴婢、牛马皆经内呈。诸亲王咸阳王禧等各有别赍,并至千匹。从行至邺,高祖犹自发动,謇日夕左右。明年,从诣马圈,高祖疾势遂甚,戚戚不怡,每加切诮,又欲加之鞭捶,幸而获免。高祖崩,謇随梓宫还洛。謇常有药饵及吞服道符,年垂八十,鬓发不白,力未多衰。正始元年,以老为光禄大夫,加平北将军,卒。延昌初,赠安东将军、齐州刺史,谥曰靖。子徐践字景升,小名灵宝,袭爵。历官兖州平东府长史、右中郎将、建兴太守。践弟知远,给事中。李脩字思祖,本阳平馆陶人。父亮,少学医术,未能精究。世祖时,奔刘义隆于彭城,又就沙门僧坦研习众方,略尽其术,针灸授药,莫不有效。徐兖之间多所救恤,四方疾苦,不远千

里,竞往从之。亮大为事以舍病人,停车舆于下,时有死者,则就而棺殡,亲往吊视。其仁厚若此。累迁府参军,督护本郡,士门宿官,咸相交昵,车马金帛,酬赍无赀。脩兄元孙随毕众敬赴平城,亦遵父业而不及。以功赐爵义平子,拜奉朝请。脩略与兄同。晚入代京,历位中散令,以功赐爵下蔡子,迁给事中。太和中,常在禁内。高祖、文明太后时有不豫,脩侍针药,治多有效。赏赐累加,车服第宅,号为鲜丽。集诸学士及工书者百余人,在东宫撰诸药方百余卷,皆行于世。先是咸阳公高允虽年且百岁,而气力尚康,高祖、文明太后时令脩诊视之。一旦奏言,允脉竭气微,大命无远。未几果亡。迁洛,为前军将军,领太医令。后数年卒,赠威远将军,青州刺史。子天授,袭汶阳令,医术又不逮父。⑧ 徐雄:徐文伯之子徐雄,为员外散骑侍郎,医术为江左所称,至雄子之才俱盛精,太常卿。⑨ 徐之才:长子林,字少卿,太尉司马。次子同卿,太子庶子。之才以其无学术,每叹曰:终恐同《广陵散》矣。弟之范亦医术见知,位太常卿,特听袭之才爵西阳王。入周,授仪同大将军。开皇中,卒。《魏书》:成伯孙之才,孝昌初为萧衍豫章五萧综北府主簿,从综镇彭城。综降,其下僚属并奔散,之才因入国。武定中,大将军、金紫光禄大夫、昌安县开国侯。徐之范医学研究:徐之才弟徐之范,仪同大将军,亦以医名。袭兄爵,为西阳王。齐灭,入周。《后周书》。徐敏齐医学研究:太常卿徐之范之子徐敏齐,工医,博览多艺,开皇赠朝散大夫。

【简要结论】

① 徐之才,字士茂,南北朝丹阳(今安徽省马鞍山市当涂县小丹阳镇)人,祖籍东莞姑幕(今山东省诸城市西北)。② 幼学聪敏,十三岁为南朝梁太学生,有神童之誉。③ 从豫章王萧综为王国左常侍,转镇北主簿。④ 公元525年即北魏孝昌元年降魏。次年诏入洛阳,以医术见重。⑤ 东魏天平初,受丞相高欢征赴晋阳今山西太原西南,甚被礼遇。⑥ 公元546年即武定四年自散骑常侍转秘书监。⑦ 入齐,历官尚书令、侍中。事诸帝皆以医术戏狎得宠。⑧ 徐子才与姚僧垣齐名。⑨ 徐王八世医学影响深远。⑩ 此药对非彼药对。

谢士泰医学研究

【生平考略】

谢士泰，生卒未详，南北朝医家。《隋书·经籍志》载谢士泰撰《删繁方》十三卷。《旧唐书·经籍志》载谢士太撰《删繁方》十二卷。《新唐书·艺文志》载谢士太《删繁方》十二卷。《七录》作二十五卷，《旧唐志》作十五卷，佚。按：葛洪《肘后方》序有崔中书《黄素方》，似与是书不同。范行准辑佚稿多据宋熙宁本改，间加范氏校按语。严世芸、李其忠《三国两晋南北朝医学总集》辑录《备急千金要方》《外台秘要》《医心方》内容为《删繁方》，仍为十二卷。

【学术贡献】

1.《删繁方》三焦疾病证治贡献

《删繁方》曰：夫三焦者一名三关也。上焦名三管反射，中焦名霍乱，下焦名走哺。合而为一，有名无形，主五脏六腑往还神道，周身贯体，可闻不可见，和利精气，决通水道，息气脾胃之间，不可不知也。凡上焦三管反射者，通三焦名中清之腑也，别号玉海水道出属膀胱合者虽合而不同，上中下三焦同号为孤之腑也，而营出中焦，卫出上焦。上焦如雾，起于胃上管并咽以上，贯膈布胸中，走腋，循足太阴之分而行还注手阳明，上至舌，下注足阳明，常以营卫俱行于阳二十五度，行阴亦二十五度为一周，日夜五十周身，周而复始，大会于手太阴，手少阳也，主心肺之病，内而不出，人有热则饮食下胃，其气未定，汗则出，或出于面，或出于背，或出于身手，皆不循卫气之道而出，盖外伤于风内开腠理，毛蒸理泄，卫气走之，故不得循其道，此气剽悍滑疾，见开而出，故不得其道，名曰漏泄。其病则肘掌痛，食先吐而后下，气不续胸膈间厌闷，所以饮食先吐而后下也，寒则精神不守，泄下便利，语声不出，若实则上绝于心若虚则引气于肺。中焦如沤，起于胃中管，在上焦之后此受气泌糟粕，蒸津液，化其精微，上注于肺脉，乃化而为血，奉以生身，莫贵于此，故独得行于经隧，名曰营气，主足阳明，阳明别号曰丰隆，在外踝上，去踝八寸，别走太阴络诸经之脉，上下络太仓，主热五谷，不吐不下，实则生热，热则闭塞不通，上下隔绝，虚则生寒，寒则洞泄便痢霍乱，主脾胃之病。夫血与气异形而同类，卫是精气，营是神气，故血与气异形而同类焉，夺血无汗，夺汗无血，故人有一死而无再生也。犹精神之气隔绝也。若虚则补于胃，实则泻于脾，调其中和，其源万不遗一也。下焦如渎，起胃下管，别回肠，注于膀胱而渗入焉，故水谷常并居于胃中，成糟粕而俱下于大肠，主足阳明，灌渗津液，合膀胱主出不主入，别于清浊，主肝肾之病也，若实则大小便不通利，气逆不续，吐呕不禁，故曰走哺，若虚则大小便不止，津液气绝，人饮酒亦入胃，谷未熟而小便独先下者，何也，盖酒者熟谷之液也，其气悍以滑，故后谷入而先谷出也，所以热则泻于肝，寒则补于肾。

上焦病证治　① 泽泻汤通脉泻热疗上焦实热，饮食下胃，其气未定，汗出面背身中皆热，名曰漏气：泽泻二两，生地骨皮五两，炙甘草一两，半夏二两，石膏八两，柴胡三两，茯苓三两，生姜三两，竹叶五合，人参二两，桂心一两，莼心一升，上十二味切，水煎分三服。② 麦门冬理中汤疗上焦热，腹满而不欲食，或食先吐而后下肘胁挛痛。生麦门冬一升，生姜四两，白术五两，炙甘草二两，人参三两，茯苓二两，橘皮三两，竹茹一升，生姜根一升，莼心五合，葳蕤三两，稟粟一升，上十二味切，水煎分三服。③ 半夏理中续膈破寒汤疗上焦气不续，胸膈间厌闷，所以饮食先吐而后下：半夏半升，生姜四两，麻黄三两，前胡三两，泽泻三两，竹叶一升，细辛三两，枳实三两，杏仁三两，上九味切，水煎分三服。④ 润肺止心痛大枣汤治上焦热，牵肘挛心痛，喘咳短气，动而好唾：大枣三十枚，杏仁三两，人参三两，紫菀二两，葳蕤三两，麦门冬三两，百部三两，通草三两，石膏八两，五味子一两，羊肾三枚，麻黄三两，上十二味切，水煎分三服。⑤ 茯苓安心汤疗上焦虚寒，精神不守，泄下便利，语声不出：茯苓三两，人参三两，干姜三两，桂心一两，远志皮三两，炙甘草二两，上六味切，水煎分三服。⑥ 半夏泻心汤疗上焦虚寒，肠鸣下利，心下痞坚：

半夏五两,黄芩三两,炙甘草三两,人参三两,干姜三两,黄连一两,桂心三两,上七味切,水煎分三服。⑦ 黄芪理中汤治上焦虚寒,短气语声不出。黄芪二两,桂心二两,丹参四两,桔梗三两,干姜三两,五味子三两,茯苓三两,炙甘草三两,杏仁四两,川芎二两,上十味切,水煎分三服。⑧ 黄连丸治上焦冷,下痢,腹内不安,食好注下:黄连八两,干姜四两,櫸皮三两,乌梅肉八两,附子四两,桂心一两,川芎三两,黄柏三两,阿胶四两,上九味末之,白蜜和为丸如梧子大,饮下二十丸加至三十丸。⑨ 厚朴汤治上焦闭塞干呕,呕而不出,热少冷多,好吐白沫清涎吞酸:厚朴四两,吴茱萸五合,人参三两,茯苓四两,桔梗三两,生姜八两,玄参三两,川芎四两,白术四两,附子三两,橘皮三两,上十一味切,水煎分三服。

中焦病证治 ① 大黄泻热汤开关格通隔绝治中焦实热闭塞,上下不通,隔绝关格,不吐不下,腹满彭彭,喘急:大黄、黄芩、泽泻、升麻、芒硝各三两,羚羊角、栀子仁各四两,生地黄汁一升,玄参八两,上九味水煎分三服。② 蓝青丸治中焦热,水谷下痢:蓝青汁三升、黄连八两,黄柏四两,白术、乌梅肉各三两,地榆、地肤子各二两,阿胶五分,上八味捣筛蓝汁和微火煎丸如杏仁大,饮服三丸,日再。

下焦病证治 ① 柴胡通塞汤治下焦热,大小便俱不通:柴胡、黄芩、橘皮、泽泻、羚羊角、芒硝各三两,栀子仁四两,石膏六两,生地黄、香豉各一升,上十味水煎分三服。② 人参汤止呕治下焦热,气逆不续,吐呕不禁,名曰走哺:人参、生芦根、栀子仁、葳蕤、黄芩、知母、茯苓各三两,白术三两,石膏八两,上十味切,水煎分三服。③ 香豉汤治走哺不止或呕噎,热气冲心满闷:香豉一升,生地黄一升,白术三两,炙甘草二两,竹叶一升,石膏八两,茯苓三两,葱白一升,上八味切,水煎分三服,须利下加芒硝三两。④ 升麻汤疗下焦热,毒痢血如鹅鸭肝不止。升麻三两,犀角屑三两,地榆四两,绛草三两,荷根四两,黄芩三两,芭蕉根一升,桔梗三两,栀子仁三七枚,上九物切,水煎分三服。⑤ 赤石脂汤治下焦热,或痢下脓血,烦闷恍惚:赤石脂八两,乌梅肉二十枚,栀子仁十四枚,白术三两,干姜二两,粟米一升,升麻三两,上七味水煎分三服。⑥ 香豉汤治下焦热,毒痢鱼脑,杂痢鲜血,脐下少腹绞痛不可忍,欲痢不出:香豉一升,栀子四两,薤白一升,黄连三两,黄柏三两,黄芩四两,地榆四两,白术三两,茜根三两,上九味切,水煎分三服。⑦ 止痢柏皮汤治下焦虚寒,大便洞泄不止:黄柏三两,黄连五两,人参三两,茯苓四两,浓朴四两,艾叶一升,地榆三两,櫸皮四两,阿胶三两,上九味切,水煎分三服。⑧ 人参续气汤治下焦虚寒,津液不止气欲绝:人参、橘皮、茯苓、乌梅皮、麦门冬、黄芪、川芎、干姜各三两,白术四两,浓朴四两,桂心二两,吴茱萸三合,上十二味切,水煎分三服。⑨ 茯苓丸治下焦虚寒损,腹中瘀血令人喜忘,不欲闻人声,胸中气塞而短气:茯苓八分,炙甘草七分,杏仁五十枚,人参七分,浓朴五分,干姜七分,黄芪六分,桂心四分,当归八分,川芎五分,干地黄八分,上十一味捣筛蜜丸如梧子,初服二十丸,加至三十丸,日再服。⑩ 伏龙肝汤疗下焦虚寒损,或先见血后便转,此为近血或利不利:伏龙肝五合,炙甘草二两,干姜二两,黄柏五两,黄芩二两,牛膝根二两,上九味水煎分三服。⑪ 续断止利汤治下焦虚寒损,或先便转后见血,此为远血或利下,或不利,好因劳冷而发:续断、当归各三两,干姜、干地黄各四两,蒲黄三分,桂枝、炙甘草、阿胶各二两,上八味水煎分三服。⑫ 当归汤治三焦虚损,或上下发泄吐唾血,皆从三焦因起,或热损发,或虚寒损发,或因劳发,或因酒发:当归、羚羊角、柏枝、小蓟、阿胶各三两,白术、芍药各四两,黄芩、干地黄、干姜、甘草各二两,青竹皮一升、蒲黄五合、伏龙肝、乱发各一丸,上十五味水煎分三服。

2.《删繁方》外感热病证治贡献

① 度瘴散治伤寒一日至三日,可发汗:麻黄十分,桔梗、蜀椒、细辛、白术、吴茱萸、防风各四分,乌头、干姜、桂枝各五分,上十味捣筛为散,温酒服方寸匕,温覆取汗,或数服得汗即止。兼辟天行病。同《范汪方》。② 神丹丸治伤寒敕色恶寒,发热体疼发汗:人参五分,乌头四分,半夏五分,茯苓五分,朱砂一分,附子四分,上六味捣末蜜丸如大豆,每服三丸。发汗出令体中漐漐然,如汗未出更以热粥投之令汗出,若汗少不解复如前法,若得汗足不解当服桂枝汤。此药多毒,饮水解其热愈,周护军子期自说天行用之甚良,故记之。同《范汪方》。③ 许季山所撰干敷散辟温疫疾恶,令不相染:附子一枚,细辛、干姜、麻子、柏实各一分,上五

味捣筛为散,井花水各服方寸匕。《肘后备急方》《抱朴子》作敷干,同《范汪方》《胡洽方》。④麦奴丸治伤寒五六日以上不解,热在胸中,口噤不能言,唯欲饮水,为败伤寒,医所不疗:麻黄、大黄、芒硝、灶突中墨、黄芩各二分,麦奴、梁上尘、釜底墨各一分,上八味捣筛蜜和如弹丸,新汲水五合研一丸,一名黑奴丸,小麦黑勃名为麦奴是也。同《肘后备急方》《范汪方》《胡洽方》《深师方》等。⑤香豉汤治肺腑藏热,暴生斑点:香豉一升,葱须四两,石膏、生姜各八两,升麻、芒硝、栀子仁各三两,大青二两,上八味水煮去滓分三服。⑥大青消毒汤治天行三日外至七日不歇,肉热令人更相染着:大青、葛根、栀子各四两,香豉八合,生干地黄一升,芒硝三两,上六味水煮去滓,下芒硝分三服。⑦苦参吐毒热汤治天行五日不歇未至七日,皮肉毒热,四肢疼痛强:苦参八分,乌梅七枚,鸡子三枚取白,上三味苦酒煮去滓下鸡子白搅调,分再服,当吐毒热气出愈。⑧生地黄汤治天行七日至二七日,脏腑阴阳毒气,天行病欲歇而未歇,或因食饮劳复,心下胀满烦热:生地黄、麻黄、竹叶、香豉、纯心各一升,黄芩、芒硝各三两,桂枝、炙甘草各二两,尖鼠屎三七枚,葛根一两,石膏八两,上十二味水煮去滓下芒硝,分三服。⑨生地黄汤治天行二七日外至三七日不歇,或寒或热,来去吸吸,四肢羸瘦,饮食不能,腹中虚满,热毒不安:生地黄、生麦门冬、纯心、赤蜜各一升,人参、炙甘草各二两,白术、升麻各三两,桂枝一两,生地骨皮四两,石膏八两,上十一味水煮去滓下地黄汁,更煎三两沸分温五服。⑩鳖甲汤治天行三七日至四七日,劳痟不歇,热毒不止,乍寒乍热,乍剧乍瘥,发动如疟:鳖甲、常山、牛膝根各三两,大青二两,石膏八两,牡丹皮、乌梅肉、甘草各一两,竹叶一升,上十味水煮分三服。⑪瓜蒂散治天行毒热,通贯脏腑,沉鼓骨髓之间,或为黄疸、黑疸、赤疸、白疸、谷疸、马黄等疾,喘息须臾而绝:瓜蒂二七枚,赤小豆三七枚,秫米二七粒,上三味捣筛为散,取如大豆粒吹于两鼻之中。同《范汪方》。⑫四逆加猪胆汤治霍乱吐痢而汗出,小便复利,或下利清谷,里外无热,脉微欲绝,或恶寒四肢拘急,手足厥逆:炙甘草二两,干姜半两,附子一枚,猪胆汁半合,上四味水煮温分再服。⑬四顺汤治与前同,常用此方:人参、干姜、甘草各三两,附子二两,上四味水煮去滓

分三服。同《范汪方》。⑭厚朴汤治霍乱后不欲食,胃弱呕吐不止:厚朴四两,干扁豆叶二两,人参、茯苓各三两,白术五两,上五味水煮分三服。⑮桔梗汤治霍乱食不消,肠鸣腹痛,热不止:桔梗四两,白术五两,干姜、茯苓各三两,仓米一升,上五物水煮去滓分服。⑯治霍乱吐下不止:煮百沸汤,细细添生水,热饮之。丹波康赖按:熟水一升,生水一升,相合饮之,良验。⑰常山酒治小儿疟,自能饮或不能饮,母含药与饮之:常山二两,桂心一两,甘草半两,上三味酒煎去滓分服。⑱茵陈汤治黄胆通身并黄:茵陈、柴胡各四两,升麻、黄芩、大黄各三两,龙胆草二两,上六味水煮分三服。若身体羸去大黄加栀子仁五六两,生地黄一升。⑲急治黄疸变成黑疸者,多死:取土瓜根汁服一小升,平旦服至食时,病从小便去则愈。先须量病患气力,不得多服,力衰则起不得。同《肘后备急方》《范汪方》。⑳苦参丸治劳疸、谷疸:苦参三两,龙胆草二两,栀子仁三七枚,上三味捣筛为散,猪胆和丸如梧子大,一服五丸,日三四服,以饮汁下之。

3.《删繁方》五劳六极证治贡献

夫五脏劳者其源从脏腑起也。鼓生死之浮沉,动百病之虚实。厥阴阳,逆腠理,皆因劳瘠而生,故曰五脏劳也。凡肝劳病者补心气以益之,心旺则感于肝矣。人逆春气则足少阳不生,而肝内变。顺之则生,逆之则死,顺之则治,逆之则乱,反顺为逆,是谓关格,病则生矣。所以肝恐不止则伤精,精伤则面离色,目青盲而无所见,毛悴色夭,死于秋。凡心劳病者补脾气以益之,脾旺则感于心矣。人逆夏气则手太阳不长,而心气内洞。顺之则生,逆之则死,顺之则治,逆之则乱,反顺为逆,是谓关格,病则生矣。心主窍,窍主耳,耳枯燥而鸣,不能听远,毛悴色夭死于东。凡脾劳病者补肺气以益之,肺旺则感脾。是以圣人春夏养阳,秋冬养阴,以顺万物。心肝为阳,脾肺肾为阴,逆其根则伐其本。阴阳四时者,万物之始终也。凡肺劳病者补肾气以益之,肾旺则感于肺矣。人逆秋气则手太阴不收。肺气焦满顺之则生,逆之则死,顺之则治,逆之则乱,反顺为逆是谓关格,病则生矣。凡肾劳病者补肝气以益之,肝旺则感于肾矣。人逆冬气则足少阴不藏,肾气沉浊。顺之则生,逆之则死,顺之则治,逆之则乱,反顺为逆,是为关

格,病则生矣。夫六极者,天气通于肺,地气通于咽,风气应于肝,雷气动于心,谷气感于脾,雨气润于肾。六经为川,肠胃为海,九窍为水注之气,所以窍应于五脏,五脏邪伤,则六腑生极,故曰五脏六极也。凡筋极者主肝也。肝应筋,筋与肝合,肝有病从筋生。以春遇病为筋痹,筋痹不已,复感于邪,内舍于肝,则阳气入于内,阴气出于外。凡阴气外出,出则虚,虚则筋虚,筋虚则善悲,色青苍白见于目下,若伤寒则筋不能动,十指爪皆痛,数好转筋,其源以春甲乙日得之伤风,风在筋为肝虚风也。若阳气内发,发则实,实则筋实,筋实则善怒,嗌干伤热则咳,咳则胁下痛不能转侧,又脚下满痛,故曰肝实风也。然则因其轻而扬之,因其重而减之,因其衰而彰之。审其阴阳以别柔刚,阳病治阴,阴病治阳。善治病者,病在皮毛、肌肤、筋脉而治之,次治六腑,若至五脏则半死矣。扁鹊云筋绝不治九日死,何以知之? 手足爪甲青黑,呼骂口不息,筋应足厥阴,足厥阴气绝,则筋缩引卵与舌。足厥阴者肝脉也,肝者筋之合也。筋者聚于阴器而脉络于舌本,故唇青舌卷卵缩,则筋先死。庚笃辛死,金胜木,医之拱手也。凡脉极者主心也。心应脉,脉与心合,心有病从脉起。以夏遇病为脉痹,脉痹不已,复感于邪,内舍于心,则饮食不为肌肤,咳脱血色白不泽,其脉空虚,口唇见赤色。凡脉气衰,血焦发堕,以夏丙丁日得之于伤风,损脉为心风。心风之状汗多。若脉气实则热,热则伤心,使人好怒,口为赤色,甚则言语不快,血脱,色干燥不泽,饮食不为肌肤。若脉气虚则寒,寒则咳,咳则心痛,喉中介介如哽,甚则咽肿喉痹。故曰心风虚实候也。若阳经脉病疗阴络,阴络脉病疗阳经,定其血气,各守其乡。脉实宜泻,气虚宜补。善疗病者,病在皮毛、肌肤、筋脉则全疗之,至六腑五脏则半死半生。扁鹊曰:脉绝不疗三日死。何以知之? 脉气空虚则衰,颜焦发落。脉应手少阴,手少阴气绝则脉不通。手少阴者心脉也,心者脉之合也。脉不通则血不流,血不流则发色不泽,故面黑如漆柴,则血脉先死。壬笃癸死,水胜火,故非治药所效也。凡肉极者主脾也。脾应肉,肉与脾合,若脾病则肉变色。至阴遇病为肌痹,肌痹不已,复感于邪,内舍于脾,体痒淫淫如鼠走,其人身上津液脱,腠理开,汗大泄,鼻上色黄是其相也。凡风气藏于皮肤,肉色则败。以季夏戊己日伤于

风为脾风。脾风之状,多汗阴动伤寒,寒则虚,虚则体重怠堕,四肢不欲举,不嗜饮食,食则咳,咳则右胁下痛隐隐引肩背不可以动转,名曰厉风,里虚外实,若阳动伤热,热则实,实则人身上如鼠走,唇口坏,皮肤色变,身体津液脱,腠理开,汗大泄,名曰恶风,而须决其纲纪,知其终始,阴阳动静,肉之虚实,实则泻之,虚则补之,能治其病者,风始入肉皮毛肌肤筋脉之间,即须决之。若入六腑五脏则半死矣。扁鹊曰:肉绝不治五日死,何以知之? 皮肤不通外不得泄。肉应足太阴,太阴气绝则脉不营其口唇。口唇者肌肉之本也,脉不营则肌肉濡,肌肉濡则人中满,人中满则唇反,唇反则肉先死,甲笃乙死,木胜土,使良医妙药终不可疗。凡气极者主肺也。肺应气,气与肺合。以秋遇病为皮痹,皮痹不已,复感于邪,内舍于肺,则寒湿之气客于六腑也。凡肺有病则先发气,气上冲胸,常欲自恚。以秋庚辛日伤风邪之气为肺风,肺风之状多汗。若阴伤则寒,寒则虚,虚则气逆咳,咳则短气,暮则甚。阴气至,湿气生,故甚。阴畏阳气,昼日则瘥。若阳伤则热,热则实,实则气喘息上胸臆,甚则唾血也。然阳病治阴,阴是其里。阴病治阳,阳是其表。是以阴阳表里衰旺之源。故知以阳调阴,以阴调阳。阳气实则决,阴气虚则引。善疗病者,病初入皮毛、肌肤、筋脉则治之。若至六腑五脏,半死半生矣。扁鹊曰:气绝不疗,喘而冷汗出,二日死。气应手太阴,太阴气绝则皮毛焦。太阴者行气温皮毛者也,气不营则皮毛焦,皮毛焦则津液去,津液去则毛节伤,皮节伤则爪枯毛折,毛折则气先死。丙笃丁死,火胜金,非疗所及也。骨极者主肾也。肾应骨,骨与肾合。以冬遇病为骨痹,骨痹不已,复感于邪,内舍于肾,耳鸣见黑色,是其候也。若肾病则骨极,牙齿苦痛,手足疼疼,不能久立,屈伸不利,身痹脑髓酸。以冬壬癸日中邪伤风为肾风,风历骨故曰骨极。若气阴,阴则虚,虚则寒,寒则面肿垢黑,腰脊痛不能久立,屈伸不利。其气衰则发堕齿槁,腰背相引而痛,痛甚则咳唾甚。若气阳,阳则实,实则热,热则面色焰,隐曲膀胱不通,牙齿脑髓苦痛,手足,耳鸣色黑,是骨极之至也。须精别阴阳,审其清浊,知其分部,视其喘息。善治病者,始于皮肤筋脉,即须治之。若入脏腑则半生半死矣。扁鹊云:骨绝不治,疼而切痛,伸缩不得,十日死。骨应足少阴,少阴气绝则骨

枯。足少阴者冬脉也,伏行而濡滑骨髓者也,故骨不濡则肉不能着骨也。骨肉不相亲则肉濡而却。肉濡而却故齿长而垢发无泽,发无泽则骨先死。戊笃己死,土胜水,医所不能疗。凡精极者,通主五脏六腑之病候也。若五脏六腑衰则形体皆极,目视无明,齿焦而发落。身体重则肾水生,耳聋行步不正。邪风逆于六腑,淫虚厥于五脏,故曰精极。凡阳邪害五脏,阴邪损六腑,阳实则从阴引阳,阴虚则从阳引阴。若阳病者主高,高则实,实则热,眼视不明,齿焦发脱,腹中满,满则历节痛,痛则宜泻于内。若阴病者主下,下则虚,虚则寒,体重则肾水生,耳聋行步不正。邪气入内,行于五脏则咳,咳则多涕唾,面肿气逆,邪气逆于六腑,淫虚厥于五脏,故曰精极也。所以形不足温之以气,精不足补之以味。善治精者,先疗肌肤筋脉,次疗六腑五脏,若邪至五脏已半死半生矣。扁鹊曰:五阴气俱绝不可疗,绝则目系转,转则目精夺,为志先死。远至一日半日矣,非医所及矣。宜须精研,以表治里,以左治右,以右治左,以我知彼,疾皆瘥矣。

肝劳证治 ① 半夏汤治肝劳实热闷怒,精神不守,恐畏不能独卧,目视无明,气逆上不下,胸中满塞,半夏下气消闷,明目吐热:半夏、生姜各八两,麻黄、芍药、杜衡、枳实、细辛、杏仁、乌梅各三两,松萝二两,淡竹叶一升,上十一味水煮分为三服。② 前胡泻肝除热汤疗肝劳虚热,两目为赤,闭塞不开,烦闷宛转,热气胸里炎炎:前胡、干姜、大青、细辛、秦皮、决明子、栀子仁、子芩各一两,淡竹叶一升,车前子一升,石膏八两,上十一味水煮分三服,须利加芒硝三两。③ 柴胡下热汤治肝劳热闷,关格不通,精神不守,气逆上胸,热炎炎不止。柴胡、黄芩、泽泻、升麻、芒硝各三两,玄参六两,淡竹叶、生地黄各一升,干姜二两,上九味水煮去滓,下芒硝,平旦分三服。④ 茯苓安肝定精神丸疗肝劳热,恐畏不安,精神不守,闷怒不能独卧,感激惆怅,志气错越,不得安守:茯苓、远志、防风、人参、柏子仁各五分,龙骨七分,牡蛎、大枣肉各八分,炙甘草四分,上九味捣筛,白蜜和为丸如梧子,初服二十丸加至三十丸为度,暖清白饮进之,日再服,忌海藻、菘菜、大酢。又扁鹊疗劳邪气热眼赤方,灸当容百壮两边各尔,当容在眼小眦近后,在耳之前客主人,三阳三阴之会处。以手按之,有上下行

脉则是,与耳相对。⑤ 硫黄丸疗肝劳寒,眩忘,咳唾,忧恚内伤,面离色,目青盲:硫黄、干姜、吴茱萸、人参、当归、防风各七分,礜石、乌头各八分,桂心、天雄、炙甘草各六分,蜀椒、皂荚、枳实各五分,细辛、甘菊各四分,上十六味捣筛蜜丸如梧子,初服二十丸加至三十丸,日再,温清酒进之。⑥ 真珠煎疗肝气虚寒,眼青盲,盱盱不见物:真珠四分,白蜜二合,鲤鱼胆一枚,上三味和合,微火上煎两沸,绵裹纳眼中。眼汁当自出,药歇更为之。⑦ 虎骨酒补劳损骨节疼痛治肝虚寒劳损口苦,骨节疼痛,筋挛缩烦闷:虎骨一升,干姜、川芎、地骨皮各四两,白术、猪椒根、五加皮、枳实各五两,丹参八两,干地黄七两,上十味㕮咀,以绢囊贮清酒四升渍四宿,初服六七合加至一升,日再服。

心劳证治 ① 麻黄止烦下气汤疗心劳实热,好笑无度自喜,四肢烦热。麻黄、栀子仁、茯苓、子芩、白术各三两,石膏八两,桂心二两,芒硝三两,生地黄一升,大枣三十枚,鸡子二枚,炙甘草一两,赤小豆二合,上十三味水煎下鸡子白搅调,下诸药煮,去滓,下竹沥、芒硝,煎一沸,分三服。② 大黄泄热汤疗心劳热口为生疮,大便难闭塞不通,心满痛,小腹热。大黄、泽泻、黄芩、栀子仁、芒硝各二两,桂心二两,大枣三十枚,石膏八两,炙甘草一两,上九味水渍大黄一宿,煮诸药去滓,下大黄,更煮两沸去大黄滓,下芒硝,分三服。③ 雷丸丸治心劳热伤心,有长虫名蛊虫,长一尺,周心为病。雷丸、橘皮、石蚕、桃皮各五分,野狼牙六分,贯众二枚,芫荑、青葙子、蜀漆各四分,僵蚕三七枚,茱萸根皮七分,乱发如鸡子大烧末,上十二味蒸切捣筛蜜丸如梧子,一服七丸,日再。④ 磁石汤疗心劳热,心主窍,窍主耳,耳枯焦而鸣不能听远:磁石五两,茯苓、大青、人参、白术、菖蒲、芍药各三两,竹叶一升,赤石脂二两,上九味水煮去滓分三服。⑤ 麦门冬饮疗心劳热不止肉毛焦色无润,口赤干燥心闷:生麦门冬一升,陈粟米一升,鸡子二七枚取白,淡竹叶三升,上四味水煮去滓分三服。

脾劳证治 ① 生地黄煎疗脾劳热,身体眼目口唇悉痿黄,舌本强直不能得咽唾:生地黄汁三升,赤蜜、石膏各一升,升麻、射干、子芩各三两,生玄参八两,栀子仁、葳蕤各四两,炙甘草二两,上十味切,以水七升先煮石膏等取二升,去滓,下生地黄汁更煎取四升,绵挼,分为四服。② 前胡吐热汤

疗脾劳热有白虫长一寸在脾为病，令人好呕，胸中塞，呕而不出：前胡、白术、赤茯苓、枳实、细辛、旋覆花、龙胆、杏仁、常山、松萝各三两，竹叶一升，上十一味切，以水一斗煮取三升去滓，分为三服。若腹中热满加芒硝、山栀子仁、黄芩各三两，苦参二两，加水二升。③ 茱萸根下虫酒治脾劳热有白虫在脾中为病，令人好呕：东行茱萸根一尺，大麻子八升，橘皮二两，上三味锉茱萸根捣麻子，并和以酒一斗渍一宿，微火上薄暖之，三上三下绞去滓，平旦空腹为一服，曲尽，虫便下出。或死或半烂或下黄汁。凡作药法，禁声，勿语道作药，虫便下，验。半夏汤疗脾劳实热四肢不用，五脏乖，皮胀满，肩息气急不安，承气泄实热。半夏、宿姜各八两，橘皮、芍药各八两，茯苓、白术、杏仁各三两，大枣二十枚，竹叶一升，上九味切，以水一斗煮取三升去滓，分为三服。④ 牛髓补虚寒丸疗脾劳虚损消瘦，四肢不举，毛悴色夭：牛髓、鹿髓、羊髓、白蜜、酥、枣肉各一升，人参四分，生地黄十斤，桂心、茯苓各四分，干姜、白术、川芎各五分，甘草六分，上十四味捣筛，纳五髓中微火煎搅，可为丸如梧子，初服三十丸加至四十丸为剂，日再服，温清酒进。⑤ 人参消食八味等散方疗脾虚劳寒，饮食不消，劳倦气胀噫满，忧患不解。人参、茯苓、陈麦曲、麦蘖、白术、吴茱萸、浓朴、槟榔仁各八分，上药捣筛为散，食后服方寸匕，日再服，清酒进之。⑥ 通噫消食膏酒疗脾虚寒劳损，气胀噫满，食不下。猪膏二升，宿姜汁五升，吴茱萸一升，白术一斤，上四味捣筛茱萸术等二物为细散，纳姜汁膏中煎取六升，温清酒一升，进方寸匕，日再。

肺劳证治 ① 麻黄引气汤疗肺劳实热气喘息鼻张，面目苦肿：麻黄、杏仁、生姜、半夏各五两，石膏八两，白前、细辛、桂心各一两，竹叶一升，橘皮一升，干紫苏，上十一味切，以水一斗煮取三升去滓，分为三服。② 麦门冬五膈下气丸疗肺劳热损肺生虫形如蚕，在肺为病，令人咳逆气喘。或为忧膈、气膈、恚膈、寒膈、热膈，皆从劳气所生，名曰膏盲针灸不着：麦门冬十分，椒四分，远志皮、附子、细辛各六分，炙甘草十分，干姜、桂心、人参、百部、白术、黄芪各五分，杏仁四十枚，上十三味捣筛，以白蜜和为丸如弹子大，将一丸纳牙齿间含稍稍咽其汁。③ 桑白皮根煎疗肺劳热生肺虫，在肺为病。桑根东引白皮一升，野狼牙三两，东行茱萸根皮五

两，上三味切，以酒三升，煮取一升，平旦服之良。④ 沐头汤疗肺热不问冬夏老少，头生白屑搔之痒起者。然肺为五脏之盖，其劳损伤肺气冲头顶致使头皮白屑，搔之而起，人多患此皆从肺来，世呼为头风也：大麻仁三升，秦艽二两，皂荚五两，上三味熟研纳米泔汁中一宿渍去滓，米泔搅之三五百遍，取劳乃用沐发，燥讫，别用皂荚汤洗之，通理然后敷膏。⑤ 五香膏治头风，头中痒搔之白屑起。藿香、甘松香、甲香、鸡舌香、附子、续断、乌喙各五分，泽兰、防风、细辛、白术、白芷、松叶、莽草各七分，柏叶八分，大皂荚二分，炙甘草三分，猪膏四升，上十八味㕮咀绵裹，以苦酒二升渍一宿，用膏煎之，取附子黄为度去滓，准前沐头了将膏敷用，手揩头皮，令膏翕翕着皮。非唯白屑瘥，亦能长发光黑滋润。⑥ 厚朴汤疗肺虚劳寒腹胀彭彭，气急，小便数少：厚朴四两，枳实、桂心、橘皮、大黄各三两，炙甘草二两，五加皮、生姜各五两，大枣二十枚，上九味切，以水一斗二升煮取三升，去滓，分温三服。⑦ 生姜温中下气汤疗肺虚劳寒损则腰背苦痛，难以俯仰，短气唾如脓：生姜一斤，大枣三十枚，杜仲皮五两，萆薢、桂心各四两，白术五两，炙甘草、附子三两，上八味切，以水九升煮取三升去滓，分温三服。⑧ 附子汤治肺虚劳损，腹中寒鸣切痛，胸胁逆满气喘。附子、炙甘草各二两，宿姜、半夏各四两，大枣二十枚，白术三两，仓米半升，上七味切，以水一斗煮取三升去滓，分为三服。⑨ 猪悬蹄青龙五生膏治肺虚劳损致肠中生痔，名曰肠痔：肛门边有核痛，寒热得之，好挺出，良久乃缩而生疮：猪后悬蹄三枚、生梧桐白皮四两，生桑根白皮、龙胆、雄黄各五分，蛇蜕皮五寸，生青竹皮六分，露蜂房、蜀椒各三分，刺猬皮、附子各四分，生柏皮七分，杏仁三十枚，上十三味细切绵裹，苦酒二升半淹渍一宿，于火上炙燥捣筛，以猪膏三升和，微火上煎如薄糖敷疮，并酒服如枣大。

肾劳证治 ① 栀子汤治肾劳实热，少腹胀满，小便黄赤，末有余沥，数而少，茎中痛，阴囊生疮：栀子三两，黄芩四两，石膏五两，淡竹叶、生地黄、榆白皮各一升，芍药、通草、石韦各三两，滑石八两，上十味水煮去滓分三服。② 泻肾汤疗肾实热少腹胀满，四肢正黑，耳聋，梦腰脊离解及伏水等，气急：黄芩三两，磁石八两，大黄三两，炙甘草二两，茯苓三两，芒硝三两，生地黄取汁、菖蒲各五

两,玄参四两,细辛二两,上十味水煮去滓分三服。③ 人参补肾汤治肾劳虚寒关格塞,腰背强直,饮食减少,日日气力羸:人参、炙甘草、桂心、橘皮、茯苓各三两,杜仲、白术各四两,生姜五两,羊肾一具,猪肾一具,薤白一升,上十一味水煮分六服。④ 羊肾补肾汤治肾虚寒损,耳鸣好唾,欠呿委顿:羊肾一具,磁石、白术各八两,黄芪、茯苓、干姜各四两,桂心三两,上七味水煮去滓分服。⑤ 麻黄根粉疗肾劳热,阴囊生疮。麻黄根、石硫黄各三两,米粉五合,上三味捣下筛合研,安絮如常用粉法扑疮上,粉湿更折之。⑥ 鳖甲汤治劳热,肢肿急少腹满痛,颜色黑黄,关格不通:鳖甲、麻黄、升麻、前胡、羚羊角屑各三两,桑根白皮五两,薤白一升,香豉,上九味水煮去滓分三服。

六极病证治

筋极证治　① 黄芪汤治筋实极则好怒,口干燥,好嗔,身躁不定,调筋止怒定气:黄芪、川芎、白柘皮各三两,白术、通草、芍药各四两,炙甘草、桂心各二两,大枣四十枚,石膏八两,竹叶一升,上十一味切,以水九升煮取三升去滓,分为三服。② 橘皮通气汤治筋实极则咳,咳则两胁下缩痛,痛甚则不可动转:橘皮四两,白术、石膏各五两,桂心、细辛、当归、茯苓各三两,香豉一升,上八味切,以水九升煮取三升去滓,分为三服。③ 丹参煮散疗筋实极则两脚下满而痛不得远行,脚心如割筋断折,痛不可忍:丹参十二分,川芎、杜仲、续断、地骨皮各八分,通草、当归、干地黄、麦门冬、禹余粮、麻黄、炙甘草、桂心各五分,牛膝、生姜、牡蛎各十分,升麻六分,上十七味捣下筛为散,以绢袋子盛散二方寸匕,并华水二升煮,数动绢囊子煮取一升为一服,日再煮。④ 地黄煎疗筋实极则手足爪甲或青或黄或黑乌黯,四肢筋急烦满。生地黄汁三升,生葛汁一升,生玄参汁一升,大黄二两,栀子仁、麻黄、犀角各三两,升麻二两,石膏五两,芍药四两,上一十味切,以水七升煮取二升去滓,下地黄汁一两沸,次下葛汁等煎取三升,分为三服,日再。⑤ 五加皮酒治筋虚极则筋痹好悲思颜色苍白,四肢嘘嗡,脚手拘挛,伸动缩急,腹中转痛:五加皮一斤,枳刺二升,猪椒根皮、丹参各八两,桂心、当归、炙甘草各三两,天雄、秦椒、白鲜皮、通草各四两,川芎、干姜各五两,薏苡仁半升,大麻仁三升,上五味㕮咀,以绢袋贮酒四斗渍,春夏四宿,秋冬六

七宿,初服六七合,稍稍加之,以知为度。⑥ 牛膝汤治筋虚极伤风,为风所伤入筋缩挛,腰背不伸,强直苦痛或为脚气。牛膝、防风、甘李根皮、丹参、前胡各四两,石斛五两,杜仲、秦艽、续断、鳖甲各三两,陈橘皮二两,大麻仁二升,上十二味切,以水一斗四升煮取五升去滓,下麻仁,更煎取二升,分三服。

脉极证治　① 茯苓汤止血气调脉理中治脉实热极,血气伤心,使心好生赫怒,口为色变赤,言语不快,消热:茯苓、黄芩、栀子仁、芒硝各五两,赤石脂、升麻、紫菀各二两,生麦门冬五两,竹叶一升,香豉一升,石膏八两,生地黄一升,上十二味切,以水九升煮取二升去滓,下芒硝,分为三服。② 麻黄汤消虚热极止汗治脉极热,伤风损脉为心风,心风状多汗无滋润:麻黄、杏仁各四两,栀子仁、黄芩、防风、紫菀各三两,升麻、桂心、茯神、人参各三两,大枣二十枚,石膏六两,桑根白皮一升,上十三味切,以水一斗先煮麻黄三沸去沫,下诸药煮取三升去滓,分为三服。③ 升麻润色消痹止热极汤疗脉热极,遇风为痹,痹感心,颜脱面色白不泽,脉空虚,口唇色赤干燥:升麻、射干、川芎、人参各三两,赤小豆五合,生姜四合,麦门冬四两,葳蕤四两,生地黄一升,炙甘草二两,竹叶一升,上十一味切,以水一斗煮取二升去滓,分为三服。④ 半夏消痛止极益气汤疗脉极虚寒则咳,咳则心痛,喉中介介如哽,甚则咽肿喉痹。半夏一升,宿姜八两,川芎、细辛、附子、玄参、当归各三两,桂心、炙甘草、茯苓各二两,杏仁六十枚,上十一味切,以水一斗煮取三升去滓,分温三服。⑤ 桑白皮沐头方治脉极虚寒,鬓发堕落,安发润生:桑白皮二升细切,以水淹渍煮五六沸去滓,洗沐鬓发数数为之,自不复落。

肉极证治　① 麻黄止汗通肉解风痹汤治肉极热,肌痹淫淫如鼠走身上,津液脱,腠理开,汗大泄为脾风;风气藏于皮肤肉色则败,鼻见黄色:麻黄、枳实、防风、白术、细辛各三两,石膏八两,生姜、附子各四两,炙甘草、桂心各二两,上十味切,以水九升先煮麻黄去沫,下诸药煮取三升,分三服。② 石南散治肉极热则体上如鼠走,或风痹唇口坏,皮肤色变:石南五分,山药、天雄、桃花、菊花、炙甘草四分,黄芪三分,山茱萸七分,真珠二分,石膏八分,升麻、葳蕤各六分,上十二味捣筛为散,食后服

方寸匕，日再，温清酒进之。越婢汤疗肉极热则身体津液脱，腠理开，汗大泄，厉风气，下焦脚弱。麻黄六两，石膏八两，生姜二两，炙甘草二两，附子一枚，大枣十五枚，上六味切，水煎分三服。一名起脾汤。③西州续命汤疗肉极虚热，肌肤淫淫如鼠走，津液脱，腠理开，汗大泄或痹不仁，四肢急痛。麻黄、生姜各三两，当归、石膏各二两，川芎、桂心、炙甘草、黄芩、防风、芍药各一两，杏仁四十枚，上十一味切，水煎分四服。④大黄芪酒疗肉极虚为脾风，阴动伤寒体重怠堕，四肢不欲举，关节疼痛，不嗜饮食，虚极所致。黄芪、巴戟天、桂心、石斛、蜀椒、泽泻、茯苓、柏子仁、干姜各三两，防风、人参、独活、芍药、山茱萸、天雄、附子、乌头、茵芋、瓜蒌、半夏、细辛、白术、黄芩各一两，上二十三味㕮咀绢澄贮，以清酒三斗渍之，秋冬七日春夏三日，初服三合渐渐加，微痹为度，日再。⑤大半夏汤疗肉极虚寒则脾咳，其状右胁下痛，阴阴引肩背痛，不可以动，动则咳，腹胀满，留饮痰癖，大小便不利，少腹切痛，膈上寒。半夏一升，白术、茯苓、人参、炙甘草、附子、橘皮各二两，生姜八两，桂心三两，上九味切，水煎分四服。⑥大风引汤疗肉极虚寒，则皮肤不通，外不得泄，名曰厉风。内虚外实，腰脚疼弱。独活四两，当归、茯苓各二两，干姜、炙甘草、人参、黄芪、防风各二两，桂心、附子各一两，大豆二升，上十一味切，以水一斗酒三升煮取四升去滓，分为四服，昼三夜一。⑦小风引汤疗肉极虚寒，肌肉变，舌痿，名曰恶风，腰脚疼弱：独活、防风、茯苓、炙甘草、人参各三两，当归、干姜各二两，附子一枚，大豆二升，上九味切，水煎分四服，日三夜一。⑧忧恚思虑五膈丸疗肉极虚寒，四肢急堕或咳，胁下坚满痛，饮食不嗜欲举不能，手足厥冷：人参十分，附子、干姜各三分，远志二分，桂心、椒汗、麦门冬、炙甘草各五分，细辛四分，上九味捣筛蜜丸如弹子大，取一丸着喉中，稍稍咽之，觉胸中热药势尽又服，亦可酒服丸如梧子十丸。

气极证治　凡气极者主肺也。肺应气，气与肺合。以秋遇病为皮痹，皮痹不已，复感于邪，内舍于肺，则寒湿之气客于六腑也。凡肺有病则先发气，气上冲胸，常欲自恚。以秋庚辛日伤风邪之气为肺风，肺风之状多汗。若阴伤则寒，寒则虚，虚则气逆咳，咳则短气，暮则甚。阴气至，湿气生，故甚。阴畏阳气，昼日则瘥。若阳伤则热，热则实，实则气喘息上胸噫，甚则唾血也。然阳病治阴，阴是其里。阴病治阳，阳是其表。是以阴阳表里衰旺之源。故知以阳调阴，以阴调阳。阳气实则决，阴气虚则引。善疗病者，病初入皮毛、肌肤、筋脉则治之。若至六腑五脏，半死半生矣。扁鹊曰：气绝不疗，喘而冷汗出，二日死。气应手太阴，太阴气绝则皮毛焦。太阴者行气温皮毛者也，气不营则皮毛焦，皮毛焦则津液去，津液去则毛节伤，皮节伤则爪枯毛折，毛折则气先死。丙笃丁死，火胜金，非疗所及也。①大前胡汤治气极伤热，气喘息冲胸，常欲自恚，心腹满痛，内外有热，烦呕不安：前胡八两，半夏、麻黄、芍药各四两，枳实四枚，生姜五两，黄芩三两，干枣十二枚，上八味水煮去滓分三服。②竹叶汤疗气极伤热，气喘甚则唾血，气短乏不欲食，口燥咽干：竹叶、麦门冬、小麦蘖、生地黄各一升，生姜六两，干枣十枚，麻黄三两，炙甘草一两，石膏六两，上九味水煮去滓分三服。③麻黄汤治气极伤热，肺虚多汗，咳唾上气，喘急：麻黄四两，炙甘草二两，杏仁四十枚，桂心二两，生姜二两，半夏五十枚，石膏六两，紫菀一两，上八味水煮去滓分三服。④五味子汤疗气极寒伤风肺虚咳，气短不得息，胸中迫急。五味子、炙甘草、紫菀、桂心、附子、麻黄、干姜、川芎各二两，细辛一两，干枣二十枚，上十味水煮去滓分三服。⑤黄芪汤治气极虚寒皮毛焦，津液不通，虚劳百病，气力损乏：黄芪四两，人参、白术、桂心各二两，生姜八两，干枣十枚，附子五分，上七味水煮分四服。

骨极证治　①干枣汤治骨极主肾实热病则色，隐曲膀胱不通，大便壅塞，四肢满急。干枣十枚，大黄、大戟、炙甘草、甘遂、黄芩各一两，芫花半两，芒硝二两，荛花半两，上九味切，以水五升煮取一升六合，后下芒硝，分为四服。②三黄汤疗骨极主肾热病则膀胱不通，大小便闭塞，面颜枯黑，耳鸣虚热：大黄、黄芩、芒硝各三两，栀子十四枚，炙甘草一两，上五味水煮去滓分三服。③肾沥汤疗骨极虚寒，主肾病则面肿垢黑，腰脊痛不能久立，屈伸不利，梦寤惊悸，上气，少腹里急，痛引腰，腰脊四肢常苦寒冷，大小便或白：羊肾一具（猪肾亦得），芍药、麦门冬、干地黄、当归各三两，干姜四两，五味子二合，人参、茯苓、炙甘草、川芎、远志各二两，黄芩一两，桂心六两，大枣二十枚，上十五味水煮去滓分四服,若遗小便加桑螵蛸二十枚。

精极证治 凡精极者,通主五脏六腑之病候也。若五脏六腑衰则形体皆极,目视无明,齿焦而发落。身体重则肾水生,耳聋行步不正。邪风逆于六腑,淫虚厥于五脏,故曰精极。凡阳邪害五脏,阴邪损六腑,阳实则从阴引阳,阴虚则从阳引阴。若阳病者主高,高则实,实则热,眼视不明,齿焦发脱,腹中满,满则历节痛,痛则宜泻于内。若阴病者主下,下则虚,虚则寒,体重则肾水生,耳聋行步不正。邪气入内,行于五脏则咳,咳则多涕唾,面肿气逆,邪气逆于六腑,淫虚厥于五脏,故曰精极也。所以形不足温之以气,精不足补之以味。善治精者,先疗肌肤筋脉,次疗六腑五脏,若邪至五脏已半死半生矣。扁鹊曰:五阴气俱绝不可疗,绝则目系转,转则目精夺,为志先死。远至一日半日矣,非医所及矣。宜须精研,以表治里,以左治右,以右治左,以我知彼,疾皆瘥矣。① 竹叶黄芩汤治精极实热,眼视无明,齿焦发落,形衰体痛,通身虚热。竹叶三升,黄芩、茯苓各三两,生姜六两,麦门冬、炙甘草、大黄各二两,芍药四两,生地黄一升,上九味切,水煎分三服。② 骨中痟痛烦闷方治精极,五藏六腑俱损伤,虚热遍身烦疼:生地黄汁二升,生麦门冬汁、赤蜜、竹沥各一升,石膏八两,人参三两,川芎三两,炙甘草一两,黄芩三两,当归四两,桂心三两,麻黄二两,上十二味切,水煎分四服,日三夜一。

皮肌筋骨髓五体虚实证治 夫五脏六腑者,内应骨髓,外合皮毛肤肉。若病从外生,则皮毛肤肉关格强急,若病从内发,则骨髓疼痛。然阴阳表里,外皮内髓,其病源不可不详之也。皮虚者寒,皮实者热,凡皮虚实之应,主于肺大肠,其病发于皮毛,热即应脏,寒即应腑。凡肉虚实之应,主脾胃。若其腑脏有病,从内生,热则应脏,寒则应腑。凡肉虚者,坐不平席,身危动。肉实者,坐平不动,喘气。凡骨虚实之应主于肾膀胱。若其腑脏有病,从骨生,热则应脏,寒则应腑。凡骨虚者痟疼不安,好倦;骨实者苦烦热。髓虚者脑痛不安,髓实者勇悍。凡髓虚实之应主于肝胆,若其腑脏有病从髓生热则应藏,寒则应腑。

皮肤虚实证治 ① 葫蘸蒸汤治皮虚大肠病寒气关格:葫蘸根叶、桃皮叶、菖蒲叶各三升,细糠一斗,秫米五升,上五味水煮,人身坐床中,四面周回

将席荐障风,身上以衣被盖覆。若气急时开孔对口泄气,取通身接汗,可作两食久许,如此三日。若盆里不过热,盆下安炭火也。非惟疗寒,但是皮肤下一切劳冷,并皆疗之。② 栀子煎治皮实肺病热气:栀子、枳实、大青、杏仁、柴胡、芒硝各三两,生地黄一升,石膏八两,淡竹叶一升,生玄参五两,上十味水煮分三服。

肌肉虚实证治 ① 五茄酒治肉虚坐不平席,好动,主胃病寒气所加:五加皮、枸杞皮各二升,干地黄、丹参各八两,杜仲、钟乳床各一斤,干姜四两,附子三两,凡八物㕮咀清酒渍,一服七合,日再。② 半夏汤除喘治肉实,坐平席,不动喘气,主脾病热气格:半夏、宿姜各八两,麻黄、细辛各三两,杏仁五两,橘皮四两,石膏七两,射干二两,凡八物水煮分三服。

筋虚实证治 ① 黄龙藤汤治舌强筋缩,牵阴股,引胸腹,胀痛霍乱:黄龙藤一升水煮服八合,一剂不止,更至一剂,良验,或宿食不消霍乱或干霍乱,或吐痢不止,或不吐痢,并悉疗之。② 人参汤治筋虚实暴损绝极或因霍乱转筋腹满痛或因服药吐利过度,脚手虚转,肠胞转痛:人参、厚朴各二两,葱白一虎口,白术四两,蓼一把长三升,上五味水煮分再服。③ 治胞转筋急:白术、通草各四两,栀子仁、黄芩、茯苓、榆白皮各三两,香豉一升熬绵裹,上七味水煮分三服。④ 治转筋霍乱后因而筋转:絮巾若绵,炙暖以缚筋上。⑤ 治转筋阴囊卵缩入腹,腹中绞痛以交接极损所:豚子一头,杖撞三十六下,放于户中逐之,使喘极,刺胁下取血一升,酒一升共和饮之,若无酒单血亦好,勿令冷凝也。

骨髓虚实证治 ① 鸡子白煎治骨实苦烦热:鸡子七枚取白,生地黄汁一升,麦门冬三合,赤蜜一升,凡四汁相和搅调,微火上煎之三沸,分三服。② 柴胡发泄汤主肝热治髓实,勇悍惊热:柴胡、升麻、黄芩三两,细辛、枳实、栀子仁、芒硝各三两,泽泻四两,淡竹叶、生地黄各一升,上十物水煮去滓下芒硝,分三服。

4.《删繁方》内科疾病证治贡献

肺痈肺痿肺损肺热证治 ① 葶苈大枣泻肺汤治肺痈喘不得卧,兼疗胸胁胀满,一身面目浮肿,鼻塞清涕出,不闻香臭酸辛,咳逆上气,喘鸣迫塞:葶苈捣令可丸,水煮擘大枣二十枚,得汁二升,纳

药如弹丸一枚,煎取一升,顿服。同《范汪方》。② 半夏肺痿汤治虚寒喘鸣多饮,逆气呕吐:半夏一升、母姜、橘皮各一斤,白术八两,桂枝四两,上五味水煮去滓分三服。③ 干地黄煎治虚寒肺痿喘气:干地黄、川芎各五两,桑根白皮二升,桂枝、人参各三两,大麻仁一升,上六味水煮去滓分三服。④ 大肠腑者主肺也,鼻柱中央以为候也。肺所以合气于大肠者,大肠为行道传泻之腑也,号监仓掾,重二斤十二两,长一丈二尺,广六寸,脐右回叠积还反十二曲,贮水谷一斗二升,主十二时,定血脉和利精神。又曰,肺前受病,移于大肠,肺咳不已则大肠受之,大肠咳则遗失便利。肺应皮,皮浓即大肠浓,皮薄即大肠薄,皮缓腹裹大者大肠缓而长,皮急者大肠急而短,皮滑者大肠直,皮肉不相离者大肠结。⑤ 麻黄汤治肺脉厥逆大于寸口,主大肠热咳上气,喘鸣心烦:麻黄六两,芍药、生姜、半夏、细辛、五味子各三两,桂枝二两,石膏八两,上八味水煮去滓分三服。⑥ 淡竹叶饮泄热气治大肠热甚,胁满掌中热:淡竹叶三升,橘皮、苏叶各三两,白术四两,炙甘草、桂枝各一两,石膏六两,葱白一升,杏仁六十枚,上九味水煮去滓分三服。⑦ 款冬花丸治大肠虚寒,欠呿咳气短,少腹中痛:款冬花七分,桂枝、五味子各六分,干姜、川芎、炙甘草各五分,附子、桔梗各四分,苏子五合,蜀椒一升,百部汁七合,白蜜一升,干枣五十枚,姜汁一升,上十四味捣末蜜丸如梧子,每服温酒下三十丸,加至四十丸,日再。⑧ 款冬花散治肺偏损胸痛,唾血气咳:款冬花、当归各六分,桂枝、川芎、五味子、附子各七分,细辛、贝母各四分,干姜、干地黄各八分,白术、炙甘草、杏仁各五分,紫菀三分,上十四味捣筛为散清酒服方寸匕,日二服。⑨ 橘皮汤治肺热气上咳,息奔喘:橘皮、杏仁、柴胡、麻黄各三两,干苏叶二两,母姜四两,石膏八两,上七味水煮去滓分三服。⑩ 酥蜜膏酒止气咳通声治肺虚寒,疠风所伤,声音嘶塞,气息喘急,咳唾:酥、崖蜜、饴糖、生姜汁、生百部汁、大枣肉、杏仁、甘皮五具,上八味制膏,温清酒服方寸匕,日夜三。

痰癖疟疾证治 ① 膏髓酒治癖羸瘦:猪肪膏、姜汁、生地黄汁各三升,牛髓二升,油五升,当归、蜀椒各四分,吴茱萸五合,桂枝、人参、川芎、远志皮各五分,五味子、干地黄各七分,上十四味捣筛为散制膏,清酒一升暖下。非但疗癖,亦主百病。② 枸杞子散:枸杞子五升,干姜、白术、橘皮各五两,吴茱萸一升,蜀椒三合,上六味捣散酒服一方寸匕和酒食进之。③ 乌梅丸治肝邪热为疟,颜色苍苍,战掉气喘或热久劳动如疟积年不瘥:乌梅肉、苦参鳖甲、知母、蜀漆各四分,石膏八分,常山六分,香豉一合,炙甘草、细辛各三分,葳蕤五分,上十一味捣筛蜜丸如梧子大,酒服十丸,日再。④ 常山汤治肺热痰聚胸中,来去不定转为疟,其状令人心寒,甚即发热,热间善惊,如有所见:常山三两,秫米三百粒,炙甘草二分,上三味水煮分三服。⑤ 常山汤治心疟令人烦心甚,欲得清水,多寒少热:常山、鳖甲各四两,淡竹叶二升,栀子仁三七枚,石膏五两,乌梅三七枚,炙甘草一两,香豉一升,蜀漆三两,上九味水煮分温三服。⑥ 常山丸治脾热或渴或不渴,热气内伤不泄,转为脾疟,令人病寒则腹中痛,热则肠中鸣,转汗出:常山三两,炙甘草半两,知母、鳖甲各一两,上四味捣筛蜜丸如梧子大,未发前酒服十丸,临发又一服,正发又一服。⑦ 藜芦丸治胃腑疟,令人善饥而不能食,四肢胀满气喘:藜芦、皂荚、常山各一两,巴豆三十枚,牛膝一两,上五味捣末蜜丸如小豆,旦服一丸,未发前一丸,正发一丸,一日勿食饮。⑧ 仓公散治鬼击心腹痛,下血,诸恶毒气:特生礜石、皂荚、雄黄、藜芦,上四味等分,捣末为散如大豆许,以管吹入鼻中,得嚏则气通便活,若未嚏,复更吹。⑨ 治大虚汗出欲死若自汗出不止:麻黄、附子各一两,牡蛎二两,上三味捣筛白粉合和令调粉汗上。

中恶五尸证治 ① 治中恶痛欲绝:釜底墨五合,盐一撮,上二味和研水调,一服。同《范汪方》。② 又方:牛屎绞取汁五合为一服,口不开,扣齿纳药,若无新者,干者即以水和取汁。③ 丹砂丸治五尸蛊疰中恶客忤,心腹刺痛:丹砂、干姜、川芎、芫花、乌头各四分,芍药、桂枝各八分,野葛皮三分,吴茱萸一合,上九味捣筛蜜丸如大豆,每服三丸,日三。④ 华佗录帙五疰丸治中恶五疰五尸入腹,胸胁急痛,鬼击客忤,停尸垂死者,入喉即愈。若已噤,将物强发开,若不可发扣齿折以灌下药汤,酒随进之即效:丹砂、雄黄、附子各一两,甘遂半两,豆豉六十粒,巴豆六十枚,上六味捣筛蜜和如胡豆,每服二丸,以饮投之。此药多有所疗,杀鬼解毒,破积去水。⑤ 死人席汤治尸疰损鼻,或闻哭声,或见尸常发:死人眠席一虎口长三寸,斩棺内余弃路者,水煮顿服,立效。⑥ 治五绝死:一曰自缢,二曰墙壁所迮,三曰溺水,四曰魇魅,五曰产乳。取半夏一两捣筛,吹一大豆许纳鼻孔中,即活,心下温,一日者亦可活。

射工骨刺证治 ① 集验治射工毒中人,寒热发疮,偏在一处,有异于常:赤苋合茎叶捣绞取汁,服一升,日再三服。同《肘后备急方》。② 治沙虱方:盐五合水煮渍洗疮。③ 治马骨刺人,马血入人疮孔:马粪干者粉疮孔上;雄黄、干姜等分捣末,纳疮口;大小蒜捣熬暖敷疮上;热汤数淋疮上即瘥。

虫蠚胃痛证治 ① 治肝劳生长虫,在肝为病恐畏不安眼中赤:蜡、吴茱萸东行根皮各二两,干漆四两,鸡子五枚,粳米粉半斤,上五味捣吴茱萸皮为末和药,铜器中煎可丸如小豆大,宿勿食,平旦饮服一百丸,小儿服五十丸,虫当烂出。② 前胡汤治脾劳有白虫长一寸在脾为病,令人好呕而胸中骇骇,呕而不吐出:前胡、白术、赤茯苓、细辛、龙胆、常山、杏仁各三两,旋覆花一两,枳实、松萝各二两,竹叶一升,上十一味水煮分三服;腹中热满下芒硝、黄芩各三两,苦参二两。③ 茱萸根下虫汤治脾劳热有白虫在脾中为病,令人好呕:茱萸东引根一尺,大麻子八升,橘皮二两,上三味捣末煎服。④ 麦门冬五隔下气丸治肺劳热损生肺虫,形如蚕,在肺为病,令人咳逆气喘,或谓忧患,气隔寒热,皆从劳之所生,名曰膏肓,针灸不着:麦门冬十两,蜀椒四分,远志、附子、细辛各六分,炙甘草十分,人参七分,桂枝、百部根、白术、黄芪、槟榔、干姜各五分,杏仁四十枚,上十四味捣筛蜜丸如弹子许,含一丸稍稍咽汁。⑤ 雷丸丸治心劳热伤心有长虫名蛊虫,长一尺,周心为病:雷丸、橘皮、石蚕、桃皮各五分,野狼牙六分,贯众二枚,芜荑、青葙子、蜀漆各四分,僵蚕三七枚,茱萸根皮七分,乱发如鸡子大烧末,上十二味捣筛蜜丸如梧子,每服七丸。⑥ 贯众散治肾热四肢肿急,有蛲虫如果中虫生,在肾为病:贯众三枚,干漆三两,吴茱萸五十粒,芜荑、胡粉、槐皮各四分,杏仁四十枚,上七味捣筛和胡粉研,井华水调服方寸匕。⑦ 人参补虚汤治胃虚苦饥寒痛:人参、当归、茯苓、桔梗、川芎、橘皮、厚朴各三两,桂枝、炙甘草各二两,白术五两,吴茱萸二两,大麦二升,上十二味水煮去滓分三服。⑧ 白术八味散治同前:白术、厚朴、人参、吴茱萸、

麦蘖、茯苓、川芎、橘皮各三两,上八味捣筛为散,食前暖酒服方寸匕。⑨ 治食鱼鲙不消生瘕,常欲须鲙者:獭骨肝肺、干蓝、大黄、桂枝各等分,芦根、鹤骨各七分,桔梗五分,干姜四分,斑蝥二十枚,上九味捣筛蜜丸如梧桐子大,酒服十丸至十五丸,日再。

5.《删繁方》外科疾病证治贡献

肛者主大便道,肺大肠合也,号为通事令史。重十二两,长一尺二寸,广二寸二分,应十二时,若脏伤热,即肛闭塞,大便不通,或肿缩入生疮,若腑伤寒,则肛寒大便疗肛门。五痔有气痔,温寒湿劳即发,蛇蜕皮主之;牡痔,生肉如鼠乳在孔中颇见外,妨于更衣,鳖甲主之;牝痔,从孔中起外肿,五六日自溃出脓血,皮主之;肠痔,更衣挺出,久乃缩,牡猪左悬蹄甲主之;脉痔,更衣出清血,蜂房主之方。上所主药,皆下筛等分,随病倍其所主药为三分,旦早以井华水服方寸匕,病甚者旦暮服之,亦可至四五服,唯得食干白肉,病瘥之后,百日乃近房室,又用药纳下部,有疮纳中无疮纳孔中。① 白蜜兑通治肺热肛门闭塞,大便不通肿缩:白蜜三升煎令成干燥,投冷水中,可得丸长六七寸许,兑肛门中,到身中向上入,头向下,停少时,斯须即通泄。② 猪肝散治肛门寒则洞泻凸出:猪肝一斤,黄连、阿胶、川芎各二两,乌梅肉五两,艾叶一两,上六味捣筛温服方寸匕,日再。③ 桃叶蒸痔方治五痔:桃叶一斛,细糠、胡麻各一斗,上三味合蒸,将肛门坐,桃叶气熏入肛门,虫出当死。④ 猪悬蹄青龙五生膏治肺虚劳寒损至肠中生痔,名曰肠痔,肛门边有核痛,寒热得之,好挺出,良久乃缩而疮生:猪悬蹄甲三枚,生梧桐白皮四两,生龙胆、生桑白皮、蛇蜕皮、雄黄各五分,生青竹皮六分,生柏皮七分,露蜂房、蜀椒各三分,皮上十三味细切绵裹苦酒浸一宿,于火上炙燥捣筛,猪脂三升和膏,酒服如枣核。⑤ 鳖甲丸治虚劳寒下痢不止,肛边转生肉如鼠乳在大孔旁,时时脓出,名牡痔:鳖甲、干地黄、黄连、连翘各七分,瓜蒌、黄芪、干姜各六分,蛴螬五枚,猬皮、续断各五分,附子、槐子、矾石各四分,上十三味捣筛蜜丸如梧桐大,饮下二十丸,日再。⑥ 蜂房膏泻清血,治肾劳虚或酒醉当风所损肾脏病所为酒痔,肛门肿生疮,因酒劳伤发,肛门疼痛:蜂房三两,生槐白皮十两,楝实、桃仁各五十枚,白芷二两,赤小豆一合,猪膏一升半,

上七味㕮咀苦酒渍一宿，下膏煎，取酒尽膏成，去滓，取杏子大绵裹纳肛门中，又酒服一方寸匕。⑦ 猬皮丸治痔疮：槐子三两，附子、当归、连翘、干姜、矾石各二两，续断、黄芪各一两，猬皮一具，干地黄五两，上十味捣筛蜜丸如梧子，每服十五丸，日再。同《肘后备急方》。⑧ 槐皮膏治谷道痒痛痔疮：槐皮、楝实各五两，蜂房、白芷各二两，桃仁六十一枚，上七味㕮咀猪脂煎膏，摩疮上，日再，并导下部。⑨ 大黄牡丹汤治肠痈：大黄四两，牡丹三两，芒硝半合，瓜子半升，桃仁五十粒，上五味㕮咀水煮顿服，当下脓血。⑩ 螺壳膏治病疮：螺壳、乱发烧灰、头垢、龙胆末，上四味各等分研粉，三年油淀和敷，加腻粉妙。⑪ 治病疮多汁：水银、黄连、胡粉各八分，上三味黄连为末和粉敷疮上。⑫ 治熊虎爪牙所伤毒痛：烧青布以熏疮口，毒即出，煮葛根汁令浓洗疮，日十度，并捣葛根为散，煮葛汁以服方寸匕。同《肘后备急方》。⑬ 治蜈蚣螫人：割鸡冠血涂之瘥。同《肘后备急方》。⑭ 治蜂螫人：人溺新者洗之瘥。同《肘后备急方》。

痈疽证治　《黄帝灵枢》曰：有疽死者奈何。岐伯曰：身有五部，伏菟一，二腓，三背，五脏之四，项五，五部有疽，死也。① 治病疡方：取五月五日车辙中水并牛蹄中水浴，甚良。② 白蔹薄贴治痈肿：白蔹、当归、芍药、大黄、莽草、川芎，上六味各等分捣筛下鸡子黄和如泥，涂布随大小贴之，燥易。③ 白蔹贴痈肿坚核不消：白蔹、大黄、赤石脂、芍药、莽草、黄芩、黄连、茱萸，上八味各等分捣筛，鸡子黄和如浊泥，涂布上随核大小贴之，燥易。④ 黄芪贴治痈肿：黄芪、当归各一两半，黄芩、川芎各一两，黄连、白芷、芍药各二两，上七味捣筛鸡子白和如膏，涂布诸暴肿起处，已贴燥易，肿处不觉贴冷便愈，热势毒者加白蔹一两尤佳。⑤ 黄芪贴治痈肿：黄芪、大黄、白芷、牡蛎、白蔹，上五味各等分捣筛和鸡子贴，燥易。⑥ 四物黄连薄贴治痈肿已溃：黄连、黄柏、地榆、白芷各一两，上药捣筛，鸡子白和涂布敷痈上，对疮口穿布出痈气，令疏气。⑦ 一物瓜蒌薄贴治痈肿：瓜蒌根随多少纳苦酒中熬燥，捣筛苦酒和涂纸上贴痈肿上，服散人宜用。⑧ 猪蹄洗汤治痈疽等毒溃烂：猪蹄一具，蔷薇根一斤，炙甘草、芍药、白芷各五两，上五味水煮去滓，稍稍洗疮。⑨ 王不留行散，主痈疽，及诸杂肿溃皆服之，亦疗痈肿不溃，苦困无赖：野葛皮半

分，五色龙骨五两，王不留行子二升，桂枝一两，当归二两，干姜一两，瓜蒌末六合，上七味为散，食讫温酒服方寸匕，日三，以四肢习习为度，不知渐渐加之。此浩仲堪方，随日济黎施行，实为神散，痈肿即消，此方妙。⑩ 九物大黄薄贴治痈疽发背：大黄、黄芩、石膏、赤石脂、黄连各三两，黄柏、白芷各二两，寒水石五两，白蔹五两，上九味捣筛三合投粉糵二升中和之，薄涂纸贴肿上，燥易。⑪ 猬皮散治诸瘘及浮核坏败，并主男子发背，女子发乳等痈疽，或脓血肉瘤：猬皮一具，杜仲八分，续断五分，附子、地榆各五分，厚朴八分，藁本五分，当归、桂枝各五分，小露蜂房一具，上十味捣筛散服方寸匕，日三服。⑫ 陵鲤甲散治发背乳房痈肿：陵鲤一头，桂枝三分，当归二分，上三味捣筛为散每服方寸匕，日三服，酒进。⑬ 鼠瘘方：山龟壳、桂枝、雄黄、干姜、狸骨、炙甘草，上六味等分捣筛为散，饮服方寸匕，日三，蜜和纳疮中，无不愈，先灸作疮，后与药良。⑭ 又方：矾石三分，斑蝥一分，上二味捣筛酢浆服半匕，须臾，虫从小便出。同《备急》《刘涓子鬼遗方》。⑮ 治高堕或为重物所顿笮得瘀血：豆豉三升沸汤二升渍之，绞去滓，纳蒲黄三合搅调，顿服，神良。⑯ 治腕折四肢骨破碎及筋伤蹉跌：烂捣生地黄熬之裹折伤处，竹片夹裹之，令遍病上，急缚勿令转动，一日可十易，三日即瘥。同《肘后备急方》。⑰ 治金疮肠出：取桑皮线缝肠皮，蒲黄粉之。⑱ 治竹木刺不出：取羊粪燥者烧灰和脂涂之，刺若未出，重敷之。同《深师方》。⑲ 治火疮灸疮等膏方：柏树白皮五两，甘草一两，竹叶三两，生地黄五两，凡四物苦酒淹渍一宿，猪膏煎膏摩敷疮。

6.《删繁方》皮肤疾病证治贡献

《黄帝素问》曰：风邪客于肌中，肌虚真气致散，又被寒搏皮肤，外发腠理，淫气行之则痒也。所以瘾疹瘙疾皆由于此。有赤疹忽起，如蚊蚋啄烦痒，重沓垒起，搔之逐手起也。① 治人面目身体猝赤黑丹起如疥状，不疗日剧，遍身即杀人也：煎羊脂以摩之，青羊脂最良。同《肘后备急方》。② 治漆疮方：取莲叶干者一斤水煮洗疮上，日再。同《肘后备急方》。③ 又方：芒硝五两汤浸洗之。同《肘后备急方》《深师方》。④ 丹毒一名天火也，肉中忽有赤如丹涂之色，大者如手掌，其剧者竟身体亦有痛痒微肿：赤小豆一升捣筛鸡子白和如泥

涂之。同《小品方》。⑤ 火丹方治丹走皮中淫淫：取蛴螬末水和敷之。⑥ 乱发膏治癣及疥等方：乱发如鸭子大一枚，鲫鱼一头，雄黄二两，八角附子一枚，苦参一两，猪膏一枚，凡六物捣末煎膏敷疮上。⑦ 治狐臭方：杜衡、藁本、辛夷、川芎、细辛各二分，胡粉十分，凡六物㕮咀苦酒渍，煎取三合，去滓，和胡粉临卧涂腋下。

7.《删繁方》五官疾病证治贡献

舌者主心，小肠之候也。舌重十两，长七寸，广二寸半，善用机衡，能知五味。凡有所啖：多食咸则舌脉凝而变色，多食苦则舌皮槁而外毛焦枯，多食辛则舌筋急而爪枯干，多食酸则舌肉肥而唇揭，多食甘则舌根痛而外发落。又曰：欲苦，肺欲辛，肝欲酸，脾欲甘，肾欲咸，此五味内合五脏之气也。若脏热则舌生疮引唇揭赤。若腑寒则舌本缩，口噤唇青，寒宜补之，热宜泻之，不寒不热依脏腑调之。夫咽门者应五脏六腑，往还神气，阴阳通塞之道也。喉咙胞囊舌者，并津液调五味之气本也，不可不研乎。咽门者，肝胆之喉也。其重四两，广二寸五分，至胃管长一尺六寸。主通五脏六腑津液神气，应十二时。若脏热咽门则闭而气塞，；若腑寒咽门则破而声嘶。母姜酒主之。热则通之，寒则补之。若寒热调和，病不生矣。① 防风补煎治肝虚寒，目眈眈视物不明，稀视生花：防风、细辛各二两，川芎、白鲜皮、独活各三两，炙甘草、橘皮各二两，大枣二七枚，甘竹叶一升，蜜五合，上十味水煮去滓分为四服。② 真珠煎治肝气虚寒眼青盲晄晄不见物：真珠四分，白蜜二合，鲤鱼胆一枚，上三味微火煎两沸绵裹纳眼中，眼汁当自出，药歇更为之。③ 洗肝干蓝饮治肝热不止，冲眼为赤脉，息肉闭痛不开，但热势彭彭不歇及目睛黄：干蓝、车前子、苦竹叶各三升，秦皮三两，细辛、决明子、蕤仁、栀子、升麻、芍药各三两，上十味水煮去滓分再服。④ 泻肝前胡汤丸治肝实热目痛，胸满急塞：前胡、秦皮、细辛、栀子、黄芩、升麻、蕤仁、决明子各三两，芒硝三两，苦竹叶、车前草各一升，上十一味水煮纳芒硝分为三服。⑤ 生地黄煎治肝实热或眼痛热不止：生地黄汁一升，玄参汁、蜜、车前汁各五合，升麻、细辛各二两，芍药、栀子各三两，上八味水煮去滓分五六服。⑥ 竹沥泄热汤治肝阳气伏邪热，喘逆闷恐，眼视无明，狂悸非意而言：竹沥一升，麻黄、大青、栀子、人参、玄参、升麻、

茯苓、知母各三两，石膏、生葛根各八两，生姜、芍药各四两，上十三味水煮去滓分三服。⑦ 真朱散治目白肤风泪下：光明朱砂半两，贝齿五枚，衣中白鱼七枚，干姜三铢，上四味研末为散敷目中。《备急千金要方》名荡风散，《千金翼方》名真朱散。⑧ 大枣煎治眼热眦赤，生赤脉息肉，急痛开不得开，如芒在眼磣痛：大枣十颗，黄连二两，淡竹叶五合，上三味水煎去滓绵滤，细细点敷眼中。⑨ 车前草汤洗方：车前草半升，干蓝五合，淡竹叶三两，上三味水煮绵滤去滓，细细用洗眼。⑩ 干枣补肺煎治肺寒损伤气咳及多唾呼声鼻塞：枣肉二升，杏仁、酥、姜汁、蜜、饧糖各一升，上六味微火水煎，每服一匙瘥止。⑪ 治鼻塞有清涕出方：细辛、蜀椒、桂枝、川芎、吴茱萸各三分，皂荚屑二分，附子八分，上七味苦酒渍一宿，猪脂煎膏纳鼻中兼以摩顶。⑫ 姜母酒治咽闭主胆腑，咽门伤破声嘶：母姜汁二升，牛髓、酥、油各一升，桂枝、秦椒各四分，川芎、独活各五分，防风六分，上九味捣筛为散煎膏，每服二合，日三服。⑬ 独活解噤膏治舌小肠腑寒应舌本缩，口噤唇青：独活、川芎各三两，天雄、防风各一两，蜀椒二合，莽草十叶，细辛、桂心各一两，苦李根皮三两，猪肪二升，上十味㕮咀绵裹苦酒一升淹渍一宿，猪肪微火煎膏，绵裹少许，口含于舌下压之，日三度易之，方甚良。⑭ 生艾叶薄法：捣生艾叶涂于寒处上封裹之，以瘥为度。⑮ 升麻泄热煎治舌主心脏，热即应舌生疮裂破，唇揭赤：升麻、射干、大青各三两，黄柏、生芦根、蔷薇根白皮各一升，苦竹叶、生玄参汁、生地黄汁各五合，赤蜜八合，上十味水煮去滓封贴舌上含之，细细咽之，以瘥为度良。口齿：⑯ 治虫食龋齿，风痛并用：莨菪子三合，青钱七文烧令赤，将钱纳瓶，取莨菪子一撮安钱上，少许水淋钱上即气出，熏齿。⑰ 椒汤治虫齿痛：蜀椒、桂心各一两，矾石半两，上三味水煮去滓含之，甚良。⑱ 附子塞虫孔丸：附子一枚捣末腊和为丸，准齿虫孔大小纳之。

【综合评述】

1. 谢士泰《删繁方》初创三焦辨治体系

《删繁方》首次建立三焦证治体系。三焦者一名三关也，合而为一，有名无形。主五脏六腑往还神道，周身贯体，可闻不可见；和利精气决通水道息气脾胃之间，不可不知也。张景岳《类

经·脏象类》：三焦者，确有一腑，盖脏腑之外，躯壳之内，包罗诸脏，一腔之大腑也。《景景医话·三焦有名无形辨》曰：左肾其府膀胱，右肾命门其府三焦，三焦当如膀胱，故可以藏有所系，若其无形，尚可以藏系哉？今医家者流，皆执叔和三焦无状空有名以自信，不闻有此说，故录之。三焦有名无形始于秦越人，然愚以为乃躯壳内脏腑外之脂膜高处。《读医随笔》：陈修园曰，三焦者决渎之官，水道出矣。膀胱者州都之官，津液藏焉，气化则能出矣。此数语，向来注家皆误。不知津液为汗之源，膀胱气化则能出汗，故仲景发汗取之太阳。水道，为行水之道。三焦得职，则小水通调。须知外出为膀胱之津液，下出为三焦之水道也。故凡淋沥等证，皆热结膀胱所致，而治者却不重在膀胱，而重在三焦。按此说本于张隐庵，乍读似新奇可喜，而实违经背理之甚者也。夫下出为三焦之水道，是矣；外出为膀胱之津液，则非也。三焦者，水所行之道，非水所藏之府也。汗与小便，俱由三焦经过，故汗多则小便少者，水在三焦，即为热气蒸动，泄于膜外，达于皮肤，而不待传入膀胱也。非既入膀胱，复外出而为汗也。气化则能出者，膀胱无下口，必借三焦之气化，有以转动之，使之俯仰而倾出也，故曰能也。其曰水曰津液云者，水在三焦，气味清淡，犹是本质，发而为汗则味咸，传为小便则气臊，是已受变于人气矣，故皆可以津液名之。非汗为膀胱之津液，小便为三焦之水也。乃汗与小便皆三焦之水，而外出、下出者也。发汗取之太阳者，太阳主表，以其经，非其腑也。

宋代《圣济总录》从理论、辨病论治、辨证论治三方面传承发展谢士泰三焦辨治理论。理论研究：《圣济总录·三焦门》：三焦有名无形，主持诸气，以象三才之用，故呼吸升降，水谷往来，皆待此以通达，是以上焦在心下，主内而不出，中焦在胃脘，主腐熟水谷，下焦在脐下，主分别清浊。出而不内，统而论之。三者之用，又本于中焦，中焦者，胃脘也，天五之冲气，阴阳清浊，自此而分，十二经络所自始，或不得其平，则有寒热偏胜虚实不同，营卫滞涩，清浊不分，而生诸病矣，故曰气会三焦，手少阳脉通于膻中，膻中臣使之官。为气之海，审此则知三焦者，冲和之本。《黄帝针经》谓三焦病者，腹胀气满，不得小便窘急，溢则为水，水则为

胀。夫三焦者，决渎之官，水道出焉。上焦其治在膻中，膻中为气海；中焦主腐熟水谷；下焦当膀胱上口，主分别清浊。今三焦俱病，故腹胀气满，不得小便，溢而为水胀也，治宜升降气道，则腹满自消，水道自利矣。《黄帝三部针灸经》曰：少腹肿痛，不得小便，邪在三焦，病名曰三焦约。内闭发，不得大小便。夫三焦者水谷之道路，气之所终始也。上焦如雾，中焦如沤，下焦如渎。三者流行，营卫致养，则腐熟水谷，分别清浊，以时而下，无复滞留，若营卫不调，风邪入客，则决渎之官，约而不通，所以不得大小便也，刺法取足少阴太阳之经，辅以汤剂，则三焦疏导，清浊判矣。《内经》谓久咳不已则三焦受之，三焦咳状，咳嗽腹满，不欲食饮，此皆聚于胃，关于肺，使人多涕唾而面浮气逆也。盖三焦之气，以胃气为本，水谷之道路，气之所终始也，今咳而久者，以寒气蕴结，关播胃中，故腹满不食，气逆上行，涕唾多而面目虚浮也。三焦胀者，经所谓气满于皮肤，壳壳然而坚不痛是也，盖胀有痛疮，以别虚实。若鼓胀之类，内挟宿食，按之坚痛，是谓邪实，今三焦皮肤壳壳然而坚不痛，特以气满为虚胀而已。治宜升降其气则愈。三焦有水气者，气滞不通，决渎之官内壅也。盖水聚于胃，气能传化。今气不升降，水聚不行，则脾经受湿。故为腹满浮肿之证，治宜导气而行之，气通则水自决矣。上焦虚则引气于肺，中焦虚则生寒，腹痛洞泄，便利霍乱，下焦虚则大小便不止，津液气绝，寒则补于肾，然三焦者水谷之道路，气之所终始也，其处虽异，其源则一，故有俱虚之病。上焦如雾，其气起于胃上口，并咽以上贯膈，其气虚寒，则令人精神不守，引气于肺，咳嗽、语声不出、膈寒之病生焉。上焦在心下，其气起于胃上口，并咽贯膈，有热则喉舌干燥，口气面赤，胸膈痞满之病生焉。中焦如沤者，以其在胃中脘，不上不下，主腐熟水谷，本胃脘之阳，气温乃能腐化水谷之精，灌养周身，若寒客中焦，则胃中冷，胃中冷则饮食不化，腹痛飧泄，霍乱吐利，治法宜温补之。中焦者在胃中脘，不上不下，主腐熟水谷，其气和平，能传糟粕，蒸津液，变精微，上注于肺，通行营卫，仲景曰：热在中焦，则为坚，故其气实，则闭塞不通，上下隔绝，热则身重目黄口甘脾瘅之证生焉。下焦如渎，其气起于胃下脘，别回肠，注于膀胱。主出而不内以传导也，其气虚寒，则津液不固，大小便

利不止,少腹痛,不欲闻人语,治宜温之。下焦者在脐下,当膀胱上口,主分别清浊,出而不内以传导也,又下焦如渎。司决壅泄,其气实而有热,则津液内燥,传导不利,由是有气逆、便难、胃胀、呕哕之证。

辨病论治

三焦病　① 三和汤治三焦病气不升降,水道不利,渐成水胀:大腹皮、紫苏、沉香、木瓜、羌活各一两,白术、川芎、甘草、陈皮、木香、槟榔各三分,上十一味粗捣筛,每服三钱匕,水煎去滓温服。② 槟榔饮治三焦营卫不通,气满水胀:槟榔五枚,木香一两,生姜、青橘皮、川芎各半两,前胡,上八味粗捣筛,每服三钱匕,水煎空心温服。③ 牵牛子丸治三焦病胀满为水,小便不利:牵牛子二两,乌白木根皮五两,木香三两,蜚蠊、大黄各二两,防己、枳实、陈橘皮、羌活各一两,上九味捣末蜜丸如绿豆大,温甘草汤下十丸。徒都子补气丸治三焦病久,欲成水,腹胀不消,小水不利:海蛤、牵牛子、赤茯苓、防己、犀角、诃黎勒、苦葶苈,生干地黄各一两,上十七味捣末蜜丸如梧桐子大,空心米饮下十丸。④ 淮南五柔丸和营卫,利脏腑,治三焦不调,小便秘涩:大黄一斤,前胡二两,赤茯苓、细辛、半夏、肉苁蓉、葶苈、当归、芍药各一两,上九味捣末蜜丸如梧桐子大,每服五丸,日三。⑤ 人参香术散治阴阳不和,三焦气滞,胸膈虚痞,腹胁满胀,小便不利,饮食不消:人参、炙甘草各一两,木香半两,白术五两,五味子三两,上五味捣罗为散,每服二钱匕。木香枳壳散治三焦病胀满,水道不利:木香、枳壳、白芷、蓬术、白术、炙甘草、桂枝各二两,益智子、青橘皮各三两,陈曲、京三棱各四两,上十一味捣罗为散,每服二钱匕。木香丸治三焦病腹胀气满,小便不利:木香二两,荜澄茄四两,牵牛子二十四两炒香别捣取末十二两,槟榔四两,补骨脂四两,上五味捣罗四味为末,入牵牛末令匀,清水和令得所,丸如绿豆大,每服二十丸。

三焦约　枳壳丸祛风利大小肠治调顺三焦,平匀气脉,消痰滞,利胸膈:枳壳二两,牵牛子四两,陈橘皮半两,槟榔半两,木香一分,上五味捣罗蜜丸如梧桐子大,每服十五丸至二十丸。枳壳散治三焦约,大小便不通:枳壳五两,厚朴二两,滑石一两,桂枝二两,上四味捣散服一钱匕。顺气丸治

三焦约,通导大小便:木香二两,青橘皮、人参、赤茯苓、大戟各一两,郁李仁半两,麻仁半两,甘遂一两,大黄二两,诃黎勒皮半两,上十味捣末蜜丸如豌豆大,每服十丸,煎车前子汤下。郁李仁丸治三焦约,少腹肿痛,不得大小便:郁李仁、大黄各一两,赤茯苓、泽泻、葶苈各二两,大麻仁一两半,槟榔三两,杏仁半两,上八味捣散蜜丸如梧桐子大,每服三十丸,日三。疏风散治三焦气约,大小便不通:牵牛子、大黄、陈橘皮各一两,槟榔半两,上四味捣散每服二钱匕。皂荚散治三焦约,大小便不通:猪牙皂荚、白蒺藜各等分,上二味捣末茶调一钱匕。

三焦咳　① 干姜汤治三焦咳,腹满心胸不利,不思食:干姜、桂枝、款冬花各半两,细辛、白术、炙甘草、五味子、木香各三分,附子一两,上九味锉如麻豆,每服三钱匕,水煎温服,日三。② 胡椒理中丸治三焦咳,肺胃虚寒,咳逆呕吐,腹胁胀满,不能饮食:胡椒、荜茇、干姜、款冬花、炙甘草、陈橘皮、高良姜、细辛各二两,白术二两半,上九味捣末蜜丸如梧桐子大,每服温水下十五丸,日再。③ 半夏汤治三焦咳,腹满不欲食:半夏二两半,干姜二两,麻黄、枳实、前胡、泽泻、杏仁各一两半,细辛一两,上八味粗捣筛,每服三钱匕,水煎去滓温服,日三。④ 黄芪汤调脾肺养气治三焦咳嗽,减食息高:黄芪、人参、白术、当归各三分,赤茯苓、百合、糯米、桔梗、桑白皮各一两,枳壳一两半,上十味粗捣筛,每服三钱匕,水煎紫苏五叶,去滓食后稍热服。⑤ 人参汤治三焦咳,心胸滞闷,四肢不和:人参一两,杏仁、干姜、麻黄、桂枝、炙甘草、五味子、紫菀、陈橘皮各三分,上九味粗捣筛,每服四钱匕,水煎去滓温服,日三。⑥ 半夏汤治三焦咳,腹满不欲饮食:半夏、木通各四两,前胡、白术、赤茯苓、陈橘皮、槟榔各一两半,桂枝、枳壳、旋覆花各一两一分,上十味粗捣筛,每服三钱匕,水煎去滓温服。⑦ 紫苏子汤治三焦咳,心胸不利,不思饮食:紫苏、陈橘皮各一两,炙甘草半两,干姜、桔梗、杏仁各三分,上六味粗捣筛,每服四钱匕,水煎去滓温服,日三。⑧ 顺气五味子丸治三焦咳,腹满不欲食:五味子、覆盆子、淫羊藿各一两,上三味捣罗为末蜜丸如梧桐子大,每服二十丸,空心食前服。⑨ 藿香汤治久咳传三焦,腹满不欲饮食:藿香、人参、赤茯苓、青橘皮、细辛、益智子、缩砂仁、陈橘

皮、炙甘草各一两,木香、白芷各半两,上十一味粗捣筛,每服三钱匕,水煎去滓稍热服。⑩ 玉液散治久咳传三焦,腹满不思饮食及胃虚有痰:半夏一两,生姜、陈粟米各二两,上三味捣散,每服一钱匕,水煎温服。

三焦胀 ① 顺气白术橘香汤治三焦气满,皮肤坚胀:白术四两,陈橘皮、赤茯苓、炙甘草各二两,附子一两,干姜半两,上六味锉如麻豆,每服三钱匕,水煎去滓温服。② 五香丸治三焦虚胀,心腹满闷:沉香、丁香、白檀香、蘹香子、荜澄茄、青橘皮、胡椒、缩砂、赤茯苓、白芷、牛膝、甘草各一两,麝香三分,木香、葛花各一两半,肉豆蔻五枚,槟榔三枚,半夏三两,人参、桂枝、荜茇、蓬莪术、枳壳各半两,赤小豆花三两,葛根二两,上二十五味捣末蜜丸如樱桃大,每服一丸,不拘时候。③ 槟榔汤治三焦气满虚胀,及一切脏腑气疾:白槟榔四两,肉豆蔻、木香各一两,青橘皮、厚朴、枳壳、京三棱、桂枝、人参、茯苓、陈曲、麦、干姜、白术、诃黎勒、炙甘草各二两,上十六味粗捣筛,每服三钱匕,姜枣同煎,去滓温服,不计时候。④ 京三棱散治三焦胀,和养脾骨,除积聚气:京三棱十两,陈曲、大麦、木香、肉豆蔻、白槟榔各一两,上一十味捣罗为散,每服二钱匕,沸汤点服,不计时候。⑤ 丁沉丸治三焦虚胀:丁香、沉香、木香、蘹香子各一分,鸡舌香半分,胡椒半分,阿魏少许,上七味除阿魏外捣罗为末,阿魏末煮糊和丸如绿豆大,每服五七丸。⑥ 撞气丸治三焦胀气满:荜澄茄、木香、干姜、桂枝各半两,胡椒一分,白豆蔻半两,荜茇一分,诃黎勒皮半两,白术半两,人参半两,白茯苓半两,阿魏一钱,上一十二味捣末蜜丸如梧桐子大,每服二十丸。⑦ 丁香丸治三焦胀满,消化滞气:丁香、沉香各一分,乳香一钱半,蘹香子半两,桂枝半两,槟榔、豆十五枚,上一十味除研者外捣罗为末,次入乳香、巴豆、阿魏令匀,煮白米粥和丸如绿豆大,每服五丸。⑧ 通气生姜丸治三焦虚胀:生姜、厚朴各六两,半夏一两,陈橘皮六两,人参、茯苓、陈曲、大麦各一两半,上八味捣末,生姜汁煮面糊和丸如梧桐子大,每服三十丸。⑨ 匀气散治三焦胀,按之坚不痛:京三棱、蓬莪术、益智子、炙甘草、木香、桂枝、丁香,各一两,草豆蔻三枚,肉豆蔻两枚,上九味捣散每服二钱匕。⑩ 均气丸健脾暖胃,调中进食,消饮匀气治脾胃气弱,不思饮食,呕逆吞酸,腹内虚

鸣,下利胀满,饮食迟化,气道痞涩,升降不匀,水饮停滞,胸下偏痛,寒气加之;结聚成形,动气癖结,痼冷陈寒,久而不去:蘹香子、木香、桂枝、桃仁、京三棱、青橘皮、莱菔子、槟榔、沉香各半斤,厚朴一斤,上一十味捣末酒煮面糊为丸如梧桐子大,每服五十丸,温熟水下。⑪ 寸金丸治阴阳气不升降,心腹鼓胀,胁肋刺痛,倦怠嗜卧,全不思食:雄黄、京三棱、石三棱、鸡爪三棱、蓬莪术、桂枝、木香、沉香、干漆、半夏、丁香、肉豆蔻各半两,槟榔四枚,硇砂一两,巴豆三十枚,蘹香子二两,川楝子二两,大麦蘖四两,上一十八味捣末面糊和丸如梧桐子大,每服三丸,不得嚼破。陈曲汤治三焦滞气:陈曲、莱菔子各等分,上二味粗捣筛,每服三钱匕,水煎去滓入麝香末少许,再煎一沸,温服。三焦有水气者,气滞不通,决渎之官内壅也。盖水聚于胃,气能传化。今气不升降,水聚不行,则脾经受湿。故为腹满浮肿之证,治宜导气而行之,气通则水自决矣。

三焦水气 ① 槟榔汤宽胸膈,利小肠治三焦积气,渐成水病,腹胀四肢浮肿:槟榔、大腹皮、白术、五味子、枳壳、黄芪、防己、木通、桑根白皮、陈橘皮、厚朴、桂枝各一两,木香、人参、大黄各半两,上十五味粗捣筛,每服三钱匕,水煎去滓温服。② 泽漆汤治三焦不调上乘于肺,时发喘咳,身体浮肿,坐卧不安:泽漆、防己、甜葶苈、郁李仁各半两,百合、陈橘皮、桑根白皮、木通、赤茯苓各一两,上九味粗捣筛,每服三钱匕,水煎去滓温服。③ 茯苓饮治三焦有水气,满闷不能食,消痰气令能食:赤茯苓、人参、白术、生姜各三两,枳实二两,陈橘皮一两半,上六味锉如麻豆,每服五钱匕,水煎去滓温服。④ 甘遂散治三焦水气不通心腹胀,喘促,大小便不利:生甘遂半两,牵牛子、续随子、大戟各一两,葶苈子一分,上五味捣罗为散,每服半钱匕。⑤ 甘遂散治三焦水气,甚者四肢虚肿:甘遂半两,槟榔、木香、牵牛子、莱菔子各一两,上五味捣散每服半钱匕。

辨证论治 治三焦俱虚有① 谷神散,② 沉香石斛丸,③ 柏子仁丸,④ 胡芦巴汤,⑤ 姜枣丸,⑥ 人参散,⑦ 沉香丸,⑧ 补和汤,⑨ 姜朴丸,⑩ 附子散。治上焦虚寒有① 紫苏子丸,② 七香丸,③ 枳壳汤,④ 通神汤,⑤ 胡椒理中丸,⑥ 厚朴汤,⑦ 黄芪汤,⑧ 干姜丸。治上焦结热有① 泽泻

汤，②麦门冬汤，③玉螺丸，④大青汤，⑤仙乳丸，⑥水苏丸，⑦接神散，⑧消气丸，⑨火府丸，⑩天门冬丸，⑪松萝丸，⑫前胡枳壳汤，⑬槐花散，⑭龙胆丸。治中焦虚寒有①黄连汤，②人参汤，③消食丸，④朴沉汤，⑤蒟酱汤，⑥姜枣丸，⑦通圣丸，⑧黄芪汤，⑨化痰丸，⑩温白丸，⑪半夏丁香丸，⑫紫苏汤，⑬陈曲丸。治中焦热结有①泻热九味汤，②瓜蒌根丸，③射干汤，④蓝青丸，⑤白英丸，⑥苄根散，⑦鼠尾草散，⑧蒚茹散，⑨冬除散，⑩解肌地骨皮汤，⑪五倍子散。治下焦虚寒有①人参续气汤，②石钟乳丸，③内固丸，④椒红丸，⑤荜茇丸，⑥蘹香子丸，⑦厚朴丸，⑧诃黎勒丸，⑨沉香荜茇丸，⑩补骨脂丸，⑪韭子丸，⑫温内丸。治下焦热结有①柴胡汤，②香豉汤，③人参汤，④茵陈蒿丸，⑤石长生丸，⑥酸浆丸，⑦升麻汤，⑧赤石脂汤，⑨香豉汤，⑩五味子丸。

2. 谢士泰《删繁方》创建五劳六极辨治体系

极者，人之至高处为亟，屋之至高处为极。《易·系辞上》：六爻之动，三极之道也。《吕氏春秋·大乐》：天地车轮，终则复始，极则复反，莫不咸当。中医六极指六种极度虚损病证。血极则发堕善忘，筋极则拘挛转筋，肉极则肌削萎黄，气极则短气喘急，骨极则齿浮足痿，精极则目暗耳聋。秦汉两晋已有六极一词。《金匮要略·藏府经络先后病脉证第一》：五劳、七伤、六极、妇人三十六病，不在其中。《神农本草经》：桑根白皮味甘寒，主伤中，五劳，六极，羸瘦，崩中，脉绝，补虚益气。《删繁方》六极指筋极、脉极、肉极、气极、骨极、精极。谢士泰建立六极理法方药辨治体系。《诸病源候论·虚劳病诸候》：六极者，一曰气极，令人内虚，五脏不足，邪气多，正气少，不欲言。二曰血极，令人无颜色，眉发堕落，忽忽喜忘。三曰筋极，令人数转筋，十指爪甲皆痛，苦倦不能久立。四曰骨极，令人酸削，齿苦痛，手足烦疼，不可以立，不欲行动。五曰肌极，令人羸瘦，无润泽，饮食不为肌肤。六曰精极，令人少气吸吸然，内虚，五脏气不足，发毛落，悲伤喜忘。六极指六种劳伤虚损的病证。孙思邈《备急千金要方》发展谢士泰六极证治。筋极：①橘皮通气汤治筋实极则咳，咳则两胁下缩痛，痛甚则不可转动：橘皮四两，白术、石膏各五两，细辛、当归、桂枝、茯苓各二两，香豉一升，

上八味㕮咀水煮分三服。②丹参煮散治筋实极则两脚下满，满而痛，不得远行，脚心如割，筋断折痛不可忍：丹参三两，川芎、杜仲、续断、地骨皮各二两，当归、通草、干地黄、麦门冬、升麻、禹余粮、麻黄各一两十八铢，牛膝二两六铢，生姜、牡蛎各二两，甘草、桂枝各一两六铢，上十七味捣筛为散，每服二方寸匕，井花水煮顿服，日二。③地黄煎治筋实极，手足爪甲或青或黄或黑乌黯，四肢筋急烦满：生地黄汁三升，生葛汁、生玄参汁各一升，大黄、升麻各二两，栀子、麻黄、犀角各三两，石膏五两，芍药四两，上十味㕮咀水煮分三服，日再。④五加酒治筋虚极、筋痹，好悲思，颜色苍白，四肢嘘吸，脚手拘挛，伸动缩急，腹中转痛：五加皮一斤，枳刺二升，大麻仁三升，猪椒根皮、丹参各八两，桂枝、当归、甘草各三两，天雄、秦椒、白鲜、通草各四两，干姜、川芎各五两，薏苡仁半升，上十五味㕮咀清酒渍，初服六七合，稍稍加，以知为度。⑤人参酒治筋虚极则筋不能转，十指爪皆痛，数转筋，或交接过度，或病未平复交接，伤气，内筋绝，舌卷唇青，引卵缩，脉疼急，腹中绞痛，或便欲绝，不能饮食：人参、防风、茯苓、细辛、秦椒、黄芪、当归、牛膝、桔梗各一两半，干地黄、丹参、山药、钟乳、矾石各三两，山茱萸、川芎各二两，白术、麻黄各二两半，大枣三十枚，五加皮一升，生姜、乌麻各二升，上二十二味㕮咀清酒浸，温服三合，日再。脉极：生地黄煎消热止极强胃气治脉热极则血脱色白干燥不泽，饮食不为肌肤：生地黄汁、生麦门冬、赤蜜各一升，莼心、远志各二升，人参、白术、茯苓、芍药、干地黄各三两，甘草二两，石膏六两，生葳蕤四两，上十三味，十一味㕮咀，水煮下地黄汁及蜜，更煎取三升半，分四服。肉极：①解风痹汤治肉热极肌痹淫淫如鼠走，身上津液脱，腠理开，汗大泄：麻黄、防己、枳实、细辛、白术各三两，生姜、附子各四两，甘草、桂心各二两，石膏八两，上十味㕮咀，水煮分三服。②西州续命汤治肉极虚热肌痹淫淫如鼠走，身上津液开泄，或痹不仁，四肢急痛：麻黄、生姜各三两，当归、石膏各二两，川芎、桂心、甘草、黄芩、防风、芍药各一两，杏仁四十枚，上十一味㕮咀，水煮分四服，日再。③石南散治肉热极则体上如鼠走，或如风痹，唇口坏，皮肤色变，主诸风大病：石南三十铢，山药、芍药、天雄、桃仁、菊花各一两，黄芪、真珠各十八铢，山茱

黄一两十八铢,石膏二两,升麻、葳蕤各一两半,上十二味捣筛酒下方寸匕,日再。④ 大黄酒治肉极虚寒为脾风阴动伤寒,体重怠堕,四肢不举,关节疼痛,不嗜饮食虚黄:桂枝、巴戟天、石斛、柏子仁、泽泻、茯苓、干姜、蜀椒各三两,防风、独活、人参各二两,天雄、芍药、附子、乌头、茵芋、半夏、细辛、瓜蒌根、白术、黄芩、山茱萸各一两,上二十三味㕮咀清酒渍,初服三合,日再。⑤ 治肉极虚寒猝中风,口噤不能言,四肢缓纵,偏挛急痛注,五脏恍惚,喜怒无常,手脚不随:独活、茵芋、黄芩各三两,甘草、防风、芍药、川芎、麻黄、葛根各二两,人参一两,乌头三枚,上十一味㕮咀水合竹沥煎,分四服。气极:① 钟乳散治气极虚寒,阴畏阳气,昼瘥暮甚,气短息寒,亦治百病,令人力强能饮食:钟乳、干姜、桔梗、茯苓、细辛、桂枝、附子、人参各一两六铢,白术一两,防风、瓜蒌根、牡蛎各二两半,上十二味捣筛酒服方寸匕,日三。《千金翼方》云:有冷加椒,有热加芩各三两。② 黄芪汤治气极虚寒皮毛焦,津液不通,虚劳百病,虚损力乏:黄芪四两,人参、白术、桂枝各二两,生姜八两,大枣十枚,附子三十铢,上七味㕮咀,水煮分四服。③ 大露宿丸治气极虚寒皮痹不已,内舍于肺,寒气入客于六腑,腹胀虚满,寒冷积聚百病:礜石、干姜、桂枝、皂荚、桔梗、附子各三两,上六味捣末蜜丸如梧子大,酒服十丸,日三。④ 硫黄丸治气极虚寒澼饮,胸中痰满,心腹痛,气急,不下饮食:硫黄、礜石、干姜、附子、乌头、桂枝、细辛、白术、桔梗、茯苓各二两,上十味捣末蜜丸如梧子,酒服十丸,日三。《肘后备急方》无白术、桔梗、茯苓,用吴茱萸、川椒、人参、皂荚、当归十二味为丸,用治人大冷,夏日温饮食不解衣者。⑤ 大前胡汤治气极伤热,喘息冲胸,常欲自恚,心腹满痛,内外有热,烦呕不安:前胡八两,半夏、麻黄、芍药各四两,生姜五两,黄芩三两,枳实四枚,大枣,上八味㕮咀,水煮分三服。⑥ 竹叶汤治气极伤热气喘,甚则唾血,气短乏不欲食,口燥咽干:竹叶二升,麦冬、小麦、生地各一升,生姜、石膏各六两,麻黄三两,甘草一两,上九味㕮咀,水煮分三服。精极:① 竹叶黄芩汤治精极实热,眼视无明,齿焦发落,形衰体痛,通身虚热:竹叶二升,黄芩、茯苓各三两,甘草、麦冬、大黄各二两,生姜六两,芍药四两,生地黄一升,上九味㕮咀水煮分三服。② 治精极五脏六腑俱损伤虚热,遍身烦疼,骨中痌痛烦闷:生地汁二升,麦冬汁、赤蜜各一升,竹沥一合,石膏八两,人参、川芎、桂枝、甘草、黄芩、麻黄各三两,当归四两,上十二味㕮咀,水煮分四服。③ 治五劳六极,虚羸心惊,弱多魇亡阳:茯苓四两,甘草、芍药、桂枝、干姜各三两,远志、人参各二两,大枣五枚,上八味㕮咀,水煮分三服。④ 棘刺丸治虚劳诸气不足,梦泄失精:棘刺、干姜、菟丝子各二两,天冬、乌头、小草、防葵、山药、萆薢、细辛、石龙芮、枸杞子、巴戟天、葳蕤、石斛、厚朴、牛膝、桂枝各一两,上十八味捣末蜜丸如梧子大,酒服五丸,日二服。⑤ 治梦中泄精,尿后余沥及尿精:人参、麦冬、赤石脂、远志、续断、鹿茸各一两半,柏子仁、丹参、韭子各一两六铢,上十四味捣末蜜丸如梧子大,酒服二十丸,日再。⑥ 治虚损小便白浊梦泄:菟丝子、车前子、韭子各一升,矾石、当归各二两,川芎、附子各三两,桂枝一两,上八味捣末蜜丸如梧子大,酒服五丸,日三。⑦ 韭子丸治房事过度,精泄自出不禁,腰背不得屈伸,食不生肌,两脚苦弱:韭子一升,甘草、桂枝、紫石英、禹余粮、远志、山茱萸、当归、天雄、紫菀、山药、细辛、茯苓、僵蚕、菖蒲、人参、杜仲、白术、干姜、川芎、附子、石斛、天冬各一两半,苁蓉、黄芪、菟丝子、干地黄、蛇床子各二两,大枣五十枚,牛髓、干漆四两,上三十一味捣末蜜丸如梧子大,空腹服十五丸,日再。韭子散治小便失精及梦泄精:韭子、麦冬各一升,菟丝子、车前子各二合,川芎三两,白龙骨三两,上六味捣筛酒服方寸匕,日三。《肘后备急方》用泽泻一两半。枣仁汤治大虚劳,梦泄精,茎核微弱,气血枯竭,或醉饱伤于房室,惊惕松悸,小腹里急:酸枣仁二合,泽泻、人参、芍药、桂枝各一两,黄芪、甘草、茯苓、白龙骨、牡蛎各二两,生姜两斤,半夏一升,上十二味㕮咀水煮服七合,日三。禁精汤治失精羸瘦,酸削少气,目视不明,恶闻人声:韭子二升,粳米一合,上二味于铜器中合熬,米黄黑乘热,以好酒一升投之,绞取汁七升,每服一升,日三服,尽二剂。羊骨汤治失精多睡目眮眮:羊骨一具,生地黄、白术各三斤,桂心八两,麦门冬、人参、芍药、生姜、甘草各三两,茯苓四两,厚朴、阿胶、桑白皮各一两,大枣二十枚,饴糖半斤,上十五味㕮咀水煮平旦服一升,后旦服一升。骨极:三黄汤治骨极主肾热病,则膀胱不通,大小便闭塞,颜焦枯黑,耳鸣虚热:大黄一升,黄芩各三两,栀子十四枚,甘草一两,芒硝二两,上五味哎咀,水煮分三服。

【简要结论】

① 谢士泰,南北朝医家,生卒未详。②《隋书·经籍志》载谢士泰撰《删繁方》十三卷,佚。③ 严世芸、李其忠《三国两晋南北朝医学总集》辑录《备急千金要方》《外台秘要》《医心方》内容为《删繁方》,仍为十二卷。④ 谢士泰创建内科三焦辨治体系。⑤ 谢士泰创建六极辨治体系。⑥《删繁方》外感疾病证治无多创新,大多因循前人方药。

萧纲医学研究

【生平考略】

萧纲，字世赞通，公元503年南朝梁天监癸未生于建康宫显阳殿，公元551年辛未侯景杀萧纲，时年49岁。葬于庄陵，庙号太宗，谥号简文皇帝。萧纲为南朝萧梁第二位皇帝，梁武帝萧衍第三子，昭明太子萧统同母弟，母为贵嫔丁令光。《隋书·经籍志》：《如意方》十卷，无撰著人名氏；《旧唐书·经籍志》无《如意方》记载；《新唐书·艺文志》：《如意方》十卷，无撰著人名氏；《补南北史·艺文志》：《如意方》，简文帝撰，见本纪。严世芸、李其忠《三国两晋南北朝医学总集》据《医心方》辑录《如意方》。《南史·梁本纪》：太宗简文皇帝讳纲，字世赞，小字六通，武帝第三子，昭明太子母弟也。天监二年十月丁未，生于显阳殿。五年，封晋安王。普通四年，累迁都督、雍州刺史。中大通三年，被征入朝，未至，而昭明太子谓左右曰：我梦与晋安王对弈扰道，我以班剑授之，王还，当有此加乎。四月，昭明太子薨。五月丙申，立晋安王为皇太子。七月乙亥，临轩策拜。以修缮东宫，权居东府。四年九月，移还东宫。太清三年，台城陷，太子坐永福省见侯景，神色自若，无惧容。五月丙辰，帝崩。辛巳，太子即皇帝位，大赦。癸未，追尊穆贵嫔为皇太后，追谥妃王氏为简皇后。六月丙戌，以南康王会理为司空。丁亥，立宣城王大器为皇太子。壬辰，立当阳公大心为寻阳郡王，石城公大款为江夏郡王，宁国公大临为南海郡王，临城公大连为南郡王，西丰公大春为安陆郡王，新淦公大成为山阳郡王，临湘公大封为宜都郡王，高唐公大庄为新兴郡王。秋七月甲寅，广州刺史元景仲谋应侯景，西江督护陈霸先攻之，景仲自杀。霸先迎定州刺史萧勃为刺史。庚午，以司空南康王会理为兼尚书令。是月，九江大饥，人相食者十四五。八月癸卯，征东大将军、开府仪同三司、南徐州刺史萧藻薨。丙午，侯景矫诏：仪同三司位比正公，自今悉不加将军，以为定准。冬十月丁未，地震。是月，百济国遣使朝贡，见城寺荒芜，哭于阙下。大宝元年春正月辛亥朔，大赦，改元。丁巳，

天雨黄沙。己未，西魏克安陆，执司州刺史柳仲礼，尽有汉东地。丙寅，月昼见于东方。癸酉，前江都令祖皓起义兵于广陵。二月癸未，侯景攻下广陵，皓见害。乙巳，以尚书仆射王克为左仆射。丙午，侯景逼帝幸西州。夏五月丙辰，东魏静帝逊位于齐。庚午，开府仪同三司鄱阳王范薨。自春迄夏大旱，人相食，都下尤甚。六月庚子，前司州刺史羊鸦仁自尚书省出奔江陵。秋七月戊辰，贼行台任约寇江州，刺史寻阳王大心以州降之。八月甲午，湘东王绎遣领军将军王僧辩逼郢州，邵陵王纶弃郢州走。九月乙亥，侯景自进位相国，封二十郡为汉王。冬十月乙未，景又逼帝幸西州曲宴，自加宇宙大将军、都督六合诸军事。立皇子大钧为西阳郡王，大威为武宁郡王，大球为建安郡王，大昕为义安郡王，大挚为绥建郡王，大圜为乐梁郡王。壬寅，侯景害司空南康王会理。十一月，任约进据西阳，分兵寇齐昌，执衡阳王献送都下，害之。湘东王绎遣前甯州刺史徐文盛拒约，南郡王前中兵参军张彪起义于会稽若邪山，攻破浙东诸县。二年春二月，邵陵王纶走至安陆董城，为魏所攻，见杀。三月庚戌，魏文帝崩。夏四月，侯景围巴陵。六月乙巳，解围宵遁。秋七月，景还至建邺。八月戊午，景遣伪卫尉卿彭隽、厢公王僧贵入殿，废帝为晋安王。害皇太子大器、寻阳王大心、西阳王大钧、武宁王大威、建安王大球、义安王大昕及寻阳王诸子二十余人。矫为帝诏，以为次当支庶，宜归正嫡，禅位于豫章王栋。使吕季略送诏，令帝写之。帝书至先皇念神器之重，思社稷之固，越升非次，遂主震方，呜咽不能自止，贼众皆为掩泣。乃幽帝于永福省。栋即位，改元天正。使害南海王大临于吴郡、南郡王大连于姑孰、安陆王大春于会稽、新兴王大庄于京口。冬十月壬寅，帝崩于永福省，时年四十九。贼伪谥曰明皇帝，庙称高宗。明年三月己丑，王僧辩平侯景，率百官奉梓宫升庙堂。元帝追崇为简文皇帝，庙号太宗。四月乙丑，葬庄陵。

帝幼而聪睿，六岁便能属文，武帝弗之信，于前面试，帝揽笔立成文。武帝叹曰：常以东阿为

虚,今则信矣。及长,器宇宽弘,未尝见喜愠色,尊严若神。方颐丰下,须鬓如画,直发委地,双眉翠色。项毛左旋,连钱入背。手执玉如意,不相分辨。眄睐则目光烛人。读书十行俱下,辞藻艳发,博综群言,善谈玄理。自十一便能亲庶务,历试藩政,所在称美。性恭孝,居穆贵嫔忧,哀毁骨立,所坐席沾湿尽烂。在襄阳拜表侵魏,遣长史柳津、司马董当门,壮武将军杜怀宝、振远将军曹义宗等进军克南阳、新野等都,拓地千余里。及居监抚,多所弘宥,文案簿领,纤毫必察。弘纳文学之士,赏接无倦。尝于玄圃述武帝所制五经讲疏,听者倾朝野。雅好赋诗,其自序云:七岁有诗癖,长而不倦。然帝文伤于轻靡,时号宫体。所著《昭明太子传》五卷,《诸王传》三十卷,《礼大义》二十卷,《长春义记》一百卷,《法宝连璧》三百卷,《谢客文泾渭》三卷,《玉简》五十卷,《光明符》十二卷,《易林》十七卷,《灶经》二卷,《沐浴经》三卷,《马槊谱》一卷,《棋品》五卷,《弹棋谱》一卷,《新增白泽图》五卷,《如意方》十卷,《文集》一百卷,并行于世。初即位,制年号将曰文明,以外制强臣,取《周易》内文明而外柔顺之义。恐贼觉,乃改为大宝。虽在蒙尘,尚引诸儒论道说义,披寻坟史,未尝暂释。及见南康王会理诛,知不久,指所居殿谓舍人殷不害曰:庞涓死此下。又曰:吾昨梦吞土,试思之。不害曰:昔重耳馈块,卒反晋国,陛下所梦,将符是乎。帝曰:傥幽冥有征,冀斯言不妄。初,景纳帝女溧阳公主,公主有美色,景惑之,妨于政事,王伟每以为言,景以告主,主出恶言。伟知之,惧见谗,乃谋废帝而后间主。苦劝行杀,以绝众心。废后,王伟乃与彭隽、王修纂进觞于帝曰:丞相以陛下幽忧既久,使臣上寿。帝笑曰:已禅帝位,何得言陛下?此寿酒将不尽此乎。于是隽等并赍酒肴、曲项琵琶,与帝极饮。帝知将见杀,乃尽醉,谓曰:不图为乐,一至于斯。既醉而寝,伟乃出,隽进土囊,王修纂坐上,乃崩。竟协于梦。伟撤户扉为棺,迁殡于城北酒库中。帝自幽絷之后,贼乃撤内外侍卫,使突骑围守,墙垣悉有枳棘。无复纸,乃书壁及板鄣为文。自序云:有梁正士兰陵萧世赞,立身行道,终始若一,风雨如晦,鸡鸣不已。弗欺暗室,岂况三光?数至于此,命也如何!又为文数百篇。崩后,王伟观之,恶其辞切,即使刮去。有随伟入者,诵其连珠三首,诗四篇,绝句五篇,文并凄怆云。

【学术贡献】

1.《如意方》眉发疾病证治贡献

长发术:① 东行枣根直者长三尺,以中央当甑饭蒸之。承两头汁以涂头,发长七尺。② 白芷四两煮沐头,长发。③ 麻子仁三升、白桐叶一把,米汁煮去滓适寒温以沐,二十日发长。④ 麻子仁三升、秦椒二升,合研,渍之一宿以沐头,日一,长发二尺。⑤ 乙卯丙辰日沐浴,令人发长。软发术:① 沐头竟以酒更濯,日一,发即软。② 新生乌鸡子三枚,先作五升麻沸汤,出扬之令温,破鸡子悉纳汤中,搅令和复煮。光发术:① 捣大麻子蒸令熟,以汁润发,令发不断生光泽,大良。② 竖发术:马蔺灰一升、紫宁灰五升、胡麻灰七升,凡三灰各各淋之,先用马蔺灰汁,次用紫宁灰汁,后用胡麻灰汁。染发术:① 取谷实捣取汁,和水银以拭发,皆黑。② 熟桑椹以水渍,服之,令发黑。反白发术:① 五八午日烧白发。② 癸亥日除白发,甲子日烧之,自断。治鬓黄术:① 胡粉,白灰分等以水和,涂鬓。② 浆和,夕涂,明日洗去,便黑。治鬓发秃落术:① 桑树皮削去黄黑取白锉二三升,水煮洗沐鬓发。② 甘草二两咬咀,渍一升汤中沐头,不过再三,则不落。生毛发术:① 取鸟内器中埋于丙丁土入三尺,百日以涂人肉,即生毛。② 涂好蜜。③ 眉中无毛以针挑伤,敷蜜。

2.《如意方》面部疾病证治贡献

面疮:① 治面上恶疮术:胡粉、黄柏、黄连各五两,三物治下筛,粉面疮上,日三。② 治疱术:荠苨二分、桂肉一分捣筛酢浆服方寸匕,日三,晚即服栀子散;栀子散:栀子仁一斤捣筛酢浆服方寸匕,日三。先服荠桂散,次后服栀子散,即以同日服之。③ 治䵟䵮术:鸬鹚白矢敷之;树穴中水洗之;茯苓,白石脂分等捣末蜜和涂之,日三。④ 治面䵴术:前治面疱荠苨桂肉方亦治之。⑤ 治黡痣术:鸬鹚白尿敷之;藋灰、石灰醇苦酒煎涂黑,须臾灭去。⑥ 治白癜赤疵术:竹中水如马尿者洗之。⑦ 去黑子方:乌贼骨、细辛、瓜蒌、干姜、蜀椒等分苦酒渍三日,牛髓一斤煎黄色,绞以装面,令白悦去黑子。

3.《如意方》内科杂病证治贡献

痢疾:① 治下赤利:金色黄连一升、黄柏一斤、犀角二两，凡三物水煮平旦服，至日中令尽，勿间食也。② 令人不忘方：菖蒲、远志、茯苓等分捣末服方寸匕，日三。③ 治噎术：春杵头糠置手巾角以拭齿，立下。④ 治食鱼骨哽方：鸬鹚骨烧末，水服半钱匕。⑤ 治隐疹方：漏芦作汤，以洗浴。⑥ 美色细腰术：三树桃花阴干捣筛服方寸，日三。⑦ 悦面术：杏仁一升，胡麻去皮捣屑五升，合膏煎去滓，纳麻子仁半升更煎。大弹弹正白下之，以脂面，令耐寒白悦光明，致神女下。⑧ 香身术：白芷、薰草、杜若、薇衡、藁本等分，末，蜜和，旦服如梧子三丸，暮四丸，二十日身香。昔侯昭公服此药坐人上一座悉香。⑨ 甘草、瓜子、大枣、松皮等分捣末服方寸匕，日三。⑩ 瓜子、松皮、大枣等分捣末服方寸匕，日再，衣被香。⑪ 妇科去胎术：以守宫若蛇肝醯和涂脐，有子即下，永无复有。煮桃根令极浓，以浴及渍膝，胎下。

4.《如意方》符咒方

① 治卒心痛术：画地作五字，撮中央，以水一升，搅饮之。② 治卒腹痛术：书纸作两蜈蚣相交，吞之。③ 治鬼疟方：发日早旦，取井花水丹书额作“天狱”字；书胸作“胸狱”字；书背作“背狱”字；左手作似急。又方：计发日，今夕可食，鸡鸣起，着衣履屐，随意出户，脱之途，出勿顾，入幽闲隐断也。④ 治目疣方：取故拂床帚向青虹咒曰：某甲患疣子，就青虹乞瘥，青虹没，疣子脱。意仍送帚，置都路口。又方：雷时以手疣，掷与雷二七过，即脱。⑤ 治鼻衄术：取衄血以书其人额云今某日，血忌字，即止。当随今日甲乙也。⑥ 治金疮血出不止令唾之法：咒曰某甲今日不良，为其所伤。上告天皇，下告地王，清血莫流，浊血莫扬，良药百裹，不如熟唾。日二七度，唾之即止，神若唾。

【综合评述】

1. 萧纲文学成就斐然

萧纲，南朝梁文学家，开创南朝梁宫体诗学派，影响深远。存世作品有文集 100 卷，其他著作 600 余卷。明代张溥辑为《梁简文集》，收入《汉魏六朝百三家集》。《梁书·简文帝》载：初，太宗见幽絷，题壁自序云：有梁正士兰陵萧世缵，立身行道终始如一，风雨如晦鸡鸣不已，弗欺暗室岂况三光，数至于此命也如何！为《连珠》二首，文甚凄怆。太宗幼而敏睿，识悟过人，六岁便属文，御前面试，辞采甚美。既长，器宇宽弘，未尝见愠喜。方颊豊下，须鬓如画，眄睐则目光烛人。读书十行俱下。九流百氏，经目必记；篇章辞赋，操笔立成。博综儒书，善言玄理。自年十一，便能亲庶务，历试蕃政，所在有称。及居监抚，多所弘宥，文案簿领，纤毫不可欺。引纳文学之士，赏接无倦；恒讨论篇籍，继以文章。高祖所制《五经讲疏》，尝于玄圃奉述，听者倾朝野。雅好题诗，其序云：余七岁有诗癖，长而不倦。然伤于轻艳，当时号曰宫体。所著《昭明太子传》五卷，《诸王传》三十卷，《礼大义》二十卷，《老子义》二十卷，《庄子义》二十卷，《长春义记》一百卷，《法宝连璧》三百卷，并行于世焉。史臣曰：太宗幼年聪睿，令问夙标，天才纵逸，冠于今古。文则时以轻华为累，君子所不取焉。及养德东朝，声被夷夏，洎乎继统，实有人君之懿矣。方符文景，运钟《屯》《剥》，受制贼臣，弗展所蕴，终罹怀愍之酷，哀哉！549 年太清三年，侯景之乱后萧纲即帝位，实为傀儡皇帝。在位三年，公元 551 年即大宝二年侯景杀萧纲。

2. 萧纲政绩远不及文学成就

萧纲自幼爱好文学，嗜诗成癖。中大通三年萧纲入主东宫，宫体诗文学集团由此登其峰造其极。徐摛字士秀，东海郯人。祖凭道，宋海陵太守。父超之，天监初仕至员外散骑常侍。摛幼而好学，及长，遍览经史。属文好为新变，不拘旧体。起家太学博士，迁左卫司马。会晋安王萧纲出戍石头，高祖欲求文学俱长兼有行者与晋安王侍读。舍曰：臣外弟徐摛堪任此选。遂侍王转战南北。大通初，王总戎北伐，以摛兼宁蛮府长史，参赞戎政，教命军书，多自摛出。王入为皇太子，转家令，兼掌管记，寻带领直。摛文体既别，春坊尽学之，宫体之号，自斯而起。太清三年，侯景攻陷台城，时太宗居永福省，贼众奔入，举兵上殿，侍卫奔散，莫有存者。摛独嶷然侍立不动，徐谓景曰：侯公当以礼见，何得如此。凶威遂折，侯景乃拜，由是常惮摛。太宗后被幽闭，摛不获朝谒，因感气疾而卒，年七十八。长子陵，最知名。庾肩吾字子慎，八岁能赋诗，初为晋安王常侍。每王徙镇，肩吾常随府。累迁中录事谘议参军、太子率更令、中庶子。初，太宗在籓，雅好文章士，时肩吾与东海徐摛、吴郡陆杲、彭城刘遵、刘孝仪、仪弟孝威，同被赏接。及居东宫，又开文德省，置学士，肩吾子信、徐摘子陵、吴郡张长公、北地傅弘、东海鲍至等充其选。齐永明中，文士王融、谢朓、沈约文章始用四声，以为新变，至是转拘声韵，弥尚丽靡，复逾于往时。时太子与湘东王书论之曰：吾辈亦无所游赏，止事披阅，性既好文，时复短咏。虽是庸音，不能阁笔，有惭伎痒，更同故态。比见京师文体，懦钝殊常，竞学浮疏，急为阐缓。玄冬修夜，思所不得，既殊比兴，正背《风》《骚》。若夫六典三礼，所施则有地；吉凶嘉宾，用之则有所。未闻吟咏情性，反拟《内则》之篇；操笔写志，更摹《酒诰》之作；迟迟春日，翻学《归藏》；湛湛江水，遂同《大传》。吾既拙于为文，不敢轻有揢揢。但以当世之作，历方古之才人，远则扬、马、曹、王，近则潘、陆、颜、谢，而观其遣辞用心，了不相似。若以今文为是，则古文为非；若昔贤可称，则今体宜弃。俱为盍各，则未之敢许。又时有效谢康乐、裴鸿胪文者，亦颇有惑焉。何者？谢客吐言天拔，出于自然，时有不拘，是其糟粕；裴氏乃是良史之才，了无篇什之美。是为学谢则不届其精华，但得其冗长；师裴则蔑绝其所长，惟得其所短。谢故巧不可阶，裴亦质不宜慕。故胸驰臆断之侣，好名忘实之类，方分肉于仁兽，逞郤克于邯郸，入鲍忘臭，效尤致祸。决羽谢生，岂三千之可及；伏膺裴氏，惧两唐之不传。故玉徽金铣，反为拙目所嗤；《巴人下里》，更合郢中之听。《阳春》高而不和，妙声绝而不寻。竟不精讨锱铢，核量文质，有异《巧心》，终愧妍手。是以握瑜怀玉之士，瞻郑邦而知退；章甫翠履之人，望闽乡而叹息。诗既若此，笔又如之。徒以烟墨不言，受其驱染；纸札无情，任其摇襞。甚矣哉，文之横流，一至于此！至如近世谢朓、沈约之诗，任昉、陆倕之笔，斯实文章之冠冕，述作之楷模。张士简之赋，周升逸之辩，亦成佳手，难可复遇。文章未坠，必有英绝；领袖之者，非弟而谁。每欲论之，无可与语，思言子建，一共商榷。辩兹清浊，使如泾渭；论兹月旦，类彼汝南。朱丹既定，雌黄有别，使夫怀鼠知惭，滥竽自耻。譬斯袁绍，畏见子将；同彼盗牛，遥羞王烈。相思不见，我劳如何。

普通二年至中大通二年共十年间，萧纲先后出任南徐州刺史、雍州刺史、扬州刺史，而雍州七年为时最久，也最重要。雍府时期，徐陵、庾信先后加入萧纲幕府。徐陵入幕时在普通四年即公元523年，时年十七。庾信入幕时在大通元年即公元

527年，时年十五。徐摘徐陵父子与庾肩吾庾信父子以及刘尊、刘孝仪、刘孝威三刘以及陆罩等是萧纲文学集团中间力量。刘遵，少清雅，有学行，工属文。太子舍人，累迁晋安王宣惠、云麾二府记室，甚见宾礼，转南徐州治中。王为雍州，复引为安北咨议参军，带邓县令。中大通二年即530年，萧纲为皇太子，遵自随藩及在东宫，以旧恩偏蒙宠遇，同时莫及。大同元年卒官，皇太子深悼惜之，与遵从兄阳羡令孝仪书称其文史该富，辞章博赡。刘尊撰有《梁东宫四部目录》四卷，见《先秦汉魏晋南北朝诗》。诗风轻绮，典型宫体，萧纲为之撰集，行于世。刘孝仪初为始兴王萧法曹行参军，随同出镇益州，兼记室。后又随晋安王萧纲出镇襄阳。曾出使北魏。累迁尚书左丞，兼御史中丞。历任临海太守、豫章内史。侯景叛乱，州郡失陷，大宝元年即公元550年病逝，享年66岁。刘孝威南朝梁诗人，刘孝仪第，骈文家。齐大司马从事中郎刘绘之子。刘孝威与庾肩吾、徐摘等十人并为太子萧纲高斋学士。陆罩南朝梁国吴郡吴人，字洞元，陆杲子。少笃于学，博览群籍，善属文，简文帝居藩时为记室参军，撰帝集序。稍迁太子中庶子，礼遇甚厚。武帝大同七年以母老，辞官去。母终复仕，位终光禄卿。入幕萧纲文学集团，足与徐、庾、三刘并驾齐驱。《梁书·文学·庾肩吾传》：太宗在藩，雅好文章士，时肩吾与东海徐摘，吴郡陆杲，彭城刘遵、刘孝仪，仪弟孝威，同被赏接。及居东宫，又开文德省，置学士，肩吾子信、徐摘子陵、吴郡张长公、北地傅弘、东海鲍至等充其选。齐永明中，文士王融、谢朓、沈约文章始用四声，以为新变，至是转拘声韵，弥尚丽靡，复逾于往时。《隋书·经籍志》载：《梁简文帝集》八十五卷，陆罩撰并录。萧纲将文集示张缵，张缵有书谢示集，萧纲遂有《答张缵谢示集书》之作。萧纲《答张缵谢示集书》是对自己生平创作总结论述：纲少好文章，于今二十五载矣。窃尝论之：日月参辰，火龙黼黻，尚且着于玄象，章乎人事，而况文辞可止、咏歌可辍乎？不为壮夫，扬雄实小言破道；非谓君子，曹植亦小辩破言。论之科刑，罪在不赦。至如春庭落景，转蕙承风，秋雨旦晴，檐梧初下。浮云生野，明月入楼。时命亲宾，乍动严驾，车渠屡酌，鹦鹉骤倾。伊昔三边，久留四战。胡雾连天，征旗拂日。时闻坞笛，遥听塞笳。或乡思凄然，或雄心愤

薄。是以沈吟短翰,补缀庸音。寓目写心,因事而作。

宫体诗是描写宫廷生活及男女私情的诗体,始于简文帝萧纲。宫体诗内容放浪艳情咏物,形式上追求词藻靡丽,重视用典,讲究声律。萧纲《诫当阳公大心书》曰:汝年时尚幼,所缺者学,可久可大,其唯学欤,所以孔丘言,吾尝终日不食,终夜不寝,以思,无益,不如学也。若使墙面而立,沐猴而冠,吾所不取。立身之道与文章异,立身先须谨重,文章且须放荡。萧纲《与湘东王书》是宫体文学的理论旗帜,折射宫体诗学派文学主张,既反对质直懦钝,又反对浮疏阐缓:零雨送秋,清寒迎节。江枫晓落,林叶初黄。登舟已积,殊足劳止。解维金阙,定在何日。八区内侍,厌直御史之庐;九棘外府,且息官曹之务。应分竹南川,剖符千里;但黑水初旋,未申十千之饮。桂宫既启,复乖双阙之宴。文雅纵横,即事分阻,清夜西园,眇然未克,想征舻而结叹,望挂席而沾衿。若使弘农书疏,脱还邺下,河南口占,傥归乡里,必迟青泥之封,且觊朱明之诗,白云在天,苍波无极,瞻之歧路,眷慨良深,爱护波潮,敬勖光彩。萧纲的文学主张与其弟萧绎互为呼应。梁元帝萧绎字世诚,公元508—555年南朝梁国第四位皇帝,梁武帝萧衍第七子,母为阮令嬴,公元552—555年在位。《梁书·元帝本纪》:世祖聪悟俊朗,天才英发。年五岁,高祖问:汝读何书?对曰:能诵《曲礼》。高祖曰:汝试言之。即诵上篇,左右莫不惊叹。初生患眼,高祖自下意治之,遂盲一目,弥加慜爱。既长好学,博综群书,下笔成章,出言为论,才辩敏速,冠绝一时。高祖尝问曰:孙策昔在江东,于时年几?答曰:十七。高祖曰:正是汝年。贺革为府谘议,敕革讲《三礼》。世祖性不好声色,颇有高名,与裴子野、刘显、萧子云、张缵及当时才秀为布衣之交,著述辞章,多行于世。在寻阳,梦人曰:天下将乱,王必维之。又背生黑子,巫媪见曰:此大贵兆,当不可言。初,贺革西上,意甚不悦,过别御史中丞江革,以情告之。革曰:吾尝梦主上遍见诸子,至湘东王,手脱帽授之。此人后必当璧,卿其行乎!革从之。及太清之难,乃能克复,故遐迩乐推,遂膺宝命矣。所著《孝德传》三十卷,《忠臣传》三十卷,《丹阳尹传》十卷。《注汉书》一百一十五卷,《周易讲疏》十卷,《内典博要》一百卷,《连山》

三十卷,《洞林》三卷,《玉韬》十卷,《补阙子》十卷,《老子讲疏》四卷,《全德志》《怀旧志》《荆南志》《江州记》《贡职图》《古今同姓名录》一卷,《筮经》十二卷,《式赞》三卷,《文集》五十卷。史臣曰:梁季之祸,巨寇凭垒,世祖时位长连率,有全楚之资,应身率群后,枕戈先路。虚张外援,事异勤王,在于行师,曾非百舍。后方奸夷大憝,用宁宗社,握图南面,光启中兴,亦世祖雄才英略,绍兹宝运者也。而禀性猜忌,不隔疏近,御下无术,履冰弗惧,故凤阙伺晨之功,火无内照之美。以世祖之神睿特达,留情政道,不怵邪说,徙跸金陵,左邻强寇,将何以作?是以天未悔祸,荡覆斯生,悲夫!萧绎是宫体诗健将,一生追随宫体诗领袖萧纲。萧绎博览群书,满腹经纶,涉猎广泛,无所不知,无所不精。萧绎精通儒释道,造诣深厚。他的诗文、书法、绘画后世称为三绝。尤其五言诗和绘画,对隋唐时期诗画产生很大影响,绘画作品《职贡图》摹本现收藏于中国国家博物馆,《金楼子》被列入了诸子百家学说。他提出吟咏风谣,流连哀思,情灵摇荡等文学主张,世代亟改,论文之理非一;时事推移,属词之体或异等理论,极大推动萧纲文学集团的形成与发展。当时赋诗作文,常以曹丕比萧纲,曹植比萧绎。

梁简文帝萧纲与刘孝绰书曰:执别灞泄,嗣音阻阔,合璧不停,旋灰屡徙,玉霜夜下,旅雁晨飞,想凉燠得宜,时候无爽,既官寺务烦,簿领股凑,等张释之条理,同于公之明察,雕龙之才本传,灵蛇之誉自高,颇得暇逸于篇章,从容于文讽,顷拥旄西迈,载离寒暑,晓河未落,拂桂棹而先征,夕鸟归林,悬孤帆而未息,足使边心愤薄,乡思遄回,但离阔已久,载劳痡寐,伫闻还驿,以慰相思。萧纲与萧临川书曰:零雨送秋,轻寒迎节,江枫晓落,林叶初黄,登舟已积,殊足劳止,解维金关,定在何日,八区内侍,厌直御史之庐,九棘外府,且息官曹之务,应分竹南川,剖符千里,但黑水初旋,未申十千之饮,桂宫既启,复乖双阙之宴,文雅纵横,即事分阻,清夜西园,眇然未克,想征舻而结叹,望桂席而霑衿,若使弘农书疏,脱还邺下,河南口占,傥归乡里,必迟青泥之封,且觊朱明之诗,白云在天,苍波无极,瞻之岐路,眷慨良深,爱护波潮,敬勖光彩。梁元帝与萧挹书曰:阔别清颜,忽焉已久,未复音息,劳望情深,暑气方隆,恒保清善,握兰云阁,解绂龙楼，允膺妙选，良为幸甚，想同僚多士，方驾连曹，雅步南宫，容与自玩，士衡已后，唯在兹日，惟昆与季，文藻相晖，二陆三张，岂独擅美，比暇日无事，时复含毫，颇有赋诗，别当相简，但衡巫峻极，汉水悠长，何时把袂，共披心腹。梁刘孝标答郭峙书曰：闻君子旧矣，但人非豕鹿，转加蓬逝，波骇雨散，动间山川，故无由交羽觞，荐杂佩，睨浮云以搔首，临清风而浩歌，变燧回星，亦云劳止。梁元帝送西归内人诗曰：秋气苍茫结孟津，复送巫山荐枕神，昔时慊慊愁应去，今日劳劳长别人。梁豫章王萧综听钟鸣诗曰：历历听钟鸣，当知在帝城，西树隐落月，东窗见晓星，雾露胐胐未分明，鸟啼哑哑已流声，惊客思，动客情，客思郁从横，翩翩孤雁何所栖，依依别鹤半夜鸣，今岁行已暮，雨雪向凄凄，飞蓬旦夕起，杨柳尚翻低，气郁结，涕滂沱，愁思无所讬，强作听钟歌。梁范云登城怨诗曰：楚妃歌修竹，汉女奏幽兰，独以闺中笑，岂知城上寒。梁刘孝绰班婕妤怨诗曰：应门寂已闭，非复后庭时，况在青春日，萋萋绿草滋，妾身似秋扇，君恩绝履綦，讵忆游轻辇，从今贱妾辞。梁吴筠行路难曰：洞庭水上一株桐，经霜触浪困严风，昔时抽心曜白日，今旦怨死黄沙中，洛阳名工见咨嗟，一嗟一克作琵琶，白璧规心学明月，珊瑚映面作风花，帝王见赏不见忘，提携把握登建章，掩抑摧藏张女弹，殷勤促柱楚明光，年年月月对君子，遥遥夜夜宿未央，未央姝女弃鸣篪，争见拂拭生光仪，茱萸锦衣玉作匣，安念昔日枯树枝，不学衡山南岭桂，至今千载犹未知。又曰：青璅门外安石榴，连枝接叶夹御沟，金埒城西合欢树，垂条照采拂凤楼，游侠少年游上路，倾心颠倒想恋慕，摩顶至足买片言，开胸沥胆取一顾，自言家在赵邯郸，翩翩舌杪复剑端，青骊白驳的卢马，金羁绿控紫丝鞶，蹀躞横行不肯进，夜夜汗血至长安，长安城中诸贵臣，争贵儒者席上珍，复梁王好学问，轻弃剑客如埃尘，吾丘寿王始得意，司马相如适被申，大才大辩尚如此，何况我辈轻薄人。又曰：君不见西陵田，从横十字成陌阡，君不见东郊道，荒凉芜没起寒烟，尽是昔日帝王处，歌姬舞女达天曙，今日翩妍少年子，不知华盛落前去，吐心吐意许他人，今旦回惑生犹豫，山中桂树自有枝，心中方寸自相知，何言岁月忽若驰，君之情意与我离，还君玳瑁金雀钗，不忍见此便心危。又曰：君不见长安客舍门，娼家少女

名桃根，贫穷夜纺无灯烛，何言一朝奉至尊，至尊离宫百余处，千门万户不知曙，唯闻哑哑城上乌，玉兰金井牵辘轳，丹梁翠柱飞流苏，香薪桂火炊雕菰，当年翻覆无常定，薄命为女必已粗。梁孔翁归班婕妤怨诗曰：长门与长信，日暮九重空，雷声听隐隐，车响绝笼笼，恩光随妙舞，团扇逐秋风，铅华谁不见，人意自难同。梁何思澄班婕妤诗曰：寂寂长信晚，雀声愁洞房，蜘蛛网高阁，驳藓被长廊，虚殿帘帷静，闲阶花蕊香，愁愁视日暮，还复守空床。梁施荣泰王昭君诗曰：垂罗下椒阁，举袖拂胡尘，即即抚心叹，蛾眉误杀人。梁徐悱妻刘氏班婕妤怨诗曰：日没应门闭，愁思百端生，况复昭阳近，风传歌吹声，宠移真不恨，谗枉太无情，祇言争分理，非妒舞腰轻。梁王叔英妻刘氏王昭君怨诗曰：一生竟何定，万事良难保，丹青失应图，匣玉成秋草，相接辞关泪，至今犹未燥，汉使汝南还，殷勤为人道。梁范靖妻沈氏昭君叹诗曰：早信丹青巧，重赂洛阳师，千金画云鬓，百万写娥眉。陈阴铿班婕妤诗曰：柏梁新宠盛，长信昔恩倾，谁谓诗书巧，翻为歌舞轻，花月分窗进，苔草共阶生，忆泪衫前满，单眠梦里惊，可惜逢秋扇，何用合欢名。

萧纲蜀道难：建平督邮道，鱼复永安宫。若奏巴渝曲，时当君思中。巫山七百里，巴水三回曲。笛声下复高，猿啼断还续。萧纲《采莲曲》：晚日照空矶，采莲承晚晖。风起湖难渡，莲多采未稀。棹动芙蓉落，船移白鹭飞。荷丝傍绕腕，菱角远牵衣。萧纲和徐录事见内人作卧具：密房寒日晚，落照度窗边。红帘遥不隔，轻帷半卷悬。方知纤手制，讵减缝裳妍。龙刀横膝上，画尺堕衣前。熨斗金涂色，簪管白牙缠。衣裁合欢褉，文作鸳鸯连。缝用双针缕，絮是八蚕绵。香和丽丘蜜，麝吐中台烟。已入琉璃帐，兼杂太华毡。且共雕炉暖，非同团扇捐。更恐从军别，空床徒自怜。萧纲戏赠丽人诗：丽姐与妖嫱，共拂可怜妆。同安鬟里拨，异作额间黄。罗裙宜细简，画屧重高墙。含羞未上砌，微笑出长廊。取花争间镊，攀枝念蕊香。但歌聊一曲，鸣弦未肯张。自矜心所爱，三十侍中郎。萧纲春江曲：客行只念路，相争度江口。谁知堤上人，拭泪空摇手。春风缠绵，春水缥缈。行人一心急着渡江，无暇回顾；只留下堤上送行的人儿，空自悲切。诗人打破离别诗常见的双方依依难舍的写法，敏锐地从真实生活中捕捉了这一小小的、使

人淡淡地惆怅的情景,信手写成这样一首小诗,将他自己一瞬间的感受、情绪凝固了。萧纲率尔为咏诗:借问仙将画,讵有此佳人。倾城且倾国,如雨复如神。汉后怜名燕,周王重姓申。挟瑟曾游赵,吹箫屡入秦。玉阶偏望树,长廊每逐春。约黄出意巧,缠弦用法新。迎风时引袖,避日暂披巾。疏花映鬓插,细佩绕衫身。谁知日欲暮,含羞不自陈。萧纲执笔戏书诗:舞女及燕姬,倡楼复荡妇。参差大庾发,摇曳小垂手。钓竿蜀国弹,新城折杨柳。玉案西王桃,蠡杯石榴酒。甲乙罗帐异,辛壬房户晖。夜夜有明月,时时怜更衣。萧纲从顿暂还城诗:汉渚水初绿,江南草复黄。日照蒲心暖,风吹梅蕊香。征舻舣汤垫,归骑息金隍。舞观衣常襞,歌台弦未张。持此横行去,谁念守空床。萧纲《咏内人昼眠诗》:北窗聊就枕,南檐日未斜。攀钩落绮障,插捩举琵琶。梦笑开娇靥,眠鬟压落花。簟文生玉腕,香汗浸红纱。夫婿恒相伴,莫误是倡家。南朝梁简文帝萧纲以及陈后主陈叔宝,隋炀帝杨广等都精宫体诗。唐张若虚《春江花月夜》即是著名的宫体诗。魏征《隋书·文学传序》曰:梁自大同之后,雅道沦缺,渐乖典则,争驰新巧。简文、湘东,启其淫放,徐陵、庾信,分路扬镳。其意浅而繁,其文匿而彩,词尚轻险,情多哀思。格以延陵之听,盖亦亡国之音乎!

3. 萧纲治国思想基础是玄学

玄学是萧纲的政治思想基础。萧纲玄学与魏晋玄学同中有异:魏晋玄学是道教融合儒教,萧纲玄学是道教融合佛教,这可能是因为萧衍崇尚佛教之故。梁武帝萧衍字叔达,南北朝时期南梁开国皇帝,庙号高祖。公元520年,梁武帝普通元年,梁武帝开始笃信佛法,普通八年公元527年三月八日,梁武帝第一次前往同泰寺舍身出家,三日后还俗返宫,大赦天下,改年号大通,是为大通元年即527年。大通三年即529年九月十五日,梁武帝第二次至同泰寺举行四部无遮大会,脱下龙袍,换上袈裟,舍身出家,九月十六日讲解《涅槃经》。二十七日萧衍还俗。大同十二年即546年四月十日,萧衍第三次出家,群臣两亿钱赎回。太清元年即547年三月三日萧衍第四次出家,住同泰寺三十七天,四月十日朝廷出资一亿钱赎回。郭祖深形容:都下佛寺五百余所,穷极宏丽。僧尼十余万,资产丰沃。而国力日衰。梁大同年间宫体诗风与玄谈讲

学之风之盛。萧纲、萧绎兄弟与其父梁武帝萧衍是大同玄风的缔造实施者。《梁书·武帝纪》曰:王侯朝臣皆奉表质疑,高祖皆为解释。修饰国学,增广生员,立五馆,置《五经》博士。天监初,则何佟之、贺蒨、严植之、明山宾等覆述制旨,并撰吉凶军宾嘉五礼,凡一千余卷,高祖称制断疑。于是穆穆恂恂,家知礼节。大同中,于台西立士林馆,领军朱异、太府卿贺琛、舍人孔子袪等递相讲述。皇太子、宣城王亦于东宫宣猷堂及扬州廨开讲,于是四方郡国,趋学向风,云集于京师矣。即于重云殿及同泰寺讲说,名僧硕学,四部听众,常万余人。《颜氏家训·勉学篇》说:夫老庄之书,盖全真养性,不肯以物累己也。故藏名柱史,终蹈流沙,匿迹漆园,卒辞楚相,此任纵之徒耳。何晏、王弼,祖述玄宗,递相夸尚,景附草靡,皆以农黄之化,在乎己身,周孔之业,弃之度外。而平叔以党曹爽见诛,触死权之网也;辅嗣以多笑人被疾,陷好胜之阱也;山巨源以蓄积取讥,背多藏厚亡之文也;夏侯玄以才望被戮,无支离拥肿之鉴也;荀奉倩丧妻,神伤而卒,非鼓缶之情也;王夷甫悼子,悲不自胜,异东门之达也;嵇叔夜排俗取祸,岂和光同尘之流也;郭子玄以倾动专势,宁后身外己之风也;阮嗣宗沉酒荒迷,乖畏途相诫之譬也;谢幼舆赃贿黜削,违弃其余鱼之旨也:彼诸人者,并其领袖,玄宗所归。其余桎梏尘滓之中,颠仆名利之下者,岂可备言乎!直取其清谈雅论,剖玄析微,宾主往复,娱心悦耳,非济世成俗之要也。洎于梁世,兹风复阐,《庄》《老》《周易》总谓《三玄》;武皇、简文,躬自讲论。周弘正奉赞大猷,化行都邑,学徒千余,实为盛美。元帝在江荆间,复所爱习,召置学生,亲为教授,废寝忘食,以夜继朝,至乃倦剧愁愤,辄以讲自释。吾时颇预末筵,亲承音旨,性既顽鲁,亦所不好云。《艺文类聚·内典》载有萧氏兄弟玄学词章,兹录以窥斑豹。

昭明太子玄圃讲诗曰:试欲游宝山,庶徼信根立。虽娱慧有三,终寡闻知十。钟山解讲诗曰:轮动文学乘,笳鸣宾从静。畹出岩隐光,月落林余影。情理既已详,玄言亦兼逞。东斋听讲诗曰:庶兹祛八倒,冀此遣六尘。良思大车道,方愿宝舡津。既餐甘露旨,方欲书诸绅。参讲席将讫诗曰:八水润焦牙,三明启群目。宝铎且参差,名香晚芬郁。辐舍六龙惊,微祛二鼠蹙。意树发空

花,心莲吐轻馥。同大僧正讲诗曰:放光闻鹫岳。金牒秘香城。穷原绝有际,杂照归无名。若人聆至寂,寄说表真冥。能令梵志遣,亦使群魔惊。今闻大林聚,净土接承明。披影连高塔,法鼓乱严更。雷声芳树长,月出地芝生。已生法味乐,复悦玄言清。何因动飞辔,暂使尘劳轻。开善寺法会诗曰:兹地信开寂,清旷唯道场。玉树琉璃水,羽帐郁金床。紫柱珊瑚地,神幢明月珰。牵萝下石磴,攀桂陟松梁。洞斜日欲隐,烟生楼半藏。千祀终何迈,百代归我皇。神功照不极,睿镜湛无方。法轮明智日,慧海度慈航。尘根夕未洗,希霈垂露光。

梁简文帝萧纲十空如幻诗曰:汉安设大响,周穆置高台,三里生云雾,瞬息起冰雷。空持生识缚,徒用长心灾,慧人恒弃舍,庸识屡遭回,六尘俱不实,三界信悠哉。水月诗曰:圆轮既照水,初生亦映流,溶溶如渍璧,的的似沉钩,非关顾兔没,岂是桂枝浮,空令谁雅识,还用喜腾猴,万累若消荡,一相何更求。如响诗曰:叠嶂迥参差,连峰郁相拒,远闻如句味,遥应成言语,竟无五声实,谁谓八音所,空或颠倒群,徒迷尘缚侣,憨哉火宅中,兹心良可去。如梦诗曰:秘驾良难辨,司梦并成虚,未验周为蝶,安知人作鱼,空闻延寿赋,徒劳岐伯书,潜令六识扰,安能二惑除,当须耳应满,然后会真如。如影诗曰:朝光照皎皎,夕漏转骎骎,昼花斜色去,夜树有轻阴,并能兴眼入,俱持动惑心,息形影方止,逐物虑恒侵,若悟假名浅,方知实相深。镜象诗曰:精金宛成器,悬镜在高堂,后挂七龙网,前发四珠光,迥望疑垂月,傍瞻譬璧珰,仁寿含万类,淮南辩四乡,终归一忘有,何关至道场。蒙豫忏悔诗曰:皇情矜幻俗,圣德愍重昏,制书开摄受,丝纶广慧门,时英满君囿,法侣盛天园,俱消五道缚,共荡四生冤,三循祛爱马,六念静心猿,庭深伎采艳,地寂伎声喧,上风吹法鼓,垂龄鸣昼轩,新梅含未发,落桂聚还翻,早灯藏石磴,寒潮浸水门,一期蒙诱善,方原遣笼樊。往虎窟山寺诗曰:细松斜绕径,峻岭半藏天,古树无枝叶,荒郊多野烟,分花出黄鸟,桂石下新泉,蓊郁均双树,清灵类八禅,栖神紫台上,纵意白云边,徒然嗟小药,何由齐大年。侍讲诗曰:物善渥深慈,监抚宣王事,英迈八解心,高超七花意。旦出兴业寺讲诗曰:沐芳肃朝带,驾言祇净宫,羽旗承去影,铙吹杂还风,吴戈忧服箭,

骥马绿沉弓,水照柳初碧,烟含桃半红,见鹤徒知谬,察象理难同,方知恶四辩,奚用语三空。和会三教诗曰:聚沫多缘假,摽空非色香,汉君虽启梦,晋后徒降祥,玄机昔未辩,洞鉴资我皇。夜望浮图上相轮绝句诗曰:光中辩垂带,雾里见飞鸾,定用方诸水,持添承露盘。望同泰寺浮图诗曰:遥看官佛图,带璧复垂珠,烛银逾汉汝,宝铎迈昆吾,日起光芒散,风吟宫徵殊,露落盘恒满,桐生凤不雏,飞幡杂晚虹,音绛,昼鸟狎晨凫,梵世临空下,应真蔽景趋,帝马咸千辔,天衣使六铢,意乐开长表,多宝现金躯,能令苦海渡,复使慢山逾,头能周四忍,长当出五居。梁简文帝大法颂曰:若夫眇梦华胥,怡然如射;服齐宫于玄扈,想至理于汾阳。轻九鼎于塞裳,视万乘如脱屣。斯盖示至公之要道,未臻于出世也。至于藏金玉于川岫,弃琴瑟于大壑;卑宫菲食,茨堂土阶,彤车非巧,粗裘靡饰,斯盖示物以俭,亦未偕于出世也。解网放禽,穿泉掩胔,起泣辜之泽,行扇喝之慈,推沟之念,有如不足,纳隍之心,无忘宿寤。善所以示,物以为仁,亦未偕乎出世也。甘泉启太一之坛,嵩山置奉高之邑,碣石刻羡门之誓,不夜作交门之歌,斯盖止爱久龄,事存诸己,笃而为论,弥有未弘,岂若燃智慧之炬。照生死之暗,出五阴之聚,升六度之舟,浮众得之海,践不之之岸,驱彼众生,同跻仁寿,引兹具缚,俱入大乘,九有倾心,十方草靡。玄圃园讲颂曰:七辩悬流,双因俱启。情游彼岸,理惬祇园。于时藏秋仲节,丽景好晨,气含金扇,霜浮玉管,鸟鸣于琼音,树藏蕤于妙叶。液水穿流,蓬山写状,风生月殿,日照槐烟。辞曰:析论冥空,玄几入道。密宇清幽,重关相藻。日映金云,风摇银草。梁简文帝慈觉寺碑序曰:窃以易表含贞,记称厚载。龙星启曜,璧月仪天,是以河外黄云;沙傍崩鹿,故能发纬伊绪。重阐刘系,亦有观津美于西汉。扶风盛彼东京,未若樊沔之邦。宛叶之境,休祥茂祉,独繁前迹,庄姬流誉之所。烈后业兴之地,南阳称其何氏,新野犹曰邓家,迨彼遐踪,复履今庆。贵嫔金声早振,淑范增徽,才实母师。行为女楷,穷兹四德,洞彼六经,温明内湛,慈慧天发。君缀庆琁枝,联休紫汉,幸得愆无负斧。任重束蕃,实以契阔言提。绸缪善诱,事其从居。义深则盼,而叨恩作牧。芈结幽祇,一诀椒慈。长违宝幄,风枝弗静。陟岵何期,祇奉储训。谬兹刊撰,夫道长业大,遗

范事隆。嗟油素之可捐,惧故老之难述。相宫寺碑曰:真人西灭,泊罗汉东游。五明盛士,并宣北门之教。四姓小臣,稍罢南宫之学。超洙泗之济济,比舍卫之洋洋。是以高橹三丈,乃为祀神之舍;连阁四周,并非中宫之宅。雪山忍辱之草,天宫陁树之花。四照芬吐,五衢异色,能令枨解说法。果出妙衣,鹿苑岂殊,祇林何远。皇太子萧纬,自昔蕃邸,便结善缘。虽银藏盖寡,金地多阙,有惭四事,久立五根,泗川出鼎,尚刻之罘之石。嶕峨作镇,犹铭剑壁之山。矧伊福界,宁无镌刻。铭曰:洛阳白马,帝释天冠。开基紫陌,峻极云端。实惟爽垲,栖心之地。譬若静土,长为佛事。银铺曜色,玉砌金光。塔如仙掌,楼疑凤皇。珠生月魄,钟应秋霜。鸟依交露,幡承杏梁。窗舒意蕊,室度心香。天琴夜下,绀马朝翔。生灭可度,离苦获常。相续有尽,归乎道场。

梁元帝萧绎善觉寺碑曰:金盘上疏,非求承露,玉写前临,宁资润蛇楚,飞轩绛屏,若丹气之为霞,绮井绿钱,如青云之入吕,宝绳交映,无惭紫绀之宫,花台照日,有迹白林之地,铭曰:聿遵胜业,代彼天工,四园枝翠,八水池红,花疑凤翼,殿若龙宫,银城映沼,金龄响风,露台含月,珠幡拂空。钟山飞流寺碑曰:清梵夜闻,风传百常之观,宝铃朝响,声扬千秋之宫,同符上陇,望长安之城阙,有类偃师,瞻洛阳之台殿,瞰连甍而如绮,杂木而成帷。铭曰:云聚峰高,风清钟彻,月如秋扇,花疑春雪,极目千里,平原苕遰。旷野寺碑曰:云楣胶葛,桂栋阴峰,刻虬龙于洞房,倒莲花于绮井,月殿朗而相晖,雪宫穆以华壮,辙辙璇题,虹梁生于暮雨,岊岊银榜,飞观入乎云中。铭曰:圆珰旦晖,方诸夜朗,金盘曜色,宝铃成响。郢州晋安寺碑铭曰:凤皇之岭,芊绵映色,莲花之洞,照曜增辉,山云黄鹤,疑闻天之夜响,城称却月,似轻云之霄蔽。铭曰:虹梁紫柱,螭栱丹墙,绮井飞栋,华橑壁珰,应龙若动,威凤疑翔,玉鸟霄润,金池夕光,朱城却锐,紫陌潜通,堑柳朝绿,江晖暝红,落霞将暮,鲜云夕布,峰下阳乌,林生阴兔,分珮隔浦,皇樯隐雾,俱听法钟,同观宝聚。扬州梁安寺碑序曰:窃以阳之有宗者,莫拟于灵乌,夜之有光者,孰逾于阴兔,故以日门见羲和之色,月殿望奔娥之象,而合璧迢遰,丈尺犹且莫量,朗镜悠远,积空之所不算,复有紫川青龙之水,却月朝霞之山,白珪玄璧,

饯瑶池之上,银阙金宫,出瀛洲之下,空台四柱,随仙衣而俱飏,宝堑三重,映瑞园而涵影,旃檀散馥,无复圆觉之风,地涌神龛,皆成多宝之塔。摄山栖霞寺碑曰:金池无底,已通实堑之侧,玉树生风,傍临采舡之上,七重栏楯,七宝莲花,通风承露,含香映日,铭曰:苔依翠屋,树隐丹楹,涧浮山影,山传涧声,风来露歇,日度霞轻,三灾不毁,得一而贞。归来寺碑曰:幡影飏于绛台,梵声依于应塔,三相不留,萧蚕终坏,八苦遐长,灯蛾未已,铭曰:铃随风振,盘依露泫,丹桂无枝,朱杨自翦,九苑萌枯,三昧叶卷,疏树摇落,翻流清浅。

萧纲是一位政治很失败的帝王。原因是他及他的政权信奉玄学,政治上不作为。玄学的核心是越名教而任自然,作为臣子信奉玄学未尝不可,但是帝笃信玄学,无为而治,必定祸国殃民。萧纲的太子萧大器临刑之前仍在讲《老子》,西魏大兵压境江陵势如危卵之际,萧绎亦频讲《老子》,百官戎服以听。玄谈误国,梁之谓也。其实,当时忠言相谏的有识之士不少,如何敬容等。无奈当局者迷,置若罔闻。自晋宋以来,宰相皆文义自逸,敬容独勤庶务,为世所嗤鄙。时萧琛子巡者,颇有轻薄才,因制卦名离合等诗以嘲之,敬容处之如初,亦不屑也。《南史·列传·何敬容》:敬容字国礼,拜驸马都尉。梁天监中,为建安内史,累迁吏部尚书,出为吴郡太守,为政勤恤人隐,辩讼如神,视事四年,政为天下第一。中大同元年三月,武帝幸同泰寺讲金字三慧经,敬容启预听,敕许之。太清元年,迁太子詹事,侍中如故。简文频于玄圃自讲老庄二书,学士吴孜时寄詹事府,每日入听。敬容谓孜曰:昔晋氏丧乱,颇由祖尚虚玄,胡贼遂覆中夏。今东宫复袭此,殆非人事,其将为戎乎。俄而侯景难作,其言有征也。三年,卒于围内。陈吏部尚书姚察曰:魏正始及晋之中朝,时俗尚于玄虚,贵为放诞,尚书丞郎以上,簿领文案,不复经怀,皆成于令史。逮乎江左,此道弥扇,惟卜壶以台阁之务,颇欲综理,呜呼!伤风败俗,曾莫之悟。永嘉不竞,戎马生郊,宜其然矣。何国礼之识治,见讥薄俗,惜哉!

4. 萧纲医学著作重在养生美容

萧纲虽非医学家,但有医学著作《沐浴经》《如意方》两部。《南史·梁本纪》载萧纲撰《沐浴经》三卷,《如意方》十卷。《梁书·简文帝》无此两书

记载。《隋书·经籍志》：《如意方》十卷，无撰著人名氏。萧纲《沐浴经》三卷早佚。沐，《说文解字》谓灌发也，从水木声。浴，《说文解字》谓洒身也。从水谷声。《老子》：浴神不死。河上公曰：浴，养也。萧纲《沐浴经》似为我国最早洗澡养生专著。萧纲政权文学审美是宫体诗，政治审美是玄学，行为审美是放浪形骸，张扬个性。因此，魏晋南北朝贵族沐浴更衣是张扬个性的重要标志，诚如唐人杜牧《润州》诗中所说：大抵南朝皆旷达，可怜东晋最风流。《沐浴经》历代只闻其名，未见其身。顾名思义，此书似与洗澡养生相关。魏晋时期道教著作《黄庭经》有沐浴论述，萧纲《沐浴经》内容或似于此：沐浴盛洁弃肥薰，入室东向诵玉篇。约得万遍义自鲜，散发无欲以长存。五味皆至正气还，夷心寂闷勿烦冤。过数已华体神精，黄华玉女告子情。真人既至使六丁，即受隐芝大洞经。十读四拜朝太上。先谒太帝后北向，黄庭内经玉书畅。授者曰师受者盟，云锦凤罗金钮缠。以代割发肌肤全，携手登山歃液丹。金书玉景乃可宣，传得可授告三官。勿令七祖受冥患，太上微言致神仙，不死之道此真文。萧纲《如意方》十卷，早佚。严世芸、李其忠《三国两晋南北朝医学总集》辑有《如意方》，观其内容则为美容养颜之作。长发术有白芷四两煮沐头；麻子仁三升，秦椒二升沐头。光发术有捣大麻子蒸熟以汁润发。染发术有谷实捣汁和水银拭发或服熟桑椹。鬓黄术用胡粉，白灰等分

水和涂鬓。治鬓发秃落用桑树皮削去黄黑取白水煮洗沐。生毛发用涂好蜜。治面上恶疮用胡粉、黄柏、黄连各五两粉面疮上。治面疱用茅苣二分、桂肉一分，酢浆服方寸匕日三，晚即服栀子散相参也；栀子散：栀子一斤，酢浆服方寸匕，日三。治奸䵟术用鸬鹚白矢敷之；茯苓，白石脂分等捣末蜜和涂之。治黡痣用藋灰、石灰、醇苦酒煎涂黑。治白癜赤疵用竹中水如马尿者洗之。去黑子用乌贼骨、细辛、瓜蒌、干姜、蜀椒等分，苦酒渍三日，牛髓一斤煎黄色，绞以装面。治隐疹用漏芦作汤洗浴。美色细腰术：三树桃花阴干捣筛服方寸匕。香身术用白芷、薰草、杜若、薇衡、藁本等分捣末蜜丸如梧子，日三丸，暮四丸，二十日身香。昔侯昭公服此药坐人上一座悉香。

【简要结论】

① 萧纲，字世赞，生于公元 503 年，公元 551 年辛未，时年 49 岁，庙号太宗，谥号简文皇帝。② 萧纲为南北朝时期南梁第二位皇帝，梁武帝萧衍第三子，昭明太子萧统同母弟，母为贵嫔丁令光。③ 萧纲是文学家，开创南朝梁宫体诗学派，影响深远。④ 萧纲政治思想基础是玄学，著有《老子义》《庄子义》各二十卷，佚。⑤ 萧纲《沐浴经》或是养生著作，佚。⑥《如意方》十卷是美容养颜著作，佚。⑦ 严世芸、李其忠《三国两晋南北朝医学总集》据《医心方》辑录《如意方》。

龙门医方研究

【生平考略】

师道兴,生卒未详。河南洛阳龙门石窟药方洞镌刻的《龙门石刻药方》是北朝齐国师道兴所作。药方洞因窟门刻有诸多药方而得名,石窟是北魏时期开凿。《都邑师道兴造石像记并治疾方》是拓碑文。夫金躯西奄,仪像东流,宝相□□□□□□(原石刻脱落或无法辨认)。自非倾珍建像,焉可炽彼遗光?若不勤栽药树,无以疗兹聋聩。然今都邑师道兴,乃抽簪少稔,早托缋门,入相俱闲,五家具晓。爰有合邑人等,并是齐国芳兰,乡中昆璧,同契孔怀,和如骨血,人抽妙□敬造释迦石像一躯并二菩萨。□僧侍立,事广难名,天花杂状,寻形巨遍。欲使崇真之士,指瞩归依,慕法之徒,从兹解悟。以此微诚,资益邑人,师僧父母,七世归真,现存获福,皇祚永延,含生普润,共越死河,同升彼岸。公元575年大齐武平六年岁次乙未六月甲申日功讫。记文下方及左方刻疗上气咳嗽诸方,约3 000字。药方洞始凿于北魏晚期,经东魏、北齐,到唐初还仍有雕刻。洞中五尊佛像都是北齐造像特征。洞门两侧刻有药方150多种,所用药物有植物、动物、矿物。学科内容包括内科、外科、妇儿科、五官科等,药方洞药方是我国现存最早石刻药方,具有重要研究价值。

【学术贡献】

1.《龙门石刻药方》学术贡献

《龙门石刻药方》所治病症涉及内、外、妇、儿、五官、神经等科,是研究我国古代医药学的重要资料。药方洞位于龙门山上奉先寺的南边,它始凿于北魏,唐朝建成,洞门楣顶呈弓背形,洞楣上方正中有两个侏儒力士,肩扛蟠龙碑头摩崖巨碑,左右两个飞天,洞高4.1米,宽3.6米。洞门楣上悬挂着我国著名中医药学家耿鉴庭题写的"药方洞"匾额。洞内面积比一间房还大,洞长3.28米,宽3米,近似方形,穹隆形顶,雕莲花藻井,主佛释迦牟尼坐在高台正中,二弟子、二菩萨分立两旁。洞口过道左侧石壁刻有"北齐都邑师道兴造释迦·二

菩萨像记并治疾方,武平六年"。洞内左侧石壁上刻有疗疟方、疗哮方、疗反胃方、疗消渴方、疗金疮方、疗上气唾脓血方等。疗疟方:蜀漆末,方寸匕,和湿服。又:黄连捣末,三指撮,和湿服,并验。疗哮方:灸两曲肘里大横纹下头,随年壮。疗消渴方:顿服乌麻油一升,神验。又方:古屋上瓦,打碎一斗,水二升,煮四五沸。又方:黄瓜根、黄连等分捣末,蜜和丸,如梧子,食后服十丸,以差为度。洞内右侧石壁上刻有疗瘟疫方、疗大便不通方、疗小便不通方、疗霍乱方、疗黄疸方、疗赤白痢疾方、疗癫狂方、疗噎方等。疗大便不通方:取猪胆以苇简纳胆中,系一头,纳下部中,灌,立下。羊胆良。疗小便不通方:以葱叶小头去尖,纳小行孔中,口吹令通,通讫,良验,立下。又方:取雄黄如豆许,末之,纳小孔中,神良。疗黄疸方:大黄三两,粗切,水二升,生渍一宿,平旦绞汁一升半,纳芒硝二两,顿服,须臾快利,差。初步统计,药方洞石壁上共刻中药方203首,其中针灸27首,治疗中医内、外、妇、儿、五官等科72种病证,其中有些药方如疗噎方的生姜橘皮汤等,仍为现在中医临床所常用。由于年代久远,药方洞中的石刻药方部分文字,或自然风化脱落,或人为损坏残缺,有待我们深入研究,补缺拾遗、考证阐明。龙门石刻药方距今已1 400多年,是我国古代劳动人民防病治病的宝贵经验,它刻在风景旅游区、石刻艺术宝库和佛教圣地的龙门山上,便于人们观赏、参考、应用和传播,这为普及中医药卫生知识、防病治病创造了条件。

2.《龙门方》学术贡献

《龙门方》内科疾病证治贡献 ① 治卒偏风:以草火灸令遍身汗流;酒服大麻子汁,熬蒸亦佳;酒渍黑胡麻末。② 治一切疟:恒山、甘草等分捣末水服方寸匕;欲发前酒服莲末三指撮。③ 治鼻血不止:捣刺蓟汁饮一升,灸头顶上七壮。治卒吐血不止:灶底黄土一斤,水一大升三合,研澄饮之。④ 治脚转筋及入腹方:取木瓜子根茎煮汤服;手构随所患脚大拇指,灸当脚心急筋上七壮;令患人伏地,以绳绊两脚跌上踝下,两脚中间出系柱,去

地稍高,患者身去柱可五尺,即已捧极折绳,令制患者,验。⑤治霍乱转筋方:取木瓜子、根、茎煮汤服,验。⑥治癖病腹坚如石方:取苦瓠开口盛大,严醋满中密塞口,釜中煮令极热,出瓠以熨坚处,冷即更煮,煮时即作葱豉汤食之,每熨时皆以衣亲身。⑦治腹满如石积年不损方:白杨树东南皮或枝去苍皮,护风细押削五升,熬令黄,酒五升热淋之,即以绢袋盛渣,还内此药中,密封,再宿服之。⑧治赤白痢方:煮韭,空腹顿服一碗;手熟接乌豆服一大抄,鼠尾草花曝干末,服方寸匕。⑨治重下痢方:鼠尾草花曝干末,服三方寸匕;末黄连和水服之。⑩治蚶利积年出无禁止者:韭两手握细切,豉一升,酒三升,煮取一升,顿服。⑪《龙门方》疗消渴方:生胡麻油一升顿服之;烂煮葵汁,置冷露中,每渴即饮之。⑫治血淋方:刺蓟根一握净洗,捣取汁服半升。⑬治热淋方:服冷水三升;灸两足外踝中央,随年壮,有石下。⑭治大便不通方:胶广二寸长四寸,葱白一握,水煮去滓分服;熬葵子半升捣末,水一升煮服。⑮治小便白稠方:蜂房烧灰水服一匕。⑯治遗尿不禁:取燕巢中蓐烧灰,服一钱匕,日三。⑰治嗜睡眠方:马头骨烧灰每服方寸匕。⑱治卒死方:取绳围死者辟腕,男左女右,以绳当大椎伸绳向下,当绳头灸脊上五十壮;粪汁灌鼻;以葱黄心刺鼻中入七八寸;捣韭汁灌鼻即活;桂屑着舌下即活。⑲治自缢死方:皂荚末如胡豆许,吹两鼻中,嚏即活。⑳治恶疰入心欲死方:独头蒜一枝,书墨如枣大,并捣以酱汁一小合顿服;取盐如鸡子布裹烧赤末,酒服吐即验;取椒布裹,薄布疰上,以熨斗盛火熨之令汗出。

《龙门方》外科疾病证治贡献　①治疬疡风方:皂荚子半升细研和生麻油,先用生布揩患处,复敷之,良。②治瘭疽彻骨痛方:取狗粪,当户根前烧作灰涂之。③治诸瘿良方:小麦一斗,昆布、海藻各三两,淳苦酒一斗渍小麦令释漉出,燥复渍之,苦酒尽曝麦燥,捣筛,温酒服方寸匕。④治内瘘:取槐白皮十两捣丸绵裹,纳下部;煎楸叶作煎稠堪丸,以竹筒纳下部。⑤治内瘘脓出方:石硫黄末,置疮孔中,以艾灸立验。⑥治反花疮方:取柳树枝叶为煎涂之,大验;烧马齿草灰敷之,验。⑦治凡疮中风水肿痛方:青葱叶及干黄叶和煮作汤,热浸之;莨菪根烧令热,微切头热注疮上,冷

易。⑧治火烧疮方:新出牛屎涂,瘥;桑柴灰和水敷,瘥;栀子二七枚蜜渍涂,日三。⑨治金疮方:地菘草嚼敷之;烧青布作灰敷之。⑩治箭镞入腹不出方:瓜蒌捣敷疮上。⑪治针不出方:烧羊毛作灰和猪脂敷上。⑫治狐尿刺:槐白皮煮汤渍之;大麦烧灰和蜜涂;蚁穴中出土七粒和酢涂,验。⑬治蛇螫人方:蜂巢烧灰封瘥;捣梨敷之;毒入腹者羊蹄草叶一握捣汁饮,吐瘥。⑭治蝎螫人方:温酢渍瘥。

《龙门方》妇儿疾病证治贡献　①治乳热肿方:冷石熨之,瘥。②治妇人带下方:人参一两,茯苓二两,牡蛎五两,研末,饮服或酒服,日再,以瘥为度;灸脐左右各一寸五分,各三百壮。③治产难方:取凿柄入铁裹者烧末酒服之,立下。④治子死腹中方:桃根煮浓用浴膝下,立出。⑤治胞衣不出方:取灶中黄土末着脐中。⑥治小儿舌上疮方:清旦起斫桑木令白汁出,涂舌。⑦治小儿夜啼方:取镜系床脚即止。⑧治小儿赤利方:薤白三合,栀子七枚,香豉二合,水煎分三服。⑨治小儿月蚀疮方:猪脂和杏仁敷之。

《龙门方》五官疾病证治贡献　①治耳痛方:菖蒲,附子等分末,以乌麻油和如泥,绵裹如豆灌耳中,立愈。②治百虫入耳方:熬胡麻以疏布裹作枕,枕头即出;铜器近耳边打作声,即出。③治蚁入耳方:耳边炙肉,即出。④治水入耳方:水银豆许安耳边,水出。⑤治大赤眼胎赤方:绳从顶旋量至前发际中,屈绳头,灸三百炷,验;青荆烧令出汁,点眼,验。⑥治眼刺不出方:烧甄带灰少少服,立出;摩好书墨,以笔注目瞳子上,出。⑦治麦芒入眼方:以甄带汁洗出。⑧治紧唇方:地黄叶于坏瓦器中捣烂待干,刮取末涂,验。⑨治牙疼方:湿柳枝每旦揩齿,不过三日疼及口臭者亦瘥。⑩治喉痹方:以绳经手大指令瘀黑,以针刺蓄蠡文;胡燕窠末水和,服,验。⑪治马痹方:取马蔺草根净洗,烧作灰一匙,烧枣枝取沥汁,和灰搅饮立瘥。⑫治尸咽方:灸两乳中间,随年壮,验。⑬治发白方:用皂荚汤净洗干拭,以陈久油泽涂之。

【综合评述】

1. 河南《龙门石窟药方》是我国现存最早石刻药方

我国石刻历史悠久,品种繁多,数量巨大,内

容宏富。其中石刻药方目前发现有河南龙门石窟药方洞药方、广西南宁（邕州）宣化厅范质子刻《疗病方书》、广西桂州馆驿陈尧叟刻《集验方》、广西桂林刘仙岩吕谓刻《养气汤方》、陕西耀县药王山郭思刻《千金宝要》、陕西华山莲花峰无名氏刻《固齿方》等六处，其中龙门石窟药方洞药方刊刻时间最早、内容最丰富、流传最广、影响最大。药方洞位于龙门石窟的古阳洞与奉先寺之间，洞高 4 米、宽 3.6 米、深 4.3 米，因洞窟两侧刻有古代药方，所以称为"药方洞"。据洞内北魏永安三年（530 年）陈晕造像题记，此时药方洞主体工程已经完成，此后经北齐直至唐景龙四年（710 年），近二百年间断续雕造，反映出不同时代的多种艺术风格，可以窥见北魏晚期到盛唐时期佛教艺术发展的脉络。而主像一佛、二弟子、二菩萨具有明显的北齐造像风格，呈现出由北魏"秀骨清像型"向唐代"褒衣博带式"转化的一种"过渡型"，是龙门石窟中唯一具有北齐风格的大型石窟。药方洞刻有 140 首药方，其中药物治疗方 117 首，灸法治疗方 23 首，可治疗疟疾、狂言乱言、呕吐反胃、发背、漆疮、上气咳嗽、腹满、心痛、消渴、遍身生疮、五痔、疔疮、反花疮、金疮、瘘疮、恶刺、上气唾浓血、胸癣、失音不语、皴裂、瘟疫、恶疸、黄疸、腹部痞坚、遍身红肿、小便不通、五淋、霍乱、赤白痢疾、鱼骨鲠喉、呕哕、癫狂、噎嗝、喉痒、瘿等近 40 种疾病，涉及内科、外科、儿科、妇科、肿瘤科等科目。治疗工具有针、钳、绢、竹筒、渔网、葱管、铛等。治疗方法有口服、口含、漱口、闻气、灌注、漫渍、冲洗、针刺、温灸、外敷、导尿等。制剂方法有丸、散、膏、汤等。所涉及的药物达 120 多种，多是民间常见植物药、动物药和矿物药，大多数沿用至今。这些药方不仅可以治疗常见疾病，还能治疗疑难杂症，如：疗噎方可以治疗食道癌。关于药方刻制年代，历来说法不一，有北齐、北齐至唐、唐代三种观点。持北齐说者认为刻制于北齐武平六年（575 年）的《都邑师道兴造像碑》与石刻药方有着密切的关系。碑文明确记载刻药方动机是"自非倾珍建像，焉可炽彼遗光？若不勤栽药树，无以疗兹聋瞽"，证明两者是同时镌造。持唐代说者认为，《造像碑》字体工整，药方笔画粗重，两者显然不是同时设计刻制；《造像碑》下药方部分文字刻在《造像碑》的岩面上，说明药方刻制时间晚于北齐武平六年（575 年）的《都邑师道

兴造像碑》；药方洞前壁左方岩面下方"疗癣方"和"疗失音方"的布局明显躲避唐代初年雕造的"二菩萨龛"和"七佛龛"，说明这两个药方应刻于初唐或初唐以后；药方中利用葱管导尿，而孙思邈为导尿术首创者，故药方的刻制年代当在初唐之后。持北齐至唐代说者认为药方刻于北齐武平六年以后、唐麟德元年以前。目前大多数学者认为刻于唐代。龙门药方洞把中医文化与佛教石窟艺术完美地结合在一起，是中华医学宝库里的一块瑰宝，隋唐时期而且在世界医学史上也占有一定地位。日本圆融天皇永观二年（984 年），日本古代医学家丹波康赖辑录中国医学典籍与非医学典籍达 204 种，编著《医心方》30 卷，其中收录药方洞药方 95 首，并将其称为"龙门方"。药方洞药方跨越国境漂洋过海，流传到日本，足见其价值和影响。龙门石窟药方洞位于河南洛阳龙门西山奉先寺和古阳洞之间，开凿于北魏晚期，建成于唐高宗永徽时期，历时约 200 年。药方洞有北齐武平六年即公元 575 年都邑师道兴造释迦二菩萨像记，药方洞药方可能系唐高宗永徽元年至四年之间即公元 650—653 年镌刻。现有研究提示，龙门石窟药方洞药方和两个敦煌医卷具有极高相似性，敦煌唐人写本《备急单验药方卷》两残片与《龙门药方》和《备急单验药方卷》系属同一来源。《备急单验药方卷》序曰：救急易得，服之立效者一百八方，以人有一百八烦恼，求刊之岩石，传以救病，庶往来君子录之备用。公元 918 年后梁贞明四年日本深江辅仁撰《本草和名》提及《龙门百八》书名，背面有《备急单验药方卷并序》。《隋书·经籍志》：许澄撰《备急单要方》三卷。药方洞保存着我国最早的石刻药方，对古代中医药学研究有着十分重要的价值。她是我国古代劳动人民防病治病的宝贵经验，它刻在风景旅游区、石刻艺术宝库和佛教圣地的龙门山上，便于人们观赏、参考、应用和传播，这为普及中医药卫生知识、防病治病创造了条件。我国古代劳动人民在和疾病作斗争的过程中，积累了许多的宝贵经验，有的编印成书广为传播，有的刻于石上留传后代。关于石刻药方，见于各家著录的计有：西岳莲花峰的《固齿方》，广西刘仙最的《养气汤方》，邕州宣化厅的《疗病方书》，桂州馆骚的《集验方》，陕西耀县五台山的《千金宝要碑》等。但这些药方皆系宋明时代的刻石，比较起来，只有洛阳龙门药方洞的

我国石刻历史悠久，品种繁多，数量巨大，内容宏富、流传最广、影响最大。

近代日本学者水野清一和长广敏雄在民国时期前来龙门石窟考证，整理出版《龙门石窟的研究》，其中有药方洞的资料。龙门药方洞把中医文化与佛教石窟艺术完美地结合在一起，是中华医学宝库里的一块瑰宝，在世界医学史上也占有一定地位。龙门石窟药方洞，开凿有 1 300 年左右的历史，既有医药价值，金石学价值，又有文化价值。然而历史悠久，岁月沧桑，风化水蚀，多有字迹湮没，漫漶难识。

2.《龙门方》非师道兴所作

公元 984 年即后梁末帝贞明四年，日本圆融天皇永观二年，日本丹波康赖撰著《医心方》30 卷，其中有 96 处引《龙门方》。《医心方》收录《龙门方》和《龙门石窟药方》洞药方内容大多不符。《龙门方》日本圆融天皇永观二年（984 年），日本古代医学家丹波康赖在其编著的《医心方》一书中，就收录了龙门石刻药方 95 例，并将其专门称之为"龙门方"。清代的王昶，著有《金石萃编》一书，首次将其作为金石学内容进行收集和考证。

【简要结论】

① 师道兴，生卒未详，南北朝北齐时期僧人。② 师道兴作河南洛阳《龙门石窟药方》。③《都邑师道兴造石像记并治疾方》是拓碑文，作于大齐武平六年即公元 575 年。④ 碑文下方及左方刻疗上气咳嗽诸方，约 3 000 字。⑤ 药方洞始凿于北魏晚期，经东魏、北齐，到唐初还仍有雕刻。⑥ 洞门两侧刻有药方 150 多种，所用药物有植物、动物、矿物。学科内容包括内科、外科、妇儿科、五官科等。⑦ 药方洞药方是我国现存最早石刻药方。⑧《龙门方》非师道兴之作。⑨《医心方》载有《龙门方》部分内容。

魏孝澄医学研究

【生平考略】

魏孝澄,生卒未详。《日本国见在书目》:魏孝澄撰《新录单药方》五卷。《和名抄引用汉籍》载《新录单药方》五卷。丹波康赖《医心方》多处引用魏孝澄《新录单药方》。

【学术贡献】

1.《新录单药方》内科疾病证治贡献

风证证治。① 治风痉身强方:薄荷三枚,以水六升,煮取二升,分二服。② 治中风口噤方:灸承浆穴,在颐前下,唇之下。又方:灸颐尖七壮。③ 治中风失音方:浓煮桂汁服一升,覆取汗。亦可末桂着舌下渐咽汁。又方:浓煮大豆汁含之,豉亦良。又方:灸天窗,百会穴。皮肤疾病证治。治发令长方:乌麻花末之,以生油和泥涂之。又方:每暮好蜜涂如上,七日亦生。心痛烦满证治。① 治心痛方:饮井花水二升。又方:以热汤渍手足,以瘥为度。又方:烧秤锤令赤,投二升酒中,分二服。又方:水服米粉一匙。② 治心腹烦满方:桃仁去皮,捣如泥,热酒服如枣二枚,日三。③ 烦满吐逆方:生姜一斤,合皮切捣取汁,温服之。又方:生蓼捣取汁,服一合二合。虫证证治。① 治蛔心痛发吐水方:取楝树东南下根不露者,切一升,以水二升煮取一升,去滓服七合,十里久更温余者服者。② 治长虫赤虫寸白方:薏苡根二斤,以水七升,煮取二升,分二服。③ 治病蛔虫或攻心痛如刺口吐清汁方:捣生艾,绞取汁,宿勿食,清朝饮一升,当下蛔。又方:取楝木根,锉之,以水煮令浓,赤黑色,以汁合米,煮作强糜,宿勿食,清朝食之,又方:薏苡根二斤,细锉,水七升,煮取三升。分再服。亦可以作糜。手足疾病证治。① 治尸脚方:大麻子煮汤渍之。又方:捣马苋汁洗或煮渍之。又方:煮蔓菁根渍之。又方:车脂涂之。② 治肉刺方:数数涂酥也。又方:封糖稍刮也。又方:盐汤温渍之。又方:酢摩至消。又方:浆汁涂刮去。又方:烧金银钗烁之。又方:薰陆香、硫黄等分,合研量大小,可刺着烙之。③ 治手足冻疮方:熬曲散粉上。④ 治手足皲裂方:咋蒜封之。又方:车脂涂之。⑤ 治手足发胝方:以温尿渍,瘥。⑥ 治代指方:酢和热气灰封,日二三。咳喘痰饮证治。① 治上气喉中水鸡鸣方:桑根白皮一升,生姜一升,以水四升煮取一升六合,二服。② 治上气身面浮肿,小便涩,喘息不得卧:葶苈子十分,杏仁四分,大枣肉五分,三物合捣三四千杵,可丸饮服如梧子七丸,日二,加至十丸,以小便为度,此方大安稳。又方:以桑根汁一斗,煮赤小豆三升,豆熟,啖豆饮汁。又方:大豆三升,以水一斗,煮取五升,去滓,纳桑根白皮,切一升,煮取一升六合,二服又方:以水一斗,研麻子三升,取汁,煮赤小豆三升,豆熟,啖豆饮汁。③ 治乏气喘息方:桃仁去皮一升,捣为泥,分以酒若汤服之。④ 断膈丸治胸膈间有痰水:瓜丁一两,赤小豆一两,人参二两,凡三物治下筛,蜜丸如小豆,一服五丸,当吐青黄汁,不知稍增。⑤ 治痰饮方:苦瓠穰、赤小豆等分捣筛,蜜丸,饮服,如小豆三丸,大佳。又方:瓜丁、赤小豆各一两,捣筛,蜜丸,饮服如小豆七丸,吐痰瘥。气噎呕哕证治。① 治气噎胸塞不达方:水服盐末一大匙。② 治胃热呕逆食即吐方:芦根、茅根各一升,以水六升,煮取二升,顿服,下得食。③ 治宿食不消方:薤白一升,豉一升,水四升煮取二升,分二服。又方:生姜五大两,捣取汁,温服之。又方:捣蒜如泥,酒服如枣,日三。又方:曲末、干姜末一升,酒服一方寸匕,日二。又方:灸太仓穴二三百壮。又方:灸脐左右相去三寸,名魂舍,并依年壮,唯多益佳。又方:灸第五椎并左右相去一寸五分。④ 治恶心方:生姜合皮捣服五大两汁。又方:槟榔仁,末,方寸匕,生姜汁服之,日二,又加橘皮更佳。⑤ 治呕吐不下食方:茅根二升,生姜合皮一升,以水四升半煮取二升,二服。⑥ 治哕方:单服十沸汤,任多少。又方:生姜五大两,合皮捣取汁服。又方:获根切二升,水四升,煮取一升五合,稍咽之。又方:橘皮五两,以水三升,煮取一升,二三服。又方:灸腋下一寸,又灸胃脘穴。疝气积聚证治。① 治积聚方:马苋捣汁为煎,令可丸,酒服如枣,日三。② 治诸疝方：桃白皮一升，以水三升煮取一升，顿服之。又方：酒服蒲黄二方寸匕，日二。又方：捣桃仁八十枚，去皮研如泥，酒下。又方：捣大蒜为泥，酒服如枣二枚，日三。③治寒疝及冲心痛方：盐五合，灶突墨三合，以水一大升，煮取一小升，顿服之，吐瘥。又方：水一升五合，渍豉一升五合，绞交取汁服之。④桃仁八十枚，去皮研如泥，酒下之。又方：桃白皮一升，以水三升，煮取一升，顿服之。又方：以水若酒服乱发灰方寸匕，日二。又方：水酒服伏龙肝方寸匕，日二。又方：水服瓠带节灰方寸匕，日二。又方：酒五升，烧鹿角一枚投酒中，分二三服之。又方：灸乳下一寸，足大指丛毛。又方：灸脐上三寸，名太仓，脐下二寸，名丹田，各五七炷，并要穴。又方：灸上脘七壮。又方：灸穷脊上一寸，百壮。又方：灸脊中百壮。癥瘕腹水证治。①治一切病温白丸方：紫菀、吴茱萸、石上菖蒲、厚朴、桔梗、皂荚、乌头、茯苓、桂心、干姜、黄连、蜀椒、巴豆、人参、柴胡各二分，上十五味，捣，下筛为散，用好蜜和，更捣三千杵，丸如梧子大，服二丸，不知稍增，可至上气十种治妇痛，或烦热五种惊痫只欲取水不调，或多或少，真似怀孕知子，或连年累月羸瘦困弊，遂致于死，或哭或歌，为鬼所乱，但能脓三升，其病即愈。臣见被堕伤，临死有积血，天阴即发，羸瘦着床，不能食饮，命在旦夕，服即愈，平安状如常。主簿陈胜累有心腹胀满，经十四年，瘦疲气闷，饮食不下，臣与此药服，服十日，下青虫六十枚，大小如树叶，头赤，虫身黑，下脓三升许，病即愈。臣公曹常患着床，以经数年，服此药三十日，下肉蜷蜋百枚，有出青黄水一斗，病即愈。臣门师侄长多羸瘦着床，食便吐出，命在朝夕，从臣求药，服五丸，至十五日，下出肉虾蟆十枚，青水一斗，其病即愈。臣家内有人常患心病发无时节，发即欲死，服此药五六日，下肉蛇二枚，各长尺五寸，有头，眼未有瞳子，斑斑有文，其病即瘥。又臣治尼专，得大风，眉堕落，已经二年，遍身出疮，状如锥刀所刺，与药；服九丸，至一月，日出症虫五色，凡三升许，其病即愈，眉鬓遂生，至复如故。臣知方大验，死罪谨上也。服中禁忌冷水、生菜、生鱼、猪肉、滑、陈臭物、五辛。②治暴癥坚在心胁下，咳逆，不下食，或下不断：吴茱萸三升，碎之，以酒和煮令熟，布帛物裹以熨癥上，冷更炒更燔用之，癥当移走，复逐又云：暴癥坚胀如石，痛欲死者

方：取鼠壤土，黍穰二物，等分相和，并炒，遍熨病上取瘥。又方：单用鼠壤土亦好。又方：伏龙肝如前方。又方：病在上，服诸吐药去之，病在下，宜利疗之。③治人食蛇不消，亦蛇之精液入饮食中，令人病之，腹内有蛇状，名之蛇瘕：浓作蒜齑，啜一升以上。陶云饼店蒜齑下蛇之药，非虚圣之。又方：鸠酸草捣取汁，服八合。又方：大豆叶捣取汁服一升。又方：常思草捣服如上，并频服之取瘥。④治鳖瘕团团似鳖，有脚能动，数冲心痛者：取葫根白皮捣三升，以水五六合和搅，绞取汁，取七八合，吐出。又方：捣蓝汁服七八合。又方：单服白马尿一升，日二。⑤治人食生鱼不消又饮湖水，误小鱼入腹，不幸生长，名之鱼瘕：炭火烧木瓜为灰，汤或酒中服方寸匕，日二。又方：烧鱼鳞为灰，汤若水服方寸匕，日二。又方：烧年久鱼网为灰，水服方寸匕，日二。又方：白马尿服一升。又方：煮橘皮汤服之。又方：豉汁服橘皮末方寸匕，日三。⑥治肉瘕方：饮服大豆黄末一匕，日二。又方：浓豉汁服一升，日二。又方：煮菘菜，浓汁服之。⑦治发瘕心满，食竟便吐：成煎猪脂二升，酒二升，煮三沸，一服一升，日二，取吐；发利瘕出乃止。又方：饮白马尿八合，日一，瘕止，发瘕令食竟便吐，余瘕则不然。⑧治米瘕恒欲食米方：鸡矢一升，白米五合，二味合炒，令米焦捣末，水三升合搅，顿服之，须臾吐出病碎米，不尽更服之，大良。⑨治诸瘕方：灸膀胱俞三百壮以上。又方：酒若饮，服自发爪灰。又方：捣曲末，酒饮服之，日二。又方：葶苈子三升熬，以酒二升渍三日，温服半盏，日二。⑩治水病腹大面肿小便涩方：葶苈子一升，芒硝三两，吴茱萸三合，合三种更捣，加少蜜可丸，捣二千杵，饮服七丸，日二服，以小便利为度，忌咸醋，瘥止。⑪治水癖方：杏仁作煎或作丸，酒服如枣，日三。又方：灸桃仁准上。又方：单熬大麦蘖为散，服如上。⑫以水服伏龙肝方寸匕，治犯土上气兼肿，大好。痢疾证治。①治杂利方：灸脊中三百壮。又方：灸脾俞百壮。又方：灸大肠俞百壮。②治热利者方：干枣四十枚，水三升，煮取一升，顿服。又方：豉二升，水三升，煮取一升半，二服。③治利兼吐逆及呕方：葱白、豉各一升，水五升，煮服一升六合，分二、三服。又方：干姜末方寸匕，饮日二。④治利兼肿方：桑根白皮切一升，水四升，煮取一升，去滓，纳糖三合，和烊

分二服。又方：大麻子三升，水一斗，研取白汁，煮赤小豆烂，啖豆饮汁，良。⑤治利谷道疼痛方：炒盐熨下部。又方：烧蒜去皮，纳下部，良。消渴淋证证治。①治消渴方：臭泔恣意饮之，取瘥止。又方：捣生葛汁饮之。②治淋方：马苋茎叶捣汁一升，二三服。③治石淋方：生葛根汁，服五六合。又方：葱白三升，水六升，煮取二升五合，三服。④治寒淋少腹下冷，手足亦冷方：葵子一升、曲末一升，水六升煮取三升半，三服。又方：葵子一升，小麦一升，水六升，煮取三升，三服。二便异常证治。①治大便干骨立方：灸胃脘穴千灶。又方：生地黄切三升，韭切三升，以水一斗，煮取二升五合，分三服，相去十里。又方：单服马苋汁一升，瘥止。又方：捣蒜为泥，酒服如枣，日三。又方：烧鱼为灰，酒服方寸匕，日二三。又方：服瓿带汁五六合，日二。②治卒下血兼血痔方：栀子及皮一升，以水三升，煮取一升三合，分二服；桃奴，树上死桃子也。取一升，以水三升，煮取一升三合，分二服；取败船茹二升，以水三升，煮取一升二合，分二服；荆叶切三升，以酒五升，煮取一升六合，分二服；赤小豆三升，以水五升，煮取一升六合汁，渴饮汁，饥啖豆；以水三升煮葱白一升半，取一升二合汁，分三服。③食热物下血方：捣生葛根，取七八合汁，饮之；捣生地黄取汁，饮七八合；捣生藕取汁，饮七八合；生荷根汁，饮六七合；酒三升，煮大枣二十一枚，取汁分二三服；以水服石榴皮末方寸匕，日二；捣蓟，无问大小猫虎羊等，取汁饮之，煎取，若冬月无生者，掘取根或干者切二升。④治小便不通方：水渍石，迭熨少腹下出，或烧石热熨少腹，以出为度。又方：车前子一升，以水三升，煮取一升二合，再服。⑤治小便不出，腹满气急方：灸关元穴，在脐下三寸，依年壮；车前草切三升，以水五升，煮取二升，分二服，日一；瓿带一枚，以水五升，煮取一升六合，再服；大麻子三升，以水五升，煮麻子腹破，分二服；煮滑石取汁，饮之立下；葵子二升，以水四升，煮取一升六合，分三服；茅根切三升，煮服依前，兼去渴，最妙。⑥治小便不禁方：柏树白皮切三升，以水三升，煮取一升二合，分再服，相去十里；故瓿带，以水三升，煮取一升二合，分二服；露蜂房灰，酒服方寸匕，日二；石榴皮子灰，酒服方寸匕；榆白皮切二升，水四升，煮取一升六合，二服。⑦治尿血方：车前草，捣绞取汁，服

五合，旦空腹服之；棘刺二升，水四升，煮取二升，分三服。⑧治尿床方：大麻根皮切三升，以水五升，煮取一升八合，去滓，分二服，小儿减之；大豆叶三升，水五升，煮取二升，分三服。⑨治失精方：取韭根捣取汁服五合，日二；石榴皮捣为散，饮服方寸匕，日二；韭子一升，桑螵蛸十四枚，水五升，煮取二升，三服，亦为散酒服。卒死中恶证治。①治卒死方：韭根捣取汁，服六七合；桃白皮一升，水二升，煮取八合，一服之十里，久不瘥，更服之。②治卒中恶方：豉一升，盐七合，水四升煮取一升二合，分再服；桃白皮一升，水二升，煮取八合，一服之；生菖蒲根三升，捣绞取汁，服四五合；酒服桃仁末方寸匕，李仁末亦佳；伏龙肝末水服二方寸匕；取竹木中虫屎，水服方寸匕；盐一升，水二升煮临消二服，取吐。③治鬼击病方：捣薤汁灌鼻中如杏仁许，须臾瘥好。④治客忤方：捣生艾心取汁，灌口中五合；水浣瓿带服之。⑤治魇不悟方：酒服发灰一撮许；捣薤根茎，取汁一升服之。⑥治尸厥方：取葱白一升，水二升，煮取一升，顿服之；酒服桃仁末方寸匕。⑦治恶疰方：盐五合，灶突墨三合，水三升煮盐消去滓，顿服，吐瘥；桃枝三升，水四升煮取一升六合，二服。⑧治飞尸方：灸脊中及两旁相去三寸，各五十灶；桃白皮二升，水四升煮取一升六合，分三服。⑨治遁尸方：牛蹄下土三指撮，酒一盏下；盐墨汤顿服；炒艾熨之；熬艾以青布裹，更熨；熬大豆裹，更熨。⑩治沉尸方：灸太仓七壮；又灸乳下一寸七壮；发灰、杏仁、蜜和丸如梧子，一服七丸，日二。解服寒石散证治。①解散方除热解发治寒石散发：栀子仁一升，葱白一升，猪脂四升煎葱白，焦布绞去滓，一服如桃李，日二三，石当如沙，尿中出；水服大麦、粳米五合，日二三；饮热酒，使熏熏然醉；饮牛乳五六升勿绝，佳；数饮土浆，日一二。②治服石烦闷方：茅三升，水四升煮取二升，分饮之；单饮生地黄汁，日二三升，佳；饮二三升生葛根汁良。③治服散发疮方：水研大麻子涂，日二三；水摩蔓荆子涂，日二三；水和豉，研为泥涂上，日二。④治服石发黄方：捣苍耳取汁，服一升，日一。⑤治服石小便多：鸡肠草煮为羹啖之，捣汁服五六合，日二；棘直刺、枣针各三升，捣筛蜜丸，酒若饮服三十九，日二。⑥治服石大小便难方：服葵子。⑦治服石散发大便血方：葱白一升，豉一升，水四升煮取二升，二

服;车前草切三升,水五升,煮取二升,三服。⑧ 治服石散发下利方:服牛羊酪一升,日二;水和大麦及米,服一二升;致三升,水四五升,渍经宿或煮三四沸,冷服一升,日二三,即断。⑨ 治服石散发动后虚内补方:枸杞煎单含咽,如桃李许,日二三;粥饮中亦好,冷难散酒服,忌鲤鱼,虚热人并得饵之。

2.《新录单药方》外科疾病证治贡献

① 治豌豆疮灭瘢方:鹰矢粉上,若疮干和猪脂涂,日一二;胡粉敷上;桑白汁和鸡子白涂之;用蜜涂之。② 治诸瘘方:露蜂房末酒服方寸匕;兔皮灰敷之;芥子末敷之;桃叶捣如泥封。③ 治夏月热沸疮:细筛锻石粉上;以生桑叶揩上;酢浆煮洗之;以水萍揩涂之;捣菟丝苗揩涂之。④ 治汤火烧灼方:捣慎火草涂之。⑤ 治捥折破骨伤筋方:挫苏方木二升,以水二升,酒二升,煮取一升六合,二服;接骨木者,煮服依苏方木法。⑥ 治从车马落方:捣生地黄封之。⑦ 治猘犬啮人方:捣生艾汁,服七八合。⑧ 治马骨刺人方:松叶,水煮取汁洗之;水煮大豆,取浓汁洗之;煮蓝取浓汁洗之,并服汁五六合。⑨ 治狐尿毒方:生麻叶捣封,数易;水煮蔓荆子汁洗之;捣萝菔根封,日易;捣水杨叶,敷之;酢和鼠屎灰敷之;捣蒜如泥,熬热熨之;水煮苦参汁洗之;烧艾熏之;牛屎敷之。⑩ 治蜈蚣螫人方:蛇衔叶捣如泥,封之;苴叶捣如泥,封上。⑪ 治蝎螫人方:煮甘草汁服之;酱汁涂之;尿泥涂之;捣芥子末酢和涂之;浓煮盐汁洗之;艾灸上二七壮。⑫ 治螏蚕毒方:酢和鼠屎如泥涂上;酢和鸡屎灰封之。

3.《新录单药方》妇儿疾病证治贡献

① 治虚急月经一月再至方:夕药三十二枚重一斤,酒一斗,渍夕药,令释濡出,曝之,干者复纳酒中,复曝之,如是令酒尽,燥,捣筛,服方寸匕,日三。② 治月水不通方:麻子捣绞取汁服,日三;川芎,末,以酒服方寸匕;桂心一尺,末,以酒服,日三;当归,末,酒服方寸匕;小豆一升,苦酒一斗,煮取三升,服任意多少,立下。③ 治难产方:服葵子二七枚。④ 治逆产方:取三家水,服并洗手即顺生。⑤ 治无子方:正月始雨水,男女各饮一杯,有子;常以戊子日日中时合阴阳,解发振,立得;灸中极穴,在脐下四寸。⑥ 治小儿解颅方:防风六分,白及、柏子仁各二分,上为散,以乳汁涂囟上,日一,十日知,二十日合;灸脐上下半寸。⑦ 治小儿发不生方:以蜜和猪毛灰涂之,即生;莲子草汁涂

之,验;桑上寄生汁涂,立生。⑧ 治小儿雀盲方:鲤鱼、鲋鱼胆敷并良。⑨ 治小儿紧唇方:泽兰心,嚼以敷之;肉机上垢涂之。⑩ 治小儿魅病方:炙伏翼,熟嚼哺之。蒿蓄一升,冬瓜一升,以水五六升,煮六七沸,去滓,稍以浴之出。⑪ 治小儿丹疮方:水若油研和栀子仁采汁洗之,取浓汁洗涂,日二三易;生蓝汁涂之。⑫ 治小儿咳嗽方:饮服紫菀末。⑬ 治伤寒温疫三日,内脉洪浮,头痛,恶寒,壮热,身体痛方:葱白一升,豉一升,栀子三七枚,桂心二两,以水七升煮取二升,分三服之。⑭ 治食伤饱为病胃胀心满者方:十沸汤,生水共三升饮之,当吐食出;灸胃管七壮。⑮ 治肉在喉中不下方:服酱渍一升;熬大豆三升,半熟,纳酒二升,煮三四沸,服一升,日二;酒服盐灰,方寸匕。

4.《新录单药方》皮肤五官疾病证治贡献

① 生眉毛:油和铁精研涂眉;每暮好蜜涂之;铁汁数洗之。② 治毛发妄生方:拔去毛,以蚌灰和鳖脂涂之,永不生。又方:去毛,用狗猪等胆涂,即永不生。又方:拔去毛,以伏翼血涂之,不生。③ 治面疱疮方:捣杏仁为泥,和浆若酪涂之。又方:取兔系上秋露洗之最佳。又方:大麻子研,和猪脂涂。又方:鹿脂涂拭面上,自瘥。④ 治面䵟䵟方:取蒺藜末,蜜和涂之。又方:蟏蟷汁涂面。⑤ 治鼻齇方:木兰皮、栀子仁、豉等分为酢和如泥,涂上,日一。⑥ 治白癜方:捣常思草汁涂,日三。⑦ 治疮瘢方:衣鱼摩上;胡粉敷;白疆蚕末敷;单用蜜涂敷;桑白汁和鸡子白涂之;敷榆白皮灰;涂鼠脂之。⑧ 治狐臭方:取白马尿洗之。又方:酢和胡粉涂腋下,日一。五官疾病证治。⑨ 治耳聋方:雀脑绵裹如杏仁,塞耳中,日一易。又方:生地黄煨软,绵裹塞耳。又方:煨石上菖蒲,塞耳。⑩ 治百虫入耳方:干姜末吹耳中,出。又方:绵裹铜屑塞耳。⑪ 治水入耳:取鱼目为灰,纳水中便出。⑫ 治雀盲方:鲤鱼、鲋鱼胆敷如粟并良。⑬ 治审唇方:荷汁和酒洗,日二三。又方:马苋捣汁洗之,日三。又方:槟榔煨灰敷上。又方:榆根白皮粘贴。⑭ 治齿黄黑方:取桑黄皮,酢渍一宿,洗七遍。一云黄白皮,此方正月亦及五月五日用。⑮ 治喉痹方:煮射干含其汁,吐出。二阴疾病证治。⑯ 治阴痒水出不能瘥者方:干姜末粉之。又方:水煮芜菁子,洗并末,粉上。又方:杏仁烧取油,涂之。又方:水煮棘针,洗之。又方:

水煮桃皮叶,洗之。又方:取薤白捣汁,涂之。又方:灸脊穷骨,名龟尾,依年壮,或七壮。又,灸足大指丛毛中,多至七壮,并良。⑰治阴肿痛方:捣桃仁为泥,和水苦酒,涂之,数易瘥止。又方:末蔓菁子并根,封之。⑱治谷道中有虫痒方:艾三升,水五升,煮取二升,二服。又方:诸肉炙令香,匝熨,虫皆出。

【综合评述】

1.《新录单要方》书名首见于《日本国见在书目录》

《新录单要方》又称《新录方》或《新录单方》或《新录要方》。《隋书·经籍志》《旧唐书·经籍志》《新唐书·艺文志》未见著录。《日本国见在书目录》载:魏孝澄撰《新录单要方》五卷。日本国《和名抄引用汉籍》载魏孝澄撰《新录单要方》。考《日本国见在书目录》是日本国敕编的平安前期传世汉籍总目录。著录图书 1 579 部,计 17 006 卷。作者藤原佐世。著作体例仿照《隋书·经籍志》《集贤院见在书目录》。著作范围自平安时代 794 年至室町时代 1573 年止,从桓武天皇迁都平安京开始,到源赖朝建立镰仓幕府为止。室町时期以后著作则销声匿迹。时隔二百五十余年,直到江户后期方重现天壤。这就是室生寺本。室生寺本是一部渊源于藤原佐世《日本国见在书目录》原本也许是稿本,又经增损点审过的略抄本,收藏在日本国宫内厅书陵部。现在流传于世的《见在目》有传抄本、刊本、影印本多种,无一例外,其祖本皆是室生寺本。通行的影印本是清光绪十年即公元 1884 年黎庶昌辑刊的《古逸丛书》本,所据乃室生寺本的一个传抄本。此本误写脱落较多,山田孝雄撰文颇多诟訾。《室生寺》本《见在书目录》学术价值极高,江户时期著名考证家桥本经亮惊叹希代之书,收藏者藩医森立之盛赞实天下无二之宝典。《日本国见在书目录》是一部现存著录唐代著述的最早汉籍目录。成书虽晚于《隋志》二百三十五年,却早于《旧唐志》五十四年,早于《新唐志》一百六十九年。考察唐代以及唐代以前的著述,《见在目》往往可以给我们提供更早的记录。而且,有些图书,《隋志》两《唐志》虽有著录,但《见在目》著录者却是不同的文本,可以互补。著录图书绝大部分成书于唐玄宗之前,记录中国八世纪以前一半

的汉籍。《日本国见在书目录》所载为数不少书目不见于《隋书·经籍志》《旧唐志·经籍志》《新唐书·艺文志》,如魏孝澄《新录单要方》等。日本学者太田晶二郎认为《日本国见在书目录》是日本汉籍史研究的最确实的出发点和根据地。藤原佐世(ふじわらのすけよ)生于日本国承和 14 年即公元 847 年,卒于昌泰元年即公元 898 年,藤原式家中纳言藤原种继曾孙,民部大辅藤原菅雄之子。官位为从四位下右大弁。日本平安时代贵族、学者,生平仕途随摄政大臣藤原基经起伏。初为基经家司、侍读。日本清和天皇贞观十六年即公元 874 年,献策及第,成为藤原家第一名文章博士。阳成天皇元庆八年迁大学头,光孝天皇仁和二年迁左少辨,掌拟诏敕。宽平三年即 891 年太政大臣基经去世,17 天后,佐世改任陆奥守兼大藏少辅,除正五位下行陆奥守兼上野权介,厚又改左近卫权少将大藏权大辅常陆权介兼陆奥守。次年春贬陆奥国。九年秋遇赦,拜从四位下右大辨。公元 898 年十月即醍醐天皇昌泰元年返京,卒于途中,时年 52。佐世尝为阳成天皇讲唐玄宗注《孝经》,撰有《古今集注孝经》九卷。今本《日本国见在书目录》卷首署"正五位下行陆奥守兼上野权介藤原朝臣佐世奉敕撰"。佐世任职在宽平三年,推断藤原佐世《日本国见在书目录》可能成书于日本宽平三年即公元 891 年,此时中国为唐昭宗李晔大顺二年。

2.《新录单药方》单药多而复方少

《新录单药方》著作体例仿晋代《肘后备急方》,单药多而复方少。此择其要以窥斑豹。薄荷治中风口噤,桂汁治中风失音。乌麻花末长发,油和铁精涂眉生毛,杏仁捣泥治面疱疮或大麻子研和猪脂涂。蒺藜末蜜和涂治面皯黯,常思草捣汁涂治白癜,鱼衣摩上治疮瘢或胡粉敷或白疆蚕末敷或榆白皮灰敷。酢和胡粉涂腋下治狐臭方。耳聋:雀脑绵裹塞耳或生地黄燠软绵裹塞耳或燠石上菖蒲塞耳。干姜末吹耳或铜屑绵裹塞耳治百虫入耳。雀盲:鲤鱼胆或鲋鱼胆外敷治。审唇:荷汁酒洗,马苋捣汁外洗,槟榔煨灰敷上,榆根白皮粘贴治。桑黄皮酢渍外洗治齿黄黑,射干含煮汁治喉痹。单药干姜、芜菁子、杏仁、棘针、桃皮叶、薤白或外洗或外敷治阴痒,桃仁捣泥或蔓菁子并根捣末外敷治阴肿痛,艾叶水煮治谷道虫痒。桃仁捣泥酒服,或生姜捣汁温服,或生蓼捣汁温服,

治心腹疼痛烦满。楝树根或薏苡根水煮，生艾捣汁，水煮治诸虫。大麻子或马齿苋或蔓菁根煮汁外渍或车脂外涂治尸脚，熬曲散粉治手足冻疮，咋蒜封之治手足皲裂。桃仁捣泥酒服治乏气喘息，生姜捣汁温服治宿食不消，生姜合皮捣汁温服，或槟榔仁捣末生姜汁服方寸匕之治恶心，单服十沸汤，或生姜合皮捣汁分服，或荻根水煮稍咽之，或橘皮五两水煮分服治呕哕。桃白皮水煮顿服，或酒服蒲黄二方寸匕，或捣桃仁泥酒服治诸疝。吴茱萸或伏龙肝捣碎酒煮布帛物裹熨癥上治暴癥坚在心下，浓服蒜齑治蛇瘕，或鸠酸草捣汁服或常思草捣服如上并频服之取瘥。口服蒴根白皮汁或蓝汁治鳖瘕团团似鳖。酒服炭火烧木瓜为灰治鱼瘕，饮服大豆黄末一匕治肉瘕，酒饮曲末治诸瘕，杏仁煎丸酒服治水癖。痢疾：服方寸匕干姜末或大麻子水煮啖豆饮汁治痢疾，桑根白皮水煮分服治痢疾水肿。消渴淋证证治。消渴：服生葛汁或马苋茎叶捣汁。石淋：葵子、曲末水煮分服或葵子、小麦水煮分服。二便异常：生地黄、韭水煮分服或单服马苋汁一升。下血血痔：栀子及皮一升水煮分服，或桃奴水煮分服或败船茹二升水煮分服，荆叶三升酒煮分服；分服生葛根汁，或生地黄汁，或生藕汁，或生荷根汁、石榴皮末方寸匕。治小便不通：车前子水煮再服，车前草水煮分服，大麻子水煮分服，煮滑石取汁分顿饮，葵子水煮分服，茅根水煮分服。小便不禁：柏树白皮水煮分再服，酒服露蜂房灰方寸匕，酒服石榴皮子灰方寸匕，榆白皮水煮分服。尿血：车前草捣汁分服，棘刺水煮分服。尿床：大麻根皮水煮分服，大豆叶水煮分服。失精：韭根捣汁分服，石榴皮捣散饮服方寸匕。卒死中恶：韭根捣汁分服，桃白皮水煮分服。生菖蒲根捣汁分服，酒服桃仁末方寸匕，李仁末亦佳；竹木中虫屎水服方寸匕。鬼击客忤：捣薤汁灌鼻中或捣生艾心汁灌口中。魇不悟：捣蒴藋根茎取汁分服。尸厥：葱白水煮顿服，酒服桃仁末方寸匕。恶疰：桃枝水煮分服。飞尸遁尸：桃白皮水煮分服，酒服牛蹄下土三指撮。解散方除热解发治寒石散发：茅苣水煮分饮，单饮生地黄汁或生葛根汁。治服散发疮：水研大麻子涂疮，或水摩蔓荆子涂。捣苍耳取汁服一升治服石发黄，鸡肠草煮羹啖之或捣汁服五六合治服石小便多，或棘直刺、枣针各三升捣筛蜜丸酒服。车前草水煮分

服治服石散发大便血，服牛羊酪一升治服石散发下利，枸杞单煎含咽如桃李许治服石散发动后内虚。桑白汁和鸡子白涂之治豌豆疮，酒服露蜂房末方寸匕治诸瘘，芥子末或桃叶捣泥外敷治外痔，生桑叶揩之或酢浆煮洗治夏月热沸疮。涂痈慎火草治汤火烧灼，苏方木水酒合煮治捥折破骨伤筋。捣生地黄治车马跌落，捣生艾汁治猘犬啮人，松叶水煮治马骨刺人，或煮蓝汁洗之并服汁。捣生麻叶治狐尿毒，或水煮蔓荆子汁洗之，或水煮苦参汁洗之。蛇衔叶捣泥外敷治蜈蚣螫人，服煮甘草汁治蝎螫人，酢和鼠屎捣泥涂治螈蚕毒。月经失调：夕药酒渍曝之捣筛服方寸匕治，麻子捣汁治月水不通，酒服川芎末方寸匕，酒服桂心末，酒服当归末，方寸匕。服葵子二七枚治难产。莲子草汁涂摩治小儿毛发不生或桑上寄生汁涂摩，鲤鱼胆或鲋鱼胆敷摩治小儿雀盲，泽兰心嚼敷治小儿紧唇，炙伏翼熟嚼哺治小儿魃病，或萹蓄、冬瓜水煮浴之。栀子仁洗涂治小儿丹疮，或涂生蓝汁。服紫菀末小儿咳嗽，十沸汤生水共饮治食伤胃胀心满。简述《新录单药方》复方如下：木兰皮、栀子仁、豆豉等分捣泥治鼻齄，桑根白皮、生姜水煮分服治上气喉中水鸡鸣，治上气身面浮肿，小便涩，喘息不得卧：葶苈子、杏仁、大枣肉、三物合捣可丸如梧子，每服七丸治上气喉中水鸡鸣，断膈丸（瓜丁、赤小豆、人参）治胸膈有痰水，苦瓠穰、赤小豆等分捣筛蜜丸服如小豆三丸治痰饮，芦根、茅根水煮顿服治胃热呕逆食即吐，薤白、豆豉水煮分服治宿食不消。温白丸治一切病：紫菀、吴茱萸、石上菖蒲、厚朴、桔梗、皂荚、乌头、茯苓、桂心、干姜、黄连、蜀椒、巴豆、人参、柴胡各二分，上十五味捣筛为散蜜丸如梧子大，每服二丸。治上气十种治妇科百病。葶苈子、芒硝、吴茱萸治水病腹大面肿小便涩：栀子仁、葱白、猪脂解散除热治寒石散发，防风、白及、柏子仁捣散治小儿解颅，葱白、豆豉、栀子、桂心水煮分服治伤寒温疫头痛恶寒，壮热身痛。

【简要结论】

①魏孝澄生卒未详。②《日本国见在书目》始载魏孝澄撰《新录单药方》五卷。③《和名抄引用汉籍》载《新录单药方》五卷。④丹波康赖《医心方》多处引用魏孝澄《新录单药方》。⑤《新录单药方》单药多而复方少。

德贞常医学研究

【生平考略】

德贞常,生卒不详,史书无传。《日本国见在书目》载有德贞常《产经》十卷。严世芸、李其忠《三国两晋南北朝医学总集》据《医心方》辑有德贞常《产经》,不分卷。

【学术贡献】

1.《产经》妊妇脉图月禁法

① 人生何如以成?岐伯对曰:人之始生,生于冥冥,乃始为形,形容无有扰,乃为始收。妊身一月曰胚又曰胞,二月曰胎,三月曰血脉,四月曰具骨,五月曰动,六月曰形成,七月曰毛发生,八月曰瞳子明,九月曰谷入胃,十月曰儿出生也。丹波康赖按:《太素经》云一月膏,二月脉,三月胞,四月胎,五月筋,六月骨,七月成,八月动,九月躁,十月生。夫妇人妊身,十二经脉主胎,养胎当月不可针灸其脉也,不禁皆为伤胎,复贼母也,不可不慎,宜依月图而避之。② 怀身一月名曰始形,饮食必精熟暖美,无御丈夫,无食辛腥,是谓始载负也。一月足厥阴脉养,不可针灸其经也,厥阴者是肝,肝主筋,亦不宜为力事,寝必安静,无令恐畏。上肝脉穴,自大敦上至阴廉,各十二穴。又募二穴,名期门;又输二穴,在脊第九椎节下两旁,各一寸半。上件诸孔,并不可针灸,犯之致危。怀身二月名曰始膏,无食辛腥,居必静处,男子勿劳,百节骨间皆病,是谓始藏也。二月足少阳脉养,不可针灸其经也。少阳者内属于胆,当护慎,勿惊之。上胆脉穴自窍阴上至环铫,各十三穴,又募二穴,名日月,在期门下五分。又输二穴,在背第十椎节下两旁,各一寸半。上件诸穴,并不可犯之。怀身三月名曰始胎。当此之时未有定仪,见物而化。是故应见王公、后妃、公主、好人,不欲见偻者、侏儒、丑恶、瘦人、猿猴。无食苗姜兔肉。思欲食果瓜,激味酸菹瓜,无食辛而恶臭,是谓外像而内及故也。三月手心主脉养,不可针灸其经也。心主者,内属于心,心无悲哀,无思虑惊动之。上心胞脉穴自中冲上至天府,各八穴。又募一穴,名曰巨阙,在心鸠

尾下一寸五分。又输二穴,在背第五椎节下两旁各一寸半。上件诸穴,并不可犯也。怀身四月,始受水精,以盛血脉。其食稻粳,其羹鱼雁,是谓盛血气以通耳目,而行经络也。四月手少阳脉养,不可针灸其经也。手少阳内属上焦,静安形体,和顺心志,节饮食之。上三焦脉穴自关冲上至消泺,各十二穴。又募一穴,在当脐下二寸,名为石门。又背输二穴,在脊第十三椎节下两旁各一寸半。上件诸穴,并不可犯之。怀身五月,始受火精,以盛血气,晏起沐浴浣衣,身居堂,必浓其裳。朝吸天光,以避寒殃。其食稻麦,其羹牛羊和茱萸。调以五味,是谓养气,以定五脏者也。五月足太阴脉养,不可针灸其经也。太阴者,内属于脾。无大饥,无甚饱,无食干燥。无自灸热大劳倦之。上脾脉穴自隐白上至箕门,各十三穴。又募二穴,名章门,在季肋端,侧卧取之。又输二穴,在脊第十一椎节下两旁各一寸半。上件诸穴,并不可犯之。怀身六月,始受金精,以成筋骨。劳身无处,出游于野,数观走犬,走马,宜食鸷鸟猛兽,是谓变腠理纴细筋,以养其爪,以坚背膂也。六月足阳明脉养,不可针灸其经也。阳明内属于脾,调和五味,食甘,甘和,无大饱。上胃脉自厉兑上至髀关,各十六穴。又募一穴,名中管,在从心蔽骨下以绳量至脐止,即以绳中折之。又输二穴,在脊第十二椎节下两旁,各一寸半。上件诸穴,并不可犯之。怀身七月,始受本精,以成骨髓。劳躬摇肢,无使身安,动作屈伸,自比于猿。居必燥之。饮食避寒,必食稻粳,肌肉,以密腠理,是谓养骨而坚齿也。七月手太阴脉养,不可针灸其经也。太阴者,内属于肺。无大言,无号哭,无薄衣,无洗浴,无寒饮之。右肺脉穴自少商上至天府,各九穴。又募二穴,名中府,在两乳上三肋间陷者中。又输二穴,在背第三椎节下两旁,各一寸半。上件诸穴,并不可犯之。怀身八月,始受土精,以成肤革。和心静息,无使气控极,是谓密腠理而光泽颜色也。八月手阳明脉养,不可针灸其经也。阳明者,内属于大肠。无食燥物,无忍大起。上大肠脉穴自商阳上至臂,各十四穴。又募二穴,在脐两旁,各二寸半,

右名天枢,左名谷门。又输二穴,在脊第十六椎节下两旁,各一寸半。上件诸穴,并不可犯之。怀身九月,始受石精,以成皮毛,六腑百节莫不毕备;饮醴食甘,缓带自持而待之,是谓养毛发多才力也。九月足少阴脉养,不可针灸其经也。少阴内属于胃,无处湿冷,无着炙衣。上肾脉穴自涌泉上至阴谷,各十七穴。又募二穴,在腰目中季肋,本侠脊膂肉前宛宛中,名京门。又输二穴,在脊第十四椎下两旁,各一寸半。上件诸穴,并不可犯之。怀身十月,俱已成子也。时顺天生,吸地之气,得天之灵。而临生时乃能啼,声遂天气,是始生也。十月足太阳脉养,不可针灸其经也。太阳内属于膀胱,无处湿地,无食大热物。上膀胱脉穴自至阴上至扶承,各十六穴。又募一穴,在脐下直四寸,名中极,又输二穴,在脊第十九椎节下两旁,各一寸半。上件诸穴,并不可犯之。③ 凡妊身之时,端心正坐。清虚如一,坐必端席,立不斜住,行必中道,卧无横变,举目不视邪色,起耳不听邪声,口不妄言,无喜怒忧患,思虑和顺,猝生圣子,产无横难也。而诸生子有痴疵丑恶者,其名皆在其母,岂不可不审详哉?文王初妊之时,其母正坐,不听邪言恶语,口不妄语,正行端坐,是故生圣子,诸贤母宜可慎之。妊身三月,未有定仪,见物而为化,是故应见王公、后妃、公主、好人。不欲见偻者、儒侏、丑恶、瘁人、猿猴。其欲生男者,操弓矢射雄雉,乘牡马走田野,观虎豹及走马。其欲生女者,着簪珥施环。欲令子美好者,数视白玉美珠,观孔雀,食鲤鱼。欲令子多智有力者,当食牛心,御大麦。欲令子贤良者,坐无邪席,立无偏行,是谓以外像而内化者也。④ 女人胎妊时,多食咸,胎闭塞。妊身多食苦,胎乃动。妊身多食甘,胎骨不相着。妊身多食酸,胎肌肉不成。妊身多食辛,胎精魂不守。丹波康赖按:妊妇不可服药八十二种,其名目在《产经》。

2.《产经》妊娠辨治贡献

① 半夏茯苓汤治妊身阻病心中愦闷,空烦吐逆,恶闻食气,头重,四肢百节疼烦沉重,多卧少起,恶寒汗出,疲极黄瘦:半夏、生姜各五两,茯苓三两,旋覆花一两,橘皮、细辛、川芎、人参、夕药、泽泻、甘草各二两,干地黄三两,凡十二物水煮分三服。若病阻积日月不得治,及服药冷热失候,病变客热烦渴。口生疮者,除橘皮、细辛,用前胡、知母各二两。若变冷下者,除干地黄,用桂肉二两。

若食少,胃中虚生热,大行闭塞,小行赤少者,宜加大黄三两,除地黄加黄芩一两,余药依方服一剂,得下后消息者气力冷热更增,损方调定,即服一剂,阳便急将茯苓丸,令得能食,便强健也。或吴茱萸酒治妊妇中恶:吴茱萸五合酒煮分三服。②《僧深方》养胎易生丹参膏:丹参四两,人参、川芎、蜀椒、白术各二两,当归四分,猪膏一斤,凡六物苦酒渍去滓,温酒服如枣核,日三。若有伤,动见血,服如鸡子黄者,昼夜六七服之,神良。妊身七月便可服,至坐卧忽生不觉。又治生后余腹痛也。《产经》云:丹参一斤,当归四两,川芎八两,白术四两,蜀椒四两,脂肪四斤。③ 当归汤治妊身七八月腰腹痛,胎不安,汗出逆冷,饮食不下,气上烦满,四肢痹强:当归三两,夕药二两,干地黄三两,生艾一把,甘草一两,胶四两,生姜一两,橘皮二分,上八物水煮去滓分四服。④ 治妊身临生月胎动不得生:桑寄生、桂心、茯苓各五分,甘草二两,上四物水煮分三服。⑤ 治数落胎:作大麦豉羹食之即安胎。又方:取母衣带三寸烧末,酒服即安。⑥ 治妊身血出不止:干地黄十两酒煮分二服。又方:灸胞门七壮,关元左右各二寸。⑦ 马通阳方治妊身妇人猝贲起,从高堕下暴大去血数斗:马通汁三合,干地黄、当归各二两,阿胶四两,艾叶三两,上五物水煮去滓分三服。⑧ 治妊身胸中烦热呕吐血,不欲食,食辄吐出,用诸药无利,唯服牛乳则愈:牛乳微微煎如酪煎法,适寒温,服之多少任意,初服少少,若减之良验。⑨ 治妊身心腹刺痛:烧枣十四枚治末,小便服之立愈。又方治妊妇腹痛:葱白,当归,酒煎分再服。⑩ 茯苓汤治妊身猝心腹拘急痛胀满,气从少腹起上冲,心烦起欲死,是水饮食冷气所为:茯苓、黄芩、芒硝各一两,当归、白术各三两,炙甘草、夕药各二两,石膏如鸡子一枚,杏仁三十枚,上九物水煮分服。⑪ 安胎当归丸治妊身腹痛,心胸胀满不调:干姜一分,当归、川芎各二分,胶四分,上四物捣筛蜜丸如小豆,每服五丸,日三。⑫ 石榴皮汤治妊身暴下不止腹痛:安石榴皮、阿胶各二两,当归三两,熟艾鸡子大二枚,上四物水煮分三服。⑬ 黄连丸治妊身下利赤白种种带下:黄连、甘草、吴茱萸、熟艾、黄柏各一两,干姜二两,乌梅三十枚,上七物捣筛蜜丸如梅子,一服五丸,日三。⑭ 治妊身尿血:取其爪甲及发烧作末酒服之。又方:酒服龙骨捣末三指撮,或鹿角屑、桂心各一两,大豆卷二两,三味捣筛酒服方寸匕。⑮ 治妊身小便不利:葵子、榆皮各一把,水煮去滓分三服。又方:滑石水和泥于脐中,浓二寸。治妊身遗尿:服胡燕巢中草烧末半钱匕龙骨捣末酒服三指撮,或酒服白敛、夕药各十分捣末方寸匕。⑯ 甘草汤治妊身霍乱:干姜、当归、炙甘草各二两,厚朴三两,上四味水煮分三服。⑰ 治妊娠疟:恒山一两,葛根半两,枳子二两,葱白四株,凡四物水煮,未发服一升,临发复服一升,自断。⑱ 治妊身温病不可服药:竹沥煎半温服或井底泥涂病处或人尿涂其痛处。⑲ 当归葱白汤治妊身中恶,心腹暴痛,逐动胎,少腹急:当归四两,人参、厚朴、阿胶、川芎各二两,葱白一虎口,上六物水煮分三服。⑳ 人参汤治妊身咳逆若伤寒咳:人参、甘草各一两,生姜五两,大枣十枚,凡四物水煮分二服。

3.《产经》难产辨治贡献

① 治妊身子死腹中不出:赤茎牛膝根捣碎,以沸汤沃之饮汁,儿立出。又云:周德成妇怀身八月,状盆缘之,其腹中儿背折,胎死腹中三日困笃:黑大豆一升熬清酒一斗渍之须臾,择去豆,可得三升汁,顿服,即下胎。② 治妊身胎二三月欲去胎:大麦面五升清酒煮令三沸,去滓分五服。服之其子即糜腹中,令母不疾,千金不易。③ 产妇向坐地法:产家妇人向坐之法,虽有其图,图多文繁难详求用,多生疑惑。故今更撰采其实录,俱载十二月图中也,一切所用晓然易解。凡在产者,宜皆依此,且余神图无复所用。然此亦不可不解,故以备载例焉。《生经》曰:妇人怀妊十月,俱已成子,宜顺天生,吸地之气,得天之虚,而避恶神,以待生也。黄帝曰:人生寿命长短吉凶者,皆在其母,初生向,天一八神产乳。为藏胎胞常避之大凶,若不避而犯者,或伤母子;或伤其父;或子虽长,终不全命;或子虽大,必有多病;或子贫贱;或子氏罪;或子分离;或子不孝;或子狐独;或子顽愚。不可不慎。妇人产乳,先审视十二月神图,能顺天气,可向日虚月空。知天一日游八神,诸神所在方向,不可互向,大凶。或日虚之上恶神并者,当向天道天德为吉,无咎。今按:十二月图依繁不取,但避恶神在方,载天气行日虚、月空,并天道天德等吉地,以备时用也。正月天气南行,产妇面向于南,以左膝着丙地坐,大吉也。天道在辛,天德在丁。二月

天气西行,产妇面向于西,以右膝着辛地坐,大吉。乙丁地无恶神可用之。三月天气北行,产妇面向于北,以右膝着癸地坐,大吉。日虚天道天德在壬,又丁地无恶神,吉也。四月天气西行,产妇面向于西,以左膝着庚地坐,大吉。天道在丁,天德在辛。五月天气北行,产妇面于北,以右膝着癸地坐,大吉。乙丁辛地,无恶神可用之。六月天气东行,产妇面向于东,以左膝着甲地坐大吉。乙辛地无恶神。七月天气北行,产妇面向于北,以左膝着壬地坐,大吉。天德在癸,天道在辛。八月天气东行,产妇面向于东,以左膝着甲地坐,大吉。乙丁辛地无恶神。九月天气南行,产妇面向于南,以左膝着丙地坐,大吉。丁癸地无恶神。十月天气东行,产妇面向于东,以左膝着甲地坐,大吉。天道在癸。丁地无恶神。一月天气南行,产妇面向于南,以右膝着丁地坐,大吉。乙辛癸地无恶神。十二月天气西行,产妇面向于西,以右膝着辛地坐,大吉。乙辛地无恶神。④ 产妇反支月忌法:反支者,周来害人,名曰反支。若产乳妇人犯者,十死,不可不慎。若产乳值反支月者,当在牛皮上,若灰上,勿令污水血恶物着地,着地则杀人。又浣濯皆以器盛之,过此忌月乃止。年立反支:年立子反支在申七月产忌;年立丑反支在酉八月产忌;年立寅反支在戌九月产忌;年立卯反支在亥十月产忌;年立辰反支在子十一月产忌;年立巳反支在丑十二月产忌;年立午反支在寅正月产忌;年立未反支在卯二月产忌;年立申反支在辰三月产忌;年立酉反支在巳四月产忌;年立戌反支在午五月产忌;年立亥反支在未六月产忌。年数反支:女年十三反支七月忌申;女年十四反支八月忌酉;女年十五反支九月忌戌;女年十六反支十月忌亥;女年十七反支十一月忌子;女年十八反支十二月忌丑;女年十九反支正月忌寅;女年二十反支二月忌卯;女年二十一反支三月忌辰;女年二十二反支四月忌巳;女年二十三反支五月忌午;女年二十四反支六月忌未;女年二十五反支七月忌申;女年二十六反支八月忌酉;女年二十七反支九月忌戌;女年二十八反支十月忌亥;女年二十九反支十一月忌子;女年三十反支十二月忌丑;女年三十一反支正月忌寅;女年三十二反支二月忌卯;女年三十三反支三月忌辰;女年三十四反支四月忌巳;女年三十五反支五月忌午;女年三十六反支六月忌未;女年三十七反支

七月忌申；女年三十八反支八月忌酉；女年三十九反支九月忌戌；女年四十反支十月忌亥；女年四十一反支十一月忌子；女年四十二反支十二月忌丑；女年四十三反支正月忌寅；女年四十四反支二月忌卯；女年四十五反支三月忌辰；女年四十六反支四月忌巳；女年四十七反支五月忌午；女年四十八反支六月忌未；女年四十九反支七月忌申。生年反支：子生女反支正月；亥生女反支二月；戌生女反支三月；酉生女反支四月；申生女反支五月；午生女反支六月；午生女反支七月；巳生女反支八月；辰生女反支九月；卯生女反支十月；寅生女反支十一月；丑生女反支十二月。日反支：子丑朔六日反支；寅卯朔五日反支；辰巳朔四日反支；午未朔三日反支；申酉朔二日反支；戌亥朔一日反支。⑤凡妇人初生儿，不须自视，已付边人，莫问男女，边人莫言男女也。儿败。按月之方安产庐吉：正月、六月、七月、十一月作庐一户，皆东南向，吉。二月、三月、四月、五月、八月、九月、十月、十二月作庐一户，皆西南向，吉。凡作产庐，无以枣棘子、铤戟杖；又禁居生麦稼水树下，大凶。又勿近灶祭，亦大凶。铺草席咒曰：铁阳铁阳，非公当是王。一言得之铜，二言得之铁，母子相共，左王后西王母，前朱雀后玄武，仙人玉女来此护我，诸恶鬼魅，莫近来触，急急如律令。妊身垂七月常可服丹参膏，坐卧之间不觉忽生也。以温酒服如枣核，日三。其药在妊妇方中。⑥夫产难者胞胎之时诸禁不慎，或触犯神灵，饮食不节，愁思带胸，邪结脐下，阴阳失理，并使难产也。贤母宜豫慎之。产难时，皆开门户窗、瓮、瓶、釜、一切有盖之类，大效。产难时祝曰：上天苍苍，下地郁郁，为帝王臣，何故不出？速出速出，天帝在户，为汝着名，速出速出。又方：取真当归使产者左右手持之即生。一云：用槐子矣。或胡麻油服之即生。或以大麻子二七枚，吞之立生。或取弓弩弦令带产者腰中。或取大豆中破，书左作日字，右作月字，合吞之，大吉。或取夫裤带烧末酒服，良。⑦逆生符文以朱书吞之大吉。又云：逆生手足先出者取三家饭置儿手内即顺。又方：丹书左足下作"千"字，右足下作"黑"字。⑧治横生：取春杵头糠，刮如弹丸，酒服之即顺生。治子死腹中：瞿麦一把煮二三沸，饮其汁立出。或捣筛服方寸匕。治胞衣不出，水煮弓弩弦令少少沸，饮之一升许。或多服猪肪。⑨藏胞

衣料理法：凡欲藏胞衣，必先以清水好洗子胞，令清洁。以新瓦瓮，其盖亦新，毕乃以真绛缯裹胞讫，取子贡钱五枚，置瓮底中罗烈，令文上向。乃已取所裹胞盛纳瓮中以盖覆之，周密泥封，勿令入诸虫畜禽兽得食之，毕，按随月图以阳人使理之，掘深三尺二寸，坚筑之，不欲令复发故耳。能顺从此法者，令儿长生，鲜洁美好，方高心善，圣智富贵也。且以欲令儿有父才者，以新笔一柄着胞上藏之，大吉。此黄帝百二十占中秘文也。且藏胞之人当得令名佳士者，则令儿辨慧多智，有令名美才，终始无病，富贵长寿矣。又云：一法先以水洗胞，令清洁讫，复用清酒洗胞，以新瓦瓮盛胞，取鸡雏一枚，以布若缯缠雏置胞上，以瓦盖其口埋之。按十二月图于算多上藏之吉。其地向阳之处，深无过三尺，坚筑之，勿令发也，大吉。男用雄雏，女用雌雏。又云：数数失子，藏胞衣法：昔禹于雷泽之上，有一妇人悲哭而来，禹问其由，答曰：外家数生子而皆夭死，一无生在，故哀哭也。禹教此法，子皆长寿，无夭失也。取产胞衣善择去草尘洗之清，作一土人，生儿男者作男像，生儿女者作女像，以绛衣裹土人。先以三钱置新瓮中已，取土人着钱上，复取子胞置钱上，以盖新瓯，令周密封泥之。按算多地上，使儿公自掘埋之，毕，祝曰：一钱为汝领地主，一钱为汝寿领算，一钱为汝领口食，讫，以左足蹑之。坚筑如上法。⑩藏胞衣吉凶日法：正月亥子二月丑寅三月巳午寅四月申酉卯五月亥酉六月寅卯辰七月午八月未申九月己亥十月寅申十一月未午十二月申酉又云：甲乙生丙丁藏丙丁生戌巳藏戊己生庚辛藏庚辛生壬癸藏壬癸生甲乙藏忌日。春无以甲乙，夏无以丙丁，秋无以庚辛，冬无以壬癸。上四时忌日，皆恶，不避，身子俱亡。又云：甲辰、乙巳、丙丁、午未、戊申、戊戌上日勿藏胞，净洗十余过，置瓮中须待良日乃藏之。又云：避月十日、二十日、月未尽一日，不可埋胞，大凶。又云：当避月一日、十一日、二十一日，凶。又云：避建、除、破、厄、闭日，大凶。又云：勿以儿生日，令儿不寿。又云：藏胞以日，小儿死。又云：无以八魁日、复日、伯日、小儿生相克日，皆忌。⑪藏胞恶处法：藏胞阴地，不见日月，若垣壁下，若粪中，水渍，坑坎之旁，若清溷旁，皆不宜藏之。令儿多气疾，疮疥，痈肿也。藏胞当道中，若四衢对间，令儿娄逢县官飞官，遇疫疾。藏胞近故井

若社稷旁，冢墓之边，祠神处所，所居近者，皆令狂痴不寿。藏胞故器瓦瓮者，儿令五罪，凶。藏胞火烧之处者，令儿则烧死，凶。藏胞勿令入虫蛾草等入者，令儿丑恶，多死疡疮病，凶。藏胞近社祠，若故社处旁，鬼神祭所，令儿魂魄飞扬不具恶梦，奔走如狂。痴癫，儿脉易惊恐啼，喜见鬼，生恶疮肿，肠痛。藏胞勿令犬鼠猪食之，令儿惊螈多疾。藏胞故垣墙下令儿常病腹肠。藏胞中道令儿戮死不寿，后无子孙。藏胞故坟井处，令儿耳目不聪，害孔窍。藏胞当门户，令儿痴，失明，暗聋。藏胞水旁故池处，令儿以为溺死不葬。藏胞溜中令儿失精明而盲。藏胞牛兰若故窖处，令儿痴。勿以小儿行年上。又避小儿祸害绝命之地。⑫藏胞衣吉方：夫生之与死，夭之与寿，正在产乳藏胞。凡在产者，岂可不慎。敬神畏天者，典坟之所崇；避难推祸者，诸贤之所务也。是以顺天道者昌，逆地理者亡。古之常道也。余以暗塞究搜百家之要，藏胞之道术于此备矣。使产生之场几得无咎也。凡欲藏胞胎者，可先详视十二月图，算多处者有寿；算少处者不寿。或算多，地者忌神并者亦当避之。次取算多亦吉。又既得寿地，其日恶者，待以良日乃埋之，吉。又，虽为寿处，必得高燥向阳之地，能者寿长、智高、富贵无极也。其高燥地者，达近自在无苦。《经》曰：欲藏产子胞胎者，先视十二月神图，八神，诸神在方，不可氏犯，犯之咎重，不可不慎。又云：未央子曰，凡欲藏子胞，直就天德月德之地者，子必富贵寿老无疾，最吉之地，故其利万倍也。若不得天德月德者，天道人道地亦吉，其利百倍。又不得此地者，亦可用反向大吉之地，亦吉利。若虽是吉地，而与恶神并者，不可藏胞，夫言吉地者，谓之无凶。故虽云吉地而与恶神并者，此为凶地，宜慎择之。今按：藏胞衣法不载月图。但避八神等所在之凶地，取天德月德等吉方。正月藏胞衣：丁地吉，年一百，即天德地；丑地年百十而月杀并在，亦小儿祸害地，故不成其善，他皆效此。又，日虚月德在丙，天道在辛。二月藏胞衣：人门地吉，年九十，即天德人道地；天门鬼门虽有吉神而是小儿祸害绝命之地，故不吉；丑地寿多而小儿行年所立之地，故不可犯氏凶也。又，乙丁辛地无恶神，可用之。三月藏胞衣：庚地吉，年九十二，即天德人道地。又壬地大吉，是天道地。又丁地吉。四月藏胞衣：辛地吉，年八十，是天德人道地，又丁

地，是天道。五月藏胞衣：干地吉，年九十一，是天德人道地。又乙辛地无恶神。六月藏胞衣：壬地吉，年七十八，是天德人道地。又乙辛地无恶神。七月藏胞衣：癸地吉，年七十八，是天德人道地。又辛地天道，壬地大吉。八月藏胞衣：艮地鬼门吉，年八十六，是天德人道地。又乙丁辛地无恶神。九月藏胞衣：甲地吉，年八十五，是天德人道地。又丙地大吉天道。又丁癸地无恶神。十月藏胞衣：乙地吉，年八十四，即天德人道地。又甲地大吉月德。癸地天道。丁地无恶神。十一月藏胞衣：巽地，户地吉，年百二十，天德人道地。又乙辛癸地无恶神。十二月藏胞衣：丙地吉，年百天德人道地。又乙辛地无恶神。

4.《产经》产后辨治贡献

①治产后心闷，眼不得开：赤小豆为散，东流水和，方寸匕服。小豆汤治产后腹中㼉汁不尽，腹满不减：小豆五升水煮尽服其汁，立除。②治产后腹中绞痛，脐下坠满：清酒煮白饴令如浓白酒，顿服二升。③理中当归汤补虚除风冷治产后腹中虚冷，心腹痛，不思饮食，呕吐厥逆：甘草三两，当归二两，人参、白术各一两，干姜半两，凡五物水煮分三服。④独活汤治产后诸大风中缓急肿气百病：独活、当归、常陆、白术各二两，凡四物水煮分服。⑤独活汤治产后中风口噤：独活三两，防风、干姜、桂心、甘草、当归各二两，凡六物酒水合煮分三服。⑥独活汤治产后中柔风，身体疼痛：羌活、独活、葛根、桂心、夕药各三两，干地黄、炙甘草各二两，麻黄一两，生姜六两，凡八物酒水合煮分五服。一方无夕药。⑦理中汤治产后下利：干姜、人参、白术、甘草各二两，水煮分三服。又方：理中汤药各一两水煮分二服。⑧凡产后妇人宜勤泄去乳汁，不令蓄积，蓄积不时泄，内结掣痛发渴，因成脓也。⑨治妒乳肿方：车前草熟捣苦酒和涂。⑩妒乳方：牛屎烧末苦酒和涂上。⑪又方：左乳结者去右乳汁，右结者可去左乳汁。⑫治产后阴中如虫行痒：枸杞一斤水煮洗之。或煮桃叶若皮洗之。或烧杏仁作灰绵裹纳阴中。⑬治产后阴脱下痛：蛇床子捣末布囊盛之，炙令热熨阴。⑭治产后遗溺：酒服龙骨末方寸匕，日三。或酒服夕药末方寸匕，日二夜一。⑮蒲黄散治产后溲有血不尽，已服朴硝煎：蒲黄一升，生蓟叶二升，凡二物捣筛酒服方寸匕，日三。

5.《产经》测男女法

① 凡妇人三部脉浮沉正等者，此谓有子也。丹波康赖按：《八十一难》云从掌后三寸为三部，则寸与关尺各得之寸一。凡诊脉者先明三部九候。② 以脉知胎男女法。妊身妇人三月尺脉数也，左手尺脉偏大为男，右手尺脉偏大为女，俱大有两子。妊身脉左疾为男，右疾为女，左右俱大有两子。以传送加夫本命，见妇游年上，得阳神为男，得阴神为女。天罡天后加母年上，或酉临阳辰，或功曹临阳；或干有气，或时与日比，或阳神临日者，必为男；或功曹临阴辰，支有气，皆为女。用得青龙太裳，子多为男。或得天后太阳，子多为女。常以传送加妇人本命，年在阳神下为男；年在阴神下为女。微明加四孟为男，神后加四仲为女。母行年临孟为男，临四仲季为女。腾蛇、朱雀、青龙、勾陈、玄武、白虎，加日辰皆为男。六合、天官、大阴、天后、大裳，加日辰皆为女。直用，神在阳似父，在阴似母。或旺相者，美容；囚休者，丑鄙。以母年立知胎子男女法。女年十三立申生男，年十四立未生女，年十五立午生女，年十六立巳生男，年十七立辰生男立亥生男，年二十三立戌生男，年二十四立酉生男，年二十五立申生男，年二十六立未生女，年二十七立午生男，年二十八立巳生男，年二十九立辰生男，年三十立卯生女，年三十一立寅生男，年三十二立丑生男，年三十三立子生女，年三十四立亥生男，年三十五立戌生男，年三十六立酉生男，年三十七立申生男，年三十八立未生女，年三十九立午生女，年四十立巳生男，年四十一立辰生女，年四十二立卯生女，年四十三立寅生男，年四十四立丑生男，年四十五立子生女，年四十六立亥生男，年四十七立戌生男，年四十八立酉生女，年四十九立申生男，年五十立未生男。欲知男女算法，先下夫年，次下妇年，仍下胎月，正月胎下算十二月，并取十二月算合数。仍除天一，又除地二，又除人三，又除四时四，又除五行五，又除六律六，又除七星七，又除八风八，又除九章九，单即男，偶即女，万无参差。③ 变女为男法。伊芳尹曰：盖贤母妊身当静；安居修德，不常见凶恶之事。宜弄文武兵器，掺弓矢，射雄雉，观牡虎，走马犬，生子必为男也。妊身三月，取杨柳东向枝三寸，系着衣带不失，子为男。妊身三月，取五茄置床下，无令母知，子为男。始觉有胎，服原蚕矢一枚，勿令母知之。取石南草四株着下，勿令知之，必得男。酒服桑螵蛸十四枚末，若无者随多少必得。

6.《产经》优生法

① 相子生年寿法：甲子年生寿九十，食麦。乙丑年生寿九十六，食粟。丙寅年生寿九十五，食稻。丁卯年生寿八十五，食麦。戊辰年生寿九十二，食豆。己巳年生，寿九十二，食麻。庚午年生，寿九十二，食麦。辛未年生，寿九十二，食豆。壬申年生，寿九十五，食麻。癸酉年生，寿九十五，食麻。甲戌年生，寿九十，食麻。乙亥年生，寿八十三，食麻。丙子年生，寿六十三，食麻。丁丑年生寿八十五，食粟。戊寅年生寿九十二，食豆。己卯年生寿九十五，食麦。庚辰年生寿八十三，食麻。辛巳年生寿八十七，食麦。壬午年生寿八十五，食豆。癸未年生寿九十五，食豆。甲申年生寿八十五，食麻。乙酉年生寿九十五，食麦。丙戌年生寿九十三，食粟。丁亥年生寿百五，食粟。戊子年生寿百，食豆。己丑年生寿九十，食粟。庚寅年生寿九十，食麻。辛卯年生寿九十八，食麦。壬辰年生寿八十五，食豆。癸巳年生寿六十七，食豆。甲午年生寿八十五，食豆。乙未年生寿九十，食豆。丙申年生寿百，食麻。丁酉年生寿八十三，食麦。戊戌年生寿八十四，食粟。己亥年生寿八十七，食粟。庚子年生寿八十，食粟。辛丑年生寿八十五，食麦。壬寅年生寿八十九，食似黍不粘也。癸卯年生寿八十，食麦。甲辰年生寿九十二，食豆。乙巳年生寿九十二，食豆。丙午年生寿八十五，食豆。丁未年生寿九十五，食豆。戊申年生寿八十，食粟。己酉年生寿八十三，食麦。庚戌年生寿八十五，食稻。辛亥年生寿九十三，食粟。壬子年生寿八十三，食麻。癸丑年生寿九十五，食粟。甲寅年生寿八十五，食麦。乙卯年生寿九十五，食麦。丙辰年生寿九十二，食豆。丁巳年生寿八十四，食。戊午年生寿八十一，食麻。己未年生寿八十三，食豆。庚申年生寿九十三，食麦。辛酉年生，寿八十五食豆。壬戌年生寿八十六，食麦。癸亥年生寿七十九，食。② 相子生月法：正月生男，妨兄弟，女儿吉。二月生男贵，妨公母。三月生男贵，有官，女贫无子。四月生男临民，女为贵人妇。五月生男不寿，女贫三嫁。六月生男二千石，女富贵。七月生男宜仕官，三娶，女小贵三嫁。八月生男不利官，女为贱。九月生男贵当为师，女小贵三

嫁。十月生男宜为吏，女贵宜财。十一月生男有官秩，女为贵。十二月生男宜行禄，女得子力。③ 相子生六甲日法：甲子生，人勇而贵。乙丑生，勇而苦。丙寅丁卯生，无咎。戊辰己巳庚午生，贱。辛未壬申癸酉生，贱。甲戌乙亥生，贱。丙子丁丑生，贱。戊寅己卯生，苦。庚辰辛巳生，贱。壬午癸未生，贱。甲申乙酉生，宜为后。丙戌丁亥生，贱。戊子己丑生，多忧。庚寅辛卯生，勇。壬辰癸巳生，贵。甲午乙未生，多忧。丙申丁酉生，多病。戊戌己亥生，少兄弟。庚子辛丑生，无勇，人而不利。壬寅癸卯生，贵。甲辰乙巳生，人善。丙午丁未生，人善。戊申己酉生，头不久，庚戌辛亥生，贱。壬子癸丑生，贱。甲寅乙卯生，人勇。丙辰丁巳生，暴贵。戊午己未生，思之。庚申辛酉生，勇愁。壬戌癸亥生，困贱。④ 相子男生日法：子日生男子，三日三月不死，乐，年至七十二甲子死，属桑木。丑日生男，四日五月不死，贵，年至六十六死，属桑木。寅日生男，五日四月不死，当富，年至六十七死。属松木。卯日生男，六日二月不死，当贫，年至八十死，属杨木。辰日生男，七日三月不死，当多病，年至七十三死，属杨木。巳日生男，一日二月不死，当拾年至六十六死，属荡木。午日生男，七日三月不死，当两娶妇，年至六十九死，属桂木。未日生男，三日二十一日不死，当官，年至八十五死，属桃木。申日生男，二日二十二日不死，当为吏，年至五十一死，属棠木。酉日生男，六日二月不死，当恐狂，年至六十六死，属杜檀木。戌日生男，一日三月不死，当喜争，年至七十二死，属青榆木。亥日生男，三日四月不死，当昌乐，年至六十五死，属黄榆木。⑤ 相子女生日法：子日生女，十日三月不死，当再嫁，年至六十五死，属榆木。丑日生女，三日一月不死，娶为兵家作嫁，年至六十七死，属杏仁。寅日生女，四日七月不死，当三嫁，年至六十死，属杨木。卯日生女，三月不死，当娶智在家，年至六十三死，属折木。辰日生女，三日一月不死，当为王侯后，年至七十一死，属桃木。巳日生女，一日半不死，当贵相，年至八十九，属青榆木。午日生女，三日六月不死，当富，年至七十七死，属杜榆木。未日生女，五日三月不死，当事一君，至七十四死，属相信木。申日生女，七日六月不死，当富，年至五十四死，属桑木。酉日生女，一日五月不死，当资，年至七十八死，属相

杨木。戌日生女，二日五月不死，当九嫁，年至六十七死，属杜析木。亥日生女，三日五月不死，当富，年至六十四死，属落木。凡五月丙午日生男，七年无父，母无母，七月丙辰日生，男胜父，女胜母。⑥ 相子生时法：夜半生子，男富女强，鸡鸣生子，男宜为吏。平旦生子，男女皆富。日出生子，富乐保财，有威名。食时生子，见苦多贫。禺中生子，男贵女吉。日中生子，秩二千石，女富。日昳生子，男贵女富，大吉。脯时生子，宜贾市，吉。日入生子，多病，贫苦。人定生子，苦相，贫。⑦ 相子生属月宿法：角生子宜兵，善腹，不为人下，身长，好隐潜，至二千石。亢生子善心，外出道死，不归。氐生子贞信，良腹，好田蚕，男至二千石，吉。房生子反急腹，无治切忉。心生子忠信，良腹，圣教贤明，二千石。尾生子僇辱不祥，即任远之他邦。箕生子多口舌，不祥，不死其故乡。斗生子屡被悬官，多疾病，破亡。牛生子质保不祥，盖亡行。女生子宜田蚕，忠孝，良腹，吉昌。虚生子家盖亡，惊走他乡，不宜六畜。危生子贫，远行，不宜财，死亡。室生子富贵，子孙番昌。璧生子良腹，工巧，不死挟贫。奎生子为奴婢，善辱，不祥，妇女牛奔奔，男可凶。娄生子备守家居，富贵吉昌。胃生子长腹，八月以后多忧，不祥，信贞。昴生子工巧，先贫后富，大吉。毕生子杀佐奸，副鱼腊。觜生子喜夜行，不祥，盗贼。参生子好盗持兵，相伤轻，死亡保首市。井生子必掠死、溺水死，他身不葬。鬼生子好事神明，至奸野狼鬼守腹死亡。柳生子簪，远行他游则死亡。星生子编泄汗伤，好喜远行，善禄，乐及后世。张生子吉昌，身体无咎，富贵。翼生子一南一北，身在他邦，心中因因，腹如刺棘。轸生子男女富贵，宜子孙，位至侯王，二千石。月宿天仓天府生子大吉利，富贵及后世，福禄巍巍。凡生子之时见日月之光清明者，贤明多所通远。不见三光阴两者，则愚钝无所通。暴风者，多伤害不祥。晴而有五色云者，有大圣德。有白云蕴者，富多财。⑧ 生子二十八宿星相法：佛家《大集经》曰：东方一角生者。口舌、四指、额身右多黑子者，贵，聪智，年八十二。亢生，心乐法音，聪明富贵，多有惭愧，乐出家，年六十。氐生，人爱，身勇健，富贵，二十五，右黑子于父母，恶心灭家。房生，性弊恶无知，右边有黑子二十五，兵死，宜兄弟。心生，富贵多才，废风病世头疮，大多毒不伤。尾生，

相姓雄庄富贵，自在轮相，大名光明胜日月，大智。箕生，语诤讼犯，或性弊恶欲盛，六十资困好行。南方一井生，多才人，敬乐法脐疮般，八十，孝父母，先父已，已里水。鬼生，短命，脐下黑子四指，不宜父母，诤讼。柳生，富贵持戒乐法，七十五，眷属生天子，人伏信。星生，好却盗奸，绝短命兼，发兵死。张生，命八十，音乐山川，二十七，三十二，富贵健聪明，不宜亲。翼生，善知算数，悭偢恶性，钝根邪见赤子三十世天子。轸生，富贵多眷属奴仆，聪明受法命一生天。西方一奎生，两颊有黑子，持戒乐法富贵施，身疮五十。娄生短命，犯戒怪膝疮世，不宜兄。胃生，不宜父母，失才，膝有黑子二十二富贵施。昂生，乐法戏弁，聪明富贵，多称护戒人敬死生天，膝青子五十。毕生，人信忍性语暗欲心，姊妹富贵多死，右有黑子七十。觜生，富贵施，惭愧无病喜见，年七十七，八十七。参生，性弊作恶业，狱病多欲听明，贫，年六十五，多黑子。北方一斗生，受性痴悟不知足，贫穷恶性短命，病食故。牛生，痴贫，乐偷窃，多疾忌，年七十，无妻子。女生，持戒乐施，足有黑子，年八十，名声宜父母兄弟。虚生，福俭富贵，眷属受乐怪不施，年六十，足下有黑子。危生，身无病，聪明持戒，勇健富贵，年八十。室生，受性弊恶，多犯禁戒富贵，年百岁，不宜父母。辟生，母雄多力尊犯禁，富贵，不宜父母也。⑨ 生子求月宿法：《堪余经》曰正月朔一营室，二月朔一日奎，三月朔一日胃，四月朔一日毕，五月朔一日井，六月朔一日柳，七月朔一日翼，八月朔一日角，九月朔一日氐，十月朔一日心，十一月朔一日斗，十二月朔一日女。右件十二月，各从月朔起，数至月尽三十日止，视其日数则命月宿。假令正月七日所生人者，正月一日为室，二日为辟，三日为奎，四日为娄，五日为胃，六日为昂，七日为毕。正月七日，月宿为在毕星也。又假令六月三日所生儿者，六月朔一日为柳，二日为星，三日为张，张即是其宿也。他皆仿此。⑩ 子生属七星图：太岁在午生，属破军星，其为人有威，将众人之主，为人师，众人归之。富贵秩万石，无忧患，寿九十九岁。太岁在己未生，属武曲星，其为人强肠自用；有武力，宜为吏，生乐秩千石，无忧患，寿八十八岁。太岁在辰申生，属廉贞星，其为人小心，有诚信，不勇士，宜为吏。苦贫，少赀财，寿七十七岁。太岁在卯酉生，属文曲星，其为人好

文墨，便习事，小心救慎，宜为吏，秩六百为石，劳忧，寿六十六。太岁在寅戌生，属禄存星，其为人多护，杀人不死，伤人不论，人欲谋之，反受其殃，秩二千石，寿七十七岁。太岁在丑亥生，属巨门星，其为人勇悍强梁，为众人师，宜为吏，秩六百石，无忧患，多智辨，圣寿八十八岁。太岁在子生，属贪野狼星，其为人贪财，疆肠自用，宜为吏，富贵，秩二千石，无忧患，寿百岁。⑪ 相子生命属十二星法：命在子，名贪野狼星，悬命皂糸，寿百一岁。忌己卯，护命者成宣子，树为柏，为人武，或有方略，胜祸太穷。命在丑，名传说星，悬命黄糸，寿百五岁，忌甲戌，护命者王衣冠文物，树为直，为人廉平，难得成善。所治主乐。命在寅，名岁星，悬命割刚，寿八十六岁，忌辛巳，护命者曲恶害，树为杨，为人仁义，多悲肠，不贞，富。命在卯，名辰星，悬命素糸，寿八十五岁，忌庚子，护命者天屏星，树为榆，为人多知，意常好人。命在辰，名大微星，悬命毛绳，寿九十三岁，忌甲戌，护命者国大刚，树为桑，为人道理微刚伤，不好负人。命在巳，名荧惑星，悬命絮素，寿七十二岁，忌壬申，护命者文成衡，树为李，为人晓文理，好君子，后富贵。命在午，名金雷星，悬命绛糸，寿九十二岁，忌壬子，护命者犯狐横，树为桑，人为亢直，不好独食，常得人力。命在未，名轩辕星，悬命柔绳，寿百岁，忌乙丑，护命者念内张，树为桂，为人廉平，好布施，有人义胜。命在申，名天心星，悬命坚芒，寿八十五岁，忌丙寅，护命者石明长，树为檀，为人咀语独诤，不好负人。命在酉，名大伯星，悬命白糸，寿九十三岁，忌丁酉，护命者民固明，树为梓，为人慈爱父母，习文理贵。命在戌，名远斗星，悬名筋缕，寿八十五岁，忌丁乙未，护命者改章，树为杜，为人不负人，独怒富贵。命在亥，名渊星，悬命廉禄素，寿七十八岁，忌己亥，护命者伏河王，树为斛粟，为人人且义，无取欲，有后。命所属星为苦乐，官帙悬命，寿忌日不举百事，护人命也。欲无忧患害，常怀生日繫行。若猝有患亡命，疾病有厄，辄披发左祖，禹步三仰，呼所属星名，曰：某甲未护无思，勿令恶贼伤我，勿令邪鬼魅鬼来病我。所愿愿皆得，愿愿成，皆无不得也。⑫ 相生子属七神图：以青龙日生者，至二千石；以朱雀日生者，至六百石，持节；以左将日生，至四百石，内侍爱；以右将日生，至四百石，内侍爱；以句陈日生，至封侯；以玄武星

至六百石,为人邪行;以白虎日生,至二千石,为人罢子。以此七神日生贵重,王相日生贵,月建日生亦贵重,吉也。⑬相子生四神日法:月一日、九日、二十九日、十七日者,朱雀日也,生子妨父母,多病。月二日、十日、二十六日、十八日者,白虎头日也,生子不孝。月三日、十一日、二十七日、十九日者,白虎胁日也,生子吉,贵至二千石。月四日、十二日、二十八日、二十日者,白虎足日也,生子亡财,失火。月五日、十三日、二十一日、二十九日者,玄武日也,生子有忧,不寿。月六日、十四日、二十二日、三十日者,青龙日也,生子亡身,三十三年死。月七日、十五日、二十三日者,青龙胁日也。生子贵。月八日、十六日、二十四日者,青龙足日也,生子失火,亡财。⑭禹相子生日法:乳母问禹,生男女日,善恶何?禹对曰:凡入月一日、十一日、二十一日生子多勇,利父母。入月二日、十二日、二十二日生子俊,多勇,利父母。入月三日、十三日、二十三日生子多病疾;入月四日、十四、二十四日生子利父母;入月五日、十五日、二十五日生子父母不得力;入月六日、十六日、二十六日生子早得力,利父母;入月七日、十七日、二十七日生子便父母;入月八日、十八日、二十八日生子不全;入月九日、十九日、二十九日生子皆吉;入月十日、二十日、三十日生子俊多,父母得力。⑮相子生五行用事日法:木用事甲乙日生上寿,丙丁日生中寿,戊己日生死夭,庚辛日生不寿,壬癸日生下寿。火用事丙丁日生上寿,戊己日生中寿,庚辛日生死夭,壬癸日生不寿,甲乙日生下寿。土用事戊己日生上寿,庚辛日生中寿,壬癸日生死夭,甲乙日生不寿,丙丁日生下寿。金用事庚辛日生上寿,壬癸日生中寿,甲乙日生死夭,丙丁日生不寿,戊己日生下寿。水用事壬癸日生上寿,甲乙日生中寿,丙丁日生死夭,戊己日生短寿,庚辛日生小寿。⑯《产经》相子生五行用事时法:木用事木时生贵,火时生富,土时生死绝伤亡,金时生贫贱苦厄,水时生心有贵子。火用事火时生贵,土是生富,金时生绝伤亡,水时生贫贱多危,木时生有贵子。土用事土时生贵,金时生富,水时生绝伤亡,木时生贫贱苦厄,火时生有贵子。金用事金时生贵,水时生富,木时生绝伤亡,火时生贫贱苦厄,土时生有贵子。水用事水时生贵,木时生富,火时生绝伤亡,土时生贫贱苦厄,金时生有贵子。⑰相子生熹

母子胜忧时法:甲乙加时,丙丁加时,戊己加时,庚辛加时,壬癸加时。寅卯喜时,巳午,四季,申酉,亥子。亥子母时,寅卯,巳午,四季,申酉。巳午子时,四季,申酉,亥子,寅卯。申酉胜时,亥子,寅卯,巳午,四季。四季忧时,申酉,亥子,寅卯,巳午。子以熹时生富贵,算得千,訾千万,利父母。子以母时生人爱,保财,孝顺。子以子时生得算五百,訾千万,利父母。子以胜时生,强梁辨自用,少财,可使兵事。子以忧时生,忧苦,少时多患。相生子死候:凡儿生,身不收者死。儿生,鱼口者死,儿生股间无生肉者死,儿生颅破者死,儿生阴不起者死,儿生阴囊白而后孔赤者死;儿生毛发不周者子不成,儿生头四破开亦不成,儿生声四散亦不成。凡新小儿有此诸相者皆不字长也。凡诸生子男偃者不利妻,女伏者不列夫。凡建日生子是谓北斗之子,男女皆不可起,自死。⑱占推子寿不寿法:生子男视日上,生子女视辰上,得吉,神良。将有王相立者,又不终始相克,又太岁上神与日辰。上神相生者,则长寿,吉。若不相生者,自如。若如得凶,将神困死,气上下相克者,即不寿。若将遇白虎者,子生便死。若遇朱雀得疾病,若遇腾蛇母惊。一云:常以天魁加子本命上,太一从魁下皆为天杀也。在上为天杀,在下为月杀。下生子为鬼吏乃杀。月杀下生子,为人臣贼害。一云:以直用神得青龙太常者,富。得太阴者,保家而已。得六合者,常有赏乐。得朱雀者,常遇悬官。得勾陈者,数与人斗净。得玄武者,数被盗。得腾蛇者,见惊惧,性多悲忧。得天空者,性欺诞。得白虎者,不寿。⑲占推子与父母保不保法:经曰四下贱上之时,生男妨父,生女妨母,亡其先人,是孤子。一云:子生时不欲克其日辰,日辰克,大凶。以此辨之,此为要诀也。一云:《龙花经》曰:必记初纳妇日,纳以甲乙而庚辛生子,大凶。干伤害父,支伤害母,皆克日辰则俱害。一云:凡月杀日生子,不问男女皆妨父母,子不吉。月杀者,丑戌未辰,终而复始。一云:以神后加孩生时魁加父母年者,妨害二亲。⑳占推子祸福法:日辰上得青龙传送,有王相气者,皆高才多能。一云:以魁加子本命,罡加生月者,少孝慎,见功曹传送者悌。一云:以魁加本命者生月上,见神后者远行亡命厄,见大吉者自如,见功曹者福德,见大冲者贫贞,见天罡者男贫若虎野狼厄,女忧产死落胎。见太

一者多疾病牢狱厄,见胜光者火烧,见小吉者自如,见传送者有福禄,见登明者在牢狱厄。㉑ 相男子形色吉凶法:男子强骨方身,面方平正且眼正,眼不邪见,邪见必有不直之心。行步直迟,行虎步不为人下。口开则大,闭则小。言语迟迟,言时不见前人者,君子之相也。目眴动昒盗视,言必望前人之面目者,小人气也。故颈欲如鸿王,身回乃动。因欲如虎视,举头乃见。颊如狮子颊,音如钟鼓铃音者,贤吉也。相女子形色吉凶法:女子不可娶者,黄发黑齿,息气臭,曲行邪坐,目大雄声,虎颜蛇眼,目多白少黑,淫邪欺夫。黑子在阴上,多淫,及口上,爱他人夫,勿娶。大肱而阴水,甲夹而乳小,手足恶,必贫贱,夫勿娶。浓皮骨强,色赤如绛,杀夫勿娶。蛇行雀走,财物无储,勿娶。小舌烦头,鹅行,欺未夫。口际有寒毛似鬓,身体恒冷,瘦多病者,无肥肉,无润色,臂胫多毛,槌项结喉,鼻高,骨节高颗,心意不和悦,如此之相,皆恶相也,慎勿娶,必欺虚气,夫妨杀夫,贫穷多忧之相也。女子吉相白齿,目白黑分明,视瞻正直,眼不邪视,声人大,小鼻正如篇;人中深长,气香,眉如八字,面正方平满,口下有黑子,肩上下相齐而不薄;舌广色如绛,有纹理,身皮薄滑润,多肥肉,身体常温,骨弱,节后不头,手足长肥,掌又如乱丝,行走正直,心口和顺,头足平直者,皆贵人相也。又夹肱而阴大者,阴上高如覆杯,阴毛长而滑细。顺生者,阴有黑子,二千石之妻。乳大小口直,夫乳上下左右黑痣,富相也。手中有黑痣,又齿三十二以上,最贵相也。又足下有田井字者,为天下主也。如此者大吉祥福德,必可娶之,慎勿放弃。

7.《产经》新生儿医护法

① 小儿方例:凡儿生当长一尺六寸,重十七斤。小儿新生祝术:凡儿初生时即祝曰:以天为父,以地为母。颂金钱九十九,令儿寿。凡小儿初生,仍以发其手掌,曰号理,寿千岁。至二千石乃起之,大吉。若可,当为天子、王侯、后妃、卿相者,即随共相号之,乃可起抱之,吉。② 小儿去衔血:儿初生落地,急撩去儿口中舌上衔血,即时不去,须臾血凝,吞入者,或令儿成腹中百病。③ 小儿与朱蜜:小儿初生三日,可与朱蜜方,令儿镇精神魂魄。真朱精练,研者如大豆多,以赤蜜一蚬壳和之,以绵缠沾取,与儿吮之,得三沾止,一日令尽,此一豆多耳。作三日与之,则用三大豆多也。勿

过此量,过则复儿也。④ 小儿与牛黄:朱蜜与竟,即可与牛黄,牛黄益肝胆,除热,定惊,辟恶气也。作法如朱蜜,多少一法同也。⑤ 小儿初与乳:凡乳儿,母当枕臂与乳头平,当乳,不然则令儿噎。凡乳儿,当先施去宿乳,以乳儿之,不然令儿吐可利。凡乳儿,先以手按乳,令散其热,乃乳儿之,若不然,乳汁奔走于儿咽,令儿夺息成疾也。凡乳儿,母欲寐者,则夺其乳,恐覆儿口鼻。亦不知饱,令致儿困也。凡乳儿,顿不欲大饱,大饱则令儿吐。若吐,当以空乳,乳之则消。夏不去热乳,以乳,令儿呕逆;冬不去寒乳,令儿咳,下痢。凡母新饱以乳,令儿喘、热、腹满。母新内以乳,令儿羸,肢胫不能行,杀儿。母新醉以乳,令儿身热、腹满、杀儿。母新怒以乳,令儿喜发气疝病。母有热以乳,令儿变黄不能食。母有疾行以乳,令儿病癫狂。母新吐下以乳,令儿虚羸。凡儿初生,乳母食猪鸡鲜鱼胞美以乳儿者,令儿伤害洞泄也。凡乳母过醉及房室喘息乳儿者,此最为剧,能杀儿,宜慎之。夫五情善恶,七神所禀,无非乳而生化者也。所以乳儿宜能慎之。其乳母黄发、黑齿、目大、雄声、眼精浊者,多淫邪相也。其椎项节高,鼻长口大,臂胫多毛者,心不悦相也。其手足丑恶、皮浓、骨强、齿龂口臭,色赤如绛者,胜男相也。其身体恒冷,无有润泽、皮粗、无肌而瘦者,多病相也。又有漏腋、胡臭、癣疥、疬易、疴、瘟、呷、嗽、魍、聋、龊、䶩、瘰、瘘、瘿、瘤、痔、疼、瘭唇、癫、眩、痫者,是丑疾相也。其本命生年与儿无克,如此诸恶相者便可饮乳。不随此法,害儿,不吉。凡乳儿顿欲大饱,大饱则令儿吐。⑥ 小儿哺谷法:凡小儿生三日后,应开腹助谷神。可研米作浓饮如乳酪状。抄如大豆粒大,与儿咽之,咽三豆许止,日三与之,七日可与哺。十日始哺,如来核许。二十日倍之。五十日如弹丸许,百日如枣许。若乳汁少者,不从此法,当用意少增之。丹波康赖按:《本草》云梧子十六枚准弹九一枚。一云二十日后可乃始哺,令儿无疾也。若早与哺者,儿头、面、体喜生疮。亦令儿虚羸难长。若儿大小随宜哺增减之良。凡小儿不嗜哺者,勿强与,强与哺不消,便致疾病也。初哺小儿良日:五寅、五辰、五丑、五酉,皆大吉。男以甲乙,女以壬癸,亦吉。以成、收、开、定、满日,义日,保日,皆吉,哺儿,儿终身无病,大吉。哺小儿忌日:五戌、五巳、五亥、丁日,大凶。

又：戊戌、戊辰、执、闭日，皆大凶。⑦ 小儿初浴法：小儿初生时洗浴，以牛脂小置汤中，令儿至老无疾。香脂大如指，投汤中浴之，大佳。香脂是半脂也。小儿初生，以虎头骨渍汤中洗浴之，令儿不病。小儿初生以洗浴，以金银珍宝珠玉等投汤中，儿必为贵尊，大吉。⑧ 小儿初浴汤法：桃根、李根、梅根三物，以水煮取汁洗浴儿，却诸不祥，令儿身无疮，大吉。凡小儿浴数，数者，令儿背冷，发痫。若久不洛者，令儿毛落，亦复令啼呼之。间一二日浴之良。浴小儿良日：丑、寅、卯、申、酉。又：甲寅、乙未、丙午、丁酉、癸酉、癸未、甲辰，皆吉。令儿终身无疾病，长寿，大吉。⑨ 浴小儿忌日：庚戌、壬子、甲乙、庚辛、壬癸、辰巳、午未、亥，大凶。男忌戌日，女忌丁日，大凶。平旦、日中、黄昏、夜半，大凶。⑩ 小儿断脐法：凡儿断脐法，以铜刀断之，去脐当令长六、七寸，长则伤肌，短则伤脏。凡儿初生，当即举之。迟举则令儿寒中，腹中雷鸣。先浴之，然后断脐裹之，吉。⑪ 裹脐法：推治帛布令柔软，方四寸，新绵浓半寸，与布等合之，调其缓急，急令儿吐。儿生二十日，乃解视脐。若十日许儿怒啼，似衣中有刺，此或脐燥还刺其腹，当解。易衣更裹脐时，当闭户下帐，燃火左右，令帐中温暖，儿衣亦令温粉粉之，比谓冬时寒也。若脐不愈。烧虾蟆令成灰冶末粉脐中。⑫ 小儿去鹅口法：凡初生儿，其口中舌上有白物如米屑，名为鹅口，及鼻外亦有。此由儿在胞中之时，其母嗜嚼米，使之然也。此物当时不去之，儿得吞者，化为虫也，宜便去之。治之方：以发缠钗头，沾井花水撩拭之，三四旦，如此便脱去也。犹不去者，可煮栗蒺汁，令浓，以拭，如上法。若春冬无栗蒺者，可煮栗树皮用如上法，皆良。一云：钗头着在者，屠苏水中，勿令儿口中落入吞。⑬ 小儿断连舌法：儿初生之时，有口中舌下膜如石榴子，中隔者连其舌下。当时不摘断者，后喜令儿言语不发，转舌也。可以爪摘断之，微有血出，无害。若血出不止者，可烧发作末，敷之血止良。⑭ 小儿刺悬痈方：小儿初生后六七日，其血气收敛成害，则口舌颊里领领净也。若喉里舌上有物如芦箨盛水状者，名悬痈，有气胀起也。又有着舌下如此者，名为重舌。又有上如此者，名为重。又有着齿龈如此者，为重龈，皆刺去血汁之良。治奇以绵缠长针，未刃如栗以刺决之，令气泄也，去清黄血汁良。一刺止

之，消息一日，不消又刺之，不过三刺，自消。⑮ 小儿变蒸：凡小儿变蒸之时，汗出不用食，食辄吐而脉乱，无所苦也。⑯ 小儿为名字法：子日生名寿，丑日生名带，寅日生名令，卯日生名官，辰日生名道，巳日生名益宗，午日生名徐，末日生名护，申日生名多，酉日生名多，戌日生名带子，亥日生名他人。正月一日、十一日、二十一日、寅日、寅时生子名为正月子。二月二日、十二日、二十二日、卯日、卯时生子名为二月子。五月五日、十五日、二十五日、午日、午时生子名为五月子。七月七日、十七日、二十七日、申日、申时生子名为七月子。诸此日月合生者可为忌耳。以二月、五月生者，皆不利父母。二月生男名安都，生女名候女，一名定女，无咎。五月生男名连快，一名扶纡，女名恐华朱。如此名之，无咎。是周文王为作神字，不妨害父母，吉。初立名字，勿以五子日，凶。又不以巳日，大凶。⑰ 小儿初着衣法：甲乙日生子衣以黑衣，丙丁日生子衣以青衣，戊巳日生子衣以绛衣，庚辛日生子衣以黄衣，壬癸日生子衣以白衣。小儿初着衣，良日辰巳。男以甲，女以乙，吉。凡作儿衣，勿以新绵缯之，损儿气，故宜用故布帛。有人气者，着益也。儿衣不欲浓，多绵之，恒如不忍，见其寒，乃为佳耳。

8.《产经》小儿调养法

① 凡养小儿，随大人身之寒温而养之，随天时寒温减增之，能察其微之。不用新绵帛，新者过即有患儿故也。凡小儿衣，其寒薄者，则腹中乳食不消，乳食不消则其大行酢臭。酢臭，此欲为癖之渐也，便将双丸以微消之。凡小儿大行黄而臭者，此是腹中有热，故宜将服龙骨汤，良。凡小儿不节哺乳者，则病易后，后下之则伤胃气，令腹胀满。再三下尚可，过此则伤小儿矣。凡小儿冬日下为无所畏，夏日下不瘥，难治。壮有疾者，不可不下，夏日下之后，腹中常当小胀满，故当节哺乳，将护之，数日间愈矣。凡小儿不使溺灶灰上，令儿阴生疮，难治。② 小儿食语害，令儿腹中生瘕，难治。小儿齿未易，蜜及饴糖不可与食，令儿齿坏，虽易，齿不坚。小儿不可与食狗鼠残物，令儿咽中生白疮，死。小儿不可与食核未成诸果，令儿生寒热及瘰。③ 治小儿解颅：细辛、桂心各一分，干姜五分，凡三物乳汁和涂上。④ 治小儿发不生：楸叶中心无论多少捣绞取汁涂头上。⑤ 治小儿白秃方：先以

桑灰汁净洗之,末,白焚灰和涂之。⑥治小儿鬼舐头方:乱发如鸭子大一枚,醋鲫鱼一头,苦参一两,附子一枚,雄黄二两,猪膏四升,凡六物捣筛煎膏敷疮上。⑦梁上尘下筛麻油和敷疮上治小儿头疮;吴茱萸根白皮煮取汁拭洗治小儿面白屑;或刀刃克谷树取汁涂白处上,日三四。丹波康赖按:矾石和酒敷之尤良。⑧治小儿客忤:牛黄如大豆研饮即效。⑨治小儿夜啼:真珠少许水和涂腹上,或取车膏着脐中。⑩治小儿阴颓:牵阴头正丁上行灸头所极;又牵下行向谷道灸所极。⑪治小儿脱肛:生铁三斤水煮分三服并以蒲黄敷上。⑫《产经》治小儿脐疮:黄柏、釜月下墨各四分,捣末敷之。

9.《产经》小儿外感证治

①治伤寒头痛:生葛汁、竹沥各六合,凡二物合煮分三服。②人参汤治小儿霍乱:人参四分,厚朴、炙甘草各二分,白术三分,凡四物水煮分三服。③黄芩丸治小儿泄利,昼夜不止:黄芩、干姜、人参各二分,捣筛蜜丸如大豆,每服三丸,日三。④治小儿白利:灸足内踝下骨际三壮,随儿小大增减。⑤治小儿赤白滞下:龙骨三两研如米粒,水煮分服。或大枣三十枚水煮去滓热服。⑥治小儿蛊利血尿:生地黄汁一升分四五服。⑦治小儿未满十日腹满烦不得小便:烧蜂房服之,或蒲黄一升水和涂横骨上。⑧治小儿疟疾:师左手持水碗,右持刀子,正面于北,儿曰:北斗七星,主知一切死生之命,属北斗之君王某甲病疟,勿令流行。诵三遍讫,禹步就病儿前,令视碗中,师则吐呵,以其持刀刺碗中儿影,急急如律令,勿令及顾。甚秘验,过病发后取刀子。又法:头面胸背上皆笔作“天公”字,胸上书作咒曰:太山之下有不流水,上有神龙,九头九尾;不食余物,正食疟鬼,朝食一千,暮食五百,一食不足,遣我来索。疟鬼闻之,亡魄走行千里。用朱书之。

10.《产经》小儿内科证治

①治小儿咳嗽昼夜不息:牡桂、紫菀各三分,甘草十分,麦门冬七分,凡四物水煮,绵着汤中漉儿中口,昼夜四五过与之。②治小儿鼻塞有涕:杏仁二分,蜀椒、细辛各一分,附子一分半,凡四物㕮咀,苦酒五合渍一宿,猪肪煎膏去滓涂鼻中,日再。或披儿头发,囱上左右以膏摩十数过。③通草散治小儿鼻息肉:通草、细辛各一两捣筛,展绵如枣核,取药如小豆着绵头纳鼻中,日二。或矾石

一两。④治小儿喉痹:取乌扇烧灰水服,或甑带作绳系头。⑤八瘕丸治小儿瘕,面黄羸瘦,丁奚不欲食,食不生肌肤;心中嘈嘈,烦闷,发时寒热五脏胪胀,腹中绕脐痛,常苦下:桂心、曾青、牡丹、鳝头甲、干姜各三分,蜀漆七分,细辛六分,龙胆五分,附子四分,凡九物捣筛蜜丸如梧子,每服二丸,日三。⑥治小儿小便血:温酒服方寸匕龙骨末,或煮大麻根饮之,或煮白根饮之。⑦治小儿石淋:蜂房、桂心各一分捣筛服一刀圭,以铜器承尿,尿与石俱出。⑧治少小儿中风水,身体肿满:取香菜水煮取汁渍浴。或赤小豆煮汁渍浴,甚良。⑨升麻汤治小儿恶核肿,壮热欲死:升麻一两,射干半两,沉香、黄芩各一分,丁子香三铢,凡五物水煮分三服,神验。⑩治小儿风瘙隐疹入腹,身体肿强舌干燥:酒服芜菁子末方寸匕,日三。⑪治小儿米瘕恒欲食米:鸡屎一升,白术五合,凡二物合炒取米焦捣末水煎顿服。斯须即吐出瘕,吐出瘕如研米末为瘕,若无瘕而吐出白痰水,增米须食米。⑫治小儿土瘕少小食土,腹中作土瘕,恒欲食土,咳肉:生肉一斤绳系曳地行数里,勿洗便炙,咳之即愈。治小儿食鱼骨哽:大刀环磨喉二七过,或水饮烧鱼骨末,或取投地鱼骨着耳上,因謦咳之即出。或水服烧鸬鹚羽末之。

11.《产经》小儿外科证治贡献

①治小儿赤疵斑驻:唾液、胡粉和合从外向内涂之。或屋尘,腊月猪膏和敷,或锻铁矢猪膏和敷。②治小儿疠疡:石硫黄苦酒研涂病上,日三。或生瓜蒌一升苦酒三升煎汁涂病上。此是德家秘方不传。③治小儿丹疮:夫丹者恶毒之气,五色无常,不即治转坏肌肉,坏肌肉则去脓血。或发于节解间,多断人四肢,治之方:赤小豆作屑以甘草汤和涂之。或升麻汤,大黄汤主之。丹波康赖按:《录验方》和麻油涂之。④海藻酒治小儿瘰疬如梅李:海藻一斤酒渍,稍稍饮之。⑤治小儿诸瘘:大膏和胡粉磨疮。⑥海藻酒治少小瘿瘰久年不瘥:海藻一斤好酒二斗渍,服二合,日二三,酒尽滓干作散服方寸匕。⑦治小儿附骨疽:凡小儿有附骨疽者,招抱才近其身,便大啼唤,即是肢节有痛处,或四肢有不欲动摇,如不随状。初得即服漏芦汤下之,敷小豆薄。⑧治小儿疽:凡疽喜着指,与代指相似,人不知不忽治,其毒入脏杀人。更审之,疽着指端者先作黑,痛入心也。先刺指头,去恶

血，以艾灸七壮。或服犀角汁，或服升麻汁，或服葵根汁，或服竹沥汁，或服蓝青汁。⑨治小儿代指：代指者先肿，欣欣热色不黯也。然后缘爪甲结脓，剧者脱爪也：甘草汤热渍之。或芒硝汁渍之，或刺去血渍热汤，或以猪膏和盐热纳指甲，须臾即安。若已脓者，针去脓血。⑩治小儿疥疮：蜀椒五合捣末水煮三沸去滓，温洗浴。⑪治小儿癣疮：凡癣不揩破上皮而药涂者不除，用黑毛牛矢温洗之。或桃白皮末苦酒和涂，或胡粉熬令黄色和酢涂上。⑫治小儿浸淫疮：取牛屎绞汁涂之。或干牛屎烧熏，或胡燕巢捣末和水敷。⑬治小儿大人蜗疥百疗不瘥：地榆、桃皮、苦参各五两，楝实一升，凡四物水煮温洗良并治癣。或谷树白皮、腊月猪脂各一合，苦酒二合，小蒜、釜下土各半合，凡五物捣如泥敷上。⑭治小儿黄烂疮：黄连、胡粉等分捣筛，麻油和涂。⑮治小儿月蚀疮：萝摩草汁涂上，锉槐枝煮汁洗。⑯治小儿冻疮：小儿冬月涉水冻手足，瘃坏疼痛：麦穰水煮洗渍。或栎木灰和热汤洗之。⑰治小儿漆疮：嚼秫米涂之。或芒硝若矾石——着盐汤中令消洗之，或煮柳叶洗之，或捣蔷汁涂之。⑱治小儿蠼螋尿疮：初得便以犀角水磨涂上。或鹿角烧末苦酒和敷，或小豆屑苦酒和敷，或大麦饭嚼敷，或胡粉生油和涂。⑲治小儿恶疮久不瘥：烧蛇蜕末猪膏和敷，或豆豉熬末敷上。⑳治小儿金疮：灶灰敷疮中，或马屎烧末着疮中，或烧绵末着疮孔中，或烧青布烟绝敷。丹波康赖按：地菘敷之。㉑治小儿汤火灼疮：石膏末敷之立止，或桑灰水和敷。㉒治小儿竹木刺及针不出：烧鹿角末水和涂疮口立出，或生牛膝根捣敷疮口，或嚼白梅、乌梅水和涂之，或捣王不留行、瞿麦三服方寸匕。㉓治小儿落床堕地，腹中有瘀血，壮热，不欲乳哺，啼唤：大黄、黄连、蒲黄各二分，芒硝一分半，水煮去滓分二三服，当大小便去血。

12.《产经》小儿误吞证治

①治小儿食肉骨哽：服狸骨末方寸匕，或雄鸡左右翮大毛各一枚烧末，服一刀圭。②治小儿饮食过草介杂物哽：好蜜少少咽之，或服瞿麦末方寸匕，或猪膏和鸡子吞之。③治小儿饮李梅辈塞咽不得出：水灌儿头上，承取汁与饮之。④治小儿食发绕咽：梳头发烧末服一钱匕。⑤治小儿误吞钱：捣炭服方寸匕，或服蜜一升，或艾一把水煮顿服。⑥治小儿误吞针：吞磁石枣大末，少少服之。⑦治小儿误吞针、箭、金铁物：多食肥羊脂肉及诸肥物，自里出之。⑧治小儿误吞钓钩：以珠若薏苡子贯着绳，稍稍推，令至钓处，少少引之，即出。⑨治小儿误吞叉：取韭曝令萎，水煮，不切，食多大束。多食白糖，自随出之。⑩治小儿误吞环：治小儿误吞环若彄：服烧鹰羽数枚末。⑪治小儿误吞竹木：取布、刀、故锯，烧染酒中，以女人大指爪甲二枚烧末，纳酒中饮之。

13.《产经》小儿五官疾病证治

①菖蒲散治小儿耳鸣：菖蒲、乌头各四分捣筛为散绵裹塞耳。②治小儿耳疮方：小儿耳有恶疮及有恶害生耳中：雄黄六分，曾青二分，黄芩一分，凡三物捣筛绵塞耳中。治小儿聤耳方：捣桂末和鱼膏塞耳，或釜下灰吹入耳中。③治小儿耳中百虫入方：苦酒灌之便出；油脂灌耳中；水灌注之佳；熬麻子绵裹塞耳；桃叶汁灌耳；革带钩向耳孔。炙猪膏香物安耳孔边治小儿耳蚁入小儿耳；谷树叶裹盐炙令热掩耳孔治蜈蚣入小儿耳；胡麻熬葛囊盛枕之治蚰蜒入小儿耳。④治小儿目赤痛：黄连七枚与人乳汁一合渍敷。或竹沥汁三合，人乳汁一合，和以绵取药拭目。或灸足大指上丛毛中，名大都。⑤青铜散治小儿伤风，眦间赤烂痒，经年不瘥：取大铜钱一百文以好酒三升煎钱令干燥刮取屑，下筛纳眼。⑥治小儿眼翳：单敷珊瑚散取如粟米大纳翳上，日再。或单敷马珂散，皆令精细，好浓蜜。⑦治小儿雀盲：见定雀宿处，夜令雀惊起之，曰：雀，汝目去之。如此三日，即愈。或大豆七枚，稻一穗，以二物暮向于鼠穴，曰：穴公穴公，甚甲得雀目，夜无所见故欲汝眼，汝许与之，我获汝眼。诵三遍讫，则以稻置孔口，则曰：我得鼠目，暗夜能视。或豆穗置鼠窟而起，去之。如此三夕，验，秘术。⑧治小儿目眇：以猪脂着鼻孔中，随目左右以鼻嗡唧之讫，闭目仰窹寐，须臾，不复知昧处，有验。早起对户门再拜跪言：户门狭小，不足宿客，愈之。或吞蚕砂一枚即出。⑨治小儿目竹木刺方：鲍鱼二以绳贯水煮令烂，取汁灌目中，即出。⑩治小儿目芝草沙石入方：研好墨，以新笔注瞳子上，良。取麦汁注目中。烧甑带末，服方寸匕，立出。⑪治小儿眼为物撞方：炙羊肉熨之，勿令甚热，无羊用猪肉，良。好黄连去毛细切，以人乳汁渍令黄色，如大豆许，着目中，仰卧，勿覆

之,甚佳。⑫ 治小儿口疮:乌贼鱼骨烧作屑以乳汁和涂口中疮上。⑬ 治小儿重舌:以𬭎针刺舌下肿者,令血,有刺大脉或烧乌扇根苦酒和涂上。乳汁和涂治小儿舌疮。⑭ 治小儿齿落不生:取牛屎中大豆二七枚,小开儿口,以注齿处即生。⑮ 治小儿鼻衄方:阿胶令烊,水着贴额上良。书额上言:今日血忌。或书额上言:血出不止,流入东海。⑯ 治小儿阴疮烂痛:浓煮野狼牙根洗之甚良。又治小儿阴头生疮似石榴花者:虎牙、犀角凡二物刀刮猪脂煎去滓涂上。⑰ 治小儿阴伤血出治女小儿为物触伤,阴道血出不止:人头发并青布烧作灰,以麻油和涂之,亦可仍以粉,良。如深刺触药涂不及:蒲黄水和服之。⑱ 治小儿疣目:松脂涂疣上一宿即落,或矾石拭疣上七过即去,或艾炷小作灸始生疣上三壮即自去,或月晦日于厕前取故草二七枚拭目。丹波康赖按:俗人以赤苋汁敷之即落或煮荒布汁洗之。

德贞常曰:凡刺竟不得即灸,若拔针即灸者,内外热气相击,必变为异病也。若针处有肿核气起者,至七日外不消,然后灸之。

【综合评述】

1. 此《产经》非彼《产经》

《隋书·经籍志》载《产经》一卷,无撰著人名氏。《中国医籍考》载时贤《产经》一卷,存。《日本国见在书目》载德贞常《产经》十二卷。上述三部《产经》各异,此《产经》非彼《产经》。《隋书·经籍志》所载《产经》早佚,《中国医籍考》认为丹波康赖《医心方》所引德贞常《产经》即《隋书·经籍志》所载《产经》而非时贤《产经》。《医心方》引德贞常《产经》治小儿疠疡:石硫黄苦酒研涂病上,或苦酒煎生瓜蒌汁涂病上。丹波康赖注曰:此是德家秘方,不传。然而《隋书·经籍志》所载《产经》仅一卷,《日本国见在书目》载德贞常《产经》有十二卷,可见《隋书·经籍志》所载《产经》并非德贞常《产经》,丹波元胤论断值得商榷。《中国医籍考》载时贤《产经》一卷,存。考时贤为唐代医家,履贯欠详。尝任翰林学士,撰有《产经》一卷,部分内容见于《胎产真经》。熊宗立曰:郭稽中作《产后》二十一论与唐时贤《胎前》十八论合,谓之《胎产真经》。《灵兰二集》所收时氏《产经》,即是书也。盖时氏原本凡十八问,郑汝明以博物妊娠谨所感说,孙思

邈并杨崔等说,郭氏《二十一论》《十产论》附为二卷,书成于公元1208年宋宁宗嘉定改元。可见《隋书·经籍志》所载《产经》亦非唐人时贤之《产经》。《医心方》所引德贞常《产经》即《日本国见在书目》所载德贞常《产经》部分内容。德贞常《产经》全书十二卷,佚。《医心方》卷二十二、卷二十五录有大量德贞常《产经》内容。时贤《产经》一卷亦亡,部分内容见于郑汝明《胎产真经》,惜《胎产真经》亦亡不见。严世芸、李其忠《三国两晋南北朝》据《医心方》辑有德贞常《产经》。丹波康赖《医心方》引用德贞常《产经》共二百零五条,直接引用一百八十九条,间接引用十六条,主要见于《医心方》卷二十二至卷二十五。

2. 德贞常《产经》为现存中国医药学最早妇儿科专著

载有妇科疾病共四十四种,儿科疾病共九十余种。较《备急千金要方》《外台秘要》《小儿药证直诀》《幼科发挥》等书中这类疾病的记载全面。还有小儿养护方面的内容,如初与乳、初浴断脐、初著衣等,其介绍较为细致。妇科方面主要特点有四:一为对妊娠恶阻、妊妇胀满、产难等疾病分别叙述其病机,记载较为详细;二为妇科病多仔细辨别其症状以诊断;三为多用单方,近三分之一以酒服药或以酒煎药;四为用药大多药性平和,方药多有取材于食物者。儿科方面主要特点亦有四,一为记载病因种类丰富,描述细致;二为对一些疾病的诊断方法十分明确,望诊和闻诊的应用较妇科明显增多;三为治疗时处方精巧,外治为多;四为对疾病的观察细致入微,如根据进入耳中异物的不同,采用多种不同的治疗方法。《产经》妊娠逐月经脉养胎法经姚僧垣、徐之才、孙思邈、王焘等补充发展为逐月养胎理论。《产经》妊娠修身法曰:妊身之时端心正坐,清虚如一,思虑和顺,猝生圣子。文王初妊之时,其母正坐,不听邪言恶语,口不妄语,正行端坐,是故生圣子。妊身三月,未有定仪,见物而为化,是故应见王公、后妃、公主、好人。《备急千金要方》发挥曰:旧说凡受胎三月,逐物变化,禀质未定。故妊娠三月,欲得观犀象猛兽,珠玉宝物,欲得见贤人君子盛德大师,观礼乐钟鼓俎豆,军旅陈设,焚烧名香,口诵诗书,古今箴诫,居处简静,割不正不食,席不正不坐,弹琴瑟,调心神,和性情,节嗜欲。庶事清净,生子皆良,长

寿忠孝,仁义聪慧,无疾,斯盖文王胎教者也。《产经》妊娠忌食法曰:妊娠多食咸胎闭塞,多食苦胎乃动,多食甘胎骨不相着,多食酸胎肌肉不成,多食辛胎精魂不守。① 半夏茯苓汤治妊娠恶阻。② 茯苓丸(茯苓、半夏、桂心、干姜、橘皮、人参各一两,白术、葛根、甘草、枳实各二两)。③《僧深方》养胎易生丹参膏:丹参四两,人参、川芎、蜀椒、白术各二两,当归四分,猪膏一斤,凡六物苦酒渍去滓,温酒服如枣核,日三。若有伤,动见血,服如鸡子黄者,昼夜六七服之,神良。妊身七月便可服,至坐卧忽生不觉。又治生后余腹痛也。《产经》云:丹参一斤,当归四两,川芎八两,白术四两,蜀椒四两,脂肪四斤。④ 当归汤治妊身七八月腰腹痛,胎不安,汗出逆冷,饮食不下,气上烦满,四肢痹强:当归三两,夕药二两,干地黄三两,生艾一把,甘草一两,胶四两,生姜一两,橘皮二分,上八物水煮去滓分四服。⑤ 治妊身临生月胎动不得生:桑寄生、桂心、茯苓各五分,甘草二两,上四物水煮分三服。⑥ 治数落胎:作大麦豉羹食之即安胎。又方:取母衣带三寸烧末,酒服即安。⑦ 治妊身血出不止:干地黄十两,酒煮分二服。又方:灸胞门七壮,关元左右各二寸。⑧ 马通阳方治妊身妇人猝贲起,从高堕下暴大去血数斗:马通汁三合,干地黄、当归各二两,阿胶四两,艾叶三两,上五物水煮去滓分三服。⑨ 治妊身胸中烦热呕吐血,不欲食,食辄吐出,用诸药无利,唯服牛乳则愈:牛乳微微煎如酪煎法,适寒温,服之多少任意,初服少少,若减之良验。⑩ 治妊身心腹刺痛:烧枣十四枚冶末,小便服之立愈。又方治妊妇腹痛:葱白、当归,酒煎分再服。⑪ 茯苓汤治妊身猝心腹拘急痛胀满,气从少腹起上冲,心烦起欲死,是水饮食冷气所为:茯苓、黄芩、芒硝各一两,当归、白术各三两,炙甘草、夕药各二两,石膏如鸡子一枚,

杏仁三十枚,上九物水煮分服。⑫ 安胎当归丸治妊身腹痛,心胸胀满不调:干姜一分,当归、川芎各二分,胶四分,上四物捣筛蜜丸如小豆,每服五丸,日三。⑬ 石榴皮汤治妊身暴下不止腹痛:安石榴皮、阿胶各二两,当归三两,熟艾鸡子大二枚,上四物水煮分三服。⑭ 黄连丸治妊身下利赤白种种带下:黄连、甘草、吴茱萸、熟艾、黄柏各一两,干姜二两,乌梅三十枚,上七物捣筛蜜丸如梅子,每服五丸。⑮ 治妊身尿血:取其爪甲及发烧作末酒服之。又方:酒服龙骨捣末三指撮,或鹿角屑、桂心各一两,大豆卷二两,三味捣筛酒服方寸匕。⑯ 治妊身小便不利:葵子、榆皮各一把,水煮去滓分三服。又方:滑石水和泥于脐中,浓二寸。⑰ 治妊身遗尿:服胡燕巢中草烧末半钱匕龙骨捣末酒服三指撮,或酒服白蔹、夕药各十分捣末方寸匕。⑱ 甘草汤治妊身霍乱:干姜、当归、炙甘草各二两,厚朴三两,上四味水煮分三服。⑲ 治妊娠疟:恒山一两,葛根半两,枳子二两,葱白四株,凡四物水煮分服。⑳ 治妊身温病不可服药:竹沥煎半温服或井底泥涂病处或人尿涂其痛处。㉑ 当归葱白汤治妊身中恶,心腹暴痛,逐动胎,少腹急:当归四两,人参、厚朴、阿胶、川芎各二两,葱白一虎口,上六物水煮分三服。㉒ 人参汤治妊身咳逆若伤寒咳:人参、甘草各一两,生姜五两,大枣十枚,凡四物水煮分二服。

【简要结论】

① 德贞常,生卒不详,史书无传。②《日本国见在书目》载有德贞常《产经》十卷。③ 严世芸、李其忠《三国两晋南北朝医学总集》据《医心方》辑有德贞常《产经》。④《医心方》所辑德贞常《产经》非《隋书·经籍志》所载《产经》。⑤ 德贞常《产经》为中国医药学早期妇儿科专著。

第三章　隋朝医学研究

引言：公元581—618年是中国历史上承南北朝下启唐朝的大统一的隋代，享国三十七年。公元581年二月，北周静帝禅让于丞相杨坚，北周覆亡。隋文帝杨坚定国号为隋，定都大兴城今陕西省西安市。公元589年，隋军南下灭陈朝，统一中国，结束了两晋南北朝长达300年的分裂局面。《隋书·帝纪》记载杨坚风发图强的辉煌人生及开皇盛世灿烂的社会政治。高祖文皇帝杨坚，弘农郡华阴人。皇妣吕氏，大统七年六月癸丑夜生高祖于冯翊般若寺，紫气充庭。皇妣尝抱高祖，忽见头上角出，遍体鳞起。初入太学，虽至亲昵不敢狎也。年十四，京兆尹薛善辟为功曹。十五，以太祖勋授散骑常侍、车骑大将军、仪同三司，封成纪县公。十六，迁骠骑大将军，加开府。明帝即位，授右小宫伯，进封大兴郡公。武帝即位，迁左小宫伯。出为隋州刺史，进位大将军。后征还，遇皇妣寝疾三年，昼夜不离左右，代称纯孝。宇文护执政，尤忌高祖，屡将害焉，大将军侯伏、侯寿等匡护得免。建德中，率水军三万，破齐师于河桥。明年，从帝平齐，进位柱国。与宇文宪破齐任城王高湝于冀州，除定州总管。宣帝即位，以后父征拜上柱国、大司马。大象初，迁大后丞、右司武，俄转大前疑。每巡幸，恒委居守。大象二年五月，以高祖为扬州总管，将发，暴有足疾，不果行。乙未，帝崩。时静帝幼冲，未能亲理政事。遂矫诏引高祖入总朝政，都督内外诸军事。宣帝时，刑政苛酷，群心崩骇，莫有固志。至是，高祖大崇惠政，法令清简，躬履节俭，天下悦之。六月，相州总管尉迟迥自以重臣宿将，举兵东夏。高祖命上柱国、郧国公韦孝宽讨之。雍州牧毕王贤及赵、陈等五王，以天下之望归于高祖，因谋作乱。高祖执贤斩之，寝赵王等之罪，因诏五王剑履上殿，入朝不趋，用安其心。七月，陈将陈纪、萧摩诃等寇广陵，吴州总管于顗转击破之。广陵人杜乔生聚众反，刺史元义讨平之。韦孝宽破尉迟迥于相州，传首阙下，余

党悉平。上柱国王谦为益州总管，既见幼主在位，政由高祖，遂起巴蜀之众，以匡复为辞。谦进兵屯剑阁，陷始州。乃命行军元帅、上柱国梁睿讨平之，传首阙下。五王阴谋滋甚，高祖赉酒肴以造赵王第，欲观所为。赵王伏甲以宴高祖，高祖几危，赖元胄以济，语在胄传。于是诛赵王招、越王盛。九月，以世子勇为洛州总管、东京小冢宰。冬十月壬申，诏赠高祖曾祖烈为柱国、太保、都督徐兖等十州诸军事、徐州刺史、隋国公，谥曰康；祖祯为柱国、太傅、都督陕蒲等十三州诸军事、同州刺史、隋国公，谥曰献；考忠为上柱国、太师、大冢宰、都督冀定等十三州诸军事、雍州牧。辛巳，司马消难以陈师寇江州，刺史成休宁击却之。俄而周帝以众望有归，遣大宗伯、大将军、金城公赵煚奉皇帝玺绂，百官劝进，高祖乃受焉。开皇元年二月甲子，备礼即皇帝位于临光殿。设坛于南郊，遣使柴燎告天。是日，告庙，大赦，改元。乙丑，追尊皇考为武元皇帝，庙号太祖，皇妣为元明皇后。遣八使巡省风俗，丙寅修庙社。立王后独孤氏为皇后，王太子勇为皇太子。二年癸丑，陈宣帝殂，子叔宝立。辛酉，置河北道行台尚书省于并州，以晋王广为尚书令。置河南道行台尚书省于洛州，以秦王俊为尚书令。置西南道行台尚书省于益州，以蜀王秀为尚书令。戊辰，陈遣使请和，归我胡墅。三年，将入新都，大赦天下。五月，行军总管李晃破突厥于摩那渡口。九月壬子，幸城东，观稼谷，大赦天下。四年春，梁主萧岿来朝。五月癸酉，契丹主莫贺弗遣使请降，拜大将军。壬子，开渠，自渭达河，以通运漕。八月甲午，遣十使巡省天下。五年春诏行新礼，三月，以尚书左仆射高颎为左领军大将军，上柱国宇文忻为右领军大将军。夏四月甲午，契丹主多弥遣使贡方物。壬寅，上柱国王谊谋反，伏诛。乙巳，诏征山东马荣伯等六儒。八月丙戌，沙钵略可汗遣子库合真特勤来朝。甲辰，河南诸州水，遣民部尚书邳国公苏威赈给之。六年，党项

羌内附，班历于突厥，制刺史上佐每岁暮更入朝，大赦天下。洛阳男子高德上书，请上为太上皇，传位皇太子。壬申，车驾幸醴泉宫，是月发丁男十万余修筑长城，二旬而罢。九月乙酉，梁安平王萧岩掠于其国以奔陈。辛卯，废梁国，曲赦江陵，以梁主萧琮为柱国，封莒国公。七年壬申，发丁男十万余修筑长城，二旬而罢。庚戌，于扬州开山阳渎，以通运漕。癸亥，颁青龙符于东方总管、刺史，西方以驺虞，南方以朱雀，北方以玄武。八年春正月乙亥，陈遣散骑常侍袁雅、兼通直散骑常侍周止水来聘。辛酉，陈人寇硖州。甲戌，遣兼散骑常侍程尚贤、兼通直散骑常侍韦恽使于陈。秋八月河北诸州饥，遣吏部尚书苏威赈恤之。己未，置淮南行台省于寿春，以晋王广为尚书令。甲子，晋王广出六合，秦王俊出襄阳，清河公杨素出信州，荆州刺史刘仁恩出江陵，宜阳公王世积出蕲春，新义公韩擒虎出庐江，襄邑公贺若弼出吴州，落丛公燕荣出东海，合总管九十，兵五十一万八千，皆受晋王节度。东接沧海，西拒巴蜀，旌旗舟楫，横亘数千里，曲赦陈国。诏购陈叔宝位上柱国、万户公。九年，贺若弼拔陈京口，韩擒虎拔陈南豫州。贺若弼败陈师于蒋山，获其将萧摩诃。韩擒虎进师入建邺，获其将任蛮奴，获陈主叔宝。陈国平，合州三十，郡一百，县四百。十年秋七月，以纳言杨素为内史令。八月，遣柱国、襄阳郡公韦洸，上开府、东莱郡公王景，并持节巡抚岭南，百越皆服。婺州人汪文进、会稽人高智慧、苏州人沈玄憎皆举兵反，自称天子，署置百官。乐安蔡道人、蒋山李棱、饶州吴代华、永嘉沈孝澈、泉州王国庆、余杭杨宝英、交趾李春等皆自称大都督，攻陷州县。诏上柱国、内史令、越国公杨素讨平之。十一年，平陈所得古器多为妖变，悉命毁之。皇太子妃元氏薨，上举哀于文思殿。以大将军苏孝慈为工部尚书，以临颍令刘旷治术尤异擢为莒州刺史，以幽州总管周摇为寿州总管，朔州总管吐万绪为夏州总管，以右卫将军元旻为左卫大将军，以柱国杜彦为洪州总管。遣通事舍人若干洽使于吐谷浑，突厥雍虞闾可汗遣其特勤来朝，高丽遣使贡方物。十二年，以苏州刺史皇甫绩为信州总管，宣州刺史席代雅为广州总管，以蜀王秀为内史令兼右领军大将军，汉王谅为雍州牧、右卫大将军，以寿州总管周摇为襄州总管。尚书右仆射邳国公苏威，礼部尚书容城县侯

卢恺并坐事除名。制天下死罪诸州不得便决，皆令大理覆治。制宿卫者不得辄离所守。以工部尚书杨昇为吴州总管，以遂安王集为卫王。上柱国新义郡公韩擒虎卒。以豫州刺史权武为潭州总管，甲子百寮大射于武德殿。十二月癸酉，突厥遣使来朝，乙酉以上柱国内史令杨素为尚书右仆射。十三年，上柱国郇国公韩建业卒。丙午，契丹、奚、㛰、室韦并遣使贡方物。以信州总管韦世康为吏部尚书。二月诏营仁寿宫，立皇孙暕为豫章王。晋州刺史南阳郡公贾悉达，显州总管抚宁郡公韩延等以赃伏诛。制坐事去官者配流一年，制私家不得隐藏纬候图谶，制战亡之家给复一年。五月癸亥，诏人间有撰集国史臧否人物者皆令禁绝。左卫大将军云州总管钜鹿郡公贺娄子干卒。以邵国公杨纶为滕王，以柱国杜彦为云州总管。冬十月，上柱国华阳郡公梁彦光卒。十四年，京师地震，关内诸州旱。诏省府州县皆给公廨田，不得治生与人争利。八月关中大旱，人饥，上率户口就食于洛阳。九月，以齐州刺史樊子盖为循州总管，以基州刺史崔仲方为会州总管。制外官九品已上父母及子年十五已上，不得将之官。制州县佐吏三年一代，不得重任。十五年，上以岁旱祠太山以谢愆咎，大赦天下。二月丙辰，收天下兵器，敢有私造者坐之。上柱国蒋国公梁睿卒，营州总管韦艺卒，以赵州刺史杨达为工部尚书，以开府仪同三司韦冲为营州总管。制京官五品已上佩铜鱼符。相州刺史豆卢通贡绫文布，命焚之于朝堂。诏名山大川未在祀典者悉祠之，诏文武官以四考交代，制九品已上官以理去职者听并执笏，以吏部尚书韦世康为荆州总管，敕盗边粮一升已上皆斩，并籍没其家。十六年以皇孙裕为平原王，筠为安成王，嶷为安平王，恪为襄城王，该为高阳王，韶为建安王，煚为颍川王。以怀州刺史庞晃为夏州总管，蔡阳县公姚辩为灵州总管。并州大蝗。制工商不得进仕，诏九品已上妻及五品已上妾夫亡不得改嫁，诏决死罪者三奏而后行刑。十七年，太平公史万岁击西宁羌，平之。上柱国王世积讨桂州贼李光仕，平之。上柱国彭国公刘昶以罪伏诛。遣治书侍御史柳彧、皇甫诞巡省河南、河北。夏四月戊寅颁新历，以左卫将军独孤罗云为凉州总管。桂州人李代贤反，遣右武候大将军虞庆则讨平之。上柱国并州总管秦王俊坐事免，以王就第。荆州总管上

庸郡公韦世康卒。冬十月颁铜兽符于骠骑、车骑府。戊申，道王静薨。上柱国右武候大将军鲁国公虞庆则以罪伏诛。十八年，以汉王谅为行军元帅，水陆三十万伐高丽。以柱国杜彦为朔州总管，以蒋州刺史郭衍为洪州总管。诏畜猫鬼、蛊毒、厌魅、野道之家投于四裔，诏黜高丽王高元官爵，诏以河南八州水免其课役，诏京官五品已上总管刺史以志行修谨、清平干济二科举人。九月，汉王谅师遇疾疫而旋，死者十八九。敕舍客无公验者坐及刺史县令。上柱国夏州总管任城郡公王景以罪伏诛。十九年大赦天下。以并州总管长史宇文弼为朔州总管，突厥利可汗内附。达头可汗犯塞，遣行军总管史万岁击破之。以豫章王暕为内史令，以太常卿牛弘为吏部尚书，以朔州总管宇文弼为代州总管。上柱国尚书左仆射齐国公高颎坐事免，上柱国皖城郡公张威卒，上柱国城阳郡公李彻卒。以突厥利可汗为启人可汗，筑大利城处其部落。十二月乙未，突厥都蓝可汗为部下所杀。二十年，熙州人李英林反，遣行军总管张衡讨平之。突厥犯塞，以晋王广为行军元帅击破之。皇太子勇及诸子并废为庶人。杀柱国太平县公史万岁，杀左卫大将军五原郡公元旻。十一月戊子，天下地震，京师大风雪。以晋王广为皇太子，诏东宫官属不得称臣于皇太子。仁寿元年大赦，改元。以尚书右仆射杨素为尚书左仆射，纳言苏威为尚书右仆射，徙河南王昭为晋王。突厥寇恒安，遣柱国韩洪击之，官军败绩。以晋王昭为内史令。以上柱国独孤楷为原州总管，以豫章王暕为扬州总管，以浙州刺史苏孝慈为洪州总管。五月，突厥男女九万口来降。六月癸丑，洪州总管苏孝慈卒。遣十六使巡省风俗。国子学唯留学生七十人，太学、四门及州县学并废。改国子为太学。以柱国杜彦为云州总管，以资州刺史卫玄为遂州总管。二年，以邢州刺史侯莫陈颖为桂州总管，宗正杨文纪为荆州总管，以齐州刺史张乔为潭州总管。夏四月，岐雍二州地震，以原州总管独孤楷为益州总管。八月己巳，皇后独孤氏崩，葬献皇后于太陵。河南北诸州大水，遣工部尚书杨达赈恤之。上柱国襄州总管金水郡公周摇卒。陇西地震，曲赦益州管内。以工部尚书杨达为纳言，诏尚书左仆射杨素与诸术者刊定阴阳舛谬。交州人李佛子举兵反，遣行军总管刘方讨平之。三年，原州总管比阳县

公庞晃卒。以大将军蔡阳郡公姚辩为左武候大将军。上柱国检校幽州总管落丛郡公燕荣以罪伏诛。以营州总管韦冲为民部尚书。河南诸州水，遣纳言杨达赈恤之。四年，大赦。诏赏罚支度事无巨细并付皇太子。夏四月乙卯上不豫，六月，大赦天下。以大将军段文振为云州总管。甲辰，上以疾甚卧于仁寿宫，与百僚辞诀，并握手嘘唏。丁未，崩于大宝殿，时年六十四。隋文帝性格严重有威容，外质木而内明敏，有大略。得政之始群情不附，内有六王之谋，外致三方之乱。握强兵居重镇者，皆周之旧臣。杨坚推以赤心，各展其用，不逾期月，克定三边，未及十年，平一四海。薄赋敛，轻刑罚，内修制度，外抚戎夷。每旦听朝，日昃忘倦，居处服玩，务存节俭，令行禁止，上下化之。开皇仁寿之间，丈夫不衣绫绮而无金玉之饰，常服率多布帛，装带不过以铜铁骨角而已。虽啬于财，至于赏赐有功，亦无所爱吝。乘舆四出，路逢上表者，则驻马亲自临问。或潜遣行人采听风俗，吏治得失，人间疾苦，无不留意。尝遇关中饥，遣左右视百姓所食。有得豆屑杂糠而奏之者，上流涕以示群臣，深自咎责，为之撤膳，不御酒肉者殆将一期。及东拜大山，关中户口就食洛阳者，道路相属。上敕斥候，不得辄有驱逼。男女参厕于仗卫之间，逢扶老携幼者，辄引马避之，慰勉而去。至艰险之处，见负担者，辄令左右扶助之。其有将士战没，必加优赏，仍令使者就家劳问。自强不息，朝夕孜孜，人庶殷繁，帑藏充实。虽未能臻于至治，亦足称近代之良主。然天性沉猜，素无学术，好为小数，不达大体，故忠臣义士，莫得尽心竭辞。其草创元勋及有功诸将，诛夷罪退，罕有存者。又不悦诗书，废除学校，唯妇言是用，废黜诸子。逮于暮年，持法尤峻，喜怒不常，过于杀戮。尝令左右送西域朝贡使出玉门关，其人所经之处，或受牧宰小物，馈遗鹦鹉、麏皮、马鞭之属，上闻而大怒。又诣武库，见署中芜秽不治，于是执武库令及诸受遗者，出开远门外，亲自临决，死者数十人。又往往潜令人赂遗令史府史，有受者必死，无所宽贷。议者以此少之。史臣曰：高祖龙德在田，奇表见异，晦明藏用，故知我者希。始以外戚之尊，受托孤之任，与能之议，未为当时所许，是以周室旧臣，咸怀愤惋。既而王谦固三蜀之阻，不逾期月，尉迥举全齐之众，一战而亡，斯乃非止人谋，抑亦天之所赞

也。乖兹机运,遂迁周鼎。于时蛮夷猾夏,荆扬未一,勤劳日昃,经营四方。楼船南迈,则金陵失险,骠骑北指,则单于款塞,《职方》所载,并入疆理,《禹贡》所图,咸受正朔。虽晋武之克平吴会,汉宣之推亡固存,比义论功,不能尚也。七德既敷,九歌已洽,要荒咸暨,尉候无警。于是躬节俭,平徭赋,仓廪实,法令行,君子咸乐其生,小人各安其业,强无陵弱,众不暴寡,人物殷阜,朝野欢娱。二十年间,天下无事,区宇之内晏如也。考之前王,足以参踪盛烈。但素无术学,不能尽下,无宽仁之度,有刻薄之资,暨乎暮年,此风逾扇。又雅好符瑞,暗于大道,建彼维城,权侔京室,皆同帝制,靡所适从。听哲妇之言,惑邪臣之说,溺宠废嫡,托付失所。灭父子之道,开昆弟之隙,纵其寻斧,剪伐本枝。坟土未干,子孙继踵屠戮,松槚才列,天下已非隋有。惜哉!迹其衰怠之源,稽其乱亡之兆,起自高祖,成于炀帝,所由来远矣,非一朝一夕。其不祀忽诸,未为不幸也。

炀皇帝杨广,高祖第二子。母曰文献独孤皇后。广美姿仪,少敏慧,高祖及后于诸子中特所钟爱。开皇元年立为晋王,拜柱国并州总管,时年十三。寻授武卫大将军,进位上柱国、河北道行台尚书令,大将军如故。高祖令项城公韶安道公李彻辅导之。广好学善属文,沉深严重,朝野属望。六年,转淮南道行台尚书令,征拜雍州牧、内史令。及陈平,封府库,资财无所取,天下称贤。及太子勇废,立上为皇太子。四年七月高祖崩,上即皇帝位于仁寿宫。并州总管汉王谅举兵反,诏尚书左仆射杨素讨平之。以备身将军崔彭为左领军大将军,以右武卫将军来护儿为右骁卫大将军,以柱国李景为右武卫大将军,以右卫率周罗睺为右武候大将军。大业元年大赦,改元。立妃萧氏为皇后。改豫州为溱州,洛州为豫州,废诸州总管府。立晋王昭为皇太子,以上柱国宇文述为左卫大将军,上柱国郭衍为左武卫大将军,延寿公于仲文为右卫大将军,以豫章王暕为豫州牧,以吴州总管宇文弼为刑部尚书,以尚书左仆射杨素为尚书令。诏尚书令杨素、纳言杨达、将作大匠宇文恺营建东京,徙豫州郭下居人以实之。又于皂涧营显仁宫,采海内奇禽异兽草木之类,以实园苑。徙天下富商大贾数万家于东京。辛亥,发河南诸郡男女百余万开通济渠,自西苑引谷洛水达于河,自板渚引河

通于淮。遣黄门侍郎王弘等往江南采木,造龙舟、凤㿋、黄龙、赤舰、楼船等数万艘。以尚书令杨素为太子太师,安德王雄为太子太傅,河间王弘为太子太保。御龙舟,幸江都。以左武卫大将军郭衍为前军,右武卫大将军李景为后军。文武官五品已上给楼船,九品已上给黄蔑,舳舻相接二百余里。二年东京成,以大理卿梁毗为刑部尚书,遣十使并省州县。诏尚书令杨素,吏部尚书牛弘,大将军宇文恺,内史侍郎虞世基,礼部侍郎许善心制定舆服。始备辇路及五时副车。上常服,皮弁十有二琪,文官弁服,佩玉,五品已上给犊车、通幰,三公亲王加油络,武官平巾帻,裤褶,三品已上给鼓㭰。下至胥吏,服色皆有差,非庶人不得戎服。上自伊阙陈法驾,备千乘万骑,入于东京。上御端门,大赦,免天下今年租税。以冀州刺史杨文思为民部尚书。金紫光禄大夫兵部尚书李通坐事免。以尚书令太子太师杨素为司徒,进封豫章王暕为齐王,以卫尉卿卫玄为工部尚书。皇太子昭薨,上柱国司徒楚国公杨素薨。封皇孙倓为燕王,侗为越王,侑为代王,立秦孝王俊子浩为秦王,以灵州刺史段文振为兵部尚书。三年,车驾还京师。以大将军姚辩为左屯卫将军,遣羽骑尉朱宽使于流求国。颁律令大赦天下,改州为郡,改度量权衡,改上柱国已下官为大夫。以刑部尚书宇文弼为礼部尚书,敕百司不得践暴禾稼,其有须开为路者,有司计地所收,即以近仓酬赐,务从优厚。突厥启民可汗遣子拓特勤来朝。发河北十余郡丁男凿太行山达于并州,以通驰道。启民可汗遣使请自入塞,奉迎舆驾,上不许。诏启民赞拜不名,位在诸侯王上。宴启民及其部落三千五百人,奏百戏之乐。丙子,杀光禄大夫贺若弼、礼部尚书宇文弼、太常卿高颎。尚书左仆射苏威坐事免。发丁男百余万筑长城,西距榆林,东至紫河,一旬而罢,死者十五六。四年,诏发河北诸郡男女百余万开永济渠,引沁水,南达于河,北通涿郡。以太府卿元寿为内史令,鸿胪卿杨玄感为礼部尚书,以工部尚书卫玄为右候卫大将军,大理卿长孙炽为民部尚书。遣司朝谒者崔毅使突厥处罗致汗血马。以将作大匠宇文恺为工部尚书,百济、倭、赤土、迦罗舍国并遣使贡方物。夏四月丙午,以离石之汾源、临泉、雁门之秀容为楼烦郡,起汾阳宫。以河内太守张定和为左屯卫大将军。发丁男二十余万筑长城,

自榆谷而东。左翊卫大将军宇文述破吐谷浑于曼头、赤水。征天下鹰师悉集东京，至者万余人。诏免长城役者一年租赋。五年春正月丙子，改东京为东都。诏天下均田，制民间铁叉、搭钩、槊刃之类，皆禁绝之。太守每岁密上属官景迹。诏祭古帝王陵及开皇功臣墓。制魏周官不得为荫。癸亥，出临津关，渡黄河，至西平，陈兵讲武。甲申，宴群臣于金山之上。吐谷浑王率众保覆袁川，帝分命内史元寿南屯金山，兵部尚书段文振北屯雪山，太仆卿杨义臣东屯琵琶峡，将军张寿西屯泥岭，四面围之。浑主伏允以数十骑遁出，诏右屯卫大将军张定和往捕之。上大悦。癸丑，置西海、河源、鄯善、且末等四郡。丙辰，上御观风行殿，盛陈文物，奏九部乐，设鱼龙曼延，宴高昌王、吐屯设于殿上，以宠异之。其蛮夷陪列者三十余国。戊午，大赦天下。开皇已来流配，悉放还乡。置马牧于青海诸中以求龙种，无效而止。六年，有盗数十人皆素冠练衣，焚香持华，自称弥勒佛，入自建国门。监门者皆稽首。既而夺卫士仗，将为乱。齐王暕遇而斩之。于是都下大索，与相连坐者千余家。二月，武贲郎将陈棱、朝请大夫张镇州击流求，破之，献俘万七千口，颁赐百官。改封安德王雄为观王，河间王子庆为郇王。征魏、齐、周、陈乐人，悉配太常。以鸿胪卿史祥为左骁卫大将军。雁门贼帅尉文通聚众三千，保于莫壁谷。遣鹰扬杨伯泉击破之。制江都太守秩同京尹。辛酉，珠崖人王万昌举兵作乱，遣陇西太守韩洪讨平之。七年二月，上升钓台，临扬子津，大宴百僚。乙亥，上自江都御龙舟入通济渠，遂幸于涿郡。以武威太守樊子盖为民部尚书。秋，大水，山东、河南漂没三十余郡，民相卖为奴婢。以东平太守吐万绪为左屯卫大将军。于时辽东战士及馈运者填咽于道，昼夜不绝，苦役者始为群盗。敕都尉、鹰扬与郡县相知追捕，随获斩决之。八年，大军集于涿郡。以兵部尚书段文振为左候卫大将军，总一百一十三万三千八百，号二百万。九军并陷，将帅奔还，亡者二千余骑。癸卯，班师。败将宇文述、于仲文等并除名为民，斩尚书右丞刘士龙以谢天下。密诏江淮南诸郡阅视民间童女，姿质端丽者，每岁贡之。613年大业九年，征天下兵，募民为骁果集于涿郡。贼帅杜彦冰、王润等陷平原郡，大掠而去。置折冲、果毅、武勇、雄武等郎将官，以领骁果。平原李

德逸聚众数万，劫掠山东。灵武白榆劫掠牧马，北连突厥，陇右多被其患。将军范贵连年不能克。济阴孟海公起兵为盗，众至数万；北海郭方预聚徒为盗，自号卢公，众至三万，攻陷郡城，大掠而去；济北甄宝车聚众万余，寇掠城邑。礼部尚书杨玄感反于黎阳，逼东都。兵部侍郎斛斯政奔于高丽，余杭刘元进举兵反，众至数万。晋陵管崇拥众十万余，自称将军，寇江左。贼帅陈瑱等众三万攻陷信安郡，济阴吴海流、东海彭孝才并举兵为盗，贼帅梁慧尚率众四万陷苍梧郡，东阳李三儿、向但子举兵众万作乱，贼帅吕明星率众数千围东郡，武贲郎将费青奴击斩之。左翊卫大将军宇文述等破杨玄感于阌乡，制骁果之家蠲免赋役，以纳言苏威为开府仪同三司。硃燮、管崇推刘元进为天子，遣将军吐万绪、鱼俱罗讨之，连年不能克。齐人孟让、王薄等众十余万据长白山，攻剽诸郡，清河贼张金称众数万，渤海贼帅格谦自号燕王，孙宣雅自号齐王，众各十万，山东苦之。以右候卫将军郭荣为右候卫大将军，右候卫将军冯孝慈讨张金称于清河，反为所败，孝慈死之。车裂玄感弟朝请大夫积善及党与十余人。扶风向海明举兵作乱，称皇帝，建元白乌。遣太仆卿杨义臣击破之。十年，以宗女为信义公主，嫁于突厥曷娑那可汗。诏百僚议伐高丽，数日无敢言者。扶风唐弼举兵十万，推李弘为天子，自称唐王。夏四月，彭城贼张大彪聚众数万，保悬薄山为盗，遣榆林太守董纯击斩之。贼帅宋世谟陷琅邪郡，延安刘迦论举兵称帝，建元大世。贼帅郑文雅、林宝护等众三万陷建安郡，太守杨景祥死之。贼帅司马长安破长平郡，离石胡刘苗王举兵数万称天子，以其弟六儿为永安王，将军潘长文讨之，不能克。贼帅王德仁拥众数万，保林虑山为盗。贼帅孟让众十余万，据都梁宫。遣江都郡丞王世充击破之，尽虏其众。十一年，武贲郎将高建毗破贼帅颜宣政于齐郡，虏男女数千口。贼帅杨仲绪率众万余攻北平，滑公李景破斩之。上谷王须拔反自称漫天王，国号燕，贼帅魏刁儿自称历山飞，众各十余万，北连突厥，南寇赵。贼帅司马长安破西河郡，淮南张起绪举兵三万为盗。突厥始毕可汗率骑数十万谋袭乘舆，义成公主遣使告变。突厥围城，官军频战不利。齐王暕以后军保于崞县。诏天下诸郡募兵，守令各来赴难，九月甲辰，突厥解围而去。彭城魏骐麟聚众万余为

盗,寇鲁郡,贼帅卢明月聚众十余万寇陈汝间。东海贼帅李子通拥众度淮,自号楚王,建元明政,寇江都。贼帅王须拔破高阳郡。诏民部尚书樊子盖发关中兵,讨绛郡贼敬盘陀、柴保昌等,经年不能克。谯郡硃粲拥众数十万寇荆襄,僭称楚帝,建元昌达,汉南诸郡多为所陷焉。十二年,雁门翟松柏于灵丘起兵数万攻傍县,东海贼卢公暹率众万余保于苍山,魏刁儿所部将甄翟儿复号历山飞,众十万转寇太原。将军潘长文讨之,反为所败,长文死之。奉信郎崔民象以盗贼充斥,于建国门上表谏不宜巡幸,上大怒,先解其颐乃斩之。冯翊孙华自号总管举兵为盗,高凉通守冼瑶彻举兵作乱,岭南溪洞多应之。奉信郎王爱仁以盗贼日盛,谏上请还西京,上怒,斩之而行。贼帅赵万海众数十万自恒山寇高阳,东海杜扬州、沈觅敌等举兵数万作乱,右御卫将军陈棱击破之。安定荔非世雄杀临泾令举兵作乱,自号将军。鄱阳贼操天成举兵攻陷豫章郡,自号元兴王,建元始兴。鄱阳林士弘攻陷九江庐陵郡,自称皇帝,国号楚,建元太平。唐公破甄翟儿于西河,携男女数千口。十三年,齐郡贼杜伏威率众渡淮,攻陷历阳郡。勃海贼窦建德设坛于河间之乐寿,自称长乐王,建元丁丑。贼帅徐圆朗率众数千破东平郡,弘化刘企成聚众万余为盗,傍郡苦之。朔方梁师都杀郡丞唐世宗,据郡反,自称大丞相,遣银青光禄大夫张世隆击之,反为所败。贼帅王子英破上谷郡。马邑校尉刘武周杀太守王仁恭,举兵作乱,北连突厥,自称定杨可汗。贼帅李密、翟让等陷兴洛仓。越王侗遣武贲郎将刘长恭、光禄少卿房崱击之,反为所败,死者十五六。李密自号魏公,称元年,开仓以振群盗,众至数十万,河南诸郡相继皆陷焉。刘武周破武贲郎将王智辩于桑乾镇,智辩死之。庐江张子路举兵反,遣右御卫将军陈棱讨平之。贼帅李通德众十万寇庐江,左屯卫将军张镇州击破之。金城校尉薛举率众反,自称西秦霸王,建元秦兴,攻陷陇右诸郡。贼帅孟让夜入东都外郭,烧丰都市而去。李密陷回洛东仓,贼帅房宪伯陷汝阴郡。光禄大夫裴仁基、淮阳太守赵佗等以众叛归李密。唐公起义师于太原。突厥数千寇太原,唐公击破之。武威李轨举兵反,陷河西诸郡,自称凉王,建元安乐。唐公破武牙郎将宋老生于霍邑,斩之。帝括江都人女寡妇以配从兵。武阳郡丞元宝藏以

郡叛归李密,与贼帅李文相攻陷黎阳仓。太原杨世洛聚众万余人寇掠城邑。罗令萧铣以县反,鄱阳董景珍迎铣于罗县,号为梁王,攻陷傍郡。武贲郎将高毗败济北郡贼甄宝车于监山。唐公入京师,遥尊帝为太上皇,立代王侑为帝,改元义宁。二年,右屯卫将军宇文化及等以骁果作乱,入犯宫闱。上崩于温室,时年五十。萧后令宫人撤床簀为棺以埋之。上自以籓王,次不当立,每矫情饰行,以钓虚名,阴有夺宗之计。时高祖雅信文献皇后而性忌妾媵。皇太子勇内多嬖幸,以此失爱。帝后庭有子,皆不育之,示无私宠,取媚于后。大臣用事者,倾心与交。中使至第,无贵贱,皆曲承颜色,申以厚礼。婢仆往来者,无不称其仁孝。又常私入宫掖,密谋于献后,杨素等因机构扇,遂成废立。自高祖大渐,暨谅闇之中,烝淫无度,山陵始就,即事巡游。以天下承平日久,士马全盛,慨然慕秦皇、汉武之事,乃盛治宫室,穷极侈靡,召募行人,分使绝域。诸蕃至者,厚加礼赐,有不恭命,以兵击之。盛兴屯田于玉门、柳城之外。课天下富室,益市武马,匹直十余万,富强坐是冻馁者十家而九。帝性多诡谲,所幸之处,不欲人知。每之一所,辄数道置顿,四海珍羞殊味,水陆必备焉,求市者无远不至。郡县官人,竞为献食,丰厚者进擢,疏俭者获罪。奸吏侵渔,内外虚竭,头会箕敛,人不聊生。于时军国多务,日不暇给,帝方骄怠,恶闻政事,冤屈不治,奏请罕决。又猜忌臣下,无所专任,朝臣有不合意者,必构其罪而族灭之。故高颎、贺若弼先皇心膂,参谋帷幄,张衡、李金才籓邸惟旧,绩著经纶,或恶其直道,或忿其正议,求其无形之罪,加以刎颈之诛。其余事君尽礼,謇謇匪躬,无辜无罪,横受夷戮者,不可胜纪。政刑弛紊,贿货公行,莫敢正言。道路以目。六军不息,百役繁兴,行者不归,居者失业。人饥相食,邑落为墟,上不之恤也。东西游幸,靡有定居,每以供费不给,逆收数年之赋。所至唯与后宫流连耽湎,惟日不足,招迎姥媪,朝夕共肆丑言,又引少年,令与宫人秽乱,不轨不逊,以为娱乐。区宇之内,盗贼蜂起,劫掠从官,屠陷城邑,近臣互相掩蔽,隐贼数不以实对。或有言贼多者,辄大被诘责。各求苟免,上下相蒙,每出师徒,败亡相继。战士尽力,必不加赏,百姓无辜,咸受屠戮。黎庶愤怨,天下土崩,至于就擒,而犹未之寤也。史臣曰:炀帝爰在弱

龄,早有令闻,南平吴会,北却匈奴,昆弟之中,独著声绩。于是矫情饰貌,肆厥奸回,故得献后钟心,文皇革虑,天方肇乱,遂登储两,践峻极之崇基,承丕显之休命。地广三代,威振八纮,单于顿颡,越裳重译。赤仄之泉流溢于都内,红腐之粟委积于塞下。负其富强之资,思逞无厌之欲,狭殷周之制度,尚秦汉之规摹。恃才矜己,傲狠明德,内怀险躁,外示凝简,盛冠服以饰其奸,除谏官以掩其过。淫荒无度,法令滋章,教绝四维,刑参五虐,锄诛骨肉,屠剿忠良,受赏者莫见其功,为戮者不知其罪。骄怒之兵屡动,土木之功不息。频出朔方,三驾辽左,旌旗万里,征税百端,猾吏侵渔,人不堪命。乃急令暴条以扰之,严刑峻法以临之,甲兵威武以董之,自是海内骚然,无聊生矣。俄而玄感肇黎阳之乱,匈奴有雁门之围,天子方弃中土,远之扬越。奸宄乘衅,强弱相陵,关梁闭而不通,皇舆往而不反。加之以师旅,因之以饥馑,流离道路,转死沟壑,十八九焉。于是相聚萑蒲,胃毛而起,大则跨州连郡,称帝称王,小则千百为群,攻城剽邑,流血成川泽,死人如乱麻,炊者不及析骸,食者不遑易子。茫茫九土,并为麋鹿之场,惴惴黔黎,俱充蛇豕之饵。四方万里,简书相续,犹谓鼠窃狗盗,不足为虞,上下相蒙,莫肯念乱,振蜉蝣之羽,穷长夜之乐。土崩鱼烂,贯盈恶稔,普天之下,莫匪仇雠,左右之人,皆为敌国。终然不悟,同彼望夷,遂以万乘之尊,死于一夫之手。亿兆靡感恩之士,九牧无勤王之师。子弟同就诛夷,骸骨弃而莫掩,社稷颠陨,本枝殄绝,自肇有书契以迄于兹,宇宙崩离,生灵涂炭,丧身灭国,未有若斯之甚也。《书》曰:天作孽,犹可违,自作孽,不可逭。《传》曰:吉凶由人,祅不妄作。又曰:兵犹火也,不戢将自焚。观隋室之存亡,斯言信而有征矣!

甄权医学研究

【生平考略】

甄权,生于南朝梁大同七年公元541年,卒于唐贞观十七年公元643年,享年103岁,许州扶沟(今河南省周口市扶沟县)人。《旧唐书·列传》:甄权,许州扶沟人也。尝以母病,与弟立言专医方,得其旨趣。隋开皇初为秘书省正字,后称疾免。隋鲁州刺史库狄嵚苦风患,手不得引弓,诸医莫能疗。权谓曰:但将弓箭向垛,一针可以射矣。针其肩隅一穴,应时即射。权之疗疾,多此类也。贞观十七年,权年一百三岁,太宗幸其家,视其饮食,访以药性,因授朝散大夫,赐几杖衣服,其年卒。撰《脉经》《针方》《明堂人形图》各一卷。《旧唐书·经籍志》:甄权撰《古今录验方》五十卷。《新唐书·艺文志》:甄权《脉经》一卷,《本草药性》三卷,《古今录验方》五十卷。《宋史·艺文志》:甄权《针经抄》三卷。《古今录验方》五十卷应是甄权晚年之作。《外台秘要》卷32引《古今录验》合口脂法有:武德六年即623年内供奉尚药直长蒋合进等注释,甄权时年81岁。

【学术贡献】

1.《古今录验》外感热病证治贡献

《古今录验》伤寒证治 ① 阳毒汤治伤寒阳毒身重腰背痛,烦闷不安,狂言或走,或见神鬼或吐血下利,其脉浮大数,面赤斑斑如锦文,喉咽痛唾脓血:升麻、当归、炙甘草各二分,蜀椒、雄黄、栀子、桂心各一分,鳖甲一片,上八味水煎分服。② 阴毒汤治伤寒阴毒身重背强,腹中绞痛,喉咽不利,毒气攻心,心下坚强,短气不得息,呕逆,唇青面黑,四肢厥冷,其脉沉细紧数。炙甘草、升麻、当归各二分,蜀椒一分,鳖甲一片,上五味水煎分服。③ 还魂丸治伤寒诸癖结坚心下,饮食不消目眩,四肢疼,咽喉不利,壮热脾胃逆满,肠鸣,两胁里急,飞尸鬼注邪气或为惊恐伤瘦背痛,手足不仁,口苦舌燥,天行发作有时,风温不能久住,吐恶水:巴豆、炙甘草、朱砂、芍药、麦门冬各二两,上五味捣筛蜜丸如梧桐子大,每服两丸,日二。④ 麦奴丸治

伤寒不解热在胸中,口噤不能言,唯欲饮水,为败伤寒,医所不疗:麻黄、大黄、芒硝、灶突中墨、黄芩各二分,麦奴、梁上尘、釜底墨各一分,上八味捣筛蜜丸如弹子大,每服一丸。一名黑奴丸,小麦黑勃名为麦奴是也。⑤ 解肌汤治伤寒发热身体疼痛:葛根四两,麻黄、茯苓各三两,牡蛎二两,上四味水煎分三服。⑥ 调中汤治夏月及初秋忽有暴寒折于盛热,热结四肢,则壮热头痛,寒伤于胃,则下痢,或血或水或赤带下,壮热且闷,脉微且数,宜下之:大黄、葛根、黄芩、芍药、桔梗、茯苓、藁本、白术、炙甘草各二两,上九味水煎分三服。凡秋夏早热积日,忽有暴寒折之,热无可散,喜搏者肌中作壮热气也,胃为六腑之长,最易得伤,非忽暴寒伤之而下也,虚冷人则不在壮热但下痢或霍乱也,少实人有服五石,人喜壮热,其适与药吃断下,则加热喜闷而死矣,亦有不止便作壅热毒,壮热甚不歇则剧,是以宜此调中汤下之和其胃气,其表热者宜前胡大黄下之也。⑦ 蒲黄汤治伤寒、温病、天行、疫毒及酒客热伤中吐血不止,面黄干呕心烦:蒲黄、桑寄生、桔梗、犀角屑、炙甘草各二两,葛根三两,上六味水煎分三服。⑧ 黄龙汤治伤寒往来寒热状如温疟,口渴胸满,心腹痛:半夏、生姜、人参、黄芩、炙甘草各三两,柴胡半斤,大枣十二枚,上七味水煎分三服。⑨ 高堂丸治伤寒苦渴,烦满欲死:大黄、麻黄各二分,硝石三分,釜底墨、灶突中墨、黄芩、梁上尘、灶中黄土各一分,上八味捣筛蜜丸如弹子大,每服一丸。一名黑奴丸,一名驻车丸,并疗温疟神良。⑩ 续命丸治伤寒及癖实痰饮百病:大黄、麻黄各五两,黄连一两,甘遂三两,黄芩、芒硝各二两,杏仁七十枚,巴豆一百枚,豆豉一升,上九味捣筛蜜丸如梧桐子大,每日一丸。⑪ 栀子汤治伤寒劳复:栀子十四枚,麻黄、大黄各二两,豆豉一升,上四味水煎分三服。⑫ 鼠屎汤治伤寒劳复:鼠屎二十一枚,豆豉一升,栀子七枚,大黄三两,上四味水煎分三服。⑬ 鼠屎豉汤治病新瘥早起及食多劳复:鼠屎二十一枚,香豉一升,上二味水煎尽服。⑭ 鼠屎栀子豉汤治食不消劳复脉实:豆豉二升,鼠屎二十一枚,栀子七枚,麻黄三两,上

四味水煎分三服。⑮ 治伤寒已愈食饮多复发：豆豉五合,炙甘草二两,大黄、芒硝半两,上四味水煎分再服。⑯ 白芷散治伤寒瘥令不复：白芷十二分,白术十分,防风八分,瓜蒌五分,桔梗四分,细辛三分,附子、干姜、桂心各二分,上九味捣筛为散,每服一钱匕。⑰ 下气橘皮汤治春冬伤寒,秋夏冷湿咳嗽,喉中鸣声,上气不得下,头痛：橘皮、紫菀、麻黄、杏仁、当归、桂枝、炙甘草、黄芩各三分,上八味水煎分三服。

《古今录验》天行证治 ① 八毒大黄丸治天行身热目赤,四肢不举,舌黄白,狂言妄语;亦疗温病已后飞尸遁尸,心腹痛,膈上下不通,癖饮积聚,痈肿苦痛,诸毒：藜芦二分,大黄三分,朱砂五分,蜀椒、雄黄、巴豆、桂心各四分,上七味捣筛蜜丸如麻子大,饮服三丸。② 牵马丸治天行下部生疮,医所不能疗：附子一枚,藜芦、桂心、巴豆各一两,上四味捣筛蜜丸如梧桐子,空腹服二丸。病家尝牵马买药,因名牵马丸,老小半之,以意消息之。③ 青木香汤治春夏忽喉咽痛而肿兼下痢：青木香、白头翁各二两,黄连一两,上三味水煎温三服。④ 水解散解肌出汗治天行热气则生疱疮疼痛：麻黄一两,黄芩三分,芍药二分,桂心一分,上四味捣筛为散,每服二方寸匕。⑤ 许季山所撰干敷散主辟温疫恶疾,令不相染着气：附子一枚,细辛、干姜、麻子、柏实各一分,上五味捣筛为散,花水各服方寸匕。⑥ 杀鬼丸去恶毒：雄黄、朱砂五两,鬼臼、鬼督邮、雌黄、马兜铃、皂荚、虎骨、阿魏、石硫黄各五两,甲香一两,羚羊角一枚,上十七味捣筛蜜丸如杏子,将往辟温处烧之,杀鬼去恶毒气并带行。

《古今录验》温病证治 ① 枇杷叶饮子治温病有热,饮水暴冷：枇杷叶、茅根各半升,上二味水煎二升服。② 知母解肌汤治温热病头痛,骨肉烦疼,口燥心闷者;或夏月天行毒,外寒内热者;或已下之,余热未尽,或热病自得痢,有虚热烦渴：麻黄、炙甘草各二两,知母、葛根、石膏各三两,上五味水煎分三服。③ 黄连橘皮汤治冬温未即病至春被积寒所折,不得发,至夏得热其春寒解,冬温毒始发出肌中,斑烂隐疹如锦文而咳,心闷呕吐清汁,眼赤口疮,下部亦生疮,已自得下痢：黄连四两,麻黄、葛根、橘皮、杏仁各二两,枳实一两,厚朴、炙甘草各一两,上八味水煎分三服。④ 漏芦橘皮汤治冬温未即病至春被积寒所折,不得发,至夏热其春

寒解,冬温毒始发出肌中,斑烂隐疹如锦文而咳,心闷呕吐清汁,眼赤口疮,下部亦生疮：漏芦、橘皮、甘遂、麻黄、杏仁、黄芩各二两,上六味水煎分四服。⑤ 麻子汤治热病复：麻子、豆豉各一升,牡鼠屎一十一枚,上三味水煎分温三服。⑥ 大黄丸：大黄一两,巴豆五十枚,硝石三分,桂心、干姜各二分,上五味捣筛蜜丸如梧子,每服一丸。

《古今录验》黄疸疟疾证治 ① 黄胆散治酒疸：芫花、椒目各等分,上二味捣筛为散,每服一钱匕。② 豉心丸治疟疾：香豉五合,常山二两,大黄三分,附子二分,上四味捣筛蜜丸如大豆,每服三十丸。③ 乌梅丸治疟疾：人参一两,乌梅肉、常山、鳖甲、香豉、蜀漆、肉苁蓉、桂心、知母、桃仁各二两,上十味捣筛蜜丸如桐子,酒服三十丸。④ 朱砂丸治一切疟大有验：朱砂一两,蜀常山三两,上二味捣筛蜜丸如梧子大,清酒服三丸,日三。⑤ 常山汤治瘴疟：常山三两,捣碎,虚弱者二两,蒜七瓣去皮中切,酒升半渍一宿旦去滓,暖服尽。

《古今录验》痢疾证治 ① 治热水谷下痢：黄连、阿胶各二两,栀子二十枚,上三味水煮分三服。又方：黄连、当归、炙甘草各二两,酸石榴皮三两,上四味水煮分三服。② 白头翁汤治寒急下及滞下：白头翁、干姜各二两,石榴皮、炙甘草、当归各一两,黄连、秦皮各一两半,上七味水煮分四服。③ 龙骨汤治白滞下昼夜无复数：龙骨、牡蛎各三两,乌梅肉、熟艾、白头翁、干姜各一两,女萎、黄连、当归各二两,炙甘草六两,上十味水煮分四服。④ 治重下赤白绞痛：石钟乳一两,黄连、防风、附子、黄柏、蜀椒、当归、干姜各二两,上八味水煮分三服。⑤ 犀角煎治热毒下血及豆汁：犀角屑、人参、当归各三两,黄连四两,蜜一合,上五味水煮分三服。⑥ 治血痢及脓血：黄连三两,清水三升渍一宿,旦煎取一升半分为二服。⑦ 治下痢鲜血方：干地黄、犀角屑、地榆各二两,上三味捣筛蜜丸如弹子大,每服一丸。⑧ 地肤散治下血痢：地肤子五两,地榆根、黄芩各二两,上三味捣筛为散,水服方寸匕,日三。⑨ 治纯痢血如鹅鸭肝并协蛊毒：茜根、升麻、犀角、桔梗、黄柏、黄芩各三两,地榆、荷根各四两,上八味酒三升渍一伏时,日服一升。⑩ 治五痔蒸下痢：苦参、青葙、炙甘草各三两,上三味水煮分三灌即愈。凡蒸但服生地黄汁即瘥。又方：青黛、丁香、黄连各等分,上三味捣筛为丸,

口中有疮含之；若下部有疮以绵裹纳下部，日服五六十丸，含之令下瘥。又方：丁香、麝香、石黛、石盐、山榆仁、小柏皮、桂心、干姜、青矾石、头发灰，上十味捣筛为散着疮上，干者和腊月猪膏暖着。⑪治痔湿㿗：青葙、雄黄、石硫黄、芫荑、雷丸各二两，苦参、野狼牙各三两，藜芦一两，上八味捣筛为散，取如杏仁大，纳下部中。⑫治痔湿㿗神效方：黄连三两，零陵香一两半，犀角屑一分，丁香三十枚，麝香、牛黄各一大豆，上六味水煮分三服。⑬治三十年寒下及霍乱，诸药所不能疗并肠滑，若蛊疰所中：蓼子、艾屑各一升，龙胆、续断、白术各三两，蜀椒、附子、桂心、苦参、干姜、炙甘草、鼠尾草各二两，上十二味捣筛蜜丸如梧子，三岁儿服二丸，五岁儿服三丸，大人服五丸。

2.《古今录验》内科疾病证治贡献

《古今录验》心痛寒疝证治 ①黄连汤治心痛：黄连八两，水煎分日三。②桂心汤治心痛懊恼悁闷，筑筑引两乳，又或如刺困极：桂心半两，当归、吴茱萸各二两，芍药三两，生姜半斤，上五味以煎分四服。③犀角丸治久心痛，腹痛积年，定不过一时间还发，发甚则数日不能食，又便出干血，穷天下方不瘥：犀角屑、麝香、桔梗、莽草、鬼臼、附子、芫花、桂心各二分，朱砂四分，巴豆二十枚，赤足蜈蚣二枚，贝齿五枚，甘草六分，上十三味捣筛，蜜丸如梧子，饮服一丸，渐加至三丸。④川芎汤治卒寒腹中拘急痛：川芎、当归、桂心、芍药、炙甘草各一两，黄芩、干姜各半两，杏仁三十枚，上八味水煎分再服。⑤通命丸治心腹积聚，寒中绞痛，又心迫满，胁下胀痛：大黄、远志、黄芩、麻黄、炙甘草各四两，芒硝三两，杏仁六十枚，豉二合，巴豆五十枚，上九味捣筛蜜丸如梧子大，先食饮服三丸，日三。⑥消化丸又名芫花丸，治腹胀心满肠胃结，食不消化，呕逆头痛，手足烦疼，此方出太医院，药常用：芫花一两，大黄、葶苈子、甘遂、黄芩各二两，巴豆四十枚，硝石一两，上七味捣筛蜜丸如梧子，先食服三丸，日再服。⑦楚王瓜子丸治心腹寒疝，胸胁支满，食饮不化，寒中腹痛及呕痢风痓，颈项强急，不得俯仰：桂心、蜀椒各五分，吴茱萸三两，白薇一分，干姜四分，乌头二分，上九味捣末蜜丸如梧子，先食服一丸，日三。⑧牡丹丸治心痛寒疝：牡丹、桂心各二两，乌头二枚，上三味捣末蜜丸如大豆，未食服三丸，日二。⑨七疝丸治诸寒疝脐旁痛，上支胸中满，少气：蜀椒五分，干姜、厚朴、黄芩、细辛、芍药、桂心各四分，桔梗二分，乌喙一分、柴胡、茯苓、牡丹皮各一分，上十二味捣筛蜜丸如梧子大，酒服七丸，日三。⑩乌头续命丸治久寒三十岁心腹疝，瘕瘕积聚，邪气往来，厥逆抢心痛，久痹羸瘦少气，妇人产乳余疾，胸胁支满不嗜食，手足痟烦，月水不通，时时便血：食茱萸、干姜、乌头、蜀椒、桂心各十分，芍药、细辛、前胡、川芎、人参、干地黄各五分，紫菀、黄芩、白术、白薇各三分，上十五味，捣筛，蜜和为丸如梧子大。先食服三丸，日三，不知，稍加至七丸。⑪治胸中隐然而痛，脊膂肩痛：乌头、桂心、干姜各一分，人参、细辛、山茱萸、贝母各三分，上七味捣筛蜜丸如小豆大，酒若粥汁吞二丸。⑫薏苡仁散治胸痹偏缓急：薏苡仁五百枚，附子十枚，炙甘草三两，上三味捣筛为散，每服方寸匕，日三。⑬小草丸治胸痹心痛逆气，膈中饮不下：小草、桂心、蜀椒、细辛各三分，干姜、附子各二分，上六味捣筛蜜丸如梧子大，每次米汁宋送服三丸，日三。

《古今录验》痰饮噎膈证治 ①宣通下气丸治痰饮聚下绝不通，胸膈痰饮，食啖经日，则并吐出，食皆不消，出如初，空腹一两日，聚食还复吐之，极不便：吴茱萸、泽泻、芍药、白术、汉防己、赤茯苓、蜀大黄各二两，上七味捣筛蜜丸如梧子大，饮服二十五丸。②姜附汤治冷胸满短气，呕沫头痛，饮食不消化：附子六分，生姜十二分，上二味水煎分三服。③大五膈丸治膈中游气，上下无常处，脏有虚冷，气迫咽喉，胸满气逆，胁有邪气，食已气满，羸瘦着床骨立，往来寒热腹中不调，或下痢呕逆咳嗽；骨肉销尽服之令人能食，长肌肉，强筋骨，利五脏，好颜色补不足益气力：细辛、桂心、黄芩、食茱萸、厚朴各三分，杏仁三十枚，干姜、川椒、远志各三分，小草、芍药、附子、当归、黄连各二分，上十四味捣筛蜜丸如梧子，每服二丸，日三。④五膈丸治忧膈、气膈、食膈、寒膈、饮膈，异病同药神方：人参、附子、远志、桂心、细辛各四分，干姜、蜀椒各五分，上七味捣筛蜜丸如弹丸，着牙下咬咀咽之，若病剧者，日三夜再，并疗诸毒风注气腹中百病皆应，当得真新好药，即可中病耳，神秘妙方不传。⑤僧深五膈丸治五膈为病，阴注于内，阳结于外，阴阳错乱，膈中左右，状如结气，喉咽不利，气出不入：蜀椒一升，干姜、桂心各二两，芍药、前胡各一两半,半夏、细辛、茯苓各一两,上八物捣筛,蜜和服如弹丸一枚,喉中稍稍吞之,日再。⑥治胸痛达背,膈中烦满,结气忧愁,饮食不下:制半夏一分,炙甘草、远志各四分,干姜、桂心、细辛、椒、附子各二分,上八味捣筛蜜丸如梧子,每服五丸,日三。⑦羚羊角汤治噎气不通,不得下食:羚羊角屑二两,厚朴、吴茱萸、干姜各三两,通草、橘皮各二两,乌头十五枚,上七味水煎分三服。⑧疗噎方:芦根三斤,水煎分四服。⑨五噎丸治胸中久寒呕逆,逆气膈,饮食不下,结气不消,气噎忧噎劳噎食噎思噎,气噎者,心悸,上下不通,噫哕不彻,胸胁苦痛;忧噎者,天阴苦厥逆,心下悸动,手足逆冷;劳噎者,苦气隔,胁下支满,胸中填塞,令手足逆冷,不能自温;食噎者,食无多少,唯胸中苦塞常痛,不得喘息;思噎者,心悸动喜忘,目视䀮䀮;此皆忧恚嗔怒寒气上逆胸胁所致:干姜、蜀椒、食茱萸、人参、桂心各五分,细辛、白术、茯苓、附子各四分,橘皮六分,上十味捣筛蜜丸如梧子,酒服三丸,日再。⑩宣通下气治胸膈痰饮,食啖经日,则并吐出,食皆不消,出如初,空腹一两日,聚食还复吐之,极不便,此由痰饮聚下绝不通:吴茱萸、泽泻、芍药、白术、汉防己、赤茯苓、蜀大黄各二两,上七味捣筛蜜丸如梧子大,饮服二十五丸。

《古今录验》咳嗽肺痛证治　甄权曰:五脏六腑皆令人咳。肺居外而近,上合于皮毛,皮毛喜受邪,故肺独易为嗽也。邪客于肺,则寒热上气,喘,汗出,咳动肩背,喉鸣,甚者唾血。肺咳经久不已,传入大肠,其状咳则遗粪。肾咳者,其状引腰背,痛甚则咳涎。肾咳经久不已,传入膀胱,其状咳则遗尿。肝咳者,其状左胁痛,甚者不得转侧。肝咳经久不已,传入胆,其状咳则清苦汁出。心咳者,其状引心痛,喉中介介如鲠状,甚者喉痹咽肿。心咳经久不已,传入小肠,其状咳则失气。脾咳者,其状右胁痛,阴阴则引肩背,甚者不得动,动便咳剧。脾咳经久不已,则传入胃,其状咳即呕,甚则长虫出。久咳不已,则三焦受之,三焦咳之状,咳而腹痛,不能食饮,此皆聚于胃,关于肺,使人多涕唾,而面浮肿,气逆也。又非时有风寒冷,人触冒解脱,伤皮毛间,入腑脏为咳上气,如此也。又非时忽然暴寒伤皮肤,中与肺合,则咳嗽上气,或胸胁又痛,咳唾有血者,是其热得非时之寒暴薄之,不得渐散,伏结深喜肺痈也。因咳服温药,咳尤

剧,及壮热吐浓血,汗出恶寒是也,天有非时寒者,急看四时方也。①天门冬煎治咳嗽:天门冬六两、杏仁、椒各三升,桂心、厚朴、杜仲、苦参各三两,附子、干姜、人参各六两,乌头二枚,蜈蚣一枚,上十二味捣筛,以五斤胶饴和捣千杵。服如大枣一枚,日三。②四满丸治五嗽:一为气嗽,二为痹嗽,三为燥嗽,四为邪嗽,五为冷嗽:蜈蚣二枚,芫花根五分熬,踯躅花四分,干姜、川芎、桂心各四分,人参、细辛各二分,上八味捣筛蜜丸如大豆许,每服五丸,日三。③杏仁煎治忽暴咳失声,语不出:杏仁一升,贝母、通草各四两,紫菀、五味子各三两,桑白皮五两,蜜、砂糖、生姜汁各一升,上九味水煎分四服。杏仁煎治咳逆上气:杏仁一升,石斛、干姜各四两,桂心、炙甘草、麻黄各五两,五味子、款冬花、紫菀各三两,上九味制膏,每服如枣大一枚,日三。④通声膏:五味子、款冬花、通草各三两,人参二两,桂心、细辛、青竹皮、菖蒲、酪酥各二两,枣膏三升,杏仁、白蜜、姜汁各一升,上十三味制膏,酒服如枣二枚。⑤治气嗽并下焦冷结:紫菀、贝母、百部根、款冬花、五味子、半夏各五分,芫花根皮、干姜、橘皮、杏仁、苏子各四分,射干、钟乳各十分,白石英八分,上十四味捣筛,蜜丸如梧桐子,酒服十丸,日再。又方:干地黄、桂心、山茱萸、五味子各三两,苁蓉、丹参、泽泻、炙甘草、钟乳各二两,茯苓四两,上十味捣筛蜜丸如梧子大,酒服十五丸,渐增至三十丸。又酒方:丹参、干地黄各五两,川芎、石斛、牛膝、黄芪、白术、苁蓉各四两,防风、独活、附子、秦艽、桂心、干姜各三分,钟乳六分,上十五味酒三斗浸七日,初服二合,日再,稍稍加之。又丸方:干地黄四两,防风、苁蓉、泽泻各三两,山茱萸、丹参、五味子、茯神各二两,桂心一两半,上九味捣筛蜜丸如梧子,酒服二十丸,日再,稍加至三十丸。⑥书墨丸疗呷咳大神验,万年县令席君懿送:书墨、甘遂、葶苈子、巴豆各二分,前胡、大黄各五分,上六味捣筛蜜丸如梧子,白蜜粥清饮服三丸。治呷咳烟法:钟乳、白石英、人参、丹参、雄黄各七分,水银二分研,乌羊肾脂一具,净纸十张,上八味捣筛为末,以水银投药裹细研,使入诸药羊脂熬,取置纸中,令均平,使浓一分,散药令周遍,剪纸一张作三分,瘦弱妇人,五日用半寸熏。⑦百部汤治咳,昼夜不得眠,两眼突出:百部半两、生姜半斤,细辛、贝母、紫菀各三两,炙甘草

桂心、白术、五味子各二两,麻黄六两,杏仁四两,上十一味水煎分三服。⑧ 吸散治咳方:细辛、紫菀、天雄、石膏、款冬花、钟乳各二分,上六味捣筛作散,如大豆七聚,以小竹筒吸服,日二。⑨ 人参汤治肺客热并肝心家气:桂心、炙甘草各三两,人参、干姜、防风各二两,白术一两半,上六味水煮分三服。⑩ 治肺痈方:薏苡仁一升,醇苦酒三升,上二味水煮顿服。⑪ 泻肺汤治肺中脓咳唾血,气急不安卧:川芎、麻黄、细辛、蜀椒、当归各一两,上五味水煎分三服。⑫ 羊肺汤治咳昼夜无闲,息气欲绝,肺伤唾血:钟乳、白石英、半夏各五两,牡蛎、桂心、生姜各六两,射干、桃仁、贝母、橘皮、百部根、五味子各三两,款冬花、炙甘草、厚朴各二两,羊肺一具,上十六味水煎分四服。⑬ 治咳嗽上气,时时呕白唾沫数十岁者:吴茱萸、五味子、大黄、桂心、炙甘草、细辛、人参、紫菀、款冬花各一两,大戟、竹茹各三分,上十一味水煎分三服。⑭ 苇茎汤治肺痈:锉苇一升,薏苡仁半升,桃仁五十枚,瓜瓣半升,上四味水煮分再服。⑮ 桔梗汤肺痈经时不瘥:桔梗三升,白术、地黄、炙甘草、败酱、薏苡仁各二两,当归一两,桑白皮一升,上八味水酒煮分六服。⑯ 生地黄汁汤治肺痈:生地黄汁一升,当归、炙甘草、白石英、人参各一两,附子二分,白小豆三十颗,白鸡一头,上八味水煮分六服。

《古今录验》肺萎上气证治 ① 游气汤治厥逆脏气有余,寒气虚劳,忧气惊气,其人善悸,胸中或寒,上下无常,多悲伤,流四肢,脐四边,常有核,游肿,大便不利:厚朴、茯苓各四两,人参、炙甘草、牡蛎各二两,桂心、半夏各一两,栀子四枚,生姜八两,黄芩三两,上十味水煎分服七合,日三夜再。② 咳逆上气丸:干姜四两,桂枝、款冬花各一两,附子四枚,五味子二两,巴豆六十枚,上六味捣筛蜜丸如麻子,以一丸着牙上咀,日三。③ 小胡椒丸治寒冷咳逆,胸中有冷,咽中如有物状,吐之不出:胡椒五分,干姜六分,款冬花三分,上三味捣筛蜜丸如梧子大,米饮服三丸,日再。④ 四味石钟乳散治寒冷咳嗽,上气胸满,唾腥脓血:钟乳、白礜石、款冬花、桂心各一分,上四味捣筛,以筒吸之如大豆许一匕聚,日三。⑤ 温中汤治上气:炙甘草三两,桂心四两,生姜一斤,上三味水煎分五服。⑥ 昆布丸治胸满上气:大黄、硝石、海藻、水银各一两,昆布三两,苦瓠瓣四十枚,葶苈半升,通草二

分,桃仁五十枚,上九味捣筛蜜丸如梧子许,每服三丸,日再。⑦ 鲤鱼汤治上气:杏仁、贝母、桂心各三两,橘皮、人参、炙甘草、厚朴、麻黄、茯苓、胡麻、白前各二两,鲤鱼五斤,生姜六两,半夏五两,上十四味以煮分四服。鲤鱼汤治咳逆上气喉中不利:生鲤鱼一尾,熟艾二升,款冬花、白蜜各一升,紫菀、牡蛎各四两,杏仁二十枚,豆豉半升,细辛三两,饴糖八两,射干、菖蒲各二两,上十二味纳鱼腹置铜器中,蒸饭药成,每服一升,日三夜一。⑧ 二物散治上气:麻黄一斤,杏仁一百枚,上二味捣筛为散,上气发时服方寸匕。⑨ 胡椒丸治咳上气,胸满,时复呕沫:胡椒、荜茇、干姜各三两,白术二两,桂心、高良姜、人参、款冬花、紫菀、炙甘草各二两,上十味捣筛蜜丸如梧子,一服五丸,日二服。⑩ 投杯汤治久咳嗽上气,胸中寒冷,不得息食,卧不安席,每牵绳而起,咽中如水鸡声:款冬花四十颗,细辛一两,紫菀三两,炙甘草、桂心、麻黄、干姜各二两,五味子半升,杏仁四十枚,半夏半升,上十味煮分再服。⑪ 投杯汤治积病后暴上气困笃:石膏、生姜各四两,麻黄、五味子各三两,人参、桂心、半夏、杏仁、炙甘草各二两,大枣二十枚,上十味水煮分四服。⑫ 覆杯汤治上气,呼吸牵绳,肩息欲死:麻黄四两,炙甘草、干姜、桂心、贝母各二两,上五味水煮分再服愈。有人先有风患,兼有石热,取冷当风,饮酒房室体虚,末春因天行病,至夏中瘥,尚虚,有风热未除,兼药石势过,伤于胃气,因腹胀坚如石,气息不利,因自下,后变四肢肿,游走无定,小便不通,积服利药,忽吐逆不下食,变哕至掣动百脉,状如嗽欷,积日乃变上气,服此方加杏仁二两,与两剂,上气得止。⑬ 苏子汤治上气兼咳:苏子一升,五味子五合,麻黄、细辛、紫菀、黄芩、炙甘草各二两,人参、桂心、当归各一两,半夏三两,生姜五两,上十二味水煮分二服。上气病亦特单煮苏子及生苏叶,冬天煮干枝茎叶亦佳。⑭ 小紫菀丸治上气,夜咳逆,多唾浊:干姜、甘皮、细辛、款冬花各三分,紫菀三分,附子二枚,上六味捣筛蜜丸如梧子,每服三丸,日再。⑮ 麦门冬丸治气逆上气:麦门冬十分,干姜、昆布、海藻洗各六分,细辛、海蛤、蜀椒、桂心各四分,上八味捣筛蜜丸如梧子,每服十丸,日三。有人患风虚得冷,辄胸中上气,喉中常如吹管声,咳嗽唾清沫,将此丸服,得瘥。若散,服方寸匕,日三。⑯ 半夏汤治上气,五脏闭

塞,不得饮食,胸中胁下支胀,乍去乍来,虚气结于心中,伏气住胃管,唇干口燥,肢体动摇,手足疼冷,梦寐若见人怖惧,此五脏虚乏诸劳气不足所致,并疗妇人:当归、防风、黄芪各二两,柴胡半斤,黄芩、细辛、麻黄、人参各一两,杏仁五十粒,桂心三两,半夏一升,大枣二十枚,生姜五两,上十三味水煮分五服。⑰ 茯苓杏仁煎治气满胸急:茯苓、杏仁、芍药各四两,橘皮、白前、五味子、炙甘草各三两,苏子一升,生姜汁五合,蜜六合,竹沥二升,上十一味水煮分四服。又方:甘遂、泽漆叶、泽泻、橘皮各三两,茯苓、杏仁、黄芩、朴硝各四两,郁李仁五两,上九味水煮分三服。又方:桑根白皮、赤小豆、茅根各二升,郁李仁一升,橘皮、苏叶各三两,上六味水煮三升分服。又方:桑白皮、茯苓、黄芩各四两,橘皮、甘遂、杏仁、泽泻各三两,赤小豆一升,上八味水煮分三服。又方:羊肾一具,桑根白皮、李根白皮、茯苓、生姜各四两,橘皮、黄芪、玄参各三两,上八味水煮分三服。又方:猪肾一具,桑根白皮五两,茯苓四两,泽漆叶三两,防己三两,泽泻三两,橘皮三两,大豆三升,甘遂三两,郁李仁一升,上十味水煮分三服。又方:大枣三十枚,乌梅三十枚,上二味水煮纳蜜和调,不得过甜,不得过酢,稍稍含咽之。

《古今录验》消渴积聚证治　甄权曰:消渴有三。渴而饮水多小便数,无脂似麸片甜者,皆是消渴病也;吃食多不甚渴,小便少,似有油而数者,此是消中病也;渴饮水不能多但腿肿脚先瘦小,阴痿弱,数小便者,此是肾消病也。特忌房劳,若消渴者倍黄连,消中者倍瓜蒌,肾消者加芒硝六分,服前件铅丹丸,得小便咸苦如常,后恐虚惫者,并宜服此花苁蓉丸。① 花苁蓉丸:花苁蓉八分,泽泻、五味子、紫巴戟天、地骨皮各四分,磁石六分,人参、赤石脂各六分,韭子、龙骨、炙甘草、牡丹皮各五分,干地黄十分,禹余粮三分,桑螵蛸三十枚,瓜蒌四分,上十六味捣筛蜜丸如梧子,空腹下二十丸,日再服。② 服前丸渴多者,不问食前后,服煮散方:桑根白皮、薏苡仁、五味子各六分,通草、紫苏茎叶各四分,覆盆子、枸杞子各八分,干地黄九分,茯苓、菝葜各十二分,黄芪二分,上十一味捣筛为散分五帖,每帖用水一升八合煎取七合温服。殷仲堪云:扁鹊曾青丸疗久癖积聚,留饮宿食,天行伤寒,咳逆消渴,随病所在,久病羸瘦,老小宜服

药。③ 曾青丸治久寒积聚,留饮宿食,久服令人延年益寿:曾青、朴硝、巴豆各二分,寒水石、茯苓、大黄、附子各三分,上七味捣筛蜜丸如和大豆,大人每服二丸,小儿五岁以下每服麻子大一丸。④ 艾煎丸治卒食不消欲成癥积:白艾一束,薏苡根一把,上二味煮汁如饴,每服半升,使刺吐去宿食神验。⑤ 匈奴露宿丸治心腹积聚膈上下有宿食留饮神方:炙甘草三分,大黄、甘遂、芫花、大戟、葶苈子各二分,苦参、硝石各一分,巴豆半分,上九味捣筛蜜丸如小豆,每服三丸。⑥ 气瘕丸治寒气瘕积,聚结不通,绕脐切痛,腹中胀满,胸逼满,风入脏,忧恚所积,用力不节筋脉伤,羸瘦,不能食饮,此药令人强嗜食益气力:乌头、炙甘草、葶苈子、大黄、川芎、芍药、甘皮各二分,上七味捣筛蜜丸如梧子,每服三丸,日再。⑦ 小乌头丸治久寒积聚心腹,绕脐切痛,食饮不下:乌头、炙甘草各三两,细辛、半夏、附子各二两,茱萸半两,上七味捣筛蜜丸如梧子大,每服五丸,日再。⑧ 五通丸长肌肤补不足治积聚留饮宿食,寒热烦结:椒目、附子、厚朴、半夏各一两,杏仁、葶苈各三两,上八味捣熟筛蜜丸如梧子,每服二丸。⑨ 治暴得癥方:取葫蕒根一小束净洗沥水细切,醇酒浸之取淹根三宿,每服五合至一升,日三。此方无毒,已愈十六人,神验。

《古今录验》骨蒸疰病证治　① 解五蒸汤治骨蒸:茯苓、葛根、干地黄各三两,人参、知母、黄芩各二两,竹叶二把,炙甘草一两,石膏五两,粳米一合,上十味水煮分三服。② 五蒸丸:乌梅、鸡骨、紫菀、芍药、大黄、黄芩、细辛各五分,知母四分,矾石、瓜蒌各一分,桂心二分,上十一味捣末蜜丸如梧子,饮服十丸,日二。③ 除热三黄丸治骨热身多疮癣瘰疬痈肿:大黄、黄芩、黄连、当归、茯苓、桂心、干姜、芍药各二分,栀子一十四枚,柴胡三分,上十味捣筛蜜丸如小豆,每服三丸,可增至十九。④ 又方:大黄、黄连、黄芩各一两,芒硝二两,上四味捣筛蜜丸,一服五丸,渐加。⑤ 麻黄散治盗汗:麻黄根三分,故扇烧屑一分,上二味捣筛魏三,乳汁送服三分,日三。以干姜三分,粉三分捣合,以粉粉之,大善。⑥ 附着散治飞尸恶脉,发时急,头痛不在一处,针灸则移,发时一日半日乃微瘥,须臾复发,皆疗之方:细辛、天雄、莽草各一分,桂心三分,附子四分,雄黄二分,乌头四分,干姜四分,真珠二分,上九味捣筛为散,好酒每服五分匕。⑦ 八毒赤

丸治五尸癥积及恶心痛蛊疰鬼气,无所不疗,即是李子豫赤丸:雄黄、真珠、礜石、牡丹皮、巴豆、附子、藜芦各一两,蜈蚣一枚,上八味捣筛蜜丸如小豆,每日服二丸。⑧ 五尸丸治诸尸疰:芍药、桂心各八分,吴茱萸一合,丹砂、川芎、乌头、干姜各四分,蜀椒一两,栀子仁五分,巴豆四十枚,上十味捣筛蜜丸如大豆,一服三丸,日三。⑨ 五疰丸一名神仙丸又一名千金丸又名转疰丸又名司命丸又名杀鬼丸,治万病邪鬼疰忤,心痛上气,厌梦蛊毒,伤寒时疾疫疠:丹砂、礜石、雄黄、巴豆、藜芦、附子各二分,蜈蚣一枚,上七味捣筛蜜丸如小豆,每服一丸。带一丸辟恶。⑩ 五野丸治五疰,尸疰、哭疰、冷疰、寒疰、热疰在身体,寒热短气,两胁下痛,引背腰脊,吸吸少气不能行,饮食少,面目萎黄,小便难,项强不得俯仰,腹坚癖,脐左右上胀雷鸣,手足烦疼,目不明,喜忘,久风湿痹,腰脊不随,喜梦寤,百病皆疗之方:牛黄、麝香、蜀椒、雄黄、大黄、当归、蜀乌头、蜀天雄、硝石各一分,人参、桂心、朱砂、细辛、干姜、鬼臼各二分,石蜥蜴一枚,巴豆五十枚,上十七味捣筛蜜丸如梧子,每服三丸,日再。⑪ 神秘丸治鬼疰邪忤,飞尸疰击,犬马啮,蜂蛇毒螫,尽皆消除:大黄四两,硝石三两,巴豆、雄黄各二两,上四味捣筛蜜丸如小豆,每服二丸。⑫ 还命千金丸治万病心腹积聚坚结,胸胁逆满咳吐,宿食不消,中风鬼疰入腹,面目青黑不知人:雄黄、鬼臼、徐长卿、礜石、瓜丁、雌黄、干姜、丹参各四分,野葛七分,斑蝥二十枚,蜀椒四分,地胆十五枚,射罔二分,上十三味捣筛蜜丸如小豆,每服一丸,日三。若百毒所螫,牛触践,马所蹋啮,痈肿瘰疬,以一丸于掌中唾和涂痛上立愈。正月旦以椒酒率家中大小各服一丸,终岁无病,神良有验,秘不传。⑬ 黄帝护命千金丸治羸瘦历年,胸满结疹,饮食变吐,宿食不下,中风鬼疰疾瘦:野葛七寸,斑蝥二十枚,雄黄、雌黄、鬼臼、瓜丁、丹砂、礜石、沙参、莽草、椒各一两,地胆十五枚,上十二味捣筛蜜丸如梧子,每服五丸,日二。卒中恶气绝不知人服如小豆二丸,老小半之;牛马所触践痈肿若虫毒所啮,取一丸着掌中唾和涂疮中毒上,立愈;正月旦以酒率家中大小各一丸,一岁不病;若伤寒身热服一丸;若欲视病服一丸;病者共卧不恐。⑭ 犀角丸治百病,鬼疰恶风入人皮肤,淫淫液液流无常处,四肢不仁,牵引腰背,腹胀满,皆疗之方:犀角屑、桂心各

三分,羚羊角屑、牛黄、鬼臼、附子、獭肝各二分,巴豆三十枚,蜈蚣四枚,麝香、珍珠、雄黄、丹砂各四分,射罔一分,贝齿十个,上十五味捣筛蜜丸如胡豆,每服二丸,日三。

《古今录验》中风证治　① 小续命汤治卒中风欲死,身体缓急,目不停,舌强不能语,诸中风服之皆验:大附子一枚,芍药、川芎、炙甘草各一两,白术、木防己、黄芩、桂心、人参各一两,防风六分,麻黄三两,生姜五两,上十二味水煮分三服,甚良大善。可作三四剂必佳。② 青龙汤治中风发三春,脉浮短者多凶,大而长可疗:炙甘草一两,麻黄二两,桂心七寸,大枣二十枚,生姜、芍药各二两,上六味水煮分再服。③ 三阳汤治中风发三夏,脉沉紧,恶寒不汗烦:当归一两,生姜二两,炙甘草五分,麻黄五两,杏仁四十枚,石膏二两,上六味水煮分再服。④ 扶金汤治中风发三秋,脉浮大而洪长:葛根三两,独活二两,附子一两,石膏二两,上四味水煮分三服。⑤ 温脾汤治中风发三冬,脉浮大:川芎二两,石膏、炙甘草各四分,黄芩三两,杏仁十四枚,麻黄六两,蜀椒二分,防风四分,桂心五分,上九味水煮分三服。⑥ 续命汤古治中风贼风入腹,角弓反张,口噤舌不停,目视不见不能语,举身不仁,或心腹绞痛:炙甘草、黄芩各二两,防风一两半,生姜五两,人参、川芎、芍药、麻黄、木防己各一两,大附子一枚,上十味水煮分三服。⑦ 防风汤治身体四肢节解疼痛如堕脱,肿按之皮急,头眩短气,温温闷乱如欲吐:防风、桂心、知母各四两,白术、生姜各五两,芍药、炙甘草各三两,附子二枚,上八味水煮分三服。⑧ 西州续命汤治卒中风身体直,角弓反张,口噤:麻黄、干姜各三两,附子一两,防风、桂心、白术、人参、川芎、当归、炙甘草各一两,杏仁四十枚,上十一味水煮分再服。⑨ 小续命汤治中风入脏,身缓急不随,不能语:麻黄、桂心各三两,炙甘草、人参、芍药、川芎、黄芩、防风、当归、石膏各二两,白术一两,生姜五两,附子二枚,杏仁三十枚,上十四味水煮分三服。⑩ 续命汤治大痹一身不随,或半身一手一臂,口不能言,习习不知人,不觉痛痒:麻黄三两,防风、桂心各二两,石膏、黄芩、干地黄、川芎、当归、炙甘草各一两,杏仁四十枚,上十味水煮分再服。⑪ 独活汤治中风半身不随,口不能语:独活四两,生葛根半斤,芍药三两,半夏一斤,桂心五两,防风、当归、附子、炙甘草

各二两，生姜十两，上十味水煮分日服。⑫八风续命汤治半身不随，手脚拘急不得屈伸，体冷或痴或智，身强直不语，或生或死，狂言不可名状，或角弓反张，或欲得食，或不用食，或大小便不利，皆疗之方：麻黄八分，人参、桂心、当归、独活、炙甘草各三两，石膏六分，黄芩、干姜各三分，杏仁四十枚，上十味水煮分二服。⑬八风九州汤治男子妇人寒冷不自爱护，当风解衣，汗出卧冷湿地，半身不随，手足苦冷或不随，或俯仰屈伸难，周身淫淫痹，四肢不收，状如风狂，饮食损少：麻黄四两，炙甘草、干姜、附子、防风、独活各三两，石膏、茯苓、白术、川芎、柴胡、当归、人参各二两，杏仁四十枚，细辛二两，上十五味水酒渍三夜煮，分三服。⑭西州续命汤治中风痱身体不自收，口不能语，冒昧不识人，不知痛处，但拘急中外皆痛，不得转侧，悉主之方：麻黄六两，石膏四两，桂心、当归、炙甘草各二两，川芎、干姜、黄芩各一两，杏仁四十枚，上九味水煮分服。⑮续命汤治中风痱身体不能自收，口不能言，冒昧不知人，不知痛处，或拘急不得转侧（姚云与大续命同）兼疗产妇大去血及老人小儿方：炙甘草、桂心、当归、人参、石膏、干姜各二两，麻黄三两，川芎一两，杏仁四十枚，上九味水煮分服。⑯独活汤治风懿不能言，四肢不收，手足掣挛：独活四两，生姜六两，炙甘草、桂心、生葛根、芍药、瓜蒌各二两，上七味水煮分三服。⑰独活葛根汤治中柔风身体疼痛，四肢缓弱欲不随，产后中柔风亦用此方：羌活、桂心、干地黄、葛根、芍药各三两，生姜六两，麻黄、炙甘草各二两，上八味水酒煮分三服。

《古今录验》惊悸等证治　①道士陈明进茯神丸一名定志小丸治心气不定，五脏不足，甚者忧愁悲伤不乐，忽忽喜忘，朝瘥暮剧，暮瘥朝发，发则狂眩（加茯神为茯神丸，不加茯神为定志丸）：菖蒲、远志、茯苓各二分，人参三两，上四味捣筛为散，每服方寸匕，日三。蜜和丸如梧桐子服六七丸，日五。一方加茯神一两半，牛黄五铢为六味。②定志紫葳丸治五惊喜怒不安：紫葳六分，远志十五分，白龙骨七分，牛黄一两，炙甘草十分，虎头皮十二分，人参、桂心、白术各八分，防风七分，麦门冬、雷丸各五分，柴胡六分，上十三味捣筛蜜丸如梧桐子大，每服十丸，日三。③五邪汤治邪气啼泣，或歌或哭：禹余粮、防风、桂心、芍药、远志、独活、炙

甘草、人参、石膏、牡蛎、秦艽各一两，白术、防己、菖蒲、雄黄、茯神、蛇蜕皮各一两，上十七味捣筛水煮三方寸匕，分四服。④茯神汤治五邪气入人体中，见鬼妄语，有所见闻，心悸动摇，恍惚不定：茯神二两，人参、茯苓各三两，赤小豆四十枚，菖蒲三两，上五味水煮分三服。⑤茯神汤安神定志治风经五脏虚惊悸：龙骨、白术、酸枣仁各一两，干姜、细辛各一两半，茯神三两，人参、远志、炙甘草、桂心、独活、防风各二两，上十二味水煮分三服。⑥大竹沥汤治大虚风气入腹拘急，心痛烦冤，恍惚迷惑不知人，或惊悸时怖，涩涩恶寒，时失精明，历节疼痛，或缓或不摄；产妇体虚，受风恶寒，惨惨愦愦，闷心欲绝；风痓口禁，目视如故，耳亦闻人语，心亦解人语，剧者背强反折，百脉掣动：秦艽、防风、茯苓、人参各二两，茵芋、乌头、黄芩、干姜、当归、细辛、白术各一两，天雄一枚，炙甘草三两，防己二两，上十四味竹沥与水各半煮，分服。⑦六生散治风癫：菖蒲、荫翟、防风、茵芋、商陆根、蜀附子各二两，上六味捣筛为散，酒服钱五匕，日再。⑧侯氏黑散治风癫：菊花四十分，防风、白术各十分，茯苓、细辛、牡蛎、钟乳、礜石、人参、干姜、桂心、川芎、当归、矾石各三分，黄芩五分，上十五味捣筛为散，酒服方寸匕，日三。⑨莨菪子散治五癫，反侧羊鸣，目翻吐沫，不知痛处：猪卵一具，莨菪子三升，牛黄八分，鲤鱼胆五分，桂心十分，上五味清酒一升渍莨菪子暴干，捣合诸药下筛为散，酒服五分匕，日再。⑩铁精散治五癫：铁精一合，川芎、防风各一两，蛇床子五合，上四味捣筛为散，酒服一钱匕，日三。⑪雄黄丸治五癫：牛癫则牛鸣，马癫则马鸣，狗癫则狗吠，羊癫则羊鸣，鸡癫则鸡鸣，五癫病者腑脏相引，盈气起寒厥不识人，气争瘕疭吐沫，久而得苏：铅丹二两，真珠、雄黄、水银、雌黄各一两，丹砂半两，上六味捣筛蜜丸如胡豆大，每服三丸，日再。

《古今录验》虚劳证治　①黄芪汤治虚损失精：黄芪、当归、炙甘草各二两，桂心六两，苁蓉、石斛各三两，干枣百三十枚，白蜜二升，上八味水煮分四服。②棘刺丸治男子百病，小便过多，失精：棘刺二两，麦门冬、草薢、厚朴、菟丝子、柏子仁、苁蓉、桂心、石斛、小草、细辛、杜仲、牛膝、防葵、干地黄各一两，石龙芮、巴戟天各二两，乌头半两，上十八味捣筛杂鸡子黄各半蜜丸如梧子，每服十丸，日

三。③ 石斛散治男子梦泄精：石斛七分，桑螵蛸、紫菀各二分，干漆、五味子、干地黄、钟乳、远志、附子各二分，上九味捣筛为散，酒服方寸匕，日三服。④ 调中汤补益气力治虚劳：麦门冬、茯苓、炙甘草、桂心、当归、芍药各半两，干枣一两，上七味水煮分三服。⑤ 通命丸治虚劳百病七伤六极，少气羸弱，不能饮食：茯苓、炙甘草、杏仁、干姜、大黄、人参、天冬、芍药、当归、干姜各六分，牛膝、干地黄各七分，黄芩、苁蓉、紫菀各五分，阿胶、吴茱萸、蜀椒、石斛各三分，防风、白术、干漆各四分，上二十二味捣筛枣膏蜜丸，每服七丸，日三。⑥ 治体虚少气，羸瘦不堪，荣卫不足，善惊，胸膈痰冷，而客热欲冷水饮食则心腹弦满，脾胃气少不能消食，或时衄血方：黄芪、炙甘草、芍药、茯苓、当归、黄芩、桂心各二两，人参三两，附子、蜀椒各一两，大枣十四枚，生姜六两，上十二味水煮分五服。⑦ 八公散治男子虚羸七伤：麦门冬、石韦、五味子、茯苓、菟丝子、干地黄、桂心各等分，上七味捣筛为散，每服方寸匕，日三。⑧ 泻肾汤治肾气不足：芒硝、矾石各二两，大豆一升，上三味水煮分再服。⑨ 肾气丸治丈夫腰脚疼，肾气不足阳气衰，风痹虚损诸不足，腰背痛耳鸣，小便余沥，风虚劳冷：羊肾二具，细辛、桂心、人参、泽泻、牡丹皮、泽泻、干姜、山茱萸、附子、山药各二两，石斛、苁蓉、地黄各四两，麦冬三两，狗脊一两，茯苓五两，干枣一百枚，上十八味捣筛蜜丸如梧子大，酒服二十丸，日再服。⑩ 黄芪汤治虚劳里急少腹痛，气引胸胁痛或心痛短气：芍药、饴糖各六两，黄芪四两，炙甘草、桂心各二两，干姜、当归各四两，大枣十二枚，上八味水煮分三服。⑪ 建中黄芪汤治虚劳短气，少腹急痛，五脏不足：黄芪、炙甘草、桂心各三两，生姜一斤，饴糖半斤，大枣十二枚，上六味水煮分三服。⑫ 治男子患腰肾疼痛，髀膝有风冷，耳鸣，食饮无味并有冷气：干地黄四两，茯苓、泽泻、山茱萸、五味子各三两，白术、苁蓉、桂心、石斛、巴戟天、防风、人参、磁石各二两，上十三味捣筛蜜丸如梧子，酒下二十丸至三十丸，日再。⑬ 干地黄丸治新饮水未散而交接令人偏枯，身偏不足：干地黄五分，干漆四分，萆薢三分，附子、防风各二分，椒、乌头各一分，上七味捣筛蜜丸如梧子，每酒服三丸，日三。⑭ 枸杞汤治虚劳少气，骨节中微热诸疼痛：枸杞叶十斤，干姜二两，桂心一两，炙甘草五两，大麻子仁二升，上五

味水煮分三服。⑮ 大竹叶汤治虚劳客热百病之后，虚劳烦扰不得眠卧，骨间劳热，面目青黄，口干烦躁，偃懂不自安，短气乏少，食不得味，纵食不生肌肤，胸中痰热，烦满愦闷：炙甘草、黄芪、人参、知母、前胡、芍药、当归各二两，半夏、龙骨、桂心各三两，黄芩一两，生姜四两，竹叶、粳米各一升，麦冬六合，小麦五合，大枣二十枚，上十八味水煮分五服。⑯ 彭祖丸无所不疗，延年益寿，通腑脏，安神魂，宁心意，固荣卫，开益智慧，寒暑风湿气不能伤；又疗劳虚风冷百病：钟乳、石斛、巴戟天、续断、天门冬、杜仲各三两，天雄一两，菟丝子、五味子各五两，干地黄、桂心各四两，泽泻、山药、人参、远志、山茱萸、菖蒲、茯苓各二两，肉苁蓉六两，柏子仁、蛇床子、覆盆子各五合，上二十二味捣筛蜜丸如梧子，每服八丸，日再。本方与天门冬散方同，但以覆盆子代菊花。⑰ 术桂散治汗出不止：麻黄、桂心各五分，白术、附子、菖蒲各三分，上五味捣末，酒服方寸匕，日三。⑱ 雷丸散止汗热：雷丸、桂心、牡蛎各五分，上三味捣筛粉身，日三。

《古今录验》风疹白驳证治 ① 治三十年岁瘾疹耳目皆合春秋辄发：于南屋东头第一梁壁外细灰浓布地，大小足容两脚，蹑灰上讫，使病患径去勿反顾灸脚十趾，间灸灰上，随病患年为壮数，车瑗道方已试神良。② 元侍郎《希声集》治卒风疹秘验方：锻石随多少和醋浆水涂疹上，随手即减。③ 女葳膏治身体疬疡癜驳：女葳、白芷各一分，附子一枚，鸡舌香、青木香各二分，麝香方寸匕，上六味以腊月猪膏制膏外敷。④ 三淋蒴翟淋灰取汁熏之。洗疬疡讫，醋研木防己涂之即愈，神验。⑤ 蜀水花膏治疬疡：蜀水花、白附子、麝香、白蔹、商陆、鹰屎白各二两，上六味制膏外敷。⑥ 商陆散治白癜风：生商陆根一升，白蔹、天雄、黄芩各三两，干姜四两，附子一枚，踯躅花一升，上七味捣筛为散，酒服五分匕，日三。⑦ 附子膏治白癜风：附子、天雄、乌头各三两，防风各二两，上四味捣筛为散，又以猪膏制膏，先服散，再外敷。⑧ 萝摩草煮汤外拭。⑨ 又方：荷叶裹鲊合叶相和。更裹令大臭烂。先拭令热。敷之即瘥。二公主方。⑩ 生菖蒲酒治举体苦白驳经年不瘥，此风虚：陆地菖蒲一石别煮，天门冬一斤，麻子仁、大蓼子各一升，天雄、茵芋、干漆、干地黄、远志各三两，露蜂房五两，苦参一斤，黄芪半斤，独活、石斛各五两，柏子仁二

升,蛇皮一尺,上十六味以水二斛五斗煮菖蒲根取八斗,七月七日酿酒一斛五斗米许,冬月酒成,分服。

《古今录验》风痹证治　① 淮南八公石斛万病散治五劳七伤,大风缓急湿痹不仁,甚则偏枯,筋缩拘挛,胸胁支满,引身强直,或颈项腰背疼痛,四肢酸烦,阴萎,临事不起,痒湿,卧便盗汗,心腹满急,小便茎中疼痛,往来寒热,羸瘦短气,肌肉损减,或无子,此皆极劳伤气血,心神不足所致:石斛、牛膝、续断、远志、苁蓉、茯苓、杜仲、桂枝、干姜、蜀椒、细辛、附子、天雄、防风、地黄、白术、萆薢、云母粉、菊花、菖蒲各二分,蛇床子三分,菟丝子三两,上二十二味。随病倍其分。捣筛为散。先食以酒服方寸匕。日三。② 淮南王枕中丸治五劳六极七伤,胃气不和发于五脏虚劳,小便或难或数,令人多思,脾气不和:川芎、附子、桂心、甘草二两炙、黄芩、芍药、干姜、蜀椒、当归各二两,杏仁四两,白术五两,大黄一两,上十二味捣筛蜜丸如梧子,酒服五丸,日三。③ 薯蓣丸治丈夫五劳七伤,头痛目眩,手足逆冷,或烦热有时,或冷痹骨疼,腰髋不随,食虽多不长肌肉,或少食而胀满,体涩无光泽,阳气衰绝,阴气不行。此药能补十二经脉,起发阴阳,通内制外,安魂定魄,开三焦,破积聚,厚肠胃,消五脏邪气,除心内伏热,强筋炼骨,轻身明目,除风去冷,无所不聊,补益处广,常须服饵为佳。七十老人服之尚有非常力,况少者乎。谨具方如下:山药、牛膝、菟丝子、杜仲、赤石腊、泽泻、石膏、山茱萸、茯苓、巴戟、石膏、白马茎经各二两,远志、柏子仁各一两,五味子一两半,苁蓉四两,上十六味捣筛蜜丸如梧子,酒服二十九至三十丸,日再。④ 五石黄芪丸补益下元治五劳七伤诸虚:黄芪、紫石英、赤石脂、石硫黄、石斛、白石脂、白矾石、乌头、炼钟乳、川芎、防风、当归、人参、肉苁蓉、附子、地黄、白术各二两,桂心、干姜各四两,细辛、茯苓、芍药、炙甘草各三两,枣一百枚,上二十四味草石各别捣筛,枣蜜和丸如梧子,空腹酒下十丸,日三,渐加至三十丸。⑤ 大薯蓣丸补虚益气治男子五劳七伤,晨夜气喘急,内冷身重,骨节烦疼,腰背强痛引腹内,羸瘦不得饮食,妇人绝孕疝瘕诸病,服此药令人肥白:山药、黄芪、炙甘草各五分,大黄六分,前胡、杏仁、干漆各三分,茯苓、人参、桔梗、白术、防风各二分,五味子、阿胶、干姜、石膏、

桂心、五味子、芍药各四分,当归十分,泽泻、黄芩、麦冬各八分,枣一百枚,上二十四味捣筛蜜丸如梧桐子,空腹酒下三十丸,日再。⑥ 寄生汤治腰痛:桑寄生、独活、桂心各四两,狗脊、杜仲各五两,川芎一两,人参、炙甘草各二两,附子、芍药、石斛、牛膝、白术各三两,上十三味水煮分三服。⑦ 玄参汤治腰痛:玄参、人参、干地黄、白术、通草、当归各三两,杜仲、芍药、桑寄生、川芎各四两,桂心一两,生姜、防风、牡丹皮、独活各二两,上十五味水煮分四服。⑧ 杜仲独活汤治腰痛:独活四两,生姜六分,麻黄、地黄各二两,桂心、芍药、炙甘草、葛根各三两,上十三味水酒煮,分三服。⑨ 独活续断汤治腰痛,皆犹肾气虚弱卧冷湿地,当风所得,不时瘥久久流入脚膝,冷痹疼弱重滞,或偏枯,腰脚疼挛,脚重急痛:独活、续断、杜仲、桂心、防风、牛膝、细辛、芍药、人参、当归各二两,秦艽、川芎、干地黄、茯苓、炙甘草各三两,上十五味水煮分三服。⑩ 香豉散益精爽气治三十年风躄偏枯不能行:生地黄三十斤,香豉三升,上二味捣筛为散,酒服三方寸匕,日三。⑪ 西州续命汤治中风入藏及四肢拘急不随,缓急风:麻黄、生姜、郁李仁各三两,石膏二两,川芎、黄芩、炙甘草、芍药、桂心、当归、防风各一两,杏仁四十枚,上十二味水煮分四服。⑫ 六生散治急风痹身躯拘痛:生菖蒲、生地黄、枸杞根、生商陆根各一斤,生乌头半斤,生姜二斤,上六味淳酒渍一宿,曝令燥,捣筛,清酒一升,服一钱匕,日再服之。⑬ 附子汤治风湿相搏骨节烦疼,不得屈伸,近之则痛,自汗出短气,小便不得利,恶风不欲去衣,或一身流肿:桂心、白术、甘草各三两,附子二枚,上四味水煮分三服。骠骑使吴疼痛生姜又疗风湿体疼,恶风微肿。⑭ 天门冬汤治风湿体痛,恶风微肿:天门冬三两,葛根四两,生姜三两,桂心四两,麻黄三两,芍药二两,杏仁五十枚,炙甘草二两,上八味水煮分三服。⑮ 麻黄汤治头风湿,面如针刺之状,身体有肿,恶风汗出短气,不能饮食:麻黄四两,川芎、莽草、当归各一两,杏仁三十枚,上五味水煮分三服。⑯ 辨中风偏枯风痱风懿风痹,偏枯者半身偏不随,肌肉偏不用而痛,言不变,智不乱,病在分凑之间,温卧取汗,益其不足,损其有余,乃可复也。风痱者,身无痛,四肢不收,智乱不甚言,微知可疗,甚则不能言,不可治也。风懿者,奄忽不知人,咽中塞窒窒然,舌强不能言,病在脏

腑，先入阴，后入阳。治之先补于阴，后泻于阳，发其汗身转软者生，汗不出身直着七日死。风痹病不可已者，足如履冰，时如入汤，腹中股胫淫泺烦心，头痛呕眩，时时汗出，目眩悲恐，短气不乐，不出三年死。骑士息王恕母年五十，纱扇自扇，汗出中风，口不得语，身缓不收，积一月困笃，张苗为作七物独活汤，服五剂得愈。又土度良母年七十余中风，但苦口不得语，积百余日，往来饮食如故，苗又与合独活汤四剂得愈。七物独活汤治脚弱及中风湿，缓纵不遂：独活五两，葛根、桂枝、半夏各四两，干姜、炙甘草各二两，防风三两，上七味水煮分三服。

《古今录验》水肿证证治 ① 治水病方：木防己、蜀大黄各八分，人参、杏仁八分，葶苈子十分，上五味捣筛蜜丸如梧子，每服七丸，日再。② 牛黄桂枝丸治水病：牛黄六铢，桂枝十二铢，牡蛎十二铢，椒目十二铢，葶苈子半升，上五味捣筛蜜丸如梧子，饮服七丸，日再。③ 十水丸治十种水肿：肿从头起名为白水，其根在肺，肿从面起名为青水，其根在肝肿从胸起名为黄水，其根在脾，肿从腹起名为气水，乍实乍虚，其根在大肠，肿从股起名黑水，其根在肾，肿从头面起至足名为悬水，其根在胆，肿从内起，坚块，四肢肿，名为石水，其根在膀胱，肿从四肢起，腹大，名风黄水，其根在胃，肿从腹起名为里水，其根在小肠，肿从胸中气起名为赤水，其根在心；椒目、大戟、甘遂、芫花、玄参、赤小豆、桑根白皮、泽漆、巴豆、葶苈子，上十味等分，随其病始所在增其所主药，皆一分，捣筛蜜丸如梧子，每服三丸，日三；亦可散，每服半钱匕。④ 又方：大戟、葶苈子、甘遂、藁本、连翘、芫花、泽漆、桑根白皮、巴豆、赤小豆，上十味等分，捣筛蜜丸如小豆，每服一丸，日三。⑤ 大黄丸治十水：大黄、硝石、大戟、甘遂、芫花、椒目、葶苈各一分，上七味捣筛蜜丸如小豆，每服一丸，日再。⑥ 治风水肿、癥癖、酒癖：商陆根一斤，淳酒二斗渍三宿，服一升，日三服尽。⑦ 甘遂丸治风水黄胆，体大如囊，面目皆合，阴肿如斗正如霜瓜：甘遂、葶苈子各二两，杏仁五十枚，巴豆四十枚，上四味捣筛蜜丸如大豆，每服三丸，可至五丸。⑧ 麻黄汤治风水身体面目尽浮肿，腰背牵引髀股，不能食：麻黄五两，桂心四两，生姜三两，甘草二两炙，附子二枚，上五味水煮分三服。祖承郎水肿通身，众医不能疗，得此汤一

剂，一夜小便五六升，即瘥。⑨ 白前汤治水咳逆气，通身流肿，短气腹满，昼夜倚壁不得卧，喉中水鸡鸣：白前六分，紫菀、白术各二两，半夏、吴茱萸、瓜蒌各五合，生泽漆根七合，桂心三两，人参、干姜各一两，上十一味水煎分三服。⑩ 小消化水丸治水病通身微肿，腹大，食饮不消：芫花、甘遂、大黄、葶苈各一两，巴豆四十枚，上五味捣筛蜜丸如梧子，每服一丸，不知稍增。⑪ 治大水肿腹如鼓，坚如石：葶苈、椒目各一升，芒硝六两，水银十二两，上四味水煮水银三日三夜，数益水，捣药六万杵自令相和如梧子，每服一丸，日三。⑫ 泽漆根汤治水在五脏令人咳逆喘上气，腹大向向，两脚肿，目下有卧蚕，微渴，不得安卧，气奔短气，有顷乃复，水气迫肺，淅淅寒热：生鲤鱼一头重五斤，麦门冬、炙甘草、人参、茯苓各二两，泽漆根八两，上六味水煮分三服。⑬ 防己煮散治水肿上气：汉防己、泽漆叶、石韦、泽泻、白术、丹参、赤茯苓、桑白皮各三两，橘皮、通草各二两，郁李仁五两，生姜十两，上十二味捣筛为散，水煮方寸匕，日三服。⑭ 治水气身肿胀满：杏仁十分，苏子五分，白前六分，昆布八分，李根白皮五分，橘皮六分，五味子六分，大麻仁五分，茯苓八分，生姜八分，上十味捣筛蜜丸如梧子，粥清服二十丸，日再。⑮ 治水瘕病心下如数升油囊，荥荥作声，日饮三斗，不用食，但欲饮，久病则为瘕，坚有虾蟆鳖：取蓖麻成熟好者二十枚，杯中研令熟，水解得三合，清旦一顿服尽。⑯ 泽漆汤治寒热当风，饮多暴肿身如吹，脉浮数：泽漆、知母、海藻、茯苓、秦艽、木防己、猪苓、通草、木香各二两，丹参、大黄各三两，上十一味水煮分三服。⑰ 葱白膏治四肢肿如皮囊盛水，晃晃如老蚕色，阴卵坚肿如升，茎肿生疮：葱青白、菘菜子、葶苈子、蒴翟、丹参、生蛇衔各半升，青木香二两，莽草一两，蒺藜子一升，上九味以猪肪制膏敷痛。

《古今录验》淋证关格证治 ① 瞿麦散治淋证：瞿麦、石韦、滑石、车前子、葵子各四两，上五味捣筛，冷水服方寸匕，日三服。又方：生续断绞汁一升服之。② 滑石汤治淋证：滑石、石韦各一两，榆白皮、地麦草、葵子各二两，上五味水煮分四服。③ 榆皮汤治淋证：瞿麦二两，防葵、榆白皮各一两，葵子一升，滑石二两，黄芩一两，炙甘草二两，上七味水煮分二服。又方：取附肛底苔大如鸭子，以瓯半水，煎取一瓯，顿服，日三服。④ 治石淋及

诸淋方：石首鱼头石十四枚，当归等分，上二味捣筛为散，水煮顿服。⑤ 石韦散治石淋：石韦、滑石各三分，上二味捣筛为散，米汁若蜜服一刀圭，日二服。又方：取生菫叶捣绞取汁，三升为三服，石自出。⑥ 滑石散治石淋茎中疼痛沥沥，昼夜百余行，内出石及血：滑石二十分，石韦、当归、通草、地胆、钟乳各二分，车前子三分，瞿麦、蛇床子各二分，细辛、蜂房各一分，上十一味捣筛为散，葵汁麦粥服方寸匕，日三。⑦ 延命散治石淋沥沥茎中痛，昼夜百行，或血出：滑石、牛角烧灰、芒硝各二两，瞿麦三两，车前子、露蜂房、贝子、柏子仁、鱼齿、鸡矢白、苦瓠子、牛阴头毛各一两，妇人阴上毛二分，上十三味捣筛为散，葵汁服方寸匕，日三服。⑧ 滑石散治淋证小便数病，膀胱中热：滑石二两，瓜蒌三两，石韦二分，上三味捣筛为散，大麦粥清服方寸匕，日二。⑨ 石韦散治石淋、劳淋、热淋，小便不利，胞中满急痛：通草、石韦、滑石、炙甘草、当归各二两，王不留行一两，白术、瞿麦、芍药、葵子各三两，上十味捣筛为散，麦粥清服方寸匕，日三服。⑩ 治关格大小便不通：以水三升，煮盐三合使沸，以竹筒灌下部。⑪ 治大小便不通：通草四两，郁李仁三两，车前子五合，黄芩三两，朴硝四两，瞿麦三两，上六味水煮分三服。又方：取生土瓜根捣取汁，以水解之，于筒中吹纳下部，即通。⑫ 治热结小便不通利：刮滑石屑，水和涂少腹及绕阴际，干复涂之。又方：取盐填满脐中，大作艾炷，灸令热为度良。⑬ 滑石散治淋胞痛不得小便：滑石、葵子、钟乳各一两，桂心、通草、王不留行各半两，上六味捣筛为散，酒服方寸匕，日三服。⑭ 牡蛎汤治遗尿小便涩：牡蛎、鹿茸各四两，阿胶、桑螵蛸各二两，上四味水煮分再服。又方：桑耳、龙骨各三分，矾石、阿胶各二分，上四味为散，空心服方寸匕，日三服。又方：桑耳、矾石各二两，牡蛎三两，上三味捣筛为散，酒服方寸匕，日三服。⑮ 鹿茸散治尿血：鹿茸、当归、干地黄各二两，葵子、蒲黄各五合，上五味捣筛为散，酒服方寸匕，日三服。⑯ 乱发散治胞转小便不通：乱发三斤，滑石半斤，鲤鱼齿一两，上三味捣筛为散，饮服方寸匕，日三服。⑰ 治胞转不得小便：真琥珀一两，葱白十四茎，上二味水煮分三服。⑱ 治心腹胀满，大便不通：芍药、芒硝各六分，黄芩五分，大黄、杏仁各八分，上五味捣筛蜜丸如梧桐子大，每服十五丸，粥饮下，加至二

十丸，取通利为度。

《古今录验》虫畜蛊毒证治 ① 治食鲛鲕伤毒欲死方：取鲛鱼皮烧之，坏刀装取饮服，食诸鲍鱼毒亦用之；治食鱼鲙及生肉住胸膈中不化，吐不出，便成癥瘕：厚朴、大黄各二两，酒煮顿服；治食诸毒方：桑黄心破作一断着釜中令水出三寸，煮服。② 辨药有五大毒不可入口。《方经》曰：一曰钩吻，生崖；二曰鸩状黑雄鸡，生山谷；三曰除命，赤色着水悬，其子生山海；四曰海姜，状如龙，赤色生海中；五曰鸩羽，状如鹳雀，黑头赤足；遇其毒，解之则活。③ 司空三物备急散治猝死及感忤，口噤不开：巴豆、干姜、大黄各等分，捣筛为散，服如大豆许二枚。④ 赤彄丸去膏血治五蛊下利：芫花一升，巴豆一百枚，赤彄一寸，上三味捣筛蜜丸如胡豆，每服一丸；治食中有蛊毒，令人腹内坚痛，面目青黄，淋露骨立，病变无常方。炉中取铁精细研，别捣乌鸡肝和丸如梧子大，酒服三丸，日三服。⑤ 鹿角散治妖魅猫鬼，病患不肯言鬼：鹿角屑捣散水服方寸匕；巴豆十枚，豆豉半升，釜底墨方寸匕，上三味捣筛为散，清旦以酒服如簪头大；牡丹根捣末，服一钱匕，日三服至良。⑥ 治猝中蛊下血如鸡肝者，昼夜下石余血，四脏悉损，唯心未毁，或乃鼻破待死：桔梗捣末酒服方寸匕，日三。⑦ 雄黄丸治蛊毒欲死：雄黄、朱砂、藜芦、马目毒公、皂荚、莽草、巴豆各二分，上七味捣筛蜜丸如大豆许，每服三丸。⑧ 五蛊汤：犀角三两，荷根、黄连、缝草、当归各二两，羚羊皮二寸，上六味水煮分三服。⑨ 治虺蛇众蛇螫人方：捣葵根敷之。⑩ 治蝎螫人：苦李子仁嚼以封；挼蛇衔取汁敷之；木碗率取此螫处，即以木碗合之，神验；鬼针草取汁敷之；菟葵熟捣遍涂手；取菟葵子置口中熟嚼，吐着手内，与五叶草相和，摩螫处。⑪ 蛋螫人方：取屋檐下土，水和敷之立愈。⑫ 治射工中人已有疮者，取蜈蚣一枚捣末，苦酒和敷疮上。⑬ 治犬咬人，先以水洗疮，任血出勿止之，洗勿住，取血自止，以帛裹之即瘥。⑭ 治剥死马骨伤人手，毒欲攻死，服人屎汁。

3.《古今录验》外科疾病证治贡献

《古今录验》瘿瘤狐臭等证治 ① 晋州熙公奏徐公治气瘿方：问荆一两，羖羊靥五具，白蔹、椒目、炙甘草各一分，小麦曲末二两，上六味捣筛为散，羊靥一种别捣为末，相和好浆浸，捣丸如小枣

大，一服五丸；羊靥一百枚暖汤浸去脂炙，大枣二十枚去皮作丸服；羊靥一具去脂含汁，汁尽去皮，日一具，七日含便瘥。② 海藻散治瘿病：海藻十分，昆布、海蛤、通草各一两，菘萝、干姜、桂心各二两，上七味捣筛酒服一钱匕，日三。③ 小麦汤治瘿病有在咽喉初起，游气去来阴阳气相搏，遂停住喉中前不去，肿起如斛罗，诸疗不瘥：小麦三升，昆布、橘皮、附子、海藻各二两，厚朴一两、生姜、半夏各五两，白前三两，杏仁一百枚，上十味水煮分五服。④ 麝香涂方治鼠瘘：麝香、雌黄等分捣散，虾蟆背白汁和涂疮孔中；治鼠瘘着头生，小者如杏，大者如杯：斑蝥一分，牡蛎二分，海藻四分，上三味捣筛，酒服五分匕，日三。⑤ 青羊脂粉治狐臭：胡粉、铜青等分，盐汤洗两腋下及着药且淋洗，又以青羊脂和敷数日；钱汁敷方：钱二七文，以矿石磨令平，以夹腋下。

《古今录验》痔疮等证治 ① 治肠痔肛出下血如鸡肝，牝痔肛边生痤横肛中，牝痔肛边生乳，皆饱劳气所生：大黄十两，滑石七两，芒硝三两，桑白皮、杏仁各二两，枣三十枚，黄芩五两，上七味酒煮尽服。② 白蔹散治痔疮如鼠乳脓出便作血：赤小豆四分，黄芪三分，芍药、白蔹、附子、牡蛎各二分，黄芩、桂心各三分，上八味捣筛散，酒服方寸匕，日三服。③ 直殿中省散骑常侍郎甄立言黄芪丸治痔疮：黄芪、青葙子、漏芦、鳖甲、野狼牙各五分，黄柏四分，犀角屑八分，斑蝥、猬皮各四分，白矾十分，芜菁、地胆、蜈蚣各十枚，猪悬蹄甲七枚，上十四味捣筛散蜜丸如梧子大，每服二丸，日二。掘地深一尺，圆径四寸，炭火烧令赤，去火，以鱼簿着口上，取莨菪子一合纳坑中烧烟出，痔人坐上，以被拥当汗出，密室内作之，以烟尽更着一合莨菪子熏，避风如发汗法则瘥。④ 治诸痔及下血不止转虚羸者，服之无不效方：黄芪、枳实各二大两半，黄矾石一大两，上三味捣筛蜜丸，酒服二十丸，日再服。⑤ 治痔疮方：新鲜鲤鱼肠择之令净，取方板阔二尺浓二寸，当中凿孔深一寸半，圆如酱盏口大，布鱼肠于其内，以好麝香碎末渗鱼肠，取浓毡二三重，当心开孔，可板孔大小，铺择虫尽则止。⑥ 蒺藜丸治癞：蒺藜子、干地黄、鹿茸、磁石、礜石、苁蓉各十分，白蔹、巴戟天、芍药、玄参、通草、升麻、牛膝、寄生、射干、海藻各八分，铁精、桂心、续断各五分，泽泻七分，上二十味捣筛蜜丸如梧子大，饮下

十丸，日二（甄立言处出第四十一卷中）。⑦ 牡丹五等散治癞疝阴卵偏大，有气上下胀大，行走肿大：牡丹皮、防风、黄柏、桂心各一分，桃仁二分，上五味捣散酒服一刀圭。⑧ 治阴下痒湿汤洗方：甘草一尺，水煮洗之；治阴下湿痒生疮，吴茱萸一升水煮洗疮，诸疮亦治。治阴疮方：黄柏、黄连各三分，胡粉一合，上三味捣末粉上，日三，妇人绵裹枣核大纳之。

《古今录验》外伤瘀血等证治 ① 治折腕瘀血方：蒲黄一升，当归二两，上二味捣散酒服方寸匕，日三。② 续断散治金疮中筋骨：续断五两，干地黄、蛇衔、地榆、杜衡各四两，干姜、蜀椒、细辛、桂心各一两，当归、川芎、苁蓉、芍药各三两，人参、炙甘草、附子各二两，上十六味捣散酒服方寸匕，日三服。③ 牡蛎散治金疮止痛：牡蛎二分，石膏一分，上二味捣筛粉疮，痛即止。④ 生肌散治金疮：炙甘草一斤，黄柏八两，当归四两，上三味捣末，封疮上，日再。⑤ 虚竭内补方治金疮去血多：蜀椒三分，干姜二分，苁蓉、炙甘草、芍药、当归、川芎、桂心、黄芩、人参、黄芪、厚朴、吴茱萸、桑白皮各一两，上十四味捣散酒服方寸匕，日三。⑥ 治恶刺方：取未煮饼油脂面和油调，须臾着疮上；取曲末和独头蒜捣之，纳疮孔中，虫出即瘥。⑦ 治汤火烂方：取商陆根捣末粉疮上。⑧ 治漆疮方：黄栌木一斤，盐一合，上二味水煮洗之，即瘥。王焘论曰：此疾虽小，有著者遍身头面似疹癞浮肿，生疮痛痒，毛发脱落，心烦恍惚，不得眠睡，因疗之迟，遂为他疾，或便成风癞，亦可畏也。⑨ 苦瓠散治侵淫疮：苦瓠一两，蛇皮、露蜂房各半两，大豆半升，梁上尘一合，上五味捣筛为散，以粉粥和，涂纸贴赤处，日三，甚良。⑩ 戎盐散治侵淫疮：戎盐二分，大黄四分，蔄茹一分，上三味捣散酒和敷疮上，日三。⑪ 治肉刺方：好薄刮之，以新酒醋和羊脑敷之，一宿洗去，常以绵裹之良。⑫ 五灰煎治黑子去疣等：锻石、荫蔄、灰、桑灰、炭灰、蕈灰各一升，上五味制膏以点封之。⑬ 灭面上瘢方：白僵蚕、珊瑚、白芷、鸡矢白、朱砂各一两，上五味捣筛蜜和敷之；木兰香一斤，三岁米醋浸令没，百日出曝干，捣末涂之。

《古今录验》疔肿疹癣证治 ① 徐王疔肿方：大黄、秦艽、藜芦、石硫黄、砒砂各一两，上五味捣筛散和水，量疮大小封之；若肿大闷可作五香汤服

之,并取面和涂肿上。②白马齿、乱发、骷髅各一分,枸杞白皮三分,上四味烧作灰酒服方寸匕。③曲头棘刺四百枚,橘皮三两,上二味水煮服一合,涂肿上亦得。④磁石捣粉酽醋和封之,立拔根出;壮狗矢烧灰敷疮;巴豆二七枚去皮,半夏二七枚捣末寒食饧和之,以针刺疮四边,即以药涂之,立拔出,以泽泻末填疮孔中;蛇蜕皮四分烧灰,露蜂房灰、发灰各一分,上三味新瓦碗内烧灰白,饮服枣许大;乱发鸡子许,绯帛三寸,曲头棘刺七七枚,苍耳三七枝,上四味烧灰研散,每以水半盏许,服方寸匕,日二三;鹿角一方寸,鳖甲三方寸,蜂房三寸,三物烧灰为散,依前方服之甚效。⑤治疗肿方:枸杞白皮一方寸匕,麦七粒烧灰,麻子七粒烧灰,绯帛一方寸烧灰,勾头棘子二七粒烧灰,乱发灰半匕,半夏一七枚,上七味药温酒和服(晋熙公上出第三十卷)。⑥《古今录验》云:赤疹者,由冷湿折于肌中,甚即为热,热成赤疹也,得天热则剧,取冷则减疗之方。取生蛇衔草捣极烂,以涂之最验。白疹者,由风气折于肌中之热,热与风相搏,遂为白疹也,得天阴雨,冷则剧出,风中亦剧,得晴暖则减,着衣身暖亦瘥,疗之方:水煮枳实拭之佳,又捣末熬之,青布裹熨之。⑦治癣方:作麻浮敷癣上;麻浮不瘥,以盐及豉和捣涂之。⑧治湿癣方:石硫黄研,大醋三年者和,数数敷疮上。⑨又方:蛇床子、黄柏、黄连、胡粉各一两,上四味捣筛为散,纳水银一枣大和,猪膏研入相和涂疮。

4.《古今录验》妇科疾病证治贡献

《古今录验》妊娠产后证治　①柴胡汤治妊娠不欲食或吐:炙甘草、柴胡各二两,麻黄一两,大枣十二枚,食茱萸一升,上五味水煮分服。②人参汤妊娠恶食:人参四两,厚朴、生姜、枳实、炙甘草各二两,上五味水煮分三服。③白术散妊娠养胎:白术、川芎各四分,蜀椒三分,牡蛎二分,上四味捣筛为散,酒服一钱匕,日三夜一;但苦痛加芍药;心下毒痛倍加川芎;吐唾不能食饮加细辛一两,半夏大钱二十枚;复更以醋浆水服之,若呕亦以醋浆水服之,复不解者,小麦汁服之,以后其人若渴,大麦粥服之,病虽愈,尽服之勿置。④治妊娠下痢方:酸石榴皮、黄芩、人参各三两,榉皮四两,粳米三合,上五味水煮分三服。⑤术汤治妊娠猝得心痛欲死:白术六两,黄芩三两,芍药四两,上三味水煮分三服。⑥葱白当归汤治妊娠腹痛,或者冷痛,或者胎动:葱白一虎口,当归三两,上二味水酒煮分再服。⑦治妊娠猝不得小便:杏仁二十枚捣筛蜜丸如大豆大,每服七枚。⑧治妊娠不得小便:滑石水和泥脐二寸。⑨葵子汤安胎除热治妊娠得病六七日以上,身热入脏,大小便不利:葵子二升,滑石四两,上二味水煮尽服。⑩鹿角屑豉汤治妇人堕娠,血不尽来去,喜烦满:鹿角一两,香豉一升半,上二味水煮顿服。⑪泽兰丸治产后风虚劳羸百病:泽兰叶六分,白芷、椒、芜荑仁、藁本、细辛各四分,白术、柏子仁、人参、桂心、防风、厚朴、丹参各五分,川芎、炙甘草、当归各七分,干地黄十分,上十七味捣筛蜜丸如梧桐子,服二十丸至三十丸,日再服。⑫地黄羊脂煎欲令肥白,饮食和调治产后诸病羸瘦:生地黄汁一升,生姜汁、白蜜各五升,羊脂二斤,上四味先煎地黄汁令余五升,下羊脂煎减半,次下姜,次下蜜,便以铜器盛,着汤中煎,令如饴状,酒一升取煎如鸡子大,投酒中饮,日三。⑬治产后阴下脱:蜀椒、吴茱萸各一升,戎盐半鸡子大,上三味捣筛,绵裹如半鸡子大纳阴中,日一易,二十日愈。又方:鳖头二枚,葛根一斤,上二味捣散,酒服方寸匕,日三。

《古今录验》妇人八瘕证治　《素女经》曰:妇人八瘕积聚,无子,断绝不主,令有子受胎养法并曾伤落依月服药法及阴闭生息肉,阴痒生疮,阴痒蜃疮,带下阴子脏不正,阴门挺出,阴肿坚隐疾方。黄帝问于素女曰:吾闻天下妇人产乳有子而病者,未曾生子而病者,又产乳后而中绝不复产者,何也?诸病作生而令妇人腹中有积聚,胸胁腰背挛而痛,久而生八瘕之聚。病深可畏,不在肠胃,疗之或已复作,其状宁可得闻之乎?对曰:妇人之病皆由于月病生产所致,又从胞胎所起,其病不同,针灸食药,不得其方也。黄帝曰:安心其要易,闻之为宝,受之良久,详思念其事。曰:善哉!疗将奈何?素女曰:诚为主说。妇人胞胎之数皆在阴里,万物皆从生渊深,血脉精气所从行,肾为阴,阴主开闭。左为胞门,右为子户,主定月水,生子之道,胞门生于子精,精神气所出入,合于中黄门,玉门四边,主持关元,禁闭子精。脐下三寸,名曰关元,主藏魂魄,妇人之胞,三焦之府,常所从上,然妇人经脉俞络合调,则月水如时来至,故能生子而无病,妇人营卫经络断绝不通,其人思惟,邪气便得往来,入合于子脏,若生后恶露未已,合阴阳,即令妇人经脉挛急,令人少腹里急支满,胸胁腰背相引痛苦,四肢酸削,饮食不调,结牢恶血不除,月水不如时,或在前或在后,乍久不止,因生积聚如怀胎状,邪气盛甚,令人恍惚多梦,寒热,四肢不欲时动,阴中生气,肿肉生风,甚者小便不利,苦痛如淋状,面目黄黑,岁月病即不复生子,黄帝曰,吾深所忧也,疗之奈何,可得愈病,令人有子,愿拜受非其人不敢妄传。何以神良耳。素女曰,今详面图。一曰黄瘕,黄瘕者妇人月水始下,若新伤坠,血气未止,卧寝未定,五脏六腑虚羸,精神不定,因向大风便利阴阳开闭关节四远,中于风湿,气从下上,入于阴中,稽留不去,名为阴虚,则生黄瘕之聚,令人病苦四肢寒热,身重淋露,卧不欲食,左胁下有气结牢,不可得抑。苦病腰背相引痛,月水不利,则善令人不产,少腹急,下引阴中如刺,不得小便,或时寒热,下赤黄汁,病苦如此,令人无子,疗当刺关元气冲,行以毒药,有法疗治,瘕当下即愈矣。① 皂荚散治黄瘕:皂荚、蜀椒各一两,细辛六分,上三味捣散,以三角囊大如指长二寸贮之取纳阴中。闷则出之,已则复纳之,恶血毕出,乃洗以温汤,三日勿近男子。二曰青瘕,青瘕者妇人新生未满十日起行,以汤浣洗太早,阴阳虚,玉门四边皆解散,子户未安定,骨肉皆痛,手臂不举,饮食未复,五内吸吸,又当风卧不自隐障,若居湿地及湿席,令人苦寒洒洒入腹中,心腹烦闷沉淖。恶血不除,结热不得散,则生青瘕之聚在左右胁下,藏于背脊,上与肩甲腰下,挛急两足,腹下有气起,喜唾,不可多食,四肢不欲动摇。恍惚善梦,手足肿,面目黄,大小便难,其候月水不通利,或不复禁,状如崩中,此自过所致,令人少子,疗之当刺胃管,行以毒药,有法瘕当下即愈矣。② 治青瘕导药方:戎盐一升,皂荚半两,细辛一两六铢,上三味捣散,以三角囊大如指长三寸贮之,纳阴中,但卧瘕当下青如葵汁,养之如产法。三曰燥瘕,燥瘕者妇人月水下,恶血未尽,其人虚羸。而以夏月热行疾步,若举重移轻气上达膈中背脊。少腹壅急,月水与气俱不通利,而反以饮清水快心,月水横流,溢入他脏不去有热,则生燥瘕之聚,大如半杯,上下腹中苦痛在两胁下,上引心而烦害饮食,食欲呕吐,胸及腹中不得太息,腰背重,喜卧盗汗,足酸削,久立而痛,小便失时,忽然自出若失精,月水闭塞。大便涩难,有此病者,令人少子,疗之以长针按而

刺之法度,行以毒药,瘕当下即愈矣。③ 治燥瘕方:大黄如鸡子许,干姜二两,鸡膆腔中黄膜一枚,黄连二两,桂心一尺,䗪虫三枚,厚朴十铢,郁李仁一两,上八味捣散,温酒一盏和三钱匕顿服,养之如产妇法。三月无子者当有子,三日勿合阴阳。四曰血瘕,血瘕者妇人月水新下,未满日数而中止,因饮食过度,五谷气盛,溢入他脏,若大肌寒,吸吸不足,呼吸未调,而自劳动,血下走肠胃之间,流落不去,内有寒热,与月水合会,则生血瘕之聚,令人腰痛不可以俯仰,横胁下有积气。牢如石,少腹裹急苦痛,背膂疼,腰股下痛,阴里若生子风冷,子门僻,月水不时,乍来乍去,有此病者令人无子。疗之,瘕当下即愈矣。④ 导药方治妇人血瘕攻刺腹胁时痛:大黄、当归各半分,山茱萸、皂荚各一两,细辛、戎盐各二六铢,上六味捣,以香脂丸如指大,每以绵裹纳阴中,正坐良久,瘕当下,养如乳妇之法。五曰脂瘕,脂瘕者妇人月水新下,若生未满三十日,其人未复,以合阴阳,络脉分,胞门伤,子户失禁,关节散,五脏六腑津液流行,阴道臑动,百脉关枢四解,外不见其形,子精与血气相遇,犯禁子精化,不足成子,则生脂瘕之聚,令人支满裹急痛痹,引少腹重,腰背如刺,四肢不举,饮食不甘。卧不安席,左右走,腹中切痛,时瘥时甚,或时少气,头眩,身体疼解,苦寒恶风,膀胱胀,月水乍来乍去,不如常度,大小便血不止,有此病者,令人无子,疗之当刺以长针,行以毒药,瘕当下即愈矣。⑤ 治脂瘕方:皂荚十八铢,矾石六铢,五味子、蜀椒、细辛、干姜各半两,上六味捣散,香脂和如大豆着男子阴头,以合阴阳,不三行其瘕乃愈。疗妇人绝不复生及未曾生,皆以脂瘕腹中有块,以汤煎自下,尚不受子,导散方:皂荚、吴茱萸、当归各一两,蜀椒二两,细辛、矾石、五味子各三分,大黄、戎盐、干姜各二两,上十味捣散,以轻绢袋如指大长三寸盛药令满,纳阴中,坐卧随意,勿行走,小便时去之,别换新者。六曰狐瘕,狐瘕者妇人月水当日数来,而反悲哀自恐,若以远行,逢暴风疾雨,电雷惊恐。被湿罢倦少气,心中恍惚未定,四肢懈堕振寒,若寤寐脉气绝,精神游亡,邪气入于阴里不去,则生狐瘕之聚,食人子脏,令人月水闭不通。少腹瘀滞,胸胁腰背痛,阴中肿,小便难,胞门子户不受男精,五脏气盛。令人嗜食,欲呕喜唾,多所思,如有身状,四行以毒药,有法瘕当下即愈矣。⑥ 治狐

瘕方：取新死鼠一枚，裹以新絮，涂以黄土，穿地坎，足没鼠形，置其中，桑薪灼其上，一日一夜出，分去絮，纳桂心末六铢，酒服二方寸匕，病当下，甚者不过再服，瘥止。七曰蛇瘕，蛇瘕者妇人月水已下新止，适闭未复，胞门子户劳动，阴阳未平，营卫分行，若其中风暴病羸劣。饮食未调，若起行当风，及度泥涂，因冲寒大旱，若坐湿地，名曰阴阳乱，腹中虚，若远行道路，伏饮污井之水，不洁之食，通吞蛇鼠之精，流落不去，则生蛇瘕之聚，上食人之肝心，苦病长大，条条在脐下，上还绞左右胁，不得吐气，两股胫间苦疼，少腹多热，小便赤黄，膀胱引阴中挛急，腰背俱痛，难以动作，喜发寒热，月水或多或少，有此病者，不复生子，其瘕手足成形者杀人，未者可治之，疗有法度，行以毒药，瘕当下即愈矣。⑦ 治蛇瘕方：大黄、黄芩、芒硝各半两，炙甘草大如指一尺、海螵蛸二枚，皂荚六枚，上六味捣筛，水煮三沸，下绞去滓，下硝，适寒温服之，十日一剂，空腹服之，当下。八曰鳖瘕，鳖瘕者妇人月水新至，其人剧作罢音疲劳汗出。衣服润湿，不以时去之，若当风睡，足践湿地，恍惚觉悟，踱立未安，颜色未平，复见所好，心为开荡，魂魄感动，五内脱消，若入水浣洗沐浴，不以时出，而神不守，水气与邪气俱入至三焦之中，又暮出入，玉门先闭，津液妄行留落不去，则生鳖瘕之聚。大如小杯，令人少腹内切痛，恶气左右走，上下腹中苦痛，若存若亡，持之跃手，下引阴里腰背亦痛。不可以息，月水不通，面目黄黑，脱声少气，有此病者，令人绝子，其瘕有手足，成形者杀人，未者可治之，疗有法度，以长针按疗。⑧ 治鳖瘕方：大黄六分，干姜、侧子各半分，附子、人参各九铢，䗪虫一寸匕，桂心一两六铢，细辛、土鉏各十八铢，白术一两，上十味捣散酒服方寸匕，日三。

《古今录验》外阴证治　① 野狼牙汤治妇人阴蚀，苦中烂伤：野狼牙三两，水煮沥疮，日四五度即愈。② 矾石散治妇人阴肿坚痛：矾石二分，炙甘草半分，大黄一分，上三味捣筛，取枣大绵缠导阴中。③ 麻黄汤治妇人阴肿苦疮烂：麻黄、黄连、蛇床子各一两，酢梅十枚，上四味水煎五升洗之。④ 黄芩汤治妇人阴中生疮：当归、黄芩、川芎、大黄、矾石各二分，黄连一分，雄黄二分，上七味水煮取四升洗疮，日三度。⑤ 雄黄散治妇人阴中生疮：川芎、藜芦、雄黄、丹砂、蜀椒、细辛、当归各一分，上七味捣筛散，取方寸匕绵裹纳阴中，又敷外疮方。⑥ 治阴痒有虫方：取牛肝截五寸绳头纳阴中，半日虫入肝出之，猪肝亦得。⑦ 治阴中有虫痒且痛，目肿身黄，欲得男子，漏血下白，少气思美食：生鲤鱼长一尺去头，内取骨捣末熬黄黑猪脂和，以绢袋盛如常法，内阴中至痛处，即止。

5.《古今录验》儿科疾病证治贡献

《古今录验》小儿癫痫夜啼证治　① 赤汤治疗二十五种痫，吐痢，寒热百病，不乳哺：大黄五两，当归、芍药、黄芩、瓜蒌、炙甘草、桂心、人参、赤石脂、牡蛎、紫石英、麻黄各二两，上十二味捣筛为散，八岁儿以干枣五枚，用水八合煮枣，取五合，两指撮药入汤中煮，取三沸，去滓与儿服之；十岁用枣十枚，三指撮药，水一升煮三沸服之；此汤疗小儿百病及痫神验。② 钩藤汤治未盈月及出月儿壮热发痫：钩藤一分，蚱蝉一枚，柴胡、升麻、黄芩、大黄、炙甘草各二分，蛇蜕皮二寸，竹沥三合，石膏三分，上十味水煮和竹沥服一合。③ 麻黄五痫汤治百日及过百日儿发痫，连发不醒及胎中带风，体冷面青反张：麻黄、羌活、葛根、炙甘草、枳实各二分，杏仁二十枚，升麻、黄芩、大黄各四分，柴胡、芍药各三分，钩藤皮一分，蛇蜕三寸，蚱蝉二枚，石膏，上十五味水二升并竹沥五合煎取六合，每服一合。④ 治小儿夜啼如腹痛：䗪虫、芍药、川芎各等分，上三味捣末服如刀圭，日三。⑤ 乳头散治小儿夜啼不止，腹中痛：黄芪、炙甘草、当归、芍药、附子、干姜各等分，上六味捣散，以乳头饮儿，丸可胡豆三丸。

《古今录验》小儿杂病证治　① 治八岁以上儿热结痰实不能下食：大黄、黄芩、知母各十二分，柴胡九分，升麻十分，枳实、杏仁各六分，芍药、栀子各八分，细辛二分半，竹叶一升，上十一味水煮分四服。② 人参白术汤治小儿霍乱吐痢：人参六分，白术、茯苓各四分，厚朴、炙甘草各三分，上五味水煮分温服。③ 治小儿重舌欲死：灸右足踝三壮，立愈，又灸左右并良；取乱发烧灰末，敷舌上甚佳。④ 治小儿聤耳：青羊屎曝干，绵裹塞中。⑤ 雄黄散敷耳治小儿耳有疮及恶肉：白麻措取皮一合，花燕脂十愿，上二味捣筛细研敷耳中令满，一两度瘥。⑥ 细辛膏治小儿鼻塞不通：细辛、通草各一分，辛夷仁一分半，杏仁二分，上四味以羊髓、猪脂各三合制膏，一米粒许大内鼻孔中。⑦ 治小儿眼痛方。取淡竹沥拭之。又方：取鲤鱼胆点之。又方：取车前草汁，和竹沥点之。又方：以人乳浸黄连点之。⑧ 子芩汤治小儿热痢：子芩十二分，知母、女萎各六分，竹叶八分，黄柏、炙甘草各四分，上六味水煮分服。⑨ 犀角櫸皮煎治小儿痢血：犀角十二分屑，梁州櫸皮二十分，上二味水煮分服。⑩ 荷汤治小儿蛊毒痢血：荷根、犀角屑、地榆、桔梗各二分，上四味水煮分服。⑪ 櫸皮饮子治小儿渴痢：梁州櫸皮十二分，瓜蒌、茯苓各八分，人参六分，粟米二合，上五味水煮分服。⑫ 治小儿鼻衄不止：马屎绵裹塞鼻孔中。烧发灰末吹鼻孔中亦佳。单服白马屎汁三合甚良。⑬ 甘草散治小儿风脐汁出：炙甘草、蟅虫各三分，上二味捣散安脐中甚妙。⑭ 黄柏黑散治小儿脐中汁不瘥：黄柏一两，釜底墨四分，上二味捣散粉脐中即瘥。⑮ 暖盐豉熨方治小儿脐着湿：盐、豉等分，上二味捣饼如钱许，安新瓦上炙令热，用熨脐上瘥止，亦用黄柏末以粉之妙。⑯ 治小儿头疮，面上亦有，日益甚者：黄连、赤小豆各等分，上二味捣末猪脂和涂之。⑰ 治小儿恶疮：取豆豉熬令焦黄，末以敷疮瘥止。⑱ 治小儿面及身上生疮如火烧方：取黄米一升，末以蜜水和涂之；赤地利捣末以粉之佳。⑲ 治小儿阴癞：狐阴一具，飞生虫十四枚，桂心、附子、干姜、蒺藜、硝石、细辛各二分，卷柏、桃仁各六分，上十味捣散蜜丸大豆许，饮服五丸至七丸。⑳ 治小儿久痢脱肛方：东壁土五分，鳖头一枚，五色龙骨五分，卷柏四分，上四味捣散敷之。取铁精粉敷内之瘥。

6.《古今录验》五官疾病证治贡献

① 鱼脑膏治风聋年久耳中鸣：生雄鲤鱼脑八分，当归、菖蒲、细辛、白芷、附子各六铢，上六味制膏，枣核大纳耳中以绵塞之。② 治三十年耳聋：天雄一分，鸡子、附子各一枚，上三味捣末塞聋耳中。③ 通草散鼻中息肉：通草、细辛、蕤仁、雄黄、皂荚各一分，白矾二分，礜石、藜芦、地胆、瓜蒂、蔄茹、地榆各三分，巴豆十枚，上十三味捣筛，细辛白芷煎汤和散敷息肉上。④ 治鼻中息肉：生地胆一枚，细辛、白芷末，上三味，以地胆押取汁，和药以涂贴息肉上。⑤ 香膏治鼻中不通利窒塞：当归、川芎、青木香、细辛、通草、蕤核仁、白芷各二分，上七味切，以羊髓微火煎，白芷色黄膏成，去滓，以小豆许纳鼻中，日再。⑥ 皂荚散治鼻塞不通：皂荚

一分，细辛、辛夷、蜀椒、附子各等分，上五味捣末吹鼻。⑦ 皂荚散治鼻窒塞不得喘息：皂荚、菖蒲各等分，上二味捣末塞鼻中。⑧ 治齿痛方：杨柳细白皮卷如指大含嚼之，以汁渍痛齿根。又方：独活三两，川芎、当归、莽草、黄芩、甘草、细辛各二两，鸡舌香一两，上八味水煮，含之取瘥。⑨ 莽草汤治齿痛有孔不可食饮，面肿：莽草七叶，蜀椒九个，上二味水煮取一升，适寒温含满口，冷即吐之，日二三含。⑩ 治齿龋痛有孔：雄雀屎以绵裹纳齿孔中，日二易之。又方：附子二分，蜜腊五分，上二味相和为丸，塞齿孔中。⑪ 龋齿方治牙齿根摇拟欲堕者：生地黄绵裹含之，微嚼，候汁味尽弃之，乃更含之。⑫ 口疮汤：细辛、甘草、桂心各三两，上三味酒煮六合，含之。⑬ 黄芩汤治口疮，喉咽中塞痛，食不得入：黄芩、黄连、炙甘草、黄柏各一两，上四味水煎一升，含之。又方：大青四分，山栀子、黄柏各一两，白蜜半斤，上四味水煮一升，含之。⑭ 升麻散治口疮：升麻、黄柏各六分，上二味捣末，以绵裹含之。⑮ 口臭方：炙甘草、细辛二两，上二味捣末，临卧酒服三指撮。⑯ 射干丸治喉痹塞：射干二两，豆豉三合，川芎、杏仁、犀角屑、炙甘草各一两，升麻二两，上七味捣筛蜜丸口含。⑰ 射干汤治喉痹闭不通利而痛，不得饮食：当归二两，白芷三两，升麻、射干、炙甘草、犀角屑、杏仁各一两，上七味水煮分服。⑱ 升麻汤治咽喉生疮：炙甘草、升麻、石膏、牡丹皮各一两，上四味水煮分三服。⑲ 羚羊角豉汤治喉痛肿结，毒气冲心胸：豆豉一升半，犀角屑、羚羊角屑、杏仁、炙甘草各一两，芍药三两，升麻四两，栀子七枚，上八味水煮分三服。⑳ 五香汤治恶气喉肿结核：沉香、青木香、鸡舌香各二两，薰陆香一两，麝香二分，上五味水煮分三服。

7.《古今录验》皮肤疾病证治贡献

《古今录验》面皯面疱证治 ① 治面皯方：白蜜和茯苓粉敷面七日愈。② 苏合煎治面皯黯：苏合香、麝香、白附子、女菀、蜀水花各二两，青木香三两，鸡舌香、鸱屎各一两，上八味酒水煮沸，绵裹诸药，澡洗，药敷。③ 羊胆膏治面皯疱及产妇黑黯如雀卵色：羊胆一枚，猪脂一合，细辛一分，上三味羊胆制膏，夜涂敷，早起洗。④ 玉屑膏治面黯疱皯：玉屑、珊瑚、木兰皮各三两，辛夷、白附子、川芎、白芷各二两，牛脂五两，冬瓜仁十合，桃仁一

升,猪脂五合,白狗脂二斤,商陆一升,上十三味制膏,洗面涂膏神验。⑤白蓝脂方治面黑似土奸疱:白蓝、白矾、石脂各一分,杏仁半分,上四味捣筛鸡子和,夜涂面,明旦以井花水洗之(白蓝即白蔹也)。⑥治面齇疱方:雄黄、硝粉末、水银等分,上三味猪脂制膏敷面。⑦治猝得面齇疱:土瓜根、水银、胡粉、青羊脂等分,上四味为粉和敷面。又方:胡粉二两,水银二分,上二味和猪脂研匀敷之。⑧治男女面齇疱生疮:黄连二两,牡蛎三两,上二味捣筛粉疮;白附子散治面齇疱痒肿:白附子、青木香、由跋各二两,麝香二分,上四味为散水和涂面。⑨葵子散治面齇疱气甚如麻豆疮痛,搔之黄汁出及面黑色黯黱不可去之:冬葵子、柏子、茯苓等分,上三味捣散酒服方寸匕。

《古今录验》美发护肤方法　①白屑膏生发及治头风痒:乌喙、莽草、细辛、续断、石南草、辛夷仁、皂荚、泽兰、白术、防风、白芷各二两,柏叶、竹叶各一升,猪脂五升,生麻油七升,上十五味苦酒渍一宿,油脂制膏,涂头发。②手膏方:白芷四两,川芎、藁本、葳蕤、冬瓜仁、栋仁各三两,桃仁一升,枣肉二十枚,猪胰四具,冬瓜瓤汁一升,橘肉十枚,瓜蒌子十枚,上十二味酒水煮洗手面。③制口脂法:好熟朱砂三两,紫草五两,丁香末二两,麝香末一两,口脂五十挺(武德六年十月内供奉尚药直长蒋合进),沉香三斤,苏合香四两半,甲香五两,白胶香七两,雀头香三两,丁香一两,蜜一升,上十二味捣筛蜜和纳瓷器瓶内待用。④又制口脂法:藿香二两,苜蓿香一两,零陵香四两,茅香一两,甘松香一两半,上五味水酒一升渍一宿,胡麻油一斗二升纳煎为泽,糠火烧之,三日三夜烧十石糠即好;冷出绵滤即成甲煎蜡七斤,上朱砂一斤五两,研令精细,紫草十一两于蜡内煎紫草令色好,纸裹绳缠以熔脂注满,停冷即成口脂。⑤甲煎方:沉香、甲香各五两,檀香半两,麝香一分,香附子、甘松香、苏合香、白胶香各二两,上八味捣筛蜜和纳小瓷瓶中令满;又生麻油二升,零陵香一分半,藿香二分,茅香二分,相和,以糠火微微半日许着瓶上放火烧之,三日三夜煎成,停二日许得冷,取泽用之。又方:蜡、蜜各十两,紫草一两半,上三味和蜡煎令调,紫草和朱砂并泽泻筒中。⑥蔡尼甲煎方:沉香六两,丁香、簽香各四两,枫香、青木香各二两,麝香一具,大枣十枚,肉甲香三两,上八味

锉,蜜合和拌着坩内,绵裹竹篾络之,油六升,零陵香四两,甘松香二两,绵裹着油中煎,缓火可四五沸即止,去香草着坩中埋,小香坩合大坩湿纸缠口,泥封可七分,须多着火,从旦至午即须缓火,至四更即去火,至明待冷发看,成甲煎矣。

【综合评述】

一、《古今录验》新创方剂为数不少

《古今录验》著作体例酷似《范汪方》《小品方》等,而这些著作都渊源于葛洪《肘后备急方》。虽然《古今录验》多数方剂渊源有自,但新创独到之方亦不在少数。还魂丸治伤寒癖结,蒲黄汤治天行疫毒,黄龙汤治温疟腹痛,续命丸治痰饮百病,八毒大黄丸治天行狂言妄语,牵马丸治天行生疮,青木香汤治咽痛下痢,水解散治天行疱疮,知母解肌汤治温病头痛,黄连橘皮汤治冬温斑疹,乌梅丸治疟疾,犀角煎治热毒血痢。黄连汤治心痛,桂心汤治懊恼,犀角丸治心腹久痛,通命丸治心腹积聚,芫花丸治腹胀,牡丹丸治寒疝,乌头续命丸治癥瘕积聚,宣通下气丸治痰饮,大五膈丸噎嗝,羚羊角汤治噫气不通。天门冬煎治咳嗽,通声膏治失声,年县令席君懿送书墨丸治呷咳大神验,百部汤治咳而眼突,人参汤治心肺气咳,葶苈汤治肺痈,游气汤治咳厥,小胡椒丸治咳逆,昆布丸治胸满上气,小紫菀丸治咳逆上气,麦门冬丸治气逆上气,半夏汤治上气。花苁蓉丸治消渴,曾青丸治积聚,匈奴露宿丸治积聚留饮,气瘕丸治瘕积,小乌头丸治积聚腹痛,五通丸治积聚留饮,解五蒸汤治骨蒸,除热三黄丸治骨热瘰疬,附着散治飞尸恶脉,八毒赤丸治五尸癥积,五野丸治五疰,神秘丸治鬼疰邪忤,还命千金丸治积聚坚结,黄帝护命千金丸治鬼疰疾瘦,犀角丸治鬼疰恶风,三阳汤治三夏感风,扶金汤治三秋感风,温脾汤治三冬感风,防风汤治四肢疼痛如堕脱,独活汤治中风口不能语,八风续命汤治半身不随,八风九州汤治周身淫痹,独活汤治风懿不能言,独活葛根汤治中风身体疼痛,茯神丸治心神不定,定志紫葳丸治喜怒不安,五邪汤治邪气啼泣,六生散治风癫,莨菪子治五癫,雄黄丸治五癫。棘刺丸治男子失精,通命丸治七伤六极,八公散治虚羸七伤,枸杞汤治虚劳少气,彭祖丸无所不疗。女葳膏治疬疡癜驳,蜀水花膏治疬疡,商陆散治白癜风,生菖蒲酒治白驳

淮南八公石斛万病散治五劳七伤风痹，淮南王枕中丸治五劳六极七伤，五石黄芪丸治五劳七伤诸虚，杜仲独活汤治腰痛，独活续断汤治腰痛。牛黄桂枝丸治水病，甘遂丸治风水黄胆，白前汤治咳逆水气，小消化水丸治通身微肿，泽漆根汤治水气迫肺，泽漆汤治暴肿如吹，葱白膏治水肿如皮囊盛水。瞿麦散治淋证，榆皮汤治淋证，延命散治石淋茎中痛，鹿茸散治尿血。司空三物备急散治猝死感忤，雄黄丸治蛊毒欲死，五蛊汤治蛊毒。鱼脑膏治耳聋，通草散鼻息肉，香膏治鼻塞，皂荚散治鼻塞喘息，莽草汤治齿痛，黄芩汤治口疮，升麻散治口疮，射干丸治喉痹，射干汤治喉痹，升麻汤治喉疮，羚羊角豉汤治喉痛肿结。晋州徐熙气瘿方治瘿瘤，小麦汤治瘿瘤，麝香涂方治鼠瘘，青羊脂粉治狐臭。白蔹散治痔疮，直殿中省散骑常侍郎甄立言黄芪丸治痔疮，牡丹散治癞疝阴大。续断散治金疮，牡蛎散治金疮，生肌散治金疮，苦瓠散治侵淫疮，戎盐散治侵淫疮，五灰煎治黑疣。苏合煎治奸黯，羊胆膏治奸疱黑黵，玉屑膏治面黵疱奸，白蓝脂治奸疱，白附子散治鼾疱痒肿，葵子散治鼾疱豆疮，白屑膏治头风痒。野狼牙汤治妇人阴蚀，矾石散治妇人阴肿坚痛，麻黄汤治妇人阴肿苦疮烂。赤汤治小儿二十五种癫痫，钩藤汤治小儿壮热癫痫，麻黄五痫汤治百日儿癫痫，乳头散治小儿夜啼，雄黄散敷耳治小儿耳疮，细辛膏治小儿鼻塞，子芩汤治小儿热痢，犀角桦皮煎治小儿血痢，蘘荷汤治小儿蛊毒痢，桦皮饮子治小儿渴痢，黄柏黑散治小儿脐汁不瘥。

二、《医心方》所载《古今录验》内容丰富

1.《医心方》卷一合药料理引《古今录验》

石韦汤渍，刮去外黄毛。半夏炮之如建法，削去焦皮。蜜腊膏髓类者皆成汤，纳烊令和调也。合汤用血及酒者，临熟纳之。《录验方》云：附子一枚，以重三分为准。干姜、生姜一累数者，其一支为累，取肥大者。桂一尺若数寸是，以厚二分、广六分为准。甘草一尺若数寸者，以径半寸为准，去赤皮炙之，令不吐。麻黄一把一握者，并以重三两为准。

2.《医心方》卷三诸风引《古今录验》

风者天地山川之气也。所发近远有二焉：其一是天地八方四时五行之气，为远风也。其风飚飚飚飚鼓振者，此则山川间气为近风耳。譬由鼓肩动于手握之间便能致风，亦能动物，亦能动人而非天地之气也。又云：经言诸取风者，非是时行永节之风，亦非山川鼓振之风也。此人间庭巷门户窗牖之径气耳。天无风之日，其恒有径风。人长居其间，积日月，此能虚人肌理，入人百脉，攻人五脏六腑，则致病焉。复有野间、广泽、都亭成痉风，亦不可居卧也。复有眠坐，恒使人扇之，亦能生病。但小轻于径穴中耳。古今有身验其事者甚众，今略记其三条于后章：古雒阳市有一上贴家最要，货卖倍集，但货主周年中必得病致死，遂成空废，无复坐者。有一乞儿，常出市乞，每岁辄见货主非复旧日人。乞儿问知多死，疾源一品，便看贴中，唯见货主坐处，背约一柱，有一虫食穴，故最有风贯过，如针头大，正射坐人项，即是风府处。乞儿计疾源一品，人坐所当，皆是其项所对，死当由此。便诣市官求贴坐之，钉塞此孔，遂无复病，安全永保其富。此其验也。今有一人家作北向听事，阁在南架下。主人四月中温病，逐凉开辟正首阁卧，乃诊脉，脉作五六过来去，后其作一过，来至关上住，不进寸口，而或作五六过来后，而作一过停，住寸口不即去。脉既如此，意欲久诊。看其变通，其家内人应从阁内经过，便暂闭阁。阁闭之后，脉便不复住关上及停寸口中。于是仍令其且闭阁，久诊脉者，则不觉复停住关上寸口也。试复开阁，少时风来甚径，脉还复停住关上寸口中，仍复还闭阁，脉即复调。病人唤烦，永不肯还斋中避风而脉，冷汤以除温，送痉绝而死矣。是以明知径气之风，不可久当也。有一家作三间屋，开中央一间，南北对作，都户安一床当中央，夫妇便坐其中监看事。经一年许，夫妇皆中风口嘴死也。《录验方》云：帝释六时服诃黎勒丸方。诃黎勒者具五种，味辛酸苦咸甘，服无忌。治一切病，大消食，益寿补益，令人有威德，延年。是名最上仙药，疗廿八种风：癖块，大便不通，体枯干燥，面及遍身黄者，痔，赤白利，下部疼痛，久壮热，一切心痛，头旋闷，耳痛重听，有身体痛疸，积年不瘥，痢不思食，痰冷有胸中，咳嗽，唇色白，干燥，澼，小便稠数，腹胀，痃气，初患水病者，疗声破无，无颜色，色黄，肠内虫，脚肿，气上吐无力，肢节疼痛，血脉不通，心上似有物勇，健忘，心迷。如是等，皆悉瘥除也。诃黎勒皮、槟榔仁、大黄、桃仁、桂枝八分各八分，人参、狗脊各三分，橘皮六分，茯苓、芒硝、豆豉各

四分,干姜十二分,牵牛子十三两,凡十三味咬咀捣筛蜜丸如梧子,每服廿丸。①《古今录验方》桃花散治风头眩倒及身体风痹走在皮肤:石南五两,山药四两,黄芪、山茱萸各三两,桃花、菊花各半升,真朱,上八物捣筛酒服半钱匕,日三。②《古今录验方》治口眼相引喎僻:生鳖血涂之,以桑钩钩吻边,挂着耳也。血干复涂之,用白酒胜血。③《古今录验方》矾石散治舌强不能语言:矾石、桂枝各二两,捣筛置舌下。④《古今录验方》五癫八风之法:一木癫,二石癫,三风癫,四水癫,五沸癫。⑤《古今录验方》竹茹汤治胸中客热,口生疮烂,不得食:生竹茹、生姜各四两,甘草、前胡、茯苓各二两,橘皮一两,凡六物水煮分服,半日尽。

3.《医心方》卷四毛发引《古今录验》

染发证治 ① 染鬓发神验如柒:胡粉三两,锻石三升,泔和粉灰等煮一两沸,及暖,揩洗发令遍,急痛水以灌之,经宿旦还直暖涂泔洗濯。又以冷水灌涂油,即黑如漆。② 黄连粉治男女疱面生疮:黄连、牡蛎各二两捣筛粉之。③ 治白癜:荷裹鲊令叶相和臭烂拭敷即瘥。④ 五灰煎治黑子:石灰、藋灰、桑灰、炭灰各一升,蕈灰五升,水溲蒸令气匝,釜汤淋之。膏成好者如凝强细沙即堪用之。

4.《医心方》卷五五官疾病引《古今录验》

两耳疾病证治 ① 菖蒲散治耳聋:菖蒲、附子分等捣筛,酒和如枣核,绵裹,卧时塞耳,夜易之,十日愈。② 菖蒲散治耳痛出脓血:蜀椒、当归、干姜、菖蒲、附子各二两,凡五物捣筛绵裹塞耳孔。③ 黄连太一丸治肝气热冲目令视瞻:黄连二斤,好清酒一升淹一宿,出曝之干,复纳酒中,如是十过,酒尽为度。干捣筛蜜和丸如梧子,一服七丸,日再。④ 治雀盲:小蒜一升水煮临目上。⑤ 干姜散治目翳:干姜、雄黄分等捣筛着翳上。⑥ 黄连汤治目赤痛:黄连二分,大枣十枚,凡二物水煮注目中。治烂眦神验:黄连、干姜、雄黄各等分为散,着眦,日二。⑦ 皂荚散治鼻塞不得喘息:皂荚、菖蒲根各五分,凡二物捣筛绵裹塞鼻孔中。⑧ 治鼻孔偏塞中有脓血,此乃是头风所作,兼由蔽疾,宜服此散:天雄、天门冬各八分,干姜五分,山药、通草、山茱萸各六分,凡六物捣筛为散,酒服方寸匕。⑨ 细辛散治鼻齆有息肉及中风有浊浓汁出:文姜、蜀椒各四分,细辛五分,皂荚、附子各二分,凡五物捣筛绵裹如杏仁大着鼻孔中,五日浊脓

尽。⑩ 治口中十二病,或肿或有脓血;或如饭粒青白黑起;或如鼠乳或有根下断:甘草、桂枝、生姜、细辛各一两,凡四物淳苦酒煮取一升,适寒温含之。⑪ 生姜汤治血:生姜五两,人参二两,甘草三两,大枣十枚,凡四物水煮分再服。⑫ 治唾血有脓牵胸胁痛:干地黄五两,桔梗、紫菀、竹茹、五味子、续断各三两,赤小豆一升,凡九物水煮分三服。⑬ 治口中臭令还香:细辛、当归各三分,桂枝一两,甘草二两,凡四物水煎含之。⑭ 治风齿痛:当归三两,独活一两,上二物细切绢囊盛,清酒五升渍三日,稍含渍齿。⑮ 治龋齿:丝杨柳细枝取青皮,卷如梅李大含汁渍齿根。⑯ 欲令齿坚方:矾石、细辛等分水煮漱口。⑰ 煮枸杞根漱口良。⑱ 治龄齿方:是睡眠而相切有声也。取其卧席下土纳其口中,勿知之。⑲ 治喉痹:芥子一升舂碎,水和敷喉下。⑳ 五香汤治诸恶气喉肿结核:沉香、熏陆香各一两,麝香二分,青木香二两,鸡舌香三两,上五味水煮分三服。

5.《医心方》卷六、卷九、卷十、卷十一、卷十二、卷十三内科疾病引《古今录验》

心胸疼痛证治 ① 治胸痛达背不得卧:大瓜蒌实一枚,薤白三斤,半夏半升,生姜六两,凡四物清白浆煮服。② 治卒心痛:蒸大豆煮之囊盛更燔熨心上,冷复易之。③ 治人心痛懊恼悁闷筑筑:桂枝半两,吴茱萸二升,芍药三两,当归二两,生姜半斤,凡五物水煮分服。胡麻散治腰脚疼不可忍不能立:胡麻熬香于臼内捣碎罗筛,蜜汤羹汁等并得服。④ 补肝汤治肝气不足,胁下满,筋急,不得太息,厥疝抢心,脚中痛,两目不明:牛黄一两,乌头、龙胆、柏子仁各四两,大枣二十枚,凡五物水煮去滓一服令尽。⑤ 治心上虚热,胸中时痛,口疮,四大羸乏少气:柴胡四两,升麻、黄芩、枳实、生姜各三两,生地黄八两,芍药四两,地骨白皮五两,竹叶二两,凡九物水煮分三服。

咳嗽证治 ① 小紫菀丸治上气夜咳逆多浊唾:干姜、甘皮、细辛、款冬花各二两,紫菀、附子各二两,凡六物捣筛蜜和丸如梧子,每服五丸,日二。② 大紫菀丸治上气咳逆:紫菀、五味子、橘皮、香豉、干姜、桂枝、杏仁各二两,凡十一物捣筛蜜丸如梧子,一服五丸,日二,夜含一丸如杏核大,咽汁,昼更含。③《古今录验》投杯汤:麻黄、甘草各三两,杏仁百枚,上三物水煮分三服。④《古今录验》

久咳熏法：蜡纸一张，熟艾薄遍布纸上，熏黄末一两，款冬花末二分。前遍布艾上，着一苇筒卷之寸列，以绳系之，烧下头欲烟，取三寸烟，亦可卅咽，欲计瘥，欲尽剂，一百日断盐及醋。雄黄一名熏黄。⑤ 大枣汤治上气胸塞、咽中如水鸡声：款冬花三十枚，细辛、桂枝各四分，麻黄、甘草各四两，大枣二十枚，杏仁四十枚，上十味水煮顿服。

痰饮证治 ① 治胸膈痰饮食啖经日并吐出：单服生姜汁一升。② 练中丸治宿食不消大便难：大黄六分，葶苈子、杏仁、芒硝各四两，凡四物下筛蜜和如梧子，食已服七丸。③ 人参汤治恶食：人参四两，生姜二斤，厚朴、枳实、甘草各二两，凡五物水煮分三服。④ 治热呕方：芦根、茅根各一升，水煮分三服。⑤ 橘皮汤治呕哕：生姜四两，橘皮、甘草各一两，凡三物水煮分服。

疝气证治 ① 七疝丸治厥疝、癥疝、寒疝、气疝、盘疝、附疝、狼疝：人参、桔梗、黄芩、细辛、干姜、蜀椒、当归、芍药、厚朴、乌头各五分，上十物捣筛蜜丸如梧子，每服四丸，日三。② 麝香丸治八痞：光明砂、麝香、丁香、曾青各一两，大黄七分，黄芩三分，朴硝二两，葶苈子六分，甘草一两，巴豆六分，上十物捣筛蜜丸如小豆，平旦空腹服一丸。

外感热病证治 ① 大黄汤治黄疸大小便不利，面赤汗自出，此为表虚里实：大黄、黄柏、硝石各四两，栀子十五枚，上四物水煮去滓纳硝石分再服，得快下乃愈。② 芜菁子五升捣末每服方寸匕，日三。③ 理中丸治霍乱虚冷吐逆下利：人参、炙甘草、干姜、白术各二两，凡四物捣筛蜜丸如弹丸，纳一丸暖酒中服，日三。单煮厚朴，饮一二升。单煮梨叶服之。④ 四顺汤治霍乱吐下而汗出，小便复利，或下利清谷，里外无热，脉微欲绝，或恶寒：人参、干姜、甘草各三两，附子二两，上四物水煮分三服。⑤ 青要结肠丸治热毒下不绝，不问久新悉治之：苦参、橘皮、阿胶、独活、芍药、黄连、蓝青、鬼臼、黄柏、甘草各四分，上十物捣筛蜜丸如梧子，每服十丸。⑥ 腊蜜丸治赤白利：朴硝二两，黄芩、大黄、代甘草、黄连、豆豉各一两，腊巴豆一分，上七物捣筛蜜丸如梧子，空腹服三丸，日三。⑦ 赤白痢赤多热方：犀角屑、黄芩、地榆各六分，黄连八分，炙甘草四分，上五味水煎分三服。⑧ 治久赤白下利：蒲黄、干姜各二钱匕，酒服。⑨ 当归散治下腹绞痛，重痢赤白：当归、黄连、黄柏各二两，干姜一两，上四物捣筛，乌梅汁服方寸匕，日三。腹中绞痛加当归，下赤加黄柏，重下增黄连，白下增干姜。⑩ 治疟疾及瘴气：恒山、甘草各二两，白酒浸一宿去滓，分二服，未发前一服，临发又一服，任吐。⑪ 恒山汤治疟疾：恒山二两，甘草一两，大黄二分，桂枝六铢，上四物恒山酒渍一夜，诸药以酒三升水二升煮取七合，顿服，下吐愈。⑫ 柴胡汤治伤寒八九日腹满，外内有热，心烦不安：蝭母、黄芩、半夏各二两，生姜、葳蕤、大黄各三两，柴胡八两，甘草、人参各一两，桑螵蛸七枚，上十物水煮温饮。⑬ 治大病之后虚汗不可止：干姜、粉各三分，粉身大良。⑭ 大五补汤治时行变疟：枸杞白皮、生姜一斤，麦门冬一升，地黄、当归、黄芪、人参、甘草、茯苓、远志皮、白术、芍药各三两，桂枝、生竹叶各五两，川芎、桔梗、半夏各二两，大枣二十枚，上十八物水煮分四服。

消渴淋闭证治 ① 小麦汤治消渴日饮六七斗：小麦、瓜蒌根、麦门冬各一升，上三物水煮分服。② 瞿麦散治淋：瞿麦、石韦、滑石、车前子、葵子各四两，凡五物捣筛冷水服方寸匕。③ 石淋方：车前草煮饮。④ 治热淋：芦心三升水煮分三服。⑤ 治小便难淋沥：通草、茯苓、葶苈子各二两，凡三物捣筛水服方寸匕。⑥ 龙骨散治遗尿：桑茸、龙骨各三两，矾石、牡蛎各二两，上四物捣筛服方寸匕，日三。

虚劳多汗证治 ① 单味生地黄煎补虚除热，散石痈疽疮疖痔热皆宜。② 枸杞丸治劳伤虚损：枸杞子三升，干地黄、天门冬各一升，上三物细捣曝干蜜丸如弹丸，一服一丸，日二。③ 淮南王枕中丸治阴气衰，腰背痛，小便多沥，失精：石斛、巴戟天、桑螵蛸、杜仲各等分，上四物合捣下筛蜜丸如梧子，酒服十丸，日二。④ 治腋下汗出作疮：橘皮、黄连、甘草各三两，米粉四两，上四物捣筛成粉，汗出粉之。⑤ 石膏散止汗：石膏、甘草各四两合捣，先食浆服方寸匕，日三。

6.《医心方》卷七及卷十五至卷九外科疾病引《古今录验》

阴疮阴痒证治 ① 治阴头疮肿转困笃：黄连汁、黄柏汁、龙胆汁三物合得半升，别煮猪蹄汁二升合和，着筒中热灰上温之渍阴，日三。② 治阴痒疮多少有汁者：煮黄柏汁洗渍，敷蛇床子、黄连末。③ 治下部痒痛如虫啮：赤小豆一升，好苦酒五升，煮豆熟纳酒,酒服方寸匕,日三。④ 治湿䘌下部生疮:胡粉、水银、黄柏三物等分捣筛末粉敷疮上。⑤ 治甘湿:青葙、苦参、雄黄、石榴黄、芜荑、雷丸各二两,野狼牙三两,藜芦一两,上八物捣筛和丸如杏仁大纳下部。⑥ 治痔疮:白蜜涂之,有孔以纳孔中。煮槐根洗之。⑦ 治寸白虫:大槟榔二十枚,葱白一升,豆豉一合,上三物水煮顿服。酢研槟榔子敷之。研胡桃子敷之并食之。白芥子如上。⑧ 薏苡汤治蛔虫:薏苡根二斤水煮尽饮。⑨ 治蛲虫在谷道中痒或痛:附子、干姜、芦茹、蜀椒各二两,上四味捣筛绵裹纳谷道中。

痈肿证治　① 松脂帖治痈肿运赤痛及已溃:成练松脂一斤,蜡蜜半斤,猪脂四斤,当归二两,黄连、黄柏各一两,上六物制帖涂肿上。② 茴如散治痈疽:雄黄、矾石、茴如各一两。③ 猪蹄汤洗痈疽并恶疮毒气:大黄、当归、炙甘草各四两,芍药五两,川芎二两,白芷、黄芩、野狼牙各四两,茵草二两,猪蹄一具,蔷薇根一两,上十一物水煮洗疮痈结疽。④ 治瘰疽方:烧铁令赤烁之。蛭吸尤佳。饮葵根汁。饮蓝青汁。饮犀角汁。饮黄龙汤。⑤《录验方》云:麻子疗大小如忝米,头黑有部浆,肉色不异。石疗头黑靥下疮加对,有部浆,四畔小赤并粟。雄疗连根加头黑,刺不入,有部浆,无赤粟。雌疗头赤四畔黑黄,泡浆,有汁无粟。火疗头黑靥肉色赤赤粟多。烂疗大小如拭面,脓血俱,有四畔,无赤粟。三十六疗头黑两两俱生,但时满三十六,患者即死。蛇眼疗头黑条,四畔有部浆,赤粟。盐肤疗头白赤大如小豆,赤粟广多,无部浆。水洗疗头白,无部浆,有赤粟。刀镰疗一头三角,有部浆,无赤有粟,忌兵刃。浮沤疗头高,肉上出四畔,无部浆,赤粟,忌疗铁。牛拘疗名羊疗疮,即有三角,有部赤粟。⑥ 有疗毒疮,肉中突起如鱼眼状,赤黑,酸痛彻骨,是寒毒久结。及在此疾也,其烂成疮,疮下有深孔如火针穿也。初作突起状如细钉盖,故谓之疗毒者焉。初作即服汤及诸单行治如治丹方法便瘥也。北方饶此疾也,江东时有作者。喜着口里颊边及舌上也,看之正黑如珠子。含服汤、针刺去血,如治丹疽法也。⑦ 治患疗疮犯欲死:取磁石和酢封,立拨根出。石硫黄烧铁着之。醋练磨碻石遍敷之。冬葵子服方寸匕,日二。⑧ 五香汤治恶核肿毒入腹,淬敷肿上神良,方见前。乌头散治鼠瘘及三十年痈:乌头一两,黄柏二

两,凡二物捣筛酒服一刀圭。⑨ 甘氏乌膏治天下众疮有虫者:水银一两,黄连二两,墨二分,上三物猪膏制膏外敷。⑩ 黄连粉散治热疮:水银、黄连、胡粉各一两,上三物先捣黄连下筛,合三物熟和盐汤洗疮。⑪ 天麻草汤杀疮痒:天麻草五升水煮分服。⑫ 治漆疮:黄栌木一斤水煮冷洗。⑬ 附子散治瘑疮虫痒:附子八分,藜芦二分,上二物捣筛纳疮中。⑭ 锻石捣筛水和涂之。⑮ 葵子汤治射箭镞入腹破肠血满:葵子一升,小便四升,煮服。⑯ 瓜子散治箭伤腹中瘀满血:干姜、瓜子各二两,上二物捣筛酒服方寸匕。茴茹散:茴茹三两,杏仁二两,凡二物捣筛酒服方寸匕。又方:白蔹、半夏各三两,捣筛水服方寸匕。⑰ 瞿麦散治箭镞入腹:酒服瞿麦末方寸匕,日三。治箭入人身三五年不出:麻子三升作末水和温服。⑱ 治箭镞及兵刃锥刀刺折身中:白芷、白蔹各三分,凡二物捣筛酒服一刀圭。⑲ 治锥刀入腹:梨花煮汁服之大良。治医针不出:捣杏仁涂之。⑳ 诸竹木刺壮不出:服王不留行末;鹿脑浓敷,无鹿脑者用鼠脑。㉑ 犬食马肉生疮者当急杀之,多令犬猘也。亦可捣枸杞根取汁煮米与犬食之则不猘。取大蒜作饼灸疮上。火消腊蜜着疮中。

解散痈疽　① 解散烂疮洗汤:黄连、苦参、黄芩各半斤,上三物水煮去滓极冷洗之。② 大黄汤解散除热治热结肿坚起始欲作痈:升麻、大黄、芍药、枳实各二两,黄芩三两,甘草、当归各一两,上七物水煮分三服。③ 胡菜叶汤治散发或黄发热毒,胸中热气烦闷:胡菜叶一把水煮分再服,洗渍尤良。④ 解散闭治闷结小便不通如淋:大黄、黄芩、芍药各一两,麻子仁半斤,茯苓二两,上五物水煮分再服。⑤ 葵子汤解散利小便:三岁葵子一升水煮顿饮。一方加滑石三两。⑥ 解散不得大便:大黄四两,桃仁三十枚,凡二物水煮分服。⑦ 竹叶汤解散除胸中热:竹叶二两,甘草十两,白术一两,大黄二两,上四物水煮分服。⑧ 治乳痈坚如石:桂枝、乌头、甘草各二分,凡三物捣筛淳酢和涂肿上。

7.《医心方》卷二十一、卷二十二妇科疾病引《古今录验》

妇科疾病证治　① 治妇人阴痒:枸杞根切一斤水煮洗之即愈。② 治妇人阴疮:蛇床子一升,大黄二分,胡粉半两,上三味捣筛作散温汤洗再

粉。③大黄汤治阴蚀及脓血不禁:大黄二两半,黄芩、黄柏、半夏、细辛、生地黄各二两,虎掌、茵草各一两半,上八物水煮洗疮。④治女急如童:食茱萸三两,特牛胆一枚,石盐一两,捣茱萸下筛纳牛胆中,又纳石盐着胆中,阴干百日,戏时取如鸡子黄末,着女阴中,即成童女也。⑤干漆丸治妇人肉瘕脐下结物大如杆升,月水不通,发热往来,下利羸瘦:生地黄三斤,干漆一斤,上二物捣筛纳地黄汁微火煎令可丸,酒服如梧子十五丸。⑥治妇人遗尿方:矾石、牡蛎肉各三两,捣筛为散,酒服方寸匕,日三。⑦生鲤鱼汤治胎不安:生鲤鱼一头重五斤,干姜二两,吴茱萸一两,上三物水煮分服。⑧治妊身数落胎:生鲤鱼二斤,粳米一升,作臛,食至儿生。⑨治妊身顿仆举重去血:淡竹断头烧中央取汁饮之。⑩治妊娠身肿:生鲤鱼一头长二尺水煮食鱼饮汁。⑪治妊娠身肿:葵子一升,茯苓三两,上二味捣筛服方寸匕。⑫桑螵蛸捣散温酒服治妊身猝暴小便数不能自禁止。⑬葵子一升水煮分再服治妊娠小便数。或煮牛膝根服。⑭吴茱萸散治产后余血不尽多结成疾:吴茱萸一两,山药二两,上二物捣筛酒服方寸匕。⑮治产后余痛兼风肿:酒煮一物当归浇大豆中,任意服,日二。⑯治产后中风及余痛:当归二两,独活四两,上二物水煮分服。⑰牡蛎散治产后虚劳汗出不止:牡蛎、干姜、麻黄根各二两,凡三物捣筛粉身。⑱治产后匝身生疮状如灼疮:桃仁捣膏敷疮上。⑲治妇人无子:柏子仁、茯苓末各一升,捣筛合乳汁服如梧子十丸。⑳马齿散治生女无男:马齿二分,菟丝子一分,上二物捣筛服方寸匕。或熊白脂敷之。

8.《医心方》卷二十五、卷二十二妇科疾病引《古今录验》

儿科疾病证治 ①治小儿眼茫茫不见物:鱼胆敷目;鲤鲋等良;鲤鱼胆敷之良;服竹沥汁二合。②治小儿数十日口中寒不能乳哺:生竹汁服之即瘥,姜黄柏散粉之。铁精粉推纳之。甘草捣筛蜜丸服如小豆粒。煮厚朴服之。煮梨叶服之。③治小儿患利腹内不调:薤白七合,人参八分,厚朴四分,粟三合,上四物水煮稍饮。④治小儿丹毒:甘蕉根敷之,亦宜服少许汁。捣慎火草敷之。白鹅血敷之。

9.《医心方》卷二十六至卷二十八养生引《古今录验》

①熏衣香令芳气:丁子香、藿香、零陵香、青木香、甘松香各三两,白芷、当归、桂枝、槟榔子各一两,麝香二分,上十物捣筛为粉蜜丸如枣核,口含咽汁。②入军丸辟五兵及入山泽辟虎野狼毒虫奸人:雄黄三两,礜石、矾石各二两,鬼箭一两,雄柄一分,羖羊角一分半,灶中灰二分,上七物捣筛,鸡子黄并丹雄鸡冠血丸如杏仁,绛囊盛一丸系身。③益多散:生地十分,桂枝、白术各二分,炙甘草、干漆各五分,上五物捣筛酒服方寸匕。④治妇人阴急小热:青木香二分、山茱萸四分,上二物为散和丸如小豆,内玉门神验。⑤治饮酒大醉:煮菘汁饮之最良,服诸吐利丸药除之。⑥治食鱼中毒:煮甘草二两饮之良;水煮大豆三升取汁服。⑦治食诸鱼骨哽:饴糖丸如鸡子黄大吞之;薤白汤煮半熟小嚼之;以柔绳系中央吞薤白下喉牵出鲠。

【简要结论】

①甄权生于南北朝梁大同七年公元541年,卒于唐贞观十七年公元643年,享年103岁。②许州扶沟(今河南省周口市扶沟县)人。③隋开皇初为秘书省正字,后称疾免。④贞观十七年,权年一百三岁授朝散大夫,其年卒。⑤史书记载甄权撰有《脉经》《针方》《明堂人形图》《古今录验》《本草药性》《针经抄》。⑥《古今录验》应是甄权晚年之作。⑦《古今录验》著作体例一如《范汪方》《小品方》等。⑧《古今录验》多数方剂渊源有自,但新创独到之方亦不在少数。⑨《医心方》所载《古今录验》内容丰富。

巢元方医学研究

【生平考略】

巢元方，生平里籍未详，隋代医家，大业中任太医博士、太医令。公元 610 年隋大业六年奉诏主持编撰《诸病源候论》。《隋书·经籍志》载巢元方《诸病源候论》五十卷。该书分六十七门，一千七百二十论，是中国医药学第一部疾病病因证候专著。《隋书·经籍志》又载吴景贤著《诸病源候论》五卷，目录一卷，似与巢元方书不同。《隋书》无巢元方传记。巢元方隋大业年间任太医博士，业绩卓著。宋代传奇小说《开河记》载公元 609 年隋大业五年主持开凿运河工程的开河都护麻叔谋患风逆病，全身关节疼痛，起床即头晕作呕，诸医诊治无效。隋炀帝令巢元方前往诊治。巢元方诊后认为是风入腠理，病在胸臆。须用嫩肥羊，掺入中药蒸熟食下则愈。麻叔谋依方配药，蒸而食之，药未尽而病愈。元方又嘱其继续服药膳调理，可以防止疾病复发。《诸病源候论》序曰：臣闻人之生也，陶六气之和，而过则为诊；医之作也，求百病之本，而善则能全。若乃分三部九候之殊，别五声五色之变，揆盈虚于表里，审躁静于性韵，达其消息，谨其攻疗，兹所以辅含灵之命，裨有邦之治也。国家丕冒万宇，交修庶职。执技服于官守，宽疾存乎政典。皇上秉灵图而迪成宪，奉母仪而隆至化。明烛幽隐，惠绥动植。悯斯民之疚苦，仁嘉医之拯济。且念幅员之辽邈，闾巷之穷厄，肄业之士，罕尽精良；传方之家，颇承疑舛。四种之书或阙，七年之习未周，以彼粗工，肆其亿度，夭害生理，可不哀哉！是形惜怛，或怀重慎，以为昔之上手，效应参神，前五日而逆知，经三折而取信，得非究源之微妙，用意之详密乎？盖诊候之教，肇自轩祖；中古以降，论著弥繁。思索其精，博利族众，乃下明诏，畴咨旧闻，上稽圣经，旁摭奇道，发延阁之秘蕴，救中尚而雠对。《诸病源候论》者，隋大业中太医巢元方等奉诏所作也。会粹群说，沈研精理，形脉之证，罔不该集。明居处、爱欲、风湿之所感，示针镵、挢引、汤熨之所宜。诚术艺之楷模，而诊察之津涉。监署课试，固常用此。乃命与《难经》《素

问》图镂方版，传布海内。洪惟祖宗之训，务惟存育之惠。补《农经》之阙漏，班禁方于遐迩。逮今搜采，益穷元本，方论之要殚矣，师药之功备矣。将使后学优而柔之，视色毫而靡愆，应心手而昏验。大哉！昧百草而救枉者，古皇之盛德；忧一夫之失所者，二帝之用心。弭兹札瘥，跻之仁寿，上圣爱人之旨，不其笃欤。翰林医官副使赵拱等参校既终，缮录以献，爰俾近着，为之题辞。顾惟空疏，莫探秘赜。徒以述善诱之深意，用劝方来；杨勤恤之至仁，式昭大庇云尔。谨序。翰林学士兼侍读学士玉清昭应宫判官中散大夫尚书左司郎中知制诰史馆修撰，判馆事上护军常山郡开国侯食邑一千二百户赐紫金鱼袋臣宋绶奉敕撰。

《诸病源候论》目录：卷一风病诸候上，卷二风病诸候下，卷三虚劳病诸候上，卷四虚劳病诸候下，卷五腰背病诸候、消渴病诸候，卷六解散病诸候，卷七伤寒病诸候上，卷八伤寒病诸候下，卷九时气病诸候、热病诸候，卷十温病诸候、疫疠病诸候，卷十一疟病诸候，卷十二黄疸病诸候、冷热病诸候，卷十三气病诸候、脚气病诸候，卷十四咳嗽病诸候、淋病诸候、小便病诸候、大便病诸候，卷十五五脏六腑病诸候，卷十六心痛病诸候、腹痛病诸候、心腹痛病诸候，卷十七痢病诸候，卷十八湿病诸候、九虫病诸候，卷十九积聚病诸候、癥病诸候，卷二十疝病诸候、痰饮病诸候、癖病诸候、痞噎病诸候，卷二十一脾胃病诸候、呕哕病诸候、宿食不消病诸候、水肿病诸候，卷二十二霍乱病诸候，卷二十三中恶病诸候、尸病诸候，卷二十四注病诸候，卷二十五蛊毒病诸候，卷二十六蛊毒病诸候，卷二十七血病诸候、毛发病诸候、面体病诸候，卷二十八目病诸候，卷二十九鼻病诸候、耳病诸候、牙齿病诸候，卷三十唇口病诸候、咽喉心胸病诸候、四肢病诸候，卷三十一瘿瘤等病诸候、丹毒病诸候、肿病诸候、疔疮病诸候，卷三十二痈疽病诸候上，卷三十三痈疽病诸候下，卷三十四瘘病诸候、痔病诸候，卷三十五疮病诸候、伤疮病诸候，卷三十六兽毒病诸候、蛇毒病诸候、杂毒病诸候、金疮病诸候、腕伤病诸候，卷三十七妇人杂病诸候

一,卷三十八妇人杂病诸候二,卷三十九妇人杂病诸候三,卷四十妇人杂病诸候四,卷四十一妇人妊娠病诸候上,卷四十二妇人妊娠诸候下,卷四十三妇人将产病诸候、妇人产后病诸候上,卷四十四妇人产后病诸候下,卷四十五小儿杂病诸候一,卷四十六小儿杂病诸候二,卷四十七小儿杂病诸候三,卷四十八小儿杂病诸候四,卷四十九小儿杂病诸候五,卷五十小儿杂病诸候六。

【学术贡献】

1.《诸病源候论》外感热病源候

伤寒为毒者,以其最为杀厉之气也。即病者为伤寒,不即病者,其寒毒藏于肌骨中,至春变为温病;夏变为暑病。暑病者,热重于温也。是以辛苦之人,春夏必有温病者,皆由其冬时触冒之所致,非时行之气也。其时行者,是春时应暖而反寒,夏时应热而反冷,秋时应凉而反热,冬时应寒而反温,非其时而有其气。是以一岁之中,病无少长,多相似者,此则时行之气也。

《诸病源候论》伤寒源候 冬时严寒,万类深藏,君子固密,则不伤于寒。触冒之者乃为伤寒耳。伤寒病起自风寒入于腠理。病一日至二日,气在孔窍皮肤之间,故病者头痛恶寒,腰背强重,洗浴发汗即愈。病三日以上,气浮在上部,胸心填塞,故头痛、胸中满闷,当吐之则愈。病五日以上,气深结在脏,故腹胀身重,骨节烦疼,当下之则愈。伤寒初一日至二日,病在皮肤,名为在表,法宜发汗。发汗而不解者,此为表不受病,虽强发其汗而不能解也。伤寒大法,四日病在胸膈,当吐之愈。有得病二三日,便心胸烦闷,此为毒气已入,有痰实者,便宜取吐。伤寒一日太阳受病,太阳者膀胱之经也,主于头项,故头项背膊腰脊痛也。伤寒二日阳明受病,阳明者胃之经也,主于肌肉,其脉络鼻入目,故肉热鼻干,不得眠也。伤寒三日少阳受病,少阳者胆之经也,其脉循于胁,上于颈耳,故胸胁热而耳聋也。伤寒四日太阴受病,太阴者脾之经也,其脉络于脾,主于喉嗌,故腹满而嗌干也。伤寒五日少阴受病,少阴者肾之经也,其脉贯肾络肺系于舌,故口热舌干,渴而引饮也。伤寒六日厥阴受病,厥阴者肝之经也,其脉循阴器络于肝,故烦满而囊缩也。伤寒七日病反甚者,欲为再经病也。伤寒八日病不解者,或者诸阴阳经络重受于

病,或因发汗吐下之后毒气未尽,所以病证犹有也。伤寒九日以上病不除者,或初一经受病,即不能相传;或已传三阳讫,而不能传于阴,致停滞累日,病证不罢者;或三阳三阴传病已竟又重感于寒,名为两感伤寒,则腑脏俱病,故日数多而病候改变。

《诸病源候论》时气病源候 时行病者,春时应暖而反寒,夏时应热而反冷,秋时应凉而反热,冬时应寒而反温,此非其时而有其气,是以一岁之中,病无长少,率相似者,此则时行之气也。时行病始得,一日在皮,二日在肤,三日在肌,四日在胸,五日入胃,入胃乃可下也。时气病一日太阳受病,太阳为三阳之首,主于头项,故头项腰脊痛。时气病二日阳明受病。阳明主于肌肉,其脉络鼻入目,故肉热,鼻干不得眠。夫诸阳在表,始受病,故可摩膏火炙,发汗而愈。时气病三日少阳受病。少阳脉循于胁,上于颈耳,故胸胁热而耳聋也。三阳经络始相传病,未入于脏,故可汗而愈。时气病四日太阴受病。太阴为三阴之首。三日以后,诸阳受病讫,即传之于阴。太阴之脉,络于脾,主于喉嗌,故得病四日,腹满而嗌干。其病在胸膈,故可吐而愈也。时气病五日少阴受病。少阴脉贯肾络肺系于舌,故得病五日,口热舌干而引饮。其病在腹,故可下而愈。时气病六日厥阴受病。厥阴脉循阴器络于肝,故得病六日,烦满而阴缩。此为三阴三阳俱受病,毒气入于肠胃,故可下而愈。时气病七日法当小愈,所以然者,阴阳诸经传病竟故也。今病不除者,欲为再经病也。再经病者,谓经络重受病也。时气病八、九日以上不解者,或者诸经络重受于病;或已发汗、吐、下之后,毒气未尽,所以病不能除;或一经受病,未即相传,致使停滞累日,病证不改者,故皆当察其证候而证治。

《诸病源候论》热病源候 热病者皆伤寒之类也。或愈或死,其死皆以六七日间,其愈皆以十日以上。其不两伤于寒者,一日巨阳受之,故头项痛,腰脊强。二日阳明受之,阳明主肉,其脉夹鼻络于目,故身热而鼻干,不得卧也。三日少阳受之,少阳主骨,其脉循胁络于耳,故胸胁痛耳聋。三阳经络皆受病,而未入通于脏也,故可汗而已。四日太阴受之,太阴脉布于胃,络于嗌,故腹满而嗌干。五日少阴受之,少阴脉贯肾络肺,系舌本,故口热舌干而渴。六日厥阴受之,厥阴脉循阴器

而络于肝，故烦满而囊缩。三阴三阳，五脏六腑皆病，荣卫不行，五脏不通则死矣。其不两感于寒者，七日巨阳病衰，头痛少愈。八日阳明病衰，身热少愈。九日少阳病衰，耳聋微闻。十日太阴病衰，腹减如故，则思饮食。十一日少阴病衰，渴止不满，舌干已而咳。十二日厥阴病衰，囊从少腹微下。大气皆去，病日已矣。

热病者，伤寒之类也。冬伤于寒，至春变为温病。夏变为暑病。暑病者，热重于温也。肝热病者，小便先黄，腹痛多卧，身热。热争则狂言及惊，胁满痛，手足躁，不安卧。庚辛甚，甲乙大汗，气逆则庚辛死。心热病者，先不乐，数日乃热。热争则卒心痛，烦冤善呕，头痛面赤无汗。壬癸甚，丙丁大汗，气逆则壬癸死。脾热病者，先头重颊痛，烦心欲呕，身热。热争则腰痛，腹满泄，两颔痛。甲乙甚，戊己大汗，气逆则甲乙死。肺热病者，先渐然起毛恶风，舌上黄，身热。热争则喘咳，痛走胸应背，不得大息，头痛不甚，汗出而寒。丙丁甚，庚辛大汗，气逆则丙丁死。肾热病者，先腰痛胫酸，苦渴数饮，身热，热争则项痛而强，胫寒且酸，足下热，不欲言，其项痛淖澹，戊己甚，壬癸大汗，气逆则戊己死。肝热病者，左颊先赤。心热病者，额先赤。脾热病者，鼻先赤。肺热病者，右颊先赤。肾热病者，颐先赤。凡病虽未发，见其赤色者刺之，名曰治未病。热病不可刺者有九：一曰，汗不出，大颧发赤，哕者死；二曰，泄而腹满甚者死；三曰，目不明，热不已者死；四曰，老人婴儿，热而腹满者死；五曰，汗不出，呕血者死；六曰，舌本烂，热不已者死；七曰，咳血衄血，汗不出，出不至足者死；八曰，髓热者死；九曰，热而痉者死。凡此九者，不可刺也。热病已得汗，而脉尚躁盛，此阴脉之极也，死；其得汗而脉静者，生。热病脉尚盛躁，而不得汗者，此阳脉之极也，死；脉盛躁，得汗静者生。热病七八日，脉微小，病者溲血，口中干，一日半死；脉代一日死。热病已得汗，脉尚数，躁而喘，且复热，勿庸刺，喘甚者死。热病七八日，脉不躁，躁不数，后三日中有汗，三日不汗，四日死。未常汗者，勿庸刺也。诊人热病七八日，其脉微小，口干，脉代，舌焦黑者死。诊人热病七八日，脉不数不喘者，当喑，之后三日，温汗不出者死。热病已得汗，常大热不去者，亦死不治也。热病已得汗，脉静安者生，脉躁者难治；脉尚躁盛，此阴气之极，亦死

也。腹满常喘，而热不退者死。多汗，脉虚小者生，坚实者死。得病三日已还，病法在表，故宜发汗。或病已经五六日，然其人喉口不焦干，心腹不满，又不引饮，但头痛，身体壮热，脉洪大者，此为病证在表，未入于脏。故虽五六日，犹须解肌发汗，不可苟根据日数辄取吐下。

《诸病源候论》温病源候　冬时感寒即病者为伤寒。不即病者寒毒藏于肌骨中，至春变为温病。是以辛苦之人，春夏必有温病者，皆由其冬时触冒之所致也。凡病伤寒而成温者，先夏至日者为病温，后夏至日者为病暑。其冬复有非节之暖，名为冬温之毒，与伤寒大异也。有病温者，汗出辄复热，而脉躁疾，不为汗衰，狂言不能食。人所以汗出者，邪气交争于骨肉之间而得汗者，是邪却而精胜，则当食而不复热。复热者，邪气也，汗者，精气也。今汗出而辄复热者，是邪胜也。汗出而脉尚躁盛者死。今脉不与汗相应，此不称其病也，其死明矣。狂言者是失志，失志者死。今见三死，不见一生，虽愈必死。凡皮肤热甚，脉盛躁者，病温也。其脉盛而滑者，汗且出也。凡温病患，二三日，身躯热，腹满，头痛，食欲如故，脉直疾，八日死。四、五日，头痛，腹满而吐脉来细强，十二日死，此病不治。八九日，头不疼，身不痛，目不赤，色不变，而反利，脉来牒牒，按不弹手，时大，心下坚，十七日死。病三四日以下不得汗，脉大疾者生；脉细小难得者，死不治也。下利，腹中痛甚者，死不治。温病发斑者，冬月触冒寒毒至春始发病，毒气不散故发斑疮。冬月天时温暖，人感乖戾之气，未即发病，至春又被积寒所折，毒气不得发泄，至夏遇热，温毒始发出于肌肤，斑烂隐轸如锦文也。

《诸病源候论》疫疠病源候　其病与时气、温、热等病相类，皆由一岁之内，节气不和，寒暑乖候，或有暴风疾雨，雾露不散，则民多疾疫。病无长少，率皆相似，如有鬼厉之气，故云疫疠病。疫疠疮者，热毒盛则生疱疮，疮周匝遍身，状如火疮，色赤头白者毒轻，色黑紫瘀者毒重。亦名豌豆疮。瘴气者，岭南青草、黄芒瘴，犹如岭北伤寒也。南地暖，故太阴之时，草木不黄落，伏蛰不闭藏，杂毒因暖而生。故岭南从仲春讫仲夏，行青草瘴，季夏讫孟冬，行黄芒瘴。量其用药体性，岭南伤寒，但节气多温，冷药小寒于岭北。时用热药，亦减其锱铢，三分去二。但此病外候小迟，因经络之所传，

与伤寒不异。然阴阳受病，会同表里，须明识患源，不得妄攻汤艾。假令宿患痼热，今得瘴毒，毒得热更烦，虽形候正盛，犹在于表，未入肠胃，不妨温而汗之。已入内者，不妨平而下之。假令本有冷，今得温瘴，虽暴壮热烦满，视寒正须温药汗之，汗之不歇，不妨寒药下之。夫下利治病等药在下品，药性凶毒，专主攻击，不可恒服，疾去即止。病若日数未入于内，不可预服利药，药尽胃虚，病必乘虚而进。此不可轻治。治不瘥，成黄胆；黄胆不瘥，为尸疸。尸疸疾者，岭南中瘴气，土人连历不瘥，变成此病，不须治也。岭北客人，犹得斟酌救之。病前热而后寒者，发于阳；无热而恶寒者，发于阴。发于阳者，攻其外；发于阴者，攻其内。其一日、二日，瘴气在皮肤之间，故病者头痛恶寒，腰背强重。若寒气在表，发汗及针必愈。三日以上，气浮于上，填塞心胸，使头痛胸满而闷，宜以吐药，吐之必愈。五日以上，瘴气深结在脏腑，故腹胀身重，骨节烦疼，当下之。或人得病久，方告医，医知病深，病已成结，非可发表解肌，所当问病之得病本末，投药可专依次第也。

《诸病源候论》疟病源候　①温疟者，得之冬中于风寒，寒气藏于骨髓之中，至春则阳气大发，邪气不能出，因遇大暑，脑髓烁，脉肉消释，腠理发泄，因有所用力，邪气与汗偕出。此病藏于肾，其气先从内出之于外，如此则阴虚而阳盛，则热。衰则气复反入，入则阳虚，阳虚则寒矣。故先热而后寒，名曰温疟。疟先寒而后热，此由夏伤于大暑，汗大出，腠理开发，因遇夏气凄沧之水寒，寒之藏于腠理皮肤之中，秋伤于风，则病盛矣。夫寒者，阴气也；风者，阳气也。先伤于寒而后伤于风，故先寒而后热，病以时作，名曰寒疟。先伤于风而后伤于寒，故先热而后寒，亦以时作，名曰温疟。夫病疟六七日，但见热者，温疟矣。②瘅疟者，夏伤于暑也。其病秋则寒甚，冬则寒轻，春则恶风，夏则多汗者，然其蓄作有时。以疟之始发，先起于毫毛，伸欠乃作，寒栗鼓颔，腰脊痛，寒去则外内皆热，头痛而渴欲饮，何气使然？此阴阳上下交争，虚实更作，阴阳相移也。阳并于阴，则阴实阳虚，阳明虚则寒栗鼓颔；巨阳虚则腰背头项痛；三阳俱虚，则阴气胜，阴气胜则骨寒而痛，寒生于内，故中外皆寒。阳盛则外热，阴虚则内热，内外皆热，则喘而渴欲饮。此得之夏伤于暑，热气盛，藏之于皮肤之间，肠胃之外，此荣气之所舍。此令汗出空疏，腠理开，因得秋气，汗出遇风乃得之，及以浴，水气舍于皮肤之内，与卫气并居。卫气者，昼日行阳，夜行于阴，此气得阳如外出，得阴如内搏，内外相搏，是以日作。其间日而作者，谓其气之舍深，内搏于阴，阳气独发，阴邪内着，阴与阳争不得出，是以间日而作。③间日疟者，此由邪气与卫气俱行于风府，而有时相失不相得，故邪气内搏五脏，则道远气深，故其行迟，不能与卫气偕出，是以间日而作也。④风疟者，夫疟皆生于风。风者，阳气也，阳主热，故卫气每至于风府，则腠理开，开则邪入，邪入则病作。先伤于风，故发热而后寒栗。⑤瘅疟者，肺素有热，气盛于身，厥逆上冲，中气实而不外泄，因有所用力，腠理开，风寒舍于皮肤之内，分肉之间而发。发则阳气盛，阳气盛而不衰则病矣。其气不及之阴，故但热而不寒，热气内藏于心，而外舍分肉之间，令人消铄脱肉，故命曰瘅疟。其状，但热不寒，阴气先绝，阳气独发，则少气烦惋，手足热而呕也。⑥山瘴疟者，此病生于岭南，带山瘴之气。其状，发寒热，休作有时，皆由山溪源岭嶂湿毒气故也。其病重于伤暑之疟。⑦痰实疟者，谓患人胸膈先有停痰结实，因成疟病，则令人心下胀满，气逆烦呕也。⑧寒热疟者，夫疟者，风寒之气也。邪并于阴则寒，并于阳则热，故发作皆寒热也。⑨往来寒热疟者，此由寒气并于阴则发寒，风气并于阳则发热，阴阳二气更实更虚，故寒热更往来也。⑩寒疟者，此由阴阳相并，阳虚则阴胜，阴胜则寒。寒发于内而并于外，所以内外俱寒，故病发但战栗而鼓颔颐也。⑪劳疟者，凡疟积久不瘥者，则表里俱虚，客邪未散，真气不复，故疾虽暂间，小劳便发。⑫发作无时疟者，夫卫气一日一夜大会于风府，则腠理开，腠理开则邪入，邪入则病作。当其时，阴阳相并，随其所胜，故生寒热，故动作皆有早晏者。若腑脏受邪，内外失守，邪气妄行，所以休作无时也。⑬久疟者，夫疟，皆由伤暑及伤风所为，热盛之时，发汗吐下过度，腑脏空虚，荣卫伤损，邪气伏藏，所以引日不瘥，仍故休作也。夫疟岁岁发，至三岁发，连月发不解，胁下有痞，治之不得攻其痞，但得虚其津液。先其时发其汗，服汤已，先小寒者，引衣自温覆汗出，小便自引。

《诸病源候论》霍乱源候　霍乱者，由人温凉不调,阴阳清浊二气,有相干乱之时,其乱在于肠胃之间者,因遇饮食而变发,则心腹绞痛。其有先心痛者,则先吐;先腹痛者,则先利;心腹并痛者,则吐利俱发。挟风而实者,身发热,头痛体疼而复吐利;虚者,但吐利,心腹刺痛而已。亦有饮酒、食肉、腥脍、生冷过度,因居处不节,或露卧湿地,或当风取凉,而风冷之气归于三焦,传于脾胃,脾胃得冷则不磨,不磨则水谷不消化,亦令清浊二气相干,脾胃虚弱,便则吐利,水谷不消,则心腹胀满,皆成霍乱。霍乱有三名:一名胃反,言其胃气虚逆,反吐饮食也;二名霍乱,言其病挥霍之间,便致撩乱也;三名走哺,言其哺食变逆者也。冷热不调,饮食不节,使人阴阳清浊之气相干,而变乱于肠胃之间,则成霍乱。① 霍乱心腹痛源候:霍乱而心腹痛者,是风邪之气客于脏腑之间,冷气与真气相击,或上攻心,或下攻腹,故心腹痛也。② 霍乱呕吐源候:霍乱而呕吐者,是冷气客于腑脏之间,或上攻于心,则心痛,或下攻于腹,则腹痛。若先心痛者,则先吐,先腹痛者,则先利。而此呕吐,是冷入于胃,胃气变乱,冷邪既盛,谷气不和,胃气逆上,故呕吐也。③ 霍乱心腹胀满源候:霍乱而心腹胀满者,是寒气与脏气相搏,真邪相攻,不得吐利,故令心腹胀满。其有吐利过多,脏虚,邪犹未尽,邪搏于气,气不宣发,亦令心腹胀满。④ 霍乱下痢源候:霍乱而下痢,是冷气先入于肠胃,肠胃之气得冷,则交击而痛,故霍乱若先腹痛者,则行利也。⑤ 霍乱下痢不止源候:霍乱而下痢不止者,因肠胃俱冷,而挟宿虚,谷气不消,肠滑故洞下不止。痢不止,虚冷气极,冷入于筋,则变转筋。其胃虚,冷气乘之,亦变呕哕。⑥ 霍乱欲死源候:霍乱欲死者,由饮食不消,冷气内搏,或未得吐利,或虽得吐利,冷气未歇,致真邪相干,阴阳交争,气厥不理,则烦闷逆满困乏,故欲死也。⑦ 霍乱呕哕源候:霍乱而呕哕者,由吐利后,胃虚而逆则呕;气逆遇冷折之,气不通则哕。⑧ 霍乱烦渴源候:霍乱而烦渴者,由大吐逆,上焦虚,气不调理,气乘于心则烦闷;大痢则津液竭,津液竭则脏燥,脏燥则渴。烦渴不止则引饮,引饮则痢亦不止也。⑨ 霍乱心烦源候:霍乱而心烦者,由大吐大痢,腑脏气暴极。夫吐者,胃气逆也;痢者,肠虚也。若大吐大痢,虚逆则甚,三焦不理,五脏未和,冷搏于气,逆上乘心,故心烦。亦有未经吐利心烦者,是冷气

入于肠胃,水谷得冷则不消,蕴瘀不宣,气亦逆上,故亦心烦。⑩ 霍乱干呕源候:霍乱干呕者,由吐下之后,脾胃虚极,三焦不理,气痞结于心下,气时逆上,故干呕。干呕者,谓欲呕而无所出也。若更遇冷,冷折于胃气,胃气不通,则变成哕。⑪ 霍乱心腹筑悸源候:霍乱而心腹筑悸者,由吐下之后,三焦五脏不和,而水气上乘于心故也。肾主水,其气通于阴,吐下三焦五脏不和,故肾气亦虚,不能制水,水不下宣,与气俱上乘心。其状起齐下,上从腹至心,气筑筑然而悸动不定也。⑫ 霍乱呕而烦源候:霍乱呕而烦者,由吐下后胃虚而气逆,故呕也;气逆乘心,故烦。所以呕而烦也。⑬ 干霍乱源候:干霍乱者,是冷气搏于肠胃,致饮食不消,但腹满烦乱,绞痛,短气。其肠胃先挟实,故不吐痢,名为干霍乱也。⑭ 霍乱四逆源候:霍乱而大吐下后,其肠胃俱虚,乃至汗出,其脉欲绝,手足皆冷,名为四逆。四逆者,谓阴阳卒厥绝也。⑮ 霍乱转筋源候:霍乱而转筋者,由冷气入于筋故也。足之三阴三阳之筋起于人足指,手之三阴三阳之筋,起于手指,并循络于身。夫霍乱大吐下之后,阴阳俱虚,其血气虚极,则手足逆冷,而荣卫不理,冷搏于筋,则筋为之转。冷入于足之三阴三阳,则脚筋转;入于手之三阴三阳,则手筋转。随冷所入之筋,筋则转。转者,皆由邪冷之气击动其筋而移转也。⑯ 中恶霍乱源候:中恶者谓鬼气卒中于人也。其状卒然心腹绞痛,而客邪内击,与饮食、寒冷相搏,致阴阳之气亦相干乱,肠胃虚,则变吐利烦毒,为中恶霍乱也。⑰ 转筋源候:转筋者,由荣卫气虚,风冷气搏于筋故也。手足之三阴三阳之筋,皆起于手足指,而并络于身。若血气不足,阴阳虚者,风冷邪气中于筋,随邪所中之筋,筋则转。转者,谓其转动也。⑱ 筋急源候:凡筋中于风热则弛纵,中于风冷则挛急。十二经筋皆起于手足指,循络于身。体虚弱,若中风寒,随邪所中之筋则挛急,不可屈伸。

2.《诸病源候论》内科疾病源候

《诸病源候论》中风源候　① 中风源候:风气中于人也,藏于皮肤之间,内不得通,外不得泄。其入经脉,行于五脏者,各随脏腑而生病焉。风邪之气若先中于阴,病发于五脏者,其状奄忽不知人,喉里嚈嚈然有声,舌强不能言。中风口噤者,诸阳为风寒所客则筋急,故口噤不开也。风舌强

不得语者,心脾二脏受风邪故舌强不得语。中风失音不语者,风寒客于会厌之间故卒然无音。② 贼风源候:贼风者,谓冬至之日有疾风从南方来,伤害于人故言贼风也。其伤人也,但痛不可得按抑,不可得转动,痛处体卒无热。③ 风痉源候:风痉者,口噤不开,背强而直,如发痫之状。④ 角弓反张源候:风邪伤人,令腰背反折,不能俯仰,似角弓者,由邪入诸阳经故也。⑤ 风口喎源候:风邪入于足阳明、手太阳之经,遇寒则筋急引颊,故使口喎僻,言语不正,而目不能平视。⑥ 柔风源候:血气俱虚,风邪并入,在于阳则皮肤缓,在于阴则腹里急。柔风之状,四肢不能收,里急不能仰。⑦ 风痱源候:风痱之状,身体无痛,四肢不收,神智不乱,一臂不随者,风痱也。时能言者可治,不能言者不可治。⑧ 腲退源候:腲退者,四肢不收,身体疼痛,肌肉虚满,骨节懈怠,腰脚缓弱,不自觉知是也。由皮肉虚弱,不胜四时之虚风,故令风邪侵于分肉之间,流于血脉之内使之然也。⑨ 偏枯源候:风偏枯者,由血气偏虚,则腠理开,受于风湿,风湿客于半身,在分腠之间,使血气凝涩,不能润养,久不瘥,真气去,邪气独留,则成偏枯。⑩ 偏风源候:偏风者,风邪偏客于身一边也。其状或不知痛痒,或缓纵,或痹痛是也。⑪ 风亸曳源候:风亸曳者,肢体弛缓不收摄。人以胃气养于肌肉经络也。胃若衰损,其气不实,经脉虚,则筋肉懈惰,故风邪搏于筋而使亸曳也。⑫ 不仁源候:风不仁者,由荣气虚,卫气实,风寒入于肌肉,使血气行不宣流。其状,搔之皮肤如隔衣是也。诊其寸口脉缓,则皮肤不仁。不仁,脉虚数者生,牢急疾者死。⑬ 身体手足不随源候:风身体手足不随者,由体虚腠理开,风气伤于脾胃之经络也。脾气弱即肌肉虚,受风邪所侵,致四肢肌肉无所禀受;而风邪在经络,搏于阳经,气行则迟,机关缓纵,故令身体手足不随也。⑭ 半身不随源候:风半身不随者,脾胃气弱,血气偏虚,为风邪所乘故也。脾胃既弱,水谷之精润养不周,致血气偏虚而为风邪所侵,故半身不随也。

《诸病源候论》风湿痹源候　① 风湿痹病之状,或皮肤顽浓,或肌肉酸痛。风寒湿三气杂至,合而成痹。其风湿气多而寒气少者,为风湿痹也。由血气虚,则受风湿,而成此病。久不瘥,入于经络,搏于阳经,亦变令身体手足不随。② 风湿候:

风湿者,是风气与湿气共伤于人也。风者,八方之虚风;湿者,水湿之蒸气也。若地下湿,复少霜雪,其山水气蒸,兼值暖,腲退人腠理开,便受风湿。其状,令人懈惰,精神昏愦。若经久,亦令人四肢缓纵不随,入脏则喑哑,口舌不收;或脚痹弱,变成脚气。③ 风痹候:痹者,风寒湿三气杂至,合而成痹。其状:肌肉顽浓,或疼痛。由人体虚,腠理开,故受风邪也。病在阳曰风,在阴曰痹;阴阳俱病,曰风痹。其以春遇痹为筋痹,则筋屈。筋痹不已,又遇邪者,则移入肝。其状:夜卧则惊,饮多,小便数。夏遇痹者为脉痹,则血凝不流,令人萎黄。脉痹不已,又遇邪者,则移入心。其状:心下鼓,气暴上逆,喘不通,嗌干喜噫。长夏遇痹者为肌痹,在肉则不仁。肌痹不已,复遇邪者,则移入脾。其状:四肢懈惰,发咳呕汁。秋遇痹者为皮痹,则皮肤无所知。皮痹不已,又遇邪者,则移入于肺,其状,气奔痛。冬遇痹者为骨痹,则骨重不可举,不随而痛。骨痹不已,又遇邪者,则移入于肾,其状喜胀。④ 血痹候:血痹者,由体虚,邪入于阴经故也,血为阴,邪入于血而痹,故为血痹也。其状,形体如被微风所吹。此由忧乐之人,骨弱肌肤盛,因疲劳汗出,卧不时动摇,肤腠开,为风邪所侵也。⑤ 风四肢拘挛不得屈伸候:此由体虚腠理开,风邪在于筋故也。春遇痹,为筋痹,则筋屈,邪客关机,则使筋挛。邪客于足太阳之络,令人肩背拘急也。足厥阴,肝之经也。肝通主诸筋,王在春。其经络虚,遇风邪则伤于筋,使四肢拘挛,不得屈伸。诊其脉,急细如弦者,筋急足挛也。若筋屈不已,又遇于邪,则移变入肝。其病状,夜卧则惊,小便数。⑥ 风湿痹身体手足不随候:风寒湿三气合而为痹。其三气时来,亦有偏多偏少。而风湿之气偏多者,名风湿痹也。人腠理虚者,则由风湿气伤之,搏于血气,血气不行,则不宣,真邪相击,在于肌肉之间,故其肌肤尽痛。然诸阳之经,宣行阳气,通于身体,风湿之气客在肌肤,初始为痹。若伤诸阳之经,阳气行则迟缓,而机关弛纵,筋脉不收摄,故风湿痹而复身体手足不随也。⑦ 风痹手足不随候:风寒湿三气合而为痹。风多者为风痹。风痹之状,肌肤尽痛。诸阳之经,尽起于手足,而循行于身体。风寒之客肌肤,初始为痹,后伤阳经,随其虚处而停滞,与血气相搏,血气行则迟缓,使机关弛纵,故风痹而复手足不随也。

《诸病源候论》历节风源候 ① 历节风之状，短气，白汗出，历节疼痛不可忍，屈伸不得是也。风历关节，与血气相搏交攻，故疼痛。血气虚，则汗也。风冷搏于筋，则不可屈伸，为历节风也。② 身体疼痛源候：身体疼痛者，风湿搏于阳气故也。③ 心腹拘急切痛候：风入腹拘急切痛者，是体虚受风冷，风冷客于三焦，经于脏腑，寒热交争，故心腹拘急切痛。

《诸病源候论》恶风源候 凡风病有四百四种，总而言之不出五种，即是五风所摄：一曰黄风，二曰青风，三曰赤风，四曰白风，五曰黑风。所谓五风生五种虫，能害于人。黑风生黑虫，黄风生黄虫，青风生青虫，赤风生赤虫，白风生白虫。此五种风，皆是恶风，能坏人身，名曰疾风。脉来徐去疾，上虚下实，此为恶风。

《诸病源候论》皮肤风源候 ① 刺风源候：刺风者由体虚肤腠开，为风所侵也。其状风邪走遍于身，而皮肤淫跃。风邪击搏，如锥刀所刺，故名刺风也。② 蛊风源候：蛊风者，由体虚受风，其风在于皮肤，淫淫跃跃，若画若刺，一身尽痛，侵伤气血。其动作状如蛊毒，故名蛊风也。③ 恶风须眉堕落源候：大风病须眉堕落者，皆从风湿冷得之。八方之风皆能为邪，邪客于经络久而不去，与血气相干则使荣卫不和，淫邪散溢故面色败，皮肤伤，鼻柱坏，须眉落。④ 风瘙隐轸生疮源候：人皮肤虚，为风邪所折，则起隐轸。热多则色赤，风多则色白，甚者痒痛，搔之则成疮。⑤ 风瘙身体隐轸源候：邪气客于皮肤，复逢风寒相折，则起风瘙轸。若赤轸者，由凉湿折于肌中之热，热结成赤轸也。得天热则剧，取冷则灭也。白轸者由风气折于肌中热，热与风相搏所为。白轸得天阴雨冷则剧，出风中亦剧，得晴暖则灭，着衣身暖亦瘥也。⑥ 脉浮而洪，浮即为风，洪则为气强。风气相搏，风气强则隐疹，身体为痒，痒为泄风，久为痂癞，气强则为水，难以俯仰。⑦ 瘙痒源候：此由游风在于皮肤，逢寒则身体疼痛，遇热则瘙痒。⑧ 风身体如虫行候：夫人虚，风邪中于荣卫，溢于皮肤之间，与虚热并，故游奕遍体，状若虫行也。⑨ 风痒源候：邪气客于肌肉，则令肌肉虚，真气散去，又被寒搏皮肤，外发腠理，闭毫毛。淫邪与卫气相搏，阳胜则热，阴胜则寒；寒则表虚，虚则邪气往来，故肉痒也。凡痹之类，逢热则痒，逢寒则痛。⑩ 风瘰疬源候：

汗出当风，风气搏于肌肉，与热气并，则生瘰疬。状如麻豆，甚者渐大，搔之成疮。⑪ 诸癞源候：凡癞病，皆是恶风及犯触忌害得之。初觉皮肤不仁，或淫淫苦痒如虫行，或眼前见物如垂丝，或隐轸辄赤黑。初入皮肤里，不能自觉。或流通四肢，潜于经脉，或在五脏，乍寒乍热，纵横脾肾，蔽诸毛腠理，壅塞难通，因兹气血精髓乖离，久而不治，令人顽痹；或汗不流泄，手足酸疼，针灸不痛；或在面目，习习奕奕；或在胸颈，状如虫行；或身体遍痒，搔之生疮；或身面肿，痛彻骨髓；或顽如钱大，状如蚝毒；或如梳，或如手，锥刺不痛；或青赤黄黑，犹如腐木之形；或痛无常处！流移非一；或如酸枣，或如悬铃；或似绳缚，拘急难以俯仰，手足不能摇动，眼目流肿，内外生疮，小便赤黄，尿有余沥，面无颜色，恍惚多忘。其间变状多端。毒虫若食人肝者，眉睫堕落。食人肺，鼻柱崩倒，或鼻生肉，孔气不通。若食人脾，语声变散。若食人肾，耳鸣啾啾，或如雷鼓之音。若食人筋脉，肢节堕落。若食人皮肉，顽痹不觉痛痒，或如针锥所刺，名曰刺风。若虫乘风走于皮肉，犹若外有虫行。复有食人皮肉，彻外从头面即起为疱肉，如桃核、小枣。从头面起者，名曰顺风；病从两脚起者，名曰逆风。令人多疮，犹如癣疥，或如鱼鳞，或痒或痛，黄水流出。初起之时，或如榆荚，或如钱孔，或青或白，或黑或黄，变异无定，或起或灭。此等皆病之兆状。⑫ 癞名不一。木癞者，初得先当落眉睫，面目痒，如复生疮，三年成大患。急治之愈，不治患成。火癞者，如火烧疮，或断人支节，七年落眉睫。急治可愈，八年成疾难治。金癞者，是天所为也，负功德祟，初得眉落，三年食鼻，鼻柱崩倒，亟治，良医能愈。土癞者，身体块磊，如鸡子弹丸许。此病宜急治之，六年便成大患，十五年不可治。水癞者，先得水病，因即留停，风触发动，落人眉须。不急治之，经年病成。蟋蟀癞者，虫如蟋蟀，在人身体内，百节头皆欲血出。三年亟治。面癞者，虫如面，举体艾白，难治；熏药可愈，多年亟治。雨癞者，斑驳或白或赤。眉须堕落，亦可治；多年难治。麻癞者，状似癣瘙，身体狂痒。十年成大患，可急治之，愈。风癞者，风从体入，或手足刺疮，风冷痹痴。不治，二十年后便成大患，宜急治之。蜘癞者，得之身体沉重，状似风癞。积久成大患，速治之愈。⑬ 酒癞者，酒醉卧黍穰上，因汗体虚，风从外入,落入眉须,令人惶惧,小治大愈。⑭乌癞候:凡癞病,皆是恶风及犯触忌害所得。初觉皮毛变异,或淫淫苦痒如虫行,或眼前见物如垂丝,言语无定,心常惊恐。皮肉中或如桃李子,隐轸赤黑,手足顽痹,针刺不痛,脚下不得踏地。凡食之时,开口而鸣,语亦如是,身体疮痛,两肘如绳缚,此名黑癞。⑮白癞候:凡癞病,语声嘶破,目视不明,四肢顽痹,支节火燃,心里懊热,手足俱缓,背脊至急,肉如遭劈,身体手足隐轸起,往往正白在肉里,鼻有痈肉,目生白珠当瞳子,视无所见,此名白癞。⑯蛇身源候:蛇身者,谓人皮肤上如蛇皮而有鳞甲,世谓之蛇身也。此由血气痞涩,不通润于皮肤故也。⑰面疱源候:面疱者,谓面上有风热气生疱,头如米大,亦如谷大,白色者是。⑱皯黵源候:人面皮上或有如乌麻,或如雀卵上之色是也。此由风邪客于皮肤,痰饮渍于腑脏,故生皯黵。⑲酒皶源候:此由饮酒,热势冲面,而遇风冷之气相搏所生,故令鼻面生皶,赤疱币币然也。⑳嗣面源候:嗣面者,面皮上有滓如米粒者也。肤腠受于风邪,搏于津液,津液之气,因虚作之也。亦言因敷胡粉而皮肤虚者,粉气入腠理化生之也。

《诸病源候论》外风源候 ①风邪源候:风邪者谓风气伤于人也。病有五邪:一曰中风,二曰伤暑,三曰饮食劳倦,四曰中寒,五曰中湿,其为病不同。②风寒源候:脏腑虚血气不足,受风冷之气,挟冷者折于气血,使人面青心闷,呕逆吐沫,四肢痛冷,故谓之风冷。③风热源候:风热之气先从皮毛入于肺也。其状使人恶风寒战,目欲脱,涕唾出。④风气源候:由气虚受风故也。冷则厥逆,热则烦惋。其因风所为,故名风气。⑤失声源候:风冷之气客于会厌,伤于悬痈之所为也。会厌是音声之户,悬痈是音声之关。风冷客于关户之间,所以失声。⑥声嘶源候:风冷伤于肺之所为也。风冷为阴,阴邪搏于阳气,使气道不调流,所以声嘶也。

《诸病源候论》头面风源候 ①头面风者头面多汗,恶风,病甚则头痛,阳气发泄腠理开而受风,谓之首风。新沐中风则为首风。②头眩源候:血气虚风邪入脑而引目系故也。

《诸病源候论》惊悸源候 ①惊邪候:由体虚,风邪伤于心之经也。其状乍惊乍喜,恍惚失常是也。②风惊悸候:风惊悸者,由体虚,心气不

足,心之腑为风邪所乘;或恐惧忧迫,令心气虚,亦受于风邪。风邪搏于心,则惊不自安。惊不已,则悸动不定。其状,目精不转,而不能呼。③风惊恐候:风惊恐者,由体虚受风,入乘脏腑。其状,如人将捕之。心虚则惊,肝虚则恐。足厥阴为肝之经,与胆合;足少阳为胆之经,主决断众事。心肝虚而受风邪,胆气又弱,而为风所乘,恐如人捕之。④风惊候:风惊者,由体虚,心气不足,为风邪所乘也。心藏神而主血脉,心气不足则虚,虚则血乱,血乱则气并于血,气血相并,又被风邪所乘,故惊不安定,名为风惊。⑤风经五脏恍惚候:五脏处于内,而气行于外。脏气实者,邪不能伤;虚则外气不足,风邪乘之。然五脏,心为神,肝为魂,肺为魄,脾为意,肾为志。若风气经之,是邪干于正,故令恍惚。

癫病源候 ①风癫者由血气虚,邪入于阴经故也。血气少则心虚而精神离散,魂魄妄行,因为风邪所伤,故邪入于阴,则为癫疾。人在胎其母卒大惊,精气并居,令子发癫。其发则仆地,吐涎沫,无所觉是也。原其癫病皆由风邪故也。②五癫病候:五癫者一曰阳癫,发如死人,遗尿,食顷乃解;二曰阴癫,初生小时,脐疮未愈,数洗浴,因此得之;三曰风癫,发时眼目相引,牵纵反强,羊鸣,食顷方解。由热作汗出当风,因房室过度,醉饮,令心意逼迫,短气脉悸得之;四曰湿癫,眉头痛,身重。坐热沐头,湿结,脑沸未止得之;五曰马癫,发作时时,反目口噤,手足相引,身体皆热。

癫狂源候 ①风狂病候:狂病者由风邪入并于阳所为也。气并于阳则为狂发,或欲走,或自高贤,称神圣是也。肝藏魂,悲哀动中则伤魂,魂伤则狂忘不精明,不敢正当人,阴缩而挛筋,两胁骨不举。毛瘁色夭,死于秋。②鬼邪候:凡邪气鬼物所为病也,其状不同。或言语错谬,或啼哭惊走,或癫狂昏乱,或喜怒悲笑,或大怖惧如人来逐,或歌谣咏啸,或不肯语。③鬼魅候:凡人有为鬼物所魅,则好悲而心自动,或心乱如醉,狂言惊怖,向壁悲啼,梦寐喜魇,或与鬼神交通。病苦乍寒乍热,心腹满,短气,不能饮食。此魅之所持也。

虚劳源候 ①夫虚劳者,五劳、六极、七伤是也。五劳者:一曰志劳,二曰思劳,三曰心劳,四曰忧劳,五曰瘦劳。又,肺劳者,短气而面肿,鼻不闻香臭。肝劳者,面目干黑,口苦,精神不守,恐畏不

能独卧，目视不明。心劳者，忽忽喜忘，大便苦难，或时鸭溏，口内生疮。脾劳者，舌本苦直，不得咽唾。肾劳者，背难以俯仰，小便不利，色赤黄而有余沥，茎内痛，阴湿，囊生疮，小腹满急。六极者，一曰气极，令人内虚，五脏不足，邪气多，正气少，不欲言。二曰血极，令人无颜色，眉发堕落，忽忽喜忘。三曰筋极，令人数转筋，十指爪甲皆痛，苦倦不能久立。四曰胃极，令人酸削，齿苦痛，手足烦疼，不可以立，不欲行动。五曰肌极，令人羸瘦，无润泽，饮食不为肌肤。六曰精极，令人少气吸吸然，内虚，五脏气不足，发毛落，悲伤喜忘。七伤者，一曰阴寒，二曰阴萎，三曰里急，四曰精连连，五曰精少，阴下湿，六曰精清，七曰小便苦数，临事不卒。又，一曰大饱伤脾，脾伤，善噫，欲卧，面黄。二曰大怒气逆伤肝，肝伤，少血目暗。三曰强力举重，久坐湿地伤肾，肾伤，少精，腰背痛，厥逆下冷。四曰形寒寒饮伤肺，肺伤，少气，咳嗽鼻鸣。五曰忧愁思虑伤心，心伤，苦惊，喜忘善怒。六曰风雨寒暑伤形，形伤，发肤枯夭。七曰大恐惧，不节伤志，志伤，恍惚不乐。② 虚劳羸瘦候：夫血气者，所以荣养其身也。虚劳之人，精髓萎竭，血气虚弱，不能充盛肌肤，此故羸瘦也。③ 虚劳不能食候：脾候身之肌肉，胃为水谷之海。虚劳则脏腑不和，脾胃气弱，故不能食也。④ 虚劳胃气虚弱不能消谷候：胃为腑，主盛水谷；脾为脏，主消水谷。若脾胃温和，则能消化。今虚劳，血气衰少，脾胃冷弱，故不消谷也。⑤ 虚劳三焦不调候：三焦者，谓上、中、下也。若上焦有热，则胸膈痞满，口苦咽干；有寒则吞酢而吐沫。中焦有热，则身重目黄；有寒则善胀而食不消。下焦有热，则大便难；有寒则小腹痛而小便数。三焦之气，主焦熟水谷，分别清浊，若不调平，则生诸病。⑥ 虚劳寒冷候：虚劳之人，血气虚竭，阴阳不守，脏腑俱衰，故内生寒冷也。⑦ 虚劳痰饮候：劳伤之人，脾胃虚弱，不能克消水浆，故为痰饮也。痰者，涎液结聚在于胸膈；饮者，水浆停积在膀胱也。⑧ 虚劳四肢逆冷候：经脉所行，皆起于手足。虚劳则血气衰损，不能温其四大，故四肢逆冷也。⑨ 虚劳手足烦疼候：虚劳血气衰弱，阴阳不利，邪气乘之，次冷热交争，故以烦疼也。⑩ 虚劳积聚候：积聚者，腑脏之病也。积者，脏病也，阴气所生也；聚者，腑病也，阳气所成也。虚劳之人，阴阳伤损，血气凝涩，不能宣通

经络，故积聚于内也。⑪ 虚劳癥瘕候：癥瘕病者皆由久寒积冷，饮食不消所致也。结聚牢强，按之不转动为癥；推之浮移为瘕。⑫ 虚劳上气候：虚劳之病，或阴阳俱伤，或血气偏损，今是阴不足阳有余，故上气也。⑬ 虚劳客热候：虚劳之人，血气微弱，阴阳俱虚，小劳则生热，热因劳而生，故以名客热也。⑭ 虚劳少气候：虚劳伤于肺，故少气。肺主气，气为阳，此为阳气不足故也。⑮ 虚劳热候：虚劳而热者，是阴气不足，阳气有余，故内外生于热，非邪气从外来乘也。⑯ 虚劳无子候：丈夫无子者，其精清如水，冷如冰铁，皆为无子之候。又，泄精精不射出，但聚于阴头，亦无子。无此之候，皆有子。交会当用阳时；阳时，从夜半至禺中是也；以此时有子，皆聪明长寿。勿用阴时；阴时，从午至亥；有子皆顽暗而短命，切宜审详之。凡妇人月候来时，候一日至三日，子门开，若交会则有子；过四日则闭，便无子也。男子脉得微弱而涩，为无子，精气清冷也。⑰ 虚劳里急候：虚劳则肾气不足，伤于冲脉。冲脉为阴脉之海，起于关元，关元穴在脐下，随腹直上至咽喉。劳伤内损，故腹里拘急也。⑱ 虚劳伤筋骨候：肝主筋而藏血，肾主骨而生髓。⑲ 虚劳损血耗髓，故伤筋骨也。⑳ 虚劳筋挛候：肝藏血而候筋。虚劳损血，不能荣养于筋，致使筋气极虚；又为寒邪所侵，故筋挛也。㉑ 虚劳惊悸候：心藏神而主血脉。虚劳损伤血脉，致令心气不足，因为邪气所乘，则使惊而悸动不定。夫风寒湿三气合为痹。病在于阴，其人苦筋骨痿枯，身体疼痛，此为痿痹之病，皆愁思所致，忧虑所为。诊其脉，尺中虚小者，是胫寒痿痹也。㉒ 虚劳目暗候：肝候于目而藏血。血则荣养于目。腑脏劳伤，血气俱虚，五脏气不足，不能荣于目，故令目暗也。

虚劳骨蒸源候　夫蒸病有五：一曰骨蒸，其根在肾，旦起体凉，日晚即热，烦躁，寝不能安，食无味，小便赤黄，忽忽烦乱，细喘无力，腰疼，两足逆冷，手心常热。蒸盛过，伤内则变为疳，食人五脏。二曰脉蒸，其根在心，日增烦闷，掷手出足，翕翕思水，口噤白沫，睡即浪言；或惊恐不定，脉数。若蒸盛之时，或变为疳，脐下闷；或暴利不止。三曰皮蒸，其根在肺，必大喘鼻干，口中无水，舌上白，小便赤如血。蒸盛之时，胸满，或自称得注热，两胁下胀，大嗽，口内唾血。四曰肉蒸，其根在脾，体热

如火,烦躁无汗,心腹鼓胀,食即欲呕,小便如血,大便秘涩。蒸盛之时,身肿目赤,寝卧不安。五曰内蒸,亦名血蒸。所以名内蒸者,必外寒而内热,把手附骨而内热甚,其根在五脏六腑。其人必因患后得之,骨肉自消,饭食无味,或皮燥而无光泽。蒸盛之时,四肢渐细,足跗肿起。又有二十三蒸:一胞蒸,小便黄赤;二玉房蒸,男则遗沥漏精,女则月候不调;三脑蒸,头眩闷热;四髓蒸,髓沸热;五骨蒸,齿黑;六筋蒸,甲焦;七血蒸,发焦;八脉蒸,脉不调;九肝蒸,眼黑;十心蒸,舌干;十一脾蒸,唇焦;十二肺蒸,鼻干;十三肾蒸,两耳焦;十四膀胱蒸,右耳偏焦;十五胆蒸,眼白失色;十六胃蒸,舌下痛;十七小肠蒸,下唇焦;十八大肠蒸,鼻右孔干痛;十九三焦蒸,亦杂病乍寒乍热;二十肉蒸;二十一肤蒸;二十二皮蒸;二十三气蒸,遍身热。凡诸蒸患,多因热病患愈后,食牛羊肉及肥腻,或酒或房,触犯而成此疾。久蒸不除,多变成疳,必须先防下部,不得轻妄治也。

多忘源候 多忘者,心虚也。心主血脉而藏于神,若风邪乘于血气,使阴阳不和,时相并隔,乍虚乍实,血气相乱,致心神虚损而多忘。① 嗜眠源候:嗜眠者,由人有肠胃大,皮肤涩者,则令分肉不开解,其气行则于阴而迟留,其阳气不精神明爽,错塞,故令嗜眠。② 鼾眠源候:鼾眠者,眠里喉咽间有声也。人喉咙,气上下也,气血若调,虽寤寐不妨宣畅;气有不和,则冲击喉咽而作声也。其有肥人眠作声者,但肥人气血沉浓,迫隘喉间,涩而不利,亦。③ 数欠候:肾主欠,而肾为阴也。阳气主上,阴气主下。其阴积于下者,而阳未尽,阳引而上,阴引而下,阴阳相引,二气交争,而挟有风者,欠则风动,风动与气相击,故欠数。④ 失枕候:失枕,头项有风,在于筋之间,因卧而气血虚者,值风发动,故失枕。⑤ 心痹候:思虑烦多则操损心,心虚故邪乘之。邪积而不去,则时害饮食,心里如满,蕴蕴而痛,是谓之心痹。⑥ 胸痹候:寒气客于五脏六腑,因虚而发,上冲胸间,则胸痹。胸痹之候,胸中如满,噎塞不利,习习如痒,喉里涩,唾燥甚者,心里强痞急痛,肌肉苦痹,绞急如刺,不得俯仰,胸前皮皆痛,手不能犯,胸满短气,咳唾引痛,烦癖,白汗出,或彻背膂。其脉浮而微者是也。不治,数日杀人。

积聚源候 积聚者,由阴阳不和,腑脏虚弱,受于风邪,搏于腑脏之气所为也。积者阴气,五脏所生,始发不离其部,故上下有所穷已;聚者阳气,六腑所成,故无根本,上下无所留止,其痛无有常处。诸脏受邪,初未能为积聚,留滞不去乃成积聚。① 肝之积名曰肥气。在左胁下,如覆杯,有头足。② 心之积名曰伏梁。起脐上,大如臂,上至心下。③ 脾之积名曰痞气。在胃脘,覆大如盘。④ 肺之积名曰息贲。在右胁下,覆大如杯。⑤ 肾之积名曰贲豚。发于少腹,上至心下,若豚贲走之状,上下无时。⑥ 积聚痼结源候:积聚痼结者,是五脏六腑之气已积聚于内,重因饮食不节,寒温不调,邪气重沓,牢痼盘结者也。若久即成症。⑦ 积聚心腹痛源候:此皆由寒气搏于脏腑,与阴阳相击下上,故心腹痛也。⑧ 积聚心腹胀满源候:积聚成病,蕴结在内,则气行不宣通,气搏于腑脏,故心腹胀满,心腹胀满则烦而闷,尤短气也。⑨ 积聚宿食源候:积聚而宿食不消者,由脏腑为寒气所乘,脾胃虚冷,故不消化,留为宿食也。⑩ 伏梁源候:伏梁者,此由五脏之积一名也。心之积,名曰伏梁,起于脐上,大如臂。⑪ 久寒积冷源候:此由血气衰少,腑脏虚弱,故令风冷之气独盛于内,其冷气久积不散,所以谓之久寒积冷也。其病令人羸瘦,不能饮食,久久不瘥,更触犯寒气,乃变成积聚,吐利而呕逆也。

癥瘕源候 癥者由寒温失节,致腑脏之气虚弱,而食饮不消,聚结在内,渐染生长。块段盘牢不移动者,是癥也,言其形状,可征验也。若积引岁月,人即柴瘦,腹转大,诊其脉弦而伏,其癥不转动者,必死。瘕者,皆由寒温不调,饮食不化,与脏气相搏结所生也。其病不动者,直名为癥。若病虽有结瘕,而可推移者,名为瘕。瘕者,假也,谓虚假可动也。候其人发语声嘶,中声浊而后语之气拖舌,语而不出。此人食结在腹,病寒,口里常水出,四体洒洒常如发疟,饮食不能,常自闷闷而痛,此食症病也。① 暴癥源候:暴癥者,由腑脏虚弱,食生冷之物,脏既虚弱,不能消之,结聚成块,卒然而起,其生无渐,名曰暴癥也。本由脏弱,其癥暴生,至于成病,死人则速。② 鳖癥源候:鳖瘕者,谓腹内瘕结如鳖之形状。有食鳖触冷不消生症者,有食诸杂物得冷不消,变化而作者。此皆脾胃气弱而遇冷,不能克消故也。癥病结成,推之不动移是。③ 虱癥源候:人有多虱而性好啮之,所啮既多,腑脏虚弱,不能消之,不幸变化生症,而患者亦少。俗云虱症人见虱必啮之,不能禁止。虱生长在腹内,时有从下部出,亦能毙人。④米癥源候:人有好啮米,转久弥嗜啮之。若不得米,则胸中清水出,得米水便止,米不消化,遂生结。其人常思米,不能饮食,久则毙。⑤食癥源候:有人卒大能食,乖其常分,因饥值生葱,便大食之,乃吐一肉块,绕畔有口,其病则难愈,故谓食症。特由不幸,致此妖异成症,非饮食生冷过度之病也。⑥腹内有人声源候:夫有人腹内忽有人声,或学人语而相答。此乃不幸,致生灾变,非关经络腑脏冷热虚实所为也。⑦发癥源候:有人因食饮内误有头发,随食而入成症。胸喉间如有虫上下来去者是也。⑧蛟龙病源候:蛟龙病者,云三月八月蛟龙子生在芹菜上,人食芹菜,不幸随食入人腹,变成蛟龙。其病之状,发则如癫。⑨瘕病源候:瘕病者,由寒温不适,饮食不消,与脏气相搏,积在腹内,结块瘕痛,随气移动是也。言其虚假不牢,故谓之为瘕也。⑩鳖瘕源候:鳖瘕者,谓腹中瘕结如鳖状是也。有食鳖触冷不消而生者,亦有食诸杂肉,得冷变化而作者,皆由脾胃气虚弱而遇冷,则不能克消所致。瘕言假也,谓其有形,假而推移也。昔曾有人共奴俱患鳖瘕,奴在前死,遂破其腹,得一白鳖,仍故活。有人乘白马来看此鳖,白马遂尿,随落鳖上,即缩头及脚,寻以马尿灌之,即化为水。其主曰:吾将瘥矣。即服之,果如其言,得瘥。⑪鱼瘕源候:有人胃气虚弱者,食生鱼,因为冷气所搏,不能消之,结成鱼瘕,揣之有形,状如鱼是也。亦有饮陂湖之水,误有小鱼入人腹,不幸便即生长,亦有形,状如鱼也。⑫蛇瘕源候:人有食蛇不消,因腹内生蛇瘕也。亦有蛇之精液误入饮食内,亦令病之。其状常苦饥,而食则不下,喉噎塞,食至胸内即吐出。其病在腹,摸揣亦有蛇状,谓蛇瘕也。⑬肉瘕源候:人有病常思肉,得肉食讫,又思之,名为肉瘕也。⑭酒瘕源候:人有嗜酒,饮酒既多,而食谷常少,积久渐瘦。其病遂当思酒,不得酒即吐,多睡,不复能食。云是胃中有虫使之然,名为酒瘕也。⑮谷瘕源候:人有能食而不大便,初有不觉为患,久乃腹内成块结,推之可动,故名为谷瘕也。⑯腹内有毛源候:人有饮食内误有毛,随食入腹,则令渐渐羸瘦。但此病不说别有证状,当以举因食毛以知之。⑰腹内结强

源候:此由荣卫虚弱,三焦不调,则令虚冷在内,蓄积而不散也。又饮食气与冷气相搏,结强而成块,有上有下,或沉或浮,亦有根亦无根,或左或右也,故谓之腹内结强。久而不瘥,积于年岁,转转长大,乃变成癥瘕病也。

痞噎病源候　痞者塞也,言腑脏痞塞不宣通也。由忧恚气积或坠堕内损所致。其病腹纳气结胀满,时时壮热是也。其名有八,故云八痞。而方家不的显其证状,范汪所录华佗太一决疑双丸方,云治八痞、五疝、积聚、伏热、留饮、往来寒热,亦不说八痞之名也。①噎病源候:阴阳不和则三焦隔绝,三焦隔绝则津液不利,故令气塞不调理也,是以成噎。此由忧恚所致,忧恚则气结,气结则不宣流,使噎。噎者,噎塞不通也。②五噎源候:五噎者一曰气噎,二曰忧噎,三曰食噎,四曰劳噎,五曰思噎。虽有五名,皆由阴阳不和,三焦隔绝,津液不行,忧恚嗔怒所生。③气噎源候:此由阴阳不和,脏气不理,寒气填于胸膈,故气噎塞不通而谓之气噎。令人喘悸,胸背痛也。④食噎源候:此由脏气冷而不理,津液涩少而不能传行饮食,故饮食入则噎塞不通,故谓之食噎。胸内痛,不得喘息,食不下,是故噎也。

水肿源候　胃虚不能传化水气,脾病则不能制水,水气独归于肾;三焦不泻,经脉闭塞,水气溢于皮肤而令肿也。目里上微肿如新卧起之状,颈脉动,时咳,股间冷,以手按肿处随手而起,如物里水之状,口苦舌干,不得正偃,偃则咳清水;不得卧,卧则惊,惊则咳甚;小便黄涩是也。水病有五不可治:第一唇黑伤肝,第二缺盆平伤心,第三脐出伤脾,第四足下平满伤肾,第五背平伤肺。脉沉者水也。脉洪大者可治,微细者死。①通身水肿源候:肾虚不能宣通水气,脾虚不能制水,故水气盈溢,渗液皮肤,流遍四肢,所以通身水肿也。令人上气,体重,小便黄涩,肿处按之随手而起是也。②风水源候:风气内入还客于肾,脾虚不能制于水,故水散溢皮肤与风湿相搏,故云风水也。令人身浮肿,如里水之状,颈脉动,时咳,按肿上凹而不起也,骨节疼痛而恶风是也,脉浮大。③十水源候:十水者,青水、赤水、黄水、白水、黑水、悬水、风水、石水、暴水、气水也。青水者先从面目,肿遍一身,其根在肝。赤水者先从心肿,其根在心。黄水者先从腹肿,其根在脾。白水者先从脚肿,上气而

咳,其根在肺。黑水者先从脚趺肿,其根在肾。悬水者先从面肿至足,其根在胆。风水者先从四肢起,腹满大,身尽肿,其根在胃。石水者先从四肢,小腹肿独大,其根在膀胱。暴水者先腹满,其根在小肠。气水者乍盛乍虚,乍来乍去,其根在大肠。皆由荣卫痞涩,三焦不调,腑脏虚弱所生。虽名证不同,并令身体虚肿,喘息上气,小便黄涩也。④大腹水肿源候:大腹水肿者,水气不散,流溢肠外,三焦闭塞,小便不通,水气结聚于内,乃腹大而肿,故云大腹水肿。⑤身面卒洪肿源候:身面卒洪肿者,肾脾虚弱所为。水流溢散于皮肤,令身体卒然洪肿,股间寒,足胻壅是也。⑥石水源候:水气妄行不依经络,停聚结在脐间,小腹肿大,硬如石,故云石水。其候引胁下胀痛而不喘是也。⑦皮水源候:肺主于皮毛,肾主于水。皮水者水妄行流溢于皮肤,令身体面目悉肿,按之没指而无汗也。腹如故而不满,亦不渴,四肢重而不恶风是也。但四肢皮肤虚肿,聂聂而动者名曰水分。⑧疸水源候:脾胃有热,热气流于膀胱,使小便涩而身面尽黄,腹满如水状,因名疸水也。⑨燥水源候:水气溢于皮肤,因令肿满,以指画肉上,则隐隐成文本者名曰燥水。⑩湿水源候:水气溢于皮肤,因令肿满,以指画肉上,随画随散,不成文本者名曰湿水。⑪水癥源候:经络痞涩,水气停聚在于腹内,大小肠不利所为也。其病腹内有结块坚强,在两胁间,膨膨胀满,遍身肿,谓之水癥。⑫水瘕源候:经络痞涩,水气停聚,在于心下,肾经又虚,不能宣利溲便,致令水气结聚而成形段,在于心腹之间,抑按作水声,但欲饮而不用食,遍身虚肿是也。⑬水蛊源候水毒气结聚于内,令腹渐大,动摇有声,常欲饮水,皮肤粗黑,如似肿状,名水蛊。⑭水癖源候:水癖者,饮水浆不消,水气结聚而成癖,在于两胁之侧,转动便痛,不耐风寒,不欲食而短气是也。

气病源候 夫百病皆生于气。怒则气上,喜则气缓,悲则气消,恐则气下,寒则气收聚,热则腠理开而气泄,忧则气乱,劳则气耗,思则气结,九气不同。怒则气逆,甚则呕血,及食而气逆上也。喜则气和,荣卫行通利,故气缓焉。悲则心系急,肺布叶举,使上焦不通,荣卫不散,热气在内,故气消也。恐则精却,精却则上焦闭,闭则气还,还则下焦胀,故气不行。寒则经络凝涩,故气收聚也。热

则腠理开,荣卫通,故汗大泄也。忧则心无所寄,神无所归,虑无所定,故气乱矣。劳则喘且汗,外内皆越,故气耗矣。思则身心有所止,气留不行,故气结矣。①卒上气源候:肺主于气。若肺气虚实不调,或暴为风邪所乘,则腑脏不利,经络痞涩,气不宣和则卒上气也蔡定芳按:卒上气即哮喘。又因有所怒,则气卒逆上,甚则变呕血,气血俱伤。②气鸣息候源候:肺主于气,邪乘于肺则肺胀,胀则肺管不利,不利则气道涩,故气上喘逆,鸣息不通。③上气喉中如水鸡鸣源候:肺病令人上气,兼胸膈痰满,气行壅滞,喘息不调,致咽喉有声如水鸡之鸣也。④奔气源候:肺受邪则气道不利,气道不利则诸脏气壅失度,故气奔急也。⑤贲豚气源候:贲豚气者肾之积气。起于惊恐、忧思所生。若惊恐,则伤神,心藏神也。忧思则伤志,肾藏志也。神志伤动,气积于肾,而气下上游走,如豚之奔,故曰贲豚。其气乘心,若心中踊踊如事所惊,如人所恐,五脏不定,食饮辄呕,气满胸中,狂痴不定,妄言妄见,此惊恐贲豚之状。若气满支心,心下闷乱,不欲闻人声,休作有时,乍瘥乍极,吸吸短气,手足厥逆,内烦结痛,温温欲呕,此忧思贲豚之状。⑥上气呕吐源候:肺为邪所乘则上气,膈内有热,胃间有寒,寒从胃上乘于肺,与膈内热相搏,故乍寒乍热而上气。上气动于胃,胃气逆,故呕吐也。⑦结气源候:结气病者,忧思所生也。心有所存,神有所止,气留而不行,故结于内。⑧冷气源候:脏气虚则内生寒也。气常行腑脏,腑脏受寒冷,即气为寒冷所并,故为冷气。其状或腹胀,或腹痛,甚则气逆上而面青、手足冷。⑨七气源候:七气者,寒气、热气、怒气、恚气、忧气、喜气、愁气。凡七气积聚,牢大如杯若,在心下、腹中,疾痛欲死,饮食不能,时来时去,每发欲死,如有祸状,此皆七气所生。⑩九气源候:九气者,谓怒、喜、悲、恐、寒、热、忧、劳、思。因此九事而伤动于气,一曰怒则气逆,甚则呕血及食而气逆也;二曰喜则其气缓,荣卫通利,故气缓;三曰悲则气消,悲则使心系急,肺布叶举,使上焦不通,热气在内,故气消也;四曰恐则气下,恐则精却,精却则上焦闭,闭则气还,气还则下焦胀,故气不行;五曰寒则气收聚,寒使经络凝涩,使气不宣散故也;六曰热则腠理开,腠理开则荣卫通,汗大泄;七曰忧则气乱,气乱则心无所寄,神无所归,虑无所定,故气

乱;八曰劳则气耗,气耗则喘且汗,外内皆越,故气耗也;九曰思则气结,气结则心有所止,故气留而不行。⑪ 五膈气源候:五膈气者,谓忧膈、恚膈、气膈、寒膈、热膈也。忧膈之病,胸中气结,烦闷,津液不通,饮食不下,羸瘦不为气力。恚膈之为病,心下苦实满,噫辄酢心,食不消,心下积结,牢在胃中,大小便不利。气膈之为病,胸胁逆满,咽塞,胸膈不通,噫闻食臭。寒膈之为病,心腹胀满,咳逆,腹上苦冷,雷鸣,绕脐痛,食不消,不能食肥。热膈之为病,脏有热气,五心中热,口中烂,生疮,骨烦,四肢重,唇口干燥,身体头面手足或热,腰背皆疼痛,胸痹引背,食不消,不能多食,羸瘦少气及癖也。此是方家所说五膈形证也。⑫ 逆气源候:逆气者,因怒则气逆,甚则呕血,及食而气逆上。人有逆气不得卧而息有音者;有起居如故,而息有音者;有得卧,行而喘者;有不能卧不能行而喘者;有不能卧,卧而喘者。⑬ 厥逆气候:厥者,逆也。谓阴气乘于阳。阴气居于下,阳气处于上,阳虚则阴实,实则阴盛,阴盛则上乘于阳,卫气为之厥逆,失于常度,故寒从背起,手足冷逆,阴盛故也。⑭ 少气源候:肺主于气而通呼吸,脏气不足,则呼吸微弱而少气。⑮ 游气源候:五脏不调则三焦气满,满则气游于内,不能宣散,故其病但烦满虚胀。⑯ 乏气源候:虚极之人荣卫减耗,腑脏虚弱,气行不足,所以呼吸气短也。

血病源候　① 吐血源候:吐血有三种,一曰内衄,二曰肺疽,三曰伤胃。内衄者出血如鼻衄,但不从鼻孔出,是近心肺间津出还流入胃内。或如豆汁,或如衄血,凝停胃里,因即满闷便吐,或去数升乃至一斗是也。肺疽者饮酒之后,毒满便吐,吐以后有一合二合,或半升一升是也。伤胃者饮食大饱之后,胃内冷,不能消化,则便烦闷,强呕吐之,所食之物与气共上冲蹙,因伤损胃口,便吐血,色鲜正赤是也。凡吐血之后,体恒,俺俺然,心里烦躁,闷乱纷纷,颠倒不安。寸口脉微而弱,血气俱虚,则吐血。关上脉微而芤,亦吐血。脉细沉者生,喘咳上气,脉数浮大者死。久不瘥,面色黄黑,无复血气,时寒时热,难治也。吐血后虚热胸中痞口燥候:吐血之后,脏腑虚竭,荣卫不理,阴阳隔绝,阳虚于上,故身体虚热,胸中痞则口燥。② 呕血源候:夫心者,主血;肝者,藏血。愁忧思虑则伤心,恚怒气逆,上而不下则伤肝。肝心二脏伤,故

血流散不止,气逆则呕而出血。③ 唾血候:唾血者,由伤损肺所为。肺者,为五脏上盖,易为伤损,若为热气所加,则唾血。唾上如红缕者,此伤肺也;胁下痛,唾鲜血者,此伤肝。④ 舌上出血候:心主血脉而候于舌,若心脏有热,则舌上出血如涌泉。⑤ 大便下血候:此由五脏伤损所为。脏气既伤,则风邪易入,热气在内,亦大便下血,鲜而腹痛。冷气在内,亦大便血下,其色如小豆汁,出时疼而不甚痛。前便后下血者,血来远;前下血后便者,血来近。远近者,言病在上焦、下焦也。令人面无血色,时寒时热。脉浮弱,按之绝者,下血。⑥ 小便血候:心主于血,与小肠合。若心家有热,结于小肠,故小便血也。下部脉急而弦者,风邪入于少阴,则尿血。尺脉微而芤,亦尿血。⑦ 九窍四肢出血候:凡荣卫大虚,腑脏伤损,血脉空竭,因而恚怒失节,惊忿过度,暴气逆溢,致令腠理开张,血脉流散也,故九窍出血。喘咳而上气逆,其脉数有热,不得卧者死。⑧ 汗血候:肝藏血,心之液为汗。言肝心俱伤于邪,故血从肤腠而出也。

消渴源候　消渴者,渴不止,小便多是也。由少服五石诸丸散,积经年岁,石势结于肾中,使人下焦虚热。及至年衰,血气减少,不复能制于石。石势独盛,则肾为之燥,故引水而不小便。其病变多发痈疽,此坐热气,留于经络不引,血气壅涩,故成痈脓。① 脾瘅源候:有病口甘者,五气之溢,名曰脾瘅。夫五味入于口,藏于胃,脾为之行其精气,溢在脾,令人口甘,此肥美之所发。此人必数食甘美而多肥,肥者令人内热,甘者令人中满,故其气上溢,转为消渴。② 内消病者,不渴而小便多是也。由少服五石,石热结于肾,内热之所作也。所以服石之人,小便利者,石性归肾,肾得石则实,实则消水浆,故利。利多不得润养五脏,脏衰则生诸病。由肾盛之时,不惜其气,恣意快情,致使虚耗,石热孤盛,则作消利,故不渴而小便。③ 强中病者,茎长兴盛不痿,精液自出是也。由少服五石,五石热住于肾中,下焦虚热,少壮之时,血气尚丰,能制于五石,及至年衰,血气减少,肾虚不复能制精液。若精液竭,则诸病生矣。

须发疾病源候　① 须发秃落源候:血气衰弱,经脉虚竭,不能荣润,故须发秃落。② 白发源候:血气虚则肾气弱,肾气弱则骨髓枯竭,故发变白也。③ 发黄源候:血气虚竭,不能荣发,故令发

变黄。④须黄源候:血气虚少不足,不能荣润于外,故令须黄。⑤火烧处发不生源候:火烧之处疮痕致密则气血下沉,不能荣宣腠理,故发不生。⑥白秃源候:凡人皆有九虫在腹内,值血气虚则能侵食。而蛲虫发动,最能生疮,乃成痈、癣、疬、疥之属,无所不为。言白秃者,皆由此虫所作,谓在头生疮有虫,白痂甚痒,其上发并秃落不生,故谓之白秃。⑦赤秃源候:头疮、虫食发秃落无白痂,有汁,皮赤而痒,故谓之赤秃。⑧鬼舐头源候:风邪在头有偏虚处,则发秃落,肌肉枯死。或如钱大,或如指大,发不生,亦不痒,故谓之鬼舐头。

黄疸源候　黄胆之病由酒食过度,腑脏不和,水谷相并,积于脾胃,复为风湿所搏,瘀结不散,热气郁蒸,故食已如饥,身体面目爪甲及小便尽黄,而欲安卧。若身脉多赤、多黑、多青皆见者,必寒热身痛。面色微黄,齿垢黄,爪甲上黄,黄胆也。疸而渴者其病难治,疸而不渴其病可治。发于阴部其人必呕,发于阳部其人振寒而微热。①急黄源候:脾胃有热,谷气郁蒸,因为热毒所加,故卒然发黄,心满气喘,命在顷刻,故云急黄也。但发热心战者是急黄也。②黄汗源候:黄汗之为病,身体洪肿,发热,汗出不渴,状如风水,汗染衣,色正黄,如柏汁,其脉自沉。此由脾胃有热,汗出而入水中浴,若水入汗孔中,得成黄汗也。③劳黄源候:脾脏中风,风与瘀热相搏,故令身体发黄。额上黑,微汗出,手足中热,薄暮发,膀胱急,四肢烦,小便自利,名为劳黄。④脑黄源候:热邪在骨髓,热气从骨髓流入于脑,则身体发黄,头脑痛,眉疼,名为脑黄。⑤阴黄源候:阳气伏阴气盛,热毒加之,故但身面色黄,头痛而不发热,名为阴黄。⑥内黄源候:热毒气在脾胃,与谷气相搏,热蒸在内,不得宣散,先心腹胀满气急,然后身面悉黄,故为内黄。⑦行黄源候:瘀热在脾脏,但肉微黄而身不甚热,其人头痛心烦,不废行立,名为行黄。⑧癖黄源候:气水饮停滞结聚成癖,热气相搏则郁蒸不散,故胁下满痛而身发黄,名为癖黄。⑨噤黄源候:心脾二脏有瘀热所为。身面发黄,舌噤强,不能语,名为噤黄也。⑩风黄源候:凡人先患风湿,复遇冷气相搏,则举身疼痛,发热而体黄也。⑪酒疸源候:酒疸,心中热,欲呕者,当吐之则愈。其小便不利,其候当心中热,足不热,是其证明。若腹满欲吐,鼻燥,其脉浮,先吐之,沉弦,先下之。

⑫谷疸源候:谷疸之状,寒热不食,食毕头眩,心忪怫郁不安而发黄,由失饥大食,胃气冲熏所致。阳明病,脉迟,食难用饱,饱则发烦头眩者,必小便难,此欲为谷疸。虽下之,其腹必满,其脉迟故也。⑬女劳疸候女劳疸之状,身目皆黄,发热恶寒,小腹满急,小便难。由大劳大热而交接,交接竟入。⑭黑疸候黑疸之状,苦小腹满,身体尽黄,额上反黑,足下热,大便黑是也。夫黄胆、酒疸、女劳疸,久久多变为黑疸。⑮胞疸候:胞疸之病,小肠有热,流于胞内,故大小便皆如柏汁,此为胞疸。⑯风湿黄胆源候:夫风湿在于腑脏,与热气相搏,便发于黄,即小便或赤或白,好卧而心振,面虚黑,名风湿黄胆。⑰湿疸源候:湿疸病者,脾胃有热,与湿气相搏,故病苦身体疼,面目黄,小便不利,此为湿疸。

冷热源候　①病热源候:患热者,阳气有余,阴气不足,风邪不得宣散,因而生热,热搏于腑脏,故为病热也。②病冷源候:虚邪在内与卫气相搏,阴胜者则为寒。真气去,去则虚,虚则内生寒。视其五官,色白为有寒。诊其脉,迟则为寒;紧则为寒;涩迟为寒;微者为寒;迟而缓为寒;微而紧为寒;寸口虚为寒。③客热源候:客热者,腑脏不调生于虚热。客于上焦则胸膈生痰实,口苦舌干;客于中焦则烦心闷满,不能下食;客于下焦则大便难,小便赤涩。④寒热源候:阳虚则外寒,阴虚则内热。阳盛则外热,阴盛则内寒。阳者受气于上焦以温皮肤分肉之间,寒气在外则上焦不通,不通则寒独留于外,故寒栗也。阴虚内生热者,有所劳倦,形气衰少,谷气不盛,上焦不行,下脘不通,胃气热,熏胸中,故内热也。阳盛而外热者,上焦不通利,皮肤致密,腠理闭塞不通,卫气不得泄越,故外热也。阴盛而内寒者,厥气上逆,寒气积于胸中而不泻,不泻则温气去,寒独留,则血凝泣,血凝泣则脉不通,其脉不通,脉则盛大以涩,故中寒。⑤寒热往来源候:寒气并于阴则发寒,阳气并于阳则发热,阴阳二气虚实不调,故邪气更作,寒热往来。⑥冷热不调源候:荣卫不调,致令阴阳痞塞,阳并于上则上热,阴并于下则下冷。上焦有热或喉口生疮,胸膈烦满;下焦有冷则腹胀肠鸣,绞痛泄痢。⑦寒热厥逆源候:厥者逆也,谓阴阳二气卒有衰绝,逆于常度。若阳气衰于下则为寒厥,阴气衰于下则为热厥。

腰背源候 ① 腰痛源候：肾主腰脚。肾经虚损，风冷乘之，故腰痛也。邪客于足太阴之络，令人腰痛引少腹，不可以仰息。腰痛有五：一曰少阴，少阴申也，七月万物阳气伤，是以腰痛。二曰风痹，风寒着腰，是以痛。三曰肾虚，役用伤肾，是以痛。四曰溃腰，坠堕伤腰，是以痛。五曰寝卧湿地，是以痛。② 腰痛不得俯仰源候：劳损于肾，动伤经络，又为风冷所侵，血气击搏，故腰痛也。阳病者，不能俯；阴病者，不能仰，阴阳俱受邪气者，故令腰痛而不能俯仰。③ 风湿腰痛源候：卧湿当风，而风湿乘虚搏于肾经，与血气相击而腰痛，故云风湿腰痛。④ 卒腰痛源候：劳伤之人，肾气虚损，风邪乘虚卒入肾经，故卒然而患腰痛。⑤ 久腰痛源候：腰痛皆由伤肾气所为，风邪停积于肾经，与血气相击，久而不散，故久腰痛。⑥ 肾着腰痛源候：肾主腰脚，肾经虚则受风冷，内有积水，风水相搏，浸积于肾，肾气内着，不能宣通，故令腰痛。其病状，身重腰冷，腹重如带五千钱，如坐于水，形状如水，不渴，小便自利，饮食如故。⑦ 腰源候：腰者，谓卒然伤损于腰而致痛也。此由损血搏于背脊所为，久不已，令人气息乏少，面无颜色，损肾故也。⑧ 腰脚疼痛源候：肾气不足，受风邪之所为也。劳伤则肾虚，虚则受于风冷，风冷与真气交争，故腰脚疼。⑨ 背偻源候：肝主筋而藏血。血为阴，气为阳。阳气，精则养神，柔则养筋。阴阳和同，则气血调适，共相荣养也，邪不能伤。若虚则受风，风寒搏于脊膂之筋，冷则挛急，故令背偻。⑩ 胁痛源候：邪客于足少阳之络，令人胁痛，咳，汗出。阴气击于肝，寒气客于脉中，则血泣脉急，引胁与小腹。

湿䘌源候 湿䘌病由脾胃虚弱为水湿所乘，腹内虫动，侵食成䘌也。其状不能饮食，忽忽喜睡，绵绵微热，骨节沉重，齿无色，舌上尽白，细疮如粟。若上唇生疮是虫食五脏，则心烦懊；若下唇生疮是虫食下部，则肛门烂开；甚者腑脏皆被食，齿下上龈悉生疮，齿色紫黑，利血而湿，由水气也。脾胃虚弱，则土气衰微，或受于冷，乍伤于热，使水谷不消化，糟粕不傸实，则成下利，翻为水湿所伤。若时病之后，肠胃虚热，皆令三尸九虫，因虚动作，侵食五脏，上出唇口，下至肛门。脾胃虚微，土气衰弱，为水湿所侵，虫动成䘌，故名湿䘌也。① 心䘌源候：心䘌者由脏虚，诸虫在肠胃间，因虚而动，

攻食心，谓之心䘌。初不觉他病，忽忽嗜睡，四肢沉重。此䘌或食心，则心烦闷懊痛，后乃侵食余处。② 疳䘌源候：人有嗜甘味多，而动肠胃间诸虫，致令侵食腑脏，此犹是䘌也。凡食五味之物，皆入于胃，其气随其腑脏之味而归之。脾与胃为表里，俱象土，其味甘，而甘味柔润于脾胃。脾胃润则气缓，气缓则虫动，虫动则侵食成疳䘌也。但虫因甘而动，故名之为疳也。其初患之状，手足烦疼，腰脊无力，夜卧烦躁，昏昏喜妄，嘿嘿眼涩，夜梦颠倒，饮食无味，面失颜色，喜睡，起即头眩，体重，胜胫酸疼。其上食五脏，则心内懊恼；出食咽喉及齿龈，皆生疮，出黑血，齿色紫黑；下食肠胃，下利黑血；出食肛门，生疮烂开。五疳，一是白疳，令人皮肤枯燥，面失颜色。二是赤疳，内食人五脏，令人头发焦枯。三是蛲疳，食人脊膂，游行五脏，体重浮肿。四是疳，食人下部疼痒，腰脊挛急。五是黑疳，食人五脏，多下黑血，数日即死。凡五疳，白者轻，赤者次，蛲疳又次之，疳又次之，黑者最重。

九虫源候 九虫者，一曰伏虫，长四分；二曰蛔虫，长一尺；三曰白虫，长一寸；四曰肉虫，状如烂杏；五曰肺虫，状如蚕；六曰胃虫，状如虾蟆；七曰弱虫，状如瓜瓣；八曰赤虫，状如生肉；九曰蛲虫，至细微，形如菜虫。伏虫，群虫之主也。蛔虫，贯心则杀人。白虫相生，子孙转多，其母转大，长至四五尺，亦能杀人。肉虫，令人烦满。肺虫，令人咳嗽。胃虫，令人呕吐，胃逆喜哕。弱虫，又名膈虫，令人多唾。赤虫，令人肠鸣。蛲虫，居胴肠，多则为痔，极则为癞，因人疮处以生诸痈、疽、癣、瘘、疥、龋虫，无所不为。人亦不必尽有，有亦不必尽多，或偏有，或偏无者。此诸虫根据肠胃之间，若腑脏气实，则不为害，若虚则能侵蚀，随其虫之动而能变成诸患也。① 蛔虫源候：蛔虫者，是九虫内之一虫也。长一尺，亦有长五六寸。或因腑脏虚弱而动，或因食甘肥而动。其发动则腹中痛，发作肿聚，去来上下，痛有休息，亦攻心痛。口喜吐涎及吐清水，贯伤心者则死。② 寸白虫源候：寸白者，九虫内之一虫也。长一寸而色白，形小褊，因腑脏虚弱而能发动。或云饮白酒，一云以桑枝贯牛肉炙食，并食生栗所成。③ 蛲虫源候：蛲虫，犹是九虫内之一虫也。形甚细小，如今之蜗虫状。亦因腑脏虚弱，而致发动，甚者则能成痔、瘘、

疥、癣、癞、痛、疽、病诸疮。蛲虫是人体虚极重者，故蛲虫因之动作，无所不为也。

疝病源候 诸疝者，阴气积于内，复为寒气所加，风冷入其腹内而成疝也。疝者，痛也。或少腹痛，不得大小便；或手足厥冷，绕脐痛，白汗出；或冷气逆上抢心腹，令心痛；或里急而腹痛。① 寒疝源候：寒疝者，阴气积于内，则卫气不行，卫气不行，则寒气盛也。故令恶寒不欲食，手足厥冷，绕脐痛，白汗出，遇寒即发，故云寒疝也。② 寒疝心痛源候：寒疝心痛，阴气积结所生也。阴气不散则寒气盛；寒气盛则痛上下无常，言冷气上冲于心，故令心痛也。③ 寒疝腹痛源候：阴气积于内，寒气结搏而不散，腑脏虚弱，风邪冷气与正气相击则腹痛里急，故云寒疝腹痛也。④ 七疝源候：七疝者，厥疝、症疝、寒疝、气疝、盘疝、胕疝、野狼疝，此名七疝也。厥逆心痛，食即胁下腹中尽痛，名曰寒疝也。腹中乍满乍减而痛，名曰气疝也。腹中痛在脐旁，名曰盘疝也。腹中脐下有积聚，名曰 疝也。小腹与阴相引而痛，大行难，名曰野狼疝也。凡七疝，皆由血气虚弱，饮食寒温不调之所生。⑤ 五疝源候：一曰石疝，二曰血疝，三曰阴疝，四曰妒疝，五曰气疝，是为五疝也。而范汪所录华佗太一决疑双丸，方云治八瘕、五疝、积聚、伏热、留饮、往来寒热，而不的显五疝之状。寻此皆由腑脏虚弱，饮食不节，血气不和，寒温不调之所生也。⑥ 心疝源候：疝者痛也，阴气积于内，寒气不散，上冲于心，故使心痛，谓之心疝也。其痛也，或如锥刀所刺，或阴阴而疼，或四肢逆冷，或唇口变青，皆其候也。⑦ 饥疝源候：阴气在内，寒气客于足阳明、手少阴之络，令食竟必饥，心为之痛，故谓之饥疝。⑧ 疝瘕源候：疝者，痛也；瘕者，假也。其病虽有结瘕，而虚假可推移，故谓之疝瘕也。由寒邪与脏腑相搏所成。其病，腹内急痛，腰背相引痛，亦引小腹痛。

痰饮源候 痰饮者，由气脉闭塞，津液不通，水饮气停在胸腑，结而成痰。又其人素盛今瘦，水走肠间，漉漉有声，谓之痰饮。其为病也，胸胁胀满，水谷不消，结在腹内两肋，水入肠胃，动作有声，体重多唾，短气好眠，胸背痛，甚则上气咳逆，倚息，短气不能卧，其形如肿是也。① 热痰源候：热痰者谓饮水浆结积所生也。阴阳痞隔，上焦生热，热气与痰水相搏，聚而不散，故令身体虚热，逆害饮食，头面吸吸而热，故云热痰也。② 冷痰源候：冷痰者言胃气虚弱，不能宣行水谷，故使痰水结聚，停于胸膈之间，时令人吞酸气逆，四肢变青，不能食饮也。③ 痰结实源候：痰水积聚在于胸腑，遇冷热之气相搏结实不消，故令人心腹痞满，气息不安，头眩目暗，常欲呕逆，故言痰结实。④ 膈痰风厥头痛源候：膈痰者，谓痰水在于胸膈之上，又犯大寒，使阳气不行，令痰水结聚不散，而阴气逆上，上与风痰相结，上冲于头，即令头痛。或数岁不已，久连脑痛，故云膈痰风厥头痛。⑤ 流饮源候：流饮者，由饮水多，水流走于肠胃之间，漉漉有声，谓之流饮。遇血气痞涩，经络不行，水不宣通，停聚溢于膀胱之间，即令人短气。将息遇冷，亦能虚胀。久不瘥，结聚而成癖。⑥ 留饮源候：留饮者，由饮酒后饮水多，水气停留于胸膈之间，而不宣散，乃令人胁下痛，短气而渴，皆其候也。⑦ 癖饮源候：水气停聚两胁之间，遇寒气相搏，则结聚而成块，谓之癖饮。在胁下，弦亘起，按之则作水声。⑧ 支饮源候：水饮停积胸膈之间，支乘于心，故云支饮。其病，令人咳逆喘息，身体如肿之状，谓之支饮也。⑨ 溢饮源候：水气溢于肠胃之外，在于皮肤之间，故言溢饮。身体疼重而多汗是其候也。⑩ 悬饮源候：水饮留注胁下，令胁间悬痛，咳唾引胁痛，故云悬饮。

癖病源候 摄养乖方则三焦痞隔，三焦痞隔则肠胃不能宣行，饮水浆过多便令停滞不散，更遇寒气积聚而成癖。癖者，谓僻侧在于两胁之间，有时而痛是也。① 久癖源候：久癖因饮水过多，水气壅滞，遇寒热气相搏便成癖。在于两肋下，经久不瘥，乃结聚成形，弦亘而起，按之乃水鸣，积有岁年，故云久癖。② 癖结源候：饮水聚停不散复因饮食相搏，致使结积在于胁下，时有弦亘起，或胀痛，或喘息脉紧实者，癖结也。③ 癖食不消源候：饮水结聚在于膀胱，遇冷热气相搏因而作癖。癖者冷气也。冷气久乘于脾，脾得湿冷则不能消谷，故令食不消。使人羸瘦不能食，时泄利，腹内痛，气力乏弱，颜色黧黑是也。关脉细微而绝。④ 寒癖源候：水饮停积，肋下弦强，因遇寒即痛，所以谓之寒癖。脉弦而大。⑤ 饮癖源候：饮水过多在于胁下不散，又遇冷气相触而痛，即呼为饮癖也。其状胁下弦急，时有水声。⑥ 痰癖源候：饮水未散在于胸腑之间，因遇寒热之气相搏沉滞而成痰也。

痰停聚流移于胁肋之间，有时而痛，谓之痰癖。⑦ 悬癖源候：癖气在胁肋之间，弦亘而起，咳唾则引胁下悬痛，谓之悬癖。⑧ 酒癖源候：大饮酒后渴而引饮无度，酒与饮俱不散，停滞在于胁肋下，结聚成癖，时时而痛，呼为酒癖。其状胁下弦急而痛。脾胃得癖气不能消化，故令宿食不消，腹内胀满，噫气酸臭，吞酸，气急，所以酒癖宿食不消也。酒癖令呕吐宿水，色如菹汁、小豆汁之类，酸苦者，故谓之酒癖菹痰也。

呕哕源候　① 干呕源候：干呕者，胃气逆故也。但呕而欲吐，吐而无所出，故谓之干呕。② 呕哕源候：呕哕之病者脾胃有邪，谷气不治所为也。胃受邪气，逆则呕；脾受邪气，脾胀气逆，遇冷折之，气逆不通则哕也。③ 哕源候：脾胃俱虚受于风邪，新谷入胃不能传化，谷之气与新谷相干胃气则逆，胃逆则脾胀气逆，遇冷折之，则哕也。④ 呕吐源候：呕吐者脾胃虚弱受于风邪所为也。风邪在胃则呕；膈间有停饮，胃内有久寒，则呕而吐。其状长大息，心里澹澹然，或烦满而大便难，或溏泄。⑤ 噫醋源候：噫醋者，由上焦有停痰，脾胃有宿冷，故不能消谷，谷不消则胀满而气逆，所以好噫而吞酸，气息醋臭。⑥ 恶心源候：恶心者心下有停水积饮所为也。脾虚则土气衰弱，水饮之气不散，上乘于心，复遇冷气所加之，故令火气不宣，则心里澹澹然欲吐，名为恶心也。

中恶源候　中恶者，是人精神衰弱，为鬼神之气卒中之也。将摄失宜，精神衰弱，便中鬼毒之气。其状卒然心腹刺痛，闷乱欲死。中鬼邪之气卒然心腹绞痛闷绝，此是客邪暴盛，阴阳上下不通，故气暴厥绝如死；良久，其真气复，生也。① 尸厥源候：尸厥者，阴气逆也。此由阳脉卒下坠，阴脉卒上升，阴阳离居，荣卫不通，真气厥乱，客邪乘之，其状如死，犹微有息而不恒，脉尚动而形无知也。听其耳内，循循有如啸之声，而股间暖是也。耳内虽无啸声，而脉动者，故当以尸厥治之。② 卒死源候：卒死者，由三虚而遇贼风所为也。③ 卒忤源候：卒忤者亦名客忤，谓邪客之气卒犯忤人精神也。其状心腹绞痛胀满，气冲心胸，或即闷绝，不复识人，肉色变异，腑脏虚竭者，不即治乃至于死。此是鬼厉之毒气中恶之类。人有魂魄衰弱者则为鬼气所犯忤，喜于道间门外得之。④ 卒忤死候：客邪鬼气卒急伤人，入于腑脏，使阴阳离绝，气

血暴不通流，奄然厥绝如死状也。良久，阴阳之气和，乃苏；若腑脏虚弱者，即死。⑤ 鬼击源候：鬼击者谓鬼厉之气击着于人也。得之无渐，卒着如人以刀矛刺状，胸胁腹内绞急切痛，不可抑按，或吐血，或鼻中出血，或下血。⑥ 卒魇源候：卒魇者屈也，谓梦里为鬼邪之所魇屈。人卧不悟，皆是魂魄外游，为他邪所执录，欲还未得，致成魇也。忌火照，火照则神魂遂不复入，乃至于死。而人有于灯光前魇者，是本由明出，是以不忌火也。⑦ 魇不寤源候：人眠睡则魂魄外游，为鬼邪所魇屈。其精神弱者魇则久不得寤，乃至气暴绝。所以须傍人助唤，并以方术治之，乃苏。⑧ 中热暍源候：夏月炎热，人冒涉途路，热毒入内，与五脏相并，客邪炽盛，或郁瘀不宣，致阴气卒绝，阳气暴壅，经络不通，故奄然闷绝，谓之中热暍。然此乃外邪所击，真脏未坏，若便遇治救，气宣则苏。夫热暍不可得冷，得冷便死，此谓外卒以冷触其热，蕴积于内，不得宣发故也。⑨ 冒热困乏源候：人盛暑之时，触冒大热，热毒气入脏腑，则令人烦闷郁冒，至于困乏也。

注病源候　凡注之言住也，谓邪气居住身内，故名为注。此由阴阳失守，经络空虚，风寒暑湿、饮食劳倦之所致也。其伤寒不时发汗，或发汗不得真汗，三阳传于诸阴，入于五脏，不时除瘥，留滞宿食；或冷热不调，邪气流注；或乍感生死之气；或卒犯鬼物之精，皆能成此病。其变状多端，乃至三十六种，九十九种，而方不皆显其名也。一曰风注。皮肉掣振，或游易不定，一年之后，头发堕落，颈项掣痛，骨立解鸣，两目疼，鼻中酸切，牙齿虫蚀。又云：其病患欲得解头却巾，头痛，此名温风。病人体热头痛，骨节厥强，此名汗风。或游肿在腹，或在手脚，此名柔风。或啖食眠卧汗出，此名水风。或脑转肉裂，目中系痛，不欲闻人语声，此名大风。或不觉绝倒，口有白沫，此名绝风。或被发狂走，打破人物，此名颠风。或叫呼骂詈，独语谈笑，此名狂风。或口噤面戾，四肢不随，此名寄风。或体上生疮，眉毛堕落，此名纠风。或顽痹如虫螯，或疮或痒或痛，此名蚝风。或举身战动，或鼻塞，此名罩风。又云：人死三年之外，魂神因作风尘，着人成病，则名风注。二曰寒注。心腹懊痛呕沫，二年之后，大便便血，吐逆青沫，心懊痛硬，腹满，腰脊疼强痛。三曰气注。走入神机，妄言，

百日之后,体皮肿起,乍来乍去,一年之后,体满失颜色,三年之后,变吐作虫,难治。四曰生注。心胁痛,转移无常,三日之后,体中痛,移易牵掣,冲绞心胁,一年之后,颜目赤,精泽青黑,二年之后,咳逆下痢,变作虫,难治。五曰凉注。心下乍热乍寒,一年之后,四肢重,喜卧嗳酢,体常浮肿,往来不时,皮肉黑,羸瘦,生癀,目黄,爪甲及口唇青。六曰酒注。体气动,热气从胸中上下,无处不痛,一年之后,四肢重,喜卧,喜哕嗳酸,体面浮肿,往来不时。七曰食注。心下硬痛懊侬彻背,一年之后,令人羸瘦虚肿,先从脚起,体肉变黑,脐内时绞痛。八曰水注。手脚起肿,百日之后,体肉变黄,发落,目失明,一年之后难治。三年身体肿,水转盛,体生虫,死不可治。九曰尸注。体痛牵掣非常,七日之后,体肉变白驳,咽喉内吞如有物,两胁里硬,时痛。凡欲知是注非注,取纸覆痛处,烧头发令焦,以簇纸上,若是注,发粘着纸,此注气引之也。若非注,发即不着纸。

蛊毒源候 蛊毒有数种,皆是变惑之气。人有故造作之,多取虫蛇之类,以器皿盛贮,任其自相啖食,唯有一物独在者,即谓之为蛊。便能变惑,随逐酒食,为人患祸。患祸于佗,则蛊主吉利,所以不羁之徒而蓄事之。又有飞蛊,去来无由,渐状如鬼气者,得之卒重。凡中蛊病,多趋于死。以其毒害势甚,故云蛊毒。① 氐羌蛊毒源候:氐羌毒者犹是蛊毒之类。于氐羌界域得之,故名焉。发病之状犹如中蛊毒,心腹刺痛,食人五脏,吐血利血,故是蛊之类也。② 猫鬼蛊毒源候:猫鬼者,云是老狸野物之精变为鬼蜮,而依附于人。人畜事之犹如事蛊,以毒害人。其病状,心腹刺痛,食人腑脏,吐血利血而死。③ 野道蛊毒源候:野道者是无主之蛊也。人有畜事蛊,以毒害人,为恶既积,乃至死灭绝,其蛊则无所根据止,浮游由野道路之间,有犯害人者。其病发犹是蛊之状,但以其于田野道路得之,故以谓之野道。④ 射工源候:江南有射工毒虫名短狐一名蜮,常在山涧水内。此虫口内有横骨,状如角弓,其虫形正黑状如大蜚,生齿发,而有雌雄,雄者口边两角,角端有桠,能屈伸。冬月并在土内蛰,其上气蒸休休,冬月有雪,落其上不凝。夏月在水内,人行水上,及以水洗浴,或因大雨潦时,仍逐水,便流入人家,或遇道上牛马等迹内即停住,其含沙射人影,便病。初得

时,或如伤寒,或似中恶,或口不能语,或身体苦强,或恶寒壮热,四肢拘急,头痛,骨悄屈伸,张口欠欪,或清朝小苏,晡夕则剧。剧者不过三日,则齿间有血出,不即治,杀人。又云:初始证候,先寒热恶冷,欠欪,筋急,头痛目疼,状如伤寒,亦如中尸,便不能语,朝旦小苏,晡夕轧剧,寒热闷乱是也。始得三四日可治,急者七日皆死,缓者二七日,远不过三七日皆死。其毒中人,初未有疮,但恶风疹瘰寒热,或如针刺。及其成疮,初如豆粒黑子,或如火烧,或如蝼蛄尿疮,皆肉内有穿空如大针孔也。其射中人头面尤急,腰以上去人心近者多死,中人腰以下者小宽,不治亦死。⑤ 沙虱源候:山内水间有沙虱,其蛊甚细,不可见。人入水浴及汲水澡浴,此虫着身,及阴雨日行草间亦着人,便钻入皮里。其诊法,初得时,皮上正赤,如小豆黍粟,以手摩赤上,痛如刺。过三日之后,令百节强,疼痛,寒热,赤上发疮。此虫渐入至骨,则杀人。⑥ 水毒源候:山谷溪源处有水毒病,一名中水,一名中溪,一名中洒,一名水中病,亦名溪温。今人中溪,以其病与射工诊候相似,通呼溪病。其实有异,有疮是射工,无疮是溪病。初得恶寒,头微痛,目匡疼,心内烦懊,四肢振㑊,腰背骨节皆强,两膝疼,或吸吸热,但欲睡,旦醒暮剧,手足指逆冷至肘膝。二三日则复生虫,食下部,肛内有疮,不痒不痛,令人不觉,视之乃知。不即治,六七日下部便脓溃,虫上食五脏,热盛烦毒,注下不禁,八九日死。一云十余日死。水毒有阴阳,觉之急视下部。若有疮正赤如截肉者,为阳毒,最急;若疮如鳢鱼齿者,为阴毒,犹小缓。皆杀人,不过二十日。水毒有雌雄,脉洪大而数者为阳,是雄溪,易治,宜先发汗及浴。脉沉细迟者为阴,是雌溪,难治。欲知审是中水者,手足指冷即是,若不冷非也。其冷或一寸,或至腕,或至肘膝。冷至二寸为微,至肘膝为剧。作数斗汤,以蒜四五升捣碎投汤内,消息视之,莫令大热,绞去滓,适寒温,以自浴,若身体发赤斑文者是也。若有发疮处,但如黑点,绕边赤,状似鸡眼。在高处难治,下处易治。余诊同,无复异,但觉寒热头痛,腰背急强,手脚冷,欠欪欲眠,朝瘥暮剧,便判是溪病,不假蒜汤及视下部疮也。此证者,至困时亦不皆洞利及齿间血出,惟热势猛者,则心腹烦乱,不食而狂语,或有下血物如烂肝,十余日至二十日则死。不测,虫食五脏,肛伤,以

不治。溪病不歇，仍飞蛊来人，或皮肤腹胁间突起，如烧痛，如刺，登破生鸡上，辄得白虫，状似蛆，长四五六七寸，或三四六八枚无定。此即应是所云虫唼食五脏及下部之事。又云：中溪及射工法急救，令七日内瘥，不尔则有飞蛊来入人身内，攻唼五脏便死。彼土辟却之法，略与射工相似。

脚气源候　脚气病皆由感风毒所致。得此病多不即觉，或先无他疾，而忽得之；或因众病后得之。初甚微，饮食嬉戏，气力如故，当熟察之。自膝至脚有不仁，或若痹，或淫淫如虫所缘，或脚指及膝胫洒洒尔，或脚屈弱不能行，或微肿，或酷冷，或痛疼，或缓从不随，或挛急；或至困能饮食者，或有不能者，或见饮食而呕吐，恶闻食臭；或有物如指，发于腨肠，迳上冲心，气上者；或举体转筋，或壮热、头痛；或胸头冲悸，寝处不欲见明；或腹内苦痛而兼下者；或言语错乱，有善忘误者；或眼浊，精神昏愦者。此皆病之证也，若治之缓，便上入腹。入腹或肿，或不肿，胸胁满，气上便杀人。

咳嗽源候　咳嗽者，肺感于寒，微者则成咳嗽也。肺主气合于皮毛，邪之初伤先客皮毛，故肺先受之。五脏六腑皆有咳嗽，各以其时感于寒而受病，故以咳嗽形证不同。五脏之咳者，乘秋则肺先受之，肺咳之状，咳而喘息有音声，甚则唾血。乘夏则心先受之，心咳之状，咳则心痛，喉中介介如哽，甚则咽肿喉痹。乘春则肝先受之，肝咳之状，咳则两胁下痛，甚则不可以转侧，两胠下满。乘季夏则脾先受之，脾咳之状，咳则右胁下痛，喑喑引于肩背，甚则不可动，动则咳剧。乘冬则肾先受之，肾咳之状，咳则腰背相引而痛，甚则咳逆。此五脏之咳也。①久咳源候：久咳嗽是连滞岁月，经久不瘥者也。②咳嗽短气源候：气得温则宣和，得寒则痞涩，虚则气不足而为寒所迫，并聚上肺间，不得宣发，故令咳而短气也。③咳嗽上气源候：咳嗽上气者肺气有余也。肺主气，气有余则喘咳上气，此为邪搏于气，气壅不得宣发，是为有余，故咳嗽而上气也。其状，喘咳上气，多涕唾而面目胕肿，气逆也。④久咳上气源候：久咳上气者，是肺气虚极，气邪停滞，故其病积月累年。久不瘥，则胸背痛，面肿，甚则唾脓血。⑤咳嗽脓血源候：咳嗽脓血者，损肺损心故也，肺主气，心主血。肺感于寒，微者则成咳嗽。嗽伤于阳脉则有血，血与气相随而行。咳嗽极甚伤血动气，俱乘于肺，肺与

津液相搏，蕴结成脓，故咳嗽而脓血也。⑥呷嗽源候：呷嗽者犹是咳嗽也。其胸膈痰饮多者，嗽则气动于痰，上搏喉咽之间，痰气相击，随嗽动息，呼呷有声，谓之呷嗽。⑦暴嗽源候：人有运动劳役，其气外泄，腠理则开，因乘风取凉，冷气卒伤于肺，即发成嗽，故为暴气嗽。其状，嗽甚而少涎沫。⑧咳逆源候：咳逆者，咳嗽而气逆上也。咳病由肺虚感微寒所成，寒搏于气，气不得宣，胃逆聚还肺，肺则胀满，气遂不下，故为咳逆。其状，咳而胸满气逆，膊背痛，汗出，尻、阴股、膝、腨、胻、足皆痛。⑨久咳逆源候：久咳嗽者是肺极虚故也，连年积月久不瘥。⑩咳逆上气源候：咳而气还聚于肺，肺则胀，是为咳逆也。邪伏则气静，邪动则气奔上，烦闷欲绝，故谓之咳逆上气也。⑪久咳逆上气源候：久咳逆气，虚则邪乘于气，逆奔上也。肺气虚极，邪则停心，时动时作，故发则气奔逆乘心，烦闷欲绝，少时乃定，定后复发，连滞经久也。⑫咳逆短气源候：嗽则气还于肺间则肺胀，肺胀则气逆。而肺本虚，气为不足，复为邪所乘，壅痞不能宣畅，故咳逆短气也。

淋证源候　诸淋者，由肾虚膀胱热故也。膀胱与肾为表里，俱主水。水入小肠，下于胞，行于阴，为溲便也。肾气通于阴，阴，津液下流之道也。若饮食不节，喜怒不时，虚实不调，则腑脏不和，致肾虚而膀胱热也。膀胱，津液之府，热则津液内溢而流于睾，水道不通，水不上不下，停积于胞，肾虚则小便数，膀胱热则水下涩。数而且涩，则淋沥不宣，故谓之为淋。其状，小便出少起数，小腹弦急，痛引于齐。又有石淋、劳淋、血淋、气淋、膏淋。诸淋形证，各随名具说于后章，而以一方治之者，故谓之诸淋也。①石淋源候：石淋者，淋而出石也。肾主水，水结则化为石，故肾客沙石。肾虚为热所乘，热则成淋。其病之状，小便则茎里痛，尿不能卒出，痛引少腹，膀胱里急，沙石从小便道出。甚者塞痛，令闷绝。气淋源候：气淋者，肾虚膀胱热，气胀所为也。膀胱与肾为表里，膀胱热，热气流入于胞，热则生实，令胞纳气胀，则小腹满，肾虚不能制其小便，故成淋。其状：膀胱小腹皆满，尿涩，常有余沥是也。亦曰气癃。诊其少阴脉数者，男子则气淋。②膏淋源候：膏淋者，淋而有肥，状似膏，故谓之膏淋，亦曰肉淋。此肾虚不能制于肥液，故与小便俱出也。③劳淋源候：劳淋者，谓劳

伤肾气,而生热成淋也。肾气通于阴。其状:尿留茎内,数起不出,引小腹痛,小便不利,劳倦即发也。④ 热淋源候:热淋者,三焦有热,气搏于肾,流入于胞而成淋也。其状小便赤涩。亦有宿病淋,今得热而发者,其热甚则变尿血。亦有小便后如似小豆羹汁状者,蓄作有时也。⑤ 血淋源候:血淋者,是热淋之甚者,则尿血,谓之血淋。心主血,血之行身,通遍经络,循环腑脏。其热甚者,血则散失其常经,溢渗入胞,而成血淋。⑥ 寒淋源候:寒淋者,其病状,先寒战,然后尿是也。由肾气虚弱,下焦受于冷气,入胞与正气交争,寒气胜则战寒而成淋,正气胜则战寒解,故得小便也。

小便异常源候 ① 小便利多源候:小便利多者由膀胱虚寒,胞滑故也。肾气下通于阴,腑既虚寒,不能温其脏,故小便白而多。其至夜尿偏甚者,则内阴气生是也。② 小便数源候:小便数者,膀胱与肾俱虚,而有客热乘之故也。此二经既虚,致受客热。虚则不能制水,故令数小便热则水行涩,涩则小便不快,故令数起也。③ 小便不禁源候:小便不禁者,肾气虚,下焦受冷。④ 小便不通源候:小便不通,由膀胱与肾俱有热故也。肾主水,膀胱为津液之腑,此二经为表里;而水行于小肠,入胞者为小便。肾与膀胱既热,热入于胞,热气大盛,故结涩,令小便不通,小腹胀满气急。甚者,水气上逆,令心急腹满,乃至于死。⑤ 小便难源候:小便难者,此是肾与膀胱热故也。热气在于脏腑,水气则涩,其热势微,故但小便难也。⑥ 遗尿源候:遗尿者,由膀胱虚冷不能约于水故也。小便者水液之余也,膀胱为津液之腑,腑既虚冷,阳气衰弱,不能约于水,故令遗尿也。⑦ 尿床源候:阳气偏虚者则膀胱肾气俱冷,不能温制于水,则小便多,或不禁而遗尿。夜卧则阳气衰伏,不能制阴,所以阴气独发,水下不禁,故于眠睡而不觉尿出也。⑧ 胞转源候:胞转者由胞屈辟,小便不通,名为胞转。其病状齐下急痛,小便不通是也。

大便异常源候 ① 大便难源候:大便难者由五脏不调,阴阳偏有虚实,三焦不和则冷热并结故也。冷热壅涩,结在肠胃之间,肠胃本实,而又为冷热之气所并,结聚不宣,故令大便难也。② 大便不通源候:大便不通者由三焦五脏不和,冷热之气不调,热气偏入肠胃,津液竭燥,故令糟粕痞结,壅塞不通也。③ 大便失禁源候:大便失禁者由大肠

与肛门虚弱冷滑故也。虚弱冷滑,气不能温制,故使大便失禁。④ 关格源候:关格者大小便不通也。大便不通谓之内关,小便不通谓之外格;二便俱不通,为关格也。由阴阳气不和,荣卫不通故也。阴气大盛,阳气不得荣之,曰内关。阳气大盛,阴气不得荣之,曰外格。阴阳俱盛,不得相荣,曰关格。关格则阴阳气痞结,腹内胀满,气不行于大小肠,故关格而大小便不通也。⑤ 大小便难源候:大小便难者由冷热不调,大小肠有游气,游气在于肠间,搏于糟粕,溲便不通流,故诊其尺脉滑而浮大,此为阳干于阴,其人苦小腹痛满,不能尿,尿即阴中痛,大便亦然。

心痛源候 心痛者,风冷邪气乘于心也。其痛发有死者,有不死者,有久成疹者。心为诸脏主而藏神,其正经不可伤,伤之而痛,为真心痛,朝发夕死,夕发朝死。心有支别之络脉,其为风冷所乘,不伤于正经者,亦令心痛,则乍间乍甚,故成疹不死。心为火,与诸阳会合,而手少阴心之经也。若诸阳气虚,少阴之经气逆,谓之阳虚阴厥,亦令心痛,其痛引喉是也。诸脏虚受病,气乘于心者,亦令心痛,则心下急痛,谓之脾心痛也。足太阴为脾之经,与胃合。足阳明为胃之经,气虚逆乘心而痛。其状腹胀,归于心而痛甚,谓之胃心痛也。肾之经,足少阴是也,与膀胱合;膀胱之经,足太阳是也。此二经俱虚而逆,逆气乘心而痛者,其状下重,不自收持,苦泄寒中,为肾心痛也。诊其心脉微急,为心痛引背,食不下。寸口脉沉紧,苦心下有寒,时痛。关上脉紧,心下苦痛。左手寸口脉沉,则为阴绝;阴绝者,无心脉也,苦心下毒痛。久心痛者是心之支别络脉为风邪冷热所乘也,成疹不死,发作有时,经久不瘥也。

腹痛腹胀源候 ① 腹痛者,由腑脏虚,寒冷之气,客于肠胃、募原之间,结聚不散,正气与邪气交争相击,故痛。其有阴气搏于阴经者,则腹痛而肠鸣,谓之寒中。是阳气不足,阴气有余者也。② 久腹痛源候:久腹痛者脏腑虚而有寒,客于腹内,连滞不歇,发作有时。发则肠鸣而腹绞痛,谓之寒中,是冷搏于阴经,令阳气不足,阴气有余也。③ 腹胀源候:腹胀者由阳气外虚,阴气内积故也。冷积于腑脏之间不散,与脾气相拥,虚则胀,故腹满而气微喘。④ 久腹胀源候:久腹胀者由风冷邪气在腹内不散,与脏腑相搏,脾虚故胀。其胀不

已,连滞停积,时瘥时发,则成久胀也。

痢疾源候 ① 水谷痢源候:水谷痢者由体虚腠理开,血气虚,春伤于风,邪气留连在肌肉之内,后遇脾胃大肠虚弱,而邪气乘之,故为水谷痢也。久水谷痢者连滞涉引岁月。② 赤白痢源候:痢而赤白者是热乘于血,血渗肠内则赤也;冷气入肠,搏于肠间,津液凝滞则白也;冷热相交,故赤白相杂。重者,状如脓涕而血杂之;轻者,白脓上有赤脉薄血,状如鱼脂脑,世谓之鱼脑痢也。久赤白痢者赤白连滞久不瘥也。③ 赤痢源候:此由肠胃虚弱,为风邪所伤,则挟热,热乘于血,则血流渗入肠,与痢相杂下,故为赤痢。久赤痢者由体虚热乘于血,血渗肠间,故痢赤。④ 血痢源候:血痢者热毒折于血,血渗入大肠故也。血之随气,循环经络,通行脏腑,常无停积。毒热气乘之,遇肠虚者,血渗入于肠,肠虚则泄,故为血痢也。身热者死,身寒者生。久血痢候者久不瘥,多变呕哕及为湿蜃。⑤ 脓血痢源候:血气虚者伤于风,至夏又热气乘之,血性得热则流散。其遇大肠虚,血渗入焉,与肠间津液相搏,积热蕴结,血化为脓,肠虚则泄,故成脓血痢也。久脓血痢者,热久不歇,肠胃转虚,故痢久不断。⑥ 冷痢源候:冷痢者,由肠胃虚弱,受于寒气,肠虚则泄,故为冷痢也。凡痢色青、色白、色黑,并皆为冷痢。色黄、色赤,并是热也。故痢色白,食不消,谓之寒中也。久冷痢者,由肠虚而寒积,故冷痢久不断也。廪丘公云:诸下悉寒也。凡人肠中大便,有寒则常鸭溏,有热则便硬。人见病身体发热而下,便谓热下,非也。平常恒自将节,饮食衣被调适,其人无宿寒者,大便自调。强人适发越,薄衣冷冻饮料食,表有热不觉里冷,而胃内潜冷,冷即下也。今始发热而下,当与理中汤加大附子一枚,连服三四剂,重复令微汗出,微汗出则热除,不复思冷,胃气温暖,下与发热俱瘥矣。⑦ 热痢源候:此由肠胃虚弱,风邪挟热乘之,肠虚则泄,故为热痢也,其色黄。若热甚,黄而赤也。久热痢者,由肠虚热积,其痢连滞,故久不瘥也。⑧ 冷热痢源候:夫冷热痢者,由肠胃虚弱,宿有寒,而为寒热所伤,冷热相乘,其痢乍黄乍白是也。若热搏于血,血渗肠间,则变为血痢也。而冷伏肠内,搏津液,则变凝白,则成白滞,亦变赤白痢也。⑨ 杂痢源候:杂痢谓痢色无定,或水谷,或脓血,或青,或黄,或赤,或白,变杂无常,或杂色

相兼而痢也。挟热则黄赤,热甚则变脓血也;冷则白,冷甚则青黑。⑩ 休息痢源候:休息痢者,因痢积久,肠胃虚弱,易为冷热,其邪气或动或静,故其痢乍发乍止,谓之休息痢也。白滞痢源候:白滞痢者,津液凝滞成白,故为白滞痢也。⑪ 膏痢源候:膏痢者由脏腑虚冷,冷气入于大肠成痢,冷气积肠又虚滑,脂凝如膏也。⑫ 蛊注痢源候:肠虚者毒气乘之,毒气挟热与血相搏,则成血痢也。毒气侵食于脏腑,如病蛊注之家,痢血杂脓瘀黑,有片如鸡肝,与血杂下是也。⑬ 肠蛊痢源候:肠蛊痢者,冷热之气入在肠间,先下赤,后下白,连年不愈,侵伤于脏腑,下血杂白,如病蛊之状,名为肠蛊痢也。⑭ 脱肛源候:脱肛者肛门脱出也。肛门为大肠之候,大肠虚而伤于寒,其气下冲,则肛门脱出,谓脱肛也。

3.《诸病源候论》外科疾病源候

瘿瘤源候 ① 瘿者,由忧恚气结所生,亦曰饮沙水,沙随气入于脉,搏颈下而成之。初作与瘿核相似,而当颈下也,皮宽不急,垂捶捶然是也。恚气结成瘿者,但垂核捶捶,无脉也;饮沙水成瘿者,有核瘰瘰无根,浮动在皮中。瘿有三种:有血瘿,可破之;有瘜肉瘿,可割之;有气瘿,可具针之。② 瘤者,皮肉中忽肿起,初如梅李大,渐长大,不痛不痒,又不结强。言留结不散,谓之为瘤。不治,乃至堰大,则不复消,不能杀人,亦慎不可辄破。③ 脑湿源候:脑湿,谓头上忽生肉如角,谓之脑湿。言脑湿气蕴蒸,冲击所生也。

丹毒源候 丹者,身体忽然变赤如丹涂之状,故谓之丹。或发手足,或发腹上,如手掌大,皆风热恶毒所为。重者亦有疽之类,不急治,则痛不可堪,久乃坏烂,去脓血数升。若发于节间,便断人四肢;毒入腹则杀人。小儿得之最忌。① 白丹源候:白丹者,初发痒痛,微虚肿,如吹,轸起不痛不赤面白色。由挟风冷,故使色白也。② 黑丹源候:黑丹者,初发亦痒痛,或燥肿起,微黑色,由挟风冷,故色黑也。③ 赤丹源候:赤丹者风毒之重故使赤也,亦名茱萸丹。初发轸起,大者如连钱,小者如麻豆,肉上栗如鸡冠肌理。④ 丹轸源候:丹轸者,肉色不变,又不热,但起隐轸,相连而微痒,故谓之丹轸也。⑤ 室火丹源候:室火丹,初发时必在腓肠,如指大,长三二寸,皮色赤而热是也。⑥ 天灶火丹源候:天灶火丹,发时必在于两股里

渐引至阴头而赤肿是也。⑦废灶火丹源候：废灶火丹，发时必于足趺上，而皮色赤者是也。⑧尿灶火丹源候：尿灶火丹，发于胸腹，及脐，连阴头皆赤是也。⑨火丹源候：火丹者，发于背，亦在于臂，皮色赤是也。⑩火丹源候：火丹者，发于髀，而散走无常处，着皮赤是也。⑪萤火丹源候。⑫萤火丹者，发于膊，至胁，皮赤是也。⑬石火丹源候：石火丹者，丹发通身，似缬，目突如粟是也。皮色青黑。

肿病源候　肿之生也，其候非一，故谓之诸肿。皆由风邪寒热毒气，客于经络，使血涩不通，壅结皆成肿也。风邪所作者肿无头无根，浮在皮上如吹之状，不赤不痛，或肿或散，不常肿。寒气与血相搏作者有头有根，色赤肿痛。热毒作者亦无正头，但急肿，久不消，热气结盛，壅则为脓。①风肿源候：风肿者皆由冬月遇湿，风入肌里，至春复适大寒，风不得出，气壅肌间不自觉；至夏取风凉，湿气聚不散而成肿，久不瘥，气结盛生热，乃化为脓血，并皆烂败，则杀人。凡人忽发肿，或着四肢，或在胸背，或着头项，水牢如畔大，虚肿回回，如吹之状，不痛不赤。着四肢者，乃欲不遂，令人烦满短气，身体常冷。②卒风肿源候：人卒有肿，不痛不赤，移无常处而兼痒，腠理虚而逢风所作也。③风毒肿风肿源候：风毒肿者，其先赤痛飚热，肿上生瘭浆，如火灼是也。④毒肿风肿候：毒肿之候与风肿不殊，时令人壮热。⑤毒肿入腹源候：此候与前毒肿不殊，但言肿热渐盛，入腹故也。毒入腹之候，先令人敕啬恶寒，心烦闷而呕逆，气急而腹满，如此者杀人。⑥恶核肿源候：恶核者风邪挟毒所成。肉里忽有核，累累如梅李，小如豆粒，皮肉燥痛，左右走身中，卒然而起。其亦似射工毒。初得无常处，多侧侧痛，不即治，毒入腹，烦闷恶寒即杀人。久不瘥，则变作瘘。⑦肿核源候：凡肿，挟风冷则不消，而结成核也。⑧气肿源候：气肿者风邪搏于气所成。其状如痛，无头虚肿，色不变，皮上急痛，手才着，便即痛。⑨气痛源候：气痛由体虚受风邪所侵，遇寒气而折之，邪气不出故也。人身忽然有一处痛，如打不可堪耐；亦乍走身间，发作有时。痛发则小热，痛静便如冰霜所加，故云气痛。⑩恶脉源候：恶脉者由春冬受恶风入络脉中，其血瘀结，久不瘥，缘脉结而成瘘。身里忽赤络，脉起龃龉，聚如死蚯蚓状；看乍中似

有水在脉中，长短皆逐其络脉所生是也。⑪恶肉源候：恶肉者，身里忽有肉如小豆突出，细细长，乃如牛马乳，亦如鸡冠之状，不痒不痛。久不治，长不已。由春疼被恶风所伤，风入肌肉，结瘀血积而生也。⑫肿有脓使溃源候：肿，壮热结盛，则血化为脓。若不早出脓，脓食筋烂骨，则不可治也。⑬肿溃后源候：凡痈肿既溃讫，脓汁须及时而尽，若汁不尽，还复结肿，如初肿之候无异，即稍难治。⑭游肿源候：游肿之候，青、黄、赤、白，无复定色，游走皮肤之间，肉上微光是也。⑮日游肿源候：日游肿，其候与前游肿相似，但手近之微痛，如复小痒为异。世言犯角日游神之所作。⑯流肿源候：流肿凡有两候，有热有冷。冷肿者，其痛隐隐然沉深，着臂膊，在背上则肿起，凭凭然而急痛；若手按及针灸之即肿起是也。热肿者，四肢热如火炙之状，移无常处，或如手，或如盘，着背腹是；剧则皆热如火，遍身熠熠然，五心烦热，唇口干燥，如注之状。风邪搏血气所生。以其移无常处，故谓流肿。

疔疮源候　疔疮者，风邪毒气搏于肌肉所生也。凡有十种：一者，疮头乌而强凹；二者，疮头白而肿实；三者，疮头如豆垄色；四者，疮头似葩红色；五者，疮头内有黑脉；六者，疮头赤红而浮虚；七者，疮头葩而黄；八者，疮头如金薄；九者，疮头如茱萸；十者，疮头如石榴子。亦有初如风轸气，搔破青黄汁出，里有赤黑脉而小肿；亦有全不令人知，忽以衣物触及摸着则痛，若故取，便不知处；亦有肉突起如鱼眼之状，赤黑惨痛彻骨。久结皆变至粗成疮，疮下深孔，如大针穿之状。初作时，突起如丁盖，故谓之疔疮。令人恶寒，四肢强痛，兼切切然牵痛，一二日疮便变焦黑色，肿大光起，根硬强，全不得近，酸痛，皆其候也。在手足、头面、骨节间者最急，其余处则可也。毒入腹，则烦闷，恍惚不佳，或如醉，患此者，三二日便死。①雄疔疮源候：雄疔疮者，大如钱孔，乌黡似灸疮，四畔泡浆色赤，又有赤粟。乃言疮而不肿，刺之不痛，而兼热者，名为雄疔疮。②雌疔疮源候：雌疔疮者，头小黄，向里黡，亦似灸疮，四畔泡浆外赤，大如钱孔而多汁。肿而不痛，疮内有十字画而兼冷者，谓之雌疔疮。③紫色火赤疔疮源候：此疮色紫赤，如火之色，即谓紫色火赤疔疮也。④牛疔疮候：牛疔疮，皮色不异，但肿而头黑，挑之黄水出，四边

赤似茱萸房者，名为牛疔疮。⑤ 鱼脐疔疮源候：此疮头，破之黄水出，四畔浮浆起，狭长似鱼脐，故谓之鱼脐疔疮。⑥ 赤根疔疮源候：疮形状如赤豆，或生掖下。如鸭子大者，世人不识，但见其赤，即谓之赤根疔疮。⑦ 犯疔疮源候：犯疔疮，谓疔疮欲瘥，更犯触之，若大嗔，及食猪、鱼、麻子，并狐臭人气熏之，皆能触犯之，则更极，乃甚于初。更令疮热㶿肿，先寒后热，四肢沉重，头痛心惊，呕逆烦闷，则不可治。⑧ 疔疮肿源候：疔疮肿，谓此疮热气乘之，与寒毒相搏而成肿。⑨ 犯疔疮肿源候：犯疔疮肿，谓疮肿欲瘥，更犯触之，疮势转剧，乃甚于初。或肿热疼掣，或心闷恍惚，或四肢沉重，或呕逆烦心。此皆犯疮之候，多能杀人。⑩ 疔肿源候：此由是疔疮而带㶿肿，而无根者也。⑪ 犯疔肿源候：犯疔肿，谓病疔肿，而或饮食，或居处，触犯之，令肿增极也。

痈疽源候　痈者由六腑不和所生也。阳气蕴积则生于热，寒热不散，故聚积成痈。少苦消渴，年四十以外，多发痈疽。所以然者，体虚热而荣卫痞涩故也。有膈痰而渴者，年盛必作黄胆。此由脾胃虚热故也，年衰亦发痈疽，腑脏虚热，血气痞涩故也。肿一寸至二寸，疖也；二寸至五寸，痈也；五寸至一尺，痈疽也；一尺至三尺者，名曰竟体痈，痈成，九窍皆出。诸气愤郁，不遂志欲者，血气蓄积，多发此疾。凡发痈肿高者，疢源浅；肿下者，疢源深。大热者，易治；小热者，难治。初便大痛，伤肌；晚乃大痛，伤骨。诸痈发于节者，不可治也。发于阳者，百日死；发于阴者，四十日死也。疽者，五脏不调所生也。阳气蕴积，则生于热，寒热不散，故积聚成疽。脏气沉行主里，故疽肿深浓，其上皮强如牛领之皮。久则热胜于寒，热气淳盛，蕴结伤肉也。血肉腐坏，化而为脓，乃至伤骨烂筋，不可治而死也。疽发于嗌名曰猛疽，发于颈名曰披疽，发于膊及臑名曰疵疽，发于掖下赤坚者名曰米疽，米疽坚而不溃者为马刀，发于胸名曰井疽，发于膺名曰甘疽，发于股阳名曰兑疽，发于女子阴旁名曰改訾，发于尻名曰兑疽，发于尻尾名曰兑疽，发于股阴名曰赤弛，发于膝名曰疵疽，发于胫名曰兔啮，发于踝名曰走缓，发于足名曰四淫，发于足名曰疠疽，发于足趾名曰脱疽。① 痈脓源候：此由寒气搏于肌肉，折于血气，结聚乃成痈。凡痈经久，不复可消者，若按之都牢坚者，未有脓也；按之半坚半软者，有脓也。又，以手掩肿上，不热者，为无脓；若热甚者，为有脓。凡觉有脓，宜急破之；不尔，侵食筋骨也。② 痈溃源候：此由寒气客于肌肉，折于血气，结聚乃成痈。凡痈破溃之后，有逆有顺。其眼白睛青黑，而眼小者，一逆也；内药而呕者，二逆也；腹痛、渴甚者，三逆也；膊项中不便者，四逆也；音嘶色脱者，五逆也。除此者并为顺也。此五种皆死候。③ 石痈源候：石痈者，亦是寒气客于肌肉，折于血气，结聚所成。其肿结确实，至牢有根，核皮相亲，不甚热，微痛，热时自歇。此寒多热少，坚如石，故谓之石痈也。久久热气乘之，乃有脓也。④ 附骨痈疽源候：附骨痈，亦由体痈热而当风取凉，风冷入于肌肉，与热气相搏，伏结近骨成痈。其状无头，但肿痛而阔，其皮薄泽，谓之附骨痈也。附骨疽者，当风入骨解，风与热相搏，复遇冷湿；或秋夏露卧，为冷所折，风热伏结，壅遏附骨成疽。喜着大节解间，丈夫及产妇、女人，喜着鼠膜、髂头、膝间，婴孩、嫩儿，亦着膊、肘、背脊也。其大人、老人着急者，则先觉痛，不得转动，挪之应骨痛，经日便觉皮肉生急，洪洪如肥状，则是也。其小儿不知字名，抱之才近，其便啼唤，则是支节有痛处，便是其候也。大人、老人着缓者，则先觉如肥洪洪耳，经日便觉痹痛不随。其小儿则觉四肢偏有不动摇者，如不随状，看支节解中，则有肥洪洪处，其名不知是附骨疽；乃至称身成脓，不溃至死，皆觉身体变青黯也。其大人、老人，皆不悟是疽，乃至于死也。亦有不别是附骨疽，呼急者为贼风，其缓者谓风肿而已。⑤ 久痈源候：此由寒气客于经络，血涩不通，壅结成痈。发痈之后，热毒未尽，重有风冷乘之，冷搏于肿，蕴结不消，故经久一瘥一发，久则变成瘘也。⑥ 瘭疽源候：瘭疽之状肉生小黯点，小者如粟豆，大者如梅李，或赤或黑，乍青乍白，有实核，燥痛应心。其着手指者似代指，南方人得此疾，皆截去指，恐其毒上攻脏故也。⑦ 缓疽源候：缓疽者，由寒气客于经络，致荣卫凝涩，气血壅结所成。结肿积久而肉腐坏迟，故名缓疽。⑧ 行疽源候：发疮小者如豆，大者如钱，往来匝身及生面上，谓之行疽。寒热客于腠理与血气相搏所生也。⑨ 风疽源候：肿起流之血脉而挛曲疾痛，发疮历年谓之风疽。风湿之气客于经络，与气相搏所成也。⑩ 石疽源候：状如痤疖，坚如石，故谓之石疽也。⑪ 禽疽源候：发如胗者数十处，肿合牢核痛，身战寒，齿如噤，欲痉。⑫ 杼疽源候：发项及两耳下，见脓如痈者死不可治。⑬ 水疽候：其肿状如物裹水，多发于手足，随肌肤虚处而发也。⑭ 肘疽候：疽发于肘谓之肘疽。⑮ 久疽源候：久疽者发于身体闲处，经久积年致脓汁不尽，则疮内生虫而变成瘘也。⑯ 痈疽发背源候：夫痈发于背者，多发于诸腑俞也。热气加于血则肉血败化，故为脓。疽发背者，多发于诸脏俞也。热气施于血则肉血败腐为脓也。疽重于痈，发者多死。⑰ 肠痈源候：肠痈之状，小腹重而微强，抑之即痛，小便数似淋，时时汗出，复恶寒，其身皮皆甲错，腹皮急，如肿状。洪数者已有脓也，脉迟紧者未有脓也。甚者腹胀大，转侧闻水声；或绕脐生疮，穿而脓出；或脓自脐中出；或大便去脓血。⑱ 内痈源候：寒折于血，血气留止与寒相搏，壅结不散，热气乘之则化为脓，故曰内痈。胸内痛，少气而发热，以手按左眼而其右眼见光者，胸内结痈也；若不见光熛疽内发。肠内有结痛，或在胁下，或在脐左近，结成块而壮热，必作痈脓。⑲ 肺痈源候：肺痈者，由风寒伤于肺，其气结聚所成也。寒乘虚伤肺，塞搏于血，蕴结成痈；热又加之，积热不散，血败为脓。⑳ 痤疖源候：痤疖者，由风湿冷气搏于血，结聚所生也。人运役劳动，则阳气发泄，因而汗出，遇风冷湿气搏于经络，经络之血，得冷所折，则结涩不通，而生痤疖，肿结如梅李也。

瘘病源候　诸瘘者，谓瘘病初发之由不同，形状亦异。有以一方而治之者，非是诸病共成一瘘也。方说九瘘者，狼瘘、鼠瘘、蝼蛄瘘、蜂瘘、蚍蜉瘘、蛴螬瘘、浮疽瘘、瘰瘘、转脉瘘是也。狼瘘者，在于颈项，有根，出缺盆，上转连耳本，其根在肝。鼠瘘者，饮食之时有择，虫蛆毒变化所生也，使人寒热，其根在肺。蝼蛄瘘者，在于颈上，状如蜗形，瘾胗而出也，其根在大肠。蜂瘘者，其根在颈，历历三四处俱肿，以溃生疮，状如痈形，瘥而复移，其根在脾。蚍蜉瘘者，在其颈项，使人壮热若伤寒，有似疥癣，娄娄孔出，其根在肺。蛴螬瘘者，在其颈项，无头尾如枣核，或移动皮中，使人寒热心满，其根在心。浮疽瘘者，在于颈亦在掖下，如两指无头尾，使人寒热，欲呕吐，其根在胆。瘰疬瘘者，在其颈项，恒有脓，使人寒热，其根在肾。转脉瘘者，在其颈项，濯濯脉转，身如振，使人寒热，其根在小肠。所发之处而有轻重，重者有两种：一则发口上，有结核，大小无定，或如桃李大，此虫之窠窟，止在其中。二则发口之下，无结核，穿溃成疮。虫毒之居，腑脏无定，故瘘发身体亦有数处，其相应通者多死。

四肢病源候　代指候：代指者，其指先肿，焮焮热痛，其色不黯，然后方缘爪甲边结脓，极者爪甲脱也。亦名代甲，亦名糟指，亦名土灶。一作灶。① 手足发胝候：人手足忽然皮浓涩，而圆短如茧者，谓之胼胝。此由血气沉行，不荣其表，故皮涩浓而胝。② 手足逆胪候：手足爪甲际皮剥起，谓之逆胪。风邪入于腠理，血气不和故也。③ 肉刺候：脚趾间生肉如刺，谓之肉刺。肉刺者，由着靴急小，趾相揩而生也。④ 肉裂候：肉裂者，皮急肉坼破也。由腠理虚，风邪乘之，与血气相冲击，随所击处而肉坼裂也。⑤ 手足皲裂候：皲裂者肌肉破也。言科时触冒风寒，手足破，故谓之皲裂。⑥ 尸脚候：尸脚者，脚跟坼破之名也，亦是冬时触犯寒气所以然。又言脚踏死尸所卧地，亦令脚坼破。⑦ 足尰候：尰病者，自膝以下至踝及趾，俱肿直是也。皆由血气虚弱，风邪伤之，经络痞涩而成也。亦言江东诸山县人多病尰，云彼土有草名尰草，人行误践触之，则令病尰。⑧ 五指筋挛不得屈伸候：筋挛不得屈伸者，是筋急挛缩，不得伸也。筋得风热则弛纵，得风冷则挛急。⑨ 四肢痛无常处候：四肢痛无常处者，手足指节皆卒然而痛，不在一处。其痛处不肿，色亦不异，但肉里掣痛，如锥刀所刺。由体虚受于风邪，风邪随气而行，气虚之时，邪气则胜，与正气交争相击，痛随虚而生，故无常处也。⑩ 脚跟颓候：脚跟颓者，脚跟忽痛，不得着地，世呼为脚跟颓。⑪ 脚中忽有物牢如石如刀锥所刺候：言脚下有结物，牢硬如石，痛如锥刀所刺。此由肾经虚，风毒之气伤之，与血气相击，故痛而结硬不散。⑫ 土落脚趾内候：此由脚趾先有疮，而土落疮里，更令疮肿痛，亦令人憎寒壮热。⑬ 脚破候：脚破者，脚心坼开也，世谓之脚破。脚心肾脉所出，由肾气虚，风邪客于腠理，致使津液不荣，故坼破也。

痔疮源候　诸痔者，谓牡痔、牝痔、脉痔、肠痔、血痔也。其形证各条如后章。又有酒痔，肛边生疮，亦有血出。又有气痔，大便难而血出，肛亦出外，良久不肯入。诸痔皆由伤风，房室不慎，醉饱合阴阳,致劳扰血气,而经脉流溢,渗漏肠间,冲发下部。有一方而治之者,名为诸痔,非为诸病共成一痔。痔久不瘥,变为瘘了。① 牡痔源候:肛边生鼠乳,出在外者,时时出脓血者是也。② 牝痔源候:肛边肿,生疮而出血者,脉痔也。③ 脉痔源候:肛边生疮,痒而复痛,出血者,脉痔也。④ 肠痔源候:肛边肿核痛,发寒热而血出者,肠痔也。⑤ 血痔源候:因便而清血随出者,血痔也。

4.《诸病源候论》妇科疾病源候

月经病源候　妇人月水不利者,由劳伤血气,致令体虚而受风冷;风冷客于胞内,损伤冲任之脉,手太阳、少阴之经故也。冲脉、任脉为经脉之海,皆起于胞内;手太阳小肠之经也,手少阴心之经也,此二经为表里,主下为月水。风冷客于经络,搏于血气,血得冷则壅滞,故令月水来不宣利也。① 行经腹痛源候:妇人月水来腹痛者,由劳伤血气,以致体虚,受风冷之气,客于胞络,损冲任之脉,手太阳、少阴之经。冲脉、任脉皆起于胞内,为经脉之海也;手太阳小肠之经,手少阴心之经也,此二经共为表里,主下为月水。其经血虚,受风冷,故月水将下之际,血气动于风冷,风冷与血气相击,故令痛也。② 月经不断源候:妇人月水不断者,由损伤经血,冲脉、任脉虚损故也。冲任之脉,为经脉之海;手太阳小肠之经也,手少阴心之经也,此二经为表里,主下为月水。劳伤经脉,冲任之气虚损,故不能制其经血,故令月水不断也。凡月水不止而合阴阳,冷气上入脏,令人身体面目痿黄,亦令绝子不产也。③ 月经不通源候:妇人月水不通者,由劳损血气,致令体虚受风冷,风冷邪气客于胞内,伤损冲任之脉,并手太阳、少阴之经,致胞络内绝,血气不通故也。冲任之脉,起于胞内,为经脉之海;手太阳小肠之经,手少阴心之经也,此二经为表里,主下为月水。风冷伤其经血,血性得温则宣流,得寒则涩闭,既为冷所结搏,血结在内,故令月水不通。④ 漏下源候:漏下者,由劳伤血气,冲任之脉虚损故也。冲脉、任脉为十二经脉之海,皆起于胞内。而手太阳小肠之经也,手少阴心之经也,此二经主上为乳汁,下为月水。妇人经脉调适,则月水以时,若劳伤者,以冲任之气虚损,不能制其经脉,故血非时而下,淋沥不断,谓之漏诊其寸口脉弦而大,弦则为减,大则为芤,减即为寒,芤即为虚,寒虚相搏,其脉为

革,妇人即半产而下漏。又,尺寸脉虚者,漏血。漏血脉浮,不可治也。⑤ 漏下五色源候:漏下之病,由劳伤血气,冲任之脉虚损故也。冲脉、任脉为经脉之海,起于胞内;手太阳小肠之经也,手少阴心之经也,此二经之血,主上为乳汁,下为月水。冲任之脉虚损,不能约制其经血,故血非时而下,淋沥成漏也。五脏皆禀血气,虚则淋沥漏下,致五脏伤损。五脏之色,随脏不同,若五脏皆虚损者,则漏五色,随血而下。漏下青候:伤损经血,冲任之气虚,故血非时而下,淋沥不断,而成漏下。五脏皆禀血气,肝脏之色青,漏下青者,是肝脏之虚损,故漏下而挟青色也。漏下黄候:脾脏之色黄,漏下黄者,是脾脏之虚损,故漏下而挟黄色也。漏下赤候:心脏之色赤,漏下赤者,是心脏之虚损,故漏下而挟赤色也。漏下白候:肺脏之色白,漏下白者,是肺脏之虚损,故漏下而挟白色也。漏下黑候:肾脏之色黑,漏下黑者,是肾脏之虚损,故漏下而挟黑色也。⑥ 崩中源候:崩中者,脏腑伤损,冲脉、任脉血气俱虚故也。脏腑俱伤而冲任之气虚,不能约制其经血,故忽然暴下,谓之崩中。⑦ 白崩源候:肺脏之色白,虚冷劳极,其色与胞络之间秽液相挟,崩伤而下,为白崩也。⑧ 崩中五色俱下候:崩中之病,是伤损冲任之脉,冲任气虚不能统制经血,故忽然崩下,谓之崩中。五脏皆虚者,故五色随崩俱下。其状:白崩形如涕,赤崩形如红汁,黄崩形如烂瓜汁,青崩形如蓝色,黑崩形如干血色。⑨ 崩中漏下源候:崩中之病,是伤损冲任之脉。冲任气虚,不能约制经血,故忽然崩下,谓之崩中。崩而内有瘀血,故时崩时止,淋沥不断,名曰崩中漏下。⑩ 崩中漏下五色源候:冲任气虚,不能统制经血,故忽然崩下,谓之崩中。而有瘀血在内,遂淋沥不断,谓之漏下。五脏之色,随脏不同,因虚而五色与血俱下。

妇科杂病源候　① 积聚候:积者,五脏所生;聚者,六腑所成。五脏之气积,名曰积;六腑之气聚,名曰聚也。积者,其痛不离其部;聚者,其痛无有常处。皆由阴阳不和,风冷搏于脏腑而生积聚也。妇人病积经久,则令无子,亦令月水不通。所以然者,积聚起于冷气,结入子脏,故令无子;若冷气入于胞络,冷搏于血,血冷则涩结,故令月水不通。② 癖病候:癖病者,由冷气结聚,饮食不消,停积于胁下,则成癖病。其状,弦急刺痛,得冷则

发作也。③ 疝瘕候：疝瘕之病，由饮食不节，寒温不调，气血劳伤，脏腑虚弱，受于风冷，冷入腹内，与血气相结所生。疝者，痛也；瘕者，假也。其结聚浮假而痛，推移而动。妇人病之有异于丈夫者，或因产后脏虚受寒，或因经水往来，取冷过度，非独关饮食失节，多挟有血气所成也。④ 癥痞源候：癥痞者，由冷热不调，饮食不节，积在腹内，或肠胃之间，与脏相结搏。其牢强，推之不移，名曰癥，言其病形征可验也；气壅塞为痞，言其气痞涩不宣畅也。皆得冷则发动刺痛。癥痞之病，其形冷结，若冷气入于子脏，则使无子；若冷气入于胞络，搏于血气，血得冷则涩，令月水不通也。⑤ 八瘕源候：八瘕者，皆胞胎生产，月水往来，血脉精气不调之所生也。肾为阴，主开闭，左为胞门，右为子户，主定月水，生子之道。胞门、子户，主子精，神气所出入，合于中黄门，玉门四边，主持关元，禁闭子精。脐下三寸，名曰关元，主藏魂魄，妇人之胞，三焦之腑，常所从止。然妇人经脉俞络合调，则月水以时来至，故能生子而无病。妇人荣卫经络断绝不通，邪气便得往入，合于子脏；若经血未尽，而合阴阳，即令妇人血脉挛急，小腹重急、支满，胸胁腰背相引，四肢酸痛，饮食不调，结牢。恶血不除，月水不时，或月前月后，因生积聚，如怀胎状。邪气甚盛者，令人恍惚多梦，寒热，四肢不欲动，阴中生气，肿内生风，甚者害小便涩，涩而痛，淋沥，面黄黑，成病，则不复生子。其八瘕者，黄瘕、青瘕、燥瘕、血瘕、脂瘕、狐瘕、蛇瘕、鳖瘕也。黄瘕者，妇人月水始下，若新伤堕，血气未止，卧寤未定，五脏六腑虚羸，精神不治，因以当向大风便利，阴阳开，关节四边中于风湿，气从下上入阴里，稽留不去，名为阴阳虚，则生黄瘕之聚，令人苦四肢寒热，身重淋露，不欲食，左胁下有血气结牢，不可得而抑，苦腰背相引痛，月水不利，令人不产。小腹急，下引阴中如刀刺，不得小便，时苦寒热，下赤黄汁，病苦如此，令人无子。青瘕者，妇人新产，未满十日起行，以汤浣洗太早，阴阳虚，玉门四边皆解散，子户未安，骨肉皆痛，手臂不举，饮食未复，五内吸吸。又当风卧，不自隐蔽，若居湿席，令人苦寒，洒洒入腹，烦闷沉淖。恶血不除，结热，不得前后，便化生青瘕。瘕聚左右胁，藏于背膂，上与膊，髀腰下挛，两足肿，面目黄，大小便难。其后月水为之不通利，或不复禁，状如崩中。此自其过所致，令人少

子。燥瘕者，妇人月水下，恶血未尽，其人虚惫，而已夏月热行疾走，若举重移轻，汗出交流，气力未平，而卒以恚怒，致猥咽不泄，经脉挛急，内结不舒，烦满少气，上达胸膈背膂，小腹为急，月水与气俱不通，而反以饮清水快心，月水横流，衍入他脏不去，有热，因生燥瘕之聚。大如半杯，上下腹中苦痛，还两胁下，上引心而烦，害饮食，欲吐，胸及腹中不得大息，腰背重，喜卧盗汗，足酸疼痛，久立而痛，小便失时，居然自出若失精，月水闭塞，大便难。病如此者，其人少子。血瘕病，妇人月水新下，未满日数而中止，饮食过度，五谷气盛，溢入他脏；若大饥寒，汲汲不足，呼吸未调，而自劳动，血下未定，左右走肠胃之间，留络不去，内有寒热，与月水合会，为血瘕之聚。令人腰痛，不可以俯仰，横骨下有积气，牢如石，小腹里急苦痛，背膂疼，深达腰腹下挛，阴里若生风冷，子门僻，月水不时，乍来乍不来，此病令人无子。脂瘕者，妇人月水新来，若生未满三十日，其人未复，以合阴阳，络脉分，胞门伤，子户失禁，关节散，五脏六腑，津液流行，阴道胭动，百脉关枢四解，外不见其形。子精与血气相遇，犯禁，子精化，不足成子，则为脂瘕之聚。令人支满，里急痛痹，引小腹重，腰背如刺状，四肢不举，饮食不甘，卧不安席，左右走，腹中切痛，时瘥时甚，或时少气头眩，身体解堕，苦寒恶风，膀胱胀，月水乍来乍去，不如常度，大小便血不止。如此者，令人无子。狐瘕者，妇人月水当月数来，而反悲哀忧恐，以远行逢暴风疾雨，雷电惊恐，衣被沉湿，疲倦少气，心中恍惚未定，四肢懈惰，振寒，脉气绝，精神游亡，邪气入于阴里不去，生狐瘕之聚。食人脏，令人月水闭不通，小腹瘀滞，胸胁腰背痛，阴中肿，小便难，胞门子户不受男精。五脏气盛，令嗜食，欲呕，喜唾，多所思，如有娠状，四肢不举。有此病者，终身无子。其瘕有手足成形者，杀人也；未成者可治。蛇瘕者，妇人月水已下新止，适闭未复，胞门子户劳伤，阴阳未平复，荣卫分行，若其中风，暴病羸劣，饮食未调；若已起，当风行，及度泥涂，用清寒太早；若坐湿地，名阴阳乱。腹中虚，且未饮食，若远道之余，饮污井之水，不洁之食，吞蛇鼠之精，留络不去，因生蛇瘕之聚。上食心肝，长大，其形若漆，在脐上下，还疠左右胁，不得吐气，两股胫间苦疼，小腹疾，小便赤黄，膀胱引阴中挛急，腰背痛，难以动作，苦寒热，之后

月水有多有少。有此病者，不复生子。其癥手足成形者，杀人；未成者可治。鳖瘕者，妇人月水新至，其人剧吐疲劳，衣服沉湿，不以时去；若当风睡，两足践湿地，恍惚觉悟，趾立未安，颜色未平，复见所好，心为开荡，魂魄感动，五内脱消；若以入水浣洗沐浴，不以时出，神不守，水精与邪气俱入，至三焦之中募，玉门先闭，津液妄行，留络不去，因生鳖瘕之聚。大如小盘，令人小腹切痛，恶气走上下，腹中苦痛，若存若亡，持之跃手，下引阴里，腰背亦痛，不可以息，月水喜败不通，面目黄黑，脱声少气。有此病者，令人绝子。其瘕有手足成形者杀人，未成者可治。⑥乳痈源候：足阳明之经脉从缺盆下于乳，劳伤血气其脉虚，寒客于经络，寒搏于血则血涩不通，气积不散，结聚成痈。与血相搏则生热；热盛乘于血，血化成脓。亦有因乳汁蓄结与血相搏，蕴积生热，结聚而成乳痈。⑦乳疮源候：肤腠理虚，风湿之气乘虚客之，与血气相搏，而热加之，则生疮也。⑧乳结核源候：经虚风冷乘之，冷折于血则结肿。肿热则变败血为脓，冷则核不消。又重疲劳，动气而生热，亦烊。

　　带下三十六源候　三十六疾者，是十二症、九痛、七害、五伤、三固，谓之三十六疾也。十二症者，是所下之物，一者如膏，二者如青血，三者如紫汁，四者如赤皮，五者如脓痂，六者如豆汁，七者如葵羹，八者如凝血，九者如清血，血似水，十者如米汁，十一者如月浣，十二者经度不应期也。九痛者，一者阴中痛伤，二者阴中淋痛，三者小便即痛，四者寒冷痛，五者月水来腹痛，六者气满并痛，七者汁出，阴中如虫啮痛，八者胁下皮痛，九者腰痛。七害者，一者害食，二者害气，三者害冷，四者害劳，五者害房，六者害妊，七者害睡五伤者，一者穷孔痛，二者中寒热痛，三者小腹急牢痛，四者脏不仁，五者子门不正，引背痛。三固者，一者月水闭塞不通，其余二固者，文阙不载。而张仲景所说三十六种疾，皆由子脏冷热劳损，而挟带下，起于阴内。条目混漫，与诸方不同，但仲景义最玄深，非愚浅能解，恐其文虽异，其义理实同也。①阴痒源候：妇人阴痒，是虫食所为。三虫、九虫在肠胃之间，因脏虚，虫动作，食于阴，其虫作势，微则痒，重者乃痛。②阴肿源候：阴肿者，是虚损、受风邪所为。胞络虚而有风邪客之，风气乘于阴，与血气相搏，令气血痞涩，腠理壅闭，不得泄越，故令阴肿

也。③阴痛源候：阴痛之病，由胞络伤损，致脏虚受风邪。而三虫、九虫因虚动作，食阴则痛者，其状成疮。其风邪乘气冲击而痛者，无疮，但疼痛而已。④阴疮源候：阴疮者，由三虫、九虫动作，侵食所为也。诸虫在人肠胃之间，劳伤经络，肠胃虚损，则动作侵食于阴，轻者或痒或痛，重者生疮也。⑤阴挺出下脱源候：胞络伤损，子脏虚冷，气下冲，则令阴挺出，谓之下脱。亦有因产而用力偃气，而阴下脱者。⑥阴冷源候：胞络劳伤，子脏虚损，风冷客之，冷乘于阴，故令冷也。⑦阴中生肉源候：此由胞络虚损，冷热不调，风邪客之，邪气乘于阴，搏于血气，变而生瘜肉也。其状如鼠乳。⑧阴臭源候：阴臭，由子脏有寒，寒搏于津液，蕴积，气冲于阴，故变臭也。

　　无子源候　妇人挟疾无子皆由劳伤血气，冷热不调而受风寒，或月经涩闭，或崩血带下，阴阳之气不和，经血之行乖候，故无子也。有月水不利无子，月水不通无子、子脏冷寒无子、带下无子、结积无子。妇人数失子者，或由乖阴阳之理，或由触犯禁忌，既产之后，而数失儿，乃非腑脏生病，故可以方术防断之也。

　　带下源候　带下者，由劳伤过度，损动经血，致令体虚受风冷，风冷入于胞络，搏其血之所成也。冲脉、任脉为经络之海。任之为病，女子则带下。而手太阳为小肠之经也，手少阴心之经也，心为脏，主于里，小肠为腑，主于表。此二经之血，在于妇人，上为乳汁，下为月水，冲任之所统也。冲任之脉既起于胞内，阴阳过度，则伤胞络，故风邪乘虚而入于胞，损冲、任之经，伤太阳、少阴之血，致令胞络之间，秽液与血相兼，连带而下。冷则多白，热则多赤，故名带下。①五色带下源候：带下病者，由劳伤血气，损动冲脉、任脉，致令其血与秽液兼带而下也。冲任之脉，为经脉之海。经血之行，内荣五脏，五脏之色，随脏不同。伤损经血，或冷或热，而五脏俱虚损者，故其色随秽液而下，为带五色俱下。②青带源候：此由劳伤血气，损动冲脉、任脉。冲任之脉，皆起于胞内，为经脉之海，手太阳小肠之经也，手少阴心之经也，此二经主下为月水。若经脉伤损，冲任气虚，不能约制经血，则与秽液相兼而成带下。然五脏皆禀血气，其色则随脏而不同。肝脏之色青，带下青者，是肝脏虚损，故带下而挟青色。③黄带源候：劳伤血气，损

动冲脉、任脉。冲任之脉,皆起于胞内,为经脉之海;手太阳小肠之经也,手少阴心之经也,此二经主下为月水。若经脉伤损,冲任气虚,不能约制血,则血与秽液相兼而成带下。然五脏皆禀血气,其色则随脏不同。脾脏之色黄,带下黄者,是脾脏虚损,故带下而挟黄色。④ 赤带源候:劳伤血气,损动冲脉、任脉。冲任之脉,皆起于胞内,为经脉之海;手太阳小肠之经也,手少阴心之经也,此二经主下为月水。若经脉伤损,冲任气虚,不能约制经血,则与秽液相兼而成带下。然五脏皆禀血气,其色则随脏不同。心脏之色赤,带下赤者,是心脏虚损,故带下而挟赤色。⑤ 白带源候:劳伤血气,损动冲脉、任脉。冲任之脉,皆起于胞内,为经脉之海;手太阳小肠之经也,手少阴心之经也,此二经主下为月水。若经脉伤损,冲任气虚,不能约制经血,则血与秽液相兼而成带下。然五脏皆禀血气,其色则随脏不同。肺脏之色白,带下白者,肺脏虚损,故带下而挟白色也。⑥ 黑带源候:劳伤血气,损动冲脉、任脉。冲任之脉,皆起于胞内,为经脉之海;手太阳小肠之经也,手少阴心之经也,此二经主下为月水。若经脉伤损,冲任气虚,不能约制经血,则血与秽液相兼而成带下。然五脏皆禀血气,其色则随脏不同。肾脏之色黑,带下黑者,是肾脏虚损,故带下而挟黑色也。⑦ 带下月经不利源候:带下之病,由劳伤血气,损动冲脉、任脉。冲任之脉,起于胞内,为经脉之海。经血伤损,故血与秽液相兼而成带下。带下输泻则脏虚,而重被风冷乘之,入伤手太阳、少阴之经,则使月水不利。所以尔者,手太阳小肠之经也,为腑、主表,手少阴心之经也,为脏、主里,此二经共合,其经血上为乳汁,下为月水;血性得寒则涩,既为风冷所乘,故带下而血涩,所以月水不利也。⑧ 带下月经不通源候:带下之病,由劳伤血气,损动冲脉、任脉。冲脉、任脉起于胞内,为经脉之海。经血伤损,故血与秽液相兼而成带下。带下输泻则脏虚,而重被风冷乘之,入伤手太阳、少阴之经,则使月水不通。所以尔者,手太阳小肠之经也,为腑、主表;手少阴心之经也,为脏、主里,此二经共合,其经血上为乳汁,下为月水;血性得寒则涩,既为风冷所乘,冷气沉积,故血结壅,所以带下月水不通。凡月水不通,血结积聚,变成血瘕。血瘕亦变面目浮肿也。

5.《诸病源候论》儿科疾病源候

小儿杂病源候 年六岁以上为小儿,十八以上为少年,二十以上为壮年,五十以上为老年也。其六岁已还者,经所不载,是以乳下婴儿病难治者,皆无所承按故也。中古有巫方,立小儿《颅囟经》以占夭寿,判疾病死生,世所相传,始有小儿方焉。逮乎晋宋,推诸苏家,传袭有验,流于人间。小儿始生,肌肤未成,不可暖衣,暖衣则令筋骨缓弱。宜时见风日,若都不见风日,则令肌肤脆软,便易伤损。皆当以故絮着衣,莫用新绵也。天和暖无风之时,令母将抱日中嬉戏,数见风日,则血凝气刚,肌肉硬密,堪耐风寒,不致疾病。若常藏在帏帐之内,重衣温暖,譬如阴地之草木,不见风日,软脆不任风寒。又当薄衣,薄衣之法,当从秋习之,不可以春夏卒减其衣,则令中风寒。从秋习之,以渐稍寒,如此则必耐寒。冬月但当着两薄襦,一复裳耳,非不忍见其寒,适当佳耳。爱而暖之,适所以害之也。又当消息,无令汗出,汗出则致虚损,便受风寒。昼夜寤寐,皆当慎之。其饮乳食哺,不能无痰癖,常当节适乳哺。若微不进乳,仍当将护之。凡不能进乳哺,则宜下之,如此则终不致寒热也。小儿始生,生气尚盛,无有虚劳,微恶则须下之,所损不足言。及其愈病,则致深益。若不时下,则成大疾,疾成则难治矣。其冬月下之,难将护,然有疾者,不可不下。夏月下之后,腹中常当小胀满,故当节哺乳将护之,数日间。又节哺之,当令多少有常剂。儿稍大,食哺亦当稍增。若减少者,此是腹中已有小不调也。盒饭微将药,勿复哺之,但当乳之,甚者十许日,轻者五六日,自当如常。若都不肯食哺,而但饮乳者,此是有癖,为疾重,要当下之。不可不下,不下则致寒热,或吐而发痫,或致下利,此皆病重,不早下之所为也,则难治。先治其轻时,儿不耗损,百病速除矣。小儿所以少病痫者,其母怀娠,时时劳役,运动骨血,则气强、胎养盛故也。若待御多,血气微,胎养弱,则儿软脆易伤,故多病痫。儿皆须着帽、项衣,取燥,菊花为枕枕之。儿母乳儿,三时摸儿项风池,若壮热者,即须熨,使微汗。微汗不瘥,便灸两风池及背第三椎、第五椎、第七椎、第九椎两边各二壮,与风池凡为十壮。一岁儿七壮,儿大者,以意节度,增壮数可至三十壮,唯风池特令多,七岁以上可百壮。小儿常须慎护风池,谚云:戒养小儿,慎护风池。风池在颈项筋两辕之边，有病乃治之。疾微，慎不欲妄针灸，亦不用辄吐下，所以然者，针灸伤经络，吐下动腑脏故也。但当以除热汤浴之，除热散粉之，除热赤膏摩之，又以脐中膏涂之。令儿在凉处，勿禁水洗，常以新水洗。新生无疾，慎不可逆针灸。逆针灸则忍痛动其五脉，因喜成痫。河洛间土地多寒，儿喜病痉。其俗生儿三日，喜逆灸以防之，又灸颊以防噤。有噤者，舌下脉急，牙车筋急，其土地寒，皆决舌下去血，灸颊以防噤。江东地温无此疾。古方既传有逆针灸之法，今人不详南北之殊，便按方用之，多害于小儿。是以田舍小儿，任自然，皆得无横夭。春夏决定不得下小儿。所以尔者，小儿腑脏之气软弱，易虚易实，下则下焦必益虚，上焦生热，热则增痰，痰则成病。自非当病，不可下也。

小儿变蒸源候　① 小儿变蒸者，以长血气也。变者上气，蒸者体热。变蒸有轻重，其轻者，体热而微惊，耳冷、髋亦冷，上唇头白泡起，如死鱼目珠子，微汗出，而近者五日而歇，远者八九日乃歇；其重者，体壮热而脉乱，或汗或不汗，不欲食，食辄吐呗，无所苦也。变蒸之时，目白睛微赤，黑睛微白，亦无所苦。蒸毕，自明了矣。先变五日，后蒸五日，为十日之中热乃除。变蒸之时，不欲惊动，勿令旁边多人。变蒸或早或晚，根据时如法者少也。初变之时，或热甚者，违日数不歇，审计日数，必是为蒸，服黑散发汗；热不止者，服紫双丸，小瘥便止，勿复服之。其变蒸之时，遇寒加之，则寒热交争，腹痛夭矫，啼不止者，熨之则愈。变蒸与温壮、伤寒相似，若非变蒸，身热、耳热、髋亦热，此乃为他病，可为余治；审是变蒸，不得为余治。其变日数，从初生至三十二日一变，六十四日再变，变且蒸；九十六日三变，一百二十八日四变，变且蒸；一百六十日五变，一百九十二日六变，变且蒸；二百二十四日七变，二百五十六日八变，变且蒸；二百八十八日九变，三百二十日十变，变且蒸。积三百二十日小变蒸毕。后六十四日大蒸，后六十四日复大蒸，后百二十八日复大蒸，积五百七十六日，大小蒸毕也。② 温壮源候：小儿温壮者，由腑脏不调，内有伏热，或挟宿寒，皆搏于胃气。足阳明为胃之经，主身之肌肉，其胃不和调，则气行壅涩，故蕴积体热，名为温壮。候小儿大便，其粪黄而臭，此腹内有伏热，宜将服龙胆汤；若粪白而酢臭，

则挟宿寒不消，当服紫双丸。轻者少服药，令默除之；甚者小增药，令微利。皆当节乳哺数日，令胃气和调。若不节乳哺，则病易复，复则伤其胃气，令腹满。再、三利尚可，过此则伤小儿矣。③ 壮热源候：小儿壮热者，是小儿血气盛，五脏生热，熏发于外，故令身体壮热。大体与温壮相似，而有小异。或挟伏热，或挟宿寒。其挟伏热者，大便黄而臭；挟宿寒者，粪白而有酸气。此二者，腑脏不调，冷热之气俱乘肠胃。蕴积染渐而发，温温然热不甚盛，是温壮也；其壮热者，是血气盛，熏发于外，其发无渐，壮热甚，以此为异。若壮热不歇，则变为惊，极重者，亦变痫也。④ 惊悸源候：小儿惊者，由血气不和，热实在内，心神不定，所以发惊，甚者掣缩变成痫。小儿变蒸，亦微惊，所以然者，亦由热气所为。但须微发惊，以长血脉，不欲大惊。大惊乃灸惊脉，若五六十日灸者，惊复更甚，生百日后灸惊脉，乃善耳。

小儿癫痫源候　① 欲发癫痫源候：夫小儿未发痫欲发之候，或温壮连滞，或摇头弄舌，或睡里惊掣，数啮齿，如此是欲发癫痫。② 癫痫源候：痫者，小儿病也。十岁以上为癫，十岁以下为痫。其发之状，或口眼相引，而目睛上摇，或手足掣纵，或背脊强直，或颈项反折，诸方说痫，名证不同，大体其发之源，皆因三种。三种者，风痫、惊痫、食痫是也。风痫者，因衣浓汗出，而风入为之；惊痫者，因惊怖大啼乃发；食痫者，因乳哺不节所成。然小儿气血微弱，易为伤动，因此三种，变作诸痫。凡诸痫正发，手足掣缩，慎勿捉持之，捉则令曲突不随也。③ 发痫瘥后身体头面悉肿满源候：凡痫发之状，或口眼相引，或目睛上摇，或手足掣纵，或背脊强直，或头项反折，或屈指如数，皆由以儿当风取凉，乳哺失节之所为也。其痫瘥后而肿满者，是风痫。风痫，因小儿浓衣汗出，因风取凉而得之。初发之状，屈指如数，然后掣缩是也。其痫虽瘥，气血尚虚，而热未尽，在皮肤与气相搏，致令气不宣泄，故停并成肿也。④ 发痫瘥后六七岁不能语候：凡痫发之状，口眼相引，或目睛上摇，或手足掣纵，或脊背强直，或头项反折，皆由以儿当风取凉，乳哺失节之所为也。而痫发瘥后不能语者，是风痫。风痫，因儿衣浓汗出，以儿乘风取凉太过，为风所伤得之。其初发之状，屈指如数，然后发螈 是也。心之声为言，开窍于口，其痫发虽止，风冷之气犹

滞心之络脉，使心气不和，其声不发，故。⑤ 惊痫源候：惊痫者，起于惊怖大啼，精神伤动，气脉不定，因惊而发作成痫也。初觉儿欲惊，急持抱之，惊自止。故养小儿常慎惊，勿闻大声。每持抱之间，常当安徐，勿令怖。又雷鸣时常塞儿耳，并作余细声以乱之。惊痫当按图灸之，摩膏，不可大下。何者？惊痫心气不定，下之内虚，则甚难治。凡诸痫正发，手足掣缩，慎不可捉持之，捉之则令曲突不随也。⑥ 风痫源候：风痫者，由乳养失理，血气不和，风邪所中；或衣浓汗出，腠理开，风因而入。初得之时，先屈指如数，乃发掣缩是也。当与狙心汤。又病先身热，瘛疭惊啼叫唤，而后发痫，脉浮者，为阳痫，内在六腑，外在肌肤，犹易治。病先身冷，不惊瘛，不啼唤，乃成病，发时脉沉者，为阴痫，内在五脏，外在骨髓，极者难治。病发时，身软时醒者，谓之痫，身强直反张如弓，不时醒者，谓之痉。⑦ 发痫瘥后更发源候：痫发之状，或口眼相引，或目睛上摇，或手足瘛疭，或背脊强直，或头项反折，或屈指如数，皆由当风取凉，乳哺失节之所为。其瘥之后而更发者，是余势未尽，小儿血气软弱，或因乳食不节，或风冷不调，或更惊动，因而重发。如此者，多成常疹。凡诸痫正发，手足掣缩，慎勿捉持之，捉则令曲突不随也。

注病源候　注之言住也，谓风邪鬼气留住人身内也。人无问大小，若血气虚衰，则阴阳失守，风邪鬼气因而客之，留在肌肉之间，连滞腑脏之内。或皮肤掣动，游易无常，或心腹刺痛，或体热皮肿，沉滞至死。死又注易傍人，故为注也。多因乳母解脱之时，不避温凉暑湿，或抱持出入，早晚其神魂软弱，而为鬼气所伤，故病也。① 尸注源候：尸注者，是五尸之中一尸注也。人无问大小，腹内皆有尸虫，尸虫为性忌恶，多接引外邪，共为患害。小儿血气衰弱者，精神亦羸，故尸注因而为病。其状沉默，不的知病处，或寒热淋沥，涉引岁月，遂至于死。死又注易傍人，故名之为尸注也。② 蛊注源候：人聚虫蛇杂类，以器皿盛之，令相啖食，余一存者，即名为蛊，能变化。或随饮食入腹，食人五脏。小儿有中者，病状与大人、老子无异，则心腹刺痛，懊闷。急者即死，缓者涉历岁月，渐深羸困，食心脏尽，痢血，心脏烂乃至死。死又注易蛊人，故为蛊注也。

吐痢源候　吐痢者，由肠虚而胃气逆故也。

小儿有解脱，而风冷入肠胃，肠胃虚则泄痢，胃气逆则呕吐。此大体与霍乱相似而小轻，不剧闷顿，故直云吐痢，亦不呼为霍乱也。乳母将息取冷，冷气入乳，乳变坏，不捻除之，仍以饮儿，冷乳入腹，与胃气相逆，则腹胀痛，气息喘急，亦令呕吐。解脱换易衣裳及洗浴，露儿身体，不避风冷，风冷因客肤腠，搏血气则热，入于胃，则腹胀痛而呕逆吐也。凡如此，风冷变坏之乳，非直令呕吐，肠虚冷入于大肠，则为痢也。

百病源候　小儿百病者，由将养乖节，或犯寒温，乳哺失时，乍伤饥饱，致令血气不理，肠胃不调，或欲发惊痫，或欲成伏热。小儿气血脆弱，病易动变，证候百端，故谓之百病也。若见其微证，即便治之，使不成众病；治之若晚，其病则成。凡诸病，至于困者，汗出如珠，着身不流者，死也。病如胸陷者，其口唇干，目上反，口中气出冷，足与头相柱卧，不举手足，四肢垂，其卧正直如缚得，其掌中冷，至十日必死。

惊啼夜啼源候　① 小儿惊啼者，是于眠睡里忽然而惊觉也。由风热邪气乘于心，则心脏生热，精神不定，故卧不安，则惊而啼也。② 小儿夜啼者，脏冷故也。夜阴气盛，与冷相搏则冷动，冷动与脏气相并，或烦或痛，故令小儿夜啼也。然亦有犯触禁忌，亦令儿夜啼，则可法术断之。③ 啼源候：小儿在胎时，其母将养伤于风冷，邪气入胞，伤儿脏腑。故儿生之后，邪犹在儿腹内，邪动与正气相搏则腹痛，故儿躯张蹙气而啼。④ 胎寒源候：小儿在胎时，其母将养取冷过度，冷气入胞，伤儿肠胃。故儿生之后，冷气犹在肠胃之间。其状，儿肠胃冷，不能消乳哺，或腹胀，或时谷痢，令儿颜色素𩑶、时啼者，是胎寒故也。

6.《诸病源候论》五官疾病源候

《诸病源候论》眼病源候　肝气通于目，肝气有热，热冲于目，故令赤痛。人初生洗目不净，秽汁浸渍于眦，使睑赤烂，故云胎赤。风热乘肝，见风泪出，目睑眦赤，故名目风赤。冒触风日，风热之气伤于目，而眦睑赤烂，见风弥甚，故名目赤烂，世亦云风眼。冷热相搏而令睑内结肿，或如杏核大，或如酸枣之状，肿而因风所发，故谓目风肿。五脏六腑津液通于目者为泪，脏气不足则不能收制其液，故自然泪出。肤翳者，明眼睛上有物如蝇翅者即是。① 目息肉淫肤源候：息肉淫肤者，热气切于血脉,蕴积不散,结而生息肉,在于白睛肤睑之间,即谓之息肉淫肤也。②目青盲源候:青盲者,谓眼本无异,瞳子黑白分明,直不见物耳。是腑脏血气不荣于睛,故外状不异,只不见物而已。白黑二睛无有损伤,瞳子分明,但不见物,名为青盲;更加以风热乘之,气不外泄,蕴积于睛间而生翳似蝇翅者,覆瞳子上,故为清盲翳也。③雀目源候:人有昼而睛明,至暝则不见物,谓之雀目。④目珠管源候:风热痰饮渍于脏腑,使肝脏血气蕴积,冲发于眼,津液变生结聚,状如珠管。⑤目珠脱出源候:肝气蕴积生热,热冲于目,使目睛疼痛,热气冲击其珠,故令脱出。⑥目能远视源候:目不能远视者,肝气不足兼受风邪,精华之气衰弱,故不能远视。⑦目涩源候:悲哀内动腑脏,液道开而泣下,液竭者则目涩。又风邪内乘其腑脏,外传于液道,亦令泣下而数欠,泣竭则目涩。又腑脏劳热,热气乘于肝而冲发于目,目热而涩,甚则赤痛。⑧䀮目源候:风气客于睑眦之间,与血气津液相搏,使目眦痒而泪出,目眦恒湿,故谓之䀮目。⑨目眵源候:腑脏有热,气熏于肝,冲发目眦睑,液道热涩,滞结成眵瞇也。⑩睢目睊候:血气虚则肤腠开而受风,风客于睑肤之间,所以其皮缓纵,垂覆于目则不能开,世呼为睢目。⑪目眇源候:经络有偏虚者,翳郭偏覆一瞳子,故偏不见物,谓之眇目。⑫目肥源候:肥目者,白睛上生点注或如浮萍或如榆荚,有如胡粉色者,有作青黑色者,似羹上脂,致令目暗,世呼为肥目。由腑脏气虚,精液为邪所搏,变化而生也。

①目眩源候:腑脏虚,风邪乘虚随目系入于脑,则令脑转而目系急,则目眴而眩也。②目视一物为两源候:腑脏不足,精虚而邪气乘之则精散,故视一物为两也。③目偏视源候:腑脏虚而风邪入于目,而瞳子被风所射,睛不正则偏视。此患亦有从小而得之者,亦有长大方病之者,皆由目之精气虚,而受风邪所射故也。④目飞血源候:肝足厥阴肝经脉之血气虚,而为风热所乘,故血脉生于白睛之上,谓之飞血。⑤目黑源候:目黑者肝虚故也。腑脏虚损,血气不足,故肝虚不能荣于目,致精彩不分明,故目黑。⑥目晕源候:肝藏血,肝虚受风邪,风邪搏于精气,故精气聚生于白睛之上,绕于黑睛之际,精彩昏浊,黑白不明审,谓之止。⑦目暗不明源候:失目者,血气虚竭,风邪所

侵,令目暗不明。

①目疮源候:腑脏有热,气乘于肝,冲发于目,热气结聚,故睛上生疱疮也。②目脓漏源候:目,是肝之外候,上液之道。风热客于睑眦之间,热搏于血液,令眦内结聚,津液乘之不止,故成脓汁不尽,谓之脓漏。③目封塞候:目,肝之外候也,肝气通于目。风邪毒气客于睑肤之间,结聚成肿,肿而睑合不开,故谓之封塞。然外为风毒结肿,内则蕴积生热,若肿不即消,热势留滞,则变生肤翳、瘜肉、白鄣也。④目内有疔候:目,肝之外候也。腑脏热盛,热乘于肝,气冲于目,热气结聚,而目内变生状如疔也。⑤针眼候:人有眼内眦头忽结成疱,三五日间便生脓汁,世呼为偷针。此由热气客在眦间,热搏于津液所成。但其热势轻者,故止小小结聚,汁溃热歇乃瘥。⑥目蜡源候:蜡目者,是蝇蛆目眦成疮,故谓之蜡目。

鼻病源候 ①鼻衄源候:脾移热于肝则为惊衄。木本克土,脾热为土气翻盛,逆往乘木,是木之虚不能制土,故受脾之移热也。肝之神为魂而藏血,虚热则魂神不定故惊。血性得寒则凝涩,热则流散;而气,肺之所主也,肺开窍于鼻,热乘于肺,则气亦热也。血气俱热,血随气发出于鼻,为鼻衄。②鼻衄不止候:腑脏有热,热乘血气,血性得热即流溢妄行,发于鼻者为鼻衄。脏虚血盛,故衄不止。③鼻大衄候:鼻大衄者,是因鼻衄而口鼻皆出血,故云鼻大衄也。血从鼻出者谓之衄,鼻衄由血气虚热故也。腑脏生热,热乘血气,血性得热则流散妄行。④鼻久衄候:鼻衄由热乘血气也。血气生热,血得热则流散妄行,随气发于鼻者,各为鼻衄。脏虚不复,劳热停积,故衄经久不瘥。⑤鼻齆候:肺主气,其经手太阴之脉也,其气通鼻。若肺脏调和,则鼻气通利,而知臭香。若风冷伤于脏腑,而邪气乘于太阴之经,其气蕴积于鼻者,则津液壅塞,鼻气不宣调,故不知香臭,而为齆也。⑥鼻生疮候:鼻是肺之候,肺气通于鼻。其脏有热,气冲于鼻,故生疮也。其汤熨针石,别有正方。⑦鼻息肉候:肺气通于鼻。肺脏为风冷所乘,则鼻气不和,津液壅塞,而为鼻齆。冷搏于血气,停结鼻内,故变生瘜肉。⑧鼻窒塞气息不通候:肺气通于鼻。其脏为风冷所伤,故鼻气不宣利,壅塞成。冷气结聚,搏于血气,则生瘜肉。冷气盛者,则瘜肉生长,气息窒塞不通也。⑨鼻涕

候：夫津液涕唾，得热即干燥，得冷则流溢，不能自收。肺气通于鼻，其脏有冷，冷随气入乘于鼻，故使津涕不能自收。⑩鼻痛候：肺气通于鼻。风邪随气入于鼻内，搏于血气，邪正相击，气道不宣，故鼻痛。⑪食诸物误落鼻内候：颅颡之间，通于鼻道。气入，有食物未及下喉，或因言语，或因噫咳而气则逆，故食物因气逆者误落鼻内。

耳病源候　①耳聋候：肾为足少阴之经而藏精，气通于耳。耳，宗脉之所聚也。若精气调和，则肾脏强盛，耳闻五音。若劳伤血气，兼受风邪，损于肾脏而精脱，精脱者，则耳聋。然五脏六腑、十二经脉，有络于耳者，其阴阳经气有相并时，并则有脏气逆，名之为厥，厥气相搏，入于耳之脉，则令聋。其肾病精脱耳聋者，候颧颡，其色黑。手少阳之脉动，而气厥逆，而耳聋者，其候耳内辉辉焞焞也。手太阳厥而聋者，其候聋而耳纳气满。②耳风聋候：足少阴，肾之经，宗脉之所聚，其气通于耳。其经脉虚，风邪乘之，风入于耳之脉，使经气痞塞不宣，故为风聋。风随气脉，行于头脑，则聋而时头痛，故谓之风聋。③劳重聋候：足少阴，肾之经，宗脉之所聚。其气通于耳。劳伤于肾，宗脉则虚损，血气不足，故为劳聋。劳聋为病，因劳则甚。有时将适得所，血气平和，其声则轻。④久聋候：足少阴，肾之经，宗脉之所聚。其气通于耳。劳伤于肾，宗脉虚损，血气不足，为风邪所乘，故成耳聋。劳伤甚者，血气虚极，风邪停滞，故为久聋。⑤耳鸣候：肾气通于耳，足少阴，肾之经，宗脉之所聚。劳动经血，而血气不足，宗脉虚，风邪乘虚随脉入耳，与气相击，故为耳鸣。⑥耳聤候：耳者，宗脉之所聚，肾气之所通。足少阴，肾之经也。劳伤血气，热乘虚也，入于其经，邪随血气至耳，热气聚则生脓汁，故谓之聤耳。⑦耳疼痛候：凡患耳中策策痛者，皆是风入于肾之经也。不治，流入肾，则卒然变脊强背直成痉也。若因痛而肿，生痈疖，脓溃邪气歇，则不成痉。所以然者，足少阴为肾之经，宗脉之所聚，其气通于耳。上焦有风邪，入于头脑，流至耳内，与气相击，故耳中痛。耳为肾候，其气相通，肾候腰脊，主骨髓，故邪流入肾，脊强背直。⑧耳耵聍候：耳耵聍者，耳里津液结聚所成。人耳皆有之，轻者不能为患；若加以风热乘之，则结硬成丸核塞耳，亦令耳暴聋。⑨耳疮候：足少阴为肾之经，其气通于耳。其经虚，风热乘之，随脉入于耳，与血气相搏，故耳生疮。

齿病源候　①牙齿痛候：牙齿痛者，是牙齿相引痛。牙齿是骨之所终，髓之所养。手阳明之支脉，入于齿。若髓气不足，阳明脉虚，不能荣于牙齿，为风冷所伤，故疼痛也。虫食于牙齿，则齿根有孔，虫居其间，又传受余齿，亦绵疼痛。此则针灸不瘥，敷药虫死，乃痛止。脉虚髓气不足，风冷伤之，故疼痛也。又虫食于齿，则根有孔，虫于其间，又传受余齿，亦痛掣难忍。若虫痛，非针灸可瘥，敷药虫死，乃痛止。②风齿候：头面有风，阳明之脉虚，风乘虚随脉流入于齿者，则令齿有风，微肿而根浮也。③齿龈肿源候：头面有风，风气流入阳明之脉，与龈间血气相搏，故成肿。④齿间血出源候：头面有风，而阳明脉虚，风挟热乘虚入齿龈，搏于血，故血出也。⑤牙齿虫候：牙齿虫是虫食牙，又食于齿，亦令牙齿疼痛。皆牙齿根有孔，虫居其内，食牙齿尽，又度食余牙齿。⑥牙虫源候：牙虫是虫食于牙，牙根有孔，虫在其间，亦令牙疼痛。⑦齿虫源候：齿虫是虫食于齿，齿根有孔，虫在其间，亦令齿疼痛。食一齿尽，又度食余齿。⑧齿龋注源候：经虚风气客之，结搏齿间，与血气相乘，则龈肿。热气加之，脓汁出而臭，侵食齿龈，谓之龋齿，亦曰风龋。⑨齿蟨源候：齿蟨者是虫食齿至龈，脓烂汁臭，如蚀之状，故谓之齿蟨。⑩齿挺源候：头面有风冷，传入其脉，令齿龈间津液化为脓汁，血气虚竭，不能荣于齿，故齿根露而挺出。⑪齿动摇源候：经脉虚风邪乘之，血气不能荣润，故令动摇。⑫齿落不生源候：血气虚耗，风冷乘之，致令齿或龋或龈落者，不能复生。⑬齿音离源候：齿音离者是风冷客于齿龈间，令齿龈落而脓出，其齿则疏，语则齿间有风过之声，世谓之齿音离也。⑭牙齿历蠹源候：风冷乘其经脉则髓骨血损，不能荣润于牙齿，故令牙齿黯黑，谓之历蠹。⑮齿漏源候：风邪客于经脉，流滞齿根，使龈肿脓汁出，愈而更发，谓之齿漏。⑯齿齼源候：齿齼者骨之所终，髓之所养。髓弱骨虚，风气客之，则齿齼。⑰拔齿损候：拔齿而损脉者，则经血不止，脏虚而眩闷。⑱齘齿源候：齘齿者睡眠而相磨切也。风邪客于牙车筋脉之间，故因睡眠气息喘而邪动，引其筋脉，故上下齿相磨切有声，谓之齘齿。⑲齿黄黑候：风邪冷气客于经脉，髓虚血弱，不能荣养于骨，枯燥无润，故令齿黄黑也。

唇口病源候 ①口舌疮候:手少阴,心之经也,心气通于舌。足太阴,脾之经也,脾气通于口。腑脏热盛,热乘心脾,气冲于口与舌,故令口舌生疮也。②紧唇候:脾与胃合,胃为足阳明,其经脉起于鼻,环于唇,其支脉入络于脾。脾胃有热,气发于唇,则唇生疮。而重被风邪寒湿之气搏于疮,则微肿湿烂,或冷或热,乍瘥乍发,积月累年,谓之紧唇,亦名沈唇。③唇疮候:脾与胃合,足阳明之经,胃之脉也,其经起于鼻,环于唇,其支脉入络于脾。脾胃有热,气发于唇,则唇生疮。④唇生核候:足阳明为胃之经,其支脉环于唇,入络于脾。然脾胃为表里,有风热邪气乘之,而冲发于唇,与血气相搏,则肿结;外为风冷乘,其结肿不消,则成核。⑤口吻疮候:足太阴为脾之经,其气通于口。足阳明为胃之经,手阳明为大肠之经,此二经脉交并于口。其腑脏虚,为风邪湿热所乘,气发于脉,与津液相搏,则生疮,恒湿烂有汁,世谓之肥疮,亦名燕口疮。⑥唇口面皱候:唇口面皱者,寒时触冒风冷,冷折腠理,伤其皮肤,故令皱劈。经络之气,诸阳之会,皆在于面,其脉有环唇夹于口者。若血气实者,虽劲风严寒,不能伤;虚则腠理于面受邪,故得风冷而皱劈也。⑦兔缺候:人有生而唇缺,似兔唇,故谓之兔缺。世云,由妇人妊娠时见兔及食兔肉使然。⑧口臭候:口臭,由五脏六腑不调,气上胸膈。然腑脏气臊腐不同,蕴积胸膈之间,而生于热,冲发于口,故令臭也。⑨口舌干焦候:手少阴,心之经也,其气通于舌;足太阴,脾之经也,其气通于口。腑脏虚热,气乘心脾,津液竭燥,故令口舌干焦也。⑩舌肿强候:手少阴,为心之经,其气通于舌;足太阴,脾之经,其气通于口。太阴之脉起于足大指,入连舌本。⑪心脾虚,为风热所乘,邪随脉至舌,热气留心,血气壅涩,故舌肿。舌肿脉胀急,则舌肿强。⑫謇吃候:人之五脏六腑,禀四时五行之气,阴阳相扶,刚柔相生。若阴阳和平,血气调适,则言语无滞,吐纳应机。若阴阳之气不和,腑脏之气不足,而生謇吃。此则禀性有阙,非针药所疗治也。若腑脏虚损,经络受邪,亦令语言謇吃。所以然者,心气通于舌,脾气通于口,脾脉连舌本,邪乘其脏,而搏于气,发言气动,邪随气而干之,邪气与正气相交,搏于口舌之间,脉则痞涩,气则壅滞,亦令言謇吃,此则可治。愤满伤神,神通于舌,损心则謇吃。⑬重舌候:

舌,心之候也。脾之脉起于足大指,入连于舌本。心脾有热,热气随脉波于舌本,血脉胀起,变生如舌之状,在于舌本之下,谓之重舌。⑭悬痈肿候:悬痈,为音声之关也。喉咙,气之所上下。五脏六腑有伏热,上冲于喉咽,热气乘于悬痈,或长或肿。⑮咽喉垂倒候:喉咙者,气之所上下也,五脏六腑,呼吸之道路。腑脏有风邪,热气上冲咽喉,则肿垂,故谓之垂倒。⑯失欠颔车蹉候:肾主欠,阴阳之气丁引则欠。诸阳之筋脉,有循颔车者,欠则动于筋脉,筋脉挟有风邪,邪因欠发,其急疾,故令失欠颔车蹉也。

咽喉病源候 ①喉痹候:喉痹者,喉里肿塞痹痛,水浆不得入也。人阴阳之气出于肺,循喉咙而上下也。风毒客于喉间,气结蕴积而生热,故喉肿塞而痹痛。脉沉者为阴,浮者为阳,若右手关上脉阴阳俱实者,是喉痹之候也。亦令人壮热而恶寒,七八日不治,则死。②马喉痹候:马喉痹者,谓热毒之气结于喉间,肿连颊而微壮热,烦满而数吐气,呼之为马喉痹。③喉中生谷贼不通候:谷贼者,禾里有短穗,而强涩者是也。误作米而人食之,则令喉里肿结不通。今风热气在于喉间,与血气相搏,则生肿结,如食谷贼者也,故谓之喉中谷贼。不急治,亦能杀人。④狗咽候:喉内忽有气结塞不通,世谓之狗咽。此由风热所作,与喉痹之状相似。但俗云误吞狗毛又云:治此病者,以一抟饭共狗分食便瘥,所以谓之狗咽。⑤咽喉疮候:咽喉者,脾胃之候也。由脾胃热,其气上冲喉咽,所以生疮。其疮或白头,或赤根,皆挟热所致。⑥尸咽候:尸咽者,谓腹内尸虫,上食人喉咽生疮。其状,或痒或痛,如甘䘌之候。⑦喉咽肿痛候:喉咽者,脾胃之候,气所上下。脾胃有热,热气上冲,则喉咽肿痛。夫生肿痛者,皆挟热则为之。若风毒结于喉间,其热盛则肿塞不通,而水浆不入,便能杀人。⑧喉痈候:六腑不和,血气不调,风邪客于喉间,为寒所折,气壅而不散,故结而成痈。凡结肿一寸为疖,二寸至五寸为痈。⑨咽喉不利候:腑脏冷热不调,气上下哽涩,结搏于喉间,吞吐不利,或塞或痛,故言喉咽不利。

7.《诸病源候论》皮肤疾病源候

皮病源候 ①黑痣源候:面及体生黑点为黑痣,亦云黑子。黑痣者,风邪搏于血气,变化所生也。夫人血气充盛则皮肤润悦,不生疵痕;若虚损则黑痣变生。然黑痣者，是风邪变其血气所生也；若生而有之者非药可治。② 赤疵源候：面及身体皮肉变赤，与肉色不同，或如手大，或如钱大，亦不痒痛，谓之赤疵。此亦是风邪搏于皮肤，血气不和所生也。③ 白癜源候：白癜者，风邪搏于皮肤，血气不和所生也。面用颈项、身体皮肉色变白，与肉色不同，亦不痒痛，谓之白癜。④ 疡源候：疡者风邪搏于皮肤，血气不和所生也。人有颈边、胸前、掖下自然斑剥，点相连，色微白而圆，亦有乌色者，亦无痛痒，谓之疬疡风。⑤ 疣目源候：疣目者风邪搏于肌肉而变生也。手足边忽生如豆，或如结筋，或五个，或十个，相连肌里，粗强于肉，谓之疣目。⑥ 鼠乳源候：鼠乳者风邪搏于肌肉而变生也。身面忽生肉如鼠乳之状，谓之鼠乳。⑦ 体臭源候：人有体气不和，使精液杂秽，故令身体臭也。⑧ 狐臭源候：人腋下臭，如葱豉之气者亦言诏狐狸之气者，故谓之狐臭。此皆血气不和，蕴积故气臭。⑨ 漏腋源候：腋下常湿，仍臭生疮，谓之漏腋。此亦是气血不和，为风邪所搏，津液蕴瘀，故令湿臭。

【综合评语】

巢元方《诸病源候论》是中国医药学第一部临床理论巨著

《说文》：源，水泉本也。《礼记·月令》为民祈祀山川百源。注：众水始出为百源。诸病源候，即追溯各种疾病症候本源。《诸病源候论》全书五十卷，分六十七门，一千七百二十论。内容包括内、外、妇、儿、五官等科的各种疾病。《诸病源候论》多有突破与建树。外感疫病是感受乖戾之气，岭南瘴气是杂毒暖生，射工水毒是水源传染，山区瘿病是食饮沙水。湿䘌疮䘌皆由细虫所为，绦虫则由啖食半生不熟牛肉或生鱼，皮肤疾病如癞、病、疥、癣等都有虫寄生，过敏性疾病如荨麻疹等认为是邪客皮肤复逢风寒则风瘙隐疹，破伤风病与外科金创及妇人产褥相关，不育症不能单责妇人与男子亦关，消渴多发痈疽或成水肿等是糖尿病并发皮肤感染和尿路感染，疥疤病源藏于湿疥脓疤形似水中蜗牛，绦虫即寸白虫一段段增生，沙虱即恙虫病是沙虱钻入皮里，疥疮为状如水内疥虫感染，等等。《诸病源候论·金疮肠断候》记载：夫金疮肠断者，视病深浅，各有死生。肠一头见者不可连也，若腹痛短气不得饮食者，大肠一日半死，小肠三日死。肠两头见者可速续之，先以针缕如法，连续断肠，便取鸡血涂其际，勿令气泄，即推内之。肠但出不断者当作大麦粥取其汁，持洗肠，以水渍内之。当作研米粥饮之。二十余日，稍作强糜食之，百日后乃可进饭耳。饱食者，令人肠痛决漏。常服钱屑散。若肠腹腑从疮出，有死者有生者，但视病取之，各有吉凶。腑出如手，其下牢核，烦满短气，发作有时，不过三日必死。腑下不留，安定不烦，喘息如故，但疮痛者，当以生丝缕系绝其血脉，当令一宿，乃可截之。勿闭其口，膏稍导之。足见当时腹部外科水平已经很是发达。

《诸病源候论》临床理论成就辉煌。后世《备急千金要方》《外台秘要》《太平圣惠方》《圣济总录》四部临床医著，或宗其旨，或纂其文，或师其意，或衍其义，而为所著之各篇首者，皆示临床基础之重要。《诸病源候论·小儿杂病诸候·惊痫》有惊候、欲发痫候、痫候、发痫瘥后身体头面悉肿满候、发痫瘥后六七岁不能语候、惊痫候、风痫候、发痫瘥后更发候等八论。《备急千金要方·少小婴孺方·惊痫》宗其旨曰：少小所以有痫病及痉病者，皆由脏气不平故也。新生即痫者，是其五脏不收敛，血气不聚，五脉不流，骨怯不成也，多不全育。其一月四十日以上至期岁而痫者，亦由乳养失理，血气不和，风邪所中也，病先身热掣疭，惊啼叫唤而后发痫。脉浮者为阳痫，病在六腑，外在肌肤，犹易治也。病先身冷，不惊掣，不啼呼，而病发时，脉沉者，为阴痫，病在五脏，内在骨髓，极难治也。病发身软时醒者，谓之痫也。身强直反张如弓不时醒者，谓之痉也，诸反张，大人脊下容侧手，小儿容三指者，不可复治也。凡脉浮之与沉，以判其病在阴阳表里耳。其浮沉复有大小滑涩虚实迟快诸证，各根据脉形为治。《神农本草经》说：小儿惊痫有一百二十种，其证候微异于常，便是痫候也。初出腹，血脉不敛，五脏未成，稍将养失宜，即为病也。时不成人，其经变蒸之后有病，余证并宽，惟中风最暴卒也。小儿四肢不好惊掣，气息小异，欲作痫，及变蒸日满不解者，并宜龙胆汤也。凡小儿之痫有三种，有风痫，有惊痫，有食痫。然风痫、惊痫时时有耳，十儿之中未有一二是风惊者。凡是先寒后热发者，皆是食痫也。惊痫当按图灸之，风痫当与猪心汤，食痫当下，乃与紫丸佳，凡小儿所以得风痫者，缘衣暖汗出，风因入也。风痫者，初得之时，先屈指如数，乃发作者，此风痫也。惊痫者，起于惊怖，大啼乃发作者，此惊痫也。惊痫微者急持之，勿复更惊之或自止也。其先不哺乳，吐而变热后发痫者，此食痫，早下则瘥，四味紫丸逐癖饮最良，去病速而不虚人，赤丸瘥快，病重者当用之。凡小儿不能乳哺，当与紫丸下之。小儿始生，生气尚盛，但有微恶，则须下之，必无所损，及其愈病，则致深益，若不时下，则成大疾，疾成则难治矣。凡下，四味紫丸最善，虽下不损人，足以去疾。若四味紫丸不得下者，当以赤丸下之。赤丸不下，当倍之。若已下而有余热不尽，当按方作龙胆汤稍稍服之，并摩赤膏。风痫亦当下之，然当以猪心汤下之。惊痫但按图灸之，及摩生膏不可大下也，何者？惊痫心气不定，下之内虚，益令甚尔。惊痫甚者，特为难治，故养小儿，常慎惊，勿令闻大声，抱持之间，当安徐勿令惊怖。又天雷时，当塞儿耳，并作余细声以乱之也。凡养小儿，皆微惊以长其血脉，但不欲大惊，大惊乃灸惊脉，若五六十日灸者，惊复更甚，生百日后灸惊脉乃善。儿有热不欲哺乳，卧不安，又数惊，此痫之初也，服紫丸便愈，不愈复与之。儿眠时小惊者，一月辄一，以紫丸下之，减其盛气，令儿不病痫也。儿立夏后有病，治之慎勿妄灸，不欲吐下，但以除热汤浴之，除热散粉之，除热赤膏摩之，又以膏涂脐中，令儿在凉处，勿禁水浆，常以新水饮之。小儿衣甚薄，则腹中乳食不消，不消则大便皆醋臭，此欲为癖之渐也，便将紫丸以微消之，服法，先从少起，常令大便稀，勿大下也，稀后便渐减之，不醋臭，乃止药也。凡小儿冬月下无所畏，夏月下难瘥，然有病者，不可不下，下后腹中当小胀满，故当节哺乳数日，不可妄下。又乳哺小儿常令多少有常剂，儿渐大当小小增之，若减少者，此腹中已有小不调也，便微服药，勿复哺之，但当与乳，甚者十数日，微者五六日止，哺自当如常。若都不肯食哺，而但欲乳者，此是有癖，为疾重要，当下之，不可不下，不下则致寒热，或吐而发痫，或更致下痢，此皆病重不早下之所为也，此即难治矣。但先治其轻时，儿不耗损而病可速愈。凡小儿屎黄而臭者，此腹中有伏热，宜微将服龙胆汤。若白而醋臭者，此挟宿食不消也，当服紫丸，微者少与药，令内消，甚者小增药，令小下，皆复节乳哺数日，令胃气

平和，若不节乳哺，则病易复，复下之则伤其胃气，令腹胀满，再三下之尚可，过则伤矣。凡小儿有癖，其脉大必发痫，此为食痫，下之便愈，当审候掌中与三指脉不可令起，而不时下致于发痫，则难疗矣。若早下之，此脉终不起也，脉在掌中尚可早疗，若至指则病增矣。凡小儿腹中有疾生，则身寒热，寒热则血脉动，动则心不定，心不定则易惊，惊则痫发速也。

候痫法：夫痫，小儿之恶病也，或有不及求医而致困者也。然气发于内，必先有候，常宜审察其精神，而探其候也。手白肉鱼际脉黑者，是痫候；鱼际脉赤者，热；脉青大者，寒；脉青细为平也。鼻口干燥，大小便不利，是痫候。眼不明上视喜阳，是痫候。耳后完骨上有青络盛，卧不静，是痫候，青脉刺之令血出也。小儿发逆上啼笑面暗，色不变，是痫候。鼻口青时小惊，是痫候。目闭青时小惊，是痫候。身热头常汗出，是痫候。身热吐而喘，是痫候。身热目时直视，是痫候。喜欠，目上视，是痫候。身热，目视不精，是痫候。目瞳子卒大黑于常，是痫候。卧惕惕而惊，手足振摇，是痫候。卧梦笑，手足动摇，是痫候。意气下而妄怒，是痫候。咽乳不利，是痫候。身热小便难，是痫候。吐痢不止，厥痛时起，是痫候。弄舌摇头，是痫候。以上诸候二十条，皆痫之初也，见其候，便抓其阳脉所应灸，抓之皆重手，令儿骤啼，及足绝脉，亦根据方与汤。直视瞳子动，腹满转鸣下血，身热口禁不得乳，反张脊强，汗出发热，为卧不悟，手足掣疭，善惊，凡八条，痫之剧者也，如有此，非复汤抓所能救，盒饭时灸之。若病家始发便来诣师，师可诊候，所解为法作次序治之，以其节度首尾取瘥。病家已经杂治无次序，不能制病，病则变异其本候，师便不知其前证虚实，只根据后证作治，亦不得瘥也。要应精问察之，为前师所配根据，取其前踪迹以为治，乃无逆耳。前师处汤本应数剂乃瘥，而病家服一两剂未效，便谓不验，以后更问他师，师不寻前人为治寒温次序，而更为治，而不次前师治则弊也。或前已下之，后须平和疗以接之，而得瘥也；或前人未下之，或不去者，或前治寒温失度，后人应调治之，是为治败病，皆须邀射之，然后免耳。不依次第及不审察，必及重弊也。

《诸病源候论·积聚病诸候》有积聚候、积聚

痼结候、积聚心腹痛候、积聚心腹胀满候、积聚宿食候、伏梁候等六论。《外台秘要·积聚》篡其文曰:《病源》积聚者由阴阳不和,腑脏虚弱,受于风邪,搏于腑脏之气所为也。腑者阳也,脏者阴也,阳浮而动,阴沉而伏,积者阴气五脏所生,始发不离其部,故上下有所穷。已聚者阳气六腑所成,故无根本上下无所留止,其痛无有常处,诸脏受邪,初未能为积聚,留滞不去,乃成积聚。肝之积名曰肥气,在左胁下,如覆杯,有头足,久不愈,令人发痎疟连岁月不已,以季夏戊巳日得之,何以言之?肺病当传肝,肝当传脾,脾季夏适王,王者不受邪,肝欲复还肺。肺心之积名曰伏梁。起脐上,大如臂,上至心下,以秋庚辛日得之。何以言之?肾病当传心,心当传肺,肺以秋适王,王者不受邪,心欲复还肾,肾不肯受,故留结为积。故知伏梁以秋庚辛日得之也。脾之积名曰痞气。在胃管,覆大如盘,久不愈,令人四肢不收,发黄疸,饮食不为肌肤。以冬壬癸日得之。何以言之?肝病当传脾,脾当传肾,肾以冬适王,王者不受邪,脾欲复还肝,肝不肯受,故留结为积,故知痞气以冬壬癸日得之也。肺之积,名曰息贲。在右胁下,覆大如杯,久不愈,令人洒淅寒热,喘咳发肺痈。以春甲乙日得之,何以言之?心病当传肺,肺当传肝,肝以春适王,旺者不受邪,肺欲复还心,心不肯受,故留结为积,故知息贲以春得之。肾之积,名曰贲豚。发于少腹,上至心下,若豚贲走之状,上下无时,久不愈,令人喘逆,骨邪。肾欲复还脾,脾不肯受,故留结为积。故知贲豚以夏得之。此为五积也。诊其脉快而紧积聚。脉浮而牢,积聚。脉横者,胁下有积聚。脉来小沉实者,胃中有积聚,不下食,食即吐出。脉来细软附骨者,积也。脉出在左,积在左,脉出在右,积在右;脉两出,积在中央,以部处之。诊得心积脉,沉而芤,时上下无常处。病悸,腹中热,面赤咽干心烦,掌中热,甚即唾血。主身瘈疭,主血厥,夏瘥冬剧。色赤也。腹满,呕、泄、肠鸣,四肢重,手足胫肿,厥不能卧。是主肌肉损,色黄也。诊得肝积脉,弦而细。两胁下痛,邪走心下,足胫寒,胁痛引少腹,男子积疝也,女子病淋也。身无膏泽,喜转筋,爪甲枯黑,春瘥秋剧。色青也。诊得肾积脉,沉而急。苦脊与腰相引,饥则见,饱则减。病腰痛,少腹里急,口干,咽肿伤烂目茫茫,骨中寒,主髓厥,喜忘,色黑也。诊得汤熨

针石,别有正方,补养宣导,今附于后。养生方导引法云:以左足践右足上,除心下积。又云:病心下积聚,端坐柱腰,向日仰头,徐以口内纳气,因而咽之,三十过而止,开目。又云:左胁侧卧,申臂直脚,以口纳气,鼻吐之,周而复始。除积聚、心下不便。又云以左手按右胁举右手极形,除积及老血。又云:闭口微息,正坐向王气,张鼻取气,逼置脐下,小口微出气十二通。以除结聚。低头不息十二通,以消饮食,令人轻强。行之冬月,令人不寒。又云:端坐挂腰,直上,展两臂,仰两手掌,以鼻纳气闭之,自极七息,名曰蜀上乔。除胁下积聚。又云:向晨,去枕,正偃卧,伸臂胫,瞑目闭口不息,极张腹,两足,再息,顷间吸腹仰两足,倍拳,病源积者,积者阴气,五脏所生,其痛不离其部,故上下有所穷已。聚者阳气,六腑所成,故无根本,上下无所留止,其痛无有常处。此皆由寒气搏于脏腑,与阴阳气相击下上,故心腹痛也。诊其寸口之脉沉而横,胁下有积,腹中有横积聚痛。又寸口脉细沉滑者,有积聚在胁下,左右皆满,与背相引痛。又云:寸口脉紧而牢者,胁下腹中有横积结,痛而泄痢。脉微细者生,浮者死。《病源》积者阴气五脏所生。其痛不离其部,故上下有所穷已。聚者阳气,六腑所成,故无根本,上下无所留止,其痛无有常处。此皆由寒气搏于脏腑,与阴阳气相击下上,故心腹痛也。诊其寸口之脉,沉而横,胁下有积,腹中有横积聚痛,又寸口脉细沉滑者,有积聚在胁下,左右皆满,与背相引痛。又云:寸口脉紧而牢者,胁下腹中有横积结,痛而泄痢,脉微细者生,浮者死。《病源》积聚成病,蕴结在内,则气行不宣通,还搏于腑脏故心腹胀满,则烦闷而短气也。

《诸病源候论·癥瘕病诸候》凡论:癥候、瘕候、暴癥候、鳖癥候、虱癥候、米癥候、食癥候、腹内有人声癥候、发癥候、蛟龙病候、瘕病候、鳖瘕候、鱼瘕候、蛇瘕候、肉瘕候、酒瘕候、谷瘕候、腹内有毛瘕候。《太平圣惠方》师其意曰:夫癥病者,由寒温失节,致腑脏之气虚弱而食饮不消,聚在于内,染渐生长,块段盘牢。不转动者是癥也,言其形状可征验也。若积引岁月,人即枯瘦,腹肚转大,遂至于死。诊其脉弦而伏,其癥不转者必死也。夫久积癥癖者,因饮水气壅滞,遇寒热气相搏便成癥癖,在于两肋下经久不瘥,乃结聚成形段而起,按

之乃作水鸣,积有岁年,故云久积癥癖。夫暴癥者,由脏腑虚弱,食生冷之物,脏既本虚不能消之,结聚成块,卒然而起,其生无渐,名之暴癥也。本由脏弱,其癥暴生,至于成病,毙人俱速也。夫饮水结聚在于膀胱,遇冷热气相搏因而作癥癖者,冷气也。冷气久乘于脾,脾得湿冷,则不能消谷,使人羸瘦不能食。或泄痢腹内痛,气力乏弱,颜色黧黑是也。诊其关脉细微而绝者,腹内有癥癖也。夫癥瘕者皆由寒温不调,饮食不化,与脏气虚冷所生也。其病不动者直名为癥。若病虽有结段,而推之可移者,名为瘕。瘕者假也,谓虚假可动也。候其人发语声嘶抇舌,语而不出。此人食结在腹,其病寒,口里常水出,四体洒洒常如发疟,饮食不能,常自闷闷而痛,此食癥病。诊其脉沉而中散者寒食癥也,脉弦紧而细癥也。若在心下则寸口脉弦紧,在胃脘则关上弦紧,在脐下则尺中弦紧。脉癥法,左手脉横癥在左,右手脉横癥在右。又脉头大在上,头小在下。脉来迟而牢者为病癥也。肾脉小急,肝脉小急,心脉若数,皆为瘕。寸口脉结而伏者,腹中有癥,不可转动,必死不治。

夫人饮食不洁,生冷过度,脾胃虚弱,与脏气相搏,结聚成块,日渐生长,盘牢不移,故谓之食癥也。人有食蛇不消,因腹内生蛇瘕也。亦有蛇之精液误入饮食内,亦令病之。其状常苦饥,而食则不下,喉中噎塞,食至胸内便却吐出。其病在腹,摸揣亦有蛇状,故谓之蛇瘕也。夫鳖瘕者由腹中瘕结如鳖状是也。有食鳖触冷不消而生者,亦有食诸杂肉得冷变化而作者。皆由脾胃气虚弱而遇冷则不能克消所致。瘕言假也,谓其有形,假而推移也。昔曾有人共奴俱患鳖瘕,奴在前死,遂破其腹,得一白鳖,仍旧活在。有人乘白马来看此鳖,白马遂尿,随落鳖上,即缩头及脚,寻以马尿灌之,即化为水。其主曰:吾将瘥矣。即服之,果如其言,得瘥如故。夫人胃气虚弱者食生鱼,因为冷气所搏,不能消之,结成鱼瘕,揣之有形,状如鱼是也。亦有饮陂湖之水,误有小鱼入人腹,不幸便即生长,亦有形,状如鱼也,故以名也。人有好食米,转久弥嗜之,若不得米则胸中清水出,得米水便止。米不消化,遂生癥结。若不早疗,致不能饮食,久则毙也。曾有人因食饮内误有头发随食而入成发癥。胸喉间如有虫下上去来者是也。蛟龙病者,云三月八月蛟龙子生在芹菜上,人食芹菜,不幸随食入腹变为蛟龙。其病之状,法则如癫也。

《诸病源候论·产后病诸候》凡七十一:产后血运闷候、产后血露不尽候、产后恶露不尽腹候、产后血上抢心痛候、半产候、产后血瘕痛候、产后风虚肿候、产后腹中痛候、产后心腹痛候、产后心痛候、产后小腹痛候、产后腰痛候、产后两胁腹满痛候、产后虚烦短气候、产后上气候、产后心虚候、产后虚烦候、产后虚热候、产后虚羸候、产后风冷虚劳候、产后汗出不止候、产后汗血候、产后虚渴候、产后余疾候、产后中风候、产后中风口噤候、产后中风痉候、产后中柔风候、产后中风不随候、产后风虚癫狂候、产后月水不利候、产后月水不调候、产后月水不通候、产后带下候、产后崩中恶露不尽候、产后痢候、产后痢肿候、产后虚冷洞痢候、产后滞痢候、产后冷热利候、产后客热痢候、产后赤痢候、产后阴下脱候、产后阴道痛肿候、产后阴道开候、产后遗尿候、产后淋候、产后渴利候、产后小便数候、产后尿血候、产后大小便血候、产后大小便不通候、产后大便不通候、产后小便不通候、产后小便难候、产后呕候、产后咳嗽候、产后时气热病候、产后伤寒候、产后寒热候、产后疟候、产后积聚候、产后症候、产后癖候、产后内极七病候、产后目瞑候、产后耳聋候、产后虚热口生疮候、产后身生疮候、产后乳无汁候、产后乳汁溢候。《圣济总录·产后门》衍其义曰:凡产妇胞胎既辨,无问是男是女,或有欲男得女,欲女得男者,知之则不快,致生他病。其恶血下少者,即与滑血汤,恶血下多者,即与和气汤剂,不得饮酒,恐引恶血流散四肢。而发昏冒也,又不欲便睡,当候气血调定,须臾立膝仰卧,高枕床头。浓铺衾褥。密塞四壁,无引隙风,时用酽醋一器,就帐内用炭火淬之,以压血运。又时令人以暖手,从心上捍至脐下,以逐败血,三日内只食白粥,间服滑血和气之剂,三日后。时饮少醇酒,并食软饭,旬日以后,渐可滋味,或以醋煮鸡卵。为能破血。然食之日久,夺人颜色,一月之内,慎不可出房,纵步,及女工之劳,百日之内,慎无犯房室,及诸饮食忌慎之类,又戒喜怒忧恚悲愁。恐致疾患,凡产妇一月之内,寝卧常须覆衣被,纵值暑月,亦不得露身体,尤避风冷阴湿之气。若沐浴又须出三月外,纵不能根据此示,须六十日后,方可沐浴,杨氏曰:凡言盈月者。谓满三月,非三十日也。产后血下或多或少,皆致运闷者，血随气行，血多者气虚，血少者气逆故也。其候目旋转，精神昏愦，甚者沉默不知人。治法虚弱者宜调气而益血，气逆者，宜调气而下血，则思过半矣。愁忧思虑则伤心，心虚故邪从之，新产之人，内亡津液，而血虚志弱。使人精神昏乱，语言错谬，恍惚不宁，甚者变狂癫之证。治宜补血益心，安神定志。则病自愈。产后恶露不下者，以脏腑宿挟虚冷，或临产受寒气，使经络凝涩，气道不利。故恶血凝积而不下也，日久为结癥症瘕之疾，令人心腹胀满，疼痛寒热之证生焉。产后恶露不断者，盖由脏腑宿有冷滞，气不调和，即产之后。恶露乘虚，不能制约。淋沥不断，久不已，则经血不荣，脐腹坚痛，面色萎黄，气短不足，是其证也。治法宜温补之剂。妇人产后，冲任俱虚，气血离经，失于将理，气道行涩，恶露卜少，则令人烦懊冒闷，脐腹坚痛。通行败血，升降阴阳，则病可愈。不治则变产后癥瘕羸瘦之病也。产后气脉不和，恶露不尽，风冷留滞，与正气相击，故胁腹之间，结聚块痛，盖以新产之后，脐腹空虚。真气怯弱，寒气入里，与恶血共相为害。其痛如物所筑，故名筑痛也治产后血块攻刺腹胁疼痛，或冲心烦闷。产后血气未完，风邪中之，入于经络，则发为痉。其候口噤不开，筋脉挛急，面目㖞僻，至于五脏六腑，则随所中而证候出焉，甚者瘈疭直视，角弓反张，神志昏塞，便溺遗失，喑不能言。论曰足阳明经入上齿中，还出侠口，环唇，下交承浆，手太阳经循颈上颊至目锐眦。此二经为风寒所中，使经筋缩急，牵引于颊，故为口㖞僻不正，言语謇涩，目不能平视也。人之气血，环周一身，无或偏废，产后中风偏枯者，由新产之后，气血俱耗，不能周荣于肌肉，致体或偏虚，风邪乘虚入客于半身，日加痿痹而为偏枯也。论曰背为阳，腹为阴，阴阳之脉，交相维持，产后血气不足，风邪中于阳经，使阳脉拘急，反引腰背，如弓反张，故以角弓反张为名焉。产后气血俱弱，邪气易袭，藏于肤腠之间，与正气相搏，则令头痛体疼，发热恶寒，是为产后伤寒之证，汗下之方，比常人用之宜轻，不可一概也。霍乱者，本由三焦气不调，清浊互相干扰，产后气血未复，冷热易伤，因饮食不化，阴阳相干，变乱肠胃，挥霍之间，吐利不已，故名霍乱，心痛者吐，腹痛者利，吐利不已，则转筋四肢厥逆也。论曰产后气血未至和平，邪气客于风府，循脊而下，与卫气大会，阴阳

交争，虚实更作，寒腰胜，治产后寒热疟，往来不歇。头者诸阳所聚，产后气血虚损，风邪客搏阳经，注于脑络，不得疏通，故为头痛也。产后肾气不足，或恶露所出未尽，遇风寒客搏，皆令气脉凝滞，留注于腰，邪正相击，故令腰痛。产后气血尚虚，风冷之气，伤于脾胃，令食饮俱不能营运，则痞而不通，其气上冲，故令呕逆，久不已，则中焦虚而不能食，强食亦令人噎塞也。新产之后，血气俱虚，或因亡血过多，或因恶血下少，致血气不和，阴阳相胜，阳胜则发烦闷，经所谓阳胜则热是也。新产之后，阴血虚弱，失于将理，则阳气偏胜，使阴阳不得平均，身体烦闷，唇口干燥，肢节倦痛，是为产后虚热之候。产后虚渴者，血虚内亡津液故也，血为阴，阴虚则阳胜，阳胜则生热，虚热熏蒸，津液内涸，咽干口燥，故令渴而引饮也。呼出心与肺，吸入肾与肝，呼吸应息，则人气平调，产后肺气不足，呼吸升降不至舒快是其治产后短气，上膈壅闷。产后气虚血弱，腠理开疏，感冒寒邪，传留肺经，则气道不利，痞满胸中，乃有上气喘急之证。产后气血俱虚，心气不足，风邪乘虚入于手少阴之经，则神气浮越，举动多惊，心悸，目睛不转者，是其候也。《内经》谓五气所病，在肺为咳，产后脏腑俱弱，风寒乘虚而客于肺，肺为华盖，位处于上，其俞在背，外合皮毛，寒气客之，则先乘于肺，肺感微寒，故为咳嗽。血为荣，凡所滋养者，皆血也，气为卫，凡所充盈者，皆气也。产后气血俱虚，冲任不足，未满百日，失于将理，致血气愈亏，不能充养，故肌肤瘦瘁而虚羸也。产后汗出不止者，亡血阴虚故也，盖荣弱卫强，阳加于阴，气散于表，故令多汗，汗不治产后荣血虚损，汗出日夕不止，形体困怠。产蓐之后，食饮起居，失于常度，使血气不得其养，若血虚则发热。气虚则发寒，血气俱虚，则寒热更作。日渐羸瘦，故为蓐劳，又产后恶露不尽，亦令致此，则时寒时热，腰腹刺痛。甚者不能食。亦不作肌肤。产后气血俱虚，饮食易为伤动，脾胃不和，水谷不化，故腹满肠鸣而为泄泻。更遇寒气，则变为滞下矣。冷热不调，则水谷之精不化，不化则肠胃虚弱，冷热之气，乘虚入客，故为痢也。产后气血俱虚，寒湿客搏，致脾胃怯弱，不能播散诸气，使水血不分，流溢肌肤，故为肿满，利其小水，则病可愈。产后气血俱弱，津液虚少，将温过度，热入膀胱，气脉内燥，壅塞不通。始则淋涩。

甚则不通,令人少腹绕脐胀痛。气满于内,亦令胞转,治法使气得通则愈。大肠者,传道之官,变化出焉,产后津液减耗,胃中枯燥,润养不足,糟粕壅滞,故大便难而或致不通,凡新产之人,喜病此者,由去血多,内亡津液故也。《内经》谓大肠与膀胱。受五脏浊气,名曰传化之腑。此不能久留输泻者也,妇人大小肠,本挟热者,即产之后,血气暴竭,津液内涸,燥热相搏,大小肠秘涩,不能传导,故大小便俱不通也。新产水血俱下,暴伤津液,气脉未顺,所以乳汁不下也。若能调其冲任,治手太阴少阳之经不足,则乳脉自然流行。若其经虚,气脉闭而不通,虽强治之亦无益也。气血流行,则上为乳汁,下为月水,上下通达,不失常度,是谓平人。宜通而塞则为痛,热气复乘之则为肿,向之流行者壅遏。傥失调治,则结硬成核,身体壮热,盛则憎风,遂为乳痈。世传气结乳闭,亦为妒乳者此也。

产后乳结核者,以气血虚弱,风邪搏之,乳脉凝滞,故结而为核,日久不瘥。蕴积生热,热胜则肿,甚则成痈也。产后冲任不足,气血俱虚,邪热潜行,入于足阳明之脉,其直行者,从缺盆下乳内廉,经为逆治产后乳痈,欲结未结,发热肿痛。

【简要结论】

① 巢元方,隋代医家,生平里籍未详,《隋书》无传。② 隋大业中任太医博士、太医令。③ 公元610年隋大业六年奉诏主持编撰《诸病源候论》。④《诸病源候论》是第一部阐述各种疾病及其症候本源的临床理论专著。⑤ 巢元方《诸病源候论》五十卷,六十七门,一千七百二十论。⑥《隋书·经籍志》又载吴景贤著《诸病源候论》五卷,目录一卷,非巢元方书。⑦ 巢元方曾治愈隋大臣麻叔谋风逆病。

杨上善医学研究

【生平考略】

杨上善，公元589—681年隋唐时人，享年93岁。正史无传，官至太子文学。著有《黄帝内经太素》传世。《旧唐书·经籍志》：杨上善撰《老子道德指略论》二卷，杨上善撰《略论》三卷，杨上善撰《庄子》十卷，杨上善注《黄帝内经太素》三十卷，杨上善撰《黄帝内经明堂类成》十三卷。《新唐书·艺文志》：杨上善注《老子道德经》二卷，杨上善注《庄子》十卷，太子文学《老子指略论》二卷，杨上善《道德经三略论》三卷，杨上善注《黄帝内经明堂类成》十三卷，又《黄帝内经太素》三十卷。《宋史·艺文志》：《黄帝太素经》三卷，杨上善注。唐末杜光庭《道德经广圣义》序曰：太子司议郎杨上善，高宗时人，作《道德集注真言》二十卷。《太素》标题作：通直郎守太子文学臣杨上善奉敕撰注。据周绍良、赵超所编的《唐代墓志汇编续集》中杨上善墓志可知，杨上善生于589年隋代，卒于681年初唐，享年93岁。599年开皇十九年11岁出家为道士。660年唐高宗显庆五年72岁受诏入朝，除弘文馆直学士。661年龙朔元年73岁又除沛王文学，同年迁左武卫长史。665年麟德二年77岁迁左卫长史。675年上元二年87岁迁太子文学，676—679年仪凤元年至调露元年间90岁先后迁太子司议郎、太子洗马。680年调露二年92岁归老于家，681年永隆二年93岁卒于里第。

林亿《素问补注》序云：隋杨上善纂而为太素，时则有全元起者，始为之训解，阙第七一通。因此，《太素》一书是杨接受唐高宗的敕命而做的，显见他应该是初唐时人。杨善上《黄帝内经太素》是我国现存最早的一部全文类编注释《内经》之作，为杨上善奉敕编撰。从注文中的有本、一本非指《太素》的别本；注文援引《素问》《九卷》并非用于校勘《太素》；对杨上善撰与注的分析；对《太素·水论》注文"太素经论"的分析等4个方面，对《太素》的经文与注文进行研究，可以得出结论：《太素》的类编，确系出自杨上善之手。《太素》一书在北宋后失传，但在19世纪时，日本学者在日本

仁和寺发现《太素》残卷23卷，引起日本学界的重视。据日本森立之《经籍访古志》载，该本系日本仁和三年旧抄本，由丹波赖基抄录，时当唐僖宗光启三年（公元887年），原本由唐鉴真和尚传至日本。后清朝杨守敬出使日本时取回这个版本，共二十三卷（缺第一、四、七、十六、十八、二十、二十一卷，共七卷）。萧延平以此为底本，并参考袁昶的通隐堂本校勘而成，世称兰陵堂本或萧延平本。后日本大阪オリエスト出版社《东洋医学善本丛书》加载影印仁和寺古钞卷子本，又增加后来找到的两卷，即第十六、二十一卷，共二十五卷，是最为完善的《太素》版本。《旧唐书·经籍志》：《黄帝内经太素》三十卷，杨上善注。《新唐书》同。《黄帝内经明堂类成》十三卷，杨上善撰。

1924年周贞亮《校正内经太素杨注》后序：《内经太素》杨上善注三十卷，两《唐志》皆著录，北宋以还，渐多散佚，《宋志》仅存三卷，元以来遂鲜称及之者，盖亡失久矣。光绪中叶，吾乡杨惺吾先生始从日本获唐写卷子本影抄以归，存二十三卷。桐庐袁忠节公得其书，未加详校，即以付刊，伪谬滋多，未为善本。吾姻友萧北承孝廉，精于医，始聚群籍校正其书，殚精二十年，以成此本。余受而读之，盖合《灵枢》《素问》纂为一书，编次卷目，皆有不同，反复以观，然后知《内经》十八卷之自有真，后人援他书以窜乱《素问》者固非，而据一二浅短之文，疑《灵枢》之出于伪托者亦误也。《汉志》载《黄帝内经》十八卷，初无《素问》之名，后汉张仲景《伤寒论》引之，始称《素问》，晋皇甫士安《甲乙经》序，称《针经》九卷，《素问》九卷，皆为《内经》，与《汉志》十八卷之数合，是《素问》之名，实起于汉晋之间，故其书《隋志》始著于录。然《隋志》虽名九卷，已注明"梁八卷"，是其书自梁以来早阙其一卷，故全元起注本仅八卷，已亡其第七篇，是为《素问》原书最初之本。至唐王冰作注，不知所据何书，妄称得先师秘本，即隋所亡之第七篇，窜入本书，移易篇第，纂为二十四卷，是为今《素问》四库著录本。其书出宋林亿等所校正，当校正时，即谓《天元纪大论》以下七篇，居今《素问》四卷，篇卷浩

大,不与前后相等,所载之事,亦不与余篇相通,疑此七篇乃《阴阳大论》之文,王氏取以补《素问》之阙卷者。今按其说,未知确否,而其文系王氏补入,为全元起本所未有,则显而易见。盖林亿等校正此书,即取全本对勘,于王本移易篇第之下,注明全元起本在第几卷,独此七篇篇目之下,未经注明全本。其引《太素》杨上善注,虽不及全注之详,亦几于卷卷有之,独此七篇曾无一字引及,此可为《素问》原书无此七篇之确证。其不加删汰者,徒以系古医书过而存之云尔。今观杨氏此书,则林亿等所引以驳正王注者,具在卷中,而《天元纪大论》以下七篇,则全书俱无此文,此可见杨氏所据以编纂此书之经文,即同元起本,而全注所据之已阙第七篇本,乃系《素问》原本,窜乱之迹明,而原书之真出矣,此可征林亿等之说之确者也。

《灵枢》之名,汉隋唐《志》皆不载,宋绍兴中,锦官史崧出其家藏旧本,送官详正,世始有传,是其书至宋中世而始出,故《宋志》始著于录。《四库提要》谓即王冰取《九灵》所改名,《九灵》尤详于针,故皇甫谧名之为《针经》,疑其一经而二名。杭董浦《灵枢经·跋》,据《隋志》所载,谓《九灵》自《九灵》,《针经》自《针经》,不可合而为一,冰以《九灵》名《灵枢》,不知其何所本,观其文义浅短,与《素问》之言不类,疑即出冰之伪托。不知《内经》十八卷,医家取其九卷,别为一书,名曰《素问》,其余九卷,本无专名。张仲景序《伤寒论》,历引古医经,于《素问》外,称曰《九卷》,并不标以异名,存其实也。晋王叔和《脉经》,一同皇甫士安序《甲乙经》,本仲景之意,以为《内经》十八卷,即此《九卷》及《素问》,又以《素问》亦九卷,无以别此经,因取其首篇之文,谓之《针经》九卷,其实《针经》非《九卷》之名也,故其后仍称《九卷》。《甲乙经》内所引《灵枢》之文,其称皆同于此。今观杨氏此书,所引《九卷》之文不一而足,并有引《九卷》篇名如《终始篇》者,今其文具在《灵枢》之中。可知《灵枢》之文,古祇称为《九卷》,杨氏据之,其传甚古。王冰谓《灵枢》即《汉志》"《内经》十八卷"之九,其言确有可征。《九灵》之文,今已不传,不知何若。在王氏并未取以更名《灵枢》,固可信也。若其文义浅短,疑为伪托,则不知《内经》一书虽出黄帝,其在古代,不过口耳相传,晚周以还,始著竹帛,大多述自医师,且不出于一手,故其义时有短长。今观

其义之深者,《九卷》之古奥,虽《素问》有不逮;其浅而可鄙者,即《素问》未尝不与《九卷》略同。而以源流而论,则《素问》且多出于《九卷》,观《素问·方盛衰论》,言"合之五诊,调之阴阳",已在《经脉》。《经脉》即《灵枢》篇目,王注已言之。是《素问》之文,且有出于《灵枢》之后者,《素问》且宗《灵枢》,而谓《灵枢》不逮《素问》乎?徒以宋史崧撰《灵枢》音释,欲以此九卷配王注《素问》之数,乃分其卷为二十四,分其篇为八十一。至元间并《素问》为十二篇,又并史崧《灵枢》之卷以合《素问》。于是古《九卷》之名湮,后人遂疑《灵枢》为晚出之书。岂知《素问》自《素问》,《九卷》自《九卷》,二者同属古书,皆为杨氏所据,初不疑其伪托,此可证杭氏之说之误者也。

北承究心医书,涉览极博,《内经》不去手者盖数十年。其校此书也,据《甲乙经》《灵枢》《素问》以订经文之异同,据《伤寒论》《巢氏病源论》《千金方》《外台秘要》及日本《医心方》等,以证注义之得失,体例与《素问》王注新校正相近。其穿穴经论,微契圣心,虽未知于仲景诸家奚若,而用汉学治经义之法,于宋贤校医书之中,一义必析其微,一文必求其确,盖自林亿、高保衡以还,数百年无此诣精之作,可断言也。尝自谓生平精力,尽于此书,而决其必传。久客京师,一旦书成,遂即南归,不肯复出,其自信也如此,即其书可知矣。余懵于医,无以赞之,喜其刻之成而得以有传于世也,辄为之僭书于后。

《黄帝内经太素》目录:卷一摄生之一(佚),卷二摄生之二(卷末缺):顺养,六气,九气,调食,寿限。卷三阴阳:阴阳大论,调阴阳,阴阳杂说。卷四(佚),卷五(卷首缺):人合,阴阳合,四海合,十二水。卷六(卷首缺):脏腑之一,五脏命分,脏腑应候,脏腑气液。卷七(佚),卷八经脉之一:经脉连环,经脉病解,阳明脉解。卷九经脉之二:经脉正别,脉行同异,经络别异,十五络脉,经脉皮部。卷十经脉之三:督脉,带脉,阴阳乔脉,任脉,冲脉,阴阳维脉,经脉标本,经脉根结。卷十一输穴:本输,变输,腑病合输,气穴,气府,骨空。卷十二营卫气:营卫气别,营卫气行,营五十周,卫五十周。卷十三身度:经筋,骨度,肠度,脉度。卷十四诊候之一:四时脉形,真脏脉形,四时脉诊,人迎脉口诊。卷十五诊候之二:色脉诊,色脉尺诊,尺诊,尺

寸诊,五脏脉诊。卷十六诊候之三:虚实脉诊,杂诊,脉论。卷十七证候之一,卷十八(佚),卷十九设方:知古今,知要道,知方地,知形志所宜,知祝由,知针石,知汤药,知官能。卷二十(佚),卷二十一九针之一:九针要道,九针要解,诸原所生,九针所象。卷二十二九针之二:刺法,九针所主,三刺,三变刺,五刺,五脏刺,五节刺,五邪刺,九刺,十二刺。卷二十三九针之三:量缪刺,量气刺,量顺刺,疽痈逆顺刺,量络刺,杂刺。卷二十四补泻:天忌,本神论,真邪补泻,虚实补泻,虚实所生。卷二十五伤寒:热病决,热病说,五脏热病,五脏痿,疟解,三疟,十二疟。卷二十六寒热:寒热厥,经脉厥,寒热相移,厥头痛,厥心痛,寒热杂说,痈疽,虫痈,寒热瘰疬,灸寒热法。卷二十七邪论:七邪,十二邪,邪客,邪中,邪。卷二十八风:诸风数类,诸风状论,诸风杂论,九宫八风,三虚三实,八正风候,痹论。卷二十九气论:三气,津液,水论,胀论,风水论,咳论。卷三十杂病:重身病,温暑病,四时之变,息积病,伏梁病,热痛,脾瘅消渴,胆瘅,头齿痛,颌痛,项痛,喉痹嗌干,目痛,耳聋,衄血,喜怒,疹筋,血枯,热烦,身寒,肉烁,卧息喘逆,少气,气逆满,疗哕,腰痛,髀疾,膝痛,痿厥,泄,如蛊如妲病,癫疾,惊狂,厥逆,厥死,阳厥,风逆,风痓,酒风,经解,身度,经络虚实,禁极虚,顺时,刺疟节度,刺腹满数,刺霍乱数,刺痫惊数,刺痈痛数,病解,久逆生病,六腑生病,肠胃生病,经输所疗。附篇:《黄帝内经太素》遗文。

【学术贡献】

一、《黄帝内经太素》基础理论贡献

1. 天人合一

天圆地方,人头圆足方以应之。天有日月,人有两目;地有九州,人有九窍;天有风雨,人有喜怒;天有雷电,人有音声;天有四时,人有四肢;天有五音,人有五脏;天有六律,人有六腑;天有冬夏,人有寒热;天有十日,人有手十指;辰有十二,人有足十指,茎垂以应之,女子不足二节,以抱人形;天有阴阳,人有夫妻;岁有三百六十五日,人有三百六十五节;平按:《灵枢》"人"下有"有"字。地有高山,人有肩膝;地有深谷,人有腋腘;地有十二经水,人有十二经脉;地有云气,人有卫气;地有草蓲,人有毫毛;天有昼晦,人有卧起;天有列星,人

有牙齿;地有小山,人有小节;地有山石,人有高骨;地有林木,人有募筋;地有聚邑,人有腘肉;岁有十二月,人有十二节;地有时不生草,人有母子。人身有二十六形,应天地之形也。此人所以与天地相应者。

阴阳合一 夫人身阴阳应有多种:自有背腹上下阴阳,有脏腑内外阴阳,有五脏雄雌阴阳,有身手足左右阴阳,有腰上下天地阴阳也。腰下为地,故两足各有三阴三阳,应十二月,故十二脉也。人身左右随是一边即有十二脉者,天地通取也。月为太阴之精,生水在地,故为阴也。日为太阳之精,生火在天,故为阳也。从寅至未六辰为阳,从申至丑六辰为阴。十一月一阳生,十二月二阳生,正月三阳生。三阳已生,能令万物生起,故曰生阳。生物阳气,正月未大,故曰少阳;六月阳气已少,故曰少阳。二月阳气已大,故曰太阳;五月阳气犹大,故曰太阳。三月、四月二阳合明,故曰阳明也。五月一阴生,六月二阴生,七月三阴生。三阴已生,能令万物始衰,故曰生阴。生物七月阴气尚少,故曰少阴;十二月阴气已衰,故曰少阴。八月阴气已大,故曰太阴;十一月阴气犹大,故曰太阴。九月、十月二阴交尽,故曰厥阴。甲、乙、丙、丁、戊、为手之阳也;己、庚、辛、壬、癸,为手之阴也。甲己为少阳者,春气浮于正月,故曰少阳;己为夏阳将衰,故曰少阳。甲在东方,故为左也;己在中宫,故为右也。乙戊为手太阳者,乙为二月,阳气已大,故曰太阳;戊夏阳盛,故为太阳。乙在东方,戊在中宫,故有左右也。丙丁为阳明者,丙为五月,丁为六月,皆是南方火也,二火合明,故曰阳明也。庚主右手之少阴,癸主左手之少阴。辛主右手之太阴,壬主左手之太阴。故足之阳者,阴中之少阳也;足之阴者,阴中之太阴也。庚癸为少阴者,十二辰为地,十干为天,天中更有阴阳,故甲乙等六为阳,庚辛等四为阴。庚为七月申,阴气未大,故曰少阴;癸为十二月丑,阴气将终,故曰少阴。辛壬为太阴者,辛为八月酉,阴气已大,故曰太阴;壬为十一月子,阴气盛大,故曰太阴。心主厥阴之脉,非正心脉,于十干外,无所主也。足为阴也,足之有阳,阴中少也;足之有阴,阴中大也。手之六阳,乃是腰以上阳中之阳,故曰太阳。手之六阴,乃是腰以上阳中之阴,阳大阴少,故曰少阴。此上下阴阳也。以五脏为阴阳。心、肺居膈以上

为阳,肝、脾、肾居鬲以下为阴。故阳者呼,心与肺也;阴者吸,脾与肾也。心肺俱阳,心以属火,故为阳中太阳也;心肺俱阳,肺以属金,故为阳中少阴也。三脏居鬲以下为阴,肝脏属木,故为阴中少阳也。脾在鬲下属土,耳以居下,故为阴中至阴。肾下属水,故为阴中之太阴也。五行次第阴阳,以甲为厥阴,上下天地阴阳,以甲为阳者,良以阴阳之道无形无状,裁成造化,理物无穷,可施名以名实,故数之可十,推之可万也。三阴三阳之数各三,不应天地日月阴阳二数何也?黄帝非不知之,欲因问广衍阴阳变化无穷之数也。言阴阳之理,大而无外,细入无间,毫末之形,并阴阳彫刻,故其数者,不可胜数也。故阴中有阴,阳中有阳,阳中有阴,阴中有阳。然则混成,同为一气,则要一也。辨阴阳,所谓雄雌者也。人之与物,未生以前,合在阴中,未出地也。未生为阴,在阴之中,故为阴中之阴也。所生已生曰阳,初生未离于地,故曰阴中之阳也。阳气以为人物生正,阴气以为人物养主也。一气离为阴阳,以作生养之本,复分四时,遂为生长收藏之用,终而复始,如环无端,谓之常也。若失其常,四时之施,壅塞不行也。阴阳之变,俱通内外,外物既尔,内身之变,亦可分为众多,不可胜数也。

古者圣人欲法天、地、人三才形象,处于明堂,南面而立,以取法焉也。圣人中身以上,阳明为表在前,故曰广明。太阴为里在后,故广明下名曰太阴。冲脉在太阴之下,故称后曰太冲。太冲脉下,次有少阴,故曰少阴为地,以肾最居下故也。太阳即足太阳,是肾之腑膀胱脉也。脏阴在内,腑阳居外,故为上者也。至阴,是肾少阴脉也,是阴之极,阳生之处,故曰至阴。太阳接至阴而起,故曰根于至阴。上行络项,聚于目。少阴水中而有此阳气,故曰阴中之阳也。身中表之上,名曰广明。脾脏足太阴脉从足至舌下,太阴脉在广明里,故为下。广明为表,故为上也。阳明脾腑之脉,在太阴表前,从足指厉兑,上行聚于颊上额颅。人腹为阴,阳明从太阴而起,行于腹阴,上至于额,故为阴中阳。厥阴之脉,起于足大指丛毛之上,循阴股上注于肺,阴脏行内也。少阳肝腑之脉,起足窍阴,上聚于耳,为表阳腑也。以少阳属木,故为阴中少阳也。三阳离合为关、阖、枢,以营于身也。夫为门者具有三义:一者门关,主禁者也。膀胱足太阳脉主禁津液及于毛孔,故为关也;二者门阖,谓是门扉,主关闭也。胃足阳明脉令真气止息,复无留滞,故名为阖也;三者门枢,主转动者也。胆足少阳脉主筋,纲维诸骨,令其转动,故为枢也。惟有太阳关者,则真气行止留滞,骨摇动也。惟有阳明阖者,则肉节败、骨动摇也。惟有少阳枢者,则真气行止留滞,肉节内败也。相得各守所司,同为一阳之道。冲在太阴之下,少阴脉上。足太阴脉从隐白而出,聚于太仓,上至舌本。是脾阴之脉,行于腹阴,故曰阴中之阴也。肾脉足少阴,从足小指之下,入涌泉,上行聚于廉泉,至于舌本也。肝脉足厥阴在少阴前,起于大指丛毛之上,入大敦,聚于玉英,上头与督脉会于颠,注于肺中也。无阳之阴,是阴必绝,故曰阴之绝阴。三阳为外门,三阴为内门。内门亦有三者:一者门关,主禁者也。脾脏足太阴脉主禁水谷之气,输纳于中不失,故为关也。二者门阖,主开闭者也。肝脏足厥阴脉主守神气出入通塞悲乐,故为阖也。三者门枢,主动转。肾脏足少阴脉主行津液,通诸津液,故为枢者也。三阴,经脉也。三阴之脉,搏聚而不偏沉,故得三阴同一用也。营卫行三阴三阳之气,相注不已,传行周旋,一日一夜五十周也。五脏之气在里,内营形也;六腑之气在表,外成形者也。

四海合一　血,谓十二脉中血也。气,谓十二脉中当经气也。十二经水者,皆注东海,东海周环,遂为四海。十二经脉皆归胃海,水谷胃气环流,遂为气血髓骨之海故也。水谷之海,比于东海也。胃脉以为阳,表也;手太阴、足少阴脉为阴,里也;冲脉为十二经脉及络脉之海,即亦表亦里也。胃盛水谷,故名水谷之海。胃脉,足阳明也。足阳明脉过于气街、三里,其气上下输此等穴也。冲脉管十二经脉。大杼是足太阳、手太阳脉所发之穴。巨虚上下廉,则足阳明脉所发之穴。此等诸穴,皆是冲脉致气之处,故名输也。食入胃已,其气分为三道,有气上行经隧,聚于胸中,名曰气海,为肺所主。手阳明是肺腑脉,行于柱骨上下,入缺盆,支者上行至鼻,为足阳明,循颈下人迎之前,皆是膻中气海之输也。胃流津液,渗入骨空,变而为髓,头中最多,故为海也。是肾所主,其气上输脑盖百会之穴,下输风府也。脑减不满颅中,故脑易转,喜耳鸣也。髓不满胻中,故胻酸疼也。脑虚少,筋肉血等精液不足,故眩冒无所见也。髓虚,四肢腰腿无力,故懈怠安卧也。

经水合一 天下凡有八十一州,此中国,州之一也,名为赤县神州。每一州之外,有一重海水环之,海之外,有一重大山绕之,如此三重海,三重山,环而围绕,人居其内,名曰一州。一州之内,凡有十二大水,自外小山、小水不可胜数。人身亦尔,大脉总有十二,以外大络、小络亦不可数。天下八十一州之中,唯取中国一州之地,用法人身十二经脉内属脏腑,以人之生在此州中,禀此州地形气者也。十二经水,各从其源受水,输之于海,故曰受水行也。五脏合五神之气,心合于神,肝合于魂,肺合于魄,脾合于营,肾合于精,五脏与五精神气合而藏之也。胃受五谷成熟,传入小肠,小肠盛受也。小肠传入大肠,大肠传导也。大肠传入广肠,广肠传出也。胃下别汁,出膀胱之胞,传阴下泄也。胆为中精,有木精三合,藏而不泻。此即腑受谷行之者也。五腑与三焦共气,故六腑受气,三焦行之为原,故曰扬也。营气从中焦,并胃口出上焦之后,所谓受气,泌糟粕,蒸津液,化津液精微,注之肺脉中,化而为血,流十二脉中,以奉生身,故生身之贵,无过血也。故营气独行于十二经,导营身,故曰营气。营气行经,如雾者也。经中血者,如渠中水也。故十二经受血各营也。二仪之大,人力不可度量。人之八尺之身,生则观其皮肉,切循色脉,死则解其身部,视其脏腑,不同天地,故可知也。夫人禀气受形,既有七种不同,以针艾调养固有常契,不可同乎天地无度量也。正以天地不可度量,人参天地,故不可不察也。清水出魏郡内黄县,南经清泉县,东北流入河也。渭水出陇西首阳县乌鼠同穴山,东北至华阴入河,过郡四,行一千八百七十里,雍州浸也。足阳明脉血气最多,合之四海,众水之长也。湖当为滹,滹陀水出代郡卤城县,东流过郡九,行千三百四十里,为并州川。一解云:湖当为沽,沽水出渔阳郡,东南入海,行七百五十里。此二水亦得为合也。汝水出汝南郡定陵县高陵山,东南流入淮,过郡四,行一千三百四十里也。沔水出武郡番冢山,东流入江也。淮水出南阳郡平武县桐柏山,东南流入海,过郡四,行三千二百四十里。漯水出平原郡,东北流入于海。又河内亦有漯水,出王屋山,东南流入河。此二水并得为合也。江水出蜀岷山郡升迁县,东南流入海,过郡九,行七千六百六十里也。河水出昆仑山东北隅,便潜行至葱岭于阗国,到积石山,东北流入海,过郡十六,行九千四百里也。济水出河东恒县,至王屋山,东北流入于河。漳水,清漳水也,出上党沽县西北少山,东流合浊漳入于海。浊漳出于上党长子县西发鸠山,东流入海也。十二经水,如江出岷山,河出昆仑,即外有源也。流入于海,即内有所禀也。水至于海已,上为天河,复从源出,流入于海,即为外内相贯,如环无端也。人经亦尔,足三阴脉从足指起,即外有源也。上行络腑属脏,比之入海,即内有所禀也。以为手三阴脉,从胸至手,变为手三阳脉,从手而起,即外有源也。上行络脏属腑,即内有所禀也。上头以为足三阳脉,从头之下足,复变为足三阴脉,即外内相贯,如环无端也。

2. 养生寿限

夫治民与治自,治彼与治此,治小与治大,治国与治家,未有逆而能治者也,夫唯顺而已矣。人之与己、彼此、大小、国家八者,守之取全,循之取美,须顺道德阴阳物理,故顺之者吉,逆之者凶,斯乃天之道。春三月天地俱生,万物以荣。天之父也降之以德,地之母也资之以气。春之三月主胆,肝之腑足少阳用事,阴消阳息。故养阳者,至夜则卧顺阴消也。夜卧早起顺阳息也。广步于庭,劳以使志也;被发缓形,逸以使志也。劳逸处中和而生也,故其和者是以内摄生者也。生、予、赏者,顺少阳也;杀、夺、罚者逆少阳也。故顺、成、和,则外摄生也。内外和顺,春之应也。斯之顺者,为身为国养生道也。故其为身者,逆即伤肝,夏为伤寒热病变也。其为国也,霜雹风寒灾害变也。春时内外伤者,奉夏生长之道不足也。夏三月万物蕃滋茂秀,增长者也。阴阳气和,故物英华而盛实也。夏之三月主小肠,心之腑手太阳用事,阴虚阳盈。故养阳者,多起少卧也。晚卧以顺阴虚,早起以顺阳盈实也。日者为阳,故不可厌之;怒者为阴,故使志无怒之。使物华皆得秀长,使身开腠气得通泄也。内者为阴,外者为阳,诸有所爱,皆欲在阳,此之行者,应太阳之气,养生之道也。早卧晚起,厌日生怒,伤英不秀,壅气在内,皆逆太阳气也。故夏为逆者则伤乎心,秋为痎疟,奉秋收之道不足,得冬之气成热中病重也。秋三月,夏气盛长,至秋也不盛不长,以结其实,故曰容平也。天气急者风清气凉也,地气明者山川景净也。秋之三月主肺脏,手太阴用事,阳消阴息。故养阴者与鸡俱卧,顺阴息也;与鸡俱起,顺阳消也。春之缓者,缓于紧急;秋之缓者,缓于滋盛。故宁志以缓形,夏日之时,神气洪散,故收敛顺秋之气,使之和平也。摄志存阴,使肺气之无杂,此应秋气,养阴之道也。晚卧晚起,志不宁者,秋时以逆太阴气,秋即伤肺,至冬飧泄,奉冬养之道少也。冬三月,阴气外闭,阳气内藏。冬之三月主肾脏,足少阴用事,阳虚阴盈。故养阴者多卧少起,早卧顺阳虚,晚起顺阴盈也。卧尽阴分,使志静也。十一月阴去阳来,故养阴者,凡有私意,诸有所得,与阴俱去,顺阳而来,无相扰也。闭诸腠理,使气不泄极也,斯之行者,应冬肾气,养阴之道也。早起晚卧,不待日光,志气外泄,冬为逆者,伤肾痿厥,奉春养生之道少也。

天道之气清虚不可见,安静不可为,故得三光七耀光明者也。玄元皇帝曰:虚静者,天之明也。天设日月,列星辰,张四时,调阴阳,日以曝之,夜以息之,风以干之,雨露濡之。其生物也,莫见其所养而物长;其所杀也,莫见其所丧而物亡。此谓天道藏德不上故不下者也。圣人象之,其起福也,不见其所以而福起;其除祸也,不见其所由而祸除。则圣人藏德不上故不下也。玄元皇帝曰:上德不德,是以有德,即其事也。上下则日月不明,君上情在,于己有私,修德遂不为德。玄元皇帝曰:下德不失德,是以无德。君之无德,则令日月薄蚀,三光不明也。君不修德和阳气者,则疵疠贼风,入人空窍,伤害人也。阳气闭塞,地气冒明,阳气失和,故令阴气冒复三光。阴气失和,致令云露无润泽之精,无德应天,遂使甘露不降,阴阳不和也。阴阳不得交通,则一中分命,无由布表生于万物,德泽不露,故曰不施也。盗夸之君,德不施布,祸及昆虫,灾延草木,其有八种:一者名木多死,谓名好草木不黄而落;二者恶气发,谓毒气疵疠流行于国;三者风雨不节,谓风不时而起,云不族而雨;四者甘露不下,谓和液无施。五者,贼风数至,谓风从冲上来,破屋折木,先有虚者被克而死。六者,暴雨数起,谓骤疾之雨,伤诸苗稼。七者天地四时不相保,谓阴阳乖缪,寒暑无节。八者,失道未央绝灭。言盗夸之君,绝灭未久也。唯圣人顺天,藏德不止,故有三德:一者,身无奇疾,奇异邪气不及于身也;二者,万物不失,泽及昆虫,恩沾草木,各得生长也;三者,生气不竭。生气,和气也。

和气不竭,致令云露精润,甘露时降也。少阳,足少阳胆腑脉,为外也。肝脏为阴在内也,故腑气不生,脏气变也。太阳,手太阳小肠腑脉,在外也。心脏为阴居内也,故腑气不生,脏气内洞。太阴,手太阴肺之脉也。腠理毫毛受邪,入于经络,则脉不收聚,深入至脏,故肺气焦漏。少阴,足少阴肾之脉也。少阴受邪,不藏能静,深入至藏,故肾气浊沉,不能营也。阴阳四时,万物之本也。人君违其本,故万物失其根。圣人与万物俱浮,即春夏养阳也;与万物俱沉,即秋冬养阴也。与万物沉浮以为养者,志在生长之门也。逆四时之根者,则伐阴阳之本也,坏至真之道也。阴为万物终始之本也,阳为万物始生之源也。逆之则灾害生,入于死地也;顺之则奇疾除,得长生之道也。圣人得道之言,行之于身,宝之于心腑也;愚者得道之章,佩之于衣裳,宝之于名利也。生死在身,理乱在国。不顺四时之养身,内有关格之病也。身病国乱,未有毫微而行道者,古之圣人也。病乱已微而散之者,贤人之道也。病乱已成而后理之者,众人之失也,理之无益。

黄帝问寿限有四意,余三略之。得寿有九:五脏形坚而不虚,固而不变,得寿一也。血常和脉常调,得寿二也。外肌肉肉,各有分利,得寿三。皮腠闭密,肌肤致实,得寿四。营卫气一日一夜,各循其道,行五十周,营卫其身,而无错失,得寿五。吐纳气微微不粗,徐徐不疾,得寿六。呼吸定息,气行六寸,以循度数,日夜百刻,得寿七。胃受五谷,小肠盛受,大肠传导,胆为中精决,三焦司决渎,膀胱主津液,共化五谷,以奉生身,得寿八。泣、汗、涎、涕、唾等布扬诸窍,得寿九也。上之九种营身之事,各各无失,守常不已,故得寿命长生久视之也。有四事得寿命长:鼻空使气之道隧以长,出气不壅,为寿一也。鼻之明堂,墙基高大方正,为寿二也。三焦三里,皆得通调,为寿三。明堂之骨,高大肉满,则骨肉坚实,为寿四也。由是四事,遂得百岁终也。夭者亦四:五脏皆虚,易受邪伤,为夭一也。使道短促,鼻空又大,泄气复多,为夭二也。鼻之明堂,基墙卑下,为夭三也。脉小血少,皮肉皆虚,多中外邪,血气壅塞,真邪相攻,引乱真气,为夭四。消息盈虚,物化之常,故人气衰,时时改变,以至于死地,各不同形。肝为木,心为火,脾为土,肺为金,肾为水,此为五行相生次第,故先肝衰,次第至肾也。至于百岁,五脏虚坏,五神皆去,枯骸独居,称为死也。材力,摄养之力也;天数,天命之数也。肾主骨发,故肾气盛,更齿发长。天癸,精气也。任冲脉起于胞中下极者也,今天癸至,故任脉通也;伏冲之脉起于气街,天癸至,故冲脉盛也。二脉并营子胞,故月事来以有子也。阳明脉起于面,行于头,阳明衰,故面与发始焦落。三阳,太阳、少阳、阳明也。三阳脉俱在头,三阳衰,故面焦发白。任、冲二脉气血俱少,精气尽,子门闭,子宫坏,故无子。齿藁者,骨先衰,肉不附,故令齿枯也。肾则生水,受五脏六腑之精而藏之,故五脏盛乃写。今五脏皆衰,筋骨解堕,天癸尽矣,故发鬓白,身体重,行步不正,而无子耳。

3. 阴阳五行

道者理也,阴阳之气,天地之形,皆得其理以生万物。形气之本,造化之源,由乎阴阳,故为其纲纪。万物之生,忽然而有,故谓之化也。化成不已,形异百端,谓之变也。莫不皆以阴阳雄雌合成变化,阴为杀本,阳为生始,两仪之灵谓神明。玄元皇帝曰:天不走转,日月不能行,风不能燥,雨不能润,谁使之尔,谓之神明。斯则阴阳之所不测,化阴阳以为神,通窈冥以忘知,镜七曜而为测,一也。人法天地,具有五脏六腑四肢百体,中有鉴物之灵,为神明二也。亦以阴阳和气,故得神而无初,故为府也。治病者必求于本,本谓阴阳。夫太极生两仪,即有两仪阴阳二气。二气之起,必有两仪之形,是即托形生气,积气成形,故积清阳以为天形,积浊阴以为地形。阴气至静,阳气主躁。少阳春也,生起万物;少阴秋也,长熟万物。五月是阳,起一阴爻,杀气者也;十一月是冬藏,起一阳爻,生气者也。有本云:阴生阳杀。阴阳化起物气,以阳为父,故言阳也;阴阳共成于形,以阴为母,故言阴也。物极而变,亦自然之所然耳。阴浊为地,寒气所以起;阳清为天,热气所以生也。清气为阳在上,浊气为阴在下。今浊阴脱虚,清阳下并,以其阳盛,所以飧泄也。清阳既虚,浊阴上并,以其阴盛,所以䐜胀飧泄也,食不化而出也。逆之则为反,顺之为福也。地之浊气上升,与阳气合为云;天之清气上降,与阴气合为雨也。雨是地之阴气,上升得阳为雨;气是天之阳气,下降得阴为气。夫阴阳者,有名而无形也,所以数之可十,离之可百,散之可千,推之可万,故有上下清浊阴

阳、内外表里阴阳等,变化无穷也。内外者,脉内营气称为清阴,脉外卫气名为浊阳,是则阴清阳浊者也。言上下者,清阳为天,浊阴为地,是则阳清阴浊者也。彼说内外清浊阴阳,此言上下清浊阴阳也。是以谷入于胃,分为四道,出于上焦,剽悍行于分肉之间,日五十周乃卫气也。起于中焦,并行于胃口,出上焦之后,泌糟粕,蒸津液,化其精微,上注肺脉,行于经隧,化而为血,以奉生身,名曰营气;其卫气上行于达面,以资七窍,故曰清阳出上窍也。若以内外阴阳,则内者为清,外者为浊;若以上下阴阳,则上者为清,下者为浊,有此不同。浊者,别回肠下行,故曰浊阴阳出下窍也。

卫气为清阳,发腠理,即浊为清也。营气为浊阴,走于五脏,即清为浊也。四肢、六腑虽为阳,复分阴阳也。四肢在外,故清气实之;六腑在内,故浊谷实之。五谷为食中水冷,谓之阴也;食中火热,为之阳也。食中火热,发谷五气也;食中水冷,发谷五味也。五味各入于脏,以成一形。阴形阳气有也。气生五味精等。五味精华,五气变为。得于形者,以食为味。五味各走其脏,淫则各伤其脏。精本从气化,有气淫还,各伤其精也。食中气盛,定伤五味。五味糟粕为大小便也,谷气不行经隧者,积于胸中,成于吐纳也。夫阴阳之道,推之可万也。如五味是阴,味之厚薄亦是阴阳,故味之厚者,阴中之阴,味薄者,阴中之阳也。五气是阳,气之厚薄又是阴阳,故气之厚者,阳中之阳,气之薄者,阳中之阴也。上下、贵贱、吉凶、福祸等,万物皆然。味厚气薄,则上下吐泄;味薄气厚则上下通发。壮盛火热之气,盛必衰也。少微火暖之气,必为壮盛。此阴阳之莭也。壮火壮盛,食气必衰;气食少火,气得火所壮。故得壮火之盛,必散于气,少火之微定聚生气也。气之味也,厚是辛甘,辛甘阴之厚者发散,薄为阳也。酸苦薄者为阳,下涌泄者为阴也。夫阴阳和,物生者也。今阳虚者,阴必并之,阴并阳者,是则阴胜,故阳病。阴虚亦尔。阴病阳胜故热,阳病阴胜故寒也。形者,和阴也;气者,和阳也。寒甚有伤于形,热甚伤夺其气,斯之常。卫气行于肤之中,邪气客于肤肉,壅遏卫气,迫于分肉,故痛。既迫痛伤形,即便为肿也。先邪伤卫气致痛,后形肿者,谓卫气伤及于形也。邪先客于皮肤为肿,而后壅卫气为痛者,谓形伤及于气也。邪风客于皮肤,则为䐜肿也;邪热燥于皮

肤，则皮干无汗。寒胜肉热，肉当腐。阴湿气盛，则多汗也。天有四时五行，天之用也。以生长收藏，四时之用。以生风寒暑燥湿。五行所生也。人有五脏，人之有也。有五气，以生喜怒悲忧恐。五气，五脏气也。喜怒等，心、肺、肝、脾、肾五志者。喜怒伤气，内伤者也。寒暑伤形，伤者也。内外伤已，生得坚固不道夭者，未之有也。重阴必阳，重阳必阴。故曰：冬伤于寒，春必病温；伤，过多也。冬寒，阴也。人于冬时，温衣热食，腠理开发，多取寒凉以快其志者，寒入腠理，腠理遂闭，内行脏腑，至春寒极，变为温病也。春风，阳也。春因腠理开发，风入腠闭，内行脏腑肠胃之中，至夏飧泄也。飧，水洗饭也，音孙，谓肠胃有风，水谷不化而出也。夏因汗出，小寒入腠，藏之于内，至秋气发，腠理外闭，风气内发，以成痎疟也。秋多雨湿，人伤受湿，湿从上下，至冬寒并伤肺，故成咳嗽也。阴阳者，天地纲纪，变化父母，养生之道，法之以成。阳胜八益为实，阴胜七损为虚。言八益者：身热一益也，阴弱阳盛故通身热也。腠理闭二益也，阳开腠理过盛则闭。而粗三益也，热盛则腠理皮上粗涩也。为之偃仰四益也，热盛上下故身偃仰。汗不出而热五益也，阴气内绝故汗不出，身仍热。干齿六益也，热盛至骨故齿干也。以烦悗七益也，热以乱神故烦闷也。腹满死八益也，热盛胃中故腹满也。前已七益，复加腹满，故致死。能冬不能夏，以其内热，故能冬之大寒，不能夏之小热。阴胜则身寒，下言七损也：身寒一损也，身苦寒。汗出二损也，无阳禁腠故汗出。身常清三损也，身皮肤常冷也。数栗四损也，数数战栗也。而寒五损也，战而复寒也。寒则厥六损也，寒则手足逆冷也。厥则腹满死七损也，前已六损，复加冷气满腹，冷气满腹故致死也。能夏不能冬，寒人遇热故堪能也。此是阴阳变极之理，亦是人之病所能也。阴阳相胜，遂有七损八益，虚实不和，故谓调之。损者损于身，益者益于病。若人能修道察同，去损益之病，则阴阳气和，无诸衰老，寿命无穷，与天地同极也。人不修道，不去损益，则阴阳不调，是谓不道，不道早衰也。始衰时节，年四十也。六腑为阳气，五脏为阴气。人年四十，五脏阴气自半已衰，腠理始疏，荣华颓落，发鬓颁白，行立之起，坐卧之居，日渐已衰也。人年五十，脾气衰，故体重。肝气衰，故目不明。肾气衰，故听不聪也。人年六

十，肾气衰，精气减，筋弛，故宗筋痿也。十二经脉、三百六十五络为大气也，其气皆上于面而走空窍，其精阳气上于目而为睛，其别气走于耳而为听，其宗气上出于鼻而为臭，其浊气出于胃走唇舌而为味，今经脉、大气皆衰，故九窍不利。腰以上为阳，以居上也；腰以下为阴，以居下也。年六十者，精减阴痿，行步无力，即下虚上实也。神衰失守，故涕泣俱出。知察于同，去七损八益，其身日强。人察于异，有损有益，故身速衰也。玄元皇帝曰：物壮则老，谓之不道，不道早已。此之谓也。道理无物不通，故同名也。物有方殊，故异邪也。智者反物观道，愚者反道观物。愚者观物，有三不足：目暗耳聋，则视听不足也；体重力衰，则身不足也；老者日衰，壮者日老，则寿不足也。智者观道，神清性明，故三有余也：视听日胜，则耳目有余也；身强体轻，则身有余也；年老反同乳子之形，年壮更益气色之理，则寿有余。圣人，谓广成子等也。忘物丧我，任物之动，即为无为之事也。怡神适性，即乐恬淡之能也。圣人欲无欲之欲，志无求之志，故从快于虚无。不失其道，谓之守也。虚无守者，其神不扰，其性不秽。性不秽，故外邪不入；神不扰，故脏腑安内，与虚无同道，与天地齐德，遂获有余无穷之寿也。故广成子语黄帝曰："吾以目无所见，耳无所闻，心无所知，神将自守，故人尽死，而我独存。"即其事也。斯乃圣人理身之道也。

调阴阳而摄其生，则通天之义。古人君摄生莫不法于天地，故生同天地，长生久视。通天地者，生之本也。不言通地者，天为尊也。天地四方上下所生之物，即九州九岛等也。九州九岛即身外物也，九窍等物身内物也。九州等内外物，皆通天气。天地间九州等物，皆生于阴阳及和三气。人之纵志不顺四时和气摄生，为风寒雨湿邪气伤也。顺三气养生，寿之本也。地之和气，清而不浊，静而不乱，能令人志意皆清静也。顺之则阳气固，虽有贼邪，弗能害也，此因时之序也。人能顺清静和气，则脏气守其内，腑气固其外，则虽有八正虚风贼邪，不能伤也，斯因四序之和自调摄也。圣人令精神相附不失，有服清静之气，通神令清，通性令明，故得寿弊天地而不道夭。气失之，则内闭九窍，外壅肌肉，卫气散解，此谓自伤，气之削也。阴气失和，则内闭九窍，令便不通，外壅肌肉，使腠理壅塞也。阳气失和，则腠理开解，卫气发泄

也。此之失者，皆是自失将摄，故令和气销削也。人之阳气，若天与日，不得相无也。如天不得无日，日失其行，则天不明也。故天之运动，要藉日行，天得光明也。人与阳气不得相无，若无三阳行于头上，则人身不得章延寿命也。故身之生运，必待阳脉行身已上，故寿命章也。是以阳上于头，卫于外也。和气行身，因伤寒气，则志欲不定，数动不住，故起居如惊，神魂飞扬也。故阳病者，蓄积不得传化，有其死期者，阳脉当隔，脉有隔之时，当即泻之，不急疗者，必当死也。夫阳者，生气也。阴者，死气也。故阳气一日而主外，阴气一夜而主内。一日外者分为三时：平旦人气始生，为少阳也；日中人气隆盛，为太阳也；日西人气始衰，为虚阳也。阳气虚者，阴气即开也。阴气开者，即申酉戌，少阴生也，故暮须收距，无令外邪入皮毛；亥子丑时，即至阴也，故至阴时无扰骨也；寅卯辰，即厥阴也，故厥阴时无扰于筋，见雾露也，阴衰见湿，因招寒湿病。腠理密不泄者，乃内阴之力也。五脏藏神固者，外阳之力也。故比四时和气，不得相无也。因四时和气和于身者，乃是先圣法度也。阴气衰者，可以补阴，更强入房泻其阴，故阴气绝也。

4. 精神气血

精、气、津、液、血、脉，余意以为一气耳。一气者，真气也。真气在人，分一以为六别，故惑其义也。精及津、液与气异名同类，故皆称气耳。雄雌二灵之别，故曰两神。阴阳二神相得，故谓之薄。和为一质，故曰成形。此先于身生，谓之为精也。何谓气？下焦如渎，谓之津液。中焦如沤，谓之为营血。上焦如雾，为卫称气。何谓津？腠理所泄之汗，称之为津。何谓液？通而言之，小便、汗等，皆称津液；今别骨节中汁为液，故余名津也。五谷之精膏，注于诸骨节中，其汁淖泽，因屈伸之动，流汁上补于脑，下补诸髓，旁益皮肤，令其润泽，称之为液。何谓血？五谷精汁在于中焦，注手太阴脉中，变赤循脉而行，以奉生身，谓之为血也。何谓脉？盛壅营血之气，日夜营身五十周，不令避散，故谓之脉也。五脏精气为目，故气脱则目𥌓。津脱，腠理开、汗泄为状，液脱，骨属屈伸不利，色夭，脑髓消，胻酸，耳数鸣；骨节相属之处无液，故屈伸不利。无液润泽皮毛，故色夭。脑髓无补，故脑髓消，胻酸，耳鸣。胻，衡孟反。以无血，故色白。无

血润肤，故不泽。脉中无血，故空虚。以为不足，虚之状也。六气有部有主，有贵有贱，有善有恶，人之所受，各有其常，皆以五谷为生成大海者也。

人之生病，莫不内因怒、喜、思、忧、恐等五志，外因阴阳寒暑，以发于气而生百病。所以善摄生者，内除喜怒，外避寒暑，故无道夭，遂得长生久视者也。若纵志放情，怒以气上伤魂，魂伤肝伤也。若喜气缓伤神，神伤心伤也。若忧悲气消，亦伤于魂，魂伤肝伤也。恐以气下则伤志，志伤肾伤也。若多寒则气收聚，内伤于肺也。若多热腠理开泄，内伤于心也。忧则气乱伤魄，魄伤则肺伤也。若多劳气耗，则伤于肾。思以气结伤意，意伤则脾伤也。五脏既伤，各至不胜时则致死也，皆由九邪生于九气，所生之病也。引气而上故气逆，怒甚气逆，则致呕血及食气逆上也。喜则气和志达，营卫行利，故气缓为病也。肺以主悲，中上两焦在于心肺，悲气聚于肺，叶举心系急，营卫之气在心肺，聚而不散，神归不移，所以热而气消虚也。虽命门藏精，通名为肾，脉起肾，上贯肝膈，入肺中；肢者，从肺络心，注胸中。故人惊恐，其精却缩。气不得行，或因热而腠理开，营卫外通，汗大泄也。因营卫不通，遇寒则腠理闭塞，则气聚为病也。心，神之用。人之忧也，忘于众事，虽有心情，无所任物，故曰无所寄。气营之处，神必归之，今既忧繁，气聚不行，故神无归也。虑，亦神用也，所以忧也，不能逆虑于事，以气无主守，故气乱。人之用力劳乏，则气并喘喝，皮腠及内脏腑皆汗，以汗即是气，故汗出内外气衰耗也。专思一事则心气驻一物，所以神务一物之中，心神引气而聚，故结而为病也。

5. 饮食气味

谷气津液，味有五种，各入其五脏。胃受水谷，变化以滋五脏六腑，五脏六腑皆受其气。五味所喜，谓津液变为五味，则五性有殊，性有五行，故各喜走同性之脏。水谷化为津液，清气犹如雾露，名营卫，行脉内外，无所滞碍，故曰大通。其沉浊者，名为糟粕，泌别汁入于膀胱。精微，津液也。津液资五脏已，卫气出胃上口，营气出于中焦之后，故两行道也。谷化为气，计有四道：精微营卫，以为二道；化为糟粕及浊气并尿，其与精下传，复为一道；搏而不行，积于胸中，名气海，以为呼吸，复为一道，合为四道也。天之精气，则气海中气

也。气海之中,谷之精气,随呼吸出入也。人之呼也,谷之精气三分出已,及其吸也,一分还入,即须资食,充其肠胃之虚,以接不还之气。若半日不食,则肠胃渐虚,谷气衰也。一日不食,肠胃大虚,谷气少也。七日不食,肠胃虚竭,谷气皆尽,遂命终也。五谷:五谷、五畜、五果、五菜,用之充饥则谓之食,以其疗病则谓之药。是以脾病宜食粳米,即其药也;用充饥虚,即为食也。故但是入口资身之物,例皆若是。此谷、畜、果、菜等二十物,乃是五行五性之味,脏腑血气之本也,充虚接气,莫大于兹,奉性养生,不可斯须离也。黄帝并依五行相配、相克、相生,各入脏腑,以为和性之道也。

6. 藏象

未形之分,授与我身,谓之德者,天之道也。故《庄子》曰:未形之分,物得之以生,谓之德也。阴阳和气,质成我身者,地之道也。德中之分流动,阴阳之气和亭,遂使天道无形之分,动气和亭,物得生也。雄雌两神相搏,共成一形,先我身生,故谓之精也。一形之中,灵者谓之神也,即乃身之微也。问曰:谓之神者,未知于此精中始生? 未知先有今来? 答曰:案此《内经》但有神伤、神去与此神生之言,是知来者,非曰始生。及案释教精合之时,有神气来讬,则知先有,理不虚也。故孔丘不答有知无知,量有所由。唯佛明言是可依。魂者,神之别灵也,故随神往来,藏于肝,名曰魂。魄,亦神之别灵也,并精出此而入彼,谓为魄也。物,万物也。心,神之用也。任知万物,必有所以,神为魄灵,能任万物,故任物者谓之心也。意,亦神之用也,任物之心,有所追忆,谓之意也。志,亦神之用也,所忆之意,有所专存,谓之志也。思,亦神之用也,专存之志,变转异求,谓之思也。虑,亦神之用也。变求之思,逆慕将来,谓之虑也。智,亦神之用也,因虑所知,处物是非,谓之智也。神之所用,穷在于智,故曰智者之养生也。智者养生要有三道,春夏养阳,使适于暑也;秋冬养阴,使适于寒也;喜怒所生,生于居处,智者发而中节,故因以和安也。智者行廉,顺和节养之道,则五养神安,六腑气调,经脉用营,腠理密致,如此疵疠元本不生,八正四邪无由得至,自斯已往,或齐天地,莫见冬摄,或类彭年,长生久视也。

五脏之神不可伤也,伤五神者,则神去无守,脏守失也。六腑为阳,五脏为阴,脏无神守,故阴虚也。阴脏气无,遂致死也。故不死之道者,养五神也。人皆忄术惕思虑,则以伤神;悲哀动中,日亡魂性;喜乐无极,神魄散扬;愁忧不解,志意怵乱;盛怒无止,失志多忘;恐惧惊神,伤精痿骨。其以千端之祸,害此一生,终以万品欲情,浇乱真性,仍服金石贵宝,摧斯易生之躯,多求神仙芳草,日役百年之命。昔彭聃以道怡性,寿命遐长;秦武采药求仙,早升霞气。故广成子语黄帝曰:来,吾语汝。至道无视无听,抱神以静,形将自正也。必静必清,无劳汝形,无摇汝精,心无所知,神将守形,可以长生。故我修身千二百岁,人皆尽死,而我独存。得吾道者,上为皇,下为王;失吾道者,上见光,下为土。是知安国安人之道,莫大怡神,亡亡国之灾,无出情欲。故岐伯以斯至道,上答黄轩,述千古之遗风,拯万叶之荼苦也。医疗之道,先识五脏气之虚实,及知虚实所生之病,然后命乎针药,谨而调之。

五脏命分　太初之无,谓之道也。太极未形,物得以生,谓之德也。未形德者,有分且然无间,谓之命也。此命流动生物,物成生理,谓之形也。形体保神,各有所仪,谓之性也。是以血气精神,奉于一形之生,周于形体所仪之性,亦周有分无间之命。故命分流动成形,体保神为性,形性久居为生者,皆血气之所奉也。十二经脉,行营血气,营于三阴三阳,濡润筋骨,利关节也。卫气慓悍,行于分肉,司腠理关阖也。脾肾之神志意者,能御精神,令之守身,收于魂魄,使之不散,调于寒暑,得于中和,和于喜怒,不过其节者,皆志意之德也。天地阴阳,四时八节,造化不同,用参五脏,何得一也? 五脏各有五别,一一之府,皆准五脏,亦有五别,故脏腑别言各有五别,五五二十五也。五脏既五,六腑亦五,三焦一腑属于膀胱,故唯有五。心小则安,此为善也。易伤以忧,即为恶也。心坚则脏安守固,此为吉也。心脆则喜病消瘅热中,即为凶也。如此脏腑随义皆有善恶吉凶,请具陈也。脏小则神小,不敢自宽,故常安,邪不入也。脏大则神气宣纵,故忧不能伤,邪入不安也。心脏高者,则神高也。心高肺逼于心,故悗喜忘也。以其神高不受他言,故难开以言也。心下则在肺脏之外,神亦居外,故寒易伤也。亦以神下,故易恐以言也。脏坚则神守亦坚固,故其心脏安不病,其神守坚固。五脏柔脆,神亦柔脆,故脏柔脆人血脉上行，转而为热消肌肤，故病消瘅热中也。五脏端正，神亦端正也。神端正性亦和柔，故声色芳味之利难相伤也，斯乃贤人君子所以得心神也。心脏偏倾不一，神亦如之，故操持百端，竟无守司之恒，此为众人小人所得心神也。心脏言神，有此八变。后之四脏，但言脏变，皆不言神变者，以神为魂魄意志之主，言其神变，则四种皆知，故略不言也。天分所得肺小，则少饮浆水。又肺小不受外邪，故不病喘渴。肺大喜受外邪，故喜病痹及逆气也。肺高则上迫缺盆，故上气喘息。两肩并动，故曰肩息。又肺上迫，故数欲咳。肝小不受外邪，故安，无两胁下痛。肝大下逼于胃，傍迫于咽，迫咽则咽膈不通饮食，故曰膈中也。肝大受邪，故两胁下痛。肝高上支于膈，又切于胁，支膈切胁既急，即喘息于贲，故曰息贲也。肝坚则外邪不入，故安，难伤也。脾小外邪不入，故安而难伤也。脾大凑向空䏝而痛，大而不行，则䏝胁空也。脾下则䏝缓，高则䏝牵，季胁中痛也。脾下即是大肠，故脾下加，出于脾脏所居之外，故喜受邪。肾小不受外邪，故安而难伤也。肾大在于腰中，故俛仰皆痛也。肾高去腰，著于脊膂，故脊膂痛，不得俛仰也。肾下入于尻中，下迫膀胱，故尻痛不可俛仰。人之五脏，受之天分，有此二十五变者，不由人之失养之愆，故虽不离屏蔽，常喜有前病也。五脏六腑坚端正者，和利得人，则道之宅也。脏腑脆而偏倾，则邪气舍也。为道之宅，则其性和柔，神明聪利，人之受附也。为邪之舍，不离病也，心奸邪也，喜为盗也，乖公正也，言不恒也。是知二十五变，虽得之于天，调养得中，纵内外邪侵，不为病也。乖和失理，虽不离屏蔽，终为病也。前言一脏各有五病，未极理也；今言一变具有五脏，方得尽理，故请言故也。夫五神以依脏，故前言心脏之变，神亦随之；次说四脏之变，不言神变；今总论五脏，初有四变，唯言于神，次有二变，但说于脏，次有二变，复但言神也。心脏形小，外邪难入，故少病；神亦随小，故不自申焦心愁忧也。

脏腑气液　肺脉手太阴正别及络皆不至于鼻，而别之入于手阳明脉中，上侠鼻孔，故得肺气通于鼻也。又气有不循经者，积于胸中，上肺循喉咙而成呼吸，故通于鼻也。鼻为肺窍，故肺气和者，则鼻得和气，故鼻知臭香。《素问》言有五臭，经无五香。舌虽非窍，手少阴别脉循经入心中，上

系舌本，故得心气通舌也。《素问》赤色入通于心，开窍于耳者，肾者水也，心者火也，水火相济，心气通耳，故以窍言之，即心以耳为窍。又手太阳心之表，脉入于耳中，故心开窍在于耳也。肝脉足厥阴上颃颡也，连目系，故得通于目系。脾足太阴脉上膈侠咽，连舌本，散舌下，故得气通口也。谷有五味，舌已知之，五谷之别，口知之也，故食麦之者，不言菽也。手足少阳、手足太阳及足阳明络皆入耳中。手少阳、足少阳、手太阳，此三正经入于耳中。足太阳脉在耳上角，又入脑中，即亦络入于耳。足阳明耳前上行，亦可络入耳中。手阳明络别入耳中。计正经及络手足六阳皆入耳中。《经》说"五络入耳中"，疑足太阳络不至于耳也。五脏主藏精神，其脉手足六阴，络于六腑，属于五脏。六腑主贮水谷，其脉手足六阳，络于五脏，属于六腑。七窍者，精神户牖也。故六阴受邪入脏，则五脏不和，五脏不和，则七窍不通利也。六阳受邪入腑，则六腑不和，六腑不和，则阳气留处处为痈疽。

精，谓命门所藏精也，五脏之所生也。五精有所不足，不足之脏虚而病也。五精有余，所并之脏亦实而病也。命门通名为肾，肝之母也，母实并子，故为忧也。心为火也，精为水也，水克于火，遂坏为喜。肺为金也，水子并母，故有悲怜。精并左肾，则肾实生恐。脾为土也，水并于土，被克生畏。《素问》精并于脾，消息生饥。如是相并为病，乃有无穷，斯为阴阳五行之变也。

东方生风，风生于肝，肝之盛即便恶风。以子从树生，子生多盛，必衰本树，相生之物，理皆然也，故肝恶风也。南方生热，热从心生，故心恶热也。《素问》曰：西方生燥，燥生于肺。若尔，则肺恶于燥。今此肺恶寒、肾恶燥者，燥在于秋，寒之始也；寒在于冬，燥之终也。肺在于秋，以肺恶寒之甚，故言其终；肾在于冬，以肾恶燥不甚，故言其始也。中央生湿，湿生于脾，以其脾感，故恶湿也。土旺四季，四季皆有土也；脾长四脏，四脏皆有脾也。何者？四肢百体禀气于胃，胃以水谷津液资四肢。当用资四肢之时，胃气不能径到四肢，要因于脾，得水谷津液营卫之气，营于四肢，四肢禀承，方得用也。若其脾病脉道不通，则筋骨肌肉无气以生，故不用也。阳明为阴阳脏腑之海，五脏六腑各因十二经脉受气于阳明，故经脉得为胃行津液之气。四肢禀承四肢得气也经脉不通，阳明，则阴

脉不通,筋骨脉肉无气以主也。

汗者水也,遍身腠理之液也。心者火也,人因热饮热食,及因时热蒸于湿气,液出腠理,谓之汗也。肝通于目,目中出液,谓之泪也。肺通于鼻,鼻中之液,谓之涕也。肾脉足少阴,上至颃颡,通出口中,名之为唾,故肾主唾也。脾足太阴脉,通于五谷之液,上出廉泉,故名为涎。精神遍于脏中不离,故不泻而满也。虽满常虚,故不实。肠胃更满,故为实也;更虚,故不满也。饱食未消,肠中未有糟粕,即胃实肠虚也;食消以下于肠,胃中未有食入,即肠实胃虚也。以其胃虚,故气得上也;以其肠虚,故气得下也。气得上下,神气宣通,长生久视。

7. 营卫气血

人之生也,禀气而生,未知禀受何气?未知所受阴阳正气如何会?人之受气,受谷气也。肺以主气,故谷之精气传之与肺。肺气传与脏腑,故脏腑皆受气于肺也。谷之清气为营,谷之浊气为卫。清血之气在于脉中以营于身,故曰营气。谷之浊气在于外,亦周身不住卫身,故曰卫气也。营气法天,营身不息,营气营身五十周已,大会于两手太阴中也。营气起于中焦,下络大肠,上膈入肺,以肺系横出掖下,至于大指、次指之端,入手阳明,从手阳明入足阳明,次入足太阴,次入手少阴,次入手太阳,次入足太阳,次入足少阴,次入手心主,次入手少阳,次入足太阳,次入足厥阴,还手太阴,阴阳相贯,终而复始,与天地同纪,故曰如环无端也。卫气至平旦自太阳而出,行于三阳,至夜阴时,行肾等五脏,阳气已止也。卫气夜行五脏二十五周,昼行三阳二十五周,阴阳会昼夜也。阴阳之气更盛更衰,终而复始,此为物化之常。夜半万人皆卧,人气与阴气合,故曰合阴。平旦阳气生,日中名为合阳。老壮之人营卫气异也。营气衰小,脉中气衰也,卫气内伐,脉外气衰。人之生也,以气为宗。宗气之道,无贵内谷。肠胃宗气,生身最重,故名宝也。谷入胃已,精浊下流,清精注肺,肺得其气,流溢五脏,布散六腑也。精专血气,常营无已,名曰营气也。营气起于中焦,并胃口出上焦之后,注手太阴、手阳明,乃之足阳明也。足太阴脉注心中,从心中循手少阴脉行也。手太阳脉支者,别颊上䪼抵鼻至目内眦;足太阳脉,起目内眦,合足太阳之气,与之共行,上顶下项,然后称合,理

亦无违也。足厥阴脉从肝上注肺,上循喉咙,上至于颠,与督脉会。督脉自从畜门上额至颠,下项入骶,与厥阴不同。此言别者上额循颠之言,乃是营气行足厥阴至畜门,别于厥阴之脉,循督上额至颠,下项入骶络阴器,上循腹里入缺盆,复别于督脉,注于肺中,复出手太阴之脉,此是营气循列度数常行之道,与足厥阴及督脉各异也。颃颡,当会厌上双孔。畜门,鼻孔也。逆顺者,在手循阴而出,循阳而入;在足循阴而入,循阳而出,此为营气行逆顺常也。夫三焦者,上焦在胃上口,主内而不出,其理在膻中;中焦在胃中口,不上不下,主腐熟水谷,其理在脐旁;下焦在脐下,当膀胱上口,主分别清浊,主出而不内,其理在脐下一寸。故营出中焦者,出胃中口也;卫出上焦者,出胃上口也。咽胃之际,名胃上口。胃之上口出气,即循咽上布于胸中,从胸中之掖,循肺脉手太阴行至大指、次指之端,注手阳明脉,循指上廉上至下齿中。气到于舌,故曰上至舌也。此则上焦所出与卫气同,所行之道与营共行也。其脉还出侠口交人中,左之右,右之左,上侠鼻孔与足阳明合。足阳明下行至足太阴等,与营气俱行也。营气行昼,故即行阳也;行夜,故即行阴也。其气循二十八脉十六丈二尺,昼行二十五周,夜行二十五周,故一日一夜行五十周,平旦会手太阴脉也。一度有一周,五十周为日夜一大周矣。上焦卫气循营气行,终而复始,常行无已也。卫气在于脉外分肉之间,腠理伤风,因热饮食,毛蒸理泄,腠理内开。卫气勇急,遂不循其道,即出其汗,谓之漏泄风也。中焦在胃中口,中焦之气,从胃中口出已,并胃上口,出上焦之后,为五谷之气也,泌去糟粕,承津液之汁,化其精微者,注入手太阴脉中,变赤称血,以奉生身。人眼受血,所以能视,手之受血,所以能握,足之受血,所以能步,身之所贵,莫先于血,故得行于十二经络之道,以营于身,故曰营气也。营卫者,人之至精之气,然精非气也;血者神明之气,而神非血也。故比之精气无异也。无血亦死,无气亦死,故有两死也;有血亦生,有气亦生,随有一即生,故无两生也。下焦在脐下,当膀胱上口,主分别清浊而不内,济泌别汁,循下焦渗入膀胱,此下焦气液也。上焦之气如雾在天,雾含水气,谓如雪雾也。中焦血气在脉中,润一顷,谓之沤也。下焦之气溲液等如沟渎流在地也。

糟粕津液,浊秽下流,以为溲便。其清者宗气,积于膻中,名曰气海,其气贯于心肺,出入喉咙之中而行呼吸,一也。营气起于中焦,泌五谷津液,注于肺脉手太阴中,化而为血,循脉营于手足,回五脏六腑之中,旋还以应刻数,二也。卫气起于上焦,上行至目,行手足三阳已,夜从足少阴分,上行五脏,至昼还行三阳,如是行五脏。行六脏者,夜行五脏之时,脏脉络腑,故兼行也,以腑在内故,三也。邪气客于内脏腑中,则卫气不得入于腑腑,卫气唯得卫外,则为盛阳。瞋,张盛也。脏腑内气不行,则内气益少。阳乔之脉在外营目,今阳乔盛溢,故目不得合也。半夏汤以疗厥气,厥气既消,内外气通,则目合得卧。沟渎水壅,决之则通。阴阳气塞,针液导之。

十二水谓泾、渭、海、湖、汝、沔、淮、漯、江、河、济、漳。此十二水,十二经所法,以应五行,故色各异也。江清河浊,即清浊不同也。人血脉如一,若为彼十二经水也。人之血气苟能一种无差者,不可得应于十二经水,正以血脉十二经不同,故得应于十二经水,所以有相乱也。非直天下众人血脉有乱,一人自有十二经脉,故有乱也。

受谷之浊胃气也,受气之清肺气也。谷气浊而清者,上出咽口,以为噫气也。谷气清而浊者,下行经脉之中,以为营气。清者为阴,浊者为阳,清浊相干,则阴阳气乱也。谷之清气,上注于肺。谷之浊者,下流于胃。胃中谷气浊而清者,上咽出口,以为噫气。注肺清,而浊气下注十二经,并积膻中,以为气海而成呼吸也。诸阴皆清,诸阳皆浊。诸阳之脉皆浊,未知何经独受中之浊也。胃者,腐熟水谷,传与小肠,小肠受盛,然后传与大肠,大肠传过,是为小肠受秽浊最多,故小肠经受阳之浊也。肺脉手太阴受于清气,其有二别。有清清之气,行于三百六十五络,皆上于面,精阳之气上行目而为精,其别气走耳而为听,其宗气上出于鼻而为臭,其浊气出于唇口为味,皆是手太阴清气行之故也。胃者,腐熟水谷,传与小肠,小肠受盛,然后传与大肠,大肠传过,是为小肠受秽浊最多,故小肠经受阳之浊也。肺脉手太阴受于清气,其有二别。有清清之气,行于三百六十五络,皆上于面,精阳之气上行目而为精,其别气走耳而为听,其宗气上出于鼻而为臭,其浊气出于唇口为味,皆是手太阴清气行之故也。六阴之脉皆清,足

太阴以是脾肺,脾主水谷浊气,故足太阴受阴之浊也。诸经多以清者为阳,浊者为阴;此经皆以谷之悍气为浊为阳,谷之精气为清为阴,有此不同也。故人气清而滑利者,刺浅而疾之;其气浊而涩者,刺深而留之;阴阳清浊气并乱,以理调之,理数然也。相顺者,十二经脉皆有五行四时之分。诸摄生者,摄之当分,则为和为顺;乖常失理,则为逆为乱也。营在脉中,卫在脉外,内外相顺,故曰相随,非相随行,相随和也。清气在于脉内,为营为阴也;浊气在于脉外,为卫为阳也。营卫气顺逆十二经而行也。卫之悍气,上至于目,循足太阳至足指为顺行;其悍气散者,复从目,循手太阳向手指,是为逆行也。此其常也。阳气入阴,阴气入阳,即清浊乱也。营气逆行,卫气顺行,即逆顺乱也。肺手太阴脉行臂,故肺气乱,肺及臂手闷,所以接手以呼也。肠胃之中,营卫之气相杂为乱,故为霍乱。气在于心取手少阴经者,《上经》云:心不受邪。今气在心,若为不受邪也?若言邪在心之包络,即应唯疗手心主之经,何为心病二经俱疗?故知心者亦受邪也。足太阴,脾脉也。脾胃腑脏阴阳气通,故肠胃气乱,取足太阴也。阳明之脉,是胃本经,胃之上输在背,下输在三里也。

二、《黄帝内经太素》临床理论贡献

1. 热病理论

夫伤寒者,人于冬时,温室温衣,热饮热食,腠理开发,快意受寒,腠理因闭,寒居其寒极为热,三阴三阳之脉、五脏六腑受热为病,名曰热病。斯之热病,本因受寒伤多,亦为寒气所伤,得此热病,以本为名,故称此热病,伤寒类也。故曰冬伤于寒,春为温病也。其病夏至前发者名为病温,夏至后发者名为病暑也。阴阳二经同感,三日而遍脏腑,营卫不通,复得三日,故极后三日,所以六七日间死也。冬感寒时,阴阳共感,至其发时,还同时发也。故至春发,一日则太阳、少阴俱病也。足太阳上头,故头痛也。手少阴上侠咽,足少阴侠舌本,手太阳络心循咽,故令口干。手少阴起于心中,足少阴络心,手太阳络心,故令烦满。其不至脏腑两感于寒者,至第七日即太阳病衰,至九日三阳病衰,至十日太阴病衰,至十二日三阴三阳等病皆衰,故曰其愈皆十日以上。足太阳脉直者,从颠入络脑,还出别下项,其风府在项入发际一寸,则太阳之气连风府也。诸阳者,督脉、阳维脉也。督

脉，阳脉之海。阳维，维诸阳脉，总会风府，属于太阳。故足太阳脉，为诸阳主气。所以人之此脉伤于寒者，极为热病者也。先发于阳，后发于阴，虽热甚不死；阴阳两气时感者，不免死也。寒之伤多极为热者，初病发日，必是太阳受热之为病，故曰一日太阳受之。所以一日阳明、少阳不受热者，以其太阳主热，又伤寒热加，故太阳先病也。头、项、腰、脊，并是足太阳脉所行之处，故皆痛也。阳明二阳，故次受病。脾之太阴主肌，胃之阳明主肉。其脉从鼻络目内眦，下行入腹至足；手阳明下属大肠，上侠鼻孔，故病身热鼻干不得卧也。肝足厥阴主筋，三焦手少阳与膀胱合，膀胱肾腑，表里皆主骨；足少阳起目兑眦，入络耳中，下循胸胁下至于足；手少阳偏属三焦，从耳后入耳中，故病耳聋胸胁痛也。三经，三阳经也。热在三阳经中，未满三日，未至于腑，当以针药发汗而已。三经之病，三日外至腑，可以汤药泄而去。一阴为独决，厥阴也。二阴为雌，少阴也。三阴为母，太阴也。太阴为大，故先受热。太阴脉从足入腹，属脾络胃，离侠咽，连舌本；手太阴起于中焦，下络大肠，故腹满嗌干也。足少阴直者，从肾上贯肝膈入肺中，循喉咙侠舌本，故口热舌干而渴也。足厥阴脉环阴器抵少腹，侠胃属肝络胆，故烦满囊缩也。如此两感，三阴三阳脏腑皆病，营卫闭塞，故至后三日则死；不两病者，至第七日太阳病衰，至第九日少阳病衰也。太阴脾主谷气，故十日病愈腹减思饮食也。足少阴脉入肺侠舌本，故十一日病愈渴止舌干已也。咳者，肺气通也。厥阴之脉病愈，大气已去，故十二日囊渐下也。未满三日，热在三阳之脉，皮肉之间，故可汗而已也。三日以外，热入脏腑之中，可服汤药泄而去也。

汗者，阴液也。热者，阳盛气也。阳盛则无汗，汗出则热衰。今出而热不衰者，是阳邪盛而复阴起，两者相交，故名阴阳交也。精者，谷之精液，谓之汗也。伤寒邪气，谓之热也。今邪气与精气交争于骨肉之间，精胜则邪却，邪胜则精消。今虽汗出而复热者，是邪战胜精，故致死也。热邪既胜则精液无，精液无者唯有热也。其热留而不去者，五脏六腑尽可伤之，能食也。夫汗出则可脉静，今汗出脉犹躁盛，是为邪胜明矣，知定死也。汗出而热不衰，死有三候：一不能食，二犹脉躁，三者失志。汗出而热，有此三死之候，未见一生之状，虽

差必死。又有三分之死，未见一分之生也。风热开于腠理为汗，非精气为汗，故身热不解名为风也。烦心满闷不解，名厥病也。有风有厥，名曰风厥也。可刺阴阳表里之脉，以攻其外，饮之汤液，以疗其内，此为疗风厥之法也。热病七日太阳病衰，八日阳明病衰，二阳病衰，气口之脉则可渐和，而脉喘动头眩者，热犹未去。热病至七八日，二阳病衰，其脉则可渐和，而微小者即热甚，所以溲血口干，一日半死。脉小者，内热消瘅之候也。热病七八日，二阳病衰，故脉不躁，虽躁不数者，至后三日，合十二日，三阴三阳热衰，故汗出愈也。若从九日至十二日汗不出者，十三日死，计后三日者三日后也。又曰：十二日厥阴衰日，即便汗出。如其不出，至十三日为后三日，从九日后以为四日也。

肝脉足厥阴环阴器，故热小便黄也。上行侠胃，故身热多卧卧不安也。肝动，语言也，故热争狂言及惊也。其脉属肝络胆，故胁痛也。肝脉出足上，连手厥阴，今热，故手足躁也。心主喜乐，热病将发，故不乐数日乃热。手少阴脉起心中，侠咽系目系，手太阳至目内外眦，故热甚心痛烦悗，喜欧头痛，面赤无汗也。脾腑之阳明脉，循发际至额颅，故头重颜痛及两颔痛。足太阴脉注心中，故心烦。足阳明下循喉咙下膈属胃络脾主肌，故欲欧身热腹满泄也。足阳明之正，入腹里属胃，故腰痛不用也。肺主毛腠，内热，淅然起毛恶风也。肺热上薰，故舌上黄也。肺主行气于身，故身热也。肺以主咳，在于胸中，故热争喘咳，痹走胸膺，此为热痹，痛行胸中，不得太息也。肺热冲头，以肺不至，故头痛不甚也。有本为堪，言气冲甚，故头痛甚也。冷汗虽出，无发热也。肾足少阴脉上腨内，出腘内廉，贯脊属肾络膀胱，上贯肝膈入肺中，循喉咙侠舌本，故热病先腰痛胻痠，苦渴数饮也。足太阳脉别项，本支行背，合有四道，以下合腘贯腨，至足小指外侧，故身热项强而足胻寒且痠也。足少阴起于足心，故足下热也。从肺出络心，故热不欲言也。

2. 疟疾理论

二日一发名痎疟，此经但夏伤于暑至秋为病，或云痎疟，或但云疟，不必日发间日以定痎也，俱应四时其形有异以为痎耳。因腠理开发，风入不泄，藏蓄合于四时，而发日之辰又异。寒疟发状，凡有七别：一起豪毛谓毛立，二为伸欠，三为寒栗，

四腰脊痛,五内外热,六头痛甚,七渴饮水。寒气藏于肠胃之外,皮肤之内,舍于营气,至于春时,阴阳交争,更胜更衰,故虚实相移也。三阳俱并于阴,则三阳皆虚,虚为阴乘,故外寒。阴气强盛,盛故内寒。内外俱寒,汤火不能温也。阴极则阳盛,阳盛则外热。阴极则阴虚,阴虚则阳乘,故内热。外内俱热,甚于慄炭,冰水不能凉,故渴而欲饮也。邪舍营气之中,令人汗出,开其腠理,因得秋气,复藏皮肤之内,与卫气居。卫昼行于阳,夜行于阴,邪气与卫俱行,是以日日而作也。邪气因卫入内,内薄于阴,共阳交争,不得日日与卫外出之阳,故间日而作也。温疟所舍之脏,谓冬三月时,因腠理开,得大寒气深入,至于骨髓,藏于肾中,至春阳气虽发,亦不能出,以内销于脑髓,销泽脉肉,发泄腠理,有因用力汗出,其寒气从内与汗俱出,是则阴虚,阴虚阳乘,内盛为热,故先热也;热极复衰,反入于内,外阳复虚,阳虚阴乘为寒,所以后寒,故曰温疟。夫疟之作也,必内阴外阳,相入相并相移乃作。四肢为阳,脏腑为阴。疟之将作,阳从四肢而入,阴从脏腑而出,二气交争,阴胜为寒,阳胜为热。疗之二气未并之前,以绳坚束四肢病所来处,使二气不得相通,必邪见孙络,皆刺去血,此为要道也。阳以伤者,阳虚也。阴从之者,阴并也。夫疟之作,迟数不同。或不间日,谓一日一发也。或有间日,隔日而发也。或间二日,三日一发也。或至数日一发,四日以去有一发也。诸间二日以去温疟,人多不识,不以为疟,宜审察之,以行补泻也。

3. 痿证理论

痿者,屈弱也。以五脏热,遂使皮肤、脉、筋、肉、骨,缓痿屈弱不用,故名为痿。然五脏之热,使人有痿何如也。肺热皮萎,即令肺叶焦干,外令皮毛及肤弱急相著,生于手足痿躄不用也。肺在五脏之上,是心之盖,主气,故为脏之长也。是以心有亡失,求之不得,即伤于肺,肺伤则出气有声,动肺叶焦,五脏因肺叶焦热,遂发为痿躄也。心热脉萎,心主血脉,心脏气热,令下血脉厥逆而上。下脉血气上行则下脉虚,故生脉痿,枢折脚胫疭缓不能履地。胞络者,心上胞络之脉。心悲哀太甚,则令心上胞络脉绝,手少阳气内动有伤,心下崩损,血循手少阳脉下,尿血,致令脉虚为脉痹,传为脉痿。肝热筋萎,挛者,筋寒急。有热膜筋干为挛,

如筋得火,卷缩为挛,伸为疭,故为筋痿也。思想所爱之色,不知穷已,无涯之心,不遂所愿,淫外心深,入房太甚,遂令阴器施纵也。阴为诸筋之宗,故宗筋伤则为筋痿,妇人发为白淫。脾热肉萎,脾胃相依,故脾热则胃干燥,故肉不仁,发为肉痿也。湿处停居相渍,致肌肉痹而不仁,遂使肉皆痿疭也,名曰肉痿也。肾热骨萎,肾在腰中,所以肾气热,腰脊不举,骨干,热煎髓减,故发为骨痿也。劳倦逢于大热,渴则阳明内代者,阳明主谷,其气热盛,复有外热来加,阳明之脉内即代绝,内外热盛,下合水肾,水不胜火,故骨枯髓竭。骨枯髓竭,故足不任身,发为骨痿。五脏热痿,皆是阴虚,故补五脏阴经之荥。阴荥,水也。阴输是木,少阳也。故热痿通其输也。各以其时者,各以其时受病之日调之皆愈也。阳明胃脉,胃主水谷,流出血气,以资五脏六腑,如海之资,故阳明称海。从于脏腑流出,行二十八脉,皆归冲脉,故称冲脉为经脉之海。是为冲脉,以阳明水谷之气,与带脉、督脉相会,润于宗筋,所以宗筋能管束肉骨而利机关。宗筋者,足太阴、少阴、厥阴三阴筋,及足阳明筋,皆聚阴器,故曰宗筋,故阳明为长。若阳明水谷气虚者,则带脉不能控引于足,故足痿不用也。

4. 厥证理论

夫厥者,气动逆也。气之失迎,有寒有热,故曰厥寒热也。足之阳气虚也,阴气乘之足冷,名曰寒厥。足之阴气虚也,阳气乘之足热,名曰热厥。寒厥其人形体壮盛,从其所欲,于秋冬阳气衰时,入房太甚有伤,故曰夺于所用。因夺所用,则阳气上虚,阴气上争,未能和复,精气溢泄益虚,寒邪之气因虚上乘,以居其中,以寒居中,阳气衰虚。夫阳气者,卫气也。卫气行于脉外,渗灌经络以营于身,以寒邪居上,卫气日损,阴气独用,故手足冷,名曰寒厥。热厥其人醉酒,酒为热液,故人之醉,酒先入并络脉之中,故经脉虚也。脾本为胃行于津液,以灌四脏。今酒及食先满络中则脾脏阴虚,脾脏阴虚则脾经虚,脾经既虚则阳气乘之,阳气聚脾中则谷精气竭,谷精气竭则不营四肢,阳邪独用,故手足热。数经醉酒及饱食,酒谷未消入房,气聚于脾脏,二气相搏,内热于中,外遍于身,内外皆热,肾阴内衰,阳气外胜,手足皆热,名曰热厥。足太阳脉从头至足,太阳之气失逆,故巨阳之厥头足皆重,目为眴仆。足阳明脉从面下入腹至足,阳

明气之失逆,故阳明之厥癫疾走呼,腹满不得卧,面赤而热,妄见妄言。手足少阳之脉皆入耳中,足少阳脉循颊下胁循骭至足,故少阳之厥暴聋颊肿,胁痛脚骭不可运动也。足太阴脾脉主于腹之肠胃,太阴脉气失逆,故太阴之厥腹满不利不食,呕不得卧。手少阴脉络小肠,足少阴脉从足上阴股内廉,贯脊属肾络膀胱,络心上侠舌本,少阴气逆,故少阴之厥舌干溺赤,腹满心痛也。足厥阴脉从足上踝八寸,上循股阴入毛环阴器,足厥阴脉气失逆,故厥阴之厥少腹痛,瞋溲不利,好卧屈膝,阴缩肿,胻内热。

5.诸风理论

风、气一也,徐缓为气,急疾为风。人之生也,感风气以生;其为病也,因风气为病。是以风为百病之长,故伤人也,有成未成。伤人成病,凡有五别:一曰寒热,二曰热中,三曰寒中,四曰疠病,五曰偏枯。此之五者,以为风伤变成。余病形病名各不同,或为贼风者,但风之为病,所因不同,故病名病形亦各异也。风入于脏腑之内为病,遂名脏腑之风。风气藏于皮肤之间,内不得通生大小便道,外不得腠理中泄。风性好动,故喜行数变以为病也。风气之邪得之因者,或因饥虚,或因复用力,腠理开发,风入毛腠,洒然而寒,腠理闭塞,内壅热闷。洒,音洗,如洗而寒也。其寒不泄在内,故不能食;其热不泄在外,故销肌肉也。是以使人恶风而不能食,称曰寒热之病。怢栗,振寒貌也。风气从皮肤,循足阳明之经,入于胃中;足阳明经从目内眦,入属于胃,故循其脉至目内眦。以其人肥,腠理密实不开,风气壅而不得外泄,故内为热中,病目黄也。人瘦则腠理疏虚,外泄温气,故风气内以为寒中。足阳明脉虚冷,故目泣出也。疠风者,风气之邪与足太阳俱入十二经脉输穴之中,又散于分肉腠理之间,其与太阳俱入于输,冲上来者,淫邪之气,与卫气相干,至令卫气涩而不行,故肌肉贲起,腹胀有所伤也。以卫气凝聚不行,故肉不仁也。太阳与卫气在营血之中,故浊而热于胸腹。上冲于鼻,故鼻齃骨坏。其气散于皮肤,故皮肤溃烂。以其邪风寒气客脉,留而不去为病,称曰疠风。春甲乙者,木王时也。木王盛时,冲上风来,名曰邪风;木盛近衰,故冲上邪风来伤于肝,故曰肝风;近伤脏腑之输,故曰脏腑之风;邪气所中之处,即偏为病,故名偏风;风邪循脉入脑,故名脑

风;邪气入于目,系在头,故为目风;饮酒寒眠,腠开漏汗,故为漏风;入房用力汗出,中风内伤,故曰内风;新沐发已,头上垢落,腠开得风,故曰首风;皮肤受风日久,传入肠胃之中泄痢,故曰肠风;风在腠理之中,泄汗不止,故曰泄风。百病因风而生,故为长也。以因于内,变为万病,非唯一途,故风气以为病长也。

诊者,既见其状,因知所由,故曰诊也。昼间暮甚等,即为状也;咳嗽短气等,即为病能。肺气病能凡有七别:一曰多汗;二曰恶风;三曰色白;四曰嗽咳;五曰短气;六曰暮甚;七曰所部色见。心风状能有七:一曰多汗;二曰恶风;三曰焦绝;四曰喜怒;五曰面赤;六曰痛甚不安;七曰所部色见。肝风状能有八:一曰多汗;二曰恶风;三曰喜悲;四曰面色微青;五曰咽干;六曰喜怒;七曰时憎女子;八曰所部色见。脾风状能有七:一曰多汗;二曰恶风;三曰身体怠堕;四曰四肢不用;五曰面色微黄;六曰不味于食;七曰所部色见也。肾风状能有七:一曰多汗;二曰恶风;三曰面肿;四曰腰脊痛;五曰面色黑如烟焰。焰,大才反;六曰隐曲不利,谓大小便不得通利;七曰所部色见。胃风状能有八:一曰颈多汗;二曰恶风;三曰不下饮食;四曰膈噎不通;五曰腹喜满;六曰失覆腹胀;七曰食冷则痢;八曰胃风形诊,瘦而腹大,胃风候也。首风状能有三:一曰头面多汗,二曰恶风,三曰头痛不得游于庭;漏风状能有七:一曰多汗,重衣则汗,衣单则寒;二曰因食汗甚;三曰恶风;四曰衣裳恒湿;五曰口干;六曰喜渴;七曰不能劳事;泄风状能有四:一曰多汗污衣;二曰口干;三曰皮上冷;四曰劳则体痛。

贼风者,风从冲上所胜处来,贼邪风也。《九宫经》曰:太一者,玄皇之使,常居北极之傍汁蛰上下,太一至坎宫,天必应之以风雨。其感从太一所居乡来向中宫,名为实风,主生长养万物;若风从南方来向中宫,为冲后来虚风,贼伤人者也。其贼风夜至,人皆寝卧,不犯其风,人少其病也。摄养顺于四时和气,纵有贼邪不能伤也。摄养乖于四时和气,非理受于风寒暑湿,人之有此三虚,故从冲后发屋折木扬沙走石等贼风至身,洒然起于毫毛,发于腠理,即为贼风伤也。贼邪之风夜来,人虽不离屏室之中,伤于寒湿,又因坠有恶血,寒湿恶血等邪藏于血脉中,又因喜怒饮食寒温失理,遂

令腠理闭塞,壅而不通。若当腠开,遇于风寒,则血凝结,与先寒湿故邪相因,遂为寒痹。虽在屏蔽之中,因热汗出,腠开受风,斯乃屏内之中加此诸病,不因贼风者。因内邪得病,病人并能自知;仍有自知不遇寒湿之邪,又无喜怒怵惕之志,有卒然为病,当是鬼神为之乎?故有所恶,即为怒也;梦有所乐,即为喜也。因此两者相薄,故血气乱而生病。所来微细,视听难知,众人谓如鬼神,非鬼神也。四时八节虚邪贼风中人,因其暑腠理开时因入伤人,腠理开者贼风中深,腠理闭者贼邪中浅,以其贼邪贼害甚也。不得以时者,暑开之时即入,闭之时不入也。邪之中人,若因腠理开者,为害有三:一则邪入深也,二则极人命速,三则病死卒暴也。若腠理闭,为遇有二:一则邪入浅也,二则为病死徐。人虽和适而居,腠理开闭,未必因于寒暑,因于月之满空,人气盛衰,故腠理开闭,有病不病,斯乃人之常也。人身盛时,法月及与西海,皆悉盛实也。但贼邪不入,凡有六实:一曰血气精而不浊;二曰肌肉充实不疏;三曰皮肤密致不开;四曰毛发坚实不虚;五曰三焦腠理曲而不通;六曰烟尘垢腻蔽于腠理。有此六实,故贼风虽入,不能深也。人身衰时,法月及与西海皆悉衰也。月空东海盛者,阴衰阳盛也。凡有八衰:一曰血气虚浊,谓当脉血气虚也;二曰卫气减少,谓脉外卫气去而少也;三曰肌肉疏减;四曰皮肤虚缓;五曰腠理空开;六曰毛发虚浅;七曰焦理疏薄;八曰理无烟垢。有此八虚,所以贼邪深入,令人卒病也。

6. 诸痹理论

风寒湿等各为其病,若三气杂至合而为一,病称为痹。若三合一多即别受痹名。故三中风多名为行痹,谓其痹病转移不住,故曰行痹。三中寒多阴盛为痛,故曰痛痹。三中湿气多住而不移转,故曰著痹。此三种病,三气共成,异于他病,有寒有热,有痛不痛,皆名为痹也。冬时不能自调,遇此三气以为三痹,俱称骨痹,以冬骨也。余四仿此。五脏五输皆有合也,是以脉、骨、筋、肌、皮等五痹久而不已,内舍于合。在合时复感邪之气,转入于脏,入脏者死也。所谓五痹不已者,各以其时而重感贼邪寒湿之气,益内五脏之痹者死。风寒湿等三气外邪中于腑输,饮食居处内邪应内以引外,故痹入六腑中。有痛之痹以痛为输,不痛之痹量其所宜,以取其当。周痹者,邪居分肉之间,令正气循身不周,邪与周为痹,故称周痹。今帝之意,言其痹痛,循行上下,移徙往来,无处不至,名为周痹。周痹之状,痹在血脉之中,循脉上下,不能在其左右不移其处,但以壅其真气,使营身不周。三气以为周痹,循脉而行,至分肉之间,气聚排迫分肉,肉裂而为痛也。痹痛引神,即神归痛,神痛不已,故热气集而痛解,此处痛解厥已,即余处痛生,周痹休发,如是以为休起也。岐伯之意,言于此痹行于众处,可为众痹,非周痹也。间不及下针者,痹痛之中,未及下针,其痛已移也。众痹在身左右之处,更身而发,不能周身,故曰众痹。众痹在身,所居不移,但痛有休发,故其痛虽止,必须刺其痛休之处令不起也。六经,三阴三阳也。切循痹病之下六经虚实,一也。切循十五大络,知其通塞,二也。循其脉,知其虚陷者,三也。设以熨法,用微熨之,令其调适,又以导引瘦紧,转引令其气行,方始刺之,此为疗瘦之要也,紧急瘦牵令缓也。

7. 咳嗽理论

五脏六腑皆以肺传与之称咳为肺咳,然脏腑皆有咳也。肺合皮毛,故皮毛受于寒邪,内合于肺。人肺脉手太阴,起胃中焦,下络大肠,还循胃口上鬲属肺。寒饮寒食入胃,寒气循肺脉上入肺中,内外寒邪相合,肺以恶寒,遂发肺咳之病也。五脏各以王时伤寒,肺先受之,传为五脏之咳。非其时者,又因他脏受寒,传来与之。故肺咳之病,传与余脏,称五脏咳也。五脏各以王时,感于寒者感伤寒也,感伤寒病有轻有重,轻者为咳,重者以为泄及痛痹也。五脏之咳,近者未虚,久者传为六腑咳也。肺以恶寒,肺先受寒,乘春肝王时,肝受即为肝咳。若肺先受寒,乘于至阴,即为脾咳。若肺先受寒,乘冬即为肾咳。肺咳之状,咳而喘息有音,甚则唾血。心咳之状,咳则心痛,喉中介介如哽状,甚则咽喉肿。肝咳之状,咳则两肤下痛,甚则不可以转,两肤下为满。脾咳之状,咳则在右胠下痛引肩背,甚则不可以动,动则咳。肾咳之状,咳则腰背相引而痛,甚则咳演。六腑之咳,皆脏咳日久,移入于腑,以为腑咳。腑不为咳移入脏者,以皮肤受寒,内至于肺,肺中外寒两邪为咳,移于五脏,然后外至于腑,故不从腑移入于脏。所以脾咳日久,移为胃咳。三焦无别属脏,与膀胱合,故膀胱之咳,久而不已,腹病满,不欲食也。此六腑咳,皆以气聚胃中,上关于肺,致使面壅浮肿气逆为咳也。疗五脏咳,宜疗脏经第三输也。疗六腑咳者,宜疗脏经第六合也。有浮肿者,不可治络,宜疗经穴也。

8.水肿理论

天地之间,四方上下六合宇间,有神明居中,以明造化,故号明堂。法天地为室,圣明居中,以明道教,称为明堂。从容者,详审貌也。所受《太素》经论,摄生安形详审之法,是谓阴阳、刺灸、汤液、药滋四种之术,莫不要妙。然有不肖行之,不能十全。心为五脏身之总主,故为专精。目为心之通窍,华色为心之荣显。故有得通于心者,气见于目,睹目可知其人喜也;有亡于己者,气见于色,视色可见其人忧也。心哀悲者,泣下水生也。水之本是肾之精,至阴者也。则知人之哭泣不出者,是至阴本精辅裹持之,故不得出之矣。

9.胀满理论

脉之大者多血少气,涩者亦多血少气,脉口盛紧伤于饮食。以其脉至诊多血少气,即是伤于饮食为胀也。阴脉胀者以为脏胀,阳脉胀者以为腑胀也。卫气并脉而行,循分肉之间为胀,血脉及五脏六腑各胀,然非胀之所舍之处也。营气循脉周于腹郭为胀,名为脉胀。卫气在于脉外,傍脉循于分肉之间,聚气排于分肉为肿,称为肤胀。三里以为胀之要穴,故不问虚实,皆须泻之。其病日近者,可以针一泻;其日远者,可三泻之。下者,胀消也。终须疾泻,可不致疑矣。夫心胀者烦心短气卧不安,肺胀者虚满而喘咳,肝胀者胁下满而痛引少腹,脾胀者喜哕四肢急体重不能衣,肾胀者腹满引背快然腰髀痛。气在脏腑之外,排脏腑,郭胸胁,胀皮肤,时烦心短气卧不安者,以为心胀。知此,五脏六腑胀皆仿此,各从其脏腑所由胀状有异耳。水病之状,候有六别:一者,目果微肿;二者,足阳明人迎之脉,眠见其动,不待按之;三者,胀气循足少阴脉上冲于肺,故时有咳;四者,阴下阴股间冷;五者,脚胕肿起;六者,腹如囊盛水状,按之不坚,去手即起。此之六种,水病候也。肤胀凡有五别:一者,寒气循于卫气,客于皮肤之间;二者,为肿不坚;三者,腹大身肿;四者,皮厚,按之不起。五者,腹色不变。肤胀所由与候,有斯五别也。鼓胀凡有六别:所由及候,四种同于肤胀,五者腹色青黄,六者腹上脉络见出,鼓胀之候,有此六别也。肠覃,水停聚也。肠覃凡有六别:一者,得之所由,

谓寒客于肠外,与卫气合,瘕而为内;二者,所生形之大小;三者,成病久近。离,历也。久者或可历于年岁;四者,按之坚鞕;五者,推之可移;六者,月经时下。肠覃所由与状,有斯六种。石瘕凡有四别:一者,瘕住所在;二者,得之所由,谓寒气客子门之中,恶血凝聚不泻所致;三者,石瘕大小形;四者,月经不以时下。石瘕所由与状,有斯四种。肠覃、石瘕二病,皆妇人病也。水病刺而去之,肠覃、石瘕可以针刺导而下之,未知肤鼓二胀可刺已不?先泻其血络以去恶血,后调其经,亦去血络也。气满心腹,故旦食暮不能食,是名鼓胀。可取鸡粪作丸,熬令烟盛,以清酒一斗半沃之,承取汁,名曰鸡醴,饮取汗,一齐不愈,至于二齐,非直独疗鼓胀,肤胀亦愈。有复发者,以不慎节饮食故也。

10.痈疡理论

凡痈疽所生,皆以寒气客于经络之中,令血凝涩不通,卫气归之,寒极化为热气,而成痈疽。腐肉为痈,烂筋坏骨为疽,轻者疗之可生,重者伤脏致死。名猛疽等,痈疽之名,圣人见其所由立之名状如左,随变为形,亦应不可胜数也。近代医人元不识本名之旨,随意立称,不可为信。寒气客脉之处,即发热以为痈疽,无常处也。痈下者,即前之痈甚,肌、肤、肉、筋、骨、髓,斯之六种,皆悉破坏,命之曰疽也。虫痈之病,所由有三:一因喜怒伤神,不得和适;二因纵欲,饮食不节;三因随情寒温,不以时受。此三因中随有一种乖和,则寒邪汁下流于肠中,令肠内虫寒,聚满下管,致使卫气不得有营,邪气居之。又因于食,虫亦上食,下管遂虚,邪气积以成痈。其痈若在管内,其痛则深;若管外,其痛则浮,当痈皮热,以为候也。以手轻按痈上以候其气,取知痈气所行有三:一欲知其痈气之盛衰,二欲知其痈之浅深,三欲知其刺处之要,故按之以视也。候其痈傍气之来处,先渐浅刺,后以益深者,欲导气令行也。如此更复刺,不得过于三行也。寒汁邪气聚以为痈,故痈塞也。令刺已熨之令热入中者,以寒,温使其日有内热,寒去痈溃也。

【综合评述】

《黄帝内经太素》是中国医药学第一部分类注释《黄帝内经》著作

《黄帝内经太素》原书三十卷,今国内只存二

十三卷残本。杨上善《黄帝内经太素》取法皇甫谧《甲乙经》体例,将《素问》《灵枢》归其类别其属,分摄生、阴阳、人合、脏腑、经脉、腧穴、营卫、气血、身度、诊候、证候、设方、九针、补泄、伤寒、邪论、风论、气论、杂病等十九类,重予编次注释,成就斐然,对后世影响巨大。

张景岳《类经》《类经》分经文为十二类、若干节,根据相同的内容,拟定标题,题下分别纳入两经原文后详加注释,并指出王冰以来注释《内经》的各家不足之处,条理井然,便于查阅,其注颇多阐发。景岳思路开阔,对《内经》精研深刻,各家著作浏览甚广。《类经》集前人注家的精要,加以自己的见解,敢于破前人之说,理论上有创见,注释上有新鲜,编次上有特色,是学习《内经》重要的参考书。

张景岳《类经·摄生·四气调神》:春阳上升,发育庶物,启故从新,故曰发陈。万象更新,夜卧早起,广步于庭,所以布发生之气也。举动和缓以应春气,则神定而志生,是即所以使也,皆所以养发生之德也。故君子于启蛰不杀,方长不折。四时之令,春生夏长,秋收冬藏。凡此应春气者,正所以养生气也。肝属木,王于春。春失所养,故伤肝,肝伤则心火失其所生。故当夏令则火有不足,而寒水侮之,因为寒变。寒变者,变热为寒也。春生既逆,承生气而夏长者少矣。阳王已极,万物俱盛,故曰蕃秀。岁气阴阳盛衰,其交在夏,故曰天地气交。斯时也,阳气生长于前,阴气收成于后,故万物华实。起卧同于春时,不宜藏也。无厌于长日,气不宜惰也。长夏火土用事,怒则肝气易逆,脾土易伤,故欲使志无怒,则华英成秀。夏气欲其疏泄,泄则肤腠宣通,故若所爱在外。凡此应夏气者,正所以养长气也。心属火,王于夏。夏失所养,故伤心,心伤则暑气乘之,至秋而金气收敛,暑邪内郁,于是阴欲入而阳拒之,故为寒,火欲出而阴束之,故为热,金火相争,故寒热往来而为疟疾。夏长既逆,承长气而秋收者少矣。火病者畏水也。阴升阳降,大火西行,秋容平定,故曰容平。风气劲疾曰急。物色清肃曰明。早卧以避初寒,早起以从新爽。阳和日退,阴寒日生,故欲神志安宁,以避肃杀之气。皆所以顺秋气,欲使肺金清净也。凡此应秋气者,正所以养收气也。肺属金,王于秋。秋失所养,故伤肺,肺伤则肾水失其所生,

故当冬令而为肾虚飧泄。飧泄者,水谷不分而为寒泄也。秋收既逆,承收气而冬藏者少矣。阳气藏伏,闭塞成冬也。天地闭塞,故不可烦扰以泄阳气。所以避寒也。使志若伏若匿,若有私意,若已有得,皆所以法冬令,欲其自重,无妄动也。去寒就温,无泄皮肤,使气亟夺,去寒就温。所以养阳,无使泄夺,所以养气。真氏曰:冬气闭藏不密,温暖无霜雪,则来年阳气无力,五谷不登;人身亦是如此,静时纷扰,则动时安能中节?故周子以主静为本,程子以主敬为本,其理一也。亟、棘、器二音。凡此应冬气者,正所以养脏气也。肾属水,王于冬。冬失所养,故伤肾,肾伤则肝木失其所生,肝主筋,故当春令而筋病为痿。阳欲藏,故冬不能藏,则阳虚为厥。冬藏既逆,承脏气而春生者少矣。

李中梓《内经知要·道生》:风从冲后来者,伤人者也,谓之虚邪贼风。如月建在子,风从南来,对冲之火反胜也;月建在卯,风从西来,对冲之金克木也;月建在午,风从北来,对冲之水克火也;月建在酉。风从东来,对冲之木反胜也,必审其方,随时令而避之也。恬者,内无所营。澹者,外无所遂,虚无者,虚极静笃,即恬澹之极,臻于自然也。真气从之者,曹真人所谓神是性兮气是命。神不外弛气自定。张虚静曰:神一出便收来,神返身中气自回。又曰:人能常清静,天地悉皆归,真一之气皆来从我矣。精无妄伤,神无妄动,故曰内守。如是之人,邪岂能犯,病安从生乎。真,天真也。不假修为,故曰真人;心同太极,德契两仪。提挈,把握也。全真之人,呼接天根,吸接地脉,精化为气也,独立守神,气化为神也。精气皆化,独有神存,故曰独立,肌肉若一者,神还虚无,虽有肌肉而体同虚空也。仙家所谓抱元守一,又曰了得一,万事毕。即形与神俱之义也。天地有质,劫满必敝。真人之寿,前乎无始后乎无终,天地有敝,吾寿无终矣。此非恋于形生,盖形神俱微妙,与道合真,故曰此其道生者,明非形生也。至者,以修为而至者也,淳者,浓也。德浓道全,不忿于阴阳,不逆于四时,庶几奉若天时者矣。去世离俗,藏形隐迹也。积精全神者,炼精化气,炼气化神也。全神之后,便能出隐显之神,故游行天地之间;尘纷不乱,便能彻耳目之障,故视听八远之外。前之真人,则曰道生;此言至人,则曰寿命、曰强,但能全角而已。亦归于真人者,言若能炼神还虚,亦可同于真

人，此全以修为而至者也。圣者，大而化之，亦人中之超类者，与天地合德，四时合序，故能处天地之和而气赖以养，从八风之理而邪弗能伤也。八风者，《灵枢·九宫八风篇》云：风从所居之乡来者为实风，主生长，养万物，从其冲后来者为虚风，伤人者也，主杀主害；从南方来，名曰大弱风；从西南方来，名曰谋风；从西方来，名曰刚风；从西北方来，名曰折风；从北方来，名曰大刚风；从东北方来，名曰凶风；从东方来，名曰婴儿风；从东南方来，名曰弱风。饮食有节，起居有常，适嗜欲也。摄情归性，无患嗔也。和光混俗，不离世也。被服章者，皋陶谟曰天命有德，五服五章哉。圣人之心，不磷不淄，虽和光混俗，而未尝观效于俗也。外不劳形则身安，内无思想则神静。恬愉者，调服七情也。自得者，素位而行，无入不自得也。如是者，形不受贼，精神不越而寿可百矣。贤人者，精于医道者也。法天地阴阳之理，行针砭药石之术，智者能调五脏，斯人是已。将从者，有志慕古，未能与之同其归也，合同于道者，医道通仙道也。调摄营卫，培益本元，勿干天地之和，自无夭札之患，故曰亦可益寿。亦者，次别上文之圣人也。有极时者，天癸数穷，形体衰惫，针砭药饵无可致力矣。真人者，无为而成，至人者，有为而至。圣人治未病，贤人治已病。修诣虽殊，尊生则一也。按有物浑成，先天地生，强名曰道，无迹象之可泥，岂形质之能几。白玉蟾所以有四大一身皆属阴，不知何物是阳精之说也。返本还元，湛然常寂，名之曰道。积精全神，益寿强命，名之曰术，《文始经》云忘精神而超生，见精神而久生是也，忘精神者，虚极静笃，精自然化气，气自然化神，神自然还虚也，见精神者，虚静以为本，火符以为用，炼精成气，炼气成神，炼神还虚也。嗟！吾人处不停之运，操必化之躯，生寄死归，谁其获免？贪求者妄殆，自弃者失时。即有一二盲修瞎炼，皆以身内为工夫，独不闻《胎息经》云胎从伏气中结，气从有胎中息，气入身来谓之生，神去离形谓之死，知神气者可以长生。气有先天后天之别，后天者，呼吸往来之气也；先天者，无形无象，生天生地，生人生物者也。康节云：干遇巽时观月窟，地逢雷处见天根。天根月窟间来往，三十六宫都是春，真既醉于先天之说也。惜乎下手无诀，讹传错教。妄以两目为月窟，阳事为天根，令人捧腹。若得诀行持，不过一时辰

许，先天祖气忽然来归，鼻管如迎风之状，不假呼吸施为，不事闭气数息，特须一言抉破，可以万古长存。若非福分深长，鲜不闻而起谤，甚有俗医笑其迂妄。不知医道通仙，自古记之，亦在乎人而已矣。

薛生白《医经原旨·阴阳》：道者，阴阳之理也。阴阳者，一分为二也。太极动而生阳，静而生阴，天生于动，地生于静，故阴阳为天地之道。大曰纲，小曰纪，总之为纲，周之为纪，物无巨细，莫不由之，故为万物之纲纪。物生谓之化，物极谓之变。《易》曰：在天成象，在地成形，变化见矣。然而变化虽多，无非阴阳之所生，故为之父母。生杀之道，阴阳而已，阳来则物生，阳去则物死。然阳亦能杀，阴亦能长，故生于阳者阴能杀之，生于阴者阳能杀之。万物死生皆由乎此，故谓之本始。本，根本也。始，终始也。神，变化不测也。明，三光着象也。府，所以藏物也。神明出于阴阳，故阴阳为神明之府。本，致病之原也。人之疾病，或在表，或在里，或为寒，或为热，或感于五运六气，或伤于脏腑经络，皆不外阴阳二气，必有所本，故或本于阴，或本于阳，病变虽多，其本则一，知病所从生而直取之，是为得一之道。倘但知见病治病，而不求其致病之因，则流散无穷，诚哉疏矣！阴阳体象，大小不同，形气生成，不积不浓，故必积阳至大而为天，积阴至浓而为地。阴性柔，阳性刚也。阳生阴长，阳杀阴藏。此即四象之义。阳生阴长，言阳中之阴阳也。阳杀阴藏，言阴中之阴阳也。盖阳不独立，必得阴而后成，如发生赖于阳和，而长养由乎雨露，是阳生阴长也。阴不自专，必因阳而后行，如闭藏因于寒冽，而肃杀出乎风霜，是阳杀阴藏也。此于对待之中而复有五脏之道，所谓独阳不生，孤阴不成也。一曰阳之和者为发生，阴之和者为成实，故曰阳生阴长；阳之亢者为焦枯，阴之凝者为固闭，故曰阳杀阴藏。此又以阴阳之淑慝言也。阳动而散，故化气。阴静而凝，故成形。阴寒阳热，乃阴阳之正气。寒极生热，阴变为阳也；热极生寒，阳变为阴也。动之始则阳生，动之极则阴生，静之始则柔生，静之极则刚生。如人伤于寒则病为热，本寒而变热也；内热已极而反寒栗，本热而变寒也。故阴阳之理，极则必变。寒气凝滞，故生浊阴。热气升散，故生清阳。清阳主升，阳衰于下而不能升，故为飧泄。浊阴主降，阴

滞于上而不能降，故为䐜胀。顺则为从，反则为逆，逆从虽殊，皆有其本，故必求其本而治之。此下言阴阳精气之升降，以见天人一理也。天地者，阴阳之形体也。云雨者，天地之精气也。阴在下者为精，精者水也，精升则化为气，云因雨而出也。阳在上者为气，气者云也，气降则化为精，雨由云而生也。自下而上者，地交于天也，故地气上为云，又曰云出天气。自上而下者，天交于地也，故天气下为雨，又曰雨出地气。升已而降，降者谓天；降已而升，升者谓地。天气下降，气流于地；地气上升，气腾于天，可见天地之升降者谓之云雨，人身之升降者谓之精气。天人一理，此其为最也。本乎天者亲上，本乎地者亲下也。阳发散于皮肤，故清阳归之；阴受气于五脏，故浊阴走之。腠，音凑。四肢为诸阳之本，故清阳实之。六腑传化水谷，故浊阴归之。水润下而寒，故为阴；火炎上而热，故为阳。水火者，即阴阳之征兆；阴阳者，即水火之性情。凡天地万物之气，无往而非水火之运用，故天以日月为水火，《易》以坎离为水火，医以心肾为水火，丹以精气为水火。夫肾者水也，水中生气，即真火也；心者火也，火中生液，即真水也。水火互藏，乃至道之所在。气无形而升，故为阳；味有质而降，故为阴。此以药食气味言也。归，根据投也。五味生精血以成形，故味归于形。形之存亡，由气之聚散，故形归于气。气者，真气也，所受于天，与谷气并而充身者也。人身精血由气而化，故气归于精。精者，坎水也。天一生水，为五行之最先，故物之初生，其形皆水，由精以化气，由气以化神，是水为万物之原，故精归于化。食，如子食母乳之义。气归精，故精食气；味归形，故形食味。万物化生，必从精始，故化生精。前言精归化者，言未化之前，由精为化也。此言化生精者，言既化之后，由化生精也。气聚则形生，气散则形死也。味既归形，而味有不节，必反伤形；气既归精，而气有失调，必反伤精。精化为气，谓元气由精而化也。前云气归精，是气生精也，而精化气，是精生气也。二者正精气互根之妙，天地云雨之义也。夫阳化气，即云之类，阴成形，即雨之类。雨乃不生于地而降于天之云，气归精也；云乃不出于天而升于地之气，精化为气也。人身精气，全是

如此，故气聚则精盈，精盈则气盛，精气充而形自强矣。上文曰味伤形，则未有形伤而气不伤者，如味过于酸，肝气以津，脾气乃绝之类，是皆味伤气。味为阴，故降。气为阳，故升。此言气味之阴阳，而阴阳之中复各有阴阳也。味为阴矣，而浓者为纯阴，薄者为阴中之阳；气为阳矣，而淳者为纯阳，漓者为阳中之阴。阴味下行，故味浓者能泄于下，薄者能通利；阳气上行，故气薄者能泄于表，浓者能发热也。火，天地之阳气也。天非此火不能生物，人非此火不能有生，故万物之生，皆由阳气。但阳和之火则生物，亢烈之火反害物，故火太过则气反衰，火和平则气乃壮。壮火散气，故云食气，犹言火食此气也。少火生气，故云食火，犹言气食此火也。此虽承气味而言，然造化之道，少则壮，壮则衰，自是如此，不特专言气味。此言正味之阴阳。辛散甘缓，故发肌表；酸收苦泄，故为吐泻。阴阳不和，则有胜有亏，故皆能为病。物极则变也。此即上文寒极生热、热极生寒之义。盖阴阳之气，水极似火，火极似水，阳盛格阴，阴盛格阳，故有真寒假热、真热假寒之辨，此而错认，则死生反掌。寒为阴，形亦属阴，寒则形消，故伤形，热为阳，气亦属阳，热则气散，故伤气。气欲利，伤之则痛；形有质，伤之则肿。气先病而后及于形，因气伤形也；形先病而后及于气，因形伤气也。

【简要结论】

① 杨上善正史无传，公元 589—681 年隋唐名医，享年 93 岁。② 官至太子文学，弘文馆直学士，左卫长史，太子司议郎、太子洗马等。③ 奉敕撰注《黄帝内经太素》三十卷。④ 杨上善著作等身，《旧唐书·经籍志》《新唐书·艺文志》载杨上善著作：《老子道德指略论》二卷，《略论》三卷，《庄子》十卷，《黄帝内经明堂类成》十三卷，《老子道德经》二卷，《老子指略论》二卷，《道德经三略论》三卷，《道德集注真言》二十卷。⑤ 《唐代墓志汇编续集》载杨上善开皇十九年 11 岁出家为道士。⑥ 唐高宗显庆五年 72 岁受诏入朝，除。⑦ 《黄帝内经太素》是中国医药学第一部分类注释《黄帝内经》著作。⑧ 《黄帝内经太素》对张景岳《类经》影响巨大。

许澄医学研究

【生平考略】

《隋书·经籍志》：许澄撰《备急单要方》三卷。许澄，隋代医家，高阳（今山东省淄博市临淄区）人。其父许奭为南北朝时期名医，澄颇得其传。尝任尚药典御、谏义大夫。著有《备急单要方》三卷，未见传世。魏征《隋书·许智藏传》：许智藏，高阳人也。祖道幼，尝以母疾，遂览医方，因而究极，世号名医。诚其诸子曰：为人子者，尝膳视药，不知方术，岂谓孝乎？由是世相传授。仕梁，官至员外散骑侍郎。父景，武陵王谘议参军。智藏少以医术自达，仕陈为散骑侍郎。及陈灭，高祖以为员外散骑侍郎，使诣扬州。会秦孝王俊有疾，上驰召之。俊夜中梦其亡妃崔氏泣曰：本来相迎，比闻许智藏将至，其人若到，当必相苦，为之奈何？明夜，俊又梦崔氏曰：妾得计矣，当入灵府中以避之。及智藏至，为俊诊脉，曰：疾已入心，郎当发瘖，不可救也。果如言，俊数日而薨。上奇其妙，赍物百段。炀帝即位，智藏时致仕于家，帝每有所苦，辄令中使就询访，或以蒗迎入殿，扶登御床。智藏为方奏之，用无不效。年八十，卒于家。宗人许澄，亦以医术显。父奭，仕梁太常丞、中军长史。随柳仲礼入长安，与姚僧垣齐名，拜上仪同三司。澄有学识，传父业，尤尽其妙。历尚药典御、谏议大夫，封贺川县伯。父子俱以艺术名重于周、隋二代。史失事，故附见云。许澄《备急单要方》早佚，今据《外台秘要》辑录。

【学术贡献】

1.《备急单要方》外感热病证治贡献

伤寒 ① 治伤寒及温病始得一二日头痛壮热脉盛：破鸡子一枚着冷水半升中搅令相得，别煮一升水令沸，以鸡子水投其汤中急搅调适寒温，顿服，覆取汗。② 小柴胡汤治伤寒二三日以上至七八日不解：柴胡半斤，人参、炙甘草、黄芩、生姜各二两，半夏五合，大枣十二枚，上七味水煮分三服。③ 酒胆方治伤寒温病等三日以上胸中满，陶氏云若伤寒温病已三四日，胸中恶欲令吐者：苦酒半升，猪胆一枚，上二味和尽服，吐则愈，神验。支云去毒气妙。④ 治胸中恶痰饮及伤寒热病瘴疟须吐者：盐末一大匙生熟汤调下。⑤ 瓜蒂散治伤寒胸中痞塞：瓜蒂、赤小豆各一两捣散，白汤服一钱匕。治伤寒已四五日，头痛体痛，肉热如火，病入肠胃：生麦门冬、生地黄各一升，知母二两，生姜五两半，芒硝二两半，上五味水煮纳芒硝，煎五沸，分五服。⑥ 治伤寒五日以上宜取下利，陶氏云，治汗出大便坚而谵语：大黄四两，厚朴二两，枳实四枚，上三味水煮分两服。⑦ 治伤寒八九日不瘥，名为败伤寒，诸药不能消：鳖甲、蜀升麻、前胡、乌梅、枳实、犀角屑、黄芩各二两，炙甘草一两，生地黄八合，上九味水煮分五服。⑧ 承气丸治十余日不大便者：大黄、杏仁各二两，枳实一两，芒硝一合，上四味捣筛蜜丸如弹子，每服一丸，取通为度。⑨ 治晚发伤寒，三月至年末为晚发：生地黄一斤，栀子二十枚，升麻三两，柴胡、石膏各五两，上五味水煮分五服。若头面赤去石膏用干葛四两，无地黄用豉一升。⑩ 阳毒汤治伤寒一二日便成阳毒，或服药吐下之后变成阳毒，身重腰背痛，烦闷不安，狂言或走，或见神鬼或吐血下利，其脉浮大数，面赤斑斑如锦文，喉咽痛唾脓血：升麻、当归、炙甘草各二分，蜀椒、雄黄、栀子、桂心各一分，鳖甲一片，上八味水煮分三服。⑪ 阴毒汤治伤寒初病一二日便结成阴毒或服汤药六七日以上至十日变成阴毒，身重背强，腹中绞痛，喉咽不利，毒气攻心，心下坚强，短气不得息，呕逆，唇青面黑，四肢厥冷，其脉沉细紧数：炙甘草、升麻、当归各二分，蜀椒一分，鳖甲一片，上五味水煮分再服。⑫ 治伤寒手足热疼欲脱：羊屎煮汁淋之，亦治时疾阴囊及茎肿，亦可煮黄柏洗之。⑬ 栀子豉汤治吐下后虚羸欲死：栀子十四枚，豉四合，上二味水煮去滓分再服。⑭ 除热毒止痢神方龙骨汤治伤寒八九日至十余日，大烦渴热盛而三焦有疮䘌者多下，或张口吐舌呵吁，咽烂口鼻生疮，吟语不识人：龙骨半斤水煮服五合，余渐渐进之。

中风 仲景《伤寒论》桂枝汤治太阳中风，阳浮阴弱，阳浮者热自发阴弱者汗自出，啬啬恶寒，淅淅恶风，翕翕发热，鼻鸣干呕：桂枝、芍药、生姜各三两，炙甘草二两，大枣十二枚，上五味水煮去滓得三升，服一升，日三。初一服便得汗出者，后服小小阔其间；如不得汗者小小促之，令其药势相及汗出自护，如服六物青散法。若病重者昼夜服特须避风；若服一剂时不解，病证不变者，当更服之；至有不肯汗出服二三剂乃愈，服此药食顷亦当饮热粥以助药力。若初得病甚便以火发汗，火气太过，汗出不解，烦躁不得寐应此汤加龙骨牡蛎各三两，减桂心生姜各一两，不用芍药。若虚劳里急，腹中痛者，取前桂枝汤二升，加胶饴一升，适寒温分再服。若得大汗出者，只用桂枝二两。发汗后重发汗，亡阳谵语，其脉反和者不死。发汗已解，半日许重发烦其脉浮数，可复发汗，宜桂枝汤。

天行 ①凝雪汤治天行毒病七八日，热积胸中，烦乱欲死，起死擒汤：芫花一升水煮取一升半，渍故布薄胸上，不过再三薄热则除，当温四肢护厥逆也。②大黄汤治天行五六日不解，头痛壮热，四肢烦疼，不得饮食：大黄、黄连、黄柏、栀子各半两，上四味水煮分三服。又治伤寒已五六日，头痛壮热，四肢烦疼，取汗并宜老小。③支太医桃叶汤熏身法：水一石煮桃叶取七斗，以荐席自围，衣被盖上，安桃汤于床箦下，取热自熏，停少时当雨汗。汗遍去汤，待歇速粉之，并灸大椎则愈。④《廪丘蒸法经》云：连发汗，汗不出者死，可蒸之，如中风法。后以问张苗，苗云：曾有人疲极汗出，卧单簟中冷，但苦寒蜷，四日凡八过发汗，汗不出，苗烧地排叶蒸之则得大汗，被中敷粉极燥便瘥。后用此法发汗得出疗之。⑤治劳复方：以粉三升，以暖饮和服，浓覆取汗。水和胡粉少许服之亦佳。

温病 ①黑奴丸治温毒发斑，赤斑者五死一生，黑斑者十死一生，大疫难救：麻黄三两，大黄、屋梁上尘各二两，芒硝、黄芩、釜底墨、灶尾墨各一两，上七味捣末蜜和如弹子大，新汲水五合研一丸服之。此疗六日胸中常大热，口噤，名坏病，医所不疗，服此丸多瘥。一名水解丸，又一方加小麦、黑勃一两，名为麦奴丸。②治重病新瘥早起劳及饮食多，致复欲死：烧鳖甲末服方寸匕。

黄疸 ①猪膏发煎治仲景《伤寒论》诸黄：猪膏八两，乱发大如鸡子一枚，上二味纳发膏中煎之，发消尽研，绞去膏细滓。分二服，病从小便去也。太医校尉史脱家婢再病，胃中干粪下便瘥，神

验。②治黄疸兼心腹：蔓荆子一大合，上一味捣碎熟研水和滤汁顿服。③治黄胆方：烧乱发服方寸匕，日三，秘验。酒饮并得。④治黄疸百药不瘥者：驴头一枚煮熟，以姜韭啖之并随多少饮汁。⑤治黄胆方：生小麦苗捣汁饮六七合，昼夜三四饮，三四日便愈。无小麦苗麦苗亦得。《范汪》云用小麦胜也。⑥治黄疸一身面目悉黄如橘柚，暴得热，外以冷迫之，热因留胃中，生黄衣，热熏上所致：猪脂一升煎膏温令热。尽服之，日三。燥屎当下，下则稍愈便止。⑦大黄散治黄疸身体面目皆黄：大黄、黄连、黄芩各四两，上三味捣筛为散，先食服方寸匕，日三服。亦可为丸服。⑧治阴黄汗染衣，涕唾黄：蔓荆子捣细末，平旦以井花水和一大匙服之，日再，渐加至两匙，以知为度。每夜小便裹浸少许帛，各书记日，色渐退白则瘥，不过服五升以来必瘥。李润州传，极效。⑨黄芪芍药桂心酒汤治黄汗身体肿，发热汗出而渴，状如风水，汗沾衣色，正黄如柏汁，脉自沉。汗出水入汗孔，水从外入而得之：黄芪五两，芍药、桂枝各三两，上三味酒水合煮去滓，温服一升。一方用美清醯代酒。⑩治女劳黄疸日晡所发热恶寒，小腹急，体黄，额黑，大便黑，溏泄，足下热，腹满者难疗：滑石、石膏各五两，上二味捣筛为散大麦粥服方寸匕，日三，小便极利则瘥。黄芪散治酒疸者，心中懊痛，足胫满，小便黄，饮酒面发赤斑黄黑，大醉当风入水所致：黄芪二两，木兰皮一两，上二味捣筛为散酒服方寸匕，日三。

疟疾 瘴与疟分作两名，其实一致。或先寒后热，或先热后寒，岭南率称为瘴，江北总号为疟，此由方言不同，非是别有异病。然南方温毒，此病尤甚，原其所归，大略有四：一山溪毒气，二风温痰饮，三加之鬼疠，四发以热毒。在此之中热毒最重，故所用药物须审病源。患疟瘴之后，特须防瘴而发痢，死不旋踵。所以然者，瘴体先虚，虚不宜痢。又瘴宜冷瘥，痢宜温断，断痢则益瘴，断瘴则益痢，大率如此，不可不慎。非直药疗，亦须宜加将息取适，若能用一色药，兼二种病，冷而止痢，温而断疟，最其妙也。如不然，先须断痢，然后疗瘴，瘴缓痢急故也。仍率须作挟毒防之，不得专医其痢。又服瘴药皆在发前，必须平旦空腹服，服药之后勿洗手面漱口，勿通外人，勿吃食，勿劳力，既过发时久，小进糜粥，如此将疗无不即断。又当发热

之时，慎勿多饮冷水及多服冷药。若心下冷结更是难疗，得疟之后，复成癥癖，亦有即发气者死不救。若热渴者豉汁暖服，取足得吐弥善。水煮豉研犀汁与服，兼时进生葛根汁。其大热盛者与紫雪如两枣许大，水和饮之，并烧猪粪人粪，作黄龙汤亦善。各可服三二升，又捣一大鼠绞汁与服，大止热毒，瘴热病服此俱效。① 常山汤治疟疾：常山三两浆水三升浸一宿，煮取一升，欲发前顿服。② 治疟疾：青蒿一把水一升渍，绞取汁，尽服之。又方：鳖甲三两捣末酒服方寸匕，至发时令服，三服兼用火炙，无不断者。又方：牛膝茎叶一把酒三升渍一宿，分三服，令微有酒气不即断，更作，不过三服止。③ 治神方疟疾丸治疟疾：人参、铅丹各三分，天雄十分，上三味捣筛蜜丸如梧子大，临发服二丸。④ 华佗常山桂心丸治疟疾神良：常山、桂心、大黄、炙甘草各四分，上四味捣末蜜丸如兔屎大，每欲发服六丸，先进少热粥良。⑤ 竹叶常山汤疗温疟壮热微寒，或瘴疟依时手足冷，少时便壮热，亦有手足烦热干呕者，疟先大寒后大热者并主之神效，尤宜乳下小儿：常山三两，淡竹叶一握，小麦一升，上三味水五升渍一宿，明旦煮取二升，温分三服。⑥ 陵鲤甲汤治山瘴疟疾。南方山岭溪源瘴气毒作，寒热发作无时，痿黄肿满，四肢痹弱，皆山毒所为也：陵鲤甲十片，海螵蛸、鳖甲各一两，常山三两，附子一枚，上五味酒三升渍一夕，先疟发前稍稍服之，兼以涂身体。⑦ 常山丸治瘴疟：常山、黄连、豆豉各三两，附子二两，上四味捣筛为末蜜丸如梧子大，发前空腹服四丸，欲发更服三丸。桂广州家传已用有效。此方兼痢者瘥。⑧ 麻黄散：麻黄、常山、杏仁、人参、干漆、炙甘草、鳖甲各二两，上七味作散平旦空腹温酒三合服方寸匕，日再。宜七日连服，服后七日不得食杂物。此许仁则五方，元比部云在岭南服得力大验。年时常服一剂，按此兼补虚羸者。⑨ 大黄汤治患瘴热实兼吐痢：大黄、常山、升麻、炙甘草各三两，上四味水煮分三服，发前尽服，别取吐利，此蒋家传。乌梅饮治瘴热兼痢苦渴：乌梅二十枚水煮和蜜细细啜之。⑩ 治瘴疟服药后灸法：灸大椎三四十壮。若先寒者将欲寒，预前以炭火安床下，令背暖，并炙鳖甲末一方寸匕，暖酒和服，至发时令得三服，被覆过时无不断。此是陶氏法，比欲寒时但以火炙其背，亦乃即瘥者，纵发亦轻，效验。⑪ 治间日疟：

烧黑牛尾作灰酒服方寸匕，日三服。又桂广州法醇醨汤：大黄三分，常山、炙甘草各一分半，上三味水煮去滓，未发服醨，醨是后煮者，相次服醇，醇是前煮者。支云极验。文仲、《经心录》无甘草用石膏三铢，余同。一方有桂心一分半。⑫ 备急龙骨丸治久疟不断者：龙骨一两，常山三两，大黄二两，附子二分，上四味捣末鸡子黄和丸如梧子大，先发临发各饮服五丸。支云神验，疗三十年疟。⑬ 常山散治疟连绵积日不瘥：常山、羚羊角、乌梅肉各三两，黄芩二两，炙甘草一两半，上五味捣散竹叶煮饮六七合，调常山散三方寸匕，未发前一服。⑭ 乌梅丸治疟无问年月远近：乌梅肉、苁蓉、桃仁、常山各三两，升麻、桂心、炙甘草各二两，上七味捣筛蜜丸如梧子大，未发时酒服二十丸，欲至发时更服二十丸。一方有豉三两。

霍乱　① 理中汤治霍乱脐上筑：人参二两，炙甘草、白术、干姜各三两，上四味水煮去滓分四服。若脐上筑者肾气动也，去术加桂心四两；吐多者去术加生姜三两；若下多者复用术；悸者加茯苓二两；若先时渴喜得水者加术合前成四两半；若腹中痛者加人参，合前成四两半；若恶寒者加干姜，合前成四两半；若腹满者去术加附子一枚炮去皮。② 理中汤治霍乱吐下，胀满食不消，心腹痛：人参、白术、炙甘草、干姜各三两，上四味水煮去滓分三服。③ 高良姜酒治霍乱吐痢：高良姜火炙令焦香，每用五两打破，酒煮顿服。亦疗霍乱腹痛气恶。④ 治霍乱洞下不止：艾一把水煮顿服。⑤ 治霍乱烦躁：浓煮竹叶饮五升灼灼尔淋转筋处。⑥ 服干姜屑三两方寸匕。⑦ 治霍乱烦躁：黄粱米粉半升，水和搅如白饮顿服，糯米亦得。⑧ 烧乱发和鸡子大，盐汤三升和服，不吐复服。⑨ 治霍乱不吐不下食，气急而渴：木瓜一枚水煮顿服。⑩ 治苦呕不息：薤白一虎口水煮分服。⑪ 治霍乱引饮后辄干呕：生姜五两水煮分二服。⑫ 治两臂脚及胸胁转筋：煮苦酒三沸浸毡裹转筋上，合少粉尤佳。或以绵缠膝下至足。⑬ 治治转筋入腹中转：鸡屎白一方寸匕水煮顿服。⑭ 治霍乱注痢不止而转筋入腹欲死：生姜三两捣破酒煮顿服。⑮ 治霍乱转筋入腹，不可奈何：醋煮青布拓脚膝，冷复易之。或蓼一把水煮顿服。⑯ 治霍乱先腹痛者：灸脐上十四壮，名太仓，在心厌下四寸，更度之。先洞下者灸脐边二寸，男左女右十四壮，甚者至三十四十壮,名大肠募。疗先吐者灸心下一寸十四壮。并疗下痢不止,上气,灸五十壮,名巨阙,正心厌尖头下一寸是也。⑰华佗疗霍乱已死,上屋唤魂者,又以诸疗皆至而犹不瘥者:捧病患覆卧之,伸臂对以绳度两肘尖头,依绳下夹背脊大骨空中,去脊各一寸,灸之百壮,无不活者。所谓灸肘椎空,囊归,已试数百人,皆灸毕即起坐,佗以此术传其子孙,世世皆秘之不传。⑱治卒道中得霍乱,无有方药,气息危急医视舍去,皆云必死:芦蓬蘽一大把浓煮顿服有效,食中鱼蟹毒者服之尤良。

痢疾 ① 春伤于风夏生溏泄,肠澼久风亦为溏泄也。黄连阿胶汤治热水谷下痢:黄连、阿胶各二两,栀子三十枚,乌梅二十枚,黄柏一两,上五味水煮分再服。《肘后备急方》名乌梅汤。② 治水下积久不瘥,肠垢已出:赤石脂、桂心、干姜、附子四味等分,捣筛蜜丸如小豆,每服三丸,日三服。③ 治寒下水痢色白食不消:腥二两,干姜三两,上二味水煮服。④《备急》引葛氏治寒下痢色白食不消:豉一升,薤白一把,上二味水煮顿服。《陶效方》云:治暴下大去血痢,姚治赤白下痢并效。⑤ 治重下:鼠尾草浓煮煎如薄饴糖,服五合至一升,日三,赤下用赤花,白下用白花。⑥ 文仲《隐居效验方》主下部绞痛重下赤白:当归、黄柏、黄连、干姜各二两,上四味捣筛为散,煮乌梅汁服方寸匕,日三。若腹中绞痛加当归,下赤加黄连,下白加干姜,大效神良秘之。⑦《备急》治重下赤白痢,下部疼重故名重下:捣豉服一合,日再三服;又熬豉令焦水淋取汁服,冷则用酒淋,日三。⑧《备急》葛氏云:若挟热者多下赤脓杂血:黄连、灶突中尘各半两,上二味捣末酒服方寸匕,日三。⑨ 治痔法,丈夫妇人小儿久痢,百方疗不能瘥,此方最效:丁香、麝香、黄连各等分,上三味捣筛为散,以杏核大取竹筒吹入下部,小儿取核子量力减之,不过三四回瘥,积年久痔痢不瘥,蔡光州云常用奇效。⑩ 治久下经时不愈者,此名为休息痢:取大骨炙令黄焦,捣筛饮服方寸匕,日三。⑪ 胡洽曲柏丸治虚羸数十年休息痢下不能食,消谷下气:麦蘗、麴各一升,附子、桂心、乌梅肉各二两,人参、茯苓各四两,上七味捣筛蜜丸如梧子,食前饮服十丸,日三。

2.《备急单要方》内科疾病证治贡献

胃反呕哕 ① 大半夏汤治胃反不受食,食已呕吐:人参一两,茯苓四两,青竹茹五两,大黄六两,橘皮、干姜、泽泻、炙甘草、桂心各三两,上九味水煮分四服。② 胃反为病,朝食夜吐,心下坚如杯,往来寒热,吐逆不下食,此为寒癖所作,华佗治胃反神效方:真珠、雄黄、丹砂以上研各一两,朴硝二两,干姜十累,上五味捣筛蜜丸如梧子,先食服二丸。小烦者饮水则解之。一方有桂心一两,《必效》云治心下坚痛,胃反寒病所作,久变成肺痿。③ 五膈要丸治膈中之患名曰膏肓,汤丸径过,针灸不及,所以作丸含之,令气势得相熏染:麦门冬十分,椒六分,远志、附子、干姜、人参、桂心、细辛各六分,炙甘草十分,上九味捣筛蜜丸如弹子,一枚着牙齿间含,稍稍咽汁,日三。主短气胸满,心下坚,冷气,此病有十许方,率皆相类,此丸最效。五膈者,谓忧膈、气膈、恚膈、热膈、寒膈也。④ 有五膈丸:吴茱萸、面曲、杏仁、干姜、蜀椒、好豉,上六味等分捣筛蜜丸如梧子,饮服七丸,日三。⑤ 治卒干呕不息:破鸡子去白吞中黄数枚则愈。⑥ 治呕哕:枇杷叶一斤拭毛蜜炙,水煮分再服。⑦ 治哕方:饮新汲井水数升佳。⑧ 干姜甘草汤治吐逆水米不下:干姜二分,炙甘草一分,上二味水煎去滓顿服。⑨ 吴茱萸汤治食讫醋咽多噫:吴茱萸五合,生姜三两,人参二两,大枣十二枚,上四味水煮去滓分三服。

心痛 ① 治心痛方:温酒服桂心末方寸匕,依上法服干姜亦佳。或频酒服当归末方寸匕,或温服生油半合。② 鹤虱散治蛔虫心痛:温酢一盏和服鹤虱末二分,虫当出。③ 干漆丸治蛔虫心痛:干漆熬捣蜜丸,每服十五丸,日再。或取槐上木耳烧灰,末如枣大,正发和水服。若不止,饮热水一升,蛔虫立出。或发时取盐一匙纳口中,水下立定,虫即出。④ 治心下坚痛大如碗,边如旋盘,名为气分,水饮所结:枳实七枚,白术三两,上二味水煮分三服。⑤ 治卒心痛:败布裹盐如弹子烧赤捣末酒服,或闭气忍之数十过,并以手大指按心下宛中,或苦酒一升,破鸡子一枚,着中合搅饮之,好酒亦佳。⑥ 治卒腹痛:令病患卧高枕一尺许,柱膝,使腹皮蹙,气入胸,令人爪其脐上三寸。能干咽吞气数十过者弥佳,亦疗心痛。或灸两足指头各十四壮,使火俱下。⑦ 治心腹俱胀痛烦满,短气欲死或已绝:栀子十四枚,豉七合,上二味水煮去滓分服。⑧ 治卒心腹胀满,又胸胁痛欲死:热煮汤令灼灼尔,以渍手足,冷则易,秘之。桂心散:枳实、桂心等分捣筛米汁服一匕。⑨治卒得诸疝,少腹及阴中相引绞痛,自汗出欲死:沙参捣筛酒服方寸匕,立愈。⑩飞尸走马汤寒疝亦名阴疝:巴豆二枚,杏仁一枚,上二味捶令极碎投热汤二合捻取白汁服之,须臾瘥。通疗鬼击有尸疹者,常蓄此药,用验。⑪枳实白术汤治心下坚,大如盘边如旋盘,水饮所作:枳实七枚,白术三两,上二味水煮分三服。此出姚大夫方。⑫瓜蒂散治宿食结实及痰癖实:瓜蒂一两,赤小豆四两,上二味捣筛为散,一钱匕投三合汤中和服。⑬治膈汤主胸中痰癖:常山三两,甘草、松萝各一两,瓜蒂二七枚,上四味酒水合煮分二服。⑭治卒头痛如破名厥头痛,非中冷又非中风,是胸膈中痰厥气上冲所致,吐即瘥:釜下墨四分,附子三分,上二味捣散冷水服方寸匕,一方有桂心一分。或盐汤吐,不吐撩出。或苦参、桂心、半夏三味等分为末苦酒和涂痛处。或常山四分,甘草半两,水煮纳蜜半升分服。或乌梅三十枚,盐三指撮,酒煮服。

骨哽　①治食诸肉骨哽:白雄鸡左右翮大毛各一枚烧末,水服一刀圭;仍取所食余骨,左右手反复掷背后则下也。②治食诸鱼骨哽:鱼骨插头上则立下,陶云因謦咳则出。或小嚼薤白令柔,以绳系中央,持绳一端,吞薤到哽处引,哽当随出。或取饴糖丸如鸡子黄大吞之,不去又吞,此用得效也。或取梳头发烧灰饮服一钱匕。③治误吞环若指弰:服烧雁毛二七枚末,鹅羽亦佳。④治吞诸珠铛铁而哽:烧弩铜牙令赤纳水中,饮其汁立愈。治误吞钱:捣火炭末服方寸匕,则出。⑤治误吞钗:取薤暴令萎煮令熟勿切,食一大束钗则便随出,生麦叶若蘩蒌皆可用,良效。⑥治误吞钉及箭金针铁等物:多食肥羊肉脂及诸肥肉,自裹出。

咳嗽　①《备急》华佗五嗽丸治咳嗽:皂荚、干姜、桂心三味等分,捣筛蜜丸如梧子,每服三丸,酒饮俱得,日三。②《备急》治卒咳嗽:芫花二两水煮去滓,服如枣大,勿食咸酸物。亦疗久咳。或炉中取铅屑一分,桂心、皂荚各二两,上三味,捣筛,蜜和丸如梧子。大人米饮下服十五丸,小儿五丸,日二服。忌生葱。(《肘后》同,出第三卷中)③《备急》疗咳方:杏仁半斤,紫菀二两,上二味水煎去滓纳蜜使稠,细细饮之。④《备急》治久咳奔喘,坐卧不得,并喉里呀声气绝:麻黄、苏叶、橘皮

各三两,柴胡、杏仁各四两,上五味水煮分三服。⑤治肺痿咳唾涎沫不止,咽燥而渴:生姜五两,人参、炙甘草各二两,大枣十二枚,上四味水煮分再服。⑥治肺虚寒疠风伤,语音嘶塞,气息喘惫嗽唾:猪胰三具,大枣一百枚,好酒五升,上三味酒渍二味,生布绞去滓,二七日服尽。⑦桔梗汤治胸中满而振寒,脉数,咽燥而不渴,时时出浊唾腥臭,久久吐脓如粳米粥,是为肺痈:桔梗、炙甘草各二两,水煮分再服,朝暮吐脓血则瘥。⑧《备急》治肠痈、肺痈方:升麻、白芨、漏芦、芒硝各一两,黄芩、枳实、连翘、蛇衔各三两,栀子二十枚,蒴藋根四两,上十味捣细水渍半日,猪脂五升煎膏去滓敷之,日三。⑨治大走马奔走喘乏便饮冷水、冷冻饮料,因得上气发热:竹叶三斤,橘皮三两,上二味水煮去滓分为三服。⑩治卒短气:捣韭取汁服一升,立愈。

癥积　①治所食不消:取其余频烧作末酒服方寸匕。陆光禄说,有人食桃不消化作病时无桃就林间得槁桃子烧服之。②《备急》治食鱼及生肉住胸膈中不消化,吐之不出,多成癥病:朴硝如半鸡子一枚,大黄二两,上二味酒煮去滓尽服,无朴硝用芒硝,硝石亦佳。③炼中丸治宿食不消大便难:大黄八两,葶苈、杏仁、芒硝各四两,上四味捣筛蜜丸如梧子,每服七丸,日三。④《备急》熨癥方:吴茱萸三升,酒煮布裹以熨癥上。⑤治暴癥:大黄半斤,朴硝三两,蜜一斤,上三味水煎丸如梧子,每服十丸,日三。

虚劳　①《备急》治疟癖、鬼气、疰忤、骨蒸秘验方:大黄四两,鳖甲、钩藤、升麻、炙甘草各二两,丁香二七枚,上六味水煮去滓分三服。又用牛黄、犀角、朱砂、麝香各一分研末,每服一分入汤中。苏游同,一方有黄芩二两。②《备急》张仲景飞尸走马汤:巴豆二枚,杏仁二枚,上二物绵缠捶令极碎投热汤二合,指捻取白汁便饮之。③《备急》治卒中五尸、遁尸、风尸、飞尸、尸疰、沉尸,其状皆腹痛胀,急冲心攻胁或磊块踊起:破鸡子一枚取白生吞之,困者摇头令下。或雄黄、大蒜各一两捣和如弹丸热酒服。或干姜、附子各一两,桂心二分,巴豆三十枚,上四味捣筛蜜丸如小豆,每服二丸。④《备急》治尸疰鬼疰者:葛氏云:五尸之中尸疰又挟诸鬼邪为害也。其病变动乃有三十渐沉顿滞以至于死,后复注易旁人乃至灭门,觉如此候者宜

急疗：獭肝一具阴干捣末水服一方寸匕，日三。如一具不瘥更作。姚氏云神良。或桑根白皮灰二升蒸令气出，下釜汤三四升，三遍重淋取二升渍赤小豆二升，一宿出，风干复渍，汁尽止乃湿蒸令熟，以羊肉或鹿肉作羹，进此豆饭，食一升渐至二三升。⑤ 四物鸢头散治鬼魅：东海鸢头（即由跋根）、黄牙石（又名金牙）、莨菪、防葵各一分，上四味捣筛为散，酒服方寸匕。欲令病患见鬼增防葵一分，欲令知鬼主者复增一分。立有验。防葵、莨菪并令人迷惑恍惚如狂，不可多服。⑥《备急》陶氏治女人与鬼物交通，独言笑或悲思恍惚：松脂三两，雄黄末一两，上二味用虎爪搅令调丸如弹丸，夜纳笼中烧之，令女裸坐笼上，被急自蒙，唯出头耳，过三熏即断。⑦ 又方：雄黄、人参、防风各二两，五味子一升，上四味为散，每服方寸匕，日三服。⑧ 治男女喜梦鬼通致恍惚：鹿角屑酒服三撮，日三。

中风 ①《备急》治卒觉体中恍恍，皮肉习习，此即欲中风：急取独活、桂心各五两，二味酒渍，于火边炙之使暖，一服五合，日三。②《备急》治卒得中风急闷乱欲死：灸足大趾下横纹，随年壮。不能语者灸第三或第五椎上百五十壮。③《备急》治身体角弓反张，四肢不随，烦乱欲死：清酒五升，鸡屎白一升，上二味捣筛合和扬之千遍乃饮之，大人服一升，小儿服五合，更小者服三合良。④ 治风入耳角弓反张及妇人风：乌豆二升熬令声绝，酒三升纳铛中急搅绢滤，顿服取汗。⑤《备急》陶隐居《效验方》大豆散治人卒中风口不开，身不着席：大豆二升，干姜、椒各三两，上三味为散酒服一钱匕，汗出即瘥。若口噤不开，大豆五。熬令黄黑五升酒渍，开口灌之取汗。⑥ 治瘫痪风：生地黄汁、淡竹沥、荆沥各一升，防风四分，独活八分，附子一枚，上六味地黄等汁煮取半升去滓，空腹分再服。⑦《备急》徐王治偏风半身不遂兼失音不语：取杏仁不去皮尖生吞，日别从一七渐加至七七，周而复始，食后即以竹沥下之，任意多少日料一升取尽。⑧《备急》虎骨酒治男子女人骨体疼痛，风毒流灌脏腑及至骨肉：虎骨一具炭火炙令黄色，刮削去脂血捶碎取尽，捣筛得数升绢袋盛，清酒六升浸五宿，随多少稍稍饮之，日二三杯。⑨ 续命汤治毒风其病喉咽塞气噎，或口不能言，或身体缓纵不能自胜，不知痛处，拘急腰背强引头，恍恍惚惚不得卧转侧，绵绝欲死：麻黄三两，石膏、干姜各二两，防风一

两，当归、川芎、炙甘草、黄芩、桂心各二分，杏仁二十枚，上十味水煮分服。

腰痛 ①《备急》治腰痛：蓖蘼叶火燎浓铺床上及热，卧眠上冷复易之。兼治风湿冷痹及产妇人患伤冷，腰痛不得动。② 治腰膝髀连腿脚疼酸：杜仲八两，独活、干地黄、当归、川芎、丹参各四两，上六味绢袋盛清酒二斗渍五宿，初服二合，日再服。③ 治肾虚腰痛：牡丹皮二分，萆薢、白术、桂心各三分，上四味捣筛酒服方寸匕，日三。亦可作汤服之。④《备急》陶氏肾气丸调中补筋脉不足治短气腰痛身重：干地黄、续断、人参各五分，萆薢、阿胶各三分，上五味捣筛蜜丸如梧子大，酒服十丸，日再服。⑤ 治腰髀连脚疼：杜仲八两，独活、当归、川芎、干地黄各四两，丹参五两，上六味绢袋盛清酒二斗渍五宿，服二合，日再。⑥《备急》苁蓉丸益精气治痿弱，男子服之外充，妇人服之内补，百病瘥：钟乳粉三分，萆薢、苁蓉、薏苡仁各三分，干地黄六分，菟丝子四分，上六味捣筛鸡子黄枣膏和丸如梧子，酒服十丸，日再。⑦ 远志丸治男子痿弱：续断、山药、远志、蛇床子、肉苁蓉各二两，上五味捣筛雀卵和丸如小豆，酒下七丸至十丸，百日知之。

脚气 ① 治脚气心烦不下食：牛乳一小升，杏仁四十九枚，橘皮一分，生姜一两，上四味合煎顿服。② 治毒气攻心欲死，与苏徐木瓜二物加减：吴茱萸四升，淡竹叶一升，水煮去滓分五服。兼主上气肿满，苏恭云大快，加槟榔仁四十枚更快于本方。徐王用寻常气满，日服一剂。槟榔七枚，橘皮一两，厚朴、吴茱萸各三两，生姜四两，水煎分再服。此汤性温，去冷胀，亦苏家之法。又毒气攻心，手足脉绝，此亦难济，不得已作此汤，十愈七八：吴茱萸六升，木瓜二枚，水煮分三服。苏恭云，此高丽老师方，与徐王相似，故应神妙。③ 治脚气冷毒闷，心下坚，背膊痛，上气欲死者：吴茱萸三升，槟榔四十枚，青木香二两，犀角屑三两，半夏八两，生姜六两，上六味水煮分三服，大效。破毒气尤良。④ 治脚气入腹心闷：浓煮大豆汁饮一大升，不止更饮，大验。⑤ 治脚气入心闷绝欲死：半夏三两，生姜汁二升半，上二味纳半夏煮取一升八合，分四服，极效。⑥ 大麻子酒治脚气肿小腹痹：大麻子一升，清酒三升渍三宿，温服随性。兼治头风。⑦ 脚气满小便少：槟榔四十枚，大豆三升，桑

根白皮二升，上三味水煮分六。⑧治脚气非冷非热，老人弱人胀满：槟榔壳汁中，或茶饮中豉汁中，服槟榔仁散方寸匕。⑨脚气满：大豆一升水煮去滓，桑根白皮一大升和豆汁重煎，浓薄如酪，布绞去滓，空腹服日再。⑩徐王枳实散消肿利小便，兼治风虚冷胀不能食：枳实半斤，桂心一斤，茯苓、白术各五两，上四味为散酒服方寸匕，日三服。⑪治手脚酸痛兼微肿：乌麻五升酒渍一宿，随多少饮之。⑫治身肿脚气攻心：生猪肉去脂浆水洗，两板中压去汁，细切作脍，蒜齑啖之，日二顿，下气除风，此方外国法。⑬捋脚方：捣乌麻碎，水煮渍捋大验。或水煮杉木浸捋脚，去肿满，大验。⑭治脚洪肿：小豆一升和谷楮心一握熟煮吃三二升，如汤沃雪。⑮硇砂牛膝三物散治脚气上气：硇砂、牛膝、细辛各三两，上药为散酒服方寸匕，日再。此方敕赐慕容宝节将军，服者云神效；苏恭脚气方云是婆罗门法。⑯《备急》治脚气屈弱，若田舍贫家无药者可酿菝葜及松节酒皆善：菝葜一斛净洗水煮渍曲，又以水二斛煮滓取一斛渍饭，酿之如酒法，熟押取饮随多少。若用松节及叶，亦准此法，其汁不压也。患脚气屈弱，积年不能行又金牙酒，最为治脚气屈弱之要，今载之方如下：金牙、细辛、茵芋、干姜、干地黄、防风、附子、地肤子、蒴藋、升麻各四两，人参二两，独活一斤，牛膝、石斛各五两，上十四味酒渍七日，每服二三合。亦治口不能语，脚屈至良，又侧子酒亦验。⑰独活酒治脚气：独活、附子各五两，酒渍三宿，服一合始，以微痹为度。⑱张仲景三黄汤治口风手足拘挛，百节疼痛，烦热心乱，恶寒经日，不欲饮食：麻黄五分，独活四分，细辛、黄芪各二分，黄芩三分，上五味水煮分二服，心中热加大黄二分，腹满附子。⑲杨皮酒治脚气偏废及一切风，缓风手足拘挛：白杨东南面皮细切，熬令黄赤色纳不津器中酒浸，随皮多少，每饮稍许。

水肿　①治卒肿满身面皆洪大：大鲤鱼一头淳苦酒三升煮之，令苦酒尽讫，乃食鱼，勿用酢及盐豉他物杂也，或灸足内踝下白肉际三壮差。②《备急》治卒患肿满效方，曾有人忽脚跌肿，渐上至膝，足不得践地：蒴藋茎菜埋热灰中令极热，以薄肿上，日夜消尽。③鲤鱼灸治肿满：鲤鱼长一尺五寸尿渍一宿，平旦以水从口中灌至尾，微火灸令微熟去皮，宿勿食盐顿服，神方。

诸淋　①《备急》陶氏治血淋：苎麻根十枝水煮顿服，神验。或灸足大趾前节上十壮良。②《备急》治不得大便：葵子二升水煮去滓顿服。③治常患大便坚难：大黄、芍药、厚朴各二两，枳实六枚，麻子五合，上五味捣筛麻子蜜丸如梧桐子大，每服十丸，日三服。④《备急》治猝大便闭涩不通：削瓜菹如指大导下部中即效。或烧乱发灰三指捻投水半升顿服。或绵裹盐作三丸如指大纳下部。或煎蜜令强加干姜末和丸如指导下部。姚云：欲死者蜜三升，微火煎如饴投冷水中令凝丸如大指，导之良。或猪胆一枚纳下部，姚云治七八日奔气伤心欲死者。⑤《备急》治猝关格大小便不通，支满欲死，二三日则杀人：盐以苦酒和涂脐中。陶氏猝大小便不通：纸裹盐烧投水中服之。姚氏治风寒冷气入肠，忽痛坚急如吹状，大小便不通或小肠有气结，如升大胀起，名为关格病。治大小便不利：苦参、滑石、贝齿各等分，上三味捣筛为散每服饮下一匕或煮葵根汁服之。⑥《备急》牛膝饮治小便不利茎中痛剧，亦治妇人血结腹坚痛：生牛膝一名牛唇，掘取根煮服之。《陶氏效验方》：秦艽二分，冬瓜子二两，上二味捣末酒服一匕，日三服。⑦《备急》治猝小便不通及胞转：车前草一斤水煮分四服。或自取爪甲火烧服之。

中恶猝死　①华佗治中恶短气欲绝：灸两足大拇趾上甲后聚毛中各二七壮。②葱刺鼻令入数寸，须使目中血出乃佳；一云耳中血出佳。此扁鹊法，同后云吹耳中。葛氏吹鼻别为一法。或小便灌其面，数过即能活，扁鹊法。或湿牛马粪绞取汁灌口中令入喉，若无新者以水若人尿和干者绞取汁，扁鹊法。或猪膏如鸡子大，苦酒一升煮沸灌喉中。③《备急》治猝死而目闭者：骑牛临其面，捣薤汁灌其耳，末皂荚吹鼻中。猝死而张目反折者灸手足两爪甲后各十四壮，饮五毒诸膏散，有巴豆者良。猝死而四肢不收失便者马屎一升水煮洗足，牛粪一升温酒和灌口中。或灸心下一寸，脐上三寸，脐下四寸，各百壮良。猝死而口噤不开者缚两手大拇指灸两白肉中二十壮。④治客忤：灸鼻下人中三十壮愈。或先以衣三重藉腹上，铜器着衣上，取茅草于器中烧之，草尽再益，勿顿多也，取愈乃止。或捣生菖蒲根汁含之。或细辛、桂心各等分纳口中。或生附子末置管中吹纳舌下。⑤治猝魇：捣薤取汁吹两鼻孔，冬日取韭绞汁灌口。或盐汤饮之,多少在意,并啮其足大趾爪际,痛啮之即起也。⑥《备急》治猝魇不寤:末灶下黄土芦管吹入两鼻孔中,或雄黄、桂心末亦得。⑦ 治鬼击:烧鼠矢末如黍米许水和服,以水和少许纳喉中。或升麻、独活、桂心各等分,上三味为末酒服方寸匕。诸丸散并在《备急》条中,今巫觋实见人忽被神鬼所击刺摆损者,或犯其行伍,或遇相触突,或身神散弱,或惢负所招,轻者获免,重者多死,犹如周宣燕简辈事,不为虚也,必应虚也。⑧ 仓公散治猝鬼击、鬼排、鬼刺、心腹痛,下血便死,不知人及卧魇,啮脚踵不觉;诸恶毒气病,取前散如大豆许管吹入鼻,得嚏则气通便活:特生矾石、皂荚、雄黄、藜芦,上四味等分捣末。⑨ 治蛊毒:白鸽毛粪烧灰饮服。或捣生瓜蒌根汁一升,酱汁少许和,温服,须臾吐蛊出。或襄荷密着病患卧席上,亦能令呼蛊主姓名也。⑩ 治中蛊毒吐血或下血皆如烂肝:茜根、襄荷根各三两,上二味㕮咀水煮去滓顿服。或巴豆一枚,豉三粒,釜底墨方寸匕,上三味捣丸每饮一丸。⑪ 治中蛊吐血:羚羊皮三寸,苦参、襄荷根三两,黄连、当归各二两,上五味水煎分三服。⑫ 治自缢死:皂荚末葱叶吹其两鼻孔中,逆出复纳之。或麴衣厚毡物覆其口鼻抑之,令两人极力吹其两耳,一炊顷可活也。或悬牵其头发塞两耳,勿令通气,以葱叶针鼻中,两人极力痛吹之,啮其两脚踵,即活,亦可塞鼻而吹口活也。或急手掩其口鼻,勿令内气稍出,二时许气至即活。⑬ 治热暍:凡中暍死不可使得冷,得冷便死:以屈革带绕暍人脐,使三四人尿其中,令温,亦可用泥土屈草,亦可扣瓦碗底若脱车釭以着暍人脐上。⑭ 治溺死:倒悬解衣挑去脐中垢,极吹两耳即活。或倒悬死人以好酒灌鼻中立活。或取灶中灰两石余以埋人,从头至足,水出七孔即活。⑮《备急》治溺死方:屈死人两脚着人肩上,以死人背向生人,背负持走,吐出水,便活。《肘后备急方》云:亦治冻死。⑯ 治冬天堕水冻,四肢直口噤,裁有微气出:以大器中多熬灰,使暖囊盛,以敷其心上,冷即易,心暖气通,目则得转,口乃开,可温尿粥清,稍稍含之即活,若不先温其心,便持火炙其身,冷气与火相搏则死。

3.《备急单要方》外科疾病证治贡献

瘿瘤 ① 治三十年瘿疾:小麦一升醇苦酒渍,漉出曝燥捣筛,海藻三两别捣和麦末令调,酒服方寸匕,日三。②《隐居效验》治瘿瘤:昆布、松萝各三分,海藻五分,上三味捣筛蜜丸如杏核大含咽津,日三夜二,大佳。第二方:昆布、海藻各一斤,上二味细切好酒五升浸七日,此酒下前丸药益善。③ 含丸方:槟榔、马尾海藻、昆布各三两,上三味捣末蜜丸如鸡子黄大,每日空腹含一丸,徐徐令津液取汁咽之。杨丞方,服验。④ 治喉痹喉里肿塞痹痛,水浆不下入,七八日即杀人:巴豆一枚纳鼻中,随肿左右,时时吸气,半日许即瘥。或菖蒲根嚼烧秤锤令赤纳一杯酒中,沸止饮之。⑤ 或桔梗、甘草各一两水煮取服。⑥ 治喉口中及舌生疮烂:含好淳苦酒即愈。⑦《备急》治喉中及舌生疮烂:锉蔷薇根浓煮汁含漱之,冬用根,夏用枝叶。⑧ 治悬痈肿卒长数寸如指,随喉出入不得食:捣盐绵缠箸头点盐,敷以揩之,日六七度。⑨ 治颈下生疮,瘰疬如梅李:海藻一斤酒渍数日,稍稍饮之。或人参、干姜、白蔹各四分,上四味捣筛酒服方寸匕,日三。⑩《备急》张子仁治鼠瘘要方:柞木皮五升,上一味水煮稍稍服尽。⑪ 治鼠瘘:死鼠一枚,乱发如鸡子一枚,上二物腊月猪膏令淹鼠发煎,令其鼠发都尽消,膏成分作二分,一分稍稍涂疮,一分以酒服之,即愈矣。⑫ 治鼠瘘发于颈,无头尾如鼸鼠,使人寒热,此得之因食大鼠余毒不去,其根在胃,狸骨主之,知母为佐:陵鲤甲、山龟壳、炙甘草、桂心、雄黄、干姜各等分,上六味捣筛为散服方寸匕,日三;蜜和纳疮中无不愈,先灸作疮后与药良。⑬ 治鼠瘘方:石南、生地黄、雌黄、茯苓、黄连各二两,上五味作散敷疮,日再。⑭《备急》刘涓子鼠瘘方:山龟壳、桂心、雄黄、干姜、狸骨、炙甘草各等分,上六味捣筛为散饮服方寸匕,日三;蜜和纳疮中无不愈,先灸作疮后与药良。或矾石三分,斑蝥一分,上二味捣筛酢浆服半匕。⑮《备急》生肉膏治瘘:楝白皮、鼠肉各二两,薤白三两,当归四两,生地黄五两,上五味腊月猪膏三升煎薤白黄色,膏成敷疮孔上,令生肉。⑯《备急》治诸瘘方:葶苈子捣细蜜丸着疮孔中,日三度。

狐臭 ① 治人体及腋下状如狐狸气世谓之胡臭:炊甑饭及热丸以拭腋下臭,仍与犬食之,七日一,如此即瘥。或煮鸡子两枚熟去壳及热各纳腋下,冷弃之三路口。或烧好矾石末绢囊盛之,常以粉腋下,不过十度。② 治胡臭若股内阴下常汗湿且臭或作疮:但以胡粉一物粉之即差。③《隐居效验》胡臭方：鸡舌香、藿香、青木香、胡粉各二两，上四味捣散作粉绵裹纳腋下，常敷即瘥。④ 治漏腋方：正朝旦以小便洗。⑤ 令人体香方：白芷、熏草、杜若、杜衡、藁本各等分，上五味末之蜜丸如梧子，旦服三丸，暮服四丸，三十日足下悉香。⑥ 又方：炙甘草、瓜子、大枣、松根皮各等分，上四味捣筛食后服方寸匕，日三。又方：瓜子仁、川芎、藁本、当归、杜衡、细辛各二分，白芷、桂心各五分，炙甘草二分，上九味捣筛食后服方寸匕，日三。⑦ 治痈肿痛烦困：生楸叶十重贴之，布绵裹缓急得所，日二易。⑧《隐居必效方》消痈肿：白蔹二分，藜芦一分，上二味捣末苦酒和泥贴肿上，日三。⑨《备急》治石痈发肿至坚而有根：灸肿三百壮，当石子破碎出，其痈疽、石痈、结筋、瘰疬皆不可针角，针角杀人。⑩《备急》治骨疽积年，每一年一发，汁出不瘥：胶熬捣末粉勃疮上及破生鳢鱼以擒之，如食顷刮视其小虫出，更洗更敷，虫出尽止。⑪ 治瘰疬：熬芜菁子熟捣绵裹敷之。⑫ 漏芦汤治瘰疬：漏芦、白蔹、黄芩、麻黄、白薇、枳实、升麻、芍药、炙甘草各二两，大黄三两，上十味水煮分三服，单用大黄下之良。⑬ 胡粉散治瘰疬侵淫多汁，日就浸大：胡粉、菌茹各二分，黄连、炙甘草各三分，上四味捣筛粉疮上，日三。⑭ 治发背初欲作肿即服此方：栀子仁一百枚，大黄、升麻、黄芩、炙甘草各三两上五味水煮分三服。⑮ 治痈发腹背阴匿处，通身有数十者：牛粪干者烧捣下重绢，鸡子白和涂，干复易。如已结脓使聚长者以生瓜蒌根细捣苦酒和敷，末赤小豆亦佳。如发背为痈疽已溃未溃者：香豉三升水和熟捣成泥敷上。⑯ 治发背及诸疮久不瘥：先以甘草汤洗疮，乃嚼胡麻敷上，再取黄连末、滑石末相和敷疮上。⑰ 五香连翘汤治恶疮热毒肿，恐恶毒气入腹，兼取利以泄毒气：连翘、寄生各三两，青木香、独活、射干、甘草、朴硝、升麻、薰陆香各二两，淡竹沥一升，麝香一分，丁香、沉香各一两，大黄四两，上十四味水煮去滓分三服。⑱《备急》葛氏治始发诸痈疽发背及乳房：皆灸上百壮，半夏末鸡子白和涂良。姚云：生者神验，以水和涂之。或酢和墓上土茱萸捣姜，小蒜薄贴并良。

痔疮 ① 五痔散治酒客劳损下部纵横出血：赤小豆四分，黄芪三分，附子、白蔹、桂心各一分，芍药、黄芩各二分，上七味捣散酒服方寸匕，日三，

止血大验。② 紫参丸治五痔，大便肛边清血出，服之无不瘥：紫参、秦艽、乱发灰、紫菀、厚朴、白芷各一两，藁本二两，蛷虫、虻虫、石南各半两，贯众三两，雷丸半升，猪后悬蹄甲十四枚，上十三味捣筛羊脊骨髓合猪脂和丸如梧子，未食酒服十五丸，日再，亦可饮下。③ 治五痔：煮槐根洗或煮桃根洗。④ 治肠痔每大便常有血：蒲黄水服方寸匕，日三。或矾石、附子各一两捣筛蜜丸如梧子，每服二丸。或常食鲫鱼羹及蒸。⑤ 治肠痔：白蔷薇根、枸杞根各二分，捣筛为末每服方寸匕，日三。或生地黄一斤，酒二斗，酒渍地黄三日，随意饮多少。或取枳根皮末饮服方寸匕，日三，亦可煮汁常饮。⑥《备急》治肠痔：谷子烧末敷之，深者导之。或以槐白皮一担锉，水煮令浓，脱衣入中坐，当如欲大便状，冷更易。或捣槐白皮作屑粉导之。或蘩蒌烧灰，矾石熬和为粉粉之。⑦ 猬皮丸治诸痔：槐子三两，附子、当归、连翘、干姜、矾石各二两，干地黄五两，续断、黄芪各一两，猬皮一具，上十味捣筛蜜丸如梧子，饮服十五丸，日再；亦可主瘘治痔下部痒痛如虫啮：菟丝子熬令黄黑捣末，鸡子黄和涂。或杏仁熬令黑捣膏涂之。或猬皮烧灰敷之或獭肝烧捣散服之。⑧ 治痔下部如虫啮：捣桃叶一斤蒸之令热纳小口器中，以布盖上坐之，虫死即瘥。或掘地作小坑烧令赤酒沃中，捣吴茱萸三升纳中及热板覆上，开一小孔，以下部坐上，冷乃下，不过三度即瘥。或小豆一升好苦酒五升煮豆令熟，出曝干，复纳令酒尽止，捣末酒服方寸匕，日三。⑨《备急》治大便血风冷积年，多变作痔：烧稻藁灰淋汁，煎热渍之三五度。⑩ 治猝大便脱肛：灸顶上回发中百壮；豆酱清合酒涂之；烧虎骨末水服方寸匕；绿桑枝螺烧末猪脂和敷；猪膏和蒲黄敷之，指推纳之；灸鸠尾骨上七壮。⑪ 治肠随肛出：捣生瓜蒌取汁温服，猪肉汁洗手，随抑按自得效。⑫《备急》治肠随肛出：熬锻石令热布裹熨之，随按令入。或生铁三斤水煮洗之，日再。⑬ 治阴癞：杨柳如脚大趾长三尺二十枚水煮故布干掩肿处，取柳枝更互拄之，如此取瘥止。或桃仁捣敷，亦疗妇人阴肿。⑭ 治阴肿方：桃仁去皮尖熬末，酒服弹丸许，不过三服即瘥。⑮《备急》治男子阴卒肿痛：鸡翮、蛇床等分，上二味捣末饮服少许，随卵左右取鸡羽。⑯ 贯众丸治九虫动作诸病：贯众、石蚕各五分，野狼牙、芜荑各四分，藿芦二分，

雷丸、蜀漆、槟榔各六分,僵蚕、厚朴各三分,上十味捣筛蜜丸,空心暖浆水服三十丸,日三,白虫用榧子汤服。⑰ 治蛔虫:鸡子一枚开头去黄,好漆少许纳中相和,仰头吞之,虫悉出矣。⑱ 治寸白虫:浓煮猪肉汁煎槟榔三十枚,每服三升,虫尽出。或熟煮猪脂血,明旦饱食之,虫当下。⑲《备急》芜荑散治寸白虫:野狼牙三分,芜荑二分,上二味捣末酒服。⑳ 治蛲虫在胃,渐渐羸人:淳酒、白蜜、好漆各一升,上三味微火煎令可丸,空腹温酒下桃核大一枚。㉑《备急》治蛲虫攻心如刺吐清汁:平旦嚼脯一片令虫闻香,服生艾汁一升。或好盐末二两,淳酒半升,数沸,清旦空肚顿服。㉒《备急》治三虫:藋芦四两,干漆二两,吴茱萸四两,上三味捣末,先嚼脯,再粥清服方寸匕。

外伤 ① 治猝从高堕下瘀血胀心,面青,短气欲死:胡粉一钱匕水服。或煮大豆或小豆令熟,饮汁数升,和酒服之弥佳。或豆豉三升沸汤去滓,纳蒲黄三合搅调顿服。或乌梅五升去核饴糖五升煮,稍稍食之。② 治忽落马堕车及坠屋坑崖腕伤,身体头面四肢内外切痛,烦躁叫唤不得卧:急觅鼠矢无问多少,烧捣末猪膏和涂封痛处,仍取好大黄如鸡子大乱发裹如鸭子大,人所裁白越布衫领巾间余布以裹发外,乃令火烧,烟断捣末屑薄,酒服,日再。③ 凡脱折折骨诸疮肿者,慎不可当风卧湿及多自扇。若中风则发痉,口噤杀人。若已中此觉颈项强身中急束者,急服此方:竹沥饮三二升。若口已噤者可以物拗开纳之令下,禁冷冻饮料食及饮酒。竹沥猝烧难得多,可合束十许枚,并烧中央,两头承其汁,投之可活。④ 治腕折,四肢骨破碎及筋伤蹉跌:烂捣生地黄熬之裹折伤处,竹片夹裹之令遍病上,急缚勿令转动,一日可十易,三日即瘥。或生瓜蒌根捣涂损上重布裹之,热除痛止。⑤ 治外伤举身尽有瘀血:刮青竹皮二升,乱发如鸡子大四枚烧灰,延胡索二两,上三味捣散酒煎顿服。或大黄二两,干地黄四两,捣散为丸酒服三十丸,日再;为散服亦妙。⑥ 治被打有瘀血:大黄二两,桃仁、虻虫各二十一枚,上三味捣散蜜四丸,纳酒一升煎取七合服。⑦《备急》治久血不除变成脓者:大黄三两,桃仁三十枚,水煮分三服。⑧ 治久宿血在诸骨节及胁肋外不去者:牡丹、虻虫等分,上二味捣末酒服方寸匕,血化成水。或大黄如鸡子一枚,蚯蚓矢一合,酒煮服。或铁一斤,酒三升,

煮取一升服之。⑨ 白马蹄散治被打腹中瘀血:白马蹄烧令烟断捣末,酒服方寸匕,日三夜一;亦疗妇人瘀血消化为水。⑩《备急》治诸疮中风寒水露肿痛云,因疮而肿者皆中水及中风寒所作也,其肿气入腹则杀人也:烧黍穰或牛马干粪桑条辈多烟之物,掘地作坎于中烧之,以板掩坎上穿板作小孔,以疮口当孔上熏之,令疮汁出尽乃止,又滴热蜡疮中佳。或桑灰汁温之以渍疮大良。姚云神验。⑪ 治猝被毒箭所中:捣蓝青绞取汁饮之并敷疮上。若无蓝取青布渍之,绞取汁饮之,亦以汁淋灌疮中。或煮藕取汁饮之,多多益善。或但多食生葛根自愈;或捣生葛绞取汁饮之,干者煮饮之;或干姜盐等分,捣末敷疮上,毒皆自出。⑫ 治箭镝及诸刃刀在咽喉胸膈诸隐处不出:牡丹一分,白蔹二分,上二味捣末温酒服方寸匕,日三服,刃自出。⑬ 治竹木刺不出:鹿角烧灰末水和涂之立出,久者不过一夕。或取羊粪燥者烧灰和脂涂之,刺若未出重敷之。或牛膝根茎合捣敷之即出。或刮象牙屑水和涂刺上立出。⑭ 治狐尿棘刺人肿痛欲死:热桑柴灰汁渍之,冷复易,永瘥。⑮《备急》治狐刺:热蜡灌疮中又烟熏之,令汁出愈,此狐所溺之木,犹如蛇螫也。

火疮 ①《备急》治汤火灼疮:柳皮烧灰如粉敷之。或猪膏和米粉涂之,日五六过良。此二方既令不痛又使速愈,又无瘢痕,已试有效。②《备急》治汤火灼烂:白蔹末涂之立有效。或竹中蠹虫末涂之良。或锻石末以水和涂之,干即易之。③ 治沸汤煎膏所烧火烂疮:丹参细切羊脂煎膏敷疮上。④《备急》治漆疮:捣韭根如泥涂之或煮薤叶洗之。或捣蟹涂之最妙,或以水浸之,取水数数洗之亦效。⑤ 治侵淫疮:胡燕窠末水和涂之。或鲫鱼长三寸少豉合捣涂之,亦疗马鞍疮。若先起四肢,渐向头面者,难疗也;又取鲫鱼油煎去鱼涂之。⑥ 治大人小儿猝得月蚀疮:五月五日虾蟆灰猪膏和涂。或烧蚯蚓矢令赤捣末猪膏和敷。此疮多在两耳上及七孔边,随月死生,故名月蚀疮也。世言小儿夜指月所为,实多着小儿也。⑦《备急》治手指忽肿痛不已者,名为代指:和泥泥指令遍周匝,浓一寸许,以热灰中炮之令燥,视皮皱即愈,不皱者更为之。或取粱米粉铁铛中熬令赤,以众人唾和之涂上,令浓一寸,即消。或小便和盐作泥浓裹之,数易瘥,针刺血出最妙。

虫兽灾伤　①治熊虎爪牙所伤毒痛：烧青布以熏疮口，毒即出，仍煮葛根汁令浓，以洗疮。日十度，并捣葛根为散，煮葛汁以服方寸匕，日五甚者夜二。或嚼粟涂之。或煮生铁令有味以洗疮。②《备急》入山辟虎法：烧牛角羊角，虎不敢近人。③恶蛇之类甚多，而毒有差剧。时四五月中，青蜓、苍虺、白颈、大蝎。六月中竹狩、文蝮、黑甲、赤目、黄口、反钩、白蜓、三角。此皆蛇毒之猛烈者，中人不即疗多死。第一有禁，第二则药。今凡俗知禁者少，纵寻按师术，已致困毙，唯宜勤事诸药，但或经行草路，何由皆赍方书？则应储具所制之药，并佩戴自随。天下小物能使人空致命者，莫此之甚，可不防甚之乎？④辟蛇之药虽多，唯以武都雄黄为上。带一块，古称五两于肘间，则诸蛇毒物莫之敢犯。他人中者，便摩以疗之。带五蛄黄丸良，以丸有蜈蚣故也。人入山伐船，有太赤足蜈蚣置管中系腰。又有竈龟唼蛇，带其尾亦好，鸤日唼弥佳。禁法中亦有单行轻易者，今疏其数条，然皆须受而后行。不尔，到山车口住立，存五蛇一头乃闭气以物屈刺之，因左回两步，思作蜈蚣数千以衣身便行无所畏也。⑤入山草辟众蛇方：干姜、生麝香、雄黄，上三味等分捣末小绛囊盛，男左女右带佩，则蛇逆者辟，人为蛇所中，便以疗之。如无麝香，以射罔和带之，疗诸毒良。⑥治蛇唼毒肿：干姜末敷之，燥复易之。或灸唼处三五壮，则毒不能行。或捣射罔涂肿上，血出乃瘥。或灸梳使汗出熨疮口。⑦《备急》治蝮蛇螫人：烧蜈蚣末敷疮上。或蜡及蜜等分于铛中消令和，以无节竹筒着疮上，以蜡蜜灌竹筒，令下入疮中。无蜜，唯蜡用之亦得。或急尿疮中乃投刀向日闭气三步，以刀掘地作小坑。以热汤沃坎中，取泥作三丸如梧子大，服之，取少泥涂疮上。⑧治虺蛇众蛇螫人：头垢敷疮中。或两刀于水中相摩良久，饮其汁，痛即止。或捣大蒜涂之，以少盐豉合捣尤佳。或以绳缚疮上一寸许，即毒气不得走，便令人以口嘬所螫处取毒，数唾去之，毒尽即不复痛，口嘬当小肿，无苦状。⑨《备急》治蜘蛛咬人：取羊桃叶捣敷。或以蒜切两断揩之，又以蒜摩地取泥涂之。⑩治蜂螫人：取人溺新者洗之。或斫谷木取白汁涂之，桑汁亦良。或刮齿垢涂之。⑪治蜈蚣螫人：割鸡冠取血涂之。或嚼盐涂之效，又以盐拭疮上，蜈蚣未远不得去。或嚼大蒜若小蒜或桑白汁涂之，亦以

麻履底土揩之良。⑫《备急》治蚰蜒螫人：蓝汁渍之即瘥，蚰蜒不甚啮人，甚亦微殊，轻于蜂，当时小痛易歇，脱为所中，幸可依此疗之。药家皆用赤足者，今赤足者螫人，乃痛于黄足者，是其毒烈故也。取屋中土以水和敷。⑬《备急》治蝎螫人：捣蒜涂之。蜀葵花、石榴花、艾心三味等分阴干合捣水和涂螫处。或温汤浸之。或马苋菜封之瘥。或嚼干姜涂之。⑭《备急》论射工毒：江南有此射工毒虫，一名短狐，一名蜮，常在山间水中，人行反入水中。此虫口中有横骨，状如角弩，即以气射人影则病。其诊法，初得时或如伤寒，或似中恶，或口不能语，或身体苦强，或恶寒壮热，四肢拘急头痛，且可暮剧，困者三日则齿间血出，不疗则死，其人中有四种，初觉即遍身视之，其一种正如黑子，而皮绕四边突赤，以衣被犯之，如芒刺状。其一种作疮，疮久则穿陷，其一种突起如石痈状，其一种如火灼人，肉起作疮。此种最急，能杀人，居此毒之地，天大雨时，或逐行潦，流入人家而射人，又当养鹅，鹅见即食之，船行将纯白鹅亦辟之，白鸭亦善，带好生金犀角麝香并佳，又若见身中有此四种疮处，便急疗之方。急周绕遍去此疮边一寸，辄灸一处百壮，疮上亦百壮，大良。或白鸡屎白者二七枚水汤和涂疮上。或取皂荚一挺长一尺二寸者捶碎，苦酒一升煎如饧，去滓敷毒上。或取马齿苋捣汁一升敷疮上，日四五遍良。或赤苋合茎叶捣绞汁服一升，日再三服。乌翣根、升麻各二两水煮顿服，滓敷疮上。⑮治溪毒：水毒中人，一名中水，一名中溪，一名中洒，一名水病，似射工而无物。其诊法：初得之恶寒头微痛，目眶疼，心中烦懊，四肢振焮，腰背骨节皆强，筋急两膝疼，或翕翕而热但欲睡，旦醒暮剧，手足逆冷至肘膝。二三日则腹中生虫，食人下部，肛中有疮，不痛不痒，不令人觉，视之乃知耳。不即疗，过六七日下部脓溃，虫上食五脏，热盛烦毒，汪下不禁，八九日良医所不能疗之。觉得之，急当早视下部，若有疮正赤如截肉者为阳毒最急，若疮如虫鱼齿者为阴毒，犹小缓，要皆杀人，不过二十日也。欲知是中水，当作数斗汤，以小蒜五升，咬咀投汤中，莫令太热，热即无力。去滓，消息适寒温以又疗中水毒方。取梅若桃叶捣绞汁三升许，为二服，或干以水绞取汁极佳。或取常思草捣汁绵裹导下部中。或捣蓝青汁少水和涂头面遍身令匝。或取蓼一把捣末酒和

服。或取大莓连根捣屑服之,亦可投水捣汁饮一二升,并导下部。⑯《备急》治溪毒:取五加根烧末酒服方寸匕,或烧鲛鱼皮饮服方寸匕,或荆叶捣汁饮之佳。或捣柴菇涂腰背诸处,柴菇生东间,细叶如蒜状。或捣乌蒜又名乌韭一枚酒服半升,得吐即瘥。⑰治溪毒下部生疮已决洞:秫米一升,盐五升,水一石,煮作麋,坐中即愈。或取桃叶、艾叶捣熟水渍去滓,着盘中坐,有白虫出瘥。或烧皂荚捣末绵裹导之。或盐和皂荚捣末绵裹导之。或末牡丹屑饮服方寸匕,日三。又其土俗有疗之术:初觉便取溪蒜、豨莶、桃叶锉一斤蒸热,解衣卧布席上,浓覆衣被,大汗良久。单用茜根、白蘘荷根、蓝青汁并佳。若患腹中痛,恐转成蛊啖人腹藏者,取猪脂二升熬令燥,水一斗绞取汁,稍稍服之。或取大蒜十枚,合皮安热灰中炮令热,刀切断头,以柱所着毒处。或雄黄、朱砂、常山各等分,五月五日午时使童子捣合之。⑱治沙虱毒:少许麝香敷疮上,过五日不瘥,当用巴豆汤服之。一日辄以巴豆一枚,二日二枚,计为数,并去皮心,以水三升煮,取一升尽服之,未瘥,即更可作服之。或斑蝥二枚,熬一枚,研末服,烧一枚令烟绝,末着疮中。⑲治狂犬咬人:先嗍去恶血,乃须灸疮中十壮,明日以去,日灸一壮,满百日乃止,忌酒。或生食蟾蜍脍绝良,亦可烧炙食之,不必令其人知,初得啮便此则不发。⑳治剥死马,马骨伤人手,毒攻欲死:取死马腹中屎涂之。或绞饮其矢汁,烧末服方寸匕。治马汗及马毛入疮:烧马鞭皮猪膏和敷,或以水渍疮,数易水渍之,或以锻石灰敷上。

4.《备急单要方》妇科疾病证治贡献

① 治妊娠二三月上至八九月胎动不安,腹痛已有所见:艾叶、阿胶、川芎、当归各三两,炙甘草一两,上五味水煮去滓分三服。② 治妇人怀妊数伤胎:鲤鱼二斤,粳米一升,上二味如法作臛少着盐,勿着葱豉醋,食之甚良,一月中顿三过作,安稳无忌。③ 治妊娠伤寒,头痛壮热,肢节烦疼:前胡、知母各三两,石膏五两,大青、黄芩、栀子各一两,葱白一升,上七味水煮去滓分三服。④ 治妊娠疟疾:常山、竹叶各三两,石膏八两,糯米一百粒,上四味水煮去滓分三服。第一服未发前一食久服之,第二服取临欲发,余一服用涂头额及胸前五心,药滓置头边,当一日勿进水及进饮食,过发后乃进饮粥。⑤ 治妊娠血下不止,名曰漏胞,血尽子

死:鸡子十四枚取黄,好酒二升煮使如饧,顿服。或生地黄汁一升,酒四合,合煮三四沸,顿服。⑥ 治落娠胎堕下血不止:丹参十二两酒煮分三服。⑦《备急》治难产:吞槐子三枚。或酒服凿柄入孔里者烧末。或弓弦三寸,箭竿二寸,各烧末酒服。或酒服羚羊角屑烧末。⑧《备急》治母已死儿子不出:但以水银如弹丸格口纳喉中,捧起令下,食顷又捧令起,子便落。或捣蒲根绞汁灌口中,此亦治母生子死验。⑨ 治产难及胎不动转,母子俱死:榆白皮三两,葵子五合,炙甘草,桂心各一两,上四味水煮服一升。⑩ 治产难六七日母困:好胶二两清酒微火烊胶纳新鸡卵一枚,盐一寸匕,相和顿服,不产更服。或酒服陈葵子末三指撮,口噤者去齿下药即愈。⑪ 治横产或手足先出:持粗针刺儿手足入二分许,儿得痛惊转即缩,自当回顺。或服水银如豆大一枚。⑫ 治胎死腹中:三家鸡卵各一枚,三家盐各一撮,三家水各一升,合煮,令产妇面东向饮之,立出。或牛屎涂母腹上。或榆皮、珍珠各一两,苦酒三升,煮取一升顿服。⑬ 治子死腹中或妊两儿,一儿活,一儿死,令腹中死者出生者安,此方神验,万不失一:蟹爪一升,炙甘草二尺,阿胶三两,上三味水煮去滓纳胶令烊顿服。或半生胎不下,或子死腹中,或半着脊及在草不产,血气上荡心,母面无颜色,气欲绝:猪膏一升,白蜜一升,淳酒二升,上三味合煎取二升,分再服。⑭ 治胞衣不出:灶突中土三指撮捣末水服。或刺取羊血热饮之,啖少盐,水渍其面,此方神验。或半夏、白蔹各二两捣筛服方寸匕,小难一服,横生二服,倒生三服,儿死四服,亦可加代赭、瞿麦各二两。或小豆小麦相和浓煮汁饮之。⑮《备急》治妒乳疮痛:黄芩、白蔹、芍药各等分捣筛浆水服一钱五匕,日三,若右乳结将去左乳汁服,左乳结即将去右乳汁服,即消。或酒煮柳白皮令热熨上即消。或苦酒磨升麻,若青木香,或紫檀香,以摩上并良,一味即得佳。或麝香、薰陆香、青木香、鸡舌香各一两水煮分再服。⑯《备急》治妇人乳痛妒肿经久不瘥:坚硬紫色削柳根皮捣熟熬温帛囊盛熨乳上。或研米槌二枚煮热絮及巾覆乳上,用二捶更互熨肿数十过瘥。或大黄、灶下黄土各一分,生姜二分,上三味捣末醋和涂乳,刘涓子不用生姜用生鱼,余比用鲫鱼妙。或大黄、鼠屎、黄连各一分,上三味捣末合鼠屎更捣黍米粥清和敷乳四边,无黍

米粟米、粳米并可用。

5.《备急单要方》儿科疾病证治贡献

①《备急》蛇蜕皮汤治少小百二十种痫病及胸中病：蛇蜕皮三寸，细辛、炙甘草、钩藤、黄芪各二分，大黄四分，蚱蝉四枚，牛黄五大豆许，上八味水煮分服。穷地无药物，可一二味亦合，不可备用，然大黄一味常用有效。② 大黄汤治少小二十五痫：炙甘草、大黄、甘皮、当归各一两，细辛半两，上五味捣筛水煮指撮，一岁儿服一合，日二。③《备急》治小儿霍乱吐痢：人参四分，厚朴、炙甘草各二分，干姜一分，白术三分，上五味水煮分服。或人参、芦䕡各二分，扁豆藤二两，仓米一撮，上四味水煮分服。或人参四分，生姜三分，厚朴、白术、炙甘草各二分，上五味水煮分服。或人参四分，木瓜一枚，仓米一撮，上三味水煮分服。④ 治小儿夜啼：取绛囊盛犬头下毛，系儿两手，立效。⑤《备急》治小儿哕：生姜汁、牛乳各五合合煎分二服。或羊乳一升煎半分五服，牛乳亦可。⑥《备急》治小儿鹅口并喋：矾石烧末、朱砂各半分，上二味研令极细，敷儿舌上，日三；以乱发洗舌上垢，频频令净。⑦《备急》杏仁汤治少小咳嗽上气：麻黄八分，杏仁四十枚，上二味水煮去滓分服。⑧ 治少小咳嗽：紫菀六分，贝母三分，款冬花一分，上三味捣散取豆许着乳头令饮，日三，奶母忌如常法。⑨《备急》治小儿无辜疳痢：龙骨、当归、黄连、人参、墨食子、炙甘草各一两，上六味捣散蜜丸每服三丸，日再。⑩《备急》治小儿脐中生疮：桑汁涂乳上使儿饮之。或取羖羊乳饮儿。或取东壁土末敷之。或烧瓿带灰和膏敷之。⑪ 治儿生百日脐汁出：烧绛灰敷脐中。或杏仁二分研末，猪牙车骨中髓调和涂脐上。⑫ 治小儿秃疮：煮鸡子七枚剥去白，取黄于铜器中急火熬干末敷之。或取春秋桃叶心，无问多少，捣汁涂之。或烧鲫鱼末酱汁和涂。或取腊月猪屎干末敷之。⑬《备急》治小儿三岁患头上起㿔浆如钉，盖一二日及胸背皆生，仍成疮：水银、朱砂各半两，石硫黄一两，腊月猪脂研如膏，上四味煮桑叶汤洗厚敷之。⑭《备急》治小儿侵淫疮：取灶中黄土乱发灰各三分研粉，猪膏和涂。或烧艾作灰敷之。或牛屎烧灰敷之。⑮《备急》治小儿蠷螋疮绕身匝即死：捣蒺藜叶敷之，无叶子亦可。或取燕窠土研粉猪脂和涂。⑯《备急》治小儿阴疮：人屎烧灰敷之。或猫儿骨烧灰敷之。或灸疮，搔去痂，蜜敷面作烧饼熟，即以饧涂饼上熨之。或猪屎五升水煮布裹安肿上，或灸大敦七壮，或捣芜菁菜叶根敷之。⑰《备急》治小儿癩：蜥蜴一枚烧灰捣末酒服。或灸足厥阴大敦，左患灸右，右患灸左，各一壮，即当瘥。⑱《备急》鳖头丸治少小积痢久下，下后余脱肛不瘥，腹中冷肛中疼痛，不得入者：死鳖头、小形猬皮各一枚，磁石四两，桂心三两，上四味捣筛蜜丸如大豆，三岁至五岁服五丸至十丸，日三；儿渐大以意加之。或灸顶上旋毛中三壮；或灸尾翠三壮；或灸脐中三壮。⑲《备急》治小儿疳湿疮：铁上衣少许内下部中；或大椎数至第十五椎夹骨两旁灸七壮；或艾叶一两水煮分三服；或胡粉熬八分，猪脂和涂；或嚼栗子涂之。或羊胆二枚酱汁和灌下部，猪胆亦得。⑳《备急》治漏疮头尽开出脓，夜复合：大附子一颗内鲫鱼腹中，于炭火上烧灰研末敷之，更捣蒜以封之良。㉑《备急》治疥疮：烧竹叶灰鸡子白和涂，或乱发灰猪膏和敷。

6.《备急单要方》五官疾病证治贡献

①《备急》菖蒲根丸治耳聋：菖蒲一寸，巴豆一枚，上二味合捣可丸分作七丸，绵裹塞耳中日别一丸。② 菖蒲散：菖蒲、附子各二两，上二味捣筛苦酒和丸如枣核许，绵裹卧即塞耳中，夜一易之，十日有黄水出便瘥。③ 又方：磁石、菖蒲、通草、薰陆香、杏仁、蓖麻子、松脂各等分，上七味捣筛蜡及鹅脂和丸，以钗脚子穿中心为孔，先去耳中垢，然后纳药，日再。殿中候监云非常良验。④《备急》治耳疼痛有汁出：熬杏仁令黑，捣如泥丸，绵裹纳耳中，频易之瘥。⑤《备急》治耳卒肿：瓜蒌根削可入耳，腊月猪脂煎之三沸，冷塞耳中，日三作，七日愈。⑥ 治虫入耳：铜钱二七枚猪膏煎灌耳。两刀于耳前相敲作声，虫即出走。⑦ 治蚰蜒入耳神效方：牛酪满耳灌之即出；若蚰蜒入腹，空腹食好酪一二升即化为黄水。⑧ 治蚁入耳：炙猪脂安耳孔上即出。⑨ 治齿痛方：随左右含白马尿，不三五口瘥。⑩《备急》姚氏治牙齿疼痛：取枯竹烧竹一头以注钱上，得汁多着齿上即瘥。⑪《备急》䶗齿方：皂荚炙去皮子捣末，少许着齿痛上瘥。⑫ 治风齿疼刺肿：煮独活含之。⑬ 杉叶汤治风齿肿：杉叶三两，川芎、细辛各二两，上三味酒煮取稍稍含咽。⑭ 治牙齿有孔：莨菪子数粒纳齿孔中蜡封之即瘥。⑮ 治齿风伤齿挺出：长咋地黄尤

妙,更不复发。⑯治齿疼痛,龈间血出:熬好盐每夜封齿根上,沥水尽,乃扣齿一二百遍,即瘥。⑰治急喉咽舌病:随病所近左右以刀锋裁刺手大指甲后爪中,令出血即愈。或病患卧急爪其跖心,随所近左右,以瘥为良。

7.《备急单要方》皮肤疾病证治贡献

①《备急》治面多䵟黯:鸡子去黄一枚,朱砂末一两,上二味朱砂末纳鸡子中封固口与鸡同令伏雏,候鸡雏出,即取之以涂面。或七月七日取露蜂房子于漆杯中渍,取汁重滤胡粉和涂。②去黯痣方:桑灰、艾灰各三升,上二味水淋三遍,五色帛纳中合煎可丸以敷黯痣上则烂脱乃以膏涂,并灭瘢痕甚妙。③《备急》治面䵟疱:糜脂涂拭面上,日再。或鹰屎白二分,胡粉一分,蜜和敷面上。④治少年面上起细疱:挼上浮萍擒之,饮少许汁良。或三年苦酒渍鸡子三宿涂之。⑤《备急》赤膏治妇人面上粉泽:光明砂四分,麝香二分,牛黄半分,水银四分,雄黄三分,上五味并精好药捣筛研粉,面脂一升纳药中和搅令极稠,一如敷面脂法,香浆水洗敷药避风,经宿粉泽落如蔓菁子状,此方秘不传。⑥去粉泽䵟䵣:白蔹、白石脂、杏仁各等分,上三味捣散鸡子白和敷之。又方:黄芪、白术、白蔹、葳蕤各十一分,商陆、蜀水花、鹰屎白各一两,防风、川芎、白芷、细辛、白附子、杏仁、青木香各六分,上十四味捣粉鸡子白和之作挺子曝干,浆水和涂,夜敷朝洗。⑦《备急》面上䵟磊化面化面,仍令光润皮急:土瓜根捣末浆水和调涂面,旦洗却。⑧《备急》荜豆香澡豆方:荜豆一升,白附子、川芎、芍药、白术、瓜蒌、商陆根、桃仁、冬瓜仁各二两,上九味捣末洗面如常法。⑨《备急》作手脂法:猪胰一具,白芷、桃仁、细辛各一两,辛夷、冬瓜仁、黄瓜蒌仁各二两,酒二升,上八味煮白芷沸去滓膏成,涂手面光润。⑩《备急》作唇脂法:蜡、羊脂、朱砂各二分,甲煎一合,紫草半分,上五味于铜锅中微火煎蜡一沸,下羊脂一沸,又下甲煎一沸,又纳紫草一沸,次朱砂一沸,泻着筒内,候凝任用。⑪《备急》六味熏衣香方:沉香、麝香、甲香、白胶香各一两,苏合香一两半,丁香二两,上六味捣沉香令碎如大豆粒,丁香亦捣余香讫,蜜丸烧之。若薰衣加艾,纳香半两佳。又方:沉香九两,白檀香、苏合香、甘松香各一两,麝香、甲香各二两,丁香、薰陆香各一两二铢,上八味捣末蜜和出丸以熏衣。

⑫熏衣香方:沉水香一斤,栈香五两,甲香二两,苏合香、麝香、白檀香各一两,丁香一两半,上七味捣如小豆大小相和密器盛,封三日用之,七日更佳。正观年中敕赐此方。⑬《备急》南平公主裛衣香方:藿香、零陵香、甘松香各一两,丁香二两,上四味细锉如米粒微捣,绢袋盛衣箱中。又方:泽兰香、甘松香、麝香各二两,沉香、檀香各四两,苜蓿香五两,零陵香、丁香各六两,上八味粗捣盛绢袋,衣箱中贮之。又方:麝香、苏合香、郁金香各一两,沉香十两,甲香、丁香各四两,吴白胶香、詹糖香各六两,上八味粗捣盛绢袋,衣中香。

恶疾大风 ①凡癞病皆起于恶风及触犯忌害得之。初觉皮肤不仁,淫淫若痒如虫行,或眼前见物如垂丝,或隐疹赤黑,气涔涔,此皆为疾之始:苦参五斤锉之,上一味好酒三斗渍四五日稍稍饮之二三合。②治疗肿:马齿菜二分,锻石灰三分,上二味和捣鸡子白和涂。③《备急》治疗肿:针刺破疮,蛇皮炙末和鼠矢纳中即拔出。姚方云:疗毒为疮,肉中突起如鱼眼状,赤黑磣痛,是寒毒之结,变作此疾,始作服汤,及如疗丹法便瘥。又支太医云:有一十三种疗疮,其状在大方中,初起皆患寒热,又三十六疗亦是十三种数内,或今日生一,明日生二,或生三,或生十,满三十六疗,皆疗之。或挑肿破,人粪干者末之敷疮大良,若犯疮未死者开口灌厕清一大升,须臾立瘥。或白马牙齿烧作灰,先以针刺疮令破,以灰封之,用面周匝围之,候肿软,用好酢洗却灰,其根即出,当便瘥。④内消神验方:反勾棘针三十二枚,生大豆黄四十枚,绯头三条,乱发三鸡子许,上四味作三分,先将绯一片裹棘针豆黄各三十枚,用发一块缠绯,令周匝牢固;又取两段绯各如法裹之讫。各于炭火上烧令烟尽,且以两段于瓷器中熟研之,和酒半盏,空腹服之。半日疮四边软,内舒适即瘥。半日不觉,可更服一段,必瘥。若后犯之有三五豆赤黑脓出,不经犯者十八日即瘥。⑤《备急》治疗肿:干姜、胡椒、龙骨、斑蝥、皂荚,上五味各等分捣筛酒和封疮上,日一敷之。或以针刺破疮头,取热人粪涂上。若毒入腹以枸杞根切煎服之,如犯触亦然。⑥又方:露蜂房二七枚,曲头棘刺二七枚,苍耳子七枚,绯一寸,乱发鸡子大,腐蒿草节二七枚,上六味熬令黑捣末,研朱砂少许和酒服方寸匕,日三。或斑蝥一枚捻破,然后以针画疮上,作米字,以封上,根乃出也。或生大豆黄三十二枚，绯头三条，乱发一鸡子许，上三味以绯裹，乱发牢缠，于炭火上烧，得黑烟欲尽，即出之冷瓷器中，研如粉，空腹酒服方寸匕。平明至午时觉四体舒通，觉疮轻即瘥。若犯之疮即出脓血，未经犯六七日平贴。⑦升麻膏治丹毒：升麻、白薇、漏芦、连翘、芒硝各二两，黄芩、蛇衔、枳实各三两，栀子二十枚，蒴藋四两，上十味捣碎水渍半日，猪脂煎膏敷丹毒。内服漏芦散。⑧治丹毒神验方：芸薹、茱萸捣令熟浓封，随手即消散，余热未愈，再封。孙思邈曰：臣以贞观七年三月八日于内江县饮多，至夜睡中，觉四体骨肉并疼，比至晓头痛目眩，额左角如弹子大肿，痛不可得近，至午瘥，捣蒜如泥浓涂，干即易之。⑨治赤丹：生鱼合皮鳞烧捣末，鸡子白和遍涂。或羚羊角烧灰令极细，鸡子清和涂之，极神效，无鸡子以水和涂之亦妙。⑩治白丹：酸模草、五叶草煮饮汁，又以渍薄丹，茅茞亦佳。或烧猪矢灰和鸡子白涂之。或苎根三斤，小豆四升，水煮以浴，日三四遍。⑪《备急》治病疮：雄黄一两，黄芩、松脂各二两，发灰如弹丸大，上四味白膏与松脂合捣敷疮上。⑫《备急》治疥疮：楝根削去上皮，皂荚去皮子等分，熟捣下筛脂膏和，搔痒去痂涂之，护风。或石硫黄无多少研粉，麻油或苦酒和涂摩之，酒渍苦参饮之。⑬熏疥法：艾如鸡子大，先以布裹乱发，于纸上置艾熏黄末朱砂末杏仁末水银各如杏仁许，水银于掌中以唾研，涂纸上以卷药末，炙干烧以熏之。

解饮食相害　席辩刺史云，岭南僚人毒药皆因食得之。多不即觉，渐不能食或更心中嘈胀，并背急闷，先寒似瘴。微觉，即急取一片白银含一宿，银变色即是药也。银色青是蓝药，银色黄赤是菌药。久久毒入眼，眼或青或黄赤，若青是蓝药，若黄赤是菌药。僚人有解疗者，畏人得法，在外预合，或言三百头牛药，或言三百两银药。余住久，与首领亲狎，知其药并是常用，僚人不识《本草》，乃妄言之。初得僚人毒药，未得余药，且令定方。①生姜四两，炙甘草三两，上二味水煮平旦分二服，后别方疗之。②常山四两，白盐二匕，上二味水一斗渍之一宿，以月尽日渍之，月一日五更以土釜煎，煮取二升，平旦分再服，服讫少时即吐，以铜盆盛之，看若色青，以杖举得五尺不断者，即药未尽，一二日后更进一剂。③都惏藤十二两，此药岭南有土人识，僚人呼为三百两银药，甚细长，有高三尺，微藤生。上一味水一升酒二升和煮取二升，分三服；服讫药毒逐大小便出，十日慎毒食；不瘥更服，以瘥为度。④治腹内诸毒方：都惏藤、黄藤各二虎口长三寸并细锉，上二味酒三升合罍中密封糖火围四边烧令三沸，待冷出之温常服。若不获已，欲食僚人食者，先取甘草一寸炙令熟嚼咽汁，若食着毒药，即吐便是药也，依前法疗之。若经含甘草而不吐非也，宜常收甘草十数片随身带之自防也。岭南将熟食米及生食甘蔗巴蕉之属自更于火上炮炙烧食之，永无虑也。若被席上散药卧着因汁入肉，最难主疗，可常自将净席随身及匙箸甘草解毒药行甚妙。⑤《备急》治服药失度腹中苦烦：饮生葛汁或干葛煎汤服之。或吞鸡子黄三枚及饮鸡子清，服猪膏良。服诸石药过剂者服白鸭矢水。或大黄三两，芒硝二两，水煮分三服，得下便愈。⑥《备急》治诸药相解者，但取一种而兼解众毒，求之易得者。甘草浓煮汁多饮无不生也，又食少蜜佳。或煮桂多饮之又服葱涕。或煮大豆汁服，豉亦解。或煮荠茞浓汁饮之，秘方。猝不及煮便嚼食之，亦可散服，此药在诸药中并解众毒。或蓝青皮子亦通解诸毒，可预蓄之，急则便用之。凡此诸药饮汁解毒者，虽危急亦不可热饮之，待冷则解毒，热则不解毒也。

【综合评述】

此《备急》非彼《备急》

《隋书·经籍志》载许澄撰《备急单要方》三卷。王焘《外台秘要》引录大量晋唐医家著作，如《肘后备急方》《范汪方》《小品方》《胡洽方》《深师方》《古今录验方》《效验方》《删繁方》《集验方》《备急单要方》《经心录》《备急千金要方》《千金翼方》《广济方》《崔氏方》《张文仲方》《延年秘录方》《救急方》《近效方》《许仁则方》《必效方》《甲乙方》《广利方》等近30部，而这些著作《外台秘要》大多作了缩写，如《肘后》《范汪》《小品》《胡洽》《深师》《录验》《效验》《删繁》《集验》《备急》《千金》《广济》《崔氏》《文仲》《延年》《救急》《近效》《必效》《广利》等等。考上述医著中与备急二字相关者有三：《肘后备急方》《备急单要方》《备急千金要方》，《肘后备急方》王焘缩写为《肘后》，《备急千金要方》王焘缩写为《千金》，而《备急单要方》王焘缩写为《备急》。

很多读者容易将葛洪《肘后备急方》与许澄《备急单要方》相混淆。此《备急》非彼《备急》,切莫勿洪冠许戴。许澄《备急单要方》临床学术贡献颇多,各科证治方药以无方剂名称者居多。兹辑其有方剂名称者如次:龙骨汤除热毒止下痢,黑奴丸治温毒发斑,大黄散治身体面目黄疸,竹叶常山汤治温疟壮热微寒,龙骨丸治久疟不断,高良姜酒治霍乱吐痢,黄连阿胶汤治热水谷下痢,五膈要丸治噎嗝名曰膏肓,鹤虱散治蛔虫心痛,华佗五嗽丸治咳嗽,炼中丸治宿食不消大便难,走马汤治飞尸,四物鸢头散治鬼魅,大豆散治中风口噤不开,虎骨酒治风毒流灌脏腑骨肉,肾气丸治短气腰痛身重,苁蓉丸填精益气治痿弱,远志丸治男子阴痿,大麻子酒治脚气水肿小腹痹,枳实散消肿利小便治风虚冷胀不能食,硇砂牛膝三物散治脚气冲心,独活酒治脚气风痹,杨皮酒治脚气偏废及一切风,牛膝饮治小便不利茎中痛剧,仓公散治猝鬼击鬼刺心腹痛。漏芦汤治瘰疬,胡粉散治瘰疬侵淫多汁,五痔散治酒客下部纵横出血,紫参丸治五痔,猬皮丸治诸痔,贯众丸治九虫动作诸病,芜荑散治寸白虫,白马蹄散治跌打腹中瘀血,大黄汤治少小二十五痫,杏仁汤治少小咳嗽上气,鳖头丸治少小积痢久下,菖蒲根丸治耳聋,杉叶汤治风齿肿痛,赤膏治妇人面上粉滓,六味熏衣香用于醮衣闻香,升麻膏治丹毒,等等。

【简要结语】

①《隋书·经籍志》载许澄撰《备急单要方》三卷,未见传世。② 隋代医家许澄高阳(今山东省淄博市临淄区)人,其父许奭为南北朝时期名医。③ 许澄历尚药典御、谏议大夫,封贺川县伯。④ 魏征《隋书·许智藏传》谓许澄有学识,传父业,亦以医术显,父子俱以艺术名重于周、隋二代。⑤ 许澄《备急单要方》早佚,今据《外台秘要》辑录。

雷敩医学研究

【生平考略】

雷敩,生卒未详,隋朝药学家,公元588年撰《炮炙论》三卷。《宋史·艺文志》:雷敩《炮炙方》三卷。《通志·艺文略》:《炮炙论》三卷,佚。雷敩《炮炙论》又称《雷公炮炙论》,首次系统论述药物的炮炙、炒煅、曝露等十七种制药法。原书已佚,其内容为历代本草所收录而得以保存。现传《雷公炮炙论》为近人张骥辑佚本。苏颂《证类本草》引《图经》滑石注曰:雷敩虽隋人,观其书乃有言唐以后药名者,或者后人增损之欤。赵希弁曰:《雷公炮炙》三卷,古宋雷敩撰,胡洽重定。述百药性味炮煮熬炙之方,其论多本之乾宁晏先生。称内究守国安正公,当是官名,未详。李时珍曰:《雷公炮炙论》药凡三百种,为上中下三卷,其性味炮炙煮熬修事之法多古奥,文亦古质,别是一家。多本于乾宁晏先生,其首序论述物理,亦甚幽玄,录载于后。乾宁先生名晏封,著《制伏草石论》六卷,盖丹石家书也。《中国医籍考》:雷敩一称隋人,一称宋人,未详何是。然胡洽名见于刘敬叔《异苑》,彼加其重定,则当为宋人矣。乾宁晏先生《制伏草石论》六卷,出《新唐书·艺文志》,今以其为道家之书,不著录焉。

《雷公炮炙论》目录如下。

上卷:朱砂、云母、钟乳、白矾、硝石、芒硝;滑石、曾青、太一禹余粮、黄石脂、黄精、菖蒲、人参、天门冬、甘草、干地黄、菟丝子、牛膝、葳蕤、防葵、柴胡、独活、升麻、车前草、木香、薯蓣、薏苡仁、泽泻、远志、龙胆、细辛、石斛、巴戟天、黄连、络石、蒺藜子、黄芪、肉苁蓉、蒲黄、续断、漏芦、营实、茜根、飞廉、五味子、大泽兰、蛇床子、茵陈蒿、杜若、徐长卿、云实、王不留行、鬼督邮、白花藤、紫桂、槐实、枸杞根、柏子仁、侧柏叶、茯苓、琥珀、酸枣仁、柏木、楮实、五花皮、蔓荆实、辛夷、桑上寄生、杜仲、蕤仁、丁香、沉香、金樱子、发、龙骨、麝香、牛黄、熊脂、象胆、鹿角胶、阿胶、醍醐、鸡子、石蜜、牡蛎、真珠、桑螵蛸、石决明、海蛤、塀髓、草豆蔻、橘皮、覆盆子、巨胜、瓜蒂、瓜子、瓜子霜。

中卷:雄黄、硫黄、雌黄、水银、石膏、生银铁金、磁石、凝水石、密陀僧、耳实、瓜蒌、瓜蒌根、苦参、当归、麻黄、芍药、瞿麦、玄参、秦艽、知母、贝母、白芷、淫羊藿、狗脊、紫菀、紫草、前胡、败酱、白薇、女萎、恶实、海藻、小泽兰、昆布、防己、天麻、御风草、阿魏、百部、款冬花、牡丹、荜茇、酱、豆蔻、补骨脂、蓬莪术、白前、莎草根、毕澄茄、桑根白皮、茱萸、槟榔、栀子、骐竭、枳壳、浓朴、山茱萸、猪苓、鬼箭、虎杖、密蒙花、白马茎、鹿茸、鹿角、羚羊角、犀角、虎睛、雀苏、伏翼、革蜂窠、鳖甲、蝉花、蛴螬、乌贼鱼骨、白僵蚕、木瓜、枇杷叶、金锁、夭曲、白荷、紫苏、香薷、醍醐菜。

下卷:伏龙肝、石灰、砒霜、铜、代赭、白垩、石髓铅、梁上尘、附子、乌头、天雄、侧子、半夏、大黄、葶苈子、桔梗、莨菪子、草蒿、旋覆花、藜芦、钩吻、射干、蛇含、常山、蜀漆、甘遂、青葙子、大戟、章陆、草金零、蓖麻子、蒴藋、芦根、角蒿、马兜铃、仙茅、刘寄奴、骨碎补、赤地利、赤车使者、巴豆、蜀椒、皂荚、皂荚子、诃黎勒、楝实、椿木根、郁李仁、毒木叶、墨石子、雷丸、白杨树皮、苏方木、桦树皮、胡椒、橡实、卖子木、麋角、腽肭脐、虾蟆、黑虎、蛇皮、蜘蛛、蚯蚓、蜈蚣、蛤蚧、贝齿、乌蛇、马陆、芫蜻、斑蝥、亭长、赤头桦、牛珂、甲香、桃仁、桃花、鬼髑髅、杏仁、石榴壳、石榴叶、石榴根、石榴枝、胡葱、马齿草。

雷论合药分剂料理法则雷论宣剂

《雷公炮炙论》序曰:若夫世人使药,岂知自有君臣。既辨君臣,宁分相制。只如枳毛沾溺,立销瘰肿之毒;象胆挥粘,乃知药有情异。鲑鱼插树,立便干枯;用狗涂之,却当荣盛。无名止楚,截指而似去甲毛;圣石开盲,明目而如云离日。当归止血破血,头尾效各不同;薤子熟生足睡,不眠立据。弊箄淡卤,如酒沾交。铁遇神砂,如泥似粉;石经鹤粪,化作尘飞,枳见橘花似髓。断弦折剑,遇鸾血而如初;海竭江枯,投游波而立泛。令铅拒火,须仗修天;如要形坚,岂忘紫背;留砒住鼎,全赖宗心。雌得芹花,立便成庚;砒遇赤须,水留金鼎。水中生火,非猎髓而莫能;长齿生牙,赖雄鼠之骨末。发眉堕落,涂半夏而立生;目辟眼□,有五花而自正。脚生肉枕,裩系峇根;囊皱旋多,夜煎竹木。体寒腹大,全赖鸱鹠;血泛经过,饮调瓜子。咳逆数数,酒服熟雄;遍体疹风,冷调生侧。肠虚泻痢,须假草零;久渴心烦,宜投竹沥。除癥去块,全仗硝硇;益食加筋,须煎芦朴。强筋健骨,须是菰蕡,驻色延年,精蒸神锦。知疮所在,口点阴胶;产后肌浮,甘皮酒服。口疮舌坼,立愈黄苏。脑痛欲亡,鼻投硝末;心痛欲死,速觅延胡。如斯百种,是药之功。某忝遇明时,谬看医理;虽寻圣法,难可穷微。略陈药饵之功能,岂溺仙人之要术?其制药炮熬煮炙,不能记年月哉!欲审元由,须看海集。某不量短见,直录炮熬煮炙,列药制方,分为上中下三卷,有三百件名,具陈于后。凡方云丸如细麻子许者,取重四两鲤鱼目比之。云如大麻子许者,取重六两鲤鱼目比之。云如小豆许者,取重八两鲤鱼目比之。云如大豆许者,取重十两鲤鱼目比之。云如兔蕡许者,取重十二两鲤鱼目比之。云如梧桐子许者,取重十四两鲤鱼目比之。云如弹子许者,取重十六两鲤鱼目比之。一十五个白珠为准,是一弹丸也。凡云水一溢、二溢至十溢者,每溢秤之重十二两为度。凡云一两、一分、一铢者,正用今丝绵秤也,勿得将四铢为一分,有误,必所损兼伤药力。凡云散只作散,丸只作丸,或酒煮,或醋或乳煎,一如法则。凡方炼蜜,每一斤只炼得十二两半或一分是数,若火少,若火过,并用不得也。凡膏煎中用脂,先须炼去革膜了,方可用也。凡修事诸药物等,一一并须专心,勿令交杂。或先熬后煮,或先煮后熬,不得改移,一依法则。凡修合丸药,用蜜只用蜜,用饧则用饧,用糖只用糖,勿交杂用,必宣泻人也。

【学术贡献】

1.《雷公炮炙论》药物炮制要领

卷上 夫修事朱砂,先于一静室内焚香斋沐,然后取砂,以香水浴过了,拭干,即碎捣之,后向钵中更研三伏时;即取一瓷锅子,着研了砂于内,用甘草、紫背天葵、五方草各锉之,着砂上下,以东流水煮,亦三伏时,勿令水火缺失;时候满,去三件草,又以东流水淘令净,干晒,又研如粉;用小瓷瓶子盛,又入青芝草、山须草半两盖之,下十斤火煅,从巳至子时方歇,候冷,再研似粉。如要服则入熬

蜜,丸如细麻子许大,空腹服一丸。如要入药中用,则依此法。凡煅自然炭火。五两朱砂,用甘草二两,紫背天葵一镒,五方草自然汁一镒,同东流水煮过。修事云母一斤,先用小地胆草、紫背天葵、生甘草、地黄汁各一镒,干者细锉,湿者取汁;于瓷锅中安云母并诸药了,下天池水三镒,着火煮七日夜,水火勿令失度,其云母自然成碧玉浆在锅底,却,以天池水猛投其中,将物搅之,浮如蜗涎者即去之;如此三度,淘净了,取沉香一两,捣作末,以天池水煎沉香汤三升已来,分为三度;再淘云母浆了,日中晒,任用之。修事钟乳,以五香水煮过一伏时,然后漉出;又别用甘草、紫背天葵汁渍,再煮一伏时。凡八两钟乳,用沉香、零陵、藿香、甘松、白茅等各一两,以水先煮过一度了,第二度方用甘草等二味各二两再煮;了,漉出,拭干,缓火焙之;然后入臼,杵如粉,筛过,却,入钵中,令有力少壮者三、两人,不住研三日夜勿歇;然后用水飞,澄了,以绢笼之,于日中晒令干;又入钵中研二万遍后,以瓷合子收贮用之。修事白矾十两,用石蜂窠六两,尽为度。又云:要光明如水精,酸、咸、涩味全者研如粉,于瓷瓶中盛。其瓶盛得三升已来,以六一泥泥,于火畔炙之令干;置研了白矾于瓶内,用五方草、紫背天葵二味自然汁各一镒,旋旋添白矾于中,下火逼令药汁干;用盖子并瓶口,更以泥泥上,下用火一百斤;从巳至未,去火,取白矾瓶出,放冷,敲破,取白矾,捣细,研如轻粉,方用之。修事硝石,先研如粉,以瓷瓶子于五斤火中煅令通赤;用鸡肠菜、柏子仁和作一处,分丸如小帝珠子许,待瓶子赤时,投硝石于瓶子内,帝珠子尽为度。其硝石自然伏每四两硝石,用鸡肠菜、柏子仁共十五个。修事芒硝,先以水飞过,用五重纸滴过,去脚,于铛中干之,方入乳钵,研如粉任用。芒硝是朴硝中炼出,形似麦芒者,号曰芒硝。修事滑石,先以刀刮研如粉,以牡丹皮同煮一伏时;出,去牡丹皮,取滑石,却用东流水淘过,于日中晒干方用。修事曾青一两,要紫背天葵、甘草、青芝草三件,干湿各一镒,并细锉,放于一瓷埚内,将曾青于中,以东流水二镒并诸药等,缓缓煮之,五昼夜,勿令水火失;时足取出,以东流水浴过,却,入乳钵中研如粉用。修事太一禹余粮四两,先用黑豆五合,黄精五合,水二斗,煮取五升;置于瓷埚中,下太一禹余粮,着火煮,旋添,汁尽为度;其药气自然香如新

米,捣了,又研一万杵方用。修事黄石脂,须研如粉,用新汲水投于器中,搅不住手,倾作一盆,如此飞过三度,澄者去之,取飞过者,任入药中使用。服之,不问多少,不得食卵味。修事黄精,勿用钩吻,真似黄精,只是叶有毛钩子二个,是别认处。若误服,害人。黄精叶似竹叶。凡采得,以溪水洗净后,蒸,从巳至子,刀薄切,曝干用。修事菖蒲,用铜刀刮上黄黑硬节皮一重了,用嫩桑枝条相拌蒸,出,曝干,去桑条锉用。修事人参,采得阴干,去四边芦头并黑者,锉入药中。夏中少使,发心疞之患也。修事天门冬,采得了,去上皮一重,便劈破,去心。用柳木甑烧柳木柴蒸一伏时,洒酒令遍,更添火蒸;出,曝,去地二尺已来作小架,上铺天门叶,将蒸了天门冬摊令干用。修事甘草,每斤皆长三寸锉,劈破作六七片,使瓷器中盛,用酒浸蒸,从巳至午,出,曝干,细锉。使一斤,用酥七两涂上,炙酥尽为度。又,先炮令内外赤黄用良。修事干地黄,采生地黄去白皮,瓷埚上柳木甑蒸之,摊令气歇,拌酒再蒸,又出令干。勿令犯铜、铁器,令人肾消并白髭发,男损荣,女损卫也。修事菟丝子,勿用天碧草子,其样真相似,只是天碧草子味酸涩并粘,不入药用。其菟丝子禀中和凝正阳气受结,偏补人卫气,助人筋脉,一茎从树感枝成,又从中春上阳结实,其气大小,受七镒二两。全采得出粗薄壳,用苦酒浸二日,漉出,用黄精自然汁浸一宿,至明,微用火煎至干,入臼中,热烧铁杵,一去三千余杵,成粉用。苦酒并黄精自然汁与菟丝子相对用之。修事牛膝,去头并尘土,用黄精自然汁浸一宿,漉出,细锉,焙干用之。修事葳蕤,采得,先用竹刀刮上节皮,了,洗净,却,以蜜水浸一宿,蒸,焙干用。修事防葵,先须拣去? 末,后用甘草汤浸一宿,漉出,曝干,用黄精自然汁一、二升拌,了,土器中炒令黄精汁尽。修事柴胡,采得后去髭并头,用银刀削上赤薄皮少许,却,以粗布拭了,细锉用之。勿令犯火,立便无效也。修事独活,采得后细锉,拌淫羊藿,裹二日后,曝干,去淫羊藿用。免烦人心。修事升麻,采得了,刀刮上粗皮一重了,用黄精自然汁浸一宿,出,曝干,细锉,蒸,了,曝干用之。修事车前草,锉,于新瓦上摊干用之。修事薯蓣,用铜刀削去上赤皮,洗去涎,蒸用。修事薏苡仁,一两薏苡仁以糯米二两同熬,令糯米熟,去糯米取使。若更以盐汤煮过,别是一般

修制,亦得。修事泽泻,不计多少,细锉,酒浸一宿,漉出,曝干,任用。修事远志,先须去心,若不去心,服之令人闷。去心了,用熟甘草汤浸一宿,漉出,曝干用之。修事龙胆,采得后,阴干。欲使时,用铜刀切去髭、土、头,了,锉,于甘草汤中浸一宿,至明漉出,曝干用。勿空腹饵之,令人溺不禁。修事细辛,一一拣去双叶,服之害人。须去头、土,了,用瓜水浸一宿,至明漉出,曝干用之。修事石斛,先去头、土,了,用酒浸一宿,漉出,于日中曝干,却,用酥蒸,从巳至酉,却,徐徐焙干用。石斛锁涎,涩丈夫元气。如斯修事,服满一镒,永无骨痛。修事巴戟天,须用枸杞子汤浸一宿,待稍软,漉出,却,用酒浸一伏时,又漉出,用菊花同熬,令焦黄,去菊花,用布拭令干用。修事黄连,以布拭上肉毛,然用浆水浸二伏时,漉出,于柳木火中焙干用。若服此药得十两,不得食猪肉;若服至三年,不得食猪肉一生也。修事络石,凡采得后,用粗布揩叶上、茎蔓上毛,了,用熟甘草水浸一伏时,出,切,日干任用。修事蒺藜子,采后净拣择了,蒸,从午至酉,出,日干,于木臼中,舂令皮上刺尽,用酒拌,再蒸,从午至酉,出,日干用。修事黄芪,先须去头上皱皮,了,蒸半日,出,后用手擘令细,于槐砧上锉用。修事肉苁蓉,先须用清酒浸一宿,至明,以棕刷刷去沙土、浮甲尽,劈破中心,去白膜一重,如竹丝草样是,此偏隔人心前气不散,令人上气不出。修事肉苁蓉,先须酒浸,并刷草了,却,蒸,从午至酉,出,又用酥炙得所。修事蒲黄,须隔三重纸焙令色黄,蒸半日,却,焙令干用之妙。修事续断,采得后横切,锉之,又去向里硬筋,了,酒浸一伏时,焙干用。修事漏芦,细锉,拌生甘草相对蒸,从巳至申,去甘草,净拣用。营实今蔷薇也。修事营实,采得后去根,并用粗布拭黄毛,了,用刀于槐砧上细锉,用浆水拌令湿,蒸一宿至明,出,日干用。修事茜根,用铜刀于槐砧上锉,日干。勿犯铁并铅。修事飞廉,先刮去粗皮,了,杵,用苦酒拌之一夜,至明漉出,日干,细杵用之。修事五味子,以铜刀劈作两片,用蜜浸蒸,从巳至申,却,以浆水浸一宿,焙干用。修事大泽兰,须细锉之,用绢袋盛,悬于屋南畔角上,令干用。修事蛇床子,须用浓兰汁并百部草根自然汁二味,同浸三伏时,漉出,日干。却,用生地黄汁相拌蒸,从午至亥,日干用。此药只令阳气盛数,号曰鬼考也。修

事茵陈蒿,采得阴干,去根,细锉用,勿令犯火。修事杜若,采得后,刀刮上黄赤皮,了,细锉,用二三重绢作袋盛,阴干。临使,以蜜浸一夜,至明漉出用。修事徐长卿,采得,粗杵,拌少蜜令遍,用瓷器盛,蒸三伏时,日干用。修事云实,采得后粗捣,相对拌浑颗豫实,蒸一日后,出,用。修事王不留行,采得拌浑蒸,从巳至未,出,却,下浆水浸一宿,至明出,焙干用之。修事鬼督邮,采得并细锉,了,捣,用生甘草水煮一伏时,漉出用也。修事白花藤,采得后去根细锉,阴干用之。修事紫桂,去上粗皮,取心中味辛者使。每斤大浓紫桂,只取得五两。取有味浓处生用;如末用即用重密熟绢并纸裹,勿令犯风,单捣用之。修事槐实,采得后去单子并五子者,只取两子、三子者。修事枸杞根,掘得后使东流水浸,以物刷上土,了,然后待干,破去心,用熟甘草汤浸一宿,然后焙干用。其根若似物命形状者上。春食叶,夏食子,秋冬食根并子也。修事柏子仁,先以酒浸一宿,至明漉出,晒干;用黄精自然汁于日中煎,手不住搅。若天久阴,即于铛中着水,用瓶器盛柏子仁,着火缓缓煮成煎为度。修事侧柏叶,黄精自然汁浸了焙干,又浸又焙,待黄精汁干尽,然后用之。如修事一斤,用黄精自然汁十二两。修事茯苓,采得后去皮心捣令细,于水盆中搅令浊,浮者去之,是茯苓筋,若误服之,令人眼中童子并黑睛点小,兼盲目,甚记之。修事琥珀,入药中用水调侧柏子末安于瓷锅子中,安琥珀于末中,了,下火煮,从巳至申,别有异光,别捣如粉,重筛用。修事酸枣仁,采得后晒干,取叶重拌酸枣仁蒸半日,了,去尖皮,了,任研用。修事柏木,用刀削上粗皮,用生蜜水浸半日,漉出晒干,用蜜涂,文武火炙令蜜尽为度。修事五两,用蜜三两。修事楮实,采得后用水浸三日,将物搅旋,投水,浮者去之。然后晒干,却用酒浸一伏时便蒸,从巳至亥,出,焙令干用。修事五茄皮,剥皮阴干,阳人使阴,阴人使阳。修事蔓荆实,去蒂子下白膜一重,用酒浸一伏时后,蒸,从巳至未,出,晒干用。修事辛夷,去粗皮拭上赤肉毛,了,即以芭蕉水浸一宿,漉出,用浆水煮,从巳至未,出,焙干用。若治眼目中患,即一时去皮,用向里实者。修事桑上寄生,采得后用铜刀和根、枝、茎细锉,阴干了,任用,勿令见火。修事杜仲,先须削去粗皮,用酥、蜜和作一处,炙之尽为度;炙干了,细锉用。凡修

一斤,酥二两,蜜三两,二味相和,令一处用也。修事蕤仁,先汤浸去皮尖,擘作两片,用芒硝、木通草二味和蕤仁同水煮一伏时后,沥出,去诸般药,取蕤仁研成膏,任加减入药中使。每修事四两,用芒硝一两,木通草七两。修事丁香,若欲使雄,须去丁,盖乳子发人背痈也。修事沉香,入丸散中用,须候众药出,即入,拌和用之。修事发髲,先用苦参水浸一宿,漉出,入瓶子,以火煅之,令通赤,放冷,研用。修事龙骨,先以香草煎汤浴过两度,捣研如粉,用绢袋子盛粉末;了,以燕子一只,擘破腹,去肠,安骨末袋于燕腹内,悬于井面上一宿;至明,去燕子并袋子,取骨粉重研万下,其效神妙。但是丈夫服,空心。益肾药中安置,图龙骨气入肾脏中也。修事麝香,并用子日开之,不用苦细,研筛用之也。修事牛黄,须先单捣,细研如尘,却,绢裹,又用黄嫩牛皮裹,安于井面上,去水三四尺已来,一宿至明,方取用之。修事熊脂,收得后炼过,就器中安生椒,每一斤熊脂,入生椒十四个,炼了,去脂革并椒,入瓶中收,任用。修事象胆,勿便和众药捣,此药先捣成粉,待众药末出,然后入药中。修事鹿角胶,采得鹿角了,须全戴者并长三寸锯解之,以物盛,于急水中浸之;一百日满出,用刀削去粗皮一重,了,以物拭水垢令净;然后用碱醋煮七日,旋旋添醋,勿令火歇,戌时不用着火,只从子时至戌时也;日足,其角白色软如粉,即细捣作粉;却,以无灰酒煮其胶,阴干,削了,重研,筛过用。每修事十两,以无灰酒一镒,煎干为度也。修事阿胶,先于猪脂内浸一宿;至明出,于柳木火上炙,待泡了,细碾用。修事醍醐,是酪之浆,以绵重滤过,于铜器中沸三两沸了用。修事鸡子,急切要用勿便敲损,恐得二十一日满,在内成形,空打损后无用。修事石蜜,炼蜜一斤,只得十二两半或一分是数。若火少、火过,并用不得。修事牡蛎,先用二十个,东流水,盐一两,煮一伏时;后入火中烧令通赤;然后入钵中研如粉用也。修事真珠,须取新净者,以绢袋盛之;然后用地榆、五花皮、五方草三味各四两,细锉,了,又用牡蛎约重四、五斤已来,先置于平底铛中,以物四向揭令稳,然后着真珠于上,了,方下锉了三件药,笼之,以浆水煮三日夜,勿令火歇;日满出之,用甘草汤淘之令净后,于臼中捣令细,以绢罗重重筛过,却,更研二万下了用。修事桑螵蛸,采得去核子,用沸浆水浸淘七遍,令

水遍沸,于瓷锅中熬令干用。勿乱别修事,却无效也。修事石决明,即真珠母也。先去上粗皮,用盐并东流水于大瓷器中煮一伏时;了,漉出,拭干,捣为末,研如粉;却,入锅子中,再用五花皮、地榆、阿胶三件,更用东流水于瓷器中,如此淘之三度;待干,再研一万匝,方入药中用。凡修事五两,以盐半分取则,第二度煮,用地榆、五花皮、阿胶各十两。服之十两,永不得食山桃,令人丧目也。修事海蛤,水中淘三遍;拭干,细捣,研如粉,然后用。凡一两,用地骨皮、柏叶各二两,并细锉,以东流水淘取用之。修事猯髓,水中生火,非猯髓而莫能。海中有兽,名曰猯,以髓入在油中,其油沾水,水中生火,不可救之,用酒喷之即。勿于屋下收。修事草豆蔻,须去蒂并向里子后取皮,用茱萸同于鏊上缓炒,待茱萸微黄黑,即去茱萸,取草豆蔻皮及子,杵用之。修事须去白膜一重,细锉,用鲤鱼皮裹一宿,至明,出,用。修事覆盆子,用东流水淘去黄叶并皮、蒂,尽了,用酒蒸一宿,以东流水淘两遍,又晒干方用为妙也。修事巨胜,修事一斤,先以水淘,浮者去之,沉者漉出,令干,以酒拌蒸,从巳至亥,出,摊晒干;于臼中,舂令粗皮一重尽;拌小豆相对同炒,小豆熟即出,去小豆用之。上有薄皮,去、留用,力在皮壳也。修事瓜蒂,采得未用时,使榔榆叶裹,于东墙有风处挂令吹干用。修事瓜子,采得后,便于日中曝令内外干,便杵,用马尾筛筛过,成粉末了用。

卷中　修事雄黄,先以甘草、紫背天葵、地胆、碧棱花四件,并细锉,每件各五两,雄黄三两,下东流水入埚中,煮三伏时;漉出,捣如粉,水飞,澄去黑者,晒干再研,方入药用。修事硫黄,凡用四两,先以龙尾蒿自然汁一镒、东流水三镒、紫背天葵汁一镒、粟遂子茎汁一镒,四件合之,搅令匀一,埚埚用六一泥固济底下,将硫黄碎之,入于埚中,以前件药汁旋旋添入,火煮之,汁尽为度;了,再以百部末十两、柳蚛末二斤、一簇草二斤,细锉之,以东流水并药等,同煮硫黄二伏时;日满,去诸药,取出,用熟甘草汤洗了,入钵中研二万匝方用。修事雌黄,勿令妇人、鸡、犬、新犯淫人、有患人、不男人、非形人,曾是刑狱地臭秽,以上并忌,若犯触者,雌黄黑如铁,不堪用也,及损人寿。凡修事四两,用天碧枝、和阳草、粟遂子草各五两,三件,干,湿加一倍用,瓷埚子中煮三伏时;了,其色如金汁一垛

在埚底下,用东流水猛投于中,如此淘三度;了,去水,取出,拭干;却,于臼中捣、筛过,研如尘可用之。修事水银,收得后用胡芦收之,免遗失。若先以紫背天葵并夜交藤自然汁二味,同煮一伏时,其毒自退。水银若修十两,用前二味汁各七镒和合,煮足为度。修事石膏,先于石臼中捣成粉,以夹物罗过,生甘草水飞过了,水尽令干,重研用之。修事金银铜铁,在药中用时,即浑安置于药中,借气生药力而已。勿误入药中用,消人脂也。修事磁石,若夫修事一斤,用五加皮一镒、地榆一镒、故绵十五两,三件并细锉,以捶于石上碎作二三十块,了,将磁石于瓷瓶子中,下草药,以东流水煮三日夜,然后漉出,拭干,以布裹之,向大石上再捶令细了,却,入乳钵中研细如尘,以水沉飞过了,又研如粉用之。修事凝水石,先须用生姜自然汁煮,汁尽为度,研成粉用。每修十两,用姜汁一镒。修事密陀僧,凡使,捣令细,于瓷埚中安置;了,用重纸袋盛柳蚛末焙,密陀僧埚中,次下东流水浸令满,着火煮一伏时,去柳末、纸袋,取蜜陀僧用。修事菜耳实,采得去心,取黄精用竹刀细切拌之,同蒸,从巳至亥,去黄精,取出,阴干用。修事瓜蒌,去上壳皮革膜并油了。瓜蒌使根,待构二三围,去皮,细捣,作煎,搅取汁,冷饮,任用也。修事苦参,不计多少,先须用糯米浓泔汁浸一宿,上有腥秽气,并在水面上浮,并须重重淘过,即蒸,从巳至申,出,晒干,细锉用之。修事当归,先去尘并头尖硬处一分已来,酒浸一宿。若要破血,即使头一节硬实处;若要止痛、止血,即用尾;若一时用,不如不使,服食无效,单使妙也。修事麻黄,去节并沫,若尽,服之令人闷。用夹刀剪去节并头,槐砧上用铜刀细锉,煎三、四十沸,竹片掠去上沫尽,漉出,晒干用。修事芍药,采得后于日中晒干,以竹刀刮上粗皮并头土了,锉之,将蜜水拌蒸,从巳至未,晒干用之。修事瞿麦,先须以堇竹沥浸一伏时,漉出,晒干用。修事玄参,采得后须用蒲草重重相隔,入甑蒸两伏时后出,干晒,拣去蒲草尽了用之,使用时,勿令犯铜,饵之后噎人喉,丧人目。修事秦艽,先以布拭上黄肉毛尽,然后用还元汤浸一宿,至明出,日干用。修事贝母,先于柳木灰中炮令黄,擘破,去内口鼻上有米许大者心一小颗,后拌糯米于鏊上同炒,待米黄熟,然后去米,取出。修事白芷,采得后,刮削上皮,细锉,用黄精亦细

锉，以竹刀切二味等分，两度蒸一伏时后，于日中晒干，去黄精用之。修事淫羊藿，时呼仙灵脾，须用夹刀夹去叶四畔花枝尽后，细锉，用羊脂相对拌炒过，待羊脂尽为度。每修事一斤，用羊脂四两为度也。修事狗脊，细锉了，酒拌蒸，从巳至申，出，晒干用。修事紫菀，采得后，去头、土了，用东流水淘洗令净，用蜜浸一宿，至明，于火上焙干用。凡修一两，用蜜二分。修事紫草，须用蜡水蒸之，待水干取，去头并两畔髭，细锉用。每修事紫草一斤，用蜡三两，于铛中熔尽，便投蜡水作汤用。修事前胡，先用刀刮上苍黑皮并髭、土了，细锉，用甜竹沥浸令润，于日中晒干用之。修事败酱，收得后便粗杵，入甘草叶相拌对蒸，从巳至未，焙干去甘草叶，取用。修事白薇，采得后用糯米泔汁浸一宿，至明取出，去髭了，于槐砧上细锉，蒸，从巳至申，出，用。修事女萎，采得阴干，去头并白蕊，于槐砧上锉，拌豆，淋酒蒸，从巳至未，晒令干用。修事恶实，采之净拣，勿令有杂子，然后用酒拌蒸，待上有薄白霜重出，却用布拭上，然后焙干，别捣如粉用。修事海藻，先须用生乌豆并紫背天葵和海藻三件，同蒸一伏时，候日干用之。修事泽兰，须细锉之，用绢袋盛，悬于屋南畔角上，令干用。修事昆布，先弊甑箪同煮去咸味，焙，细锉用。每修事一斤，用甑箪大小十个，同昆布细锉，二味各一处，下东流水，从巳煮至亥，水旋添，勿令少。修事防己，细锉，又锉车前草根，相对同蒸半日后出，晒，去车前草根，细锉用之。修事天麻，准前安天麻瓶内，用炒了蒺藜子于中，依前盖，又隔一伏时后出，如此七遍。瓶盛出后，用布拭上气汗，用刀劈，焙之，细锉，单捣然用。天麻十两，用蒺藜子一镒，缓火熬焦熟后，便先安置天麻十两于瓶中，上用火熬过蒺藜子盖，内外便用三重纸盖、并系，从巳至未时，又出蒺藜子，再入熬炒。修事御风草同天麻。修事阿魏，先于静钵中研如粉了，于热酒器上裹过，任入药用。修事百部，采得后，用竹刀劈破，去心皮，花作数十条，于檐下悬，令风吹，待土干后，却用酒浸一宿，漉出，焙干，细锉用。忽一窠自有八十三条者，号曰地仙苗。若修事饵之，可千岁也。修事款冬花，采得须去向里裹花蕊壳，并向里实如粟零壳者，并枝、叶用。凡用，以甘草水浸一宿，取款冬花叶相拌裹一夜，临用时，即干晒，去两件拌者叶了用。修事牡丹，采得后日干，用铜

刀劈破，去骨了，细锉如大豆许，用清酒拌蒸，从巳至未，日干用。修事荜茇，先去挺，用头醋浸一宿，焙干，以刀刮去皮粟子令净方用，免伤人肺，令人上气。修事蒟酱，采得后以刀刮上粗皮，便捣，用生姜自然汁拌之，蒸一日了，出，日干。每修事五两，用生姜汁五两，蒸干为度。修事豆蔻，须以糯米作粉，使热汤搜裹豆蔻，于煻灰中炮，待米团子焦黄熟，然后出，去米，其中有子，取用，勿令犯铜。修事补骨脂，性本大燥，毒，用酒浸一宿后，漉出，却用东流水浸三日夜，却，蒸，从巳至申，出，日干用。修事蓬莪术，于砂盆中用醋磨，令尽，然后于火畔吸令干，重筛过用。修事白前，先用生甘草水浸一伏时后，漉出。去头、须焙干，任入药中用。修事莎草根，采得后，阴干，于石臼中捣，勿令犯铁，用之切忌尔。修事毕澄茄，采得后去柄及皱皮了，用酒浸蒸，从巳至酉，细杵，任用也。修事桑根白皮，十年以上向东畔嫩根，采得后铜刀剥上青黄薄皮一重，只取第二重白嫩青涎者，于槐砧上用铜刀锉了，焙令干。勿使皮上涎落，涎是药力。此药恶铁并铅也。修事茱萸，先去叶、核并杂物，用大盆一口，使盐水洗一百转，自然无涎，日干，任入丸散中用。凡修事十两，用盐二两，研作末，投东流水四斗中，分作一百度洗，别有大效。若用醋煮，即先沸醋三十余沸，后入茱萸，待醋尽，晒干。每用十两，使醋一镒为度。修事槟榔，先以刀刮去底，细切。勿经火，恐无力效。若熟使，不如不用。修事栀子，先去皮、须了，取仁，以甘草水浸一宿，漉出，焙干，捣筛如赤金末用。修事骐麟竭，先研作粉，重筛过。临使，安于丸散或膏中任使用，勿与众药同捣，化作飞尘也。修事枳壳，先去瓤，以麸炒过，待麸焦黑，遂出，用布拭上焦黑，然后单捣如粉用。修事厚朴，要用紫色、味辛为好。夫或丸散，便去粗皮，用酥炙过。每修一斤，用酥四两炙了，细锉用。若汤饮中使，用自然姜汁八两炙一升为度。修事山茱萸，须去内核。每修事一斤，去核了取肉皮用，只秤成四两已来，缓火熬之方用。能壮元气，秘精。核能滑精。修事猪苓，采得后用铜刀削上粗皮一重，薄切，下东流水浸一夜，至明漉出，细切，以升麻叶对蒸一日，去升麻叶令净，晒干用。修事鬼箭，采得后只使箭头，拭上赤毛，用酥缓炒过用之。每修事一两，用酥一分，炒酥尽为度。修事虎杖，采得后细锉，用上虎杖叶裹一夜，

晒干用。修事密蒙花，先拣令净，用酒浸一宿，漉出，候干，却拌蜜令润，蒸，从卯至酉，出，日干。如此拌蒸三度，又却，日干用。每修事一两，用酒八两浸，待色变，用蜜半两蒸为度。此原名小锦花。修事白马茎，要马无病、嫩身如银，春收者最妙。临用，以铜刀劈破作七片，将生羊血拌蒸半日，晒干，以粗布拭上皮并干羊血了，细锉用也。又马自死，肉不可食。五月勿食，伤神。修事鹿茸，先以天灵盖作末，然后锯解鹿茸作片子，以好羊脂拌天灵盖末涂之于鹿茸上，慢火炙之，令内外黄脆了，用鹿皮一片裹之，安室上一宿，其药蒐归也。至明，则以慢火焙之令脆，方捣作末用之。每五两鹿茸，用羊脂三两，炙尽为度。又制法：用黄精自然汁浸两日夜了，漉出，焙令干，细捣用，免渴人也。修事羚羊角，勿令单用，不复有验，须要不拆元对。以绳缚之，将铁错子错之，旋旋取用，勿令犯风。错末尽处，须三重纸裹，恐力散也。错得了，即单捣，捣尽，背风头重筛过，然入药中用之。若更研万匝了，用之更妙，免刮人肠也。修事犀角，错其屑入臼中捣令细，再入钵中研万匝，方入药中用之。妇人有妊勿服，能消胎气。凡修治一切角，大忌盐也。修事虎睛，先于生羊血中浸一宿，漉出，微微火上焙干之，捣成粉，候众药出，取合用之。修事雀苏，采得后先去两畔有附子生者，勿用。然后于钵中研如粉，煎甘草汤浸一宿，倾上清甘草水尽，焙干任用。修事伏翼，要重一斤者方采。每修事，先拭去肉上毛；去爪、肠，即留翅并肉、脚及觜。然后用酒浸一宿，漉出，取黄精自然汁涂之，炙令干方用。每修事，重一斤一个，用黄精自然汁五两为度。修事革蜂窠，先须以鸦豆枕等同拌蒸，从巳至未，去鸦豆枕了，晒干用之。修事鳖甲，以六一泥固济瓶子底了，干于大火，以物搘于中，与头醋下火煎之，尽三升醋为度，乃去裙并肋骨了，方炙干，然入药中用。又治劳、去热药中用。依前泥，用童子小便煮，昼夜尽，小便一斗二升为度，后去裙，留骨，于石上捶，石臼中捣，成粉了，以鸡肶皮裹之，取东流水三、两斗，盆盛，阁于盆上一宿，至明，任用，力有万倍也。修事蝉花，收得后于屋下东角悬干，去甲土后，用浆水煮一日，至夜，焙干，碾细用之。修事蛴螬，收得后阴干，干后与糯米同炒，待米焦黑为度。然后去米取之，去口畔并身上肉毛并黑尘了，作三、四截，碾成粉用。修

事乌贼鱼骨，要上文顺浑，用血卤作水浸，并煮一伏时了，漉出，于屋下掘一地坑，可盛得前件乌贼鱼骨多少，先烧坑子，去炭火了，盛药，一宿至明，取出用之，其效倍多。修事白僵蚕，先须以糯米泔浸一日，待蚕桑涎出，如蜗牛涎，浮于水面上，然后漉出，微火焙干，以布净拭蚕上黄肉毛，并黑口甲了，单捣，筛如粉用也。修事木瓜，勿令犯铁，用铜刀削去硬皮并子，薄切，于日中晒，却，用黄牛乳汁拌蒸，从巳至未，其木瓜如膏煎，于日中薄摊，晒干用也。修事枇杷叶，采得后秤，湿者一叶重一两，干者三叶重一两者，是气足，堪用。使粗布拭上毛令尽，用甘草汤洗一遍，却，用绵再拭令干。每一两，以酥一分炙之，酥尽为度。修事金锁天，勿令犯水，先去根，日干，用布拭上肉毛令尽，细锉，焙干用之。修事曲，捣作末后，掘地坑，深二尺，用物裹，内坑中至一宿，明出，焙干用。修事白蘘荷，以铜刀刮上粗皮一重了，细切，入砂盆中研如膏，只收取自然汁，炼作煎，却，于新盆器中摊令冷，如干胶煎，刮取，研用。修事白蘘荷，勿用革牛草，真相似，其革牛草腥、涩。修事紫苏，刀刮上青薄皮，锉用也。修事香薷，采得去根留叶，细锉，曝干，勿令犯火。服至十两，一生不得食白山桃也。修事醍醐菜，采得用苦竹刀细切，入砂盆中研如膏，用生稀绢裹，接取汁出，暖饮。

卷下　修事伏龙肝，取得后细研，以滑石水飞过两遍，令干，用熟绢裹，取子时，安于旧额内一伏时，重研了用。修事石灰，用醋浸一宿漉出，待干。下火煅，令腥秽气出，用瓶盛，着密盖，放冷，拭上灰令净，细研用。修事砒霜，用小瓷瓶子盛后入紫背天葵、石龙芮二味，三件便下火煅，从巳至申，便用甘草水浸，从申至子，拭干，却入瓶盛，于火中煅，别研三万下用之。修事代赭，不计多少，用蜡水细研尽，重重飞过，水面上有赤色如薄云者去之。然后用细茶脚汤煮之一伏时，取出，又研一万匝方入。用净铁铛一口，着火，得铛热底赤，即下白蜡一两于铛底，逡巡间，便投新汲水冲之于中，沸一二千度了，如此放冷，取出使之。修事白垩，先单捣令细，三度筛过了，又入钵中研之，然后将盐汤飞过，浪干。每修事白垩二两，用白盐一分，投于斗水中，用铜器物内沸十余沸了，然后用此沸了水飞过白垩，免结涩人肠也。修事石髓铅，采得先捶碎，同甘草汤煮一伏时，至明漉出，摊令干，入

臼中捣了，重筛过，以醋浸一宿，至明，用六一泥泥瓷合子，约盛得二升已来，于文武火中养三日夜，才干，便用盖盖若修事五两，以醋两镒为度。修事梁上尘，须去烟火远，高堂殿上者，拂下筛用之。修事附子，附子先须细认，勿误用。有乌头、乌喙、天雄、侧子、木鳖子。乌头少有茎苗，长身乌黑，少有旁尖；乌喙皮上苍，有大豆许者孕八九个周遭，底陷，黑如乌铁；天雄身全矮，无尖，周匝四面有附孕十一个，皮苍色，即是天雄；并得侧子，只是附子旁，有小颗附子如枣核者是；木鳖子只是诸喙、附、雄、乌、侧中毗槐者，号曰木鳖子，不入药中用，若服，令人丧目。若附子，底平、有九角、如铁色，一个个重一两，即是气全，堪用。修事附子，屋下午地上掘一坑，可深一尺，安于中一宿，至明取出，焙干用。夫欲炮者，灰火勿用杂木火，只用柳木最妙。若阴制使，即生去尖皮底，薄切，用东流水并黑豆浸五日夜，然后漉出，于日中晒令干用。阴制去皮尖了，每十两用生乌豆五两，东流水六升。修事乌头，宜于文武火中炮令皱坼，即劈破用。修事天雄，宜炮皱坼后，去皮尖底用，不然，阴制用。若阴制使，即生去尖底了，薄切，用东流水并黑豆浸五日夜，然后漉出，于日中晒令干用。每十两，用生乌豆五两，东流水六升。修事侧子，只是附子旁，有小颗附子如枣核者是。宜生用，治风疹神妙也。修事半夏，捣了白芥子末二两，头醋六两，二味搅令浊，将半夏四两投于中，洗三遍用之。半夏上有隙涎，若洗不净，令人气逆，肝气怒满。修事大黄，细切，内容如水旋斑，紧重，锉，蒸，从巳至未，晒干。又洒腊水蒸，从未至亥，如此蒸七度。晒干，却洒薄蜜水，再蒸一伏时。大黄擘如乌膏样，于日中晒干，用之为妙。修事葶苈子，以糯米相合于焙上微微焙，待米熟去米，单捣用。修事桔梗，去头上尖硬二、三分已来，并两畔附枝子，于槐砧上细锉，用百合水浸一伏时，漉出，缓火熬令干用。每修事四两，用生百合五分，捣作膏，投于水中浸。修事莨菪子十两，以头醋一镒，煮尽醋为度，勿误服，冲人心，大烦闷，眼生遏火。修事草蒿，采得叶不计多少，用七岁儿童七个溺，浸七日七夜后，漉出，晒干用之。修事旋覆花，采得后，去裹花蕊壳皮并蒂子，取花蕊，蒸，从巳至午，晒干用。修事藜芦，采得去头，用糯米泔汁煮，从巳至未，晒干用之。修事钩吻，采得后细锉，捣了研，绞取自然汁，入膏中用，勿误饵之。修事射干，先以米泔水浸一宿，漉出。然后用竹叶煮，从午至亥，漉出，日干用之。修事蛇含，采得后去根茎只取叶，细切，晒干，勿令犯火。修事常山，春使根，叶；夏、秋、冬时用。酒浸一宿，至明漉出，日干，熬捣，少用。勿令老人、久病服之，切忌也。修事蜀漆，采得后和根苗，临用时即去根，取茎并叶，同拌甘草四两，细锉用，拌水令湿同蒸，临时去甘草，取蜀漆五两细锉，又拌甘草水匀，又蒸了，任用。修事甘遂，采得后去茎，于槐砧上细锉，用生甘草汤、小荠苨自然汁二味搅浸三日，其水如墨汁，更漉出，用东流水淘六七次，令水清为度，漉出，于土器中熬令脆用之。修事青葙子，先烧铁臼杵，单捣用之。修事大戟，采得后于槐砧上细锉，与细锉海芋叶拌蒸，从巳至申，去芋叶，晒干用之。修事章陆，先以铜刀刮去上皮了，薄切，以东流水浸两宿，然后漉出，架甑蒸，以豆叶一重，与章陆一重，如斯蒸，从午至亥，乃去豆叶，曝干了，细锉用。若无豆叶，只用豆代之。修事草金零，草金零即牵牛子也。凡使其药，秋末即有实，冬收之。凡用，晒干，入水中淘，浮者去之，取沉者晒干，拌酒蒸，从巳至未，晒干。临用，舂去黑皮用。修事蓖麻子，先须和皮，用盐汤煮半日，去皮取子，研过用。修事萹蓄，作煎只取根，用铜刀细切，于柳木臼中捣取自然汁，缓缓于锅子中煎如稀饧。修事芦根，采得后去节须并上赤黄了，细锉用。修事角蒿，采得并于槐砧上细锉用之。修事马兜铃，采得后去叶并蔓了，用生绢袋盛，于东屋角畔悬令干了，劈作片，取向里子，去隔膜并令净用。子，勿令去革膜不尽，用之并皮。修事仙茅，采得后用清水洗令净刮上皮，于槐砧上用铜刀切豆许大，却，用生稀布袋盛，于乌豆水中浸一宿，取出，用酒湿拌了蒸，从巳至亥，取出曝干，勿犯铁，斑人须鬓。修事刘寄奴，采得后去茎叶，只用实。先以布拭上薄壳皮令净，拌酒蒸，从巳至申，曝干用之。修事骨碎补，采得后先用铜刀刮去上黄赤毛尽，便细切，用蜜拌令润，架柳甑蒸一日后，出，曝干用。修事赤地利，采得后细锉，用蓝叶并根并锉，唯赤地利细锉了，用生绢袋盛，同蒸一伏时，去蓝，曝干用。修事赤车使者，粗捣，用七岁童子小便拌了蒸，令干，更晒。每修事五两，用小儿溺一镒为度。赤车使者原名小锦枝。修事巴豆，巴、豆，敲碎，以麻油并酒等可煮巴、豆了，研膏后用。每修事一两，以酒、麻油各七合，尽为度。修事蜀椒，须去目及闭口者，不用其椒子。先须酒拌令湿，蒸，从巳至午，放冷，密盖，除向下火，四畔无气后取出，便入瓷器中盛勿令伤风。修事皂荚，须要赤腻肥并不蛀者，然用新汲水浸一宿了，用铜刀削上粗皮，用酥反复炙，酥尽为度。然出捶之，去子捣筛。修事皂荚子，皂荚子收得，拣取圆满坚硬不蛀者，用瓶盛，下水，于火畔煮，待泡熟，剥去硬皮一重了，取向里白嫩肉两片，去黄，其黄消人肾气，将白两片，用铜刀细切，于日中干用。修事诃黎勒，先于酒内浸，然后蒸一伏时，其诃黎勒以刀削路，细锉，焙干用之。修事楝实，采得后晒干，酒拌浸令湿，蒸，待上皮软，剥去皮，取肉去核，勿单用其核，碎捶，用浆水煮一伏时了用。修事椿木根，采出拌生葱蒸半日，出生葱细锉，用袋盛，挂屋南畔，阴干。修事郁李仁，采得先汤浸，然削上尖，去皮令净，用生蜜浸一宿，漉出，阴干，研如膏。修事毒木叶，采得后便取叶细锉。又生甘草、水蓼二味并细锉之，用生稀绢袋盛毒木叶于甑中，上甘草、水蓼同蒸一日，去诸药二件，取出，晒干用之。修事墨石子，用浆水于砂盆中或硬青石上研令尽，却焙干，研了用。勿捣，能为乌犀色。修事雷丸，用甘草水浸一宿，铜刀刮上黑皮，破作四五片，又用甘草汤浸一宿后，蒸，从巳至未日干，却以酒拌，如前从巳至未蒸，日干用。修事白杨树皮，以铜刀刮粗皮蒸，从巳至未，用布袋盛，于屋东挂干用。修事苏方木，须细锉了，重捣，拌细条梅枝蒸，从巳至申，出，阴干用。修事桦树皮，斧剥下，去上粗皮细锉，蒸，从巳至未，焙干用。修事胡椒，拣了，于石槽中碾碎成粉用。修事橡实，去粗皮一重，取橡实蒸，从巳至未，锉作五片用之。修事卖子木，采得后粗捣，用酥炒令酥尽为度，然入用。每一两，用酥二分为度。修事腽肭脐，须酒浸一日后以纸裹，微微火上炙令香，细锉，单捣用也。修事虾蟆，先去皮并肠及爪了阴干，然后涂酥炙令干。每修事一斤，用牛酥一分，炙尽为度。黑虎身小黑，煳脚小斑。修事黑虎，即和头、尾、皮、爪，并阴干，酒浸三日，漉出，焙干用。修事蛇皮，先于屋下以地掘一坑，可深一尺二寸，按蛇皮于中，一宿，至卯时出，用醋浸一时，于火上炙干用之。修事蜘蛛，去头足了，研如膏，投入药中用。修事蚯蚓，收得后，用糯米水浸一宿，至明漉出，以

无灰酒浸一日，至夜漉出，焙令干后，细切。取蜀椒并糯米及切了蚯蚓三件同熬之，待糯米熟，去米、椒了，拣净用之。凡修事二两，使米一分、椒一分为准。修事蜈蚣，先以蜈蚣木末，不然用柳蚛末，于土器中炒，令木末焦黑后，去木末了，用竹刀刮去足、甲了用。修事蛤蚧，去甲上、尾上并腹上肉毛。毒在眼。如斯修事了，用酒浸，才干，用纸两重，于火上缓隔焙纸炙，待两重纸干，焦透后，去纸，取蛤蚧于瓷器中盛，于东舍角畔悬一宿，取用，力可十倍。勿伤尾，效在尾也。修事贝齿，先用苦酒与蜜相对秤，二味相和了，将贝齿于酒、蜜中蒸，取出，却于清酒中淘令净，研用。修事采得去之头兼皮麟、带子了，二寸许锉之，以苦酒浸之，一宿至明，漉出，向柳木炭火焙之令干，却，以酥炙之，酥尽为度。炙干后，于屋下巳地上掘一坑，可深一尺已来，安蛇于中，一宿至明，再炙令干，任用。修事乌蛇，去之头兼皮麟、带子了，二寸许锉之，以苦酒浸之，一宿至明，漉出，向柳木炭火焙之令干，以酥炙之，酥尽为度。炙干后，于屋下巳地上掘一坑，可深一尺已来，安蛇于中，一宿至明，再炙令干，任用。修事一切蛇，并去胆并上皮了，干、湿须酒煮过用之。缘蛇性窜，即令引药至于有风疾处，因定号之为使。修事马陆，收得后糠头炒，令糠头焦黑，取马陆出，用竹刮足去头了，研成末用之。修事芫菁、斑蝥、亭长、赤头，用糯米、小麻子相拌，同炒，待米黄黑出，去麻子等，去两翅、足并头，用血余裹，悬于东墙角上一夜，至明取用。修事樗牛，采得用铜刀取作两片，去两翅，用纸袋盛，于舍东挂，待干用。修事珂，以铜刀刮作末子，细研，用重绢罗筛过后，研千余下用。此物不入妇人药中用。修事甲香，须用生茅香、皂角二味煮半日，漉出，于石臼中捣，用马尾筛筛过用之。修事桃仁，须择去皮，浑用白术、乌豆二味，和桃仁同于坩埚子中煮一伏时后，漉出，用手擘作两片，其心黄如金色，任用之。修事桃花，拣令净，以绢袋盛，于檐下悬令干，去尘了用。修事鬼髑髅，以酒拌蒸，从巳至未，焙干，以铜刀切，焙取肉用。修事杏仁，须以沸汤浸少时，去皮膜，去尖，擘作两片，用白火石并乌豆、杏仁三件于锅子中，下东流水煮，从巳至午，其杏仁色褐黄，则去尖，然用。每修一斤，用白火石一斤，乌豆三合，水旋添，勿令缺，免反血，为妙也。修事石榴壳，不计干、湿，先用浆水浸一宿，至明漉

出,其水如墨汁。凡使皮、叶、根,勿令犯铁。若使石榴叶、石榴根、石榴枝,用浆水浸一宿,方可用。修事胡葱,采得依文碎擘,用绿梅子相对拌蒸一伏时,去绿梅子,于砂盆中研如膏,新瓦器中摊,日干用。

2.《雷公炮炙论》药物鉴别要领

卷上 凡使朱砂,宜须细认取,诸般尚有百等,不可一一论之。有妙硫砂,如拳许大,或重一镒,有十四面,面如镜,若遇阴沉天雨,即镜面上有红浆汁出;有梅柏砂,如梅子许大,夜有光生,照见一室;有白庭砂,如帝珠子许大,面上有小星现;有神座砂,又有金座砂、玉座砂,不经丹灶,服之而自延寿命;次有白金砂、澄水砂、阴成砂、辰锦砂、芙蓉砂、镜面砂、箭镞砂、曹末砂、土砂、金星砂、平面砂、神末砂,以上不可一一细述。凡使云母,色黄黑者浊而顽,赤色者经妇人手把者并不中用。须要光莹如冰色者为上。凡使钟乳,勿用头粗浓并尾大者,为孔公石,不用。色黑及经大火惊过,并久在地上收者,曾经药物制者,并不得用。须要鲜明、薄而有光润者,似鹅翎筒子为上,有长五、六寸者。凡使白矾,须以瓷瓶盛于火中煅令内外通赤,用钳揭起盖,旋安石蜂窠于赤瓶子中,烧蜂窠尽为度;将钳夹出,放冷,敲碎,入钵中研如粉后,于屋下掘一坑,可深五寸,却,以纸裹,留坑中一宿,取出,再研。凡使滑石,有多般勿误使之。有白滑石、绿滑石、乌滑石、冷滑石、黄滑石。其白滑石如方解石,色白,于石上画有白腻纹,方使得;滑石绿者,性寒,有毒,不入药中用;乌滑石似鳖色,画石上有青白腻纹,入用妙也;黄滑石色似金,颗颗圆,画石上有青黑色者,勿用,杀人;冷滑石青苍色,画石上作白腻纹,亦勿用。若滑石色似冰,白青色,画石上有白腻纹者,真也。凡使曾青,勿用夹石及铜青。凡使太一禹余粮,勿误用石中黄并卵石黄,此二名石真似太一禹余粮也。其石中黄向里赤黑黄,味淡微趄。卵石黄味酸,个个如卵,内有子一块,不堪用也。若误饵之,令人肠干。太一禹余粮,看即如石,轻敲便碎,可如粉也;兼重重如叶子雌黄,此能益脾,安脏气。凡使黄精,勿用钩吻,真似黄精,只是叶有毛钩子二个,是别认处。若误服,害人。黄精叶似竹叶。凡使菖蒲,勿用泥菖、夏菖,其二件相似,如竹根鞭,形黑、气秽、味腥,不堪用。凡使,采石上生者,根条嫩黄、紧硬、节稠

长一寸有九节者,是真也。凡使人参,要肥大,块如鸡腿并似人形者。凡使甘草,须去头尾尖处,其头尾吐人。凡使菟丝子,勿用天碧草子,其样真相似,只是天碧草子味酸涩并粘,不入药用。其菟丝子禀中和凝正阳气受结,偏补人卫气,助人筋脉,一茎从树感枝成,又从中春上阳结实,其气大小,受七镒二两。凡使葳蕤勿用钩吻并黄精,其二物相似葳蕤,只是不同,有误疾人。葳蕤节上有毛,茎斑,叶尖处有小黄点。凡使防葵,勿误用野狼毒,缘真似防葵,而验之有异,效又不同,切须审之,恐误疾人。其防葵在蔡州沙土中生,采得二十日便蚮,用之唯轻为妙。凡使柴胡,茎长软、皮赤、黄髭须。出在平州平县,即今银州银县也。西畔生处,多有白鹤、绿鹤于此翔处,是柴胡香直上云间,若有过往闻者,皆气爽。凡使车前草,须一窠有九叶,内有蕊茎,可长一尺二寸者。和蕊、叶、根,去土了,称有一镒者,力全,堪用。使叶,勿使蕊茎。凡使木香,其香是芦蔓根条,左盘旋。采得二十九日,方硬如朽骨,硬碎。其有芦头丁盖子色青者,是木香神也。凡使薯蓣,勿用平田生二、三纪内者,要经十纪者,山中生,皮赤,四面有髭生者妙。凡使薏苡仁,勿用糯米,颗大无味。其糯米,时人呼为粳糯是也。若薏苡仁,颗小、色青、味甘,咬着黏人齿。凡使黄芪,勿用木耆草,真相似,只是生时叶短并根横。凡使蒲黄,勿用松黄并黄蒿。其二件全似,只是味?及吐人。凡使续断,勿用草茆根,缘真似续断,若误用,服之令人筋软。凡使漏芦,勿用独漏,缘似漏芦,只是味苦、酸。误服,令人吐不止,须细验。凡使茜草,勿用赤柳草根,真似茜根,只是味酸涩,不入药中用。若服,令人患内障眼,速服甘草水解之,即毒气散。凡使飞廉,勿用赤脂蔓,与飞廉形状相似,只赤脂蔓见酒,色使如血,色可表之。凡使五味子,凡小颗、皮皱泡者,有白扑盐霜一重,其味酸、咸、苦、辛、甘,味全者,真也。凡使大泽兰,须要识别雄雌其形不同。大泽兰形叶皆圆,根青黄,能生血、调气、养荣合;小泽兰迥别,采得后,看,叶上斑,根须尖,此药能破血,通久积。凡使茵陈蒿,须用叶有八角者。凡使杜若,勿用鸭喋草根,真相似,只是味效不同。凡使白花藤,勿用菜花藤,缘真似白花藤,只是味不同,菜花藤酸涩,不堪用。白花藤味甘香。凡使紫桂,勿薄者,要紫色浓者,其州土只有桂草,元无

桂心。用桂草煮丹阳木皮，遂成桂心。凡使侧柏叶，勿用花柏叶并丛柏叶。有子圆叶，其有子圆叶成片，如大片云母，叶叶皆侧，叶上有微赤毛。若花柏叶，其树浓叶成朵，无子；丛柏叶，其树绿色，不入药中用。凡使琥珀，红松脂、石珀、水珀、花珀、物象珀、瑿珀、琥珀。红松脂如琥珀，只是浊，太脆，文横；水珀多无红，色如浅黄，多粗皮皱；石珀如石重，色黄，不堪用；花珀文似新马尾松心文，一路赤，一路黄；物象珀其内自有物命动，此使有神妙；瑿珀，其珀是众珀之长，故号曰瑿珀；琥珀如血色，熟于布上拭，吸得芥子者，真也。凡使五茄皮，其树本是白楸树。其上有叶如蒲叶者，其叶三花是雄，五叶花是雌。凡使桑上寄生，在树上自然生独枝树是也。凡使丁香，有雄、雌。雄颗小，雌颗大，似楝枣核。方中多使雌，力大；膏煎中用雄。凡使沉香，须要不枯者，如觜角硬重、沉于水下为上也；半沉者，次也。凡使金樱子，林檎向里子名金樱子，与此同名而已。医方中亦用林檎子者。凡使发髲，是男子年可二十已来无疾患，颜貌红白，于顶心剪切者发髲是。凡使龙骨，剡州生者，仓州、太原者上。其骨细、文广者，是雌；骨粗、文狭者，是雄。骨五色者上，白色者中，黑色者次，黄色者稍得。经落不净之处不用。凡使麝香，多有伪者，不如不用。其香有三等：一者名遗香，是麝子脐闭满，其麝自于石上，用蹄尖弹脐，落处一里草木不生，并焦黄；人若收得此香，价与明珠同也。二名脐香，采得甚堪用。三名心结香，被大兽惊心破了，因兹狂走，杂诸群中，遂乱投水，被人收得。擘破见心流在脾上，结作一大干血块，可隔山涧早闻之香，是香中之次也。凡使牛黄，有四件：第一是生神黄，赚得者；次有角黄，是取之者；又有心黄，是病死后识者剥之，擘破取心，其黄在心中，如浓黄酱汁，采得便投于水中，黄沾水复硬，如碎蒺藜子许、如豆者、硬如帝珠子；次有肝黄，其牛身上光，眼如血色，多玩弄，好照水，自有夜光，恐惧人，或有人别采之，可有神妙之事。凡使象胆，此物是胡人杀得白象取胆，干，入汉中是。凡使鸡子，内有自溃者，亦不用也。凡使牡蛎，有石牡蛎、石鱼蛎、真海牡蛎。石牡蛎者，头边背大，小甲沙石，真似牡蛎，只是圆如龟壳；海牡蛎使得，只是丈夫不得服，令人无髭；真牡蛎，火煅白炮，并用瑿试之，随手走起，可认真是。万年珀，号曰瑿，用之妙。

凡使真珠，要不伤破及钻透者，方可用也。凡使桑螵蛸，勿用诸杂树上生者螺螺，不入药中用。凡采觅，须桑树东畔枝上者。凡使海蛤，勿用游波薵骨。其虫骨真似海蛤，只是无面上光。其虫骨误饵之，令人狂走拟投水，时人为之犯鬼心狂，并不是缘，曾误饵此虫骨。若服着，只以醋解之，立瘥。凡使橘皮，勿用柚皮、皱子皮，其二件用不得。其橘皮，年深者最妙。凡使巨胜，有四件：八棱者两头尖、色紫黑者，又呼胡麻，并是误也；其巨胜有七棱，色赤、味涩酸是真；又呼乌油麻，作巨胜，亦误。凡使瓜蒂，勿用白瓜蒂，要采取青绿色瓜，待瓜气足，其瓜蒂自然落在蔓茎上。凡使瓜子，勿用瓜子实，恐误。凡使瓜子霜，瓜子其药不出油，其效力短。若要出油，生杵作膏，用三重纸裹，用重物复压之，取无油用。

卷中　凡使雄黄勿用黑鸡黄、自死黄、夹腻黄。其臭黄真似雄黄，只是臭，不堪用，时人以醋洗之三，两度便无臭气，勿误用也；次有夹腻黄，亦似雄黄，其内一重黄，一重石，不堪用；次有黑鸡黄，亦似雄黄，如乌鸡头上冠也。凡使，要似鹧鸪鸟肝色为上。其内有劫铁石，是雄黄中有，又号赴矢黄，能劫于铁，并不入药用。凡使硫黄，勿用青赤色及半白半青、半赤半黑者。自有黄色，内莹净似物命者，贵也。凡使雌黄，勿误用夹石黄、黑黄、珀熟等。雌黄一块重四两。按《干宁记》云：指开，拆得千重，软如烂金者上。凡使水银，勿用草中取者、并旧朱漆中者、勿用经别药制过者、勿用在尸过者、半生半死者。其水银若在朱砂中产出者，其水银色微红。凡使石膏，勿用方解石。方解石虽白，不透明，其性燥。若石膏，出剡州茗山县义情山，其色莹净如水精，性良善也。凡使磁石，勿误用玄中石并中麻石。此石之二真相似磁石，只是吸铁不得。中麻石心有赤，皮粗，是铁山石也。误服之，令人有恶疮，不可疗。夫欲验者，一斤磁石，四面只吸铁一斤者，此名延年沙；四面只吸得铁八两者，号曰续未石；四面只吸得五两已来者，号曰磁石。凡使瓜蒌，皮、子、茎、根，效各别。其栝并蒌样全别。若栝，自圆黄、皮浓、蒂小；若蒌，唯形长、赤皮、蒂粗，是阴人服。凡使瞿麦，只用蕊壳，不用茎叶。若一时使，即空心，令人气咽，小便不禁。凡使秦艽，秦并艽须于脚文处认取。左文列为秦即治疾，艽即发脚气。凡使知母，先于槐砧上细锉，焙干，木臼杵捣，勿令犯铁器。凡使贝母，其中有独颗团，不作两片、无皱者，号曰丹龙精，不入用。若误服，令人筋脉永不收，用黄精、小蓝汁合服，立愈。凡使白芷，采得后勿用四条作一处生者，此名丧公藤。兼勿用马蔺，并不入药中。凡使狗脊，勿用透山藤，其大朗根与透山藤一般，只是入顶苦，不可饵之。凡使紫菀，先去髭，有白如练色者，号曰羊须草，自然不同。凡使前胡，勿用野蒿根，缘真似前胡，只是味粗酸。若误用，令人胃反不受食。若是前胡，味甘、微苦。凡使泽兰，须要别识雄、雌，其形不同。大泽兰形叶皆圆，根青黄，能生血、调气、养荣合；小泽兰迥别，采得后看，叶上斑，根须尖，此药能破血，通久积。凡使防己，勿使木条，以其木条，己黄、腥、皮皱，上有丁足子，不堪用。夫使防己，要心花文、黄色者然。凡使天麻，勿用御风草，缘与天麻相似，只是叶、茎不同。其御风草根茎斑，叶皆白、有青点。使御风草根，勿使天麻。二件若同用，即令人有肠结之患。凡使御风草，御风草根茎斑，叶皆白、有青点。使御风草根，勿使天麻。二件若同用，即令人有肠结之患。凡使阿魏，多有讹伪。其有三验：第一验，将半铢安于熟铜器中，一宿至明，沾阿魏处，白如银，永无赤色；第二验，将一铢置于五斗草自然汁中，一夜至明，如鲜血色；第三验，将一铢安于柚树上，树立干便是真。凡使槟榔，取好存坐稳、心坚、文如流水、碎破内容如锦文者妙；半白半黑并心虚者，不入药用。凡使，须别槟与榔。头圆、身形矮毗者是榔；身形尖、紫文粗者是槟。槟力小，榔力大。凡使栀子，勿用颗大者，号曰伏尸栀子，无力。须要如雀脑，并须长，有九路赤色者上。栀子，先去皮，须了，取仁，以甘草水浸一宿，漉出，焙干，捣筛如赤金末用。凡使骐麟竭，勿用海母血，真似骐麟竭竭，只是味咸并腥气。其骐麟竭味微咸、甘，似栀子气是也。凡使枳壳，勿使枳实，缘性效不同。若使枳壳，取辛、苦、腥，并有隙油，要尘久年深者为上。凡使山茱萸，勿用雀儿苏，真似山茱萸，只是核八棱，不入药用。凡使鬼箭，勿用石茆，根头真似鬼箭，只是上叶不同，味各别。凡使虎杖，勿用天蓝并斑柚根，其二味根形、味相似，用之有误。凡使鹿角，胜如麋角。其角要黄色紧重尖好者，缘此鹿食灵草，所以异其众鹿。麋角顶根上有黄色毛若金钱，兼旁生小尖也，色苍白者上。凡

使羚羊角，亦有神羊角。其神羊角长，有二十四节，内有天生木胎。此角有神力，可抵千牛之力也。凡使犀角，勿用奴犀、雌犀、病水犀、孪子犀、下角犀、浅水犀、无润犀。要使乌黑、肌粗皱、坼裂、光润者上。凡使虎睛，须知采人，问其源。有雌有雄，有老有嫩，有杀得者。唯有中毒自死者勿使，却有伤人之患。凡使雀苏，勿用雀儿粪。其雀儿口黄，未经淫者，粪是苏。若底坐尖在上，即曰雌；两头圆者，是雄。阴人使雄，阳人使雌。凡使革蜂窠，其窠有四件：一名革蜂窠，二名石蜂窠，三名独蜂窠，四名草蜂窠。大者，一丈二丈围，在大树膊者，内窠小膈六百二十个，围大者有一千二百四十个蜂，其窠，粘木蒂是七姑木汁，盖是牛粪沫，隔是叶蕊；石蜂窠只在人家屋上，大小如拳，色苍黑，内有青色蜂二十一个，不然只有十四个，其盖是石垢，粘处是七姑木汁，隔是竹蚰；次有独蜂窠，大小只如鹅卵大，皮浓，苍黄色，是小蜂肉并蜂翅，盛向里只有一个蜂，大如小石燕子许，人马若遭螫着，立亡。凡使鳖甲，要绿色、九肋、多裙、重七两者为上。治气、破块、消症、定心药中用之。凡使蝉花，要白花全者。凡使蛴螬，桑树、柏树中者妙。凡使乌贼鱼骨，勿用沙鱼骨，缘真相似，只是上文横，不入药中用。凡使木瓜，勿误用和圆子、蔓子、土伏子。其色样、外形真似木瓜，只气味、效并向里子各不同。若木瓜，皮薄、微赤黄、香、甘、酸、不涩，调营卫，助谷气；向里子头尖，一面方，是真木瓜；若和圆子，色微黄、蒂、核粗、子小、圆、味涩、微咸，伤人气；蔓子颗小，亦似木瓜，味绝涩，不堪用；土伏子似木瓜，味绝涩，子如大样油麻，又苦涩，不堪用；若饵之，令人目涩、目赤，多赤筋痛。凡使金锁天时呼为灰藋，是金锁天叶，扑蔓翠上，往往有金星，堪用也。若白青色，是忌女茎，不入用也。若使金锁天叶，茎高低二尺五寸，妙也。若长若短，不中使。凡使紫苏，勿用薄荷根茎，真似紫苏茎，但叶不同。薄荷茎性燥，紫苏茎和。凡使醍醐菜，勿用诸件草，形似牛皮蔓，掐之有乳汁出，香甜入顶。

卷下　凡使伏龙肝，勿误用灶下土。其伏龙肝，是十年以来，灶额内火气积，自结如赤色石，中黄，其形貌八棱。凡使白垩，勿用色青并底白者。凡使石髓铅，即自然铜也。勿用方金牙，其方金牙真似石髓铅，若误饵，吐煞人。其石髓铅色似干银

泥,味微甘。凡使乌头,少有茎苗,长身乌黑,少有旁尖。乌喙皮上苍,有大豆许者孕八、九个周遭,底陷,黑如乌铁。凡使天雄,身全矮,无尖,周匝四面有附孕十一个,皮苍色,即是天雄。凡使半夏,勿误用白旁芘子,真似半夏。只是咬着微酸,不入药用。凡使葶苈子,勿用赤须子,真相似葶苈子,只是味微甘、苦。葶苈子入顶苦。凡使桔梗,勿用木梗,真似桔梗,咬之只是腥涩不堪。凡使莨菪子,用黄牛乳汁浸一宿,至明,看牛乳汁黑,即是莨菪子,大毒,晒干,别捣,重筛用。勿令使用苍葚子,其形相似,只是服无效。时人多杂用,苍葚子色微赤。凡使草蒿,唯中为妙,到膝即仰,到腰即俯。使子勿使叶,使根勿使茎,四件若同使,翻然成痼疾。凡使钩吻,勿用地精,苗茎与钩吻同。钩吻治人身上恶毒疮,效。地精煞人。凡使射干,勿用有蘖尖叶者,号竟命草,其味别空,只酸涩,不入用。若误服之,吐血不止,速服知时子解之。凡使大戟,勿用附生者,若服冷泄气不禁,即煎荠苨子汤解。凡使章陆,勿用赤菖,缘相似。其赤菖,花茎有消筋、肾之毒,故勿饵。章陆,花白,年多后仙人采之,用作脯,可下酒也。凡使蓖麻子,勿用黑夭赤利子,缘在地蒌上生,是颗两头尖,有毒,药中不用。其蓖麻子,形似巴豆,节节有黄黑斑点。凡使芦根,须要逆水芦,其根逆水生,并黄泡肥浓者,味甘。凡使角蒿,勿用红蒿并邪蒿,二味真似角蒿,只是上香角短。凡使巴豆,巴之与豆及刚子,须在子细认,勿误用,杀人。巴颗小、紧实、色黄;豆即颗有三棱、色黑;若刚子,颗小似枣核,两头尖。巴与豆即用,刚子勿使。凡使诃黎勒,勿用毗黎勒、罨黎勒、榔精勒、杂路勒。若诃黎勒,文只有六路。或多或少,并是杂路勒;毗路勒个个毗;杂路勒皆圆;露文或八露至十三路,号曰榔精勒,多涩,不入用。凡使楝实,如使肉即不使核,使核即不使肉。又花落子谓之石茱萸。凡使椿木根,根不近西头者上,及不用茎、叶,只用根。凡使毒木叶,勿用尖有孪生者。凡使墨石子,勿令犯铜铁并被火惊者。颗小、文细、上无枞米者妙。凡使苏方木,去上粗皮并节了。若有中心文横如紫角者,号曰木中尊色,其效倍常百等。凡使櫸树皮,勿用三、四年者,无力。用二十年已来者,心空,其树只有半边向西生者是。凡使胡椒,只用内无皱壳者,力大。汉椒使壳,胡椒使子。凡使麋角,其顶根上

有黄色毛若金线,兼旁生小尖也。色苍白者上。凡使膃肭脐,先须细认其伪者。海中有兽号曰水乌龙,海人采得,煞之取肾,将入诸处。在药中修合,恐有误,其物自殊。有一对,其有两重薄皮,裹丸气肉核,皮上自有肉黄毛,三茎共一穴,年年荫湿,常如新,兼将于睡着犬,蹴足置于犬头,其犬蓦惊如狂,即是真也。凡使虾蟆,有多般,勿误用。有黑虎、有蚼黄、有黄踞、有蝼蝈、有蟾,其形各别。其虾蟆,皮上腹下有斑点,脚短,即不鸣叫;黑虎,身小黑,觜脚小斑;蚼黄,斑色,前脚大,后腿小,有尾子一条。黄踞,遍身黄色,腹下有脐带,长五、七分已来,所住立处。凡使蛇皮,勿用青、黄、苍色者,要用白如银色者。凡使蜘蛛,勿用五色者,兼大身、上有刺毛生者;并薄小者。以上并不堪用。要在屋西面有网、身小尻大、腹内有苍黄脓者,真也。凡使蜈蚣,勿用千足虫,真似,只是头上有白肉,面并觜尖。若误用,并把着,腥臭气入顶,致死。凡使蛤蚧,须认雄雌。若雄为蛤,皮粗口大,身小尾粗;雌为蚧口尖,身大尾小。男服雌,女服雄。凡使贝齿,勿用花虫壳,其二味相似,只是用之无效。凡使乌蛇,须认取雄雌及州土。有蕲州乌蛇,只重三分至一两者,妙也。头尾全、眼不合、如活者,头上有逆毛二寸一路,可长半分已来,头尾相对,使之入药。被处若得此样蛇,多留供进。重二两三分者,不居别处也。又有重十两至一镒者,其蛇身乌光,头圆尾尖,逻眼目赤光,用之中也。蛇腹下有白肠带子一条,可长一寸已来,即是雄也。凡使芫菁、斑蝥、亭长、赤头等四件,其样各不同,所居、所食、所效各不同。其芫菁觜尖,背上有一画黄;斑蝥背上一画黄、一画黑,觜尖处一小点赤,在豆叶上居,食豆叶汁;亭长形黑黄,在蔓叶上居,食蔓胶汁;赤头额上有大红一点,身黑。用各有处。凡使珂,要冬采得色白腻者,并有白旋水文。勿令见火,立无用处。凡使桃花,勿使千叶者,能使人鼻衄不止,目黄。凡使鬼髑髅,勿使干桃子。其鬼髑髅,只是千叶桃花结子在树上不落者干,然于十一月内采得,可为神妙。凡使马齿草,勿用叶大者,不是马齿草,其内亦无水银。

雷论合药分剂料理法则　凡方云丸如细麻子许者,取重四两鲤鱼目比之。云如大麻子许者,取重六两鲤鱼目比之。云如小豆许者,取重八两鲤鱼目比之。云如大豆许者,取重十两鲤鱼目比之。

云如兔蕈许者,取重十二两鲤鱼目比之。云如梧桐子许者,取重十四两鲤鱼目比之。云如弹子许者,取重十六两鲤鱼目比之。一十五个白珠为准,是一弹丸也。凡云水一溢、二溢至十溢者,每溢秤之重十二两为度。凡云一两、一分、一铢者,正用今丝绵秤也,勿得将四铢为一分,有误必所损兼伤药力。凡云散只作散,丸只作丸,或酒煮,或醋或乳煎,一如法则。凡方炼蜜,每一斤只炼得十二两半或一分是数,若火少,若火过,并用不得也。凡膏煎中用脂,先须炼去革膜了,方可用也。凡修事诸药物等并须专心,勿令交杂。或先熬后煮,或先煮后熬,不得改移,一依法则。凡修合丸药,用蜜只用蜜,用饧则用饧,用糖只用糖,勿交杂用,必宣泻人也。

【综合评述】

1. 雷敩《雷公炮炙论》是中国医药学第一部药物炮制专著

雷敩《雷公炮炙论》载药物的炮、炙、炒、煅、曝、露等十七种制药法。原书已佚,其内容散见于《证类本草》等医籍,近人有辑本。《雷公炮炙论》药物加工炮制内容十分丰富,称药物炮制为修事、修治、修合等,记述净选、粉碎、切制、干燥、水制、火制、加辅料制等法。炮制巴豆须敲碎麻油酒煮去除巴豆毒性蛋白,炮制大黄锉蒸晒干防止蒽醌甙分解,蒿类药材勿令犯火,鞣质药物不可铁器处理,诸如此类,不胜枚举。宋代《太平惠民和剂局方》全面继承雷敩炮制方法,学术价值颇高。《太平惠民和剂局方·论炮炙三品药类例》载玉石部曰:凡使丹砂、雄黄、雌黄,先打碎,研细水飞过,灰碗内铺纸渗干,始入药用。凡使石钟乳,先依法煮,候日数足,入水细研不渗,方可入药服食。凡使白矾,用光明者,先于铁铫子内或刀上,火中煅过,方研细入药用。如生用者各依本方。凡使赤石脂、白石脂,须于炭火中煅通赤,取出放冷,研细水飞过,方入药用。如缓急,则研令极细,不飞亦得。凡使硫黄,先细研水飞过,方入药用。如别煅炼,各依本方。凡使阳起石,先以炭火烧通赤,好酒内淬七遍,如只以好酒煮半日亦得,并研细水飞过,方入药用。凡使磁石,先以炭火烧通赤,酽醋内淬九遍,捣碎,罗过,细研水飞,方入药用。如入汤剂,即杵,水淘去赤汁使。凡使黑铅,先以铁铫

炭火熔开,取出泻于新瓦上,滤去渣脚,如此一两番,取净铅称用。如或结砂子,各依本方炼。凡使黄丹,先炒令色变,研令极细,再罗过,方入药用。凡使硝石,先研令极细,以瓷瓶子盛,于炭火中煅令通赤,方入药用。如缓急,只炒过,研细使亦得。凡使食盐,先须炒过,研细,方入药用。凡使锻石,须用风化为末者佳。先以醋浸一宿,漉出候干,用火令腥秽气尽,候冷,研细,方入药用。如别煅炼,各依本方。凡使伏龙肝,先火烧赤,研细水飞过,方入药用。如急用,只烧过,研使亦得。凡使百草霜,须研令极细,再罗过,方入药用。凡使滑石,先以刀刮下,以牡丹皮同煮一伏时,取出用东流水研飞过,日中晒干,方入药用。如急用,只研细亦得。凡使禹余粮、紫石英、石膏、寒水石、代赭、石燕等,并用火,醋淬七遍,捣研水飞令极细,方入药用。凡使太阴玄精石,捣碎,细研水飞过,晒干,方入药用。白垩即白善土也,凡使,每修事一两,用盐一分,投于斗水中,用铜器中煮十余沸,然后用此沸了水飞过,方入药用,免结涩人肠也。凡使自然铜,用火烧令通赤,以醋淬九遍,细研罗过用。凡使花蕊石,当以大火过,如缓急不亦得。草类部曰:凡使菖蒲,须锉碎,微炒用,或只焙干亦得。凡使菊花,须去枝、梗,焙干,方入药用。凡使人参,先去芦头,锉,焙干称,方入药用。不去芦令人吐,慎之。凡使天门冬、麦门冬,先以汤微润,抽去心,焙干称用。凡使甘草,先破开,火上微炙,黄赤色,方入药用。如稍,只炒亦得,或生用,亦依本方。凡使熟干地黄,须净洗过,以酒浸一日夜,漉出,蒸三、两炊,焙干,方入药用。如急用,只以酒洒蒸过使,不蒸亦得,不若酒浸蒸过为佳。生干者只生用,不用酒浸。凡使苍术,先以米泔浸,春五、夏三、秋七、冬十,逐日换水,日足,刮去皮,焙干,方入药用。如缓急,不浸亦得,但稍燥尔。凡使菟丝子,先以水洗,澄汰去沙土了,却以好酒浸一昼夜,漉出,蒸过,乘热杵为粗末,焙干,然后入药同捣,捣之不尽者,更以渍,经三、五日乃出,更晒微干,捣之,须臾悉尽,热即易碎。凡使川牛膝,先洗去芦头,锉碎,以酒浸一日夜,焙干方用。如急切,用酒浸,蒸过使,不蒸亦得。凡使柴胡、前胡等,先去芦头,洗,锉,焙干,方入药用。凡使白术、独活、羌活,须锉,焙干,方入药用。凡使车前子,须微炒燥,方入药用。如只焙干亦得。凡使木香,不见

火，须细锉，日干用。如为细末，薄切，微火焙干使，亦不妨，然不若晒干之为妙也。凡使山药、川芎等，须锉碎，焙干用。凡使薏苡仁，须以糯米同炒干用。凡使远志，先须去心，焙干，方入药用。如不去心，令人烦闷，更能以甘草汤浸一宿漉出，焙干用，尤妙。凡使草龙胆，先去芦，锉碎，用甘草浸一宿，漉出，曝干用。如缓急，不浸亦得。凡使泽泻，用酒浸一宿，漉出，焙干用。不浸亦得，或有炮制，各依本方。凡使石斛，先洗去根土，用酒浸一宿，漉出，蒸过，曝干，方入药用。如急用，不蒸亦得。如别有炮制，各依本方。凡使巴戟天，先去心，以酒浸一昼夜，锉，焙干使。如急用，不浸亦得。凡使黄连，先净去须，锉碎，用蜜拌，慢火炒干，方入药用。凡使蒺藜子，须净拣择，蒸一伏时，晒干，于木臼中舂令刺尽，用酒拌，再蒸，取出曝干用。凡使黄耆，先须用擘开，涂蜜，炙微赤色，却蒲切，焙干称，方入药用。凡使肉苁蓉，先须以温汤洗，刮去上粗鳞皮，切碎，以酒浸一日夜，漉出，焙干使。如缓急要用，即酒浸，煮过，研如膏，或焙干使亦得。凡使防风，先须去芦及叉头、叉尾者，洗，锉，焙干，方入药用。叉头者令人发狂，叉尾者令人发痼疾，切宜慎之。蒲黄即是蒲上黄花，须仔细认，勿误用松黄。凡使，须用隔三重纸焙令色黄，蒸半日却焙令干，用之妙。破血消肿即生使，补血止血即炒用之。凡使续断，先锉碎，用酒浸一伏时，漉出，焙干，方入药用。如急用，不浸亦得。凡使细辛，先去土并苗，焙干，方入药用。凡使五味子，先须净拣去枝、杖方用。如入汤剂，捶碎使之。凡使蛇床子，先须慢火微炒过，方入药用。凡使山茵陈，先须去根土，细锉，焙干，方入药用，勿令犯火。凡使王不留行，须先浑蒸一伏时，却下浆水浸一宿，至明漉出焙干，方入药用。凡使干姜，先须炮令裂，方可入药用。凡使苦参，不拘多少，先须用浓糯米泔浸一宿，漉出，蒸一伏时，却细切，焙干用之为妙。凡使当归，先须去尘并芦头、尖硬处一分以来，用酒浸一宿，漉出，焙干方用，或微炒用，各依本方。若要补血，即使头一节。若要止痛破血，即用尾。若一时用，不如不使，服食无效也。凡使麻黄，先去根、节，寸锉令理通，别煮十数沸，掠去其沫，却取出碎锉过，焙干用。不尽去之，令人烦闷。如用急，只去根、节亦得。凡使木通，先须锉去节，方入药用。凡使芍药，须锉碎，焙干，方

可入药用。凡使蘧麦，只用蕊壳，不用茎叶。若一时使，即令人气咽及小便不禁。凡使仙灵脾，用羊脂拌炒过，候羊脂尽为度。每修事一斤，用羊脂四两。凡使黄芩，先须锉碎，微炒过，方入药用。凡使狗脊，先以猛火燎去毛令净，以酒浸一宿，蒸过，焙干用。如缓急，不酒浸亦得。凡使紫菀，先须净洗去土，微炒过，方入药用。凡使石韦，先以粗布拭去黄毛，用羊脂炒干，方入药。如缓急，微炙过使亦得。凡使萆薢，先须净洗，以酒浸一日夜，焙干使为妙。如缓急，不在此限。凡使白薇，先去苗，用糯米泔浸一宿，漉出，蒸用。凡使艾叶，先去枝、梗，杵成茸，以稀糯米粥拌匀，焙干用。或慢火炒使，恐难捣。凡使牛蒡子，要净拣，勿令有杂子，然后用酒拌，蒸一伏时，取出焙干，别捣如粉，方入药用。凡使天麻，先以纸包浸湿，于热灰中煨熟，取出以酒浸一宿，却焙干，入药用。凡使阿魏，先于净钵中研如粉了，却于热酒器上滚过，任入药用。凡使高良姜，先锉碎，以麻油少许拌匀，炒过用。凡使百部根，用竹刀劈开，去心，酒浸一宿，漉出，细锉，焙干用。凡使茴香，用舶上者淘洗令净，却以酒浸一宿，漉出，曝干，炒过用。如缓急，只炒过用亦得。凡使牡丹皮，须净拣，酒拌，蒸，细锉，晒干，方入药用。凡使京三棱、蓬莪术，先以醋煮，锉碎，焙干用，或火灰中炮熟用亦得。凡使补骨脂，性本大燥毒热，用酒浸一宿，漉出，却用东流水浸三日夜，再蒸过，曝干，入药用。如缓急，只以盐同炒令香，去盐用亦得。凡使缩砂，先和皮慢火炒令热透，去皮，取仁入药用。凡使附子、天雄等，先炮裂令熟，去皮脐，焙干，方入药。凡使乌头，先炮裂令熟，去皮、脐、尖，切片，焙干用亦得。凡使肉豆蔻，先以面裹，于糖灰中炮，以面熟为度，去面，锉，焙干用。凡使半夏，先以沸汤浸，候温，洗去滑，如此七遍方用。如入汤剂，切片完用。或尚戟人咽喉，可杵为末，以生姜等分捣，研和为剂，淹一宿，捏作饼子，焙干使。如更杵为末，再以姜和剂淹之，焙干尤佳，此用合汤妙。凡使大黄，或蒸过用，若糖灰中炮熟用，或取猛利，即生焙干用。旋覆花一名金沸草，凡使，须蒸过入药用。缓急不蒸亦得。凡使常山，锉碎，酒浸一昼夜，蒸过，方入药用。凡使天南星、白附子，于热灰中炮裂，方入药用。或别有制度，各依本方。凡使马兜铃，须微炙过，方入药用。凡使骨碎补，用刀刮去上黄皮、毛

令尽,细锉,用酒拌,蒸一日,取出晒干用。缓急只焙干,不蒸亦得。凡使葫芦巴,微炒过,入药用。凡使使君子,先于热灰中和皮炮,却去皮取仁,焙干入药用。桔梗、大戟、延胡索、葶苈子、牵牛子等,凡使并微炒过方入药用。凡使川芎、白芷,并锉碎,焙干,方入药用。木部曰:凡使肉桂,不见火,先去粗皮,令见心中有味处,锉,方入药用。如妇人妊娠药中,仍微炒用为妙。凡使茯苓、猪苓,须先去黑皮,锉碎,焙干用。凡使茯神,先去粗皮,并中心所抱木,锉碎,焙干入药用。凡使酸枣仁,先以慢火炒令十分香熟,方研破用。凡使黄柏,先去粗皮,蜜涂炙,方入药用。凡使干漆,须捣碎,炒熟入药用。不尔,损人肠胃。凡使蔓荆实,用酒浸,蒸一伏时,取出焙干用。凡使杜仲,先去上粗皮令净,以生姜汁涂,炙令香熟,令无丝为度。或只锉碎,以姜汁拌炒,令丝绝亦得。凡使沉香、檀香,先别锉碎,捣,罗为细末,方入药用。凡使桑白皮,先锉碎,微炒过,方入药用。凡使吴茱萸,先以沸汤浸洗七次,焙干,微炒过,方入药用。若治外病,不入口者,不洗亦得。凡使槟榔,须取存坐端正坚实者,先以刀刮去底,细切,勿经火,恐无力效,若熟使不如不用。凡使栀子,先去皮、须子,用甘草水浸一宿,滤出,焙干,入药用。凡使枳实、枳壳,要陈者,先以汤浸,磨去瓤,焙干,以麸炒焦,候香熟为度。凡使浓朴,先刮去粗皮,令见赤心,以生姜汁炙三次,取令香熟为度。或只锉碎使,姜汁炒亦得。凡使山茱萸,先用捣碎,焙干用,或只和核使亦得。凡使大腹皮,先须以酒洗,再以大豆汁洗过。锉碎,焙干,方可用。巴豆,凡使,先去壳并心、膜,烂捣,以纸裹,压去油,取霜入药用。又一法:去壳、心、膜了,以水煮,五度换水,各煮一沸,研,不尔,令人闷。凡使蜀椒,先去枝、梗并目及闭口者,微炒过,隔纸铺在地上,以盏盖,令出汗,方入药用。凡使皂荚,要拣肥、长大、不蛀者,削去皮、弦并子,涂酥,炙令焦黄,方入药用。凡使诃黎勒,先于糖灰中炮,去核取肉,酒浸蒸一伏时,取出焙干,方入药用。凡使楝实,先以酒浸润,俟上皮、核,剥去虚皮,焙干,以面炒,入木臼内杵为粗末罗过,去核,方入药用。凡使芜荑,先须微炒过,方可用。凡使龙脑、麒麟竭、乳香、松脂等,并须别研,令极细,方入药用。兽部:凡使龙骨,要粘舌者,先以酒浸一宿,焙干,细捣,罗,研如粉了,以水飞

过三度,日中晒干用之。如缓急,只以酒煮,焙干用亦得。他有炮制,各依本方。凡使麝香、牛黄,先须别研令细,然后入药用之。凡使阿胶及诸胶,先捣碎,炒,候沸燥如珠子,方可入药用。凡使鹿茸,用茄茸连顶骨者,先燎去毛令净,约三寸以来截断,酒浸一日,慢火炙令脆方用。或用酥涂炙,各依本方炮制。凡使虎骨,先斫开,取出内中髓,却涂酒及酥等,反复炙,令黄赤色方用。凡使腽肭脐,先用酒浸,慢火反复炙令熟,方入药用。禽鱼虫部:夜明砂即伏翼屎也,凡使,须微炒过,方入药用。凡使白蜜,先以火煎,掠去沫,令色微黄,则经久不坏,掠之多少,随蜜精粗。凡使牡蛎,用火煅令通赤,候冷,细研如粉,方可用。凡使珍珠,要取新净未曾伤破及钻透者,于臼中捣令细,绢罗重重筛过,却更研一二万下了,任用之。凡使桑螵蛸,先用炙过,或蒸过亦得。凡使鳖甲、龟甲,先用醋浸三日,去裙,慢火中反复炙,令黄赤色为度。如急用,只蘸醋炙,候黄色便可用。凡使露蜂房,先炙过方可用,或炒亦得。凡使蝉蜕,先去嘴足,汤浸润,洗去泥土,却曝干,微炒过,任用之。凡使白僵蚕,要白色条直者,先去丝、嘴,微炒过方用。或有只生用者,各依本方。凡使原蚕蛾,去翅足,微炒过,方入药用。蚕砂亦用炒。凡使虾蟆,先以酥涂,或酒浸,慢火中反复炙,令焦黄为度,或烧灰存性用。他有炮制,各依本方。凡使蛇蜕,先须炙过方可用,或烧成灰,入药用。各依本方炮制。凡使乌蛇、白花蛇,先以酒浸三日夜,慢火上反复炙,令黄赤干燥,去皮骨,取肉入药用。凡使地龙,先搓去土,微炒过方用。凡使蜈蚣,先要炙过,方可入药用。凡使斑蝥,先去足、翼,用糯米同炒熟,方可入药用,生即吐泻人。凡使天浆子,须微炒过用之。凡使蜣螂,先去头、翅、足,炙过用之。凡使五灵脂,先以酒研飞,炼,淘去沙石,晒干,方入药用。果菜部:凡使草豆蔻,须去皮,取仁,焙干用。或只和皮灰中炮熟,去皮用亦得。凡使陈皮、青皮,先以汤浸,磨去瓤,曝干,麸炒入药用。或急用,只焙干亦得。凡使乌梅,先洗,捶,去核,取肉,微炒过用之。凡使木瓜,先去瓤并硬子,锉碎,焙干,入药用。凡使杏仁、桃仁,先以汤浸,去皮、尖及双仁者,控干,用面炒,令黄赤色为度。凡使胡桃,去壳,以汤浸,去皮,却研,入药用之。凡使韭子,先须微炒过用之,亦有生用者。胡麻即黑油麻也,凡使,先炒过用,或九蒸

九曝用亦得。凡使黑豆、赤小豆、大豆黄卷、麦、神曲、白扁豆、绿豆等，并用炒过，方入药用凡有修合，依法炮制，分两无亏，胜也。

2. 此雷公非彼雷公

雷公是上古医家，相传为黄帝臣子，精于针灸，通九针六十篇。《黄帝内经》著至教论、示从容论、疏五过论、征四失论等都是黄帝与雷公讨论医药问题的形式写成的。后世托雷公之名的医药书籍很多，如《雷公炮炙论》《雷公本草集注》《雷公药对》《雷公炮制十七法》等。《隋书·经籍志》载雷公集注《神农本草》四卷，《旧唐书·经籍志》载《雷公药对》二卷，《新唐书·艺文志》载雷公集撰《神农本草》四卷，徐之才《雷公药对》二卷。现传《雷公炮炙论》为清人张骥辑佚本。雷敩著《雷公炮制论》，此雷公即雷敩，非远古黄帝臣子雷公。雷敩其人有几种不同记载：明徐春甫认为雷敩是黄帝时期大臣，北宋苏颂认为雷敩是隋代人，明代李时珍认为雷敩是刘宋时期人，众说不一。因为雷敩所写的书名为《雷公炮炙论》，雷公是上古时期大名鼎鼎的人物，在《黄帝内经》中，雷公与黄帝对答，讨论了脏腑理论、经脉理论、色诊、脉诊等，但并未谈到中药炮制这方面的内容。北宋时期苏颂《本草图经》介绍滑石时写道：然雷敩虽名隋人，观其书乃有言唐以后药名者，或是后人增损之欤？李时珍在《本草纲目》认为雷敩并不是黄帝时期的雷公，而是刘宋时期的人物。由于雷敩的生平难有定论，因此《雷公炮炙论》的成书时间也成了悬

案。制剂学专著常以雷公二字冠名。《雷公炮炙论》的炮制方法并非主要为医家而设，也并非对当时医药学家实用炮制方法的总结，而主要是着眼于道教修炼药材所需的药材炮制技术。道教炼丹需要用丹砂、铅、汞等矿物药，有时也用到植物和动物药，将其放在鼎中烧炼后服用，以期长生不老。这一过程离不开中药炮制的知识。而《雷公炮炙论》中炮制禁忌、操作、器具以及繁琐和独特的炮制方法，与道教炼丹有着很密切的关系。赵希弁《读书附志》曰：《雷公炮炙》三卷，古宋雷敩撰，胡洽重定。述百药性味炮煮熬炙之方，其论多本之乾宁晏先生。称内究守国安正公，当是官名，未详。李时珍曰：《雷公炮炙论》药凡三百种，为上中下三卷，其性味炮炙煮熬修事之法多古奥，文亦古质，别是一家，雷敩一称隋人，一称宋人，未详何是。然胡洽名见于刘敬叔《异苑》，彼加其重定，则当为宋人矣。今以其为道家之书，不着录焉。该书辑本最早的是清张骥《雷公炮炙论》，1983 年有尚志钧辑《雷公炮炙论》行世。

【简要结论】

① 雷敩，生卒未详，隋朝药学家。② 公元 588 年撰《炮炙论》三卷。③ 首次系统论述药物的炮炙、炒煅、曝露等十七种制药法。④《雷公炮炙论》阐述药物炮制要领。⑤《雷公炮炙论》阐述药物鉴别要领。⑥《雷公炮炙论》是中国医药学第一部药物炮制专著。

附：隋代其他医家医学研究

许胤宗医学研究

许胤宗（536—626 年），隋朝常州义兴（今江苏省宜兴市）人，医家。《旧唐书列传》：许胤宗，常州义兴人也。初事陈，为新蔡王外兵参军。时柳太后病风不言，名医治皆不愈，脉益沉而噤。胤宗曰：口不可下药，宜以汤气薰之。令药入腠理，周理即差。乃造黄芪防风汤数十斛，置于床下，气如烟雾，其夜便得语。由是超拜义兴太守。陈亡入隋，历尚药奉御。武德初，累授散骑侍郎。时关中多骨蒸病，得之必死，递相连染，诸医无能疗者。胤宗每疗，无不愈。或谓曰：公医术若神，何不著书以贻将来？胤宗曰：医者意也，在人思虑。又脉候幽微，苦其难别，意之所解，口莫能宣。且古之名手，唯是别脉；脉既精别，然后识病。夫病之于药，有正相当者，唯须单用一味，直攻彼病，药力既纯，病即立愈。今人不能别脉，莫识病源，以情臆度，多安药味。譬之于猎，未知兔所，多发人马，空地遮围，或冀一人偶然逢也。如此疗疾，不亦疏乎！假令一药偶然当病，复共他味相和，君臣相制，气势不行，所以难差，谅由于此。脉之深趣，既不可言，虚设经方，岂加于旧。吾思之久矣，故不能著述耳！年九十余卒。

甄立言医学研究

许州扶沟人，甄权之弟。尝以母病，兄弟专医方，得其旨趣。武德中立言累迁太常丞。御史大夫杜淹患风毒发肿，太宗令立言视之。既而奏曰：从今更十一日午时必死。果如其言。时有尼明律，年六十余，患心腹鼓胀，身体羸瘦，已经二年。立言诊脉曰：其腹内有虫，当是误食发为之耳。因令服雄黄，须臾吐一蛇，如人手小指，唯无眼，烧之，犹有发气，其疾乃愈。立言撰《本草音义》七卷，亡佚。

第四章 唐代医学研究

引言：公元618年至907年是继隋朝之后的唐朝，历21帝，享国289年。隋末天下群雄并起，617年唐国公李渊晋阳起兵，次年称帝建立唐朝，定都长安。《旧唐书·本纪》与《新唐书·本纪》称唐高祖皇帝李渊字叔德，陇西成纪人。七世祖李暠为凉武昭王。隋文帝独孤皇后，高祖之从母也，故文帝与高祖相亲爱。文帝相周，复高祖姓李氏，以为千牛备身；事隋，谯陇二州刺史。大业中，历岐州刺史、荥阳楼烦二郡太守，召为殿内少监、卫尉少卿。炀帝征辽东，遣高祖督运粮于怀远镇。杨玄感将反，其兄弟从征辽者皆逃归，高祖先觉以闻。炀帝遽班师，以高祖为弘化留守，以御玄感，诏关右诸郡兵皆受高祖节度。是时，隋政荒，天下大乱。炀帝多以猜忌杀戮大臣，高祖益惧，因纵酒纳赂以自晦。十三年，拜太原留守，炀帝南游江都，天下盗起。高祖子世民知隋必亡，阴结豪杰，招纳亡命，与晋阳令刘文静谋举大事。突厥数犯边，高祖兵出无功，炀帝遣使者执高祖诣江都，世民曰：事急矣，可举事！已而炀帝复驰使者赦止高祖，其事遂已。刘武周起马邑，林士弘起豫章，刘元进起晋安，皆称皇帝。朱粲起南阳号楚帝，李子通起海陵号楚王，邵江海据岐州号新平王，薛举起金城号西秦霸王，郭子和起榆林号永乐王，窦建德起河间号长乐王。刘武周攻汾阳宫，高祖为留守，纵贼不诛，罪亦当死。时又突厥犯边，高祖遂杀虎贲郎将王威与虎牙郎将高君雅以起兵。传檄诸郡，开大将军府，置三军。高祖杖白旗，誓众于野，有兵三万，以元吉为太原留守。败隋虎牙郎将宋老生于霍邑，占临汾，克绛郡。乙亥，敦煌公世民屯阿城，陇西公建成自新丰趋霸上，高祖自下邽以西，所经隋行宫、苑御，悉罢之，出宫女还其家。十月辛巳，次长乐宫，有众二十万。十一月丙辰克京城，遥尊隋帝为太上皇，立代王杨侑为皇帝。大赦，改元义宁。高祖入京师，至朝堂，望阙而拜。隋帝授高祖假黄钺、使持节、大都督内外诸军事、

大丞相、录尚书事，进封唐王。以武德殿为丞相府，下教曰令，视事于虔化门。二年五月戊午，隋帝逊于位，奉皇帝玺绂于唐王，三让乃受。武德元年五月甲子，即皇帝位于太极殿。命萧造兼太尉，告于南郊，大赦，改元。赐百官、庶人爵一级，义师所过给复三年，其余给复一年。改郡为州，太守为刺史。六月甲戌，赵国公世民为尚书令，裴寂为尚书右仆射、知政事，刘文静为纳言，隋民部尚书萧瑀、丞相府司录参军窦威为内史令。追谥皇高祖曰宣简公；皇曾祖曰懿王；皇祖曰景皇帝，庙号太祖，祖妣梁氏曰景烈皇后；皇考曰元皇帝，庙号世祖，妣独孤氏曰元贞皇后；妃窦氏曰穆皇后。庚辰，立世子建成为皇太子，封世民为秦王，元吉齐王。秦王世民为西讨元帅，以讨薛仁杲。辛未，宇文化及杀秦王浩，自称皇帝。十一月，窦建德败王须拔于幽州，须拔亡入于突厥。己酉，秦王世民败薛仁杲。十二月，世民为太尉。二年，窦建德陷邢州、赵州、沧州、洺州，相州、黎州，杀宇文化及于聊城。齐王元吉及刘武周战于榆次，败绩。王世充隐殷州，废越王杨侗，自称皇帝。裴寂及刘武周战于介州，败绩。刘武周陷介州、并州，寇晋州。乙未，京师地震。梁师都寇延州，十月，秦王世民讨刘武周。三年，独孤怀恩谋反，伏诛。检校隰州总管刘师善谋反，伏诛。改纳言为侍中，内史令为中书令。秦王世民与宋金刚战于雀鼠谷，败之。王世充陷邓州，总管雷四郎死之。壬戌，秦王世民及刘武周战于洺州，败之，武周亡入于突厥。诏隋帝及其宗室柩在江都者，为营空，置陵庙，以故宫人守之。秦王世民讨王世充。皇太子屯于蒲州，以备突厥。十二月瓜州刺史贺拔行威反。四年，皇太子伐稽胡。二月，窦建德陷曹州，执孟海公。车骑将军董阿兴反于陇州，伏诛。太常少卿李仲文谋反，伏诛。窦建德陷管州，刺史郭志安死之。齐王元吉及王世充战于东都，败绩。突厥寇并州。秦王世民败窦建德于虎牢，伏诛。戊辰，王世充

降。甲戌，刘黑闼反于贝州，陷鄃县、历亭，深州崔元逊叛附刘黑闼。秦王世民领天策上将司徒，齐王元吉为司空讨黑闼。刘黑闼陷瀛州、观州、定州，杞州周文举叛附黑闼；黑闼陷冀州、邢州、魏州，隐业州。五年，刘黑闼陷相州，东盐州治中王才艺叛附刘黑闼。刘黑闼陷洺水，秦王世民及刘黑闼战于洺水，败之，黑闼亡入于突厥，刘黑闼与突厥寇山东。河北道行军总管淮阳郡王道玄讨刘黑闼，贝州董该以定州叛附黑闼。突厥杀刘武周于白道。突厥寇边。皇太子出豳州道，秦王世民出秦州道，以御突厥。吐谷浑陷洮州，并州总管襄邑郡王神符及突厥战于汾东，败之。突厥陷大震关，灵州总管杨师道败之于三观山，洪州总管宇文歆又败之于崇冈，定州总管双士洛、骠骑将军魏道仁又败之于恒山之阳，领军将军安兴贵之又败之于甘州。刘黑闼陷瀛州，东盐州马君德以其州叛附于黑闼。皇太子讨黑闼，战于魏州，败之。六年，黑闼将葛德威执黑闼以降，刘黑闼伏诛。行军总管李世勣败徐圆朗。四月，以故第为通义宫，祭元皇帝、元贞皇后于旧寝。赦京城，赐从官帛。癸酉，裴寂为尚书左仆射，萧瑀为右仆射，封德彝为中书令，吏部尚书赵恭仁兼中书令、检校凉州诸军事。九月壬辰，秦王世民为江州道行军元帅。七年，秦王世民、齐王元吉屯于豳州，以备突厥。吐谷浑寇鄯州，突厥寇绥州，裴寂使于突厥。八年，秦王世民屯于蒲州，以备突厥。并州行军总管张瑾及突厥战于太谷，败绩。任城郡王道宗及突厥战于灵州，败之。突厥请和。秦王世民为中书令，齐王元吉为侍中。九年，裴寂为司空，齐王元吉为司徒。突厥寇凉州，都督、长乐郡王幼良败之。六月，秦王世民杀皇太子建成、齐王元吉，立秦王世民为皇太子，听政。七月，太子右庶子高士廉为侍中，左庶子房玄龄为中书令，萧瑀为尚书左仆射。癸巳，宇文士及为中书令，封德彝为尚书左仆射。突厥请和，吐谷浑请和。甲子，皇太子即皇帝位。贞观三年，太上皇徙居大安宫。九年五月，崩于垂拱前殿，年七十一。谥曰大武，庙号高祖。

太宗皇帝李世民，高祖次子，母太穆皇后窦氏。太宗为人聪明英武，有大志，而能屈节下士。时天下已乱，盗贼起，知隋必亡，乃推财养士，结纳豪杰。长孙顺德、刘弘基等，皆因事亡命，匿之。

又与晋阳令刘文静尤善，文静坐李密事系狱，太宗夜就狱中见之，与图大事。高祖起兵，建大将军府，太宗率兵徇西河，斩其郡丞高德儒。拜右领军大都督，封敦煌郡公。义宁元年为光禄大夫唐国内史，徙封秦国公，食邑万户。薛举攻扶风，太宗击败之，斩首万余级，遂略地至陇右。二年，为右元帅，徙封赵国公，率兵十万攻东都，不克而还，设三伏于三王陵，败隋将段达兵万人。武德元年为尚书令今右翊卫大将军，进封秦王。薛举寇泾州，太宗为西讨元帅。太宗有疾，诸将为举所败。已而举死，其子仁杲率其众求战，太宗按军不动。仁杲粮尽，众稍离叛，太宗曰：可矣！太宗率兵追之，仁杲出降。二年，镇长春宫，进拜左武候大将军凉州总管。是时，刘武周据并州，宋金刚陷沧州，王行本据蒲州，高祖惧，诏诸将弃河东以守关中。太宗以为不可弃，愿得兵三万可以破贼。高祖悉发关中兵益之。三年四月，击败宋金刚于柏壁。金刚走介州，太宗追之，一百夜驰二百里，宿于雀鼠谷之西原。军士皆饥，太宗不食者二日，行至浩州乃得食，而金刚将尉迟敬德等来降。刘武周惧，奔于突厥。高祖遣萧瑀即军中拜太宗益州道行台尚书令。七月，讨王世充，败之于北邙。四年二月，窦建德率兵十万以援世充，太宗败建德于虎牢，执之，世充乃降。五年，讨刘黑闼于洺州，败之。黑闼既降，已而复反。高祖怒，命太子建成取山东男子十五以上悉坑之，驱其小弱妇女以实关中。太宗切谏，以为不可，遂已。加拜左右十二卫大将军。七年，突厥寇边，太宗与遇于豳州，从百骑与其可汗语，乃盟而去。八年，进位中书令。初，高祖起太原，非其本意，而事出太宗。及取天下，破宋金刚、王世充、窦建德等，太宗切益高，而高祖屡许以为太子。太子建成惧废，与齐王元吉谋害太宗，未发。九年六月，太宗以兵入玄武门，杀太子建成及齐王元吉。高祖大惊，乃以太宗为皇太子。八月甲子，即皇帝位于东宫显德殿，遣裴寂告于南效，大赦。立中山郡王承乾为皇太子，进封子长沙郡王恪为汉王，宜阳郡王祐楚王。贞观元年正月乙酉，改元。燕郡王李艺反于泾州，伏诛。太子少师萧瑀为尚书左仆射，吏部尚书长孙无忌为尚书右仆射，宇文士及检校凉州都督，御史大夫杜淹检校吏部尚书。二年正月，长孙元忌罢。兵部尚书杜如晦检校侍中，总监东宫兵马事。吐谷浑寇岷州，都督李道彦败之。徙封恪为蜀王，泰越王，祐燕王。刑部尚书李靖检校中书令，关内道行军大总管，以备薛延陀。辛丑，立二王后庙，置国官。三年，房玄龄为尚书左仆射，杜如晦为右仆射，尚书右丞魏徵为秘书监，李靖为定襄道行军大总管，华州刺史柴绍为胜州道行军总管，并州都督李世勣为通漠道行军总管，华州刺史柴绍为金河道行军总管，任城郡王道宗为大同道行军总管，幽州都督卫孝节为恒安道行军总管，营州都督薛万淑为畅武道行军总管。李靖及突厥战于阴山，败之。御史大夫温彦博为中书令，王珪为侍中；民部尚书戴胄检校吏部尚书，参豫朝政；太常卿萧瑀为御史大夫。李靖俘突厥颉利可汗以献。八月甲寅，李靖为尚书右仆射，右卫大将军侯君集为兵部尚书。是岁，天下断死罪者二十九人。五年，封弟元裕为邹王，元名谯王，灵夔魏王，元祥许王，元晓密王。庚戌，封子愔为梁王，贞汉王，恽郏王，治晋王，慎申王，嚣江王，简代王。八月甲辰，遣使高丽，祭隋人战亡者。六年，静州山獠反，右武卫将军李子和败之。罢侯君集，如九成宫，魏徵检校侍中。十月，侯君集起复。是岁，诸羌内属者三十万人。七年，斥宇文化及党人之子孙勿齿。罢王珪，魏徵为侍中。东西洞獠寇边，右屯卫大将军张士贵为龚州道行军总管讨之。京师地震。开府仪同三司长孙无忌为司空。八年，张士贵及獠战，败之。皇太子加元服，吐谷浑寇凉州，左骁卫大将军段志玄为酉海道行军总管，左骁卫将军樊兴为赤水道行军总管。七月，陇右山崩。吐谷浑寇凉州，执行人鸿胪丞赵德楷。李靖为西海道行军大总管，侯君集为积石道行军总管，任城郡王道宗为鄯善道行军总管，胶东郡公道彦为赤水道行军总管，凉州都督李大亮为且末道行军总管，利州刺史高甑生为盐泽道行军总管，并伐吐谷浑。九年，洮州羌杀刺史孔长秀附于吐谷浑。党项羌叛，高甑生及羌人战，败之。庚子，太上皇崩，葬于献陵。李靖及吐谷浑战，败之。盐泽道行军副总管刘德敏及羌人战，败之。萧瑀参豫朝政，徙封元景为荆王，元昌汉王，元礼徐王，元嘉韩王，元则彭王，元懿郑王，元轨霍王，元凤虢王，元庆道王，灵夔燕王，元祥江王，元裕邓王，元名舒王。恪吴王，泰魏王，祐齐王，愔蜀王，恽蒋王，贞越王，慎纪王，出诸王为都督。温彦博为尚书右仆射，太常卿杨师道为侍中，魏徵罢为

特进，知门下省事，参议朝章国典。皇后崩，葬文德皇后于昭陵，作飞仙宫，营九㠖山为陵，猎于鹿台岭。以诸王为世封刺史，以功臣为世封刺史。给亳州老子庙、兖州孔子庙户各二十以奉享，复凉武昭王近墓户二十以守卫，赐先朝谋臣武将及亲戚亡者茔陪献陵。十二年，丛州地震，松州地震。巫州獠反，夔州都督齐善行败之。吏部尚书高士廉为尚书右仆射。吐蕃寇松州，侯君集为当弥道行军大总管，率三总管兵伐之。阔水道行军总管牛进达及吐蕃战于松州，败之。钧州山獠反，桂州都督张宝德败之。明州山獠反，交州都督李道彦败之。壁州山獠反，右武候将军上官怀仁讨之。十三年，拜献陵，赦三原及行从，免县人今岁租赋，赐宿卫陵邑郎将、三原令爵一级。停世封刺史。中郎将阿史那结社率反，伏诛。封元婴为滕王，杨师道为中书令，尚书左丞刘洎为黄门侍郎，侯君集为交河道行军大总管伐高昌。封子福为赵王，猎于咸阳。十四年，观释奠于国学，赦长安县、大理县、万年县，赐学官高第生帛。罗窦二州獠反，广州总管党仁弘败之。徙封灵夔为鲁王。侯君集克高昌，侯君集俘高昌王以献，赐酺三日。赦高昌部及士卒父子犯死期犯流、大功犯徒、小功缌麻犯杖。十五年，卫士崔卿、刁文懿谋反，伏诛。免洛州今岁租，还户故给复者加给一年，赐民八十以上物，悯独鳏寡疾病不能自存者米二斛。宥周、隋名臣及忠列子孙贞观以后流配者。猎于伊阙，如洛阳宫。薛延陀寇边，兵部尚书李世勣为朔州道行军总管，右卫大将军李大亮为灵州道行军总管，凉州都督李袭誉为凉州道行军总管，并伐之。李世勣及薛延陀战于诺真水，败之，赠战亡将士官三转。十六年，徙天下死罪囚实西州。中书舍人岑文本为中书侍郎，专典机密。七月，长孙无忌为司徒，房玄龄为司空。猎于武功与岐山之阳，赐所过六县高年孤疾毡衾粟帛，遂幸庆善宫。十七年，魏徵薨。代州都督刘兰谋反，伏诛。图功臣于凌烟阁。丙辰，齐王祐反，李世勣讨之，齐王祐伏诛，纵复齐州一年。废皇太子为庶人，汉王元昌、侯君集等伏诛，立晋王治为皇太子，大赦，赐文武官及五品以上子为父后者爵一级，民八十以上粟帛，酺三日。特进萧瑀为太子太保，李世勣为太子詹事。谢承乾之过于太庙，降封魏王泰为东莱郡王，葬隋恭帝。诏皇太子典左右屯营兵，徙封泰为顺阳郡

王。工部尚书张亮为刑部尚书,建诸州邸于京城,凉州获瑞石赦凉州。十八年正月乙未,如钟官城,九成宫。营州都督张俭率兵伐高丽,安西都护郭孝恪为西州道行军总管代焉耆者,刘洎为侍中,岑文本为中书令,中书侍郎马周守中书令,黄门侍郎褚遂良参豫朝政。郭孝恪及焉耆战,败之。宴雍州父老于上林苑,赐粟帛。张亮为平壤道行军大总管,李世勣、马周为辽东道行军大总管,率十六总管兵伐高丽。十九年,皇太子监国于定州。赐所过高年鳏寡粟帛,赠比干太师,谥忠烈。长孙无忌摄侍中,吏部尚书杨师道摄中书令。誓师于幽州,大飨军。李世勣克盖牟城,平壤道行军总管程名振克沙卑城,辽东道行军总管张君乂有罪,伏诛。军于马首山,克辽东城,克白岩城,大败高丽于安市城东南山。平壤道行军总管张文干有罪,伏诛。贬杨师道为工部尚书。薛延陀寇夏州,左领军大将军执失思力败之。二十年,夏州都督乔师望及薛延陀战,败之,赦并州。庚午,不豫,皇太子听政。张亮谋反,伏诛。江夏郡王道宗、李世勣伐薛延陀。李世勣及薛延陀战,败之。封孙李忠为陈王,赐高年鳏寡粟帛,贬萧瑀为商州刺史。二十一年,高士廉薨,皇太子释菜于太学。左武卫大将军牛进达为青丘道行军大总管,李世勣为辽东道行军大总管,率三总管兵以伐高丽,命百司决事于皇太子。李世勣克南苏、木底城,牛进达克石城。左骁卫大将军契苾何力为昆丘道行军大总管,率三总管兵以伐龟兹。二十二年,马周薨。中书舍人崔仁师为中书侍郎,参知机务。左武卫大将军薛万彻为青丘道行军大总管伐高丽,长孙无忌检校中书令,知尚书、门下省事。流崔仁师于连州,赦宜君给复县人自玉华宫苑中迁者三年。松州蛮叛,右武候将军梁建方败之。薛万彻及高丽战于泊灼城,败之。杀华州刺史李君羡。房玄龄薨,褚遂良为中书令。昆丘道行军总管阿史那社尔及薛延陀余部蜜战,败之。壬寅,眉邛雅三州獠反,茂州都督张士贵讨之。阿史那社尔及龟兹战,败之。二十三年,阿史那社尔俘龟兹王以献,贬李世勣为叠州都督。丁卯,不豫,命皇太子听政于金液门。皇帝崩于含风殿,年五十三。礼部尚书于志宁为侍中,太子少詹事张行成兼侍中,高季辅兼中书令。上元元年改谥文武圣皇帝,天宝八载谥文武大圣皇帝,十三载增谥文武大圣大广孝皇帝。赞

曰:甚矣,至治之君不世出也!虽《诗》《书》所载,时有阙略,然三代千有七百余年,传七十余君,其卓然著见于后世者,此六七君而已。呜呼,可谓难得也!唐有天下,传世二十,其可称者三君,玄宗、宪宗皆不克其终。盛哉,太宗之烈也!其除隋之乱,比迹汤武;致治之美,庶几成康。自古功德兼隆,由汉以来未之有也。至其牵于多爱,复立浮图,好大喜功,勤兵于远,此中材庸主之所常为。然《春秋》之法,常责备于贤者,是以后世君子之欲成人之美者,莫不叹息于斯焉。

公元690年武曌改国号为周。武曌即武则天,原名武珝生卒时间624—705年,并州文水今山西省文水县人。唐朝至武周时期政治家,武周开国君主,690—705年在位,中国历史上即位年龄最大唯一正统女皇帝。《新唐书本纪》:则天年十四,太宗闻其有色,选为才人。太宗崩,削发为比丘尼,居于感业寺。高宗幸感业寺,见而悦之,复召入宫,立为昭仪,进号宸妃。永徽六年,高宗废皇后王氏,立宸妃为皇后。高宗自显庆后多苦风疾,百司奏事,时时令后决之,由是参豫国政。上元元年,高宗号天皇,皇后号天后,天下之人谓之二圣。公元683年弘道元年十二月,高宗崩,遗诏皇太子李显即皇帝位,军国大务不决者,兼取天后进止。皇太后临朝称制,大赦。韩王元嘉为太尉,霍王元轨为司徒,舒王元名为司空。刘仁轨为尚书左仆射,裴炎为中书令,刘齐贤为侍中同中书门下三品,郭待举、魏玄同、岑长倩同中书门下三品。光宅元年废皇帝为庐陵王,立豫王李旦为皇帝,永平郡王李成器为皇太子,改元文明,皇太后仍临朝称制,皇帝率群臣上尊号于武成殿。突厥寇朔州,左武卫大将军程务挺败之。左威卫大将军程务挺为单于道安抚大使以备突厥,柳州司马李敬业举兵于扬州,左玉钤卫大将军梁郡公孝逸为扬州道行军大总管,左金吾卫大将军李知十为副,率兵三十万拒李敬业。垂拱元年大赦,尚书武承嗣,秋官尚书裴居道,右肃政台御史大夫韦思谦,颁《垂拱格》。四年,增七庙,立高祖、太宗、高宗庙于神都。得宝图于洛水,改宝图为天授圣图,洛水为永昌洛水,封其神为显圣侯。690年大周天授元年,改元载初,以十一月为正月,十二月为腊月,来岁正月为一月,颁《大云经》,改国号周。五月洛水溢,七月又溢,八月河溢,坏河阳县。武威道行军总管王

孝杰败吐蕃，克四镇。延载元年，突厥默啜寇灵州，右鹰扬卫大将军李多祚败之。薛怀义为伐逆道行军大总管，领十八将军击默啜。武威道大总管王孝杰及吐蕃战于冷泉，败之。岭南獠寇边，容州都督张玄遇为桂永等州经略大使。天册万岁元年加号慈氏越古金轮圣神皇帝，改元证圣。万象神宫火。王孝杰为朔方行军总管击突厥。万岁通天元年如神岳，改元万岁登封，改崇尊庙为太庙，尊神岳天中王为神岳天中黄帝，天灵妃为天中黄后。王孝杰、娄师德及吐蕃战于素罗汗山，败绩。五月，契丹首领松漠都督李尽忠归诚州刺史孙万荣陷营州，杀都督赵文翙。七月，春官尚书武三思为榆关道安抚大使，以备契丹。神功元年，突厥默啜寇胜州，平狄军副使安道买败之。三月，王孝杰及孙万斩战于东硖石谷，败绩，孝杰死之。四月，置九鼎于通天宫。右金吾卫大将军武懿宗为神兵道行军大总管，及右豹韬卫将军何迦密以击契丹。圣历元年，突厥寇边，皇太子为河北道行军元帅击突厥，狄仁杰为河北道行军副元帅、安抚大使。是秋，黄河溢。久视元年狄仁杰为内史，文昌左相韦巨源为纳言，夏官尚书唐奉一为天兵中军大总管，天官侍郎张锡为凤阁侍郎。吐蕃寇凉州，陇右诸军州大使唐休璟败之于洪源谷。魏元忠为陇右诸军州大总管击吐蕃。九月，狄仁杰薨。长安元年改元大足，魏元忠为灵武道行军大总管以备突厥。扬、楚、常、润、苏五州地震。改含元宫为大明宫。二年，突厥寇盐州、并州、代州、忻州、悉州，茂州都督陈大慈败之。三年，贬魏元忠为高要尉，天下置关三十。四年，作兴泰宫。五年，皇帝复于位，徙后于上阳宫。上后号曰则天大圣皇帝，十一月，崩，谥曰大圣则天皇后。

唐朝疆域空前辽阔，东至日本海，南据安南，西抵咸海，北逾贝加尔湖，是中国自秦以来第一个未修拒胡长城的大一统王朝，万国来朝，唐太宗被四夷各族尊为天可汗。唐朝接纳各国文化交流，涌现大量诗、书、画、乐名家，如诗仙李白、诗圣杜甫、诗魔白居易，书法家颜真卿，画圣吴道子，音乐家李龟年等。唐玄宗即位后缔造全盛的开元盛世，安史之乱后藩镇割据，宦官专权导致国力渐衰。唐玄宗改元天宝后，承平日久，国家无事，统治者逐步丧失向上求治的意志，志得意满，开始放纵享乐，从此忽视国事。在纳杨玉环为贵妃后，更加沉溺酒色。唐玄宗任用李林甫为宰相长达十八年，朝政日益败坏。李林甫死后，杨国忠为相，出现了宦官干政的局面。唐玄宗后期好大喜功，为此边境将领经常挑起对异族的战事，以邀战功。当时兵制由府兵制改为募兵制，从而使得节度使与军镇上的士兵结合在一起，导致边将专军的局面，其中以掌握重兵的胡人安禄山为最著名。唐懿宗与唐僖宗使唐朝走了下坡路。唐宣宗大中十三年（859年）爆发民变，唐朝经济重地的江南地区经过黄巢起兵打击，唐朝统治已名存实亡。黄巢起兵后，把唐朝的经济基础打破，而宦官所管理的禁军也损失过重，宰相与宦官争权不断。黄巢起义后，唐昭宗迁都洛阳。公元898年乾宁五年神策军中尉刘季述等政变，唐昭宗被软禁，皇太子即位，年号光化。907年朱温篡唐，唐朝覆亡，中国历史进入五代十国时期。

庙号	姓名	生卒时间	在位时间	年　　号				陵　号	人物关系
高祖	李渊	566—635	618—626	武德				献陵	
太宗	李世民	599—649	626—649	贞观				昭陵	李渊次子
高宗	李治	628—683	649—683	永徽	显庆	龙朔	麟德		
				乾封	总章	咸亨	上元		
				仪凤	调露	永隆	开耀		
				永淳	弘道	乾陵			李世民嫡三子
中宗	李显	656—710	684	嗣圣				定陵	李治七子
睿宗	李旦	662—716	684—690	文明				桥陵	李治八子
武周	武曌	624—705	690—705	久视	圣历	神功			
				神龙	证圣			乾陵	唐高宗皇后

庙号	姓名	生卒时间	在位时间	年　　号				陵　号	人物关系
中宗	李显	656—710	705—710	神龙	景龙			定陵	李治七子
殇帝	李重茂	695—714	710 17 天	唐隆				武功西原	李显四子
睿宗	李旦	662—716	710—712	文明	景云	太极	延和		
				光宅	垂拱	永昌	载初		
				桥陵					李治八子
玄宗	李隆基	685—762	712—756	先天	开元	天宝		泰陵	李旦三子
肃宗	李亨	711—762	756—762	至德	乾元	上元	宝应	建陵	李隆基三子代宗
	李豫	727—779	762—779	广德	永泰	大历		元陵	李亨长子
德宗	李适	742—805	779—805	建中	兴元	贞元		崇陵	李豫长子
顺宗	李诵	761—806	805	永贞				丰陵	李适长子
宪宗	李纯	778—820	805—820	元和				景陵	李诵长子
穆宗	李恒	795—824	820—824	长庆				光陵	李纯三子
敬宗	李湛	809—826	824—826	宝历				庄陵	李恒长子
文宗	李昂	809—840	826—840	太和	开成			章陵	李恒次子
武宗	李炎	814—846	840—846	会昌				端陵	李恒五子
宣宗	李忱	810—859	846—859	大中				贞陵	李纯十三子
懿宗	李漼	833—873	859—873	咸通				简陵	李忱长子
僖宗	李儇	862—888	874—888	乾符	广明	中和			
				光启	文德			靖陵	李漼五子
昭宗	李晔	867—904	888—904	龙纪	大顺	景福	乾宁		
				光化	天复	天祐		和陵	李漼七子
哀帝	李柷	892—908	904—907	天祐				温陵	李晔九子
								唐朝	末代皇帝

宋侠医学研究

【生平考略】

宋侠，生卒未详，初唐医学家，洺州清漳人，北齐东平王文学孝正之子也。亦以医术著名，官至朝散大夫、药藏监。《隋书·经籍志》：宋侠撰《经心录方》八卷。《旧唐书·经籍志》：宋侠撰《经心方》八卷。《新唐书艺文志》：宋侠《经心方》十卷。《经心录方》原书已佚，《外台秘要》《医心方》等尝有引用。部分内容收入唐代医学著作得以流传下来。

【学术贡献】

1.《经心录》外感热病证治贡献

① 辑仲景《伤寒论》调胃承气汤治太阳病三日发其汗，病不解，蒸蒸发热：炙甘草三两，芒硝半升，大黄四两，上三味水煮去滓纳芒硝更煮微沸，温温顿服则愈。② 辑仲景《伤寒论》白虎汤治伤寒脉浮，发热无汗，渴欲饮水，无表证者：知母六两，石膏一升，炙甘草三两，粳米六合，上四味水煮去米纳药，煮取六升去滓，分六服。③ 辑仲景《伤寒论》瓜蒂散治伤寒胸中痞塞，宜吐之：瓜蒂、赤小豆各一两，上二味捣散白汤服一钱匕，取得吐去病瘥止。④ 辑麦奴丸治伤寒五六日以上不解，热在胸中，口噤不能言，唯欲饮水，为败伤寒，医所不疗：麻黄、大黄、芒硝、灶突中墨、黄芩各二分，麦奴、梁上尘、釜底墨各一分，上八味捣筛蜜和如弹丸，新汲水五合研一丸，病者渴欲饮水，但极饮冷水，不节升数，须臾当寒，寒讫汗出则愈，若日移五丈不汗，依前法服一丸，以微利止，药势尽乃食，当冷食以除药势，一名黑奴丸，小麦黑勃名为麦奴是也。⑤ 辑良验茵陈汤治发黄身面眼悉黄如金色，小便浓如煮黄柏汁，众医不能疗：茵陈、柴胡各四两，黄芩、龙胆草、枳实各二两，栀子、升麻、大黄各三两，上八味水煮分三服。若身绝羸加生地黄一升，栀子加至七两去大黄；如气力不羸，依前着大黄取验。李皓处得此方，神良。⑥ 仲景《伤寒论》黄疸，麻黄醇酒汤主之：麻黄一大把去节，美清酒五升煮取二升半，去滓顿服。《古今录验方》云，伤寒热出

表发黄胆，宜汗之则愈，冬月用酒，春宜用水煮之良。《经心方》治黄疸单方：枸杞合小麦煮勿令腹破，熟而已，日食三升。又《经心方》灸两手心各七壮治黄疸。⑦ 辑黄芪芍药桂心酒汤治黄汗身体肿，发热汗出而渴，状如风水，汗沾衣色，正黄如柏汁，脉自沉：黄芪五两，芍药、桂心三两，上三味酒水煮取三升去滓，温服一升。⑧ 小柴胡去半夏加瓜蒌汤治劳疟：柴胡八两，黄芩、人参、炙甘草，生姜各三两，大枣十二枚，上七味水煮去滓，温服一升，日三。⑨ 辑《小品方》陵鲤甲汤治山瘴疟及南方山岭溪源瘴气毒作，寒热发作无时，痿黄肿满四肢痹弱：陵鲤甲十片，乌贼骨、鳖甲各一两，常山三两，附子一枚，上五味酒渍，先疟发前稍稍服之，勿绝药味，兼以涂身体，断杂人勿食饮，过时乃得通人进饮食。⑩ 辑《肘后备急方》鸡子常山丸治诸疟，发无复定时不可复断者：常山三两，捣筛为散，鸡子白为丸如梧桐子大，竹叶清饮服三十丸。⑪ 桂广州醇醴汤法：大黄三分，石膏三铢，常山一分半，上三味水煮去滓，未发服醴，醴是后煮者；相次服醇，醇是前煮者。支云极验。⑫ 辑四逆加猪胆汤霍乱吐痢而汗出，小便复利，或下利清谷，里外无热，脉微欲绝，或恶寒四肢拘急，手足厥逆：炙甘草二两，干姜半两，附子一枚，猪胆汁半合，上四味水煮分再服；无猪胆以羊胆代之；强人可与大附子一枚，干姜加至三两；吐之后吸吸少气者及下而腹满者加人参一两，诸药皆减为一两；如证者亦宜与理厥人参汤。⑬ 治转筋入腹中转者：鸡屎白一方寸匕水煮顿服。⑭《经心录》治水痢：鸡子二枚，黄腊一两，上二味熬熟食之，日三。⑮《经心录》治水痢：黄连、仓米各三两捣散和鸡子七枚，蒸熟捻丸，煮赤豆粥送服三十丸，日三。⑯《经心方》治热病后赤白利痛不可忍：香豉一升，黄连、薤白各三两，以秔米泔汁五升，煮取二升半，分三服。⑰《经心方》治诸利：灸脐中，稍至二三百壮。又灸关元三百壮，并治冷腹痛。⑱《经心方》乌梅汤治热毒下利有湿：黄连二两，乌梅三十果，阿胶、黄柏各一两，栀子三十枚，上五味水煮分再服。⑲ 辑《古今录验》治妊娠下痢方：酸石榴皮、黄芩、人参

各三两,桦皮四两,粳米三合,上五味水煮分三服。⑳生地黄煎治虚热血利:生地黄汁三升纳铜器中,微火上煎令如饴服二合。

2.《经心录》内科疾病证治贡献

心痛寒疝 ①附子丸治九种心痛:一虫心痛,二注心痛,三气心痛,四悸心痛,五食心痛,六饮心痛,七冷心痛,八热心痛,九去来心痛并疗冷冲上气,落马堕车:附子、巴豆仁、人参、生野狼毒、食茱萸、干姜各一两,捣末蜜丸如梧子,每服三丸,一日一服,弱者二丸。卒中恶心痛,口不能言,连年积冷,流注心胸痛者亦服之,神效。②辑仲景《伤寒论杂病》乌头赤石脂丸治心痛彻背,背痛彻心:乌头、赤石脂、干姜各二分,附子、蜀椒各一分,上五味捣筛蜜丸如麻子大,一服三丸,少少加之。③辑《集验方》治心痛唾多似虫:取六畜心,随得生切作四窗,刀纵横各一割破之,纳少真朱砂着中,平旦吞之,虫死愈矣。无真朱砂可用雄黄、麝香也。④治三十年心痛:桃仁七枚研汤水合顿服,酒服亦良。⑤《经心录》治四十年心痛不瘥:黍米沉汁随多少,温服。⑥治心痛冷热:伏龙肝末方寸匕水煮顿服,若冷以酒和服瘥。⑦当归生姜羊肉汤治寒疝腹痛引胁痛及腹里急:当归三两,生姜五两,肥羊肉一斤,上三味水煮去滓温服。寒多者加生姜,痛多而呕者加橘皮、白术。⑧辑《小品》当归生姜芍药羊肉四味方治寒疝腹中虚痛及胁痛里急:当归、生姜、芍药各三两,羊肉三斤,上四药水煮分服七合,日三。⑨辑《小品》解急蜀椒汤治寒疝心痛如刺,绕脐腹中尽痛,自汗出欲绝:蜀椒二百枚,附子一枚,粳米半升,干姜半两,半夏十二枚,大枣二十枚,炙甘草一两,上七味水煮澄清,热服一升。⑩《经心方》蜀椒汤治寒疝痛,腹胀奔胸:吴茱萸一升,当归、夕药、黄芩各一两,蜀椒二合,上五味水煮分三服。⑪《经心方》治阴脱:矾石鸡子大二枚,盐弹丸大一枚,水煮洗之自愈。或灸脐中二壮。⑫《经心录》蜀椒汤治产后心痛,此大寒冷所为:蜀椒二合,芍药三两,半夏、当归、桂心、人参、炙甘草各二两,生姜汁五合,蜜一升,茯苓二两,上十味水煮,分再服。

风劳噎膈 ①《经心方》治口噎:青松叶一斤捣汁,清酒一升渍二宿,近火一宿,初服半升,渐至一升。或取衣鱼摩发边即正。②《经方》葱利汤治邪发无常,骂詈鬼语:乌头、恒山、甘草、葱利、桃

花各一分,上五味好酒煎取一升,顿服。③《经心方》治中风发落不生:铁生衣下筛,腊月猪脂合,煎三沸,外涂,日三;亦治眉落。④急治偏风膈上风热经心脏,恍惚神情,天阴心中如醉不醉:淡竹沥三升,羚羊角屑二分,石膏十分,茯神六分,上四味水煮去滓分三服。⑤骨蒸方治苦热瘦羸,面目痿黄,呕逆上气,烦闷短气喘急,日晚便剧不能饮食:龙胆、黄连、瓜蒌、苦参、青葙、芍药各一两,栀子仁十枚,芒硝、大黄各二分,上十味捣筛为散,饮服一钱匕,日再。⑥辑《古今录验》甘草汤治肾着身体重,腰以下冷如坐水中形状,如水不渴,小便自利,食饮如故,作劳汗出衣里冷湿,久之故得也。腰以下冷痛,腹重如带五千钱:炙甘草一两,干姜二两,白术、茯苓各四两,上四味水煮分服,日三。⑦《经心录》肾着散治肾着:桂心、杜仲各三两,白术、茯苓各四两,炙甘草、泽泻、牛膝、干姜各二两,上八味捣筛为散,每服三方寸匕。⑧《经心录》臂腰痛方:桑寄生、丹皮、鹿茸、桂心各二两,上四味捣散,酒服方寸匕,日三。⑨辑《集验方》杜仲酒治腰痛:杜仲、丹参各半斤,川芎五两,上三味酒渍五宿,随性少少饮之。⑩《经心录》杜仲酒治腰痛:杜仲、丹参各半斤,川芎五两,上三味酒渍随性少少饮之。⑪辑《小品方》黄芪汤治虚劳胸中客热,冷癖痞满,宿食不消吐噫,胁间水气或流饮肠鸣,不生肌肉,头痛上重下轻,目视晾晾,惚惚志损,常躁热,卧不得安,少腹急,小便赤余沥:黄芪三两,人参一两,芍药二两,生姜半斤,桂肉三两,大枣十四枚,当归一两,炙甘草一两,上八味水煮分四服,有寒加厚朴二两。⑫《经心录》羊肾汤治肾气不足,耳无所闻:羊肾一具,川芎、附子、牡丹皮、牡荆子各一两,桂心、茯苓、当归、磁石各二两,人参、干地黄各三两,大枣五枚,上十二味水煮分四服。⑬《经心录》钟乳散去风冷治伤损虚乏少气虚劳百病,令人丁壮能食:钟乳粉、附子、干姜、桔梗、茯苓、细辛、桂心、人参各五分,白术十四分,防风、牡蛎、瓜蒌各十分,上十二味捣筛为散,酒服方寸匕,日二。⑭《经心录》更生散治虚劳百病:防风、瓜蒌、钟乳、赤石脂、海蛤、白石脂各十分,干姜、白术、细辛各六分,桔梗、人参各五分,附子、桂心各三分,上十三味捣筛为散,酒服方寸匕,日再。⑮《经心录》陆抗膏治百病劳损伤风湿:猪脂、生姜汁各三升,羊脂、牛髓、白蜜各二升,上五味制

膏,温酒服两匙。⑯《经心录》雄鹅散治五劳七伤,阴痿十年阳不起,皆繇少小房多损阳,神女养母得道方:雄鹅十分,石斛三分,巴戟天、天雄、五味子、蛇床子、山药、菟丝子、牛膝、远志各二分,苁蓉五分,上十一味捣筛为散,酒服方寸匕,日三。⑰《经心录》五膈丸治寒冷心痛,咽中如有物,吐之不出,咽之不入,食饮少:附子、蜀椒、远志、炙甘草各一两,干姜、桂心各三两,麦门冬、细辛、人参、食茱萸各二两,上十味捣筛蜜丸如梧子,每服五丸,日二。⑱《经心录》五噎丸治五种之气皆令人噎:人参、半夏、桂心、防葵、附子、细辛、炙甘草各二两,食茱萸三合,紫菀、干姜、芍药、枳实、乌头各六分,上十三味捣筛蜜丸如梧子大,每服五丸,日三。⑲《经心方》治齿龈间出血:取茗草浓煮汁,勿与盐,适寒温,含漱竟,日为之。

咳喘癥渴　①辑《小品》紫菀七味汤治咳嗽:紫菀半两,五味子一两,麻黄四两,杏仁七十枚,干姜四两,桂心、炙甘草各二两,上七味水煎去滓,温服七合,日三服。②辑枣膏丸治肺气不足咳嗽:长大皂荚一挺捣筛蜜丸如梧子,每服一丸,日三夜一,以大枣膏和汤下。③辑《肘后》治肺痿咳嗽吐涎沫,心中温温,咽燥而渴者:生天门冬汁一升,酒一升,饴糖一斤,紫菀末四合,上四味煎丸杏仁,每服一丸,日三。④辑《集验方》治肺痿咳唾涎沫不止,咽燥而渴:生姜五两,人参、炙甘草二两,大枣十二枚,上四味水煮分再服。⑤《经心录》桂枝去芍药加皂荚汤治肺痿吐涎沫:桂心三两,炙甘草二两,大皂荚一挺,生姜三两,大枣十二枚,上五味水煮分三服。⑥辑覆杯汤治上气呼吸牵绳,肩息欲死:麻黄四两,炙甘草、干姜、桂心、贝母各二两,上五味水煮分再服。⑦辑《古今录验》麦门冬丸治气逆上气:干姜、昆布、海藻各六分,麦门冬十分,细辛、海蛤、蜀椒、桂心各四分,上八味捣筛蜜丸如梧子,饮服十丸,日三。若散服方寸匕,日三。⑧辑《肘后备急方》治暴癥腹中有物坚如石,痛如刺,昼夜啼呼,不疗之百日死:牛膝根二斤㕮咀令干,酒浸密器封口温服,蒴藋根亦准此大良。⑨桐君方:孵出鸡卵壳中白皮、梨木灰、麻黄、紫菀各等分,上四味捣筛蜜丸如梧子,酒服十丸,散者服方寸匕。⑩《经心方》治口干:水三升煮石膏末五合取二升,纳蜜二升,煎取二升,去滓,含枣核大,咽汁尽复含。或生葛根汁服二升亦瘥。⑪《经心方》

治渴神方黍米汤:干黍米一升,以水三升,煮取一升,去滓,服一升,日再服,良。⑫《经心方》大黄丸治虚热食饮不消化,头眩引胸胁,喉仲介介口中烂伤,不嗜食:大黄、黄芩各一两,黄连三两,苦参、龙胆各二两,上五味捣筛蜜丸如梧子,每服五丸,日三。⑬《经心方》茯苓汤治胃反而渴:茯苓、泽泻、半夏各四两,桂心、甘草各二两,上五味水煮服八合,日三。又治胃反食辄吐:赐粟米令极白捣筛作丸楮子大,熟煮稍吞。⑭《经心方》治食毒:白盐一升水煮分三服。

水肿淋闭　①辑《范汪方》治水肿:葶苈子、甘遂各一两,吴茱萸四两,上三味捣筛蜜丸如梧子,每服三丸,日三。②辑《小品方》商陆膏治水肿:商陆根、猪膏各一斤,煎膏去滓摩肿,亦可服少许。③辑《集验方》治水肿:猪肾一枚分为七脔,甘遂一分捣筛为散粉肾,微火炙令熟,食之至三四脔,乃可止。④《经心录》治水病洪肿气胀,不消食:干香薷五十斤细锉纳釜中以水淹之,出香薷上数寸,煮使气两尽去滓清澄,渐火煎令可丸,服五丸如梧子,日三。⑤治水肿方:商陆根一斤煮烂去滓,纳羊肉一斤下葱盐豉,亦如常作臛法,随意食之。⑥《经心方》牵牛子丸治脚肿满步行不能,众恶毒水肿:大黄二两,朴硝三两,牵牛子七两,桃仁、人参各二两,干姜二两半,陈皮一两半,上七物捣筛蜜丸如梧子,每服二十丸,以微利为度,愈肿即止。⑦《经心方》泻肺汤治一身面目浮肿:葶苈末弹丸大,大枣二十枚,水煮顿服,若带水气者先服青龙汤。⑧《经心方》大豆煎治风水:生桑根白皮三升,大豆一斗,上二味水煮去滓日四服。⑨辑《小品方》甘遂散治妊娠子淋气急,大小便不利,已服猪苓散不瘥:太山赤皮甘遂二两捣筛蜜和,每服如大豆粒,下后还将猪苓散,不得下日再服,渐加至半钱匕,以微下为度;中间将猪苓散、黄柏寄生汤。⑩《经心录》地肤饮治妊娠患子淋,小便数出少或热痛酸疼及足肿:地肤草三两,水煮分三服。⑪妊娠子淋方:葵子一升水煮分再服。⑫《经心方》滑石散治大小便不通:滑石二两,榆皮、葵子各一两,凡三物作散浓煮麻子服两匕。⑬治关格大小便不通方:芒硝、乌梅、榆白皮各五两,芍药、杏仁各四两,麻子仁三两,大黄八两,上七味水煮分三服。⑭治大小便不通:滑石二两,葵子、榆白皮各一两,上三味下筛为散,煮麻子汁一升半,取二匕和服。⑮《经心方》治产后肿满:乌豆一斗水煮分五服。

3.《经心录》外科疾病证治贡献

①《经心录》射干汤治瘰疬恶毒,身强痛:射干、桂心各二两,麻黄、生姜、炙甘草各四两,杏仁四十个,上六味水煮分三服。②《经心录》漏腋方:正朝旦以小便洗。③ 捣马齿草腋下夹之,令燥后复易之,先用雌黄、锻石等分,合水煎一两沸如泥,泥之毛落,然后涂诸药。④《经心录》升麻膏治诸毒肿:升麻、黄芩、蛇衔各三两,白蔹、漏芦、连翘、芒硝各二两,蒴藋根四两,山栀子二十枚,枳实二两,上十味捣筛酒浸半日,猪膏制膏器盛,取涂粘贴,摩之即消,日三。⑤《经心录》升麻汤治大溃肿毒:升麻一两,黄芩三两,栀子二十枚,漏芦二两,蒴藋根五两,芒硝二两,上六味水煮取七升,候冷,分用渍渴肿,常令湿润即消。⑥《经心录》漏芦汤治诸肿毒:漏芦、白蔹、黄芩、麻黄、白薇、枳实、升麻、芍药、炙甘草各二两,大黄三两,上十味水煮分三服。⑦《经心录》汤洗方治妇人阴中肿痛不可近:防风三两,大戟二两,艾五两,上三味水煮温洗阴中,日三。⑧《经心录》治阴痒:枸杞根一斤水煮适寒温洗之。⑨《经心方》疗发背:以冷石熨肿上或马粪敷,干易之,妇人发乳亦瘥。⑩《经心方》治疔疮:烧锥赤刺头上。⑪《经心方》治疔肿新方:末附子酢和涂上,燥复涂之。⑫《经心方》灸漏:捣生章陆根捻作拌子置漏上,艾灸上,拌子热易之。⑬《经心方》治鼠瘘:烧地黄叶粘贴得瘥。鼠子瘘结核未破者用大针针之,无不瘥。⑭《经心方》治犬啮人:人屎涂之或验酢以壅疮上或烧犬尾末敷疮上,日二。⑮《经心方》治马咋:末雄黄敷疮上或铜青敷疮。⑯《经心方》治疬疡:屋瓦上癣敷之。⑰《经心方》治疣目:苦酒渍锻石六七日,滴取汁沾疣上小作疮即落。⑱《经心方》治口疮久不瘥:枣膏三斤水煮数洗。⑲《经心方》治舌上孔血出如泉,此心病也:烧铁熟烁孔中。⑳《经心方》治齿根肿:松叶一虎口,盐一合,好酒三升,煎取四五合含之。

4.《经心录》妇儿疾病证治贡献

① 七子散补不足治丈夫风虚目暗,精气衰少无子:五味子、牡荆子、菟丝子、车前子、干地黄、山药、石斛、杜仲、鹿茸、远志、薪蓂子各八分,附子、蛇床子、川芎各六分,山茱萸、天雄、黄芪、人参、茯苓、牛膝各五分,桂心十分,巴戟天十二分,苁蓉七分,钟乳三分,上二十四味捣筛为散,酒服方寸匕,日二服,以知为度。行房法一依《素女经》。② 紫石门冬丸治无子:紫石英、天门冬各三两,紫葳、炙甘草、桂心、牡荆子、乌头、干地黄、辛夷仁、石斛、卷柏、禹余粮、当归、川芎各三两,乌贼骨、牛膝、山药各六分,桑寄生、人参、牡丹皮、干姜、厚朴、续断、食茱萸、细辛各五分,柏子仁一两,上二十六味捣筛蜜丸如梧桐子,每酒服十丸,日三,稍加至三十丸。③ 茱萸丸治妇人阴寒,十年无子:吴茱萸、蜀椒各一升,上二味捣筛蜜丸如弹子丸,绵裹导子脏中,日再易,无所下,但开子脏令阴温,即有子也。④《经心录》紫石门冬丸治风冷在子宫有子常落,或始为妇便患心痛,乃成心疾,月水都未曾来,服之肥悦令人有子:远志、泽泻、肉苁蓉、桂心各二两,紫石英、天门冬、五味子各三两,禹余粮、蜀椒、乌头、卷柏、乌贼骨、寄生、石楠、当归各一两,杜仲、炙甘草、石斛、柏子仁、辛夷、人参各二两,云母一两,上二十二味捣筛蜜丸如梧桐子,每酒服二十丸。⑤ 辑《小品方》安胎止痛汤治妊娠重下,痛引腰背:当归、阿胶、干地黄、黄连、芍药各一两,鸡子一枚,秫米一升,上七味水煮去滓分四服。⑥ 辑《小品方》胶艾汤治损动母去血腹痛:阿胶、艾叶各二两,上二味水煮分三服。⑦ 辑《删繁方》葱豉安胎汤治妊娠胎动不安:香豉、葱白各一升,阿胶二两,上三味水煮去滓下阿胶烊服,一日一夕可服三四剂。⑧ 辑徐王神效验方治胎动:当归六分,川芎四分,上二味水煮分三服。血上心腹满者如汤沃雪。⑨ 安胎寄生汤治流下:桑寄生、白术各五分,茯苓四分,炙甘草十分,上四味水煮分三服。⑩ 治妊娠动胎去血腰腹痛:川芎、阿胶、当归、青竹茹各三两,上四味水煮分三服。⑪ 辑《小品方》小豆散治妊娠数月日,犹经水时时来者名曰漏胞,若因房室劳有所去名曰伤胎:赤小豆五升捣筛,温酒服方寸匕,日三。或干地黄四两,干姜二两,上二味捣筛酒服方寸匕,日再服。或鸡子十四枚取黄好酒煮烊顿服。或鸡子一枚三指撮盐置鸡子中,服之立出。或生地黄汁一升酒煮顿服。⑫《经心方》川芎丸治长血:鹿茸、当归、蒲黄、阿胶、川芎各二两,白术、干地黄各三两,凡七物捣筛和丸如大豆,每服十丸,日三。或生地黄,莲根分等捣汁煎服。⑬ 龙骨丸治长血:龙骨、阿胶、赤石脂、牡

蛎、干地黄、当归、炙甘草各二两,蒲黄三两,凡八物捣筛蜜丸如梧子,每服十五丸,日三。⑭《经心方》治难产:川芎为屑服方寸匕,神良。⑮《经心方》治产后忽闷冒汗出不识人,是暴虚故也:取验醋以涂口鼻,仍置醋于前,使闻其气,兼细细饮之。或破鸡子吞之便醒。若不醒者可与男子小便灌口。若与鸡子等不醒者,可急与竹沥汁一升,一服五合。⑯《经心方》治产后胸胁壮热烦满:羚羊角烧为末冷水服。⑰《经心方》治妇人无乳汁:赤小豆三升煮汁顿服。或捣韭取汁服,冬用根。⑱《经心方》藜芦膏治小儿一切头疮久不生痂:藜芦二分,黄连、黄柏、雄黄、松脂各八分,矾石八两,上六味猪膏煎令调敷,先以赤龙皮汤洗。⑲《经心方》治小儿唇疮:蟾蜍烧末敷之。⑳《经心方》治小儿吐呃:当以空乳,乳则消。

【综合评述】

1. 宋侠《经心录》

① 良验茵陈汤治黄疸,② 附子丸治九种心痛,③ 蜀椒汤治寒疝痛,④ 葱利汤治惊邪骂詈鬼语,⑤ 肾着散治肾着,⑥ 杜仲酒治腰痛,⑦ 羊肾汤治肾虚耳聋,⑧ 陆抗膏治百病劳损伤风湿,⑨ 雄鹅散治劳伤阴痿,⑩ 五膈丸治咽中有物,⑪ 五噎丸治五种气噎,⑫ 大黄丸治虚热喉烂,⑬ 牵牛子丸治恶毒水肿,⑭ 射干汤治瘰疬恶毒,⑮ 升麻膏治诸毒肿,⑯ 升麻汤治大溃肿毒,⑰ 漏芦汤治诸肿毒,⑱ 七子散治丈夫精少无子,⑲ 紫石门冬丸治妊娠常脱胎,⑳ 安胎寄生汤治流产。

2. 宋侠附子丸治九种心痛

《金匮要略方论·胸痹心痛短气病脉证治》曰:九痛丸治九种心痛:附子三两,生狼牙、巴豆、人参、干姜、吴茱萸各一两,上六味捣末炼蜜为丸如桐子大,酒下强人初服三丸,日三服,弱者二丸。兼治卒中恶,腹胀痛,口不能言。又连年积冷,流注心胸痛并冷肿上气,落马坠车血疾等皆主之。宋侠改此方名为附子丸,组方相同,主治相同,补充九种心痛:一虫心痛,二注心痛,三气心痛,四悸心痛,五食心痛,六饮心痛,七冷心痛,八热心痛,九去来心痛。改名思路来自深师。深师附子丸即《金匮要略方论》九痛丸去吴茱萸、生狼牙加桂心,治三十年心痛,《备急千金要方·心腹痛》仍名九痛丸,组方主治相同。附子丸治疼痛对后世颇有

影响。《千金翼方》卷十九附子丸治心下宛痛:附子、人参、川芎、干姜、矾石、皂荚、半夏、桂枝、矾石、吴茱萸、茯苓、黄芩、当归、细辛、蜀椒、芍药、麦门冬、炙甘草。《圣济总录》卷七十三附子丸治积冷疝气:附子、草豆蔻、桂枝、吴茱萸、丁香、木香、桃仁。《圣济总录》卷六十二附子丸治膈气宿食不消:附子、丹砂、槟榔、丁香、杏仁。《圣济总录》卷一五一附子丸治室女月水过期,脐腹疼痛:附子、乌贼骨、白石脂、白丁香、干姜。《圣济总录》卷一六四附子丸治产后泄泻腹胀满闷:附子、木香、当归、炙甘草、干姜、芍药、厚朴、吴茱萸、陈橘皮、白术、诃黎勒、黄连。《圣惠》卷四:附子丸:附子、川乌头、当归、桂心、荜澄茄、赤石脂、川椒、木香、茴香子。治小腹疼痛不可忍。《圣惠》卷三十附子丸治腰脚痹痛:附子、肉苁蓉、巴戟、防风、当归、羌活、桂心、草薢、酸枣仁、牛膝、木香、白蒺藜、补骨脂、鹿茸、石斛、桃仁、茯苓。《圣惠》卷七:附子丸:附子、蛇床子、钟乳粉、菟丝子、鹿茸、肉苁蓉。治肾脏衰弱绝阳,手足多冷。《圣惠》卷九十八附子丸:附子、生地、肉苁蓉、五味子、白蒺藜、干姜、鹿角胶、干漆、牛膝、桂心。治主。《圣惠》卷五十九:附子丸冷痢腹痛:附子、莨菪子、干姜、吴茱萸、青橘皮、厚朴、当归、艾叶、白术。《圣济总录》卷一八六附子丸:附子、硇砂。治男子元气虚冷,妇人赤白带下。《圣济总录》卷一五二附子丸治妇人脐腹痛,经血不止并下五色:附子、硫黄、干姜、赤石脂。《圣济总录》卷一八五附子丸:附子、硇砂、沉香、蒺藜子。治元脏气衰,风虚劳冷,腰脚无力,筋骨疼痛,日加痿瘁,饮食不化,脾泄泻痢,面无颜色。及伤寒头痛。《太平圣惠方》卷十九附子丸别名白花蛇丸治风湿痹痛:附子、莽草、白花蛇、天南星、川乌头、天麻、干蝎、桂心、防风、薏苡仁、枫香、川芎、草薢、羌活、淫羊藿。精神昏沉,四肢缓弱,皮肤不仁。《太平圣惠方》卷七十一附子丸:附子、牛膝、海桐皮、桂心、延胡索、安息香、天麻、羚羊角屑、川芎、当归、白芷、木香、全蝎、酸枣仁、羌活、防风、漏芦。治妇人血风流注,腰脚骨节酸疼不可忍。《太平圣惠方》卷三十六附子丸:附子、菖蒲、麝香、杏仁、白矾、蓖麻子。治耳疼痛。《太平圣惠方》卷二十三附子丸别名巴戟天丸治四肢疼冷:附子、巴戟、天麻、牛膝、防风、桂枝、川芎、独活、石斛、肉苁蓉、补骨脂、全蝎、草薢、椒红、淫羊藿、沉香、安息

香、木香。《太平圣惠方》卷七附子丸治心腹疼痛：附子、五加皮、丹参、麋角霜、石斛、牛膝、蛇床子、巴戟、桂枝、海桐皮、木香、菖蒲、汉椒、磁石。治脏风腰脚疼痛。《圣济总录》卷八十七附子丸治噎膈：附子、干姜、白术、炙甘草、桃仁、乌头、肉苁蓉、陈橘皮、蓬莪茂、青橘皮、川芎、枳壳、桂枝、木香、槟榔、茴香子。《圣济总录》卷六十二附子丸：附子、丁香、硇砂。《太平圣惠方》卷九十三附子丸治小儿洞泄：附子、诃黎勒、炙甘草、白矾。《太平圣惠方》卷四十八附子丸治寒疝绕脐切痛，心腹积聚：附子、吴茱萸、细辛、川乌头、藁本、槟榔。《太平圣惠方》卷四十四附子丸治腰痛不可转侧：附子、川乌头、天雄、桂枝、干姜、防风、槟榔。《太平圣惠方》卷七十九附子丸治产后冷痢腹痛：附子、当归、艾叶、木香、厚朴、诃黎勒皮、龙骨、吴茱萸。《太平圣惠方》卷四十九附子丸治久积癥癖腹满：附子、巴豆、䗪虫、川椒、干姜、防葵、甜葶苈、大黄。《圣济总录》卷一六三附子丸治产后腰痛不可忍：附子、人参、当归、熟地、桂枝、延胡索、威灵仙。《太平圣惠方》卷九十八附子丸：附子、硫黄主。《太平圣惠方》卷五十九附子丸：附子、龙骨、当归、白术、干姜、桂心、白矾、厚朴。治冷痢腹胁疼痛。《太平圣惠方》卷二十六附子丸治骨极：附子、肉苁蓉、补骨脂、鹿茸、杜仲、黄芪、五味子、牛膝、山药、山茱萸、酸枣仁、川芎、柏子仁、肉桂。《太平圣惠方》卷四十九附子丸治痃癖羸瘦：附子、白术、陈橘皮、吴茱萸、桃仁、干姜、木香、桂枝、大黄、神曲、丁香、草豆蔻。《太平圣惠方》卷五附子丸治肌体羸瘦：附子、桂枝、厚朴、炙甘草、当归、小麦曲、川椒。《太平圣惠方》卷三十附子丸治虚劳膝冷：附子、石斛、肉苁蓉、补骨脂。《圣济总录》卷一二〇附子丸治牙疼齿蚛：附子、胡椒、荜茇、黄蜡。《圣济总录》卷一〇二附子丸：附子、干姜、蜀椒、硫黄、猪肾。治肝肾风虚眼暗。《圣济总录》卷九十一附子丸治冷痢脐腹疼痛：附子、人参、枳壳、干姜、炙甘草、当归、陈橘皮、厚朴、荜茇、杏仁、桂枝、吴茱萸、诃黎勒、柴胡。《外台秘要》卷七引《集验方》附子丸治寒疝腹痛：附子、桃仁、蒺藜子。《圣济总录》卷十七附子丸治风痰精神昏愦：附子、天南星、天麻、乌头、半夏、丹砂、麝香。《圣惠》卷六十九附子丸治风痹手足不遂：附子、天麻、牛膝、淫羊藿、川乌头、防风、虎胫骨。《圣济总录》卷三十四附子丸治诸疟寒热往来：附子、大黄、常山、蜀漆。《圣济总录》卷二十附子丸治寒痹身如水中出：附子、乌头、桂枝、蜀椒、菖蒲、炙甘草、天麻、补骨脂、白术。《圣济总录》卷六附子丸治破伤中风：附子、乌头、天麻、天南星慢火膏，入后诸药：雄黄、丹砂、铅霜、白僵蚕、蝎梢、鹿角霜、鹿胎皮、墨、龙脑、麝香、生金、水银。《圣济总录》卷八附子丸治鼾痹腰脚痿弱不仁：附子、干姜、黄芪。

3. 宋侠雄蛾散治劳伤阴痿

雄蛾散由雄蛾、石斛、巴戟天、天雄、五味子、蛇床子、山药、菟丝子、牛膝、远志、苁蓉十一味组成。雄蛾、蛇床子、菟丝子、五味子为阴痿达药。雄蛾，《神农本草经》无载。陶弘景《神农本草经集注》谓雄蛾有小毒，主益精气，强阴道，交接不倦，亦止精。徐之才《药对》云性热无毒。雄蛾富含睾酮、雌二醇、孕酮、促卵泡释放激素、垂体泌乳素等，功能壮阳补阴。《备急千金要方》治阴痿：原蚕蛾末连者一升，去头足毛羽，阴干为末，蜜丸如梧子，每服一丸，夜卧盐汤下之。《备急千金要方》：菟丝子、蛇床子、五味子各等分捣末蜜丸如梧子大，先食饮服三丸，日三。蛇床子、菟丝子、杜仲、苁蓉、五味子各等分捣末蜜和丸如梧子大，酒服十四丸，日二夜一。蛇床子末三两，菟丝子汁二合，上二味相和涂上，日五遍。蛇床子、苁蓉、远志各三分，附子一分，上四味捣末唾和丸如梧子大，实茎头内玉泉中。蛇床子三分，天雄、远志各二分，桂心一分，无食子一枚，上五味捣末，唾丸如梧子涂茎头内玉泉中，稍时遍体热。《本草求真》：雄蚕蛾入肾益精，味咸性温，其性最淫。诸书皆载能起阴痿，益精强志，敏于生育，交接不倦，并敷诸疮灭瘢，止尿血暖肾。盖取其性淫助阳，咸温入肾之功耳。是以《千金方》治丈夫阴痿不起用此，一夜每服一丸。故古补方多不具载，恐人借此以为斲丧之具也。蛇床子，《神农本草经》主妇人阴中肿痛，男子阴痿、湿痒，除痹气，利关节，癫痫，恶创。现代药理提示蛇床子提取物有雄性激素样作用：每天给小白鼠连续皮下注射蛇床子乙醇提取物 32 日，小鼠动情期延长，动情间期缩短；去势鼠出现动情期，卵巢及子宫重量增加。《圣济总录·肾脏虚损阳气痿弱》称阴痿为阳气痿弱，治疗方剂有：① 菟丝子丸：菟丝子、桂枝、鹿茸、附子、泽泻、石龙芮各一两，肉苁蓉、杜仲、茯苓、熟地、巴戟、荜澄茄、沉香、藿香、石斛、牛膝、续断各三分，桑螵蛸、川芎、覆盆子、五味子各半两，上二十一味捣为细末，酒煮糊为丸如梧桐子大，每服二十丸，温酒或盐汤下，空心服。如脚膝无力，木瓜汤下，晚食前再服。② 五味子丸治阳道痿弱：五味子、菟丝子、鹿茸、巴戟天、肉苁蓉、杜仲各一两，上六味捣罗为末炼蜜和丸如梧桐子大，每服二十丸，温酒或盐汤下，空心服。③ 治干地黄丸治阳气痿弱：熟地三两半，茯苓、肉苁蓉、远志、牛膝、山芋、山茱萸、蛇床子、续断、黄芪、覆盆子、石斛、巴戟天、泽泻、附子各一两半，菟丝子、桂枝、牡丹皮、杜仲、人参、鹿茸各一两一分，上二十一味捣罗为末，炼蜜和丸如梧桐子大，空腹温酒下三十丸，加至四十丸，日再。④ 助阳丸治阳气痿弱：鹿茸、菟丝子、原蚕蛾、钟乳粉、附子、肉苁蓉、黄芪、人参各一两，上八味捣罗为末，炼蜜和丸如梧桐子大，每服二十丸，温酒或盐汤下，空心服。⑤ 磁石汤治阳气痿弱：磁石、附子、黄芪、五味子、白术、地骨皮、桂枝、牡蛎、泽泻、茯苓、人参、熟地各三分，上一十二味㕮咀如麻豆，每服三钱匕，先以水二盏。羊肾一具去筋膜切开，煮取一盏去羊肾入药，并生姜三片，大枣二枚劈破，再煎至七分，去滓通口服，食前。

4. 宋侠紫石门冬丸治子宫风冷

远志、泽泻、肉苁蓉、桂心各二两，紫石英、天门冬、五味子各三两，禹余粮、蜀椒、乌头、卷柏、乌贼骨、寄生、石楠、当归各一两，杜仲、炙甘草、石斛、柏子仁、辛夷、人参各二两，云母一两，上二十二味捣筛蜜丸如梧桐子，每酒服二十丸。《备急千金要方》去远志、泽泻、肉苁蓉、五味子、蜀椒、石楠、杜仲、云母 8 味，增加山药、川芎、紫葳、干地黄、牡蒙、续断、细辛、厚朴、干姜、食茱萸、牡丹、牛膝 12 味，仍名紫石门冬丸，治全不产及断绪。全方组成如下：紫石英、天门冬各三两，当归、川芎、紫葳、卷柏、桂心、乌头、干地黄、牡蒙、禹余粮、石斛、辛夷各二两，人参、桑寄生、续断、细辛、厚朴、干姜、食茱萸、牡丹皮、牛膝各二十铢，柏子仁一两，山药、乌贼骨、甘草各一两半，上二十六味捣末蜜丸如梧子大，酒服十丸，日三，渐增至三十丸，以腹中热为度。不禁房室，夫行不在不可服，禁如药法。比来服者不至尽剂即有娠。《太平惠民和剂局方》改《备急千金要方》紫石门冬丸为紫石英丸，组方相同，用量稍有不同，治妇人久冷无子及数经堕胎，皆因冲任之脉虚损，胞内宿寒疾病，经水不止，月内再行，或月前月后，及子脏积冷，虚羸百病，崩漏带下三十六疾，积聚癥瘕，脐下冷痛，少腹急重，小便白浊。以上疾证，皆令孕育不成以至绝嗣不孕，此药并服除瘀血，温子脏，令人有孕，临产易生及生子充实无病。乌贼骨、山药、炙甘草各一两半，天门冬、紫石英各三两，紫葳、辛夷、熟地、卷柏、禹余粮、肉桂、石斛、川芎、牡蒙各二两，食茱萸、人参、续断、当归、川乌、牡丹皮、桑寄生、细辛、厚朴、干姜、牛膝各一两一分，柏子仁一两半，上二十六味捣末蜜丸如梧桐子大，每服三十丸，温酒或温米饮下，日二服。

【简要结论】

① 宋侠，生卒未详，初唐医学家，洺州清漳人。② 宋侠父为北齐东平王文学孝正，亦以医术著名，官至朝散大夫、药藏监。③《隋书·经籍志》：宋侠撰《经心录方》八卷，《旧唐书·经籍志》：宋侠撰《经心方》八卷，《新唐书·艺文志》：宋侠《经心方》十卷，均佚。④ 本书据《外台秘要》《医心方》等辑录《经心录方》。⑤《经心录方》内容以内科为多，妇科次之，外科儿科又次之。⑥《经心录方》有不少自创名方，颇具影响。

孙思邈医学研究

【生平考略】

孙思邈（公元581—682年），唐代著名临床医学家。《旧唐书·列传》：孙思邈，京兆华原人也。七岁就学，日诵千余言。弱冠，善谈庄老及百家之说，兼好释典。洛州总管独孤信见而叹曰：此圣童也。但恨其器大，难为用也。周宣帝时，思邈以王室多故，隐居太白山。隋文帝辅政，征为国子博士，称疾不起。尝谓所亲曰：过五十年，当有圣人出，吾方助之以济人。及太宗即位，召诣京师，嗟其容色甚少，谓曰：故知有道者诚可尊重，羡门、广成，岂虚言哉！将授以爵位，固辞不受。显庆四年，高宗召见，拜谏议大夫，又固辞不受。上元元年，辞疾请归，特赐良马，及鄱阳公主邑司以居焉。当时知名之士宋令文、孟诜、卢照邻等，执师资之礼以事焉。思邈尝从幸九成宫，照邻留在其宅。时庭前有病梨树，照邻为之赋，其序曰：癸酉之岁，余卧疾长安光德坊之官舍。父老云：是鄱阳公主邑司。昔公主未嫁而卒，故其邑废。时有孙思邈处士居之。邈道合古今，学殚数术。高谈正一，则古之蒙庄子；深入不二，则今之维摩诘。其推步甲乙，度量乾坤，则洛下闳、安期先生之俦也。照邻有恶疾，医所不能愈，乃问思邈：名医愈疾，其道何如？思邈曰：吾闻善言天者，必质之于人，善言人者，亦本之于天。天有四时五行，寒暑迭代，其转运也，和而为雨，怒而为风，凝而为霜雪，张而为虹蜺，此天地之常数也。人有四支五藏，一觉一寝，呼吸吐纳，精气往来，流而为荣卫，彰而为气色，发而为音声，此人之常数也。阳用其形，阴用其精，天人之所同也。及其失也，蒸则生热，否则生寒，结而为瘤赘，陷而为痈疽，奔而为喘乏，竭而为焦枯，诊发乎面，变动乎形。推此以及天地亦如之。故五纬盈缩，星辰错行，日月薄蚀，孛彗飞流，此天地之危诊也。寒暑不时，天地之蒸否也；石立土踊，天地之瘤赘也；山崩土陷，天地之痈疽也；奔风暴雨，天地之喘乏也；川渎竭涸，天地之焦枯也，良医导之以药石，救之以针剂，圣人和之以至德，辅之以人事，故形体有可愈之疾，天地有可消之灾。

又曰：胆欲大而心欲小，智欲圆而行欲方。《诗》曰：如临深渊，如履薄冰，谓小心也；纠纠武夫，公侯干城，谓大胆也。不为利回，不为义疚，行之方也；见机而作，不俟终日，智之圆也。思邈自云开皇辛丑岁生，至今年九十三矣；询之乡里，咸云数百岁人。话周齐间事，历历如眼见。以此参之，不啻百岁人矣。然犹视听不衰，神采甚茂，可谓古之聪明博达不死者也。初，魏徵等受诏修齐、梁、陈、周、隋五代史，恐有遗漏，屡访之，思邈口以传授，有如目睹。东台侍郎孙处约将其五子侹、儆、俊、佑、佺以谒思邈，思邈曰：俊当先贵，佑当晚达，佺最名重，祸在执兵。后皆如其言。太子詹事卢齐卿童幼时，请问人伦之事，思邈曰：汝后五十年位登方伯，吾孙当为属史，可自保也。后齐卿为徐州刺史，思邈孙溥果为徐州萧县丞。思邈初谓齐卿之时，溥犹未生，而预知其事。凡诸异迹，多此类也。永淳元年卒。遗令薄葬，不藏冥器，祭祀无牲牢。经月余，颜貌不改，举尸就木，犹若空衣，时人异之。自注《老子》《庄子》，撰《千金方》三十卷，行于代。又撰《福禄论》三卷，《摄生真录》及《枕中素书》《会三教论》各一卷。子行，天授中为凤阁侍郎。《旧唐书·经籍志》无孙思邈《备急千金要方》著录，《旧唐书·列传》谓孙思邈撰《千金方》三十卷，行于代。《旧唐书·经籍志》：孙思邈撰《龟经》一卷。《新唐书·艺文志》：孙思邈注《老子》卷，亡。又注《庄子》。孙思邈《马阴二君内传》一卷。孙思邈《龟经》一卷，又《五兆算经》一卷。孙思邈《千金方》三十卷，又《千金髓方》二十卷，《千金翼方》三十卷。贾得道《中国医学史略》认为孙思邈生于北周武成二年即公元560年，卒于唐高宗永淳元年即公元682年，享年122岁。纪晓岚认为"思邈自云开皇辛丑岁生"句，辛酉实为辛丑之误。《四库全书总目提要》曰：《唐书·隐逸传》称周洛州刺史独孤信称其为圣童。及长，隐居太白山。隋文帝辅政，以国子博士徵，不起。则思邈生于周朝，入隋已长。然卢照邻《病梨树赋序》，称癸酉岁于长安见思邈，自云开皇辛酉岁生，今年九十二。则思邈生于隋朝。照邻乃思邈之弟子，记其师言，必不妄。惟以《隋书》考之，开皇纪号凡二十年，止于庚申，次年辛酉，已改元仁寿，与史殊不相符。又由唐高宗咸亨四年癸酉上推九十二年，为开皇二年壬寅，实非辛酉，干支亦不相应。然自癸酉上推九十三年，正得开皇元年辛丑。盖《照邻集》传写讹异，以辛丑为辛酉，以九十三为九十二也。史又称思邈卒于永淳元年，年百余岁，自是年上推至开皇辛丑，正一百二年，数亦相合。则生于后周，隐居不仕之说，为史误审矣。段成式《酉阳杂俎》曰：孙思邈尝隐终南山，与宣律和尚相接，每往来互参宗旨。时大旱，西域僧请于昆明池结坛祈雨。诏有司备香灯凡七日，缩水数尺。忽有老人夜诣宣律和尚求救曰：弟子昆明池龙也。无雨久非由弟子，胡僧利弟子脑，将为药，欺天子言祈雨，命在旦夕。乞和尚法力加护。宣公辞曰：贫道持律而已，可求孙先生。老人因至思邈石室求救。孙谓曰：我知昆相龙宫有仙方三千首，尔传与予，将救汝。老人曰：此方上帝不许妄传，今急矣，固无所吝。有顷，捧方而至。孙曰：尔特还，无虑胡僧也，自是池水忽涨，数日溢岸。胡僧羞恚而死。孙复着《千金方》三十卷，每卷入一方，人不得晓。

【学术贡献】

1.《备急千金要方》学术贡献

《备急千金要方》卷一为全书绪论　凡九论：论大医习业第一，论大医精诚第二，论治病略例第三，论诊候第四，议处方第五，论用药第六，论合和第七，论服饵第八，论药藏第九。孙思邈认为：凡欲为大医，必须谙《素问》《甲乙》《本草》及张仲景、王叔和、阮河南、范东阳、张苗、靳邵等诸部经方。《周易》《老》《庄》并须精熟，如此乃得为大医。不读五经不知有仁义之道，不读三史不知有古今之事，不读诸子则不能默识睹事，不读《内经》则不知有慈悲喜舍。夫经方之难精由来尚矣。病有内同而外异，亦有内异而外同。寸口关尺有浮沉弦紧之乱，穴流注有高下浅深之差，肌肤筋骨有浓薄刚柔之异，唯用心精微者，始可与言于兹矣。世有愚者，读方三年便谓天下无病可治，治病三年乃知天下无方可用。故学人必须博极医源，精勤不倦。凡大医治病，必当安神定志，无欲无求，先发大慈恻隐之心，誓愿普救含灵之苦。若有疾厄来求救者，不得问其贵贱贫富，长幼妍媸，怨亲善友，华夷愚智，普同一等，皆如至亲之想。亦不得瞻前顾后，自虑吉凶，护惜身命，见彼苦恼，若己有之，深心凄怆，勿避险巇，昼夜寒暑，饥渴疲劳，一心赴救，无作功夫形迹之心。如此可为苍生大医。反此则是含灵巨贼。为医之法，不得多语调笑，谈谑喧哗，道说是非，议论人物，炫耀声名，訾毁诸医。自矜己德，偶然治瘥一病则昂头戴面而有自许之貌，谓天下无双，此医人之膏肓也。观今之医，不念思求经旨以演其所知，各承家技，始终循旧，省病问疾，务在口给。相对斯须，便处汤药。按寸不及尺，握手不及足，人迎趺阳，三部不参，动数发息，不满五十，短期未知决诊，九候曾无仿佛，明堂阙庭，尽不见察，所谓窥管而已。夫欲视死别生，固亦难矣。此皆医之深戒，病者可不谨以察之而自防虑也。

夫二仪之内，阴阳之中，唯人最贵。人者，禀受天地中和之气，法律礼乐，莫不由人。人始生，先成其精，精成而脑髓生。头圆法天，足方象地，眼目应日月，五脏法五星，六腑法六律，以心为中极。大肠长一丈二尺，以应十二时；小肠长二丈四尺，以应二十四气；身有三百六十五络，以应一岁；人有九窍，以应九州；天有寒暑，人有虚实；天有刑德，人有爱憎；天有阴阳，人有男女；月有大小，人有长短。所以服食五谷不能将节，冷热咸苦更相抵触，共为攻击，变成疾病。凡医诊候，固是不易，又问而知之，别病深浅，名曰巧医。仲景曰：凡欲和汤合药，针灸之法，宜应精思，必通十二经脉，辨三百六十孔穴荣卫气行，知病所在，宜治之法，不可不通。古者上医相色，色脉与形不得相失，黑乘赤者死，赤乘青者生。中医听声，声合五音，火闻水声，烦闷干惊；木闻金声，恐畏相刑。脾者土也，生育万物，回助四旁，善者不见，死则归之，太过则四肢不举，不及则九窍不通，六识闭塞，犹如醉人。四季运转，周而复始。下医诊脉，知病源由，流转移动，四时逆顺，相害相生，审知脏腑之微，此乃为妙也。

夫欲理病，先察其源，候其病机。五脏未虚，六腑未竭，血脉未乱，精神未散，服药必活。若病已成，可得半愈。病势已过，命将难全。夫诊候之法，常以平旦，阴气未动，阳气未散，饮食未进，经脉未盛，络脉调均，气血未乱，精取其脉，知其逆顺，非其时不用也。深察三部九候而明告之，古之善为医者，上医医国，中医医人，下医医病。又曰上医听声，中医察色，下医诊脉。又曰上医医未病之病，中医医欲病之病，下医医已病之病。若不加心用意，于事混淆，即病者难以救矣。凡四气合德，四神安和，一气不调，百一病生。四神动作，四百四病同时俱发。一百一病，不治自愈；一百一病，须治而愈；一百一病，难治难愈；一百一病，真死不治。

夫疗寒以热药，疗热以寒药，饮食不消以吐下药，鬼疰蛊毒以蛊毒药，痈肿疮瘤以疮瘤药，风湿以风湿药，风劳气冷各随其所宜。雷公云：药有三品，病有三阶，药有甘苦，轻重不同，病有新久，寒温亦异，重热腻滑，咸醋药石、饮食等，于风病为治，余病非对。轻冷粗涩，甘苦药草、饮食等，于热病为治，余病非对。轻热辛苦、淡药、饮食等，于冷病为治，余病非对。其大纲略显其源流，自余睹状可知。临事制宜，当识斯要。诸药无有一一历而用之，但据体性冷热，的相主对，聊叙增损之一隅，入处方者宜准此。上药一百二十种为君，主养命以应天。中药一百二十种为臣，主养性以应人。下药一百二十五种为佐使，主治病以应地。三品合三百六十五种，法三百六十五度，每一度应一日，以成一岁。凡药有君臣佐使，以相宣摄合，宜用一君、二臣、三佐、五使，又可一君、三臣。有单行者，有相须者，有相使者，有相畏者，有相恶者，有相反者，有相杀者。凡此七情，合和之时，用意视之。当用相须相使者勿用相恶相反。又有酸、咸、甘、苦、辛五味及寒、热、温、凉四气。药有相生相杀，气力有强有弱，君臣相理，佐使相持，若不广通诸经，则不知有好有恶。凡服汤法，大约皆分为三服。取三升，然后乘病患谷气强进。一服最须多，次一服渐少，后一服最须少，如此即甚安稳。所以病患于后气力渐微，故汤须渐渐少。凡服补汤，欲得服三升半，昼三夜一，中间间食，则汤气溉灌百脉，易得药力。凡服汤不得太缓太急也。又须左右仰覆卧各一，食顷即汤势遍行腹中，又于室中行皆可，一百步许一日勿出外即大益。凡服治风汤，第一服浓覆取汗，若得汗即须薄覆，勿令大汗，中间亦须间食。不尔人无力，更益虚羸。凡丸药皆如梧桐子大，补者十丸为始，从一服渐加，不过四十丸，过亦损人。云一日三度服，欲得引日多时不阙。药气渐渍，熏蒸五脏，积久为佳，不必顿

服，早尽为善。徒弃名药，获益甚少。凡人四十以下，有病可服泻药，不甚须服补药，必若有所损，不在此限。四十以上，则不可服泻药，须服补药。五十以上四时勿阙补药，如此乃可延年，得养生之术耳。其方备在第二十七卷中。《素问》曰，实则泻之，虚则补之，不虚不实，以经调之，此其大略也。凡有脏腑积聚，无问少长，须泻则泻；凡有虚损，无问少长，须补即补，以意量凡服痔漏疳等药，皆慎猪鸡鱼油等味，至瘥。存不忘亡，安不忘危，大圣之至教。救民之瘼，恤民之隐，贤人之用心。所以神农鸠集百药，黄帝纂录《针经》，皆预备之常道也。想诸好事者，可贮药藏用，以备不虞。所谓起心虽微，所救惟广。凡药皆不欲数数晒曝，多见风日，气力即薄歇，宜熟知之。诸药未即用者，俟天大晴时，于烈日中曝，令大干，以新瓦器贮之，泥头密封，须用开取，即急封之，勿令中风湿之气，虽经年亦如新也。其丸散以瓷器贮，密蜡封之，勿令泄气，则三十年不坏。诸杏仁及子等药，瓦器贮之，则鼠不能得之也。凡贮药法，皆须去地三四尺，则土湿之气不中也。

《备急千金要方》卷二、卷三、卷四论述妇产疾病证治。

卷二　求子第一：①七子散丈夫精气衰少无子：五味子、钟乳粉、牡荆子、菟丝子、车前子、菥蓂子、石斛、干地黄、山药、杜仲、鹿茸、远志、附子、蛇床子、川芎、山茱萸、天雄、人参、茯苓、黄芪、牛膝、桂枝、苁蓉、巴戟天二十四味组成。②朴硝荡胞汤治妇人断绪不孕：朴硝、牡丹、当归、大黄、桃仁、细辛、厚朴、桔梗、人参、赤芍、茯苓十八味组成。③紫石门冬丸治断绪不孕：紫石英、天门冬、当归、川芎、紫葳、卷柏、桂枝、乌头、干地黄、牡蒙、禹余粮、石斛、辛夷、人参、桑寄生、续断、细辛、厚朴、干姜、食茱萸、牡丹皮、牛膝、柏子仁、山药、乌贼骨、甘草二十六味组成。④白薇丸令妇人有子：白薇、细辛、防风、人参、秦椒、白蔹、桂枝、牛膝、秦艽、芜荑、沙参、芍药、桃仁、紫石英、钟乳、干地黄、白石英、鼠妇、水蛭、虻虫、吴茱萸、麻布叩头三十二味组成。⑤金城太守白薇丸治月经闭塞绝产：白薇、细辛、人参、杜衡、牡蒙、厚朴、半夏、僵蚕、当归、紫菀、牛膝、沙参、干姜、秦艽、蜀椒、附子、防风十七味组成。⑥庆云散治丈夫阳气不能施化：覆盆子、五味子、天雄、石斛、白术、桑寄生、天门冬、

紫石英、菟丝子九味组成。⑦ 承泽丸治妇人不孕绝产：梅核仁、辛夷、葛上亭长、溲疏、藁本、泽兰子六味组成。⑧ 大黄丸治带下百病无子：大黄、柴胡、朴硝、干姜、川芎、蜀椒、茯苓七味组成。⑨ 吉祥丸治女人积年不孕：天麻、柳絮、牡丹皮、茯苓、地黄、桂枝、五味子、桃花、白术、川芎、覆盆子、桃仁、菟丝子、楮实子十四味组成。⑩ 硝石大黄丸治十二瘕癖及妇人带下，绝产无子：天麻、五味子、覆盆子、桃花、柳絮、白术、川芎、牡丹皮、桃仁、菟丝子、茯苓、楮实子、地黄、桂枝十四味组成。⑪ 秦椒丸治妇人绝产：秦椒、天雄、人参、玄参、白蔹、鼠妇、白芷、黄芪、桔梗、露蜂房、僵蚕、桃仁、蛴螬、白薇、细辛、芜荑、牡蒙、沙参、防风、甘草、牡丹皮、牛膝、卷柏、五味子、芍药、桂心、大黄、石斛、白术、柏子仁、茯苓、当归、干姜、泽兰、干地黄、川芎、干漆、紫石英、白石英、附子、钟乳、水蛭、虻虫、麻布扣头四十四味组成。⑫ 丹参丸治妇人始觉有孕：丹参、续断、芍药、白胶、白术、柏子仁、甘草、人参、川芎、干姜、吴茱萸、橘皮、当归、白芷、冠缨、干地黄、芜荑、犬卵、雄鸡头十九味。治妊娠恶阻第二：① 半夏茯苓汤治妊娠阻病：半夏、生姜、地黄、茯苓、橘皮、旋覆花、细辛、人参、芍药、川芎、桔梗、甘草十二味组成。② 茯苓丸治妊娠阻病：茯苓、半夏、桂心、干姜、橘皮、人参、白术、葛根、甘草、枳实十味。③ 青竹茹汤治妊娠恶阻：青竹茹、橘皮、茯苓、生姜、半夏五味。④ 橘皮汤治妊娠呕吐不食：橘皮、竹茹、人参、白术、生姜、厚朴六味。养胎第三：① 徐之才逐月养胎方：略。见本书徐之才医学研究。② 丹参膏令滑而易产：丹参、川芎 当归、蜀椒四味。③ 甘草散令易生：甘草、黄芩、干姜、吴茱萸、大豆黄卷、麻子仁、桂枝、大麦蘖八味。④ 千金丸治产难颠倒胞不出：甘草、贝母、秦椒、大豆黄卷、干姜、桂枝、黄芩、粳米、石斛、石膏、当归、麻子十二味。⑤ 蒸大黄丸治妊娠养胎令易产：大黄、枳实、川芎、白术、杏仁、芍药、干姜、厚朴、吴茱萸九味。⑥ 无名方滑胎令易产：阿胶、滑石、车前子三味。治妊娠诸病第四：① 葱白汤治胎动不安腹痛：葱白、阿胶、当归、续断、川芎五味。② 旋覆花汤治妊娠六七月胎不安：旋覆花、半夏、芍药、生姜、枳实、厚朴、白术、黄芩、茯苓九味。③ 酒煮生地黄治妊娠漏胞，干姜地黄散妊娠漏胞。④ 竹沥汤治妊娠烦闷：竹沥、麦冬、防风、黄芩、茯苓五

味。⑤ 酒煮青竹皮治妊娠心痛，酒煎生地黄汁治妊娠腹痛，黄芩白术芍药汤治妊娠腹满痛入心。⑥ 治妊娠伤寒壮热头痛：石膏、大青、黄芩、葱白、前胡、知母、栀子仁七味，治妊娠伤寒头痛壮热：知母、粳米、芦根、青竹茹四味。⑦ 拭身汤治妊娠伤寒头痛壮热：麻黄、竹叶、石膏末三味水煮拭身。⑧ 单味葛根汁治伤寒大热烦闷，酒服槐实灰治伤寒大热烦闷。⑨ 无名方治妊娠患疟：恒山、甘草、黄芩、乌梅、石膏五味。⑩ 马通汤治妊娠从高堕下暴出血数升：马通汁、地黄、阿胶、当归、艾叶五味。⑪ 胶艾汤治妊娠腰腹痛欲死及胎气上奔抢心：艾叶、阿胶、川芎、白芍、甘草、当归、地黄七味。⑫ 单味葵子治妊娠猝下血，单味生地黄酒煮治落身后血，蟹爪汤治妊娠胎动转上抢心，甚者血从口出：蟹爪、甘草、桂枝、阿胶四味，酒煮丹参治妊娠胎堕下血不止。⑬ 香豉汤治半产下血不尽：香豉、鹿角末二味。⑭ 单味芜菁子散治妊娠小便不利，酒服单味龙骨散治妇人无故尿血，酒服桂枝鹿角大豆散治妇人无故尿血，酒服白薇芍药散治妇人遗尿不知出时，酒服矾石牡蛎散治妇人遗尿不知出时。⑮ 无名方治妊娠下痢：人参、黄芩、酸石榴皮、榉皮、粳米五味。⑯ 无名方治妊娠浓血赤滞腹脐绞痛：薤白、酸石榴皮、阿胶、黄柏、地榆等五味，无名方治妊娠注下不止：阿胶、艾叶、酸石榴皮三味，无名方治产后寒热下痢：黄连、黄柏、栀子等三味，无名方治妇人痢心痛腹胀：石榴皮、曲、黄柏、乌梅、黄连、艾、防己、阿胶、干姜、附子等十味。⑰ 无名方治妊娠水肿心腹急满：茯苓、白术、黄芩、杏仁、旋覆花五味。⑱ 鲤鱼汤治妊娠腹大胎间有水气：鲤鱼、白术、生姜、芍药、当归、茯苓六味。⑲ 芜菁根治妊娠毒肿。⑳ 赤小豆商陆根汤治妊娠手脚水肿挛急。治产难第五：① 槐枝榆皮汤治产难：槐枝、榆白皮、大麻仁、瞿麦、通草、牛膝六味。② 单味羚羊角散治产后心闷。治子死腹中第六：① 蟹爪、甘草、阿胶三味。② 真珠汤治胎死腹中：熟真珠、榆白皮二味。③ 无名方治妊娠胎死腹中：甘草、筒桂、鸡子、蒲黄、香豉五味。治逆生第七：酒服菟丝子末治逆生。治胞胎不出第八：① 牛膝汤治产儿胞衣不出：牛膝、瞿麦、当归、通草、滑石、葵子六味。② 半夏白蔹汤治产难。③ 牛膝葵子汤治胎死腹中。④ 无名方治胎死腹中：泽兰叶、滑石、生麻油三味。⑤ 单味蒲黄治胞

衣不出。下乳第九：① 钟乳汤治产后无乳：石钟乳、硝石、白石脂、通草、桔梗五味。② 漏芦汤治产后无乳：漏芦、通草、石钟乳、黍米四味。③ 漏芦散产后无乳：漏芦、石钟乳、瓜蒌根、蛴螬四味。④ 单行石膏汤治产后无乳。⑤ 麦门冬散治产后无乳：麦门冬、石钟乳、通草、理石四味。⑥ 单行鬼箭汤治产后无乳。⑦ 甘草散治产后无乳：甘草、通草、石钟乳、云母、屋上散草五味。⑧ 鲫鱼汤下乳：鲫鱼、猪肪、漏芦、石钟乳四味。

卷三　治妇人虚损第一：① 四顺理中丸治产后虚损：甘草、人参、白术、干姜四味。② 单行桃仁煎治产后百疾。③ 石斛地黄煎治妇人虚羸短气：石斛、甘草、紫菀、桃仁、桂枝、大黄、麦冬、茯苓、生地黄汁、醇酒十味。④ 地黄羊脂煎令妇人产后肥白：生地黄汁、生姜汁、白蜜、羊脂等四味。地黄酒治产后百病：地黄汁、好曲、好米三味。⑤ 羊肉汤治产后虚羸喘乏：肥羊肉、当归、桂枝、甘草、川芎、芍药、生姜、地黄八味。⑥ 猪肾汤治产后虚羸喘乏：猪肾、香豉、粳米、葱白四味。⑦ 羊肉黄芪汤治产后虚乏：羊肉、黄芪、大枣、茯苓、甘草、当归、桂枝、麦冬、地黄十味。⑧ 鹿肉汤治产后虚羸劳损：鹿肉、地黄、甘草、川芎、黄芪、芍药、麦冬、茯苓、人参、当归、生姜、半夏、大枣十三味。⑨ 獐骨汤治产后虚乏：獐骨、远志、黄芪、芍药、干姜、防风、茯苓、厚朴、当归、橘皮、甘草、独活、川芎、桂枝、生姜十五味。⑩ 当归芍药汤治产后虚损：当归、芍药、人参、桂枝、生姜、地黄、甘草、大枣八味。⑪ 杏仁汤治产后气虚：杏仁、橘皮、白前、人参、苏叶、半夏、桂枝、生姜、麦冬九味。⑫ 乳蜜汤治产后七伤虚损：牛乳、白蜜、当归、人参、独活、大枣八味。⑬ 五石汤治产后虚冷七伤百病：紫石英、钟乳、白石英、赤石脂、石膏、茯苓、白术、桂枝、川芎、甘草、薤白、人参、当归、生姜、大枣十五味。⑭ 三石汤主病如前：紫石英、生姜、当归、人参、白石英、钟乳、茯苓、地黄十二味。内补黄汤治妇人七伤诸虚不足：黄芪、当归、芍药、地黄、半夏、茯苓、人参、桂枝、远志、麦冬、甘草、五味子、白术、泽泻、干姜、大枣十六味。⑮ 单行吴茱萸汤治产后虚羸盗汗。⑯ 猪膏煎治产后体虚寒热自汗：猪膏、生姜汁、白蜜、清酒等四味。⑰ 鲤鱼汤治妇人体虚流汗不止或时盗汗：鲤鱼、豆豉、葱白、干姜、桂枝五味。⑱ 桂枝加附子汤治产后风虚汗出不止：桂枝、芍药、生姜、甘草、附子、大枣六味。治虚烦第二：① 薤白汤治产后烦热逆气：薤白、半夏、甘草、人参、知母、石膏、瓜蒌根、麦门冬八味。② 竹根汤治产后虚烦：甘竹根、小麦、大枣、甘草、麦门冬五味。③ 人参当归汤治产后烦闷不安：人参、当归、麦冬、地黄、桂枝、大枣、粳米、芍药、淡竹叶九味。④ 甘竹茹汤治产后烦热短气：甘竹茹、人参、茯苓、甘草、黄芩五味。⑤ 知母汤治产后胸心烦闷：知母、芍药、黄芩、桂枝、甘草五味。⑥ 竹叶汤治产后心中烦闷不解：生淡竹叶、麦门冬、甘草、生姜、茯苓、大枣、小麦七味。⑦ 淡竹茹汤治产后虚烦心中闷乱不解：生淡竹茹、麦门冬、小麦、甘草、生姜六味。⑧ 单行赤小豆散治产后虚烦。单行蒲黄散治产后烦闷。⑨ 蜀漆汤治产后虚热往来心胸烦满：蜀漆叶、桂枝、甘草、黄芩、黄芪、知母、芍药、生地黄八味。⑩ 芍药汤治产后虚热头痛：芍药、地黄、牡蛎、桂枝四味。治中风第三：① 大豆紫汤治产后中风痱痉百病：大豆、清酒二味。② 独活紫汤治产后百日中风口噤不开：独活、大豆、酒等三味。③ 小独活汤治产后中风：独活、葛根、生姜、甘草四味。甘草汤治产后中风：甘草、地黄、麦冬、麻黄、瓜蒌根、川芎、黄芩、杏仁、葛根九味。④ 独活汤治产后中风口噤不能言：独活、生姜、防风、秦艽、桂枝、白术、甘草、当归、附子、葛根、防己等十一味。⑤ 竹叶汤治产后中风发热：淡竹叶、葛根、防风、桔梗、甘草、人参、桂枝、附子、生姜、大枣十味。⑥ 防风汤治产后中风背急短气：防风、独活、葛根、当归、芍药、人参、甘草、干姜八味。⑦ 鹿肉汤治产后风虚头痛壮热：鹿肉、芍药、独活、秦艽、黄芩、黄芪、半夏、地黄、桂枝、川芎、生姜、甘草、阿胶、茯苓、人参十五味。⑧ 独活汤治产后中风：独活、桂枝、秦艽三味。⑨ 大豆汤治产后中风不知人：大豆、葛根、独活、防己四味。⑩ 五石汤治产后中风口噤眩冒不知人：紫石英、钟乳、赤石脂、石膏、白石英、牡蛎、人参、黄芩、白术、瓜蒌根、川芎、桂枝、防己、当归、干姜、独活、葛根十八味。⑪ 四石汤治产后中风口噤闷满不知人：紫石英、白石英、石膏、赤石脂、独活、生姜、葛根、桂枝、川芎、甘草、芍药、黄芩十二味。⑫ 小柴胡汤治妇人产后得风：柴胡、黄芩、人参、甘草、生姜、大枣、半夏等七味。头不痛用三物黄芩汤：黄芩、苦参、地黄三味。⑬ 甘草汤治产后中风内绝：

甘草、芍药、通草、羊肉四味。葛根汤治产后中风口噤痉痹：葛根、生姜、独活、当归、甘草、桂枝、茯苓、石膏、人参、白术、川芎、防风十二味。⑭ 防风酒治产后中风：防风、独活、女菱、桂枝、茵芋、石斛六味。⑮ 茯神汤治产后忡悸：茯神、人参、茯苓、芍药、甘草、当归、桂枝、生姜、大枣九味。⑯ 远志汤治产后心中忡悸不定：远志、麦门冬、人参、甘草、当归、桂枝、芍药、茯苓、生姜、大枣十味。⑰ 安心汤治产后忡悸不定恍恍惚惚：远志、甘草、人参、茯神、当归、芍药、麦门冬、大枣八味。⑱ 甘草丸治产后心神不安恍恍惚惚：甘草、远志、菖蒲、人参、麦门冬、干姜、茯苓、泽泻、桂枝、大枣十味。⑲ 人参丸治产后志意不安夜不得眠：人参、甘草、茯苓、麦门冬、菖蒲、泽泻、山药、干姜、桂枝十味。⑳ 大远志丸治产后心下虚悸志意不安：远志、甘草、桂枝、茯苓、麦门冬、人参、当归、白术、泽泻、独活、菖蒲、山药、阿胶、干姜、地黄十五味。㉑ 木防己膏治产后中风：木防己、茵芋二味。治心腹疼痛第四：① 蜀椒汤治产后心痛：蜀椒、芍药、当归、半夏、甘草、桂枝、人参、茯苓、蜜、生姜汁十味。② 大岩蜜汤治产后心痛：地黄、当归、独活、甘草、芍药、桂枝、细辛、小草、吴茱萸、干姜十味。③ 干地黄汤治产后两胁满痛：地黄、芍药、当归、蒲黄、生姜、桂枝、甘草、大枣八味。④ 芍药汤治产后少腹痛：芍药、桂枝、生姜、甘草、胶饴、大枣六味。⑤ 当归汤治妇人寒疝产后腹痛：当归、芍药、生姜、羊肉四味。⑥ 桃仁芍药汤治产后腹痛：桃仁、芍药、川芎、当归、干漆、桂枝、甘草七味。⑦ 羊肉汤治产后腹痛：肥羊肉、茯苓、黄芪、干姜、甘草、独活、桂枝、人参、麦门冬、生地、大枣十一味。⑧ 羊肉当归汤治产后腹痛往来寒热：羊肉、当归、黄芩、川芎、防风、甘草八味。⑨ 羊肉杜仲汤治产后腰痛咳嗽：羊肉、杜仲、紫菀、当归、白术、桂枝、五味子、细辛、款冬花、人参、厚朴、川芎、附子、萆薢、甘草、黄芪、生姜、大枣十八味。⑩ 羊肉地黄汤治产后腹痛：羊肉、生地、桂枝、当归、甘草、川芎、人参、芍药八味。⑪ 内补当归建中汤治产后腹中疼痛：当归、芍药、甘草、生姜、桂枝、大枣六味。⑫ 内补川芎汤治产后虚羸腹中绞痛：川芎、地黄、芍药、桂枝、甘草、干姜、大枣七味。⑬ 大补中当归汤治产后虚损少腹苦痛：当归、续断、桂枝、川芎、干姜、麦冬、芍药、吴茱萸、地黄、甘草、白芷、大枣十二味。⑭ 单

行桂心酒治产后小腹痛，单行生牛膝酒治产后腹中苦痛，单行当归末治产后腹痛，单行黍粘根治产后腹胀痛不可忍。⑮ 吴茱萸汤治妇人心腹刺痛后益剧：吴茱萸、防风、桔梗、干姜、甘草、细辛、当归、地黄八味。⑯ 蒲黄汤治产后腹痛头疼：蒲黄、生地、生姜、川芎、桂枝、芒硝、桃仁、大枣八味。⑰ 败酱汤治产后疹痛：败酱、桂枝、川芎、当归四味。⑱ 川芎汤治产后腹痛：川芎、甘草、蒲黄、女菱、芍药、大黄、当归、桂枝、桃仁、黄芪、前胡、生地十二味。⑲ 独活汤治产后腹痛：独活、当归、桂枝、芍药、生姜、甘草、大枣七味。⑳ 芍药黄汤治产后心腹痛：芍药、黄芪、白芷、桂枝、生姜、人参、川芎、当归、地黄、甘草、茯苓、大枣十二味。治恶露第五：① 干地黄汤治产后恶露不尽：地黄、川芎、桂枝、黄芪、当归、人参、防风、茯苓、细辛、芍药、甘草十一味。② 桃仁汤治产后往来寒热恶露不尽：桃仁、吴茱萸、黄芪、当归、芍药、生姜、醍醐、柴胡八味等。③ 泽兰汤治产后恶露不尽：泽兰、当归、生地、生姜、甘草、芍药、大枣七味。④ 甘草汤治产后余血不尽：甘草、芍药、桂枝、阿胶、大黄五味。⑤ 大黄汤治产后恶露不尽：大黄、当归、甘草、生姜、牡丹皮、芍药、吴茱萸七味。⑥ 柴胡汤治产后往来寒热恶露不尽：柴胡、生姜、桃仁、当归、黄芪、芍药、吴茱萸七味。⑦ 蒲黄汤治产后积血不去：蒲黄、大黄、芒硝、甘草、黄芩、大枣六味。⑧ 铜镜鼻汤治产后恶露不除积聚作病：铜镜鼻、大黄、芍药、地黄、川芎、干漆、芒硝、乱发、大枣九味。⑨ 小铜镜鼻汤治产后恶露不除积聚作病：铜镜鼻、大黄、甘草、黄芩、芒硝、地黄、桃仁七味。⑩ 栀子汤治产后流血不尽：栀子、当归、芍药、生姜、羊脂五味。⑪ 生地黄汤治产后余血未尽：生地、生姜、大黄、芍药、茯苓、细辛、桂枝、当归、甘草、黄芩、大枣十一味。⑫ 大黄干漆汤治产后有血腹痛：大黄、干漆、地黄、桂心、干姜五味。⑬ 单行麻子酒治产后瘀血不去，单行升麻汤治产后恶物不尽，单行菖蒲酒治产后血不能止，单行续骨木治产后恶血不除。⑭ 枳实芍药羚羊角汤治产后下血不尽：枳实、芍药、羚羊角等三味。治下痢第六：① 胶蜡汤治产后下痢五色：阿胶、黄柏、蜡、当归、黄连、陈廪米等六味。② 桂蜜汤治产后寒痢便脓血赤白：桂枝、干姜、甘草、附子、蜜、当归、赤石脂等七味。③ 当归汤治产后下痢赤白腹痛：当归、龙骨、干

姜、白术、川芎、甘草、白艾、附子八味。④白头翁汤治产后下痢：白头翁、阿胶、秦皮、黄连、甘草、黄柏六味。⑤鳖甲汤治产后泄痢：鳖甲、当归、黄连、干姜、黄柏五味。⑥龙骨丸治产后虚冷下痢：龙骨、干姜、甘草、桂枝四味。⑦阿胶丸治产后虚冷泄泻不止：阿胶、人参、甘草、龙骨、桂枝、地黄、白术、黄连、当归、附子十味。⑧泽兰汤治产后寒下冻脓里急：泽兰、石膏、当归、甘草、厚朴、远志、藁本、川芎、干姜、人参、桔梗、地黄、白术、蜀椒、白芷、柏子仁、防风、山茱萸、细辛、桑白皮、麻子仁、二十一味。⑨干地黄汤治产后下痢：地黄、白头翁、黄连、蜜蜡、阿胶五味。⑩生地黄汤治产后寒热下痢：生地、甘草、黄连、桂枝、大枣、赤石脂、淡竹叶七味。⑪蓝青丸治产后下痢：蓝青、附子、鬼臼、蜀椒、厚朴、阿胶、甘草、艾叶、龙骨、黄连、当归、黄柏、茯苓、人参十四味。⑫赤石脂丸治产后虚冷下痢：赤石脂、当归、白术、黄连、干姜、秦皮、甘草、蜀椒、附子九味。⑬赤散治产后下痢：赤石脂、代赭石、桂枝三味。⑭黑散治产后下痢：麻黄、贯众、桂枝、细辛、甘草、干漆六味。⑮黄散治产后下痢：黄连、黄芩、䗪虫、地黄四味。⑯龙骨散治产后下痢：五色龙骨、代赭石、赤石脂、黄柏根皮、艾、黄连六味。治淋渴第七：①瓜蒌汤治产后小便数兼渴：瓜蒌根、麦门冬、甘草、黄连、人参、生姜、大枣、桑螵蛸八味。②鸡肶胵汤治产后小便数：鸡肶胵、鸡肠、地黄、当归、甘草、厚朴、人参、蒲黄、生姜、大枣十味。③石韦汤治产后猝淋、气淋、血淋、石淋：石韦、黄芩、通草、甘草、榆皮、大枣、葵子、白术、生姜九味。④葵根汤治产后淋涩：葵根、车前子、乱发、大黄、桂枝、滑石、通草、生姜、冬瓜练九味。⑤茅根汤治产后淋：白茅根、瞿麦、茯苓、地脉、人参、生姜、桃胶、甘草、鲤鱼齿九味。⑥滑石散治产后淋：滑石、通草、车前子、葵子四味。⑦竹叶汤治产后虚渴少气：竹叶、生姜、半夏、大枣、小麦、甘草、茯苓、人参、麦门冬九味。⑧瓜蒌汤治产后渴不止：瓜蒌根、人参、甘草、麦冬、大枣、地黄、土瓜根七味。杂治第八：①破积乌头丸治妇人心腹积聚：乌头、黄芩、巴豆、半夏、大黄、戎盐、䗪虫、桂枝、苦参、人参、硝石十一味。②竹茹汤治妇人汗血、吐血、尿血、下血：竹茹、人参、芍药、桔梗、川芎、当归、甘草、桂枝、地黄九味。③单行厚朴汤治妇人下焦劳冷白汁与小便俱出。

④温经汤治妇人小腹痛：茯苓、土瓜根、芍药、薏苡仁四味。⑤半夏厚朴汤治妇人咽中如有炙肉脔，吐之不出，咽之不下：半夏、厚朴、茯苓、生姜、苏叶五味。⑥昆布丸治妇人胸中伏气：昆布、海藻、芍药、桂枝、白石英、款冬花、桑白皮、人参、柏子仁、茯苓、钟乳、紫菀、甘草、干姜、吴茱萸、五味子、细辛、杏仁、橘皮、苏子二十味。⑦五加酒治产后癖瘦玉门冷：五加皮、蛇床子、杜仲、孔公孽、地黄、枸杞、丹参、干姜、天门冬九味。⑧黄芩散治妇人阴脱：黄芩、猬皮、当归、芍药、牡蛎、竹皮、狐茎七味。⑨硫黄散治妇人阴脱：硫黄、乌贼骨、五味子三味。⑩当归散治妇人阴脱：当归、黄芩、猬皮、牡蛎、芍药五味。⑪当归洗汤治产后脏中风冷阴肿痛：当归、独活、白芷、地榆、败酱、矾石六味。⑫阴疮膏治阴疮：米粉、芍药、黄芩、牡蛎、附子、白芷六味。⑬白玉汤治妇人阴阳过度，玉门疼痛：白玉、白术、当归、泽泻、苁蓉五味。⑭桑根白皮汤治伤于丈夫苦头痛：桑根白皮、干姜、桂枝、大枣四味。

卷四　妇人补益第一：①柏子仁丸治妇人五劳七伤，羸冷瘦削，面无颜色，饮食减少，貌失光泽，及产后断绪无子：柏子仁、黄芪、干姜、白石英、钟乳、川椒、杜仲、当归、甘草、厚朴、桂枝、桔梗、赤石脂、苁蓉、五味子、白术、细辛、独活、人参、石斛、白芷、芍药、泽兰、藁本、芜荑、紫石英、地黄、乌头、防风、钟乳三十味。②大五石泽兰丸治妇人风虚寒中，腹内雷鸣，缓急风头痛寒热，月经不调，绕脐恻恻痛，或心腹痃坚，逆害饮食，手足常冷，多梦纷纭，身体痹痛，荣卫不和，虚弱不能动摇，及产后虚损：钟乳、禹余粮、紫石英、甘草、黄芪、石膏、白石英、川椒、干姜、泽兰、当归、桂心、川芎、厚朴、柏子仁、地黄、细辛、茯苓、五味子、龙骨、石斛、远志、人参、续断、白术、防风、乌头、山茱萸、紫菀、白芷、藁本、芜荑三十二味。③小五石泽兰丸补益温中治妇人劳冷虚损，饮食减少，而无光色，腹中冷痛，经候不调，呼吸少气无力：钟乳、紫石英、矾石、白石英、赤石脂、当归、甘草、石膏、阳起石、干姜、泽兰、苁蓉、龙骨、桂枝、白术、芍药、厚朴、人参、川椒、山茱萸、柏子仁、藁本、芜荑二十三味。④增损泽兰丸理血气补虚劳治产后百病：泽兰、甘草、当归、川芎、附子、干姜、白术、白芷、桂枝、细辛、防风、人参、牛膝、柏子仁、地黄、石斛、厚朴、藁本、芜荑、麦冬二十味。⑤补益当归丸治产后虚羸不足，胸中少气，腹中拘急疼痛，或引腰背痛，或所下过多，血不止，虚极乏气，昼夜不得眠，及崩中，面目脱色，唇干口燥。亦治男子伤绝，或从高堕下，内有所伤，脏虚吐血，及金疮伤犯皮肉：当归、川芎、续断、干姜、阿胶、附子、白术、吴茱萸、芍药、白芷、桂枝、地黄、甘草十三味。⑥白芷丸治产后所下过多及崩中伤损，虚竭少气，面目脱色，腹中痛：白芷、地黄、续断、干姜、当归、阿胶、附子七味。⑦紫石英柏子仁丸治女子遇冬天时行温风，至春夏病热头痛，热毒风虚，百脉沉重，下赤白，不思饮食，而头眩心悸，酸嘶恍惚，不能起居：紫石英、柏子仁、乌头、桂枝、当归、山茱萸、泽泻、川芎、石斛、远志、寄生、苁蓉、干姜、甘草、川椒、杜衡、辛夷、细辛十八味。⑧钟乳泽兰丸治妇人百病，久虚羸瘦弱甚，肢体烦痛，脐下结冷，不能食，面目黧黑，忧恚不乐：钟乳、泽兰、防风、人参、柏子仁、麦门冬、地黄、石膏、石斛、川芎、甘草、白芷、牛膝、山茱萸、山药、当归、藁本、细辛、桂枝、芜荑、艾叶二十一味。⑨大泽兰丸治妇人虚损及中风余病疝瘕，阴中冷痛，或头风入脑，寒痹筋挛缓急，血闭无子，面上游风去来，目泪出多涕唾，忽忽如醉；或胃中冷逆胸中呕不止，及泄痢淋沥；或五脏六腑寒热不调，心下痞急，邪气咳逆；或漏下赤白，阴中肿痛，胸胁支满；或身体皮肤中涩如麻豆，苦痒，痰癖结气；或四肢拘挛，风行周身，骨节疼痛，目眩无所见；或上气恶寒洒淅如疟；或喉痹鼻齆，风痫癫疾；或月水不通，魂魄不定，饮食无味，并产后内衄，无所不治，服之令人有子：泽兰、藁本、当归、甘草、紫石英、川芎、地黄、柏子仁、五味子、桂枝、石斛、白术、白芷、苁蓉、厚朴、防风、山药、茯苓、干姜、禹余粮、细辛、卷柏、川椒、人参、杜仲、牛膝、蛇床子、续断、艾叶、芜荑、赤石脂、石膏三十二味。⑩小泽兰丸治产后虚羸劳冷，身体尪瘦：泽兰、当归、甘草、川芎、柏子仁、防风、茯苓、白芷、川椒、藁本、细辛、白术、桂枝、芜荑、人参、食茱萸、厚朴、石膏十八味。⑪紫石英天门冬丸治风冷在子宫，有子常堕落，或始为妇便患心痛，仍成心疾，月水都未曾来，服之肥充，令人有子：紫石英、天门冬、禹余粮、芜荑、乌头、苁蓉、桂枝、甘草、五味子、柏子仁、石斛、人参、泽兰、远志、杜仲、川椒、卷柏、寄生、石南、云母、当归、乌贼骨二十二味。⑫三石泽兰丸补寒冷通血脉治风

虚不足：钟乳、白石英、紫石英、防风、藁本、茯神、泽兰、黄芪、石斛、石膏、甘草、当归、川芎、白术、桂枝、人参、干姜、独活、地黄、白芷、桔梗、细辛、柏子仁、五味子、川椒、黄芩、苁蓉、芍药、秦艽、防葵、厚朴、芜荑三十二味。⑬大平胃泽兰丸治男子女人五劳七伤诸不足，定志意，除烦满，手足虚冷羸瘦，及月水往来不调，体不能动：泽兰、细辛、黄芪、钟乳、柏子仁、地黄、大黄、前胡、远志、紫石英、川芎、白术、川椒、白芷、丹参、枳实、芍药、桔梗、秦艽、沙参、桂枝、厚朴、石斛、苦参、人参、麦冬、干姜、附子、吴茱萸、麦蘖、陈曲、大枣三十二味。⑭泽兰散治产后风虚：泽兰、禹余粮、防风、石膏、白芷、地黄、赤石脂、肉苁蓉、鹿茸、川芎、藁本、川椒、白术、柏子仁、桂枝、甘草、当归、干姜、芜荑、细辛、厚朴、人参二十二味。治月水不通第二：①干姜丸治妇人寒热羸瘦，酸消怠惰，胸中支满，肩背脊重痛，腹里坚满积聚，或痛不可忍，引腰小腹痛，四肢烦疼，手足厥逆，寒至肘膝，或烦满，手足虚热，意欲投水中，百节尽痛，心下常苦悬痛，时寒时热，恶心，涎唾喜出，每爱咸酸甜苦之物，身体或如鸡皮，月经不通，大小便苦难，食不生肌：干姜、川芎、茯苓、硝石、杏仁、水蛭、虻虫、桃仁、蛴螬、柴胡、䗪虫、芍药、人参、大黄、川椒、当归十六味。②桃仁汤治月经不通：桃仁、朴硝、牡丹皮、射干、土瓜根、黄芩、芍药、大黄、柴胡、牛膝、桂枝、水蛭、虻虫十三味。③芒硝汤治同前：芒硝、丹砂、当归、芍药、土瓜根、水蛭、大黄、桃仁八味。④干漆汤治月水不通，小腹坚痛不得近：干漆、葳蕤、芍药、细辛、附子、甘草、当归、桂枝、芒硝、黄芩、大黄、吴茱萸十二味。⑤硝石汤下病散坚血治血瘕瘀血月水大不通：硝石、附子、虻虫、大黄、细辛、干姜、黄芩、芍药、土瓜根、丹参、代赭石、蛴螬、大枣、桃仁、牛膝、朴硝十六味。⑥前胡牡丹汤治妇人盛实，有热在腹，月经瘀闭不通，及劳热热病后或因月经来得热不通：前胡、牡丹皮、玄参、桃仁、黄芩、射干、旋覆花、瓜蒌根、甘草、芍药、茯苓、大黄、枳实十三味。⑦黄芩牡丹汤治妇人从小至大月经未尝来，颜色萎黄，气力衰少，饮食无味：黄芩、牡丹皮、桃仁、瞿麦、川芎、芍药、枳实、射干、海藻、大黄、虻虫、蛴螬、水蛭十三味。⑧牡丹丸治妇人女子诸病后月经闭绝不通及从小来不通，并新产后瘀血不消：牡丹皮、芍药、玄参、桃仁、当归、桂枝、虻虫、水蛭、蛴螬、瞿

麦、川芎、海藻十二味。⑨ 干地黄当归丸治月水不通,或一月再来,或隔月不至,或多或少或淋沥不断,或来而腰腹刺痛不可忍,四体嘘吸不欲饮食,心腹坚痛,有青黄黑色水下或如清水,不欲行动,举体沉重,惟思眠卧,欲食酸物,虚乏黄瘦:地黄、当归、甘草、牛膝、芍药、干姜、泽兰、人参、牡丹皮、丹参、川椒、白芷、黄芩、桑耳、桂枝、䗪虫、川芎、桃仁、水蛭、虻虫、蒲黄二十一味。⑩ 干漆丸治月经不通,百疗不瘥:干漆、土瓜根、射干、芍药、牡丹皮、牛膝、黄芩、桂枝、吴茱萸、大黄、柴胡、桃仁、鳖甲、䗪虫、蛴螬、水蛭、虻虫、大麻仁、乱发、庵茴子二十味。⑪ 当归丸治女人脐下癥结刺痛或赤白带下十二疾,月水或在月前或在月后:当归、葶苈、附子、吴茱萸、大黄、黄芩、桂枝、干姜、牡丹皮、川芎、细辛、秦椒、柴胡、厚朴、牡蒙、甘草、虻虫、水蛭十八味。⑫ 河内太守魏夫人鳖甲丸治女人小腹中积聚,上下周流,痛不可忍,咳噫腥臭,两胁热如火炙,玉门冷如风吹,经水不通,或在月前或在月后:鳖甲、桂枝、蜂房、玄参、川椒、细辛、人参、苦参、丹参、沙参、吴茱萸、䗪虫、水蛭、干姜、牡丹皮、附子、皂荚、当归、芍药、甘草、防葵、蛴螬、虻虫、大黄二十四味。⑬ 禹余粮丸治妇人产后积冷坚癖:禹余粮、乌贼骨、吴茱萸、桂枝、川椒、当归、白术、细辛、地黄、人参、芍药、川芎、前胡、干姜、矾石、白薇、紫菀、黄芩、䗪虫十九味。⑭ 牡蒙丸治妇人产后十二病,积聚无子:牡蒙、厚朴、硝石、前胡、干姜、䗪虫、牡丹皮、川椒、黄芩、桔梗、茯苓、细辛、葶苈、人参、川芎、吴茱萸、桂枝、大黄、附子、当归二十味。⑮ 大虻虫丸治月经不通或肿满气逆,腹胀瘕痛:虻虫、蛴螬、地黄、牡丹皮、干漆、芍药、牛膝、土瓜根、桂枝、吴茱萸、桃仁、黄芩、牡蒙、茯苓、海藻、水蛭、芒硝、人参、葶苈十九味。⑯ 桂心酒治月经不通结成癥瘕:桂枝、牡丹皮、芍药、牛膝、干漆、土瓜根、牡蒙、吴茱萸、大黄、黄芩、干姜、虻虫、䗪虫、蛴螬、水蛭、乱发、细辛、僵蚕、大麻仁、灶突墨、地黄、虎杖根、鳖甲、庵茴子二十四味。⑰ 五京丸治妇人腹中积聚,九痛七害及腰中冷引小腹:干姜、川椒、附子、吴茱萸、当归、野狼毒、黄芩、牡蛎八味。⑱ 鸡鸣紫丸治妇人癥瘕积聚:皂荚、藜芦、甘草、矾石、乌喙、杏仁、干姜、桂枝、巴豆、前胡、人参、代赭石、阿胶、大黄十四味。⑲ 辽东都尉所上丸治脐下坚癖:恒山、大黄、巴豆、天雄、苦参、白薇、干姜、

人参、细辛、野狼牙、龙胆、沙参、玄参、丹参、芍药、附子、牛膝、茯苓、牡蒙、藋芦二十味。⑳ 牡蛎丸治经闭不通:牡蛎、大黄、柴胡、干姜、川芎、茯苓、川椒、葶苈子、芒硝、杏仁、水蛭、虻虫、桃仁十三味。

治赤白带下崩中漏下第三:① 白垩丸治女人三十六疾:白垩、龙骨、芍药、黄连、当归、茯苓、黄芩、瞿麦、白蔹、石韦、甘草、牡蛎、细辛、附子、禹余粮、白石脂、人参、乌贼骨、藁本、甘皮、大黄二十一味。② 赤石脂丸治女人腹中十二疾:赤石脂、半夏、川椒、干姜、吴茱萸、当归、桂枝、丹参、白蔹、防风、藋芦十一味。③ 白石脂丸治妇人三十六疾:白石脂、乌贼骨、禹余粮、牡蛎、赤石脂、地黄、干姜、龙骨、桂枝、石韦、白蔹、细辛、芍药、黄连、附子、当归、黄芩、川椒、钟乳、白芷、川芎、甘草二十二味。④ 小牛角鰓散治带下五贲:牛角鰓、鹿茸、禹余粮、当归、干姜、续断、阿胶、乌贼骨、龙骨、赤小豆十味。⑤ 龙骨散治腹下十二病绝产:龙骨、黄柏、半夏、灶中黄土、桂枝、干姜、石韦、滑石、乌贼骨、代赭石、白僵蚕十一味。⑥ 治女子带下诸病:大黄、附子、茯苓、牡蒙、牡丹、桔梗、葶苈、厚朴、川芎、人参、当归、虻虫、川椒、吴茱萸、柴胡、干姜、桂枝、细辛十八味。⑦ 白马蹄丸治女人下焦寒冷带下赤白:白马蹄、鳖甲、附子、龟甲、川椒、磁石、甘草、杜仲、当归、续断、草薢、禹余粮、桑耳、川芎、鲤鱼甲十五味。⑧ 卫公云母芎散治五崩身瘦,咳逆烦满少气,大恶风寒:云母、川芎、代赭石、东门边木、僵蚕、乌贼骨、白垩、猬皮、鳖甲、桂枝、伏龙肝、生鲤鱼头十二味。⑨ 慎火草散治崩中漏下赤白青黑:慎火草、白石脂、禹余粮、鳖甲、干姜、细辛、当归、川芎、石斛、芍药、牡蛎十六味。⑩ 增损禹余粮丸治女人劳损崩中:禹余粮、龙骨、人参、桂枝、紫石英、乌头、寄生、杜仲、五味子、远志、泽泻、当归、石斛、苁蓉、干姜、川椒、牡蛎、甘草十八味。⑪ 当归汤治崩中:当归、川芎、黄芩、芍药、甘草、竹茹六味。⑫ 伏龙肝汤治崩中赤白或如豆汁:伏龙肝、生姜、生地、甘草、艾叶、赤石脂、桂枝七味。⑬ 大牛角中仁散治积冷崩中:牛角仁、续断、地黄、桑耳、白术、赤石脂、矾石、干姜、附子、龙骨、当归、人参、蒲黄、防风、禹余粮十五味。⑭ 生地黄汤治崩中漏下:生地黄、细辛二味。⑮ 丹参酒治崩中去血及产后余疾:丹参、艾叶、地榆、忍冬、地黄五味。⑯ 牡丹皮汤治崩中血盛:牡丹皮、干地黄、斛脉、

禹余粮、艾叶、龙骨、柏叶、厚朴、白芷、伏龙肝、青竹茹、川芎、地榆、阿胶、芍药十五味。⑰鹿茸散治妇人漏下不止：鹿茸、阿胶、乌贼骨、当归、蒲黄五味。⑱川芎汤治带下漏血不止：川芎、地黄、黄芪、芍药、吴茱萸、甘草、当归、干姜八味。⑲马蹄屑汤治白漏不绝：白马蹄、赤石脂、禹余粮、乌贼骨、龙骨、牡蛎、附子、地黄、当归、甘草、僵蚕十一味。慎火草散治漏下方，方见前。⑳蒲黄散治漏下不止：蒲黄、鹿茸、当归三味。治月经不调第四：白垩丸治妇人月经一月再来或隔月不来，或多或少，淋沥不断：方见前。①桃仁汤治产后月水不调：桃仁、泽兰、甘草、川芎、人参、牛膝、桂枝、牡丹皮、当归、芍药、生姜、半夏、地黄、蒲黄十四味。②杏仁汤治月经不调或闭塞不通：杏仁、桃仁、大黄、水蛭、虻虫五味。③大黄朴硝汤治月水不利胞中风冷：大黄、牛膝、朴硝、牡丹、甘草、紫菀、代赭石、桃仁、虻虫、水蛭、干姜、细辛、焰硝、麻仁十四味。④茱萸虻虫汤治久寒月经不利或多或少：吴茱萸、虻虫、水蛭、蟅虫、牡丹皮、生姜、小麦、半夏、芍药十五味。⑤抵当汤治月经不利腹中满：虎杖、大黄、桃仁、水蛭四味。⑥七熬丸治月经不利腹满默默不欲寐：大黄、前胡、芒硝、葶苈、川椒、生姜、川芎、茯苓、杏仁、桃仁、虻虫、水蛭十二味。⑦桃仁散治月经来绕脐痛，往来寒热如疟疰状：桃仁、蟅虫、桂枝、茯苓、薏苡仁、牛膝、代赭石、大黄八味。⑧牡丹大黄汤治月经不调或月前或月后：大黄、朴硝、牡丹皮、桃仁、人参、阳起石、茯苓、甘草、水蛭、虻虫十味。⑨阳起石汤治月水不调或前或后或多或少：阳起石、甘草、续断、干姜、人参、桂枝、附子、赤石脂、伏龙肝、生地十味。⑩牛膝丸治产后月水往来乍多乍少：牛膝、芍药、人参、大黄、牡丹皮、甘草、当归、川芎、桂枝十四味。

卷五论述儿科疾病证治　序例第一，初生出腹第二两篇为小儿疾病绪论。有方二首：①紫丸治小儿变蒸，发热不解，并挟伤寒温壮，汗后热不歇，及腹中有痰癖，哺乳不进，乳则吐呃，食痫，先寒后热：代赭石、赤石脂、巴豆、杏仁四味。②黑散治小儿变蒸挟时行温病，或非变蒸时而得时行者：麻黄、杏仁、大黄三味。治惊痫第三：①龙胆汤治婴儿寒热温壮，四肢惊掣：龙胆、钩藤皮、柴胡、黄芩、桔梗、芍药、茯苓、甘草、蜣螂、大黄十味。②大黄汤治少小风痫积聚腹痛夭矫二十五痫：大

黄、人参、细辛、干姜、当归、甘皮六味。③白羊藓汤治小儿风痫胸中有痰：白鲜皮、蚱蝉、大黄、甘草、钩藤皮、细辛、牛黄、蛇蜕皮八味。④增损续命汤治小儿中风恶毒及四肢角弓反张：麻黄、甘草、桂枝、川芎、葛根、升麻、当归、独活、人参、黄芩、石膏、杏仁十二味。⑤石膏汤治小儿中风，恶痱不能语，口眼了戾，四肢不随：石膏、麻黄、甘草、射干、桂枝、芍药、当归、细辛八味。⑥二物石膏汤治少小中风手足拘急：石膏、真珠。⑦二物驴毛散治少小新生中风：驴毛、麝香二味。⑧茵芋丸治少小风痫：茵芋叶、铅丹、秦艽、钩藤皮、石膏、杜衡、防葵、菖蒲、黄芩、松萝、蜣螂、甘草十二味。⑨镇心丸镇心气治小儿惊痫百病：银屑、水银、牛黄、大黄、茯苓、茯神、远志、防己、白蔹、雄黄、人参、芍药、紫石英、真珠、防葵、铁精十六味。⑩丹参赤膏除热治少小心腹热：丹参、雷丸、芒硝、戎盐、大黄五味。⑪五物甘草生摩膏治少小新生肌肤幼弱喜为风邪所中，身体壮热或中大风，手足惊掣：甘草、防风、白术、桔梗、雷丸五味。治客忤第四：①一物猪蹄散治小儿寒热及赤气中人。②一物马通浴汤治少小中忤。③一物猪通浴汤治小儿中忤魇啼面青腹强。④白鲜皮汤治少小客魅挟实：白鲜皮、大黄、甘草、芍药、茯苓、细辛、桂枝七味。⑤龙角丸治小儿五惊夜啼：龙角、牡蛎、大黄、黄芩、蚱蝉、牛黄等六味。川芎散治小儿夜啼：川芎、白术、防己三味。⑥一物前胡丸治少小夜啼。⑦千金汤治小儿暴惊啼绝死：川椒、左顾牡蛎二味。治伤寒第五：①麦门冬汤治小儿未满百日伤寒，鼻衄身热呕逆：麦门冬、石膏、寒水石、甘草、桂枝五味。②芍药四物解肌汤治少小伤寒：芍药、黄芩、升麻、葛根四味。③麻黄汤治少小伤寒头面热，发热咳嗽：麻黄、生姜、黄芩、甘草、桂枝、石膏、芍药、杏仁八味。④五味子汤治小儿伤寒：五味子、麦门冬、黄连、黄芩、大黄、前胡、芒硝、石膏十味。⑤莽草浴汤治少小伤寒：莽草、牡蛎、雷丸、大黄、蛇床子五味。⑥雷丸浴汤治小儿忽寒忽热：雷丸、大黄、黄芩、苦参、石膏、丹参六味。⑦单行李叶浴汤治少小身热，单行柳枝浴汤治小儿乍寒乍热。⑧青木香浴汤治小儿壮热羸瘠：青木香、麻子仁、竹叶、虎骨、白芷五味。⑨十二物寒水石散治少小身体壮热：寒水石、芒硝、滑石、石膏、赤石脂、青木香、大黄、甘草、黄芩、防风、川芎、麻黄根。⑩李根

汤治小儿暴热得之二三日：李根、桂枝、芒硝、麦门冬、甘草五味。⑪ 升麻汤治小儿伤寒热毒身热面赤，或因壮热四肢挛掣乃成惊痫：升麻、白薇、麻黄、葳蕤、柴胡、甘草、黄芩、朴硝、大黄、钩藤十味。⑫ 大黄汤治小儿宿热瘦瘠，发热进退休作无时：大黄、甘草、芒硝、桂枝、石膏、大枣六味。⑬ 蜀漆汤治小儿潮热：蜀漆、甘草、知母、龙骨、牡蛎五味。⑭ 竹叶汤治小儿夏月伏热，温壮来往，或三焦不利下痢赤白：竹叶、小麦、柴胡、麦门冬、人参、甘草、茯苓、黄芩八味。⑮ 调中汤治小儿春秋晨夕暴冷下痢，壮热脉洪大：葛根、黄芩、茯苓、桔梗、芍药、白术、藁本、大黄、甘草九味。⑯ 生地黄汤治小儿寒热进退，啼呼腹痛：生地、桂枝二味。二物通汗散治少小有热不汗：粉、雷丸。⑰ 二物茯苓粉散治少小头汗：茯苓、牡蛎。⑱ 三物黄连粉散治少小盗汗：黄连、牡蛎、贝母。⑲ 犀角饮子治心热：犀角、茯神、麦门冬、甘草、白术五味。⑳ 恒山汤治小儿温疟：恒山、小麦、淡竹叶三味。治咳嗽第六：① 竹沥汤小儿咳嗽：竹沥、黄芩、木防己、羚羊角、白术、大黄、茵芋、麻黄、白薇、桑寄生、革薢、甘草十二味。② 紫菀汤治小儿中冷及伤寒暴嗽咽喉气逆，或鼻塞清水：紫菀、杏仁、黄芩、当归、甘草、橘皮、青木香、麻黄、桂枝、大黄十味。③ 五味子汤治小儿喘迫咳嗽，昼夜不息：五味子、当归、麻黄、干姜、桂枝、人参、紫菀、甘草、款冬花、细辛、大黄十一味。④ 射干汤治小儿咳逆喘息如水鸡声：射干、麻黄、紫菀、甘草、生姜、半夏、桂枝、大枣八味。⑤ 一物杏仁丸治小儿咳逆上气。⑥ 八味生姜煎治小儿咳嗽：生姜、干姜、桂枝、甘草、款冬花、紫菀、杏仁、蜜。⑦ 四物款冬丸治小儿咳嗽昼瘥夜甚：款冬花、紫菀、桂枝、伏龙肝。⑧ 菖蒲丸治小儿暴冷咳嗽及积风冷嗽气逆：菖蒲、乌头、杏仁、矾石、细辛、皂荚、款冬花、干姜、桂枝、紫菀、川椒、吴茱萸十二味。⑨ 桂枝汤治少小警咳吐乳呕逆，昼夜不得息：桂枝、甘草、紫菀、麦冬四味。⑩ 麻黄汤治少小肩息上气不得安：麻黄、甘草、桂枝、五味子、半夏、生姜六味。治癖结胀满第七：① 紫双丸治小儿腹中胀满或惊悸寒热：千金不传方。臣亿等详序例中凡云：服紫丸者即前变蒸篇十四味者是也。云服紫丸不下者，服赤丸，赤丸瘥快，病重者当用之，方中并无赤丸，而此用朱砂，又力紧于紫丸，疑此即赤丸也。巴豆、蕤核仁、麦冬、甘草、

朱砂、甘遂、牡蛎、蜡八味。② 牛黄丸治小儿宿乳腹痛惊啼：牛黄、附子、真珠、巴豆、杏仁五味。③ 芒硝紫丸治小儿癖气痰饮消瘦，往来寒热：芒硝、大黄、半夏、甘遂、代赭石、巴豆、杏仁七味。④ 牛黄双丸治小儿乳食不消心腹痛：牛黄、太山甘遂、真珠、杏仁、芍药、黄芩、巴豆七味。⑤ 牛黄鳖甲丸治少小癖实壮热食不消化及中恶忤气：牛黄、厚朴、茯苓、桂枝、白芍、干姜、麦曲、柴胡、大黄、鳖甲、枳实、川芎十二味。⑥ 芫花丸治小儿痰癖结聚，腹大胀满，身体壮热不欲哺乳：芫花、黄芩、大黄、雄黄四味。真珠丸治小儿痰实结聚，宿癖羸露不能饮食：真珠、麦冬、葳仁、巴豆四味。⑦ 鳖甲丸治少小腹中结坚，胁下有疹，手足烦热：鳖甲、白芍、大黄、茯苓、柴胡、干姜、桂枝、䗪虫、蛴螬九味。⑧ 鳖头丸治小儿痞气胁下腹中积聚坚痛：鳖头、甘皮、虻虫、䗪虫、桃仁五味。甘草蜜丸治小儿羸瘦。⑨ 桂心橘皮汤治小儿不食气逆：桂枝、人参、橘皮、黍米、成箨蕹五味。地黄丸治少小不嗜食生肉：干地黄、大黄、茯苓、当归、柴胡、杏仁六味。⑩ 通粟丸治少小胁下气痛，喘逆息难，往来寒热，羸瘦不食：马通中粟、杏仁、紫菀、细辛、五味子、石膏、秦艽、半夏、茯苓九味。当归丸治小儿腹痛舌黑青涎下：当归、野狼毒、吴茱萸、川椒、细辛、干姜、附子、巴豆、豆豉九味。⑪ 一物马齿矾丸治小儿惊痫腹胀。⑫ 一物半夏丸治小儿腹满欲死。⑬ 藿香汤治毒气腹胀逆害乳哺：藿香、生姜、青竹茹、甘草四味。治痈疽瘰疬第八：① 漏芦汤治小儿热毒痈疽，赤白丹毒疮疖：漏芦、连翘、白敛、芒硝、甘草、大黄、升麻、枳实、麻黄、黄芩十味。② 五香连翘汤治小儿风热毒肿或恶核瘰疬，附骨痈疽，节解不举，白丹走竟，白疹瘙痒：青木香、熏陆香、鸡舌香、沉香、麻黄、黄芩、大黄、麝香、连翘、海藻、射干、升麻、枳实、竹沥十四味。③ 连翘丸治结风气肿，无故寒热，强健如故，身体颈项结核瘰疬及心胁腹背里有坚核不痛：连翘、桑白皮、白头翁、牡丹皮、防风、黄柏、桂枝、香豉、独活、秦艽、海藻十一味。④ 麻黄汤治小儿丹肿及风毒风疹：麻黄、独活、射干、甘草、桂枝、青木香、石膏、黄芩上八味。⑤ 拓汤治小儿数十种丹：大黄、甘草、当归、川芎、白芷、独活、黄芩、芍药、升麻、沉香、青木香、木兰皮、芒硝十三味。⑥ 五香枳实汤治小儿瘤瘰坚如麻豆疮痒，搔之皮剥汁出：青木香、麝香、鸡舌

香、熏陆香、沉香、防风、秦艽、漏芦、升麻、黄芩、白薇、麻黄、枳实、大黄十四味。⑦水银膏治小儿热疮：水银、胡粉、松脂三味。⑧苦参汤浴小儿百疮不瘥：苦参、地榆、黄连、王不留行、独活、艾叶、竹叶七味。⑨枳实丸治小儿风瘙痒痛如疥：枳实、菊花、蛇床子、防风、刺蒺藜、白薇、浮萍、天雄、麻黄、漏芦十味。⑩泽兰汤治丹及瘾疹入腹杀人：泽兰、川芎、附子、茵芋、藁本、莽草、细辛七味。⑪藜芦膏治小儿头疮：藜芦、黄连、雄黄、黄芩、松脂、矾石、猪脂七味。⑫苦参汤治小儿头疮：苦参、黄芩、黄连、黄柏、甘草、大黄、川芎、蒺藜子八味。治小儿杂病第九：①一物雀屎丸治小儿中风口噤。升麻汤治小儿毒盛喉痛咽塞：升麻、生姜、射干、橘皮四味。②半夏熨汤治小儿解颅不合，羸瘦色黄不能行：半夏、生姜、川芎、细辛、桂枝、乌头六味。③五等丸治小儿阴大卵坚：黄柏、香豉、牡丹、防风、桂枝五味。④鳖头丸治小儿积冷脱肛肿痛：鳖头、磁石、桂枝四味。⑤地肤子汤治小儿膀胱热毒小便不通涩痛：地肤子、瞿麦、知母、黄芩、枳实、升麻、葵子、猪苓、通草、海藻、橘皮、大黄十二味。⑥蒲黄汤治小儿瘀血寒热，不肯乳哺但啼哭叫唤：蒲黄、麦冬、大黄、黄芩、甘草、芒硝、黄连七味。

卷六论述五官疾病证治 ①目病第一：神曲丸一名磁朱丸，主明目，百岁可读注书，当秘之：神曲、磁石、光明砂三味。②瓜子散亦名十子散治眼漠漠不明：冬瓜子、青葙子、茺蔚子、枸杞子、牡荆子、蒺藜子、菟丝子、芜菁子、决明子、地肤子、柏子仁、牡桂、蕤仁、细辛、蘡薁根、车前子十六味。③补肝丸治眼暗：青葙子、桂枝、葶苈子、杏仁、细辛、茺蔚子、枸杞子、五味子、茯苓、黄芩、防风、地肤子、泽泻、决明子、麦门冬、蕤仁、车前子、菟丝子、干地黄、兔肝二十味。④补肝丸治肝痹眼暗，眊眊不明，寒则泪出：兔肝、柏子仁、地黄、茯苓、细辛、蕤仁、枸杞、防风、川芎十四味。⑤补肝散治失明漠漠：青羊肝、决明子、蓼子三味。⑥补肝散治三十年失明：细辛、钟乳粉、茯苓、云母粉、远志、五味子六味。⑦一物芜菁子散补肝明目。⑧补肝散明目治男子五劳七伤：地肤子、生地黄二味。⑨栀子仁煎治肝实热，目眦刺痛：栀子仁、蕤仁、决明子、车前叶、秦皮、石膏九味。⑩泻肝汤治眼赤息肉，漠漠不见物：柴胡、芍药、大黄、决明子、泽泻、黄芩、杏仁、升麻、枳实、栀子、竹叶十一味。⑪大枣煎治目热眦赤，赤脉侵睛，息肉急痛闭不开如芥在眼磣痛：大枣、黄连、淡竹叶三味。⑫洗眼汤治障翳热痛汁出：秦皮、黄柏、决明子、黄连、黄芩、蕤仁、栀子、大枣八味。⑬荡风散《删繁方》名真朱散治目白肤风泪下：光明朱砂、贝齿、衣中白鱼、干姜四味。⑭洗眼汤治目赤痛：甘竹叶、乌梅、古钱等三味。真珠散治肝气虚寒，眼青眊眊不见物：真珠、白蜜、鲤鱼胆、鲤鱼脑四味。治鼻病第二：①香膏治鼻塞窒：白芷、川芎、通草、当归、细辛、莽草、辛夷七味。②香膏治鼻不利：当归、薰草、通草、细辛、蕤仁、川芎、白芷、羊髓八味。③通草散治鼻中息肉不通利：通草、矾石、真珠三味。④羊肺散治鼻中息肉梁起：羊肺、白术、苁蓉、通草、干姜、川芎六味。⑤生地黄汤治衄血：生地、黄芩、阿胶、柏叶、甘草五味。口病第三：①升麻煎治口舌生疮咽肿：升麻、玄参、蔷薇根白皮、射干、大青、黄柏、蜜等七味。②蔷薇丸治身体热气口疮痹瘰：蔷薇根、黄芩、鼠李根、当归、葛根、白薇、石龙芮、黄柏、芍药、续断、黄芪、瓜蒌根十二味。③五香丸止烦散气治口臭、身臭：豆蔻、丁香、藿香、零陵香、青木香、白芷、桂枝、香附子、甘松香、当归、槟榔十一味。④含香丸治口气臭秽：丁香、甘草、细辛、桂枝、川芎五味。⑤熏衣香治身体臭气：鸡骨煎香、零陵香、丁香、青桂皮、青木香、枫香、郁金香、熏陆香、甲香、苏合香、甘松香、沉水香、雀头香、藿香、白檀香、安息香、艾纳香、麝香十八味。⑥湿香治身体臭气：沉香、甘松、檀香、雀头香、甲香、丁香、零陵香、鸡骨煎香、麝香、熏陆香十味。⑦百和香治各种臭气：沉水香、甲香、丁子香、鸡骨香、兜娄婆香、熏陆香、白檀香、熟捷香、雀头香、苏合香、安息香、麝香、燕香二十味。⑧裛衣香治身体臭气：零陵香、藿香、甘松香、茅香、丁子香、苜蓿香六味。治舌病第四：①升麻煎泄热治舌疮裂破，引唇揭赤：升麻、射干、柏叶、大青、苦竹叶、赤蜜、生芦根、蔷薇根白皮、生玄参汁、地黄汁十味。②柴胡升麻汤治舌疮不得食：柴胡、升麻、芍药、栀子、通草、黄芩、大青、杏仁、生姜、石膏十味。③治舌胀满口不得语：䗪虫、盐二味。④戎盐丸治舌黑有孔大如箸，出血如涌泉：戎盐、黄芩、黄柏、大黄、人参、桂枝、甘草七味。治唇病第五：①润脾膏治脾热唇焦枯无润：生地黄汁、生麦门冬、生天门冬、葳蕤、细辛、甘草、川芎、白术、黄芪、升麻、猪膏十一味。②甲煎唇脂治唇裂口臭：甘松香、艾纳香、苜蓿香、茅香、藿香、零陵香、沉香、雀头香、苏合香、白胶香、檀香、丁香、麝香、甲香等十四味。甲煎口脂治唇白无血色及口臭：沉香、甲香、丁香、麝香、檀香、苏合香、薰陆香、零陵香、白胶香、藿香、甘松香、泽兰十二味。治齿病第六：①齲齿方治齲齿及虫痛：白附子、知母、细辛、川芎、高良姜五味。②一物莨菪子治虫齿。③齿虫方治齿龈肿痛及虫痛：黄芩、甘草、桂枝、当归、细辛、蛇床子六味。治酒醉、牙齿涌血出：当归、桂枝、细辛、甘草、矾石五味。④含漱汤治齿痛：独活、黄芩、川芎、细辛、荜茇、当归、丁香七味。⑤漱齿汤治齿痛：川芎、细辛、防风、矾石、附子、藜芦、莽草七味。⑥牙痛方治牙痛口噤不开：附子、黄连、矾石三味。治喉病第七：①乌翣膏治喉肿神气不通：生乌翣、升麻、羚羊角、蔷薇根、艾叶、芍药、通草、生地黄、猪脂九味。②羚犀二角汤治风毒冲心咽喉肿痛：羚羊角、犀角、射干、升麻、杏仁、甘草、豆豉、芍药、栀子九味。③射干升麻汤治咽喉风毒及瘰疬：升麻、芍药、射干、杏仁、枫香、葛根、麻黄、甘草八味。④一物马蔺子治咽喉风毒。⑤一物商陆治喉痹。⑥一物鞭草根治喉痹。⑦母姜酒治咽塞声嘶：母姜汁、酥、牛髓、油、桂枝、秦椒、防风、川芎、独活九味。⑧鬼臼丸治声嘶：丹参、升麻、雄黄、杏仁、鬼臼、甘草、射干、麝香八味。⑨射干丸治咽喉不利下气：射干、杏仁、人参、附子、桂枝五味。治耳疾第八：①磁石汤治耳脓血出或生肉塞之不闻人声：磁石、白术、牡蛎、甘草、生麦门冬、生地黄汁、芍药、葱白、大枣九味。②地黄散治肾虚耳鸣焦枯，腰脊苦痛：生地黄汁、生天门冬汁、白蜜、羊肾、白术、麦曲、甘草、干姜、地骨皮、桂枝、杜仲、黄芪、当归、五味子十四味。③菖蒲酒治肾寒耳鸣耳聋：菖蒲、故铁、柘根三味。④羊肾丸治劳聋，气聋，风聋，虚聋，毒聋，久聋耳鸣：羊肾、山茱萸、干姜、巴戟天、芍药、泽泻、桂枝、菟丝子、黄芪、地黄、远志、蛇床子、石斛、当归、细辛、苁蓉、牡丹皮、人参、甘草、附子、菖蒲二十三味。⑤赤膏治耳聋齿痛：桂枝、大黄、白术、细辛、川芎、干姜、丹参、蜀椒、巴豆、附子十味。⑥细辛丸治猝聋：细辛、菖蒲、杏仁、曲末四味。⑦当归散治耳鸣耳聋：当归、细辛、川芎、防风、附

子、白芷。⑧通草散治水入耳鸣：通草、细辛、桂枝、菖蒲、附子、矾石、当归、甘草、独活九味。⑨龙骨散治耳聋有脓：乌贼骨、釜底墨、龙骨、伏龙肝、附子、禹余粮六味。⑩一物桃仁散治聤耳。面药第九：①五香散治皯疱𪒠黯，黑运赤气：毕豆、黄芪、茯苓、葳蕤、杜若、商陆、大豆黄卷、白芷、当归、附子、冬瓜仁、杜衡、僵蚕、辛夷仁、香附子、丁子香、蜀水花、旋覆花、防风、木兰、川芎、藁本、皂荚、白胶、杏仁、梅肉、酸浆、水萍、天冬、白术、土瓜根、猪胰三十二味。②澡豆方洗手面令白净悦泽：白芷、白术、白鲜皮、白蔹、白附子、茯苓、羌活、葳蕤、瓜蒌子、桃仁、杏仁、菟丝子、商陆、土瓜根、川芎、猪胰、冬瓜仁、白豆面、面十九味。③澡豆洗手面治面黑不净：白鲜皮、白僵蚕、川芎、白芷、白附子、鹰屎白、甘松香、木香、土瓜根、白梅肉、大枣、麝香、鸡子白、猪胰、杏仁、白檀香、白术、丁子香、冬瓜仁、面二十味。④澡豆方洗面药：猪胰、毕豆面、皂荚、瓜蒌实、葳蕤、茯苓、土瓜根七味。⑤澡豆方：白芷、青木香、甘松香、藿香、冬葵子、瓜蒌仁、零陵香、毕豆面八味。⑥桃仁澡豆方：桃仁、芜菁子、白术、土瓜根、黑豆面五味。⑦澡豆主手干燥常少润腻：猪胰、茯苓、白芷、藁本、甘松香、零陵香、白商陆、大豆末、葫芦灰九味。⑧玉屑面膏治面无光泽，皮肉皱黑：玉屑、川芎、土瓜根、葳蕤、桃仁、白附子、白芷、冬瓜仁、木兰、辛夷、菟丝子、藁本、青木香、白僵蚕、当归、黄芪、藿香、细辛、麝香、防风、鹰屎白、猪胰、蜀水花、白犬脂、鹅脂、熊脂二十八味。⑨面脂主悦泽人面：白芷、冬瓜仁、葳蕤、细辛、防风、商陆、川芎、当归、藁本、蘼芜、土瓜根、桃仁、木兰皮、辛夷、甘松香、麝香、白僵蚕、白附子、栀子花、零陵香、猪胰二十一味。⑩玉屑面脂方：玉屑、白附子、茯苓、青木香、葳蕤、白术、白僵蚕、密陀僧、甘松香、乌头、商陆、石膏、黄芪、胡粉、芍药、藁本、防风、芒硝、白檀、当归、土瓜根、桃仁、川芎、白头翁、零陵香、细辛、知母、猪脂、羊肾脂三十三味。⑪面脂治面上皱黑及面上之疾：丁香、零陵香、桃仁、土瓜根、白蔹、防风、沉香、辛夷、栀子花、当归、麝香、藁本、商陆、川芎、葳蕤、藿香、白芷、甘松香、菟丝子、白僵蚕、木兰皮、蜀水花、青木香、冬瓜仁、茯苓二十九味。⑫猪蹄汤洗手面令光润：猪蹄、桑白皮、川芎、葳蕤、白术、茯苓、商陆、白芷八味。⑬一物猪蹄浆急面皮去老皱

令人光净,一物李子仁末治面黠,一物白附子末酒敷治面黠。⑭ 鹿角散令面如少女光泽洁白:鹿角、牛乳、川芎、细辛、天门冬、白芷、白附子、白术、白蔹、杏仁、酥十一味。⑮ 桃花丸治面黑黠令人洁白光悦:桃花、桂枝、乌喙、甘草四味。⑯ 白杨皮散治面与手足黑令光泽洁白:白杨皮、桃花、白瓜子仁三味。⑰ 白瓜子丸治面黠令色白:白瓜子、藁本、远志、杜衡、天冬、白芷、当归、车前子、云母粉、柏子仁、细辛、橘皮、瓜蒌仁、铅丹、白石脂十五味。⑱ 白膏治面齇疱疥痈恶疮:附子、野葛、蜀椒三味。⑲ 栀子丸治酒齇鼻疱:栀子、川芎、大黄、豆豉、木兰皮、甘草六味。

卷七论风毒脚气证治　论风毒状第一:脚气又称风毒。脚气病是营养素缺乏病。神经系统损害为主称干性脚气病,心功能不全为主称湿性脚气病。干性脚气病为上升性对称性周围神经炎,感觉和运动障碍,肌力下降,部分病例发生足垂症及趾垂症,行走时呈跨阈步态等。湿性脚气病表现为软弱、疲劳、心悸、气急等。孙思邈曰:古人少有此疾。自永嘉南渡,衣缨士人多有遭者。岭表江东有支法存、仰道人等留意经方,偏善斯术。宋齐之间有释门深师道人述法存等诸家旧方为三十卷,其脚弱一方近百余首。魏周之代盖无此病,所以姚公《集验》殊不殷勤,徐王撰录未以为意。特以三方鼎峙,风教未一,霜露不均,寒暑不等,是以关西、河北不识此疾。自圣唐开辟,六合无外。南极之地,襟带是重,爪牙之寄,作镇于彼,不习水土,往者皆遭。近来,中国士大夫虽不涉江表,亦有居然而患之者,良由今代天下风气混同,物类齐等所致之耳。然此病发初得先从脚起,因即胫肿,时人号为脚气。深师云:脚弱者即其义也。深师述支法存所用及永平山敷、施连、范祖耀、黄素等诸脚弱方,凡八十余条,皆是精要。然学人寻览,颇觉繁重,正是方集耳,猝欲救急,莫测指南。今取其所经用灼然有效者,以备仓猝,余者不复具述。治脚气汤液第二:① 第一竹沥汤治两脚痹弱或转筋皮肉不仁,腹胀起如肿,按之不陷:竹沥、甘草、秦艽、葛根、黄芩、麻黄、防己、细辛、桂枝、干姜、茯苓、防风、升麻、附子、杏仁十五味。第二大竹沥汤治中风四肢缓纵,偏痹挛急:竹沥、独活、芍药、防风、茵芋、甘草、白术、葛根、细辛、黄芩、川芎、桂枝、防己、人参、石膏、麻黄、生姜、茯苓、乌头

十九味。第三竹沥汤治风毒入心短气,心下烦热,手足烦疼,四肢不举,皮肉不仁:竹沥、防风、茯苓、秦艽、当归、黄芩、人参、川芎、细辛、桂枝、甘草、升麻、麻黄、白术、附子、川椒、葛根、生姜十八味。麻黄汤治风毒脚弱无力,顽痹四肢不仁:麻黄、大枣、茯苓、杏仁、防风、白术、当归、升麻、川芎、芍药、黄芩、桂枝、麦冬、甘草十四味。② 第二独活汤:独活、地黄、生姜、葛根、桂枝、甘草、麻黄、芍药八味。③ 第三兼补厚朴汤并治诸气咳嗽,逆气呕吐:厚朴、川芎、桂枝、地黄、芍药、当归、人参、黄芪、甘草、吴茱萸、半夏、生姜十二味。④ 第四兼补风引独活汤:独活、茯苓、甘草、升麻、人参、桂枝、防风、芍药、当归、黄芪、干姜、附子、大豆十三味。⑤ 防风汤治脚痹并治毒气冲心呕逆宿癖及积气疝气:防风、麻黄、川芎、人参、芍药、当归、茯苓、半夏、甘草、橘皮、鳖甲、生姜、桂枝、杏仁、赤小豆、贝子、乌梅、大枣、吴茱萸、犀角、羚羊角、薤白二十二味。⑥ 独活汤治脚痹:独活、当归、防风、茯苓、芍药、黄芪、葛根、人参、甘草、大豆、附子、干姜十二味。⑦ 风引汤治两脚疼痛痹肿或不仁拘急,屈不得行:麻黄、石膏、独活、茯苓、吴茱萸、附子、秦艽、细辛、桂枝、人参、防风、川芎、防己、甘草、干姜、白术、杏仁十七味。⑧ 大鳖甲汤治脚弱风毒挛痹气上及伤寒恶风,温毒,山水瘴气热毒,四肢痹弱:鳖甲、防风、麻黄、白术、石膏、知母、升麻、茯苓、橘皮、川芎、杏仁、人参、犀角、青木香、雄黄、大枣、贝齿、乌头、生姜、薤白、麝香、赤小豆、吴茱萸三十一味。⑨ 小鳖甲汤治脚弱身体虚胀:鳖甲、黄芩、升麻、麻黄、羚羊角、桂枝、杏仁、前胡、乌梅、薤白十味。⑩ 风缓汤治脚弱举体痹不仁:独活、麻黄、犀角、半夏、大枣、乌梅、桂枝、鳖甲、升麻、橘皮、枳实、甘草、吴茱萸、大黄、生姜、石膏、贝齿十七味。⑪ 犀角旋覆花汤治脚气喘息气急欲死:犀角、旋覆花、橘皮、茯苓、生姜、大枣、香豉、紫苏茎叶八味。⑫ 大犀角汤中脚气冲心闷绝欲死:犀角、旋覆花、防己、白术、桂枝、橘皮、黄芩、生姜、桑白皮、前胡、茯苓、香豉、大枣、紫苏茎叶十四味。⑬ 犀角麻黄汤治脚气:犀角、麻黄、防风、独活、防己、川芎、白术、羚羊角、当归、黄芩、生姜、甘草、杏仁、桂枝十五味。⑭ 小风引汤治中风脚弱疼痛(胡洽名大风引汤):独活、茯苓、人参、防风、当归、甘草、干姜、石斛、附子、大豆十味。⑮ 石膏汤治脚气风毒,

诸恶不可名状：石膏、龙胆、升麻、芍药、贝齿、甘草、鳖甲、黄芩、羚羊角、橘皮、当归十一味。⑯乌头汤治风冷脚痹疼痛，挛弱不可屈伸：乌头、细辛、川椒、甘草、秦艽、附子、桂枝、芍药、干姜、茯苓、防风、当归、独活、大枣十四味。⑰追毒汤治脚弱上心烦闷欲绝：半夏、生姜、黄芪、甘草、当归、人参、厚朴、独活、橘皮、枳实、麻黄、地黄、芍药、桂枝、贝子、大枣十六味。⑱紫苏子汤治脚弱上气，昔宋湘东王在南州患脚气困笃，服此汤大得力：紫苏子、半夏、前胡、厚朴、甘草、当归、橘皮、大枣、生姜、桂枝十味。⑲防风汤治肢体虚风微痉发热，肢节不随：防风、麻黄、秦艽、独活、生姜、半夏、当归、远志、甘草、防己、人参、黄芩、升麻、芍药、石膏、麝香十六味。⑳丹参牛膝煮散治脚弱脚痹，气满身肿：丹参、牛膝、桑白皮、杏仁、升麻、茯苓、猪苓、犀角、黄芩、橘皮、防己、白前、泽泻、桂枝、秦艽、生姜、李根白皮、大麻仁十八味。治脚气诸散第三：①八风散治脚气痹弱：菊花、石斛、天雄、人参、附子、甘草、钟乳、山药、川断、黄芪、泽泻、麦冬、远志、细辛、龙胆、秦艽、石韦、菟丝子、牛膝、菖蒲、杜仲、茯苓、地黄、柏子仁、蛇床子、防风、白术、干姜、草薢、山茱萸、五味子、乌头三十三味。②大八风散治风湿诸痹脚弱：巴戟肉、黄芪、桂枝、细辛、天雄、草薢、肉苁蓉、牡荆子、山药、菊花、葳蕤、山茱萸、秦艽、黄芩、石斛、白术、矾石、厚朴、龙胆、人参、蜀椒、附子、五味子、菖蒲、茯苓、牛膝、乌喙、远志、桔梗、川芎、白蔹、芍药三十二味（胡洽无桔梗）。③内补石斛秦艽散治风虚脚弱，手足拘挛疼痹不能行：石斛、附子、天雄、桂枝、独活、天冬、秦艽、乌头、人参、干姜、当归、防风、杜仲、山茱萸、莽草、桔梗、细辛、麻黄、前胡、五味子、川椒、白芷、白术二十三味。④秦艽散治四肢不仁，偏枯不随，不能屈伸：秦艽、干姜、桔梗、附子、天雄、当归、天冬、人参、白术、川椒、乌头、细辛、甘草、白芷、山茱萸、麻黄、前胡、防风、五味子十九味。⑤淮南八公石斛万病散治风湿疼痹腰脚不随：防风、茯苓、菊花、细辛、川椒、干姜、云母、苁蓉、人参、地黄、附子、石斛、杜仲、远志、菟丝子、天雄、草薢、桂枝、牛膝、蛇床子、白术、山药、巴戟、菖蒲、川断、山茱萸、五味子二十七味。⑥茱萸散治冷风脚跛偏枯，半身不随：吴茱萸、干姜、白蔹、牡荆、附子、天雄、狗脊、干漆、山药、秦艽、防风等十一味。治脚气酒醴第四：

①石斛酒治脚气痛痹挛不能行：石斛、丹参、五加皮、侧子、秦艽、杜仲、山茱萸、牛膝、桂枝、干姜、羌活、川椒、橘皮、黄芪、白前、川芎、茵芋、当归、薏苡仁、防风、钟乳二十一味。②一物乌麻酒治脚气。③钟乳酒治脚气冷痹，赢瘦挛弱不能行：钟乳、丹参、石斛、杜仲、天冬、牛膝、防风、黄芪、川芎、当归、附子、桂枝、秦艽、干姜、山茱萸、苡仁十六味。④枸杞菖蒲酒治脚气缓风急风。⑤一物虎骨酒治风经五脏骨髓疼痛。⑥一物蓼酒治冬卧脚冷四肢有气。⑦小黄芪酒治痰癖四肢偏枯，脚弱耳聋，眼眩头重或举体流肿疼痹：黄芪、附子、川椒、防风、牛膝、细辛、桂枝、独活、白术、川芎、甘草、秦艽、乌头、山药、大黄、葛根、干姜、山茱萸、当归十八味。⑧黄芪酒治风虚脚疼痿弱，气闷不自收摄：黄芪、秦艽、川椒、干姜、独活、白术、川芎、苁蓉、细辛、牛膝、葛根、当归、甘草、山茱萸、桂枝、菖蒲、柏子仁、天雄、钟乳、防风、大黄、乌头、石斛、石南、附子二十五味。⑨茵芋酒治风眩头重目瞀无所见，拘急痹痛，历节肿痛，骨中酸疼：茵芋、乌头、石南、附子、细辛、独活、防风、川椒、女萎、卷柏、桂枝、天雄、秦艽、防己、踯躅十五味。⑩大金牙酒治脚气风毒，瘴疠湿痹，口喎面戾，半身不遂，手足拘挛，历节肿痛：金牙、侧子、附子、天雄、人参、苁蓉、茯苓、当归、防风、黄芪、山药、细辛、桂枝、草薢、葳蕤、白芷、桔梗、黄芩、远志、牡荆子、川芎、地骨皮、五加皮、杜仲、厚朴、枳实、白术、牛膝、丹参、独活、茵芋、石南、狗脊、磁石、薏苡仁、麦冬、生石斛、蒴藋、生地黄三十九味。⑪钟乳酒治极补虚损，通顺血脉：钟乳、石斛、苁蓉、附子、甘菊五味。秦艽酒治四肢偏枯痿躄，髀脚疼弱或有拘急挛缩屈指：秦艽、天冬、五加皮、牛膝、附子、桂枝、巴戟肉、杜仲、石南、细辛十二味。⑫术膏酒治脚弱风虚，五劳七伤万病：生白术、湿荆、青竹、生地黄根、生五加根、糯米、麦曲、桂枝、甘草、白芷、细辛、防风、当归、麻黄、川芎、附子、牛膝、干姜、五加皮十九味。⑬一物松叶酒治脚弱十二风痹不能行。⑭侧子酒治风湿诸痹脚弱不能行：侧子、牛膝、丹参、山茱萸、蒴藋根、杜仲、石斛、防风、干姜、川椒、细辛、独活、秦艽、桂枝、川芎、当归、白术、茵芋、五加皮、薏苡仁二十味。治脚气膏方第五：①神明白膏治百病，中风恶气及头面诸病及痈痔疮癣疥：吴茱萸、川芎、白术、前胡、白芷、附子、桂枝、当归、细辛十味。

② 卫侯青膏治百病久风头眩,偏枯拘挛或积聚疼痛,鼠漏瘰疬,历节疼肿,关节尽痛:当归、瓜蒌根、地黄、甘草、川椒、半夏、桂枝、川芎、细辛、附子、黄芩、桔梗、天雄、藜芦、皂荚、厚朴、乌头、莽草、干姜、人参、黄连、寄生、川断、戎盐、黄野葛、生竹茹、巴豆、石南、杏仁、猪脂、苦酒三十一味。③ 神明青膏治脚气:川椒、皂荚、黄芩、石南、黄连、雄黄、桂枝、藜芦、白术、川芎、大黄、泽泻、乌头、川断、莽草、人参、半夏、当归、地黄、蔵蕤、细辛、附子、桔梗、干姜、戎盐、二十五味。④ 太傅白膏亦曰太一神膏,治百病,腰脊脚疼,风痹湿肿不能行步,隐疹风瘙,鼠漏瘰疬:川椒、升麻、附子、巴豆、川芎、杏仁、狸骨、细辛、白芷、甘草、白术十二味。⑤ 曲鱼膏治风湿痛痹,四肢挛弱,偏跛不仁并痈肿恶疮:大黄、黄芩、莽草、巴豆、野葛、牡丹、蹢躅、芫花、川椒、皂荚、藜芦、附子十二味。⑥ 野葛膏治脚弱偏枯百病,恶风毒肿,疼痹不仁,瘰疬恶疮,痈疽肿胫:野葛、犀角、蛇衔、莽草、乌头、桔梗、升麻、防风、川椒、干姜、鳖甲、雄黄、巴豆、丹参、蹢躅花十五味。⑦ 苍梧道士陈元膏治一切风湿骨肉疼痛痹:当归、细辛、川芎、桂枝、天雄、生地、白芷十二味。⑧ 裴公八毒膏治风毒腹中绞刺痛,飞尸入脏及魇寐寐不寤,尸厥奄忽不知人:川椒、当归、雄黄、丹砂、乌头、巴豆、薤白、莽草八味。

卷八论述诸风证治　论风状第一:略。治诸风第二:① 小续命汤治中风欲死,身体缓急口目不正,舌强不能语,奄奄忽忽,神情闷乱:麻黄、防己、人参、黄芩、桂枝、芍药、甘草、川芎、杏仁、防风、附子、生姜十二味。② 小续命汤治中风拘急,此与大续命汤同,偏宜产后失血并老小人:麻黄、桂枝、甘草、生姜、人参、川芎、白术、附子、防己、芍药、黄芩、防风十二味。③ 大续命汤治肝疠风猝然喑哑,依古法用大小续命二汤通治五脏偏枯贼风:麻黄、石膏、桂枝、干姜、川芎、当归、黄芩、杏仁、荆沥九味。④ 西州续命汤治风痱身体不知自收,口不能言,冒昧不识人,拘急背痛不得转侧:麻黄、石膏、桂枝、甘草、川芎、干姜、黄芩、当归、杏仁九味。⑤ 大续命散治八风十二痹,偏枯不仁,手足拘急疼痛不得伸屈或头眩起止颠倒卧如堕地状:麻黄、乌头、防风、桂枝、甘草、蜀椒、杏仁、石膏、人参、芍药、当归、葛茹、黄芩、茯苓、干姜十五味。⑥ 续命煮散治风无轻重:麻黄、川芎、独活、防己、甘草、杏

仁、桂枝、附子、茯苓、升麻、细辛、人参、防风、石膏、白术十五味。⑦ 排风汤治风虚湿冷,邪入五脏,狂言妄语,精神错乱,偏枯筋急,身体不仁,手足不遂:白鲜皮、白术、芍药、桂枝、川芎、当归、杏仁、防风、甘草、独活、麻黄、茯苓、生姜十三味。⑧ 大八风汤治毒风顽痹弹曳,手脚不遂,身体偏枯,多语善忘,有时恐怖:当归、五味子、升麻、乌头、黄芩、芍药、远志、独活、防风、川芎、麻黄、秦艽、石斛、人参、茯苓、杏仁、黄芪、紫菀、石膏、甘草、桂枝、干姜、大豆二十三味。⑨ 八风散治八风十二痹:麻黄、白术、羌活、黄芩、大黄、瓜蒌根、甘草、栾荆、天雄、白芷、防风、芍药、天冬、石膏、山茱萸、食茱萸、蹢躅、茵芋、附子、细辛、干姜、桂枝、雄黄、朱砂、丹参二十五味。⑩ 小八风散治迷惑如醉,狂言妄语,惊悸恐怖,恍惚见鬼,烦满颠倒,邑邑短气不得语,语则失忘:天雄、当归、人参、附子、天冬、防风、蜀椒、独活、乌头、秦艽、细辛、白术、干姜、麻黄、五味子、桔梗、山茱萸、柴胡、莽草、白芷二十味。⑪ 乌头汤治八风五尸恶气游走胸心,短气欲死:乌头、芍药、干姜、桂枝、细辛、地黄、当归、吴茱萸、甘草九味。⑫ 单味苍耳散治诸风。⑬ 大防风汤治中风发热无汗:防风、当归、麻黄、白术、甘草、黄芩、地黄、山茱萸、茯苓、附子十味。⑭ 大戟洗汤治中风发热:大戟、苦参二味。⑮ 金牙酒疗积年八风五痓,举身弹曳:金牙、地黄、地肤子、萹蓄根、附子、防风、细辛、莽草、羌活、蜀椒十味。⑯ 金常山太守马灌酒治诸风:天雄、商陆根、蹢躅、蜀椒、乌头、附子、桂枝、白蔹、茵芋、干姜十味。⑰ 蛮夷酒治久风枯挛及诸恶风眉毛堕落:地黄、独活、丹参、礜石、麦冬、附子、甘遂、赤石脂、干姜、芫菁、芫花、柏子仁、苏子、苁蓉、茯神、金牙、山药、白术、杜仲、石南、牡荆子、山茱萸、款冬花、白芷、乌喙、乌头、人参、野狼毒、蜀椒、防风、细辛、矾石、寒水石、牛膝、麻黄、川芎、当归、柴胡、芍药、牡蛎、桔梗、狗脊、天雄、石斛、桂枝四十五味。⑱ 鲁王酒治诸风眩百病:茵芋、乌头、蹢躅、天雄、防己、石斛、细辛、牛膝、甘草、柏子仁、通草、桂枝、秦艽、茵陈、山茱萸、黄芩、附子、瞿麦、地黄、王不留行、杜仲、泽泻、石南、防风、远志二十五味。⑲ 独活酒治八风十二痹:独活、石南、防风、附子、乌头、天雄、茵芋七味。治贼风第三:① 桂枝酒治疠风猝然喑哑不声,踞坐不得,四肢缓弱,遗失便利:桂枝、川

芎、独活、牛膝、山药、甘草、附子、防风、茯苓、天雄、茵芋、杜仲、萹蓄根、白术、干姜、踯躅、猪椒叶根皮、大枣十八味。② 干姜附子汤治心虚寒风,半身不遂、骨节离解、缓弱不收、便利无度、口面㖞斜:干姜、附子、桂枝、麻黄、川芎五味。③ 川芎汤治中风四肢不仁、善笑不息:川芎、黄芩、石膏、当归、秦艽、麻黄、桂枝、干姜、甘草、杏仁十味。④ 荆沥汤治疬风伤心惊悸,语声宽急混浊、口㖞冒昧好自笑:荆沥、母姜、麻黄、白术、川芎、防风、桂枝、升麻、茯苓、远志、人参、羌活、当归、防己、甘草十五味。⑤ 白术酒补心志定气治疬风损心,气性反常,心手不随、语声冒昧:白术、地骨皮、荆实、菊花四味。⑥ 半夏汤温中下气治脾寒语声忧惧,舌本卷缩,嗔喜无度,闷恍惚胀满:半夏、大麻仁、生姜、芍药、茯苓、五味子、桂枝、橘皮十二味。⑦ 当归丸补脾安胃调气止痛治脾脏虚寒身重不举,语音沉鼓,疬风伤痛,便利无度:当归、酸枣仁、干姜、川芎、地黄、天雄、黄芪、地骨皮、大枣、吴茱萸、甘草、秦椒叶、厚朴、秦艽、桂枝、防风、附子、白术十八味。⑧ 依源麻黄续命汤治肺脏虚寒疬风所中,嘘吸战掉,声嘶塞而散下,气息短备,四肢痹弱,面色青黄,遗矢便利,冷汗出:麻黄、大枣、杏仁、白术、石膏、桂枝、人参、干姜、茯苓、当归、川芎、甘草十二味。⑨ 八风防风散治肺脏寒虚疬风,语音嘶下,拖气用力战掉,缓弱羸瘠:防风、独活、川芎、秦椒、干姜、黄芪、附子、天雄、麻黄、五味子、山茱萸、石膏、秦艽、桂枝、山药、细辛、当归、防己、人参、杜仲、甘草、贯众、菊花、紫菀二十四味。⑩ 温中生姜汤治肺脏虚寒羸瘦缓弱,掉嘘吸,胸满肺痿:生姜、桂枝、橘皮、甘草、麻黄五味。⑪ 肾沥汤治肾脏寒虚疬风,语音謇吃,不转偏枯、脚偏跛蹇、缓弱不能动,口㖞言音混浊:羊肾、黄芪、川芎、桂枝、当归、人参、防风、甘草、五味子、元参、茯苓、芍药、磁石、地骨皮、生姜十五味。⑫ 干地黄丸治肾虚呻吟喜恚怒,反常心性,腰背强急髓冷:地黄、山茱萸、天门冬、桂枝、续断、柏子仁、杜仲、牛膝、苁蓉、茯苓、天雄、钟乳、松脂、远志、干姜、菖蒲、山药、甘草十八味。⑬ 大岩蜜汤治贼风腹中绞痛并飞尸遁注发作无时,发即抢心胀满,胁下如锥刀刺:栀子、甘草、地黄、细辛、羊脂、干姜、吴茱萸、芍药、茯苓、当归、桂枝十一味。⑭ 小岩蜜汤治恶风角弓反张、飞尸入腹绞痛、闷绝往来、有时筋急,少阴伤寒、口

噤:大黄、雄黄、青羊脂、当归、干姜、桂枝、地黄、芍药、甘草、细辛、吴茱萸十一味。⑮ 排风汤治诸毒风邪,口噤闷绝不识人及面目手足暴肿:犀角、贝子、升麻、羚羊角四味。⑯ 防风汤治身体四肢节解如堕脱肿,按之皮陷,头眩短气:防风、白术、知母、桂枝、川芎、芍药、杏仁、甘草、半夏、生姜十味。⑰ 羌活汤治中风身体疼痛、四肢缓弱不遂及产后中风:羌活、桂枝、芍药、葛根、麻黄、地黄、甘草、生姜八味。⑱ 防己汤治历节四肢疼痛如槌锻不可忍:防己、茯苓、白术、桂枝、生姜、甘草、人参、乌头八味。⑲ 犀角汤治热毒流入四肢、历节肿痛:犀角、羚羊角、前胡、黄芩、栀子仁、射干、大黄、升麻、豆豉九味。⑳ 石膏汤逐风毒:石膏、鸡子、甘草、麻黄、杏仁五味。㉑ 松节酒治历节风四肢疼痛犹如解落:松节、猪椒叶、柏子仁、天雄、萆薢、川芎、秦艽、人参、茵芋、防风、磁石、独活十二味。治偏风第四:① 防风汤治偏风(甄权处疗安平公方):防风、川芎、白芷、牛膝、狗脊、萆薢、白术、羌活、葛根、附子、杏仁、薏苡仁、石膏、桂枝、麻黄、生姜十六味。② 葛根汤治四肢缓弱,身体疼痛不遂:葛根、芍药、桂枝、地黄、羌活、麻黄、甘草、生姜八味。③ 麻子汤治大风周身四肢挛急,风行在皮肤,身劳强服之不虚人,又治精神蒙昧:秋麻子、防风、桂枝、生姜、石膏、橘皮、麻黄、竹叶、葱白、香豉十味。④ 仲景三黄汤治中风手足拘挛,烦热心乱:麻黄、黄芩、黄芪、细辛、独活五味。⑤ 白蔹薏苡汤治风湿挛不可屈伸:白蔹、薏苡仁、芍药、桂枝、酸枣仁、牛膝、干姜、甘草、附子九味。⑥ 独活寄生汤治脚膝偏枯,冷痹缓弱疼重,或腰痛挛脚重痹:独活、寄生、杜仲、牛膝、细辛、秦艽、茯苓、桂枝、防风、川芎、地黄、人参、甘草、当归、芍药十五味。⑦ 菊花酒去风冷补不足治男女风虚寒冷腰背痛,食少羸瘦无颜色:菊花、杜仲、防风、附子、黄芪、干姜、桂枝、当归、石斛、紫石英十五味。⑧ 杜仲酒治腰脚疼痛不遂风虚:杜仲、石南、羌活、附子四味。治风痱第五:① 竹沥汤治四肢不收,心神恍惚,不知人不能言:竹沥、生葛汁、生姜汁三味。觉肢体似好进后汤:竹沥、生葛汁、川芎、防己、附子、人参、芍药、黄芩、甘草、桂枝、生姜、羚羊角、石膏、杏仁、麻黄、防风十六味。渐觉少损仍进后方:竹沥、防风、升麻、羚羊角、防己、桂枝、川芎、麻黄八味。若未除更进后方:防风、麻黄、芍药、防己、桂枝、白术、

黄芩、附子、羚羊角、竹沥、甘草、人参、川芎、独活、升麻、生姜、石膏十七味。凡风痹服前汤得瘥讫，可常服此煮散除风：防风、防己、独活、秦艽、黄芪、芍药、人参、白术、茯神、川芎、远志、升麻、石斛、牛膝、羚羊角、丹参、甘草、厚朴、天门冬、五加皮、地骨皮、黄芩、桂枝、地黄、橘皮、生姜、麻黄、槟榔、藁本、杜仲、犀角、薏苡仁、石膏三十三味。② 荆沥汤治患风人多热：荆沥、竹沥、生姜汁三味。③ 独活煮散治诸风痹：独活、川芎、芍药、茯苓、防风、防己、葛根、羚羊角、当归、人参、桂枝、麦门冬、石膏、磁石、甘草、白术十六。④ 五补丸治凡风服汤药多患虚热翕翕然，宜除热：防风、人参、苁蓉、地黄、羚羊角、麦门冬、天门冬、芍药、独活、干姜、白术、丹参、食茱萸、甘草、茯神、升麻、黄芪、菊花、地骨皮、石斛、牛膝、五加皮、山药、秦艽、川芎、桂枝、防己、生姜屑、黄芩、附子、石膏、寒水石三十二味。治风懿第六：① 独活汤治风懿不能言，四肢不收，手足亸曳：独活、桂枝、芍药、瓜蒌根、生葛根、生姜、甘草七味。② 石南汤治六十四种风注走入皮肤如虫行，腰脊强直，手足拘挛，隐疹身痒，面目肿起，口噤不能言：石南、干姜、黄芩、细辛、人参、桂枝、麻黄、当归、川芎、甘草、地黄、食茱萸十二味。③ 一物桂汁汤治猝失音。④ 附子散治中风手臂不仁口面㖞僻：附子、桂枝、细辛、防风、人参、干姜六味。⑤ 甘草汤治偏风积年不瘥，手脚枯细，面口㖞僻，精神不定，言语倒错：甘草、桂枝、川芎、麻黄、当归、芍药、人参、附子、侧子、独活、防己、生姜、石膏、茯神、白术、黄芩、细辛、秦艽、防风、菊花、淡竹沥二十一味。⑥ 二物枳茹酒治诸风诸药不能瘥。治角弓反张第七：① 仓公当归汤治贼风口噤，角弓反张：当归、防风、独活、附子、细辛、麻黄六味。② 秦艽散治半身不遂，言语错乱，乍喜乍悲，角弓反张，皮肤风痒：秦艽、独活、黄芪、人参、菊花、茵芋、防风、石斛、山茱萸、桂枝、附子、川芎、细辛、当归、五味子、甘草、白术、干姜、白鲜皮、麻黄、天雄、远志二十二味。③ 吴秦艽散治风入肢体百脉，身肿，角弓反张，眉毛堕落，耳聋惊悸，魂志不定，阴下湿痒：秦艽、蜀椒、人参、茯苓、牡蛎、细辛、瓜蒌根、麻黄、干姜、附子、白术、桔梗、桂枝、独活、当归、黄芩、柴胡、牛膝、天雄、石南、杜仲、莽草、乌头、甘草、川芎、防风二十六味。治风痹第八：① 防己黄汤治风湿脉浮身重汗出恶风：甘草、黄

芪、汉防己、生姜、白术、大枣六味。② 黄芪汤治血痹身体不仁如风状：蜀黄芪、人参、芍药、桂枝、生姜、大枣六味。③ 铁精汤治病不能言，四肢寒热不随，言辄飞扬虚损：黄铁、人参、半夏、麦门冬、白薇、黄芩、甘草、芍药、石膏、生姜、大枣十味。④ 白蔹散治风痹筋急展转易常：白蔹、附子二味。⑤ 一物附子酒治大风冷痰癖胀满诸痹。⑥ 麻子酒治虚劳百病，伤寒风湿及手足疼痹：麻子、法曲二味。

卷九卷十论述外感热病证治 《伤寒例》第一：略。辟温第二：① 屠苏酒辟疫气令人不染温病及伤寒：大黄、白术、桂枝、桔梗、蜀椒、乌头、菝葜七味。② 太乙流金散辟温气：雄黄、雌黄、矾石、鬼箭羽、羖羊角五味。③ 雄黄散辟温气：雄黄、朱砂、菖蒲、鬼臼四味。④ 杀鬼烧药辟温气：雄黄、丹砂、雌黄、羚羊角、芫菁、虎骨、鬼臼、鬼箭羽、白头翁、石长生、猪屎、马悬蹄、青羊脂、菖蒲、白术、蜜蜡十六味。⑤ 虎头杀鬼丸辟温：虎头、朱砂、雄黄、雌黄、鬼臼、皂荚、芫菁七味。⑥ 辟温杀鬼丸熏百鬼恶气：雄黄、雌黄、龙骨、龟甲、鲮鲤甲、猬皮、羖羊角、虎骨、樗鸡、空青、川芎、真珠、鸡头十三味。⑦ 雄黄丸辟虎野狼虫蛇，除水怪蛟蜃：雄黄、雌黄、曾青、鬼臼、真珠、丹砂、虎头骨、桔梗、白术、女青、川芎、白芷、鬼督邮、芫菁、鬼箭羽、藜芦、菖蒲、皂荚十八味。⑧ 赤散辟温疫、伤寒、热病：藜芦、踯躅花、牡丹皮、皂荚、附子、桂心、真珠、细辛九味。⑨ 粉身散辟温病常用方：川芎、白芷、藁本三味。⑩ 预备一物柏枝散辟疾疫流行。⑪ 葳蕤汤治风温：葳蕤、白薇、麻黄、独活、杏仁、川芎、甘草、青木香、石膏九味。《小品方》云：葳蕤汤治冬温及春月中风，伤寒则发热头脑痛，咽喉干，舌强胸内疼，心胸痞满，腰背强。伤寒膏第三：① 青膏治伤寒头痛项强，四肢烦疼：当归、川芎、蜀椒、白芷、吴茱萸、附子、乌头、莽草八味。② 黄膏治伤寒敕色头痛项强，贼风走注：大黄、附子、细辛、干姜、蜀椒、桂枝、巴豆七味，此赵泉方。③ 白膏治伤寒头痛：天雄、乌头、莽草、羊踯躅四味。赤膏。发汗散第四：① 度瘴发汗青散治伤寒敕色，恶寒发热，头痛项强体疼：麻黄、桔梗、细辛、吴茱萸、防风、白术、乌头、干姜、蜀椒、桂枝十味。② 五苓散治时行热病但狂言烦躁不安，精彩言语不与人相当：猪苓、白术、茯苓、桂枝、泽泻五味。③ 崔

文行解散治时气不和伤寒发热：桔梗、细辛、白术、乌头四味。④ 六物青散治伤寒救色恶寒：附子、白术、防风、细辛、桔梗、乌头六味。汗而不解者当服神丹丸。⑤ 青散治春伤寒头痛发热：苦参、厚朴、石膏、大黄、细辛、麻黄、乌头七味。⑥ 诏书发汗白薇散治伤寒三日不解：白薇、杏仁、贝母、麻黄四味。⑦ 华佗赤散治伤寒头痛身热，腰背强引颈及中风口噤疟不绝：丹砂、蜀椒、蜀漆、干姜、细辛、黄芩、防己、桂心、茯苓、人参、沙参、桔梗、女菱、乌头、雄黄、吴茱萸、麻黄、代赭石十八味。⑧ 赤散治伤寒头痛项强、身热腰脊痛，往来有时：干姜、防风、沙参、细辛、白术、人参、蜀椒、茯苓、麻黄、黄芩、代赭、桔梗、吴茱萸、附子十四味。⑨ 乌头赤散治天行疫气：乌头、皂荚、雄黄、细辛、桔梗、大黄六味。⑩ 水解散治时行头痛壮热一二日：桂心、甘草、大黄、麻黄四味。⑪ 治时病表里大热欲死：大黄、寒水石、芒硝、石膏、升麻、麻黄、葛根八味。发汗汤液第五：① 仲景桂枝汤治中风翕翕发热，涩涩恶风，淅淅恶寒，鼻鸣干呕。② 仲景麻黄汤治伤寒头痛，发热恶寒，不汗而喘。③ 仲景大青龙汤治中风伤寒脉浮紧，发热恶寒身疼痛，汗不出而烦躁。④ 阳毒升麻汤治伤寒阳毒。⑤ 阴毒甘草汤治伤寒阴毒。⑥ 阴旦汤治伤寒肢节疼痛，内寒外热虚烦。⑦ 阳旦汤治伤寒中风如桂枝汤证。⑧ 六物解肌汤治伤寒发热身体疼痛：葛根、茯苓、麻黄、牡蛎、生姜、甘草。⑨ 解肌汤治伤寒温病：葛根、麻黄、黄芩、芍药、甘草、大枣六味。⑩ 解肌升麻汤治时气三四日不解：升麻、芍药、石膏、麻黄、甘草、杏仁、贝齿七味。⑪ 葛根龙胆汤治伤寒身体烦毒而热：葛根、龙胆、大青、升麻、石膏、葳蕤、甘草、桂枝、芍药、黄芩、麻黄、生姜十二味。⑫ 三匕汤治伤寒中风胸胁痛，四肢逆，干呕下血：茯苓、黄芩、人参、瓜蒌根、芒硝、干地黄、大黄九味。⑬ 五香麻黄汤治伤寒四肢胸背浮肿如吹状：麝香、熏陆香、鸡舌香、沉香、青木香、麻黄、防风、独活、秦艽、葳蕤、甘草、白薇、枳实十三味。⑭ 雪煎治伤寒：麻黄、大黄、杏仁三味。⑮ 七物黄连汤治夏月伤寒四肢烦疼发热：黄连、茯苓、黄芩、芍药、葛根、甘草、小麦七味。发汗丸第六：① 神丹丸治伤寒敕涩，恶寒发热体疼：附子、乌头、人参、茯苓、半夏、朱砂六味。② 麦奴丸又名黑奴丸或水解丸治伤寒热在胸中，口噤不能言：釜底墨、灶突墨、梁上尘、麦奴、黄

芩、大黄、芒硝、麻黄等八味。宜吐第七：① 瓜蒂散治桂枝证头不痛项不强，胸中痞坚，气上冲咽喉不得息：瓜蒂、赤小豆、香豉三味。② 水道散治时气病烦热如火，狂言妄语欲走：甘遂、白芷、大黄、厚朴、枳实、芒硝六味。宜下第八：① 仲景大承气汤治热盛腹中有燥屎。② 仲景抵当丸下瘀血。③ 仲景抵当汤治同前。④ 大柴胡加葳蕤知母汤治伤寒默默心烦，腹中干屎谵语：柴胡、葳蕤、知母、大黄、甘草、人参、黄芩、芍药、生姜、半夏十味。⑤ 治伤寒头痛壮热百节疼痛：柴胡、栀子、芍药、知母、升麻、黄芩、大青、杏仁、石膏、香豉十味。⑥ 驶豉丸治伤寒留饮宿食不消：香豉、杏仁、黄芩、黄连、大黄、麻黄、芒硝、甘遂、巴豆九味。伤寒汗吐下后证治第九：① 竹叶汤治发汗后表里虚烦：竹叶、半夏、麦冬、人参、甘草、生姜、石膏七味。② 小青龙汤治伤寒表未解，心下有水气：桂枝、麻黄、甘草、干姜、芍药、细辛、五味子、半夏八味。③ 四物甘草汤治伤寒汗出而喘无大热：甘草二两，麻黄、石膏、杏仁四味。④ 栀子汤治发汗若下后烦热，胸中室气逆抢心：栀子、香豉二味。⑤ 厚朴汤治发汗后腹胀满：厚朴、人参、甘草、生姜、半夏五味。⑥ 玄武汤治太阳病发汗汗出不解，其人仍发热，心下悸，头眩身瞤动，振振欲擗地：茯苓、芍药、生姜、白术、附子五味。⑦ 葛根黄连汤治太阳病下之利遂不止：葛根、黄连、黄芩、甘草四味。⑧ 茯苓汤治伤寒发汗吐下后心下逆满，气上冲胸，起即头眩：茯苓、白术、桂枝、甘草四味。⑨ 生姜泻心汤治伤寒发汗后心下痞坚：生姜、甘草、人参、黄芩、干姜、黄连、半夏、大枣八味。⑩ 甘草泻心汤治伤寒下之后其人下痢：甘草、黄芩、干姜、黄连、半夏、大枣六味。⑪ 白虎汤治伤寒吐下后表里俱热欲饮水：石膏、知母、甘草、粳米四味。⑫ 大青汤治伤寒下痢斑出：大青、甘草、阿胶、豆豉等四味。伤寒杂治第十：① 苦参汤治热病五六日以上：苦参、黄芩、生地黄三味。② 凝雪汤治时行毒病热积聚胸中烦乱欲死：芫花一升水煮溃故布敷胸上。③ 芦根饮子治伤寒后呕哕反胃及干呕不下食：生芦根、青竹茹、生姜、粳米四味。④ 漏芦连翘汤治时行热毒赤色痈疽丹疹：漏芦、连翘、黄芩、麻黄、白蔹、升麻、甘草各二两，枳实、大黄九味。⑤ 治伤寒热病喉中痛闭塞不通：升麻、芍药、羚羊角、通草、射干、生芦根九味。⑥ 治伤寒下利脓血：

阿胶、黄柏、黄连、栀子仁四味。⑦ 治赤白脓痢下部蜃虫：麝香、矾石、巴豆、附子、真珠、雄黄六味。⑧ 麻黄升麻汤治伤寒手足厥逆，咽喉不利唾脓血，泄利不止：麻黄、知母、葳蕤、黄芩、升麻、芍药、当归、干姜、石膏、茯苓、白术、桂心、甘草、麦冬十四味。⑨ 大陷胸丸治伤寒结胸项强如柔痉状：大黄、芒硝、杏仁、葶苈、甘遂五味。⑩ 大陷胸汤治伤寒结胸热实：甘遂末、大黄、芒硝三味。⑪ 治伤寒后不了了朝夕有热如疟状：知母、麻黄、甘草、芍药、黄芩、桂枝六味。⑫ 青葙子丸治伤寒后结热烦渴：青葙子、黄芩、瓜蒌根、苦参、黄柏、龙胆、栀子、黄连八味。⑬ 葳蕤汤治风温汗出体重喘息：葳蕤、白薇、麻黄、独活、杏仁、川芎、甘草、青木香、石膏九味。劳复第十一：① 黄龙汤治伤寒瘥后头痛壮热烦闷：柴胡、半夏、黄芩、人参、甘草、生姜、大枣七味。② 枳实栀子汤治大病瘥后劳复：枳实、栀子、豆豉二味。③ 治伤寒温病后劳复：栀子、石膏、香豉、鼠屎四味。④ 麦门冬汤治劳复气欲绝：麦门冬、甘草、京枣、竹叶四味。治百合病第十二：① 仲景百合知母汤治百合病。② 仲景百合滑石代赭汤治百合病。③ 仲景百合鸡子汤治百合病。④ 仲景百合地黄汤治百合病不经发汗吐下其病如初。治狐惑病第十三：① 狐惑汤：黄连、熏草二味。② 赤小豆当归散治狐惑：赤小豆、当归二味。③ 泻心汤治狐惑：半夏、黄芩、人参、干姜、黄连、甘草、大枣二味。治伤寒发黄第十四：① 茵陈汤治黄疸身体面目尽黄：茵陈、黄连、黄芩、大黄、甘草、人参、栀子七味。② 秦椒散治黄疸：秦椒、瓜蒂二味。③ 大茵陈汤治实热黄疸如金色：茵陈、黄柏、大黄、白术、黄芩、甘草、茯苓、瓜蒌根、前胡、枳实、栀子十一味。④ 苦参散治黄疸皮肤黄，小便赤少，大便时闭：苦参、黄连、瓜蒂、黄柏、大黄、葶苈六味。⑤ 麻黄连翘赤小豆汤治伤寒瘀热黄疸：麻黄、连翘、甘草、生姜、大枣、杏仁、赤小豆、生梓白皮八味。⑥ 茵陈丸治时行急黄并瘴疠疫气及疟疸：茵陈、栀子、芒硝、杏仁、巴豆、恒山、鳖甲、豆豉、大黄九味。⑦ 谷疸丸治劳疸：苦参、龙胆二味。⑧ 枳实大黄栀子豉汤治伤寒酒疸：枳实、大黄、豆豉、栀子四味。⑨ 凝水石散治肉疸：凝水石、白石脂、瓜蒌根、桂枝、菟丝子、知母六味。⑩ 半夏汤治酒澼小便赤黄：半夏、生姜、黄芩、当归、茵陈、前胡、枳实、甘草、大戟、茯苓、白术十一

味。⑪ 牛胆丸治酒疸：牛胆、芫花、荛花、瓜蒂、大黄四味。⑫ 茵陈丸治身体面目悉黄及酒疸短气不得息：茵陈、天门冬、栀子、大黄、桂枝、通草、石膏、半夏等八味。治温疟第十五：① 鳖甲煎丸治疟母：成死鳖、半夏、人参、大戟、瞿麦、阿胶、紫葳、牡丹皮、石韦、干姜、大黄、厚朴、桂枝、海藻、葶苈、蜣螂、蜂窝、桃仁、芍药、乌羽、黄芩、䗪虫、虻虫、柴胡等二十四味。② 恒山丸治痎疟：恒山、知母、甘草、大黄、麻黄五味。③ 栀子汤治痎疟：栀子十四枚，秫米十四粒，恒山三两，车前叶二七枚，上四味水煮分三服。④ 治疟方：鳖甲、乌贼骨、附子、甘草、恒山五味。⑤ 蜀漆丸治劳疟并积劳寒热发有时似疟：蜀漆、麦冬、知母、白薇、地骨皮、升麻、甘草、鳖甲、乌梅肉、葳蕤、恒山、石膏、豆豉十三味。⑥ 乌梅丸治寒热劳疟形体羸瘦：乌梅肉、豆豉、升麻、地骨皮、柴胡、前胡、鳖甲、恒山、玄参、肉苁蓉、百合、蜀漆、人参、知母、桂枝、桃仁十六味。⑦ 大五补汤瘅疟：人参、白术、茯苓、甘草、地黄、黄芪、当归、芍药、川芎、远志、桔梗、桂枝、竹叶、大枣、生枸杞根、生姜、半夏、麦冬等十八味。⑧ 鲮鲤汤治瘅疟：鲮鲤甲、鳖甲、乌贼骨、恒山、附子等五味。⑨ 乌梅丸治疟或久热劳微动如疟：乌梅肉、蜀漆、鳖甲、葳蕤、知母、苦参、恒山、石膏、香豉、甘草、细辛十一味。⑩ 恒山丸治脾疟：恒山、甘草、知母、鳖甲四味。⑪ 藜芦丸治五脏疟候：藜芦、恒山、皂荚、牛膝、巴豆五味。治溪毒证第十六：江东江南诸溪，源间有虫，名短狐溪毒，亦名射工，其虫无目，而利耳能听，在山源溪水中闻人声，便以口中毒射人，故谓射工也。其虫小毒轻者及相逐者，射着人影者，皆不即作疮，先病寒热，身不喜冷，体强筋急，头痛目疼，张口欠咳嗽，呼吸闷乱，朝旦少苏醒，晡夕辄复寒热。或似伤寒发石散动，亦如中尸便不能语，病候如此，自非其土地人不常数行山水中，不知其证，便谓是伤寒发石散动，作治乖僻毒盛发疮，复疑是瘴疟，乃至吐下去血。治霍乱第十七证治：① 四顺汤治霍乱转筋：附子、人参、干姜、甘草四味。② 竹叶汤治霍乱吐利热不解：竹叶、小麦、生姜、甘草、人参、附子、芍药、橘皮、桂枝、当归、白术十一味。③ 理中散治老年霍乱呕逆，四肢厥冷：麦门冬、干姜、人参、白术、甘草、附子、茯苓七味。④ 人参汤治毒冷霍乱吐利，转筋汗出，喘息垂死：人参、附子、厚朴、茯苓、甘草、橘皮、当归、葛

根、干姜、桂枝十味。⑤ 杜若丸预防霍乱：杜若、藿香、白术、橘皮、吴茱萸、干姜、人参、厚朴、木香、鸡舌香、瞿麦、桂枝、薄荷、女萎、茴香十五味。⑥ 预防霍乱丸：虎掌、薇衔各二两,枳实、附子、人参、槟榔、干姜、厚朴、白术、皂荚三十味。

卷十一、卷十二论述肝脏疾病证治 肝胆脉论第一：略。肝脏虚实证治第二：① 竹沥泄热汤治肝脏实热,喘逆闷恐,目视无明,狂悸非意而言：竹沥、麻黄、石膏、生姜、芍药、大青、栀子仁、升麻、茯苓、玄参、知母、生葛十二味。② 前胡汤泻肝治肝脏实热目痛胸满,气急塞：前胡、秦皮、细辛、栀子仁、黄芩、升麻、蕤仁、决明子、芒硝、苦竹叶、车前叶十一味。③ 防风煮散治肝脏实热,梦怒虚惊：防风、茯苓、葳蕤、白术、橘皮、丹参、细辛、射干、甘草、升麻、黄芩、大枣、酸枣仁十三味。④ 远志煮散治肝脏邪热出言反常,乍宽乍急：远志、射干、杏仁、大青、茯神、葛根、甘草、麦门冬、芍药、桂枝、石膏、知母、升麻十三味。⑤ 地黄煎治悲怒惊恐：生地、淡竹叶、生姜、车前草、干蓝、丹参、玄参、茯苓、石膏、赤蜜十味。⑥ 补肝汤治肝气不足及妇人心痛：甘草、桂枝、山茱萸、细辛、桃仁、柏子仁、茯苓、防风、大枣九味。⑦ 补肝散治左胁偏痛并目晼晼昏风泪出：山茱萸、桂枝、山药、天雄、茯苓、人参、川芎、白术、独活、五加皮、大黄、防风、干姜、丹参、厚朴、细辛、桔梗、菊花、甘草、贯众、橘皮、陈麦曲、大麦二十三味。⑧ 一物松脂补肝酒治肝脏虚寒或高风眼泪杂病。⑨ 防风补煎治肝脏虚寒视物不明：防风、细辛、川芎、白鲜皮、独活、甘草、橘皮、大枣、甘竹叶、蜜十味。⑩ 槟榔汤治肝脏虚寒胁下痛,视物不明：槟榔、母姜、附子、茯苓、橘皮、桂枝、桔梗、白术、吴茱萸九味。治肝劳第三：① 猪膏酒治肝劳虚寒关格,闭塞不通：猪膏、姜汁二味。② 虎骨酒补治肝脏虚寒劳损,口苦,关节骨疼痛,筋挛烦闷：虎骨、丹参、地黄、地骨皮、干姜、川芎、猪椒根、白术、五加皮、枳实十味。治筋极第四：① 橘皮通气汤治筋极咳则两胁痛：橘皮、白术、石膏、细辛、当归、桂枝、茯苓、香豉八味。② 丹参煮散治筋极两脚满痛,不得远行,脚心如割,筋断折痛不可忍：丹参、川芎、杜仲、续断、地骨皮、当归、通草、地黄、麦冬、升麻、禹余粮、麻黄、牛膝、生姜、牡蛎十七味。③ 地黄煎治筋极手足爪甲或青或黄或黑乌黯,四肢筋急烦满：生地、生葛汁、生玄参

汁、大黄、升麻、栀子、麻黄、犀角、石膏、芍药十味。④ 五加酒治筋极筋痹,好悲思,四肢嘘吸,脚手拘挛,伸动缩急,腹中转痛：五加皮、枳刺、大麻仁、猪椒根皮、丹参、桂枝、当归、甘草、天雄、秦椒、白鲜皮、通草、干姜、薏苡仁、川芎十五味。⑤ 人参酒治筋极不能转,十指爪皆痛或交接过度,或舌卷唇青引卵缩,脉疼急,腹中绞痛：人参、防风、茯苓、细辛、秦椒、黄芪、当归、牛膝、桔梗、地黄、丹参、大枣、五加皮、生姜、乌麻二十二味。治坚癥积聚第五：① 三台丸治五脏寒热积聚：大黄、前胡、硝石、葶苈、杏仁、厚朴、附子、细辛、半夏、茯苓十味。② 五石乌头丸治百病虚弱劳冷,宿寒久癖及癥瘕积聚风湿诸病：钟乳、紫石英、硫黄、赤石脂、矾石、枳实、甘草、白术、紫菀、山茱萸、防风、白薇、桔梗、天雄、皂荚、细辛、苁蓉、人参、附子、藜芦、干姜、吴茱萸、蜀椒、桂枝、麦门冬、乌头、厚朴、远志、茯苓、当归、大枣三十二味。③ 乌头丸治寒冷腹内积聚,邪气往来,厥逆抢心,心痛痹闷：乌头、吴茱萸、蜀椒、干姜、桂枝、前胡、细辛、人参、川芎、白术、皂荚、紫菀、白薇、芍药、地黄十五味。④ 恒山丸治胁下邪气积聚,往来寒热如温疟：恒山、蜀漆、白薇、桂枝、鮀甲、白术、附子、鳖甲、蟅虫、贝齿、蜚虻十一味。⑤ 神明度命丸治久患腹内积聚,大小便不通,腹中胀满：大黄、芍药二味。⑥ 陷胸汤治胸中心下结积。⑦ 太一神明陷冰丸治诸疾积聚,心下支满,寒热鬼注,长病咳逆唾噫；辟除众恶,杀鬼逐邪,治鬼击客忤中恶,胸中结气,咽中闭塞,有进有退,绕脐恻恻,心中愠愠,如有虫状及毒注相染灭门：雄黄、丹砂、礜石、当归、大黄、巴豆、芫青、桂枝、真珠、附子、蜈蚣、乌头、犀角、鬼臼、射罔、藜芦、麝香、牛黄、人参、杏仁、蜥蜴、斑蝥、樗鸡、地胆二十四味。⑧ 蜥蜴丸治癥坚水肿,蛊尸、遁尸、百注、尸注、骨血相注。恶气鬼忤,蛊毒,梦寤存亡,留饮结积,虎野狼所啮,犬所咋,鸩毒入人五脏,妇人邪鬼忤：蜥蜴、蜈蚣、地胆、䗪虫、杏仁、蜣螂、虻虫、朴硝、泽漆、桃奴、犀角、鬼督邮、桑赤鸡、芍药、虎骨、甘草、巴豆、款冬花、甘遂、干姜二十味。⑨ 大五明野狼毒丸治坚癖痞在胸胁或心腹：野狼毒、地黄、附子、大黄、苁蓉、人参、当归、半夏、干姜、厚朴、防己、旋覆花、巴豆、杏仁二十一味。⑩ 小野狼毒丸治与前同：野狼毒、旋覆花、附子、半夏、白附子、间茹六味。⑪ 野狼毒丸治坚癖：野

狼毒、半夏、杏仁、桂枝、附子、蜀椒、细辛七味。⑫甘遂汤治暴坚久瘕腹坚：甘遂、黄芩、芒硝、桂枝、细辛、大黄六味。⑬野葛膏治暴癥：野葛、当归、附子、雄黄、细辛、乌头、巴豆、蜀椒八味。⑭硝石大丸治十二癥瘕及妇人绝产无子，并欲服寒食散而腹中有癥瘕：硝石、朴硝、大黄、人参、甘草四味。⑮土瓜丸治寒气积聚，烦满热饮食，中蛊毒及水中蛊卵生入腹而成虫蛇若为鱼鳖留饮宿食；妇人产瘕，带下百病，阴阳不通利，大小便不节，绝伤堕落，寒热交结，唇口焦黑，身体消瘦，嗜卧少食、多魇，产乳胞中余疾，股里热，心腹中急结，痛引阴中：土瓜根、桔梗、大黄、杏仁四味。胆腑虚实证治。胆腑虚实证治第六：①半夏汤泻热治胆腑实热精神不守：半夏、宿姜、黄芩、生地、远志、茯苓、秫米、酸枣仁八味。②温胆汤治胆寒虚烦不得眠：半夏、竹茹、枳实、橘皮、甘草、生姜六味。③千里流水汤治虚烦不得眠：麦冬、半夏、茯苓、酸枣仁、甘草、桂枝、黄芩、远志、萆薢、人参、生姜、秫米十二味。④酸枣汤治虚劳烦搅，奔气在胸中不得眠：酸枣仁、人参、桂枝、生姜、石膏、茯苓、知母、甘草八味。⑤治烦闷不得眠：枸杞白皮、生地、麦门冬、甘草、前胡、茯苓、知母、人参、豆豉、粟米十味。⑥治虚劳不得眠：酸枣仁、榆叶二味。⑦猪膏酒治肝劳虚寒，关格劳涩，闭塞不通，毛悴色夭：猪膏、姜汁二味。⑧虎骨酒治肝虚寒劳损，口苦烦闷，关节骨疼痛，筋挛缩：虎骨、丹参、地黄、地骨皮、干姜、川芎、猪椒根、白术、五加皮、枳实十味。咽门论第七：略。髓虚实证治第八：①羌活补髓丸治胆腑中寒，髓虚脑痛不安：羌活、川芎、当归、桂枝、人参、枣肉、羊髓、酥、牛髓、大麻仁等十味。②柴胡发泄汤治肝热体实勇悍惊热：柴胡、升麻、黄芩、细辛、枳实、栀子、芒硝、淡竹叶、生地、泽泻十味。风虚杂补酒煎第九：①巴戟天酒治虚羸阳道不举，五劳七伤：巴戟天、牛膝、枸杞根白皮、麦门冬、地黄、防风六味。②五加酒治虚劳不足：五加皮、枸杞根白皮二味。③天门冬大煎治男子五劳六极七伤八风十二痹：天门冬、生地黄、白蜜、酥、枸杞根、獐骨六味。④填骨万金煎治内劳少气腰脊痛，寒疝里急，腹中喘逆：生地、肉苁蓉、甘草、阿胶、麦门冬、地黄、干姜、桑白皮、茯苓、牛髓、白蜜、清酒、麻子仁、大枣、当归、干漆二十三味。⑤小鹿骨煎治一切虚羸：鹿骨、枸杞根二味。

⑥地黄小煎治五劳七伤羸瘦干削：地黄、胡麻油、蜜、猪脂四味。⑦陆抗膏治虚冷枯瘦身无精光虚损诸不足：牛髓、羊脂、酥、生姜汁、白蜜五味。⑧一物枸杞煎补虚羸。⑨夏姬一物杏仁煎又名杏金丹治枯瘦咳逆上气喉中百病。⑩桃仁煎治虚羸：桃仁、蜜、酥、胡麻、牛乳、地黄六味。⑪膏煎治虚羸瘦：猪肪、葱白、羊肝、羊脊膂肉、曲末、枸杞根六味。吐血证治第十：①黄土汤治吐血：伏龙肝、桂枝、干姜、当归、芍药、白芷、甘草、阿胶、川芎、生地、细辛、吴茱萸十二味。②生地黄汤治忧恚呕血，烦满少气，胸中痛：生地黄、大枣、阿胶、甘草四味。③坚中汤治虚劳内伤，寒热呕逆吐血：糖、芍药、半夏、生姜、甘草、桂枝、大枣七味。④治吐血胸中塞痛：芍药、干姜、茯苓、桂枝、当归、大黄、芒硝、阿胶、甘草、人参、麻黄、地黄、虻虫、水蛭、大枣、桃仁十六味。⑤治酒客温疫吐血，中热毒干呕心烦：蒲黄、犀角、瓜蒌根、甘草、葛根、桑寄生六味。⑥泽兰汤治伤中里急，胸胁挛痛欲呕血，时寒时热，小便赤黄：泽兰、糖、桂枝、桑根白皮、人参、远志、生姜、麻仁八味。⑦犀角地黄汤消瘀血治伤寒及温病蓄血及鼻衄、吐血不尽内余瘀血，大便黑、面黄：犀角、生地、芍药、牡丹皮四味。⑧当归汤治衄血吐血：当归、干姜、芍药、阿胶、黄芩五味。⑨竹茹汤治吐血，衄血，大小便下血：竹茹、甘草、川芎、黄芩、当归、芍药、白术、人参、桂枝九味。⑩干地黄丸治虚劳胸腹烦满疼痛，瘀血往来：地黄、当归、干姜、麦冬、甘草、黄芩、厚朴、干漆、枳实、防风、䗪虫十八味。⑪麦门冬汤治下血虚极：麦冬、白术各四两，甘草一两，牡蛎、芍药、阿胶、大枣七味。万病丸散第十一：①芫花散一名登仙酒，一名三建散，《千金翼方》名大排风散，治一切风冷痰饮，癥癖痃疟：芫花、桔梗、紫菀、大戟、王不留行、乌头、附子、天雄、白术、五加皮、莞花、野狼毒、莽草、栾荆、瓜蒌根、蹢躅、麻黄、白芷、荆芥、茵芋各十分，车前子、石斛、人参、石南、石长生、蛇床子、萆薢、牛膝、狗脊、菟丝子、苁蓉、秦艽、藜芦、山药、薏苡仁、巴戟天、细辛、当归、川芎、地黄、食茱萸、杜仲、厚朴、黄芪、山茱萸、干姜、芍药、桂枝、黄芩、吴茱萸、防己、远志、蜀椒、独活、五味子、牡丹皮、橘皮、通草、柴胡、柏子仁、藁本、菖蒲、茯苓、续断六十四味。②耆婆万病丸治七种痞块，五种癫病，十种疰忤，七种飞尸，十二种蛊毒，五种黄病，

十二时疟疾,十种水病,八种大风,十二种癥瘕:牛黄、麝香、犀角、朱砂、雄黄、黄连、禹余粮、大戟、芫花、芫青、人参、石蜥蝎、茯苓、干姜、桂心、当归、川芎、芍药、甘遂、黄芩、桑白皮、蜀椒、细辛、桔梗、巴豆、前胡、紫菀、蒲黄、葶苈、防风、蜈蚣三十一味。③仙人玉壶丸:雄黄、藜芦、丹砂、礜石、巴豆、八角附子六味。④大理气丸治万病:牛膝、甘草、人参、茯苓、远志、恒山、苦参、丹参、沙参、龙胆、龙骨、牡蒙、半夏、杏仁、紫菀、芍药、天雄、附子、葛根、橘皮、巴豆、野狼牙各二两,大黄、牡蛎、白术各三两,生姜五两,白薇六分,玄参、藿芦二十九味。⑤大麝香丸治鬼疰飞尸病:麝香、礜石、牛黄、附子、鬼臼、真珠、莽草、犀角、矾石、细辛、桂心、獭肝、藜芦、蜈蚣、蜥蝎、丹砂、雄黄、巴豆、杏仁、芫青、地胆、亭长、斑蝥二十三味。⑥小麝香丸治同前:麝香、莽草、犀角、栀子仁、雄黄、当归、丹砂、干姜、桂枝、芍药、细辛、附子、乌头、蜈蚣、巴豆十五味。⑦紫葛丸治诸热不调:紫葛、石膏、人参、丹参、紫参、苦参、玄参、细辛、齐盐、代赭、苁蓉、巴豆、乌头、干姜、桂心、独活十六味。⑧太乙神精丹治客忤霍乱腹痛胀满,尸疰恶气,癫狂鬼语,蛊毒妖魅,温疟,一切恶毒:丹砂、曾青、雌黄、雄黄、磁石、金牙六味。⑨小金牙散治南方瘴疠疫气脚弱风邪鬼疰:金牙、雄黄、草薢、黄芩、蜀椒、由跋、桂心、莽草、天雄、朱砂、麝香、乌头、牛黄、蜈蚣、细辛、葳蕤、犀角、干姜、黄连十九味。绛袋盛带,男左女右。⑩大金牙散治一切蛊毒百疰不祥:金牙、鹳骨、石膏、大黄、鳖甲、栀子、鬼督邮、龟甲、桃白皮、铜镜鼻、干漆、桂枝、芍药、射干、升麻、徐长卿、鸢尾、蜂房、细辛、干姜、芒硝、由跋、马目毒公、羚羊角、犀角、甘草、龙胆、野狼毒、蜣螂、野狼牙、雄黄、真珠、地胆、樗鸡、芫青、桃奴、巴豆、雷丸、龙牙、白术、胡燕屎、活草子、铁精、赤小豆、芫花、莽草、射罔、乌梅、蛇蜕、斑蝥五十味。带之辟百邪,治九十九种疰。⑪张仲景三物备急丸司空裴秀为散,用治心腹卒暴百病:大黄、干姜、巴豆三味。

卷十三卷十四论述心小肠虚实证治 心脏小肠脉论第一:略。心脏虚实证治第二:①石膏汤治心脏实热头痛,欲吐不出,烦闷喘急:石膏、淡竹叶、香豉、小麦、地骨皮、茯苓、栀子七味。②泻心汤治老小下痢水谷不消,肠中雷鸣,心下痞满,干呕不安:人参、黄芩、甘草、干姜、黄连、半夏、大枣

七味。③大黄黄连泻心汤治吐血衄血:大黄、黄连、黄芩三味。④竹沥汤治心脏实热惊梦喜笑,恐畏悸惧不安:淡竹沥、生地黄、石膏、芍药、白术、栀子、人参、赤石脂、紫菀、知母、茯神十一味。⑤茯神煮散治心脏实热口干烦渴,眠卧不安:茯神、麦冬、通草、升麻、紫菀、桂枝、知母、赤石脂、大枣、竹茹十味。⑥安心煮散治心热满烦闷惊恐:芍药、远志、宿姜、茯苓、知母、赤石脂、麦门冬、紫菀、石膏、人参、桂枝、麻黄、黄芩、葳蕤、甘草十五味。⑦茯苓补心汤治心气不足,善悲愁恚怒,衄血,面黄烦闷,五心热,或独语不觉,咽喉痛,舌本强:茯苓、桂枝、甘草、紫石英、人参、麦门冬、大枣、赤小豆八味。⑧半夏补心汤治心脏虚寒心中胀满悲忧,或梦山丘平泽:半夏、宿姜、茯苓、桂枝、枳实、橘皮、白术、防风、远志九味。⑨牛髓丸通治百病虚瘠羸乏:牛髓、羊髓、枣膏、白蜜、酥、麦冬、川芎、桂枝、当归、茯苓、甘草、羌活、干姜、地黄、人参、五味子、防风、细辛、白术十九味。⑩大补心汤又名伤心汤治虚损不足,气弱心悸或时妄语,颜色不荣:黄芩、附子、甘草、茯苓、麦冬、地黄、桂枝、阿胶、半夏、远志、石膏、生姜、饴糖、大枣十四味。⑪补心丸治脏虚善恐怖如魇状及妇人产后余疾,月经不调:当归、防风、川芎、附子、芍药、甘草、蜀椒、干姜、细辛、桂心、半夏、厚朴、大黄、猪苓、茯苓、远志十六味。心劳证治第三:大黄汤泄热治心劳热口疮,大便苦难,心满痛:大黄、泽泻、黄芩、芒硝、栀子、桂枝、通草、石膏、甘草十味。脉极证治第四:生地黄煎治脉极血色脱:生地黄汁、生麦门冬、赤蜜、莼心、远志、人参、白术、茯苓、芍药、甘草、石膏、生葳蕤、地黄十三味。脉虚实证治第五:①防风丸治小肠腑寒,脉虚惊跳不定,乍来乍去:防风、桂枝、通草、茯神、远志、麦冬、甘草、人参、白石英九味。②升麻汤治脉实洪满:升麻、黄芩、泽泻、栀子、淡竹叶、芒硝、生地七味。③麻黄调心泄热汤治心脉厥大:麻黄、生姜、细辛、黄芩、茯苓、芍药、白术、桂枝、生地黄九味。心腹痛证治第六:①九痛丸治九种心痛:附子、干姜、吴茱萸、人参、巴豆、生野狼毒六味。②桂心三物汤治心中痞诸逆悬痛:桂枝、生姜、胶饴三味。③乌头丸治心痛彻背,背痛彻心:乌头、附子、蜀椒、干姜、赤石脂五味。④五辛汤治心腹冷痛:细辛、蜀椒、桂枝、干姜、吴茱萸、芍药、防风、苦参、甘草、当归、地黄、栀

子、乌梅、大枣十四味。⑤甄立言犀角丸治心腹久痛积年不定：犀角、麝香、雄黄、桔梗、莽草、鬼臼、桂心、芫花、甘遂、附子、光明砂、贝齿、巴豆、赤足蜈蚣十四味。⑥当归汤治心腹绞痛，虚冷气满：当归、芍药、厚朴、半夏、桂枝、甘草、黄芪、人参、干姜、蜀椒十味。⑦温中当归汤治心腹痛肿，往来上下痛有休止，是蛔虫咬也：当归、人参、干姜、茯苓、厚朴、木香、桂心、桔梗、芍药、甘草十味。⑧羊肉当归汤治腹冷绞痛：羊肉、当归、干姜、橘皮、黄芪、芍药、川芎、桂枝、独活、防风、吴茱萸、人参、甘草、地黄、茯苓、生姜、大枣十七味。⑨温脾汤治腹痛脐下绞结绕脐不止：甘草、附子、人参、芒硝、当归、干姜、大黄七味。⑩生姜汤治胸腹猝痛：生姜、食蜜、醍醐三味。胸痹证治第七：①瓜蒌汤治胸痹喘息咳唾，胸背痛短气：瓜蒌实、半夏、薤白、枳实、生姜五味。②枳实薤白桂枝汤治胸痹心中痞气，气结在胸，胸满胁下逆抢心：枳实、薤白、桂枝、厚朴、瓜蒌实五味。③茯苓汤治胸中气塞短气：茯苓、甘草、杏仁三味。④通气汤治胸满短气噎塞：半夏、生姜、橘皮、吴茱萸四味。⑤细辛散治胸痹达背痛短气：细辛、甘草、枳实、生姜、瓜蒌实、地黄、白术、桂枝、茯苓九味。⑥蜀椒散治胸痹达背：蜀椒、食茱萸、桂枝、桔梗、乌头、豆豉六味。⑦前胡汤治胸中逆气，心痛彻背：前胡、甘草、半夏、芍药、黄芩、当归、人参、桂枝、生姜、大枣、竹叶十一味。⑧熨背散治胸背疼痛而闷：乌头、细辛、附子、羌活、蜀椒、桂枝、川芎七味。⑨下气汤治胸腹背闭满，上气喘息：杏仁、大腹槟榔二味。⑩一物槟榔汤治胸背恶气声音塞闭。头面风证治第八：①川芎酒治脑风头重颈项强，剧者耳鸣，满眉眼疼闷，吐逆眩倒不自禁，癫狂：川芎、辛夷、天雄、人参、天冬、柏子仁、磁石、石膏、茵芋、山茱萸、白头翁、桂枝、秦艽、松萝、羚羊角、细辛、山药、菖蒲、甘草、云母、防风二十一味。②人参汤治头眩屋转眼不得开：人参、当归、防风、黄芪、芍药、麦冬、独活、白术、桂枝九味。③防风汤治风眩呕逆发有时，起即眩倒：防风、防己、附子、干姜、甘草、蜀椒、桂枝七味。④茵芋汤治风虚眩眼暗：茵芋、人参、甘草、苁蓉、黄芪、茯苓、秦艽、厚朴、乌喙、防风、山茱萸、松实十二味。⑤鸥头酒治头风眩转面上游风：飞鸥头、茯神、防风、川芎、薯蓣、葛根、桂枝、细辛、人参、天雄、干姜、枳实、贯众、蜀椒、麦冬、石南、山

茱萸、独活十八味。⑥大三五七散治头眩耳聋，口喝目斜：天雄、细辛、山茱萸、干姜、山药、防风六味。⑦小三五七散治头风目眩耳聋：天雄、山茱萸、山药三味。⑧茯神汤治风眩倒屋转吐逆，恶闻人声：茯神、独活、黄芪、远志、防风、生姜、人参、白术、甘草、附子、苁蓉、当归、牡蛎十三味。⑨防风散治头面风头眩目中泪出，眉间得热如虫行或：防风、桂枝、天雄、细辛、人参、附子、乌头、干姜、朱砂、莽草、茯苓、当归十二味。⑩摩头散治同前：蔄茹、半夏、蜀椒、乌头、桂枝、莽草、附子、细辛八味。一物大豆酒治头风，一物杏仁膏治头面风。⑪入顶散治头面胀满，瘑疡偏枯，发作有时：山茱萸、川芎、防风、独活、细辛、莽草、白术、山药、牛膝、石南、甘草、乌头、通草、菖蒲、附子、麻黄、天雄、蜀椒、桔梗十九味。⑫薯蓣散治头目有风目睛疼痛，偏视不明：山药、细辛、秦艽、天雄、独活、桂枝、山茱萸七味。⑬菊花散治头面游风：菊花、细辛、附子、桂枝、干姜、巴戟、人参、石南、天雄、茯苓、秦艽、防己、防风、白术、山茱萸、山药、蜀椒十七味。⑭犀角汤治风毒热头面肿：犀角、生姜、苦参、瓜蒌根、防风、石膏、青木香、黄芩、升麻、防己、竹叶十一味。⑮摩膏治头中二十种病，头眩发秃面中风：蜀椒、莽草、桂枝、蔄茹、附子、细辛、半夏、干姜八味。⑯生发膏治头中风痒白屑：蔓荆子、附子、细辛、续断、零陵香、皂荚、泽兰、防风、杏仁、藿香、白芷、松叶、石楠、莽草、松膏、马鬃膏、猪脂、熊脂十八味。⑰王不留行汤治白秃及头面久疮：王不留行、东南桃枝、吴茱萸根皮、蛇床子、牡荆子、蒺藜子、苦竹叶、大麻仁八味。⑱松脂膏治白秃及痈疽百疮：松脂、矾石、杜衡、雄黄、真珠、水银、苦参、大黄、木兰、石南、秦艽、附子十二味。⑲松沥煎治头疮及白秃：松沥、丹砂、雄黄、水银、黄连、矾石六味。⑳生发膏治发鬓秃落：甘松香、丁香、白芷、泽兰、桑白皮、桑寄生、大麻子、苜蓿、杏仁、辛夷仁、牡荆子、川芎、防风、莽草、零陵香、吴藿香、细辛、蜀椒、竹叶、松叶、柏叶、胡麻油、腊猪膏、乌鸡肪、雁肪二十五味。小肠虚实证治第十：①柴胡泽泻汤治小肠热胀口疮：柴胡、泽泻、橘皮、黄芩、枳实、旋覆花、升麻、芒硝、生地黄九味。②大黄丸治小肠热结满不通：大黄、芍药、葶苈、大戟、朴硝、巴豆、杏仁七味。③治小肠虚寒下痢赤白，胸中懊侬：干姜、当归、黄柏、地榆、黄连、

阿胶、石榴皮七味。舌论第十一：略。风眩证治第十二：① 续命汤治风眩烦闷无知，口沫出，四体角弓，目反上，口噤不得言：竹沥、生地黄汁、龙齿、生姜、防风、麻黄、防己、石膏、桂枝、附子十味。② 奔豚汤治气奔急欲绝：吴茱萸一升，石膏、人参、半夏、川芎各三分，桂心、芍药、生姜各四分，生葛根、茯苓各六分，当归四两，李根白皮一斤，上十二味水酒合煮分三服。③ 防己地黄汤治言语狂错，精神昏乱：防己、甘草、桂枝、防风、生地五味。④ 薯蓣汤治心中惊悸而头目眩冒如欲动摇：山药、麦冬、人参、芍药、生地、前胡、枳实、远志、生姜、茯苓、茯神、半夏、甘草、黄芩、竹叶、秫米十六味。⑤ 薯蓣丸治头目眩冒，惊悸狂癫：山药、甘草、鹿角胶、大豆黄卷、桂枝、当归、神曲、人参、地黄、防风、麦冬、黄芩、芍药、白术、柴胡、桔梗、茯苓、杏仁、川芎、白蔹、干姜、大枣二十三味。⑥ 薯蓣煎：山药、甘草、泽泻、人参、黄芩、当归、白蔹、桂枝、防风、麦冬、大豆黄卷、桔梗、芍药、山茱萸、紫菀、白术、川芎、干姜、蜀椒、地黄、生地汁、獐鹿髓、鹿角胶、麻子仁、蜜、大枣、桑根白皮二十七味。⑦ 天雄散治头目眩晕屋转旋倒：天雄、防风、川芎、人参、独活、桂枝、葛根、莽草、白术、远志、山药、茯神、山茱萸十三味。⑧ 人参丸治心中恍惚不定：上党人参、鬼臼、铁精、牛黄、雄黄、大黄、丹砂、菖蒲、防风、蜥蜴、赤足蜈蚣十一味。⑨ 防风汤治头目眩转：防风、石膏、人参、赤石脂、生姜、龙骨、寒水石、白石脂、茯苓、桂枝、紫石英十一味。风癫证治第十三：① 虎睛丸治风癫掣疭，口眼张大，口出白沫或作声或死不知人：虎睛、鬼箭羽、露蜂房、独活、远志、细辛、贯众、麝香、白蔹、升麻、白鲜皮、牛黄、防风、秦艽、防葵、龙齿、黄芩、雄黄、山茱萸、防己、茯苓、铁精、鬼臼、地黄、人参、大黄、银屑、茯神、石膏、天雄、寒水石、蛇蜕三十二味。② 雄雌丸治风癫失性，颠倒欲死，五癫惊痫：雄黄、雌黄、真珠、铅、丹砂、水银等六味。③ 续命风引汤治中风癫眩不知人，狂言舌肿：麻黄、川芎、石膏、人参、防风、甘草、桂枝、独活、防己、附子、当归、杏仁、陈姜十三味。④ 紫石煮散治大人风引，小儿惊痫瘛疭，日数十发，医所不疗：紫石英、滑石、白石脂、凝水石、石膏、赤石脂、甘草、桂枝、牡蛎十二味。⑤ 川芎汤治风癫引胁牵痛，发则吐，耳如蝉鸣：川芎、藁本、莽茹三味。⑥ 鸱头丸治风癫：鸱头、葶苈子、铅

丹、虎掌、乌头、瓜蒌根、甘遂、天雄、蜀椒、大戟、白术、莨菪、铁精十三味。⑦ 地黄门冬二物酒治阴虚痫妄。⑧ 鳖甲汤治邪气梦寐，寤时涕泣，不欲闻人声：鳖甲、甘草、白薇、贝母、黄芩、麻黄、白术、芍药、防风、凝水石、桂枝、茯苓、知母、石膏十四味。⑨ 九物牛黄丸治男子沾鬼魅欲死，所见惊怖欲走，时有休止：牛黄、荆实、龙骨、空青、雄黄、曾青、玉屑、赤石脂、玄参九味。⑩ 十黄散治亡魂失魄，忽忽喜悲，心中恐怖如有鬼物：雄黄、人参、黄芩、大黄、黄柏、黄芪、细辛、桂枝、黄连、黄环、蒲黄、麻黄、合欢、泽泻、山茱萸十五味。⑪ 别离散治男女风邪，悲愁忧恚怒喜无常，或半年数月一发动：桂枝、茵芋、天雄、菖蒲、细辛、茜根、附子、干姜、白术、桑寄生十味。⑫ 四物鸢头散治鬼魅：东海鸢头、黄牙石、莨菪子、防葵四味。⑬ 五邪汤治邪气啼泣或歌或哭：禹余粮、防风、桂心、芍药、远志、独活、甘草、人参、白术、石膏、牡蛎、秦艽、防己、菖蒲、雄黄、茯神、蛇蜕十七味。⑭ 茯神汤治五邪见鬼妄语，有所见闻，心悸跳动，恍惚不定：茯神、茯苓、菖蒲、人参、赤小豆五味。⑮ 人参汤治风邪鬼气往来发作有时或无时：人参、防风、乌头、干姜、瓜蒌根、泽泻、猪脊、远志、附子、黄芩、独活、秦艽、牡蛎、山茱萸、五味子、前胡、细辛、石膏、川芎、蜀椒、牛膝、甘草、石南、桂心、桑白皮、麻黄、竹皮、白术、橘皮、鬼箭羽、茯苓、大枣三十二味。⑯ 虎睛汤治狂邪发无常，披发大叫唤：虎睛、鸱头、露蜂房、茯苓、桂枝、防风、人参、甘草、天雄、独活、石长生、枫上寄生十二味。惊悸证治第十四：① 远志汤治心气虚惊悸善忘不进食：远志、干姜、白术、桂心、黄芪、紫石英、人参、茯苓、甘草、川芎、茯神、当归、羌活、防风、麦冬、半夏、五味子、大枣十八味。② 茯神汤安神定志治大虚惊悸：茯神、防风、人参、远志、甘草、龙骨、桂枝、独活、白术、酸枣仁、细辛、干姜十二味。③ 补心汤治心气不足惊悸，汗出心中烦闷短气：紫石英、人参、茯苓、远志、当归、茯神、紫菀、甘草、麦冬、赤小豆、大枣十一味。④ 小定心汤治虚羸心气惊弱多魇：茯苓、桂枝、甘草、芍药、干姜、人参、远志、大枣八味。⑤ 大定心汤治心气虚悸，恍惚多忘，或梦惊魇，志少不足：人参、茯苓、茯神、远志、赤石脂、龙骨、干姜、当归、甘草、白术、芍药、桂心、紫菀、防风、大枣十五味。⑥ 荆沥汤治心虚惊悸不定羸瘦：荆沥、茯神、白鲜皮、人

参、白银五味。⑦ 镇心汤治风虚劳冷，心气不足，善忘恐怖，神志不定：防风、当归、大黄、麦冬、泽泻、大豆黄卷、白蔹、菖蒲、人参、桔梗、远志、桂心、山药、石膏、干姜、茯苓、紫菀、甘草、白术、附子、茯神、秦艽、粳米、大枣二十四味。⑧ 大镇心散治心虚惊悸，梦寐恐畏：紫石英、茯苓、防风、人参、甘草、泽泻、黄芪、白术、山药、秦艽、白蔹、麦冬、当归、桔梗、大豆黄卷、柏子仁、桂心、远志、大黄、石膏、干姜、蜀椒、芍药、细辛二十四味。⑨ 大镇心散治风虚心气惊弱恍惚失常，忽嗔恚悲志意不乐：紫石英、白石英、朱砂、龙齿、人参、细辛、茯苓、干姜、天雄、附子、远志、干姜、地黄、茯苓、白术、桂心、防风十五味。⑩ 小镇心散治虚悸恐畏，悲思恍惚，心神不定惕惕然惊：人参、白术、远志、附子、桂心、黄芪、细辛、干姜、地黄、赤小豆、龙齿、防风、菖蒲、茯苓十四味。⑪ 镇心丸治虚损梦寐惊悸或忧恚结气失精神：紫石英、茯苓、菖蒲、肉苁蓉、麦冬、远志、大黄、当归、细辛、大豆黄卷、卷柏、干姜、人参、丹参、防风、秦艽、泽泻、柏子仁、芍药、石膏、乌头、桂心、桔梗、甘草、山药、前胡、白蔹、铁精、银屑、牛黄、白术、半夏、䗪虫、地黄、大枣三十五味。⑫ 大镇心丸治同前：地黄、牛黄、杏仁、蜀椒、羌活、桂心、秦艽、川芎、人参、远志、麦冬、丹砂、阿胶、甘草、大黄、紫石英、银屑、白蔹、当归、干姜、防风、泽泻、黄芪、大豆黄卷、茯苓、山药、茯神、前胡、柏子仁、铁精、桑螵蛸、大枣三十二味。⑬ 小镇心丸治心气少弱，惊虚振悸，胸中逆气，魇梦参错谬忘恍惚：紫石英、朱砂、茯神、银屑、雄黄、菖蒲、人参、桔梗、干姜、远志、甘草、当归、桂枝、防风、防己、细辛、铁精十七味。⑭ 紫石英酒治风虚惊怖：紫石英、钟乳、防风、远志、桂枝、麻黄、茯苓、白术、甘草九味。好忘证治第十五：① 枕中方常服令人大聪：龟甲、龙骨、菖蒲、远志四味。② 开心散治好忘：菖蒲、远志、人参、茯苓四味。③ 菖蒲益智丸治善忘恍惚：菖蒲、附子、远志、人参、桔梗、牛膝、茯苓、桂枝八味。④ 养命开心益智方治好忘：地黄、人参、茯苓、远志、肉苁蓉、菟丝子、蛇床子七味。⑤ 八味散治好忘：天门冬、桂枝、茯苓、地黄、菖蒲、远志、石韦、五味子八味。⑥ 治健忘方：天门冬、远志、茯苓、地黄四味。

卷十五、卷十六论述脾胃疾病证治 脾胃脉论第一：略。脾脏虚实证治第二：① 泻热汤治脾脏实热舌本强直或梦歌乐而体重不能行：前胡、茯苓、龙胆、细辛、芒硝、杏仁、玄参、大青、苦竹叶九味。② 射干煎治同前：射干、大青、石膏、赤蜜四味。③ 三黄泻热汤治脾胀腹坚抢胁下痛：大黄、麻黄、黄芩、杏仁、赤茯苓、甘草、橘皮、芒硝、泽泻九味。④ 大黄泻热汤治大腹热痛，舌强腹胀，身重，心注脾急痛：大黄、甘草、泽泻、茯苓、黄芩、细辛、芒硝、橘皮八味。⑤ 槟榔散治脾寒饮食不消，劳倦气胀，噫满忧患不乐：槟榔、人参、茯苓、陈曲、麦蘖、厚朴、白术、吴茱萸八味。⑥ 温脾丸治久病虚羸脾气弱，食不消喜噫：黄柏、大麦蘖、吴茱萸、桂心、干姜、细辛、附子、当归、曲、大黄、黄连，上十一味捣筛蜜丸如梧子大，酒服十五丸，日三。⑦ 麻豆散治脾弱不下食饵：大豆黄卷、大麻子二味。⑧ 白术散治脾胃俱虚冷：白术、厚朴、人参、吴茱萸、茯苓、麦蘖、曲、川芎八味。⑨ 平胃丸治身重不得食，食无味，心下虚满，时时欲下，喜卧：杏仁、丹参、苦参、玄参、葶苈、川芎、桂枝七味。⑩ 大曲蘖丸消谷断下温和治脾胃寒冷：大麦蘖、曲、附子、干姜、当归、人参、赤石脂、桔梗、女萎、吴茱萸、皂荚、蜀椒、乌梅十三味。⑪ 消食断下丸治脾胃寒冷：曲蘖、大麦、吴茱萸三味。⑫ 干姜散治不能食，心意冥然忘食：干姜、法曲、蜀椒、豆豉、大麦蘖五味。⑬ 消食丸治数年不能食：小麦、曲、干姜、乌梅四味。⑭ 曲蘖散主消谷能食除肠中水气胪胀：法曲、麦蘖、杏仁三味。脾劳证治第三：① 半夏汤治脾劳四肢不用，五脏乖反胀满，肩息气急不安：半夏、宿姜、茯苓、白术、杏仁、橘皮、芍药、竹叶九味。② 消食膏酒治脾虚寒劳损气胀噫满食不下通噫：猪膏、宿姜、吴茱萸、白术四味。肉极证治第四：① 解风痹汤治肉热极肌痹，淫淫如鼠走，身上津液脱，腠理开汗大泄：麻黄、防己、枳实、细辛、白术、生姜、附子、甘草、桂枝、石膏十味。② 西州续命汤治肉极虚热肌痹淫淫如鼠走，身上津液开泄，或痹不仁，四肢急痛：麻黄、生姜、当归、石膏、川芎、桂心、甘草、黄芩、防风、芍药、杏仁，上十一味水煮分四服。③ 仲景越婢汤治肉极身热津液脱，腠理开，汗大泄，厉风，下焦脚弱。④ 石南散主诸风大病治肉热极则体上如鼠走，或如风痹，唇口坏，皮肤色变：石南、山药、芍药、天雄、桃花、菊花、黄芪、真珠、山茱萸、石膏、升麻、葳蕤十二味。⑤ 大黄芪酒治肉极虚寒，体重怠堕，四肢不举，关节疼痛,不嗜饮食虚黄:黄芪、桂枝、巴戟天、石斛、柏子仁、泽泻、茯苓、干姜、蜀椒、防风、独活、人参、天雄、芍药、附子、乌头、茵芋、半夏、细辛、瓜蒌根、白术、黄芩、山茱萸二十三味。肉虚实证治第五:① 五加酒治肉虚坐不安席好动:五加皮、枸杞皮、地黄、丹参、石膏、杜仲、干姜、附子八味。② 半夏汤治肉实坐安席,不能动作喘气:半夏、宿姜、杏仁、细辛、橘皮、麻黄、石膏、射干八味。秘涩证治第六:① 麻子仁丸治脾约大便坚:麻子仁、枳实、芍药、杏仁、大黄、厚朴六味。② 三黄汤治下焦热结不得大便:大黄、黄芩、甘草、栀子四味。③ 五柔丸治肠腑闭塞及虚损不足,饮食不生肌肤,三焦不调营卫不和:大黄、前胡、半夏、肉苁蓉、芍药、茯苓、当归、葶苈、细辛九味。④ 大五柔丸利九窍消谷益气治大便难通:大黄、苁蓉、芍药、葶苈、枳实、甘草、黄芩、牛膝、桃仁、杏仁十味。⑤ 濡脏汤治大便不通,腹中有燥屎:生葛根、猪膏、大黄三味。⑥ 芒硝丸胀满大便不通:芒硝、芍药、杏仁、大黄、黄芩五味。⑦ 走马汤治心痛腹胀大便不通:巴豆、杏仁二味。⑧ 一物巴豆丸治寒癖宿食大便。⑨ 练中丸治宿食不消大便难:大黄、葶苈、杏仁、芒硝四味。热痢证治第七:① 陟厘丸治百病下痢及伤寒协热下利:陟厘、紫石英、木防己、当归、厚朴、黄连、豆豉八味。② 苦参橘皮丸治热毒下痢:苦参、橘皮、黄连、黄柏、鬼臼、蓝青、独活、阿胶、甘草等九味。③ 龙骨丸治下血痢腹痛:龙骨、龙胆、羚羊角、当归、附子、干姜、黄连、赤石脂、矾石、犀角、甘草、熟艾十二味。④ 白头翁汤治赤滞下血连月不瘥:白头翁、厚朴、阿胶、黄连、秦皮、附子、黄柏、茯苓、芍药、干姜、当归、赤石脂、甘草、龙骨、大枣、粳米十六味。⑤ 温脾汤治久痢赤白,脾胃冷实不消:大黄、人参、甘草、干姜、附子五味。⑥ 黄连汤治赤白痢:黄连、黄柏、干姜、石榴皮、阿胶、当归、甘草七味。⑦ 女萎丸治热病时气下痢赤白遂成䘌:女萎、藜芦、乌头、桂枝、黄连、云实、代赭七味。⑧ 茯苓汤治滞下脓血,日数十行,羸笃垂死:茯苓、黄芩、黄连、黄柏、龙骨、人参、干姜、桂枝、当归、芍药、甘草、栀子仁、赤石脂、大枣十四味。⑨ 圣汤治下赤白痢,大孔虫生:鼠尾草、豆豉、栀子仁、生姜、桃皮五味。⑩ 乌梅丸治热痢:乌梅、黄连二味。⑪ 一物松皮散治积久常痢神方。⑫ 三黄白头翁汤治热毒下痢赤如烂血,滞如鱼脑,

腹痛壮热:黄连、黄芩、黄柏、升麻、石榴皮、艾叶、白头翁、桑寄生、当归、牡蛎、犀角、甘草十二味。冷痢证治第八:① 温脾汤治积久冷热赤白痢:大黄、桂枝、附子、干姜、人参五味。② 建脾丸治虚劳羸,雷鸣腹胀,泄痢不止:钟乳粉、赤石脂、好曲、麦蘖、当归、黄连、人参、细辛、龙骨、干姜、茯苓、石斛、桂枝、附子、蜀椒十五味。③ 增损建脾丸治五脏六腑伤败受冷,久则五色赤黑如烂肠极臭秽:钟乳粉、赤石脂、矾石、干姜、苁蓉、桂心、石斛、五味子、泽泻、远志、寄生、柏子仁、人参、白头翁、天雄、当归、石榴皮、牡蛎、龙骨、甘草二十味。④ 驻车丸治大冷洞痢肠滑,下赤白如鱼脑,腹痛不可忍:黄连、干姜、当归、阿胶四味。⑤ 附子汤治暴下积日不住及久痢:附子、石榴皮、阿胶、龙骨、甘草、芍药、干姜、黄连、黄芩、粳米十味。⑥ 马蔺子丸治积冷痢下白脓:马蔺子、附子、干姜、甘草、神曲、麦蘖、阿胶、黄连、蜀椒九味。⑦ 驻车丸治大冷洞痢肠滑,下赤白如鱼脑,日夜无度,腹痛不可忍:黄连、干姜、当归、阿胶四味。⑧ 大桃花汤治冷白滞痢腹痛:赤石脂、干姜、当归、龙骨、牡蛎、附子、人参、白术、甘草、芍药十味。⑨ 桃花丸治下冷脐下搅痛:干姜、赤石脂二味。⑩ 仓米汤治小腹冷气积聚结成冷痢:仓粳米、薤白、羊脂、香豉四味。⑪ 厚朴汤治久痢:厚朴、干姜、阿胶、黄连、艾叶、石榴皮六味。⑫ 四续丸治久痢骨立萎黄:云实、龙骨、附子、女萎、白术五味。⑬ 椒艾丸治久痢,四肢沉重,骨肉消尽:蜀椒、乌梅、熟艾、干姜、赤石脂五味。⑭ 下痢丸治久痢:大麦蘖、法曲、乌梅、附子、干姜、黄连、黄柏、桂枝、蜀椒、吴茱萸十味。⑮ 麦蘖丸治下痢不止:大麦蘖、好曲、附子、当归、桂枝、蜀椒、吴茱萸、干姜、黄连、乌梅肉十味。⑯ 乌梅丸治久痢:乌梅肉、黄连、干姜、吴茱萸、桂枝、当归、蜀椒七味。⑰ 七味散治久痢不瘥神验方:黄连、龙骨、赤石脂、厚朴、乌梅肉、阿胶、甘草七味。⑱ 猪肝丸治下痢肠滑:猪肝、黄连、乌梅肉、阿胶、胡粉五味。⑲ 断痢汤治心胸伏水:半夏、生姜、茯苓、甘草、龙骨、附子、人参、黄连、大枣九味。⑳ 女曲散治利后虚肿:女曲、干姜、细辛、椒目、附子、桂枝六味。痔湿痢证治第九:① 治痔湿久痢赤白:兔头骨、蛇头、蒴藋子、故绯、葶苈子、狸骨、蜣螂、百草、倒挂草、青黛、晚蚕蛾、青矾、丁香、蝎虫屎、床中桃木、麝香、苦参、黄柏、干姜、角

蒿、朱砂、印成盐、救月木、桂枝、铁衣、芒硝、虾蟆、黄矾、荏子二十九味。② 治疳湿不能食，身重心热脚冷，百节疼痛：黄芩、芍药、苦参、甘草、当归、蜀椒、甘松、青黛、熏黄、豆豉、东引桃根、葱白、盐、麝香、猪胆十五味。小儿痢证治第十：① 温中汤治小儿夏月下痢如水，面青肉冷目陷：干姜、厚朴、当归、桂枝、甘草、人参、白术、茯苓、桔梗九味。② 温中大黄汤治小儿暴冷，水谷下痢：大黄、桂枝、厚朴、甘草、干姜、人参、白术、茯苓、当归、桔梗十味。③ 黄柏汤治小儿夏月暴寒下痢赤白滞如鱼脑，壮热头痛身热手足烦：黄柏、黄连、黄芩、升麻、当归、白头翁、牡蛎、石榴皮、寄生、甘草、犀角、艾叶十二味。④ 治中结阳丸治下痢赤白色如鱼脑：赤石脂、吴茱萸、干姜、附子、当归、厚朴、白术、木兰皮、白头翁、黄连、黄柏、石榴皮十二味。⑤ 栀子丸治少小热痢不止：栀子、黄柏、黄连、矾石、大枣五味。⑥ 藜芦丸治少小泄痢：藜芦、黄连、附子三味。⑦ 四物粱米汤治少小泄痢：粱米、黍米、稻米、蜡四味。⑧ 龙骨汤治少小壮热下痢渴饮：龙骨、甘草、大黄、赤石脂、瓜蒌根、石膏、寒水石、桂枝八味。⑨ 大黄汤治少小下痢苦热：大黄、麦门冬、甘草三味。⑩ 生金牛黄汤治小儿积下不止发痫：生金、牛黄、麻黄、黄连、干姜、人参、甘草、细辛八味。⑪ 泽漆茱萸汤治小儿夏月暴寒，暴下如水，壮热经日不除：泽漆、青木香、海藻、吴茱萸、茯苓、白术、桔梗、芍药、当归、大黄十味。⑫ 一物枳实散治少小久痢，形羸不堪。胃腑虚实证治第十一：① 泻胃热汤治胃腑实热：栀子、射干、升麻、茯苓、芍药、白术、赤蜜、生地汁八味。② 补胃汤治胃虚冷少气，身体无泽：柏子仁、防风、细辛、桂枝、橘皮、川芎、吴茱萸、人参、甘草九味。人参散补胃虚寒治身体枯绝，诸骨节痛：人参、甘草、细辛、麦冬、桂枝、当归、干姜、远志、吴茱萸、川椒等十味。喉咙论第十二：略。反胃证治第十三：① 大半夏汤治胃反不受食，食已即呕吐：半夏、白术、白蜜、人参、生姜五味。② 治胃反食下便吐：人参、泽泻、甘草、桂枝、橘皮、干姜、茯苓、竹茹、大黄九味。③ 治胃反食吐不止：人参、桂枝、泽泻、茯苓、橘皮、甘草、黄芪、大黄、生姜、半夏、麦冬十一味。④ 治胃反朝食暮吐：橘皮、甘草、厚朴、茯苓、桂枝、细辛、杏仁、竹皮、槟榔、前胡、人参、生姜十二味。⑤ 治反胃大验方：前胡、生姜、橘皮、阿胶、大麻仁、桂

枝、甘草、吴茱萸、大枣九味。⑥ 华佗治胃反朝食暮吐：真珠、丹砂、雄黄、朴硝、干姜等五味。呕吐哕逆证治第十四：① 半夏汤治逆气烦闷，气满呕吐：半夏、生姜、茯苓、桂枝四味。② 仲景小半夏加茯苓汤呕哕，心下坚痞，膈间有水痰，眩悸。③ 前胡汤治寒热呕逆少气，心下坚聚膨满不得食：前胡、生姜、甘草、朴硝、大黄、茯苓、半夏、麦冬、当归、芍药、滑石、石膏、瓜蒌根、黄芩、附子、人参十六味。④ 小麦汤治呕吐不止：小麦、人参、厚朴、茯苓、甘草、青竹茹、姜汁等七味。猪苓散治呕而膈上寒：猪苓、茯苓、白术三味。⑤ 犀角人参饮子治呕逆胃气虚邪，风热，不下食：犀角、人参、薤白、粟米四味。⑥ 半夏干姜散治干呕吐逆，吐涎沫：半夏、干姜二味。⑦ 大黄甘草汤治食已即吐：大黄、甘草二味。噎塞证治第十五：① 五噎丸治胸中久寒饮食不下，结气不消：干姜、川椒、食茱萸、桂心、人参、细辛、白术、茯苓、附子、橘皮十味。② 治五种气噎：人参、半夏、桂枝、防风、小草、附子、细辛、甘草、紫菀、干姜、食茱萸、芍药、乌头、枳实十四味。③ 竹皮汤治噎声不出：竹皮、细辛、甘草、生姜、通草、人参、茯苓、桂心、麻黄、五味子十味。④ 干姜汤治饮食辄噎：干姜、石膏、人参、桂枝、瓜蒌根、甘草、半夏、小麦蘖、吴茱萸、赤小豆十味。⑤ 通气汤治胸满气噎：半夏、生姜、桂枝、大枣四味。⑥ 羚羊角汤治气噎不通不得食：羚羊角、通草、橘皮、吴茱萸、厚朴、干姜、乌头七味。胀满证治第十六：① 温胃汤治胃气不平，时胀咳不能食：附子、当归、厚朴、人参、橘皮、芍药、甘草、干姜、川椒九味。② 大半夏汤治胃中虚冷腹满塞：半夏、大枣、甘草、附子、当归、人参、厚朴、茯苓、枳实、桂枝、生姜、蜀椒十二味。③ 仲景附子粳米汤治腹中寒气胀满，肠鸣切痛，胸胁逆满呕吐。④ 厚朴三物汤治腹满发热：厚朴、大黄、枳实三味。⑤ 厚朴七物汤治腹满气胀：厚朴、甘草、大黄、大枣、枳实、桂枝、生姜七味。⑥ 吴茱萸汤治胸胁逆满不得食：吴茱萸、半夏、小麦蘖、甘草、人参、桂枝、生姜、大枣八味。⑦ 大桂汤治虚羸胸膈满：桂枝、生姜、半夏、黄芪四味。痼冷积热证治第十七：① 大露宿丸治寒冷百病，方见第十七卷。② 匈奴露宿丸治寒冷积聚：礜石、桂枝、附子、干姜四味。③ 露宿丸治心下结紧呕逆：附子、乌头、桂枝、礜石四味。④ 赤丸治寒气厥逆：茯苓、桂枝、细辛、

乌头、附子、射罔六味。⑤半夏汤治胸满腹冷：半夏、桂枝、生姜三味。⑥生姜汤温中下气：生姜、甘草、桂枝三味。⑦甘草汤治虚羸欲绝：甘草、五味子、生姜、人参、吴茱萸五味。⑧茱萸硝石汤治久寒澼饮：吴茱萸、硝石、生姜三味。⑨仲景大建中汤治心胸大寒大痛，呕不能食，饮食下流有声。⑩仲景大黄附子汤治胁下偏痛发热。⑪大乌头汤治寒疝绕脐苦痛，手足厥寒：乌头、白蜜。⑫乌头桂枝汤治寒疝腹中痛逆冷：秋干乌头、白蜜、桂枝汤。⑬朴硝煎治痼冷积热：朴硝、芒硝、石膏、金、寒水石等五味。⑭五石汤治胃间热烦闷：寒水石、硝石、赤石脂、瓜蒌根、龙骨、牡蛎、黄芩、甘草、知母、石膏、桂枝、大黄十二味。⑮竹叶汤治五心烦热，口干唇燥：竹叶、小麦、知母、石膏、茯苓、黄芩、麦冬、人参、瓜蒌根、半夏、甘草、生姜十二味。⑯半夏汤治胸中客热，烦满气上，大小便难：半夏、生姜、前胡、茯苓、白术、杏仁、枳实、人参、黄芩、甘草十味。⑰承气汤治气结胸中，热在胃脘，饮食呕逆：前胡、枳实、桂枝、大黄、寒水石、知母、甘草、硝石、瓜蒌根、石膏十味。⑱地黄煎治热：地黄汁、茯神、知母、葳蕤、瓜蒌根、竹沥、姜汁、白蜜、麦冬汁、鲜骨皮、石膏十一味。⑲细丸治客热结塞：大黄、葶苈、香豉、杏仁、巴豆五味。

卷十七、卷十八论述肺大肠疾病证治　肺大肠脉论第一：略。肺脏虚实证治第二：①橘皮汤治肺热气上咳息奔喘：橘皮、麻黄、柴胡、紫苏、杏仁、宿姜、石膏七味。②泻肺散治头眩咳逆上气，或吐脓血，胸痛引背，支满欲呕：五味子、百部、茯苓、附子、肉苁蓉、石斛、当归、远志、续断、细辛、甘草、防风、川椒、紫菀、桂枝、干姜、款冬花、桃仁、杏仁十九味。③煮散治肺与大肠俱实令人气凭满：麻黄、茯苓、黄芪、大青、桂枝、细辛、杏仁、石膏、丹参、五味子、甘草、橘皮、贝母、川芎、枳实十五味。④酥蜜膏酒治肺气虚寒劳风语声嘶塞，气息喘急咳唾：酥、崖蜜、饴糖、生姜汁、生百部汁、枣肉、杏仁、甘皮八味。⑤补肺汤治肺气不足逆满上气，咽中闷塞短气，言语失声甚者吐血：五味子、干姜、桂枝、款冬花、麦冬、桑根白皮、大枣、粳米八味。⑥麻子汤治肺气不足，咳唾脓血，气短不得卧：麻子、桑白皮、饧、桂枝、人参、阿胶、紫菀、生姜、地黄九味。⑦仲景小建中汤治肺与大肠俱不足，虚寒乏气，小腹拘急，腰痛羸瘠百病。肺劳证治第三：

①麻黄引气汤治肺劳实气喘鼻张：麻黄、杏仁、生姜、半夏、紫苏、白前、细辛、桂枝、橘皮、石膏、竹叶十一味。②半夏汤治肺劳虚寒，胸胁气满，忧气往来：半夏、生姜、桂枝、甘草、厚朴、人参、橘皮、麦冬八味。③厚朴汤治肺劳风虚，冷痰水气，昼夜不得卧，上气胸满，喘息气绝：厚朴、麻黄、桂枝、黄芩、石膏、大戟、橘皮、枳实、甘草、秦艽、杏仁、茯苓、细辛、半夏、生姜、大枣十六味。气极证治第四：①钟乳散治气极虚寒，气短息寒：钟乳、干姜、桔梗、茯苓、细辛、桂心、附子、人参、白术、防风、瓜蒌根、牡蛎十二味。②黄芪汤治气极虚寒毛焦，虚劳百病：黄芪、人参、白术、桂枝、生姜、大枣、附子七味。③大露宿丸治气极虚寒，皮痹不已内舍于肺，寒冷积聚百病：礜石、干姜、桂枝、皂荚、桔梗、附子六味。④硫黄丸治气极虚寒澼饮，胸中痰满气急：硫黄、礜石、干姜、附子、乌头、桂心、细辛、白术、桔梗、茯苓十味。⑤大前胡汤治气极喘息冲胸，常欲自恚，心腹满痛：前胡、半夏、麻黄、芍药、生姜、黄芩、枳实、大枣八味。⑥竹叶汤治气极气喘，甚则唾血：竹叶、麦冬、小麦、生地、生姜、石膏、麻黄、甘草九味。积气证治第五：①此七气丸治气极：乌头、大黄、紫菀、半夏、前胡、细辛、丹参、茯苓、川芎、桃仁、菖蒲、石膏、吴茱萸、桂枝、桔梗、人参、甘草、防葵、干姜、川椒二十味。②七气丸治七气：大黄、人参、半夏、吴茱萸、柴胡、干姜、细辛、桔梗、菖蒲、茯苓、川芎、甘草、川椒、石膏、桃仁十五味。③七气汤治寒气、热气、忧气、劳气、愁气、膈气、劳气：干姜、黄芩、厚朴、半夏、甘草、芍药、瓜蒌根、地黄、人参、川椒、枳实、吴茱萸十二味。④五膈丸治忧膈、食膈、饮膈、气膈、劳膈五病：麦冬、甘草、人参、川椒、远志、桂枝、细辛、附子、干姜九味。⑤大蒜煎治疝瘕积聚，冷癖痰饮，心腹胀满，上气咳嗽刺风：蒜、酥、牛乳、荜茇、胡椒、干姜、石蜜、阿魏、戎盐、石菖蒲、木香、干蒲桃等十二味。⑥桔梗破气丸治上下痞塞不能息：桔梗、橘皮、干姜、厚朴、枳实、细辛、葶苈、吴茱萸、白术、胡椒、川椒、乌头、荜茇、人参、桂枝、附子、茯苓、前胡、防葵、川芎、甘草、大黄、槟榔、当归、白术、吴茱萸二十四味。⑦槟榔汤治气实苦积聚不得食息：槟榔、附子、半夏、细辛、生姜、大黄、紫菀、柴胡、橘皮、甘草、紫苏、茯苓十二味。⑧半夏汤治逆气腹满，气上冲胸，忧气结聚：半夏、生姜、桂枝、橘皮四味。⑨贝

母汤治上气咽喉窒塞,短气不得卧:贝母、生姜、桂枝、麻黄、石膏、甘草、杏仁、半夏八味。⑩ 麻黄汤治上气咳逆,喉中水鸡声:麻黄、甘草、大枣、射干四味。⑪ 奔气汤治大气上奔胸膈,短气不得卧:生姜、半夏、吴茱萸、桂枝、人参、甘草六味。⑫ 枳实汤治胸中满闷:枳实、附子、大枣、半夏、人参、甘草、白术、干姜、厚朴九味。⑬ 下气汤治气满腹胀:半夏、生姜、人参、橘皮四味。⑭ 竹叶饮子治咳嗽积气:竹叶、苏子、紫菀、白前、百部、甘草、生姜七味。⑮ 人参汤下气理胸治客热:人参、麦冬、干姜、当归、茯苓、甘草、五味子、黄芪、芍药、枳实、桂枝、半夏、大枣十三味。⑯ 海藻橘皮丸治风虚支满,气冲息奔:海藻、橘皮、白前、杏仁、茯苓、芍药、桂枝、苏子、枣肉、桑白皮、昆布、吴茱萸、人参、白术、葶苈十五味。⑰ 白石英散补五劳七伤治积气:白石英、石斛、苁蓉、泽泻、茯苓、橘皮、菟丝子七味。⑱ 白石英丸补养肺气:白石英、阳起石、磁石、菟丝子、苁蓉、地黄、瓜蒌根、石斛、白术、五味子、巴戟天、桂枝、人参、蛇床子、防风十五味。⑲ 补伤散治泄咳惊恐,少气喜悲,卧不安席,忽忽喜梦:天冬、防风、泽泻、人参、阿胶、瓜蒌根、前胡、芍药、石膏、干姜、大豆卷、紫菀、白蔹、桂枝、白术、地黄、甘草、山药、当归十九味。⑳ 理气丸治气不足:杏仁、桂枝、干姜、益智仁四味。肺痿证治第六:① 甘草干姜汤肺痿多涎唾,必眩不渴不咳:甘草、干姜二味。② 一物甘草汤治肺痿涎唾多出血,心中温温液液。③ 生姜甘草汤治肺痿咳唾涎沫,咽燥而渴:生姜、甘草、人参、大枣四味。④ 麻黄汤治肺胀咳而上气,咽燥而喘:麻黄、芍药、生姜、细辛、桂枝、半夏、五味子、石膏八味。⑤ 桂枝去芍药加皂荚汤治肺痿吐涎沫不止:桂枝、生姜、甘草、皂荚、大枣五味。肺痈证治第七:① 桔梗汤治咳嗽胸满振寒,脉数咽干不渴,久久吐脓如米粥:桔梗、甘草二味。② 葶苈大枣泻肺汤治肺痈喘不得卧:葶苈、大枣二味。③ 一物黄昏汤治咳而微热烦满。④ 一物皂荚丸治肺痈初起。⑤ 苇茎汤治肺痈:薏苡仁、瓜瓣、桃仁、苇茎、四味。飞尸鬼疰证治第八:① 五疰汤治贼风遁尸鬼邪,心腹刺痛胀急:大黄、甘草、当归、芍药、乌头、桂枝、生姜、蜜八味。② 蜈蚣汤治恶疰邪气往来心痛彻背,或走入皮肤移动不定:蜈蚣、牛黄、丹砂、人参、大黄、鬼臼、细辛、当归、桂枝、干姜、黄芩、麝香、附子十三

味。③ 桃皮汤治中恶心腹疼痛,胸胁胀满短气:桃白皮、真珠、附子、栀子、当归、吴茱萸、豆豉、桂枝八味。④ 桃奴汤治中恶诸尸蛊疰,心腹绞痛:桃奴、人参、当归、干姜、川芎、甘草、桂枝、茯苓、鬼箭羽、犀角、丹砂、麝香十二味。⑤ 小附着散治飞尸贼风急痛,须臾复发,不在一处:细辛、天雄、莽草、桂枝、乌头、附子、干姜、真珠、雄黄九味。⑥ 大附着散治五尸疰忤与前状同:天雄、桂枝、细辛、干姜、雄黄、黄芩、黄连、由跋、椒目、金牙、犀角、麝香、牛黄、真珠、蜈蚣十五味。⑦ 金牙散治鬼疰风邪,鬼语尸疰,或在腰脊胸胁流无常处,不喜见人,志意不定,面目脱色,目赤鼻张,唇干甲黄:金牙、雄黄、铁精、曾青、真珠、丹砂、野葛、川芎、露蜂房、大黄、甘草、蛇蜕皮、菌茹、干漆、石长生、狸骨、鬼臼、鬼箭羽、桔梗、乌头、鬼督邮、椒目、野狼毒、芫荑、藜芦、雷丸、芫菁、滑石、毒公、鳖甲、牛黄、人参、胡燕屎、野狼毒、桂枝、寒水石、蜈蚣、蜥蜴、附子、蝼蛄、亭长、石膏五分,徐长卿、斑蝥、贝母四十五味。大金牙散治一切疰病,方见十二卷胆腑门。⑧ 白术散治风入脏腑常自躁痛,或鬼疰飞尸恶气肿起,惊悸,腹胀气满,阴下湿痒或大便有血:白术、附子、秦艽、人参、牡蛎、蜀椒、细辛、黄芩、川芎、牛膝、干姜、桂枝、防风、独活、柴胡、桔梗、茯苓、当归、乌头、天雄、甘草、莽草、瓜蒌、天雄、杜仲二十六味。⑨ 太乙备急散治中恶客忤五尸入腹,鬼刺鬼痱及中蛊吐血下血及心腹卒痛:雄黄、桂枝、芫花、丹砂、蜀椒、藜芦、巴豆、野葛、附子九味。⑩ 龙牙散治百疰邪鬼飞尸万病:龙牙、茯苓、雄黄、芍药、枣膏、地黄、石斛、胡燕屎、铜镜鼻、甘草、橘皮、川芎、鬼督邮、远志、鳖甲、狐阴、蜈蚣、鬼箭羽、乌头、羌活、露蜂房、曾青、真珠、桂枝、杏仁、防风、桃奴、鬼臼、鹳骨、人参、大黄、白术、苏子三十三味。⑪ 仲景三物备急散治卒中恶风,气忤迷绝不知人,方见第十二卷胆腑门。⑫ 鹳骨丸治飞尸遁尸积聚,胸痛连背走无常处:鹳骨、丹砂、牡蛎、雄黄、莽草、藜芦、桂枝、野葛、斑蝥、芫青、蜈蚣、巴豆十二味。蜥蜴丸治癥坚水肿,蜚尸,遁尸,寒尸,丧尸,尸注,骨血相注,恶气鬼忤,梦寐存亡,方见前第十一卷肝脏积聚篇。⑬ 桔梗丸治毒疰,鬼疰,食疰,冷疰,痰饮,宿食不消,酒癖诸病:桔梗、藜芦、皂荚、巴豆、附子五味。⑭ 十疰丸治气疰、劳疰、鬼疰、冷疰、生人疰、死人疰、尸疰、食疰、水疰、

土疰等：雄黄、巴各、人参、甘草、麦冬、细辛、桔梗、附子、皂荚、蜀椒十味。⑮ 太乙神明陷冰丸治中恶鬼疰，积聚寒热，咳逆唾噫，咽喉闭塞，绕脐绞痛侧侧，毒疰相染甚至灭门：雄黄、当归、丹砂、矾石、桂枝、大黄、芫青、藜芦、附子、人参、真珠、麝香、鬼臼、犀角、牛黄、蜈蚣、射罔、乌头、杏仁、蜥蜴、樗鸡、地胆、斑蝥、巴豆二十四味。⑯ 江南度世丸治万病癥结积聚，伏尸长病，寒热疰气肌肉消尽，四肢烦热，呕逆不食：蜀椒、人参、细辛、甘草、茯苓、真珠、大黄、干姜、丹砂、野葛、桂枝、雄黄、麝香、鬼臼、乌头、牛黄、附子、紫菀、巴豆、蜈蚣二十味。⑰ 大度世丸治万病与前状同者：牛黄、大黄、雄黄、真珠、丹砂、人参、附子、细辛、甘草、射罔、鬼臼、莽草、蜀椒、麝香、鬼箭羽、桂枝、茯苓、紫菀、干姜、野葛、蜥蜴、蜈蚣、巴豆、地胆、樗鸡、芫青二十六味。⑱ 雷氏千金丸治宿食不消，饮食中恶，心腹痛如刺及疟：硝石、大黄、桂枝、干姜、巴豆仁五味。⑲ 墨奴散治恶疰腹胀：釜下墨、盐二味。⑳ 芥子黄丹敷治遁尸飞尸，又治暴风毒肿流入四肢头面。

大肠虚实证治第九：① 生姜泄肠汤治大肠实热，腹胀不通，口疮：生姜、橘皮、青竹茹、白术、黄芩、栀子仁、桂枝、茯苓、芒硝、地黄、大枣十一味。② 黄连补汤治大肠虚冷，痢下青白，肠中雷鸣：黄连、茯苓、川芎、地榆、酸石榴皮、伏龙肝六味。肛门论第十：略。皮肤虚实证治第十一：① 蒴藋蒸汤治皮虚大肠病，寒气关格：蒴藋根叶、菖蒲叶、桃叶皮枝、秫米、细糠五味。② 栀子煎治皮实肺病：栀子仁、枳实、大青、杏仁、柴胡、芒硝、生地、竹叶、生玄参、石膏十味。咳嗽证治第十二：仲景麻黄散治上气咳嗽，仲景小青龙汤治咳逆倚息不得卧，仲景射干麻黄汤治咳而上气喉中如水鸡声，仲景厚朴麻黄汤治咳逆上气胸满喉中如水鸡声，仲景麦门冬汤治大逆上气咽喉不利，仲景十枣汤治支饮咳烦胸中痛。① 漆汤治上气脉沉：泽漆、半夏、生姜、紫菀、白前、黄芩、甘草、桂枝、人参九味。② 百部根汤治咳嗽不得卧两眼突出：百部根、生姜、细辛、甘草、贝母、白术、五味子、桂枝、麻黄九味。③ 麻黄石膏汤治上气胸满：麻黄、石膏、厚朴、小麦、杏仁五味。④ 温脾汤治食饱而咳：甘草、大枣二味。⑤ 海藻汤治咳而下利，胸中痞而短气，心中时悸，四肢不欲动，手足烦不欲食，肩背痛，时恶寒：海藻、半夏、五味子、生姜、细辛、茯苓、杏仁七

味。⑥ 白前汤治水咳逆上气，身体浮肿，短气胀满，昼夜倚壁不得卧，咽中作水鸡鸣：白前、紫菀、半夏、大戟四味。⑦ 太医令王叔和蜀椒丸治上气咳嗽，御服甚良：蜀椒、乌头、杏仁、石菖蒲、礜石、皂荚、款冬花、细辛、紫菀、干姜、麻黄、吴茱萸十二味。⑧ 通气丸治上气咳嗽，咽中腥臭：蜀椒、饴糖、杏仁、天冬、干姜、人参、乌头、桂枝、附子、蜈蚣十味。⑨ 射干煎治咳嗽上气：射干、款冬花、紫菀、细辛、桑白皮、附子、甘草、白蜜、饴糖、生姜汁、竹沥十一味。⑩ 杏仁煎治冷嗽上气，鼻中不利：杏仁、五味子、款冬花、紫菀、干姜、桂枝、甘草、麻黄八味。⑪ 通声膏治咳嗽上气：五味子、款冬花、通草、人参、青竹皮、细辛、桂枝、菖蒲、杏仁、姜汁、白蜜、枣膏、酥十三味。⑫ 芫花煎治新久咳嗽：芫花、干姜、白蜜三味。⑬ 款冬煎治同前：款冬花、干姜、紫菀、五味子、芫花五味。⑭ 紫菀丸治积年咳嗽，不得坐卧：紫菀、贝母、半夏、桑白皮、百部、射干、五味子、皂荚、干姜、款冬花、细辛、橘皮、鬼督邮、白石英、杏仁、蜈蚣十六味。⑮ 款冬丸治上气咳嗽唾脓血，喘息不得卧：款冬花、干姜、蜀椒、吴茱萸、桂心、菖蒲、人参、细辛、莞花、紫菀、甘草、桔梗、防风、芫花、茯苓、皂荚十六味。⑯ 五味子汤治唾中有脓血，牵胸胁痛：五味子、桔梗、紫菀、甘草、川断、桑皮、地黄、竹茹、赤小豆九味。⑰ 竹皮汤治咳逆下血不息：生竹皮、紫菀、饴糖、生地黄四味。⑱ 百部丸治诸嗽不得气息，唾脓血：百部根、升麻、桂枝、五味子、甘草、干姜、紫菀七味。⑲ 钟乳七星散治寒冷咳嗽上气，胸满唾脓血：钟乳、矾石、款冬花、桂枝四味。⑳ 七星散治三十年咳嗽：款冬花、紫菀、桑白皮、代赭石、细辛、伏龙肝六味。

痰饮证治第十三：仲景小半夏汤治心腹虚冷游痰胸满，仲景十枣汤治悬饮，仲景小青龙汤溢饮，仲景木防己汤治支饮，小半夏加茯苓汤治痰饮目眩心悸，厚朴大黄汤治酒客吐血胸中支饮，五苓散治脐下悸吐涎沫而癫眩，己椒苈黄丸治肠间有水气，① 甘遂半夏汤治留饮：甘遂、半夏、芍药、甘草四味。② 大茯苓汤治痰饮澼结，脐下弦满，呕逆不得食：茯苓、白术、半夏、桂枝、细辛、生姜、橘皮、附子、当归九味。③ 大半夏汤治冷痰饮澼：半夏、白术、茯苓、人参、甘草、桂枝、附子、生姜八味。④ 干枣汤治支满澼饮：大枣、大戟、大黄、甘草、甘遂、黄芩、芫花、荛花八味。⑤ 当归汤治留饮腹中积聚：

当归、人参、桂枝、黄芩、甘草、芍药、芒硝、大黄、泽泻、生姜十味。⑥ 吴茱萸汤治胸中积冷应背疼痛：吴茱萸、半夏、人参、桂枝、甘草、生姜、大枣七味。⑦ 前胡汤治胸中久寒澼实，隔塞胸痛，气不通利，三焦冷热不调，饮食减少无味，或寒热身重卧不欲起：前胡、人参、当归、半夏、甘草、大黄、防风、麦冬、吴茱萸、黄芩、生姜、杏仁等十二味。⑧ 旋覆花汤治胸膈痰结唾如胶：旋覆花、细辛、前胡、茯苓、甘草、生姜、桂枝、半夏、乌头九味。⑨ 姜椒汤治胸中积聚痰饮，咳逆呕吐：姜汁、川椒、桂枝、附子、甘草、橘皮、桔梗、茯苓、半夏九味。⑩ 撩膈散治心上结痰饮实寒冷心闷：瓜丁、赤小豆、人参、甘草四味。⑪ 断膈汤治胸中痰澼：恒山、甘草、松萝、瓜蒂四味。⑫ 松萝汤治胸痰积热：松萝、乌梅、栀子、恒山、甘草五味。⑬ 杜蘅汤治吐百病：杜衡、松萝、瓜丁三味。⑭ 大五饮丸主留饮，澼饮，痰饮，溢饮，流饮：甘遂、大黄、苦参、藜芦、芫花、大戟、葶苈、乌贼骨、白术、石膏、瓜蒌根、桔梗、半夏、紫菀、前胡、五味子、芒硝、桂心、黄芩、贝母、人参、茯苓、当归、芍药、苁蓉、远志、甘草、恒山、山药、厚朴、细辛、附子、巴豆三十三味。⑮ 旋覆花丸治停痰澼饮结在两胁，腹中摇动作水声，卒起头眩欲倒：旋覆花、桂枝、枳实、人参、甘遂、吴茱萸、细辛、大黄、黄芩、葶苈、厚朴、芫花、橘皮、干姜、芍药、白术、茯苓、野狼毒、乌头、礜石二十味。⑯ 中军候黑丸治澼饮停结：芫花、巴豆、杏仁、桂枝、桔梗五味。⑰ 顺流紫丸治积聚留饮痰癖两胁胀满：石膏、桂枝、巴豆、代赭、乌贼骨、半夏六味。⑱ 葱白汤治冷热膈痰，发时头痛闷乱，欲吐不得：葱白、桃叶、真珠、恒山、乌头、甘草六味。⑲ 蜜煎治痰饮寒热：蜜、恒山、甘草三味。九虫证治第十四：① 蘼芜丸治蛔虫结在腹中，皮肉痿黄：蘼芜、贯众、雷丸、山茱萸、天冬、野狼牙、藋芦、菊花八味。② 懊恼散治湿䘌疮烂：扁竹、藋芦、雷丸、青葙子、女青、桃仁六味。③ 青葙散治热病有䘌下部生疮：青葙子、橘皮、扁竹、藋芦、甘草、野狼牙六味。④ 桃皮汤治蛲虫蛔虫䘌虫及痔疮：桃皮、艾叶、槐子、大枣四味。⑤ 猪胆苦酒汤治温病下部有疮，䘌虫蚀人五脏：雄黄、皂荚、麝香、朱砂四味。⑥ 雄黄兑散治时气病䘌，下部生疮：雄黄、桃仁、青葙子、黄连、苦参五味。

卷十九、卷二十论述肾脏膀胱疾病证治 肾脏膀胱脉论第一：略。肾脏虚实证治第二：① 泻肾汤治肾脏实热小腹胀满，耳聋，腰脊离解及伏水气急：芒硝、茯苓、黄芩、生地汁、菖蒲、磁石、大黄七味。② 治肾气虚寒阴痿，腰脊酸痛，阳气顿绝：苁蓉、白术、巴戟天、麦冬、茯苓、甘草、牛膝、五味子、杜仲、车前子、干姜、生地十二味。肾劳证治第三：① 栀子汤治肾劳实热小腹胀满，小便黄赤余沥而少：栀子、芍药、通草、石韦、石膏、滑石、黄芩、生地、榆白皮、淡竹叶十味。② 麻黄根粉治肾劳阴囊生疮：麻黄根、石硫黄、米粉三味。③ 煮散治肾劳妄怒，腰脊不可俯仰：丹参、牛膝、葛根、杜仲、地黄、甘草、猪苓、茯苓、远志、黄芩、五加皮、石膏、羚羊角、生姜、橘皮、竹茹十六味。精极证治第四：① 竹叶黄芩汤治精极实热，齿焦发落，形衰体痛，通身虚热：竹叶、黄芩、茯苓、甘草、麦冬、大黄、生地、生姜、芍药九味。② 棘刺丸治虚劳诸气不足，梦泄失精：棘刺、干姜、菟丝子、天冬、乌头、小草、防葵、山药、薜荔、细辛、石龙芮、枸杞子、巴戟天、葳蕤、石斛、厚朴、牛膝、桂枝十八味。③ 枣仁汤治虚劳梦精，惊惕忪悸：酸枣仁、泽泻、人参、芍药、桂枝、黄芪、甘草、茯苓、白龙骨、牡蛎十二味。④ 韭子丸治房室过度，精泄不禁，腰背不得屈伸：韭子、甘草、桂枝、紫石英、禹余粮、远志、山茱萸、当归、天雄、紫菀、山药、细辛、茯苓、僵蚕、菖蒲、人参、杜仲、白术、干姜、川芎、附子、石斛、天冬、苁蓉、黄芪、菟丝子、地黄、蛇床子、大枣、牛髓、干漆三十一味。⑤ 韭子散治小便失精及梦泄精：韭子、麦冬、菟丝子、车前子、川芎、白龙骨六味。⑥ 禁精汤治失精羸瘦，酸削少气：韭子、粳米二味。⑦ 羊骨汤治失精多睡目䀮䀮：羊骨、生地、白术、桂枝、麦冬、人参、芍药、生姜、甘草、大枣、厚朴、阿胶、桑白皮、饴糖十五味。骨极证治第五：三黄汤治肾热骨极，小便闭塞，耳鸣虚热：大黄、黄芩、栀子、甘草、芒硝五味。骨虚实证治第六：虎骨酒治膀胱寒骨虚酸疼不安好倦：虎骨、酿米、曲三味。腰痛证治第七：① 杜仲酒治膀胱虚寒腰痛：杜仲、干姜、草薢、羌活、细辛、防风、川芎、秦艽、乌头、天雄、桂枝、川椒、五加皮、石斛、瓜蒌根、地骨皮、续断、桔梗、甘草十九味。② 肾着散治肾着：杜仲、桂枝、甘草、干姜、牛膝、泽泻、茯苓、白术八味。③ 杜仲丸治腰痛：杜仲、石斛、干姜、地黄四味。④ 丹参丸治腰痛冷痹：丹参、杜仲、牛膝、续断、桂枝、干姜六味。补肾汤液第八：仲景小建中汤治男女积劳虚损面体少色,饮食无味,渐至瘦削,五脏气竭,仲景黄芪建中汤虚劳里急诸不足,仲景大建中汤治虚劳诸不足。① 肾沥汤治咳逆短气,腰背引痛,耳鸣面黯:羊肾、桂枝、人参、泽泻、五味子、甘草、防风、川芎、地骨皮、黄芪、当归、茯苓、玄参、芍药、生姜、磁石十六味。② 增损肾沥汤治大虚不足,膀胱满急小便数:羊肾、人参、石斛、麦冬、泽泻、地黄、瓜蒌根、地骨皮、远志、生姜、甘草、当归、桂枝、五味子、桑白皮、茯苓、大枣十七味。③ 凝唾汤治虚损短气,咽喉凝唾不出如胶塞喉:麦冬、人参、茯苓、前胡、芍药、甘草、地黄、桂枝、大枣九味。④ 补汤治诸虚不足:车前子、防风、桂枝、巴戟、丹参、鹿茸、地黄、枸杞根皮、五加皮九味。⑤ 石英煎治五劳七伤百病,消枯羸瘦,风虚痼冷,不能动作,恶梦惊惧:白石英、紫石英、地黄、酥、白蜜、桃仁、石斛、柏子仁、远志、茯苓、山茱萸、人参、麦冬、桂枝、干姜、五味子、白术、苁蓉、甘草、天雄、白芷、细辛、川芎、黄芪、防风、山药二十四味。⑥ 五补汤下气通津治五脏虚竭,短气咳逆,悒郁不足:五味子、桂枝、人参、甘草、麦冬、小麦、生姜、粳米、薤白、枸杞根白皮十味。⑦ 人参汤治男子五劳七伤,小腹急痛宛转欲死:人参、当归、白芍、甘草、桂枝、麦冬、白糖、生姜、前胡、橘皮、川椒、茯苓、五味子、枳实、大枣十五味。⑧ 建中汤治五劳七伤,小腹急痛,膀胱虚满:胶饴、黄芪、干姜、当归、人参、半夏、橘皮、芍药、甘草、附子、大枣十一味。⑨ 前胡建中汤治大劳虚羸劣,下焦虚热,小便赤痛:前胡、黄芪、白芍、当归、茯苓、桂枝、甘草、人参、半夏、白糖、生姜十一味。⑩ 乐令建中汤治虚劳少气,心胸淡冷,时时惊惕,手足逆冷,体常自汗:黄芪、人参、橘皮、当归、桂枝、细辛、前胡、芍药、甘草、茯苓、麦冬、半夏、生姜、大枣十四味。⑪ 黄芪汤治虚劳不足,四肢烦疼,汗出:黄芪、麦冬、桂枝、白芍、人参、当归、细辛、甘草、五味子、前胡十四味。补肾丸散第九:① 内补散治男子五劳六绝:地黄、菟丝子、山茱萸、地麦、远志、巴戟天、麦冬、五味子、甘草、人参、苁蓉、石斛、茯苓、桂心、附子十五味。② 石斛散治大风四肢不收,两肩疼痛,身重胫急筋肿不能行:石斛、牛膝、杜仲、附子、芍药、松脂、柏子仁、石龙芮、云母粉、泽泻、萆薢、防风、山茱萸、菟丝子、细辛、桂枝十六味。③ 肾沥散治五劳七伤,八风十二痹:羊肾、厚朴、茯苓、五味子、巴戟、桂心、石龙芮、

山茱萸、细辛、人参、石斛、女萎、牡荆子、芍药、白蔹、干漆、矾石、龙胆、川芎、苁蓉、续断、白术、菊花、川椒、远志、黄芪、泽泻、萆薢、黄芩、干姜、附子、防风、菖蒲、牛膝、桔梗、山药、秦艽三十七味。④ 钟乳散治五劳七伤,虚羸无气力痿极:钟乳、鹿角、白马茎、硫黄、铁精、石斛、人参、磁石、桂心、僵蚕、蛇床子十味。⑤ 黄芪丸治五劳七伤诸虚不足:黄芪、干姜、当归、羌活、川芎、甘草、茯苓、细辛、桂枝、乌头、附子、防风、人参、芍药、石斛、地黄、苁蓉、羊肾、枣膏十九味。⑥ 石韦丸治五劳七伤:石韦、细辛、礜石、远志、茯苓、泽泻、菖蒲、杜仲、蛇床子、苁蓉、桔梗、牛膝、天雄、山茱萸、柏子仁、续断、山药、防风、赤石脂十九味。⑦ 五补丸治五劳七伤,腰脚酸疼,房室不举:杜仲、人参、五加皮、五味子、天雄、牛膝、防风、远志、石斛、山药、狗脊、地黄、苁蓉、鹿茸、菟丝子、茯苓、覆盆子、石龙芮、萆薢、蛇床子、石南、白术、天冬、巴戟二十四味。⑧ 神化丸治五劳七伤,小便数有余沥,阴头冷疼精自出:苁蓉、牛膝、山药、续断、山茱萸、大黄、远志、泽泻、天雄、柏子仁、菟丝、人参、防风、瓜蒌根、杜仲、石斛、黄连、白术、甘草、礜石、当归、桂枝、石南、干姜、萆薢、茯苓、蛇床子、细辛、赤石脂、菖蒲、川芎三十一味。⑨ 三仁九子丸补益治五劳七伤:酸枣仁、柏子仁、薏苡仁、菟丝子、枸杞子、蛇床子、庵䕡子、地肤子、乌麻子、牡荆子、五味子、菊花子、地黄、山药、苁蓉、桂枝等十六味。⑩ 填骨丸补五脏除万病治五劳七伤:人参、石斛、当归、杜蒙、石长生、石韦、白术、远志、苁蓉、巴戟、紫菀、茯苓、天雄、附子、干姜、蛇床子、牛膝、牡蛎、牡丹皮、甘草、柏子仁、山药、阿胶、地黄、五味子、蜀椒二十六味。⑪ 大通丸补虚益精治五劳七伤百病:地黄、干姜、当归、石斛、苁蓉、天冬、白术、甘草、人参、芍药、紫菀、大黄、黄芩、防风、杏仁、茯苓、白芷、麻仁、川椒十九味。⑫ 赤石脂丸治五劳七伤,每事不如意,男子诸疾:赤石脂、山茱萸、防风、远志、瓜蒌根、牛膝、杜仲、山药、蛇床子、柏子仁、续断、天雄、菖蒲、苁蓉、石韦十五味。⑬ 鹿角丸补益:天雄、石龙芮、远志、山萸肉、杜仲、赤石脂、泽泻、干姜、鹿角、白马茎、石斛、山药、地黄、人参、菟丝子、防风、蛇床子、牛膝、五味子、巴戟天、肉苁蓉二十一味。⑭ 苁蓉丸补虚益气治五脏虚劳损伤阴痹,阴下湿痒或生疮:苁蓉、山药、蛇床子、远志、菟丝子、五味

子、山茱萸、天雄、巴戟天九味。⑮ 覆盆子丸补益治五劳七伤羸瘦：覆盆子、菟丝子、苁蓉、鹿茸、巴戟、白龙骨、茯苓、天雄、白石英、五味子、续断、山药、地黄、远志、干姜、蛇床子十六味。⑯ 曲囊丸补虚弱治风冷百病：地黄、山药、牡蛎、天雄、蛇床子、远志、杜仲、鹿茸、桂心、五味子、鹿衔草、石斛、车前子、菟丝子、肉苁蓉、雄鸡肝、蚕蛾十七味。杂补方药第十：① 琥珀散治虚劳百病，阴痿精清：琥珀、芜菁子、胡麻子、车前子、蛇床子、菟丝子、枸杞子、庵䕡子、麦门冬、橘皮、肉苁蓉、松脂、牡蛎、松子、柏子、茳子、桂枝、石韦、石斛、滑石、茯苓、川芎、人参、杜衡、续断、远志、当归、牛膝、丹皮、通草三十味。② 苁蓉散益气强骨补髓不足：肉苁蓉、五味子、远志、甘草、生地黄、楮实子、慎火草、干漆八味。③ 秃鸡散益房室：蛇床子、菟丝子、五味子、远志、防风、巴戟、杜仲、苁蓉八味。④ 天雄散治五劳七伤，阴痿不起：天雄、五味子、远志、肉苁蓉、蛇床子、菟丝子六味。⑤ 石硫黄散补虚损益房劳：石硫黄、白石英、鹿茸、远志、蛇床子、五味子、天雄、僵蚕、白马茎、菟丝子、女菱十一味。⑥ 杜仲散治男子羸瘦短气，五脏痿损：杜仲、蛇床子、五味子、地黄、苁蓉、远志、木防己、巴戟、菟丝子九味。⑦ 苁蓉散治阳气不足，阴囊湿痒，漏泄虚损：苁蓉、续断、蛇床子、天雄、山药、五味子、远志、地黄、巴戟天九味。⑧ 马茎丸治空房独怒，见敌不兴，失精，男子百病：白马茎、赤石脂、石韦、天雄、远志、山茱萸、菖蒲、蛇床子、山药、杜仲、苁蓉、柏子仁、石斛、续断、牛膝、瓜蒌根、细辛、防风十八味。膀胱虚实证治第十一：① 龙骨丸治膀胱肾冷，坐起欲倒，骨痿：龙骨、柏子仁、地黄、甘草、防风、黄芪、禹余粮、白石英、桂枝、茯苓、五味子、羌活、人参、附子、山茱萸、玄参、川芎、磁石、杜仲、干姜等二十味。② 治膀胱实热：石膏、栀子、茯苓、知母、蜜、淡竹叶、生地七味。胞囊论第十：略。胞囊论第十二：① 榆皮通滑泄热煎治胞囊涩热小便黄赤苦不通：榆白皮、赤蜜、葵子、滑石、通草、车前子六味。② 滑石汤治膀胱急热小便黄赤：滑石、黄芩、车前子、冬葵子、榆白皮五味。三焦脉论第十三：略。三焦虚实第十四：① 泽泻汤泻热治上焦：泽泻、半夏、柴胡、生姜、桂枝、甘草、人参、茯苓、地骨皮、石膏、竹叶、莼心十二味。② 麦门冬理中汤治上焦热不欲饮食：麦冬、生芦根、竹茹、廪米、莼心、甘草、

茯苓、橘皮、人参、葳蕤、生姜、白术十二味。③ 黄芪理中汤治上焦虚寒，短气不续，语声不出：黄芪、桂枝、五味子、桔梗、干姜、茯苓、甘草、川芎、丹参、杏仁十味。④ 黄连丸治上焦冷痢，腹内不安：黄连、乌梅肉、桂枝、干姜、附子、阿胶、樗皮、川芎、黄柏九味。⑤ 厚朴汤治上焦闭塞干呕：厚朴、茯苓、川芎、白术、玄参、桔梗、附子、人参、橘皮、生姜、吴茱萸十一味。⑥ 大黄泻热汤治中焦实热闭塞，上下不通，不吐不下，腹满膨膨喘急：大黄、黄芩、泽泻、升麻、芒硝、羚羊角、栀子、玄参、地黄汁等九味。⑦ 蓝青丸治中焦热下痢水谷：蓝青汁、黄连、黄柏、乌梅肉、地肤子、地榆、白术、阿胶八味。⑧ 黄连煎治中焦寒洞泄下痢，或因霍乱泻黄白无度，腹中虚痛：黄连、酸石榴皮、地榆、阿胶、黄柏、当归、厚朴、干姜八味。⑨ 柴胡通塞汤治下焦热大小便不通：柴胡、羚羊角、黄芩、橘皮、泽泻、香豉、生地、芒硝、栀子、石膏十味。⑩ 赤石脂汤治下焦热下痢脓血，烦闷恍惚：赤石脂、乌梅、栀子、廪米、白术、升麻、干姜七味。⑪ 止呕人参汤治下焦热盛，气逆不续，呕吐不禁：人参、葳蕤、黄芩、知母、茯苓、生芦根、栀子、白术、橘皮、石膏十味。⑫ 香豉汤治下焦热毒痢，鱼脑杂痢赤血：香豉、薤白、黄连、黄柏、白术、茜根、栀子、黄芩、地榆九味。⑬ 黄柏止泄汤治下焦虚冷，大便洞泄不止：黄柏、人参、地榆、阿胶、黄连、茯苓、樗皮、艾叶八味。⑭ 人参续气汤治下焦虚寒，津液不止，短气欲绝：人参、橘皮、茯苓、乌梅、麦冬、黄芪、干姜、川芎、吴茱萸、桂枝、白术、厚朴十二味。⑮ 茯苓丸治下焦虚寒，腹中瘀血令人喜忘：茯苓、地黄、当归、甘草、干姜、人参、黄芪、川芎、桂枝、厚朴、杏仁十一味。⑯ 伏龙肝汤治下焦虚寒或先见血后便转：伏龙肝、地榆、地黄、阿胶、发灰、牛膝、甘草、干姜、黄芩九味。⑰ 当归汤治三焦虚损或上下发泄吐唾血，皆从三焦起：当归、干姜、小蓟、阿胶、羚羊角、地黄、柏枝皮、芍药、白术、蒲黄、青竹茹、伏龙肝、发灰、黄芩、甘草十五味。霍乱证治第十五：仲景理中汤治霍乱吐下腹痛，仲景桂枝汤治吐利身痛不休，仲景当归四逆加吴茱萸生姜汤治吐痢手足厥冷脉细，仲景四逆汤治下利清谷，仲景通脉四逆汤治吐痢四肢拘急，仲景甘草泻心汤治霍乱呕逆，仲景小青龙汤治霍乱呕吐，仲景附子粳米汤治霍乱四逆。① 四顺汤治霍乱转筋肉冷汗出呕哕：附子、人参、

干姜、甘草四味。② 竹叶汤治霍乱吐利:竹叶、小麦、生姜、甘草、人参、附子、芍药、橘皮、桂枝、当归、白术十一味。③ 理中散治霍乱呕逆,四肢厥冷:麦门冬、干姜、人参、白术、甘草、附子、茯苓七味。④ 人参汤治毒冷霍乱吐利:人参、附子、厚朴、茯苓、甘草、橘皮、当归、葛根、干姜、桂枝十味。⑤ 杜若丸治霍乱远行预备:杜若、藿香、白术、橘皮、吴茱萸、干姜、人参、厚朴、木香、鸡舌香、瞿麦、桂枝、薄荷、女萎、茴香十五味。

卷二十一论述消渴、淋闭、尿血、水肿证治 消渴症之第一:① 茯神汤治胃腑实热引饮常渴:茯神、知母、葳蕤、瓜蒌根、生麦冬、生地黄、小麦、淡竹叶、大枣九味。② 猪肚丸治消渴:猪肚、黄连、粱米、瓜蒌根、茯神、知母、麦冬七味。③ 黄连丸治消渴:黄连、生地二味。④ 枸杞汤治消渴而利:枸杞枝叶、黄连、瓜蒌根、甘草、石膏五味。⑤ 铅丹散治消渴:铅丹、胡粉、瓜蒌根、甘草、泽泻、石膏、赤石脂、白石脂八味。⑥ 茯神丸治消渴小便数:茯神、黄芪、人参、麦冬、甘草、黄连、知母、瓜蒌根、菟丝子、苁蓉、地黄、石膏十二味。⑦ 酸枣丸治口干燥内消:酸枣仁、酸安石榴子、覆盆子、葛根、瓜蒌根、茯苓、桂枝、乌梅十味。⑧ 猪肾荠苨汤:猪肾、大豆、荠苨、人参、石膏、茯神、磁石、知母、葛根、瓜蒌根、黄芩、甘草十二味。⑨ 增损肾沥汤治肾气不足,消渴,小便多:羊肾、远志、人参、泽泻、桂枝、当归、茯苓、龙骨、地黄、黄芩、甘草、川芎、麦门冬、五味子、生姜、大枣十六味。⑩ 九房散治小便多或不禁:菟丝子、蒲黄、黄连、肉苁蓉、硝石五味。⑪ 黄芪汤治消中,虚劳,小便数:黄芪、桂枝、芍药、当归、甘草、生姜、黄芩、地黄、麦冬、大枣十味。⑫ 棘刺丸治男子失精百病,小便过多:棘刺、石龙芮、巴戟天、厚朴、麦冬、菟丝子、萆薢、柏子仁、葳蕤、小草、地黄、细辛、杜仲、牛膝、苁蓉、石斛、桂心、防葵、乌头十九味。⑬ 骨填煎治虚劳消渴:茯苓、菟丝子、当归、山茱萸、牛膝、五味子、附子、巴戟天、石膏、麦冬三两,石韦、人参、苁蓉、桂枝、大豆卷、天冬十六味。⑭ 茯神煮散治消渴虚热,四肢羸乏:茯神、苁蓉、葳蕤、石斛、黄连、瓜蒌根、丹参、甘草、五味子、知母、当归、人参、麦蘖十三味。⑮ 枸杞汤治虚劳,口中苦渴,骨节烦热或寒:枸杞根白皮五升,麦冬三升,小麦二升,上三味水煮分二服。⑯ 巴郡太守奏三黄丸治消渴,五劳七伤:春三月

黄芩四两,大黄三两,黄连四两;夏三月黄芩六两,大黄一两,黄连七两;秋三月黄芩六两,大黄二两,黄连三两;冬三月黄芩三两,大黄五两,黄连二两。⑰ 地黄丸治消渴面黄,咽中干燥:生地黄汁、生瓜蒌根汁、生羊脂、白蜜、黄连五味。⑱ 阿胶汤治消渴虚热:阿胶、麻子、附子、干姜、远志五味。⑲ 一物瓜蒌粉治消渴秘方。⑳ 浮萍丸治消渴:干浮萍、瓜蒌根二味。淋闭证治第二:① 地肤子汤治下焦结热,小便赤黄不利,茎痛或血出:地肤子、知母、黄芩、猪苓、瞿麦、枳实、升麻、通草、葵子、海藻十味。② 治百种淋证,寒淋、热淋、劳淋:通草、石韦、甘草、王不留行、冬葵子、滑石、瞿麦、白术、芍药九味。③ 治诸淋:葵根、白茅根、石首鱼头石、甘草、通草、贝子、大麻根七味。④ 治五劳七伤,八风十二痹,劳结为血淋,热结为肉淋,小便不通,茎中痛及小腹痛不可忍:滑石、桂心、冬葵子、王不留行、通草、车前子、甘遂、石韦八味。⑤ 石韦散治血淋:石韦、当归、蒲黄、芍药四味。⑥ 治小便血:生地黄、柏叶、黄芩、阿胶四味。溺血证治第三:① 治房劳尿血:牡蛎、桂枝、黄芩、车前子四味。② 治小便血:生地黄、柏叶、黄芩、阿胶四味。水肿证治第四:① 中军候黑丸治胆腑玄水,方见第十八卷大肠腑门。② 一物大豆散治久水腹肚如鼓。③ 麦门冬饮治水肿:麦门冬、米二味。④ 徐王煮散利小便治水肿:牛角、防己、羌活、人参、丹参、牛膝、升麻、防风、秦艽、生姜屑、谷皮、紫菀、杏仁、附子、石斛、桑白皮、橘皮、白术、泽泻、茯苓、郁李仁、猪苓、黄连二十三味。⑤ 褚澄汉防己煮散治水肿上气:汉防己、泽漆叶、石韦、泽泻、桑白皮、白术、丹参、赤茯苓、橘皮、通草、生姜、郁李仁十二味。⑥ 甄权茯苓丸治水肿:茯苓、白术、椒目、木防己、葶苈、泽泻、甘遂、赤小豆、前胡、芫花、桂枝、芒硝十二味。⑦ 泽漆汤治水气通身浮肿:泽漆根、鲤鱼、生姜、赤小豆、茯苓、人参、甘草、麦冬八味。⑧ 猪苓散利三焦通水道治虚满通身肿:猪苓、葶苈、人参、玄参、五味子、防风、泽泻、桂心、野狼毒、椒目、白术、干姜、大戟、甘草、苁蓉、女曲、赤小豆十七味。⑨ 麻黄煎利小便治风水通身肿欲裂:麻黄、茯苓、泽泻、防风、泽漆、白术、杏仁、大戟、黄芪、猪苓、独活、大豆、清酒十三味。⑩ 大豆散治风水通身大肿,眼合不得开:大豆、杏仁、清酒、麻黄、木防己、防风、猪苓、泽泻、黄

芪、乌头、半夏、生姜、茯苓、白术、甘遂、甘草十六味。⑪麻子汤治遍身流肿：麻子、赤小豆、商陆、防风、附子五味。⑫一物大豆煎治水肿得暴恶风入腹咳嗽。⑬麝香散治妇人短气虚羸，遍身浮肿：麝香、雄黄、芫花、甘遂四味。⑭一物苦瓠丸治大水头面遍身肿胀。⑮摩膏治表：生商陆、猪膏二味。⑯麻豆煎治水气通身浮肿：大麻子、赤小豆二味。

卷二十二论述疔肿痈疽证治　疔肿证治汤液第一：①齐州荣姥丸治疔肿通用方：牡蛎、钟乳、枸杞根皮、白石英、桔梗、白姜石、伏龙肝七味。②赵娆方治疔肿：姜石、牡蛎、茯苓、枸杞根皮四味。③玉山韩光方治疔肿：艾蒿、锻石二味。贞观初衢州徐使君访得此方。痈疽证治汤液第二：①五香连翘汤治一切恶核瘰疬、痈疽、恶肿：青木香、沉香、丁香、熏陆香、麝香、连翘、射干、升麻、独活、寄生、通草、大黄十二味。②黄芪竹叶汤治痈疽发背：黄芪、甘草、黄芩、芍药、麦冬、当归、人参、石膏、川芎、半夏、生姜、生地、大枣、竹叶十四味。③猪蹄汤治痈疽发背：猪蹄、黄芪、黄连、芍药、黄芩、蔷薇根、野狼牙根七味。④五利汤治痈疽无定处，大小便不通：芒硝、升麻、黄芩、大黄、栀子五味。⑤五香汤治热毒气肿痛结作核：青木香、藿香、熏陆香、沉香、丁香五味。⑥漏芦汤：漏芦、白及、黄芩、麻黄、白薇、枳实、升麻、芍药、甘草、大黄十味。⑦栀子汤治表里俱热，身体疮疖疔痈：栀子、芒硝、黄芩、甘草、知母、大黄六味。⑧一物枸杞煎治虚劳痈疽。⑨麻子小豆汤治毒肿赤色恶寒：麻子、赤小豆、生商陆、附子、射干、升麻六味。⑩小竹沥汤治气痛：淡竹沥、射干、杏仁、独活、枳实、白术、防己、防风、秦艽、芍药、甘草、茵芋、茯苓、黄芩、麻黄十五味。疔肿证治丸散第三：①八味黄芪散：黄芪、川芎、大黄、黄连、芍药、莽草、黄芩、栀子八味。②王不留行散治痈肿不能溃：王不留行子、龙骨、当归、野葛皮、干姜、桂枝、瓜蒌根等七味。③内补散治痈疽发背：木占斯、人参、干姜、桂心、细辛、厚朴、败酱、防风、瓜蒌根、桔梗、甘草十一味。④排脓内塞散治大疮热退，脓血不止：防风、茯苓、白芷、桔梗、远志、甘草、人参、川芎、当归、黄芪、厚朴、桂枝、附子、赤小豆十四味。⑤白茵茹散：茵茹、矾石、雄黄、硫黄四味。⑥瞿麦散治痈排脓止痛：瞿麦、芍药、桂心、赤小

豆、麦门冬、川芎、黄芪、当归、白蔹九味。⑦猬皮散治痈疽脓血内漏及五痔：猬皮、蜂房、地榆、附子、桂枝、当归、续断、干姜、蜀椒、藁本、厚朴十一味。⑧漆头茵茹散：漆头、茵茹、硫黄、丹砂、麝香、马齿矾、雄黄、雌黄、白矾八味。⑨白薇散：白薇、防风、射干、白术、麻黄、秦艽、当归、防己、乌头、青木香、天门冬、枳实、独活、葳蕤、山茱萸、柴胡、白芷、莽草、蜀椒十九味。⑩练石散治痈疽坚如石核：粗理黄石、鹿角、白蔹三味。⑪薏苡仁散治痈肿：薏苡仁、桂枝、白蔹、当归、苏蓉、干姜六味。疔肿证治膏剂第四：①麝香膏治痈疽及发背诸恶疮：麝香、茵茹、雄黄、矾石四味。②食恶肉膏：大黄、川芎、莽草、真珠、雌黄、附子、白蔹、矾石、黄芩、茵茹、雄黄十一味。③生肉膏治痈疽金疮败坏：蛇衔、当归、地黄、黄连、黄芪、黄芩、大黄、续断、蜀椒、芍药、白及、川芎、莽草、白芷、附子、甘草、细辛、薤白十八味。④生肉膏治痈疽发背：生地、辛夷、独活、当归、大黄、黄芪、川芎、白芷、芍药、黄芩、续断、薤白十二味。⑤生肉膏治痈疽金疮：蛇衔、当归、地黄、黄连、黄芪、黄芩、大黄、续断、蜀椒、芍药、白及、川芎、莽草、白芷、附子、甘草、细辛、薤白十八味。⑥丹参膏：丹参、蒴藋、莽草、蜀椒、踯躅、秦艽、独活、白及、牛膝、菊花、防己十二味。⑦藜芦膏治赤色肿有尖头：藜芦、黄连、矾石、雄黄、松脂、黄芩六味。⑧乌麻膏治诸漏恶疮，五色游肿，痈疖毒热，狐刺蛇毒：生乌麻油、黄丹、蜡三味。⑨松脂膏治痈肿：松脂、猪脂、黄芩、黄连、黄芪、大黄、当归、芍药、川芎等八味。青龙五生膏治痈疽痔漏恶疮：生梧桐白皮、生桑白皮、生柏白皮、生青竹茹、生龙胆草、蜂房、皮、蛇蜕皮、雄黄、雌黄、蜀椒、附子、川芎十三味。⑩灭瘢膏治诸色痈肿恶疮瘢痕：安息香、矾石、野狼毒、羊踯躅、乌头、附子、野葛、白芷、乌贼骨、皂荚、天雄、芍药、川芎、赤石脂、大黄、当归、莽草、石膏、地黄、地榆、白术、续断、鬼臼、蜀椒、巴豆、细辛二十六味。⑪干地黄丸长服不患痈疽：地黄、芍药、甘草、桂枝、黄芪、黄芩、远志、石斛、当归、大黄、人参、巴戟、瓜蒌根、肉苁蓉、天冬十五味。⑫一物地黄煎治乳石痈疖痔疾。发背丹毒证治第五：①内补散排脓生肉治痈疽发背已溃：当归、桂枝、人参、川芎、厚朴、防风、甘草、白芷、桔梗九味。②李根皮散治痈疽发背及瘰疬：李根皮、瓜蒌根、半夏、通

草、白蔹、桔梗、厚朴、黄芩、附子、甘草、当归、葛根、桂枝、芍药、川芎十五味。③ 大内塞排脓散治发背痈肿,积聚脓疮:山茱萸、五味子、茯苓、干姜、石斛、人参、桂枝、芍药、巴戟天、麦门冬、地黄、肉苁蓉、远志、当归、石韦、川芎、附子、地胆、菟丝子、甘草二十味。丹毒证治第六:① 升麻膏:升麻、白薇、漏芦、连翘、芒硝、黄芩、蛇衔、枳实、蒴藋、栀子十味。② 升麻汤治丹毒:升麻、漏芦、芒硝、黄芩、蒴藋、栀子六味。瘾疹证治第七:① 石南汤治六十四种风,淫液走入皮中如虫行,腰脊强直,五缓六急,手足拘挛,瘾疹搔之作疮,风尸身痒,卒面目肿起,手不得上头,口噤不能言,方见第八卷风懿篇。② 青羊脂膏治风热赤疹:青羊脂、甘草、芍药、寒水石、白芷、白及、黄芩、防风、黄芪、升麻、石膏、竹叶十二味。瘑疽证治第八:① 猪蹄汤治瘑疽:白芷、大黄、川芎、黄芩、黄连、甘草、细辛、藁本、当归、藜芦、莽草十一味。② 苦瓠散治浸淫疮:苦瓠、蜂房、蛇蜕、大豆、梁上尘五味。③ 乌膏治恶疮:雄黄、雌黄、川芎、升麻、乌头、防己、竹灰、黄连、黄柏、水银、胡粉、蜡、杏仁、巴豆、松脂、乱发十六味。④ 乌膏治诸疮不愈:水银、黄连、经墨三味。

卷二十三论述痔瘘证治 九漏证治第一:① 空青商陆散治野狼漏始发于颈肿,无头有根,起于缺盆之上,连延耳根肿大:空青、猬脑、猬肝、川芎、商陆、独活、黄芩、当归、妇人蓐草、鳖甲、斑蝥、干姜、地胆、茴香、矾石、蜀椒十六味。② 狸骨知母散治鼠漏始发于颈,无头尾如鼷鼠,使人寒热脱肉:狸骨、知母、桂枝、鲮鲤甲、山龟壳、雄黄、甘草、干姜八味。③ 荏子桔梗丸治蝼蛄漏始发于颈项状如肿:荏子、龙骨、附子、蜀椒、桂枝、桔梗、干姜、矾石、独活、川芎十味。④ 雄黄黄芩散治蜂漏始发于颈,瘰疬三四处俱相连以溃:雄黄、黄芩、蜂房、茴香、吴茱萸、干姜、鳖甲、蜀椒八味。⑤ 礜石防风散治蚍蜉漏始发于颈:礜石、防风、知母、雌黄、桃白皮、地黄、独活、青黛、斑蝥、白芷、松脂、芍药、海藻、当归、白术、猬皮、蜀椒十七味。⑥ 矾石白术散治蛴螬漏始发于颈下无头尾,如枣核块累移皮中:矾石、白术、空青、当归、细辛、猬皮、斑蝥、枸杞、地胆、乌脑十味。⑦ 地胆甘草散治浮沮漏始发于颈如两指:地胆、雄黄、干姜、续断、石决明、蘼芜根、龙胆草、甘草、细辛、大黄十味。⑧ 雌黄芍药丸治

瘰疬漏始发于颈有根:雌黄、芍药、茯苓、续断、地黄、空青、礜石、干姜、桔梗、蜀椒、恒山、虎肾、狸肉、乌脑、斑蝥、矾石、附子十七味。⑨ 斑蝥白芷丸治转脉漏始发于颈,苦惊惕身振寒热:斑蝥、白芷、绿青、大黄、升麻、钟乳、甘草、防风、地胆、续断、麝香、礜石十七味。⑩ 五白膏治鼠漏及瘰疬:白牛皮、白马屎、白猪屎、白羊屎、白鸡屎、漏芦六味。⑪ 曾青散治寒热瘰疬及鼠瘘:曾青、荏子、矾石、附子、瓜蒌根、露蜂房、当归、防风、川芎、黄芪、黄芩、狸骨、甘草、细辛、干姜、斑蝥、芫青十七味。⑫ 蔷薇丸治瘰疬及常有细疮并口中生疮:蔷薇根、黄芪、黄芩、鼠李根皮、瓜蒌根、芍药、苦参、石龙芮、防风、白蔹、龙胆、栀子十二味。肠痈乳痈证治第二:① 大黄牡丹汤治肠痈:大黄、牡丹皮、芒硝、瓜子、桃仁五味。② 肠痈汤治肠痈:牡丹皮、甘草、败酱、生姜、茯苓、桔梗、薏苡仁、麦冬、丹参、芍药、生地黄十一味。③ 一物天麻汤治乳痈。④ 一物赤龙皮汤治肠痈。⑤ 飞乌膏治乳痈:倾粉、矾石二味。⑥ 黄连胡粉散治乳痈:黄连、胡粉、水银三味。⑦ 鹿角散治乳疮:鹿角、甘草、二味。⑧ 连翘汤治妒乳乳痈:连翘、芒硝、芍药、射干、升麻、防己、杏仁、黄芩、大黄、柴胡、甘草十一味。⑨ 排脓散治乳痈:苁蓉、铁精、桂心、细辛、黄芩、芍药、人参、防己、当归、川芎、干姜甘草十二味。⑩ 蒺藜丸治乳肿痛:蒺藜子、大黄、败酱、薏苡仁、桂枝、人参、附子、黄芪、黄连、鸡骨、当归、芍药、枳实、通草十四味。五痔证治第三:① 槐子丸治燥湿痔:槐子、干漆、秦艽、吴茱萸根白皮、白芷、桂枝、黄芩、黄芪、白蔹、牡蛎、龙骨、雷丸、丁香、木香、蒺藜子、附子十六味。② 小槐实丸治五痔:槐子、白糖、矾石、硫黄、大黄、干漆、龙骨七味。③ 槐子酒治同前:槐子、槐东南枝、槐东南根等三味。④ 猬皮丸治痔漏:猬皮、矾石、当归、连翘、干姜、附子、续断、黄芪、槐子、地黄十味。⑤ 槐皮膏治谷道痒痛痔疮:槐皮、楝实、白芷、当归、桃仁、甘草七味。疥癣证治第四:① 茵茹膏治一切恶疮疥癣及疽漏:茵茹、野狼牙、青葙、地榆、藜芦、当归、蘠蓄、羊蹄根、蛇床子、白蔹、漏芦、雄黄、雌黄、硫黄、矾石、胡粉、松脂、水银十八味。② 九江散治白癜风及二百六十种大风:当归、石南、附子、踯躅、秦艽、菊花、干姜、防风、雄黄、丹砂、麝香、斑蝥、蜀椒、连翘、鬼箭羽、石长生、知母、鬼臼、人参、王不留行、

石斛、天雄、乌头、独活、防己、莽草、水蛭、蜈蚣、虻虫、地胆三十味。恶疾大风证治第五：① 莴豆治恶疾方：乌豆、天雄、乌头苗及根。② 岐伯神圣散治痈疽肉败骨痿，恶风皮癫疹癣，眉毛发落，目痛耳聋齿龋，痔瘘万病：天雄、附子、茵芋、踯躅、细辛、乌头、石南、干姜、蜀椒、防风、菖蒲、白术、独活十三味。③ 野狼毒散治恶疾：野狼毒、秦艽二味。④ 锻石酒去大风主生毛发须眉：锻石、松脂成炼、上曲、黍米四味。

卷二十四论述解毒杂治 解食物中毒第一，汇集解救食物中毒药物如下：黄龙汤、犀角汁、苦参、生韭汁、贝子、小豆、灶底黄土、野狼牙烧灰、甘草汁、人乳、豆豉、杏仁、芦根汁、牡鼠屎、猪脂、陈曲、盐、橘皮、厚朴、大黄、马鞭草汁、冬瓜汁等。解百药中毒第二：甘草解百药毒，防己解雄黄毒，磁石解铁粉毒，葵根汁解防葵毒，菖蒲汁解大戟毒，白粥解桔梗毒，大豆汁解甘遂毒，栀子汁解踯躅毒，清水解马刀毒，土浆解野芋毒，蓝子汁解杏仁毒，防己防风解芫花毒，葛根汁解野葛毒，雄黄解藜芦毒，大豆汁解乌头、天雄、附子毒，蓝汁解射罔毒，生姜汁解半夏毒，茅茹解莨菪毒，白敛解野狼毒毒，黄连煮汁解巴豆毒，猪膏解斑蝥芫青毒。① 解一切药物中毒：豆豉、生麦门冬、葱白三味。② 鸡肠草散解诸药物毒：鸡肠草、茅茹、升麻、芍药、当归、甘草、垒土、蓝子八味。③ 解毒药散：茅茹、蓝并花等二味。解五石散毒第三：略，见本书曹翕医学研究。蛊毒证治第四：蛊毒千种，种种不同。或下鲜血，或好卧暗室，或心性反常，或四肢沉重，状貌说不可尽。有得之三年死，有一月或百日即死。其死时，蛊皆从九孔或胁下肉中出。出门常须带雄黄、麝香、神丹诸大辟恶药，则百蛊、猫鬼、狐狸、老物精魅永不敢着人。凡中蛊毒令人心腹绞痛，当令病患唾水，沉者是蛊，不沉者非蛊也。① 太上五蛊丸治百蛊吐血，心腹结气，坚塞咽喉，语声不出，短气欲死，饮食不下，吐逆上气，去来无常，状如鬼祟，身体浮肿，心闷烦疼寒战，梦与鬼交狐狸作魅，卒得心痛，经年累岁，着床不起：雄黄、椒目、巴豆、莽草、芫花、真珠、鬼臼、矾石、藜芦、附子、獭肝、蜈蚣、斑蝥十三味。② 太乙追命丸治百病中恶，心腹胀满，不得喘息，心痛积聚膈胀疝瘕，寒热瘰疬蛊毒：蜈蚣、丹砂、附子、矾石、雄黄、藜芦、鬼臼、巴豆八味。③ 万病丸治蛊疰，四肢浮肿，

肌肤消索，咳逆腹大如水状，死后转易家人：雄黄、巴豆、莽草、鬼臼、蜈蚣五味。④ 犀角丸治蛊毒百病，腹痛飞尸恶肿：犀角屑、鬼臼屑、桂枝、羚羊角屑、天雄、莽草、真珠、雄黄、贝子、蜈蚣、巴豆、麝香、射罔十三味。⑤ 八物茜根汤治下血状如鸡肝，腹中绞痛难忍：茜根、升麻、犀角、桔梗、黄柏、黄芩、地榆、白蘘荷八味。⑥ 北地太守酒治万病蛊毒风气寒热：乌头、甘草、川芎、黄芩、桂枝、藜芦、附子、白敛、桔梗、半夏、前胡、麦冬、柏子仁十三味曲米酝酒。胡臭漏腋证治第五：① 锻石散治胡臭：锻石、枫香、丁香、熏陆香、青木香、矾石、橘皮、阳起石八味。② 六物散治漏腋及足心手掌阴下股里常如汗湿臭：干枸杞根、干蔷薇根、甘草、商陆根、胡粉、滑石六味。脱肛证治第六：① 猪肝散治洞泄肛门滞出：猪肝、黄连、阿胶、川芎、艾叶、乌梅肉六味。② 壁土散治肛门滞出：故屋东壁土、皂荚二味。瘿瘤证治第七：① 五瘿丸治五瘿：鹿靥酒浸炙干纳酒中含咽汁。② 陷肿散治二三十年瘿瘤及骨瘤、石瘤、肉瘤、脂瘤、脓瘤、血瘤，或息肉：乌贼骨、石硫黄、钟乳、紫石英、白石英、丹参、琥珀、附子、胡燕屎、大黄、干姜十一味。③ 生肉膏治痈瘤溃漏及金疮百病：当归、附子、甘草、白芷、川芎、薤白、生地黄七味。阴癞证治第八：① 治癞丸：蜘蛛、桃仁、桂枝、蒺藜子、地肤子、泽泻、防风、五味子、橘皮、茯苓、五味子、芍药、细辛、丹皮、海藻、狐阴十六味。② 蒺藜子汤治阴癞：蒺藜子、葱心青皮、赤小豆、菘菜子、葫蕃、巴豆六味。③ 猪蹄汤治当风露卧茎肿：猪蹄、葫蕃、蒺藜子、葶苈子、黄柏五味。④ 葱白膏治阴癞：葱白、菘菜子、葶苈子、葫蕃根、蒺藜子、丹参、猪膏七味。

卷二十五论述备急方药 卒死救治第一：① 治鬼魇不悟：伏龙肝末吹鼻中。皂荚末吹鼻中。② 雄黄如枣大系左腋下令人终身不魇。③ 治中恶方：葱心黄刺鼻孔中血出愈。④ 还魂汤去齿下汤治感忤鬼击，飞尸诸奄，口噤不开：麻黄、桂枝、甘草、杏仁四味。⑤ 酒服雄黄粉治卒中鬼击烦满欲绝。蛇毒证治第二：① 五香散治江南毒气恶核，射工中人暴肿生疮：甲香、犀角、鳖甲、升麻、熏陆香、丁香、沉香、乌喙、青木香、黄连、黄芩、羚羊角、甘草、牡蛎、吴茱萸、黄柏十六味。② 野葛膏治射工恶核及卒中恶毒：野葛、巴豆、乌头、川椒、茵芋、踯躅、附子、丹砂、雄黄、大黄十味。③ 解水

毒饮子治急中水毒,手足指冷或至肘膝:吴茱萸、生姜、犀角、升麻、橘皮、乌梅六味。外伤证治第三:① 一物白马蹄散治被打腹中瘀血。② 当归散治落马堕车诸伤:当归、桂枝、蜀椒、附子、泽兰、川芎、甘草七味。③ 黄芪散治腕折:黄芪、白芍、当归、地黄、附子、续断、桂枝、干姜、通草、大黄、蜀椒、乌头十二味。④ 胶艾汤治高堕微者唾血,甚者吐血及金疮崩中:阿胶、艾叶、干姜、芍药四味。⑤ 大胶艾汤治男子伤绝或从高堕下伤五脏,微者唾血,甚者吐血及金疮伤经:阿胶、艾叶、甘草、当归、川芎、干姜、芍药、地黄八味。⑥ 桃仁汤治高堕胸腹瘀血不得气息:桃仁、大枣、大黄、硝石、甘草、蒲黄六味。⑦ 蒲黄散治高堕瘀血:蒲黄、附子二味。⑧ 竹皮汤治兵杖所伤血在胸背及胁中:青竹茹、乱发灰二味。⑨ 大豆紫汤治外伤风入四体,角弓反张,口噤不能言,方见第三卷妇人产后中风门。⑩ 一物鹿角散酒服治腕折四肢骨碎及筋伤蹉跌。火疮证治第四:① 薤白膏治灸疮:薤白、当归、白芷、羊髓四味。② 内补散治金疮出血:苁蓉、芍药、甘草、蜀椒、干姜、当归、川芎、桂枝、黄芩、人参、厚朴、吴茱萸、白及、黄芪十四味。③ 二物汤治金疮腹中瘀血:大麻子、大葱白二味。④ 内塞散治金疮:黄芪、当归、川芎、白芷、干姜、黄芩、芍药、续断、附子、细辛、鹿茸十一味。⑤ 大散治金疮:草木茎叶、锻石、桑树皮三味。⑥ 续断散治筋骨金疮:续断、细辛、蛇衔、地榆、地黄、当归、芍药、川芎、苁蓉、人参、甘草、附子、干姜、蜀椒、桂枝十五味。⑦ 地黄膏治金疮、火疮、灸疮:生地、熏陆香、松脂、杏仁、蜡、羊肾脂、乌麻油、盐八味。

卷二十六论述食疗 序论第一:人之所依形也,乱于和气者病也,理于烦毒者药也,济命抚危者医也。安身之本必资于食,救疾之速必凭于药。不知食宜者不足以存生也,不明药忌者不能以除病也。是故食能排邪而安脏腑,悦神爽志以资血气。若能用食平疴释情遣疾者,可谓良工。果实第二:槟榔、豆蔻、蒲桃、覆盆子、大枣、藕实、鸡头实、芰实、栗子、樱桃、橘柚、梅实、柿、木瓜实、楂实、甘蔗、软枣、芋、杏仁、桃仁、李核仁、梨、林檎、奈子、枇杷叶、胡桃等亦果亦药。菜蔬第三:枸杞叶、瓜子、越瓜、胡瓜、凡瓜、冬葵子、苋菜实、小苋菜、苦菜、荠菜、芜菁、芦菔菜、菘菜、芥菜、苜蓿、荏

子、蓼实、葱实、薤、韭、白襄荷、蕺菜、紫苏、鸡苏、罗勒、芜荑、凡榆菜、胡荽子、海藻、昆布、茼蒿、白蒿、吴葵、藿、香薷、甜瓠、莼菜、落葵、繁蒌、菔、葫、小蒜、茗叶、蕃荷叶、苍耳子、食茱萸、蜀椒、干姜、生姜、堇葵、芸薹、竹笋、野苣、白苣、茴香菜、蕈菜、扁竹叶、蕲菜等亦菜亦药。米谷第四:薏苡仁、胡麻、白麻子、饴、大豆黄卷、生大豆、赤小豆、青小豆、豆豉、扁豆、荞麦、大麦、小麦、青粱米、黄粱米、白粱米、粟米、陈粟米、丹黍米、白黍米、陈廪米、糵米、秫米、稷米、粳米、糯米等亦谷亦药。鸟兽第五:人乳汁、马乳汁、牛乳汁、羊乳汁、驴乳汁、猪乳汁、马牛羊酪、白羊酥、牛酥、醍醐等亦乳亦药。熊肉、沙牛髓、牛肉、马心、驴肉、豚肉、鹿头肉、虎肉、豹肉、狸肉、兔肝、獭肝、丹雄鸡肉、卵白汁、黑雌鸡肉、野鸡肉、雉肉、白鹅脂、鹜肪、鸳鸯肉等亦肉亦药。鲮鱼、鳗鲡鱼、鳝鱼、鳢鱼、乌贼鱼、鲤鱼、鲫鱼等亦鱼亦药。此章论述对后世食疗有重要影响。

卷二十七论述养生 养性序论第一:养生有五难。名利不去为一难,喜怒不除为二难,声色不去为三难,滋味不绝为四难,神虑精散为五难。五者无于胸中,则信顺日跻,道德日全,不祈善而有福,不求寿而自延,此养生之大旨也。道家养性第二:养性之道常欲小劳,但莫大疲及强所不能堪耳。流水不腐,户枢不蠹,以其运动故也。善摄生者,常少思少念,少欲少事,少语少笑,少愁少乐,少喜少怒,少好少恶,行此十二少者,养性之都契也。故云:冬时天地气闭,血气伏藏,人不可作劳出汗,发泄阳气,有损于人也。春欲晏卧早起,夏及秋侵夜乃卧早起,冬欲早卧晏起,皆益人。凡冬月忽有大热之时,夏月忽有大凉之时,皆勿受之。居处法第三:居止之室必须周密,勿令有细隙致有风气得入。凡在家及外行,卒逢大飘风豪雨震电昏暗大雾,此皆是诸龙鬼神行动经过所致,宜入室闭户,烧香静坐,安心以避之。按摩法第四:① 天竺国按摩法;② 老子按摩法。调气法第五:道不在烦,唯能不思衣食,不思声色,不思胜负,不思曲直,不思得失,不思荣辱,心无烦,形勿极,而助之以导引,行气不已,亦可得长年,千岁不死。和神导气之道,当得密室,闭户安床暖席,枕高二寸半,正身偃卧,瞑目,闭气于胸膈中,以鸿毛着鼻上而不动,经三百息,耳无所闻,目无所见,心无所思,如此则寒暑不能侵,蜂虿不能毒,寿三百六十岁,

此邻于真人也。服食法第六：① 三虫丸：生地黄汁、真丹、瓜子末、大黄末四味。② 一物服天门冬散养生御病。③ 一物地黄丸养生御病。一物黄精膏养生御病。④ 一物乌麻散养生御病。⑤ 一物柏实丸养生御病。⑥ 一物松子散养生御病。⑦ 一物松脂丸养生御病。⑧ 茯苓酥：茯苓、松脂、白蜜、天门冬、蜡、牛酥六味。⑨ 茯苓膏又名凝灵膏：茯苓、松脂、松子仁、柏子仁四味。⑩ 一物枸杞根养性遐龄。⑪ 一物枸杞酒养生御病。⑫ 一物云母水治万病。⑬ 钟乳散治虚羸不足百病：上党人参、石斛、干姜、钟乳粉等四味。西岳真人灵飞散：云母粉、茯苓、钟乳粉、柏子仁、人参、续断、桂枝、菊花、地黄九味。黄帝杂忌法第七：旦起勿开目洗面。清旦常言善事，勿恶言，勿闻恶事，勿嗔怒，勿叱咄呼，勿嗟叹，勿唱奈何。凡山水有沙虱处勿浴。欲渡水者以物打水，其弩即散，急渡不伤人。房中补益第八：年至四十须识房中之术。房中术者，其道甚近而人莫能行。故年未满四十者不可与论房中之事。四十以上，常固精养气不耗，可以不老。饵云母足以愈疾延年。凡御女之道，不欲令气未感动，阳气微弱即以交合，必须先徐徐调和，使神和意感良久，乃可令得阴气推之。凡欲施泻者，当闭口张目，闭气，握固两手，左右上下缩鼻取气，又缩下部及吸腹，小偃脊膂，急以左手中两指抑屏翳穴，长吐气并琢齿千遍，则精上补脑，使人长生。若精妄出，则损神也。

卷二十八论述平脉大法第一，诊五脏脉轻重法第二，指下形状第三，五脏脉所属第四，分别病形状第五，三关主对法第六，五脏积聚第七，阴阳表里虚实第八，何时得病第九，扁鹊华佗察声色要诀第十，诊五脏六腑气绝证候第十一，诊四时相反脉第十二，诊脉动止投数疏数死期年月第十三，扁鹊诊诸反逆死脉要诀第十四，诊百病死生要诀第十五，诊三部脉虚实决死生第十六。

卷二十九、卷三十论述针灸治疗，略。

2.《千金翼方》学术贡献

《千金翼方》自序：原夫神医秘术，至赜参于道枢。宝饵凝灵，宏功浃于真畛。知关篇玄牡，驻历之效已深。嗜策天机，全生之德为大。稽炎农于纪篆，资太一而返营魂。镜轩后于遗编，事岐伯而宣药力，故能尝味之绩，郁腾天壤，诊体之教，播在神寰。医道由是滥觞，时义肇基于此。亦有志其

大者，高密问紫文之术；先其远者，伯阳流玉册之经；拟斯寿于乾坤，岂伊芳难老。俦厥龄于龟鹤，讵可蠲痾。兹乃大道之真以持身抑斯之谓也。若其业济含灵，命悬兹乎，则有越人彻视于腑脏，秦和动达于膏肓，仲景候色而验眉，元化剖肠而湔胃，斯皆方轨迭迹，思韫入神之妙；极变探幽，精超绝代之巧。晋宋方技既其无继，齐梁医术曾何足云。若夫医道之为言，实惟意也。固以神存心手之际，意析毫芒之里。当其情之所得，口不能言；数之所在，言不能谕。然则三部九候，乃经络之枢机。气少神余，亦针刺之钧轴。况乎良医则贵察声色，神工则深究萌芽。心考锱铢，安假悬衡之验，敏同机骇，曾无挂发之淹。非天下之至精，其孰能与于此。是故先王镂之于玉板，往圣藏之以金匮，岂不以营迭至道括囊真颐者钦。余幼智蔑闻，老成无已。才非公干，凤婴沉疾。德异士安，早缠疴瘵。所以志学之岁，驰百金而徇经方。耄及之年，竟三余而勤药饵。酌华公之录帙，异术同窥。采葛生之玉函，奇方毕综。每以为生者两仪之大德，人者五行之秀气。气化则人育，伊芳人禀气而存。德合则生成，是生曰德而立。既知生不再于我，人处物为灵，可幸蕴灵心阙颐我性源者。由检押神秘，幽求今古，撰方一部，号曰《千金》，可以济物摄生，可以穷微尽性。犹恐岱山临目，必昧秋毫之端；雷霆在耳；或遗玉石之响。所以更撰方翼三十卷，共成一家之学。譬轺轩之相济，运转无涯。等羽翼之交飞，抟摇不测。矧夫易道深矣，孔宣系十翼之辞；玄文奥矣，陆绩增玄翼之说。或沿斯义，述此方名矣。贻厥子孙，永为家训。虽未能譬言中庶，比润上池，亦足以慕远测深，稽门叩键者哉。倘经目于君子，庶知余之所志焉。叶梦得《避暑录话》曰：孙真人为《千金》方两部，说者谓凡修道养生者必以阴功协济而后可得成仙。思邈为《千金》前方时因以妙尽古今方书之要，独伤寒未之尽，似未尽通仲景之言，故不敢深论。后作《千金翼》论伤寒者居半，盖始得之。其用志精审不苟如此。今通天下言医者，皆以二书为司命也。

卷一药录纂要。采药时节第一：夫药采取不知时节，不以阴干曝干，虽有药名，终无药实，故不依时采取，与朽木不殊，虚废人功，卒无裨益，其法虽具大经，学人寻览造次难得，是以甄别，即日可知耳。药名第二：天下物类皆是灵药，万物之中，

无一物而非药者，斯乃大医也。故神农本草，举其大纲，未尽其理，亦犹咎由创律，但述五刑，岂卒其事，且令后学者因韦典法，触类长之无穷竭，则神农之意从可知矣。所以述录药名品，欲令学徒知无物之非药耳。药出州土第三：按本草所出郡县皆是古名，今之学人卒寻而难晓，自圣唐开辟，四海无外，州县名目，事事惟新，所以须甄明即因土地名号后之学人容易即知，其出药土地，凡一百三十三州，合五百一十九种，其余州土皆有不堪进御，故不繁录耳。用药处方第四：凡人在身感病无穷，而方药医疗有限，由此观之，设药方之篇，是以忟其大意，岂能得之万一。聊举所全，以发后学，此篇凡有六十五章，总摄众病，善用心者，所以触类长之，其救苦亦以博矣，临事处方，可得依之取诀也。兹略作选择，辑录如下。

治疗风病药物：当归、秦艽、藁本、麻黄、葛根、狗脊、萆薢、杜衡、白薇、白芷、苍耳、大戟、乌头、乌喙、附子、侧子、天雄、蹢躅、茵芋、萹蓄、蔺茹、鬼箭、天冬、葳蕤、白术、细辛、独活、升麻、庵茴、薏苡、巴戟、石南、莽草、防风、王不留行、黄芪、杜若、辛夷、五加皮、木兰、秦皮、防己、秦椒、泽兰、竹沥、吴茱萸、蒺藜子。

治疗腰脊湿痹药物：鹿茸、鹿角、竹沥、苁蓉、防风、川芎、景天、丹参、络石、蛇床、漏芦、飞廉石、附子、侧子、天雄、蹢躅、茵芋、当归、秦艽、芍药、干姜、石龙芮、狗脊、苍耳、石南、蜀椒、白术、葳蕤、地黄、石斛、牛膝、薏苡、菥蓂、萹蓄、杜仲、干漆、五加皮、枸杞、寄生、续断、天名精。

治疗挛急弹曳：秦艽、藁本、狗脊、萆薢、石南、防风、川芎、续断、天冬、女萎、地黄、石斛、牛膝、薏苡、菟丝、杜仲、荆子、枸杞、大豆卷、天雄、附子、野葛、萹蓄。

治疗身瘙痒药物：雄黄、水银、硫黄、牙子、白及、铁落、枳实、蒺藜子、莽草、柳花、蜀羊泉、水萍、防风、蔺茹、羊蹄、败酱、藜芦、青葙、青蒿、殳羊角、蝉蜕、秦艽。

治疗惊痫药物：铅丹、紫石英、白石脂、秦皮、铁精、钩藤、款冬花、丹皮、白鲜皮、紫菀、女菀、茯神、莞花、莨菪子、蛇衔、远志、人参、细辛、防葵、龙胆、龙骨、龙齿、牛黄、龙角、羊齿、白马齿、赤马齿、白马悬蹄、鹿茸、牡狗齿、海蛤、蚱蝉、露蜂房、白僵蚕、蛇蜕、蛇黄、鼠妇、蜣螂。

治疗鬼魅药物：代赭、粉锡、金牙、卫矛、赤箭、升麻、牛黄、青木香、蓝实、蘼芜、徐长卿、桃花、桃枭、蜈蚣、蛇胆、芫青、斑蝥、石长生、野狼毒、鬼臼、商陆、蹢躅、白及、琥珀。

治疗蛊毒药物：方解石、代赭、金牙、卫矛、赤箭、徐长卿、升麻、瓜蒂、雷丸、紫菀、黄环、青木香、巴豆、麝香、景天、荷、犀角、羚羊角、豚卵、獭肝、狐茎、鹳骨、蜂房、胡燕屎、鲛皮白颈蚯蚓、蛇蜕、蜈蚣、斑蝥、芫青、芫花、藜芦、野葛、樗子、猪苓、败鼓皮、桑亭长、六畜毛蹄甲。

治疗痰实药物：竹叶、枳实、吴茱萸、厚朴、胡椒、槟榔、莱菔、茯苓、恒山、松萝、旋覆花、大黄、芫花、莞花、半夏、乌头、黄芩、前胡、巴豆、柴胡、白术、细辛、朴硝、芒硝。

治疗固冷、积聚、腹痛、肠坚药物：雄黄、厚朴、硫黄、阳起石、石膏、高良姜、朴硝、芫花、桔梗、吴茱萸、葶苈、旋覆花、麦门冬、泽泻、茯苓、人参、柴胡、蒺藜、防葵、丹皮、莞花、海藻、肉苁蓉、丹参、巴戟天、芍药、乌头、麻黄、贝母、干姜、玄参、苦参、蔺茹、野狼毒、大黄。

治疗腹痛胀满呕吐药物：浓朴、竹茹、枳实、吴茱萸、槟榔、葛根、桑白皮、松萝、橘皮、大黄、桔梗、甘遂、干姜、大戟、藜芦、半夏、恒山、朴硝、生姜、藁本、阿胶、禹余粮、人参、戎盐。

治疗胸胁满药物：方解石、兰草、杜若、莎草、竹叶、浓朴、枳实、干姜、前胡、玄参、紫菀、枸杞、桔梗、莞花、茯苓、芫花、旋覆花、射干、乌头、半夏、恒山、人参、菊花、细辛、柴胡。

补五脏药物：白石脂、五石脂、琥珀、紫菀、石韦、大黄、桔梗、石蜜、龙骨、牛髓、鹿肉、鹅肉、干漆、柏子仁、女贞、银屑、沙参、酸枣、五味子、枳实、山茱萸、麦门冬、干地黄、菖蒲、泽泻、薯蓣、人参、石斛、细辛、薪、龙胆、巴戟天、牡丹、韭、贝母、芜菁、葱白、覆盆、当归、钟乳、玄参、苦参。

益气药物：玉泉、钟乳、五石脂、白石英、柏子仁、柏叶、兰草、续断、茵陈、黄芪、飞廉、营实、五味子、旋花、泽泻、薯蓣、巴戟天、大枣、牡蒙、青蘘、乌麻、枳实、赤箭、芜青子、蒲桃、覆盆子、芍药、紫草、淫羊藿、羊肉、桑螵蛸、牛髓、牛肉、鹿茸、鹿角、麋角、猪肚、云母粉、兔肉、石蜜。

长阴阳益精气药物：羊肾、牛肾、肉苁蓉、蓬蔂、磁石、地肤子、杜若、白棘、蛇床子、茜根、黑石脂、五味子、天雄、附子、瓜蒌、玄参、石龙芮、白薇、萆薢、紫参、麦门冬、远志、薯蓣、石斛、牛膝、卷柏、细辛、柴胡、车前子、茺蔚子、菟丝子、巴戟天、茯苓、枸杞、杜仲、丹砂、云母、钟乳。

补骨髓药物：五石脂、地黄、菟丝子、乌麻、天冬、淫羊藿、附子、天雄、羚羊角、磁石。

长肌肉药物：藁本、天门冬、当归、寄生、冬葵子、白芷、麦门冬、麻仁、地黄、泽泻、薯蓣、菟丝子、石斛、女贞子、五加皮、枳实、胡麻、玉泉、磁石、赤石脂、蒲桃、赤箭、五味子、酸枣仁。

坚筋骨药物：玉泉、云母、杜仲、枸杞、硫黄、蔓荆、络石、磁石、续断、乌麻、五加皮。

治疗阴下湿痒药物：木兰、槐皮、五加皮、杜仲、蛇床子、漏芦、飞廉、阳起石。

治疗消渴药物：滑石、紫石英、凝水石、石膏、桑白皮、枸杞根、茯苓、马乳、紫参、赤小豆、人参、麦门冬、牡蛎、猪肚、黄连、瓜蒌、葛根、玄参、苦参、茅根、知母、生葛汁、王瓜、冬瓜、水萍。

消食药物：白术、桔梗、大黄、黄芩、大豆屑、皂荚、莱菔根、麦冬、槟榔、橘皮、苦参。

治疗淋闭药物：玉泉、石胆、芒硝、茯苓、琥珀、石燕、瞿麦、胡燕屎、茅根、鲤鱼齿。

利小便药物：硝石、滑石、紫参、瓜蒌、百合、白石脂、海藻、榆皮、地肤子、山茱萸、蒲黄、棘仁、天门冬、车前子、麻子仁、赤小豆、郁李仁、冬瓜、冬葵子、牵牛子、茅根、葎草、犍牛尿、橘皮、楝实、长石、天名精、苦参、茵陈、秦芁。

止小便利药物：赤石脂、铅丹、粉锡、菖蒲、王瓜、瓜蒌菝、牡蛎、菰根、芦根、鸡肠草、龙骨、鹿茸、鹿角、鸡、山茱萸。

明目药物：玉泉、丹砂、空青、紫贝、萤火、贝齿、马珂、石胆、钟乳、石、五石脂、卤碱、戎盐、理石、特生石、蔓荆子、桑椹子、槐子、蕤仁、地肤子、铁精、长石、黄连、景天花、香蒲、决明子、飞廉、杜若、枳实、秦芁、合欢、秦椒、棘仁、人参、细辛、薯实、菟丝子、茺蔚子、薪、乌麻、荠子、芜菁子、蓼子、葱子、前胡、玄参、瞿麦、石决明、石龙芮、羚羊角、羊角、牛胆、兔肝、狗脊。

止泪药物：蔓荆、蕤仁、苦参、白芷、杜若、菊花、栾花、薪、皂荚、川芎、决明子、白术。

治疗目赤痛药物：车前子、石胆、矾石、薪、蕤仁、荠子、栾花、鲤鱼胆、檗木、葳蕤、决明子。

益肝胆药物：空青、曾青、礜石、酸枣仁、细辛、龙胆、苦参、荠菜、黄连。

补养心气药物：紫石英、远志、羚羊角、人参。

补养肾气药物：六畜肾、络石、泽泻、石南、草、车前子、狗脊、栗子、沙参、白棘、玄参、黑石脂、磁石、瞿麦、粟米、石斛、鹿茸。

补脾药物：大枣、樱桃、甘蔗、石蜜。

治疗咳逆上气药物：石胆、藋芜、蜀椒、款冬、桑根白皮、野狼毒、竹叶、女菀、白前、吴茱萸、百部根、当归、麻黄、贝母、紫菀、白鲜皮、荛花、藜芦、乌头、附子、鬼臼、射干、半夏、蜀漆、菖蒲、远志、甘草、细辛、防葵、杏仁、桃仁、瓜丁、脂肉、牡蛎、桂心、白石脂、羊肺、紫石英、钟乳、硫黄、蒺藜、芜花、五味子、茯苓。

下气药物：铅丹、梅实、蛇床子、石韦、水苏、竹叶、苏子、薄荷、蒺藜、秦荻梨、甘草、石斛、细辛、牡荆、枇杷叶、甘蔗、薯蓣、马肉、白石英、鹿茸、杏仁、石膏、橘皮、钟乳、云母石、胡椒。

治疗霍乱转筋药物：木瓜、鸡屎白、干姜、附子、瞿麦、女菱、香薷、扁豆、薄荷、橘皮、人参、桂心、白术、浓朴。治疗肠痔病药物：石胆、硝石、丹砂、五石脂、水银、雄黄、殷孽、石硫黄、孔公孽、磁石、柏木、槐子、桐皮、飞廉、败酱、露蜂房、鳗鲡鱼、蛇脱皮、蠡鱼、猬皮、鳖甲、猪悬蹄。

治疗肠痔药物：石胆、硝石、丹砂、五石脂、水银、雄黄、殷孽、石硫黄、孔公孽、磁石、柏木、槐子、桐皮、飞廉、败酱、露蜂房、鳗鲡鱼、蛇脱皮、蠡鱼、猬皮、鳖甲、猪后足悬蹄。

治疗鼠漏痔疮药物：黄芪、续断、连翘、夏枯草、王不留行、鼠尾草、蓄、通草、野狼毒、败酱、桐叶、及己、蛇衔草、侧子、地榆、王瓜、昆布、牡蛎、蠡鱼、露蜂房、文蛤、龟甲、猬皮、鳖甲、蚺蛇胆、蛇脱皮、斑蝥、虎骨、地胆、猪悬蹄、五石脂、陵鲤甲。

治疗虫病药物：粉锡、梓白皮、山茱萸、槟榔、卫矛、芫荑、天门冬、天名精、桑白皮、干漆、蔓荆、苦参、藋芜、雷丸、特生、礜石、楝实、苋实、麝香、通草、白颈蚯蚓、桃仁、桃花、连翘、贯众、鹳虱、萹蓄、青桐、藋芦、牙子、楝实、槲皮、薏苡根。

治疗下部䘌药物：石硫黄、雄黄、雌黄、苦参、艾叶、大蒜、盐、马鞭草、蚺蛇胆。

治疗崩中下血药物：白磁屑、伏龙肝、败船茹、青石脂、卫矛、桃毛、紫葳、柏木、当归、桑上寄生、白蔹、茅根、牡狗齿、玉泉、鲤鱼骨、白僵、龙骨、白胶、阿胶、牛角䚡、阳起石、地榆、生地、茜根、白芷、艾叶、景天花、乌贼鱼骨、小麦、大小蓟根。

治疗女人血闭药物：铜镜鼻、铜弩牙、桃仁、茅根、乌贼鱼骨、白芷、瓜蒌、大黄、桑螵蛸、牛角䚡、蛴螬、虻虫、䗪虫、水蛭、川芎、庵䕡子、阳起石、紫葳、黄芩、巴豆、牛膝、瞿麦、当归。

治疗女人寒热疝瘕漏下药物：白垩、干漆、苁蓉、黄芪、蛇床子、禹余粮、阳起石、秦椒。

治疗产难胞衣不出药物：代赭石、冬葵子、弓弩弦、滑石、蚱蝉、泽泻、羊角、王不留行。

治疗女人阴冷肿痛药物：松萝、白鲜皮、卷柏。

治疗阴蚀疮药物：土阴蘖、萹蓄、五加皮、黑石脂、矾石、柏木、桐叶、礜石、石胆、虾蟆、龟甲。

治疗伤寒温疫药物：犀角、羚羊角、徐长卿、麻黄、葛根、大青、柴胡、吴蓝、白薇、知母。

治疗健忘病药物：远志、菖蒲、人参、茯神、蓍实、茹、白马心、龙胆、龟甲、通草。

通九窍药物：大枣、芥子、远志、菖蒲、细辛、蔓荆。

治疗下部痢药物：龙骨、鼠尾草、营实、黄连、黄芩、干姜、附子、蜀椒、地榆、龙胆、黄柏。

治疗虚损泻精药物：白棘韭子、鹿茸、山茱萸、泽泻、菟丝子、牡蛎、白龙骨。

治疗唾粘如胶并唾血药物：紫菀、紫参、旋覆花、麻黄、茯苓、桂枝、川芎、干姜、射干。

治疗吐血药物：柏叶、水苏、败船茹、生地黄汁、竹茹、蛴螬、艾叶、白胶、大小蓟、羚羊角。

治疗下血药物：柏叶、艾叶、赤箭、天名精、蒲黄、生地、黄芩、茜根、败船茹、白胶、槲脉。

治疗衄血病药物：水苏、紫参、柏叶、王不留行、生地黄汁。

治疗尿血药物：龙骨、戎盐、鹿茸、葱涕汁。

治疗耳聋药物：磁石、菖蒲、山茱萸、乌鸡脂、鹅脂、通草、王瓜。

止汗药物：牡蛎、龙骨、柏实、卫矛。

出汗药物：山茱萸、细辛、石膏、蜀椒、干姜、葱白须、桂心、葛根、麻黄。

坚齿药物：桑上寄生、香蒲、蔓荆、秦椒、蜀椒、鼠李根、戎盐。

治疗痈肿药物：营实、蒺藜、白棘、木兰、防己、泽兰、连翘、黄芪、白蔹、苦参、败酱。

治疗恶疮药物：白及、藋芦、蛇衔、青葙、野狼毒、黄芩、当归、苦参、雌黄、漏芦、地榆。

治疗热极喘口舌焦干药物：石膏、石蜜、麦冬、瓜蒌、络石、杏仁、紫菀、款冬、梅子、大黄。

利血脉药物：玉泉、丹砂、空青、芒硝、地黄、人参、甘草、通草、芍药、桂心、蜀椒、麻子。

治疗失魂魄药物：玉泉、丹砂、紫石英、茯神、琥珀、龙骨、人参、牛黄。

悦人面药物：白瓜子、雄黄、丹砂、落葵子、鹿髓、菌桂、旋覆花、麝香、瓜蒌。

治疗口疮药物：黑石脂、地黄、黄连、龙胆、大青、升麻、柏木、小檗、竹叶、豆豉、石蜜。

治疗脚弱疼冷药物：石斛、殷蘖、附子、丹参、五加皮、天雄、侧子、防己、独活、牛膝。

卷二、卷三、卷四为孙思邈《本草学》，内容多辑自《神农本草经》《本草经集注》等。

卷五、卷六、卷七、卷八论述妇科疾病证治，是《备急千金要方》妇科内容的补充。妇人求子第一：有七子散、荡胞汤、紫石天门冬丸、白薇丸、庆云散、承泽丸、坐导药方等七方。常用药物：菟丝子、石斛、地黄、杜仲、鹿茸、附子、蛇床子、天雄、钟乳、人参、桂枝、牛膝、紫石英、天冬、寄生、续断、紫葳、卷柏、当归、白薇、泽兰、覆盆子、藁本。妇人积聚证治第二：载有牡蒙丸、乌头丸、干姜丸、生地黄丸、辽东都尉所上丸、五京丸、鸡鸣紫丸、炭皮丸、七气丸、半夏汤、厚朴汤、温经汤、大补内黄汤等十三方。常用药物：牡蒙、乌喙、藜芦、巴豆、桂枝、半夏、乌头、人参、硝石、大黄、䗪虫、川芎、桃仁、当归、蛴螬、干漆、天雄、藋芦、苦参、丹参、沙参、玄参、野狼毒、皂荚、藜芦、懒炭皮、虻虫、葶苈子、瞿麦。妇人乳疾证治第三：载乳坚方、乳痈始作方、排脓散、生鱼薄乳痈方、乳痈方、天门冬丸等六方。常用药物：当归、芍药、黄芪、蒺藜、枳实、人参、薏仁、大黄、川芎、防风、黄芩、莽草、天冬、麦冬、通草、寄生、羌活、白芷、升麻、泽兰。妇人杂病证治第四：所载十三方皆无方剂名。故蚕子布治妇人断产；龙骨治妇人无故尿血；鹿角屑、大豆黄卷、桂枝治妇人无故尿血；䑏故茹为散治妇人遗尿；白薇、芍药治妇人遗尿；矾石、牡蛎治妇人丈夫遗尿；葵子、榆白皮治妊娠热病小便不利；葵子、茯苓治妊娠小便不利；葵子、朴硝治妇人小便不通；一物杏仁治妇人不得小便；一物紫菀治妇人不得小便；

滑石、寒水石、葵子治丈夫妇人转胞不得小便。妇人经服硫黄丸,忽患头痛项冷,心胸烦热,眉骨眼眦痒痛,喉中干燥,四肢痛痒:瓜蒌根、麦门冬、龙胆、土瓜根、大黄、杏仁等六味。妇人面药第五:载有面脂、面膏、面药、悦面、澡豆、灭瘢、手膏、白膏、鹿角膏、栀子丸、一物密陀僧、飞水银霜等三十九方,常用药物:桃仁、土瓜根、白蔹、白及、栀子花、防风、当归、辛夷、川芎、商陆、白芷、葳蕤、木兰皮、藁本、白僵蚕、羊髓、猪胰、杜衡、白附子、独活、人参、密陀僧、雄黄、真珠、杜若、鹿角、天冬、白鲜皮、皂荚、大黄、丹参。熏衣浥衣香第六:载有熏衣香、浥衣香、五香丸、十香丸、香粉等六方,常用药物:熏陆香、藿香、甲香、沉香、苜蓿香、丁香、甘松香、藿香、青木香、艾纳香、鸡舌香、雀脑香、麝香、白檀香、零陵香、桂枝、白芷、当归、香附、槟榔、豆蔻、白附子。令身香第七:载有香身方、锻石散等十三方,常用药物:川芎、白芷、锻石、青木香、枫香、熏陆香、丁香等。生发黑发第八:载有生发膏、长发方、染发方、瓜子散等十九方,常用药物:皂荚、泽兰、白术、竹叶、防风、辛夷、柏叶、松叶、猪脂、荠苨、白芷、蜣螂、蔓荆子、附子、当归、川芎。产后心闷第九:载有单行羚羊角散、单行生赤小豆散等四方,常用药物:羚羊角、赤小豆等。产后虚烦第十:载有薤白汤、竹根汤、人参当归汤、甘竹茹汤、知母汤、竹叶汤、淡竹茹汤、单行白犬骨散、单行小豆散、单行蒲黄散、芍药汤、鹿角屑豉汤等十三方,常用药物:人参、知母、石膏、竹根、麦冬、当归、芍药、地黄、桂枝、竹叶、竹茹、黄芩、小麦、甘草、大枣、香豉等。阴脱证治第十一:载有单行锻石坐渍、当归散、黄芩散、硫黄散、当归汤等八方,常用药物:当归、黄芩、芍药、猬皮、牡蛎、竹皮、硫黄、乌贼鱼骨、独活、白芷、地榆皮、矾石。恶露证治第十二:载有一物大豆紫汤、干地黄汤、桃仁汤、厚朴汤、泽兰汤、甘草汤、大黄汤、当归汤、柴胡汤、栀子汤、生地黄汤、大黄干漆汤、单行升麻汤、单行大黄苦酒等十八方,常用药物:地黄、川芎、桂枝、当归、细辛、人参、防风、芍药、桃仁、生姜、柴胡、黄芩、厚朴、桂枝、大黄、桃仁、泽兰、丹皮、蒲黄、麻子。心痛证治第十三:载有羊肉桂心汤、蜀椒汤、大岩蜜汤、芍药汤等四方,常用药物:羊肉、桂枝、当归、干姜、吴茱萸、人参、川芎、蜀椒、半夏、芍药、独活、细辛、茯苓。腹痛证治第十四:载有干地黄汤、芍药汤、猪

肾汤、吴茱萸汤、缓中葱白汤、羊肉当归汤、蒲黄汤、单行败酱汤、川芎汤、独活汤、芍药黄芪汤、桃仁芍药汤、单行茱萸酒、单行桂酒、单行生牛膝酒等十六方,常用药物:地黄、芍药、生姜、当归、蒲黄、桂枝、人参、吴茱萸、黄芪、川芎、茯苓、厚朴、防风、细辛、防风、桃仁、黄芩、独活、败酱、牛膝。虚损证治第十五:载有羊肉黄汤、鹿肉汤、獐骨汤、羊肉汤、羊肉生地黄汤、羊肉杜仲汤、当归建中汤、内补川芎汤、大补中当归汤、缓中汤、大补汤、当归芍药汤、鲍鱼汤、厚朴汤、生地黄汤、气奔汤、杏仁汤等十七方,常用药物:羊肉、黄芪、麦冬、大枣、地黄、茯苓、当归、鹿肉、芍药、茯苓、当归、人参、生姜、大枣、獐骨、远志、茯神、川芎、干姜、桂枝、独活、杜仲、紫菀、款冬花、附子、续断、吴茱萸、白芷、细辛、鲍鱼、麻子仁、五味子、杏仁、白前。虚乏证治第十六:载有柏子仁丸、小泽兰丸、大五石泽兰丸、小五石泽兰丸、大补益当归丸、白芷丸、甘草丸、大远志丸、人参丸、生地黄煎、地黄羊脂煎、生饮白草汁等十二方,常用药物:紫石英、钟乳、干姜、黄芪、泽兰、当归、蜀椒、人参、石斛、地黄、芍药、肉苁蓉、龙骨、杜仲、藁本、白术、阳起石、续断、远志、五味子、紫菀、山茱萸、阿胶、附子、吴茱萸、白芷、柏子仁、山药、白蜜。盗汗证治第十七:载有鲤鱼汤、竹皮汤、吴茱萸汤、猪膏煎等四方,常用药物:鲤鱼、葱白、豆豉、干姜、桂枝、竹皮、地黄、人参、芍药、当归、桔梗、吴茱萸、猪膏、白蜜。下乳第十八:载有钟乳汤、漏芦汤、鲫鱼汤、鼠肉方、鲍鱼大麻子羹等十六方,常用药物:钟乳、硝石、通草、桔梗、漏芦、鲫鱼、猪肪、瓜蒌实、鬼箭羽、羊肉、鲍鱼、麻子仁、麦门冬、蛴螬、瓜蒌根、滑石、白头翁、屋上败草、地黄、土瓜根。中风证治第十九:载有甘草汤、羌活汤、独活汤、竹叶汤、防风汤、鹿肉汤、防风酒、木防己膏、独活酒等十一方,常用药物:羌活、独活、防风、防己、麻黄、桂枝、秦艽、炙甘草、地黄、麦冬、前胡、黄芩、瓜蒌根、川芎、葛根、杏仁、乌头、芍药、地黄、女萎、知母、石膏、半夏、白术、当归、附子、白术、防己、竹叶、人参、远志、黄芩、鹿肉、黄芪、木防己、茵芋。心悸证治第二十:载有四方,皆无方名,常用药物:人参、茯苓、茯神、芍药、当归、桂枝、远志、麦冬、大枣、生姜、甘草。下痢证治第二十一:载有阿胶汤、桂心汤、羊脂汤、当归汤、甘草汤、鳖甲汤、干地黄汤、生地黄汤、蓝青丸、

赤石脂丸、下痢黄散等十七方，常用药物：阿胶、当归、芍药、黄柏、黄连、桂枝、干姜、赤石脂、附子、独活、人参、黄芪、黄芩、龙骨、白术、川芎、白头翁、秦皮、地黄、蓝青、鬼臼、麻黄、贯众、大黄、䗪虫、神曲、石榴皮、乌梅肉。淋闭证治第二十二：载有桑螵蛸汤、鸡肶胵汤、石韦汤、葵根汤、茅根汤、鼠妇散、滑石散、竹叶汤、瓜蒌汤等十一方，常用药物：桑螵蛸、鹿茸、黄芪、人参、牡蛎、鸡肠、人参、麻黄、当归、地黄、葵子、滑石、石膏、石韦、黄芩、通草、榆皮、葵根、车前子、大黄、桂枝、白茅根、桃胶、鼠妇、竹叶、麦冬、瓜蒌根、土瓜根。崩中证治第二十二：载有鳖甲散、大慎火草散、蔷薇根煎、伏龙肝汤、熟艾汤、地榆汤、甘草芍药汤、榉柳叶汤、蓟根酒、禹余粮丸、大牛角中仁散、调中补虚止血方、桑根煎、丹参酒、马通汁方、小牛角散、龙骨散、阿胶散、鲍鱼汤、白垩丸、鲍鱼汤、马通汤、马蹄屑汤、马蹄丸、慎火草散、蒲黄散等三十六方，常用药物：乌贼鱼骨、龙骨、牡蛎、僵蚕、慎火草、黄连、芍药、当归、熟艾、蔷薇根皮、悬钩根、黄芩、生地、蒲黄、阿胶、地榆根、漏芦、人参、大黄、榉柳叶、大蓟根、小蓟根、鹿茸、牛角中仁、续断、泽兰、小牛角、鹿茸、鲍鱼、邯郸白垩、白芷、蝉甲、蜂房。月经不利证治第二十三：载有金城太守白薇丸、大黄朴硝汤、抵当汤、温经丸、七熬丸、牡丹大黄汤、阳起石汤、杏仁汤、干漆汤、岩蜜汤、牛膝丸、大虻虫丸、虎杖煎、菖蒲汤等三十四方，常用药物：当归、芍药、川芎、地黄、桃仁、桂枝、大黄、水蛭、虻虫、䗪虫、蜚蠊虫、蛴螬、丹皮、白薇、人参、杜衡、牛膝、附子、秦艽、紫菀、紫葳、虎杖、吴茱萸、阳起石、牛膝、巴豆、牡蒙、海藻、菖蒲。损伤证治第二十四：载有白玉汤、桑白皮汤等七方，常用药物：白玉、肉苁蓉、当归、桑白皮、桂枝、芍药、牛膝、乌贼鱼骨。

卷九、卷十论述伤寒证治。太阳病用桂枝汤法第一：五十七证辑自《伤寒杂病论》。方五首：桂枝汤、桂枝汤加浓朴杏仁、桂枝加附子汤、桂枝麻黄各半汤、桂枝二越婢一汤等五方。常用药物：桂枝、芍药、生姜、炙甘草、大枣、厚朴、杏仁、附子、麻黄、石膏。太阳病用麻黄汤法第二：十六证辑自《伤寒杂病论》。方四首：麻黄汤、葛根汤、葛根加半夏汤、葛根黄芩黄连汤。常用药物：麻黄、桂枝、杏仁、炙甘草、葛根、芍药、生姜、大枣、半夏、黄芩、黄连。太阳病用青龙汤法第三：四证辑自《伤寒杂

病论》。方二首：大青龙汤、小青龙汤。常用药物：麻黄、桂枝、炙甘草、杏仁、生姜、大枣、石膏细辛、干姜、五味子、芍药、半夏。太阳病用柴胡汤法第四：十五证辑自《伤寒杂病论》。方七首：小柴胡汤、柴胡加芒硝汤、柴胡加大黄芒硝桑螵蛸汤、柴胡加龙骨牡蛎汤、柴胡桂枝汤、柴胡桂枝干姜汤、大柴胡汤。常用药物：柴胡、黄芩、人参、半夏、炙甘草、生姜、大枣、芒硝、大黄、桑螵蛸、龙骨、牡蛎、桂枝、茯苓、铅丹、干姜、瓜蒌根、枳实。太阳病用承气汤法第五：九证辑自《伤寒杂病论》。方四首：小承气汤、大承气汤、调胃承气汤、桃核承气汤。常用药物：大黄、厚朴、枳实、芒硝、桃仁、桂枝、芒硝。太阳病用陷胸汤法第六：十一证辑自《伤寒杂病论》。方十六首：大陷胸丸、大陷胸汤、小陷胸汤、文蛤散、五苓散、三物小白散、半夏泻心汤、十枣汤、大黄黄连泻心汤、附子泻心汤、生姜泻心汤、甘草泻心汤、赤石脂禹余粮汤、旋覆代赭汤、桂枝人参汤、瓜蒂散。常用药物：大黄、葶苈子、杏仁、芒硝、甘遂末、黄连、半夏、瓜蒌实、文蛤、猪苓、白术、泽泻、茯苓、桂枝、桔梗、巴豆、贝母、黄芩、干姜、人参、芫花、大戟、附子、赤石脂、太一禹余粮、旋覆花、代赭石、瓜蒂、赤小豆。太阳病杂疗法第七：二十证辑自《伤寒杂病论》。方一十四首：小建中汤、桂枝去芍药加蜀漆牡蛎龙骨救逆汤、桂枝加桂汤、桂枝甘草龙骨牡蛎汤、抵当汤、抵当丸、白虎汤、黄芩汤、黄芩加半夏生姜汤、黄连汤、桂枝附子汤、术附子汤、甘草附子汤、炙甘草汤。常用药物：桂枝、芍药、胶饴、蜀漆、牡蛎、龙骨、大黄、桃仁、虻虫、水蛭、知母、石膏、人参、黄芩、半夏、黄连、干姜、附子、白术、炙甘草、麦冬、麻子仁、阿胶。阳明病状第八：七十五证辑自《伤寒杂病论》。方九首：栀子汤、猪苓汤、四逆汤、蜜煎、茵陈汤、吴茱萸汤、麻子仁丸、栀子柏皮汤、麻黄连翘赤小豆汤等。常用药物：栀子、香豉、猪苓、茯苓、泽泻、阿胶、滑石、干姜、附子、猪胆汁、蜜、茵陈、大黄、吴茱萸、麻子仁、芍药、枳实、厚朴、杏仁、黄柏、麻黄、连翘、赤小豆、生梓白皮。少阳病状第九：九证辑自《伤寒杂病论》。无方。太阴病状第十：八证辑自《伤寒杂病论》。方二首：桂枝加芍药汤、桂枝加芍药大黄汤。常用药物：桂枝、芍药、生姜、炙甘草、大枣、大黄。少阴病状第十一：四十五证辑自《伤寒杂病论》。方十四首：麻黄细辛附子汤、麻黄附

子甘草汤、黄连阿胶汤、附子汤、桃花汤、猪肤汤、桔梗汤、苦酒汤、半夏散及汤、白通汤、白通加猪胆汁汤、玄武汤、通脉四逆汤、四逆散。常用药物：麻黄、细辛、附子、炙甘草、黄连、黄芩、芍药、鸡子黄、阿胶、茯苓、人参、白术、赤石脂、干姜、猪肤、桔梗、半夏、桂枝、葱白、猪胆汁、人尿、枳实、柴胡。厥阴病状第十二：五十六证辑自《伤寒杂病论》，方七首：乌梅丸、当归四逆汤、当归四逆加吴茱萸生姜汤、茯苓甘草汤、麻黄升麻汤、干姜黄芩黄连人参汤、白头翁汤。乌梅、细辛、干姜、黄连、当归、蜀椒、附子、桂枝、人参、黄柏、芍药、通草、吴茱萸、生姜、茯苓、炙甘草、麻黄、知母、葳蕤、黄芩、升麻、白头翁、黄柏、秦皮。伤寒宜忌第十三：忌发汗第一等十五章辑自《伤寒杂病论》，无方。发汗吐下后病状第十四：三十证辑自《伤寒杂病论》。方十五首：桂枝加芍药生姜人参汤、茯苓桂枝甘草大枣汤、桂枝甘草汤、厚朴生姜半夏甘草人参汤、芍药甘草附子汤、甘草干姜汤、芍药甘草汤、茯苓桂枝白术甘草汤、茯苓四逆汤、栀子甘草汤、栀子生姜汤、栀子厚朴汤、附子干姜汤、栀子干姜汤、麻黄杏子石膏甘草汤。常用药物：桂枝、芍药、人参、茯苓、厚朴、生姜、半夏、附子、白术、干姜、栀子、豆豉、枳实、麻黄、杏仁、石膏、炙甘草。霍乱病状第十五：十证辑自《伤寒杂病论》，方三首：四逆加人参汤、五苓散、理中汤。常用药物：附子、干姜、人参、茯苓、泽泻、猪苓、桂枝、白术、炙甘草。阴易病已后劳复第十六：七证辑自《伤寒杂病论》。方十首：烧裈散、枳实栀子汤、牡蛎泽泻散、竹叶石膏汤、书生丁季受杀鬼丸方、刘次卿弹鬼丸、度瘴散、老君神明白散、太一流金散、务成子萤火丸一名冠军丸一名武威丸。常用药物：枳实、香豉、栀子、蜀漆、商陆、葶苈、海藻、瓜蒌根、竹叶、麦冬、人参、石膏、虎头骨、丹砂、真珠、雄黄、雌黄、鬼臼、皂荚、乌头、麻黄、升麻、附子、白术、防己、防风、桂枝、细辛、羖羊角、矾石、萤火、鬼箭羽、蒺藜。

卷十一论述儿科疾病证治。养小儿第一：此节内容接生、裹脐、相命、客忤等。载有紫丸、黑散、当归丸、黄芪散、赤丸、龙胆汤、丹参赤膏、五物甘草生摩膏、矾石丸等二十方。常用药物：代赭石、赤石脂、巴豆、杏仁、麻黄、桔仁、大黄。小儿杂证治法第二：小儿杂病涉及变蒸、时行、咳嗽、面疮、丹疹、痈疽、遗尿、虫证等。载有竹叶汤、射干

汤、杏仁丸、苦参汤、拓汤、泽兰汤、雀矢丸等五十七方。常用药物：竹叶、黄芩、瓜蒌根、泽泻、知母、人参、茯苓、白术、大黄、麦冬、半夏、射干、麻黄、紫菀、杏仁、苦参、蛇床子、芍药、黄柏、黄连、秦椒、苦参、枳实、升麻、当归、川芎、白芷、独活、木兰皮、泽兰、附子、藁本、牛膝、防风、大青、瞿麦、龙胆、石韦、皂荚、桂枝、鸡肠草、车前子、藋芦、雷丸、地肤子。眼病证治第三：载有真珍散、七宝散、矾石散、兔肝散、泻肝汤、补肝汤、决明丸、补肝丸等眼科名方。常用药物：朱砂、琥珀、真珠、珊瑚、紫贝、马珂、蕤仁、决明子、石胆、地肤子、大黄、蓝子、茺蔚子、青葙子、蒺藜子、菟丝子、黄连、细辛、猪肝、兔肝、芒硝、黄连、矾石、菊花、防风、黄芩、蔓荆子、芜菁子、石决明、车前子、雄黄。鼻病证治第四：载有：羊肺散、香膏、通草散等八方，常用药物：当归、熏草、通草、细辛、蕤仁、川芎、白芷、辛夷仁、附子、藜芦、莘荑子。口病证治第五：载有蔷薇汤、蔷薇丸等十七方，常用药物：蔷薇根、黄芩、鼠李根、当归、瓜蒌根、石龙芮、黄芪、芍药、续断、黄连、射干、白蜜、橘皮、木兰皮。唇病证治第六：载有紧唇方等四首，常用药物：乱发、蜂房、紧卷故青布、四文大钱、竹弓弹之。齿病证治第七：此处齿病主要指齿痛牙肿等，载有含漱方等二十七首，常用药物：独活、黄芩、川芎、当归、细辛、莘荑、丁香、腐棘针、苍耳子、莽草、藜芦、松叶、生地。舌病证治第八：载有三方，皆无方名。常用药物：苦酒、半夏、生姜、戎盐、黄芩、黄柏、大黄、甘草汁。喉病证治第九：载有喉痹方等十四首，皆无方名。常用药物：韭、荆沥、好酢、半夏、附子、升麻、马兰根灰、桂枝、杏仁。噎病证治第十：载方2首，皆无方名。常用药物：酥蜜、生姜汁、舂杵头糠。耳病证治第十一：载有赤膏、补肾五聋方等二十四首。常用药物：生地、巴豆、山茱萸、巴戟天、菟丝子、黄芪、地黄、远志、蛇床子、石斛、当归、细辛、苁蓉、人参、附子、防风、菖蒲、蓖麻、桃仁、磁石、川芎、白芷、磁石、牛膝、硫黄、雌黄、丹参、矾石、龙骨、黄连。

卷十二论述养性。内容涉及养性禁忌、养性服饵、养老大例、养老食疗等四个部分。养性服饵载有茯苓酥、杏仁酥、地黄酒酥、造草酥、天门冬丸、黄精方、华佗云母丸、周白水侯散、济神丸、彭祖松脂方、守中方、王乔轻身方、不老延年方、镇心丸、五参丸、正禅方等三十七方，常用药物：茯苓、

杏仁、地黄、麻子、天门冬、黄精、芜菁、薤白、云母粉、石钟乳、肉苁蓉、人参、续断、紫芝、五加皮、鹿茸、巴戟天、枸杞、天雄、远志、杜仲、蛇床子、石斛、松脂、雷丸、防风、柏子仁、马牙石、镇心丸、五参丸、春桑耳、夏桑子、秋桑叶。养老食疗载有耆婆汤、乌麻方、补虚劳方、乌麻脂、大黄丸、彭祖延年柏子仁丸、紫石英汤等十七方,常用药物:薤白、白蜜、香豉、乌麻、白蜜、胡麻油、地黄、牛乳、荜茇、猪肚、人参、地黄、黄芪、杜仲、苁蓉、麦冬、薯蓣、石斛、枸杞、牛膝、丹参、山茱萸、狗脊、巴戟天、菟丝子、覆盆子、蛇床子、远志、天雄、续断、菖蒲、五味子、钟乳、紫石英、白石英、白石脂、赤石脂。

卷十三论述辟谷,内容涉及服茯苓辟谷,服松柏脂辟谷,服松柏实辟谷,服酒膏散辟谷,服云母辟谷,服水辟谷等。载有茯苓方、辟谷延年千岁方、采松脂法、破松脂法、炼松脂法、粉松脂法、守中方、松子丸、休粮散、仙方凝灵膏、初精散、白术酒、枸杞酒、灵飞散等三十五方。常用药物:茯苓粉、天门冬粉、白蜜、白蜡、麻油、云母粉、锻石汁、菊花、松叶、松子、松脂、松实、柏实、柏叶、柏脂、乌豆、麻子、钟乳、黄精、白术、枸杞、地黄。

卷第十四论述退居。此卷内容涉及择地、缔创、服药、饮食、养性、种造药、杂忌等。孙思邈曰:人生一世,甚于过隙,役役随物,相视俱尽,不亦哀乎。就中养卫得理,必免夭横之酷。若知进而不知退,知得而不知丧,嗜欲煎其内,权位牵其外,其于过分内热之损,胡可胜言,况乎身灭覆宗之祸,不绝于世哉。念撰退居养志七篇,庶无祸败夭横之事,若延年长生则存乎《别录》,高人君子宜审思之。

卷十五论述补益方药。叙虚损论第一:凡人不终眉寿或致夭殁者,皆由不自爱惜,竭情尽意,邀名射利,聚毒攻神,内伤骨髓,外败筋肉。血气将亡。经络便壅,皮里空疏,惟招蠹疾。正气日衰,邪气日盛。不异举沧波以注熛火,颓华岳而断涓流,语其易也,又甚于此。故彭祖论别床异被之戒,李耳陈黄精钩吻之谈,斯言至矣。五劳者,一曰志劳,二曰思劳,三曰心劳,四曰忧劳,五曰疲劳。六极者,一曰气极,二曰血极,三曰筋极,四曰骨极,五曰精极,六曰肉极。七伤者,一曰阴寒,二曰阴痿,三曰里急,四曰精连连不绝,五曰精少囊湿,六曰精清,七曰小便苦数。喜气为病则不能疾

行,怒气为病则上气不可当,忧气为病则不能苦作,恚气为病则聚在心下,愁气为病则平居而忘。凡有十二种风,风入头则耳聋,风入目则远视䀮䀮,风入肌肤则身体瘾疹筋急,风入脉则上下无常,风入心则心痛烦满悸动,风入肺则咳逆短气,风入肝则眼视不明,风入脾则肠鸣胁满,风入肾则耳鸣而聋,风入胆则眉间疼痛。五劳六极七伤,七气积聚甚则令人大风缓急,湿痹不仁,偏枯筋缩,四肢拘挛,关节隔塞,经脉不通。至此为疗,不亦难乎。大补养第二:载有张仲景紫石寒食散、损益草散、草寒食散、大草乌头丸、草乌头丸、大理中露宿丸、匈奴露宿丸等方八首。常用药物:紫石英、白石英、赤石脂、钟乳、防风、文蛤、太一余粮、人参、干姜、附子、桂枝、乌头、龙骨、紫菀、川芎、吴茱萸、芍药、当归。解散发动第三:载有人参汤、鸭通汤、治气汤、黄连汤、荠苨汤、靳邵大黄丸、硝石大丸、雷氏千金丸、细辛丸、大青丸、解散大麦麸方等三十五首,与第二十二卷通。常用药物:人参、枳实、瓜蒌根、大黄、石膏、知母、豆豉、麻黄、麦冬、胡荽、白鸭通、大黄、黄连、黄芩、黄柏、栀子、阿胶、芍药、石榴皮、麦冬、人参、竹茹、防己、龙胆、升麻、葵子、通草、葱白、当归、石韦、生地黄汁、荠苨、葶苈、巴豆、硝石、水蛭、虻虫、柴胡、蛴螬、巴豆、芫花、甘遂、大青、葶苈子、大麦。补五脏第四:载有补心汤、远志汤、定志补心汤、伤心汤、镇心丸、大镇心丸、补肝汤、补肺汤、肺伤汤、伤中汤、温液汤、补肺丸、补脾汤、建脾汤、柔脾汤、温脾汤、大温脾丸、转脾丸、温脾丸、平胃汤、补肾汤、大补肾汤、肾气丸、肾沥散等四十五首。常用药物:紫石英、人参、当归、茯神、远志、麦冬、桂枝、紫菀、黄芪、五味子、菖蒲、地黄、附子、苁蓉、丹参、秦艽、乌头、牛黄、桑螵蛸、柏子仁、阿胶、蕤仁、白术、五味子、白石英、款冬花、桑根白皮、钟乳、桑根白皮、炙甘草、芍药、白蜜、大麦、吴茱萸、磁石、石斛、牛膝、棘刺、地骨皮、杜仲、独活、山茱萸、薯蓣、天雄、菟丝子。五脏气虚证治第五:载有五补汤、人参汤、当归茱萸四逆汤、通脉四逆汤、复脉汤、大建中汤、小建中汤、茯苓汤、黄芪汤九首,常用药物:麦冬、小麦、人参、五味子、茯苓、芍药、当归、桂枝、吴茱萸、大枣、炙甘草、附子、干姜、阿胶、龙骨、黄芪、芍药、远志、炙甘草、饴糖、地黄。补虚丸散第六:载有庵䕡散、大五补丸、翟平薯蓣丸、薯蓣散、十味肾气丸、张仲景八

味肾气丸、大补益散、小秦艽散、琥珀散、淮南八公石斛散、秃鸡散等二十二首。常用药物：庵䕡子、菥蓂子、阿胶、石龙芮、覆盆子、地黄、五味子、秦艽、五加皮、天雄、狗脊、人参、黄芪、杜仲、麦冬、巴戟、远志、石斛、菟丝子、天冬、蛇床子、肉苁蓉、山药、牛膝、山茱萸、续断、枸杞、天雄、山茱萸、玄参、附子、阳起石、磁石、原蚕蛾、松脂、芜菁子、鹿角末。

卷十六、卷十七论述诸风证治。诸酒治疗诸风第一：载有独活酒、牛膝酒、茵芋酒、金牙酒、马灌酒、芜青酒、蛮夷酒、鲁公酒、附子酒、紫石酒、丹参酒、杜仲酒、枳茹酒、菊花酒、麻子酒、黄芪酒、地黄酒等二十首。常用药物：独活、羌活、防风、防己、桂枝、麻黄、当归、川芎、秦艽、石楠、茵芋、附子、乌头、天雄、牛膝、狗脊、踯躅、地黄、蜀椒、蒴藋根、白蔹、芜青、巴豆、斑蝥、细辛、丹参、白芷、芫荽、杜仲、石斛、远志、蜈蚣、野狼毒、续断、玄参、蒴藋、藜芦、卷柏、紫石英、蜈蚣、蜀椒、菊花、萆薢、黄芪、葛根。诸散治疗诸风第二：载有九江太守散、吴茱萸散、山茱萸散、万金散、人参散、八风十二痹散、防风散、秦王续命大八风散等九首，常用药物：同前诸酒药物。诸膏治疗诸风第三：载有苍梧道士陈元膏、丹参膏、赤膏等三首，常用药物：同前诸酒药物。㖞僻证治第四：载有干姜附子汤、乌头膏等四首，常用药物：干姜、附子、川芎、麻黄、桂枝、乌头、野葛、莽草、生地黄汁、竹沥、独活。心风证治第五：载有茯神汤、人参汤、补心汤、镇心丸、续命汤、小定志丸、槐实益心智方、孔子枕中散、镇心省睡益智方等十四首，常用药物：龟甲、龙骨、龙齿、牡蛎、菖蒲、远志、益智子、茯神、茯苓、独活、防风、防己、人参、乌头、附子、秦艽、五味子、前胡、细辛、川芎、牛膝、麻黄、桂枝、泽兰、炙甘草、当归、黄芪、麦冬、石决明、槐子。风眩证治第六：载有人参汤、防风散、大三五七散、入顶散、风痹散等二十七首。常用药物：人参、防风、芍药、黄芪、独活、桂枝、白术、当归、茯神、远志、附子、牡蛎、天雄、乌头、泽兰、白芷、麻黄、牛膝、蜀椒、石楠、石斛。中风证治第七：载有小续命汤、大续命汤、西州续命汤、续命汤、排风汤、大排风汤、大岩蜜汤、小岩蜜汤、乌头汤、大八风汤、川芎汤、仓公当归汤、防己汤、三黄汤、黄芪汤、白蔹汤、羌活饮、猪苓煮散、防风汤等三十五首，常用药物：麻黄、桂枝、防风、防

己、羌活、独活、葛根、白芷、犀角屑、羚羊角屑、人参、黄芩、石膏、大黄、枳实、栀子、荆沥、当归、芍药、川芎、丹参、附子、乌头、半夏、白鲜皮、升麻、地黄、雄黄、远志、秦艽、石斛、细辛、藁本、蒴藋、大麻子、前胡、白蔹、薏苡仁、杏仁、大戟、苦参、五加皮、地骨皮、苍耳子、蒴藋。脚气证治第八：载有麻豆汤、石斛酒、防风汤、防风丸、谷白皮粥、温肾汤、竹沥汤、大竹沥汤、大鳖甲汤、大投杯汤、独活汤、硫黄煎、硫黄散、青丸、硫黄丸、石硫黄丸等二十一首，常用药物：胡麻叶、胡麻子、大麻、麻仁、乌豆、石斛、秦艽、白术、人参、丹参、五加皮、桂枝、麻黄、牛膝、独活、防风、防己、杜仲、乌头、附子、天雄、杜仲、谷白皮、甘竹沥、芍药、茵芋、鳖甲、羚羊角屑、犀角屑、雄黄、硫黄、青木香、大戟。瘾疹证治第九：载有石楠汤、枫香汤、地榆汤等十六首。常用药物：石楠、桂枝、当归、川芎、白芷根叶、天雄、牛膝、知母、吴茱萸、蛇床子、防风、生蒺藜、黄连、黄芩、马兰、蒴藋、茺蔚子、萹蓄、槐枝叶、芍药、黄芪、升麻、枫香、地榆、苦参、大黄、青木香、芒硝、大戟、细辛、芫花、踯躅、莽草。疠疡证治第十：载有九江散、川芎汤、大黄汤等十四首，常用药物：硫黄、桂枝、白及、当归、天雄、黄芩、踯躅、蒴藋、巴豆、藜芦、雌黄、雄黄、当归、石楠、秦艽、踯躅、防风、斑蝥、连翘、知母、鬼箭、附子、王不留行、鬼臼、莽草、乌头、天雄、独活、虻虫、蜈蚣、水蛭、川芎、羌活、枳实、麻黄、蒺藜子、蒴藋根、景天叶、蛇床子、大黄。

卷十八、卷十九、卷二十论述杂病证治，主要论述霍乱、疟疾、黄疸、吐血、胸热、压热、消渴、淋病、水肿、痰饮、癖积、寒冷、蛊毒、饮食不消、堕伤、金疮、沙虱、瘿病、阴病证治以及杂疗、备急、药毒等。霍乱证治第一：载有理中丸、厚朴汤、四顺汤、龙骨汤、竹茹汤、大豉汤、橘皮汤、小半夏汤等二十七首。常用药物：人参、白术、干姜、炙甘草、厚朴、高良姜、桂枝、附子、龙骨、黄连、赤石脂、当归、枳实、半夏、鸡苏、大麻子、香薷、青木香、丁香、竹茹、橘皮、生姜、紫苏、芦根、羊乳、香豉、羚羊角屑、前胡。疟疾证治第二：载有蜀漆丸、陵鲤汤等二首，常用药物：蜀漆、知母、白薇、地骨皮、升麻、恒山、石膏、陵鲤甲、鳖甲、乌贼鱼骨。黄疸证治第三：载有茵陈汤、大茵陈汤、大黄汤、瓜丁散、苦参散、赤苓散、茵陈丸、秦椒散、秦王九疸散、寒水石散、牛胆煎、栀子汤、半夏汤、宛转丸、茯苓丸、五苓散等

二十八首,常用药物:茵陈、栀子、黄柏、黄连、黄芩、苦参、大黄、硝石、雄黄、甘遂、大戟、芫花、荛花、商陆、牛胆、蔓荆子、前胡、土瓜根、矾石、滑石、秦椒、茜草、寒水石、瓜丁、当归、川芎。吐血证治第四:载有生地黄汤、黄土汤、阿胶散、吐方、坚中汤、当归汤、伏龙肝汤、泽兰汤、竹茹汤、神验不传方、干地黄丸、续断止血汤等三十首。常用药物:生地、人参、阿胶、芍药、伏龙肝、白芷、黄芩、牛膝、泽兰、桑白皮、竹茹、羚羊角屑、牛角、小蓟根、蒲黄、龙骨、虻虫、䗪虫、续断、熟艾、石榴皮、车前草、杜衡。胸中热证治第五:载有寒水石汤、竹叶饮子、龙胆丸、升麻汤、前胡汤、前胡建中汤、厚朴汤、五石汤、竹叶汤、犀角汤、承气汤、生地黄煎等二十七首,常用药物:寒水石、滑石、石膏、知母、石膏、犀角屑、羚羊角屑、黄芩、黄连、龙胆、栀子、柴胡、前胡、苦参、白薇、车前子、竹叶、大黄、生地、鼠尾草、大青。压热证治第六:载有金石凌、七水凌、紫雪、玄霜、竹叶汤、厚朴汤、乌梅汤、大酸枣汤、竹根汤、白薇散等十三首,常用药物:朴硝、芒硝、石膏、凝水石、滑石、玄参、羚羊角屑、犀角屑、白薇、竹叶、麦冬、知母、乌梅、酸枣仁、前胡、竹根。消渴证治第七:载有葵根汤、茯苓汤、桑根汤、猪肚丸、葛根丸、大黄丸、羊髓煎、防己散、巴郡太守三黄丸、铅丹散、瓜蒌散等二十二首,常用药物:黄连、瓜蒌根、葛根、葵根皮、桑根白皮、麦冬、知母、大黄、土瓜根、酸石榴子、乌梅、黄芩、牡蛎、枸杞根。淋闭证治第八:载有热淋方、石淋方、久房散、濡脏汤等二十首,淋闭常用药物:茅根、车前子、榆白皮、黄芩、葵子、滑石、通草、露蜂房灰、猪苓、桑白皮;关格常用药物:芒硝、杏仁、麻子仁、枳实、大黄、生葛根、猪膏、当归、大戟、牛膝;失禁常用药物:地黄、菟丝子、蒲黄、黄连、硝石、肉苁蓉、浮萍、麦门冬、蒺藜子、地黄、续断、鹿茸、蹄躅、韭子、附子。水肿证治第九:载有猪苓散、蒲黄酒、商陆酒、茯苓丸、汉防己煮散、莨菪丸、麻豆煎、槟榔丸、泽漆根汤、大豆汤、麻黄汤、石胆丸等二十六首,常用药物:猪苓、茯苓、葶苈、人参、防风、泽泻、野狼毒、芫青、斑蝥、天雄、乌头、附子、蹄躅、蒲黄、商陆、椒目、桂枝、甘遂、荛花、汉防己、泽漆、芫花、桑根白皮、楮皮叶、莨菪子、大麻、槟榔、麻黄、大豆、黄芪、牵牛子、昆布、海藻、石胆。痰饮证治第十:载有杜衡汤、葱白汤、松萝汤、大五饮丸、前胡汤、白术茯苓

汤、姜椒汤半夏汤、姜附汤、赤石脂散等十四首,常用药物:常山、杜衡、桃叶、乌头、松萝、藜芦、甘遂、大黄、大戟、葶苈、附子、厚朴、巴豆、前胡、防风、吴茱萸、茯苓、桂枝、白术、半夏、橘皮、蜀椒、赤石脂。癖积证治第十一:载有大五明野狼毒丸、小野狼毒丸、礜石丸、芒硝汤、三棱草煎、江宁衍法师破癖方、陷胸汤、三台丸、大桂汤等十四首,常用药物:野狼毒、巴豆、干姜、桂枝、旋覆花、芫花、蜀椒、蔄茹、附子、大黄、厚朴、防己、半夏、白附子、礜石、雄黄、杜衡、前胡、藜芦、皂荚、白术、鬼臼、芒硝、蜈蚣、商陆根、三棱草、桃仁、柴胡、甘遂。寒冷证治第十二:载有鹿骨汤、大桂皮汤、大半夏汤、吴茱萸汤、乌头当归汤、泽兰子汤、泻膈汤、人参汤、等方九首,常用药物:鹿骨、苁蓉、人参、黄芪、当归、乌头、干姜、独活、吴茱萸、附子、半夏、蜀椒、吴茱萸、泽兰子、桂枝、芫花。饮食不消第十三:载有太一白丸、淮南五柔丸、平胃丸、崔文行平胃丸、调中五参丸、消谷丸、三部茯苓丸、大桂枝丸、小桂枝丸、大黄甘草丸、附子丸、人参丸、八等散、麻豆散、干姜散等方十七首,常用药物:野狼毒、桂枝、附子、巴豆、当归、川芎、柴胡、大黄、葶苈、菖蒲、桂枝、蜀椒、干姜、茯苓、白术、神曲、厚朴、小麦蘖、槟榔、大麻子、大麦蘖。蛊毒证治第十四:载有蛊毒方、猫鬼方等方七首,常用药物:牡羊皮、犀角屑、黄连、槲木白皮、猬皮灰、生麻子汁、相思子、巴豆、蓖麻子、朱砂、蛸。药毒证治第十五:载有鸡肠散等十二首,常用药物:鸡子解野葛毒;鸡肠散解诸药毒:鸡肠草、荠苨、升麻、蓝子、垩土、芍药、当归、炙甘草等上八味;炙甘草、粱米粉、蜜三味解一切诸毒;荠苨或蓝汁解钩吻众毒;狗舌草治恶毒。堕伤证治第十六:载有胶艾汤、生地黄汤等方十一首,常用药物:阿胶、艾叶、芍药、地黄、当归、川芎、大豆、泽兰、桂枝、附子、黄芪、大黄、荆芥、䗪虫、蒲黄、桃仁、虻虫、丹皮、大麻根叶、茅根。金疮证治第十七:载有金疮止血散、硝石散、琥珀散、弩筋散、续断散、蓝子散、泽兰散、蒲黄散、甘菊膏、桃仁汤、马蹄散、麦门冬散、内补散、瞿麦丸等六十二首,常用药物:钓樟根、当归、川芎、地黄、续断、鹿茸、鹿角末、白蔹、松脂、白芷、琥珀、秦艽、杜仲、蛇衔草、蓝子、王不留行、泽兰、蒲黄、雄黄、大戟、大黄、黄芩、桃仁、虻虫、水蛭、大麻仁、马鞭草、杨木白皮、桑白皮汁、车前汁、瞿麦、茅根、败酱、蓝实、石龙芮、蔷

薇根皮。沙虱证治第十八：载有沙虱毒方、蠼螋尿疮方等三十一首，常用药物：麝香、大蒜、雄黄、朱砂、常山、苍耳汁、蓼汁、蓝、大莓根末、茱萸根、鹿角末、栋木枝皮灰、槐白皮、蔓荆子、蛇皮灰、樗根白皮。瘿病证治第十九：载有陷脉散等9首，常用药物：鹿靥、羊靥、海藻、昆布、海蛤、松萝、海藻、白蔹、小麦、半夏、乌贼鱼骨、硫黄、紫石英、钟乳、丹参、琥珀、大黄、倒挂草。阴病证治第二十：载有槐皮膏等14首，常用药物：蒲黄、雄黄、鳖甲末、猪牙末、乌贼鱼骨末、干槐枝、黄连、栀子、蛇床子、黄柏、槐白皮、白芷、楝实。杂疗第二十一：载杂疗方药一百二十首，选辑如次：铁屑炒热投酒中饮之疗贼风疼；锻石止血疗金疮大效；蘩蒌、葛叶、鹿活草、槲叶、芍药、地黄叶、苍耳、青蒿叶八味合捣疗疮生肌；桑薪灰疗黑子疣赘；青蒿灰烧蒿堪蚀恶肉；芜蔚茎捣敷疗肿；莎草根名香附子除胸腹中热；羊蹄主赤白杂痢又疗蛊毒；蚤休醋磨疗痈肿蛇毒；苧根安胎，苧汁主消渴；牡荆叶主久痢，霍乱转筋，槐耳主五痔及妇人阴中疮痛；槟榔主腹胀，生捣末服利水谷道；桑椹主消渴；鼠李木皮主诸疮寒热；榉皮煮汁疗水肿及断痢；木中虫屑浴汤主风瘙痒瘾疹大效；梓皮主吐逆胃反去三虫；熊胆疗时气热盛黄胆及暑月久痢；羊胆疗疮湿时行及疽疮；狗骨灰主下痢敷马疮；骆驼毛蹄甲主妇人赤白带下；鹅毛主小儿惊痫；雁喉下白毛疗小儿癫痫有效；露蜂房、乱发、蛇皮三味合烧主诸恶疽附骨痛；蝉壳主小儿癫痫；蚱蝉主小儿癫痫绝不能言；白僵蚕末之封疗肿极效；藕主热渴；樱桃叶捣敷蛇毒防蛇毒内攻；梅根疗风痹，梅实利筋脉去痹；枇杷叶主咳逆不下食；火柿主杀毒疗金疮火疮；乌芋一名慈菇治百毒；桃胶主石淋破血中恶疰；赤苋主赤痢又主射工沙虱；马苋一名马齿草主诸肿疣目破血癥癖；蔓荆子疗黄疸；白芥子主射工及疰气；水蓼主蛇伤；白囊荷根主诸恶疮杀蛊毒；石龙刍治蛔虫及不消食；天名精主破血生肌杀三虫；王荪主金疮赤白痢除脚气；蜀羊泉俗名漆姑治小儿惊痫；恶实根主牙齿疼痛。备急第二十二：孙思邈曰：凡诸大备急丸散等药，合和时日天晴明，四时王相日合之，又须清斋不得污秽于清净处，不令一切杂人猫犬六畜及诸不完具人女人等见，不然则药无灵验，不可具言。若不能如法则必不须合之，徒弃财力，用之与朽木不殊。余以武德中合玉壶丸，时值天阴，

其药成讫，后卒不中用，终弃之。此等多是上古仙圣，悯苦厄人，遂造此方以救之，皆云买药不可争价，当知其深意云尔。① 一味阿魏药治一切尸疰神效方。② 玉壶方治万病：雄黄、附子、藜芦、丹砂、礜石、巴豆仁六味。③ 仓公散治万病：矾石、皂荚、雄黄、藜芦四味。④ 备急方治暴病胀满：大黄、干姜、巴豆三味。⑤ 千金丸治百鬼风疰：礜石、附子、雄黄、真珠、巴豆仁、藜芦、蜈蚣、麝香、犀角九味。⑥ 真珠附着散治诸风鬼疰：真珠、雄黄、丹砂、干姜、蜈蚣、桂枝、天雄、莽草、细辛、蜀椒十味。⑦ 大附着散治一切蛊尸鬼注及风痹五劳七伤万病：附子、乌头、蜈蚣、芫菁、雄黄、朱砂、干姜、细辛、蜥蜴、人参、莽草、鬼臼十二味。⑧ 太一神明陷冰丸破积聚治百病：雄黄、芫菁、桂枝、真珠、麝香、附子、乌头、犀角、鬼臼、巴豆仁、蜈蚣、人参、杏仁、射罔、丹砂、蜥蜴、斑蝥、当归、藜芦、大黄、礜石、樗鸡、地胆、牛黄二十四味。⑨ 蜥蜴丸治癥坚水肿、蛊尸、遁尸、寒尸、丧尸、尸注、骨血相注：蜥蜴、蜈蚣、地胆、䗪虫、杏仁、蜣螂、虻虫、朴硝、泽泻、芍药、虎骨、炙甘草、桃奴、犀角、巴豆仁、鬼督邮、赤桑鸡、干姜、款冬花、甘遂二十味。⑩ 金牙散治鬼注风邪或意志不定不喜见人：蜈蚣、人参、蜣螂、雄黄、徐长卿、蜥蜴、桔梗、铁精、桂枝、鬼臼、金牙、野葛、附子、毒公、川芎、石长生、椒目、大黄、炙甘草、芫菁、鬼督邮、蜂房、曾青、真珠、蛇蜕皮、丹砂、乌头、野狼毒、斑蝥、石膏、茵芋、芜荑、鬼箭、藜芦、狸骨、雷丸、狼牙、干漆、亭长、贝母、凝水石、牛黄、胡燕屎、鳖甲、滑石四十五味。大金牙散治南方湿痹风邪鬼疰百毒及瘴气疫毒：金牙、雄黄、丹砂、龙胆、防风、玉支、大黄、曾青、茯苓、桂枝、松脂、干姜、乌头、斑蝥、亭长、细辛、硝石、野葛、大戟、商陆、蛇蜕、芫青、鹳骨、芫花、附子、寒水石、人参、贯众、龙骨、蜀椒、露蜂房、巴豆、蜥蜴、蜈蚣、礜石、天雄、狸骨、石胆、莽草三十九味。小金牙散治南方瘴气疫毒，及风邪鬼注：金牙、女萎、莽草、干姜、桂枝、天雄、细辛、萆解、犀角屑、乌头、麝香、虎杖、黄芩、雄黄、朱砂、蜀椒、黄连、牛黄、蜈蚣十九味。大金牙散所治与前方同：金牙、大黄、鳖甲、栀子仁、鬼督邮、龟甲、桃白皮、铜镜鼻、干漆、桂枝、芍药、射干、升麻、徐长卿、鸢尾、由跋、蜂房、细辛、干姜、芒硝、莽草、龙胆、野狼牙、雄黄、真珠、白术、射罔、羚羊角屑、马目毒公、犀角屑、炙甘草、野狼毒、蜣

蜋、地胆、樗鸡、芫青、雷丸、龙牙、杏仁、巴豆、桃奴、铁精、赤小豆、乌梅、胡燕屎、鹳骨、石膏、蛇蜕、斑蝥、活草子五十味。⑪ 太一神明丸治腹中癥瘕积聚及鬼疰蛊注：雄黄、真珠、丹砂、藜芦、附子、斑蝥、杏仁、地胆、矾石、赤足蜈蚣、巴豆、鬼臼、礜石十三味。⑫ 桔梗丸治诸注万病：藜芦、皂荚、巴豆仁、桔梗、附子五味。⑬ 十疰丸治气注、劳注、鬼注、冷注、生人注、死人注、尸注、水注、食注：雄黄、人参、炙甘草、藁本、巴豆、桔梗、附子、皂荚、蜀椒、麦冬十味。⑭ 大麝香丸治鬼注飞尸万病：麝香、牛黄、蜈蚣、丹砂、雄黄、巴豆仁、杏仁、桂枝、地胆、芫菁、亭长、蜥蜴、獭肝、大黄、犀角屑、礜石、细辛、藜芦、斑蝥、鬼臼、矾石、附子、真珠二十三味。⑮ 蜈蚣汤治恶注心痛彻胸背：蜈蚣、牛黄、大黄、丹砂、细辛、鬼臼、黄芩、当归、桂枝、人参、麝香、附子、干姜一十三味。⑯ 鹳骨丸治遁尸飞尸及积聚胁痛连背：鹳胫骨、雄黄、藜芦、野葛、莽草、芫青、斑蝥、巴豆、丹砂、牡蛎、桂枝十二味。⑰ 江南度世丸治癥坚积聚百病：麝香、细辛、大黄、炙甘草、蜀椒、紫菀、人参、干姜、茯苓、附子、真珠、丹砂、乌头、野葛、牛黄、桂枝、蜈蚣、雄黄、鬼臼、巴豆二十味。大度出丸治与前同：牛黄、大黄、雄黄、细辛、附子、真珠、炙甘草、人参、射罔、丹砂、鬼臼、莽草、鬼箭、桂枝、蜀椒、紫菀、巴豆仁、干姜、野葛、蜥蜴、蜈蚣、地胆、芫青、樗鸡、茯苓、麝香二十六味。⑱ 细辛散治风入五脏闷绝燥痛或诸注飞尸恶气：附子、秦艽、人参、牡蛎、蜀椒、干姜、桂枝、茯苓、桔梗、防风、白术、当归、独活、柴胡、黄芩、乌头、炙甘草、麻黄、川芎、石南、莽草、牛膝、天雄二十六味。一物芥子薄治遁尸飞尸又治暴风毒肿流入四肢。⑲ 太一备急散治中恶客忤五尸入腹鬼刺鬼排及中蛊毒注吐血下血心腹卒痛：雄黄、丹砂、桂枝、藜芦、附子、蜀椒、野葛、芫花、巴豆仁九味。⑳ 还魂汤治卒忤鬼击飞尸：麻黄、桂枝、炙甘草、杏仁四味。

卷二十一论述万病例治。内容有总疗万病第一，阿伽陀丸主万病第二，耆婆治恶病第三，曲疗冷第四。① 大排风散治一切风冷万病：芫花、野狼毒、栾荆、天雄、五加皮、麻花、白芷、紫菀、乌头、附子、莽草、茵芋、瓜蒌、荆芥、蹢躅、莨花、大戟、王不留行、赤车使者、麻黄、石斛、半夏、石楠、山药、长生、藜芦、狗脊、人参、牛膝、苁蓉、蛇床子、菟丝子、草薢、车前子、秦艽、薏苡、五味子、独活、

藁本、柴胡、牡丹、柏子仁、川芎、芍药、吴茱萸、桔梗、杜仲、桂枝、橘皮、续断、茯苓、细辛、干姜、厚朴、茯神、山茱萸、防己、黄芪、蜀椒、巴戟天、高良姜、紫葳、黄芩、当归、菖蒲、干地黄、通草六十七味。② 阿伽陀丸治诸病及久服益人神色无诸病：紫檀、小蘗、茜根、郁金、胡椒五味。③ 阿魏雷丸散治诸风：阿魏、紫雷丸、雄黄、紫石英、朱砂、滑石、石胆、丹砂、藋芦、白蔹、犀角、斑蝥、芫青、牛黄、紫铆十五味。④ 苦参硝石酒治诸风：苦参、硝石、清酒三味。⑤ 大白膏摩疮疡：白芷、白术、前胡、吴茱萸、川芎、蜀椒、细辛、当归、桂枝、苦酒十味。⑥ 大黑膏治遍体生疮溃坏：乌头、川芎、雄黄、胡粉、木防己、升麻、黄连、雌黄、藜芦、矾石、杏仁、巴豆、黄柏、松脂、乱发十五味。⑦ 盐曲治一切风冷万病：曲末、盐末二味。⑧ 补酒方：石韦、石楠、淫羊藿、细辛、五加皮汁五味。

卷二十二论述飞炼药物方法。飞炼研煮钟乳及和草药服疗第一：① 钟乳酒：成炼钟乳三两浸于无灰新熟清酒一斗。② 曹公草钟乳丸主五劳七伤，丈夫衰老阳气绝：钟乳、菟丝子、石斛、吴茱萸等四味。飞炼研煮五石及和草药服疗第二：载有五石肾气丸、紫石汤、五石乌丸、三石肾气丸、五石更生散、五石护命散、三石散、更生散、烧白石英法、白石英和金银人参煮服法、石英和磁石浸酒服法、煮石英服法、地黄石英酒作丸补益法、牛乳煮石英服法、石英汁作姜豉服法、猪肚煮石英服法、石英饲牡牛取乳服法、炼白石英法、服白石英粉法、耆婆大士治五脏六腑万病及补益长年不老方等二十一首，常用药物：白石英、钟乳、金、银、人参、磁石、生地黄、牛乳、紫石英、赤石脂、白石脂、猪肚、羊肉、茯苓、麦冬、防风、芍药、远志、菟丝子、肉苁蓉、附子、地黄、石斛、续断、杜仲、蛇床子、硫黄、白薇、天雄、远志、云母粉。服石散发病解法第三：论三首，略。解寒食散第四：载有三黄汤、小三黄汤、黄芩汤、大黄汤、升麻汤、前胡汤、靳邵黄芩汤、华佗荠苨汤、麦奴汤、猪膏汤、芦根汤、人参汤、紫雪、麻黄汤、竹叶黄芪汤、生地黄汤、发背黄芪汤、发背竹叶汤、枳实汤、连翘汤、内补芍药汤、发背漏芦汤、鸡子青木香汤、发背升麻汤等六十九首，常用药物：大黄、黄连、黄芩、芒硝、栀子、豆豉、麦冬、升麻、芍药、当归、石燕子、前胡、荠苨、蔓荆子、蓝子、大麦奴、芦根、地榆、瓜蒌、炙甘草、乌豆、

葳蕤、寒水石、石膏、露蜂房、葛根、紫草、犀角、竹叶、生地、枳实、连翘、漏芦、白蔹、羚羊角屑、知母、白薇、青木香。

卷二十三、卷二十四论述外科疮疡证治。黄父相痈疽论第一,诊痈疽发起处第二,辑录候痈疽色法第三,诊知是痈疽法第四,诊痈疽有脓法第五,候人年得疽法第六,相五色疽死生法第七等七篇论述疮疡症状、诊法、预后等,大多辑自《黄帝内经灵枢·痈疽论》及刘娟子《鬼遗方》部分文献。敷贴第八:载有松脂贴、升麻敷、白蔹敷、食恶肉散、生肉膏、升麻敷、寒水石敷、当归贴、蛇衔生肉膏、野葛贴、紫葛贴等三十一首。常用药物:松脂、黄柏、黄芩、黄连、大黄、栀子、白蔹、白及、硫黄、雄黄、犀角屑、羚羊角屑、莽草、黄芪、当归、升麻、藜芦、莨菪、寒水石、蒺藜、蛇衔、生商陆根、野葛、紫葛、榆白皮、白芥子、芜青子、槐子、慎火草。痈疽证治第九:载有漏芦汤、连翘五香汤、浩仲堪王不留行散、黄芪竹叶汤、黄芪汤、瞿麦散、五利汤、干地黄丸、排脓内塞散、瞿麦散、薏苡仁散、五香汤、兑疽膏、灭瘢膏等方三十三首,常用药物:雄黄、雌黄、硫黄、白矾、胡粉、松脂、藜芦、漏芦、野狼牙、羊蹄根、青葙子、地榆、当归、萹蓄、莨菪、白蔹、蛇床子、黄芩、升麻、黄芪、麻黄、大黄、连翘、王不留行子、生地、白芷、沉香、丁香、麝香、熏陆香、青木香、巴豆、女萎、踯躅、苍耳草。痈疽发背证治第十:载有占斯散等九首,常用药物:榆白皮、瓜蒌、牡蛎粉、木占斯、败酱、防风、猬皮、蜂房、地榆皮、斑蝥、藁本。鼠瘘证治第十一:载有蔷薇丸、人参散等二十一首,常用药物:马齿草、鲤鱼肠、白蔹、牡蛎、黄芪、陵鲤甲、半夏、连翘、黄柏、瓜蒌、龙胆、蔷薇根、苦参、白蔹、鼠李根皮、石龙芮、生商陆根、葶苈子、槲木皮、土瓜根。瘰疬证治第十二:载有猪蹄汤等八首,常用药物:升麻、大黄、犀角、猪蹄、白芷、川芎、黄芩、黄连、藁本、藜芦、芒硝、胡粉、莨菪、苦参、青木香。恶核证治第十三:载有五香散、野葛膏、麻子汤、大麻子赤小豆汤等十三首。常用药物:甲香、熏六香、青木香、羚羊角、丁香、犀角、鳖甲、升麻、黄芩、黄柏、黄连、巴豆、乌头、附子、茵芋、雄黄、大黄、踯躅、防风、当归、茴香草、桃仁、大麻子、赤小豆、生商陆、射干、苍耳草。丹疹证治第十四:载有升麻拓汤、丹毒方、复合漏芦汤等方二十八首。常用药物:升麻、漏芦、芒硝、蒴藋根、黄

芩、栀子、赤小豆、白蔹、黄芩、白薇、麻黄、大黄、芸苔菜、榆根皮、慎火草、硫黄、矾石、蒲黄、胡粉。甘湿证治第十五:载有懊恼散、九虫散等方三十八首,常用药物:蜀椒、飞廉蒿、五叶紫花草、矾石、黄连、蛇床子、黄柏、大黄、黄芩、玄参、丹参、吴茱萸、虾蟆、蛞蝓、石黛、晚蚕蛾、青矾、黄矾、菥蓂、故绯、苦参、角蒿、救月木、熏黄、朱砂、莨菪子、土瓜、硫黄、莒茹、斑蝥、蔷薇根、大麻子、胡麻、蠹虫矢、葵茎灰、堇芦、野狼牙、青葙子、青黛、小蓟灰、女青、桃仁、雷丸、萹蓄、蒲黄、水银、贯众、干漆、槐木耳。肠痔证治第十六:载有槐白皮膏、蒲黄汤、槐子丸、小槐实丸、槐酒等方三十六首。常用药物:槐枝、槐根、槐白皮、槐子、牛脾、萹蓄、桑耳、猬皮、连翘子、桃仁、白芷、芫花、白薇、蒲黄、吴茱萸根皮、干漆、蒺藜、雷丸、硫黄、熊胆。疥癣证治第十七:载有大秦艽散、小秦艽散、香沥、矾石沥、羊蹄根散等方三十四首。常用药物:松节、矾石、硫黄、芒硝、松脂、羊蹄根、雄黄、雌黄、莒茹、巴豆、蛇床子、黄连、羊蹄根、酱瓣、芜荑、姜黄、刺蓟汁、地黄汁、蛇皮、莨菪、楝实、地榆根、苦参、蔷薇根、石龙芮、雀李根、瞿麦、白蔹、胡粉。代指证治第十八:载有麻沸汤等六首,常用药物:毛杂黄土、地榆、鲐鱼皮、猪脂、姜末、酱清。湿热疮证治第十九:载有粉散、栀子汤、王不留行汤、松脂膏等方三十四首。常用药物:野狼牙、大黄、白芷、黄柏、黄连、丹参、白蔹、槐皮、茵芋、石楠、蛇床子、踯躅、巴豆、蛇脱皮、雄黄、雌黄、地榆、藜芦、矾石、乌梅、白及、柳叶、马齿草、王不留行、桃枝、牡荆、蒺藜、木兰皮、杜衡、秦艽、苦参。

【综合评价】

1. 孙思邈《备急千金要方》是中国医药学第一部临床巨著

孙思邈《备急千金要方》又称《千金要方》或《千金方》,是中国医药学中医学第一部综合临床巨著,约成书于公元652年唐朝永徽三年。《备急千金要方》目录:卷一诸论,卷二妇人方上,卷三妇人方中,卷四妇人方下,卷五少小婴孺方,卷六七窍病方,卷七风毒脚气方,卷八治诸风方,卷九伤寒方上,卷十伤寒方下,卷十一肝脏方,卷十二胆腑方,卷十三心脏方,卷十四小肠腑方,卷十五脾脏方,卷十六胃腑方,卷十七肺脏方,卷十八大肠

腑方，卷十九肾脏方，卷二十膀胱腑方，卷二十一消渴淋闭方，卷二十二痈肿毒方，卷二十三痔漏方，卷二十四解毒杂治方，卷二十五备急方，卷二十六食治方，卷二十七养性，卷二十八脉法，卷二十九针灸上，卷三十针灸下。《备急千金要方》全书30卷，计233门，210论，5 300方，在继承融汇《伤寒杂病论》《肘后备急方》《范汪方》《刘涓子鬼遗方》《小品方》《胡洽方》《深师方》《古今录验方》《效验方》《删繁方》《集验方》等著名医家临床诊疗精华基础上，全面系统深入阐述外感热病、内科疾病、外科疾病、妇科疾病、儿科疾病、五官疾病、皮肤疾病等证治见解与方剂药物，对后世中国医药学临床医学影响极大。《四库全书总目提要》曰：思邈尝谓人命至重，贵于千金，一方济之，德逾于此。故所著方书以千金名。凡诊治之诀，针灸之法，以至导引养生之术，无不周悉，犹虑有阙道，更撰翼方辅之。考晁、陈诸家著录，载《千金方》《千金翼方》各30卷。钱曾《读书敏求记》所载，卷数亦同。又谓宋仁宗命高保衡、林亿等校正刊行，后列禁经二卷。合二书计之，止62卷。此本增多31卷，疑后人并为一书，而离析其卷帙。自序曰：夫清浊剖判，上下攸分，三才肇基，五行俶落，万物淳朴，无得而称。燧人氏出，观斗极以定方名，始有火化。伏羲氏作，因之而画八卦、立庖厨，滋味既兴，疴瘵萌起。大圣神农氏悯黎元之多疾，遂尝百药以救疗之，犹未尽善。黄帝受命，创制九针，与方士岐伯、雷公之伦，备论经脉，旁通问难，详究义理，以为经论，故后世可得根据而畅焉。春秋之际，良医和缓，六国之时，则有扁鹊，汉有仓公，仲景，魏有华佗，并皆探赜索隐，穷幽洞微，用药不过二三，灸炷不逾七八，而疾无不愈者。晋宋以来，虽复名医间出，然治十不能愈五六，良由今人嗜欲太甚，立心不常，淫放纵逸，有阙摄养所致耳。余缅寻圣人设教，欲使家家自学，人人自晓。君亲有疾不能疗之者，非忠孝也。末俗小人，多行诡诈，倚傍圣教而为欺绐，遂令朝野士庶咸耻医术之名。多教子弟诵短文，构小策，以求出身之道。医治之术，阙而弗论，吁可怪也。嗟乎！深乖圣贤之本意。吾幼遭风冷，屡造医门，汤药之资，罄尽家产。所以青衿之岁，高尚兹典；白首之年，未尝释卷。至于切脉诊候，采药合和，服饵节度，将息避慎，一事长于己者，不远千里伏膺取决。至于弱冠，颇觉

有悟，是以亲邻国中外有疾厄者，多所济益。在身之患，断绝医门，故知方药本草不可不学。吾见诸方部帙浩博，忽遇仓猝，求检至难，比得方讫，疾已不救矣。呜呼！痛夭枉之幽厄，惜堕学之昏愚，乃博采群经，删裁繁重，务在简易，以为《备急千金要方》一部，凡三十卷。虽不能究尽病源，但使留意于斯者，亦思过半矣。以为人命至重，有贵千金，一方济之，德逾于此，故以为名也。未可传于士族，庶以贻厥私门。张仲景曰：当今居世之士，曾不留神医药，精究方术，上以疗君亲之疾，下以救贫贱之厄，中以保身长全，以养其生。而但竞逐荣势，企踵权豪，孜孜汲汲，唯名利是务，崇饰其末，而忽弃其本，欲华其表而悴其内，皮之不存，毛将安附？进不能爱人知物，退不能爱躬知己，卒然遇邪风之气，婴非常之疾，患及祸至而后震栗。身居厄地，蒙蒙昧昧，戆若游魂，降志屈节，钦望巫祝，告穷归天，束手受败。赍百年之寿命，将至贵之重器，委付庸医，恣其所措，咄嗟喑呜，厥身已毙，神明消灭，变为异物，幽潜重泉，徒为涕泣。夫举世昏迷，莫能觉悟，自弃若是，夫何荣势之云哉。此之谓也。宋高保衡、孙奇、林亿等新校《备急千金要方》序曰：昔神农遍尝百药，以辨五苦六辛之味，逮伊尹而汤液之剂备；黄帝欲创九针，以治三阴三阳之疾，得岐伯而砭艾之法精。虽大圣人有意于拯民之瘼，必待贤明博通之臣，或为之先，或为之后，然后圣人之所为，得行于永久也。医家之务，经是二圣二贤而能事毕矣。后之留意于方术者，苟知药而不知灸，未足以尽治疗之体；知灸而不知针，未足以极表里之变。如能兼是圣贤之蕴者，其名医之良乎。有唐真人孙思邈者，乃其人也，以上智之材，抱康时之志，当太宗治平之际，思所以佐乃后庇民之事，以谓上医之道，真圣人之政，而王官之一守也。而乃祖述农黄之旨，发明岐挚之学，经掇扁鹊之难，方采仓公之禁，仲景黄素，元化绿帙，葛仙翁之必效，胡居士之经验，张苗之药对，叔和之脉法，皇甫谧之三部，陶隐居之百一，自余郭玉、范汪、僧垣、阮炳，上极文字之初，下讫有隋之世，或经或方，无不采摭。集诸家之所秘要，去众说之所未至，成书一部，总三十卷，目录一通。脏腑之论，针艾之法，脉证之辨，食治之宜，始妇人而次婴孺，先脚气而后中风、伤寒、痈疽、消渴、水肿，七窍之疴，五石之毒，备急之方，养性之术，总篇二

百三十二门，合方论五千三百首，莫不十全可验，四种兼包。厚德过于千金，遗法传于百代，使二圣二贤之美不坠于地，而世之人得以阶近而至远，上识于三皇之奥者，孙真人善述之功也。然以俗尚险怪，我道纯正，不述刳腹易心之异，世务径省。我书浩博，不可道听途说而知，是以学寡其人，寖以纷靡，贤不继世，简编断缺，不知者以异端见黜，好之者以阙疑辍功。恭惟我朝以好生为德，以广爱为仁，乃诏儒臣，正是坠学。臣等术谢多通，职专典校，于是请内府之秘书，探《道藏》之别录，分私众本，搜访几遍，得以正其讹谬，补其遗佚，文之重复者削之，事之不伦者辑之，编次类聚，期月功至。纲领虽有所立，文义犹或疑阻，是用端本以正末，如《素问》《九墟》《灵枢》《甲乙》《太素》《巢源》诸家本草，前古脉书，《金匮玉函》《肘后备急》《删繁方》《鬼遗方论》之类，事关所出，无不研核；尚有所阙，而又溯流以讨源，如《五鉴经》《千金翼》《崔氏纂要》《延年秘录》《正元广利》《外台秘要》《兵部手集》《梦得传信》之类，凡所派别，无不考理互相质正，反复稽参，然后遗文疑义，焕然悉明，书虽是旧，用之惟新，可以济函灵，裨乃圣好生之治，可以传不朽。副上主广爱之心，非徒为太平之文致，实可佐皇极之锡福。校雠既成，缮写伊始，恭以上进，庶备亲览。日本嘉永二年1849年丹波元坚、丹波元昕等影宋本《备急千金要方》序曰：盖闻医经、经方，性命所系，固已为至巨至急，择于医经、经方之书，拔其精且善者，椠版以被之宇内，贻诸后世，其为深仁广泽更何如哉！我列祖好生之德，根之天性，既图治于圣经，而尤深拳拳乎疾医一职。是以庆元鞯簦以还，乃遍搜罗医籍，充诸书府，尔来世德作求，迨享保中，屡刊布方书以贻后世，天下沐其深仁广泽，盖不唯如膏雨也。宽正初载，乃一新医学。比年以来，百度毕张，凡其所以教养劝勉之具，靡不至焉。但刊印医书费，皆出医官私赀，无有官刻也。臣等滥竽医僚，大惧经方至急，而不能择其书之精且善者，广布诸天下后世，无以称我大府列代好生至意也。尝窃考之，晋唐以降，医籍浩繁，其存而传于今者，亦复何限，求其可以扶翊长沙，绳尺百世者，盖莫若孙思邈《千金方》者焉。是书皇国向传唐代真本，惜仅存第一卷，其余寂无闻焉。若今世所传，系明人传刻道藏本，率意劘改，疑误宏多，强分卷帙，极失本真。世亦往往传

元版，文字颇正，稍如可观，而仍不免时有疑误，则均未为精善也。独米泽大守上杉氏所藏宋椠一部，较诸元版，笔画端楷，更为清朗。检其缺讳，其为北宋刊本不疑。间有乾、淳间补刻，亦唯寥寥数纸，则仍是为林亿等校正之旧，厘然可覆按也。盖是本元明以后，久既属绝响，是以康熙中张璐撰《千金方衍义》，称照宋刻本，校其文字，却同明代坊刻。乾隆《四库全书目》亦特载道藏本，则知其既佚也。是本每卷有金泽文库印记，实系北条显时旧藏原本，距今五百余年。而此一部岿然独存，真为天壤间绝无仅有之秘笈矣。臣等窃以为孙氏书之传于今者，未有若是本精且善者，而及今不传，恐日后遂归晦昧湮灭，不可复问，宁不大旷厥职，上负大府列代好生至意乎？将同人共商，各捐私赀以付梓也。曾闻之朝，而不图朝旨为发帑金，俾刊之医学，臣等逢此盛举，尤属旷典，亟请好手影写，选子弟才俊者，雠对点勘，靡日或辍，于是仅半岁，剞劂告竣。其第四卷止存二页，今从元版补完。其指义参缭，疑尚有别风淮雨，宜从他本校治者，详加甄录，别为"考异"，以附其后。庶乎得失兼明，来者有所考信焉。盖病情万变，唯赖文字以见之，则一字或失，贻误不细，此录之所以不得已也。顾念臣等向校刊元版《千金翼方》，置之医学，尝叹为希觏，此刻之成也，孙氏之书双璧相合，再显我日域，不其伟钦！抑知物之显晦，虽有数存焉，固未必不应昌期，以焕发幽光，非偶然也。臣等不堪跃喜，敢忘驽钝，勉竭涓埃，窃幸医学之日以益盛，人材之日以益长，人人循真人之津梁，究长沙之奥突，则凡在医官莫不钦赖。而在海内为医者，得由以各明其术，尊其道焉，则大府列代之深仁广泽，天下莫不霑濡。当代绍述之功，衣被于宇内者，尤将永世而无穷矣。

孙思邈晚年著作《千金翼方》30卷，计189门，70论，2 900方，主要补充《千金要方》本草及伤寒内容之不足。《千金翼方》目录：卷一药录纂要，卷二本草上，卷三本草中，卷四本草下，卷五妇人一，卷六妇人二，卷七妇人三，卷八妇人四，卷九伤寒上，卷十伤寒下，卷十一小儿，卷十二养性，卷十三辟谷，卷十四退居，卷十五补益，卷十六中风上，卷十七中风下，卷十八杂病上，卷十九杂病中，卷二十杂病下，卷第二十一万病，卷第二十二飞炼，卷二十三疮痈上，卷二十四疮痈下，卷二十五色脉

卷二十六针灸上,卷二十七针灸中,卷第二十八针灸下,卷二十九禁经上,卷三十禁经下。自序曰:原夫神医秘术,至赜参于道枢。宝饵凝灵,宏功浃于真眹。知关玄牡,驻历之效已深。箸策天机,全生之德为大。稽炎农于纪,资太一而返营魂。镜轩后于遗编,事岐伯而宣药力,故能尝味之绩,郁腾天壤,诊体之教,播在神寰。医道由是滥觞,时义肇基于此。亦有志其大者,高密问紫文之术;先其远者,伯阳流玉册之经;拟斯寿于乾坤,岂伊芳难老。傅厥龄于龟鹤,讵可蠲疴。兹乃大道之真以持身抑斯之谓也。若其业济含灵,命悬兹乎,则有越人彻视于腑脏,秦和动达于膏肓,仲景候色而验眉,元化刳肠而湔胃,斯皆方轨迭迹,思韫入神之妙;极变探幽,精超绝代之巧。晋宋方技既其无继,齐梁医术曾何足云。若夫医道之为言,实惟意也。固以神存心手之际,意析毫芒之里。当其情之所得,口不能言;数之所在,言不能谕。然则三部九候,乃经络之枢机。气少神余,亦针刺之钩轴。况乎良医则贵察声色,神工则深究萌芽。心考锱铢,安假悬衡之验,敏同机骇,曾无挂发之淹。非天下之至精,其孰能与于此。是故先王镂之于玉板,往圣藏之以金匮,岂不以营迷至道括囊真颐者欤。余幼智蔑闻,老成无已。才非公干,凤婴沉疾。德异士安,早缠尪瘵。所以志学之岁,驰百金而徇经方。毫及之年,竟三余而勤药饵。酌华公之录帙,异术同窥。采葛生之玉函,奇方毕综。每以为生者两仪之大德,人者五行之秀气。气化则人育,伊芳人禀气而存。德合则生成,是生曰德而立。既知生不再于我,人处物为灵,可幸蕴灵心阙颐我性源者。由检押神秘,幽求今古,撰方一部,号曰千金,可以济物摄生,可以穷微尽性。犹恐岱山临目,必昧秋毫之端;雷霆在耳;或遗玉石之响。所以更撰方翼三十卷,共成一家之学。譬之相济,运转无涯。等羽翼之交飞,抟摇不测。矧夫易道深矣,孔宣系十翼之辞;玄文奥矣,陆绩增玄翼之说。或沿斯义,述此方名矣。贻厥子孙,永为家训。虽未能譬言中庶,比润上池,亦足以慕远测深,稽门叩键者哉。倘经目于君子,庶知余之所志焉。

2. 孙思邈创建脏腑辨证论治临床体系

徐大椿《医学源流论》曰:仲景之学至唐而一变。仲景之治病其论脏腑经络,病情传变,悉本《内经》,而其所用之方皆古圣相传之经方,并非私

心自造,间有加减,必有所本。其分两轻重皆有法度,其药悉本于神农本草,无一味游移假借之处,非此方不能治此病,非此药不能成此方,精微深妙,不可思议。药味不过五六品而功用无不周,此乃天地之化机,圣人之妙用,与天地全不朽者也。《千金方》则不然。其所论病,未尝不根据《内经》而不无杂以后世臆度之说。其所用方亦采择古方,不无兼取后世偏杂之法。其所用药未必全本于神农,兼取杂方单方及通治之品。故有一病而立数方,亦有一方而治数病。其药品有多至数十味者,其中对证者固多,不对证者亦不少,故治病亦有效有不效。大抵所重专在于药,而古圣制方之法不传矣。此医道之一大变也。然其用意之奇,用药之功,亦自成一家。有不可磨灭之处。

肝实热辨证治疗 左手关上脉阴实者足厥阴经也,病苦心下坚满,常两胁痛,息忿忿如怒状,名曰肝实热也。① 竹沥泄热汤治肝实热狂悸非意而言:竹沥、麻黄、石膏、生姜、芍药、大青、栀子、升麻、茯苓、玄参、知母、葛根十二味。② 前胡汤治肝实热目痛胸满气急塞:前胡、秦皮、细辛、栀子、黄芩、升麻、蕤仁、决明子、苦竹叶、车前叶、芒硝十一味。③ 防风煮散治肝实热梦怒虚惊:防风、茯苓、葳蕤、白术、橘皮、丹参、细辛、甘草、升麻、黄芩、大枣、射干、酸枣仁十三味。远志煮散治肝邪热出言反常:远志、射干、杏仁、大青、茯神、葛根、甘草、麦冬、芍药十三味。地黄煎治肝邪热好生悲怒,所作不定自惊恐:生地黄、淡竹叶、生姜、车前草、干蓝、丹参、玄参、茯苓、石膏、赤蜜十味。

肝虚寒辨证治疗 左手关上脉阴虚者足厥阴经也,病苦胁下坚,寒热,腹满、不欲饮食,腹胀悒悒不乐,妇人月经不利,腰腹痛,名曰肝虚寒也。① 补肝汤治肝气不足两胁下满:甘草、桂枝、山茱萸、细辛、桃仁、柏子仁、茯苓、防风、大枣九味。② 补肝散治肝虚寒左胁偏痛宿食不消见物不审:山茱萸、桂枝、山药、天雄、茯苓、人参、川芎、白术、独活、五加皮、大黄、防风、干姜、丹参、厚朴、细辛、桔梗、菊花、甘草、贯众、橘皮、陈麦曲、大麦二十三味。③ 补肝酒治肝虚寒或高风眼泪等杂病:松脂十斤细锉,酿米一石,水七斗,好曲末二斗,如家常酿酒。④ 防风补煎治肝虚寒视物不明:防风、细辛、川芎、白鲜皮、独活、甘草、橘皮、大枣、甘竹叶十味。⑤ 槟榔汤治肝虚寒胁痛胀满气急:槟榔、

母姜、附子、茯苓、橘皮、桂枝、桔梗、白术、吴茱萸九味。

胆实热辨证治疗 左手关上脉阳实者足少阳经也。病苦腹中气满,饮食不下,咽干头痛,洒洒恶寒,胁痛,名曰胆实热也。① 半夏汤泻热治胆腑实热精神不守:半夏、宿姜、黄芩、生地、远志、茯苓、秫米、酸枣仁八味。②《集验方》治虚烦闷不得眠,无地黄、远志,有麦冬、桂枝、甘草、人参。

胆虚寒辨证治疗 左手关上脉阳虚者足少阳经也。病苦眩厥痿,足趾不能摇躄不能起,僵仆目黄,失精晄晄,名曰胆虚寒也。① 温胆汤治胆寒虚烦不得眠:半夏、竹茹、枳实、橘皮、甘草、生姜六味。② 千里流水汤治胆虚寒虚烦不得眠:麦冬、半夏、茯苓、酸枣仁、甘草、桂枝、黄芩、远志、草薢十二味。酸枣汤治胆虚寒虚劳烦搅不得眠:酸枣仁、人参、桂枝、生姜、石膏、茯苓、知母、甘草八味。③ 栀子汤治胆虚劳不得眠剧者颠倒懊恼欲死:栀子、豆豉二味。

肝胆俱实辨证治疗 左手关上脉阴阳俱实者,足厥阴与少阳经俱实也。病苦胃胀呕逆,食不消,名曰肝胆俱实。

肝胆俱虚辨证治疗 左手关上脉阴阳俱虚者,足厥阴与少阳经俱虚也,病如恍惚,尸厥不知人,妄见,少气不能言,时时自惊,名曰肝胆俱虚也。

心实热辨证治疗 左手寸口人迎以前脉阴实者手少阴经也。病苦闭大便不利,腹满,四肢重,身热,名曰心实热也。① 石膏汤治心实热烦闷喘急头痛或欲吐不出:石膏、淡竹叶、香豉、小麦、地骨皮、茯苓、栀子等七味。② 大黄黄连泻心汤治心实热吐血衄血:大黄、黄连、黄芩三味。③ 竹沥汤治心实热惊梦喜笑恐惧不安:淡竹沥、生地黄汁、石膏、芍药、白术、栀子、人参、赤石脂、紫菀、知母、茯神十一味。④ 茯神煮散治心实热烦渴眠卧不安:茯神、麦冬、通草、升麻、紫菀、桂枝、知母、赤石脂、大枣、淡竹茹十味。⑤ 安心煮散治心实热满烦闷惊恐:芍药、远志、宿姜、茯苓、知母、赤石脂、麦冬、紫菀、石膏、人参、桂枝、麻黄、黄芩、葳蕤、甘草十五味。

心虚寒辨证治疗 左手寸口人迎以前脉阴虚者手少阴经也。病苦悸恐不乐,心腹痛难以言,心如寒恍惚,名曰心虚寒也。① 茯苓补心汤治心气不足善悲愁恚怒或独语不觉:茯苓、桂枝、甘草、紫石英、人参、麦冬、大枣、赤小豆八味。② 半夏补心汤治心虚寒心中胀满悲忧:半夏、宿姜、茯苓、桂枝、枳实、橘皮、白术、防风、远志九味。③ 牛髓丸通治百病虚瘠羸乏:牛髓、羊髓、枣膏、白蜜、酥、茯苓、麦冬、川芎、桂枝、当归、甘草、羌活、干姜、地黄、人参、五味子、防风、细辛、白术十九味。④ 大补心汤治心气弱悸虚损不足或时妄语:黄芩、附子、甘草、茯苓、麦冬、地黄、桂枝、阿胶、半夏、远志、石膏、生姜、饴糖、大枣十四味。⑤ 补心丸治心虚寒善恐怖如魇状:当归、防风、川芎、附子、芍药、甘草、蜀椒、干姜、细辛、桂枝、半夏、厚朴、大黄、猪苓、茯苓、远志十六味。

小肠实热辨证治疗 左手寸口人迎以前脉阳实者手太阳经也。病苦身热,来去汗不出。心中烦满,身重,口中生疮,名曰小肠实热也。① 柴胡泽泻汤治小肠实热口疮:柴胡、泽泻、橘皮、黄芩、枳实、旋覆花、升麻、芒硝、生地九味。② 大黄丸治小肠实热结满不通:大黄、芍药、葶苈、大戟、朴硝、巴豆、杏仁七味。

小肠虚寒辨证治疗 左手寸口人迎以前脉阳虚者手太阳经也。病苦颅际偏头痛,耳颊痛,名曰小肠虚寒也。治小肠虚寒下痢赤白肠滑,胸中懊侬:干姜、当归、黄柏、地榆、黄连、阿胶、石榴皮七味。

心小肠俱实辨证治疗 左手寸口人迎以前脉阴阳俱实者,手少阴与巨阳经俱实也,病苦头痛身热,大便难,心腹烦满不得卧,以胃气不转水谷实也,名曰心小肠俱实。

心小肠俱虚辨证治疗 左手寸口人迎以前脉阴阳俱虚者,手少阴与巨阳经俱虚也。病苦洞泄,若寒少气,四肢厥,肠澼,名曰心小肠俱虚。

脾实热辨证治疗 右手关上脉阴实者足太阴经也。病苦足寒胫热,腹胀满,烦扰不得卧,名曰脾实热也。① 泻热汤治脾实热舌本强直或梦歌乐而体重不能行:前胡、茯苓、龙胆、细辛、芒硝、杏仁、玄参、大青、苦竹叶九味。② 射干煎治脾实热舌本强直:射干、大青、石膏、赤蜜等四味。③ 治脾实热面黄目赤季胁满痛:半夏、母姜、枳实、栀子、茯苓、芒硝、细辛、白术、杏仁、生地、竹叶十一味。

脾虚寒辨证治疗 右手关上脉阴虚者足太阴

经也。病苦泄注,腹满气逆,霍乱、呕吐、黄胆,心烦不得卧,肠鸣,名曰脾虚冷也。① 治脾虚寒虚账胁痛肩息时作:五加根皮、丹参、橘皮、地骨皮、干姜、白术、地黄、川芎、附子、猪椒根皮、桂枝、桔梗、甘草、大枣十四味。② 槟榔散治脾虚寒饮食不消噎满忧患不乐:槟榔、人参、茯苓、陈曲、麦蘖、厚朴、白术、吴茱萸八味。③ 温脾丸治脾虚寒久病虚赢:黄柏、大麦蘖、吴茱萸、桂枝、干姜、细辛、附子、当归、曲、大黄、黄连十一味。④ 麻豆散治脾虚寒不下食饵:大豆黄卷、大麻子二味。

胃实热辨证治疗 右手关上脉阳实者足阳明经也。病苦头痛,汗不出如温疟,唇口干,善哕,乳痈,缺盆腋下肿痛,名曰胃实热也。泻胃热汤治胃实热:栀子、射干、升麻、茯苓、芍药、白术、赤蜜、生地汁八味。

胃虚寒辨证治疗 右手关上脉阳虚者足阳明经也。病苦胫寒不得卧,恶风寒洒洒,目急,腹痛虚鸣,时寒时热,唇口干,面目浮肿,名曰胃虚冷也。① 补胃汤治胃虚寒少气身体无泽:柏子仁、防风、细辛、桂枝、橘皮、川芎、吴茱萸、人参、甘草九味。② 人参散补胃虚寒身枯绝骨节皆痛:人参、甘草、细辛、麦冬、桂枝、当归、干姜、远志、吴茱萸、川椒十味。

脾胃俱实辨证治疗 右手关上脉阴阳俱实者足太阴与阳明经俱实也。病苦脾胀腹坚,抢胁下痛,胃气不转,大便难,时反泄利,腹中痛,上冲肺肝,动五脏,立喘鸣,多惊,身热汗不出,喉痹精少,名曰脾胃俱实也。① 三黄泻热汤治脾胃俱实:大黄、麻黄、黄芩、杏仁、赤茯苓、甘草、橘皮、芒硝、泽泻九味。② 大黄泻热汤治脾胃俱实厥逆腹痛:大黄、甘草、泽泻、茯苓、黄芩、细辛、芒硝、橘皮八味。

脾胃俱虚辨证治疗 右手关上脉阴阳俱虚者足太阴与阳明经俱虚也。病苦胃中如空状,少气不足以息,四逆寒泄注不已,名曰脾胃俱虚也。① 治脾胃俱虚腹胀善噎:黄连、禹余粮、白术、干姜、大麻子、桑白皮、大枣七味。② 治脾胃俱虚苦饥寒痛:人参、当归、桂枝、茯苓、桔梗、川芎、厚朴、甘草、橘皮、吴茱萸、白术、麦蘖十二味。③ 白术散治脾胃俱虚寒冷:白术、厚朴、人参、吴茱萸、茯苓、麦蘖、曲、川芎八味。④ 平胃丸治脾胃俱虚身重心下虚满:杏仁、丹参、苦参、玄参、葶苈、川芎、桂枝七味。⑤ 大麦曲丸治脾胃俱虚不消谷:大麦蘖、

曲、附子、干姜、当归、人参、赤石脂、桔梗、女萎、吴茱萸、皂荚、蜀椒、乌梅十三味。⑥ 消食断下丸治脾胃俱虚寒冷:曲、大麦蘖、吴茱萸三味。⑦ 干姜散治脾胃俱虚不能食心意冥然:干姜、法曲、蜀椒、豆豉、大麦蘖五味。⑧ 消食丸治数年不欲饮食:小麦蘖、曲、干姜、乌梅四味。⑨ 曲蘖散主消谷能食治肠中水气胪胀:法曲、麦蘖、杏仁三味。

肺实热辨证治疗 右手寸口气口以前脉阴实者手太阴经也。病苦肺胀汗出若露,上气喘逆咽中塞如欲呕状,名曰肺实热也。① 泄气除热治肺实热胸凭仰息:石膏、白前、杏仁、白术、橘皮、枸杞根皮、赤蜜七味。② 橘皮汤治肺肺实热上气咳息奔喘:橘皮、麻黄、柴胡、紫苏、杏仁、宿姜、石膏七味。③ 治肺实热喘息鼻衄:羚羊角、玄参、射干、鸡苏、芍药、升麻、柏皮、生地、栀子仁、竹茹十味。④ 泻肺散治肺实热咳逆上气或吐脓血:五味子、百部、茯苓、附子、肉苁蓉、石斛、当归、远志、续断、细辛、甘草、防风、川椒、紫菀、桂枝、干姜、款冬花、桃仁、杏仁十九味。

肺虚寒辨证治疗 右手寸口气口以前脉阴虚者手太阴经也。病苦少气,不足以息,咽干不津液,名曰肺虚冷也。① 治肺虚寒声嘶瘠风入肺:防风、独活、川芎、秦椒、干姜、黄芪、天雄、麻黄、山茱萸、五味子、甘草、秦艽、桂枝、山药、杜仲、人参、细辛、防己、菊花二十二味。② 酥蜜膏酒治肺虚寒语声嘶塞气息喘惫咳唾:酥、崖蜜、饴糖、生姜汁、生百部汁、枣肉、杏仁、甘皮八味。③ 补肺汤治肺虚寒逆满上气甚者吐血:五味子、干姜、桂枝、款冬花、麦冬、桑根白皮、大枣、粳米八味。④ 麻子汤治肺虚寒咳唾脓血气短不得卧:麻子、桑皮、饧、桂枝、人参、阿胶、紫菀、生姜、地黄九味。

大肠实热辨证治疗 右手寸口气口以前脉阳实者手阳明经也。病苦肠满善喘咳,面赤身热,喉咽中如核状,名曰大肠实热也。生姜泄肠汤治大肠实热腹胀不通口疮:生姜、橘皮、竹茹、白术、黄芩、栀子、桂枝、茯苓、芒硝、地黄、大枣等十一味。

大肠虚寒辨证治疗 右手寸口气口以前脉阳虚者手阳明经也。病苦胸中喘,肠鸣虚渴,唇干目急,善惊泄白,名曰大肠虚冷也。黄连补汤治大肠虚寒肠中雷鸣痢下青白:黄连、茯苓、川芎、地榆、酸石榴皮、伏龙肝六味。

肺大肠俱实辨证治疗 右手寸口气口以前脉

阴阳俱实者手太阴与阳明经俱实也。病苦头痛，目眩惊狂，喉痹痛，手臂卷，唇吻不收，名曰肺与大肠俱实也。

煮散治肺大肠俱实令人气凭满：麻黄、茯苓、黄芪、大青、桂枝、细辛、杏仁、石膏、丹参、五味子、甘草、橘皮、贝母、川芎、枳实十五味。

肺与大肠俱虚辨证治疗　右手寸口气口以前脉阴阳俱虚者手太阴与阳明经俱虚也。病苦耳鸣嘈嘈，时妄见光明，情中不乐或如恐怖，名曰肺与大肠俱虚也。小建中汤治肺大肠俱虚小腹拘急乏气腰痛羸瘠百病：大枣、生姜、桂枝、甘草、芍药、饴糖六味。

肾实热辨证治疗　左手尺中神门以后脉阴实者足少阴经也。病苦舌燥咽肿，心烦咽干，胸胁时痛，喘咳汗出，小腹胀满，腰背强急，体重骨热，小便赤黄，好怒好忘，足下热疼，四肢黑，耳聋，名曰肾实热也。右手尺中神门以后脉阴实者，足少阴经也。病苦痹身热心痛，脊胁相引痛，足逆热烦，名曰肾实热也。泻肾汤治肾实热小腹胀满：芒硝、茯苓、黄芩、生地汁、菖蒲、磁石、大黄十味。

肾虚寒辨证治疗　右手尺中神门以后脉阴虚者，足少阴经也。病苦心中闷，下重足肿不可以按地，名曰肾虚寒也。右手尺中，神门以后，脉阴虚者，足少阴经也。病苦足胫小弱，恶寒，脉代绝时不至，足寒，上重下轻，行不可按地，小腹胀满，上抢胸痛引胁下，名曰肾虚寒也。治肾虚寒阴痿腰脊痛：苁蓉、白术、巴戟天、麦冬、茯苓、甘草、牛膝、五味子、杜仲、车前子、干姜、生地十二味。

膀胱实热辨证治疗　左手尺中神门以后脉阳实者足太阳经也。病苦逆满腰中痛，不可俯仰劳也，名曰膀胱实热也。右手尺中神门以后脉阳实者足太阳经也。病苦胞转不得小便，头眩痛烦满，脊背强，名曰膀胱实热也。① 治膀胱实热：石膏、栀子、茯苓、知母、蜜、竹叶、生地七味。② 治膀胱实热舌干咽肿：蜜、升麻、大青、射干、玄参、黄柏、蔷薇根白皮七味。

膀胱虚寒辨证治疗　左手尺中神门以后脉阳虚者足太阳经也。病苦脚中筋急，腹中痛，引腰背不可屈伸，转筋恶风偏枯，腰痛，外踝后痛，名曰膀胱虚冷也。右手尺中神门以后脉阳虚者，足太阳经也。病苦肌肉振动，脚中筋急，耳聋，忽忽不闻，恶风飕飕作声，名曰膀胱虚冷也。治膀胱虚寒腰

胁疼痛：磁石、黄芪、茯苓、五味子、杜仲、白术、白石英七味。龙骨丸治膀胱虚寒坐起欲倒气不足骨痿：龙骨、柏子仁、地黄、甘草、防风、黄芪、禹余粮、白石英、桂枝、茯苓、五味子、羌活、人参、附子、山茱萸、玄参、川芎、磁石、杜仲、干姜二十味。

肾膀胱俱实辨证治疗　左手尺中神门以后脉阴阳俱实者足少阴与太阳经俱实也。病苦脊强反抑戴眼，气上抢心，脊痛不能自反侧，名曰肾与膀胱俱实也。右手尺中，神门以后，脉阴阳俱实者，足少阴与太阳俱实也。病苦癫疾，头重与目相引，痛厥欲走，反眼，大风多汗，名曰肾与膀胱俱实也。

肾膀胱俱虚辨证治疗　右手尺中神门以后脉阴阳俱虚者足少阴与太阳经俱虚也。病苦小便利，心痛背寒，时时小腹满，名曰肾膀胱俱虚也。右手尺中神门以后脉阴阳俱虚者足少阴与太阳经俱虚也。病苦心痛，若下重不自收篡反出，时时苦洞泄，寒中泄，肾与心俱痛，名曰肾膀胱俱虚也。

3. 张璐是孙思邈研究第一人

张璐，字路玉，晚号石顽老人，清初医学家，约公元 1617—1699 年江苏苏州人。少颖悟，习儒兼医。明亡后弃儒业医，隐居洞庭山 10 余年，行医著书，至老不倦。生平著作等身。医与喻昌、吴谦并称清初三大医家。《千金方衍义》30 卷是张路玉晚年力作。自孙思邈《备急千金要方》《千金翼方》问世至《千金方衍义》付梓 1 000 余年间，如次深入研究孙思邈《千金》者，张路玉是第一人。张石顽《千金方衍义》问世之后直至今日 324 余年间，亦未见《千金方衍义》之类著作。因此，张石顽之于孙思邈研究，可谓是前无古人后无来者。《千金方衍义》目录

卷一 诸论　论大医习业第一，论大医精诚第二，论治病略例第三，论诊候第四，论处方第五，论用药第六，论合和第七，论服饵第八，论药藏第九。

卷二 妇人方上凡九类　求子第一：七子散，朴硝荡胞汤，紫石门冬丸，白薇丸三方，庆云散，承泽丸，大黄丸，吉祥丸，硝石大黄丸，秦椒丸，灸法，丹参丸；妊娠恶阻第二：半夏茯苓汤，茯苓丸，青竹茹汤，橘皮汤；养胎第三：乌雌鸡汤方，补胎汤，艾叶汤方，黄连汤，雄鸡汤方，茯神汤，菊花汤，调中汤，阿胶汤，安中丸，麦门冬汤，柴胡汤，葱白汤，杏仁汤，芍药汤，葵子汤，半夏汤，猪肾方，丹参膏，甘草散，千金丸，蒸大黄丸，滑胎令易产方；妊娠诸病

第四：葱白汤,旋覆花汤,竹沥汤,马通汤,胶艾汤,蟹爪汤,香豉汤,鲤鱼汤;产难第五:羚羊角散;子死腹中第六:真珠汤,逆生第七;胞肥胎不出第八:牛膝汤;下乳第九:钟乳汤,漏芦汤,漏芦散,单行石膏汤,麦门冬散二方,单行鬼箭汤,甘草散,鲫鱼汤。

卷三 妇人方中凡八类 虚损第十:四顺理中丸,桃仁煎,石斛地黄煎,地黄羊脂煎,地黄酒,羊肉汤,猪肾汤,羊肉黄芪汤,鹿肉汤,麈骨汤,当归芍药汤,杏仁汤,乳蜜汤,五石汤,三石汤,内补黄芪汤,吴茱萸汤,猪膏煎,鲤鱼汤,桂枝加附子汤;虚烦第十一:薤白汤,竹根汤,人参当归汤,甘竹茹汤,知母汤,竹叶汤,淡竹茹汤,赤小豆散,蒲黄散,蜀漆汤,芍药汤;中风第十二:大豆紫汤,独活紫汤,小独活汤,甘草汤,独活汤,鸡粪酒,竹叶汤,防风汤,鹿肉汤,独活汤,大豆汤,五石汤,四石汤,小柴胡汤,三物黄芩汤,甘草汤,羊肉汤,葛根汤,防风酒,木防己膏,浴汤,茯神汤,远志汤,茯苓汤,安心汤,甘草丸,人参丸,大远志丸;心腹痛第十三:蜀椒汤,大岩蜜汤,干地黄汤,芍药汤,当归汤,桃仁芍药汤,羊肉汤,羊肉当归汤,羊肉杜仲汤,羊肉生地黄汤,内补当归建中汤,内补川芎汤,大补中当归汤,桂心酒,生牛膝酒,吴茱萸汤,蒲黄汤,败酱汤,川芎汤,独活汤,芍药黄芪汤;恶露第十四:干地黄汤,桃仁汤,泽兰汤,甘草汤,大黄汤,柴胡汤,大黄汤,柴胡汤,蒲黄汤,铜镜鼻汤,小铜镜鼻汤,栀子汤,生地黄汤,大黄干漆汤,麻子酒,升麻酒;下痢第十五:胶蜡汤,桂蜜汤,当归汤,白头翁汤,鳖甲汤,龙骨丸,阿胶丸,泽兰汤,干地黄汤,生地黄汤,蓝青丸,赤石脂丸,赤散,黑散,黄散,龙骨散;淋渴第十六:瓜蒌汤,鸡肶胵汤,石韦汤,葵根汤,茅根汤,滑石汤,竹叶汤;杂治第十七,破积乌头丸,竹茹汤,厚朴汤,温经汤,半夏厚朴汤,昆布丸,五加酒,黄芩散,硫黄散,当归散,当归洗汤,阴疮膏,白玉汤,桑根白皮汤,灸法。

卷四 女人方下凡四类 补益第十八:柏子仁丸,大五石泽兰丸,小五石泽兰丸,增损泽兰丸,大补益当归丸,白芷丸,紫石英柏子仁丸,钟乳泽兰丸,大泽兰丸,小泽兰丸,紫石英天门冬丸,三石泽兰丸,太平胃泽兰丸,泽兰散;月水不通第十九:干姜丸,桃仁汤二方,芒硝汤,硝石汤,干漆汤,前胡牡丹汤,黄芩牡丹汤,牡丹丸,干地黄当归丸,干漆

丸,浸酒丸,当归丸,鳖甲丸,禹余粮丸,牡蒙丸,大虻虫丸,桂心酒,虎杖煎,桃仁煎,五京汤,鸡鸣紫丸,辽东都尉所上丸,牡蛎丸;赤白带下崩中漏下第二十:白垩丸,赤石脂丸,白石脂丸,小牛角鰓散,龙骨散,白马蹄丸,白马马毛散,云母川芎散,慎火草散,禹余粮丸,增损禹余粮丸,当归汤,伏龙肝汤,大牛角中仁散,生地黄汤,丹参酒,牡丹皮汤,白垩丸,鹿茸散,川芎汤,马通汤,马蹄屑汤,马蹄丸,慎火草散,蒲黄散,灸法;月经不调第二十一:白垩丸,桃仁汤,杏仁汤,大黄朴硝汤,茱萸虻虫汤,抵当汤,七熬丸,桃仁散,牡丹大黄汤,阳起石汤,牛膝丸。

卷五上 少小婴孺方上凡五类 序例第一:紫丸,黑散,择乳母法;初生出腹第二;惊痫第三:候痫法,龙胆汤,大黄汤,白羊鲜汤,增损续命汤,石膏汤,二物石膏汤,桂枝汤,二物驴毛散,茵芋丸,镇心丸,丹参赤膏,五物甘草生摩膏,灸法;客忤第四:一物猪蹄散,一物马通浴汤,一物猪通浴汤,白鲜皮汤,龙角丸,川芎散,一物前胡丸,千金汤;伤寒第五:麦门冬汤,芍药四物解肌汤,麻黄汤,五味子汤,莽草浴汤,雷丸浴汤,李叶浴汤,柳枝浴汤,青木香浴汤,十二物寒水石散,李根汤,升麻汤,大黄汤二方,蜀漆汤,竹叶汤二方,调中汤,生地黄汤,二物通汗散,二物茯苓粉散,三物黄连粉散,犀角饮子,恒山汤。

卷五下 少小婴孺方下凡四类 咳嗽第六:竹沥汤方,紫菀汤,五味子汤,射干汤,杏仁丸,八味生姜煎,四物款冬丸,菖蒲丸,桂枝汤,麻黄汤;癖结胀满第七:紫双丸,牛黄丸,芒硝紫丸,牛黄双丸,牛黄鳖甲丸,芫花丸,真珠丸,鳖甲丸,鳖头丸,桂心橘皮汤,地黄丸,马通粟丸,当归丸,马齿矾丸,半夏丸,藿香汤;痈疽瘰疬第八:漏芦汤,五香连翘汤,连翘丸,麻黄汤,拓汤,五香枳实汤,水银膏,苦参汤,枳实丸,泽兰汤,藜芦膏,苦参汤;小儿杂病第九:白石脂散,雀屎丸,升麻汤,半夏熨汤,五等丸,鳖头丸,除热结肠丸,地肤子汤,蒲黄汤。

卷六 七窍病方上凡五类 目病第一:神曲丸,瓜子散,补肝丸二方,补肝散二方,补肝芜菁子散,补肝散二方,栀子仁煎,泻肝汤,洗肝干蓝煎,大枣煎,洗眼汤,荡风散,洗眼方,乳汁散,真珠散。鼻病第二:香膏二方,通草散,羊肺散,生地黄汤三方。口病第三:升麻煎,蔷薇丸,甘草丸,五香丸,

含香丸,薰衣香方,湿香方,袅衣香方。舌病第四:升麻煎,唇病第五,润脾膏,甲前唇脂,甲煎口脂,烧香泽法。齿病第六:含漱汤,漱汤方,喉病第七,乌翣膏,母姜酒。耳病第八:赤膏。面药第九:五香散,澡豆,面脂二方,面膏,玉屑面膏,炼脂法,治外膏,白面方,猪蹄汤,猪蹄浆,鹿角散,铅丹散,白杨皮散,桃仁澡豆,桃花丸,白瓜子丸,白膏,栀子丸。

卷七　风毒脚气方凡五类　论风毒状第一;汤液第二:第一竹沥汤,第二大竹沥汤,第三竹沥汤,麻黄汤,第二服独活汤,第三服兼朴汤,第四服风引独活汤兼补方,防风汤,独活汤,越婢汤,风引汤,大鳖甲汤,小鳖甲汤,风缓汤,犀角旋覆花汤方,大犀角汤,犀角麻黄汤,茱萸汤,小风引汤,四物附子汤,道人深师增损肾沥汤,石膏汤,半夏汤,乌头汤,追毒汤,风缓汤,紫苏子汤,附于汤,防风汤,甘草汤,恒山甘草汤,丹参牛膝煮散。诸散第三:八风散,大八风散,内补石斛秦艽散,秦艽散,单服松脂,淮南八公石斛万病散,茱萸散。酒醴第四:石斛酒,乌麻酒方,钟乳酒,枸杞菖蒲酒,虎骨酒,蓼酒,小黄芪酒,黄芪酒,茵芋酒,大金牙酒,钟乳酒,秦艽酒,术膏酒,松叶酒,侧子酒。诸膏第五:神明白膏,卫候青膏,神明青膏,太专白膏,曲鱼膏,野葛膏,苍梧道士陈元膏,裴公八毒膏。

卷八　治诸风方凡八类　论杂风状第一;诸风第二:小续命汤,大续命汤,西州续命汤,大续命汤,续命煮汤,排风汤,大八风汤,八风散,小八风散,乌头汤,草耳散,地黄煎,大防风汤,大戟洗汤,金牙酒,常山太守冯灌酒,蛮夷酒,鲁王酒,独活酒,灸法。贼风第三:桂枝酒,大定心汤,干姜附子汤,侧子酒,川芎汤,荆沥汤,白术酒,依源麻黄汤,半夏汤,当归丸,依源麻黄续命汤,八风防风散,温中生姜汤,肾沥汤,茵芋酒,干地黄丸,大岩蜜汤,小岩蜜汤,排风汤,乌头疡,防风汤,羌活汤,防己汤,大枣汤,犀角汤,石膏汤,松膏,松节酒,松膏酒,松叶酒。偏风第四:防风汤,葛根汤,麻子汤,仲景三黄汤,白蔹薏苡汤,独活寄生汤,菊花酒,杜仲酒。风痱第五:竹沥汤,煮散,荆沥汤,独活煮散,五补丸。风懿第六:独活汤,石南汤,针灸法,桂汤,附子散,甘草汤,积茹酒。角弓反张第七:仓公当归汤,秦艽散,吴秦艽散。风痹第八:防己黄芪汤,黄芪汤,铁精汤,白蔹散,附子酒,麻子酒。

卷九　伤寒方上凡九类　伤寒例第一;喑泪第一;吐血第二:屠苏酒,太乙流金散,雄黄散,杀鬼烧药方,虎头杀鬼丸,辟温杀鬼丸,雄黄丸,赤散,粉身散,预备一物柏枝散,葳蕤汤。伤寒膏第三:青膏,黄膏,白膏。发汗散第四:度瘴发汗青散,五苓散,崔文行解散,六物青散,青散,诏书发汗白薇散,华佗赤散,赤散,乌头赤散,水解散。发汗汤第五:桂枝汤,麻黄汤,大青龙汤,阳毒升麻汤,阴毒甘草汤,阴旦汤,阳旦汤,六物解肌汤,解肌汤,解肌升麻汤,葛根龙胆汤,七物黄连汤,三七汤,五香麻黄汤,雪煎。发汗丸第六:神丹丸,麦奴丸。宜吐第七:瓜蒂散,水道散。宜下第八:大承气汤,抵当丸,抵当汤,承气汤方,生地黄汤,大柴胡葳知母汤,驳鼓丸。发汗吐下后第九:竹叶汤,桂枝麻黄汤,小青龙汤,四物甘草汤,栀子汤,厚朴汤,元武汤,葛根黄连汤,茯苓汤,大陷胸丸,大陷胸汤,生姜泻心汤,甘草泻心汤,白虎汤,青箱子丸,大青汤,灸法一条。

卷十　伤寒方下凡七类　伤寒杂治第十:苦参汤,凝雪汤,瓜蒌汤,芦根饮子,漏芦连翘汤,猪胆汤,木香汤,赤石脂禹余粮汤,麻黄升麻汤,牡蛎散。劳复第十一:黄龙汤,枳实栀子汤,麦门冬汤。百合第十二:百合知母汤,百合滑石代赭汤,百合鸡子汤,百合地黄汤。伤寒不发汗变成狐惑第十三:赤小豆当归散,泻心汤。伤寒发黄第十四:黄芪芍药桂酒汤,桂枝黄芪汤,麻典醇酒汤,大黄丸二方,茵陈汤,三黄散,五苓散,秦椒散,小半夏汤,大茵陈汤,苦参汤,麻黄连翘赤小豆汤,茵陈蒿汤,大黄黄柏汤,茵陈丸,枳实大黄汤,凝水石散,茯苓丸,水肿病,不能食病,呕吐病,吐血病,咳逆上气病,贲豚气病。四肢第三:手病,臂肘病,肩背病,腰肾病,脚病,膝病,四肢病。风痹第四:风病,湿痹病,癫病,卒尸厥病,卒中恶飞尸病。热病第五:热病,黄疸病,霍乱,疟病。瘿瘤第六:瘿瘤病,痔漏病,癫疝病。杂病第七,妇人门第八,小儿病第九。

卷十一　肝脏方凡五类　肝脏脉论第一。肝虚实第二:竹沥泄热汤,前胡汤,防风散,远志散,地黄煎,补肝汤,补肝散,松膏酒,枸杞酒,防风煎,槟榔汤。肝劳第三:猪膏酒,虎骨酒。筋极第四:橘皮通气汤,丹参散,地黄煎,五加酒,人参酒,灸法。坚癥积聚第五:三台丸,五石乌头丸,乌关丸,恒山丸,神明度命丸,陷胸汤,太乙神明隐冰丸,蜥蜴丸,五明狼毒丸,小狼毒丸,狼毒丸,甘遂汤,野葛膏,硝石大黄丸,土瓜丸,椒熨方,大黄汤,灸法,附脏腑大义。

卷十二 胆腑方凡七类 胆府脉论第一,量虚实第二:半夏汤,温胆汤,千金流水汤,酸枣汤,栀子汤,灸法。咽门论第三,髓虚实第四:羌活补髓丸,柴胡发泄汤,风虚杂补酒煎第五:巴戟天酒,五加酒,天门冬大煎,填骨万金煎,小鹿骨煎,地黄小煎,陆抗膏,枸杞煎,夏姬杏仁煎方,桃仁煎方,膏煎。吐血第六:黄土汤,生地黄汤,坚中汤,柏叶汤,泽兰汤,犀角地黄汤,当归汤,竹茹汤,赤小豆散,干地黄丸,麦门冬汤,针灸法,万病丸散第七:芫花散,耆婆万病丸,仙人玉壶丸方,张仲景三物备急丸,大理气丸,大麝香丸,小麝香丸,紫葛丸,太乙神精丹,作土釜法,作六一泥法,仓公散,小金牙散,大金牙散。

卷十三 心脏方凡八类 心脏脉论第一,心虚实第二:石膏汤,半夏泻心汤,大黄黄连泻心汤,竹沥汤,茯神散,安心散,茯苓补心汤,半夏补心汤,牛髓丸,大补心汤,补心丸。心劳第三:大黄泄热汤,脉极第四,生地黄煎,灸法。脉虚实第五:防风丸,升麻汤,麻黄汤,针灸法。心腹痛第六:九痛丸,桂心三物汤,崔氏乌头丸,五辛汤,犀角丸,高良姜汤,当归汤,温中当归汤,羊肉当归汤,温脾汤,生姜汤,熨蒸法,针灸法。胸痹第七:瓜蒌汤,枳实薤白桂枝汤,茯苓汤,治中汤,通气汤,细辛散,蜀椒散,前胡汤,熨背散,下气汤,槟榔汤,灸法。头面风第八:川芎酒,人参汤,防风汤,茵芋汤,鸱头酒,大三五七散,小三五七散,茯神汤,防风散,摩头散,人顶散,杏仁膏,大豆酒,薯蓣散,菊花散,头风摩散方,沐头汤,犀角汤,防风散,沐头汤,摩膏,生发膏,松沥煎,王不留行汤,松脂膏。

卷十四 小肠腑方凡七类 小肠腑脉论第一,小肠虚实第二:柴胡泽泻汤,大黄丸,灸法。舌论第三:风眩第四,续命汤,贲豚汤,防己地黄汤,薯蓣汤,防风汤,薯蓣丸,薯蓣煎,天雄散,人参丸,灸法,禁食。风癫第五:虎睛丸,雄雌丸,续命风引汤,紫石散,川芎酒,鸱头丸,地黄门冬酒,天门冬酒,灸法,鼍甲酒,九物牛黄丸,十黄散,别离散,四物鸢头散,五邪汤,茯神汤,人参汤,虎睛汤,针灸汤。风虚惊悸第六:远志汤,茯神汤,补心汤,小定

心汤,大定心汤,荆沥汤,镇心汤,大镇心散,小镇心散,镇心丸,大镇心丸,小镇心丸,定志小丸,紫石英酒。好忘第七:枕中方,开心散,菖蒲益知丸,八味散方。

卷十五 脾脏方凡十类 脾脏脉论第一,脾虚实第二:泻热汤,射干煎方,三黄泻热汤方,大黄泻热汤,槟榔散,温脾丸,麻豆散,白术散,平胃丸,大蘖藤丸,消食断下丸,干姜散,消食丸,曲蘖丸。脾劳第三:半夏汤,消食膏酒,肉极第四,解风痹汤,西州续命汤,越脾汤,石南散,大黄芪酒。肉虚实第五:五加酒,半夏汤。秘涩第六:麻子仁丸,三黄汤,五柔丸,大五柔丸,濡脏汤,芒硝丸,走马汤,巴豆丸,练中丸,灸法。热痢第七:陟厘丸,乌梅丸,松皮散,苦参橘皮丸,三黄白头翁汤,龙骨丸,白头翁汤,茯苓汤,温脾汤,黄连汤,女萎丸,圣汤,灸法。冷痢第八:温脾汤,建脾丸,增损建脾丸,驻车丸,大桃花汤,仓米汤,附子汤,马蔺子丸,厚朴汤,四续丸,椒艾丸,下痢丸,麦蘖丸,乌梅丸,七味散,猪肝丸,羊脂煎,断痢汤,泻心汤,香苏汤,女曲散。疳湿痢第九:八物茵根汤,小儿痢第十,温中汤,经验大黄汤,黄柏汤,治中结肠丸,栀子丸,藜芦丸,四物粱米汤,龙骨汤,大黄汤,生金牛黄汤,泽漆茱萸汤,枳实散。

卷十六 胃腑方凡八类 胃腑脉论第一,胃虚实第二:泻胃热汤方,补胃汤,人参散。喉咙论第三,反胃第四:大半夏汤,灸法,治中散。呕吐哕逆第五:半夏汤,小半夏加茯苓汤,前胡汤,小麦汤,猪苓散,犀角人参饮子,橘皮汤,半夏干姜汤,大黄甘草汤,灸法。噎塞第六:五噎丸,竹皮汤,干姜汤,通气汤,羚羊角汤。胀满第七:温胃汤,大半夏汤,附子粳米汤,厚朴三物汤,厚朴七物汤,吴茱萸汤,大桂汤,灸法。痼冷积热第八:露宿丸,大露宿丸,赤丸,半夏汤,生姜汤,甘草汤,茱萸硝石汤,大建中汤,大黄附子汤,大乌头汤,乌头桂枝汤,朴硝煎方,五石汤,竹叶汤,半夏汤,承气汤,地黄煎,细丸。

卷十七 肺脏方凡八类 脏脉脉论第一,肺虚实第二:橘皮汤,泻肺散,栈蜜膏酒,补肺汤五方,麻子汤,饧煎,小建中汤。肺劳第三:麻黄引气汤,半夏汤,厚朴汤。气极第四:钟乳散,黄芪汤,大露宿丸,硫黄丸,大前胡汤,竹叶汤,灸法。积气第五:七气丸,七气汤,五膈丸,大蒜煎,桔梗破气丸,

槟榔汤,半夏汤,贝母汤,麻黄汤,奔气汤,枳实汤,下气汤,黎勒丸,竹叶饮子,人参汤,海藻橘皮丸,白石英散,白石英丸,补伤散,理气丸,灸法。肺痿第六:甘草干姜汤,甘草汤,生姜甘草汤,麻黄汤。肺痛第七:桔梗汤,泻肺汤,皂荚丸,黄昏汤,苇茎汤方,桂枝去芍药加皂荚汤。飞尸鬼疰第八:五疰汤,蜈蚣汤,桃皮汤,桃奴汤,小附著散,大附著散,后金牙散,前大金牙散,白术散,太乙备急散,龙牙散,备急丸,墨奴散,鹳骨丸,蜥蜴丸,桔梗丸,十疰丸,太乙神明隐冰丸,江南度世丸,大度世丸,雷氏千金丸,灸法。

卷十八 大肠腑方凡七类 大肠腑脉论第一,大肠虚实第二:生姜泄肠汤,黄连补肠汤。肛门论第三,皮虚实第四:萹蓄蒸汤,栀子煎。咳嗽第五:小青龙汤,射干麻黄汤,厚朴麻黄汤,泽漆汤,麦门冬汤,麻黄石膏汤,十枣汤,温脾汤,百部根汤,海藻汤,白前汤,麻黄散,蜀椒丸,通气丸,射干煎,杏仁煎,通声膏方,杏仁饮子,苏子煎,芫花煎,款冬煎,紫菀丸,款冬丸,五味子汤,竹皮汤,百部丸,钟乳七星散,七星散,治嗽熏法。痰饮第六:小半夏汤,甘草汤,十枣汤,小青龙汤,木防己汤,厚朴大黄汤,小半夏加茯苓汤,五苓散,椒目丸,甘遂半夏汤,大茯苓汤,茯苓汤,大半夏汤,半夏汤,干枣汤,当归汤,吴茱萸汤,前胡汤,旋覆花汤,姜椒汤,姜附汤,撩膈汤,断膈汤,松萝汤,杜衡汤,蜜煎,葱白汤,大五饮丸,旋覆花丸,中军候黑丸,顺流紫丸。九虫第七:薙芜丸,懊侬散,青葙散,姜蜜汤,杏仁汤,桃皮汤,猪胆苦酒汤,雄黄兑散。

卷十九 肾脏方凡八类 肾脏脉论第一,肾虚实第二:泻肾汤。肾劳第三:栀子汤,麻黄根粉,精极第四:竹叶黄芩汤,棘刺丸,韭子丸,韭子散,枣仁汤,禁精汤,羊骨汤,灸法。骨极第五:三黄汤,灸法。骨虚实第六:虎骨酒,腰痛第七:杜仲酒,肾著汤,肾著散,杜仲丸,丹参丸,独活寄生汤,腰臀痛导引法,针灸法。补肾第八:建中汤,小建中汤,黄芪建中汤,前胡建中汤,乐令建中汤,黄芪汤,大建中汤,肾沥汤,增损肾沥汤,五补汤,凝唾汤,补汤方,人参汤,内补散,石斛散,肾沥散三方,薯蓣散,钟乳散,寒食钟乳散,地黄散,三石散,石韦丸,五补丸,无比薯蓣丸,大薯蓣丸,八味肾气丸,黄芪丸,神化丸,三仁七子丸,填骨丸,通明丸,补虚益精大通丸,赤石脂丸,鹿角丸,苁蓉丸,干地

黄丸,覆盆子丸,补益方,曲襄丸,磁石酒,石英煎,麋角丸方。

卷二十 膀胱腑方凡七类 膀胱腑脉论第一,膀胱虚实第二:龙骨丸,胞囊论第三:榆皮通津泄热煎,滑石汤,灸法。三焦脉论第四,三焦虚实第五:泽泻汤,麦门冬理中汤,黄芪建中汤,黄连丸,厚朴汤,大黄泻热汤,蓝青丸,黄连煎,柴胡通塞汤,赤石脂汤,止呕人参汤,香豉汤,黄柏止泄汤,人参续气汤,茯苓丸,伏龙肝汤,当归汤,灸法。霍乱第六:治中汤,桂枝汤,当归四逆加吴茱萸生姜汤,四逆汤,通脉四逆汤,四顺汤,竹叶汤,甘草泻心汤,小青龙汤,附子粳米汤,理中散,人参汤,杜若丸,灸法。杂补第七:琥珀散,苁蓉散,秃鸡散,天雄散,石硫黄散,杜仲散,苁蓉散,白马茎丸。

卷二十一 消渴淋闭方凡四类 消渴第一:茯神汤,猪肚丸,浮萍丸,黄连丸,瓜蒌粉,枸杞汤,铅丹散,茯神丸,酸枣丸,猪肾荠苨汤,增损肾沥汤,地黄丸,九房散,黄芪汤,棘刺丸,骨填煎,茯神散,枸杞汤,巴郡太守秦三黄丸,阿胶汤,灸法。淋闭第二:地肤子汤,灸法,石韦散。溺血第三,水肿第四:中军候黑丸,大豆散,麦门冬饮方,徐玉煮散,褚澄汉防已散,茯苓丸,泽漆汤,猪苓散,麻豆煎,苦瓠丸,麻黄煎,大豆散,麻子汤,大豆煎,摩膏,麝香散。

卷二十二 痈肿毒方凡六类 丁肿第一:齐州荣姥丸,赵娆方,玉山韩光方,灸方。痈疽第二:五香连翘汤,黄芪竹汁汤,八味黄芪散,王不留行散,内补散,排脓内塞散,猪蹄汤,麝香膏,食恶肉膏,漆头茹茹散,白茹茹散,生肉膏,蛇衔生肉膏,五香汤,漏芦汤,丹参膏,小竹沥汤,白薇散,蒺藜散,藜芦膏,瞿麦散,薏苡仁散,黄芪茯苓散,内消散,猬皮散,栀子汤,五利汤,干地黄丸三方,地黄煎,枸杞煎,乌麻膏,松脂膏,青龙五生膏,灭瘢膏,练石散,麻子小豆汤。发背第三:内补散,李根皮散,大内塞排脓散。丹毒第四:升麻膏,升麻汤,瘾疹第五:石南汤,青羊脂膏。瘭疽第六:猪蹄汤,苦瓠散,乌膏。

卷二十三 痔漏方凡五类 九漏第一:空青商陆散,狸骨知母散,治鼠漏方,地黄膏,荏子桔梗丸,雄黄黄芩散,礜石防风散,矾石白术散,地胆甘草散,雌黄芍药丸,斑蝥白芷丸,五白膏,曾青散,蔷薇丸。肠痈第二:大黄牡丹汤,肠痈汤,赤龙皮

汤,天麻汤,飞鸟膏,黄连胡粉散,鹿角散,灸法,连翘汤,蒺藜丸,排脓散。五痔第三:槐子散,小槐实丸,槐子酒,猬皮丸,槐皮膏,灸法。疥癣第四:茴茹膏,九江散。恶疾大风第五:岐伯神圣散,狼毒散,石灰酒。

卷二十四 解毒杂治方凡八类 解食毒第一,解百药毒第二:鸡肠草散,解毒药散。解五石毒第三:葱白豉汤,甘草汤,桂心汤,杜仲汤,大麦奴汤,人参汤,生麦门冬汤,大黄汤,瓜蒌根汤,芒硝汤,人参汤,生麦门冬汤,参桂汤,大麦蘖汤,葱白豉汤,生麦门冬汤,大黄黄芩汤,瓜蒌根汤,浴法,寒石散,栀子豉汤,葱白豉汤,理中汤,人参汤,冷热熨法,槟榔汤,鸭通汤,解散,下散法。蛊毒第四:太上五蛊丸,太乙追命丸,万病丸,犀角丸,八物茜根汤,北地太守酒。胡臭漏液第五:石灰散,六物散。脱肛第六:猪肝散,壁土散,灸法。瘿瘤第七:五瘿丸,陷肿散,生肉膏,灸法。阴𤺋第八:治𤺋丸,灸法,蒺藜子汤,猪蹄汤,葱白膏。

卷二十五 备急方凡四类 卒死第一:还魂汤,灸法。蛇虫等毒第二:五香散,野葛膏,解水毒饮子,灸法。诸般伤损第三:白马蹄散,当归散,黄芪散,鹿角散,大豆紫汤,大胶艾汤,竹皮汤,桃仁汤,蒲黄散。火疮等症第四:灸疮,薤白膏,金疮,内补散,二物汤,内塞散,续断散,地黄膏。

卷二十六 食治方凡五类 序论第一,果实第二,菜蔬第三,谷米第四,鸟兽第五。

卷二十七 养性凡八类 养性序第一,道林养性第二,居处法第三,按摩法第四:天竺国按摩法,老子按摩法。调气法第五,服食法第六:去三虫丸,服天门冬方,服地黄方,黄精膏,服乌麻法,饵柏实方,饵松子方,服松脂法,采松脂法,炼松脂法,饵茯苓方,茯苓酥方,茯苓膏方,服枸杞根方,枸杞酒方,饵云母水方,炼钟乳法,钟乳散,西岳真人灵飞散。黄帝杂忌法第七,房中补益第八。

卷二十八 脉法凡十六类 平脉大法第一,诊五脏脉轻重法第二,指下形状第三,五脏脉所属第四,分别病形状第五,三关主对法第六,五脏积聚第七,阴阳表里虚实第八,何时得病第九,扁鹊华佗察声色要诀第十,诊五脏六腑气绝症候第十一,诊四时相反脉第十二,诊脉动止投数疏数死期年月第十三,扁鹊诊诸反逆死脉要诀第十四,诊百病死生要诀第十五,诊三部脉虚实决死生第十六。

卷二十九 针灸凡九类 明堂三人图第一,手三阴三职穴流注法第二,足三阴三阳穴流注法第三,针灸禁忌法第四,五脏六腑变化旁通诀第五,用针略例第六,灸例第七,大医针灸宜忌第八,孔穴主对法第八。

卷三十 针灸凡九类 头面第一:头病,项病,面病,目病,鼻病,耳病,口病,舌病,齿病,咽喉病,喉痹病。心腹第二:胸胁病,心病,腹痛,胀满病,大小便病,泄痢病,消渴病,水肿病,不能食病,呕吐病,吐血病,咳逆上气病,贲豚气病。四肢第三,手病,臂肘病,肩背病,腰肾病,脚病,膝病,四肢病。风痹第四:风病,湿痹病,癫病,卒尸厥病,卒中恶飞尸病。热病第五:热病,黄疸病,霍乱,疟病。瘿瘤第六:瘿瘤病,痔漏病,癫疝病。杂病第七,妇人门第八,小儿病第九。

盖闻医经经方,性命所系,固已为至巨至急,择于医经、经方之书,拔其精且善者,椠版以被之宇内,贻诸后世,其为深仁广泽更何如哉!我烈祖好生之德,根之天性,既图治于圣经,而尤深拳拳乎疾医一职。是以庆元革建囊以还,乃遍搜医籍,充诸书府,尔来世德作求,迨享保中,屡刊布方书以贻后世,天下沐其深仁广泽,盖不唯如膏雨也。宽正初载,乃一新医学。比年以来,百度毕张,凡其所以教养劝勉之具,靡不至焉。但刊印医书,费皆出医官私资,无有官刻也。臣等滥竽医僚,大惧经方至急,而不能择其书之精且善者,广布诸天下,后世无以称我大府列代好生至意也。尝窃考之,晋唐以降,医籍浩繁,其存而传于今者,亦复何限,求其可以扶翊长沙、绳尺百世者,盖莫若孙思邈《千金方》者焉。是书皇国向传唐代真本,惜仅存第一卷,其余寂无闻焉。若今世所传,系明人传刻道藏本,率意刻改,疑误宏多,强分卷帙,极失本真。世亦往往传元版,文字颇正,稍如可观,而仍不免时有疑误,则均未为精善也。独米泽大守上杉氏所藏宋椠一部,较诸元版,笔画端楷,更为清朗。检其缺讳,其为北宋刊本不疑。间有乾、淳间补刻,亦唯寥寥数纸,则仍是为林亿等校正之旧,厘然可覆按也。盖是本元明以后,久既属绝响,是以康熙中张璐撰《千金方衍义》,称照宋刻本校其文字,却同明代坊刻。乾隆《四库全书总目》亦特载道藏本,则知其既佚也。是本每卷有金泽文库印记,实系北条显时旧藏原本,距今五百余年。而此一部岿然独存，真为天壤间绝无仅有之秘及矣。臣等窃以为孙氏书之传于今者，未有若是本精且善者，而及今不传，恐日后遂归晦昧涅灭，不可复问，宁不大旷厥职，上负大府列代好生至意乎？将同人共商，各捐私资以付梓也。曾闻之朝而不图朝旨为发帑金，俾刊之医学，臣等逢此盛举，尤属旷典，亟请好手影写，选子弟才俊者，雌对点勘，靡日或辍，于是仅半岁，剞劂告竣。其第四卷止存二叶，今从元版补完。其指义参差，疑尚有别风淮雨，宜从他本校治者，详加甄录，别为"考异"，以附其后。庶乎得失兼明，来者有所考信焉。盖病情万变，唯赖文字以见之，则一字或失，贻误不细，此录之所以不得已也。顾念臣等向校刊元版《千金翼方》，置之医学，尝叹为希舰，此刻之成也，孙氏之书双璧相合，再显我日域，不其伟欤！抑知物之显晦，虽有数存焉，固未必不应昌期，以焕发幽光，非偶然也。臣等不堪跃喜，敢忘弩钝，勉竭涓埃，窃幸医学之日以益盛之，人材之日以益长，人人循真人之津梁，究长沙之奥突，则凡在医官莫不钦赖。而在海内为医者，得由以各明其术，尊其道焉，则大府列代之深仁广泽，天下莫不沾濡。当代绍述之功，衣被于宇内者，尤将永世而无穷矣。

4.《千金方衍义》辑要

七子散　【衍义】万类禀乎乾健务资，化生千金体乎？造物首推广嗣。广嗣一门，又以七子散为基始，专主丈夫风虚目暗，精气衰少。夫所谓风虚者，肝气内虚而显风木之象。目暗者，肾气不充，水精不能上注于目也。故欲求广嗣，先培根本，此方专为欲勤精薄、阳气不振者设。参、芪、鹿茸，方中君主，精不足者，补之以味也。钟乳、雄、附，方中主帅，形不足者，温之以气也。参、芪温厚，非雄、附不能激之；钟乳慓悍，非鹿茸无以濡之；巴戟、苁蓉、五味、山萸、菟丝、薯蓣、杜仲、牛膝，乃参、芪之匡辅；蒺藜、蛇宋、桂心、远志，则雄、附之寮佐。然无阴则阳无以化，地黄、川芎不特化气成形，并化胎息蕴毒，制剂之妙，无以喻之。至于牡荆，专主风虚；车前职司气化；牡荆势纷，石斛监之；车前力薄，茯苓助之。以其襄既济之功，克绍广嗣之绩，允为欲勤精薄之金錍。第温补助阳，不过为广嗣之一端设。阴精内涸，阳气未漓，雄、附似可匆用，地黄何妨量加？且有膏粱体丰酒客，湿著浊疾，脂腻支塞中外，精气不纯，不能生育者，

亦有好饵丹石，毒溢骨空，精气灼烁，不能施化者，复有急于子嗣，愈补则气愈壅，愈温则阳愈痿，又须二陈，平胃滋肾洗涤髓室，则生生之机自裕如矣。读古人方须要识古人手眼，如上等法，足补七子散之未逮也。

朴消荡胞汤　【衍义】土中有石则草不生，渠中有阜则水积阳。妇人立身不产，断绪不孕，皆子脏有瑕之故，非峻用决渠开荒力量，虽曰从事调经丸泥补天术耳。方中硝黄、虻、蛭，决渠之槌凿也；桂心、附子，锄荒之力士也。人参、茯苓，开疆之粮饷也。桔梗、厚朴，药中宣使，病在下取之上也。其余牡丹、赤芍等味皆供驱役之流。此方专涤胞门积血，故以抵当为主，而兼下瘀血汤、桃核承气之制，其力专矣。犹恐积垢难动，又需参、附之大力，直捣长驱，何惮坚垒不破耶？服后覆取微汗，不独迅扫诸内，并以开发元府，宣通中外，化机勃发，生气裕如。但药力过峻，须防瞑眩，乃预拟酸收之法，可无仓卒之虞。然必天阴脐下疼痛，方为瘀血之确症。而妇人不孕，讵止一端，多有坤体肥盛，湿壅子脏，不能摄精者；亦有土气瘠薄，火灼精枯，不能敷化者；亦有交接过劳，关闸废弛，而失闭脏之令者。不特上方，无予导法，尤难概施。夫病有常变，药有变通，若以常法治变，则与圆柄方凿何异哉？

紫石门冬丸　【衍义】天地氤氲，万物化生，化生之机，务在水上之精纯，自然庶芜繁茂。方中人参、甘草、川芎、地黄、山药、寄生、川断、牡丹调养气血之味，庸所易知，其石英、余粮温固下元，且佐桂、姜、乌、萸，毋乃失之过热。天冬、卷柏性禀至阴，如何可任广嗣之用？因谛《本经》天门冬有强骨髓之说，《别录》言冷而能补，甄权治一切恶气不洁之疾；卷柏主女子阴中寒热痛，症痕，血闭绝子，乃知二味配合。石英、余粮有既济阴阳之妙，其温养气血之味上法具矣。而溯洄穷源，又须子脏精纯，生生之气方得裕如。细辛、辛夷专清子脏风气；乌贼、牛膝、紫葳、牡蒙专散胞门瘀积；石斛专清胃气；厚朴专泄肠垢；柏子仁专滋心肾，益肝气，久服令人润泽美色。以妇人之病，每多风袭胞门，血污子脏，故细辛以下诸味，《千金》恒有之。此方较补益门中紫石英天门冬丸，大都仿佛。彼以风冷在子宫，子常堕落；此以立身不产，断绪不孕，子脏原无固冷，故不需石南，云母辈峻温也。

白薇丸 【衍义】《本经》白薇专主风热，不言妇人诸治。《金匮》安中益气，竹皮丸治妇人产中虚烦呕逆，虽主胎产，实治风热也，而《别录》有疗伤中淋露，下水气等说，所以妇人胎产方多用之。同芍药。治妇人胎前产后遗尿，斯非利水之验欤？此白薇丸前后二方，一主血结胞门，子户不净，不能成孕，故用虻虫、水蛭、蛴螬、鼠妇、干漆、桃仁等。一派峻攻积血之药，参入石英、参、附、桂、姜、椒、黄，大温子脏；佐以川芎、牛膝、牡丹、芍药和血之味。白薇、沙参、卷柏、柏仁化诸辛热；细辛、防风、秦艽、芜荑散诸风气；白敛清理带下；僵蚕涤除风痰；五味收敛阴精；幞头灰者，取继续宗桃之义，兼能破除瘀血也。

金城太守白薇丸 【衍义】此方较前二方稍平。仅取前方中参、附、椒、姜以温血气，白薇、沙参以化辛热，辛、防、秦艽以祛血室之风，牛膝、当归以和冲脉之血，僵蚕以涤子户风痰。一切攻血之药，与又方固脱之剂，总无预焉。加杜衡者，师甄权之破留血也；加牡蒙、紫菀者，法《本经》之下逆气及胸中寒热结气也。逆气下、结气散而血行无滞。风气去、痰气除而子脏安和，故用半夏，厚朴、僵蚕专行清理风痰湿滞。并上二方为鼎峙三法，随人禀气病气而为取裁。破血无如首方，固脱莫若次法，搜涤脂腻，此方为最，所以服之匝月便能有子。论曰：古者求子，多用庆云散、承泽丸，今代人绝不用此。虽未试验，其法可重，故述之。

庆云散 【衍义】庆云者，庆云龙之征兆。承泽者，承雨露之沾私也。庆云丸以紫石英专温荣血；天雄峻暖精气；佐以覆盆、五味、菟丝温补下元；寄生主治腰痛；天冬能强肾气；石斛强阴益精；白术固津气而利腰脐间血；恐英、雄二味之性过烈，乃以天冬、石斛、寄生濡之，覆盆、五味、菟丝辅之，白术培土以发育万物，扶阳施化之功尽矣。若素不耐寒则去寄生而加细辛，以鼓生阳之气；阳本不衰，当退石斛而进槟榔，以祛浊湿之垢，其法之可重，端在乎此。

承泽丸 【衍义】专破子脏积血。子脏属冲脉，紧附厥阴而主风木，故取梅仁之酸平以泄厥阴风热，则亭长方得振破血之威。辛夷、藁本，溲疏三味，《本经》一治寒热风头脑痛，一主妇人阴中寒肿痛，一止遗溺，利水道。更用泽兰之子统理妇人三十六病，一举而内外风气悉除，胞户积血尽扫。

独是梅仁之旨，难以领悉。观《本草》治例，吴普言明目益气，孟诜言除烦热，目非肝肾所主之窍，酸非风木所化之味欤，近世但言乌梅收津而不知梅仁之功用也，惜哉！方后有云，腹无坚积则去亭长，而易通草，其虚实权变轻重天渊。丸用苦酒，正恐亭长性厉，服后令人大烦，胜于麦饭解之之法也。

大黄丸 【衍义】此治妇人带下百病无子，故用大黄、朴硝熬煅以散积血，即用干姜、蜀椒以温子脏，柴胡升发生气，川芎清理荣血，茯苓引领硝黄专行渗道，与后养胎令易产方蒸大黄丸用法相仿。

吉祥丸 【衍义】桃花令人好颜色，柳絮能除面热黑，斯亦闺人之所需；其地黄、弯券、楮实养血壮筋；菟丝、覆盆、五味补精益气；牡丹、桂心、桃仁和荣暖宫；茯苓、白术、天麻清痰逐湿。饮用苦酒，取酸收以归子脏也。

秦椒丸 【衍义】此即第一方白薇丸之立法。方中附子不逮，益以天雄、白术；虻虫、鼠妇不逮，益以蜂房，以蜂房能治崩中漏下五色，又解钟乳、白术相反之毒，苏颂所谓下乳石毒也。

丹参丸 【衍义】阴阳造化之机，得之资始，转女为男之说，得不无疑，此方出之《千金》，量非诞妄。方中理中、四物培养血气，芷、芜、丹、续祛风和荣，白胶有散瘀止血之功，柏仁有除风润燥之力，用犬卵者取其资壮元阳，鸡头者专取东方生气，冠缨沾日月光华，为男子章身之具，用以入药以类感也。然必未满三月，混沌未分服之，庶克有济。常见鸡抱卵时，以斧置窠，令刃向下，则匹雏尽雄。术之灵幻，又不得不信也。

紫丸 【衍义】初生变蒸虽所禀不足，而于不足之中必有痰癖内结，所以蒸发寒热，紫丸一方药品颇峻，而用法最缓。设虑其峻而因循，不即下手，即将来乳哺，日蕴为痰，有增无减，为惊为痫，靡不由此。方以石脂温养心脾，代赭除腹中邪气，杏仁下气散寒热，虽用巴豆荡练脏腑，以二石护持中土，故叮咛致再，服之无伤，允为防微杜渐之方，泻中寓补之捷法也。一其后惊痫门论中有云：四味紫丸逐癖饮最良，去病速而不虚人，赤丸废驶病重者当用之。林亿云：方中并无赤丸，次后癖结胀满篇中双紫丸内有朱砂，色当赤，又力紧于紫丸，疑此即赤丸也。按《金匮》腹满寒疝宿食篇中有赤丸，方用茯苓、半夏、乌头、细辛、蜜丸，真朱为色，《千金》不用细辛作人参，专治寒气厥逆，以中有半夏、乌头之反激，且有真朱之荡癖,未尝不散寒积也。

黑散 【衍义】于变蒸之中,复挟时行邪气,非急为开提中外,何以保全万一。方中大黄荡涤内结,即用麻黄开发表邪,杏仁疏利逆气。盖大黄原有安和五脏之功,麻黄兼有破除症坚之力,杏仁交通中外,乃麻黄汤之变方,守真通圣双解,从此悟出。

龙胆汤 【衍义】紫丸治初生小儿痰癖内结。龙胆汤,治初生小儿血脉实盛。原其痰癖,良因母气虚寒,乳哺不化而结。详其实盛,多缘母之嗜欲不节,毒遗胎息而热。殊非禀气之充,血脉有余之谓。盖结非热不散,实非寒不解。龙胆苦寒专去肝旺实热,钩藤、柴胡、黄芩、芍药皆清理二家之匡佐。蜣螂一味,方中罕用,考之《本经》为小儿惊痫瘈痂之专药,为药中健卒,得大黄为内应,何惮弹丸不克耶?茯苓、甘草用以留中,安辑邦畿,尤不可缺。此与紫丸分途异治,功力并驰。

大黄汤 【衍义】方下所治少小风痫,明是木邪内盛,乘克中土,殊非外风袭入之谓,故于理中方内除去白术之滞、甘草之缓,但取参、姜,参入细辛以散内盛之风,当归以调紊乱之血,甘皮以豁壅遏之痰,大黄以涤固结之积,与黄龙汤同一手笔。彼以病气盘错,胃气伤残,虽用硝黄徒增胀满,必藉人参大力,以鼓荡练之威。此以孩提血气未实,不胜病气留速,虽宜大黄迅扫,必兼参、姜温散,可无伤中之虞。然此仅堪为智者道,难使庸俗知也。

白羊鲜汤 【衍义】白羊鲜即白鲜皮,《本经》虽主头风黄瘤湿痹死肌,乃兼搜风湿痰气之药,不独治外证也。蚱蝉、蛇蜕、牛黄,《本经》皆主惊痫癫病,细辛疏利九窍,大黄推陈致新,甘草解毒除邪。以风痫为足厥阴之病,故用钩藤为向导也。

增损续命汤 【衍义】小儿卒中风恶毒角弓反张,皆腠理疏豁致病,故于续命。本方增入升麻、独活,佐麻黄以祛贼风,黄芩佐石膏以解风热。小儿本无内虚,故损去干姜之辛烈,不使真阴受困耳。

石膏汤 【衍义】此即排风汤之变方,于中裁去川芎、杏仁、茯苓、白术、防风、独活、白鲜、生姜,加入石膏、细辛、射干,较排风汤头绪颇清,然排风本诸续命,原有石膏,以小儿本非虚寒致病,人参、干姜似可无藉,但石膏汤中射干当必因腹中邪逆,或兼喉痹啤痛而设,若无上证,何复用此寒降之品也。

茵芋丸 【衍义】风痫至长不出,以成固疾,非峻搜病根,何以求其克应,然须元气稍堪胜任毒药者,庶可图治。茵芋为风痫专药,《本经》治五脏心腹寒热,然世罕识,此颇不易得。铅丹为镇惊专药,《本经》治惊痫癫疾,取其镇坠顽痰也。秦艽为治风逐湿专药,《本经》治寒热邪气、寒湿风痹,取其能散风毒也。钩藤为小儿惊痫专药,虽无《本经》可考,以意逆之,取其专走厥阴,风痫乃厥阴之病也。石膏为清利风热专药,《本经》治中风寒热心下逆气,惊喘,取其能除胃热也。杜简为杜风祛热专药,《本经》治胸膈下逆气,取其能温中也。防葵为流走经脉专药,《本经》治癫痫,风邪狂走,取其善通结滞也。菖蒲为开通心气专药,《本经》治风寒湿痹,取其能利九窍也。黄芩,为分解风热专药,《本经》治逐水下血闭,取其专行少阳也。松萝为松上女萝,为去风平肝专药,《本经》治癫怒邪气,取其善疗风热也。蜣螂为拔毒散结专药,《本经》治小儿惊痫瘈痕,大人癫疾狂阳,取其力破痰血也。甘草为和中解毒专药,《本经》治五脏六腑寒热邪气,取其调和谐药也。合诸性味参之,则永不复发之功,可想望矣。

镇心丸 【衍义】镇心,而用银屑、水银、铁精、雄黄、石英、真珠以镇其怯,大黄、牛黄以涤其痰,茯苓、茯神以安其神,防己、防葵以破其结,芍药、白蔹以收其散,人参、远志以发其窍,窍隧利而神识清,何虑惊痰之不涣散乎。

第一竹沥汤、第二大竹沥汤、第三竹沥汤 【衍义】脚气多由湿著于经,是以首推竹沥汤。次第三方,咸本南阳麻黄附子细辛汤,而兼麻黄、越婢及大小续命等方之制。以麻黄开卫,附子行经,细辛通痹,桂心走阴迹,杏仁达阳维,甘草解毒和中,干姜开痹逐湿,防己专治脚气,防风并疗贼风,黄芩兼除标热,升麻、葛根开提于上,秦艽、茯苓降泄于下,竹沥专化经络四肢痰湿,故于大续命汤中,特采以之名方,为脚气之首推。其第二方,乃以乌头代附子,生姜代干姜。盖乌头辛烈,祛风之力迅于附子,生姜性暴,开痰之力速于干姜,即二味之变通。又于《古今录验》续命方中,采取人参、石膏、川芎三味,以人参助麻黄、乌头,力开痹著,石膏佐黄芩、竹沥涤除旺气。越婢全方但少大枣一味,并采小续命中芍药佐川芎入血搜风,复采《金匮》防己茯苓汤中茯苓佐桂心,逐湿安中,《千金》防己汤全在其中,但不用苦酒煎服,更采仓公当归汤中独活,专去下部风湿,且参茵芋一味,专通关节拘挛,性味虽劣,《外台》《千金》恒用之。惜乎近世药肆罕得。其第三方,即于第二方中除去独活之风燥,茵芋之毒劣,防己之伤阴,石膏之伤阳,仍用第一方中附子,以监麻黄之散,升麻以载人参之功,秦艽以助川芎之力,川椒以壮桂、附开痹之绩也。《千金》脚气诸方,独得深师奥旨,详竹沥汤三方。首治方张,用法贵专而擒纵须留余地,次临坚垒,非长驱勍力,何以克敌重围向后。邪势稍平,即当验其虚实,击其堕归,故先取于峻攻也。三方次第可见一斑。曷观论中所云:脚气之病多由气实而死,终无一人服药致虚而殂。其方中用参,咸为助力攻邪而设,殊非补虚之谓,若执迷药性用方者,请毋事此。按风门中竹沥汤,较脚气门中三方大同小变,其风痱第一方较脚气第一方,少秦艽、细辛、干姜、茯苓、升麻,多人参、川芎、芍药、羚羊、石膏、生姜。较此第二方,少独活、茵芋、白术、细辛、茯苓、乌头,多附子、羚羊。较此第三方,少茯苓、秦艽、当归、细辛、升麻、白术、川椒,多防己、芍药、羚羊、杏仁、石膏。风痱第二方药止八味,较脚气第二方所少颇多,独多羚羊一味。风痱第三方较脚气第三方少独活、芍药、石膏、防己、羚羊,多秦艽、当归、茯苓、白术、细辛、川椒。再考肝脏门中竹沥泻热汤,及痈疽门中小竹沥汤,大都相类,与脚气门中第二大竹沥汤尤为相类,其小竹沥汤独多射干、枳实,其余细微出入,不暇琐述。

八风散、大八风散 【衍义】八风取义专主八方风气之邪,此治风毒脚气之面色青黑土色,不见日月光浑,是阴霾噎日,础润生风之象,故《千金》推广侯氏黑散而立此方。方中菊花得金水之精英,补水以制火,益金以平木,专主虚风蕴热。《本经》治恶风湿痹者,以其能清血脉之邪,故黑散以之为君。细辛治百节拘挛,风湿痹痛,防风治大风头眩痛、恶风,风邪周身骨节疼痛。干姜逐湿痹,为菊花祛风之向导,导火之反间。白术治风寒湿痹。茯苓治逆气散结痛,利小便,坚筋骨。人参补五脏,安精神,除邪气,退虚热,与白术、茯苓共济实脾杜风之功,方得《本经》除邪气之旨。其外柏子仁除风湿安五脏。麦门冬润燥涩利结气。山药治伤中补虚羸、除寒热邪气。菖蒲治风寒湿痹、通九窍。甘草治五脏六腑寒热邪气,即黑散中用桔梗之义。石斛治伤中除痹湿。石韦治劳热邪气、癃闭不通。泽泻治风寒湿痹。龙胆治骨间寒热,

即黑散中用黄芩之义。秦艽治寒热风痹肢节痛。草薢治骨节风寒湿周痹。远志除邪气,利九窍。乌、附、天雄,统治诸风寒湿,痿躄拘挛膝痛,即黑散中用桂之义。续断续筋骨。菟丝续绝伤。牛膝治寒湿,拘挛不可屈伸,即黑散中用川芎之义。杜仲治腰脚痛、坚筋骨。干地黄治伤中、逐血痹。黄芪治大风癞疾,以助诸风药,司开合之权,即黑散中用当归之义。蛇床除痹气利关节。山萸治心下邪气,逐寒湿痹。五味子与肉苁蓉并强阴益精气,即黑散中用牡蛎之义。钟乳安五脏,通百节、利九窍,即黑散中用矾石之义。盖矾石性涩辟垢,得冷即止,得热则下,服后禁忌热食,调理颇难,故取钟乳温涩利窍之品代用,药性虽殊而功力与矾石不异。再按方中参、芪、甘草,保元之制也。参、冬、五味,生脉之制也。参、甘、苓、术四君之制也,参、甘、姜、术理中之制也,姜、附、甘草四逆之制也,参术姜附、参附、术附、姜附等方之制也。附、地、萸、薯、苓、泽,肾气之制也,但少丹桂也。一散之中,汇辑诸方,以具补天浴日之法,非深造长沙地步,何以至此。其大八风散药品功用与前方不殊,仍用黑散中桔梗、黄芩、川芎,又以桂心易桂枝,象石易矾石,于中裁去牡蛎、当归,而加巴戟、牡荆、葳蕤、厚朴、川椒、乌喙、白蔹、芍药,以中有礜石、乌喙之毒劣,故以大八风衔之。后第十卷诸风门中复有八风散、小八风散及八风汤,并用麻黄非若脚弱之阴毒下匿,无取外散之比。

小续命汤 【衍义】续命方专为中风六经形证而立;以其死生反掌,较之伤寒尤为叵测。盖伤寒之邪,卒然从表而入,非若中风,皆由本虚。虚风直犯无禁,且多痰涎内壅,表里纠缠之,难于分解也。所以小续命汤虽本《古今录验》,而麻黄、桂枝两方皆在其中,以其本虚必加人参,驾驭麻、桂发越在表之邪。又需附子直入少阴,搜逐在里之邪,石使外内交攻、正气立断,续命之名信乎不虚。其余川芎、黄芩、防风、防己不过为麻黄之使以祛标热耳。前方治卒中风欲死,病起于暴,故用麻黄必兼杏仁开发肺气之逆满,殊不可缺此。见四肢缓急,遗失便利,脾肾两虚,故加白术实脾隰水,不得复用杏仁耗气之品。又方治风癫历年不愈,笑歌悲哭不常。肺虚而风火乘之,《经》谓,精气并于肺则悲。笑歌则火变,非续命汤天以疗之。以火乘肺燥,非但附子耗阴,当去防风、杏仁耗气,亦须裁

汰。但加白术以摄脾津,不使复随风火外泄。

大续命汤　【衍义】大续命汤乃麻黄、越脾、麻杏石甘等方之制,即于小续命汤中除去人参、附子之助阳,加入石膏以化热、荆沥以涤痰,则大小续命虚实攸分于此。显然以无参、附助阳之品,则防己伤津之味亦宜去之。又方即于大续命汤中除去杏仁、干姜、石膏、黄芩、荆沥,仍取小续命中防风、附子、甘草而加细辛、独活、葛根,乃大续命之变法,仍不出小续命之圭角。又方于大续命中除黄芩、荆沥,仍取小续命中人参、甘草,是大续命而兼小续命之制也。于大续命本方但除去荆沥一味,即西州续命也。张景岳曰:按历代相传治中风之方,皆以续命等方为主。夫续命汤以麻黄为君,与姜、桂并用,本发散外邪之方。至小续命、大续命、西州续命则加黄芩以兼桂、附。虽曰相制,而水火冰炭道本不同。虽有神妙,终非予之心服者。景岳为近代名宿,究心《灵》《素》之学,无出其右,然于《玉函金匮》之旨,犹亏一篑。如小续命中之黄芩、大续命中之石膏,非具南阳、《千金》,神通妙用,难以语此。

大续命散、续命煮散　【衍义】大续命散与大小续命汤,续命煮散及排风汤、大八风散、小八风散总皆一脉相承。主治八风十二痹,偏枯不仁。悉属风毒表证,其卧如堕地状,盗汗,临事不举,则又肾气本亏,不出《内经》邪之所凑,其气必虚一语。所以搜逐风痹药中多用人参,扶助胃气,庶克有济。如大续命散与大小续命之制,药皆仿佛,独荷茹之除大风恶血,蜀椒之逐骨节皮肤死肌。寒热痹痛,别出手眼,大小续命之所未及,续命煮散亦是。大小续命发脉与大续命散相同者半,惟升麻佐麻黄升散,独活左防己下泄,白术佐参、附逐消,变菌茹、蜀椒之法。

排风汤、大八风汤　【衍义】夫风虚湿冷足以伤人肢体,乱人志意。盖八风之邪,善行数变,得湿以纽之则滞著不行,经脉血气无所不病。故其治仍不出排风散邪,犹如夏暑菀蒸,得风气流荡,则湿热随之立散矣。大八风汤方下见证浑是湿著为患。故于续命方中兼取大秦艽汤之制,其妙用尤在黑大豆一味及和酒煮服,为开发毒风脚气之捷径,亦谅人元气用药之的诀。

八风散、小八风散　【衍义】八风散主八风十二痹。方中诸药与胆腑门中芫花散、耆婆万病丸相类。其方下虽有半身不遂之证,殊非中风六经形证之比。详其立方,专以麻黄附子细辛汤开发阴邪于外,大黄附子汤分泄阴邪于里;而兼栾荆、茵芋:疏蹰、雄黄皆瞑眩之药,非大风恶疾,讵可轻试,必其人元气素强,病气方充,始为合宜。详小八风散所治之证,皆病久本虚邪实。虽用麻黄附子细辛汤及理中、三建等方之制,专守之温理正气,邪自退听之法;药味虽峻,而无栾荆、茵芋、蹰蹰大毒之味,故以小八风散称之。

大防风汤　【衍义】中风外有六经形证,故用麻黄、防风。内有便溺阻隔,故用地黄、当归。肾主二便,大小便不利多属肾虚风燥,故用术、附为主,加茯苓、甘草则真武汤中之二也。山茱萸《本经》治心下邪气,温中逐寒温痹,去三虫。佐地黄则有酸收肝肾虚风之功。黄芩《本经》治清热黄疸,逐水下血闭。佐麻黄则有解散肌表风热之用。方后有大便不利内大黄,然必兼人参而用者,正以血虚风燥籍以助力而除邪气。大枣安中平胃,生姜去臭气通神明,皆《本经》主治及专和营散表之法,靡不萃聚于是方也。

【简要结论】

① 孙思邈(公元581—682年),京兆华原人,唐代著名医学家,凤阁侍郎。②《旧唐书·列传》谓孙思邈七岁就学,日诵千余言。弱冠善谈庄老及百家之说,兼好释典。③ 南北朝周宣帝时,思邈以王室多故,隐居太白山。④ 隋文帝辅政,征为国子博士,称疾不起。⑤ 显庆四年,高宗召见,拜谏议大夫,又固辞不受。⑥ 当时知名之士宋令文、孟诜、卢照邻等执师礼以事焉。⑦ 孙思邈著作等身:《备急千金要方》三十卷,《千金翼方》三十卷,《千金髓方》二十卷,《福禄论》三卷,《摄生真录》《枕中素书》《会三教论》各一卷,孙思邈撰《龟经》一卷,孙思邈注《老子》,孙思邈注《庄子》,孙思邈《马阴二君内传》一卷,《五兆算经》一卷,孙思邈《五藏旁通明鉴图》一卷,《针经》一卷,《玉函方》三卷,孙思邈《芝草图》三十卷,《太常分药格》一卷。⑧《备急千金要方》是中国医药学第一部临床巨著。⑨ 孙思邈创建脏腑辨证临床体系。⑩ 张路玉是《备急千金要方》研究第一人。

苏敬医学研究

【生平考略】

苏敬(599—674年),唐代陈州淮阳(今河南省周口市淮阳区)人,药学家。曾任朝议郎、右监门府长史骑都尉。主要成就主持编撰世界上第一部由国家正式颁布的药典《新修本草》。其他尚有《脚气方论》。《新修本草》又名《唐本草》。公元657年唐高宗显庆二年苏敬等上疏朝廷编修本草。唐高宗诏长孙无忌、李勣、许敬宗、李淳风、孔志约、蒋季琬、许弘、许弘直、曹孝俭等22人与苏敬集体修订新本草。公元659年显庆四年《新修本草》问世。《新修本草》共54卷:本草20卷,目录1卷;本草图25卷,目录1卷;图经7卷。收集药物800余种。在西方,意大利的佛罗伦萨药典颁行于1498年;著名的纽伦堡药典颁行于1535年;俄国的第一部药典颁行于1778年。均比苏敬晚8个世纪以上。《新修本草》以《本草经集注》为基础,增补注文与新药。新增注文冠以"谨案"二字,小字书于陶弘景注文之后。新增用药用黑大字书写,末注新附。补注内容以记载药物形态、产地为多,兼述药效、别名等。日本冈西为人《重辑新修本草》载药850种,仿原书朱墨分书体例,考校精当。1981年国内尚志钧亦有辑本。《新修本草》孔志约序曰:盖闻天地之大德曰生,运阴阳以播物;含灵之所保曰命,资亭育以尽年。蛰穴栖巢,感物欲之道方滋。而五味或爽,时昧甘辛之节;六气斯,易愆寒燠之宜。中外交侵,形神分战。饮食伺衅,成肠胃之眚风湿候隙,遘手足之灾。几缠肤腠,莫知救止;渐固膏肓,期于夭折。暨炎晖纪物,识药之功;云瑞名官,穷诊候术。草木咸得其性,鬼神无所遁情。刳麝犀,驱泄邪恶;飞丹炼石,引纳清和。大庇苍生普济黔迈财成,日用不知,于今是赖。歧、和、彭、缓,腾绝轨于前;李、华、张、吴,振英声后。昔秦政煨燔,兹经不预永嘉丧乱,斯道尚存。梁陶弘景雅好摄生,研药术。以为《本草经》者,神农之所作,不刊之书也。惜其年代浸远,简编残蠹,与桐、众记,颇或驳。兴言撰辑,勒成一家,亦以雕琢经方,润色医业。然而时钟鼎峙,见于殊方;事非金议,诠释拘于独学。至如重建平之防己,弃槐里之半夏。秋采榆人,冬收实。谬粱、米之黄白,混荆子之牡、蔓。异繁蒌于鸡肠,合由跋于鸢尾。防葵、野狼毒,妄同根;钩吻、黄精,引为连类。铅、锡莫辨,橙、柚不分。凡此比例,盖亦多矣。自时厥,以迄于今,虽方技分镳,名医继轨,更相祖述,罕能厘正。乃复采杜衡于及己,求忍冬络石。舍陟厘而取藤,退飞廉而用马蓟。承疑行妄,曾无有觉。疾疗多殆,良深慨叹。而朝议郎行右监门府长史骑都尉臣苏敬,摭陶氏之乖违,辨俗用之纰紊。遂表请修定,深圣怀。乃诏太尉扬州都督监修国史上柱国赵国公臣无忌、太中大夫行尚药奉御臣许孝崇等十二人,与苏敬详撰。窃以动植形生,因方舛性;春秋节变,感气殊功。离其本土,则质而效异;乖于采摘,乃物是而时非。名实既爽,寒温多谬。用之凡庶,其欺已甚;施之君,逆莫大焉。于是上禀神规,下询众议;普颁天下,营求药物。羽、毛、鳞、介,无远不根,茎、花、实,有名咸萃。遂乃详探秘要,博综方术。《本经》虽阙,有验必书;《别录》虽存,无稽必正。考其同异,择其去取。铅翰昭章,定群言之得失;丹青绮焕,备庶物形容。撰本草并图经、目录等,凡成五十四卷。庶以网罗今古,开涤耳目。尽医方之妙极拯生灵之性命。传万祀而无昧,悬百王而不朽。

《新唐书·于志宁传》曰:志宁与司空李勣修定《本草》并《图合》五十四篇。帝曰:《本草》尚矣,今复修之,何所异耶。对曰:昔陶弘景以《神农经》合杂家《别录》注铭之。江南偏方,不周晓药石,往往纰缪,四百余物今考正之。又增后世所用百余物,此以为异。帝曰:《本草》《别录》何为而二? 对曰:班固唯记《黄帝内外经》,不载《本草》,至齐《七录》乃称之。世谓神农氏尝药以拯含气,而黄帝以前文字不传,以识相付,至桐、雷乃载篇册,然所载郡县,多在汉时,疑张仲景、华佗窜记其语。《别录》者,魏、晋以来吴普、李当之所记,其言华叶形色,佐使相须,附经为说,故弘景合而录之。帝曰:善。其书遂大行。掌禹锡曰:谨案《蜀本草》序作五十三卷。及唐英公进本草表云勒成《本草》二十卷。目录一卷，《药图》二十五卷，《图经》七卷，凡五十三卷。据此三者合作五十三卷。又据李含光《本草音义》云，正经二十卷，目录一卷，又别立《图》二十五卷，目录一卷。《图经》七卷，凡五十四卷。二说不同，今并注。又曰：唐《新修本草》，唐司空英国公李勣等奉敕修。初，陶隐居因《神农本经》三卷增修为七卷，显庆中监门右长史苏敬表请修定。因命太尉赵国公长孙无忌，尚药奉御许孝崇，与苏敬等二十二人重广定为二十卷，今谓之《唐本草》。李时珍曰：唐高宗命司空英国公李勣等修，陶隐居所注《神农本草经》增为七卷，世谓之《英公唐本草》，颇有增益。显庆中右监门长史苏敬重加订注，表请修定。帝复命太尉赵国公长孙无忌等二十二人与敬详定，增药一百一十四种，分为玉石、草、木、人、兽、禽、虫、鱼、果、米谷、菜、有名未用十一部，凡二十卷，目录一卷，别为《药图》二十五卷，《图经》七卷，共五十三，世谓之《唐新本草》。苏敬所释虽明，亦多驳误。按是书初系苏敬所修，后更表请详定，乃诏李勣、长孙无忌等二十二人与敬编撰，世谓之《唐本草》。李时珍错认掌禹锡之言，妄生曲说也。苏敬宋人，避讳作苏恭，后世仍袭不改者。何李勣唐初佐命之臣，而《古今医统》称以医鸣唐，抑亦妄矣。

《新修本草》目录。

卷第一：孔志均序，辑梁陶隐居序，合药分剂料理法。

卷第二：诸病通用药。疗风通用，风眩，头面风，中风脚弱，久风湿痹，贼风挛痛，暴风瘙痒，伤寒，大热，劳复，温疟，中恶，霍乱，转筋，呕，大腹水肿，肠下痢，大便不通，小便淋，小便利，溺血，消渴，黄胆，上气咳嗽，呕吐，痰饮，宿食，腹胀满，心腹冷痛，肠鸣，心下满急，心烦，积聚癥瘕，鬼疰尸疰，惊邪，癫痫，喉痹痛，噎病，鲠，齿痛，口疮，吐唾血，鼻衄血，鼻齆，耳聋，鼻息肉，目赤热痛，目肤翳，声音哑，面皯疱，发秃落，灭瘢，金疮，踒折，瘀血，火灼，痛疽，恶疮，漆疮，瘿瘤，瘘疮，五痔，脱肛，蛊，蛔虫，寸白，虚劳，阴痿，阴癫，囊湿，泄精，好眠，不得眠，腰痛，妇人崩中，月闭，无子，安胎，堕胎，难产，产后病，下乳汁，中蛊。解毒；服药食忌例；凡药不宜入汤酒者；畏恶七情表；玉石上部，玉石中部，玉石下部，草药上部，草药中部，草药下部，木药上部，木药中部，木药下部，兽上部，兽中部，兽下部，虫鱼上部，虫鱼中部，虫鱼下部，果上部，果下部，菜上部，菜中部，米上部，米中部；药对岁物药品。

卷第三：玉泉，玉屑，丹砂，空青，绿青，曾青，白青，扁青，石胆，云母，石钟乳，朴硝，硝石，芒硝，矾石，滑石，紫石英，白石英，青石脂，赤石脂，黄石脂，白石脂，黑石脂，太一禹余粮，石中黄子，禹余粮。

卷第四：金屑，银屑，水银，雄黄，雌黄，殷孽，孔公孽，石脑，石硫黄，阳起石，凝水石，石膏，磁石，玄石，理石，长石，肤青，铁落，铁，生铁，钢铁，铁精，光明盐，绿盐，密陀僧，紫矿，麒麟竭，桃花石，珊瑚，石花，石床。

卷第五：青琅石，特生石，握雪石，方解石，苍石，土殷孽，代赭，卤咸，大盐，戎盐，白垩，铅丹，粉锡，锡铜镜鼻，铜弩牙，金牙，锻石，冬灰，锻灶灰，伏龙肝，东壁土，沙，胡桐泪，姜石，赤铜屑，铜矿石，白瓷屑，乌古瓦，石燕，梁上尘。

卷第六：青芝，赤芝，黄芝，白芝，黑芝，紫芝，赤箭，天门冬，麦门冬，术，女葳，萎蕤，黄精，干地黄，菖蒲，远志，泽泻，薯蓣，菊花，甘草，人参，石斛，牛膝，卷柏，细辛，独活，升麻，柴胡，防葵，菤实，庵菌子，薏苡仁，车前子，蒺藜子，茺蔚子，木香，龙胆，菟丝子，巴戟天，白英，白蒿。

卷第七：肉苁蓉，地肤子，忍冬，蒺藜子，防风，石龙刍，络石，千岁汁，黄连，沙参，丹参，王不留行，蓝实，景天，天名精，蒲黄，香蒲，兰草，决明子，川芎，蘼芜，续断，云实，黄芪，徐长卿，杜若，蛇床子，茵陈蒿，漏芦，茜根，飞廉，营实，薇衔，五味子，旋花，白兔藿，鬼督邮，白花藤。

卷第八：当归，秦艽，黄芩，芍药，干姜，藁本，麻黄，葛根，前胡，知母，大青，贝母，瓜蒌根，玄参，苦参，石龙芮，石韦，狗脊，萆薢，菝葜，通草，瞿麦，败酱，白芷，杜衡，紫草，紫菀，白鲜，白薇，耳实，茅根，百合，酸浆，紫参，女萎，淫羊藿，蠡实。

卷第九：款冬，牡丹，防己，女菀，泽兰，地榆，王孙，爵床，白前，百部根，王瓜，荠苨，高良姜，马先蒿，蜀羊泉，积雪草，恶实，莎草根，大小蓟根，垣衣，艾叶，水萍，海藻，昆布，茳草，陟厘，井中苔及萍草，凫葵，菟葵，鳢肠，蒟酱，百脉根，萝摩子，白药，怀香子，郁金，姜黄，阿魏。

卷第十：大黄，桔梗，甘遂，葶苈，芫花，泽漆，大戟,荛华,旋覆花,钩吻,藜芦,赭魁,及己,乌头,天雄,附子,侧子,羊踯躅,茵芋,射干,鸢尾,贯众,半夏,由跋根,虎掌,莨菪子,蜀漆,恒山,青葙子,牙子,白蔹,白及,蛇全,草蒿,菌。

卷第十一:连翘,白头翁,茴茹,苦芙,羊桃,羊蹄,鹿藿,牛扁,陆英,荩草,夏枯草,乌韭,蚤休,虎杖根,石长生,鼠尾草,马鞭草,马勃,鸡肠草,蛇莓汁,苎根,菰根,野狼跋子,蒴藋,弓弩弦,春杵头细糠,败蒲席,败船茹,败鼓皮,败天公,半天河,地浆,屋游,赤地利,赤车使者,刘寄奴草,三白草,牵牛子,猪膏莓,紫葛蓖麻子,葎草,格注草,独行根,狗舌草,乌敛莓,猪苓,野狼毒,鬼臼,芦根,甘蕉,萹蓄,酢浆草,苘实,蒲公草,商陆,女青,水蓼,角蒿,昨叶何草,白附子鹤虱,瓹带灰,屐屩鼻绳灰,故麻鞋底,雀麦,笔头灰。

卷第十二:茯苓,琥珀,松脂,柏实,菌桂,牡桂,桂,杜仲,枫香脂,干漆,蔓荆实,牡荆实,女贞实,桑上寄生,蕤核,五加,沉香、薰陆香、鸡舌香、藿香、詹糖香、枫香,柏木,辛夷,木兰,榆皮,酸枣,槐实,楮实,枸杞,苏合,橘柚。

卷第十三:龙眼,浓朴,猪苓,竹叶,枳实,山茱萸,吴茱萸,秦皮,栀子,槟榔,合欢,秦椒,卫矛,紫葳,芫荑,食茱萸,椋子木,每始王木,折伤木,茗、苦搽,桑根白皮,菘萝,白棘,棘刺花,安息香,龙脑香及膏香,摩勒,毗梨勒。

卷第十四:黄环,石南草,巴豆,蜀椒,莽草,鼠李,栾华,杉材,楠材,榧实,蔓椒,钓樟根皮,雷丸,溲疏,举树皮,白杨树皮,水杨叶,栾荆,小柏,荚,钩藤,药实根,皂荚,楝实,柳华,桐叶,梓白皮,苏方木,接骨木,枳椇,木天蓼,乌臼木,赤爪草,诃黎勒,枫柳皮,卖子木,大空,紫真檀木,椿木叶,胡椒,橡实,无食子,杨栌木,槲若。

卷第十五:龙骨,牛黄,麝香,人乳汁,发髲,乱发,头垢,人屎,马乳,牛乳,羊乳,酪酥,熊脂,白胶,阿胶,醍醐,底野迦,酪,犀角,羚羊角,羊角,牛角,白马茎,牡狗阴茎,鹿茸,獐骨,虎骨,豹肉,狸骨,兔头骨,六畜毛蹄甲,鼺鼠,麋脂,豚卵,鼹鼠,獭肝,狐阴茎,猯膏,驴屎,野猪黄,豺皮,丹雄鸡,白鹅膏,鹜肪,雁肪,鸊鷉鸟,雉肉,鹰屎白,雀卵,鹳骨,雄鹊肉,鸲鹆肉,燕屎,孔雀屎,鸬屎,鸱头。

卷第十六:石蜜,蜜蜡,蜂子,牡蛎,桑螵蛸,海蛤,文蛤,魁蛤,石决明,秦龟,龟甲,鲤鱼胆,蠡鱼,鲍鱼,鲗鱼,鳝鱼,鲫鱼,伏翼,猬皮,石龙子,露蜂房,樗鸡,蚱蝉,白僵蚕,木虻,蜚虻,蜚蠊,䗪虫,蛴螬,蛞蝓,水蛭,鳖甲,鱼甲,乌贼鱼骨,蟹,天鼠屎,原蚕蛾,鳗鲡鱼,鲛鱼皮,紫贝,虾蟆,蛙,牡鼠,蚺蛇胆,蝮蛇胆,鲮鲤甲,蜘蛛,蜻蛉,石蚕,蛇蜕,蛇黄,蜈蚣,马陆,雀瓮,彼子,鼠妇,萤火,衣鱼,白颈蚯蚓,蝼蛄,蜣螂,斑蝥,芫青,葛上亭长,地胆,马刀,贝子,田中螺汁,蜗牛,甲香,珂。

卷第十七:豆蔻,葡萄,蓬,覆盆,大枣,藕实茎,鸡头实,芰实,栗,樱桃,梅实,枇杷叶,柿,木瓜实,甘蔗,石蜜,沙糖,芋,乌芋,杏核仁,桃核仁,李核仁,梨,柰,安石榴。

卷第十八:白瓜子,白冬瓜,瓜蒂,冬葵子,葵根,苋实,苦菜,荠,芜菁及芦菔,莱菔根,龙葵,菘芥,苜蓿,荏子,蓼实,葱实,薤,韭,白蘘荷,菾菜,苏,水苏,假苏,香薷,薄荷,秦荻梨,苦瓠,水斳,马芹子,莼,落葵,蘩蒌,蕺,葫,蒜,堇汁,芸台。

卷第十九:胡麻,青蘘,麻蕡,饴糖,大豆黄卷,赤小豆,豉,大麦,穬麦,小麦,青粱米,黄粱米,白粱米,粟米,米麦,丹黍米,蘖米,秫米,陈廪米,酒,腐婢,扁豆,黍米,粳米,稻米,稷米,醋,酱,食盐。

卷第二十:青玉,白玉髓,玉英,璧玉,合玉石,紫石华,白石华,黑石华,黄石华,厉石华,石肺,石肝,石碑,石肾,封石,陵石,碧石青,遂石,白肌石,龙石膏,五羽石,石流青,石流赤,石耆,紫加石,终石,玉伯,文石,曼诸石,山慈石,石濡,石芸,石剧,路石,旷石,败石,越砥,金茎,夏台,柒紫,鬼目,鬼盖,马颠,马唐,马逢,牛舌实,羊乳,羊实,犀洛,鹿良,菟枣,雀梅,雀翘,鸡涅,相乌,鼠耳,蛇舌,龙常草,离楼草,神护草,黄护草,吴唐草,天雄草,雀医草,木甘草,益决草,九熟草,兑草,酸草,异草,痈草,菇草,莘草,勒草,英草华,吴葵华,封华,北荇华,慎华,排华,节华,徐李,新雉木,合新木,俳蒲木,遂阳木,学木核,木核,枸核,荻皮,桑茎实,满阴实,可聚实,让实,蕙实,青雌,白背,白女肠,白扇根,白给,白并,白辛,白昌,赤举,赤涅,黄秫,徐黄,黄白支,紫蓝,紫给,天蓼,地朕,地芩,地筋,地耳,土齿,燕齿,酸恶,酸赭,巴棘,巴朱,蜀格,累根,苗根,参果根,黄辨,良达,对庐,粪蓝,委蛇,麻伯,王明,类鼻,师系,逐折,并苦,领灰,父陛根,索干,荆茎,鬼丽,竹付,秘恶,唐夷,知杖,葵松,河煎,区余,三叶,五母麻,疥柏,常更之生,救煞人者,丁公寄,城里赤柱,城东腐木,芥,载,庆,腺,雄黄虫,天社虫,桑蠹虫,石蠹虫,行夜,蜗离,麋鱼,丹戬,扁前,蚖类,蜚厉,梗鸡,益符,地防,黄虫,薰草,姑活,别羁,牡蒿,石下长卿,麋舌,练石草,弋共,薰草,五色符,襄草,翘根,鼠姑,船虹,屈草,赤赫,淮木,占斯,婴桃,鸩鸟毛。

【学术贡献】

1.《新修本草》药物鉴别成就

玉泉:玉泉者玉之泉液也,以仙室玉池中者为上,其以法化为玉浆者,功劣于自然液也!

玉屑:饵玉,当以消作水者为佳。屑如麻豆服之,取其精润脏腑,滓秽当完出也。又为粉服之者,即使人淋壅。屑如麻豆,其义殊深。

丹砂:丹砂大略二种,有土沙、石沙。其土沙复有块沙、末沙,体并重而色黄黑,不任画用,疗疮疥亦好,但不入心腹之药尔,然可烧之,出水银乃多。其石沙便有十数种,最上者光明沙,云一颗别生一石龛内,大者如鸡卵,小者如枣栗,形似芙蓉或出水内,形块大者如拇指,小者如杏仁,光明无杂,名马牙沙,一名无重沙,入药及画俱善,俗间亦少有之。其有磨嵯、新井、别井、水井、火井、芙蓉、石末、石堆、豆末等沙,形类别有越沙,大者如拳,小者如鸡鹅卵,形虽大,其杂土石不如细明净者。经言末之名真朱,谬矣。岂有一物而以全、末为殊名者也。

空青:此物出铜处有,乃兼诸青,但空青为难得。今出蔚州、兰州、宣州、梓州,宣州者最好,块段细,时有腹中空者;蔚州、兰州者,片块大,色极深,无空腹者。

绿青:谨案。

曾青:曾青出蔚次鄂州,余州并不任用。

白青:空青圆如铁珠,色白而腹不空者,是也。研之色白如碧,亦青时,亦用之,名鱼目青,以形似鱼目故也。今出简州、梓州者好。

扁青:朱崖巴南及林邑、扶南、舶上来者,形块大如拳,其色又青,腹中亦时有空者;武昌者,片块小、而色更佳;兰州、梓州者,形扁作片,而色浅也。

石胆:此物出铜处有,形似曾青,兼绿相此乃绛矾。比来亦用绛矾为石胆,又以醋揉青矾为之,并伪矣。真者出蒲州虞乡县东亭谷窟及薛集窟中,有块如鸡卵者为真。

云母:江东惟用庐山者为胜,以沙土养之,岁月生长。今炼之用矾石则柔烂,亦便是相畏之效。百草上露,乃胜东流水,亦用五月茅屋溜水。

石钟乳:钟乳第一始兴,其次广、连、澧、朗、郴等州者,虽浓而光润可爱,饵之并佳。今峡州、青溪、房州三洞出者,亚于始兴。自余非其土地,不可轻服。多发淋渴,止可捣筛,白练裹之,合诸药草浸酒服之。陶云钟乳一二尺者,谬说。

朴硝:此物有二种:有纵理、缦理,用之无别。白软者,朴硝苗也,虚软少力,炼为硝石,所得不多,以当硝石,功力大劣也。

硝石:此即芒硝是也。朴硝一名硝石朴,今练粗恶朴硝,淋取汁煎,练作芒硝,即是硝石。《本经》一名芒硝,后人更出芒硝条,谬矣。

芒硝:晋宋古方多用硝石,少用芒硝,近代诸医但用芒硝,鲜言硝石,岂古人昧于芒硝也。《本经》云生于朴硝,朴硝一名硝石朴,硝石一名芒硝,理既明白,不合重出之。

矾石:矾石有五种:青矾、白矾、黄矾、黑矾、绛矾,然白矾多入药用;青黑二矾,疗疳及诸疮;黄矾亦疗疮生肉,兼染皮用之;其绛矾本来绿色,新出窟未见风者,正如琉璃,陶及今人谓之石胆,烧之赤色,故名绛矾矣,出瓜州。

滑石:此石所在皆有。岭南始安出者白如凝脂,极软滑。其出掖县者,理粗质青白黑点,惟可为器,不堪入药。齐州南山神通寺南谷亦大有,色青白不佳,至于滑腻,犹胜掖县者。

紫石英:吴兴石四面才有紫色,无光泽。会稽诸暨石,形色如石榴子。先时并杂用,今丸散家采择,惟太山最胜,余处者,可作丸酒饵。《仙经》不正用,而为俗方所重也。

白石英:白虢州、洛州山中俱出虢州者大,径三四寸,长五六寸。今通以泽州者为胜也。

青石、赤石、黄石、白石、黑石脂等:此石济南太山不闻出者,今虢州卢氏县、泽州陵川县及慈州吕乡县并有,色理鲜腻,宜州诸山亦有。此五石脂中,又有石骨,似骨,如玉坚润,服之力胜钟乳。

白石脂:白石脂今出慈州诸山,胜于余处者。太山左侧,不闻有之。

黑石脂:义阳即申州也,所出者,名桃花石,非五色脂,色如桃花,久服肥人。土人亦以疗下利,旧出苏州余杭山大有,今不收采尔。

太一禹余粮：太一余粮及禹余初在壳中未凝结者，犹是黄水，名石中黄子。久凝乃有数色，或青或白，或赤或黄，年多变赤，因赤渐紫，自赤及紫，俱名太一。其诸色通谓余粮。今太山不见采得者，会稽、王屋、泽、潞州诸山皆有之。

禹余粮：陶云：黄赤色石，疑是太一。既无壳裹，未是余粮，疑谓太一，殊非的称。

金屑银屑：银之与金生不同处，金又兼出水中。方家用银屑当取见成银薄，以水银消之为泥。合硝石及盐研为粉，烧出水银，淘去盐石，为粉极细，用之乃佳。银所在皆有而以虢州者为胜，此外多锡秒为劣。高丽作帖者云非银矿所出，然色为器辟恶，乃为瑞物也。

水银：水银出于朱砂，皆因热气，未闻朱砂腹中自出之者。火烧飞取，人皆解法。南人又蒸取之，得水银少于火烧，而朱砂不损，但色少变黑耳。

雄黄：炼服雄黄法，皆在《仙经》中。出石门名石黄者亦是雄黄，而通名黄食石。而石门者最为劣耳，宕昌、武都者为佳，块方数寸，明澈如鸡冠，或以为枕，服之辟恶。其青黑坚者，不入药用。若火烧飞之而精小，疗疮疥猥用亦无嫌。又云恶者名熏黄，用熏疗疮疥，故名之，无别熏黄也。贞观年中，以宕州新出，有得方数尺者，但重脆，不可全致之耳。

雌黄：雌黄出武都仇池者谓为武都仇池黄，色小赤。出扶南林邑者，谓昆仑黄，色如金，而似云母甲错，画家所重。依此言，既有雌雄之名，又同山之阴阳，于合药便当以武都为胜。用《仙经》无单服法，唯以合丹砂、雄黄共飞炼为丹耳。金精是雌黄，铜精是空青，而服空青反胜于雌黄，其意难了也。

殷孽：此即石堂下孔公孽根也，盘结如姜，故名姜石。俗人乃以孔公孽为之，误矣。

孔公孽：此孽次于钟乳，如牛羊角者，中尚孔通，故名通石。《本经》误以为殷孽之根，陶依《本经》以为今人之误，其实是也。

石脑：隋时有化公者，所服亦名石脑，出徐州宗里山，初在烂石中，入土一丈以下得之，大如鸡卵，或如枣许，触着即散如面，黄白色，土人号为握雪礜石，云服之长生。与李整相会也。

石硫黄：出扶南林邑，色如鹅子初出壳，名昆仑黄。次出外国，从蜀中来，色深而煌煌。此云矾石液，今南方则无矾石，恐不必尔。

阳起石：此石白色肌理似阴孽，夹带云母绿润者为良。阳起石出齐山西北六七里卢山。

凝水石：横理色清明者为佳。或云纵理为寒水石，横理为凝水石。今出同州韩城，色青黄，理如云母为良；出澄城者，斜理文色白为劣也。

石膏：石膏、方解石大体相似，而以未破者为异。今大者如升，小者若拳，或在土中，或生溪水，其上皮随土及水苔色，破之方解，大者方尺。今人以此为石膏，疗风去热虽同，解肌发汗不如真者也。

磁石：南方亦有，其好者，能悬吸针，虚连三、四、五为佳，杀铁物毒，消金。《仙经》《丹方》《黄白术》中多用也。

玄石：此物铁液也但不能拾针，疗体如《经方》，劣于磁石。磁石中有细孔，孔中黄赤色，初破好者，能连十针，一斤铁刀亦被回转。其无孔，光泽纯黑者，玄石也，不能悬针也。

理石：此石夹两石间如石脉，打用之，或在土中重叠而生。皮黄赤，肉白，作针理文，全不似石膏。汉中人取酒浸服，疗癖，令人肥悦。市人或刮去皮，以代寒水石，并以当石，并是假伪。今卢山亦无此物，见出襄州西泛水侧也。

长石：此石状同石膏而浓大，纵理而长，文似马齿，今均州辽山有之，土人以为理石者，是长石也。

铁落、铁、生铁、钢铁、铁精：单言铁者镰铁也。铁落是锻家烧铁赤沸，砧上锻之，皮甲落者也。甲乙子卷阳厥条言之，夫诸铁疗病，并不入丸散，皆煮取浆用之。若以浆为铁落，钢生之汁，复谓何等？落是铁皮，落液黑于余铁。陶谓可以染皂，云是铁浆，误矣。又铁屑炒使极热，投酒中饮酒，疗贼风痉。又裹以熨腋，疗狐臭有验。

光明盐、绿盐、密陀僧、紫矿麒麟竭、桃花石、珊瑚、石花、石床。

青琅：琅玕乃有数种色，是琉璃之类，火齐宝也。且琅玕五色，其以青者入药为胜，今出州以西乌白蛮中及于阗国也。

礜石：此石能拒火，久烧但解散，不可夺其坚。今市人乃取洁白细理石当之，烧即为灰，非也。此药攻击积聚痼冷之病为良，若以余物代之，疗病无效，正为此也。今汉川武当西辽名礜石谷，此即是其真出处。少室亦有,粒理细不如汉中者。

特生石:陶所说特生,云中如齿白形者是。今出石粒细若粟米耳。

握雪石、方解石:此石性冷,疗热不减石膏也。

苍石:特生礜石一名苍礜石。而梁州时生,亦有青者。今防陵、汉川与白石同处,有色青者,并毒杀禽兽,与礜石同。汉中人亦取以毒鼠,不入方用。此石出梁州、均州、房州,与二石同处,特生、苍石并生西城,在汉川金州是也。

土殷孽:此即土乳是也。出渭州鄣县三交驿西北坡平地土窟中,见有六十余坎昔人采处。土人云:服陶及《本经》俱云在崖上,此说非也。今渭州不复采用也。

代赭:此石多从代州来,云山中采得,非城门下土,又言生齐代山谷。今齐州亭山出赤石,其色有赤红青者。其赤者,亦如鸡冠,且润泽,土人唯采以丹楹柱,而紫色且暗,此物与代州出者相似,古来用之。今灵州鸣沙县界河北,平地掘深四五尺得者,皮上赤滑,中紫如鸡肝,大胜齐、代所出者。

卤咸:卤咸即生河东,河东盐不釜煎,明非凝滓也。此是碱土名卤咸,今人熟皮用之,字作古陷反,斯则于碱地掘取之。

大盐:大盐即河东印盐也,人之常食者,是形粗于末盐,故以大别之也。

戎盐:陶称卤咸,疑是黑盐,此是咸土,议如前说,其戎盐即胡盐。沙州名为秃登盐,廓州名为阴土盐,生河岸山坡之阴土石间,块大小不常,坚白似石,烧之不鸣炵者。

白垩:此即今画用者,甚多而贱。胡居士言始兴小桂县晋阳乡有白善。

铅丹:即今熬铅所作黄丹画用者,丹、白二粉俱炒锡作,经称铅丹,陶云熬铅,俱误也。

粉锡:铅丹、胡粉,实用锡造。陶今又言化铅作之,经云粉锡,亦为深误。

锡铜镜鼻:临贺出者名铅,一名白,唯此一处资天下用。其锡出银处皆有之。

铜弩牙:此即今人所用射者耳,取烧赤内酒中,饮汁,亦以渗之,得古者弥胜。

金牙:金牙离本处入土水中,久皆色黑,不可谓之铜牙也。此出汉中,金牙湍湍两岸入石间,打出者,内则金色,岸崩入水,年久者皆黑。近南山

溪谷茂州、维州亦有胜于汉中者。

锻石:人用疗金疮、止血大效。若五月五日采繁蒌、葛叶、鹿活草、槲叶、地黄叶、芍药叶、苍耳叶、青蒿叶,合锻石捣,为团如鸡卵,曝干末之,疗诸疮生肌极神验。

冬灰:桑薪灰,最入药用,疗黑子疣赘功胜冬灰。用煮小豆,大下水肿。然冬灰本是藜灰,余草不真。又有青蒿灰,烧蒿作之。柃灰,烧木叶作。并入染用,亦堪蚀恶肉。柃灰一作苓字。

锻灶灰:二车丸用之。

伏龙肝、东壁土、硇砂、胡桐泪、姜石、赤铜屑、铜矿石、白瓷屑、乌古瓦、石燕、梁上尘。

肉苁蓉:此注论草苁蓉,陶未见肉者。今人苁蓉,功力殊胜。比来医人,时有用者。

地肤子:地肤子,田野人名为地麦草,叶细茎赤,多出熟田中,苗极弱,不能胜举。今云堪为扫帚,恐人未识之。《别录》云:捣绞取汁,主赤白痢,洗目,去热暗、雀盲、涩痛。苗灰,主痢亦善。北人亦名涎衣草。

忍冬:此草藤生,绕覆草木上。苗茎赤紫色,宿者有薄白皮膜之。其嫩茎有毛,叶似胡豆,亦上下有毛。花白蕊紫。今人或以络石当之,非也。

蒺藜子:今军家乃铸铁作之,以布敌路,亦呼蒺藜。

防风:今出齐州、龙山最善,淄州、兖州、青州者亦佳。叶似牡蒿、附子苗等。《别录》云:又头者,令人发狂;叉尾者,发痼疾。子似胡荽而大,调食用之香,而疗风更优也。沙苑在同州南,亦出防风,轻虚不如东道者,陶云无沙苑,误矣。襄阳、义阳、上蔡,元无防风,陶乃妄注尔。

石龙刍:《别录》云一名方宾,主疗蛔虫及不消食尔。

络石:此物生阴湿处,冬夏常青,实黑而圆,其茎蔓延绕树石侧。若在石间者,叶细浓而圆短;绕树生者,叶大而薄。人家大良。以其苞络石、木而生,故名络石。《别录》谓之石龙藤,主疗蝮蛇疮,绞取汁洗之,服汁亦去蛇毒心闷。刀斧伤诸疮,封之立瘥。

千岁汁:即藤汁也,此藤有得千岁者,茎大如碗,冬惟叶凋,茎终不死。藤汁味甘,子味甘、酸,苗似葡萄,其茎主哕逆大善,伤寒后呕哕更良。

黄连、黄芩、龙骨、理石为之使,恶菊花、芫花、

玄参、白藓，畏款冬，胜乌头，解巴豆毒。蜀道者粗大节平，味极浓苦，疗渴为最。江东者节如连珠，疗痢大善。今沣州者更胜。

沙参：紫参、牡蒙各是一物，非异名也。今沙参出华州为善。

丹参：此药冬采良，夏采虚恶。

王不留行：处处有，人言是蓼子，亦不耳。叶似酸浆，子似松子。而多入痈方用之。

蓝实：蓝实有三种：一种围径二寸许，浓三四分，出岭南，云疗毒肿，太常名此草为木蓝子，如陶所引乃是菘蓝，其汁抨（普更切）为淀者辛者。此草汁疗热毒，诸蓝非比，且二种蓝，今并堪染，菘蓝为淀，惟堪染青；其蓼蓝不堪为淀，惟作碧色尔。

景天：今人皆盆盛养之于屋上，云以辟火。叶可疗金疮止血，以洗浴小儿，去烦热惊气。广州城外有一树，云大三四围，呼为慎火树。江东者，甚细小。方用亦希。其花入服食。众药之名，此最为丽。

天名精：鹿活草是也。《别录》一名天蔓菁，南人名为地松，味甘、辛，故有姜称；状如蓝，故名虾蟆蓝，香气似兰，故名蟾蜍兰。

蒲黄、香蒲：此即甘蒲，作荐者，春初生，用白为菹，亦堪蒸食。山南名此蒲为香蒲，谓菖蒲为臭蒲。陶隐居所引菁茅，乃三脊茅也。其燕麦、熏黄，即此香蒲花是也。

兰草：此是兰泽香草也。八月花有。陶云不识，又言煎泽草，或称李云都梁香近之，终非的识也。

决明子：石决明，是蚌蛤类，形似紫贝，附见别出在鱼兽条中，皆主明目，故并有决明之名。俗方惟以疗眼也，道术时须。

川芎：今出秦州，其人间种者，形块大，重实，多脂润。山中采者瘦细。味苦、辛。以九月、十月采为佳。今云三阳出者，今不复用。

蘼芜：叶，一种如蛇床。香气相似，用亦不殊尔。

续断：此药所在今俗用者是。叶似苎而茎方，根如大蓟，黄白色。陶注者，非也。

云实：云实，大如黍及大麻子等，黄黑似豆，故名天豆。丛生泽旁，高五六尺。叶如细槐，亦如苜蓿，枝间微刺。俗谓苗为草云母。陶云似葶苈，非也。

黄芪：此物叶似羊齿或如蒺藜，独茎或作丛生。今出原州及华原者最良，蜀汉不复采用。

徐长卿：此药叶似柳，两叶相当，有光润，所在川泽有之。根如细辛，微粗长，而有臊气。今俗用代鬼督邮，非也。鬼督邮别有本条，在下。

杜若：杜若，苗似廉姜，生阴地，根似高良姜，全少辛味。陶所注旋葍根，即真杜若也。

蛇床子：恶牡丹、巴豆、贝母，近道田野墟落间甚多。花、叶正似蘼芜。

茵陈蒿：似蓬蒿而叶紧细、茎，冬不死，春又生。惟入疗黄疸用。

漏芦：此药俗名荚蒿，茎叶似白蒿，花黄，生荚，长似细麻，如箸许，有四五瓣，七月、八月后皆黑，异于众草蒿之类也。常用其茎叶及子，未见用根。其鹿骊，山南谓之木藜芦，有毒，非漏芦也。

飞廉：此有两种。一是陶证生平泽中者；其生山岗上者，叶颇相似，而无疏缺，且多毛，茎亦无羽，根直下，更无旁枝。生则肉白皮黑，中有黑脉；晒干则黑如玄参。用叶、茎及根，疗疳蚀杀虫，与平泽者俱有验。今俗以马蓟似苦为漏芦，并非是也。

营实：营实即是蔷薇子，以白花者为良。根亦可煮酿酒，茎、叶亦可煮作饮。

薇衔：此草丛生，似芄蔚及白头翁。其叶有毛，茎赤，疗贼风大效，南人谓之吴风草。一名鹿衔草，言鹿有疾，衔此草，瘥。又有大、小二种：楚人犹谓大者为大吴风草，小者为小吴风草也。

五味子：五味，皮肉甘、酸，核中辛、苦，都有咸味，此则五味具也。《本经》云：味酸，当以木为五行之先也。其叶似杏而大，蔓生木上。子作房如落葵，大如蘡子。一出蒲州及蓝田山中。

旋花：一名金沸，生平泽，旋花是也。陶复于下品旋葍注中云：此根出河南，北国来，根似川芎，惟膏中用。今复道似高良姜，二说自相矛盾。且此根味甘，山姜味辛，都非此类。其旋葍膏疗风，逐水止用花，言根亦无妨，然不可以杜若乱之也。又将旋葍花名金沸，作此别名非也。《别录》云：根，主续筋也。

白兔藿：此草，荆、襄间山谷大有，苗似萝摩，叶圆浓，茎俱有白毛，与众草异。蔓生，山南俗谓之白葛，用疗毒有效。而交广又有白花藤，生叶似女贞，茎叶俱无毛，花白，根似野葛，云大疗毒。而交州用根，不用苗，则非藋也。用叶苗者，真矣。二物所疗，并如经说，各自一物，下条载白花藤也。

鬼督邮：一名独摇草。

当归：当归苗有二种：一种似大叶川芎，一种似细叶川芎，惟茎叶卑下于川芎也。今出当州、宕州是马尾当归，蚕不复用。陶称历阳者，是蚕头当归也。

秦艽：方家多作秦胶字，与独活疗风常用。胶作艽也。

黄芩：第一出彭城，郁为胜。破者名宿芩，其腹中皆烂，故名腐肠，惟取深色坚实者为好。叶细长，两叶相对，作丛生，亦有独茎者。今出宜州、郿州、泾州者佳，兖州者大实亦好，名豚尾芩也。

芍药：出白山、蒋山、茅山最好，白而长大，余处亦有而多赤，赤者小利。俗方以止痛，乃不减当归。道家亦服食之，又煮石用之。

干姜：干姜今惟出临海、章安，两三村解作之。蜀汉姜旧美，荆州有好姜，而并不能作干者。凡作干姜法，水淹三日毕，去皮置流水中六日，更去皮，然后晒干，置瓮缸中，谓之酿也。

藁本：藁本，茎、叶、根、味与川芎小别，其根上苗下似藁根故名藁本。出宕州者佳也。

麻黄：出青州、彭城、荣阳、中牟者为胜，色青而多沫。用之折除节，节止汗故也。其根亦止汗。用疗伤寒，解肌第一。郑州、鹿台及关中沙苑河旁沙洲上太多，同州沙苑最多也。

葛根：葛谷即是实尔，陶不言之。葛虽除毒，其根入土五六寸以上者，名葛膗，膗颈也，服之令人吐，以有微毒也。根末之，主狗啮，并饮其汁良。蔓烧为灰水服方寸匕治喉痹。

知母：出彭城。形似菖蒲而柔润，叶至难死，掘出随生。甚疗热结，亦疗疟热。

大青：疗伤寒方多用此，《本经》无。出东境及近道，长尺许，紫茎。除时行热毒，为良。大青用叶兼茎，不独用茎也。

贝母：此叶似大蒜，四月蒜熟时采，良。十月苗枯根亦不佳，江南诸州亦有。《尔雅》亦名也。

瓜蒌根：用根作粉，大宜服石，虚热人食之。作粉如作葛粉法，洁白美好。今出陕州者，白实最佳。

玄参：玄参根苗并臭，茎亦不似人参。陶云道家亦以合香，未见其理也。

苦参：苦参疗胫酸，恶虫。十月收其实，饵如槐子法，久服轻身不老，明目有验。

石龙芮：俗名水堇，苗似附子，实如桑椹，故名地椹。关中、河北者细如葶苈，气力劣于山南者。陶以细者为真，未为通论。《别录》水堇主毒肿、痈疖疮、蛔虫、齿龋。

石韦：此物丛生石旁阴处，不蔓延生。生疗淋亦好也。

狗脊：此药，苗似贯众，根长多歧，状如狗脊骨，其肉作青绿色，今京下用者是。陶所说，乃有刺草薢，非狗脊也，今江左俗犹用之。

草薢：此药有二种。茎有刺者，根白实；无刺者，根虚软，内软者为菝，此有三种，大略根苗并相类。菝葜茎紫，短小多细刺，小减草薢而色深，人用作饮。陶云三种相类，非也。草薢有刺者，叶粗相类，根不相类，草薢细长而白，菝根作块结，黄赤色，殊非狗脊之流也。

通草：此物大者径三寸，每节有二三枝，枝头有五叶。其子长三四寸，核黑穰白，食之甘美。南人谓为燕覆，或名乌覆。今言蓇藤，覆声相近尔。

瞿麦：《经》云采实，实中子至细，燥熟便脱尽，今惟茎叶合用而实正空壳，无复子尔。

败酱：此药多生岗岭间。叶似水苋及薇衔，花黄根紫，作陈酱色，其叶殊不似稀莶也。

白芷：出近道，处处有，近下湿地，东间甚多。叶可作浴汤，香浴去尸虫，又用合香也。

杜衡：杜衡叶似葵，形如马蹄，故俗云马蹄香。根似细辛、白前等，今以及己代之，谬矣。及己独茎，茎端四叶，叶间白花，殊无芳气，有毒，惟疗疮疥，不可乱杜衡也。

紫草：紫草一名藐，苗似兰香，茎赤节青，花紫白色，而实白。

紫菀：白菀即女菀也，疗体与紫菀同，无紫菀时亦用白菀。陶云不复用，或者未悉。

白鲜：此药叶似茱萸，苗高尺余，根皮白而心实，花紫白色。根宜二月采，若四月、五月采，便虚恶也。

白薇：近道处处有。根状似牛膝而短小尔。方家用疗惊邪、风狂、瘟病。

葈耳实：苍耳主大风癫痫，头风湿痹，毒在骨髓。服后乃皮落，肌如凝脂，令人省睡，除诸毒螫，杀疳湿䗪。主腰膝中风，亦主猘狗毒。

茅根：谨案，菅花，味甘，温，无毒。主衄血、吐血、灸疮。

百合：此药有二种。一种细叶，花红白色；一种叶大，茎长，根粗，花白，宜入药用。

酸浆：叶亦可食，子作房，房中有子如梅李大，皆黄赤色。小儿食之，能除热，亦主黄病，多效。

紫参：叶似羊蹄，紫花青穗，皮紫黑，肉红白，肉浅皮深。牡蒙叶似及己而大，根长尺余，皮肉亦紫色，根苗并不相似。虽一名牡蒙，乃王孙也。紫参京下见用者，是出蒲州也。

女萎：其叶似白蔹，蔓生，花白，子细，荆襄之间名为女萎，亦名蔓楚，止痢有效。用苗不用根，与萎蕤全别。今太常谬以为白头翁者是也。

淫羊藿：西川北部有淫羊，一日百遍合，盖食藿所致，故名淫羊藿。此草叶形似小豆而圆薄，茎细亦坚，所在皆有，俗名仙灵脾者是也。

蠡实：此即马蔺子也。方药不复用，俗无识者，天名精亦名豕首也。

款冬：出雍州南山溪水及华州山谷涧间。叶似葵而大，丛生，花出根下。

牡丹：牡丹生汉中。剑南所出者苗似羊桃，夏生白花，秋实圆，根似芍药，肉白皮丹。出汉、剑南，土人谓之牡丹，亦名百两金，京下谓之吴牡丹者，是真也。

防己：防己本出汉中者，作车辐解，黄名木防己，都不任用。陶谓之佳者盖未见汉中者。

女菀：白菀即女菀，更无别者，无紫菀时亦用之，功效相似也。

泽兰：泽兰茎方，节紫色，叶似兰草而不香，今京下用之者，是。陶云都梁香乃兰草尔，俗名兰香，煮以洗浴，花白，紫蕚茎圆，殊非泽兰也。陶注兰草复云名都梁香，并不深识也。

地榆：一曰多赤，二曰多白，三曰月水不通，四曰阴蚀，五曰子藏坚，六曰子门僻，七曰合阴阳痛，八曰小腹寒痛，九曰子门闭，十曰子宫冷，十一曰梦与鬼交，十二曰五脏不定。

王孙：牡蒙一名王孙。《药对》有牡蒙，无王孙。此则一物明矣。又主金疮破血，生肌肉，止痛，赤白痢，补虚益气，除脚肿，发阴阳也。

爵床：此草似香薷，叶长而大，或如莸且细，生平泽熟田近道旁，甚疗血胀，下气，又主杖疮，汁涂立瘥，俗名赤眼老母草。

白前：此药叶似柳，或似芫花上。根白，长于细辛，味甘，俗以酒渍服，主上气。不生近道，俗名石蓝，又名嗽药。今用蔓生者味苦，非真也。

百部根：根数十相连，似天门冬而苦强，疗咳嗽，亦主去虱。《博物志》云：九真有草似百部，但长大尔。疗暴嗽甚良，名为嗽药。疑此是百部，恐其土肥润处，是以长大尔。

王瓜：北间者累累相连，大如枣，皮黄肉白。苗子相似，根状不同。试疗黄胆、破血，南者大胜也。

荠苨：根茎都似人参而叶小异，根味甜绝，能杀毒。以其与毒药共处，而毒皆自然歇。

高良姜：生岭南者味亦不甚辛，其实一也。今相与呼细者为杜若，大者为高良姜，非也。

马先蒿：此叶大如茺蔚，花红白色，实，八月、九月熟，俗谓之虎麻是也。一名马新蒿，所在有之。茺蔚苗短小，子夏中熟。而初生二种，极相似也。

蜀羊泉：此草俗名漆姑，叶似菊，花紫色。子类枸杞子，根如远志，无心有糁。苗主小儿惊，兼疗漆疮，生毛发。所在平泽皆有之。

积雪草：此草叶圆如钱大，茎细劲，蔓延生溪涧侧。捣敷热肿丹毒，不入药用。荆楚人以叶如钱，谓为地钱草，《徐仪药图》名连钱草，生处亦稀。

恶实：其草叶大如芋，子壳似栗状，实细长如茺蔚子。根主牙齿疼痛，劳疟，脚缓弱，风毒痈疽，咳嗽伤肺，肺壅，疝瘕，积血，诸风，癥瘕，冷气。一名牛蒡，一名鼠粘草。

莎草根：此草根名香附子，一名雀头香，大下气，除胸腹中热，所在有之。茎叶都似三棱，根若附子，周匝多毛，交州者最胜。大者如枣，近道者如杏仁许。荆、襄人谓之莎草根，合和香用之。

大、小蓟根：大蓟根甚疗血，亦有毒。大、小蓟叶欲相似，功力有殊，并无毒，亦非虎、猫蓟也。大蓟生山谷，根疗痈肿；小蓟生平泽。俱能破血，小蓟不能消肿也。

垣衣：此即古墙北阴青苔衣也，其生石上者名昔邪，一名乌韭。江南少墙，陶故云少见。《本经》云屋上者名屋游，在下品，形并相似，为疗略同。《别录》云主暴风口噤，金疮。

艾叶：《别录》云艾主脓血痢，水煮及丸散任用。

水萍：水萍者有三种：大者名萍，中者曰荇，小者即水上浮萍叶圆。水上小浮萍主火疮。

海藻：又有水松，状如松，疗溪毒。

荭草：此类甚多，今生下湿地，极似马蓼，甚长大。诗称隰有游龙，注云荭草。郭景纯云：即茏古也。

陟厘：此物乃水中苔，今取以为纸，名苔纸，青黄色，体涩。《范东阳方》云水中石上生如毛，绿色者侧梨、陟厘，声相近也。《博物志》上晋武帝嫌繁，命削之，赐华侧理纸万张。陟厘纸也，此纸以水苔为之，溪人语讹，谓之侧理也。

井中苔及萍：废井中多生苔萍，及砖土间生杂草、菜蓝，既解毒，在井中者弥佳，不应复别是一种名井中蓝。井底泥至冷，亦疗汤火灼疮，井华水又服炼法用之。

蓣草：叶圆，似泽泻而小。花青白，亦堪啖，所在有之。（新附）

凫葵：南人名猪，堪食。有名未用条中载也。（新附）

菟葵：苗如石龙芮，叶光泽，花白似梅，茎紫色，煮汁极滑，堪啖。《尔雅·释草》：一名，所在平泽皆有，田间人多识之。（新附）

鳢肠：苗似旋，一名莲子草，所在坑渠间有之。（新附）

蒟酱：西或谓二种。交州、爱州人云蒟酱，人家多种，蔓生，子长大，谓苗为浮留藤，取叶合槟榔食之，辛而香也。又有荜拔，丛生，子细，味辛烈于蒟酱，此当信也。（新附）

百脉根：叶似苜蓿，花黄，根如远志。二月、八月采根，晒干。（新附）

萝摩子：一名芄兰，幽州谓之雀瓢，是女青别名，叶盖相似，叶似女青，故兼名雀瓢。

白药：根名苣。四月抽赤茎，花白，根皮黄。八月叶落，九月枝折，采根，晒干。

怀香子：叶似老胡荽，极细，茎粗，高五、六尺，丛生。（新附）

郁金：此药苗似姜黄，花白质红，末秋出茎，心无实，根黄赤，取四畔子根，去皮火干之。生蜀地及西戎，马药用之。破血而补。胡人谓之马。岭南者有实似小豆蔻，不堪啖。

姜黄：叶、根都似郁金，花春生于根，与苗并出。夏花烂，无子。根有黄、青、白三色。其作之方法，与郁金同尔。西戎人谓之药，其味辛少、苦多，与郁金同，惟花生异尔。

阿魏：苗、叶、根、茎酷似白芷。捣根汁，日煎作饼者为上，截根穿曝干者为次。体性极臭，而能止臭，亦为奇物也。（新附）

大黄：大黄性湿润而易壤蛀，叶、子、茎并似羊蹄，但粗长而浓，其根细者亦似宿羊蹄。其茎味酸，堪生啖，亦以解热，多食不利人。陶称蜀地者不及陇西，误矣。

桔梗：陶引荠苨乱人参，谬矣。且荠苨、桔梗，又有叶差互者，亦有叶三四对者，皆一茎直上，叶既相乱，惟以根有心、无心为别尔。

甘遂：所谓草甘遂者乃蚤休也，疗体全别。真甘遂苗似泽漆，草甘遂苗一茎，茎端六、七叶，如蓖麻、鬼臼叶等。生食一升，亦不能利，大疗痈疽蛇毒。且真甘遂皆以皮赤肉白，作连珠实重者良。亦无皮白者，皮白乃是蚤休，俗名重台也。

葶苈：出彭城者最胜，今近道亦有。母即公荠，子细黄至苦，用之当熬也。

芫华：近道处处有，用之微熬，不可近眼。

荛华：此药苗似胡荽，茎无刺，花细，黄色，四月、五月收，与芫花全不相似也。

旋覆花：一名金沸草，根主风温。旋葍根在上品，陶云：苗似姜，根似高良姜而细，证是旋葍根，今复道从北国来，似川芎，与高良姜全无仿佛尔。

钩吻：野葛生桂州以南，村墟间巷间皆有，彼人通名钩吻，亦谓苗名钩吻、根名野葛。蔓生。人自求死者，取挪使汁出，掬水饮，半日即死，而羊食其苗大肥。物有相伏如此，若巴豆鼠食则肥也。陶云飞鸟不得集之，妄矣，其野葛以时新采者，皮白骨黄，宿根似地骨，嫩根如汉中防己，皮节断者良。正与白花藤根相类，不深别者，颇亦惑之。其新取者，折之无尘气，经年以后，则有尘起，根骨似枸杞，有细孔久者，折之，则尘气从孔中出，令折枸杞根亦然。经言折之青烟起者名固活为良，此亦不达之言也。且黄精直生，如龙胆、泽漆，两叶或四、五叶相对，钩吻蔓生，叶如柳叶。《博物志》云：钩吻叶似凫葵，并非黄精之类。毛茛是有毛，石龙芮何干钩吻？秦中遍访元无物，乃文外浪说耳。

赭魁：赭魁，大者如斗，小者如升，叶似杜衡，蔓所说者，乃土卵尔，不堪药用。梁、汉人名为黄独，蒸食之，非赭魁也。

及已：此草一茎，茎头四叶，叶隙着白花，好生山谷阴虚软地，根似细辛而黑，有毒，入口使人吐，而今以当杜衡非也。疗瘰必须用之。

乌头：此物同苗或有三歧者，然两歧者少。纵天雄、附子有两歧者，仍依本名。如乌头有两歧，即名乌喙，天雄、附子若有两歧者，复云何名之？

天雄：天雄、附子、乌头等，并以蜀道绵州、龙州出者佳。余处纵有造得者，气力劣弱，都不相似。江南来者，全不堪用。陶以三物俱出建平故名之，非也。按国语置堇于肉，注云乌头也。《尔雅》云：芨，堇草。郭注云：乌头苗也，此物本出蜀汉，其本名堇，今讹为建，遂以建平释之。又石龙芮叶似堇草，故名水堇。今复说为水茛，亦作建音，此岂复生建平耶言《本草音义》亦论之。天雄、附子、侧子并同用八月采造。其乌头四月上旬，今云二月采，恐非时也。

侧子：侧子，只是乌头下共附子、天雄同生，小者侧子，与附子皆非正生，谓从乌头旁出也。以小者为侧子，大者为附子，今称附子角为侧子，理必不然。若当阳以下，江左及山南嵩高、齐、鲁间，附子时复有角如大豆许。襄州以上剑南所出者，附子之角，曾微黍粟，持此为用，诚亦难充。比来京下，皆用细附子有效，未尝取角，若然，方须八角附子，应言八角侧子，言取角用，不近人情也。

羊踯躅：于栀子注中云：是踯躅，子名玉支，非也。花亦不似鹿葱，正似旋葍花黄色也。

茵芋：好者出彭城，今近道亦有。茎叶状如莽草而细软耳，取用之皆连细茎。方用甚稀，惟以合疗风酒散用之。

射干：此即是乌翣根，庭坛多种之，黄色，亦疗毒肿。方多作夜干字，今射亦作夜音，乃言其叶是鸢尾，而复有鸢头，此盖相似尔，恐非。乌翣，即其叶名矣。又别有射干，相似而花白茎长，似射人之执竿者。故阮公诗云：射干临增城。此不入药用，根亦无块，惟有其质。根即鸢头也。陶说由跋，都论此耳。

鸢尾：此草叶似夜干而阔短，不抽长茎，花紫碧色，根有小毒，嚼之戟人咽喉，与夜干全别。人家亦种，所在有之。夜干花红，抽茎长，根黄有臼。今陶云由跋，正说鸢尾根茎也。

贯众：近道亦有，叶如大蕨，其根形色毛芒全似老鸱头，故呼为草鸱头也。

半夏：半夏所在皆有，生泽中者，名羊眼来互相用，功状殊异，问南人说：苗三事混淆，陶竟不识。

由跋根：由跋根，寻陶所注，乃是鸢尾根，即鸢头也。由跋今南人以为半夏，顿尔乖越，非惟不识半夏，亦不知由跋与鸢尾耳。

虎掌：此药是由跋宿者，其苗一茎，茎头一叶，枝丫夹茎。根大者如拳，小者若卵，都似扁柿，四畔有圆牙，看如虎掌，故有此名。其由跋是新根，犹大于半夏二三倍，但四畔无子牙耳。陶云虎掌似半夏，也即由跋，以由跋为半夏，释由跋苗全说鸢尾，南人至今尤用由跋为半夏也。

莨菪：子形颇似五味核而极小。惟入疗癫狂方用，寻此乃不可多食过剂耳。久服自无嫌，通神健行，足为大益，而《仙经》不见用之，今方家多作莨蓎也。

蜀漆：此草晒干，微萎则把束曝使燥，色青白堪用，若阴干便黑烂郁坏矣。陶云作丸，此乃椋饼，非蜀漆也。

恒山：恒山叶似茗狭长，茎花，青萼。五月结实，青圆。三子为房。生山谷间，高者不过三、四尺。

青葙子：此草苗高尺许，叶细软，花紫白色，实作角，子黑而扁光，似苋实而大，生下湿地，四月、五月采。荆襄人名为昆仑草，捣汁单服，大疗温疠蜃也。

牙子：近道处处有，其根牙亦似兽之牙齿也。

白蔹：近道处处有之，作藤生，根如白芷，破片以竹穿之晒干。生取根捣，敷痈肿亦效。此根似天门冬，一株下有十许根，皮赤黑，肉白，如芍药，殊不似白芷。

白及：此物山野人患手足皲拆，嚼以涂之有效。

蛇全：即是蛇衔。当用细叶黄花者，处处有之。亦生黄土地，不必皆生石上也。全字乃是合字。陶见误本。宜改为含。含、衔义同，见古本草也。

草蒿：一名青蒿，一名方溃。生处处有之，即今青蒿，人亦取杂香菜食之。此蒿生挪敷金疮，大止血、生肉，止疼痛良。

菌：一名藿芦。出渤海芦苇泽中，咸卤地自然有此菌尔，亦非是轻虚，表裹相似，与众菌不同，疗蛔虫有效。

连翘：今用茎连花实也。此物有两种：大翘叶狭长如水苏，花黄可爱，生下湿地，着子似椿实之未开者，作房，翘出众草；小翘生岗原之上，叶花实皆似大翘而小细，山南人并用之。今京下惟用大翘子，不用茎花也。

白头翁：近根处有白茸，状似人白头，故以为名。方用亦疗毒痢。其叶似芍药而大，抽一茎。茎头一花，紫色，似木堇花。实，大者如鸡子，白毛寸余，皆披下似虆头，正似言近根有白茸，陶似不识。太常所贮蔓生者，乃是女萎。其白头翁根，甚疗毒痢，似续断而扁。

葀茹：出高丽，色黄。初断时汁出凝黑如漆，故云漆头。次出近道，名草葀茹，色白，皆烧铁烁头令黑，以当漆头，非真也。叶似大戟，花黄，二月便生。根苦微寒。主面目通身漆疮。处处有之，伧人取茎生食之。五月五日采，曝干，烧作灰，以疗金疮，甚验。今人以为漏芦，非也。

羊桃：此物多生沟渠隍堑之间，人取煮以洗风痒及诸疮肿，极效。剑南人名细子根。

羊蹄：实味苦涩性平无毒，主赤白杂痢。根味辛苦有小毒，疗虫毒，山野平泽处处有。

鹿藿：葛根之苗，又一名鹿藿。此草所在有之，苗似豌豆，有蔓而长大，人取以为菜，亦微有豆气，名为鹿豆也。

牛扁：牛疫代代不无用之。既要牛医家应用而亦无知者。此药似三堇、石龙芮等，根如秦艽而细。生平泽下湿地，田野人名为牛扁。疗牛虱甚效。太常贮名扁特，或名扁毒。

陆英：此即蒴藋是也。后人不识，浪出蒴藋条。此叶似芹及接骨花，亦一类，故芹名水英，此名陆英，接骨树名木英，此三英也。花叶并相似。

荩草：此草叶似竹而细薄，茎亦圆小。生平泽溪涧之侧，荆襄人煮以染黄，色极鲜好，洗疮有效。俗名绿蓐草，《尔雅》所谓王刍者也。

夏枯草：生平泽，叶似旋复，首春即生，四月穗出，其花紫白似丹参花，五月便枯。

乌韭：垣衣亦名乌韭，而为疗异，非是此种类也。此物即石衣也，亦曰石苔，又名石发，生岩石阴不见日处，与卷柏相类也。

蚤休：今谓重楼者是也。一名重台，南人名草甘遂，苗似王孙、鬼臼等，有二三层。根如肥大菖

蒲，细肌脆白，醋摩疗痈肿，敷蛇毒有效。

虎杖根：状如大马蓼，茎斑而叶圆。极主暴瘕，酒渍根服之也。

石长生：是细细草叶，花紫色尔。南中多生石岩下，叶如光漆，高尺余，不与余草杂也。今市人用黔筋草为之，叶似青葙，茎细劲紫色，今太常用者是也。

鼠尾草：田野甚多，人采作滋染皂。又用疗下服之。今人亦用作饮。

马鞭草：村墟陌甚多。茎似细辛，花紫色，叶微似蓬蒿也。苗似野狼牙及茺蔚，抽三、四穗、紫花，似车前，穗类鞭鞘，故名马鞭，都不似蓬蒿也。

马勃：俗人呼为马屁勃，紫色虚软，状如狗肺，弹之粉出，敷诸疮用之，甚良也。

鸡肠草：人家园庭亦有此草，小儿取挪汁，以挦蜘蛛网，至粘；可掇蝉，疗蠼螋溺也。

蛇莓汁：园野亦多。子赤色、极似莓，而不堪啖，人亦无服此为药者。疗溪毒、射工、伤寒大热，甚良。

苎根：即今绩苎尔。《别录》云根安胎，贴热丹毒肿，有效。沤苎汁，主消渴也。

菰根：菰根亦如芦根，冷利复甚也。

野狼跋子：形扁扁尔，捣以杂米投水中，鱼无大小皆浮出而死。人用苦酒摩疗疥亦效。京下呼黄环子，亦谓度谷，一名就葛。陶云出交广，今交广送入太常正是黄环子，非余物尔。

蒴藋：田野墟村中甚多，绝疗风痹痒痛，多用薄洗，不堪入服，亦有酒渍根稍饮之者。蜀人谓乌头苗为堇草。《药对》及古方无蒴藋，惟言陆英也。

弓弩弦：产难取弓弩弦以缚腰；及烧弩牙令赤，内酒中饮之，皆取发放快速之义也。

舂杵头细糠：食猝噎不下，刮取含之即去，亦是舂捣义尔。

败蒲席：席、荐一也，皆人卧之，以得人气为佳也。青、齐间人，谓蒲荐为蒲席，亦曰蒲盖。山南、江左机上织者为席，席下重浓者为荐。当以人卧久者为佳，不论荐、席也。

败船茹：此是大艑舵刮竹菇，以捏漏处者，取干煮之，亦烧作屑服之。

败鼓皮：此用穿败者，烧作屑水和服之。病患即唤蛊主姓名，仍往令其呼取蛊便瘥。

败天公：此是人所戴竹笠之败者也，取上竹

烧,酒服之。

半天河:此竹篱头水也,及空树中水皆可饮,并洗诸疮用之。

地浆:此掘地作坎,以水沃其中,搅令浊,俄顷取之,以解中诸毒。山中有毒菌,人不识,煮食之,无不死。又枫树菌,食之令人笑不止,惟饮土浆皆瘥,余药不能救矣。

屋游:此瓦屋上青苔衣,剥取煮服之。

赤地利:叶似萝摩,蔓生,根皮赤黑,肉黄赤。二月、八月采根,晒干。(新附)

赤车使者:苗似香莱、兰香,叶、茎赤,根紫赤色,生溪谷之阴,出襄州。

刘寄奴草:茎似艾蒿,长三四尺,叶似兰草,尖长,子似稗而细,一茎上有数穗。

三白草:叶如水荭,亦似蕺,又似菝葜,叶上有三黑点,非白也,古人秘之,隐黑为白尔。高尺许,根如芹根,黄白色而粗大。(新附)

牵牛子:此花似旋覆花作碧色,又不黄,不似扁豆,其三白草有三黑点,非白也,古人秘之,隐黑为白尔。陶不见,但闻而传之,谓实白点。

猪膏莓:叶似苍耳,茎圆有毛,生下湿地,所在皆有。一名虎膏,一名狗膏。生平泽。

紫葛:苗似葡萄,根紫色,大者径二三寸,苗长丈许。

蓖麻子:此人间所种者,叶似大麻叶而甚大,其子如蜱,又名草麻。今胡中来者茎赤,树高丈余,子大如皂荚核,用之益良。油涂叶炙热熨囟上,止衄尤验也。

茵草:叶似草麻而小薄,蔓生,有细刺。俗名葛葎蔓。古方亦时用之。

格注草:叶似蕨,根紫色若紫草根,一株有二十许。

独行根:蔓生,叶似萝摩,其子如桃李,枯则头四开,悬草木上。其根扁长尺许,作葛根气,亦似汉防己。生古堤城旁,山南名为土青木香,疗疔肿大效。一名兜零根。(新附)

狗舌草:叶似车前,无文理,抽茎,花黄白细,丛生渠堑湿地。(新附)

乌敛莓:蔓生,叶似白蔹,生平泽。(新附)

豨莶:味苦,寒,有小毒。主热匿烦满,不能食。生捣汁,服三四合,多则令人吐。叶似酸浆而狭长,花黄白色,一名火杴,田野皆识之。(新附)

野狼毒:此物与防葵,都不同类,生处又别。野狼毒今出秦州、成州,秦亭故在二州之界,其太山、汉中亦不闻有。且秦陇寒地,元无蝮蛇,复云数亩地生,蝮蛇食其根,谬矣。

鬼臼:此药生深山岩石之阴。叶如蓖麻、重楼辈。根肉皮须并似射干。今俗用皆是射干,及江南别送一物,非真者。今荆州当阳县、硖州远安县、襄州荆山县山中并有之,极难得也。

芦根:此草根疗呕逆不下食,胃中热,伤寒患者弥良。其花名蓬蕽,水煮汁服主霍乱。

甘蔗根:五叶即为乌敛草也。其甘蔗根,味甘寒,无毒。捣汁服主产后血胀闷,敷肿,去热毒,亦效。岭南者子大,味甘冷,不益人。北间但有花汁无实。

萹蓄:处处有,布地生,花节间白,叶细绿,人呼为萹竹。煮汁与小儿饮,疗蛔虫有验。

酢浆草:叶如细萍,丛生,茎头有三叶。一名醋母草,一名鸠酸草。(新附)

实:作苘字,人取皮为索者。(新附)

蒲公草:主妇人乳痈肿。一名构耨草,叶似苦苣,花黄,断有白汁,人皆啖之。(新附)

商陆:切生根杂生鲤鱼煮作汤疗水肿。其实亦入神药。花名花,优良。此有赤白二种,白者入药用,赤者贴肿外用。若服之伤人,乃至痢血不已而死也。

女青:此草即雀瓢也,叶似萝摩,两叶相对。其蛇衔根都非其类。若是蛇衔根,何得苗生益州,根在朱崖,相去万里余也?《别录》云雀瓢白汁主虫蛇毒,即女青苗汁也。

水蓼:叶似蓼,茎赤,味辛,生下湿水旁。(新附)

角蒿:叶似白蒿,花如瞿麦,红赤可爱,子似王不留行,墨色作角,七月、八月采。

昨叶何草:叶似蓬,高尺余,远望如松栽,生年久瓦屋上。(新附)

白附子:此物本出高丽,今出州以西,形似天雄,《本经》出蜀郡,今不复有。凉州者,生沙中,独茎,似鼠尾草,叶生穗间。

鹤虱:子似蓬蒿子而细,合叶、茎用之,胡名鹄虱。(新附)

甑带灰:主腹胀痛,脱肛。煮汁服,主胃反,小便失禁不通,及淋,中恶,尸疰,金创刃不出。

屐鼻绳灰：水服，主噎哽，心痛，胸满。（新附）

故麻鞋底：水煮汁服之，解紫石英发毒，又主霍乱吐下不止，及解食牛马肉毒、腹胀、吐痢不止者。

雀麦：一名燕麦。生故墟野林下，叶似麦。

茯苓：马刀为茯苓使，间字草书似刀字，写人不识，讹为马间耳。陶云马茎，谬矣。

琥珀：古来相传云，松脂千年为茯苓，又千年为琥珀，又千年为瑿。然二物烧之，皆有松气，为用与琥珀同，补心安神，破血尤善。状似玄玉而轻，出西戎碛中得者，大则方尺，黑润而轻，烧作腥臭，高昌人名为木瑿，谓玄玉为石瑿。洪州土石间得者，烧作松气，破血生肌，与琥珀同。见风拆破，不堪为器量。此二种及琥珀，或非松脂所为也。有此差舛，今略论之。

松脂：松花名松黄，拂取似蒲黄，正尔酒服轻身，疗病云胜皮、叶及脂。其子味甚甘，经直云味苦，非也。松取枝烧其上，下承取汁名淄，主牛马疮疥为佳。树皮绿衣名艾纳，合和诸香烧之，其烟团聚，青白可爱也。

柏实：柏枝节，煮以酿酒，主风痹、历节风。烧取淄，疗病疥及癞疮尤良。今子仁唯出陕州、宜州为胜。太山无复采者也。

菌桂：菌者竹名。古方用筒桂者是，故云三重者良。其筒桂亦有二三重卷者，叶似柿叶，中三道文，肌理紧薄如竹，大枝小枝皮俱是菌桂。

牡桂：《尔雅》云：木牡桂，即今木桂，及单名桂者，是也。此桂花子与菌桂同，唯叶倍长，大小枝皮俱名牡桂。然大枝皮肌理粗虚如木兰，肉少味薄，不及小枝皮也。小枝皮肉多，半卷。中必皱起，味辛美。一名肉桂，一名桂枝，一名桂心。出融州、柳州、交州甚良。

桂：桂有二种，唯皮稍不同，若菌桂老皮坚板无肉，全不堪用。其小枝皮薄卷，乃二三重者，或名菌桂，或名筒桂。其牡桂嫩枝皮名为肉桂，亦名桂枝。其老者名牡桂，亦名木桂，得人参等良。本是菌桂，剩出单桂条，陶为深误矣。

杜仲：状如浓朴，折之多白丝为佳。用之薄削去上甲皮横理，切令丝断也。

枫香脂：树高硕，叶三角，商洛之间多有。五月斫树为坎，十一月采脂。

干漆：广州漆性急易燥。其诸处漆桶上盖裹，自然有干者，状如蜂房，孔孔隔者为佳。生漆毒烈，人以鸡子白和服之，去虫。犹有啮肠胃者，畏漆人乃致死。外气亦能使身肉疮肿。

蔓荆实：此荆子今人呼为牡荆子者是也。其蔓荆子大，故呼牡荆子为小荆；实亦等者，言其功与蔓荆同也。蔓荆苗蔓生，故名蔓荆。生水滨，叶似杏叶而细，茎子为牡荆子也。

牡荆实：此即作棰杖荆是也。实细黄黑色，茎劲作树，不为蔓生，故称之为牡，非无实之谓也。今生出乃是蔓荆，将以附此条后，陶为误矣。《别录》云：荆叶，味苦，平，无毒。主久痢、霍乱、转筋、血淋，下部疮湿薑。薄脚，主脚气肿满。其根，味甘、苦，平，无毒。水煮服，主心风、头风、肢体诸风，解肌发汗。有青赤二种，赤者为佳。出《类聚方》，今医相承，多以牡荆为蔓荆，此极误也。

女贞实：女贞叶，似枸骨及冬青树等，其实九月熟黑，似牛李子。陶云与秦皮为表里，误矣。然秦皮叶细冬枯，女真叶大冬茂，殊非类也。

桑上寄生：寄生槲、榉柳、水杨、枫等树上，子黄，大如小枣子，唯虢州有桑上者。子汁甚粘，核大如小豆，叶无阴阳，如细柳叶而浓肌，茎粗短，江南人相承用为续断，殊不相关。且寄生实，九月始熟而黄，今称五月实赤，大如小豆，此是陶未见之。

蕤核：今从北方来，云出彭城间，形如乌豆大，圆而扁，有文理，状似胡桃桃核，今人皆合壳用为分两，此乃应破取仁秤之。医方唯以疗眼，《仙经》以合守中丸也。

五加：东间弥多，四叶者亦好，煮根茎酿酒，至益人，道家用此作灰，亦以煮石与地榆，并有秘法。加字或作家字者也。

沉香、熏陆香、鸡舌香、藿香、詹糖香、枫香并：沉香、青桂、鸡骨、马蹄、笺香等，同是一树，叶似橘叶，花白，子似槟榔，大如桑椹，紫色而味辛。树皮青色，木似榉柳。熏陆香，形似白胶，出天竺、单于国。鸡舌香，树叶及皮并似栗，花如梅花，子似枣核，此雌树也，不入香用。其雄树虽花不实，采花酿之，以成香，出昆仑及交、爱以南。詹糖树似橘，煎枝叶为香，似沙糖而黑，出交、广以南。又有丁香根，味辛，温，主风毒诸肿。此别一种树，叶似栎，高数丈，凌冬不凋，唯根堪疗风热毒肿，不入心腹之用，非鸡舌也。詹糖香，疗恶疮，去恶气，生晋安。

柏木：出邵陵者，薄色深为胜，出东山者浓重而色浅。其根于道家入木芝品，今人不知取服之。又有一种小树，状如石榴。其皮黄而苦，俗呼为子柏，亦主口疮。又一种小树，至多刺，皮亦黄，亦主口疮。子柏，一名山石榴，子似女贞，皮白不黄，亦名小柏，所在皆有。今云皮黄，恐谬矣。案今俗用子柏，皆多刺小树，名刺柏，非小柏也。

辛荑：出丹阳近道，形如桃子，小所呼辛荑者也。此是树花未开时收之，正月、二月好采。今见用者，是其言九月采实者，恐误。其树大，连合抱高数仞，叶大于柿叶，所在皆有。实臭，不任药也。方云去毛，用其心，然难得，而滋人面。此用花开者易得，而且香。

木兰：木兰叶似菌桂叶，其叶气味辛香，不及桂也。

榆皮：榆三月实熟，寻即落矣，今称八月采实，恐《本经》误也。

酸枣：此即枣实也，树大如大枣，实无常形，但大枣中味酸者是。《本经》唯用实，疗不得眠，不言用仁。今方用其仁，补中益气。自补中益肝以下，此为酸枣仁之功能。又于下品白棘条中，复云用其实。今医以棘实为酸枣，大误矣。

槐实：八月断槐大枝，使生嫩蘖，煮汁酿酒，疗大风痿痹甚效。槐耳味苦、辛，平，无毒。主五痔心痛，女人阴中痒痛。槐树菌也，当取坚如桑耳者。枝炮熨止蝎毒也。

楮实：即今谷树子也，仙方采捣取汁和丹用，亦干服，使人通神见鬼。南人呼谷纸，亦为楮纸，作褚音。武陵人作谷皮衣，又甚坚好耳也。

枸杞：今出堂邑，而石头烽火楼下最多。其叶可作羹，味小苦。俗谚云：去家千里，勿食萝摩、枸，强盛阴道也。萝摩一名苦丸，叶浓大作藤生，摘有白乳汁，人家多种之，可生啖，亦蒸煮食也。枸杞根、实，为服食家用，其说乃甚美，仙人之杖，远自有旨乎也。

苏合：此香从西域及昆仑来，紫赤色，与紫真檀相似，坚实，极芬香，惟重如石，烧之灰白者好。云是狮子屎，此是胡人诳言，陶不悟之，犹以为疑也。

橘柚：柚皮浓，味甘，不如橘皮味辛而苦，其肉亦如橘，有甘有酸，酸者名胡甘。今俗人或谓橙为柚，非也。

龙眼：益智，似连翘子，头未开者，味甘、辛，殊不似槟榔。其苗、叶、花、根与豆蔻无别，唯子小耳。龙眼一名益智，而益智非龙眼也。其龙眼树，似荔枝，叶若林檎，花白色，子如槟榔，有鳞甲，大如雀卵，味甘酸。

竹叶：竹类甚多，此前一条云是䇹竹，次用淡苦尔。又一种薄壳者，名甘竹叶，最胜。又有实中竹、笙竹，并以笋为佳，于药无用。凡取竹沥，惟用淡竹耳。竹实出蓝田，江东乃有花而无实，故凤鸟不至。而顷来斑斑有实，实状如小麦，堪可为饭。

枳实：枳实，晒干乃得，阴便湿烂也。用当去核及中瓤乃佳。今云用枳壳乃尔。若称枳实，须合核瓤用者，殊不然也，误矣。

山茱萸：今出近道诸山中大树，子初熟未干，赤色，如胡颓子，亦可啖。既干后，皮甚薄，当合核为用也。

吴茱萸：《尔雅·释木》云：椒榝丑梂丑。陆氏《草木疏》云：椒榝属亦有榝名，陶误也。

秦皮：此树似檀。叶细，皮有白点而不粗错。取皮水渍便碧色，书纸看皆青色者是。俗见味苦，名为苦树，亦用皮，疗眼有效。以叶似檀，故名石檀也。

栀子：解玉支毒。处处有，亦两三种小异，以七道者为良。经霜乃取之。今皆入染用，于药甚希。玉支即踯躅萌也。

槟榔：槟榔，茮者极大，停数日便烂。今入北来者，皆先灰汁煮熟，仍火熏使干，始堪停久，其中仁，主腹胀，生捣末服，利水谷道，敷疮生肌肉，止痛。烧为灰，主口吻白疮。

合欢：此树，生叶似皂荚槐等，极细，五月花发，红白色，所在山涧中有之。今东西京第宅山池间亦有种者，名曰合欢，或曰合昏。秋实作荚，子极薄细。

秦椒：秦椒树，叶及茎、子，都似蜀椒，但味短，实细。蓝田南、秦岭间大有也。

卫矛：其茎有三羽，状如箭羽，俗皆呼为鬼箭。而为用甚希，用之削取皮及羽也。

紫葳：此即陵霄也，花及茎叶俱用。一名陵苕，一名瞿麦，皆《本经》所载。若瞿麦根为紫葳，紫葳何得复用茎叶。体性既与瞿麦乖异，生处亦不相关。郭云陵霄，此为真说也。

芜荑：今唯出高丽，状如榆荚，气臭如狄，彼人皆以作酱食之。性杀虫,以置物中,亦辟蛀。但患其臭耳。《尔雅》云芜荑一名菽藕,今名蔽蘠,字之误也。出延州、同州者最好。

食茱萸:功用与吴茱萸同,少为劣耳。皮薄开口者是,虽名为实,而不堪啖。(新附)

椋子木:叶似柿,两叶相当,子细圆,如牛李子,生青、熟黑。其木坚重,煮汁赤色。《尔雅》云:椋,即来是也。郭注云:椋,材中车辋。(新附)

每始王木:藤生,绕树木上生,叶似萝摩叶。二月、八月采。(新附)

折伤木:藤生,绕树上,叶似茵草叶而光浓。八月、九月采茎,晒干。(新附)

茗、苦茶:树小如栀子,冬生叶,可煮作羹饮。今呼早采者为茶,晚取者为茗,一名荈,蜀人名之苦茶,生山南汉中山谷。(新附)

桑耳:柠耳,人常食;槐耳,用疗痔;榆、柳、桑耳,此为五耳,软者并堪啖。桑椹,味甘、寒,无毒,单食,主消渴;叶,味苦、甘、寒,有小毒。水煎灰等,同灭痣疵黑子,蚀恶肉。煮小豆,大下水胀。敷金创止血,生肌也。

菘萝:东山甚多,生杂树上,而以松上者为真。《毛诗》云:茑与女萝,施于松上。茑是寄生,今以桑上者为真,不用松上者,此互有异同耳。

白棘:今人用天门冬苗代之,非真也。白棘,茎白如粉塑子,叶与赤棘同,棘林中时复有之,亦为难得也。

棘刺花:棘有类非一。后条用花,斯不足怪。天门冬苗一名颠棘,南人取以代棘针,陶亦不许,今用棘刺,当取白者为胜。花即棘花,定无别物。然刺有两种,有钩、有直,补益用直者,疗肿宜取钩者。又云枣针宜在枣部。南人昧于枣、棘之别,所以同在棘条中也。

安息香:出西戎,似松脂,黄黑色为块,新者亦柔韧。

龙脑香及膏香:树形似杉木,言婆律膏是树根下清脂,龙脑是树根中干脂。子似豆蔻。皮有甲错,香似龙脑,旧云出婆律国,药以国为名也。亦言即杉脂也。江南有杉木,未经试造,或方土无脂,尤甘蕉比闻花而无实耳。

摩勒:树叶细,似合欢,花黄,子似李、柰,青黄色,核圆作六七棱,仁亦入药用。

毗梨勒:树似胡桃,子形亦似胡桃,核似诃黎勒而圆短无棱,用之亦同法。

黄环:此物襄阳巴西人谓之就葛,作藤生,根亦葛类。所云似防己,作车辐理解者,近之。人取葛根,误得食之,吐利不止,用土浆解乃瘥,此真黄环也。《本经》用根,今云大戟花,非也。谓其子名野狼跋子,今太常科剑南来者,乃鸡屎葛根,非也。

石南草:此草叶似茵草,凌冬不凋,以叶细者为良。关中者好,为疗风邪丸散之要。其江山以南者,长大如枇杷叶,无气味,殊不任用,今医家不复用实也。

巴豆:树高丈余,叶似樱桃叶,头微尖,十二月叶渐凋,至四月落尽,五月叶渐生,七月花,八月结实,九月成,十月采其子,三枚共蒂,各有壳裹。出眉州、嘉州者良。

蜀椒:椒目味苦性寒无毒。主水腹胀满,利小便。今椒出金州西域者,最善。

莽草:叶青新烈者良。人用捣以和米内水中,鱼吞即死浮出,人取食之无妨。莽草,字亦有作茵字,今俗呼为茵草也。

郁核:味酸,平,无毒。主大腹水肿,面目四肢浮肿,利小便水道。根主齿龈肿、龋齿,坚齿,去白虫。一名爵李,一名车下李,一名棣。

鼠李:此药一名赵李,一名皂李,一名乌槎树。皮主诸疮寒热毒痹。子主牛马六畜疮中虫,或生捣敷之,或和脂涂皆效。子味苦,能下血及碎肉,除疝瘕积冷气,皮子俱有小毒。

栾华:此树叶似木槿而薄细,花黄似槐少长大,子壳似酸浆,其中有实,如熟豌豆,圆黑坚硬,堪为数珠者是也。五月、六月花可收,南人取合黄连作煎,疗目赤烂大效。

杉材:杉材木,水煮汁。浸捋脚气肿满,服之疗心腹胀痛,去恶气。

楠材:削作柿,煮服之,穷无他药,用此。

榧实:此物是虫部中彼子也。《尔雅》云:彼杉也,其树大连抱,高数仞,叶似杉,其树如柏,作松理,肌细软,堪为器用也。

蔓椒:俗呼为樛,似椒,小不香尔,一名豨杀,可以蒸病出汗也。

钓樟根皮:钓樟,生柳州山谷,树高丈余,叶似楠叶而尖长,背有赤毛,若枇杷叶。

雷丸:雷丸是竹之苓也,无有苗蔓,皆零出,无相连者。今出房州、金州。

溲疏：溲疏，形似空疏，树高丈许，白皮，其子八月、九月熟，色赤，似枸杞子，味苦，必两两相并，与空疏不同。空疏一名杨栌，子为荚，不似溲疏。

举树皮：此树，所在皆有，多生溪涧水侧。叶抱，高数仞，皮极粗浓，殊不似檀。俗人取煮汁，以疗水气断下利，取嫩叶，捼贴火烂疮有效也。

水杨叶：此陶注柳者是。（新附）

栾荆：俗方大用之而本草不载。但有栾花，功用又别，非此花也。其茎、叶都似石南，干亦反卷，经冬不死，叶上有细黑点者，真也。雍州所用者是，而洛州乃用石荆当之，非也。

小柏：其树枝叶与石榴无别，但花异，子细黑圆如牛李子耳。生山石间，所在皆有，襄阳岘山东者为良。陶于柏木附见二种，其一是此。陶云皮黄，其树乃皮白，今太常所贮乃叶多刺者，名白刺柏，非小柏也。

荚蒾：陆机《草木疏》：名击迷，一名羿先，盖檀、榆之类也，所在山谷有之。（新附）

钩藤：出建平，亦作吊藤字，惟疗小儿，不入余方。有刺，形若钓钩者是。

药实根：此药子也，当今盛用，胡名那绽，出通州、渝州。《本经》用根，恐误载根字。子味辛性平无毒。主破血，止利，消肿，除蛊注蛇毒。子肉味酸甘，用其核仁也。

皂荚：此物有三种，猪牙皂荚最下，其形曲戾而无润，若长六七寸，圆浓节促直者，皮薄多肉，味浓，大好。

楝实：此物有两种，有雄有雌。雄者根赤，无子，有毒，服之多使人吐不能止，时有至死者。雌者根白，有子，微毒，用当取雌者。

柳华：柳与水杨全不相似。水杨叶圆阔而赤，枝条短硬；柳叶狭长，青绿，枝条长软。此论用柳，不载水杨。水杨亦有疗能，本草不录。树枝及木中虫屑、枝皮，味苦，寒，无毒。主痰热淋，可为吐汤，煮洗风肿痒。酒煮含，主齿痛。木中虫屑可为浴汤，主风瘙痒瘾疹，大效。此人间柳树是也。陶云水杨非灸疮。

桐叶：古本草：桐花饲猪，肥大三倍。今云敷疮，恐误矣，岂有故破伤猪，敷桐花者。

梓白皮：此三树，花叶取以饲猪，并能肥大，且易养。今见《李氏本草》及《博物志》，但云饲猪使肥。今云敷猪疮并误讹也。《别录》蚀疮，汤浴之。

并封敷嫩叶，主烂疮也。

接骨木：叶如陆英，花亦相似。但作树高一二丈许，木轻虚无心。斫枝插便生，人家亦种之。一名木蒴藋，所在皆有之。（新附）

木天蓼：作藤蔓，叶似柘，花白，子如枣许，无定形。中穰似茄子，味辛，取之当姜蓼。其苗藤切以酒浸服，或以酿酒，去风冷、癥癖，大效。所在皆有，今出安州、申州。（新附）

乌臼木根皮：树高数仞，叶似梨、杏，花黄白，子黑色。（新附）

赤爪草：小树生高五、六尺，叶似香，子似虎掌爪，大如小林檎，赤色。

诃黎勒：树似木，花白，子形似栀子，青黄色，皮肉相着。水磨或散水服之。（新附）

枫柳皮：叶似槐，茎赤，根黄，子六月熟，绿色而细。剥取其茎皮用之。（新附）

卖子木：其叶似柿，出剑南邛州。（新附）

大空：根皮赤，叶似楮，小圆浓。作小树，抽条高六、七尺。出襄州山谷，所在亦有，秦陇人名为揭空。（新附）

紫真檀木：俗人磨以涂风毒、诸肿，亦效，然不及青木香。又主金创，止血，亦疗淋用之。此物出昆仑盘盘国，惟不生中华，人间遍有之。

椿木叶：二树形相似，樗木疏，椿木实，为别也。（新附）

胡椒：生西戎，形如鼠李子。调食用之，味甚辛美，而芳香不及蜀椒。（新附）

橡实：一以栎为胜。所在山谷中皆有。（新附）

无食子：云生沙碛间，树似柽。（新附）

杨栌木：生篱垣间。一名空疏，所在皆有。（新附）

龙骨：龙骨，今并出晋地，生硬者不好，五色具者良。其青、黄、赤、白、黑，亦应随色与腑脏相会，如五芝、五石英、五石脂等辈。而《本经》不论，莫知所以。

牛黄：牛黄，今出莱州、密州、淄州、青州、嶲州、戎州。牛有黄者，必多吼唤喝，拍而得之，谓之生黄，最佳。黄有慢黄若鸡卵中黄糊，在肝胆间；圆黄为块形，有大小，并在肝胆中，多生于瓂特牛，其吴牛未闻有黄也。

麝香：香多被破杂蛮，犹差于益州。益州香形扁取其血膜,亦杂以余物。大都亦有精粗,破当门沸起良久亦好。今唯得活者,自看取之,必当全真耳。生香人云是其精溺凝作之,殊不尔。射夏月食蛇虫多,至寒香满,入春患急痛,自以脚剔出,着屎溺中覆之,皆有常处。人有遇得,乃至一斗五升也。用此香乃胜杀取者。带麝非但香,亦辟恶。以真者一子,置头间枕之,辟恶梦及尸疰鬼气。

人乳汁:《别录》云:首生男乳,疗目赤痛多泪,解独肝牛肉毒,如合豉浓汁服之,神效。又取和雀屎,去目赤努肉。

髪:此发皮根也,年久者用之神效。即发字误矣,既有乱发及头垢,则阙发明矣。又头垢功劣于发皮,犹去病用陈久者梳及船茹、败天公、蒲席皆此例也。甄立言作,亦也,检字书无髪字,但有发鬒。鬒,发美貌,作丘权音,有声无质,则髪为真矣。

乱发:乱发灰,疗转胞,小便不通,赤白利,哽噎,鼻衄,狐尿刺,尸疰,疗肿,骨疽,杂疮,古方用之。陶弘景但知字书无字,竟不悟髪误为发也。

头垢:术云头垢浮针,以肥腻故耳。今当用悦泽人者。其垢可丸,亦主噎,又疗劳复也。

人屎:人屎主诸毒、猝恶热黄闷欲死者。新者最效,须以水和服之。其干者,烧之烟绝,水渍饮汁,名破棺汤。主伤寒热毒、炙热,水渍饮弥善。破疗肿,开以新者封之一日,根烂。尿,主猝血攻心,被打内有瘀血,煎服之,一亦主久嗽上气失声。尿白,烧研末,主紧唇疮。尿坑中竹木,主小儿齿不生,正旦刮涂之即生。

马乳:马乳与驴乳性同冷利,止渴疗热,马乳作酪,弥应酷冷,江南无马乳,故陶不委言之。驴乳,疗微热黄,小儿热惊、邪气,服之亦利。胡言马酪性温,饮之消肉。当以物类自相制伏,不拘冷热也。

牛乳:水牛乳,云造石蜜须之,言作酪浓浓,味胜牛。牛乳,性平,生饮令人痢,熟饮令人口干,微似温也。

羊乳:北人肥健,不啖咸腥,方土使然,何关言。

酪酥:酥掐酪作之,其性犹与酪异,今通言功,恐是陶之未达。然酥有牛酥羊酥,而牛酥胜于羊酥,其牛复优于家牛也。

熊脂:疗时气热盛变为黄胆、暑月久痢,疳䘌,

心痛,住忤。脑,疗诸聋。血,疗小儿客忤。脂,长发令黑,悦泽人面;酒炼服之,瘑风痹。凡言膏者,皆脂消以后之名,背上不得言膏。左传义云膏肓者,乃是鬲盲文误有此名,陶言背膏,同于旧说也。

白胶:麋鹿角胶,但煮取浓汁重煎,即为胶矣,何至使烂也,求烂亦不难,当是未见煮胶,谬为此说耳。

阿胶:凡三种:清薄者,书画用;浓而清者,名为盆覆胶,作药用之,用之皆火炙,丸散须极燥,入汤微炙尔;浊黑者,可胶物用,不入药也。用一片鹿角即成胶,不尔不成也。

醍醐:此酥之精液也,好酥一石有三、四升醍醐,熟杵炼,贮器中,待凝,穿中至底便津出得之。陶云:黄白为饼,此乃未达之言。(新附)

底野迦:云用诸胆作之,状似久坏丸药,赤黑色。胡人时将至此,亦甚珍贵,试用有效。

酪:牛、羊、马、水牛乳,并可作酪,水牛乳作者浓浓,味胜牸牛。马乳作酪性冷,驴乳尤冷,不堪作酪。

犀角:犀有两角,鼻上者为良,通天犀者,即水犀,云夜露不濡,尤是前说。有人以犀为蠹,死于野中,飞鸟翔而不集,谬矣。此心为剑簪耳,此人冠蠹,则是贵人,当有左右,何得野死?从令喻说,足为难信。光是雌犀,文理细腻,斑白分明,俗谓斑犀,服用为上,然充药不如雄犀也。

羚羊角:又有山驴,大如鹿,皮堪靴用,有两角,角大小如山羊角,前言其一边有蹙文,又疏慢者是此也,陶不识谓之山羊误矣。二种并不入药,而俗人亦用山驴角者,今用细如人指,长四、五寸,蹙文细者,南山商浙间大有,梁州、龙州、直州、洋州亦贡之,古来相承用此,不用羚羊角,未知孰是也。

羊角:此羊角,以青羝为佳,余不入药。

羊髓:青羊胆,主青盲,明目。青羊胆,疗疳湿,时行热疮,和醋服之良。羊肺,补肺,主咳嗽。羊肺疗渴,止小便数,并小豆叶煮食之良。羊心,止忧恚隔气。羊肾,补肾气,益精髓。羊肾合脂为羹,疗劳利甚效。蒜齑合食脂一升,疗症瘕。齿,主小儿羊痫,寒热。三月三日取之。羊肉,味甘,大寒,无毒。主缓中,字乳余疾,及头脑大风汗出,虚劳寒冷,补中益气,安心止惊。羊肉,热病瘥后食之,发热杀人也。羊骨,热,主虚劳,寒中,羸瘦。

羊屎，燔之，主小儿泄痢，肠鸣惊痫。羊角方药不甚用，余皆入汤煎。羊有三、四种，最以青色者为胜，次则乌羊耳。其羊及羒中无角羊，正可啖食之，为药不及都下者，其乳髓则肥好也。羊肝不可合猪肉及梅子、小豆食之，伤人心，大病患。羊屎煮汤下灌，疗大人小儿腹中诸疾、疳湿，大小便不通；烧之熏鼻，主中恶，心腹刺痛；熏疮，疗诸疮中毒痔 等，骨蒸弥良。羊肝，性冷，疗肝风虚热，目赤暗无所见，生食子肝七枚神效。羊头，疗风眩、瘦疾，小儿惊痫。骨，与头疗同。羊血，主女人中风，血虚闷，产后血运闷欲绝者，生饮一升即活。

牛角：牛鼻中木卷，疗小儿痫。草卷烧灰，疗小儿鼻下疮。耳中垢，疗蛇伤恶 毒。脐中毛，疗小儿久不行。白牛悬蹄，疗妇人崩中漏下赤白。屎，主霍乱。屎中大豆，疗小儿痫，妇人难产。特牛茎，疗妇人漏下赤白，无子。乌牛胆，主明目及疳湿，以酿槐子服之弥佳。脑，主消渴，风眩。齿，主小儿惊痫。尿，主消渴，黄胆，水肿，脚气，小便不通也。

白马蹄：《别录》云：白马毛，疗小儿惊痫。白马眼小儿母毒惊痫。绊绳，主小儿痫，并煮汁洗之。

牡狗阴茎：《别录》云：狗骨灰荡心者。下颌骨，主小儿诸痫。阴卵，主妇人十二疾，为灰服之。毛，主产难。白狗屎，主疗疮，水绞汁服，主诸毒不可入口者。

鹿茸：鹿茸，夏收阴干，百不收一，纵得一干，臭不任用。破之火干，大好。角，味咸，无毒。主恶疮，痈肿，逐邪恶气，留血在阴中。除少腹血急痛，腰脊痛，折伤恶血，益气。七月取。杜仲为之使。髓，味甘，温。主丈夫女子伤中脉绝，筋急痛，咳逆。以酒和服之，良。肾，平，主补肾气。肉，温，补中，强五脏，益气力，生者疗口僻，割薄之。即生死无尤，故道家许听为脯过。其余肉，虽牛、羊、鸡、犬补益充肌肤，于亡魂皆为愆责，并不足啖。凡肉脯炙之不动，及见水而动，及曝之不燥，并杀人。又茅屋漏脯，即名漏脯，藏脯密器中名郁脯，并不可食之。头主消渴，煎之可作胶，服之弥善。筋主劳损，续绝。骨，主虚劳，可为酒，主风，补虚。骨髓脂，主痈肿，死肌，温中，四肢不随，风头，通腠理，一云不可近阴。角，主猫鬼中恶，心腹注痛。血，主狂犬伤，鼻衄，折伤，阴痿，补虚，止腰

痛。齿，主留血气，鼠瘘，心腹痛，不可近丈夫阴。

獐骨：俗云白肉，正是獐，不绝于鹿，言其白胆，易惊怖也。又呼为麇，麇肉不可合鹄肉，食之成症瘕也。

虎骨：俗云热食虎肉，坏人齿，信自如此。虎头作枕，辟恶魇；置户上，辟鬼。鼻，悬户上，令生男儿。骨，杂朱书符，疗邪。须，疗齿痛。爪，多以系小儿臂，辟恶鬼。屎疗恶疮。其眼睛疗癫。其屎中骨为灰，疗火疮。牙疗丈夫阴头疮及痣瘘。鼻，主癫疾，小儿痫也。

豹肉：阴阳神豹尾，及车驾卤簿豹尾，名可尊敬。真豹尾有何可贵，未识陶据奚理也。

狸骨：狸类又甚多，今此用虎狸，无用猫者。猫狸亦好，其骨至难，别自取乃可信。又有，音信，色黄而臭，肉亦主鼠，及狸肉作羹如常法并佳。狸屎灰，主寒热鬼疟发无期度者，极验。家狸亦好，一名猫也。

兔头骨：兔皮毛烧为灰，酒服，疗难产，产后衣不出，及余血抢心胀欲死者，极验。头皮，主鬼疰，毒气在皮中如针刺者，又主鼠瘘。膏，主耳聋。

六畜毛蹄甲：骆驼毛蹄甲，主妇人赤白带下，最善。

麋脂：麋茸，服之功力胜鹿茸。角，煮为胶，亦胜白胶，言游牝毕即死者，此亦虚传，遍问山泽人，不闻游牝因致死者。

豚卵：猪耳中垢，疗蛇伤。猪脑，主风眩，脑鸣及冻疮。血，痫，及鬼毒去来，寒热五癃，五脏，主小儿惊痫汗发。十二月上亥日取肪，内新瓦器中，埋亥地百日，主方家用之。又云一升脂，着鸡子白十四枚，更良。

獭肝：煮獭有两种，有猵獭，形大，头如马，身似蝙蝠，不入药用。此当取常所见者，其骨亦疗食鱼骨鲠。有牛马家，可取屎收之。多出溪岸边。其肉不可与兔肉杂食也。

狐阴茎：狐肉及肠，作食之，主疗疮久不瘥者。肠，主牛疫，烧灰和水灌之，乃胜獭。狐鼻尖似小狗，唯尾大，全不似狸。膏、肉、胞：膏，味甘，平，无毒。主上气，乏气，咳逆，酒和三合服之，日二。又主马肺病、虫颡等疾。肉，主久水胀不瘥垂死者，作羹食之，下水大效。胞，干之，汤磨如鸡卵许，空腹服，吐诸蛊毒。（新附）

驳驴尿，主水湿，一服五合良。燥水者画体成

字,湿水者,不成字。乳,主小儿热惊、急黄等,多服使痢,热毒。尾下轴垢,主疟,水洗取汁和面如弹丸二枚,作烧饼,疟未发前食一枚,至发时啖一枚。疗疟无久新发无期者。(新附)

丹雄鸡:白鸡距及脑主产难,烧灰酒服之。脑,主小儿惊痫。

白鹅膏:鹅毛,主小儿惊痫,痢者。毛灰,主噎。

鹜肪:即是鸭,鸭有家、有野,前《本经》雁肪,一名鹜肪,其疗小异,此说则专是家鸭耳。黄雌鸭为补最胜。鸭卵不可合鳖肉食之。凡鸟自死口不闭者,皆不可食之,食之杀人。《别录》云:鸭肪,主水肿。血,解诸毒。肉,主小儿惊痫,头,主水肿,通利小便,古方疗水,用鸭头丸也。

雁肪:夫雁为阳鸟,冬则南翔,而夏则北徂,时当春下,则孳育于北,岂谓北人不食之乎!然雁与燕相反,燕来则雁往,燕往则雁来,故《礼》云:秋候雁来,春去鸟至矣。

鹧鸪鸟:捣取汁服,最良。生江南,形似母鸡,鸣云钩辀格磔者是也。

雉肉:雉,味甘,主诸疮也。

鹰屎白:鹰屎灰之,酒服方寸匕,主恶酒,忽使饮人知之。

雀卵:雀屎和男首子乳如薄泥,点目中胬肉赤脉贯瞳子上者即或和少干姜服,悦人。

鹳骨:鹳亦有两种,似鹄而巢树者为白鹳,黑色曲颈者为阳乌鹳。今此用白者。

燕屎:燕有两种,有胡、有越。紫胸,轻小者是越燕,不入药用;胸斑黑,声大者是胡燕。俗呼胡燕为夏侯,其作窠喜长,人言有容一匹绢者,令家富。窠亦入药用,与屎同,多以作汤洗浴,疗向及尾屈色白者,皆是数百岁燕,食之延年。凡燕肉不可食,令人入水为蛟龙所吞,亦不宜杀之。《别录》云:胡燕卵,主水浮肿。肉,出痔虫。越燕屎,亦疗痔,杀虫,去目翳也。

孔雀屎:孔雀屎,交广有,剑南元无。

鸬屎:溪谷间甚多见之,当自取其屎,择用白处,市卖不可信。骨,亦主鱼鲠。此鸟不卵生,口吐其雏,独为一异也。

鸱头:味咸,平,无毒。主头风眩,颠倒痫疾。即俗人呼为老鸱者,一名鸢,鸢作绿音。又有雕鹗,并相似而大。虽不限雌雄,恐雄者当胜。今合

鸱头酒,用之当微炙,不用蛊虫者。

石蜜:石蜜即崖蜜也。土蜜,出氐羌中,并胜前说者,陶以未见,故以南土为证尔。今京下白蜜,如凝酥,甘美耐久,全不用江南者。说者,今自有以水牛乳煎沙糖作者,亦名石蜜。此既蜂作,宜去石字,后条蜜蜡,宜单称尔。

蜜蜡:此蜜蜡尔,生于蜜中,故谓蜜蜡。蜂皆先以此为蜜趺,煎蜜亦得之。初时极香软,人更煮炼,或加少醋酒,便黄赤,以作烛色为好。今药家皆应用白蜡,但取削之,于卒用之,亦可烊内水中十余过亦白。

蜂子:前直云蜂子,即应是蜜蜂子也,取其未成头足时炒食之;又酒渍以敷面,令面悦白。黄蜂则人家屋上者也。

牡蛎:是百岁雕所化,以十一月采为好,去肉,二百日成。今出东海,永嘉、晋安皆好。道家方以左顾者是雄,故名牡蛎;右顾则牝蛎尔。生着石,皆以口在上,举以腹向南视之,口邪向东则是。或云以尖头为左顾者,未详孰是?似以大者为好。又出广州,南海亦如此,但多右顾不用尔。丹方以泥釜,皆除其甲口,止取脏脏如粉处尔。俗用亦如之,彼海人皆以泥煮盐釜,耐水火而不破漏。

桑螵蛸:俗呼螳螂为蚍蜉,逢树便产,以桑上者为好,是兼得桑皮之津气。市人恐非真,皆令合枝断取之尔,伪者亦以胶着桑枝之上也。

海蛤:此物以细如巨胜、润泽光净者,好;有粗如半杏仁者,不入药用。雁腹中出者极光润,主十二水满急痛,利膀胱大小肠。粗者亦谓为豚耳蛤,粗恶不堪也。

文蛤:生海蛤至滑泽,云从雁屎中得之,二三十过方为良,今人多取相挼令磨荡似之尔;文蛤小、大若别之,则数多,今以为附见,而在副品限也。凡有四物如此。若今妇人以置燕脂者,殊非海蛤之类也。夫天地间物,无非天地间用,岂限其数为正副耶!

魁蛤:生东海,正圆两头空,表形似纺轩,小狭长,外有纵横文理,云是老蝙蝠化为,用之至少。而《本经》海蛤,一名魁蛤,与此为异也。

石决明:俗云是紫贝,定小异,亦难得。又云是鳆鱼甲,附石生,大者如手,明耀五色,内亦含珠。人今皆水渍紫贝,以熨眼,颇能明。甲既是异类,今为副品也。此物是鳆鱼甲也,附石生,状如

蛤，惟一片无对、七孔者良。今俗用紫贝者全别，非此类也。

秦龟：龟腹折见蛇则呷而食之，荆楚之间，谓之呷蛇龟也。秦龟，即是，更无别也。

龟甲：此用水中神龟，长一尺二寸者为善，厌可以供卜，壳可以充药，亦入仙方，用之当炙。生龟溺，甚疗久嗽，亦断疟。肉，作羹臛，大补而多神灵，不可轻杀。书家载之甚多，此不具说也。龟取以酿酒，主大风缓急，四肢拘挛，或久瘫缓不收摄，皆瘥。

鲤鱼胆：鲤鱼，最为鱼之主，形既可爱，又能神变，乃至飞越山湖，所以琴高乘之。山上水中有鲤不可食。又鲤鲊不可合小豆藿食之。其子合猪肝食之，亦能害人尔。鲤鱼骨，主阴蚀，鲠不出。血，主小儿丹肿及疮。皮，主瘾疹。脑，主诸痫。肠，主小儿肌疮。

蠡鱼：今皆作鳢字，旧言是公蛎蛇所变，然亦有相生者。至难死，犹有蛇性。合小豆白煮，以疗肿满甚效。《别录》云：肠及肝，主久败疮中虫。诸鱼灰，并主哽噎也。

鲍鱼：所谓鲍鱼之肆，言其臭也，俗人呼为鲍鱼，字似鲍，又言盐鲍之以成故也。作药当用少盐臭者，不知正何种鱼尔？乃言穿贯者亦入药，方家自少用之。今此鲍鱼乃是鳠鱼，长尺许，合完淡干之而都无臭气，要自疗漏血，不知何者是真？此说云味辛，又言勿令中咸，此是鲢鱼，非鲍鱼也。鱼去肠肚，绳穿，淡曝使干，故辛而不咸。李当之《本草》，亦言胸中湿者良，鲍鱼肥者，胸中便湿。又云穿贯绳者，弥更不惑。鲍鱼破开，盐裹不曝，味咸不辛，又完淹令湿，非独胸中。且鲢鱼亦臭，臭与鲍别。鲍鲢二鱼，杂鱼并用。鲍似尸臭，以无盐也；鲢臭差，微有盐故也。鲢鱼沔州、复州作之，余外皆不识尔。

鮧鱼：此是鳀也，今人皆呼慈音，即是鲇鱼，作臛食之云补；又有鳠鱼相似而大；又有鮠鱼亦相似，黄而美，益人，其合鹿肉及赤目赤须无鳃者，食之并杀人；又有人鱼，似鳀而有四足，声其膏燃之不消耗，始皇骊山冢中用之，谓之人膏也。荆州、临沮、青溪至多此鱼。鮧鱼，一名鲇鱼，一名鳀鱼，主水浮肿，利小便也。

鳝鱼：鳝是荇苓根化作之，又云是人发所化，今其腹中自有子，不必尽是变化也。性热，作食之

亦补。而时行病起，食之多复，又喜令人霍乱。凡此水族鱼虾之类甚多，其有名者，以注在前条，虽皆可食，而甚损人，故不入药用。又有食之反能致病者，今条注如后说：凡鱼头有白色如连珠至脊上者，腹中无胆者，头中无鳃者，并杀人。鱼汁不可合鸬鹚肉食之。鲫鱼不可合猴、雉肉食之。鳅鳝不可合白犬血食之。鲤鱼子不可合猪肝食之。鲫鱼亦尔。青鱼鲊不可合生胡荽及生葵并麦酱食之。虾无须及腹下通黑，及煮之反白，皆不可食。生虾不可合鸡肉食之，亦损人。又有鲋鮧亦益人，尾有毒，疗齿痛。又有鱼，至能醒酒。鳡鳈鱼有毒，不可食。《别录》云：干鳝头，主消渴，食不消，去冷气，除痞症。其穿鱼绳，主竹木屑入目不出；穿鲍鱼绳，亦主眯目，去刺，煮汁洗之大良也。

伏翼：伏翼，以其昼伏有翼尔。方言一名仙鼠，在山孔中，食诸乳石精汁，皆千岁，头上有冠，淳白大如鸠鹊，食之令人肥健，长年。其大如鹑，未白者，皆以百岁，而并倒悬。其石孔中屎，皆白如大鼠屎。

猬皮：极狞钝，大者如小豚，小者犹瓜大，或恶鹊声，故反腹令啄，欲掩取之，犹蚌鹬尔。虎耳不受鸡卵，且去地三尺，何能跳之而入？野俗鄙说，遂为雅记，深可怪也。

石龙子：蛇师，生山谷，头大尾短小，青黄或白斑者是；蝘蜓，似蛇师，不生山谷，在人家屋壁间，荆楚及江淮人名蝘蜓，河济之间名守宫，亦名荣蚖，又名蝎虎，以其常在屋壁，故名守宫，亦名壁宫，未必如术饲朱点妇人也，此皆假释尔。其名龙子及五色者，并名蜥蜴，以五色者为雄而良，色不备者为雌，劣尔，形皆细长，尾与身相类，似蛇，着四足，去足便直蛇形也。蛇医则不然。

露蜂房：蜂房，用树上悬得风露者。其蜂黄黑色，长寸许，螫马、牛、人，乃至欲死者，用此皆有效，非人家屋下小小蜂房也。《别录》恶疽，附骨痈，根在脏腑，历节肿出疔肿，恶脉诸毒皆瘥。又水煮露蜂房，一服五合汁，下乳石，热毒壅闷服之，小便中即下石末，大效。灰之酒服，主阴痿。水煮洗狐尿刺疮。服之，疗上气赤白痢，遗尿失禁也。

樗鸡：此物有二种，以五色具者为雄，良；青黑质白斑者是雌，不入药用。今出歧州，河内无此物也。

蚱蝉：壳名枯蝉，一名伏蝼，主小儿痫，女人生

子不出，灰服之，主久痢；又云蚱者，鸣蝉也，主小儿痫，绝不能言；今云哑蝉，哑蝉则雌蝉也，极乖体用，以雄者为良也。

白僵蚕：《别录》云：末之，封疔肿，此白僵死蚕，皆白色，陶云似有盐度，此误矣。

木虻：虻有数种，并能啖血，商浙以南，江岭间大有。木虻长大绿色，殆如次蝉，咂牛马，或至顿仆。蜚虻状如蜜蜂，黄黑色，今俗用多以此也。又一种小虻，名鹿虻，大如蝇，啮牛马亦猛，市人采卖之。三种同体，以疗血为本，余疗虽小有异同，用之不为嫌。何有木虻，而不啖血。木虻倍大蜚虻。陶云似虻而小者，未识之矣。

蜚虻：三虻俱食牛马，非独此也，但得即堪用，何暇血充，然始掩取。如以义求，应如养鹰，饥则为用，若伺其饱，何能除疾尔。

蜚蠊：此虫，味辛辣而臭，汉中人食之，言下气，名曰石姜，一名卢，一名负盘。《别录》云：形似蚕蛾，腹下赤，二月、八月采此，即南人谓之滑虫者也。

䗪虫：形扁，扁如鳖，故名土鳖，而有甲，不能飞，小有臭气，今人家亦有之。此物好生鼠壤土中及屋壁下，状似鼠妇，而大者寸余，形小似鳖，无甲，但有鳞也。

蛴螬：此虫有在粪聚中，或在腐木中。其在腐柳树中者，内外洁白；土粪中者，皮黄内黑黯。形色既异，土木又殊，当以木中者为胜。采虽无时，亦宜取冬月为佳。案《尔雅》：一名蝎，一名蛣𧑓，一名蜰蛴。

蛞蝓：三十六禽。亥上有三豕，貐乃豪猪，亦名蒿猪，毛如猬簪，摇而射人，其肚合屎干烧为灰，主黄胆，猪之类也。陶谓为蝓，误极大矣。又《山海经》云：貐𧲲身人面，音如婴儿，食人兽。《尔雅》云：猰貐类貙，迅走食人，并非蛞蝓也。蛞蝓乃无壳蜗蠡也。

水蛭：此物有草蛭、水一名马蜞，并能咂牛、马、人血；今俗多取水中小者用之，大效，不必要须食人血满腹者；其草蛭，在深山草上，人行即敷着胫股，不觉，遂于肉中产育，亦大为害，山人自有疗法也。

鳖甲：鳖头烧为灰，主小儿诸疾，又主产后阴脱下坠，尸疰，心腹痛。

鱼甲：即今鼍甲也，用之当炙。皮可以贯鼓，

肉至补益。于物难死，沸汤沃口入腹良久乃剥尔。鼍肉亦补，食之如鳖法。此等老者，多能变化为邪魅，自非急勿食之。

乌贼鱼骨：此鱼骨，疗牛马目中障翳，亦疗人目翳，用之良也。

天鼠屎：《李氏本草》云：即伏翼屎也，伏翼条中名仙鼠，伏翼条以论也。

鳗鲡鱼：此膏，又疗耳中虫痛者。鲵鱼，有四脚，能缘树。陶云鳗鲡，便是谬证也。

虾蟆：此是腹大、皮上多痱磊者，其皮汁甚有毒。犬啮之，口皆肿。人得温病斑出困者，生食一两枚，无不瘥者。五月五日取东行者五枚，反缚着密室中闭之，明旦视自解者，取为术用，能疮立验。其肪涂玉则刻之如蜡，故云能合玉石，但肪不可多得。取肥者，锉，煎膏，以涂玉，亦软滑易截。古玉器有奇特，非雕琢人功者，多是昆吾刀及虾蟆肪所刻也。《别录》云：脑，主明目，疗青盲也。

蛙：凡蜂、蚁、蛙、蝉，其类最多。大而青脊者，俗名土鸭，其鸣甚壮。又一种黑色，南人名为蛤子，食之至美。又一种小形善鸣唤，名蛙子，此则是也。

牡鼠：牡鼠，父鼠也。其屎两头尖，专疗劳复。鼠目，主明目，夜见书，术家用之。腊月鼠，烧之辟恶气；膏煎之，亦疗诸疮。胆，主目暗，但才死胆便消，故不可得之。

蚺蛇胆：此胆，剔取如米粟，着净水中，浮游水上，过旋行走者为真，多着亦即沉散。其少着径沈者，诸胆血并尔。陶所说真伪正反，今出桂、广以南，高将肉为脍，以为珍味。虽死似鳖，稍截食之。其形似鳝鱼，头若鼍头，尾圆无鳞，或言鳝鱼变为之也。

鲮鲤甲：其形似鼍而短小，又似鲤鱼，有四足，能陆能水。出岸开鳞甲，伏如死，令蚁入中，忽闭而入水，开甲，蚁皆浮出，于是食之。故主蚁瘘，方用亦稀，惟疗疮癫及诸痒疾。

蜘蛛：疗小儿大疮中出丝，屡有死者。其网缠赘疣，七日消烂，有验矣。

蜻蛉：此有五六种，今用青色大眼者，一名诸乘，俗呼胡蜊，道家用以止精。眼可化为青珠。其用，一名蜻蜓。

石蚕：李云江左无识此者，谓为草根，其实类虫，形如老蚕，生附石。伧人得而食之，味咸而微

辛。李之所言有理，但江汉非伧地尔，大都应是生气物，犹如海中蛎蛤辈，附石生不动，亦皆活物也。今俗用草根黑色多角节，亦似蚕，恐未是实。方家不用沙虱，自是东间水中细虫。人入水浴，着人略不可见，痛如针刺，挑亦得之。今此名或同尔，非其所称也。石采者遂绝尔。今陇州采送之。

蛇蜕：草中不甚见虺、蝮蜕，惟有长者，多是赤练、黄颔辈，其皮不可复识，今往往得尔，皆须完全。石上者弥佳，烧之甚疗诸恶疮也。

蛇黄：出岭南，蛇腹中得之，圆重如锡，黄黑青杂色。（新附）

蜈蚣：山东人呼蜘蛛一名蝍蛆，亦能制蛇，而蜘蛛条无制蛇语。庄周云：蝍蛆甘带，《淮南子》云：腾蛇殆于蝍蛆，并言蜈蚣矣。

马陆：此虫大如细笔管，长三四寸，斑色亦如蚰蜒，襄阳人名为马蚿，亦呼马轴，亦名刀环虫，以其死侧卧，状如刀环也。有人自毒服一枚，便死也。

土蜂：土蜂土中为窠，大如乌蜂，不伤人，非蠮螉，不入土中为窠。虽一名土蜂，非蠮螉也。

雀瓮：蛄虫也。此虫多在石榴树上，俗呼为蛄虫，其背毛亦螫人。生卵，形如鸡子，今方家亦不用此。此物紫白间斑，状似车渠文可爱，大者如雀卵，在树间似螵蛸虫也。

彼子：此彼字，当木傍作柀，仍音披，木实也，误入虫部。《尔雅》云：一名杉，叶似杉，木于木部出之，此条宜在果部中也。

鼠妇：一名鼠负，言鼠多在坎中，背则负之，今作妇字，如似乖理。又一名鼠姑。

萤火：此是腐草及烂竹根所化，初犹未如虫，腹下已有光，数日便变而能飞。方术家捕取内酒中，令死乃干之，俗药用之亦稀。

衣鱼：衣中乃有，而不可常得，多在书中。亦可疗小儿淋闭，以摩脐及小腹，即溺通也。

白颈蚯蚓：其屎呼为蚓蝼，食细土无沙石，入合丹泥釜用。若服此干蚓，应熬作屑，去蛔虫甚有验也。《别录》云：盐露为汁，疗耳聋。盐消蛔，功同蚯蚓。其屎，封狂犬伤毒，出犬毛，神效。

蝼蛄：从腰以后甚利，主下大小便。若出拔刺，多用其脑。此物颇协神鬼，昔人狱中得其蠕力者。今人夜忽见出，多打杀之，言为鬼所使也。

蜣螂：庄子云：蜣之智，在于转丸。其喜入人粪中，取屎丸而却推之，俗名推丸。当取大者，其

类有三、四种，以鼻头扁者为真。《别录》云：捣为丸，塞下部，引痔虫出尽，永瘥。

斑蝥：豆花时取之，甲上黄黑斑色，如巴豆大者是也。

芫青：芫花时取之，青黑色，亦疗鼠瘘。

葛上亭长：今检本草及古今诸方，未见用王不留行虫者，若尔，则四虫专在一处。今地胆出幽州，芫青出宁州，亭长出雍州。斑蝥所在皆有，四虫出四处，其虫可一岁周游四州乎？且芫青、斑蝥，形段相似，亭长儿状大殊。幽州地胆，三月至十月，草菜上采，非地中取。陶之所言，恐浪证之尔。

地胆：真者出梁州，状如大马蚁有翼；伪者即斑蝥所化，状如大豆，大都疗体略同，必不能得真尔，此亦可用，故有蚖青之名。字乃异，恐是相承误矣。形如大马蚁者。

马刀：蚬，冷，无毒。主时气开胃，压丹石药，及疗疮，下湿气，下乳，糟煮服良。生浸取汁，洗疗疮。多食发嗽，并冷气，消肾。陈壳，疗阴疮，止痢。蚬肉，寒，去暴热，明目，利小便，下热气，脚气，湿毒，解酒毒，目黄。浸取汁服，主消渴。烂壳，温，烧为白灰饮下，主反胃，吐食，除心胸痰水。壳陈久，疗胃反及失精。

贝子：此是今小小贝子，人以饰军容服物者，乃出南海。烧作细屑末，以吹眼中，疗翳良。又真马珂捣末，亦疗盲翳。

田中螺汁：患眼痛，取珍珠并黄连内其中，良久汁出，取以注目中，多瘥。《别录》云：壳，疗尸疰水渍饮汁，止泻。

蜗牛：生山中及人家，头形如蛞蝓，但背负壳尔。前以注说之。海边又一种，正相似，火炙壳便走出，食之益颜色，名为寄居。方家既不复用，人无取者，未详何者是也。

甲香：螺大如小拳，青黄色，长四五寸，取厣烧灰用之。南人亦煮其肉啖，亦无损益也。

豆蔻：豆蔻苗似山姜，花黄白，苗根及子亦似杜若。枸橼性冷，陶景云温者误矣。

葡萄：葡萄作酒法，总收取子汁酿之自成酒。蘡薁，山葡萄，亦堪为酒。陶景言用藤汁为酒，谬矣。

蓬：一名覆盆，一名陵，一名阴蔂。生荆山平泽及宛朐。李云即是人所食莓尔。

覆盆：覆盆、蓬大而甘，瘠地则子细而酸。此乃子有甘、酸，根无酸味。陶景以根酸子甘，将根入果，重出子条，殊为孟浪。

大枣：《别录》云：枣叶散服使人瘦，久即呕吐；揩热痱疮至良。

藕实茎：即今莲子。花及根并入神仙用。今云茎，恐即是根，不尔不应言甘也。宋帝时，太官作羊血蜭，庖人削藕皮误落血中，遂皆散不凝，医仍用藕疗血多效也。《别录》云：藕，主热渴，散血，生肌。久服令人心欢。

鸡头实：此即今蔿子，子形上花似鸡冠，故名鸡头。仙方取此并莲实合饵，能令小儿不长，自别有方。正尔食之，亦当益人。此实，去皮作粉，与菱粉相似，益人胜菱。

芰实：庐江间最多，皆取火燔，以为米充粮，今多蒸曝蜜和饵之，断谷长生。水族中又有菰首，性后食之，令阴不强。又不可杂白蜜食，令生虫。芰作粉，极白润，宜人。

栗：栗作粉，胜于疗筋骨断碎，疼痛，肿，瘀血有效。其皮名扶，捣为散，蜜和涂肉，令急缩；毛壳，疗火丹疮、毒肿；实饲孩儿，令齿不生。树白皮水煮汁，主溪毒。

樱桃：捣叶封，主蛇毒。绞汁服，防蛇毒攻内也。

梅实：今乌梅也，用之去核，微熬之。伤寒烦热，水渍饮汁。生梅子及白梅亦应相似，今人多用白梅和药，以点志蚀恶肉也。《别录》云梅根利筋脉去痹。

枇杷叶：枇杷叶须火炙，布拭去毛主呕逆，不下食。

柿：火柿主杀毒，疗金疮火疮，生肉止痛。软熟柿解酒热毒，止口干，压胃间热。

芋：芋有六种，有青芋、紫芋、真芋、白芋、连禅芋、野芋。其青芋细长，毒多，初煮要须灰汁易水煮，熟乃堪食尔。白芋、真芋、连禅芋、紫芋，并毒少，正可蒸煮啖之，又宜冷啖，疗热止渴。其真、白、连禅三芋，兼肉作羹，大佳。蹲鸱之饶，盖谓此也。野芋大毒，不堪啖也。

乌芋：此草一名槎牙，一名茨菰，主百毒，产后血闷攻心欲死，产难衣不出，捣汁服一升。生水中，叶似钾箭镞，泽泻之类也。《千金方》云：下石淋也。

桃核仁：桃胶，味甘、苦，平，无毒。主下石淋，破血，中恶，疰忤。花，主下恶气，消肿满，利大小肠。

梨：梨削贴汤火创不烂，止痛，易瘥。又主热嗽，止渴。叶主霍乱，吐利不止。

柰：江南乃有，而北国最丰，皆以作脯，不宜人。有林檎相似而小，亦恐非益人者。枇杷叶以出上卷，其实乃宜人。东阳、寻阳最多也。

安石榴：石榴以花赤可爱，故人多植之，尤为外国所重。入药唯根、壳而以，其味有甜、酢，药家用酢者。其子为服食所忌也。

2.《新修本草》新增一百二十味药物

《新修本草》卷第二十

青玉：味甘性平，无毒。主治：① 妇人无子；② 轻身不老；③ 长年。

白玉髓：味甘性平，无毒。主治：① 妇人无子；② 不老延季。

玉英：味甘。主治风瘙皮肤痒。

璧玉：味甘，无毒。功效：① 明目；② 益气；③ 多精生子。

合玉石：味甘，无毒。功效：① 益气；② 轻身；③ 辟谷。主治消渴。

紫石华：味甘性平，无毒。功效去小肠热，主治口渴。

白石华：味辛，无毒。主治：① 瘅；② 消渴；③ 膀胱热。

黑石华：味甘，无毒。功效祛热，主治：① 阴萎；② 消渴；③ 月水不利。

黄石华：味甘，无毒。功效祛百毒。主治：① 阴萎；② 消渴；③ 膈中热。

厉石华：味甘，无毒。功效：① 益气；② 养神；③ 止渴；④ 除热；⑤ 强阴。

石肺：味辛，无毒。功效：① 益气；② 明目。主治：① 疠咳寒；② 久痿。

石肝：味酸，无毒。功效令人色美，主治身痒。

石碑：味甘，无毒。功效益气，主治：① 胃寒热；② 痒瘀；③ 令人有子。

石肾：味咸，无毒。主治泄痢。

封石：味甘，无毒。主治：① 消渴；② 热中；③ 女子疽蚀。

陵石：味甘，无毒。功效：① 益气；② 耐寒；③ 轻身；④ 长年。

碧石青：味甘，无毒。功效：① 明目；② 益精；③ 去白皮；④ 延季。

遂石：味甘，无毒。功效益气主治：① 消渴；② 伤中。

白肌石：味辛，无毒。主强筋骨，止消渴，不饥，阴热不足。

龙石膏：无毒。主治消渴，益寿。

五羽石：主轻身，延季。

石流青：味酸，无毒。主疗泄，益肝气，明目，轻身长年。

石流赤：味苦，无毒。主妇人带下，止血，轻身长年。

石耆：味甘，无毒。主咳逆气。

紫加石：味酸。主痹血气。

终石：味辛，无毒。主阴痿痹，小便难，益精气。

玉伯：味酸性温，无毒。主治轻身，益气，止渴。

文石：味甘。主寒热，心烦。

曼诸石：味甘。主益五脏气，轻身长年。

山慈石：味苦性平，有毒。主治女子带下。

石濡：主明目，益精气，令人不饥渴，轻身长年。

石芸：味甘，无毒。主治目痛，淋露，寒热，溢血。

石剧：味甘，无毒。主渴消中。

路石：味甘酸，无毒。主治心腹，止汗，生肌，酒痂，益气，耐寒，实骨髓。

旷石：味甘性平，无毒。主治益气养神，除热，止渴。生江南，如石草。

败石：味苦，无毒。主治渴、痹。

越砥：味甘，无毒。主治目盲，阴痛，热癃。

金茎：味苦性平，无毒。主治金创，内漏。

夏台：味甘。主百疾，济绝气。

柒紫：味苦。主治少腹痛，利小肠，破积聚，长肌肉。

鬼目：味酸性平，无毒。主明目。

鬼盖：味甘性平，无毒。主治小儿寒热痫。

马颠：味甘，有毒。主治浮肿。

马唐：味甘性寒。主调中，明耳目。

马逢：味辛，无毒。主治癣虫。

牛舌实：味咸性温，无毒。主轻身益气。

羊乳：味甘性温，无毒。主治头眩痛，益气，长肌肉。

羊实：味苦性寒。主治头秃，恶疮，疥瘙，痂癣。

犀洛：味甘，无毒。主癃。

鹿良：味咸臭。主小儿惊痫，贲豚，大人痉。

菟枣：味酸，无毒。主轻身益气。

雀梅：味酸性寒，有毒。主蚀恶疮。

雀翘：味咸。主益气，明目。

鸡涅：味甘性平，无毒。功效：① 明目；② 补中。主治：① 目中寒风；② 诸不足；③ 水肿；④ 邪气；⑤ 泄痢；⑥ 女子白沃。

相乌：味苦。主治阴萎。

鼠耳：味酸，无毒。主痹寒，寒热，止咳。

蛇舌：味酸性平，无毒。主除留血，惊气，蛇痫。

龙常草：味咸性温，无毒。主轻身，益阴气，疗痹寒湿。

离楼草：味咸性平，无毒。主益气力，多子，轻身长年。

神护草：可使独守，叱咄人，寇盗不敢入门。

黄护草：无毒。主痹，益气，令人嗜食。生陇西。

吴唐草：味甘性平，无毒。主轻身，益气，长年。

天雄草：味甘性温，无毒。主益气，阴痿。

雀医草：味苦，无毒。主轻身，益气，洗浴烂疮，疗风水。

木甘草：主疗痈肿盛热，煮洗之。

益决草：味辛性温，无毒。主咳逆、肺伤。

九熟草：味甘性温，无毒。主出汗，止泄，疗闷。

兑草：味酸性平，无毒。主轻身，益气，长年。

酸草：主轻身，长年。

异草：味甘，无毒。主痿痹寒热，去黑子。

痈草：叶主痈肿。

草：味辛，无毒。主伤金创。

莘草：味甘，无毒。主盛伤痹肿。

勒草：味甘，无毒。主瘀血，止精溢盛气。

英草华：味辛性平，无毒。主痹气，强阴，疗面劳疽，解烦，坚筋骨，疗风头。

吴葵华：味咸，无毒。主理心气不足。

封华：味甘，有毒。主疥疮，养肌，去恶肉。

北荇华：味苦，无毒。主气脉溢。

踑华：味甘，无毒。主上气，解烦，坚筋骨。

棑华：味苦。主除水气，去赤虫，令人好色。

节华：味苦，无毒。主伤中，痿痹，溢肿。皮，主脾中客热气。

徐李：主益气，轻身，长季。

新雉木：味苦香性温，无毒。主风头眩痛；可作沐药。

合新木：味辛性平，无毒。解心烦、止疮痛。

俳蒲木：味甘性平，无毒。主少气，止烦。

遂阳木：味甘，无毒。主益气。

学木核：味甘性寒，无毒。主胁下留饮，胃气不平，除热。

木核：疗肠。花，疗不足。子，疗伤中。根，疗心腹逆气，止渴。

核：味苦。疗水身面痈肿。

荻皮：味苦。止消渴，去白虫，益气。

桑茎实：味酸性温，无毒。主字乳余疾，轻身，益气。

满阴实：味酸性平，无毒。主益气，除热，止渴，利小便，轻身，长年。

可聚实：味甘性温，无毒。主轻身益气，明目。

让实：味酸。主喉痹，止泄痢。

蕙实：味辛。主明目，补中。主治伤寒寒热，出汗，中风，面肿，消渴，热中，逐水。

青雌：味苦。主恶疮，秃败疮，火气，杀三虫。

白背：味苦性平，无毒。主寒热，洗浴疥，恶疮。

白女肠：味辛性温，无毒。主泄痢肠，疗心痛，破疝瘕。

白扇根：味苦性寒，无毒。主疟，皮肤寒热，出汗，令人变。

白给：味辛性平，无毒。主伏虫、白癣、肿痛。

白并：味苦，无毒。主肺咳上气，行五脏，令百病不起。

白辛：味辛，有毒。主寒热。

白昌：味甘，无毒。主食诸虫。

赤举：味甘，无毒。主腹痛。

赤涅：味甘，无毒。主痊，崩中，止血，益气。

黄秫：味苦，无毒。主止心烦、汗出。

徐黄：味辛性平，无毒。主心腹积瘕。茎主恶疮。

黄白支：生山陵。三四月采根，曝干。

紫蓝：味咸性平，无毒。主治食肉得毒，能消除之。

紫给：味咸。主毒风头泄注。

天蓼：味辛，有毒。疗恶疮，去痹气。

地联：味苦性平，无毒。主心气，女子阴疝，血结。

地芩：味苦，无毒。主小儿痫，除邪，养胎，风痹，洗浴寒热，目中青翳，女子带下。

地筋：味甘性平，无毒。主益气，止渴，除热在腹脐，利筋。

地耳：味甘，无毒。主明目，益气，长年。

土齿：味甘性平，无毒。主轻身益气。

燕齿：主小儿痫，寒热。

酸恶：主恶疮，去白虫。

酸赭：味酸。主内漏，止血，不足。

巴棘：味苦，有毒。主恶疥疮，出虫。

巴朱：味甘，无毒。主寒，止血带下。

蜀格：味苦性平，无毒。主寒热，痿痹，女子带下，痈肿。

累根：主缓筋，令不痛。

苗根：味咸性平，无毒。主痹及热中伤跌折。

参果根：味苦，有毒。主鼠瘘。

黄辨：味甘性平，无毒。主心腹疝瘕，口疮，脐伤。

良达：主齿痛，止渴，轻身。

对庐：味苦性寒，无毒。主疥，诸久疮不瘳，生死肌，除大热，煮洗之。

委蛇：味甘性平，无毒。主消渴，少气，令人耐寒。

麻伯：味酸，无毒。主益气，出汗。

王明：味苦，主身热，邪气；小儿身热，以浴之。

类鼻：味酸性温，无毒。主痿痹。

师系：味甘，无毒。主痈肿、恶疮，煮洗之。

逐折：杀鼠，明目。

并苦：主咳逆上气，益肺气，安五脏。

领灰：味甘，有毒。主心腹痛。炼中不足。

父陛根：味辛，有毒。以熨痈肿、肤胀。

索干：味苦，无毒。主易耳。

荆茎：疗灼烂。

鬼丽：生石上，之。

竹付：味甘，无毒。主止痛，除血。

秘恶：味酸，无毒。主疗肝邪气。

唐夷：味苦，无毒。主疗瘘折。

知杖：味甘，无毒。主疗疝。

葵松：味辛，无毒。主疗眩痹。

河煎：味酸。主结气，痈在喉头者。

区余：味辛，无毒。主心腹热癖。

三叶：味辛。疗寒热，蛇蜂螫人。

五母麻：味苦，有毒。疗痿痹，不便，下痢。

疥柏：味辛，温，无毒。主轻身，疗痹。

常更之生：味苦，平，无毒。主明目。

救煞人者：味甘，有毒。主疝痹，通气，诸不足。

丁公寄：味甘。主金疮痛，延年。

城里赤柱：味辛性平。疗妇人漏血，白沃，阴蚀，湿痹，邪气，补中益气。

城东腐木：味咸性温。主心腹痛，止泄，便脓血。

芥：味苦性寒，无毒。主消渴，止血，妇人疾，除痹。

载：味酸，无毒。主诸恶气。

庆：味苦，有毒。主咳嗽。

膘：味甘，无毒。主益气，延年。

雄黄虫：主明目，辟兵不祥，益气力。

天社虫：味甘，无毒。主绝孕、益气。

桑蠹虫：味甘，无毒。主心暴痛，金疮，肉生不足。

石蠹虫：主石癃，小便不利。

行夜：疗腹痛，寒热，利血。

蜗离：味甘，无毒。主烛馆，明目。

麋鱼：味甘，无毒。主痹，止血。

丹戬：味辛。主心腹积血。

扁前：味甘，有毒。主鼠瘘，利水道。

类：疗痹内漏。

蛩厉：主妇人寒热。

梗鸡：味甘，无毒。疗痹。

益符：主疗闭。

地防：令人不饥不渴。

黄虫：味苦。疗寒热，生地上，赤头，长足，有角，群居。七月七日采。

薰草：味甘性平，无毒。主明目，止泪，疗泄精，去臭恶气，伤寒头痛，上气，腰痛。

姑活：味甘性温，无毒。主大风邪气，湿痹寒痛。久服轻身，益寿耐老。

别羁：味苦性微温，无毒。主风寒，湿痹，身重，四肢疼酸，寒邪历节痛。

牡蒿：味苦性温，无毒。主充肌肤，益气，令人暴肥，血脉满盛，不可久服。

石下长卿：味咸性平，有毒。主鬼疰，精物，邪恶气，杀百精，蛊毒，老魅注易，亡走，啼哭，悲伤，恍惚。

麇舌：味辛性微温，无毒。主霍乱，腹痛，吐逆，心烦。

练石草：味苦性寒，无毒。主五癃，破石淋，膀胱中结气，利水道小便。

弋共：味苦性寒，无毒。主惊气，伤寒，腹痛羸瘦，皮中有邪气，手足寒无色。

葂草：味咸性平，无毒。主养心气，除心温温辛痛，浸身热。可作盐花。

五色符：味苦性微温。主咳逆，五脏邪气，调中，益气，明目，杀虱。青符、白符、赤符、黑符、黄符，各随色补其脏。白符一名女木。

草：味甘苦性寒，无毒。主温疟寒热，酸嘶邪气，辟不祥。

翘根：味甘性寒，有小毒。主下热气，益阴精，令人面悦好，明目。

鼠姑：味苦性平，无毒。主咳逆上气，寒热，鼠，恶疮，邪气。

船虹：味酸，无毒。主下气，止烦满。

屈草：味苦性微寒，无毒。主胸胁下痛，邪气，肠间寒热，阴痹。

赤赫：味苦性寒，有毒。主痂疡恶败疮，除三虫，邪气。

淮木：味苦性平，无毒。主久咳上气，伤中，虚羸，补中益气，女子阴蚀，漏下，赤白沃。

占斯：味苦性温，无毒。主邪气湿痹，寒热疽疮，除水坚积血癥，月闭无子，小儿不能行，诸恶疮痈肿，止腹痛，令女人有子。

婴桃：味辛性平，无毒。主止泄肠，除热，调中，益脾气，令人好色美志。

鸩鸟毛：有大毒。入五脏烂杀人。其口主杀蝮蛇毒。

【综合述评】

《新修本草》是中国政府颁布的第一部药典

《新修本草》五十四卷又名《唐本草》或《英公

本草》,公元659年唐朝苏敬等二十三人奉敕撰于唐高宗显庆四年。计有正文二十卷,目录一卷;《药图》二十五卷,目录一卷;《图经》七卷。正文实际载药八百五十种,较《本草经集注》新增一百一十四种。此书以《本草经集注》为基础,增补注文与新药。又将原草木、虫兽二类,析为草、木、禽兽、虫鱼四类,序例亦一分为二。新增注文冠以"谨案"二字,小字书于陶弘景注文之后。新增用药用黑大字书写,末注"新附"。补注内容中,以记载药物形态、产地为多,兼述药效、别名等。书中纠正陶氏谬误处甚多,为后世辨正药物基原提供依据。《新修本草》是中国第一部由政府颁布的药典,也是世界上最早的药典。原书已佚,主要内容保存于后世诸家本草著作中。全书分玉石、草木、兽禽、虫、鱼、果、菜、米谷、有名未用九类,在《本草经集注》的基础上增加了山楂、芸苔子、人中白、鲜鱼、砂糖等一百一十四种新药物。《新修本草》标志着我国药物学向前推进了一步。该书《药图》《图经》超过正文,在我国历史上仅此一部。《新修本草》的内容十分丰富,承袭了历代本草的优点,对本经文字,悉留其原貌,不臆加窜改。其次,涉及药物品类时则"普颁天下,营求药物,羽毛鳞介,无远不臻;根茎花实,有名咸萃";涉及药物应用时则"详探秘要,博宗方书",因而做到了"本经虽缺,有验必书;别录虽存,无稽必正",改变了过去辗转抄录的陋习,故而本书的学术价值是很高的。《新修本草》在国内外医学领域中都起了很大作用。唐朝政府规定为医学生的必修课之一,它流传到全国,对我国药物学的发展起了推动作用,影响达三百年之久,到宋《开宝本草》问世后,才逐渐被代替。我国历代主要本草书籍如《蜀本草》《开宝本草》《证类本草》《本草纲目》等,都贯穿着它的内容。本书在成书五十多年后,来我国学习的日本学者把它带到日本,后来也作为日本医学生的必修课本。据日本律令《延喜式》记载:凡医生皆读苏敬新修本草。又说:凡读医经者,太素经限四百六十日,新修本草三百一十日,足见日本医家对本书的重视,也说明本书对日本医学影响之深远。该书也同时传到朝鲜等邻邦,对这些国家的医药发展起了很大作用。《新修本草》不仅是我国政府颁行的第一部药典,也是世界上最早的药典。它比纽伦堡政府于公元1542年颁布的欧洲最早药典《纽伦堡药典》早八百三十三年。

【简要结论】

① 苏敬为唐代药学家,陈州淮阳(今河南省周口市淮阳区)人。② 曾任朝仪郎、右监门府长史骑都尉。③ 唐显庆二年苏敬主持编修《新的本草》又名《唐本草》。④《新修本草》分本草二十卷,现残存十一卷,目录一卷,本草图二十五卷,目录一卷,图经七卷,已佚,全书五十四卷,共收集药物八百余种。⑤《新修本草》是陶弘景《本草经集注》的补充发展,新增内容之前均有谨按二字。⑥《新修本草》是中央政府颁布的世界第一部药典。⑦ 苏敬又撰《脚气方论》,部分内容见于《备急千金要方》《外台秘要》。

崔知悌医学研究

【生平考略】

崔知悌,约生于隋大业十一年(615年),约卒于唐武则天垂拱元年(685年),许州鄢陵(今河南省许昌市鄢陵县)人。崔知悌弟崔知温为唐高宗时宰相。《旧唐书·崔知温传》曰:崔知温,许州鄢陵人。祖枢,司农卿。父义真,陕州刺史。知温初为左千牛,麟德中累转灵州都督府司马。州界有浑、斛、薛部落万余帐,数侵掠居人,百姓咸废农业,习骑射以备之。知温表请徙于河北,斛、薛不愿迁移。时将军契苾何力为之言于高宗,遂寝其奏。知温前后十五上诏,竟从之,于是百姓始就耕获。后斛薛入朝,因过州谢曰:前蒙奏徙河北,实有怨心。然牧地膏腴,水草不乏,部落日富,始荷公恩。拜伏而去。知温四迁兰州刺史。会有党项三万余众来寇州城,城内胜兵既少,众大惧,不知所为。知温使开城门延贼,贼恐有伏,不敢进。俄而将军权善才率兵来救,大破党项之众。善才因其降,欲尽坑之,以绝后患,知温曰:弗逆克奔,古人之善战。诛无噍类,祸及后昆。又溪谷峥嵘,草木幽蔚,万一变生,悔之何及!善才然其计。又欲分降口五百人以与知温。知温曰:向论安危之策,乃公事也,岂图私利哉!固辞不受。党项余众由是悉来降附。知温累迁尚书左丞,转黄门侍郎、同中书门下三品,兼修国史。永隆二年七月,迁中书令。永淳三年三月卒,年五十七,赠荆州大都督。子泰之,开元中官至工部尚书。少子谔之,神龙初为将作少匠,预诛张易之有功,封博陵县侯,赐实封二百户。开元初,累迁少府监。知温兄知悌,高宗时官至户部尚书。崔知悌中进士后,历任洛州司马、度支郎中、户部员外郎,唐高宗时升殿中少监,后任中书侍郎,670—674年为尚书右丞,679年官至户部尚书。唐高宗时升殿中少监,后任中书侍郎、尚书右丞,679年官至户部尚书。崔知悌于政事之暇,从事医疗,少善针灸,尤擅灸骨蒸之法。《灸骨蒸法图》,即世传崔丞相《灸法》。度支郎中、户部员外郎。忽然患风疹,恐怕变为中风,自服小续命汤。三年之中,凡服四十六剂,而风疾

不复。不久升殿中少监,又改任中书侍郎。咸亨中(670—674年)崔知悌与戴知德、郝处俊、李敬玄同被高宗赏赐飞帛书赞,而崔知悌、李敬玄都因忠勤受表彰,其赞语为:仗忠节,赞皇猷。不久,升尚书右丞。679年,定襄道(今属陕西榆林一带)大总管裴行俭领兵数十万大破突厥,斩其可汗泥孰匐,余党走保狼山。高宗诏崔知悌驰往定襄慰问将士,辅佐裴行俭荡平遗寇,有功,增加俸禄。在高宗时,他最后的任职是户部尚书。子崔佑之任博州今山东聊城刺史。见《唐书宰相世系表》。

【学术贡献】

1.《纂要方》外感热病证治贡献

《纂要方》伤寒证治 ① 度瘴散发汗治伤寒一日至三日:麻黄十分,桔梗、蜀椒、细辛、白术、吴茱萸、防风各四分,乌头、干姜、桂心各五分,上十味捣筛为散,温酒服方寸匕,温覆取汗。若得病一二日而轻者,服此药皆得汗解,若得便重者,颇不能解也,然可以二大豆许着鼻孔中,觉燥涕出,一日可三四着,必愈,兼辟天行病等。② 神丹丸治伤寒敕色恶寒,发热体疼发汗:人参、半夏、茯苓各五分,乌头、附子各四分,朱砂一分研,上六味捣筛蜜丸如大豆,每服三丸;若得汗足不解当服桂枝汤。此药多毒,饮水解其热愈,周护军子期自说天行用之甚良,故记之。《删繁方》治伤寒服度瘴散而不汗出者,便作葱豉汤:葱十四茎,豉一升,上二味水煮顿服,温暖覆取汗出,胜度瘴散也。③ 葛根汤治伤寒服葱豉汤不得汗:葛根三两,葱白十四茎,豉一升,上三味水煮分再服,温覆取汗,汗不出更服。余时用此,一服辄汗,略不再服,救数十人甚效。④ 葛根汤治前军府直吏周虎伤寒,再服不得汗,余更视之,甚恶寒而拘急,更思作麻黄汤以解之:麻黄二两,葛根三两,葱白十四,豉一升,上四味水煮分三服,虎再服快汗愈,其疹与周虎相似者,服之皆汗,十余人瘥。⑤ 治阮何南蒸法治伤寒,薪火烧地良久,扫除去火,可以水小洒,取蚕砂,若桃叶桑柏叶诸禾糠及麦麸皆可取用,易得者,牛马粪亦可用,但臭耳,桃叶欲落时,可益收取干之,以此等物

着火处,令浓二三寸,布席卧上温覆,用此发汗,汗皆出,若过热当细审消息大热者可重席,汗出周身辄便止。⑥治伤寒三五日,疑有黄,宜服此油方:生乌麻清油一盏,水半盏,鸡子白一枚和之,熟搅令相得,作一服令尽。⑦小前胡汤治伤寒六七日不解,寒热往来,胸胁苦满,默默不欲饮食,心烦喜呕,寒疝腹痛:前胡八两,半夏半升,生姜五两,黄芩、人参、炙甘草各三两,干枣十一枚,上七味水煮分四服。⑧承气汤治伤寒或始得至七八日不大便,或四五日后不大便,或下后秘塞:厚朴、大黄各三两,枳实六片,上三味水煮服一升。⑨黄连解毒汤治前军督护刘车得时疾三日已汗解,因饮酒复剧,苦烦闷干呕,口燥呻吟,错语不得卧:黄连三两,黄芩、黄柏各二两,栀子十四枚,上四味水煮分二服。余以疗大热盛烦呕呻吟错语不得眠,皆佳,传语诸人,用之亦效,此直解热毒,除酷热,不必饮酒剧者,此汤疗五日中神效。⑩大前胡汤治伤寒八九日不解,心腹坚满,身体疼痛,内外有热,烦呕不安:前胡半斤,半夏半升,生姜五两,枳实八片,芍药四两,黄芩三两,干枣十二枚,上七味水煮分四服。⑪增损四顺汤治少阴病寒多表无热,但苦烦愦,默默而极不欲见光,有时腹痛,其脉沉细而不喜渴,经日不瘥,旧用四顺汤,余怪其热,不甚用也,若少阴病下利而体犹有热者,可服黄连龙骨汤,若已十余日而下利不止,手足彻冷,及无热候者可服增损四顺汤:炙草、人参、龙骨、黄连、干姜各二两,附子一枚,上六味水煮分再服。⑫浩京陟厘丸治少阴病二十日后下不止:陟厘、当归各四两,汉防己、黄连各三两,紫石英、厚朴各二两,豉三升,苦酒五升,上八味捣筛酒豉汁和丸如梧桐子大,冷浆水服二十丸。⑬治伤寒手足热疼欲脱方:羊屎煮汁淋之,亦治时疾阴囊及茎肿,亦可煮黄柏洗之。⑭滑石汤治伤寒热盛,小便不利,兼疗天行:滑石二两,葶苈子一合,上二物水煮顿服。又方:捣生葱敷脐下,横文中燥则易之。⑮瞿麦汤:瞿麦、炙甘草各三两,滑石四两,葵子二合半,石韦三两,上五味水煮分三服。⑯阮氏桃花汤治伤寒后赤白滞下无数:赤石脂八两,粳米一升,干姜四两,上三味水煮服一升。⑰黄连丸治伤寒热利:黄连、当归各三两,干姜、赤石脂各二两,上四味捣筛蜜丸如梧子大,每服三十丸,日三。叔尚书以疗热痢,是岁传与东都当方诸军营,及夏口成人发者

数千余人,余时亦复用之亦佳,但时用之,不及诸汤速耳,当服百丸许乃断。

《纂要方》时行证治 ①黄连龙骨汤治时行数日而大下,热痢时作,白通诸药多不得止,吾思旧方多疗伤寒后下痢耳,未有尚在数日,便兼除热止下者也,四顺汤热,白通苦温,故吾思作此汤,以救数十人,兼主伤寒:黄连三两、黄柏各三两,熟艾一枚,龙骨二两,上四味水煮分三服。②增损理中丸治时行四五日,大下后或不下,皆患心中结满,两胁痞塞,胸中气急,厥逆欲绝,心胸高起,手不得近,不过二三日,辄便死殁。诸医用泻心汤,余用大小陷胸汤并不得疗。重思此或下后虚逆而气已不理,而毒复上攻,毒气相搏,结于胸中,纵不下者,毒已入胃,胃中不通,毒还冲上,复搏于气,气毒相激,故致此病。疗之当先理其气,次下诸疾:人参、白术、炙甘草、瓜蒌根、茯苓、牡蛎各二两,干姜六分,枳实四枚,上八味,捣筛蜜丸如弹子,熟水每服一丸,不歇复服。余时用此,效的神速,下喉即折,续复与之,不过服五六丸,胸中豁然矣,用药之速未尝此。然渴者当加瓜蒌,不渴除之;下者当加牡蛎,不下勿用。余因以告领军韩康伯,右卫毛仲祖,光禄王道豫,灵台郎顾君苗,著作商仲堪诸人,并悉用之,咸叹其应速。于时枳实乃为之贵,难者曰,伤寒热病理中温药,今不解之以冷而救之以温,其可论乎?余应之曰,夫今诊时行始于项强敕色,次于失眠发热,中于烦躁思水,终于疮下痢,大齐于此耳。③治天行热毒攻手足方:猪蹄一具去毛锉碎,合葱白一握,水煮纳少盐渍之。④竹叶汤治烦躁而渴不止,恶寒,仍热盛者,不徒疗天行,凡虚羸久病及疟后胸上痰热者服之皆妙:竹叶一把,粳米一升,炙甘草二两,枣十五枚,半夏、前胡、黄芩、瓜蒌各一两,小麦五合,人参、知母各二两,麦门冬四合,芍药三两,生姜四两,上十四味水煮分三服。⑤增损阮氏小青龙汤治天行数日,或十许日而表不解,心下有水,热毒相搏,遂呕,时复有咳:麻黄、芍药、炙甘草各二两,桂心、细辛各一两,上五味水煮每温服七合。阮本汤方等分,虽未尝用,嫌其太温,余增损其分两,以疗十余人皆愈。

《纂要方》黄疸疟疾证治 ①治黄疸贫家无药者:取柳枝三大升,水煮取浓汁一服令尽;又治黄疸兼主心腹:蔓荆子一合捣碎熟研,水和顿服;治

年六十以上黄疸：茅根一把，猪肉一斤，上二味作羹，一服尽；苦葫芦瓢如大枣许，童子小便二合浸之，三两食顷；取两酸枣许汁，分纳两鼻孔中。② 会稽赖公常山汤治疟疾：常山三两，石膏八两，竹叶一把，糯米一百粒，上四味水渍铜器中一晚，铜器里缓火煮取三升，分三服。③ 常山散治疟疾纵久，不过五六服亦瘥：常山、干漆、桂心各三两，牡蛎一两半、橘皮、杏仁各二两，上六味捣筛为散，每服方寸匕。④ 大黄丸治一切疟疾：大黄三两，朴硝二两，巴豆一两，上三味捣筛蜜丸如梧桐子大，米饮下两丸，日二服。

2.《纂要方》内科疾病证治贡献

《纂要方》心腹疼痛证治　① 乌头丸治心痛与冷气痛：乌头、附子、赤石脂各三两，蜀椒、桂心、姜各二两，上六物捣筛蜜丸如梧子，痛发时温清酒服三丸，觉至痛处，痛则止，若不止加至五六丸，以知为度。若早朝服无所觉，至午时又服三丸。此方丹阳有隐士出山云得华佗法，其疗略同。若久心痛，每旦服三丸，稍加至十丸，尽一剂，遂终身不发。② 治疰在心腹，痛不可忍方：东引桃枝削去苍皮，取白皮一握。以水二大升，煮取半升。一服令尽，则瘥。如不定，更依前服之。③ 桃仁大黄汤方治心腹痛不可忍似疰病，或暴得恶疰搅刺欲死：鬼箭羽、鬼臼、朴硝、当归、桂心、朱砂各二两，桃仁六十枚，芍药四两，柴胡、橘皮各一两，麝香一分，大黄三两，生姜五两，上十三味水煮温分三服。④ 治胃反食则吐或朝食夜吐，或气噎不饮食，数年羸削，唯饮水：制半夏六两，人参、羚羊角各三两，生姜一两，厚朴、橘皮各二两，舂杵头糠、牛涎各一升，上八味水煮取分温三服。气噎病者胃闭不受食，唯饮水，水入吐出积年不瘥，乃至于死人间多有此病，此方救疗有效。⑤ 华佗治寒癖胃反神效方，朝食夜吐，心下坚如杯，往来寒热，吐逆不下食：真珠、雄黄、丹砂各一两，朴硝二两，干姜十累，上五味捣筛蜜丸如梧子，每服二丸。

《纂要方》咳嗽上气证治　① 治三十年以来呷咳：莨菪子、南青木香、熏黄三味等分，捣筛为散，烧烟吸取十咽，日中时复吸十咽，日晚后吸十咽。② 治久咳不瘥熏法：款冬花如鸡子许，少许蜜拌花使润，纳一升铁铛中，又用一瓷碗合铛，碗底钻一孔，孔内插一小竹筒，无竹，苇亦得，其筒稍长作碗铛相合，及插筒处，皆面 之，勿令漏烟气。铛下

着炭火少时，款冬烟自从筒中出，则口含筒吸取烟咽之。如觉心中少闷，须暂举头，即将指头捻筒头，勿使漏烟气，吸烟使尽止。③ 治咳方：杏仁一升，苏子汁、生姜汁、蜜各五合，上四味捣散和煎，含咽如枣大，日三四。④ 治积年咳嗽，喉中哑声：芫花根白皮、五味子、桑白皮各六分，贝母十二分，款冬花六分，麻黄、百部根、紫菀各八分，杏仁十分，皂荚四分，蜈蚣半枚，上十一味，捣筛蜜丸如梧子大，一服五丸，日再服。⑤ 治肺热而咳，上气喘急，不得坐卧，身面肿，不下食，消肿下气止咳：葶苈子二十分，贝母六分，杏仁十二分，紫菀、茯苓、五味子各六分，人参、桑白皮各八两，上八味捣筛蜜丸如梧子，一服十丸，日二服。⑥ 治咳嗽小便不利：葶苈子二十分，杏仁十二分，茯苓六分，牵牛子八分，上四味捣筛蜜丸如梧子，每服八丸，日再夜一。⑦ 治上气咳嗽，长引气不得卧，或水肿，或遍体气肿，或单面肿，或足肿：葶苈子三升，捣筛为散，清酒五升渍之，初服如胡桃许大，日三夜一。⑧ 治上气暴咳方：紫苏茎叶二升，大豆一升，上二味水煮分为三服。

《纂要方》消渴水肿证治　① 治消渴瘦中焦热渴：苦参一斤，黄连六分，瓜蒌、知母、牡蛎粉、麦门冬各五两，上六味捣筛为散牛乳和丸如梧子大，每服二九。② 治饮水不知休小便中如脂，舌干渴：黄连、瓜蒌各五两，上二味捣末生地黄汁和丸，每食后牛乳下五十丸，日再服之。③ 治热消渴有验方：豉心、黄连各三两，上二味捣筛蜜丸，每服空腹乌梅汤服二十五丸，食后又服二十丸。④ 黄连一升，麦门冬五两，上二味捣筛，以生地黄汁、瓜蒌根汁、牛乳三合和丸如梧子，一服二十五丸，日再服。⑤ 治消渴无比方：土瓜根八两，苦参粉、鹿茸、瓜蒌、白石脂、炙甘草、黄芪各三两，桑螵蛸三七枚，黄连、白龙骨、牡蛎各五两，鸡胵黄皮三十具，雄鸡肠三具，上一十三味捣筛为散，每服六方寸匕，日再服。后药下之：竹根十两，麦门冬、石膏各四两，甘李根白皮三两，上四味水煮三升五合下前件散药。治水病方：乌豆一大，桑根白皮五升，上二味水煮分服。⑥ 治水病洪肿气胀不消食：香薷五十斤水淹，渐火煎令可丸，服五丸如梧子，日三。⑦ 治水病身肿：鲤鱼一头水二斗，赤小豆一升和鱼肉煮，分为二服。⑧ 治风水肿，毒气遍身：楮白皮三两，桑根白皮五两，橘皮一两，紫苏、生姜各四

两,大豆三升,上六味水煮分四服。⑨ 治水气方:葶苈子三两,捣筛为丸,不须蜜和,一服五丸。⑩ 葶苈子疗水气极效方:葶苈子一合,捣筛如面,大枣二十颗去核,水一大升煮枣取半升汁,纳葶苈子并枣汁于铜器中,缓火煎令堪成丸,平旦空腹顿服尽必。⑪ 治水肿盛满,气急喘咳,小便涩如血:桑根白皮、郁李仁各六两,泽漆叶二升,白术、杏仁、橘皮各二两,生姜四两,玄参三两,上八味切水煮分四服。

《纂要方》痎癖癥瘕证治　① 治痎癖积冷发如锥刀所刺,鬼疰往来:乌头、人参、桂心、附子、干姜、赤石脂各八分,朱砂三分,上七味捣筛蜜丸如梧子,暖酒服七丸。② 治痎癖方:鼠屎一合,水煮五六沸及热,滤取汁置碗中,急纳硇砂一小两,乃盖头经宿,明日平旦温为两服。③ 调中五参丸治宿癖时腹微满不能食:人参、沙参、玄参、丹参、苦参、附子、防风各一两,大黄四两,巴豆四十枚,蜀椒、葶苈各一合,干姜半两,䗪虫十五枚,上十三味捣筛蜜丸如梧子,每服一丸,日三。④ 治癖饮并醋咽吐水及沫,食饮不消,气逆胀满:槟榔十两,高良姜三两,桃仁一升,上三味捣筛蜜丸,酒服如弹丸二枚,日再服。⑤ 治腹中癥瘕痎癖兼虚热,不可用纯冷专泻药,宜羁縻攻之:鳖甲、鳖甲、桑耳、大黄、吴茱萸、防葵各八分,附子四分,上七味捣筛蜜丸如梧子,饮苦酒服十丸,日再,日晚服马苋汁三四合。⑥ 温白丸治癥癖块等:紫菀、吴茱萸各三分,菖蒲、柴胡、厚朴、桔梗、茯苓、桂心、干姜、黄连、蜀椒、巴豆各二分,皂荚三分,乌头十分,上十五味捣筛蜜丸如梧子,每服二丸。心腹积聚久癥癖块大如杯碗,黄疸,宿食朝起呕变,支满上气,时时腹胀,心下坚结,上来抢心,旁攻两胁,彻背连胸,痛无常处,绕脐绞痛,状如虫咬。又疗十种水病,八种痞塞,反胃吐逆,饮食噎塞,或五淋五痔,或九种心痛,积年食不消化;或妇人不产,或断绪多年,带下淋沥,或瘠疟连年不瘥;又疗一切诸风,身体顽痹不知痛痒,或半身疼痛,或眉发堕落;又疗七十二种风,亦疗三十六种遁注,或癫或痫,或妇人五邪,梦与鬼交通,四肢沉重,不能饮食,昏昏默默,只欲取死,终日忧愁情中不乐,或恐或惧,或悲或啼,饮食无味,月水不调,真似怀孕,连年累月羸瘦困弊,遂至于死。或歌或哭。为鬼所乱。莫之知也。但服此药者,莫不除愈。臣知方验,便合药与

妇人服之。十日下出癥癖虫长二尺五寸三十余枚,下脓三升,黑血一斗,青黄汁五升,所苦悉除。当月有子臣兄堕马被伤,腹中有积血,天阴即发,羸瘦异常,久着在床,命在旦夕,臣与药服之,下如鸡肝黑血手大一百片,白脓二升,赤黄水一升许,其病即瘥。臣知方验,谨上。⑦ 治鳖瘕方:大黄六铢,侧子、干姜、贝母各半两,附子、人参各九铢,桂心六铢,白术二两,细辛十八铢,䗪虫七枚,上十味捣筛为散,酒服半方寸匕,日三。⑧ 大黄汤治蛇瘕:大黄、黄芩各半两,芒硝一枚,乌贼鱼骨三枚,炙甘草一尺,上六味水煮尽服。

《纂要方》骨蒸诸疰证治　① 骨汁淋治骨蒸:取枯朽骨碎五大升,柳枝三大斗,棘针三大斗,桃枝三大斗,上四味水煮淋洗。② 金牙散治邪魅心腹刺痛:金牙、雄黄、丹砂、礜石、寒水石、芫青、巴豆、朴硝、桔梗、茯苓、人参、贯众、附子、蜀椒、露蜂房、龙骨、干姜、牡桂、乌头、石膏、莽草、苁蓉、大戟、芫花、防风、狸骨、商陆根、大黄、细辛、蛇蜕、玉支、贝母,上三十二味等分捣筛为散,酒服五分匕,日三。③ 金牙散治江南三十六疰,人病经年,羸瘦垂死,服之皆瘥;并能杀鬼气逐尸疰,诸恶疠不祥悉主之:金牙、曾青、硝石、礜石、石膏、莽草、玉支、雄黄、朱砂、大黄、细辛、防风、大戟、芫花、野葛、苁蓉、天雄、茯苓、附子、乌啄、干姜、人参、桔梗、桂心、椒、贯众、巴豆、狸骨、蜂房、鹳骨各一两,上三十六味捣筛为散,酒服一钱匕,日三。并以三角绛囊贮散方寸匕系头及心上。④ 江南三十六疰丸治转疰灭门绝族,族尽转逐,中外灭尽,复易亲友:雄黄、皂荚、莽草、巴豆各二分,雄黄、麦门冬各三分,上六味捣筛蜜丸如小豆,每服二丸。⑤ 赤丸治久疰室家相传乃至灭族:雄黄二两,马目毒公、丹砂、莽草、藜芦各二两,巴豆八十枚,皂荚一两,真珠一两,上八味捣筛蜜丸如小豆,每服二丸。⑥ 蜀金牙散治鬼疰风邪,鬼语尸疰,或在脊胁流无常处,不喜见人,意志不定,面目脱色,目赤鼻张,唇焦爪甲黄:金牙、雄黄、野葛、菌茹、铁精各一分,蜈蚣、蝍蝎、附子各一枚,人参、桂心、野狼牙、牛黄、胡燕屎各四分,蜣螂、亭长各七枚,徐长卿、芫青、斑蝥各十四枚,鬼臼、川芎、石长生、蜀椒、大黄、炙甘草、蛇蜕皮、露蜂房、曾青、珍珠、丹砂、鬼督邮、乌头、狼毒、芫蓂、鬼箭羽、藜芦、鹳骨、雷丸、干漆、龟甲、硝石各二分,石膏、凝水石各五分,贝母二枚,毒

公、桔梗各三分,上四十五味捣筛为散,酒服一刀圭,日再。⑦阿魏药安息香方治鬼气避邪恶,阿魏药即《涅槃经》云央匮是也,服法旦取枣许大研之为末,又取牛乳一大升煎之五六沸,停令热定,取鸭子许大和搅服之,更以余乳荡盏,饮之取尽;至暮,又取安息香亦如枣许大,分如梧子,以牛乳服之令尽。礼部孙侍郎家中有此病。所在访问,有人从梁汉来云:官人百姓服此得效者十余家。孙侍郎即令依方进服,七八日即效。便以此法传授亲知。得验者非一。余时任度支郎中,欲广其效,故录之。⑧治梦与鬼神交通及狐狸精魅:野狐鼻、豹鼻各七枚,狐头骨一具,雄黄、腽肭脐、鬼箭羽、露蜂房、白术、虎头骨各一两,阿魏药二两,驴、马、狗、驼、牛等毛各四分,上十五味捣筛为散,烟熏。⑨大黄煎丸治无辜闪癖或头干瘰疬,头发黄耸分去,或乍痢乍瘥,诸状既多不可备说:大黄九两,捣筛为散,以上好米醋三升和之,置铜碗,纳于大铛中,浮汤上,炭火煮之,火不用猛,又以竹木篦搅药,候堪丸乃停,于小瓷器中密贮。儿年三岁,一服七丸如梧子,日再服,常以下青赤脓为度。若不下脓,或下脓少者,稍稍加丸。下脓若多,丸又须减。病重者或至七八剂方尽根本。大人小儿不等,以意量之。此药唯下脓及宿结,不令儿痢,又疗无辜。脑后两畔有小绺者,方无辜之病,此结为根。欲疗者先看结之大小,然后取细竹斸酌笼得此结,便截竹使断,状如许膏药,无者杂油亦得。须待三两日,又如前报针,更经一两日,当脓水自出。若不出,复如前针,候脓溃尽,结便自散。俗法多用刀子头割者,谓之割无辜,比来参详。殊不如针之以绝根本,恐患者不悉,故复重说之。⑩治夜睡即盗汗:麻黄根、小麦各二升,上二味水煮分三服;甘皮、姜各一两,杏仁三两,当归四两,上四味捣筛蜜丸梧子,每服五丸。止汗粉方:麻黄根、牡蛎粉、败扇灰、瓜蒌各三两,白术二两,米粉三升,上六味捣筛和粉身体。

《纂要方》中风证治 ①崔氏小续命汤治卒中风欲死,身体缓急,口目不正,舌强不能语,奄奄惚惚,神情闷乱,凡得四十六剂。风疾迄今不发。余曾任殿中少盐。以此状说向名医。咸云此方为诸汤之最要:麻黄、人参、黄芩、芍药、川芎、炙甘草、杏仁、桂心各一两,防风一两半,附子一枚,生姜五两,上一十味水煮分三服。有人脚弱服此方至六

七剂得瘥。有风疹家,天阴节变辄合之,可以防喑也。②续命汤:麻黄、茯神、生姜、川芎、细辛、白鲜皮、杏仁、人参、羌活、桂心各三两,附子、防己、炙甘草各一两半,上十三味水煮分三服。③镇心汤治风邪虚悸,恍惚悲伤,或梦寐不安:茯神、半夏、生姜各四两,羚羊角、当归、人参、防风、川芎、杏仁、桔梗各二两,龙齿、石膏各三两,防己、桂心各一两半,竹沥一升,上十五味水煮分三服。④别离散治男子女人风邪,男梦见女,女梦见男,交欢日久成劳,愁悲忧患,怒喜无常,日渐羸瘦,连年岁月,深久难疗,或半月或数月日复发:杨上寄生三两,菖蒲、细辛、附子、干姜、蓟根、天雄、桂心各一两,白术、茵芋各二两,上十味捣筛为散,酒服半方寸匕,日三。⑤治热风惊掣,心忪恐悸,风邪狂叫妄走:茯神、杏仁各三两,升麻、白鲜皮、沙参各二两,龙齿六两,上九味水煎分三服。⑥治风疹遍身:麻黄、生姜各三两,防风二两,川芎、芍药、当归、蒺藜子、炙甘草、独活、乌喙、人参各一两,上十一味水煮分三服。治疬疡:茵陈蒿两握,水煮顿服。

《纂要方》虚劳证治 ①肾沥汤补诸不足治五劳六极八风十二痹:猪肾一具,附子、川芎、牡丹皮、桂心、当归各四分,干地黄六分,茯苓、黄芪各八分,上十四味水煮分四服。②干漆散治丈夫五劳七伤,病无不补:干漆、苁蓉各八两,石斛八分,枸杞子一升,干地黄十两,远志皮、续断、菟丝子各五两,天雄、桂心各三两,上十味捣筛为散,每服一匕,日再。③七味干漆散治虚羸无比:干漆三两,干地黄八两,芍药、苁蓉、五味各二两,食茱萸、枸杞子各四两,上药捣筛为散,酒服方寸匕,日二服。④五落散治五劳六极七伤八不足,里急,胸胁胀满,背痛头眩,四肢重,腰膂强,环脐腹有病甚:大黄六分,麦门冬、白薇、干地黄、桑螵蛸、山茱萸、白薇各七分,瓜蒌、炙甘草各五分,当归十分,桂心三分,铁屑、厚朴各三分,吴茱萸二分,石斛九分,上十五味合捣筛为散,每服方寸匕。⑤落肾散一名肾着散治腰背痛,少腹挛急,尿难,自汗出,耳聋,阴痿,脚冷:羊肾一双,磁石六分,天门冬、龙骨、肉苁蓉、白胶、干漆各五分,人参二分,防风、天雄、桑白皮、玄参各三分,干地黄四分,茯苓一分,续断七分,上十五味捣筛为散,大麦饮下二方寸匕,日五六服。⑥枸杞酒坚筋骨,强阴,利大小肠,

填骨髓，长肌肉，破除结气，去胃中宿食，利耳目，补中逐水，破积瘀脓，逐热破血，下脑胁间气，治五劳七伤，五内邪气，消渴风湿，头痛，鼻衄吐血，内湿风疰，伤寒瘴气，烦躁满闷，及脚气肿痹：用米一石为一剂，枸杞三十斤，生地黄二十斤，秋麻子、豆豉各二斗，上四味及地黄一味共米同蒸，三物药汁总合得五斗，分半渍米，馈半及曲和酿饭，服酒。⑦肾沥汤补益方治肾脏虚劳所伤：羊肾一具，黄芪、当归、炙甘草、黄芩、远志、桂心、泽泻、人参、茯苓、防风各二两，干姜四分，五味子三合，芍药、干地黄各三两，麦冬四两，大枣二十枚，上十七味切水煮分三服。⑧地黄酒治虚羸，轻身明目，令人充悦益气力：生地黄一石二斗，杏仁一斗，大麻子一斗，糯米一石，上曲一斗五，上五味酿酒，每服一升。⑨无比薯蓣丸治虚羸：山药、牛膝、菟丝子、杜仲、泽泻、巴戟天、赤石脂、山茱萸各二两，苁蓉四两，干地黄、茯神各三两，五味子十分，上十二味捣筛蜜丸如梧子，酒下二十丸至三十丸，日再夜一服。

《纂要方》脚气证治　①治脚气方：生瓜一枚，白术二两，生姜一两，上三味以二物汁煮取二升，分三服。②紫雪散治脚气毒遍内外烦热，口中生疮，狂易叫走及解诸石草药毒发邪热猝黄等，瘴疫毒疠，猝死温疟，五尸五注，心腹诸疾，脓缓刺切痛，蛊毒鬼魅，野道热毒，小儿惊痫百病：黄金一百两，寒水石、石膏各三斤，玄参一斤，羚羊角屑、犀角屑、沉香、青木香各五两，丁香一两，炙甘草八两，上十味捣筛为散，强人服如两枣大，弱者减之。若经服石发热毒闷者，服之如神，胜三黄汤十剂。③治冷胀毒闷：服金牙散，以汤如桃李许，和散如枣核大服，卒患取利及吐者，一服四分匕，用之若神良。④侧子酒治脚气不随：侧子、生石斛、磁石、茯苓各八两，独活、秦艽、黄芩、防风、防己、丹参、干姜、当归、炙甘草各三两，前胡、五味子、白术、山茱萸各四两，紫苏茎一握，桂心、蜀椒、细辛、川芎各二两，薏苡仁一升三合，上二十三味清酒四升浸五日，一服四合，日再。⑤煮散方：地骨皮、茯苓、蒺藜子、生姜各十二分，麻黄、人参、大黄、泽泻、桂心各六分，杏仁、前胡、羚羊角屑、犀角屑各八分，防己、薏苡仁、石斛、磁石各二十分，黄芩、白术、丹参、炙甘草各十分，细辛五分，上二十二味捣筛，三两为一剂，煮取一升，顿服。⑥侧子酒：侧

子、干姜、牛膝、川芎、炙甘草、白术、细辛、黄芩、蜀椒、防己各二两，防风、当归、桂心、五味子、秦艽、丹参、独活各三两，石斛八两，干地黄、山茱萸、茯苓各四两，附子一两，上二十二味酒浸，每服四合，日二。⑦旋覆花汤治脚气冲心欲死：旋覆花、犀角屑、橘皮各二两，紫苏茎一握，桂心、白前各一两，赤茯苓、生姜各三两，前胡四两，干枣七枚，香豉七合，上十一味水煮分三服。⑧旋覆饮子治脚气麻痹不仁，两脚缓弱，脚肿无力，重者少腹气满，胸中痞塞，见食即呕，或两手大拇指不遂，或两脚大拇指不遂，或小便涩，第一疗气满呕逆不下食：旋覆花、橘皮各二两，生姜、茯苓各三两，紫苏茎一握，香豉一升，大枣十枚，上七味水煮分三服。⑨大犀角汤治脚气毒冲心变成水，身体遍肿，闷绝死：犀角屑、白术、桂心、防己各二两，桑根白皮四两，香豉一升，紫苏一握，前胡四两，橘皮、黄芩、茯苓各三两，大枣十枚，生姜一两，上十三味水煮分三服。⑩犀角麻黄汤：犀角、麻黄、茯苓、防己各二两，炙甘草、黄芩、附子、细辛、桂心、川芎、白术、防风、当归各一两，石膏三两，生姜三分，上十五味水煮分三服。⑪独活犀角汤治脚中无力：独活、生姜、芍药各三两，犀角屑、石斛、丹参、防风、川芎、当归、防己、炙甘草各二两，侧子一两，茯苓各四两，桂心一两半，上十四味水煮分三服。⑫香豉酒：香豉一斗酒三斗，浸三日，取饮任性多少。⑬治脚气遍身肿方：大豆二升，桑根白皮一握，槟榔二七枚，茯苓二两，上四味豆汁煮取，随多少服之；乌豆一斗，桑根白皮五升，大麻子二升，上三味豆汁煎取六升，一服一升，日二服，三日令尽；乌豆五升，桑根白皮四升，大麻子仁一升，橘皮、升麻、杏仁、猪苓、生姜各二两，丹参三两，上九味豆汁煮取四升，朝二服，食消又更进二服。⑭桃花散治脚气及腰肾膀胱宿水及痰饮：桃花阴干一升捣散，纱罗下之，温清酒和，一服令尽；大麻子熬令香和水研取一大升，别以三大升水煮一大升赤小豆取一升汁，即纳麻汁，更煎三五沸，渴即饮之，冷热任取。⑮独活汤治脚弱：独活、生石斛、黄芩、生姜各三两，防风一两半，茯苓四两，白术、白前、桂心、防己、附子各一两，羚羊角屑、川芎、桑根白皮各二两，上十四味水煮分三服。

《纂要方》痢疾淋证证治　①崔氏黄连丸治赤痢：陈仓米、黄连、干姜各四分，上三味捣筛末丸如

梧子大,空腹服五十丸。②治卒下血不止:灶突中尘一升,黄连五两,地榆三两,上三味捣筛为散,粥饮服方寸匕,日再一。③治痢血数十年:石灰三升水搅令澄清,一服一升,三服止。④马蔺子散治赤白痢,腹内疗痛,并久水谷痢,色白如泔淀:马兰子、赤石脂各一升,地榆根皮、厚朴、熟艾各八分,龙骨、茯苓、当归各十分,上八味捣筛为散,一服方寸匕。⑤伏龙肝汤治远血或痢不痢,下焦寒损或先见血后便:伏龙肝五合,炙甘草一两,干地黄五两,烧发灰屑二合,黄芩、牛膝、干姜、生槲皮、阿胶各二两,上九味水煮下阿胶,分三服。⑥续断汤治近血或痢下或不痢,下焦虚寒损因劳冷而发,或前便转后见血:续断、当归、桔梗、阿胶、桂心各三两,干姜、干地黄、川芎各四两,蒲黄一升,炙甘草二两,上十味水煮分三服。⑦治淋散:石韦二两,滑石、茯苓各一两半,琥珀、当归、芍药、黄芩、冬葵子、瞿麦各一两,乱发三团,上十味捣筛为散,服方寸匕,日二服。⑧治大便不通:菖蒲末、石盐末,上二味相和取半匕;乌麻脂少许绵裹纳下部中;猪脂一升,温酒一服,令尽。⑨治小便不通:熏黄如豆许末之,纳小孔中神良;桑根白皮、猪苓、通草各二两,上三味水煮分三服;鸡屎白如弹丸苦酒和服。

《纂要方》尸厥蛊毒证治 ①凡尸厥为病,脉动而形无所知,阳脉下坠,阴脉上争,营卫不通,其状如死而犹微有息,其息不常,人乃不知,欲殡殓者,疗之方:急可以芦管吹其两耳,极尽以气吹之,立起,若人气极,可易人吹之。②治蛊方:黄瓜蒌根干者二两捣末绵裹,酒一升渍一日去滓,温服,少时即吐利,蛊即出,后煮粥饮服一两盏,吐利即断;不断即煮人参、炙甘草、生姜各一两服之。③治中蛊吐血:雄黄、丹砂、藜芦各一两,上三味捣筛为散,水服一刀圭,当吐蛊毒。④羚羊皮汤治中蛊下血及毒下:羚羊皮三寸,荷根四两,苦参、黄连各二两,当归、升麻、犀角各三两,上七味水煮分三服。⑤治中蛊毒泻血日夜无度,腹痛不可忍:白蘘荷叶四五枚,私纳着病患眠卧处席下,勿令病患知之,若为蛊毒所伤,则不肯在上眠,即知是蛊毒为病,用皂荚三挺,炙去皮子,打碎,用极酽醋四升于瓷器中,候日正午时渍皂荚,又以新白布三尺盖上,布上横一口食刀,正对病人眠床下安之,至来日时取药,分三服。⑥治五蛊毒方:一曰蛇蛊,

食中得之,咽中如有物,咽之不入,吐之不出,闷乱不得眠,心热不能食方服马兜铃根,即吐出,服麝香方寸匕,亦自消或吐出也。二曰蜣螂蛊,得之胸中忽然,或哽入咽,怵怵如虫行,咳而有血,服獾肫脂即下,或吐或自消也。三曰虾蟆蛊,得之心腹胀满,口干思水,不能食,闷乱大喘而气发,服车脂半升即出。四曰蝌蚪蛊,同上疗法甚验。五曰草蛊,术在西凉以西及岭南人多行此毒,入人咽,刺痛求死,服甘草、蓝汁即自消。⑦五蛊共一法疗之,但取产妇胎衣切之,曝干为散,水和服半钱匕,五毒自消。⑧含升麻咽汁。⑨五蛊都服马兜铃苗,似萝摩草,形正直上,取鸡子大捣为散,服半钱匕或至一匕。五蛊毒之病多在喉中,常须记之,或小医不识此病,言胃冷蛔动,或浪称是疰,灸刺浪服诸药,枉死也,此由医生未经历故也,宜令审别之。⑩五香散治疰忤邪气或热或寒,时气在骨节间,似瘴似剧,兼主百病:沉香、丁香、麝香、薰陆香、鬼箭羽、当归、豆蔻仁各四分,牛黄、鬼臼、橘皮、金牙各三分,犀角屑、羚羊角屑、大黄各六分,升麻、桔梗、桃仁、光明砂、安息香各二分,上十九味捣筛为散,以汤饮酒随病服一方寸匕,日再,亦可蜜丸如梧子,服十丸。⑪备急散治猝中恶心痛胀满欲吐短气:大黄二两,桂心四分,巴豆一分,上三味捣筛为散,每服一钱匕。⑫仙人炼绛雪治一切病,肺气积聚咳逆,呕吐脓血,丹石毒发,天行时气,一切热病,诸黄胆等,心风昏乱,心怯健忘,四肢烦热,头痛眼赤,大小便不通,烦闷不安,骨节疼痛,赤白痢,血痢,热毒痢,宿食不消化,心腹胀满,出气不得,下一切诸毒药脚气等,饮酒多醉困,久痢不瘥,孩子惊痫等,以上和水服之,产后一切诸病,堕胎:朴硝十斤,升麻三两,大青、桑白皮、槐花各二两,犀角屑、羚羊角屑各一两,苏方木六两,竹叶一两,诃黎勒、山栀子各三十枚,槟榔仁二十颗,朱砂半两,上十三味制雪,有疾量取和水服或和酒服。⑬会稽太守思翊昧死再拜上书皇帝陛下,思幸得典郡,视事六年,处地下湿,身病苦痹,饮食衰少,医疗不瘥,命在旦暮,苍梧道士陈元卖药于市,思取药摩之,日至再,十五日平复,思男尝堕马,苦为腰痛,天阴雨转发,思取元膏摩之,复愈,思妻年四十五,苦心腹积聚,得病三年,思复从元取膏摩之,六日下宿食即愈,思铨下郭少苦头眩,思取膏摩,三日鼻中下水二升,所病即愈,思知元药验,谨取元本

方奉上,陈元膏:生地黄二斤,当归、附子、天雄、乌头各三两,细辛、干姜、川芎各二两,雄黄二两半,苦酒三升,白芷、桂心、丹砂各一两,松脂半斤,猪脂十斤,上十五味猪脂制膏,外敷。

3.《纂要方》外科疾病证治贡献

《纂要方》瘿瘰痔瘘证治　① 海藻散治瘿:海藻八两,贝母二两,土瓜根、小麦曲各二分,上四味捣散酒服方寸匕,日三;秫米三升,圆叶白杨皮十两,水煮服一大盏,日再服。② 治口咽,咽内疮痛欲失声:桂心、杏仁各二两,黄蘗一两,上三味捣末绵裹含如杏仁许,咽汁消尽更含,日三夜二。③ 大五香汤治毒气苦肌肉中肿痛,结脉寒热,如瘰疬痛不可近,急者数日杀人,苦心烦闷,盒饭急速与汤,并以渍敷肿脉上:青木香、鸡舌香、沉香、升麻各五分,藿香、犀角屑、吴茱萸、桂心、麻黄、炙甘草各三分,熏陆香四分,细辛二分,上十二味水煮分三服。④ 五香汤治毒肿瘰疬:麝香、青木香、鸡舌香、藿香、熏陆香、当归、黄芩、升麻、芒硝各三分,大黄五分,上十味水煮分二服。⑤ 治九种瘘:芫青二十枚,地胆十枚,斑蝥三十枚,生犀角屑枣核大,豆豉四十九粒,大豆黄一百枚,牛黄枣核大,蜈蚣一枚,上八味捣筛蜜丸如梧子,每服二丸。⑥ 治瘘方:槲白皮五升,水煮制膏,日服半枣。治狐臭有效方:先用泔清净洗,又用清酢浆水净,洗讫微揩使破,取铜屑和酽酢热揩之,不过三四度瘥。又方:胡粉、铜青,上二味等分研,以人乳和涂腋下。若成疮且停,疮差又涂,以瘥为度。⑦ 蛇衔膏治痈肿瘀血,产后血积,耳目暗等,牛领马鞍疮:蛇衔一两,大黄、附子、芍药、当归、细辛、黄芩、大戟、蜀椒、莽草,上十二味猪膏制膏外敷。⑧ 治发背及诸疮,久不瘥:先以甘草汤洗疮拭极干,乃嚼胡麻敷上,从旦至日西,去胡麻,乃取黄连末、滑石末中半相和以敷疮上。⑨ 连翘汤治患疮肿而渴:连翘、蜀升麻、枳实、芍药、玄参、白蔹、炙甘草、羚羊角屑、通草、黄芪各二两,黄芩、干蓝、大黄各三两,上十三味水煮分三服。⑩ 犀角饮子:犀角屑、羚羊角屑各三两,上二味水煮,渴即饮,尽更作之,时热恐坏,悬着井底。⑪ 五香连翘汤治恶疮热毒肿,恐恶毒气入腹,兼取利以泄毒气:连翘、寄生各三两,蜀升麻、熏陆香、青木香、独活、射干、甘草、朴硝各二两,淡竹沥一升,麝香一分,丁香、沉香各一两,大黄四两,上十四味水煮分三服。⑫ 薤白汤治肠

痔大便后出血:薤白七合,羊肾脂一升,上二味缓火煎,去滓顿尽;白矾、附子、干姜各一两,上三味捣筛蜜丸,饮服二丸至三丸,日二服。⑬ 治大便去血或至一升数合,而少血色,此是内伤风冷,积年多变作痔:大黄五分,甘遂三分,黄芩二分,干姜、附子各四分,桃仁三七枚,葱白七茎,上七味水煮分服。⑭ 煮桃皮、李皮、萹蓄、苦参,取汁渍之大佳。⑮ 治蛔虫:取缲蚕蛹汁,空腹饮之良,若非缲丝时,即须收蛹曝干,捣筛取意斟酌多少,和粥饮服之;鹤虱三两捣散,空腹服方寸匕。⑯ 治白虫诸方不瘥方:东引茱萸根一大握,麻子半升,上二味捣碎取汁浸茱萸根一宿,嚼服。

《纂要方》外伤证治　① 治狐刺方:但觉被刺,即熟嚼豆豉以敷之,少顷看豉中当见毛,不见又速嚼豉数敷之,以昼夜勿绝,但以毛尽便愈;热捣杏仁细研煮一两沸,承热以浸刺处,数数易之。② 秘要方治汤火疮无问大小:取狗毛碎剪烊胶和之,以遍封疮上,一封之后,比至痂落亦不痛。③ 治漆疮方:频以盐汤洗之;以马尿洗之。④ 代指者是五脏之气使然,流注于十二源经脉,热冲手指不还。取热汤急渍之即出,使满七度,便以冷水中浸之讫,又复浸之,如此三度,即涂羊胆愈,未成脓此方甚效,或以猪胆盛代指缠之瘥。⑤ 甲疽之为病,或因割甲伤肌,或因甲长侵肉成疮肿痛,复缘靴窄研损四边,肿㿏,黄水出,侵淫相染,五指俱烂,渐渐引上脚跌,泡浆四边起如火烧疮,日夜倍增,万医所不能疗:绿矾石五两置于铁板上聚炭封之,以囊袋吹令火炽,即沸流出,色赤如融金,看沸定汁尽,去火待冷收取,捣为末,敷疮上。⑥ 五香汤治毒肿:麝香、青木香、鸡舌香、藿香、熏陆香、当归、黄芩、升麻、芒硝各三分,大黄五分,上十味水煮分二服,亦疗诸猝尸注恶气也。⑦ 犀角汤治恶肿:熏陆香、青木香、鸡舌香、藿香、犀角屑、沉香各二分,升麻七分,上七味水煮分三服。⑧ 乌膏治一切疮,引脓生肌,杀疮中虫:乌麻油一升,黄丹二两,熏陆香一两,松脂、蜡各半两,上五味制膏外敷。⑨ 治鱼脐毒疮肿:疮初生之时头白如黍米许大,当中黑如蚁,四畔赤,至四五日之后疼痛不可忍,似溃不即得,取瞿麦和生油,熟捣涂之亦佳。治丹毒或发背及诸肿:马齿草熟捣敷之,数数易;以生羊牛肉贴,数数易;鼠粘草根勿使见风及犬见,洗去土,熟捣以敷肿处,兼绞取汁饮之佳;芫蔚

草、蛇衔草、慎火草，相和熟捣敷，数数易；捣鲫鱼敷之，数数易。⑩治疮积年不瘥，疮汁浸四畔，好肉复变成疮，疮色赤黑，痒不可耐，搔之并汁出：黄连、黄柏、豉心各三分，胡粉、水银、油脂三物和之如泥，上六物搅涂疮上。⑪治干湿癣：楮叶面着癣，用匙背打叶，叶碎即换，可三四度换。⑫治干癣积年，痂浓搔之黄水出，每逢阴雨即痒：巴豆一枚，炭火上烧之令脂出涂癣上；但看癣头有痱子处，即以小艾炷灸之瘥。

4.《纂要方》妇儿疾病证治贡献

① 半夏茯苓汤治妊娠阻病，心中愦闷空烦吐逆，恶闻食气，头眩重，四肢百节疼烦沉重，多卧少起，恶寒汗出，疲极黄瘦：半夏、生姜各五两，旋覆花、橘皮、茯苓、细辛、川芎、人参、桔梗、芍药、炙甘草各二两，干地黄三两，上十二味煮分三服。② 治妊娠漏胞：干地黄四两，干姜二两，上二味捣筛为散，酒服方寸匕，日再。又方：干地黄捣筛，酒服三指撮。③ 治妊娠体肿有水气，心腹急满：茯苓、白术各四两，旋覆花二两，杏仁、黄芩各三两，上五味水煮分二服。④ 夫人生寿夭，虽有定分，中间枉横，岂能全免，若调摄会理，或可致长生，若将护乖方，乃胎乳伤促，且中人之性，识异弘远，言及产育，情多鄙之，都未知此道幽深，博施处广，仆寒帷之暇，颇敦经史，逮乎药术，弥复关怀，今历选群方，兼申短思，苟非切要，讵能载录，晚述职孤城，空庄四绝，寻医访道，理阙多疑，岂得坐而相守，以俟其毙，此书所记，故录于此，盖拟备诸私室，未敢贻厥将来，必有以为要，亦所不隐也，余因披阅峦公调气方中，见峦公北平阳道庆者，其一妹二女，并皆产死，有儿妇临月，情用忧虑，入山寻余，请觅滑胎方，余报言少来多游山林，未经料理此事，然当为思量，或应可解，庆停一宿，余辄忆想畜生之类，缘何不闻有产死者，淫女偷生，贱婢独产，亦未闻有产死者，此当由无人逼佐，得尽其分理耳，其产死者，多是富贵家，聚居女妇辈，当由儿始转时觉痛，便相告报，旁人扰扰，令其惊怖，惊怖蓄结，生理不和，和气一乱，痛切唯甚，旁人见其痛甚，便谓至时，或有约髻者，或有力腹者，或有冷水潠面者，努力强推，儿便暴出，蓄聚之气，一时奔下不止，便致晕厥，更非它缘，至，且以此意语庆，庆领受无所闻，然犹苦见邀向家，乃更与相随，停其家十余日，日晡时见报云，儿妇腹痛，似是产候，余便

教屏除床案，遍一房地，布草三四处，悬绳系木作衡，度高下，令得蹲当腋，得凭当衡，下敷慢毡，恐儿落草误伤之，如此布置讫，令产者入位，语之坐卧任意，为其说方法，各有分理，顺之则全，逆之则死，安心气，勿怖强，此产亦解人语，语讫闭户，户外安床，余共庆坐，不令一人得入，时时隔户问之何似，答言小痛可忍，至一更，令烂煮自死牝鸡，取汁作粳米粥，粥熟，急手搅，使浑浑适寒温，劝令食三升许，至五更将末，便自产，闻儿啼声，始听人入，产者自若，安稳不异，云小小痛来，便放体长吐气，痛即止，盖任分和气之效也，庆问何故须食鸡肉汁粥，答云，牝鸡性滑而濡，庶使气滑故耳，问何不与肉，答云，气将下，恐肉不猝消为妨，问何故与粥，答云，若饥则气上，气下则速产，理不欲令气上故耳，庆以此为产术之妙，所传之处，无不安也，故知峦公隐思，妙符神理，然则日游反支之类，复何豫哉，但以妇人怯弱，临产惊遽，若不导以诸法，多恐志气不安，所以简诸家方法，备题如下，其间取舍，各任量裁，凡妇人产难，必须先简此书，推所投月日知犯忌，各须豫慎，不得犯之，其次应须帐幕皮醋藏衣等物之类，并早经营，入月即须使足，若不豫备，临急用逮事必致阙，唯旧经事者，始达此言，豫备不虞，古之善教也。又凡产者，虽是秽恶，然将痛之时，及未产已产，皆不得令死丧污秽家人来视之，必产难，若已产者则伤子。又凡产法，唯须熟忍，不得逼迫，要须儿痛欲出，然后抱腰，旁人不得惊扰，浪作情势，但此事峦公法中已经商略，无用师巫妄述，已能横相牵挽，失其本性，今故重述，特宜防也。⑤ 治子胎在腹中，恐死不下：当归、川芎各二两，上二味酽醋煮二十沸，顿服。⑥ 治子死腹中：蟹爪一升，炙甘草二尺，阿胶三两，上三味水煮顿服。治妊身热病子死腹中：乌头一枚捣筛，水煮稍稍摩脐下至阴下。苦酒浓煮大豆，一服一升；治子胎在腹内已死：炙甘草一尺，蒲黄一合，筒桂四寸，香豉二升，鸡子一枚，上五味水煮顿服。⑦ 治乳汁不下：鼠肉五两，羊肉六两，獐肉八两，上三味合作啖之。⑧ 凡晕者皆是虚热血气奔进，腹中空所致，欲分娩者，第一须先取酽醋以涂口鼻，仍置醋于旁，使闻其气，兼细细饮之，此为上法，如觉晕，即以醋喷面，苏来即饮醋，仍少与解之。凡产后忽闷冒，汗出不识人者，是暴虚故，破鸡子吞之便醒，若未醒可与童子小便一升，其

验,丈夫小便亦得;若久不识人或时复发,此为有风因产血气暴虚,风行脉中故也,若产后去血多者,尤增此疾,与鸡子不醒者,可急与竹沥汁,一服五合,须臾不定,复与五合,频得三五服立瘥。治产乳晕绝,恶血服少许或服洗儿水三合。⑨治妇人血瘕痛:干姜、乌贼鱼骨各一两,桃仁一两,上三味捣散酒服二方寸匕,日二;桂末温酒服方寸匕佳,日二。⑩洗拓汤治阴蚀:炙甘草、干漆各一两,黄芩、干地黄、芍药、当归各二两,龟甲五两,上七味水煮拓疮处。余家婢遇此疾,百方疗不瘥,蚀处作两疮,深半寸,余于涓子方中,检得此甘草汤方,仍以自处蚺蛇胆散用,不经七日,疮乃平复甚效,凡救十八人。手下即活,遇斯疾者,请广流布传之。⑪治痔大效方:蚺蛇胆、青木香、石硫黄、铁精、麝香、虾蟆各四分,上六味等分,捣筛为散,井花水服三棋子,日再。治痔虫食下部及五脏方。取桃东南枝三七枚,轻打头使散,以绵缓缠之,又捣石硫黄为末,将此绵缠桃枝捻转之,令末少浓又截一短竹筒先纳下部中,仍以所捻药桃枝熟然熏之。⑫治合阴阳辄痛不可忍方:黄连六分,牛膝、炙甘草各四分,上三味水煮洗之。⑬真丹散治阴痒似有虫状,烦闷:真丹一分,矾石二分,川芎四分,上三味为散,以香囊盛着阴中,虫当死尽;阴痒有虫取鸡肝去脂及热纳阴中虫当尽死。

崔知悌曰:凡小儿初受气,在娠一月结胚,二月作胎,三月有血脉,四月形体成,五月能动,六月筋骨立,七月毛发生,八月藏腑具,九月谷气入胃,十月百神能备而生矣,生后六十日,目瞳子成,始笑应知人,百五十日百脉生,能反复,百八十日尻骨成,能独坐,二百一十日掌骨成,能匍匐。三百日髌骨成,能独倚,三百六十日为一期,膝骨成,乃能行。此其定法,若有不依期者,必有不平之处。小儿初生,便以绵裹指拭口中及舌上青泥恶血,此为之玉衔,若不急拭,啼声一发,即入腹成百病矣。⑭小儿生三十二日一变,六十四日再变兼蒸,九十六日三变,百二十八日四变,又蒸,百六十日五变,百九十二日六变,又蒸,二百二十四日七变,二百五十六日八变,又蒸,二百八十八日九变,三百二十日十变。又蒸,此小变蒸毕也,后六十四日又蒸,蒸后六十四日又一大蒸,蒸后百二十八日又一大蒸。此大小蒸都毕也,凡五百七十六日乃成人,所以变蒸者,皆是荣其血脉,改其五脏,故一变毕,

辄觉情态忽有异也,其变蒸之候,令身热脉乱汗出,目睛不明,微似欲惊,不乳哺,上唇头小白泡起如珠子,耳冷尻亦冷,此其诊也,单变小微,兼蒸小剧,先期四五日便发,发后亦四五日歇,凡蒸平者,五日而衰,远至七日九日而衰。当变蒸之时,慎不可疗及灸刺。但和视之,若良久热不已,可微与紫丸,热歇便止,若于变蒸中,加以天行温病,或非变蒸而得天行者,其诊皆相似,唯耳及尻通热,口上无白泡耳,当先服黑散,以发其汗,汗出温粉粉之,热当歇,便就瘥,若犹不都除,乃与紫丸下之。⑮黑散:麻黄、大黄各一分,杏仁二分,上三味捣筛为散乳汁和丸,服如小豆大一枚,紫丸:代赭、赤石脂各一两,巴豆三十枚,杏仁五十枚,上四味捣筛蜜丸如麻子大,每服一丸。此丸无所不治,代赭须真者,若不真,以左顾牡蛎代之。⑯虎头骨汤主避除恶气兼令儿不惊,不患诸疮疥:虎头骨五两,苦参四两,白芷三两,上三味水煮浴儿;治卒客忤中人,吐下不乳哺,面青黄色,变弦急者,取钱七十文,以水三斗,煮令有味,适寒温浴儿良。⑰治儿生三日浴除疮疥:桃根、李根、梅根各八两,上三味水煮浴儿。六物蒡草汤治少小卒寒热不佳,不能服药:蒡草、丹参、蛇床子、桂心各三两,菖蒲半斤,雷丸一斤,上六味水煮浴儿。⑱一物李叶汤治少小身热:李叶无多少以水煮浴儿。白芷煎汤浴儿佳,根苗皆得。苦参汤浴儿。寻常浴儿,不缘别疗诸病,只就浴者方,汤熟添少许清浆水,一捻盐,浴儿,浴讫以粉摩儿,既不畏风,又引散诸气。儿不用数浴,数浴多背冷,令儿发痫,其汤必适寒温得所。⑲十二物寒水石粉散治少小壮热,不能服药:寒水石、芒硝、滑石、石膏、赤石脂、青木香、炙甘草、大黄、黄芩、川芎、麻黄、牡蛎,上药各等分,捣筛扑粉,日三。⑳三物黄连粉治少小盗汗:黄连、牡蛎、贝母,上药各等分捣筛扑粉。

5.《纂要方》五官疾病证治贡献

①治眼赤并胎赤方:生乌麻油半鸡子许,熟艾三升,杏仁、鸡粪各一升,黄连一两、盐一合,乱头发半碗,上七味烧制,取铜器上脂烟敷眼疮。②治雀目方:地衣草净洗阴干末之,酒服方寸匕,日三服。③治龋五十年不瘥方:贝齿一枚,豆豉三十枚,三年苦酒三升,上三味先渍贝齿三宿,纳豉,微火煎如胶,取三合药置筒中,以汤洗之。

④ 眼中翳少轻者：枸杞及车前子叶等分，桑叶两三重裹之，悬于阴地经宿，摘破桑叶取汁，细细点目中；楮白皮曝干合作小绳子如粗钗脚许，火烧作灰，待冷随便以灰点翳上。⑤ 治眼热冷肤肉暗：光明朱砂、硇砂各一两，浆水一升，上三味曝干，刀子刮取新帛裹之，每夜眠时着一米许安眼，四眦各一米。⑥ 治目泪出方：苦酒一斗，古钱一百五十文，上二味苦酒渍钱，微火煎取三升，渐渐点着眦中；目中烟泪出不得开即刺痛：石盐如大豆许纳目中习习，去盐冷水洗目。⑦ 治耳聋方：波律膏一蚬壳，枫木脂半两，松脂半两，巴豆三七枚，蜡，上五味捣丸如枣核大，绵裹塞耳。⑧ 治耳风聋，牙关急不得开：八角附子二枚，酽醋渍之二宿，削一头纳耳中，灸十四壮，令气通耳中。⑨ 治虫入耳：若甲虫入耳者以火照之，手打木入，即向明出之；蚰蜒诸虫入耳以酢灌之或麻油或人尿亦佳。⑩ 治风气及腰脚并耳聋：磁石十二两，瞿麦、川芎、炙甘草、附子、杏仁、茯神、石膏各二两，石菖蒲、独活各四两，通草、山茱萸、白术、山药、桂心、人参、前胡各三两，生姜五两，葱白一升，竹叶一握，上二十味水煮分三服。⑪ 治鼻中息肉不闻香臭：烧矾石末以面脂和着鼻中。⑫ 治牙疼方：乌头、独活、郁李根白皮各一两，上三味酒一升半渍一宿，缓火煎取一升含口，单用乌头独活亦良。⑬ 治牙齿挺出疼痛不可忍：羊肾脂、泔淀各二合，牛粪一合，生甘草半两，青黛、熏黄各半两，上六味水煎，东引桃枝如箸大六枝，以绵缠头点取药，更互热烙齿龂际。⑭ 治疳湿牙齿脱落，刺唇穿破及下部侵蚀，并痔瘘齿悉疗之方：青黛二两，雄黄、朱砂、莨菪子、青矾石、黄矾石、白矾石、附子、苦参、炙甘草、藜芦、细辛、麝香各一两，上十三味捣筛为散，稍稍着病上。⑮ 治牙齿隐隐痛，无问风虫摇动齿，龂脚宣露，含此药效，其龂便生：细柳枝捋去皮，锉一升炒之，纳大豆一升和柳枝更炒，以豆炮声尽，于坩器盛之，以清酒三升渍之，经三日，含之频吐即无妨，两剂无不愈，其龂亦生。⑯ 治紧唇：膝头垢绵裹烧敷之；屠儿肉几上垢烧涂之；烧人屎灰敷之；马芥亦名刺芥捣取汁涂之。

6.《纂要方》皮肤疾病证治贡献

① 蜡脂方：白蜡十两炼令白，桃花、菟丝子、白芷、木兰皮、细辛、辛夷仁、茯苓、土瓜根、瓜蒌根、白附子、杜衡、桃仁、杏仁三分，蔓菁子油二升半，羊髓、牛髓、鹿髓脂各一合，上十八味苦酒渍一宿，腊油髓脂等煎如面脂法，每以澡豆洗面后以涂之。② 常用腊脂方：蔓菁油三升，甘松香、零陵香各一两，辛夷仁、细辛各五分，白术二升，竹茹一升，竹叶五合，茯苓、蘼芜花各三分，羊髓半升，麝香少许，上十二味绵裹酒浸再宿，绞去酒以脂中煎缓火令沸，三日许香气极盛，膏成乃炼蜡令白外用。③ 松脂膏治头风鼻塞头旋，发落复生，长发去白屑：松脂、白芷各四两，天雄、莽草、踯躅花各一两，秦艽、独活、乌头、辛夷仁、甘松香、零陵香、香附子、藿香、甘菊花各二两，蜀椒、川芎、沉香、牛膝、青木香各三两，松叶一升，杏仁四两，上二十一味苦酒二升半渍一宿，生麻油九升微火煎膏摩顶上。④ 莲子草膏治头风白屑长发令黑：莲子草汁、熊脂各二升，松叶、青桐白皮各四两，枣根白皮三两，防风、川芎、白芷、辛夷、藁本、沉香、秦艽、商陆根、犀角、青竹皮、细辛、杜若、蔓荆子各二两，零陵香、甘松香、白术、天雄、柏白皮、枫香各一两，生地黄汁五升，生麻油四升，猪鬃脂、马鬐膏、蔓荆子油各一升，上二十九味以莲子草汁并生地黄汁浸药再宿，于微火上纳油脂等和煎膏，好淅沐发后敷头发，摩至肌。⑤ 澡豆方悦面色如桃花，光润如玉，急面皮，去皯黯粉刺：白芷七两，川芎五两，皂荚末四两，葳蕤、白术、冬瓜仁各五两，蔓荆子二合，栀子仁、瓜蒌仁各三合，荜豆三升，猪脑一合，桃仁一升，鹰屎三枚，商陆三两，上十四味捣末冬瓜瓤汁和丸，每用浆水洗面，以此丸当澡豆用讫，敷面脂如常妆饰。⑥ 烧甲煎香泽合口脂方：兰泽香半斤，零陵香一斤，甘松香五两，吴藿香六两，新压乌麻油一升，上五味并大斤两，拣择精细，暖水净洗，以酒水渍使调匀，经一日一夜，并着铜铛中，缓火煮之经一宿，通前满两日两宿，唯须缓火煎讫，漉去香滓，澄取清以绵滤总讫，纳着瓷坩中，勿令香气泄出，封闭使如法：沉香一斤，丁香、甲香各一两，麝香、薰陆香、艾纳各半两，白胶香、苏合香各一两，上八味并大斤两，令别捣如麻子大，先炼白蜜，去上沫尽，即取沉香等于漆盘中和之，使调匀，若香干，取前件香泽和，使匀散，纳着瓷器中使实，看瓶大小，取香多少，别以绵裹，以塞瓶口，缓急量之，仍用青竹篾三条搅之，即覆瓶口于前件所烧香泽瓶口上，仍使两处，然后以麻捣泥瓶口边，浓三寸，盛香瓶上亦令遍浓一寸，以炭火绕瓶四边

缓炙,使薄干,然后始用糠火,马粪火亦佳,烧经三宿四日,勿得断火看之必使调匀,不得有多少之处,香汁即下不匀,三宿四日烧讫,即住火,其香泽火伤多即焦,令带少生气佳,仍停经两日,使香饼冷讫,然始开其上瓶 除却,更取别瓶,纳一分香于瓶中烧之,一依前法,若无别瓶,还取旧瓶亦得,其三分者香并烧讫,未得即开,仍经三日三夜,停除火讫,又经两日,其甲煎成讫,澄清斟量取依色铸泻,其沉香少即少着香泽,只一遍烧上香瓶,亦得好味五升,铜铛一口,铜钵一口,黄蜡一大斤,上件蜡置于铛中缓火煎之,使沫销尽,然后倾钵中,停经少时,使蜡冷凝,还取其蜡依前销之,即择紫草一大斤,用长竹着挟取一握,置于蜡中煎,取紫色,然后擢出,更着一握紫草,以此为度,煎紫草尽一斤,蜡色即足,若作紫口脂,不加余色,若造肉色口脂,着黄蜡紫蜡各少许,若朱色口脂,凡一两蜡色中,和两大豆许朱砂即得,但捣前件三色口脂法,一两色蜡中,着半合甲煎相和,着头点置竹上看坚柔得所,泻着竹又煎甲煎,先须造香油方:零陵香、藿香各一两,沉香一斤,小甲香八两,麝香三两,苏合香一两,上六味捣如大豆粒,以蜜拌纳一小角瓶中,用竹篦封其口,勿令香漏,将此角瓶倒捶土中瓶口内,以纸泥泥两瓶界面处,不令土入,用泥泥香瓶上浓六七分,用糠火一石烧上瓶,其火微微不得烈,使糠尽,煎乃成矣。⑦ 造胭脂法:准紫一斤,白皮八钱,胡桐泪半两,波斯白石蜜一两,上四味于铜铁铛器中着水八升,急火煮水令鱼眼沸,纳紫矿,又沸纳白皮讫,搅令调,又沸内胡桐泪及石蜜,总经十余沸,紫矿并沉向下,即熟,以生绢滤之,渐渐浸叠絮上,好净绵亦得,其番饼小大随情,每浸讫,以竹夹如干脯猎于炭火上炙之燥,复更浸,浸经六七遍即成,若得十遍以上,益浓美好。⑧ 造水银霜法:水银、石硫黄、伏龙肝各十两,盐花一两,上四味以水银别铛熬,石硫黄碎如豆,并别铛熬之,良久水银当热,石硫黄硝成水,即并于一铛中和之,宜急倾并,并不急,即两物不相入,并讫,下火急搅,不得停手,若停手,即水银别在一边,石硫黄如灰死,亦别在一处,搅之良久,硫黄成灰,不见水银,即与伏龙肝和搅令调,并和盐末搅之令相得,别取盐末罗于铛中,令遍底浓一分许,乃罗硫黄伏龙肝盐末等于铛中,如覆蒸饼,勿令全遍底,罗讫,乃更别罗盐末覆之,亦浓一分许,即以

盆覆铛,以灰盐和土作泥,涂其缝,勿令干裂,裂即涂之,唯令勿泄炭火气,飞之一复时开之,用火先缓后急,开讫,以老鸡羽扫取,皆在盆上,凡一转后,即分旧土为四分,以一分和成霜,研之令调,又加二两盐末,准前法飞之讫,弃其土,又以余一分土和飞之,四分凡得四转,及初飞与五转,每一转则弃其土,五转而土尽矣,若须多转,更用新土,依前法飞之,七转而可用之。⑨ 鹿角粉方:取鹿角三四寸截之,乃向炊灶底烧一遍,去中心虚恶者,并除黑皮讫,捣作末,以绢筛下,水和,帛练四五重,置角末于中,绞作团,大小任意,于炭火中熟烧,即将出火令冷,又碎作末,还以水和,更以帛练四五重绞作团,如此四五遍烧捣碎,皆用水和,以后更三遍用牛乳和,烧捣一依前法,更捣碎,于瓷器中用玉锤研作末,将和桃花粉佳。⑩ 桃花粉方:光明砂、雄黄、熏黄、真珠末、鹰粪、珊瑚、云母粉、麝香、鹿角粉各等分,上九味研以细为佳,就中鹿角粉多少许无妨。

崔氏禁蛇法　① 治被蛇螫验方:生椒三两,好豉四两,上二味以人唾和,捣令熟,用敷伤处;取独颗蒜截两头,着螫处,一头大作艾炷灸之,如此即愈;野狼牙草,以叶裹,火炮令热,用;取醋草熟捣,以敷螫处,仍将腻 头裹之,数易,其醋草似初生短嫩新鲜苗是;取远志嚼令碎以敷之,并纳一片子于所螫疮处孔中,数易之。② 治蝎螫人方:人参嚼以敷痛处,又以黄丹涂之;深削桂心,醋磨涂之;滴蜡烛热脂于螫处,三两度易之。③ 治蠼螋尿疮,习习然黄水出者:取韭捣取汁以涂之;煮甘草汤洗之;嚼桂涂之;绞马屎汁洗之;嚼麻子涂之;令患人于日里立,侧近作沸汤,微取以淋患人影,令当所患疮处六七度,仍遣人熟嚼蒜以患人影中患处,口中余蒜气,即真喂患人疮上愈。④ 治狂犬咬人方:急嘬去血吐之,勿错咽之,然后捣杏仁和大虫牙捻作饼子贴疮上,顿灸二七壮。狂狗咬人,每至七日即合一发,值至七日,即须捣韭汁服一大合,日再服之,纵非至七日,值一日两日服一两合大妙,如冬月无,可取韭根捣汁服之,又三两日取杏仁一合,捣碎,熟研,滤取汁和大虫牙齿。无牙齿,骨亦可用,熟煎,取一大升汁,又烧竹沥一合,以和杏仁酪汁,更煎一两沸,分三服,一日使尽,又取所咬犬脑又方:以大虫骨灰和杏仁膏以涂之甚良。

【综合评述】

1. 崔知悌治外感热病经验丰富

数日而大下,热痢时作,白通诸药多不得止,吾思旧方多疗伤寒后下痢耳,未有尚在数日便兼除热止下者也,四顺汤热,白通苦温,故吾思作黄连龙骨汤,以救数十人,兼主伤寒。黄连、黄柏各三两,熟艾一枚,龙骨二两,上四味水六升煮取二升半,分三服,无不断者。又其年时行四五日,大下后或不下,皆患心中结满,两胁痞塞,胸中气急,厥逆欲绝,心胸高起,手不得近,不过二三日,辄便死殁。诸医用泻心汤,余用大小陷胸汤,并不得疗。重思此或者下后虚逆而气已不理,毒复上攻,毒气相搏结于胸中,纵不下者,毒已入胃,胃中不通,毒还冲上,复搏于气,气毒相激,故致此病。治之当先理其气次下诸疾,思与增损理中丸:人参、白术、炙甘草、茯苓、瓜蒌根、牡蛎各二两,枳实四枚,干姜六分,上八味捣末之蜜丸如弹子,每服一丸,熟水下,不歇复服。余时用此,效的神速,下喉即折,续复与之,不过服五六丸,胸中豁然矣。用药之速,未尝见此。然渴者当加瓜蒌,不渴除之;下者当加牡蛎,不下勿用。余因以告领军韩康伯,右卫毛仲祖,光禄王道豫,灵台郎顾君苗,著作商仲堪诸人,并悉用之,咸叹其应速。于时枳实乃为之贵,难者曰,伤寒热病,理中温药,今不解之以冷,而救之以温,其可论乎?余应之曰,夫今诊时行,始于项强敕色,次于失眠发热,中于烦躁思水,终于生疮下痢,大齐于此耳。元吴恕《伤寒图歌活人指掌》卷四黄连龙骨汤以芍药易艾叶,治少阴脉沉,腹痛,咽痛,苦烦,体犹有热。《增订叶评伤暑全书》以吴恕黄连龙骨汤治腹痛咽痛,体热烦苦。《圣济总录》改崔知悌增损理中丸为加减理中丸,治伤寒胸满痞气,曾服大小陷胸汤。及泻心汤不瘥者,此是下后虚逆,气道不理,邪毒上攻,真邪相搏,结于胸中也,宜加减理中丸:人参、白术、茯苓、炙甘草各二两,干姜一两半,枳实十六个,上六味捣罗为末,炼蜜和丸如弹子大,每以熟水或生姜汤,化下一丸,连四五服,渴者更加瓜蒌二两,下者加牡蛎二两。《太平惠民和剂局方》名此方为枳实理中丸,理中焦,除痞满,逐痰饮,止腹痛,大治伤寒结胸欲绝,心膈高起,实满作痛,手不可近。枳实一两,白术、人参、炙甘草、茯苓、干姜各二两,捣罗为末,炼蜜为丸如鸡子黄大,每服一丸,热汤化下,连进二、三服,胸中豁然。南宋陈言《三因极一病证方论》枳实理中丸治同崔知悌,六味药物剂量等分。

2. 崔知悌温白丸治癥癖

温白丸治癥癖块等一切病:紫菀、吴茱萸、皂荚各三分,菖蒲、柴胡、厚朴、桔梗、茯苓、桂心、干姜、黄连、蜀椒、巴豆、人参各二分,乌头十分,上十五味捣筛蜜丸如梧子,每服二丸。崔知悌曰:此方治心腹积聚久癥癖块大如杯碗,黄疸,宿食朝起呕变,支满上气,时时腹胀,心下坚结,上来抢心,旁攻两胁,彻背连胸,痛无常处,绕脐绞痛,状如虫咬。又治十种水病,八种痞塞,反胃吐逆,饮食噎塞,或五淋五痔,或九种心痛,积年食不消化;或妇人不产,或断绪多年,带下淋沥,或瘰疬连年不瘥。还治一切诸风,身体顽痹,不知痛痒,或半身疼痛,或眉发堕落及七十二种风,三十六种遁注,或癫或痫,或妇人五邪,梦与鬼交通,四肢沉重,不能饮食,昏昏默默,只欲取死,终日忧愁情中不乐,或恐或惧,或悲或啼,饮食无味,月水不调,真似怀孕,连年累月羸瘦困弊,遂至于死。或歌或哭。为鬼所乱。莫之知也。但服此药者,莫不除愈。合药与妇人服之,十日下出癥癖虫长二尺五寸三十余枚,下脓三升,黑血一斗,青黄汁五升,所苦悉除,当月有子。知悌之兄堕马被伤,腹中有积血,天阴即发,羸瘦异常,久着在床,命在旦夕,悌与药服之,下如鸡肝黑血手大一百片,白脓二升,赤黄水一升许,其病即瘥。悌知方验,谨上。《太平惠民和剂局方》辑录崔知悌温白丸,组成相同,主治相同。《医方类聚》卷一九七引《御医撮要》温白丸治久患宿疾劳病,脏腑久冷,黄黑瘦弱,吐逆腹胀,吃食减退:紫菀、吴茱萸、皂角、干姜、柴胡、桔梗、厚朴、茯苓、石菖蒲、肉桂、黄连、川椒、甘草、牛膝、当归、巴豆、葶苈各二分,乌头十分,上为末炼蜜为丸如梧桐子大,初服二丸,加至三丸,临卧熟水送下。如是宿患取微利为度,看脏腑虚实加至五丸。如患宿疾劳病,脏腑久冷,黄黑瘦弱,吐逆腹胀,吃食减退,于五更初暖酒下三丸,粥饮下亦可。一切气痛,冷热气筑,用温酒下三丸。一切伤寒热病,浑身壮热,头痛,阴阳二毒,葱汤下三至五丸,坐间汗出,微转下恶物,麻黄汤下亦好。大小男女患惊痫,热茶下一二丸;消食化气,脏腑壅滞,食前茶酒或汤任下三丸;脐下结痛;煎橘皮汤下三丸;血痢蜜汤下;心痛石榴皮汤下;脚气,杏仁或小豆汤下;腿转筋,木瓜汤下;水泻,龙骨汤下;口疮,蜜下。《圣济总录·积聚》温白丸治腑脏积聚,癥癖气块,腹多疼痛,按或有形,肢节烦热,腰脚酸疼,及妇人血癥,经候不调,赤白带下等疾:柴胡、紫菀、吴茱萸、菖蒲、桔梗、京三棱、赤茯苓、人参、黄连、干姜、桂枝、蜀椒、巴豆、皂荚、鳖甲、厚朴、当归、乌头、黄芪各二两,上一十九味捣研为末蜜丸如梧桐子大,每服一二丸,加至三四丸,温酒下,利下恶物为度。《圣济总录》卷四十四温白丸治脾胃虚寒,宿食不消,痰饮停滞,咳嗽呕吐,胸膈痞满:半夏二两,白术一两,丁香一分,上为末生姜自然汁煮面糊和丸如梧桐子大,每服二十丸,空心煎生姜汤送下。《圣济总录》卷二十一温白丸治伤寒面青,心下坚硬,开口出气,身体不热,头面多汗,四肢厥冷:半夏、白附子、硫黄各一两,上为末,用粳米饭和丸如梧桐子大,每服二十丸,温酒送下;吐逆,炒生姜盐酒送下,或艾醋汤送下,不拘时候,阴毒并吃三五服。《圣济总录》卷五十四温白丸治中焦虚寒,痰积不散:丹砂一两,白矾、半夏、生姜各三两,白术二两,丁香半两,上捣研为细末,姜汁煮糊和丸如梧桐子大,丹砂为衣,每服二十丸,食后、临卧生姜汤送下。《魏氏家藏方》温白丸治恚怒忿郁,三焦气滞,咽嗌噎塞,胁肋膨胀,心腹疼痛,上气奔喘,翻胃呕吐,不思饮食;及饮酒过度,噫酸恶心,气脉闭涩,痰饮不散,胸痹短气,痛彻背脊,霍乱吐利,手足逆冷:生姜二十两,橘皮八两,白术一两,茯苓七钱,炙甘草半两。《魏氏家藏方》卷二温白丸治痰饮:天南星、青皮、茯苓、半夏、陈皮、丁香、干姜各等分,上为细末姜汁打面糊丸如梧桐子大,每服三十丸,生姜汤送下,不拘时候。《小儿药证直诀》温白丸治小儿脾气虚困,泄泻瘦弱,冷痎洞利及因吐泻或久病后成慢惊,身冷瘈疭:天麻半两、白僵蚕、白附子、干蝎、天南星各一分,上捣末汤浸寒食面和丸如绿豆大,仍于寒食面内养七日取出,每服五七丸至二三十丸,空心煎生姜米饮送服。《幼幼新书》引《家宝》温白丸治小儿久泻,脾虚不能食,食即泻下,米谷不化:白术一分,丁香半分,半夏一钱半,上为末姜汁糊丸如绿豆大,半岁儿每服三丸,三五岁儿每服五七丸,淡姜汤吞服,早晚各一次。《直指小儿》卷二温白丸小儿吐泻久病转成慢

惊,身冷瘈疭:人参、防风、白附子、僵蚕、全蝎各一钱,南星、天麻各二钱,上为末飞白面糊丸如梧桐子大,每服一丸,姜汤送下。《普济方》卷三九五温白丸治小儿寒中吐利及客忤:附子、桔梗各二两,人参一两,干姜二分,上为末炼蜜为丸,二十日儿麻子大一丸,五十日儿胡豆大一丸,百日儿小豆大一丸,米饮送下。《理瀹骈文》温白丸治积聚,癥瘕,痃癖,痞气:川乌二两半,吴茱萸、桔梗、柴胡、菖蒲、紫菀、黄连、炮姜、肉桂、花椒、巴豆、泽泻、皂角、厚朴各一两,上为粗末炒热熨。

3. 崔知悌善用阿魏药

崔知悌任度支郎中时,从礼部孙侍郎处得避邪恶治鬼气阿魏安息香方,欲广其效,故录之:阿魏药即《涅槃经》云央匮是也。服法旦取阿魏枣许大研末,牛乳一大升煎沸,停令热定,取鸭子许大和搅服之,更以余乳荡盏,饮之取尽。至暮,又取安息香亦如枣许大,分如梧子,以牛乳服之令尽。礼部孙侍郎家中有此病,访问有人从梁汉来云:官人百姓服此得效者十余家。孙侍郎即令依方进服,七八日即效。便以此法传授亲知,得验者非一。《太平圣惠方》卷五阿魏丸主治脾脏久积虚冷气攻心腹胀痛,胃气不和,见食即呕,面色萎黄,四肢无力:阿魏、槟榔、青橘皮、胡椒、丁香、荜茇、白豆蔻、桂心、人参、附子、干姜、蓬莪茂、诃黎勒各半两,麝香一分,上为末炼蜜为丸如梧桐子大,每服二十丸,热酒送下,不拘时候。《太平圣惠方》卷七阿魏丸治肾脏积冷气攻心腹,疼痛不可忍:阿魏、硇砂、自然铜各一分,桃仁、木香、全蝎、白矾各半两,上七味捣末醋煮面糊为丸如绿豆大,每服二十丸,热生姜酒送下,不拘时候。《太平圣惠方》卷七阿魏丸主治同上:阿魏、附子、青橘皮、自然铜各半两,桃仁一两,桂心三两,全蝎、木香、槟榔各三分,上九味捣末,童便二升慢火煎稠药末为丸如梧桐子大,每服二十丸,热酒送下,不拘时候。《太平圣惠方》卷二十八阿魏丸治顺气思食兼暖脾肾,主虚劳心腹或脐下疼痛:阿魏半两用白面一两拌溲作饼子,木香、青橘皮各一两,补骨脂、干姜、附子、茴香子、槟榔、肉桂、吴茱萸各二两,上为末炼蜜为丸如梧桐子大,每服十五丸,食前以温酒送下;生姜汤下亦得。《太平圣惠方》卷四十三阿魏丸主治冷气攻心腹,久不愈,面色青黄,四肢多冷:阿魏、桂心、干姜、附子、当归各一两,吴茱萸半两,上为末

阿魏膏为丸如梧桐子大,每服二十丸,温酒送下,不拘时候。《太平圣惠方》卷七十一阿魏丸治妇人血气攻心疼痛及一切积冷气痛:阿魏、当归、桂心、川芎、青橘皮、附子、白术、朱砂、延胡索、肉豆蔻、蓬莪茂、槟榔各一两,吴茱萸、干姜、木香各三分,上为末,醋一升煎阿魏成膏和药末为丸如梧桐子大,每服三十丸,食前以热酒嚼下。《太平圣惠方》卷九十八阿魏丸主治丈夫元气,妇人血气,一切心腹胀满,脐胁疼痛:阿魏一两半,当归、青橘皮、白术、木香、川芎、附子、吴茱萸各半两,桂心三两,蓬莪茂一两,延胡三分,上为末醋煮面糊为丸如梧桐子大,每服三十丸,醋汤送下。《圣济总录》卷四十四阿魏丸通和五脏,主治脾胃虚寒宿食不消,腹胀肠鸣:阿魏半两、全蝎、麝香各一分,丹砂半分,桃仁四十九枚,上为末酒煮面糊为丸如梧桐子大,每服二十丸,不嚼,温酒送下,早晨、日午、临卧各一服。《圣济总录》卷七十五阿魏丸主治丈夫妇人久患白滞痢如鱼脑:阿魏、安息香各一分,桂心、木香各半两,独头蒜二颗,上为极细末温酒为丸如梧桐子大,每服三十丸,空心陈米饮送下,日午再服。《圣济总录》卷九十三阿魏丸主治传尸骨蒸,女人血气,月候经年不通,痰嗽黄瘦,四肢羸弱,盗汗骨蒸,或时憎寒,饮食减少:阿魏、当归、芜荑仁各一两,雌黄、猪牙皂荚各半两,麝香、蓬莪术各三分,柴胡、白槟榔各二两,上为末,和匀再罗,用羊肉半斤,去皮烂煮,细切,研如膏,入诸药末,和捣三千杵,如硬,即添肉汁,为丸如绿豆大,每服五十丸,五更温酒送下。仍饮令醉,以青绢被盖之,睡觉汗出通身,必有细虫在被间,日光内看,急须烧之,或泻下恶物并虫等是效。《圣济总录》卷一五五阿魏丸大能下气主治妊娠腹满,喘逆胀闷,心腹虚胀:阿魏、丁香、木香、茴香子、白芷、陈橘皮、槟榔、香附子各一分,炙甘草、生姜各半两,上为末炼蜜为丸如樱桃大,每服一丸,烂嚼煎萝卜汤送下;温酒或盐汤、生姜汤下亦得。朱丹溪尝谓:诸阿魏丸,脾虚者须以补脾药佐之,切不可独用。虚虚之祸,疾如。阿魏丸治肉积:阿魏、山楂各二两,连翘一两,黄连一两三钱,上为末醋煮阿魏作糊丸,每服三十丸,白汤下。又阿魏丸去诸积聚:山楂、南星、半夏、麦芽、神曲、黄连各一两,连翘、阿魏、瓜蒌、贝母各半两,风化消、石碱、萝卜子、胡黄连各二钱半,上为末姜汁浸蒸饼丸,每服五十丸,空腹时用

生姜汤送下。一方加香附、蛤粉,治咳嗽。崔知悌应用小续命汤有独到临床经验,首次用此方治疗风疹。崔氏小续命汤治卒中风欲死,身体缓急,口目不正,舌强不能语,奄奄惚惚,神情闷乱,凡得四十六剂,风疾迄今不发。崔知悌曾任殿中少盐,以此状说向名医,咸云此方为诸汤之最要,有人脚弱服此方至六七剂得瘥。有风疹家,天阴节变辄合之,可以防喑也。

4. 崔知悌大黄煎丸治无辜闪癖

崔知悌大黄煎丸治无辜闪癖或头干瘰疬,头发黄耸分去,或乍痢乍瘥,诸状既多不可备说:大黄九两捣筛为散,上好米醋三升和之,置铜碗纳于大铛中浮汤上,炭火煮之,火不用猛。又以竹木篦搅药,候堪丸乃停,于小瓷器中密贮。儿年三岁一服七丸如梧子,日再服。常以下青赤脓为度,若不下脓或下脓少者稍稍加丸,下脓若多丸又须减。病重者或至七八剂方尽根本,大人小儿不等,以意量之。此药唯下脓及宿结,不令儿痢。又疗无辜脑后两畔有小缕者。无辜之病此结为根,欲疗者先看结之大小,然后取细竹斸酌笼得此结,便截竹使断,状如指环形,仍将此竹笼结,自然不得转动,以火针针结子中央,作两下弃针去,乃涂少许膏药,无者杂油亦得。须待三两日,又如前报针。更经一两日,当脓水自出,若不出复如前针。候脓溃尽,结便自散。俗法多用刀子头割者,谓之割无辜。比来参详,殊不如针之以绝根本,恐患者不悉,故复重说之。《太平圣惠方》卷四十八大黄煎丸治伏梁气,心胸妨实,背膊烦疼,不能食,四肢无力:大黄一两,捣罗为末酒醋熬膏,京三棱、木香、桃仁、诃黎勒皮、桂心、青橘皮、槟榔各一两,上为细末入大黄煎中蒸饼为丸如梧桐子大,每日空心以温酒送下十九至十五丸。《医方类聚》卷一一三引《烟霞圣效方》大黄醋煎丸治远年日近积病:大黄末极细者四两,酽醋一升,上药同煎熬至如稀面糊相似和成剂,如遇用药,称一两,分作小块,男子温嚼送下,妇人墨醋汁送下,积物下为效。《丹溪心法》治头痛如破:酒炒大黄半两,一半茶煎。治头痒风屑发黄:大黄酒浸炒为末,茶调服。崔知悌治五劳六极七伤八不足有干漆散、七味干漆散、五落散等名方。《神农本草经》:干漆味辛性温无毒,主绝伤,补中,续筋骨,填髓脑,安五藏,五缓六急,风寒湿痹,生漆去长虫。久服轻身耐老。《说文》

云：柒木汁可以物象形，如水滴而下，以漆为漆水字。徐灵胎《神农本草经百种录》曰：干漆以质为治。漆，树脂也。凡草木之服最韧而不朽者，莫如漆。人身中非气非血而能充养筋骨者，皆脂膏也。气血皆有补法，而脂膏独无补法，则以树之脂膏力最浓者补之。而脂膏之中，凡风寒湿热之邪，留而不去者，得其气以相助，亦并能驱而涤之也。《太平圣惠方》卷七十一干漆散治癥瘕令人黄瘦羸弱，两胁妨闷，心腹疼痛：干漆一两，木香、芫花、川芎、桂心、当归、赤芍、琥珀各半两，牛膝三分，桃仁一两，麝香一分，大黄二两，上十二味捣散，每热酒调服一钱匕，不拘时候。《圣济总录》卷八十五干漆散治多年腰痛：干漆、木香、桂心、炙甘草各一两一分，熟地二两半，上五味捣散，每服三钱匕，温酒调下，日三。崔知悌马蔺子散（马蔺子、赤石脂、地榆根皮、厚朴、熟艾、龙骨、茯苓、当归）治痢疾。马蔺子《神农本草经》别名蠡实，味甘性平，主皮肤寒热，胃冲热气，风寒湿痹，坚筋骨，令人嗜食。张文仲马蔺散治水痢：马蔺子、干姜、黄连，上三味为散，熟汤和二方寸匕，入腹即断，冷热皆治。常用神效，不得轻之。张璐《千金方衍义》：马蔺即蠡实，甘温益胃，冷人嗜食，故可以治积冷、痢下白脓，一派辛热剂中，独用黄连一味，不但为积冷之下导，并和姜附、蜀椒之性也。《太平圣惠方》卷五十九马蔺子散治白痢腹内疗痛，行数极多，色白如泔淀，不欲食：马蔺子二两，地榆、厚朴、艾叶、白术、当归、肉豆蔻各一两，赤石脂、龙骨各二两，上九味捣散，每服二钱，粥饮调下，不拘时候。《圣济总录》卷七十六马蔺子饮治赤白痢脐腹疗痛及久水泻，白浊如米泔：马蔺子三合，地榆、艾叶各二两，赤石脂、当归各四两，龙骨、茯苓各二两半，上七味捣散，每服五钱匕，水煎去滓空腹温服。《外台秘要·古今诸家散方六首》辑有崔知悌五香散、备急散、紫雪散、仙人炼绛雪等四方治瘴疫毒疠，痈疖邪气，中恶猝死，五尸五注，蛊毒鬼魅，野道热毒，小儿惊痫等百病，对后世温病三宝组方有重要影响。

5. 崔知悌著述考略

崔知悌著述可考者有五种，除《纂要方》外，尚有《骨蒸病灸方》《法例》《产图》《崔知悌集》。《旧唐书·经籍志》《新唐书·艺文志》以为崔行功撰，非是。新旧《唐书·崔行功传》都未说他知医。

崔氏方中列有崔知悌的官阶家世，必不致误。《骨蒸病灸方》一卷，并见新旧《唐书》。《通志·艺文略》作《灸劳法》一卷，《宋史·艺文志》有《崔氏骨蒸方》三卷。《外台秘要》作：《崔氏别录》《灸骨蒸方图》，方中侍郎知悌撰。多纪元胤《中国医藉考》：崔知悌《纂要方》，《新唐志》作崔行功，《旧唐志》作《纂要方》十卷，佚。按：是书《旧唐志》《新唐志》所记崔氏名不同，今据《外台秘要方》所引考之。若《灸骨蒸法图》注曰：崔氏别录骨蒸灸方图并序，中书侍郎崔知悌撰，出第七卷中云，似是出于知悌者。然《苏沈内翰良方》载崔氏增损理中丸，称西晋崔行功方，则未知孰是也。再考《外台》又载崔氏疗鬼气，辟邪恶，阿魏药安息香方。后有余时任度支郎中语，又小续命汤方下曰：余昔至户部员外郎。患风疹。又云：余曾任殿中少监，以状设向说名医。征之旧新唐书。崔知悌及行功传，无是官衔。特大中十二年唐技所进郎官石柱题名，户部员外郎，有崔知悌名，则知其出于知悌者，仍据旧志，定为知悌书矣。良方称行功为西晋人，此以其方后，有予以告领军韩康伯右卫毛仲祖光禄王道预台郎顾君苗著作殷仲堪之语也。然崔氏所援诸书，若大小前胡汤、金牙散，并称出胡洽。疗骨蒸苍梧道士方后。载苏游玄感论，又载峦公调气方，刘涓子甘草汤，则知是书。决非晋人所着，至加减理中丸，是崔氏采阮河南等方论者也。《产图》一卷，并见新旧《唐书志》。《崇文总目》作《产鉴图》，《中国医籍考》说亡佚。此书可以于《外台秘要方》中见其梗概。《崔知悌集》五卷，见《唐书·经籍志》。《法例》二卷，见《旧唐书·经籍志》，为乙部的书，与诸人合撰，而《新唐书·艺文志》著录，以为崔知悌《法例》一卷。《新唐书·艺文志》：崔知悌《法例》二卷。《旧唐书·经籍志》：崔知悌撰《产图》一卷。《旧唐书·经籍志》载有崔知悌撰《骨蒸病灸方》一卷，崔知悌等撰《法例》二卷。佚。《宋史·艺文志》有《崔氏骨蒸方》三卷，《通志·艺文略》作《灸劳法》一卷。《中国医籍考》说亡佚。《国史经籍志》作：崔知悌《灸劳》一卷。《产图》一卷，并见新旧《唐书志》。《崇文总目》作《产鉴图》，《中国医籍考》说亡佚。此书可以于《外台秘要方》中见其梗概。《旧唐书·经籍志》：《崔知悌集》五卷，《旧唐书、经籍志》《法例》二卷，见，为乙部的书，与诸人合撰，《新唐书·艺文志》：崔知悌《法例》一卷。《新唐书·艺文志》：崔知悌《产图》一卷。崔知悌撰《崔氏别录灸骨蒸方图》并序中书侍郎：夫含灵受气，禀之于五常；摄生乖理，降之以六疾。至若岐黄广记，抑有旧经；攻灸单行，妇人以血气为本。无问少长，多染此疾。婴孺之流，传注更苦。其为状也，发干而耸；或聚或分；或腹中有块；或脑后近下两边有小结，多者乃至五六；或夜卧盗汗，梦与鬼交通，虽目视分明，而四肢无力；或上气食少，渐就沉羸，纵延时日，终于溘尽。余昔忝洛州司马，常三十日灸活一十三人，前后瘥者数过二百。至如狸头、獭肝，徒闻曩说；金牙、铜鼻，罕见其能，未若此方扶危拯急。非止单攻骨蒸，又别疗气疗风，或瘴或劳，或邪或癖，患状既广，救愈亦多，不可具录，略陈梗概。又恐传授谬讹，以误将来，今故具图形状，庶令览者易悉，使所在流布，颇用家藏，未暇外请名医，旁求上药，还魂反魄，何难之有？遇斯疾者，可不务乎？灸骨蒸及邪，但梦与鬼神交通，无不瘥之法。使患人平身正立，取一细绳。令于脚下紧踏，其绳前头，使与大拇指端齐，后头令当脚根后，即引向上至曲䐐中大横文，便截绳使断。又使患人解发分两边，使见分头路，仍平身正坐，乃取向所截绳一头，与鼻端齐，引向上路头通过，逐脊骨引绳向下，尽绳头即点着。又别取小绳一头，与唇端齐，合口处，一头向上至鼻底便截断，将此短小绳于前所点处中折，横分两边，两头各点记，使与中央初点处正横相当，此小绳两头是灸处，当脊初点者非灸处，只借为度，其点拭却。又法使患人平身正坐，稍缩膊，取一绳绕其项，向前双垂，共鸠尾齐即截断。鸠尾是心歧骨，人有无心歧骨者，可从胸前两歧骨下量

取一寸，即当鸠尾。仍一倍，翻绳向后，取中屈处，恰当喉骨，其绳两头还双垂，当脊骨向下尽绳头点着。又别取一小绳，令患人合口横度两吻便割断，还于脊上所点处，横分点如前。其小绳两头是灸处，长绳头非灸处拭却。以前总通灸四处，日别各灸七壮以上，二七以下，其四处并须满二十壮，未觉效，可至百壮，乃停。候疮欲瘥，又取度两吻，小绳子当前双垂，绳头所点处，逐脊骨上下中分点两头，如横点法，谓月三日艾为佳。疗瘥百日以来，不用杂食。灸后一月许日，患者若未好瘥，便须报灸一如前法，当即永瘥（出第七卷中）。神素师灸骨蒸咳法。当头耳孔横量，相离三寸许，相当灸有穴，日灸三壮，至第八日灸二七了。第三椎上，第二复五日，日灸各十五壮。胫取系鞋横大文，量至膝髌下中分，当胫骨外，日灸一七壮，满第八日，日灸满三十五日了。当臂上皆男左女右，取头指从腕文当指当头灸，日七壮，至第八日满百壮。妇人肚胀，月节不通，取右手头指，当脐量至下腹，当指头灸，日七。满三百壮，鬲上午后灸，鬲下午前灸。

【简要结论】

① 崔知悌生卒约公元 615 年至 685 年，唐许州鄢陵（今河南省许昌市鄢陵县）人。② 崔知悌高宗时官至户部尚书。③ 崔知悌于政事之暇从事医疗，少善针灸，尤擅灸骨蒸之法。④ 崔知悌治外感热病经验丰富。⑤《纂要方》内科疾病学术贡献颇多。⑥ 崔知悌著述可考者有五，《纂要方》部分内容见于《外台秘要》，其余《骨蒸病灸方》《法例》《崔知悌集》四部著作皆佚。⑦ 崔知悌非崔行功。

张文仲医学研究

【生平考略】

张文仲(公元620—700年),唐朝洛州洛阳(即今河南洛阳)人。公元684年武则天光宅元年为侍御医,后至尚药奉御。文仲通医理,尤工风与气之研究。他认为风有一百二十四种,气有八十种,若不能区分,会延误病机而致死亡。《旧唐书·列传》:张文仲,洛州洛阳人也。少与乡人李虔纵、京兆人韦慈藏并以医术知名。文仲,则天初为侍御医。时特进苏良嗣于殿庭因拜跪便绝倒,则天令文仲、慈藏随至宅候之。文仲曰:此因忧愤邪气激也。若痛冲胁,则剧难救。自朝候之。未及食时,即苦冲胁绞痛。文仲曰:若入心,即不可疗。俄顷心痛,不复下药,日旰而卒。文仲尤善疗风疾。其后则天令文仲集当时名医共撰疗风气诸方,仍令麟台监王方庆监其修撰。文仲奏曰:风有一百二十四种,气有八十种。大抵医药虽同,人性各异,庸医不达药之性使冬夏失节,因此杀人。唯脚气头风上气,常须服药不绝。自余则随其发动,临时消息之。但有风气之人,春末夏初及秋暮,要得通泄,即不困剧。于是撰四时常服及轻重大小诸方十八首表上之。文仲久视年终于尚药奉御。撰《随身备急方》三卷,行于代。虔纵,官至侍御医。慈藏,景龙中光禄卿。自则天、中宗已后,诸医咸推文仲等三人为首。张文仲代表作品《疗风气诸方》张文仲,约生于唐武德三年(620年),卒于唐圣历三年(700年)。唐代著名医家,洛州洛阳(今河南洛阳)人。曾任侍御医,尚药奉御,善疗风疾,精于灸术,撰《张文仲灸经》一书,已佚。还著有《疗风气诸方》、《四时常服及轻重大小诸方》十八首,《随身备急方》三卷,均佚,佚文可见于《外台秘要》。著作撰有《随身备急方》三卷(见《新唐书》)、《法象论》一卷(见《宋史·艺文志》,《宋志·补编》作《法象语论》),《小儿五疳二十四候论》一卷(见《宋史·艺文志》,《旧唐书·本传》)等书籍。张文仲治疗"风疾"的理论和实践在中国医学史上独树一帜,很有创造性,有力地推动了中医学的发展。他还把丰富的临床经验总结成医典,撰有《疗风气

诸方》、《四时常服及轻重大方诸方》和《随身备急方》等,书中记载了张文仲利用民间用铜屑治牛马骨折的经验,治疗人体骨折的方法。据《新唐书·后纪》记载:仪凤三年(公元678年),高宗突然病重,"头眩不能视",情况十分危急。张文仲奉命应诊,很快查出病因,建议立即针刺头部,使之出血,就可医好。而权倾朝野的武则天以为张文仲故意戏弄高宗,要处死张文仲。高宗说道:"侍医议疾,何罪之有? 更何况我病得很厉害,还是让他医治吧!"张文仲赶紧实施了针刺治疗,高宗的症状果然消失,头眩没了,眼睛也能看见东西了。武则天非常高兴,连连致谢,说道:"天赐我师!"又赐予他珍宝以示奖赏。一天,武则天在神都洛阳宫中召集大臣议事,宰相苏良嗣因拜跪突然栽倒在地,不省人事,武则天立即令张文仲、韦慈藏遂即至苏宅对其实施救治。张文仲认为苏的病是由于长期聚积忧愤、邪气冲激引起的,病情十分危重。如果疼痛扩散到胸肋,那就很难治了。不一会儿,果然痛冲胸肋。张文仲说:若痛入心,就无可救药了。稍迟,苏良嗣果真心痛起来,药也无法吞服。到了傍晚,苏便不治而亡。朝廷上下对年过八十五岁的老臣苏良嗣病故并不感到奇怪,对张文仲的料病如神却无不赞赏。

【学术贡献】

1.《张文仲方》外感热病证治贡献

① 治伤寒等三日以上,胸中满:苦酒半升,猪胆一枚,上二味和尽服之,吐则愈,神验,支云去毒气妙。② 治伤寒四五日,头痛体痛,肉热如火,病入肠胃,宜利泻:生麦门冬、生地黄各一升,知母二两,生姜五两半,芒硝二两半,上五味水煮分五服,取利为度。③ 治伤寒五日以上宜取下利:大黄四两,厚朴二两,枳实四枚,上三味水煮分两服,通者一服止。④ 治伤寒八九日不瘥,名为败伤寒,诸药不能消:鳖甲、蜀升麻、前胡、乌梅、枳实、犀角屑、黄芩各二两,炙甘草一两,生地黄八合,上九味水煮分五服。⑤ 治晚发伤寒,三月至年末为晚发:生地黄一斤,栀子二十枚,升麻三两,柴胡、石膏各

五两,上五味水煮分五服;头面赤去石膏用干葛四两。⑥秦皮汤治伤寒病热,毒气入眼,生赤脉、赤膜、白肤、白翳及赤痛不得见光,痛毒烦恼:秦皮、升麻、黄连各一两,上三味水煮,绵绕箸头滴眼。⑦豉薤汤治伤寒下利:豉一斤,薤白一握,栀子十四枚,上三味水煮分三服。⑧犀角汤治伤寒下利恶血不止:干姜、犀角、地榆各一两,蜜二合,上四味水煮分三服。⑨治伤寒兼䘌疮:鸡子一枚扣头出白,与漆一合熟和,令调如漆,还纳谷中,仰吞之。又方:猪胆一具渍着半升苦酒中和之,煎三沸,空腹饮一满口。⑩大黄汤治天行五六日不解,头痛壮热,四肢烦疼,不得饮食:大黄、黄连、黄柏、栀子各半两,豉一升,葱白七茎,上六味水煮分三服。陶氏云天行发斑疮,须臾遍身,皆戴白浆,此恶毒气方。云永徽四年,比疮从西域东流于海内,但煮葵菜叶、蒜齑啖之则止,鲜羊血入口亦止,初患急食之,少饭下菜亦得。⑪竹叶汤治天行表里虚烦不可攻者:竹叶二把,石膏、麦门冬各一升,半夏半升,人参、炙甘草各二两,上六味水煮分五服。呕者与橘皮汤,汤方在上呕哕篇中。不愈者重作此,宫泰数用甚效。若伤寒后虚烦,亦宜服此方,是仲景方。⑫治虚烦不可攻:青竹茹二升水煎分五服。⑬治天行病䘌下部生疮:浓煮桃皮煎如糖,以绵合导下部中。若口中生疮,含之。⑭治霍乱烦躁:浓煮竹叶饮五升,令灼灼尔以淋转筋处。又方:服干姜屑三两方寸匕。又方:小蒜一升水煮顿服。

2.《张文仲方》内科疾病证治贡献

《张文仲方》痢疾消渴证治 ①治仲夏热多令人发水谷痢,肠中鸣转,一泻五六升水:黄连、厚朴各三两,上二味水煮顿服。②马蔺散治水痢百起:马蔺子、干姜、黄连各等分,上三味为捣筛为散,水煮二方寸匕分服。又方:朽骨灰、神曲二味等分为散,空腹饮服一方寸匕。③治久水痢难断:黄连、黄柏、阿胶各二两,上三味捣筛为散,苦酒蜜丸服三丸,日四。④姜附散治青下白下:干姜、附子、皂荚三味等分,捣筛为散,饮服方寸匕。⑤姜艾馄饨子治冷痢:干姜末、熟艾二味等分,作面馄饨如酸枣大,煮熟,服四五十枚,日二服。⑥治老小下痢,柴立不能食,食不化,入口即出:黄连、乱发灰、淳苦酒、蜜、白腊各等分,鸡子黄一枚,上六味捣筛蜜丸顿服。⑦治无问冷热及五色痢:黄连四分、黄柏、当归、黄芩、熟艾各一两,阿胶二两,上六味捣筛为散醋丸如大豆,饮服七八十丸,日二夜一服,若产妇痢加蒲黄一两。⑧黄连丸治热痢久不瘥者:黄连末以鸡子白和丸如梧子,饮服十丸至二十丸,日三。⑨犀角散治热毒痢痢血:生犀角、石榴皮、黄连各三两,干蓝、地榆各二两,上五味捣筛为散,米饮服三方寸匕,日二。⑩治七八十老人患积痢不断兼不能饮食:人参、鹿角各四分,上二味捣筛为散,服方寸匕,日再。⑪治热痢及下黄赤水及黄脓血,四肢烦,皮上冷:黄连八两,熟艾一两,黄柏四两,黄芩三两,上四味捣筛为末黄腊和丸如小豆,饮服六七十丸日二夜一。⑫治久下痢脓血:赤石脂、粳米各一升,乌梅二十个,干姜四片,上四味水煮服七合,日三。⑬鹿茸散治青黄白黑鱼脑痢,日五十行:鹿茸、石榴皮各二两,干姜二分,枣核中仁七枚,赤地利一两,上五味捣筛为散,饮服方寸匕,日三夜一若下数者可五六服。⑭治五劳及饱食房室伤胃,令人大便数,至涸而不能便,日数十行,剧者下血,并妇人产后余疾,腹绞痛:附子一枚,猪脂如鸡子黄大,捣筛蜜和丸,服如大豆三丸,日三。⑮加减六物丸治消渴热中:瓜蒌根八分,麦门冬六分,知母五分,人参、苦参、土瓜根各四分,上六味捣筛牛胆和丸如小豆,每服二十丸,日三;咽干者加麦门冬;舌干加知母;胁下满加人参;小便难加苦参。⑯黄连丸主消渴:黄连一斤,生地黄十斤,上二味捣绞地黄取汁渍黄连,曝燥,蜜丸如梧子,服二十丸,日三。亦可散,酒服方寸匕,日三服。

《张文仲方》骨蒸传尸证治 ①治骨蒸方:生地黄一升捣绞取汁,分再服。②治骨蒸苦热瘦羸,面目痿黄,呕逆上气,烦闷短气喘急,日晚便剧,不能饮食:龙胆、黄连、瓜蒌、苦参、青葙、芍药各一两,栀子仁十枚,芒硝、大黄各二分,上十味捣筛为散,每服一钱匕,日再。③竹叶饮治骨蒸唇干口燥,欲得饮水止渴:竹叶一握,麦门冬一升,大枣二十颗,炙甘草三两,半夏一升,粳米五合,生姜三两,上七味水煮分三服。又方:麦门冬一升,小麦二升,枸杞根切三升,上三味水煮分三服。又方:大乌梅二十枚,石膏六两,上二味水煮,蜜三合稍稍饮之佳。④治骨蒸消渴消中,热中渴痢,心热心忪,风虚热传尸等:苦参一斤,黄连、知母、瓜蒌、麦门冬、牡蛎各五两,上六味捣筛生牛乳和丸如梧子大,每服二十丸,日再。⑤苍梧道士治骨蒸方:紫菀、桔梗、续断、青竹茹、五味子各三两,桑根白皮五两,炙甘草二两,干地黄五两,赤小豆一升,上九味水煮分三服。⑥治骨蒸咳出脓:皂荚一两,白饧一两,干枣七枚,生姜二分,上四味酒煮服二合。⑦治虚损憔悴不食,四体劳强,时翕翕热,无气力作骨蒸候:童子小便一升,豉、葱白各一合,杏仁四十枚,上四味合煎三分中分之二服尽。又方:小便一升,葱白一合,豉一抄,生姜一两,生地黄一握,上五味合煎取汁半升,分为两服或三服。又方:人头骨三两,麝香十两,上二味捣筛蜜丸如梧子,每服七丸,日再。⑧张文仲曰:传尸病亦名痎虐、遁疰、骨蒸、伏连、殗殜。此病多因临尸哭泣,尸气入腹,连绵或五年、三年,有能食不作肌肤,或二日、五日,若微劳即发。大都头额胫骨间,寻常微热翕翕然,死复家中更染一人,如此乃至灭门。治之方:獭肝一具,鳖甲、野狸头各一枚,紫菀四分,汉防己一两半,蜀漆、麦门冬、炙甘草各一两,上八味捣筛羊肾脂蜜丸如梧子大,每服十丸,日再。又方:青羚羊肺一具,莨菪子一升,醋一升同渍三日曝干,捣筛蜜丸如梧子,每服三丸加至四丸。详度病状用之药:地骨皮、白薇、芍药、甘草、犀角、升麻、茯神、麦门冬、黄芩、桔梗、枳实、大黄、前胡、茯苓、天门冬、生姜、桑根白皮、羚羊角、当归、柴胡、朱砂、川芎、鳖甲、蜀漆、知母、石膏、常山、乌梅、香豉、黄芪、地黄、橘皮。⑨张文仲五膈丸:吴茱萸、曲、杏仁、干姜、蜀椒、好豉各等分,上六味捣筛蜜丸如梧子,饮服七丸,日三。

《张文仲方》中风证治 ①治风瘫痪:生地黄汁、淡竹沥、荆沥各一升,防风四分,独活八分,附子一枚,上六味以地黄等汁煮取半升,分再服。②桑枝煎治偏风及一切风:桑枝一升水煎每日服一盏。③治风饮子:羌活三两,桂心半两,人参一两,蜀升麻、茯神、防风、生姜、生犀角屑各二两,上八味水煮分三服。④十九味丸四时俱服神方:防风、羌活、五加皮、芍药、人参、丹参、薏苡仁、玄参、麦门冬、干地黄、大黄、青木香各六分,松子仁、磁石、枳实、牛膝、茯神、桂心各八分,槟榔子十分,上十九味捣筛蜜丸如梧子,酒服十五丸,日再。⑤治一切风及偏风发四肢,口目㖞戾,言语謇涩,其汤不虚人,胜于续命汤,故录传之,特宜老人用之方:生地黄汁、竹沥、荆沥各一升五合,羌活、防风各二

两,蜀附子一枚,上六味以三沥汁宽火煎取一升五合,温二服。⑥煮散:茯神六两,防风、牛膝、枳实、防己、秦艽、玄参、芍药、黄芪、白鲜皮、泽泻、独活、人参各四两,桂心三两,五味子、薏苡仁各一升,麦门冬一两,羚羊角屑二枚,石膏一斤,炙甘草三两,磁石二十四两,上二十一味捣筛分二十四帖,每日取一帖水煮顿服。⑦治一切风乃至十年二十年不瘥:牛蒡根一升,生地黄、牛膝、枸杞子各三升,上四味酒渍药,每服稍令有酒色。⑧寒水石煮散:寒水石、石膏、滑石、白石脂、龙骨各八两,桂心、甘草炙、牡蛎各三两,赤石脂、干姜、大黄各四两,犀角屑一两,上十二味捣筛为散,每服方寸匕水煮顿服。⑨五粒松酒:五粒松叶七斤,麻黄七两,防风、黄芪、独活、秦艽、川芎各二两,牛膝四两,生地黄一斤,上九味清酒渍,日服四合。⑩酿酒法:糯米一升,曲一升半,防风半斤,苍耳子三升,上四味水煎取六升,米曲拌于瓷器中,盛暖置一周时即熟。⑪治卒腰痛不得俯仰:小竹柱地度至脐断竹乃以度,度后当背脊灸竹上头处,随年壮;鹿角长六寸烧,捣筛为末酒服方寸匕;桂心八分,丹皮四分,附子二分,上三味捣筛为末酒服一刀圭,日再。⑫治腰髀连脚疼:杜仲八两,独活、当归、川芎、干地黄各四两,丹参五两,上六味清酒渍五宿,每服二合,日再。⑬益州长史蔡淳妻褚氏所上补益方:苁蓉、桂心、菟丝子、干漆、蛇床子各三两,生地黄一斤,上六味捣筛蜜丸如弹丸,酒服二丸,日三。褚云:奴年七十六患腰脚,服之即瘥,颜色如三十时,常服者髓满骨中。⑭粉散治阴下湿痒又痿弱:白粉、干姜、牡蛎各三分,上三味捣筛为散,卧时粉阴下;加麻黄根三两。矾石、蛇床子、黄连各三分,上三味为散粉之同前。

《张文仲方》脚气水肿淋证证治 ①瓜饮治脚气呕逆不得食:生瓜一枚,白术四两,炙甘草一两,生姜二两,上四味瓜汁煮取二升,温三服。②治脚气心烦不下食:牛乳一升,杏仁四十九枚,橘皮一分,生姜一两,上四味合煎取八合顿服;治毒气攻心欲死:吴茱萸四升,淡竹叶一升,上二味水煮分五服;治脚气冷毒闷心下坚,背膊痛,上气欲死:吴茱萸三升,槟榔四十枚,青木香二两,犀角屑三两,半夏八两,生姜六两,上六味水煮分三服;脚气入腹心闷:浓煮大豆汁饮一升,不止更饮;治脚气入心闷绝欲死:半夏三两,生姜汁二升半,上二味水

煮八合分四服。③ 茱萸汤治脚气入腹困闷欲死腹胀：吴茱萸六升，木瓜二枚，上二味水煮分三服。④ 犀角汤治风热轻但毒气入胃，唯心闷烦，索水洒胸面，干呕好叫唤，欲断绝：犀角屑、青木香、羚羊角屑、人参、竹茹、沉香、射干各二两，麦门冬、茯苓各三两，麝香、鸡舌香各二两，石膏八两，上十二味水煮分四服。⑤ 大麻子酒治脚气脚肿小腹痹：大麻子一升碎研，清酒三升渍三宿，温服随性；治脚气小便少：槟榔四十枚，大豆三升，桑根白皮二升，上三味水煮分六服；治脚气非冷非热胀满：槟榔壳汁中或茶饮中豉汁中服槟榔仁散方寸匕。⑥ 徐王枳实散消肿利小便治风虚冷胀不能食：枳实半斤，桂心一斤，茯苓、白术各五两，上四味捣筛为散，酒服方寸匕，日三服。治手脚酸痛兼微肿：乌麻五升酒渍一宿，随多少饮之。⑦ 硇砂牛膝三物散治脚气上气：硇砂、牛膝、细辛各三两，上三药捣筛为散，酒服方寸匕，日再。⑧ 治脚气上气入腹肿：野椒根一升酒煮一沸，温服一盏。⑨ 治水蛊唯苦腹大动摇水声，皮肤黑：鬼扇捣绞取汁服如鸡子；巴豆九十枚，杏仁六十枚，上二味捣和服如小豆一枚。张文仲曰：周大候正大将军平公于礼患气兼水，身面肿垂死，长寿公姚僧垣处二方，应手即瘥，先服汤方：桑根白皮四两，橘皮二两，海藻三两，茯苓、郁李仁各四两，赤小豆一升，上六味水煮分三服。如不能服，可服后丸，丸迟不应急耳：橘皮五分，郁李仁十分，茯苓八分，葶苈六分，防己、桑根白皮各五分，甘遂四分，苏子四合，上八味捣筛蜜丸如梧子，每服十丸，日再服。⑩ 羊胃汤治久病羸瘦不生肌肉，水气在胁下，不能食，四肢烦热：羊胃一枚，白术一升，上二味水煮服一升，日三。⑪ 治石淋方：桃胶如枣大，以汤三合调服，日三，当下石；浓煮车前草汁饮之良。⑫ 治小便不利：桑螵蛸三十枚，黄芩一两，上二味水煮顿服；蒲黄、滑石各一分，上二味捣筛为散酒服一匕，日三。⑬ 诸淋及小便常不利，阴中痛，日数十度起，此皆劳损虚热所致：石韦、滑石、瞿麦、王不留行、葵子各二两，上六味捣筛为散，每服方寸匕，日三。⑭ 文仲通草饮子治热气淋涩，小便赤如红花汁色：通草、葵子、茅根、王不留行、蒲黄、桃胶、瞿麦、滑石各一两，甘草七钱，上九味水煮去滓分服。

《张文仲方》梦魇证治 ① 治猝魇：令一人坐头边守，一人于户外呼病患姓名，坐人应曰在，便

苏活也；烧死人灰置履中令枕之；带雄黄，男左女右；又方：枕麝香一分于头边，又灌香少许；虎头为枕，雄黄如枣核系左腋下令人终生不魇；犀角枕佳；青木香纳枕中并带之。② 治鬼击：盐一升水搅饮之，并以冷水溅之；粉一撮于水中搅饮之；淳苦酒吹令入两鼻孔中。③ 治中蛊吐血：羚羊皮三寸，苦参、蘘荷根各三两，黄连、当归各二两，上五味水煎分三服；桑木心一斛于釜中以水淹之，令上有三寸，煮取二斗澄取清，微火煎得五升，宿勿食，旦服五合；雄黄、釜月下黄土、獭犴各枣大，斑蝥十四枚，上四味捣筛为散酪浆服，分三四。④ 治夏月暍死：浓煮蓼汁灌三升，不瘥更灌。

《张文仲方》心腹痛疝气证治 ① 鹤虱散治蛔虫心痛：鹤虱二分末，温酢一盏和服；干漆捣筛蜜丸，每服十五丸，日再；槐上木耳烧灰末如枣大和水服；发时取盐一匙纳口中，水下立定虫即出。② 蜀椒丸治胸中气满心痛引背：蜀椒、半夏各一升，附子一两，上三味捣筛蜜丸如梧子大，一服五丸，日三。③ 治卒心痛：败布裹盐如弹子烧令赤，末，酒一杯和服；苦酒一升，破鸡子一枚，着中合搅饮之。④ 当归大黄汤治冷气牵引腰背肋下，腹内痛：当归三两，芍药八分，桂心三分，干姜六分，茱萸五分，人参、大黄各一两，炙甘草二两，上八味水煮温服一升，日三。⑤ 治卒得诸疝少腹及阴中相引绞痛欲死：捣沙参下筛酒服方寸匕。⑥ 飞尸走马汤：巴豆二枚，杏仁一枚，上二味绵缠捶令极碎，投热汤二合，捻取白汁服之。⑦ 通疗鬼击有尸疹者，常蓄此药，用验。⑧ 小器七疝丸治暴心腹厥逆，不得气息，痛达背脊，名曰尸疝；心下坚痛不可手迫，名曰石疝；脐下坚痛，得寒冷食辄剧，名曰寒疝；胁下坚痛大如手，痛时出见，若不痛不见，名曰盘疝；脐下结痛，女人月事不时，名曰血疝；少腹胀满引膀胱急痛，名曰脉疝：蜀椒四分，桔梗、芍药、干姜、厚朴、细辛、附子各二分，乌头一分，上八味捣筛蜜丸如大豆，每服三丸加至七八丸，日三。

3.《张文仲方》外科疾病证治贡献

瘰疬鼠瘘证治 ① 五香连翘汤治恶肉恶脉，恶核瘰疬，风结肿痛：青木香、沉香、鸡舌香各二两，麝香半两，熏陆香一两，射干、紫葛、升麻、桑寄生、独活、通草、连翘各二两，大黄三两，淡竹沥二升，上十四味水煮分三服。② 治瘰疬方：苦参四两捣末，生牛膝和丸如梧子，食后暖水下十丸，日

三服；昆布、海藻各四分捣末蜜丸如杏核许大，含口。③ 治鼠瘘方：石南、生地、雌黄、茯苓、黄连各二两，上五味捣筛为散敷疮，日再。④ 治鼠瘘诸恶疮：苦参三斤，露蜂五两，曲二升，上三味水渍三宿，黍米二升酿熟饮，日三，一方得猬皮一具。⑤ 治胡臭股内阴下常汗湿且臭或作疮：胡粉一物粉之即差。⑥ 木占斯散治发背及妇人发乳及肠痈：木占斯、厚朴、炙甘草、细辛、瓜蒌、防风、干姜、人参、桔梗、败酱草各一两，上十味捣筛为散，酒服方寸匕。⑦ 治痔下部如虫啮：捣桃叶一斛，蒸之令热，纳小口器中，以布盖上坐之，虫死即瘥。⑧ 掘地作小坑烧令赤，以酒沃中，捣吴茱萸三升纳中，及热以板覆上，开一小孔，以下部坐上，冷乃下，不过三度即瘥。又方：以小豆一升，好苦酒五升煮豆令熟，出曝干，复纳令酒尽止，捣末，以酒服方寸匕，日三。又方：以猪椒子一升，酒一升渍经五日，稍稍饮，一日令尽佳。⑨ 引《小品方》牡丹散治癫偏大气胀：牡丹、桂心、防风、铁精、豉各等分，上五味捣筛酒服方寸匕。⑩ 治阴肿方：桃仁去皮尖熬末，酒服弹丸许。⑪ 治阴疝阴猝缩入腹急痛欲死：野狼毒四两，防葵一两，附子二两，上三味捣筛蜜丸如梧子，酒服三丸，日三夜二。

金疮虫毒证治　① 治手足金疮及诸疮中寒露水冷毒：生竹若桑枝两条，燖火中，令极热，斫断烓疮口中，热气尽更易一枚，尽二枚则疮当烂，乃取薤白捣，以绵裹着热灰中，使极热去绵，以薤白敷疮上，布帛急裹之。② 治中水及恶露风寒肿痛：盐数合置疮上以火炙之，令热达疮中毕，以蜡纳竹管，插热灰中令烊，以滴入疮中，即便愈；单用蜡亦良。③ 治汤火疮，无问大小，秘要方：新热牛粪涂之良。④ 治滚汤煎膏所灼，火焰所烧方：牛粪新者和以鸡子白涂之，比常用之，亦不作疮，不痛，神效。⑤ 治手足忽生疣目：蒴藋、赤子、使坏，疣目上涂之；盐涂疣上令牛舐之，不过三度。⑥ 治蛇啮：捣雄黄末以敷之；梳裹垢如指大长二寸，以尿和敷；灸梳使汗出以熨疮口；鸡屎二七枚烧作灰，投酒服之。⑦ 治蜈蚣螫人：取锡炙令热以熨之，不越十度即瘥。⑧ 治溪毒方：蓼捣取汁服一二升以涂同匝。雄牛膝根一把捣，水酒一升渍，绞取汁饮之，日三。

《张文仲方》解饮食相害成病　白黍不可合饴糖蜜共食，黍米不可合葵共食，白蜜不可合菰首

食，菰首不可合生菜食，病患不可食胡荽芹菜及青花黄花菜，妊身勿食桑椹并鸭子，五月勿食韭，十月勿食椒，二月三日四月八日勿食百草，二月勿食小蒜，四月勿食胡荽谨按仲景方云正月勿食生葱二月勿食蓼三月勿食小蒜四月八月勿食葫五月勿食韭五月五日勿食生菜七月勿食茱萸八月九月勿食姜十月勿食椒、食骏马肉，不饮酒杀人也，马鞍下肉不可食，马黑脊而斑臂亦勿食。食马肝中毒方。取牡鼠矢二七枚，两头尖者是，水和研饮之。（仲景同）又食诸六畜鸟兽肝中毒方。取发剪之，长半寸，土作溏沾二升，合和所锉发饮之，须臾发皆贯所食肝出也，谨按发误食之，令人成发症为病，不可疗，今和发土饮之，岂得有此理否，可详审之，别有方法也。又方：服头垢一钱匕，立瘥。（仲景千金同）又方：清水投豉，绞取汁饮数升，瘥止。又凡物肝脏自不可轻啖，自死者弥勿食。诸心皆勿食之，为神识所舍，使人来生获报对，又食生肝中毒方。服附子末方寸匕，日三，须以生姜汤服之不然，自生其毒。又禽兽有中毒箭死者，其肉有毒，可以蓝汁大豆解射罔也。又食郁肉及漏脯中毒方。取犬矢烧末，以酒服方寸匕。又方：捣生韭，绞取汁，服一二升，冬月连根取，和水洗绞之用薤亦佳，凡肉闭在密器中经宿者为郁肉，茅屋溜下沾脯为漏脯，并有大毒。又食黍米中脏干脯中毒方。浓煮大豆汁，饮数升即解，兼疗诸肉及漏脯毒。又食自死六畜诸肉中毒方。捣黄柏末，以水和方寸匕服，未觉，再服瘥。又凡六畜自死，皆是遭疫则有毒，人有食疫死牛肉，令病洞下，亦致坚积者，并宜以利药下之良。又食诸菜肉脯中毒方。烧猪骨捣下筛，水服方寸匕，日三四瘥。又方：烧笠子末，服方寸匕，日三。又食马肉洞下欲死者方。豉二百粒，杏仁二十枚，上二味合于炊饭中蒸之，捣丸服之，至瘥。甘豆汤冷冻饮料之，诸毒悉解，诸不可及也。辨鱼鳖蟹毒不可食及不得共食。

4.《张文仲方》妇科疾病证治贡献
① 徐王效神验胎动方：当归六分，川芎四分，上二味水酒各半煮，分三服。② 安胎寄生汤治流下：桑上寄生、白术各五分，茯苓四分，炙甘草十分，上四味水煮分三服。③ 治妊娠下痢不止：黄柏、干姜、赤石脂各二两，石榴皮一具，上四味水煮分三服。治妊娠下血：黍膏烧末服一匕，日三。

④ 治胎儿纵横不可出：菟丝子末，酒若米汁服方寸匕；车前子亦好，服如上法；服水银如大豆一枚。⑤ 治半生胎不下或子死腹中，或半着脊及在草不产，血气上荡心，母面无颜色，气欲绝：猪膏、白蜜各一升，淳酒二升，上三味合煎分再服。⑥ 治子死腹中不出方：榆皮、珍珠各一两，上二味苦酒煮取一升，顿服。⑦ 治晕绝方：苏方木三两，水煎分再服。生姜汁、地黄汁、酒各一升，煎五六沸，分再服，每剂和大黄末一匙。⑧ 治顿仆及举重致胎动去血：捣黄连下筛，酒服方寸匕，日三；赤小豆二升熬令香，着鸡子十四枚破纳小豆中，更熬令黄黑，末和酒服一匕，日三服；胶三两，当归、炙甘草各二两，上三味水煮分再服。⑨ 治产乳晕绝：半夏一两洗捣筛丸如大豆，纳鼻中。⑩ 治血露不绝：桑木屑五指撮，酒服日三瘥。⑪ 治产后赤白下痢，腹中绞痛不可忍：黄连四两，黄柏三两，阿胶、栀子、蒲黄各一两，当归一两半，黄芩二两，上七味捣筛蜜丸如梧子，每服六十丸，日三夜一。⑫ 治妇人崩中漏下，去青黄赤白，使人无子：禹余粮、赤石脂、牡蛎、桂心、乌贼鱼骨、灶下黄土各等分，上六味捣筛为散，清酒服方寸匕，日二服；鹿茸、当归各二两，蒲黄半两，上三味捣散酒服五分匕，日三；取好书墨为末二匕，烧露蜂房末三指撮，酒服。⑬ 治阴蚀欲尽者方：虾蟆、兔屎等分为末，外敷。

5.《张文仲方》儿科疾病证治贡献

① 十味龙胆汤治小儿初生出腹，骨肉未敛，肌肉犹是血也，血凝乃坚成肌肉耳，其血沮败，不成肌肉，则使面目绕鼻口左右悉黄，啼而闭目，聚口撮面口中干燥，四肢不能伸缩者，皆是血脉不敛也，喜不育。② 五味子汤治小儿夜啼不安，此腹痛，故至夜辄剧，状似鬼祸：五味子、当归、芍药、白术各四分，炙甘草、桂心各二分，上六味水煎分服。③ 治小儿淋兼石淋方：特牛阴毛烧灰，以浆水服一刀圭，日再服；榆皮、瞿麦各六分，上二味水煮分服；小麦一合，葱白一握，上二味水煮分服。④ 治顿仆及举重致胎动去血者：捣黄连下筛，酒服方寸匕；赤小豆二升，鸡子十四枚，捣末和酒服一匕，日三服；胶三两，当归二两，炙甘草二两，上三味水煮分再服。⑤ 治小儿淋兼石淋：榆皮、瞿麦各六分，上二味水煮分温服；小麦一合，葱白一握，上二味水煮分服。⑥ 治小儿身中恶疮：取笋煮汁洗之，又烧笋皮作灰敷之。⑦ 治小便出血：生地黄汁一

升，生姜汁一合，上二味相和顿服；龙骨末二方寸匕，温酒一升服之，日三；当归四两，酒三升，煮取一升顿服。

6.《张文仲方》五官疾病证治贡献

① 治风痒赤：黄连半两，丁香、蕤仁各二七枚，柏皮半两，古钱七文，上五味水煎绵缠杖点着眼角。② 治眼暴赤肿磣痛不得开泪出：黄连、黄柏、蕤仁、盐绿、芒硝各等分，上五味捣筛和如黍米大纳眦中。③ 治牙疼验方：独活五分，莽草、细辛各二分，附子一枚，上四味苦酒五合浸，含口。④ 治齿疼痛方：牛膝根烧末绵裹置齿痛处，含之；蜀椒、矾石各一两，上二味水煎含口。⑤ 治头面风口齿痛不可忍：椒一合，莽草十叶，白术、郁李根、独活、川芎各二两，细辛、防风各一两，上八味酒煮含口。⑥ 治疳虫方：大酢一升煮枸杞白皮一升，半升含口。⑦ 雄黄膏治齿中疳疮䘌瘘，虫蚀牙齿：好牛酥五两，蜜腊半两，雄黄一两，朱砂二分，藁本半两，藜芦二分，杏仁四分，川芎、白芷、鳗鲡鱼、升麻各三分，上十一味制膏用。⑧ 升麻揩齿方：升麻半两，白芷、藁本、细辛、沉香各三分，寒水石六分，上六味捣筛为散，杨柳枝点取药揩齿，用石膏、贝齿各三分，麝香一分尤妙。⑨ 治齿根欲脱落方：生地黄捣绵裹贴齿根含口。⑩ 治齿痛，风引肿摇动发作，不疗虫蚀尽：矾石、干姜、藜芦、蛇床子、炙甘草、细辛、蜀椒、防风各一两，上八味捣散酒调一钱匕含口。⑪ 治历齿稍碎坏欲尽：矾石如枣大绵裹含口。⑫ 治口干方：干枣肉三两，炙甘草、杏仁、乌梅各二两，上四味捣筛蜜丸如枣核含口以润。⑬ 治口中及舌生疮烂方：牛膝根酒渍含口漱之；锉黄柏含之。⑭ 治喉中卒毒攻痛：章陆根切炙令热，隔布熨之。

7.《张文仲方》皮肤疾病证治贡献

① 治白癜：干艾叶浓煮渍曲作酒，饮之令醺醺；酒渍大蝮蛇一枚头尾全，糠火温令酒尽，稍稍取蛇一寸许腊月猪膏敷疮上。② 常敷面脂治面无光润黑皯：细辛、葳蕤、黄芪、白附子、山药、辛夷、川芎、白芷各一分，瓜蒌、木兰皮各二分，猪脂二升，上十一味制膏敷面，亦主金疮止血。③ 令人面白似玉色光润：羊脂、狗脂各一升，白芷半升，乌喙、桃仁各十四枚，大枣十枚，麝香少许，炙甘草一尺，半夏半两，上九味合煎制膏涂面。④ 治奸黯令人面皮薄如箨草：鹿角尖水磨取一升二合，干姜一

两,上二味捣筛干姜和鹿角汁搅调,每夜取上白蜜涂面。⑤ 治面皯疱:胡粉、水银,腊月猪脂和敷;熟研水银向夜涂之;土瓜根捣,胡粉、水银、青羊脂合涂面皯处。化面方:真珠、光明砂、冬瓜仁各二分,水银四分,上四味酢浆水微火煮一宿一日,调脂敷面。

【综合评述】

1. 张文仲马蔺散治痢疾

张文仲创制马蔺散(马蔺子、干姜、黄连)治水痢百起。《本草图经》谓马蔺子即蠡实,《神农本草经》蠡实味甘性平,主皮肤寒热,胃中热气,寒湿痹,坚筋骨,今人嗜食。《本草图经》曰:蠡实,马蔺子也,生河东川谷,今陕西诸郡及鼎、澧州亦有之,近京尤多。叶似薤而长浓,三月开紫碧花,五月结实作角子。如麻大而赤色有棱,根细长,通黄色,人取以为刷。三月采花,五月采实,并阴干用。《广雅》云:马薤,荔也。此物河北平泽率生之,江东颇多,种于阶庭,但呼为旱蒲,故不诚马薤。讲礼者乃以为马苋,且马苋亦名豚耳,俗曰马齿者是也。其花实皆入药。《列仙传》曰:寇先生者宋人也,好种荔,食其葩实焉。今山人亦单服其实,去大温,益下,甚有奇效。崔元亮治喉痹肿痛,取荔花,皮根,共十二分,水煮去滓含之,细细咽汁,瘥止。《千金方衍义》曰:蠡实,陶隐居云方药不复用,俗无识者。《本经》诸家所注不相应,若果是马蔺,则《日华子》不当更言亦可为菜蔬食。盖马蔺,其叶马牛皆不食,为才出土叶已硬,况又无味,岂可更堪人食也。今不敢以蠡实为马蔺子,更俟博识者。《备急千金要方》卷十五马蔺子丸治积冷痢下白脓:马蔺子一升,附子二两,干姜、甘草各二两半,神曲、麦蘖、阿胶各五两,黄连三两,蜀椒五合,上九味捣末蜜丸如梧桐子大,每服二十丸,日二。酒调散服方寸匕亦佳。《千金方衍义》:马蔺即蠡实,甘温益胃,冷人嗜食,故可以治积冷、痢下白脓,一派辛热剂中,独用黄连一味,不但为积冷之下导,并和姜、附、蜀椒之性也。《外台秘要》卷二十五引《崔氏方》马蔺子散治赤白痢腹内疞痛并久水谷痢色白如泔淀:马蔺子、赤石脂各一升,地榆根皮、厚朴、熟艾各八分,龙骨、茯苓、当归各十分,上八味捣末为散,每服方寸匕。《太平圣惠方》卷五十九马蔺子散治白痢腹内疞痛:马蔺子、赤石脂、龙骨各二两,地榆、厚朴、艾叶、白术、当归、肉豆蔻各一两,上捣末为散,每服二钱,粥饮调下。《圣济总录》卷七十六马蔺子饮赤白痢脐腹疞痛及久水泻白浊如米泔:马蔺子三合,地榆、艾叶各二两,赤石脂、当归各四两,龙骨、茯苓各二两半,上为粗末,每服五钱匕,水煎去滓空腹温服。此外,张文仲善用姜附散治青白下痢,姜艾馄饨子治冷痢,黄连丸治热痢,犀角散治热毒血痢,鹿茸散治鱼脑痢,单味附子治痢疾里急后重等,用药可谓别具慧眼。

2. 张文仲善治诸风

晋唐时期风证泛指中风、癫痫、脚气、痛痹、惊悸等,张文仲称风有一百二十种,故称诸风。元侍郎《希声集》载张文仲治诸风方九首。奉敕语张文仲等,诸患风气,医人处方多不同,可共诸名医修一本进来。仍令殿中监王方庆专勾当。臣文仲言:臣准敕诸名医集诸方为一卷。风有一百二十种,气有八十种。风则大体共同,其中有人性各异,或冷热,庸医不识药之行使,或冬药夏用,或秋药冬用,多杀人。唯脚气、头风、大风、上气,此四色常须服药不绝,自余诸患看发,即依方吃药。夫患者,但春夏三四月,秋八九月,取利一行甚妙。臣所进此方,不问四时皆得服。轻者服小方,重者服大方。药味虽同,行使殊别,谨上如后。桑枝煎疗偏风及一切风:桑枝锉一大升,不用全新嫩枝,水煎取二大升,夏月井中沉,恐酢坏。每日服一盏,空腹服尽。又煎服若豫防风能服一大升,终身不患偏风,无忌。疗风饮子治诸风:羌活三两,桂枝半两,人参一两,升麻、茯神、防风、生姜、犀角屑各二两,上八味水煮分温三服。文仲云十九味丸治诸风四时俱服神方:防风、羌活、五加皮、芍药、人参、丹参、薏苡仁、玄参、麦门冬、干地黄、大黄、青木香各六分,松子仁、磁石、槟榔子十分,牛膝、茯神、桂枝各八分,上十九味捣筛蜜丸如梧子,酒服十五丸,日再。治一切风及偏风发四肢,口目喎戾,言语謇涩,其汤不虚人,胜于续命汤,故录传之,特宜老人用:生地黄汁、竹沥、荆沥三味取汁各一升五合,羌活、防风各二两,附子一枚,上六味纳前三沥汁中,宽火煎取一升五合去滓,温分二服。无问冬夏并同服之。煮散治诸风:茯神六两,防风、牛膝、枳实、防己、秦艽、人参、玄参、芍药、黄芪、白鲜皮、泽泻、独活各四两,桂枝三两,五味子薏苡仁各一升,麦门冬一两,羚羊角屑二枚,石膏一斤,炙甘草三两,磁石二十四两,上二十一味切如麻豆,分作二十四帖,每日取一帖着杏仁十四枚,水煮去滓空腹顿服。治一切风乃至十年二十年不瘥者:牛蒡根一升,生地、牛膝、枸杞子各三升,上四味疏绢袋盛之无灰酒三升渍药,春夏一七日,秋冬二七日,每服皆须空腹,仍须稍稍令有酒色。寒水石煮散治诸风:寒水石、石膏、滑石、白石脂、龙骨各八两,桂心、炙甘草、牡蛎各三两,赤石脂、干姜、大黄各四两,犀角屑一两,上十二味捣筛皮囊盛之,急系头挂着高凉处,欲服水煮五六沸纳方寸一匕药煮七八沸,下火澄清泻出顿服。五粒松酒:粒松叶七斤,麻黄七两,防风、黄芪、独活、秦艽各二两,牛膝四两,生地黄一斤,川芎二两,上九味无灰清酒四大斗渍,春七日,冬二十日,夏五日,日别二三度服,服别大合四合以来。酿酒法:糯米一升,曲一升半,防风半斤,苍耳子三升,上四味水煎取六升,米曲一时拌于瓷器中,盛暖着一周时即熟。若须重酿任情觉冷加五味子一升。张文仲治诸风临床经验基于风引汤与续命汤。《金匮要略方论·中风历节病脉证并治》风引汤除热瘫痫:大黄、干姜、龙骨各四两,桂枝三两,甘草、牡蛎各二两,寒水石、滑石、赤石脂、白石脂、紫石英、石膏各六两,上十二味捣筛为散,每服三指撮,井花水三升煮三沸温服一升。此方又名紫石煮散、癫痫汤、紫石汤、紫石散、引风汤等,治大人风引,少小惊痫瘛疭,日数十发,医所不疗。巢元芳云:脚气宜风引汤。张文仲寒水石煮散有犀角屑无紫石英。《备急千金要方》卷五十二物寒水石散治少小身体壮热不能服药:寒水石、芒硝、滑石、石膏、赤石脂、青木香、大黄、甘草、黄芩、防风、川芎、麻黄根各等分捣筛,粉一升药屑三合相和粉儿身,日三。《太平圣惠方》卷八十五寒水石散治小儿惊痫,四肢抽掣,及反张,目睛上视,色青大叫,声不转者:寒水石、紫石英、石膏、贝齿各半两,龙齿一两,上五味捣碎,水煎去滓,量儿大小加减服之。《圣济总录》卷十四风引汤治惊邪风厥癫痫,口有涎沫,牵引口眼,手足瘛疭,医所不治:大黄、干姜、龙骨各四两,桂枝三分,炙甘草、牡蛎各半两,凝水石、赤石脂、白石脂、紫石英、滑石各一两半,上十一味㕮咀如麻豆大,每服三钱匕,水煎去滓温服,日再。《普济方》卷二百五十五寒水石散治脚气毒遍内外及小

儿惊痫热病:寒水石、石膏、磁石、滑石各三斤,玄参一斤,羚羊角、升麻各五两,丁香一两,木香半两,甘草八两,以上六味捣末入药汁中,再煮取一斗五升,去滓,顷入朴消、消石各二斤微火煎,不住手将柳木篦搅,候有七至八斤许,投在木盆中半日久,候欲凝,却入朱砂二两,麝香一两二钱,调令全,每服冷水调下一钱或二钱,大人小儿仔细加减,食后服。

续命汤及其类方有小续命汤、大续命汤、西洲续命汤、八风续命汤、麻黄续命汤、桂枝续命汤、独活续命汤、葛根续命汤、蛇蝎续命汤、附子续命汤等,基本组成是麻黄、桂枝、羌活、独活、防风、防己、当归、川芎、秦艽、人参、附子、牛膝等祛风通络药物。《删补名医方论》赵良释续命汤曰:治中风痱,身体不能自收,口不能言,冒昧不知痛处,或拘急不得转侧。痱病者,营卫气血,不养于内外,故身体不用,机关不利,精神不治。然是证有虚、有实。虚者自饮食房劳七情感之,如《内经》所谓内夺而厥,则为暗痱之类是也。实者自风寒暑湿感之。虚者不可以实治,治之则愈散其气血。今此方明言中风痱,是属营卫之实邪也,故用续命。续命乃麻黄汤之变者,加干姜以开血受寒邪,石膏以解肌受风邪,当归和血,人参益气,川芎行血散风也。其并治咳逆上气,面浮者,亦以为风寒所致也。《退思集类方歌注》释续命汤曰:盖邪风中人身痱,必由表虚,络脉弛纵,必由里热,故气宜固,血宜活,风寒宜散,络脉宜凉,自当内外施治,以辟邪风,证既属风风药主,因人加减法当商,误投温补将邪敛,轻则偏枯重必亡。凡古人定病之名,必指其实,既曰中风,则其病属风可知。既为风病,则主病之方,必以治风为本;其中或有阴虚、阳虚、感热、感寒之别,则于治风方中,随所现之证加减之。即使正气内虚,亦宜于驱风药中少加扶正之品,以助驱邪之力,从未有纯用温补者。今人一遇此证,即用参、地、桂、附等温补,将风火痰涎尽行补住,轻者变重,重者必死。或有元气未伤,而感邪浅者,亦必迁延时日,以成偏枯永废之人。此非温补误之耶!续命中风之祖剂,若无绝证用皆臧。续命为中风之祖方,苟非中脏之绝证,皆可治之。张文仲疗风饮子、十九味丸等即是续命汤的活机变法,尝谓:生地黄汁、竹沥、荆沥、羌活、防风、附子六味治治一切风病及四肢偏风,口目喝戾,言语

窘涩。此汤不虚人,胜于续命汤。《医学正传》卷一癞风饮子治中风瘫痪,口眼歪斜及一切手足走注疼痛,肢节挛急,麻痹不仁:防风、杜仲、羌活、白芷、当归、川芎、生地、芍药、牛膝、秦艽、何首乌、萆薢、苍术、白术、木通、大枫子肉、威灵仙、血藤、防己、丁松藤、生姜各一两,荆芥穗、海桐皮、五加皮、天南星、半夏、橘红、赤茯苓、桑寄生、天麻、僵蚕、钩藤各半两,薄桂、草乌头、甘草节、川乌、猪牙皂角二钱半,两头尖、阴地蕨、大蓟、小蓟、理省藤、桑络藤各一两半,上四十三味无灰好酒六升浸,冬半月,夏七日,秋春十日,每日清晨、午前、午后、临卧各服适量。《圣济总录》卷七大续命汤治贼风急强大呼,身体疼痛:麻黄三两,石膏,防风各二两,干姜一两半,黄芩、川芎、炙甘草、白术、远志、独活各一两,紫石英半两,杏仁三十五枚,上一十二味捣末为散,每服五钱匕,水煎去滓温服。《医学入门》卷八大续命汤治痫病角弓反张,窜视口噤吐沫:肉桂、附子、石膏、防己各二分,麻黄、防风、龙齿、生姜各四分,水煎,加竹沥七匙,生地汁五匙,频服。张景岳《景岳全书》曰:历代相传治中风之方皆以续命等汤为主。考其所自,则始于《金匮要略》附方中有《古今录验》续命汤,然此必宋时校正之所增而非仲景本方也。此自隋唐以来,则孙氏《千金方》乃有小续命、大续命、西州续命、排风等汤,故后世宗之,无不以此为中风主治矣。夫续命汤以麻黄为君而与姜、桂并用,本发散外邪之方。至小续命、大续命、西州续命等汤则复加黄芩以兼桂附,虽曰相制,而水火冰炭道本不同。即有神妙,终非余之心服者,其他无论。独怪乎河间、东垣、丹溪三子者既于中风门皆言此病非风矣。何于本门并首列小续命汤而附以加减之法,又何前后之言不相应耶。《千金方衍义》:此方引风内泄,故用大黄兼甘草、桂心、滑石、石膏以化风热;干姜以为反谍,使火无拒格之虞;紫石英、寒水石以润血燥;赤、白石脂、龙骨、牡蛎以补其空,绝风火复来之路。《成方切用》:风邪内并则火热内生,五脏亢盛,逆归于心,故以桂、甘、龙、牡通阳气,安心肾为君;然厥阴风木与少阳相火同居,火发必风生,风生必挟木势侮其脾土,故脾气不行,聚液成痰,流注四末,因成瘫痪,故用大黄以荡涤风火湿热之邪为臣;随用干姜之止而不行者以补之为反佐;又取滑石、石膏清金以伐其木,赤、白石脂厚土以除其湿,寒水石以助肾水之阴,紫石英以补心神之虚为使。《兰台轨范》:此乃脏腑之热,非草木之品所能散,故以金石重药清其里。

【简要结论】

① 张文仲(公元620—700年),唐朝洛州洛阳(即今河南洛阳)人。② 公元684年武则天光宅元年为侍御医,后至尚药奉御。③《旧唐书·列传》称张文仲撰《随身备急方》三卷,行于代。④ 虔纵,官至侍御医。慈藏,景龙中光禄卿。自则天、中宗以后,诸医咸推文仲等三人为首。⑤ 张文仲代表作品《疗风气诸方》。

李隆基医学研究

【生平考略】

唐玄宗李隆基,公元685年八月生于东都洛阳,唐高宗李治与武则天之孙,唐睿宗李旦第三子,母窦德妃。公元712—756年在位,唐朝在位时间最长皇帝。710年六月(唐隆元年),李隆基与太平公主联手发动政变,诛杀韦后集团。712年先天元年,李旦禅位于李隆基,李隆基于长安太极宫登基称帝,开创唐朝开元盛世。在位后期逐渐怠慢朝政、宠信奸臣李林甫、杨国忠等;宠爱杨贵妃,误用安禄山等人试图稳定唐王朝的边疆,导致长达八年的安史之乱。天宝十五载(756年)太子李亨即位,尊玄宗为太上皇。宝应元年(762年)病逝于长安神龙殿,终年78岁,葬于金粟山,名为泰陵,庙号玄宗,谥号至道大圣大明孝皇帝,尊号开元圣文神武皇帝。《新唐书·本纪·玄宗》:玄宗李隆基,睿宗第三子也。母曰昭成皇后窦氏。性英武,善骑射,通音律历象之学。始封楚王,后为临淄郡王。累迁卫尉少卿、潞州别驾。景龙四年,朝于京师,遂留不遣。庶人韦氏已弑中宗,矫诏称制。玄宗乃与太平公主等定策讨乱。或请先启相王,玄宗曰:请而从是王与危事;不从则吾计失矣。夜率幽求等入苑中,万骑兵攻玄武门,玄宗率总监羽林兵会两仪殿,梓宫宿卫兵皆起应之,遂诛韦氏。相王泣曰:赖汝以免。乃拜玄宗殿中监,兼知内外闲厩、检校陇右群牧大使,押左右万骑,进封平王,同中书门下三品。睿宗即位立为皇太子,景云二年监国,听除六品以下官。延和元年七月,制皇太子宜即皇帝位。皇太子乃御武德殿,除三品以下官,即皇帝位。开元元年七月,太平公主及岑羲、萧至忠、窦怀贞谋反,伏诛。刘幽求为尚书右仆射,知军国大事。宋王成器为太尉,申王成义为司徒,邠王守礼为司空。姚巂蛮设姚州,都督李蒙死之。癸卯,讲武于骊山。同州刺史姚元之为兵部尚书。刘幽求兼侍中。群臣上尊号曰开元神武皇帝,改中书省为紫微省,门下省为黄门省,侍中为监。姚崇兼紫微令。二年,伐契丹。突厥寇北庭,都护郭虔瓘败之。太上皇避暑,徙御大明宫。薛讷及奚

契丹战于滦河,败绩。吐蕃寇边,薛讷摄左羽林军将军伐之。薛讷及吐蕃战于武阶,败之。三年,立郢王嗣谦为皇太子。突厥部三姓葛逻禄来附。十月辛酉,巂州蛮寇边,右骁卫将军李玄道伐之。相州崔子岩反,伏诛。四年,朝太上皇于西宫。吐蕃寇松州,廓州刺史盖思贵伐之。松州都督孙仁献及吐蕃战,败之。六月甲子,太上皇崩。丁酉,洛水溢。葬大圣真皇帝于桥陵。十二月乙卯,定陵寝殿火。五年,太庙四室坏,迁神主于太极殿,素服避正殿,辍视朝五日。陇右节度使郭知运及吐蕃战,败之。六年,朔方道行军大总管王晙伐突厥。改传国玺曰宝。七年,徙封宋王宪为宁王,皇太子入学齿胄,赐陪位官及学生帛。八年,洛瀍谷水溢。突厥寇甘凉,凉州都督杨敬述及突厥战,败绩。契丹寇边,九年,突厥请和。兰池胡康待宾寇边,王晙执康待宾。兰池胡康愿子寇边。十年,安南梅叔鸾反,伏诛。张说执康愿子于木盘山。京兆权梁山反,伏诛。吐蕃攻小勃律,北庭节度使张孝嵩败之。十一年,改并州为北都,赦太原府,贬张嘉贞为幽州刺史。张说兼中书令,吏部尚书王晙为兵部尚书。复中宗于太庙。八月戊申,追号宣皇帝曰献祖,光皇帝曰懿祖。十二年,废皇后王氏为庶人。溪州首领覃行章反,伏诛。十三年,朔方陇右河西战亡者。十四年,邕州獠梁大海反,伏诛。七月癸未,瀍水溢。八月丙午,河决魏州。十五年,河西、陇右节度使王君㚟及吐蕃战于青海,败之。庚寅,洛水溢。八月,涧谷溢,毁渑池县。九月,吐蕃寇瓜州,执刺史田元献。寇安西,副大都护赵颐贞败之。十六年,赵颐贞及吐蕃战于曲子城,败之。泷州首领陈行范反,伏诛。吐蕃寇瓜州,刺史张守珪败之。十七年,巂州都督张审素克云南昆明城、盐城。三月,张守珪及吐蕃战于大同军,败之。十八年,裴光庭为侍中。奚契丹附于突厥。乙亥,瀍水溢。壬午,洛水溢。十九年七月,吐蕃请和。二十年,信安郡王祎为河东、河北道行军副元帅,以伐奚契丹。信安郡王祎及奚契丹战于蓟州,败之,忠王浚俘奚契丹以献,浚为司徒。九月,渤海靺鞨寇登州,刺史韦俊死之,左领军卫

将军盖福慎伐之。二十一年，裴光庭薨。尚书右丞韩休为黄门侍郎。幽州副总管郭英杰及契丹战于都山，英杰死之。宁王宪为太尉，薛王业为司徒，京兆尹裴耀卿为黄门侍郎，中书侍郎张九龄。二十二年，秦州地震，北庭都护刘涣谋反，伏诛。裴耀卿为侍中，张九龄为中书令，李林甫为礼部尚书。幽州节度使张守珪俘奚契丹以献。张守珪及契丹战，败之，杀其王屈烈。二十三年，耕藉田。突骑施寇边。是冬，东都刘普会反，伏诛。二十四年，北庭都护盖嘉运及突骑施战，败之。醴泉刘志诚反，伏诛。突骑施请和，汴王璥薨，京师地震，东都地震。裴耀卿、张九龄罢。李林甫兼中书令，朔方军节度副大使牛仙客为工部尚书，庆王琮为司徒。二十五年，张守珪及契丹战于捺禄山，败之。河西节度副大使崔希逸及吐蕃战于青海，败之。杀监察御史周子谅，废皇太子瑛及鄂王瑶、光王琚为庶人，皆杀之。惠妃武氏薨，追册为皇后。二十六年，潮州刺史陈思挺谋反，伏诛。牛仙客为侍中兼河东节度副大使，李林甫兼陇右节度副大使。京师地震，吐蕃寇河西，崔希逸败之，鄯州都督杜希望克其新城。李林甫兼河西节度副大使，立忠王玙为皇太子。益州长史王昱及吐蕃战于安戎城，败绩。二十七年，荣王琬巡按陇右。群臣上尊号曰开元圣文神武皇帝，大赦。碛西节度使盖嘉运败突骑施于贺逻岭，执其可汗吐火仙。吐蕃寇边河西，陇右节度使萧炅败之。二十八年，益州司马章仇兼琼败吐蕃，克安戎城。吐蕃寇安戎城，兼琼又败之。以寿王妃杨氏为道士号太真。二十九年，立玄元皇帝庙，禁厚葬。求明《道德经》及《庄》《列》《文子》者。辛未，宁王宪薨，追册为皇帝及其妃元氏为皇后。十二月癸未，吐蕃陷石堡城。天宝元年（公元742年），诏京文武官材堪刺史者自举。陈王府参军田同秀言：玄元皇帝降于丹凤门通衢，群臣上尊号曰开元天宝圣文神武皇帝，享玄元皇帝于新庙，合祭天地于南郊，大赦。改侍中为左相，中书令为右相，东都为东京，北都为北京，州为郡，刺史为太守。刑部尚书李适之为左相。陇右节度使皇甫惟明及吐蕃战于青海，败之。河西节度使王倕克吐蕃渔海游奕军，朔方军节度使王忠嗣及奚战于紫乾河，败之，遂伐突厥。二年，作升仙宫，加号玄元皇帝曰大圣祖，享于玄元宫，追号大圣祖父周上御大夫敬曰先天太皇，妣益曰德

明皇帝凉武昭王曰兴圣皇帝。改西京玄元宫曰太清宫，东京曰太微宫。皇甫惟明克吐蕃洪济城。海贼吴令光寇永嘉郡。三载，改年为载。河南尹裴敦复、晋陵郡太守刘同升、南海郡太守刘巨鳞讨吴令光，令光伏诛。拔悉蜜攻突厥，杀乌苏米施可汗，献其首。诏天下家藏《孝经》。四载，王忠嗣及突厥战于萨河内山，败之。以外孙独孤氏女为静乐公主，嫁于契丹松漠都督李怀节；杨氏女为宜芳公主，嫁于奚饶乐都督李延宠。立太真为贵妃。契丹、奚皆杀其公主以叛。皇甫惟明及吐蕃战于石堡城。五载，杀赞善大夫杜有邻、著作郎王曾、左骁卫兵曹参军柳勣、左司御率府仓曹参军王脩己、右武卫司戈卢宁、左威卫参军徐徵。六载，杀北海郡太守李邕、淄川郡太守裴敦复。三月，陈希烈为左相。杀户部侍郎杨慎矜及其弟少府少监慎余、洛阳令慎名。安西副都护高仙芝及小勃律国战，败之。七载，群臣上尊号曰开元天宝圣文神武应道皇帝，大赦。八载，杀咸宁郡太守赵奉璋。陇右节度使哥舒翰及吐蕃战于石堡城，败之。谒太清宫，加上玄元皇帝号曰圣祖大道玄元皇帝，增祖宗帝后谥。郡臣上尊号曰开元天地大宝圣文神武应道皇帝，大赦。特进何履光率十道兵以伐云南。九载，诏以十一月封华岳。太白山人王玄翼言：玄元皇帝降于宝仙洞。云南蛮陷云南郡，都督张虔陀死之。十载，朝献于太清宫，朝享于太庙。李林甫兼朔方军节度副大使、安北副大都护，改传国宝为承天大宝。安西四镇节度使高仙芝执突骑施可汗及石国王，剑南节度使鲜于仲通及云南蛮战于西洱河，大败绩，大将王天运死之，陷云南都护府。高仙芝及大食战于恒逻斯城，败绩。范阳节度副大使安禄山及契丹战于吐护真河，败绩。十一载，突厥部落阿布思寇边，改尚书省八部名。户部郎中王鉷、京兆邢缙谋反，伏诛。杀御史大夫王鉷。御史大夫兼剑南节度使杨国忠败吐蕃于云南，克故洪城。李林甫薨，杨国忠为右相。十二载，阿布思部落降，葛逻禄叶护执阿布思。十三载，加上玄元皇帝号曰大圣祖高上大道金阙玄元天皇大帝，朝享于太庙，增祖宗谥。群臣上尊号曰开元天地大宝圣文神武证道孝德皇帝，大赦。丁丑，杨国忠为司空。陇右、河西节度使哥舒翰败吐蕃，复河源九曲，观酺于勤政楼。北庭都护程千里俘阿布思以献，剑南节度留后李宓及云南蛮战于西洱河，死

之。文部侍郎韦见素为武部尚书,洛水溢。十四载,安禄山及契丹战于潢水,败之。天有声于浙西。十一月,安禄山反,陷河北诸郡。九原郡太守郭子仪为朔方军节度副大使讨安禄山,安禄山陷灵昌郡、荥阳郡,封常清及安禄山战于瓮子谷,败绩。陷东京,河南尹达奚珣叛降安禄山。郭子仪及安禄山将高秀岩战于河曲,败之。是月,平原郡太守颜真卿、饶阳郡太守卢全诚、司马李正兵讨安禄山。十五载,东平郡太守嗣吴王祗兵讨安禄山,河南节度使李隋讨安禄山。禄山陷恒山郡,执颜杲卿、袁履谦,陷邺、广平、钜鹿、赵、上谷、博陵、文安、魏信都九郡。朔方军节度副使李光弼为河东节度副大使讨禄山。安庆绪寇潼关,哥舒翰败之。真源令张巡兵讨安禄山。李光弼克常山郡,郭子仪出井陉会光弼,及安禄山将史思明战,败之。颜真卿克魏郡,史思明寇饶阳、平原。张巡及安禄山将令狐潮战于雍丘,败之。太子左赞善大夫来瑱为颍川郡太安、兼招讨使。鲁炅及安禄山战于滍水,败绩,奔于南阳。嗣虢王巨为河南节度使。颜真卿及安禄山将袁知泰战于堂邑,败之。郭子仪、李光弼及史思明战于嘉山,败之。蕃将火拔归仁执哥舒翰叛降于安禄山,遂陷潼关、上洛郡。甲午,诏亲征,次马嵬,左龙武大将军陈玄礼杀杨国忠及御史大夫魏方进、太常卿杨暄。赐贵妃杨氏死。是日,张巡及安禄山将翟伯玉战于白沙埚,败之。禄山陷京师,次陈仓。闲厩使任沙门叛降于禄山,次河池郡,次普安郡。皇太子为天下兵马元帅,都统朔方、河东、河北、平卢节度使,御史中丞裴冕、陇西郡司马刘秩副之。江陵大都督永王璘为山南东路黔中江南西路节度使,盛王琦为广陵郡都督、江南东路淮南道节度使,丰王珙为武威郡都督、河西陇右安西北庭节度使。皇太子即皇帝位于灵武,上皇天帝诰遣韦见素、房琯、崔涣奉皇帝册于灵武。十二月甲辰,永王璘反,废为庶人。至德二载,诰求天下孝悌可旌者。剑南健儿贾秀反,伏诛。诰追册贵嫔杨氏为皇后。行营健儿李季反,伏诛。剑南健儿郭千仞反,伏诛。皇帝复京师。三载,上号曰太上至道圣皇天帝。上元元年,徙居于西内甘露殿。元年建巳月,崩于神龙殿,年七十八。赞曰:睿宗因其子之功而在位不久,固无可称者。呜呼,女子之祸于人者甚矣!自高祖至于中宗数十年间,再罹女祸,唐祚既绝而复续,中

宗不免其身,韦氏遂以灭族。玄宗亲平其乱,可以鉴矣。而又败以女子,方其励精政事,开元之际,几致太平,何其盛也!及侈心一动,穷天下之欲不足为其乐,而溺其所甚爱,忘其所可戒,至于窜身失国而不悔。考其始终之异,其性习之相远也至于如此。可不慎哉!可不慎哉!《新唐书·艺文志》:玄宗《开元广济方》五卷。德宗《贞元集要广利方》五卷。

【学术贡献】

1.《广济方》外感热病证治贡献

《广济方》天行热病证治 ① 麻黄汤发汗治天行病壮热烦闷:麻黄五两,葛根四两,栀子二七枚,葱、香豉各一升,上五味水煮分三服。② 前胡汤治天行恶寒壮热,食则呕逆:前胡、橘皮、炙甘草各一两,麦门冬三两,竹茹、生姜各二两,生地黄四两,上七味水煮分温三服。③ 前胡汤治天行壮热咳嗽,头痛心闷:前胡、升麻各八分,贝母、紫菀各六分,石膏十二分,麦门冬八分,杏仁三十枚,竹叶一升,炙甘草二分,上九味水煮分温三服。④ 地黄汤治天行肺热咳嗽喉有疮:生地黄一升,升麻、玄参、芍药、柴胡、麦门冬各八分,贝母六分,竹叶一升,上九味水煮含咽其汁勿停。⑤ 柴胡汤治天行后乍寒乍热,昏昏不省觉,胁下痛,百节骨痛,咳不能下食,兼口舌干生疮:柴胡八分,升麻、芍药、黄芩、生麦门冬、生姜各六分,甘草五分,石膏十二分,葱白半分,香豉六合,竹叶一升,上十一味水煮分温三服。⑥ 柴胡散治天行热气恶寒,头痛壮热,大小便涩:柴胡、黄芩、白鲜皮各八分,茵陈、青木香、土瓜根、栀子仁各十分,大黄二十四分,芒硝十二分,上九味捣散,每服五六钱匕。⑦ 柴胡汤治天行恶寒,壮热头痛,大小便赤涩,不下食饮:柴胡、茵陈、升麻、芍药各七分,大黄、黄芩十二分,栀子四枚,芒硝四分,上八味水煮分温三服。⑧ 鼠矢汤治天行热气瘥后劳发,头痛如初病:雄鼠屎三七枚,干葛二两,栀子十四,葱白一升,豉八合,上五味水煮分温二服。⑨ 枳实汤治天行数日复劳发:枳实三枚,栀子十四,葱白一升,香豉半升,鼠屎二七枚,上五味水煎分温三服。⑩ 治伤寒食劳复,头痛壮热:栀子十四枚,香豉一升,葱白一握,粟米三合,雄鼠屎二七枚,上五味水煮三服。

《广济方》黄疸疟疾霍乱证治 ① 瓜蒂散治急

黄身如金色：赤小豆、丁香、黍米、瓜蒂各二七枚，麝香、熏陆香等分别研，青布二方寸烧为灰，上七味捣筛为散，饮服一钱匕。② 茵陈丸治黄胆，遍身面悉黄，小便如浓栀子汁：茵陈四两，黄芩、大黄各三两，枳实二两，上四味捣筛蜜丸梧子，每服二十丸，日二服。③ 茵陈散治阴黄，身面眼俱黄，小便如豉汁色：茵陈四两，白鲜皮、大青、黄芩、芍药、青木香、柴胡、枳实、黄连、土瓜根各三分，紫雪八分，栀子、瓜蒌各四分，大黄十分，上十四味捣筛为散，茅根饮服五钱匕。④ 常山散治疟疾：常山五分，升麻二分，蜀漆一分，上三味捣筛为散，每服二钱匕。⑤ 常山汤治疟疾：常山三两，上一味水煮欲发前顿服。⑥ 常山汤治温疟渐渐羸瘦欲成骨蒸：常山三两，车前叶一握，炙甘草二两，炙猕猴骨三两，乌梅肉二两，天灵盖一两，驴粪汁三合，上七味水煮分三服。⑦ 常山丸治温疟：常山、乌梅肉、豉、天灵盖各六分，知母、朱砂、蜀漆、大黄各四分，上八味捣筛蜜丸如梧子，温酒下二十丸，日三服。⑧ 扁豆汤治霍乱吐痢：扁豆叶、香薷叶各一升，木瓜一枚，干姜一两，上四味水煮分温三服。⑨ 理中丸治冷热不调，霍乱吐痢宿食不消：人参、白术、炙甘草、高良姜各八分，干姜、桂心六分，上六味捣筛蜜丸梧子大，每服三十丸，日二服。⑩ 高良姜汤治霍乱冷热不调，吐痢：高良姜五两，木瓜一枚，杜梨枝叶三两，上三味水煮分温三服。⑪ 治霍乱腹痛吐痢：桃叶三升，水五升煮取一升三合，分温二服。⑫ 治霍乱不止：酢浆水三升煮取一升五合，纳米粉一抄搅调，分二服。⑬ 厚朴人参汤治霍乱心腹痛，烦呕不止：厚朴四两，橘皮、人参各二两，高良姜、当归、藿香各一两，上六味水煮分温三服。⑭ 高良姜汤治霍乱吐痢转筋欲入腹：高良姜、桂心各四两，上二味水煮分三服。⑮ 茱萸汤治霍乱转筋不止：吴茱萸一升，炙甘草、桂心、干姜各二两，蓼子一把，乱发一两，上六味水煮分温三服。

2.《广济方》内科疾病证治贡献

《广济方》呕吐反酸证治　① 治卒干呕不息：破鸡子去白，吞中黄数枚则愈；生葛根绞取汁，服一升；甘蔗汁温，令热服一升，日三服。② 橘皮汤治呕哕不止：橘皮一升，生姜八两，炙甘草二两，枇杷叶四两，上四味水煮分温三服。③ 治呕逆不能多食：诃黎勒三两，上一味捣散蜜丸，空腹服二十丸，日二服。④ 豆蔻子汤治呕逆不下食，腹中气逆：豆蔻子七枚，生姜五两，人参、炙甘草一两，上四味水煮分温二服。⑤ 柴胡汤治两胁下妨呕逆不下食：柴胡、茯苓、厚朴各八分，橘皮、人参、桔梗各六分，紫苏、炙甘草各五分，生姜十六分，诃黎勒七枚，上十味水煮分温三服。⑥ 柴胡汤治身体烦疼，头痛，吃食呕逆不得食：柴胡十分，茯苓、枳实、白术、生姜、麦门冬各八分，炙甘草六分，上七味水煮分温三服。⑦ 地黄饮子治虚热，呕逆不下食，食则烦闷：生地黄汁六合，芦根一握，生麦门冬一升，人参八分，白蜜三合，橘皮六分，生姜八分，上七味水煮分温三服。⑧ 麦门冬汤治烦热，呕逆不下食，食则吐出：生麦门冬、青竹茹各三两，茅根、生姜五两，炙甘草、人参各一两，上六味水煮分温三服。⑨ 槟榔散治吐酸水，每食则变作醋水吐出：槟榔十六，茯苓八分，人参、橘皮、荜茇各六分，上五味捣筛为散，温内散服方寸匕。⑩ 茯苓汤治脾胃中冷常吐酸水：茯苓、橘皮、生姜各十二分，白术、炙甘草各八分，人参、桂心各六分，紫苏十分，槟榔七枚，上九味水煮分温三服。⑪ 白术散治呕吐酸水结气筑心：白术、茯苓、厚朴各八分，吴茱萸、荜茇各四分，橘皮六分，上九味捣筛为散，空腹煮姜枣汤服方寸匕，日二服。⑫ 茯苓汤治心头结气连胸背痛及吐。

《广济方》心腹疼痛证治　① 当归鹤虱散治九种心痛，蛔虫冷气，先从两肋，胸背撮痛，欲变吐：当归、鹤虱各八分，橘皮、人参、枳实、芍药各六分，槟榔十二分，桂心五分，上八味捣筛为散，空腹煮姜枣饮服方寸匕，日二服。② 槟榔鹤虱散治诸虫心痛，无问冷热蛔虫心痛：当归、桔梗、芍药、橘皮、鹤虱各八分，人参、桂心各六分，槟榔十分，上八味捣筛为散，空腹煮姜枣汤服方寸匕。③ 治蛔虫心痛积年久不瘥：苦酒五合烧青钱二文令赤，取鸡子白一颗泻着酒中顿服。④ 当归汤治心腹搅结痛不止，仍似有蛔虫：当归、橘皮、细辛、炙甘草、生姜各四分，大黄八分，鹤虱二分，上七味水煮分温三服。⑤ 桔梗散治冷气心痛，肋下鸣转，喉中妨食不消，常生食气，每食心头住不下：桔梗、当归、芍药、茯苓、橘皮、厚朴、白术各八分，荜茇、豆蔻子各四分，上十二味捣筛为散，空腹煮姜枣饮服方寸匕，日二服。⑥ 当归汤治恶疰撮肋连心痛：当归八分，青木香六分，槟榔十颗，麝香一铢，上四味小便一大升半，煮取六大合，分温三服。⑦ 桃仁大黄汤治心腹痛不可忍似痓病者,或暴得恶痓搅刺欲死:桃仁六十枚,大黄三两,鬼箭羽、朴硝、鬼臼、当归、桂心、朱砂各二两,芍药四两,柴胡、橘皮各一两,麝香一分,生姜五两,上十三味水煮分三服。⑧ 当归汤治心痛癥块硬筑,心气欲绝:当归、桔梗、芍药各八分,厚朴十分,橘皮八分,人参六分,高良姜十分,桃仁五十枚,生姜八分,上九味水煮分温三服。⑨ 高良姜汤治久心刺肋,冷气结痛不能食:高良姜、当归、厚朴各十分,橘皮、桔梗、吴茱萸、生姜各八分,诃黎勒五分,桃仁五十枚,上九味水煮分温三服。⑩ 雷丸鹤虱散治心痛三十年不瘥,月上旬杀虫:雷丸、鹤虱、贯众、野狼牙、桂心、当归、槟榔各八分,上七味捣筛为散,空腹煮蜜水半鸡子许,服方寸匕,日二服。⑪ 桃仁丸治心痛又心撮肋,心闷则吐血,手足烦疼,食饮不入:桃仁芍药八分,当归、诃黎勒、炙甘草、人参各六分,延胡索四分,槟榔十四枚,上八味捣筛蜜丸如梧子,酒服二十丸,日再。⑫ 桔梗散心腹中气时时痛,食冷物则不安稳及恶水:桔梗、茯苓、槟榔、麦冬各八分,枳实、人参、厚朴、芍药、橘皮各六分,桂心五分,上十味捣筛为散,空肚煮姜枣饮服方寸匕,日三服。⑬ 当归汤治卒心腹痛,气胀满,不下食,欲得泻三两行佳:当归、茯苓、桔梗、橘皮、高良姜、槟榔、生姜各八分,上七味水煮分温三服。⑭ 芍药丸治心腹胀满,脐下块硬如石,疼痛不止:芍药、当归、白术、鳖甲各八分,诃黎勒十颗,干姜、人参、豆蔻各六分,上十味捣筛蜜丸如梧子大,酒服二十丸,日再。⑮ 治丈夫虚劳寒疝腹痛并主产后方:生干地黄三两,炙甘草、茯苓、人参、当归各二两,大枣十四枚,白羊肉三斤,上七味水煮分五服。

《广济方》膪胀腹满胸满证治 ① 鳖甲丸治鼓胀气急,冲心硬痛:鳖甲、芍药、枳实、人参、槟榔各八分,诃黎勒、大黄各六分,桂心、橘皮各四分,上九味捣筛蜜丸如梧子大,酒服二十丸,日二服。② 通草汤鼓胀气急:通草、茯苓、玄参、桑白皮、白薇、泽泻各三两,人参二两,郁李仁五两,泽漆叶一升,上九味水煮取分温四服。③ 茯苓汤治鼓胀上下肿,心腹坚强,喘息气急,连阴肿,坐不得,仍下赤黑血汁,日夜不停:茯苓二两,橘皮、玄参各一两,防己、黄芩、泽泻、白术、猪苓各一两半,杏仁、郁李仁、桑白皮各二两半,大豆一升半,泽漆叶一升,上十三味水煮分三服。④ 人参丸治患久心痛腹满并痰饮不下食:人参、白术、枳实、厚朴、青木香各六分,茯苓八分,橘皮五分,上九味捣筛蜜丸如梧子,空腹煮生姜枣汤下二十丸,日二服。⑤ 柴胡厚朴汤治心腹胀满:柴胡、厚朴各十分,茯苓、橘皮、紫苏各八分,生姜十二分,槟榔五分,上七味水煮分温三服。⑥ 郁李仁丸治心腹胀满,腹中有宿水,连两肋满闷,气急冲心坐不得:郁李仁八分,牵牛子六分,甘遂四分,防葵三分,庵䕡子、桑白皮、槟榔各四分,橘皮、泽泻各二分,茯苓、泽漆叶、杏仁各三分,上十二味捣筛蜜丸如梧子,每服五丸,日二服。⑦ 紫苏汤治气发心腹胀满,两肋气急:紫苏一握,诃黎勒皮、当归、生姜各八分,人参六分,槟榔十颗,生地黄汁半升,上七味水煮六味分温三服。⑧ 昆布散治腹内诸气胀满:昆布、海藻、人参、玄参、橘皮、升麻各三两,川芎、桂心、干姜各二两,小麦一升半,上十味捣筛为散,酒服方寸匕,日三服。⑨ 诃黎勒散治气结筑心,胸胁闷痛,不能吃食:诃黎勒四颗,人参二分,上二味捣筛为散,牛乳二升煮三四沸,顿服。⑩ 半夏汤治胸胁不利,腹中胀,气急妨闷:半夏一升,生姜一斤,桂心六两,槟榔二两,上四味水煮分五服。大黄丸治胸胁妨闷,胃中客气,大便苦难:大黄十二分,厚朴四分,枳实四分,芒硝八分,杏仁六分,葶苈子四分,上六味捣筛蜜丸如梧子,每服十丸,日二服。⑪ 枳实丸治胸膈气胀满,吃食心下妨,虚热,脚手烦疼,渐羸瘦不能食,四肢无力:枳实、苦参、芍药各六分,犀角、前胡各四分,青木香、麦门冬、赤茯苓各八分,上八味捣筛蜜丸如梧子,每服二十丸,日二服。⑫ 柴胡汤治胸膈满塞,心背撮痛,走注气闷:柴胡、当归、青木香、犀角屑各六分,槟榔十个,炙甘草二分,上六味水煮分三服。⑬ 柴胡汤治胸膈间伏气不下食,脐下满:柴胡、枳实、生姜、白术各三两,炙甘草一两,槟榔七个,上六味水煮分二服。⑭ 通气汤治噎膈胸胁气满,每食气噎:半夏、生姜各六两,橘皮、桂心各三两,上四味水煮分三服。⑮ 治食即噎塞如炙肉悬在咽中不下:吴射干六分,升麻、桔梗各四分,木通十二分,赤茯苓、百合各八分,紫菀头二十一枚,上七物水煎分三服。⑯ 前胡丸治心头痰积宿水呕逆不下食:前胡、白术、炙甘草各五分,旋覆花、豆蔻仁各三分,人参、麦门冬各六分,枳实、大黄各四分,上九味捣筛蜜丸如梧子大,每酒服二十丸,日再。⑰ 治心胸中痰积,气噎呕逆,食不下:柴胡、橘皮各六分,茯苓十分,人参、麦门冬、鸡苏各八分,生姜二十分,槟榔仁四分,上八味水煮分三服。⑱ 治饮气痰膈,食则呕吐:茯苓、生姜各八分,橘皮、鸡苏各六分,人参、炙甘草各四分,上六味水煮分二服。⑲ 治胃气冷弱,食则吐逆,从朝至夜不得食,食入腹则胀气满急,大便出,饭粒如故,带酸气而羸,计日渐困:吴茱萸二两,白术三两,人参、干姜、炙甘草、五味子各二两,曲末、麦末各五合,厚朴一两半,桂心一两,上十味捣筛为散,空腹生姜汤服方寸匕,分三服。

《广济方》咳嗽上气证治 ① 桂心散治咽喉干燥咳嗽,语无声音:桂心、杏仁各三两,上二味捣筛为散蜜和如枣大,绵裹含之咽汁,日三夜二。② 治瘕嗽吐脓损肺:人参二分,瓜蒂三分,杜衡五分,上三味捣筛为散,热汤服方寸匕。③ 治积年咳嗽脓血:莨菪二升,大枣一百颗,上二味水煎取枣,每服一枚,日三。④ 治咳经年不瘥,气喘欲绝,伤肺见血:桑白皮五合,白羊肺一具,芍药十分,款冬花、麦门冬、杏仁各六分,茯苓十一分,贝母、升麻、黄芩各十二分,生地黄汁、蜜各一升,上十二味水煮微火上煎如鱼眼沸,每食后含一合,日夜三四度。⑤ 甘草饮子治肺热咳嗽,涕唾多黏:炙甘草、桔梗各六分,款冬花七分,豉心一合,生麦门冬八分,葱白一握,槟榔十颗,地黄汁半升,上八味水煮分三服。⑥ 五味子汤治肺气不足,寒从背起,口如含霜雪,语无声音,剧者吐血:五味子三两,大枣五十枚,桑根白皮一升,钟乳三两,藁本、款冬花、鸡苏各二两,上七味水煮分三服。⑦ 紫菀汤治肺气不足,逆气胸满,上迫喉咽,闭塞短气,连唾相属,寒从背起,口如含霜雪,语无音声,剧者唾血腥臭,或歌或哭,干呕心烦,耳闻风雨声,皮毛悴面白:紫菀、五味子、生姜、白石英、款冬花、桂心、人参各二两,钟乳、麦门冬、桑根白皮各三两,大枣二十枚,粳米一合,上十二味水煮分三服。⑧ 紫菀汤治肺胀气急,咳嗽喘粗,眠卧不得极重,恐气欲绝:紫菀六分,炙甘草、茯苓各八分,槟榔七枚,葶苈子三合,上五味水煮分三服。⑨ 治上气方:葶苈子五合,桑根白皮、大枣二十枚,上三味水煮顿服。⑩ 治肺气,痰上气急及咳:柴胡五两,五味子、橘皮、紫菀、贝母、杏仁各三两,麻黄四两,炙甘草、黄芩各二两,上九味捣筛,每服取麦门冬一两,生姜

半两,竹叶一两半,水煮纳上散二两,分二服。⑪ 治上气肺热咳嗽,多涕唾:白前、生姜、贝母、石膏、炙甘草、五味子各四分,生麦门冬十分,黄芩五分,杏仁四十颗,竹叶一升,白蜜一匙,上十一味水煮分三服。⑫ 治上气咳嗽兼水气、癖气:葶苈子、贝母、桔梗、鳖甲、防葵各六分,白术、茯苓、大戟、枳实、紫菀、旋覆花、杏仁、橘皮各四分,芫花二分,大黄十分,皂荚一分,上十六味捣筛蜜丸如梧子,每服五丸,日二。

《广济方》消渴证治 ① 治脾胃中虚热消渴小便数,骨肉日渐消瘦:黄连、麦门冬各十二分,苦参、瓜蒌、知母、茯神、土瓜根各八分,炙甘草、人参各六分,上九味捣筛蜜丸如梧子,每食煮芦根大麦饮服二十丸,日再。② 治口干数饮水,腰脚弱膝冷,小便数,用心力即烦闷健忘:麦门冬十二分,牛膝、狗脊、茯神、人参、牡蛎各六分,鹿茸、龙骨、土瓜根、山茱萸各八分,黄连十分,菟丝子十二分,上十二味捣筛蜜丸如梧子,每服二十丸,日二服。③ 治消渴口苦舌干:麦门冬五两,茅根一升,瓜蒌三两,乌梅十颗,小麦三合,竹茹一升,上六味水煮分四服。④ 治消渴兼气散:瓜蒌、石膏、甘草各三两,甘皮二两,上四味捣筛为散,煮大麦饮服方寸匕,日二夜一。⑤ 麦门冬汤治消渴:生麦门冬、芦根、苇根、小麦各二升,石膏六分,生姜、瓜蒌各五两,上七味水煮,一服一升。酸水日夜不止:茯苓、厚朴各四两,橘皮、白术各二两,生姜十两,上五味水煮分温三服。

《广济方》痃癖癥瘕证治 ① 治痃癖气两胁妨满:牛膝、枳实、鳖甲、茯苓各八分,桔梗、芍药、白术、人参、厚朴、大黄、桂心、槟榔各六分,上十二味捣筛蜜丸如梧子,酒服二十丸,日二。② 巴豆丸治癖结心下硬痛:巴豆三枚,杏仁七枚,大黄如鸡子大,上三味捣筛蜜丸如梧子,每服七丸,日一服。③ 治痃癖气两胁妨满:牛膝、大黄各十分,人参、柴胡、桂心各六分,桔梗、芍药、枳实、白术、鳖甲、茯苓、诃黎勒皮各八分,上十二味捣筛蜜丸如梧子,酒饮及姜汤任服二十丸,日二。④ 治痃气方:牛膝、芍药、厚朴、茯苓、诃黎勒、大黄各六分,桔梗、柴胡各八分,橘皮、槟榔各四分,枳实三分,人参、蒺藜子各五分,上十三味捣筛蜜丸如梧子,大枣汤服二十丸,日再。⑤ 治癥癖痃气不能食兼虚羸瘦四时常服方:牛膝六两,生地黄九两,当归三

两,桂心四两,肉苁蓉六两,远志三两,五味子五两,曲末五合,白术三两,人参三两,茯苓六两,大麦蘖末一升,上十二味捣筛为散,温酒服方寸匕,日二。⑥ 鳖甲丸治腹中痃气癖硬,两胁脐下硬如石按之痛,腹满不下食,心闷咳逆,积年不瘥:鳖甲八分,大黄六分,牛膝五分,川芎、防葵、当归、干姜、桂心、细辛、附子、炙甘草各四分,巴豆二七枚,上十二味捣筛蜜丸如梧子,温酒下四丸,日三服。⑦ 白马尿治鳖症:白马尿一升五合温服之;白马尿一升,鸡子三枚,上二味于铛中煎取三合空腹服之。⑧ 蟹爪丸治鳖癥:蟹爪三分,附子六分,麝香三分,半夏六分,生姜四分屑,鳖甲六分,防葵六分,郁李仁八合,上八味捣筛蜜丸如梧子,酒服二十丸,日再。⑨ 治米癥,其疾常欲食米,若不得米则胸中清水出:鸡屎一升,白米五合,上二味合炒捣筛为散,水一升顿服;治米癥羸瘦:葱白两虎口,乌梅三十枚,水三升宿渍乌梅,葱白随饮乌梅汁令尽。⑩ 寒食饧治蛟龙病:近海及水边因食生芹菜,蛟龙子生在芹菜上,食入人腹变成龙子。其病发似癫,面色青黄,少腹胀,状如怀妊:寒食粥饧三升,日三服,吐出蛟龙有两头及尾。开皇六年,贾桥有人吃饧,吐出蛟龙,大验。⑪ 鳖甲丸治痃气心忪骨蒸热暗风:鳖甲、芍药、蝮蛇脯、大黄各八分,人参、诃黎勒皮、枳实、防风各六分,上八味捣筛蜜丸如梧子,酒服二十丸,日再。獭肝丸治瘦病每日西即赤色,脚手酸疼,口干壮热:獭肝六分,天灵盖四分,生犀角四分屑,前胡、升麻各四分,松脂五分,上八味捣筛蜜丸如梧子,小便浸豉汁下二十丸,日再。⑫ 治妇人腹内冷癖,血块虚胀,月经不调,瘦弱不能食无颜色,状如传尸病:曲末、大麦蘖末、生姜、桃仁、杏仁各二升,生地黄、牛膝、桑耳各三升,白术、姜黄、橘皮各八两,当归十四分,上十二味捣散蜜丸,每服三十丸,日二。

《广济方》瘦病传尸证治 ① 治瘦病方:天灵盖一大两,麝香半脐,桃仁一大抄,朱砂一两半,好豉一升,上五味各别捣筛总和令调,每晨空腹以小便半升和散方寸匕。② 治腹胀瘦病不下食:柴胡、茯苓各十二分,枳实、白术、人参、麦门冬、生姜各六分,上七味水煮分三服。知母丸主瘦病及久阴黄:知母、常山各三两,炙甘草,大黄、麻黄、黄芩、杏仁各二两,蜀漆、牡蛎各一两,上九味捣筛蜜丸如梧子,每服七丸。此病张文仲去英公处传。

③ 治瘦病伏连传尸鬼气痖忤恶气:斑蝥、射干根各四分,石胆七分,桂心、牛黄各二分,犀角三分,人参二分,石蜥蜴一枚,紫石七分,炙蜈蚣四十,麝香少许,上十一味捣筛为散,每日空腹服一寸匕,日三服。④ 朱砂丸治瘦病伏连,避诸鬼气恶痖:光明朱砂一大两,桃仁十枚,麝香三分,上三味捣脂和丸如梧子,清饮服一七丸,日二服。⑤ 治初得遁尸及五尸,经年不瘥,心腹短气:鹳骨三寸,羚羊鼻二枚,干姜一两,麝香二分,蜥蜴一枚,斑蝥十四枚,鸡屎白三两,巴豆五枚,芫青二十枚,藜芦一两,上十味捣筛蜜丸如小豆,每服三丸,日二服。⑥ 治初得遁尸鬼痖,心腹中刺痛不可忍:青木香、丁香各六分,鬼箭羽、桔梗、紫苏、橘皮、当归各八分,生姜十二分,槟榔、桃枭各十四枚,上十味水煮分三服。⑦ 吃力迦丸治传尸骨蒸殗殜肺痿,痖忤鬼气,卒心痛,霍乱吐痢,时气鬼魅瘴疟,赤白暴痢,瘀血月闭,痃癖丁肿,惊痫鬼忤中人,吐乳狐魅:吃力迦(即白术)、光明砂、麝香、诃黎勒皮、香附子、沉香、青木香、丁子香、安息香、白檀香、荜拔、犀角各一两,薰陆香、苏合香、龙脑香各半两,上十五味捣筛蜜丸如梧子,每服四丸。⑧ 治精魅病:水银一两,纳浆水一升,炭火上煎三分减二,即去火取水银如熟豆大,空腹吞一服,日二。⑨ 治白虎方:犀角屑、当归、芍药各六分,牛膝、沉香、青木香、虎头骨各八分,麝香一分,榭叶脉一握,上九味水煮分三服。⑩ 瓜蒂散治卒中恶,心腹绞刺痛,气急胀,奄奄欲绝:雄黄四两,赤小豆四分,瓜蒂三分,上三味捣筛为散,空肚温浆水服一钱匕半。⑪ 麝香散去恶气治卒中恶心腹刺痛:麝香一分,生犀角屑、青木香各二分,上三味捣筛为散,每服方寸匕。⑫ 治猝中恶心腹刺痛:麝香一分,青木香、生犀角各二分屑,上三味为捣散,空心熟水服方寸匕,日二。⑬ 升麻散治蛊毒方:升麻、桔梗、瓜蒌各五两,上三味捣散每服方寸匕,日二。⑭ 治骨蒸肺气每至日晚即恶寒壮热,颊色微赤,不能下食,日渐羸瘦:生地黄三两,葱白、香豉、炙甘草各三两,童子小便二升,上五味于小便中浸一宿,平晨煎两沸,澄取一升二合,分二服。

《广济方》中风惊痫证治 ① 治风着口面㖞语不多转:生地黄汁、竹沥各一升,独活三两,上三味相和煎取一升顿服。② 治中风失音不得语:羌活十分,炙甘草,人参二分,荆沥、竹沥、生地黄汁各二升,大附子一枚,上七味水煎分二服。③ 治瘫痪风及诸风手足不随,腰脚无力:驴皮胶五两,先煮葱豉粥一升别贮,香淡豉二合水一升煮豉去滓,纳胶更煮六七沸,胶烊如饧,顿服。④ 治热风瘫痪:羌活二斤,谷子一升五合,捣筛为散酒服方寸匕,日三。⑤ 麻子汤治偏风:大麻子一升,麻黄、防风、生姜、橘皮、荆芥、川芎各三两,桂心二两,石膏、杜仲各五两,独活四两,竹叶、葱白各一握,豉心一合,蜀椒三十枚,上十五味水煮顿服。服补麻子汤后,次服⑥ 枳实丸:枳实、防风、羌活、人参、羚羊角屑各六分,菊花、葛根、薏苡仁、桂心各四分,茯苓、升麻、黄连、干地黄各八分,上十三味捣筛蜜丸如梧子,酒服二十丸,日再。⑦ 安神定志方治风邪狂乱失心:金银箔各一百,石膏、龙齿、铁精、地骨白皮、茯神、黄芩、生地、升麻、茯苓、玄参、人参各八分,虎睛一具,牛黄、生姜屑各四分,麦门冬十分,枳实、炙甘草、葳蕤、芍药各六分,远志、柏子仁、白鲜皮各五分,上二十四味捣筛蜜丸如梧桐子,枸杞根汁服二十丸,日二。⑧ 镇心丸治热风惊悸,安心久服长年:茯神、人参、龙齿、升麻、石膏、黄芩、茯苓、麦门冬各八分,银薄二百番,虎睛一具,枳实、白蔹、玄参、芍药、葳蕤、炙甘草各六分,生姜二分,上十七味捣筛蜜和丸如梧子大,每服十五丸,日二。⑨ 犀角丸治心虚热风上冲头面,心系急,时时惊,四肢烦,腰膝冷,邪气发,神不定:犀角屑、防风、人参、升麻、防葵、槟榔仁各五分,青木香、光明砂、牛膝各八分,龙齿、铁精各六两,露蜂房、银箔各三分,上十三味捣筛蜜丸如梧子,酒服二十丸至二十五丸,日再。⑩ 水银丸治痫疾积年不瘥得热即发:水银、麦门冬、乌蛇脯、铁精、干地黄各八分,龙角、人参、防风、黄芩、升麻各六分,熊胆四分,上十一味捣筛蜜丸如梧子,生驴乳汁服二十丸,日再。⑪ 治风痫卒倒呕沫无省觉:麻黄、大黄、牡蛎、黄芩各四两,寒水石、白石脂、石膏、赤石脂、紫石英、滑石各八两,人参、桂心各二两,蛇蜕一两,龙齿六两,炙甘草三两,上十五味捣筛为散,八两一薄绢袋盛散药,水煮一薄服七合。⑫ 又方:吊藤皮、麻黄各二分,龙齿六分,银一斤,寒水石、栀子、知母、石膏、杏仁各十二分,升麻、黄芩、柴胡各十分,蛇蜕七寸,蚱蝉四枚,芍药、沙参各八分,生葛汁五分,蜜七合,牡牛黄十枚,上十九味水及淡竹沥二升煮每服二合,日再。⑬ 黄芪丸治风毒

发即眼睛疼脚纵,中指疼连肘边,牵心裹闷,两肋胀少气力,喘气急欲绝不能食:黄芪、黄连各七分,防风、炙甘草各五分,五加皮、白鲜皮、枳实各四分,升麻、车前子、苦参、麦冬、葶苈子、巨胜子各六分,上十三味捣筛蜜丸如梧子,酒浸大豆服二十丸,日二。⑭ 治热风头旋,心闷冲风起即欲倒:麦门冬、山茱萸、茯神、苦参各八分,地骨皮、山药、人参、蔓荆子、沙参、防风、芍药、枳实、大黄各六分,菊花、龙胆草各四分,上十五味捣筛蜜丸如梧子大,蜜水服二十丸,日二。⑮ 健忘方治头面热风头旋眼涩,项筋急强,心闷腰脚疼痛,上热下冷:肉豆蔻十颗,人参、犀角屑、枳实各六分,黄连、白术、大黄各八分,炙甘草、苦参、旋覆花各四分,槟榔仁十颗,上十一味捣筛蜜丸如梧子,酒饮服二十丸,日三。⑯ 秦艽饮子治心虚感风,头旋心忪,痰饮筑心闷,惚惚不能言语,宜微吐痰,此候极重:秦艽、常山、人参、羚羊角屑各二两,甘草三两,上五味水煮分二服。⑰ 贴顶膏治头风闷乱鼻塞及头旋眼暗:蓖麻、杏仁、石盐、川芎、松脂、防风,上六味等分,捣末腊纸裹外涂。⑱ 治贲豚气在心,吸吸短气,不欲闻人语声,心下烦乱不安,发作有时,四肢烦疼,手足逆冷:李根白皮八两,半夏七两,干姜四两,茯苓三两,人参、炙甘草各二两,附子一两,桂心四两,上八味水煮分三服。⑲ 治贲豚气在胸心,迫满支胁:生姜一斤,半夏四两,桂心三两,吴茱萸一两,人参、炙甘草各二两,上六味水煮分三服。

《广济方》风痹脚气水肿证治 ① 补益养精方治五劳、七伤、六极、八风、十二痹,消渴,心下积聚:生地黄十二分,天门冬、菟丝子各十分,石斛、人参、茯苓、杏仁、大黄、麻子仁、炙甘草各八分,肉苁蓉七分,芍药、干姜、当归、白术、玄参、麦冬、牛膝、紫菀、防风、地骨皮各六分,蜀椒三分,上二十二味捣筛蜜丸如梧子,酒服二十丸,日再。② 重听丸治腰肾虚冷脚膝疼痛,胸膈中风气:石斛五分,五味子、白术、丹参、枳实、通草各六分,牡丹皮八分,桂心、细辛、芍药各四分,磁毛石、槟榔仁各十分,上十二味捣筛蜜丸如梧子,酒服二十丸,日再。③ 治下冷腰胯肋下结气刺痛:当归、厚朴、吴茱萸、茯苓、橘皮、槟榔仁、人参各六分,鳖甲、桑耳、禹余粮、白石脂、芍药各八分,上十二味捣筛蜜丸如梧子,饮服二十丸,日再。④ 肾沥汤治虚劳百病:羊肾一具,肉苁蓉、茯苓各三两,五味子、牛膝、

防风、黄芪、泽泻、五加皮、地骨皮、桂心各二两,磁石六两,上十二味水煮分三服。⑤钟乳酒治阴痿不起,滴沥精清:钟乳、山药、五味子各三两,附子、炙甘草、当归、石斛、前胡、人参、生姜屑、牡蛎各二两,桂心一两,菟丝子五合,上十五味清酒二斗渍,量性饮之。⑥洗脚渍汤治脚气冲心闷:糜穰一石纳釜中上多煮取浓汁,纳椒目一斗,更煎十余沸,渍脚三两度;槟榔三颗,生姜汁三合,童子小便二升,上三味搅顿服。⑦治脚心烦闷,气急卧不安:半夏一升,生姜八两,桂心三两,槟榔一两半,上四味水煮分三服。⑧治脚气攻心闷,腹胀气急欲死:吴茱萸三升,木瓜二合,槟榔二十颗,竹叶二升,上四味水煮分三服。⑨射干丸治肾虚风脚气冲心,疝气下坠,小便数、膝冷腰疼,时时心闷,气急欲绝,四肢无力:射干、犀角屑、茯苓、独活各六分,昆布、青木香、汉防己、葶苈各八分,杏仁一分,旋覆花、白头翁、通草各四分,上十二味捣筛蜜丸如梧子,酒下二十丸,日再。⑩治脐下冷连腰胯痛,食冷物即剧:牛膝、当归、黄芪、芍药、白术、橘皮、诃黎勒皮各八分,厚朴、茯苓、人参、桂心各六分,上十一味捣筛蜜丸如梧子,酒服二十丸,日再。⑪治腹中冷气食不消,腰胯冷痛:槟榔仁、牛膝、枳实、白术各八分,当归、芍药、人参、桂心、川芎、吴茱萸、橘皮各六分,上十一味捣筛蜜丸如梧子,酒服二十丸至三十丸,日再。⑫海蛤丸治水肿气妨闷不能食小便涩:昆布、橘皮、赤茯苓、汉防己、海蛤、郁李仁、桑根白皮、泽漆、槟榔、杏仁各四分,大黄六分,葶苈子二十分,上十二味捣筛蜜丸如梧子,饮服十五丸,日二。⑬下气方治气,膀胱急妨:芫荑捣,和食盐末令调,以绵裹如枣大,纳下部;高丽昆布一斤,葱白一握,白米泔汁浸一宿,水一斗煮昆布极烂,食粳米饭、粳米粥、海藻,大效。⑭槟榔汤治心头冷硬,结痛下气:槟榔十颗,生姜、青木香各三两,橘皮、枳实、炙甘草、大黄各二两,上七味水煮分温三服。⑮槟榔丸治一切气妨闷不能食:槟榔七个,芍药五分,枳实七枚,人参五分,大黄十六分,青木香六分,桂心四分,上七味捣筛蜜丸如梧子,每服二十丸,日再。⑯小芥子酒:小芥子一升捣碎绢袋盛,好酒二升浸之七日,空腹温服三合,日二服。⑰乌牛尿治久患气胀:乌牛尿空心温服一小升,日一服,气散则止。

《广济方》淋证痢疾证治 ①治淋来积年,或十日五日一发,今年因病更频数:滑石、冬葵子各八分,瞿麦、石韦各五分,陈橘皮四分,蒲黄、芍药、茯苓、芒硝、黄芩各六分,上十味捣筛为散,后饮子方服方寸匕,日二服。②饮子方:桑白皮六分,通草、百合各八分,白茅根一分,上四味水煮温下前散药。③治淋证小便不通六七日:滑石五两,通草、石韦各三两,瞿麦、芒硝各二两,冬葵子一两,茅根一升,上七味水煮分三服。④鸡苏饮子治血淋不绝:鸡苏、竹叶各一握,石膏八分,生地黄一升,蜀葵子四分,上五味水煮分二服。⑤治血淋小便磣痛:鸡苏二两,滑石五两,生地半斤,小苏根一两,竹叶二两,通草五两,石膏五两,上七味水煎分三服。⑥治热淋方:车前草一升,通草三两,葵根一升,芒硝六分,上四味水煮分三服。鸡苏饮子治下冷疼小便不通:鸡苏一握,通草四两,石韦一两,冬葵子一两半,杏仁二两,滑石二两,生地黄四两,上七味水煮分三服;冬葵子五两,通草三两,茅根四两,芒硝二两,茯苓三两,滑石五两,上六味水煮分三服;茯苓、芍药、当归、枳实、白术、人参各二分,大黄六分,大麻仁四分,上八味水煮分三服。⑦治水痢及霍乱及有白脓,日夜无节度:白石脂、干姜各八分,上二味捣筛面糊和丸分服。⑧治水痢腹中气:茯苓、白龙骨、诃黎勒皮、黄连、酸石榴皮各八分,上五味捣筛为末蜜丸如梧子大,每服三十丸,日二。⑨调中散治冷痢青白色,腹内常鸣,其痢行数甚疏,出太多,此是冷痢:龙骨、人参、黄连、阿胶、黄柏各一两,上五味捣筛为散,米饮煮服两方寸匕,日两服。⑩治赤白水谷冷热等痢:黄连十分,地榆、厚朴、干姜、乌梅、人参各六分,熟艾、炙甘草各四分,白术、当归各五分,龙骨、赤石脂各七分,上十二味捣筛蜜丸如梧桐子大,米饮汁服二十丸日,三服。⑪治脾胃气微,不能下食,五内中冷及微下痢:白术八两,神曲末五两,炙甘草、干姜、枳实各二两,上五味捣筛蜜丸如梧桐子,酒服大二十丸,日二。腹痛加当归。⑫治白脓痢方:炙甘草六分,厚朴十二分,干姜、枳实、茯苓各八分,上五味水煮分二服,日再。⑬治心腹胀满,不能下食及痢白脓:厚朴五两,豆蔻五枚,炙甘草、干姜各一两,上四味水煮分二服,日再。⑭生犀角散治热痢热毒痢血,痢行数甚,痢出不多,腹中刺痛:生犀角、酸石榴皮、枳实各三两,上三味捣筛为散,每服两三寸匕,日再。⑮治热毒痢血片,脐下绞刺痛：升麻、地榆、茜根、黄芩各六分，犀角四分，生地黄八分，栀子七枚，薤白八分，香豉二合，上九味水煮分三服，日再。⑯ 黄连丸治血痢：黄连、白龙骨、禹余粮、伏龙肝各八分，代赭、干姜各六分，上六味捣筛蜜丸如梧子，每服三十丸至四十丸。⑰ 治痢鲜血方：茜根、黄连、地榆各八分，栀子十四、薤白、香豉各八分，犀角屑六分，上七味水煮分三服，日再。⑱ 兀子矾散治久患疳痢不瘥：兀子矾八分，麝香二分，吴白矾六分，云母粉五分，桂心二分，龙骨六分，无食子七颗，黄连八分，上八味捣筛为散，生姜汁服三钱匕服，日再。⑲ 治积年疳痢羸瘦，面色痿黄：石硫黄、黄连、艾各一两，蜜一升，上四味水煮分三服。⑳ 治冷热不调痢脓水：人参、干姜、枳实各四分，厚朴、龙骨、赤石脂、黄连、苦参各六分，黄芩五分，上九味捣筛蜜丸如大豆，每服十五丸，日二。

3.《广济方》外科疾病证治贡献

《广济方》瘰疬痈疽证治　① 昆布丸治气瘿气，胸膈满塞，咽喉项颈渐粗：羊靥二具，昆布、海蛤各一两，通草、马尾海藻各一两，上五味蜜丸如弹子，细细含咽汁。② 昆布丸治冷气筑咽喉噎塞兼瘿气：昆布、人参、杏仁各八分，干姜、犀角屑、葶苈子各六分，吴茱萸、马尾海藻各四分，上八味捣筛蜜丸如梧子，空腹以饮服。③ 治气妨塞方：昆布三两，菘萝、通草、柳根须各三两，上四味捣筛蜜丸如弹丸大，海藻汤浸，细细含之。④ 治瘿细气：昆布十二分，马尾海藻十分，杏仁、茯苓各八分，通草、麦门冬、连翘、干姜、橘皮各六分，松萝三两，上十味捣末袋盛含之。⑤ 瘰疬丸：鹳骨、狸骨、射干、玄参、升麻、青木香、沉香、犀角屑、丁香、羚羊角屑、丹参、炙甘草各四分，人参、沙参各三两，獭肝、连翘各六分，光明砂二分，上十七味捣筛蜜丸如桐子，每服十五丸，日二。⑥ 治瘰疬方：连翘、射干、玄参、芍药、青木香、芒硝、升麻、栀子、前胡、当归、炙甘草、大黄各二两，上十二味水煮分三服。⑦ 治瘰疬息肉结硬薄方：白蔹、炙甘草、青木香、芍药、大黄、玄参各三两，上六味捣筛为散，酢和如稀糊涂故布粘贴。⑧ 治瘰疬结核令消散方：黄芪七分，玄参八分，连翘、人参、升麻、青木香、茯苓、苍耳子、炙甘草、朴硝、桂心、枳实、大黄、羚羊、麦冬、粘子、苦参各九分，上十七味捣筛蜜丸如梧子，酒服十丸，日三夜四。治瘘有九种，不过此方：芫

青四足，海藻八分，昆布八分，雄黄八分，狸骨三分，牡蛎四分，地胆二十枚，青木香三分，上八味捣筛为散，酒服一钱匕，日二服。⑨ 排脓散治痈疽：黄芪十分，青小豆一分，川芎、芍药、白蔹、瓜蒌、炙甘草各三分，上七味捣筛为散，酒服方寸匕，日三服。⑩ 排脓散治发痈疽：人参、当归、桂心、防风、白芷各二两，川芎、厚朴、炙甘草、桔梗各一两，上九味捣筛为散，酒服方寸匕，日二服。⑪ 治痈肿肿溃，内服药，外宜贴膏方：松脂一斤，猪脂三合，椒叶一两，白蜡三两，蛇衔、黄芪各一两，川芎、白芷、当归、细辛、芍药各一两，上十一味制膏涂膏粘贴，日夜各一。⑫ 治痈肿，脓溃疮中，有紫肉硬不消，此散兑头内蚀：石硫黄一分，马齿矾石二分，漆头、茴如、麝香、雄黄、白矾、丹砂各二分，雌黄一分，上八味捣筛为散，搅令调熟，以敷疮中，疮恶肉上贴膏，日二易。⑬ 治痔瘘疳疮：光明砂、麝香、蛇皮，上三味等分捣筛敷疮。

《广济方》痔疮疝气证治　① 五痔方：生槐煎五分，皂角二两，麝香、鳗鲡鱼、雄黄、莨菪、丁香、木香各二分，上八味捣筛槐煎和丸，取一丸纳火瓶中烧，下部着叠孔上坐。内痔以药一丸纳下部。② 治五痔猬皮散：猬皮、鳖甲、当归各六分，黄芪、槐子、大黄各八分，蛇皮五寸，露蜂房五分，藁本、桂心各五分，猪后悬蹄甲十四枚，上十一味捣筛为散，米饮服方寸匕，日二。③ 治五痔下血不止：槐子、五色龙骨、槲叶、干姜、川芎、当归、茜根、吴茱萸各六分，白蔹、附子五分，黄芪八分，大黄十分，猪悬蹄甲十四枚，发灰四分，上十四味捣筛蜜丸如梧子，饮服二十丸，日二。④ 治痔疮下血：以蛇不问多少煎煮，肉消尽去滓，用汁和婆罗粥着少盐食之，大效。⑤ 黄芪丸：黄芪、枳实各三两，乌蛇、当归、赤石脂、刺猬皮各二两，上六味捣筛蜜丸如梧子，酒服二十丸，日二。⑥ 治疝气核肿疼：黄芪、桃仁、山茱萸、五加皮、槟榔仁、苁蓉、桂心、海藻、枳实、龙骨各八分，牛膝、茯苓、人参、续断各六分，五味子十八分，远志、石南各五分，玄参十分，蒺藜子二十分，上十九味捣筛蜜丸如桐子大，酒服三十丸，日二。⑦ 狐阴丸治肾虚疝气，腰膝冷疼，阴囊肿痒：狐阴一枚，木香、蒺藜子、腽肭脐、昆布各六分，牛膝、菟丝子各八分，桃仁、石斛各十分，槟榔仁十枚，上十味捣筛蜜丸如梧子大，酒服二十丸，日再。⑧ 治疔肿毒气：白马牙、附子、雄黄、半夏、

上四味各等分为末,腊月猪脂制膏外敷。又方:烂棘刺三枚反勾者,丁香七枚,并烧令烟断,以未盈月孩子粪和涂肿上,频频三两度,根烂瘥。又方:车辐轴脂、白盐、芜菁根、釜底墨上四味等分为末,猪脂敷上。⑨治疗肿封药后宜常服散:乱发鸡子大,反勾棘针二升,露蜂房一升,蛇蜕皮一升,绛绯一尺,上五味分作五分绯裹用麻急缠之,于炭火上烧如烟欲断即收,酒和空肚服方寸匕,日二夜一。又方:生半夏、锻石等分,上二味捣末敷疮上。⑩治疗肿犯之重发:青羊粪一升,水渍少时煮两沸顿服。⑪飞黄散治诸恶疮肿:曾青、雌黄、白礜石、磁石、雄黄、丹砂各一两,上六味细研,依四方色以药置色处,曾青东方,丹砂南方,白礜石西方,磁石北方,雄黄中央,瓦甖二枚,以黄泥下再三过,使浓五六分,以雌黄屑着下,合筛诸药,着上,后以半雌黄屑覆上,以泥密涂际,勿令气泄,土须浓,一宿如常点火,点火用二年陈芦作樵中调火,以新布沉水中,覆釜上,干复易,九十沸止,若日暮七十七沸亦足止,太熟一斛米饭项发出药,恶肉青黑干,不复出汗愈,无甖以土釜二枚如上法也。⑫藜芦膏治诸病疮经年,依手拂疸,痒引日生不瘥,疮久则有疸虫:藜芦、苦参各六分,黄连、矾石、松脂、雄黄各八分,上六味捣筛,猪脂制膏敷之。又方:锉羊桃枝叶上一味水煮以洗,三四度。⑬治疥癣恶疮方:石硫黄六两,白矾十二两熬,并于瓷器中研,乌麻油和,稠调如煎饼面,更熟研敷之,摩一二百下,干即移摩之。⑭神明膏治诸风顽痹,筋脉不利,诸癣疮痒:前胡、白术、白芷、川芎、蜀椒、吴茱萸各一升,附子三十枚,当归、细辛、桂心各二两,上十味苦酒渍一宿,猪膏制膏外摩。⑮阿魏药煎方:阿魏四分,豆蔻仁七颗,生姜十二分,人参八分,炙甘草八分,鳖甲十二分,藕汁二升,诃黎勒七枚,牛膝半斤,白蜜一升,地黄汁二升,上十一味地黄等汁微火煎,每取一匙酒和服之。⑯鹿角胶煎治五劳七伤,四肢沉重,百事不任,怯怯无力,昏昏欲睡,身无润泽,腰疼顽痹,脚弱不便,不能久立,胸胁胀满,腹中雷鸣,春夏手足烦热,秋冬腰膝冷疼,心悸健忘,肾气不理,五脏风虚:鹿角胶二斤,紫苏子二升,生地黄汁、生姜汁各一斤,黄牛酥一升,白蜜三斤,上六味煎胶,酒服二合,日再,此药补五脏,益心力,实骨髓,生肌肉,理风补虚,耳聪目明,腰脚甚效验。⑰蒜煎方治冷气,益气力,温

中下气:剥了蒜二升,牛乳五升,牛膝一斤,上三味蒜纳牛乳中煎,候蒜消尽,搅勿住手,下牛膝末,食前酒和两匙服。⑱地黄煎治妇人丈夫血气劳,骨热,日渐瘦悴:生地黄汁二升,炙甘草三两,豉心、葱白各一升,牛酥半斤,藕汁二升,白蜜一升,上七味煎煮稀饧,每服一匙。

《广济方》外伤证治 ①消血散治从高堕下内损瘀血:蒲黄十分,当归、干姜、桂心各八分,大黄十二分,虻虫四分,上六味捣散酒服方寸匕,日再。②治男子虚劳坠伤内损,吐血不止欲死,面目黑如漆:黄芪、川芎、当归、芍药各三两,炙甘草三两,生姜八两,上六味水煮分三服。③紫葛汤金疮生肌破血,补劳消疮轻身:紫葛三握,顺流河水三大升,分三服。④漆疮方:煮椒汤洗频三五度,又嚼糯米敷上。⑤治月蚀疮:自死青蛙一枚烧灰,母猪蹄一枚烧灰,甘草末,救月杖烧灰,上四味等分蜜和涂疮上,日二。⑥又方:虾蟆一枚烧灰,石硫黄一两,矾石一两,上三味为散敷疮上,日二。⑦治毒蛇啮:慈菇草捣以敷之,其草似燕尾者是。⑧治蜘蛛咬方:取生铁衣以醋研,取汁涂之瘥;蜘蛛咬作疮频疗不瘥:萝摩草捣如泥封之,日二三,毒化作脓,脓出,频若勿停;枣叶、柏叶、生铁衣、晚蚕沙,上四味各等分捣散,以生麻油和如泥,先炙咬处,涂之瘥。⑨治蝎螫毒方:捣蒜涂之;半夏以水研涂之,亦止。⑩治蠼螋尿绕腰欲死:败蒲扇煮汁涂之;扁豆叶捣涂之。⑪治蛔虫方:酸石榴根二升,槟榔十枚,上二味水煮分服。⑫石榴汤治白虫如马蔺叶大,于下部出不尽,以刀截断者,令人渐渐羸瘦:醋石榴根一大握,芜荑三两,牵牛子半两,上三味水煮分三服,别和牵牛子末服。⑬野狼牙、白蔹各四分,芜荑六分,上三味捣散,空肚以大醋和如膏,温顿服之。⑭治蛔虫寸白虫方:槟榔十二分,当归、鹤虱、芜荑、橘皮各六分,贯众、雷丸各四分,上七味捣散大枣汤服方寸匕,日二。

4.《广济方》妇科疾病证治贡献

《广济方》不孕妊娠证治 ①治无子令子宫内炙丸方:麝香二分,皂荚十分,蜀椒六分,上三味捣筛蜜丸如酸枣仁大,绵裹纳产宫中,留少绵线出,觉憎寒不净下多,即抽绵,线出却丸药,一日一度换之,无问昼夜皆纳。②又方:蛇床子、石盐、细辛、干姜、土瓜根各四两,上五味捣散蜜丸如枣核大,绵裹纳子宫中。③白薇丸治妇人百病,断绝绪

产：白薇、细辛、厚朴、蜀椒、桔梗、鳖甲各五分，防风、大黄、附子、石硫黄各六分，牡蒙二分，人参、桑寄生各四分，半夏、白僵蚕、续断、秦艽、紫菀、杜仲、牛膝、虻虫、水蛭各二分，紫石英、朴硝、桂心、钟乳、当归各八分，上二十七味捣筛蜜丸如梧桐子，酒服十五丸，日二。④白薇丸治久无子：白薇、牡蒙、藁本各五分，当归、干地黄各七分，川芎、人参、柏子仁、石斛、桂心、附子、五味子、防风、吴茱萸、炙甘草、牛膝、桑寄生各六分，姜黄七分，上二十味捣筛蜜丸如梧桐子，空腹酒下二十丸，加至三十丸，日再服。⑤地黄汤治久无子断绪，少腹冷疼，气不调：干地黄、牛膝、当归各八两，川芎、卷柏、防风各六分，桂心、牵牛子末各三分，上八味水煮分三服。⑥安胎治胎漏肚痛：当归、川芎、阿胶、人参各一两，大枣十二枚，上五味水酒煮分三服。⑦治妇人妊娠动胎，腰腹痛及血下：当归、川芎、苎根各三两，葱白一升，艾叶、鹿角胶各二两，上六味水煮取分三服。⑧治妇人怀妊数伤胎：鲤鱼二斤，粳米一升，上二味如法作臛，勿着葱豉醋食之。⑨治妊娠伤寒头痛壮热，肢节烦疼：前胡、知母各三两，石膏五两，大青、黄芩、栀子各一两，葱白一升，上七味水煮分三服。⑩治妇人因损妊下血不止：当归、白龙骨、干地黄各八分，地榆、阿胶、芍药、干姜各六分，熟艾四分，牛角十分，蒲黄五分，上十味捣筛为散，饮服方寸匕，日二服。⑪治落胎方：瓜蒌四两，桂心五两，牛膝三两，瞿麦二两，上四味水煎分三服。又方：牛膝六七茎，绵缠捶头令碎，深纳至子宫头。⑫治难产三日不出：死鼠头烧作屑井华水服。又方：槐子十四枚，蒲黄一合，酒服。又方：吞生鸡子黄三枚，并少苦酒。又方：吞皂荚子二枚亦效。治胞衣不出：末灶突中土三指撮，水服。又方：夫单衣盖井上立出。⑬治胞衣不出方：苦酒服赤米一两。又方：鸡子一枚，苦酒一合，和饮。又方：当户烧黍穰即出。⑭治妇人乳无汁：母猪蹄四枚，水煮食之。土瓜根、通草、漏芦各三两，汁煮食之。⑮治乳痈大坚硬，赤紫色，衣不得近，痛不可忍：大黄、芍药、楝实、马蹄等分，上四味捣散酒服方寸匕。治产后血晕心闷不识人，或神言鬼语，气欲绝：荷叶二枚，蒲黄一两，炙甘草二两，白蜜一匙，地黄汁半升，上五味水煮暖服。

《广济方》产后证治　①羚羊角散治产后心闷血气冲上血晕：羚羊角一枚烧灰末，东流水服方寸匕。②治妇人产后血露不绝，崩血不可禁止，腹中绞痛，气息急，疗蓐病三十六疾：乱发烧灰、阿胶各二两，代赭、干姜各三两，马蹄一枚，干地黄四两，牛角䚡五两，上七味捣筛蜜丸如梧桐子，空腹饮二十五丸，日二。③治产后心胸中烦闷，血气涩，肋下妨不能食：生地黄汁一升，当归一两，生姜汁三合，酒五合，童子小便二升，上五味和煎分服。④治血气烦闷：取生藕捣绞取汁，饮一升，未定，更饮，竹沥亦得。⑤治产后腹中绞刺痛不可忍：当归、芍药、干姜、川芎各六分，上四味捣散酒服方寸匕，日二服。⑥羊肉汤治产后内虚寒入腹，腹中绞痛，下赤烦毒，谵语见鬼：肥羊肉一斤，当归、炙甘草、芍药各一分，上四味水煮分服。⑦治新产后腹中加弦常坚，绞痛无聊：蜜一升，当归一两，上一味捣末入蜜中煎融融耳，适寒温顿服。⑧补益肥白悦泽方治产后患风虚冷气，腹内不调：泽兰七分，厚朴、人参、石斛、芜荑仁、续断、防风、桂心各三两，川芎、白术、柏子仁、五味子、黄芪、远志皮各四分，赤石脂、干地黄、炙甘草六分，上十七味捣筛蜜丸如桐子，酒服二十丸至三十丸，日再。⑨猪肾汤治产后劳损虚羸喘乏或乍寒乍热状如疟：猪肾一具，香豉、白粳米、葱白各一升，人参、当归各二两，上六味水煮分服。⑩治产后腹痛气胀，肋下妨满不能食兼微痢：茯苓、人参、厚朴各八分，炙甘草、橘皮、当归、黄芩各六分，上七味捣散，饮服方寸匕，日三。⑪赤石脂丸治产后下痢：赤石脂三两，炙甘草、当归、白术、黄连、干姜、秦皮各二两，蜀椒、附子各一两，上九味捣筛蜜丸如桐子，酒服二十丸，日三。⑫治产后赤白痢，脐下绞痛：当归、芍药、地榆、龙骨、黄连、艾叶、炙甘草、厚朴各八分，上十味水煮分三服。⑬治产后赤白痢，脐下气痛：当归八分，厚朴、黄连各十二分，豆蔻五枚，炙甘草六分，上五味水煮分三服。⑭治产后卒患淋，小便碜痛乃至尿血：冬葵子一升，石韦、通草各三两，滑石四两，茯苓、黄芩各二两，上六味水煮一服七合。⑮治产后小便不禁：鸡尾烧作灰，酒服方寸匕，日二服。治产后遗粪：故燕巢中草烧末，酒下半钱。⑯治产后阴道开不闭：锻石一升熬令能烧草，水二升投灰中，适冷暖，入水中坐渍，须臾复暖，坐如常法用之。⑰治崩中去血日数升：龙骨、赤石脂各六分，海螵蛸、牡蛎、肉苁蓉各五两，龟甲、芍药，上八味捣散饮服方寸匕，日三。⑱治崩中下血不止并主男子卒痢血：东南引桃枝三握细锉，水四升煮取一升顿服。治带下病：芍药七两，熬令黄黑为散，以酒服三钱匕。⑲治阴下脱出：皂荚、半夏、大黄、细辛各四分，蛇床子六分，上五味捣散薄绢袋盛如指大纳阴中，日二易，又以羊脂煎煮遍涂上，以火炙布令暖以熨之研磁石，酒服方寸匕，日三服。⑳治妇人子脏挺出数痛洗方：蛇床子一斤，酢梅十四枚，上二味水煮洗痛处。又方：乌头、白及各四分，上二味捣散，取方寸匕以绵裹纳阴中。生地黄汤治产后三日患腰疼，腹中余血未尽并手脚疼，不下食：生地黄汁一升，芍药、炙甘草各二两，丹参四两，蜜一合，生姜汁半合，上六味水煮分散服。治产后恶露不多下：牛膝、大黄各八分，牡丹皮、当归各六分，芍药、蒲黄、桂心各四分，上七味捣散，生地黄酒服方寸匕，日二。

5.《广济方》儿科疾病证治贡献

《广济方》小儿外感热病证治 ①治小儿霍乱，心腹刺痛，吐痢方：茯苓、桔梗、人参各六分，白术五分，炙甘草、厚朴各四分，上六味水煮温服。②治小儿霍乱，呕吐不止：人参六分，厚朴三分，陈仓米三合，上三味水煮分服。③治小儿天行壮热咳嗽，心腹胀妨：人参、炙甘草各一分，生地黄、麦门冬、茅根各六分，上五味水煮分服；④又方：麦门冬、茅根各六分，炙甘草、人参各二分，紫菀、升麻、贝母、竹沥各二分，上八味水煮分服。⑤治小儿疟：蛇皮烧灰冷水服一钱匕；又方：驴轴下垢腻，刮取和面作烧饼与吃。⑥滑石汤治小儿热极病，小便赤涩，或不通，尿辄大啼呼：滑石十六分，黄芩十四分，冬葵子八分，车前草一升，上四味水煮，一岁至四五岁服一合，日再。⑦治小儿赤白痢腹痛：赤石脂、龙骨、地榆、黄连各四分，厚朴、人参各三分，当归、干姜各三分，上八味捣散，每服半钱匕，日再；蜜丸以乳汁下三丸至七丸亦佳，此方甚妙，以意量之。⑧治小儿客冷白痢：人参六分，厚朴、炙甘草各四分，茯苓、桔梗各五分，櫸皮八分，上六味水煮，量其大小可一合为度。⑨治小儿热毒脓血痢：羚羊角、地榆、阿胶、赤石脂、黄连、当归各八分，吴蓝、茜根、炙甘草各六分，黄芩五分，上十味水煮，量大小服之甚妙。⑩治小儿热毒血痢：犀角十分，地榆六分，蜜三分，地麦草五合，上四味水煮，量大小服之。⑪又方：葱白三两，香豉

三合，栀子七枚，黄连一两，上四味水煮分服。⑫治下鲜血方：栀子仁烧灰末，水和服一钱匕。⑬治老小一切痢，久成疳：白龙骨六分，黄连、白石脂、鸡矢白、胡粉、茯苓、阿胶各四分，上七味捣筛蜜丸，饮汁服五丸。⑭治小儿疳痢渴瘦：椿木根、粟米，上二味等分捣筛蜜丸服五丸至七丸十丸。⑮治大人小儿久痢成疳：豉三升，葱白、桃叶各一握，盐二十颗，苦参五寸，青黛一抄，上六味水煮一升二合，仰卧灌下部。⑯治小儿疳痢困垂死方：益母草上一味煮食之。⑰治小儿痢大孔开，并有疳疮，痢经四五月，吹药止痢疗疳，神验：黄连二分，麝香少许，上二味相和以竹筒吹下部中。⑱治小儿疳痢，三岁以上口里有疮，身壮热及手足心烦，大便极臭，即是疳痢：黄连、黄柏、地榆、白头翁、高良姜、酸石榴皮、生姜、当归各二分，白术一分，龙骨四分，上十味水煮分服；其口中疮以芦荟末、赤地麦捣末，相和涂之下部，末蚺蛇胆、黄连、麝香捣敷之，兼以竹筒吹少许内下部中，亦主小儿疥疮。

《广济方》小儿杂病证治 ①治小儿囟开不合：防风六分，白及、柏子仁各四分，上三味捣末乳汁和涂囟上，以合为度。②白石脂散治小儿脐汁出不止兼赤肿：白石脂一两研粉，熬令温，以粉脐疮。③治小儿丹毒：青蓝汁五合，竹沥七合，上二味相和分二三服，大小量之，一合至三合。④治小儿头面生热疮：黄连、蛇床子、黄柏各八分，胡粉四合，上四味捣散以麻油和涂疮遍敷之。⑤五痫煎治小儿惊痫，体羸不堪：钩藤二分，知母、黄芩各四分，炙甘草、升麻、沙参各三分，寒水石六分，蚱蝉一枚，蛴螬三枚，上九味捣筛蜜和薄泔，着铜钵于沸汤上调之，搅不停手，如饴糖煎成，稍稍别出少许二百。⑥龙角丸治小儿五惊夜啼：龙角、黄芩、大黄各二分，牡丹皮一分，蚱蝉一枚，牛黄五枚，上六味捣筛蜜丸如麻子，少小以意增减之。⑦紫双丸除百病治少小及大人腹中宿食积成癥癖，两胁妨满，气息喘急，不能食，面黄，日渐瘦，腹大胀硬：代赭、丹砂、大黄各八分，青木香、当归各五分，桂心四分，犀角屑三分，巴豆六分，上八味捣筛蜜丸如梧子，十岁儿服大豆二丸，六岁者小豆许二丸。⑧鳖甲丸治小儿疟癖腹痛不食黄瘦：鳖甲、郁李仁各八分，防葵、人参各五分，诃黎勒皮七颗，大黄四分，桑菌三分，上七味捣筛蜜丸如梧子，酒饮乳

服五丸至十丸。⑨ 地黄饮子治小儿心腹满,吃食不下:生地黄汁、生姜汁各三合,诃黎勒末四分,白蜜一匙,上四味相和调匀,分温服之。⑩ 治喉痹急疼闷妨不通:马兰根一升,升麻三两,瞿麦二两,射干十两,犀角屑、通草各二两,玄参三两,上七味水煮细细含咽。⑪ 治喉痹:马蔺子八分,牛蒡子六分,上二味捣为散,每服方寸匕,日再。⑫ 治咽喉中塞鼻中疮出及干呕头痛食不下:升麻、通草、黄柏、玄参各八分,麦门冬十分,竹茹、前胡各六分,芒硝十分,上八味水煮分三服。⑬ 治咽中生疮吐血不下食:生地黄五两,青竹茹、玄参、鸡苏各二两,茯苓、升麻、麦门冬各三两,上七味水煮分三服。

6.《广济方》五官疾病证治贡献

《广济方》眼耳口鼻疾病证治　① 治目赤病及胎赤:以蟆蛤二分,盐碌一分,火炙暖着目眦;猪胆和盐碌五分,点眦。② 明目方:杏仁研脂绞汁一升,石盐两大豆大,铜古钱二七文浸二七日,绵注目中,夜洗眼用。③ 地肤子丸治雀目:地肤子五两,决明子一升,上二味捣筛和丸,每服二十丸至三十丸。④ 柏皮散治雀目至暮无所见:老柏白皮四两,乌梅肉二两,细辛、地肤子各四两,上四味捣筛为散清酒服二方寸匕,日三四。⑤ 甄带灰方治眯目:少许甄带烧作灰,水服方寸匕。⑥ 瞿麦散治眯目不出淫肤:瞿麦、干姜各二分,上二味为散井花水服方寸匕,日三。⑦ 猪膏塞鼻方治眯目:猪膏如半鸡子裹鼻孔中,随眯左右着鼻中以吸之。⑧ 治麦芒入目不出:煮大麦汁注眼中。⑨ 决明汤治客热冲眼,赤痛泪出:决明子、升麻、枳实、柴胡、黄芩、芍药各一两,栀子十四枚,竹叶一升,车前草四升,炙甘草一两,上十味水煮分三服。⑩ 治服石热冲上眼赤:黄连、苦参、槐子各八两,蕤仁、决明子、黄芩各二分,麦门冬、葳蕤、大黄各六分,上九味捣筛蜜丸如梧子,蜜水服二十至三十丸。⑪ 治耳聋方:生地黄一寸,杏仁、巴豆各七枚,印成盐二颗,发灰半钱匕,上五味捣碎丸如蕤核仁大,发薄裹纳耳中;治耳聋不闻人语声:松脂四分,巴豆二分,麻子仁、腊、石盐各二分,熏陆香一分,上六味捣膏丸如枣核大纳耳中。⑫ 治风聋三十年无所闻:萆麻子五分,杏仁、桃仁、磁石、菖蒲各四分,巴豆一枚,石盐三分,附子、熏陆香各一分,腊八分,通草二分,松脂二两半,上十二味捣。⑬ 治二三十

年耳聋:故铁三十斤水渍三宿,取其水以酿七斗米,用曲如常法酿酒服;茱萸、巴豆、干姜各等分,上三味捣末葱涕和丸绵裹塞耳;柘根三十斤水煮酿酒,久而服之。⑭ 塞耳丸治耳鸣:巴豆、桃仁各二枚,松脂大豆许,上三味捣丸绵裹塞耳中;治耳鸣沸闹:吴茱萸、巴豆、干姜、石菖蒲、磁石、细辛各一分,上六味捣末鹅膏少许绵裹塞耳;菖蒲膏治聤耳痒有脓不止:菖蒲一两,野狼毒、附子、磁石、矾石各一两,上五味捣筛羊髓和膏如枣核大塞耳;⑮ 治聤耳脓血出:车辖脂绵裹塞耳中;治聤耳方:黄连、龙骨、白蔹、赤石脂、海螵蛸各等分,上五味捣末绵裹塞耳中。⑯ 治耳卒疼痛求死者方:菖蒲、附子各一分,上二味捣末麻油和点耳中。⑰ 矾石散治耳脓水:吴白矾八分,麻勃一分,青木香二分,松脂四分,上四味捣末丸如枣核大塞耳中;吴白矾八分,红蓝花胭脂四十枚,上二味和粉拭耳中;治虫入耳肿不闻人语声,出脓血:黄芪四分,干姜、蜀椒各一分,上三味捣末生地黄汁和,绵裹枣核大塞耳中。⑱ 渍酒方治耳鸣或聋:菖蒲、通草各一斤,磁石一升,上三物捣末清酒二斗浸,温服三合。⑲ 治两耳肿脓水出,不闻人语声:黄芪、升麻、犀角屑、栀子各六分,玄参八分,干蓝、芍药、人参各四分,大黄八分,青木香、黄芩、芒硝各六分,上十二味捣筛蜜丸如桐子,枸杞根汤服二十丸。⑳ 治两耳肿:青木香、防己、芍药、玄参、白蔹、大黄、芒硝、黄芩各八分,赤小豆十分,紫葛八分,上十味捣散榆木白皮捣汁和涂布帛,贴肿。

《广济方》牙齿疾病证治　① 巴豆丸治牙疼:巴豆十枚,大枣二十枚,细辛一两末,上三味相和研丸绵裹着所疼处。② 石胆敷治齿痛及落尽:石胆研人乳汁和敷齿痛上。③ 治牙齿疼痛,牙断肿痒,齿根宣露:肥松节、胡桐律各四分,细辛、蜀椒各二分,上四味清酒煮热含;治牙疼齿痛:槐白皮一握酢煮,适寒温含。④ 石黛散治匿齿痛:虾蟆灰、石黛、甘皮各等分捣末敷齿上;紫蓝灰治匿齿及口疮虫食:紫蓝烧作灰涂敷;治匿齿并虫积年不瘥:雀麦一名牡姓草,似牛尾草,苦瓠叶三十枚,酢渍,火中炮热,纳口中齿边熨之。⑤ 治龋齿痛方:虾蟆灰、石黛、甘皮、细辛、白鸡屎、麝香、干姜、熏黄上八味各等分,薄绵裹少许纳虫齿孔中。⑥ 治热风齿龈肉欲尽根出,恐是疳虫食龈,及耳鼻疼痛:石黛五分,细辛、棘刺、菖蒲、香附子、当归、青

木香、胡桐律、干姜各四分,青葙子六分,上十味捣散绵裹,就齿痛处含之,再服后方:苦参八分,大黄、黄芩、枳实、地骨皮各六分,玄参、黄连各八分,上七味捣筛蜜丸如桐子,每服一十五丸,日再。⑦ 川芎汤治风齿口气臭:川芎、当归各三两,独活、细辛、白芷各四两,上五味水煮取含漱,日三五度;川芎煮水含口治齿败口臭。⑧ 治牙齿疼痛,风虫俱瘥:独活、防风各四两,川芎、细辛、当归各五两,沉香八分,鸡舌香、零陵香各五两,黄芩十分,升麻八分,炙甘草六分,上十一味捣筛丸如小豆,薄绵裹当痛上,口臭气尤妙。⑨ 治齿痛不问虫风:熏黄、莽草各一两,腊月羊脂、蜀葵茎两枚,上四味捣末注齿痛处孔中。⑩ 治牙齿疼虫痛含汤:肥松脂三两,皂荚一枚,石盐七枚,上三味水煮温含。⑪ 郁李根汤治齿牙风挺出疼痛:郁李根五两,川芎、细辛各二两,生地黄四两,上四味水煮温含。⑫ 水银膏治紧唇:水银、熏黄、青矾、苦参各二两,绛绯一方,乱发一鸡子大,细辛二两,上七物制膏敷病上。⑬ 石硫黄膏治紧唇疮久不瘥:石硫黄、白矾、朱砂、水银、麝香、黄柏各一分,上六味制膏涂之。⑭ 治口疮煎方:龙胆、黄连、升麻、槐白皮、大青各二两,苦竹叶一升,白蜜半升,上七味水煮涂口疮。⑮ 治口舌生疮含煎方:升麻、大青、射干各三两,栀子、黄柏各一升,蜜八合,蔷薇白皮五两,苦竹叶一升,生地黄汁五合,生玄参汁五合,上十味水煎细细含之。⑯ 治心脾中热常患口疮,乍发乍瘥,积年不瘥:升麻八分,大青、枳实、炙甘草各六分,苦参七分,黄连、生干地黄各八分,上七味捣筛蜜丸,水服二十丸,日再。⑰ 治疳虫蚀唇鼻齿口及余处皆效方:石硫黄、干漆、文蛤灰,上三味各等分绢筛之,每用减取胡桃大,麝香枣核大,研和,先拭上恶物血等,然后敷之,日三。

7.《广济方》皮肤疾病证治贡献

① 治面皯方:雄黄七分,雌黄五分,光明砂、密陀僧各五分,真珠、硝粉、僵蚕、白及各三分,茯苓、水银各五分,上十味研粉相和令匀,猪脂制膏,澡豆浆水洗去妆。② 蔓荆子膏治头风白屑痒,发落生发,头肿旋闷:蔓荆子一升,生附子三十枚,羊踯躅花四两,莘荑子四两,零陵香二两,莲子草一握,上六味绵裹油渍七日,每梳头常用之,若发稀及秃处即以铁精一两,此膏油于瓷器中研之。③ 治头风白屑生发白令黑:浮木子五升,铁精四

两,零陵香、丁香子各二两,上四味绢袋盛用生麻油二升渍,经二七日洗头讫,每日涂之方验。④ 生发方:莲子草汁一升,熊白脂、猪脂、生麻油各一合,柏白皮、山韭根、瓦衣各三合,上七味制膏涂敷。⑤ 生发膏:细辛、防风、续断、川芎、皂荚、柏叶、辛夷仁各一两八铢,寄生二两九铢,泽兰、零陵香各二两十六铢,蔓荆子四两,桑根汁一升,韭根汁三合三勺,竹叶六合,松叶六升,乌麻油四升,白芷六两十六铢,上十七味苦酒韭根汁渍一宿,绵裹煎涂摩头发,日三两度。⑥ 澡豆洗面去皯䵟风痒,令光色悦泽方:白术、白芷、白及、白蔹、茯苓、藁本、葳蕤、山药、土瓜根、天门冬、百部根、辛夷仁、瓜蒌、藿香、零陵香、鸡舌香各三两,香附子、阿胶各四两,白面、川楝子、荜豆、皂荚,上二十二味捣筛洗面,令人光泽,若妇人每夜以水和浆涂面,至明温浆水洗之,甚去面上诸疾。⑦ 治白癜风方:苦参三斤,露蜂房、松脂、附子、防风各三两,栀子仁五两,乌蛇脯六两,木兰皮二两,上八味捣筛为散酒服一匕;黑油麻一升,生地黄五两,桃仁三十枚,上三味捣末和蜜,一服一匙,日再。⑧ 又方:矾石、硫黄等分,酢和敷之。⑨ 治疬疡风:石硫黄三两,雄黄一两,硇砂、附子各二两,上四味捣筛为散,苦酒和泥涂疡处。⑩ 神效灰煎方治疣赘赤黑疵痣靥秽疮疣息肉强结瘤等:炭灰三升,汤拌令湿彻以热汤渍。⑪ 灭人面瘢痕方:取白鸡油脂和水煮小麦,取猪脂去脉膜切,涂之。⑫ 治人面及身疮瘢不灭方:鹰白粪、烂腐骨、尿白咸各四分,麝香二分,上四味研令如粉葛布揩敷,日二度。

【综合评述】

《太平御览·方术部·医四》曰:天宝(742—756 年)中诏曰:朕(李隆基)顷者所撰《广济方》救人疾患,颁行已久,传习亦多。犹虑单贫之家未能缮写,闾阎之内或有不知,倘医疗失时,因致夭横性命之际,宁忘恻隐? 披庶郡县长官就《广济方》中逐要者于大板上件录,当村方要路榜示,仍委彩访使勾当,无令脱错。

1.《广济方》创制新方颇多

《广济方》在继承《肘后备急方》《范汪方》《小品方》《删繁方》《备急千金要方》的基础上,《广济方》亦有不少创新发展。茵陈散治阴黄,豆蔻子汤治腹中气逆,当归鹤虱散治九种心痛,槟榔鹤虱散

治诸虫心痛，雷丸鹤虱散治心痛三十年不瘥，当归汤治心腹结痛，桔梗散心腹时痛，芍药丸治脐下块硬如石，鳖甲丸治臌胀硬痛，通草汤鼓胀气急，郁李仁丸臌胀宿水，昆布散治诸气胀满，诃黎勒散治气结筑心，柴胡汤治胸满心背撮痛，前胡丸治痰积宿水，甘草饮子治肺热咳嗽，五味子汤治肺气不足口如含霜雪，紫菀汤治逆气胸满，麦门冬汤治消渴，巴豆丸治癖结心下硬痛，鳖甲丸治腹中疢气癖硬，蟹爪丸治鳖癥，朱砂丸治瘦病伏连，吃力迦丸治传尸骨蒸肺痿，瓜蒂散（雄黄、赤小豆、瓜蒂）治中恶心腹绞痛，麝香散治中恶心腹刺痛，升麻散治蛊毒，麻子汤治偏风，安神定志方治狂乱失心，镇心丸治惊悸，犀角丸治神惊不定，水银丸治癫痫得热即发，黄芪丸治风毒眼痛，健忘方治健忘心闷，秦艽饮子治心忪惚惚不能言语，贴顶膏治头风闷乱，补益养精方治五劳七伤六极八风十二痹，重听丸治重听腰痛，肾沥汤治虚劳百病，钟乳酒治阴痿不起，射干丸治脚气冲心，海蛤丸治水肿气闷，槟榔汤治心头冷硬结痛，槟榔丸治妨闷不食，鸡苏饮子治血淋不绝，鸡苏饮子治冷疼小便不通，调中散治冷痢青白，生犀角散治热毒血痢，黄连丸治血痢，兀子矾散治久患疳痢，昆布丸治气瘿，昆布丸治气筑咽噎，瘰疬丸治瘰疬，排脓散治痈疽，五痔方治五痔，猬皮散治五痔，狐阴丸治疝气，飞黄散治恶疮，藜芦膏治病疮，神明膏治诸风顽痹，鹿角胶煎治五劳七伤，地黄煎治血气虚劳，消血散治高堕瘀血，紫葛汤金疮，石榴汤治白虫，白薇丸治妇人百病，白薇丸治无子，地黄汤治无子断绪，羚羊角散治产后血晕，猪肾汤治产后虚羸喘乏，赤石脂丸治产后下痢，生地黄汤治产后腰疼，滑石汤治小儿热盛小便赤涩，白石脂散治小儿脐汁不止赤肿，五痫煎治小儿惊痫，龙角丸治小儿五惊夜啼，紫双丸治小儿腹中癥癖，鳖甲丸治小儿疢癖，地黄饮子治小儿腹满，地肤子丸治雀目，柏皮散治雀目，瞿麦散治眯目不出淫肤，决明汤治眼目赤痛泪出，塞耳丸治耳鸣，矾石散治耳脓水，巴豆丸治牙疼，石黛散治䘌齿，川芎汤治齿口气臭，郁李根汤治齿牙挺出疼痛，水银膏治紧唇，石硫黄膏治紧唇疮久不瘥，蔓荆子膏治头风白屑痒。

2. 茵陈是治疗各种黄疸的达药

《神农本草经》曰：茵陈味苦性平，主风湿寒热邪气，热结黄疸。张仲景《金匮要略方论》茵陈五苓散治黄疸病，茵陈蒿末十分，五苓散五分，每服方寸匕，日三服。崔知悌得之以茵陈散治阴黄小便如豉汁色匕，由茵陈、白鲜皮、黄芩、芍药、青木香、柴胡、枳实、黄连、土瓜根、紫雪、栀子、瓜蒌、大青、大黄等十四味组成。《太平圣惠方》卷55茵陈散治阴黄小便如豉汁色：茵陈、朴硝各二两，白鲜皮、瓜蒌根、黄芩、栀子仁、赤芍药各一两，木香两、豆豉五十粒，上九味捣罗为散每服五钱，水入五十粒，煎至五分去滓温服。《圣济总录》茵陈散治阴黄身如橘色，小便不利，由茵陈蒿、桂枝、泽泻、赤茯苓、白术、猪苓等六味组成。龙胆汤治阴黄，由龙胆、秦艽、升麻等三味组成。赤小豆散治阴黄，由赤小豆、丁香、麝香、瓜蒂、青布灰等五味组成。半夏汤治阴黄小便色不变，由半夏、人参、葛根三味组成。《太平圣惠方》卷十八茵陈散治热病阳黄目黄如金：茵陈、栀子仁各三分，木通、瓜蒌根、柴胡、秦艽各一两，麦门冬一两半，炙甘草半两，竹叶三七片，上九味捣散每服五钱，水煎去滓温服。《太平圣惠方》卷十八茵陈散治阳黄：茵陈、瓜蒌根、升麻、龙胆各二两，寒水石三两，炙甘草一两，生地黄汁半合，上七味捣散每服五钱，水煎去滓温服。茵陈除治黄疸外，尚可治疗外感及头晕头痛等。《太平圣惠方》卷十茵陈散治伤寒瘀热在里身欲发黄：茵陈、栀子仁、大黄、滑石、木通各一两，炙甘草半两，上六味捣散每服五钱，水煎去滓温服。《太平圣惠方》卷十二茵陈散治伤寒后恍惚多惊不得眠睡：茵陈、栀子仁、赤芍各三分，犀角屑半两，柴胡、麦门冬、茯神各一两，生地、炙甘草各一分，生姜半分，青竹叶二七片，上十一味捣散每服四钱，水煎去滓温服。《太平圣惠方》卷十六茵陈散治时气瘴疫头痛壮热：茵陈、秦艽、知母、芒硝、土瓜根、栀子仁各二两，黄连、黄芩各一两半，大青、赤芍各一两，大黄三两，上十一味捣散每服三钱，新汲水下。《太平圣惠方》卷十七茵陈散治热病头痛壮热眼睛疼心腹痛：茵陈、赤芍、大黄各二两，栀子仁、黄芩、柴胡、木通、升麻、瓜蒌根各一两，上九味捣散每服三钱，水煎去滓温服。《太平圣惠方》卷十八茵陈散治热病发斑：茵陈二两，大黄、玄参各一两，栀子仁一分，生甘草半两，上为散每服四钱，水煎去滓温服。《圣济总录》卷八十七茵陈散治风劳瘦疾六极：茵陈蒿、犀角屑、石斛、紫参、人参、白术、柴胡各三分，桂枝、芍药、防风、桔梗各半两,吴茱萸一两,白芜黄仁一分,葱白五寸,白羊肝一具,上十五味捣散,每日五钱,分三服。《圣济总录》卷九十一茵陈散治虚劳瘦弱:茵陈蒿、当归、厚朴、陈橘皮、牛膝、紫菀、人参、茯苓、附子、枳壳、白芷、干姜、赤芍、芜荑、藁本、木香、柴胡、桔梗、桂枝、石斛、青橘皮各等分,上二十一味捣散每用一两,白面和丸烧熟食之,米饮送下。危亦林《世医得效方》卷十茵陈散治感冒自汗面垢头痛:香薷散加茵陈,三根葱白五寸,生姜三片,同煎热服。《普济方》卷一百三十茵陈散治伤寒三日内:茵陈、麻黄、官桂各二两,细辛半两,荆芥、川芎、大黄、薄荷各一两,生姜五片,葱白一茎,上十味捣末,每服三钱,水煎去滓热服。《张氏医通》卷十五茵陈散治疗齿龈赤肿疼痛及骨槽风热:茵陈、连翘、荆芥、麻黄、升麻、羌活、薄荷、僵蚕各五钱,细辛二钱半,大黄、牵牛各一两,上十一味捣散,每服三钱,水煎和滓热服。张锡纯《医学衷中参西录》曰:茵陈者,青蒿之嫩苗也。秋日青蒿结子,落地发生,贴地大如钱,至冬霜雪满地,萌芽无恙,甫经立春即勃然生长,宜于正月中旬采之。其气微香,其味微辛微苦,秉少阳最初之气,是以凉而能散。《神农本草经》谓其善治黄胆,仲景治疸证,亦多用之。为其禀少阳初生之气,是以善清肝胆之热,兼理肝胆之郁,热消郁开,胆汁入小肠之路毫无阻隔也。《名医别录》谓其利小便,除头热,亦清肝胆之功效也。其性颇近柴胡,实较柴胡之力柔和,凡欲提出少阳之邪,而其人身弱阴虚不任柴胡之升散者,皆可以茵陈代之。一人因境多拂逆,常动肝气、肝火,致脑部充血作疼。治以镇肝、凉肝之药,服后周身大热,汗出如洗,恍悟肝为将军之官,中寄相火,用药强制之,是激动其所寄之相火而起反动力也。即原方为加茵陈二钱,服后即安然矣。一少年常患头疼,诊其脉肝胆火盛,治以茵陈、川芎、菊花各二钱,一剂疼即止。又即原方为加龙胆草二钱,服两剂觉头部轻爽异常,又减去川芎,连服四剂,病遂除根。

3. 驱虫类药物常用于腹痛湿蜃等内科疾病

《广济方》当归鹤虱散治九种心痛,由当归、鹤虱、橘皮、人参、枳实、芍药、槟榔、桂心等八味药物组成。槟榔鹤虱散治诸虫心痛,由当归、桔梗、芍药、橘皮、鹤虱、人参、桂心、槟榔等八味药物组成。雷丸鹤虱散治心痛三十年不瘥,由雷丸、鹤虱、贯众、野狼牙、桂心、当归、槟榔等七味药物组成。芜荑捣末和食盐调纳下部治气胀膀胱急妨。槟榔汤治心头冷硬结痛,由槟榔、生姜、青木香、橘皮、枳实、炙甘草、大黄等七味药物组成。槟榔丸治一切气胀妨闷不能食:槟榔、芍药、枳实、人参、大黄、青木香、桂心等七味药物组成。藜芦膏治诸病疮经年,虫在肌肉之间则生长,痒引日生不瘥,疮久则有疽虫,由藜芦、黄连、矾石、松脂、雄黄、苦参六味药物组成。考《神农本草经》,蘼芜味辛性温,主咳逆,定惊气,辟邪恶,除蛊毒鬼注,去三虫。藜芦,味辛性寒,主蛊毒,咳逆,泄利,肠澼,头疡,疥搔,恶创,杀诸蛊毒,去死肌。贯众味苦性寒,主腹中邪,热气,诸毒,杀三虫。狼毒味辛性平,主咳逆上气,破积聚饮食,寒热,水气恶创,鼠瘘,疽蚀,鬼精,蛊毒,杀飞鸟走兽。雷丸味苦性寒,主杀三虫,逐毒气,胃中热,利丈夫,不利女子,作摩膏,除小儿百病。《本草经集注》:槟榔味辛性温无毒,主消谷,逐水,除痰澼,杀三虫,去伏尸,治寸白。生南海。《新修本草》:鹤虱味苦性平有小毒,主蛔蛲虫,用之为散,以肥肉臛汁,服方寸匕;亦丸散中用。《圣济总录·心痛》犀香丸治心疼气痛,客忤邪气,蛊毒鬼疰:犀角屑半两,枳壳三分,丁香、麝香各一分,桂枝、槟榔、干姜、当归各半两,牛黄半分,鬼箭羽一两,安息香二两,上一十一味除安息香外捣研为末,安息香煎和为丸如梧桐子大,每服二十丸至三十丸,炒生姜酒下。鬼箭羽汤治心疼中恶绕脐刺痛,自汗出:鬼箭羽、桃仁各一两,干姜一分,炙甘草半分,厚朴、当归、川芎各半两,上八味细锉如麻豆大,每服五钱匕,水煎去滓温服。鹤虱丸治久心痛经年不止:鹤虱、芜荑、槟榔、木香、陈橘皮、附子、干姜各一两,上七味捣罗为末炼蜜和丸如小豆大,每服三十丸,食前橘皮汤下。救生散治九种心痛:野狼牙、槟榔、鹤虱、雷丸、青橘皮各一两,当归、桂枝各一两半,上七味捣罗为散,每服三钱匕,蜜酒调下,空心日午服。《圣济总录·诸尸诸疰》升麻汤治中恶心痛不可忍:鬼箭羽、鬼臼、丹砂、桂枝各一两,升麻、桔梗一两半,芍药、朴硝各半两,柴胡、大黄二两,上十味捣筛每服三钱匕,水煎去滓温服。芜荑汤治冷气心痛:芜荑、陈橘皮各一分,上二味捣筛水煎去滓顿服。鬼箭羽汤治心腹疼痛或暴得恶注疗刺欲死:鬼箭羽、鬼臼、当归、桂枝、柴胡各一两,桃仁六十枚,芍药、陈皮各二两,大黄一两半,麝香末一字匕,丹砂末、朴硝末各半钱匕,上十二味捣筛每服五钱匕,水煎去滓日再服。葫芦散治心痛懊侬:葫芦一两,干漆、萹蓄各一分,上三味捣罗为散,每服二钱匕,粥饮调下。雄黄丸治五尸瘕积及中恶心痛,蛊注鬼气:雄黄、藜芦、丹砂、礜石、牡丹皮、巴豆、附子各一两,蜈蚣一枚,上八味捣末蜜丸如小豆大,每服二丸。雄黄丸治百毒恶气五尸注,飞尸客忤:雄黄、鬼臼、莽草各二两,蜈蚣一枚,巴豆六十枚,上五味捣末蜜丸如小豆大,每服一丸至二丸。雄黄丸治卒中,飞尸、遁尸、沉尸、风尸,腹痛胀急不得气息,上冲心胸及攻两胁,或磈块踊起,或挛引腰脊:雄黄、大蒜各一两,上二味烂捣和丸弹子大,每服热酒化下一丸。杀鬼丸治五注伏尸等病:虎头骨三两,藜芦六两,猪牙皂荚、鬼臼、雄黄、芜荑仁、天雄各一两,上七味捣末蜜丸如小弹子大,每夜烧一丸。

4. 癥瘕痃癖是人体病理形态改变的占位性疾病

《金匮要略方论》鳖甲煎丸治疟母癥瘕:鳖甲、赤硝各十二分,乌扇、黄芩、鼠妇、干姜、大黄、桂枝、石韦、厚朴、紫葳、阿胶各三分,葶苈、半夏、人参各一分,桃仁、瞿麦各二分,蜂巢四分,蟅螂、柴胡各六分,芍药、䗪虫、牡丹各五分,上二十三味捣末鳖甲煮烂如胶漆和丸梧子大,空心服七丸,日三服。癥瘕治法由此奠定。稍早于《广济方》的孙思邈善用鳖甲丸等治疗癥瘕积聚。《备急千金要方》卷四鳖甲丸治女人腹中积聚,上下周流,痛不可忍,手足苦冷,咳噫腥臭,两胁热如火炙,玉门冷如风吹,经水不通,或在月前,或在月后。或不孕:鳖甲、桂心各一两半,蜂房半两,玄参、蜀椒、细辛、人参、苦参、丹参、沙参、吴茱萸各十八铢,䗪虫、水蛭、干姜、牡丹、附子、皂荚、当归、芍药、甘草、防葵各一两,蛴螬二十个,虻虫、大黄各一两六铢,上捣末蜜丸如梧桐子大,每服酒送七丸,日三。张璐《千金方衍义》曰:鳖甲入肝,为癥瘕疟癖要药,有散血消积之功,滋阴清热之效,无苦寒伤中之虞,峻攻耗气之患。虻蛭蛴螬大黄为小腹中积聚如盘而设,干血内着,非苦寒不能逐之使下;鳖甲、苦沙玄参为两胁热如火炙而设,癖积旺气,非滋阴不能化之使解;椒、辛、皂荚、防葵、蜂房为上下周流痛不可忍而设,风毒攻注,非搜逐不能开之使泄;姜、

桂、黄、附为玉门冷如风吹而设,寒结固痰,非辛烈不能破之使散;甘草、人参、丹、归、芍为手足苦冷、咳噫腥臭而设,伤残之余,非温理血气不能培之使和;人但知鳖甲、苦、沙、玄参为滋阴火热之用,不知本体所主,无一不为消坚散积之专药。至于防葵利血脉,蜂房涤痰垢,皆破敌之先锋。《广济方》治痃癖气两胁妨满:牛膝、大黄十分,桔梗、芍药、枳实、白术、鳖甲、茯苓、诃黎勒皮各八分,人参、柴胡、桂心各六分,上十二味捣筛蜜丸如梧子,空肚酒饮及姜汤任服二十丸,日二服。治痃气方:牛膝、芍药、厚朴、茯苓、诃黎勒、大黄各六分,桔梗、柴胡各八分,枳实、橘皮、槟榔各四分,人参、蒺藜子各五分熬,上十三味捣筛蜜丸如梧子,空肚煮大枣饮服二十丸,日再。治癥癖痃气不能食兼虚羸瘦:牛膝、肉苁蓉、茯苓各六两,生地九两,当归、远志、白术、人参各三两,桂心四两,五味子五两,曲末五合,大麦蘖末一升,上十二味捣筛为散,空腹温酒服方寸匕,日二服。夏中煮生姜及槟榔饮下,加麦冬六两。此方甚宜久服,令人轻健。巴豆丸治癖结心下硬痛,由巴豆、杏仁、大黄三味药物组成。鳖甲丸治腹中痃气癖硬,两胁脐下硬如石按之痛,腹满不下食,心闷咳逆,积年不瘥,由鳖甲、大黄、牛膝、川芎、防葵、当归、干姜、桂心、细辛、附子、炙甘草、巴豆等十二味药物组成。鳖甲丸治鼓胀气急冲心硬痛,由鳖甲、芍药、枳实、人参、槟榔、诃黎勒、大黄、桂心、橘皮等九味药物组成。《广济方》鳖甲丸治痃气心忪,骨蒸暗风:鳖甲、芍药、蝮蛇脯、大黄各八分,人参、诃黎勒皮、枳实、防风各六分,上八味捣末蜜丸如梧桐子大,每服酒饮送下二十丸,日二。鳖甲丸治小儿痃癖腹痛不食黄瘦,由鳖甲、郁李仁、防葵、人参、诃黎勒皮、大黄、桑菌等七味药物组成。《太平圣惠方》卷四十八鳖甲丸治寒疝积聚,结固不通,绕脐切痛,腹中胀满,劳伤羸瘦,不能饮食:鳖甲一两半,桂心、甜葶苈、大黄、川芎、赤芍、川乌头、槟榔、炙甘草半两,上九味捣末蜜丸如梧桐子大,每服生姜橘皮汤下二十丸。《太平圣惠方》卷七十一鳖甲丸治妇人癥痞冷气或时攻心腹痛,四肢瘦弱:鳖甲一两,木香、安息香、桂心、附子、阿魏各半两,大黄一两半,当归三分,上八味捣末蜜丸如梧桐子大,每服暖酒送下二十丸。《太平圣惠方》卷八十八鳖甲丸治小儿乳癖:鳖甲、京三棱各半两,大黄、槟榔各一两,人参、赤

茯苓、白术、枳壳、当归、桂心各一分,木香二分,上十一味捣末蜜丸如绿豆大,每服粥饮研下三丸,每日二次。《圣济总录》卷七十二鳖甲丸治癥癖气块:鳖甲、木香、乌头、柴胡各一两半,京三棱、当归、桂枝、厚朴、陈橘皮各二两,炙甘草、槟榔各半两,大黄、朴消各三两,上捣末蜜丸如梧桐子大,每服温酒送下十九。《圣济总录》卷一百五十一鳖甲丸破血块气块治室女月经不调:鳖甲、桂枝、京三棱、牡丹皮、牛膝、诃黎勒皮、琥珀、大黄、桃仁、土瓜根、附子、赤茯苓各一两,上十二味捣末蜜丸如梧桐子大,每服二十丸,日二。《圣济总录》卷一百五十一《圣济总录》卷一百五十三鳖甲丸治经水不通肢体肿满不消:鳖甲、杏仁、苦葫芦、天门冬各一两半,巴豆一分,猪牙皂荚、石菖蒲、桂枝、葶苈、甘遂、苦参、大黄、柴胡、当归、羚羊角各一两,龙骨三分,上十六味捣末蜜丸如小豆大,每服温水送下十至十五丸。

【简要结论】

①《新唐书·艺文志》载玄宗《开元广济方》五卷。② 玄宗即唐玄宗李隆基,开元元年为公元713年。③ 唐玄宗李隆基公元685年八月生于东都洛阳,唐睿宗李旦第三子,母窦德妃。④ 公元712—756年在位,712年先天元年,李旦禅位于李隆基,李隆基于长安太极宫登基称帝,开创唐朝开元盛世。⑤ 公元762年宝应元年病逝于长安神龙殿,终年七十八岁,葬于泰陵,庙号玄宗,谥号至道大圣大明孝皇帝,尊号开元圣文神武皇帝。⑥《广济方》创制新方颇多。⑦ 茵陈是治疗各种黄疸的达药。⑧ 驱虫类药物常用于腹痛湿蜃等内科疾病。⑨ 癥瘕疢癖是人体病理形态改变的占位性疾病。⑩ 安神定志治疗惊悸。

《延年秘录》医学研究

【考略】

《延年秘录》久佚。《旧唐书·经籍志》载《延年秘录》12卷，无撰著人名氏。《宋史·艺文志》载《延年秘录》11卷，无撰著人名氏。《崇文总目辑释》载此书为10卷。范行准从《外台秘要》等书中辑出20卷，包括未分卷内容。1948年《甘肃省乡土志稿》认为《延年秘录》是养生著作，12卷，南北朝张湛撰，非是。

【学术贡献】

1.《延年秘录》外感热病证治贡献

《延年秘录》天行病证治　① 凝雪汤治天行毒病七八日，热积胸中，烦乱欲死，起死擒汤：芫花一升，上一味水煮渍故布薄胸上，不过再三薄，热则除，当温四肢护厥逆也。② 水解散治天行头痛壮热一二日：麻黄四两，大黄、黄芩各三两，桂心、炙甘草、芍药各二两，上六味捣筛为散，暖水和服方寸匕。③ 栀子汤治天行一二日头痛壮热，心中热：栀子、黄芩各三两，豉一升，葱白一升，石膏四两，葛根四两，上六味水煮分三服。④ 解肌汤治天行病二三日头痛壮热：葛根四两，麻黄三两，芍药、黄芩各二两，炙甘草一两，大枣十二，桂心一两，上七味水煮分三服。⑤ 知母汤治天行四五日热歇后，时来时往，恶寒微热，不能食：知母二两，枳实、栀子仁各三两，豉一升，上四味水煮分三服。⑥ 竹茹饮治天行五日头痛壮热，食则呕：竹茹、黄芩、栀子仁各二两，生姜三两，上四味水煮分三服。⑦ 黄芩汤治天行五六日头痛，骨节疼痛，腰痛兼痢：黄芩、栀子仁、芍药各三两，豉一升，上四味水煮分三服。⑧ 柴胡汤治天行五六日壮热，骨烦疼，兼两胁，连心肋下，气胀急硬，痛不能食，恐变发黄：柴胡、枳实、瓜蒌、黄芩、栀子仁、茵陈、大黄各三两，龙胆二两，上八味水煮分三服。⑨ 竹茹饮治痢后得天行病，头痛三四日，食即呕吐：竹茹、橘皮、人参各二两，生姜四两，芦根一升，粳米一合，上六味水煮分五六服。⑩ 茵陈丸治天行热病七八日成黄，面目身体悉黄，心满喘气粗气急：茵陈三两，大黄五两，栀子仁、黄芩、鳖甲、常山、芒硝、升麻各二两，巴豆一两，豉三合，上十味捣筛蜜丸如梧子大，饮服三丸。⑪ 治天行豌豆疮觉初发欲作：煮大黄五两服之。⑫ 大青汤治天行壮热头痛，发疮如豌豆遍身：大青三两，栀子二七枚，犀角屑一两，豉五合，上四味水煮分三服。⑬ 翟世平水解散解肌出汗治天行热气疱疮疼痛：麻黄一两，黄芩三分，芍药二分，桂心一分，上四味捣筛暖水解服二寸匕，覆令出汗，日再服，瘥者减之。⑭ 葛根饮治热病劳复身体痛，天行壮热烦闷：葛根一两，葱白一握，豉半升，米一合，上四味水煮分四服。⑮ 五香丸治天行瘟疫，恶气热毒，心肋气满胀急及疰鬼气：青木香、犀角屑、升麻、羚羊角屑、黄芩、栀子仁各六分，沉香、丁香、薰陆香各四分，麝香、鬼臼各二分，大黄、芒硝各八分，上十三味捣筛蜜丸如梧子，一服三丸，日三。⑯ 太乙流金散辟温气：雄黄三两，雌黄六两，矾石、鬼箭羽各一两半，羚羊角二两，上五味捣筛，三角绛袋盛一两带心前并挂门户上，若逢大疫之年以月旦青布裹一刀圭中庭烧之，温病患亦烧熏之。⑰ 粉身散避温病：川芎、白芷、藁本，上三味等分捣筛纳米粉中粉涂身。⑱ 治温病不相染方：正旦吞麻子、赤小豆各二七枚，又以二七枚投井中。正旦取东行桑根如指大长七寸，以丹涂之，悬着门户上，又令人带之。⑲ 许季山所撰干敷散辟温疫疾恶，令不相染着气：附子一枚，细辛、干姜、麻子、柏实各一分，上五味捣筛为散，正旦举家以井花水各服方寸匕。服药一日，十年不病；二日，二十年不病；三日，三十年不病，受师法但应三日服，岁多病，三日一服之。⑳ 豉汤辟温疫疾恶气令不相染易：豆豉一升，伏龙肝三两，小儿小便三升，上三味小便煎取一升五合，平旦服之。令人不着瘴疫，天行有瘴之处，宜朝朝服。

《延年秘录》黄疸疟疾霍乱证治　① 瓜蒂汤治黄疸：瓜蒂一两，赤小豆四十九，丁香二七枚，上三味水煮分滴两鼻。② 瓜蒂散治急黄心下坚硬，渴欲得水吃，气息喘粗，眼黄，但有一候相当，即须宜服此，吐则瘥：瓜蒂、赤小豆各二合，上二味捣筛为散，每服一方寸匕。③ 麦门冬饮治急黄吐讫及灸了即渴：麦门冬、茯苓各四两，瓜蒌三两，竹叶、生芦根各一升，升麻二两，炙甘草一两，上七味水煎分三服。④ 栀子汤治遍身黄如橘，心肋满急：栀子仁、柴胡各四两，黄芩、升麻、龙胆草、大黄、瓜蒌各三两，芒硝二两，上八味水煮分温三服。⑤ 常山丸治疟疾：常山、青木香各四分，蜀漆、乌梅肉、麻黄各一分，牡蛎、大黄、丹砂、豉、知母、鳖甲各二分，上十一味捣筛蜜丸如梧子，未发前粥饮服五丸讫，微吐后，须臾任食，至欲发更服十丸。⑥ 治疟丸：常山三两，炙甘草二分，知母四分，上三味捣筛蜜丸如梧子，未发前饮服十五丸，临发服十五丸，得快吐则愈。⑦ 知母鳖甲汤温疟壮热不能食：知母、鳖甲、地骨皮各三两，常山二两，竹叶一升，石膏四两，上六味水煮取分三服。⑧ 蜀漆丸治岭南瘴气发，乍热乍寒，积劳似疟：蜀漆、知母、升麻、白薇、地骨皮、麦门冬各五分，乌梅肉、鳖甲、葳蕤各四分，石膏八分，炙甘草三分，常山六分，豆豉一合，上十三味捣筛蜜丸如梧子大，饮下十丸，日再；加至二十丸，加光明砂一两神良。⑨ 理中丸治霍乱吐痢，宿食不消：白术、干姜、人参、炙甘草二两、大麦各二两，上五味捣筛蜜丸如梧子大，饮服十五丸，日再，稍加至二十丸。⑩ 增损理中丸止泄痢治霍乱下气能食：人参、白术、厚朴、茯苓、炙甘草六分，姜屑二分，上六味捣筛蜜丸如梧子大，一服十丸，饮下酒下亦得，加至十五、二十丸。⑪ 人参饮治吐：人参、生姜各一两，橘皮三两，上三味水煮分三服。⑫ 麦门冬饮治风邪热气冲心，心闷短气，吐不下食：麦门冬二两，人参、橘皮、羚羊角屑各一两，生姜三两，上五味水煮分三服。⑬ 甘草饮治脾肾冷气乘心，痛闷吐利，四肢逆冷或烦疼：炙甘草、人参各二两，干姜四两，厚朴、白术各二两，上五味水煮分三服。⑭ 人参饮治呕不能食：人参、白术、生姜各八分，厚朴、橘皮各六分，上五味水煮分三服。⑮ 吴茱萸汤治食讫醋咽多噎：吴茱萸五合，生姜三两，人参二两，大枣十二枚，上四味水煮分三服。

2.《延年秘录》内科疾病证治贡献

《延年秘录》心痛痰饮证治 ① 茱萸丸疗心痛：吴茱萸、干姜、附子各一两半，桂心、人参、橘皮、蜀椒、炙甘草、黄芩、当归各一两，白术二两，上十一味捣筛为蜜丸如梧子大，一服五丸，日三服，稍加至十五丸。② 鹤虱丸治蛔虫恶吐水，心痛：鹤虱三两捣筛蜜丸，每日服二十丸。③ 鹤虱丸治蛔虫心痛：鹤虱六两，吴茱萸五两，橘皮、槟榔各四两，桂心三两，上五味捣筛蜜丸如梧子大，一服二十丸，日二服。④ 治冷气久刺心痛不能食：当归、桂心、桔梗、吴茱萸、人参、白术、高良姜各六分，橘皮三分，上八味捣筛蜜丸如梧子大，酒服十丸，日二。⑤ 当归汤治心痛冷痛，腹满如锥针刺及虫啮心痛：当归、吴茱萸、桂心各三两，桔梗、芍药、大黄各二两，上六味水煮分三服。⑥ 治腹内气胀雷鸣，胸背痛：丹参、枳实各三两，桔梗、白术、芍药各二两，生姜四两，槟榔七枚，上七味水煮分三服。⑦ 丹参汤治肠鸣发则觉作声：丹参、茯苓各三两，生姜四两，桔梗、细辛、厚朴、食茱萸各二两，上七味水煮分三服。⑧ 茯苓饮消痰气治心胸中有停痰宿水，自吐水出后心胸间虚气满，不能食：茯苓、白术各三两，人参、枳实各二两，生姜四两，橘皮一两半，上六味水煮分三服。⑨ 旋覆花丸治左肋下停痰癖饮结在两肋，胀满羸瘦不能食，食不消化，喜唾干呕，大便或涩或利，或赤或黄，腹中有时水声，腹内热，口干好饮水浆，卒起头眩欲倒，胁下痛：旋覆花五分，大黄七分，茯苓、蜀椒三分，泽泻、防葵、干姜、枳实、杏仁、葶苈各四分，人参、桂心、皂荚、附子各二分，干地黄、芍药各四两，上十六味捣筛蜜丸如梧子，每服三丸，日二服。⑩ 白术丸除风痰积聚治胃中冷气，每发动令人呕，吐食或吐清水，食饮减少，不作肌肤：白术五分，白芷三分，干姜、石斛各六分，五味子、细辛、橘皮、厚朴、桂心、防风、茯苓、炙甘草各四分，上十二味捣筛蜜丸如梧桐子，每服十丸，日二。⑪ 茯苓汤治风痰气发即呕吐欠呿，烦闷不安或吐痰水：茯苓三两，人参、生姜、橘皮、白术各二两，上五味水煮分三服。⑫ 木兰汤治热痰饮气，两肋满痛，不能食：木兰、枳实、黄芩、白术各三两，漏芦根、白蔹、升麻、芍药、桔梗各二两，生姜、大黄各四两，上十一味水煮分三服。⑬ 茯苓饮治风痰气吐呕水：枳实一两，茯苓、白术、人参各二两，生姜四两，橘皮一两半，上六味水煮分三服。⑭ 治风痰饮气逆满，恶心不能食：人参二两，枳实、白术各三两，生姜四两，桂心一两半，上五味水煮分三服。⑮ 前胡汤治胸背气满，膈上热，口干，痰饮气，头风旋：前胡三两，枳实、细辛、杏仁、川芎、防风、泽泻、麻黄、干姜、芍药各三两，茯苓、生姜各四两，桂心、炙甘草各二两，上十四味水煮分三服。⑯ 人参饮治虚客热不能食恶心：人参、麦门冬、橘皮、白术、厚朴各二两，茯苓四两，生姜三两，炙甘草一两，上八味水煮分三服。⑰ 厚朴汤治腹内冷气不能食：厚朴、茯苓各三两，白术、人参各一两，生姜五两，橘皮二两，上六味水煮分三服。⑱ 白术丸治恶心数吐水不多，能食少心力：白术、干姜、人参、厚朴、桂心各六分，细辛、茯苓、当归、茯神、枳实、五味子、附子各六分，吴茱萸六分，远志五分，旋覆花四分，泽泻五分，上十六味捣筛蜜丸如梧子，酒服二十丸，日再。⑲ 补胃饮治胃气虚热不能食兼渴引饮：茯苓四两，人参三两，橘皮二两，生姜三两，薤白一升，豉五合，糯米二合，上七味水煮分六服。

《延年秘录》噎膈癥瘕证治　① 五膈丸治忧膈、气膈、食膈、寒膈、饮膈，五病同药，常以忧愁思虑食饮而得之，若寒食食生菜，便发其病，苦心满不得气息，引脊痛如刺之状，食则心下坚，大如粉絮，大痛欲吐，吐则瘥，饮食不得下，甚者乃手足冷，上气咳逆喘息气短：麦门冬、蜀椒、干姜、桂心、远志、细辛各三两，炙甘草五两，附子一两，人参四两，上九味捣筛蜜丸如弹子丸，每服一丸，置喉中稍咽之，复含一丸，日三四夜一。② 丹参汤治恶肉核瘰疬，诸风气结聚肿气：蒴藋、丹参各二两，炙甘草、秦艽、独活、乌头、牛膝各一两，踯躅花、蜀椒各半两，上九味水煮温服一升。③ 玄参汤治恶核瘰疬风结：玄参、升麻、独活、连翘各二两，木防己、菊花各一两，上六味水煮每服一升，日三。④ 丹参膏治恶肉结核瘰疬，脉肿气痛：丹参八分，白蔹、独活、连翘、白及各四分，升麻、蒴藋各六分，防己、玄参、杏仁各五分，上十味制膏摩病处，日三四。

《延年秘录》咳嗽肺痿证治　① 紫菀饮治咳嗽：紫菀、贝母、茯苓、杏仁、生姜各三两，人参二两，橘皮一两，上七味水煮，分三服。② 贝母煎治暴热咳：贝母三两，紫菀、五味子、百部根、杏仁、炙甘草各二两，上六味水煎如稠糖，取如枣大含咽之，日三，夜再。③ 知母汤治伤寒骨节疼头痛眼睛疼咳嗽：知母二两，贝母、葛根、芍药、黄芩、栀子仁各三两，石膏四两，杏仁一两，上八味水煮，分三服。④ 杏仁煎治气嗽：杏仁、苏子汁各一升，糖、酥、生姜汁各一合，蜜五合，贝母八合，上七味水煎如稠糖，取如枣大，含咽之，日三，但嗽发，细细含

之。⑤ 气嗽煎：贝母、紫菀、百部根、款冬花、炙甘草各三两，桂心二两，上六味水煮一升五合，去滓纳后药：生地黄汁三升，生麦门冬汁、生姜汁、白蜜、酥五、白糖各五合，杏仁三合，煎如稠糖，一服一匙，日三。⑥ 杏仁煎治气嗽：杏仁五合，生姜汁二合，酥一合，蜜三合，上四味水煎如稠糖，一服一匙，日三服，夜一服。⑦ 杏仁煎治气嗽：杏仁一升，酥、白蜜各三合，上三味水煎二十沸，纳贝母末四分，紫菀末三分，炙甘草末一分，更煎搅如稀糖，一服一匙，日三夜一。⑧ 紫菀饮治咳：紫菀一两半，贝母二两，人参一两，橘皮半两，生姜一两，杏仁一两半，上六味水煮分三服。⑨ 治久咳不瘥：猪肾一具，蜀椒二十八颗，上二味水缓煮令熟，割破细切，啖之令尽。⑩ 紫苏饮治咳嗽短气，唾涕稠，喘乏，风虚损，烦发无时：紫苏、贝母各二两，紫菀、麦门冬各一两，大枣五枚，葶苈子一两，炙甘草一两，上七味水煮分四服。⑪ 百部根饮治肺气客热，暴伤风寒，因嗽不安方：百部根、紫菀各一两半，天门冬、生姜各二两，贝母、葛根、白前、橘皮各一两，葱白、豉各三合，上十味水煮分三服。⑫ 天门冬煎治肺热兼咳声不出：生天门冬汁一升，橘皮二两，生地黄汁五升，白蜜五合，牛酥三合，白糖五两，杏仁一升，贝母、紫菀、通草各三两，百部根、白前、炙甘草、人参各二两，上十四味水煎令可丸，含咽如鸡子黄大，日四五度。⑬ 地黄麦门冬煎治肺热兼咳：生地黄汁、生麦门冬各三升，生姜汁一合，酥、白蜜各二合，上五味煎如稀饧，纳贝母末八分、紫菀末四分，搅令调，一服一匙，日二服，夜一服。⑭ 天门冬煎治肺间热咳，咽喉塞：天门冬三两，麦门冬、紫菀、茯苓、升麻各二两，款冬花、贝母各一两，生姜汁、地黄汁各三升，蜜一升，酥一合，上十一味水煎令成丸，一服如弹丸一枚，含咽，日夜三五丸。⑮ 羚羊角饮治肺热胸背痛，时时干咳，不能食：羚羊角屑二两，贝母、生姜、茯苓各三两，橘皮、人参、芍药各二两，上七味水煮分三服。

《延年秘录》痃癖骨蒸证治　① 白术丸治宿冷癖气因服热药发热，心惊虚悸，下冷上热，不能食饮，频头风旋，喜呕吐：白术六分，厚朴两分，人参五分，白芷三分，橘皮四分，防风五分，吴茱萸四分，川芎四分，山药四分，茯神五分，桂心四分，大麦四分，干姜四分，防葵四分，炙甘草五分，上十五

味捣筛蜜丸如梧桐子,酒服十五丸,日再。② 治两肋胀急,痃满不能食兼头痛壮热,身体痛:枳实三两,桔梗二两,鳖甲二两,人参二两,前胡二两,生姜四两,槟榔七枚,桂心二两,上八味水煮分三服。③ 人参丸治痃癖不能食:人参八分,白术、枳实各六分,橘皮四分,桂心七分,炙甘草五分,桔梗五分,上七味捣筛蜜丸如梧子大,一服酒下十五丸,日二。④ 治冷气两肋胀满痃气不能食:白术三两,人参二两,茯苓、枳实、生姜各三两,桔梗二两,桂心一两半,上七味水煮分三服。⑤ 桃仁丸治痃癖漫心胀满不下食,发即更胀连乳,满头面闭,闷咳气急:桃仁八分,鳖甲、枳实、白术各六分,桔梗、吴茱萸、槟榔、防葵、干姜各五分,乌头七分,芍药、紫菀、细辛各四分,皂荚二分,上十七味捣筛蜜丸如梧子,每服十丸,日再。浸药酒用下前药方:紫苏、牛膝、丹参、紫菀、橘皮各三两,生姜六两,生地黄、香豉各三升,防风四两,大麻仁一升五合,上十味细切绢袋盛以清酒二斗五升浸三宿后,温一盏下桃仁丸。⑥ 槟榔子丸治腹内痃癖气满,胸背痛不能食,日渐羸瘦四肢无力,时时心惊:槟榔子、龙齿各六分,桔梗、当归、桂心、前胡、白术、乌头、大黄、干姜、茯神各四分,鳖甲、橘皮、厚朴、人参、炙甘草各五分,上十六味捣筛蜜丸如梧子大,每服酒下十丸,日二服。⑦ 治痃癖胸背痛,时时咳嗽不能食:桂心、细辛、鳖甲各四分,白术六分,厚朴、橘皮、防葵、吴茱萸各三分,附子、干姜各五分,上十味捣筛蜜丸如梧子大,酒服十五丸,日二服。⑧ 治痃癖发即两肋弦急满不能食:槟榔子、枳实、人参、白术、炙甘草各六分,桔梗、鳖甲各四分,上十二味捣筛蜜丸如梧子大,酒服十丸,日二。⑨ 半夏汤治腹内左肋痃癖硬急气满不能食,胸背痛:半夏、前胡、鳖甲各三两,生姜四两,桔梗、吴茱萸、枳实各二两,人参一两,槟榔子十四枚,上九味水煮分三服。⑩ 桔梗丸治冷痃癖发即气急引膀胱痛,气满不消食:桔梗、枳实、鳖甲、人参、当归、白术、干姜各四分,桂心、吴茱萸各四分,大麦六分,炙甘草五分,上十一味捣筛蜜丸如梧子大,酒服十丸,日再。⑪ 黄芪丸治风虚盗汗不能食,腹内有痃癖气满:黄芪、鳖甲各五分,白术、茯苓、人参、槟榔子各六分,牡蛎、干姜、枳实、当归、前胡、附子各四分,桂心、白薇、橘皮各三分,十五味捣筛蜜丸如梧子大,酒服十五丸,日再。⑫ 治腹内积聚,癖气冲心,肋

急满,时吐水不能食兼恶寒:鳖甲六分,防葵、人参、前胡、桔梗各四分,槟榔、白术、大黄各八分,枳实、当归、附子、干姜各四分,炙甘草五分,厚朴、吴茱萸各三分,上十五味捣筛蜜丸如梧子大,一服酒下十五丸,日再。⑬ 白术丸治积聚癖气不能食,心肋下满,四肢骨节酸疼,盗汗不绝:白术、黄芪、人参、茯苓、乌头、干姜、炙甘草、槟榔各六分,鳖甲、牡蛎、芍药、前胡各四分,防葵、紫菀、桔梗各三分,上十九味捣筛蜜丸酒下二十丸,日再。⑭ 桃奴汤治伏连鬼气发即四肢无力,日渐黄瘦,乍好乍恶:桃奴、茯苓各三两,鬼箭羽、芍药、人参、橘皮各二两,生姜四两,槟榔七枚,上九味水煮分三服。⑮ 治鬼气骨蒸气日渐赢:獭肝十六分,人参、沙参、丹参各三分,鬼臼、苦参各二分,上六味捣筛蜜丸如梧子大,一服十丸,日三。⑯ 治盗汗夜卧床席衣被并湿:麻黄根、牡蛎各三两,黄芪、人参各二两,枸杞根白皮、龙骨各四两,大枣七枚,上七味水煮分六服。⑰ 治夜卧盗汗:牡蛎、黄芪各三两,麻黄根五两,杜仲二两,上四味捣筛为散,每服方寸匕,日三夜一。

《延年秘录》中风历节证治 ① 治偏风半身不遂,冷痹痃:桃仁一千七百枚,好酒一斗三升浸二十一日,出桃仁曝干捣细作丸,每服三十丸,日再;还服浸桃仁酒。② 小续命汤治偏风半身不遂,口眼㖞不能言语,拘急不得转侧:麻黄、防己、附子、川芎、桂心、黄芩、芍药、人参、炙甘草各一两,杏仁四十枚,生姜四两,防风一两半,上十二味水煮分三服。③ 急治偏风膈上风热经心脏,恍惚神情,天阴心中惛惛如醉不醉:淡竹沥三升,羚羊角二分屑,石膏十分,茯神六分,上四味水煮分三服。又方:生附子一两,无灰酒一升,附子纳酒中浸七日,每饮一小合。④ 治历节风四肢头面肿:黄芪十二分,独活八分,生地黄、鼠粘子各三升,豆豉一升,上五味捣筛为散,每服方寸匕,日二。⑤ 治历节风流入腰脚:独活六两,玄参四两,犀角屑、升麻各三两,生地黄、鼠粘根各三升,豉三合,上七味捣筛为散,每服方寸匕,日二。

《延年秘录》失眠多汗证治 ① 酸枣饮治虚烦不得眠并下气:酸枣仁二升,茯苓、人参各三两,生姜一两半,麦门冬一两,橘皮、杏仁、紫苏各二两,上八味水煮分再服。② 酸枣饮治虚烦不得眠,肋下气冲心:酸枣仁一升,人参、白术、橘皮、茯苓各

二两,五味子二两半,桂心一两,生姜四两,上八味水煮分三服。③ 酸枣饮治虚烦不得眠:酸枣仁一升,茯神、人参各二两,生姜三两,上四味水煮分再服。④ 茯神饮治心虚不得睡,多不食:茯神四两,人参三两,酸枣仁一升,橘皮、生姜各二两,炙甘草一两半,上六味水煮分三服。⑤ 黄连丸治风热气发即头面烦闷不能食,兼欠呿眠睡不安:黄连十二分,人参、茯神各六分,葳蕤四分,豉一合,生姜屑三分,上六味捣筛蜜丸如梧子,一服十丸,日二。⑥ 石膏散治风虚止汗:石膏、炙甘草各四分,上二味捣筛为散,每服方寸匕,日三夜再。⑦ 治风虚汗出不止:秦艽、附子、石斛、菖蒲、白术、桂心各三分,麻黄根、防风各五分,上八味捣筛为散,酒服方寸匕,日三。⑧ 泽泻汤止汗治虚汗烦躁:泽泻、茯苓各二两,牡蛎、白术各一两,生姜半升,上五味水煮分服一升,日再。⑨ 都梁散治汗出如水及汗出衄血,吐血,小便血:都梁香二两,紫菀、人参、青竹茹、苁蓉各一两,干地黄二两,上六味捣筛为散,每服方寸匕,须臾再服。⑩ 治大病之后虚汗不止:杜仲、牡蛎等分,上二味捣筛为散,每服一钱匕。⑪ 治大病后虚汗不禁:粢粉、豉等分,故竹扇如手掌大烧灰,上三味合捣粉体。⑫ 粉散止汗治大病后身体虚肿汗出:麻黄根三两,防风、干姜、细辛各二两,白蔹一两,上五味捣筛粉身。⑬ 治小儿盗汗方:麻黄根、雷丸、牡蛎各三两,炙甘草二两,干姜一两,粱米一升,上六味捣粉粉身,汗即止。

《延年秘录》风热风眩等证治 ① 葳蕤饮治风热项强急痛,四肢骨肉烦热:葳蕤三两,羚羊角屑、人参各二两,葱白、豉各一升,上五味水煮分三服。② 葳蕤丸治虚风热发即头热闷不能食:葳蕤六分,人参、白术各五分,甘草四分炙,上四味捣筛蜜丸如梧子,一服十丸,日三服。③ 治风热头痛掣动:防风、黄芩、升麻、芍药各二两,龙骨、石膏各四两,葛根三两,竹沥二升,上八味水煮分三服。④ 治风劳气吐逆不能食,四肢骨节酸疼,头痛顶重:茯苓三两,枳实、橘皮、人参、芍药各二两,生姜四两,上六味水煮分三服。⑤ 治头风旋不食,食即吐:前胡三两,白术、防风、枳实、茯神各三两,生姜四两,上六味水煮分三服。⑥ 治风邪未除,发即心腹满急,头旋眼晕欲倒:川芎、独活、防风、白术、杏仁、枳实各二两,茯神三两,生姜四两,羚

羊角屑、黄芩各一两,上十味水煮分三服。⑦ 防风饮治风痰发即头旋,呕吐不食:防风、人参、橘皮各二两,白术、茯神各三两,生姜四两,上六味水煮分四服。⑧ 薯蓣酒治头风眩不能食:薯蓣、白术、五味子、丹参各八分,防风十两,山茱萸二升,人参二两,生姜屑六两,上八味酒浸五日,每饮七合,日二。

《延年秘录》腰痛脚气证治 ① 熨法治腰痛:菊花、芫花、羊踯躅各二升,上三味醋拌令湿润分为两剂,纳二布囊中蒸炊如一斗米许顷,适寒温隔衣熨之;大豆六升水拌令湿炒热布裹,隔一重衣熨痛处;黄狗皮裹腰痛处。② 大豆紫汤治腰卒痛拘急不得喘息,若醉饱得之欲死:大豆一升熬令焦,好酒二升煮豆令熟,随多少饮勿至醉。③ 生石斛酒利关节坚筋骨治风痹脚弱,腰胯疼冷:生石斛三斤,牛膝一斤,杜仲、丹参各八两,生地黄三升,上五味清酒渍七日,每服三合,日三夜一服。④ 钟乳散补虚劳益气力,消食强腰脚无比:钟乳粉二分,防风、人参各一分,细辛半分,桂心二铢,干姜一铢,上六味捣筛为散分作三帖,每日温酒服一帖,常饮酒令体中醺醺若热烦,冷水洗手面即定。⑤ 单服鹿角胶主补虚劳,益髓长肌,悦颜色,令人肥健:鹿角胶上一味捣末酒服方寸匕,日三。⑥ 枸杞根酿酒除风补益悦泽人无比治风冷虚劳:枸杞根一石五斗,鹿骨一具,上二味水煎取六斗去滓澄清,曲一斗,糯米一石,炊如常法造酒。酒熟蜜封头,然后压取清酒服之。⑦ 常服枸杞补益延年:春夏采苗叶如常食法,秋冬采子根曝干,十月采根取皮作散,任服。至于造酒服饵各有常宜,羹粥为妙。⑧ 生枸杞子酒主补虚长肌肉,益颜色肥健人:枸杞子二升清酒二升浸七日去滓,任情饮之。⑨ 生地黄煎补虚损填骨髓,长肌肉去客热:生地黄汁五升,枣膏六合,白蜜七合,酒一升,牛酥四合,生姜汁三合,紫苏子一升,鹿角胶四两,上八味煎如稠糖,酒和服;黄芪、人参各三分,防风、茯神各二分,炙甘草八分,上五味捣筛为散纳前煎炼为丸,服之大效。⑩ 生地黄煎主补虚损填骨髓,长肌肉去客热:生地黄汁五升,枣膏六合,白蜜一升,好酒七合,牛酥三合,上五味先煎生地黄汁如稠糖,搅不停手,次纳枣膏蜜炼如糖,煎成可丸如弹丸,每日酒服一枚。⑪ 地黄煎中加补益镇心强志力:鹿茸八分,人参六分,枸杞子十二分,茯神六

分、干姜、桂心各三分,远志二分,上七味捣筛纳前地黄煎一升中,捣丸如梧子大,酒服三十丸,日再。⑫ 枸杞子煎又名神丹煎,是西河女子神秘有验方,千金不传。服者去万病通知神理,安五脏,延年长生并主妇人久无子冷病,有能常服大益人好颜色:枸杞子、生地黄汁三升,杏仁一升,人参、茯苓各十分,天门冬半斤,白蜜五升,牛髓一具,酥五升,上九味依法料理,一服两匙。⑬ 甘草丸主安养五脏长肌肉,调经脉下气,补脾胃益精神,令人能食强健倍力:炙甘草四两,人参、白术、芍药、黄芪、远志、大麦各二两,上七味捣筛为散,枣膏蜜丸如梧子,酒或饮任下五丸。⑭ 茯苓饮治脚气上冲,心闷热烦,呕逆不下食:茯苓、紫苏叶、杏仁、橘皮、升麻、柴胡各三两,生姜四两,犀角二两屑,槟榔十二枚,上九味水煮分三服。

《延年秘录》痢疾淋证证治 ① 增损黄连丸治腹内冷,食不消及冷痢:黄连、黄芪、龙骨各三分,当归、炙甘草各五分,干姜、厚朴各六分,地榆、白术、人参各一分,上十味捣筛蜜丸如梧子大,酒服十五丸,日再。② 地榆丸治冷痢不消食,腹中胀痛,气满不能食:地榆、干姜各六两,赤石脂、龙骨各七分,厚朴、乌梅肉各六分,白术、当归、熟艾各五分,黄连十分,炙甘草四分,上十一味捣筛蜜丸如梧子大,每服二十丸,日二。③ 乌梅肉丸治冷白脓痢食不消:乌梅肉、熟艾、黄柏、炙甘草各八分,上四味捣筛蜜丸如梧子,每服十五丸,日三。④ 驻车丸治赤白冷热痢腹痛:黄连六两,干姜二两,当归、阿胶各三两,上四味捣筛熔和手丸如大豆,每服三十丸,日再。⑤ 干地黄丸治小便赤色如浅红花汁:干地黄、黄芪各六分,防风、远志、茯神、瓜蒌、黄芩各四分,鹿茸三分,龙骨四分,人参五分,滑石十二分,石韦、当归各二分,芍药、蒲黄、炙甘草、戎盐各三分,车前子八分,上十八味捣筛蜜丸如梧桐子大,每服十丸,日二三。⑥ 茅根饮子治胞络中虚,热时小便如血色:茅根一升,茯苓三两,人参、干地黄各二两,上四味水煮分五六服。

3.《延年秘录》五官疾病证治贡献

① 治眼赤热不能得好差,此由肝中客热不绝:黄连、秦皮各三两,上二味水煮分二服。② 眼赤饮方:前胡、黄连、秦皮、黄芩、栀子仁各三两,决明子二两半,蕤仁一两,竹叶一升,上八味水煮分三服。

③ 治眼赤:蕤仁、黄芩、栀子仁、黄连、秦皮各二两,竹叶一升,上六味水煮分三服;前胡二两,防风、决明子、黄连、蕤仁各二两,竹叶一升,上六味水煮分五服。④ 竹叶饮治痰热眼赤头痛:竹叶一握,犀角屑、升麻、葛根各二两,黄芩、麦门冬各三两,上六味水煮分三服;竹叶一握,麦门冬一升,地骨白皮三分,上三味水煮分二服。⑤ 令目明方:黍米大小一粒滤疗香纳目眦中,常以申时敷之。⑥ 治眼热晕,白翳覆瞳子:车前子、决明子、黄连、蓝实各九分,黄芩、秦皮、玄参、沙参、瞿麦、地骨皮、蕤核仁各七分,上十一味捣筛蜜丸如梧子,每服二十丸。⑦ 治眼热晕翳覆瞳子:柴胡、茯苓、枳实、决明子、瞿麦各三两,黄连、炙甘草、蕤仁各二两,上八味水煮分再服;黄连、决明子、车前子各九分,黄芩、沙参、人参、地骨皮、蕤仁、瞿麦、茯神各七分,秦皮、甘草、泽泻各五分,上十三味捣筛蜜丸如桐子,每服二十丸,日再;决明子、黄连、蕤仁各六两,黄柏四分,盐碌三分,上五味捣筛极细纳目中,日三四度;秦皮一两水煮取七合,渍散纳目中。治牙齿风龋:鼠粘子水煮适寒温含咽;薏苡根四两水煮含咽;郁李根白皮四两,细辛一两,盐一合,上三味水煮含咽。⑧ 治风冲牙齿摇动:李根白皮三两,苍耳子三合,上二味水煮含咽;川芎、薏苡根各三两,细辛一两,防风二两,上四味水煮含漱齿,日三五度。⑨ 治喉中热肿:鼠粘根一升水煮分三四服。

4.《延年秘录》皮肤疾病证治贡献

① 蒴藋汤治涂风疹:蒴藋根、蒺藜子、羊桃、楮枝、芫蔚子、石盐各半升,辛夷仁、矾石各三两,上八味水煮纳盐搅令消,涂风疹。又方:枳实醋渍令湿,火炙令热,适寒温熨疹上即消。② 蒴藋膏治身痒风搔瘾疹:蒴藋根、蒺藜子各一升,附子、独活、犀角屑、蔷薇根、白芷、防风、苦参、及己、升麻、白敛、防己各三两,川椒、莽草、青木香、蛇床子、蛇衔草各二两,芫蔚子一升,枳实五枚,茵芋二两半,上二十一味苦酒渍令淹匝一宿,猪膏制膏摩风疹。③ 芫蔚浴汤治身痒风搔或生瘾疹:芫蔚、蒺藜、羊桃、蒴藋根、漏芦蒿各一斤,盐三斤,上六味水煮纳盐令消,适寒温入浴,浴讫即卧,慎风如法。④ 牡丹膏治项强痛头风搔疹痒风肿:牡丹皮、当归、川芎、防风、升麻、防己、芒硝各六分,芍药、细辛、干姜、犀角屑、漏芦、蒴藋、零陵香各四分,杏仁、栀子

仁、黄芩、大黄、青木香各三分，竹沥二升，上二十味以竹沥渍一宿，醍醐三升半煎膏摩病上。⑤犀角竹沥膏主风热发即头项脉掣动急强及热毒疹痒：犀角屑十二分，升麻八分，蘹蘼根、秦艽、独活、白及、菊花、白术、防己、白芷、当归、防风、川芎、青木香、寒水石、苦参、漏芦根各四分，蒺藜子二合，莽草二分，枳实二枚，栀子仁七枚，竹沥三升，吴蓝一两，上二十三味竹沥渍一宿，猪脂制膏，摩风处，日三。⑥洗汤治风疹痒闷搔之汁出生疮：苦参、漏芦根、蒺藜、楮茎叶各一斤，枳实五两，上五味水煮以绵沾拭痒处。⑦枳实丸治风热气发，冲头面热皮肤生风疹，瘙痒盛生疮，不能多食：枳实、蒺藜子、苦参各六分，人参、白术各四分，独活、天门冬、菌桂各三分，上八味捣筛蜜丸如梧子，酒服十丸，日二。⑧升麻犀角膏治诸热风痒毒气冲出皮肤，搔即瘾疹赤起兼有黄水出，后结为脓窠疮：升麻、犀角屑、白蔹、漏芦、枳实、连翘、生蛇衔草、干姜、芒硝各二两，黄芩三两，栀子二十枚，蘹蘼根四两，玄参三两，上十三味竹沥二升渍一宿，猪脂制膏摩患处，日五六度。⑨蒺藜子丸除风热消疹兼补益坚筋骨，治热风冲头面痒如虫行身上，时有风疹出：蒺藜子六分，黄芪、独活、白芷、防风、山药各三分，枳实、人参、黄连各四分，葳蕤、地骨白皮各二分，桂心一分，上十二味捣筛蜜丸如梧子，酒服十丸，日二。⑩治赤白二疹丸：白术一斤，蔓荆子、防风各四分，附子、桂心各二分，上五味捣筛蜜丸如梧子大，酒服十丸，日二；若能作散服一钱匕。此疗风疹正方，凡风皆旧来有风气，所以方中不得不用桂心、附子，白术既用一斤，附子只有二分，防风能断附子毒。⑪赤疹心家稍虚，热气相搏，其色赤，宜作芒硝汤拭之：芒硝三两纳于一升汤中令消散，帛子沾取拭疹。凡风疹有二，先受风寒气，其疹色白浓，搔之即破，应手下有道生，此是肺家风冷气，宜外洗拭定：吴茱萸一两清酒一升煮取五合，软帛取汁拭疹处，白疹即是肺脏受寒冷气所发也。⑫治肺风热皮肤生风结状如疹，或生风瘙如水疥，粟粒溅溅然：天门冬八分，枳实十二分，白术、人参各六分，独活、苦参各五分，上六味捣筛蜜丸如梧子大，每服七丸，日再。

5.《延年秘录》妇科美容证治贡献

①坐药方治妇人子脏偏僻，冷结无子：蛇床子、芫花各三两，上二味捣筛取枣大盛纱袋纳产门中，令没指，袋少长，便时须去，任意卧着，慎风冷。②增损泽兰丸治产后风虚劳损黄瘦：泽兰七分，防风、干地黄、当归、细辛、桂心、茯苓、芍药、人参、炙甘草、藁本、厚朴，上二十五味捣筛蜜丸如梧桐子，酒服二十至三十丸，③泽兰丸治产后风虚损瘦不能食，令肥悦：泽兰七分，当归十分，甘草七分，藁本、厚朴、食茱萸、白芷、干姜、芍药各三分，石膏八分，人参、柏子仁、桂心各四分，白术五分，上十五味捣筛蜜丸如梧桐子大，酒服十五丸，日二。④面脂方：白术、茯苓、杜衡各六分，葳蕤、藁本、川芎、土瓜根、瓜蒌各五分，木兰皮、白僵蚕、蜀水花、辛夷仁、零陵香、藿香各四两，菟丝子八分，栀子花、麝香、鹰屎白各三分，冬瓜仁五分，桃仁五合，白蜡三两，羊脂一升，猪脂三升，猪胰一具，白附子四分，上二十五味制脂涂面。⑤又方：防风、葳蕤、川芎、白芷、藁本、桃仁、白附子各六分，茯苓八分，细辛、甘松香、零陵香各二分，当归、瓜蒌各四分，蜀椒五十粒，鸬鹚屎、冬瓜仁各三分，麝香一分，上十七味酒浸淹润一夕，制脂涂面。⑥桃仁洗面去风令光润：桃仁五合，粳米饭浆水研之令细，浆水捣汁令桃仁尽，洗面极妙。⑦松叶膏治头风鼻塞，头旋发落，白屑风痒：松叶一升，天雄、松脂、杏仁、白芷各四分，莽草、甘松香、零陵香、菊花各一两，秦艽、独活、辛夷仁、香附、藿香各二两，乌头、蜀椒、川芎、沉香、青木香、牛膝各三两，踯躅花一两半，上二十一味苦酒三升浸一宿，制膏涂发根，日三度摩之。⑧治头痒搔之白屑起：大麻仁三升，秦椒二升，上二味捣散纳泔汁中渍一宿沐发，再用白芷一斤，鸡子三枚，芒硝一升，三味水取三升，分三度泽头。⑨治头风发，或头痒肿白屑：蔓荆子、大麻仁各一升，防风、寄生各三两，秦椒一两，白芷四两，上六味水煮洗头，三四度瘥，加芒硝一升亦妙。⑩长发膏治头风白屑风痒：蔓荆子、附子、泽兰、防风、杏仁、零陵香、藿香、川芎、天雄、辛夷、松脂、白芷各二两，沉香、马膏、松叶、熊脂各一两，生麻油四升，上十七味苦酒渍一宿，制膏涂发及肌中摩之，日三两度。⑪生发膏治热风冲发发落：松叶、莲子草、马鬐膏、枣根皮各一升，韭根、蔓荆子各三合，竹沥、猪脂各二升，防风、白芷各二两，辛夷仁、吴蓝、升麻、川芎、独活、寄生、藿香、沉香、零陵香各一两，上十九味制膏涂头发及顶上日三五度。⑫澡豆洗手面，药豆屑：茯苓、

土瓜根、商陆根、葳蕤、白术、川芎、白芷、瓜蒌、藁本、桃仁各六两，皂荚五挺，豆屑二升，猪胰三具，猪蹄四具，面一斗，上十五味捣散作澡豆洗手面妙。

【综合评述】

《延年秘录》治疗天行疾病经验丰富

天行是一种流行性传染疾病，《延年秘录》治天行疾病经验丰富。王叔和《伤寒例》首次定义天行病：夫天行时气病者，是春时应暖而反大寒，夏时应热而反大凉，秋时应凉而反大热，冬时应寒而反大温者，此非其时而有其气，是以一岁之中，病无长少，率多相似者，此则时行之气也。《延年秘录》治疗外感时行经验丰富：凝雪汤治天行毒病胸热烦乱欲死，水解散治天行头痛壮热，栀子汤治天行壮热烦躁，解肌汤治天行病二三日头痛壮热，知母汤治天行恶寒微热时来时往，竹茹饮治天行壮热食则呕吐，黄芩汤治天行头身疼痛兼下痢，柴胡汤治天行壮热骨节烦疼恐变发黄，竹茹饮治痢后天行病头痛食即呕吐，茵陈丸治天行热病面目身体悉黄，煮大黄五两服之治天行豌豆疮，大青汤治天行壮热遍身豌豆疮，翟世平水解散治天行热气疱疮疼痛，葛根饮治天行壮热烦闷，五香丸治天行瘟疫恶气热毒。麦门冬饮治急黄，栀子汤治遍身黄如橘，常山丸治疟疾，知母鳖甲汤温疟壮热不能食，蜀漆丸治瘴疟乍热乍寒，理中丸治霍乱吐痢，增损理中丸治霍乱下气能食，人参饮治吐痢，甘草饮治吐利四肢逆冷，人参饮治呕不能食。《圣济总录·伤寒时气》曰：春温夏热，秋凉冬寒，是为四时正气。非其时有其气，人或感之，病无少长率相似者，谓之时气。如春时应温而或寒，夏时应热而或冷，以至当秋而热，当冬而温，皆是也。其候与伤寒温病相类，但可汗可下之证，比伤寒温病疗之宜轻尔。葛根汤治时气头痛壮热恶寒：麻黄二两，葛根、陈橘皮、炙甘草、黄芩、知母、杏仁各一两，上七味捣筛为散，每服三钱匕，生姜三片水煎去滓温服。石膏汤治时气头痛壮热：石膏二两，葛根、栀子仁、柴胡、赤芍药各一两，炙甘草半两，上六味捣筛，每服五钱匕，生姜一枣大水煎去滓温服。前胡汤治时气壮热头痛呕逆：前胡、知母、犀角、葛根、赤芍药各一两，石膏二两，上六味捣筛，每服五钱匕，生姜半分、葱白二寸水煎去滓温服。七圣汤治

时气壮热头痛，肢体烦疼：麻黄三两，苍术、炙甘草各二两，橘皮、木通、茵陈各一两，桔梗一两半，上七味捣筛，每服三钱匕，生姜三片水煎去滓温服。人参汤治时气壮热不解，浑身疼痛：人参、赤茯苓、白术、葛根、生甘草各一两，麻黄一两半，上六味捣筛，每服三钱匕，葱白盐豉各少许水煎去滓温服。八神汤治时气头痛壮热，心神烦闷：麻黄一两，当归、炙甘草、大黄、白术、栀子仁各半两，芍药、荆芥穗各一分，上八味捣筛，每服三钱匕，薄荷三叶、葱白一寸、生姜二片水煎去滓热服。柴胡汤治时行头痛壮热，心神烦闷：柴胡、石膏、麻黄各一两，炙甘草各半两，上四味捣筛，每服三钱匕，豉三十粒、葱白二寸水煎去滓热服。山茵陈散治时行身热头疼，四肢酸痛：山茵陈四两，苍术三两，麻黄一两，石膏各一两，上四味捣罗为散，每服二钱匕，热葱茶清调下，连并三服，衣覆取汗。麻黄厚朴汤治时行憎寒壮热，骨节烦疼项强：麻黄一斤，厚朴半斤，甘草、大黄各四两，上四味捣筛，每服三钱匕，生姜三片、葱白二寸、豆豉二十粒水煎去滓热服，连三服汗出立愈。清凉散治时气头目昏疼，久积热毒，鼻口出血：麻黄、大黄、芍药各一两，上三味捣罗为散，每服一钱匕，沙糖冷水调下。人参干葛汤治时行表不解，壮热恶寒：人参、葛根、芍药、桔梗各一两，赤茯苓三分，炙甘草、木香各半两，麻黄一分，上八味捣筛，每服三钱匕，水煎去滓热服。大安汤治四时伤寒，头疼遍身壮热，口苦舌干：麻黄、恶实各三两，炙甘草二两，人参、赤茯苓各半两，天门冬、麦门冬各一两，上七味捣筛，每服三钱匕，生姜三片、枣二枚水煎去滓温服。五解汤治时气头痛，五心烦热，语言狂乱：麻黄二两，白术、桔梗、石膏、杏仁、越桃各一两，上六味捣筛，每服三钱匕，豉七粒、葱白一寸、生姜三片、薄荷五叶水煎去滓热服。茵陈麻黄散治时气头痛壮热或暑毒伏心状如疟疾：山茵陈四两，麻黄五两，石膏一两，蜀椒、苍术各二两，上五味捣罗为散，每服二钱匕点茶调下，如狂言热躁沙糖冷水调下。白术汤治时气出汗吐下后，四肢羸劣，呕逆减食：白术一两，厚朴、黄芪、人参、茯苓、桔梗、桂枝、陈皮、炙甘草各一两，上九味捣筛，每服五钱匕，水煎去滓温服。麻黄大黄散治时气头痛壮热：麻黄一两，大黄、桂枝、黄芩、炙甘草、芍药、干姜各半两，上七味捣罗为散，每服三钱匕，暖酒调下，衣被盖取汗。桂枝汤治初得伤寒

时气：桂枝、炙甘草、芍药、干姜各半两，杏仁、麻黄各一两，上六味捣筛，每服五钱匕，水煎去滓温服，以衣被盖令汗透。五苓散解表发汗治时气：赤茯苓、桂枝、泽泻、白术各一分，猪苓半两，上五味捣罗为散，每服五钱匕，新汲水调顿服讫，以葱豉粥投之，浓衣盖覆取汗。葱白汤发汗治时气：葱白二两，生姜一两，豆豉一合，细茶末二钱，上四味先水煎葱姜至一盏半，次下豉煎少时，即入茶末去滓顿服，浓衣盖覆取汗。解表汤治初得伤寒时气壮热头痛：炙甘草二两，生姜二两半，黑豆二合，上三味㕮咀，每服五钱匕，水煎去滓顿服，浓衣盖覆出汗。附桂散治伤寒时气：附子、桂心各半两，上二味捣罗为散，每服三钱匕，热酒调顿服，浓衣盖汗出为度。万灵散和养三焦，调顺阴阳，升降痞滞，祛遣寒邪，温中散湿暖胃和脾，滋助气血，思美饮食，虚寒固冷，痰癖动气，心膈疼痛，噎闷呕逆，一切气疾不日痊愈：前胡、柴胡、秦艽、炙甘草各半斤，蘹香子、木香、桂心各一斤，槟榔十枚，肉豆蔻、芍药各半斤，青橘皮、川芎、甜葶苈各半斤，桔梗四两，上一十四味捣筛，每服三钱匕，大枣二枚水煎去滓温服。苦参汤治时气热病，狂言心躁：苦参不拘多少捣筛，每服二钱匕，水煎去滓连三服。《圣济总录·伤寒疫疠》曰：人居天地间，禀气于阴阳。气和则安，气戾则病。故一岁之内节气不和，寒暑乖候，皆为疫疠之气。感而为病故名疫疠，其状无问长少，率皆相似。俗又名天行，其病与时气温热等病相类，治各随其证，以方制之。神明白散治疫疠头痛壮热恶寒不解：白术、附子各二两，桔梗、细辛各一两，乌头四两，上五味捣罗为散，温酒服方寸匕。前胡汤治时行疫疠壮热咳嗽，头痛心闷：前胡、升麻、麦冬各三分，贝母、紫菀、杏仁各半两，炙甘草一分，石膏一两一分，上八味捣筛为散，每服三钱匕，竹叶二七片水煎去滓温服。七物赤散治辟毒气疫病：丹砂、乌头各二两，细辛、羊踯躅、干姜、白术各一两，瓜蒌一两半，上七味捣罗为散，每服半钱匕，温酒调服，汗出解，不解增至一钱匕。麻黄汤治时行疫疠病，头痛体热渴燥，百骨节疼痛：麻黄、葛根各一两，黄芩、栀子仁、芍药、杏仁各三分，上六味捣筛为散，每服三钱匕，豆豉五十粒水煎去滓温服。葛根汤治时行疫疠目疼心中妨闷：葛根一两，芍药三分，葱白三茎，豆豉半合，上四味锉如麻豆，水煎去滓分温二服。石膏汤治时

行疫疠壮热头痛唇干：石膏一两，葛根三分，芍药、贝母、百合、升麻各半两，栀子仁、炙甘草各一分，上八味捣筛为散，每服三钱匕，豆豉五十粒，葱白三寸，水煎去滓温服。麻黄解肌汤治时行疫疠头疼壮热烦躁：麻黄、升麻、炙甘草、芍药、石膏各一两，杏仁半两，贝齿一分，上七味捣筛为散，每服五钱匕，水煎去滓温服。桂心汤治时行疫疠未经汗下体热烦闷：桂心三分，芍药一两，麻黄、杏仁、黄芩、炙甘草各半两，上六味捣筛为散，每服三钱匕，生姜三片，大枣一枚，水煎去滓温服。前胡汤治时行疫疠壮热恶寒，食即呕吐：前胡、生地、麦冬、陈橘皮、炙甘草、人参各半两，上六味捣筛为散，每服三钱匕，竹叶七片水煎去滓温服。苦参汤治时行疫疠发表攻里不尽，形证尚在，其人垂死不疗者：苦参二两捣筛，每服三钱匕，酒煎去滓顿服。柴胡汤治时行疫疠数日未得汗，浑身壮热，呕逆不下食：柴胡、升麻、大黄各一两，麻黄一两半，桂枝、炙甘草各三分，鳖甲一两一分，枳实、知母各三分，栀子仁一分，上一十味捣筛为散，每服五钱匕，生姜三片水煎去滓温服。沉香丸治时行瘟疫恶气热毒攻心胁，气满胀急：沉香、丁香、薰陆香各半两，犀角屑、升麻、木香、羚羊角屑、黄芩、栀子仁各三分，麝香一钱，鬼臼、芒硝、大黄各一两，上一十三味捣研为末令匀，炼蜜和丸如梧桐子大，每服十丸至二十丸，米饮下。柴胡汤治时行疫疠头痛壮热：柴胡、芍药各一两，栀子仁、黄芩各半两，石膏、葛根各一两，上六味捣筛为散，每服五钱匕，葱白三寸，豉三十粒水煎去滓温服。葱豉汤治疫疠病始得，头疼壮热：葱白二茎，豆豉一合，蜀椒四十九粒，上三味捣筛水煎去滓顿服。救生散治疫疠病壮热烦躁，头疼体痛：人参、五味子、白术各半两，麻黄三两，桂枝、厚朴、大黄各一两，附子半两，炙甘草半两，上九味捣罗为散，每服二钱匕，新汲水调下，后用热水漱，良久吃生姜热茶一盏，投以衣被覆之，如阳毒汗出，阴毒泻下立瘥。术豉汤治天行时疫未经汗下：苍术五两，豆豉三两半，麻黄二两，上三味捣筛，每服三钱匕，水煎去滓热服，盖覆出汗，未汗再服。《太平惠民和剂局方》人参败毒散治伤寒时气，头痛项强，壮热恶寒，身体烦疼，及寒壅咳嗽，鼻塞声重，呕哕寒热：柴胡、前胡、羌活、独活、桔梗、枳壳、人参、川芎、茯苓、甘草，上十味各三十两，捣末为散，每服二钱，生姜、薄荷各少许水煎去

滓温服。林檎散治伤寒时行疫疠，头痛项强，壮热恶寒，腰背四肢拘急烦疼，面赤咽干，呕逆烦渴：麻黄、桂枝、苍术、大黄、葛根、石膏、山栀子各一两半，木通、瞿麦、炙甘草、前胡、川芎各一两，藿香、乌头各半两，上十四味捣为粗末，每服二钱，林檎糁十数片水煎去滓日再服，衣被盖覆，汗出为度。柴胡石膏散治时行瘟疫，壮热恶风，头痛体疼，鼻塞咽干，心胸如满，寒热往来，痰唾稠黏：柴胡、前胡、石膏、赤芍药、葛根各五十两，升麻二十五两，黄芩、桑白皮各三十七两半，荆芥三十七两，上九味捣为粗末，每服二钱，生姜三片，豆豉十余粒水煎去滓热服。圣散子治伤寒时行疫疠、风温、湿温，一切不问阴阳两感，表里未辨，或外热内寒或内热外寒，头项腰脊拘急疼痛，发热恶寒，肢节疼重，呕逆喘咳，鼻塞声重及食饮生冷伤在胃脘，胸膈满闷，腹胁胀痛，心下结痞，手足逆冷，肠鸣泄泻，水谷不消，时自汗出，小便不利：厚朴、白术、防风、吴茱萸、泽泻、附子、藁本、高良姜、猪苓、藿香、苍术、麻黄、细辛、芍药、独活、半夏、茯苓、柴胡、枳壳各半两，炙甘草一两，草豆蔻仁十个，石菖蒲半两，上二十二味捣为粗散，每服四钱，水煎去滓热服，取遍身微汗即愈。时气不和，空腹饮之，以辟邪疫。升麻葛根汤治时气温疫，头痛发热，肢体烦疼及疮疹已发及未发，疑二之间：升麻、芍药、炙甘草各十两，葛根十五两，上四味捣为粗末，每服三钱，水煎去滓热服，日二三服。葛根解肌汤治伤寒、温病、时行寒疫，头痛项强，发热恶寒，肢体拘急，骨节烦疼，膈烦闷：葛根四两，麻黄三两，桂枝一两，炙甘草、黄芩、芍药各二两，上六味捣为粗末，每服三钱，枣一枚水煎去滓稍热服，取汗出为度。竹叶石膏汤治伤寒时气，表里俱虚，遍身发热，心胸烦闷：人参、炙甘草各二两，石膏一斤，半夏二两半，麦门冬五两半，上五味捣为粗末，每服三钱，青竹叶、生姜各五六片水煎去滓温服。香苏散治四时瘟疫、伤寒：香附子、紫苏叶各四两，炙甘草一两，陈皮二两，上四味捣为粗末，每服三钱，水煎去滓热服，日三服。若作细末，只服二钱，入盐点服。尝有白发老人授此方与一富人家，其家合施，当大疫，城中病者皆愈。其后疫鬼问富人，富人以实告。鬼曰：此老教三人矣，稽颡而退。柴胡升麻汤治时行瘟疫，壮热恶风，头痛体疼，鼻塞咽干，心胸烦满，寒热往来，痰稠黏：柴胡、前胡、葛

根、石膏、赤芍各十两，升麻五两，荆芥七两半，黄芩、桑白皮各六两半，上九味咬咀，每服三大钱，生姜三片，豆豉十余粒水煎去滓稍热服。神术散治四时瘟疫，头痛项强，发热憎寒，身体疼痛，及伤风鼻塞声重，咳嗽头昏：苍术五两，藁本、白芷、细辛、羌活、川芎、炙甘草各一两，上七味捣为细末，每服三钱，生姜三片，葱白三寸水煎温服。来苏散解利四时温疫，伤寒，身体壮热，头痛憎寒，项脊拘急，浑身疼痛，烦渴闷乱，大小便涩，嗜卧少力，全不思饮食：柴胡、炙甘草、干姜各二两，肉桂、桔梗、防风、荆芥穗、五加皮各一两，芍药半两，麻黄、陈皮各一两半，黄芪一分，上十二味捣为细末，每服二钱，生姜三片水煎热服。常服和顺三焦，辟瘴气，进饮食。十神汤治时令不正瘟疫妄行，不问阴阳两感或风寒湿痹：川芎、炙甘草、麻黄、升麻各四两，葛根十四两，赤芍、白芷、陈皮、紫苏、香附各四两，上十味捣为细末，每服三大钱，生姜五片水煎去滓热服。

《黄帝内经素问·刺法论》曰：五疫之至，皆相染易，无问大小，病状相似，不施救疗，如何可得不相移易者？岐伯曰：不相染者，正气存内，邪不可干，避其毒气，天牝从来，复得其往。气出于脑，即不邪干。气出于脑，即室先想心如日；欲将入于疫室，先想青气自肝而出，左行于东，化作林木；次想白气自肺而出，右行于西，化作戈甲；次想赤气自心而出，南行于上，化作焰明；次想黑气自肾而出，北行于下，化作水；次想黄气自脾而出，存于中央，化作土。五气护身之毕，以想头上如北斗之煌煌，然后可入于疫室。又一法，于春分之日，日未出而吐之。又一法，于雨水日后，三浴以药泄汗。又一法，小金丹方：辰砂二两，水磨雄黄一两，叶子雌黄一两，紫金半两，同入合中外固了地一尺筑地实，不用炉，不须药制，用火二十斤煅了也。七日终，候冷七日取，次日出合子埋药地中，七日取出，顺日研之三日，炼白沙蜜为丸如梧桐子大，每日望东吸日华气一口，冰水一下丸，和气咽之，服十粒，无疫干也。太乙流金散辟瘟气，粉身散避瘟病，许季山干敷散辟温疫疾恶，吞麻子、赤小豆辟温病不相染易，桑根悬门上又令人带之辟温病不相染易，致汤辟温疫恶气令不相染易。《圣济总录·辟温疫令不相传染》曰：凡时行温疫皆四时不正之气，感而病者长少率相似。此病苟不辟除多致传染，宜

有方术预为防之。败龟汤辟时气温疫令不相传染：败龟半两，栀子仁、大青、羚羊角、芍药、马牙硝、前胡、紫菀各一分，上八味捣筛，每服五钱匕，水煎去滓温服。绝瘴散治辟时气疫疠：麻黄、桂枝、升麻、细辛、干姜、附子、防己、蜀椒、防风、桔梗、白术、川芎各半两，上一十二味捣罗为散，每服二钱匕，空心温酒调下。赤小豆丸辟时行瘟疫瘴疠令不相染：赤小豆二两，鬼臼、鬼箭羽、丹砂、雄黄各一两，上五味捣末蜜丸如麻子大，每服米饮下五丸。辟温汤治时行疫疠：甘草、大黄各二钱，皂荚一钱，上三味细锉水煎去滓空心热服，至晚下恶物为效。雄黄丸治温疠病转相传染：雄黄、鬼臼、鬼箭羽、赤小豆、丹参各一两，上五味捣研为末蜜丸如小豆大，每服温水下五丸。真珠散辟温疫病：真珠、桂枝各一分，贝母半两，鸡子二枚，杏仁三分，上五味捣研为末，温酒调下一钱匕，若岁中人多病者可旦望服之，如遇时行病即不拘时。羌活汤治时疫更相传染：羌活、桂枝、川芎、牡丹皮、柴胡、桔梗、升麻、荆芥穗、玄参、炙甘草、麻黄、木香各一分，吴茱萸一钱，牵牛半两，上一十四味捣筛，每服五钱匕，水煎去滓温服。预服苍耳散辟瘴疠瘟疫时气：苍耳三两捣罗为散，每服二钱匕，空心井华水调下。辟时行瘟疫瘴疠：芜青不限多少捣汁，立春后遇庚子日，阖家大小，各温服一二盏。流金散辟时行瘟疫：雄黄三两研，雌黄二两，鬼箭羽半两，白矾半两，羚羊角一两，上五味捣研为散，缝小绢袋盛一两带于胸前，别以一袋挂于门户上，每月初一，以两许当庭烧之，能辟瘟气。雌黄丸辟瘟疫去百恶：雌黄、雄黄各一分，虎骨、羚羊角各二两，龙骨、猬皮各一两，空青半两，龟甲一两，樗鸡七枚，川芎二两，真珠三两，鲮鲤甲一两，上一十二味捣研为末熔蜡和丸如弹子大，正旦户前烧一丸，男左女右，系一丸于臂上，遇时行亦根据此用。涂敷方辟瘟疫时气：雄黄二两，丹砂、菖蒲、鬼臼各一两，上四味捣研为末，水调涂五心及额上鼻中耳门，辟瘟甚验。辟瘟丸治伤寒疫疠传染，头目昏重，项膂拘急，胸膈不通：玄参五两，苍术三两，川芎、白芷、羌活、炙甘草、乌头各一两，安息香一分，龙脑、麝香各半钱，上一十味除脑麝外捣罗为末，入脑拌匀，粟米粥为丸如弹子大，阴干纱袋盛，安近火处，每服一丸；时疾生姜、蜜水磨下，阴毒面青熟水磨下。调中丸辟四时疫疠非节之气：大黄五两，麻仁一两，枳壳、茯苓、芍药、前胡、黄芩各一两，上七味捣末蜜丸如梧桐子大，每服十五丸，食后饮下，微利为度，日晚夜卧服之佳。

当归汤治心痛冷痛，丹参汤治肠鸣发则觉作声，茯苓饮治心胸停痰宿水，旋覆花丸治停痰癖饮，白术丸治胃中冷气，木兰汤治热痰饮气，茯苓饮治风痰呕吐，前胡汤治胸背气满，人参饮治客热恶心，厚朴汤治腹冷不能食，白术丸治恶心吐水，补胃饮治胃气虚热渴饮，丹参汤治恶肉核瘰疬，玄参汤治恶核瘰疬风结，丹参膏治恶肉结核瘰疬，紫菀饮治咳嗽，贝母煎治暴热咳嗽，知母汤治伤寒头痛咳嗽，杏仁煎治气嗽，紫苏饮治咳嗽短气，百部根饮治肺气客热，天门冬煎治肺热咳声不出，地黄麦门冬煎治肺热兼咳，羚羊角饮治肺热胸背痛，白术丸治宿冷癖气，人参丸治痰癖不能食，桃仁丸治痰癖，槟榔子丸治痰癖气满，半夏汤治左肋痰癖硬急，桔梗丸治冷痰癖气急引膀胱痛，黄芪丸治痰癖气满盗汗，白术丸治积聚癖气，桃奴汤治伏连鬼气，小续命汤治偏风半身不遂，酸枣饮治虚烦不得眠，茯神饮治心虚不得睡，黄连丸治欠呿眠睡不安，石膏散治风虚出汗，泽泻汤止汗治虚汗烦躁，都梁散治汗出如水，粉散止汗治身体虚肿汗出，捣粉粉身治小儿盗汗，葳蕤饮治风热项强急痛，葳蕤丸治虚风头热，防风饮治风痰头旋，薯蓣酒治头风眩，大豆紫汤治腰卒痛拘急不得喘息，生石斛酒利关节坚筋骨治风痹脚弱，钟乳散治腰脚疼痛，单服鹿角胶益髓长肌悦颜色，枸杞根酿酒治风冷虚劳，常服枸杞补益延年，生枸杞子酒主补虚长肌肉，生地黄煎主补虚损填骨髓，地黄煎中加补益镇心强志力，枸杞子煎又名神丹煎治妇人无子冷病，甘草丸令人食强健倍力，茯苓饮治脚气上冲，竹叶饮治痰热眼赤头痛，增损黄连丸治冷痢，地榆丸治冷痢，乌梅肉丸治冷白脓痢，驻车丸治赤白冷热痢腹痛，干地黄丸治小便赤色如浅红花汁，茅根饮子治胞络热小便如血色，葫荽汤治风疹，葫荽膏治身痒风搔瘾疹，芜蔚浴汤治身痒风搔，牡丹膏治项强头风搔疹痒风肿，犀角竹沥膏治风热头项脉掣动急强及热毒疹痒，洗汤治风疹痒闷搔之汁出生疮，枳实丸治皮肤风疹瘙痒生疮，升麻犀角膏治诸热风痒毒气冲出皮肤，蒺藜子丸除风热消疹兼补益坚筋骨，二疹丸治赤白疹，坐药方治妇人子脏偏僻冷结无子，增损泽兰丸治产后劳损黄瘦，泽兰丸治产后风虚损瘦不能食,松叶膏治头旋发落白屑风痒,长发膏治头风白屑风痒,生发膏治热风冲发发落。

【简要结论】

①《旧唐书·经籍志》载《延年秘录》十二卷,无撰著人名氏。②《甘肃省乡土志稿》认为《延年秘录》是养生著作,南北朝张湛撰,非是。③ 范行准从《外台秘要》等书中辑出《延年秘录》二十卷。④《延年秘录》著作体例同《范汪方》《小品方》等临床著作,内容包括外感热病、内科、外科、妇科、儿科、五官、皮肤等。⑤《延年秘录》治疗天行疾病经验丰富。

《近效方》医学研究

【考略】

《近效方》史志不见著录，作者及撰年不详。原书早佚，从佚文内容来看，应为唐代著作，佚文保存于《外台秘要》。范行准辑佚本从《外台秘要》中辑出，收方近一百四十首，涉及内外儿妇各科多种常见病症。

【学术贡献】

1.《近效方》内科疾病证治贡献

《近效方》黄疸疟疾证治　① 秦艽汤治天行三日外，忽觉心上妨满坚硬，脚手心热变为黄疸：秦艽、紫草、白鲜皮、黄芩、栀子各一两，上五味水煮分二服。② 橘皮汤治天行壮热，呕逆不下食：橘皮、茯苓各三两，生姜四两，上三味水煮去滓，分温五六服。③ 麦门冬饮子治呕逆：麦门冬、芦根、人参各二两，上三味水煮去滓分温五服。又方：饮生姜汁三二合大良；又方：枇杷叶去毛煮饮之；又方：研油麻汁煮绿豆令烂，纳豆中和食。④ 蔓荆子油一盏顿服治急黄。临时无油，则以蔓荆子捣取汁，水和服之亦得。⑤ 瓜蒂散治黄胆：瓜蒂、生秫米、丁香各二七枚，赤小豆七枚，上四味捣筛如大豆置鼻孔中。李皓用之立验。⑥ 治黄胆病身目悉黄，食饮不消，胃中胀热生黄衣，胃中有干屎使病尔：成煎猪脂一小升温热顿尽，日三，燥屎下去乃愈。⑦ 良验茵陈汤治发黄身面眼悉黄如金色，小便浓如煮黄柏汁：茵陈、柴胡各四两，黄芩、龙胆草、枳实各二两，栀子、升麻、大黄各三两，上八味水煮分三服。若身绝羸加生地黄一升，栀子加至七两，去大黄；如气力不羸依前着大黄取验。⑧ 常山丸治疟瘅极效：常山、豉、桃仁等分，上三味捣筛蜜丸如梧桐子，欲发前酒下四十丸，须臾更服二十丸，如不瘥更服，远不过三服。⑨ 木香犀角丸治跋涉江山，防诸瘴疠及虫毒：青木香、犀角屑、羚羊角屑各六分，升麻、玄参、猪苓、槟榔各十分，鳖甲、炙甘草各八分，豉二十分，上十味捣筛蜜丸如梧子，酒服三十丸，日二。⑩ 黄连犀角丸治疟兼痢，无问赤白、水谷、鲜血、瘴：黄连、犀角屑、香豉各二两，龙

骨四两，牡蛎二分，上五味捣筛蜜丸如梧子，米饮下三十丸，日三。⑪ 蜀漆丸治瘴疟不瘥：蜀漆、青木香、升麻、鳖甲、牡蛎、朱砂、猪苓、香豉各四分，常山、大黄各八分，上十味捣筛蜜丸如梧子，米汤下十二丸，日二。⑫ 常山酒治久难瘥疟：常山三两，鳖甲二两，鲮鲤甲、海螵蛸各一两，乌梅肉七枚，桃仁四十九枚，竹叶一升，豉三合，葱白一升，上九味细切酒三升渍经再宿，空腹早朝温服一合。⑬ 桃仁常山丸加减治一切疟无不效，万不一失：桃仁、常山各二两，豆豉三两，上三味捣筛酒泥成丸如梧子，未发前酒服三十丸，临发更服三十丸。常山须蜀者始堪使用，桃其药唯一人患则少合，不堪预合，无力不效，今方有常山一两，桃仁五七枚，豉一合，恬多者佳，捣常山作散讫，次研桃仁作泥，别捣豉，点酒捣三五百杵，次一处和捣又六百杵以来，如法服之。⑭ 诃黎勒散治一切风气痰冷，霍乱，食不消，大便涩：诃黎勒三颗捣取皮和酒顿服。

《近效方》咳嗽呕逆证治　① 治久咳兼唾血：白前三两，桑白皮、桔梗各二两，炙甘草一两，上四水煮顿服。② 治久咳上气，气急卧不得：紫苏叶二两，生姜、麻黄、杏仁各三两，赤茯苓、桑根白皮、葶苈子各二两，橘皮一两半，上八味水煮分三服；再服丸剂：葶苈子六两捣丸如梧子大，枣饮十丸，日二。干枣十颗擘，水煮下丸甚效。③ 紫苏子丸治咳嗽上气腹内胀满，饮食不消，欲作霍乱：紫苏子、橘皮各二两，高良姜、桂心、人参各一两，上五味捣筛蜜丸如梧桐子大，每服酒下十五丸。④ 橘皮汤治天行壮热，呕逆不下食：橘皮、茯苓各三两，生姜四两，上三味水煮分五六服。⑤ 麦门冬饮子治天行呕逆：麦门冬、芦根、人参各二两，上三味水煮分五服；饮生姜汁三二合；枇杷叶煮饮。⑥ 治呕逆：白油麻一合清酒半升煎取三合顿服；麻仁三合熬捣水研取汁着少盐服。⑦ 地黄煎补心肺治肺气咳嗽，令髭发不白：生地黄汁二升，麦门冬汁五升，生姜汁五合，紫菀三两，贝母、款冬花、炙甘草各三两，上七味水煮蜜煎如饧，含如枣许。

《近效方》消渴证治　① 调中方除风湿，理石毒，止小便，去皮肤疮，治肾虚热渴小便多：升麻、

荜茇、炙甘草各四分,玄参、知母、漏芦各五分,茯苓三分,牡蛎、枳实、黄连各六分,上十味捣筛饮服方寸匕,日再。②又方:瓜蒌、茯苓各八分,玄参四分,枳实六分,苦参、炙甘草、橘皮各三分,上七味捣筛为散,每服方寸匕,日再。③治消渴后数饮,呕逆虚羸恐成痈疽水病:茯苓五分,瓜蒌、麦门冬各六分,升麻四分,桑根白皮八分,橘皮三分,上六味捣筛为散,每服一方寸匕,日再。又方:人参、猪苓各三分,通草五分,黄连六分,麦门冬、瓜蒌各八分,上六味捣筛为散,每服方寸匕,日再。④治津液竭身浮,气如水病:汉防己、猪苓、杏仁、郁李仁各六分,瓜蒌八分,茯苓四分,桑根白皮、葶苈子各十二分,白术三分,上九味捣筛蜜丸如梧子,每服三十丸。⑤葶苈丸治消渴成水病浮肿:甜葶苈、瓜蒌仁、杏仁、汉防己各一两,上四味捣筛蜜丸如梧子大,每服茯苓煎汤送下三十丸,日三四服。⑥瞿麦汤治消渴欲成水气,面目并足胫浮肿,小便不利:瞿麦穗、泽泻、滑石各两半,防己三分,黄芩、大黄各一分,桑螵蛸十四枚,上七味到筛为散,每服三钱匕。⑦治消渴肝肺热焦枯消瘦,或寒热口干,日夜饮水,小便如脂,不止欲死:水飞铁粉三两,鸡脖胫五枚,牡蛎二两,黄连三两,上四味捣筛蜜丸如梧子大,每服五十丸。⑧治消渴口干:黄连、豆豉,上二味捣丸,每服四十丸,日再。⑨治消渴能饮水,小便甜有如脂麸片,日夜六七十起:冬瓜一枚,黄连十两,截瓜头去穰入黄连末火中煨,候黄连熟布绞取汁,每服一大盏,日再。⑩《近效极要论》曰:消渴旧来以为难疗。古方有黄连汤牛胆丸为胜,亦不能好瘥,自作此方以来,服者皆瘥。服多者即吐水,岂有更渴之理。⑪麦门冬丸治消渴:麦门冬、蜀升麻、黄芩、黄连、黄柏各五两,人参、干地黄各三两,瓜蒌七两,苦参八两,上九味捣末牛乳和丸,每服二十丸,日二。⑫又方:瓜蒌二两,苦参一斤,黄连、知母、麦门冬、牡蛎粉、人参、黄芪、干地黄各五两,上九味捣末牛乳和丸,每服二十丸,日二。治热中食多、小便多、渐消瘦:地骨皮一升,麦门冬三两,黄连二两,小麦八合,人参一两,上五味水煮分三服。⑬又方:人参五两,麦门冬、牡蛎粉、知母、黄连、瓜蒌各八分,干地黄十分,苦参二十分,上八味捣末牛乳为丸如梧子,每服十五丸,日再。⑭治小便多或不禁:菟丝子、肉苁蓉各二两,蒲黄、黄连、硝石、鸡脖胫中黄皮各三两,

上六味捣筛为散,每服方寸匕,日三,《千金》名九房散。⑮治小便数多,日便一二斗,或如血色:麦门冬八两,蒺藜子三两,炙甘草一两,干姜四两,桂心二两,干地黄八两,续断二两,上七味水煮分三服。⑯《近效》伺部李郎中曰:消渴者,原其发动,此则肾虚所致。每发即小便至甜,医者多不知其疾,所以古方论亦阙而不言。今略陈其要。按洪范稼穑作甘,以物理推之,淋饧醋酒作脯法,须臾即皆能甜也,足明人食之后滋味皆甜,流在膀胱,若腰肾气盛则上蒸精气,气则下入骨髓,其次以为脂膏,其次为血肉也,其余别为小便。故小便色黄,血之余也。臊气者五脏之气,咸润者则下味也,腰肾既虚冷则不能蒸于上,谷气则尽下为小便者也。故甘味不变其色清冷,则肌肤枯槁也。犹如乳母,谷气上泄皆为乳汁。消渴疾者下泄为小便,此皆精气不实于内则便羸瘦也。又肺为五脏之华盖,若下有暖气,蒸即肺润,若下冷极,即阳气不能升,故肺干则热。故《周易》有否卦,乾上坤下,阳阻阴而不降,阴无阳而不升,上下不交故成否也。譬如釜中有水,以火暖之,其釜若以板盖之则暖气上腾,故板能润也。若无火力水气则不上,此板终不可得润也。火力者则为腰肾强盛也,常须暖将息,其水气即为食气,食气若得暖气,即润上而易消下,亦免干渴也。是故张仲景云:宜服此八味肾气丸,并不食冷物及饮冷水。今亦不复渴,比频得效,故录正方于后耳。凡此疾与脚气虽同为肾虚所致,其脚气始发于二三月,盛于五六月,衰于七八月。凡消渴始发于七八月,盛于十一月、十二月,衰于二月、三月,其故何也,夫脚气者,拥疾也,消渴者,宣疾也,春夏阳气上,故拥疾发,即宣疾愈也。秋冬阳气下,故宣疾发,即拥疾愈也。审此二者,疾可理也。又宜食者,每间五六日空腹一食饼,以精羊肉及黄雌鸡为,此可温也。若取下气,不食肉,菜食者,宜煮牛膝韭蔓荆;又宜食鸡子马肉,此物微拥,亦可疗宣疾也。拥之过度,便发脚气,犹如善为政者,宽以济猛,猛以济宽,随事制度,使宽猛得所,定之于心,口不能言也。又庸医或令吃瓜蒌粉,往往经服之都无一效。又每至椹熟之时,取烂美者水淘去浮者餐之,下候心胸间气为度,此亦甚佳。生牛乳暖如人体,渴即细细呷之亦佳。张仲景云:足太阳者,是膀胱之经也,膀胱者,是肾之腑也,而小便数,此为气盛,气盛则消谷

大便硬,衰则为消渴也。男子消渴,饮一斗水,小便亦得一斗,宜八味肾气丸主之,神方。消渴人宜常服之:干地黄八两,薯蓣四两,茯苓三两,山茱萸五两,泽泻四两,牡丹皮三两,附子三两,桂心三两,右药捣筛蜜和丸如梧子大,酒下十丸,少少加,以知为度。先服八味肾气丸讫,后服此药压之方:黄连二十分,苦参粉、干地黄各十分,知母七分,牡蛎八分,麦门冬十二分,瓜蒌七分,上七味捣筛牛乳和丸如梧子大,每服二十丸,日再。患重者渴瘥后,更服一年以来,此病特慎獐鹿肉,须慎酒炙肉咸物。吃索饼五日一顿,细切精羊肉勿着脂,饱食吃羊肉,须着桑根白皮食。一方云:瘥后须服此丸,一载以上,即永绝根源,此病特忌房室热面并干脯一切热肉粳米饭李子等。若觉热渴,加至二十五丸亦得。定后还依前减,其方神效无比,余并准前方。

《近效方》历节脚气证治 ①《近效》论曰:白虎病者大都风寒暑湿之毒因虚所致,将摄失理受此风邪,经脉结滞血气不行,蓄于骨节之间,或在四肢,肉色不变。其疾昼静而夜发,发即彻骨,酸疼乍歇,其病如虎之啮,故名曰白虎之病也。治白虎方:炭灰五升,蚯蚓粪一升,红蓝花七捻,上三味搅和熬令热,取好酽醋暖之拌令浥浥,分作四分故布三四重裹,更番当所患痛处熨之。②治风毒一切恶肿,白虎病:三年酽醋五升热煎三五沸,切葱白三二升煮一沸许,爪篱漉出布帛热裹,当病上熨之。治白虎方:猪肉三串,大麻子一合,酒半盏,上三味和麻子口含喋上。③薏苡仁汤治诸风:薏苡仁五合,葳蕤、生姜、茯神各三两,生犀角末二两,乌梅七枚,麦门冬、竹沥各三合,白蜜一合,上九味水煮取二升七合汁细细饮之。④治热风冲顶热闷:诃黎勒一枚,芒硝三合,醋一升,上三味捣为细末摩涂热处。⑤治风疹:生葱一大束,香浆水三石煮取两石并大斗,于浴斛中适冷热浸。⑥治风热结疹搔之汁出,痒不可忍:麻黄根五两,蛇床子四两,蒺藜子、矾石各二两,白粉二升,上五味捣筛,痒即粉之。⑦治脚气:附子、炙甘草各五两,水五斗煎取二斗半置盆中洗脚,极验;桑煎治水气肺气瘫肿兼风气:桑条二两,水煎取三大合,每服半大升。⑧治遍体风痒干燥,脚气风气四肢拘挛,七气眼晕,不得:桑枝一升,水三升煎取二升,一日服尽。⑨治脚气冲心:槟榔六颗捣筛,童子小便半升微温和末服。⑩治脚气抬肩喘并脚气冲心:乌豆二斗水五斗煮取一斗半分向瓮,两脚各于一瓮中浸将百遍。⑪加减青木香丸治脚气:昆仑青木香、芍药各六分,大腹槟榔、枳实各七分,桂心四分,大黄十分,上六味捣筛蜜丸如梧子大,酒服十五丸,日二服。⑫治脚气上冲心狂乱闷:赤茯苓、槟榔仁、牛膝各十二分,汉防己八两,芍药、郁李仁各十分,枳实、炙甘草各八分,大黄十四分,上九味捣筛蜜丸如梧子,酒服十五丸,日再。⑬治脚气冲心,肺气气急及水气卧不得:葶苈子、杏仁、炙甘草、海蛤、郁李仁各四分,汉防己五分,吴茱萸二分,槟榔仁六分,大黄七分,上九味捣筛为散蜜丸如梧子大,每服十五丸。⑭脚气常用方:白蒺藜子、杏仁各一升,五味子、牛膝、枳实、人参各八分,炙甘草五分,车前子二两,桑根白皮、通草各一两,上十味捣筛蜜丸如梧子,每服十五丸,日再。⑮治脚气两脚肿满,暴破冲心,众医不瘥:小便三升,黍三斤,上二味相和煮三五沸浸脚神效,其药盛水盆中,下着火暖之,如池瓮法,周回泥塞,然后浸脚,将使汗出。⑯治水气:商陆根水煮顿服。⑰肾沥汤煮散除风下气强腰脚,明耳目,除痰饮,理营卫,永不染时气诸风疾:黄芪、川芎、茯苓、五味子、防风、泽泻、独活、玄参、人参、牛膝各六两,麦门冬、地骨皮各八两,桂心、炙甘草三两,丹参五两,上十五味切如大豆,分作二十四贴,贴着生姜一两切,杏仁十四枚去尖碎,以水三升煮一贴,取一升,去滓澄清,取九合顿服,每日一贴,自然除瘥。张中丞自服以来神效不可言,以为乳石力不可比,今服不阙,效验妙。⑱五加酒:五加根茎五斗,曲末三斗,黍米一石,上三味酿酒,每服一盏,又远志十两末之下酿中益妙,玄参及蛇皮肉亦得,其糟与己下食之尤佳。⑲代茶新饮方:黄芪、通草各二斤,茯苓、干姜、葛根、桑根白皮各一斤,鼠粘根三斤,生干地黄、枸杞根、忍冬、薏苡仁各十两,菝葜八两,麦门冬、葳蕤各五两,上十四味捣筛制成茶饼,百余饼为一穿,挂之通风阴处。炭火上炙令茶饼香熟,臼中捣末,随时取足,煎以代茶。

《近效方》痢疾等证治 ①治冷痢:肉豆蔻五颗,炙甘草二两,上二味水煮顿服。户部李尚书云疗冷痢极有效,自用得。②治久冷痢:赤石脂捣作末,和面作馄饨,空腹服一碗。③神验黄连丸治痢无问冷热:黄连一两,茯苓二两,阿胶一两,上三味捣筛阿胶和丸,每服三四十丸。④ 治苦下利及脓血痢,无问冷热悉主之:生犀角屑、黄柏各二两,黄连、苦参各三两,上四味捣筛为散,每日空腹服一方寸匕,日再。此方于度支王郎中处得,曾用极效。⑤ 牛角鳃灰散治卒下血,不问丈夫妇人立效:黄牛角鳃一具,研为细散,食前浓煮豉汁和二钱匕,日三。⑥ 治赤白痢日数十行,无问老小:炙甘草二两,水煮顿服。⑦ 治久痢及疳痢,诸方不瘥者,此方必效:拣楝根白皮不拘多少捣如泥,取细面捻作馄饨如小枣,熟煮吞七枚。⑧ 治疳痢晓夜无度者:楝根浓汁一鸡子壳许和粟米泔一鸡子壳许,灌下部。⑨ 治淋方:葵子一升,水煮分温服。又方:人参六分,厚朴三分,粟米二合,上三味水煮分三服。又方:茯苓、地骨皮各三两,炙甘草、黄芩、前胡、生姜各二两,麦门冬八两,竹叶一升,蒲黄二两,上九味水煮三服。⑩ 治大便不通:猪胆和少蜜于铛中熬令熟稠,丸如枣大,纳下部中。⑪ 治大小便不通:含硝石。⑫ 治小便不通,数而微肿:陈久笔头烧灰和水服之。⑬ 治尿床:麻鞋乳带及鼻根等水煮分再服。⑭ 三黄丸治五劳七伤,消渴,不生肌肉,妇人带下,手足寒热,主一切热:春三月用黄芩四两,大黄二两,黄连四两;夏三月用黄芩三两,大黄一两,黄连四两;秋三月用黄芩六两,大黄一两,黄连二两;冬三月用黄芩六两,大黄一两,黄连三两。上三味随时月捣筛蜜丸如梧子,日服七丸,诸病悉除。

2.《近效方》外科疾病证治贡献

① 大麝香丸治积年心痛尸疰,蛊毒癥癖,两肋下有块,温瘴精魅邪气,或悲或哭,蛇蝎蜂等所螫:麝香、牛黄、藜芦、朱砂、当归、茯苓、桔梗、鬼箭羽、金牙、乌头、桂心、吴茱萸、贯众、丹参各一分,蜈蚣、干姜、人参、虎骨各二分,鬼臼半分,芍药、雄黄各一分半,巴豆二十枚,蚯蚓半枚,上二十三味捣筛蜜丸如梧子,每服三丸,至辰时下利。若不利热饮投之,即利三两行厚冷醋饮止之。② 犀角丸治痈肿、肠痈、乳痈发背,一切毒热痈肿脓化为水:犀角屑十二分,升麻、黄芩、防风、人参、当归、黄芪、干姜、蓼实、黄连、炙甘草、栀子各四分,大黄五分,巴豆二十四枚,上十四味捣筛蜜丸如梧子,每服三丸至五丸,以利为度。③ 加减麻仁丸治积年患气,不能食饮兼食不消化,风气冷气热气冲上,疢癖气并乳石气发动,服经三四日自觉有效:蜀大黄、诃

黎勒皮各四两,人参、大麻仁各二两,上四味捣筛蜜丸,每服二十丸。雍州王长史常服三十余年,八十岁万病皆无。④ 发背皆发出自肠胃流入五脏,仕流多脚气为主。或有先服乳石并热肉面,并失饥房事过度,皆作此疾。纵身不曾服石药,先代服亦有此病。或有下里人服面过度,亦有患者。请依后方,万不失一。发背亦觉有肿,即须审看根硬软。如硬头一点白,烧四边紫黑色,时掣痛。憎寒不食,状若天行,此石痈。知是此状,即须当上灸一百壮,艾炷大如属屎许大。凡发背初亦一点白,四边赤色,渐渐长大,或杯盏并碗许大,四边生饭浆小小疮如粟米许大,亦时时抽掣痛,此两状皆是死病。十日内堪医,十日以外不济。就中冬月得此病,即延得三五日。其发背初觉,即须当头灸二十一壮,如杯许大,即五花灸之,各二十一壮,即服牛蒡子、瓜蒌、葛粉;第二服犀角汤泻之,不然服犀角丸亦得,大效也。⑤ 凡发背候,憎寒壮热,身如拘束,或口干不用食,疮初出如青紫色者毒重,赤者轻,脓如稀泔者极重,脓稠白赤者轻。治恶寒啬啬似欲发背,或已生疮肿瘾疹起:硝石三两暖水一斗和令消待冷,取故青布叠三重可似欲赤处方圆湿布㩉搨根,热即换之。⑥ 治发背及一切毒肿:生麻油六合,黄丹二两半,地胆两钱,生栗子四十九枚,上四味和于铜器中盛,用炭火重汤煎候沫溢出,与器口欲平,取小麦一合,分二人嚼取筋,急纳药中搅,使与相和,膏擎下,安铜器冷水中,成膏讫,以故绵涂膏贴所苦处,晨夕换膏。⑦ 治前疮定讫令生肌,黄四员外云极效:麝香两钱,枣皮灰半两,生麻油六合,上三味水煎稀稠,故绵涂膏贴疮上。⑧ 土质汗治折伤内损有瘀血,每天阴则疼痛,兼疗产妇产后诸疾神效:益母草水煮如稀饧分服,日再。⑨ 治坠损:生地黄一斤熬令焦黄分为三份,每服一份,酒半升煎一两沸,日三服,马坠亦疗之。⑩ 治堕马内损:取卢药一小两捣为末,牛乳一盏煎五六沸,和服。⑪ 治金疮或压损断裂:剥取新桑皮作线缝之,又以新桑皮裹之,以桑白汁涂之,极验;小疮但以桑皮裹即瘥。⑫ 治金疮灸疮火烧疮等方:蜡如胡桃仁,杏子一抄烂捣,槟榔仁一枚,薰陆香半合,上四味和捣猪脂煎药涂帛上贴疮。⑬ 治疮因水入疼痛:生葱一束捣,以脚踏上。⑭ 治火油及天火疮,初出似沸子渐渐大如水泡,似火烧疮赤色热翕翕,须臾浸淫渐多急速:芸薹菜不

限多少捣绞取汁，芒硝、大黄、生铁衣各等分捣大黄末相和芒硝等，以芸薹汁调如稀糊，以秃笔点药敷疮上，频用极有效。⑮ 治甲疽疮神妙方：熏黄、蛇皮烧灰，上二味等分更和研之，温泔清浸洗疮令软，尖刀子割去甲角入内处，取药枣栗许大敷疮上，软绵裹半日许药湿即易之。⑯ 治肉刺：汤浸黑木耳贴之自消烂；⑰ 治疣子法：以墨涂之；屋溜下水涂疣上。⑱ 治一切热毒肿并主乳痈：青木香、紫葛、紫檀、朴硝各二两，赤小豆一合，升麻、白蔹、矾石各一两，上八味捣筛水和如稀面糊，布剪可肿大小，每片剪三两个小孔子涂药贴肿上。贴方消肿治毒热：蔓菁根、芸薹苗叶根各三两，上二味捣末鸡子清和贴；商陆根、芸薹苗叶根等分捣末贴之效。⑲ 硝石膏治一切热疮肿：硝石一斤，生麻油三升，上二味煎油令黑臭下硝石，缓火煎令如稠饧，膏成涂贴疮肿。⑳ 栀子汤治表里俱热三焦不实，身体生疮或发痈疖，大小便不利：芒硝、大黄各四分，栀子、甘草炙、黄芩、知母各六分，上六味水煮分服。㉑ 治诸色疮肿神验方：胡粉、赤小豆、糯米、吴茱萸、黄连各一两，水银二分，上六味捣筛生麻油和如稀面糊，然后取水银于手掌中以唾指研熟讫，入药中，令匀，先椒汤洗疮干拭，以药涂之，日再，孩子疮佳。牛蒡粥治疮肿：牛蒡根二茎煮烂，于盆中研细，服一碗。治热疮疥癣痒痛不可忍：硝石研末和生麻油如面糊涂疮上；水银、芜荑、酥和涂；姜黄涂；牛李子涂；醋煎艾涂；羊蹄根和乳汁涂。

3.《近效方》皮肤疾病证治贡献

① 则天大圣皇后炼益母草留颜方：每朝用此草洗手面如用澡豆法，面上䵟𪒰及老人皮肤兼皱等并展落浮皮，皮落着手上如白垢，再洗再有效。淳用此药已后欲和澡豆洗亦得，以意斟酌用之，初将此药洗面觉面皮手滑润，颜色光泽，经十日许，特异于女面，经月余生血色，红鲜光泽异于寻常，如经年久用之朝暮不绝年四五十妇人，如十五女子，俗名郁臭，此方仙人秘之，千金不传，即用药亦一无不效，世人亦有闻说此草者为之皆不得真法，令录真法如后，可勿传之，五月五日收取益母草，曝令干，烧作灰，取草时勿令根上有土，有土即无效，烧之时，预以水洒一所地，或泥一炉烧益母草，良久烬，无取斗罗筛此灰，干以水熟搅和溲之令极熟团之，如鸡子大作丸，于日里曝令极干讫，取黄

土泥泥作小炉子，于地四边，各开一小孔子，生刚炭上下俱着熟，切不得猛火，若药熔变为瓷巴黄，用之无验，火微即药白色细腻，一复时出之于白瓷器中，以玉捶研绢筛又研三日不绝，收取药以干器中盛，深藏旋旋取洗手面，令白如玉，女项颈上黑，但用此药揩洗，并如玉色，秘之不可传，如无玉捶以鹿角捶亦得，神验。② 生发方：蔓荆子、青葙子、莲子草各一分，附子一枚，碎头发灰二匕，上五味酒渍纳瓷器中，封闭经二七日，药成以乌鸡脂和涂之。③ 换白发及髭：熊脂二两，白马鬐脂一两，婆罗勒十颗，生姜一两，母丁香半两，上五味捣末，脂炼滤之，药末相和令匀，取一小槐枝，左搅数千遍少倾即凝或似膏，以槐枝点药拔白发，令药入发眼孔中，以揩头熟揩之。④ 韦慈氏治头风发落并眼暗：蔓荆实三两，桑上寄生、桑根白皮各二两，韭根三合，白芷二两，甘松香、零陵香各一两，马鬐膏三合，乌麻油一升，甘枣根白皮汁三升，松叶二合，上十一味细切诸药，纳枣根汁中浸一宿，数数搅令调湿匝以后，且纳油脂中缓火煎之，勿令火热，三五日候枣汁竭，白芷色黄，膏成去滓，每日揩摩鬓发及梳洗，其药浸经宿，临时以绵宽裹煎之，膏成去滓绵滤，以新瓷瓶盛，稠浊者即先用却，不堪久停，特勿近手糜坏也。⑤ 防风蔓荆子丸：防风、黄连、干地黄各十六分，蔓荆子二十分，甘皮六分，葳蕤十分，甘草八分炙，茯神十二分，大黄八分，上九味捣筛，蜜和丸如桐子，饮下二十丸，稍稍加之，以大肠畅为度，尽更合服，除眼中黑花，令眼目明，以瘥为度。⑥ 刘尚书治头中二十种风，发秃落摩之，即此疗顶如剥似铜盆者，若小发落不足为难：蜀椒三两半，莽草二两，干姜、半夏、桂心、藺茹、附子、细辛各一两，上八味捣筛猪脂制膏，每夜摩之。⑦ 婆罗门僧治大风疾并压丹石热毒，热风手脚不随：硝石一两，生乌麻油二升，上二味纳铛中细细火煎，其药未熟气腥，候香气发即熟，更以生乌麻油二大升和之，更微火煎之，以意斟量得所讫，纳不津器中，服法：患大风者用火为使，在室中重作小纸屋子，屋子外燃火，令病患在纸屋中发汗，日服一大合，病患力壮日二服，服之三七日，头面疱疮皆灭，若服诸药丹石热发，不得食热物，着浓衣，卧浓床，床风者，即两人共服一剂，服法同前，不用火为使，忌风二七日，或但取一匙纳口待消，咽汁热除。

4.《近效方》妇儿疾病证治贡献

① 治妊娠恶食,心中烦愦,热闷呕吐:青竹茹、麦门冬各三两,前胡二两,陈橘皮一两,芦根一握,上五味水煮分再服。② 治血晕绝不识人烦闷:红蓝花三两,无灰清酒半升,童子小便半升,煮取一盏,候稍冷服。③ 赤父马粪绞取汁一大盏,新汲水半大盏和研,绞取汁顿服,亦主人血不止,神验。④ 坐药主下冷,子门痒闭:吴茱萸、葶苈子各二分,蛇床子三分,无食子一枚,上四味为散绵裹如枣许,纳子宫中,令热为度。⑤ 远志二分,蛇床子、五味子各四分,干姜、莲花叶各三分,上五味捣散口中玉泉和兔矢大,纳阴门中。⑥ 治小儿误吞钱在喉中,麸炭末指弹入喉中其儿当便咯出妙。烧盐通一切气,尤疗风:盐花生麻油和之,湿布一片急裹置瓦上炭火四面烧,取盐捣破,患心腹胀满,气隔不通,取棋子大含咽;煮诃黎勒、槟榔及茶汤,用此盐疗一切病。诃黎勒丸治气胀不下食,尤除恶气:诃黎勒、青木香等分,捣筛融沙糖和丸,随意服之,气甚者每服八十丸,日再;稍轻者每服四五十丸则得,性热者以生牛乳下,性冷者以酒下,不问食之前后。治天行后两胁胀满:熬盐熨之,如小便涩亦用盐熨脐下,如水肿服谷枝汁。

5.《近效方》五官疾病证治贡献

① 治眼赤痛眼漠漠:硝石研末于眼四角各点一粟许,须臾热泪出便睡,觉醒以浆水洗。② 治赤眼及眼睛上疮:秦皮一两,清水一升浸,箸头缠绵点沥。③ 敕赐源干曜治赤眼:生石蜜、朱砂、石盐、芒硝、盐碌、石决明各六分,蕤仁三百颗,黄连、细辛各一两,乌贼鱼骨二寸,上十味捣筛白蜜和,置眼两大角中如绿豆许大,万金不传。④ 治眼中一切诸疾盲翳,天行风冷热,胎赤泪出,常漠漠不多见物,唯不疗睛破:石胆、波斯盐绿、细辛、铅丹、乌贼鱼骨各一两,真石盐、马蹄决明二两,硇砂二分,防风、秦皮、黄连、蕤仁各三两,上十二味捣筛似粉,蜜煎取下清者,每以两米粒许置两眦。⑤ 治热风暴赤,睑烂生疮,或碜或疼,或痒或痛,久患虚热,远视不明,喻若隔绢看花,或服石乳发动,冷热泪出,白睛赤红肿胀,泪裹眼珠,皆是肝膈实热,肾脏已虚:竹叶一握,葛根、炙甘草各三两,地骨白皮、荠苨各五两,上五味水煎分三服。前方亦须敷药,抽热毒风,不然恐须破火肝豆吴渐又疗眼睛不疼,亦不痛,上下睑赤风痒生疮,泪多者。宜点此

药:蕤仁四十九枚,胡粉如棋子许大,上二味别研,取好真酥如杏核许大,都一处和研令匀,入龙脑香如大豆许大三粒,研令消,宜油帛裹,或铜合子盛之,勿泄气伤风,则不堪用。或有小儿胎赤,并宜用此方。又凡目疾,不问少长男女等,所忌有五:一房室,二面酒,三目冲风冷霜雪,向日远视,四哭泣嗔怒,五终身不用吃生五辛、荞麦、葵菜。若因疾犯者,则疾深难疗,幸细意将慎,百无一失。又疗眼赤肿热疼,泪出烧人皮肉不可堪忍,或石乳发动。连睛疼闷,乍歇乍发,头痛增寒,睑赤疮烂,无所见物,白膜覆黑珠,或因天行斑毒入眼无所见者,一切药并不可着。唯宜用千岁虆汁,一名蘡薁藤汁也,不问春秋冬夏,比采其茎,削去上苍皮,粗细如大拇指大者即得,截断,可长六七寸,取一铜器或瓷器中盛水三五升,渍之一食顷,其头白乳汁出,可长。又疗眼中一切诸疾,青盲翳者,天行风赤,无端忽不见物,悉主之,此方兵部侍郎卢英所传,价重千金:石胆、波斯盐碌、石决明、乌贼鱼骨、铅丹、细辛、浓沙各三分,蕤仁、防风各三两,秦皮二两,马蹄决明二两净,上十一味捣散及研,避风煮,以白蜜炼,滤使净,和讫,于白中更捣五七千杵,以油腊纸重裹之,重合盛,勿令见风,可致百年不败,合之,不欲见虫大与鸟雀妇女及孝子秽恶之类,瘥即。又凡自天行病后,皆不得食葵热面,生五辛,荞麦鱼脍毒物伤目,就中更犯房室,加之疼痛或有虚损辛酸吐即:前胡三两,生麦门冬五两,竹叶一握,炙甘草二两,栀子二七枚,葛根、葳蕤、漏芦各三两,上八味水煮三服。⑥ 鼢鼠土膏治眼疼,脉擘连耳热疼不可堪:鼢鼠土二升,青木香一两,大黄五两,白蔹三两,寒水石六两,上五味捣筛为散,白酒和如稠饧,当痛擘处摩之。⑦ 秦皮洗汤治眼有倒睫毛或折在睑中,聚生刺人白睛,唯觉痒闷,渐赤膜起,连上下睑多赤生疮若疼若欲疗之者,皆取平晨日未出之际,令一眼明人把镊子拔之,去倒睫毛,勿使毛断,连根去乳汁月内又凡是黑睛及瞳仁莹薄有疮翳,皆不可用辛辣及温药洗之,并是害眼之兆:秦皮一两,栀子仁二七枚,淡竹叶一握,上三味绵裹水煎洗眼。⑧ 治喉痹:大附子一个蜜涂火上炙,稍热即含咽汁,甜尽又取一片。又方:朴硝一两,细细含咽汁,一食顷瘥。⑨ 治喉肿全盛,语声不出:大附子一枚含咽,乌头亦得。⑩ 治喉痹喉咽塞,喘息不通,须臾欲绝,神

验方：马兰根叶二两水煮分服，络石草亦疗，煎法分两亦同。⑪ 莲子草膏治一切风，耳聋眼暗，生发变白，坚齿延年，本是婆罗门方：莲子草汁三升，生巨胜油、生乳各一升，甘草末一两，上四味和于锅中煎之，缓火熬令鱼眼沸，数搅之勿住手，看上沫尽，清澄滤，不津 器中贮之，云本方有青莲蕊六分，龙脑花三分，郁金香二分，并末，先煎诸药三分减一，次下汁及油等，膏成，每欲点，即仰卧垂头床下，一孔中各点如小豆，许久乃起，有唾唾却，勿咽之，起讫，即啜少热汤饮，点经一年，白发尽黑，秃处并出，韩庶子处得，每用验。

【综合评述】

1. 《近效方》善治消渴

《近效方》治消渴有理论有经验，有继承有发展，可圈可点。《备急千金要方》辑有《近效方》之前的各家消渴治疗经验，其中有名有方者二十方。① 茯神汤泄热止渴治胃腑实热，② 猪肚丸治消渴，③ 浮萍丸治消渴，④ 黄连丸治消渴，⑤ 瓜蒌粉治大渴，⑥ 枸杞汤治渴而利，⑦ 铅丹散治消渴，⑧ 茯神丸治肾消，⑨ 酸枣丸治口干内消，⑩ 猪肾荠苨汤治消渴，⑪ 增损肾沥汤治肾消，⑫ 补养地黄丸除热止渴，⑬ 九房散治小便多，⑭ 黄芪汤治中消，⑮ 棘刺丸治男子尿多百病，⑯ 骨填煎治虚渴，⑰ 茯神煮散补虚治消渴，⑱ 枸杞汤治劳渴，⑲ 巴郡太守奏三黄丸治消渴，⑳ 阿胶汤治肾渴。《近效方》治疗消渴大法以清热、养阴、补肾为主。尝谓：消渴旧来以为难疗。古方有黄连汤、牛胆丸为胜，亦不能好瘥。自作此方以来服者皆瘥。清热如黄连、豆豉二味捣丸治消渴口干，冬瓜、黄连二味治消渴饮水，小便甜如脂麸片。黄连、鸡膍胵、牡蛎、水飞铁粉四味治消渴肝肺热焦消瘦。养阴如麦门冬丸（麦冬、地黄、升麻、黄芩、黄连、黄柏、人参、瓜蒌、苦参）九味治消渴，或以麦冬、瓜蒌、地黄、人参、牡蛎、黄连、知母、苦参、黄芪九味治消渴。补肾以菟丝子、肉苁蓉各二两，蒲黄、黄连、硝石、鸡膍胵黄皮六味治小便多或不禁，或地黄、续断、麦冬、蒺藜子、炙甘草、干姜、桂心七味治小便数多，或以地骨皮、麦冬、人参、黄连、小麦五味治小便多渐消瘦，或以地黄、人参、麦冬、牡蛎粉、知母、黄连、瓜蒌、苦参八味治肾虚消渴。《近效方》对消渴并发症有独到见解。《近效》引伺部

李郎中曰：消渴者原其发动（指服石发动），此则肾虚所致。每发即小便至甜，医者多不知其疾，所以古方论亦阙而不言。调中方理石毒除风湿治服石散并发消渴皮肤疮：升麻、荜茇、炙甘草、玄参、知母、漏芦、茯苓、牡蛎、枳实、黄连十味捣筛饮服方寸匕，或以瓜蒌、茯苓、玄参、枳实、苦参、炙甘草、橘皮七味捣筛为散饮服方寸匕。《圣济总录·乳石发渴》传承《近效方》服石消渴观点：石性沉下服之归肾，若发动则腑脏生热津液枯燥。盖肾恶燥，肾燥则渴而引饮不可为量，久则变为三消之证。① 生地黄汤治乳石发动虚热大渴：生地黄四两，竹叶二握，小麦半升，黄芪、黄芩、木通、前胡、瓜蒌根、大黄各一两半，芍药、升麻、炙甘草、知母、赤苓、人参、当归各一两，上一十六味锉如麻豆，每服五钱匕，水煎去滓不拘时温服。② 黄芪汤治乳石发动热渴口干：黄芪、麦冬、芍药、瓜蒌根各三两，生地二两半，栀子仁三十枚，升麻二两，黄芩一两，上八味捣筛，每服四钱匕，水煎去滓不拘时温服。③ 葛根煎治乳石发虚热上冲，口干头面热赤，大渴：生葛根、白蜜、生地黄各一盏，生姜汁三分一盏，枣肉研膏二两，生麦门冬研膏二两，上六味微火煎成如饧，每服半匙头，不拘时含化。④ 葱白饮治乳石发热消渴：葱白四两，葫叶、茅苨、枸杞各一两，上四味捣筛，每取二两，水煎去滓分温三服。⑤ 竹叶汤治乳石发热消渴：淡竹叶半斤，赤茯苓、石膏各二两，瓜蒌根一两半，小麦一两，上五味捣筛，每服五钱匕，水煎去滓不拘时温服。⑥ 人参汤治服乳石饮食冷热不消，虚胀吐清水渴闷：人参、枳壳、炙甘草、瓜蒌根、白术各一两，上五味捣筛，每服四钱匕，水煎去滓温服不拘时。⑦ 茯苓汤治乳石发热口干：茯苓四两，泽泻二两，白术、干姜、桂枝、炙甘草、各一两半，小麦二两，上七味捣筛，每服三钱匕，水煎去滓不拘时温服。⑧ 枳实汤治乳石发壅热烦闷渴躁：枳实、赤茯苓、石膏各半两，上三味捣筛，每服五钱匕，水煎去滓温服不拘时。⑨ 桃仁粥丸治乳石发热盛烦躁口干：桃仁二两，白米半升，上二味水煎渴即不拘多少饮之。⑩ 黄连丸治乳石发渴：黄连、麦门冬各二两，生地黄、羊乳、瓜蒌根汁各二合，上五味以黄连麦门冬二味捣罗为末，次以三味汁和，众手丸如梧桐子大，每服二十丸，米饮下，不拘时。⑪ 治乳石发动大渴：生田螺新汲水一斗浸一复时，澄取清汁，不拘时饮

之,其田螺经宿放却,不用更取新者,如前法浸之。⑫ 治乳石发渴:竹根五两水五碗,浓煮取汁,渴即饮之。⑬ 治乳石发渴:青粱米三合水煮取汁饮之。⑭ 治乳石发渴:大麻仁一升水煎时时饮之。⑮ 治乳石发渴:黄柏半斤每服二两,水煎渴即饮之。《近效方》治疗消渴并发症如水肿等有丰富经验。以茯苓、瓜蒌、麦门冬、升麻、桑根白皮、橘皮六味捣筛为散,每服一方寸匕,治消渴恐成痈疽水病,或人参、猪苓、通草、黄连、麦冬、瓜蒌六味捣筛为散,每服方寸匕,治消渴恐成痈疽水病。以汉防己、猪苓、杏仁、郁李仁、瓜蒌、茯苓、桑根白皮、葶苈子、白术九味捣筛蜜丸如梧子,治消渴身浮气如水病,葶苈丸(甜葶苈、瓜蒌仁、杏仁、汉防己)四味捣筛蜜丸如梧子大,治消渴成水病浮肿。瞿麦汤(瞿麦穗、泽泻、滑石、防己三分、黄芩、大黄、桑螵蛸)七味捣筛为散,治消渴面目足胫浮肿,小便不利。《近效方》曰:《洪范》稼穑作甘,以物理推之,淋伤醋酒作脯法,须臾即皆能甜也,足明人食之后滋味皆甜。肾气盛则上蒸精气,气则下入骨髓,其次以为脂膏,其次为血肉也,其余别为小便。肾气虚冷则不能蒸于上,谷气尽下为小便也,故甘味不变其色清冷则肌肤枯槁也。消渴疾者下泄为小便,此皆精气不实于内则便羸瘦也。肺为五脏华盖,若下冷极即阳气不能升,故肺干则热。故张仲景云宜服此八味肾气丸。每至椹熟之时,取烂美者水淘去浮者餐之,此亦甚佳。生牛乳暖如人体,渴即细细呷之亦佳。消渴人宜先服八味肾气丸讫,后服此药压之方:黄连、苦参粉、干地黄、知母、牡蛎、麦冬、瓜蒌七味捣筛牛乳和丸如梧子大,每服二十丸,日再。瘥后须服此丸一载以上,即永绝根源。《圣济总录》治乳石发身体肿有升麻汤:升麻、大黄、黄芩、枳实、芍药、炙甘草、当归等八味;茯苓汤:赤茯苓、淡竹叶、白术、炙甘草、枳实、人参、栀子仁、大黄、黄芩等九味;生麦门冬汤:生麦门冬、豆豉二味;芍药汤:芍药、枳实、大黄、升麻、当归等五味;木通汤:木通、桑根白皮、桔梗、赤芍药、葶苈子、白茅根等六味;紫苏子丸:紫苏子、陈橘皮、杏仁、赤茯苓、防己、葶苈;赤茯苓散:赤茯苓、牵牛子、枳壳、陈橘皮、炙甘草等五味;硝石汤:硝石、萆薢、防风、黄连、大黄、炙甘草、枳壳、地榆、

羌活、龙骨、代赭、桑根白皮、桂枝、黄芩、石韦等一十五味。

2.《近效方》方剂大多无方名

秦艽汤治天行黄疸,瓜蒂散治黄胆,良验茵陈汤治黄疸,常山丸治疟瘴,木香犀角丸治瘴疠,黄连犀角丸治疟痢,蜀漆丸治瘴疟,常山酒治久疟,桃仁常山丸治一切疟,诃黎勒散治风气痰冷,紫苏子丸治咳嗽上气,橘皮汤治天行壮热,麦门冬饮子治天行呕逆,地黄煎治肺气咳嗽,薏苡仁汤治诸风,加减青木香丸治脚气,肾沥汤煮散治腰脚痹痛,神验黄连丸治诸痢,牛角鰓灰散治便血,大麝香丸治积年心痛癥癖,犀角丸治痈肿肠痈,加减麻仁丸治积年患气,硝石膏治热疮,栀子汤治疮疡痈疖,防风蔓荆子丸治眼花,秦皮洗汤治倒睫。《近效方》秦艽汤由秦艽、紫草、白鲜皮、黄芩、栀子五味药物组成,是治疗时行黄疸的经世良方。后世名秦艽汤者多,但与时行黄疸相关者少。《圣济总录》卷六十秦艽汤治阴黄不欲闻人言语,小便不利:秦艽一两、旋覆花、赤茯苓、炙甘草各半两,上四味捣筛为散,每服四钱匕,牛乳一盏煎服。《太平圣惠方》卷十五秦艽散治时气热毒躁闷谵言,口舌干渴不止:秦艽、黄芩、木通、犀角屑、麦门冬、玄参、蓝叶、栀子仁、炙甘草各三分,赤芍、桔梗各一分,上十一味捣筛为散,每服四钱,水煎去滓温服。《太平圣惠方》卷十六秦艽散治时气壮热发黄,腹满心下硬:秦艽、柴胡、川芎、桔梗、葛根、黄芩、炙甘草、大黄、桑根白皮各一两,上九味捣末,每服半两,水煎去渣温服。《太平圣惠方》卷五十五秦艽散治心脾热壅,皮肉面目悉黄:秦艽、犀角屑、赤茯苓各半两,黄芩三分,柴胡、茵陈、麦冬各一两,大黄二两,上八味捣末,每服四钱,水煎去滓温服。

【简要结论】

① 《近效方》作者未详。② 《近效方》撰著年代约为唐代。③ 《近效方》原书早佚,部分内容保留于《外台秘要》。④ 范行准辑佚本从《外台秘要》中辑出,收方近一百四十首,涉及内外儿妇各科多种常见病症。⑤ 《近效方》治疗消渴并发症有创新。⑥ 《近效方》秦艽汤治时行黄疸有见解。

许仁则医学研究

【生平考略】

许仁则，唐代医学家，著有《子母秘录》十卷，未见传世。其生平履贯均欠详。《外台秘要》《证类本草》均有其佚文，足见其影响。

【学术贡献】

1.《许仁则方》外感热病证治贡献

《许仁则方》天行热病论治　天行热病方家呼为伤寒，有二种，有阴有阳，阴伤寒者反于阳是也。阳伤寒状，表里相应，心热则口干苦，肝热则眼赤晕，脾热则谷道稍涩，肾热则耳热赤，肺热则鼻干渴，胃热则呕逆，大肠热则大便秘涩，小肠热则小便赤少，皮肤热则脉洪数，身体热。反此者，乃阴伤寒。夫伤寒者，则为寒所伤也，寒生阴，阴主杀，凡人阴阳调则无病。气既为寒所伤，便致斯疾也。又论阴阳伤寒者，则毒气伤阴阳气也。人身中有阴阳之气，阴阳者则寒热也，本以阴为毒所伤，则不能流行，阳热独王，故天行多热者也。以病于诸病之中，最难为疗。阴阳二病，阴尤可忧耳，时闻有此病而多仓卒死者不少，或由诊候不能精审，方药未达指归，饮食乖宜，寒温失节，故致尔，自心不全甄别，他医难得精妙，与其疗也，宁可任之。但能滋味适寒温，将理中间冷暖，守过七日，此最为得计。其中事须服药，不可徒然者，唯多日大便不通，暂须一转泄耳，病经一二日，觉身体壮热头痛，骨肉酸楚，背脊强，口鼻干，手足微冷，小便黄赤，此是其候，若如是，宜先合煮① 桃柳等三物汤浴之方。桃枝、柳叶各五斗，酢浆水一斗，上三味水一石煮桃柳枝叶二物，取七斗汁去滓，纳醋浆水搅，带热以浴，浴讫拭身体令干，以粉摩之，勿触风，则于密处刺头眼后两边及舌下，血断以盐末厌刺处则入被卧。后服② 解肌干葛等五物饮微覆取汗，如病根轻者，因此或歇：葛根五合，葱白一升，生姜一合，豉心一升，粳米二合，上五味水五升煮取豉心以上四味，取三升半汁去滓纳粳米屑，煮令米烂。带热顿啜候尽，微覆取汗。又依前浴等法，不觉歇，宜更作③ 鸡子汤重泄之方。新壳产鸡子五

枚上各破头，泻置一盏中，别加一鸡子水，以箸搅令极浑，别用水一升，煮极沸，则投鸡子于汤中微搅，才似熟则泻置碗中，纳少酱清，似变腥气。带热啜令尽，覆使汗出。又依前鸡子汤出汗，汗泄当歇，如不觉退，合④ 栀子六味散：栀子三十枚，葛根五两，茵陈二两，升麻三两，大黄、芒硝各五两，上五味捣筛为散，饮服三方寸匕。服之须臾，当觉转则利也。如经一两食顷不利，且以热饮投，又不利，即斯须臾服一方寸匕，还以饮投，得利为度。后适寒温将息，更不须服此也。又依前栀子等六味散取利，复不觉退，加呕逆食不下，口鼻喉舌干燥。宜合⑤ 生芦根八味饮子，细细服之：生芦根一升，生麦门冬二升，生姜五两，人参、知母各二两，乌梅十颗，白蜜一合，竹沥三合，上八味水煮三升去滓，纳蜜沥等搅令调细细饮，不限遍数冷暖，亦不限食前后服。此饮子虽不能顿除热病，然于诸候，不觉有加体气，安稳心腹不冷意。又欲得此饮，任重合，但依前服之。如热势不退，心腹妨满，饮食渐少，心上痞结，则不可重服之。又依前生芦根等八味饮子，饮之诸状不歇，渐不下食，心腹结硬，不得手近，有时触着痛不可忍，既是热病，体气合热，骨肉疼痛，脉合洪数，口合苦爽，食合呕逆，体气反凉，脉反沉细，饭食反下，反不知痛恼，大小便秘塞，心上如石，痛不可近，视唇急鼻张，手眼寻绎，狂言妄语，此由热极，将息酷冷，饮食寝寐，唯冷是求，热结在心，无因通泄，如有此者，十不救二三，更不可以常途守之，当须作成败计耳。此非半夏等十味汤，无奈之何，其中有诸状与此无别，但加身体黄，眼白睛色如黄柏，此是急黄，如有亦不可守常法，还宜合后汤救之方。⑥ 半夏、大黄各五两，干姜三两，白术、细辛、柴胡、牡丹皮各三两，吴茱萸、芒硝各二两，桂心一两，上十味水煮三升去滓，纳芒硝搅令消尽，分温三服。若服一服利后，须伺候将息，勿更进汤药，但研好粟米作汁饮，细细与之。如觉利伤多，可以酢饭止，稠酢浆粥亦得。又依前成败计，服半夏等十味汤后，虽得毒热势退，利尚不休，体力渐弱。宜合人参等五味散细细服之方。⑦ 人参五两，生犀角末二两，乌梅肉、

生姜屑、黄连各三两,上五味捣筛为散,饮服一方寸匕,日三服,稍加至二匕。此病复发,不但起动劳役,或因饮食稍多,或因言语过分,或缘视听不节,或为动转不常,皆成此复。若复甚者,乃至不救,剧于初得病时,不可以复发而云轻易,劳复状一如伤寒初有。如此者宜合⑧ 葱白七味饮,服之渐覆取汗:葱白连须一升,葛根六合,新豉一合,生姜二合,生麦门冬六合,干地黄六合,劳水八升以杓扬之,上七味煎三分减二,去滓分三服。如觉欲汗,渐渐覆之。兼主伤寒。又依前葱白七味饮服之得可,但适寒温将息,以取安稳,若不觉可,宜合⑨ 葳蕤五味饮子服之:葳蕤五两,葱白一升,豉心一升,粳米三合,雄鼠屎七枚,上五味水七升先煮豉以上取四升汁,去滓纳粳米屑煮米烂讫,纳鼠屎末搅调顿服。覆被安卧,取汗瘥。又凡天行病瘥后,准常合渐健能行履,遂过限不堪起动,体气虚羸,每觉头痛,唇口干,乍寒乍热,发作有时,或虽能行动运转,然每作时节有前状者,名天行后不了了,有此宜合⑩ 地骨白皮五味饮子、白薇十味丸细细服之:地骨白皮、知母各三两,麦门冬五两,竹沥一升,白蜜三合,上五味水六升煮取二升去滓,纳竹沥蜜搅调,分温三服。如觉虚,不能空腹顿尽,欲间食服亦佳。兼主伤寒。又若服前地骨白皮等五味饮子不可,虽可不能全退,宜合⑪ 白薇等十味丸:白薇、地骨皮、葳蕤、蜀漆、人参各三两,知母四两,干地黄六两,麦门冬五两,炙甘草四两,橘皮二两,上十味捣筛为散,蜜丸如梧桐子大,初服十五丸,日再服,稍加至三十九丸。服经三数日后,自候腹中若觉热则食前服,如不能以空饮下药,宜合⑫ 乌梅四味饮下前丸:乌梅十枚,葳蕤五两,生姜五两,白蜜一合,上四味水煮取二升,去滓纳白蜜搅调,细细用下前丸,多少冷暖,以意斟酌。纵不下丸,但觉口干渴则饮之。

《许仁则方》黄疸论治　急黄病始得与前天行病不多异,五六日但加身体黄,甚者洟、泪、汗、唾,小便如柏色,眼白睛正黄,其更重状,与天行病候最重者无别。如至此困,自须依前救天行最重半夏十味汤救之,若未至是者,宜依后法。急黄状始得大类天行病经三两日,宜① 麻黄五味汤发汗以泄黄势:麻黄三两,葛根五两,石膏八两,生姜六两,茵陈二两,上五味水煮取二升七合,去滓分三服。服讫当欲汗,则覆被微取汗以散之。麻黄五

味汤汗出后未歇,经三五日,宜② 栀子五味汤以取利:栀子二十枚,柴胡、黄芩、茵陈各三两,芒硝六两,上五味水煮取二升六合,去滓纳芒硝搅令消,分温三服。服栀子五味汤利后病势不歇,经六七日,宜③ 秦艽牛乳二味汤:秦艽六两,牛乳二升,上二味秦艽以牛乳煮之,可三分减一,去滓带暖顿服,极验。秦艽二味汤药后不觉病退,渐加困笃,势如前天行最重状,则不可更服诸冷物。冷物在心唯是痞,速宜前天行半夏十味汤救之,亦可合④ 瓜蒂三味散吹鼻孔中并与之服:瓜蒂、丁香、赤小豆各七枚,上三味捣筛取如大豆,分吹两鼻孔中。须臾当出黄水,正如煮柏汁及出黄虫,亦可以新汲水和一方寸匕与患人服,或利或吐,吐利所出亦如煮黄柏汁,天行用此疗,亦与崔氏同。此病俗间亦有单煮瓜蒂汁灌鼻孔中者,亦有单服生麻油者。治黄胆病与前急黄不同,自外状与平常无别,但举体正黄,甚者眼色如柏,涕涎小便及汗,悉如柏汁,食消多于寻常,稍觉瘦悴乏力,此病不甚杀人,亦有经年累岁不疗而瘥者。此由饮酒多,亦是积虚热所致。黄胆初得,稍觉心中烦热,满身黄色,眼白睛黄,觉如此者,宜服⑤ 白鲜皮七味汤以泄之,⑥ 黄连十味丸以压之:白鲜皮、黄芩、郁金各三两,葛根、豉各五两,栀子十枚,芒硝六两,上七味水煮分三服。服此汤利后将息一二日,宜服黄连十味丸:黄连、黄芩、沙参、地骨白皮、茯苓各五两,苦参、干地黄、干葛各六两,栀子仁三两,麦门冬一升,上十味捣筛蜜丸如梧子大,初服十丸,日三服,稍稍加至三十丸。黄胆亦有单服猪脂得瘥者。

《许仁则方》疟疾论治　疟疾之候乃有数种,亦有宿患痃癖,饮食失宜,因节气初交,亦生此病,亦有痰积聚,久不通散,冷热相攻,亦生此疾,亦有地居卑湿时属暑热,内有宿病,外感恶气,亦生此疾。亦有盛夏蒸热饮冷,冷热间隔秋夏气交,亦生此疾。以要言之,终由饮食失常,寒暑乖宜,上热下系。将疗之方,吐下为本。人有强羸,病有轻重,自须临时斟酌,不可一概言之。此病别有祈祷厌禳而瘥者,自是人心妄识,畏爱生病,亦犹弓影成蛊耳。必有不诬此法,专意信之,亦任其从禳祷之道。虽然,必须资药以救之,比见用药攻疗,无不瘥者,以法禳之,则有不效者,以此言之,明知病在于内,徒劳无外耳。此病之始,与天行不多别,

亦头痛骨肉酸楚，手足逆冷，口鼻喉舌干，好饮水毛耸，腰脊强欲反拗，小便赤，但先寒后热，发作有时，可不审察，其发作日有准。凡经七日以后，先服① 鳖甲五味散，取快吐：鳖甲三两，常山、炙甘草、松萝各二两，桂心一两，上五味捣筛为散，煮乌梅汤下，初服一方寸匕，日二服，稍稍加之，以得吐为限。审其候若体力全强，日再服，每服皆取吐，自觉气力不甚强，则每一服取吐，晚不须服，如全绵掇，事须取吐，则三两日一服。经五六度吐讫，但适寒温将息，并食饮，使体气渐强。若知病虽轻吐，根本未似得除，事须利之，以泄病势，宜服② 当归六味散服之取利：当归、白术、大黄各五两，细辛、朴硝各四两，桂心三两，上六味捣筛为散，平旦空肚以酒服一方寸匕，日再服，稍稍加之，得利为度，候气力强羸，取利多少，一一如前取吐法。鳖甲五味散取吐，当归六味散利后，虽经吐下，其源尚在，如更吐利，又虑羸，宜服③ 鬼箭羽十味丸：细辛、橘皮、桂心、地骨皮各四两，鬼箭羽、蜀漆各二两，当归、白术各五两，炙甘草、丁香各三两，上十味捣筛蜜和丸如梧子，煮乌梅饮下之，初服十五丸，日再，稍稍加至三十丸。服经三五日后，若觉热甚，每服药后良久，任吃三两口粥饮压之。又治此病，鲁用释深师一方大有效，其方有巴豆、皂荚、藜芦，三味作丸服，虽经困苦，一服永断。

《许仁则方》霍乱论治　霍乱病有两种，一名干霍，一名湿霍，干霍死者多，湿霍死者少。俱緣饮食不节，将息失宜。干霍之状：心腹胀满，搅刺疼痛，烦闷不可忍，手足逆冷甚者流汗如水，大小便不通，求吐不出，求痢不下，须臾不救，便有性命之虑。湿霍之状，心腹亦搅痛，诸候有与干同，但吐痢无限。此病始得，有与天行相似者，亦令头痛，骨肉酸楚，手足逆冷，四体发热。干霍大小便不通，烦冤欲死，宜急服① 巴豆三味丸取快利：巴豆一百枚，干姜三两，大黄五两，上三味捣筛蜜丸如梧子大，初服三丸。服讫数捼肚，令转动速下利，良久不觉，则以热饮投之，又良久不利，更服一丸，须臾当利，利后好将息食饮寒温。以意取适，如渴者煮浆水粥少少啜之。湿霍乱吐痢无限，宜服② 高良姜三味饮子：高良姜、桂心各二两，豆蔻子十二枚，上三味水煮取一升，去滓细细啜之，亦有于此方加干姜、人参二物。又③ 木瓜桂心二物饮：木瓜一枚，桂心二两，上二味水煮取七合，去滓细细饮之。亦有豆蔻子代桂心者，亦有单煮，木瓜汁饮之。

《许仁则方》痢疾论治　痢疾有数种，有水痢，有谷痢，有血痢，有脓痢，有脓血相和痢者，有肠痢，其水痢者，本由脾气热，消谷作水，谷气不得消，便生此痢。谷痢者，由脾气冷，谷气不消相和色又水痢之候，心腹甚痛，食无妨，但食后即痢，食皆化尽，唯变作水谷无期度，多食多下，少食少下。有此伏者宜服① 黄芩五味散：黄芩、黄连、黄柏各五两，黄芪四两，龙骨六两，上五味捣筛为散，初服一方寸匕，日二服，稍稍加至二三匕，服差乃止。又谷痢之候，痢无期度，食不消化，腹痛，每过冷便发，有此疾候者，宜服② 附子五味散：附子、细辛、白术各五两，干姜四两，神曲一升，上五味捣筛为散，初服一方寸匕，日再服，稍稍加至二三匕。又血痢之候，小腹绞痛，无期度食，不住如水，但兼血而下，有此患者宜服③ 犀角五味散：生犀角末五两，阿胶、黄柏各四两，艾叶、干姜各三两，上五味捣筛为散，初服一方寸匕，日再服，稍稍加至二三匕。又脓痢之候，腹亦刺痛，食亦不大稀，但大便兼脓，遇冷而剧，有此候者，宜服④ 神曲五味散：曲末一升，干姜六两，丁香、豆蔻各四两，高良姜五两，上五味捣筛为散，初服一方寸匕，日再服，稍稍加至二三匕。又脓血相和痢候，食不甚稀，每出脓血，与食相兼，腹亦小痛，有此候者，宜服⑤ 黄芪五味散：黄芪六两，赤石脂八两，厚朴五两，干姜、艾叶各二两，上五味捣筛为散，初服一方寸匕，日再服，稍稍加至二三匕。又肠癖痢候，食稀或稠，便但似脓，每便极滑，痢有常期，有如此者，宜服⑥ 豆蔻子八味散：豆蔻子、丁香各三两，细辛、附子、干姜各四两，人参、黄芪各五两，赤石脂六两，上药捣筛为散，以饮下之，初服一方寸匕，日再，稍稍加至二三匕良。诸痢患无新旧，如药疗之，蹔差还发，此即纵以新药止之，终存其根。本由肠胃中冷热不调，病根固结，必须汤药涤之，以泄病势，痢后更以药物补助之，有此候者，宜服⑦ 附子六味汤以利之，后服⑧ 高良姜十味散以补之：附子、细辛、炙甘草、人参各二两，干姜三两，大黄五两，上十味水煮取二升四合，去滓分三服，一服此汤，当得快利。利中有恶物如鱼脑状，或如桃李，但异于常利，勿怪，将息三四日，宜服高良姜十物散：高良姜、细辛、黄芪、白术、苦参各五两，丁香二两,人参、干姜各四两,豆蔻子三两,赤石脂六两,上十味捣筛为散,初服一方寸匕,日再服,稍稍加至二三匕。

2.《许仁则方》内科疾病证治贡献

《许仁则方》呕吐论治 呕吐病有两种,一者积热在胃,呕逆不下食;一者积冷在胃,亦呕逆不下食;二事正反,须细察之。必其食饮寝处将息伤热,又素无冷病,年壮力强,肤肉充满,此则是积热在胃致此呕逆。如将息食饮寝处不热,又素有冷病,年衰力弱,肤肉瘦悴,此则积冷在胃生此呕逆。若是积冷,呕逆经久,急须救之,不尔,甚成反胃病,积热在胃,呕逆不下食,宜服① 生芦根五味饮:生芦根、生麦门冬、青竹茹各一升,生姜汁五合,茯苓五两,上五味水煮取二升半,去滓加竹沥六大合搅调,分三服。生芦根五味饮服之虽可,然未能全除者,宜服② 茯苓五味丸:茯苓五两,人参三两,麦门冬、青竹茹各一升,生姜屑六两,上五味捣筛蜜丸如梧子大,煎芦根饮服十五丸,日二服。积冷在胃,呕逆不下食,宜服③ 半夏二味丸:半夏、小麦面各一升,上二味捣散面丸如弹子大,初吞四五丸,日二服,稍稍加至十四五丸,旋煮旋服。服此觉病减,欲更重合服亦佳。服半夏二味丸虽觉渐损,然病根不除,欲多合前丸,又虑毒药不可久服,欲不服药,又恐病滋蔓,宜服④ 人参七味丸:人参、白术各五两,生姜屑八两,厚朴、细辛各四两,橘皮三两,桂心二两,上七味捣筛蜜丸如梧子,初服十丸,日二服,稍稍加至二十丸,欲与前半夏丸间服亦得。

《许仁则方》咳嗽论治 咳嗽病有数种,有热嗽,有冷嗽,有肺气嗽,有饮气嗽。热嗽者年少力壮,体气充满,将息伤热,积热所成,故致热嗽,此但食饮取冷,兼以药压之自歇。冷嗽者年衰力弱,体气虚微,如复寝食伤冷,故成冷嗽,此亦但将息以温,兼进温药则当平复。肺气嗽者不限老少,宿多上热,后因饮食将息伤热,则常嗽不断,积年累岁,肺气衰便成气嗽,此嗽不早疗,遂成肺痿,若此将成,多不救矣。饮气嗽者由所饮之物,停澄在胸,水气上冲,冲入于肺,肺得此气,便成嗽,久而不除,渐成水气,若作此病,亦难疗之。热嗽之状,更无其余,但遇于热便发此者,宜服① 生地黄七味汤:生地黄、桑白皮根、竹沥各一升,生姜二合,射干二升,葛根六合,紫苏三合,上七味水煮取三升,

去滓纳竹沥搅调,每食后良久服,分一剂作四服。若觉可则重合服之,病轻者三数剂则瘥。生地黄七味饮虽得暂瘥,于后还发,宜服② 紫菀十味丸:紫菀五分,桑白皮六合,射干、地骨皮、升麻各四两,百部根、葛根各五两,麻黄二两,干地黄、芒硝各六两,上十味捣筛蜜丸如梧子,竹沥服十五丸,日再服,稍稍加至三十丸。冷嗽之状,但遇诸冷,此疾便发,有如此者,宜服③ 大枣七味汤:大干枣三十枚,桂心四两,杏仁一百枚,细辛五两,吴茱萸、当归各三两,上七味水煮取二升六合,去滓分三服。服一剂觉得力,至三四剂亦佳,隔三四日服一剂(此汤原欠一味)。服大干枣汤虽可,未能断其根,遇冷便发,宜服④ 当归十味丸:当归、细辛、炙甘草各五两,桂心、吴茱萸、人参各三两,蜀椒三合,橘皮、干姜各四两,桑白皮八两,上十味捣筛蜜丸如梧子,煮干枣饮服十丸,日再服,稍加至三十丸。服此丸经三五日觉热,每服药后,良久吃三数口,粥食压之。肺气嗽经久将成肺痿,其状不限四时冷热,昼夜嗽常不断,唾白如雪,细沫稠黏,喘息气上,乍寒乍热,发作有时,唇口喉舌干焦,亦有时唾血者,渐觉瘦悴,小便赤,颜色青白毛耸,此亦成蒸。有此状者,宜服白前七味汤,兼有麻黄十味丸,桑白皮十味煎。肺气嗽经久有成肺痈者,其状与前肺痿不多异,但唾悉成脓,出无多少,有此病者,于白前汤中加半夏五两,黄芪三两,水煮取二升八合,于麻黄丸中加黄芪五两,苦参六两,芍药三两,于桑白皮煎中加黄芪三升,共桑白皮、地骨皮同煎,又加水三升同煎。⑤ 白前七味汤:白前、桑白皮各三两,生地黄一升,茯苓五两,地骨皮四两,麻黄二两,生姜六两,上七味水煮取二升六合,去滓加竹沥五合,分四服,昼三夜一。觉得力,重合服五六剂佳,隔三日服一剂。白前七味汤虽服觉可,根本未除,宜服⑥ 麻黄十味丸:麻黄、白前各二两,桑白皮六两,射干四两,白薇、百部根五两,干地黄六两,地骨皮五两,橘皮三两,上十味(本欠一味)捣筛蜜丸如梧子大,煮桑白皮饮服十丸,日再服,稍稍加至十五丸。凡病在胸膈上者,宜饱满而在夜,肺既居上,此是病在上,已昼服丸,夜无凭准,宜服⑦ 桑白皮汁十味煎:桑白皮、大枣膏、生姜汁、白蜜各一升,地骨皮、竹沥、生葛根汁各三升,生地黄汁五升,生麦门冬汁二升,牛酥三合,上八味水煎如稠饴状,每夜欲卧时取胡桃大含

咽，稍加至鸡子大，欲昼日间丸服亦得。饮气嗽，经久不已，渐成水病，其状亦不限四时，昼夜嗽不断，遇诸动嗽物，便致困剧，甚者乃至双眼突出，气即欲断，汗出，大小便不利，吐痰饮涎沫，无复穷限，气上喘急，肩息，每旦眼肿不得平眠，有如此者，宜服⑧细辛八味汤：细辛、半夏、桂心、桑白皮各五两，干姜、当归各四两，芒硝六两，杏仁六合，上八味水煮分三服，当得快利后，好将息，经三四日，合丸服之。或服⑨葶苈子十五味丸：葶苈子六合，细辛、五味子各五两，干姜、当归、橘皮各四两，桂心、人参、丁香、大黄、商陆根各三两，桑白皮六两，皂荚肉、麻黄各二两，大腹槟榔二十枚，上十五味捣筛蜜丸如梧子大，煮桑白皮饮服十丸，日再服，稍加至十五丸。若利则减，秘则加，以大便通滑为度，时时得鸭溏亦佳。服细辛八味汤、葶苈子十五味丸不觉可，渐成水病，余一如前况，更加大小便秘涩，头面身体浮肿，宜服⑩大干枣三味丸：大枣六十枚，葶苈子一升，杏仁一升，上三味捣令如膏，可作丸，如硬燥不相着，细细下蜜作丸。依前以桑白皮饮下之，初服七八丸，日再服，稍稍加之，以大便通为度，病重者时令鸭溏佳。服前三味煮汤或大枣三味丸虽觉气暂歇，然病根深固，药力微弱，且停服大枣丸，宜服⑪巴豆五味丸荡涤宿病：巴豆仁二十枚，杏仁一百颗，牵牛子五合，葶苈子六合，大枣六十枚，上五味捣，捣如膏或蜜丸，桑白皮饮服三四丸，日再服。如利即减，秘即加，常以大便调为候，病甚时时取鸭溏亦佳。

《许仁则方》诸风论治　风病多途，有失音不得语，精神如醉人，手足俱不得运用者；有能言精神俱不异平常，而发作有时，每发即狂言浪语，高声大叫，得定之后都不自醒者；有诸事不异寻常，发作有时，每发即狂走叫唤者；有时每发即作牛羊禽兽声，醒后不自觉者；有诸事不异寻常，发作有时，发即头旋目眩，头痛眼花，心闷辄吐，经久方定者；有诸事不异平常，发作有时，每发即热，头痛流汗，不能自胜举者。此等诸风，形候虽别。寻其源也，俱失于养生。本气既羸，偏有所损，或以男女，或以饮食，或以思虑，或以劳役，既极于事，能无败乎？当量己所归而舍割之，静思息事，兼助以药物，亦有可复之理。风有因饮酒过节，不能言语，手足不随，精神昏恍，得病经一两日，宜服①生葛

根三味汤：生葛根一挺，生姜汁一合，竹沥二升，上三味水煮分服。如觉腹内转作声又似痛，即以食后温服之。如此经七日以后服②附子十味汤：附子二枚，生姜、干姜各三两，桂心一两，石膏六两，生犀角屑、地骨白皮、白术、独活、川芎各二两，上十味水煮分三服。服汤后如觉欲汗，少覆之令汗出，须臾歇汗后以药末粉身。其汤须服五六剂，间三四日服一剂，其方一剂后量患进退，临时加减药物，热多加生麦门冬一两，冷多加桂心一两，有痛加当归二两，不能食加人参二两，大便涩加槟榔七枚。风热未退，服汤日数未满，病后未堪服丸，宜服③薏苡仁十二味饮：薏苡仁、竹沥各一升，葳蕤五两，生麦门冬、人参各二两，石膏、生姜各八两，杏仁六两，乌梅四十枚，生犀角屑、地骨白皮各三两，白蜜二合，上十二味水煮取三升分服。若热多即食前冷饮，冷多即食后暖饮。如服丸药以饮送弥佳。风热未退频服汤饮，力不能攻，宜服④苦参十二味丸：苦参、干姜、川芎各六两，玄参、丹参、人参、沙参、白术各五两，地骨白皮、独活各四两，薏苡仁、蜀升麻各二升，上十二味捣筛蜜丸如梧子大，薏苡仁饮服十五丸，日再服，稍稍加至三十丸。若觉冷即去玄参、沙参加当归六两；若觉有气去玄参加橘皮四两；若大便涩加大槟榔仁二十枚。九月以后二月以前发病，宜服⑤五加皮八味酒：五加皮、薏苡仁、大麻仁各五升，丹参、桂心各五两，生姜、生地黄各四斤，大豆一斗，上八味无灰清酒六斗浸六七日，初服一二合细细送下苦参十二味丸，再服稍稍加至五六合，能至一升亦佳。⑥干葛散预防热病，急黄，贼风：干葛、干地黄各三斤，新香豉心一升，上三味捣筛为散，每食后服一方寸匕，日再服，稍稍加至三匕，牛乳蜜汤、竹沥粥饮、梅浆任意下之。服干葛三味散虽觉热气少退，热未能顿除，宜服⑦黄连八味散：黄连、黄芩、干姜、升麻、知母、干地黄各一斤，栀子仁、大青各半斤，上八味捣筛为散，每食后饮服一方寸匕，日再服，稍加至二匕。若能食饮适寒温。男女节劳逸，候体气服前方，乃至终身无热病、急黄、暴风。

《许仁则方》脚气论治　脚气病有数种，有饮气下流以成脚气饮气即水气之渐。亦有肾气先虚，暑月承热，以冷水洗脚，湿气不散，亦成脚气。亦有肾气既虚，诸事不节，因居卑湿，湿气上冲，亦

成脚气。此诸脚气皆令人脚胫大,脚跌肿重,闷甚上冲心腹,满闷短气。中间有干湿二种脚气,湿者脚肿,干着脚不肿,渐觉枯燥,皮肤甲错,须细察之。若先觉心腹胁肋刺痛,胸背满闷,吃食之后此状弥加,时时短气,手脚沉重,骨髓痛,多喝气,每食多黏腻陈败臭物,即诸状转剧,此即饮气下流而成脚气。有此候者,自宜依前疗。饮气将成水气,细辛八味汤、葶苈子十五味丸疗之。若先无前状,但觉脚肿疼闷沉重,有时缓弱,乍冲心腹满闷,小腹下不仁,有时急痛,宜服吴茱萸五味汤、桑白皮六味丸、侧子十味酒。① 吴茱萸五味汤:吴茱萸二两,生姜五两,橘皮三两,桂心二两,大槟榔十枚,上五味水煮取二升半,去滓分三服,一服觉诸状可,欲重服亦佳。服汤后将息经三四日,即服② 桑根白皮六味丸:桑根白皮五两,生姜屑六两,蜀椒、桂心、升麻、五味子各四两,上六味捣筛蜜丸如梧子大,初服十五丸,日再服,稍稍加至三十丸。觉热食前服;觉冷食后服。至九月以后宜服③ 侧子十味酒,兼将下丸:侧子、续断、牛膝各五两,生姜、桑根白皮、白术各八两,桂心、细辛各四两,五加白皮、丹参各六两,上十味无灰酒五升浸五六日,初服一鸡子黄许,日再服,稍稍加之,以知为度。

《许仁则方》淋证消渴便秘论治　小便淋涩有数种,有石淋,有热淋,有气淋。气淋者气壅塞,小便不通,遂成气淋,此病自须依前水气治法。石淋者缘先服石,石气不散,壅遏生热,故成石淋。热淋者,体气生热,更缘食饮将息伤热,热气灼灼,遂成热淋。但若体气热,小便涩,出处酸洒,宜服瞿麦六味汤、大虫魄五味散。三淋俱服之方。① 瞿麦六味汤:瞿麦穗三两,冬葵子、榆白皮、白茅根各一升,桑根皮六两,石韦四两,上六味水煮取三升,去滓分三服。② 大虫魄五味散:大虫魄六两,石韦三两,瞿麦穗四两,冬葵子一升,茯苓六两,上五味捣筛为散,煮桑白皮饮服一方寸匕,日再服,稍加至三匕。小便数多有二种,一者小便多而渴,饮食渐加,肌肉渐减,乏气力,少颜色,此是消渴。一者小便虽数而不至多,又不渴,食饮亦不异常,或不至多能食,但稍遇天寒冷,即小便多,更无别候,此是虚冷所致。大都两种俱绿缘气膀胱冷,不瘥便能杀人,肾虚腰冷,无所为害,若候知是消渴小便数,宜服菝葜八味汤、黄芪十四味丸、竹根十

饮、小麦面十四味煎,以次服之。③ 菝葜八味汤:菝葜、土瓜根各三两,黄芪、地骨皮、五味子各四两,人参三两,石膏八两,牡蛎三两,上八味水煮取三升,去滓分三服,服至五六剂佳,隔五日服一剂。④ 黄芪十四味丸:黄芪、黄连、土瓜根各五两,苦参、牡蛎、人参、桑螵蛸各三两,玄参六两,瓜蒌、地骨皮、龙骨、菝葜、鹿茸各四两,五味子一升,上十四味捣筛蜜丸如梧桐子大,竹根饮服十五丸,日二服,稍加至三十丸。⑤ 竹根十味饮:竹根、生茅根、芦根各五升,菝葜、竹沥各二升,石膏一斤,乌梅三十枚,小麦三升,生姜、白蜜各一升,上十味水煮取一斗,去滓纳竹沥及蜜分服。⑥ 小麦面十四味煎(原方缺一味):小麦五升,生葛根五挺,生瓜蒌五斤,胡麻三升,篁竹根、生茅根、生芦根各一斤,乌梅五十个,冬瓜汁二升,生麦门冬汁三升,生姜汁一升,牛乳、白蜜二升,上十三味煎制如稠糖,每夜含枣大,稍稍加至一匙。大便暴闭不通久无余候,但由饮食将息过热,热气蕴积秘结,若缘气秘,自须仍前疗气法,服巴豆三味丸及疗水气葶苈等诸方取利。若是风秘,宜服大黄五味丸。暴秘之状骨肉强痛,体气烦热,唇口干焦,大便不通,宜服⑦ 大黄芒硝二味汤:大黄六两,芒硝五两,水四升煮大黄取二升,去滓纳芒硝顿服。须臾利,良久不觉,以热饮投之,若服此依前不利,宜服五味大麻仁丸取快利。⑧ 五味大麻仁丸:大黄五两,大麻子一升,芒硝六两,葛根、桑根白皮各五两,上五味捣散蜜丸如梧子大,初服十丸,日再服,得大便通为限。

3.《许仁则方》外科疾病证治贡献

《许仁则方》外伤痔瘘论治　堕损及吐血有两种,一者缘堕打损内伤而致此病,一者缘积热兼劳而有此病,若内伤,自须依前堕坠、内损、大便血等诸方救治。若积热累劳吐血,但觉心中娟娟,似欲取吐,背上烦热,宜服鸡苏七味散或桑白皮散八味散。① 鸡苏七味散:鸡苏五两,生地黄、青竹茹各一升,生姜、桑白皮各六两,小蓟根六合,生葛根六合,上七味水煮取三升,去滓分温三服。若一剂得力,欲重合服,至四五剂尤佳,隔三四日服一剂。② 桑白皮八味散:桑根白皮、生姜屑各六两,柏叶、鸡苏各四两,小蓟根五两,干地黄七两,青竹茹一升,地菘三两,上八味捣筛为散,煮桑白皮饮和一方寸匕,日再服,渐渐加至二三匕,以竹沥下亦

725

得。此病有两种,一者外损,一者内伤,内伤自宜依内伤治法。外损因坠打压损,或手足、肢节、肱、头项等伤折骨节,痛不可忍。觉内损者,须依前内损法服汤药。如不内损,只伤肢节,宜依后生地黄一味敷之法及芥子苏等摩之方。生地黄无问多少,净洗捣碎令烂熬之,候水气尽及热以敷折处,冷即易之。如骨蹉跌,即依疗折伤法缥缚,兼敷羊脑、生龟、生鼠等法,为有所损,此不复载。如伤损处轻,捣芥子和苏以摩伤处。若被打坠压伤损,急猝虽不至昏闷,腹内无觉触,然身之中相去非远,外虽无状,内宜通利。或虑损伤,气不散,外虽备用诸方,腹内亦须资药,但不劳大汤。如前内损欲死者,服汤取利,间小小诸物服之,理应无嫌,其法略出如后。小便酒煮生地黄,每始王木、缥木、盖药、楂药、猪脂、石蜜、白石、地菘、延胡索、赤坭药。痔瘘有内痔,有外痔。内痔但便即有血,外痔有异,外痔下部有孔,每出血从孔中出。内痔每便即有血,下血甚者击地成孔,出血过多身体无复血色。有痛者,有不痛者。有此候者,宜服下方。① 生槐子一斗捣碎取汁,日曝取稠;地胆曝干捣筛为散,和槐子煎作丸如桐子大,每服十丸,日再,加至三十丸。兼以煎捻作丸如枣核大纳下部中,日夜三四度;亦可捣苦参末代地胆。② 黄芪十味散:黄芪五两,苦参、玄参各六两,附子、大黄各三两,干姜、猬皮各二两,黄连各四两,槐子六合,猪悬蹄甲一具,上药捣筛为散,空腹以饮服方寸匕,日再服之,渐渐加至二匕。

4.《许仁则方》妇科疾病证治贡献

① 治产后血气不散,心腹刺痛,胀满喘急,不能食饮:鬼箭羽、当归、白术、生姜各三两,细辛、桂心各二两,生地黄汁五合,上七味酒水和煎分服三合。② 治产后若觉恶露下多,心闷短气,贴然无力,不能食:当归、艾叶、生姜各三两,干地黄四两,人参一两,地榆二两,上六味水煎分服八合,日三。③ 治产后恶露下多少得所,冷热得调,更无余状,但觉腹内切痛,可而复作:当归五两,生姜六两,桂心三两,芍药二两,上四味水酒各半煮,分三服。④ 治产后诸状无所异但不能食:白术五两,生姜六两,上二味水酒各半煎,分二服。⑤ 羊肉当归汤治产后更无他状,但觉虚弱欲得补气力,兼腹痛:肥羊肉一斤,当归五两,生姜六两,黄芪四两,上四味水煮分服;若恶露下不尽加桂心三两;恶露下多

有风加川芎三两;有气加细辛二两;有冷加吴茱萸一两;有热加生地黄汁二合。⑥ 治产后恶露虽下,不甚通利,遂觉心腹满闷,胁肋胀妨,兼咳喘,息急,不能食饮,大便不通,眼涩,坐起不稳,心腹时时痛:白术、当归、桑白皮、大黄各三两,生姜四两,细辛、桂心各二两,上七味水煮分三服;此汤当得利,利又不宜过多,事不获已,所以取微利,缘初产,举体皆虚,尚藉药食补之,岂宜取过利,脱未即止须断之,取三两匙酢饮,饮之即止,适寒温将摄佳,忌如常法。如利后诸候不减,宜依后方:当归十分,白术八分,甘草炙七分,生姜、桑根白皮各六分,桂心三分,上八味捣筛蜜丸如桐子大,酒服十五至二十丸。⑦ 治产后患水痢:神曲五合,人参四两,枳实六分,赤石脂十分,白术六分,上五味捣散,饮方寸匕。⑧ 治产后血痢:艾叶一虎掌,黄柏、芍药、炙甘草各六分,阿胶十七分,黄连七分,地榆五分,上七味捣散每服方寸匕。⑨ 治产后脓痢:附子、蜀椒、干姜各五分,炙甘草六分,赤石脂、黄芪各十分,白术七分,上七味捣散每服方寸匕,日再。⑩ 治产后诸痢:薤白煮食之,唯多益好;肥羊肉去脂作炙食之,唯多益好;羊肾炒薤白食之良。⑪ 治产后腹内安稳,恶露流多少得所,但缘产后日浅,久坐视听言语多,或运劳力,遂觉头项及百肢节皮肉疼痛,乍寒乍热,此是蓐劳:猪肾一具去脂,当归、芍药、生姜各三两,桂心一两,葱白三合,上六味水煮分再服。⑫ 治产后患风,手足不多随和,言语不多流利,恍惚多忘,精神不足:独活三两,当归、芍药、防风、川芎、玄参各二两,桂心一两半,上七味水煮分三服;如未全瘥,即以此方作丸,有热加干葛五两,有冷加白术五两,有气加生姜六两,有痛加当归芍药各二两,不能食加人参二两、玄参四两,手足不稳加牛膝、五加皮、萆薢各三两,黄芪四两,丸服。⑬ 治产后更无余苦,但觉体气虚:当归、干地黄各十分,泽兰八分,防风、黄芪、续断、干姜各六分,桂心、人参、地骨皮、芍药各七分,上十一味捣筛蜜丸如桐子大,酒服二十丸。⑭ 治产后不论服药宜尔,不宜食诸生冷陈久滑物,若服药弥须将息,每方服药后合疏忌食法,为欲录其都要,不能一一具言,诸方有白术忌桃李,细辛忌生葱,甘草忌菘菜、海藻,枸杞忌狗肉,附子、黄连忌诸肉,桂心忌生葱。⑮ 治产后血气不多通散,当时不甚觉之,在蓐虽小不和,出则

成痼结，少腹疼硬，乍寒乍热，食饮不为肌肤，心腹有时刺痛，口干唾黏，手足沉重：当归、芍药、人参、炙甘草、鬼箭羽、牛膝各五分，牡丹皮、白术、虎杖各六分，桂心、白薇、乌梅各四分，大黄八分，虻虫、水蛭、蒲黄各三分，朴硝、赤石脂各十分，干地黄七分，上十九味捣末，蜜丸桐子大，酒服二十丸，日再。⑯治产后脓血痢相兼：赤石脂、五色龙骨、黄连各十分，阿胶、黄芪各六分，黄柏四分，白术五分，上七味捣筛蜜丸桐子大，饮下三十丸，散服亦妙。

【综合评述】

许仁则重视临床理论阐述

许仁则论外感热病认为，天行热病呼为伤寒，有阴有阳。伤寒者气为寒伤便致斯疾也，阴阳伤寒者毒气伤阴阳气也。阴为毒伤阳热独王，故天行多热者也。但能滋味适寒温，将理中间冷暖，守过七日，此最为得计。病经一二日，桃柳三物汤（桃枝、柳叶、酢浆水）热浴拭身体令干，于密处刺头眼后两边及舌下，后服解肌葛根五物饮（葛根、葱白、生姜、豆豉、粳米）微覆取汗。汗泄如不觉退，栀子六味散（栀子、葛根、茵陈、升麻、大黄、芒硝）微覆取汗。依前栀子六味散仍不觉退，加呕逆食不下，口鼻喉舌干燥，芦根八味饮子（生芦根、生麦门冬、生姜、人参、知母、乌梅、白蜜、竹沥），细细服之。饮之诸状不歇，心腹结硬痛不可忍，唇鼻急张，手狂言妄语，此由热极，十不救二三，更不可以常途守之，当须作成败计耳，半夏十味汤（半夏、大黄、干姜、白术、细辛、柴胡、牡丹皮、吴茱萸、芒硝、桂枝）宜合救之。服半夏等十味汤毒热势退，利尚不休，体力渐弱，宜服人参五味散（人参、犀角屑、乌梅肉、生姜屑、黄连）。防治复发者，葱白七味饮（葱白连须、葛根、新豉、生姜、生麦门冬、干地黄、劳水）渐覆取汗。若不觉可宜服葳蕤五味饮子（葳蕤、葱白、豆豉、粳米、雄鼠屎）凡天行病瘥后体气虚羸，宜服地骨白皮五味饮子（地骨白皮、知母、麦门冬、竹沥、白蜜）或白薇十味丸（白薇、地骨皮、葳蕤、蜀漆、人参、知母、干地黄、麦门冬、炙甘草、橘皮）。急黄病与天行病候最重者无别。如至此困，自须依前救天行最重半夏十味汤救之。天行急黄三两日宜服麻黄五味汤（麻黄、葛根、石膏、生姜、茵陈），覆被微取汗以散。不瘥，宜服栀子五味

汤（栀子、柴胡、黄芩、茵陈、芒硝）取利。不瘥，宜服秦艽牛乳二味汤（秦艽、牛乳），极验。不瘥，半夏十味汤救之，亦可合瓜蒂三味散（瓜蒂、丁香、赤小豆）吹鼻孔。治黄疸病与急黄不同。黄疸初得，稍觉心中烦热，宜服白鲜皮七味汤（白鲜皮、黄芩、郁金、葛根、豆豉、栀子、芒硝）或服黄连十味丸（黄连、黄芩、沙参、地骨白皮、茯苓、苦参、地黄、葛根、栀子仁、麦冬）。疟疾之候有数种，终由寒暑乖宜，上热下系。将疗之方吐下为本。人有强羸，病有轻重，自须临时斟酌，不可一概言之。此病之始与天行不多别，亦头痛骨肉酸楚，但先寒后热，发作有时，先服鳖甲五味散（鳖甲、常山、炙甘草、松萝、桂心）取快吐。若病虽轻吐，根本未除，宜服当归六味散（当归、白术、大黄、细辛、朴硝、桂心）取利。鳖甲五味散取吐，当归六味散利后，其源尚在，宜服鬼箭羽十味丸（细辛、橘皮、桂心、地骨皮、鬼箭羽、蜀漆、当归、白术、炙甘草、丁香），煮乌梅饮下之。释深师巴豆、皂荚、藜芦三味作丸服大有效。霍乱有两种，干霍死者多，湿霍死者少。干霍之状大小便不通，求吐不出，求痢不下。湿霍之状诸候有与干同，但吐痢无限。干霍始得，烦冤欲死，宜急服巴豆三味丸（巴豆、干姜、大黄）取快利。湿霍始得，吐痢无限，宜服高良姜三味饮子（高良姜、桂心、豆蔻子），亦有于此方加干姜、人参二物。痢疾有数种，黄芩五味散（黄芩、黄连、黄柏、黄芪、龙骨）治水痢，附子五味散（附子、细辛、白术、干姜、神曲）治谷痢，犀角五味散（犀角屑、阿胶、黄柏、艾叶、干姜）治血痢，神曲五味散（曲末、干姜、丁香、豆蔻、高良姜）治脓痢。黄芪五味散（黄芪、赤石脂、厚朴、干姜、艾叶）治脓血相和痢，豆蔻子八味散（豆蔻子、丁香、细辛、附子、干姜、人参、黄芪、赤石脂）治肠癖痢，附子六味汤（附子、细辛、炙甘草、人参、干姜、大黄）治久痢后再服高良姜十味散（高良姜、细辛、黄芪、白术、苦参、丁香、人参、干姜、豆蔻子、赤石脂）以补之。

《许仁则方》论治内科疾病更是斑斓丰富。许仁则认为，呕吐病有两种，一者积热在胃，一者积冷在胃，须细察之。积热在胃宜服生芦根五味饮（生芦根、生麦门冬、青竹茹、生姜汁、茯苓），未能全除者宜服茯苓五味丸（茯苓、人参、麦门冬、青竹茹、生姜屑）。积冷在胃宜服半夏二味丸（半夏、小麦面），病根不除者宜服人参七味丸（人参、白术、

生姜屑、厚朴、细辛、橘皮、桂心)。咳嗽有数种，有热嗽，有冷嗽，有肺气嗽，有饮气嗽。热嗽者积热所成，冷嗽者寝食伤冷所致。肺气嗽者常嗽不断，积年累岁肺气衰便成气嗽，遂成肺痿。饮气嗽者饮停在胸，水气入肺，便成饮嗽，久而不除，渐成水气。生地黄七味汤(生地黄、桑白皮根、竹沥、生姜、射干、葛根、紫苏)治热嗽，未能断其根，宜服紫菀十味丸(紫菀、桑白皮、射干、地骨皮、升麻、百部根、葛根、麻黄、干地黄、芒硝)。大枣七味汤(大干枣、桂心、杏仁、细辛、吴茱萸、当归，原欠一味)治冷嗽。未能断其根，遇冷便发，宜服当归十味丸(当归、细辛、炙甘草、桂心、吴茱萸、人参、蜀椒、橘皮、干姜、桑白皮)。肺气嗽经久将成肺痿，白前七味汤(白前、桑白皮、生地、茯苓、地骨皮、麻黄、生姜)治肺气嗽，根本未除者宜服麻黄十味丸(麻黄、白前、桑白皮、射干、白薇、百部根、干地黄、地骨皮、橘皮，本欠一味)，夜间咳甚者宜服桑白皮汁十味煎(桑白皮、地骨皮、大枣膏、生姜汁、白蜜、竹沥、生葛根汁、生地黄汁、生麦门冬汁、牛酥)。肺气嗽经久有成肺痈者，其状与前肺痿不多异，但唾悉成脓，白前七味汤加半夏五两，黄芪三两，或于麻黄十味丸加黄芪五两，苦参六两，芍药三两，或于桑白皮汁十味煎中加黄芪三升。细辛八味汤(细辛、半夏、桂心、桑白皮、干姜、当归、芒硝、杏仁)治饮气嗽，或服葶苈子十五味丸(葶苈子、细辛、五味子、干姜、当归、橘皮、桂心、人参、丁香、大黄、商陆根、桑白皮、皂荚肉、麻黄、大腹槟榔)。不瘥渐成水病，头面身体浮肿，宜服大干枣三味丸(大枣、葶苈子、杏仁)。服前三方虽觉气暂歇，然病根深固，药力微弱，且停服大枣丸，宜服巴豆五味丸(巴豆仁、杏仁、牵牛子、葶苈子、大枣)荡涤宿病。许仁则诸风论治尤为精辟。风病多途：① 手足不得运用；② 失音不得语；③ 精神如醉人；④ 发作有时，每发狂言浪语，高声大叫，得定之后都不自醒；⑤ 每发作牛羊禽兽声，醒后不自觉；⑥ 发作有时，发即头旋目眩，头痛眼花，心闷辄吐，经久方定；⑦ 发作有时，每发即热，头痛流汗，不能自胜举者。生葛根三味汤(生葛根、生姜汁、竹沥)治中风不能言语，手足不随，精神昏恍。如此经七日后服附子十味汤(附子、生姜、干姜、桂心、石膏、生犀角屑、地骨白皮、白术、独活、川芎)，热多加生麦门冬一两，冷多加桂心一两，有痛加当归二两。

不能食加人参二两，大便涩加槟榔七枚。未堪服丸，宜服薏苡仁十二味饮(薏苡仁、竹沥、葳蕤、生麦门冬、人参、石膏、生姜、杏仁、乌梅、生犀角屑、地骨白皮、白蜜)，频服汤饮力不能攻，宜服苦参十二味丸(苦参、干姜、川芎、玄参、丹参、人参、沙参、白术、地骨白皮、独活、薏苡仁、升麻)，觉冷去玄参、沙参加当归六两，觉有气去玄参加橘皮四两，大便涩加大槟榔仁二十枚。五加皮八味酒(五加皮、薏苡仁、大麻仁、丹参、桂心、生姜、生地黄、大豆)治九月以后二月以前发病。干葛散(葛根、干地黄、新香豉)预防热病，贼风、急黄。热未能除，宜服黄连八味散(黄连、黄芩、干姜、升麻、知母、干地黄、栀子仁、大青)。脚气有数种，有饮气下流，有湿气不散。脚气皆令人脚胫大，脚趺肿重，闷甚上冲心腹，满闷短气。脚气有干湿二种，湿者脚肿，干着脚不肿。细辛八味汤、葶苈子十五味丸治脚气。桑白皮十味丸，侧子十味酒。吴茱萸五味汤(吴茱萸、生姜、橘皮、桂心、大槟榔)治脚气肿疼沉重，乍冲心腹满闷。或服桑根白皮六味丸(桑根白皮、生姜屑、蜀椒、桂心、升麻、五味子)，至九月以后宜服侧子十味酒(侧子、续断、牛膝、生姜、桑根白皮、白术、桂心、细辛、五加白皮、丹参)。许仁则曰：小便淋涩有数种，有石淋，有热淋，有气淋。三淋俱服之方：瞿麦六味汤(瞿麦穗、冬葵子、榆白皮、白茅根、桑根皮、石韦)；大虫魄五味散(大虫魄、石韦、瞿麦穗、冬葵子、茯苓)。小便多而渴，饮食渐加，肌肉渐减，此是消渴，宜服菝葜八味汤(菝葜、土瓜根、黄芪、地骨皮、五味子、人参、石膏、牡蛎)，或黄芪十四味丸(黄芪、黄连、土瓜根、苦参、牡蛎、人参、桑螵蛸、玄参、瓜蒌、地骨皮、龙骨、菝葜、鹿茸、五味子)，或竹根十味饮(竹根、生茅根、芦根、菝葜、竹沥、石膏、乌梅、小麦、生姜、白蜜)，或小麦面十四味煎(小麦、生葛根、生瓜蒌、胡麻、篁竹根、生茅根、生芦根、乌梅、冬瓜汁、生麦门冬汁、生姜汁、牛乳、白蜜，原方缺一味，疑为黄连)。便秘但由热气蕴积，若缘气秘自须仍前治气法，服巴豆三味丸及疗水气葶苈等诸方取利，若是风秘宜服大黄五味丸。大黄芒硝二味汤(大黄、芒硝)治暴秘，服此不利宜服五味大麻仁丸取快利(大黄、大麻子、芒硝、葛根、桑根白皮)。堕损及吐血有两种，一者堕打内伤而致此病，一者积热兼劳而有此病。鸡苏七味散治积热累劳吐血(鸡苏、生地黄、青竹茹、生姜、桑白皮、小蓟根、生葛根），或服桑白皮八味散（桑根白皮、生姜屑、柏叶、鸡苏、小蓟根、干地黄、青竹茹、地菘）。外伤痛不可忍，一味生地黄敷之及芥子苏等摩之。骨蹉跌依疗折伤法缥缚兼敷羊脑、生龟、生鼠等法。痔瘘有内痔，有外痔。内痔但便即有血，外痔下部有孔。黄芪十味散（黄芪、苦参、玄参、附子、大黄、干姜、猬皮、黄连、槐子、猪悬蹄甲）治各种痔疮。

【简要结论】

① 许仁则，唐代医学家，著有《子母秘录》十卷，未见传世。② 其生平履贯均欠详。③《外台秘要》《证类本草》均有其佚文，足见其影响。④ 许仁则重视临床理论阐述。

孟诜医学研究

【生平考略】

孟诜，公元621—713年唐代汝州（今河南省汝州市）人，唐朝大臣。好医学及炼丹术，曾师事孙思邈学习阴阳、推步、医药。举进士，睿宗在藩，召充侍读。长安（701—704年）中为同州刺史，故人称孟同州。神龙初（约705年），致仕归伊阳之山隐居，但以药饵为事。《旧唐书·列传》：孟诜，汝州梁人也。举进士，垂拱初，累迁凤阁舍人。诜少好方术，尝于凤阁侍郎刘袆之家，见其敕赐金，谓袆之曰：此药金也，若烧火其上，当有五色气，试之果然。则天闻而不悦，因事出为台州司马，后累迁春官侍郎。睿宗在藩，召充侍读。长安中为同州刺史，加银青光禄大夫。神龙初致仕，归伊阳之山第，以药饵为事。诜年虽晚暮，志力如壮，尝谓所亲曰：若能保身养性者，常须善言莫离口，良药莫离手。睿宗即位，召赴京师，将加任用，固辞衰老。景云二年，优诏赐物一百段，又令每岁春秋二时，特给羊酒糜粥。开元初，河南尹毕构以诜有古人之风，改其所居为子平里。寻卒，年九十三。诜所居官，好勾剥为政，虽繁而理。撰《家》《祭礼》各一卷，《丧服要》二卷，《补养方》《必效方》各三卷。《新唐书·列传·隐逸》孟诜擢进士第。他日至刘袆之家，见赐金，曰：此药金也，烧之，火有五色气。试之，验。武后闻不悦，出为台州司马，频迁春官侍郎。相王召为侍读。拜同州刺史。神龙初，致仕，居伊阳山，治方药。睿宗召，将用之，以老固辞，赐物百段，诏河南春秋给羊酒糜粥。尹毕构以诜有古人风，名所居为子平里。开元初，卒，年九十三。诜居官颇刻敛，然以治称。其闲居尝语人曰：养性者，善言不可离口，善药不可离手。当时传其当。《补养方》三卷，经张鼎增补，改名《食疗本草》三卷，现存敦煌莫高窟发现之古抄本残卷及近人辑佚本。为唐睿宗研制驱邪正本养生汤，熏蒸三剂，唐睿宗大病痊愈。《御史台记》记：唐孟诜，汝州人也，父曜明经擢第，拜学官。诜少敏悟，博闻多奇，举世无与比。进士擢第，解褐长乐县尉，累迁凤阁舍人。时凤阁侍郎刘袆之卧疾，诜候

问之，因留饭，以金碗贮酪。诜视之惊曰：此药金，非石中所出者。袆之曰：主上见赐，当非假金。诜曰：药金仙方所资，不为假也。袆之曰：何以知之？诜曰：药金烧之，其上有五色气。遽烧之，果然。袆之以闻，则天以其近臣，不当旁稽异术，左授台州司马，累迁同州刺史。每历官，多烦政，人吏殆不堪。薄其妻室，常曰：妻室可烹之以啖客，人多议之。掌禹锡曰：《食疗本草》，唐同州刺史孟诜撰。张鼎又补其不足者八十九种，并旧为二百二十七条，皆说食药治病之效，凡三卷。

孟诜《食疗本草》目录如下。

卷上：盐，石燕，黄精，甘菊，天门冬，地黄，薯蓣，白蒿，决明子，生姜，苍耳，葛根，瓜蒌，通草，百合，艾叶，小蓟，恶食，海藻，昆布，紫菜，船底苔，干苔，小茴香，荠苨，蒟酱，青蒿，菌子，牵牛子，羊蹄，菰菜，葵首，蓨蓄，甘蔗，蛇莓，苦芙，槐实，枸杞，榆荚，酸枣，木耳，桑椹，桑白皮，桑叶，桑皮，竹，淡竹，甘竹，苦竹叶，苦竹，苦竹根，苦笋，竹笋，慈竹，慈竹沥，淡竹沥，淡竹菇，竹实，吴茱萸，食茱萸，槟榔，栀子，芜荑，茗，蜀椒，秦椒，蔓椒，椿，樗，郁李仁，胡椒，橡实，鼠李，枳椇，榧子，藕，莲子，橘，柚，橙，干枣，软枣，葡萄，栗子，覆盆子，菱实，芡实，乌梅，木瓜，楂子，柿，芋，荸荠，慈姑，枇杷，荔枝，柑子，甘蔗，石蜜，沙糖，桃人，樱桃，杏，石榴，梨，林檎，李，杨梅，胡桃，藤梨，奈，橄榄。

卷中：麝香，熊，熊脂，熊肉，熊骨，熊胆，牛，牛头，牛蹄，牛肝，牛肚，牛肾，牛髓，牛乳，羊角，羊肉，羊肚，羊肝，羊睛，羊心，羊毛，羊骨，羊髓，羊屎，羊乳，酥，酪，醍醐，乳腐，马，马肉，赤马蹄，悬蹄，白马粪，白马脂，白马茎，马心，鹿茸，鹿头肉，鹿蹄肉，鹿肉，鹿角，鹿骨，黄明胶，犀角，犀牛肉，牡狗阴茎，犬肉，犬胆，羚羊角，虎肉，虎睛，虎胆，虎骨，虎膏，兔肝，兔头骨肉，兔肉，狸骨，狸粪，獐肉，豹肉，豹脂，豹头骨，猪肉，猪肾，猪肠，猪肚，麋肉，麋骨，麋角，麋茸，驴肉，驴头，驴皮，驴骨，狐肉，狐肠肚，狐头，獭肝，獭肉，猬肉，猬骨，野猪胆黄，野猪肉，野猪胆，野猪膏，野猪脂，野猪齿，豺皮，豺头骨，丹雄鸡，丹雄鸡肝，乌雄鸡，乌雌鸡，黄

雌鸡,鹅脂,鹅肉,鹅卵,野鸭,白鸭肉,鸭卵,雁膏,雁骨灰,雀肉,雀粪,雀脑,雀卵白,山鸡,野鸡,鹑鸩头,鸥肉,鸲鹆肉,慈鸦,鸳鸯肉,蜂蜜,牡蛎,龟甲,魁蛤,蠡鱼,鲮鱼,鲫鱼,鳝鱼,鲤鱼胆,鲤鱼肉,鲤鱼鳞,鲤鱼脂,鲤鱼肠,鲟鱼,猬,鳖,鳖甲,蟹,蟹爪,乌贼鱼,乌贼鱼骨,鳗鲡鱼,鮀鱼,鼋,鲛鱼,白鱼,鳜鱼,青鱼,黄花鱼,嘉鱼,鲈鱼,鲨,鲥鱼,黄赖鱼,比目鱼,鲚鱼,河豚,鲸鱼,黄鱼,鲂鱼,牡鼠,蚌蛤,车螯,蚶,蛏,淡菜,虾,蚺蛇,蛇蜕皮,蝮蛇,田螺,海月。

卷下:胡麻,白油麻,麻蕡,饴糖,大豆,薏苡仁,赤小豆,青小豆,酒,粟米,秫米,矿麦,粳米,青粱米,白粱米,黍米,稷,小麦,大麦,曲,荞麦,扁豆,豉,绿豆,白豆,醋,糯米,酱,冬葵,苋菜,胡荽,邪蒿,同蒿,罗勒,石胡荽,蔓菁,冬瓜,濮瓜,甜瓜,胡瓜,越瓜,芥,萝卜,菘菜,莛子,龙葵,苜蓿,苦荬,蕨,翘摇,蓼子,葱,韭,薤,荆芥,菾菜,紫苏,鸡苏,香薷,薄荷,秦获梨,瓠子,大蒜,小蒜,胡葱,莼菜,水芹,马齿苋,落苏,蘩蒌,白苣,落葵,堇菜,蕺菜,马芹子,芸苔,雍菜,菠菜,苦荬,鹿角菜,莙荙。

【学术贡献】

一、《必效方》学术贡献

1.《必效方》外感热病证治贡献

《必效方》天行热病证治　①治天行一二日:麻黄一两水煮取二升,置米一匙及豉为稀粥,取强一升,先作生熟汤浴,淋头百余碗,然后服前粥,则浓覆取汗,于夜最佳。②鳖甲汤治天行病经七日以上,热势弥固,大便涩秘,心腹痞满,食饮不下,精神昏乱恍惚,狂言浪语,脉沉细,众状之中一无可救,宜决计服此方:鳖甲、细辛、桂心、白术、枳实、茵陈、白鲜皮各二两,吴茱萸、附子各一两半,大黄三两,生姜四两,上十一味水煮取二升六合分三服。③大承气汤治天行十日以上,腹微满,谵语,或汗出而不恶寒,体重短气,腹满而喘,不大便,绕脐痛,大便乍难乍易,或见鬼:大黄四两,厚朴半斤,枳实五枚,芒硝三合,上四味水煮二味取五升,去滓纳大黄复煮取二升,去滓纳芒硝,煎令三两沸,适寒温,分再服,得下者止,不下更服之。④治天行呕吐不下食:取腊月兔头并皮毛烧令烟尽,擘破作黑灰,捣罗之,以饮汁服方寸匕,则下食。不瘥更服。烧之勿令大耗,比用频效。⑤治

天行病后,因食酒面,肺中热拥,遂成咳不止:桑白皮十二分,麻黄六分,曹州葶苈子、桔梗各十分,肥干枣二十一枚,上五味水煮分五服,或利勿怪。⑥鼠矢汤治天行劳复:雄鼠屎五枚,豉一升,栀子二十枚,枳实三枚,上四味水煮分四服,若觉大便涩加大黄二两。

《必效方》黄疸疟疾霍乱证治　①茵陈汤及丸治一切黄疸(蒋九处得,其父远使得黄疸服此极效):茵陈四两,大黄、黄芩、栀子各三两,上四味水煮分三服。亦可捣筛蜜丸服二十丸。②瓜蒂散治诸黄疸:丁香、赤小豆、瓜蒂各一分,上三味捣末温水顿服使尽。③大黄汤治急黄疸、内黄等:大黄三两,芒硝二两,上二味水二升生渍大黄一宿,平旦绞汁一升半,纳芒硝搅服,须臾当快利。④治黄疸身眼皆如金色,但诸黄皆主之:东引桃根细切如箸若钗股以下者一握,水煎取一升,适寒温,空腹顿服。服后三五日,其黄离离如薄云散,唯眼最后瘥,百日方平复,身黄散后可时时饮一盏清酒,则眼中易散,不则散迟。此方是徐之才家秘方,其侄珍惠说密用。⑤治阴黄眼睛黄,汗染衣,涕唾黄:好黄蒸二升水二升浸,微暖令热,勿令沸,平旦绞取汁半升饮之,余汁须臾则饮,冬日微暖服,夏冷饮,每夜则浸,依前服之亦得。每夜小便中浸白帛片,取色退为验。两方并极效。⑥治阴黄汗染衣,涕唾黄:取蔓荆子捣细末,平旦以井花水和一大匙服之,日再,渐加至两匙,以知为度。李润州传,极效。⑦鸡子常山丸治疟疾:鸡子一枚断开头,出黄及白令尽,常山细末量满前空壳倾铛子中,又量白蜜还令满壳,复倾铛子中,三味同搅,微火煎之勿停手,微冷可丸则停,丸如梧子。如病患午时发巳时服三十丸,欲至发时又服三十丸。此方救赐乔将军服之立效。⑧虎骨常山丸治疟疾不瘥:虎头骨、常山、炙甘草、鳖甲、乌梅、葳蕤、白薇、升麻、茯苓、石膏、知母、麦门冬、豆豉、地骨白皮各等分,上十四味捣筛蜜丸如梧子大,未发前日晚空肚服二十丸,至发日平旦服四十丸,欲发时亦服三十丸。⑨常山酒治疟疾:常山一两,独头蒜一颗,糯米、乌豆各一百粒,清酒一升,上五味酒浸,欲发时三分饮一分,如未吐更服一分,得吐则瘥。⑩理中散治霍乱及转筋,吐痢不止:青木香六分,桂心、厚朴、炙甘草、白术各八分,干姜十分,附子六分,上七味捣筛为散,饮服两钱匕,不定更服一钱匕。

⑪ 治热霍乱口渴,心烦欲得冷水吃,则宜恣意饮冷水及土浆,取足定止。⑫ 乌梅黄连散治霍乱水痢腹中雷鸣,无不瘥:乌梅肉、黄连、熟艾叶、当归、炙甘草、阿胶各三两炒,赤石脂、附子各二两,上八味捣筛为散,有患者每服二方寸匕,疑热则饮下,疑冷则酒下。⑬ 湿霍乱方治上吐下痢:黄牛屎半大升许,水煮三两沸,和牛屎滤取汁,服半升即止,犁牛子屎亦佳。⑭ 四神丸治主霍乱冷实不除及痰饮百病,无所不主:干姜、桂心、附子各一两,巴豆六十枚,上四味捣筛蜜丸如小豆大,饮服二丸,取快下,不下又服一丸。⑮ 治霍乱口渴:糯米二升,淘泔水饮讫则定。⑯ 厚朴桂心汤治霍乱后渴,口干腹痛不止:厚朴四两炙,桂心二两,上二味水煮去滓分服(长安传少府常服)。⑰ 治霍乱脚转筋及入腹:以手拗所患脚大拇指,灸当脚心下急筋上七壮或木瓜子根皮合煮汤服之。

2.《必效方》内科疾病证治贡献

《必效方》心痛腹胀呕吐证治　① 治心痛:当归末酒服方寸匕;生油半合温服。② 治蛔心痛:鳗鲡鱼淡炙令熟,吃一二枚,饱食弥佳;熊胆如大豆和水服大效。③ 茱萸丸治心痛:吴茱萸一升,桂心、当归各二两,上三味捣筛蜜丸如梧子,酒服三十丸,日再服,渐加至四十丸,以知为度。④ 丁香散治心痛:丁香七枚,头发灰一枣许,上二味并末和酒服。⑤ 鹤虱槟榔汤治心痛:鹤虱二两,槟榔二七枚,上二味猪肉汁六升煮槟榔,取三升去滓,纳鹤虱末,先夜不食,明旦空腹顿服。⑥ 人参汤治卒心痛:人参、桂心、栀子、黄芩、炙甘草各一两,上五味水煮分三服。⑦ 治三十年心痛:桃仁七枚汤水合顿服,酒服亦良。⑧ 青木香丸治气满腹胀不调,不消食兼冷:青木香、槟榔各六分,大黄十二分,芍药、诃黎勒、枳实各五分,桂心四分,上七味捣筛蜜丸如梧子,饮服十五丸,渐渐常加,以利为度。不限丸多少,不利者,乃至五十、六十丸亦得。⑨ 治腹胀满坚如石,积年不损:白杨东南枝五升熬令黄,酒五升淋讫,以绢袋盛滓,还纳酒中,蜜封再宿,每服一合,日三。⑩ 人参汤治胃逆不消,食吐不止:人参、泽泻、桂心各二两,橘皮、炙甘草、黄芪各三两,茯苓四两,生姜八两,麦门冬二升,半夏一升,大黄一两半,上十一味水煮服八合,日三夜一。⑪ 治胃反朝食夜吐,夜食朝吐,诸药不瘥:羊肉去脂膜作脯,好蒜薤空腹任意多少食之。

⑫ 治胃反吐水及吐食:大黄四两,炙甘草二两,上二味水煮取一升,去滓分温再服,神验千金不传。⑬ 治呕哕:芦根五两水煮取三升顿服,兼以童子小便一两合,不过三服则瘥。⑭ 小麦汤治呕吐不止:小麦一升,人参四两,青竹茹二两半,茯苓三两,厚朴四两,炙甘草一两,生姜汁三合,上七味水煮分三服。⑮ 治服汤呕逆不入腹:炙甘草三两,水煮取二升,服之得吐,但更服不吐,益好。⑯ 理中散治食后吐酸水,食糜粥酪剧:干姜、食茱萸各二两,上二味捣筛为散,酒服方寸匕,日三服。⑰ 治噎膈:捺大椎尽力则下,仍令坐之;以酢煮面糊啖之则瘥,此只可一两日瘥,欲长久绝者,取溲为丸,如弹子,酢中煮熟,于水中泽,却及热则食二十丸,神验,不过三两度则瘥,大效。⑱ 半夏汤治噎膈:生姜四两,半夏一升,石膏四两,小麦、吴茱萸各一升,赤小豆二十颗,大枣二十一颗,人参、炙甘草、桔梗、桂心各二两,上十一味酒水煮取三升,分三服。⑲ 治噎膈:杏仁、桂心各二两,上二味捣筛蜜丸含咽。

《必效方》咳嗽上气痃癖证治　① 治咳嗽:枣、桃仁各一百二十颗,豉一百粒,上三味捣筛为丸如枣大含咽;鸡子白皮十四枚,麻黄三两,上二味捣筛为散。每服方寸匕,日二;麻黄、紫菀各二两,贝母三两,上三味捣筛蜜丸如杏核,绵裹含咽,日四五度;杏仁一百二十枚,豉一百枚,干枣四十枚,上三味合捣如泥丸如杏核,含咽令尽,日七八度。② 治咳嗽积年不瘥,胸膈干痛不利:紫菀一两,杏仁四十九枚,酥、蜜各一合,上四味捣丸如弹子,每日空腹服一丸,细细含咽。凌空道士得此方传,效不复可言;莨菪二分,酥一鸡子许,大枣七枚,上三味铛中煎令酥尽,取枣去皮食之,日二;生姜五两,饧半升,上二味取姜刮去皮如算子切之,置饧中微火煎姜使熟,食使尽则瘥,段侍御用之极效;款冬花和蜜火烧,含取烟咽之,三数度则瘥;莨菪子三指撮吞唾咽之,日五六度,光禄李丞自服之极神效。③ 治上气唾脓血:灸两乳下黑白际各一百壮。④ 治上气:半夏、茯苓各四两,橘皮、白术各三两,生姜五两,槟榔十颗,上六味水渍一宿,煮取二升七合,分三服,更加甘草三两,人参二两,前胡二两,紫苏一两。⑤ 治上气咳嗽,腹满体肿:楸叶三升煮三十沸,去滓煎堪作丸如小枣子,以竹筒纳下部,立愈。⑥ 治瘕病喘息气急,喉中如水鸡声，无问年月远近：肥皂荚两挺，好酥一两，上二味于火上炙，去火高一尺许，以酥细细涂之，数翻覆，令得所，酥尽止，以刀轻刮去黑皮，然后破之，去子、皮、筋脉，捣筛蜜丸，每日食后服一丸如熟豆，日一服讫，取一行微利。如不利时，细细量加，以微利为度，日止一服。⑦ 治上气腹胀，心胸满并咳不能食（段明府云极效）：枇杷叶一握，槟榔三七颗，生姜二分，高良姜二两，蜜、酥各二合，上六味水煮取一升，纳酥、蜜，更煮三五沸，分温三服，甚重者三两剂，任意食之。⑧ 治上气咳嗽，呕逆不下食气上：橘皮、紫菀各三两，人参、茯苓、柴胡、杏仁各二两，上六味水煮取二升，分三服。患冷加生姜二两，患热加麦门冬三两，不能食加白术、浓朴各二两。⑨ 治痃癖：车下李仁微汤退去皮及仁，与干面相半捣之为饼如犹干和淡水如常溲面，大小一如病患手掌，为二饼微炙使黄，勿令至熟，空肚食一枚当快利，如不利更食一枚。或饮热粥汁即利，以快利为度。至午后利不止即以醋饭止之。利后当虚，病未尽者，量力一二日更进一服，以病尽为限，小儿亦以意量之。无不效。但病重者李仁与面相半，轻者以意减，病减之后服者亦任力频试瘥神效。⑩ 治痃癖：大黄十两捣筛，醋三升和煎调，纳白蜜两匙煎堪丸如梧子，一服三十丸，以利为度。⑪ 治痃癖：牛黄三大豆许，麝香一当门子大，朱砂准麝香，生犀角小枣许，上四味研令极细汤成后纳下药：大黄、吊藤、升麻各一两，炙甘草、鳖甲各半两，丁香五十枚，上十味水煮纳牛黄等四味和绞，分为三服。若利出如桃胶肉酱等物是病出之候。此药分两是十五以上人服，若十岁以下斟量病减之。⑫ 练中丸治痃癖虚热两胁下癖痛，恶不能食，四肢酸弱，口干眼涩，唾涕稠黏，头时时痛并气冲背膊虚肿，大小便涩，小腹痛，热冲头，发落耳鸣，弥至健忘，服十日许记事如少时：大黄一斤，朴硝十两，芍药八两，桂心四两，上四味捣筛蜜丸如梧子，平旦酒服二十丸，日再，稍加至三十丸，以利为度，能积服弥佳。纵利不虚人，神良。⑬ 鳖甲丸治癖气发动不能食，心腹胀满，或时发热：鳖甲、枳实、麦门冬、人参各八分，芍药、前胡、厚朴各六分，白术十分，上八味捣筛蜜丸如梧子，饮服二十丸，渐渐加至三十丸，冷即酒服极效。⑭ 治腹满癖坚如石积年不损：白杨木东南枝去苍皮细锉五升熬令黄，酒五升淋讫，即以绢袋盛滓还

纳酒中，密封再宿，每服一合，日二。⑮ 验方治痃癖气壮热兼咳，久为骨蒸：柴胡四两，茯苓、白术、枳实各三两，上四味水煮取二升半，分三服。积热不歇即加芒硝六分取利，热除之后每三日服一剂，瘥后每月一剂。⑯ 辟鬼魅：虎爪、赤朱、雄黄、蟹爪，上四味捣碎，松脂融及暖和为丸，正朝旦及有狐鬼处焚之甚效。以熏巫人即神去，王三师云奇效。⑰ 治骨蒸病小便：三岁童子小便五升煎取一大升，以三匙蜜和为两服。台州丹仙观张道自服，非常神验。

《必效方》脚气证治 ① 治脚气：苍耳子五升，赤小豆二升，盐一斤，上三味水煎浸脚；上好椒未经蒸者三斗微热熏蒸；白樗桑叶一石水煎抽饬，每服一匙。② 半夏三两，生姜汁三升，上二味水煮顿服，此方梁公家出，方始有本，奇异神效。③ 治脚气数发通身满，妨气急：大麻子一升，小便二升煮取一升，去滓顿服。④ 白杨皮酒治脚气偏废及主一切风，缓风手足拘挛：白杨东南面皮三尺以上酒浸，每饮随性多少，有酒气为度。⑤ 治水肿：皂荚一挺，乌饬五两，上二味酒二升煮取六沸，去滓顿服。⑥ 苦瓠一枚水煮煎汁令堪丸如胡豆，一服二丸。

《必效方》淋证便秘证治 ① 治五淋方：白茅根四斤，水煮分三四服。② 治小便不通，不得服滑药，急闷欲绝：盐二升大铛中熬，布绵裹熨脐下熨之，小便当渐通也。③ 治大便不通：牛胶一条，葱白一握，上二味水煮顿服。④ 湿瓜蒂七枚绵裹纳下部。⑤ 治白痢：麻子汁煮取绿豆空腹服；黄连末水和，每服三匕。⑥ 治赤痢：香淡豉半升，黄连一两，上二味水浸豆豉一日取汁，碎黄连薄绵裹豉汁中煎，空腹顿服，桑泉蒋尉云效。⑦ 治热血痢：粳米一升研碎水浸，至明饮之。⑧ 治赤白痢：黄连二两，阿胶四片，上二味好酒二大升合黄连煎十五沸，纳胶令烊，温三服。⑨ 治冷疳痢：莨菪子捣末和腊月猪脂，更捣令熟为丸如枣许大纳下部。⑩ 治积久痢成疳：樗根一握，麻子脂二合，酢泔淀一合，椒四分，豉二合，上五味水煎取汁二升分灌下部。⑪ 治痢初较后脓血，或变纯白，或成鱼脑，五十日以上或一二年不瘥，变成疳，所下如泔淀：生羊肝一具大酢一年以上者，朝旦空腹手拈取酢中肝吞服。⑫ 治疳痢久不瘥，羸瘦着床欲死：新出羊粪一升，水渍经宿，明旦绞汁顿服。⑬ 治久疳

733

痢百方不瘥:丁香、麝香、黄连各等分,上三味捣筛为散,取杏核大竹筒吹入下部,蔡光州云常用奇效。⑭ 治久痢变成疳,下部穷生恶疮,恶寒壮热:桃白皮、槐白皮各一升,苦参五合,艾、大枣十枚,上五味水煮取二升半,去滓纳熊胆枣许大搅令匀,取二升灌下部,余三分服。⑮ 治水谷痢:小豆一升,腊二两,上三味和,顿服。⑯ 棕榈皮研末,每服三方寸匕。⑰ 治痢兼渴:麦门冬三两,乌梅二大,上二味水煮去滓,细细咽之。

3.《必效方》外科疾病证治贡献

《必效方》瘿瘤证治 ① 治气瘿:白头翁半两,昆布十分,海藻、通草各七分,玄参、连翘各八分,桂心三分,白蔹六分,上八味捣筛蜜丸如梧子,每服五丸。② 治诸瘘:泔清温洗以绵拭之,取葵叶微火暖贴之引脓,脓尽出即肉生,王丞频用大奇效。③ 治腋臭:硇砂、酢酪各二两,好白矾、密陀僧各三两,金屑八分,胡粉、铅锡、生铜屑各二分,上八味并研令细,酢一升,新铜器中盛药,密封其口,二七日,看上青绿色郁郁然,其药即成,还须研令极细,至用时若干,更以好酢和药,以涂病处。一日一涂洗。④ 取五月五日承露百草阴干,火烧为灰,用井华水和灰为团,重火炼如燀灰色,炼讫即以酢和为饼,浓如掌大小径二寸,即置两腋下。⑤ 金错屑涂法:金错屑一铢,银错屑一两,赤铜屑、香附子、胡粉、钱错屑各一两,三年醋三升,上七味羊酪一升于铜器中煮得二沸,以用涂之。⑥ 三年酽酢二升,碎铜一斤,盐半合,灰二合,上四味浸药,搅药色青即涂腋下,日三四;大铜钱二七,白梅二七个,盐一升,上三味置瓶水浸裹挂户上,百日毕可取用涂;酢五合纳铜器中,钱十四文,胡粉五铢,泥头七日后以粉十铢和讫,去腋下毛日再敷;男儿乳汁浸盐研铜青,拔去毛使血出,涂瘦;醋浸青木香,置腋下夹之;钱三七文,胡粉、马齿草各三两,青木香二两,大酢半升,上五味醋渍钱五六日,煮五六沸,锻石汁洗病处,拭干讫涂之,以瘥为度。

《必效方》痔瘘疔疮证治 ① 治五痔脱肛:死蛇一枚指大,掘地作坑烧蛇取有孔板覆坑,坐上,虫尽出。② 熨痔法治痔头出或疼痛不可堪忍:枳实置糖灰中煨之及热熨病上,尽七枚;麝香当门子印盐相和,手涂痔头上;野猪肉炙食;苍耳子阴干捣末水服三方寸匕;葱和须浓煮汤置盆中坐浸;狸肉作羹食之或作脯食;肥大枣一颗剥去赤皮,取水

银掌中以唾研令极熟,涂枣瓤上纳下部;萹蓄根叶捣汁服一升;姜屑二两水三合煮取一合,去滓暖空腹服,隔日再服;倚死竹色黑者取之折断烧为灰,筛和薄饮服方寸匕。③ 治痔及诸虫:石榴东引根一握,鹿脯四指大一片,水煮取一升,适寒温空腹顿服之。④ 治阴生疮脓出作臼:白矾一两捣研,猪脂一合于滋器中和搅作膏,槐白皮作汤洗疮上,取膏敷上及以楸叶粘贴。⑤ 治阴疮阴边如粟粒生疮及湿痒:槐白皮一握,盐三指撮,水煮一升洗之,日三五遍。阴疮有二种,一者作白脓出名曰阴蚀疮,二者但赤作疮名为热疮。治热疮:黄柏、黄芩各一两作汤洗,黄柏、黄连末粉之;黄连和胡粉末敷之;紫芽茶末一分,荷叶一片烧灰,上二味为末盐浆水洗讫敷之;停水处干卷地皮末敷之。⑥ 治著硇砂:鸡子一枚煮熟剥取肉,更用生鸡子二个倾取白和,熟研令细绵裹之;甘草、黄柏、白矾,上三味为末敷之。⑦ 治疔疮:旧厕清汁,青竹茹烧灰,上二味研和清搅一百遍,稀稠成膏,刺疮四边令遍,泻药渐渐令满其中,日三五度换之;蜂窠七枚,真绯手掌大,乱发拳大,上三味各烧灰作末,酒一升和,顿服。⑧ 治恶疮热毒肿:瓮近下钻孔盛水令水射肿,又以鸡子清封肿上,热即易之;芫蔚臭草捣汁服一鸡子许,滓封肿,热则易之;捣地松汁服之,每日两三服;大黄、锻石、赤小豆各等分,上三味捣末以若醋和涂。⑨ 治反花疮:柳枝叶以水煎成膏如稠饧涂之;马齿草烧灰频贴敷之;盐灰敷之神验。治癣方:淳甲煎涂之愈,好口脂亦得;附子、皂荚各一枚,山茱萸四合,上三味捣筛为散揩癣上令汁出敷之,干癣苦酒和涂之。⑩ 治金疮中风角弓反张:杏仁碎之蒸令馏,捣绞取脂,服一小升许兼以摩疮上;取蒜一大升破去心,无灰酒四升煮蒜令极烂,并滓服一大升。治金疮口噤不能语:蔓菁子一升捣令细,粘手撮为炷灸疮上一两度;鸡粪一合,乌豆二升,二味相和于铛中熬令焦黑,及热泻出,酒二大升淋之,与服随多少;莨菪根可疮大小截令平,猪脂一合,盐末一鸡子黄大,和膏炷疮上;生鸡子、乌麻油,二味合煎稍稠,待冷以封疮上。⑪ 治狐刺痛如乌啄:生瓜蒌香豉二味等分,捣饼敷患处。⑫ 治漆疮:漆姑草捣汁二分和芒硝一分涂之;浓煮杉木汁洗之,数数用即除,小儿尤佳。⑬ 治甲疽赤肉生甲边上裹甲:矾石烧沸,定末敷之,亦主杂疮有虫有黄水。⑭ 治甲疽疮肿烂

生,脚趾甲边赤肉出,时瘘时发:黄芪二两,蔄茹三两,上二味苦酒浸一宿,猪脂五合微火煎取二合,去滓涂疮上,日三两度。⑮灭瘢方:禹余粮、半夏等分捣末,鸡子黄和之拭瘢上。⑯治灸疮及金疮凡百疮瘢,能令高者平,下者起:鸡屎白、鹰屎白各二合,辛夷仁四分,白附子、杜若各三分,细辛二分,上六味捣筛赤蜜少和揩瘢微破,涂之,日二。⑰治蛊毒大神验方:大戟、桃白皮、斑蝥各等分,上三味捣筛为散,每服半方寸匕,李饶州法,云奇效。若以酒中得则以酒服,若食中得以饮服之。⑱治蛊毒:胡荽根捣取汁半升和酒服;未钻相思子二七枚捣碎为末,暖水半盏和搅顿服,非常神效。试蛊法:银匙若箸或钗含之,经宿色黑即是,不黑者非。

4.《必效方》妇儿疾病证治贡献

① 牛膝汤治胞衣不出胞烂:牛膝、瞿麦各四两,滑石八两,当归三两,通草六两,葵子一升,上六味水煮分三服。② 治胞衣不出:服蒲黄如枣大;生男吞小豆七枚,生女吞二七枚;生地黄汁一升,苦酒三合,顿服;泽兰叶三两,滑石五两,生麻油二合,上三味水煮顿服。③ 五物雄黄间茹膏治妇人妒乳,痈疮迟愈:雄黄、白蔹、雌黄、蔄茹各一分,乱发一枚,猪脂半斤制膏涂疮。④ 丹参膏治妇人乳痛:丹参、白芷、芍药各二两,上三味制膏涂上;疮上贴膏:黄芪八分,白芷、大黄各五分,当归、续断各四分,薤白二合,松脂十二分,薰陆香、蜡各十分,猪脂一升,生地黄汁七合,上十一味制膏,涂帛贴疮上;治妇人乳痛:饲猪米研汁饮之。⑤ 治产后腹痛:羌活四两,酒煮分服;兔头炙令热熨产妇腹部;苦瓠芦开之去子讫,蒸热随痛熨。⑥ 治妇人新产后赤白痢,心腹刺痛:薤白一升,当归二两,酸石榴皮三两,地榆根四两,粳米五合,厚朴一两,阿胶、人参、炙甘草、黄连各一两半,上十味水煮分三服。⑦ 治产后痢日五十行:木里蠹虫粪锉中炒之令黄服。⑧ 治崩中:丁香一百颗,好酒一大升,上二味煮取三两沸顿服。⑨ 治妇人崩中无久近:伏龙肝一斤,小蓟根、桑寄生、续断、地榆、艾叶各三两,阿胶、当归、赤石脂、厚朴各二两,生姜五两,上十味以伏龙肝水煮取三升,分三服。⑩ 治妇人带下:兔皮烧令烟断为末,酒服方寸匕。⑪ 钩藤汤治小儿壮热,时气惊悸,并热疮:钩藤、人参、蚱蝉、黄芩各一分,蛇蜕皮三寸,龙齿四分,防风、泽泻各二分,石膏一两,竹沥三合,上十味水煎细细服之;牛黄两大豆许,蚱蝉二分,龙齿、麦门冬各四分,人参三分,钩藤一分,茯神、杏仁十二枚,蛇蜕皮三寸,上九味水煎分六服。⑫ 治小儿霍乱:厕屋户帘烧灰,饮服一钱匕;诃黎勒一枚煎沸汤,研一半许,与儿服立止。治小儿大便不通:灸口两吻各一壮;猪苓一两水煮鸡矢白一钱匕与服。⑬ 治小儿大小便不通妨闷:白蜜一合煎丸纳下部中;小便不通嚼生葱绵裹纳小便道中即通。⑭ 鸡子饼治小儿一岁以上,二岁以下赤白痢久不瘥:鸡子二枚取白,胡粉两钱,蜡一两,上三味熬蜡消,下鸡子胡粉候成饼,平明空腹与吃,可三顿痢止。⑮ 治小儿久痢,无问冷热疳痢悉主之:枣一枚于炭火中烧令如炭,于瓷器中研之,以米饮和分服之。⑯ 治小儿项上瘰疬:榆白皮烂捣如泥封之。⑰ 治蛔虫方:绿豆三升煮取浓汁,麻子一升研取汁,麻子汁半升和豆汁一升,更暖如卷。

5.《必效方》皮肤疾病证治贡献

① 白附子膏治皯黯令面白悦泽:白附子、青木香、丁香、商陆根各一两,细辛三两,酥半升,羊脂,上九味,以酒三升渍一宿,煮取一升,去滓纳酥,煎一升膏,夜涂面上,旦起温水洗,不得见大风日疮。② 沐发方:生柏叶一斗煮取汤,沐发妙;杏仁、乌麻子二味捣筛水投滤取汁并捣用。③ 染白发方:拣细粒乌豆四升,醋浆水四斗煮取四升,去却豆以好灰汁净洗发待干,豆汁热涂之,以油帛裹之,经宿开之待干,即以熊脂涂揩,还以油帛裹,即黑如漆。捣木槿叶以热汤和汁洗之亦佳。④ 治秃疮:童子小便暖用洗之,揩令血出,取白鸽粪五合熬末,和酽醋令调涂之即瘥。⑤ 治秃方:桃花开口者阴干,与桑椹等分捣末以猪脂和,以灰汁洗后涂药瘥;柳细枝一握,水银大如小豆,皂荚一挺,上三味醋煎如饧涂之。⑥ 治蛇咬方:麝香少许和烧桑刀上,以烙啮处令皮破;生蚕蛾阴干为末敷啮处孔中,其蛾有生子者更妙;麝香、雄黄、半夏、巴豆等分,上四味捣末敷之;先以唾涂咬处,熟揉生大豆叶封之。⑦ 治蜂螫:捣青蒿封之,亦可嚼用之;敷荷囊贴之大效,蜀中用验。⑧ 治蝎咬人:温酒渍之,又捣豉作饼如钱大贴螫处,以艾灸七壮。⑨ 治恶蚝已洪肿:楝木根并皮一升,水煎取二升,适寒温浸洗疮;干姜、水银、猪脂,上三味揉令相得即置碗中烧,竹筒笼上熏所肿处,未熏先破两处,

然后熏即瘥;取胡葱于煻火中煨令软,纸隔手挼令破,以拓疮上,以痛定为度。⑩ 治沙虱:初着有赤点如米,以盐和麝香涂之瘥。⑪ 治狂犬咬:栀子皮、石硫黄二味捣末敷疮,日一易;取蚯蚓粪水和如泥封之;驴屎汁饮一升;杏仁、豆豉各一两,韭根一握,上三味捣饼贴咬处;虎骨、石灰以猪脂和饼敷咬处。

6.《必效方》五官疾病证治贡献

① 治眼风赤久胎赤:铜锁锣一枚置石盐末如杏仁许,油脂半鸡子许相和盐,柳枝如箸一握急束齐一头,用研油脂三日状如墨,剜地作小坑置熟艾如鸡卵大于几下安艾着火,火尽,绵缠杖子头点药于目眦。② 治积年风赤眼:生油、生猪脂、胡粉各等分,和研敷眼中。③ 治眼暴赤:鸡舌香二十枚,干枣、黄连各二十枚,上三味水煎五六沸,澄取清点目中。④ 治目暴赤热毒:蕤仁、吴黄连各一分,鸡子白一枚,上三味绵裹渍一宿,涂眼四五度,浓则洗之。⑤ 洗眼汤去热气治漠漠视物不见并瞖:秦皮、黄柏皮、蕤仁、芫蔚子各三分,细辛二分,黄连四分,古铜钱七文,上七味水煮洗目。⑥ 青葙子丸治眼风暗有花:青葙子、槐子、覆盆子、地肤子、薤蕢子、车前子各五分,上六味捣筛蜜丸如梧子,日服十五丸。⑦ 蔓荆子散治青盲瞳子不坏者,治十得九:蔓荆子六升蒸之,看气遍合甑下以釜中热汤淋之,如是三度讫,捣筛清酒服二方寸匕,渐至加三匕。⑧ 治眼热胬肉及赤痒:黄连、竹叶各一两,上二味水煎点眼。⑨ 朱砂散治人眼中有黑白花逐眼上下:光明砂、龙脑香各六分,地骨白皮、决明子各五分,车前子三分,上五味捣筛如粉,少少敷之。⑩ 治耳聋:神明膏如枣核许纳耳中,日一度,亦治虫入耳中;杏仁七枚捶碎为三分绵裹各置裹盐如小豆许,于饭甑中蒸之,绵捻以油汁入耳中;鸡屎白半升,乌豆一升,上二味无灰酒二升及热以沃之良久,滤去滓,分温服。⑪ 治耳聋神验方:纯乌羊新湿粪,杏子脂、石盐末,上三味研细,满耳孔中塞。⑫ 治耳聋有脓:鲤鱼肠一具,酢三合,上二味合捣布裹塞耳;治鼻中清涕生塞肉:细辛六分,附子五分,甘遂三分,通草五分,干姜四分,吴茱萸三合,桂心四分,上七味捣筛蜜丸如杏仁大,绵裹塞鼻。⑬ 治鼻塞多清涕:细辛、蜀椒、干姜、川芎、吴茱萸、皂荚、附子各三两,猪膏一升三合,上八味苦酒浸一宿,猪脂煎膏,绵裹少许导

鼻中并摩顶。⑭ 治鼻内热气生疮有脓臭并有虫:矾石、苦参各一两,生地黄三两,上三味水煮绵滤,微微点鼻中,日三五度。⑮ 治牙疼:皂荚子捣末绵裹如弹子大两颗,酽醋煮热,于牙疼处啮之,日三五度;桃李槐并白皮各等分,酒煮含之。⑯ 姜君疗牙疼方:白杨皮一握,地骨皮一两,椒、杏仁各二七枚,细辛一两,生地黄二两,好盐一合,苍耳子二两,上八味酒煮六七沸,去滓含咽。⑰ 治牙齿疼痛:防风、附子、蜀椒各二两,莽草一两,上四味捣筛为散,温清酒一盏和少许含;独头蒜煨之,乘热截一头以熨痛上,亦主虫痛。⑱ 矾石散治牙齿疼痛,风龋虫食,挺根出,齿已落:矾石、藜芦、防风、细辛、干姜、白术、蜀椒、炙甘草、蛇床子、附子各八分,上十味捣筛为散,温酒半升纳散方寸匕,搅调含咽。⑲ 治牙齿疼,肉宣露,风疼:莨菪子捣末绵裹着痛上;独活十两,生地骨白皮三升,细辛、枫柳皮各一两,甘草二两炙,上五味水煮取一升,细细含咽。⑳ 近贵胜共敷蜃齿:细辛、当归、炙甘草、蛇床子各一两,青葙子三两,上五味捣筛绵裹如大豆着齿上,日三。㉑ 杀齿虫方:雄黄末以枣膏和丸塞牙孔中,以膏少许置齿,烧铁箆烙之,令微热,以瘥止。㉒ 治风虫疼痛:屋间蜂窠一枚,椒七粒,上二味水煎取半升含咽。㉓ 治牙风疼:东墙下朽骨削之如疼牙啮许大,于煻灰中煨烧令热,于所痛处啮之。㉔ 治牙虫痛并虫蚀:水煮露蜂房、细辛各等分含之即瘥。㉕ 治牙疼及头,牙龈风肿,口急不开,面目虚肿皆头起:蒴藋五两,蜀椒一两,吴茱萸、独活、海螵蛸、桃胶各一两,桂心半两,酒一合,上八味水煮取八合,投蒴藋汁及酒更煎,取一小升,去滓含之就病处,日三。㉖ 治口疮:黄芩、芍药、羚羊角屑、黄柏、大青、苦竹叶各二两,升麻三两,上七味水煎取二升,去滓纳蜜二合搅含咽。㉗ 治舌忽然粗满口:以釜下煤和盐等分涂舌肿令遍,沥清水涂之。

《外台秘要·古今诸家丸方一十八首》载有孟诜方四首,今附录之。① 玉壶丸主万病,与麝香丸同效:雄黄、朱砂、巴豆、附子、特生礜石、藜芦各三两,上六味捣筛蜜丸如小豆,饮服二丸,得利病瘥,小儿黍粟一丸,以意量之。② 青木香丸疗一切气腹胀满,心痛气冷,食不消:青木香、槟榔仁各六分,芍药、枳实、诃黎勒皮各五分,桂心四分,大黄十二分,上七味捣筛蜜丸如梧子,饮下十五丸,以

意增减之,常令溏利甚效。又五补七宣者,丽正殿修书学士李公所传,公名子昭字云卿,赵郡人,幼志道法,以栖名山,往来茅嵩山经三十载云。③ 五补丸:人参、茯苓、地骨皮、干地黄、牛膝等分,上五味捣筛蜜丸如梧子,空腹以酒饮下三十丸,稍稍增至五十丸,日再,此是五补丸,服至五日十日及半月日,觉气拥即服七宣丸,服经二三日,觉气散,还服五补丸,若病候未退,即稍稍增之,常自审以取调适,终须五补及七宣丸,并须合服之,夫人所疾,皆因风不宣散,即成拥缓热风,若气不流行,即成癖冷气,转生众病,皆因此由,寻其本源,都为不闲将理,觉虚则补,觉风气拥即利,利即腰背更虚,且凡是利药,皆急服便通过,未能蓄泄诸病,凡是补药,皆滞服未见效,先觉风气发动,明知宣补必藉兼行,故其人授余二法,名曰五补七宣,所以安七魄,镇五脏,坚骨髓,养神明,久服长生,百病日去,发黑,行及奔马。④ 七宣丸:大黄十五两,枳实、青木香、柴胡、诃黎勒皮各五两,桃仁六两,炙甘草四两,上七味捣筛蜜丸如梧子,酒服二十丸,稍加至五十丸,病在下,空腹服,病在上,食后服之,以宣利为度,增减以意量之,若风气结聚,宿食不消,兼沙石皮毛在腹中,服经七八日乃尽出,下似牛涎鱼脑等,若病深痼,则须半月或一月专服之,不用五补丸。若积年腰膝疼痛,寒冷如冰石,脚气冲心,愦闷将死,头旋暗倒,肩背重闷,心腹胀满,胸膈闭塞,风毒肿气,连及头面,及大小便或利涩,脾胃气不理,不能饮食,夜卧脚转,筋脉掣痛,恍恍然眠寝不安等疾,以饮服之尽瘥,此药功效不可尽说,如前十数种病,则须服七宣丸。自外轻病,不妨与五补丸兼服,循环不辍,补养无限,不问男女老小并可服饵,但须量气力,细察候之,加减服,若是初生孩子,可与三丸五丸,稍稍加之,取通利,其二方当须经久常服,不限春秋冬夏,朝夕行止勿间,药性甚善,禁如常法。

二、孟诜《食疗本草》学术贡献

1.《食疗本草》卷上食疗药物功效

盐:① 治蟨螋尿疮;② 治一切气及脚气;③ 治齿摇及血齿。

石燕:① 冬月乳穴石洞中采者堪食;② 余月采者只堪治病不堪食也;③ 甚能补益。

黄精:① 饵九蒸九曝黄精可耐饥;② 其生者若初服只可一寸半,渐渐增之。

甘菊:① 其叶正月采可作羹;② 治头风目眩泪出;③ 去烦热利五脏;④ 野生苦菊不堪用。

天门冬:① 补虚劳治肺劳,止渴,去热风;② 去皮心入蜜煮之食后服;③ 洗面甚佳。

地黄:① 蜜煎或浸食之或煎汤或入酒并妙;② 生则寒主齿痛,唾血,折伤;③ 叶可以羹。

薯蓣:① 治头疼;② 利丈夫助阴力;③ 和面作馎饦则微动气;④ 熟煮和蜜或为粉并佳。

白蒿:① 捣汁治黄疸及心痛;② 叶干为末治夏日暴痢;③ 烧淋灰煎治淋沥疾。

决明子:① 叶主明目利五脏,食之甚良;② 子主肝家热毒气,风眼赤泪。

生姜:① 去痰下气,多食益心智;② 除壮热治转筋,通神明;③ 治冷痢;④ 止逆散烦闷开胃气;⑤ 姜屑末和酒服除偏风,姜汁煎治结实冲胸膈恶气;⑥ 姜皮寒姜性温。

苍耳:① 治中风伤寒头痛;② 治疗肿困重;③ 治一切风;④ 不可和马肉食。

葛根:① 蒸食消酒毒;② 其粉亦甚妙。

瓜蒌:① 子下乳汁;② 治痈肿;③ 服金石人宜用。

通草:① 利肠胃令人能食;② 下三焦除恶气;③ 续五脏音声及气;④ 治卒气奔绝;⑤ 利关节拥塞不通之气;⑥ 煮饮通妇人血气;⑦ 除寒热不通之气;⑧ 消鼠瘘、金疮、踒折。

百合:① 治心急黄;② 红花者名山丹,不堪食。

艾叶:① 干者煎服治金疮,崩中,霍乱,胎漏;② 止泻痢;③ 艾实治百恶气。

小蓟:① 小蓟根养气治崩中;② 叶只堪煮羹食,除热风气,金创血不止。

恶实:① 治热毒肿疮压丹石;② 治瘫缓风毒;③ 明耳目消胀壅;④ 牛蒡子通利小便。

海藻:① 治男子阴萎;② 常食之消男子癀疾;③ 瘦人不可食之。

昆布:下气久服瘦人。

紫菜:① 下热气多食胀人;② 煎汁饮之治热气塞咽喉。

船底苔:① 治鼻洪吐血;② 治淋疾;③ 水中细苔治天行病;④ 捣汁服治心闷。

干苔:① 治痔疮;② 杀虫治霍乱;③ 冷水研如泥治心腹烦闷;④ 治疮疥下一切丹石;⑤ 杀诸

药毒；⑥ 多食令人痿黄少血色；⑦ 内木孔中杀木蠹虫。

小茴香：① 治恶心；② 助阳道；③ 治肾气冲胁如刀刺痛，喘息不得；④ 理小肠气。

荜茇：食根治丹石发动尤良。

蒟酱：亦名土荜茇，散结气治心腹中冷气。

青蒿：① 益气长发，能轻身补中，不老明目；② 捣敷疮上煞风毒止血生肉；③ 治骨蒸；④ 烧灰淋汁和锻石煎治恶疮瘢癧。

菌子：① 发五脏风壅经脉；② 动痔病；③ 令人多睡，背膊、四肢无力；④ 令腹中微痛。

牵牛子：① 多食稍冷；② 和山茱萸服去水病。

羊蹄：① 主痒；② 不宜多食。

菰菜：① 利五脏祛邪气治酒齄面赤，白癞疬疡，目赤等；② 治卒心痛；③ 和鲫鱼煮羹治丹石热发；④ 治心胸中浮热；⑤ 滋人齿伤阳道，⑥ 令下焦冷滑。

萹蓄：① 治蛔虫心痛；② 治痔疮；③ 治黄疸及五痔；④ 治丹石发冲眼目肿痛。

甘蔗：① 治黄疸；② 子生食大寒治渴润肺；③ 通血脉填骨髓。

蛇莓：① 治胸胃热气；② 治小儿口噤。

苦芙：① 生食治漆疮；② 敷面目治通身漆疮；③ 不堪多食。

槐实：① 治邪气，产难，绝伤；② 春初嫩叶可食治瘾疹；③ 治牙齿风疼。

枸杞：① 坚筋除风，补益筋骨益人去虚劳；② 根主去骨热消渴；③ 叶和羊肉作羹尤善益人；④ 代茶煮饮益阳事；⑤ 捣叶汁点眼治风痒赤膜；⑥ 和面拌饮煮熟吞服益肾精气。

榆荚：① 治小儿痫疾；② 治石淋茎暴赤肿；③ 治女人石痈、妒乳；④ 消食利关节；⑤ 其子作酱令人能食，助肺气，杀诸虫下气，治心腹间恶气；⑥ 涂治诸疮癣；⑦ 治冷气心痛。

酸枣：① 主寒热结气安五脏；② 治不眠。

木耳：① 利五脏，宣肠胃气拥毒气；② 益服丹石人，和葱豉作羹治热发。

桑：① 食桑椹补五脏益精神利关节，和经脉通血气，令耳目聪明；② 桑根白皮煮汁饮利五脏下一切风气水气；③ 煎桑叶如茶饮止渴；④ 桑皮煮汁可染褐色，烧灰淋汁入炼五金家用。

竹：① 淡竹上，甘竹次，治咳逆，消渴，痰饮，喉痹，鬼疰恶气；② 杀小虫除烦热；苦竹叶治口疮，目热，喑哑；③ 苦竹茹下热壅；④ 笋寒治逆气烦热；⑤ 慈竹治一切赤白痢；⑥ 慈竹沥治热风；⑦ 淡竹沥治中风大热，烦闷劳复；⑧ 淡竹茹治噎膈，鼻衄；⑨ 竹实通神明。

吴茱萸：① 温脾消食治心痛，下气除咳逆；② 吴茱萸生树皮治牙痛；③ 治风瘙痒痛；④ 治中风口偏不语；⑤ 杀鬼毒尤良；⑥ 治阴缩不怒；⑦ 治奔豚气或脚气冲心；⑧ 止泻治下痢。

槟榔：① 南人生食，多食发热；② 闽中名橄榄子；③ 所来北者，煮熟熏干携来。

栀子：① 治喑哑，紫癜风，黄疸，积热心躁；② 栀子仁烧成灰水和服治下鲜血。

芜荑：① 治五内邪气，散皮肢风气，祛腹中冷气；② 逐三虫；③ 治热疮、湿癣、痔疮。

茗：① 茗叶利大肠去热解痰；② 主下气，除好睡，消宿食；③ 陈故者动风发气。

蜀椒：① 治上气咳嗽；② 治久风湿痹；③ 治齿痛；④ 口疮；⑤ 治中风；⑥ 破伤风。

秦椒：① 治腹痛；② 治寒痹；③ 治齿痛；④ 治产后诸疾下乳汁；⑤ 止呕逆；⑥ 灭瘢痕。

蔓椒：主贼风挛急。

椿：① 治月经过多及血崩及产后恶露不止；② 治赤带；③ 治小儿疳痢。

樗：① 治疳痢；② 杀蛔虫；③ 和猪肉、热面频食则中满，壅经脉也。

郁李仁：① 酒服治气结便秘；② 破癖气；③ 治四肢水肿。

胡椒：酒服治五脏风冷，心腹气痛，吐清水。

橡实：① 治痢；② 不宜多食。

鼠李：① 治腹胀腹满；② 含汁治𧏾齿；③ 治疳虫蚀人脊骨即脊骨疳。

枳椇：① 多食发蛔虫；② 枳椇落酒瓮中，其酒化为水味。

榧子：① 主治五种痔；② 去三虫，杀鬼毒，治恶疰；③ 消食助筋骨，补中益气明目。

藕：① 补中焦，养精神，益气力，除百病；② 治霍乱虚渴；③ 可以代粮；④ 令肠胃肥浓。

莲子：① 治五脏不足伤中气绝；② 利益十二经脉与廿五络血气；③ 子房及叶皆破血。

橘：① 橘瓤止泄痢，甚能止渴；② 橘皮开胸下气治胸膈痰实结气；③ 橘皮治脚气冲心。

柚：味酸不能食，可以起盘。

橙：① 治胃风恶心；② 瓤去恶气。

干枣：① 养脾补津强志；② 治恶气痋忤小儿秋痢；③ 治耳聋鼻塞；④ 解心腹邪气百药毒。

软枣：多食动风，令人病冷气发咳嗽。

葡萄：① 益脏气调中强志治肠间宿水；② 葡萄根汁治呕哕及霍乱；③ 安胎治妊娠冲心。

栗子：① 生食治腰脚，蒸食令气壅，风水不宜食；② 树皮主瘅疮；③ 栗壳治反胃、消渴。

覆盆子：益气轻身，令发不白。

菱实：安中焦补脏腑气，令人不饥。

芡实：① 治风痹，腰脊强直，膝痛；② 补中焦，益精强志意，令耳目聪明。

乌梅：① 安神除闷；② 治大便不通气奔欲死；③ 治口渴；④ 治霍乱及痢赤；⑤ 治疟疾。

木瓜：① 治霍乱；② 治风痹；③ 治脚膝筋急痛；④ 去风消痰。

楂子：治霍乱转筋，功似木瓜。

柿：① 通鼻治耳气；② 补虚劳不足；③ 健脾胃气消宿血；④ 治小儿秋痢；⑤ 治面上黑点。

芋：① 补中焦宽缓肠胃；② 去死肌令脂肉悦泽；③ 和鱼煮为羹甚下气。

荸荠：① 下丹石消风毒，除胸中热气；② 消黄疸；③ 明耳目；④ 止渴。

慈姑：① 治消渴；② 下石淋。

枇杷：① 利五脏；② 润肺；③ 枇杷叶治呕哕不止；④ 止渴；⑤ 治肺风疮、胸面上疮。

荔枝：① 通神益智；② 健气颜色；③ 多食则发热。

柑子：① 利肠胃热毒；② 下丹石；③ 止暴渴。

甘蔗：① 补气兼下气；② 共酒食发痰。

石蜜：① 治心腹胀热口渴；② 除热膜明目；③ 润肺气助五脏津液。

沙糖：功同石蜜。

桃仁：① 杀三虫治秃疮；② 治心腹痛；③ 治女人阴疮；④ 桃胶、桃符、桃奴治恶鬼邪气。

樱桃：① 益气美志，令人好颜色。② 补中益气治水谷痢，止泄精；③ 桃根杀寸白、蛔虫。

杏：① 治咳逆上气；② 治金创；③ 治惊痫；④ 治风气头痛；⑤ 治面䵟；⑥ 治虫疽。

石榴：① 治泄精谷利；② 石榴根治疣虫白虫；③ 治赤白痢；④ 治肠肚绞痛。

梨：① 除客热止心烦；② 治卒咳；③ 治胸中热结痞塞；④ 治暗风失音不语者。

林檎：① 治谷痢泄精；② 根治白虫蛔虫；③ 治消渴好睡。

李：① 治赤白带下；② 生李治骨节劳热；③ 口含牛李治蠚齿；④ 治脊骨疳虫。

杨梅：① 调肠胃除烦愦；② 消恶气去痰实；③ 断下痢；④ 通利五脏下气。

胡桃：① 祛风润脂，令人能食；② 通经络润血脉；③ 生黑毛发；④ 治痔疮。

藤梨：① 下丹石利五脏；② 去烦热治消渴。

柰：① 益心气，补中和脾；② 生捣汁服治食后气不通。

橄榄：煮汁服解河豚毒；其子先生者向下，后生者渐高。至八月熟，蜜藏极甜。

2.《食疗本草》卷中食疗药物功效

麝香：① 辟诸毒热；② 煞蛇毒；③ 除惊怪恍惚；④ 除百病，治一切恶气痋病。

熊：① 熊脂入拔白发膏极良；② 熊肉治风痹筋骨不仁；③ 治积聚寒热；④ 治历节风；⑤ 治小儿惊痫，瘛疭，客忤；⑥ 熊胆治时气盛热，疳匿。

牛：① 牛肝治痢疾；② 牛肚治消渴，风眩；③ 牛肾补肾；④ 牛髓安五脏平三焦；⑤ 牛脂治瘦病；⑥ 牛粪主霍乱及小儿夜啼；⑦ 牛鼻作羹治妇人无乳汁。

牛乳：① 热风人宜服；② 乌牛奶酪除胸中热治热毒止渴。

羊：① 羊角安心益气治惊邪；② 治鬼气并漏下恶血；③ 羊肉主风眩瘦病，惊痫；④ 羊头肉安心止惊治缓中；⑤ 羊肚治胃病虚损小便数；⑥ 羊肝治肝风虚热，目赤暗痛；⑦ 羊心补心肺；⑧ 羊骨治虚劳，⑨ 羊髓酒服补血治女人风血虚闷。

羊乳：① 补肺肾气治消渴；② 羊乳治卒心痛；③ 治中风；④ 治小儿口中烂疮。

酥：① 除胸中热与羊酪同功；② 补五脏利肠胃与水牛酥同功。

酪：除胃中热治热毒口渴。

醍醐：通润骨髓治风邪。

乳腐：润五脏利大小便，益十二经脉，治赤白痢。

马：① 马肉下气长筋骨治肠中热；② 赤马蹄辟温疟；③ 悬蹄治惊痫；④ 黑马尿热渍治恶刺疮；

⑤ 驳马尿治白秃疮;⑥ 炒驴马粪治疔肿、中风、疼痛;⑦ 白马粪治男子合阴阳垂至死;⑧ 烧马骨灰治小儿头身疮;⑨ 白马脂封疮使白秃生发;⑩ 白马茎壮阳强阴。

鹿:① 鹿茸主益气;② 鹿头肉治消渴;③ 鹿蹄肉治脚膝骨髓中疼痛;④ 鹿肉补中益气;⑤ 生鹿肉治中风口偏不正;⑥ 鹿角除恶血治痈疽疮肿,妇人梦与鬼交;⑦ 鹿角治腰脊痛、折伤;⑧ 鹿角益力强骨髓,补阳道绝伤;⑨ 治产后余血不尽欲死;⑩ 鹿骨安胎,下气,杀鬼精。

黄明胶:① 治咳嗽不差;② 治吐血咯血。

犀角:① 治赤痢;② 治中恶心痛;③ 治饮食中毒及药毒、热毒,中风,心风;④ 治小儿惊热;⑤ 治瘴气百毒、蛊疰邪鬼;⑥ 治客热头痛及五痔。

犬:① 牡狗阴茎补髓;② 犬肉益阳事,补血脉,浓肠胃,实下焦,填精髓;③ 犬胆除肠中脓水,去眼中脓水明目;④ 犬胆破血治恶疮痂痒。

羚羊:① 治中风筋骨急强;② 羚羊角治中风筋挛,附骨疼痛;③ 生摩和水涂肿上及恶疮;④ 羚羊屑作末治卒热闷,亦治热毒痢及血痢;⑤ 治伤寒热毒下血又疗疝气。

虎:① 辟三十六种精魅;② 眼睛辟恶主疟病,小儿热、惊悸;③ 胆主小儿疳痢,惊神不安;④ 去骨节风毒治腰膝急疼;⑤ 膏治五痔下血。

兔:兔肝明目。

狸:① 狸骨治痔病;② 狸骨灰解野鸟肉中毒;③ 狸粪烧灰治鬼疟、尸疰、腹痛、痔瘘。

獐:獐肉功同麇肉,治恶病。

豹:① 豹肉补益强筋,令人意气粗豪,筋健耐寒暑;② 豹头骨烧灰淋汁去白屑。

猪:① 压丹石治热闭血脉;② 猪肾补肾;③ 猪舌健脾;④ 猪头去惊痫治五痔;⑤ 猪肠补下焦治虚渴小便数;⑥ 猪粪治黄疸热毒;⑦ 猪肚治暴痢虚弱。

麇:① 麇肉益气补中治腰脚;② 麇骨治虚劳;③ 麇角填精髓治卒心痛及男人阴弱;④ 麇胶功同鹿角胶;⑤ 麇茸甚胜鹿茸,治丈夫冷风筋骨疼痛。

驴:① 驴肉安心气治风狂,忧愁不乐;② 驴头去大风;③ 驴脂治积年耳聋及狂癫不能语、不识人;④ 驴皮胶治一切风毒骨节痛;⑤ 驴骨煮汤渍身治历节风;⑥ 驴头煮汁治多年消渴;⑦ 驴脂治多年疟;⑧ 驴毛治头风;⑨ 驴乳治卒心痛绞结连腰脐。

狐:① 狐肉治疮疥;② 补虚损治女子阴痒绝产及小儿阴溃卵肿;③ 治五脏邪气;狐肠狐肚治疥及小儿惊痫大人见鬼;④ 治蛊毒寒热;⑤ 狐头烧辟邪。

獭:① 獭肝治痊病相染及咳嗽;② 獭肉治时疫及牛马疫;③ 獭头治寒热毒及风水虚胀。

猫:① 猫肉治服丹石劳热及赤白痢;② 猫骨治上气咳嗽。

野猪:① 野猪胆黄治鬼疰痫病;② 野猪肉治癫痫;③ 野猪胆治恶热毒邪;④ 野猪膏治产妇少乳;⑤ 野猪齿治蛇毒。

豺:① 豺皮主痹痢及腹中诸疮;② 豺皮灰敷蜃齿疮。

鸡:① 丹雄鸡治白虎;② 鸡肝补肾益阳气;③ 乌雄鸡治心腹恶气心痛;④ 鸡冠血泪出不止;⑤ 乌雌鸡安胎治风寒湿痹,腹痛,反胃,蹉折,乳痈;⑥ 乌雌鸡胆汁治月蚀疮;⑦ 鸡子治产后出血及赤白痢及发热;⑧ 黄雌鸡治水癖水肿;⑨ 鸡子白治热毒及胞衣不出及目赤痛。

鹅:① 鹅肉宜服丹石人;② 鹅卵补五脏,亦补中益气。

鸭:① 野鸭补中益气消食,消十二种虫及诸小热疮;② 白鸭肉补虚,消毒热,利水道治小儿热惊痫与头生疮肿;③ 鸭粪治热毒痢;④ 黑鸭肉滑中发冷痢,下脚气;⑤ 鸭血解野葛毒;⑥ 鸭卵盐淹食之宜人;⑦ 鸭屎拓蚯蚓咬疮。

鹧鸪:能补五脏,益心力,聪明。

雁:① 雁膏治耳聋;② 雁骨灰和泔洗头长发。

雀:雀肉续五脏不足气,助阴道,益精髓,不可停息;雀粪令阴强;雀脑涂冻疮;雀卵白除疝瘕,决痈肿,续五脏气治男子阴痿不起,女子带下,便溺不利。

雉:山鸡肉治气喘不得息。

鹑:补五脏,益中续气,实筋骨,耐寒暑,消结气,患痢人可和生姜煮食。

鸥:① 鸥头烧灰治头风目眩;② 鸥肉治癫痫。

鸧鸹:鸧鸹肉止血治五痔及老嗽。

慈鸦:① 治瘦病;② 治咳嗽;③ 治骨蒸。

鸳鸯:鸳鸯肉治瘘疮。

蜜:① 治心腹疼痛及赤白痢;② 治惊痫;③ 解毒;④ 治肠澼;⑤ 治口疮;⑥ 治癫。

牡蛎：①令人细润肌肤美颜色；②海族之中，此物最贵。

龟甲：①治瘅气；②治风湿痹痛；③治身肿，④治跌折；⑤治女人漏下赤白及崩中；⑥治小儿囟门不合；⑦破癥瘕；⑧治瘰疬；⑨治五痔；⑩女子阴蚀及风疾骨节寒热。

魁蛤：①润五脏治消渴，开关节；②丹石人服之免生疮肿及热毒。

鳢鱼：下大小便壅塞气。作鲙，与脚气风气人食之，效。以大者洗去泥，开肚，以胡椒末半两，切大蒜三两颗，内鱼腹中缝合，并和小豆一升煮之。临熟下萝卜三五颗如指大，切葱一握，煮熟。空腹食之，并豆等强饱，尽食之。至夜即泄气无限，三五日更一顿。下一切恶气。十二月作酱，良也。

鲇鱼：与鳢鱼大约相似，主补益。

鲫鱼：①肉或子平胃气，益五脏；②治夏月热痢；③鲫鱼骨灰敷恶疮；④治丹石发热毒。

鳝鱼：①补五脏，逐十二风邪；②治湿风。

鲤鱼：①鲤鱼胆主除目中赤及热毒痛；②鲤鱼肉下气治水肿脚满；③烧眼睛作灰内疮中；④鱼血主小儿丹毒；⑤鱼鳞烧烟破产妇滞血；⑥鱼脂治癫痫；⑦鱼肠治小儿腹中疮。

鲟鱼：①主血淋；②发一切疮疥；③动风气；④发瘫痪风；⑤令人卒心痛并卒患腰痛。

獭：①理胃气治下焦弱；②獭皮烧灰胃逆，入丸治肠风鼠痔；③獭脂治肠风痔瘘。

鳖：治妇人漏下羸瘦。

蟹：①散诸热；②治胃气，理经脉，消食；③蟹脚续筋骨；④盐淹利肢节；⑤蟹爪安胎。

乌贼鱼：①益髓益精治绝嗣无子；②骨主下痢，消目中浮翳。

鳗鲡鱼：①杀诸虫毒，熏下部痔虫尽死；②治诸疮瘘及疬疡风；③治腰肾间风湿痹及湿脚气；④压诸草石药毒；⑤治妇人带下百病，一切风瘙如虫行；⑥烧之熏舍屋免竹木生蛀蚰。

鼍：①治惊恐；②治小腹气疼。

鼋：①治五脏邪气；②杀百虫蛊毒；③消百药毒；④续筋骨；⑤鼋膏摩风及恶疮。

鲛鱼：鲛鱼胆汁治喉痹。

白鱼：调五脏，助脾气，理十二经络，舒展肝气。

鳜鱼：补劳，益脾胃。

青鱼：①治脚气；②青鱼枕骨平水气治卒心痛；③青鱼胆及眼睛益人眼，亦治热疮。

黄花鱼：作干鲞消宿食治中恶。

嘉鱼：甚补益，其味甚珍美也。

鲈鱼：①安胎补中；②补五脏，益筋骨，和肠胃；③治水气。

鲎：①杀虫治痔；②鲎壳入香；③鲎尾烧焦治肠风泻血并崩中带下及产后痢。

鲥鱼：①补虚劳；②稍发疳痼。

黄赖鱼：醒酒。

比目鱼：补虚，益气力。

鲦鱼：发疥，不可多食。

河豚：①肝毒杀人；②若中此毒及鲈鱼毒者，便饮芦根汁解之。

鲸鱼：补五脏，益筋骨，和脾胃。

黄鱼：发诸气病，亦发疮疥，动风。

鲂鱼：①调胃气利五脏；②助肺气去胃家风；③治疳痢。

牡鼠：①治小儿疳疾腹大贪食；②煎膏涂冻疮及折破疮。

蚌蛤：①治大热；②解酒毒；③止渴；④治眼赤。

车螯：车螯、蛑蝤类不可多食。

蚶：①治心腹冷气及腰脊冷风；②醋膏丸治一切血气、冷气、癥癖。

蛏：①补虚治冷利；②治妇人产后虚损；③治服丹石人胸热烦闷；④止渴。

淡菜：①补五脏益阳事；②理腰脚气除冷气；③消癥癖治产后血结，腹痛，崩中，带下。

虾：①治小儿赤白游肿；②动风发疮疥。

蚺蛇：①蚺蛇膏治皮肤毒气；②蚺蛇肉治温疫；③蚺蛇胆治疮瘘痔䘌，目肿痛；④蚺蛇胆治小儿疳痢及小儿脑热；⑤治齿根宣露；⑥其胆难识，多将诸胆代之。

蛇蜕皮：祛邪明目安胎，治小儿一百二十种惊痫，寒热，肠痔，蛊毒，诸䘌，恶疮。

蝮蛇：①蝮蛇胆治诸䘌；②蝮蛇肉治诸癫诸瘘；③下结气除蛊毒。

田螺：①田螺汁醒酒，②治热；③压丹石。

海月：消痰辟邪鬼毒。

3.《食疗本草》卷下食疗药物功效

胡麻：①润五脏主火灼；②填髓补虚；③青蘘沐头发良，涂之生发；④胡麻油治喑哑。

白油麻：① 治虚劳，滑肠胃，行风气，通血脉；② 润肌去头风；③ 杀五黄，下三焦热毒，通大小肠；④ 治蛔心痛；⑤ 杀虫敷疮疥癣；⑥ 煎膏生肌长肉，止痛，消痈肿，补皮裂。

麻蕡：① 治大小便不通；② 治关节不通；③ 麻子汁沐发治发落，青叶甚长发；④ 破血通血脉，润肺去五脏风；⑤ 治消渴。

饴糖：① 补虚止渴，健脾胃气；② 治吐血；③ 祛瘀血治跌打损伤；④ 治伤寒大毒咳嗽。

大豆：① 治霍乱吐逆；② 治中风及风毒脚气湿痹；③ 破妇人恶血治产后诸疾；④ 去一切热毒；⑤ 治心痛，鼓胀；⑥ 治男女阴肿；⑦ 杀诸药毒；⑧ 散五脏积聚；⑨ 益阳道。

薏苡仁：治干湿脚气大验。

赤小豆：① 治脚气及大腹水肿；② 治痢疾；③ 治毒肿；④ 治风搔隐疹。

青小豆：疗热中，消渴，止痢，下胀满。

酒：① 行百药治百邪毒；② 治中恶疰忤；③ 通脉养脾扶肝；④ 去一切风治妇人产后诸风；⑤ 紫酒治角弓风；⑥ 姜酒治偏风中恶；⑦ 桑椹酒补五脏明耳目；⑧ 葱豉酒解烦热补虚劳；⑨ 蜜酒治风疹；⑩ 蒲桃子酒益气调中，耐饥强志；⑪ 狗肉汁酒大补。

粟米：① 陈粟米止痢；② 粟米甚压丹石热。

秫米：① 杀疮疥毒热；② 生捣和鸡子白敷毒肿良；③ 根煮作汤洗风；④ 治筋骨挛急。

穬麦：主轻身，补中，不动疾。

粳米：① 主益气，止烦泄；② 仓粳米止痢；③ 补中益气，坚筋骨，通血脉，起阳道；④ 陈粳米和醋封毒肿恶疮；⑤ 卒心痛；⑥ 止渴断热毒痢。

青粱米：纯苦酒渍之，百蒸百曝，远行一餐，十日不饥。

白粱米：① 治胃虚呕吐；② 除胸膈客热，移易五脏气，续筋骨。

黍米：① 治鳖瘕；② 烧灰和油涂杖疮止痛；③ 煮汁饮治苦瓠毒；④ 和小豆煮汁下小便。

稷：① 益气补不足；② 治诸热与服丹石人发热；③ 发三十六种冷病气，发即饮黍穰汁。

小麦：① 养肝气止渴；② 断下痢；③ 治伤折。

大麦：① 久食头发不白甚宜人；② 熟即益人生冷损人。

曲：① 治脏腑中风；② 调中下气开胃消宿食；③ 治霍乱；④ 除烦治心膈痰逆；⑤ 破癥结去冷气，除肠胃中塞；⑥ 落胎并下鬼胎。

荞麦：① 犹压丹石；② 练五脏滓秽续精神；③ 荞麦叶下气甚利耳目；④ 其茎为灰洗六畜疮疥及驴马躁蹄至神。

扁豆：① 主呕逆，久食头不白；② 治霍乱吐痢不止；③ 扁豆叶治癥瘕理转筋。

豉：治盗汗。

绿豆：① 补益和五脏，安精神，行十二经脉；② 治消渴；③ 去浮风，益气力，润皮肉。

白豆：① 补五脏，益中暖肠胃，助十二经脉；② 白豆叶利五脏下气，嫩者可作菜食。

醋：① 消诸毒邪气；② 治产后血气头晕；③ 治口疮；④ 治牛马疫；⑤ 治心痛；⑥ 治癥癖。

糯米：治霍乱后吐逆不止。

酱：① 治火毒杀百药；② 榆仁酱杀诸虫，利大小便治心腹恶气；③ 芜荑酱功强榆仁酱。

冬葵：① 治痔疮生身面上汁黄；② 压久服丹石人，葵菹汁治丹石发动舌干咳嗽；③ 冬葵子疮肿未得头破者；④ 治难产；⑤ 苗叶滑小肠。

苋菜：① 补气除热；② 其子明目；③ 妊娠服之易产。

胡荽：① 利五脏补筋脉；② 消谷能食；③ 胡荽子治诸肉毒，吐下血不止顿瘥黄；④ 治肠风；⑤ 治头痛疗沙疹，豌豆疮不出；⑥ 通心窍；⑦ 胡荽子治小儿瘄疮；⑧ 治蛊毒及五痔下血。

邪蒿：① 治胸膈臭烂恶邪；② 利肠胃，通血脉，续不足气。

同蒿：① 安心气；② 养脾胃；③ 消水饮。

罗勒：① 调中消食，去恶气，消水气；② 治齿根烂疮；③ 治碗；④ 罗勒子治目翳及物入目及赤眵泪；罗勒根治小儿黄烂疮。

石胡荽：俗名鹅不食草，① 通鼻气；② 利九窍；③ 吐风痰；④ 去翳。

芜菁：① 利小便治黄疸；② 芜菁根主消渴；③ 治热毒风肿；④ 芜菁子治黄疸；⑤ 治大便结实不通；⑥ 治女子妒乳。

冬瓜：① 利小便治鼓胀；② 治消渴压丹石；③ 去头面风热；其子消痰止烦治心胸气满。

濮瓜：治肺热消渴。

甜瓜：① 止渴益气除烦热；② 瓜蒂治身面四肢浮肿；③ 杀蛊去鼻中息肉；④ 治阴㿗黄及急黄；

⑤ 瓜叶治头不生毛发;⑥ 治小儿疳积;⑦ 止渴除烦热。

胡瓜:捣根敷胡刺毒肿甚良;胡瓜叶治小儿闪癣。

越瓜:① 利阴阳;② 益肠胃;③ 止烦渴。

芥:① 主咳逆下气;② 明目,去头面风;③ 芥子通利五脏。

莱菔:① 利五脏轻身益气;② 莱菔根消食下气;③ 利关节除五脏中风;④ 练五脏恶气。

菘菜:① 治消渴;② 消宿食下气治咳嗽。

茬子:① 止渴润肺下气治咳逆;② 治男子阴肿;③ 补中益气,通血脉,填精髓。

龙葵:① 治疗肿火丹疮,其子甚妙;② 其赤珠者名龙珠,久服长黑发,令人不老。

苜蓿:① 捣根汁治黄疸;② 利五脏轻身;③ 去脾胃邪气及诸恶热毒;④ 多食冷气入筋。

荠:补五脏不足。荠子治眼疾。

蕨:① 补五脏不足;② 消阳事,缩玉茎。

翘摇:① 治五种黄病;② 和五脏;③ 明耳目;④ 去热风。

蓼子:① 通五脏壅气;② 损阳气。

葱:① 葱叶治伤寒壮热出汗;② 治中风面目浮肿,骨节头疼;③ 葱白治伤寒头痛;④ 治疮中风水,肿疼、秘涩。

韭:① 治胸痹心中急痛;② 治胸膈咽气。

薤:① 生肌肉治金疮;② 治诸疮中风水肿;③ 治寒热去水气;④ 散结气治心腹胀满;⑤ 治女人赤白带下;⑥ 通神灵,安魂魄,续筋力。

荆芥:① 辟邪气发汗;② 助脾胃通利血脉;③ 治疗肿或封风毒肿上。

蕹菜:捣汁治时行病。蕹菜子捣汁治小儿热。

紫苏:① 除寒热;② 治冷气。

鸡苏:① 捣叶塞耳治耳聋;② 治头风目眩;③ 治产后中风;④ 令发香治白屑。

香薷:① 去热风;② 治转筋;③ 止鼻衄。

薄荷:① 解劳与薤相宜;② 发汗通利关节;③ 杵汁治心脏风热。

秦荻梨:甚破气,末之和酒服治卒心痛,恓恓塞满气。秦荻梨子末醋封肿气。

瓠子:① 治消渴;② 治恶疮;③ 治热风及压丹石人。

大蒜:① 除风;② 杀虫;③ 解冷毒风气;

④ 治蛇咬疮。

小蒜:① 治霍乱;② 胃温消谷除邪气;③ 治虫毒及疔肿毒疮。

胡葱:消谷能食。胡葱子治毒肉吐血痿黄。

莼菜:① 下气止呕;② 补大小肠虚气。

水芹:① 养神益力;② 杀石药毒。

马齿苋:① 延年益寿明目;② 治马毒疮;③ 治湿癣白秃;④ 治三十六种风;⑤ 治疳痢腹痛。

茄子:治寒热,五脏劳。茄子根治冻脚疮,敷肿毒。

蘩蒌:① 捣蘩蒌封疮上治隐胗;② 治一切恶疮及风丹遍身痒痛;③ 敷痔瘘治赤白痢。

白苣:① 补筋力利五脏;② 通经脉开胸膈壅拥塞;③ 令人聪明,齿白净。

落葵:落葵子悦泽人面,令人面鲜华可爱。

堇菜:① 治寒热鼠瘘;② 治瘰疬生疮;③ 杀鬼毒治结核聚气;④ 下瘀血除心烦热;⑤ 令人多睡;⑥ 捣敷热肿;⑦ 堇菜叶治霍乱与香薷同功;⑧ 生研敷之治蛇咬。

鱼腥草:久食之发虚弱,损阳气,消精髓。

马芹子:醋服马芹子末治卒心痛。

芸苔:极损阳气,发口疮齿痛,能生腹中诸虫。

雍菜:解野葛毒,魏武帝啖野葛至一尺,应是先食此菜。

菠菜:① 利五脏,通肠胃热,解酒毒;② 服丹石人食之佳。

苦荬:① 治面目黄疸;② 敷蛇虫咬;③ 强力止困;④ 汁敷疔肿。

鹿角菜:① 解面热下风气治小儿骨蒸热劳;② 服丹石人食之下石力也。

莙荙:① 补中下气;② 理脾气;③ 去头风;④ 利五脏。

鸽肉:① 调精益气;② 治恶疮疥癣;③ 治风疮白癜疡风。

【综合评述】

1. 孟诜首创黄疸测试法

《旧唐书·方伎》作三卷。《旧唐书·经籍》《新唐书·艺文》《通史·艺文略》作十卷。早佚。2007年出版范行准辑佚本,共分六卷和附不分卷部分。《必效方》撰著体例类同《范汪方》《小品方》

等,内容涉及外感、内科、外科、妇儿科、五官、皮肤等。孟诜首创中国最早黄疸病情轻重测试法:黄疸患者每夜小便裹浸少许白帛,各书记日,色渐退白则瘥,足见孟诜临床经验丰富。《必效方》大量使用无方剂名称的药物,这是孟诜医学特点,辑略如次:单味麻黄治天行一二日,好黄蒸或蔓荆子治黄疸,木瓜子根皮煮汤治霍乱转筋,当归末治心痛,鳗鲡鱼治蛔心痛,桃仁治三十年心痛,羊肉去脂膜作脯治胃反,大黄、炙甘草治胃反吐食,麻黄、紫菀、贝母治咳嗽,莨菪、款冬花治咳嗽神效,楸叶治上气咳嗽,皂荚治瘕病喘息,车下李仁治痃癖神效,牛黄、麝香、朱砂、犀角、大黄、吊藤、升麻、炙甘草、鳖甲、丁香治痃癖,苍耳子、大麻子治脚气一升,皂荚治水肿,白杨皮酒治一切偏风脚气,白茅根治五淋,牛胶治大便不通,黄连、阿胶、莨菪子、椿樗根、麻子脂、苦参、桃白皮、槐白皮、棕榈皮、乌梅等治痢疾。白头翁、昆布、海藻、玄参、连翘、白蔹等治瘿瘤,硇砂、白矾、密陀僧等治腋臭,苍耳子、蔚蓄根叶、石榴根等治痔瘘,白矾、槐白皮治治阴疮,黄柏、黄芩、黄连治热疮,芜蔚臭草、大黄、锻石治疔疮,柳枝叶、马齿草治反花疮,附子、皂荚、山茱萸治癣。蔓菁子治金疮口噤不能语,生瓜蒌、香豉治狐刺痛如乌啄,漆姑草捣汁治漆疮,生、黄芪、蔄如治甲疽肿烂。禹余粮、半夏、鸡子黄、鸡屎白、鹰屎白、辛夷仁、白附子、杜若等灭瘢痕,大戟、桃白皮、斑蝥、胡荽根、相思子等治蛊毒神验。蒲黄、生地黄汁、泽兰叶、滑石、生麻油等治胞衣不出,羌活、苦瓠芦治产后腹痛,薤白、当归、酸石榴皮、地榆根、厚朴、阿胶、人参、黄连治产后赤白痢,丁香、伏龙肝、小蓟根、桑寄生、续断、地榆、艾叶、阿胶、当归、赤石脂、厚朴、生姜治治崩中,牛黄、蚱蝉、龙齿、钩藤、蛇蜕皮等治小儿壮热惊悸,诃黎勒、猪苓、鸡矢白治小儿霍乱,榆白皮治小儿瘰病,绿豆、麻子、等治蛔虫。生柏叶、杏仁、乌麻子等用于沐发,乌豆、木槿叶等用于染发,桃花、桑椹、柳枝、水银、皂荚等治头秃,麝香、蚕蛾、雄黄、半夏、巴豆等治蛇咬,青蒿、荷囊等治蜂蝎螫人,楝木根并皮、干姜、水银等治恶蚝洪肿,麝香涂摩治沙虱,栀子皮、石硫黄、蚯蚓粪水、驴屎汁、杏仁、豆豉、韭根等治狂犬咬。铜鐄锣、石盐、胡粉等点药于目眦治风赤眼,鸡舌香、干枣、黄连点眼治暴赤眼,蕤仁、黄连、鸡子白涂眼治目暴赤热毒,黄连、竹叶点眼治眼痒及胬肉,蔓荆子散治青盲而瞳子不坏,神明膏、杏仁、鸡屎白、乌豆、乌羊新湿粪、石盐末、鲤鱼肠等塞耳治耳聋,细辛、附子、甘遂、通草、干姜、吴茱萸、桂心、皂荚等治鼻中清涕生塞肉,矾石、苦参、生地等点鼻治鼻疮脓臭有虫,莨菪子、皂荚子、独活、地骨皮、蜀椒、细辛、苍耳子、防风、附子、莽草等治牙疼,雄黄、细辛、蒴藋、当归、吴茱萸、蛇床子、独活、青葙子、蜂窠、蜀椒等治蜃齿,黄芩、芍药、羚羊角屑、黄柏、大青、苦竹叶、升麻等治口疮。

鳖甲汤(鳖甲、细辛、桂心、白术、枳实、茵陈、白鲜皮、吴茱萸、附子、大黄、生姜)治天行病热势弥固狂言浪语,虎骨常山丸(虎头骨、常山、炙甘草、鳖甲、乌梅、葳蕤、白薇、升麻、茯苓、石膏、知母、麦门冬、豆豉、地骨白皮)治疟疾,鸡子常山丸治疟疾,理中散(青木香、桂心、厚朴、炙甘草、白术、干姜、附子)治霍乱转筋,乌梅黄连散(乌梅肉、黄连、熟艾叶、当归、炙甘草、阿胶、赤石脂、附子)治霍乱水痢腹中雷鸣,鼠矢汤(鼠屎、豆豉、栀子、枳实)治天行劳复,茵陈汤及丸(茵陈、大黄、黄芩、栀子)治一切黄疸,瓜蒂散(丁香、赤小豆、瓜蒂)治黄疸,大黄汤(大黄、芒硝)治急黄,常山酒(常山、独头蒜、糯米、乌豆)治疟疾,四神丸(干姜、桂心、附子、巴豆)治霍乱及痰饮百病,厚朴桂心汤(厚朴、桂心)治霍乱口干腹痛,人参汤(人参、桂心、栀子、黄芩、炙甘草)治卒心痛,青木香丸(青木香、槟榔、大黄、芍药、诃黎勒、枳实、桂心)治气满腹胀,练中丸(大黄、朴硝、芍药、桂心)治痃癖胁痛,鳖甲丸(鳖甲、枳实、麦冬、人参、芍药、前胡、厚朴、白术)治痃癖心腹胀满等,茱萸丸(吴茱萸、桂心、当归)治心痛,丁香散(丁香、头发灰)治心痛,鹤虱槟榔汤(鹤虱、槟榔)治心痛,人参汤(人参、泽泻、桂心、橘皮、炙甘草、黄芪、茯苓、生姜、麦冬、半夏、大黄)治胃逆不消,小麦汤(小麦、人参、青竹茹、茯苓、厚朴、炙甘草、生姜汁)治呕吐不止,半夏汤(生姜、半夏、石膏、小麦、吴茱萸、赤小豆、大枣、人参、炙甘草、桔梗、桂心)治噎膈,鳖甲丸(鳖甲、枳实、麦冬、人参、芍药、前胡、厚朴、白术)治痃癖时时发热,牛膝汤(牛膝、瞿麦、滑石、当归、通草、葵子)治胞衣不出胞烂,五物雄黄菌茹膏(雄黄、白蔹、雌黄、菌茹、乱发、猪脂)治妇人妒乳痈疮,丹参膏(丹参、白芷、芍药、黄芪、白芷、大黄、当归、续断、薤白、松脂、薰陆香、蜡、猪脂、生地黄汁)治妇人乳痛,钩藤汤(钩藤、人参、蚱蝉、黄芩、蛇蜕皮、龙齿、防风、泽泻、石膏、竹沥)治小儿壮热惊悸,白附子膏(白附子、青木香、丁香、商陆根、密陀僧、细辛、羊脂、金牙、酥)制膏涂面治皯䵟,洗眼汤(秦皮、黄柏皮、蕤仁、芜蔚子、细辛、黄连、古铜钱)洗目治眼翳视物不见,青葙子丸(青葙子、槐子、覆盆子、地肤子、蒺藜子、车前子)治眼暗风花,朱砂散(光明砂、龙脑香、地骨白皮、决明子、车前子)治眼目黑白花逐眼上下,矾石散(矾石、藜芦、防风、细辛、干姜、白术、蜀椒、炙甘草、蛇床子、附子)治牙齿疼痛及风䶟虫食。孟诜继承前人医学经验基础上,有发挥。用药着眼病证,处方敢越前人雷池,可圈可点。

2. 孟诜善用丸剂

《外台秘要·古今诸家丸方》一十八首载有孟诜玉壶丸、青木香丸、五补丸、七宣丸四首,足见《必效方》当时临床地位。玉壶丸(雄黄、朱砂、附子、巴豆、礜石、藜芦)主万病,功同麝香丸。麝香丸最早见于《范汪方》,由麝香、附子、雄黄、丹砂、干姜五味药物组成,治天行热毒,下痢赤白,久下脓血及下部毒气等。孟诜玉壶丸附子、雄黄、丹砂同范汪麝香丸,而以巴豆、礜石、藜芦易范汪麝香丸干姜、麝香,不仅避免麝香药源不足,而且增加解毒逐邪功效。《圣济总录》玉壶丸治肠风年深不效:青嫩皂荚针半斤,枳壳一两,椿根白皮二两,胡桃仁十个,没药、乳香各二钱,上六味为丸如梧桐子大,每服二十丸,日三。《圣济总录·补益》玉壶丸治元脏久冷:乌头十五枚,硇砂、阳起石各一两,硫黄半两,上四味捣末酒煮面糊为丸如梧桐子大,每服十五丸。《普济方》卷一百一十七引《卫生家宝》玉壶丸治暑气:硫黄一分,寒水石、石膏、盆消、甘草、绿豆粉各一两半,太阴玄精石一两,上七味捣末蒸饼为丸如弹子大,与生姜同嚼新水下。《是斋百一选方》卷七玉壶丸治中暑:舶上硫黄、焰消、滑石、白矾各一两,上四味捣末白面为丸如梧桐子大,每服二十丸。《仁斋直指》卷十七玉壶丸治消渴引饮无度:人参、瓜蒌根各等分,上二味捣末炼蜜为丸如梧桐子大,每服麦门冬煎汤下三十丸。《朱氏集验方》卷五玉壶丸治一切痰饮:半夏二十五两,南星十五两,全蝎七个,炒白附子二钱半,甘草二钱,上五味捣末和丸如梧桐子大,每服三十丸。《御药院方》卷八玉壶丸治瘿瘤:海藻、昆布、

雷丸、海带各等分,上四味捣末为丸如榛子大,每服含化咽津常令药力不断。明张三锡《医学六要》卷五玉壶丸治风热头痛痰厥:雄黄一钱,南星、半夏、天麻、白芷各二钱,上五味捣末姜汁炊饼为丸如绿豆大,每服一钱,白汤送下。《古方汇精》卷一玉壶丸治下痢危症:白芍、当归各五钱,赤苓三钱、枳壳五分、槟榔、甘草、车前子各二钱,萝卜子一钱,上八味捣末蜜丸如梧桐子大,每服二钱。红痢,黄连二分煎汤送下;白痢,木香三分煎汤送下;久痢气虚神弱者,生熟黄蓍各五分煎汤送下。

青木香丸(青木香、槟榔、芍药、枳实、诃黎勒皮、桂枝、大黄)治一切气胀腹满,心痛气冷。后世演绎为治疗疝气、噎嗝、痞满,《圣济总录·脾脏冷气攻心腹疼痛》青木香丸治脾胃风劳冷气:木香一两半,厚朴二两半,人参、附子、川芎、羌活、桂枝、白术、枳壳、槟榔、炙甘草、陈橘皮、吴茱萸各一两,黄芪、熟地各二两,上十五味捣蜜丸如梧桐子大,每服二十丸。《太平惠民和剂局方》卷三青木香丸治胸膈噎塞,腹胁胀痛,心下坚痞,肠中水声,不思饮食:补骨脂、荜澄茄、槟榔各四十两,黑牵牛二百四十两,木香二十两,上五味捣末丸如绿豆大,每服二十丸。《丹溪心法附余》卷十七青木香丸治肾冷疝气胀痛:吴茱萸、香附子各一两,荜澄茄、青木香各半两,上四味捣末米糊为丸如梧桐子大,每服七十丸。《续传信方》青木香丸治阳衰不足:青木香、诃子皮各二十两,上二味捣末砂糖为丸,或加羚羊角十二两炼蜜为丸如梧桐子大,每服三十丸,一日二次。《续名家方选》青木香丸治诸虫属热者:香附三钱,黄柏二钱,胡黄连一钱,青木香五分,上四味捣末蜜丸分服。《医宗金鉴》卷四十二青木香丸治一切疝痛:青木香、荜澄茄、乌药、小茴香、川楝肉各五钱,吴茱萸、香附各一两,上七味捣末葱涎为丸,每服三钱。

五补丸(人参、茯苓、地骨皮、干地黄、牛膝)通治一切虚证。七宣丸(大黄、枳实、青木香、柴胡、诃黎勒皮、桃仁、炙甘草)通治一切实证。孟诜曰:五补七宣者,丽正殿修书学士李公所传,公名子昭字云卿,赵郡人,幼志道法,以栖名山,往来茅嵩山经三十载云。五补丸服至五日十日及半月日,觉气壅即服七宣丸,服经二三日,觉气散还服五补丸。若病候未退,即稍稍增之,常自审以取调适,终须五补及七宣丸,并须合服之。夫人所疾,皆因

风不宣散，即成拥缓热风，若气不流行，即成痃癖冷气，转生众病，皆因此由，寻其本源，都为不闲将理，觉虚则补，觉风气拥即利，利即腰背更虚，且凡是利药，皆急服便通过，未能蓄泄诸病，凡是补药，皆滞服未见效，先觉风气发动，明知宣补必藉兼行，故其人授余二法，名曰五补七宣，所以安七魄，镇五脏，坚骨髓，养神明，久服长生，百病日去。

孟诜五补丸后世演绎治疗阳萎、尿频、疝气、腰痛、风湿等。《普济方》卷二二一引《太平圣惠方》五补丸治男子元脏虚惫，目昏耳聋，阳道衰弱，夜多小便，膀胱积滞，胳下疼痛，疝气攻注，夜梦鬼交，精神恍惚，腰重胯痛，腰膝酸痛，筋力困乏并妇人血海冷弱，子宫虚冷，面黄，心腹疼痛，四肢羸瘦：巴戟、牛膝、山芋、蜀椒、苁蓉各四两，附子、黄芪、桃仁、补骨脂、茴香子、舶上茴香各三两，木香、人参、茯苓、山茱萸、五味子、桂枝、羌活各二两，上十八味捣末面糊为丸如梧桐子大，每服三十丸。《圣济总录·虚劳羸瘦》卷八十九五补丸治虚劳羸瘦，饮食减少，困倦无力：人参、茯苓、地骨皮、熟地各一两，上四味捣末炼蜜为丸如梧桐子大，每服三十丸，温酒送下。《医方类聚》卷一五七引《吴氏集验方》五补丸治同《普济方》卷二二一所引《太平圣惠方》五补丸，而以桃仁、羌活易白蒺藜，菟丝子，增加活血通络功效。《医方类聚》卷二百一十四引《仙传济阴方》五补丸治妇人体虚感受风湿毒邪，遍身不知痒痛，麻痹不仁，眼花：黄芪一两，人参半两，附子一个，当归三钱，白芍五钱，上五味捣末蜜丸，祛风散送服。

孟诜七宣丸以宣利为度，后世演绎治疗风气结聚，积年腰痛，痢疾、眩晕、脚气、胸膈闭塞，风毒肿气，筋脉掣痛，眠寝不安。《云歧子保命集》卷下七宣丸治伤寒下利里急后重：大黄一两、桃仁十二个（去皮尖）、木香五钱、槟榔五钱、诃子皮五钱，上五味捣末炼蜜为丸如梧桐子大，每服五十丸，温水送下。《魏氏家藏方》卷八七宣丸治脚气脏腑不利：木香、羌活、枳壳、川芎各一两，诃子、大黄、当归各半两，上七味捣末炼蜜为丸如梧桐子大，每服二十丸至五十丸。《医方类聚》卷八十六引《千金月令》七宣丸治冷热气疾，痃癖癥瘕结聚：大黄十五两，枳壳、柴胡、诃黎勒皮各三两，槟榔仁六两，青木香五两，上六味捣末蜜丸如梧桐子大，每服二十丸。

3. 孟诜撰《食疗本草》是中国医药学食疗学开山之作

《食疗本草》约成书于唐开元年间713—741年间，原书早佚。一般认为此书前身为孟诜《补养方》，张鼎补充八十九种食疗品，按语冠以案，或谨按，载文二百二十七条，涉及二百六十种食疗品。所录食疗经验多切实际，药物来源广泛，充分顾及食品毒性宜忌及地区性。1907年于敦煌莫高窟发现残卷仅存二十六味药物，为后唐时抄本。敦煌曾有残卷出土，近代有辑佚本。现存敦煌残卷，另有1925年东方学会铅印敦煌石室碎金本，通行本为1984年人民卫生出版社出版的重辑铅印本。1930年日本中尾万三据《本草拾遗》《医心方》《嘉祐本草》《本草图经》《证类本草》等书辑复本书，载药二百四十一种。1931年范凤源删去中尾辑本的校注及旁注假名，录取正文，以《敦煌石室古本草》为名刊印。1984年谢海洲重辑本分三卷，收药二百六十种。黄精，服三百日后，尽见鬼神，饵必升天。海藻，北人食之倍生诸病，更不宜矣。昆布，北人食之病皆生，是水土不宜尔。干苔不可多食，多食令人痿黄少血色。木耳，不可多食。槟榔，多食发热。茗，陈故者动风发气。蜀椒或秦椒不可久食，钝人性灵。椿，动风，熏十二经脉及五脏六腑。多食令人神不清，血气微。橘穰，不可多食，止气。柚，不能食，可以起盘。软枣，多食动风，令人病冷气，发咳嗽。菌子，发五脏风，壅经脉，动痔病，令人昏昏多睡，背膊、四肢无力；发冷气，令腹中微微痛。菌子、木耳同食，发五痔，立下血。茭首滑中，不可多食。食之发冷气，滋人齿，伤阳道，令下焦冷滑，不食甚好。枳，多食发蛔虫。栗子，患风水气不宜食。茨菰，不可多食，令人患脚发脚气，瘫缓风，损齿，令人失颜色，皮肉干燥。卒食之令人呕水。枇杷，久食亦发热黄。荔枝，多食则发热。柑子，食多令人肺燥冷中，发流癖病也。沙糖，功同体石蜜，不可多服，多食令人心痛；养三虫，消肌肉，损牙齿，发疳䘌。不可与鲫鱼同食，成疳虫。不与葵同食，生流澼。不可共笋食之，使笋不消，成癥病心腹痛，身重不能行履。梨，金疮及产妇不可食，大忌。林檎，食之闭百脉。李，不可多食，临水食之令人发痎疟。杨梅，不可多食，损人齿及筋也。胡桃，不宜多吃，动风发痼疾。猕猴桃，久食发冷气损脾胃。羊，白羊黑头者勿食之，令人患肠痛。兔肉不宜与姜橘同食,令人卒患心痛,不可治也。猪肉发痰,疟疾患人切忌食,必再发。令人少子精,发宿疹。鸡具五色者食之致狂,鸡肉和鱼肉汁食之成心瘕,鸡兔同食成泄痢。野鸡,九月至十二月食之稍有补,他月即发五痔及诸疮疥。鸳鸯主夫妇不和,作羹,私与食之,即立相怜爱也。食鲫鱼不得食沙糖,令人成疳虫。鲤鱼,天行病后不可食,再发即死;炙鲤鱼切忌烟,不得令熏着眼,损人眼光,三两日内必见验也。鲟鱼不与干笋同食,发瘫痪风。小儿不与食,结癥瘕及嗽;大人久食令人卒心痛,并使人卒患腰痛。猬肉,可食。以五味汁淹、炙食之,良。不得食其骨,其骨能瘦人,使人缩小也。粳米,若常食干饭,令人热中,唇口干;不可和苍耳同食,令人卒心痛;不可与马肉同食,发痼疾。壅诸经络使人四肢不收,昏昏饶睡;发风动气不可多食。糯米使人多睡,发风动气,不可食。菠菜不可多食,冷大小肠,久食令人脚弱不能行,发腰痛;不与蛆鱼同食,发霍乱吐泻。《医心方》辑录孟诜《孟诜食经》内容。① 治失音方:杏仁三分,桂心末一分,两药和如泥绵裹,少咽之,日五夜一。又方:捣梨汁一合顿服。② 风搔隐疹方:煮赤小豆取汁停冷洗之,茺蔚可作浴汤,捣蘩蒌封上。③ 治白发方:胡桃烧令烟尽研泥和胡粉,拔白发毛敷之。④ 治心痛方:服醋研青木香,蓶作宿菹空腹食之。⑤ 治卒嗽味方:梨一颗刺作五十孔,每孔纳一粒椒面裹,于热灰中烧,令极熟出,停冷割食之;梨去核纳苏蜜面裹,烧令熟食之;割梨肉于梨酥中煎之,停冷食之。⑥ 治恶心方:取怀香华叶煮服。⑦ 消渴方:麻子一升,水煮三四沸去滓,冷服半升,日三。⑧ 治毒肿方:末赤小豆和鸡子白,薄之立瘥。⑨ 治金疮血出方:捼蓟叶封之。⑩ 治妇人阴痒方:捣生桃叶绵裹纳阴中,日三四易;亦煮汁洗之。⑪《孟诜食经》云:黍不可与小儿食之,令不能行。小儿食蕨菜,便觉脚痛。⑫《孟诜食经》云:四月以后及八月以前鹑肉不可食。⑬《孟诜食经》云:竹笋不可共鲫鱼食,使笋不消成癥病,不能行步。⑭ 枇杷子不可合食炙肉热面,令人发黄。⑮ 荠不可与面同食之,令人闷。⑯ 鹑肉不可共猪肉食。⑰ 治鱼骨哽方:取萩去皮着鼻中,少时瘥。

【简要结论】

① 孟诜是唐朝医学家,公元 621—713 年唐代汝州今河南省汝州市人。② 唐朝台州司马,累迁凤阁舍人,春官侍郎,举进士,同州刺史加银青光禄大夫,人称孟同州。③ 曾师事孙思邈,神龙初归阴伊阳山隐居,但以药饵为事。④ 孟诜尝谓,若能保身养性者,常须善言莫离口,良药莫离手。⑤ 唐开元初河南尹毕构以孟诜有古人之风,改其所居为子平里。⑥ 孟诜撰《家》《祭礼》各一卷,《丧服要》二卷,《补养方》《必效方》各三卷。⑦ 孟诜首创黄疸测试法。⑧ 孟诜善用丸剂。⑨ 孟诜《食疗本草》是中国医药学食疗学开山之作。

王冰医学研究

【生平考略】

王冰号启玄子，公元710—805年唐朝医家，籍贯不详。唐肃宗李亨宝应年间官太仆令，人称王太仆。少时笃好易老之学，讲求摄生，究心于医学，尤精《黄帝内经》。公元762年唐宝应元年王冰撰刊《补注黄帝内经素问》，自序曰：夫释缚脱艰，全真导气，拯黎元于仁寿，济赢劣以获安者，非三圣道则不能致之矣。孔安国序《尚书》曰：伏羲、神农、黄帝之书，谓之三坟，言大道也。班固《汉书·艺文志》曰：《黄帝内经》十八卷，《素问》即其经之九卷也，兼《灵枢》九卷，乃其数焉。虽复年移代革，而授学犹存，惧非其人，而时有所隐，故第七一卷，师氏藏之，今之奉行，惟八卷尔。然而其文简，其意博，其理奥，其趣深，天地之象分，阴阳之候列，变化之由表，死生之兆彰，不谋而遐迩自同，勿约而幽明斯契，稽其言有微，验之事不忒，诚可谓至道之宗，奉生之始矣。假若天机迅发，妙识玄通，成谋虽属乎生知，标格亦资于诂训，未尝有行不由送，出不由户者也。然刻意研精，探微索隐，或识契真要，则目牛无全，故动则有成，犹鬼神幽赞，而命世奇杰，时时间出焉。则周有秦公，魏有张公、华公，皆得斯妙道者也。咸日新其用，大济蒸人，华叶递荣，声实相副，盖教之著矣，亦天之假也。冰弱龄慕道，夙好养生，幸遇真经，式为龟镜。而世本纰缪，篇目重叠，前后不伦，文义悬隔，施行不易，披会亦难，岁月既淹，袭以成弊。或一篇重出，而别立二名；或两论并吞，而都为一目；或问答未已，别树篇题；或脱简不书，而云世阙。重《合经》而冠《针服》，并《方宜》而为《咳篇》，隔《虚实》而为《逆从》，合《经络》而为《论要》，节《皮部》为《经络》，退《至教》以《先针》，诸如此流，不可胜数。且将升岱岳，非运奚为，欲诣扶桑，无舟莫适。乃精勤博访，而并有其人，历十二年，方臻理要，询谋得失，深遂夙心。时于先生郭子斋堂，受得先师张公秘本，文字昭晰，义理环周，一以参详，群疑冰释。恐散于末学，绝彼师资，因而撰注，用传不朽。兼旧藏之卷，合八十一篇二十四卷，勒成一部，冀

乎究尾明首，寻注会经，开发童蒙，宣扬至理而已。其中简脱文断，义不相接者，搜求经论所有，迁移以补其处。篇目坠缺，指事不明者，量其意趣，加字以昭其义。篇论吞并，义不相涉，阙漏名目者，区分事类，别目以冠篇首。君臣请问，礼仪乖失者，考校尊卑，增益以光其意。错简碎文，前后重叠者，详其指趣，削去繁杂，以存其要。辞理秘密，难粗论述者，别撰《玄珠》，以陈其道。凡所加字，皆朱书其文，使今古必分，字不杂糅。庶厥昭彰圣旨，敷畅玄言，有如列宿高悬，奎张不乱，深泉净滢，鳞介咸分，君臣无夭枉之期，夷夏有延龄之望，俾工徒勿误，学者惟明，至道流行，徽音累属，千载之后，方知大圣之慈惠无穷。《补注黄帝内经素问》目录：上古天真论篇第一，四气调神大论篇第二，生气通天论篇第三，金匮真言论篇第四，阴阳应象大论篇第五，阴阳离合篇第六，阴阳别论篇第七，灵兰秘典论篇第八，六节藏象论篇第九，五藏生成篇第十，五藏别论篇第十一，异法方宜论篇第十二，移精变气论篇第十三，汤液醪醴论篇第十四，玉版论要篇第十五，诊要经终论篇第十六，脉要精微论篇第十七，平人气象论篇第十八，玉机真藏论篇第十九，三部九候论篇第二十，经脉别论篇第二十一，藏气法时论篇第二十二，宣明五气篇第二十三，血气形志篇第二十四，宝命全角论篇第二十五，八正神明论篇第二十六，离合真邪论篇第二十七，通评虚实论篇第二十八，太阴阳明论篇第二十九，阳明脉解篇第三十，热论篇第三十一，刺热篇第三十二，评热病论篇第三十三，逆调论篇第三十四，疟论篇第三十五，刺疟篇第三十六，气厥论篇第三十七，咳论篇第三十八，举痛论篇第三十九，腹中论篇第四十，刺腰痛篇第四十一，风论篇第四十二，痹论篇第四十三，痿论篇第四十四，厥论篇第四十五，病能论篇第四十六，奇病论篇第四十七，大奇论篇第四十八，脉解篇第四十九，刺要论篇第五十，刺齐论篇第五十一，刺禁论篇第五十二，刺志论篇第五十三，针解篇第五十四，长刺节论篇第五十五，皮部论篇第五十六，经络论篇第五十七，气穴论篇第五十八，气府论篇第五十九，骨

空论篇第六十,水热穴论篇第六十一,调经论篇第六十二,缪刺论篇第六十三,四时刺逆从论篇第六十四,标本病传论篇第六十五,天元纪大论篇第六十六,五运行大论篇第六十七,六微旨大论篇第六十八,气交变大论篇第六十九,五常政大论篇第七十,六元正纪大论篇第七十一,刺法论篇第七十二(遗篇)本病论篇第七十三(遗篇),至真要大论篇第七十四,着至教论篇第七十五,示从容论第七十六,疏五过论篇第七十七,征四失论篇第七十八,阴阳类论篇第七十九,方盛衰论篇第八十,解精微论篇第八十一。

【学术贡献】

《补注黄帝内经素问》理论贡献巨大

《上古天真论篇第一》王冰注释精要 阴阳者天地之常道,术数者保生之大伦,故修养者必谨先之。食饮者充虚之滋味,起居者动止之纲纪,故修养者谨而行之。形与神俱同臻寿分,谨于修养以奉天真,故尽得终其天年。以其知道,故能长寿延年。动之死地离于道也,以酒为浆溺于饮也,以妄为常寡于信也,醉以入房过于色也。乐色曰欲,轻用曰耗,乐色不节则精竭,轻用不止则真散,是以圣人爱精重施,髓满骨坚。《曲礼》曰欲不可纵。爱精保神如持盈满之器,不慎而动则倾竭天真。快于心,欲之用,则逆养生之乐矣。夫甚爱而不能救,议道而以为未然者,伐生之大患也。夫道者,不可斯须离于道则寿不能终尽于天年矣。邪乘虚入,是谓虚邪,窃害中和,谓之贼风。避之有时,谓八节之日及太一入从之于中宫朝八风之日也。恬淡虚无,静也。法道清净,精气内持,故其气邪不能为害。内机息故少,欲外纷静故心安然。情欲两亡,是非一贯,起居皆适,故不倦也。志不贪,故所欲皆顺;心易足,故所愿必从;以不异求,故无难得也。任其服随美恶也,乐其俗去倾慕也,是所谓心足也。老子曰:祸莫大于不知足,咎莫大于欲得。故知足之足常足矣。盖非谓物足者为知足,心足者乃为知足矣,不恣于欲,是则朴。圣人云:我无欲而民自朴。目不妄视,故嗜欲不能劳心,淫邪不能惑。情计两亡,不为谋府,冥心一视,胜负俱捐,故心志保安,合同于道。不涉于危,故德全也。庄子曰:轨道者德全,德全者形全,形全者圣人之道也。无为而性命不全者未之有也。

老阳之数极于九,少阳之数次于七。女子为少阴之气,故以少阳数偶之。明阴阳气和,乃能生成其形体。故七岁肾气盛,齿更发长。肾气全盛,冲任流通,经血渐盈,应时而下,天真之气降与之从事。冲为血海,任主胞胎,二者相资,故能有子。肾气平而真牙生者,牙齿为骨之余也。女子天癸之数七七而终。年居四七材力之半,故身体盛壮,长极于斯。阳明之脉气营于面,故其衰也,面焦发堕。三阳之脉尽上于头,三阳衰则面皆焦发始白。所以衰者,妇人之生也有余于气不足于血,以其经月数泄脱之故。经水绝止,是为地道不通,冲任衰微,故云形坏无子。老阴之数极于十,少阴之数次于八。男子为少阳之气,故以少阴数合之。男女有阴阳之质不同,天癸则精血之形亦异。阴静海满而去血,阳动应合而泄精,二者通和,故能有子。丈夫天癸八八而终,年居四八亦材之半也。肾主于骨,齿为骨余,肾气既衰精无所养,故令发堕齿复干枯。故衰于上,则面焦发鬓白也。肝气养筋,肝衰故筋不能动,肾气养骨,肾衰故形体疲极,天癸已竭,故精少也。匪惟材力衰谢,固当天数使然。阳气竭,精气衰,故齿发不坚,离形骸矣。五藏六府精气淫溢而渗灌于肾,肾藏乃受而藏之。五藏各有精髓,用而灌注于肾,此乃肾为都会关司之所,非肾一藏而独有精。故曰:五藏盛乃能泻也。所谓物壮则老,谓之天道者也。所禀天真之气本自有余也,虽老而生子,子寿亦不能过天癸之数。

真人谓成道之人也。夫真人之身隐见莫测,其为小也入于无间,其为大也遍于空境,其变化也出入天地。内外莫见,迹顺至真,道成之证。凡如此者,故能提挈天地,把握阴阳也。真人心合于气,气合于神,神合于无,故呼吸精气,独立守神,肌肤若冰雪,绰约如处子。体同于道,寿与道同,故能无有终时而寿尽天地也。全其至道故曰至人。然至人以此淳朴之德全彼妙用之道。至人动静必适中于四时,生长收藏之令,参同于阴阳寒暑升降之宜。心远世纷,身离俗染,故能积精而复全神。神全之人,不虑而通,不谋而当,精照无外,志凝宇宙,若天地然。次有圣人者,与天地合德,与日月合明,与四时合其序,与鬼神合其吉凶,故曰圣人所以处天地之淳和,顺八风之正理者,欲其养正,避彼虚邪。圣人志深于道,故适于嗜欲,心全广爱,故不有恚嗔,是以常德不离,殁身不殆。圣人举事行止虽常在时俗之间,然其见为则与时俗有异。尔何者贵?法道之清静也。圣人为无为,事无事,是以内无思想,外不劳形。法道清静,适性而动,故悦而自得也。外不劳形,内无思想,故形体不敝,精神保全,神守不离,故年登百数,此盖全性之所致尔。次圣人者谓之贤人。自强不息,精了百端,不虑而通,发谋必当,志同于天地,烛于洞幽,故云法则天地,象似日月也。逆从阴阳,分别四时,法于阴阳,和于术数,食饮有节,起居有常,不妄作劳,上古知道之人年度百岁而去,故可使益寿而有极时也。

《四气调神大论篇第二》王冰注释精要　春阳上升,气潜发散,生育庶物,陈其姿容,故曰发陈。天气温,地气发,温发相合,故万物滋荣。温气生,寒气散,故夜卧早起,广步于庭。法象也,春气发生于万物之首,故被发缓形,以使志意发生也。春气发生,施无求报,故养生者必顺于时也。六气一十八候皆春阳布发生之令,故养生者必谨奉天时也。肝象木王于春,故行秋令则肝气伤,夏火王而木废,故病生于夏。然四时之气,春生夏长,逆春伤肝,故少气以奉于夏长之令也。阳自春生,至夏洪盛,物生以长,故蓄秀也。缓阳气则物化,宽志意则气泄。物化则华英成秀,气泄则肤腠宣通,时令发阳,故所爱亦顺阳而在外也。六气一十八候皆夏气扬蓄秀之令,故养生者必敬顺天时也。四时之气秋收冬藏,逆夏伤心,故少气以奉于秋收之令也。冬水胜火,故重病于冬至之时也。万物夏长华实,已成容状,至秋平而定也。天气以急,风声切也;地气以明,物色变也。惧中寒露,故早卧;欲使安宁,故早起。志气躁则不慎其动,不慎其动则助秋刑。急顺杀伐生,故使志安宁缓秋刑也。神荡则欲炽,欲炽则伤和气。和气既伤,则秋气不平调也。故收敛神气,使秋气平也。六气一十八候皆秋气正收敛之令,故养生者必谨奉天时也。肺象金王于秋,故行夏令则气伤,冬水王而金废,故病发于冬。逆秋伤肺,故少气以奉于冬藏之令也。冬三月草木凋,蛰虫去,地户闭塞,阳气伏藏。阳气下沉,水冰地坼,故宜周密,不欲烦劳,皆谓不欲妄出于外,触冒寒气也。六气一十八候皆冬气正养藏之令,故养生者必谨奉天时也。肾象水王于冬,故行夏令则肾气伤,春木王而水废,故病发

于春也。逆冬伤肾,故少气以奉于春生之令也。

天明不竭,以清净故。致人之寿延长亦由顺动而得,四时成序,七曜周行天不形言,是藏德也。德隐则应用不屈,故不下也。老子曰:上德不德,是以有德也。天至尊高德,犹见隐也,况全生之道而不顺天乎?天所以藏德者,为其欲隐大明。大明见则小明灭,故大明之德不可不藏。天若自明,则日月之明隐矣。人之真气亦不可泄露,当清净法道,以保天真。苟离于道,则虚邪入于空窍。阳谓天气,亦风热也;地气谓湿,亦云雾也。风热之害人,则九窍闭塞;雾湿之为病,则掩翳精明。取类者,在天则日月不光,在人则两目藏曜也。夫阳盛则地不上应,阴虚则天不下交,故云雾不化精微之气,上应于天而为白露,不下之咎矣。夫云雾不化,其精微雨露不沾于原泽,是为天气不降,地气不腾,变化之道既亏,生育之源斯泯,故万物之命无禀而生。然其死者,则名木先应,故云名木多死也。害气伏藏而不散发,风雨无度,折伤复多。槁木蕴积,春不荣也。岂惟其物独遇,是而有之哉?人离于道,亦有之矣。不顺四时之和数,犯八风之害,与道相失,则天真之气未期久远而致灭亡。道非远于人,人心远于道。惟圣人心合于道,故寿命无穷。

然四时之令不可逆,逆之则五藏内伤而他疾起。逆春气则阳气不出,内郁于肝则肝气混糅,变而伤矣。逆夏气则阳不外茂,内薄于心,燠热内消,故心中空也。逆秋气则肺气不收,上焦满也。逆冬气则少阴不伏,肾气独沉。时序运行,阴阳变化,天地合气,生育万物,故万物之根悉归于此。阳气根于阴,阴气根于阳。无阴则阳无以生,无阳则阴无以化。全阴则阳气不极,全阳则阴气不穷。春食凉,夏食寒,以养于阳;秋食温,冬食热,以养于阴。滋苗者必固其根,伐下者必枯其上,故以斯调节,从顺其根,二气常存,盖由根固,百刻晓暮,食亦宜然。圣人所以身无奇病,生气不竭者,以顺其根也。圣人心合于道,故勤而行之,愚者性守于迷,故佩服而已。老子曰:道者同于道,德者同于道者道亦得之,同于德者德亦得之。愚者未同于道德,则可谓失道者也。内性格拒于天道,知不及时,备御虚邪,事符握虎,噬而后药,虽悔何为?

《生气通天论篇第三》王冰注释精要　人生之所运为内依五气以立。然其镇塞天地之内,则气

应三元以成三,谓天气、地气、运气也。邪气数犯则生气倾危,故宝养天真以为寿命之本也。春为苍天发生之主也,阳气者天气也。本天全神全之理,全则形亦全矣。因天四时之气序,故贼邪之气弗能害也。逆苍天清静之理,则内闭九窍,外壅肌肉,以卫不营运,故言散解也。夫逆苍天之气,违清静之理,使正真之气如削去者,非天降之,人自为尔。人之有阳若天之有日,天失其所,则日不明,人失其所,则阳不固。日不明则天境暝昧,阳不固则人寿夭折。阳气运行辅卫人身之正用也。

因天之寒,当深居周密,入枢纽之内动不当烦扰筋骨,使阳气发泄于皮肤而伤于寒毒也。若起居暴卒,驰骋荒佚,则神气浮越,无所缓宁矣。不能静慎,伤于寒毒,至夏而变暑病也。病因于暑则当汗泄,不为发表邪热内攻,中外俱热,故烦躁喘数,大呵而出其声也。若不烦躁内热外凉,瘀热攻中,故多言而不次也。救之必以汗出,乃热气施散。表热为病,当汗泄之。反湿其首,若湿物里之望除其热。热气不释,兼湿内攻,大筋受热,则缩而短小。筋得湿则引而长缩短。故拘挛而不伸引长故痿弱而无力。素常气疾,湿热加之,气湿热争,故为肿也。然邪气渐盛,正气浸微,筋骨血肉互相代负。四维相代致邪代正气,卫无所从,便至衰竭。烦扰阳和,劳疲筋骨,动伤神气,耗竭天真,则筋脉胀,精气竭绝。既伤肾气又损膀胱,夏时使人煎厥。盲目视,闭耳听,则志意心神,筋骨肠胃,溃溃乎若坏都,汨汨乎烦闷而不可止也。怒则伤肾,甚则气绝。大怒则气逆而阳不下行。阳逆故血积于心胸之内,阴阳相薄,气血奔并,因薄厥生,故名薄厥。怒而过用,气或迫筋,筋络内伤。机关纵缓,形容痿废,若不维持。夫人之身常偏汗出而湿润者久久偏枯,半身不遂。阳气发泄,寒水制之。热怫内余,郁于皮里,甚为痤疿,微作痹疮。不忍之人,汗出淋洗,则结为痤痱。膏粱之人,内多滞热,皮厚肉密,故内变为丁矣。阳气者内化精微养于神气,外为柔㫋以固于筋。开阖失宜,为寒所袭,内深筋络,结固虚寒,则筋络拘缠,形容偻俯矣。积寒留舍,精血稽凝,久瘀内攻,结于肉理,故发为疡瘘。若寒中于背俞之气,变化入深而薄于藏府者,则善为恐畏及发为惊骇也。营逆则血郁,血郁则血聚谓脓,故为痈肿也。汗出未止,形弱气消,风寒薄之,穴俞随闭,热藏不出,以至于秋,秋

阳复收,两热相合,故令振栗,寒热相移,以所起为风,故名风疟也。

故风者,百病之始也。夫嗜欲不能劳其目,淫邪不能惑其心,不妄作劳,是为清静。以其清静,故能肉腠闭,皮肤密,真正内拒,虚邪不侵。然大风苛毒不必常求于人,盖由人之冒犯尔。故清静则肉腠闭,阳气拒,大风苛毒,弗能害之。清静者,但因循四时气序,养生调节之宜,不妄作劳,起居有度,则生气不竭,永保康宁。然病之深久,变化相传,上下不通,阴阳否隔,虽医良法妙,亦何以为之。三阳畜积,怫结不通,不急写之,亦病而死。何者?畜积不已,亦上下不并矣,何以验之,隔塞不便,则其证也。若不急写,粗工轻侮,必见败亡也。昼则阳气在外,周身行二十五度。夫气之有者,皆自少而之壮,积暖以成炎,炎极又凉,物之理也。故阳气平晓生,日中盛,日西而已减虚也。阳出则出,阳藏则藏。暮阳气衰内行阴分,故宜收敛,以拒虚邪。扰筋骨则逆阳精耗,见雾露则寒湿具侵,故顺此三时乃天真久远也。阳并于四支则狂,阳盛则四支实,实则能登高而歌;热盛于身故弃衣欲走也。夫如是者,皆谓阴不胜其阳也。五藏气争则九窍不通也。风气应肝,故风淫精亡,则伤肝也。风薄则热起,热盛则水干,水干则肾气不营,故精乃无也。甚饱则肠胃横满,肠胃满则筋脉解而不属,故肠澼而为痔也。饮多则肺布叶举,故气逆而上奔也。强力入房则精耗,精耗则肾伤,肾伤则髓气内枯,故高骨坏而不用也。阴阳交会之要者,正在于阳气闭密而不妄泄尔。密不妄泄,乃生气强固,而能久长,此圣人之道也。绝阴阳和合之道者,如天四时,有春无秋,有冬无夏夜。所以然者绝废于生成也。故圣人不绝和合之道,但贵于闭密以守固天真法也。因阳气盛发,中外相应,贾勇有余,乃相交合,则圣人交会之制度也。阳自强而不能闭密,则阴泄写而精气竭绝矣。阴气和平,阳气闭密,则精神之用,日益治也。若阴不和平,阳不闭密,强用施写,损耗天真,二气分离,经络绝惫,则精气不化,乃绝流通也。因于露体,冒犯风邪,风气外侵,阳气内拒,风阳相薄,故寒热由生。风气通肝,春肝木王,木胜脾土,故洞泄生也。夏热已甚,秋阳复攻,阳热相攻,则为痎疟。湿谓地湿气也。秋湿既胜,冬水复王,水来乘肺,故咳逆病生。湿气内攻于藏府,则咳逆外散于筋脉,则

痿弱也。故湿气之资发为痿厥。冬寒且凝,春阳气发,寒不为释,阳怫于中,寒怫相特,故为温病。寒暑温凉,递相胜负,故四时之气,更伤五藏之和也。

所谓阴者五神藏也,宫者五神之舍也。五藏所生本资于五味,五味宣化各凑于本宫,虽因五味以生,亦因五味以损。正为好,而过节乃见伤也。酸多食之令人癃,小便不利,则肝多津液。津液内溢则肝叶举,肝叶举则脾经之气绝而不行。何者?木制土也。咸多食之,令人肌肤缩短,又令心气抑滞而不行。何者,咸走血也,大骨气势,咸归肾也。甘多食之,令人心闷。甘性滞缓,故令气喘满而肾不平。何者,土抑水也。苦性坚燥,又养脾胃,故脾气不濡,胃气强厚。辛性润泽,散养于筋,故令筋缓脉润,精神长久。何者?辛补肝也,藏气法时,所谓修养天真之至道也。

《金匮真言论篇第四》王冰注释精要　经脉,所以流通营卫血气者也。八风发邪,经脉受之,则循经而触于五藏。春木、夏火、长夏土、秋金、冬水,皆以所克杀而为胜也。春善病鼽衄,以气在头也;仲夏善病胸胁,心之脉循胸胁故也;长夏善病洞泄寒中,土主于中是为仓廪,故为洞泄寒中也。秋善病风疟,以凉折暑乃为是病;冬善病痹厥,血象为水,寒则水凝,以气薄流,故为痹厥。

日中阳盛,故曰阳中之阳;黄昏阴盛,故曰阳中之阴。阳气王昼,故平旦至黄昏皆为天之阳,而中复有阴阳之殊耳。

心为阳藏,位处上焦,以阳居阳,故为阳中之阳也。肺为阴藏,位处上焦,以阴居阴,故谓阳中之阴也。肾为阴藏,位处下焦,以阴居阴,故谓阴中之阴也。肝为阳藏,位处中焦,以阳居阴,故为阴中之阳也。脾为阴藏,位处中焦,以太阴居阴,故谓阴中之至阴也。以其气象参合,故能上应于天。

木精之气其神魄,阳升之方以目为用,故开窍于目。象木屈伸,有摇动也。性柔脆而曲直,五谷之长者,木之精气,上为岁星,十二年一周天。万物发荣于上,故春气在头。孟春之月,律中太蔟林钟所生三分益一管率长八寸,仲春之月,律中夹钟夷,则所生三分益一管率长七寸五分。木生数三成数八。木之坚柔类筋气故。

心精之气其神神,舌为心之官,当言于舌,舌

用非窍,故云耳也。以夏气在藏也,性炎上而燔灼,火之精气,上为荧惑星,七百四十日一周天。火之躁动,类于脉气。孟夏之月,律中仲吕无射所生三分益一管率长六寸七分,凡是三管皆火气应之。火生数二成数七,凡气因火变则为焦。

土精之气其神意,脾为化谷,口主迎粮,故开窍于口。脾脉上连于舌本,故病气居之。性安静而化造,土王四季,故畜取丑牛,又以牛色黄也。色黄而味甘也。土之精气,上为镇星,二十八年一周天。土之柔厚,类肉气故。律书以黄钟为浊宫林钟为清宫,盖以林钟当六月管也。五音以宫为主律吕初起于黄钟为浊宫林钟为清宫也。土数五,凡气因土变则为香。

金精之气其神魄,肺藏气,鼻通息,故开窍于鼻。肺在胸中,背为胸之府也。性音声而坚劲,金之精气上为太白星,三百六十五日一周天。金之坚密类皮毛也。孟秋之月律中夷则大吕所生三分减一管率长五寸七分。仲秋之月律中南吕太簇所生三分减一管率长五寸三分。季秋之月律中无射夹钟所生三分减一管率长五寸。凡是三管,皆金气应之。金生数四,成数九。凡气因金变则为腥。

水精之气其神志,肾藏精阴泄注,故开窍于二阴也。性润下而渗灌,水之精气,上为辰星,三百六十五日一周天。肾主幽暗,骨体内藏以类相同,故病居骨也。孟冬之月律中应钟姑洗所生三分减一管率长四寸七分半。仲冬之月律中黄钟仲吕所生三分益一管率长九寸。季冬之月律太吕宾所生三分益一管率长八寸四分。凡是三管,皆水气应之。水生数一成数六。凡气因水变则为腐朽之气也。

心合精微,则深知通变,随其所能而与之,是谓得师资教授之道也。各得其能,方乃可行,其名乃彰。故曰非其人勿教,非其真勿授也。

《阴阳应象大论篇第五》王冰注释精要　阴阳者天地之道也,谓变化生成之道。《老子》曰:万物负阴而抱阳,冲气以为和。《易·系辞》曰:一阴一阳之谓道。阳与之正气以生,阴为之主持以立,故为万物之纲纪也。鹰化为鸠,田鼠化为鴽,腐草化为萤,雀入大水为蛤,雉入大水为蜃,如此皆异类因变化而成有也。万物假阳气温而生,因阴气寒而死,故知生杀本始是阴阳之所运为也。所以生杀变化之多端者,以神明居其中也。阴阳与万类

生杀变化，犹然在于人身同相参合，故治病之道必先求之。阴阳为天地之道者何以此？应物类运用之标格也，明天地杀生之殊用也。《神农》曰：天以阳生阴长，地以阳杀阴藏。坤者阴也，位西南隅，时在六月七月之交，万物之所盛长也，安谓阴无长之理？乾者阳也，位戌亥之分，时在九月十月之交，万物之所收杀也，孰谓阳无杀之理。以是明之，阴长阳杀之理可见矣。热气在下，则谷不化，故飧泄；寒气在上，则气不散，故䐜胀。何者？以阴静而阳躁也。阴凝上结则合以成云，阳散下流则注而为雨。雨从云以施化，故言雨出地。云凭气以交合故言云出天，天地之理且然，人身清浊亦如是也。气本乎天者亲上，气本乎地者亲下，各从其类也。上窍谓耳目鼻口，下窍谓前阴后阴。腠理谓渗泄之门，故清阳可以散发；五藏为包藏之所，故浊阴可以走之。四支外动，故清阳实之；六府内化，故浊阴归之。水寒而静，故为阴，火热而躁，故为阳。气惟散布，故阳为之；味曰从形，故阴为之。形食味，故味归形；气养形，故形归气；精食气，故气归精；化生精，故精归化。气化则精生，味和则形长，故云食之也。精微之液惟血化而成，形质之有资气行营立，故斯二者各奉生乎。精承化养则食气精，若化生则不食气，精血内结，郁为秽腐攻胃则五味倨然不得入也。女人重身精化百日皆伤于味也。味有质，故下流于便写之窍；气无形，故上出于呼吸之门。阳为气，气厚者为纯阳；阴为味，味厚者为纯阴。故味薄者为阴中之阳，气薄者为阳中之阴。阴气润下故味厚则泄利，阳气炎上故气厚则发热。味薄为阴少故通泄，气薄为阳少故汗出。火之壮者，壮已必衰；火之少者，少已则壮。气生壮火故云壮火食气，少火滋气故云气食少火。以壮火食气，故气得壮火则耗散；以少火益气故气得少火则生长。人之阳气壮少亦然。非惟气味分正阴阳，然辛甘酸苦之中复有阴阳之殊气尔。何者？辛散甘缓故发散为阳，酸收苦泄故涌泄为阴。

胜则不病，不胜则病。是则太过而致也。物极则反，亦犹壮火之气衰，少火之气壮也。寒则卫气不利故伤形，热则荣气内消故伤气。虽阴成形，阳化气，一过其节，则形气被伤。气伤则热结于肉粉故痛，形伤则寒薄于皮腠故肿。先气证而病形，故曰气伤形；先形证而病气，故曰形伤气。

风胜则庶物皆摇，故为动；热胜则阳气内郁，故洪肿暴作，甚则荣气逆于肉理，聚为痈脓之肿；燥胜则津液竭涸，故皮肤干燥；寒胜则阴气结于玄府，玄府闭密，阳气内攻，故为浮。湿胜则内攻于脾胃，脾胃受湿则水谷不分，水谷相和，故大肠传道而注写也。以湿内盛而写，故谓之濡泻。

春生、夏长、秋收、冬藏，谓四时之生长收藏。冬水寒，夏火暑，秋金燥，春木风，长夏土湿，谓五行之寒暑湿燥风也。然四时之气土虽寄王，原其所主，则湿属中央，故云五行以生寒暑燥湿风五气也。五藏谓肝、心、脾、肺、肾。五气谓喜、怒、悲、忧、恐。然是五气更伤五藏之和气矣。喜怒之所生皆生于气，故云喜怒伤气；寒暑之所胜皆胜于形，故云寒暑伤形。怒则气上，喜则气下，故暴卒气上则伤阴，暴卒气下则伤阳。然喜怒不恒，寒暑过度，天真之气，何可久长？夫伤于四时之气皆能为病，以伤寒为毒者最为杀厉之气，中而即病。故曰伤寒不即病者，寒毒藏于肌肤，至春变为温病，至夏变为暑病，故养生者必慎伤于邪也。风中于表则内应于肝，肝气乘脾故飧泄。夏暑已甚，秋热复壮，两热相攻，故为痎疟。秋湿既多，冬水复王，水湿相得，肺气又衰，故冬寒甚则为嗽。阳气上腾，散为风也。风者，天之号令，风为教始，故生自东方。风鼓木荣，则风生木也。凡物之味，酸者皆木气之所生也。凡味之酸者，皆先生长于肝。肝之精气生养筋也。阴阳书曰：木生火。然肝之木气，内养筋已，乃生心也。目见曰明，类齐同也。玄谓玄冥，言天色高远，尚未盛明也。道谓道化，以道化人则归从。化谓造化也。庶类时育，皆造化者也。万物生五味，具皆变化为母而使生成也。智从正化而有，故曰道生智。玄冥之内，神处其中，故曰玄生神。飞扬鼓坼，风之用也。然发而周远，无所不通。信乎？神化而能尔。柔软曲直，木之性也。其神魄也。

阳气炎燥，故生热。钻燧改火，惟热是火。凡物之味苦者皆火气之所生也。凡味之苦者皆先生长于心。心之精气生养血也。心别是非，舌以言事，故主舌。暄暑炽燠，热之用也。炎上翕熇，火之性也。通行荣卫而养血也。其神心也。

阳气盛薄，阴气固升，升薄相合，故生湿也。凡物之味，甘者皆土气之所生也。凡味之甘者皆先生长于脾。脾之精气生养肉也。脾受水谷，口纳五味,故主口。雾露云雨,湿之用也;安静稼穑,土之德也。覆里筋骨,充其形也。其神意也。

天气急切故生燥。金燥有声则生金也。凡物之味辛者皆金气所生也,凡味之辛者皆先生于肺。肺之精气,生养皮毛。肺藏气,鼻通息,故主鼻。轻急劲强,燥之用也。坚劲从革,金之性也。包藏肤腠,扞其邪也。其神魄也。

阴气凝洌故生寒也。寒气盛凝变为水。凡物之味咸者皆水气之所生也,凡味之咸者皆生长于肾。肾之精气,生养骨髓。肾属北方,位居幽暗声入,故主耳。凝清穆列,寒之用也。清洁润下,水之用也。端直贞干,以立身也。其神志也。

观其覆载,而万物之上下可见矣。阴主血,阳主气;阴生女,阳生男。阴阳间气,左右循环,故左右为阴阳之道路也。观水火之气,则阴阳征兆可明矣。阴静,故为阳之镇守;阳动,故为阴之役使也。阳胜故能冬热甚,故不能夏。阴胜故能夏寒甚,故不能冬。

女子以七七为天癸之终,丈夫以八八为天癸之极。然知八可益,知七可损,则各随气分,修养天真,终气天年,以度百岁。然阴七可损,则海满而血自下,阳八宜益,交会而泄精,由此则七损八益,理可知矣。内耗故阴减中干,故气力始衰。智者察同,欲之而能性道;愚者见异,劲之自性,则道益有余,放劲则治生不足。先行故有余,后学故不足,夫保性全角,盖由知道之所致也。故曰:道者不可斯须离,可离非道,此之谓也。圣人不为无益以害有益,不为害性而顺性,故寿命长远,与天地终。在上故法天,在下故法地。夫阴阳之应天地,犹水之在器也。器圆则水圆,器曲则水曲。人之血气亦如是。故随不足则邪气留居之。阳为天降精气以施化,阴为地布和气以成形。五行为生育之并里,八风为变化之纲纪。阳天化气,阴地成形,五里运行,八风鼓坼,收藏生长,无替时宜,夫如是故能为万物变化之父母也。所以能为万物之父母者,何以有是之升降也。清阳上天,浊阴归地,然其动静谁所主司,盖由神明之纲纪尔。神明之运为,乃能如是。

头圆故配天,足方故象地,人事更易,五藏递迁,故从而养也。《千金方》云:风气应于肝,雷气动于心,谷气感于脾,雨气润于肾。六经为川,流注不息,清明者象水之内明,流注者象水之流注。

以人事配象,则近指天地以为阴阳。夫人汗泄于皮腠者,是阳气之发泄尔。然其取类于天地之间,则云腾雨降而相似也。故曰阳之汗,以天地之雨名之。阳气散发,疾风飞扬,故以应之。暴气鼓击,鸣转有声故。背天之纪,违地之理,则六经反作,五气更伤,真气既伤,则灾害之至可知矣。四时之气,八正之风,皆天邪也。热伤胃及膀胱,寒伤肠及胆气。湿气胜则荣卫之气不行,故感则害皮肉筋脉。

《阴阳离合篇第六》王冰注释精要 阴处之中故曰阴处。形未动出亦是为阴,以阴居阴故曰阴中之阴。形动出者是则为阳,以阳居阴故曰阴中之阳。阳施正气万物方生,阴为主持群形乃立。春夏为阳故生长也,秋冬为阴故收藏也。若失其常道,则春不生,夏不长,秋不收,冬不藏,夫如是,则四时之气闭塞,阴阳之气无所运行矣。天地阴阳虽不可胜数,在于人形之用者,则数可知之。南方丙丁,火位主之,阳气盛明,故曰大明也。向明治物,故圣人南面而立。易曰:相见乎离,盖谓此也。然在人身中,则心藏在南,故谓前曰广明,冲脉在北,故谓后曰太冲。此正明两脉相合而为表里也。肾藏为阴,膀胱府为阳,阴气在下,阳气在上,此为一合之经气也。命门者藏精,光照之所,则两目也。太阳之脉,起于目而下至于足,故根于指端,结于目也。命门者目也。此以太阳居少阴之地,故曰阴中之阳。人身之中,胃为阳明,脉行在脾脉之前,脾为太阴,脉行于胃脉之后。足阳明之脉者,胃脉也,下膝三寸而别以下入中指外间。由此,故太阴之前,名阳明也。人身之中,胆少阳脉行肝脉之分外,肝厥阴脉行胆脉之位内。由此,则厥阴之表,名少阳也。开阖枢者言三阳之气,多少不等,动用殊也。夫开者所以司动静之基;阖者所以执禁固之权;枢者所以主动转之微,由斯殊气之用,故此三变之也。三经之至,搏击于手,而无轻重之异,则正可谓一阳之气,无复有三阳差降之为用也。三阳为外运之离合,三阴为内用之离合。冲脉在脾之下,故言其冲在下也。太阴脾也,少阴肾也,脾藏之下,近后则肾之位也。足少阴之脉起于小指之下,斜趣足心出于然骨之下,循内踝之后以上腨内。由此则太阴之下名少阴也。少阴肾也,厥阴肝也,肾藏之前近上,则肝之位也。两阴相合故曰阴之绝阳,阴气至此而尽,故名曰阴之绝阴。开折则仓廪无所输隔,洞者取之太阴;阖折则气弛而善悲,悲者取之厥阴;枢折则脉有所结而不通,不通者取之少阴。然若经气应至,无浮沉之异,则悉可谓一阴之气,非复有三阴差降之殊用也。夫脉气往来,动而不止,积其所动,气血循环,应水下二刻而一周于身,故曰积传为一周也。然荣卫之气,因息游布,周流形表,拒捍虚邪,中外主司,互相成立,故言气里形表而为相成也。

《阴阳别论篇第七》王冰注释精要　春脉弦,夏脉洪,秋脉浮,冬脉沉,谓四时之经脉也。天气顺行十二辰之分,故应十二月也。十二月,谓春建寅卯辰,夏建巳午未,秋建申酉戌,冬建亥子丑之月也。十二脉谓手三阴三阳,足三阴三阳之脉也。以气数相应,故参合之。深知则备识其变易。五藏应时各形一脉,一脉之内包揔五藏之阳,五五相乘故二十五阳也。五藏为阴,故曰阴者真藏也。然见者谓肝脉至中外,急如循刀刃责责然,如按琴瑟弦;心脉至坚而搏,如循薏苡子累累然;肺脉至大而虚,如以毛羽中人肤;肾脉至搏而绝,如以指弹石辟辟然。脾脉至弱而乍数乍疎。夫如是脉见者皆为藏败神去,故必死也。胃脘之阳,谓人迎之气也。察其气脉动静小大与脉口应否也。胃为水谷之海,故候其气而知病处。阳者卫外而为固,然外邪所中别于阳,则知病处。阴者藏神而内守,若考真正成败别于阴,则知病者死生之期。两者相应,俱往俱来,若引绳小大齐等者,名曰平人。故言所谓一也。气口在手鱼际之后一寸,人迎在结喉两傍一寸五分,皆可以候藏府之气。识气定期故知病忌,审明成败,故知死生之期。谨量气候,精熟阴阳,病忌之准可知,生死之疑自决。正行无惑,何用众谋议也。

二阳,谓阳明大肠及胃之脉也。夫肠胃发病,心脾受之。心受之,则血不流;脾受之,则味不化。血不流,故女子不月;味不化,则男子少精。是以隐蔽委曲之事不能为也。言其深久者也。胃病深久,传入于脾,故为风热以消削;大肠病甚,传入于肺为喘息而上贲。然肠胃脾肺兼及于心,三藏二府互相克薄,故死不治。三阳,谓太阳小肠及膀胱之脉也。小肠之脉,起于手,循臂绕肩髃上头。膀胱之脉,从头别下皆贯臀入腘中,循腨,故在上为病,则发寒热,在下为病,则为痈肿,腨痛及为痿厥。热甚则精血枯涸,故皮肤润泽之气皆散尽也。

然阳气下坠,阴脉上争,上争则寒多,下坠则筋缓,故毕垂纵缓,内作㿉疝。一阳,谓少阳。胆及三焦之脉也。胆气乘胃,故善泄,三焦内病,故少气阳土熏肺,故善咳。何故?心火内应。隔气乘心,心热故阳气内擘;三焦内结中热,故隔塞不便。一阴,谓厥阴。心主及肝之脉也。心主之脉,起于胸中,出属心经云心病膺背肩胛间痛又在气为噫,故背痛善噫。心气不足则肾气乘之,肝主惊骇,故惊骇善欠。夫肝病为风,肾气陵逆,既风又厥,故名风厥。二阴,谓少阴。心肾之脉也。肾胆同逆,三焦不行,气稽于上,故心满下虚。上盛故气泄出也。三阴不足,则发偏枯;三阳有余,则为痿易。易,谓变易。常用而痿弱无力也。

何以知阴阳之病脉邪。一阳鼓动,脉见钩也。何以然,一阳,谓三焦心脉之府,然一阳鼓动者则钩,脉当之钩脉则心脉也。此言正见者也。一阴,厥阴肝木气也。毛,肺金脉也。金来鼓木,其脉则毛,金气内乘,木阳尚胜,急而内见,脉则为弦也。若阳气至而急,脉名曰弦,属肝。阳气至而或如断绝,脉名曰石,属肾。阴阳之气相过,无能胜负,则脉如水溜也。若金鼓不已,阳气大胜,两气相持,内争外扰,则流汗不止,手足反寒,甚则阳气内燔,流汗不藏,则热攻于肺,故起则熏肺,使人喘鸣也。五藏之所以能生而全天真和气者,以各得自从其和,性而安静尔。苟乖所适,则为他气所乘,百端之病,由斯而起。奉生之道,可不慎哉。阳气内蒸,外为流汗,灼而不已,则阳胜又阳,故盛不久存。而阳气自散,阳已破败,阴不独存,故阳气破散,阴气亦消亡,此乃争胜招败矣。视人之血淖者,宜谨和其气,常使流通,若不能深思寡欲,使气序乖,衷阳为重,阳内燔藏府,则死且可待,生其能久乎。

四支为诸阳之本。二盛谓之再结,三盛谓之三结。二阳结,谓胃及大小肠俱热结也。肠胃藏热,则喜消水谷。新校正云:详此少二阴结。三阳结,谓小肠膀胱热结也。小肠结热则血脉燥,膀胱热则津液涸,故隔塞而不便写。三阴结,谓脾肺之脉俱寒结也。脾肺寒结则气化为水。一阴谓心主之脉;一阳谓三焦之脉也。三焦心主脉并络喉气热内结,故为喉痹。阴谓尺中也;搏谓搏触于手也。尺脉搏击,与寸口殊别,阳气挺然,则为有妊之兆。何者?阴中有别阳故。然胃气不留,肠开勿禁,阴中不廪,是真气竭绝,故死。阴脉不足,阳脉盛搏,则内崩而血流下。脾肺成数之余也。

《灵兰秘典论篇第八》王冰注释精要　任治于物,故为君主之官。清静栖灵,故曰神明出焉。位高非君,故官为相傅,主行荣卫,故治节由之。勇而能断,故曰将军。潜发未萌,故谋虑出焉。刚正果决,故官为中正。直而不疑,故决断出焉。膻中者,在胸中两乳间,为气之海。然心主为君,以敷宣教,令膻中主气,以气布阴,阳气和志,适则喜乐。由生分布阴阳。故官为臣使也。包容五谷,是为仓廪之官。营养四傍,故云五味出焉。传道,谓传不洁之道。变化,谓变化物之形,故云传道之官,变化出焉。承奉胃司,受盛糟粕,受已复化,传入大肠,故云受盛之官,化物出焉。强于作用,故曰作强。造化形容,故云伎巧。在女则当其伎巧,在男则正曰作强。引导阴阳,开通闭塞,故官司决渎,水道出焉。位当孤府,故谓都官,居下内空,故藏津液,若得气海之气施化,则溲便注泄,气海之气不及,则阃隐不通,故曰气化则能出矣。凡此十二官者,不得相失也,失则灾害至,故不得相失。君主之官贤明,则刑赏一,刑赏一则吏奉法,吏奉法则民不获罪于枉滥矣。故主明则天下安也。夫心内明则铨善恶,铨善恶则察安危,察安危则身不夭伤于非道矣。故以此养生则寿,没世不至于危殆矣。然施之于养生,没世不殆,施之于君主,天下获安,则国祚昌盛矣。夫心不明则邪正一,邪正一则损益不分,损益不分则动之凶咎,陷身于赢瘠矣,故形乃大伤,以此养生则殃也。夫主不明则委于左右,委于左右则权势妄行,权势妄行则吏不得奉法,吏不得奉法则人民失所而皆受枉曲矣。且人惟邦本,本固邦宁,本不获安,国将何有,宗庙之立安可不至于倾危乎? 故曰戒之戒之者,言深慎也。至道之用,小之则微妙而细无不入,大之则广远而变化无穷。然其渊原,谁所知察? 人身之要者,道也。然以消息异同,求诸物理而欲以此知变化之原本者,虽瞿瞿勤勤以求明悟,然其要妙,谁得知乎? 既未得知,转成深远,闵闵玄妙,复不知谁者为善知要妙哉玄妙深远,固不以理求而可得,近取诸身则十二官,粗可探寻而为治身之道尔。似无似有而毫牦之数生其中。毫牦虽小,积而不已,命数乘之,则起至于尺度斗量之绳准,千之万之亦可增益而至载之大数,推引其大则应通人形

之制度也。

《六节藏象论篇第九》王冰注释精要　六六之节,天之度也。九九制会,气之数也。所谓气数者,生成之气也。周天之分,凡三百六十五度四分度之一以十二节气均之,则岁有三百六十日而终,兼之小月日又不足其数矣。是以六十四气而常置闰焉。何者? 以其积差分故也。天地之生育,本址于阴阳人神之运为始,终于九气。然九之为用,岂不大哉? 准日月之行度者,所以明日月之行迟速也。纪化生之为用者,所以彰气至而斯应也。气应无差,则生成之理不替;迟速以度,而大小之月生焉,故曰异长短月移寒暑,收藏生长无失时宜也。

日行迟,故昼夜行天之一度,而三百六十五日一周天而犹有度之奇分矣。月行速,故昼夜行天之十三度余,而二十九日一周天也。言有奇者,谓十三度外复行十九分度之七,故云月行十三度而有奇也。礼义及汉律历志云:二十八宿及诸星皆从东循天西行,日月及五星皆从西而从天东行。今太史说云并循天而东行,从东而西转。诸历家说月一日至四日,月行最疾,日夜行十四度,余自五日至八日,行次疾,日夜行十三度,余自九日至十九日,其行迟,日夜行十二度,余二十日至二十三日,行又小疾,日夜行十三度,余二十四日至晦日,行又大疾,日夜行十四度。余今太史说月行之率不如此矣。月行有十五日前疾,有十五日后迟者。有十五日前迟,有十五日后疾者。大率一月四分之而皆有迟疾迟速之度固无常准矣。虽尔终以二十七日月行一周天凡行三百六十一度二十九日日行二十九度月行三百八十七度少七度而不及日也。至三十日日复迁计率至十三分日之八月方及日矣。此大尽之月也,大率其计率至十三分日之半者亦大尽法也,其计率至十三分日之五之六而及日者小尽之月也。故云大小月,三百六十五日而成岁也。正言之者,三百六十五日四分日之一乃一岁,法以奇不成日,故举大以言之。若通以六小为法则岁止有三百五十四日,岁少十一日余矣。取月所少之辰加岁外余之日,故从闰后三十二日而盈闰焉。尚书曰:期三百有六,旬有六日,以闰月定四时成岁,则其义也。积余盈闰者,盖以日之大小不尽天度故也。立首气于初节之日,示斗建于月半之辰,退余闰于相望之后,是以

闰之前则气不及月,闰之后则月不及气,故常月之制建初立中闰月之纪无初无中纵历有之皆他节气也。故历无云某候闰某月节闰某月中也。推终之义断可知乎,故曰:立端于始,表正于中,推余于终也。由斯推日成闰,故能令天度毕矣。

六十日而周甲子之数,甲子六周而复始,则终一岁之日,是三百六十日之义。法非天度之数也。此盖十二月各三十日者,若除小月,其日又差也。然形假地生,命惟天赋,故奉生之气通系于天,禀于阴阳而为根本也。《宝命全形论》曰:人生于地,悬命于天,天地合气,命之曰人。《四气调神大论》曰:阴阳四时者,万物之终始也,死生之本也。又曰:逆其根,则伐其本,坏其真矣。此其义也。九州岛,谓冀兖青徐杨荆豫梁雍也。然地列九州岛,人施九窍,精神往复,气与参同,故曰九州岛九窍也。先言其气者,谓天真之气,常系属于中也。天气不绝,真灵内属,行藏动静,悉与天通,故曰皆通乎天气也。形之所存假五行而运用征其本始从三气以生成,故云其生五其气三也。气之三者,亦副三元。非唯人独由三气以生,天地之道亦如是矣。故易乾坤诸卦皆必三矣。九野者,应九藏而为义也。形藏四者,一头角,二耳目,三口齿,四胸中也。形分为藏,故以名焉。神藏五者,一肝,二心,三脾,四肺,五肾也。神藏于内,故以名焉。所谓神藏者,肝藏魂,心藏神,脾藏意,肺藏魄,肾藏志也。故此二则尔。

解疑惑者之心,开蒙昧者之耳,令其晓达,咸使深明。日行天之五度,则五日也。三候正十五日也。六气凡九十日正三月也。设其多之矣。故十八候为六气,六气谓之时也,四时凡三百六十日,故曰四时谓之岁也。各从其主治,谓一岁之日,各归从五行之一气而为之主以王也。五运,谓五行之气应天之运而主化者也。五行之气,父子相承,主统一周之日,常如是无已,周而复始也。春前气至,脉气亦至,故曰时立气布也。春应木,木胜土;长夏应土,土胜水;冬应水,水胜火;夏应火,火胜金;秋应金,金胜木,常如是矣。四时之中,加之长夏,故谓得五行时之胜也。所谓长夏者,六月也。土生于火,长在夏中,既长而王,故云长夏也。以气命藏者,春之木,内合肝;长夏土,内合脾;冬之水,内合肾;夏之火,内合心;秋之金,内合肺。故曰:各以气命其藏也。春为四时之长,故

候气皆归于立春前之日也。凡气之至,皆谓立春前十五日乃候之初也。未至而至,谓所直之气,未应至而先期至也。先期而至,是气有余,故曰太过;至而不至,谓所直之气应至不至而后期至,后期而至,是气不足,故曰不及太过,则薄所不胜,而乘所胜,不及则所胜妄行,而所生受病所不胜薄之者。凡五行之气,我克者为所胜,克我者为所不胜。生我者,为所生。假令肝木有余,是肺金不足,金不制木,故木太过。木气既余,则反薄肺金,而乘于脾土矣。故曰太过则薄所不胜,而乘所胜也。此皆五藏之气内相淫并为疾,故命曰气淫也。余太过例同之。又如肝木气少,不能制土,土气无畏,而遂妄行,木被土凌,故云所胜妄行,而所生受病也。肝木之气不平,肺金之气自薄,故曰所不胜薄之。然木气不平,土金交薄,相迫为疾,故曰气迫也。余不及例皆同。候其年则始于立春之日,候其气则始于四气定期,候其日则随于候日,故曰谨候其时,气可与期也。苍天布气,尚不越于五行,人在气中,岂不应于天道天人之气乱不顺天常,故有病死之征矣。假令木直之年有火气至后二岁病矣;土气至后三岁病矣;金气至后四岁病矣;水气至后五岁病矣。真气不足,复重感邪,真气内微,故重感于邪则死也。假令非主直年而气相干者,且为征病不必内伤于神藏。故非其时则微,而且持也。若当所直之岁则易中邪气,故当其直时则病疾甚也。诸气当其王者皆必受邪,故曰非其时则微,当其时则甚也。天地广大,不可度量而得之。造化玄微,岂可以人心而遍悉,大神灵问,赞圣深明,举大说凡,粗言纲纪,故曰请陈其方。物生之众,禀化各殊,目视口味,尚无能尽之,况于人心,乃能包括耶?色味之众,虽不可遍尽所由,然人所嗜所欲,则自随己心之所爱耳,故曰嗜欲不同,各有所通。天以五气食人者,臊气凑肝,焦气凑心,香气凑脾,腥气凑肺,腐气凑肾也。地以五味食人者,酸味入肝,苦味入心,甘味入脾,辛味入肺,咸味入肾也。清阳化气而上为天,浊阴成味而下为地。故天食人以气,地食人以味也。《阴阳应象大论》曰:清阳为天,浊阴为地。又曰:阳为气,阴为味。

心荣面色,肺主音声,故气藏于心肺,上使五色修洁分明,音声彰着。气为水母,故味藏于肠胃,内养五气,五气和化,津液乃生,津液与气相

副，化成神气，乃能生而宣化也。心者，君主之官，神明出焉。然君主者，万物系之以兴亡，故曰心者生之本。神之变也，火气炎上，故华在面也。心养血，其主血脉，故充在血脉也。心王于夏，气合太阳，以太阳居夏火之中，故曰阳中之太阳，通于夏气也。肺藏气，其神魄，其养皮毛，故曰肺者，气之本，魄之处也，华在毛，充在皮也，肺藏为太阴之气，主王于秋，昼日为阳气所行位非阴处，乙太阴居于阳分，故曰阳中之太阴，通于秋气也。地户封闭，蛰虫深藏，肾又主水，受五藏六府之精而藏之，故曰肾者主蛰，封藏之本，精之处也。脑者髓之海，肾主骨髓，发者脑之所养，故华在发，充在骨也。以盛阴居冬阴之分，故曰阴中之少阴，通于冬气也。

夫人之运动者，皆筋力之所为也。肝主筋，其神魂，故曰肝者，罢极之本，魂之居也。爪者，筋之余。筋者，肝之养，故华在爪，充在筋也。东方为发，生之始，故以生血气也。

受盛转运不息，故为仓廪之本，名曰器也。营，起于中焦，中焦为脾胃之位，故云营之居也。然水谷滋味入于脾胃，脾胃糟粕转化其味，出于三焦膀胱，故曰转味而入出者也。上从心藏，下至于胆，为十一也。然胆者中正，刚断无私偏，故十一藏取决于胆也。少阳胆脉也，太阳膀胱脉也，阳明胃脉也，手少阳三焦脉，手太阳小肠脉，手阳明大肠脉。厥阴肝脉也，少阴肾脉也，太阴脾脉也。物不可以久，盛极则衰败，故不能极于天地之精气，则死矣。

《五藏生成篇第十》王冰注释精要　火气动躁，脉类齐同，心藏应火，故合脉也。火炎上而色赤，故荣美于面而赤色。火畏于水，水与为官，故畏于肾。金气坚定，皮象亦然，肺藏应金，故合皮也。毛附皮革，故外荣。金畏于火，火与为官，故主畏于心也。木性曲直，筋体亦然，肝藏应木，故合筋也。爪者筋之余，故外荣也。木畏于金，金与为官，故主畏于肺也。土性柔厚，肉体亦然，脾藏应土，故合肉也。口为脾之官，故荣于唇。土畏于木，木与为官，故主畏于肝也。水性流湿，精气亦然，骨通精髓，故合骨也。脑为髓海，肾气主之，故外荣发也。水畏于土，土与为官，故主畏于脾也。心合脉，其荣色，咸益肾，胜于心，心不胜，故脉凝泣而颜色变易也。肺合皮，其荣毛，苦益心，胜于

肺，肺不胜，故皮枯槁而毛拔去也。肝合筋，其荣爪，辛益肺，胜于肝，肝不胜，故筋急而爪干枯也。脾合肉，其荣唇，酸益肝，胜于脾，脾不胜，故肉胝膶而唇皮揭举也。肾合骨，其荣发，甘益脾，胜于肾，肾不胜，故骨痛而发堕落。五味入口，输于肠胃而内养五脏，各有所养有所欲，欲则互有所伤。各当其所应而为色味也，各归其所养之藏气也。脉者血之府，脑为髓海故诸髓属之，筋气之坚结者，皆络于骨节之间也。血居脉内属于心也。肝藏血，心行之。人动则血运于诸经，人静则血归于肝，肝藏何者，肝主血海故也。目为肝之官，故肝受血而能视。气行乃血流，故足受血而能行步也。血气者，人神故所以受血者皆能运用。

《五藏别论篇第十一》　《灵兰秘典论》以肠胃为十二藏相使之，次《六节藏象论》云十一藏取决于胆，《五藏生成篇》云五藏之象可以类推，五藏相音可以意识，此则互相矛楯尔，脑髓为藏在别经。脑髓骨脉，虽名为府，不正与神藏为表里，胆与肝合而不同，六府之传写，胞虽出纳，纳则受纳精气，出则化出形容，形容之出，谓化极而生，然出纳之用，有殊于六府，故言藏而不写，名曰奇恒之府也。水谷入已，糟粕变化而泄出，不能久久留住于中。但当化已输写令去而已，传写诸化，故曰传化之府也。肛门内通于肺，故曰魄门，受已化物，则为五藏行使，然水谷亦不得久藏于中。精气为满，水谷为实，但藏精气，故满而不能实。六府不藏精气但受水谷故也，故实而不能满。人有四海水谷之海，则其一也。受水谷已，荣养四傍，以其当运化之源，故为六府之大源也。气口亦谓脉口。寸口可候气之盛衰，故云气口可以切脉之动静，故云脉口皆同。气口之所候，脉动者是手太阴脉气所行，故言气口亦太阴。荣气之道，内谷为实。谷入于胃，气传与肺，精专者循肺气行于气口，故云变见于气口也。调适其脉之盈虚，观量志意之邪正，及病深浅成败之宜，乃守法以治之也。志意邪则好祈祷，至德则事必违，故不可与言至德。恶于针石，则巧不得施，故不可与言至巧。心不许人治之，是其必死，强为治者，功亦不成，故曰治之无功矣。

《异法方宜论篇第十二》　东方之域，法春气也。鱼盐之地，海之利也，随业近之。丰其利，故居安；姿其味，故食美。鱼发疮则热中之信，盐发

渴则胜血之征，血弱而热故喜为痈疡。针则砭石也，东人今用之。西方之域，法秋气也。居室如陵，金气肃杀，故水土刚强也。不衣丝绵，以食鲜美，故人体脂肥。水土刚强，饮食脂肥，肤腠闭封，血气充实，故邪不能伤也。能攻其病，则谓之毒药，以其血气盛，肌肉坚，饮食华，水土强，故病宜毒药，方制御之。毒药者从西方来，西人方术今奉之。北方之域，法冬气也。水寒冰冽，故生病于藏寒也。火艾烧灼，北人正行其法。南方之域，法夏气也。地下则水流归之，水多故土弱而雾露聚。其民嗜酸，酸味收敛，故人皆肉理审致，阳盛之处故色赤，湿气内满，热气内薄，故筋挛脉痹也。九针从南方来，南人盛崇之。中央之域，法土德之用，故生物众。然东方海，南方下，西方北方高，中央之地平以湿，则地形斯异，生病殊焉。四方幅辏而万物交归，故人食纷杂而不劳。湿气在下，故多病痿弱，气逆及寒热也。导引按跷者从中央出也，中人用为养神调气之正道也。随方而用，各得其宜，唯圣人法乃能然矣。

《移精变气论篇第十三》 古者巢居穴处，夕隐朝游禽兽之间，断可知矣。然动躁阳盛，故身热足以御寒凉气生寒，故阴居可以避暑矣。夫志捐思想则内无眷慕之累，心亡愿欲，故外无伸宦之形，静保天真，自无邪胜，是以移精变气，无假毒药，祝说病由，不劳针石而已。先师以色白脉毛而合金应秋，以色青脉弦而合木应春，以色黑脉石而合水应冬，以色赤脉洪而合火应夏，以色黄脉代而合土应长夏及四季。然以是色脉下合五行之休王上副四时之往来，故六合之间，八风鼓坼，不离常候，尽可与期，何者？以见其变化而知之也。所以知四时五行之气变化相移之要妙者何，以色脉故也。脉应月色应日者，古候之期准也。常求色脉之差忒，是则平人之诊要也。观色脉之臧否，晓死生之征兆，故能常远于死而近于生也。上帝问道，勤而行之，生道以长，惟圣王乃尔而常用也。八风谓八方之风，五痹谓皮肉筋骨脉之痹。凡药有用根者，有用茎者，有用枝者，有用华实者，有用根茎枝华实者，汤液不去，则尽用之。标本已得，邪气乃服者，言工人与病主疗相应，则邪气率服而随时顺也。四时之气，各有所在，不本其处，而即妄攻，是反古也。假令饥人形气羸劣，食令极饱，能不霍乎？岂其与食而为恶邪盖为失时复过节也。非病

逆针石汤液，失时过节则其害反增矣。色脉之应，昭然不欺。但顺用而不乱纪纲，则治病审当之大法也。逆从到行，谓反顺为逆；标本不得，谓工病失宜。夫以反理到行，所为非顺，岂唯治人而神气受害，若使之辅佐君主，亦令国祚不保康宁矣。标本不得，工病失宜，则当去故逆理之人，就新明悟之士，乃得至真精晓之人，以全已也。

《汤液醪醴论篇第十四》 稻者生于阴水之精，首戴天阳之气，二者和合，然乃化成。故云得天地之和而能至完。秋气劲切，霜露凝结，稻以冬采，故云伐取得时，而能至坚。圣人悯念生灵，先防萌渐，陈其法制，以备不虞耳。圣人不治已病治未病，故但为备用而不服。中古之世，虽道德稍衰，邪气时至，以心犹近道，故服用万全也。当今之世，法殊于往古也。神不能使针石之妙用也。何者？志意违背于师示故也。动离于道，耗散天真故尔。精神者生之源，荣卫者气之主。气主不辅，生源复消，神不内居，病何能愈哉？医与病不相得也。然工人或亲戚兄弟，该明情疑，勿用工先备识，不谓知方。针艾之妙靡容，药石之攻匪预。如是则道虽昭著，万举万全，病不许治，欲奚为疗？阴气内盛，阳气竭绝，不得入于腹中，故言五藏阳以竭也。阴稸于中，水气胀满，上攻于肺，肺气孤危。肾为水害，子不救母，其魄独居。夫阴精捐削于内，阳气耗减于外，则三焦闭溢，水道不通。水满皮肤，身体否肿，形不可与衣相保也。凡此之类，皆四支脉数急而内鼓动于肺中也。肺动者谓气急而咳也，皆水气格拒于腹膜之内浮肿施张于身形之外欲穷标本，其可得乎？平治权衡，察脉浮沉。脉浮为在表，脉沉为在里。在里者泄之，在外者汗之。开鬼门，洁净府也，去宛陈莝，去积久之水物犹如草茎之不可久留于身中也。开鬼门，是启玄府遣气也，五阳是五藏之阳气也。洁净府谓写膀胱水去也，脉和则五精之气以时宾服于肾藏也。然五藏之阳渐而宣布五藏之外气秽复除也。如是故精髓自生，形肉自盛，藏府既和，则骨肉之气，更相保抱，大经脉气，然乃平复尔。

《玉版论要篇第十五》 知色脉之应，则可以揆度奇恒矣。血气者，神气也。夫血气应顺四时递迁，囚王循环，五气无相夺伦，是则神转不回也。然血气随王不合却行，却行则反常，反常则回而不转也。回而不转，乃失生气之机矣。何以明之？

夫木衰则火王,火衰则土王,土衰则金王,金衰则水王,水衰则木王,终而复始循环,此之谓神转不回也。若木衰水王,水衰金王,金衰土王,土衰火王,火衰木王,此之谓回而不转也。然反天常轨,生之何有耶?五色五脉变化之要道,迫近于天常而又微妙。容色者他气也,肝木部内见黄白黑色,皆谓他气也。余藏率如此例。所见皆在明堂上下左右要察候处,故云各在其要。色浅则病轻,故十日乃已。色深则病甚,故必终齐乃已。病深甚,故日多。色见大深,兼之夭恶,面肉又脱,不可治也。色不夭,面不脱,治之百日,尽可已。脉短已虚,加之渐绝,真气将竭,故必死。甚虚而病温,温气内涵其精血,故死。色见于下者病生之气也,故从。色见于上者伤神之兆也,故逆。左为阳,故男子左为逆而右为从。右为阴,故女子右为逆而左为从。女子色见于左,男子色见于右,是变易也。男子色见于左,是曰重阳,女子色见于右,是曰重阴,气极则反,故皆死也。权衡相夺,谓阴阳二气不得高下之宜,是奇于恒常之事,当揆度其气,随宜而处疗之。脉系搏于手,而病瘈瘲及挛躄者,皆寒热之气交合所为,非邪气虚实之所生也。夫脉有表无里,有里无表,皆曰孤亡之气也。若有表有里,而气不足者,皆曰虚衰之气也。孤无所依,故曰逆;虚衰可复,故曰从。凡揆度奇恒之法,先以气口太阴之脉,定四时之正气,然后度量奇恒之气也。木见金脉,金见火脉,火见水脉,水见土脉,土见木脉,如是皆行所不胜也。故曰逆,贼胜不已,故逆则死焉。木见水火土脉,火见金土木脉,土见金水火脉,金见土木水脉,水见金火木脉,如是者皆可胜之脉,故曰从,从则无所克杀伤败,故从则活也。以不越于五行,故虽相胜,犹循环终而复始也。然逆行一过,遍于五气者,不复可数为平和矣。

《诊要经终论篇第十六》　正月、二月,天地气正发生其万物也。木治东方王七十二日,犹当三月节后一十二日是木之用事,以月而取则正月二月人气在肝。三月、四月,阳气明盛,地气定发,为万物华而欲实也。然季终土寄而王土又生于丙,故人气在脾。五月、六月,天阳赫盛,地焰高升,故言天气盛,地气高,火气炎上,故人气在头也。七月、八月,阴气始杀也。然阴气肃杀类合于金肺气象金,故人气在肺也。九月、十月,阴气始凝,地气始闭,随阳而入,故人气在心。十一月、十二月,阳气深复,故气在肾也。夫气之变也,发生于木,长茂于土,盛高而上,肃杀于金,避寒于火,伏藏于水,斯皆随顺阴阳气之升沉也。

《脉要精微论篇第十七》　形气盛衰,脉之多少,视精明之间其色,观藏府不足有余,参其类伍,以决死生之分。血之多少,皆聚见于精明之中也。夫脉长为气和,故治;短为不足,故病。数急为热,故烦心;大为邪盛,故病进也。长脉者,往来长;短脉者,往来短;数脉者,往来急速;大脉者,往来满大也。代脉者动而中止,不能自还;细脉者动如莠蓬;涩脉者往来时不利而蹇涩也。革脉者,谓脉来弦而大,实而长也。天气之精华者,上见为五色,变化于精明之间也。赭色、盐色、蓝色、黄土色、地苍色见者,皆精微之败象,故其寿不久。夫如是者,皆精明衰乃误也。身形之中,五神安守之所也。腹中气盛,肺藏充满,气胜息变,善伤于恐,言声不发,如在室中者,皆腹中有湿气乃尔也。仓廪不藏,气胜伤恐,衣被不敛,水泉不止者,皆神气得居而守则生,失其所守则死也。夫何以知神气之不守耶?衣被不敛,言语善恶,不避亲疏,则乱之证也。乱甚则不守于藏也。藏安则神守,神守则身强,故曰身之强也。夫反四时者诸不足皆为血气消损,诸有余皆为邪气胜精也。阴阳之气不相应合,不得相营,故曰关格也。

春脉耎弱轻虚,而滑如规之象,中外皆然,故以春应中规。夏脉洪大兼之滑数如矩之象,可正平之,故以夏应中矩。秋脉浮毛轻涩而散,如秤衡之象,高下必平,故以秋应中衡。冬脉如石兼沈而滑,如秤权之象,下远于衡,故以冬应中权也。以秋中衡,以冬中权者,言脉之高下异处如此尔,此则随阴阳之气,故有斯四应不同也。察阴阳之升降之准则,知经脉递迁之象,审气候递迁之失,则知气血分合之期,分期不差,故知人死之时节。推阴阳升降精微妙用,皆在经脉之气候,是以不可不察,故始以阴阳为察候之纲纪。经脉之察候司应,盖从五行衰王而为准度也。征求太过不及之形诊皆以应四时者为生气所宜也。有余者写之,不足者补之,是则应天地之常道也。然天地之道,损有余而补不足,是法天地之道也。写补之宜工,切审之,其治气亦然。晓天地之道,补写不差,既得一情,亦可知生死之准的。声表宫商角徵羽,故合五音;色见青黄赤白黑,故合五行;脉彰寒暑之休王,故合阴阳之气也。阴为水,故梦涉水而恐惧也。阳为火,故梦大火而燔灼也。气上则梦上,故飞;气下则梦下,故堕。然持脉之道必虚其心,静其志,乃保定盈虚而不失。春日浮,如鱼之游在波,虽出犹未全浮。夏日在肤,泛泛乎万物有余,阳气大盛,脉气亦象万物之有余,易取而洪大也。秋日下肤,蛰虫将去,随阳气之渐降,故曰下肤。何以明阳气之渐降?蛰虫将欲藏去也。冬日在骨,蛰虫周密,阳气伏藏。知内者,谓知脉气也,故按而为之纲纪。知外者,谓知色象,心脉搏坚而长,皆为劳心而藏脉气虚极也;心脉耎散者,气实血虚也。肺脉搏坚而长,虚极络逆也;肺脉耎散者,灌汗不复散也。肝脉搏坚而长,血在胁下也;肝脉耎散者,水饮满溢渗溢入肌皮肠胃之外也。脾脉搏坚而长,脾虚则肺无所养也;脾脉耎散,色气浮泽之候也。肾脉搏坚而长,心脾干肾,肾受客阳也;肾脉耎散,少血不复也。诸脉劲急者皆为寒,脉实者气有余故胀满,脉虚者气不足故泄利。

瘅,湿热也。热积于内故变为消中。消中之证,善食而瘦。厥,气逆也。气逆上而不已,则变为上巅之疾也。飧泄,久风也。胃中久风,则食不化而泄利也。疠,脉风也。风寒客于脉而不去名曰疠风。疠者,荣气热附其气不清,故使其鼻柱坏而色败,皮肤疡溃然,此则癞也。痛肿者,伤东南西南之变也。筋挛骨痛者,伤东风北风之变也。脉小色不夺者新病也,气乏而神犹强也。脉不夺其色夺者久病也,神持而邪凌其气也。脉与五色俱夺者久病也,神与气俱衰也。脉与五色俱不夺者新病也,神与气俱强也。脉数动一代者,阳气之病。阳有余则血少,故脉涩;阴有余则气多,故脉滑也。阳余无汗,阴余身寒,若阴阳有余,则当无汗而寒也。脉附臂筋,取之不审,推筋令远,使脉外行,内而不出外者,心腹中有积乃尔。脉远臂筋,推之令近,远而不近,是阳气有余,故身有热也。推筋按之,寻之而上,脉上涌盛,是阳气有余,故腰足冷也。推筋按之,寻之而下,脉沈下掣,是阳气有余,故头项痛也。

《平人气象论篇第十八》 经脉一周于身凡长十六丈二尺,呼吸脉各再动,定息脉又一动,则五动也,计二百七十定息。气可环周,然尽五十营以一万三千五百定息,则气都行八百一一丈,如是则应天常度脉气无不及太过气象平调,故曰平人也。

呼吸脉各一动准候减平人之半,计二百七十定息。气凡行八丈一尺以一万三千五百定息气都行四百五丈,少气之理,从此可知。呼吸脉各三动准过平人之半计二百七十息气,凡行二十四丈三尺病生之兆由斯着矣。夫尺者,阴分位也。寸者,阳分位也。然阴阳俱热,是则为温。阳独躁盛,则风中阳也。呼吸脉各四动准候过平人之倍,计二百七十息气,凡行三十二丈四尺,况其以上耶?脉病相应,谓之从;脉病相反,谓之逆。春得秋脉,夏得冬脉,秋得夏脉,冬得四季脉,皆谓反四时,气不相应,故难已也。血少脉空,客寒因入,寒凝血汁,故脉色青也。缓为热中,涩为无血,热而无血,故解㑊并不可名之。然寒不寒,热不热,弱不弱,壮不壮,㑊不可名,谓之解㑊也。卧久伤气,气伤则脉诊应微。今脉盛而不微,则血去而气无所主乃尔。盛,谓数急而大鼓也。脉涩者,荣血内涸,脉滑为阳气内余,血涸而阳气尚余,多汗而脉乃如是也。尺主下焦,诊应肠腹,故肤寒脉细,泄利乃然。肝见庚辛死,庚辛为金伐肝木也。心见壬癸死,壬癸为水灭心火也。脾见甲乙死,甲乙为木克脾土也。肺见丙丁死,丙丁为火铄肺金也。肾见戊己死,戊己为土刑肾水也。水气上溢则肺被热熏,阳气上逆,故颈脉盛鼓而咳喘也。目裹微肿如卧蚕起之状曰水,水在腹中者,必使目下肿也。溺黄赤安卧者黄疸,肾劳胞热,故溺黄赤也。胃疸者胃热也,热则消谷,食已如饥也。加之面肿,则胃风之诊也。肾少阴脉出于足心,上循胫过阴股,从肾上贯肝鬲,故下焦有水,足胫肿也。阳怫于上,热积胸中,阳气上燔,故目黄也。春夏脉瘦,谓沈细也,秋冬浮大,不应时也。大法春夏当浮大而反沈细,秋冬当沈细而反浮大,故曰不应时也。风热当脉躁而反静,泄而脱血,当脉虚而反实,邪气在内,当脉实而反虚,病气在外,当脉虚滑而反坚涩,故皆难治也。皆反四时之气,乃如是矣。

《玉机真藏论篇第十九》 春脉如弦,脉端直而长状如弦也。春脉弦者东方木也,万物始生,未有枝叶,故其脉来濡弱而长。气余则病形于外,气少则病在于中也。夏脉如钩,脉来盛去衰如钩之曲也。夏脉钩者南方火也,万物之所盛,垂枝布叶,皆下曲如钩,故其脉来疾去迟。秋脉如浮,脉来轻虚故名浮也。来急以阳未沈下,去散以阴气上升也。万物之所终,草木华叶,皆秋而落,其枝独在,若毫毛也,故其脉来轻虚以浮。冬脉如营,脉沈而深如营动也。何以言之?脉沈而濡,乃冬脉之平调。脉春弦、夏钩、秋浮、冬营,为逆顺之变见异状也。然脾脉独何主?脾脉者土也,孤藏以灌四傍者也。纳水谷,化津液,溉灌于肝心肺肾也。以不正主四时,故谓之孤藏。不正主时寄王于四季,故善不可见,恶可见也。脾之孤藏,以灌四傍,今病则五藏不和,故九窍不通也。揆度奇恒,道在于一,太过不及而一贯之,揆度奇恒皆通也。神转不回,回则不转,乃失其机,五气循环,不愆时叙,是为神气流转不回,若却行衰王反天之常气,是则却回而不转,由是却回不转乃失生气之机矣。得至数之要道则应用切近以微妙也。

受气所生者,谓受病气于己之所生者也。传所胜者,谓传于己之所克者也。气舍所生者,谓舍于生己者也。死所不胜者,谓死于克己者之分位也。所传不顺,故必死焉。肝死于肺,位秋庚辛,余四仿此。然朝主甲乙,昼主丙丁,四季上主戊己,哺主庚辛,夜主壬癸,由此则死生之早暮可知也。三月者,谓一藏气之迁移,六月者,谓至其所胜之位。三日者,三阳之数以合日也,六日者,谓兼三阴以数之尔。辨三阴三阳之候,则知中风邪气之所不胜矣。是故风者百病之长也。风击皮肤,寒胜腠理,故毫毛毕直,玄府闭密而热生也。邪在皮毛,故可汗泄也。热中血气则瘖痹不仁,寒气伤形,故为肿痛,释散寒邪,宣扬正气。邪入诸阴则病而为痹,故入于肺名曰肺痹焉。肺金伐木,气下入肝,肝气通胆,胆善为怒,怒者气逆,故一名厥也。肝气应风,木胜脾土,土受风气,故曰脾风。盖为风气通肝而为名也。脾之为病,善发黄瘅,故发瘅也。肾不足则水不生,水不生则筋燥急,故相引也。阴气内弱,阳气外燔,筋脉受热而自跳掣,故名曰瘛疭。因肾传心,心不受病,即而复反传与肺金,肺已再伤,故寒热也。三岁者,肺至肾一岁,肾至肝一岁,肝至心一岁,火又乘肺,故云三岁死。

忧恐悲喜怒发无常分,触遇则发,故令病气亦不次而生。喜则心气移于肺,心气不守,故肾气乘矣。怒则气泄,故肝气乘脾。悲则肺气移于肝,肝气受邪,故肺气乘矣。恐则肾气移于心,肾气不守,故脾气乘矣。忧则肝气移于脾,肝气不守,故心气乘矣。此其不次之常道。五藏相并而各五之五而乘之则二十五变也。然其变化以胜相传,传

而不次变化多端。皮肤干着,骨间肉陷,谓大骨枯槁,大肉陷下也。诸附骨际及空窍处亦同其类也。胸中气满,喘息不便,是肺无主。肺司治节气息由之,其气动形为无气相接,故耸举肩背以远求报气矣。夫如是皆形藏已败神藏亦伤,见是证者,期后一百八十日内死矣。候见真藏之脉乃与死日之期尔。真藏脉诊下经备矣。此肺之藏也。火精外出,阳气上燔,金受火炎,故内痛肩项如是者期后三十日内死,此心之藏也。阴气微弱,阳气内燔,故身热也。䐃者,肉之标。脾主肉,故肉如脱尽䐃如破败也。见斯证者,期后三百日内死,䐃,谓肘膝后肉如块者。此脾之藏也。肩髓内消,谓缺盆深也。衰于动作,谓交接渐微,以余藏尚全,故期后三百六十五日内死,此肾之藏也。木生其火,肝气通心,脉抵少腹,上布胁肋,循喉咙之后,上入颃颡,故腹痛心中不便,肩项身热破䐃脱肉也。肝主目,故目匡陷及不见人,立死也。不胜之时,谓于庚辛之月,此肝之藏也。五藏相移,传其不胜,则可待真藏脉见,乃与死日之期。卒急虚邪,中于身内,则五藏绝闭,脉道不通,气不往来,譬如堕坠没溺,不可以为死日之期也。五藏之气皆胃气和之,不得独用,如至刚不得独用,独用则折,和柔用之,即固也。五藏之气,和于胃气,即得长生,若真独见,必死。欲知五藏真见为死,和胃为生者,于寸口诊即可知。见者如弦,是肝脉也,微弦为平和微弦谓二分胃气一分弦气俱动为微弦三分并是弦而无胃气为见真藏,余四藏准此。胃为水谷之海,故五藏禀焉。平人之常禀气于胃,胃气者,平人之常气,故藏气因胃乃能至于手太阴也。

气盛形盛,气虚形虚,是相得也。气色浮润,血气相营,故易已。脉春弦、夏钩、秋浮、冬营,谓顺四时,从顺也。候可取之,时而取之则万举万全,当以四时血气所在而为疗尔。形盛气虚,气盛形虚,皆相失也。脉实以坚是邪气盛,故益甚也。春得肺脉,秋来见也;夏得肾脉,冬来见也;秋得心脉,夏来见也;冬得脾脉,春来见也。皆难治者,以其与证不相应也。五实谓五藏之实,五虚谓五藏之虚。实谓邪气盛实。脉盛心也,皮热肺也,腹胀脾也,前后不通肾也,闷瞀肝也。虚谓真气不足也。脉细心也,皮寒肺也,气少肝也,泄利前后也,饮食不入脾也。

《三部九候论篇第二十》　天光谓日月星也,

历纪谓日月行历于天二十八宿,三百六十五度之分纪也。人形血气荣卫周流合时候之迁移应日月之行道,斗极旋运,黄赤道差。冬时日依黄道近南故阴多,夏时日依黄道近北故阳盛也。夫四时五行之气以王者为贵,相者为贱也。九奇数也,故天地之数斯为极矣。所谓三部者,言身之上中下部,非谓寸关尺也。三部之内经隧由之,故察候存亡,悉因于是,针之补写,邪疾可除也。

所谓神藏者,肝藏魂,心藏神,脾藏意,肺藏魄,肾藏志也。以其皆神气居之,故云神藏五也。所谓形藏者,如器外张虚而不屈含藏于物,故云形藏也。所谓形藏四者,一头角,二耳目,三口齿,四胸中也。色者神之旗,藏者神之舍,故神去则藏败,藏败则色见异常之候,死也。度,谓量也。实写虚补,此所谓顺天之道也。血脉满坚,谓邪留止,故先刺去血而后乃调之,不当询问病者,盈虚要以脉气平调为之期准尔。度形肥瘦,调气盈虚,不问病人,以平为准,死生之证,以决之也。形气相反,故生气至危。今脉气不足,形盛有余,证不相扶,故当危也。危者,言其近死,犹有生者也。刺志论曰气实形实,气虚形虚,此其常也。反此者,病今脉细少气,是为气弱,体壮盛是为形盛,形盛气弱,故生气倾危。是则形气不足,脉气有余也,故死。形瘦脉大,胸中气多,形藏已伤,故云死也。凡如是类,皆形气不相得。参校类伍而有不调,不率其常则病也。三部九候皆相失者死。失,谓气候不相类也。相失之候,诊凡有七,七诊之状。如下文云。上、下、左、右之脉相应如参春者病甚。上、下、左、右相失不可数者死。三部九候上下左右,凡十八诊。如参春者,谓大数而鼓,如参春杵之上下也。中部左右凡六诊也,上部下部已不相应,中部独调固非其久减于上下是亦气衰,故皆死也。相失之候诊凡有七者,脉见七诊谓参伍不调,随其独异以言其病尔。所谓真藏脉者,真肝脉至,中外急如循刀刃,责责然如按琴瑟弦;真心脉至坚而搏,如循薏苡子,累累然;真脾脉至,弱而乍数乍疏;真肺脉至,大而虚如毛羽中人肤;真肾脉至,搏而绝,如指弹石辟辟然。凡此五者,皆谓得真藏脉而无胃气也。胜死者,谓胜克于己之时则死也。乾坤之义,阴极则龙战于野,阳极则亢龙有悔,是以阴阳极脉死于夜半日中也。亦物极则变也。平晓木王,木气为风,故木王之时,

寒热病死。

《经脉别论篇第二十一》 肾王于夜,气合幽冥,故夜行则喘息内从肾出也。夜行肾劳,因而喘息,气淫不次,则病肺也。恐生于肝,堕损筋血,因而奔喘,故出于肝也。肝木妄淫,害脾土也。惊则心无所倚,神无所归,气乱胸中,故喘出于肺也。惊则神越,故气淫反伤心矣。湿气通肾,度水跌什喘出肾骨矣。气有强弱,神有壮懦,故殊状也。通达性怀,得其情状,乃为深识诊契物宜也。饱甚胃满,故汗出于胃也。惊夺心精,神气浮越,阳内薄之,故汗出于心也。骨劳气越,肾复过疲,故持重远行,汗出于肾也。暴役于筋,肝气罢极,故疾走恐惧,汗出于肝也。摇体劳苦,谓动作施力,非疾走远行也。然动作用力,则谷精四布,脾化水谷,故汗出于脾也。不适其性而强云为过即病生。此其常理。五脏受气盖有常分用而过耗是以病生。肝养筋,故胃散谷精之气入于肝则浸淫滋养于筋络矣。心居胃上,故谷气归心,淫溢精微,入于脉也。何者?心主脉故。脉气流运乃为大经,经气归宗,上朝于肺,肺为华盖,位复居高,治节由之。故受百脉之朝会也。肺朝百脉,乃布化精气输于皮毛矣。膻中之布气者,分为三隧,其下者走于气街,上者走于息道,宗气留于海,积于胸中,命曰气海也。如是分化,乃四藏安定,三焦平均,中外上下各得其所也。三世脉法,皆以三寸为寸关尺之分,故中外高下,气绪均平,则气口之脉而成寸也。夫气口者,脉之大要会也,百脉尽朝,故以其分,决死生也。水饮流下,至于中焦,水化精微,上为云雾,云雾散变,乃注于脾。水土合化,上滋肺金,金气通肾,故调水道,转注下焦,膀胱禀化,乃为溲矣。水精布经,气行筋骨,成血气顺配合四时寒暑证符五藏阴阳揆度盈虚用为常道,度量也以用也。

《藏气法时论篇第二十二》 肝主春应木也,甲乙为木,东方干也,甘性和缓。心主夏,应火也,丙丁为火,南方干也,酸性收敛。脾主长夏应土也,戊己为土,中央干也,苦性干燥。肺主秋应金也,庚辛为金,西方干也,苦性宣泄。肾主冬应水也,壬癸为水,北方干也,辛性津润也。肝藏气当散,故以辛发散也。辛味散故补,酸味收故泻。心藏气好耎,故以咸柔耎也,咸补取其柔耎,甘泻取其舒缓。脾藏气好缓,甘性和缓,顺其缓也,苦泻取其坚燥,甘补取其安缓。肺藏气欲收,以酸性收

敛故也，酸收敛故补，辛发散故泻。肾藏气欲坚，以苦性坚燥也，苦补取其坚也，咸写取其臾也。邪者，不正之月风寒暑湿饥饱劳逸皆是邪也，非唯鬼毒疫疠也。肝性喜急，故食甘物而取其宽缓也；心性喜缓，故食酸物而取其收敛也；肺喜气逆，故食苦物而取其宣泄也；脾与胃合，故假咸柔臾以利其关，关利而胃气乃行，胃行而脾气方化，故应脾宜味与众不同也。肾性喜燥，故食辛物而取其津润也。

毒药攻邪，谓金玉土石草木菜果虫鱼鸟兽之类，皆可以祛邪养正者也。然辟邪安正，惟毒乃能以其能然，故通谓之毒药也。用五味而调五藏，配肝以甘；心以酸；脾以咸；肺以苦；肾以辛者，各随其宜欲缓、欲收、欲臾、欲泄、欲散、欲急而为用，非以相生相养而为义也。

《宣明五气篇第二十三》　肝合木而味酸也，肺合金而味辛也，心合火而味苦也，肾合水而味咸也，脾合土而味甘也。象火炎上，烟随焰出，心不受秽，故噫出之；象金坚劲，扣之有声，邪击于肺，故为咳也；象木枝条，而形支别，语宣委曲，故出于肝；象土包容，物归于内，翕如皆受，故为吞也；象水下流，上生云雾，气郁于胃，故欠生焉。

胃为水谷之海，大肠为传道之府，小肠为受盛之府，膀胱为津液之府，胆为中正之府。肺虚而心精并之则为喜，肝虚而肺气并之则为悲，脾虚而肝气并之则为忧，肾虚而脾气并之则为畏，心虚而肾气并之则为恐。心恶热，热则脉溃浊；肺恶寒，寒则气留滞；肝恶风，风则筋燥急；脾恶湿，湿则肉痿肿；肾恶燥，燥则精竭涸。心为汗，泄于皮腠也；肺为涕，润于鼻窍也；肝为泪，注于眼目也；脾为涎，溢于唇口也；肾为唾，生于牙齿也。肝病禁辛，心病禁咸，脾病禁酸，肺病禁苦，肾病禁甘，是皆为行其气速，故不欲多食，多食则病甚，故病者无多食也。邪居于阳脉之中则四支热盛，故为狂；邪入于阴脉之内则六经凝泣而不通，故为痹；邪内搏于阳则脉流薄疾，故为上巅之疾；邪内搏于阴则脉不流，故令瘖不能言。心藏神，精气之化成也；肺藏魄，精气之匡佐也；肝藏魂，神气之辅弼也；脾藏意，记而不忘者也；肾藏志，专意而不移者也。肾受五脏六腑之精，元气之本，生成之根，为胃之关，是以志能则命通。心主脉，壅遏荣气，应息而动也；肺主皮，包裹筋肉，间拒诸邪也；肝主筋，束罗

机关，随神而运也；脾主肉，覆脏筋骨，通行卫气也；肾主骨，张筋化髓，干以立身也。久视伤血，劳于心也；久卧伤气，劳于肺也；久坐伤肉，劳于脾也；久立伤骨，劳于肾也；久行伤筋，劳于肝也。

《血气形志篇第二十四》　血气多少，此天之常数，故用针之道，常泻其多也。先去其血，谓见血脉盛满，独异于常者，乃去之，不谓常刺，则先去其血也。形与志，细而言之则七神殊守，通而论之则约形志以为中外尔。然形乐谓不甚劳役，志苦谓结虑深思。不甚劳役则筋骨平调，结虑深思则荣卫乖否，气血不顺，故病生于脉焉。夫盛写虚补，是灸刺之道，当去其血络而后调之。凡治病必先去其血，乃去其所苦，伺之所欲，然后写有余补不足，则其义也。然筋骨不劳，心神悦怿，则肉理相比气道满填，卫气怫结，故病生于肉也。夫卫气留满，以针写之，结聚脓血，石而破之。修业就役，结虑深思，忧则肝气并于脾，肝与胆合，嗌为之使，故病生于嗌也。惊则脉气并恐，则神不收。脉并神游，故经络不通而为不仁之病矣。夫按摩者，所以开通闭塞，导引阴阳；醪药者，所以养正祛邪，调中理气，故方之为用，宜以此焉。

《宝命全角论篇第二十五》　天以德流，地以气化，德气相合而乃生焉。《易》曰：天地纲缊，万物化醇。假以温凉寒暑，生长收藏，四时运行，而方成立。贵贱虽殊，然其宝命一矣。故好生恶死者，贵贱之常情也。虚邪之中，人微先见，于色不知，于身有形无形，故莫知其情状也。留而不去，淫衍日深，邪气袭虚，故着于骨髓。夫咸为苦而生，咸从水而有。水也，润下而苦泄，故能令器中水津液润渗泄焉。凡虚中而受物者，皆谓之器。其于体外，则谓阴囊；其于身中所同则谓膀胱矣。然以病配于五藏，则心气伏于肾中而不去，乃为是矣。何者？肾象水而味咸，心合火而味苦，苦流汗液，咸走胞囊，火为水持，故阴囊之外，津润如汗，而渗泄不止也。凡咸之为气，天阴则润，在上则浮，在人则囊湿而皮肤剥起。阴囊津泄而脉弦绝者，诊当言音嘶嗄，败易旧声尔。何者？肝气伤也。肝气伤则金木缺，金木缺则肺气不全，肺主音声，故言音嘶嗄。木气散布，外荣于所部者，其病当发于肺叶之中也。何者？以木气发散故也。病内溃于肺中，故毒药无治外不在于经络，故短针无取，是以绝皮伤肉，乃可攻之以恶血久与肺气交

争,故当血见而色黑也。形假物成,故生于地;命惟天赋,故悬于天,德气同归,故谓之人也。知万物之根本者,天地常育养之故,谓曰天之子。节气外所以应十二月,内所以主十二经脉也。寒暑有盛衰之纪,虚实表多少之殊,故人以虚实应天寒暑也。能常应顺天地阴阳之道而修养者,则合四时生长之宜,能知十二节气之所迁至者,虽圣智亦不欺侮而奉行之也。要之皆如五行之气而有胜负之性分尔。一曰治神,专精其心,不妄动乱也。所以云手如握虎神无营于众物盖欲调治精神,专其心也。二曰知养身,知养己身之法,亦如养人之道矣。三曰知毒药为真,毒药攻邪,顺宜而用,正真之道,其在兹乎。四曰制砭石小大,古者以砭石为针,故不举九针,但言砭石尔。当刺其大小者,随病所宜而用之。五曰知府藏血气之诊。诸阳为府,诸阴为藏,太阳多血少气,少阳少血多气,阳明多气多血,少阴少气多血,厥阴多血少气,太阴多气少血。随应而动,言其効也;若影若响,言其近也。夫如影之随形,响之应声,岂复有鬼神之召遣耶?盖由随应而动之自得尔。专其精神,寂无动乱,刺之真要,其在斯焉。先定五藏之脉,备循九候之诊,而有太过不及者,然后乃存意于用针之法。人之虚实,非其远近而有之,盖由血气一时之盈缩尔。然其未发则如云垂而视之可久,至其发也,则如电灭而指所不及,迟速之殊,有如此矣。手动用针,心如专务于一事也。静意视息,以义斟酌,观所调适,经脉之变易尔。虽且针下用意精微而测量之,犹不知变易形容,谁为其象也。血气未应,针则伏如横弩之安静;其应针也,则起如机发之迅疾。血气既伏如横弩,起如发机,然其虚实岂留呼而可为准定耶?

《八正神明论篇第二十六》 候日月者,候日之寒温,月之空满也。星辰者,谓先知二十八宿之分,应水漏刻者也。略而言之,常以日加之于宿上,则知人气在太阳否日行一舍,人气在三阳与阴分矣。细而言之,从房至毕十四宿水下五十刻半日之度也。从昴至心亦十四宿,水下五十刻终日之度也。是故从房至毕者为阳,从昴至心者为阴,阳主昼,阴主夜也。凡日行一舍,故水下三刻与七分刻之四也。然日行二十八舍,人气亦行于身五十周与十分身之四。由是故必候日月星辰也。四时八正之气者,谓四时正气八节之风,来朝于太一

者也。谨候其气之所在而刺之,气定乃刺之者,谓八节之风气静定,乃可以刺经脉,调虚实也。定星辰则可知日月行之制度矣。略而言之,周天二十八宿,三十六分,人气行一周天凡一千八分周身十六丈二尺以应二十八宿,合漏水百刻都行八百一十丈以分昼夜也。故人十息气行六尺日行二分二百七十息,气行十六丈二尺一周于身,水下二刻,日行二十分五百四十息气行再周于身,水下四刻。日行四十分二千七百息气行十周于身,水下二十刻。日行五宿二十分,一万三千五百息气,行五十周于身,水下百刻;日行二十八宿也。细而言之,则常以一十周加之一分又十分之六,乃奇分尽矣。是故星辰所以制日月之行度也。

八风者,东方婴儿风,南方大弱风,西方刚风,北方大刚风,东北方凶风,东南方弱风,西南方谋风,西北方折风也。虚邪,谓乘人之虚而为病者也。以时至,谓天应太一移居以八节之前后风朝中宫而至者也。四时之气所在者,谓春气在经脉,夏气在孙络,秋气在皮肤,冬气在骨髓也。然触冒虚邪动伤真气,避而勿犯,乃不病焉。盖以其能伤真气也。以虚感虚,同气而相应也。候知而止,故弗能伤之救止也。人忌于天,故云天忌犯之则病,故不可不知也。候气不差,故立有验。静意视义,观适之变,是谓冥冥,莫知其形也。虽形气荣卫,不形见于外,而工以心神明悟,独得知其衰盛焉,善恶悉可明之。工所以常先见者,何哉?以守法而神通明也。法着故可传于后世,后世不绝则应用通于无穷矣。以独见知故工所以异于人也。工异于粗者,以粗俱不能见也。形气荣卫,不形于外,以不可见故。视无形,尝无味,伏如横弩,起如发机,窈窈冥冥,莫知元主,谓如神运,霼霺焉,若如也。正邪者,不从虚之乡来也。以中人微,故莫知其情意,莫见其形状。三部九候,为候邪之门户也。守门户,故见邪形以中人微,故莫知其情状也。外隐其无形,故目冥冥而不见,内藏其有象,故以诊而可索于经也。慧然在前,按之不得,言三部九候之中,卒然逢之,不可为之期准也。耳不闻言,神用之微密也。目明心开而志先者,言心之通如昏昧,开卷目之见,如气翳辟明神虽内融志已先往矣。慧然,谓清爽也。慧然独悟,口弗能言者,谓心中清爽而了达,口不能宣吐以写心也。俱视独见,适若昏者,叹见之异速也。言与众俱视,我

忽独见,适犹若昏昧尔。既独见了心,眼昭然独能明察,若云随风卷,日丽天明,至哉神乎妙用如是,不可得而言也。

《离合真邪论篇第二十七》 二十八宿,三百六十五度,海水、漠水、渭水、湖水、沔水、汝水、江水、淮水、漯水、河水、漳水、济水,手足三阴三阳之脉,内外参合,人气应通。邪气者,因其阴气则入阴经,因其阳气则入阳脉,故其行无常处,随经脉之流运也。三部之中,九候之位,卒然逢遇,当按而止之,即而泻之,径路既绝,则大邪之气,无能为也。按经之旨,先补其真气,乃泻其邪也。所以先补者,真气不足则经脉不满,邪气无所排遣,故先补其真气,令足后乃泻出其邪矣。欲气舒缓,切而散之,使经脉宣散;推而按之,排蹙其皮也;弹而怒之,使脉气膜满也;抓而下之,置针准也;通而取之,以常法也;外引其门,以闭其神。则推而按之者也,谓蹙按穴外之皮,令当应针之处,针已放去,则不破之皮,盖其所刺之门,门不开,则神气内守,故云以闭其神也。无问息数,以为迟速之约要,当以气至而针去,不当以针下气未至而针出,乃更为也。如待所贵,不知日暮,论人事于候气也。气已平调则当慎守,勿令改变,使疾更生也。外门已闭,神气复存,候吸引针,大气不泄,补之为义,断可知焉。不悟其邪,反诛无罪,则真气泄脱,邪气复侵,经气大虚,故病弥蓄积。轻微而有尚且知之,况若涌波不知其至也。若先若后者,血气已尽,其病不可下,言不可取而取,失时也。邪之新客,未有定居,推针补之,则随补而前进,若引针致之,则随引而留止也。若不出盛血而反温之,则邪气内胜,反增其害。盛者写之,虚者补之,不盛不虚,以经取之,则其法也。气之在阴,则候其气之在于阴分而刺之;气之在阳,则候其气之在于阳分而刺之。识非精辨,学未该明,且乱大经,又为气贼,动为残害,安可久平。非惟昧三部九候之为弊,若不知四时五行之气序,亦是以殒绝其生灵也。

《通评虚实论篇第二十八》 邪气盛则实,精气夺则虚,言五藏虚实之大体也。物之生则滑利,物之死则枯涩。故涩为逆,滑为从。春夏阳气高,故脉口热尺中寒为顺也。秋冬阳气下,故尺中热,脉口寒为顺也。寸虚则脉动无常,尺虚则行步恇然不足。气热脉满谓重实,气寒脉满亦可谓重实。

肠澼便血何如?热为血败故死,寒为荣气在故生。肝见庚辛死,心见壬癸死,肺见丙丁死,肾见戊己死,脾见甲乙死,是谓以藏期之。癫疾何如?脉小坚急为阴,阳病而见阴脉,故死不治。消瘅虚实何如?久病血气衰,脉不当实大,故不可治。痈疽何如?痈疽气烈,内作大脓,不急泻之则烂筋腐骨,所以痈疽之病,冬月犹得用针石者,此病顷时回转之闲过而不泻则内烂筋骨,穿通藏府。痈疽之候,不的知发在何处,故按之不应手也。午来乍已,言不定痛于一处也。痛若暴发,随脉所过,筋怒缨急,肉分中痛,汗液渗泄如不尽,兼胞气不足者,悉可以本经脉穴俞补写之。腹暴满何如?取中脘穴即胃募也。霍乱何如?霍乱者取少阴俞傍志室穴。痫惊何如?刺阳陵泉,鱼际穴,承山穴,支正穴,解溪穴。夫肥者令人热中,甘者令人中满。热气内薄发为消渴,偏枯。气满逆也,逆者谓违背常候,与平人异也。然愁忧者,气闭塞而不行,故隔塞否闭,气脉断绝,而上下不通也。气固于内,则大小便道偏不得通泄也。藏府气不化,禁固而不宣散。外风中人伏藏不去,则阳气内受,为热外燔,肌肉消烁,故留薄肉分,消瘦而皮肤着于筋骨也。湿胜于足则筋不利,寒胜于足则挛急风湿,寒胜则卫气结聚,卫气结聚则肉痛,故足跗而不可履也。足之三阳,从头走足。然久厥逆而不下行,则气怫积于上焦,故为黄疸暴痛癫狂气逆矣。食饮失宜,吐利过节,故六府闭塞,而令五藏之气不和平也。肠胃否塞,则气不顺序,气不顺序则上下中外互相胜负,故头痛耳鸣,九窍不利也。

《太阴阳明论篇第二十九》 脾藏为阴,胃府谓阳,阳脉下行,阴脉上行,阳脉从外,阴脉从内,故言所从不同,病异名也。阳者天气也主外,阴者地气也主内,是所谓阴阳异位也。阳道实,阴道虚,是所谓更实更虚也。阳气炎上,故受风;阴气润下,故受湿,同气相合尔。脾病而四支不用何也?脾气布化水谷精液,四支乃得以禀受。今脾病不能为胃行其津液,故不用焉。脾不主时何也?肝主春,心主夏,肺主秋,肾主冬,四藏皆有正应,而脾无正主也。上气于四时之中,各于季终寄王十八日,则五行之气各王七十二日以终一岁之日矣。外主四季则在人内应于手足也。脾与胃以膜相连耳,胃是脾之表也。

《阳明脉解篇第三十》 阳明者胃脉也,今病闻木音而惊,土恶木也。愧热内郁,故恶人耳,所以连藏则死者神去故也。阳受气于四支,故四支为诸阳之本也。足阳明胃脉下膈,属胃络脾,足太阴脾脉入腹,属脾络胃,上膈侠咽,连舌,本散舌下,故病如是。

《热论篇第三十一》 寒者,冬气也。冬时严寒,万类深藏,君子固审,不伤于寒,触冒之者,乃名伤寒,其伤于四时之气,皆能为病,以伤寒为毒者,最乘杀厉之气,中而即病,名曰伤寒,不即病者,寒毒藏于肌肤,至夏至前变为温病,夏至后变为热病。然其发起皆为伤寒致之,故曰热病者皆伤寒之类也。太阳之气,经络气血,荣卫于身,故诸阳气皆所宗属。足太阴脉浮气之在头中者,凡五行故统主诸阳之气。寒毒薄于肌肤,阳气不得散发,而内怫结,故伤寒者,反为病热。藏府相应而俱受寒,谓之两感。伤寒一日巨阳受之,太阳脉浮,外在于皮毛,故伤寒一日,太阳先受之。足太阳脉,从巅入络脑还出别下项,循肩髆内侠脊,抵腰中,故头项痛,腰脊强。二日阳明受之,以阳感热,同气相求,故自太阳入阳明也。身热者,以肉受邪,胃中热烦,故不得卧,余随脉络之所生也。三日少阳受之,胸胁痛而耳聋。三阳经络皆受其病,而未入于藏者,邪在表,故可汗也。四日太阴受之,阳极而阴受之。五日少阴受之,口燥舌干而渴。六日厥阴受之,烦满而囊缩。三阴三阳,五藏六府皆受病,荣卫不行,五藏不通则死矣。死犹弥也,言精气皆弥也。是故其死皆病六七日间者,以此也。七日邪气渐退,经气渐和,故少愈。八日阳明病衰,身热少愈;九日少阳病衰,耳聋微闻;十日太阴病衰,腹减则思饮食;十一日少阴病衰,渴止不满,舌干已而嚏;十二日厥阴病衰,囊纵少腹微下,大邪之气皆去也。是故其愈者,皆病十日已上者,以此也。《正理伤寒论》曰:脉大浮数病为在表,可发其汗;脉细沈数,病在里,可下之。由此则虽日过多,但有表证而脉大浮数,犹宜发汗;日数虽少,即有里证而脉沈细数,犹宜下之。正应随脉证以汗下之。阳热未盛,为寒所制,故为病曰温。阳热大盛,寒不能制,故为病曰暑。然暑病者,当与汗之令愈,勿反止之令其甚也。

《刺热篇第三十二》 肝热病者,左颊先赤,寒薄生热,身故热焉。肝性静而主惊骇,故病则惊。肝主木,庚辛为金,金克木,故甚死于庚辛也。甲乙为木,故大汗于甲乙,刺足厥阴少阳。心热病者,颜先赤,心病气入于经络则神不安,先不乐数日乃热也。心主火,壬癸为水,水灭火,故甚死于壬癸也。丙丁为火,故大汗于丙丁,刺手少阴太阳。脾热病者,鼻先赤,头重颊痛颜青也。脾主土,甲乙为木,木伐土,故甚死于甲乙也。戊己为土,故大汗于戊己,刺足太阴阳明。肺热病者,右颊先赤,肺主皮肤,外养于毛,故热中之则先淅然,恶风寒,起毫毛,舌上黄而身热。肺主金,丙丁为火,火烁金,故甚死于丙丁也。庚辛为金,故大汗于庚辛也,刺手太阴阳明。肾热病者,颐先赤,腰痛,苦渴数饮,身热。肾主水,戊己为土,土刑水,故甚死于戊己也。壬癸为水,故大汗于壬癸也,刺足少阴太阳。病虽未发,见赤色者刺之,名曰治未病。圣人不治已病治未病,不治已乱治未乱,此之谓也。如肝病刺脾,脾病刺肾,肾病刺心,心病刺肺,肺病刺肝者,皆是反刺五藏之气也。太阳病而刺写阳明,阳明病而刺写少阳,少阳病而刺写太阴,太阴病而刺写少阴,少阴并而刺写厥阴,如此是为反取三阴三阳之脉气也。先刺已反,病气流传,又反刺之,是为重逆。一逆刺之,尚至三周乃已,况其重逆而得生邪。王则胜,邪故各当其王日汗。寒水在胃,阳气外盛,故饮寒乃刺,热退则凉生,故身寒而止针。此则举正取之例,然足少阳木病,而写足少阳之木气,补足太阴之土气者,恐木传于土也。胸胁痛,巨虚主之,巨虚在足外踝下,如前陷者中。足少阳脉之所过也。刺可入同身寸之五分留七呼,若灸者,可灸三壮,热病手足躁,经无所住,治之旨。然补足太阴之脉,当于井荣取之也。太阳之脉,色荣颧骨,热病也,太阳合火,故间色赤。色虽明盛,但阴阳之气不交错者,且得汗之而已。待时者,谓肝病待甲乙,心病待丙丁,脾病待戊己,肺病待庚辛,肾病待壬癸,是谓待时而已。外见太阳之赤色,内应厥阴之弦脉,然太阳受病,当传入阳明,今反厥阴之脉来见着,是土败而木贼之也,故死。然土气已败,木复狂行,木生数三,故期不过三日。少阳之脉,色荣颊前,热病也,少阳受病,当传入于太阴,今反少阴脉来见,亦土败而木贼之也。故死不过三日,亦木之数然。

《评热病论篇第三十三》 病温者汗出辄复热,脉躁疾不为汗衰,狂言不能食,病名阴阳交,交者死,阴阳之气不分别也。谷气化为精,精气胜乃为汗。谷不化则精不生,精不化流,无可使为汗也。如是者,若汗出疾速留着而不去,则其人寿命立至倾危也。凡汗后脉当迟静,而反躁急以盛满者,是真气竭而邪盛,故知必死也。脉不静而躁盛,是不相应。志舍于精,今精无可使,是志无所居,志不留居,则失志也。汗出脉躁盛,一死;不胜其病,二死;狂言失志者,三死也。从劳风生故曰劳风,劳谓肾劳也。肾精不足,外吸膀胱,膀胱气不能上营,故使人头项强而视不明也。肺被风薄,劳气上熏,故令唾出若鼻涕状。肾气不足,阳气内攻,劳热相合,故恶风而振寒。巨阳者,膀胱之脉也。膀胱与肾为表里,故巨阳引精也。然太阳之脉吸引精气上攻于肺者,三日,中年者五日,素不以精气用事者,七日。当咳出稠涕,其色青黄如脓状,平调咳者从咽而上出于口,暴卒咳者,气冲突于蓄门而出于鼻。夫如是者,皆肾气劳竭,肺气内虚,阳气奔迫之所为。故不出则伤肺也。肺伤则荣卫散解,魄不内治,故死。

《逆调论篇第三十四》 水为阴,火为阳,今阳气有余,阴气不足,故云少水不能灭盛火也。肾不生则髓不满,髓不满则筋干缩,故节挛拘。身用志不应,志为身不亲,两者似不相有也。寻经所解之旨,不得卧而息无音,有得卧行而喘,有不得卧不能行而喘,此三义悉阙而未论,亦古之脱简也。

《疟论篇第三十五》 夏伤于暑至秋发为痎疟,或云瘤疟,或但云疟,不必以日发、间日发定瘤也,但应四时,其形有异,以为瘤尔。阳气者下行极而上,阴气者上行极而下,故曰阴阳上下交争也。阳虚则外寒,阴虚则内热,阳盛则外热,阴盛则内寒,由此寒去热生,则虚实更作,阴阳之气相移易也。阳并于阴,阳气入阴分也,故气不足则恶寒,战栗而颐颔振动也。巨阳者,膀胱脉,故气不足则腰背头项痛也。热伤气,故内外皆热则喘而渴。其间日而作者,不与卫气相逢会,故隔日发也。其作日晏与其日早者,邪气远则逢会迟,故发暮也。阴气之行速,其气上行九日出于缺盆之中,故作日益早也。募原,谓鬲募之原系,其间日发者,邪气横连募原。其道远,其气深,其行迟,不能与卫气俱行,不得皆出,故间日乃作也。虚实不同,邪中异所,卫邪相合,病则发焉。气不相会,故数日不能发也。不必悉当风府而发作也。阴盛则胃寒,故先寒战栗,阳盛则胃热,故先热欲饮也。

所泻必中,所补必当,故真气得安,邪气乃亡也。真气浸息,邪气大行,真不胜邪,是为逆也。阳胜阴甚则渴,阳胜阴不甚则不渴也。秋气清凉,阳气下降,热藏肌肉,故寒甚也。冬气严冽,阳气伏藏,不与寒争,故寒不甚。春气温和,阳气外泄,内腠开放,故恶于风。夏气暑热,津液充盈,外泄皮肤,故多汗也。肾主于冬,冬主骨髓,脑为髓海,上下相应,厥热上熏,故脑髓销烁,销烁则热气外薄,故肌肉减削而病藏于肾也。阴虚谓肾藏气虚,阳盛谓膀胱太阳气盛。

《刺疟篇第三十六》 足太阳之疟,太阳不足故先寒,寒极则生热故后热也。热生是为气虚,热止则为气复而汗反出,此为邪气盛而真不胜,故难已。刺郄中出血。足少阳之疟,阳气未盛,故令其然。胆与肝合,肝虚则恐,邪薄其气,故恶见人,见人心惕惕然也。邪盛则热多,中风故汗出。刺足少阳侠溪,可灸三壮。足阳明之疟,阳虚则外先寒,阳虚极则复盛,故寒甚久乃热也。热去汗已,阴又内强,阳不胜阴,故喜见日月光火气乃快然也。刺足阳明跗上,可灸三壮。足太阴之疟,脾藏受病,心毋救之,火气下入于脾,不上行于肺,脾主化谷营助四傍。今邪薄之,诸藏元禀土,寄四季王,则邪气交争,故不嗜食,多寒热而汗出。刺公孙,可灸三壮。足少阴之疟,胃土病证反见肾水之中,土刑于水,故其病难已也,刺太钟太溪,可灸三壮。足厥阴之疟,足厥阴脉,循股阴入毛中,环阴器,抵少腹,故病如是。刺足厥阴太冲,可灸三壮也。肺疟者,刺手太阴阳明,列缺主之。心疟者,刺手少阴,神门主之。肝疟者,刺足厥阴见血,中封主之。脾疟者,刺足太阴,商丘主之。肾疟者,刺足太阳少阴,太钟主之。胃疟者,刺足阳明太阴横脉出血,厉兑、解溪、三里主之。疟发身方热,刺跗上动脉,阳明之脉也。阳明之脉多血多气热盛气壮,故出其血而立可寒也。疟方欲寒,刺手阳明太阴,足阳明太阴,亦谓开穴而出其血也,当随井俞而刺之。疟脉满太急,刺背俞,瘦者浅刺少出血,肥者深刺多出血。疟脉小实急,灸胫少阴,是谓复溜。疟脉满大急,刺背俞,调适肥瘦穴度深浅,循三备法而行针。疟脉缓大虚,便宜用药,不宜用针。缓者中风,大为气实,虚者血虚,血虚气实,风又攻之,故宜药治,以遣其邪,不宜针写而出血也。凡治疟,先其发时,真邪异居,波陇不起,故可治;过时则真邪相合,攻之则反伤真气,故曰失时。随其形证而病脉可知。

《气厥论篇第三十七》 肾移寒于肝,肝藏血,寒入则阳气不散,阳气不散则血聚气涩,故为痈肿又为少气也。脾移寒于肝,脾藏主肉,肝藏主筋,肉温则筋舒,肉冷则筋急,故筋挛也。肉寒则卫气结聚,故为痈肿。肝移寒于心,心为阳藏,神处其中,寒薄之则神乱离,故狂也。阳气与寒相薄,故隔塞而中不通也。心移寒于肺,心为阳藏,反受诸寒,寒气不消,乃移于肺,寒随心火,内铄金精,金受火邪,故中消也。然肺藏消铄,气无所持,故令饮一溲二也。金火相贼,故死不能治。肺移寒于肾,肺藏气,肾主水,夫肺寒入肾,肾气有余,肾气有余则上奔于肺,故云涌水也。大肠为肺之府,然肺肾俱为寒薄,上下皆无所之故水气客于大肠也。肾受凝寒,不能化液,大肠积水,而不流通,故其疾行则肠鸣而濯濯有声如囊裹浆而为水病也。脾移热于肝,肝藏血又主惊,故热薄之则惊而鼻中血出。肝移热于心则死。两阳和合,火木相燔,故肝热入心则当死也。心移热于肺,心肺两间中有斜鬲膜,鬲膜下际内连于横鬲膜,故心热入肺,久久传化内为鬲热,消渴而多饮也。肺移热于肾,骨痿而不随气骨皆热髓,不内充故骨痿,强而不举,筋柔缓而无力也。肾移热于脾,脾土制水,肾反移热以与之。是脾土不能制水而受病,故久久传为虚损也。肠澼死者,肾主下焦,象水而冷,今乃移热,是精气内消,下焦无主以守持,故肠澼除而气不禁止。胞移热于膀胱,膀胱为津液之府,胞为受纳之司,故热入膀胱,胞中外热,阴络内溢,故不得小便而溺血也。膀胱移热于小肠,小肠脉络心,循咽下鬲,抵胃属小肠,故受热以下,令肠鬲塞,而不便,上则口生疮而糜烂也。小肠移热于大肠,小肠热已移入大肠,两热相薄则血溢而为伏瘕也。血涩不利,则月事沉滞而不行,故云为虑瘕,为沉也。大肠移热于胃,胃为水谷之海,其气外养肌肉,热消水谷,又铄肌肉,故善食而瘦入也。食亦者,谓食入移易而过不生肌肤也。胃移热于胆,胆移热于脑,脑液下渗,则为浊涕,涕下不止,如彼水泉,故曰鼻渊也。今脑热,则足太阳逆,与阳明之脉俱盛,薄于頞中,故鼻頞辛也。足阳明脉交頞中傍约太阳之脉,故耳热盛则阳络溢,阳络溢则衄出汗血也。血出甚,阳明太阳脉衰,不能荣养于目,故目

瞑瞑暗也。厥者,气逆也。皆有气逆而得之。

《咳论篇第三十八》 寒气微则外应皮毛,内通肺故咳;寒气甚则入于内,内裂则痛;入于肠胃则泄痢。肺藏气而应息,故咳则喘息而喉中有声,甚则肺络逆,故唾血也。脾与胃合,故脾咳不已,胃受之也。胃寒则呕,呕甚则肠气逆上,故蚘出。肝与胆合,故肝咳不已,胆受之也。胆气好逆,故呕温苦汁也。肺与大肠合,故肺咳不已大肠受之。大肠为传送之府,故寒入则气不禁焉。心与小肠合,故心咳不已,小肠受之。小肠寒盛入大肠咳则小肠气下奔,故失气也。肾与膀胱合,故肾咳不已,膀胱受之。膀胱为津液之府,是故遗溺。三焦者,非谓手少阳也。正谓上焦中焦下焦耳。上焦者,出于胃上口并咽以上贯鬲布胸中走腋。中焦者,亦至于胃口出上焦之后此所受气者泌糟粕蒸津液化其精微上注于肺脉,乃化为血,故言皆聚于胃,关于肺。两焦受病则邪气熏肺而肺气满,故使人多涕唾而面浮肿气逆也。腹满不欲食者,胃寒故也。胃脉者,从缺盆下乳内廉,下循腹至气街,其支别者,复从胃下口,循腹里至气街中而合。今胃受邪,故病如是也。何以明?其不谓下焦,然下焦者,别于廻肠,注于膀胱,故水谷者,常并居于胃中,盛糟粕而俱下于大肠,泌别汁循下焦耳渗入膀胱,寻此行化乃与胃口悬远,故不谓此也。

《举痛论篇第三十九》 善言天者,言天四时之气,温凉寒暑,生长收藏,在人形气五藏,参应可验而指示善恶,故曰必有验于人。善言古者,谓言上古圣人养生损益之迹,与今养生损益之理可合而与论成败,故曰必有合于今。善言人者,谓言形骸骨节,更相枝拄,筋脉束络,皮肉包里而五藏六府次居其中,假七神五藏而运用之,气绝神去则之于死,是以知彼浮形不能坚久,静虑于己亦与彼同,故曰必有厌于己。夫如此者,是知道要数之极,悉无疑惑,深明至理,而乃能然矣。

脉左右环故得寒则缩蜷而绌急,缩蜷绌急则卫气不得通流,故外引于小络脉。卫气不入,寒内薄之,脉急不纵,故痛生。得热则卫气复行,寒气退辟,故痛止炅热。重寒难释,故痛久不消。脉既满大,血气复乱,按之则邪气攻内,故不可按。血不得散,谓鬲膜之中消络脉内血也络满则急故牵引而痛生。手按之则寒气散,小络缓,故痛止。督脉者,循脊里太阳者贯膂筋,故深按之不能及。若

769

按当中则膂节曲，按两傍则膂筋蹩合，曲与蹩合，皆卫气不得行过，寒气益聚而内畜，故按之无益。气因之谓冲脉不通。足少阴气因之上满，冲脉与少阴并行，故喘动应于手。按之责温气入，温气入责心气外发，故痛止。血为寒气之所凝结而乃成积。肠胃客寒留止则阳气不得下流而反上行，寒不去指则痛生，阳上行则呕逆，故痛而呕。小肠为受盛之府，中满则寒邪不居，故不得结聚而传下入于回肠，回肠，广肠也。为传导之府，物不得停留，故后泄而痛。热渗津液，故便坚。肠气少血部上荣于色，故白。血凝泣则变恶，故色青黑则痛。夫气之为用，虚实逆顺缓急皆能为病。怒则阳气逆上，而肝气乘脾，故甚则呕血及飧泄也。何以明其，然怒则面赤，甚则色苍。气脉和调，故志达畅，荣卫通利，故气徐缓。恐则阳精却上而不下流，故却则上焦闭也。上焦既闭，气不行流，下焦阴气亦还回不散而聚为胀也。然上焦固禁下焦气还各守一处，故气不行也。身寒则卫气沉，故皮肤文理及渗泄之处皆闭密而气不流行，卫气收敛于中而不发散也。人在阳则舒在阴则惨，故热则肤腠开发，荣卫大通，津液外渗而汗大泄也。气奔越故不调理。疲力役则气奔速，故喘息气奔速则阳外发，故汗出，然喘且汗出，内外皆踰越于常纪，故气耗损也。系心不散，故气亦停留。

《腹中论篇第四十》　心腹胀满，不能再食，形如鼓胀，故名鼓胀也。饮食不节，则伤胃，饮食不节时有病者，气聚于腹中也。清涕者窍漏中漫液而下水出清冷也，前后血者前阴后阴出血也。出血多者谓之脱血漏下，鼻衄、呕吐出血皆同焉。夫醉则血脉盛，血脉盛则内热，因而入房，髓液皆下，故肾中气竭也。肝藏血以养人，脱血故肝伤也。然于丈夫则精液衰乏，女子则月事衰少而不来。《古本草经》云乌鲗鱼骨。藘茹等并不治血枯，然经法用之是攻其所生所起尔。夫醉劳力以入房，则肾中精气耗竭，月事衰少不至则中有恶血淹留，精气耗竭则阴萎不起而无精，恶血淹留则血痹着中而不散，故先兹四叶用入方焉。《古本草经》曰：乌鲗鱼骨，味咸冷平无毒，主治女子血闭。藘茹味辛寒平，有小毒，主散恶血。雀卵味甘温平无毒，主治男子阴萎不起，强之令热多精有子。鲍鱼味辛臭温平无毒，主治瘀血血痹，在四支不散者。寻文会意，方义如此而处治之也。伏梁，心之积也。

正当冲脉、带脉之部分也。故病当其分则少腹盛，上下左右皆有根也。以其上下坚盛如有潜梁，故曰病名伏梁。不可治也。以里大脓血居肠胃之外，按之痛闷不堪，故每切按之致死也。以冲脉下行者络阴上行者，循腹故也。上则迫近于胃脘，下则因薄于阴器也。若因薄于阴则便下脓血，若迫近于胃则病气上出于鬲复侠胃脘，内长其痈也。何以然哉，以本有大脓血哉肠胃之外故也。若里大脓血居齐上，则渐伤心藏，故为逆；居齐下则去心稍远，犹得渐攻，故为从。不可移动但数数去之则可矣。

《刺腰痛篇第四十一》　腰痛引少腹，控眇，不可以仰，刺腰尻交。此邪客于足太阴之络也。腰痛取腰髁下第四髎，即下髎穴也。足太阴厥阴少阳三脉左右交结于中，故曰腰尻交者也。两髁肿，谓两髁骨下坚起肉也。肿上，非肿之上巅，正当刺肿肉矣，直刺肿肉，即肿上也。肿之上巅，别有中膂肉俞、白环俞，虽并主腰痛，考其形证，经不相应矣。髁骨，即腰脊两傍起骨也。侠脊两傍腰髁之下，各有肿肉陇起，而斜趣于髁骨之后，内承其髁，故曰两髁肿也。下承髁肿肉，左右两肿，各有四骨空，故曰上髎、次髎、中髎、下髎。上髎，当髁骨下陷者中，余三髎少斜下按之陷中是也。四空悉主腰痛，唯下髎所主，文与经同，即太阴厥阴少阳所结者也，刺可入同身寸之二寸，留十呼，若灸者，可灸三壮，以月生死为痏数者，月初向圆，为月生；月半向空，为月死。死月刺少，生月刺多。《缪刺论》曰：月生，一日一痏，二日二痏，渐多之，十五日十五痏，十六日十四痏，渐少之，其痏数多少如此知也。痛在左，针取右；痛在右，针取左。所以然者，以其脉左右交结于尻骨之中故也。

《风论篇第四十二》　腠理开疏，则邪风入，风气入已，玄府闭封，故内不得通，外不得泄也。腠理开则风飘扬故寒，腠理闭则风混乱故闷，寒风入胃故食饮衰，热气内藏故消肌肉，寒热相合故怢慄而不能食，名曰寒热也。阳明者胃脉也。人肥则腠理密致，故不得外泄，则为热中而目黄；人瘦则腠理开疏，风得外泄则寒中而泣出也。肉分之闲，卫气行处，风与卫气相薄，俱行于肉分之间，故气道涩而不利也。气道不利，风气内攻，卫气相持，故肉愤䐜而疮出也。若卫气被风吹之，不得流转，所在偏并凝而不行，则肉有不仁之处也。不仁，谓瘴而不知寒热痛痒。吹则风入于经脉之中也。荣行脉中,故风入脉中,内攻于血,与荣气合,合热而血胕坏也。其气不清,言溃乱也。然血脉溃乱,荣复挟风,阳脉尽上于头,鼻为呼吸之所,故鼻柱坏而色恶,皮肤破而溃烂也。《脉要精微论》曰:脉风盛为厉。始为寒热,热成曰厉风。春甲乙木,肝主之;夏丙丁火,心主之;季夏戊己土,脾主之;秋庚辛金,肺主之;冬壬癸水,肾主之。随俞左右而偏中之则为偏风,饮酒中风则为漏风。自风府而上则脑户也。脑户者,督脉足太阳之会,故循风府而上则为脑风也。足太阳之脉者,起于目内眦,上额,交巅上,入络脑还出,故风入系头,则为目风眼寒也。内耗其精,外开腠理,因内风袭,故曰内风,经具名曰劳风。热郁腠疏,中风汗出,多如液漏,故曰漏风,经具名曰酒风;沐发中风舍于头,故曰首风;风在肠中,上熏于胃,故食不化而下出焉。飧泄者,食不化而出,名曰肠风;风居腠理则玄府开通,风薄汗泄,故云泄风。故风者,百病之长也。肺风之状,内多风气则热有余,热则腠理开故多汗也;风薄于内故恶风焉。肺色白,在变动为咳,主藏气,风内迫之,故色皏然白,时咳短气也;昼则阳气在表故差,暮则阳气入里,风内应之故甚也。心风之状,唇焦而文理断绝,风薄于心则神乱,故善怒而吓人。肝风之状,心气虚故善悲,肝病则心藏无养;肝合木,木色苍,故色微苍也。嗌干,善怒,时憎女子。脾风之状,身体怠堕,四支不欲动而不嗜食。脾气合土主中央,鼻于面部亦居中,故诊在焉。脾主四支,脾风则四支不欲动矣。肾风之状,肾藏受风则面疣然而浮肿,脊痛不能正立,肾藏精,外应交接,今藏被风薄,精气内微,故隐蔽委曲之事不通利所为也。胃风之状,颈多汗,食饮不下,膈塞不通,腹善满也。失衣则外寒而中热故腹䐜胀,食寒则寒物薄胃而阳不内消故泄利,胃合脾而主肉,胃气不足则肉不长故瘦也,胃中风气蓄聚故腹大也。首风之状,头者诸阳之会,风客之则皮腠疏,故头面多汗也。夫人阳气外合于风,故先当风一日则病甚,以先风甚故亦先衰,是以至其风日则病少愈。头痛甚而不喜外风故也。漏风之状,脾胃风热故不可单衣,腠理开疏故食则汗出,甚则风薄于肺故身汗,喘息,恶风,衣裳濡,口干,善渴。形劳则喘息,故不能劳事。泄风之状,汗多则津液涸故口中干,形劳则汗出甚故不能劳事,身体

尽痛。以其汗多,汗多则亡阳,故寒也。

《痹论篇第四十三》 风寒湿三气杂至,合而为痹也。其风气胜者,为行痹;寒气胜者,为痛痹;湿气胜者,为着痹也。风则阳受之故为痹行,寒则阴受之故为痹痛,湿则皮肉筋脉受之故为痹着而不去也。痹从风寒湿之所生。风寒湿气各异,则三痹生有五。冬主骨,春主筋,夏主脉,秋主皮,至阴主肌肉,故各为其痹也。皮肉筋脉痹,以五时之外遇,然内居藏府何以致之。肝合筋,心合脉,脾合肉,肺合皮,肾合骨,久病不去则入于是。肝王春,心王夏,肺王秋,肾王冬,脾王四季之月。肺痹:藏气应息,又其脉还循胃口,故使烦满喘而呕。心痹:心合脉,受邪则脉不通利也,邪气内扰,故烦也。烦则心下鼓满,暴上气而喘,嗌干也。心主为噫,以下鼓满,故噫之以出气也。若是逆气上乘于心,则恐畏也,神惧凌弱故尔。肝痹:肝主惊骇,气相应故中夜卧则惊也。多饮水,数小便,上引少腹如怀妊之状。肾痹:肾者胃之关,关不利则胃气不转,故善胀也。足挛急,身蜷屈。气不足而受邪,故不伸展。脾痹:土王四季,外主四支,故四支解堕,发咳、呕汁,脾气养肺,胃复连咽,故上为大塞也。肠痹:小肠有邪则脉不下膈,脉不下膈则肠不行化,而胃气蓄热,故多饮水而不得下出也。肠胃中阳气与邪气奔喘交争,得时通利,以肠气不化,故时或得通则为飧泄。胞痹:膀胱为津液之府,胞内居之,少腹处关元之中,内藏胞器,胞受风寒湿气,则膀胱太阳之脉不得下流于足,故少腹膀胱按之内痛,若沃以汤,涩于小便也。小便既涩,太阳之脉不得下行,故上烁其脑,而为清涕出于鼻窍矣。

人安静不涉邪气则神气宁以内藏,人躁动触冒邪气则神被害而离散。藏无所守故曰消亡,此五藏受邪之为痹也。藏以躁动致伤,府以饮食见损,皆谓过用越性则受其邪,此六府受邪之为痹也。气之妄行者,各随藏之所主而入为痹也。从外不去,则益深至于身内。入藏者死,以神去也。筋骨疼久,以其定也。皮肤易已,以浮浅也。由斯深浅,故有是不同。四方虽土地温凉高下不同,物性刚柔食居不异,但动过其分,则六府致伤。谷入于胃,气传与肺,精专者上行经隧,由此故水谷精气合荣气运行而入于脉也。荣行脉内,故无所不至。卫者悍气,浮盛之气慓疾滑利,不能入于脉中

也。皮肤之中，分肉之间，谓脉外也。五藏之间，鬲中膜也，以其浮盛，故能布散于胸腹之中空虚之处，熏其肓膜，令气宣通也。风寒湿气客于肉分之间，迫切而为沫，得寒则聚，聚则排分肉，肉裂则痛，故有寒则痛也。不仁者皮顽不知有无也。病本生于风寒湿气，故阴气益之也。遇于阴气，阴气不胜故为热。

《痿论篇第四十四》　痿者痿弱无力以运动，躄者挛躄足不得伸以行也，膜者人皮下肉上筋膜也。所主不同，痿生亦各归其所主。脉痿：心热盛则火独光，火独光则内炎上。肾之脉常下行，今火盛而上炎用事，故肾脉亦随火炎烁而逆上行也。阴气厥逆，火复内燔，阴上隔阳，下不守位，心气通脉，故生脉痿。肾气主足，故膝腕枢纽如折去，而不相提挈，胫筋纵缓，而不能任用于地也。筋痿：胆约肝叶而汁味至苦，故肝热则胆液渗泄。胆病则口苦，今胆液渗泄，故口苦也。肝主筋膜，故热则筋膜干而挛急，发为筋痿也。肉痿：脾与胃以膜相连，脾气热则胃液渗泄，故干而且渴也。脾主肌肉，今热薄于内，故肌肉不仁而发为肉痿。骨痿：腰为肾府，肾气热则腰脊不举也。肾主骨髓，故热则骨枯而髓减，发则为骨痿。肺位高而布叶于胸中，是故为藏之长，心之盖。志苦不畅气郁故也。肺藏气，气郁不利故喘息有声而肺热叶焦也。肺者，所以行荣卫，治阴阳，五藏因肺热而发为痿躄也。悲则心系急，肺布叶举而上焦不通，荣卫不散，热气在中，故胞络绝而阳气内鼓动，发则心下崩，数溲血也。心崩溲血大经空虚，脉空则热内薄，卫气盛，荣气微，故发为肌痹也，先见肌痹，后渐脉痿，故曰传为脉痿也。思想所愿为祈欲也。施泻劳损故为筋痿及白淫。白淫谓白物淫衍如精之状，男子因溲而下，女子阴器中绵绵而下也，使内劳役阴力费竭精气也。业惟近湿，居处泽下，皆水为事也，平者久而犹怠，感之者尤甚矣。肉属于脾，脾气恶湿，湿着于内则卫气不荣，故为肉痿也。阳气内伐腹中之阴气，水不胜火，以热舍于肾中也。肾性恶燥，热反居中，热薄骨干，故骨痿无力也。各求藏色及所主养而命之，则其应也。治痿者独取阳明，阳明胃脉也，胃为水谷之海也。宗筋，谓阴毛中，横骨上下之竖筋也。上络胸腹，下贯髋尻，又经于背胁上头项，故云宗筋主束骨而利机关也。然腰者身之大关节，所以司屈伸，故曰机

关。横骨上下，脐两傍竖筋，正宗筋也。冲脉循腹侠脐，傍各同身寸之五分而上，阳明脉亦侠脐，傍各同身寸之一寸五分而上，宗筋脉于中，故云与阳明合于宗筋也。以为十二经海，故主渗灌溪谷也。肉之大会为谷，小会为溪。宗筋聚会，会于横骨之中，从上而下，故云：阴阳揔宗筋之会也。宗筋侠脐，下合于横骨，阳明辅其外，冲脉居其中，故云：会于气街而阳明为之长也。气街，则阴毛两傍脉动处也。带脉者，起于季胁，回身一周而络于督脉也。督脉者，起于关元，上下循腹，故云：皆属于带脉而络于督脉也。督脉、任脉、冲脉三脉者，同起而异行，故经文或参差而引之。

《厥论篇第四十五》　厥，谓气逆上也。阳气衰于下则为寒厥，阴气衰于下则为热厥。热厥起于足下，足太阳脉出于足小指之端外侧，足少阳脉出于足小指次指之端，足阳明脉出于足中指及大指之端，并循足阳而上。肝脾肾脉集于足下聚于足心，阴弱故足下热也。寒厥起于五指而上膝，足太阴脉起于足大指之端内侧，足厥阴脉起于足大指之端三毛中，足少阴脉起于足小指之下，斜趣足心，并循足阴而上，循股阴，入腹，故云集于膝下而聚于膝之上也。宗筋侠脐下合于阴器，故云前阴者宗筋之所聚也。太阴者脾脉，阳明者胃脉，脾胃之脉皆辅近宗筋，故云太阴阳明之所合。前阴为太阴阳明之所合，故胃不和则精气竭也，内精不足，故四支无气以营之。醉饱入房，内亡精气，中虚热入，由是肾衰，阳盛阴虚，故热生于手足也。暴，犹卒也，卒然冒闷不醒觉也，或谓尸厥。

《病能论篇第四十六》　胃者水谷之海，其血盛气壮，今反脉沉细者，是逆常平也。沉细为寒，寒气格阳，故人迎脉盛，血气壮盛而热内薄之，两气合热，故结为痈也。五藏有所伤损及之水谷精气有所寄扶，其下则卧安，以伤及于藏，故人不能悬其病处于空中也。肺者藏之盖也，居高布叶，四藏下之，故言肺者藏之盖也。肺气盛满，偃卧则气促喘奔，故不得偃卧也。冬左脉浮而迟，浮为肺脉，故言颇关在肺也。腰者肾之府，故肾受病则腰中痛也。左脉浮迟，非肺来见，以左肾不足而脉不能沉，故得肺脉，肾为病也。所攻则异，所愈则同，欲闻真法何所在也。虽同曰颈痈，然其皮中别异不一等也，所谓同病异治也。怒狂者生于阳也，怒不虑祸故谓之狂。阳气被折郁不散，人多怒亦曾

因暴折，而心不疏畅，如是者皆阳逆躁极所生，故病名阳厥。阳明常动者动于结喉傍，是谓人迎气舍之分位也。少阳之动动于曲颊下，是谓天窗、天牖之分位也。巨阳之动动于项两傍，大筋前陷者中，是谓天柱、天容之分位也。不应常动而反动甚者动当病也。食少则气衰，故节去其食，即病自止，使之服以生铁洛为饮。铁洛味辛微温平，主治下气，方俗或呼为铁浆，非是生铁液也。酒风者饮酒中风也。《风论》曰：饮酒中风则为漏风。夫极饮者阳气盛而腠理疏，玄府开发。阳盛则筋痿弱，故身体解惰。腠理疏则风内攻玄府，发则气外泄，故汗出如浴也。风气外薄肤腠，复开汗多，内虚痹热熏肺，故恶风少气也。因酒而病故曰酒风。以泽泻术各十分，麋衔五分，合以三指撮。术，味苦温平，主治大风止汗。麋衔，味苦寒平，主治风湿筋痿。泽泻，味甘寒平，主治风湿益气。由此功用，方故先之。

《奇病论篇第四十七》 重身谓身中有身，即怀妊者也。妊娠九月，足少阴脉养胎，约气断则瘖不能言也。脉断绝不通流而不能言，非天真之气断绝也。少阴肾脉也，气不营养，故舌不能言。十月胎去，胞络复通，肾脉上营，故复旧而言也。疹谓久病也，反法而治则胎死不去，遂成久固之疹病也。妊娠九月，筋骨瘦劳，力少身重，又拒于谷，故身形赢瘦不可以镵石伤也。胎约胞络，肾气不通，因而泄之，肾精随出，精液内竭，胎则不全，胎死腹中着而不去，由此独擅，故疹成焉。腹中无形，胁下逆满，频岁不愈，息且形之，气逆息难，故名息积也。气不在胃，故不妨于食也，灸之则火热内烁，气化为风，刺之则必写其经，转成虚败，故不可灸刺。是可积为导引使气流行，久以药攻内消瘀蓄，则可矣。若独凭其药而不积为导引，则药亦不能独治之也。冲脉病故名曰伏梁，身体髀皆肿绕脐而痛，名曰伏梁。大肠广肠也，经说大肠当言回肠也。广肠附脊以受回肠，左环叶积，上下辟大。然大肠回肠俱与肺合，从合而命，故通曰大肠也。冲脉动则为水而溺涩也。动，谓脐其毒药而击动之，使其大下也。筋急谓掌后尺中两筋急也。尺脉数急为热，热当筋缓，反尺中筋急而见腹中筋当急。尺中筋急则必腹中拘急矣。头痛之疾不当逾月，数年不愈，是脑逆反寒，骨亦寒入，故令头痛齿亦痛。瘅，谓热也。脾热则四藏同禀，故五气上溢

也，生因脾热，故曰脾瘅。脾热内渗津液在脾，胃谷化余，精气随溢，口通脾气，故口甘。津液在脾，是脾之湿。食肥则腠理密，阳气不得外泄，故肥令人内热。甘者，性气和缓而发散，逆故甘令人中满，然内热则阳气炎上，炎上则欲饮而嗌干，中满则陈气有余，有余则脾气上溢，故曰其气上溢转为消渴也。治之以兰，除陈气也。兰谓兰草也。神农曰：兰草，味辛热平，利水道，辟不祥，胸中痰澼也。除，谓去也。陈，谓久也。言兰除陈久甘肥不化之气者，以辛能发散故也。胆瘅亦谓热也。胆汁味苦，故口苦。肝者将军之官，谋虑出焉。胆者中正之官，决断出焉。肝与胆合，气性相通，故诸谋虑取决于胆，咽胆相应，故咽为使焉。谋虑不决故胆虚气上溢而口为之苦，治在阴阳十二官相使中。癃，小便不得也。癃者阳气太盛于外，阴气不足，故有余也。病癃数溲，身热如炭，颈膺如格，息气逆者，皆手太阴脉，当洪大而数，今太阴脉反微细如发者，是病与脉相反也。何以致之，肺气逆陵于胃，而为是上，使人迎躁盛也，故曰病在太阴，其盛在胃也，以喘息气逆，故云颇亦在肺也。病因气逆证不相应故病，名曰厥，死不治也。外五有余者，一身热如炭，二颈肤如格，三人迎躁盛，四喘息，五气逆也。内二不足者，一病癃，一日数十溲，二太阴脉微细如发，夫如是者，谓其病在表，则内有二不足；谓其病在里，则外得五有余，表里既不可冯，补泻固难为法，故曰此其身不表不里，亦正死明矣。夫百病者，皆生于风、雨、寒、暑、阴、阳、喜、怒也。然始生有形，未犯邪气，已有巅疾，岂邪气素伤邪？精气，谓阳之精气也；瘲然，谓面目浮起而色杂也。寒气内薄而反无痛，脉如弓弦，大而且紧，劳气内蓄，寒复内争，劳气薄寒，故化为风，风胜于肾，故曰肾风。肾水受风，心火痿弱，火水俱困，故必死。

《大奇论篇第四十八》 满谓满实，肿谓雍肿，藏气满乃如是。肺雍：肺藏气而外主息，故喘而两胠满也。肝雍：胠满不得小便，肝主惊骇故卧则惊。肾雍：冲脉者经脉之海，与少阴之络俱起于肾下，故脚下至少腹满，胫有大小，髀胻大跛，若血气变易为偏枯。心脉满大：心脉满大则肝气下流，热气内薄，筋干血涸，故病瘛而筋挛。肝脉小急：肝养筋内藏血，肝气受寒，故痫瘛而筋挛。肝脉鹜暴：阳气内薄故发为惊也；肝气若厥，厥则脉不通，

厥退则脉复通矣。肾脉小急，肝脉小急，心脉小急，不鼓皆为瘕。小急为寒甚，不鼓则血不流，血不流而寒薄，故血内凝而为瘕也。肾肝并沉为石水：肝脉入阴内贯小腹，肾脉贯脊络膀胱，两藏并藏，气熏冲脉，自肾下络于胞，今水不行化，故坚而结，然肾主水，水冬冰，水宗于肾，肾象水而沉，故气并而沉，名为石水。脉浮为风，下焦主水，风薄于下，故名风水。肾为五藏之根，肝为发生之主，二者不足，是生主俱微，故死。疝者寒气结聚之所为也。脉沉为实，脉急为痛，气实寒薄聚，故为绞痛，为疝。心脉搏滑急为心疝，肺脉沉搏为肺疝，皆寒薄于藏故也。三阳急为瘕，三阴急为疝，太阳受寒血凝为瘕，太阴受寒气聚为疝。二阴急为痫厥，二阳急为惊。脾脉外鼓，沉为肠澼。肝脉小缓为脾乘肝，故易治。阴气不足，搏阳乘之，热在下焦，故下血也。血温身热是阴气丧败，故死。肝藏血，心养血，故澼皆下血也，心火肝木，木火相生，故可治之。心肝脉小而沉涩者澼也。肠澼下血而身热者是火气内绝，去心而归于外也。偏枯之病，痦不能言，肾与胞脉内绝也。胞脉系于肾，肾之脉从肾上贯肝鬲入肺中，循喉咙，侠舌本，故气内绝则痦不能言也。男子发左，女子发右，病顺左右而痦不能言，三岁治之乃能起。年不满二十者三岁死，以其五藏始定，血气方刚，藏始定则易伤，气方刚则甚费，易伤甚费，故三岁死也。血衄为虚脉不应搏，今反脉搏是气极乃然。暴厥者，不知与人言，所谓暴厥之候如此。脉数为热，热则内动肝心，故惊。数为心脉，木被火干，病非肝生，不与邪合，故三日后，四日自除，所以尔者，木生数三也。脉至如浮波之合，后至者凌前，速疾而动无常候也。浮合如数，一息十至以上，是经气予不足也。脉至如薪然之火焰，瞥瞥不定其形绝也。脉至如散叶之随风不常其状，是肝气予虚也。脉塞而鼓，才见不行，旋复去也，是肾气予不足也。脉至如珠之转，是谓丸泥是胃精予不足也。脉至如横格长而坚，如横木之在指下也，是胆气予不足也。脉至如弦缕，是胞精予不足也。胞之脉系于肾，肾之脉侠舌本，人气不足者则当不能言，今反善言是真气内绝，去肾外归于舌也。

《脉解篇第四十九》　太阳肿腰脽痛者，正月虽三阳生而天气尚寒，以其尚寒故曰阴气盛，阳未得自次。阳气盛入中而薄于胞肾，则胞络肾络气不通故痤也。肾气内夺而不顺则舌瘖足废。若肾气内脱则少阴脉不至也，是则太阴之气逆上而行也。少阳心胁痛者，心气逆则少阳盛，心气宜木，外铄肺金，故盛者心之所表也。阳明洒洒振寒者，阳盛以明故云午也，五月夏至一阴气上，阳气降下，故云盛阳之阴也。阳气下阴气升，故云阳盛而阴气加之也。阴气微下而太阴上行，故云阴气下而复上也。复上则所下之阴气不散，客于脾胃之间，化为水也。水停于下则气郁于上，气郁于上则肺满，故胸痛少气也。太阴病胀者，阴气大盛，太阴始于子，故云子也。以其脉入腹，属脾，络胃，故病胀也。少阴腰痛者，少阴者肾脉也，腰为肾府，故腰痛也。厥阴颓疝妇人少腹肿者，以其脉循股阴入髦中，环阴器抵少腹，故尔。

《刺要论篇第五十》　过之内伤以大深也，不及外壅以妄益他分之气也。气益而外壅，故邪气随虚而从之也。然不及则外壅，过之则内伤，既且外壅内伤是为大病之阶渐尔，故曰后生大病也。毛之长者曰毫，皮之文理曰腠理，然二者皆皮之可见者也。然此其浅以应于肺，腠理毫毛犹应更浅，当取发根，浅深之半尔。肺之合皮，王于秋气，故肺动则秋病，温疟沴沴然寒慄也。脾之合肉，寄王四季，故伤肉则动脾，脾动则四季之月腹胀，烦而不嗜食也。七十二日，四季之月者，谓三月六月九月十二月各十二日后，土寄王十八日也。心之合脉，王于夏气，真心少阴之脉起，于心中，出属心系。心包心主之脉，起于胸中，出属心包。肝之合筋，王于春气。肝动则春病热而筋弛缓。肾亦合骨，王于冬气。腰为肾府，故骨伤则动肾，肾动则冬病腰痛也。肾之脉直行者，从肾上贯肝鬲，故胀也。髓者骨之充，故髓伤则脑髓销铄，胻酸，体解㑊然，不去也。脑髓销铄，骨空之所致也。

《刺脐论篇第五十一》　刺皮肉筋脉骨浅深之分位，是皆谓遣邪也。然筋有寒邪，肉有风邪，脉有湿邪，皮有热邪，则如是遣之。所谓邪者，皆言其非顺正气而相干犯也。则诚过分太深也。全元起云：刺如此者是谓伤，此皆过，过必损其血气，是谓逆也。邪必因而入也。

《刺禁论篇第五十二》　肝象木，王于春，春阳发生，故生于左也。肺象金，王于秋，秋阴收杀，故藏于右也。心部于表，阳气主外，心象火也。肾治于里，阴气主内，肾象水也。脾为之使，营动不已，糟粕水谷，故使者也。胃为之市，水谷所归，五味皆入，如市杂，故为市也。鬲肓之上，中有父母，气海居中。气者生之原，生者命之主。故气海为人之父母也。七节之傍，中有小心，小心谓真心神灵之宫室。人之所以生，形之所以成，故顺之则福延。逆之则咎至。

心在气为噫，肝在气为语，肾在气为嚏，肺在气为咳，脾在气为吞，胆气勇为呕。胃为水谷之海，血出不止则胃气将倾，海竭气亡，故死。刺面中溜脉不幸为盲。脑为髓之海，真气之所聚，针入脑则真气泄，故立死。舌下脉脾之脉也，血出不止则脾气不能营运于舌，故瘖不能言语。乳之上下皆足阳明之脉也。乳房之中，乳液渗泄，胸中气血皆外凑之，然刺中乳房则气更交凑，故大肿，中有脓根，内蚀肌肤，化为脓水而久不愈。五藏者，肺为之盖，缺盆为之道。肺藏气而主息，又在气为咳，刺缺盆中内陷则肺气外泄，故令人喘咳逆也。怒者气逆，故刺之益甚，经气越也。神荡越而气不治。阴股之中脾之脉也，脾者中土孤藏以灌四傍，血出不止，脾气将竭。膝为筋府，筋会于中，液出筋干故跛。臂太阴者肺脉也，肺者主行荣卫，阴阳治节由之，血出多则荣卫绝。足少阴肾脉也，足少阴脉贯肾络肺系舌本，故重虚出血则舌难言也。肘中谓肘屈折之中，尺泽穴中也。刺过陷脉恶气归之，气固关节，故不屈伸也。股下三寸肾之络也，并循于阴股，其上行者出胞中，故刺陷脉则令人遗溺也。掖下肺脉也，真心藏脉直行者从心系却上掖下，刺陷脉则心肺俱动，故咳。肠之中足太阳脉也，太阳气泄故为肿。匡骨中脉目之系，肝之脉也。刺内陷则眼系绝，故为目漏，目盲。诸筋者皆属于节，津液渗润之，液出则筋膜干，故不得屈伸也。

《刺志论篇第五十三》 气虚为阳气不足，阳气不足当身寒，反身热者脉气当盛，脉不盛而身热，证不相符，故谓反也。胃之所出者谷气而布于经脉也，谷入于胃脉道乃散，今谷入多而气少者，是胃气不散故谓反也。经脉行气，络脉受血，经气入络，络受经气，候不相合，故皆反常也。寒伤形故气盛身寒，热伤气故气虚身热。脱血则血虚，血虚则气盛，内郁化成津液，流入下焦，故云湿居下也。胃气不足，肺气下流于胃中，故邪在胃，然肺气入胃，则肺气不自守，气不自守则邪气从之，故

曰邪在胃及与肺也。饮留脾胃之中，则脾气溢，脾气溢则发热中。风气盛满，则水浆不入于脉。入为阳，出为阴，阴生于内故出，阳生于外故入。阳盛而阴内拒故热，阴盛而阳外微故寒。用针之补泻也，右手持针，左手捻穴，故实者左手开针空以泻之，虚者左手闭针空以补之也。

《针解篇第五十四》 络脉之中血积而久者，针刺而除去之也。邪者不正之曰，非本经气是则谓邪，非言鬼毒精邪之所胜也。出针勿按，穴俞且开故得经虚，邪气发泄也。真气不泄，经脉气全，故徐而疾乃实也；邪气得泄，精气复固，故疾而徐乃虚也。热在头身宜镵针，肉分气满宜员针，脉气虚少宜鍉针，泻热出血，发泄固病，宜锋针。破痈肿出脓血宜铍针，调阴阳去暴痹宜员利针，治经络中痛痹宜毫针，痹深居骨解腰脊节凑之间者宜长针，虚风舍于骨解皮肤之间宜大针，此之谓各有所宜也。得气至必宜谨守，无变其法反招损也。志一为意，志意皆行针之用也。气虽近远不同，然其测候，皆以气至而有效也。气候补泻如临深渊，不敢惰慢，失补泻之法也。目绝妄视，心专一务，则用之必中，无惑误也。检彼精神，令无散越，则气为神使，中外易调也。人皮应天，覆盖于物，天之象也。人肉应地，柔厚安静，地之象也。人脉应人，盛衰变易，人之象也。人筋应时，坚固真定，时之象也。人声应音，备五音故。人阴阳合气应律，交会气通，相生无替，则律之象。动静不形，风之象也。运行不息，天之象也。发齿生长，耳目清通，五声应同，故应五音及六律也。阴阳有交会生成，血气有虚盈盛衰，故应地也。肝气通目，木生数三，三而三之，则应之九也。

《长刺节论篇第五十五》 皮者针之道，故刺骨无伤骨肉及皮也。头有寒热，则用阴刺法治之。阳刺者正内一，傍内四；阴刺者，左右卒刺之。寒热病气深专攻中者，当刺五藏以拒之。渐近于藏，则刺背五藏之俞也。刺近于藏者何也？以是藏气之会发也。刺背俞者，无问其数，要以寒热去乃止针。痈小者浅刺之，痈大者深刺之。痈之大者多出血，痈之小者但直针之而已。少腹积谓寒热之气结积也，审刺而勿过深之。分谓肉分间，有筋维络处也，刺筋无伤骨，故不可中骨也。筋寒痹生，故得筋热，病已乃止。大分谓大肉之分，小分谓小肉之分，针太深则邪气反沉，病益甚。骨痹，刺无

伤脉肉，自刺其气通肉之大小分中也。

《皮部论篇第五十六》　循经脉行止所主，则皮部可知。阳明之阳名曰害蜚，少阳之阳名曰枢持，太阳之阳名曰关枢，守要而顺阴阳，开阖之用也。皮者脉之部也，脉气留行各有阴阳，气随经所过而部主之，故云脉之部。脉行皮中各有部分，脉受邪气随则病生，非由皮气而能生也。

《经络论篇第五十七》　络脉之见也，其五色各异，青黄赤白黑不同，经行气故色见，常应于时，络主血故受邪则变而不一矣。心赤、肺白、肝青、脾黄、肾黑，皆亦应其经脉之色也。阴络之色应其经，阳络之色变无常，顺四时气化之行止。寒多则凝泣，凝泣则青黑，热多则淖泽，淖泽则黄赤，此皆常色，谓之无病。五色具见者，谓之寒热。

《气穴论篇第五十八》　圣人易语，良马易御。开气穴真数，庶将解彼蒙昧之疑惑，未足以论述深微之意也。上纪者胃脘也，中脘者胃募也，下纪者关元也，关元者少阳募也。藏俞五十穴，藏谓五藏，肝心脾肺肾，非兼四形藏也。俞谓井荥俞经合，非背俞也。府俞七十二穴，府谓六府，非兼九形府也。俞亦谓井荥俞原经合，非背俞也。孙络小络也，谓络之支别者。荣积卫留，内外相薄者，见其血络，当即泻之，亦无问其脉之俞会。若留于骨节之间，津液所溱之处，则骨节之间，髓液皆溃为脓，故必败烂筋骨而不得屈伸矣。邪气盛甚，真气不荣，髓溢内消，阳气不足也。寒邪外薄，久积淹留，阳不外胜，内消筋髓，大寒留于溪谷之中也。若小寒之气流行淫溢，随脉往来为痹病，用针调者与常法相同尔。十四络者，谓十二经络兼任脉督脉之络也。

《气府论篇第五十九》　足太阳脉气所发者七十八穴，五藏之俞各五，六府之俞各六，足少阳脉气所发者六十二穴，足阳明脉气所发者六十八穴，手太阳脉气所发者三十六穴，手阳明脉气所发者二十二穴，手少阳脉气所发者三十二穴，督脉气所发者二十八穴，大椎以下至尻尾及傍十五穴，任脉之气所发者二十八穴，冲脉气所发者二十二穴，手足诸鱼际脉气所发者，凡三百六十五穴也。经之所存者多凡一十九穴，此所谓气府也，然散穴俞诸经脉部分皆有之，故经或不言，而《甲乙经》经脉流注多少不同者，以此。

《骨空论篇第六十》　风者百病之始也。风中

身形，则腠理闭密，阳气内拒，寒复外胜，胜拒相薄，荣卫失所，治在风府。用针之道必法天常，盛泻虚补，此其常也。

《水热穴论篇第六十一》　冬月至寒，肾气合应，故云肾者至阴也。水王于冬故云至阴者盛水也。肾少阴脉从肾上贯肝鬲入肺中，故云其本在肾，其末在肺也。肾气上逆则水气客于肺中，故云皆积水也。关者所以司出入也，肾主下焦，膀胱为府，主其分注，关窍二阴，故肾气化则二阴通，二阴关则胃填满，故云肾者胃之关也。关闭则水积，水积则气停，气停则水生，水生则气溢，气水同类，故云关闭不利，聚水而从其类也。肺肾俱溢，故聚水于腹中而生病也。勇而劳甚谓力房也。劳勇汗出则玄府开，汗出逢风则玄府复闭，玄府闭已则余汗未出，内伏皮肤，传化为水，从风而水，故名风水。人伤于寒而传为热，寒盛则生热也。寒气外凝，阳气内郁，腠理坚致，元府闭封，致则气不宣通，封则湿气内结，中外相薄，寒盛热生，故人伤于寒，转而为热，汗之而愈，则外凝内郁之理可知，斯乃新病数日者也。

《调经论篇第六十二》　病皆生于五藏者，以内藏五神而成形也。志意者，通言五神之大凡也。骨髓者，通言表里之成化也。五神通泰，骨髓化成，身形既立，乃五藏互相为有矣。经脉伏行而不见，故谓之经隧焉。血气者人之神，邪侵之则血气不正，血气不正，故变化而百病乃生矣。然经脉者，所以决死生，处百病，调虚实，故守经隧焉。邪入小络，故可泻其小络之脉，出其血勿深推针，针深则伤肉也，以邪居小络，故不欲令针中大经络，血既出，神气自平。刺微者，按摩其病处，手不释散，着针于病处亦不推之，使其人神气内朝于针，移其人神气今自充足，则微病自去，神气乃得复常。肺藏气息，不利则喘。肺合脾，其色白，故皮肤微病命曰白气微泄。针泻若伤其经，则血出而荣气泄脱，故不欲出血，泄气但泻其卫气而已。针补则又宜谨闭穴俞，然其卫气亦不欲泄之。精气潜伏，邪无所据，故乱散而无所休息，发泄于腠理也。邪气既泄，真气乃与，皮腠相得矣。人闻乐至则身心忻悦，闻痛及体情必改异。忻悦则百体俱纵，改革则情志必拒，拒则邪气消伏。脉盛满则血有余，故出之。经气虚则血不足，故无令血泄也。久留疾出，是谓补之。血络满者，刺按出之，则恶

色之血不得入于经脉。卫气者,所以温分肉而充皮肤,肥腠理而司开阖,故肉蠕动即取分肉间,但开肉分以出其邪,故无中其经,无伤其络,卫气复旧而邪气尽索散尽也。足少阴脉下行,令气不足,故随冲脉逆行而上冲也。肾合骨,故骨有邪薄,则骨节段动,或骨节之中如有物鼓动之也。卫行脉外,故气乱于卫,血行经内,故血逆于经,血气不和,故一虚一实。气并于阳则阳气外盛,故为惊狂。气并于阴,则阳气内盛,故为热中。气并于血则血少,故血虚。血并于气则气少,故气虚。气并于血,则血无,血并于气则气无。气并于血则血失其气,血并于气则气失其血,故曰血与气相失。欲开其穴,而泄其气。但密闭穴俞,勿令其气散泄也。欲动经气而为补,补者皆必候水刻,气之所在而刺之,是谓得时而调之。脉者血之府,脉实血实,脉虚血虚,由此脉病而调之血也。血病则络脉易,故调之于络也。卫主气,故气病而调之卫也。

《缪刺论篇第六十三》 缪刺,言所刺之穴应用如纰缪纲纪也。经不病则邪在络,故缪刺之,若经所过有病是则经病,不当缪刺矣。若病缪传而引上齿,齿唇寒痛者,刺手背阳明络也。手少阴真心脉,足少阴肾脉,手太阴肺脉,足太阴脾脉,足阳明胃脉,此五络皆会于耳中而出,络左额角也。卒冒闷而如死尸,身脉犹如常人而动也,然阴气盛于上则下气熏上,而邪气逆,邪气逆则阳气乱,阳气乱则五络闭结而不通,故其状若尸也,以是从厥而生,故或曰尸厥。使气入耳中,内助五络令气复通也。当内管入耳,以手密掩之,勿令气泄,而极吹之气,蠲然从络脉通也。左角之发,是五络血之余,故鬄之燔治。

《四时刺逆从论篇第六十四》 厥阴有余,阴发于外而为寒痹;阴不足则阳有余,故为热痹。少阴有余,肾水逆连于肺母故病皮痹隐轸,少阴不足病肺痹。太阴有余,脾主肉故病肉痹寒中,太阴不足病脾痹。阳明有余,上归于心故病脉痹身时热,阳明不足病心痹。太阳有余,归于肾则病骨痹身重,太阳不足病肾痹。少阳有余病归于肝,故病筋痹胁满。太阳不足病肝痹。血气溢于外则中不足,故少气。血逆气上,故上气。内着不散故胀。血气竭少,故解㑊。血气内闭则阳气不通,故善恐。血气上逆满于肺中,故善忘。血气内散,则中气虚,故寒栗。血气无所营,故目不明。阳气不壮

至春而竭,故善忘。

《标本病传论篇第六十五》 得病之情,知治大体,则逆从可施。道不疑惑,识既深明,则无问于人,正行皆当。道未高深,举且见违,故行多妄。着之至也,言别阴阳,知逆顺,法明着,见精微,观其所举则小,寻其所利则大,以斯明着,故言一而知百病之害。言少可以贯多,举浅可以料大者,何法之明,故非圣人之道,孰能至于是耶!故学之者犹可以言一而知百病也。虽事极深玄,人非咫尺,略以浅近而悉贯之,然标本之道,虽易可为言,而世人识见无能及者。本先病标后病,必谨察之。本而标之,谓有先病复有后病也,以其有余,故先治其本,后治其标也。标而本之,谓先发轻微缓者,后发重大急者,以其不足,故先治其标,后治其本也。谨察间甚,以意调之。间谓多也,甚谓少也。多谓多形证而轻易,少谓少形证而重难也。以意调之,谓审量标本不足有余,非谓舍法而以意妄为也。间者并行,甚者独行,并,谓他脉共受邪气而合病也。独,为一经受病而无异气相参也。并甚则相传,传急则死。藏真通于心故心先痛,心火胜金,传于肺也,肺在变动为咳。肺金胜木传于肝也,以其脉循胁肋。肝木胜土传于脾也,故闭塞不通,身痛体重。以胜相伐,唯弱是从,五藏四伤,岂其能久,故为即死。藏真高于肺而主息,故喘咳也。肺传于肝而胁支满痛,肝传于脾而身重体痛,自传于府而胀。藏真散于肝,脉内连目胁,故肝病头目眩,肝传于肾,故腰脊少腹痛胫酸。藏真濡于脾而主肌肉,脾病故身痛体重,自传于府而胀。藏真下于肾,肾病故少腹腰脊痛胻酸,自传于府故背招筋痛小便闭,膀胱传于小肠故腹胀,府传于藏故两胁支痛。五藏相移,皆如此,有缓传者,有急传者。寻此病传之法,皆五行之气,考其日数,理不相应,夫以五行为纪,以不胜之数传于所胜者,谓火传于金,当云一日;金传于木,当云二日;木传于土,当云四日;土传于水,当云三日;水传于火,当云五日也。若以己胜之数传于不胜者,则木三日传于土,土五日传于水,水一日传于火,火二日传于金,金四日传于水,经之传日似法三阴三阳之气。间一藏止者,谓隔过前一藏而不更传也,则谓木传土,土传水,水传火,火传金,金传木而止,皆闲隔一藏也,及至三四藏者,皆谓至前第三第四藏也,诸至三藏者,皆是其已不胜之气也,至四藏者,

皆至已所生之父母也,不胜则不能为害于彼,所生则父子无克伐之期,气顺以行,故刺之可矣。

《天元纪大论篇第六十六》　御,谓临御。化,谓生化也。天真之气,无所不周,器象虽殊,参应一也。运,谓五行,应天之五,各周三百六十五日而为纪者也。夫有形禀气而不为五运阴阳之所摄者,未之有也。所以造化不极,能为万物生化之元始,以其是神明之府故也。然合散不测,生化无穷,非神明运为无能尔也。气之施化故曰生,气之散易故曰极,无期禀候故曰神,无思测量故曰圣。由化与变,故万物无能逃五运阴阳;由圣与神,故众妙无能出幽玄之理,深乎妙用,不可得而称之!玄,远也,天道玄远,变化无穷。道,妙用之道,经术政化,非道不成。生万物者地,非土气孕育则形质不成。金、石、草、木;根、叶、华、实;酸、苦、甘、淡、辛、咸,皆化气所生,随时而有。智通妙用,唯道所生。玄远幽深,故生神也。神之为用,触遇玄通,契物化成,无不应也。风者,教之始,天之使也,天之号令也。在地为木,东方之化。在天为热,应火为用。在地为火,南方之化。在天为湿,应土为用。在地为土,中央之化。在天为燥,应金为用。在地为金,西方之化。在天为寒,应水为用。在地为水,北方之化。神之为用,如上五化,木为风所生,火为热所炽,金为燥所发,水为寒所资,土为湿所全,盖初因而成立也。虽初因之以化成,卒因之以败散尔。岂五行之独有是哉!凡因所因而成立者,悉因所因而散落尔。气,谓风热湿燥寒。形,谓木火土金水。此造化生成之大纪。天覆地载,上下相临,万物化生,无遗略也。由是,故万物自生自长,自化自成,自盈自虚,自复自变也。夫变者何谓? 生之气极本而更始化也。孔子曰:曲成万物而不遗。

天有六气御下,地有五行奉上。当岁者为上主司天,承岁者为下主司地。不当岁者二气居右,北行转之;二气居左,南行转之。金木水火运,北面正之常,左为右,右为左,则左者南行,右者北行而反也。以水火之寒热,彰信阴阳之先兆也。木主发生,应春,春为生化之始。金主收敛,应秋,秋为成实之终,终始不息,其化常行,故万物生长,化成收藏自久。气有多少,谓天之阴阳三等,多少不同秩也;形有盛衰,谓五运之气有太过不及也。由是少多衰盛,天地相召而阴阳损益,昭然彰着可见

也。一运之日,终三百六十五日四分度之一,乃易之,非主一时,当其王相囚死而为绝法也,气交之内,迢然而别有之也。《天元册》记天真元气运行之纪也。太虚,谓空玄之境,真气之所充,神明之宫府也,真气精微无远不至,故能为生化之本始,运气之真元矣。五运,谓木火土金水运也。终天,谓一岁三百六十五日四分度之一也。终始更代,周而复始也,言五运更统于太虚四时,随部而迁复,六气分居而异主,万物因之以化生,非曰自然,其谁能始。故曰:万物资始。易曰:大哉乾元,万物资始,乃统天,云行雨施,品物流形。孔子曰:天何言哉,四时行焉,百物生焉。此其义也。太虚真气,无所不至也。气脐生有,故禀气含灵者抱真气以生焉。摠统坤元,言天元气常司地气化生之道也。易曰:至哉坤元,万物资生,乃顺承天也。九星,上古之时也。上古,世质人淳,归真反朴,九星悬朗,五运脐宣;中古,道德稍衰,标星藏曜,故计星之见者七焉。九星,谓天蓬、天内、天冲、天辅、天禽、天心、天任、天柱、天英,此盖从标而为始,遁甲式法今犹用焉。七曜,谓日月五星,今外蕃具以此历为举动吉凶之信也。周,谓周天之度。旋,谓左循天度而行五星之行,犹各有进退高下小大矣。阴阳,天道也。柔刚,地道也。天以阳生阴长,地以柔化刚成也。易曰:立天之道,曰阴与阳;立地之道,曰柔与刚。幽显既位,言人神各得其序。寒暑弛张,言阴阳不失其宜也,人神各守所居,无相干犯,阴阳不失其序,物得其宜,天地之道且然,人神之理亦犹也。有情有识,彰显形容,天气主之;无情无识,蔽匿形质,地气主之,禀元灵气之所化育尔。易曰:天地氤氲,万物化醇。气有多少,随其升降分为三别也。气至不足,太过迎之;气至太过,不足随之,天地之气亏盈如此,故云形有盛衰也。亏盈无常,互有胜负尔。始甲子之岁,三百六十五日,所禀之气当不足也,次而推之,终六甲也。故有余已则不足,不足已则有余,亦有岁运,非有余非不足者,盖以同天地之化也,若余已复余,少已复少,则天地之道变常,而灾害作奇疾生矣。木运之岁,上见厥阴;火运之岁,上见少阳;少阴土运之岁,上见太阴;金运之岁,上见阳明;水运之岁,上见太阳,此五者天气下降,如合符运,故曰应天,为天符也。木运之岁,岁当于卯;火运之岁,岁当于午;土运之岁,岁当辰戌丑未;金运之岁,岁当于

酉；水运之岁，岁当于子，此五者岁之所直，故曰承岁，为岁直也。火运之岁，上见少阴，年辰临午；土运之岁，上见太阴，年辰临丑未；金运之岁，上见阳明，年辰临酉，此三者天气运气与年辰俱会，故云三合为治也。岁直亦曰岁位，三合亦为天符。太阳为寒，少阳为暑，阳明为燥，太阴为湿，厥阴为风，少阴为火，皆其元在天，故曰天之阴阳也。木初气也，火二气也，相火三气也，土四气也，金五气也，水终气也，以其在地应天，故云下应也。气在地，故曰地之阴阳也。生长者，天之道；藏杀者，地之道。天阳主生，故以阳生阴长；地阴主杀，故以阳杀阴藏，天地虽高下不同，而各有阴阳之运用也。天有阴，故能下降，地有阳，故能上腾，是以各有阴阳也，阴阳交泰，故化变由之成也。阴阳之气，极则过亢，故各兼之。天有六气，地有五位，天以六气临地，地以五位承天，盖以天气不加君火故也，以六加五则五岁而余一气，故迁一位。若以五承六，则常六岁乃备尽天元之气，故六年而环会，所谓周而复始也。地气左行，往而不返，天气东转，常自火运数五岁已，其次气正当君火气之上，法不加临，则右迁君火气上，以临相火之上，故曰五岁而右迁也，由斯动静，上下相临而天地万物之情变化之机可见矣。天地之道，变化之微，其由是矣。孔子曰：天地设位而易行乎其中。

六节谓六气之分，五制谓五位之分。位应一岁，气统一年，故五岁为一周，六年为一备。所以地位六而言五者，天气不临君火故也。君火在相火之右，但立名于君位，不立岁气，故天之六气，不偶其气，以行君火之政，守位而奉天之命，以宣行火令尔，以名奉天，故曰君火，以名守位禀命，故云相火以位。历法一气十五日，因而乘之，积七百二十气，即三十年。积千四百四十气，即六十年也。安不忘危，存不忘亡，大圣之至教也。求民之瘼，恤民之隐，大圣之深仁也。谓传非其人，授于情狎，及寄求名利者也。申誓戒于君王，乃明言天道至真之要旨也。数术明着，应用不差，故远近于言，始终无谬。太始天地初分之时，阴阳析位之际，天分五气，地列五行，五行定位，布政于四方，五气分流，散支于十干，当是黄气横于甲己，白气横于乙庚，黑气横于丙辛，青气横于丁壬，赤气横于戊癸，故甲己应土运，乙庚应金运，丙辛应水运，丁壬应木运，戊癸应火运，大古圣人望气以书天

册，贤者谨奉以纪天元。标，谓上首也。终，谓当三甲六甲之终。三阴三阳为标，寒暑燥湿风火为本，故云：所谓本也。天真元气，分为六化，以统坤元生成之用，徵其应用则六化不同，本其所生，则正是真元之一气，故曰：六元也。

《五运行大论篇第六十七》 土主甲己，金主乙庚，水主丙辛，木主丁壬，火主戊癸。子午之上，少阴主之；丑未之上，太阴主之；寅申之上，少阳主之；卯酉之上，阳明主之；辰戌之上，太阳主之；己亥之上，厥阴主之。上古圣人仰观天象以正阴阳。盖取圣人仰观天象之义，不然则十干之位各在一方，徵其离合事亦寥阔。智识偏浅不见原由，虽所指弥远，其知弥近，得其元始，桴鼓非遥。戊土属乾，己土属巽。面向北而言之也。上南也，下北也，左西也，右东也。主岁者位在南，故面北而言其左右；在下者位在北，故面南而言其左右也。上，天位也，下，地位也。面南，左东也，右西也，上下异而左右殊也。木火相临，金水相临，水木相临，火土相临，土金相临，为相得也。土木相临，土水相临，水火相临，火金相临，金木相临，为不相得也。上临下为顺，下临上为逆，逆亦郁抑而病生，土临相火君火之类者也。六位相临，假令土临火，火临木，木临水，水临金，金临土，皆为以下临上，不当位也，父子之义，子为下，父为上，以子临父不亦逆乎！上，天也。下，地也。周天，谓天周地五行之位也，天垂六气，地布五行，天顺地而左回，地承天而东转，木运之后，天气常余，余气不加于君火，却退一步加临相火之上，是以每五岁已退一位而右迁，故曰左右周天余而复会。会，遇也，合也，言天地之道常五岁毕，则以余气迁加，复与五行座位再相会，合而为岁法也。周天，谓天周地位，非周天之六气也。不能遍明，无求备也。观五星之东转，则地体左行之理昭然可知也。丽，着也，有形之物未有不依据物而得全者也。人之所居可谓下矣，徵其至理则是太虚之中一物尔。易曰：坤厚载物，德合无疆。太虚无碍，地体何冯而止住。大虚不屈，地久天长者，盖由造化之气任持之也。气化而变不任持之，则太虚之器亦败坏矣。夫落叶飞空，不疾而下，为其乘气，故势不得速焉。凡之有形处地之上者，皆有生化之气任持之也，然器有大小不同，坏有迟速之异，及至气不任持，则大小之坏一也。地体之中，凡有六入，一曰燥，二曰暑，

三曰风,四曰湿,五曰寒,六曰火,受燥故干性生焉,受暑故蒸性生焉,受风故动性生焉,受湿故润性生焉,受寒故坚性生焉,受火故温性生焉,此谓天之六气也。平气及胜复皆以形证观察,不以诊知也。天地以气不以位,故不当以脉知之。左右尺寸四部分位承之,以知应与不应过与不过。厥阴之至其脉弦,少阴之至其脉钩,太阴之至其脉沉,少阳之至大而浮,阳明之至短而涩,太阳之至大而长。至而和则平,至而甚则病,至而反则病,至而不至者病,未至而至者病,阴阳易者危。不当其位者病,见于他位也。迭移其位者病,谓左见右脉,右见左脉,气差错故尔。失守其位者危,已见于他乡,本宫见贼杀之气,故病危。尺寸反者死,子午卯酉四岁有之。岁当阴在寸脉而反见于尺,岁当阳在尺而脉反见于寸。尺寸俱乃谓反也,若尺独然或寸独然,是不应气,非反也。阴阳交者死,寅申巳亥丑未辰戌八年有之。岁当阴在右脉反见左;岁当阳在左脉反见右。若左独然或右独然,是不应气,非交也。

东者日之初,风者教之始。天之使也所以发号施令,故生自东方也。景霁山昏,苍埃际合,崖谷若一,岩岫之风也;黄白昏埃,晚空如堵,独见天垂,川泽之风也;加以黄黑,白埃承下,山泽之猛风也。阳升风鼓,草木敷荣,故曰风生木也,此和气之生化也。若风气施化,则飘扬敷折,其为变极,则木拔草除也。运乘丁卯、丁丑、丁亥、丁酉、丁未、丁巳之岁,则风化不足,若乘壬申、壬午、壬辰、壬寅、壬子、壬戌之岁,则风化有余于万物也。万物味酸者,皆始自木气之生化也。酸味入胃,生养于肝藏。酸味入肝,自肝藏布化,生成于筋膜也。酸气荣养筋膜毕已,自筋流化,入乃于心。丑之终东方白,寅之初天色反黑,太虚皆闇,在天为玄象可见。在人为生养之政化也。有生化而后有万物,万物无非化气以生成者也。金、玉、土、石、草、木、菜、果、根、茎、枝、叶、花、壳、实、核,无识之类,皆地化生也。知正则不疑于事,虑远则不涉于危,以道处之,理符于智。神用无方,深微莫测,迹见形隐,物鲜能期,由是则玄冥之中,神明樓据,隐而不见,玄生神明也。飞、走、蚑、行、鳞、介、毛、倮、羽,五类变化,内属神机,虽为五味所该,然其生禀则异,故又曰化生气也。神在天为风,鸣素启坼,风之化也。振拉摧拔,风之用也。岁属厥阴在上

则风化于天,厥阴在下则风行于地。长短曲直木之体也,干举机发木之用也。维结束络筋之体也,缩纵卷舒筋之用也。木化宣发风化所行,则物体柔软。在藏为肝,肝有二布叶一小叶,如木甲拆之象也,各有支给脉游中,以宣发阳和之气,魂之宫也,为将军之官,谋虑出焉,乘丁岁则肝藏及经络先受邪而为病也,胆府同。其性为暄,肝木之性也。其德为和,木之德也。风动而摇,无风则万类皆静;有形之类乘木之化,则外色皆见薄青之色。今东方之地,草木之上,色皆苍,遇丁岁则苍物兼白及黄色,不纯也。四时之中物见华荣颜色鲜丽者,皆木化之所生也。万物发生如毛在皮,发散生气于万物。详木之政散,平木之政发散,木太过之政散,土不及之气散,金之用散,落木之灾散,落所以为散之异有六,而散之义惟二,一谓发散之散,是木之气也。二谓散落之散,是金之气所为也。阳和之气,舒而散也。大风暴起,草偃木坠。物之化之变而有酸味者,皆木气之所成败也,今东方之野,生味多酸。其志为怒,怒所以威物。怒发于肝而反伤肝藏。悲发而怒止,胜之信也。风伤肝亦犹风之折木也,风生于木而反折之,用极而舒。风自木生,燥为金化,风余则制之以燥,肝盛则治之以凉,凉清所行,金之气也。酸泻肝气,泻甚则伤其气。辛金味,故胜木之酸,酸余则胜之以辛也。

南方生热,阳盛所生,相火君火之政也。太虚昏翳,其若轻尘,山川悉然,热之气也。大明不彰,其色如丹,郁热之气也。若行云暴升,欻然叶积,乍盈乍缩,崖谷之热也。热甚之气,火运盛明。火者,盛阳之生化也,热气施化则炎暑郁燠,其为变极,则燔灼消融,运乘癸酉、癸未、癸巳、癸卯、癸丑、癸亥岁则热化不足,若乘戊辰、戊寅、戊子、戊戌、戊申、戊午岁则热化有余。火有君火相火,故曰热生火。物之味苦者,皆始自火之生化也。甘物遇火,体焦则苦,从火化其可徵也。苦物入胃,化入于心,故诸癸岁则苦化少,诸戊岁则苦化多。苦味自心化已,则布化生血脉。苦味营血已,自血流化生养脾也。在天为热,亦神化气也。暄暑郁蒸,热之化也。炎赫沸腾,热之用也。岁属少阴,少阳在上,则热化于天,在下则热行于地。光显炳明,火之体也。燔燎焦然,火之用也。流行血气,脉之体也。壅泄虚实,脉之用也。心形如未敷莲花,中有九空以导引天真之气,神之宇也,为君主

之官,神明出焉,乘癸岁则心与经络受邪而为病,小肠府亦然。暑,热也,心之气性也。明显见象,定而可取,火之德也。火性躁动,不专定也。生化之物,乘火化者,悉表备赭丹之色,今南方之地,草木之上皆兼赤色,乘癸岁则赤色之物兼黑及白也。其化蕃茂,参差长短,象火之形。明曜彰见,无所蔽匿,火之政也。其令郁蒸,郁燠不舒畅。热甚炎赫,铄石流金,火之极变也。燔焫山川,旋及屋宇,火之灾也。物之化之变而有苦味者,皆火气之所合散也。悦以和志,喜发于心而反伤心,亦由风之折木也,过则气竭,故见伤也。恐至则喜乐皆泯,胜喜之理,目击道存,恐则水之气也。天热则气伏不见,人热则气促喘急,热之伤气,理亦可徵,此皆谓大热也。小热之气犹生诸气也。寒胜则热退,阴盛则阳衰,制热以寒,是求胜也。苦之伤气以其燥也,苦加以热则伤尤甚也,饮酒气促,多则喘急,此其信也。苦寒之物,偏服岁久,益火滋甚,亦伤气也,暂以方治,乃同少火反生气也。酒得咸而解,物理昭然,火苦之胜制以水咸。

中央生湿,高山土湿,泉出地中,水源山隈,云生岩谷,则其象也。夫性内蕴,动而为用,则雨降云腾,中央生湿不远信矣。故历候记土润溽暑于六月。湿气内蕴,土体乃全,湿则土生,干则土死,死则庶类凋丧,生则万物滋荣,此湿气之化尔。湿气施化,则土宅而云腾雨降,其为变极则骤注土崩也。运乘己巳、己卯、己丑、己亥、己酉、己未之岁,则湿化不足;乘甲子、甲戌、甲申、甲午、甲辰、甲寅之岁,则湿化有余也。物之味甘者,皆始自土之生化也。甘物入胃先入于脾,故诸己岁则甘少化,诸甲岁甘多化。甘味入脾,自脾藏布化,长生脂肉。甘气营肉已,自肉流化,乃生养肺藏也。在天为湿言神化也。柔润重泽,湿之化也。埃郁云雨,湿之用也。岁属太阴在上,则湿化于天,太阴在下,则湿化于地。敦静安镇,聚散复形,群品以生,土之体也。含垢匿秽,静而下民,为变化母,土之德也。覆裹筋骨,气发其间,肉之用也;疏密不时,中外否闭,肉之动也。土气施化,则万象盈。形象马蹄,内包胃脘,象土形也。经络之气,交归于中,以营运真灵之气,意之舍也,为仓廪之官,化物出焉,乘己岁则脾及经络受邪而为病。寒热暄凉之气,津湿润泽,土之德也。风化热、化燥、化寒,化周万物而为生长化成收藏也。物乘土化,则表见黔黄之

色,今中央之地,草木之土,皆兼黄色,乘己岁则黄色之物兼苍及黑。土化所及,则万物盈满。倮露皮革,无毛介也。水太过其政谧者,盖水太过而土下承,故其政亦谧。湿气布化,动反静也,地之动则土失性,风摇不安,注雨久下也,久则垣岸复为土矣。久雨淫溃土崩也。物之化之变而有甘味者,皆土化之所终始也。因志而存变谓之思,思劳于智,过则伤脾。怒则不思,忿而忘祸,则胜可知矣。思甚不解,以怒制之,调性之道也。湿甚为水,水盈则肿,水下去已,形肉已消,伤肉之验近可知矣。风胜土湿,湿甚则制之以风,甘余则制之以酸,所以救脾气也。

西方生燥,阳气已降,阴气复升,气爽风劲,故生燥也。夫岩谷青埃,川源苍翠,烟浮草木,远望氤氲,此金气所生,燥之化也。夜起白朦,轻如微雾,迤逦一色,星月皎,如此万物阴成,亦金气所生白露之气也。太虚埃昏,气郁黄黑,视不见远,无风自行,从阴之阳,如云如雾,此杀气也,亦金气所生霜之气也。山谷川泽,浊昏如雾,气郁蓬勃,惨然戚然,咫尺不分,此杀气将用,亦金气所生运之气也。天雨大霖,和气西起,云卷阳曜,太虚廓清,燥生西方,义可徵也。若西风大起,木偃云腾,是为燥与湿争,气不胜也,故当复雨,然西风雨晴,天之常气,假有东风雨止,必有西风复雨,因雨而乃自晴,观是之为,则气有往复,动有燥湿,变化之象,不同其用矣。由此则天地之气以和为胜,暴发奔骤,气所不胜,则多为复也。气劲风切,金鸣声远,燥生之信,视听可知,此则燥化能令万物坚定也。燥之施化于物如是,其为变极,则天地凄惨,肃杀气行,人悉畏之,草木凋落,运乘乙丑、乙卯、乙巳、乙未、乙酉、乙亥之岁,则燥化不足。乘庚子、庚寅、庚辰、庚午、庚申、庚戌之岁,则燥化有余,岁不同生化异也。物之有辛味者,皆始自金化之所成也。辛物入胃先入于肺,故诸乙岁则辛少化,诸庚岁则辛多化。辛味入肺,自肺藏布,化生养皮毛也。辛气自入皮毛,乃流化生气入肾藏也。在天为燥神化也,雾露清劲,燥之化也;肃杀凋零,燥之用也。岁属阳明在上,则燥化于天,阳明在下,则燥行于地者也。从革坚刚,金之体也;锋剑铦束,金之用也。柔韧包裹,皮毛之体也。渗泄津液,皮毛之用也,物乘金化则坚成。肺之形似人肩,分布诸藏清浊之气,主藏魄也,为相傅之官,治

节出焉。乘乙岁则肺与经络受邪而为病也，大肠府亦然。清凉肺之性也，金以清凉为德化。物乘金化则衣彰缟素之色。今西方之野，草木之上，色皆兼白，乘乙岁则白色之物兼赤及苍也。金化流行则物体坚敛。外被介甲，金坚之象也。其政为劲，其令雾露，天地惨凄，青干凋落，人所不喜则其气也。夫物之化之变而有辛味者，皆金气之所离合也。其志为忧，愁忧则气闭塞而不行。肺藏气故忧伤肺，神悦则喜故喜胜忧。火气薄烁则物焦干，故热气盛则皮毛伤也。以阴消阳，故寒胜热。

北方生寒，阳气伏阴，气升政布而大行，故寒生也。太虚澄净，黑气浮空，天色黯然，高空之寒气也。若气似散麻，本末皆黑微见，川泽之寒气也。太虚清白，空犹雪映，遐迩一色，山谷之寒气也。太虚白昏，火明不翳如雾，雨气遐迩，肃然北望，色玄凝雾夜落，此水气所生，寒之化也。太虚凝阴，白埃昏翳，天地一色，远视不分，此寒湿凝结，雪之将至也。地裂水冰，河渠干涸，枯泽浮咸，木敛土坚，是土胜水，水不得自清，水所生，寒之用也。寒资阴化，水所由生，此寒气之生化尔。寒气施化则水冰雪雾，其为变极则水涸冰坚，运乘丙寅、丙子、丙戌、丙申、丙午、丙辰之岁，则寒化大行；乘辛未、辛巳、辛卯、辛丑、辛亥、辛酉之岁则寒化少。物之有咸味者，皆始自水化之所成结也。水泽枯涸，卤咸乃蕃，沧海味咸，盐从水化，则咸因水产，其事炳然，煎水味咸，近而可见。咸物入胃，先归于肾，故诸丙岁，咸物多化，诸辛岁，咸物少化。咸味入肾，自肾藏布化，生养骨髓。咸气自生，骨髓乃流化，生气入肝藏也。在天为寒神化也，凝惨冰雪，寒之化也；凛冽霜雹，寒之用也。岁属太阳在上，则寒化于天；太阳在下，则寒行于地。阴气布化，流于地中则为水泉，澄澈流衍，水之体也；漂荡没溺，水之用也。强干坚劲，骨之体也；包裹髓脑，骨之用也。柔软之物，遇寒则坚，寒之化也。肾藏有二形，主藏精也，为作强之官，伎巧出焉。乘辛岁则肾藏及经络受邪而为病，膀胱府同。凛寒肾之性也，物禀水成则表被玄黑之色，乘辛岁则黑色之物兼黄及赤也。水之化为肃，而金之政太过者为肃，平金之政劲，肃金之变，盖水之化肃者，肃静也，金之政肃者，肃杀也，其虫鳞，谓鱼蛇之族类。水之政为静，而平土之政安静，土太过之政亦为静，土不及之政亦为静定，水土异而静同

者，非同也。水之静，清净也；土之静，安静也。其变凝冽，其眚冰雹，非时而有及暴过也。夫物之化之变而有咸味者，皆水化之所凝散也。其志为恐，恐以远祸，恐甚动中则伤肾。肾藏精，故精伤而伤及于肾也。思见祸机，故无忧恐。寒甚血凝，故伤血也。寒化则水积，燥用则物坚，燥与寒兼，故相胜也，天地之化，物理之常也。味过于咸则咽干，引饮伤血之义，断可知矣。渴饮甘泉，咽干自已，甘为土味故胜水咸。

当其岁时，气乃先也。先立运，然后知非位与当位者也。木居火位，火居土位，土居金位，金居水位，水居木位，木居君位，如是者为相得。又木居水位，水居金位，金居土位，土居火位，火居木位，如是者虽为相得，终以子借居父母之位，下陵其上，犹为小逆也。木居金土位，火居金水位，土居水木位，金居火木位，水居火土位，如是者为不相得，故病甚也。皆先立运气及司天之气，则气之所在相得与不相得可知矣。木余则制土，轻忽于金，以金气不争，故木恃其余而欺侮也。又木少金胜，土反侮木，以木不及，故土妄凌之也，四气卒同。侮，谓而凌忽之也。或以己强盛或遇彼衰微，不度卑弱，妄行凌忽，虽侮而求胜，故终必受邪。然舍己宫观，适他乡邦，外强中干，邪盛真弱，寡于敬畏，由是纳邪，故曰寡于畏也。

《六微旨大论篇第六十八》 深渊静澄而澄澈，故视之可测其深浅。浮云飘泊而合散，故迎之莫诣其边涯。苍天之象如渊，鳞介运化之道莫测其去留，六气深微其于运化，当知是喻矣。司天地二气在岁之上下也，间左右四气在岁之左右也。少阳之右，阳明治之；阳明之右，太阳治之；太阳之右，厥阴治之；厥阴之右，少阴治之；少阴之右，太阴治之；太阴之右，少阳治之。所谓气之标，盖南面而待也。少阳南方火，故上见火气治之，与厥阴合，故火气之下中见厥阴也。阳明西方金，故上燥气治之，与太阴合，故气燥之下中见大阴也。太阳北方水，故上寒气治之，与少阴合，故寒气之下中见少阴也。厥阴东方木，故上风气治之，与少阳合，故风气之下中见少阳也。少阴东南方君火，故上热气治之，与太阳合，故热气之，中见太阳也。太阴西南方土，故上湿气治之，与阳明合，故湿气之下中见阳明也。本之下中之见也，中见之下气之标也。本标不同，气应异象。本者应之元，标者

病之始。病生形用求之标,方施其用求之本,标本不同求之中,见法万全。少阳太阴从本,少阴太阳从本从标,阳明厥阴不从标本从乎中见。故从本者化生于本,从标本者有标本之化,从中见者以中气为化。

初之气起于立春前十五日,余二三四五终气次至,而分治六十日余八十七刻半。时至而气至,和平之应,此则为平岁也。假令甲子岁气有余于癸亥岁,未当至之期,先时而至也;乙丑岁气不足于甲子岁,当至之期,后时而至也,故曰来气不及、来气有余也。初气之至期如此。岁气有余,六气之至皆先时;岁气不及,六气之至皆后时;先时后至,后时先至,各差十三日而应也。太过不及,岁当至晚至早之时应也。当期为应,愆时为否,天地之气,生化不息,无止碍也。不应有而有,应有而不有,是造化之气失常,失常则气变,变常则气血纷挠而为病也,天地变而失常,则万物皆病。物之生荣有常时,脉之至有常期,有余岁早,不及岁晚,皆依期至也。日出谓之显明,则卯地气分春也。自春分后六十日有奇,斗建卯正至于巳,正君火位也。自斗建巳正至未之中,三之气分,相火治之,所谓少阳也。君火之位,所谓少阴热之分也,天度至此,暄淑大行,居热之分,不行炎暑,君之德也。少阳居之,为僭逆,大热早行,疫疠乃生;阳明居之,为温凉不时;太阳居之,为寒雨间热;厥阴居之,为风湿雨生羽虫;少阴居之,为天下疵疫,以其得位,君令宜行故也;太阴居之,为时雨。火有二位,故以君火为六气之始。相火则夏至日前后各三十日也,少阳之分,火之位也,天度至此,炎热大行。少阳居之,为热暴至草萎,河干炎亢,湿化晚布;阳明居之,为凉气间发;太阳居之,为寒气间至,热争冰雹;厥阴居之,为风热大行,雨生羽虫;少阴居之,为大暑炎亢;太阴居之,为云雨雷电。退,谓南面视之在位之右也。一步,凡六十日又八十七刻半,余气同法。雨之分也,即秋分前六十日而有奇,斗建未正至酉之中,四之气也。天度至此,云雨大行,湿蒸乃作。少阳居之,为炎热沸腾,云雨雷电;阳明居之,为清雨雾露;太阳居之,为寒雨害物;厥阴居之,为暴风雨摧拉,雨生倮虫;少阴居之,为寒热气反用,山泽浮云,暴雨溽蒸;太阴居之,为大雨霪霪。燥之分也,即秋分后六十日而有奇,自斗建酉正至亥之中,五之气也。天度至此,

万物皆燥。少阳居之,为温清更正,万物乃荣;阳明居之,为大凉燥疾;太阳居之,为早寒;厥阴居之,为凉风大行,雨生介虫;少阴居之,为秋湿,热病时行;太阴居之,为时雨沉阴。寒之分也,即冬至日前后各三十日,自斗建亥至丑之中,六之气也。天度至此,寒气大行。少阳居之,为冬温,蛰虫不藏,流水不冰;阳明居之,为燥寒劲切;太阳居之,为大寒凝冽;厥阴居之,为寒风摽扬,雨生鳞虫。少阴居之,为蛰虫出见,流水不冰;太阴居之,为凝阴寒雪,地气湿也。风之分也,即春分前六十日而有奇也,自斗建丑正至卯之中,初之气也。天度至此,风气乃行,天地神明号,令之始也,天之使也。少阳居之,为温疫至;阳明居之,为清风,雾露朦昧;太阳居之,为寒风切冽,霜雪水冰;厥阴居之,为大风发荣,雨生毛虫;少阴居之,为热风伤人,时气流行;太阴居之,为风雨,凝阴不散。热之分也,复春分始也,自斗建卯正至巳之中,二之气也。凡此六位,终纪一年,六六三百六十日,六八四百八十刻,六七四十二刻,其余半刻积而为三,约终三百六十五度也余,奇细分率之可也。热盛水承,条蔓柔弱。凑润衍溢,水象可见。寒甚物坚,水冰流涸,土象斯见,承下明矣。疾风之后,时雨乃零,是则湿为风吹化而为雨。风动气清,万物皆燥,金承木下,其象昭然。锻金生热则火流,金乘火之上理无妄也。君火之位,大热不行,盖为阴精制承其下也。诸以所胜之气乘于下者,皆折其摽盛,此天地造化之大体尔。所谓徵其下者,即此六承气也。亢则害,承乃制,制则生化,外列盛衰,害则败乱,生化大病。非太过非不及是谓平运主岁也。平岁之气,物生脉应,皆必合期,无先后也。

天气与运气相逢会。戊子、戊午,太徵上临少阴;戊寅、戊申,太徵上临少阳;丙辰、丙戌,太羽上临太阳,如是者三。丁巳、丁亥,少角上临厥阴;乙卯、乙酉,少商上临阳明;己丑、己未,少宫上临太阴,如是者三。临者,太过不及,皆曰天符。太一天符之会是谓三合:一者天会,二者岁会,三者运会也。天符为执法,岁位为行令,太一天符为贵人。执法犹相辅,行令犹方伯,贵人犹君主。执法官人之绳准,自为邪僻,故病速而危。方伯无执法之权,故无速害病,但执持而已。中贵人者,义无凌犯,故病则暴而死。相火居君火是臣位居君位,故逆也。君火居相火,是君居臣位,君临臣位,故

顺也。夫言周天之度者,三百六十五度四分度之一也。二十四步正四岁也。四分度之一,二十五刻也。四岁气乘,积已盈百刻,故成一日,度一日也。气与位互有差移,故气之初,天用事,气之中,地主之,地主则气流于地,天用则气腾于天,初与中皆分天步而率刻尔。初中各三十日余四十三刻四分刻之三也。子甲相合,命曰岁立,则甲子岁也,谨候水刻早晏,则六气悉可与期尔。

岁会:日行一周,天气始于一刻,甲子岁也。日行再周,天气始于二十六刻,乙丑岁也。日行三周天气始于五十一刻,丙寅岁也。日行四周,天气始于七十六刻,丁卯岁也。日行五周天气复始于一刻,戊辰岁也。余五十五岁循环周而复始矣。法以四年为一纪,循环不已余三岁一会同,故有三合也。是故寅午戌岁气会同,卯未亥岁气会同,辰申子岁气会同,巳酉丑岁气会同,终而复始。阴阳法以是为三合者,缘其气会同也,不尔则各在一方,义无由合。本谓天六气,寒暑燥湿风火也,三阴三阳由是生化,所谓六元者也。位谓金木火土水君火也,天地之气,上下相交,人之所处者也。气交:自天之下,地之上,则二气交合之分也,人居地上,故气交合之中,人之居也,是以化生变易,皆在气交之中也。天枢,当脐之两傍也,所谓身半矣。伸臂指天,则天枢正当身之半也,三分折之,上分应天,下分应地,中分应气交,天地之气,交合之际,所遇寒暑燥湿风火,胜复之变之化,故人气从之,万物生化悉由而合散也。奇,谓三十日余四十三刻又四十分刻之三十也。初中相合,则六十日余八十七刻半也,以各余四十分刻之三十,故云中气同法也。以是知气高下,生人病主之也。气之初,天用事,天用事则地气上腾于太虚之内。气之中,地气主之,地气主则天气下降于有质之中。升极则降,降极则升,升降不已,故彰天地之更用也。气之初,地气升。气之中,天气降。升已而降,以下彰天气之下流,降已而升,以上表地气之上应,天气下降,地气上腾,天地交合,泰之象也。是以天地之气升降,常以三十日半下上,下上不已,故万物生化无有休息,而各得其所也。气有胜复,故变生也。故上胜则天气降而下,下胜则地气迁而上,多少而差其分微者小,差甚者大,差甚则位易,气交易则大变生而病作矣。夫抚掌成声,沃火生沸,物之交合,象出其间,万类交合,亦由是

矣。天地交合则八风鼓拆,六气交驰于其间,故气不能正者,反成邪气。邪者,不正之目也。天地胜复,则寒暑燥湿风火六气互为邪也。夫气之有生化也,不见其形,不知其情,莫测其所起,莫究其所止,而万物自生自化,近成无极,是谓天和。见其象,彰其动,震烈、刚暴、飘泊、骤卒、拉坚、摧残、折拆、鼓慄,是谓邪气。故物之生也,静而化成;其毁也,躁而变革。是以生从于化,极由乎变,变化不息,则成败之由常在,生有涯分者,言有终始尔。天地易位,寒暑移方,水火易处,当动用时,气之迟速往复,故不常在,虽不可究识意端,然微甚之用而为化为变,风所由来也。人气不胜,因而感之,故病生焉,风匪求胜于人也。夫倚伏者,祸福之萌也;有祸者,福之所倚也;有福者,祸之所伏也。由是故祸福互为倚伏,物盛则衰,乐极则哀,是福之极,故为祸所倚。否极之泰,未济之济,是祸之极,故为福所伏。然吉凶成败,目击道存,不可以终自然之理,故无尤也。动静之理,气有常运,其微也为物之化,其甚也为物之变,化流于物,故物得之以生,变行于物,故物得之以死,由是成败倚伏生于动之微甚迟速尔,岂唯气独有是哉!人在气中,养生之道,进退之用,当皆然也。人之期可见者二也。天地之期不可见也,夫二可见者,一曰生之终也,其二曰变易。舍小生化归于大化,以死后犹化变未已,故可见者二也,天地终极,人寿有分,长短不相及,故人见之者鲜矣。

出入废则神机化灭,升降息则气立孤危。夫毛、羽、倮、鳞、介及飞走蚑行,皆去气根于身中,以神为动静之主,故曰神机也。金、玉、土、石、镕、蜒、草、木皆生气根于外,假气以成立主特,故曰气立也。根于中者命曰神机,神去则机息;根于外者命曰气立,气止则化绝。故无是四者,则神机与气立者,生死皆绝。夫自东自西自南自北者,假出入息以为化主,因物以全质者,阴阳升降之气,以作生源,若非此道,则无能致是十者也。包藏生气者,皆谓生化之器,触物然矣。夫窍横者,皆有出入去来之气;窍坚者,皆有阴阳升降之气往复于中。壁窗户牖两面伺之,皆承来气冲击于人,是则出入气也。夫阳升则井寒,阴升则水暖,以物投井及叶坠空中翩翩不疾,皆升气所碍也。虚管溉满,捻土悬之,水固不泄,为无升气而不能降也。空瓶小口,顿溉不入,为气不出而不能入也。由是观

之,升无所不降,降无所不升,无出则不入,无入则不出。夫群品之中,皆出入升降,不失常守,而云非化者,未之有也。有识无识,有情无情,去出入已,升降而云存者,未之有也。故曰升降出入,无器不有。器谓天地及诸身也,宇谓屋宇也。以其身形包藏府,藏受纳神灵与天地同,故皆名器也。诸身者小,生化之器宇;太虚者广,生化之器宇也。生化之器,自有小大,无不散也,夫小大器皆生有涯,分散有远近也。真生假立形器者,无不有此二者。近者不见远,谓远者无涯;远者无常见近,而叹其其涯矣。既近远不同,期合散殊,时节即有无、交竞、异见、常乖,及至分散之时,则近远同归于一变。有出入升降则为常守,有出无入,有入无出,有升无降,有降无升,则非生之气也。若非胎息道成,居常而生,则未之有。屏出入息,泯升降气,而能存其生化者,故贵当守。出入升降,生化之元生,故不可无之,反常之道则神去其室,生之微绝,非灾害而何哉!夫喜于遂,悦于色,畏于难,惧于祸,外恶风寒暑湿,内繁饥饱爱欲,皆以形无所隐,故常婴患累于人间也。若便想慕滋蔓,嗜欲无厌,外附权门,内丰情伪,则动以牢网,坐招燔燔,欲思释缚,其可得乎!是以身为患阶尔。老子曰:吾所以有大患者为吾有身,及吾无身吾有何患。夫身形与太虚释然消散,复未知生化之气,为有而聚耶!为无而灭乎!人有逃阴阳免生化而不生不化,无始无终,同太虚自然者乎!真人之身,隐见莫测,出入天地内外,顺道至真以生,其为小也;入于无间,其为大也。过虚空界,不与道如一,其孰能尔乎!

《气交变大论篇第六十九》 三阴三阳,司天司地,以表定阴阳生化之纪,是谓位天、位地也。五运居中,司人气之变化,故曰通于人气也。先天、后天谓生化气之变化所主时也。太过,岁化先时至;不及,岁化后时至。五运之化太过,谓岁气有余也。岁木太过,风气流行,脾土受邪,木余故土气卑屈。化气不政,生气独治,木余土抑,故不能布政于万物也。书曰:满招损。岁火太过,炎暑流行,金肺受邪,火不以德则邪害于金,若以德行则政和平也。收气不行,长气独明,雨水霜寒,金气退避,火气独行,水气折之,故雨雪冰雹及遍降霜寒而杀物也。水复于火,天象应之,辰星逆凌,乃寒灾于物也。上临少阴少阳,火燔焫,冰泉涸,

物焦槁。岁土太过,雨湿流行,肾水受邪,土无德乃尔。脾主肌肉,外应四支,故病如是。变生得位,藏气伏化,化太过故水藏伏匿而化气独治,土胜木复,故风雨大至,水泉涌,河渠溢,干泽生鱼,湿既甚矣,风又鼓之,故土崩溃土。岁金太过,燥气流行,肝木受邪,金暴虐乃尔。金气已过,肃杀又甚,木气内畏,感而病生,金盛应天,太白明大,加临宿属,心受灾害。收气峻,生气下,草木敛苍,干凋陨病。岁水太过,寒气流行,邪害心火,水不务德,暴虐乃然。上临太阳,雨冰雪霜不时降,湿气变物。寒气太甚,故雨化为冰雪。雨冰则雹也,霜不时降,彰其寒也。土复其水,则大雨霖霪,湿气内深,故物皆湿变。岁木不及,燥乃大行,清冷时至,加之薄寒,是谓燥气。天地凄沧,日见朦昧,谓雨非雨,谓晴非晴,人意惨然,气象凝敛,是为肃杀甚也。诸丁岁也。丁卯、丁酉岁,阳明上临,是谓天刑之岁也。金气承天,下胜于木,故生气失政。草木再荣,生气失政,故木华晚启,金气抑木,故秋夏始荣,结实成熟,以化气急速,故晚结成就也。金气胜木,天应同之,故太白之见,光芒明盛,木气既少,土气无制,故化气生长急速,木少金胜,天气应之,故镇星太白润而明也,苍色之物又早凋落,木少金乘故也。火气复金,夏生大热,故万物湿性时变为燥,流火烁物,故柔脆草木及蔓延之类,皆上干死而下体再生,若辛热之草,死不再生也,小热者死少,大热者死多,火大复已,土气间至,则凉雨降,其酸苦甘咸性寒之物乃再发生,新开之与先结者脐承化而成熟,火复其金,太白减曜,荧惑上应,则益光芒,加其宿属则皆灾也,以火反复,故曰白坚之,谷秀而不实。阳明上临,金自用事,故白露早降,寒凉大至,则收杀气行,以太阳居土湿之位,寒湿相合,故寒雨害物,少于成实,金行伐木,假途于土,子居母内,虫之象也,故甘物黄物,虫蠹食之,清气先胜,热气后复,复已乃胜,故火赤之气后生化也。赤后化,谓草木赤华及赤实者,皆后时而再荣秀也,其五藏,则心气晚王,胜于肺。心胜于肺,则金之白气乃屈退也。金为火胜,天象应同,故太白芒减,荧惑益明。岁火不及,寒乃大行,火少水胜,长政不用,则物容卑下,火气既少,水气洪盛,天象出见,辰星益明。诸癸岁也。火气不行,寒气禁固,髋髀如别,屈不得伸,水行乘火,故荧惑芒减,丹谷不成。岁土不及,风乃大行,

木无德也。木气专行，故化气不令，生气独擅，故草木茂荣，飘扬而甚，是木不以德，土气薄少，故物实不成。不实，谓秕恶也，土不及木乘之，故岁星之见润而明也。诸己岁也。风客于胃，故病如是，土气不及，水与脐化，故藏气举事，蛰虫早附于阳气之所，人皆病中寒之疾也。金气复木，故名木苍凋，金入于土，母怀子也，故甘物黄物虫食其中，金入土中，故气客于脾，金气大来与土仇复，故黔谷减实，苍谷不成也。己亥、己巳岁，厥阴上临其岁，少阳在泉，火司于地，故蛰虫来见，流水不冰也，金不得复，故岁星之象如常，民康不病。岁金不及，炎火乃行，火不务德，而袭金危，炎火既流，则夏生大热，生气举用，故庶物蕃茂，燥烁气至，物不胜之。烁胜之，烁石流金，涸泉焦草，山泽燔烁，雨乃不降，炎火大盛，天象应之，荧惑之见而大明也。诸乙岁也。火气胜金，金不能盛，若荧惑逆守宿属之分，皆受病。寒气折火，则见冰雹霜雪，冰雹先伤而霜雪后损，皆寒气之常也。其灾害乃伤于赤化也。诸不及而为胜，所犯子气复之者，皆归其方也。水行折火，以救困金，天象应之，辰星明莹，赤色之谷为霜雹损之。岁水不及，湿乃大行，火湿脐化，故暑雨数至，乘水不及而土胜之，镇星之象，增益光明，逆凌留犯，其又甚矣。藏气不能申其政令，故肾气不能内致和平。辰星之应，当减其明或遇镇星临属宿者乃灾。诸辛岁也。辛丑、辛未岁，上临太阴，太阳在泉，故大寒数举也，土气专盛，故镇星益明。黔谷应天岁成也。木复其土，故黄气反损而黔谷不登也，谓实不成，无以登祭器也，木气暴复，岁星下临宿属分者灾。

失常之理，则天地四时之气闭塞而无所运行，故动必有静，胜必有复，乃天地阴阳之道。岁星之化，以风应之；荧惑之化，以热应之；镇星之化，以湿应之；太白之化，以燥应之；辰星之化，以寒应之。气变则应，故各从其气化也。上文言复胜皆上应之，今经言应常不应卒，所谓无大变易而不应，然其胜复，当色有枯燥润泽之异，无见小大以应之。五星之至，相王为时盛，囚死为衰，东行凌犯为顺，留守日多则灾深，留守日少则灾浅，星喜润则为见善，星怒操忧丧则为见恶。命胜星不灾不害，不胜星为灾小，重命与星相得，虽灾无害。虽五星凌犯之事，时遇星之囚死时月，虽灾不成，然火犯，留守逆临，则有诬潜狱讼之忧；金犯，则有

刑杀气郁之忧；木犯，则有震惊风鼓之忧；土犯，则有中满下利跗肿之忧；水犯，则有寒气冲蓄之忧，故曰：徵应有吉凶也。夫五星之见也，从夜深见之，人见之喜星之喜也，见之畏星之怒也。光色微曜，乍明乍暗，星之忧也。光色迥然，不彰不莹，不与众同，星之丧也；光色圆明，不盈不缩，怡然莹然，星之喜也；光色勃然，临人芒彩，满溢其象。观象睹色，则中外之应，人天咸一矣。天地动静，阴阳往复，以德报德，以化报化，政令灾眚，及动复亦然，故曰：不能相加也。胜盛复盛，胜微复微，不应，以盛报微，以化报变，故曰不能相多也。胜复日数多少皆同，故曰：不能相过也。木之胜金，必报火土，金水皆然，未有胜而无报者，故气不能相使无也。动必有复，察动以言复也。易曰：吉凶悔吝者，生乎动。天虽高不可度，地虽广不可量，以气动复，言之其犹视其掌矣。

太过不及，岁化无穷，气交迁变，流于无极，然天垂象，圣人则之以知吉凶，何者？岁太过而星大或明莹，岁不及而星小或失色，故吉凶可指而见也。吉凶者，何谓？物禀五常之气以生成，莫不上参应之，有否有宜，故曰吉凶斯至矣，故曰：善言天者，必应于人也。言古之道而今必应之，故曰：善言古者，必验于今也。化气生成，万物皆禀，故言气应者，以物明之，故曰：善言应者，必彰于物也。气化之应，如四时行，万物备，故善言应者，必同天地之造化也。物生谓之化，物极谓之变，言万物化变终始，必契于神明运为，故言化变者，通于神明之理，圣人智周万物，无所不通，故言必有发，动无不应之也。

《五常政大论篇第七十》　五运平气：木曰敷和，敷布和气，物以生荣。火曰升明，火气高明。土曰备化，广被化气，捐于群品。金曰审平，金气清审平而定。水曰静顺，水体清静，顺于物也。五运不及：木曰委和，阳和之气，委屈而少用也。火曰伏明，明曜之气，屈伏不申。土曰卑监，土虽卑少，犹监万物之生化也。金曰从革，从顺革易，坚成万物。水曰涸流，水少故流注干涸。五运太过：木曰发生，宣发生气，万物以荣。火曰赫曦，盛明也。土曰敦阜，土余故高而厚。金曰坚成，气爽风劲，坚成庶物。水曰流衍，溢也。敷和之纪，自当其位不与物争，故五气之化各布政令于四方，无相干犯。升明之纪，正阳而治，德施周普，五化均衡。

备化之纪,气协天休,德流四政,五化脐修,土之德静,分助四方,赞成金木水火之政。土之气厚,应天休和之气,以生长收藏,终而复始,故五化脐修。审平之纪,收而不争,杀而无犯,匪审平之,德何以能为是哉!静顺之纪,德全江海,所以能为百谷主者,以其善下之也。

委和之纪,木少故生气不政,土宽故化气乃扬。火无忤犯故长气自平,木气既少故收令乃早。金气有余故木不能胜,非金气有余,木不能胜也,盖木不足而金胜之也。少角木不及,故半与商金化同。上见厥阴与敷和岁化同,上见阳明与平金岁化同,土盖其木与未出等也,木未出土与无木同也,土自用事故与正土运岁化同也,上见太阴是谓上宫,丁丑、丁未岁,上见太阴,司天化之也。萧飋肃杀金无德也,炎赫沸腾火之复也。伏明之纪,火之长气不能施化,故水之藏气反布于时。金土之义与岁气素无干犯,故金自行其政,土自平其气也。火令不振,故承化生之物皆不长也。物实成孰,苗尚稚短,及遇化气未长极而气已老矣。阳不用而阴胜也,上临癸卯、癸酉岁则蛰反不藏。癸巳、癸亥之岁蛰亦不藏。其气郁燠不舒畅。火弱水强,故伏明之纪半从水之政化。火少故半同水化。少徵运六年内,除癸卯、癸酉同正商,癸巳、癸亥同岁会外,癸未、癸丑二年,少徵与少羽同,故不云判羽也。上见阳明则与平金岁化同也,癸卯及癸酉岁。卑监之纪,土少而木专其用,化气减故雨愆期。土少故寒气得行,生气独彰,故草木敷荣而端美。荣秀而美,气生于木,化气不满,故物实中空,是以秕恶。气不安静,水且乘之,从木之风,故施散也。虽不能专政于时物,然或举用,则终归土德而静定。少宫与少角同,土少故半从木化也。上宫与正宫同,上见太阴则与平土运,生化同也,己丑、己未其岁见也。上角与正角同,上见厥阴,则悉是敷和之纪也,己亥、己巳其岁见也。振拉飘扬,木无德也。苍干散落,金之复也。从革之纪,火折金收之气也,谓乙丑、乙亥、乙酉、乙未、乙巳、乙卯之岁也。收气不能以时而行,则生气自应布扬而用之也。火土之气同生化。少商与少徵同,金少故半同火化也。上商与正商同,上见阳明则与平金运生化同,乙卯、乙酉其岁止见也。上角与正角同,上见厥阴则与平木运生化同,乙巳、乙亥其岁上见也。炎光赫烈,火无德也。冰雪霜雹,水

之复也。涸流之纪,阴气不及,阳气代之,谓辛未、辛巳、辛卯、辛酉、辛亥、辛丑之岁也。少水而土盛,太阳在泉,厥阴阳明司天,长化之气丰而厚也。水少不濡则干而坚止,藏气不能固则注下而奔速。少羽与少宫同,水土各半化也。上宫与正宫同,上见太阴则与平土运生化同,辛丑、辛未岁见之。埃昏骤雨,土之虐也。振拉摧拔,木之复也。乘彼孤危,恃乎强盛,不召而往,专肆威刑,怨祸自招,又谁咎也。假令木弱金气来乘,暴虐苍卒是无德也,木被金害,火必雠之,金受火燔则灾及也,夫如是者,刑甚则复甚,刑微则复微,气动之常,固其宜也,五行之理,咸迭然乎。

发生之纪,物乘木气以发生,而启陈其容质也,是谓壬申、壬午、壬辰、壬寅、壬子、壬戌之六岁化也。生气上发故土体疏泄,木之专政故苍气上达。少阳先生,发于万物之表,厥阴次随,营运于万象之中也。岁木有余,金不来胜,生令布化,故物以舒荣。木化宣行,则物容端美。布散生荣,无所不至。端直舒启,万物随之,发生之化,无非顺理者也。太角与上商同,太过之木气与金化脐。上见少阴少阳则其气逆行,壬子、壬午岁上见少阴,壬寅、壬申岁。上见少阳,木余遇火故气不顺。恃已太过凌犯于土,土气屯极,金为复雠,金行杀令,故邪伤肝木也。赫曦之纪,物遇太阳则蕃而茂,是谓戊辰、戊寅、戊子、戊戌、戊申、戊午之岁也。阴阳之气,得其序也。长化行则物容大,高气达则物色明。火之用而有声,火之燔而有焰,象无所隐则其信也。岁火太过,上临少阴少阳,火燔炳,水泉涸,物焦槁。胜复之有极于是也。上羽与正徵同,上见太阳则天气且制,故太过之火反与平火运生化同也,戊辰、戊戌岁见之。若平火运同则五常之气无相凌犯,故金收之气生化同等。上见少阴少阳则其生化自政,金气不能与之脐化,戊子、戊午岁。上见少阴,戊寅、戊申岁,上见少阳,火盛故收气后化。敦阜之纪,土余故化气广被于物也,是谓甲子、甲戌、甲申、甲午、甲辰、甲寅之岁也。土性顺用,无与物争,故德厚而不躁,顺火之长育,使万物化气盈满也。夫万物所以化成者,皆以至阴之灵气,生化于中也。湿气用则燥政辟,自然之理。静而能久,故政常存。其变震惊,飘骤崩溃,大雨暴注则山崩土溃,随水流注。坚成之纪,阳气收阴气用,故万物收敛,谓庚午、庚辰、庚寅、

庚子、庚戌、庚申之岁也。秋气高洁,阳顺阴而生化。燥气有化,万物专司其成熟,无遗略也。收杀气早,土之化不得终其用也。上见少阴少阳,则天气见抑,故其生化与平金岁同。庚子、庚午岁,上见少阴,庚寅、庚申岁,上见少阳,上火制金,故生气与之脐化。政太甚则生气抑,故木不荣草首焦死。政暴不已则火气发怒,故火流炎烁,至柔条蔓草脆之类皆干死也。火乘金气,故肺伤也。流衍之纪,阴气大行,则天地封藏之化也。谓丙寅、丙子、丙戌、丙申、丙午、丙辰之岁。藏气用则长化止,故令不发扬。上见太阳,则火不能布化以长养也。丙辰、丙戌之岁,上见天符,水运也。暴寒数举,是谓政过。火被水凌,土来仇复,故天地昏翳。土水气交,大雨斯降,而邪伤肾也。

中原地形西北方高,东南方下,西方凉,北方寒,东方温,南方热,气化犹然矣。阳精下降,故地以温而知之于下矣。阳气生于东而盛于南,故东方温而南方热,气之多少明矣。阴精奉上,故地以寒而知之于上矣。阴气生于西而盛于北,故西方凉北方寒。君面巽而言,臣面乾而对。西北东南,言其大也。夫以气候验之中原地形所居者,悉以居高则寒,处下则热,尝试观之高山多雪,平川多雨,高山多寒,平川多热,则高下寒热可徵见矣。中华之地,凡有高下之大者,东西南北各三分也,其一者,自汉蜀江南至海也。二者,自汉江北至平遥县也。三者,自平遥北山北至蕃界北海也,故南分大热,中分寒热兼半,北分大寒,南北分外,寒热尤极,大热之分,其寒微,大寒之分,其热微,然其登涉极高山顶,则南面北面寒热悬殊,荣枯倍异也。又东西高下之别亦三矣,其一者,自汧源县西至沙州。二者,自开封县西至汧源县。三者,自开封县东至沧海也,故东分大温,中分温凉兼半,西分大凉。大温之分,其寒五分之二;大凉之分,其热五分之二;温凉分外,温凉尤极,变为大暄大寒也。约其大凡如此,然九分之地,寒极于东北,热极于西南,九分之地,其中有高下不同,地高处则湿,下处则燥,此一方之中小异也,若大而言之,是则高下之有一也。何者?中原地形西高北高东下南下,今百川满凑东之沧海,则东南西北高下可知。一为地形高下,故寒热不同。二则阴阳之气有少有多,故表温凉之异尔。今以气候验之,乃春气西行,秋气东行,冬气南行,夏气北行。以中分

校之,自开封至汧源,气候正与历候同。以东行校之,自开封至沧海,每一百里秋气至晚一日,春气发早一日。西行校之,自汧源县西至蕃界碛石,其以南向及西北东南者,每四十里春气发晚一日,秋气至早一日,北向及东北西南者,每一十五里春气发晚一日,秋气至早一日。南行校之,川形有北向及东北西南者,每五百里,新校正云:按别本作十五里。阳气行晚一日,阴气行早一日。南向及东南西北川,每一十五里热气至早一日,寒气至晚一日,广平之地则每五十里阳气发早一日,寒气至晚一日。北行校之,川形有南向及东南西北者,每二十五里阳气行晚一日,阴气行早一日,北向及东北西南川,每一十五里寒气至早一日,热气至晚一日,广平之地则每二十里,然气行晚一日,寒气至早一日,大率如此,然高处峻处,冬气常在平处,下处夏气常在,观其雪零草茂则可知矣。然地土固有弓形、川蛇行、川月形、川地势不同,生杀荣枯地同而天异,凡此之类,有离向、丙向、巽向、乙向、震向处,则春气早至,秋气晚至,早晚校十五日,有丁向、坤向、庚向、兑向、辛向、干向、坎向、艮向处,则秋气早至,春气晚至,早晚亦校二十日,是所谓带山之地也。审观向背,气候可知,寒凉之地,凑理开少而闭多,闭多则阳气不散,故适寒凉,腹必胀也。湿热之地,凑理开多而闭少,开多则阳发散,故往温热皮必疮也,下之则中气不余,故胀,已汗之则阳气外泄,故疮愈。阴精所奉,高之地也;阳精所降,下之地也。阴方之地,阳不妄泄,寒气外持,邪不数中而正气坚守,故寿延。阳方之地,阳气耗散发泄无度,风湿数中,真气倾竭,故夭折,即事验之,今中原之境西北方众人寿,东南方众人夭,其中犹各有微甚尔,此寿夭之大异也,方者审之乎!西方北方人,皮肤腠理密,人皆食热,故宜散宜寒,东方南方人,皮肤疏腠理开,人皆食冷,故宜收宜温散,谓温浴,使中外条达。土俗皆反之,依而疗之则反甚矣。寒方以寒,热方以热,温方以温,凉方以凉,是正法也,是同气也。行水渍之,是汤漫渍也。若西方北方有冷病,假热方温方以除之,东方南方有热疾,须凉方寒方以疗者,则反上正法以取之。不明天地之气,又昧阴阳之候,则以寿为夭,以夭为寿,虽尽上圣救生之道,毕经脉药石之妙,犹未免世中之诬斥也。

少阳司天,火气下临,肺气上从,厥阴在泉,风

行于地,风淫所胜,故是病生焉。少阳厥阴其化急速,故病气起发疾速,此气不顺而生是也。阳明司天,燥气下临,肝气上从,此病之起天气生焉。少阴在泉,热监于地,病之所有地气生焉。太阳司天,寒气下临,心气上从,寒清时举太阳令也,火气高明燔炳于物也,病之所起天气生焉。太阴在泉,湿监于地,病之源始地气生焉。厥阴司天,风气下临,脾气上从,土气有用而革易其体,风高摇动,此病所生天之气也。少阳在泉,火监于地,病之宗兆地气生焉。少阳厥阴之气,变化卒急,其为疾病速若发机。少阴司天,热气下临,热司天气,是病生天气之作也。太阴司天,湿气下临,黑起水变,埃冒云雨,病之有者天气生焉。止水虽长乃变常,甘美而为咸味,病之有者地气生焉。

　　厥阴司天,乙巳、丁巳、己巳、辛巳、癸巳、乙亥、丁亥、己亥、辛亥、癸亥之岁。厥阴在泉,五寅五申之岁。少阴司天,甲子、丙子、戊子、庚子、壬子、甲午、丙午、戊午、庚午、壬午之岁也。少阴在泉,五卯五酉之岁也。太阴司天,乙丑、丁丑、己丑、辛丑、癸丑、乙未、丁未、己未、辛未、癸未之岁。在泉,五辰五戌之岁少阳司天,甲寅、丙寅、戊寅、庚寅、壬寅、甲申、丙申、戊申、庚申、壬申之岁。在泉,五巳五亥之岁。阳明司天,乙卯、丁卯、己卯、辛卯、癸卯、乙酉、丁酉、己酉、辛酉、癸酉之岁。在泉,五子五午之岁。太阳司天,甲辰、丙辰、戊辰、庚辰、壬辰、甲戌、丙戌、戊戌、庚戌、壬戌之岁。在泉,五丑五未之岁。乘木之运倮虫不成,乘火之运介虫不成,乘土之运鳞虫不成,乘金之运毛虫不成,乘水之运羽虫不成,当是岁者悉少能孕育也。斯并运与气同者,运乘其胜,复遇天符及岁会者,十孕不全一二也。天气随己不胜者制之谓制其色也,地气随己所胜者制之谓制其形。故曰:天制色地制形焉。是以天地之闲,五类生化互有所胜,互有所化,互有所生,互有所制矣。天地之间有生之物,凡此五类也。故曰:毛虫三百六十,麟为之长;羽虫三百六十,凤为之长;倮虫三百六十,人为之长;鳞虫三百六十,龙为之长;介虫三百六十,龟为之长。凡诸有形,跂行、飞走、喘息、胎息,大小高下,青黄赤白黑,身被毛羽鳞介者,通而言之,皆谓之虫矣。不具是四者,皆为倮虫,凡此五物皆有胎生、卵生、湿生、化生也,因人致问,言及五类也。生气之根本,发自身形之中,中根也,非是五类,则

生气根系,悉因外物以成立,去之则生气绝矣。然木火土金水之形类悉假外物,色藏乃能生化,外物既去则生气离绝,故皆是根于外也。然是二十五者,根中根外悉有之。五类有二矣,其一者谓毛羽倮鳞介,其二者谓燥湿液坚软也。夫如是,万物之中互有所宜。诸有形之类根于中者,生源系天,其所动静,皆神气为机发之主,故其所为也,物莫之知,是以神舍去,则机发动用之道息矣。根于外者,生源系地,故其所生长化成收藏,皆为造化之气所成立,故其所出也,亦物莫之知,是以气止息,则生化结成之道绝灭矣。其木火土金水,燥湿液坚柔,虽常性不易,及乎外物去,生气离,根化绝止,则其常体性颜色,皆必小变移其旧也。故始动而生化流散,而有形布化而成结,终极而万象皆变也,即事验之天地之闲,有形之类,其生也柔弱,其死也坚强,凡如此类,皆谓变易。生死之时形质,是谓气之终极。天地虽无情于生化,而生化之气自有异同尔,地体之中有六入,故也气有同异,故有生有化,有不生有不化,有少生少化,有广生广化矣。故天地之闲,无必生必化,必不生必不化,必少生少化也,必广生广化,各随其气分,所好所恶所异所同也。

　　少阳在泉,寒毒不生,己亥岁气化也。大毒者皆五行标盛暴烈之气所为也,火在地中,其气正热,寒毒之物气与地殊,生死不同,故生少也。火制金气,故味辛者不化。少阳之气上奉厥阴,故其岁化苦与酸也。六气主岁,唯此岁通和,木火相承,故无间气也。苦丹地气所化,酸苍天气所生矣,余所生化悉有上下胜克,故皆有间气矣。阳明在泉,湿毒不生,子午岁气化也。燥在地中,其气凉清,故湿温毒药少生化也。金木相制,故味酸者少化也,阳明之气上奉少阴,故其岁化辛与苦也。辛素地气也,苦丹天气也,甘间气也,所以间金火之胜克,故兼治甘。太阳在泉,热毒不生,丑未岁气化也。寒在地中与热味化,故其岁物热毒不生,水胜火,故味当苦也,太阳之气上奉太阴,故其岁化生淡咸也,大阴土气上生于天气,远而高,故甘之化薄而为淡也,味以淡亦属甘,甘之类也。厥阴在泉,清毒不生,寅申岁气化也。温在地中与清殊性,故其岁物清毒不生,木胜其土,故味甘少化也,厥阴之气,上合少阳,所合之气既无乖忤,故其治化酸与苦也。气无胜克,故不间气以甘化也。厥

阴少阳在泉之岁,皆气化专一,其味纯正,然余岁悉上下有胜克之气,故皆有间气间味矣。少阴在泉,寒毒不生,卯酉岁气化也。热在地中与寒殊化,故其岁药寒毒甚微,火气烁金,故味辛少化也,故阳明少阴主天主地,故其所治苦与辛焉。苦丹为地气所育,辛白为天气所生。甘间气也,所以间止克伐也。太阴在泉,燥毒不生,辰戌岁气化也。地中有湿与燥不同,故干毒之物不生化也。土制于水,故味咸少化也。太阴之气上承太阳,故其岁化甘与咸也。寒湿不为大忤,故间气同而气热者应之。化淳则咸守,气专则辛化而俱治。少阳在泉之岁火来居水而反能化育,是水咸自守不与火争化也。厥阴在泉之气木居于水而复下化,金不受害,故辛复生化与咸俱王也。唯此两岁上下之气,无克伐之嫌,故辛得与咸同应王而生化也。余岁皆上下有胜克之变,故其中间甘味兼化以缓其制抑。余苦咸酸三味不同其生化也,故天地之间,药物辛甘者多也。

司天地气太过则逆其味以治之,司天地气不及则顺其味以和之。上取下取,内取外取,以求其过。能毒者以厚药,不胜毒者以薄药。上取谓以药制有过之气也,制而不顺则吐之。下取谓以迅疾之药除下病,攻之不去则下之。内取谓食及以药内之,审其寒热而调。外取谓药熨令所病气调适也。当寒反热以冷调之,当热反寒以温和之。上盛不已吐而脱之,下盛不已下而夺之。谓求得气过之道也。药厚薄谓气味厚薄者也。气反者,病在上取之下,病在下取之上,病在中傍取之。下取谓寒逆于下而热攻于上,不利于下气盈于上则温下以调之。上取谓寒积于下温之不去,阳藏不足则补其阳也。傍取谓气并于左则药熨其右,气并于右则熨其左以和之,必随寒热为适。凡是七者皆病无所逃,动而必中,斯为妙用矣。气性有刚柔,形证有轻重,方用有大小,调制有寒温,盛大则顺气性以取之,小软则逆气性以伐之,气殊则主必不容,力倍则攻之必胜,是则谓汤饮调气之制也。量气盛虚而行其法,病之新久无异道也。随病所在,命其藏以补之。食以无毒之药,随汤丸以迫逐之,使其尽也。中外通和,气无流碍,则释然消散,真气自平。

下品药毒,毒之大也;中品药毒,次于下也;上品药毒,毒之小也。上品、中品、下品、无毒药,悉谓之平。大毒之性烈,其为伤也多,少毒之性和,其为伤也少,常毒之性减。大毒之性一等加小毒之性一等,所伤可知也,故至约必止之,以待来证尔。然无毒之药,性虽平和,久而多之,则气有偏胜,有偏绝,久攻之则藏气偏弱,既弱且困,不可畏也,故十去其九而止。服至约已,则以五谷五肉五果五菜随五藏宜者食之,已尽其余病,药食兼行亦通也。余病不尽,然再行之毒之大小,至约而止,必无过也。岁有六气,分主有南面北面之政,先知此六气所在人脉,至尺寸应之。太阴所在,其脉沉;少阴所在,其脉钩;厥阴所在,其脉弦;太阳所在,其脉大而长;阳明所在,其脉短而涩;少阳所在,其脉大而浮,如是六脉则谓天和,不识不知,呼为寒热,攻寒令热,脉不变而热疾已生;制热令寒,脉如故而寒病又起,欲求其适,安可得乎,夭枉之来,率由于此。不察虚实,但思攻击,而盛者转盛,虚者转虚,万端之病,从兹而甚,真气日消,病势日侵,殃咎之来,若天之兴,难可逃也,悲夫!所谓伐天和也。攻虚谓实是则致邪,不识藏之虚,斯为失正气,既失则为死之由矣。代大匠斲,犹伤其手,况造化之气,人能以力代之乎!夫生长收藏,各应四时之化,虽巧智者亦无能先时而致之,明非人力所及,由是观之,则物之生长收藏化,必待其时也,物之成败理乱,亦待其时也,物既有之,人亦宜然,或言力必可致,而能代造化违四时者,妄也。

《六元正纪大论篇第七十一》 气同谓之从,气异谓之逆。胜制为不相得,相生为相得。司天地之气更淫胜复,各有主治法,则欲令平调,气性不违忤天地之气,以致清静和平也。气主循环,同于天地,太过不及,气序常然,不言永定之制,则久而更易,去圣辽远,何以明之。部主谓分六气所部主者也,宗司谓配五气运行之位也,气数谓天地五运气更用之正数也,正化谓岁直气味所宜,酸苦甘辛咸寒温冷热也。

金木水火土运行之数,寒暑燥湿风火临御之化,则天道可见,民气可调。太阳之政,辰戌之纪也。凡此太阳司天之政,气化运行先天,六步之气,生长化成收藏,皆先天时而应至也,余岁先天同之也。阳明之政,卯酉之纪也。凡此阳明司天之政,气化运行后天,六步之气,生长化成,庶务动静,皆后天时而应,余少岁同。少阳之政,寅申之纪也。凡此少阳司天之政,气化运行先天,少阳司天,太阴司地,正得天地之正,又厥阴少阳司地,各云得其正者,以地主生荣为言也。太阴之政,丑未之纪也。凡此太阴司天之政,气化运行后天,万物生长化成皆后天时而生成也。少阴之政,子午之纪也。凡此少阴司天之政,气化运行先天,岁初之气太阳,太阳寒交前岁少阳之暑也,热加燥者,少阴在上而阳明在下也。厥阴之政,己亥之纪也。凡此厥阴司天之政,太过岁运化气行先天时,不及岁化生成后天时,同正岁化生成与天,二十四气迟速同无先后也。阴之所在天应以云,阳之所在天应以清净,自然分布,象见不差。先后皆寅时之先后也。天道昭然,当期必应,见无差失,是气之常。大凡一气主六十日而有奇。以立位数之位同一气,则月之节气中气可知也。故言天地气者以上下体,言胜复者以气交,言横运者以上下互。皆以节气准之,候之灾眚,变复可期矣。六十年中同天地之化者,凡二十四岁,余悉随已多少。四时气王之月,药及食衣寒热温凉同者,皆宜避之。差四时同犯,则以水济水,以火助火,病必生也。温凉减于寒热,可轻犯之乎!六步之气于六位中,应寒反热,应热反寒,应温反凉,应凉反温,是谓六步之邪胜也。差冬反温,差夏反冷,差秋反热,差春反凉,是谓四时之邪胜也,胜则反其气以平之。太过者其数成,不及者其数生。生数:水数一,火数二,木数三,金数四,土数五。成数:水数六,火数七,木数八,金数九,土数五也。生数者各取其生数多少以占,故政令德化,胜复之休作日,及尺寸分毫并以准之,此盖都明诸用者也。

郁谓郁抑,天气之甚也。故虽天气亦有涯也,分终则衰,故虽郁者怒发也,土化不行,炎亢无雨,木盛过极,故郁怒发焉。土郁之发:土性静定至动也,雷雨大作而木土相持之气乃休解也。土虽独怒,木尚制之,故但震惊于气交之中,而声尚不能高远也。气交谓土之上尽,山之高也。所谓雷雨生于山中者,土既郁抑,天木制之,平川土薄,气常干燥,故不能先发也。山原土厚,湿化丰深,土厚气深,故先怒发也。疾气骤雨,岸落山化,大水横流,石迸势急,高山空谷击石先飞而洪水随至也。洪,大也。巨川衍溢,流漫平陆,漂荡痊没于粢盛,大水去已,石土危然,若群驹散牧于田野。土被制化气不敷,否极则泰,屈极则伸,处怫之时,化气因之,乃能敷布于庶类,以时而雨,滋泽草木而成也。

善调应时也,化气既少,长气已过,故万物始生始长,始化始成,言是四始者,明万物化成之晚也。埃固有微甚,微者如纱縠之腾,甚者如薄云雾也。甚者发近,微者发远。天际云横,山犹冠带,岩谷丛薄,乍灭乍生,有土之见,佛兆已彰,皆平明占之浮游,以午前候望也。金郁之发,杀气霜氛,正杀气者以丑时至,长者亦卯时辰时也。其气之来,色黄赤黑杂而至也,物不胜杀,故草木苍干。夏火炎亢,时雨既愆,故山泽焦枯,土上凝白咸卤,状如霜也。夜濡白露,晓听风凄,有是乃为金发徵也。雾而不流,行坠地如霜雪,得日晞也。阴精与水皆上承火,故其发也,在君相二火之前后,亦犹辰星迎随日也。气似散麻,薄微可见之也。木郁之发,筋骨强直而不用,卒倒而无所知也。气如尘如云,或黄黑郁然,犹在太虚之间,而特异于常乃其候也。无风而叶皆背见,如是皆通微甚,甚者发速,微者发徐也,山行之候,则以松虎期之,原行亦以麻黄为候,秋冬则以梧桐蝉叶候之。火郁之发,太阴太阳在上,寒湿流于太虚,心火应天,郁抑而莫能彰显,寒湿盛已,火乃与行,阳气火光,故曰泽燔燎,井水减少,妄作讹言,雨已愆期也。湿化乃后,谓阳亢主时,气不争长,故先旱而后雨也。火郁而怒,为土水相持,客主皆然,悉无深犯,则无咎也。但热已胜寒,则为摧敌,而热从心起,是神气孤危,不速救之,天真将竭故死。火之用速,故善暴死。刻尽之时,阴盛于此,反无凉气,是阴不胜阳,热既已萌,故当怒发也。火怒烁金,阳极过亢,畏火求救土中,土救热金,发为飘骤,继为时雨,气乃和平,故万物由是乃生长化成,壮极则反,盛亦何长也。君火王,时有寒至也,故岁君火发亦待时也。应为先兆,发必后至,故先有应而后发。物不可以终壮,观其壮极则怫气作焉,有郁则发,气之常也。人失其时,则候无期准也。六气之下,各有承气也,则如火位之下,水气承之,水位之下,土气承之,土位之下,木气承之,木位之下,金气承之,金位之下,火气承之,君位之下,阴清承之,各微其下则象可见矣。故发兼其下则与本气殊异。五气之发不当位,所论胜复五发之事则异,而命其差之义则同也。未应至而至太早,应至而至反太迟之类也。非应先后至而有先后至者,皆为灾眚。冬雨春凉,秋热冬寒之类,皆为归已胜也。气有余故化先,气不足故化后。观万物生长收藏如斯言。察物以明之可知也。高山之巅，盛夏冰雪，污下川泽，严冬草生长在之义足明矣。天地阴阳，视而可见，何必思诸冥昧，演法推求，智极心劳，而无所得耶。

　　木火土金水各主岁者也。地气胜则岁运上升，天气胜则岁气下降，上升下降运气常先迁降也。非其位则变生，变生则病作。上多则自降下，多则自迁，多少相移，气之常也，此亦升降之义也矣。多则迁降多，少则迁降少，多少之应，有微有甚，异之也。以其五分七分之纪，所以知天地阴阳过差矣。汗泄故用热不远热，下利故用寒不远寒，皆以其不住于中也。如是则夏可用热，冬可用寒，不发不泄而无畏忌，是谓妄，远法所禁也。皆谓不获已而用之也，秋冬亦同。以水济水，以火济火，适足以更生病，岂唯本病之益甚乎！无病者，犯禁犹能生病，况有病者而未轻减，不亦难乎。春宜凉，夏宜寒，秋宜温，冬宜热，此时之宜，不可不顺，然犯热治以寒，犯寒治以热，犯春宜用凉，犯秋宜用温，是以胜也。犯热治以咸寒，犯寒治以甘热，犯凉治以苦温，犯温治以辛凉，亦胜之道也。大坚癥瘕，痛甚不堪，则治以破积愈症之药，是谓不救必乃尽死，救之盖存其大也，虽服毒不死也。上无殒，言母必全亦无殒，言子亦不死也。衰其太半则止其药，若过禁待尽毒气，内余无病可攻，以当毒药，毒攻不已，则败损中和，故过则死。天地五行应运，有郁抑不申甚者，木郁达之，火郁发之，土郁夺之，金郁泄之，水郁折之。达谓吐之，令其条达也；发谓汗之，令其疏散也；夺谓下之，令无拥碍也；泄谓渗之，解表利小便也；折谓抑之，制其冲逆也。通是五法，乃气可平调，后乃观其虚盛而调理之也。过，太过也。太过者以其味泻之，以咸泻肾，酸泻肝，辛泻肺，甘泻脾，苦泻心，过者畏泻，故谓泻为畏也。正气不足，临气胜之，假寒热温凉以资四正之气，则可以热犯热，以寒犯寒，以温犯温，以凉犯凉也。

　　《至真要大论篇第七十四》　厥阴司天，其化以风，飞扬鼓拆，和气发生，万物荣枯，皆因而化变成败也。少阴司天，其化以热，炎蒸郁燠，故庶类蕃茂。太阴司天，其化以湿，云雨润泽，津液生成。少阳司天，其化以火，炎炽赫烈，以烁寒灾。阳明司天，其化以燥，干化以行，物无湿败。太阳司天，其化以寒，对阳之化也。以所临藏位命其病者也。

　　肝木位东方，心火位南方，脾土位西南方及四维，肺金位西方，肾水位北方，是五藏定位。然六气御五运，所至气不相得则病，相得则和，故先以六气所临，后言五藏之病也。六气之本，自有常性，故虽位易而化治皆同。六气分化，常以二气司天地为上下吉凶胜复，客主之事，岁中悔吝从而明之，余四气散居左右也。厥阴在泉，风行于地；少阴在泉，热行于地；太阴在泉，湿行于地；少阳在泉，火行于地；阳明在泉，燥行于地；太阳在泉，寒行于地。化于天者为天气，化于地者为地气。万物居天地之间，悉为六气所生化，阴阳之用，未尝有逃生化出阴阳也。上淫于下，天之气也；外淫于内，地之气也。随所制胜而以平治之也。知阴阳所在则知尺寸应与不应，不知阴阳所在则以得为失，以逆为从，故谨察之也。阴病阳不病，阳病阴不病，是为正病，以寒治热，以热治寒，正治之也。阴位已见阳脉，阳位又见阴脉，是谓反病，以寒治寒，以热治热则反治之也。诸方之制，咸悉不然，故曰反者反治也。

　　风性喜温而恶清，故治之凉，是以胜气治之也。佐以苦，随其所利也。木苦急则以甘缓之，苦抑则以辛扬之。大法正味如此，诸为方者不必尽用之，但一佐二佐，病已则止，余气皆然。热性恶寒，故治以寒也。热之大盛，甚于表者，以苦发之，不尽复寒制之，寒制不尽，复苦发之，以酸收之。甚者再方，微者一方，可使必已，时发时止，亦以酸收之。湿与燥反，故治以苦热，佐以酸淡也；燥除湿，故以苦燥其湿也；淡利窍，故以淡渗泄也。火气大行，心腹心怒之所生也。咸性柔软，故以治以酸收之大法，候其须汗者，以辛佐之，不必要资苦味，令其汗也。欲柔软者，以咸治之。温利凉性，故以苦治之。以热治寒，是为摧胜，折其气用，令不滋繁也，苦辛之佐，通事行之。厥阴之气，未为盛热，故曰凉药平之。夫气之用也，积凉为寒，积温为热，以热少之，其则温也，以寒少之，其则凉也，以温多之，其则热也，以凉多之，其则寒也。各当其分，则寒寒也，温温也，热热也，凉凉也。方书之用，可不务乎，故寒热温凉，商降多少，善为方者，意必精通，余气皆然，从其制也。热气已退，时发动者，是为心虚，气散不敛，以酸收之，虽以酸收亦兼寒助，乃能殄除其源本矣。热见太甚，则以苦发之，汗已便凉，是邪气尽，勿寒水之。汗已犹热，是邪气未尽，则以酸收之。已又热则复汗之，已汗复热是藏虚也，则补其心可矣。法则合尔，诸治热者亦未必得再三发三治，况四变而反复者乎！湿气所淫，皆为肿满，但除其湿，肿满自衰，因湿生病，不肿不满者亦尔治之。湿气在上，以苦吐之；湿气在下，以苦泄之，以淡渗之，则皆燥也。泄，谓渗泄以利水道，下小便为法。然酸虽热亦用，利小便去伏水也。治湿之病，不下小便，非其法也。身半以上湿气余，火气复郁，郁湿相薄，则以苦温甘辛之药，解表流汗而祛之，故云以汗为除病之故而已也。火淫所胜同热淫，以酸复其本气也，不复其气则淫气空虚招其损。制燥之胜，必以苦湿，是以火之气味也。宜下必以苦，宜补必以酸，宜泻必以辛，清甚生寒，留而不去则以苦湿下之，气有余则以辛泻之，诸气同。寒淫所胜，治以甘热，佐以苦辛，平以辛热，佐以甘苦。六胜之至，皆先归其不胜已者之故，不胜者当先泻之，以通其道，次泻所胜之气，令其退释也，治诸胜而不泻遣之，则胜气浸盛而内生诸病也。凡先有胜后必有复。正司化令之实，对司化令之虚，对化胜而有复，正化胜而不复。厥阴之复，木偃沙飞，风之大也。风为木胜，故土不荣。胃受逆气而上攻心痛也。痛甚则汗发泄。吐出乃止，此为胃气逆而不下流也。食饮不入，入而复出，肝乘脾胃，故令尔也。少阴之复，火热之气，自小肠从脐下之左入大肠，上行至左胁，甚则上行于右而入肺，故动于左上行于右，皮肤痛也。泻也寒热，甚则然阳明先胜，故赤气后化，流水不冰，少阴之本司于地也。在人之应则冬脉不凝，若高山穷谷，已是至高之处，水亦当冰，平下川流则如经矣。火气内蒸，金气外拒，阳热内郁，故为痹胗、疮疡。胗甚亦为疮也。热少则外生痹胗，热多则内结痈痤，小肠有热则中外为痔，其复热之变，皆病于身后及外侧也。疮疡痹胗生于上，痛疽痤痔生于下，反其处者皆为逆也。太阴之复，湿气内逆，寒气不行，太阳上流，故为是病，头顶痛重，则脑中掉瘛尤甚，肠胃寒湿，热无所行，重灼胸府，故胸中不便，食饮不化，呕而密默，欲静定也，喉中恶冷，故唾吐冷水也，寒气易位，上入肺喉，则息道不利，故咳喘而喉中有声也。水居平泽则鱼游于市，头顶凶痛，女人亦兼痛于眉间也。少阳之复，火气专暴，枯燥草木，燔焰自生，故燔爇也。火内炽，故惊、瘛、咳、衄、心热、烦躁、便数、憎

风也。火炎于上，则庶物失色，故如尘埃浮于面，而目眴动也。火烁于内，则口舌糜烂、呕逆，及为血溢、血泄，风火相薄则为温疟，气蒸热化则为水，病传为胕肿。胕肿，谓皮肉俱肿，按之陷下，泥而不起也，如是之证，皆火气所生也。阳明之复，杀气大举，木不胜之，故苍清之叶不及黄而干燥也。厉，谓疵厉，疾疫死也，清甚于内，热郁于外，故也。太阳之复，寒而遇雹，死亦其宜，寒化于地，其上复土，故地体分裂，水积冰坚，久而不释，是阳光之气不治寒凝之物也。太阳之复，与不相持，上湿下寒，火无所往，心气内郁，热由是生，火热内燔，故生斯病。调不失理则余之气自归，其所属少之气自安其所居，胜复衰已则各补养而平定之，必清必静，无妄挠之，则六气循环五神安泰，若运气之寒热治之平之，亦各归司天地气也。

高者抑之制其胜也，下者举之济其弱也，有余折之屈其锐也，不足补之全其气也。虽制胜扶弱而客主须安，一气失所则矛循更作，榛棘互兴，各伺其便，不相得志，内淫外并而危败之由作矣。寒热温清气相比和，水火金木土不比和者，气相得者则逆所胜之气以治之，不相得者则顺所不胜气亦治之。治火胜负欲益者以其味，欲泻者亦以其味，胜与不胜，皆折其气也。以其性躁动，治热亦然。藏位有高下，府气有远近，病证有表里，药用有轻重，调其多少，和其紧慢，令药气至病所为故，勿太过与不及也。奇方云君一臣二，君二臣三。偶方云君二臣四，君二臣六也。病有小大，气有远近，治有轻重所宜，故云七制也。汗药不以偶方，气不足以外发；泄下药不以奇制，药毒攻而致过。治上补上方迅急，则止不住而迫下；治下补下方缓慢，则滋道路而力又微。制急方而气味薄则力与缓等；制缓方而气味厚则势与急同。如是为缓不能缓，急不能急，厚而不厚，薄而不薄，则大小非制，轻重无度，则虚实寒热，藏府纷挠，无由致理，岂神灵而可望安哉！汤丸多少凡如此也。心肺为近，肾肝为远，脾胃居中，三阳胞膪胆亦有远近。身三分之上为近，下为远也，或识见高远，权以合宜，方奇而分两偶，方偶而分两奇，如是者近而偶制，多数服之，远而奇制，少数服之，则肺服九，心服七，脾服五，肝服三，肾服二为常制矣。故曰小则数多，大则数少。与其重也宁轻，与其毒也宁善，与其大也宁小，是以奇方不去，偶方主之。偶方病

在,则反一佐,以同病之气而取之也。夫热与寒背,寒与热违,微小之热为寒所折,微小之冷为热所消,甚大寒热则必能与违性者争雄,能与异气者相格,声不同不相应,气不同不相合,如是则且惮而不敢攻之,攻之则病气与声气抗行而自为寒热,以开闭固守矣。是以圣人反其佐,以同其气,令声气应合,复令寒热参合,使其终异始同,燥润而败,坚刚必折,柔脆自消尔。

少阳之本火,太阴之本湿,本末同,故从本也。少阴之本热其标阴,太阳之本寒其标阳,本末异,故从本从标。阳明中见太阴,厥阴中见少阳,本末与中见不同,故不从标本,从乎中见也。从本从标从中,皆以其为化主之用也。寒病治以寒,热病治以热,是为逆取。寒盛格阳,治热以热,热盛拒阴,治寒以寒之类,皆时谓之逆。外虽用逆,中乃顺也,此逆乃正顺也。若寒格阳而治以寒,热拒寒而治以热,外则虽顺,中气乃逆,故方若顺,是逆也。六气之用,粗之与工得其半也。厥阴之化,粗以为寒,其乃是温。太阳之化,粗以为热,其乃是寒。由此差互用,失其道,故其学问识用不达,工之道半矣,夫太阳少阴各有寒化热量,其标本应用则正反矣,何以言之,太阳本为寒,标为热,少阴本为热,标为寒,方之用亦如是也。厥阴阳明中气亦尔,厥阴之中气为热,阳明之中气为湿,此二气亦反其类,太阳少阴也然。太阳与少阴有标本用,与诸气不同,故曰同气异形也。夫一经之标本寒热既殊,言本当究其标,论标合寻其本,言气不穷其标本,论病未辨其阴阳,虽同一气而生,且阻寒温之候,故心迷正理,治益乱经,呼曰粗工,允膺其称尔。天地变化尚可尽知,况一人之诊而云冥昧,得经之要,持法之宗,为天下师,尚卑其道,万民之式,岂曰大哉。

诸风掉眩皆属于肝,风性动,木气同之。诸寒收引,皆属于肾,寒物收缩,水气同也。诸气膹郁,皆属于肺,高秋气凉,雾气烟集,凉至则气热,复甚则气殚,微其物象,属可知也,金气同之。诸湿肿满,皆属于脾,土薄则水浅,土厚则水深,土平则干,土高则湿,湿气之有,土气同之。诸热瞀瘛,皆属于火,诸痛痒疮,皆属于心,心寂则痛微,心躁则痛甚,百端之起,皆自心生,痛痒疮疡生于心也。诸厥固泄,皆属于下,守司于下,肾之气也,门户束要,肝之气也,故厥固泄皆属下也。诸有气逆上行

及固不禁,出入无度,燥湿不恒,皆由下焦之主守也。诸痿喘呕,皆属于上,上焦心肺气也,炎热薄烁心之气也,承热分化,肺之气也,热郁化上,故病属上焦。诸禁鼓慄,如丧神守,皆属于火,热之内作。诸痉项强,皆属于湿,太阳伤湿。诸逆冲上,皆属于火,炎上之性用也。诸胀腹大,皆属于热,热郁于内,肺胀所生。诸躁狂越,皆属于火,热盛于胃及四末也。诸暴强直,皆属于风,阳内郁而阴行于外。诸病有声,鼓之如鼓,皆属于热,诸病胕肿疼酸,惊骇,皆属于火,热气多也。诸转反戾,水液浑浊,皆属于热,诸病水液澄澈清冷,皆属于寒,上下所出及吐出溺出也。诸呕吐酸,暴注下迫,皆属于热。深乎圣人之言,理宜然也,有无求之,虚盛责之,言悉由也。夫如大寒而甚,热之不热,是无火也。热来复去,昼见夜伏,夜发昼止,时节而动,是无火也,当助其心。又如大热而甚,寒之不寒,是无水也。热动复止,倏忽往来,时动时止,是无水也,当助其肾。内格呕逆,食不得入,是有火也。病呕而吐,食久反出,是无火也。暴速注下,食不及化,是无水也。溏泄而久,止发无恒,是无水也。故心盛则生热,肾盛则生寒,肾虚则寒动于中,心虚则热收于内。又热不得寒是无火也,寒不得热是无水也。夫寒之不寒,责其无水,热之不热,责其无火。热之不久,责心之虚,寒之不久,责肾之少。有者泻之,无者补之,虚者补之,盛者泻之。居其中间,疏者壅塞,令上下无碍,气血通调,则寒热自和,阴阳调达矣。是以方有治热以寒,寒之而水食不入,攻寒以热,热之而昏躁以生,此则气不疏通壅而为是也,纪于水火,余气可知,故有者求之,无者求之,盛者责之,虚者责之,令气通调,妙之道也。五胜,谓五行更胜也。先以五行寒暑温凉湿,酸咸甘辛苦,相胜为法也。涌吐也,泄利也,渗泄小便也,言水液自回肠沁别汁渗入膀胱之中,自胞气化之而为溺,以泄出也。夫病生之类,其有四焉,一者始因气动而内有所成。二者不因气动而外有所成。三者始因气动而病生于内。四者不因气动而病生于外。夫因气动而内成者,谓积、聚、癥、瘕、瘤、气瘿、起结核、癫痫之类也。外成者,谓痈、肿、疮、疡、痂、疥、疽、痔、掉、浮肿、目赤、瘭、胗、胕肿、痛痒之类也。不因气动而病生于内者,谓留饮、澼食、饥饱劳损、宿食、霍乱、悲恐喜怒想慕忧结之类也。生于外者,谓瘴气、贼魅、

虫蛇、蛊毒、蜚尸、鬼击、冲薄、坠堕、风寒暑湿、斫射、刺割、棰朴之类也。如是四类，有独治内而愈者，有兼治内而愈者，有独治外而愈者，有兼治外而愈者，有先治内后治外而愈者，有先治外后治内而愈者，有须脐毒而攻击者，有须无毒而调引者，凡此之类方法所施，或重或轻，或缓或急，或收或散，或润或燥，或软或坚，方士之用，见解不同，各擅己心，好丹非素，故复问之者也。但能破积愈疾，解急脱死，则为良方，非必要言以先毒为是，后毒为非，无毒为非，有毒为是，必量病轻重大小制之者也。夫病之微小者，犹水火也。遇草而煹，得水而燔，可以湿伏，可以水灭，故逆其性气，以折之攻之。病之大甚者，犹龙火也，得湿而焰，遇水而燔，不知其性，以水湿折之，适足以光焰，诣天物穷方止矣，识其性者，反常之理，以火逐之则燔灼自消，焰光扑灭。然逆之，谓以寒攻热，以热攻寒；从之，谓攻以寒热，虽从其性用，不必皆同是。以下文曰：逆者正治，从者反治，从少从多，观其事也。逆者正治也，从者反治也。逆病气而正治，则以寒攻热，以热攻寒。然从顺病气，乃反治法也。从少谓一同而二异，从多谓二同而三异也，言尽同者，是奇制也。大寒内结，蓄聚疝瘕，以热攻除，除寒格，热反纵，反纵之则痛发尤甚，攻之则热不得前，方以蜜煎乌头，佐之以热，蜜多其药，服已便消，是则张公从此以热因寒用也。有火气动，服冷已，过热为寒格而身冷、呕哕、嗌干、口苦、恶热、好寒，众议攸同咸呼为热，冷治则甚，其如之何？逆其好则拒治，顺其心则加病，若调寒热逆冷，热必行则热物冷服，下嗌之后，冷体既消，热性便发，由是病气随愈，呕哕皆除，情且不违，而致大益，醇酒冷饮则其类矣，是则以热因寒用也。所谓恶热者，凡诸食余气主于生者。新校正云：详王字疑误上见之已呕也。又病热者，寒攻不入，恶其寒胜，热乃消除，从其气则热增，寒攻之则不入，以豉豆诸冷药酒渍，或煴而服之，酒热气同，固无违忤，酒热既尽，寒药已行，从其服食，热便随散，此则寒因热用也。或以诸冷物热脐和之服之，食之热复围解，是亦寒因热用也。又热食猪肉及粉葵，乳以椒姜橘，热脐和之，亦其类也。又热在下焦治亦然，假如下气虚乏，中焦气拥，胠胁满甚，食已转增，粗工之见，无能断也，欲散满则恐虚其下，补下则满甚于中，散气则下焦转虚，补虚则中满滋甚，医病参议，

言意皆同，不救其虚，且攻其满，药入则减，药过依然，故中满下虚，其病常在，乃不知疏启其中，峻补于下，少服则资壅，多服则宣通，由是而疗，中满自除，下虚斯实，此则塞因塞用也。又大热内结，注泄不止，热宜寒疗，结复须除，以寒下之，结散利止，此则通因通用也。又大寒凝内，久利泻泄，愈而复发，绵历岁年，以热下之，寒去利止，亦其类也。投寒以热，凉而行之，投热以寒，温而行之，始同终异，斯之谓也。诸如此等，其徒寔繁，略举宗兆，犹是反治之道，斯其类也阴阳脐等，则一日之中，寒热相半；阳多阴少，则一日一发，而但热不寒；阳少阴多，则隔日发，而先寒后热。虽复胜之气，若气微则一发后，六七日乃发时，谓之愈而复发，或频三日发而六七止，或隔十日发而四五日止者，皆由气之多少，会遇与不会遇也。俗见不远，乃谓鬼神暴疾而又祈祷避匿，病势已过，旋至其毙，病者殒殁，自谓其分，致令冤魂塞于冥路，夭死盈于旷野，仁爱鉴兹，能不伤楚，习俗既久，难卒厘革，非复可改，末如之何，悲哉！悲哉！治之而病不衰退，反因药寒热而随生寒热病之新者也，亦有止而复发者，亦有药在而除，药去而发者，亦有全不息者，方士若废此绳墨则无更新之法，欲依标格则病势不除，舍之则阻彼，凡情治之则药无能验，心迷意惑，无由通悟，不知其道，何恃而为，因药病生，新旧相对，欲求其愈，安可奈何？诸寒之而热者取之阴，热之而寒者取之阳，益火之源以消阴翳，壮水之主以制阳光，故曰求其属也。夫粗工褊浅，学未精深，以热攻寒，以寒疗热，治热未已而冷疾已生，攻寒日深而热病更起，热起而中寒尚在，寒生而外热不除，欲攻寒则惧热不前，欲疗热则思寒又止，进退交战，危亟已臻，岂知藏府之源有寒热温凉之主哉！取心者，不必脐以热；取肾者，不必脐以寒，但益心之阳，寒亦通行，强肾之阴，热之犹可，观斯之故，或治热以热，治寒以寒，万举万全，孰知其意，思方智极，理尽辞穷，呜呼！人之死者，岂谓命，不谓方士愚昧而杀之耶！物体有寒热，气性有阴阳，触王之气，则强其用也。夫肝气温和，心气暑热，肺气清凉，肾气寒冽，脾气兼并之故也。春以清治肝而反温，夏以冷治心而反热，秋以温治肺而反清，冬以热治肾而反寒，盖由补益王气太甚也，补王太甚则藏之寒热，气自多矣。夫入肝为温，入心为热，入肺为清，入肾为寒，

入脾为至阴，而四气兼之，皆为增其味而益其气，故各从本藏之气用尔，故久服黄连、苦参而反热者，此其类也，余味皆然，但人疏忽不能精候矣，故曰久而增气，物化之常也，气增不已，益岁年则藏气偏胜，气有偏胜则有偏绝，藏有偏绝则有暴夭者，故曰气增而久，夭之由也，是以正理观化，药集商较服饵曰：药不具五味，不备四气，而久服之，虽且获胜益，久必致暴夭。绝粒服饵，则不暴亡，斯何由哉！无五谷味资助故也，复令食谷，其亦夭焉。上药为君，中药为臣，下药为佐使，所以异善恶之名位，服饵之道，当从此为法，治病之道，不必皆然，以主病者为君，佐君者为臣，应臣之用者为使，皆所以赞成方用也。三品，上中下品，此明药善恶不同性用也。病者中外，治有表里，在内者以内治法和之，在外者以外治法和之，气微不和，以调气法调之，其次大者以平气法平之，盛甚不已则夺其气令甚衰也。假如小寒之气，温以和之；大寒之气，热以取之；甚寒之气，则下夺之，夺之不已则逆折之，折之不尽则求其属以衰。小热之气，凉以和之；大热之气，寒以取之；甚热之气，则汗发之，发不尽则逆制之，制之不尽则求其属以衰之，故曰汗之下之。寒热温凉，衰之以属，随其攸利。守道以行，举无不中，故能驱役草石，召遣神灵，调御阴阳，蠲除众疾，血气保平和之候，天真无耗竭之由，夫如是者，盖以舒卷在心，去留从意，故精神内守，寿命灵长。

《著至教论篇第七十五》 树天之度，言高远不极。四时阴阳合之，言顺气序也。别星辰与日月光，言别学者二明大小异也。天为业，言三阳之气在人身形所行居上也。阴阳传，上古书名也。上下无常，言气乖通不定在上下也。合而病至，谓手足三阳气相合而为病至也。阳并至则精气微，故偏损害阴阳之用也。三阳并至上下无常，外无色气可期，内无正经常尔。所至之时，皆不中经脉纲纪；所病之证，又复上下无常。六阳并合，故曰至盛之阳也。六阳重并，洪盛莫当，阳愤郁惟盛，是为滂溢无涯，故干窍塞也。然阳薄于藏为病，亦上下无常定之诊，若在下为病便数赤白。三阳之病坐不得起，卧便身全，所以然者，起则阳盛鼓，故常欲得卧，卧则经气均，故身安全。不知其要，流散无穷，后世习相，去圣久远，而学者各自是其法，则惑乱于师氏之教旨矣。病之深重尚不明别，然

轻微者亦何开愈，今得遍知耶！然由是不知明世主学教之道，从斯尽矣。举藏之易知者也。然肾脉且绝，则心神内烁，筋骨脉肉日晚酸空也。若以此之类，诸藏气俱少不出者，当人事萎弱，不复殷多，所以尔者，是则肾不足，非伤损故也。形气荣卫之不形于外而工独知之，以日之寒温，月之虚盛，四时气之浮沉，参伍相合而调之，工常先见之，然而不形于外，故曰观于冥冥焉。脾虚脉浮候则似肺，肾小浮上候则似脾，肝急沉散候则似肾者，以三藏相近，故脉象参差而相类也。是以工惑乱之，为治之过失矣。虽尔乎，犹宜从容安缓，审比类之而得三藏之形候矣，何以取之。然浮而缓曰脾，浮而短曰肺，小浮而滑曰心，急紧而散曰肝，搏沉而滑曰肾，不能比类则疑乱弥甚。脾合土，肝合木，肾合水，三藏皆在鬲下，居止相近也。脉有浮弦石坚，故云问所以三藏者，以知其比类也。年之长者甚于味，年之少者劳于使，年之壮者过于内，过于内则耗伤精气，劳于使则经中风邪，恣于求则伤于府，故求之异也。脉浮为虚，弦为肝气，以肾气不足，故脉浮弦也。肾气不足，故水道不行，肺藏被冲，故形气消散索尽也。肾气内着，上归于母也。以为伤肺而不敢治，是乃狂见，法所失也。鸿飞冲天，偶然而得，岂其羽翮之所能哉！粗工下砭石亦犹是矣。二火谓二阳藏，三水谓三阴藏。二阳藏者心肺也，以在鬲上故。三阴藏者肝脾肾也，以在鬲下故。然三阴之气，上胜二阳，阳不胜阴，故脉乱而无常也。土主四支，故四支解堕，脾精不化，故使之然。肾气逆入于胃，故水气并于阳明。脉气数急血溢于中，血不入经故为血泄。以脉奔急而血溢，故曰血无所行也。肺气伤则脾外救，故云脾气不守。肺藏损则气不行，不行则胃满，故云胃气不清。肺者主行荣卫阴阳，故肺伤则经脉不能为之行使也。真藏，谓肺藏也，若肺藏损坏，皮膜决破，经脉傍绝而不流行，五藏之气上溢而漏泄者，不衄血则呕血也。口鼻者气之门户也，今肺藏已损，胃气不清，不上衄，则血下流于胃中，故不衄出则呕出也。然伤肺、伤脾、衄血、泄血，标出且异，本归亦殊，故此二者不相类也。言伤肺、伤脾，形证悬别，譬天地之相远，如黑白之异象也。明引形证，比量类例，今从容之旨，则轻微之者亦不失矣。所以然者何哉？以道之至妙而能尔也。

《疏五过论篇第七十七》 工之治病，必在于

形气之内,求有过者是为圣人之宝也。求之不得则以藏府之气,阴阳表里而察之。所谓上经者言气之通天也,下经者言病之变化也。此二经揆度阴阳之气,奇恒五中,皆决于明堂之部分也。揆度者度病之深浅也,奇恒者言奇病也,五中者谓五藏之气色也。夫明堂者,所以视万物,别白黑,审长短,故曰决以明堂也。审于终始者,谓审察五色因王,终而复始也,夫道循如是,应用不穷,目牛无全,万举万当,由斯高远,故可以横行于世间矣。

《徵四失论篇第七十八》 精神不专于循用,志意不从于条理,揆度失常故色脉相失而时自疑殆也。微妙在脉,不可不察,察之有纪,从阴阳始。故诊不知阴阳逆从之理为一失矣。不终师术,惟妄是为,易古变常,自功循已,遗身之咎,为失二也。贫贱者劳,富贵者佚,佚则邪不能伤,易伤以劳,劳则易伤以邪,其于劳也,则富者处贵者之半,其于邪也,则贫者居贱者之半,例率如此,然世禄之家或此殊矣。夫勇者难感,怯者易伤,二者不同,盖以其神气有壮弱也。观其贫贱富贵之义,则坐之薄厚,形之寒温,饮食之宜,理可知矣。不知比类,用必乖哀,则适足以汩乱心绪,岂通明之可妄乎!故为失三也。饮食失节,言甚饱也。起居过度,言溃耗也。或伤于毒,谓病不可拘于藏府相乘之法而为疗也。卒持寸口,谓不先持寸口之脉和平与不和平也。然工巧备识,四术犹疑,故诊不能中病之形名,言不能合经而妄作粗略,医者尚能穷妄谬之违背,况深明者见而不谓非乎!故为失四也。工之得失,毁誉在世人之言语,皆可至千里之外,然其不明尺寸之诊论,当以何事知见于人耶!诊数当王之气,皆以气高下而为比类之原本也。自不能深学道术,而致诊差违,始上申怨谤之词,遗过咎于师氏者,未之有也。不能修学至理,乃衔卖于市墨,人不信之,谓乎虚谬,故云弃术于市也。然愚者百虑而一得,何自功之有耶!窈窈冥冥,言玄远也。至道玄远,谁得知之。拟于天地,言高下之不可量也。配于四海,言深广之不可测也。然不能晓谕于道,则授明道而成暗昧也。

《阴阳类论篇第七十九》 东方甲乙,春气主之,自然青色,内通肝也。五行之气各王七十二日,五积而乘之,则终一岁之数三百六十日,故云治七十二日也。夫四时之气,以春为始,五藏之应,肝藏合之,公故以其藏为最贵藏。故主气者,

济成务化谷者,系天真。主色者,散布精微,游行诸部也。观其经纶,维系游部之义,则五藏之终始可谓知矣。春三月之病,曰阳杀,阳病不谓伤寒温热之病,谓非时病热,脉洪盛数也。然春三月中,阳气尚少,未当全盛而反病热,脉应夏气者,无阳外应,故必死于夏至也,以死于夏至,阳气杀物之时,故云阳杀也。若不阳病,但阴阳之脉皆悬绝者,死在于霜降草干之时也。谓热病也。脾热病则五藏危,土成数十,故不过十日也。秋阳气衰,阴气渐出,阳不胜阴,故自已也。三阳独至,期在石水,有阳无阴,故云独至也。石水者,谓冬月水冰如石之时,故云石水也。火墓于戌,冬阳气微,故石水而死也。二阴独至,期在盛水。亦所谓并至而无阳也。盛水,谓雨雪皆解,为水之时则止,谓正月中气也。

《方盛衰论篇第八十》 阳气之多少皆从左,阴气之多少皆从右。从者为顺,反者为逆。老者谷衰,故从上为顺,少者欲甚,故从下为顺。归秋冬谓反归阴也。归阴则顺杀伐之气故也。秋冬则归阴为生也。阳气之多少反从右,阴气之多少反从左,是为不顺,故曰气少多逆也。如是从左从右之不顺者,皆为厥。言少之不顺者为逆,有余者则成厥逆之病乎!一经之气厥逆上而阳气不下者何以别之?寒厥到膝是也。四支者诸阳之本,当温而反寒上,故曰寒厥也。归阴则从右发生其病也,少者以阳气用事故秋冬死,老者以阴气用事故秋冬生。脉似阴盛谓之阴,脉似阳盛谓之阳,故曰求阳不得,求阴不审也。然求阳不得其热,求阴不审是寒,五藏部分又隔远而无可信验,故曰求阳不得,求阴不审,五部隔无徵也。夫如是者,乃从气久逆所作,非由阴阳寒热之气所为也,若居旷野,言心神散越。若伏空室,谓志意沉潜散越,以气逆而痛甚未止。沉潜以痛,定而复,恐再来也。绵绵乎,谓动息微也,身虽绵绵乎,且存然其心所属望,将不得终其尽日也,故曰绵绵乎属,不满日也。气之少有厥逆,则令人妄为梦寐,其厥之盛极,则令人梦至迷乱。三阳之脉悬绝,三阴之诊细微,是为少气之候也。脉动无常数者,是阴散而阳颇调理也。若脉诊脱略而不具备者,无以常行之诊也,察候之则当度量民及君卿三者,调养之殊异尔,忧乐苦分不同其秩故也。至阴虚天气绝而不降,至阳盛地气微而不升,是所谓不交通也。阴阳之气并

行而交通于一处者，则当阳气先至，阴气后至，阳速而阴迟也。由此则二气亦交会于一处也。

《解精微论篇第八十一》 五藏精气任心之所使，以为神明之府。神内守明外鉴，故目其窍也。华色其神明之外饰。德者道之用，人之生也。气者生之主，神之舍也。天布德，地化气，故人因之以生也。气和则神安，神安则外鉴明矣。气不和则神不守，神不守则外荣减矣。故曰人有德也，气和于目，有亡也，忧知于色。目为上液之道，故水火相感，神志俱悲，水液上行，方生于目。水火相感，故曰心悲，名曰志悲。神志俱升，故志与心神共奔凑于目。五藏别论以脑为地气所生，皆藏于阴而象于地，故言脑者阴阳上铄也，铄则消也。髓填于骨，充而满也。鼻窍通脑，故脑渗为涕，流于鼻中矣。水之精为志，火之精为神，水为阴，火为阳，故曰阴阳相持，安能独来也。神志相感，泣由是生，故内烁则阳气升于阴也。志去于目，故神亦浮游，夫志去目则光无内照，神失守则精不外明，故曰精神去目，涕泣出也。故阳并则火独光盛于上，不明于下，是故目者阳之所生，系于藏，故阴阳和则精明也，阳厥则光不上，阴厥则足冷而胀也，言一水不可胜五火者，是手足之阳为五火，下一阴者，肝之气也，冲风泣下而不止者，言风之中于目也，是阳气内守于精，故阳气盛而火气燔于目，风与热交，故泣下，是故火疾而风生，乃能雨，以阳火之热而风生于泣，以此譬之类也。

【综合评述】

1. 王冰《补注黄帝内经素问》考略

《中国医籍考》曰：王冰《注黄帝素问》今本题云次注，《新唐志》二十四卷，存。林亿等曰：按唐《人物志》云：王冰仕唐为太仆令，年八十余以寿终。又曰：详《素问》第七卷亡已久矣。按：皇甫士安晋人也，序《甲乙经》云亦有亡失。《隋书经籍志》载梁《七录》亦云止存八卷。全元起隋人，所注本乃无第七。王冰唐宝应中人，上至晋皇甫谧甘露中已六百余年，而冰自为得旧藏之卷，今窃疑之。仍观《天元纪论》《五营运论》《六微旨论》《气交变论》《五常政论》《六元正纪论》《至真要论》七篇居今《素问》四卷，篇卷浩大，不与《素问》前后篇卷等。又且所载之事与《素问》余篇略不相通。窃疑此七篇乃《阴阳大论》之文，王氏取以补所亡之

卷。犹《周官》亡《冬官》，以《考功记》补之之类也。又按：汉张仲景《伤寒论》序云：撰用《素问》《九卷》《八十一难经》《阴阳大论》，是《素问》与《阴阳大论》两书甚明，乃王氏并《阴阳大论》于《素问》中也。要之《阴阳大论》亦古医经，终非《素问》第七矣。赵希弁《读书后志》曰：《黄帝素问》唐王冰注，冰谓《汉书·艺文志》有《黄帝内经》十八卷，《素问》即其经之九卷，兼《灵枢》九卷，乃其数焉。先是第七亡逸，冰时始获，乃诠次注释，凡八十一篇，分二十四卷。今又亡《刺法》《本病》二篇。冰自号启玄子。陈振孙《书录解题》曰：唐太仆令王冰，注自号启玄子。案：《汉书·艺文志》但有《黄帝内经》《黄帝外经》，至《隋书·经籍志》乃有《素问》之名。又有全元起《素问注》八卷，嘉祐中光禄卿林亿，国子博士高保衡，承诏校定补注。亦颇采元起之说附见其中，其为篇八十有一。王冰者宝应中人也。沈作哲《寓简》曰：王冰注《素问》叙气候，仲春有芍药荣，季春有牡丹华，仲夏有木槿荣，仲秋有景天华，皆《月令》《历书》所无。又以桃始华为小桃华，王瓜生为赤箭生，苦菜秀为吴葵荣，戊寅元历皆有之。刘完素《原病式》序曰：王冰迁移加减经文，亦有臆说而不合古圣之书者也。虽言凡所加字皆朱书，其文既传于世即文皆为墨字也。凡所改易之间或不中其理者，使智哲以理推之，终莫得其真意，岂知未达真理，或不识其伪所致也。吕复曰：《内经素问》唐王冰乃以《九灵》九卷牵合汉志之数而为之注释。复以《阴阳大论》托为其师张公所藏以补其亡逸，而其用心亦勤矣。惜乎朱墨混淆，玉石相乱，训诂失之于迂疏，引援或至于未切。至宋林亿、高若讷等正其误文而增其缺义，颇于冰为有功。田艺蘅《留青日札》曰：《素问》王冰注，雷乃发声之下，有芍药荣，芍药香草。制食之毒者莫良乎芍药，故独得药之名。所谓芍药之和具而御之，草谓之荣与此不同，况今芍药四月始荣，故知其伪也。又田鼠化为鴽，下有牡丹华。牡丹花也，一名百两金，一名鼠姑。《广雅》谓之木牡丹，唐人谓之木芍药，此时虽当华，古人不重，始纪于晋，而盛称于唐，亦伪也。马莳曰：唐宝应年间启玄子王冰有注，随句解释，逢疑则默。章节不分，前后混淆。汪昂曰：《素问》在唐有王启玄之注，为注释之开山。注内有补经文所未及者，可谓有功先圣。然年世久远，间有讹缺，风气未开，复

有略而无注者。《四库全书总目提要》曰：《黄帝素问》二十四卷，唐王冰注。《汉书·艺文志》载《黄帝内经》十八篇，无《素问》之名。后汉张机《伤寒论》引之，始称《素问》，晋皇甫谧《甲乙经》序称《针经》九卷，《素问》九卷，皆为《内经》，与《汉书·艺文志》十八卷之数合，则《素问》之名起于汉晋间矣，故《隋书·经籍志》始着录也。然《隋书·经籍志》所载只八卷，全元起所注已阙其第七。冰为宝应中人，乃得旧藏之本补足此卷。宋林亿等校正谓《天元纪论》以下卷帙独多，与《素问》余篇绝不相通，疑即张机《伤寒论》序所称《阴阳大论》之文，冰取以补所亡之卷，理或然也。其《刺法论》《本病论》则冰本亦阙，不能复补矣。冰本颇更其篇次，然每篇下必注全元起本第几字，犹可考见其旧第。按：每篇注全本篇第出于新校正，以为王冰者误。所注排决隐奥，多所发明，其称大热而甚，寒之不寒是无水也。大寒而甚，热之不热是无火也。无火者不必去水，宜益火之源以消阴翳。无水者不必去火，宜壮水之主以镇阳光。遂开明代薛己诸人探本命门之一法，其亦深于医理者矣。冰名见《新唐书·宰相世表》，称为京兆府参军。林亿等引《人物志》谓冰为太仆，志并系失载，然又非本朝人所撰。藤原佐世编《现下书目》在宽平中，时当唐季，则是书殆出于隋唐间人者欤。仍以着录焉。

林亿《素问补注》，今本题云《重广补注》，《宋史·艺文志》作二十四卷，存。表曰：臣闻安不忘危，存不忘亡者，往圣之先务；求民之瘼，恤民之隐者，上主之深仁。在昔黄帝之御极也，以理身绪余治天下，坐于明堂之上，临观八极，考建五常。以谓人之生也，负阴而抱阳，食味而被色，外有寒暑之相荡，内有喜怒之交侵，夭昏札瘥，国家代有。将钦敛时五福，以敷锡厥庶民，乃与岐伯上穷天纪，下地理，远取诸物，近取诸身，更相问难，垂法以福万世。于是雷公之伦，受业传之，而内经作矣。历代宝之，未有失坠。苍周之兴，秦和述六气之论，具明于左史。厥后越人得其一二，演而述难经。西汉仓公传其旧学，东汉仲景撰其遗论，晋皇甫谧次而为甲乙，及隋杨上善，纂而为太素。时则有全元起者，始为之训解，阙第七一通。迄唐宝应中，太仆王冰笃好之，得先师所藏之卷，大为次注，是三皇遗文，烂然可观。惜乎唐令列之医学，付之艺伎之流，而荐绅先生罕言之，去圣已远，其术暗

昧，是以文注纷错，义理混淆。殊不知三坟之余，帝王之高致，圣贤之能事，唐尧之授四时，虞舜之齐七政，神禹修六腑以兴帝功，文王推六子以叙卦气，伊芳尹调五味以致君，箕子陈五行以佐世，其致一也。奈何以至精至微之道，传之以至下至浅之人，其不废绝，为已幸矣。顷在嘉祐中，仁宗念圣祖之遗事，将坠于地，乃诏通知其学人，俾之是正。臣等承乏典校，伏念旬岁。遂乃搜访中外，裒辑众本，寝寻其义，正其讹舛，十得其三四，余不能具。窃谓未足以称明诏副圣意，而又采汉唐书录。古医经之存于世者，得数十家，叙而考正焉。贯穿错综，礭因礴会通，或端本以寻支，或溯流而讨源，定其可知，次以旧目，正谬误者，六千余字，增注义者二千余条，一言去取，必有稽考，舛文疑义，于是详明，以之治身，可以消患于未兆，施于有政，可以广生于无穷。恭惟皇帝抚大同之运，拥无疆之休，述先志以奉成，兴微学而永正，则和气可召，灾害不生，陶一世之民，同跻于寿域矣。国子博士臣高保衡，光禄卿直秘阁臣林亿等谨上。天禄琳琅书目曰：重修补注《黄帝内经素问》一函，十册，二十四卷，唐王冰注。宋林亿孙奇高保衡校正，孙兆改误。按宋史艺文志，乃晁陈诸家着录，皆第称《黄帝内经素问》二十四卷，而无重广补注之名。且书录解题，但称林亿高保衡承诏校定，并无孙奇之名，亦不言有孙兆改误之事。今本增入孙奇孙兆二人，则重广补注决死生，其验如神，所著有《素问钩玄》。仲景或问，诸药论，甚精。窦文正默幼从其子元学，荐之元世祖，而老不可征，诏有司，岁给衣米终其身。

2. 王冰五运六气学说造诣深邃

王冰运气学说造诣深邃，其理论见解补入的七篇大论的注释中，为后世运气学说之本。他对辨证论治理论也有所发挥，益火之源以消阴翳，壮水之主以制阳光等脍炙人口。王氏另有《玄珠》一书，宋代已佚。世传还有《玄珠密语》十卷，《昭明隐旨》三卷、《天元玉册》三十卷，《元和纪用经》一卷等，皆后人托名之作。他说：病之微小者犹人火也，遇草而芮，得木而燔，可以湿伏，可以水灭，故逆其性气以折之攻之。病之大者犹龙火也，得湿而焰，遇水而燔，不识其性，以水湿折之，适足以光焰诣天，物穷方止矣。识其性者，反常之理，以火逐之，则燔灼自削，焰光扑灭。人火与龙火是两种

性质完全不同的火。前者属一般的火热,其性质属阳热而伤阴液,可以用寒凉药物治疗。王冰在"治病求本,本于阴阳"的原则指导下,临证强调应明辨阴阳水火。对于真阴虚损者,主张"壮水之主,以制阳光";对于阳气不足者,主张"益火之源,以消阴翳"。认为"寒之不寒,责其无水",就是说用寒药治疗热证无效,就要考虑是否属于阴虚水亏所致的虚热;"热之不热,责其无火",就是说用热药治疗寒证无效,就要考虑是否属于阳虚火衰的虚寒。此外,他还就有关"正治、反治"问题加以探讨。如说:"逆者正治也,从者反治也。逆病气而正治,则以寒攻热,以热攻寒。虽从顺病气,乃反治法也。"对于五郁之病的治疗,王氏分别采用吐、汗、下、渗、泄等方法,使《素问》五郁治法更加明确具体。王冰结合自己丰富的医学知识使《素问》奥义得以晓畅,他补入的《天元纪大论》《五运行大论》《五常政大论》《六微旨大论》《六元正纪大论》《气交变大论》《至真要大论》等篇章,比较客观地反映了运气学说。王冰整理注释《黄帝内经素问》功不可没。他所整理的《素问》传本成为后世医家研究该书的蓝本。王冰对中医学理论创见,至今仍有非常重要的研究和参考价值。

五运六气是由五运和六气两部分组成。兹将运气学说基本概念阐述如下。

天干地支甲子 天干地支简称干支。干象天,支象地,天干秉承天之道,地支承载地之道。在天成象,在地成形,在人成事。天地之道犹如人生之道,干支定时空,时空定乾坤,天地定位,人道其中,天人合一。甲乙丙丁戊己庚辛壬癸称十天干,子丑寅卯辰巳午申酉戌亥称十二地支。十天干又称十干,古人用十干来纪天日的次第,故称天干。天干的次第先后不仅是指一个数字符号,而是包含万物由发生而少壮而繁盛而衰老而死亡而更始的涵义。

十二地支又称十二支,古人将十二支分别以纪月,一岁十二个月,每月各建一支,即正月建寅,二月建卯,三月建辰,四月建巳,五月建午,六月建未,七月建申,八月建酉,九月建戌,十月建亥,十一月建子,十二月建丑。从阴阳属性上看,日为阳,月为阴,阳为天,阴为地,十二支以纪月成岁故称十二地支。十二支的次第先后与十干具有同一意义,主要说明事物的发展由微而盛由盛而衰反

复变化的进展过程。甲居十干首位,子居十二支首位,干支依次相配,如甲子、乙丑、丙寅之类,统称甲子。干支甲子是中国古代计算年♯月♯日♯时的次序以及推算五运六气变化的代表符号。

甲子:十天干和十二地支按顺序两两相互配合天干在上地支在下,天上地下,按甲乙丙丁戊己庚辛壬癸十天干顺序与子丑寅卯辰巳午未申酉戌亥十二地支顺序依次排列。天干第一位是甲,地支第一位是子,当天干的甲按顺序依次与地支配合7次,或地支的子与天干按顺序依次配合6次,正好天干甲与地支子相逢,为六十一年,是第二个甲子。第二个甲子相配在第二个六十组合的开始,故称六十年为一个甲子,又称六十甲子。干支纪年或记岁时六十组干支轮一周称一个甲子共60年。如此交替轮转无限循环,构成60年一个气候变化大周期。在一个甲子60年中前30年共七百二十节气为一纪,后30年亦七百二十节气,亦为一纪。天干主五运盛衰,地支司六气变化。《素问·六微旨大论》曰:天气始于甲,地气始于子,子甲相合,命曰岁立。谨候其时,气可与期。60年一个甲子循序如下。

01甲子 02乙丑 03丙寅 04丁卯 05戊辰
06己巳 07庚午 08辛未 09壬申 10癸酉
11甲戌 12乙亥 13丙子 14丁丑 15戊寅
16己卯 17庚辰 18辛巳 19壬午 20癸未
21甲申 22乙酉 23丙戌 24丁亥 25戊子
26己丑 27庚寅 28辛卯 29壬辰 30癸巳
31甲午 32乙未 33丙申 34丁酉 35戊戌
36己亥 37庚子 38辛丑 39壬寅 40癸卯
41甲辰 42乙巳 43丙午 44丁未 45戊申
46己酉 47庚戌 48辛亥 49壬子 50癸丑
51甲寅 52乙卯 53丙辰 54丁巳 55戊午
56己未 57庚申 58辛酉 59壬戌 60癸亥

五运概念 五运配五星。五运即土金水木火地球五大气象常态。五星即土星、金星、水星、木星、火星。五运配五星,即土星土运,金星金运,水星水运,木星木运,火星火运。五运学说是研究天体五星循行变化作用于地球五运产生的气象特征对人体生理病理影响的中国医药学基础理论。太阳系是以太阳为中心的天体集合系,主要有由太阳、水星、金星、地球、火星、木星、土星、天王星、海王星以及至少173颗已知的卫星和5颗已经辨认

出来的矮行星和数以亿计的小天体构成！五运即木、火、土、金、水五大行星的运行变化以及与地球自转公转联合产生的自然气象特征。《史记·天官书》曰：天有五星，地有五行。金星，古名明星、大嚣、太白。光色银白，黎明见于东方称启明，黄昏见于西方称长庚。木星，古名岁星，木星十二年绕天一周故名岁星。水星，古名辰星，中国古代把一周天分为十二辰，每辰约三十度，故称辰星。火星，古名荧惑，以其红光荧荧似火得名。火星运行时而由西往东，时而由东往西，很迷惑人，故名荧惑。土星，古名镇星。土星约二十八年绕天一周，每年进入二十八宿中的一宿称岁镇一宿。《宿曜经》云：岁星是木曜，即五行中木之精，为东方苍帝之子。荧惑星是火曜，即火之精，为南方赤帝之子。镇星是土曜，即土之精，为中方黄帝之子。太白星是金曜，即金之精，为西方白帝之子。辰星是水曜，即水之精，为北方黑帝之子。

天干化五运：按甲、乙、丙、丁、戊、己、庚、辛、壬、癸顺序，十天干中1、2、3、4、5为阳干，即甲、乙、丙、丁、戊为阳干。6、7、8、9、10为阴干，即己、庚、辛、壬、癸为阴干。天干配五运规律是：1、6甲己配土运，2、7乙庚配金运，3、8丙辛配水运，4、9丁壬配木运，5、10戊癸配火运。阳天干主运为太过，阴天干主运不及。在一个甲子六十年中，每一天干与地支相逢6次。天干甲己属土运：甲子、甲戌、甲申、甲午、甲辰、甲寅6个甲年主土运，为太过。己巳、己卯、己丑、己亥、己酉、己未6个己年主土运，为不及。天干乙庚属金运：乙丑、乙亥、乙酉、乙未、乙巳、乙卯6个乙年主金运，为太过。庚午、庚辰、庚寅、庚子、庚戌、庚申6个庚年主金运，为不及。天干丙辛属水运：丙寅、丙子、丙戌、丙申、丙午、丙辰6个丙年主水运，为太过。辛未、辛巳、辛卯、辛丑、辛亥、辛酉6个辛年主水运，为不及。天干丁壬属木运：丁卯、丁丑、丁亥、丁酉、丁未、丁巳6个丁年主木运，为太过。壬申、壬午、壬辰、壬寅、壬子、壬戌6个壬年主木运，为不及。天干戊癸属火运：戊辰、戊寅、戊子、戊戌、戊申、戊午6个戊年主火运，为太过。癸酉、癸未、癸巳、癸卯、癸丑、癸亥6个癸年主火土运，为不及。《素问·五运行大论》曰：土主甲己，金主乙庚，水主丙辛，木主丁壬，火主戊癸。《素问·天元纪大论》曰：甲己之岁土运统之，乙庚之岁金运统之，丙辛之岁水运统之，丁壬之岁木运统之，戊癸之岁火运统之。天干配五运，5年一个循环，按五行相生次序排列，每运值一年，30年一纪中，每运共值6年。60年一周中，每运值12年。六十年一个甲子，如此交替，无限循环。

年运及三纪 年运又称大运或岁运或中运，是五星运行产生的全年气象特征。按土生金，金生水，水生木，木生火，火生土，土又生金五行相生次序，土运金运水运木运火运土运每年当值一次。五年五运各值一次年运，故又称五运。30年为一纪，每纪每运共值6年，60年为一周，每周五运各值12年。如此更替，无限循环。五运的年运规律表现为有平气、太过、不及三纪。甲丙戊庚壬五个阳干表示主岁大运旺盛有余，即可亢害，又可乘己所胜或侮己所不胜。乙丁己辛癸五阴干表示主岁大运衰微不足，即可害己，又可己所不胜乘己或己所胜侮己。平气即大运既非太过又非不及。五运各运平气名称：木运平气曰敷和，火运平气曰升明，土运平气曰备化，金运平气曰审平，水运平气曰静顺。《素问·五常政大论》曰：敷和之纪木德周行，阳舒阴布五化宣平；升明之纪正阳而治，德施周普五化均衡；备化之纪气协天休，德流四政五化齐修；审平之纪收而不争，杀而无犯五化宣明。静顺之纪藏而勿害，治而善下五化咸整。其气明，其性下，其用沃衍。故生而勿杀，长而勿罚，化而勿制，收而勿害，藏而勿抑，是谓平气。五运的各运不及名称：木运不及曰委和，火运不及曰伏明，土运不及曰卑监，金运不及曰从革，水运不及曰涸流。《素问·五常政大论》曰：委和之纪是谓胜生，生气不政化气乃扬，长气自平收令乃早。伏明之纪是谓胜长，长气不宣藏气反布，收气自政化令乃衡，寒清数举暑令乃薄。卑监之纪是谓减化，化气不令生政独彰，风寒并兴草木荣美，秀而不实成而秕也。从革之纪是谓折收，收气乃后生气乃扬，长化合德火政乃宣，庶类以蕃。涸流之纪是谓反阳，藏令不举化气乃昌，长气宣布蛰虫不藏，土润水泉。《素问·气交变大论》曰：岁木不及燥乃大行，岁火不及寒乃大行，岁土不及风乃大行，岁金不及炎火乃行，岁水不及湿乃大行。五运的各运太过名称：木曰发生，火曰赫曦，土曰敦阜，金曰坚成，水曰流衍。《素问·五常政大论》曰：发生之纪是谓启陈，土疏泄，苍气达，阳和布化阴气乃随，生气淳化万物以荣。赫曦之纪是谓蕃茂,阴气内化阳气外荣,炎暑施化物得以昌。敦阜之纪是谓广化,厚德清静顺长以盈,至阴内实物化充成,烟埃朦郁见于厚土,大雨时行湿气乃用。坚成之纪是谓收引,天气洁,地气明,阳气随阴治化,燥行其政物以司成,收气繁布化洽不终。其变肃杀雕零。流衍之纪是谓封藏,寒司物化天地严凝,藏政以布长令不扬。《素问·气交变大论》曰:岁木太过风气流行,脾土受邪;岁火太过炎暑流行,金肺受邪;岁土太过雨湿流行,肾水受邪;岁金太过燥气流行,肝木受邪;岁水太过寒气流行,心火受邪。《黄帝内经》根据气候特征来临时间判断当年的五运平气、太过、不及三纪。如果当时的气候特征早于该气候特征来临,可以判断为太过。《素问·气交变大论》曰:太过者先天,不及者后天。先天指先天气特征,后天指后天气特征。《素问·六元正纪大论》曰:运有余其先至,运不及其后至。《医宗金鉴》曰:应时而至气和平,正化承天不妄行。太过气淫先时至,侮刑我者乘我刑。不及气迫后时至,所胜妄行刑所生,所生被刑受其病,我所不胜亦来乘。《素问·六微旨大论》曰:至而至者和,至而不至来气不及也,未至而至来气有余也。

季运 季运即一年春、夏、长夏、秋、冬五个季节的气象特征。《黄帝内经》称主运,本书称季运。木火土金水五运分主一年春、夏、长夏、秋、冬五个季节的气象特征,故称季运。按五行相生顺序,季运由木而火而土而金而水,始于木运而终于水运。木为初之运,火为二之运,土为三之运,金为四之运,水为终之运,故称五步推运。一年五季的各个季节气象特征依次为:春季木运,夏季火运,长夏土运,秋季金运,冬季水运。每运约主七十三日另五刻,从每年的大寒节起算,年年如此,固定不变。

客运 客运是临时寄寓于季运五步的气象特征。客运相对主运即季运而言,季运五步位置固定不变,客运五步位置变化不定。季运的五步顺序为初木运,二火运,三土运,四金运,五水运,年年不变。每年的年运是客运五步的初运。年运根据天干确定,客运根据年运确定。虽然客运的五步推运也是按照五行相生的次序,但是由于每年的年运不同,客运的初运也不同,所以客运五步在一运、二运、三运、四运、五运的位置也不同。季运

又称常运,客运又称变运,运气之要在于知常达变。五音客运与太少相生:根据五音创建客运。五音即宫、商、角、徵、羽。宫为土音,商为金音,角为木音,徵为火音,羽为水音。角者触也,阳气触动而发生也,角为木之音;徵者止也,阳盛而极则止也,徵为火之音;宫者中也,中和居中化生万物也,宫为土之音;商者强也,刚强坚固而克罚,商为金之音;羽者舒也,阴尽阳生万物舒发,羽为水之音。五音建运规律:宫为土音,建于土运,为天干为甲己;商为金音,建于金运,为天干为乙庚;羽为水音,建于水运,为天干丙辛;角为木音,建于木运,为天干为丁壬;徵为火音,建于火运,为天干为戊癸。张景岳《类经图翼》曰:五音者,五行之声音也。土曰宫,金曰商,水曰羽,木曰角,火曰徵。五音建五运,天干别阴阳。天干分阴阳则甲丙戊庚壬为阳干,乙丁己辛癸为阴干。阳干属太,阴干属少,阳生阴,阴生阳,阴阳互根,太少相生。五音分太少则宫有太宫少宫,商有太商少商,角有太角少角,徵有太徵少徵,羽有太羽少羽。五音建五运,定太少阴阳则为:甲己土为宫运,阳土甲属太宫运,阴土己则属少宫运;乙庚金为商运,阳金庚则属太商运,阴金乙则属少商运;丙辛水为羽运,阳水丙属太羽运,阴水辛属少羽运;丁壬木为角运,阳木壬属太角运,阴木丁属少角运;戊癸火为徵运,阳火戊属太徵运,阴火癸属少徵运。五运的相生,木生火,火生土,土生金,金生水,水生木。太少相生即阴阳相生。试以甲己土年为例。甲为阳土,土生金便是阳土生阴金,即太宫生少商;金生水便是阴金生阳水,即少商生太羽;水生木便是阳水生阴木,即太羽生少角;木生火便是阴木生阳火,即少角生太徵;火生土便是阳火生阴土,即太徵生少宫。己为阴土,土生金便是阴土生阳金,即少宫生太商;金生水便是阳金生阴水,即太商生少羽;水生木便是阴水生阳木,即少羽生太角;木生火便是阳木生阴火,即太角生少徵;火生土便是阴火生阳土,即少徵生太宫。《类经图翼·五音五运太少相生解》曰:盖太者属阳,少者属阴,阴以生阳,阳以生阴,一动一静,乃成易道。故甲以阳土生乙之少商,乙以阴金生丙之太羽,丙以阳水生丁之少角,丁以阴木生戊之太徵,戊以阳火生己之少宫,己以阴土生庚之太商,庚以阳金生辛之少羽,辛以阴水生壬之太角,壬以阳木生癸之少徵,癸以

阴火复生甲之太宫。太为有余,少为不足,不仅纪主运如此,中运客运亦各有太少相生之义。客运推算遵照以下原则:① 依照季运五步推算既定次序;② 将当年年运放在客运五步的第一运位置;③ 甲乙丙丁戊 5 个阳干年太字起运;④ 己庚辛壬癸 5 个阴干年少字起运;⑤ 按太少相生规律排列客运五步的太少排列次序;⑥ 按太少相生规律向上推至初运,向下推至终运,即得客运五步排列次序。例如甲子年:① 季运五步既定次序为一运丁壬木,二运戊癸火,三运甲己土,四运乙庚金,五运丙辛水;② 甲为土运,为甲子年年运,将土年运放在季运五步的第一运位置,即放在丁壬木运位置;③ 甲为阳土,阳为太,太宫在大寒日起运;④ 按照五行相生与阴阳太少相生原则,太宫阳土生少商阴金,故太宫与少商为甲子年第一客运;⑤ 少商阴金生太羽阳水,太羽阳水生少角阴木,太羽与少角为甲子年第二客运;⑥ 少角阴木生太徵阳火,太徵阳火生少宫阴土,太徵与少宫为甲子年第三客运;⑦ 少宫阴土生太商阳金,太商阳金生少徵阴火,太商与少徵为甲子年第四客运;⑧ 少徵阴火生太角阳木,太角与少征为甲子年第五客运。至此甲子年客运轮值五步五运结束,故称第五运为终运,余年依次类推。

六气 六气即风寒暑湿燥热自然界六大气象特征;六形即厥阴风木,太阳寒水,少阳相火,太阴湿土,阳明燥金,少阴君火自然界六大气象形态。六气配六形即风配厥阴木,寒配太阳水,暑配少阳相火,湿配太阴土,燥配阳明金,热配少阴火。《素问·天元纪大论》曰:寒暑燥湿风火天之阴阳,三阴三阳上奉之;木火土金水火地之阴阳,生长化收藏下应之。在天为风,在地为木;在天为热,在地为火;在天为湿,在地为土;在天为燥,在地为金;在天为寒,在地为水。故在天为气,在地成形,形气相感而化生万物矣。

地支化六气:按子丑寅卯辰巳午未申酉戌亥顺序,十二地支 1、2、3、4、5、6 为阳支,即子、丑、寅、卯、辰、巳为阳支;7、8、9、10、11、12 为阴支,即午、未、申、酉、戌、亥为阴支。地支化六气的规律是:子午配少阴君火,丑未配太阴湿土,寅申配少阳相火,卯酉配阳明燥金,辰戌配太阳寒水,巳亥配厥阴风木。暑火同性,故称暑为相火。《素问·五运行大论》曰:子午之上少阴主之,丑未之上太阴主之,寅申之上少阳主之,卯酉之上阳明主之,辰戌之上太阳主之,巳亥之上厥阴主之。《素问·天元纪大论》曰:厥阴之上风气主之,少阴之上热气主之,少阳之上相火主之,阳明之上燥气主之,太阴之上湿气主之,太阳之上寒气主之。

四时节气 四时即一年春夏秋冬四季,每季 3 个月 90 天。天文学以地球围绕太阳公转轨道上位置确定季节划分。地球赤道公转轨道交角是四季更替的根本原因。春季太阳直射点从南回归线逐渐北移,春分之后越过赤道,太阳直射北半球。因此,春季地球与太阳的距离由近渐远。每年的 1 月 3 日左右,地球距离太阳最近。地球公转到轨道的不同位置时,各个地方受到太阳光照是不一样的,由于接收太阳的热量不同,产生的冷热有差异。地球四季不仅是温度的周期性变化,而且还是昼夜长短和太阳高度的周期性变化,深刻影响或决定地球环境事物的运动节律。节气指一年四季二十四个气象特征,每季 6 个节气。中国古代根据一年中太阳位置变化规律,把一年 365 又四分之一天分成 24 个气象阶段,分列一年 12 个月中,反映一年四季气象特征。二十四节气的名称及顺序:立春,雨水,惊蛰,春分,清明,谷雨,立夏,小满,芒种,夏至,小暑,大暑,立秋,处暑,白露,秋分,寒露,霜降,立冬,小雪,大雪,冬至,小寒,大寒。地球每 365 天 6 时 9 分 10 秒逆时针围绕太阳公转一周,每天 24 小时自转一周。地球公转轨道面同赤道面不一致,因此一年四季太阳直射地球的位置不同。太阳直射北半球北回归线(北纬 23 度 26 分)为夏至,太阳直射南回归线(南纬 23 度 26 分)为冬至。夏至和冬至指已经到了夏冬两季的中间了,一年中太阳两次直射赤道时分别为春分和秋分。反映四季变化的节气有:立春、春分,立夏、夏至,立秋、秋分,立冬、冬至 8 个节气。其中,立春、立夏、立秋、立冬齐称四立,表示四季的开始。反映温度变化的有:小暑、大暑、处暑、小寒、大寒 5 个节气,反映天气现象的有:雨水、谷雨、白露、寒露、霜降、小雪、大雪 7 个节气,反映物候现象的有:惊蛰、清明、小满、芒种 4 个节气。

每年主气 每年主气即一年固定的气象特征。五运六气学说认为每年有一个主气,以每年年岁的地支名定为该年主气。《素问·五运行大论》阐述年岁地支名定概念主气规律:子午之上少阴主之,子支年与午支年是少阴君火年气,丑未之上太阴主之,丑支年与未支年是太阴湿土年气,寅申之上少阳主之,寅支年与申支年是少阳相火年气,卯酉之上阳明主之,卯支年与酉支年是阳明燥金年气,辰戌之上太阳主之,辰支年与戌支年是太阳寒水年气,已亥之上厥阴主之,巳支年与亥支年是厥阴风木主年气。少阴君火年气,太阴湿土年气,少阳相火年气,阳明燥金年气,太阳寒水年气,厥阴风木年气六大年气各主一年主要气象,6 年一个重复,无限循环。一个甲子 60 年,30 年为一纪,60 年为一周,30 年一纪中,六大年气共值五年次,60 年一周中六大年气共值十年次。如此交替,无限循环。规律如下:子午之上少阴君火年气:甲子、丙子、戊子、庚子、壬子 5 个子支年为少阴君火年气;甲午、丙午、戊午、庚午、壬午 5 个午年亦为少阴君火年。丑未之上太阴湿土年气:乙丑、丁丑、己丑、辛丑、癸丑 5 个丑支年为太阴湿土年;乙未、丁未、己未、辛未、癸未 5 个未支年亦为太阴湿土年气。寅申之上少阳相火年气:甲寅、丙寅、戊寅、庚寅、壬寅 5 个寅支年为少阳相火年气;甲申、丙申、戊申、庚申、壬申 5 个申支年亦为少阳相火年气。卯酉之上阳明燥金年气:乙卯、丁卯、己卯、辛卯、癸卯 5 个卯支年为阳明燥金年气;乙酉、丁酉、己酉、辛酉、癸酉 5 个酉支年亦为阳明燥金年气。辰戌之上太阳寒水年气:甲辰、丙辰、戊辰、庚辰、壬辰 5 个辰支年为太阳寒水年气;甲戌、丙戌、戊戌、庚戌、壬戌 5 个戌支年亦为太阳寒水年气。己亥之上厥阴风木年气:己巳、辛巳、癸巳、乙巳、丁巳 5 个巳支年为厥阴风木年;乙亥、丁亥、己亥、辛亥、癸亥 5 个亥支年亦为厥阴风木年气。

六形主气　一年分春夏秋冬四季,四季有二十四个节气,一年 12 个月,六形各主 2 个月,其规律是:厥阴风木一之气,少阴君火二之气,少阳相火三之气,太阴湿土四之气,阳明燥金五之气,太阳寒水六之气,六大气象特征分别主司四季二十四个节气。四季六气始于厥阴风木,终于太阳寒水,六步为一年,按五行相生顺序排列:厥阴风木为初之气,时间为大寒后至春分前的十二月中到二月中,主司大寒、立春、雨水、惊蛰 4 个节气;少阴君火为二之气,时间为春分后至小满前的二月中到四月中,主司春分、清明、谷雨、立夏 4 个节气;少阳相火为三之气,时间为小满后至大暑前的四月

中到六月中,主司小满、芒种、夏至、小暑 4 个节气,太阴湿土为四之气,时间为大暑后至秋分前的六月中到八月中,主司大暑、立秋、处暑、白露 4 个节气;阳明燥金为五之气,时间为秋分后至小雪前的八月中到十月中,主司秋分、寒露、霜降、立冬 4 个节气;太阳寒水为终之气,时间为小雪后至大寒前十月中到十二月中,主司小雪、大雪、小寒、冬至 4 个节气。一年四时六候至此而一周,四季六候二十四节气计三百六十五日又二十五刻,一岁周遍,年年固定。《素问·六微旨大论》曰:(显明)厥阴之右君火之位也,君火之右退行一步相火治之,复行一步土气治之,复行一步金气治之,复行一步水气治之,复行一步木气治之者,正以言六位之主气也!显明者谓日出之地,即卯位也。右者谓卯在东方,面东视之,君火当二之气,位在卯之右也。退行者,谓君火又右一步,当三气相火之位也。余仿此!歌曰:大寒初气春分二,小满三兮大暑四,秋分交着五之初,小雪为终六之次。四时六气,节有常期,温暑凉寒,岁有当令。《运气全书》云:阴阳相遘,分六位而日月推移;寒暑弛张,运四时而气令更变。故凡一岁之气,始于大寒日交风木之初气,次至春分日交君火之二气,次至小满日交相火之三气,次至大暑日交湿土之四气,次至秋分日交燥金之五气,次至小雪日交寒水之终气,每气各主六十日八十七刻半,是谓六步。每步中各有节序四气,是谓二十四气而所以节分六步者也。总六步而得三百六十五日二十五刻以成一岁,十二地支主气顺序子居首位,而分建于各月却从寅始。《类经图翼·运气解释》曰:建子之月阳气虽始于黄钟,然犹潜伏地下未见发生之功,及其历丑转寅,三阳始备,于是和风至而万物生,萌芽动而蛰藏振,遍满寰区,无非生意,故阳虽始于子,而春必起于寅。是以寅卯辰为春,巳午未为夏,申酉戌为秋,亥子丑为冬,而各分其孟仲季焉。夫六气之合于三阴三阳者,分而言之则天地之化有气有形,合而言之则阴阳之理标由乎本。所谓标本者,六气为本,三阴三阳为标。如主气之交司于四时者,春属木为风化,夏初君火为热化,盛夏相火为暑化,长夏属土为湿化,秋属金为燥化,冬属水为寒化,此六化之常不失其常,即所谓当其位则正也。如客气之有盛衰逆顺者,则司天主上,在泉主下,左右四间,各有专王,不时相加以为交合,此六化之

变,变有不测,即所谓非其位则邪也。故正则为德化政令,邪则为灾变眚伤。太者之至徐而常,少者之至暴而亡,而凡为淫胜、邪胜、相胜、相复等变,亦何莫非天地六化之气所致欤。

客气　客气即一年变化不定的气象特征。年年变化,往来无常,故称客气。一年12个月,六形各主2个月的客气。其规律是:寅为一月,卯为二月,辰为三月,巳为四月,午为五月,未为六月,申为七月,酉为八,戌为九月,亥为十月,子为十一月,丑为十二月。一年12个月的客气排列顺序为:一阴,二阴,三阴,一阳,二阳,三阳。厥阴为一阴,少阴为二阴,太阴为三阴,少阳为一阳,阳明为二阳,太阳为三阳。一阴厥阴配一阳少阳,二阴少阴配二阳阳明,三阴太阴配三阳太阳。客气六步的次第是以阴阳为序,三阴在前,三阳在后,四时六气分六步,始厥阴终太阳,一年客气也分六步:即① 司天之气,② 在泉之气,③ 司天左间气,④ 司天右间气,⑤ 在泉左间气,⑥ 在泉右间气六步。主气述一年气象之常,客气述一年气象之变。《素问·天元纪大论》曰:子午之岁上见少阴,丑未之岁上见太阴,寅申之岁上见少阳,卯酉之岁上见阳明,辰戌之岁上见太阳,己亥之岁上见厥阴。由此可见,每逢子年午年均为少阴司天,丑和未年均为太阴司天,其余类推。相配以后是子午少阴君火,丑未太阴湿土,寅申少阳相火,卯酉阳明燥金,辰戌太阳寒水,己亥厥阴风木。依此次序逐年推移,六气六年一循环,地支十二年一循环,周而复始。年中地支轮用五周,六气循环十周。一阴厥阴风木,二阴少阴君火,三阴太阴湿土,一阳少阳相火,二阳阳明燥金,三阳太阳寒水。客气者天气也。客气六步次序,先三阴后三阳。三阴以厥阴为始,次少阴,又次太阴;厥阴为一阴,少阴为二阴,太阴为三阴。三阳则以少阳为始,次阳明,又次太阳。少阳为一阳,阳明为二阳,太阳为三阳。合三阴三阳六气而计之,则一厥阴,二少阴,三太阴,四少阳,五阳明,六太阳。分布于上下左右,互为司天,互为在泉,互为间气,便构成了司天在泉,四间气的六步运行。张景岳《类经图翼》曰:如子午年则太阳为初气,厥阴为二气,少阴为司天三气,太阴为四气,少阳为五气,阳明为在泉六气。丑未则厥阴为初气,以次而转,余可仿此类推也。客气者,天气也。在天为气,动而不息,乃为天之阴阳分司

天在泉左右四间之六气者是也。故三阴三阳之气更迭主时而行天令,以加临于主气之上,而为一岁之变化。然客气以阴阳先后之数为序,故太阴土所以居少阳火之前也。如三阴之序,以厥阴为始者一阴也,次少阴者二阴也,又次太阴者三阴也;三阳之序,以少阳为始者一阳也,次阳明者二阳也,又次太阳者三阳也。湿土一也,而客气之湿居火前,主气之土居火后,虽若前后有不同,而实皆处乎六者之中,正以见土德之位也。凡客令所至,则有寒暑燥湿风火非常之化,故冬有烁石之热,夏有凄风之凉,和则为生化,不和则为灾伤,此盖以客气所加,乃为胜制郁发之变耳。故《素问·五运行大论》曰:五气更立,各有所先。非其位则邪,当其位则正。气相得则微,不相得则甚。又曰:气有余则制己所胜而侮所不胜,气不及则己所不胜侮而乘之。己所胜轻而侮之,侮反受邪,侮而受邪,寡于畏也。此客气有不时之加临,而主气则只当奉行天令耳。故凡客主之气则但有胜而无复也。总而言之,司天通主上半年,在泉通主下半年,此客气之概也。析而言之,则六气各有所主,此分六气之详也。司天在上,在泉在下,中运居中,通主一岁。如司天生克中运谓之以上临下为顺,运气生克司天,谓之以下临上为逆。在泉亦然。顺分生克之殊,逆有大小之别。此古人举运气之端倪耳。若其二气相合,象变迥异,千变万化,何有穷尽?如四时有非常之化,常外更有非常,四方有高下之殊,殊中又分高下。百步之内,晴雨不同,千里之外,寒暄非类。故察气候者必因诸天,察方宜者必因诸地,圆机之士又当因常以察变,因此以察彼,庶得古人未发之玄而尽其不言之妙欤!

司天在泉　五运六气学说规定每年的年气为司天之气。司天在上,司气之气在客气六步的第三步即三之气。在泉在下,在泉之气在客气六步的第六步即六之气或称终之气。司天之气主管一年上半年气象,即客气六步的二之气、三之气、四之气。在泉之气主管一年下半年气象,即客气六步的五之气、六之气、一之气。司天之气的右间气位于客气六步的二之气,司天之气的左间气位于客气六步的四之气。在泉之气的右间气位于客气六步的五之气,在泉之气的左间气位于客气六步的一之气。司天在泉相配规律是:一阴厥阴司天,一阳少阳在泉;二阴少阴司天,二阳阳明在泉;三

阴太阴司天,三阳太阳在泉;一阳少阳司天,一阴厥阴在泉;二阳阳明司天,二阴少阴在泉;三阳太阳司天,三阴太阴在泉。年岁之气司天,司天象征在上,主上半年气象。与司天之气相匹配之气为在泉之气,在泉象征在下,主下半年气象。子午少阴君火司天,阳明燥金在泉;丑未太阴湿土司天,太阳寒水在泉;寅申少阳相火司天,厥阴风木在泉;卯酉阳明燥金司天,少阴君火在泉;辰戌太阳寒水司天,太阴湿土在泉;巳亥厥阴风木司天,少阳相火在泉。《素问·至真要大论》曰:厥阴司天其化以风,少阴司天其化以热,太阴司天其化以湿,少阳司天其化以火,阳明司天其化以燥,太阳司天其化以寒。厥阴司天为风化,在泉为酸化,司气为苍化,间气为动化;少阴司天为热化,在泉为苦化,不司气化,居气为灼化。太阴司天为湿化,在泉为甘化,司气为黅化,间气为柔化;少阳司天为火化,在泉苦化,司气为丹化,间气为明化;阳明司天为燥化,在泉为辛化,司气为素化,间气为清化。太阳司天为寒化,在泉为咸化,司气为玄化,间气为藏化。《素问·六微旨大论》曰:上下有位,左右有纪,故少阳之右阳明治之,阳明之右太阳治之,太阳之右厥阴治之,厥阴之右少阴治之,少阴之右太阴治之,太阴之右少阳治之。此言客气阴阳之次序也。司天之气始终固定在六步中的第三步即三之气。司天之气确定在泉之气以及左右间气随之而定。《素问·五运行大论》曰:动静何如?曰:上者右行,下者左行,左右周天,余而复会也。司天之气在上,不断右转,自上而右以降于地,在泉之气在下,不断左转,自下而左以升于天。如图所示。例如:戌年太阳司天太阴在泉,转太阳于上方则太阴自然在下方,明年亥年厥阴司天少阳在泉,则将圆图依箭头所示而旋转,转厥阴于上方则少阳自然在下方。图中箭头所指之方向,在上者自左向右,在下者自右向左,这就是上者右行,下者左行。如此左右周天一周之余而复会也。从图还可以看出司天在泉之气总是一阴一阳,二阴二阳,三阴三阳,上下相交的。如一阴厥阴司天,便是一阳少阳在泉;二阴少阴司天,便是二阳阳明在泉;三阴太阴司天,便是三阳太阳在泉;一阳少阳司天,便是一阴厥阴在泉;二阳阳明司天,便是二阴少阴在泉;三阳太阳司天,便是三阴太阴在泉。天地阴阳之数相参,秩然不紊。《素问·至真要大

论》曰:六气分治,司天气者,其至何如?岐伯曰:厥阴司天其化以风,少阴司天其化以热,太阴司天其化以湿,少阳司天其化以火,阳明司天其化以燥,太阳司天其化以寒。地化奈何?曰:司天同候,间气皆然。《素问·至真要大论》曰:间气何谓?曰:司左右者是谓间气也!曰:何以异之?曰:主岁者纪岁,间气者纪步也。主岁即指司天在泉之气而言,谓司天和在泉可以共主一岁之气而不仅是各主一步。唯四间气只能纪步,即一个间气只管一步,六十日又八十七刻半,这是它和司天在泉不同之处。《素问·六元正纪大论》曰:岁半之前天气主之,岁半之后地气主之,即是说司天通主上半年,在泉通主下半年。岁半之前始于十二月中大寒,终于六月初小暑。岁半之后始于六月中大暑,终于十二月初小寒。

临御对化 临御对化、天符、岁会、同天符、同岁会、客气胜复等,参见拙著《中国医药学理论基础》。《圣济总录》甲子岁运气推算:少阴君火司天,阳明燥金在泉,中见太宫土运。岁土太过,气化营运先天,天地之气,上见少阴,左间太阴,右间厥阴,故天政所布。其气明,下见阳明,左间太阳,右间少阳。故地气肃而其令切,交司之气寒交暑,天地之气热加燥,云驰雨府,湿化乃行,时雨乃降,金火合德,上应荧惑太白,其谷丹白,水火寒热,持于气交而为病始,热病生于上,清病生于下,寒热互作而争于中,民病咳喘、血溢血泄、鼽嚏、目赤眦疡,寒厥入胃,心痛、腰痛、腹大、嗌干肿上。是乃岁化之常,须候其气之至与不至,然后可名其病,是岁火为天气,金为地气,火能胜金,天气盈地气虚,然中见土运,天气生运,运生地气,三气相得,地气虽虚,邪胜亦微,天气既盈,化源为实。当于年前大寒初,先取化源,使之适平,取化源者,平火气也,岁宜食白丹之谷,以全真气,食间气之谷,以辟虚邪,咸以软之而调其上,甚则以苦发之,以酸收之,而安其下,甚则以苦泄之,运同地气,当以温热化,岁半之前,天气少阴主之,少阴之化,本热而标阴,当是时本标之化,应寒热相半,无或偏胜者,天纹之平也,或热淫所胜,即怫热至,火行其政,民病胸中烦热、嗌干、右胠满、皮肤痛、寒热咳喘,大雨且至,唾血血泄鼽衄嚏呕溺色变,甚则疮疡胕肿,肩背臂臑及缺盆中痛,心痛肺,腹大满膨膨而喘咳,病本于肺,诊其尺泽脉绝者,死不治,其法平

以咸寒,佐以苦甘,以酸收之。岁半之后,地气阳明主之,其化不从标本而从乎太阴之中气,当其时燥湿兼行而无偏胜者,阳明之化也,或燥淫所胜,则霾雾清暝,民病喜呕,呕有苦,善太息,心胁痛不能反侧,甚则嗌干面尘,身无膏泽,足外反热,其法治以苦温,佐以甘辛,以苦下之,运土太过,是谓敦阜之纪,雨湿流行,肾水受邪,民病腹痛,清厥意不乐,体重烦冤,甚则肌肉萎、足萎不收,行善瘈,脚下痛,饮发中满食减,四肢不举,变生得位,藏气伏化,气独治之,泉涌河衍,涸泽生鱼,风雨大至,土溃鳞见于陆,病腹满溏泄,肠鸣反下,甚而太溪绝者,死不治。其治宜以苦热,所谓岁气之药食宜也,初之气,始于癸亥岁十二月中气大寒日寅初,终于是年二月中气春分日子初。凡六十日八十七刻半,主位太角木,客气太阳水,中见太宫统之。风寒湿三气,奉少阴之政而行春令,地气迁,燥将去,寒乃始,蛰复藏,水乃冰,霜复降,风乃至,阳气郁,民反周密,关节禁固,腰脽痛,炎暑将起,中外疮疡,宜治太阳之客,以苦补之,以咸泻之,以苦坚之,以辛润之,开发腠理致津液通气也。食丹谷以全真气,食稷以辟虚邪。虽有寒邪,不能为害,二之气,自春分日子正,至小满日戌正,凡六十日有奇,主位少征火,客气厥阴木,火木同德,中见土运,以奉少阴行舒荣之化。时令至此,阳气布,风乃行,春气以正,万物应荣,寒气时至,民乃和,其病淋、目瞑、目赤,气郁于上而热,宜治厥阴之客,以辛补之,以酸泻之,以甘缓之,食丹谷以全真气,食稻以辟虚邪。虽有风邪,不能为害,三之气,自小满日亥初,至大暑日酉初,凡六十日有奇,主位少征火,客气少阴火,中见土运,天政之所布也。时令至此,大火行,庶类蕃鲜,寒气时至,民病气厥心痛,寒热更作,咳喘目赤,宜治少阴之客,以咸补之,以甘泻之,以酸收之,食丹谷以全真气,食豆以辟虚邪,虽有热邪,不能为害。四之气,自大暑日酉正,至秋分日未正,凡六十日有奇,主位太宫土。客气太阴土,运与气同,名为司气,溽暑至,大雨时行,寒热互作,民病寒热、嗌干、黄瘅、鼽衄饮发。宜治太阴之客,以甘补之,以苦泻之,以甘缓之。食白谷以全真气,食麻以辟虚邪。虽有虚邪,不能为害,五之气,自秋分日申初,至小雪日午初,六十日有奇,主位少商金,客气少阳火,中见土运,客火用事,畏火临,暑反至,阳乃化,物乃生荣,民乃

康。其病温,宜治少阳之客,以咸补之,以甘泻之,以咸软之,食白谷以全真气。食豆以辟虚邪,虽有火邪,不能为害,终之气,自小雪日午正。至大寒日辰正,六十日有奇,主位太羽水,客气阳明金,中见土运,土能生金,金能生水,三气相得而行顺化。燥令行,余火内格,民病肿于上咳喘。甚则血溢,寒气数举,则霜雾翳,病生皮腠,内舍于胁,下连少腹而作寒中,宜治阳明之客,以酸补之,以辛泻之,以苦泄之,食白谷以全真气,食黍以辟虚邪,虽有燥邪。不能为害,然初气终三气,天气主之,胜之常也,四气尽终气,地气主之,复之常也,若岁半之前,司天少阴之气胜者,必有太阳之复,若在泉阳明之气胜者,必有少阳之复,其复皆在岁半之后,观其气胜之早晚,以验复气之迟速,各以胜复之法治之,有胜则复,无胜则已。

乙丑岁运气推算:太阴湿土司天,太阳寒水在泉,中见少商金运。岁运不及,气化营运后天,上见太阴。左间少阳,右间少阴,故地气上腾,阴专其政而其政肃,下见太阳,左间厥阴,右间阳明。故天气下降,阳气退辟而其令寂,大风时起,原野昏霾,白埃四起,云奔南极,寒雨数至,湿寒合德,黄黑埃昏,流行气交,上应镇星辰星,其谷黅玄,间谷命太角者,物成于差夏,有余宜高,不及宜下,有余宜晚,不及宜早,土之利,气之化也。民气亦从之,故阴凝于上,寒积于下,寒水胜火,则为冰雹,阳光不治,杀气乃行。民病寒湿、腹满、身愤、肿、痞逆、寒厥拘急,是岁土为天气,水为地气,土能胜水,天气盈,地气虚,然中见金运天气生运,运生地气,三气相得而行顺化,邪气亦微,司天之气为有余,天之盈,当取化源之实者,平土气也,岁宜食玄之谷。以全其真,食间气之谷。以保其精,以苦热治其上,以甘热治其下,以酸和调其中,所以燥之温之,甚则发之泄之,不发不泄,则湿气外溢,肉溃皮坼而水血交流,必赞其阳火,令御甚寒,少商之运与寒化同,宜以热化,此药食宜也,然太阴司天之气,本标既同,其化从本,其气常主岁半之前。当其时雨以时至者,天政之和而为雨化,若湿淫所胜,即沉阴且布,雨变枯槁,民病胕肿骨痛阴痹。阴痹者,按之不得,腰脊头项痛时眩,大便难,阴气不用,饥不欲食,咳唾则有血,心如悬,病本于肾,诊其足太溪脉绝者,死不治,其法平以苦热,佐以酸辛,以苦燥之,以淡泄之,岁半之后,地气太阳主

之,其化从本从标,当是之时,寒温适中者,本标之化皆应也。若寒淫于内,即凝肃惨栗,民病少腹控睾。引腰脊上冲心痛,血见嗌痛颔肿,其法治以甘热,佐以苦辛,以咸泻之,以辛润之,以苦坚之,金运不及,是谓从革之纪,其运凉热寒,夏有光显郁蒸之令,则冬有严凝整肃之应,若夏有炎烁燔燎之变,则秋有冰雹霜雪之复,火气胜,则炎火乃行,民病肩背瞀重。鼽嚏血便注下,收气乃后,寒气复,则寒雨暴至,民病阴厥且格,阳反上行,头脑户痛,延及囟顶,发热口疮,甚则心痛,初之气,始于甲子年大寒日巳初。终于乙丑年春分日卯初。凡六十日八十七刻半,主位太角木,客气厥阴木,中见金运,风清同化,上奉太阴而行春令,时令至此,地气迁,寒乃去,春气正,风乃来,生布万物以荣,民气条舒,风湿相薄,雨乃后,民病血溢筋络拘强,关节不利,身重筋痿,宜治厥阴之客。以辛补之,以酸泻之,以甘缓之,食黅谷以全真气,食稻以保其精,虽有风化,莫能为邪。二之气,自春分日卯正,至小满日丑正,凡六十日有奇,主位少徵火,客气少阴火,中见金运,岁金不及,与少徵同,又遇火当其位,君火之气,务以德化,故大火正,物承化,民乃和。其病温厉大至。远近咸若,湿蒸相薄,雨乃时降,法当治少阴之客,以咸补之。以甘泻之,以酸收之,食黅谷以全其真,食豆以保其精,虽有火化,莫能为邪。三之气,自小满日寅初,至大暑日子初,凡六十日有奇,主位少徵火,客气太阴土,中见金运,天政布,雨乃时降,寒乃随之,民病身重胕肿胸腹满,宜治太阴之客,以甘补之,以苦泻之,以甘缓之,食黅谷以全其真,食麻以保其精,虽有湿邪,莫能为害。四之气,自大暑日子正,至秋分日戌正,凡六十日有奇,主位太宫土,客气少阳火,中见金运,地气始腾,天气否隔,寒风晓暮,蒸热相薄,草木凝烟,民病腠理热,血暴溢,疟、心腹满热胪胀,甚则胕肿,宜治少阳之客,以咸补之,以甘泻之,以咸软之。食玄谷以全其真,食豆以保其精,虽有火邪,莫能为害。五之气,自秋分日亥初,至小雪日酉初,凡六十日有奇,主位少商金,客气阳明金,中见金运,金居金位,与岁运同,岁之司气也,是为素化。金气至此,秋气治正,惨令已行,寒露下,霜乃早降,草木黄落,寒气及体,民病皮腠,君子所居,宜以周密,其法宜治阳明之客,以酸补之,以辛泻之,以苦泄之,食玄谷以全其真,食黍以

保其精,虽有司气之凉,莫能为邪,是气也。药食无犯司气之凉,终之气,自小雪日酉正,至大寒日未正,凡六十日有奇,主位太羽水,客气太阳水,中见金运,水居水位,与金相得,以行顺化,冬令乃正,故寒大举,湿大化,霜乃积,阴乃凝,水坚冰,阳光不治,民感于寒,则病关节禁固,腰痛,寒湿持于气交而为疾也。其法宜治太阳之客,以苦补之,以咸泻之,以苦坚之,以辛润之,食玄谷以全其真,食稷以保其精,虽有寒化,莫能为邪,是岁气之胜复,各候其至,若太阴气胜,厥阴必复之,太阳气胜,太阴必复之,其胜常在岁半之前,其复常在岁半之后,有胜则复,无胜则否。

癸亥岁运气推算:厥阴风木司天,少阳相火在泉,中见少癥火运。岁火不及,气化营运后天,不及而同地化,是谓同岁会,气之平也。诸同正岁,气化营运同天,平火之岁,命曰升明之纪,正阳而治,德施周普,五化均衡,其气高,其性速,其用燔灼,其化蕃茂,其政明曜,其候炎暑,其令热,其类火,其应夏,其谷麦,其果杏,其实络,其虫羽,其畜马,其色赤,其味苦,其物脉,其音徵,其数七,其在人也。其藏心,其主舌,其养血,其病瞤,此岁运之化也。天地之气,上见厥阴,左少阴,右太阳,故天气扰而其政挠,下见少阳,左阳明,右太阴,故地气正而其令速,风生高远,炎热从之,云趋雨府,湿化乃行,风火同德,上应岁星荧惑,其谷苍丹,间谷言太宫太羽者,其耗文角品羽,寒化雨化胜复同,邪气化度也。风化八,火化二,正化度也。岁物之宜,则毛虫静,羽虫育,地气所制,则介虫耗,寒毒不生,风燥火热,胜复更作,蛰虫来见,流水不冰,热病行于下,风病行于上,风燥胜复形于中,是岁阴为天气,阳为地气,天气虚,火运适平,不资化源,惟赞其运火,无使邪胜,岁宜以辛调上,以咸调下,畏火之气,无妄犯之,其化上辛凉,中咸和,下咸寒,药食宜也。岁半之前,厥阴主之,多风化者,厥阴之政也。岁半之后,少阳主之,多火化者,少阳之令也。初之气,自壬戌岁大寒日亥初,至是年春分日酉初,凡六十日八十七刻半,主位太角木,客气阳明金,中见火运,寒始肃,杀气方至,民病寒于右之下,营运平火,其邪乃微,宜调阳明之客,以酸补之,以辛泻之,以苦泄之,岁谷宜苍,间谷宜秬。二之气,自春分日酉正,至小满日未正,凡六十日有奇,主位少徵火,客气太阳水,中见火运,火

居其位,寒水承之,寒不去,华雪水冰,杀气施化,霜乃降,名草上焦,寒雨数至,阳复化,民病热于中,宜调太阳之客,以苦补之,以咸泻之,以苦坚之,以辛润之,岁谷宜苍,间谷宜稷。三之气,自小满日申初,至大暑日午初,凡六十日有奇,主位少征火,客气厥阴木,中见火运,火当其位,风木客之,天政布,风乃时举,民病泣出耳鸣掉眩,宜调厥阴之客,以辛补之,以酸泻之,以甘缓之,岁谷宜苍,间谷宜稻。四之气,自大暑日午正,至秋分日辰正,凡六十日有奇,主位太宫土,客气少阴火,中见火运,气与运同,灼化所居,溽暑湿热相搏,争于左之上,民病黄瘅而为胕肿,宜调少阴之客,以咸补之,以甘泻之,以酸收之,岁谷宜丹,间谷宜豆。五之气,自秋分日巳初,至小雪日卯初,凡六十日有奇,主位少商金,客气太阴土,中见火运,火生土,燥湿更胜,沉阴乃布,寒气及体,风雨乃行,宜调太阴之客,以甘补之,以苦泻之,以甘缓之,岁谷宜丹,间谷宜麻。终之气,自小雪日卯正,至大寒日丑正,凡六十日有奇,主位太羽水,客气少阳火,中见火运,火气符会,畏火司令,阳乃大化,蛰虫出见,流水不冰,地气大发,草乃生,人乃舒,其病温厉,宜调少阳之客,以咸补之,以甘泻之,以咸软之,岁谷宜丹,间谷宜豆,是气也。用热远热,无犯司气之热,岁气之化,其气专,其化淳,又遇火气平,与岁会同,是谓行令,邪气乘之,其病持久,经曰中行令者,其病徐而持也。右六气司岁,五运统岁,五六相合,三十年一周,六十年再周,凡千四百四十气,而天地之气数备焉,终而复始,时立气布,如环无端,守其数,稽其化,若合符节,可谓悉矣,此特定期之纪,气化之常也。不能无变,变不可以常拘,推考其要,或因本标不同,谓太阳为寒,阳明为燥,少阳为火,太阴为湿,少阴为热,厥阴为风,所谓本也。本之下,为中之见,见之下,为气之标,

太阳之中见少阴时,或为暄,太阴之中见阳明时,或为燥,以至燥湿相交,暄寒相应,风火相值,其本标不同有如此者,或因积数之差,若春温夏暑秋凉冬寒,时令之常也。或春夏秋冬各差其分,应在四维后,皆三十度有奇,其积数之差有如此者,或因有胜有复,谓六气之化,行各有次,止各有位,随六节以观其应,或至而太过者,六气之胜也。若有非常之气,应在岁半之前者,名为岁气淫胜,应在岁半之后者,名为六气来复,其胜复有如此者,或因气位相胜,谓天有常政,地有常令,应各有时,当其时各以其化来报,至而甚者客胜也。若临在反胜之位,则司岁之气,不得其应,是为主胜,其气位相胜有如此者,或因气运之郁,谓气运各有所制,屈而不伸也。天气胜运则运化郁,运胜在泉则地气郁,或六气临胜己之位,则六气亦郁,凡有所郁,则进退升降,皆不能也。其气郁有如此者,或因郁而必发,谓五气之郁乘时而发也。木发则飘骤,其应无时,火发则曛昧,应在四气,土发则昏聩,应在长夏,金发而毁折,应在秋,水发而雹雪,应在二火前后,其郁气之发有如此者,或因邪气反胜,谓天政布于夏,地令行于冬,至其时,或当寒而热,当热而寒,当温而清,当燥而热,当湿而燥,其邪气反胜有如此者,夫定期之外,犹有是者,则不拘于常数也,兹造化密移所以新新不穷欤。

【简要结论】

① 王冰(公元 710—805 年),号启玄子,唐朝医家,籍贯不详。② 762—763 年唐宝应年间官至太仆令,人称王太仆。③ 少时笃好易老之学,究心医学,尤精《黄帝内经》。④《补注黄帝内经素问》是继全元起之后,第二位系统注解《黄帝内经素问》之书。⑤ 王冰《补注黄帝内经素问》理论造诣深邃。⑥ 王冰五运六气学说造诣深邃。

刘禹锡医学研究

【生平考略】

刘禹锡（772—842年），字梦得，晚唐文学家，诗豪。籍贯河南洛阳，生于河南郑州荥阳，家本荥上，籍占洛阳。唐德宗李适贞元九年进士及第，初任太子校书，迁淮南记室参军。后入节度使杜佑幕府，杜佑为相，禹锡亦迁监察御史。贞元末年，入太子侍读王叔文二王八司马政治集团。唐顺宗李诵即位，推行永贞革新，革新失败，梦得屡遭贬谪。公元842年唐武宗李炎会昌二年，迁太子宾客，卒于洛阳，享年七十一，追赠户部尚书，葬于荥阳。刘禹锡诗文著作等身，名震文坛。《竹枝词》《乌衣巷》脍炙人口，《陋室铭》《秋声赋》传诵千古。《刘梦得文集》《刘宾客集》更是影响深远。《新唐书·艺文志》：刘禹锡《传信方》二卷。此书刊于公元818年唐宪宗元和十三年，刘禹锡序《传信方》曰：余为连州四年，江华守河东薛景晦以所著《古今集验方》十通为赠。其志在于拯物，余故申之以书。异日，景晦复寄声相谢，且咨所以补前方之阙。医拯道贵广，庸可以学浅为辞？遂于箧中得已试者五十余方，用塞长者之问。皆有所自，故以《传信》为目云。《唐才子传》曰：刘禹锡，字梦得，中山人。贞元九年进士，又中博学宏辞科，工文章。时王叔文得幸，禹锡与之交，尝称其有宰相器。朝廷大议，多引禹锡及柳宗元与议禁中，判度支盐铁案，凭藉其势，多中伤人。御史窦群劾云：挟邪乱政。即日罢。宪宗立，叔文败，斥朗州司马。州接夜郎，俗信巫鬼，每祠，歌《竹枝》，鼓吹俄延，其声伧伫。禹锡谓屈原居沅、湘间，作《九歌》，使楚人以迎送神。乃倚声作《竹枝辞》十篇，武陵人悉歌之。始，坐叔文贬者，虽赦不原。宰相哀其才且困，将澡用之，乃悉诏补远州刺史，谏官奏罢之。时久落魄，郁郁不自抑，其吐辞多讽托远，意感权臣，而憾不释。久之，召还，欲任南省郎，而作《玄都观看花君子》诗，语讥忿，当路不喜，又谪守播州。中丞裴度言：播，猿狖所宅，且其母年八十余，与子死决，恐伤陛下孝治，请稍内迁。乃易连州，又徙夔州。后由和州刺史入为主客郎中。至京后，游玄都咏诗，且言：始谪十年，还辇下，道士种桃，其盛若霞。又十四年而来，无复一存，唯兔葵燕麦动摇春风耳。权近闻者，益薄其行。裴度荐为翰林学士，俄分司东都，迁太子宾客。会昌时，加检校礼部尚书，卒。公恃才而放，心不能平，行年益晏，偃蹇寡合，乃以文章自适。善诗，精绝，与白居易酬唱颇多，尝推为诗豪，曰：刘君诗在处，有神物护持。有集四十卷，今传。《传信方》目录：治干霍乱盐汤方；疗热厥方；李亚治一切嗽及上气；补肺丸；治痰嗽咽喉不利方；疗赤白痢如鹅鸭肝方；治一切痢神效方；樗根馎饦法；治久痢方；治虚冷久痢方；巴石丸；治血痢内热方；治夏秋之交露坐夜久腹内痞如群石在腹中痛者方；治肠痈方；疗阴狐疝气方；杉木治脚气方；治腰膝痛不可忍方；治毒风腰脚无力肿痛腹胀心烦闷气上冲咽喉头面浮肿呕逆方；甘少府治脚转筋兼暴风通身水冰如摊缓者方；疗心痛地黄冷淘方；羊肝丸；治眼风泪痒生翳赤眦方；治目赤痛方；治口疮并发背方；治喉痹方；治女子月经不绝来无时方；神授痈疽灵方；治疔方；疗瘿方；治瘰疬方；硖州王及郎中槐汤灸痔法；治湿癣方；乱发鸡子膏；治打扑损方；治伤损方；拔箭镞并疗诸疮方；治蛇咬蝎螫方；治虫豸伤咬方；治蜘蛛咬遍身生丝方；疗蚯蚓咬方；治蚰蜒入耳方；崔中丞炼盐黑丸方；王旻山人甘露饮；合香法；造桂浆法；苏合香；逸文三则。

【学术贡献】

刘禹锡《传信方》学术贡献

急症　①治干霍乱盐汤方：元和十一年十月，得干霍乱，上不可吐，下不可利，出冷汗三大斗许，气即绝，河南房伟传此汤，入口即吐，绝气复通。其法：用盐一大匙熬令黄，童子小便一升，二物温和服之，少顷吐下即愈。②治热厥方：中风暴厥，牛蒡根捣绞取汁一大升，和好蜜四大合，分温两服，汗出便差。此方得之岳鄂郑中丞，郑顷年至颍阳，因食热肉便中暴风，外甥卢氏为颍阳尉有此方，神效。③治喉痹：皂荚矾入好米醋同研含咽立瘥。此方出于李谟，甚奇妙，皂荚矾即绿矾也。④ 治女子月经不绝来无时：取案纸（楮皮纸）三十张烧灰，清酒半升调服。蓐中血晕服之立验，已毙者去板齿灌之，经一日亦活。

咳嗽 ① 李亚治一切嗽及上气方：干姜、皂荚、桂心，三物捣筛蜜丸如梧子，每服三丸，其效如神。刘禹锡在淮南与李亚同幕府，李每与人药而不出方，或讥其吝，李乃情话曰：凡人患嗽多进冷药，若见此方用药热燥，即不肯服，故但出药多效，试之信然。② 补肺丸治咳嗽：杏仁二大升，童子小便一斗浸，煮令鱼眼沸，候软如面糊，日曝，可丸即成，每服三十丸或五十丸，任意茶酒下。③ 治痰嗽咽喉不利方：诃黎勒其子未熟时谓之随风子，暴干收之，益小者益佳，治痰嗽咽喉不利，含三数枚殊胜。④ 王旻山人甘露饮凉胸膈驱积滞治热壅：蜀芒硝末一斤，蜜十二两，和匀入新竹筒内，令有药处在饭内，其虚处出其上，蒸之。候饭熟取出，绵滤入瓷钵中，竹箆搅勿停手，待凝收入瓷盒，每卧时含牛匙，渐渐咽之，如要通转，即多服之。

痢疾 ① 治赤白痢如鹅鸭肝方：黄芩、黄连各八分，上二味水煎分二服。② 治一切痢神效方：黄连二两半，黄柏一两半，羚羊角、茯苓各半两，上四味捣散蜜丸，姜蜜汤下。③ 樗根馄饨法治久痢及疳痢。刘禹锡著樗根馄饨皮法，治立秋前后患痢或水谷痢兼腰痛等，取樗根一大两捣筛，好面捻作馄饨子如皂荚子大，清水煮，每日空腹服十枚，神良。④ 治久痢方：予曾苦赤白下诸药服遍久不差，转为白脓。令狐将军传此法：诃黎勒三枚捣末沸浆水一两合服。若空水痢加一钱匕甘草末；若微有脓血加二匕，若血多加三匕，皆效。⑤ 治虚冷久痢方：唐太宗实录云：贞观中，上以气痢久未痊，服名医药不应，因诏访求其方，有卫士进黄牛乳煎荜茇方，御用有效。刘禹锡亦记其事云，后累试于虚冷者必效。⑥ 巴石丸治气痢：白矾一斤炭火净地烧令汁尽，其色如雪谓之巴石。取一两研末熟猪肝作丸如梧子大，空腹服，量人加减。水牛肝更佳，如素食人以蒸饼为丸。⑦ 治血痢内热方：海蛤末蜜水调服二钱，日二。

腹痛 ① 治夏秋之交腹内痞如群石腹痛：大豆半升，生姜八分，上二味水煎顿服，其坚痞立散。② 治肠痈方：鳖甲烧存性研末水服一钱，日三。③ 蜘蛛散治阴狐疝气：阳狐疝气偏有大小，时时上下，蜘蛛十四枚熬焦，桂半两，二物为散，每服八

分一匕，日再。蜜丸亦可。④ 地黄冷淘治心痛：贞元十年，通事舍人崔抗心患心痛，垂气绝，遂作地黄冷淘食之，便吐一物，如虾蟆状，无目足等，微似有口，自此遂愈。冷淘不用着盐。

脚气 ① 杉木治脚气：唐柳柳州《纂救三死方》云：元和十二年二月得脚气，夜半痞绝，胁有块，大如石，且死，因大寒不知人三日，家大号哭。荥阳郑洵美传杉木汤，服半食顿，大下三下，气通块散。杉木节一大升，橘叶一大升（北地无叶可以皮代之），大腹槟榔七枚，合子碎之，童子小便三大升，煮取一升半，分两服；若一服得快利，即停后服。② 治腰膝痛不可忍方：海桐皮、薏苡仁各二两，牛膝、川芎、羌活、地骨皮、五加皮各一两，甘草半两，生地黄十两，上八味捣筛，无灰酒二斗浸，早午晚卧饮一杯，长令醺醺。③ 治毒风腰脚无力，肿痛腹胀，心烦闷气上冲，咽喉头面浮肿，呕逆：旋覆花头子、茯苓、橘皮、桑白皮各三两，犀角屑一两，紫苏茎二两，豉三合，生姜四两，枣十二枚，上九味除姜枣外，细锉，水煎分三服。④ 甘少府治脚气转筋兼暴风通身水冰如摊缓：蜡半斤，销涂帛上，承热缠脚，冷即易之。亦治心躁惊悸，如觉是风毒兼裹两手心。

眼疾 ① 羊肝丸治诸目疾及障翳青盲等：黄连末一大两，白羊子肝一具，研细手抮为丸如梧桐子，每食以暖水吞二七枚，连作五剂差。但是诸眼目疾及障翳青盲皆主之，禁食猪肉及冷水。② 治眼风泪痒生翳赤眦：宣州黄连捣筛，蕤核仁去皮碾膏，上二味等分和合，填于干枣三枚中，武火水煎，待冷点眼，万万不失，前后试验数十人皆应。③ 治目赤痛：诃黎勒入白蜜，研注目中，治风赤涩痛，神良。

痈疽 ① 治口疳并发背：山李子根亦名牛李子，野外蔷薇根，各细切五升，水煎含咽。涂之亦效。襄州军事柳岸妻窦氏患口疳十五年，齿尽落，断亦断坏不可近，用此方遂差。② 神授痈疽灵方：唐吕西华遇胡僧授此方，沈存中良方载其事。白麦饭石、白蔹末各等分，鹿角二三寸炭烧捣末，上三药捣筛，米醋煎令鱼眼沸，涂敷肿上。③ 治疔疮：元和十一年得疔疮凡十四日，善菊傅之，皆莫能知。长乐贾方伯教用蜣螂心，一夕而百苦皆已。明年正月食羊肉又大作，再用亦如神验。其法：一味贴疮半日许，血尽根出遂意。蜣螂心，腹

下度取之，其肉稍白是也。其法盖出葛洪肘后方。

瘿瘤　①孙思邈《千金月令》治忽生瘿疾一二年者，以万州黄药子半斤，无灰酒一斗投药其中，煻火烧一复时，停腾待酒冷即开。患者时时饮一盏，不合绝酒气，觉销即停饮。刘禹锡《传信方》亦著其效，云：得之邕州从事张岌，岌目击有效。复已试，其验如神。②治瘰疬：取铅三两，铁器中熬之，久当有脚如黑灰。取此灰和脂涂瘰疬上，拭恶汁，又贴。如此半月许，亦不痛不破不作疮，但内消之为永差。虽过项亦差。

痔癣　①硖州王及郎中槐汤灸痔法：槐枝浓煎汤，先洗痔，便以艾灸其上七壮，以知为度。及早充西川安抚使判官，乘骡入骆谷，及宿，有痔疾因此大作，其状如胡瓜，贯于肠头，热如煻灰火，至驿僵仆。主邮吏云：此病某曾患来，须灸即差。及命所使作槐汤洗热瓜上，会用艾灸至三五壮，因大转泻，先血后秽，一时至痛楚，泻后遂失胡瓜所在，登骡而驰。②治湿癣：余少年曾患癣，初在颈项间，后延上左耳，遂成湿疮。用斑猫、狗胆、桃根等诸药，徒令蜇蠚，其疮转盛。偶于楚州，卖药人教用芦荟一两研，炙甘草半两末，相和令匀，先以温浆水洗癣，乃用旧干帛子拭干，便以二味合和敷之，立干便差，神效。③乱发鸡子膏主孩子热疮：鸡子五枚去白取黄，乱发如鸡子许大，二味相和，于铁铫子中炭火熬，少顷即发焦，遂有液出。旋取置一瓷碗中，以液尽为度，取涂热疮上，即以苦参末粉之。顷在武陵生子，蓐内便有热疮，发于臀腿间，初涂以诸药及他药无益，日加剧。蔓延半身，状候至重，昼夜啼号，不乳不睡。因阅本草至发髮，《神农本草经》云：合鸡子黄煎之消为水疗小儿惊热下痢。注云：俗中妪母为小儿作鸡子煎，用发杂熬良久得汁，与小儿服，去痰热主百病，用发皆取久梳头乱者。检鸡子，《神农本草经》云疗火疮，用之，果如神效。

外伤　①葱新折者便入煻灰火煨，承热剥皮劈开，其间有涕，便将罨损处，仍多煨取，续续易热者，治跌打扑损。崔给事云：顷在泽潞与李抱真作判官，李相方以毬杖按毬子，其军将以杖相格，便乘势不能止，因伤李相拇指并爪甲擘裂。遽索金创药裹之，强坐颇索酒吃，至数盏，已过量而面色愈青，忍痛不止。有军吏言此方，遂用之，三易面色却赤，斯须云已不痛。凡十数度用热葱并涕缠裹其指，遂毕席笑语。②湖南李从事治马坠扑损，用稻秆烧灰，新熟酒未压者和糟入盐和合，淋前灰取汁，以淋痛处立差。直至背损，亦可淋用，好糟淋灰亦得，不必新压酒也。糯米性寒，作酒则热；糟乃温平，亦如大豆与豉、酱不同之类耳。③箭镞入骨不可拔者，微熬巴豆与蜣螂并研匀涂所伤处，斯须痛定。必微痒且忍之，待极痒不可忍，便撼动箭镞，拔之立出。此方传于夏侯郓，郓初为阆州录事参军，有人额上有箭痕，问之云：随马侍中征田悦，中射，马侍中与此药，立可拔镞出，后以生肌膏药傅之遂无苦。因并方获之，云：诸疮亦可疗。郓得方，后至洪州，逆旅主人妻，患疮呻吟方极，以此药试之立愈。④烧刀子头令赤，以白矾置刀上，看成汁，便热滴咬处治蛇咬蝎螫，立瘥。此极神验，得力者数十人。贞元三十二年，有两僧流向南到邓州，俱为蛇啮，用此救之，更无他苦。⑤大蓝汁一碗入雄黄、麝香二物，随意看多少细研以点咬处治虫豸伤咬，若是毒者，即并细服其汁，神异之极也。昔张员外在剑南为张延赏判官，忽被斑蜘蛛咬项上，一宿咬有二道赤色，细如箸，绕项上，从胸前下至心。经两宿，头面肿疼如数升盌大，肚渐肿，几至不救。张相素重荐，因出家资五百千并荐家财又数百千，募能疗者。忽一人应召云：可治。张相初不甚信，欲验其方，遂令目前合药。其人云：不惜方，当疗人性命耳。遂取大蓝汁一瓷碗，取蜘蛛投之蓝汁，良久方出得汁中，甚困不能动。又别捣蓝汁加麝香末，更取蜘蛛投之，至汁而死。又更取蓝汁麝香复加雄黄和之，更取一蜘蛛投汁中，随化为水。张相及诸人甚异之，遂令点于咬处，两日内悉愈，但咬处作小疮，痂落如旧。⑥治蜘蛛咬遍身生丝：贞元十一年余偶到奚吏部宅，坐客有刑部崔从质，因话此方。崔云：目击有人被蜘蛛咬，腹大如有娠，遍身生丝，其家弃之，有僧遇之，教饮羊乳，得愈平伏。⑦疗蚯蚓咬：浓作盐汤数浸洗而愈。浙西军将张韶为此虫所啮，其形如患大风，眉鬓皆落，每夕则蚯蚓鸣于体中，有僧遇诸途，教用此法，寻愈。⑧治蚰蜒入耳：蚰蜒入耳，以油麻油作煎饼，枕卧须臾，蚰蜒自出而差。季元淳尚书在河阳日，蚰蜒入耳，无计可为，半月后，脑中洪洪有声，脑闷不可彻，至以头自击门柱，奏疾状危极，因发御药以疗之，无差者，其为受苦，不念生存。忽有人献此方，乃愈。崔中丞炼盐黑丸：盐末一升纳粗瓷瓶中实筑泥头，初以糠火烧，渐渐加炭火，勿令瓶破，候赤彻。盐如水汁，即去火待凝，破瓶取出。豉一升，桃仁一两，巴豆二两，四物捣匀蜜丸如梧子大，每服三丸。天行时气豉汁及茶下；心痛酒下，入口便止；血痢饮下初变水痢，后便止；鬼疟茶饮下；骨蒸蜜汤下。吐利若多服黄连汁止之。一剂可救百人。或在道途，或在村落，无药可求，但用此药，即敌大黄朴硝数两。曾用有效。

香法 ① 合香法：甲香一斤，以泔一斗半于铛中，以微糠火煮，经一复时，即换新泔。经三换，即漉出，众手刮去香上恶物讫。白蜜三合，水一斗，又糠火煮一复时，水干，又以蜜三合，水一斗再煮，都三复时，以香烂止。炭火热烧地，洒清酒令润，铺香于其上，以新瓷瓶盖合密埿，一复时，待香冷硬，即臼中用木杵捣令烂，以沉香三两，麝香一分和合略捣，令相乱，入印香成，以瓷瓶贮之，更能埋之，经久方烧尤佳。凡烧此香，须用大火炉多著热灰及刚炭。至合翻时，又须换火，猛烧令尽讫。甲香须用合州小者佳。此法出于刘兖奉礼也。② 造桂浆法：夏月饮之解烦渴，益气消痰。桂末二大两，白蜜一升，水二斗煎取一斗，待冷入新瓷瓶中，后下二物，搅二三百转令匀。先以油单一重复上，加纸七重，以绳封之。每日去纸一重，七日开之，药成，气香味美，格韵绝高。③ 苏合香：今之苏合香如坚木赤色，又有苏合油如粝胶，今多用此为苏合香。刘梦得《传信方》用苏合香多薄叶，子如金色，按之则小，放之则起，良久不定，如虫动，气烈者佳也。如此则全非今所用者，更当精考之。

逸文三则：一切脉曰布指于位。二不晓脉曰第知息至。三单方曰一物足了病。三则皆见任广书叙指南卷二十。

【综合评述】

刘禹锡是文学家而非医学家

《新唐书·艺文志》载刘禹锡《传信方》二卷。《传信方》实为刘禹锡秘存箧盒的50多张单验方，刊于公元818年唐宪宗元和十三年。刘禹锡《答道州薛郎中论方书》曰：从世医号富于术者，借其书伏读之，得《小品方》，于群方为最古。又得《药对》，知本草所之自。考《素问》识荣卫经络百骸九窍之相成，学切脉以探表候。行乎门内，疾辄良

已，家之婴儿未尝诣医门求治。《传信方》所载单验方大多为刘禹锡亲历亲见。如治干霍乱方得之河南房伟，见其入口即效，绝气复通。治热厥方得之岳鄂郑中丞，颍阳尉服此方得汗随差。治一切咳嗽及上气方得之李亚，其效如神。刘禹锡曾苦赤白下痢诸药不差，令狐将军传诃黎勒方获效。黄牛乳煎荜茇治唐太宗气痢有效，刘禹锡记其事云，后累试于虚冷者必效。荥阳郑洵美传杉木汤治脚气冲心大寒不知人三日，服半食顿气通块散。地黄冷淘方治通事舍人崔抗女心痛遂愈。山李子根与蔷薇根野各细切治襄州军事柳岸妻窦氏口疮十五年遂差。长乐贾方伯用蜣螂心治疗疮神验，蜣螂心腹下度取之。万州黄药子治瘿瘤得之邕州从事张岩，已试其验如神。便以艾灸其上七壮，以知为度。艾灸治西川安抚使判官王及早痔疾，一时登骡而驰。刘禹锡少年患癣，卖药人用芦荟而愈。由此可见，《传信方》简便易得，实用有效。刘禹锡是文学家、政治家而非医学家。《新唐书·列传·刘禹锡》：刘禹锡字梦得，自言系出中山。世为儒。擢进士第，登博学宏辞科，工文章。淮南杜佑表管书记，入为监察御史。素善韦执谊。时王叔文得幸太子，禹锡以名重一时，与之交，叔文每称有宰相器。太子即位，朝廷大议秘策多出叔文，引禹锡及柳宗元与议禁中，所言必从，擢屯田员外郎。判度支、盐铁案，颇冯藉其势，多中伤士。若武元衡不为柳宗元所喜，自御史中丞下除太子右庶子；御史窦群劾禹锡挟邪乱政，群即日罢；韩皋素贵，不肯亲叔文等，斥为湖南观察使。凡所进退，视爱怒重轻，人不敢指其名，号二王刘柳。宪宗立，叔文等败，禹锡贬连州刺史，未至，斥朗州司马。州接夜郎诸夷，风俗陋甚，家喜巫鬼，每祠，歌《竹枝》，鼓吹裴回，其声伧伫。禹锡谓屈原居沅湘间作《九歌》，使楚人以迎送神，乃倚其声，作《竹枝辞》十余篇。于是武陵夷俚悉歌之。始，坐叔文贬者八人，宪宗欲终斥不复，乃诏虽后更赦令不得原。然宰相哀其才且困，将澡濯用之，会程异复起领运务，乃诏禹锡等悉补远州刺史。而元衡方执政，谏官颇言不可用，遂罢。禹锡久落魄，郁郁不自聊，其吐辞多讽托幽远，作《问大钧》《谪九年》等赋数篇。张九龄为宰相，建言放臣不宜与善地，悉徙五溪不毛处。然九龄自内职出始安，有瘴疠之叹；罢政事守荆州，有拘囚之思。身出迁谪，一失

意不能堪,剡华人士族必致丑地,然后快意哉!议者以为开元良臣,而卒无嗣,岂忮心失恕,阴责最大,虽它美莫赎邪!欲感讽权近,而憾不释。久之,召还。宰相欲任南省郎,而禹锡作《玄都观看花君子》诗,语讥忿,当路者不喜,出为播州刺史。诏下,御史中丞裴度为言:播极远,猿狄所宅,禹锡母八十余,不能往,当与其子死诀,恐伤陛下孝治,请稍内迁。帝曰:为人子者宜慎事,不贻亲忧。若禹锡望他人,尤不可赦。度不敢对,帝改容曰:朕所言,责人子事,终不欲伤其亲。乃易连州,又徙夔州刺史。禹锡尝叹天下学校废,乃奏记宰相曰:言者谓天下少士,而不知养材之道,郁堙不扬,非天不生材。是不耕而叹廪庾之无余,可乎?贞观时,学舍千二百区,生徒三千余,外夷遣子弟入附者五国。今室庐圮废,生徒衰少,非学官不振,病无赀以给也。凡学官,春秋释奠于先师,斯止辟雍宫,非及天下。今州县咸以春秋上丁有事孔子庙,其礼不应古,甚非孔子意。汉初群臣起屠贩,故孝惠高后间置原庙于郡国,逮元帝时,韦玄成遂议罢之。夫子孙尚不敢违礼飨其祖,况后学师先圣道而欲违之。《传》曰:祭不欲数。又曰:祭神如神在。与其烦于荐飨,孰若行其教?今教颓靡,而以非礼之祀媚之,儒者所宜疾。窃观历代无有是事。武德初,诏国学立周公、孔子庙,四时祭。贞观中,诏修孔子庙兖州。后许敬宗等奏天下州县置三献官,其他如立社。玄宗与儒臣议,罢释奠牲牢,荐酒脯。时王孙林甫为宰相,不涉学,使御史中丞王敬从以明衣牲牢著为令,遂无有非之者。今夔四县岁释奠费十六万,举天下州县岁凡费四千万,适资三献官饰衣裳,饴妻子,于学无补也。请下礼官博士议,罢天下州县牲牢衣币,春秋祭如开元时,籍其资半畀所隶州,使增学校,举半归太学,犹不下万计,可以营学室,具器用,丰馔食,增掌故,以备使令,儒官各加稍食,州县进士皆立程督,则贞观之风,粲然可复。当时不用其言。由和州刺史入为主客郎中,复作《游玄都》诗,且言:始谪十年,还京师,道士植桃,其盛若霞。又十四年过之,无复一存,唯兔葵、燕麦动摇春风耳。以诋权近,闻者益薄其行。俄分司东都。宰相裴度兼集贤殿大学士,雅知禹锡,荐为礼部郎中、集贤直学士。度罢,出为苏州刺史。以政最,赐金紫服。徙汝、同二州。迁太子宾客,复分司。禹锡恃才而

废,褊心不能无怨望,年益晏,偃蹇寡所合,乃以文章自适。素善诗,晚节尤精,与白居易酬复颇多。居易以诗自名者,尝推为诗豪,又言:其诗在处,应有神物护持。

刘禹锡诗词表现阅尽沧桑的沉思,蕴涵深邃。刘禹锡论说文成就颇大,论述范围包括哲学、政治、医学、书法、书仪等。哲学论文《天论》三篇,阐述天人交相胜还相用:大凡入形器者,皆有能有不能。天,有形之大者也;人,动物之尤者也。天之能,人固不能也;人之能,天亦有所不能也。推理缜密,寓意深远。《因论》七篇因事立题,有感而发,征引丰富,巧丽渊博,雄健晓畅。《华佗论》《辩迹论》《明贽论》等,短小精悍,隐微深切。或借题发挥,针砭现实;或托古讽今,抨击弊政。读书有感,辄立评议。刘禹锡与韩愈、柳宗元三人感情深厚。刘禹锡《祭韩吏部文》曰:高山无穷,太华削成。人文无穷,夫子挺生。典训为徒,百家抗行。当时就者,皆出其下。古人中求,为敌盖寡。贞元之中,帝鼓薰琴。奕奕金马,文章如林。君自幽谷,升于高岑。鸾凤一鸣,蜩螗革音。手持文柄,高视寰海。权衡低昂,赡我所在。三十余年,声名塞天。公鼎侯碑,志隧表阡。一字之价,辇金如山。权豪来侮,人虎我鼠。然诺洞开,人金我灰。亲亲尚旧,宜其寿考。天人之学,可与论道。二者不至,至者其谁?岂天与人,好恶背驰?昔遇夫子,聪明勇奋。常操利刃,开我混沌。子长在笔,予长在论。持矛举盾,卒不能困。时惟子厚,窜言其间。赞词愉愉,辨道颜颜。磅礴上下,羲农以还。会于有极,服之言诠。胡舍我而长逝,徒泣涕而涟涟。吁嗟乎!岐山威凤不复鸣,华亭别鹤中夜惊。畏简书兮拘印绶,思临恸兮志莫就。生刍一束酒一杯,故人故人歆此来。子长在笔,予长在论,诚然。刘禹锡散文犹如其诗歌,题旨隐微却雄浑老苍,沉着痛快。柳宗元谓其:文隽而膏,味无穷而炙愈出。白居易:彭城刘梦得,诗豪者也,其锋森然,少敢当者。予不量力,往往犯之。夫合应者声同,交争者力敌,一往一复,欲罢不能。繇是每制一篇,先相视草,视竟则兴作,兴作则文成。一二年来,日寻笔砚,同和赠答,不觉滋多。

【简要结论】

① 刘禹锡,字梦得,河南洛阳人,生于唐代宗

李豫大历七年。② 刘禹锡为中唐政治家,文学家,大诗豪。③ 刘禹锡与韩愈、柳宗元齐名,均曾任监察御史。④ 刘禹锡著作等身,名震文坛。⑤ 刘禹锡唐武宗李炎会昌二年卒于洛阳,享年七十一,追赠户部尚书。⑥《传信方》二卷刊于公元818年唐宪宗元和十三年。⑦ 刘禹锡不是医学家。⑧《传信方》是刘禹锡验秘存箧盒的50多张单验方。⑨《传信方》治疗经验大多为刘禹锡亲历亲见。⑩《传信方》早佚,冯汉镛有辑佚本《传信方集释》,1959年上海科学技术出版社出版。

咎殷医学研究

【生平考略】

咎殷，公元797—859年唐代四川成都人，精医理，擅长产科，通晓药物学，公元852年唐大中期间著《经效产宝》三卷。书成而佚，清代张金城在日本得此书重刊印行。光绪七年归安凌德于尚素轩序曰：婺源张君金城，近购得日本所刻唐节度随军咎殷撰集《经效产宝》书版，随以印本示余。余读其书，凡上、中、下三卷，后附续编一卷。书中薯蓣作薯药，避唐讳而不避宋讳，复考《新唐书·艺文志》有博士咎商著《心鉴》五卷，或即斯人避殷作商，其为北宋本无疑。日本邦人于医家旧籍考察最精，近如北宋本《千金方》，元大德本《千金翼方》显于沪上，影宋本《外台秘要》购自粤东。今得是书，唐贤撰述，并可宝贵。余家虽习医，苦于收藏无多，兹就所见书诸卷端，至若方药之合宜，在乎明哲者取择焉。《经效产宝》目录：卷之上：妊娠安胎方论第一凡十一道；妊娠食诸物忌方论第二凡五道；益气滑胎令易产方论第三凡一道；妊娠恶阻呕吐不食方论第四凡四道；胎动不安方论第五凡十八道；妊娠漏胞下血方论第六凡六道；妊娠心腹腰痛方论第七凡十一道；妊娠伤寒热病防损胎方论第八凡五道；妊娠患淋小便不和方论第九凡二道；妊娠下痢黄水赤白方论第十凡七道；治妊娠水气身肿腹胀方论第十一凡四道；妇妊娠《千金》易产方论第十二凡六道；治产难诸疾方论第十三凡十二道；难产死生方论第十四凡八道；难产令易产方论第十五凡七道；胎死胞衣不出方论第十六凡十八道。卷之中：产后心惊中风方论第十七凡七道；产后余血奔心烦闷方论第十八凡十五道；产后渴不止方论第十九凡二道；产后淋病诸方论第二十凡六道；产后虚羸下痢方论第二十一凡三道；产后腰痛羸瘦补益玉门不闭方论第二十二凡七道；产后中风方论第二十三凡十五道；产后余血上抢心痛方论第二十四凡六道；产后汗不止方论第二十五凡五道；产后冷热痢方论第二十六凡二道；产后虚羸方论第二十七凡三道；产后烦渴方论第二十八凡二道；产后烦闷虚热方论第二十九凡六

道；产后血瘕方论第三十凡四道；产后余疾痢脓血方论第三十一凡八道；产后小便赤方论第三十二凡二道。卷之下：产后小便遗血方论第三十三凡四道；产后大小便不通方论第三十四凡四道；产后寒热方论第三十五凡四道；产后咳嗽方论第三十六凡三道；产后气痢方论第三十七凡六道；产后血晕闷绝方论第三十八凡十道；产后乳无汁方论三十九凡五道；产后乳结痈方论第四十凡九道；产后乳汁自出方论第四十一凡三道。续编：周颋传授济急方论凡四道；濮阳李师圣施郭稽中论十九证方十四道；产后十八论方凡六道。

咎殷又撰《食医心鉴》三卷，宋代尚存。约100条佚文存于唐慎微《证类本草》，医论13条，药方209首存于朝鲜金礼蒙《医方类聚》。今本《食医心鉴》系日本丹波元坚辑自《医方类聚》。1901年罗振玉得之东京青山求精堂藏书，携归印行。共1卷，载方211首，治疗16类病症，其中在论中风疾状、心腹冷痛、五种噎病、七种淋病、小便数、五痢赤白肠滑、五种痔病下血、妇人妊娠诸病及产后、小儿诸病食治诸方中载粥疗方46首。此书较为系统地总结了唐以前药粥方临床应用经验，其中高良姜粥、黄雌鸡粥、黄芪粥、糯米阿胶粥、竹沥粥、地黄粥、猪蹄粥、马齿粥、淡竹叶粥、梨粥、生芦根粥、人参粥、鸡子粥、郁李仁粥、紫苏子粥等方，一直沿用至今，经久不衰。

【学术贡献】

1. 咎殷《经效产宝》学术贡献

妊娠安胎方论第一 ① 治妊娠三四个月腹痛，时时下血：续断八分，艾叶、当归、干地黄各六分，竹茹、阿胶、炙鸡苏各四分，以七味水煎去滓分再服。② 治妊娠六七个月，忽胎动下血，肠痛不可忍：川芎八分，桑寄生四分，当归十二分，上三味水酒合煎分三服。③ 治妊娠下血，时时漏血，血尽子死：生地黄汁三合，清酒三合相和，煎三四沸，空腹分温服。④ 治妊娠心头妨满，两胁胀，不下食：槟榔三个，柴胡五分，人参、枳壳、桑寄生各四分，肉豆蔻、生姜二分，上七味水煎分温三服。⑤ 治妊

娠身伤寒,头痛壮热,肢节烦痛:前胡六分,石膏十二分,黄芩五分,大青、知母、栀子各四分,葱白七茎,甜竹茹三分,上八味水煎分温三服。⑥ 安胎治妊娠胎动,腰痛及下血:当归、川芎各四分,葱白二七茎,艾叶二分,茅根、鹿角胶各六分,上六味捣末水煎分三服。⑦ 安胎治妊娠损动:鲤鱼、粳米各一斤,上作臛食之佳。⑧ 治妊娠呕吐不食兼吐痰水:生芦根十分,橘皮四分,生姜六分,槟榔二分,上四味水煎空腹热服。⑨ 治妊娠胁满腹胀,心胸烦,见饱即吐,渐加羸瘦:赤茯苓、前胡、紫苏、半夏各四分,生姜三分,白术一分,大腹子五个,麦门冬六分,槟榔五枚,上九味水煎分温三服。⑩ 治妊娠子烦常苦烦闷:茯苓八分,防风、知母各六分,竹沥三合,生麦冬十二分,上五味水煎食后作两服。⑪ 治妊娠胎动不安烦闷:当归、桑寄生各四分,川芎三分,阿胶二分,葱白十四茎,豉八合,上六味水煎空腹分两服。

妊娠食诸物忌方论第二　① 食鸡肉与糯米共食,令子生白虫。② 食鲤鱼及鸡子,令子多疳。③ 食羊肝,令子多厄。④ 食鸭子,令子倒生。⑤ 食兔肉、犬肉,令子缺唇,无音声。

益气滑胎令易产方论第三　诃子丸润胎益气令子易生:槟榔八分,川芎、吴茱萸、诃子皮各三分,蒸上为细末,炼蜜为丸,如绿豆大,空心,酒下十九丸、二十丸。自七八个月,服至分解。

妊娠恶阻呕吐不食方论第四　论曰:夫阻病之候,心中溃溃,头旋眼眩,四肢沉重懈怠,恶闻食气,好吃酸咸果实,多卧少起。① 三月、四月多呕逆,肢节不得自举者,以此治之:人参、葛根各八分,厚朴、橘皮六分,茯苓十三分,白术十二分,生姜十一分,上七味水煮分温三服。② 治妊娠三四月呕吐,恶闻食气:橘皮、青竹茹、生姜、茯苓、白术各二两,上五味水煎分温三服。③ 黄瘦方治妊娠阻病,心中聩闷,见食呕吐,憎闻食气,肢节烦疼,身体沉重,多卧嗜睡:人参、橘皮各八分,茯苓、生姜、甘草各十二分,大枣十二枚,生麦门冬子二十分,上七味水煎分温三服。凡妊娠恶食者,以所思食,任意食之,必愈。

胎动不安方论第五　论曰:安胎有二法,因母病以动胎,但疗母疾,其胎自安。又缘胎有不坚,故致动以病母,但疗胎则母瘥,其理甚效,不可违也。胎不动,不知子死生者,但看唇口,青者儿死

母活;口中青沫出者,子母俱死;口舌赤、青沫者,母死子活也。① 治胎数落而不结实或冷或热:甘草三两,黄芪、人参、白术、川芎、干地黄、吴茱萸各二两,上七味捣末,酒调二钱。② 治胎动不安:好银煮去水上,着葱白作羹,食之佳。③ 治胎动下血,心腹绞痛,儿在腹死活未分,服此药,死即下,活即安,极妙:当归三两,川芎六两,上二味水酒合煮分三服。④ 治妊娠二三月及七八月,胎动不安或腰肚痛,有血下:川芎、当归各四两,艾叶二两,甘草一两,阿胶二两,上五味水煮分温三服。古方无艾叶。⑤ 治妊娠抢心,下血不止,腰腹痛不可忍:上银一斤水煎取七升,川芎、当归各四两,阿胶三两,生地黄五两,上四味以前银水煮取二升,分三服。⑥ 治妊娠无故胎动不安,腹内绞痛:葱白一升,阿胶三两,当归、川芎、桑寄生各四两,上五味取银水煮药分三服。⑦ 治妊娠五六月,胎犹不安,不常处:白术、茯苓各三两,厚朴、黄芩、生姜、枳壳、芍药各二两,旋覆花一两,上八味水煮分温五服。⑧ 治胎动不安:熟艾、阿胶各二两,葱白一升,上三味水煮分温二服。又方:川芎二两 葱白切,一升上水七升,煮取二升半,分温三服。⑨ 治妊娠冷热,腹内不调,致胎不安:当归、干姜各三两,川芎四两,艾叶二两,上四味水煎分为四服。⑩ 治妊娠经八九个月或胎动不安,因用力劳乏,心腹痛,面目青冷,汗出,气息欲绝,由劳动惊胎之所致也:钩藤、茯神、人参、当归各二两,桔梗三两,寄生一两,上六味水煎分三服。若烦热加石膏五两,临月加桂心二两。⑪ 治妊娠因夫所动,困绝:取竹沥饮一升立愈。⑫ 治妊娠惊恼,胎向下不安,小腹痛连腰,下血:当归、川芎各八分,阿胶、人参各六分,艾叶四分,大枣十二枚,茯苓十分,上七味水煮分三服。⑬ 治堕胎忽倒地,举动擎促,腹中不安及子死腹中不出:川芎一两捣末服寸匕,须臾三服立出。⑭ 治胎动冲心,烦闷欲死,安胎止痛:炙甘草、当归、川芎、人参、阿胶各二两,葱白一升,上六味水煎分为三服。⑮ 治妊娠忽黄汁下如胶或如小豆汁:粳米五升,黄芪五两,上二味水煎分四服。⑯ 治妊娠胎动欲落,肚痛不可忍:上银一斤,茅根二斤,水九升煮银取二升,入清酒一升,同煎茅根取二升,分三服。⑰ 治妊娠腹内冷痛,忽胎动:薤白一升,当归四两,上二味水煎分三服。

妊娠漏胞下血方论第六　① 治漏胎下血不

止,胞干即死,宜急治之:生地黄汁一升,酒五合,上二味同煎三五沸,分三服。② 治妊娠下血不止,血尽子死:生干地黄为细末,酒服方寸匕,日三服,夜一服。③ 治妊娠下血不止及腹内冷者:生地黄、干姜等分同煎服。④ 治妊娠无故卒下,血出不绝:阿胶三两清酒煎,顿服。⑤ 又方:生地黄八两捣碎酒浸,绞取汁分两服,以止为度。⑥ 治妊娠下血如月信来,若胞干则损子伤母:干地黄、干姜各五两,上二味水煎分二服。

妊娠心腹腰痛方论第七　① 治妊娠二三月,腹痛腰痛:当归三两,阿胶、甘草各二两,葱白一升,上四味水煮分三服。② 治妊娠三五月已来忽心腹绞痛:大枣十四枚烧令焦,取小便调服之。③ 治妊娠心腹痛不可忍:盐一斤烧令赤,取两指撮酒调服。④ 治妊娠遍身痛或冲心欲死不能饮食:白术五两,黄芩二两,芍药四两,上三味水煮分三服。缘胎有水致痛,兼易产。⑤ 治妊娠卒心痛,气欲绝:川芎、当归、茯苓、厚朴各三两,上四味水煎,分两服。⑥ 治妊娠腰背痛反复不得:鹿角一枚烧令赤,反复酒淬至角碎,酒饮或散服,鹿角亦得。⑦ 治妊娠先患冷气,忽冲心腹,痛如刀刺:川芎、人参、茯苓、吴茱萸、桔梗、当归各三两,厚朴、芍药各二两,上八味水煎分三服,气下即瘥。⑧ 治妊娠患腹痛并胎动不安:葱白一升,人参、厚朴、阿胶、川芎各二两,当归三两,上六味水煎分三服。⑨ 治妊娠疼痛不可忍,或连胯痛,先服此散:杜仲四两,五加皮、阿胶、狗脊、防风、川芎、细辛、芍药各三两,草薢三两,杏仁八十枚,上十味水煮去滓分三服。⑩ 治妊娠三两月,腰痛不可忍,先服前散,后服此丸:续断、杜仲各十分,川芎、独活各三两,狗脊、五加皮、草薢、芍药、山药、诃子各八两,上十味捣末蜜丸如梧桐子大,酒下四十九丸,日再服。⑪ 治触动胎以致腰痛背痛:杜仲、五加皮、当归、芍药、川芎、人参、草薢各三两,上七味水煎分温三服。

妊娠伤寒热病防损胎方论第八　论曰:非即之气伤折妊妇,热毒之气侵损胞胎,遂有堕胎漏血,俱害子母之命。① 治妊娠伤寒骨节疼痛,壮热,不急治则胎落:葱白一升,前胡、葛根、石膏各十分,青黛六分,升麻八分,栀子十二分,上七味煮分三服。② 治妊娠头痛壮热,呕吐不下食,心烦热:青竹茹、葛根、知母各三两,芦根一升,生麦门

冬四两,上五味水煎分三服。③ 治妊娠时气头痛,腰背强,壮热:升麻、青黛、前胡、黄芩、山栀各二两,葛根三两,石膏八分,上七味水煎分三服。④ 治妊娠妇六七月,伤寒热入腹,大小便秘结不痛,蒸热:前胡十分,大黄、石膏各二十分,栀子仁十枚,知母、黄芩、茯苓、生姜各八分,上八味水煎分三服。⑤ 治妊娠伤寒,苦热不止,身上斑出,忽赤忽黑,小便如赤血,气欲绝,胎欲落:栀子、升麻各四两,黛青二两,石膏八两,葱白一升,生地黄二十分,黄芩三两,上七味水煎分三服。

妊娠患淋小便不和方论第九　治妊娠患淋,小便涩不利,小腹水道热痛:冬葵子一升,芍药二两,黄芩、茯苓、车前子各三两,上五味水煎分三服。

妊娠下痢黄水赤白方论第十　论曰:妊娠下痢,皆因误食生冷、肥腻,冷即色白,热即黄赤,气不和,赤白相兼,搅刺疼痛,脾胃不调之所致也。① 治妊娠患痢脓血,状如鱼髓,小腹绞痛难忍:薤白一升,地榆、醋榴皮、黄连各三两,阿胶二两,上五味水煎分三服。② 治妊娠痢白脓,腹内冷:干姜四两,赤白脂六两,粳米一升,上三味水煎分三服。③ 治妊娠腹痛下痢不止:黄连、石榴皮、当归各三两,阿胶二两,艾一两半,上五味水煎分三服。④ 治妊娠下痢腹内痛,脓血不止:黄连八分,厚朴、阿胶、当归各六分,艾叶、黄蘗各四分,干姜五分,上七味捣末,米饮调下一匙,日三服。⑤ 治妊娠膝下刺痛,大便白,昼夜三、五十行:根黄、大蒜二味研膏为丸如梧桐子大,粥饮三十丸,日三服。⑥ 治妊娠痢黄水不绝:厚朴三两,黄连二两,豆蔻五枚,上三味水煮频服。⑦ 治妊娠忽被惊奔走,堕胎下血不止兼痛:干地黄四两,当归、艾叶各二两,阿胶、川芎各三两,上五味水煮分三服。痛加杜仲、五加皮各三两。

治妊娠水气身肿腹胀方论第十一　论曰:脏气本弱,因产重虚,土不克水,血散入四肢,遂致腹胀,手足面目皆浮肿,小便秘涩。① 治妊娠身肿有水气,心腹胀满,小便少:茯苓四两,杏仁、槟榔仁各三两,旋覆花、郁李仁各一两,上五味水煮分温服。② 治妊娠四肢皮肉拘急及肿:桑白皮、赤小豆各二升,樟桂根一两,上三味水煮分服。③ 治妊娠遍身洪肿:葶苈子十分,白术二十分,茯苓、桑白皮各二两,郁李仁八分,上五味水煎分两服。又

方：泽泻、葶苈子各三两，白术、枳壳、茯苓各六两，上五味水煎分服。

妊娠《千金》易产方论第十二　论曰：夫妇人特将产，至重者胞衣也。凡胞衣不出者，世谓之息胞，由产时用力过度，已产而体已瘦顿，不能更用气，经停之间，而外冷气乘之，则血涩逆否，故令胞衣不出，则不得断脐浴沐，冷气伤儿则成病也。① 旧方：胞衣不损儿者，依法截脐，而以物系其带一头，所有产时看生人，不用意谨护而率挽胞系，断其胞，上掩心而夭命也。凡欲产时，必先脱常所着衣裳，以笼灶神，验。灶下土一大寸，研碎，上用好醋，调令相和，纳于脐中，续取生甘草汤三四合服。② 又方：槐子四十枚，蒲黄一合，上二味酒煎温服，须臾未效，更进一服。③ 又方：生地黄汁五合，生姜汁半大合，上二味煎三四沸顿服。④ 又方：槐子、槐枝切一升，瞿麦、牛膝各八分，通草十二分，白榆、冬麻仁各一大升，上六味水煎分三服。⑤《小品》颜服散令易产。母疾病，未生一月以前预服，过三十日，行步不觉儿生：甘草八分，粳米一合，大豆、黄芩、干姜、桂心、吴茱萸、冬麻仁各二分，上八味捣末，空腹暖酒服方寸匕。⑥ 易产方：飞生鸟一只，槐子十四枚，故箭羽十四片，上三味捣末蜜丸如梧子大，觉痛服三十丸，未产，须臾再服之。

治产难诸疾方论第十三　① 易产方：榆白皮十四分，通草十二分，葵子三合，滑石、瞿麦各八分，上五味水煎分三服。② 又方：羚羊角一枚，烧刮取末，酒调方寸匕服。③ 又方：滑石八分，葵子一合，榆皮十二分，牛膝六分，上四味水煎再服。④ 又方：含醋噀面，闷即噀之。⑤ 又方：吞槐子七枚即下。⑥ 又方：服鸡子白两枚即产。⑦ 又方：两手各把一石燕，立产。⑧ 又方：兔皮和毛烧灰，酒调两钱匕，即产。衣不下，服之即下。⑨ 又方：大麻根三茎水煎顿服立产，衣不下服之即下。⑩ 又方：弓弩弦烧灰上为末，酒调方寸匕，服之立下。⑪ 又方：铜弩牙上烧赤，投于醋三合内良久，顿服立产。⑫ 又方：麝香一钱水调服立产。

难产死生方论第十四　① 治胎死腹中不出，母气欲绝：水银二两顿吞，儿立出。② 治产横倒不出：令夫唾口中二七遍立出。③ 治产经数日不出或子死腹：瞿麦六两，通草、桂心各三两，榆白皮一升，上四味水煎分三服。④ 又方：瞿麦水煮顿

服。⑤ 治子死腹中不出：伏龙肝为末酒服三钱。土当儿头顶上戴出妙。⑥ 又方：朱砂一两水煎数沸酒服。⑦ 又方：水银二两水煮二三十沸顿服。⑧ 滑胎易产：白蜜、苦酒、猪脂各一升相和煎三四沸，临腹痛时热酒调下三四钱匕，不过五六服，即出。

难产令易产方论第十五　论曰：夫难产者，内宜用药，外宜用法，盖多门救疗，以取其安也。① 治产难坐草数日，困乏不能生，此为母先有病，经络俱闭所然：赤小豆二升，胶三升，上二味水煎服，须臾更服。又方：令夫从外含水，吐着产妇口中即出。② 治难产疑胎在腹中已死：当归四分，川芎六分，上二味水煎分两服，胎死即出。酒煎亦得，神验。③ 治产难困乏，腹痛有所见，儿及衣不出：蒺藜子、贝母各四两，上二味捣末，每，酒调服一匙，时再服，以出为度。④ 治难产：箭一支烧为灰水调。又方：鳖甲烧为末服方寸匕，立出，未生更服。⑤ 治落胎腹痛：芍药、当归、牛膝、瞿麦各五分，桂心、川芎各四分，水煎温服。

胎死胞衣不出方论第十六　① 治妊娠经五六月，胎死腹中或胞衣不出：生地黄五两，牛膝、朴硝各八分，桂心、川芎、大黄各六分，蒲黄五分，上七味水煎分二服。② 治子死腹中不出：雄鸡粪二十一枚水煎粥食，胎即出。③ 治妊娠经六七月，子死腹中不出：黑豆三合，醋一升煎取八合，空心分三服。④ 治子死腹中，母闷绝：水银十二分，井底土如鸡子黄水研服。又方：赤小豆生吞七枚出；若是女，即二七枚出。⑤《经效》理胎衣不出，令烂：牛膝、瞿麦各四两，滑石八分，当归二两，通草六两，葵子一升，上六味水煎分三服。又方：灶突土三撮和暖水服。⑥ 崔氏治胎胞不出：大豆一升，苦酒五升，煮取三升分三服。又方：吞鸡子两三只，解发刺喉中令呕。若因热以水煮蝼蛄一枚，三四沸，泻口中，汁下即出。又方：大麦、小麦、小豆各等分相和，煮浓汁饮。又方：赤朱一两研粉，苦酒和服即出。又方：皂荚为末，着鼻中一两度，自出。⑦ 治胞衣久不出，腹满即杀人，服此方即烂：桂心、牛膝、通草各三两，滑石二两，葵子一升，瞿麦四两，上六味水煎分三服，甚效。又方：瞿麦四两，桂枝、通草各三两，牛膝五两，葵子一升，上五味水煎分三服。又方：真珠一两研细，苦酒调服。又方：洗儿水半碗，服之即出。⑧ 治胞衣不出：牛膝

八两,葵子二升,上二味水煮分三服。⑨治衣半水半不出或子死腹中,着脊不下,数日不产,血气上冲:牛膝六两,葵子一升,榆白皮四两,地黄汁八合,上四味水煎分三服。

产后心惊中风方论第十七 论曰:产后心闷气绝,眼张口噤,通身强直,腰背反偃,状如痫疾,心怆惊悸,言语错乱,皆是宿有风毒,因产心气虚弱,风因产发,成风挂。①治之方:防风、当归、茯苓、汉防己、麻黄各八分,秦艽、人参、川芎、独活、白鲜皮、炙甘草、白薇各六分,石膏十二分,竹沥二升,上十四味水煎分三服。②治产后狂语,志意不定,精神昏乱,心气虚,风邪所致:茯苓、干地黄各十二分,远志十分,白薇、龙齿各十分,炙甘草、人参、防风、独活各八分,上九味以银一大斤,水煎七升下诸药,煎取三升,分温三服。③治产后心虚,恍悸不定,乱语谬误,精神恍惚不主,当由心虚所致:人参、炙甘草、芍药、当归、生姜各八分,远志、茯苓各八分,桂心六分,门冬、大枣各十二分,上十味水煎分三服。④治产后心气虚损,卒惊强语,或歌哭嗔笑,性气不定:上银一斤,桂心、甘草各六分,远志、茯神各八分,生地黄二十分,龙骨一分,大枣一枚,上八味水煮分三服。⑤治产后多虚弱羸瘦,苦大汗痢,皆至于死,此重虚故。若患中风,谬语昏闷,不知人者:人参、远志、茯苓、羌活、桂心、大枣各十分,竹沥一升,上七味水煮分三服。⑥治产后身忽痉,口噤面青,手脚强急:竹沥二升饮之最佳。⑦治产后恶寒壮热,一夜三五度,发恶语,口中疮生,时时干呕,困乏欲绝:人参、独活、白鲜皮、葛根、防风、青竹茹、远志各六分,茯神八分,白薇十分,玄参十二分,竹沥二升,上银一斤水煎取七升下诸药重煎取三升,分三服。

产后余血奔心烦闷方论第十八 论曰:余血奔心,盖是分解了不便,与童子小便并擦心下,及卧太疾,兼食不相宜之物所致。但能依方疗之,无不可痉。①治产后心中虚热烦闷,气欲绝:大枣、茯苓各十二分,生姜八分,甘草五分,竹沥一升,人参六分,粳米三合,生麦门冬二十分,上八味水煎分三服。②治产后余血不尽,奔冲心,烦闷腹痛:生地黄、川芎各三两,枳壳、芍药各三两,上四味捣筛为末,酒服方寸匕,日二服。又方:饮生藕研汁二升甚效。又方:清酒、生地黄汁各一升相和煎一沸,分两服。③治产后腹内块痛不止:川芎、当

归、芍药、干姜各二两,上四味捣罗为末,酒调方寸匕,日三服。④治产后下血不尽,腹内坚痛不可忍:当归、芍药、桂心各三两,桃仁一百二十枚,上四味水煮分二服。如未瘥加大黄三两。⑤治产后血结下不尽,腹绞痛不止:大黄、当归、干地黄各十分,川芎、芍药、桂心各八分,炙甘草、黄芩各六分,桃仁四十九枚,上九味水煮分三服。⑥治先患冷气,因产,后发腹痛:川芎、桂心、当归、茱萸、茯苓、芍药、甘草各六分,桃仁十分,上八味水煮分三服。⑦治产后心腹切痛,不能食,乏气忽热:当归、川芎、黄芩、人参、甘草、芍药、防风、生姜各三分,桃仁八十枚,上九味水煮分三服。⑧治产后血不尽,腹中除痛无计:青木香、当归、牛膝、川芎、黄芪、芍药各八分,大黄十三分,芒硝十二分,上八味水煎分三服。⑨治产后血下不止,虚羸迨死:蒲黄二两水煎顿服。⑩治产后血泄不止,无禁度:干黄末酒服匙头,日三服。⑪治产后余血攻心或下血不止,心闷面青,冷气欲绝:羊血一盏顿服,如不定更服,立效。⑫治气痛欲死:槐鸡半两为末,酒煎顿服。⑬治产后余血作疹痛兼块:桂心、姜黄等分为末,酒服方寸匕,血下尽妙。

产后渴不止方论第十九 ①治产后渴不止,饮水,小便数多:土瓜根、瓜蒌根、人参、甘草、牡蛎粉各二两,大枣十二枚,上六味水煮分三服。②治产后大渴不止:芦根一升,瓜蒌三两,人参、甘草、茯苓各三两,大枣十二枚,生麦门冬四两,上七味水煮分三服。

产后淋病诸方论第二十 论曰:产后患淋,因虚损后有热气客于胞中,内虚则起,数热则小便涩痛,故谓之淋。又有因产损血气,血气虚则挟热,热搏于血,血即流渗于胞中,故血随小便出,为血淋者,如雨之淋也。①治产后淋病,小便涩痛或血淋:瞿麦、黄芩、冬葵子各二两,通草三两,大枣十二枚,上五味水煮分两服。②治产后血淋:车前子、瞿麦各四两,黄芩三两,郁金一两,上四味水煮分三服。③《广济》治产后卒患淋,小便躁痛及血淋:冬葵子三合,石韦二两,通草、黄芩、滑石、茯苓各三两,上六味水煎空心服。④《集验》治产后患淋小便痛:石韦、黄芩各二两,通草、芍药、甘草、冬葵子各三两,榆白皮五合,上七味水煎温服。⑤《经效》治产后气淋、热淋:贝齿两枚烧作末,葵子二两,石膏五两,阳石末三两,上四味水煎空心

服。⑥治产后淋小便痛及血淋：黄茅五两，瞿麦二两，车前子二两，通草三两，冬葵子二合，鲤鱼齿一百枚，上六味水煎分两服。

产后虚羸下痢方论第二十一 论曰：产后本虚，患痢更加羸弱，饮食不进，便痢无常，赤白不定，盖因饮食伤于生冷之所致。①治产后虚羸，下痢脓血，腹痛：黄连、芍药、甘草、当归、干姜、人参各八两，艾叶三分，上七味水煮分三服。②治产后痢不禁止，困乏气欲绝，无问赤白水谷：黄连、厚朴各三两，芍药、黄柏各二两，上四味水煮分二服。③治产后痢赤白，心腹绞痛羸困：地榆、石榴皮、黄连各三两，当归二两，薤白一升，上五味水煮分三服。

产后腰痛羸瘦补益玉门不闭方论第二十二
①治产后少气，困乏虚烦：人参十二分，甘草、桂心、茯苓、芍药各八分，生地黄、生麦门冬各十二分，上六味水煮分三服。②治产后喘乏气羸，腹内绞痛，自汗出：黄芪、人参、茯苓、甘草、当归、川芎、五味子、白术各八分，泽兰叶、橘皮各六分，诃子、麦门冬各十二分，桂心、干地黄各十二分，上十四味捣罗为散，炼蜜和丸如梧桐子大，空心酒下三十丸，日再服。③产后风虚，羸弱劳瘦，不生肌肉：黄芪、当归、芍药、人参各二两，桂心、炙甘草、川芎、生姜各八分，大枣十二枚，上九味水煮分三服。④治产后虚劳，骨节疼痛，头汗不出：当归、人参、生姜各二分，黄芪三两，豉五合，粳米三合，猪肾一对，薤白三合，上八味水煎分三服。又方：猪肾一对入葱豉作臛，如常食之。⑤补益方治产后大虚，心腹急痛，血气上抢，心气息乏：黄芪、白术、当归、炙甘草、人参各二两，生姜四两，白羊肉，水七味水煮分三服。⑥治产后阴肿，下脱肉出，玉门闭：石灰一斤炒令色黄，水二升投灰中，停冷澄清重烧，浸玉门，斯须平复如故。

产后中风方论第二十三 论曰：产后中风，由产伤动血气，劳损脏腑，未平复起早劳动，气虚而风邪气乘之，故中风。风邪冷气客于皮肤经络，但疼痹羸乏，不任少气。若又筋脉挟寒，则挛急喝僻，挟温则纵缓弱，若入诸脏，恍惚惊悸，随其所伤腑脏经络而生病。①独活汤治产后中风口噤，不任小大：独活四分，干姜六分，甘草二分，生姜六分，上四味水煎分二服。②《小品》大豆汤治产后中风困笃或背强口噤，或但烦躁或头身皆重或身

痒，剧者呕吐直视，此皆虚冷中风：大豆三升炒令极热，铜器盛清酒五升沃之，密封良久，去豆，分三服。服了覆衣取微汗，身才润即愈。产后皆宜服，一则防风，二乃消血。③张仲文治产后中风，寒授遍身，冷直口噤，不识人：白术四两，酒煎顿服。④《千金》鸡粪酒治产后中风及男子诸中风并产后百疾：乌鸡粪三升，大豆二升，炒豆令声绝，次炒鸡粪令黄，酒淋鸡粪，取汁淋大豆，每服一升。重者凡四五日，服之极妙。⑤《经效》治产后风虚头痛，语言时僻：葛根、防风、茯苓、麦门冬各八分，芍药、黄芩各六分，犀角四分，炙甘草三两，上八味水煎分二服。⑥治产后中风，心忪悸，或志意不定恍惚，言语错乱：人参六分，茯神、麦门冬、羚羊角各八分，黄芩、白鲜皮、甘草各四两，石膏十二分，淡竹沥两大合，上九味水煎分三服。⑦治产后中风四肢拘束，筋节掣痛，不得转侧，如角弓张：麻黄八分，生姜、桂心、白术各四分，防风、芍药各六分，川芎五分，甜竹沥二合，上八味水煎分三服，取微汗为度。⑧治产后中风，血气不散，邪气入脏，狂言妄语，精神错乱，腰痛骨疼：麻黄、茯神各八分，防风、白鲜皮各六分，杏仁、当归、桂枝各四分，芍药、独活各五分，上九味水煎空腹热服。⑨羌活汤治产后中风，身体疼痛，四肢蒎弱不遂：羌活、芍药、黄芪各六分，葛根、麻黄、干地黄各八分，甘草、桂心各四分，上八味水煎食后热服。⑩治产后中风烦渴：红花子五合，微热研碎，水煎徐徐呷服。⑪治产后中风口噤，四肢顽痹不仁或如角弓反张：羌活、防风各三两，大豆一升，上三味酒浸汤煮分服。⑫治产后中风腰背强直，时时反张，名风痓：防风、葛根、川芎、干地黄各八分，麻黄、甘草、桂心、独活、汉防己各六两，杏仁五枚，上十味水煎分三服。⑬治产后中风口噤，溃闷不能言，身体痉直：羌活、防风、秦艽、桂心、甘草、葛根各三分，生姜八分，附子一只，杏仁八十枚，上九味水煎分三服。⑭治产后中风口噤，拘急困笃，腰背强直，时反折：大豆二升，清酒煮服。如已成风者加鸡粪白和豆炒，同吃，兼饮竹沥佳。

产后余血上抢心痛方论第二十四 论曰：夫产后血上抢心，由产后气虚挟宿冷，冷搏于血则凝结不消，气逆上者，则血随上冲击而心痛也。①治产后余血不尽，得冷则结，与气相搏则痛困，重遇于寒，血结尤甚：干地黄、当归、独活、吴茱萸、芍

药、干姜、甘草各三两，细辛一两，上八味水煎分三服。②《经效》当归汤治产后气虚，冷搏于血，血气结滞，上冲心满胀：当归、桂心、川芎、橘皮、生姜、吴茱萸各二两，芍药三两，上七味水煮空心服。③《千金》羊肉汤治产后内虚，寒气入腹，腹中绞痛，赤白痢，妄经见鬼：炙甘草、当归、芍药各一两，肥羊肉一斤，上四味水煮分两服。④《千金翼》茱萸酒治心腹内外痛：吴茱萸十二分酒煎分两服。⑤《必效》治腹中绞刺痛：羌活二大两酒煎分二服。⑥《千金》治产后渴少气：麦门冬、淡竹叶各十二分，大枣七枚，生姜、甘草、人参各六分，小麦五合，上七味水煎分两服。

产后汗不止方论第二十五　论曰：产后汗不止，夫汗由阴虚而得气，加之中虚表实，阳气发于外，故汗出为阴虚。是令汗出，为阴气虚弱，未平复也。凡产后皆血气虚，故多汗困，遇风邪则变为疾也。①《千金》治产后风虚，汗出不止，小便难，四肢微急，难以屈伸。大枣十二枚，附子、桂心各四两，芍药八分，生姜六分，上水三升，煎取七合，空腹，分为二服。忌猪肉、冷水、生葱等物。②《经效》疗产后汗不止：黄芪十二分，白术、牡蛎、茯苓、防风、干地黄、麦门冬各八分，大枣七枚，上水二升，煎取七合，空心，分为两服。③《千金》治产后余疾，腹中绞痛，不下食瘦乏。当归、黄芪、芍药各六分，干地黄、白术各八分，桂心、甘草各四分，大枣十四枚，上水二升，煎取八合，空心，作两大服。

产后冷热痢方论第二十六　①续命汤治产后骤血不止：白蜜一匙头，生姜一片，上二味同煎投童子小便一升，去姜，更煎两沸，分三服。②《广济》治产后腹痛，气胀胁下闷，不下食，兼微痢：茯苓、人参、当归、甘草各六分，生姜、陈橘皮各四分，厚朴八分，上七味水煎分二服。

产后虚羸方论第二十七　论曰：产后虚羸者，因产损伤腑脏，劳侵气血，轻者将养满日即瘥；重者日月虽满，气血犹不调和，故患虚羸也。①《广济》补益悦泽治产后风虚冷气，腹肚不调：泽兰、桂心、远志、厚朴、石斛、白芷、续断、防风、干姜各三分，川芎、白术、柏子仁、黄芪各四分，甘草、当归各五分，赤石脂、干地黄各六分，人参三分，上十七味捣罗为末，炼蜜为丸如梧桐子大，空心酒下五十丸。②桃仁煎补益悦泽治产后百病及诸气：桃仁一千二百枚炒熟研如膏，酒滤三四遍如作麦粥法，纳汤中煮一日一夜，使瓶口常出汤上，勿令没，熟后以酒服一合，日再服。③《千金》增减泽兰丸治血补虚劳治产后百病：泽兰、防风、甘草、当归、川芎各七分，干姜、麦冬各八分，附子、白术、白芷、桂心、细辛各四分，柏子仁、干地黄、石斛各六分，人参、牛膝各五分，厚朴、藁本各二分，上十九味捣末蜜丸梧桐子大，空心酒下二十丸。

产后烦渴方论第二十八凡二道　论曰：产后烦渴，夫产水血俱下，脏腑燥，津液不足，宿挟虚热者燥甚，故渴也。①《经效》理产后血气，心烦渴：紫葛三大两水煎去滓呷服。②《集验》治产后心烦渴：瓜蒌根、人参、炙甘草各六分，麦门冬二分，大枣七枚，生地黄十二分，上六味水煎分两服。

产后烦闷虚热方论第二十九　论曰：产后烦闷虚热，夫产即脏腑劳伤，血气伤而风邪乘之，搏于血，使气不宣而否涩则生热，或肢节烦疼口干。但因生热，其烦闷由产后血气虚弱未复而气逆乘之，故烦闷也。①治胁满妨不下食：生地黄汁一升，当归一两半，清酒五升，生姜汁三合，童子小便二升，上五味合煎三四沸，分四服。②《经效》理血气烦闷，胁肋胀满及痛：芍药、蒲黄、延胡索各四分，当归六分，荷叶蒂三枚，上五味水煎空心分两服。③又方：生藕汁煎两沸饮服。③《集验》治产后血气烦闷：酒二合　生地黄汁一升，上二味合煎分两服。④《千金》治产后血气喘心，烦闷不解：淡竹叶、麦门冬、小麦、茯苓各二分，甘草、生姜各一两，大枣七枚，上七味水煎分两服。心悸加人参二两，食少加粳米二合。⑤治产后血下不尽，烦闷腹痛：羚羊角、芍药、枳壳各二两，上三味捣散，每服水调方寸匕。

产后血瘕方论第三十　论曰：产后血断，由新产之后，有血气相搏，谓之瘕痛者，蓄也。谓其痛浮痕无定，缘内宿有冷血气不治，至产血下即少，故成此疾：童便、生姜汁各三升，生藕汁、地黄汁各一升，上四味慢火煎如稀资，每取一合，暖酒调服。①治血痕痛，脐下胀，不下食：当归八分，桂心、芍药、蒲黄、麒竭各六分，延胡索四分，上六味为散，空心温酒调下两钱匕。②《千金》疗血瘕。干地黄一两，乌贼骨二两，上二味为散，空腹温酒下两钱匕。又方：铁秤锤烧赤，酒淬分两服。

产后余疾痢脓血方论第三十一　论曰：产后

余病,由产劳伤,脏腑不足,日月未满,起早劳动,虚损不补,为所伤冷,气力瘦乏。① 深师方治风冷入于胃,胃伤虚冷生血冷,即变白脓,脓血相杂,冷热不调,为滞痢也:黄连六两,乌梅三两,干姜二两,上三味捣末,炼蜜为丸如梧桐子大,空心米饮下三十丸。②《广济》治产后赤白痢,脐腹绞痛:当归、黄连各八两,艾叶、地榆、炙甘草、龙骨、厚朴、黄芩、干姜各六两,上九味水煎,空心分两服。③《经效》疗产后赤白痢,脐下气痛:厚朴八分,当归、枳壳、诃子各六分,甘草五分,肉豆蔻五枚,薤三合,上七味水煎分三服。④ 张文仲治产后赤白痢,腹中绞痛:黄连、阿胶、蒲黄、栀子、当归、黄芩各一两,上六味捣散,空腹米饮下方寸匕,日两服。⑤《救急》疗产后赤白痢,腹中绞痛:芍药、阿胶、艾叶各三两,干地黄、甘草、当归各三两,上六味水煎分两服。⑥《必效》治产后赤白痢,腹中绞痛,不下食:当归、石榴皮、地榆各二两,白蘘荷、黄连各十二两,黄柏一分,犀角四两,黄芩、枳壳、甘草、升麻各六分,茜根八分,粳米二合,薤白一升,上十四味捣末蜜丸如梧桐子大,米饮下二十丸。⑦ 治产后血痢,小便不通,脐腹痛:生马齿瓦捣汁三大合,煎一沸,下蜜一合调,顿服。⑧《千金》治产后水痢霍乱,下痢无度:白石脂、干姜各十二分,上二味捣散面糊为丸如梧桐子大,米饮下三十丸。

产后小便赤方论第三十二 论曰:产后小便数,此由胞内宿有冷,因产后冷,发动冷气入腹,虚弱不能制,其小便即数。有遗尿者,由产用气,伤于膀胱,而冷气入于胞,胞囊决漏,不禁小便,故令遗失,多因产难之所致。①《广济》治产后小便不禁:鸡屎烧灰研细,空腹酒服方寸匕。②《千金翼》治产后小便数及遗尿:桑螵蛸三十枚,鹿茸、黄芪各三两,赤石脂、厚朴、牡蛎各二两,上六味捣末,空心米饮调下方寸匕。

产后小便遗血方论第三十三 ① 治产后大小便利血:车前子、黄芩、蒲黄、干地黄、牡蛎、芍药各六分,上六味为散,空心米饮服方寸匕。② 崔氏疗产后血气渗入大小肠:车前子汁一升,蜜一大合,上二味相和煎一沸,分为二服。又方:利小便血:乱发烧灰研如粉,米饮服方寸匕。③《古今经验》治产后劳伤热,大小便赤涩:鸡苏一分,通草十分,冬葵子三合,芍药、滑石、芒硝各八分,生地黄十二分,上七味水三煮下芒硝,空心分三服。

产后大小便不通方论第三十四 论曰:产后大小便不通,肠胃本挟于热,因产大小便血俱下,津液竭燥,肠胃痞涩,热气结于肠胃,故不通也。①《集验》治产后津液竭燥,大小便不通:芍药、大黄、枳壳、麻仁各二两,上四味捣末,炼蜜和丸梧桐子大,空心熟水下二十丸。②《经效》治大便不通,热气结于肠胃:大黄二两,芒硝一两,上二味水煎分二服。③《古今录验》治产后大便不通:黄芩、芒硝各六分,大黄、芍药、杏仁各八分,上五味捣末蜜丸梧桐子大,空心煎水下十五丸。④《千金》治产后热结,大便不通:蜜五合,火煎令强以水,投中良久取出上捻如拇指大,长二寸,纳下部即通。

产后寒热方论第三十五 论曰:产后寒热,因产劳伤血气,使阴阳不和,反相乘克,阳胜则热,阴胜则寒,阴阳相激,故发寒热。又产余血,亦令人寒热,其腹时痛则是也。① 治产后虚弱,喘乏作寒热,状如疟,名为褥劳:猪肾一具,豉五合,白粱二合,葱白一升,人参、当归各一两,上六味水煎分二服。②《经效》治产后虚烦头痛,气短欲死,心乱不解:淡竹茹、干葛各八分,甘草六分,麦门冬子三合,小麦二合,石膏十二分,上六味水煎分两服。③ 产后虚弱烦痛:干地黄、牡蛎、茯苓各八分,芍药十二分,黄芩、桂心各六分,上六味水煎分两服。

产后咳嗽方论第三十六 论曰:喘嗽,肺脏微寒,即成喘嗽。又因产后气虚,风寒伤于肺,故令咳嗽。①《集验》治产后风伤寒,咳嗽,多痰唾黏:甘草、桔梗各六分,款冬花四分,生麦门冬、生地黄各十二分,葱白一握,豉二合,上七味水煎分两服。②《经效》治咳嗽多痰,唾黏气急:前胡、五味子、紫菀、贝母各六分,桑白皮、茯苓各八分,淡竹叶二十片,上七味水煎分两服。③ 治产后咳嗽气喘:百部根、桔梗各六分,桑白皮十二分,百合、赤茯苓各八分,上五味水煎分两服。

产后气痢方论第三十七 论曰:妊娠之时,脾胃气挟于冷,大肠气虚,因产后转加虚损,或误食生冷、酒、面,便成痢疾赤白,气不和,赤黄胃热,或青色极冷也。① 产后气痢不止:青木香三分,诃子皮八分,上二味捣散,空心米饮调服方寸匕。② 治产后赤白痢疾:黄连八分,阿胶六分,赤茯苓、当归、黄柏各四分,干姜三分,上六味捣末蜜丸如梧桐子大,空心粥饮二十丸。③ 治产后水痢:枳壳四分,厚朴、茯苓、黄连各六分,当归三分,上五味水煎分三服。又方：黄连六分，乌梅肉五分，石榴皮、当归、赤石脂各四分，干姜三分，上六味捣末蜜丸梧桐子大，空心米饮下三十丸。④治产后下痢，赤白有血：赤石脂、黄连、地榆各六分，当归四分，干姜、甘草各三分，厚朴十二分，薤白七茎，上八味水煎，空心分两服。⑤治产后血痢不止：臭樗根六分捣末，水和丸如枣核大，面粗作馄饨，每度煮二七个，热吞之。

产后血晕闷绝方论第三十八　论曰：产后血晕者，其状心烦，气欲绝是也。亦有用心过多而晕，亦有下血极少亦晕。若下血多晕者，但烦而已；下血少而气逆者，则血随气上撩心，下满急。此二者难并为晕，而状候各异。常问其产妇，血下多少即知，须速投方药，若不急疗，即危其命也。凡晕者，热血气乘虚奔逆上所致也。但才分解了，烧秤锤、江石令赤，置器中，向产母床前帐里，投醋淬之，得醋气可除血晕之法也。十日内时时作此法，不妨晕者，如日月之有晕也。①《经效》治产后虚闷汗出，不识人：鸡子三个打破吞之便醒，不醒者，可灌童子小便，入腹即醒。若久不醒，忽时时发者，此为有风，因产血气暴虚风行脉中。若虚去血多者，尤甚也。②治产后血气暴虚，汗出：淡竹叶煎汤三合，微温服之，须臾再服。又方：马齿茄汁三大合煎一沸，投蜜一匙令匀，顿服。③《广济》治产后血晕，心闷不识人，神言鬼语，气息欲绝：芍药、甘草各一两，生地黄汁一升，丹参四分，生姜汁蜜各一合，上五味水煎分两服。④治产后恶露不多，下腹绞痛：大黄八分，牛膝六分，芍药、蒲黄各四分，牡丹皮、当归各二分，上六味捣末，空心暖酒服方寸匕。⑤《救急》治产后血不尽，疼闷心痛：荷叶炒令香捣散煎，水调方寸匕。⑥治初平安，血气烦闷：童子小便五合，生地黄汁三合，上二味水煎分再服。⑦治产后血晕心闷：蒲黄四分，紫葛、芍药各八分，红蓝花十二分，生地黄汁二合，上五味水煎，每服三合。⑧治产后血晕心闷乱，恍惚如见鬼：生益母草汁三合，地黄汁二合，小便一合，鸡子三枚，上三味水煎作一服。⑨治产后血晕狂语，不识人，狂乱：童子小便五合，地黄汁一合，赤马通七枚，红雪八分，上二味浸马通，绞去滓，下红雪，温两服。

产后乳无汁方论第三十九　论曰：气血虚弱，经络不调所致也。乳汁勿投于地，虫蚁食之，令乳无汁，可沃东壁土佳。治产后乳无汁：土瓜根、漏芦各三两，甘草二两，通草四两，上四味水煎分三服。又方：土瓜根捣末，酒调两钱匕，日进二三服。又方：母猪蹄两枚，通草六两，上二味棉裹煮作羹，食之最好。又方：漏芦、通草、土瓜根各三两，甘草、桂心各一两，上五味为散饮服方寸匕，日三服。方：瓜蒌末，井花水调服方寸匕日再。

产后乳结痛方论第四十　论曰：产后宜揬去乳汁，不宜蓄积不出。恶汁内引于热，则结硬坚肿，牵急疼痛，或渴思饮，其奶手近不得。若成脓者，名妒乳，乃急于痈，宜服连翘汤，利下热毒，外以赤小豆末水调涂之便愈。忽数，但去乳汁，忽小儿手匀动之，忽大人含水嗍之，得汁吐之，其汁状如脓。若产后不曾乳儿，蓄积乳汁，亦结成痈。①治产后妒乳并痈：连翘子、升麻、芒硝各十分，玄参、芍药、白蔹、汉防己、射干各八分，大黄十二分，甘草六分，杏仁十枚，上十一味水煎分三服。又方治妒乳及痈：蒲黄草熟捣敷肿上，日三度易之，并叶煎汁饮之亦佳，食之亦得并瘥。又方：地黄上取汁涂熟即瘥。②治乳肿：马溺涂之立愈。③治妇人发乳，丈夫发背，烂生脓血后，虚成气疾：黄芪、地黄、麦门冬、升麻、人参、茯苓各三两，当归、芍药、远志、甘草各一两，大枣十枚，上十一味水煮分两服。④治乳头裂破：丁香为末敷之立愈。⑤治妒乳及痈：葵茎及子捣筛为散，服方寸匕，即愈。又方：鸡屎为末服方寸匕，须臾三服愈。又方：皂荚十条酒揉取汁，硝石半两煎膏，敷之。⑥治诸痈不散已成脓：取白鸡内翅及第一翎各一茎，烧末服之即决。又方：取雄雀粪白者研上，干即易之。⑦治乳痈初得令消：赤小豆、茵草各等分捣末，苦酒和，敷之愈。⑧治发背乳痈，四肢虚热大渴。⑨治口渴内烦乳肿：竹叶三升，生地黄六两，黄芩、芍药、人参、知母、甘草各二两，升麻、黄芪、麦门冬、瓜蒌各三两，大枣十二枚，上十二味竹叶汁煮取三升，渴则饮之。⑩治乳肿方：升麻、白蔹、大黄各三两，黄芩、芒硝各二两，上五味水煎分两服。又方：黄柏一分捣末，鸡子白上调和匀涂之，干即易，立愈。又方：苧根捣敷。又方：鹿角石磨取浊汁涂上，干即易之。又方：鹿角烧灰以酒调涂之，立愈。又方：粢米粉炒令黑上以鸡子白和如泥，涂帛上贴之，穿帛作穴，以泄痈毒气。

产后乳汁自出方论第四十一 论曰：产后乳汁自出，盖是身虚所致，宜服补药以止之。若乳多温满急痛者，温熨之。治乳痈始作：大黄、樗实各三两，芍药六分，炙马蹄六分，上四味水酒合煎，青布绞湿熨乳上，冷即易之。又方：乳痈二三百日，众药不瘥，但坚痛色青紫：柳根削皮捣热熬令温，著囊中熨乳上，干则易之。

周颐传授济急方论凡四道 颐尝见人传经效诸方，自曾修合，实有大功，遂编于卷末，普用传授，以济急难。治产后血晕、血气及滞血不散，便成癥痕兼泻，面色黄肿，呕逆恶心，头痛目眩，口吐清水，四肢蒌弱，五脏虚怯，常日睡多，吃食减少，渐觉赢瘦，年久变为劳疾，如此所患，偏宜服饵。胜金丸。泽兰四两，当归、芍药、芜荑、甘草、川芎各六分，干姜、桂心各三两半，石膏、桔梗、细辛、茱萸、柏子仁、防风、厚朴、乌头、白薇、枳壳、南椒、金钗、石斛、石颔、蒲黄、茯苓各三分，白术、白芷、人参、藁本、青木香各一分，上二十八味，并州土，分两无差，杵罗为末，炼蜜为丸，入口便愈。大忌腥腻、热面、豉汁、生葱、冷水、果子等。若死胎不下，胎衣在腹，并以炒盐酒研服，未退再服。治产后诸疾，圣散子。泽兰九分，石膏八分，如粉，川芎、当归、芜荑、芍药、甘草各七分，干姜、桂心各五分，细辛、卷柏去土、柏子仁、茱萸、防风去芦头、南椒出汗、厚朴姜汁、炒茯苓各四分，白芷、白术、人参、丹参、藁本、五味子、黄芪各三分，乌头炮、白薇各二分，上捣罗为散，以新瓦器密封，无令失气，每服以热酒调下两钱匕。忌如常。神效治产后一切疾，黑散子。鲤鱼皮三两，烧灰，芍药、蒲黄各二两，当归、没药、桂心、好墨、卷柏、青木香、麝香各一两，胜墨半两，丈夫发灰半两，上一十二味捣罗为散，以新瓷器盛密封，勿令失气，每产后以好酒调下一钱匕。如血晕冲心，下血不尽，脐下搅刺，疼痛不可忍，块血癥疾甚，日加两服，不拘时候服，忌冷物、果子、黏食。《神效》疗妊娠十个月内不安，至临分解时，并宜服此，保生丸。金钗石斛，贝母去心，黄芩，明净石膏细研如粉，桂心，乌头卷，秦椒去目炒，蜀椒去目炒，炙甘草，糯米炒，以上各二两上并须州上者，如法修合为散，炼蜜丸如弹子大，或有妊娠诸疾，吃食减少及气喘疾痛，面目萎黄，身体赢瘦，四肢无力，手脚浮肿，胎脏不安，并以枣汤研一丸服；气痛，酒研一丸，空心服之。忌腥腻、果子、黏食、杂物、冷肉等。

濮阳李师圣施郭稽中论十九证方十四道

第一论热病死胎腹币者如何？答曰：母患热疾至六七日，以致脏腑热极，蒸煮其胎，是以致死。缘儿死身冷，不能自出，但服黑神散暖其胎，须臾胎气温暖，儿即自出。何以知其死，看产妇舌色青者，是其验，宜以黑神散主之。雄黑豆小者是，炒去黑皮，用二两，当归、芍药、甘草炙、干姜、蒲黄用安石器内，炒赤色，肉桂、熟地黄温水洗上等分，焙干为末，每服二钱，空心温酒调下。若三十岁以上生产少者，不用桂姜，却以炒生姜、红花各二两。

第二论胎衣不下者如何？答曰：母生子了，血流入衣中，为血所胀，遂不能下，若治之稍缓，则满腹中上冲，心胸疼痛，喘急难治，但服夺命丹，速去衣中血，血散胀消，胎衣自下而无所患矣。夺命丹。附子半两炮，去皮脐，牡丹皮一两，干漆一分，研碎，炒令烟出上为末，用酽醋一升，大黄末一两，熬成膏，和药丸如绿豆大，温酒送下五七丸，不计时候。

第三论难产者如何？答曰：胎侧则成形块者，呼为儿枕，子欲生时，枕破，败血裹其子，故难产，但服胜金散治之。逐去败血，儿即自生。若横生、逆生皆治之。麝香一钱，盐豉一两，用旧青布裹，火烧令通红，急以乳槌研为细末，取秤槌烧红，以酒淬之，每服一钱。

第四论闷绝不知人事者如何？答曰：产后血气暴虚，未得安静，血随气上攻，迷乱心神，眼前生花；极甚者，令人闷绝，不知人事，口噤、神昏、气冷，医者不识，呼为暗风。若如此治之，必难愈，宜服清魂散。泽兰叶一分，人参一钱，荆芥穗一两，芎半两，炙甘草二分，上为末，每服一钱，热汤半盏，入温酒半盏，调匀，急灌之，药下便愈。

第五论口干痞闷者如何？答曰：产宫、胃太虚，血气未定，食面太早，胃不能消化，面毒积聚于胃脏，上熏胸中，是以口干烦渴，心下痞闷。医者不识，认为胸膈壅滞，以药下之，万不能一，但服眼儿现丸。姜黄、炮京三棱、荜澄茄、人参、陈皮去白、高良姜、蓬莪术，上等分为末，用细切萝卜慢火煮令烂，研细，将余汁煮面糊为丸，绿豆大，每服十丸，萝卜汤下，不拘时候。

第六论产后乍寒乍热如何？答曰：阴阳不和，败血不散，皆作乍寒乍热。产后血气虚损，阴阳不和，阴胜则乍寒，阳胜则乍热，阴阳相乘，则或热。若因产劳伤脏腑，血弱不能宽越，故败血不散，入肺即热，入脾即寒，医人若作寒疟疾，治之则谬矣。阴阳不和，宜服增减四物汤，败血不散，宜服夺命丹。又问：二者何以别之？答曰：时有刺痛者，败血也。但寒热无他证者，阴阳不和也。增减四物汤。当归、芍药、川芎、人参、干姜炮裂各二两，甘草四两，炙上为末，每服二钱，水一盏，生姜五片，同煎至 六分，去滓，微热服，不计时候。

第七论产后四肢虚肿者如何？答曰：产后败血乘虚停积于五脏，循经流入四肢，留淫入深，回还不得，腐坏如水，故令四肢面目浮肿。医者不辨，作气治之，凡水气多用导水药极虚之，夫产后既虚又以药虚之，是重虚也，但服调经散，血行肿消，则病自愈。没药一钱、琥珀一钱，桂去粗皮，半钱，芍药一钱，当归一钱，麝半钱，细辛半钱，上为末，每服半钱，生姜汁、温酒各少许，调匀服之。

第八论产后不语者如何？答曰：人心有七孔三毛，产后血流气弱，多致停积，败血闭于心窍，神志不能明了。又心气通于舌！心气闭则舌亦强矣，故令不语，但服七珍散。人参、石菖蒲、川芎、熟地黄各一两，细辛一钱，防风半两，朱砂半两，研上为末，每服一钱，薄荷汤调下，不拘时候。

第九论产后乍见鬼神者如何？答曰：心主身之血脉，因产伤耗血脉，心气则虚，血停积，上干于心，受触激，遂生烦躁，坐卧不安，乍见鬼神，言语颠错。医者不识，呼为风邪，如此治之，必不能愈。但服调经散，加生龙脑一捻，得睡即安。调经散方在第七论中。

第十论产后腹痛又泻痢者如何？答曰：产后肠胃虚怯，寒邪易侵。若未满月，饮冷当风，则寒邪乘虚进袭，留于胸腹，散于腹胁，故腹痛作阵；或如锥刀所刺，流入大肠，水谷不化，洞泄肠鸣；或下赤白，腹胁颠胀；或走痛不定，急服调中汤立愈。医者若以为积滞取之，则祸不旋踵矣。高良姜、当归、桂心、芍药、附子、川芎各一两，甘草半两，上为粗末，每服三钱，水煎热服。

第十一论产后遍身疼痛者如何？答曰：产后百节开张，血脉流走，遇气弱则经络、分肉之间血多留滞，累日不散，则骨节不利，筋脉引急，故腰背转侧不得，手足摇动不得，更身热疼痛。医者以为伤寒治之，若出汗则筋脉动惕，手足厥冷，变生他

病，但服趁痛丸，以墨涂之。牛膝、当归、桂心、白术、黄芪各半两，薤白一分，独活、生姜各半两，炙甘草一钱，上为粗末，每服半两，水煎热服。

第十二论产后大便秘涩者如何？答曰：产卧水血俱下，肠胃虚竭，津液不足，故大便秘涩。若过五六日腹中闷痛者，乃有燥粪在脏腑，以其干涩不能出耳。宜服麻仁丸，更以津润之。若误以为热而投寒药，则阳消阴长，变动百生，性命危矣。麻仁丸。麻仁研、枳壳炒、人参各一两，大黄半两，上为末，炼蜜丸如梧桐子大，每服二十丸。服时温酒、米饮任下，未愈渐加丸数，不可太过。

第十三论产后口鼻黑气起及鼻衄如何？答曰：阳明者经络之海，起于鼻交频中，还出侠口，交人中之左右。是盖因夫产后气消血散，荣卫不理，散乱入诸经络，回还不得，致令口鼻黑气起及变鼻衄。此缘产后诸虚热，变生此疾，不可治也。名曰脾绝肺散。

第十四论喉中气急喘者如何？答曰：荣者血也，卫者气也。荣行脉中，卫行脉外，相随上下，谓之荣卫。因产后下血过多，荣卫暴竭，气无所生，独聚于肺中，故令喘也。此名孤阳绝阴，为难治。若恶露不快，败血停凝，上熏于肺，亦令喘急，可服夺命丹。方见前第二论中。

第十五论产后中风者如何？答曰：产后五七日内强力下床，或一月之内伤于房室，或怀忧悲怒扰，荡泄和气，或因着灸，惊惕脏腑。得疾之初，眼涩口噤，肌肉相搐，腰脊筋急强直者，不可治。此乃人作，非偶尔中风所得也。

第十六论产后心痛者如何？答曰：心者血脉之主，人有挟宿寒，因产大虚，寒搏于血，血凝滞不得消散，其气逆上，冲击于心经，故心痛，宜以大岩蜜汤治。寒则去，血脉温则经络通 心痛自止。若误以为有所伤治之，则虚极而寒益甚矣。心络寒甚，传心之正经，则变成心痛者，朝发则夕死。是药不可轻用也。干地黄、当归、独活、吴茱萸、芍药、炮干姜、炙甘草各一两，细辛半两，桂一两，去粗皮，少草一两，远志叶是也，上为粗末，每服半两，用水三大盏，煎取一盏，去滓微热。

第十七论产后热闷气上转为脚气者如何？答曰：产后卧，血虚生热，复因春夏取凉过多，地之蒸湿，因足履之，所以着成脚气。其状热闷掣废，惊悸心烦，呕吐气上，皆其候也，服小续命汤两三剂

必愈。若误以败血药攻之，则血去而病益增矣。人参、黄芩、官桂去皮、白术、防己、麻黄去节、川芎、芍药、甘草各一两，生姜五两，防风两半，附子一枚，去皮上为末，每服半两，用水五盏煎，去滓温服。

第十八论产后出汗多而变痉风如何？答曰：产后血虚，内里不密，故多汗。因遇风邪搏之，则变痉风也。痉者口噤不开，背强而直，如发痫状，摇头马鸣，身反折，须臾十发，息如绝。宜速斡开口，灌小续命汤，稍暖即出汗如雨。受拭不及者不治。

第十九论产后下血过多虚极热生风如何？答曰：妇人以荣血为主。因产血下太多，气无所主，唇青、肉冷、汗出，目瞑神昏，命在须臾，此皆虚热，非风也，可服济危上丹。若以风药治之，则误人矣。乳香研、石灵脂、硫黄研、陈皮去白、桑寄生、炙真阿胶烊，炒成米子太阴玄精石研。上将上四件同研匀，石器内微火上炒动，勿令焦着；炒了再研细，后入余药末，用地黄汁煮糊为丸，绿豆大，每服酒下二十丸，当归酒尤佳。

产后十八论方凡六道

一曰产后因热病胎死腹内者如何？答曰：盖因母患热病，经六七月间脏腑热，遂煮其胎，热是致死，故知之。缘死即身热痛，只用沫出，爪甲指黑，四肢逆冷，但服乌金散，其胎即下。

二曰产难者如何？答曰：盖其胎以或成形，为食实物后，十月足日，食有余，遂有成块，呼为儿枕。欲生时块破，遂血裹其子，故难产。但服乌金散解其败血即自生，或横生、逆生不下，并宜服之。

三曰产后衣不下者如何？答曰：母生子了，产后血入衣中，被血所胀，故当难下。但服乌金散，去其衣中血即下。如带断亦同。

四曰血晕者如何？答曰：产后三日，起坐不得，眼前生花，即运走五脏，流入汗血。医人不识，呼为暗风，但可服乌金散。

五曰口干心闷者如何？答曰：产后七日以来，血气未尽，盖为母食面，结盛心上，是以烦躁干渴。医人不识，将谓胸膈不利，壅滞所致，乌金散立效。

六曰乍寒乍热者如何？答曰：产后虚羸，败血入于肺脏，即热即寒。医人不识，呼为疟疾误也，宜服乌金散立效。

七曰产后虚肿者如何？答曰：血败于五脏，流入四肢，即还不得，遂成脓血。医人不识，呼为水气、血气。何以知之？若水气，喘而小肠涩；血气伤而四肢寒。但服乌金散，姜酒调下，须臾服朱砂丸，令泻下毒物即愈。

八曰乍见鬼神者如何？答曰：败血流入于心，心不受触，遂被心热，极燥两三日，言语癫狂。医人不识，呼为风邪，太误。宜服乌金散疗之。

九曰产后月内不语如何？答曰：人心有孔，孔内有毛，产后败血闭毛，故不语也。宜服乌金散。

十曰腹内疼痛兼泻痢者如何？答曰：产后未满月，饮冷水与血相聚，大肠水谷不化，或腹胀痛，急服乌金散，更加服气药、止泻药。

十一曰产后遍身疼痛者如何？答曰：产后百节开张，败血走流诸处，留停日久不散，结聚成此疼痛，宜服乌金散有效。

十二曰产后血崩者如何？答曰：产后败血、恶露自下未止间，早先治之，及食咸酸之物，遍体无血色，腹痛难治。肝家欲发，寒热作闷，宜服乌金散，须服朱砂丸。

十三曰产后血气不通咳嗽者如何？答曰：产后咳嗽，多以食热面壅纳，或热病，或有气块，发时充心痛，气急咳嗽，四肢寒热，心闷口干，或时烦躁，睡梦惊悸气虚，肢体无力，宜服乌金散。

十四曰产后乍寒乍热，心痛，月候不来如何？答曰：败血充心，痛绕脐腹，面色无彩，纵然得效，暂时痊安，不过两三日又发，服乌金散大效。

十五曰产后腹胀满，呕逆不定者如何？答曰：败血停于脾胃，食充胃，胃充气，既不安即吐逆，充腹胀，急服乌金散，次服朱砂丸两三日，炒生姜钱，醋汤下七丸，立效。

十六曰产后口鼻黑气及鼻衄者如何？答曰：败血入脏腑，头目却还不得，口干舌焦鼻黑起，是产后变作此候，名曰败肺，此不可治疗。

十七曰产后喉中气喘急者如何？答曰：产后败血不尽，冷恶死血上冲心，过于心即传于喉，喉中即喘。医人不识，认作风涎，十死不治。

十八曰产后中风者如何？答曰：产后七日，无故下床，一月之内，不伤房室，或因着热，有惊脏腑。风中之初，眼涩腰疼，似角弓之反张，牙关闭，急宜治之，亦非风疾所致也。乌金散。干地黄熟水浸，肉桂去皮，蒲黄纸铫炒，以上各二两；黑豆炒尽烟为炭，秤二两，当归洗，芍药、炙甘草、炮白姜，以上各一两；上为末，空心，日午夜中，热酒下两钱匕。忌生冷一切毒物。茯神散,治产后血邪,心神恍惚,言语失度。茯神去水一钱,人参、黄芪、赤芍药、牛膝、琥珀研、龙齿研各七钱半,生地黄一两半,桂心半两上为末,三钱,水煎服。治产后胎衣不下,鸡子白一个,滑石末二钱上滩头急流水调下,立出。治孕妇伤寒,柴胡、前胡、川芎、川当归、地黄、人参、芍药、粉草,上等分为末,每服两钱,枣四枚,姜钱三片,同煎服。要出汗加葱。治孕妇伤寒涎嗽,知母、杏仁去皮尖,炒天门冬去心,桑白皮,上等分,为粗末煎,去滓服。治妇人带下黄君正方,并治血崩不止。茅花一握,炒棕榈炭三寸,嫩莲叶三个,甘草节,上为末,空心,酒调半匙服。

2. 咎殷《食医心鉴》学术贡献

《食医心鉴》目次

论中风疾状食治诸方 葛粉索饼,粟米粥,冬麻子粥,薏苡人粥二方,蒸驴头方,蒸乌驴皮方,蒸羊头肉方,熊肉腤腊方,大豆妙方,乌雌鸡羹,炰鹿归方,炰苍耳菜方,炰牛蒡叶方,浸酒茶药诸方,驴头酒,牛膝浸酒,虎胫骨浸酒,乌粘子浸酒,石英磁石浸酒,野驼脂酒,雁脂酒,薯蓣酒,巨胜酒,枳壳方,槐叶茶方。

治诸气食治诸方 诃黎勒茶方,橘皮汤。

论心腹冷痛食治诸方 桃人粥,高良姜粥,紫苏子粥,荜茇粥。

论脚气食治诸方 木瓜汤,人参茯苓汤。

论脾胃气弱不多下食食治诸方 酿猪肚方。

论五种噎病食治诸方 羊肉索饼,黄雌鸡索饼,桂心粥。

论消渴饮水过多小便无度食治诸方 牛乳方。

论十水肿诸方 治大肠水肿方,治水气浮肿方,治水气大腹方,治十种水病方,治脚肿入腹方,治水气浮肿方。

论七种淋病食治诸方 冬麻子粥,葵菜粥,苏浆水粥,榆白皮索饼,车前叶羹,蒲桃煎,青头鸭羹,青粱子米粥,水牛肉羹,青小豆方,青小豆粥,兔葵粥。

小便数食治诸方 黄雌鸡粥,炙黄雌鸡方,生薯药酒,羊肺羹,小豆羹,鸡肠菜羹。

论五痢赤白肠滑食治诸方 猪肝丸,鲫鱼粥,鲫鱼鲙,白树鸡粥,薤白粥,黍米粥。

论五种痔病下血食治诸方 炙鸲鹆方,炰木

槿花方,扁竹叶羹,野猪肉炙方,鲤鱼鲙,苍耳叶羹,杏人粥,黄芪粥,鳗鲡鱼炙方。

论妇人妊娠诸病及产后食治诸方 羊肉索饼,鲤鱼汤,糯米阿胶粥,丹鸡索饼,地黄粥,竹沥粥,车釭酒,地黄粥,桃人粥,冬麻子粥,猪心羹,秤锤酒,羊肉腤腊方,羊头肉方,地黄煎,生地黄汁方,炮猪肝方,鲫鱼粥,黄雌鸡粥,猪肾羹,猪蹄粥,猪肝羹,马齿粥,鲫鱼脍,薤白粥,野鸡肉馄饨。

小儿诸病食治诸方 白石脂散,生地黄粥,生芦根粥,人参粥,冬麻子粥,郁李人粥,紫苏子粥,鸡子粥,黍米粥,石膏粥,母猪乳汁方,治小儿夜啼法,浆水粥,梨粥,淡竹叶粥,牛蒡粥,干葛粥,葛粉汤。

余方无名者散见本类

论中风疾状食治诸方 黄帝曰:岁之所以多风疾之病者何气使然?师旷对曰:此入正之候。常以冬至之日风从南方来者名为虚风贼,伤人者也以夜至,万民皆卧而不犯之也,故其岁万民少病。以其昼至万民懈堕而皆中于风,故万民多病。虚邪入客于骨而不发于外,至于立春气大发腠理。立春之日风从西来者,万民皆中于虚风,邪相搏经气绝伐,故诸逢其风而民之遇其雨者名遇风,岁露焉因岁之和少贼,风无病死者。岁多贼风,邪之气寒温不适则多病矣。风从南来者名曰大弱,其伤人也内舍于心,外舍于脉,其气主为热风。从西南方来者名曰谋风,其伤也内舍于脾,外舍于肥肉,其气主为弱风。从西方来者名曰刚风,其伤也内舍于肺,外在皮肤,其气为燥风。从西北方来者名曰折风,其伤人也内舍于小肠,外在手太阳之脉,脉绝则泄闭则结不通,则喜暴死。风从北方来者名曰大刚之风,其伤也内舍于肾,外在骨肉及膂筋脉,其气主为寒痹。风从东北方来者名曰胸风,其伤人也内舍于肠,外在两胁腋骨下及四肢节。风从东方来者名曰婴儿之风,其伤人也内舍于脾,外在筋络,其气为湿痹。风从东南方来者名曰弱风,其伤人也内舍胸,外在于肉,其气主为体重。凡八风者皆从其虚之乡来乃能病人,三虚相搏则为暴病卒死,两实一虚则为淋露,寒犯其雨湿之地则为痿,故圣人避邪风如避矢石,其三虚而偏中于邪则为系仆偏枯矣。① 葛粉索饼治中风心脾热言语謇涩精神惛愦手足不随:葛粉四两,荆芥一握,水煮去滓食。② 粟米粥治中风心脾热言语謇涩,精神惛愦,手足不随,口喎面戾:白粱米三合,荆芥、婆诃叶各一握,水煎投米煮粥空心食。③ 冬麻子粥治中风五藏拥热言语謇涩手足不随神情冒昧大肠涩滞:冬麻子半升,白米三合,水煮米粥空心食。④ 薏苡仁粥治中风言语謇涩手足不随大肠壅滞:薏苡仁三合,冬麻子半升,水煮薏苡仁煮粥空心食。⑤ 治中风手足不随言语謇涩呕吐烦躁惛愦不下:白粱米饭半斤浆水浸,葛粉四两,漉出粟饭以葛粉拌令匀于鼓汁中煮调和食。⑥ 薏苡仁粥治中风头痛心烦若不下食手足无力筋骨疼痛口面喎,言语不正:葱白、婆诃各一握,牛蒡根五合,薏苡仁三合,水煮去滓,投薏苡仁煮粥,空心食。⑦ 蒸驴头治风头目眩心肺浮热手足无力筋骨烦疼言语似涩:乌驴头一枚,蒸热重焦任性着盐醋椒葱食。⑧ 蒸乌驴皮治中风手足不随筋骨疼痛心烦躁口面喎斜:乌驴皮一领,蒸熟切于鼓汁中五味更煮空心食。⑨ 蒸羊头肉治风眩羸瘦小儿惊痫丈夫五劳手足无力:白羊头蒸熟五味汁和调食。⑩ 熊肉腊脂治中风心肺热手足不随及风痹不仁筋急五缓恍惚烦躁:熊肉一斤如常法切腊脂调和空心食。⑪ 大豆妙方治诸风湿痹筋挛膝痛积热口疮烦闷大肠秘涩:大豆一两为末,土苏半斤,和匀不约时煮烂后食一两匙。⑫ 乌雌鸡羹治风寒湿痹五缓六急骨中疼痛:乌雌鸡一只煮熟,鼓汁、葱姜、椒酱作羹食之。⑬ 治风寒湿痹四肢拘挛:右苍耳子三两为末,水一升半煎七合去滓服。⑭ 治诸风脚膝疼痛不能践地宜吃焦鹿蹄:鹿蹄四只煮熟,取肉于五味中重焦空心服之。⑮ 焦苍耳菜治头风寒湿痹四肢拘挛:苍耳嫩叶一斤,土苏一两,煮苍耳叶三五沸漉出五味调和食。⑯ 焦牛蒡叶治中风毒心烦口干手足不随及皮肤热疮:牛蒡肥嫩叶一斤,土苏半两,煮三五沸,漉出于五味汁中重焦点苏食。

治风浸酒茶药诸方 ① 驴头酒治大风手足摊缓一身动摇:乌驴头一枚煮熟和汁浸曲酝酒任饮。② 牛膝浸酒治久风湿痹筋挛膝痛胃气结积益气止毒热去黑志而黟皮肤光润:牛膝根二斤,豆一升,生地黄二升,酒浸诸药经三两宿随性饮之。③ 虎胫骨浸酒治风毒在骨节疼痛不可忍:虎胫骨二斤,牛膝二两,芍药三两,防风四两,桂一两,浸酒三两宿,随性饮。④ 乌粘子浸酒治脚膝顽麻无力头目眩五脏虚:乌粘子二升,菊花四两,天蓼木二斤,酒浸四五宿随性饮。⑤ 益精保神守中石英磁石浸酒

治手足痹弱不可持物行动无力及耳聋肾藏虚损:白石英十两,磁石十两研,酒浸三五宿任性暖饮。⑥ 野驼脂酒治风湿痹顽五缓六急:野驼脂一升,每日空心暖酒一盏入野驼脂半两许和服。⑦ 雁脂酒治风系拘急偏枯血气不通利:雁脂四两,每旦暖酒一盏以雁脂一匙和饮。⑧ 薯蓣酒治头风口动眼睑脚膝顽痹无力小便数:生薯蓣半斤,酒三升,酒煎一沸下薯蓣入酥蜜葱椒盐空心服。⑨ 巨胜酒治风虚湿痹脚膝无力筋挛急痛:巨胜三升,薏苡仁一升,生干地黄半升,酒浸经三五宿任性暖服。⑩ 枳壳方明目治皮肤风痒:枳壳一两为末,水茶煎服。槐叶茶治野鸡痔下血除目暗:嫩槐叶一斤为末茶煎啜。

治诸气食治诸方 ① 诃黎勒茶下气消食:诃黎勒一两去核水煎三五沸作茶色入少盐啜。② 橘皮汤治胸中伏热下气消痰化食去醋咽:橘皮一两为末如茶法薄煎啜之。

论心腹冷痛食治诸方 夫心痛者为风冷邪气乘于心也。凡心藏神,如伤正经则旦发夕死,夕发旦死耳。心有包络脉也,心包络脉者是心主之别脉也,为风冷所乘则心痛气逆,其五脏气相干,名厥心痛。夫诸藏若虚受病,气乘于心,则心下急痛,是谓脾心痛也。又云九种心痛者,其名各不同:一虫心痛,二疰心痛,三风心痛,四悸心痛,五食心痛,六饮心痛,七冷心痛,八热心痛,九久心痛,谓之九种心痛也。此皆诸邪之气乘于手少阴之络,邪气搏于正气,邪正相干,交结相击,故令心痛也。① 桃人粥治冷气心痛发动无时不能下食:桃仁一两取汁,红米三合,桃仁汁和米煮粥空心服。② 治心腹冷气又心刺肋痛:吴茱萸末二分,米二合,葱白一握,先煮粥熟下葱及茱萸末和匀空心食。③ 高良姜粥治心腹冷结痛或遇寒风及吃生冷即发动:高良姜六分剉,米三合,水煎去滓投米煮粥食。④ 治久患冷气心腹结痛呕吐不下食:蜀椒半两口开者,面三两,醋浸椒经宿漉出,面拌令匀水煮和汁吞之。⑤ 紫苏子粥治冷气心腹胀满不能下食:紫苏子半升,米三合,紫苏汁和米煮粥着盐鼓空心食。⑥ 荜茇粥治心腹冷气刺痛妨胀不能下食:荜茇、胡椒、桂心各一分为末,米三合,上煮作粥下荜茇等末搅和空心食之。

论脚气食治诸方 夫脚气者,皆风毒所生,其因多得于病后,初即饮食减少,渐而脚膝无力或纵

缓挛急,或行步艰难,或肿或冷,状若虫行,久则恶闲饮食。心胸冲悸壮热头昏,言语忘误若入于腹内,则令人生上气邪气胜,于正气则为血涩痹弱。邪在肤腠则搔之,状如隔衣毒搏于肾藏,则肿满而喘急。今江东岭南之地,其疾甚多,若缓而治之必伤于人命,盖病之非常在治疗而宜速耳。① 治肿从足始转入腹:猪肝一具细切醋洗,蒜齑食之。② 治浮肿胀满不下食心闷:猪肝一具切作窗,葱白豉姜椒熟煮食。又方:猪肝一具煮令熟切食之。又方:猪脊骨膂上肉一条切作生蒜齑食之,兼除风毒冲心闷。又方:紫苏子半升捣碎取汁,粳米二合,相和煮粥空心食之。③ 治脚气浮肿心腹胀满大小便不通:郁李仁六分研滤取汁,薏苡仁三合捣如粟米,煮粥空心食之。又方:冬麻子半升取汁,米二合,煮粥空腹食之。又方:水牛头蹄蒸熟烂停冷食之。④ 治脚气冲心烦躁不安言语错谬:鲤鱼一头治如食,蓴菜四两,葱白三合,调和豉汁煮羹食及腌亦得。⑤ 治脚气头面浮肿心腹胀满小便涩少:取马齿菜和少米酱汁煮熟食。⑥ 治脚气肾虚风湿脚弱:生栗子悬干每日平明吃三二十个,肾粥食之佳。⑦ 治脚气肾虚腰脚无力:猪肾一双,米二合,葱白二合,豉汁煮粥着椒姜任性空心食。⑧ 治脚气风痹不仁不缓筋急:熊肉半斤,上切作腊腤着椒姜葱盐任性空心食。⑨ 治风寒湿痹五缓六急:乌鸡一只治如食,上煮令极熟调和作羹食。⑩ 治风毒脚膝挛急骨节疼:豉心五升九蒸九曝,上以酒一斗半浸经宿空心暖服。⑪ 治脚气心烦脚弱头目眩冒痹湿筋急:黑豆二升熟炒,投酒一斗中,密覆经宿饮之。⑫ 治风寒湿痹四肢挛急骨节疼:鹿蹄一具治如食,牛膝菜半斤,上煮令极熟着葱椒调和任性食之。⑬ 木瓜汤治脚气调中利筋骨:木瓜一个去皮,蜜三合,生姜,上于银器中以水二升煎取一升投蜜服。⑭ 人参茯苓汤方:以人参、茯苓等分为末沸汤如茶点之。

论脾胃气弱不多下食食治诸方　脾胃者中宫,中宫土藏也,土生万物,四藏皆含其气,故云人之虚者补之以味。左传曰:味以行气,气以实志滋行润神必归于食。庄子云:口纳滋味,百节肥焉,脾养肥肉,脾胃气弱,即不能消化五谷。谷气若虚则肠鸣泄痢,溏痢既多即诸藏竭肥肉。消瘦百病,辐辏且宜以饮食和邪,益脾胃气滋藏府养于经脉,疾之甚,可谓上医。故《千金方》云,凡欲治病且以食疗不愈然后用药。① 治脾胃气弱不多下食四肢无力日渐消瘦:面四大两,白羊肉四大两,溲面作索饼,羊肉作臛,熟煮空心食,生姜汁溲面更佳。② 治脾胃气弱食饮不下黄瘦无力:蓴菜、鲫鱼各四两炮熟去骨,橘皮、盐、椒、姜如蓴菜羹法临熟下鱼,空心食。③ 治脾胃气冷不能下食虚弱无力:鲫鱼半大斤作鲙熟煎,豉汁投之,着椒姜橘皮末作鹘胗空心食。④ 酿猪肚治脾胃气弱不多下食:猪肚一枚,人参、橘皮各四分,下饋饭半斤,猪脾一枚,饭拌人参、橘皮,脾等酿猪肚中缝缀讫,蒸熟空腹食。⑤ 治脾胃气弱见食呕吐瘦薄无力:面四大两,鸡子清四枚,鸡子清小溲面作索饼熟煮,豉汁调,空心食。⑥ 治脾胃气弱食不消化瘦薄羸劣:面曲各二大两,生姜汁三大合,姜汁溲面并曲等作索饼熟煮,着橘皮、椒盐以羊肉臛豉汁食之。⑦ 治脾胃冷虚劳羸瘦苦不下食:羊脊骨一具捣碎,白米半升,先煮骨取汁下米及葱白、椒姜盐作粥,空心食之,作羹亦得。⑧ 治脾胃飡入即吐出:羊肉半斤,以蒜齑食之。⑨ 治呕吐汤饮不下:粟米半升捣粉,沸汤和丸如桐子大,煮熟点少盐食之。⑩ 治干呕:羊乳一杯暖空心饮之。⑪ 治呕吐百治不差:生姜一两切如绿豆大,酸浆水煎空心和汁服。⑫ 治脾胃气弱恶心溃溃常欲吐:虎肉四两,葱椒腤炙熟,停冷食之。⑬ 治脾胃气弱不能食黄瘦无力:生姜汁四合,生地黄汁一升,蜜二合,微火煎如稀饧,空心服一匙,暖酒下。

论五种噎病食治诸方　五噎者,一曰气噎,二曰忧噎,三曰食噎,四曰劳噎,五曰思噎。此皆阴阳不和,三焦隔绝,津液不利,故令气隔不调,是以成噎也。① 羊肉索饼治五噎胸膈塞饮食不下瘦弱无力:羊肉四两炒作臛,面半斤,橘皮一分作末,和面以生姜汁溲作索饼,空心食。② 黄雌鸡索饼治五噎饮食不下喉中妨塞瘦弱无力:黄雌鸡随多少炒作臛,面半斤,桂末一分,茯苓末一两,和面溲作索饼,熟煮兼臛食之。③ 治五噎饮食不下胸中结塞瘦弱无力:乌雌鸡肉一只,面四两,桑白皮、茯苓各八分,桂心四分,水煎,溲面和肉煮熟食之。④ 治五噎不下食:含崖蜜微微咽之即差。⑤ 治气噎:蜜一升,酥三两,姜汁三合,相和微火煎如稀饧,入酒中饮之。⑥ 治噎病胸膈积冷饮食不下黄瘦无力:蜀椒一百粒开口者醋淹浸令湿漉出,面拌匀熟煮和汁吞之。⑦ 治胸膈气拥结饮食不下桂心粥：桂心四分，茯苓六分，桑白皮十二分，水煎去滓煮粥食之。⑧治噎病不下食：舂杵头糠半合，面四两，相和溲作馎饦空心食之。

　　论消渴饮水过多小便无度食治诸方　凡消渴有三，一曰消渴，二曰消中，三曰消肾。渴而饮水，小便多者，名曰消渴。吃食多，不甚渴，小便数，渐消瘦者，名曰消中。渴而饮水不绝，腿膝瘦弱，小便渴有脂液者，名曰消肾。此盖由积久嗜食咸酸，饮酒过度，无有不成消渴。然《本草》云：大寒凝海，唯酒则不冰，明其酒性酷热，物无以喻此之二味，酒徒耽嗜不离其口，酣醉之后制不由己，饮啖无度，加以鲜酱，不择咸酸，积长夜酣饮不懈，遂使三焦猛热，五藏干燥，木石犹且焦枯，在人何能不渴，治之愈不愈属在病者，若能如方节慎旬月而瘳不自爱惜，死不旋踵。方虽有效，其如不慎者，何其所慎者有三，一酒二房室三咸酸面食，能慎此者，虽不服自可无他，不防此者，纵金丹不救，良可悲夫宜深思之。①治消渴口苦舌干骨节烦热：枸杞根、桑白皮、生麦门冬、小麦各一升，水煮去滓，渴即饮之。②治消渴伤中小便无度：黄雌鸡一只煮烂取汁饮之。③治伤中消渴口干小便数：野鸡一只煮熟漉汁饮之。④治消渴日夜饮数斗水小便数瘦弱：猪肚一枚水煮极熟，着少豉汁和煮，渴即饮汁，饥即食肚。⑤治消渴饮水不知足：兔骨一具水煮取汁饮之。⑥治消渴口干：鹿头一枚蒸熟酱醋食之。⑦牛乳方治补虚羸止渴：牛乳不拣冷暖任性饮之。⑧治消渴发动无时饮水无限：萝卜捣绞取汁一升顿服。⑨治消渴口干：芘蒋草根半斤，葱白一握，冬瓜一斤，豉汁煮羹食之。又方：单方煮豉停冷渴即饮之。又方：大小麦米煮粥饮食之。又方：青小豆煮和粥食之。⑩治虚冷小便数：鸡肠一具作羹和酒饮之。

　　论十水肿诸方　夫十水者，青水、赤水、黄水、白水、黑水、玄水、风水、石水、果水、气水是也。青水者，先从面目，肿遍一身，其根在肝。赤水者，先从心肿，其根在心。黄水者，先从腹肿，其根在脾。白水者，先从脚肿，上气而咳，其根在肺。黑水者，先从足跗肿，其根在肾。玄水者，先从面肿至口，其根在胆。风水者，先从四肢起，腹满大，且尽肿，其根在胃。石水者，先从四肢，瘦其腹独大，其根在膀胱。果水者，先从脐肿，其根在小肠。气水者，乍盛乍虚，乍来乍去，其根在大肠。皆由荣卫

否涩，三焦不调，腑脏虚弱所生。虽名证不同，并令身体虚肿，喘息上气，小便黄涩也。①治大肠水肿乍虚乍实：白羊肉半斤，白当陆五合，水煮令熟着葱白、盐、醋、椒等作腥食之。②治水气浮肿肚胀满小便涩少：水牛蹄一只隔夜煮熟取汁作羹，蹄切，空心食之。③治水气大腹浮肿小便涩少：水牛尾一枚作脂腊熟煮空腹食之。又方：牛肉一斤蒸熟姜醋食之。又方：水牛皮蒸烂豉汁暖过食之。又方：乌犍牛小便空腹服半升，亦甚利小便。④治十种水病不差垂死：猯猪肉一斤，米半升，豉汁煮粥着姜椒葱白空心食之。又方：猯猪肉单煮食及作羹焦炒任意食之。又方：鳢鱼一头重一斤，冬瓜子、赤小豆各一升，煮熟空心食。⑤治脚肿满转上入腹：水五升煮黑豆令极熟，去豆适寒温以浸脚。⑥治水气利小便除浮肿：大豆、桑构枝各一升，水煮去滓，渴即饮之。

　　论七种淋病食治诸方　七淋者，石、气、膏、劳、热、血、冷等名为七淋也。石淋者，淋而出石，肾主水，水结而成石也。气淋者，肾虚膀胱热气胀所为也。膏淋者，肥脂状如膏也。劳淋者，伤肾气而生热也。热淋者，二焦有热气伤于肾流入于胞而成也。血淋者，其状赤涩热甚而生也。冷淋者，肾气虚弱，下焦受于寒气，入胞与正气交争，遂颤寒而成也。诸淋者，由肾虚而膀胱热也。膀胱津液之腑热，则津液内溢而流于胞，水道不通，故水不上不下停积于胞肾，虚则小便数，膀胱热则水下涩数而淋沥不宣也。其状小便出少而小腹急痛，谓之淋也。①冬麻子粥治七淋小便涩少茎中疼痛：冬麻子一升，捣研取汁一斤，米二合，冬麻子汁煮粥着葱白熟煮食之。②葵菜粥治七淋小便涩少茎中痛：葵菜三斤，葱白一握，米三合，煮葵取浓汁投米及葱煮熟，豉汁调和空心食之。③苏浆水粥治七淋小便不通闭：土苏一两，米三合，浆水三升，浆水煮粥下苏适寒温食之。④榆白皮索饼治七淋小腹结痛小便不畅：榆白皮二两，面四两，水煎榆白皮汁三大合去滓，溲面作索饼，豉汁熟煮空心食之，更啜三两盏葱茶妙。⑤车前叶羹治热淋小便出血茎中疼痛：车前叶一斤，葱白一握，米二合，豉汁煮羹空心食之。⑥治屎血渗痛：车前叶生捣绞取汁三合，生地黄汁三合，蜜二合，相和微暖，空心分二服。⑦蒲桃煎治热淋小便涩少渗痛滴血：蒲桃汁、藕汁、生地黄汁，蜜各五合，相和煎如稀饧，

食前服三两合,日再服。⑧ 治热淋小便涩痛壮热腹肚气:冬瓜一斤,葱白一握,冬麻仁一升,冬麻子汁煮羹空腹食之。⑨ 青头鸭羹治小便涩少疼痛:青头鸭一只,萝卜根、冬瓜、葱白各四两,常法煮羹,空心食,白煮亦佳。⑩ 青粱子米粥治小便涩少尿引茎中痛:青粱米、葱白各一升,豉汁煮粥食之。⑪ 焖水牛肉羹治小便涩少尿闭:水牛肉一斤,冬瓜、葱白一握,豉汁煮羹,任性着盐醋空心食之。⑫ 青小豆方治小便不通淋沥闭痛:青小豆半升,冬麻子一升,生姜一分,白米半升,水研滤麻子取汁并投姜豆煮粥空心食。⑬ 青小豆粥治小便涩少通淋沥痛:青小豆一升,通草四两,小麦一升,水煎作粥食之。⑭ 凫葵粥利小便治热淋:凫葵二斤,水中杏菜是也,米半升,豉汁煮粥食之。

论小便数食治诸方　小便数而多者由下焦虚冷故也,肾主水,与膀胱为表里,肾气衰落不能制于津液,胞中虚冷,水下不禁,故小便数也。① 黄雌鸡粥治膀胱虚冷小便数不禁:黄雌鸡一只,粳米一升,煮粥和盐酱醋空心食之。② 炙黄雌鸡治下焦虚小便数:黄雌鸡一只,炙熟刷盐醋椒末,空心食。③ 生薯药酒治下焦虚冷小便多数无力:生薯药半斤酒煮候熟,着盐椒葱白更入酒少许空心服。④ 羊肺羹治小便多数瘦损无力:羊肺一具,葱白一握,豉汁中煮食。⑤ 又方:羊肺壹具细切和少羊肉作羹食之。⑥ 小豆叶羹治止小便数:小豆叶一斤作羹食。⑦ 鸡肠菜羹治止小便数:鸡肠一斤,豉汁煮羹食。

论五痢赤白肠滑食治诸方　赤白痢者,皆由荣卫不足,肠胃虚弱,冷热之气乘虚入胃客风于肠间,肠虚则泄然。其赤白者,是热乘于血,血渗肠内则赤,冷气入肠,津液凝滞则白。冷热交争,故赤白相杂。凡痢有胃痢、脾痢、大肠痢、小肠痢、大瘕痢,名曰后重。胃痢者饮食不化,色黄;脾痢者腹肚胀满,泄注无度,食既呕吐;大肠痢者食已窘迫,大便色白,肠鸣切痛;肠痢者溲便脓赤血,小肠刺痛;大瘕痢者里急重数,至圊而不能便,茎中痛,是肾痢也。按诸方痢有三十余种,而此唯具五种者,盖是举其宗维者。① 治脾气弱大肠虚冷痢白如浓涕腰脐切痛:鲫鱼作鲙,橘皮、胡椒、时萝等末熟煎豉汁投鲙于中空心食。② 治胃肠冷洞痢不止:赤石脂二两研,云母粉二两,面二两,相和溲作𩝝𩜁熟煮食之,着盐醋调和亦得。③ 治脾胃气虚

肠滑下痢:黄雌鸡一只,盐醋炙之通透熟,空心食之。④ 治脾胃气下痢瘦:猪肝一斤,芜荑末六分,湿纸裹煨熟去面,空心食之。⑤ 猪肝丸治脾胃气虚食则呕出:猪肝一斤曝干捣末,煮白粥取汁和丸如梧桐子大,空心饭饮下三十丸。⑥ 又方:猪肝半斤曝干,野鸡膍胵前肉四两曝干,捣末粥饮和丸如梧桐子大,空心以饮下三十丸。⑦ 鲫鱼粥治肠胃冷下赤白痢:鲙四两,粳米三合,渐米和鲙煮粥,椒、盐、葱白任意食之。⑧ 鲫鱼鲙方治久痢赤白:鲫鱼作鲙蒜齑食之。⑨ 治脾胃气弱食不消化下赤白不止:面三片为末,红米二合,煮粥空心食之,亦治小儿无辜痢。⑩ 白树鸡粥治肠滑赤白下痢:白树鸡(一名白木耳)三两,米二合,薤白五合,相和豉汁煮粥空心食之。⑪ 薤白粥治脾虚冷下白脓痢及水谷痢:薤白五合,粳米三合,相和煮粥,任性着葱椒搅令熟空心食之。⑫ 治血痢日夜百余行:葛粉三两,蜜一两,新汲水四合搅调,空心顿服。⑬ 黍米粥治诸痢不差:黍米二大合,蜡、羊脂各一两,煮黍米临熟投蜡、羊脂搅令消,空心食之。⑭ 治赤白痢及血痢小便不通:蜜一合,马齿菜汁三合,相和微暖,空心顿服。⑮ 治水痢:林檎十颗水煮,林檎并汁食之。⑯ 治赤白痢及热毒痢:好茶浓煎服三碗。

论五种痔病下血食治诸方　夫痔之所发,皆由伤于风湿,饮食过度,房室劳伤,致使气血流溢渗入肠间,冲发下部而成。痔疾其证有五,牡痔则肛傍生鼠乳在外,时时脓血出也,牝痔肛傍肿而出血也,脉痔肛傍痒痛而血出也,肠痔肛傍肿核痛发寒热而出血也,血痔因便圊而血随出也。又有因酒因气得之,则大便难而久不已,变之作瘘也。① 治痔气下血不止无力:野鸡一只,着少面并椒盐、葱白调和,溲作饼炙熟和醋食之。② 炙鹁鸽方治五痔下血不止:鹁鸽一只炙熟食之,作粥亦得。③ 焖木槿花方治五痔下血不止:木槿花一斤,豉汁和椒盐、葱白焖熟,空腹食之。④ 扁竹叶羹治痔疾下血:扁竹叶半斤,沸汤煮羹,着盐椒、葱白调和,空心食之。⑤ 治痔下血不止:桑耳半斤水煎去滓,着盐椒、葱白、米糁煮粥食之。⑥ 野猪肉炙方治久患痔下血不止,肛边及腹肚疼痛:野猪肉二斤,着椒盐、葱白腤熟,空心食之。⑦ 鳢鱼鲙方治痔下血不止,肛肠疼痛:鳢鱼不限多少作鲙,蒜齑食之,腤亦得,鲫鱼鲙及羹亦得。⑧ 苍耳叶羹治五

痔下血：苍耳叶一斤，米二合，豉汁和米煮羹，着盐椒、葱白空心食之。⑨杏仁粥治五痔下血不止：杏仁一两汤浸捣汁，煎汁沸投米煮粥食之。⑩黄芪粥治五痔下血：黄芪六分，米三合，水煎去滓澄清，着米煮粥空心食之。⑪鳗鲡鱼炙方杀诸虫治五痔瘘疮：炙鳗鲡鱼着椒盐、葱白调和食之。⑫治五痔瘘疮：鸳鸯一只炙熟，辣醋食之。

论妇人妊娠诸病及产后食治诸方　凡初有娠，四肢沉重，胸膈痰饮，不多欲食，脉理顺时，则是欲有娠，如此经三两月便觉不通，则结胎也。其状心愦愦，头重目眩，四肢沉重，懈堕不欲执作恶闻，食气噫酸咸果实，多卧少起，是谓恶食。其至三四月已上，皆大剧吐逆，不能自胜，举者便依此饮食将息，既得食力体强，色盛力足，养胎母便健矣。夫产生之理吁可大欤。十月既足，百骨坼肥，肉开解儿始能生。百日之内犹尚虚羸，时人将为一月便云平复，岂不谬乎。饮食失节，冷热乖衷，血气虚损，因此成疾，药饵不知，更增诸疾。且以饮食调理庶为良工耳。①羊肉索饼治初妊娠心中愦闷，呕吐不下食，恶闻食气，头重目眩，四肢烦疼，多卧少起，增寒汗出疲乏：羊肉四两作臛，面半升，溲面作索饼和臛调和，空心食之。②治鲤鱼汤妊娠胎动，脏腑壅热，呕吐不下食，心烦躁闷：鲤鱼一头，葱白一握，水煮空心食之。③糯米阿胶粥治妊身胎动不安：糯米三合，阿胶四分，煮糯米粥投阿胶末调和，空心食之。④治安胎及风寒湿痹腰脚痛：乌雌鸡一只，红米三合，煮鸡熟切肉和米煮粥着盐椒姜葱调和空心食之作羹及馄饨索饼食之。⑤丹鸡索饼养胎藏治胎漏下血，心烦口干：丹雄鸡一只作臛，面一斤，溲面作索饼熟煮和臛食之。⑥如妊娠下血不止名曰漏胞，胞干胎死，宜食地黄粥：地黄汁三合，先糯米作粥煮熟，投地黄汁搅令匀，空腹食之，地黄汁暖酒和服亦佳。⑦治妊娠恒若烦闷，此名子烦宜吃，竹沥粥方：以粟米三合，煮粥临熟下淡竹沥三合，搅令匀空心食之。⑧治妊娠腰痛方：以黑豆一升，酒三升，煮取七合，去豆空心服之。⑨治妊娠咳嗽车釭酒方：以车釭壹枚烧令赤，投壹升酒中，适寒温服之。⑩治妊娠伤寒头痛方：豉三合，葱白一握，生姜一两，石膏半两，烂。上以水一升煎豉等四味三两，沸去滓，顿服之，得汗佳。⑪治妊娠损动下血不止烦闷方：以冬麻子一升，炒，以水二升，研滤取汁，煎两

沸，分作三服。⑫治妊娠胀满方：以铁秤锤壹枚烧命赤投一升酒中，适寒温顿服之。⑬治初产腹中瘀血及瘕血结痛虚损无力，宜食地黄粥方：生地黄汁三合，生姜一两取汁，粳米三合，上煮粥临下地黄生姜汁搅命匀空心服之。⑭治产后血瘕痛恶露不多下，宜吃桃人粥方：桃仁一两，去尖皮，研，以水滤取汁，煮米作粥食之。⑮治产后血气不调不能下食虚损无力方：白羊肉半斤，红米三合，上调和五味椒葱作粥食之。⑯治产后积血风肿，补中益气，利小便，冬麻子粥方：冬麻子一升，捣研以水二升取汁，红米三合，上以麻汁和米煮粥食之。⑰治产后中风，血气拥惊邪忧恚，猪心羹方：猪心壹枚，煮熟，切以葱盐调和作羹食之，入少胡椒末亦佳。⑱治产后血瘕儿枕痛，秤锤酒方：铁秤锤一枚，斧头铁杵亦得，酒一升，上烧秤锤令赤，投酒中，良久去锤，量力服。⑲治产后虚羸无力，腹肚冷，血气不调及伤风头疼，羊肉腤腊方：羊肉一斤，切如常法，调和作腤腊食之煮羹亦得。⑳治产后风虚，五缓六急，手足顽痹，头旋目眩及血气不调方：右黑豆一升，炒，以酒三升浸之一宿，随性暖服。㉑治产后风眩瘦病，五劳七伤，心虚惊悸，羊头肉方：右白羊头肉一枚，治如法煮熟切于五味中食之。㉒治产后虚劳百病，血气不调，腹肚结痛，血晕愦愦，心烦躁，不多下食，地黄煎方：生地黄汁、藕汁各一升，生姜汁二合，蜜四合，上相和，煎如稀饧，空心暖酒入一匙服之。㉓治产后百病，血晕，心烦悸，愦愦，口干，生地黄汁方：生地黄汁三合，藕汁三合，童子小便二合，上相和煎一两沸分为二服。㉔治产后赤白痢，腰脐肚绞痛不下，食炮猪肝方：猪肝四两，芜荑一两，末，上薄起猪肝，糁芜荑末于肝叶中，溲面裹，更以湿纸重裹于煻灰中，炮令熟，去纸及面，空心食之。㉕治产后赤白痢，脐肚痛不可忍，不可下食，鲫鱼粥：方鲫鱼一升半，红米参合，上以纸各裹鱼于煻灰中，炮令熟去骨，研煮粥熟下鲫鱼，搅令匀空心食，盐葱酱如常。㉖治产后伤中消渴，小便数，肠澼下痢，补五藏益气，黄雌鸡粥方：黄雌鸡一只治如常，红米三合，上切取肉和米煮粥，着盐姜葱酱食之。㉗治产后蓐劳，乍寒乍热，猪肾羹方：猪肾一双去脂膜，红米一合，上着葱白姜盐酱煮作羹吃之。㉘治产后虚损乳汁不下，猪蹄粥方：猪蹄一只治如常，白米半升，上煮令烂，取肉切投米煮粥，着盐酱葱白椒姜和食

之。㉙治产后乳汁不下，闭妨痛，猪肝羹方：猪肝一具，切，红米一合，葱白盐豉等，上以肝如常法作羹食作粥亦得。㉚治产后血气不调，积聚结痛兼血晕，悸愦及赤白痢，马齿粥方：马齿菜一斤，红米二合，上相和煮作粥食之，盐酱任性着食。㉛治产后赤白痢，脐肚痛不下食，鲫鱼鲙方：鲫鱼一斤作鲙，莳萝、橘皮、芜荑、干姜、胡椒各一分作水，上以鲙投热豉汁中，良久下诸末调和食之。㉜治产后赤白痢，脐腰痛，薤白粥方：上以薤白切一升，红米三合，煮粥空心食之。㉝治产后痢腰腹肚痛，野鸡肉馄饨方：上以野鸡一只，治如常作馅溲面皮作馄饨熟煮空心食之。

小儿诸病食治诸方 ①白石脂散治胎小儿脐汁出不止兼赤肿：白石脂末四钱干傅脐中。②治小儿舌上疮作白：羊蹄双骨中髓以胡粉和调傅之，日可三敷。韭叶研敷治漆疮。③生地黄粥治小儿发稀，乍寒乍热，黄瘦无力：生地黄汁一合，红米一合，煮粥临熟下地黄汁搅调和食之。④治小儿喉痹肿痛：蛇蜕皮烧灰，乳汁和服一匕之。又方：露蜂房烧灰乳汁和服一匕。⑤胶姝羸瘦方治小儿未行母有孕：伏翼熟炙噉之日三四度。⑥生芦根粥治小儿呕吐心烦热：生芦根一两，水煎去滓，红米一合，汁中煮粥食之。⑦人参粥治小儿肠胃虚冷呕吐及痢惊啼：人参、茯苓各三分，麦门冬四分，红米一合，水煎去滓下米煮粥食之。⑧冬麻子粥治小儿咳嗽气急小便涩少面目浮肿：冬麻子三合取汁，白米三合煮粥，空心食之。又方：嫩桑枝三合，楮枝三合，米三合，水煎去滓煮米作粥食之。⑨郁李仁粥治小儿水气腹肚妨痛胀满面目肿小便不利：郁李人汁四分，白米一合，煮粥空心食之；紫苏子粥治小儿冷气腹肚胀满不多下食：紫苏子汁三合，白米二合，煮粥食之。⑩益母叶煮食治小儿痔痢垂死；益母草叶煮食治小儿泻痢腹肚绞痛。⑪治小儿血痢：马齿菜汁一合，蜜一匙，搅调空心食之；瘦姝鸡子粥治小儿下痢不止：鸡子一枚，米一合，煮米作粥，临熟破鸡子相和熟食之；黍米粥治小儿下痢日夜数十度渐困无力方黍米一合，鸡子一枚，蜡一分，煮黍米粥临熟下鸡子及蜡搅匀令熟食之。⑫治小儿蛲虫下部痒：扁竹叶一握水煎去滓空心食之。⑬石膏粥治小儿心下逆气惊痫，寒热喘息咽痛：石膏四两，细米一合，水煮石膏取汁下米煮粥食之。⑭母猪乳汁治小儿惊痫发动无

时：母猪乳汁三合，绵缠浸乳汁令小儿吮之。⑮浆水粥治小儿夜啼，小便不通，肚痛：浆水煮白米二合作稀粥，临熟下葱白和匀食之。⑯梨粥治小儿心藏风热悸愦烦躁不能下食：消梨三颗捣滤取汁，白米三合，煮粥，临熟下梨汁搅和食之。⑰淡竹叶粥治小儿心藏风热，悸愦恍惚：淡竹叶一握，米一合，水煮竹叶滤汁，煮粥熟下竹叶汁相和食之。⑱牛蒡粥治小儿心藏风热，烦躁恍惚，皮肤生疮：牛蒡根汁三合，白米一合，煮粥，投汁调和食之。⑲干葛粥治小儿风热呕吐，壮热头痛，惊悸夜啼：干葛一两水煎取汁去滓，下米一合煮粥食之。⑳葛粉汤治小儿壮热呕吐不下食：葛粉二两，沸汤中煮熟食之。

辛丑六月朔校读于掖庭医局，是书讹字殊多，不敢臆改，一依其旧云，元坚识。

嘉永甲寅仲秋晦夜灯下校正一过，约之。

此书唐昝殷撰，《宋史·艺文志》箸录，作二卷。是此书至宋尚存，今久佚矣。此本乃日本人从高丽《医方类聚》中采辑而成，虽不能复原本之旧，然当已得其太半。晁氏《读书志》谓殷蜀人，大中初箸《产宝》以献郡守白敏中。今殷所撰《产宝》日本尚有影宋刊足本，此书乃不得完帙可惜也。光绪辛丑游日本得之，东京卷端有青山求精堂藏书画之记及森氏二印后有丹波元坚及森约之手识二则。戊申正月上虞罗振玉记。

【综合评述】

1. 昝殷《经效产宝》是中国医药学第一部产科专著

昝殷，唐代成都人，著名妇产科学家，官医学博士。昝殷著《经效产宝》，是中国医药学第一部产科专著。原书早佚，清代张金城在日本得此书重刊印行。《经效产宝》原五十二篇三百七十一方，今存本四十一篇三百七十四方。卷上列妊娠病十二论、产难四论，包括安胎、食忌、恶阻、漏胞下血、身肿腹胀、胎衣不下等妊娠杂病及产难诸疾。卷中、卷下共列产后二十五论，阐述产后病证及其防治。现存《经效产宝》版本有清刻版、《中国医学大成》版，人民卫生出版社1955年版。昝殷精通医理，妇产病证临床经验丰富，《经效产宝》学术价值颇高，著名医家妇科医家陈自明等颇多征引。《经效产宝》以当归、川芎二药检验胎儿死活：死即

下，活即安。这是中国医药学产科第一首既可下死胎又可安活胎的诊断性治疗方。续篇产后十八论等，凡二十四方、四十一病证，补《产宝》之不足。

2. 咎殷《食医心鉴》是中国医药学第一部辨病食疗专著

《食医心鉴》三卷一名《食医心镜》，唐代咎殷约撰于公元9世纪。原书久佚，《证类本草》《医方类聚》等多有引录，日本丹波元坚有辑佚本。现存版本有日本抄本及1924年北京东方学会铅印本，1990年上海三联书店《历代中医珍本集成》版本。《食医心鉴》载食疗方一百三十八首，剂型有粥、羹、酒、索饼、茶、乳、馄饨、脍、菜肴、丸、汁、散等十余种。按中风、心腹冷痛、脚气、脾胃气弱、五噎、消渴、水肿、淋病、五痢、五痔、妇人诸病、小儿诸病等十二病证分类食疗。《食医心鉴》首创辨病食疗，是中国医药学第一部辨病食疗专著。孟诜《食疗本草》主要研究药物的食疗作用。如饵黄精能老不饥，甘菊作羹去烦热利五脏主头风目眩泪出，天门冬蜜煮食后服补虚劳止渴去热风治肺劳，薯蓣熟煮和蜜服利丈夫助阴力治头疼，白蒿捣汁服去热黄心痛淋沥。生姜去痰下气，苍耳主中风伤寒头痛及拔疔肿根脚，葛根蒸食消酒毒，瓜蒌子下乳汁治痈肿，百合蜜和食之主心急黄，牛蒡根作脯食治热毒肿及丹石风毒，海藻起男子阴气消㿉疾，昆布下气久服瘦人，紫菜下热气多食胀人，小茴香煮服助阳道，枸杞除风补益筋骨并坚筋能老，去骨热消渴，木耳利五脏宣肠胃气壅惟益服丹石人，等等。《食医心鉴》重在辨病食疗，病不同食疗因异。如真心痛用桃仁粥活血祛瘀，高良姜粥温中散寒

治心腹冷痛，紫苏子粥宽中理气治心腹胀满，郁李薏苡粥利水消肿治脚气浮肿，鲤鱼葱豉汤治脚气冲心言语错谬，马齿苋煮食解毒消肿治脚气浮肿小便涩少，木瓜汤祛湿利筋治脚气，羊肉索饼健脾下气治五噎瘦弱，黄雌鸡索饼治补中蠤饮治五噎瘦弱，牛乳方补虚羸止渴治消渴，冬麻子粥利水通淋治七淋小便涩，葵菜粥治清热通淋治七淋茎中痛，车前叶羹清热利湿治热淋小便出血，蒲桃煎活血通淋治热淋小便滴血，猪肝丸健胃益气治食则呕出，鲫鱼粥和中导滞治下痢赤白，薤白粥理气导滞治水谷痢，炙鸲鹆解毒清热治五痔下血，焦木槿花治凉血散血治五痔下血，鳢鱼鲙和中理气治痔血不止，鲤鱼汤安胎治妊娠胎动，糯米阿胶粥安胎治妊身胎动不安，生地黄粥滋阴清热治小儿黄瘦乍寒乍热，生芦根粥清热生津治小儿烦热呕吐，人参粥镇惊安神治小儿惊啼，母猪乳汁养心安神治小儿惊痫，梨粥生津润肺治小儿风热不食，牛蒡粥疏风清肺治小儿风热烦躁。如果说《食疗本草》是食治药物学，而《食医心鉴》则是食治临床学。

【简要结论】

① 《经效产宝》是中国医药学第一部产科专著；② 原书早佚，清代张金城在日本得此书，重刊印行；③ 《经效产宝》原书五十二篇论，三百七十一方；今存本共四十一篇论，三百七十四方；④ 现存清光绪三年1877刻本、日本抄本等刊本，1955年人民卫生出版社根据光绪年间影刻北宋本缩影出版；⑤ 《食医心鉴》是第一部辨病食疗专著。

王焘医学研究

【生平考略】

王焘(公元670—755年),唐代著名医家,今陕西省宝鸡市眉县人。唐天宝十一年任银青光禄大夫持节,邺郡诸军事兼守,刺史上柱国。祖父王珪为唐太宗朝宰相,为官清廉善谏,与房玄龄、杜如海、魏征齐名。父敬直,母亲南平公主。王焘幼年多病,年长喜好医术,任职弘文馆期间阅读大量晋唐医学书籍。二十年间积累大量医学资料,公元752年王焘撰刊临床医学巨著《外台秘要》四十卷。《新唐书·列传·王珪传》称:王珪孙焘,性至孝,为徐州司马。母有疾,弥年不废带,视絮汤剂。数从高医游,遂穷其术,因以所学作书,号《外台秘要》,讨绎精明,世宝焉。历给事中、邺郡太守,治闻于时。《新唐书·艺文志》载王焘《外台秘要方》四十卷,存;又《外台要略》十卷,佚。《外台秘要》自序曰:昔者农皇之治天下也,尝百药,立九候,以正阴阳之变诊,以救性命之昏扎,俾厥土宇用能康宁,广矣哉。洎周之王,亦有冢卿,恪于医道,掌其政令,聚毒药以供其事焉,岁终稽考而制其食,十全为上,失四下之。我国家率由兹典,动取厥中,置医学,颁良方,亦所以极元气之和也。夫圣人之德,又何以加于此乎?故三代常道,百王不易,又所从来者远矣。自雷、岐、仓、缓之作,彭、扁、华、张之起,迨兹厥后,仁贤间出,岁且数千,方逾万卷,专车之不受,广厦之不容,然而载祀绵远,简编亏替,所详者虽广,所略者或深,讨简则功倍力烦,取舍则论甘忌苦,永言笔削,未暇尸之。余幼多疾病,长好医术,遭逢有道,遂蹑亨衢,七登南宫,两拜东掖,便繁台阁二十余载,久知弘文馆图籍方书等,繇是睹奥升堂,皆探其秘要。以婚姻之故,贬守房陵,量移大宁郡,提携江上,冒犯蒸暑,自南徂北,既僻且陋,染瘴婴,十有六七,死生契阔,不可问天,赖有经方仅得存者,神功妙用,固难称述,遂发愤刊削,庶几一隅。凡古方纂得五六十家,新撰者向数千百卷,皆研其总领,核其指归,近代释僧深、崔尚书、孙处士、张文仲、孟同州、许仁则、吴升等十数家,皆有编录,并行于代,美则美矣,而未尽善。何者?各擅风流,递相矛盾,或篇目重杂,或商较繁芜。今并味精英,钤其要妙,俾夜作昼,经之营之,捐众贤之砂砾,掇群才之翠羽,皆出入再三,伏念旬岁,上自炎昊,迄于圣唐,括囊遗阙,稽考隐秘,不愧尽心焉。客有见余此方曰:嘻,博哉!学乃至于此邪?余答之曰:吾所好者寿也,岂进于学哉?至于遁天倍情,悬解先觉,吾常闻之矣。投药治疾,庶几有瘳乎?又谓余曰:禀生受形,咸有定分,药石其如命何?吾甚非之,请论其目。夫喜怒不节,饥饱失常,嗜欲攻中,寒温伤外,如此之患,岂由天乎?夫为人臣,为人子,自家刑国,由近兼远,何谈之容易哉?则圣人不合启金縢,贤者曷为条玉版,斯言之玷,窃为吾子羞之。客曰:唯唯。呜呼!齐梁之间,不明医术者,不得为孝子,鲁闵之行,宜其用心。若不能精究病源,深探方论,虽百医守疾,众药聚门,适足多疑,而不能一愈之也。主上尊贤重道,养寿祈年,故张、王、李等数先生继入,皆钦风请益,贵而遵之,故鸿宝金匮、青囊绿帙,往往而有,则知日月所照者远,圣人所感者深,至于啬神养和、休老补病者,可得闻见也。余敢采而录之,则古所未有,今并缮缉,而能事毕矣。若乃分天地至数,别阴阳至候,气有余则和其经渠以安之,志不足则补其复溜以养之,溶溶液液,调上调下。吾闻其语矣,未遇其人也。不诬方将,请俟来哲。其方凡四十卷,名曰《外台秘要方》,非敢传之都邑,且欲施于后贤,如或询谋,亦所不隐。是岁天宝十一载,岁在执徐,月之哉生明者也。

【学术贡献】

王焘《外台秘要》学术贡献

《外台秘要》卷一论述伤寒证治,辑录王叔和等八家伤寒名论以述广义伤寒概念之要　王叔和伤寒议论四首,华佗议论三首,陈廪丘议论一首,范汪议论一首,《九卷》议论一首,《小品方》议论一首,《备急千金要方》议论六首,《经心录》议论一首。其次讨论伤寒逐日治疗,《素问》议论四首,《诸病源候论》议论八首,虽有论无方,但亦理论紧密联系临床实际。《伤寒论》伤寒逐日治疗有论有方九首：桂枝汤，调胃承气汤，小柴胡汤，附子白术汤，桂枝附子汤，大承气汤，大柴胡汤，柴胡加芒硝汤。主药：麻黄、桂枝、柴胡、黄芩、大黄、芒硝、附子、细辛等。《肘后方》七首，主药：葱白、豆豉、葛根、苦参、黄芩、生地、瓜蒂等。《范汪方》二首，主药：大黄、附子、细辛、羊踯躅、蜀椒、天雄、莽草等。《小品方》四首，主药：白薇、葳蕤、葛根、麻黄、龙胆、大青、麦冬等。《深师方》四首，主药：栀子、豆豉、葛根、乌梅、黄芩、石膏、麻黄等。《集验方》五首，主药：丹砂、豆豉、猪胆、柴胡、黄芩、大青、大黄等。《千金要方》六首，主药当归、川芎、附子、蜀椒、白芷、乌头、吴茱萸等。《千金翼方》十三首，主药：附子、桔梗、甘草、干姜、大黄、黄连、阿胶等。《崔氏方》十五首，主药：麻黄、防风、乌头、人参、半夏、前胡、黄芩等。《张文仲方》十首，主药：麦冬、生地、大黄、知母、升麻、鳖甲、石膏等。《古今录验》八首，主药：升麻、当归、雄黄、鳖甲、朱砂、巴豆、葛根等。杂疗伤寒汤散丸八首：黄膏，白膏，度瘴散，六物青散，桂枝二麻黄一汤，瓜蒂散，七物赤散，雪煎。主药：大黄、天雄、乌头、莽草、麻黄、附子、细辛、干姜、桂枝、巴豆、羊踯躅、白术、瓜蒂、桔梗、防风等。

《外台秘要》卷二论述伤寒夹杂证治　治伤寒中风方九首：桂枝汤、麻黄汤、葛根汤、葳蕤汤、瓜蒌实汤、大青龙汤、五苓散、阳旦汤、甘草泻心汤。主药：桂枝、白芍、麻黄、葛根、葳蕤、瓜蒌、石膏、黄芩、柴胡、猪苓、泽泻等。治伤寒结胸方七首：大陷胸丸、大陷胸汤、小陷胸汤、大柴胡汤、文蛤散、白散、半夏泻心汤。主药：大黄、芒硝、葶苈子、甘遂、柴胡、黄芩、枳实、芍药、瓜蒌、半夏、文蛤、贝母、巴豆。治伤寒呕哕方十四首：小半夏汤、半夏加茯苓汤、生姜汁半夏汤、半夏散、甘草汤、干姜丸、生姜汤、赤苏汤、甘竹茹汤、大橘皮汤、橘皮汤、生芦根饮、通草汤、茱萸汤。主药：半夏、生姜、茯苓、橘皮、赤苏、干姜、附子、吴茱萸、竹茹、白茅根、生芦根。治伤寒咽喉痛方八首：半夏散及汤、商陆熨方、蔄茹方、附子丸、贴喉膏、乌扇膏、升麻汤、干枣丸。主药：半夏、甘草、商陆、蔄茹、藜芦、乌扇、升麻、射干、羚角。治伤寒吐血下血方三首：柏叶汤、黄土汤、蒲黄汤。主药：柏叶、干姜、艾叶、灶心土、地黄、阿胶、蒲黄、寄生。治伤寒衄血方四首：牡蛎散及丸、芍药地黄汤、茅花汤、麦门冬汤。主药：牡

蛎、石膏、芍药、地黄、牡丹皮、犀角屑、黄芩、茅花、麦冬。治伤寒烦渴方九首：白虎加人参汤、猪苓汤、瓜蒌汤、青葙子丸、黄芩人参汤、瓜蒌根汤、五味麦门冬汤、黄龙汤、高堂丸。主药：知母、石膏、人参、阿胶、瓜蒌根、青葙子、麦冬、五味子。治伤寒癖实宿食方二首：快豉丸、续命丸。主药：黄芩、大黄、黄连、豆豉、甘遂、麻黄、芒硝、巴豆。治伤寒春冬咳嗽方三首：射干汤、橘皮汤、知母汤。主药：射干、半夏、杏仁、独活、橘皮、紫菀、麻黄、当归、黄芩。治伤寒目疮赤白翳方六首：煮蜂房洗方、冷水掩目方、生翳方、漏芦连翘汤、秦皮汤、生膜覆珠子方。主药：蜂房、豆豉、漏芦、连翘、黄芩、白敛、升麻、大黄、秦皮、白薇、牡丹皮。治伤寒口疮方二首：黄柏蜜方、升麻汤。主药：黄柏、升麻、竹叶、牡丹皮。治伤寒手足欲脱疼痛方七首：范汪手足肿脱方、崔氏手足热脱方、集验手足肿脱方、苦参酒煮方、千金手足肿脱方、苍耳汁渍方、备急手足肿脱方。主药：虎杖根、苦参、苍耳汁、黄柏、生牛肉、马粪、羊屎。治伤寒虚羸方四首：集验虚羸少气方、生地黄汤、竹叶石膏汤、栀子豉汤。主药：石膏、竹叶、麦冬、人参、半夏、生地、栀子、豆豉、粳米。治伤寒不眠方四首：栀子豉汤、乌梅豉汤、半夏茯苓汤、酸枣汤。主药：栀子、香豉、乌梅、半夏、茯苓、酸枣仁、麦冬、知母、川芎。治伤寒小便不利方九首：真武汤、小柴胡桂姜汤、茵陈汤、桂枝去桂加茯苓白术汤。《肘后》治不得小便方、四逆散、滑石汤、生葱敷脐方、瞿麦汤。主药：茯苓、芍药、桂枝、茵陈、滑石、瞿麦、葵子、石韦。治伤寒下痢脓血黄赤方十六首：干姜黄连人参汤、葛根黄连汤、赤石脂汤、黄连丸、白通汤、秦皮汤、豉薤汤、蔄草汤、通草汤、犀角汤、柏皮汤、白头翁汤、阮氏桃花汤、黄连丸、东都当方、豉薤汤。主药：黄连、黄芩、人参、葛根、赤石脂、芍药、乌梅、秦皮、白头翁、薤白、蔄草、当归、石榴皮、地榆。治伤寒䘌疮方十首：马蹄灰猪膏方、桃仁苦酒汤、桃皮汤、虫食下部方、龙骨汤、黄连犀角汤、懊侬散、麝香散、青葙子散、猪胆方。主药：马蹄、桃仁、槐子、龙骨、黄连、青木香、乌梅、藋芦、干漆、萹蓄、雄黄、升麻、贝齿、野狼牙。治伤寒阴阳易方七首：阳易方、鼠粪汤、阴易方、丹米汤、竹皮汤、瓜蒌汤、烧裈散。主药：薤白、鼠粪、丹米、竹皮、瓜蒌根、干姜、妇人指甲。治伤寒劳复食复方十六首：栀子汤、大青汤、

葵子汤、青竹皮方、大黄豉汤、栀子汤、栀子石膏汤、枳实栀子汤、食劳方、黄龙汤、鼠屎汤、栀子汤、鼠屎豉汤、鼠屎栀子豉汤、食复方、白芷散。主药：鼠屎、大青、香豉、栀子、葵子、竹皮、石膏、人参。治伤寒百合病方七首：百合知母汤、百合滑石代赭汤、百合鸡子汤、百合生地黄汤、瓜蒌牡蛎散、百合根方、瓜蒌根并牡蛎等分为散。主药：百合、知母、滑石、代赭、百合根、地黄。治伤寒狐惑病方四首：泻心汤、雄黄熏法、薰草黄连汤、赤小豆方。主药：黄连、黄芩、人参、半夏、干姜、雄黄、薰草、赤小豆。

《外台秘要》卷三论述天行病证治　发汗治天行病等方四十二首：麻黄汤、麻黄解肌汤、麻黄桂枝黄芩生姜汤、葛根解肌汤、小柴胡汤、大柴胡汤、大青消毒汤、苦参吐毒热汤、生地黄汤、生地黄汤、鳖甲汤、苦参汤、起死撨汤、麻黄汤、黄连龙骨汤、增损理中丸、艾汤、茵陈丸、大黄汤、桃叶汤、廪丘蒸法、破棺千金汤、水解散、栀子汤、解肌汤、知母汤、竹茹饮、黄芩汤、柴胡汤、竹茹饮、茵陈丸、豉尿汤、柴胡汤、瓜蒂散、破棺汤、单味麻黄汤、鳖甲汤、大承气汤、八毒大黄丸、牵马丸、人粪汁方、秦艽汤。主药：麻黄、桂枝、柴胡、黄芩、大黄、生地、大青、鳖甲、栀子、豆豉、葛根、知母、苦参、茵陈、芫花。治天行病方七首：三物汤浴方、解肌干葛五物饮、鸡子汤、栀子六味散、生芦根八味饮子、半夏十味汤、人参五味散。主药：葛根、栀子、芦根、桃枝、柳叶、茵陈、大黄、芒硝。治天行呕逆方七首：前胡汤、增损阮氏小青龙汤、橘皮汤、兔头灰方、羊子肝方、鸡子汤、生芦根汤。主药：橘皮、生姜、麦冬、芦根、人参、枇杷叶、薤白、香豉、半夏。治天行呕哕方七首：橘皮甘草汤、麦门冬饮子、生姜汁饮、枇杷叶饮、油麻汁绿豆糕、薤豉粥、小半夏汤。主药：半夏、生姜、橘皮、麦冬、芦根、薤白。治天行喉咽痛方二首：黄连马通汤、青木香汤。主药：黄连、马通汁、青木香、白头翁、吴茱萸。治天行衄血方三首：鸡子白丸、黄土汤、单味黄芩汤。主药：当归、芍药、黄芩、川芎、桂枝、生地、竹皮。治天行口疮口干口苦方四首：酪酥煎丸、口疮方、升麻汤、石膏蜜煎。主药：酪酥、大青、蛇莓、升麻、射干、芍药、芦根、石膏。治天行咳嗽方五首：前胡汤、地黄汤、柴胡汤、生姜煎、桑白皮饮。主药：前胡、贝母、紫菀、石膏、麦冬、杏仁、桑白皮、麻黄、葶苈。治天行发斑方三首：蜜煎升麻膏、升麻渍洗方、葵菜叶汤。

主药：白蜜、升麻、葵菜叶、蒜薤、鲜羊血。治天行发疮豌豆疮方十二首：豌豆疮方、波斯青黛丸、豌豆疮方、羊脂煎、青木香汤、豆屑鸡子白帖、大黄汤、木香汤、芒硝猪胆帖、大猪胆汤、大青汤、水解散。主药：芸苔、青黛、黄连、青木香、小豆屑、白矾、大青。治天行虚烦方二首：竹叶汤、单味青竹茹汤。主药：竹叶、石膏、麦冬、青竹茹。天行狂语方三首：水道散、五苓散、鸡子芒硝汤。主药：白芷、甘遂、鸡子、芒硝、桂枝。天行热毒攻手足方四首：羊肉盐豉渍方、单味黄柏渍方、单味羊桃叶渍方、单味猪蹄渍方。主药：盐、香豉、黄柏、羊桃叶汁、猪蹄。天行大小便不通胀满方四首：柴胡散、柴胡汤、熬盐熨方、滑石汤。主药：茵陈、青木香、柴胡、大黄、滑石、芒硝、葶苈子。天行热痢及诸痢方四首：七物升麻汤、黄连汤、麝香丸、龙骨散。主药：当归、黄连、芍药、黄柏、附子、雄黄、龙骨。天行䘌疮方八首：乌梅大蒜丸、枣膏丸、苟叶兑散、雄黄兑散、桂枝汤、桃皮煎、青葙子散、黄连丸。主药：乌梅、大蒜、雄黄、青葙子、苦参、黄连、桃仁、藋芦、狼牙。天行阴阳易方二首：灸阴头一百壮、单味豚卵丸。主药：豚卵。天行虚羸方二首：竹叶汤、牛乳饮。主药：竹叶、小麦、人参、知母、麦冬、牛乳。天行瘥后禁忌方二首：略。治天行劳复食复方六首：鼠矢汤、枳实汤、竹叶汤、劳复方、葛根饮、鼠矢汤。主药：鼠屎、葛根、栀子、香豉、枳实、小麦、黄芩、人参。治天行瘥后劳发方五首：葱白等七味饮、葳蕤五味饮、地骨白皮五味饮子、白薇十味丸、乌梅四味饮。主药：葛根、麦冬、地黄、葳蕤、知母、白薇、人参、乌梅。

《外台秘要》卷四论述温病证治　辟温方一十九首：屠苏酒、太乙流金散、雄黄散、避温粉、虎头杀鬼丸、竹茹汤、粉身散、朱蜜丸、麻子赤小豆丸、单味大豆丸、酒服松叶散、单味赤小豆丸、单味芜菁菹汁饮、蒜豉汤、老君神明白散、度瘴散、许季山干敷散、杀鬼丸、辟温方。主药：大黄、蜀椒、防风、乌头、雄黄、雌黄、鬼箭羽、羚羊角、朱砂、菖蒲、鬼臼、川芎、苍术、白芷、藁本、零陵香、芜荑、附子、麻黄、升麻、桂枝、麻子、鬼督邮、硫黄。辟温不相染方二首：赤小豆丸、豉汤。主药：鬼臼、鬼箭、丹砂、雄黄、豆豉、伏龙肝。治温病哕方四首：茅根汤、单煮梓皮汤、茅根橘皮汤、枇杷叶饮子。主药：茅根、葛根、梓皮、橘皮、枇杷叶。治温病渴方二首：芍药汤、知母解肌汤。主药：黄连、黄芩、瓜蒌、知母、葛根、石膏。治温病发斑方七首：黑膏、葛根橘皮汤、香豉汤、黑奴丸、黄连橘皮汤、漏芦橘皮汤、单味黄连汤。主药：生地、知母、黄芩、石膏、大青、升麻、大黄、黄连、漏芦。治温病劳复方四首：单味鳖甲散、麻黄散、麻子汤、大黄丸。主药：鳖甲、大黄、附子、苦参、石膏、麻子、香豉、鼠屎、巴豆。治诸黄疸方十首：猪膏发煎、瓜蒂散、单味柳枝汤、单味蔓荆子饮、瓜蒂汤、瓜蒂散、茵陈汤及丸、瓜蒂散、大黄丸、大黄丸。主药：瓜蒂、赤小豆、柳枝、蔓荆子、茵陈、大黄、黄芩、栀子。治急黄方六首：瓜蒂散、大黄汤、瓜蒂散、麦门冬饮子、地黄汁汤、蔓荆子油。主药：瓜蒂、赤豆、大黄、芒硝、麦冬、瓜蒌、升麻、芦根、生地、蔓荆子。治黄疸方十三首：麻黄醇酒汤、茵陈蒿五苓散、五苓散、单味乱发散、黄胆散、驴头汁饮、小麦苗汁饮、瓜丁散、黄蒸汤、茅根猪肉羹、苦葫芦瓢方、瓜蒂散。主药：麻黄、茵陈蒿、乱发、瓠子白瓢、黄蒸、茅根、苦葫芦瓢、瓜蒂。治黄疸遍身方十一首：茵陈丸、单味猪脂煎、三物茵陈蒿汤、大黄散、茵陈汤、苦参散、史脱茵陈汤、栀子汤、引单味桃根汤、良验茵陈汤。主药：茵陈、黄芩、大黄、栀子、黄连、升麻、苦参、黄柏、龙胆。治阴黄方三首：茵陈散、单味黄蒸方、单味蔓荆子散。主药：茵陈、白鲜皮、黄芩、栀子、芍药、青木香、柴胡、黄连、土瓜根。治黄疸小便不利及腹满喘方二首：大黄柏皮栀子硝石汤、小半夏汤。主药：大黄、黄柏、栀子、硝石、半夏、生姜。治黄汗方三首：黄芪芍药桂心酒汤、桂枝汤加黄芪五两方、黄汗吴蓝汤。主药：黄芪、芍药、桂枝、吴蓝、麦冬、桑白皮、防己、栀子、白鲜皮。治女劳疸方三首：硝石矾石散、滑石石膏散、茵陈汤。主药：硝石、矾石、滑石、石膏。治黑疸方三首：单味土瓜根汁饮、赤小豆茯苓汤、茵陈丸。主药：茵陈、土瓜根汁、雄黄、女葳、甘遂、蜀椒、当归、葶苈子、大黄。治酒疸方七首：栀子枳实豉大黄汤、黄芪散、酒疸艾汤、史脱茵陈汤、苦参散、寒水石散、黄疸散。主药：栀子、大黄、木兰皮、大黄、茵陈、黄芩、黄连、苦参、芫花。治谷疸方三首：茵陈汤、谷疸丸、苦参丸。主药：茵陈、苦参、龙胆草、大黄、黄芩、栀子。治杂黄疸方三首：矾石散、九疸秦王散、秦椒散。主药：矾石、滑石、栀子、葶苈子、秦椒、钟乳、凝水石、泽泻、白术。许仁则疗诸黄方七首：略。见本

书许仁则医学研究。

《外台秘要》卷五论述疟疾证治 治疟疾方二十一首：常山散、常山汤、大鳖甲煎、小柴胡去半夏加瓜蒌汤、单味青蒿汁、单味鳖甲散、单味牛膝酒、常山乌梅汤、疗疟丸、撩膈汤、常山大黄汤、醇醨汤、麻黄汤、会稽赖公常山汤、常山桂心丸、常山丸、鸡子常山丸、虎骨常山丸、常山酒、豉心丸、乌梅丸。主药：青蒿、常山、升麻、蜀漆、鳖甲、乌扇、柴胡、鼠妇、大黄、紫葳、人参、蛋虫、蜂窠、乌梅、芫花、松萝、麻黄、葳蕤。治五脏及胃疟方六首：乌梅丸、常山汤、常山丸、常山汤、常山汤、藜芦丸。主药：乌梅、蜀漆、鳖甲、常山、知母、苦参、葳蕤、藜芦、巴豆。治温疟方五首：常山汤、常山丸、白虎加桂心汤、竹叶常山汤、知母鳖甲汤。主药：常山、车前叶、乌梅、知母、蜀漆、大黄、鳖甲、竹叶、石膏。治山瘴疟方十六首：陵鲤甲汤、山瘴疟酒、常山丸、麻黄散、大黄汤、乌梅饮、蜀漆丸、蜀漆汤、朱砂丸、常山汤、常山汤、常山汤、常山丸、木香犀角丸、黄连犀角丸、蜀漆丸。主药：陵鲤甲、乌贼骨、鳖甲、常山、附子、升麻、黄连、麻黄、人参、干漆、大黄、乌梅、蜀漆、知母、白薇、葳蕤、石膏。治十二时疟方十二首：略。治发作无时疟方二首：常山汤、鸡子常山丸。主药：常山、炙甘草、香豉、竹叶。治痎疟方五首：常山汤、乌梅饮子、黄连散。主药：鳖甲、竹叶、常山、乌梅、桃柳、葱白、豆豉、柴胡、知母、黄连。治间日疟方二首：黑牛尾酒、桂广州醇醨汤。主药：黑牛尾、大黄、常山。治久疟方八首：香豉丸、常山汤、栀子汤、常山散、龙骨丸、常山散、乌梅丸、常山酒。主药：常山、蜀漆、附子、大黄、黄连、干漆、龙骨、羚羊、乌梅、黄芩。治劳疟方三首：鳖甲酒、单味牛膝汤、阿魏散及丸。主药：鳖甲、常山、蜀漆、附子、知母、蜀椒、牛膝、阿魏、芜荑。治牝疟方二首：牡蛎汤、蜀漆散。主药：牡蛎、麻黄、蜀漆、云母、龙骨。治一切疟方四首：大黄丸、常山汤、朱砂丸、桃仁常山丸。主药：大黄、朴硝、巴豆、常山、石膏、淡竹叶、朱砂、桃仁、豆豉。灸疟法一十三首：略。禳疟法六首：略。许仁则疗疟方四首：略。见本书许仁则医学研究。

《外台秘要》卷六论述霍乱证治 霍乱病源论三首：略。治霍乱吐痢方十一首：扁豆汤、理中丸、高良姜汤、乱发汤、竹叶汤、四逆加猪胆汤、四顺汤、白丸、崔氏理中丸、《延年》理中丸、理中散。

主药：扁豆、香薷、木瓜、干姜、桂枝、吴茱萸、附子、当归、芍药。治霍乱脐上筑方三首：理中汤去术加桂汤、附子粳米汤、茯苓理中汤。主药：附子、半夏、茯苓、甘草炙、干姜、人参、木瓜。治霍乱腹痛吐痢方七首：单味桃叶汤、理中加二味汤、桃叶汁酒、理中汤、高良姜酒、香薷汤、芦根汤。主药：桃叶、人参、白术、当归、芍药、高良姜、香薷、厚朴。治霍乱洞下泄痢方七首：人参汤、人参理中汤、人参汤、黄连汤、单味艾叶汤、增损理中丸、乌梅黄连散。主药：人参、葛根、当归、黄连、附子、地榆、乌梅、石榴皮。治霍乱脉绝手足冷方四首：四逆汤、通脉四逆汤、扶老理中散、当归四逆加吴茱萸生姜汤。主药：炙草、附子、干姜、人参、当归、桂枝、细辛、通草。治霍乱烦躁方八首：葱白大枣汤、单味生姜汤、单味桂心饮、竹叶饮、单味干姜饮、单味小蒜汤、单味黄粱米粉饮、单味汤。主药：葱白、大枣、生姜、桂枝、竹叶、黄粱米粉、乱发。治霍乱众药疗不效方二首：乱发汤、人参汤。主药：小蒜、附子、人参、厚朴、当归、葛根、桂枝、干姜。治干湿霍乱及痰饮方五首：木香汤、单味乌牛屎汤、生姜汤、湿霍乱方、四神丸。主药：青木香、高良姜、豆蔻、干姜、桂枝、附子、巴豆。治霍乱心腹痛方三首：厚朴人参汤、姜豉熨脐方、盐汤。主药：厚朴、橘皮、人参、高良姜、当归、藿香、盐汤。治霍乱烦渴方四首：黄粱米汁饮、木瓜汤、糯米饮、厚朴桂心汤。主药：黄粱米、木瓜、糯米、厚朴、桂枝。治霍乱干呕方五首：单味薤白汤、干姜茱萸汤、厚朴汤、单味生姜汤、厚朴汤。主药：薤白、干姜、吴茱萸、厚朴、扁豆叶、茯苓、白术、人参。治霍乱转筋方八首：高良姜汤、茱萸汤、鸡屎白汤、生姜酒、黄龙藤汤、单味蓼汤、朱砂蜡丸、木瓜子根皮汤。主药：高良姜、桂枝、吴茱萸、炙甘草、蓼子、黄龙藤、木瓜根皮。霍乱杂灸法二十六首：略。三焦脉病论二首：略。治上焦热吐痢肠鸣短气方四首：泽泻汤、麦门冬理中汤、大枣汤、厚朴汤。主药：泽泻、石膏、柴胡、竹叶、人参、麦冬、橘皮、竹茹、莼心、葳蕤。治上焦寒吐痢肠鸣短气方五首：半夏理中续膈破寒汤、茯苓安心汤、半夏泻心汤、黄芪理中汤、黄连丸。主药：人参、干姜、半夏、黄芪、丹参、乌梅、附子、吴茱萸、厚朴。治中焦热泄痢方二首：开关格通隔绝汤、蓝青丸。主药：大黄、栀子仁、蓝青汁、黄连、黄柏、地榆、地肤子、乌梅。治下焦热方六

首：柴胡通塞汤、止呕人参汤、香豉汤、升麻汤、赤石脂汤、香豉汤。主药：地榆、黄芩、赤石脂、乌梅、栀子、薤白、黄柏、柴胡、黄芩、香豉、芦根。治下焦虚寒方六首：柏皮汤、人参续气汤、茯苓丸、伏龙肝汤、续断止利汤、当归汤。主药：人参、茯苓、艾叶、阿胶、乌梅、黄芪、吴茱萸、干姜、当归。许仁则疗霍乱方三首：略。见本书许仁则医学研究。杂疗霍乱方四首：豉汤、单味芦蓬囊汤、桔梗汤、诃黎勒散。主药：豆豉、生姜、人参、柴胡、芦蓬囊、桔梗、白术、干姜、仓米、诃黎勒。治干呕方六首：鸡子黄丸、葛根汁饮、甘蔗汁饮、羊乳汁饮、生姜汤、人参汤。主药：生葛根汁、羊乳、生姜、橘皮、人参、胡麻仁、枇杷叶。治呕哕方四首：橘皮汤、单味蘡薁藤汁饮、单味枇杷叶汤、单味芦根汤。主药：橘皮、枇杷叶、生蘡薁藤、芦根。治哕方四首：皂荚屑丸、豆豉汁饮、籴米粉饮、枳实煎。主药：皂荚屑、香豉、籴米粉、枳实。治呕逆吐方八首：猪苓散、小麦汤、单味炙甘草汤、人参饮、麦门冬饮、甘草饮、白油麻煎、麻仁汁饮。主药：人参、青竹茹、生姜、橘皮、麦冬、白油麻、麻仁。治呕逆不下食方八首：诃黎勒丸、豆蔻子汤、柴胡汤、柴胡汤、地黄饮子、麦门冬汤、干姜甘草汤、人参饮。主药：诃黎勒、豆蔻、生姜、人参、橘皮、紫苏、芦根、竹茹。许仁则疗呕吐方四首：略。见本书许仁则医学研究。杂疗呕吐哕方三首：四逆汤、大半夏汤、黄芩汤。主药：附子、干姜、半夏、人参、白蜜、黄芩、桂枝、大枣。治噫醋方七首：槟榔散、茯苓汤、白术散、茯苓汤、吴茱萸汤、增损承气丸、理中散。主药：槟榔、橘皮、荜茇、桂枝、紫苏、生姜、厚朴、前胡、干姜、吴茱萸。

《外台秘要》卷七论述心痛腹胀疝气证治 心痛方七首：《备急》心痛方、茱萸丸、《救急》心痛方、单味桃枝酒煎、《必效》心痛方、单味生油方、黄连汤。主药：桂枝、吴茱萸、干姜、桂枝、人参、附子、蜀椒、当归、黄连。治九种心痛方三首：当归鹤虱散、附子丸、槐枝汤。主药：当归、鹤虱、槟榔、枳实、附子、巴豆、狼毒、食茱萸、干姜。诸虫心痛方十五首：槟榔鹤虱散、苦酒青钱鸡子白汤、当归汤、温中当归汤、增损汤、鹤虱散、单味槐木耳灰、鹤虱丸、鹤虱丸、胡粉丸、单味鳗鲡鱼、单味熊胆、茱萸丸、丁香散、鹤虱槟榔汤。主药：当归、鹤虱、桂枝、槟榔、当归、细辛、厚朴、青木香。治冷气心痛方五首：桔梗散、防风茯苓汤、乌头丸、《延年》久心痛

方、当归汤。主药：桔梗、当归、芍药、厚朴、荜茇、豆蔻、防风、桂枝、乌头、附子、赤石脂、蜀椒、干姜、吴茱萸、人参、高良姜。治恶疰心痛方三首：当归汤、单味桃枝、桃仁大黄汤。主药：当归、青木香、槟榔、麝香、鬼箭羽、桃仁、芍药、鬼臼。治心痛癥块方二首：当归汤、枳术汤。主药：当归、桔梗、芍药、厚朴、橘皮、人参、桃仁、枳实、白术。治心背彻痛方四首：乌头赤石脂丸、蜀椒丸、茱萸煎、芫花汤。主药：乌头、附子、赤石脂、干姜、蜀椒、吴茱萸、芫花、大黄。治卒心痛方十三首：盐煮三沸汤、吴茱萸生姜豆豉酒、单味白艾、单味灶下热灰、桂心散、桂心丸、苦参汤、桂心汤、烧盐酒服、苦酒鸡子饮、大豆熬方、井花水和蜜方、人参汤。主药：吴茱萸、生姜、桂枝、当归、乌头、苦参、人参、黄芩。治中恶心痛方五首：瓜蒂散、麝香散、《集验》卒心痛方、赤芍桔梗杏仁汤、苦参醋煮方。主药：雄黄、瓜蒂、麝香、犀角、青木香、大黄、鬼箭、鬼臼、苦参。治多唾停饮心痛方二首：干姜丸、《集验》朱砂六畜心方。主药：干姜、桂枝、矾石、半夏、蜀椒。治心下悬急懊痛方四首：桂心生姜枳实汤、姜附丸、桂心汤、桂心三物汤。主药：桂枝、生姜、枳实、附子、干姜、吴茱萸、芍药、当归。治心痛不能饮食方二首：高良姜汤、乌头丸。主药：高良姜、当归、桔梗、桃仁、吴茱萸、诃黎勒、乌头、蜀椒、干姜。治久心痛方六首：雷丸鹤虱散、乌头赤石脂丸、单味桃仁汤、犀角丸、单味地黄汁、单味黍米汁。主药：雷丸、鹤虱、狼牙、蜀椒、乌头、桃仁、犀角、朱砂、鬼臼、芫花、巴豆、蜈蚣。杂疗心痛方二首：桃仁丸、单味伏龙肝。主药：桃仁、当归、芍药、诃黎勒、延胡索、伏龙肝。治腹痛方四首：当归大黄汤、四味当归汤、茱萸汤、川芎汤。主药：当归、芍药、桂心、干姜、吴茱萸、人参、大黄、半夏、川芎。治卒腹痛方四首：《肘后》粳米汤、生姜汤、酒服桂末、食盐饮。主药：粳米、生姜、醍醐、桂末、人参、干姜。治心腹痛及胀满痛方十首：桔梗散、当归汤、栀子豉汤、单味乌梅汤、茱萸生姜豉汤、野狼毒丸、吴茱萸汤、前胡汤、当归汤、通命丸。主药：桔梗、枳实、厚朴、桂心、当归、高良姜、乌梅、狼毒、附子、吴茱萸、干姜、蜀椒、大黄、巴豆。治心腹胀满及臌胀方十四首：芍药丸、鳖甲丸、通草汤、茯苓汤、人参丸、柴胡厚朴汤、郁李仁丸、紫苏汤、厚朴汤、厚朴七味汤、半夏汤、芫花丸、青木香丸、单味白杨枝。主

药：当归、鳖甲、诃黎勒、豆蔻、枳实、大黄、泽漆叶、厚朴、青木香、紫苏、槟榔、牵牛子、甘遂、庵䕡子、芫花、巴豆。治卒心腹胀满方四首：单味薏苡根汤、黄芩杏仁牡蛎汤、桂心散、单味生姜汤。主药：薏苡根、黄芩、枳实、桂心、生姜。治腹胀雷鸣方三首：附子粳米汤、丹参枳实汤、丹参汤。主药：附子、半夏、枳实、桔梗、白术、丹参、厚朴。治腹内诸气及胀不下食方十一首：昆布散、薏苡仁饭粥、苏子粥、单味芫荑、昆布臛、槟榔汤、槟榔丸、小芥子酒、乌牛尿方、烧盐方、诃黎勒丸。主药：昆布、海藻、川芎、桂心、薏苡仁、苏子、芫荑、槟榔、青木香、枳实、大黄、芍药、小芥子、诃黎勒。灸诸胀满及结气法二十二首：略。治胸胁痛及妨闷方四首：诃黎勒散、半夏汤、大黄丸、当归汤。主药：诃黎勒、桂心、槟榔、大黄、厚朴、枳实、当归、吴茱萸、干姜。治胁肋痛方二首：大黄附子汤、半夏茯苓汤。主药：大黄、附子、细辛、旋覆花、桔梗、芍药。治胸膈气方三首：枳实丸、柴胡汤、柴胡汤。主药：柴胡、前胡、枳实、青木香、当归、槟榔。治寒疝腹痛方十一首：《广济》寒疝方、二物大乌头煎、抵当乌头桂枝汤、当归生姜羊肉汤、柴胡桂枝汤、当归生姜四味汤、桂心汤、附子丸、香豉丸、单味鼠李子、楚王瓜子丸。主药：当归、大乌头、桂心、芍药、吴茱萸、附子、桃仁、白薇、干姜、蜀椒。治寒疝心痛方三首：大茱萸丸、解急蜀椒汤、牡丹丸。主药：吴茱萸、干姜、桂心、附子、当归、蜀椒、乌头。治卒疝方二首：单味沙参酒服、飞尸走马汤。主药：沙参、巴豆。治七疝方三首：小器七疝丸、七疝丸、桃仁汤。主药：蜀椒、厚朴、附子、乌头、乌喙、丹皮、桃仁、吴茱萸、海藻、羌活。治寒疝不能食方四首：川芎丸、吴茱萸丸、十一物七熬饭后丸、马蔺子胡桃丸。主药：川芎、吴茱萸、马蔺子、乌头、蜀椒、桂心、附子。治寒疝积聚方四首：芫花丸、当归丸、乌头续命丸、盐花浆水汤。主药：芫花、当归、乌头、藜芦、厚朴、附子、桂心、沙参、川芎。治心疝方二首：心下痛方、心疝神方。主药：芍药、桔梗、细辛、蜀椒、桂心、干姜、附子、射罔、茱萸。

《外台秘要》卷八论述痰饮胃反噎膈证治 痰饮论二首：略。治痰饮食不消及呕逆不下食方九首：前胡丸、柴胡茯苓汤、干呕汤、大腹槟榔汤、姜椒汤、白术茯苓汤、旋覆花汤、茯苓饮、宣通下气方。主药：前胡、白术、旋覆花、豆蔻仁、枳实、茯

苓、鸡苏、半夏、桂心、附子、蜀椒、乌头、吴茱萸。治悬饮方二首：大甘遂丸、十枣汤。主药：芫花、甘遂、葶苈、大黄、大戟、芒硝、巴豆、乌喙。治溢饮方三首：大青龙汤、小青龙汤、大五饮丸。主药：麻黄、桂枝、细辛、干姜、藜芦、甘遂、芫花、当归、茯苓、大戟、附子。治支饮方九首：泽泻汤、葶苈大枣泻肺汤、小半夏加茯苓汤、五苓散、甘草汤、厚朴大黄汤、干枣汤、木防己汤、木防己去石膏加茯苓芒硝汤。主药：白术、泽泻、葶苈子、茯苓、桂枝、厚朴、大黄、枳实、芫花、甘遂、木防己。治留饮方二首：海藻丸、甘遂半夏汤。主药：海藻、甘遂、蜀椒、芫花、半夏。治酒澼方三首：消饮丸、倍术丸、温脾丸。主药：干姜、茯苓、白术、枳实、桂枝、芍药、蜀椒、川芎、桃仁、大黄。治留饮宿食方七首：通草丸、千金丸、桑耳丸、芫花丸、顺流紫丸、当归汤、蒺藜苗子丸。主药：椒目、附子、半夏、厚朴、葶苈、丹参、桂枝、干姜、桑耳、茯苓、藜芦、蒺藜。治痰澼方二首：旋覆花丸、鳖甲柴胡汤。主药：旋覆花、大黄、茯苓、桂心、皂荚、附子、鳖甲、柴胡。治饮癖方二首：附子汤、枳实白术汤。主药：桂枝、麻黄、细辛、附子、枳实、白术。治癖饮方七首：深师朱雀汤、中候黑丸、半夏汤、旋覆花丸、前胡汤、半夏汤、姜附汤。主药：甘遂、芫花、大戟、巴豆、桂枝、桔梗、附子、旋覆花、枳实、野狼毒、乌头、前胡、吴茱萸、防风。治冷痰方四首：半夏汤、半夏生姜桂心甘草汤、茯苓汤、赤石脂散。主药：半夏、橘皮、桂心、茯苓、赤石脂。治痰结实及宿食方三首：瓜蒂散、松萝汤、撩膈散。主药：瓜蒂、赤小豆、松萝、乌梅、栀子、常山。治胸中痰澼方三首：矾石汤、杜衡瓜蒂松萝汤、治膈汤。主药：矾石、杜衡、瓜蒂、松萝、常山。治痰厥头痛方七首：单煮茗饮、葱白汤、常山云母散、釜下墨附子散、苦参桂心半夏散、常山甘草汤、乌梅盐酒汤。主药：茗叶、乌头、常山、附子、桂心、半夏、乌梅。治风痰方五首：白术丸、茯苓汤、木兰汤、人参枳实白术汤。主药：白术、细辛、厚朴、防风、木兰、枳实、桔梗。治诸痰饮方四首：茯苓橘皮汤、顺流紫丸、前胡汤、姜附汤。主药：茯苓、橘皮、鸡苏、巴豆、前胡、枳实、防风、附子。治胃反方十三首：大半夏汤、茯苓小泽泻汤、橘皮白术汤、胃反大验方、单味粟米粉丸、好面地黄散、芦根茅根汤、崔氏胃反汤、华佗胃反神效方、《救急》胃反方、羊肉脯、大黄甘草汤、半夏饮

子。主药：大黄、橘皮、干姜、半夏、蜀椒、薤白、吴茱萸、羚羊角、雄黄、丹砂。脾胃弱不食方三首：白术神曲丸、人参饮、厚朴汤。主药：白术、神曲、枳实、人参、麦冬、橘皮、厚朴、茯苓。治脾胃病渐瘦不食方三首：黄连麦冬丸、吴茱萸散、白术丸。主药：黄连、麦冬、人参、吴茱萸、五味、当归。治胃实热方一首：泻胃热汤。主药：栀子仁、芍药、生地、赤蜜、升麻。治胃虚寒方六首：补胃汤、人参散、调中汤、人参补虚汤、白术八味散、补胃饮。主药：防风、橘皮、吴茱萸、人参、当归、干姜、远志、蜀椒、白术。治五膈方八首：五膈要丸、五膈丸、九物五膈丸、大五膈丸、五膈丸、深师五膈丸、半夏五膈丸、经心录五膈丸。主药：麦冬、蜀椒、附子、干姜、吴茱萸、当归、黄连、半夏。治七气方三首：七气丸、七气汤、七气丸。主药：乌头、紫菀、前胡、半夏、细辛、川芎、人参、干姜、蜀椒。治气噎方六首：通气汤、通气汤、气噎煎、通气噎汤、《救急》气噎方、羚羊角汤。主药：羚羊角、半夏、橘皮、犀角、昆布、乌头。治诸噎方七首：深师噎膈方、单味鸬鹚喙、单味羚羊角散、射干噎膈汤、半夏汤、杏仁桂枝散、单味芦根汤。主药：羚羊角、射干、前胡、升麻、桔梗、半夏、吴茱萸、桂心、芦根。治卒食噎方三首：单味橘皮汤、醋噎方、半夏生姜汤。主药：橘皮、羌活、半夏。治五噎方三首：《古今录验》五噎丸、《经心录》五噎丸、营实根散。主药：干姜、蜀椒、人参、细辛、附子、半夏、防葵、枳实、营实根。治诸骨哽方三十五首：略。主药：艾蒿、蔷薇灰末、半夏、白蔹、蝼蛄脑、白芷、瞿麦末。杂治误吞物方十七首：略。主药：草头、大指甲、雁毛、弩铜牙、火炭、饴糖、水银。

《外台秘要》卷九论述咳嗽证治 治咳嗽方三首：紫菀七味汤、紫菀饮、天门冬煎。主药：紫菀、五味子、麻黄、杏仁、贝母、橘皮、天门冬、杜仲、附子、蜈蚣。治五嗽方四首：《深师》四满丸、礜石款冬豆豉巴豆丸、华佗五嗽丸、《古今录验》四满丸。主药：干姜、细辛、五味子、紫菀、芫花、踯躅花、川芎、鬼督邮、蜈蚣。治新久咳方三首：《深师》麻黄汤、《深师》前胡丸、《千金》款冬花煎。主药：麻黄、前胡、乌头、干姜、蜀椒、款冬花、芫花、五味子、紫菀。治卒咳嗽方八首：《肘后》釜月下土豆豉丸、《肘后》饴糖干姜豆豉汤、《肘后》生姜百部根汁饮、张文仲单味百部根汤、张文仲清酒驴膏、《备急》单

味芫花汤、《备急》铅屑桂枝皂荚丸、《深师》麻黄汤。主药：百部根、芫花、桂治、皂荚、麻黄、细辛、桃仁。治暴热咳方二首：《千金》杏仁饮、《延年》贝母煎。主药：杏仁、紫苏子、橘皮、贝母、紫菀、百部根。治冷咳方三首：《深师》干姜汤、《深师》芫花煎、《千金》冷嗽方。主药：干姜、紫菀、杏仁、麻黄、桂心、芫花、五味子。治咳失声方四首：《广济》桂心散、《古今录验》芫花根捣汁、《古今录验》杏仁煎、《古今录验》通声膏。主药：桂枝、杏仁、芫花根、紫菀、贝母、桑皮、款冬花、人参、细辛。治气嗽方八首：《古今录验》气嗽丸、《古今录验》钟乳地黄散、《古今录验》丹参川芎酒、《古今录验》苏蓉丸、《延年》杏仁煎、《延年》气嗽煎、《延年》杏仁煎、《延年》杏仁煎。主药：紫菀、款冬花、贝母、百部根、芫花根皮、地黄、苏蓉、丹参、钟乳、川芎、麦冬。治呷咳方二首：崔氏呷咳方、《古今录验》书墨丸。主药：莨菪子、南青木香、熏黄、书墨、甘遂、葶苈、前胡。治熏咳法六首：《千金》熏咳法、《千金》熏黄蜡纸法、《千金》烂青布熏法、崔氏款冬花熏法、《古今录验》烟法、长孙振熏法。主药：款冬花、钟乳、人参、丹参、雄黄、熏黄。治咳方十四首：《深师》巴豆饮、《深师》蜀椒杏仁豆豉款冬花丸、《小品》生姜五味子汤、《备急》杏仁紫菀饮、崔氏杏仁苏子丸、《延年》紫菀饮、《必效》枣豉桃仁丸、《必效》鸡子白皮麻黄散、《必效》麻黄紫菀贝母丸、《必效》杏仁豆豉干枣丸、《古今录验》百部汤、《必效》吸散、《必效》麻黄五味子汤、太医史脱羊肺汤。主药：麻黄、百部、杏仁、款冬、五味、紫菀、细辛、苏子、贝母、人参、桃仁、天雄、钟乳、白前。治积年久咳方二十一首：《深师》五愈丸、《深师》芫花煎、褚仲堪海藻丸、《深师》香豉丸、《深师》款冬花丸、《深师》香豉蜀椒干姜猪肪煎、《深师》七星散、《千金》白蜜生姜丸、《千金》紫菀款冬散、《千金》百部根煎、《千金》兔矢胡桐律硇砂丸、《延年》蜀椒猪肾煮、崔氏芫花根丸、凌空道士紫菀丸、《必效》莨菪大枣酥、《必效》生姜饧、《必效》款冬花烟、《必效》莨菪子散、《古今录验》麻黄汤、许明榆皮法、《古今录验》香豉丸。主药：白前、款冬花、芫花、紫菀、海藻、昆布、藜芦、桑根白皮、百部根、皂荚、蜈蚣。治久咳坐卧不得方二首：《集验》麻黄杏仁汤、《备急》麻黄紫苏汤。主药：麻黄、杏仁、紫菀、柴胡、橘皮、苏叶。治咳嗽短气方七首：《深师》肉苁蓉汤、《深师》贝母饮、《深

师》海藻汤、《古今录验》五味子汤、《古今录验》胡椒理中丸、《古今录验》泻肺汤、《古今录验》姜椒汤。主药：肉苁蓉、地黄、乌头、紫菀、五味子、麦冬、贝母、麻黄、前胡、款冬花、人参。治九种咳嗽方一首：《千金》咳嗽百病方。主药：紫菀、芫花、防葵、人参、厚朴、五味子、皂角、当归、前胡、白薇。治咳逆及厥逆饮咳方六首：《深师》五味子汤、《千金》竹皮汤、仲景麦门冬汤、《古今录验》游气汤、《古今录验》咳逆上气丸、《古今录验》小胡椒丸。主药：五味子、细辛、干姜、紫菀、款冬、麻黄、麦冬、半夏。治十咳方七首：仲景十枣汤、仲景小青龙汤、仲景苓桂甘草五味汤、仲景苓桂甘草五味去桂加姜辛汤、仲景苓桂甘草五味去桂加姜辛半夏汤、仲景苓桂甘草五味去桂加姜辛半夏杏仁汤、仲景苓桂甘草五味去桂加姜辛半夏杏仁大黄汤。主药：茯苓、细辛、干姜、五味子、半夏、杏仁、大黄。治久咳嗽上气唾脓血及浊涎方五首：主药：款冬花、桂心、钟乳、麦冬、五味子、桑根白皮、皂荚、地黄、茯苓、紫菀、当归。治咳嗽脓血方八首：《广济》瘕嗽散、《深师》鸡子汤、《深师》茅根散、《删繁》款冬花散、《千金》百部丸、《千金》足膝胫寒汤、《古今录验》泻肺汤、《古今录验》羊肺汤。主药：人参、杜衡、大黄、黄芩、茅根、款冬花、当归、地黄、紫菀、百部根、桃仁。治久咳嗽脓血方四首：《广济》莨菪大枣丸、《广济》桑白皮煎、《深师》款冬花丸、《近效》白前桑皮桔梗甘草汤。主药：莨菪、桑白皮、芍药、款冬花、麦冬、生地、黄芩、紫菀。治咳嗽唾黏方二首：《广济》甘草饮子、《延年》紫苏饮。主药：甘草、款冬花、麦冬、紫苏、贝母、紫菀、葶苈。许仁则疗咳嗽方十二首：略。见本书许仁则医学研究。杂疗咳嗽方三首：《古今录验》大黄大戟汤、《深师》杏仁煎、《深师》苏子汤。主药：大黄、大戟、竹茹、细辛、人参、紫菀、款冬花。

《外台秘要》卷十论述肺痿上气证治　肺痿方一十首：仲景甘草干姜汤、仲景炙甘草汤、《肘后》天冬紫菀饧糖酒丸、《集验》生姜人参甘草大枣汤、《集验》生姜甘草大枣汤、《集验》甘草童子尿汤、《删繁》半夏肺痿汤、《删繁》干地黄煎、《千金》甘草汤、《千金》桂枝去芍药加皂荚汤方。主药：干姜、桔梗、人参、阿胶、麦冬、桂枝、天冬、紫菀、半夏、皂荚。肺气客热方二首：《延年》百部根饮、《古今录验》人参汤。主药：百部根、天门冬、紫菀、贝母、白

前、橘皮、桂枝、人参、防风。肺热兼咳方七首：《删繁》橘皮汤、《千金》桃皮荒花汤、《千金》泄气除热汤、《千金》好唾脓血方、《延年》天门冬煎、《延年》地黄麦门冬煎、《延年》羚羊角饮。主药：橘皮、杏仁、柴胡、石膏、桃皮、荒花、白前、竹茹、羚羊角、升麻、天冬、贝母、紫菀、百部根、人参、麦冬、款冬花。肺虚寒方三首：《删繁》百部生姜杏仁饴糖酥蜜煎、《千金》猪胰大枣酒、《千金》防风散。主药：百部、防风、独活、川芎、秦椒、黄芪、附子、干姜、杜仲。肺气不足口如含霜雪方四首：《广济》五味子汤、《广济》紫菀汤、《深师》补肺汤、《集验》补肺汤。主药：五味子、桑根白皮、藁本、款冬花、紫菀、人参、麦冬、竹叶、杏仁、苏子。肺胀上气方四首：《广济》紫菀汤、仲景小青龙汤加石膏汤、仲景越婢加半夏汤、《千金》麻黄汤。主药：紫菀、槟榔、葶苈子、麻黄、五味子、石膏、干姜、细辛、桂枝、半夏。肺气积聚方二首：《救急》麻黄杏仁柴胡半夏葶苈子汤、《救急》茯苓干苏橘皮麻黄杏仁柴胡汤。主药：麻黄、杏仁、柴胡、半夏、葶苈子、紫苏、橘皮。肺痈方九首：仲景桔梗白散、《集验》桔梗汤、《千金》黄昏汤、《千金》葶苈大枣泻肺汤、《备急》升麻白蔹漏芦汤、《古今录验》薏苡仁酒、《古今录验》肺痈苇汤、《古今录验》桔梗汤、《古今录验》生地黄汁汤。主药：桔梗、贝母、巴豆、葶苈、升麻、白蔹、漏芦、黄芩、枳实、连翘、蛇衔、栀子、萌藋根、桃仁、当归、败酱、薏苡仁、桑白皮、附子。大肠论二首，主药：无。大肠热实方三首：《千金》生姜泄肠汤、《删繁》麻黄汤、《删繁》淡竹叶饮。主药：橘皮、竹茹、黄芩、栀子、生地、麻黄、芍药、细辛、五味子、石膏、竹叶、苏叶、杏仁。大肠虚寒方二首：《千金》黄连补汤、《删繁》款冬花丸。主药：川芎、石榴皮、地榆、款冬花、桂枝、五味子、干姜、附子、桔梗、苏子、蜀椒、百部。皮虚实方二首：《千金》萌藋蒸汤、《千金》栀子煎。主药：萌藋根、桃皮叶、菖蒲叶、栀子、枳实、大青、杏仁、柴胡、芒硝、石膏、竹叶、玄参。上气方八首：《广济》葶苈子桑白皮大枣汤、《千金》上酥蒜姜煎、《千金》芥子丸、《必效》半夏茯苓橘皮白术槟榔汤、《古今录验》温中汤、《古今录验》昆布丸、《古今录验》鲤鱼汤、《古今录验》二物散。主药：葶苈子、桑白皮、半夏、橘皮、槟榔、桂枝、大黄、海藻、昆布、苦瓠瓣、桃仁、杏仁、贝母、人参、厚朴、麻黄、白前。卒上气方六首：《深师》半夏苏子橘皮桂心汤、《深

师》竹篠下气汤、《备急》桑白皮生姜吴茱萸汤、《备急》麻黄甘草汤、《备急》干姜酒、《备急》麻黄汤。主药：半夏、苏子、橘皮、桂枝、石膏、桑白皮、麻黄、杏仁。久上气方四首：《千金》莨菪子羊肺粥、《千金》大枣豉椒杏仁丸、《近效》紫苏麻黄杏仁赤茯苓汤、《近效》葶苈子丸。主药：莨菪子、杏仁、蜀椒、紫苏、麻黄、桑白皮、葶苈子、橘皮。上气胸满方二首：《古今录验》胡椒丸、《救急》茯苓人参散。主药：胡椒、荜茇、干姜、白术、桂枝、高良姜、款冬、紫菀、茯苓。上气咳身面肿满方四首：崔氏葶苈子贝母杏仁紫菀茯苓人参丸、崔氏葶苈子杏仁茯苓牵牛丸、崔氏单味葶苈子酒、《必效》单味楸叶丸。主药：葶苈子、贝母、紫菀、茯苓、桑白皮、牵牛子、楸叶。上气喉中水鸡鸣方一十二首：《深师》小投杯汤、《深师》麻黄射干甘草大枣汤、《深师》投杯汤、《深师》钟乳丸、《深师》麻黄桂心甘草杏仁生姜汤、《深师》贝母散、《深师》白前汤、《小品》贝母汤、《小品》射干麻黄汤、《必效》肥皂荚酥丸、《古今录验》沃雪汤、《古今录验》投杯汤。主药：麻黄、厚朴、杏仁、射干、款冬花、桂枝、半夏、紫菀、人参、附子、干姜、白前、大戟、皂荚。因食饮水上气方四首：《古今录验》三味备急散、《古今录验》三味吐散、《肘后》竹叶橘皮汤、《肘后》葶苈子干枣汤。主药：巴豆、干姜、大黄、杜衡、人参、竹叶、橘皮、葶苈子。卒短气方四首：《肘后》韭汁饮、《千金》枸杞叶生姜汤、《千金》生姜小麦汤、《千金》紫苏大枣汤。主药：枸杞叶、紫苏。上气及气逆急牵绳不得卧方八首：《广济》柴胡五味子橘皮紫菀贝母黄芩麻黄汤、《肘后》人参散、《深师》神验白前汤、《深师》补肺溢汤、《深师》钟乳丸、《千金》神秘方、《古今录验》投杯汤、《古今录验》覆杯汤。主药：柴胡、五味子、紫菀、杏仁、人参、厚朴、半夏、麻黄、苏子、桑白皮、干姜、细辛、桂枝、款冬花、附子。咳嗽上气方七首：《深师》苏子煎、《深师》射干煎、《深师》杏仁煎、崔氏紫苏大豆汤、《必效》枇杷叶槟榔高良姜汤、《救急》杏仁白蜜牛酥煎、《古今录验》苏子汤。主药：苏子、射干、紫菀、竹沥、荒花根、桑根白皮、款冬、附子。咳逆上气呕吐方四首：《深师》通气丸、《深师》硝石丸、《深师》厚朴汤、《必效》橘皮紫菀人参茯苓柴胡杏仁汤。主药：蜀椒、乌头、桂枝、附子、干姜、人参、杏仁、天冬、蜈蚣、前胡、大黄、厚朴、半夏、枳实。上气咳嗽多唾方三首：《广济》白前麦冬

贝母石膏五味子黄芩汤、《古今录验》小紫菀丸、《古今录验》杏仁煎。主药：白前、麦门冬、贝母、石膏、五味子、黄芩、干姜、细辛、款冬花、紫菀、附子、杏仁。上气咳方一首：《古今录验》干姜丸。主药：干姜、礜石、蜀椒、细辛、乌头、杏仁、吴茱萸、菖蒲、紫菀、皂荚、款冬花。久咳嗽上气方三首：《肘后》猪胰干枣酒、《深师》麻黄散、《深师》甘草大枣汤。主药：猪胰、干枣、麻黄、杏仁、桂心。咳逆上气方五首：《深师》一合汤、《深师》蜀椒散、《古今录验》麦门冬丸、《古今录验》鲤鱼汤、《古今录验》杏仁煎。主药：芫花、桂心、干姜、细辛、莞花、蜀椒、半夏、麦冬、昆布、海藻、海蛤、熟艾、紫菀、牡蛎、款冬、杏仁、射干、菖蒲、石斛、麻黄、五味子。杂疗上气咳嗽方四首：《广济》葶苈子丸、《深师》苏子汤、《古今录验》半夏汤、《近效》紫苏子丸。主药：葶苈子、贝母、桔梗、鳖甲、防葵、白术、茯苓、大戟、枳实、紫菀、旋覆花、杏仁、橘皮、芫花、大黄、皂荚、苏子、半夏、桂心、当归、防风、黄芪、柴胡、细辛、麻黄、人参、黄芩。

《外台秘要》卷十一论述消渴消中证治 消渴方十七首：《千金》麦门冬丸、《千金》瓜蒌汤、《千金》茯苓汤、《千金》猪肚丸、《千金》瓜蒌散、《千金》黄芪汤、《千金》单味井索灰、《千金》单味豉汁饮、《千金》单味竹根汁饮、《千金》单味青粱米汁饮、《千金》茯苓泽泻白术生姜桂心甘草汤、《千金》瓦片汤、《千金》葛根人参甘草竹叶汤、《千金》填骨煎、《千金》单味桃胶丸、《千金》单味蜡丸、《千金》瓜蒌丸。主药：麦门冬、茯苓、黄连、石膏、葳蕤、人参、龙胆、黄芩、升麻、瓜蒌、枳实、地骨皮、茅根、粟米、芦根、生地黄、淡竹叶、猪肚、麦门冬、知母、茯苓、铅丹、黄芪、茯神、地黄、竹根、泽泻、白术、桂心、远志、当归、芍药、葛根、菟丝子、山茱萸、当归、大豆黄卷、石韦、牛膝、巴戟天、天门冬、五味子、石斛、桃胶、蜡。近效极要消渴方二首：《近效极要》麦门冬丸、黄连丸。主药：麦门冬、地黄、升麻、黄芩、瓜蒌、苦参、人参、黄连、黄柏、知母、牡蛎粉。近效极要热中小便多渐瘦方四首：《近效极要》枸杞麦冬黄连小麦人参汤、《近效极要》人参麦冬牡蛎地黄知母苦参黄连瓜蒌丸、《近效极要》菟丝子蒲黄黄连硝石苁蓉散、《近效极要》麦门冬蒺藜干姜桂心地黄续断汤。主药：地骨皮、麦门冬、黄连、人参、牡蛎粉、干地黄、知母、苦参、黄连、瓜蒌、菟

丝子、蒲黄、硝石、肉苁蓉、蒺藜子、干姜、桂心、续断。渴利虚经脉涩成痈脓方一十一首：《千金》好渴利方、《千金》茯神汤、《千金》单味瓜蒌根汤、《千金》葵根汤、《千金》榆白皮汤、《千金》小豆藿汤、《千金》瓜蒌鸡子丸、《千金》茯神石斛瓜蒌五味子苁蓉散、崔氏苦参黄连瓜蒌知母牡蛎麦冬丸、《广济》麦冬苦参瓜蒌知母茯神土瓜丸、《肘后》瓜蒌黄连防己铅丹散。主药：竹叶、麦门冬、茯苓、瓜蒌、地骨皮、茯神、石膏、葳蕤、知母、生地黄、葵根、榆白皮、石斛、五味子、苁蓉、黄连、丹参、人参、当归、苦参、牡蛎粉、土瓜根、汉防己、铅丹。消渴口干燥方三首：《广济》麦门冬丸、《广济》麦门冬茅根瓜蒌乌梅小麦汤、《千金》酸枣仁丸。主药：麦门冬、牛膝、龙骨、土瓜根、狗脊、茯神、人参、黄连、牡蛎、山茱萸、菟丝子、鹿茸、茅根、瓜蒌、乌梅、竹茹、酸枣、石榴子、葛根、茯苓、覆盆子、桂心。消中消渴肾消方八首：《千金》枸杞汤、《千金》铅丹散、《千金》宣补丸、《千金》肾沥汤、《千金》阿胶汤、《千金》鹿角散、《千金》黄芪汤、《古今录验》花苁蓉丸。主药：枸杞、瓜蒌根、石膏、黄连、铅丹、泽泻、胡粉、白石脂、赤石脂、黄芪、麦门冬、茯神、人参、知母、地黄、菟丝、肉苁蓉、羊肾、远志、桂心、当归、龙骨、五味子、茯苓、川芎、阿胶、干姜、麻子、附子、鹿角、芍药、黄芩、花苁蓉、泽泻、巴戟天、地骨皮、磁石、赤石脂、韭子、牡丹皮、禹余粮、桑螵蛸、桑根白皮、薏苡仁、通草、紫苏、覆盆子、枸杞子、菝葜。睡中尿床不自觉方六首：《肘后》单味鹊巢灰、《肘后》雄鸡肝桂心丸、《肘后》雄鸡屎桂心散、《肘后》矾石牡蛎粟米粥、《肘后》雄鸡喉矢白灰、《肘后》单味蔷薇根酒。主药：雄鸡肝、桂心、矾石、牡蛎、蔷薇根。渴后小便多恐生诸疮方二首：《近效》调中方、《近效》瓜蒌茯苓玄参枳实苦参橘皮散。主药：升麻、玄参、知母、茯苓、牡蛎、漏芦、枳实、菝葜、黄连、瓜蒌、苦参、橘皮。渴后恐成水病方三首：《近效》茯苓瓜蒌升麻麦冬桑白皮橘皮散、《近效》人参猪苓通苹黄连麦冬瓜蒌散、《近效》汉防己猪苓瓜蒌茯苓桑白皮白术杏仁郁李葶苈子丸。主药：茯苓、瓜蒌、升麻、麦门冬、桑根白皮、橘皮、人参、猪苓、通草、黄连、汉防己、白术、杏仁、郁李仁、葶苈子、瓜蒌仁、瞿麦穗、泽泻、滑石、黄芩、大黄、桑螵蛸。虚劳小便白浊如脂方四首：崔氏黄连瓜蒌地黄丸、《近效》铁粉鸡肶胵牡蛎黄连丸、《近效》黄连豆豉

丸、《近效》冬瓜黄连丸。主药：黄连、瓜蒌、地黄、水飞铁粉、牡蛎、冬瓜。强中生诸病方六首：《千金》白鸭通丸、《千金》猪肾荠苨汤、《千金》黄连瓜蒌地黄羊乳丸、《千金》浮萍瓜蒌丸、《千金》补养地黄丸、《千金》知母瓜蒌茯苓铅丹鸡肶胵散。主药：猪肾、荠苨、人参、茯神、磁石、知母、葛根、黄芩、瓜蒌、石膏、黄连、地黄、浮萍、茯苓、铅丹。消渴不宜针灸方一十一首：文仲加减六物丸、文仲黄连丸、《千金》单味瓜蒌粉散、《肘后》单味秋麻子汤、《广济》瓜蒌石膏甘草甘皮散、《广济》麦门冬汤、崔氏豉心黄连丸、崔氏单味乌梅丸、崔氏黄连麦冬丸、崔氏无比方、《千金》三黄丸。主药：瓜蒌根、麦门冬、知母、人参、苦参、土瓜根、黄连、地黄、麻子、石膏、甘皮、芦根、鹿茸、雄鸡肠、牡蛎、白石脂、桑螵蛸、白龙骨、竹根、黄芩、大黄。卒消渴小便多太数方八首：《肘后》单味竹沥汁饮、《肘后》单味黄柏汁饮、《肘后》单味胡麻汁饮、《肘后》单味桑白皮汁饮、《肘后》单味炙猪脂丸、《肘后》羊肺汤、《肘后》豉矾丸、《肘后》猪肚黄连丸。主药：竹沥、黄柏、胡麻、桑根白皮、猪肚、黄连。近效祠部李郎中消渴方二首：《近效》八味肾气丸、《近效》黄连苦参地黄知母牡蛎麦冬瓜蒌丸。主药：干地黄、薯蓣、茯苓、山茱萸、泽泻、牡丹皮、附子、桂心、黄连、苦参粉、知母、牡蛎、麦门冬、瓜蒌。将息禁忌论一首：主药：无。叙鱼肉等一十五件，主药：无。叙菜等二十二件，主药：无。

卷第十二论述癖及疝气积聚癥瘕胸痹奔豚论治　疗癖方五首：①《广济》牛膝丸，②《千金翼》白术枳实柴胡汤，③《必效》单味车下李饼，④《必效》大黄丸，⑤《必效》牛黄麝香朱砂犀角散。主药：牛膝、桔梗、芍药、枳实、鳖甲、人参、厚朴、大黄、桂枝、槟榔、柴胡、牛黄、麝香、朱砂、犀角、升麻、鳖甲、丁香。癖结方三首：①《广济》巴豆丸，②《千金》野狼毒丸，③《救急》中侯黑丸。主药：巴豆、大黄、狼毒、半夏、桂枝、附子、细辛、蜀椒、芫花。寒癖方五首：①《肘后》蟾蜍芒硝汤，②《肘后》大黄甘草蜜枣汤，③《肘后》巴豆杏仁桔梗藜芦皂荚丸，④《深师》吴茱萸丸，⑤《延年》白术丸。主药：蟾蜍、芒硝、大黄、巴豆、藜芦、皂荚、附子、厚朴、半夏、桂枝、人参、矾石、枳实、干姜、白芷、防风、川芎、防葵。久癖方二首：①《集验》前胡枳实半夏白术茯苓桂心汤，②《古今录验》曾青丸。主

药：前胡、枳实、半夏、白术、朴硝、大黄、附子、巴豆。癖羸瘠方二首：①《删繁》膏髓酒，②《删繁》枸杞子散。主药：猪肪骨、牛髓、地黄、当归、蜀椒、吴茱萸、桂枝、人参、远志、枸杞。痃癖方四首：《广济》牛膝丸、《千金翼》桃仁豉椒干姜丸、崔氏乌头参桂附子干姜赤石脂朱砂丸、崔氏单味鼠屎汤。主药：牛膝、桔梗、芍药、枳实、人参、白术、鳖甲、茯苓、诃黎勒、柴胡、大黄、桂心、桃仁、蜀椒、干姜、乌头、附子、赤石脂、朱砂、鼠屎。痃气方三首：《广济》牛膝丸、《延年》枳实汤、《救急》白术枳实柴胡鳖甲汤。主药：牛膝、芍药、桔梗、枳实、浓朴、橘皮、茯苓、人参、蒺藜子、诃黎勒、柴胡、槟榔、大黄、鳖甲、前胡、桂心、白术。癖及痃癖不能食方一十五首：《广济》牛膝散、崔氏调中五参丸、崔氏槟榔高良姜桃仁丸、《延年》人参丸、《延年》白术人参茯苓枳实桔梗桂心汤、《延年》桃仁丸、《延年》紫苏汤、《延年》槟榔子丸、《延年》桂心丸、《延年》枳实丸、《延年》半夏汤、《延年》桔梗丸、《延年》黄芪丸、《必效》练中丸、《必效》鳖甲丸。主药：牛膝、地黄、当归、桂心、肉苁蓉、远志、五味子、曲末、白术、人参、茯苓、沙参、玄参、丹参、苦参、大黄、附子、巴豆、蜀椒、干姜、防风、荜茇、槟榔、高良姜、桃仁、枳实、橘皮、桔梗、桃仁、鳖甲、吴茱萸、乌头、防葵、芍药、紫菀、细辛、皂荚、紫苏、大麻仁、前胡、浓朴、龙齿、白薇、牡蛎、朴硝。癥癖等一切病方四首：《千金翼》乌牛尿煎、《千金翼》三棱草煎、崔氏鳖甲丸、崔氏温白丸。主药：乌牛尿、三棱草、鳖甲、桑耳、大黄、吴茱萸、防葵、附子、马苋、紫菀、菖蒲、柴胡、浓朴、桔梗、皂荚、乌头、茯苓、桂心、干姜、黄连、蜀椒。癖硬如石腹满方二首：《广济》鳖甲丸、《必效》积年不损方。主药：鳖甲、牛膝、川芎、防葵、大黄、当归、干姜、桂心、细辛、附子、巴豆、白杨木。食不消成癥积方四首：《集验》余末灰、《备急》朴硝大黄汤、《备急》练中丸、《古今录验》艾煎丸。主药：朴硝、大黄、荜茇、杏仁、芒硝、白艾、薏苡根。心下大如杯结癥方二首：《肘后》荜茇大黄泽漆丸、《肘后》黄土生葫膏。主药：荜茇、大黄、泽漆、灶中黄土、生葫。癥癖气灸法四首：主药：无。积聚方五首：范汪破积丸、范汪顺逆丸、范汪捶凿丸、《延年》鳖甲丸、《延年》白术丸。主药：大黄、牡蛎、凝水石、石膏、石钟乳、理石、黄芩、浓朴、地黄、桂心、滑石、杏子、黄连、麦门冬、甘遂、荛花、芫花、巴豆、桔梗、

鳖甲、防葵、人参、前胡、槟榔、白术、干姜、吴茱萸、茯苓、芍药、前胡、紫菀。积聚心腹痛方三首：范汪通命丸、范汪四物丸、《古今录验》匈奴露宿丸。主药：大黄、远志、黄芪、麻黄、甘遂、鹿茸、杏仁、巴豆、芒硝、大戟、芫花、葶苈子、苦参、硝石。积聚心腹胀满方一首：《深师》乌头丸。主药：乌头、干姜、皂荚、菖蒲、桂心、柴胡、附子、人参、浓朴、黄连、茯苓、蜀椒、吴茱萸、桔梗。积聚宿食寒热方四首：《千金翼》三台丸、《古今录验》气癖丸、《古今录验》小乌头丸、《古今录验》五通丸。主药：大黄、硝石、葶苈、前胡、浓朴、附子、茯苓、半夏、杏仁、细辛、乌头、大黄、川芎、芍药、甘皮、茱萸、椒目。疗癥方三首：范汪射罔蜀椒鸡子丸、《集验》《集验》雄鸡粪散、《备急》吴茱萸酒膏。主药：射罔、蜀椒、吴茱萸。暴癥方六首：《肘后》单味牛膝根酒、《肘后》虎杖根酒、《肘后》大黄朴硝蜜煎、《千金翼》桂心伏龙肝酒膏、《千金翼》单味商陆根膏、《古今录验》单味蒴藋根酒。主药：牛膝根、蒴藋、虎杖根、大黄、朴硝、伏龙肝、桂心、商陆根。鳖癥方四首：《广济》单味白马尿汤、《广济》白马尿鸡子汤、《广济》蟹爪丸、《集验》白雌鸡屎散。主药：白马尿、蟹爪、附子、麝香、半夏、鳖甲、防葵、郁李仁。米癥方二首：《广济》鸡屎白米散、《广济》葱白乌梅汤。主药：鸡屎、白米、葱白、乌梅。食癥及食鱼肉成癥方二首：《广济》单味生葱方、《千金》狗粪灰。主药：生葱、狗粪。发癥方二首：《广济》单味油方、《广济》葱豉方。主药：油，葱豉。虱癥方一首：《千金》篦子梳子灰散。主药：故篦子、故梳子。鳖瘕方一首：崔氏大黄散。主药：大黄、干姜、附子、人参、侧子、桂心、贝母、白术、细辛、䗪虫。蛇瘕方一首：崔氏大黄汤。主药：大黄、芒硝、乌贼鱼骨、黄芩。蛟龙病方一首：《广济》寒食汤。主药：寒食强饧。胸痹方二首：仲景理中汤、《深师》麝香散。主药：人参、白术、干姜、麝香、牛黄、生犀角。胸痹短气方三首：《千金》瓜蒌汤、《千金》茯苓汤、《深师》细辛散。主药：瓜蒌、薤白、半夏、枳实、茯苓、细辛、地黄、桂心、白术。胸痹心下坚痞缓急方四首：范汪枳实汤、《古今录验》脊齐肩痛方、《古今录验》薏苡仁附子甘草散、《古今录验》薏苡仁附子散。主药：枳实、浓朴、薤白、桂心、瓜蒌实、干姜、人参、细辛、乌头、山茱萸、贝母、薏苡仁、附子。胸痹噎塞方二首：仲景橘皮枳实生姜汤、《千金》通气汤。主药：

橘皮、枳实、半夏、桂心、吴茱萸。胸痹咳唾短气方四首：仲景瓜蒌薤白白酒汤、《肘后》雄黄巴豆丸、《肘后》单味枳实丸、《肘后》单味薤根饮。主药：瓜蒌实、薤白、雄黄、巴豆、薤根。胸痹心痛方二首：仲景瓜蒌薤白半夏白酒汤、《古今录验》小草丸。主药：瓜蒌、薤白、半夏、小草、桂心、蜀椒、干姜、细辛、附子。胸痛方二首：范汪枳实散、《深师》枳实散。主药：枳实、桂心、神曲、白术。贲豚气方四首：《深师》奔豚汤、《深师》生李根麦冬人参桂心甘草汤、《深师》葛根李根人参半夏芍药当归桂心汤、《肘后》甘草人参吴茱萸生姜半夏桂心汤。主药：生李根、麦门冬、人参、桂心、葛根、半夏、芍药、当归、吴茱萸、干姜、茯苓、附子、川芎、黄芩。奔豚气冲心胸方四首：《广济》李根半夏干姜茯苓人参附子桂心汤、《广济》生姜半夏桂心人参甘草吴茱萸汤、《集验》奔豚茯苓汤、《集验》奔豚汤。主药：李根、半夏、干姜、茯苓、人参、附子、桂心、吴茱萸、生葛、川芎、当归、黄芩、芍药。杂疗奔豚气及结气方六首：①《深师》七气汤，②《集验》生葛李根半夏黄芩桂心芍药人参汤，③《小品》牡蛎贲豚汤，④《小品》奔豚汤，⑤《小品》鸡子梨木灰麻黄紫菀丸，⑥《小品》奔气汤。主药：桔梗、人参、芍药、黄芩、橘皮、半夏、桂枝、李根白皮、瓜蒌、川芎、紫菀、吴茱萸。灸奔豚法，主穴：章门、中极、中府二穴、四满夹丹田旁、气海、关元。

卷第十三论述骨蒸传尸鬼疰鬼魅证治　虚劳骨蒸方七首：崔氏单味苦参丸、崔氏苦参青葙艾叶甘草汤、崔氏单味芒硝散、崔氏单味大黄饮、崔氏单味石膏粉、《古今录验》解五蒸汤、《古今录验》五蒸丸。主药：苦参、青葙、艾叶、芒硝、大黄、石膏、茯苓、人参、竹叶、葛根、地黄、知母、乌梅、鸡骨、紫菀、芍药、黄芩、细辛、矾石、瓜蒌、桂心。骨蒸方一十七首：《广济》地黄葱白香豉童子小便饮、崔氏朽骨柳枝枯棘桃枝汤、文仲单味地黄汁饮、文仲龙胆散、文仲止渴竹叶饮、文仲麦门冬小麦枸杞根汤、文仲乌梅石膏汤、文仲苦参黄连知母瓜蒌麦冬牡蛎丸、文仲紫菀桔梗续断竹茹五味子桑白皮汤、文仲皂荚白饧干枣汤、《救急》青葙丸、《救急》单味毛桃仁丸、《救急》单味大青竹饮、《救急》人粪灰、《救急》雄黄灰、《救急》皂荚黑饧羊肉酒煎、《必效》单味小便煎。主药：地黄、香豉、童子小便、枯朽骨、柳枝、棘针、桃枝、龙胆、黄连、瓜蒌、青葙、芍药、栀子仁、芒硝、大黄、竹叶、麦门冬、半夏、麦门冬、枸杞根、乌梅、石膏、苦参、知母、牡蛎、紫菀、桔梗、续断、青竹茹、五味子、桑根白皮、皂荚、白饧、常山、葳蕤、毛桃仁、雄黄。灸骨蒸法图四首：主药：无。疰气骨蒸方三首：《广济》鳖甲丸、《备急》大黄鳖甲吊滕升麻丁香汤、《必效》柴胡茯苓白术枳实汤。主药：鳖甲、芍药、蝮蛇脯、大黄、人参、诃黎勒、枳实、防风、钩藤、升麻、丁香、柴胡、茯苓、白术。虚损惨悴作骨蒸方四首：文仲小便豆豉葱白杏仁煎、文仲小便葱白豆豉生姜地黄煎、文仲头骨麝香丸、苏游芦根饮子。主药：童子小便、杏仁、地黄、人头骨、麝香、芦根、麦门冬、地骨白皮、橘皮、茯苓。瘦病方五首：《广济》獭肝丸、《广济》天灵盖麝香桃仁朱砂散、《广济》柴胡茯苓枳实白术麦冬汤、《广济》知母丸、《广济》单味甘草汤。主药：獭肝、天灵盖、犀角、前胡、升麻、松脂、麝香、桃仁、朱砂、柴胡、茯苓、枳实、白术、人参、麦门冬、知母、常山、大黄、麻黄、黄芩、杏仁、蜀漆、牡蛎。传尸方四首：《广济》曲末散、文仲獭肝丸、文仲羚羊肺丸、文仲地骨皮汤。主药：曲末、地黄、白术、牛膝、桑耳、姜黄、当归、桃仁、杏仁、橘皮、獭肝、鳖甲、野狸头、紫菀、汉防己、蜀漆、麦门冬、青羚羊肺、莨菪子、地骨皮、白薇、芍药、犀角、升麻、茯神、黄芩、桔梗、枳实、大黄、前胡、茯苓、天门冬、桑根白皮、羚羊角、当归、柴胡、朱砂、川芎、知母、石膏、常山、乌梅。伏连方五首：《广济》斑蝥散、《广济》朱砂丸、崔氏葫芦散、文仲屎尿饮、《延年》桃奴汤。主药：斑蝥、射干根、石胆、桂心、牛黄、犀角、人参、石蜥蜴、紫石、蜈蚣、麝香、光明朱砂、桃仁、麝香、人屎、人小便、碧桃干、茯苓、鬼箭羽、芍药、人参、橘皮、槟榔。飞尸方三首：《集验》瓜蒂散、《备急》走马汤、《古今录验》附著散。主药：瓜蒂、雄黄、巴豆、杏仁、细辛、天雄、莨草、桂心、附子、乌头、干姜、真珠。遁尸方三首：《广济》鹳骨丸、《广济》青木香汤、《集验》桂心干姜巴豆散。主药：鹳骨、羚羊鼻、干姜、麝香、蜥蜴、斑蝥、鸡屎白、巴豆、青、藜芦、青木香、丁香、鬼箭羽、桔梗、紫苏、橘皮、当归、槟榔、碧桃干、桂心、干姜。五尸方一十一首：《肘后》单味蒺藜子丸、《肘后》单味商陆根膏、《肘后》单味粳米饮、《肘后》黄土饮、《删繁》丹砂丸、《备急》单味鸡子丸、《备急》雄黄大蒜丸、《备急》干姜附子桂心巴豆丸、文仲四角茅散、《古今录验》八毒赤丸、《古今录验》五

尸丸。主药：蒺藜子、商陆根、丹砂、干姜、川芎、芫花、乌头、芍药、桂心、野葛皮、吴茱萸、雄黄、附子、巴豆、真珠、牡丹皮、藜芦、蜈蚣、芍药、蜀椒、栀子仁。尸疰方四首：《删繁》死人席汤、文仲布裹椒膏、文仲烧发灰杏仁猪膏丸、文仲鹳骨丸。主药：死人眠席、烧发灰、杏仁、鹳骨、桂心、虻虫、巴豆、斑蝥。五疰方四首：《删繁》丹砂丸、《小品》五疰汤、《古今录验》杀鬼丸、《古今录验》五野丸。主药：丹砂、雄黄、附子、甘遂、巴豆、大黄、乌头、桂心、芍药、藜芦、蜈蚣、牛黄、麝香、蜀椒、当归、天雄、硝石、鬼臼。江南九十九疰方二首：《集验》单味桑白皮汤、崔氏金牙散。主药：桑根白皮、金牙、雄黄、丹砂、寒水石、巴豆、朴硝、桔梗、干姜、牡桂、商陆根、大黄、细辛、蛇。江南三十六疰方三首：崔氏金牙散、《备急》单味獭肝散、《备急》单味桑根白皮散。主药：金牙、曾青、硝石、石膏、莽草、玉支、雄黄、朱砂、细辛、防风、大戟、芫花、野葛、苁蓉、天雄、茯苓、附子、乌啄、干姜、人参、桔梗、桂心、蜀椒、贯众、巴豆、狸骨、蜂房、鹳骨、獭肝、桑根白皮。疰病相染易方三首：《深师》牛黄散、崔氏江南三十六疰丸、崔氏赤丸。主药：牛黄、鬼箭羽、王不留行、徐长卿、远志、干姜、附子、五味子、麦门冬、莽草、雄黄、鬼臼、丹砂、藜芦、巴豆、皂荚、真珠。鬼疰方二首：《古今录验》神秘丸、崔氏蜀金牙散。主药：大黄、硝石、巴豆、雄黄、金牙、蜈蚣、蜥蜴、附子、人参、蜣螂、徐长卿、鬼臼、野葛、蛇蜕皮、露蜂房、曾青、茹、野狼牙、亭长、贝母、凝水石、牛黄、胡燕屎、桔梗、铁精。鬼疰心腹痛方一首：《古今录验》还命千金丸。主药：雄黄、鬼臼、徐长卿、瓜丁、雌黄、干姜、野葛、斑蝥、蜀椒、地胆、射罔、丹参。鬼疰羸瘦方二首：《古今录验》黄帝护命千金丸、《古今录验》犀角丸。主药：野葛、斑蝥、雄黄、雌黄、鬼臼、瓜丁、丹砂、沙参、莽草、椒、地胆、犀角、桂心、羚羊角、牛黄、附子、獭肝、巴豆、射罔。鬼气方三首：崔氏阿魏药安息香方、《延年》獭肝丸、《延年》五香丸。主药：阿魏、安息香、獭肝、人参、沙参、丹参、鬼臼、苦参、青木香、犀角、升麻、羚羊角、黄芩、栀子仁、沉香、丁香、薰陆香、麝香、大黄、芒硝。鬼魅精魅方七首：《广济》吃力迦丸、《广济》单味水银煎、《深师》五邪丸、《小品》四物鸢头散、《集验》九物牛黄丸、《必效》虎爪散、《近效》大麝香丸。主药：白术、光明砂、麝香、诃黎勒、香附、沉香、青

木香、香龙脑香、水银、丹砂、雄黄、龙骨、鬼箭、鬼臼、桃仁、由跋根、黄牙石、茛菪、防葵、荆实、曾青、玉屑、牛黄、空青、赤石脂、玄参、虎爪、赤朱、雄黄、蟹爪、藜芦、朱砂、当归、茯苓、桔梗、乌头、桂心白、芍药。鬼神交通方四首：崔氏野狐鼻散、《备急》松脂雄黄丸、《备急》雄黄人参防风五味子散、《备急》鹿角散。主药：野狐鼻、豹鼻、狐头骨、雄黄、膃肭脐、鬼箭羽、露蜂房、白术、虎头骨、阿魏药、驴马、狗驼牛等毛、松脂、人参、防风、五味子。白虎方四首：《广济》犀角汤、《近效》炭灰散、《近效》单味葱白汤、《近效》猪肉麻子汤。主药：犀角、当归、芍药、牛膝、沉香、青木香、麝香、槲叶脉、大麻子。无辜方二首：崔氏大黄煎丸、崔氏细竹方。主药：大黄。除骨热方三首：范汪狸骨丸、《古今录验》除热三黄丸、《古今录验》大黄丸。主药：狸骨、连翘、土瓜、山茱萸、玄参、胡燕屎、黄芩、丹砂、鸢尾、黄连、芍药、雄黄、青葙子、龙胆、瓜蒌、大黄、当归、干姜、芍药、栀子、柴胡、芒硝。盗汗方七首：崔氏麻黄根小麦汤、崔氏甘皮姜杏仁当归汤、崔氏席灰散、崔氏止汗粉、《延年》麻黄牡蛎人参枸杞龙骨汤、《延年》牡蛎黄芪麻黄杜仲散、《古今录验》麻黄散。主药：麻黄根、甘皮、杏仁、当归、牡蛎、败扇灰、瓜蒌、白术、黄芪、人参、枸杞根白皮、龙骨、杜仲、故扇。

卷第十四论述中风论治　中风及诸风方十四首：《深师》桂心甘草大枣汤、《深师》桂心甘草葛根芍药大枣汤、《深师》麻黄汤、《深师》茯苓汤、《千金翼》竹沥汤、《千金翼》麻黄防风汤、《千金翼》竹沥防己汤、《千金翼》防风麻黄汤、《千金翼》防风独活散、《千金翼》荆沥方、《千金翼》防风汤、《千金翼》单味杏仁散、《备急》独活桂心酒、《近效》薏苡仁汤。主药：桂心、葛根、芍药、麻黄、石膏、杏仁、人参、干姜、茯苓、防风、半夏、芎、白术、当归、枳实、竹沥、生葛、防己、附子、黄芩、独活、羚羊角、黄芪、丹参、薯蓣、茯神、麦门冬、石斛、远志、荆沥、白芷、牛膝、狗脊、草、薏苡仁、葛根、羌活、葳蕤、犀角、乌梅、麦门冬。卒中风方四首，《千金》川芎汤、崔氏小续命汤、崔氏续命汤、《古今录验》小续命汤，主药：川芎、杏仁、黄芩、当归、石膏、麻黄、桂心、秦芄、干姜、黄连、人参、芍药、防风、附子、茯神、防己、细辛、白术。四时中风方四首，《古今录验》青龙汤、《古今录验》三阳汤、《古今录验》扶金汤、《古今录验》温脾汤。主药：麻黄、桂心、芍药、当归、杏

仁、石膏、葛根、独活、附子、芎、黄芩、蜀椒、防风。中风发热方3首，《深师》十一物防风汤、《深师》防风汤、范汪大戟洗汤。主药：防风、当归、麻黄、茯苓、天门冬、附子、地黄、大黄、人参、白术、桂心、蜀椒、黄芩、细辛、芍药、石膏、大戟、苦参。贼风方一十二首，《深师》麻黄石膏当归川芎干姜桂心汤、《深师》秦芄汤、《深师》竹沥汤、《深师》大续命汤、《深师》茵芋酒、《深师》甘草汤、《深师》乌头膏、《千金》麻黄甘草石膏鬼箭羽汤、《千金》大岩蜜汤、《千金》乌头汤、《千金》苍公当归汤、《古今录验》续命汤。主药：麻黄、石膏、当归、芎、干姜、桂心、黄芩、杏仁、防风、茱萸、秦芄、茵芋、乌头、细辛、人参、天雄、木防己、茯苓、白术、石南、女葳、附子、踯躅花、地黄、芍药、野葛、莽草、鬼箭羽、栀子、独活。历节风方一十首，《深师》大风引汤、《千金》防己汤、《千金》大枣汤、《千金》单味松脂胶、《千金》松节酒、《千金》松膏酒、《千金》松叶酒、《延年》黄芪独活地黄豆豉鼠黏子、《延年》独活玄参犀角升麻地黄散、《古今录验》防风汤。主药：茯苓、当归、白前、干姜、独活、远志、附子、人参、防己、白术、桂心、乌头、黄芪、麻黄、松脂、柏子仁、磁石、独活、天雄、茵芋、秦芄、川芎、草、松膏、松叶、生地黄、鼠粘子、玄参、犀角、升麻、地黄、防风、知母、芍药。中风角弓反张方八首，《肘后》紫汤方、《小品》大岩蜜汤、《千金》小岩蜜汤、《千金》人参汤、《千金》当归汤、《备急》鸡屎白酒、《必效》单味乌豆酒、《古今录验》西州续命汤。主药：防风、茯苓、川芎、当归、桂心、栀子、吴茱萸、细辛、地黄、大黄、雄黄、青羊脂、芍药、细辛、人参、独活、黄芩、石膏、独活、麻黄、附子。风口噤方一十首，《深师》竹沥汤、《深师》甘竹沥汤、《千金》排风汤、《千金》防己汤、《千金》单味竹沥饮、《千金》单味白术酒、《千金》荆沥饮、《千金》吴茱萸豉饮、《备急》大豆散、《备急》大豆酒。主药：竹沥、葛根、菊花、细辛、芍药、当归、桂心、防己、人参、附子、玄参、秦芄、枫寄生、麻黄、黄芩、犀角、羚羊角、升麻、防风、荆沥、吴茱萸。风口㖞方七首，《广济》地黄竹沥独活煎、《深师》续命汤、《深师》牡蛎矾石附子灶中土膏、《千金》附子散、《千金》单味空青如豆、《千金》大豆酒、《千金》皂荚膏。主药：生地黄、竹沥、独活、人参、防己、麻黄、芍药、川芎、黄芩、白术、桂枝、防风、附子、牡蛎、矾石、灶中黄土、细辛、干姜、大皂荚。风失音不语方八首，

《广济》羌活汤、《深师》防风汤、《深师》四逆汤、《肘后》单味芥子酒、《肘后》单味大豆汁、《千金》单味灶突墨、《千金》单味桂汁、《千金》单味豆豉汁。主药：羌活、人参、荆沥、竹沥、地黄、附子、防风、黄芩、茯苓当归、杏仁、秦艽、麻黄、山茱萸、细辛、干姜、麦门冬。风不得语方二首，《救急》麻黄汤、《古今录验》乳汁美酒饮。主药：麻黄、防己、黄芩、桂心、芍药、防风、人参、附子。风身体手足不随方二首，《千金》补心志定气方、《古今录验》小续命汤。主药：白术、地骨根皮、荆实、菊花、麻黄、桂心、人参、芍药、芎、黄芩、防风、当归、石膏、附子、杏仁。风半身不随方八首，《深师》十物独活汤、《千金》竹沥汤、《千金》姜附汤、《千金》单味蚕沙膏、《古今录验》续命汤、《古今录验》独活汤、《古今录验》八风续命汤、《古今录验》八风九州汤。主药：独活、桂心、葛根、防风、芍药、附子、半夏、竹沥、防己、升麻、芎、羚羊角、麻黄、干姜、蚕沙、石膏、黄芩、独活、人参、当归、柴胡、细辛。瘫痪风方四首，《广济》单味驴皮胶、《广济》羌活谷子散、文仲地黄竹沥荆沥防风独活附子汤。《元侍郎希声集》侧子煎。主药：驴皮胶、羌活、地黄、淡竹沥、荆沥、防风、独活、附子、侧子、五加白皮、磁石、甘菊花、汉防己、羚羊角、杏仁、川芎。风痹方三首：《千金》单味伏龙肝汁、《古今录验》西州续命汤、《古今录验》续命汤。主药：伏龙肝、麻黄、石膏、桂心、当归、川芎、干姜、黄芩、杏仁、人参。偏风方九首：《广济》麻子汤、《广济》枳实丸、《千金》甘草汤、《千金》单味青松叶酒、《备急》单味杏仁方、《延年》单味桃仁酒、《延年》小续命汤、《延年》竹沥羚羊角石膏茯神汤、《延年》单味附子酒。主药：大麻子、麻黄、荆芥、川芎、桂枝、杜仲、防风、羌活、人参、羚羊角、菊花、当归、芍药、独活、秦艽、黄芩、桃仁、防己、附子、竹沥。风猥退方三首：《千金》单味杏仁汁、《千金》单味草麻子酒、《千金翼》苍耳子羊桃蒴藋赤小豆汤。主药：蓖麻子脂、苍耳子、羊桃、蒴藋。风弹曳及挛躄方二首：范汪百部乌头牛膝白术散、《古今录验》独活汤。主药：百部、乌头、牛膝、独活、葛根、芍药。柔风方二首：《深师》石膏散、《古今录验》独活葛根汤。主药：羌活、桂枝、地黄、葛根、芍药、麻黄。许仁则疗诸风方七首：许仁则葛根生姜竹沥汤、许仁则附子汤、许仁则薏苡仁汤、许仁则苦参汤、许仁则五加皮酒、许仁则干葛散、许仁则

黄连散。主药：葛根、竹沥、附子、干姜、桂枝、石膏、犀角、地骨皮、独活、川芎、葳蕤、五加皮、葛根、黄芩。张文仲疗诸风方九首：文仲桑枝煎、文仲疗风饮子、文仲十九味丸、文仲地黄竹沥荆沥羌活防风附子煎、文仲茯神煎、文仲牛蒡地黄牛膝枸杞酒、文仲寒水石煮散方、文仲五粒松酒方、文仲糯米防风曲苍耳煎。主药：桑枝、羌活、桂枝、人参、升麻、防风、犀角、五加皮、芍药、丹参、竹沥、荆沥、牛膝、防己、秦艽、白鲜皮、羚羊角、麻黄、独活、川芎、苍耳子。

卷第十五论述风狂及诸风证治　风狂方一首：《肘后》单味烧虾蟆散。主药：苦参、麻仁、葶苈、莨菪子、防葵。风惊恐失志喜忘及妄言方六首：《深师》人参汤、《深师》龙骨汤、《深师》铁精散、《古今录验》定志小丸、《古今录验》定志紫葳丸、《千金》茯神汤。主药：人参、龙骨、远志、麦冬、桂枝、牡蛎、铁精、川芎、茯神、菖蒲、牛黄、紫葳、防风、雷丸、柴胡。风邪方八首：《广济》安神定志方、《深师》镇心丸、《深师》五石镇心丸、《肘后》麻子汤、《千金翼》续命汤、《千金翼》镇心丸、崔氏镇心汤、崔氏别离散。主药：金银薄、龙齿、铁精、茯神、黄芩、玄参、人参、牛黄、麦冬、葳蕤、远志、柏子仁、白鲜皮、银屑、丹砂、防葵、防风、细辛、紫石英、菖蒲、紫菀、硫黄、卷柏、阿胶、乌头、秦艽、当归、前胡、羚羊角、龙齿、寄生、天雄、茵芋。五邪方五首，主药：芎、龙角、茯苓、紫石英、防风、浓朴、铁精、远志、丹参、大黄、栀子仁、桂心、细辛、菖蒲、椒、人参、干姜、附子、吴茱萸、芥子、秦艽、当归、禹余粮、黄芩、龙骨、赤石脂、芎、防己、白术、芍药、独活、石膏、牡蛎、雄黄、茯神、蛇蜕皮。风惊悸方九首，《广济》镇心丸、《深师》大定心丸、《深师》补心汤、《千金》荆沥汤、《千金》大镇心丸、《千金》小镇心散、崔氏茯神汤、《古今录验》茯神汤、《古今录验》大竹沥汤。主药：茯神、人参、龙齿、龙骨、葳蕤、桂枝、防风、远志、紫石英、紫菀、荆沥、川芎、羌活、当归、秦艽、白蔹、菖蒲、白鲜皮、茵芋、乌头、天雄。风惊恐方三首，《广济》犀角丸、《深师》续命汤、《深师》十黄散。主药：犀角、防风、人参、防葵、光明砂、龙齿、露蜂房、独活、当归、附子、秦艽、黄芩、雄黄、大黄、朱砂、黄连、蒲黄。风癫方七首，《千金》葶苈子丸、《千金》川芎汤、《千金》麦冬地黄煎、《千金》天门冬酒、《千金》茯神丸、《古今录验》刘生散、《古今

录验》侯氏黑散。主药：铅丹、虎掌、铁精、茴茹、大戟、甘遂、天雄、川芎、藁本、茯神、龙骨、龙齿、龙角、龙胆、蔓荆子、人参、远志、黄连、大黄、黄芩、当归、桂枝、菖蒲、蒴藋、防风、商陆根、牡蛎。五癫方三首，《古今录验》莨菪子散、《古今录验》铁精散、《古今录验》雄黄丸。主药：莨菪子、牛黄、鲤鱼胆、桂枝、铁精、川芎、防风、蛇床子、铅丹、真珠、雄黄、水银、雌黄、丹砂。痫方三首，《广济》水银丸、《千金》大镇心丸、《救急》竹茹白鱼煎。主药：乌蛇脯、铁精、龙角、人参、防风、升麻、熊胆、虎睛、秦艽、防葵、龙齿、黄芩、雄黄、防己、鬼臼、大黄、牛黄、寒水石、羌活、远志、白鲜皮、细辛、白薇、贯众、麝香、鬼箭、茯神、石膏、天雄、蛇蜕皮、蜂房。风痫及惊痫方五首，《广济》麻黄散、《广济》吊藤皮汤、《深师》龙骨汤、崔氏吊藤皮汤、崔氏紫石英汤。主药：麻黄、大黄、牡蛎、黄芩、寒水石、白石脂、石膏、赤石脂、紫石英、滑石、人参、桂枝、蛇蜕皮、龙齿、吊藤皮、栀子、知母、蚱蝉、柴胡、牛黄、龙骨、牡蛎、白鲜皮、竹沥、大黄。风毒方五首：《广济》黄芪丸、《深师》芍药汤、《备急》虎骨酒、《备急》续命汤、《千金》石膏汤。主药：黄连、防风、五加皮、白鲜皮、枳实、升麻、当归、吴茱萸、独活、桃仁、虎骨、麻黄。风多汗及虚汗方五首：《深师》四物防风散、《深师》防风白术牡蛎散、《延年》石膏散、《延年》秦艽散、《删繁》麻黄附子牡蛎散。主药：防风、泽泻、牡蛎、桂枝、白术、石膏、秦艽、附子、菖蒲、麻黄根。风热方六首：《延年》黄连丸、《延年》葳蕤饮、《延年》葳蕤丸、《千金翼》防风丸、《千金翼》葳蕤丸、《近效》诃黎勒芒硝散。主药：黄连、葳蕤、羚羊角、防风、川芎、白芷、诃黎勒。头风及头痛方一十首，《千金》盐附子散、《千金》单味荆沥方、《千金》单味蒴藋根酒，主药：附子、荆沥、蒴藋、蔓荆子、麻勃、防风、黄芩、升麻、龙骨、石膏。头风旋方7首：《广济》麦门冬丸、《广济》肉豆蔻丸、《广济》秦艽饮子、《广济》草麻散、《延年》前胡汤、《延年》川芎汤、《延年》防风饮。主药：人参、蔓荆子、防风、大黄、菊花、龙胆、肉豆蔻、犀角、黄连、白术、旋覆花、秦艽、羚羊角、蓖麻、川芎、独活、黄芩。瘾疹风疹方一十二首，《深师》鬼箭白蔹白术矾石散、《千金》单味景天汁饮、《千金》黄连芒硝汤、《千金》大豆酒、《千金》蛇床子防风蒺藜汤、《千金》白术汤、《千金》马蔺汤、崔氏麻黄汤、《延年》蒴藋汤、《延年》单味枳实

膏、《元侍郎希声集》单味石灰浆、《近效》单味生葱饮。主药：鬼箭、白蔹、矾石、防风、景天、黄连、芒硝、蛇床子、蒺藜、黄芩、细辛、马蔺子、蒴藋、芫蔚子、羊桃、萹蓄、麻黄、川芎、芍药、当归、人参、辛夷仁、枳实。风搔身体瘾疹方五首，《深师》天雄散、《深师》乌头桔梗细辛白术散、《千金》单味牛膝散、《延年》蒴藋膏、《延年》芫蔚汤。主药：天雄、知母、牛膝、防风、防己、人参、乌头、蒴藋、蒺藜子、独活、犀角、蔷薇根、白芷、苦参、升麻、白蔹、蛇床子、蛇衔草、芫蔚子、枳实、羊桃、漏芦。风热头面疹痒方四首，《千金》大黄踏洗方、《延年》牡丹膏、《延年》犀角竹沥膏、《肘后》枳实丸。主药：大黄、芒硝、黄连、黄芩、蒺藜、丹皮、当归、防风、升麻、防己、犀角、漏芦、蒴藋、栀子仁、青木香、秦艽、独活、菊花、白芷、苦参、竹沥、吴蓝。风搔瘾疹生疮方六首，《深师》茵芋散、《深师》单味马矢汁、《延年》洗汤方、《延年》枳实丸、《延年》升麻犀角膏、《近效》麻黄散。主药：茵芋、川芎、乌头、防风、白蔹、苦参、漏芦根、枳实、蒺藜、楮茎叶、独活、菌桂、升麻、犀角、白蔹、连翘、生蛇衔草、芒硝、黄芩、栀子、蒴藋、麻黄根、蛇床子。风身体如虫行方三首，《千金》石南汤、《千金》蒺藜子散、《延年》蒺藜子丸。主药：石南、黄芩、细辛、麻黄、当归、蒺藜子、蛇床子、芫蔚子、防风、大戟、大黄、独活、白芷、黄连、葳蕤。癞疡风方一十五首，《广济》硫黄散、《集验》硫黄酒、《集验》硫黄散、《删繁》车辙水、《千金》单味乌贼骨膏、《千金》单味蜣螂膏、《千金》单味硫黄膏、《千金》雌黄膏、崔氏单味茵陈蒿汤、《救急》单味胡桃皮膏、《救急》单味硫黄泥、《救急》单味硫黄熏、《古今录验》女葳膏、《古今录验》单味蒴藋灰、《古今录验》蜀水花膏。主药：硫黄、雄黄、硇砂、矾石、水银、灶墨、雌黄、蛇蜕、槲皮、茵陈蒿、白附子、麝香、白蔹、商陆。白癜风方九首，《广济》苦参散、《广济》黑油麻地黄桃仁干、《广济》矾石硫黄膏、《千金》单味胡麻油、《千金》单味萝摩白汁、崔氏雌黄散、《古今录验》商陆散、《古今录验》附子膏、《古今录验》萝摩草。主药：苦参、露蜂房、附子、防风、栀子仁、乌蛇脯、木兰皮、生地、桃仁、矾石、硫黄、雌黄、苦参、川芎、麻黄、山茱萸、枳实、秦艽、白蔹、当归、白芷、商陆根、天雄、黄芩、踯躅花、乌头。白驳方六首，《集验》单味干鳗鲡鱼脂、《集验》单味蛇蜕皮、《集验》单味桂屑水、《古今录验》弊帛散、《古

今录验》单味荷叶膏、《古今录验》菖蒲酒。主药：蛇蜕皮、蝉蜕、菖蒲、天门冬、天雄、茵芋、干漆、地黄、远志、露蜂房、苦参、独活。

卷第十六论述虚劳证治　五脏劳论一首，主药：无。肝劳论一首，主药：无。肝劳实热方二首：《删繁》半夏汤、《深师》泻肝汤。主药：芍药、杜衡、枳实、半夏、细辛、杏仁、乌梅、竹叶、人参、黄芩。肝劳虚热方三首：《删繁》前胡泻肝除热汤、《删繁》柴胡下热汤、《删繁》茯苓安肝定精神丸。主药：前胡、大青、秦皮、决明子、栀子仁、竹叶、车前子、柴胡、黄芩、升麻、玄参、茯苓、远志、防风、人参、柏子仁、龙骨、牡蛎。肝劳虚寒方五首：《删繁》硫黄丸、《删繁》猪膏酒、《删繁》真珠煎、《删繁》虎骨酒补劳损骨节疼痛方、《千金》槟榔汤。主药：吴茱萸、人参、当归、防风、菊花、鲤鱼胆、川芎、地骨皮、五加皮、丹参、地黄、附子。胆实热方二首：《删繁》泻热栀子煎、《千金》泻热半夏千里水汤。主药：栀子、竹茹、大青、橘皮、半夏、酸枣、黄芩、远志、茯苓、地黄。髓虚实方二首：《千金》羌活补髓丸、《千金》柴胡发泄汤。主药：羌活、川芎、当归、桂枝、人参、牛髓、羊髓、麻仁、柴胡、升麻、黄芩、细辛、枳实、栀子仁、芒硝、泽泻、竹叶、地黄。咽门论并伤破声嘶方一首，《千金》母姜酒。主药：牛髓、桂枝、秦椒、川芎、独活、防风。六极论一首：主药：无。筋极论一首，主药：无。筋实极方四首：《删繁》黄芪汤、《删繁》橘皮通气汤、《千金》丹参煮散方、《千金》地黄煎。主药：川芎、白柎皮、白术、芍药、桂枝、石膏、竹叶、细辛、当归、茯苓、丹参、续断、地骨皮、地黄、麦冬、玄参、大黄、栀子仁、升麻。筋虚极方二首，《删繁》五加皮酒、《删繁》牛膝汤。主药：五加皮、丹参、当归、天雄、牛膝、防风、石斛、杜仲、秦艽、续断、鳖甲。筋虚胞转方二首：《删繁》人参汤、《删繁》白术汤。主药：人参、厚朴、白术、蓼、黄芩、榆白皮。转筋方七首，主药：无。心劳论一首，主药：无。心劳实热方五首：《删繁》麻黄止烦下气汤、《删繁》大黄泄热汤、《删繁》雷丸、《删繁》磁石汤、《删繁》麦门冬饮。主药：麻黄、黄芩、石膏、芒硝、地黄、大黄、雷丸、野狼牙、贯众、蜀漆、僵蚕、磁石、大青、人参、菖蒲、竹叶、麦冬。心实热方三首，《千金》头痛方、《千金》竹沥汤、《千金》茯神散。主药：石膏、地骨皮、栀子、竹叶、竹沥、人参、知母、芍药、茯神、紫菀、地黄、麦冬、升麻、竹

茹。脉极论一首，主药：无。脉热极方三首：《删繁》茯苓汤、《删繁》麻黄汤、《删繁》升麻润色消痹止热极汤。主药：黄芩、栀子、芒硝、升麻、紫菀、麦冬、竹叶、石膏、地黄、麻黄、防风、人参、射干、川芎、人参、葳蕤。脉寒极方四首，《删繁》半夏汤、《删繁》单味桑白皮汤、《删繁》麻子白桐叶汤。主药：半夏、川芎、细辛、附子、玄参、当归、桂枝、白桐叶、生柏叶。脾劳论一首，主药：无。脾劳实热方四首，《删繁》生地黄煎、《删繁》前胡吐热汤、《删繁》茱萸根下虫酒、《千金》承气泄实热半夏汤。主药：地黄、石膏、升麻、射干、黄芩、玄参、栀子、葳蕤、赤茯苓、枳实、旋覆花、龙胆、竹叶、橘皮、半夏、芍药。脾劳虚寒方三首：《删繁》牛髓补虚寒丸、《删繁》人参消食八味散、《千金》通噎消食膏酒。主药：牛髓、鹿髓、羊髓、人参、地黄、茯苓、干姜、白术、吴茱萸。脾实热方六首：《千金》泻热汤、《千金》射干汤、《千金》石膏汤、《千金》茯苓汤、《千金翼》泻脾汤、《千金翼》单味大黄汤。主药：前胡、龙胆、细辛、芒硝、玄参、大青、竹叶、射干、石膏、地黄、人参、半夏、厚朴、黄芩、大黄。脾气不调及腹满方三首：《深师》泻脾丸、《千金翼》大黄散、《千金翼》泻脾丸。主药：黄芩、泽泻、通草、大黄、当归、芍药、半夏、野狼毒、白薇、甘遂、葶苈。脾气不足及不调下痢方六首：《深师》厚浓朴汤、《深师》温脾汤、《深师》大温脾汤、《千金翼方》温脾汤、《千金翼方》温脾汤、《千金翼方》建脾汤。主药：厚朴、桂枝、枳实、人参、干姜、附子、半夏、赤石脂、白石脂、当归、川芎、芍药。脾胃中冷及不足方四首：《深师》温脾丸、《深师》法曲丸、《千金翼》大温脾丸、《千金翼》温脾丸。主药：干姜、厚朴、附子、当归、桂枝、人参、枳实、蜀椒、细辛。肉极论一首，主药：无。肉极热方四首：《删繁》麻黄止汗通肉解风痹汤、《删繁》石南散、《千金》越婢汤、《千金》西州续命汤。主药：麻黄、枳实、白术、石膏、附子、桂枝、石南、薯蓣、天雄、黄芪、升麻、葳蕤、当归、防风、芍药。肉极寒方五首：《千金》大黄芪酒、《删繁》大半夏汤、《删繁》大风引汤、《删繁》小风引汤、《删繁》五膈丸。主药：巴戟天、桂枝、石斛、蜀椒、干姜、防风、人参、半夏、白术、茯苓、附子、独活、当归、远志、蜀椒、细辛。肺劳论一首，主药：无。肺劳实热方五首，《删繁》麻黄引气汤、《删繁》麦门冬五膈下气丸、《删繁》桑根白皮煎、《删繁》沐头汤、《删繁》

五香膏。主药：麻黄、杏仁、石膏、白前、竹叶、橘皮、紫苏、麦冬、人参、百部、桑白皮、野狼牙、皂荚、藿香、泽兰、防风。肺劳虚寒方二首：《删繁》厚朴汤、《删繁》生姜温中下气汤。主药：厚朴、枳实、桂枝、橘皮、五加皮、杜仲、白术、附子。肺虚劳损方3首：《删繁》附子汤、《删繁》建中汤、《删繁》猪悬蹄青龙五生膏。主药：附子、半夏、白术、黄芪、梧桐皮、桑白皮、雄黄、蛇蜕皮。气极论一首：主药：无。气极热方三首：《删繁》大前胡汤、《删繁》竹叶汤、《删繁》麻黄汤。主药：前胡、芍药、黄芩、竹叶、麦冬、地黄、石膏、紫菀。气极寒方二首：《删繁》五味子汤、《千金》黄芪汤。主药：人参、黄芪、附子、白术、桂枝、麻黄、干姜、川芎、细辛。肾劳论一首：主药：无。肾劳实热方二首：《删繁》栀子汤、《千金》泻肾汤。主药：地黄、黄芩、石膏、竹叶、石韦、滑石、大黄、芒硝、玄参。肾劳虚寒方二首：《删繁》人参补肾汤、《删繁》养肾补肾汤。主药：人参、桂枝、茯苓、杜仲、白术、羊肾、猪肾、磁石、黄芪、干姜。肾劳热方二首：《千金》麻黄根粉方、《删繁》鳖甲汤。主药：麻黄根、石硫黄、鳖甲、升麻、前胡、羚羊角、桑根白皮、薤白。肾热方三首：《删繁》贯众散、《千金》柴胡散、《千金》榆白皮汤。主药：贯众、干漆、芜荑、槐皮、柴胡、泽泻、黄芩、磁石、升麻、大青、芒硝、地黄、羚羊角、竹叶、榆白皮、滑石、瞿麦、通草、石韦、冬葵子、车前草。骨极论一首，主药：无。骨极实方四首：《删繁》干枣汤、《千金》三黄汤、《千金》葛根地黄麦冬煎、《千金》芍药地黄虎骨酒。主药：大黄、大戟、甘遂、黄芩、芫花、芒硝、尧花、栀子、葛根、地黄、麦冬、芍药。骨极虚方五首：《删繁》肾沥汤、《千金》虎骨酒、《千金》地黄豆豉散、《千金》单味天门冬散、《千金》单味地黄煎。主药：羊肾、芍药、麦冬、天冬、地黄、当归、五味子。精极论并方二首：《千金》竹叶黄芩汤、《千金》地黄汤。主药：茯苓、麦冬、大黄、芍药、地黄、竹沥、人参、当归。虚劳失精方三首：《深师》人参丸、范汪三物天雄散、《古今录验》黄芪汤。主药：人参、桂枝、牡蛎、薯蓣、黄柏、细辛、附子、麦冬、干姜、地黄、菟丝子、天雄、白术、黄芪、当归、苁蓉、石斛。虚劳尿精方八首：《深师》瓜蒌泽泻土瓜牛膝丸、《深师》韭子散、《千金》韭子糯米汤、《千金》柘白皮桑白皮汤、《千金》单味干胶散、《千金》单味韭子酒、《千金》韭子散、《古今录验》棘刺丸。主药：瓜

蒌根、泽泻、土瓜根、韭子、菟丝子、车前子、附子、当归、川芎、矾石、桂心、柘白皮、桑白皮、干胶、白龙骨、棘刺、麦门冬、草、浓朴、柏子仁、苁蓉、石斛、细辛、杜仲、牛膝、防葵、地黄、石龙芮、巴戟天、乌头。虚劳梦泄精方九首，《深师》韭子丸、《深师》棘刺丸、《深师》鹿角汤、《深师》桂心汤、《千金》人参丸、《千金》单味韭子散、《古今录验》石斛散、《小品》龙骨汤、《小品》薰草汤。主药：黄芪、人参、当归、龙骨、半夏、芍药、天冬、菟丝子、乌头、薯蓣、枸杞、巴戟天、草薢、葳蕤、石斛、牛膝、鹿角、鹿茸、牡蛎、远志、续断、茯神、龙齿、磁石、苁蓉、地黄、丹参、桑螵蛸、紫菀、地黄、芍药。

卷第十七论述虚劳证治 《素女经》四季补益方五首：《素女经》更生丸、《素女经》补肾茯苓丸、《素女经》茯苓丸、《素女经》垂命茯苓丸、《素女经》石斛散。主药：茯苓、菖蒲、山茱萸、菟丝子、牛膝、防风、薯蓣、续断、蛇床子、天雄、杜仲、附子、石斛、白术、芍药、丹参、黄芪、玄参、人参、苦参、牡蛎、牡荆子、附子、干姜、天冬、钟乳、云母粉、柏子仁、五味子、远志。五劳六极七伤方一十首：《广济》补益养精方、崔氏补诸不足方、崔氏干漆散、崔氏七味干漆散、崔氏五落散、崔氏落肾散、崔氏枸杞酒、《千金》苁蓉散、《古今录验》淮南八公石斛万病散、《古今录验》淮南王枕中丸。主药：地黄、天门冬、干姜、菟丝、石斛、人参、玄参、茯苓、防风、杏仁、椒、猪肾、附子、芎、牡丹、桂心、当归、黄芪、干漆、枸杞、远志、续断、天雄、苁蓉、五味子、茱萸、大黄、瓜蒌、白薇、铁屑、羊肾、磁石、地肤子、蛇床子、车前子、天冬、龙骨、牛膝、云母粉、黄芩、芍药。杂疗五劳七伤方三首，《古今录验》薯蓣丸、《古今录验》五石黄芪丸、《古今录验》大薯蓣丸。主药：薯蓣、苁蓉、牛膝、菟丝子、杜仲、泽泻、五味子、石膏、黄芪、紫石英、赤石脂、硫黄、石斛、白石脂、白矾石、防风、人参、肉苁蓉、附子、白术、大黄、前胡、茯苓、杏仁、当归、泽泻、阿胶。腰痛方六首，主药：鳖甲、杜仲、独活、地黄、当归、川芎、丹参、桑寄生、附子、狗脊、桂心、芍药、石斛、牛膝、白术、人参、玄参、白风、牡丹皮、麻黄、葛根。风湿腰痛方四首，《集验》独活汤、《延年》菊花芫花羊踯躅膏、《延年》单味大豆膏、《延年》单味黄狗皮膏。主药：独活、地黄、芍药、防风、桂心、瓜蒌、麻黄、干葛、菊花、芫花、羊踯躅。肾着腰痛方二首，《古今录验》甘草汤、《经心

录》肾著散。主药：干姜、白术、茯苓、桂心、泽泻、牛膝、杜仲。肾虚腰痛方七首，《小品》牡丹皮萆薢白术桂心散、《小品》甘草散、《备急》陶氏肾气丸、《必效》桑寄生鹿茸杜仲散、《必效》单味鹿茸散、《古今录验》独活续断汤、《古今录验》地黄散。主药：丹皮、萆薢、白术、桂心、续断、麦门冬、薯蓣、附子、干姜、棘刺、地黄、人参、阿胶、桑寄生、鹿茸、杜仲、独活、防风、芎、牛膝、细辛、茯苓、泽泻、山茱萸、苁蓉、五味子、石斛、巴戟天、磁石。腰痛方三首，范汪单味桂心散、范汪单味地黄汁饮、《经心录》桑寄生丹皮鹿茸桂心散。主药：桂心、地黄、桑寄生、牡丹皮、鹿茸。卒腰痛方五首，《集验》杜仲酒、《延年》大豆紫汤、《延年》单味鹿角散、《延年》桂心丹皮附子散、《经心录》杜仲酒。主药：杜仲、丹参、芎、桂心、细辛、鹿角、牡丹皮、附子。久腰痛方一首，《小品》地黄散。主药：地黄、白术、干漆、桂心。腰胯痛方二首，《广济》牛膝散、《广济》槟榔散。主药：牛膝、当归、黄芪、芍药、浓朴、白术、茯苓、人参、橘皮、诃黎勒皮、桂心、槟榔仁、枳实、芎、吴茱萸、橘皮。腰脚疼痛方三首，《广济》重听丸、《集验》秦艽散、文仲杜仲酒。主药：石斛、五味子、牡丹皮、桂心、白术、丹参、磁毛石、芍药、槟榔仁、枳实、通草、细辛、秦艽、桔梗、干姜、附子、牡蛎、防风、人参、杜仲、独活、当归、川芎、地黄。腰胯疼冷方二首，《广济》当归丸、《延年》石斛酒。主药：当归、鳖甲、桑耳、禹余粮、白石脂、芍药、浓朴、吴茱萸、茯苓、橘皮、槟榔仁、人参、石斛、牛膝、杜仲、丹参、地黄。腰肾脓水方二首，《必效》牛膝槟榔防己牵牛散、《深师》干姜杏仁盐酱膏。主药：牛膝、槟榔仁、防己、牵牛子、干姜、杏仁。虚劳补益方九首，《深师》黄芪汤、《千金》猪肚白术汤、《千金》薤白豉汤、崔氏肾沥汤、文仲苁蓉丸、《延年》钟乳散、《延年》单味鹿角胶、《延年》单味枸杞根酒、《古今录验》调中汤。主药：黄芪、远志、麦冬、茯苓、人参、乌头、白术、羊肾、当归、黄芩、苁蓉、菟丝子、蛇床子、地黄、钟乳粉、防风、细辛、鹿角胶、枸杞根、鹿骨。补益虚损方七首：《延年》单味枸杞、《延年》枸杞子酒、《延年》生地黄煎、《延年》黄芪散、《延年》地黄煎、《延年》鹿茸煎、《延年》枸杞子煎。主药：枸杞、地黄、紫苏、鹿角胶、黄芪、人参、防风、茯神、鹿茸、桂心、远志、茯苓、天冬、牛髓。虚劳羸瘦方五首：崔氏地黄酒、崔氏薯蓣丸、《古今录验》通

命丸、《古今录验》黄芪汤、《古今录验》八公散。主药：地黄、薯蓣、苁蓉、牛膝、菟丝子、杜仲、五味子、山茱萸、茯苓、阿胶、防风、干姜、白术、附子、芍药、麦冬、石韦。虚劳食不生肌肤方三首：范汪石斛散、《小品》黄芪汤、《集验》淮南五柔丸。主药：石斛、山茱萸、肉苁蓉、牛膝、五味子、附子、远志、人参、茯苓、菟丝子、秦艽、黄芪、芍药、当归。长肌肤方三首：范汪防己丸、《延年》单味大豆膏、《延年》甘草丸。主药：防己、庵䕡子、石斛、丹皮、地肤子、当归、覆盆子、蔷薇、人参、白术、芍药、黄芪、远志。肾气不足方六首：《深师》磁石汤、《小品》猪羊肾汤、《小品》加减肾沥汤、《古今录验》泻肾汤、《古今录验》肾气丸、《经心录》羊肾汤。主药：磁石、防风、五味子、附子、玄参、牡丹皮、远志、麦冬、人参、地黄、当归、石斛、苁蓉、狗脊。虚劳里急方六首：《深师》黄芪汤、《深师》大建中汤、《深师》乐令黄芪汤、《集验》黄芪建中汤、《古今录验》黄芪汤、《古今录验》芍药汤。主药：黄芪、半夏、桂枝、芍药、人参、当归、附子、乌头、蜀椒。虚劳心腹痛方二首：《古今录验》芍药汤、《古今录验》建中黄芪汤。主药：芍药、桂心、黄芪。虚劳偏枯方一首：《古今录验》干地黄丸。主药：地黄、干漆、萆薢、防风、附子、乌头。虚劳骨热方二首：《集验》枸杞汤、《古今录验》枸杞汤。主药：枸杞根、麦冬、枸杞叶、仁。虚劳虚烦不得眠方八首：《深师》小酸枣汤、《小品》流水汤、《集验》千里水汤、《集验》地黄汤、《延年》酸枣茯苓人参麦冬橘皮杏仁紫苏饮、《延年》酸枣人参白术橘皮五味桂心茯神饮、《延年》酸枣茯神人参饮、《延年》茯神饮。主药：酸枣仁、知母、茯苓、川芎、半夏、麦冬、酸枣仁、桂枝、黄芩、萆薢、人参、地黄、前胡、枸杞根皮、橘皮、杏仁、紫苏、白术、五味子、茯神。病后不得眠方二首：《集验》温胆汤、《古今录验》大竹叶汤。主药：半夏、橘皮、竹茹、枳实、黄芪、人参、知母、前胡、芍药。虚劳百病方五首：《广济》肾沥汤、《古今录验》彭祖丸、《经心录》钟乳散、《经心录》更生散、《经心录》陆抗膏。主药：茯苓、五味子、肉苁蓉、牛膝、防风、黄芪、五加皮、地骨皮、磁石、石斛、天雄、巴戟天、续断、天冬、菟丝子、人参、地黄、薯蓣、远志、蛇床子、山茱萸、杜仲、附子、牛髓。虚劳阴痿方七首：《广济》钟乳酒、范汪杜仲散、《备急》苁蓉丸、《备急》远志丸、文仲白粉干姜牡蛎散、文仲矾石蛇床子黄连散、

《经心录》雄娥散。主药：钟乳、附子、当归、石斛、人参、牡蛎、菟丝子、杜仲、蛇床子、远志、天雄、萆薢、苁蓉、续断、黄连、雄鹅、巴戟天、牛膝。虚劳小便利方五首：《深师》黄芪汤、《深师》黄芪建中汤、《深师》阿胶汤、《小品》黄芪汤、《必效》黄芪建中汤。主药：黄芪、茯苓、当归、人参、桑螵蛸、阿胶、远志、附子。

卷第十八论述脚气证治　脚气论二十三首：主药：无。论何以得之于脚，主药：无。论得已便令人觉否，主药：无。论风毒相貌，主药：无。论得之所由，主药：无。论冷热不同，主药：无。论须疗缓急，主药：无。论脉候法，主药：无。论肿不肿，主药：无。论须慎不须慎，主药：无。论善能疗者几日可瘥，主药：无。脚气服汤药色目方一十九首：《千金》第一竹沥汤、《千金》第二大竹沥汤、《千金》第三竹沥汤、《千金翼》谷白皮粥、崔氏瓜术姜汤、崔氏紫雪丹、崔氏金牙散、《必效》苍耳赤小豆煎、《必效》椒醋浆、《必效》单味白楮桑叶煎、《必效》半夏姜汤、苏恭云单味高良姜汤、苏恭云桃仁蒜豉酒、苏恭云香豉小便饮、苏恭云紫雪丹、苏恭云金牙散、《近效》附子甘草汤、《近效》单味桑条煎、《近效》单味桑枝煎。主药：秦艽、葛根、附子、麻黄、防己、防风、竹沥、桂枝、干姜、独活、白术、茵芋、乌头、当归、人参、川芎、蜀椒、桃仁、升麻、雄黄、朴硝、龙骨、巴豆、大黄、牛黄、附子、鬼臼、鬼督邮、黄芪、露蜂房、鬼箭羽、白薇、蜈蚣、蜥蜴、芜菁。脚气不随方五首：崔氏侧子石斛酒、崔氏地肌白皮散、崔氏小饮子、崔氏仲景八味丸、崔氏侧子干姜酒主药：侧子、石斛、磁石、独活、秦艽、防风、防己、桂枝、丹参、蜀椒、白术、地骨皮、麻黄、人参、蒺藜子、附子、薯蓣、川芎。风毒脚弱方六首：《千金》麻黄汤、《千金》独活汤、《千金》兼补厚朴汤、《千金》风引独活汤、《千金》防风汤、《千金》越婢汤。主药：麻黄、桂枝、防风、防己、独活、当归、人参、附子、乌头。中风方二首：唐侍郎大续命汤、唐侍郎小续命汤。主药：当归、川芎、桂枝、麻黄、石膏、人参、防风、黄芩。不仁不能行方三首：《千金》风引汤、《千金》小风引汤、《千金》金牙侧子酒。主药：麻黄、吴茱萸、独活、秦艽、石膏、白术、防风、防己、当归、人参、附子、石斛、侧子、牛膝、丹参、蒴藋、杜仲。因脚气续生诸病方四首：《千金》猪苓散、《千金》茯苓丸、《千金》淮南五柔丸、《千

金》麻仁丸。主药：人参、防风、泽泻、白术、野狼毒、大戟、苁蓉、猪苓、女葳、五味子、防己、甘遂、细辛、当归、大黄。大法春秋宜服散汤方六首：《千金》八风散、《千金》大八风散、《千金》大门冬煎、《千金》大鳖甲汤、《千金》小鳖甲汤、《千金》石斛秦艽散。主药：苁蓉、乌头、钟乳、薯蓣、续断、黄芪、麦冬、龙胆膝、杜仲、菖蒲、蛇床、地黄、附子、天雄、萆薢、巴戟天、白蔹、葳蕤、远志、石斛、牛膝、鹿角胶、鳖甲、犀角香、雄黄、升麻、黄芩、麻黄、羚羊角、薤白、秦艽、蜀椒、麻黄、细辛、杜仲。脚气呕逆不下食方二首，文仲生瓜白术甘草生姜汤、《延年》茯苓饮。主药：白术、紫苏、升麻、柴胡、槟榔。脚气疼不仁方二首：苏恭黄芪汤、苏恭侧子酒。主药：黄芪、人参、独活、川芎、防风、当归、桂枝、萆薢、防己、丹参、附子、地黄、侧子、丹参、牛膝、天雄。脚气冲心烦闷方二十四首：《广济》单味糜穄汁饮、《广济》槟榔生姜童尿饮、《广济》半夏生姜桂心槟榔汤、《广济》吴茱萸木瓜槟榔竹叶汤、《广济》射干丸、崔氏旋覆花汤、崔氏旋覆饮子、崔氏大犀角汤、崔氏犀角麻黄汤、崔氏独活犀角汤、崔氏香豉酒、文仲杏仁橘皮生姜牛乳煎、文仲吴茱萸竹叶汤、文仲吴茱萸木瓜汤、文仲吴茱萸槟榔木香犀角半夏生姜汤、文仲单味大豆汁饮、文仲半夏生姜汤、苏恭云犀角汤、《近效》单味槟榔仁、《近效》单味乌豆汤、《近效》青木香丸、《近效》赤茯苓丸、《近效》葶苈子散、《近效》白蒺藜丸。主药：槟榔、半夏、桂枝、吴茱萸、木瓜、射干、昆布、防己、青木香、旋覆花、白头翁、独活、葶苈、紫苏、麻黄、石膏、细辛、石斛、丹参、侧子、人参、射干、麦门冬、牛膝、葶苈子。岭南瘴气脚气酒汤散方一十三首：《千金》犀角旋覆花汤、《千金》大犀角汤、《千金》甘草犀角汤、《千金》单味蓖麻叶膏、《千金》单味乌特牛尿、《千金》麻黄半夏汤、《千金》大金牙酒、《千金》小金牙散、《延年》香豉栀子升麻汤、《延年》摊缓顽痹方、苏唐香豉酒、苏唐单味大豆酒、苏唐香豉犀角酒。主药：犀角、旋覆花、紫苏、桂枝、防己、防风、独活、麻黄、当归、蓖麻叶、射干、吴茱萸、附子、天雄、人参、苁蓉、黄芪、石南、地骨皮、五加皮、丹参、杜仲、萆薢、牛膝、狗脊、石斛、雄黄、蜈蚣、升麻。

卷第十九论述脚气证治　脚气肿满方二十九首：《千金翼》温肾汤、《千金翼》乌牛尿牛乳汤、《千金翼》单味猪肝片、崔氏大豆桑白皮槟榔茯苓汤、

崔氏麻豆方、崔氏乌豆汤、崔氏桃花散、崔氏大麻子赤小豆汤、文仲大麻子酒、文仲槟榔桑白皮汤、文仲槟榔壳汁饮、文仲大豆桑白皮煎、文仲徐王枳实散、文仲乌麻酒、文仲单味猪肉脍、文仲单味乌麻汤、文仲单味水煮杉、文仲小豆谷心汤、《救急》谷皮六味汤、《必效》大麻子小便煎、苏恭防己汤、唐侍中大槟榔汤、唐侍中葶苈丸、萧亮漏芦丸、萧亮牛蒡酒、萧亮漏芦洗方、萧亮犀角汤、萧亮寔方、《近效》黍穰小便汤。主药：桂枝、槟榔、乌豆、升麻、猪苓、丹参、枳实、白术、楮白皮、防己、芍药、独活、葛根、吴茱萸、紫苏、木瓜、葶苈子、牵牛子、泽漆叶、海藻、昆布、甘遂、漏芦、葳蕤、乌蛇脯、秦艽、黄芪、牛蒡根、磁石、白蔹、蒺藜子、槐白皮、五加根皮、干蓝。脚气肿满小便涩方三首：苏恭防己汤、苏恭槟榔大豆桑白皮汤、苏恭紫苏汤。主药：桑皮、防己、赤苓、麻黄、旋覆花、紫苏、槟榔、紫苏。脚气上气方五首，文仲硇砂牛膝细辛散、文仲单味野椒根酒、苏恭脚气散、唐槟榔汤、唐风引唐。主药：硇砂、牛膝、细辛、白术、槟榔、杏仁、附子、枳实、泽泻、茯苓、防风。脚气心腹胀急方四首：苏恭昆布丸、苏恭槟榔生姜橘皮杏仁汤、苏恭单味吴茱萸散、苏恭昆布茱萸丸。主药：昆布、射干、干姜、羚羊角、荜茇、吴茱萸、大黄、槟榔、白术、葶苈、枳实、旋覆花。脚气寒热汤酒方八首：《千金》甘草汤、《千金》常山甘草汤、《千金》白术膏酒、《千金》单味松叶酒、崔氏独活汤、《备急》菝葜松节酒、《备急》金牙酒、苏恭独活酒。主药：人参、桂枝、蜀椒、常山、白芷、当归、麻黄、五加皮、防风、附子、牛膝、独活、石斛、羚羊角、防己、茵芋、升麻、萆薢、侧子。脚气痹弱方七首：《肘后》单味豆豉酒、《肘后》独活附子酒、《肘后》硫黄牛乳汤、《肘后》硫黄汤、《千金》松脂散、苏恭独活散、苏恭防己散。主药：独活、附子、硫黄、牛膝、防己、黄芪、麻黄、当归、防风、丹参、磁石、升麻、青木香、桂枝、吴茱萸、槟榔。脚气痹挛方二首：《千金》石斛酒、《千金翼》防己汤。主药：石斛、丹参、防风、侧子、桂枝、羌活、秦艽、杜仲、五加皮、黄芪、茵芋、当归、牛膝、钟乳、防己、麻黄。风偏枯方二首：《深师》大八风汤、《古今录验》香豉散。主药：当归、乌头、黄芩、芍药、远志、独活、干姜、秦艽、生地。风四肢拘挛不得屈伸方五首，《千金》仲景三黄汤、《千金》麻子汤、《千金》白蔹薏苡汤、崔氏大豆蒸、《古今录验》西州续

命汤。主药：麻黄、独活、黄芪、防风、桂枝、白蔹、芍药、附子、牛膝、川芎、当归。风不仁方三首：《深师》茵芋酒、《深师》八风汤、《深师》犀角丸。主药：茵芋、踯躅花、乌头、天雄、防风、独活、当归、人参、雄黄、巴豆、蜈蚣、射罔、羚羊角、牛黄、鬼臼。风湿痹方四首：《千金》桂枝汤、《千金》草薢丸、《千金》白蔹散、《古今录验》六生散。主药：当归、防风、黄芩、秦艽、萆薢、牛膝、蛴螬、天雄、白术、地肤子、狗脊、茵芋、白蔹、附子、枸杞根、商陆根、乌头。风湿方九首：《深师》防己汤、《深师》四物附子汤、《深师》芍药甘草川芎附子汤、《深师》桂心麻黄芍药天冬杏仁汤、《古今录验》附子汤、《古今录验》天门冬汤、《古今录验》麻黄汤、《古今录验》七物独活汤、《古今录验》薏苡麻黄汤。主药：麻黄、附子、当归、防风、独活、川芎、桂枝、白术、薏苡、干姜。许仁则疗脚气方三首：许仁则吴茱萸汤、许仁则桑白皮丸、许仁则侧子丸。主药：吴茱萸、桂枝、桑皮、侧子、五加皮、丹参、续断、牛膝。论阴阳表里灸法三十七首：主药：无。灸脚气穴名，主穴：阳陵泉、绝骨、风市、昆仑、阳辅、上廉、条口、下廉、太冲、曲泉、复溜、太阴、太阴跷、承筋、涌泉、间使、膝眼。灸用火善恶补写法一首，主药：无。杂疗脚气方一十五首：《千金》防风汤、《千金翼》青丸、《必效》白杨皮酒、苏恭杏仁大枣香豆豉丸、苏恭冶葛膏、苏恭莽草丹皮膏、苏恭莽草膏、苏恭冶葛犀角膏、苏恭神明膏、苏恭半夏汤、苏恭半夏独活汤、苏恭槟榔汤、苏恭苍耳酒、苏恭单酿鼠黏根酒、苏恭独活酒。主药：防风、秦艽、独活、当归、防己、乌头、附子、葛根、蛇衔、茵芋、蜀椒、雄黄、鳖甲、藜芦、芫花、丹参、吴茱萸、踯躅花、桂枝、木瓜、槟榔、黄芪、天雄、侧子、牛膝、枸杞、磁石。

卷第二十论述水病证治 水肿方一十三首：范汪疗水肿方、葶苈丸、郁李核丸、大槟榔丸、《小品》疗水肿方、桃皮酒、麝香散、商陆膏、《集验》疗水肿方、疗水肿猪肾散、《千金翼》疗水肿方、《必效》疗水肿方、单味苦瓠丸。主药：葶苈子、甘遂、海藻、桂枝、大黄、通草、石韦、槟榔、附子、麻黄、黄芪、茯苓、防己、芫花、商陆。水病方七首：范汪疗水病方、苦酒盐豉角木叶饮、乌豆桑白皮丸、干香薷丸、单味鲤鱼方、《古今录验》防己大黄丸、牛黄桂枝丸方。主药：黄连、桑皮、香薷、防己、大黄、人参、葶苈、桂枝、椒目。十水方三首：《古今录验》十

水丸、《古今录验》大戟丸、《古今录验》大黄丸。主药：椒目、大戟、葶苈、甘遂、连翘、芫花、泽漆、桑皮、巴豆、大黄。大腹水肿方五首：《肘后》防己甘草葶苈子丸、《肘后》牛尿商陆香薷煎、《肘后》牵牛厚朴酒饮、《千金》牛黄昆布丸、崔氏大枣葶苈杏仁膏。主药：防己、葶苈、商陆、香薷、牵牛子、厚朴、昆布、海藻、桂心。风水方八首：《深师》木防己汤、《深师》大豆汤、《深师》香薷术丸、崔氏楮白皮桑白皮汤、《古今录验》越脾汤、《古今录验》单味商陆根饮、《古今录验》甘遂丸、《古今录验》麻黄汤。主药：防己、防风、麻黄、香薷、桑皮、紫苏、商陆、甘遂、葶苈、桂枝。水蛊方四首：《肘后》水蛊方、《肘后》鼠尾草马鞭草丸、文仲水蛊方、文仲巴豆杏仁丸。主药：白茅根、鼠尾草、马鞭草、巴豆、杏仁。卒肿满方五首：《肘后》单味香薷饮、《肘后》商陆根羊肉方、范汪单味鲤鱼酒方、范汪单味车下李汤、《备急》蘋蕫方。主药：香薷、商陆根、鲤鱼、车下李。肿入腹苦满方三首：《肘后》大戟乌翅白术丸、《肘后》葶苈椒目茯苓吴茱萸丸、《肘后》鲤鱼汤。主药：大戟、乌翅、白术、葶苈、椒目、吴茱萸、桑白皮、泽泻。水通身肿方一十一首：《千金》麻子汤、《千金》大麻子赤小豆汤、《千金》吴茱萸丸、《千金》苦瓠丸、《千金》苦瓠葶苈丸、《千金》葶苈桃仁丸、《千金》大枣苦瓠丸、《千金》姜石牛尿汤、《千金》泽漆根汤、《古今录验》白前汤、《古今录验》小消化水丸。主药：商陆、附子、葶苈子、人参、紫菀、芫花、甘遂、大黄。水气肿鼓胀方三首：《千金翼》茛菪丸、《救急》葶苈茯苓丸、《古今录验》葶苈椒目丸。主药：茛菪子、羚羊肺、葶苈子、茯苓、吴茱萸、椒目、甘遂、芒硝。小肿咳逆上气方三首：《深师》白前汤、《古今录验》泽漆根汤、《古今录验》防己煮散。主药：白前、紫菀、半夏、泽漆根、桂心、人参、白术、茯苓、吴茱萸、杏仁、葶苈、瓜蒌、麦冬、防己、泽漆叶、石韦、泽泻、郁李仁、丹参、桑白皮。气兼水身面肿方三首：张文仲桑根白皮橘皮汤、《古今录验》橘皮郁李仁丸、《古今录验》杏仁苏子丸。主药：桑皮、海藻、昆布、茯苓、葶苈、防己、杏仁、白前。水气方六首：范汪豆酒煎、范汪蒲黄酒饮、范汪木防己汤、崔氏单味葶苈子丸、崔氏葶苈子大枣丸、《近效》商陆根粟米汤。主药：蒲黄、防己、桂心、茯苓、黄芪、白术、芍药、葶苈子、商陆根。皮水方三首：《深师》木防己汤、范汪甘草麻黄汤、《古今

录验》越婢汤加术。主药：防己、黄芪、桂心、茯苓、麻黄、白术、石膏。水肿从脚起方四首：《肘后》单味小豆汤、《肘后》楠桐木汤、范汪单味豚肝方、范汪单味葱叶方。主药：小豆、楠木、桐木、猪肝、葱叶。水癥方二首：《深师》海藻丸、范汪水癥丸。主药：海藻、椒目、芒硝、葶苈、大黄、甘遂、桂心、附子、茯苓、大戟、松萝、干姜、踯躅花、细辛、半夏、藜芦、丹参、巴豆、苦参、雄黄、乌头、野狼毒、野葛。水瘕方一首：《古今录验》单味蓖麻方。主药：蓖麻。石水方二首：《集验》大豆桑根白皮汤、《千金》桑根白皮射干汤。主药：大豆、防己、桑白皮、白术、泽漆叶、射干、泽汤、茯苓。暴肿满方四首：《集验》单味大豆散、《集验》单味巴豆汤、《备急》单味桑白皮汤、《古今录验》泽漆汤。主药：巴豆、泽漆、知母、海藻、丹参、秦艽、防己、大黄、青木香。气满胸急方八首：《古今录验》茯苓杏仁橘皮汤、《古今录验》茯苓杏仁煎、《古今录验》甘遂茯苓汤、《古今录验》桑根白皮郁李仁汤、《古今录验》桑白皮橘皮汤、《古今录验》养肾桑根白皮汤、《古今录验》猪肾桑根白皮汤、《古今录验》大枣乌梅汤。主药：苏子、芍药、白前、五味子、甘遂、茯苓、杏仁、泽漆叶、黄芩、泽泻、郁李仁、朴硝、桑白皮、郁李仁、茅根、李根白皮、黄芪、玄参。虚热及先服石风水肿方三首：《集验》葱豆洗汤、《集验》猪蹄洗汤、《古今录验》葱白膏。主药：蒺藜子、菥蓂子、蘋蕫、巴豆、猪蹄、黄柏、葶苈子、青木香、莽草、丹参、生蛇衔。三焦决漏水方二首：《深师》大麝香丸、《古今录验》鲤鱼汤。主药：麝香、雄黄、甘遂、芫花、鲤鱼、茯苓、泽漆、人参、泽泻。男女新久肿方三首：范汪单味大豆汤、《千金》大豆煎、《千金》单味楮枝皮汤。主药：黑大豆、楮枝皮。水肿小便涩方三首：《广济》海蛤丸、崔氏桑根白皮泽漆汤、《古今录验》杏仁橘皮丸。主药：昆布、茯苓、防己、海蛤、郁李仁、桑白皮、泽漆、槟榔、杏仁、大黄、葶苈子、白术、玄参。上气大便涩方二首：崔氏葶苈牵牛丸、崔氏杏仁干姜汤。主药：葶苈子、牵牛子、杏仁、硝、干姜。病杂疗方十首：《千金翼》鲤鱼炙、《千金翼》单味谷楮叶方、崔氏单味红蓝花方、崔氏单味苦瓠子方、张文仲养胃汤、《备急》小女曲散、《古今录验》桑酒汤、《古今录验》桑根白皮桂心汤、《传效》鲤鱼汤。主药：鲤鱼、楮叶、红蓝花、苦瓠、白术、干姜、椒目、附子、桑白皮、人参、紫菀、防己。

卷第二十一论述眼疾证治　天竺经论眼序一首，主药：无。叙眼生起一首，主药：无。出眼疾候一首：大黄丸。主药：无。眼疾品类不同候一首：车前空青丸。主药：无。眼将节谨慎法一首：补肝丸。主药：无。眼暴肿痛方一十首：谢道人决明子石膏汤、苦竹叶柴胡汤、秦皮黄连汤、细辛蕤核汤、单味地骨皮盐煎、前胡芍药汤、半夏生姜汤、甘草粟米汤、大黄汤、单味大黄方。主药：决明子、升麻、栀子、地肤子、茺蔚子、干蓝叶、芒硝、车前草、柴胡、蛇街、黄连、秦皮、地骨皮、青葙子、乌梅、芦根、大黄、黄芩。目赤痛方二十一首：《广济》蚌蛤盐碌方、《广济》猪胆盐碌方、《深师》黄连煎、《集验》甘竹叶乌梅汤、《集验》蕤核竹叶汤、《删繁》竹叶汤、《千金》杏仁青钱盐汤、《千金翼》单味杏仁方、《千金翼》杏仁脂盐碌方、《千金翼》单味硇砂方、张文仲东壁上土方、《传效》石盐人乳方、《延年》黄连秦皮汤、《延年》前胡黄连汤、《延年》蕤仁黄芩汤、《延年》前胡防风汤、《延年》竹叶饮、《延年》竹叶麦地骨皮汤、《近效》单味硝石、《近效》单味秦皮、《近效》生石蜜朱砂。主药：黄连、竹叶、乌梅、蕤核仁、栀子、车前草、秦皮、前胡、黄芩、栀子、决明子、防风、犀角屑、升麻、地骨皮、石决明、乌贼骨。胎赤久赤方七首：《千金》单位槐木枝、崔氏生乌麻油熟艾方、崔氏胡粉蕤仁、崔氏古字钱盐、《必效》铜鐷锣石盐、《必效》生油生猪脂胡粉、《救急》黄连大枣盐。主药：槐木、熟艾、杏仁、黄连、胡粉、蕤仁。目暴卒赤方六首：《肘后》单位盐汤、《肘后》单味荆木汁、《肘后》竹叶黄连钱煎、《深师》鲤鱼胆黄连汤、《必效》鸡舌香干枣黄连煎、《必效》蕤仁黄连鸡子白汤。主药：竹叶、黄连、鲤鱼胆、黄连、蕤仁。目痒方四首：《肘后》单位干姜、《肘后》单味盐、《文仲》盐乌贼骨煎、《文仲》黄连丁香煎。主药：干姜、乌贼鱼骨、黄连、丁香、柏皮、蕤仁。目中风肿方五首：《肘后》单味矾石丸、《肘后》单味头垢、《肘后》枸杞根白皮鸡子壳、范汪单味薤白、《集验》单味枸杞汁。主药：矾石、枸杞根、薤白、枸杞。眼热疹痛赤肿方三首：《删繁》大枣煎、《删繁》车前草汤、张文仲黄连黄柏丸。主药：黄连、淡竹叶、车前草、干蓝、黄柏、蕤仁、芒硝。眼暗令明方一十四首：《广济》杏仁盐、《小品》黄连洗汤、《集验》单位槐子、《删繁》防风补煎、《千金》补肝散、《千金》单味白瓜子、《千金》神曲丸、《千金翼》泻肝汤、《千金

翼》补肝丸、《千金翼》单味蔓菁子、《延年》单味黍米、《必效》洗眼汤、《必效》青葙子丸、《近效》石胆波斯盐粉。主药：杏仁、黄连、秦皮、蕤仁、防风、细辛、川芎、白鲜皮、独活、地肤子、地黄、磁石、朱砂、干蓝、枳实、细辛、蒺藜子、车前子、菟丝子、茺蔚子、青葙子、决明子、大黄、蔓菁子、秦皮、薪蓂子。失明方六首：《肘后》单味蒺藜子、《深师》决明散、《千金》青羊肝补肝散、《千金》补肝散、《千金》单味胡麻、《千金》单味蔓菁花。主药：蒺藜子、决明子、细辛、钟乳、云母粉、蔓菁花。青盲及盲方六首：《深师》单味猪胆丸、《深师》黄牛肝散、《深师》补肝散、《深师》调肝散、《深师》鲤鱼脑胆、《必效》蔓菁子散。主药：猪胆、黄牛肝、土瓜根、羚羊角、蕤仁、细辛、车前子、干姜、甘遂、桂心、附子、黄连、当归、干漆、贝齿、猪苓、白术、地黄、丹参、防风、黄芪。雀目方四首：《广济》地肤子丸、《广济》柏皮散、崔氏单味地衣草、《千金翼》单味猪肝。主药：地肤子、决明子、柏白皮、乌梅肉、细辛。目肤翳方一十四首：《深师》胡粉、《深师》贝子空青粉、《深师》单味白鱼末、《千金》乌贼鱼骨铅丹、《千金》单味贝齿、《千金》雄雀屎人乳、《千金》洗眼汤、《千金翼》真朱散、《千金翼》七步散、崔氏贝齿豆豉苦酒汤、崔氏枸杞车前子叶、崔氏单味楮白皮、《延年》车前子决明子丸、谢道人珊瑚琥珀散。主药：矾石、乌贼骨、贝齿、秦皮、黄柏、决明子、黄芩、黄连、蕤仁、栀子仁、朱砂、真珠、珊瑚、紫贝、马珂、琥珀、石胆、枸杞、车前子、桑叶、楮白皮、玄参、沙参、瞿麦、地骨皮、蓝实、紫贝。晕翳方四首：《延年》柴胡茯苓汤、《延年》黄连决明子丸、《延年》决明子黄连散、《延年》单味秦皮。主药：柴胡、茯苓、枳实、决明子、瞿麦、黄连、蕤仁、车前子、黄芩、沙参、人参、地骨皮、茯神、秦皮、泽泻、黄柏。生肤息肉方七首：《肘后》贝齿真珠粉、《删繁》洗肝干蓝饮、《千金》驴脂石盐、《千金翼》矾石散、崔氏光明朱砂硇砂、《必效》黄连竹叶煎、谢道人大黄黄芩散。主药：贝齿、真珠、干蓝、车前子、竹叶、秦皮、细辛、决明子、蕤仁、朱砂、黄连、大黄、黄芩、人参、防风、石胆。目风泪出方六首：《深师》鸡舌香丸、《深师》鸡距丸、《深师》贝齿决明子汤、《集验》乳汁煎、崔氏苦酒古钱煎、《深师》单味石盐。主药：鸡舌香、黄连、干姜、蕤仁、胡粉、矾石、贝齿、决明子。眣目方八首：《广济》甑带灰、《广济》瞿麦散、《广济》单味猪膏、

《广济》大麦汁、《肘后》书墨、《肘后》盐豉、《深师》单味地肤白汁、《千金翼》单味椎羊鹿筋。主药：瞿麦、干姜、地肤白、椎羊鹿筋。肝气不足方二首：《千金翼》甘草防风汤、《千金翼》补肝汤。主药：防风、细辛、柏子仁、茯苓、蕤仁、桂心、黄芩、人参。肝实目痛方二首：《删繁》泻肝前胡汤、《删繁》生地黄煎。主药：前胡、秦皮、细辛、栀子、黄芩、升麻、蕤仁、决明子、芒硝、竹叶、车前草、生地黄、玄参、芍药。眼杂疗方二十首：《广济》决明汤、《广济》黄连苦参丸、《肘后》越燕矢真丹干姜散、《小品》秦皮汤、《集验》单味羊胆、《集验》竹叶柏白皮黄连煎、《删繁》竹沥泄热汤、《千金翼》单味芜菁子、《千金翼》石膏生地汤、文仲单味葫叶、《必效》朱砂散、《近效》竹叶干葛汤、《近效》蕤仁胡粉散、《近效》单味千岁藁叶、《近效》石胆波斯盐碌、《近效》前胡麦门冬汤、《近效》鼢鼠青木香散、《近效》单味生男乳汁、《近效》秦皮汤。主药：决明子、升麻、柴胡、黄芩、车前草、黄连、苦参、蕤仁、秦皮、竹沥、麻黄、大青、人参、玄参、升麻、知母、石膏、芜菁子、朱砂、地骨皮、石决明、乌贼骨、防风、葛根、青木香、大黄、白蔹。

卷第二十二论述耳鼻牙齿唇口舌喉咽病证治

耳聋方二十二首：《广济》生地杏仁粉、《广济》松脂巴豆膏、《集验》杏仁葶苈盐末煎、《集验》附子瓜子杏仁散、《千金》醋煎附子、《千金》巴豆皮炼松脂丸、《千金》单味鲤鱼脑、《千金》雄黄硫黄方、《千金》烧铁酒饮、《千金》蓖麻子大枣丸、《千金》芥子男乳汁、《千金》单味泥饼子、《千金》单味箭竿竹、崔氏波律膏枫木脂丸、《备急》菖蒲巴豆丸、《备急》菖蒲散、《备急》磁石菖蒲丸、《救急》青木香酒胡麻油煎、《必效》单味神明膏、《必效》单味杏仁、《必效》鸡矢白乌豆汤、《必效》羊新湿粪杏子脂石盐末散。主药：地黄、杏仁、巴豆、松脂、麻子仁、葶苈子、附子、瓜子、雄黄、硫黄、蓖麻子、芥子、波律膏、枫木脂、菖蒲、磁石、通草、薰陆香、鸡屎白、乌豆。风聋方三首：崔氏八角附子方、《古今录验》鱼脑膏、《古今录验》附子菖蒲散。主药：附子、鲤鱼脑、当归、菖蒲、细辛、白芷、附子。耳聋有脓方三首：《千金》乌贼鱼骨釜底墨散、《千金》鱼膏桂方、《必效》鲤鱼肠酢。主药：乌贼骨、釜底墨、附子、禹余粮、龙骨、伏龙肝、鲤鱼肠。久聋方五首：《广济》蓖麻子杏仁散、《肘后》铁水饮、《肘后》茱萸巴豆干姜

方、《肘后》柘根汤、《古今录验》天雄鸡子附子方。主药：蓖麻子、杏仁、桃仁、巴豆、附子、薰陆香、磁石、菖蒲、通草、柘根、天雄。耳鸣方六首：《广济》巴豆桃仁松脂丸、《广济》吴茱萸巴豆散、《肘后》单味生地黄、《千金》当归细辛煎、《千金》通草细辛散、《千金》单味生乌头。主药：巴豆、桃仁、松脂、吴茱萸、石菖蒲、磁石、细辛、当归、细辛、防风、附子、川芎、白芷、通草、矾石、独活。耳方一十首：《广济》菖蒲膏、《广济》单味车辖脂、《广济》黄连龙骨散、《肘后》单味釜灰、《肘后》附子葱方、《肘后》单味桃仁、《肘后》黄连附子散、《肘后》釜灰猪膏方、《集验》矾石乌贼骨黄连龙骨散、《千金》黄矾石乌贼鱼骨散。主药：菖蒲、野狼毒、附子、磁石、矾石、黄连、龙骨、白蔹、赤石脂、乌贼骨、桃仁。耳卒疼痛方三首：《肘后》单味盐、《备急》单味杏仁、《广济》菖蒲附子方。主药：杏仁、菖蒲、附子。耳卒肿方二首：《肘后》单味矾石、《备急》瓜蒌根猪脂方。主药：矾石、瓜蒌根。通耳中脓方二首：《广济》矾石散、《广济》白矾花燕脂散。主药：白矾、麻勃、青木香、松脂、红蓝花胭脂。虫入耳方九首：《广济》黄芪干姜蜀椒散、《肘后》椒酒方、《肘后》单味温汤、《肘后》单味蓝青汁、《千金》单味桃叶、《千金》单味葱涕、崔氏酢麻油人尿酢酪、《备急》铜钱猪膏煎、《备急》两刀相敲声。主药：黄芪、干姜、蜀椒、地黄、桃叶。蜈蚣入耳方三首：《肘后》木叶盐方、《肘后》炙豚肉、《千金》炙猪肉。主药：木叶、炙猪肉。蚰蜒入耳方三首：《肘后》单味胡麻、《肘后》单味水银、《备急》单味牛酪。主药：胡麻、水银、牛酪。蚁入耳方二首：《肘后》单味陵鲤甲、《备急》炙猪脂。主药：陵鲤甲、炙猪脂。耳杂疗方八首：《广济》菖蒲通草磁石渍酒、《广济》黄芪升麻丸、《广济》青木香防己散、《千金》菖蒲杏仁散、《千金》单味黄矾、《千金》单味蚯蚓、《千金翼》丹参蜀椒煎、崔氏磁石菖蒲汤。主药：菖蒲、磁石、黄芪、升麻、犀角、栀子、玄参、人参、大黄、青木香、黄芩、芒硝、防己、白蔹、细辛、杏仁、丹参、蜀椒、川芎、附子、巴豆、桂枝、瞿麦、山茱萸、独活。鼻中息肉方十首：《肘后》矾石通草真珠散、《肘后》单味陈瓜蒂、《肘后》矾石胡粉散、《肘后》细辛瓜蒂散、《小品》通草散、《千金翼》矾石藜芦瓜蒂附子散、崔氏单味矾石、《必效》细辛附子散、《古今录验》通草散、《古今录验》生地胆细辛白芷散。主药：矾石、

通草、真珠、藜芦、附子、甘遂、蕤仁、雄黄、皂荚、巴豆、菌茹、地榆、白芷。鼻齆方五首:《千金》甘遂通草细辛附子散、《千金》单味皂荚、《千金》单味干姜、《千金》单味铁石桑、《千金》单味新汲水。主药:甘遂、通草、细辛、附子、皂荚、干姜。肺寒鼻齆方二首:《删繁》干枣补肺煎、《删繁》细辛蜀椒煎。主药:杏仁、细辛、蜀椒、桂枝、川芎、吴茱萸、皂荚、附子。鼻室塞不通利方七首:《小品》香膏方、《千金》单味蒺藜、《千金》单味小蓟、《千金》单味瓜带、《古今录验》香膏方、《古今录验》细辛皂荚散、《古今录验》皂荚散。主药:白芷、当归、川芎、细辛、辛夷、通草、桂枝、小蓟、青木香、蕤核仁、皂荚、蜀椒、附子、菖蒲。鼻塞常清涕方二首:《肘后》杏仁附子细辛膏、《必效》细辛蜀椒膏。主药:杏仁、附子、细辛、蜀椒、干姜、川芎、吴茱萸、皂荚。鼻生疮及疳虫蚀方九首:《千金》铜箸醋、《千金》单味人屎灰、《千金》烧祀灶饭、《千金》牛狗骨灰猪脂散、《千金》单味杏仁、《千金》乌牛耳垢、《千金》单味故马绊、《千金》单味牛鼻头津、《必效》矾石生地苦参汤。主药:杏仁、矾石、生地、苦参。牙疼方七首:《广济》巴豆方、崔氏乌头独活煎、张文仲独活莽草酒饮、《救急》莽草细辛汤、《必效》单味皂荚子酢、《必效》桃李槐汤、奖君白羊皮地骨皮煎。主药:巴豆、细辛、乌头、独活、细辛、附子、枳根皮、皂荚子、白杨皮、地骨皮、地黄、苍耳子。齿痛方一十一首:《广济》石胆敷、《集验》单味鸡屎白、《集验》川芎细辛散、《集验》独活黄芩汤、《集验》单味白马尿、张文仲单味牛膝根、张文仲蜀椒矾石煎、《备急》单味胡荽子、《备急》单味马夜屎、《古今录验》单味杨柳细白皮、《古今录验》独活川芎煎。主药:石胆、川芎、细辛、防风、矾石、附子、藜芦、莽草、独活、黄芩、当归、荜茇、丁香、牛膝、蜀椒、鸡舌香。齿疼方四首:《千金》鸡屎白醋渍、《千金》生地蒜散、《千金》单味驴尿、姜生附子胡椒荜拔散。主药:生地、附子、胡椒、荜茇。牙齿疼痛方八首:《广济》肥松节细辛汤、《广济》单味槐白皮、《备急》单味枯竹、《必效》防风附子散、《必效》单味独头蒜、《必效》矾石散、《必效》单味莨菪子、《必效》独活生地骨白皮汤。主药:肥松节、细辛、蜀椒、胡桐律、槐白皮、防风、附子、莽草、矾石、藜芦、干姜、白术、蛇床子、莨菪子、独活、地骨皮、枫柳皮。齿方四首:《广济》石黛散、《广济》紫蓝灰、《广济》单味牧姓草、《必效》

细辛当归散。主药:虾蟆、石黛、甘皮、紫蓝、细辛、当归、蛇床子、青葙子。齿风疼痛方三首:蜀椒莽草白术汤、《救急》单味苍耳、《古今录验》川芎汤。主药:蜀椒、白术、郁李根、独活、川芎、细辛、防风、苍耳、附子。龋齿方七首:《广济》虾蟆石黛散、《集验》单味松脂、《集验》鸡舌香汁、《千金》白附子知母散、《千金》白马悬蹄、张文仲单味郁李根、《备急》单味皂荚。主药:虾蟆、石黛、细辛、熏黄、白附子、知母、川芎、高良姜、皂荚。齿虫方五首:《小品》腐棘刺漱汤、《删繁》单味莨菪子、《删繁》椒汤、《删繁》附子塞虫孔丸、《必效》雄黄枣膏丸。主药:棘针、莨菪子、蜀椒、矾石、桂枝、附子、雄黄。风齿方四首:《集验》单味莽草、《集验》椒枳根皮汤、《备急》单味独活、《备急》杉叶汤。主药:莽草、蜀椒、枳根皮、细辛、菖蒲、牛膝、杉叶、川芎。风齿根出方二首:《广济》石黛细辛散、苦参大黄丸。主药:石黛、细辛、菖蒲、香附子、当归、青木香、胡桐律、青葙子、苦参、大黄、黄芩、枳实、地骨皮、玄参、黄连。风齿口臭方二首:《广济》川芎汤、《广济》单味川芎。主药:川芎、当归、独活、细辛、白芷。牙齿风龋方三首:《延年》单味鼠黏子、《延年》单味薏苡根、《延年》郁李根白皮细辛汤。主药:鼠粘子、薏苡根、郁李根皮、细辛。牙齿疼风虫俱疗方五首:《广济》独活防风丸、《广济》熏黄莽草散、《广济》脂松脂皂荚汤、崔氏细柳大豆酒渍、《必效》蜂巢椒煎。主药:独活、防风、川芎、细辛、当归、沉香、鸡舌香、零陵香、黄芩、升麻、熏黄、莽草、羊脂、蜀葵茎、肥松脂、皂荚、柳枝、蜂窠、蜀椒。风冲牙齿摇动方二首:《延年》李根白皮苍耳子汤、《延年》川芎细辛汤。主药:郁李根、苍耳子、川芎、细辛、防风、薏苡根。疳虫食齿方一十首:《千金》单味角蒿、《千金》蚯蚓粪水猪脂、《千金》单味盐、《千金》伏龙肝盐、《千金》单味皂荚、《千金》单味麻子、《千金》黑羚羊脂莨菪子方、张文仲大酢枸杞白皮汤、姜生好牛酥蜜蜡雄黄煎、姜生升麻白芷散。主药:角蒿、蚯蚓粪、伏龙肝、皂荚、黑羚羊脂、莨菪子、雄黄、朱砂、藁本、藜芦、杏仁、川芎、白芷、鳗鲡鱼、升麻、细辛、沉香、寒水石。齿痛有孔方四首:《备急》单味莨菪子、《古今录验》莽草汤、《古今录验》单味雄雀屎、姜生附子蜜蜡丸。主药:莨菪子、莽草、蜀椒、雄雀屎、附子。齿挺出及脱落方五首:《广济》郁李根汤、崔氏养肾脂泔淀煎、崔氏青黛雄黄散、张文仲单味生地、《备急》单味地黄。主药：郁李根、川芎、细辛、生地黄、羊肾脂、青黛、熏黄、朱砂、莨菪子、青矾石、黄矾石、白矾石、附子、苦参、藜芦、麝香。齿间血出方三首：《千金》竹叶盐汤、《千金》单味童子小便、《备急》单味盐。主药：竹叶、童子小便、盐。齿血不止方四首：《千金》生竹皮酒渍、《千金》生竹茹醋浸、《千金》细辛甘草醋汤、《千金》单味矾石。主药：生竹皮、生竹茹、细辛、矾石。齿肿方二首：《千金》松叶盐酒汤、《千金》黄芩甘草汤。主药：松叶、盐、黄芩、甘草、桂心、当归、细草、蛇床子。牙疼痛及虫方三首：《必效》单味朽骨、《必效》露蜂房细辛汤、《必效》蒴藋蜀椒汤。主药：露蜂房、细辛、蒴藋、蜀椒、吴茱萸、独活、乌贼骨、桃胶。牙齿杂疗方六首：《集验》生地桂心汁、《删繁》川芎散、《千金》当归桂心汤、张文仲矾石干姜散、张文仲单味矾石、《古今录验》单味生地黄。主药：地黄、桂心、芎、白芷、杜衡、当归、矾石、干姜、藜芦、蛇床子、细辛、蜀椒、防风。紧唇方七首：《广济》水银膏、《广济》石硫黄膏、《千金》青布灰酒服、崔氏膝头垢、崔氏屠儿肉机垢、崔氏袿灰、崔氏单味马芥。主药：水银、熏黄、苦参、细辛、硫黄、白矾、朱砂、麝香、黄柏。沈唇疮烂方五首：《肘后》鲤鱼血墨、《集验》单味青布卷、《集验》乱发蜂房六畜猪脂膏、《集验》鳖甲头垢灰、《集验》矾石胡粉散。主药：鲤鱼血、蜂房、六畜毛、鳖甲、矾石。唇疮方三首：《肘后》头垢、《肘后》东壁土、《千金》单味胡粉。主药：头垢、东壁土、胡粉。口疮方一十一首：《广济》龙胆黄连煎、《广济》升麻大青含煎、《广济》升麻大青丸、《集验》升麻黄柏大青含汤、《集验》芦根黄柏漱口汤、《千金》生牛膝漱口煎、《必效》黄芩芍药含煎、《古今录验》细辛甘草汤、《古今录验》黄芩汤、《古今录验》大青山栀子汤、《古今录验》升麻散。主药：龙胆、黄连、升麻、大青、竹叶、射干、栀子、黄柏、蔷薇皮、玄参、苦参、芦根、牛膝、黄芩、羚羊角。口疮久不瘥方二首：《千金》单味蔷薇根汤、《千金》单味角蒿灰。主药：蔷薇根、角蒿。口吻疮方三首：《千金》楸白皮贴、《千金》葵根灰、《千金》炙白杨枯枝。主药：楸白皮、白杨枯枝。口干燥方五首：《删繁》甘草丸、《千金》单味石膏、《千金》猪肪脂醋渍、《千金》酸枣酸石榴子丸、张文仲干枣肉甘草丸。主药：人参、半夏、乌梅、石膏、石榴子、葛根、麦冬、瓜蒌。口臭方九首：《千金》桂心甘草散、

《千金》甘草川芎散、《千金》细辛汤、《千金》橘皮桂心散、《千金》醋大豆汁、《千金》细辛豆蔻散、《千金》栀子甘草丸、《千金》川芎白芷丸、《古今录验》甘草细辛散。主药：桂枝、细辛、川芎、白芷、木兰皮、豆蔻、栀子。舌论一首，主药：无。舌本缩口噤方二首：《删繁》独活解噤膏、《删繁》生艾叶薄法。主药：独活、川芎、天雄、防风、蜀椒、莽草、细辛、李根皮。舌上疮方二首：《千金》柴胡升麻煎、《千金》猪膏甘草蜜煎。主药：柴胡、升麻、栀子、芍药、通草、黄芩、大青、杏仁、石膏。咽喉舌诸疾方三首：《千金》松子苦芥子贴、《千金》麦面苦酒贴、《小品》单味鸡子。主药：松子、苦芥子、生乌、升麻、通草、羚羊角、芍药、蔷薇根、地黄、艾叶、牛角、马鞭草、香薷汁。口唇舌鼻杂疗方一十一首：《广济》石硫黄干漆文蛤散、《删繁》升麻泄热煎、《千金》戒盐黄柏丸、《千金》升麻煎、《千金》乱发灰故絮灰黄连散、《千金》单味八月蓝、《千金》单味鸡舌香、《千金》腊月猪脂煎、《千金》桃仁猪脂贴、张文仲矾石桂心散、《必效》釜下煤盐散。主药：硫黄、干漆、升麻、射干、黄柏、竹叶、大青、芦根、蔷薇根、玄参、地黄、黄芩、人参、大黄、桃仁、桑树汁、蒲黄、槐花。

卷第二十三论述瘿瘤咽喉病瘰证治　瘿病方一十八首：《肘后》海藻酒、《肘后》昆布海藻丸、深师桂心昆布散、深师海藻龙胆散、《小品》小麦酒渍、《集验》柳根汤、崔氏海藻散、崔氏秫米汤、张文仲昆布松萝丸、张文仲昆布海藻丸、张文仲昆布海藻酒浸、张文仲小麦米醋渍昆布散、张文仲槟榔仁马尾海藻丸、《救急》单味鼠黏草根、《古今录验》问竟羯羊靥散、《古今录验》羊靥大枣丸、《古今录验》单味羊靥、《古今录验》海藻散。主药：海藻、桂枝、昆布、龙胆草、海蛤、土瓜根、半夏、贝母、槟榔、鼠粘草根、羯羊靥、白蔹。气瘿方九首：《广济》昆布丸、《广济》昆布吴茱萸丸、《广济》昆布菘萝丸、《广济》昆布马尾海藻散、深师苏子膏、崔氏昆布海藻丸、崔氏海藻酒渍、《必效》白头翁昆布丸、《古今录验》小麦昆布汤。主药：昆布、通草、羊靥、海蛤、海藻、犀角、吴茱萸、人参、葶苈子、麦冬、连翘、大黄、当归、蜀椒、龙胆草、海蛤、熏黄、白头翁、玄参、白蔹、半夏。五瘿方八首：深师五瘿丸、范汪昆布海蛤散、《千金》海藻龙胆散、《千金》菖蒲海蛤散、《千金》小麦面海藻散、《千金翼》海藻昆布散、《千金翼》单味昆布、《千金翼》海藻小麦面散。主药：昆

布、海蛤、海藻、白蔹、半夏、菖蒲、细辛、土瓜根、白蔹。灸瘿法一十三首，主穴：肺俞、云门、胸堂、天府、冲阳、天瞿、通天、中封、耳后。瘤方三首：深师吴茱萸矾石散、深师生肉膏、《千金翼》灸獐鹿肉。主药：吴茱萸、川芎、当归、大黄、黄连、白蔹、黄芩、附子、白芷。白瘤及二三十年瘤方二首：《千金翼》白矾硫黄散、《千金》陷肿散。主药：硫黄、乌贼骨、白石英、丹参、琥珀、大黄、附子。喉痹方二十一首：《广济》马兰跟升麻汤、《广济》马蔺子牛蒡子散、《肘后》单味巴豆、《肘后》单味杏仁、《肘后》单味矾石、《肘后》生地黄蜜煎、《肘后》射干当归汤、单味剥葫、《肘后》菖蒲根酒饮、《肘后》单味射干、《肘后》单味升麻、《肘后》单味桔梗、《肘后》芥子水蜜滓、《肘后》桔梗甘草汤、《肘后》单味马蔺根、《古今录验》鸡子汤、《古今录验》射干丸、《肘后》射干汤、《近效》单味附子方、《近效》单味朴硝、《近效》单味附子。主药：马兰根、射干、玄参、马蔺子、牛蒡子、当归、白芷、朴硝。咽喉中闭塞方三首：《广济》升麻通草汤、《广济》单味生鸡子、《广济》单味马蔺根叶主药：升麻、通草、黄柏、玄参、麦门冬、前胡、芒硝、马蔺根叶。喉舌生疮烂方八首：《肘后》淳苦酒、《肘后》酒渍荷根、《肘后》杏仁甘草散、《肘后》矾石黄连散、《肘后》黄连汤、张文仲牛膝根酒渍、张文仲单味黄柏、《备急》蔷薇根汤。主药：襄荷根、杏仁、黄连、矾石、牛膝根、黄柏、蔷薇根。咽喉生疮方四首：《广济》生地竹茹汤、《千金》猪膏白蜜黄连煎、《千金》当归射干膏、《古今录验》升麻汤。主药：竹茹、玄参、鸡苏、升麻 麦冬、黄连、当归、射干、石膏、丹皮。咽喉肿方五首：《肘后》单味蘸苦酒和、《肘后》单味薏苡仁子、《延年》鼠粘根汤、《古今录验》羚羊角豉汤、《古今录验》五香汤。主药：薏苡仁、鼠粘根、犀角、羚羊角、芍药、升麻、沉香、熏陆香、麝香、青木香、鸡舌香。喉卒塞痛及卒毒攻痛方三首：范汪败笔浆饮、文仲炙章陆根、文仲单味艾。主药：败笔、章陆根、艾。悬痈肿方三首：《肘后》盐敷、《千金》干姜半夏散。主药：干姜、半夏。咽喉杂疗方四首：范汪下气丸、范汪当归含丸、范汪升麻甘草丸、崔氏桂心杏仁丸。主药：射干、附子、杏仁、当归、升麻、鬼臼、丹砂、雄黄、麝香、桂枝、黄芪。寒热瘰疬方九首：《广济》鹘骨狸骨丸、《广济》连翘射干汤、刘涓子狸骨乌头散、《千金》白僵蚕散、《千金》榆白皮汤、《千金》炙

狸头散、炙野狼粪灰、炙连翘土瓜根散、《救急》马齿苋猪膏散。主药：鹘骨、狸骨、射干、玄参、升麻、青木香、沉香、犀角、丁香、羚羊角、丹参、人参、沙参、獭肝、连翘、光明砂、芍药、芒硝、栀子、前胡、当归、大黄、乌头、黄连、榭白皮、野狼粪、土瓜根、龙胆草、苦参、瓜蒌、常山、马齿苋。瘰疬结核方四首：《广济》白蔹甘草散、《广济》黄芪玄参丸、《肘后》海藻酒渍、《肘后》人参甘草散。主药：芍药、大黄、玄参、黄芪、连翘、人参、升麻、青木香、茯苓、苍耳子、朴硝、粘子、苦参、海藻、干姜、白蔹。恶核瘰疬方四首：文仲五香连翘汤、《延年》丹参汤、《延年》玄参汤、《延年》丹参膏。主药：青木香、沉香、鸡舌香、麝香、熏陆香、射干、紫葛、升麻、独活、连翘、大黄、竹沥、葫蘸、丹参、秦艽、乌头、牛膝、踯躅花、蜀椒、玄参、连翘、防己、丹参、白蔹、白及。痈肿瘰疬核不消方五首：《经效》犀角丸、《经效》龙骨牡蛎散、《经效》大黄膏、《集验》连翘土瓜根散、《集验》鲮鲤甲散。主药：犀角、升麻、大黄、牛蒡子、乌蛇、玄参、龙骨、牡蛎、附子、细辛、连翘、巴豆、土瓜根、龙胆草、黄连、苦参、瓜蒌、芍药、鲮鲤甲。鼠瘘及瘰疬方一十一首：文仲苦参生牛膝丸、文仲昆布海藻散、《救急》野狼鼠粪、范汪猪膏鼠头灰膏、范汪贝母干姜散、范汪单味猪煎、范汪狸骨龙骨散、《集验》白马牛羊猪鸡屎屑漏芦膏、《集验》白曾青当归散、《集验》蛇腹中鼠虾蟆烧末、《集验》榭叶盐熨。主药：苦参、牛膝、昆布、海藻、贝母、藁本、踯躅、鼠粘子、当归、王不留行、土瓜根、漏芦、白曾青、露蜂房、斑蝥、芫青、榭叶。毒肿瘰疬方四首：崔氏大五香汤、崔氏五香汤、《经心录》射干汤、《经心录》升麻汤。主药：青木香、鸡舌香、沉香、升麻、犀角、麻黄、熏陆香、麝香、当归、黄芩、芒硝、大黄、射干、枫香。灸瘰疬法六首：《千金》生章陆根艾灸、《千金》葶苈豉散。主穴：两腋中患处、五里、大迎。九瘘方三十首：《广济》芫青海藻散、刘涓子蛞蝓苦酒盐汤、刘涓子楼桃盐汤、乌头散、张子仁柞木皮煎、《肘后》峰瘘方、深师鳗鲡鱼野猪皮散、深师马齿矾石真珠粉散、深师松脂硫黄汤、《集验》空青商陆根散、《千金》空青脑独活散、《千金》陵鲤甲山龟壳散、《千金》猪脂膏、《千金》死鼠乱发膏、《千金》桂心干姜丸、《千金》榭叶灰、《千金》蜂房鳖甲散、《千金》白术知母散、《千金》白术矾石散、《千金》雄黄干姜散、《千金》茯苓续断散、《千金》绿青

矾石丸、崔氏芫青地胆丸、张文仲石南生地黄散、张文仲苦参露蜂汤、《备急》刘涓子鼠瘘方、《备急》山龟壳桂心散、《备急》矾石斑蝥散、《古今录验》麝香涂方、《古今录验》斑蝥牡蛎海藻散。主药：芫青、海藻、昆布、雄黄、牡蛎、地胆、青木香、蜣螂、柞木皮、鳗鲡鱼、瞿麦、巴豆、斑蝥、蟾蜍、真珠、硫黄、野狼毒、白蔹、黄芩、防风、雌黄、白芷、商陆根、知母、独活、鳖甲、当归、茴香、陵鲤甲、山龟壳、槲叶、牛黄、蜈蚣、石南、苦参、露蜂、麝香。诸瘘方一十二首：刘涓子斑蝥桂心散、刘涓子斑蝥地胆丸、刘涓子单味牡蒙、刘涓子桑薪灰煅石煎薤白煎、《肘后》斑蝥酒巴豆黄犬毛煎、《肘后》虎蓟根杜衡丸、《肘后》苦参酒渍、《肘后》槲汤、《肘后》新生儿屎、《肘后》鲤鱼肠、崔氏槲白皮汤、《备急》楝白皮鼠肉猪膏。主药：斑蝥、芫青、地胆、蜥蜴、牡蒙、虎蓟根、杜衡、枳根、酸枣根、猫蓟根、槲白皮、楝白皮、薤白、当归。腋臭方三十五首：《肘后》胡臭方、《肘后》单味鸡子、《肘后》单味矾石、《肘后》青木香附子散、《肘后》青木香煅石散、《肘后》干姜胡粉白灰散、《千金》辛夷芎细辛酒渍煎、《千金》豆蔻子丁香丸、《千金》煅石散、《千金》水银胡粉面脂散、《千金》辛夷细辛散、《千金》伏龙肝泥敷、《千金》牛脂胡粉煎丸、《千金》苦酒煅石散、《千金》赤铜屑酢、《千金》附子煅石散、《千金》单味马齿草、崔氏胡粉铜青散、张文仲胡粉鸡舌香散、《救急》铜屑煅石散、《救急》甘草松根白皮散、《救急》鸡屎白矾石散、《救急》盐绿酽酢、《救急》黄矾细辛散、《必效》好硇砂白矾散、《必效》五月五日承露百草灰华水酢饼、《必效》金错屑涂法、《必效》三年酢碎铜盐灰涂、《必效》大铜钱白梅盐水涂、《必效》酢纳铜器胡粉敷法、《必效》首子男儿乳汁方、《必效》醋浸青木香方、《必效》钱胡粉汤、《古今录验》青羊脂粉、《古今录验》钱汁敷方。主药：矾石、青木香、辛夷、川芎、细辛、杜衡、藁本、豆蔻、丁香、藿香、白芷、当归、零陵香、甘菘香、香附、槟榔、枫香、薰陆香、阳起石、辛夷、马齿草、鸡舌香、雄黄、密陀僧。漏腋方三首：《集验》六物胡粉敷方、《经心录》漏液方、《经心录》马齿草膏。主药：枸杞根、胡粉、商陆、滑石、蔷薇根、马齿草。七孔臭气方三首：《千金》沉香丸、《救急》甘草散、《救急》瓜子散。主药：沉香、川芎、丁香、藁本、白芷、当归、杜衡、细辛、防风。令人体香方四首：《肘后》白芷丸、《肘后》甘草散、

《肘后》瓜子散、《千金》竹叶桃皮汤。主药：白芷、熏草、杜若、杜衡、藁本、川芎、当归、细辛。杂疗汗出不止方一十首：《集验》牡蛎附子麻黄散、《集验》桂枝加附子汤、《千金》单味青松叶汁、《延年》泽泻汤、《延年》都梁散、《延年》杜仲牡蛎散、《延年》粱粉豆豉扇灰粉、《延年》麻黄防风干姜细辛白蔹散、《古今录验》术桂散、《古今录验》雷丸散。主药：牡蛎、附子、麻黄根、桂枝、芍药、泽泻、白术、都梁香、紫菀、人参、杜仲、防风、细辛、白蔹、菖蒲、雷丸。

卷第二十四论述痈疽发背证治　痈疽方一十五首：《集验》漏芦汤、《集验》五香连翘汤、《集验》单味甘蔗根、《集验》单味瓜蒌根、《集验》单味连翘草汤、《千金》竹沥汤、《广济》人参小豆排脓散、《广济》人参当归排脓散、刘涓子大黄食肉膏、刘涓子生肉黄芪膏、刘涓子羊髓膏、刘涓子白芷摩膏、《深师》内塞散、《删繁》猪蹄洗汤、《千金翼》王不留行散。主药：黄芪、川芎、白蔹、人参、当归、防风、白芷、巴豆、大黄、独活、薤白、丹参、黄芩、瞿麦、蔷薇根、王不留行。痈肿方二十三首：《集验》食肉药方、《广济》松脂膏、《广济》硫黄散、刘涓子白蔹乌头黄芩散、刘涓子黄芪贴方、《删繁》白蔹薄贴方、《删繁》白蔹贴之方、《删繁》黄芪贴之方、《删繁》黄芪贴方、《删繁》四物黄连薄贴方、《删繁》一物瓜蒌薄贴方、《千金》松脂贴方、《千金》蒺藜散方、《千金》揭汤方、《千金》单味楸叶贴、《千金》单味附子膏、《千金翼》黄芪汤、《千金翼》白蔹薄贴、《千金翼》单味伏龙肝膏、《千金翼》烧鲤鱼灰、《千金翼》温中汤、文仲木占斯散、《隐居必效方》白蔹藜芦贴。主药：蛇衔、黄芪、川芎、白芷、当归、硫黄、矾石、蔄茹、麝香、雄黄、雌黄、白蔹、黄芩、大黄、黄连、黄柏、蒺藜、麦冬、败酱、防风、桔梗、藜芦。石痈方四首：《千金》炼石散方、《千金》鹿角半夏散、《千金》单味商陆膏、《千金》单味桑白皮散。主药：鹿角、白蔹、粗理黄石、商陆根、桑白皮。痈疖方一十二首：刘涓子单味地黄汤、《集验》单味半夏露、《千金》牛粪方、《千金》鼠黏叶贴、《千金》雀粪、《千金》狗头骨芸苔子散、《千金》硫黄粉、《千金》干地黄丸、《千金》地黄煎、《千金》栀子汤、《千金翼》马齿草膏、《千金翼》椒曲散。主药：半夏、葵子、鼠粘叶、硫黄、大黄、王不留行、枳实、芒硝、栀子、黄芩、知母、马齿草、槲白皮、麝香。附骨疽方七首：《千金》骨疽方、《千金》单味白杨叶贴、《千金》艾叶荆

叶鸡屎烟、《千金》痈疽败及骨疽方、《千金》骨疽、《备急》胶膏、《备急》黄连牡蛎散。主药：猪胆、楸叶、白杨叶、龙骨、黄连、牡蛎。瘰疽方一十五首：刘涓子羊髓膏、《千金》黄芪散、《千金》虎粪灰、《千金》胡粉散、《千金》灶室尘散、《千金》单味芜菁子膏、《千金》单味麻子散、《千金》面酒膏、《千金》鲫鱼膏、《千金》射干汤、《千金》漏芦汤、《千金》升麻膏、《千金》升麻揭汤、《千金》胡粉散、《千金翼》薄揭汤。主药：胡粉、黄芪、款冬花、升麻、苦参、青木香、芜菁子、射干、大黄、地黄、漏芦、白蔹、黄芩、白薇、连翘、蛇衔、葫蘆、黄连、蔄茹、当归。缓疽方四首：《集验》五香连翘汤、范汪飞黄散、崔氏蛇衔膏、《小品》小豆膏。主药：雄黄、藜芦、蛇衔、大黄、附子、芍药 当归、细辛、黄芩、大戟。发背方三十七首：《千金》牛脂膏、《千金》乱发灰、《千金》狗牙灰、《千金》猪羊脂、《千金》蛇头灰、《千金》铁浆饮、《千金》鹿角灰、《千金》古蚌灰、《千金》瓜蒌膏、《千金》李根散、《千金》大内塞排脓散、《千金》升麻内补散、《千金》当归内补散、《千金》瞿麦散、《千金》薏苡仁散、《千金》黄芪竹叶汤、《千金》排脓内塞散、《千金》麝香膏、《千金》生肉膏、《千金》大黄膏、《千金》蔄茹散、《千金》栀子汤、范汪虎牙散、范汪排脓内补铁屑散、范汪莽草膏、范汪卓氏曰膏、范汪黄连膏、《救急》猪羊脂贴、《救急》单味白面方、《救急》单味马粪方、《救急》单味蔚臭草汁、《救急》单味地菘汁、《救急》大黄石灰小豆膏、《近效》单味硝石膏、《近效》麻油煎、《近效》令生肌方、《近效》犀角丸。主药：瓜蒌、葛根、当归、白蔹、黄芩、石斛、瞿麦、麦冬、石韦、川芎、黄芪、石膏、防风、雄黄、矾石、辛夷、独活、大黄、蔄茹、王不留行、蹄躅、杜衡、黄连、黄柏。痈疽发背杂疗方二十六首：刘涓子丹参膏、《肘后》粱粉鸡子贴、《肘后》釜底土鸡子膏、《肘后》茱萸酒贴、《删繁》九物大黄薄贴、《删繁》猬皮散、《删繁》陵鲤甲散、《千金》猪蹄汤、《千金》猪蹄当归汤、《千金》生肉膏、《千金》牛粪灰鸡子膏、《千金》瓜蒌根酒贴、《千金》香豆豉饼、《千金》鸡子狗屎饼、《千金翼》蒸糜谷熨、《千金翼》连翘五香汤、《千金翼》五香汤、崔氏甘草汤、崔氏连翘汤、崔氏犀角饮子、崔氏五香连翘汤、《备急》半夏鸡子膏、《备急》醋茱萸贴、《救急》犀角膏、文仲木占斯散、《古今录验》当归贴方。主药：丹参、防风、白芷、川芎、黄芩、大黄、当归、白蔹、黄柏、黄连、地

榆、藁本、小露蜂房、蔷薇根、野狼牙根、连翘、独活、沉香、薰陆香、麝香、玄参、羚羊角、连翘、木占斯、败酱草、蛴螬。

卷第二十五论述痢证治 水谷痢方十首：《广济》地榆丸、《集验》黄连阿胶汤、《集验》黄连陈米汤、《删繁》蓝青丸、崔氏干姜丸、文仲黄连厚朴汤、《必效》小豆蜡汤、《必效》棕榈皮灰、《古今录验》黄连阿胶栀子汤、《古今录验》黄连当归石榴皮甘草汤。主药：地榆、白术、赤石脂、浓朴、干姜、熟艾、龙骨、黄连、乌梅人参、当归、阿胶、栀子、黄柏、蓝青、地榆、地肤子、石榴皮。水痢方六首：《广济》白石脂干姜丸、《广济》茯苓丸、文仲马蔺散、文仲朽骨灰、《经心录》鸡子黄蜡膏、《经心录》黄连仓米鸡子丸。主药：干姜、龙骨、诃黎勒皮、黄连、酸石榴皮、马蔺子、黄腊。久水痢不瘥肠垢方四首：《肘后》单味乌梅汤、《肘后》单味石榴汁、《备急》赤石脂丸、文仲黄连黄柏阿胶散。主药：乌梅、石榴、赤石脂、干姜、附子、黄连、黄柏、阿胶。冷痢方二十一首：《广济》调中散、《肘后》寒下方、《肘后》黄连附子阿胶甘草汤、《肘后》半夏乌头甘草丸、《肘后》生姜白蜜膏、《肘后》干姜蜡米羹、《肘后》单味石榴皮灰、《肘后》干姜杂面饼、《肘后》龙骨干姜附子丸、《肘后》黄连阿胶蜡膏、《千金》曲末酒、《千金》乌梅丸、《千金》温脾汤、《备急》薤白豆豉汤、《备急》牛角髓灰、《备急》单味曲粥、《古今录验》白头翁汤、《近效》肉豆蔻甘草汤、《近效》赤石脂散、文仲姜附散、文仲姜艾馄饨子方。主药：龙骨、人参、黄连、阿胶、黄柏、干姜、附子、阿胶、乌头、石榴皮、乌梅、当归、蜀椒、薤白、牛角腮、白头翁、秦皮、肉豆蔻、赤石脂。冷痢食不消下方六首：《广济》白术丸、文仲黄连丸、《延年》增损黄连丸、《延年》地榆丸、《深师》吴茱萸干姜赤石脂曲末厚朴当归丸、《深师》吴茱萸九味丸。主药：白术、神曲、干姜、枳实、黄连、黄芪、龙骨、当归、地榆、人参、赤石脂、熟艾、乌梅肉、吴茱萸、附子。白痢方八首：《广济》甘草厚朴干姜枳实茯苓汤、《广济》厚朴豆蔻甘草干姜汤、《千金》大桃花汤、《千金》龙骨厚朴赤石脂当归汤、《延年》乌梅肉丸、《必效》白痢方、《必效》单味黄连散、《古今录验》龙骨汤。主药：厚朴、干姜、赤石脂、当归、龙骨、附子、牡蛎、芍药、人参、白头翁、乌梅肉、熟艾、黄柏、黄连。重下方六首：《肘后》单味黄连汤、《肘后》单味鼠尾草煎、文仲当归

黄柏黄连干姜乌梅汤、《备急》葛氏方、《古今录验》单味獭赤粪灰、《古今录验》石钟乳汤。主药：黄连、鼠尾草、当归、黄柏、干姜、石钟乳、防风、附子、蜀椒。卒暴冷下部疼闷方二首：《千金》烧砖方、《千金》黍米蜡脂胶粥。主药：黍米、腊、羊脂、胶。冷热痢方七首：《删繁》香豉汤、《古今录验》单味酸石榴汁、《深师》黄连丸、《近效》神验黄连丸、《近效》犀角散、崔氏阿胶丸、文仲入口即定方。主药：白术、薤白、酸石榴、黄连、黄柏、干姜、乌梅肉、附子、茯苓、阿胶、生犀角、苦参、当归、黄芩。热毒痢方三首：《肘后》单味栀子丸、《千金》苦参丸、文仲黄连丸。主药：苦参、独活、阿胶、蓝青、黄连、鬼箭羽、黄柏。热毒血痢方六首：《广济》生犀角散、《广济》升麻汤、《千金》单味黄连汤、《千金》黄连八味汤、《古今录验》犀角煎方、文仲犀角散方。主药：石榴皮、地榆、茜根、黄芩、薤白、黄连、龙骨、阿胶、干姜、当归、赤石脂、附子、人参、地榆。赤痢方四首：《集验》秫米鲫鱼薤白粥、《千金》猪膏清酒煎、《必效》豆豉黄连煎、崔氏黄连丸。主药：薤白、豆豉、黄连、干姜。久赤痢方二首：《千金》地榆鼠尾草汤、《千金》鼠尾草蔷薇秦皮煎。主药：地榆、鼠尾草、蔷薇根、秦皮。卒下血方七首：《深师》黄连黄柏汤、《深师》蒲黄散、《集验》单味草龙胆汤、葛氏单味小豆汁、葛氏黄连黄柏栀子汤、崔氏灶尘黄连地榆散、《近效》立效牛角髓灰散。主药：黄连、黄柏、蒲黄、当归、龙胆、栀子、地榆、黄牛角。血痢方六首：《广济》黄连丸、《广济》茜草汤、《必效》单味粳米汁、《古今录验》单味黄连汤、《古今录验》地黄犀角地榆丸、《古今录验》地肤散。主药：黄连、白龙骨、禹余粮、伏龙肝、代赭、干姜、茜根、地榆、栀子、薤白、犀角、粳米、地黄、地肤、黄芩。久血痢方三首：崔氏石灰汤、《小品》黄连鸡子饼、文仲党参鹿角散。主药：锻石、黄连、人参、鹿角。蛊注痢方三首：《肘后》矾石干姜附子黄连散、《肘后》黄连黄柏丸、《古今录验》茜根酒。主药：矾石、附子、黄连、黄柏、茜根、升麻、犀角、黄芩、地榆。肠蛊痢方一首：《肘后》单味牛膝酒。主药：牛膝。脓血痢方七首：《肘后》柏皮汤、文仲黄连熟艾黄柏黄芩丸、文仲赤石脂乌梅干姜粳米汤、《删繁》赤石脂汤、《备急》黄连灶尘散、《古今录验》干姜散、《古今录验》附子散。主药：黄柏、栀子、黄连、阿胶、乌梅、熟艾、黄芩、赤石脂、乌梅、干姜、白术、蜀椒、附

子。赤白痢方六首：文仲鹿茸散、《小品》马屎灰、《深师》黄连汤、《延年》驻车丸、《救急》单味香豉酒、《必效》黄连阿胶汤。主药：鹿茸、石榴皮、干姜、赤地利、黄连、黄柏、阿胶。久赤白痢方四首：崔氏马蔺子散、文仲烧大荆汤、文仲鸡子胡粉散、《近效》单味甘草汤。主药：马兰子、地榆皮、厚朴、熟艾、赤石脂、龙骨、当归、大荆。疳痢方六首：《必效》单味莨菪散、《古今录验》苦参青葙甘草汤、《古今录验》青黛丁香黄连丸、《古今录验》丁香散、《古今录验》青葙散、《古今录验》黄连汤。主药：莨菪子、苦参、青葙、青黛、黄连、石黛、干姜、雄黄、硫黄、芜荑、雷丸、野狼牙、藜芦、零陵香、牛黄。久疳痢及久痢成疳方九首：《广济》兀子矾散方、《广济》硫黄汤、《必效》樗根煎、《必效》单味养肝方、《必效》单味羊粪汁、《必效》丁香散、《必效》桃皮汤、《近效新附》樗根馄饨、《近效新附》单味樗根汁。主药：白矾、云母、桂枝、龙骨、黄连、硫黄、丁香、桃白皮、槐白皮、苦参。数十年痢方十一首：《千金》黄连丸、《千金》乌梅肉丸、《千金》四续丸、《千金》椒艾丸、《千金》厚朴汤、《千金》单味赤松木皮散、《古今录验》蓼子丸、瘝丘公茯苓干姜黄连散、瘝丘公当归汤、瘝丘公安石榴汤、《深师》龙骨丸。主药：黄连、黄柏、桂枝、干姜、吴茱萸、蜀椒、乌梅、附子、当归、龙骨、赤石脂、阿胶、石榴皮、艾叶、龙胆、苦参、地榆。休息痢方五首：《肘后》黄连汤、《肘后》地榆附子酒、《肘后》单味龙骨汤、文仲炙犬骨散、胡洽曲蘖丸。主药：黄连、龙骨、胶、熟艾、地榆、附子、麦蘖、乌梅、人参、茯苓。腹肚不调痢一首：《广济》人参丸。主药：人参、干姜、枳实、浓朴、龙骨、赤石脂、黄连、苦参、黄芩。泄痢不禁不断及日数十行方三首：《集验》结肠丸、《集验》建皮丸、文仲单味附子煎。主药：黄柏、鬼臼、附子、黄连、人参、当归。下焦虚寒及远血近血方二首：崔氏伏龙肝汤、崔氏续断汤。主药：伏龙肝、地黄、牛膝、干姜、当归、阿胶、蒲黄。下痢食完出及上入下出方一首：范汪温中汤。主药：干姜、蜀椒、附子。下痢肠滑方三首：范汪苦酒百丸、《集验》猪肝丸、《千金》黄连汤。主药：女萎、附子、黄连、阿胶、乌梅肉、鼠尾草、当归、干姜。大注痢及赤白困笃肠滑方二首：《深师》干姜汤、范汪黄连汤。主药：干姜、黄柏、石榴皮、前胡、黄连、苦参、阿胶。痢兼渴方二首：《必效》麦门冬乌梅汤、《古今录验》单味冬

瓜炖。主药：麦门冬、乌梅、冬瓜。许仁则痢方七首：黄芩五味散、附子五味散、犀角五味散、神曲五味散、黄芪五味散、豆蔻八味散、高良姜十味散。主药：黄芩、黄连、黄柏、黄芪、龙骨、附子、细辛、白术、干姜、神曲、犀角、阿胶、豆蔻、高良姜、赤石脂、厚朴、人参、大黄。

卷第二十六论述痔病阴病九虫证治 五痔方一十二首：《广济》槐煎丸、《广济》猬皮散、《广济》槐子丸、《小品》赤小豆散、《小品》藜芦煎、《小品》紫参丸、《集验》母猪左悬蹄甲方、《集验》单味野葛散、《集验》槐根桃根汤、《删繁》桃叶蒸痔方、《千金》猬皮灰、《千金》桑耳羹。主药：雄黄、莨菪、当归、黄芪、大黄、露蜂房、藁本、白蔹、黄芩、藜芦、黄连、紫参、雷丸、贯众。五痔数年不瘥方六首：《深师》槐子丸、《千金》小槐实丸、《千金》槐酒方、《千金》单味熊胆汁、《古今录验》大黄汤、《古今录验》白蔹散。主药：槐子、秦艽、黄芩、白蔹、雷丸、蒺藜子、白芷、矾石、硫黄、大黄、滑石、芒硝、桑白皮、黄芪、桂枝。五痔脱肛方二首：《千金》槐皮膏、《必效》蛇灰散。主药：槐白皮、熏草、辛夷、白芷、巴豆、桃仁。肠痔方一十五首：《肘后》单味蒲黄汤、《肘后》矾石附子丸、《肘后》单味鲤鱼鲙、《肘后》单味鲫鱼羹、文仲单味槐木散、文仲蔷薇根枸杞根散、文仲地黄酒、文仲单味枳根散、《备急》单味谷子灰、《备急》单味槐皮汤、《备急》单味槐皮散、《备急》蘩蒌灰、《删繁》猪悬蹄青龙五生膏、崔氏薤白酒汤、崔氏白矾附子干姜丸。主药：蒲黄、矾石、附子、槐木、蔷薇根、蘩蒌、梧桐皮、龙胆、蛇蜕、雄黄、露蜂房、蜀椒、薤白。诸痔方二十八首：《广济》蛇粥、《广济》黄芪丸、范汪黄连曲散、《集验》猬皮丸、《集验》槐皮丸、《集验》单味槐子煎、《千金》单味鲤鱼肠、《千金》虎头骨犀角散、崔氏单味雀林草汤、崔氏骆驼毛灰、《必效》枳实灰熨、《必效》单味麝香膏、《必效》炙野猪肉、《必效》单味苍耳子散、《必效》针线袋灰、《必效》葱须汤、《必效》狸肉羹、《必效》枣核水银方、《必效》单味萹蓄根汁、《必效》姜屑汤、《必效》死竹灰、《古今录验》黄芪丸、《古今录验》莨菪子熏、《古今录验》黄芪丸、《古今录验》鲤鱼肠、许仁则单味槐子汁、许仁则黄芪十味散。主药：蛇肉、黄芪、当归、猬皮、黄连、槐子、连翘、鲤鱼肠、苍耳子、青葙子、漏芦、鳖甲、野狼牙、斑蝥、芜菁、蜈蚣、苦参、大黄。痔如虫啮方九首：《肘后》胡

粉水银膏、《肘后》菟丝子鸡子黄膏、《肘后》单味杏仁膏、《肘后》单味猬皮灰、《肘后》矾石汤、文仲桃叶蒸、文仲吴茱萸膏、文仲小豆散、文仲猪椒子酒。主药：胡粉、水银、菟丝子、杏仁、桃叶。大便下血风冷积年变作痔方三首：崔氏大黄汤、崔氏桃皮汁、《备急》单味稻藁灰。主药：大黄、黄芩、附子、桃仁、桃皮、李皮、苦参。灸痔法方二首：主药：无。杂疗痔方五首：《广济》光明砂汤、《小品》槐皮膏、《删繁》鳖甲丸、《删繁》蜂房膏、《必效》单味炙石榴根。主药：光明砂、麝香、蛇皮、槐皮、当归、白芷、桃仁、鳖甲、黄连、连翘、蛴螬、续断、附子、槐子、蜂房、楝实、石榴根。脱肛方三首：《小品》女萎灰、《删繁》白蜜兑、《千金》磁石桂心猬皮散。主药：女萎、磁石、桂枝、刺猬皮。肛门凸出方三首：《删繁》猪肝散、《千金》壁土散、《千金》麻履底鳖头灰。主药：猪肝、黄连、阿胶、川芎、乌梅肉、艾叶、皂荚、鳖头。猝大便脱肛方四首：《肘后》豆酱酒、《肘后》虎骨灰、范汪桑枝灰、《千金》蒲黄膏。主药：桑枝、蒲黄。肠肛俱出方二首：《肘后》单味瓜蒌汁、《备急》石灰熨。主药：瓜蒌、锻石。脱肛历年不愈方三首：《集验》生铁饮、《千金》鳖头灰、《千金》铁精粉。主药：生铁、鳖头。疝气及㿉方六首：《广济》黄芪丸、《广济》狐阴丸、《集验》杨柳汤、《千金》桃仁丸、《备急》桃仁饼、《古今录验》蒺藜丸。主药：黄芪、桃仁、槟榔、牛膝、人参、续断、桂枝、石南、海藻、蒺藜、昆布、防葵、鹿茸、白蔹、巴戟、射干。卒病㿉方一首：《肘后》白术丸。主药：白术、地肤子、桂心、狐阴、海藻、牡丹皮。㿉卵偏大方三首：《千金》牡丹防风散、文仲牡丹散、《古今录验》牡丹五等散。主药：牡丹皮、防风、桂枝、豆豉、黄柏、桃仁。灸诸法十四首，主穴：三阴交、肩井、小指端、关元、玉泉、泉阴、足太阳、足太阴、大拇指、横骨、足大趾理中。阴肿方六首：《集验》雄黄汤、《集验》单味苋菜根汁、《集验》单味蔓菁根汁、《集验》单味马鞭草汁、文仲桃仁散、《古今录验》鸡翅灰。主药：雄黄、苋菜根、蔓菁根、马鞭草、桃仁。阴疝肿缩方一首：文仲阴疝方。主药：野狼毒、防葵、附子。阴猝肿痛方二首：《备急》鸡翮蛇床灰、《备急》乌喙酒。主药：鸡翮、蛇床、乌喙。阴囊肿痛方四首：《千金》生椒裹、《千金》单味大蓟根汁、《千金》醋面熨、《千金》釜下土鸡子白膏。主药：生椒、大蓟、鸡子白。阴下痒湿方七首：文仲单味胡

麻汁、葛氏乌梅酒、葛氏槐皮汁、《救急》猪蹄汤、《救急》桃皮汁、《古今录验》甘草汤、《古今录验》吴茱萸汤。主药：胡麻、乌梅、槐皮、苦参、黄柏、香薷、猪蹄、桃皮、吴茱萸。阴痛方二首：《集验》小蒜灰、《千金》单味车前子散。主药：韭根、杨柳根、车前子。阴疮方七首：《千金》地榆黄柏汤、《千金》槐枝汁方、葛氏黄柏汤、葛氏黄连黄柏汤、葛氏甘草煎、《必效》白矾膏、《古今录验》黄柏散。主药：地榆、黄柏、黄连、白矾、胡粉。阴边粟疮方五首：《必效》槐白皮汤、《必效》黄柏黄芩汤、《必效》黄连胡粉散、《必效》紫笋荷叶灰、《必效》地皮灰。主药：黄柏、黄芩、黄连、胡粉、紫芽茶末、荷叶。着硇砂方四首：《救急》猪蹄浮萍汤、《救急》蔷薇根散、《必效》硇砂方、《必效》黄柏白矾甘草散。主药：猪蹄、浮萍草、蔷薇根、黄柏、朴硝、蛇床子、白矾。九虫方一首：《集验》贯众丸。主药：贯众、石蚕、野狼牙、蕚芦、蜀漆、僵蚕、雷丸、芜荑、浓朴、槟榔。五脏虫方七首：《删繁》前胡汤、《删繁》茱萸根下虫汤、《删繁》麦门冬五膈下气丸、《千金》贯众散、《千金》桑白皮茱萸根散、《千金》茱萸丸、《千金》雷丸。主药：常山、龙胆、芒硝、苦参、百部根、贯众、干漆、芜荑、胡粉、槐白皮、野狼牙、雷丸、贯众、芜荑。长虫方二首：《集验》鸡子丸、《集验》楝实酒。主药：鸡子白、干漆、楝实。蛔虫方九首：《广济》石榴根槟榔汤、《肘后》龙胆根汤、《肘后》楝木根汤、《肘后》鸡子漆方、《集验》薏苡根汤、《千金》蕚芦饼、崔氏蚕蛹汁、崔氏波斯鹤虱、《必效》绿豆汁。主药：石榴根、槟榔、龙胆根、楝木根、薏苡根、鹤虱、绿豆、麻子。寸白虫方一十九首：《广济》石榴汤、《广济》狼牙散、《肘后》淳漆煎、《肘后》槟榔猪肉煎、《肘后》猪脂血膏、范汪橘皮丸、范汪狼牙丸、范汪橘实丸、《备急》芜荑散、《救急》石榴皮汤、《救急》单味榧子、崔氏石榴根汤、崔氏茱萸根麻子汁、《千金》榧子、《千金》茱萸根酒、《千金》羊肉臛、《千金》桑白皮汤、《千金》石榴根汤、《千金》胡麻胡粉散。主药：石榴、芜荑、狼牙、白蔹、芜荑、楝实、槟榔、榧子、茱萸根。蛲虫方六首：范汪芫花散、范汪巴豆白膏、《千金》醇酒白蜜漆煎、《备急》生艾汁、陶氏藜芦子灰、陶氏醇酒汤。主药：芫花、野狼牙、雷丸、桃仁、巴豆、艾、藜芦。三虫方七首：《肘后》茱萸根酒、《肘后》桃叶汁、《肘后》真珠灰、《肘后》九虫丸、范汪白蔹丸、范汪竹节丸、范汪川芎散。主

药：茱萸根、白蔹、野狼牙、蕚芦、贯众、芜荑、雷丸、白芷、干漆。杂疗虫方三首：《广济》槟榔散、《千金》桃汤方、《千金》榧子散。主药：槟榔、当归、鹤虱、芜荑、贯众、雷丸、桃皮、槐子、榧子。

卷第二十七论述淋并大小便难证治　诸淋方三十五首：《广济》滑石散、《广济》饮子方、《广济》滑石汤、范汪繁蒌草汤、范汪菟丝子汤、范汪露蜂房烧、范汪鸡子豆豉汤、范汪滑石散、范汪地麦草汁、范汪葵子散、范汪鸡屎散、范汪葛根片、《小品》地肤汤、《小品》榆皮汤、《集验》比轮钱汤、《集验》牛耳毛灰、《集验》头发灰、《千金》滑石散、《千金》葵子汤、《千金》瓜蒌散、《千金》宿葵根汤、《千金》白沙酒、《千金》榆皮汤、《千金》石首鱼头石散、《千金》鲤鱼齿灰、《千金》石韦散、《古今录验》瞿麦散、《古今录验》续断汁、《古今录验》滑石汤、《古今录验》榆皮汤、《古今录验》附船底苔煎、《近效》葵子汤、《近效》人参汤、《近效》茯苓汤。主药：滑石、冬葵子、瞿麦、石韦、蒲黄、芍药、桑白皮、通草、百合、白茅根、繁蒌草、菟丝子、露蜂房、海蛤、地肤草、滑石、石南叶、地榆、知母、猪苓、黄芩、升麻、海藻、榆皮、牛耳中毛、头发灰、贝子、茯苓、白术、葵子、当归、瓜蒌、蜀葵根、大麻根、茅根、石首鱼头石、榆皮、车前子、冬瓜子、鲤鱼齿、桃胶、地麦草、大虫魄、当归、续断、防葵、人参、浓朴、粟米、茯苓、地骨皮、前胡、麦门冬、竹叶、蒲黄。五淋方三首：范汪䗪虫散、范汪神良延命散、《必效》单味白茅根汤。主药：虻虫、斑蝥、地胆、猪苓、滑石、石膏、车前子、露蜂房、贝子、柏子仁、鱼齿、鸡矢白、苦瓠、芒硝、白茅根。石淋方十六首：范汪鳖甲散、范汪葎草汁、范汪车前子汤、范汪柏子仁芥子滑石散、范汪牛角烧灰、范汪瞿麦子散、《小品》浮石散、《集验》鲤鱼齿散、文仲桃胶汤、文仲车前草汁、《古今录验》石首鱼头石当归散、《古今录验》石韦散、《古今录验》葎叶汁、《古今录验》滑石散、《古今录验》延命散、《古今录验》鸡子酒。主药：鳖甲、车前子、滑石、瞿麦、石韦、通草、蛇床子、露蜂房。血淋方四首：《广济》鸡苏饮子、《广济》鸡苏汤、《千金》石韦散、《备急》苎麻根汤。主药：鸡苏、竹叶、石膏、蜀葵子、滑石、地黄、小苏根、通草、石韦、当归、芍药、蒲黄、苎麻根。小便赤色如红方三首：《延年》地黄丸、《延年》茅根饮子、文仲通草饮子。主药：地黄、黄芪、防风、远志、茯神、瓜蒌、子芩、鹿茸、龙骨、人

参、滑石、石韦、当归、芍药、蒲黄、车前子、茅根、茯苓、通草、葵子、茅根、王不留行、蒲黄、桃胶、瞿麦。热淋方三首：《广济》车前草汤、《古今录验》滑石散、《近效》井花水。主药：车前草、通草、葵根、芒硝、滑石、瓜蒌、石韦。劳淋方二首：《千金》滑石散、《古今录验》石韦散。主药：滑石、王不留行、冬葵子、车前子、甘遂、通草、石韦、瞿麦。气淋方二首：《千金》豆豉汤、《千金》葵子汤、《千金》蜀葵汤。主药：葵子；主穴：关元。膏淋方一首：《千金》葎草汁。主药：草汁。大便难方五首：《肘后》大黄丸、《千金》土瓜根汁、《千金》练中丸、《备急》葵子汤、《古今录验》麻子仁丸。主药：大黄、芍药、浓朴、枳实、麻子、葶苈、杏仁、芒硝、麻仁。大便不通方一十六首：《肘后》单味麻子粥、《肘后》矾石方、《千金》桃皮汤、《千金》羊蹄根汤、《千金》麻子饮、《千金》蜜煎、《千金》猪脂陈葵散、《千金》车前子方、《千金》葵根汁、《千金》葵子牛酥、《必效》牛胶葱白汤、《必效》瓜蒂兑、崔氏菖蒲食盐散、崔氏猪脂酒、《古今录验》芍药丸、《近效》猪胆蜜丸。主药：麻子、羊蹄根、牛胶、芍药、黄芩、大黄、芒硝、杏仁。大便秘涩不通方七首：《千金》猪羊胆膏、《千金》三黄汤、《备急》瓜蒩兑、《备急》乱发灰、《备急》盐丸、《备急》干姜丸、《备急》猪胆兑。主药：猪羊胆、冬葵子、大黄、黄芩、栀子。大便失禁并关格大小便不通方十八首：范汪乌梅汤、范汪蒴藋末、范汪榆白皮汤、《集验》芒硝灰、《千金》葵子竹叶汤、《千金》葵子榆白皮汤、《千金》葵子汤、《千金》盐蜜煎、《千金翼》濡脏汤、《备急》苦酒盐汤、陶氏纸裹盐灰、妖氏苦参滑石贝齿散、《古今录验》盐汤、《古今录验》通草汤、《古今录验》土瓜根汁、《经心录》芒硝汤、《经心录》滑石散、《近效》硝石散。主药：乌梅、蒴藋、榆白皮、桂枝、滑石、芒硝、葵子、葛根、大黄、苦参、车前子、黄芩、瞿麦。关格胀满不通方四首：《千金》芍药丸、《千金》独头蒜方、《千金》杏仁干姜方、《千金》关格不通方。主药：芍药、芒硝、黄芩、杏仁、大黄、桂枝、当归、芍药、川芎、雄黄、人参、细辛、桃白皮。许仁则大便暴闭不通方二首：许仁则大黄芒硝二味汤、许仁则五味大黄丸。主药：大黄、芒硝、葛根、桑白皮。小便不通方十一首：《广济》鸡苏饮子、《广济》冬葵子汤、《广济》茯苓汤、崔氏熏黄散、崔氏桑白皮汤、崔氏鸡屎丸、《救急》青葱盐末方、《救急》谷木汁、《必效》盐熨、《古今录验》滑石散、《近效》笔头灰。主药：鸡苏、通草、石韦、冬葵子、茅根、芒硝、大黄、芍药、当归、枳实、人参、桑白皮、猪苓。小便难及不利方八首：《集验》淋沥汤、《千金方》通草散、《备急》牛膝饮、《陶效方》秦艽冬瓜散、文仲桑螵蛸黄芩汤、文仲蒲黄滑石散、文仲石韦散、《古今录验》滑石散。主药：滑石、石韦、榆皮、葵子、通草、瞿麦、车前子、葶苈子、茯苓、牛膝、秦艽、桑螵蛸、黄芩、蒲黄、王不留行。遗尿方六首：《集验》雄鸡肠灰、《千金》牡蛎散、《千金》防己煎、《古今录验》牡蛎汤、《古今录验》桑耳散、《古今录验》牡蛎散。主药：牡蛎、鹿茸、桑耳、阿胶、防己、葵子、防风、桑螵蛸、龙骨。尿血方一十一首：《千金》牡蛎散、崔氏大黄散、《古今录验》鹿茸散、苏澄车前草汁、苏澄乱发灰、苏澄益母草汁、苏澄车前汤、苏澄棘刺汤、苏澄炙胶汤、苏澄蒲黄散、苏澄水芹汁。主药：牡蛎、车前子、黄芩、大黄、鹿茸、当归、地黄、蒲黄、益母草。胞转方十五首：《肘后》鸡子黄、《肘后》浮萍干、《肘后》炙螵蛸散、《肘后》爪甲灰、《肘后》梁上尘、《肘后》蒲黄散、范汪蒲席、范汪雀矢汤、范汪豆酱清、《备急》车前草汤、《古今录验》乱发散、《古今录验》琥珀散、《古今录验》滑石散、《古今录验》葱叶、《古今录验》葵子汤。主药：桑螵蛸、蒲黄、车前子、滑石、通草、芍药、真琥珀、葵子、石韦、榆皮。小便血及九窍出血方七首：《小品》菟丝丸、《千金》榆皮汤、《千金》干羊骨散、《千金》生地黄汤、文仲地黄生姜汁、文仲龙骨散、文仲当归酒。主药：菟丝子、蒲黄、地黄、白芷、荆实、葵子、败酱、当归、茯苓、川芎、榆皮、黄芩、阿胶、龙骨。小便不禁方二首：《千金翼》麦门冬汤、《千金翼》久房散。主药：麦冬、地黄、蒺藜子、桂枝、续断、菟丝子、蒲黄、黄连、硝石、肉苁蓉、五味子。小便数及多方五首：范汪黄连丸、范汪瓜蒌散、范汪瞿麦汤、范汪桃仁汤、《集验》羊肺羹。主药：黄连、苦参、龙胆、瓜蒌、瞿麦、滑石、葵子、黄芩、桃仁。尿床方五首：《千金》羊肚汤、《千金》鸡肶胵散、《千金》羊胞、《千金》熟饭方、《千金》麻鞋方。主药：羊肚、鸡、麻鞋乳带及鼻根。灸穴杂法 12 首，主穴：大敦、关元、丹田、复溜、石门、遗道、玉泉、阳陵泉、阴陵泉、行间、屈骨端、中封穴、心下八寸。

卷第二十八论述中恶蛊注自缢暍死证治　中恶方十一首，《广济》麝香散、《肘后》麻黄汤、《肘后》韭根汤、《肘后》桂心汤、《集验》艾小菜方、《集验》桃枝皮汤、《集验》竹筒方、《集验》皂荚散、《删繁》釜底墨汤、《删繁》牛屎汁、崔氏真珠方。主药：麝香、青木香、犀角、桂枝、麻黄、乌梅、栀子、豆豉、艾叶、桃枝白皮、真珠、当归、附子、吴茱萸、皂荚、细辛、釜底墨。猝死方十二首：《肘后》葱方、《肘后》苇筒方、《肘后》小便方、《肘后》酒方、文仲牛马粪汁、文仲半夏散、文仲薤汁、文仲猪膏酒、文仲矾石汤、《备急》薤白汁、《备急》马矢汁、《古今录验》三物备急散。主药：半夏、矾石、巴豆、干姜、大黄。客忤方九首：《肘后》粳米汁、《肘后》热汤方、《肘后》茅灰、《肘后》麝香丸、文仲菖蒲根汁、文仲桔梗灰、文仲细辛桂心散、文仲附子散、《千金》麝香方。主药：麝香、茯神、人参、天冬、鬼臼、菖蒲、桔梗、细辛、桂枝。猝魇方十四首：《肘后》皂荚散、《肘后》薤白汁、《肘后》芦管方、《集验》盐汤、《集验》雄黄散、文仲履灰、文仲雄黄方、文仲麝香方、文仲虎头枕、文仲犀角枕、文仲青木香枕、《千金》小定心汤、《千金》大定心汤、《备急》黄土雄黄散。主药：雄黄、麝香、犀角、茯神、远志、人参、龙骨、当归、桂枝、防风。鬼击七首：《肘后》熟艾汤、文仲盐汤、文仲粉汤、文仲苦酒方、《备急》鼠矢灰、《备急》升麻散、《删繁》仓公散。主药：熟艾、独活、矾石、雄黄、藜芦。尸厥方四首：《肘后》竹筒方、《肘后》菖蒲散、《集验》发灰、《备急》灶中墨浆。主药：菖蒲、白马尾、白马前脚甲。中蛊毒方十八首：《广济》前光砂丸、《肘后》鼓皮灰、《肘后》鼓皮汤、《肘后》土瓜根酒、《肘后》皂荚酒、《肘后》茅茹末、《千金》犀角丸、《千金翼》槲木皮汤、崔氏黄瓜蒌根酒、《备急》白鸽毛灰、《备急》瓜蒌根汁、《必效》大戟散、《必效》胡蒌根汁、《必效》相思子散、《古今录验》巴豆散、《古今录验》雄黄丸、《古今录验》牡丹根散、《古今录验》猪胆兑。主药：升麻、桔梗、豆豉、蔷薇根、皂荚、茅茹、犀角、羚羊角、鬼臼、天雄、莽草、真珠、雄黄、麝香、蜈蚣、射罔、巴豆、大戟、斑蝥、朱砂、藜芦、牡丹根。蛊吐血方十首：《肘后》茜根汤、《肘后》巴豆丸、范汪麦面汤、范汪苦葫芦汤、范汪桔梗汁、文仲羚羊皮煎、文仲桑木心煎、文仲雄黄散、崔氏雄黄散、《小品》盐苦酒方。主药：茜根、囊荷根、巴豆、牛膝根、羚羊皮、苦参、囊荷根、黄连、当归、雄黄、獭肝、斑蝥、丹砂、藜芦。蛊下血方八首：《小品》踯躅散、《小品》蔷薇根汤、《小品》巴豆膏、《千

金》茜根汤、《千金》槲皮汤、《千金翼》猬皮灰、崔氏羚羊皮汤方、《古今录验》桔梗酒。主药：羊踯躅、藜芦、附子、巴豆、丹砂、雄黄、蜈蚣、蔷薇根、牛膝、连翘、芜菁、茜根、升麻、犀角、地榆、黄柏、黄芩、苦参、黄连、当归。五蛊方九首：《千金》雄黄丸、《千金》桔梗犀角散、崔氏兜苓根方、崔氏麝香方、崔氏胎衣散、崔氏升麻汁、崔氏马兜铃苗、《古今录验》五蛊汤、《古今录验》赤羼丸。主药：雄黄、椒目、巴豆、鬼臼、芫花、藜芦、附子、蜈蚣、斑蝥、犀角、马兜铃根、甘草蓝汁、升麻、黄连、当归、羚羊皮、巴豆。蛊注方三首：范汪更生十七物紫参丸、《小品》雄黄丸、《集验》鲛鱼皮散。主药：紫参、人参、藜芦、白薇、石膏、大黄、牡蛎、丹参、乌头、野狼毒、雄黄、巴豆、鬼臼、蜈蚣、犀角、麝香、龙骨、丹砂、荷叶、鹿角、鸡舌香。蛊毒杂疗方五首：《小品》雄黄散、《小品》大豆酒、《千金》斑蝥散、《千金》羚羊皮汤、《古今录验》铁精丸。主药：雄黄、麝香、斑蝥、藜芦、犀角、芍药、黄连、栀子。猫鬼野道方三首：《千金》赤蛇灰、《千金》相思丸、《古今录验》鹿角散。主药：赤蛇、相思子、蓖麻子、巴豆、朱砂、鹿角。自缢死方七首：《肘后》皂荚散、《肘后》芦管、《备急》松子油、《千金》蓝青汁、《千金》鸡屎酒、《千金》梁上尘、《删繁》半夏散。主药：皂荚、葱叶、松子油、蓝青汁。热暍方四首：《肘后》尘土方、《肘后》菖蒲汁、《千金》热汤、文仲蓼汁。主药：菖蒲、干姜、橘皮、甘草、蓼。溺死方四首：《肘后》皂荚散、《肘后》好酒、《小品》灶中灰、《千金》灶中灰。主药：皂荚、灶中灰。冻死方一首：《肘后》熬灰散。主药：灰。入井冢闷方二首：《肘后》犀角汤、《千金》井水。主药：犀角、雄黄、麝香、竹沥、升麻。

卷第二十九论述坠堕金疮证治　从高堕下方三首：《千金》阿胶汤、《千金》当归大黄散、《千金翼》胶艾汤。主药：阿胶、干姜、艾叶、芍药、当归、大黄、地黄、川芎。从高堕下瘀血及折伤内损方十八首：《广济》蒲黄散、《肘后》胡粉散、《肘后》大豆酒、《肘后》地黄散、《肘后》地黄汁、《肘后》乌鸦翅羽灰、《肘后》豆豉汤、《肘后》乌梅汤、《肘后》茅连根汁、《肘后》琥珀散、《肘后》鹿角散、《肘后》蒲荐灰、《深师》大黄汤、《深师》桃枝汤、《深师》消血理中膏、《千金》净土熨、《千金》蒲黄散、《近效》益母草煎。主药：蒲黄、当归、大黄、虻虫、地黄、乌梅、琥珀、鹿角、桃仁、芒硝、水蛭、桃仁、附子、夏枯草。

坠损方三首：《广济》马毡酒、《广济》黄芪汤、《近效》地黄酒。主药：黄芪、川芎、当归、芍药、地黄。坠落车马方六首：《肘后》鼠矢灰、《千金》藕根散、《千金》大豆汤、《千金翼》黄芪散、《救急》当归散、《近效》牛乳煎。主药：藕根、黄芪、芍药、地黄、当归、附子、续断、干姜、蜀椒、乌头、川芎、泽兰。折骨方三首：《肘后》竹沥饮、《千金》大麻根汁、《救急》铜错散。主药：竹沥、大麻根叶、钴、铜。伤筋方三首：《千金》蟹汤、《千金》葛根汁、《救急》旋覆草根汁。主药：蟹脑、蟹髓、葛根、旋覆草。筋骨俱伤方七首：《肘后》地黄汁、《肘后》瓜蒌根汁、《肘后》大豆膏、《深师》槐子膏、《千金》地黄汁、《千金》豆豉汁、《千金》地黄散。主药：地黄、瓜蒌根、槐子仁、秦艽、续断、附子、当归、独活。折腕方一首：《深师》卓氏膏。主药：附子。折腕瘀血方四首：《千金》虻虫散、《千金》大黄酒、《千金翼》庵䕡草汁、《古今录验》蒲黄散。主药：虻虫、牡丹、大黄、桂心、桃仁、蒲黄、当归。蹉跌方三首：《深师》地黄散、《深师》大豆散、范汪当归煎。主药：地黄、川芎、当归、芍药、大黄、续断、附子、细辛、白芷、牛膝。被打有瘀血方十三首：《肘后》青竹皮散、《肘后》大黄地黄丸、范汪大黄桃仁虻虫丸、范汪姜叶当归散、《备急》大黄桃仁散、《备急》牡丹虻虫散、《备急》大黄蚯蚓矢酒、《备急》铁酒汤、《千金》蒲黄当归桂心散。主药：青竹皮、延胡索、大黄、地黄、桃仁、虻虫、当归、牡丹、蚯蚓、蒲黄、莨菪子、白马蹄。被打损青肿方七首：《千金》羊肉方、《千金》大豆散、《千金》朽骨散、《千金》釜下土、《千金》羊皮方、《千金》炙猪肉、文仲水磨桂方。主药：羊肉、大豆、朽骨、釜月下土、猪肉。金疮禁忌序一首，主药：无。金疮预备膏散方三首：《肘后》续断膏方、《肘后》冶葛蛇衔膏、《深师》预备金疮散方。主药：续断、蛇衔、防风、蔷薇根、当归、附子、黄芩、泽兰、川芎、蜀椒。金疮方十一首：《肘后》割毡方灰、《肘后》杏仁煎、《肘后》青布灰、《肘后》蛇衔草膏、《肘后》狼牙草贴、《肘后》葛根散、《肘后》钓樟根末、《肘后》紫檀散、《肘后》牡蛎散、《近效》桑皮汁、《近效》槟榔杏仁熏陆香蜡煎。主药：蛇衔草、野狼牙、葛根、钓樟根、紫檀、牡蛎、桑皮、槟榔、薰陆香。金疮续筋骨方三首：《千金》石灰饼、《必效》旋覆根汁、《古今录验》续断散。主药：锻石、地菘、细辛、旋覆根、青蒿、麦冬、益母、续断、蛇衔、地榆、杜衡、

当归、人参、附子。金疮止痛方五首：范汪地榆散、范汪黄芩散、范汪马蹄灰、《千金》葱白汤、《古今录验》牡蛎散。主药：地榆根、白蔹、附子、当归、川芎、白芷、黄芩、细辛、牡蛎、石膏。金疮生肌方四首：《广济》紫葛汤、范汪当归散、范汪生肌白膏方、《古今录验》生肌散方。主药：紫葛、当归、肉苁蓉、川芎、芍药、蜀椒、吴茱萸、干姜、白及、黄芪、人参、白芷、白蔹、附子、黄柏。金疮去血多虚竭内补方二首：《千金》当归散、《古今录验》蜀椒散。主药：当归、芍药、细辛、干姜、蜀椒、苁蓉、川芎、人参、黄芪。金疮中风方八首：《肘后》蜀椒馄饨、《必效》杏仁汁、《必效》蒜方、《必效》蔓荆子灸、《必效》鸡粪乌豆方、《必效》莨菪根方、《必效》鸡子麻油煎、《古今录验》葫芦方。主药：蜀椒、杏仁、蔓菁子、莨菪根。诸疮中风寒水露方五首：文仲桑枝灰、文仲盐灸方、《备急》黍穰灰、《备急》桑灰汁、《近效》生葱方。主药：生竹、桑枝。被刀箭伤方十首：刘涓子半夏散、《肘后》蓝青汁、《肘后》藕汁方、《肘后》生葛汁、《肘后》干姜盐末散、《肘后》牡丹白蔹散、《小品》雄黄散、《小品》麻子汁、《集验》芦根汁、《集验》小儿矢。主药：半夏、白蔹、蓝青、葛根、牡丹、白蔹、雄黄、芦根。竹木刺不出方十六首：刘涓子鹿角灰、《肘后》羊粪灰、《肘后》白梅方、《肘后》王不留行散、《肘后》乌梅饮、《深师》鹿脑方、《集验》牛膝膏、《千金》瞿麦汁、《千金》小便方、《千金》白茅根灰、《千金》蔷薇灰、《千金》凿柄灰、《千金》酸枣核灰、《千金》头垢方、文仲象牙散、《救急》豆豉方。主药：王不留行、乌梅、牛膝根、瞿麦、白茅根、蔷薇、酸枣核。狐尿刺方二首：《千金翼》蒲公英汁、《肘后》桑柴灰汁。主药：蒲公英、桑柴。狐刺方五首：崔氏豆豉方、崔氏杏仁汤、《集验》热鱼汁、《备急》热蜡汁、《必效》瓜蒌香豆豉饼。主药：杏仁、热蜡、瓜蒌、香豉。恶刺方三首：《千金翼》蔓荆子散、《古今录验》饼油脂、《古今录验》曲末独头蒜方。主药：蔓菁子、曲末、独头蒜。灸疮方四首：《肘后》柏皮煎、《集验》黄土散、《集验》薤白膏、《千金》甘草煎。主药：柏白皮、当归、薤白、白芷、羊髓、胡粉。灸疮脓不瘥方三首，《肘后》乌贼骨白蜜膏、《千金》薤白猪脂方、《千金》石灰猪脂煎。主药：乌贼骨、猪脂、薤白、胡粉。火烧疮及火油天火疮方三首：《集验》小便饮、《千金》栀子麻油方、《近效》芸苔菜汁。主药：麻油、栀子、芸薹菜、芒硝、大黄、

铁衣。火灼烂坏方五首：刘涓子麻子膏方、《集验》柏皮膏、《千金》榆白皮方、《千金》柏白皮膏、《千金》生地黄膏。主药：麻子、柏白皮、栀子、白芷、榆白皮、生地、黄芩、蛇衔。汤火所灼未成疮及已成疮方十一首：《肘后》灰汁方、《肘后》黍米煎、《肘后》菰蒋根灰、《肘后》柳白皮膏、《肘后》小便方、《肘后》雄黄酒、《肘后》白蜜方、范汪鸡子白、范汪豆酱汁、《备急》柳皮灰、《备急》猪膏米粉方。主药：菰蒋根、雄黄、柳皮。汤火疮无问大小方四首：崔氏狗毛胶、文仲牛粪方、《救急》焦栗汁、《救急》黍米粥。主药：粟、黍米、鸡子白。汤火烂疮方五首：《肘后》石膏散、《备急》白蔹散、《备急》蠹虫散、《备急》石灰散、《古今录验》商陆根散。主药：石膏、白蔹、蠹虫、商陆。汤煎膏火所烧方四首：《肘后》丹参膏、《肘后》胡麻泥方、《集验》栀子膏、文仲牛粪鸡子白方。主药：丹参、胡麻、栀子、白蔹、黄芩。漆疮方二十七首：《广济》煮椒汤、《肘后》鸡子黄方、《肘后》柳叶汤、《肘后》蟹黄汁、《肘后》香薷汤、《肘后》鼠查叶汁、《肘后》秫米汁、《肘后》小曲散、《肘后》慎火草方、《肘后》羊乳汁、《肘后》漆方、《删繁》莲叶汤、《删繁》芒硝汤、《千金》矾石泥方、《千金》矾石汤、《千金翼》贯众散、《千金翼》猪膏、《千金翼》肥肉方、《千金翼》穄谷汁、崔氏盐汤、崔氏马尿、《备急》韭根泥、《备急》蟹膏、《救急》铁浆汁、《必效》七菰草汁、《必效》杉木汁、《古今录验》黄栌木汤。主药：蟹黄、香薷、慎火草、鸡肠草、漆姑草、矾石、贯众、黄栌木。浸淫疮方七首：《肘后》鸡冠血、《肘后》牛粪汁、《肘后》胡燕巢散、《肘后》鲫鱼煎、《集验》鲫鱼鲙、《古今录验》苦瓜散、《古今录验》戎盐散方。主药：鸡冠血、胡燕窠、蛇皮、露蜂房、大黄、菌茹。月蚀疮方十一首：《广济》青蛙灰、《广济》干虾蟆散、《肘后》兔矢灰、《肘后》萝摩草、《肘后》蚯蚓矢灰、《肘后》水银散、《集验》鼓皮酒、《集验》虎头骨煎、《集验》茱萸根散、《集验》燃烛方、《千金翼》斑蝥散。主药：虾蟆、硫黄、黄连、地榆根、蔷薇根、斑蝥。代指方九首：《小品》甘草汁、《肘后》猪膏、《肘后》热饭方、《肘后》梅核酒、《千金翼》鲊鱼方、崔氏热汤方、《备急》和泥方、《备急》梁米粉、《备急》小便盐泥方。主药：甘草、芒硝、青菜汁、猪膏、梅核、梁米粉。甲疽方五首：崔氏绿矾石方、《救急》马齿菜灰、《必效》矾石散、《必效》黄芪酒、《近效》熏黄蛇皮散。主药：绿矾石、马

齿菜、昆仑、青木香、黄芪、菌茹、熏黄、蛇皮。肉刺方二首：《古今录验》羊脑酒、《近效》黑木耳方。主药：羊脑、黑木耳。手足皲裂方五首：《深师》蜀椒汤、《集验》麦窠汁、《集验》葱叶汤、《集验》鸡屎汤、《千金》猪胰酒。主药：蜀椒、羊猪髓脑、麦窠、葱叶、鸡屎。手足逆胪及瘃坏方二首：范汪真珠散、《深师》蜀椒散。主药：真珠、干姜、蜀椒、川芎、白芷、防风。疣目方十九首：《肘后》故草方、《肘后》亡人枕席、《集验》大豆方、《集验》松脂膏、《集验》硫黄方、《千金》笤帚方、《千金》猪脂方、《千金》石灰酒方、《千金》杏仁膏、《千金》牛涎汁、崔氏井花水、崔氏蜘蛛网、文仲荫蘆赤子方、文仲盐方、《近效》墨方、《近效》屋溜下水。主药：故草、松柏脂、艾炷、硫黄、猪脂、杏仁、蜘蛛网、荫、赤子。去黑子方二首，《肘后》藜芦灰方、《救急》白檀香汁方。主药：藜芦灰、生姜灰、锻石。疣赘疵黑子杂疗方六首：《深师》石灰煎、《深师》荫蘆汁、《千金》干漆散、《千金》雄黄散、《古今录验》五灰煎方、《广济》炭灰煎方。主药：雌黄、矾石、雄黄、硫黄、真珠、菌茹、藜芦、荫蘆。灭瘢痕方十七首：《广济》白鸡方、《广济》鹰白粪散、刘涓子六物灭瘢膏、《小品》灭瘢方、《小品》鹰矢白散、《千金翼》斑蝥散、《救急》猪脂乌鸡方、《救急》蒺藜子栀子方、《救急》大麦面方、《救急》热瓦熨、《救急》鹰矢白散、《救急》鹰矢僵蚕散、《救急》猪脂膏、《必效》禹余粮半夏膏、《必效》鸡屎白散、《古今录验》白僵蚕膏、《古今录验》木兰香散。主药：麝香、白蔹、白附子、斑蝥、密陀僧、当归、僵蚕、木兰香。

《外台秘要》卷第三十论述恶疾大风癞疮证治　恶疾大风方一十首，《千金》茵豆疗恶疾方、《千金》岐伯神散、《千金》狼毒散方、《千金》松脂丸、《千金》去大风方、《千金》身体如虫行方、《千金》淳灰汁、《千金》大豆渍饭浆膏、《千金》雄黄松脂丸、《近效》手脚不随方。主药：天雄、附子、细辛、乌头、茵芋、干姜、防葵、枳实、野狼毒、秦艽、枸杞根、雄黄、硝石、乌麻油。诸癞方八首，《肘后》单味苦参方、《肘后》苦参根皮方、范汪疗癞方、《深师》必死方、《深师》水银菌茹方、《深师》疗通身癞疮方、《深师》浮萍青渍浴方、《集验》疗癞方。主药：苦参、马新蒿、菌茹、藜芦、丹砂、雄黄、莲荷、锻石、浮萍。乌癞方一首，《集验》乌癞白癞丸方。主药：猬皮、魁蛤、蝮蛇头、木虻、虻虫、蛴螬、斑蝥、蜈

蚣、附子、蜘蛛、水蛭、雷丸、巴豆、水银、大黄、射罔、黄连、石膏、蜀椒、芒硝、龙骨、甘遂、滑石。白癫方五首，《集验》白癫酿酒方、范汪白癫方、《千金》痰饮宿瘀寒冷方、文仲白癫方、文仲大蝮蛇酒渍猪膏贴。主药：苦参、露蜂房、猬皮、曲、商陆、艾叶、蝮蛇。十三种疗肿方一十一首，《千金》疗之方、《千金》齐州荣姥方、《千金》马齿菜石灰散、《千金》疗一切丁肿方、《千金》铁浆饮、《千金》蒺藜子灰、《千金》皂荚子贴、《备急》蛇皮鼠矢散、《备急》人粪干散、《备急》白马牙齿灰、《备急》内令消神方。主药：白姜石、枸杞根皮、白石英、雄黄、马齿菜、锻石、苍耳、铁浆、蒺藜子、皂荚、蛇皮、反勾棘针。疗肿方二十首，《广济》敷药瘥方、《广济》烂棘刺丁香散、《广济》车辅轴脂釜底墨散、《广济》乱发反勾棘针露蜂房散、《广济》半夏石灰散、《备急》丁肿方、《备急》热人粪硇砂散、《备急》露蜂房曲头棘刺散、《备急》单味斑蝥散、《备急》生大豆黄绯头须乱发散、《必效》疗丁疮方、《必效》蜂窠真绯乱发灰、《古今录验》疗丁肿方、《古今录验》白马齿乱发髑髅枸杞白皮灰、《古今录验》曲头棘刺橘皮方、《古今录验》单味磁石散、《古今录验》壮狗矢灰、《古今录验》巴豆半夏散、《古今录验》蛇蜕皮露蜂房头发灰、《古今录验》乱发绯帛曲头棘刺苍耳散。主药：附子、雄黄、半夏、棘刺、丁香、车辐轴脂、芜菁根、露蜂房、蛇蜕皮、绛绯、锻石、龙骨、斑蝥、皂荚、曲头棘刺、苍耳子、腐蒿草节、蜂窠、大黄、秦艽、藜芦、硫黄、骷髅、枸杞白皮、巴豆、苍耳。犯疗肿重发方二首，《广济》犯之重发方、《古今录验》犯丁肿方。主药：青羊粪、枸杞白皮、麻子、绯帛、勾头棘子、半夏。恶肿一切毒疮肿方一十八首，《广济》飞黄散、《千金》单味茴香苗叶方、《千金》单味桃仁膏、《千金》大麻子小豆汤、崔氏五香汤、崔氏犀角汤方、崔氏杀疮中虫方、《必效》疗恶疮方、《必效》单味茺蔚臭草汁、《必效》单味地松汁、《必效》大黄石灰赤小豆散、《经心录》升麻膏方、《经心录》升麻汤方、《经心录》漏芦汤方、《近效》疗一切热毒肿验方、《近效》贴毒热肿消方、《近效》商陆根芸苔苗叶根散、《近效》硝石膏方。主药：雌黄、雄黄、茴香、桃仁、射干、商陆、升麻、麝香、青木香、鸡舌香、薰陆香、当归、黄芩、大黄、沉香、乌膏、茺蔚臭草、大黄、白蔹、漏芦、连翘、蛇衔、荫蓳根、白薇。反花疮及诸恶疮方四首，《千金》大神验方、《必效》疗反

花疮方、《必效》单味马齿草灰散、《必效》盐灰散。主药：鼠粘子、柳枝叶、马齿草。鱼脐疮方九首，《千金》腊月鱼头乱发灰散、《千金》寒食饧烧灰散、《千金》单味白芷方、《千金》鼢鼠壤土和泥贴、《千金》马牙齿和猪脂散、《千金》捣生栗黄敷贴、《千金》蛇蜕皮散、崔氏疗鱼脐毒疮肿方、崔氏瞿麦和生油散。主药：白芷、马牙齿、生栗、蛇蜕、瞿麦。丹毒方九首，《肘后》疗之方、《肘后》疗发足踝方、《小品》痛痒微肿方、《小品》诸丹行方、《小品》新附淋草蛇蜕皮露蜂房方、《小品》煮栗汁水洗方、《小品》蛐蟮粪和水散、《千金》升麻膏方、《千金》疗丹神验方。主药：生蛇衔、地黄、荫蓳叶、五叶藤、慎火草、浮萍草、大黄、黄芩、芒硝、蛇蜕、露蜂房、升麻、白薇、漏芦、连翘、枳实、栀子。赤丹方五首，《肘后》杀人方、《肘后》若已遍身赤者方、《肘后》新附方、《集验》杀人方、《集验》猪槽下土泥散。主药：羚羊角、生鱼、羊脂。白丹方一十三首，《肘后》白丹方、《肘后》屋上尘和苦酒散、《肘后》鹿角烧灰和猪膏敷贴、《肘后》蜜和干姜末散、《肘后》酸摸草五叶草汤、《集验》疗之方、《集验》猪矢和鸡子白敷贴、崔氏诸肿方、崔氏生羊牛肉贴、崔氏鼠黏草根汤、崔氏茺蔚草蛇衔草慎火草敷贴、崔氏鲫鱼散、《备急》白丹方。主药：香薷叶、苦蓼、鹿角、干姜、酸模草、五叶草、猪矢灰、马齿草、鼠粘草、茺蔚草、蛇衔草、慎火草、鲫鱼、苎根。丹疹方三首，《千金翼》丹瘾疹方、《千金翼》白芷根叶洗剂、《千金翼》捣慎火叶散。主药：白芷根、慎火叶。赤疹白疹方一十一首，《千金》天阴冷即发方、《千金》白术酒服方、《千金》石灰汁洗剂、《千金》白芷根叶汤洗剂、《千金》介子末酢浆方、《千金》搔之随手肿方、《千金》矾石酒炀方、《延年》赤白二疹丸方、《延年》芒硝汤拭之方、《古今录验》捣生蛇衔草方、《古今录验》枳实洗剂。主药：荫蓳、石南、枳实、白芷根、莽草、当归、川芎、踯躅花、大戟、芫花、蔓荆子、防风、蛇衔草。肺风冷热疹方二首，《延年》外洗拭即定方、《延年》粟粒戢戢然方。主药：吴茱萸、天门冬、枳实、白术、人参、独活、苦参。杂丹疹毒肿及诸色杂疮方五首，《删繁》火丹方、《千金》赤流肿方、《近效》栀子汤、《近效》诸色疮肿神验方、《近效》牛蒡粥。主药：蛴螬、榆根皮、芒硝、大黄、栀子、黄芩、知母、胡粉、吴茱萸、黄连、水银、牛蒡根。病疮方一十一首，《深师》病疮方、《集验》病疮方、《集验》

雄黄黄芩松脂发灰敷方、《集验》乱发头垢螺壳敷方、《集验》羊踯躅花洗剂、《集验》桃花盐敷方、《集验》皂荚煎敷方、《集验》鸡屎火煎膏、《集验》榖木白汁苦酒小蒜釜月下土泥敷、《删繁》螺壳膏方、《删繁》病疮多汁方。主药：雄黄、黄芩、螺壳、踯躅花、桃花、皂荚、龙胆、水银、黄连、胡粉。病疮久不瘥方五首，《广济》疗病疮久不瘥方、《广济》藜芦膏方、《广济》到羊桃枝叶洗剂、刘涓子五黄膏方、崔氏黄连黄柏豉心胡粉水银油脂散。主药：藜芦、黄连、矾石、松脂、雄黄、苦参、羊桃枝、黄柏、黄芩、青木香、鸡舌香、白芷、野狼跋、雌黄。癣疥方一十一首，《肘后》疗癣疥方、《深师》疗癣秘方、《深师》疗癣神验方、《深师》菖蒲酒调丸、《深师》干蟾蜍烧灰散、《千金翼》疗癣秘方、《救急》疗癣方、《救急》烊松脂末洗剂、《必效》疗癣方、《必效》附子大皂荚茱萸散、《古今录验》疗癣方。主药：独活、附子、皂荚、雄黄、硫黄、羊蹄根、蟾蜍。干湿癣方一十四首，《肘后》疗燥癣方、《肘后》雄鸡冠血涂方、《肘后》胡粉酒涂方、《肘后》榖汁涂方、《肘后》桃白皮酒和方、《肘后》疗湿癣方、《深师》疗干湿癣神方、《深师》乌梅煎、《深师》香沥方、崔氏疗干湿癣方、崔氏巴豆炭烧方、《古今录验》疗湿癣方、《古今录验》蛇床子黄柏黄连胡粉散、《古今录验》炙肥猪肉敷方。主药：雄鸡冠、桃白皮、蛇床子、野狼毒、乌梅、大麻子、柏节、杉节、沉香节、松节、楮叶、巴豆、硫黄、黄柏、黄连。疥癣恶疮方五首，《广济》疗疥癣恶疮方、刘涓子疗疥癣恶疮膏方、《救急》疗癣疮方、《近效》硝石和生麻油敷方、《近效》水银芫菁酥涂方。主药：硫黄、白矾、丹砂、雄黄、乱发、松脂、菌茹、巴豆、藜芦、柳木、芫菁、姜黄、羊蹄根。疥风痒方七首，《肘后》疗疥方、《深师》大黄膏方、《集验》疗疥方、《集验》苦痒方、《备急》葛氏疗疥疮方、《备急》石硫黄粉麻油酒涂方、艾熏黄朱砂杏仁水银熏法。主药：锻石、黄连、藜芦、大黄、干姜、茹、莽草、羊踯躅、羊蹄根、丹参、苦参、蛇床子、楝根、皂荚、硫黄。

《外台秘要》卷第三十一论述采药时节　所出土地诸家丸散酒煎解诸毒证治。采药时节一首，药所出州土一首，用药分两煮汤生熟法则一十六首，古今诸家丸方一十八首：《广济》吃力伽丸方：吃力伽、光明砂、诃黎勒皮、麝香、当门子、香附子、丁子香、沉香、荜茇、檀香、青木香、安息香、犀角、

熏陆香、苏合香、龙脑。《千金》耆婆万病丸：牛黄、麝香、犀角、朱砂、雄黄、芫青、黄连、人参、禹余粮、大戟、芫花、茯苓、干姜、桂心、桑白皮、当归、芎、芍药、甘遂、黄芩、蜀椒、细辛、巴豆、前胡、桔梗、紫菀、蒲黄、葶苈子、防风、蜈蚣、石蜥蜴。《千金》大麝香丸：麝香、牛黄、真珠、附子、鬼臼、莽草、犀角、矾石、细辛、桂心、獭肝、藜芦、蜈蚣、蜥蜴、地胆、斑蝥、杏仁、丹砂、雄黄、礜石、芫青、亭长、巴豆。《千金》小麝香丸：麝香、雄黄、丹砂、细辛、干姜、桂心、芍药、莽草、犀角、栀子仁、附子、乌头、巴豆、蜈蚣。崔氏温白丸：紫菀、吴茱萸、菖蒲、柴胡、浓朴、桔梗、皂荚、茯苓、桂心、干姜、黄连、蜀椒、巴豆、人参、乌头。仲景三物备急丸：大黄、干姜、巴豆。仲景理中丸：人参、干姜、白术、甘草。《延年》驻车丸：黄连、干姜、当归、阿胶。《救急》五香丸：牛黄、犀角、升麻、沉香、薰陆香、当归、桂心、青木香、麝香、雄黄、鬼箭羽、巴豆、诃黎勒皮、朱砂、槟榔仁、干姜、吴茱萸、甘草、豆蔻、桃仁、附子。《必效》玉壶丸：雄黄、朱砂、巴豆、附子、特生石、藜芦。《必效》青木香丸：青木香、槟榔仁、芍药、枳实、诃黎勒皮、桂心、大黄。《必效》五补七宣丸：人参、茯苓、地骨皮、干地黄、牛膝。《必效》七宣丸：大黄、枳实、青木香、柴胡、诃黎勒皮、桃仁、甘草。《近效》大麝香丸：麝香、牛黄、藜芦、朱砂、芍药、当归、茯苓、桔梗、鬼箭羽、金牙(研)、乌头、桂枝、吴茱萸、贯众、雄黄、干姜、人参、大虫骨、蜈蚣、蜥蜴、巴豆。《近效》犀角丸：犀角、升麻、黄芩、防风、人参、当归、黄芪、干姜、蓼实、黄连、甘草、栀子、大黄、巴豆。《近效》黄连丸：黄连、茯苓、阿胶。《近效》加减麻仁丸：蜀大黄、人参、大麻仁、诃黎勒皮。《近效》三黄丸：黄芩、大黄、黄连。古今诸家散方六首。《千金》小金牙散：金牙、牛黄、天雄、萆薢、黄芩、蜀椒、由跋、雄黄、朱砂、乌头、桂枝、莽草、麝香、葳蕤、细辛、犀角、干姜、蜈蚣、黄连。崔氏五香散：沉香、丁香、麝香、薰陆香、鬼箭羽、当归、豆蔻仁、牛黄、鬼臼、橘皮、金牙、犀角、羚羊角、大黄、升麻、桔梗、桃仁、光明砂、安息香。崔氏备急散：大黄、桂心、巴豆。紫雪散：黄金、寒水石、石膏、玄参、羚羊角、犀角、沉香、青木香、丁香、甘草。仙人炼绛雪散：朴硝、升麻、大青、桑白皮、槐花、犀角、羚羊角、苏方木、竹叶、诃黎勒、栀子、槟榔仁、朱砂。《近效》肾沥汤：黄、芎、茯苓、五味子、防风、泽

泻、独活、玄参、人参、牛膝、麦门冬、地骨皮、桂心、甘草、丹参。古今诸家膏方四首:《广济》神明膏:前胡、白术、白芷、芎、椒、吴茱萸、附子、当归、细辛、桂心。崔氏陈元膏:当归、生地黄、附子、细辛、桂心、天雄、干姜、丹砂、芎、雄黄、乌头、苦酒、白芷、松脂、不中水猪脂。崔氏乌膏:乌麻油、黄丹、蜡、薰陆香、松脂。《近效》莲子草膏:莲子草汁、生巨胜油、生乳、甘草。古今诸家煎方六首:《广济》阿魏药煎方:阿魏、豆蔻仁、生姜、人参、甘草、鳖甲、藕汁、诃黎勒、牛膝、白蜜、地黄汁。《广济》鹿角胶煎:鹿角胶、紫苏子、生地黄、生姜、黄牛酥、白蜜。《广济》蒜煎方:蒜、牛乳、牛膝。《广济》地黄煎:地黄、甘草、豉心、葱白、牛酥、藕汁、白蜜。《小品》单地黄煎:生地黄。《近效》地黄煎:地黄、麦门冬、生姜汁、紫菀、贝母、款冬花、甘草。古今诸家酒一十二首:《千金》天门冬酒:天门冬。《千金》大金牙酒:金牙、白术、附子、侧子、天雄、苁蓉、茯神、当归、防风、川芎、黄芪、薯蓣、细辛、桂心、茵芋、地骨皮、五加皮、杜仲、萆薢、狗脊、葳蕤、白芷、浓朴、枳实、桔梗、黄芩、远志、蔓荆子、人参、独活、石南、磁石、丹参、牛膝、薏苡仁、麦冬、生石斛、生地黄、蒴藋。《千金》钟乳酒:钟乳、附子、石斛、甘菊花、苁蓉。《千金翼》五精酒:黄精、天门冬、松叶、白术、枸杞。《千金翼》白术酒:白术。《千金翼》枸杞酒:枸杞。崔氏苍耳酒:苍耳、牛膝根、松叶、商陆根。崔氏乌麻地黄酒:六月六日曲、丹参、生石斛、牛膝、杜仲、萆薢、生姜、人参。崔氏枸杞酒:糯米、曲、枸杞根、生地黄、秋麻子、香豉。崔氏地黄酒:曲、王斯油麻、地黄、丹参、石斛、牛膝、杜仲、萆薢、生姜、人参。《近效》五加酒:五加根、曲末、黍米。《近效》代茶新饮:黄芪、通草、茯苓、干姜、干葛、桑白皮、鼠粘根、干地黄、枸杞根、忍冬、薏苡仁。解饮食相害成病百件,主药:薤白、枳实、粳米、豉、麦、曲、蜀椒、干姜、杏仁、大黄、芍药、芒硝、吴茱萸、大麻仁、生姜、甘草、常山、都藤、黄藤。食鱼中毒及食鲙不消方五首,《古今录验》疗食鲧鲩伤毒欲死方、《千金》疗食鱼中毒方、《千金》癥瘕方、《肘后》虫瘕方、《删繁》鲙者方。主药:鲛鱼、橘皮、浓朴、大黄、马鞭草、獭骨肝肺、干蓝、芦根、鹳骨、桔梗、干姜、桂心。食椒菜瓠中毒方四首,《肘后》煮桂饮汁、《肘后》中苦瓠毒方、《千金》菌毒方、《千金》吐下欲死方。主药:桂枝、蒜、豉、黍。解一

切食中毒方三首:《千金》诸食中毒方、《千金》食饮中毒方、《古今录验》诸食毒方。主药:甘草、葱、大豆、苦参、桑黄。酒醉过度恐肠烂及喉舌生疮方三首:《千金》恐肠烂方、《千金》茅根汁饮、《千金》舌上生疮方。主药:茅根、大麻子、黄芩。饮酒连日醉不醒方九首:《肘后》芜菁菜内鸡子饮、《肘后》螺蚬螺蚌饮、《肘后》生葛根葛藤饮、《肘后》粳米汁、《千金》酒醉不醒方、《千金》九月九日菊花饮、《千金》小豆叶散、《千金》生草酒方、《千金》病酒方。主药:芜菁、鸡子、葛根、粳米、菊花。饮酒令难醉方一首,《千金》饮酒令无酒气方。主药:芜菁。饮酒积热方二首,《肘后》遂发黄病方、《千金》错谬失常方。主药:酸枣仁、人参、白薇、枳实、知母、瓜蒌、芍药、茯苓、甘草。断酒方一十四首,《千金》断酒方、《千金》鼠头灰柳花散、《千金》酒淋碓头饮、《千金》菓耳子灰、《千金》白猪乳汁饮、《千金》汗马和酒饮、《千金》大虫屎灰、《千金》鸬鹚矢灰、《千金》纺车弦灰、《千金》驴狗衣灰、《千金》蛴螬干散、《千金》酒客吐中肉烧灰、《千金》白狗乳汁饮、《千金》腊月马脑方。主药:熟朱砂、鼠头灰、柳花、苍耳、猪乳汁、马汗、大虫屎中骨、鸬鹚矢、纺车弦、驴驹衣、蛴螬、酒客吐中肉、酒渍汗鞋、狗乳汁、马脑。服药过剂及中毒方一十一首,《肘后》多烦闷欲死方、《肘后》水和胡粉汤、《肘后》青粳米饮、《肘后》蘘荷捣汁、《肘后》屋檐下作坎水灌方、《肘后》蓝青捣汁方、《肘后》犀角烧散、《备急》生葛汁、《备急》鸡子黄方、《备急》白鸭矢散、《备急》大黄芒硝方。主药:东壁土、胡粉、粳米、蘘荷、蓝青、犀角、生葛、鸡子黄、白鸭矢、大黄、芒硝。解诸药草中毒方二十九首:《肘后》食野葛已死者方、《肘后》口断生鸭头、《肘后》甘草汁、《肘后》误食之杀人方、《备急》甘草浓汁、《备急》桂枝饮、《备急》大豆汁、《备急》茅茖浓汁、《备急》蓝青皮、《集验》须臾不救方、《集验》中药毒方、《千金》中百药毒方、《千金》中狼毒毒方、《千金》中藜芦毒方、《千金》中巴豆毒方、《千金》中踯躅花毒方、《千金》中芫花毒方、《千金》中射冈毒方、《千金》中半夏毒方、《千金》中大戟毒方、《千金》中乌头天雄附子毒方、《千金》中杏仁毒方、《千金》中莨菪毒方、《千金》鸡肠草散方、《千金》觉恶即服方、《千金》甘草纳粉、《千金》解读药散方、《千金》中毒方、《千金翼》解烦闷方。主药:鸡子、鸭血、甘草、茅茖、大豆、蓝青、白豉、雄黄、黄

连、菖蒲、小豆、栀子、防风、防己、竹沥、大麻子、六畜血、贝齿屑、藕芰、远志、蓝子、升麻、犀角、鸡肠草、芍药、当归、麦冬、白粱粉。解诸蛇虫毒方六首：《千金》蛇虺百虫毒方、《千金》蜈蚣毒方、《千金》蜘蛛毒方、《千金》蜂毒方、《千金》斑蝥芫青毒方、《千金》马刀毒方。主药：雄黄、巴豆、麝香、干姜、桑叶、蓝青、蜂房。辨五大毒一首：《古今录验》不可入口方主药：无。解金铁等毒方八首：《肘后》金毒已死方、《肘后》吞水银方、《肘后》鸭血鸡子方、《肘后》中雄黄毒方、《肘后》礜石毒方、《集验》金毒方、《千金》解金银铜铁毒方、《千金》铁毒方。主药：防己、大豆、磁石。恶毒瘴气毒风肿毒方四首，《千金》恶气瘴毒百害方、《千金》邪气恶毒入腹方、《千金》哽肿毒方、《千金》甘草汤。主药：犀角、羚羊角、雄黄、麝香、升麻、射干、五香紫檀。

《外台秘要》卷第三十二论述面部面脂药头膏发鬓衣香澡豆证治　面膏面脂兼疗面病方一十三首，《千金翼》面脂方、《千金翼》面膏方、《千金翼》香附子白芷零陵香蔓菁油煎、《千金翼》杏仁白附子密陀僧白羊髓膏、《千金》耐老去皱方、《千金》玉屑川芎土瓜根白芷方、崔氏蜡纸方、崔氏常用蜡纸方、文仲敷面脂方、《延年》面脂方、《延年》防风葳蕤川芎白芷方。主药：丁香、零陵香、白蔹、白及、防风、当归、沉香、辛夷、商陆、栀子花、川芎、青木香、白芷、葳蕤、藿香、僵蚕、藁本、杜衡、杜若、白附子、独活、天冬、防己、蘼芜、香附、蔓菁油、密陀僧、白鲜皮、黄芪。洗面药方二首，《千金翼》面药方、《延年》洗面药方。主药：朱砂、雄黄、葳蕤、商陆根、杜若、滑石、川芎、辛夷、甘松香。面色光悦方五首，《千金》好颜色方、《千金》酒渍桃花、《千金》桃花散、《千金翼》面生光方、《延年》桃仁洗面方。主药：猪胰、芜菁、瓜蒌、桃仁、桃花、密陀僧。令面色白方四首：《千金》面黑不白净方、文仲人面白似玉色光润方、文仲隐居效验、《近效》天大圣皇后炼益母草留颜方。主药：白鲜皮、白僵蚕、川芎、白附子、白芷、青木香、甘松香、白檀香、丁香、大枣、麝香、桃仁、半夏、细辛、瓜蒌。面皯方一十三首，《广济》面皯方、《千金》面皯方、《千金》真白羊乳羊胰甘草洗剂、《千金》白附子和水方、《千金》桂心石姜末蜜涂、《千金》杏仁酒浸方、《千金》水和丹砂末、《千金》酒浸鸡子、《千金》枸杞根生地黄散、文仲人面皮薄如藓华方、《救急》面皯方、《古今录验》面皯

方、《古今录验》苏合煎。主药：雄黄、雌黄、光明砂、密陀僧、真珠、白僵蚕、白及、白附子、杏仁、枸杞根、地黄、鹿角尖、芍药、防风、白芷、苏合香、麝香、女菀、蜀水花、鸡舌香。面皯黯方二十一首：《肘后》苦酒渍白术、《肘后》羚羊胆酒涂、《肘后》羊胆猪头细辛煎、《肘后》茯苓白石脂蜜涂、文仲皯黯方、文仲桃花瓜子敷方、文仲茯苓末和蜜、《备急》皯黯方、《备急》露蜂房渍汁和胡粉方、《备急》去黯黑志方、《小品》去黑黑志方、《千金》面皯黯方、《千金》澡豆方、《千金》皯面方、《千金》靤面内外疗方、《千金》白芷白蜡白附子乌头膏、《千金》面靤方、《千金》鸡子丁香胡粉方、《千金》羚羊胆牛胆醋涂方、《千金翼》面药方、《必效》白附子膏方。主药：羚羊胆、露蜂房、商陆、葳蕤、藁本、白芷、零陵香、沉香、牛黄、薰陆香、雌黄、丁香、白附子、辛夷、防风、藿香、硫黄、白附子、牛膝、当归、密陀僧、独活、木兰皮、鸡舌香、麝香。面皯疱方一十五首：刘涓子麝香膏方、《肘后》面生皯疱方、《肘后》黄连木兰皮猪肚散、《肘后》黄连甘草杏仁散、《肘后》黄连蛇床子末涂面、文仲面皯疱方、文仲研水银涂方、文仲土瓜根胡粉水银青羊脂涂方、《备急》面皯疱方、《备急》鹰矢白胡粉和蜜、《备急》少年面上起细疱方、《备急》酒渍鸡子、《古今录验》羊胆膏方、《古今录验》玉屑膏方、《古今录验》白蓝脂方。主药：麝香、当归、细辛、杜衡、白芷、冬葵子、柏子仁、黄连、木兰皮、蛇床子、浮萍、珊瑚、辛夷、白附子、商陆、白蓝、白矾。面齄疱一十三首：刘涓子木兰膏方、《肘后》面及鼻病酒齄方、《肘后》鸬鹚矢和猪膏、《肘后》真珠胡粉水银和猪膏、《肘后》单味马蔺子花、《集验》面上齄疱皯黑黡方、《集验》木兰散、《古今录验》齄疱方、《古今录验》卒得面疱方、《古今录验》胡粉水银和猪脂、《古今录验》男女疱面生疮方、《古今录验》白附子散、《古今录验》葵子散。主药：木兰皮、防风、白芷、青木香、牛膝、独活、藁本、白附子、杜衡、当归、麝香、栀子、真珠、马蔺子、蒺藜、栀子、雄黄、黄连、牡蛎、由跋、冬葵子。面粉滓方四首：《千金》面粉滓方、《备急》赤膏方、《备急》去粉滓皯黑黡方、《备急》黄芪白术白蔹葳蕤粉。主药：矾石、光明砂、麝香、牛黄、雄黄、白蔹、白石脂、杏仁、黄芪、白术、葳蕤、商陆、蜀水花、防风、川芎、白芷、细辛、白附子、青木香。化面方二首，张文仲化面方、《备急》土瓜根调浆水方。主药：真

珠、光明砂、冬瓜仁、水银、土瓜根。杂疗面方六首,《肘后》栗核方、《千金》面上风方、《千金翼》川芎汤、《千金翼》洗方、《千金翼》急面皮方、苏澄面皯及粉齇方。主药：锻石、玉屑、密陀僧、珊瑚、白附子、麻黄、吴茱萸、防风、枳实、羌活、蒺藜子、乌喙、葫蒜、景天叶、蛇床子、猪蹄。头风白屑方四首：《广济》蔓荆子膏方、《延年》松叶膏、《延年》搔之白屑起方、《延年》头风发落或头痒肿白屑方。主药：蔓荆子、羊踯躅花、葶苈子、零陵香、莲子草、天雄、杏仁、白芷、甘松、零陵香、菊花、秦艽、独活、辛夷、香附子、藿香、乌头、蜀椒、秦椒、防风、寄生。沐头去风方五首,《集验》头风方、《集验》风头沐汤方、《集验》鸡子沐汤方、《必效》沐发方、《必效》杏仁乌麻子汁。主药：菊花、独活、防风、细辛、蜀椒、皂荚、桂枝、杜衡、猪椒根、麻黄根、乌麻子。头风白屑兼生发八首：《广济》白令黑方、《集验》长发膏方、《集验》生发膏方、崔氏松脂膏、崔氏莲子草膏、《延年》长发膏方、《延年》生发膏方、《古今录验》白屑膏方。主药：零陵香、丁香子、蔓荆子、石南、泽兰、防风、藿香、辛夷、白芷、踯躅花、秦艽、独活、甘松香、香附子、菊花、枫香、沉香。生发膏方一十一首：《广济》生发方、《广济》生发膏方、《深师》乌喙膏、《千金》安发润方、《千金》麻子白桐叶洗方、《千金》生发膏方、《千金翼》生发膏、《千金翼》长发方、《千金翼》附子松脂膏、《千金翼》生发墙衣散方、《近效》生发方。主药：莲子草、细辛、防风、川芎、皂荚、辛夷、泽兰、零陵香、蔓荆子、白芷、石南草、泽兰、丁香、牡荆子、水萍、青葙子。生眉毛方二首：《千金》生眉毛方、《千金》乌麻花乌麻油方。主药：炉上青衣、铁生、乌麻花。令发黑方八首：《深师》泽兰膏、《深师》秘之方、《千金》白发还黑方、《千金》乌麻枣糕丸、《千金》黑椹水、《千金》生麻油乌梅洗方、《千金翼》瓜子散、《千金翼》大验方。主药：细辛、续断、皂荚、石南、泽兰、乌头、白术、蜀椒、黄芪、当归、独活、川芎、白芷、防风、辛夷、地黄、本蛇衔、乌麻油、秦椒、黑椹。拔白发良日并方二首：《千金翼》白发令黑方、《备急》令黑毛生方。主药：附子、大酢、矾石。变白发染发方五首：范汪王子乔服菊增年变白方、范汪染发方、《必效》染白发方、《必效》木槿叶汁、《近效》换白发及髭方。主药：菊花、乌豆、木槿叶、熊脂、婆罗勒、生姜、母丁香。发黄方三首：《肘后》发黄方、

《千金》发黄方、《千金翼》发黄方。主药：猪脂膏、羊矢灰、蒲灰、大豆。头发秃落方一十九首：《深师》茯苓术散方、《深师》秃头方、《深师》麻子和猪脂方、《深师》东行枣根敷方、《深师》麻子末沐方、《深师》黑椹化水方、《深师》生发膏方、《深师》生发方、《深师》毛发落不生方、《深师》长发方、《深师》乌麻花涂方、《千金》发落不生方、《千金翼》发落方、《千金翼》发落不生方、《千金翼》桑根白皮洗剂、《必效》膏摩之方、《近效》韦慈氏疗头风发落并眼暗方、《近效》防风蔓荆子丸,刘尚书蜀椒莽草茴茹附子洗剂。主药：桂枝、芜菁、黑椹、升麻、蜣螂、大黄、蔓荆子、白芷、防风、辛夷、细辛、当归、黄芩、乌麻花、桑寄生、零陵香、黄连、地黄、葳蕤、蜀椒、茴茹。白秃方一十二首：《集验》羊肉作脯炙方、《集验》大豆骷髅骨末和猪脂涂方、《千金》松沥煎、《千金》终年不瘥方、《千金》桃皮汁、《千金》炒大豆和猪脂敷方、《千金翼》王不留行汤、《千金翼》桃花末和猪脂敷方、《千金翼》松脂膏、《必效》童子小便白鸽粪洗剂、《必效》桃花桑甚末和猪脂洗剂、《必效》柳细枝水银皂荚煎。主药：松沥、丹砂、雄黄、黄连、矾石、五味子、苁蓉、松脂、蛇床子、远志、菟丝子、王不留行、茱萸根、牡荆实、蒺藜子、杜衡、木兰皮、大黄、石南、秦艽、真珠、苦参。赤秃方三首,《千金》黑椹涂方、《千金》牛羊角灰和猪脂敷方、《千金》马蹄灰和猪脂涂方。主药：黑椹、牛羊角灰、猪脂、马蹄灰。令发不生方三首,《千金》蚌灰鳖脂方、《千金》狗乳涂方、《千金》毛发蟹脂涂方。主药：蚌灰、鳖脂、狗乳、蟹脂。鬼舐头方二首：《千金》猫矢灰和猪脂方、《千金》赤砖末捣蒜方。主药：猪脂、赤砖、蒜。澡豆方八首：《广济》澡豆洗面方、《千金翼》澡豆方、《千金翼》澡豆方、《千金翼》澡豆令人洗面光润方、崔氏去皯黑皷粉刺方、《备急》荜豆香澡豆方、《延年》澡豆洗手面药豆屑方,苏澄药澡豆方。主药：白芷、白及、白蔹、藁本、百部根、辛夷仁、藿香、零陵香、鸡舌香、香附、丁香、沉香、木瓜花、樱桃花、葵花、白莲花、红莲花、李花、梨花、旋覆花、玉屑、真珠、蜀水花、青木香、甘松香、白檀香、丁子香、蔓荆子、荜豆、白附子、川芎。手膏方三首,《千金翼》手膏方、《备急》手脂法、《古今录验》手膏方。主药：桃仁、杏仁、橘仁、辛夷、川芎、当归、大枣、牛脑、羊脑、白狗脑、猪胰、白芷、细辛、冬瓜仁、黄瓜蒌仁、藁本、葳蕤、瓜蒌

子。口脂方三首：《千金翼》口脂方、《备急》唇脂法、《古今录验》口脂法。主药：朱砂、紫草、丁香、麝香、羊脂、甲煎、沉香、苏合香、甲香、白胶香、雀头香、苜蓿香、零陵香、茅香、甘松香。烧甲煎法七首，《千金翼》甲煎法、崔氏烧甲煎香泽合口脂方、崔氏沉香丁香甲香麝香方、崔氏煎甲煎、《古今录验》甲煎方、《古今录验》蜡蜜紫草煎、蔡尼甲煎方。主药：甲香、沉香、丁香、藿香、熏陆香、枫香膏、兰泽香、零陵香、甘松香、吴藿香、乌麻油、艾纳、白胶香、苏合香、小甲香、檀香、香附子、紫草、青木香。造胭脂法一首，崔氏造燕脂法。主药：准紫、白皮、胡桐泪、波斯白石蜜。造水银霜法二首，《千金翼》飞水银霜法、崔氏造水银霜法。主药：水银、朴硝、黄矾、锡、玄精、硫黄、伏龙肝。鹿角桃花粉方二首：崔氏鹿角粉方、崔氏桃花粉方。主药：光明砂、雄黄、熏黄、真珠、珊瑚、云母粉、麝香、鹿角粉。熏衣湿香方五首，《千金》湿香方、《千金翼》熏衣湿香方、《备急》六味熏衣香方、《备急》沉香白檀香麝香丁香熏衣香方、《备急》熏衣香方。主药：沉香、零陵香、麝香、熏陆香、丁子香、甲香、甘松香、檀香、藿香、詹糖香、览探、青桂皮、苏合香、白胶香、苏合香、沉水香。裛衣干香方五首，《千金》干香方、《千金翼》裛衣干香方、《备急》裛衣香方、《备急》泽兰香甘松香麝香沉香方、《备急》麝香苏合香郁金香沉香方。主药：麝香、沉香、甘松香、丁香、藿香、苜蓿香、白檀香、青木香、鸡舌香、零陵香、艾纳香、雀头香、泽兰香、苏合香、郁金香、甲香、吴白胶香、詹糖香。

《外台秘要》卷第三十三论述妇人上证治　求子法及方一十二首：《千金翼》紫石门冬丸、《千金翼》七子散、《千金翼》荡胞汤、《千金翼》坐药方、《广济》内灸丸方、《广济》蛇床子石盐细辛干姜土瓜根散、《广济》白薇丸方、《千金》七子散、《千金》补硝荡胞汤、《千金翼》坐导药方、《千金翼》紫石门冬丸、《延年》坐药方。主药：蛇床子、鳖甲、桑寄生、续断、秦艽、紫菀、杜仲、牛膝、当归、牡荆子、菟丝子、地黄、薯蓣、石斛、鹿茸、远志、附子、天雄、黄芪、人参、巴戟天、苁蓉、钟乳。久无子方五首：《广济》白薇丸方、《广济》地黄汤方、《千金》金城太守白薇丸方、《千金翼》白薇丸、《经心录》茱萸丸。主药：白薇、藁本、当归、地黄、川芎、人参、石斛、桂枝、五味子、防风、牛膝、桑寄生、杜衡、秦艽、蛇床

子、紫石英、蒲黄、远志、龙骨。养胎法并禁忌一十三首：鸡子、鲤鱼、鸡肉、糯米、雀肉并豆酱、山羊肉、兔犬肉、椹并鸭子、骡肉、羊肝、食鳖、冰浆。妊娠随月数服药及将息法一十九首：《千金》乌雌鸡汤、《千金》补胎汤、《千金》艾汤主之方、《千金》黄连汤、《千金》雄鸡汤、《千金》茯神汤、《千金》菊花汤、《千金》调中汤、《千金》阿胶汤、《千金》安中汤、《千金》麦门冬汤、《千金》柴胡汤、《千金》葱白汤、《千金》杏仁汤、《千金》芍药汤、《千金》葵子汤、《千金》半夏汤、《千金》猪肾汤、《小品》安胎当归汤。主药：乌雌鸡、白术、麦冬、人参、阿胶、防风、乌梅、地黄、丹参、当归、雄鸡、黄芩、龙骨、菊花、续断、苁蓉、钟乳、紫菀、桑寄生。妊娠呕吐及恶食方九首：《集验》呕吐不下食方、《集验》橘皮汤、《古今录验》柴胡汤、《古今录验》人参汤、崔氏半夏茯苓汤、《千金》茯苓丸、《千金》竹沥汤、《千金》单味竹沥方、《近效》热闷呕吐方。主药：竹茹、橘皮、茯苓、半夏、吴茱萸、旋覆花、干姜、芦根。妊娠胎动方九首：《广济》胎病漏肚痛方、《小品》安胎止痛汤、《小品》胶艾汤、《集验》葱白汤、《集验》已有所见方、《集验》旋覆花汤、《删繁》葱豉安胎汤、文仲徐王效神验胎动方、文仲徐王安胎寄生汤。主药：当归、芎、阿胶、人参、地黄、黄连、芍药、鸡子、秫米、艾叶、续断、银、旋覆花、浓朴、白术、枳实、黄芩、茯苓、半夏、桑寄生。动胎腰腹痛方三首，《广济》腰腹痛及血下方、《小品》苎根汤、《救急》腰腹痛方。主药：当归、川芎、艾叶、鹿角胶、苎根、地黄、芍药、阿胶、竹茹。顿仆胎动方四首，《集验》胶艾汤、文仲葛氏黄连酒服方、文仲葛氏赤小豆鸡子方、文仲葛氏胶当归甘草方。主药：当归、川芎、阿胶、芍药、艾叶、地黄、黄连、赤小豆、鸡子。胎数伤及不长方三首，《广济》鲤鱼粳米方、《集验》鲤鱼汤、《古今录验》白术散。主药：鲤鱼、粳米、白术、芎、蜀椒、牡蛎。妊娠伤寒方四首，《广济》支节烦疼方、《千金》妊娠伤寒方、《千金》鲤鱼灰酒服方、《救急》溺血气方。主药：前胡、知母、大青、黄芩、栀子、升麻、栀子、杏仁、葱白、竹叶。妊娠下痢方四首：《千金》妊娠下痢方、《千金》寒热下痢方、文仲妊娠下痢不止方、《古今录验》妊娠下痢方。主药：黄连、栀子、黄柏、干姜、赤石脂、石榴皮、黄芩、人参。妊娠心痛方八首，《千金》妊娠心痛方、《千金》蜜和泥方、《千金》破鸡子和酒服、《千金》麻

子汤、《千金》橘皮豉丸、《千金》烧牛屎焦末、《古今录验》术汤方。主药：竹茹、羊脂、麻子、橘皮、豆豉、白术、黄芩、芍药。妊娠腹痛方三首，《千金》妊娠腹中痛方、《千金》烧车釭脂末酒服、《古今录验》葱白当归汤。主药：地黄、葱白、当归。妊娠漏胞方五首，《小品》小豆散、《集验》血尽子死方、《集验》生地黄汁酒方、崔氏妊娠漏胞方、崔氏干地黄末酒服。主药：赤小豆、鸡子、地黄、干姜。妊娠下血及尿血方七首，《千金》妊娠卒下血方、《千金》生艾叶酒煮方、《千金》生地黄酒煮方、《千金》烧秤锤酒方、《千金》葵根茎烧灰酒服方、文仲妊娠下血方、《古今录验》豆酱散。主药：葵子、艾叶、地黄、黍膏、豆酱。妊娠小便不通利五首，《千金》妊娠小便不通方、《千金翼》妊娠小便不利方、《千金翼》葵子茯苓散、《古今录验》妊娠卒不得小便方、《古今录验》妊娠不得小便方。主药：芜菁、葵子、榆白皮、茯苓、杏仁、滑石。妊娠子淋方五首，《小品》地肤大黄汤、《小品》单味猪苓方、《千金》妊娠患子淋方、《千金》单味葵根方、《经心录》地肤饮。主药：地肤草、大黄、知母、黄芩、通草、猪苓、甘遂、葵子。妊娠大小便不利方二首，《小品》甘遂散、《古今录验》葵子汤。主药：甘遂、葵子、滑石。妊娠子痫方二首，《小品》竹沥法、《小品》葛根汤。主药：贝母、葛根、牡丹皮、木防己、防风、当归、川芎、桂枝、茯苓、泽泻、独活、石膏、人参。妊娠水气方三首，《集验》妊娠手脚皆水肿挛急方、《千金》生鱼汤方、崔氏心腹急满汤。主药：赤豆、商陆、泽漆、鲤鱼、当归、茯苓、白术、旋覆花。损娠方六首，《广济》妇人因损娠下血不止方、《千金》下血不止方、《千金》地黄汁和代赭末、《千金》桑蝎虫屎烧酒服方、《救急》损娠方、《古今录验》鹿角屑豉汤。主药：当归、龙骨、地黄、地榆、阿胶、芍药、干姜、熟艾、牛角、蒲黄、丹参、地黄、朱砂末、生鸡子、鹿角、香豉。数堕胎方四首，《删繁》黄芪散、《千金》妊娠数堕胎方、《千金》赤小豆末酒服方、《经心录》紫石门冬丸。主药：黄芪、干姜、人参、白术、当归、远志、肉苁蓉、五味子、蜀椒、乌头、乌贼骨、寄生、石楠、杜仲。妊娠得病欲去子方三首，《小品》去胎方、《小品》单味法曲汤、文仲妊娠得病欲去胎方。主药：麦、法曲、鸡子。落胎去胎方四首，《广济》落胎方、《广济》单味牛膝方、《小品》赢人欲去胎方、《千金》去胎方。主药：瓜蒌、桂枝、牛膝、瞿麦、干姜、人参、川芎、蟹

爪、黄芩。产乳序论三首：主药：无。崔氏年立成图法一首，主药：无。十二月立成法一首，主药：无。推日游法一首，主药：无。上日游在内产妇宜在外别于月空处安帐产吉，主药：无。体玄子为产妇借地法一首，主药：无。日历法二首，主药：无。安置产妇法二首，主药：无。产难方二十二首：《广济》死鼠头烧作屑方、《广济》槐子蒲黄酒服、《广济》生鸡子黄酒服、《广济》皂荚子酒服、《小品》赤小豆胶烊方、《小品》槐东引枝法、《小品》手捉鸬鹚头法、《集验》知母蜜和丸、《集验》衣带烧灰酒服、《备急》难产方、《备急》凿柄烧末酒服、《备急》弓弦箭竿烧末酒服、《备急》羚羊角屑烧末酒服、《备急》水银丸、《备急》蒲根汁、《备急》榆白皮葵子甘草桂心方、《备急》烊胶酒服方、《备急》陈葵子酒服、《救急》产难方、《救急》牛屎中大豆、《千金》难产方。主药：槐子、蒲黄、皂荚子、马衔、知母、羚羊角、榆皮、葵子。逆产方一十首：《小品》逆产方、《小品》盐和粉涂方、《小品》弹丸末酒服、《集验》逆产方、《集验》烧阴毛猪膏和丸、《集验》烧蛇蜕皮酒服、《集验》真丹刀圭涂方、《删繁》桃仁方、《删繁》逆产方、《删繁》灶屋上黑尘酒服。主药：盐、蛇蜕、桃仁。横产方三首：《集验》横生方、文仲纵横不可出方、文仲服水银方。主药：梁上尘、菟丝子、水银。子死腹中欲令出方一十五首：《集验》子死腹中方、《集验》灶下黄土酒服、《集验》胎死在腹方、《集验》单味瞿麦汤、《集验》葵子胶服方、崔氏当归川芎汤、崔氏蟹爪甘草阿胶方、崔氏单味乌头方、崔氏酒煮大豆汤、崔氏子胎在腹内已死方、文仲猪膏白蜜淳酒煎、文仲子死腹中不出方、文仲榆皮熟朱方、《救急》子死腹中方、《救急》夫尿饮。主药：瞿麦、葵子、当归、川芎、乌头、蒲黄、筒桂、珍珠。胞衣不出方一十七首：《广济》胞衣不出方、《广济》赤朱酒服、《广济》鸡子酒服、《小品》胞衣不出方、《小品》鹿角末酒服、《延年》饮羊血方、《延年》猪膏大豆苦酒方、《延年》吞鸡子黄方、《救急》半夏白蔹方、《救急》小豆小麦饮、《救急》胞衣不出方、《必效》牛膝汤、《必效》单味蒲黄方、《必效》吞小豆方、《必效》生地黄苦酒方、《必效》泽兰叶滑石生麻油方。主药：皂荚、鹿角、白蔹、牛膝、滑石、当归、葵子、瞿麦、泽兰。

《外台秘要》卷第三十四论述妇人下证治　产妇忌慎法六首，主药：无。令易产方四首：《千金》

生地黄生姜汤、《千金》烧药杵酒服、《小品》甘草散、《小品》飞生丸。主药：地黄、生姜、黄芩、大豆黄卷、粳米、麻子仁、干姜、桂心、吴茱萸、飞生、槐子、故弩箭羽、蛇蜕皮。下乳汁方一十五首，《广济》母猪蹄汤、《千金》漏芦汤、《千金》土瓜根酒服、《千金》单行石膏汤、《千金》单行鬼箭汤、《千金》通草散、《千金》麦门冬散、《千金》漏芦散、《千金》母猪蹄汤、《千金》猪蹄通草汤、《千金》瓜蒌根酒煮方、《千金》青瓜蒌酒煮方、《千金》鲤鱼头烧末酒服方、《千金》死鼠烧灰酒服方、崔氏乳汁不下方。主药：母猪蹄、土瓜根、通草、漏芦、钟乳、黍米、土瓜根、石膏、鬼箭、麦门冬、理石、瓜蒌、蛴螬、鲤鱼头、死鼠、鼠肉、羊肉、獐肉。妒乳疮痛方一十四首，《集验》鸡子白和小豆散涂方、《集验》连翘汤、《集验》葵茎烧灰散、《集验》妒乳生疮方、《集验》赤龙皮汤、《集验》天麻草汤、《集验》飞乌膏散、《集验》黄连胡粉膏散、《备急》《小品》妒乳方、《备急》《小品》柳白皮酒煮方、《备急》《小品》苦酒磨升麻青木香檀香、《备急》《小品》麝香熏陆香青木香鸡舌香方、《必效》五物雄黄茼茹膏方。主药：连翘、升麻、射干、防己、黄芩、大黄、芒硝、葵茎、蜂房、槲皮、黄连、胡粉、白蔹、薰陆香、青木香、鸡舌香、雄黄、雌黄、茼茹。乳痈肿方一十八首：《广济》痛不可忍方、《深师》芍药散、《深师》柏皮膏、《集验》乳痈方、《集验》鹿角散、《集验》四物胶薄贴、《集验》三物桂心贴、《千金翼》排脓散、《备急》柳根皮熨贴、《备急》研米覆乳贴、《备急》大黄灶下黄土生姜方、《备急》大黄鼠屎黄连方、《救急》白姜石鸡子白敷方、《救急》莨菪子方、《救急》醋研地黄涂方、《必效》猪米研汁饮、《必效》丹参膏、《必效》贴膏方。主药：大黄、芍药、楝实、昆布、白蔹、黄芪、海藻、木占斯、鹿角、防风、黄芩、当归、黄连、莨菪子、丹参、白芷、薤白、薰陆香。产后血晕心闷方一十首：《广济》荷叶蒲黄甘草方、《广济》羚羊角散、《救急》鲫鱼方、文仲晕绝方、文仲青衣生姜地黄煎、崔氏醋涂方、崔氏破鸡子方、崔氏竹沥汁、《近效》烦闷方、《近效》马粪方。主药：荷叶、蒲黄、地黄、羚羊角、鲫鱼、苏方木、大黄。产乳晕绝方四首：崔氏服恶血方、崔氏服洗儿水方、文仲半夏丸、《救急》赤小豆散。主药：半夏、地黄、芍药、丹参、牛膝、大黄、牡丹皮、当归、蒲黄、竹叶、荷叶、桃仁。产后恶露不绝方四首：《广济》乱发阿胶代赭干姜方、《深师》龙

骨丸、文仲葛氏桑木屑酒服、文仲葛氏泽兰汤。主药：阿胶、代赭、干姜、地黄、牛角䚡、桂枝、泽兰、当归、芍药。产后血气烦闷方四首，《广济》肋下妨不能食方、《广济》血气烦闷方、《集验》产后血气烦闷方、《千金》必效方。主药：地黄汁、当归、生姜、生藕、竹叶、麦冬、人参、半夏。产后心痛方三首，《集验》大岩蜜汤、《经心录》蜀椒汤、《千金》羊肉汤。主药：地黄、当归、独活、芍药、细辛、吴茱萸、干姜、蜀椒、半夏、人参、川芎。产后腹中绞刺痛方九首，《广济》当归芍药干姜川芎方、《广济》羊肉汤、《广济》绞痛无聊方、《千金》当归汤、《千金》桃仁芍药汤、《千金》单行茱萸酒、《必效》产后腹痛方、《必效》兔头熨方、《必效》痛不可忍方。主药：当归、芍药、干姜、川芎、生姜、桃仁、桂枝、吴茱萸、羌活。产后虚热方二首：《千金》蜀漆汤、《千金翼》产后虚热头痛方。主药：芍药、蜀漆、桂枝、黄芩、地黄、黄芪、牡蛎。产后虚劳方四首：《千金》增损泽兰丸、《延年》增损泽兰丸、《删繁》泽兰补虚丸、《古今录验》泽兰丸。主药：泽兰、当归、川芎、附子、干姜、桂枝、人参、柏子仁、地黄、石斛、地黄、芍药、蜀椒、丹参。产后风虚瘦损方四首：《广济》补益肥白悦泽方、《小品》一物独活汤、《千金》桃仁煎、《延年》泽兰丸。主药：人参、石斛、芜荑仁、续断、桂枝、川芎、白术、黄芪、地黄、独活、当归、藁本、干姜。产后虚羸方三首：《广济》猪肾汤、《救急》令肥白方、《古今录验》地黄羊脂煎。主药：猪肾、人参、当归、乌豆、地黄、生姜、羊脂。产后中风方三首：《深师》小独活汤、《小品》大豆紫汤、《小品》白术酒服方。主药：独活、葛根、生姜、甘草、白术。产后下痢方四首：《广济》茯苓人参厚朴甘草方、《广济》赤石脂丸、《深师》胶蜡汤、《千金》当归汤。主药：茯苓、人参、当归、黄芩、赤石脂、黄连、干姜、秦皮、附子、阿胶、龙骨、熟艾。产后赤白痢方五首：《广济》脐下绞痛方、《广济》脐下气痛方、文仲腹中绞痛不可忍方、《救急》腹中绞痛方、《必效》心腹刺痛方。主药：当归、芍药、地榆、龙骨、黄连、阿胶、蒲黄、黄芩、石榴皮、人参。产后冷热痢方二首：《深师》黄连丸、《千金》生地黄汤。主药：黄连、乌梅、干姜、黄连、桂枝、地黄、赤石脂。产后痢日夜数十行方二首：《千金》桂枝汤、《必效》日五十行者方。主药：桂枝、干姜、赤石脂、当归、附子、木里蠹虫粪。产后卒患淋方五首：《广济》尿血方、《集验》石韦

汤、《千金》葵根汤、《千金》滑石散、《千金翼》石淋汤。主药：冬葵子、石韦、通草、滑石、黄芩、榆白皮、葵子、车前。产后小便不禁兼数方四首：《广济》鸡尾烧灰酒服、《小品》鸡子烧灰酒服、《小品》白薇芍药酒服、《千金翼》桑螵蛸汤。主药：白薇、芍药、桑螵蛸、鹿茸、黄芪、人参、牡蛎。产后小便数兼渴方一首：《集验》瓜蒌汤。主药：桑螵蛸、黄连、瓜蒌、人参、干枣。产后渴方二首：《集验》瓜蒌汤、《千金》竹叶汤。主药：瓜蒌、麦冬、人参、地黄、土瓜根、竹叶。许仁则产后方十六首：第一鬼箭羽当归白术生姜方、第二当归艾叶生姜干地黄方、第三当归生姜桂心芍药方、第四白术生姜方、第五羊肉当归汤、第六白术当归桑白皮大黄方、第七神曲人参枳实赤石脂方、第八艾叶黄柏芍药甘草方、第九附子蜀椒干姜甘草方、第十产后诸痢方、第十一蓐劳方、第十二独活当归芍药防风方、第十三当归干地黄泽兰防风方、第十四当归芍药鬼箭羽牛膝方、第十五赤石脂五色龙骨黄连阿胶方。主药：鬼箭羽、当归、白术、人参、地榆、黄芪、枳实、阿胶、黄连、附子、蜀椒、干姜、独活、防风、川芎、泽兰、续断、地骨皮、牡丹皮、白薇、乌梅、虻虫、水蛭、蒲黄、龙骨、白蔹、蛇床子、菟丝子。产后阴下脱方五首：《集验》妇人产后阴下脱方、《千金》产后阴下脱方、《千金》烧人屎酒服、《古今录验》产后阴下脱方、《古今录验》鳖头葛根方。主药：蛇床子、蜀椒、吴茱萸、鳖头、葛根。八瘕方十二首：《素女经》皂荚散、《素女经》青瘕导药方、《素女经》燥瘕方、崔氏妇人血瘕痛方、崔氏铁杵火烧酒服方、《素女经》桂末酒服方、《古今录验》导药方、《古今录验》脂瘕方、《古今录验》导散方、《古今录验》狐瘕方、《古今录验》蛇瘕方、《古今录验》鳖瘕方。主药：皂荚、蜀椒、细辛、大黄、干姜、黄连、桂枝、䗪虫、海螵蛸、桃仁、当归、细辛、吴茱萸、黄芩、芒硝、侧子、附子。肉癥方二首：《集验》生地黄干漆散、《删繁》生地黄煎破血丸。主药：地黄、干漆、牛膝。妇人崩中方一十一首，《小品》单味川芎方、《千金》白茅根小蓟根方、《千金》妇人白崩中方、《千金翼》马通方、《千金翼》蔷薇根煎、文仲使人无子方、文仲鹿茸当归蒲黄方、文仲书墨末烧露蜂房酒服、文仲炙猪肾、《必效》丁香好酒服、《必效》伏龙肝小蓟根寄生续断方。主药：川芎、白茅根、小蓟根、阿胶、桂枝、悬钩根、蔷薇根、禹余粮、牡蛎、海螵蛸、鹿茸、当归、蒲黄、丁香、桑寄生、续断、地榆、艾叶。崩中去血方一十三首：《广济》日数升方、《广济》男子卒痢血方、《删繁》芍药散、《小品》崩中去血方、《小品》牡蛎兔骨散、《集验》鹅鸭肝者方、《集验》续断甘草鹿茸小蓟根方、《千金》肥羊肉干姜当归生地黄方、《千金》丹参酒方、《千金》温经汤、《千金翼》蓟根酒方、《千金翼》榉柳叶汤、《救急》伏龙肝人参麝香生姜方。主药：龙骨、赤石脂、海螵蛸、牡蛎、龟甲、地黄、白术、干姜、附子、白芷、阿胶、当归、续断、鹿茸、牛角腮、人参、紫菀、桃仁、泽兰、藁本、芫荑、虻虫、水蛭。妇人阴蚀及疳方八首：《千金》阴蚀疮方、《千金》蒲黄水银方、肥猪肉方、崔氏洗搨汤、崔氏频用大效方、崔氏疳虫食下部及五脏方、文仲阴蚀欲尽者方、《古今录验》狼牙汤。主药：地榆、蒲黄、水银、干漆、黄芩、蚺蛇胆、青木香、硫黄、虾蟆、野狼牙。阴中肿痛方四首：《肘后》阴中肿痛方、《经心录》汤洗方、《古今录验》矾石散、《古今录验》麻黄汤洗方。主药：枳实、防风、大戟、矾石、大黄、麻黄、黄连、蛇床子。阴中疮方五首：《集验》妇人阴中痛生疮方、《肘后》硫黄敷方、《肘后》杏仁雄黄矾石麝香散、《古今录验》黄芩汤洗方、《古今录验》雄黄散。主药：当归、白芷、硫黄、黄芩、大黄、黄连、雄黄、藜芦。阴痒方五首：《广济》苦产门痒无计方、崔氏阴痒痛不可忍方、崔氏狼牙蛇床子汤、崔氏杏仁灰敷方、《经心录》阴痒方。主药：蚺蛇胆、雄黄、硫黄、朱砂、藜芦、芫荑、野狼牙、蛇床子、枸杞根。阴下脱方四首：《广济》阴下脱出方、《集验》妇人阴下脱散方、《千金》硫黄散、《千金翼》诸妇人阴下脱方。主药：皂荚、半夏、大黄、细辛、蛇床子、当归、黄芩、牡蛎、芍药、硫黄、海螵蛸、五味子。阴挺出方三首，《广济》蛇床子酢梅洗方、《广济》乌头白及散、《集验》蜀椒乌头白及散。主药：蛇床子、酢梅、乌头、白及、蜀椒。女人伤丈夫头痛方二首，《集验》嘘吸头痛方、《千金翼》桑白皮汤。主药：生地黄、芍药、桑白皮、干姜、桂枝。交接辄血出痛方二首，《千金》桂心伏龙肝酒服、崔氏黄连牛膝甘草方。主药：桂枝、伏龙肝、黄连、牛膝、甘草。童女交接他物伤方三首，《集验》釜底墨断葫芦涂方、《集验》烧发并青布粉、《集验》割鸡冠取血涂。主药：釜底墨、青布、鸡冠血。小户嫁痛方四首，《千金》甘草芍药生姜桂心方、《千金翼》单行牛膝方、《千金翼》单行大黄汤、《千金翼》乌贼鱼骨散。主药：甘草、芍药、桂枝、牛膝、大黄、海螵蛸。坐药方三首，《通真论》蛇床子茱萸麝香坐药、《近效》吴茱萸葶苈子蛇床子坐药、《近效》远志蛇床子五味子干姜坐药。主药：蛇床子、茱萸、麝香、吴茱萸、葶苈子、无食子、远志、五味子、干姜、莲花叶。妇人欲断产方四首，《小品》布烧屑酒服、《小品》瓜蒌桂心豉方、《小品》附子屑酒服方、《千金》油煎水银方。主药：故布、瓜蒌、桂枝、豆豉、附子、水银。

《外台秘要》卷第三十五论述小儿诸疾上证治　小儿方序例论一首，主药：无。小儿初生将护法一十七首，主药：无。儿初生将息法二首，主药：无。小儿初受气论一首，主药：无。小儿变蒸论二首：崔氏黑散方、崔氏紫丸方。主药：麻黄、大黄、杏仁、代赭、赤石脂、巴豆、杏仁。相儿命长短法并论二十九首：主药：无。小儿藏衣法五首，主药：无。浴儿法九首：崔氏浴儿虎头骨汤、崔氏水煮钱方、崔氏除疮方、崔氏六物莽草汤、崔氏一物李叶汤、崔氏白芷煎汤、崔氏苦参汤、崔氏十二物寒水石粉散方、崔氏三物黄连粉方。主药：苦参、白芷、桃根、李根、梅根、莽草、丹参、蛇床子、桂心、菖蒲、雷丸、寒水石、芒硝、滑石、石膏、赤石脂、青木香、大黄、黄芩、麻黄、牡蛎、黄连、贝母。哺儿法三首，主药：无。拣乳母法一首，主药：无。小儿惊痫啼壮热不小便方五首：刘氏虎睛丸、刘氏乳和葱白煎、刘氏竹沥牛黄方、刘氏人乳蘧蒢篾盐方、刘氏人乳葱白煎。主药：犀角、黄芩、栀子、大黄、人乳。小儿将息衣裳浓薄致生诸痫及诸疾方并灸法八首：《广济》子母五痫煎方、《千金》茵芋丸、《神农本草经》丹参赤膏方、《备急》蛇蜕皮汤、《备急》大黄汤、《古今录验》不哺乳方、《古今录验》钩藤汤、《古今录验》麻黄五痫汤。主药：钩藤、知母、黄芩、升麻、沙参、寒水石、蚱蝉、蜣螂。上五脏痫证候，无。上六畜痫证候，无。小儿惊悸方二首：《必效》钩藤汤、《必效》茯神蚱蝉龙齿麦门冬方。主药：钩藤、人参、蚱蝉、黄芩、蛇蜕皮、龙齿、防风、泽泻、石膏、竹沥、牛黄、麦冬、钩藤、茯神、杏仁。小儿夜啼方九首：《小品》一物前胡丸、《千金》狼粪中骨烧灰方、《千金》川芎散、《千金》交道中土伏龙肝方、《千金》马骨灰敷方、《备急》或常好啼方、《必效》小儿夜啼方、《古今录验》小儿夜啼如腹痛方、《古今录验》乳头散方。主药：前胡、川芎、防己、白术、䗪虫、芍药、黄芪、当归、附子、干姜。小儿惊夜啼方

七首：《广济》龙角丸、《千金》小儿惊啼方、《千金》腊月缚猪绳烧灰方、《千金》烧猬皮灰方、《千金》车辖子方、《千金》牛黄丸、文仲五味子汤。主药：龙角、黄芩、大黄、牡丹皮、蚱蝉、牛黄、真珠、五味子、当归、芍药。小儿客忤八首：《千金》龙胆汤、《千金》新热马屎饮、《千金》二物烧发散、《千金》一物马通浴汤、《千金》麝香方、《千金》二物黄土涂头方、《千金》卒客忤方、《千金》小儿卒客忤方。主药：龙胆、钩藤皮、柴胡、黄芩、桔梗、芍药、茯神、蜣螂、大黄。小儿癥瘕癖方六首：《广济》除百病紫双丸、《广济》鳖甲丸、《千金》牛黄鳖甲丸、《千金》芫花丸、《千金》真珠丸、刘氏防葵丸。主药：代赭、丹砂、大黄、青木香、当归、桂枝、犀角、巴豆、鳖甲、防葵、人参、牛黄、鳖甲、柴胡、枳实、芫花、黄芩、雄黄、楮实、防风、紫菀、槟榔、牛膝。小儿痰结方二首：《千金》芒硝紫丸方、《古今录验》大黄汤。主药：芒硝、大黄、半夏、代赭、杏仁、柴胡、黄芩、知母、升麻、枳实、芍药、栀子。小儿因食癖满羸瘦不下食肚胀四首：《小品》芍药丸、《千金》五味子汤、《千金》甘草丸、刘氏甘草煎。主药：芍药、黄芪、人参、柴胡、茯苓、干姜、大黄、芒硝、当归、黄芩、黄连、前胡、诃黎勒皮、槟榔。小儿食不下及不消不嗜食方四首：《广济》地黄饮子、《小品》九味当归汤、《千金》桂心橘皮汤、《千金》地黄丸。主药：地黄、诃黎勒、当归、人参、桂枝、黄芩、干姜、大黄、茯苓、柴胡、杏仁。小儿霍乱方十二首：《广济》茯苓汤、《广济》人参汤、《千金》人参厚朴甘草炙白术汤、《备急》人参厚朴甘草干姜白术汤、《备急》人参芦蓁扁豆仓米汤、《备急》人参生姜厚朴白术甘草汤、《备急》人参木瓜仓米汤、《必效》户帘灰、《必效》诃黎勒汤、《古今录验》人参白术汤、刘氏人乳生姜煎、刘氏香薷薄荷生姜煎。主药：茯苓、人参、白术、干姜、木瓜、诃黎勒、香薷、薄荷。小儿霍乱杂病方六首：刘氏人参煎、刘氏乌牛矢煎、刘氏甘草煎、刘氏乌豆煎、刘氏芦叶汤、刘氏人乳煎。主药：人参、厚朴、当归、牛黄、麝香、人乳汁、龙骨。小儿吐痢方四首：《千金》乱发灰、《千金》牛屎汁、《千金》猪矢汁、刘氏龙骨乳汁煎。主药：鹿角、乳汁、龙骨。小儿哕方二首：《备急》牛乳生姜汁、《备急》羊乳煎。主药：生姜、牛乳、羊乳。小儿口噤方四首：《千金》鹿角大豆散、《千金》驴乳猪乳汁、《备急》矾石朱砂散、《古今录验》水银方。主药：鹿角、

驴乳、蜂房、黄柏、竹沥、蒲黄。小儿鹅口燕口方六首：《千金》柘根汤、《千金》桑木汁、《千金》白鹅矢汁、《千金》黍米汁、《千金》乱发方、《救急》发灰。主药：柘根、桑汁、羊乳、大青、黄连、生地、蛇蜕皮、黄柏。小儿口中涎出方三首：《千金》白羊矢方、《千金》牛口沫方、《千金》桑白汁方。主药：牛口沫、桑汁。小儿舌上疮唇肿方五首：《小品》桑白皮汁、《小品》乌贼鱼骨灰、《千金》蜂房灰、《千金》羊蹄髓方、《千金》糖醋方。主药：桑白皮、海螵蛸、蜂房、胡粉。小儿咽喉生疮方二首：《千金》当归煎、《千金》黄连白蜜猪脂膏。主药：当归、射干、升麻、附子、黄连。小儿喉痹方四首：《千金》升麻射干橘皮生姜汤、《千金》射干大黄升麻汤、《千金》桃皮荆沥汁、刘氏升麻马蔺子方。主药：升麻、射干、大黄、桃皮、荆沥、马蔺子。小儿耳方四首：《千金》硫黄散、《千金》桃仁散、《古今录验》青羊矢方、《古今录验》雄黄散。主药：硫黄、桃仁、雄黄、花燕脂。小儿鼻塞方四首：《千金》杏仁膏、《千金》通草细辛散、《古今录验》细辛膏、刘氏醍醐膏。主药：杏仁、附子、细辛、通草、辛夷仁、青木香、零陵香。

《外台秘要》卷第三十六论述小儿诸疾证治
小儿中风方四首：《千金》二物石膏汤、《千金》甘草芍药桂心生姜汤、《千金》二物驴毛散、《千金》五物甘草生摩膏。主药：石膏、真珠、芍药、桂心、麝香、防风、白术、桔梗、雷丸。小儿咳嗽方八首：《小品》七物小五味子汤、《小品》四物款冬丸、《小品》四物汤、《小品》紫菀汤、《千金》八物生姜煎、《备急》杏仁汤、《备急》紫菀贝母款冬散、刘氏甘草汤。主药：五味子、紫菀、黄芩、麻黄、款冬花、桔梗、麦冬、杏仁、当归、贝母、桑白皮、大青、吴蓝。小儿咳逆上气方七首：《千金》杏仁丸、《千金》射干汤、《千金》半夏汤、《千金》五味子汤、《千金翼》干地黄汤、《千金翼》烧竹沥汤、刘氏鳖甲灯心煎。主药：杏仁、射干、麻黄、紫菀、桂枝、半夏、细辛、款冬花、五味子、当归、人参、干姜、麦冬、大黄、竹沥。小儿伤寒方三首：《千金》生葛竹沥汁、《千金》麦门冬汤、《千金》芍药四物解肌汤。主药：葛根、竹沥、麦冬、桂枝、寒水石、石膏、黄芩、升麻。小儿天行方八首：《广济》人参汤、《广济》麦门冬汤、《千金》二味通汗散、《千金》柳枝汤、《千金》猪蹄散、刘氏木香檀香散、刘氏吴蓝汤、刘氏枣叶煎。主药：麦冬、茅根、紫菀、升麻、贝母、竹沥、雷丸、柳枝、檀香、吴

蓝、大青、茵陈、芦根、麻黄。小儿诸黄方四首：《千金》土瓜根汁、《千金》麦青汁、《千金》韭根汁、《千金》小豆瓜蒂糯米散。主药：瓜根、麦青、韭根、瓜蒂、糯米。小儿诸疟方八首：《广济》蛇皮灰、《广济》驴轴垢饼、《删繁》常山酒煎、《千金》常山汤、《千金》鸡肶胵散、《千金》鹿角散、《千金》鳖甲灰、刘氏黄丹蜜。主药：蛇皮、常山、桂枝、竹叶、鹿角、鳖甲。小儿眼赤痛方八首：《古今录验》淡竹沥方、《古今录验》鲤鱼胆、《古今录验》车前草竹沥汁、《古今录验》人乳黄连汁、刘氏黄连朴硝方、《小品》地黄切、《小品》羊子肝切、《小品》黄柏方。主药：竹沥、车前草、人乳、黄连、朴硝、地黄、黄柏。小儿诸淋方六首：《千金》车前子煎、《千金》冬葵子汁、《千金》蜂房灰、文仲牧牛毛灰、文仲榆皮瞿麦汤、文仲小麦葱白汤。主药：车前子、冬葵子、蜂房、榆皮、瞿麦。小儿小便不通方五首：《广济》滑石汤、《小品》地肤子汤、《千金》车前草小麦汤、《千金》冬葵子汤、刘氏葱白通草冬葵子汤。主药：滑石、冬葵子、车前草、瞿麦、猪苓、海藻、通草、大黄。小儿遗尿失禁方三首：《千金》瞿麦丸、《千金》小豆汁、《千金》豆酱方。主药：瞿麦、龙胆、石韦、桂枝、皂荚、鸡肠草、车前子、人参。小儿大便有血方三首：《救急》鳖甲散、《救急》车杠汤、《救急》甑灰。主药：鳖甲、车缸、甑带。小儿大便不通方三首：《千金》紫双丸、《必效》猪苓汤、《必效》白蜜丸。主药：巴豆、蕤核、麦冬、甘遂、牡蛎、猪苓。小儿赤白痢方七首：《广济》赤石脂散、《广济》人参汤、《救急》白术汤、《必效》鸡子饼方、刘氏油麻子散、刘氏黄柏当归汤、刘氏荳蔻羊肉兑。主药：赤石脂、龙骨、地榆、黄连、厚朴、人参、当归、干姜、茯苓、桔梗、白术、附子、黄柏、荳蔻子。小儿蛊毒血痢方九首：《广济》羚羊角汤、《广济》犀角汤、《广济》葱白汤、《广济》栀子散、《小品》栀子丸、《古今录验》子芩汤、《古今录验》犀角榉皮煎、《古今录验》襄荷汤、刘氏地榆汤。主药：羚羊角、地榆、阿胶、黄连、当归、吴蓝、茜根、黄芩、犀角、地麦草、黄柏、知母、女萎、榉皮、襄荷根、马蔺子。小儿热渴痢方四首：《小品》八味龙骨散、《小品》麦门冬汤、《古今录验》榉皮饮、刘氏诃黎勒汤。主药：龙骨、赤石脂、寒水石、大黄、石膏、桂枝、瓜蒌、麦冬、黄芩、人参、榉皮、诃黎勒皮。小儿疳痢方七首：《广济》白龙骨丸、《广济》椿木根丸、《广济》豆豉汤、《广济》益母

草汤、刘氏黄连麝香散、刘氏黄连十味汤、《必效》枣炭。主药：白龙骨、黄连、白石脂、鸡矢白、胡粉、茯苓、阿胶、椿木根、苦参、青黛、益母草、麝香、黄柏、地榆、白头翁、高良姜、石榴皮、当归、白术。小儿无辜疳痢方三首：《备急》龙骨丸、《救急》马齿苋汁、刘氏益脑散方。主药：龙骨、当归、黄连、人参、马齿苋、地榆、青黛、麝香、兰香根、蚺蛇胆、龙脑香。小儿诸杂痢方四首：刘氏薤白汤、刘氏橘皮煎、刘氏厚朴煎、刘氏甘草煎。主药：薤白、芫荑、黄芩、黄柏、阿胶、芍药、厚朴、人参、地榆、当归、黄连、龙骨。小儿衄血方六首：《深师》桂心乱发干姜散、《深师》烧桑耳散、《小品》五味麦门冬汤、《古今录验》马矢塞、《古今录验》烧发灰、《古今录验》白马矢汁。主药：桂枝、干姜、桑耳、麦冬、石膏、寒水石。小儿齿不生方二首：《小品》牛矢方、《小品》雌雄矢方。主药：牛屎中大豆、雌鼠屎。小儿头汗及盗汗方三首：《千金》二味茯苓散、《千金》犀角饮子、《延年》麻黄根散。主药：茯苓、牡蛎、犀角、茯神、麦冬、麻黄根、雷丸、干姜。小儿囟开不合方三首：《广济》防风白及柏子仁方、范汪半夏熨药方、《千金》猪牙车骨煎。主药：防风、白及、柏子仁、半夏、川芎、乌头。小儿解颅方二首：《千金》蛇蜕皮方、《千金》三味细辛敷药方。主药：蛇蜕皮、细辛、桂枝、干姜。小儿月蚀耳疮方三首：《集验》黄连胡粉膏散、《集验》马骨灰散、《集验》鸡屎白方。主药：黄连、胡粉、水银、白矾、蛇床子、马骨灰。小儿脐汁出并疮肿方十一首：《广济》白石脂散、《备急》桑汁方、《备急》羚羊乳饮、《备急》冬壁土散、《备急》甑灰膏、《备急》绛灰、《备急》杏仁髓方、《古今录验》甘草散、《古今录验》黄柏黑散方、《古今录验》盐豉熨方、刘氏雄鼠矢散。主药：桑汁、东壁土、蝼蛄、黄柏、干姜、胡粉、麝香。小儿痈肿方二首：《千金》漏芦汤、《千金》五香连翘汤。主药：漏芦、升麻、连翘、白蔹、芒硝、黄芩、大黄、青木香、熏陆香、沉香、鸡舌香、海藻、射干、麝香、竹沥。小儿丹毒方七首：《广济》青蓝汁竹沥方、《千金》揭汤方、《千金》桑根皮汤、《救急》丹溜方、《古今录验》升麻汤、《古今录验》慎火草方、《古今录验》蓝汁方。主药：青蓝、竹沥、大黄、当归、川芎、白芷、青木香、独活、黄芩、升麻、沉香、木兰皮、蓝叶、慎火草。小儿秃疮方七首：《千金》雄鸡矢白方、《千金》芜菁叶灰、《千金翼》野葛膏、《备急》鸡子黄方、《备

急》桃叶汁、《备急》鲫鱼散、《备急》猪矢散。主药：芜菁、野葛、黄芪、桃叶。小儿头疮方三首：《千金》胡粉黄连散、《千金》胡粉松脂水银猪脂方、《救急》雄黄煎。主药：胡粉、黄连、白松脂、水银、雄黄、大黄、黄柏、黄芩 姜黄、雌黄、白芷、当归、青木香。小儿头面疮方七首：《广济》黄连散、《千金》升麻汤、《千金》榆白皮散、《千金翼》苦参汤、《千金翼》石南草汤、《备急》水银朱砂硫黄桑叶汤、《古今录验》黄连赤小豆散。主药：黄连、蛇床子、黄柏、升麻、柴胡、大黄、当归、榆白皮、苦参、黄芩、石南草、泽兰、硫黄。小儿瘰疬方二首：《千金》连翘丸、《必效》榆白皮膏。主药：海藻、连翘、白头翁、防风、黄柏、独活、秦艽、榆白皮。小儿浸淫疮方三首：《备急》灶黄土发灰膏、《备急》艾灰、《备急》牛矢灰。主药：灶中黄土、乱发灰、艾、牛屎。小儿蠼螋疮方二首：《备急》蒺藜叶汁、《备急》燕窠土散。主药：蒺藜叶、燕窠土。小儿恶疮方五首：文仲笋汁、《古今录验》豆豉方、《古今录验》父根汁、《古今录验》黄米散、《古今录验》赤地利散。主药：豆豉、赤地利、芍药、白蔹、黄芩、黄连、黄柏、苦参。小儿风疹瘙痒方五首：《广济》浴汤方、《广济》竹沥汤方、《千金》蒴藋汤、《千金》牛膝散、《千金翼》巴豆汤。主药：柳木、蒴、栌木、竹沥、葛根、牛黄、防风、羊桃、石南、秦椒、升麻、苦参、茵芋、芫花、蒺藜子、蛇床子、黄矾石、枳实、牛膝、巴豆。小儿疝气阴方六首：《小品》白头翁方、《千金》半夏散、《千金》桂心丸、《千金翼》土瓜根汤、《备急》蛴螬灰、《古今录验》狐阴丸。主药：白头翁、半夏、芍药、茯苓、防风、大黄、桂枝、地肤子、白术、土瓜根、当归、蛴螬、附子、干姜、蒺藜、硝石、细辛、卷柏、桃仁。小儿阴疮及肿方七首：《千金》狼牙汁、《千金》黄连胡粉膏、《备急》人矢灰、《备急》猫儿骨灰、《备急》蜜敷方、《备急》猪屎汤、《备急》芜菁叶方。主药：野狼牙、黄连、胡粉、猫儿骨、芜菁。小儿脱肛方三首：《备急》鳖头丸、《古今录验》东壁土散、《古今录验》铁精粉方。主药：鳖头、磁石、桂枝、龙骨、卷柏。小儿虫食下部方四首：《千金》胡粉雄黄散、《千金》除热结肠丸、《千金》杏仁汤、《千金》水银方。主药：雄黄、黄连、柏皮、苦参、鬼臼、独活、芍药、阿胶。小儿痦湿疮方五首：《备急》铁锈方、《备急》艾叶汤、《备急》胡粉脂方、《备急》栗子方、《备急》羊胆汁。主药：艾叶、胡粉、栗子、羊胆。小儿蛔虫方七首：

《千金》楝木汤、《千金》大麻子汁、《千金》石榴根汤、《千金》葫芦汤、《千金》萹蓄汤、《千金》茱萸根桃皮酒、《千金》芜荑狼牙白蔹散。主药：楝木、石榴根、葫芦、茱萸根、桃白皮、芜荑、野狼牙、白蔹。小儿蛲虫及寸白方五首：《千金》猪膏方、《千金》槐实方、《千金》石榴根汤、《千金》桃叶汁、《千金》雷丸。主药：生槐、石榴根、桃叶、雷丸、芎。小儿疮方四首：《千金》石灰散、《千金》桑根灰、《千金》丹砂煎、《备急》附子灰。主药：锻石、桑根灰、乌羊角灰、丹砂、大黄、雌黄、雄黄、茵茹、矾石、莽草、黄连、大附子。小儿疥疮方六首：范汪雄黄膏、《千金》臭苏胡粉膏、《备急》竹叶灰、《备急》乱发灰、《救急》黄连散、《救急》水银散。主药：雄黄、雌黄、乌头、竹叶、鸡子白、黄连、黄柏、吴茱萸。小儿癣疮方六首：《集验》蛇床子白膏、《千金》枸杞根膏、《千金》桃皮散、《千金》马尿煎、《千金》牛鼻津方、《千金》狗屎灰。主药：蛇床子、枸杞根、桃青皮、马尿、狗屎灰。小儿误吞物方四首：《千金》磁石方、《千金》艾蒿汤、《肘后》水饮方、《近效》麸炭散。主药：磁石、艾蒿、麸炭末。小儿杂疗方六首：刘氏犀角散、刘氏郁李仁饼、刘氏郁李仁粥、刘氏瓜蒌敷、刘氏荞麦面方、刘氏枳实散。主药：生地、芍药、栀子、柴胡、黄芩、鬼箭、鬼白。

《外台秘要》卷第三十七论述乳石论证治　乳石论序，主药：无。薛侍郎服乳石体性论一首，主药：无。李补阙研炼钟乳法一首，主药：无。曹公草钟乳丸法二首：钟乳吴茱萸石斛菟丝子丸、钟乳石斛蛇床子人参桂心丸。主药：钟乳、吴茱萸、石斛、菟丝、蛇床子、人参、干姜、蜀椒。崔尚书乳煎钟乳饵法二首，主药：无。杂饵钟乳丸散补益法二首：《千金》钟乳散、《延年秘录》钟乳散。主药：人参、石斛、干姜、防风、钟乳、细辛、桂枝。杂饵钟乳酒法一首：《纂灵记》钟乳酒。主药：钟乳。东陵处士炼乳丸饵并补乳法一首：炼乳桂心天雄人参地黄远志葳蕤丸。主药：地黄、茯苓、人参、天冬、枸杞、生地、乌豆、金、银、白石英、精羊肉。猪肚中煮石英及饲牛取乳兼石英和磁石浸酒服饵法三首：《千金翼》猪肚煮石方、《千金翼》白石英散、《千金翼》石英磁石酒。主药：白石英、人参、生地、羊肉、猪肚、磁石、紫雪、金石凌、葳蕤、黄芩、大黄、芒硝、朴硝、芦根、麦冬、石膏、犀角、露蜂房、大麦奴。乳石阴阳体性并草药触动形候等论并法十二首：

《延年秘录》葱白豆豉汤、《延年秘录》甘草汤、《延年秘录》桂心汤、《延年秘录》杜仲汤、《延年秘录》大麦奴汤、《延年秘录》人参汤、《延年秘录》麦门冬汤、《延年秘录》大黄汤、《延年秘录》瓜蒌汤、《延年秘录》芒硝汤、《延年秘录》麻黄汤、《延年秘录》大麦麸方。主药：吴茱萸、麦冬、人参、杜仲、枳实、栀子、当归、附子、麻黄、大黄、细辛、防风。铨择薛侍郎等服石后将息补饵法十一条：獐羹、薯蓣方、葱根葛豉粥方、黄芩饮子、茅根汁方、蔗汁方、生姜汁酒、麦门冬饮子、鲜鲫鱼鲙、五香连翘汤、五香汤。主药：葛根、紫雪、绛雪、黄芩、栀子、麦冬。饮酒发热诸候将息补饵论并法六条：《古今录验》秦艽汤、热酒方、前胡大黄汤、白薇汤、淡竹沥汁、鸡心酸枣汤。主药：葛根、大黄、白薇、竹沥、人参、知母。饵寒食五石诸杂石等解散论并法十条：《小品》热清酒方、香豆豉饮、黄连饮、冷水方、三黄汤、甘草饮、栀子汤、豉汤、大黄黄芩栀子芒硝汤、生鸡子方。主药：黄连、葳蕤、大黄、黄芩、芒硝、麦冬。痈疽发背证候等论并法四十六首：《千金》五香连翘汤、五香丸、犀角丸、生椒面、大黄散、水银方、狗白粪汁、乱发灰、狗牙灰、铁浆饮、鹿角灰、麦门冬膏、瓜蒌膏、防风散、瞿麦散、薏苡仁散、内塞排脓散、木占斯散、猪蹄汤、矾石散、大黄膏、茵茹散、猪蹄汤、麝香膏、生肌膏、黄芪汤、牛蒡方、地黄丸、大黄汤、赤石白灰、蛴螬散、大黄牡丹芥子硝石汤、露蜂房灰、大黄升麻汤、香豆豉饼、茴香草汁、鲤鱼膏、竹叶黄芪汤、商陆贴、楸叶方、栀子汤、李根散、蜀椒散、内补散、瞿麦散、黄芪散、牛蒡汤。主药：青木香、沉香、独活、升麻、麝香、薰陆香、大黄、竹沥、鸡舌香、丁香、犀角、连翘、石膏、芒硝、黄芩、巴豆、防风、当归、黄连、黄芪、苦参、葳蕤、青葙子、露蜂房、白芷、瞿麦、白蔹、石韦、石斛、木占斯、败酱、蔷薇根、野狼牙、茵茹、雄黄、雌黄、硫黄、莽草、蛇衔、牛蒡、桃仁、商陆、白及、牛蒡根。

《外台秘要》卷第三十八论述乳石发动证治　乳石发动热气上冲诸形候解压方四十七首：麦门冬汤、压丹石发方、甘草麻黄汤、葱豉汤、芦根汤、生熟汤、胡豆汁、大黄丸、荠苨汤、单味葱白汤、甘草犀角葳蕤汤、乌豆汤、无灰酒、麦门冬丸、猪脂方、升麻汤、麦门冬甘草人参丸、三黄汤、黄芩汤、黄芩枳实汤、胡荽汤、柴胡汤、河中石小便饮、寒水石方、黄连饮、冷石汤、麻黄汤、猪膏汤、前胡汤、黄芪汤、硝石方、三黄丸、柴胡汤、茱萸汤、五加根皮汤、青木香丸、香豆豉汤、升麻汤、淡竹叶汤、七味三黄汤、增损竹叶汤、石膏汤、大麻仁汤、甘草汤、散热白鸭通汤、前胡汤、泽泻汤。主药：麦冬、麻黄、芦根、地榆、五加根、大黄、荠苨、黄芩、蔓菁、人参、葳蕤、五加皮、黄芩、栀子、大青、苦参、黄柏、黄连、竹叶、胡荽、柴胡、石膏、生地、青木香、紫葛、紫参、玄参、丹参、独活、当归、五味子。石发热嗽冲头面兼口干方六首：麦门冬汤、生豆豉汤、天门冬煎、杏仁汤、紫菀汤、芸苔子丸。主药：麦冬、葳蕤、石膏、葛根、天冬、生地、款冬花、百部、紫菀、黄芩、竹叶、槟榔、葶苈子、白前。石发兼虚热痰干呕方五首：枳实汤、雁肪汤、薤白汤、半夏汤、人参汤。主药：枳实、栀子、香豉、大黄、当归、人参、石膏、桃仁、薤白、麦冬、白薇、瓜蒌、黄芩、芦根。石发吐血衄血方七首：生地黄汤、地黄汁、胡粉散、橘皮汁、小蓟汤、地黄小蓟汁、麦门冬汤。主药：地黄、小蓟、黄芩、栀子、干姜、苍耳茎叶、翘遥茎叶、鸡苏、竹茹、麦冬、鸡苏、荠苨、茅根。石发热烦及渴方十六首：人参汤、地黄汤、生葛煎、黄连散、竹叶汤、黄芪汤、单味螺汁、单味竹根汁、单味青粱米汁、单味冬瓜汁、单味冬麻子汤、单味鸡子汤、单味黄柏汁、桃仁白米汤、石膏枳实茯苓汤、茯苓汤。主药：人参、瓜蒌、枳实、竹叶、黄芩、大黄、知母、当归、葛根、麦冬、黄连、石膏、栀子、桃仁。石发热风头痛心烦寒热方三首：升麻汤、茵陈汤、当归酒。主药：升麻、前胡、黄连、黄芩、栀子、茵陈、大黄。石发口疮连胸面及身上心痛方十四首：前胡汤、黄芩汤、子柏汤、升麻汤、黄芩栀子汤、涂飞雪汤、黄连汤、乌豆汤、升麻七味汤、麦门冬汤、芒硝汤、麦门冬知母汤、葱白豆豉栀子仁汤、黄芩芒硝汤。主药：前胡、芍药、黄芩、大黄、升麻、石膏、黄柏、龙胆、黄连、乌梅、葳蕤、紫雪、犀角、麦冬、知母、竹叶。石发腹胀痞满兼心痛诸形证方七首：靳邵大黄丸、葱白豆豉汤、石膏汤、人参汤、甘草汤、黄芩汤、大黄汤。主药：大黄、葶苈子、巴豆、石膏、黄芩、麻黄、芍药、大青、人参、枳实、桔梗、黄连、芒硝、麦冬。石发热目赤方十首：干枣煎、泻肝汤、猪肉片、猪肝片、杏仁光明盐、大枣黄连竹叶汤、黄连汤、扁鹊单味槐子方、扁鹊黄芩汤、扁鹊干蓝雄黄散。主药：黄连、大黄、石膏、黄芩、栀子、前胡、大青、秦皮、决明子、竹叶、车前叶、黄柏、蕤仁、黄芩、干蓝、雄黄。

石发痰结大小腹留壅老小虚羸方六首：甘草汤、竹叶汤、肾沥汤、地黄酒、半夏汤、耆婆汤。主药：竹叶、芍药、人参、地黄、当归、芍药、麦冬、黄芩、茵陈、栀子、大黄、胡麻仁。石发大小便涩不通兼小便淋方十六首：大黄芍药茯苓麻仁汤、桑螵蛸黄芩汤、车前草葵根通草芒硝汤、鸡苏汤、滑石汤、冬葵子汤、下散子、船底苔方、白茅根汤、车前子汤、茯苓汤、前胡汤、葵子汤、茅根汁、甘蔗汁、葳蕤汤。主药：大黄、芍药、茯苓、桑螵蛸、黄芩、车前草、竹叶、石膏、滑石、石韦、瞿麦、蒲黄、桑白皮、白茅根、瓜蒌根、人参、桂枝、栀子、葳蕤。石发后变霍乱及转筋方十一首：茱萸酒、理中汤、鸡屎白散、薤白汤、生姜酒、藿香汤、木瓜汤、高良姜汤、桑叶汤、茱萸盐汤、粟米汤。主药：人参、干姜、白术、薤白、藿香、木瓜、桑叶。石发后变下痢及诸杂痢方九首：香豆豉汤、干姜汤、栀子薤白汤、黄连白蜜汤、黄连薤白乌梅汤、黄连汤、甘草汤、羊肝汤、鲫鱼粥。主药：干姜、栀子、黄连、乌梅、阿胶、枳实、芍药。石发两脚卒冷两胁腋卒热并口噤方二首：蔓菁子汤、滑石散。主药：人参、荠苨、黄芩、滑石、寒水石。石发若热解折下石方四首：蜂房饮、下石方、猪肉散、人参汤。主药：蜂房、葛根、紫草、大黄、荠苨、人参、玄参、芍药。服石后将息饮食所宜法二首，主药：无。紫并食饮将慎法三首，主药：无。服石后防慎贮备杂药等一首，主药：人参、竹沥、石膏、紫苏、天冬、葳蕤、麦冬。

《外台秘要》卷第三十九论述明堂灸法证治略。

《外台秘要》卷第四十论述虫兽伤触人及六畜疾证治　熊虎伤人疮方六首：《肘后》青布灰、《肘后》单味栗子方、《肘后》生铁饮、《肘后》雄黄硫黄紫石散、《集验》蒴藋散、《备急》牛角灰。主药：葛根、雄黄、硫黄、紫石、蒴藋、牛角、殳羊角。辨蛇一首，无。禁蛇法三首，无。辟蛇法三首：《肘后》雄黄方、《集验》麝香雄黄干姜散、《千金》羚羊角烟。主药：干姜、麝香、雄黄、羚羊角。蛇啮人方十一首：《广济》慈孤草方、《肘后》干姜散、《肘后》射干散、《肘后》猪屎灰、文仲雄黄散、文仲梳垢、文仲鸡屎灰、《必效》麝香方、《必效》蚕蛾散、《必效》麝香散、《必效》大豆叶。主药：慈菇草、射干、雄黄、麝香、蚕蛾、半夏、巴豆、大豆叶。蛇螫方五首：《肘后》蒜汤方、崔氏生椒豆豉贴、崔氏狼牙草方、崔氏醋草贴、崔氏远志贴。主药：蒜、椒、豉、野狼牙草、醋草、远志。蛇毒方三首：《救急》雄黄麝香干姜膏、《救急》独狼牙贴、《救急》荆叶贴。主药：雄黄、麝香、干姜、独野狼牙、荆叶。青蝰蛇螫方二首：《小品》雄黄干姜散、《肘后》乌鸡方。主药：雄黄、干姜。蝮蛇螫方七首：《肘后》桂心瓜蒌散、《肘后》蒜汁方、《肘后》猪耳垢、《备急》蜈蚣散、《备急》蜜蜡方、《备急》热汤泥丸，文仲细辛雄黄散。主药：桂枝、瓜蒌、蒜、猪耳中垢、蜈蚣、细辛、雄黄。虺蛇螫方四首：《古今录验》葵根贴、《肘后》头垢方、《肘后》刀摩汁、《肘后》葎草汁。主药：葵根、葎草。众蛇螫方六首：《集验》紫苋菜汁、《集验》常思叶汁、《集验》鬼目叶贴、文仲干姜贴、文仲生蓼汁、文仲大蒜汁。主药：紫苋菜、冬瓜根、常思叶、干姜、吴茱萸、生蓼、蓝青。蜘蛛咬方六首：《广济》铁衣醋汁、《广济》萝摩草贴、《广济》枣叶散、《千金》乌麻油胡粉膏、《备急》桃叶贴、《备急》蒜泥方。主药：生铁衣、萝摩草、枣叶、柏叶、晚蚕沙、乌麻油、胡粉、羊桃叶。蜂螫方十首：《肘后》人尿方、《肘后》谷木汁、《肘后》蜂房灰、《肘后》齿垢方、《千金》猪脂蜜蜡方、《千金》醋泥方、《千金》尿泥方、《千金》炙蛇皮方、《必效》青蒿方、《必效》薄荷贴。主药：人溺、斫谷木、桑汁、蜂房、蜜、蜡、猪脂、青蒿。蜈蚣螫方六首：《肘后》鸡冠血方、《肘后》盐方、《肘后》蒜汁、《肘后》蛇衔草方、《备急》屋中土方、文仲炙锡熨。主药：鸡冠血、蒜、桑白汁、蛇卫草、蓝汁、锡、半夏、蒿枝。蝎螫方二十二首：《广济》蒜汁方、《广济》半夏汁、《集验》冷水方、《集验》泥方、《千金》残饭方、《千金》猪脂方、《千金》射干方、《千金》硇砂、《千金》茱萸方、《千金》乌头散、崔氏人参汁、崔氏桂心汁、崔氏蜡烛脂、《备急》蜀葵花散、《备急》温汤方、《备急》马苋菜方、《备急》干姜汁、《必效》温酒方、《古今录验》苦李子方、《古今录验》蛇衔汁、《古今录验》鬼针草方、《古今录验》菟葵汁。主药：茱萸、乌头、蜀葵花、石榴花、马苋菜、蛇衔、鬼针草。蠼螋尿方二十一首：《千金》羚羊须灰、《千金》梨叶方、《千金》马鞭草汁、《广济》蒲扇汤、《广济》扁豆叶汁、《深师》雀巢土酒方、《深师》鸡子白土膏、《深师》蒲灰方、《集验》鹿角灰、《集验》槐白皮酒、《集验》大麦贴、《集验》猪脂贴、《千金翼》茱萸根醋方、《千金翼》猪牙车骨灰、《千金翼》楝木灰、崔氏韭汁方、崔氏甘草汤、崔氏桂汁、崔氏马矢

汁、崔氏麻子汁、《救急》燕窠醋汁方。主药：羚羊须、梨叶、马鞭草、败蒲扇、槐白皮、茱萸根、楝木枝。蚕螫方二首：《肘后》常思草汁、《古今录验》屋檐土贴。主药：常思草。射工毒方十四首：《备急》白鸡屎汤、《肘后》犀角汁、《肘后》豉母虫方、《肘后》皂荚酒、《肘后》马齿苋汁、《集验》赤苋汁、《集验》犀角汤、《集验》茱萸煎、《集验》升麻汤、《千金》芥子膏、《千金》狼牙菜膏、《千金》腊月猪膏方、《千金》五香散、《古今录验》炙蜈蚣散。主药：皂荚、马齿苋、狼牙叶、薰陆香、沉香、黄连、黄芩、蜈蚣。溪毒方十八首：《肘后》梅叶汁、《肘后》常思草汁、《肘后》蓝青汁、《肘后》蓼酒、《肘后》大母连根散、《备急》五加根灰、《备急》鲛鱼皮灰、《备急》荆叶汁、《备急》柴姑汁、《备急》乌蒜酒、《备急》秫米汤、《备急》桃叶艾叶汁、《备急》皂荚灰、《备急》牡丹屑、《千金》蒜灰方、《千金》雄黄方、文仲蓼汁、文仲牛膝根方。主药：梅若桃叶、常思草、蓝青、皂荚、雄黄、朱砂、常山、牛膝根。沙虱毒方五首：《肘后》射干方、《肘后》斑蝥灰、《肘后》麝香方、《删繁》盐水汤、《必效》麝香盐米方。主药：麝香、巴豆、斑蝥。犬咬人方八首：《肘后》灶中灰方、《肘后》干姜散、《集验》苦酒灰方、《千金》犬尾灰方、《千金》桃汤方、《千金》莨菪汤、《千金》梅子散、《千金》腊月鼠膏。主药：灶中热灰、干姜、桃枝皮、莨菪子、梅子。狂犬咬人方二十首：《千金》炙蛇脯散、《千金》青布汁、《千金》驴尿方、《千金》莨菪根方、《肘后》地榆根汁、《肘后》薤白汁、《肘后》豆酱清方、《小品》刮狼牙散、《小品》猬皮灰、《小品》地黄汁、《小品》头骨灰、《小品》蟾蜍脍、《小品》生姜汁、崔氏杏仁饼、崔氏大虫骨灰、《必效》栀子散、《必效》蚯蚓粪方、《必效》驴矢汁、《必效》杏仁饼、《必效》虎骨饼。主药：蛇脯、硫黄、莨菪根、地榆、薤、野狼牙、蟾蜍、栀子。猪啮人方二首：《千金》炼松脂方、《千金》屋泥方。主药：松脂、屋中泥。马咋踏人方四首：《肘后》妇人月经贴、《集验》鸡冠血方、《千金》马鞭鼠矢灰方。主药：人月经敷、鸡冠血、马鞭。剥死马马骨伤人方三首：《肘后》马矢方、《集验》马矢灰、《古今录验》人矢汁。主药：马屎、人屎。马骨所刺及马血入旧疮方七首：《肘后》桑灰汁、《肘后》麻子汁、《小品》人粪马苋贴、《删繁》马粪散、《删繁》雄黄干姜散、《删繁》蒜贴方、《删繁》热汤方。主药：桑灰、脉子、马苋、马粪、雄黄、干姜、蒜。

马汗毛入人疮方六首：《肘后》马鞭皮膏方、《肘后》水方、《肘后》石灰贴、《集验》醇酒方、《千金》鸡毛灰、《千金》沸汤方。主药：马鞭、大青、吴蓝、黄芩、紫菀、射干、藜芦、硫黄。牛狗疾方六首：《肘后》獭矢汤方、《肘后》麝香酒方、《肘后》面糊方、《肘后》小儿矢猪脂方、《肘后》单味大麻子方、《救急》蛇皮灰粥。主药：獭屎、麝香、猪脂、小儿屎、大麻子、蛇皮。牛触肠出方一首：《救急》硇砂干姜散，主药：硇砂、干姜、粟谷叶。油衣粘及松脂着人衣虫蚀毯毹法五首：《救急》黄土泥方、《救急》吴茱萸面、《救急》黄蒿方、《救急》杏仁方、《救急》皂荚洗方。主药：黄土、吴茱萸、黄蒿、杏仁、皂荚。

【综合评述】

1. 王焘《外台秘要》是继《备急千金要方》后又一临床巨著

《外台秘要》是继《备急千金要方》后中国医药学又一临床巨著，成书于公元752年唐玄宗天宝十一年。《外台秘要》四十卷计一千一百零四门合六千余首方。《外台秘要》卷一至卷六论述外感热病证治，卷七至卷二十及卷二十五、卷二十七论述内科疾病证治，卷二十一至卷二十二论述五官疾病证治，卷二十三至卷二十四及卷二十六、卷二十九论述外科疾病证治，卷三十及卷三十二论述皮肤疾病证治，卷三十一论述方剂药物及解毒，卷三十三至卷三十四论述妇科疾病证治，卷三十五至卷三十六论述儿科疾病证治，卷三十七至卷三十八论述服石与解散，卷三十九论述经络针灸，卷四十论述虫兽外伤。孙思邈《备急千金要方》《千金翼方》与王焘《外台秘要》虽同为晋唐医学三大临床巨著，但是孙思邈著作与王焘著作有两点明显不同之处：一是两部《千金》辑引医家方剂一般不标注出处，而王焘所有辑引均标注出处；二是《外台秘要》辑录医家著作除孙思邈所引《肘后备急方》《范汪方》《鬼遗方》《小品方》《胡洽方》《深师方》《集验方》《延年秘录》《古今录验》《删繁方》《新录单药方》《备急单要方》等外，尚辑录《备急千金要方》《千金翼方》《经心录》《纂要方》《张文仲方》《广济方》《近效方》《许仁则方》《必效方》等医家著作。因此《外台秘要》较孙思邈著作更细致更全面。另外，由于《外台秘要》所有辑录均有出处，故而大量晋唐医籍蒙王焘得以流传，厥功伟矣。《四库全书总目提要》曰：焘居馆阁二十余年，多见宏文馆图籍方书。其作是编，则成于守邺时。其结衔称持节邺郡诸军事兼守刺史，故曰《外台》。《猗觉寮杂记》曰：外台见《唐高元裕传故事》，三司监院官带御史者，号外台。《书录解题》作《外台秘要方》，自序亦同。《唐书》及孙兆序中皆无方字，盖相沿省其文耳。书分一千一百四门，皆先论而后方。其论多以巢氏病源为主，每条下必详注原书在某卷。世传引书注卷第有李涪《刊误》及程大昌《演繁露》，而不知例创于焘，可以见其详确。其方多古来专门秘授之遗。陈振孙在南宋末，已称所引《小品》《深师》《崔氏》《许仁则》《张文仲》之类，今无传者，犹间见于此书。今去振孙四五百年，古书益多散佚，惟赖焘此编以存，弥可宝贵矣。其中间及禁术，盖《千金翼方》已有此例。唐小说载贾耽以千年梳治虱瘕为异闻，其方乃出此书第十二卷中。宋小说载以念珠取误吞鱼钩为奇技，其方乃在今八卷中。又唐制腊日赐口脂面药，今不知为何物，其方亦具在三十一卷中。皆足以资博物，三十七卷、三十八卷皆乳石论。《世说》载何晏称服五石散，令人神情开朗，《玉台新咏》有姬人怨服散诗，盖江左以来，用为服食之术，今无所用。又二十八卷载猫鬼野道方，与《巢氏病源》同。亦南北朝时鬼病，唐以后绝不复闻，然存之亦足资考订也。衍道刻此书，颇有校正，惟不甚解唐以前语与后世多异，如痢门称疗痢稍较。衍道注曰：较字疑误。考唐人方言，以稍可为校，故薛能黄蜀葵诗有记得玉人春病校句，冯班校《才调集》辨之甚明。衍道知其有误，而不知较为校误，犹为未审。然大致多所订定，故今亦并存焉。北宋孙兆《外台秘要》序评曰：夫外台者刺史之任也，秘要者秘密枢要之谓也。唐王焘台阁二十余年，久知弘文馆，得古今方，上自神农，下及唐世，无不采摭，集成经方四十卷，皆诸方秘密枢要也。以出守于外，故号曰《外台秘要方》。凡一千一百单四门，以巢氏《病源》诸家论辨各冠其首，一家之学，不为不详。王氏为儒者，医道虽未及孙思邈，然而采取诸家之方颇得其要者，亦崔氏、孟诜之流也。且古之如张仲景、《集验方》《小品方》，最为名家，今多亡逸，方中亦不能别白，王氏编次，各题名号，使后之学人，皆知所出，此其所长也。又谓针能杀生人，不能起死人，其法云亡且久，故取灸而不取针，亦医家之蔽也。

此方撰集之时，或得缺落之书，因其阙文、义理不完者多矣。又自唐历五代，传写其本，讹舛尤甚，虽鸿都秘府，亦无善本。国家诏儒臣较正医书，臣承命，以其书方证之重者，删去以从其简；经书之异者，注解以着其详，鲁鱼豕亥，焕然明白。臣谓三代而下，文物之盛者，必曰西汉，止以侍医李柱国较方技，亦未尝命儒臣也。臣虽滥吹儒学，但尽所闻见，以修正之，有所阙疑，以待来哲。总四十卷，并目录一卷。恭惟主上盛德承统，深仁流化，颁此方论，惠及区宇，赞天地之生育，正万物之性命，使岁无疵疠，人不夭横，熙熙然歌乐于圣造者也。新安程衍道重刻《外台秘要》序曰：盖闻上古之世，方不如医，中古之世，医不如方甚矣。医与方之并重也，世降而方愈凌杂，莫不各据一家言，彼此互相是非，间有二三验方，亦惟是父师传之子弟，绝不轻以示人。而其镂行于世者，率皆依样葫芦，时或改头换面以博名高则已矣。余独取《外台秘要》付之剞劂者何？请得而备言之。盖自神农氏深明药性，著《本草经》三卷而未有方也，轩辕氏日与岐伯、雷公剖析病机，著《素问》《灵枢经》各九卷而未有方也；商周之间如伊芳尹、如和、如缓、如跗，皆以医名而未有方也；越人受长桑君之禁方，所传于世者，《八十一难经》及治虢太子尸厥耳，而其为带下医、小儿医、耳目痹医，俱未悉其所以为方也。仓公受公乘阳庆之禁方，所可晓者莨菪子汤、苦参汤耳，其他火齐汤、下气汤、阳剂刚石、阴剂柔石，亦未悉其所以为方也。若夫刳肠、湔胃无论，其方不传，即令华元化方传至今而亦难乎效其为方也。惟是仲景氏出有《卒病论》以治伤寒，着方一百一十三；有《金匮要略》以治杂病，着方一百一十二医方，实开先焉，盖鼻祖也。又得叔和王氏为之诠次，俾仲景之微旨益以彰明，叔和氏不更立方，即述仲景之方为方者也。皇甫士安之《甲乙经》特重针刺而无方，巢元方之《病源》每病必有源，源必立论而无方。览者，咸以无方致憾。迨唐有孙真人者，初着方三十卷，晚复增三十卷，自珍其方曰《千金》，医方较明备焉，盖大宗也。乃前后乎孙真人者，人则有深师、崔尚书、孙处士、张文仲、孟同州、许仁则、吴升若而人，方则有《广济》《录验》《删繁》《肘后》《延年》《小品》《必效》若而方，门分派别，编袂从未有综而辑之者，独刺史王焘先生，前居馆阁二十年，采撷群书，汇成方略，上

溯炎昊，下及诸家。《伤寒》一遵仲景，发论率冠《病源》，虽置针法不言，而大唐以前之方《千金》则居多焉。卷凡四十，方余六千，盖集医方之大成者。题曰《秘要》，要也。自宋皇诏谕刊布，后无复锓梓以广其传，岂非沿习时尚而探源证本者之寡其俦哉！夫天下何事不宜师古，文则六经之外必追秦汉，字则篆而后必法钟王，至不然？昔祖讷云：辨释经典，小有异同，不足以伤风教，汤药小小不达，则后人受弊不浅，此余亟欲以《外台秘要》公诸海内之深意也。向购写本，讹缺颇多，因复殚力校。遇有疑义，则旁引类证，录于篇侧，其无文可征者，不敢强释，以俟解人。十载始竣厥工。客阅而谓余曰：奥义之难析也，圆机之莫辨也，浅识可以漫试乎？余曰：用其所信，阙也。又谓：世代之推迁也，风气之殊尚也，陈辙可以适时乎？余曰：不师其法，可也。且谓同病而异方也，同方而异治也，毫厘不几千里乎？余曰：三部微妙，五脏精华，察之在目，合色脉而后定方，求其曲当可也。总之，以方为方，方遂一成而不易；以矩为方，方乃万变而不穷。诚究心于平昔，会其所以立方之意，斟酌于临时症之方，果属热而当寒，何不参之河间？湿而宜燥，何不参之东垣？可汗、可吐而可下，何不参之子和？阴阳乖错，营卫失调，何不参之丹溪？博洽前方，勿执我见，期于实有拯救，不愧前贤济民利物之心，则请以《外台秘要》一书为医家之筌蹄也，亦奚不可？徐大椿《医学源流论》曰：唐王焘所集《外台》一书，则纂集自汉以来诸方汇萃成书，而历代之方于焉大备，乃医方之类书也。唐以前之方赖此书以存，其功亦不可泯。但读之者苟胸中无成竹，则众说纷纭，群方淆杂，反茫然失其所据。

2. 王焘《外台秘要》创建辨病分症论治临床体系

古人尝谓：不观《外台》方，不读《千金》论，则医所见不广，用药不神。诚然！《外台秘要》以病为纲，以症为目，病证结合，初创中国医药学辨病分症论治临床体系，对宋代《太平圣惠方》《圣济总录》两部临床巨著影响深远。虽然孙思邈两部《千金》已蕴辨病论治深意，但是孙思邈的辨病论治是以病为纲，以方为目。《备急千金要方·咳嗽》辨病方治如下：咳嗽是病名，五脏六腑皆令人咳，非独肺也。有风咳，有寒咳，有支咳，有肝咳，有心

咳,有脾咳,有肺咳,有肾咳,有胆咳,有厥阴咳。欲语因咳言不得竟谓之风咳,饮冷食寒因之而咳谓之寒咳,心下坚满咳则支痛其脉反迟谓之支咳,咳则引胁下痛谓之肝咳,咳而唾血引手少阴谓之心咳,咳而涎出续续不止谓之脾咳,咳引颈项而唾涎沫谓之肺咳,咳则耳无所闻引腰并脐中谓之肾咳,咳而引头痛口苦谓之胆咳,咳而引舌本谓之厥阴咳。依仲景法以小青龙汤治咳逆倚息不得卧,射干麻黄汤治咳而上气喉中如水鸡声,厚朴麻黄汤治咳逆上气胸满,泽漆汤治上气脉沉,麦门冬汤治大逆上气咽喉不利,麻黄石膏汤治上气胸满,十枣汤治支饮咳烦胸痛,温脾汤治食饱而咳,等等。

① 百部根汤治嗽不得卧两眼突出:百部根、生姜、细辛、甘草、贝母、白术、五味子、桂枝、麻黄等九味。② 海藻汤治咳而下利胸痞短气:海藻、半夏、五味子、生姜、细辛、茯苓、杏仁等七味。③ 白前汤治咳逆上气身体浮肿:白前、紫菀、半夏、大戟等四味。④ 麻黄散治咳嗽上气:麻黄、杏仁、甘草、桂枝等四味。⑤ 蜀椒丸治咳嗽上气(太医令王叔和所撰御服甚良):蜀椒、乌头、杏仁、石菖蒲、礜石、皂荚、款冬花、细辛、紫菀、干姜、麻黄、吴茱萸等十二味。⑥ 通气丸治上气咳嗽咽中腥臭:蜀椒、饴糖、杏仁、天冬、干姜、人参、乌头、桂枝、附子、蜈蚣等十味。⑦ 射干煎治咳嗽上气:射干、款冬花、紫菀、细辛、桑白皮、附子、甘草、饴糖、白蜜、竹沥、生姜汁等十一味。⑧ 杏仁煎治冷嗽上气鼻中不利:杏仁、五味子、款冬花、紫菀、干姜、桂枝、甘草、麻黄等八味。⑨ 苏子煎治上气咳嗽:苏子、杏仁、生姜汁、地黄汁、白蜜等五味。⑩ 通声膏治咳嗽失声:五味子、款冬花、通草、人参、青竹皮、细辛、桂枝、菖蒲、杏仁、姜汁、白蜜、枣膏、酥等十三味。⑪ 杏仁饮子治暴热咳嗽:杏仁、紫苏子、橘皮、柴胡等四味。⑫ 芫花煎治新久咳嗽:芫花、干姜、白蜜等三味。⑬ 款冬煎治新久咳嗽:款冬花、干姜、紫菀、五味子、芫花等五味。⑭ 紫菀丸治积年咳嗽:紫菀、贝母、半夏、桑白皮、百部、射干、五味子、皂荚、干姜、款冬花、细辛、橘皮、鬼督邮、白石英、杏仁、蜈蚣等十六味。⑮ 款冬丸治三十年上气咳嗽唾脓血:款冬花、干姜、蜀椒、吴茱萸、桂枝、菖蒲、人参、细辛、莞花、紫菀、甘草、桔梗、防风、芫花、茯苓、皂荚等十六味。⑯ 五味子汤治胸胁痛唾脓血:五味子、桔梗、紫菀、甘草、川断、桑皮、地黄、

竹茹、赤小豆等九味。⑰ 竹皮汤治咳逆下血不息:生竹皮、紫菀、饴糖、生地黄等四味。⑱ 百部丸治咳嗽唾脓血不得气息:百部根、升麻、桂枝、五味子、甘草、干姜、紫菀等七味。⑲ 钟乳七星散治寒冷咳嗽上气胸满唾脓血:钟乳、矾石、款冬花、桂枝等四味。⑳ 七星散治三十年咳嗽:款冬花、紫菀、桑白皮、代赭、细辛、伏龙肝等六味。又如《备急千金要方·坚癥积聚》病症结合治疗。癥瘕积聚是病名,积者阴气也,聚者阳气也。气之所积名曰积,气之所聚名曰聚。故积者五脏之所生,聚者六腑之所成。故积者阴气也,其始发有常处,其痛不离其部,上下有所终始,左右有所穷已。聚者阳气也,其始发无根本,上下无所留止,其痛无常处,谓之聚也。故以是别知积聚也。① 三台丸治积聚五脏寒热:大黄、前胡、硝石、葶苈、杏仁、厚朴、附子、细辛、半夏、茯苓等十味。② 五石乌头丸治积聚百病虚弱劳冷:钟乳、紫石英、硫黄、赤石脂、矾石、枳实、甘草、白术、紫菀、山茱萸、防风、白薇、桔梗、天雄、皂荚、细辛、苁蓉、人参、附子、藜芦、干姜、吴茱萸、蜀椒、桂枝、麦冬、乌头、厚朴、远志、茯苓、当归、枣膏、干地黄等三十二味。③ 乌头丸治积聚厥逆抢心:乌头、吴茱萸、蜀椒、干姜、桂枝、前胡、细辛、人参、川芎、白术、皂荚、紫菀、白薇、芍药、干地黄等十五味。④ 恒山丸治积聚往来寒热如温疟:恒山、蜀漆、白薇、桂枝、鮀甲、白术、附子、鳖甲、䗪虫、贝齿、蜚虻等十一味。⑤ 神明度命丸治积聚腹中胀满:大黄、芍药等二味。⑥ 陷胸汤治结胸积聚:大黄、瓜蒌实、黄连、甘遂等四味。⑦ 太一神明陷冰丸治积聚心下支满:雄黄、丹砂、礜石、当归、大黄、巴豆、芫青、桂枝、真珠、附子、蜈蚣、乌头、犀角、鬼臼、射罔、藜芦、麝香、牛黄、人参、杏仁、蜥蜴、斑蝥、樗鸡、地胆等二十四味。⑧ 蜥蜴丸治癥坚水肿:蜥蜴、蜈蚣、地胆、䗪虫、杏仁、蜣螂、虻虫、朴硝、泽漆、桃奴、犀角、鬼督邮、桑赤鸡、芍药、虎骨、甘草、巴豆、款冬花、甘遂、干姜等二十味。⑨ 大五明野狼毒丸治坚癖胸胁痞满:野狼毒、干地黄、附子、大黄、苁蓉、人参、当归、半夏、干姜、桂枝、细辛、五味子、蜀椒、蔺茹、芫花、莽草、厚朴、防己、旋覆花、巴豆、杏仁等二十一味。⑩ 小野狼毒丸治坚癖胸胁痞满:野狼毒、旋覆花、附子、半夏、白附子、蔺茹等六味。⑪ 野狼毒丸治坚癖:野狼毒、半夏、杏仁、桂枝、附子、蜀椒、细辛等七味。

⑫甘遂汤治腹坚暴痛：甘遂、黄芩、芒硝、桂枝、细辛、大黄等六味。⑬野葛膏治暴癥：野葛、当归、附子、雄黄、细辛、乌头、巴豆、蜀椒等八味。⑭硝石大丸治十二癥瘕：硝石、大黄、人参、甘草等四味。⑮土瓜丸治积聚诸脏寒气：土瓜根、桔梗、大黄、杏仁等四味。⑯大黄汤治蛇癥：大黄、茯苓、乌贼骨、皂荚、甘草、芒硝等六味。

王焘辨病分症论治则不然。《外台秘要》目录已将辨病分症论治彰显得一目了然：卷一外感总论。卷二伤寒证治：伤寒中风，伤寒结胸，伤寒呕哕，伤寒咽痛，伤寒吐血，伤寒下血，伤寒衄血，伤寒烦渴，伤寒癖实，伤寒咳嗽，伤寒目疮，伤寒眼翳，伤寒口疮，伤寒手足疼痛，伤寒虚羸，伤寒不眠，伤寒小便不利，伤寒痢疾，伤寒下痢脓血，伤寒蟨疮，伤寒阴阳易，伤寒劳复食复，伤寒百合病，伤寒狐惑病。卷三天行证治：天行呕逆，天行呕哕，天行咽痛，天行衄血，天行口疮，天行咳嗽，天行发斑，天行发疮，天行豌豆疮，天行虚烦，天行狂语，天行热毒，天行二便不通，天行尿涩胀满，天行热痢，天行诸痢，天行蟨疮，天行阴阳易，天行虚羸，天行禁忌，天行劳复食复。卷四温病证治：温病辟温，温病呕哕，温病口渴，温病发斑，温病劳复，温病黄疸，温病急黄，温病黄疸遍身。卷五疟疾证治：五脏疟疾，胃疟，温疟，山瘴疟，十二时疟，发作无时疟，痎疟，间日疟，久疟，劳疟，牝疟，一切疟。卷六霍乱证治：霍乱吐痢，霍乱脐上筑，霍乱腹痛吐痢，霍乱洞下泄痢，霍乱脉绝手足冷，霍乱烦躁，干湿霍乱，霍乱痰饮，霍乱腹痛，霍乱烦渴，霍乱干呕，霍乱转筋。卷七心痛腹痛疝气证治：九种心痛，诸虫心痛，冷气心痛，恶疰心痛，癥块心痛，心背彻痛，卒心痛，中恶心痛，停饮心痛，久心痛，腹痛，卒腹痛，心腹痛，胀满痛，胸胁痛，胁肋痛，胸膈气痛，寒疝腹痛，寒疝心痛，卒疝，七疝，寒疝不能食，寒疝积聚，心疝。卷八痰饮胃反噎嗝证治：痰饮，悬饮，溢饮，支饮，留饮，酒癖，痰癖，饮癖，冷痰，结痰，胸痰，痰厥，风痰，五膈，气噎，诸噎，食噎，五噎。卷九咳嗽证治：咳嗽，五嗽，新咳，久咳，卒咳，暴咳，冷咳，咳失声，气嗽，呷咳，积年咳，久咳坐卧不得，咳嗽短气，九种咳嗽，咳逆，厥逆咳，十咳，久咳上气，久咳脓血，久咳浊涎，咳嗽脓血，咳嗽唾黏。卷十肺痿上气证治：肺痿，肺胀，肺积，肺痈，上气，上气胸满，上气喉中鸡鸣，卒短气，上

气不得卧，咳嗽上气，咳逆上气呕吐，上气咳嗽多唾，上气咳，久咳上气。卷十一消渴证治：消渴，消渴痈脓，消渴口干，消中，肾消，消渴诸疮，消渴水病，消渴尿频。卷十二癥瘕结癖积聚胸痛证治：癖结，寒癖，久癖，癖羸瘠，疬癖，疬气，癖不能食，癥癖，癖如石腹，癥积，结癥，癥癖，积聚，积聚心腹痛，积聚心腹胀满，积聚寒热，鳖癥，米癥，食癥，鱼癥，肉癥，发癥，虱癥，鳖瘕，蛇瘕，蛟龙病，胸痹，胸痹短气，胸痹坚痞，胸痹噎塞，胸痹咳唾短气，胸痹心痛，胸痛。卷十三虚劳骨蒸诸疰证治：虚劳骨蒸，骨蒸，气骨蒸，虚损惨悴骨蒸，瘦病，传尸，伏连，飞尸，遁尸，五尸，尸疰，五疰，江南九十九疰，江南三十六疰，疰病相染易，鬼疰，鬼疰心腹痛，鬼疰羸瘦，鬼气，鬼魅精魅，鬼神交通，无辜，盗汗。卷十四诸风证治：中风，诸风，卒中，四时中风，中风发热，贼风，历节风，中风角弓反张，风口噤，风口喎，风失音不语，风不得语，风身体手足不随，风半身不随，瘫痪风，风痹，偏风，风猥退，风曳及挛，柔风。卷十五癫狂惊悸痒风证治：风狂，风惊恐，风邪，五邪，风惊悸，风惊恐，风癫，五癫，癫痫，风痫及惊痫，风毒，风多汗及虚汗，风热，头风及头痛，头风及头痛，头风旋，瘾疹风疹，风搔身体瘾疹，风热头面疹痒，风搔瘾疹生疮，风身体如虫行，疬风，白癜风，白驳。卷十六五劳六极七伤证治：略。卷十七五劳六极七伤证治：腰痛，风湿腰痛，肾着腰痛，肾虚腰痛，腰痛，卒腰痛，久腰痛，腰胯痛，腰脚疼痛，腰胯疼冷，腰肾脓水，虚劳里急，虚劳心腹痛，虚劳偏枯，虚劳骨热，虚劳虚烦不得眠，虚劳百病，虚劳阴痿，虚劳小便利。卷十八脚气证治：脚气，风毒脚弱，脚气诸病，脚气呕逆，脚气不仁，脚气冲心，岭南瘴气脚气。卷十九脚气证治：脚气肿满，脚气小便涩，脚气上气，脚气心腹胀急，脚气寒热汤酒，脚气痹弱，脚气痹挛，风偏枯，风四肢拘挛不得屈伸，风湿痹，风湿。卷二十水肿证治：水肿，水病，十水，大腹水肿，风水，水蛊，卒肿满，肿入腹苦满，水通身肿，水气肿鼓胀，小肿咳逆上气，气兼水身面肿，水气，皮水，水肿从脚起，水癥，水瘕，石水，暴肿，气满胸急，服石水肿，三焦决漏水病，新久肿，水肿小便涩，上气大便涩。卷二十一五眼目疾病证治：眼暴肿痛，目赤痛，胎赤久赤，目暴卒赤，目痒，目中风肿，眼热碜痛赤肿，眼暗，失明，青盲，雀目，目肤翳，晕翳，生肤息肉，目

风泪出，眯目，肝气不足，肝实目痛，眼杂疗。卷二十二五官疾病证治：耳聋，风聋，耳聋有脓，久聋，耳鸣，聤耳，耳卒疼痛，耳卒肿，通耳中脓，虫入耳，蜈蚣入耳，蚰蜒入耳，飞蛾入耳，蚁入耳，耳杂疗，鼻中息肉，鼻齆，肺寒鼻齆，鼻窒塞不通利，鼻塞常清涕，鼻生疮及疳虫蚀，牙疼，齿痛，齿疼，牙齿疼痛，䶗齿，齿风疼痛，龋齿，齿虫，风齿，风齿根出，风齿口臭，牙齿风龋，牙齿疼风虫俱疗，风冲牙齿摇动，疳虫食齿，齿痛有孔，齿挺出及脱落，齿间血出，齿血不止方，齿肿，牙疼痛及虫，牙齿杂疗，紧唇，沈唇疮烂，唇疮，口疮，口疮久不瘥，口吻疮，口干燥，口臭，舌本缩口噤，舌上疮，咽喉舌诸疾，口唇舌鼻杂疗。卷二十三瘿瘤喉痹瘰疬证治：瘿病，气瘿，五瘿，瘤，白瘤，喉痹，咽喉闭塞，喉舌疮烂，咽喉生疮，咽喉肿，喉卒塞痛及卒毒攻痛，悬痈肿，咽喉杂疗，寒热瘰疬，瘰疬结核，恶核瘰疬，痈肿瘰疬核不消，鼠瘘及瘰疬，毒肿瘰疬，九瘘，诸瘘，腋臭，漏腋，七孔臭气，杂疗汗出不止。卷二十四痈疽证治：痈疽，痈肿，石痈，痈疖，附骨疽，瘭疽，缓疽，发背，痈疽发背。卷二十五痢疾证治：水谷痢，水痢，久水痢，冷痢，冷痢食不消，白痢，重下，卒暴冷下部疼闷，冷热痢，热毒痢，热毒血痢，赤痢，久赤痢，卒下血，血痢，久血痢，蛊注痢，肠蛊痢，脓血痢，赤白痢，久赤白痢，疳痢，久疳痢及久痢成疳，休息痢，泄痢不禁，下焦虚寒及远血近血，下痢食完出，下痢肠滑，大注痢及赤白困笃肠滑，痢兼渴，许仁则治痢。卷二十六痔疮脱肛阴肿证治：五痔，五痔数年不瘥，五痔脱肛，肠痔，诸痔，痔下部如虫啮，大便下血风冷积年变作痔，杂疗痔，脱肛，肛门凸出，猝大便脱肛，肠肛俱出，脱肛历年不愈，㿉气癫，卒病癫，卵偏大，阴肿，阴疝肿缩，阴猝肿痛，阴囊肿痛，阴下痒湿，阴痛，阴疮，阴边粟疮，九虫，五脏虫，长虫，蛔虫，寸白虫，蛲虫，三虫，杂疗虫。卷二十七淋闭证治：诸淋，五淋，石淋，血淋，小便红赤色，热淋，劳淋，气淋，膏淋，许仁则治淋，大便难，大便不通，大便秘涩不通，大便失禁并关格，关格胀满不通，许仁则治大便暴闭不通，小便不通，小便难及不利，遗尿，尿血，胞转，小便血及九窍出血，小便不禁，小便数多，许仁则小便数多，尿床。卷二十八中恶客忤蛊毒证治：中恶，猝死，客忤，猝魇，鬼击，尸厥，蛊毒，蛊毒吐血，蛊毒下血，五蛊，蛊注，蛊毒杂疗，猫鬼野道，自缢死，热暍，溺死，冻

死，入井冢闷。卷二十九外伤证治：高堕伤，高堕瘀血折伤，坠损，坠落车马，折骨，伤筋，筋骨俱伤，折腕，折腕瘀血，蹉跌，跌打瘀血，跌打青肿，许仁则治吐血及堕损，金疮，金疮续筋骨，金疮止痛，金疮生肌，金疮内补，金疮中风，诸疮中风寒水露，刀箭伤，竹木刺，狐尿刺，狐刺，恶刺，灸疮，灸疮脓不瘥，火烧疮及火油天火疮，火灼烂坏，汤火疮或未成疮，汤火疮，汤火烂疮，汤煎膏火疮，漆疮，浸淫疮，月蚀疮，代指，甲疽，肉刺，手足皲裂，手足逆胪，疣目，黑子，疣赘疵黑子，灭瘢痕。卷三十恶疾诸癞证治：大风，诸癞，乌癞，白癞，疔肿，疔肿重发，恶肿，毒疮肿，反花疮，诸恶疮，鱼脐疮，丹毒，赤丹，白丹，丹疹，赤疹白疹，肺风冷热疹，丹疹毒肿，诸色杂疮，病疮，疮久不瘥，癣疮，干湿癣，疥癣恶疮，疥风痒。卷三十一解毒：解饮食相害成病，食鱼中毒及食不消，食椒菜瓠中毒，解一切食中毒，中毒喉舌生疮，饮酒连日醉不醒，饮酒令难醉，饮酒积热，断酒，服药过剂中毒，解诸药草中毒，解诸蛇虫毒，辨五大毒，解金铁等毒，恶毒瘴气毒风肿毒。卷三十二美容：面膏，面脂，洗面药，面色光悦方，面色白方，面皯，面皯黯，面皯疱，面渣，面粉滓，化面，杂疗面，头风白屑，沐头去风，头风白屑，生发膏，生眉毛，令发黑，变白发染发，发黄，头发秃落，白秃，赤秃，发不生，鬼舐头，澡豆，手膏，口脂。卷三十三妇产科疾病证治：养胎法，妊娠随月将息法，妊娠呕吐，妊娠恶食，妊娠胎动，动胎腰腹痛，顿仆胎动，胎数伤不长，妊娠伤寒，妊娠下痢，妊娠心痛，妊娠腹痛，妊娠漏胞，妊娠下血，妊娠尿血，妊娠小便不通利，妊娠子淋，妊娠大小便不利，妊娠子痫，妊娠水气，损娠，数堕胎，妊娠欲去子，落胎，产难，逆产，横产，子死腹中，胞衣不出。卷三十四产后证治：下乳汁，妒乳疮痛，乳痈肿，产后血晕心闷，产乳晕绝，产后恶露不绝，产后血气烦闷，产后心痛，产后腹中绞刺痛，产后虚热，产后虚劳，产后风虚瘦损，产后虚羸，产后中风，产后下痢，产后赤白痢，产后冷热痢，产后下痢日夜数十行，产后卒淋，产后小便不禁频数，产后小便数渴，产后渴，许仁则治产后方，产后遗粪，产后阴道开，产后阴脱，八瘕，肉癥，崩中，崩中去血，阴蚀，阴㿏，阴中肿痛，阴中疮，阴痒，阴下脱，阴挺出，女人伤丈夫头痛，交接辄血出痛，童女交接他物伤，小户嫁痛，妇人欲断产。卷三十五儿科疾病证治：惊

痫,五脏痫,六畜痫,惊悸,夜啼,惊夜,客忤,癥瘕癖,痰结,食癖羸瘦,食不下,不嗜食,霍乱,霍乱杂病,吐痢,小儿哕,口噤,鹅口燕口,口中涎出,舌上疮唇肿,咽喉生疮,喉痹,聤耳,鼻塞。卷三十六小儿疾病证治:中风,咳嗽,咳逆上气,伤寒,天行,诸黄,诸疟,眼赤痛,诸淋,小便不通,遗尿失禁,大便有血,大便不通,赤白痢,蛊毒血痢,热渴痢,疳痢,无辜疳痢,诸杂痢,衄血,齿不生,头汗盗汗,囟开不合,解颅,月蚀耳疮,脐汁疮肿,痈肿,丹毒,秃疮,头疮,头面疮,瘰疬,浸淫疮,蠼疮,恶疮,风疹瘙痒,疝气阴癫,阴疮,脱肛,虫食下部,疳湿疮,蛔虫,蛲虫,寸白虫,瘘疮,疥疮,癣疮,误吞物,杂疗。卷三十七寒食五石证治:解散法,石发痈疽,发背。卷三十八解散:乳石发动,热气上冲,石发热嗽冲头面,石发口干,石发热痰干呕,石发吐血衄血,石发热烦口渴,石发热风头痛,石发心烦寒热,石发口疮,石发心痛,石发腹胀痞满,石发目赤,石发痰结,石发小腹留壅,石发虚羸,石发大小便涩不通,石发小便淋,石发后霍乱转筋,石发痢疾,石发两脚卒冷,石发两胁腋卒热,石发口噤,石发热折下石,服石将息饮食法,紫并食饮将慎法,服石防慎贮备杂药。卷三十九针灸:略。卷四十虫兽伤证治:熊虎伤人疮,辟蛇法,蛇啮人,蛇螫,蛇毒,青蛇螫,蝮蛇螫,虺蛇螫,众蛇螫,蜘蛛咬,蜂螫,蜈蚣螫,蝎螫,蠼尿,蚕螫,射工毒,溪毒,沙虱毒,犬咬人,狂犬咬人,猪啮人,马咋踏人,剥死马马骨伤人,马骨所刺,马血入疮,马汗毛入疮,牛狗疾,牛触肠,油衣粘,松脂着人衣,虫蚀毯鞨。

水肿总论及治疗 ①《范汪方》治水肿:葶苈子、甘遂、吴茱萸等三味。又葶苈丸治水肿:葶苈、吴茱萸等二味。②《范汪方》郁李核丸利小便消水肿:郁李核仁、松萝、海藻、桂枝、大黄、葶苈、黄连、通草、石韦等九味。③《范汪方》大槟榔丸治水肿:槟榔、桂枝、附子、瓜蒌、杏仁、干姜、炙甘草、麻黄、黄芪、茯苓、厚朴、葶苈、椒目、吴茱萸、白术、防己等十六味。④《小品方》治水肿:大豆水煮。桃皮酒治水肿:桃皮、女曲、秫米等三味。⑤《小品方》麝香散治水肿:麝香、芫花、甘遂等三味。⑥《小品方》商陆膏治水肿:商陆根、猪膏等二味。⑦《集验方》治水肿:黄犍牛尿一饮三升。治水肿:猪肾、甘遂等二味。⑧《千金翼方》治水肿:葶苈子、桂枝等二味。⑨《必效方》治水肿:皂荚、乌

饧等二味。⑩《集验方》治水肿腹大平脐:灸脐中、三里、风水。⑪《千金翼方》鲤鱼炙治肿满:鲤鱼顿服。⑫《千金翼方》治水病眼似肿而脚不肿:楮叶一味。⑬《崔氏方》治一切水肿:红蓝花捣汁服。⑭《崔氏方》治水肿连脐气闷:苦瓠子一味。⑮《张文仲方》羊胃汤治胁下水气不能食:羊胃、白术等二味。⑯《小品方》小女曲散治水肿:女曲、干姜、细辛、椒目、附子、桂枝等六味。⑰《古今录验》桑酒治水肿满溢:桑枝、酒等二味。⑱《古今录验》治面目手足趺肿,短气不能动摇:桑根白皮、桂枝、生姜、人参等四味。⑲《古今录验》传效鲤鱼汤治水肿腹大,面目身体手足尽肿,喘咳短气:鲤鱼、桂枝、紫菀、木防己、黄芩、硝石、干姜、人参等八味。

水病证治 ①《范汪方》治水病:黄连一味。②《范汪方》治水病:饮苦酒一升或饮盐豉各一撮或饮角木叶汁。③《崔氏方》治水病:乌豆、桑根白皮等二味。④《崔氏方》治水病洪肿气胀:干香薷一味。又治水病身肿:鲤鱼一头。⑤《古今录验》治水病:木防己、大黄、人参、杏仁、葶苈子等五味。⑥《古今录验》牛黄桂枝丸治水病:牛黄、桂枝、牡蛎、椒目、葶苈子等五味。

十水证治 ①《古今录验》十水丸治十种水肿:大戟、葶苈、甘遂、藁本、连翘、芫花、泽漆、桑根白皮、巴豆、赤小豆。②《古今录验》大黄丸治十水:大黄、硝石、大戟、甘遂、芫花、椒目、葶苈等七味。

大腹水肿证治 ①《肘后备急方》治大腹卒疭:防己、炙甘草、葶苈子等三味。②《肘后备急方》治大腹卒疭:牵牛子、厚朴等二味。③《千金要方》治大腹水肿气息不通:牛黄、昆布、海藻、牵牛子、桂枝、椒目、葶苈等七味。④《崔氏方》治大腹水病,身肿脐深上气,小便涩赤,颈上有两大脉动:大枣、葶苈子、杏仁等三味。

风水证治 ①《深师方》木防己汤治风水脉浮头汗出,表无他病但下重:生姜、大枣、白术、木防己、炙甘草、黄芪等六味。②《深师方》大豆汤治风水举身肿满短气欲绝:大豆、杏仁、黄芪、防风、白术、木防己、茯苓、麻黄、炙甘草、生姜、清酒等十一味。③《深师方》香薷术丸治风水通身皆肿或暴水、气水、疮水:香薷、白术等二味。④《崔氏方》治风水毒气遍身:楮白皮、桑根白皮、橘皮、紫苏、

生姜、大豆等六味。⑤《古今录验》越婢汤治风水举身悉肿，有汗而无大热：麻黄、生姜、炙甘草、石膏、大枣等五味。⑥《古今录验》治风水或瘙癣酒癣：商陆根一味。⑦《古今录验》甘遂丸治风水黄疸体大如囊面目皆合，阴肿如斗正如霜瓜：甘遂、葶苈子、杏仁、巴豆等四味。⑧《古今录验》麻黄汤治风水身体面目尽肿：麻黄、桂枝、生姜、炙甘草、附子等五味。

水蛊证治 ①《肘后备急方》治水蛊腹大动摇水声皮肤黑：白茅根、小豆等二味。②《肘后备急方》治水蛊症候同上：鼠尾草、马鞭草等二味。③《张文仲方》治水蛊腹大动摇水声皮肤黑：射干一味。④《张文仲方》治水蛊症候同上：巴豆、杏仁等二味。

卒肿满证治 ①《肘后备急方》治卒肿满身面皆洪：香薷一味。灸足内踝下白肉际三壮差。②《肘后备急方》治卒肿满身面皆洪：商陆根一味。③《范汪方》治卒肿满身面皆洪大：鲤鱼一头。④《范汪方》治卒肿满身面皆洪大：车下李核中仁、粳米等二味。⑤《备急单要方》治卒患肿满效方：蒴藋茎薄肿上。

水肿入腹证治 ①《肘后备急方》治水肿入腹苦满急害饮食：大戟、乌翅、白术等三味。②《肘后备急方》治水肿入腹苦满急害饮食：葶苈、椒目、茯苓、吴茱萸等四味。③《肘后备急方》治水肿入腹苦满急害饮食：鲤鱼、泽漆、茯苓、桑白皮、泽泻等五味。

水肿通身证治 ①《千金要方》麻子汤治遍身流肿：麻子、商陆、防风、附子、赤小豆等五味。②《千金要方》治水气遍身洪肿百药不愈：大麻子、赤小豆等二味。③《千金要方》治水气遍身洪肿：吴茱萸、荜茇、昆布、杏仁、葶苈子等五味。④《千金要方》苦瓠丸治水肿头面遍身：苦瓠白穰一味。⑤《千金要方》治水肿头面遍身：苦瓠膜、葶苈子等二味。⑥《千金要方》治水肿头面遍身：葶苈子、桃仁等二味。⑦《千金要方》治水肿头面遍身：大枣、苦瓠膜等二味。⑧《千金要方》治水肿头面遍身：烧姜石令赤纳黑牛尿中。⑨《千金翼方》泽漆根汤治水肿通身洪肿，四肢无堪：泽漆根、赤小豆、炙甘草、鲤鱼、麦门冬、茯苓、人参、生姜等八味。⑩《古今录验》白前汤治水肿通身或水咳逆气通身流肿：白前、紫菀、半夏、生泽漆根等四

味。⑪《古今录验》小消化水丸治水病通身微肿，腹大食饮不消：芫花、甘遂、大黄、葶苈、巴豆等五味。

水肿鼓胀证治 ①《千金翼方》葰蓉丸治水肿鼓胀小便不利：葰蓉子、羚羊肺等二味。②《千金翼方》麦门冬饮治水肿鼓胀：麦门冬、米等二味。③《救急方》治水肿鼓胀腹硬：葶苈子、茯苓、吴茱萸、椒目、甘遂等五味。④《古今录验》治水肿腹鼓如石：葶苈、椒目、芒硝、水银等四味。

水肿咳逆上气证治 ①《深师方》白前汤治水肿咳逆上气，通身洪肿，短气胀满，昼夜倚壁不得卧，喉中水鸡鸣，大小便不通：白前、紫菀、半夏、生泽漆根、桂枝、人参、大枣、白术、生姜、茯苓、吴茱萸、杏仁、葶苈、瓜蒌等十四味。②《古今录验》治水肿咳逆上气，腹大脚肿，目下有卧蚕：生鲤鱼、麦门冬、炙甘草、人参、茯苓、泽漆根等六味。③《古今录验》防己煮散治水肿上气：汉防己、泽漆叶、石韦、泽泻、郁李仁、白术、丹参、赤茯苓、桑白皮、橘皮、生姜、通草等十二味。此为许澄秘方。

身面水肿证治 ①《张文仲方》治身面水肿：桑根白皮、橘皮、海藻、茯苓、郁李仁、赤小豆等六味。②《古今录验》治水肿胀满：橘皮、郁李仁、茯苓、葶苈、防己、桑根白皮、甘遂、苏子等八味。《古今录验》治身面水肿胀满：杏仁、苏子、白前、昆布、李根白皮、橘皮、五味子、大麻仁、茯苓、生姜等十味。

水气证治 ①《范汪方》豆酒治风虚水肿：大豆一味。②《范汪方》蒲黄酒治风虚水气通身水肿：蒲黄、小豆、大豆等三味。③《范汪方》木防己汤治水肿水气四肢肿聂聂动：木防己、炙甘草、桂枝、茯苓、黄芪、生姜、白术、芍药等八味。④《崔氏方》治水气：葶苈子一味。⑤《极效方》治水气：葶苈子、大枣等二味。⑥《近效方》治水气：商陆根一味。

皮水证治 ①《深师方》木防己汤治皮水在皮肤四肢集集动：木防己、黄芪、桂枝、茯苓、炙甘草等五味。②《范汪方》甘草麻黄汤治皮水一身面目悉肿：炙甘草、麻黄等二味。《古今录验》越婢汤加术汤治皮水：麻黄、大枣、白术、生姜、炙甘草、石膏等六味。

脚起水肿证治 ①《肘后备急方》治水肿脚起入腹杀人：小豆一味。或削楠木及桐木煮汁饮。

②《范汪方》豚肝方治水肿足始入腹杀人：生猪肝一具。

水癥证治 ①《深师方》海藻丸治水癥腹胸牢强，通身水肿：海藻、水银、椒目、芒硝、葶苈、大黄、甘遂、杏仁、桂枝、附子、茯苓、大戟、松萝、干姜、巴豆等十五味。②《范汪方》水癥丸治水肿大腹：矾石、踯躅花、细辛、半夏、藜芦、丹参、承露（即落葵）、巴豆、苦参、雄黄、大黄、芒硝、大戟、乌头、野狼毒、野葛等十六味。

水癖证治 《古今录验》治水癖心下如数升油囊荥荥作声，久病则为癖，坚有虾蟆鳖：蓖麻一味。

石水证治 ①《集验方》治膀胱石水四肢瘦腹肿：大豆、防己、桑根白皮、白术、泽漆叶、射干、谷白皮等七味。②《千金要方》治膀胱石水四肢瘦腹肿：桑根白皮、射干、泽泻、泽漆、茯苓、防己等九味。③《集验方》治石水痛引胁下胀，头眩痛，身尽热：灸关元、章门。

水肿暴满证治 ①《集验方》治暴患遍身肿满：大豆一味或巴豆一味。②《备急单要方》治身体暴肿满：榆白皮一味。③《古今录验》泽漆汤治水肿身暴如吹：泽漆、知母、海藻、茯苓、丹参、秦艽、木防己、猪苓、大黄、通草、青木香等十一味。

水肿胸满气急证治 ①《古今录验》治水肿胸满气急：茯苓、杏仁、橘皮等三味。②《古今录验》茯苓杏仁煎治同前：茯苓、杏仁、橘皮、苏子、炙甘草、芍药、白前、五味子、生姜汁、蜜、竹沥等十一味。③《古今录验》治水肿胸满气急：甘遂、茯苓、杏仁、泽漆叶、黄芩、泽泻、郁李仁、橘皮、朴硝等九味。④《古今录验》治水肿胸满气急：桑根白皮、郁李仁、赤小豆、橘皮、苏叶、茅根等六味。⑤《古今录验》治水肿胸满气急：桑白皮、橘皮、茯苓、甘遂、杏仁、泽泻、黄芩、赤小豆等八味。⑥《古今录验》治水肿胸满气急：羊肾、桑根白皮、茯苓、橘皮、李根白皮、黄芪、玄参、生姜等八味。⑦《古今录验》治水肿胸满气急：猪肾、桑根白皮、茯苓、泽漆叶、防己、泽泻、橘皮、大豆、甘遂、郁李仁等十味。⑧《古今录验》治水肿胸满气急：大枣、乌梅等二味。

服石水肿证治 ①《集验方》葱豆洗汤治服石水肿气急不得下头，心腹肿满小便不利，阴卵坚肿如升药：赤小豆、葱、蒺藜子、菘菜子、蒴藋、巴豆等六味。②《集验方》猪蹄洗汤治丈夫服石水肿腹满：猪蹄、黄柏、蒴藋根、葶苈子、蒺藜子等五味。③《古今录验》葱白膏治与前葱豆汤同：葱青白、菘菜子、葶苈子、蒴藋、青木香、莽草、丹参、生蛇衔、蒺藜子等九味。

三焦水肿证治 ①《深师方》大麝香丸华佗治三焦决漏水肿腹大：麝香、雄黄、甘遂、芫花等四味。②《古今录验》鲤鱼汤治三焦决漏通身手足面目水肿：鲤鱼、茯苓、泽漆、人参、杏仁、泽泻、炙甘草等七味。

新久水肿证治 ①《范汪方》治新久水肿：黑大豆一味。②《千金要方》大豆煎治新久水肿短气咳嗽：大豆一味或楮枝皮一味。

水肿小便涩短证治 ①《广济方》海蛤丸治水肿小便涩短：昆布、橘皮、赤茯苓、汉防己、海蛤、郁李仁、桑根白皮、泽漆、槟榔、杏仁、大黄、葶苈子等十二味。②《崔氏方》治水肿气急喘咳小便短涩如血：桑根白皮、泽漆叶、白术、生姜、郁李仁、杏仁、橘皮、玄参等八味。③《古今录验》治水肿胀满小便如涩：杏仁、橘皮、苏子、防己、葶苈、茯苓等六味。

水肿上气大便涩证治 ①《崔氏方》治水肿上气大便涩：葶苈子、牵牛子、杏仁、大枣、芒硝、牛酥等六味。②《崔氏方》治水肿上气大便秘涩：杏仁、印城盐、干姜等三味。

【简要结论】

① 王焘（公元670—755年），唐代著名医家，今陕西省宝鸡市眉县人。② 公元752年唐玄宗天宝十一年任银青光禄大夫持节，邺郡诸军事兼守，刺史上柱国。③ 祖父王珪为唐太宗朝名相。④ 王焘著有《外台秘要》。⑤ 王焘任职皇家图书馆弘文馆期间阅读大量晋唐医籍。⑥ 公元752年王焘撰刊临床医学巨著《外台秘要》四十卷。⑦ 王焘《外台秘要》创建辨病分症论治临床体系。

杨玄操医学研究

【生平考略】

杨玄操,一作杨玄,唐代医家,里居欠详,尝为歙州县尉。杨玄操《素问释音》又名《素问释言》一卷。《宋史·艺文志》:杨玄操精于训诂及医道,对吴太医令吕广所注《难经》不甚满意,遂重新予以疏注,附以音义,明其大旨,经十年之功,著成《黄帝八十一难经注》,后佚。内容可于《难经集注》中窥知。另尚著有《黄帝明堂经》,现存残卷。还有《素问释音》《黄帝明堂经注》《本草注音》等,均未见传世。《难经集注》原题由宋王惟一撰,明王九思等编辑的医经著作,共五卷。选辑汇集三国时期吴国吕广,唐朝杨玄操,宋朝丁德用、虞庶和杨康候等《难经》注文而成。《难经集注》目录:① 论脉;② 论经络;③ 论脏腑;④ 论病;⑤ 论穴道;⑥ 论针法。杨玄操序曰:《黄帝八十一难经》者,斯乃勃海秦越人之所作也。越人受桑君之秘术,遂洞明医道,至能彻视脏腑,刳肠剔心,以其与轩辕时扁鹊相类,乃号之为扁鹊。又家于卢国,因命之曰卢医。世或以卢扁为二人者斯实谬矣。黄帝有《内经》二帙,帙各九卷而其义幽赜,殆难穷览。越人乃采摘英华,抄撮精要,二部经内凡八十一章,勒成卷轴,伸演其道,探微索隐,传示后昆,名为《八十一难》。以其理趣深远,非卒易了故也,既宏畅圣言,故首称黄帝。斯乃医经之心髓,救疾之枢机,所谓脱牙角于象犀,收羽毛于翡翠者矣。逮于吴太医令吕广为之注解,亦会合元宗,足可垂训。而所释未半,余皆见阙。余性好医方,问道无倦,斯经章句,特承师授。既而耽研无斁,十载于兹,虽未达其本源,盖亦举其纲目。此教所兴,多历年代,非唯文句舛错,抑亦事绪参差,后人传览,良难领会。今辄条贯编次,使类例相从,凡为一十三篇,仍旧八十一首。吕氏未解,今并注释。吕氏注不尽,因亦伸之。并别为音义,以彰厥旨。昔皇甫元晏总三部为《甲乙》之科,近世华阳陶贞白广《肘后》为百一之制,皆所以留情极虑,济育群生者矣。余今所演,盖亦远慕高仁,迩遵盛德,但恨庸识有量,圣旨无涯,绠促汲深,元致难尽。前歙州歙县尉杨元操序。

【学术贡献】

杨玄操《黄帝八十一难经注》学术贡献

一难曰:十二经皆有动脉,独取寸口,以决五脏六腑死生吉凶之法,何谓也? 然:寸口者,脉之大会,手太阴之脉动也。人一呼脉行三寸,一吸脉行三寸,呼吸定息,脉行六寸。人一日一夜,凡一万三千五百息,脉行五十度,周于身。漏水下百刻,营卫行阳二十五度,行阴亦二十五度,为一周也,故五十度复会于手太阴。寸口者,五脏六腑之所终始,故法取于寸口也。杨玄操注曰:凡人两手足,各有三阴脉三阳脉,合十二经脉。肝脉曰足厥阴,脾脉曰足太阴,肾脉曰足少阴,胆脉曰足少阳,胃脉曰足阳明,膀胱脉曰足太阳,肺脉曰手太阴,心脉曰手少阴,大肠脉曰手阳明,小肠脉曰手太阳,络脉曰手厥阴,三焦脉曰手少阳。凡脉皆双行,故有六阴六阳也。下关穴也。又动悬钟。冲阳穴也,在足跗上,故以为名。又动颈人迎,又动大迎。瞳子髎穴也。又动听会。地仓穴也。按人迎乃足阳明脉,非足厥阴也。太溪穴也。按此动脉非少阴脉也。斯乃冲脉动耳。冲脉与少阴并行,因谓少阴脉动,其实非也。亦吕氏之谬焉。少阴乃动内踝上五寸间也。《经》曰:弹之以候死生是也。又动尺泽、侠白、天府也。

二难曰:脉有尺寸何谓也? 然:尺寸者,脉之大要会也。从关至尺是尺内,阴之所治也;从关至鱼际是寸内,阳之所治也。故分寸为尺,分尺为寸。故阴得尺内一寸,阳得寸内九分。尺寸终始,一寸九分,故曰尺寸也。杨玄操曰:寸关尺三位,诸家所撰多不能同。故备而论之以显其正。皇甫士安《脉诀》以掌后三指为三部,一指之下为六分,三部凡一寸八分。

三难曰:脉有太过有不及,有阴阳相乘,有覆有溢,有关有格,何谓也? 然:关之前者,阳之动也,脉当见九分而浮。过者,法曰太过;减者,法曰不及。遂上鱼为溢,为外关内格,此阴乘之脉也。关之后者,阴之动也,脉当见一寸而沉。过者,法曰太过;减者,法曰不及。遂入尺为覆,为内关外格,此阳乘之脉也。故曰覆溢,是其真脏之脉,人不病而死也。

四难曰:脉有阴阳之法,何谓也? 然:呼出心与肺,吸入肾与肝,呼吸之间,脾也其脉在中。浮者阳也,沉者阴也,故曰阴阳也。心肺俱浮,何以别之?然:浮而大散者心也浮而短涩者肺也。肾肝俱沉,何以别之?然:牢而长者肝也,按之濡,举指来实者肾也。脾者中州,故其脉在中。是阴阳之法也。脉有一阴一阳,一阴二阳,一阴三阳;有一阳一阴,一阳二阴,一阳三阴。如此之言,寸口有六脉俱动邪?然:此言者,非有六脉俱动也,谓浮、沉、长、短、滑、涩也。浮者阳也,滑者阳也,长者阳也;沉者阴也,短者阴也,涩者阴也。所谓一阴一阳者,谓脉来沉而滑也,一阴二阳者,谓脉来沉滑而长也,一阴三阳者,谓脉来浮滑而长,时一沉也;所谓一阳一阴者,谓脉来浮而涩也;一阳二阴者,谓脉来长而沉涩也;一阳三阴者,谓脉来沉涩而短,时一浮也。各以其经所在,名病顺逆也。

杨玄操曰:按之不足,举之有余,故曰浮。按之有余,举之不足,故曰沉。细而迟来往难且散,或一止,名曰涩也。按之但觉坚极故曰牢。按之不足,举之有余,谓之濡也。大而长微强,按之应指然者,谓之实。杨玄操曰:脾王于季夏,主养四脏,其脉来大小浮沉。故根据四时,王脉俱至四季一十八日,即变宽缓,是脾之王气也。上有心肺,下有肾肝,故曰在中也。过于本位谓之长,不及本位谓之短也。浮者阳也,滑者阳也,长者阳也,按之往来流利展转替替然谓之滑。沉者阴也,短者阴也,涩者阴也,所谓一阴一阳者,谓脉来沉而滑也。随春夏秋冬,观其六脉之变,则知病之逆顺也。

五难曰:脉有轻重,何谓也?然:初持脉,如三菽之重,与皮毛相得者,肺部也。如六菽之重,与血脉相得者,心部也。如九菽之重,与肌肉相得者,脾部也。如十二菽之重,与筋平者,肝部也。按之至骨,举指来疾者,肾部也。故曰轻重也。

六难曰:脉有阴盛阳虚,阳盛阴虚,何谓也?然:浮之损小,沉之实大,故曰阴盛阳虚。沉之损小,浮之实大,故曰阳盛阴虚。是阴阳虚实之意也。

七难曰:《经》言少阳之至,乍大乍小,乍短乍长;阳明之至,浮大而短;太阳之至,洪大而长;少阴之至,紧大而长;太阴之至,紧细而长;厥阴之至,沉短而紧。此六者,是平脉那?将病脉耶?然:皆王脉也。其气以何月,各王几日?然:冬至之后,初得甲子少阳王,复得甲子阳明王,复得甲子太阳王,复得甲子少阴王,复得甲子太阴王,复得甲子厥阴王。王各六十日,六六三百六十日,以成一岁。此三阳三阴之王时日大要也。

八难曰:寸口脉平而死者,何谓也?然:诸十二经脉者,皆系于生气之原。所谓生气之原者,谓十二经之根本也,谓肾间动气也。此五脏六腑之本,十二经脉之根,呼吸之门,三焦之原。一名守邪之神。故气者,人之根本也,根绝则茎叶枯矣。寸口脉平而死者,生气独绝于内也。

九难曰:何以别知脏腑之病耶?然:数者腑也,迟者脏也。数则为热,迟则为寒。诸阳为热,诸阴为寒。故以别知脏腑之病也。杨玄操曰:去来急促,一息过五至,名数也。呼吸三至,去来极迟,故曰迟也。数则为热,迟则为寒。诸阳为热,诸阴为寒,故以别知脏腑之病也。阳脉行疾,故病乃数。阴脉行迟,故病乃迟。此直云病在脏腑,不显其名,则病莫知准的。若数而弦者病在胆,迟而弦者病在肝,除脏腑悉根据本状而迟数皆仿此也。

十难曰:一脉为十变者,何谓也?然:五邪刚柔相逢之意也。假令心脉急甚者,肝邪干心也;心脉微急者,胆邪干小肠也;心脉大甚者,心邪自干心也;心脉微大者,小肠邪自干小肠也;心脉缓甚者,脾邪干心也;心脉微缓者,胃邪于小肠也;心脉涩甚者,肺邪干心也;心脉微涩者,大肠邪干小肠也;心脉沉甚者,肾邪干心也;心脉微沉者,膀胱邪干小肠也。五脏各有刚柔邪,故令一脉辄变为十也。杨玄操曰:干,犹乘也。邪者不正之名,非有身王气,而水来干身为病者,通谓之邪也。

十一难曰:《经》言脉不满五十动而一止,一脏无气者,何脏也?然:人吸者随阴入,呼者因阳出。今吸不能至肾,至肝而还,故知一脏无气者,肾气先尽也。

十二难曰:《经》言五脏脉已绝于内,用针者反实其外;五脏脉已绝于外,用针者反实其内。内外之绝,何以别之?然:五脏脉已绝于内者,肾肝气已绝于内也,而医反补其心肺;五脏脉已绝于外者,心肺气已绝于外也,而医反补其肾肝。阳绝补阴,阴绝补阳,是谓实实虚虚,损不足而益有余。如此死者,医杀之耳。杨玄操曰:《经》言持其脉口数其至也。五十动而不一代者,五脏皆受气,是为平和无病之人矣。四十动而一代者,一脏无气,四岁死;三十动而一代者,二脏无气,三岁死;二十动而一代者,三脏无气,二岁死;十动而一代者,四脏无气,一岁死;不满十动而一代者,五脏无气也,七日死。《难经》言止,本经言代,止者按之觉于指下而中止,名止。代者还尺中停久方来,名曰代也。

止代虽两经不同,据其脉状亦不殊别,故两存之。

十三难曰:《经》言见其色而不得其脉,反得相胜之脉者即死,得相生之脉者,病即自已。色之与脉当参相应,为之奈何?然:五脏有五色,皆见于面,亦当与寸口、尺内相应。假令色青,其脉当弦而急;色赤,其脉浮大而散;色黄,其脉中缓而大;色白,其脉浮涩而短;色黑,其脉沉濡而滑。此所谓五色之与脉,当参相应也。脉数,尺之皮肤亦数;脉急,尺之皮肤亦急;脉缓,尺之皮肤亦缓;脉涩,尺之皮肤亦涩;脉滑,尺之皮肤亦滑。五脏各有声、色、臭、味,当与寸口、尺内相应,其不应者病也。假令色青,其脉浮涩而短,若大而缓为相胜;浮大而散,若小而滑为相生也。《经》言知一为下工,知二为中工,知三为上工。上工者十全九,中工者十全七,下工者十全六。此之谓也。

十四难曰:脉有损至,何谓也?然:至之脉,一呼再至曰平,三至曰离经,四至曰夺精,五至曰死,六至曰命绝。此至之脉也。何谓损?一呼一至曰离经,再呼一至曰夺精,三呼一至曰死,四呼一至曰命绝。此损之脉也。至脉从下上,损脉从上下也。损脉之为病奈何?然:一损损于皮毛,皮聚而毛落;二损损于血脉,血脉虚少,不能荣于五脏六腑;三损损于肌肉,肌肉消瘦,饮食不能为肌肤;四损损于筋,筋缓不能自收持;五损损于骨,骨痿不能起于床。反此者,至脉之病也。从上下者,骨痿不能起于床者死;从下上者,皮聚而毛落者死。治损之法奈何?然:损其肺者,益其气;损其心者,调其荣卫;损其脾者,调其饮食;适其寒温;损其肝者,缓其中;损其肾者,益其精,此治损之法也。脉有一呼再至,一吸再至;有一呼三至,一吸三至;有一呼四至,一吸四至;有一呼五至,一吸五至;一呼六至,一吸六至;有一呼一至,一吸一至;有再呼一至,再吸一至;有呼吸再至。脉来如此,何以别知其病也?然:脉来一呼再至,一吸再至,不大不小曰平,一呼三至,一吸三至,为适得其病。前大后小,即头痛、目眩,前小后大,即胸满、短气。一呼四至,一吸四至,病欲甚,脉洪大者,苦烦满,沉细者,腹中痛,滑者,伤热,涩者,中雾露。一呼五至,一吸五至,其人当困,沉细夜加,浮大昼加,不大不小,虽困可治,其有大小者,为难治。一呼六至,一吸六至,为死脉也,沉细夜死,浮大昼死。一呼一至,一吸一至,名曰损,人虽能行,犹当着

床,所以然者,血气皆不足故也。再呼一至,再吸一至,名曰无魂,无魂者当死也,人虽能行,名曰行尸。上部有脉,下部无脉,其人当吐,不吐者死。上部无脉,下部有脉,虽困无能为害。所以然者,人之有尺,譬如树之有根,枝叶虽枯槁,根本将自生。脉有根本,人有元气,故知不死。杨玄操曰:上部寸口,下部尺中也。

十五难曰:《经》言春脉弦,夏脉钩,秋脉毛,冬脉石。是王脉耶?将病脉也?然:弦、钩、毛、石者,四时之脉也。春脉弦者,肝东方木也,万物始生,未有枝叶,故其脉之来,濡弱而长,故曰弦。夏脉钩者,心南方火也,万物之所茂,垂枝布叶,皆下曲如钩,故其脉之来疾去迟,故曰钩。秋脉毛者,肺西方金也,万物之所终,草木华叶,皆秋而落,其枝独在,若毫毛也。故其脉之来,轻虚以浮,故曰毛。冬脉石者,肾北方水也,万物之所藏也,盛冬之时,水凝如石,故其脉之来,沉濡而滑,故曰石。此四时之脉也。如有变奈何?然:春脉弦,反者为病。何谓反?然:其气来实强,是谓太过,病在外;气来虚微,是谓不及,病在内。气来厌厌聂聂,如循榆叶曰平;益实而滑,如循长竿曰病;急而劲益强,如新张弓弦曰死。春脉微弦曰平;弦多胃气少曰病;但弦无胃气曰死,春以胃气为本。夏脉钩,反者为病。何谓反?然:其气来实强,是谓太过,病在外;气来虚微,是谓不及,病在内。其脉来累累如环,如循琅玕曰平;来而益数,如鸡举足者曰病;前曲后居,如操带钩曰死。夏脉微钩曰平,钩多胃气少曰病;但钩无胃气曰死。夏以胃气为本。秋脉毛,反者为病。何谓反?然:其气来实强,是谓太过,病在外;气来虚微,是谓不及,病在内。其脉来蔼蔼如车盖,按之益大曰平;不上不下,如循鸡羽曰病;按之萧索,如风吹毛曰死。秋脉微毛曰平,毛多胃气少曰病,但毛无胃气,曰死。秋以胃气为本。冬脉石,反者为病。何谓反?然:其气来实强,是谓太过,病在外;气来虚微,是谓不及,病在内。脉来上大下兑,濡滑如雀之喙,曰平;啄啄连属,其中微曲,曰病;来如解索,去如弹石,曰死。冬脉微石,曰平,石多胃气少,曰病;但石无胃气,曰死。冬以胃气为本。胃者,水谷之海,主禀。四时皆以胃气为本,是谓四时之变病,死生之要会也。脾者,中州也,其平和不可得见,衰乃见耳。来如雀之啄,如水之下漏,是脾衰之见也。

十六难曰：脉有三部九候，有阴阳，有轻重，有六十首，一脉变为四时，离圣久远，各自是其法，何以别之？然：是其病，有内外证。其病为之奈何？然：假令得肝脉，其外证：善洁，面青，善怒；其内证：脐左有动气，按之牢若痛；其病：四肢满，闭淋（癃），溲便难，转筋。有是者肝也，无是者非也。假令得心脉，其外证：面赤，口干，喜笑；其内证：脐上有动气，按之牢若痛。其病，烦心，心痛，掌中热而哕。有是者心也，无是者非也。假令得脾脉，其外证：面黄，善噫，善思，善味；其内证：当脐有动气，按之牢若痛；其病，腹胀满，食不消，体重节痛，怠惰嗜卧，四肢不收。有是者脾也，无是者非也。假令得肺脉，其外证：面白，善嚏，悲愁不乐，欲哭；其内证：脐右有动气，按之牢若痛；其病：喘咳，洒淅寒热。有是者肺也，无是者非也。假令得肾脉，其外证：面黑，善恐欠；其内证：脐下有动气，按之牢若痛。其病：逆气，小腹急痛，泄如下重，足胫寒而逆。有是者肾也，无是者非也。

十七难曰：《经》言病或有死，或有不治自愈，或连年月不已，其死生存亡，可切脉而知之耶？然：可尽知也。诊病若闭目不欲见人者，脉当得肝脉强急而长，反得肺脉浮短而涩者，死也。病若开目而渴，心下牢者，脉当得紧实而数，而反得沉涩而微者，死也。病若吐血，复鼽衄血者，脉当沉细，而反浮大而牢者，死也。病若谵言妄语，身当有热，脉当洪大，而反手足厥逆，脉沉细而微者，死也。病若大腹而泄者，脉当微细而涩；反紧大而滑者，死也。杨玄操曰：强急犹弦急。肝为木，肺为金，肝病得肺脉，真鬼来克，金胜木，故必死也。病若开目而渴，心下牢者，脉当得紧实而数，反得沉濡而微者，死也。心病得肾脉，水胜火，故死也。按之短实而数，有似切绳，谓之紧也。按之短小不动摇，若有若无，轻手乃得，重手不得，谓之微也。按之迟但小谓之细。凡此五者，病脉相反，故为必死。经云：五逆者死，此之谓也。

十八难曰：脉有三部，部有四经，手有太阴、阳明，足有太阳、少阴，为上下部，何谓也？然：手太阴、阳明金也，足少阴、太阳水也，金生水，水流下行而不能上，故在下部也。足厥阴、少阳木也，生手太阳、少阴火，火炎上行而不能下，故为上部。手心主、少阳火，生足太阴、阳明土，土主中宫，故在中部也。此皆五行子母更相生养者也。脉有三部九候，各何主之？然：三部者，寸、关、尺也。九

候者，浮、中、沉也。上部法天，主胸上至头之有疾也；中部法人，主鬲以下至脐之有疾也；下部法地，主脐以下至足之有疾也。审而刺之者也。人病有沉滞久积聚，可切脉而知之耶？然：诊病在右胁有积气，得肺脉，结脉，结甚则积甚，结微则气微。诊不得肺脉，而右胁有积气者，何也？然：肺脉虽不见，右手脉当沉伏。其外痼疾同法耶？将异也？然：结者，脉来去时一止，无常数，名曰结也。伏者，脉行筋下也。浮者，脉在肉上行也。左右表里，法皆如此。假令脉结伏者，内无积聚，脉浮结者，外无痼疾；有积聚脉不结伏，有痼疾脉不浮结。为脉不应病，病不应脉，是为死病也。杨玄操曰：手太阴肺脉也，肺为诸脏上盖，其治在右方，故在右手上部也。手阳明大肠脉，是肺之府，故随肺居上部焉。足少阴肾脉，肾为水，肺之子，水流趣于肾，又最居于下，故为左手下部也。足太阳膀胱为肾之府，故随肾居下部焉。经言脉有三部，部有四经者，谓总两手而言之也。两手各有三部，部各有二经，两手上部合四也。中下二部亦复如此。三四十二，则十二经也。肺金居上而下生肾水，故肺肾在左右手上下部也。足厥阴少阳木也，生手太阳少阴火，火炎上行而不能下，故为上部。足厥阴肝脉也，肝治在左方，故为左手之下部。足少阳胆者为肝之府，故随肝居下部也。手太阳小肠脉，为心之府，故随心居上部焉。手心主少阳火，生足太阴阳明土，土主中宫故在中部也。手心主心包络脉也，手少阳三焦脉也，故合为左手中部。足太阴脾脉也，足阳明胃脉也，故合为右手中部。此经作如此分别，若根据脉经配二部，又与此不同也。又曰：所谓自齐以下至足为下焦也，审而刺之者也。往来缓而时一止复来，谓之结也。脉结甚者，是诊脉之状也。结甚者此结训积，犹言脉结甚则积甚，脉积微则积微，其言积隐也。杨玄操曰：诊虽不得肺脉浮短而涩，但右手脉当沉伏，即右胁有积气矣。肺治在右也，极重指着骨乃得，故谓伏脉也。又曰寸口阳也，关中部也，尺中阴也，此三部各有浮中沉三候，三三九候也，故曰九浮为阳沉为阴，中者胃气也。

十九难曰：《经》言脉有逆顺，男女有恒常，而反者何谓也？然。男子生于寅，寅为木，阳也。女子生于申，申为金，阴也。故男脉在关上，女脉在关下。是以男子尺脉恒弱，女子尺脉恒盛，是其常也。反者，男得女脉，女得男脉也。其为病何如？然。男得女脉为不足，病在内；左得之病在左，右得之病在右，随脉言之也。女得男脉为太过，病在四肢；左得之病在左，右得之病在右，随脉言之。此之谓也。杨玄操曰：元气起于子。人之所生也，男从子左行三十，之巳。女从子右行二十，俱至于巳。为夫妇怀

妊也。古者男子三十，女年二十，然后行嫁娶，法于此也。十月而生男，从巳至寅左行为十月，故男行年起于丙寅。女从巳右行至申为十月，故女行年起于壬申。所以男子生于寅，女子生于申。又曰：男子阳气盛故尺脉弱，女子阴气盛故尺脉强，此是其常性。男得女脉为阴气盛，阴主内故病在内；女得男脉为阳气盛。主四肢，故病在四肢也。

二十难曰：《经》言脉有伏匿。伏匿于何脏而言伏匿耶？然：谓阴阳更相乘更相伏也。脉居阴部而反阳脉见者，为阳乘阴也，虽阳脉时沉涩而短，此谓阳中伏阴也；脉居阳部而反阴脉见者，为阴乘阳也，虽阳脉时浮滑而长，此谓阴中伏阳也。重阳者狂，重阴者癫。脱阳者，见鬼；脱阴者，目盲。杨玄操曰：谓尺中浮滑而长。尺中已浮滑而长，又时时沉涩而短，故曰阳中伏阴。寸关中沉短而涩也，脉虽时浮滑而长，此谓阴中伏阳也。寸关已沉短而涩而时时浮滑而长，故曰阴中伏阳也。重阳者阳气并于上也，谓关以前既浮滑而长。兼实强，复端数，是谓重阳也。重阴者谓尺中既沉短而涩，而又盛实是谓重阴。脱阳者无阳气也，谓关以前细微甚也，故目中妄见而睹鬼物焉。脱阴者谓尺中微细甚也。阴者精气也，精气脱故盲，盲脱之言失也，谓亡失阴阳之气也。

二十一难曰：《经》言人形病，脉不病，曰生；脉病，形不病，曰死。何谓也？然：人形病，脉不病，非有不病者也，谓息数不应脉数也。此大法。

二十二难曰：《经》言脉有是动，有所生病。一脉辄变为二病者，何也？然：《经》言是动者，气也；所生病者，血也。邪在气，气为是动；邪在血，血为所生病。气主呴之，血主濡之。气留而不行者，为气先病也；血壅而不濡者，为血后病也。故先为是动，后所生病也。杨玄操曰：经言手太阴之脉起于中焦，下络大肠，还循胃口，上膈属肺。从肺系横出腋下，循内行，少阴心主之。前下肘臂，内上骨下廉入寸口，上循鱼际，出大指之端。其支者从腕后直出次指，内廉出其端。是动则病肺胀满，膨膨而喘咳，故缺盆中痛甚，则交两手而瞀，是为臂厥，是主肺。所生病者，咳，上气喘。渴，心烦。胸满，臂内前廉痛厥。掌中热气有余则肩背痛也。汗出中风，小便数而欠。气虚则肩背痛，寒少，气不足以息，溺色变。略举此一经为例，余经皆可知也。凡人所以得主命者，气与血也。气为阳，阳为卫。血为阴，阴为荣。二气常流，所以无病也。邪中于阳，阳为气，故气先病。阳气在外故也。若在阳不治则入于阴中。阴为血，故为血后病，血在内故也。气实则热，气虚则寒。血实则为寒，血虚则为热。阴阳之道理其然也。凡一脏之病有虚有实，有寒有热，有内有外，皆须知脏腑之所在，识经络之流行，随其本

原以求其疾，则病形可辨而针药无失矣。如其不委斯道则虽命药投针，病难愈也。故黄帝曰：夫十二经脉者，所以调虚实，处百病，决死生，不可不通哉。此之谓也。

二十三难曰：手足三阴三阳，脉之度数，可晓以不？然：手三阳之脉，从手至头，长五尺，五六合三丈。手三阴之脉，从手至胸中，长三尺五寸，三六一丈八尺，五六三尺，合二丈一尺。足三阳之脉，从足至头，长八尺，六八四丈八尺。足三阴之脉，从足至胸，长六尺五寸，六六三丈六尺，五六三尺，合三丈九尺。人两足蹻脉，从足至目，长七尺五寸，二七一丈四尺，二五一尺，合一丈五尺。督脉、任脉，各长四尺五寸，二四八尺，二五一尺，合九尺。凡脉长一十六丈二尺，此所谓经脉长短之数也。经脉十二，络脉十五，何始何穷也？然：经脉者，行血气，通阴阳，以荣于身者也。其始从中焦，注手太阴、阳明；阳明注足阳明、太阴；太阴注手少阴、太阳；太阳注足太阳、少阴；少阴注手心主、少阳；少阳注足少阳、厥阴；厥阴复还注手太阴。别络十五，皆因其原，如环无端，转相灌溉，朝于寸口、人迎，以处百病，而决死生也。《经》云：明知始终，阴阳定矣。何谓也？然：终始者，脉之纪也。寸口、人迎，阴阳之气通于朝使，如环无端，故曰始也。终者，三阴三阳之脉绝，绝则死。死各有形，故曰终也。杨玄操曰：一手有三阳，两手合为六阳，故曰五六合三丈也。两手各有三阴，合为六阴，故曰三六一丈八尺。两足各有三阳，故曰六八四丈八尺也。按此脉度数，七尺五寸，中人之形而云长八尺。理则难解，然足之六阳从足指而向上行，由其纡曲，故曰八尺也。两足各有三阴，故六六三丈六尺也。按足太阴少阴皆至舌下，足厥阴至于顶上，今言至胸中者，盖据其相接之次也。人长七尺五寸而蹻脉从踝至目，不得有七尺五寸也。今经言七尺五寸者，是脚脉上于头而行焉。言至目者举其纲维也。督脉起于脊脊，上于头下于面，至口齿缝，计此不止长四尺五寸。今言四尺五寸者，当取其上极于风府而言之也。手足各十二脉为二十四脉，并督任两蹻四部，合为二十八脉，以应二十八宿。凡长一十六丈二尺，荣卫行周此数则为一度也，故曰长短之数也。又曰：行手太阳讫即注手阳明，行手阳明讫即注足阳明，输转而行，余皆仿此也。经脉十二络脉十五，凡二十七气以法三九之数。天有九星，地有九州，人有九窍是也。其经络流行，皆朝会于寸口人迎，所以诊寸口人迎，则知其经络之病，死生之候矣。经脉流行应于天之度数，周而复始，故曰如环无端也。终者，三阴三阳之脉绝，绝则死。死各有形，故曰终也。阴阳气绝，其候亦见于寸口人迎，见则死矣。其死各有形诊，故曰终也。

二十四难曰：手足三阴三阳气已绝，何以为候？可知其吉凶不？然：足少阴气绝，则骨枯。少阴者，冬脉也，伏行而濡于骨髓。故骨髓不濡，即肉不着骨；骨肉不相亲，即肉濡而却；肉濡而却，故齿长而枯，发无润泽；无润泽者，骨先死。戊日笃，己日死。足太阴气绝，则脉不营其口唇。口唇者，肌肉之本也。脉不营，则肌肉不滑泽；肌肉不滑泽，则人中满；人中满，则唇反；唇反，则肉先死。甲日笃，乙日死。足厥阴气绝，即筋缩引卵与舌卷。厥阴者，肝脉也。肝者，筋之合也。筋者，聚于阴器而络于舌本，故脉不营，则筋缩急；即引卵与舌；故舌卷卵缩，此筋先死。庚日笃，辛日死。手太阴气绝，即皮毛焦。太阴者，肺也，行气温于皮毛者也。气弗营，则皮毛焦；皮毛焦，则津液去；津液去，则皮节伤；皮节伤，则皮枯毛折；毛折者，则毛先死。丙日笃，丁日死。手少阴气绝，则脉不通；脉不通，则血不流；血不流，则色泽去，故面色黑如黧，此血先死，壬日笃，癸日死。三阴气俱绝者，则目眩转、目瞑，目瞑者，为失志；失志者，则志先死。死，即（则）目瞑也。六阳气俱绝者，则阴与阳相离，阴阳相离，则腠理泄，绝汗乃出，大如贯珠，转出不流，即气先死。旦占夕死，夕占旦死。杨玄操曰：足少阴肾脉也，肾主冬，故云冬脉也。肾主内荣骨髓，故云伏行而温于骨髓也。肾气既绝则不能荣骨髓，故肉濡而却。却结缩也，谓齿龈之肉结缩，故齿渐长而枯燥也。肾为津液之主，今无津液故使发不润焉。戊己土也，肾水也，土能克水，故云戊日笃，己日死也。足太阴脾脉也，脾主肌肉，其气既绝，故肌肉粗涩而唇反。甲乙木也，脾土也，木能克土，故云甲日笃乙日死也。手太阴肺脉也，肺主行气，故曰温皮毛。丙丁火也，肺金也，火能克金，故云丙日笃丁日死也。经云手三阴，今此惟犟太阴少阴而心主一经不言之何也。然。心主者心包络之脉也，少阴者心脉也，二经同候于心，故言少阴绝则心主亦绝，其诊既同，故不别解也。本经云面黑如漆柴，此云如黧。漆柴者恒山苗也，其草色黄黑无润泽，故以为喻。黧者即人之所食之果也，亦取其黄黑焉。言人即无血则色黄黑，似此二物无光华也。壬癸水也，心火也，水克火，故云壬日笃癸日死也。三阴者是手足三阴脉也，此五脏之脉也。五脏者人之根本也，故三阴俱绝则目瞑。瞑闭也，言根绝于内而华于外。目者人之光华也，眩乱也，言目乱不识人也。肾藏精与志，精气已竭，故曰失志也。三阴绝，皆止得一日半死也。

二十五难曰：有十二经，五脏六腑十一耳，其一经者，何等经也？然：一经者，手少阴与心主别

脉也。心主与三焦为表里，俱有名而无形，故言经有十二也。杨玄操曰：少阴真心脉也，手心主，心包络脉也。二脉俱是心脉而少阴与小肠合。心主与三焦脉合，三焦有位而无形，心主有名而无脏，故二经为表里也。五脏六腑各一脉为十一脉，心有两脉，合成十二经焉。据此而言，六腑亦止五腑耳。

二十六难曰：经有十二，络有十五，余三络者，是何等络也？然：有阳络，有阴络，有脾之大络。阳络者，阳跷之络也。阴络者，阴跷之络也。故络有十五焉。

二十七难曰：脉有奇经八脉者，不拘于十二经，何也？然：有阳维，有阴维，有阳跷，有阴跷，有冲，有督，有任，有带之脉。凡此八脉者，皆不拘于经，故曰奇经八脉也。经有十二，络有十五，凡二十七，气相随上下，何独不拘于经也？然：圣人图设沟渠，通利水道，以备不虞。天雨降下，沟渠溢满，当此之时，留需妄行，圣人不能复图也。此络脉满溢，诸经不能复拘也。杨玄操曰：奇，异也。此之八脉与十二经不相拘制，别道而行，与正经有异，故曰奇经也。其数有八故曰八脉也。

二十八难曰：其奇经八脉者，既不拘于十二经，皆何起何继也？然：督脉者，起于下极之俞，并于脊里，上至风府，入属于脑。任脉者，起于中极之下，以上毛际，循腹里，上关元，至咽喉。冲脉者，起于气冲，并足阳明之经，夹脐上行，至胸中而散也。带脉者，起于季胁，回身一周。阳跷脉者，起于跟中，循外踝上行，入风池。阴跷脉者，亦起于跟中，循内踝上行，至咽喉，交贯冲脉。阳维、阴维者，维络于身，溢蓄，不能环流灌溉诸经者也，故阳维起于诸阳会也，阴维起于诸阴交也。比于圣人图设沟渠，沟渠满溢，流于深湖，故圣人不能拘通也。而人脉隆盛，入于八脉，而不还周，故十二经亦有不能拘之。其受邪气，畜则肿热，砭射之也。杨玄操曰：督之为言都也，是人阳脉之都纲。人脉比于水，故吕氏曰阳脉之海。此为奇经之一脉也。下极者，长强也。阳脉之都纲，据其督脉流行，起自会阴穴，循脊中上行至大椎穴与手足三阳之脉交会，上至喑门穴与阳维会其所，上至百会穴与太阳交会，下至于鼻柱下水沟穴与手阳明交会。准此推之，实谓为诸阳之海，阳脉之都纲也。任脉者起于中极之下，以上毛际循腹里，上关元，至咽喉。任者妊也，此是人之生养之本，故曰位中极之下，长强之上，此奇经之二脉也。经云冲脉者，十二经之海也。如此则不独为阴脉之海，恐吕氏误焉。冲者通也，言此脉下至

于足上至于头,通受十二经之气血,故曰冲焉。此奇经之三脉也。带之为言束也,言总束诸脉,使得调柔也。季胁在胁下,下接于胯之间是也。回,绕也,绕身一周犹如束带焉。此奇经之四脉也。跷,捷疾也。言此脉是人行走之机要,动足之所由,故曰跷脉焉。此奇经之五脉也。阴跷脉者,其义与阳跷同也,此奇经之六脉也。维者维持之义也。此脉为诸脉之纲维,故曰维脉也。此有阴阳二脉为奇经八脉也。比干圣人图设沟渠,沟渠满溢流于深湖,故圣人不能拘通也。而人脉隆盛入于八脉,而不环周,故十二经亦不能拘。其受邪气蓄则肿热,砭射之也。

二十九难曰:奇经之为病,何如?然:阳维维于阳,阴维维于阴,阴阳不能自相维,则怅然失志,溶溶不能自收持。阳维为病苦寒热,阴维为病若心痛。阴跷为病,阳缓而阴急,阳跷为病,阴缓而阳急。冲之为病,逆气而里急。督之为病,脊强而厥。任之为病,其内苦结,男子为七疝,妇子为瘕聚。带之为病,腹满,腰溶溶若坐水中。此奇经八脉之为病也。杨玄操曰:一本云冲脉者起于关元,循腹里,直上于咽喉中。任脉者起于胞门子户,挟齐上行,至胸中。二本虽不同,亦俱有所据,并可依用,故并载之。吕氏注与经不同者由此故也。

三十难曰:营气之行,常与卫气相随不?然:经言人受气于谷。谷入于胃,乃传于五脏六腑,五脏六腑皆受于气。其清者为营,浊者为卫,荣行脉中,卫行脉外,营周不息,五十而复大会。阴阳相贯,如环之无端,故知营卫相随也。杨玄操曰:营行作荣,荣者荣华之义也。言人百骸九窍所以得荣华者,由此血气也。营者经营,言十二经脉常行不已,经纪人身,所以得长生也。二义皆通焉。卫者护也,此是人之悍气行于经脉之外,昼行于身,夜行于脏,卫护人身,故曰卫气。凡人阴阳二气皆会于头手足,流转无穷,故曰如环之无端也。心荣血肺卫气,血流据气,气动依血,相凭而行,故知荣卫相随也。

三十一难曰:三焦者,何禀何生?何始何终?其治常在何许?可晓以不?然:三焦者,水谷之道路,气之所终始也。上焦者,在心下,下膈,在胃上口,主内而不出。其治在膻中,玉堂下一寸六分,直两乳间陷者是。中焦者,在胃中脘,不上不下,主腐熟水谷。其治在脐傍。下焦者,当膀胱上口,主分别清浊,主出而不内,以传导也。其治在脐下一寸。故名曰三焦,其府在气街。杨玄操曰:焦,元也。天有三元之气,所以生成万物。人法天地,所以亦有三元之气以养人身形。三焦皆有其位而无正脏也。自膈以上名曰上焦,主出阳气,温于皮肤分肉之间,若雾露之溉

焉。胃上口穴在鸠尾下二寸五分也。自齐以上名曰中焦,变化水谷之味,生血以荣五脏六腑及于身体。中脘穴在鸠尾下四寸也。自齐以下名曰下焦,齐下一寸阴交穴也,主通利溲便以时下而传,故曰出而不内也。又曰:气街者气之道路也。三焦既是行气之主,故云腑在气街。街衢也,衢者四达之道焉。一本曰冲。此非扁鹊之语,盖吕氏再录之言,别有此言,于义不可用也。

三十二难曰:五脏俱等,而心肺独在鬲上者,何也?然:心者血,肺者气。血为荣,气为卫,相随上下,谓之荣卫。通行经络,营周于外,故令心肺独在鬲上也。杨玄操曰:自齐以上通为阳,自齐以下通为阴,故《经》曰腰以上为天,腰以下为地,天阳地阴即其义也。今心肺既居鬲上而行荣卫,故云荣周于外。

三十三难曰:肝青象木,肺白象金。肝得水而沉,木得水而浮;肺得水而浮,金得水而沉。其意何也?然:肝者,非为纯木也,乙角也,庚之柔。大言阴与阳,小言夫与妇。释其微阳,而吸其微阴之气,其意乐金,又行阴道多,故令肝得水而沉也。肺者,非为纯金也,辛商也,丙之柔。大言阴与阳,小言夫与妇。释其微阴,婚而就火,其意乐火,又行阳道多,故令肺得水而浮也。肺熟而复沉,肝熟而复浮者,何也?故知辛当归庚,乙当归甲也。杨玄操曰:四方皆一阴一阳。东方甲乙木,甲为阳,乙为阴。金生于巳王于酉,故云行阳道多,西方庚辛金,畏南方丙丁火,故释其辛,嫁为丙妇,故曰丙之柔,辛带火气以归,故令肺得水而浮也。肝生沉而熟浮,肺生浮而熟沉,此是死则归本之义。熟喻死矣,如人夫妇有死亡者,未有子息各归其本。极阴变阳,寒盛生热,壅久成通,聚而必散,故其然也。义之反复,故浮沉改变也。

三十四难曰:五脏各有声、色、臭、味、液,皆可晓知以不?然:《十变》言:肝色青,其臭臊,其味酸,其声呼,其液泣;心色赤,其臭焦,其味苦,其声言,其液汗;脾色黄,其臭香,其味甘,其声歌,其液涎;肺色白,其臭腥,其味辛,其声哭,其液涕;肾色黑,其臭腐,其味咸,其声呻,其液唾。是五脏声、色、臭、味、液也。五脏有七神,各何所藏那?然:脏者人之神气所舍藏也。故肝藏魂,肺藏魄,心藏神,脾藏意与智,肾藏精与志也。杨玄操曰:五脏相通各有五,五五合为二十五,以相生养也。肝心肺各一神,脾肾各二神,五脏合有七神。

三十五难曰:五脏各有所腑皆相近,而心、肺独去大肠、小肠远者,何谓也?然:《经》言心营、肺卫,通行阳气,故居在上;大肠、小肠,传阴气而下,

故居在下。所以相去而远也。又诸腑皆阳也，清净之处。今大肠、小肠、胃与膀胱，皆受不净，其意何也？然：诸腑者，谓是非也。《经》言：小肠者，受盛之腑也；大肠者，传泻行道之腑也；胆者，清净之腑也；胃者，水谷之腑也；膀胱者，津液之腑也。一腑犹无两名，故知非也。小肠者，心之腑；大肠者，肺之腑；胆者，肝之腑；胃者，脾之腑；膀胱者肾之腑。小肠谓赤肠，大肠谓白肠，胆者谓青肠，胃者谓黄肠，膀胱者谓黑肠。下焦之所治也。杨玄操曰：谓是非者言诸府各别其所传化，此为是也。小肠为府，此为非也。何为如此。然。小肠者虽配心为表，其治则别，其气则通。其气虽通，其所主又异，所以虽曰心病而无心别位，故曰非也。经言小肠者受盛之府也，大肠者传泻行道之府也，胆者清净之府也，胃者水谷之府也，膀胱者津液之府也，此各有此传也。

三十六难曰：脏各有一耳，肾独有两者何也？然：肾两者非皆肾也。其左者为肾，右者为命门。命门者诸神精之所舍，原气之所系也；男子以藏精，女子以系胞，故知肾有一也。杨玄操曰：肾虽有两而非一肾，故《脉经》曰左手尺中为肾脉，右手尺中为神门脉，此其义也。肾者人生之根本，神门者元气之宗始，故云精神之所舍也。神门亦命门也。

三十七难曰：五脏之气，于何发起，通于何许，可晓以不？然：五脏者，常内阅于上七窍也。故肺气通于鼻，鼻和则知香臭矣；肝气通于目，目和则知黑白矣；脾气通于口，口和则知谷味矣；心气通于舌，舌和则知五味矣；肾气通于耳，耳和则知五音矣。五脏不和，则七窍不通；六腑不和，则留结为痈。邪在六腑，则阳脉不和，阳脉不和，则气留之；气留之，则阳脉盛矣。邪在五脏，则阴脉不和，阴脉不和，则血留之；血留之，则阴脉盛矣。阴气太盛，则阳气不得相营也，故曰格。阳气太盛，则阴气不得相营也，故曰关，阴阳俱盛，不得相营也，故曰关格。关格者，不得尽其命而死矣。《经》言气独行于五脏，不营于六腑者，何也？然：夫气之所行也，如水之流，不得息也。故阴脉营于五脏，阳脉营于六腑，如环无端，莫知其纪，终而复始，其不覆溢，人气内温于脏腑，外濡于腠理。杨玄操曰：七窍者五脏之门户。脏气平调则门户和利矣。五脏不和则九窍不通。五脏失于内，九窍壅塞于外也。今上有七窍而云九者，二窍幽隐所以不言。肾气上通于耳，下通于二阴，故云九窍也。六腑，阳气也，阳气不和则结痈肿之属，故云为痈也。邪乘气来，先游于腑也。人之所有者气

与血也，气为阳，血为阴，阴阳俱盛或俱虚，或更盛或更虚，皆为病也。覆溢者谓上鱼入尺也。若不如此，当行不止，故云终而复始焉。

三十八难曰：脏唯有五，腑独有六者，何也？然：所以腑有六者，谓三焦也。有原气之别焉，主持诸气，有名而无形，其经属手少阳。此外腑也，故言腑有六焉。杨玄操曰：三焦无内腑，惟有经脉名手少阳，故曰外腑也。

三十九难曰：经言腑有五，脏有六者，何也？然：六腑者，正有五腑也。五脏亦有六脏者，谓肾有两脏也。其左为肾，右为命门。命门者，谓精神之所舍也；男子以藏精，女子以系胞，其气与肾通，故言脏有六也。腑有五者，何也？然：五脏各一腑，三焦亦是一腑，然不属于五脏，故言腑有五焉。杨玄操曰：五脏六腑皆五，有五六之数，或俱五或俱六，或一五或一六，并应天地之数也，若以正脏腑言之则脏腑俱有五也。脏五以应地之五岳，腑五以应天之五星，若以俱六言之则脏六以应六律。腑六以应干数，若以脏五腑六言之则脏五以应五行，腑六以法六气。若以腑五脏六言之则脏六以法六阴，腑五以法五常。所以脏腑俱五者，手心主非脏。三焦非腑也，脏腑俱六者，合手心主及三焦也。其余例可知也。

四十难曰：《经》言，肝主色，心主臭，脾主味，肺主声，肾主液。鼻者，肺之候，而反知香臭；耳者，肾之候，而反闻声，其意何也？然：肺者，西方金也，金生于巳，巳者南方火，火者心，心主臭，故令鼻知香臭；肾者，北方水也，水生于申，申者西方金，金者肺，肺主声，故令耳闻声。杨玄操曰：五行有相因成事，有当体成事者。至如肺肾二脏，相因成也。其余三脏自成之也。

四十一难曰：肝独有两叶，以何应也？然：肝者，东方木也，木者，春也。万物始生，其尚幼小，意无所亲，去太阴尚近，离太阳不远，犹有两心，故有两叶，亦应木叶也。杨玄操曰：肝者据大叶言之则是两叶也，若据小叶言之则多叶矣。解在后章。

四十二难曰：人肠胃长短，受水谷多少，各几何？然：胃大一尺五寸，径五寸，长二尺六寸，横屈，受水谷三斗五升，其中常留谷二斗，水一斗五升。小肠大二寸半，径八分，分之少半，长三丈二尺，受谷二斗四升，水六升三合，合之大半。回肠大四寸，径一寸半，长二丈一尺，受谷一斗，水七升半。广肠大八寸，径二寸半，长二尺八寸，受谷九升三合、八分合之一。故肠胃凡长五丈八尺四寸，

合受水谷八斗七升六合、八分合之一。此肠胃长短,受水谷之数也。肝重四斤四两,左三叶,右四叶,凡七叶,主藏魂。心重十二两,中有七孔三毛,盛精汁三合,主藏神。脾重二斤三两,扁广三寸,长五寸,有散膏半斤,主裹血,温五脏,主藏意。肺重三斤三两,六叶两耳,凡八叶,主藏魄。肾有两枚,重一斤一两,主藏志。胆在肝之短叶间,重三两三铢,盛精汁三合,胃重二斤二两,纡曲屈伸,长二尺六寸,大一尺五寸,径五寸,盛谷二斗,水一斗五升。小肠重二斤十四两,长三丈二尺,广二寸半,径八分,分之少半,左回叠积十六曲,盛谷二斗四升,水六升三合、合之大半。大肠重二斤十二两,长二丈一尺,广四寸,径一寸,当脐右回十六曲,盛谷一斗,水七升半。膀胱重九两二铢,纵广九寸,盛溺九升九合。口广二寸半,唇至齿长九分,齿以后至会厌,深三寸半,大容五合。舌重十两,长七寸,广二寸半。咽门重十两,广二寸半,至胃长一尺六寸。喉咙重十二两,广二寸,长一尺二寸,九节。肛门重十二两,大八寸,径二寸大半,长二尺八寸,受谷九升三合、八分合之一。杨玄操曰:凡人食入于口而聚于胃。故《经》云胃者水谷之海。胃中谷熟则传入小肠也。小肠受胃之谷而传入于大肠,分谷三分有二为太半,有一为少半。回肠者大肠也,受小肠之谷而传入于广肠焉。广肠者肠也,一名肛门,受大肠之谷而传出。据《甲乙经》言,肠胃凡长六丈四寸四分,所以与此不同者,《甲乙经》从口至肠而数之,故长。此经从胃至肠而数之,故短。亦所以互相发明,非有谬也。肝,干也。于五行为木,故其体状有枝干也。肝神七人,老子名曰明堂宫、兰台府,从官三千六百人。又云肝神,六童子,三女人,又肝神名盖蓝。心,纤也,言所识纤微无物不贯也。又云心,任也,言能任物也。其神九人,太尉公名绛宫大始,南极老人元先之身,其从官三千六百人。又曰心为帝王,身之主也,心神又名呴呴。脾,裨也。在胃之下,裨助胃气,主化水谷也。其神五人,玄光玉女子母,其从官三千六百人,其脾神又名俾俾。肺,勃也,言其气勃郁也。其神八人,大和君名曰玉堂宫、尚书府。其从官三升六百人。肺神十四,童子七,女子七。肺神又名鸣鸠。肾,引也。肾属水,主引水气灌注诸脉也。其神六人,司徒、司宫、司命、司隶、校尉、廷尉卿。肾神又名僄僄。胆,敢也,言其人有胆气果敢也。其神五人,太一道君,居紫房宫中,其从官三千六百人,胆神又名灌灌。胃,围也,言围受食物也。其神十二人,五元之气谏议大夫,其胃神名且且。肠,畅也,言通畅胃气去滓秽也。其神二人,元梁使者,小肠神又名洁洁。大肠,即回肠也,以其回曲因以名之。其神二人,元梁使

者,其神名涸涸。膀,横也;胱,广也;言其体短而横广。又名胞,胞,鞄也。鞄者,空也。以需承水液焉。今人多以两胁下及小腹两边为膀胱,深为谬也。舌者泄也,言可舒泄言语也。咽,嚥也,言嚥物也。又谓之噎,言气之流通要之处也。咽为胃之系。故《经》曰咽主地气。喉咙空虚也,言其中空虚可以通气息焉,即肺之系也,呼吸之道路,故经云喉主天气,肺应天故云主天气也。喉咙与咽并行,其实两异,而人多惑之。肛,缸也,言其处似车形,故曰肛门,即广肠也。

四十三难曰:人不食饮,七日而死者,何也?然:人胃中当留谷二斗,水一斗五升。故平人日再至圊,一行二升半,一日中五升,七日五七三斗五升,而水谷尽矣。故平人不食饮七日而死者,水谷津液俱尽,即死矣。杨玄操曰:胃中常留水谷三斗五升,人既不食饮而日别再圊。便一日五升,七日之中五七三斗五升。胃中水谷俱尽,无气以生故死焉。圊,厕也。

四十四难曰:七冲门何在?然:唇为飞门,齿为户门,会厌为吸门,胃为贲门,太仓下口为幽门,大肠小肠会为阑门,下极为魄门,故曰七冲门也。杨玄操曰:人有七窍,是五脏之门户皆出于面。今七冲门者亦是脏腑之所,出而内外兼有证焉。飞门者脾气之所出也,脾主于唇为飞门也。飞者动也,言唇受水谷,动转入于内也。齿为户门者,口齿心气之所出也。在心为志,退场门为言,故齿为心之门户,亦取摧伏五谷传入于口也。会厌为吸门者,会厌为五脏音声之门户,故云会厌为吸门也。胃为贲门,贲者膈也,胃气之所出也,胃出谷气以传于肺。肺在膈上,故以胃为贲门也。太仓下口为幽门者,肾气之所出也。太仓者胃也,胃之下口在齐上三寸,既幽隐之处,故曰幽门。大肠小肠会为阑门。阑门者遗失之义也,言大小二肠皆输泻于广肠。广肠既受传而出之,是遗失之意也,故曰阑门。下极为魄门,魄门者下极肛门也,肺气上通喉咙,下通于肛门,是肺气之所出也。肺藏魄故曰魄门焉。冲者通也出也,言脏腑之气通出之所也。

四十五难曰:《经》言八会者何也?然:腑会太仓,脏会季胁,筋会阳陵泉,髓会绝骨,血会膈俞,骨会大抒,脉会太渊,气会三焦外,一筋直两乳内也。热病在内者取其会之气穴也。杨玄操曰:人脏腑筋骨髓血脉气,此八者皆有会合之穴。若热病在于内则于外取其所会之穴以去其疾也。季胁,章门穴也。三焦外一筋直两乳内者,膻中穴也。

四十六难曰:老人卧而不寐,少壮寐而不寤者,何也?然:《经》言少壮者,血气盛,肌肉滑,气道通,营卫之行不失于常,故昼日精,夜不寤也。老人血气衰,肌肉不滑,营卫之道涩,故昼日不能

精,夜不得寐也。故知老人不得寐也。杨玄操曰:卫气者,昼日行于阳,阳者身体也;夜行于阴,阴者腹内也。人目开卫气出则寤入则寐,少壮者卫气行不失于常,故昼得安静而夜得稳眠也。老者卫气出入,不得应时,故昼不得安静,夜不得寐也。精者静,静,安也。

四十七难曰:人面独能耐寒者,何也? 然:人头者、诸阳之会也。诸阴脉皆至颈、胸中而还,独诸阳脉皆上至头耳,故令面耐寒也。杨玄操曰:接诸阴脉皆至颈,胸中而还,盖取诸阳尽会于头面。诸阴至头面者少,故以言之耳。经云:三百六十五脉悉会于目。如此,则阴阳之脉皆至于面,不独言阳脉自至于头面也。

四十八难曰:人有三虚三实,何谓也? 然:有脉之虚实,有病之虚实,有诊之虚实也。脉之虚实者,濡者为虚,牢者为实;病之虚实者,出者为虚,入者为实;言者为虚,不言者为实;缓者为虚,急者为实。诊之虚实者,痒者为虚,痛者为实;外痛内快,为外实内虚;内痛外快,为内实外虚,故曰虚实也。杨玄操曰:按之如切绳之状,谓之紧也。肺主声,入心为言,故知言者为虚。肝主谋虑,故入心即不言,用为实邪,故知不言者为实也。脏气虚,精气脱,故多言语也。脏气实,邪气盛,故不欲言语也。皮肉宽缓,皮肤满急也。濡者为虚,皮肤濡缓也;牢者为实,皮肉牢强也;痒者为虚,身体虚痒也;痛者为实,身形有痛处皆为实。轻手按之则痛为外实,病浅故也。重手按之则快为内虚,病深故也。重手按之则痛为内实,病深故也。轻手按之则快为外虚,病浅故也。凡人病按之则痛者皆为实,按之则快者皆为虚也。是三虚三实之证也。

四十九难曰:有正经自病,有五邪所伤,何以别之? 然:《经》言忧愁思虑则伤心;形寒饮冷则伤肺;恚怒气逆,上而不下则伤肝;饮食劳倦则伤脾;久坐湿地,强力入水则伤肾。是正经之自病也。何谓五邪? 然:有中风,有伤暑,有饮食劳倦,有伤寒,有中湿。此之谓五邪。假令心病,何以知中风得之? 然:其色当赤。何以言之? 肝主色,自入为青,入心为赤,入脾为黄,入肺为白,入肾为黑。肝为心邪,故知当赤色。其病身热,胁下满痛,其脉浮大而弦。何以知伤暑得之? 然:当恶焦臭。何以言之? 心主臭,自入为焦臭,入脾为香臭,入肝为臊臭,入肾为腐臭,入肺为腥臭。故知心病伤暑得之,当恶焦臭。其病身热而烦,心痛,其脉浮大而散。何以知饮食劳倦得之? 然:当喜苦味也。何以言之? 脾主味,入肝为酸,入心为苦,入肺为辛,入肾为咸,自入为甘。故知脾邪入心,为喜苦

味也。其病身热而体重,嗜卧,四肢不收,其脉浮大而缓。何以知伤寒得之? 然:当谵言妄语。何以言之? 肺主声,入肝为呼,入心为言,入脾为歌,入肾为呻,自入为哭。故知肺邪入心,为谵言妄语也。其病身热,洒洒恶寒,甚则喘咳,其脉浮大而涩。何以知中湿得之? 然:当喜汗出不可止。何以言之? 肾主液,入肝为泣,入心为汗,入脾为涎,入肺为涕,自入为唾。故知肾邪入心,为汗出不可止也。其病身热,而小腹痛,足胫寒而逆,其脉沉濡而大。此五邪之法也。

五十难曰:病有虚邪,有实邪,有贼邪,有微邪,有正邪,何以别之? 然:从后来者为虚邪,从前来者为实邪,从所不胜来者为贼邪,从所胜来者为微邪,自病者为正邪。何以言之? 假令心病,中风得之为虚邪,伤暑得之为正邪,饮食劳倦得之为实邪,伤寒得之为微邪,中湿得之为贼邪。

五十一难曰:病有欲得温者,有欲得寒者,有欲得见人者,有不欲得见人者,而各不同,病在何脏腑也? 然:病欲得寒,而欲见人者,病在腑也;病欲得温,而不欲见人者,病在脏也。何以言之? 腑者阳也,阳病欲得寒,又欲见人;脏者,阴也,阴病欲得温,又欲闭户独处,恶闻人声。故以别知脏腑之病也。

五十二难曰:脏腑发病,根本等不? 然:不等也。其不等奈何? 然:脏病者,止而不移,其病不离其处;腑病者,仿佛贲响,上下行流,居处无常。故以此知脏腑根本不同也。

五十三难曰:《经》言七传者死,间脏者生,何谓也? 然:七传者,传其所胜也。间脏者,传其子也。何以言之? 假令心病传肺,肺传肝,肝传脾,脾传肾,肾传心,一脏不再伤,故言七传者死也。间脏者,传其所生也。假令心病传脾,脾传肺,肺传肾,肾传肝,肝传心,是母子相传,竟而复始,如环无端,故曰生也。

五十四难曰:脏病难治,腑病易治,何谓也? 然:脏病所以难治者,传其所胜也;腑病易治者,传其子也。与七传、间传同法也。

五十五难曰:病有积、有聚,何以别之? 然:积者,阴气也;聚者,阳气也。故阴沉而伏,阳浮而动。气之所积,名曰积;气之所聚,名曰聚。故积者,五脏所生;聚者,六腑所成也。积者,阴气也,其始发有常处,其痛不离其部,上下有所终始,左

右有所穷处；聚者，阳气也，其始发无根本，上下无所留止，其痛无常处谓之聚。故以是别知积聚也。

五十六难曰：五脏之积，各有名乎？以何月、何日得之？然：肝之积，名曰肥气，在左胁下，如覆杯，有头足。久不愈，令人发咳逆、疟，连岁不已。以季夏戊己日得之。何以言之？肺病传于肝，肝当传脾，脾季夏适王，王者不受邪，肝复欲还肺，肺不肯受，故留结为积。故知肥气以季夏戊己日得之。心之积，名曰伏梁，起脐上，大如臂，上至心下。久不愈，令人病烦心。以秋庚辛日得之。何以言之？肾病传心，心当传肺，肺以秋适王，王者不受邪，心复欲还肾，肾不肯受，故留结为积。故知伏梁以秋庚辛日得之。脾之积，名曰痞气，在胃脘，覆大如盘。久不愈，令人四肢不收，发黄疸，饮食不为肌肤。以冬壬癸日得之。何以言之？肝病传脾，脾当传肾，肾以冬适王，王者不受邪，脾复欲还肝，肝不肯受，故留结为积。故知痞气以冬壬癸日得之。肺之积，名曰息贲，在右胁下，覆大如杯。久不已，令人洒淅寒热，喘咳，发肺壅。以春甲乙日得之。何以言之？心病传肺，肺当传肝，肝以春适王，王者不受邪，肺复欲还心，心不肯受，故留结为积。故知息贲以春甲乙日得之。肾之积，名曰贲豚，发于少腹，上至心下，若豚状，或上或下无时。久不已，令人喘逆，骨痿少气。以夏丙丁日得之。何以言之？脾病传肾，肾当传心，心以夏适王，王者不受邪，肾复欲还脾，脾不肯受，故留结为积。故知贲豚以夏丙丁日得之。此五积之要法也。杨玄操曰：积，蓄也，言血脉不行，积蓄成病也。凡积者五脏所生也。荣气常行不失节度，谓之平人，平人者不病也。一脏受病则荣气壅塞，故病焉。然五脏受病者则传其所胜，所胜适王则不肯受传，既不肯受则反传所胜，所胜复不为纳，于是则留结成积，渐以长大，病因成矣。肥气者肥盛也，言肥气聚于左胁之下，如覆杯突出，如肉肥盛之状也。小儿多有此病。按前章有积有聚，此章唯出五积之名状不言诸聚。聚者六腑之病，亦相传行，还如五脏，以胜相加，故不重言，从省约也。伏梁者，言积自齐上至心下，其大如臂，状似屋舍栋梁也。痞，否也，言痞结成积也。脾气虚则胃中热而引食焉，脾病不能通气行津液，故虽食多而羸瘦也。息，长也；贲，膈也。言肺在膈上其气不行，渐长而逼于膈，故曰息贲。一曰贲，聚也，言其渐长而聚蓄，肺为上盖，脏中阳也，阳气盛故令人发肺壅也。病状似豚而上冲心，奔豚之气非此积病也，名同而疾异焉。

五十七难曰：泄凡有几？皆有名不？然：泄凡有五，其名不同。有胃泄，有脾泄，有大肠泄，有小肠泄，有大瘕泄，名曰后重。胃泄者，饮食不化，色黄。脾泄者、腹胀满，泄注，食即呕吐逆。大肠泄者，食已窘迫，大便色白，肠鸣切痛。小肠泄者，溲而便脓血，少腹痛。大瘕泄者，里急后重，数至圊而不能便，茎中痛。此五泄之要法也。杨玄操曰：泄利也，胃属土，故其利色黄而饮食不化焉。化变也，消也。言所食之物，皆完出不消变也。注者，无节度也，言利下犹如注水不可禁止焉。脾病不能化谷故食即吐逆。窘迫，急也，食讫即欲利，迫急不可止也。白者，从肺色焉；肠鸣切痛者，冷也；切者，言痛如刀切其肠之状也。小肠属心，心主血脉，故便脓血。小肠处在少腹故小腹痛也。瘕，结也，少腹有结而又下利者是也。一名后重，言大便处疼重。数欲利，至所即不利。痛引阴茎中，此是肾泄也。按诸方家利有二十余种，而此惟见五种者，盖举其宗维耳。

五十八难曰：伤寒有几？其脉有变不？然：伤寒有五，有中风，有伤寒，有湿温，有热病，有温病，其所苦各不同。中风之脉，阳浮而滑，阴濡而弱；湿温之脉，阳濡而弱，阴小而急；伤寒之脉，阴阳俱盛而紧涩；热病之脉，阴阳俱浮，浮之而滑，沉之散涩；温病之脉，行在诸经，不知何经之动也，各随其经所在而取之。伤寒有汗出而愈，下之而死者；有汗出而死，下之而愈者，何也？然：阳虚阴盛，汗出而愈，下之即死；阳盛阴虚，汗出而死，下之而愈。寒热之病，候之如何也？然：皮寒热者，皮不可近席，毛发焦，鼻槁，不得汗；肌寒热者，肌痛，唇舌槁，无汗；骨寒热者，病无所安，汗注不休，齿本槁痛。杨玄操曰：自霜降至春分，伤于风冷即病者，谓之伤寒。其冬时受得寒气，至春又中春风而病者，谓之温病。其至夏发者多热病，病而多汗者谓之湿温，其伤于八节之虚邪者谓之中风。据此经言，温病则是疫疠之病，非为春病也。疫疠者，谓一年之中或一州一县，若大若小俱病者是也。按之乃觉往来如有，举之如无者，谓之弱也，关以前濡滑，尺中濡弱者也。小，细也；急，疾也。轻手按者名浮，重手按者名沉也。兼鬼疠之气散行诸经，故不可预知。临病患而诊之，知其何经之动，即为治也。五脏六腑皆有寒热，此经惟出三状，余皆阙也。

五十九难曰：狂癫之病，何以别之？然：狂疾之始发，少卧而不饥，自高贤也，自辨智也，自贵倨也，妄笑好歌乐，妄行不休是也，癫疾始发，意不乐，僵仆直视。其脉三部阴阳俱盛是也。杨玄操曰：狂病之候，观其人初发之时，不欲眠卧又不肯饮食，自言贤智尊贵，歌笑行走不休，皆肌气盛所为。故经言重阳者狂此之谓也，今人以为癫疾，谬矣。癫，颠也，发则僵仆焉，故有颠蹶之言也。阴气太盛故不得行立而侧仆也,今人以为痛病,误矣。

六十难曰:头心之病,有厥痛,有真痛,何谓也? 然:手三阳之脉,受风寒,伏留而不去者,则名厥头痛;入连在脑者,名真头痛。其五脏气相干,名厥心痛;其痛甚,但在心,手足青者,即名真心痛。其真心痛者,旦发夕死,夕发旦死。杨玄操曰:去者,行也;厥者,逆也。言手三阳之脉伏留而不行,则壅逆而冲于头,故名厥头痛也。足三阳留壅亦作头痛,今经不言之,从省故也。诸经络皆属于心,若一经有病,其脉逆行。逆则乘心,乘心则心痛,故曰厥心痛。是五脏气冲逆致痛,非心家自痛也。心者五脏六腑之主,法不受病,病即神去气竭,故手足为之青冷也。心痛手足冷者为真心痛,手足温者为厥心痛也,头痛亦然。从今日平旦至明日平旦为一日,今云旦发夕死夕发旦死,是正得半日而死也。

六十一难曰:《经》言,望而知之谓之神,闻而知之谓之圣,问而知之谓之工,切脉而知之谓之巧。何谓也? 然:望而知之者,望见其五色,以知其病。闻而知之者,闻其五音,以别其病。问而知之者,问其所欲五味,以知其病所起所在也。切脉而知之者,诊其寸口,视其虚实,以知其病,病在何脏腑也。《经》言,以外知之曰圣,以内知之曰神,此之谓也。杨玄操曰:望色者,假令肝部见青色者肝自病,见赤色者心乘肝,肝亦病。故见五色知五病也。五音者,谓宫、商、角、徵、羽也,以配五脏。假令病患好哭者肺病也,好歌者脾病也,故云闻其音知其病也。问病患云好辛味者则知肺病也,好食冷者则知内热,故云知所起所在。

六十二难曰:脏井、荣有五,腑独有六者,何谓也? 然:腑者,阳也。三焦行于诸阳,故置一俞,名曰原。腑有六者,亦与三焦共一气也。杨玄操曰:五脏之脉皆以所出为井,所流为荣,所注为俞,所行为经,所入为合,是谓五俞,以应金木水火土也。六腑亦并以所出为井,所流为荣,所注为俞,所过为原,所行为经,所入为合,其俞亦应五行,惟原独不应五行。原者,元也,元气者三焦之气也,其气尊大故不应五行,所以六腑有六俞亦以应六合于干道也。然五脏亦有原,则以第三穴为原,所以不别立穴者:五脏法地,地卑,故三焦之气经过而已,所以无别穴。六腑既是阳,三焦亦是阳,故云共一气也。

六十三难曰:《十变》言,五脏六腑荣,合,皆以井为始者,何也? 然:井者,东方春也,万物之始生。诸蚑行喘息,蜎飞蠕动,当生之物,莫不以春生。故岁数始于春,日数始于甲,故以井为始也。杨玄操曰:凡脏腑皆以井为始。井者谓谷井尔,非谓掘作之井。山谷之中,泉水初出之处,名之曰井。井者主出之

义也。泉水既生,留停于近,萦迂未成大流,故名之曰荣,荣者小水之状也。留停既深便有注射输文之处,故名之曰俞,俞者委积逐流行,经历而成渠径。经者径也,亦经营之义也,经行既达合会于海,故名之曰合。合者会也,此是水行流转之义。人之经脉亦法于此,故取名焉。所以井为始春者,以其所生之义也。岁数始于春,正月为岁首故也。日数始于甲者,谓东方甲乙也。正月与甲乙皆属于春也。

六十四难曰:《十变》又言,阴井木,阳井金;阴荣火,阳荣水;阴俞土,阳俞木;阴经金,阳经火;阴合水,阳合土。阴阳皆不同,其意何也? 然:是刚柔之事也。阴井乙木,阳井庚金。阳井庚,庚者,乙之刚也;阴井乙,乙者,庚之柔也。乙为木,故言阴井木也;庚为金,故言阳井金也。余皆仿此。杨玄操曰:五脏皆为阴,阴井为木,荣为火,俞为土,经为金,合为水。六腑为阳,阳井为金,荣为水,俞为木,经为火,合为土。以阴井木配阳井金,是阴阳夫妇之义,故云乙为庚之柔,庚为乙之刚,余并如此也。

六十五难曰:《经》言,所出为井,所入为合,其法奈何? 然:所出为井,井者,东方春也,万物之始生,故言所出为井也。所入为合,合者,北方冬也,阳气入藏,故言所入为合也。杨玄操曰:奈何犹如何也。春夏主生养,故阳气在外;秋冬主收藏,故阳气在内。人亦法之。

六十六难曰:《经》言,肺之原出于太渊,心之原出于太陵,肝之原出于太冲,脾之原出于大白,肾之原出于太溪,少阴之原出于兑骨,胆之原出于丘墟,胃之原出于冲阳,三焦之原出于阳池,膀胱之原出于京骨,大肠之原出于合谷,小肠之原出于腕骨。十二经皆以俞为原者,何也? 然:五脏俞者,三焦之所行,气之所留止也。三焦所行之俞为原者,何也? 然。脐下肾间动气者,人之生命也,十二经之根本也,故名曰原。三焦者,原气之别使也,主通行三气,经历于五脏六腑。原者,三焦之尊号也,故所止辄为原。五脏六腑之有病者,皆取其原也。杨玄操曰:太渊穴在掌后是也。此皆五脏俞也,所以五脏皆以俞为原。少阴真心脉也,亦有原在掌后兑骨端陷者中,一名神门,一名中都。前云心之原出于大陵者,是心胞络脉也。凡云心病者皆在心包络脉矣。真心不病故无俞,今有原者,外经之病,不治五内也。丘墟,足内踝后微前也。阳池,手表腕上也。京骨,足外侧大骨下赤白肉际。合谷,手大指岐骨间。腕骨,手腕陷中。齐下肾间动气者丹田也,丹田者人之根本也,精神之所藏,五气之根元,太子之腑也,男子以藏精女子主月水,以生养子息,合和阴阳之门户也。在齐下三寸,方圆四寸,附着脊脉两肾

之根,其中央黄,左青右白上赤下黑,三寸法三才,四寸法四时,五色法五行。两肾之间名曰大海,一名溺水,中有神龟。呼吸元气流行则为风雨,通气四肢,无所不至也。肾者分为日月之精,虚无之气,人之根本也。齐者人之命也,分为一名太中极。一名太渊,一名昆仑,一名持枢,一名五城。五城有真人,即五帝也。五城之外有八使者,即八卦神也。八使者并太一为九卿,八卦之外有十二楼,楼有十二子也,并三焦神为二十七大夫。又并四肢神为八十一元士,齐中央名太一君之侯王,王天大将军,特进侯。主人身中万二千神也,郊在头上脑户中,庙在项后顶上,社在脾左端,稷在大肠穷,风伯在八门,八门在齐旁,雨师在小肠穷,四渎云气在昆仑,弱水在胞中。所以备言此者,欲明肾为人生之本焉,故知丹田者性命之本也。道士思神,比邱坐禅,皆行心气于脐下者,良以此也。故云原者三焦之尊号也,三焦合气于肾故也。

六十七难曰:五脏募皆在阴,而俞皆在阳者;何谓也? 然:阴病行阳,阳病行阴。故令募在阴,俞在阳。

六十八难曰:五脏六腑,皆有井、荥、俞、经、合,皆何所主? 然:《经》言所出为井,所流为荥,所注为俞,所行为经,所入为合。井主心下满,荥主身热,俞主体重节痛,经主喘咳寒热,合主逆气而泄。此五脏六腑井、荥、俞、经、合所主病也。

六十九难曰:《经》言,虚者补之,实者泻之,不实不虚,以经取之,何谓也? 然:虚者补其母,实者泻其子,当先补之,然后泻之。不实不虚,以经取之者,是正经自生病,不中他邪也,当自取其经,故言以经取之。杨玄操曰:春得肾脉为虚邪,是肾虚不能传气于肝,故补肾。肾有病则传之于肝,肝为肾子,故曰补其母也。春得心脉为实邪,是心气盛实逆来乘肝,故泻心,心平则肝气通,肝为心母故曰泻其子也。不实不虚是诸脏不相乘也,春得弦多及但弦者,皆是肝脏自病也,则自于足厥阴少阳之经而补泻焉,当经有金木水火土随时而取之也。

七十难曰:春夏刺浅,秋冬刺深者,何谓也? 然。春夏者,阳气在上,人气亦在上,故当浅取之;秋冬者,阳气在下,人气亦在下,故当深取之。春夏各致一阴,秋冬各致一阳者,何谓也? 然:春夏温,必致一阴者,初下针,沉之至肾肝之部,得气,引持之阴也。秋冬寒,必致一阳者,初内针,浅而浮之至心肺之部,得气,推内之阳也。是谓春夏必致一阴,秋冬必致一阳。杨玄操曰:入皮三分心肺之部,阳气所行也。入皮五分肾肝之部,阴气所行也。阳为卫,阴为荥,春夏病行于阳,故引阴以和阳。秋冬病行于

阴,故内阳以和阴也。

七十一难曰:《经》言,刺荥无伤卫,刺卫无伤荥,何谓也? 然:针阳者,卧针而刺之;刺阴者,先以左手摄按所针荥俞之处,气散乃内针。是谓刺荥无伤卫,刺卫无伤荥也。杨玄操曰:入皮三分为卫气,病在卫用针则浅,故卧针而刺之,恐其深伤荥气故也。入皮五分为荥气,故先按所针之穴,待气散乃内针,恐伤卫气故也。

七十二难曰:《经》言,能知迎随之气,可令调之;调气之方,必在阴阳。何谓也? 然:所谓迎随者,知荥卫之流行,经脉之往来也。随其逆顺而取之,故曰迎随。调气之方,必在阴阳者,知其内外表里,随其阴阳而调之,故曰调气之方,必在阴阳。

七十三难曰:诸井者,肌肉浅薄,气少不足使也,刺之奈何? 然:诸井者,木也;荥者,火也。火者,木之子,当刺井者,以荥泻之。故经言,补者不可以为泻,泻者不可以为补,此之谓也。

七十四难曰:《经》言,春刺井,夏刺荥,季夏刺俞,秋刺经,冬刺合者,何谓也? 然:春刺井者,邪在肝;夏刺荥者,邪在心;季夏刺俞者,邪在脾;秋刺经者,邪在肺;冬刺合者,邪在肾。其肝、心、脾、肺、肾,而系于春、夏、秋、冬者,何也? 然:五脏一病,辄有五色。假令肝病,色青者肝也,臊臭者肝也,喜酸者肝也,喜呼者肝也,喜泣者,肝也。其病众多,不可尽言也。四时有数,而并系于春、夏、秋、冬者也。针之要妙,在于秋毫者也。

七十五难曰:《经》言,东方实,西方虚;泻南方,补北方,何谓也? 然:金、木、水、火、土,当更相平。东方木也,西方金也。木欲实,金当平之;火欲实,水当平之;土欲实,木当平之;金欲实,火当平之;水欲实,土当平之。东方肝也,则知肝实;西方肺也,则知肺虚。泻南方火,补北方水。南方火,火者,木之子也;北方水,水者,木之母也。水胜火。子能令母实,母能令子虚,故泻火补水,欲令金不得平木也。《经》曰:不能治其虚,何问其余,此之谓也。

七十六难曰:何谓补泻? 当补之时,何所取气? 当泻之时,何所置气? 然:当补之时,从卫取气;当泻之时,从荥置气。其阳气不足,阴气有余,当先补其阳,而后泻其阴;阴气不足,阳气有余,当先补其阴,而后泻其阳。营卫通行,此其要也。杨玄操曰:此是阴阳更虚更实之变,须通荥卫,病则愈也。

七十七难曰:《经》言,上工治未病,中工治已病,何谓也? 然:所谓治未病者,见肝之病,则知肝当传之与脾,故先实其脾气,无令得受肝之邪,故曰治未病焉。中工者,见肝之病,不晓相传,但一心治肝,故曰治已病也。

七十八难曰:针有补泻,何谓也? 然:补泻之法,非必呼吸出内针也。知为针者,信其左;不知为针者,信其右。当刺之时,先以左手厌按所针荥、俞之处,弹面努之,爪而下之,其气之来,如动脉之状,顺针而刺之。得气,因推而内之,是谓补,动而伸之,是谓泻。不得气,乃与,男外女内;不得气,是为十死不治也。杨玄操曰:补者呼则出针,泻者吸则内针,故曰呼吸出内针也。凡欲下针之法,先知穴处,便以左手按之,乃以右手弹其所接之处。脉动应在左手之下,仍即以左手指按之,然后循针而刺之。待气应于针下,因推入荣中,此是补也。若得气便摇转而出之,此是泻也。若久留针而待气不至,则于卫中留针,待气久不得,又内入于荣中,久留待气,如其三处气候不应于针者,谓阴阳俱尽,不可复针。如此之候,十人十死,故云十死不治。卫为阳,阳为外,故云男外;荣为阴,阴为内,故云女内也。

七十九难曰:《经》言,迎而夺之,安得无虚? 随而济之,安得无实,虚之与实,若得若失;实之与虚,若有若无,何谓也? 然:迎而夺之者,泻其子也;随而济之者,补其母也。假令心病,泻手心主俞,是谓迎而夺之者也;补手心主井,是谓随而济之者也。所谓实之与虚者,牢濡之意也。气来实牢者为得,濡虚者为失,故曰若得若失也。杨玄操曰:此是当脏自病而行斯法也,非五脏相乘也。

八十难曰:《经》言,有见如入,有见如出者,何谓也? 然。所谓有见如入,有见如出者,谓左手见气来至,乃内针,针入,见气尽,乃出针。是谓有见如入,有见如出也。杨玄操曰:此还与弹而努之,爪而下之相类也。

八十一难曰:《经》言,无实实虚虚,损不足而益有余,是寸口脉耶? 将病自有虚实耶? 其损益奈何? 然:是病,非谓寸口脉也,谓病自有虚实也。假令肝实而肺虚,肝者木也,肺者金也,金木当更相平,当知金平木。假令肺实而肝虚,微少气,用针不补其肝而反重实其肺,故曰实实虚虚,损不足而益有余。此者,中工之所害也。杨玄操曰:上工治未病,知其虚实之原,故补泻而得其宜。中工未审传病之本,所治反增其害也。

【综合评述】

《难经》非经

《难经》又名《黄帝八十一难经》,书名最早见于《隋书》。《隋书·经籍志》载:《黄帝八十一难经》二卷,无撰著人名氏。梁《七录》有吕博望注《黄帝众难经》一卷,亡。《旧唐书·经籍志》无《难经》书名著录。《新唐书·艺文志》首次指名秦越人撰《黄帝八十一难经》二卷。《难经》是阐述《黄帝内经》相关理论难题的专著。皇甫谧曰:黄帝命雷公、岐伯论经脉,旁通问难,为《八十一难经》。故徐灵台《难经经释》曰:《难经》非经也。以经文难解者设为问难以明之,故曰《难经》。言以经文为难而释之也。是书之旨盖欲推本经旨,发挥至道,剖晰疑义,垂示后学,真读《内经》之津梁也。《文苑英华》引王勃语曰:《黄帝八十一难经》是医经之秘录也。昔者岐伯以授黄帝,黄帝历九师以授伊芳尹,伊芳尹以授汤,汤历六师以授太公,太公授文王,文王历九师以授医和,医和历六师以授秦越人。秦越人始定立章句,历九师以授华佗,华佗历六师以授黄公,黄公以授曹夫子。夫子讳元字真道,自云京兆人也。盖授黄公之术,洞明医道,至能遥望气色,彻视腑脏,浇肠剖胸之术,往往行焉。浮沉人间莫有知者。《难经汇考》引黎泰辰语曰:世传《黄帝八十一难经》,谓之难者,得非以人之五脏六腑隐于内为邪所干,不可测知,唯以脉理究其仿佛邪。若脉有重十二菽者,又有如按车盖,而若循鸡羽者,复考内外之证参校之,不其难乎。苏轼跋《楞伽经》曰:医之有《难经》,句句皆理,字字皆法。后世达者,神而明之,如槃走珠,如珠走槃,无不可者。若出新意而弃旧学,以为无用,非愚无知则狂而已。譬如俚俗医师,不由经论,直授药方,以之疗病,非不或中。至于遇病辄应,悬断死生,则与知经学古者不可同日语矣。世人徒见其有一至之功,或捷古人,因谓难经不学而可,岂不误哉。赵希弁曰:秦越人授桑君秘术,洞明医道,采《黄帝内经》精要之说凡八十一章,编次为十三类。其理趣深远,非易了,故名《难经》。吴澄赠医士章伯明序曰:昔之神医秦越人撰《八十一难》,后人分其八十一为十三篇。予尝慊其分篇之未当,厘而正之。其篇凡六,一至二十二论脉,二十三至二十九论经络,三十至四十七论脏腑,四十八至六十一论病,六十二至六十八论穴道,六十九至八十一论针法。秦越人之书与《内经》《素》《灵》相表里而论脉论经络居初,岂非医之道所当先明此者欤。

胡应麟《伪书考》曰:医方等录,虽亦称述黄岐,然文本古奥,语致玄妙,盖周秦之际,上士哲人之作。其徒欲以惊世,窃附岐黄耳。考《班志》,扁鹊有《内经》九卷,《外经》十二卷,或即今《难经》也。王文洁曰:扁鹊者,轩辕时扁鹊也,隐居岩岳,不登于七人之列,而自作《八十一难经》。以后秦越人注之,今书称扁鹊秦越人。《四库全书》提要曰:《难经》八十一篇。《汉艺文志》不载,《隋唐志》始载《难经》二卷。秦越人著,吴太医令吕广尝注之,则其文当出三国前。《广书》今不传,未审即此本否?然唐张守节注《史记·扁鹊列传》,所引《难经》悉与今合,则今书犹古本矣。其曰《难经》者,谓经文有疑,各设问难以答之。其中有此称《经》云,而《素问·灵枢》无之者,则今本《内经》传写脱简也。其文辨析精微,词致简远,读者不能遽晓。故历代医家,多有注释。姚际恒曰:《伤寒论·序》云,撰用《素问》九卷,八十一难。八十一难者,即指《素问》九卷而言也。六朝人又为此,绝可笑。

三国时期吴国太医吕广第一个注释《难经》,书名未详,内容时见于《难经集注》。吕广,三国时期吴国人,生卒未详。隋代称吕广为吕博或吕博望,避隋炀帝杨广之讳。吕广医术精湛,公元239年孙吴赤乌二年任吴国太医令,注《八十一难经》外,尚撰有《玉匮针经》《募腧经》等。《玉匮针经》《募腧经》为针灸学专著,惜已亡佚。《太平御览·方术部·医四》:《玉匮针经序》曰吕博少以医术知名,善诊脉论疾,多所着述。吴赤乌二年为太医令。撰《玉匮针经》及注《八十一难经》,大行于代。林亿等校注《针灸甲乙经》注文亦可见吕广《募腧经》只言片语。《中国医籍考》载:吕博望《注众难经》,《七录》作一卷,《艺文略》作二卷,佚。熊均曰:《名医图》有吕博无吕广,予疑博即广也。丹波元胤按:僧幻云《史记附标》曰:《黄帝八十一难经》,吴太医令吕广注,一本作吕博。吕氏本名广,隋代避国讳,遂转为博。先子曰:吕博望即吕广也。魏张楫《广雅》,隋曹宪为之音解,避炀帝讳更名《博雅》,据此吕名作博者系于隋人所易,岂甘氏《名医图》偶不改之乎。盖医经之有注莫先于此

书,其说辑在于王翰林《集注》,几乎所谓名亡而实不亡者,亦幸哉。

唐朝杨玄操第二位注《黄帝八十一难》,首倡《难经》乃勃海秦越人所作。清黄元御《难经悬解》曰:昔黄帝传《内经》,扁鹊作《难经》,《史记·仓公传》所谓黄帝、扁鹊脉书,黄帝脉书即《内经》,扁鹊脉书即《难经》也。妙理风生,疑丛雾散,此真千古解人!其见五脏症结,全恃乎此,不须长桑灵药,上池神水也。扁鹊姓秦,名越人,齐勃海人也,家于郑。扁鹊名闻天下,其生虢太子也,天下尽以扁鹊能生死人。扁鹊曰:越人非能生死人也,此自当生者,越人能使之起耳。嗟乎!秦越人不能生死人,何今之人偏能死生人耶?人无不病,医无不死,遥遥二千年中,死于兵荒刑戮者十之一,死于医药服食者十之九。天地之大德曰生,庸安之大憝曰杀,天地之善生,不敌庸安之善杀也。岐黄而后,难《灵》《素》者,扁鹊耳。代天地司生者寥寥无几,代天地司杀者芸芸不绝,《难经》不可不解也。扁鹊生不能生死人也,况其死乎!但使自今以往,当生者皆使之起,则扁鹊虽死,而其德大矣!杨玄操《黄帝八十一难经注》,《读书后志》作一卷,《文献通考》作五卷,日本《现下书目》作九卷,佚。自序曰:吴太医令吕广所释未半,余皆见阙。余既而耽研无斁,十载于兹。虽未达其本源,盖亦举其纲目。今辄条贯编次,凡一十三篇,仍旧八十首。吕氏未解今并注释,吕氏注不尽因亦伸之,并别为《音义》,以彰厥旨。《八十一难音义》,日本《现下书目》作一卷,佚。丹波元胤《中国医籍考》按:杨玄操不详何朝人。考开元中张守节作《史记正义》,于仓公传采录杨序及说,则知为初唐人。其演注全在于王翰林集注中,所谓亦是名亡而实不亡者。然似与杨康侯注相错。弟坚尝钞出吕杨旧注,更据晋唐以来诸书所引,校订以为一篇,并附考异。序曰:宽平中藤原佐世《现下书目》:《黄帝八十一难经》,九,杨玄操注。《八十一难音义》,一,同撰。赵希弁《读书志》曰:《黄帝八十一难经》一卷,秦越人撰,吴吕广注,唐杨玄操演,马端临《文献通考》作五卷。又详《读书后志》有丁德用、虞庶注,书并五卷。而今《集注》亦作五卷。九、五字形相似易讹,疑玄操原书五卷,诸注仍之者欤。某侯旧藏宋本《史记·扁鹊仓公列传》有大永间僧幻云附标,不啻板心牍尾皆满,添以别纸,援证诸

家,所引《难经》为杨氏原本,而载其卷首署名,正与《读书后志》合。有曰所见杨玄操注写本也,字多谬误,当时并《音义》而行于世。大永迄今未三百年,而轶亡不传,深为可惜。然其所引不下数十节,文本端雅,足窥古本真面。又《集注》每卷署杨康侯名,是似玄操之外更有注解。然注文称杨曰,殊无分别。向为二家相混,仍欲证明之,考索有日。尝检黄鲁直《豫章集》,有杨子建《通神论序》,称子建名康侯,审是元符间人。因知如熙丰以上《太平圣惠方》《通真子注脉诀》《神功万全方》并《医心方》《弘决外典钞》等所引及丁虞所驳,皆非康侯注矣。仍于诸书所引,一一表出,殆似无出康侯者云。

宋代医家丁德用认为吕广、杨玄操所注《难经》有失原经本意且深奥难懂,遂撰《难经补注》欲补其不逮。丁德用《难经补注》,《读书后志》作五卷,《书录解题》作二卷,佚。赵希弁曰:丁德用以杨玄操所演甚失大义,因改正之,经文隐奥者绘为图。德用济阳人,嘉祐末其书始成。陈振孙曰:《难经》二卷,渤海秦越人撰,济阳丁德用补注。德用者乃嘉祐中人也。序言太医令吕广重编此经而杨玄操复为之注,览者难明,故为补之,其间为之图。《八十一难》分为十三篇而首篇为诊候最详,凡二十四难,盖脉学自扁鹊始也。丹波元胤曰:尝见前辈《本义标记》有云,《补注》五卷,嘉祐七年壬寅戊申日洛阳丁德用序,未知何所本,惜已失传。《难经汇考》引丁德用语曰:《难经》历代传之一人,至魏华佗乃烬其文于狱下。晋宋之间,虽有仲景叔和之书,各示其文而滥觞其说,及吴太医令吕广重编此经而尚文义差迭。按此则《难经》为烬余之文,其编次复重经吕广之手,固不能无缺失也。

虞庶《注难经》,《郡斋读书后志》作五卷,佚。赵希弁曰:虞庶仁寿人,寓居汉嘉,少为儒,已而弃其业,习医术,为此书,以补吕杨所未尽。黎泰辰治平间为之序。丹波元胤曰:《本义·标记》又云:承议郎守尚书屯田员外郎前知三泉县兼管勾兵马桥道劝农事骑都尉赐绯鱼袋黎泰辰撰,治平四年端午序,亦不详所本。虞庶《注难经》部分内容保留于王九思《难经集注》,亦属名亡实存。如虞庶注《难经·九难》曰:阳气乱则数,阴气虚则迟,则知脏腑有寒热之证也。注《难经·十一难》曰:此与第八难生气独绝之义略相似。八难言父母生气

源已绝于两肾之间,故云死也。此言一脏无气,言呼吸之间,肺行谷气,肾间父母之原气亦无谷气所养,原气渐耗,乃知四岁必死,故云肾气先尽也。如注《难经十三难》曰:相应谓正经自病也。假令肝病,脉弦色青,多呼好膻,喜酸,此曰自病也。不相应者乃如下说,假令肝病,脉涩色白,多哭好腥,喜辛,此曰相反。声色臭味皆见肺之证候,金之贼木,此曰贼邪,不相应必死也。如注《难经十五难》曰:胃属土。土者五也,万物归之,故曰水谷之海。一年王辰戌丑未,故曰主禀四时,谓弦钩毛石。四时之经皆得胃气为本,若胃气少则人病,若无胃气则人死,故曰四时变病,死生之要会也。万物非土孕育则形质不成也。易曰:坤浓载物,德合无疆。等等。

吕广、杨玄操、丁德用、虞庶注释《难经》的著作均早佚。但其部分内容保留于明代翰林王九思《集注黄帝八十一难经》五卷。王九思字敬夫,号渼陂,明代文学家,陕西鄠县人。弘治九年1496同进士出身,庶吉士,翰林院检讨。与李梦阳、何景明、康海等相聚讲论,倡导文必秦汉,诗必盛唐,史称前七子。1509年明正德四年任吏部文选主事,吏部郎中。武宗时因刘瑾案降为寿州同知。著有《渼陂集》《沽酒游春》《中山狼》《碧山乐府》及《难经集注》等。吕复曰:《难经》十三卷。宋王唯一集五家之说。而醇疵或相杂,惟虞氏粗为可观。丹波元赢曰:是书文化初由内医千田子敬恭重刊。丹波元简序曰:王翰林《集注黄帝八十一难经》五卷,《宋志》及晁陈二氏并滑氏《汇考》之类俱不著录,惟明叶盛《菉竹堂书目》又有《难经集注》一卷,未知王氏所集否。金纪天锡亦撰《难经集注》五卷,卷数不合,可疑也。今是书每卷首题曰吕广、丁德用、杨玄操、虞庶、杨康侯注解,王九思、王鼎象、石友谅、王唯一校正,附音释。所谓王翰林者未详何人。宋仁宗天圣四年,王唯一为翰林医官,朝散大夫,殿中省,尚药奉御骑都尉,奉敕编修《铜人穴针灸图经》,王翰林即唯一已。考赵希弁《志》,丁德用注成于嘉祐末。虞庶注,黎泰辰治平间为之序并在天圣之后。由此观之,唯一历仕仁宗英宗两朝,修铜人经之后,经数十年而校正是书也。吕广、杨玄操、丁德用、虞庶注,《簿录》载其目,诸家亦多援引。特至杨康侯未有所考,注中称杨氏而辨驳丁氏之说者两条,明是康侯说矣,余皆

与玄操说混,不可辨也。王九思、王鼎象、石友谅虽他书无所见,其与唯一同为北宋人无疑矣。旧刻庆安板虽未见祖本,题曰王翰林,则非唯一之旧也。是书视之于滑氏之融会众说以折衷之,则醇疵淆混,似不全美,然吴吕广以下之说得借以传之,要之医经之有注当以此为最古也。又按:杨康侯所著《通神论》,元符中黄鲁直为序,与天圣四年相距七十余年,王唯一决不得与康侯眉睫相接,则不知何由集入其说也。辛巳仲冬十八日,西城侍医野间成式令嗣仁夫成已得亡名氏《难经俗解钞》,持来见示,卷首称《难经》有十家补注。所谓十家,并越人而言之,曰卢秦越人撰,吴太医令吕广注,济阳丁德用补注,前歙州歙县尉杨玄操演,巨宋陵阳草莱虞庶再演,青神杨康侯续演,琴台王九思校正,通仙王哲象再校正,东京道人石友谅音释,翰林医官朝散大夫殿中省尚药奉御骑都尉赐紫金鱼袋王唯一重校正,建安李元立锓木于家塾。

据此,诸家校注本固各单行,李鸠集其说,编十家补注,而若署名似不以朝代为次序。后人以王唯一名在最后,谓系其所集,仍别为一书,题以王翰林集注字。丹波元简所谓其非王氏之旧者,可见也。祭酒林天瀑先生《佚存丛书》尝刻是书曰:明王九思所编,盖未深加考究也。

【简要结论】

① 杨玄操里居欠详,唐代医家,尝为歙州县尉。② 杨玄操精训诂及医道,著《黄帝八十一难经注》,佚。③ 杨玄操《黄帝八十一难经注》大部分内容见于《难经集注》。④《难经集注》原题宋王惟一撰,明王九思等注,共五卷。⑤《难经集注》选辑《难经》研究著名医家吕广、杨玄操、丁德用、虞庶、杨康候等《难经》注文而成。⑥ 杨玄操尚著有《素问释音》《黄帝明堂经注》《本草注音》等,均未见传世。⑦《难经》非经。

陈藏器医学研究

【生平考略】

陈藏器,唐代本草学家,生卒不详,约生活于公元8世纪,四明(今浙江省宁波市鄞州区)人。曾任京兆府三元县尉。《新唐书·艺文志》载:陈藏器《本草拾遗》十卷,开元中人。唐开元二十七年公元739年陈藏器撰《本草拾遗》十卷,一名《陈藏器本草》。以《神农本草经》虽有陶弘景、苏敬补集之说,然遗逸尚多,故为《序例》一卷、《拾遗》六卷、《解纷》三卷,总曰《本草拾遗》。陈藏器《本草拾遗》对《新修本草》作了补充。原书已佚,其文多见于《医心方》《开宝本草》《嘉祐本草》《证类本草》等。1983年尚志钧辑校本考校颇详。《拾遗》部分拾遗《本草经集注》《新修本草》遗逸之品六百九十二种。述其性味、功效、主治、形态、产地等。《解纷》部分为辨惑本草,凡性味功效、品种产地,有误必纠,颇多新见。李时珍曰:藏器著述,博极群书,精核物类,订绳谬误,搜罗幽隐。自《本草》以来,一人而已。陈藏器《本草拾遗》目录:卷一序例,卷二石部,卷三草部,卷四木部,卷五兽禽部,卷六虫鱼部,卷七果菜米部,卷八本草解纷,卷九本草解纷,卷十本草解纷。

【学术贡献】

卷一《本草拾遗·序例》 ① 诸药有宣、通、补、泄、轻、重、涩、滑、燥、湿,此十种者,是药之大体,而《本经》不言之,后人亦所未述,遂令调合汤丸,有昧于此者。至如宣可去壅,即姜、橘之属是也;通可去滞,即通草、防己之属是也;补可去弱,即人参、羊肉之属是也;泄可去闭,即葶苈大黄之属是也;轻可去实,即麻黄、葛根之属是也;重可去怯,即磁石、铁粉之属是也;涩可去脱,即牡蛎、龙骨之属是也;滑可去着,即冬葵、榆皮之属是也;燥可去湿,即桑白皮、赤小豆之属是也;湿可去枯,即紫石英、白石英之属是也。只如此体皆有所属,凡用药者,审而详之,则糜所遗失矣。② 凡五方之气俱能损人,人生其中即随气受疾。虽习成其性,亦各有所资,乃天生万物以与人,亦人穷急以致物。

今岭南多毒,足解毒药之物,即金蛇、白药之属是也;湖多气,足破气之物,即姜、橘、吴茱萸之属是也;寒温不节,足疗温之药,即柴胡、麻黄之属是也;凉气多风,足理风之物,即防风、独活之属是也;湿气多痹,足主痹之物,即鱼、鳖、螺、蚬之属是也;阴气多血,足主血之物,即地锦石血之属是也;岭气多瘴,足主瘴之物,即常山、盐麸、涪醋之属是也。石气多毒,足主毒之物,即犀角、麝香、羚羊角之属是也;水气多痢,足主痢之物,即黄连、黄檗之属是也。野气多蛊,足主蛊之物,即蘘荷、茜根之属是也;沙气多狐,足主短狐之物,即鸂鶒、鸂鶒之属是也。大略如此,各随所生,中央气交,兼有诸病,故医人之疗,亦随方之能,若易地而居,即致乖舛矣。故古方或多补养,或多导泄,或众味,或单行。补养即去风,导泄即去气,众味则贵要,单行乃贫下。岂前贤之偏有所好,或复用不遂其宜耳。

卷二石部

铜盆:① 主熨霍乱;② 可盛灰厚土寸许,渐渐熨之腹中通热。

铜青:性平。① 治妇人血气心痛;② 明目;③ 去肤赤;④ 合金疮;⑤ 止血。

大钱:① 主五淋;② 主盲瘴肤赤;③ 主心腹痛;④ 主时气;⑤ 主口内热疮;⑥ 主横产。

生银:味辛。治小儿诸热功胜紫雪。

黄银:① 银瓮丹甑非人所为;② 乌银辟恶。

水银粉:味辛性冷无毒。① 通大肠;② 治小儿疳并瘰疬;③ 杀疮疥癣虫及鼻上酒齇。

诸金:① 人中金药毒用蛇解之;② 《本经》云黄金有毒误甚也;③ 生金与黄金全别也。

金浆:味辛性平无毒。① 主长生神仙;② 久服肠中尽为金色。

古镜:味辛无毒。① 主惊痫邪气小儿诸恶;② 文字弥古者佳尔。

劳铁:主贼风,烧赤投酒中热服。

秤锤:味辛性温无毒。

铁杵:无毒。主妇人横产,烧赤投酒中饮之。

故锯:无毒。主误吞竹木入喉咽,烧赤渍酒中热饮。

刀刃：味辛性平无毒。① 主蛇咬毒入腹；② 主百虫入耳。

枷上铁钉：枷上铁钉带之除灾。

钉棺斧声：主人身胬肉。

布针：主妇人横产,烧赤内酒中七遍服之。

针砂：性平无毒。① 功用如铁粉。② 真钢砂堪用,人多以杂和之谬也。

铁屑：味辛性平无毒。主鬼打、鬼注、邪气。

铁锈：① 主恶疮疥癣；② 主蜘蛛虫咬等；③ 锈生铁上者堪用。

铁浆：① 解诸毒入腹；② 镇心主癫痫,发热急狂,六畜癫狂。

淬铁水：味辛无毒。主小儿丹毒。

铁热：① 主恶疮金疮；② 止风水；③ 主手足靴折；④ 瘰疬毒肿；⑤ 染髭发；⑥ 杀虫。

霹雳针：无毒。① 主大惊失心并下淋；② 除魔梦辟不详。

大石镇宅：主灾异不起。

石栏杆：味辛性平无毒。① 主石淋；② 破血主产后恶血。

研朱石槌：主妬乳。

石药：味苦性寒无毒。① 主折伤瘀血烦闷欲死；② 主恶疮热毒瘘蚀。

石漆：此物水石之精。固应有所主疗,今检不见其方,深所恨也。

石髓：味甘性温。① 主寒热羸瘦；② 主积聚；③ 合金疮；④ 男子绝阳；⑤ 女子绝产。

石黄：① 敲取精明者为雄黄,外黑者为熏黄；② 主恶疮；③ 杀虫；④ 熏疮疥虮虱。

金石：味甘无毒。① 主羸瘦无颜色；② 腰脚冷；③ 益阳；④ 暴热脱发；⑤ 飞炼服之。

晕石：无毒。主石淋。

砺石：无毒。① 主破宿血下石淋；② 除癥结伏鬼物恶气；③ 敷螻蛄溺疮。

磁石：味咸性温无毒。① 益阳道令人有子止小便白数；② 治腰脚；③ 去疮瘘长肌肤。

淋石：① 主石淋；② 主噎病吐食。

温石：① 主久患下部冷；② 久痢；③ 主肠腹下白脓。

烧石：① 主风瘙瘾疹；② 发背；③ 诸恶肿。

玄黄石：味甘性温无毒。① 镇心主惊恐；② 治身热邪气。

水中石子：无毒。主食鱼鲙腹中胀满成瘕痛闷。

白师子：主白虎病即历节风。

热砂：① 主风湿顽痹；② 筋骨挛缩；③ 脚疼瘫缓。干沙日暴令热,伏坐其中。

特蓬杀：味辛苦性温小毒。① 飞金石用之；② 炼丹亦须用。

玻璃：味辛性寒无毒。① 安心主惊悸心热；② 明目去赤眼。

琉璃：主身热目赤。

玛瑙：味辛性寒无毒。① 主辟恶；② 熨目赤烂。

印纸：无毒。主妇人断产无子。

神丹：味辛性温有小毒。① 主万病有寒温；② 飞金石及诸药；③ 长生神仙。

玉膏：味甘性平无毒。① 主延年神仙；② 蟾蜍膏软玉如泥。

盐药：味咸无毒。① 主眼赤烂风头痛；② 镇心去热烦；③ 敷疥癣瘰癧；④ 解虫毒。

烟药：味辛性温有毒。① 主瘰癧；② 主痔瘘瘿瘤；③ 主疮根恶肿。

阿婆赵荣二药：有小毒。主疔肿恶疮出根。

流黄香：味辛性温无毒。① 去恶气；② 除冷；③ 杀虫。

天子藉田三推犁下土：① 安神定魄主惊悸癫邪；② 强志,入官不惧。

社坛四角土：收宰临官,取以涂门户。主盗不入境。

土地：① 主敛万物毒；② 熨丹石发肿。

市门土：① 主妇人易产；② 捻丸于苦瓠中作白龙乞儿。此为崔知悌法,文多不录。

自然风：① 主白癜风；② 疠症；③ 洗恶疮疥癣。

桑灰：① 去风血癥瘕疣癣；② 主水阴。

灶中热灰：熨心腹冷气痛及血气绞痛。

灶中土及四交道土：合末饮儿辟夜啼。

灶突后黑土：主产后胞衣不下。

好土：味甘性平无毒。① 主泄痢冷热赤白；② 治腹内热毒绞结痛下血。

土消：大寒无毒。主伤寒时气黄疸病烦热。蛄蜣转丸是也。

土槟榔：① 主恶疮；② 诸虫咬；③ 瘰疬疥瘘；④ 蟾蜍屎也。蟾食百虫，故特主恶疮。

铸钟黄土：① 主卒心痛；② 主痓忤恶气。

户垠下土：主产后腹痛。

铸铧锄孔中黄土：主丈夫阴囊湿痒，亦去阴汗。

瓷坯中里白灰：醋磨敷之主游肿。

弹丸土：主难产。

执日取天星上土：涂门户盗贼不来。抱朴子亦云有之。

大甑中蒸土：一两硕热坐卧其上，取病处热微汗偏身，仍随疾服药。

鼢鼠壤堆上土：① 苦酒和泥敷肿极效；② 主鬼疰气痛。

冢上土及砖石：主温疫。悬安大门一年无时疫也。

桑根下土：① 搜成泥饼敷风肿；② 主恶风水肿。

春牛角上土：收置户上，令人宜田。

土蜂窠上细土：① 醋敷主肿毒；② 主蜘蛛咬。

载盐车牛角上土：主恶疮黄汁出。

驴溺泥土：主蜘蛛咬，浮汁洗之更好。

故鞋底下土：治适侘方不伏水土。

鼠壤土：① 主中风筋骨不随；② 冷痹骨节疼；③ 手足拘急；④ 风掣痛；⑤ 偏枯死肌。

屋内墉下虫尘土：干敷或油调涂治恶疮久不差。

鬼屎：刮取和油涂之治马反花疮。

寡妇床头尘土：和油涂治耳上月割疮。

床四脚下土：和泥敷疮治猘犬咬人。猘犬，狂犬也。

瓦甑：主魇寐不寤。

甘土：① 去油垢；② 解草叶诸菌毒。

二月上壬日取土：泥屋四角，大宜蚕也。

柱下土：主腹痛暴卒者。

胡燕窠内土：① 主风瘙瘾疹；② 主卒溺血；③ 主恶刺疮及浸淫疮绕身至心。

道中热尘土：主夏中热死，亦可以蓼汁灌之。

正月十五日灯盏：令人有子。

仰天皮：① 主卒心痛；② 治中恶；③ 治马反花疮。

蚁穴中出土：和醋搽狐刺疮。

古砖：① 热烧主久患白痢脓泄；② 治入秋小腹多冷者；③ 主气喘；④ 主带下五色。

富家中庭土：七月丑日取之泥灶，令人富，勿令人知。

百舌鸟窠中土：和酽醋敷蚯蚓及诸恶虫咬疮。

猪槽上垢及土：主难产。

故茅屋上尘：主老嗽。

诸土：有毒。土有气，触之令人面黄色，上气身肿。地有仰穴，令人移也。

夫溺处土：令有子。妇人取少许水和服之，是日就房即有娠也。

厕中泥：治小儿恶疮久不差。

不木灰：烧灰即斫破，以牛乳煮了，便烧黄牛粪成灰。

车脂：味辛无毒。主鬼气，温酒烊令热服。

炊汤：经宿洗面令人无颜色，洗体令人成癣，未经宿者洗面令人亦然。

温汤：① 主诸风筋骨挛缩及皮痹；② 无眉发；③ 洗疥癣；④ 硫黄主诸疮病，水亦然。

热汤：① 主忤死；② 治霍乱手足转筋；③ 治冻疮。

缲丝汤：无毒，主蛔虫。热取一盏服之，此煮茧汁为其杀虫故也。

㸼猪汤：无毒，主产后血刺心痛欲死，取一盏温服之。

生熟汤：味咸无毒。① 吐宿食毒物胪胀；② 主痰疟；③ 治大醉及食瓜果过度。

好井水及泉水：味甘性平。① 主霍乱转筋；② 主消渴；③ 治热痢淋涩；④ 洗漆疮痈。

玉井水：味甘性平无毒。久服神仙，令人体润，毛发不白。

碧海水：味咸性温有小毒。煮浴去风瘙疥癣。

千里水及东流水：味平无毒。① 主病后虚弱；② 荡涤邪秽。

醴泉：味甘性平。① 主心腹痛；② 辟疰忤鬼气邪秽；③ 治消渴；④ 治反胃腹痛。

甘露蜜：味甘性平无毒。① 主胸膈诸热；② 明目；③ 止渴。

甘露水：味甘无毒。食之润五脏，长年不饥神仙。缘是志应天降佑兆人也。

繁露水：秋露繁浓时作盘收之，煎令稠，可食之，延年不饥。

正月雨水：夫妻各饮一盃，还房，当获时有子，神效也。

梅雨水：洗疮疥灭瘢痕。

夏冰：味甘大寒无毒。① 除热；② 主烦热；③ 乳石热肿。

秋露水：味甘性平无毒。① 愈百疾；② 止消渴；③ 令人身轻不饥。

冬霜：性寒无毒。① 解酒热；② 治伤寒鼻塞。

腊雪：味甘性冷。① 解一切毒；② 治天行温疫；③ 热痫狂啼；④ 丹石发动；⑤ 黄疸。

雹：主酱味不正。

六天气：服之令人不饥长年，美颜色。

乳穴中水：味甘性温无毒。久服肥健人，体润不老，与乳同功。

水花：性平无毒。① 主渴；② 杀野兽药。

赤龙浴水：① 主癥瘕结气；② 主恶虫入腹及咬人生疮者。

粮罂中水：味辛性平小毒。① 主鬼气中恶疰忤；② 治心腹痛；③ 治恶梦鬼神。

甑气水：主长毛发。

屋漏水：主洗犬咬疮。

三家洗碗水：主恶疮久不差。

蟹膏投漆中化为水：仙人用和药。

猪槽中水：无毒。主诸蛊毒蛇咬。

市门众人溺沉中水：主消渴。

盐胆水：味咸苦有大毒。① 主蜃蚀；② 治疥癣瘘；③ 治虫咬。

水气：① 治风温；② 疼痹；③ 水肿；④ 面黄；⑤ 腹大。

冢井中水：有毒，人中之者死。

阴地流泉：令人夏发疟瘴，损脚令软。

铜器盖食器上汗：滴食中令人发恶疮内疽。

方诸水：方诸大蚌也。味甘性寒无毒。① 明目；② 定心去小儿热烦；③ 止渴。

诸水有毒。水府龙宫不可触犯。

卷三草部

白菊：味苦。① 染髭发令黑；② 主风眩。

苦薏：味苦。① 破血妇人腹内宿血；② 调中止泄。

荷鼻：味苦性平无毒。① 主安胎去恶血；② 治血痢；③ 主血胀腹痛；④ 胎衣不下。

药王：味甘性平无毒。① 解一切毒；② 止鼻衄吐血；③ 祛烦躁。

兜木香：烧去恶气除疫病。

草犀根：① 解诸药毒及恶竹蛊毒溪毒；② 治天行疟瘴；③ 治喉闭、丹毒、痢血。

薇：味甘性寒无毒。① 久食不饥；② 调中；③ 利大小肠。

无风独摇草：带之令夫妇相爱。

零余子：味甘性温。① 补虚；② 强腰脚；③ 益肾。

百草花：主百病，长生，亦煮花汁酿酒服。

红蓝花：味辛性温。① 主胎死腹中及腹痛血运口噤；② 蛊毒下血；③ 天行疮不出。

红莲花、白莲花：味甘性平无毒。久服令人好颜色，变白却老。

旱藕：味甘性平无毒。主长生不饥，黑毛发。

羊不吃草：味苦性温无毒。① 主一切风血；② 补益；③ 攻诸病。

萍蓬草根：味甘无毒。① 主补虚；② 益气力；③ 厚肠胃久食不饥。

石蕊：主长年不饥。

仙人草：① 主小儿酢疮；② 明目去肤翳。

会州白药：① 主金疮生肤；② 止血。

救穷草：食之可绝谷，长生。

草豉：味辛性平无毒。① 主恶气；② 益五脏；③ 调中开胃令人能食。

千金藤：味辛性平。① 解诸药毒；② 治丹毒痈肿；③ 治天行壮热；④ 治喉痹风血。

千里及：味苦性平小毒。① 主疫气结黄；② 疟瘴；③ 蛊毒；④ 捣敷痈疮及虫蛇犬咬。

孝文韭：味辛性温。① 温中补虚治腹内寒冷胀满；② 治泄痢肠澼。

倚待草：味甘性温无毒。① 主虚劳羸瘦无颜色；② 主腰膝疼弱风缓；③ 治绝阳无子。

鸡候菜：味辛性温。久食温中益气。

桃朱术：取子带之令妇人为夫所爱。

铁葛：味甘性温无毒。① 主一切风；② 主血气羸弱；③ 令人性健。

伏鸡子根：味苦性寒。① 解百药毒；② 急黄疟瘴；③ 天行寒热；④ 疳疮；⑤ 中恶。

陈家白药：味苦性寒。① 解诸药毒；② 去心骨烦热；③ 治天行温瘴。

龙珠：味苦性寒无毒。① 子主疔肿；② 治热毒石气发动;③ 调中解烦。

捶胡根:味甘性寒无毒。① 润五脏止消渴;② 除烦去热明目;③ 功用如麦门冬。

甜藤:味甘性寒无毒。① 止泄除痞满闪癖;② 解毒敷蛇咬;③ 解马血毒及狂犬热黄。

孟娘菜:味苦性温无毒。① 治血结羸瘦;② 治阴囊湿痒;③ 治痔瘘、瘰疬、瘿瘤。

吉祥草:味甘性温。① 明目;② 补心力;③ 强记。

地衣草:味苦性平无毒。崔知悌云:服之令人目明。

郎耶草:味苦性平。① 主赤白久痢;② 治小儿腹满;③ 主丹毒;④ 治寒热。

地杨梅,味辛性平无毒。主赤白痢。

茅膏菜:味甘性平无毒。主赤白久痢。

鏊菜:味辛性平无毒。① 破血治产后腹痛;② 捣碎敷丁疮。

益奶草:味苦性平。① 主五野鸡病;② 脱肛;③ 止血;④ 生永嘉山谷叶如泽兰。

蜀胡烂:味辛性平无毒。① 主冷气心腹胀满下痢;② 补肾除妇人血气;③ 杀牙齿虫。

鸡脚草:味苦性平无毒。主赤白久痢成疳。

难火兰:味酸性温无毒。① 主冷气风痹;② 开胃下食去腹胀;明目;③ 形似菟丝子。

蓼荞:味辛性温无毒。① 主霍乱;② 腹冷胀满胸胁刺痛;③ 产后血攻;④ 敷蛇咬疮。

石荠宁:味辛性温无毒。① 主风冷气;② 治疮疥癣;③ 治野鸡漏下血。

蓝藤根:味辛性温无毒。主上气冷嗽。根如细辛。

七仙草:捣枝叶敷治杖疮。

甘家白药:味苦性寒有毒。主解白药毒,与陈家白药功用相似。

天竺干姜:味辛性温。① 主寒冷腹胀下痢;② 治疮癣;③ 治恶血积聚;④ 腰治背疼。

池德勒:味辛性温无毒。① 主破冷气;② 消食。

人肝藤:① 主解诸毒药肿;② 治游风脚手软痹。

越王余算:味咸性平无毒。① 利水;② 破结气。

石莼:味甘性平无毒。① 利水;② 利小便。

海根:味苦性温无毒。① 主霍乱腹痛;② 治喉痹游肿;③ 治痈疽恶肿;④ 治蛇犬毒。

寡妇荐:主小儿吐痢霍乱。

编荐索:主霍乱转筋。

自经死绳:主卒发癫狂。

刺蜜:味甘性无毒。① 主骨热痰嗽;② 治暴痢下血;③ 开胃止渴除烦。

骨路支:味辛性平无毒。① 主上气咳逆;② 主水肿;③ 治癥瘕崩中;④ 杀三虫。

长松:味甘性温无毒。温中去风主风血冷气宿疾。

合子草:子及叶主蛊毒螯咬。

兜纳香:味甘性温无毒。温中去恶气,除暴冷。

耕香:味辛性温无毒。调中主臭鬼气。

瓶香:性寒无毒。① 主天行时气;② 主鬼魅邪精等;③ 善洗水肿浮气;④ 治风疟。

风延母:味苦性寒。① 主发热项强;② 主惊痫;③ 主黄疸;④ 主热淋;⑤ 主恶疮。

大瓠藤水:味甘性寒无毒。① 主烦热;② 止渴润五脏;③ 利小便。

筋子根:味苦性温无毒。① 主心腹冷痛;② 治恶鬼气注刺痛;③ 治霍乱蛊毒暴下血。

土芋:味甘性寒小毒。① 解诸药毒;② 去热嗽。

优殿:味辛性温。① 去恶气;② 温中消食。

土落草:味甘性温无毒。① 主腹冷疼痛;② 主疝癖。

猎菜:味辛性温无毒。主腹内寒冷,食饮不消。

必似勒:味辛性温无毒。① 主冷气胃闭不消食;② 治心腹胀满;③ 生昆仑似马蔺子。

胡面莽:味甘性温。① 除疝癖;② 去冷气止腹痛。

海蕴:味咸性寒无毒。① 主喉间瘿瘤结气;② 利水。

百丈青:味苦性寒无毒。① 解诸毒;② 天行瘴疟疫毒。

斫合子:① 生肤止血主金疮;② 叶主目热赤。

独自草:煎敷箭镞。

金钗股:味辛性平。① 解诸药毒;② 治疟瘴;③ 治天行蛊毒;④ 治热痰喉闭。

博落回：① 主恶疮瘿根瘤赘息肉；② 主白癜风；③ 蛊毒瘘疮；④ 主精魅溪毒。

毛建草及子：味辛性温有毒。① 主恶疮痈肿疼痛未溃；② 主疟疾。

数低：味甘性温无毒。① 主冷风冷气；② 下客食不消；③ 治胀满。

仰盆：味辛性温。① 主蛊毒飞尸；② 治喉闭；③ 敷皮肤恶肿。

离鬲草：味辛性寒。① 主瘰疬丹毒；② 治无辜寒热；大腹痞满，痰饮膈上热。

蘆药：味咸性温。① 生肤止痛主折伤内损血瘀；② 主产后血病；③ 补虚除邪治五脏。

葛粉：治小儿热疮。

蓬莪茂：黑色，味甘有大毒。

京三棱：本经无传。有三四种，根似乌梅作漆色，蜀人织为器。

延胡索：酒服止心痛。

天麻：性寒。① 主热毒痈肿；② 去热气。

青布：味咸性寒。① 解诸物毒；② 主小儿天行寒热；③ 治丹毒恶疮；④ 熏嗽杀虫。

青黛：① 解毒治小儿丹热；② 敷疮痈蛇虺。

蓝淀：① 敷热疮；② 解诸毒。

毕勃没：味辛性温。① 主呕逆心腹胀满；② 治寒疝；③ 治内冷无子；④ 治腰肾冷。

缩沙蜜：味酸。① 主上气咳嗽；② 治奔豚鬼疰；③ 治惊痫邪气；④ 形似白豆蔻子。

肉豆蔻：大舶来即有，中国无。

零陵香：味甘性平无毒。① 主恶疰心腹痛满；② 下气令体香。

艾纳香：主癣辟蛀。

甘松香：① 主黑皮䵟黯；② 主风疳齿匿；③ 治野鸡痔；④ 得白芷、附子良。

茅香：味甘性平。① 主恶气令人身香美；② 主腹内冷痛。

马藻：大寒。① 捣敷小儿赤白游疹；② 治火焱热疮；③ 去暴热；④ 治热痢；⑤ 止渴。

石帆：① 主妇人血结；② 治月闭；③ 石淋。

水松：主水肿。

船底苔：主五淋。

干苔：味咸性寒。① 杀虫治痔瘘疮疥；② 治霍乱呕吐；③ 治心腹烦闷；④ 解诸药毒。

地笋：性温无毒。① 利九窍通血脉；② 排脓；③ 治一切血病；④ 治产后心腹疼痛。

马兰：味辛性平。① 破宿血合金塘疮；② 断蛊毒血痢；③ 解酒疸；④ 止鼻衄吐血。

翦草：味苦性平无毒。主虫疮疥癣。

迷迭香：味辛性温无毒。① 主恶气令人衣香；② 烧之去鬼。

故鱼纲：主鲠。

故缴脚布：无毒。① 主天行劳复；② 主马骏风黑汗。

江中采出芦：芦令夫妇和同。

乌蓝草：根汁鲜鳜鱼肝及子毒。

虱建草：味苦无毒。① 去虮虱；② 主诸虫疮。

含生草：主难产。

兔肝草：味甘性平无毒。① 主金疮；② 止血生肉；③ 解丹石发热。

石芒：味甘性平。主虎狼伤毒入骨。

蚕茧草：味辛性平。① 主诸虫咬人恐毒入腹；② 生捣敷疮。

问荆：味苦性平无毒。① 主结气瘤痛；② 主上气气急。

藕车香：味辛性温。① 主鬼气；② 去臭及鱼蛀蚰。

朝生暮落花：① 主恶疮虫䘌；② 主疮疥痈疽蚁瘘；③ 大主血。

冲洞根：味苦性平无毒。① 主热毒痈疮；② 解蛇犬虫等毒；③ 功用同陈家白药。

井口边草：主小儿夜啼。

豚耳草：① 主溪毒射工；② 滓敷疮止血。

灯花：① 敷金疮；② 止血生肉。

千金镉草：① 主蛇蝎虫咬等毒；② 生肌止痛敷疮。

断罐草：主疔疮。

狼杷草：秋穗子并染皂，黑人鬓发，令人不老。

百草灰：① 主腋臭及金疮；② 止血生肌敷疮。

冢上草：主小儿醋疮。

衫襟灰：敷面黑干。

鞋履：主脚气。

破草鞋：敷小儿热毒游肿。

虺母草：敷人山行无复虺来。

故襄衣结：敷蝼蛄溺疮。

故炊帚：主人面白驳。

天罗勒：① 主溪毒；② 挪碎敷疮。

毛蓼：① 主痈肿疽瘘癣疥；② 引脓血生肌；③ 洗疮濯足治脚气。

蛇芮草：① 主蛇虺及毒虫等螫；② 种之辟蛇亦敷蛇毒。

地锦：味甘性温。① 治血结腹中有块；② 治淋漓不尽；③ 治赤白带下；④ 治天行。

扶芳藤：味苦性温。① 主一切血气一切冷；② 去百病；③ 大主风血；④ 亦如桑寄生。

土鼓藤：味苦性温。① 主风血羸老；② 主腹内诸冷血闭；③ 强腰脚。

千金藤：主痢及小儿大腹。

万一藤：主蛇咬。

螺厣草：① 主痈肿；② 主风疹；③ 主脚气水肿。

继母草：主恶疮。

甲煎：味辛性平。① 主甲疽疮及杂疮；② 虫蜂蛇蝎螫；③ 治头疮吻疮；④ 治月蚀疮。

金疮小草：味甘性平。① 主金疮；② 止血长肌；③ 断鼻衄；④ 断血瘀及卒下血。

鬼钗草：味苦性平。主蛇及蜘蛛咬。

天南星：① 主金疮；② 主伤折瘀血。

骨碎补：主伤折。

地松：味咸。① 主金疮；② 止血；③ 解恶虫蛇螫毒。

质汗：味甘性温。① 主金疮伤折；② 补筋肉；③ 消恶血；④ 治产后血结腹痛内冷。

败芒箔：① 主产妇血满腹胀痛；② 治恶露不尽；③ 下恶血治月闭；④ 去鬼疰癥结。

山慈菰根：有小毒。① 主痈肿疮瘘；② 主瘰疬结核；③ 除皯瘟。

萱草根：性凉无毒。① 治沙淋及小使赤涩；② 下水气；③ 主酒疸；④ 主身体烦热。

莸草：味甘性寒无毒。① 主湿痹顽痹虚肿；② 主消渴；③ 主脚气；④ 主小便赤涩。

合明草：味甘性寒。① 主热淋小便赤涩；② 小儿瘀病；③ 明目；④ 下水；⑤ 止血痢。

谷精草：味甘性平。

灯心草，味甘性寒无毒。主五淋。

燕蓐草：无毒。主眠中遗溺不觉。

鸭跖草：① 主瘴疟；② 主痰饮痞满；③ 主湿痹肉癥；④ 主痈疽丹毒；⑤ 主狂痫热痢。

五毒草：味酸性平。① 主痈疽恶疮肿毒；

② 主赤白游疹；③ 主虫蚕蛇犬咬。

鼠曲草：味甘性平。① 调中益气；② 止泄除痰；③ 压时气；④ 去热嗽。

鸡窠中草：① 主小儿白秃疮；② 敷疮；③ 主小儿夜啼。

鸡冠子：性凉无毒。① 止肠风泻血；② 主赤白痢；③ 主妇人崩中带下。

毛茛：钩吻或是毛茛。毛良石龙芮也。

阴命：钩吻名阴命，生海中，有毒。

毒菌：地浆地蕈子也。

草禹余粮：南人呼平泽中一藤如菝葜为余粮。① 调中；② 止泄。

鼠蓑草：味苦性寒。① 主温疟寒热；② 利气。

廉姜：① 主胃中冷；② 吐水。

草石蚕：① 除风破血；② 主溪毒。

漆姑草：① 主漆疮；② 主溪毒疮。

麂目：食之发冷痰，余别无功。

梨豆：蔓如葛，子如皂荚子，故名梨豆。入炒食之，一名虎涉，别无功。

诸草有毒：略。

卷四木部

丁香：母丁香主夜白。

枳壳：主野鸡痔。

荆沥：① 除烦热消渴；② 治风旋目眩；③ 除痰唾欲吐；④ 治失音；⑤ 治小儿惊痫。

冬青：去风补益。冬月青翠，故名冬青。

干陀木皮：味平。破宿血治妇人血闭及腹内血块。

含水藤中水：味甘性平。① 止渴润五脏；② 除湿痹烦热；③ 主天行时气；④ 敷疮。

皋芦叶：味苦性平。① 止渴；② 除痰；③ 利水；④ 明目。

奴会子：味辛性平无毒。① 主小儿无辜疳冷；② 治虚渴；③ 治脱肛；④ 治骨立瘦损。

蜜香：味辛性温无毒。除臭气去鬼气。

赤怪木：主剥驴马血入肉毒。

阿勒勃：味苦性寒。① 主心膈热风；② 除骨蒸；③ 退寒热；④ 杀三虫。

鼠藤：味甘性温。① 益阳道主五劳七伤阴痿；② 腰脚痛冷；③ 小便数白；④ 除风气。

浮烂罗勒：味酸性平。① 主一切风气；② 除冷痹；③ 开胃补心；④ 和调脏腑。

橄榄木：解鯸鱼肝及子毒。

鱼茗术：解鯸鱼肝及子毒。

灵寿木根皮：味苦性平。令人延年益寿。

縤木：味甘性温无毒。① 主风血羸瘦；② 补腰脚；③ 益阳道。

斑珠藤：味甘性温无毒。① 主风血羸瘦；② 主妇人诸疾。

阿月浑子：味辛性温无毒。① 主诸痢；② 去冷气；③ 令人肥健。

不雕木：味苦性温。① 主调中补衰；② 治腰脚；③ 去风气；④ 却老变白。

曼游藤：味甘性温。① 久服长生延年；② 去久嗽；③ 治癣。

龙手藤：味甘性温。① 主偏风口㖞；② 主手足瘫缓；③ 补虚益阳；④ 去冷气风痹。

放杖木：味甘性温。① 主一切风血；② 理腰脚；③ 变白不老。

石松：味甘性温无毒。① 主风痹脚膝冷疼；② 主皮肤不仁；③ 治衰弱；④ 变白不老。

牛奶藤：味甘性温无毒。① 主荒年食之令人不饥；② 取藤中粉食之如葛根令人发落。

震烧木：主火惊失心，此霹雳木也。

木麻：味甘无毒。① 主妇人老血月闭；② 主风气羸瘦；③ 消癥瘕。

帝休：主不愁，带之愁自销矣。亦如萱草之忘忧也。

河边木：令饮酒不醉。

檀桓：味苦性寒无毒。主长生神仙，去万病。

木蜜：味甘性平无毒。① 止渴除烦润五脏；② 利大小便；③ 去膈上热。

朗榆皮：味甘性寒无毒。① 利水道主热淋；② 令人睡。

那耆悉：味苦性寒。① 主结热黄疸；② 治大小便涩；③ 去痹毒；④ 明目治赤烂热障。

黄屑：味苦性寒。① 主霍乱腹痛；② 主酒疸目黄；③ 破血治野鸡庤；④ 治热痢下血。

仙人杖：味咸性平无毒。① 主哕气呕逆辟痁；② 吐乳吐食；③ 惊痫夜啼；④ 主痔病。

通脱木：主诸虫疮及野鸡庤病。

必栗香：味辛性温。① 主鬼气；② 杀虫鱼。

椶木：味辛性温无毒。① 主破血血块；② 去冷嗽；③ 为枕令人头痛。

研药：味苦性温无毒。① 主霍乱下痢；② 治中恶腹内不调。

黄龙眼：味苦性温。主解金药银药毒。

箭竿及镞：主妇人产后腹中痒。

元慈勒：味甘无毒。① 主心病流血；② 合金疮去恶血；③ 血痢带下；④ 明目去翳。

都咸子及皮叶：味甘性平无毒。① 主渴润肺；② 去烦除痰。

凿孔中木：主难产。

栎木成：味苦性平。① 主恶疮；② 主中风；③ 治痢疾。

省藤：味苦性平。① 主蛔虫；② 主齿痛；③ 止痛。

松杨木皮：味苦性平。主水痢。

杨庐耳：性平无毒。① 主老血结块；② 破血止血。

故甑蔽：无毒。① 主石淋；② 主盗汗。

椵木：味苦性平无毒。① 破产后血；② 洗疮癣。

象豆：味甘性平无毒。① 主五野鸡病；② 主蛊毒飞尸；③ 治喉痹。

地主：性平无毒。主鬼气心痛。

腐木：敷蜈蚣咬处。

石刺木根皮：味苦性平。① 主破血；② 治结瘕。

楠木枝叶：味苦性温无毒。主霍乱。

息王藤：味苦性温无毒。主产后腹痛，血露不尽。

角落木皮：味苦性温无毒。主赤白痢。

鸩鸟浆：味甘性温无毒。① 主风血羸老；② 解诸毒。

紫珠：味苦性寒无毒。① 解诸毒物；② 除痈疽喉痹；③ 飞尸蛊毒毒肿；④ 虫螫犬毒。

牛领藤：味甘性温无毒。① 主腹冷；② 治腰膝疼弱；③ 治阳道乏小便白数。

枕材：味辛性温无毒。① 主痰饮咳嗽；② 治积聚胀满；③ 主鬼气注忤；④ 治疮疥。

鬼膊藤：味甘性温无毒。① 主痈肿；② 去风血。

木戟：味辛性温无毒。主脏腑癖气。

奴柘：味苦性温。① 主老血癥瘕；② 治疫癖闪痞。

温藤：味甘性温。主风血积冷。

鬼齿：无毒。主中恶注忤心腹痛。

铁槌柄：无毒。主鬼打及强鬼排突人致恶。

古榇板：无毒。① 主鬼气注忤；② 中恶腹痛；③ 治背急气喘；④ 治恶梦惊悸。

慈母：无毒。① 下气止渴；② 令人不睡；③ 主小儿痰痞。

饭箩：无毒。主时行病后食劳，敷狗咬疮。

白马骨：无毒。① 主恶疮瘰疬；② 治白癜风；③ 消息肉。

紫衣：味苦无毒。① 主暴热黄疸；② 止热痢。

梳篦：无毒。① 主虱病；② 主癥瘕；③ 主小儿恶气；④ 主霍乱。

倒挂藤：味甘无毒。主一切老血及产后诸疾结痛。

故木砧：无毒。① 主人病后食复劳复；② 治卒心腹痛；③ 烧敷吻上馋疮。

古厕木：① 主鬼魅传尸中恶；② 主温疫魍魉；③ 主杖疮；④ 主难产；⑤ 治霍乱转筋。

桃橛：无毒。① 主卒心腹痛鬼疰；② 破血治恶气胀满。

梭头：主失音不语。

救月杖：主月蚀疮及月割耳。

地龙藤：味苦无毒。① 主风血羸老；② 主腹内及腰脚诸冷。

火槽头：① 主蝎螫；② 主金疮；③ 止血生肉敷疮；④ 带之辟邪恶鬼。

郁金香：味苦性平无毒。① 主一切臭；② 除心腹间恶气鬼疰；③ 入诸香药用。

紫藤：味甘性温。江东呼为招豆藤，主水癥病。

山枣树：睡多生使，不得睡炒熟。

墨：温。

相思子：性平小毒。① 通九窍主蛊毒；② 治心腹气痛；③ 止风痰头痛；④ 杀一切虫。

椰子：理水。

益智子：止呕哕。

桄榔子：似米粉，作饼饵，食之得饱。

无患子：① 主浣垢；② 去面黚；③ 治喉闭；辟飞尸恶气。

胡须赤：① 止水痢；② 主痛；③ 洗恶疮疥并大马疮。

球子根：浸痔亦主痔病。

蒳子：小槟榔也，功劣于槟榔。

五倍子：治肠虚泄痢。

盐肤子：主头风白屑。

柞木皮：味苦性平。治黄疸病。

黄栌：味苦性寒。① 除烦热；② 解酒疸；③ 洗火漆疮；④ 治赤眼。

棕榈子：性平无毒。① 止泻痢肠风；② 崩中带下；③ 止鼻血；④ 破癥。

欓子：① 主游蛊飞尸着喉口；② 去暴冷腹痛；③ 杀腥物。

木槿：性平无毒。① 止肠风泻血；② 主痢后热渴。

柘木：味甘性温。① 补虚主耳聋；② 劳损虚羸腰肾冷；③ 主崩中血结；④ 主疟疾。

扶移木皮：味苦性平。① 去风血脚气疼痹；② 治跕损瘀血；③ 杀瘵虫风瘙。

南藤：名味辛烈，变白不老。

感藤：味甘性平。① 调中益气主五脏；② 通血气；③ 解热止渴除烦闷；④ 治肾钓气。

甘露藤：味甘性温。① 主风气诸病；② 调中温补；③ 止消渴润五脏；④ 除腹内诸冷。

千金藤：① 主霍乱中恶；② 主天行瘴疟；③ 主痰嗽不利；④ 主药石发癫；⑤ 主杂疹。

桦木皮：主伤寒时行热毒疮即今之豌豆疮也。

婆罗得：味辛性温。去冷气块，温中，补腰骨，破疰癖。

拼榈木皮：味苦性平。主破血止血。

楸木皮：味苦性寒。① 主吐逆；② 杀三虫；③ 敷恶疮疽瘘痈肿；④ 除脓血治野鸡病。

没离梨：味辛性平无毒。① 主上气；② 主下食。

柯树皮：味辛性平。主大腹水病。

败扇：① 主蚊子；② 粉身主汗。

楤根：味辛性平。① 主水癥；② 亦治冷气。

橉木灰：味甘性温。① 主心腹癥瘕；② 主坚满疟癖。

椰桐皮：味甘性温。主蛇虫蜘蛛咬，亦主蚕咬毒入肉。

竹肉：味咸性温。① 主杀三虫毒邪气；② 破老血。

桃竹笋：味苦有小毒。① 主六畜疮中蛆

② 杀蛆虫;③ 主一切赤白痢。

罂子桐子:摩疥癣虫疮毒肿。

马疡木根皮:主恶疮疥癣有虫。

木细辛:味苦性温。① 主腹内结积癥瘕;② 推陈去恶治大便不利;③ 破冷气。

百家箸:① 主狂狗咬;② 敷吻上燕口疮。

桤木皮叶:煮洗蛇咬,亦可作屑敷之。

刀鞘:无毒。主鬼打卒得。

芙树:① 主风痹冷疼;② 主偏枯瘫痪;③ 主筋骨挛缩;④ 主皮肤不仁。

丹桎木皮:主疡疡风。

结杀:味香。① 主头风;② 去白屑;③ 生发。

杓:打人身上结筋,筋散矣。

车家鸡栖木:主失音不语。

檀:檀似秦皮。① 极主疮疥;② 杀虫。

石荆:石荆似荆而小,沐头生发。

木梨芦:木黎芦有毒非漏芦。杀虫,治疮疥。

爪芦:味苦涩。① 止渴;② 明目;③ 除烦;④ 消痰。

诸木有毒:木耳,恶蛇虫从下过有毒。

卷五兽禽部

天灵盖:药魂归神妙,阳人使阴,阴人使阳。

经衣:① 主惊疮涌血;② 敷虎狼伤疮;③ 主箭镞入腹。

怀妊妇人爪甲:置目中去瞖障。

人血:① 主赢病;② 主皮肉干枯;③ 主狂犬咬;④ 主寒热欲发。

人肉:治瘵疾。

人胞:① 主血气赢瘦劳损;② 面黯皮黑;③ 腹内诸病;④ 主丹毒热毒;⑤ 狂言妄语。

妇人裈裆:主阴易病。

人胆:主鬼气,尸疰,伏连。

男子阴毛:主蛇咬毒不入腹内。

死人枕及席:患疟拭之。徐嗣伯用治尸疰。

夫衣带:主难产。

衣中故棉絮:主卒下血及金疮出血不止,亦主五野鸡病。

新生小儿脐中屎:① 主恶疮;② 消息肉;③ 主疟。

象肉:味咸。胆主目疾。

蔡苴机屎:主蛇虺毒敷疮。

诸朽骨:① 主骨蒸;② 涂疡疡风疮癣烂。

乌毡:无毒。① 主火烧生疮;② 止血除贼风。

海獭:味咸无毒。① 主人食道中毒;② 主鱼骨伤人痛不可忍。

土拨鼠:味甘性平。主野鸡瘘疮。

犊子脐屎:主卒九窍出血。

灵猫阴:味辛性温。① 主中恶鬼气;② 主飞尸盅毒心腹卒痛;③ 主狂邪鬼神功以麝。

震肉:无毒。主小儿夜惊,大人因惊失心。

狒狒:饮其血使人见鬼。敷癣。

水马:主妇人难产。

腽肭脐:如烂骨,骨肭兽似狐而大,脐似麝香,生突厥国。

麂:味辛。① 主野鸡病;② 主飞尸。

诸血:味甘性平。① 补血不足;② 解诸药毒;③ 止渴;④ 除丹毒;⑤ 去烦热。

果然肉:味咸无毒。① 主疟瘴;② 除寒热。

狨兽:① 主五野鸡病;② 敷疮;③ 作鞍褥。

狼筋:人有犯盗者熏之当脚挛缩。

诸肉有毒:略。

啄木鸟:性平。主痔及牙齿疳虫。

百劳:性平有毒。主小儿继病,儿有病如疟痫。

鹖:补虚甚暖,亦鹌鹑同类也。

鹘:人食之,无别功用也。

阳鸟:主恶虫咬作疮。

凤凰台:味辛性平。① 主劳损积血;② 利血脉;③ 安神定惊;④ 治癫痫发热狂走。

鹲鹞鸟:① 主溪毒,砂虱,水弩,射工;② 封疮头。

巧妇鸟:主妇人巧吞。

鹑:共猪肉食之,令人生小黑子。

英鸡:味甘性温无毒。① 益阳道;② 补虚损;③ 令人肥健悦泽;④ 能食;⑤ 不患冷。

漓鸟:味甘性平无毒。① 治惊邪;② 导邪逐害。

鱼狗:味咸性平无毒。主鲠及鱼骨入肉不出痛甚。

舵鸟矢:无毒。主中铁刀入肉,食之立销。

鸡鸪:水鸟,人家养之,厌火灾。

蒿雀:味甘性温无毒。① 益阳道;② 其脑涂冻疮使手足不皲;③ 其肉极热益人。

鹊鸡:味甘无毒。其肉令人勇健。

山菌子：味甘性平无毒。① 主野鸡病；② 杀虫。

百舌鸟：① 主虫咬；② 主小儿久不语。

黄褐侯：味甘性平。主蚁瘘恶疮。

鸶鸠：主火灾。

乌目：无毒。令人见诸魅，令人昏忘，为其臭膻。

斑鸠：主耳聋，主刀剑。

布谷脚脑骨：令人夫妻相爱。

蚊母鸟翅：作扇蚊，即去矣。

杜鹃：主离别。学其声，令人吐血。

鸮目：无毒。① 令人夜中见物；② 其肉主鼠瘘。

钩鸧：入城城空，入宅宅空，其声如笑者，宜速去之。

姑获：收人魂魄。

鬼车：收人魂气。亦名九头鸟。

诸鸟有毒：略。

卷六虫鱼部

玳瑁：性寒无毒。解岭南百药毒。

鳝鱼：主狗及牛瘦。

鲟鱼：味甘性平。① 益气补虚；② 令人肥健。

鱼鳔：主行木入肉经久不出。

文鳐鱼：无毒。妇人临月带之令易产。

牛鱼：无毒。主六畜疾疫。

海豚鱼：味咸。① 主飞尸蛊毒及瘴疟；② 摩恶疮、疥癣、痔疮；③ 杀虫。

杜父鱼：主小儿差颓。

海鹞鱼齿：无毒。主瘴疟。

鮠鱼：味甘性平。主膀胱下水，开胃。

鲥鱼：味甘性平。① 主五野鸡痔；② 下血治瘀血在腹。

鳢鱼肝：无毒。主恶疮疥癣。

石鮅鱼：味甘性平。主疮疥癣。

鱼鲊：味甘性平。① 主癣；② 主马病疮；杀虫。

鱼脂：① 主牛疥狗病疮；② 主癥瘕。

胵：味甘性温。① 主腰脚湿痹；② 主伏梁冷疹结癖；③ 除膀胱水。

昌侯鱼：味甘性平。食其肉肥健，益气力。

鲩鱼：无毒。主喉闭飞尸。

鳜鱼肝及子：有大毒。人亦食之，煮之不可近铛。

鱼虎：有毒。皮如猬有刺，头如虎。

铁鱼、鳅鱼、鼠尾鱼、地青鱼、鲷鱼、邵阳鱼：尾刺人者，有大毒。

鲵鱼：膏燃烛不灭。

诸鱼有毒：略。

水龟：无毒。主难产。

疟龟：无毒。主老疟发无时者，亦名瘄疟。

嘉鱼：治肾虚水消渴及劳损羸瘦。

鳖：味辛无毒。① 主五野鸡痔病；② 杀虫；③ 断产后痢。

河豚：如鲇鱼，口尖，一名鳍鱼也。

蝤蛑：① 主小儿内痞；② 彭蜞膏主湿癣疽疮；③ 其肉令人吐下至困。

鼋：① 鼋肉主诸邪蛊毒湿气；② 主瘰疬疮瘘；③ 杀虫；④ 逐恶风顽疥瘙痒。

海马：性温性平无毒。主妇人难产，带之于身神验。

齐蛤：生海水中。无别功用，海人食之。

柘虫屎：其屎破血，不香。詹糖烧之香也。

蚱蜢：蝗虫之类，无别功。与蚯蚓交，为媚药。

寄居虫：似蜗牛，无别功用。

蚰蜒：悬网状如鱼罾者亦名蚰蜒。主疔肿出根。

负蟠：蜚蠊一名负盘，蜀人食之辛辣也。

蠷螋：蠷螋能溺人影令发疮，绕腰匝。山蠷螋溺毒更猛，扁豆叶敷即瘥。

蛊虫：蛊能隐形似鬼神，与人作祸，咬人至死。蛊虫疗蛊是知蛊名，即可治之。

土虫：土虫无足生湿地，有毒。

鳙鱼：鳙鱼，只食之，别无功用。

予脂：① 主风肿痈毒痔瘘；② 主瘾疹赤瘙病疥；③ 主皮肤顽痹；④ 主踠跌折伤瘀血。

砂挪子：有毒。生取置枕，令夫妻相好。性好睡，亦呼为睡虫。

蛔虫汁：大寒。主目肤赤热痛。

蛄蟖，蚯蚓：二物异类同穴，为雄雌，令人相爱。蛄蟖如蝗虫，东人呼为蚱蜢。

灰药：令人喜好相爱。

吉丁虫：功用同前，人取带之。

腆颗虫：功用同前，人取带之。

鼹鼠：有毒。食之成疮，至死不觉。

诸虫有毒：略。

淡菜：味甘性温。① 主虚羸劳损瘦瘠；② 结积疝瘕；③ 腹冷肠鸣下痢；④ 腰疼带下。

蛤蜊：性冷无毒。① 润五脏止消渴；② 开胃解酒毒；③ 主老癖及妇人血块。

蚌：性寒。① 主劳损下血；② 明目；③ 除湿止消渴；④ 主反胃；⑤ 主心胸间痰饮。

车螯：性冷无毒。治酒毒，消渴，酒渴并壅肿。壳治疮疖肿毒。

蚶：性温。① 主心腹腰脊冷气；② 温中消食；③ 治一切血气癥癖。

蛏：味甘性温无毒。① 补虚；② 主冷利；③ 主妇人产后虚损。

蚬：① 洗疔疮阴疮；② 除心胸痰水；③ 主脚气湿毒；④ 止痢；⑤ 主消渴；⑥ 利小便。

蛞蝓：主野鸡痔病。人食其肉，无功用也。

虾：主五野鸡痔病；主小儿赤白游疹。

金蛇：味咸性平。

海螺：① 洗之治目痛累年；② 主内燥。

海月：味辛性平无毒。① 主消渴；② 下气；③ 调中利五脏；④ 消腹中宿物。

青蚨：味辛性温。① 主补中；② 益阳道；③ 去冷气；④ 令人悦泽。

鼓虫：有毒。杀禽兽，蚀息肉，敷恶疮。

乌烂死蚕：① 蚀疮有根者；② 主外野鸡痔；③ 敷疮；④ 白死蚕主白疹赤死蚕主赤疹。

茧卤汁：① 主百虫入肉；② 虫蚀瘙疥及牛马虫疮，山蛉、山蛭入肉，蚊子诸虫咬毒。

壁钱：① 主鼻衄及金疮下血；② 主外野鸡痔病下血。

针线袋：主妇人产后肠中痒不可忍。

故锦烧作灰：① 主小儿口中热疮；② 疗蛊毒。

故绯帛：① 主恶疮疔肿毒肿；② 主毒肿；③ 主盗汗。

赦日线：令犯罪经恩也。

苟印：主耳聋。

溪鬼虫：主溪毒射工。

赤翅蜂：主蜘蛛咬及疔疮痈疽。

独脚蜂：所用同前。

蜡：味咸无毒。① 主妇人劳损；② 主积血带下；③ 主小儿风疾丹毒。

盘蝥虫：主传尸鬼疰。

螳螂：① 主一切疔肿及附骨疽蚀等疮；② 主宿肉赘瘤。

山蛩虫：有大毒。① 主嗜酒不已；② 敷恶疮。

溪狗：有小毒。主溪毒及游蛊。

水龟：有毒。令人不渴。

飞生虫：无毒。令人易产。

芦中虫：无毒。主小儿饮乳后吐逆，不入腹亦出。

蓼螺：无毒。主飞尸游蛊。

蛇婆：味咸性平无毒。① 主赤白毒痢；② 主蛊毒下血；③ 主五野鸡痔病；④ 恶疮。

朱鳖：① 带之主刀刃不伤；② 令人有媚。

担罗：味甘性平无毒。① 主热气结气；② 消食。

青腰虫：有大毒。① 主皮肉肿起；② 杀癣虫；③ 主恶疮息肉；④ 剥人面皮除印字。

虱：① 主疗肿；② 主肉刺疮。

枸杞上虫：味咸性温。益阳道令人悦泽有子。

大红虾鲊：味甘性平。① 主飞尸蛔虫；② 去疥癣主风瘙身痒；③ 主头疮牙齿。

木蠹：味辛性平。① 主血瘀劳积；② 主月闭不调；③ 主腰脊痛；主心腹间痰。

留师蜜：味甘性寒。主牙齿痛口中疮。

蓝蛇：头大毒，尾良。用头合毒药，药人至死。解之法，以尾作脯，食之即愈。

两头蛇：见之令人不吉。

活师：① 主火热疮及疥疮；② 卵主明目。

卷七果菜米部

山姜：味辛性温。① 主恶气中恶霍乱；② 温中主心腹冷痛，功用如姜；③ 破血气。

枸橼：味辛性温。① 皮去水气；② 除心头痰水。

乳柑：著产后肌浮。

楒桲：树如林檎，花白绿色。

橄榄：味酸，大如枣，八月熟，生交趾。

杨梅：止渴。

荔枝：味酸，子如卵。实白如美，极益人也。

胡桃：味甘性平无毒。① 令人肥健；② 润肤黑发；③ 去野鸡痔病。

猕猴桃：味酸性温。① 主骨节风；② 著瘫缓；③ 主野鸡痔；④ 调中下气；⑤ 胡石淋。

柿蒂：止哕气。

按楂：① 去恶心；② 杀虫鱼；③ 止酸水；④ 治水痢。

楂子：① 去恶心；② 止酒痰黄水。

灵床上果子：主夜卧谵语。

无漏子：味甘性温。① 主温中益气；② 除痰嗽；③ 补虚损好颜色；④ 令人肥健。

都角子：味酸性平无毒。① 止泄；② 久食益气。

文林郎：味甘无毒。① 主水痢；② 去烦热。

木葳子：味酸性平。主心中恶水水气。

摩厨子：味甘性平无毒。① 主益气；② 润五脏；③ 久服令人肥健。

悬钩根皮：味苦性平。① 主子死腹中；② 破血；③ 杀虫；④ 主血痢及带下赤白。

钩栗：味甘性平。主不饥浓肠胃，令人肥健。

石都念子：味酸性温无毒。① 主痰嗽；② 主哕气。

君迁子：味甘性平。主止渴去烦热，令人润泽。

韶子：味甘性温无毒。① 主暴痢；② 主心腹冷。

梂子：味甘性平无毒。① 主水痢；② 止咳嗽。

诸果有毒：略。

胡荽：味辛性温。① 消谷；② 根发痼疾；③ 子主秃疮；④ 主蛊毒；⑤ 主五野鸡痔。

邪蒿：味辛性温无毒。① 主胸膈中臭烂恶邪气；② 利肠胃通血脉；③ 续不足气。

同蒿：性平。① 安心气；② 养脾胃；③ 消水饮。

罗勒：味辛性温。① 调中消食；② 消水气；③ 疗齿根烂疮；④ 疗风赤眵泪。

石胡荽：性寒无毒。① 通鼻气；② 利九窍；③ 吐风痰；④ 去翳。俗名鹅不食草。

甜瓜：性寒有毒。① 止渴；② 除烦热；③ 利小便；④ 通三焦塞气；⑤ 主口鼻疮。

胡瓜叶：味苦性平。主小儿闪癖，捣敷胡刺毒肿。

越瓜：① 利小便；② 去烦热；③ 解酒毒；④ 宣泄热气；⑤ 敷口吻疮及阴茎热疮。

白芥：① 主冷气；② 子主上气；③ 发汗；④ 主胸膈痰冷；⑤ 主面目黄赤。

蜀葵：味甘性寒。① 主客热毒痢；② 治水肿

疮疥；③ 敷金疮；④ 主风疹及淋涩。

菰首：① 主心胸浮热；② 滋牙齿；③ 止渴；④ 止小儿水痢。

蕨叶：味甘性寒。① 去暴热；② 利水道；③ 令人睡。

翘摇：味辛性平。① 主破血；② 主止血生肌；③ 主五种黄病。

甘蓝：性平。① 补骨髓利五脏六腑；② 利关节壮筋骨；③ 通经络结气；④ 明耳目。

马齿苋：① 破痃癖；② 止消渴；③ 主马恶疮虫。

茄子：味甘性平。醋摩敷痈肿，煮洗冻疮，足刺主瘴疟。

白苣：味苦性寒。① 补筋骨利五脏通经脉；② 开胸膈拥气；③ 令齿白；④ 聪明少睡。

莴苣：性冷微毒。紫色者入烧炼药用，余功同白苣。

仙人杖：味甘性温无毒。① 去痰癖；② 除风冷。

雍菜：味甘性平。解野葛毒。

菠菜：性冷微毒。① 利五脏；② 通肠胃热；③ 解酒毒；④ 服丹石人食之佳。

苦菜：味苦性寒。① 敷小儿闪癖；② 去暴热；③ 主目黄秘塞。

苦荬：性冷无毒。① 治面目黄；② 强力止困；③ 敷蛇虫咬又敷疔肿。

鹿角菜：大寒无毒。① 下风热气；② 疗骨蒸热劳；③ 发痼疾。

莙荙：性平微毒。① 补中理气；② 去头风；③ 利五脏下气。

紫菜：味甘性寒。① 主热烦；② 多食令人腹痛；③ 发气吐白沫。

石莼：味甘性平无毒。下水，利小便。

灰藋：味甘性平。① 主恶疮虫咬；② 去疥癣风瘙；③ 杀齿䘌疳疮；④ 除白癜风面黵。

白油麻：性寒。① 治虚劳行风气通血脉；② 去润肌润发补皮裂；杀虫敷疮疥癣。

穄豆：味甘性湿。① 去贼风风痹；② 疗妇人产后冷血；③ 亦堪作酱。

糯米：性寒。妊身与杂肉食之不利子，生消渴。

稻穰：① 主黄肉身作金色；② 稻谷芒炒令黄

细研作末酒服。

泔：① 主霍乱转筋；② 洗皮肤疮疥；③ 主五野鸡痔及消渴；④ 杀虫；⑤ 主恶疮疳痢。

糗：味酸性寒。① 解烦热；② 止泄实大肠；③ 压石热止渴。

麸：味甘性寒。① 止泄利调中；② 去热健人；③ 止痛散血。

面：味甘性温：① 实肤体；② 厚肠胃；③ 强气力。

曲：味甘性暖。① 疗脏腑中风；② 消宿食癥结；③ 主心膈痰逆；④ 除烦。

女麹：一名麰子。麰子与黄蒸不殊。

黄蒸：温补消诸生物。

麦苗：味辛性寒。① 主天行暴热；② 主蛊毒；③ 消酒毒酒疸；④ 麦苗上黑霉名麦奴。

荞麦：味甘性平。① 实肠胃；② 益气力；③ 犹挫丹石；④ 炼五脏滓秽；⑤ 续精神。

师草实：味甘性平无毒。主不饥轻身。一名禹余粮，非石之余粮也。

寒食饭：灭瘢痕，主病后食劳。

稷米：味甘性寒无毒。① 利肠胃；② 益气力；③ 久食不饥；④ 去热益人。

狼尾草：令人不饥。

胡豆子：味甘无毒。主消渴。

东墙：味甘性平。① 益气轻身；② 久服不饥；③ 坚筋骨能步行。

罂子粟：嵩阳子曰：其花四叶，有浅红晕子也。

雕胡：性冷。是菰蒋草米，雕胡止渴。

䅟：有二种，一黄白，一紫黑。其紫黑者芒有毛，北人呼为乌禾。

五谷：① 主恶疮疥癣；② 主瘘疽虫螫。

蓬草子：作饭食之，无异粳米，俭年食之也。

寒食麦人粥：有小毒。① 主咳嗽；② 下热气；调中。

甜糟：味咸性温。① 温中消食止呕哕；② 杀腥；③ 润皮肤；④ 调腑脏。

糟笋中酒：味咸性平。主哕气呕逆，少许磨痒风。

社酒：喷屋四壁去蚊子，纳小儿口中令速语。此祭祀社余者酒也。

诸米酒有毒：略。

《本草拾遗》卷八至卷十为本草解纷，主要阐述药物鉴别，是全书精华。李时珍《本草纲目》尝谓：历代本草惟陈藏器辨物最精审，尤当信之。兹择《本草拾遗·解纷》之要录之，以赏诸君。

《本草拾遗·解纷》目录

芒硝，消石，滑石，石膏，太一禹余粮，锡铅及琅铜镜鼻铜，胡粉，水银，赤铜屑，铁，珊瑚，戎盐，食盐，硇砂，乌古瓦，石燕，天门冬，麦门冬，女萎，黄精，干地黄，升麻，柴胡，防葵，薏苡仁，葝荩子，茺蔚子，白英，肉苁蓉，忍冬，龙须，络石，千岁虆，黄连，蓝，天名精，兰草，荘芝，续断，茵陈，漏芦，茜根，薇衔，旋花，生姜，葛根，芮子，通草，苍耳，茅针，防己，泽兰，百部根，王瓜，高良姜，积雪草，恶实根，大小蓟根，水萍，海藻，昆布，荭草，蒟酱，萝摩，姜黄，大黄，钩吻，赭魁，射罔，天雄，附子，侧子，射干，鸢尾，半夏，由跋，莨菪子，蛇衔，草蒿，羊桃，酸摸，乌韭，虎杖，鼠尾草，马鞭草，苎根，菰菜，半天河，三白草，猪膏草，蘘蒿，故麻鞋底，琥珀，桂，枫皮，女贞，蕤核，五加皮，沉香，檀香，乳香，柏皮，辛夷，榆荚，酸枣，槐实，苏合香，橘柚，苦竹笋，合欢皮，芜荑，食茱萸，茗，桑叶，庵摩勒，巴豆，樟材，白杨，正月雨水，蒹葖，鬼皂荚，柳絮，苏方，接骨木，木天蓼，乌臼叶，赤爪，檀树，樗木，生人发，溺，马乳，黄牛乳，羊乳，阿胶，酥，醍醐，湿酪，犀角，羚羊角，牛肉，马肉及血，狗，麋，虎骨，豹，风狸溺，兔，鼺鼠，猪肉，驴，鼹鼠肉，獭，猫脂，鸡，鹅，鹜，鹰肉，雀肉，鸛脚骨及嘴，鸧鸹，燕屎，孔雀，鸬鹚，蜜，蜂子，土蜂，牡蛎，海蛤，秦龟，螲蟷，鲤鱼肉，鳝鱼，鲫鱼，伏翼，猬脂，蚱蝉，木虻，蛴螬，水蛭，鳖，鮀鱼甲，乌贼鱼骨，蟹，原蚕屎，鲛鱼皮，虾蟆，雄鼠，蚺蛇，蝮蛇，蛇蜕，雀瓮，蚯蚓粪土，蟅螂，田中螺，甲香，蜗牛，蓬药，藕实，梅实，柿，木瓜，芋，乌芋，杏仁，石榴，芡实，繁缕，芜菁子，菘菜，苦荬菜，水苏，假菜，五辛菜，荏叶，蓼，蕹，韭，大蒜，苦瓠，水芹，芸苔，莼，胡麻，麻子，胡麻油，大豆，赤小豆，蒲州豉，大麦，小麦，粟米粉，陈廪米，酒，醋，石脾，玉伯，石濡，鬼目，鬼盖，马唐，牛舌实，羊乳，棝花，蕙实，白昌，天蓼，地肤，地筋，累根，苗根，荆茎，丁公寄，东腐木，桑蠹虫，石蠹虫，行夜，蜗篱，薰草，乌敛莓。

卷八《本草拾遗·解纷》选辑

硇砂：主妇人丈夫羸瘦，积病，血气不调，肠鸣，食欲不消，腰脚疼冷，疢癖痰饮，喉中结气，反胃吐水。令人能食，肥健。一飞为酸砂，二飞为伏翼，三飞为定精，色如鹅儿黄。服之有暴热，飞炼有法，亦能变铁。天门冬：天门冬根有十余茎，百部多者五六十茎，根长尖内虚，味苦。天门冬根圆短实润，味甘不同，苗蔓亦别。如陶所说，乃是同类。今人或以天门冬当百部者，说不明也。麦门冬《本经》不言生者。生者本功外去心煮饮止烦热，消渴，身重，目黄，寒热。体劳，止呕，开胃，下痰饮。干者入丸散及汤用之，功如《本轻》方家自有分别。出江宁小润，出新安大白，其大者苗如鹿，小者如韭叶。大小有三，四种功用相似，其子圆碧。久服轻身明目。和车前子，干地黄为丸，食后服之，去温瘴，亦白，明目，夜中见光。女萎，萎蕤，二物同传。陶云同是一物，但名异耳。下痢方多用女萎，而此都无止泄之说，疑必非也。女萎，苏颂又于中品之中出之，云主霍乱，泄痢，肠鸣，正与陶注上品女萎相合，如此即二萎功用同矣。更非二物，苏乃剩出一条。苏又云：女萎与萎蕤不同，其萎蕤一名玉竹，为其似竹；一名地节，为其有节。《魏志樊阿传》青黏一名黄芝，一名地节，此即萎蕤，极似偏精。本功外，主聪明，调血气，令人强壮，和漆叶为散，主五脏，益精，去三虫，轻身不老，变白润肌肤，暖腰脚，惟有热不可服。晋稽绍有胸中寒疾，每酒后苦唾，服之得愈，草似竹，取根花叶阴叶。昔华佗入山，见仙人服之，以告樊阿，服之寿百岁也。黄精，陶云将钩吻相似，但一善一恶耳。钩吻即野葛之别名。若将野葛比黄精，则二物殊不相似，不知陶公凭何此说。其叶偏生，不对者为偏精，功用不如正精。防葵与狼毒二物，一是上品，陶云防葵与狼毒根同，但置水中不沉尔。然此二物善恶不同，形质又别，陶既为此说，后人因而用之。防葵将以破坚积为下品之物，与野狼毒同功。今古因循，遂无甄别，此殊误也。千岁蔂陶云藤生，树如葡萄，叶如鬼桃，蔓延木上，汁白。人不复识，仙方或须。唐本注即云藤，得千岁者，汁甘子酸。按虆薁是山蒲桃，斫断藤，吹气出一头如通草。以水浸，吹取气，滴目中，去热翳赤障，更无甘汁，《本经》云汁甘，明非虆薁也。千岁蔂似葛蔓，叶下白，子赤，条中有白汁。《草木疏》云：一名苣荒，连蔓而生，子赤可食。《毛诗》云：葛蔂。注云：似葛之草也。此藤大者盘薄，故云千岁蔂。谓虆薁者，深是妄言。天名精，《本经》一名麦句姜。

苏云：鹿活草也。《别录》云：一名天蔓菁，南人呼为地菘，与蔓菁相似，故有此名。《尔雅》云：大鞠，蘧麦。云：麦句姜，蘧麦，即今之瞿麦，然终非麦句姜。《尔雅》注错如此。陶公注钓樟条云：有一草，似狼牙，气辛臭，名为地菘，人呼为刘烬草，主金疮，言刘烬昔曾用之。《异苑》云：青州刘烬，宋元嘉中，射獐，剖五脏，以此草塞之，蹶然而起，烬怪而拔单，便倒，如此三度。烬密录此草种之，主伤折多愈，因以名焉。既有活鹿之名，雅与獐事相会。陶、苏两说，俱是地菘，功状既同，定非二物。兰草与泽兰，二物同名。陶公竟不能知，苏亦强有分别。兰草本功外，主恶气，香泽可作膏涂发。生泽畔，叶光润，阴小紫，五月、六月采阴干，妇人和油泽头，故云兰泽。李云都梁是也。苏注兰草云：八月花白，人多种于庭池，此即泽兰，非兰草也。泽兰叶尖，微有毛，不光润，方茎紫节，初采微辛，干亦辛，入产后补虚用之，已别出中品之下，苏乃将泽兰注于兰草之中，殊误也。《广志》云：都梁香，出淮南，亦名煎泽草。盛洪之《荆州记》曰：都梁县有山，山下有水清浅，其中生兰草，因名为都梁，亦因山为号也。姜黄，真者是经种三年以上老姜。能生花，花在根际，一如襄荷，根节坚硬，气味辛辣，种姜处有之，终是难得。性热不冷，《本经》云寒，误也。破血下气。西蕃亦有来者，与郁金、药相似。如苏所附，即是蒁药而非姜黄。苏不能分别二物也。又云：蒁，味苦，温。主恶风痓忤，心痛，血气结积。苏云姜黄是蒁，又云郁金是胡蒁。夫如此，则三物无别，递相连名，总称为蒁，功状则合不殊。今蒁味苦，色青，姜黄味辛，温，无毒，色黄，主破血下气，温不寒。郁金味苦寒，色赤，主马热病。三物不同，所用各别。射干、鸢尾二物相似，人多不分。射干有三物，《佛经》云，夜干貂犬，此灵恶兽，似青黄狗，食人。郭云能缘木。又阮公诗云：夜干临层城。此即是树，今之射干，殊高大者。本草射干，即人间所种为花卉。亦名凤翼。叶如鸟翅，秋生红花赤点。鸢尾亦人间多种，苗低下于射干，如鸢尾，春夏生紫碧者是也。又注云，据此犹错，夜干花黄，根亦黄色。鸢尾主飞尸游蛊着喉中，气欲绝者，以根削去皮，内喉中，摩病处，令血出为佳。桂有菌桂、牡桂、桂心，已上三色并同是一物。桂林，桂岭因桂为名，今之所生，不离此郡。从岭以南际海，尽有桂树，惟柳、象州最多。

味既辛烈,皮又厚坚。土人所采,厚者必嫩,薄者必老。以老薄者为一色,以厚嫩者为一色。嫩既辛香,兼又筒卷。老必味淡,自然板薄。板薄者、即牡桂也,以老大而名焉。筒卷者,即菌桂也,以嫩而易卷。古方有筒桂,字似箘字,后人误而书之,习而成俗,至于书传,亦复因循。桂心即是削除皮上甲错,取其近里,辛而有味。沉香,枝叶并似椿。苏云如枯,恐未是也。其枝节不朽,最紧实者为沉香,浮者为煎香。以次形如鸡骨者为鸡骨香。如马蹄者为马蹄香。细枝未烂紧实者为青桂香。其马蹄,鸡骨只是煎香。苏乃重云,深觉烦长,并堪熏衣去臭,余无别功。又杜衡叶一名马蹄香,即非此者,与前香别也。酸枣,按酸枣,既是枣中之酸,更无他异,此即真枣,何复名酸,既云其酸,又云其小。今枣中酸者,未必即小,小者未必即酸,虽欲为枣生文,展转未离于枣,若道枣中酸者,枣条无令睡之功,道棘子不酸,今人有众呼之目。枣、棘一也。酸,甜两焉。纵令以枣当之,终其非也。嵩阳了曰:余家于滑台。今酸枣县,即滑之属邑也。其地名酸枣焉,其树高数丈,径围一二尺,木理极细,坚而且重,其树皮亦细文似蛇鳞,其枣圆小而味酸,其核微圆,其仁稍长,色赤如丹。此医之所重,易人不易得。今市之卖者,皆棘子为之。食茱萸,杀鬼魅及恶虫毒,起阳,杀牙齿虫痛。树皮,杀牙齿虫,止痛。《本经》已有吴茱萸,云是口折者。且茱萸南北总有,以吴地为好,所以有吴之名。两处俱堪入食,若充药用,要取吴者,只可言汉之与吴,岂得云食与不食。其口拆者是晒干,不拆者是阴干。《本经》云:吴茱萸,又云生宛朐。宛朐既非吴地,以此为食者耳。苏重出一条。桑叶,汁主霍乱腹痛,吐下,冬月用干者,浓煮服之。研取白汁,合金疮。又主小儿吻疮。细判,大釜中煎,取如赤糖,去老风及宿血。叶桠者鸡桑,最堪入用。椹,利五脏,关节,通血气,久服不饥。多收曝干,捣末蜜和为丸。每日服六十丸,变白不老。取黑椹一升,和科斗子一升,瓶盛封闭悬屋东头,一百日尽化为黑泥,染白鬓如漆。又取二七枚和胡桃脂研如泥,拔去白发,点孔中即生黑者。桑柴火灸蛇,则见足。巴豆主癥癖、痃气、痞满,腹内积聚,冷气血块,宿食不消,痰饮吐水。取青大者。每日空腹服一枚,去壳,勿令白膜破,乃作两片,并四边不得有损缺,吞之以饮压令下,少间腹

内热如火,痢出恶物,虽痢不虚。若久服亦不痢,白膜破者弃之。生南方,树大如围,极高,不啻一丈也。

卷九《本草拾遗·解纷》选辑

犀角主诸蛊蛇兽咬毒,功用劣于角。《本经》有通天犀,且犀无水陆二种,并以精粗言之。通天者,脑上角千发者长,且锐白星彻,端能出气,通天则能通神,可破水、骇鸡,故曰通天。《抱朴子》曰:通天犀,有白理如线者,以盛米,约即骇矣。其真者,刻为鱼,街入水,水开三尺。其鼻角,一名奴角,一名食角。《尔雅》云:兕似牛,一角。犀似豕,三角。复云多似象,复如豕三角。陶据《尔雅》而言,不知三角之误也。又曰:雌者是兕而形不同,未知的实。羚羊角主溪毒及惊悸烦闷,卧不安,心胸间恶气毒,瘰疬。肉主蛇咬,恶疮。山羊、山驴、羚草,三种相似,医工历用,但信市人,遂令汤丸或致乖舛。且羚羊角有神,夜宿取角挂树不着地。但取角弯中深锐紧小,犹有挂痕者即是真,慢无痕者非,作此分别,余无它异。真角,耳边听之集集鸣者良。陶云一角者,谬也。牛肉消水肿,除湿气,补虚,令人强筋骨,壮健。鼻和石燕煮汁服,主消渴。肝和腹内百叶,作生姜、醋食之,主热气,水气,丹毒,压丹石发热,解酒芳。五脏,主人五脏。其牛肉,小温,补益腰脚。独肝者有大毒,食之,痢血至死。北人牛瘦,多以蛇从鼻灌之,则为独肝也。水牛则无之。以前二色牛肉,自死者发痼疾癖,令人成疰病。落崖死者良。黄牛乳,生服利人,下热气,冷补,润肌,止渴。和蒜煎三五沸食之,主冷气癖,羸瘦。凡服乳,必煮一二沸,停冷啜之,热食则壅。不欲顿服,欲得渐消。与酸物相反,令人腹中结癥。凡以乳及溺,屎去病者,黑牛强于黄牛。酥堪合诸膏,摩风肿跌,血瘀。醍醐更佳,性滑,以物盛之皆透,唯鸡子壳及葫芦盛之不出,屎热灰敷灸疮不瘥者。水牛、黄牛角及在粪土中烂白者,烧为黑灰末服,主赤白痢。口中涎,主反胃。又取老牛涎沫如枣核大,置水中服之,终身不噎。口中龄草,绞取汁服,止哕。《本经》不言黄牛、乌牛、水牛,但言牛。牛有数种,南人以水牛为牛,北人以黄牛、乌牛为牛。牛种既殊,入用亦别也。鸡主马咬禽及驴马伤手。热虽血及热浸之。黄雌鸡,温补,益阳。白鸡,寒,利小便,去丹毒风。屎白,雄鸡三年者,能为鬼神所使。乌雌鸡,杀鬼

物。卵白，解热烦。屎，炒服之，主虫咬毒。黄脚鸡，主白虎病。布饭病处，将鸡来食饭，亦可抱鸡来压之。雄鸡胁血，涂白癜风，疬疡风。鸡子，益气，多食令人有声。一枚以浊水搅煮两沸，合水服之，主产后痢。和蜡作煎饼，与小儿食之，止痢。取二枚，破着器中，以白粉和稀粥，顿服之，主妇人胎动腰脐，下血，又取一枚打开，取白酽醋如白之半搅调吞之，主产后血闭不下。又取卵三枚，醋半升，酒二升，搅和煮取二升，分四服，主产后血下不止。又白虎病，取鸡子揩病处，咒愿送粪堆头，不过三度瘥。白虎是粪神，爱吃鸡子。鸡屎和黑豆炒，浸酒，主贼风，风痹，破血。蜜主牙齿疳䘌，唇口疮，目肤赤障，杀虫。按寻常蜜，亦有木中作者，亦有土中作者。北方，地躁，多在土中；南方，地湿，多在木中。各随土地所宜而生，其蜜一也。崖蜜别是一蜂。如陶所说出南方，岩岭间，生悬崖上，蜂大如虻，房着岩窟，以长竿刺令蜜出，以物承之，多者至三四石，味酸色绿，入药用胜于它蜜。苏恭是荆襄间人，地无崖险，不知之者，应未博闻。今云石蜜，正是岩蜜也，宜改为岩字。甘蔗、石蜜，别出《本经》。张司空云：远方，山郡幽僻处出蜜，所着岩石壁，非攀缘所及。惟于山顶，篮舆自悬挂下，遂得采取。蜂去余蜡者石，鸟雀群飞来啄之尽，至春蜂归如故，人亦占护其处。宣州有黄连蜜，色黄，味苦。主目热。蜂衔黄连花作之。西京有梨花蜜，色白如凝脂，亦梨花作之，各逐所出。海蛤主水痢，取二两先研三日，汉防己、枣肉、杏仁二两，葶苈子六两，熬研成脂为丸，一服十丸，利下水。海蛤，是海中烂壳，久在泥沙风波淘涵，自然圆净。有大有小，以小者久远为佳，亦非一一从雁腹中出也。文蛤，是未烂时壳，犹有纹者。此乃新旧为名，二物无同类。假如雁食蛤壳，岂择纹与不纹。苏恭此言殊为未达，至如烂蚬蚌壳，亦有所主，与生不同。陶云副品，正其宜矣。《说文》曰：千岁燕化为海蛤，一名伏老，伏翼化为，今亦生子滋长也。鳝鱼主湿痹气，补虚损，妇人产后淋沥，血气不调，羸瘦，止血，除腹中冷气肠鸣也。肉，主安胎，胎动，怀妊身肿。煮食之，破冷气、痃癖，气块。从脊当中数至尾，无大小，皆有州六。血，主癣及瘘，断取血涂之，夏月于浅水中作窟如蛇，冬蛰夏出，宜食之。证俗音蟮鱼，音善字，或作鳝，诸书皆以为鳝。本经以繟为鳝，仍足鱼字，殊为误

也。《风土记》云：鳝鱼夏出冬蛰，亦以气养和节也。颜氏家训云：《后汉书》颧雀衔三鳝鱼，音善，多假借作。魏武四时食制，蝉鳝鱼大如五斗，躯长一丈，即鳝鱼也。若如此长大，颧雀不能胜一，况三头乎？是蟮鱼明矣。今宜作鳝字。作臛当重煮之，不可以桑薪煮之，亦蛇类也。蚱蝉、蟪蛄、寒蜩、蜓蟧、宁母、蜩范，并蝉，陶云：蟪蛄四月、五月鸣，小小紫色者。而《离骚》云：蟪蛄鸣兮啾啾，此乃寒蜩耳。二月鸣者，名宁母，似寒蜩而小。七月鸣者名蜓蟧，色青。《诗》曰鸣蜩嘒嘒，形大而黑，古人食之。古礼云：雀鷃蜩范，范有冠，蝉有緌。按蜩已上五虫，并蝉属也。本经云：蝼蛄，一名蟪蛄，本功外，其脑煮汁服，主产后胞不出，自有正传，然蟪蛄非蝼蛄，二物名字参错耳。字林云：蝉，蟪蛄也，蝉属也。《草木疏》云：蝉，一名蜓蟧，青徐间谓之蝒蟧，楚人谓之蟪蛄，秦燕谓之蛉蚗。郭注云，俗呼之为蝉，宋卫谓之蜩蟑，楚谓之蟪蛄，关东谓之蛉蚗。陶又注桑螵蛸云：俗呼螳为蜓蟧，螳螂即非蝉类。陶误也。蜩蟑退皮，研一钱匕，井花水服，主牙病。寒蜩蜩范，月令谓蚔也。宁母亦小蝉。礼注云，蜩蝉也，范蜂也。已有。《本经》自蜩已上，并无别功也。木虻，陶云此虻不咂血，状似虻而小。苏云江南以南有木虻，长大，一作色者，何有蜹而不噉血，陶误耳。木虻从木叶中出，卷叶如子形圆着叶上。破之初出如白蛆，渐大羽化，拆破便飞，即能噉物。塞北亦有，岭南极多，如古度化蚁耳。《本经》既出木虻，又出蜚虻，明知木虻是叶内之虻，飞虻是已飞之虫，飞是羽化，亦犹在蛹。正如蚕蛹与蛾，既是一物，不合二出，应功用不同，后人异注耳。蛴螬主赤白游疹。以物发疹。破碎蛴螬，取汁涂之。《本经》云：生粪土中，陶云能背行者，苏云在腐木中，柳木中者皮白，粪中者皮黄，以木中者为胜。按蛴螬居粪土中，身短，足长，背有毛筋。但从水入，秋蜕为蝉，飞空饮露，能鸣高洁。蝎在朽木中，食木心，穿如锥刀。一名蠹，身长足短，口黑无毛，节慢。至春，羽化为天牛，西角状和水牛，色黑背有白点，上下缘木，飞腾不遥。二虫出处既殊，形质又别，苏乃混其状，总为蛴螬，异乎蔡谟彭蜞，几为所误。苏注乃千虑一失矣。《尔雅》云：蟦蛴，蝤蛴，蝎。郭注云：蛴螬在粪土中，蝎在木中。桑蠹，是也。饰通名蝎，所在异也。又云啮桑，注云似蝎牛，长角，有白点，喜啮桑树作

孔也。水蛭本功外，人患赤白游疹及痈肿毒肿，取十余枚，令唉（一作呒）病处，取皮皱肉白，无不瘥也。冬月无蛭虫，地中掘取，暖水中养之，令动，先洗去人皮咸，以竹筒盛蛭缀之，须臾便咬血满自脱，更用饥者。崔知悌令两京无处预养之，以防缓急，收干蛭，当展其身，令长腹中有子者去之。此物难死，虽加火炙，亦如鱼子，烟熏三年，得水犹活，以为楚王之病也。虾蟆、蟾蜍二物各别，陶将蟾蜍功状注虾蟆条中，遂使混然。采取无别。今药底所卖，亦以蟾蜍当虾蟆，且虾蟆背有黑点，身小，能跳接百虫，解作呷呷声，在陂泽间，举动极急。本经书功，即是此也。蟾蜍身大，背黑无点，多痱磊，不能跳，不解作声，行动迟缓，在人家湿处。木功外，主温病身斑者，取一枚生捣，绞取汁服之。亦烧末服，主狂犬咬发狂欲死。作脍食之，频食数顿。矢主恶疮，谓之土槟榔，出下湿地处，往往有之。术家以防软玉，及五月五日收取，即是此也。又有青蛙、蛙蛤、蝼蝈、长肱、石榜、蠼子之类，或在水田中，或在沟渠侧，未见别功，故不具载。周礼掌蝈氏，去蛙鼁焚牡菊，灰洒之则死。牡菊，无花菊也。《本经》云：虾蟆一名蟾蜍，误矣。蝮蛇，按蛇既众多，入用非一。《本经》虽载，未能分析，其蝮蛇形短，鼻反，锦文，亦有与地同色者。着足断足，着手断手，不尔称身糜溃。其蝮蛇七、八月毒时特，啮树以泄其气，树便死，又吐口中涎沫于草木上，着人身成疮，卒难主疗，名曰蛇漠疮。蝮所主略与虺同。众蛇之中，此独胎产，本功外，宣城间山人，取一枚，活着器中，以醇酒一斗投之，埋于马溺处，周年以后，开取酒味犹存，蛇已稍化，有患大风及诸恶风，恶疮瘰，皮肤顽痹，半身枯死，皮肤手足脏腑间重疾，并主之。不过服一升以来，当觉举身习习，服讫，服他药不复得力。亦有小毒，不可顿服。腹中死鼠，主鼠。脂磨着物皆透，又主癫，取一枚及他蛇亦得，烧坐上，当有赤虫如马尾出，仍取蛇肉塞鼻中。亦主赤痢，取骨烧为黑末，饮下三钱匕，杂蛇亦得。

卷十《本草拾遗·解纷》选辑

芜菁子主急黄，黄疸及急黄，肠结不通，捣为末，水绞汁服，当得嚏，鼻中出黄水，及下痢。《仙经》云：长服可可断谷。长生。子和油敷蜘蛛咬。恐毒入内，亦捣为末酒服。蔓荆园中无蜘蛛，是其相畏也。为油入面膏，令人去黑黯。今并汾河朔

间，烧食其根，呼为芜根，犹是芜菁之号，芜菁南北之通称也。塞北种者，名九英蔓荆，根大，并将为军粮。菘菜，南土所种多是也。假菜一名姜芥，即今之荆芥是也，姜荆语讹耳。按张鼎《食疗》云：荆芥一名析蓂。《本经》既有荆芥，又有析蓂，如此二种，定非一物。析蓂是大荠，大荠是葶苈子，陶、苏大误尔，与假苏不同。张鼎又误尔。荆芥本功外，去邪，除劳渴，主疗肿，出汗，除风冷，煮汁服之。杵和酢敷疗肿。新注云：产后中风，身强直，取末，酒和服瘥。蓼主疬癣。每日取一握煮服之。又霍乱传筋，取煮汤及捋脚。叶捣敷狐刺疮，亦主小儿头疮。又云蓼，葴俱弱阳。人为蜗牛虫所咬编身者，以蓼子浸之。立瘥。蛞蝓咬，取蓼捣薄疮上没浸之。又蓼一名女性，是其阳事也不可近阴，令溺也。诸蓼并冬死，唯香蓼宿根重生。人为生菜，最能入腰脚也。韭主温中下气，补虚，调和脏腑，令人能食，益阳，止汇白浓，腹冷痛，并煮食之。叶及根生捣绞汁肢，解药毒，疗狂狗咬人欲发者，亦杀诸蛇、虺、蝎、恶虫毒。取根捣和酱汁，灌马鼻虫颡。又捣根汁多服，主胸痹管痛不可触者。俗云韭叶是草钟乳，言其宜人，信然也。注云，取子生吞三十粒，空心盐汤下，止梦泄精及溺白，大效。大蒜去水恶瘴气，除风湿，破冷气，烂疮癣，伏邪恶，宣道温补。无以加之。初食不利目，多食却明，久食令人血清，使毛发白，疗疮癣，生食云蛇虫溪蛊等毒。昔患疬癣者，萝人教每日食三颗大蒜。初服依梦，遂至瞑眩，口中吐逆，下部如火。后有人教令取数片合皮，截却两头吞之，名曰内灸，根据此大效。又鱼骨鲠不出，以蒜纳鼻中即出。独颗者杀鬼，去痛，入用最良。水芹，茎叶捣绞取汁，去小儿暴热。大人酒石热毒，鼻塞，身热，利大小肠。茎叶根并寒。子温，辛。渣芹，平。主女子赤白沃，止血，养精神，保血脉，益气，嗜饮食，利人口齿，去头中热风。和醋食之，亦能滋人。患鳖症不可食。莼虽水草，性热拥气。温病起食者多死，为体滑脾，不能磨，常食发气，令关节急，嗜睡。若称上品，主脚气，脚气论中令人食之，此误极深也。常所居近湖，湖中有莼及藕，年中大疫，既饥，人取莼食之，疫病瘥者亦死。至秋大旱，人多血痢，湖中水竭，掘藕食之，阖境无他莼。藕之功于斯见矣。麻子下气，利小便，云风痹皮顽。炒令香，捣碎，不便浸取汁服。妇人倒产，吞二七枚即正。麻

子去风，令人心欢，压为油，可以油物。早春种为春麻子、小而有毒。晚春种为秋麻子，入药佳。大豆炒令黑烟未断及热投酒中，主风痹，瘫缓、口噤，产后诸风，食罢，生服半两，去心胸烦热，热风恍惚，明目，镇心，温补。久服好颜色，变白，去风，不忘。煮食，寒，下热气肿，压丹石烦热。汁解诸药毒，消肿。大豆，炒食极热，煮食之及作豉极冷。黄卷及酱，平。牛食温，马食冷，一体之中，用之数变。大麦作面食之不动风气，调中止泄、令人肥健。大麦，糖麦，本经前后两出。苏云青稞麦是大麦，《本经》有条，粳一稻二米，亦如大、糖两麦。苏云稻是谷之通名，则糖是麦之皮号，麦之糖，犹米之与稻。本经于米麦条中，重出皮壳两件者，但为有壳之与无壳也。苏云大麦是青稞，糖麦是大麦。如此则与米注不同，自相矛盾，愚谓大麦是麦米，糖麦是麦谷，与青稞种子不同，青稞似大麦，天生皮肉相离。秦陇以西种之，今人将当本麦米黍之，不能分也。酒杀百邪去恶气，通血脉，浓肠胃，润皮肤，散石气，消忧发怒，宣言畅意。书曰：若作酒醴尔，唯曲。苏恭乃广引葡萄、蜜等为之。称。至于入药，更亦不堪。凡好酒欲熟，皆能候风潮而转，此是合阴阳矣。醋破血运，除癥块坚积，消食，杀恶毒，破结气，心中酸水，痰饮。多食损筋骨。然药中用之，当取二、三年米酢良。苏云萄萄、楚人，土地俭啬，果败犹取以酿醋，糟醋犹不入药，况于果乎。

【综合评述】

1. 陈藏器《本草拾遗》拾本草之遗甚多

陈藏器《本草拾遗》原书早佚。其文多见于《医心方》《开宝本草》《嘉祐本草》《证类本草》等著作。《本草拾遗》卷二至卷七拾遗药物 692 种：卷二为石部 143 种，卷三草部 176 种，卷四木部 134 种，卷五兽禽部 61 种，卷六虫鱼部 96 种，卷七果菜米部 82 种。宋代钱易《南部新书·辛集》云：开元二十七年明州人陈藏器撰《本草拾遗》云：人肉治羸疾，自是闾阎相效割股，于今尚之。据此，本书撰成年代当在 739 年。《本草拾遗》流传尚广，孙思邈《备急千金要方》，唐慎微《重修政和经史证类备用本草》，日本原顺《和名类聚纱》和日本丹波康赖《医心方》以及宋代《太平御览》《开宝本草》《嘉祐本草》《本草图经》《本草纲目》等都相继引用。《本

草拾遗》卷二至卷七拾本草之遗甚多。拾遗《本草经集注》《新修本草》等本草著作漏载或载而不详药物 692 种。这些药物不少被后世《本草》著作引为正品。如《海药本草》引用 2 种，《开宝本草》引用 64 种，《嘉祐本草》引用 59 种，《证类本草》引用 488 种。其他如《和名类聚纱》《医心方》《太平御览》等亦是频繁引用。《开宝本草》新增京三棱、青黛、天麻等，早在《本草拾遗》已有收录。李时珍《本草纲目》曰：海马、胡豆之类，皆隐于昔而用于今；仰天皮、灯花、败扇之类，皆万家所用者，若非此书收载，何以稽考。陈藏器治学严谨，知识渊博。《本草拾遗》广征博引，内容丰富，参考文献有史书、地志、杂记、小学、医方等共 116 种。有些资料如张鼎《食疗本草》，崔知悌《纂要方》方等几乎与陈藏器同期。本书记载很多可贵的自然科学史料。石漆条云：堪燃烛膏半缸如漆，不可食。这是石油的记载。又如蟹膏条云：蚯蚓破之去泥，以盐涂之化成水。这是盐的渗透压作用的记载。李时珍《本草纲目·历代诸家本草》所说：藏器著述，博极群书，精核物类，订绳谬误，搜罗幽隐，自本草以来，一人而已。

2. 陈藏器《本草拾遗》解本草之纷甚明

陈藏器《本草拾遗·解纷》三卷载药 260 种：卷八载药 129 种，卷九载药 69 种，卷十载药 62 种。石膏解纷：陶弘景云出钱塘县中，按钱塘在平地无石膏，陶为错注。苏又注五石脂云五石脂中又有石膏，似骨如玉坚润，服之胜钟乳。与此石膏，乃是二物同名耳，不可混而用之。干地黄解纷：《本经》不言生干及蒸干。方家所用二物，别蒸干即温补，生于则平宣，当依此用之。升麻解纷：陶云人言升麻是落新妇根，非也，相似耳。解毒取叶作小儿浴汤，主惊。今人多呼小升麻为落新妇，功用同于升麻，亦大小有殊。柴胡解纷：陶云芸蒿是茈胡主伤寒，苏云紫姜作紫，此草紫色。《上林赋》云：茈姜，今常用茈胡是也。蒺蒺子解纷：《本经》一名大荠。苏引《尔雅》为注云大荠。大荠即葶苈，非蒺蒺也。蒺蒺大而褊，葶苈细而圆，二物殊别也。茫芏解纷：茫芏是江离子。芏字音吐，草也。似莞，生海边，可为席。又与决明叶不类。本草决明注又无，好事者更详之。陶云决明叶如茫芏。茫芏性平无毒，火炙作饮极香，除痰止渴，令人不睡，调中。生道旁，叶小于决明。隋稠禅师作五色饮，

以为黄饮进,炀帝嘉之。芮子解纷:味辛。苏云水堇主毒肿,蛇虫齿龋。水堇如苏所注定是石龙芮,更非别草。《尔雅》云:芨,堇草。郭庄云乌头苗也。苏又注天雄云石龙芮,叶似堇草,故名水堇。如此根据苏所注是水堇,附子是堇草。水堇、堇草二物同名也。防己解纷:陶所注即是木防己,用体小同。木,汉二防己即是根苗为名。汉主水气,木主风气,宣通。作藤着木生,吹气通一头如通草。大小蓟根解纷:蓟门,以蓟为名,北方者胜也。小蓟破宿血,止新血,暴下血,血痢,金疮出血,呕血等。合金疮及蜘蛛蛇蝎毒。水萍有三种,大者曰苹,叶圆阔寸许,叶下有一点如水沫,一者荇菜,曝干,与瓜蒌等分,以人乳为丸,主消渴,捣绞取汁饮,主蛇咬毒入腹,亦可敷热疮。小萍子是沟渠间者。末敷面,捣汁服之,主水肿,利小便,又人中毒,取萍子曝干,末,酒服方寸匕。又为膏,长发。《本经》云水萍,应是小者。海藻有马尾者,大而有叶者。《本经》及注海藻功状不分。马尾藻生浅水,如短马尾,细黑色,用之当浸去咸。大叶藻生深海中及新罗,叶如水藻而大。《本经》云气瘿瘤是也。昆布主颓卵肿,煮汁咽之,生南海,叶如手,紫赤色,大似薄苇。陶云出新罗,黄黑色,叶柔细。陶解昆布乃是马尾海藻也。女贞解纷:似枸骨。枸骨树如杜仲,皮堪浸酒,补腰脚令健。枝叶烧灰淋取汁,涂白癜风。亦可作稠煎敷之。木肌白似骨,故云枸骨。《诗义疏》云:木杞,其树似栗,一名枸骨。理白滑,其子为木虻子。可合药,木虻在叶中卷叶,如子羽化为虻,非木子。柳絮解纷:主止血,治小儿一日,五日寒热,煎柳枝浴。《本经》以絮为花,花即初发时黄蕊,子为飞絮,以絮为花,其误甚矣。江人通名杨柳,北人都不言杨。杨树叶短,柳树枝长。木天蓼解纷:今时所用出凤州,树高如冬青,不凋,出深山。人云多服损寿,以其逐风损气故也。不当以藤天蓼为注即云木蓼,岂更藤生,自有藤蓼尔。

猪解纷:猪肉性寒主压丹石,劳热,宜肥。热人食之,杀药动风肝主脚气,空心,切作生以姜醋进之。当微泄,若先痢,即勿服。胆主湿病,下脓血不止,干呕羸瘦,多睡。面黄者取胆和生姜汁,酽醋半合,灌下部,手急捻令醋气上至咽喉乃放手,当下五色恶物及虫子。又主瘦病,咳嗽,取胆和小便,生姜、橘皮、诃黎勒、桃皮煮服。又主大便

不通,取猪羊胆,以苇筒着胆,缚一头,纳下部入三寸,灌之,入腹立下。又主小儿头疮,取胆汁敷之。猪胰主肺痿咳嗽,和枣肉浸酒服之,亦能主痃癖羸瘦,又甚合膏练缯帛。腊月猪脂杀虫,久留不败。猪黄,主金疮,血痢。野猪脂,酒服下乳汁,可乳五儿。齿灰,主蛇咬。鸡解纷:主马咬禽及驴马伤手。热虽血及热浸之。黄雌鸡温补益阳。白鸡性寒利小便,去丹毒风。屎白,雄鸡三年者,能为鬼神所使。乌雌鸡,杀鬼物。卵白,解热烦。屎,炒服之,主虫咬毒。黄脚鸡,主白虎病。布饭病处,将鸡来食饭,亦可抱鸡来压之。雄鸡胁血,涂白癜风,疬疡风。鸡子,益气,多食令人有声。一枚以浊水搅煮两沸,合水服之,主产后痢。和蜡作煎饼,与小儿食,止痢。取二枚,破着器中,以白粉和稀粥,顿服之,主妇人胎动腰脐,下血,又取一枚打开,取白酽醋如白之半搅调吞之,主产后血闭不下。又取卵三枚,醋半升,酒二升,搅和煮取二升,分四服,主产后血下不止。又白虎病,取鸡子揩病处,咒愿送粪堆头,不过三度瘥。白虎是粪神,爱吃鸡子。鸡屎和黑豆炒,浸酒,主贼风,风痹,破血。诸如此类,《本草拾遗》都一一做了详细鉴别,影响颇大。李时珍《本草纲目》云:历代本草惟陈藏器辨物最精审,尤当信之。

3. 陈脏器《本草拾遗》十剂之说本自徐之才《雷公药对》

陈脏器《本草拾遗》卷一序论曰:诸药有宣、通、补、泄、轻、重、涩、滑、燥、湿,此十种者,是药之大体,而《本经》都不言之。后人亦所未述,遂令调合汤丸,有昧于此者。至如宣可去壅,即姜橘之属是也;通可去滞,即通草、防己之属是也;补可去弱,即人参羊肉之属是也;泄可去闭,即葶苈、大黄之属是也;轻可去实,即麻黄、葛根之属是也;重可去怯,即磁石、铁粉之属是也;涩可去脱,即牡蛎、龙骨之属是也;滑可去着,即冬葵、榆皮之属是也;燥可去湿,即桑白皮、赤小豆之属是也;湿可去枯,即紫石英、白石英之属是也。只如此体皆有所属,凡用药者,审而详之,则糜所遗失矣。后人据此,有谓十剂之说出自陈藏器。其实,北齐徐之才早有此论。《雷公要对》曰:凡诸药子仁,皆去皮尖及双仁者,仍切之。凡乌梅皆去核,入丸散,熬之。大枣擘去核。两相比较,一目了然。陈脏器《本草拾遗》十剂之说本自徐之才《雷公药对》。十剂指

以中药功效特性对方剂进行功用分类的一种方法，即宣剂、通剂、补剂、泄剂、轻剂、重剂、滑剂、涩剂、燥剂、湿剂。十剂原是北齐徐之才按功用归类药物之方法，为宣剂、通剂、补剂、泄剂、轻剂、重剂、滑剂、涩剂、燥剂、湿剂 10 类方剂的合称。宋《圣济经》于每种之后添一剂字，变为方剂功用分类法。《伤寒方药明理论·序》曰：制方之体，宣、通、补、泻、轻、重、涩、滑、燥、湿十剂是也。至此始有十剂之名。《本草纲目·序例》引《药对》曰：药有宣、通、补、泄、轻、重、涩、滑、燥、湿十种，宣可去壅、通可去滞、补可去弱、泄可去闭、轻可去实、重可镇怯、涩可固脱、滑可去著、燥可去湿、湿可去燥。十剂是方剂按治法或功能分类的一种方法。首创于北齐徐之才，今人从《千金要方》考证，认为是唐陈藏器《本草拾遗》所提出。① 宣剂。《药对》曰：宣可去壅，生姜、橘皮之属是也。宣即宣布敷散之义。凡味辛之品，具有发散、行气之功的药物，治疗邪在胸脘，气机壅塞之证者，称宣剂。完素曰：抑郁不散为壅必以宣剂散之，好古曰：《内经》称有五郁，木郁发之，火郁发之，土郁夺之，金郁泄之，水郁折之，皆宣也。诸气郁或七情所滞，最宜宣导，正木郁达之意也。证中夹火热者多，未合宜，用者自临时通变可也。阐释了宣剂的适用证。② 通剂。徐之才曰：通可去滞，通草、防己之属是也。通者流通也，通即通利之义；滞者留滞不行。凡味淡渗利之品，能通利小便，治疗小便不利、淋病、癃闭等证者，称通剂。《经》曰：味薄者通，所以淡味的药为通剂。凡是具有通行留滞，可以去除蓄聚闭阻的方剂，都属于通剂的范畴，如通利小便的五苓散，通泄水气的十枣汤。③ 补剂。《药对》曰：补可去弱，人参、羊肉之属是也。李杲解释曰：人参甘温，能补气虚；羊肉甘热，能补血虚。羊肉补形，人参补气。凡气味与二药相同者，都是补剂。补即补益之功；弱指虚弱病证。凡味甘之品，具有滋补作用，治疗气、血、阴、阳不足的各种虚证者，称为补剂。张从正曰：五脏各有药剂补泄，五味各补其对应的脏腑。④ 泄剂。徐之才曰：泄可去闭，葶苈、大黄之属是也。李杲解释曰：葶苈苦寒，气味俱厚，不减大黄，能泄肺中之闭，又泄大肠。大黄走而不守，能泄血闭时肠胃中的渣秽之物。一泄气闭利小便，一泄血利大便。凡二药同者皆为泄剂。泄，即泻，祛邪之义；闭，即邪实

而闭之义。凡味苦，气味俱厚之品，能泻下通腑，祛邪攻积，逐水，治疗二便不通等脏腑里实之证者，称泄剂。⑤ 轻剂。《药对》曰：轻可去实，麻黄、葛根之属是也。张从正曰：风寒之邪，始侵皮肤，头痛身热，宜解体表之邪，《内经》所谓轻而扬之也。痈、疮、疥、痤，皆宜取解表之法，发汗泄除，以毒烟熏，皆为轻剂。轻者，指药性轻扬升散；实者，指邪客在表，腠理闭塞。凡质轻升浮之品，能治疗病邪在表之证者，称轻剂。⑥ 重剂。《药对》曰：重可去怯，慈石、铁粉之属是也。张从正曰：重者，有下沉追猛之意。怯则气浮，如丧神守，而惊悸气上，朱砂、水银、沉香、黄丹、寒水石之伦，皆体重也。重指药性质重之品；怯是心神不宁，惊悸气逆之证。凡矿物药，质重者能镇，可镇心安神，重镇降逆，治疗心神不宁惊悸，肝阳上亢头晕，肺胃气逆咳喘、呕吐、呃逆等症者，称重剂。⑦ 滑剂。徐之才曰：滑可去着，冬葵子、榆白皮之属是也。滑是指药性滑利；着是指有形之邪留着于经络脏腑。凡药性润滑，能治疗大便燥结、小便淋沥等症者，称为滑剂。⑧ 涩剂。徐之才曰：涩可去脱，牡蛎、龙骨之属是也。涩是指药性收涩，脱是指正气耗散而致的滑脱病症。凡药味酸涩，能收敛固涩，治疗自汗盗汗，久喘久咳，久泻滑泄，遗精滑精，遗尿失禁，带浊崩漏等病症者，称涩剂。⑨ 燥剂。徐之才曰：燥可去湿，桑白皮、赤小豆之属是也。张从正曰：积寒久冷，吐利腥秽，上下所出水液澄澈清冷，此大寒之病，宜姜、附、胡椒等燥之。若因湿而病，则白术、陈皮、木香、苍术之类除之，此等亦为燥剂。本义是湿去则燥，故谓之燥，凡能祛除湿邪，治疗湿病的药物可称燥剂。现代则指药味苦而性燥之品者，如黄连、黄柏、苍术、厚朴等。⑩ 湿剂。徐之才曰：湿可去枯，白石英、紫石英之属是也。湿者，润湿也，即滋润之义。后世称润剂；枯者，津液精血亏耗，如肠燥便秘、肺燥干咳、胃燥干呕、肾燥消渴等症。李时珍曰：凡麻仁、阿胶膏润之属，皆润剂也，若但以石英为润药则偏矣。古人以服石为滋补故尔。

【简要结论】

① 陈藏器，生卒不详，唐代本草学家。② 约生活于公元 8 世纪，唐玄宗开元时期浙江鄞县人。③ 公元 739 年唐玄宗开元二十七年陈藏器撰《本

草拾遗》十卷，一名《陈藏器本草》。④《本草拾遗》分《序例》1卷，《拾遗》6卷，《解纷》3卷。⑤《本草拾遗》逸文多见于《医心方》《开宝本草》《嘉祐本草》《证类本草》等药学著作。⑥ 1983 年尚志钧辑校本考校颇详。⑦ 陈藏器《本草拾遗》拾本草之遗甚多。⑧ 陈藏器《本草拾遗》解本草之纷甚明。⑨ 陈藏器《本草拾遗》十剂之说本自徐之才《雷公要对》。

李珣医学研究

【生平考略】

李珣,字德润,生卒年月不详。出生于四川梓州今四川省绵阳市三台县,大约生活于公元9世纪末到公元10世纪初,唐末五代十国时期文学家和本草学家。李珣祖籍波斯,以经营香药为业,文学修养颇深,善作辞,有诗名,《十国春秋》称李珣著有《琼瑶集》若干卷,亡佚。晚年隐居,好摄养炼丹。《海药本草》6卷主要阐述海外药物及部分南方药物的形态、真伪优劣、性味主治、附方服法、制药方法、禁忌畏恶等。原书亡佚,《证类本草》保存其部分内容。1983年有尚志钧辑本引注详明。《海药本草》目录。卷一玉石部:玉屑,车渠,金线矾,波斯白矾,金屑,银屑,石流黄,绿盐,紫,骐竭,珊瑚,石蟹,胡桐泪。卷二草部:人参,木香,草犀根,薇,白兔藿,无风独摇草,人肝藤,石,海根,越王余,通草,兜纳香,风延母,大瓠藤水,海藻,昆布,阿魏,荜茇,酱,延胡索,红豆蔻,肉豆蔻,零陵香,补骨脂,缩沙蜜,艾香,莳萝,荜澄茄,茅香,甘松香,迷迭香,仙茅,白附子,瓶香,钗子股,宜南草,车香,冲洞根。卷三木部:琥珀,沉香,熏陆香,乳头香,丁香,降真香,藤黄,返魂香,海红豆,落雁木,闸极木皮,无名木皮,无名子,奴会子,皋芦叶,干陀木皮,含水藤中水,鼠藤,蜜香,阿勒勃,槟榔,芜荑,安息香,龙脑,摩勒,毗梨勒,没药,海桐皮,天竹桂,元慈勒,都咸子,必栗香,研药,桐木,黄龙眼,诃黎勒,苏方木,胡椒,无食子,千金藤,婆罗得,椰子,桄榔子,柯树皮,桐木,没离梨,楸木皮。卷第四兽部:犀角,象牙,膃肭脐。卷五虫鱼部:牡蛎,石决明,秦龟,鲛鱼皮,蚺蛇胆,贝子,甲香,小甲香,甲煎,珂,蛤蚧,郎君子,海蚕沙,青鱼枕,真珠,青蚨。卷第六果米部:豆蔻,荔枝,橄榄,松子,海松子,偏桃仁,都角子,文林郎,无漏子,摩厨子,君迁子,草。

【学术贡献】

《海药本草》学术贡献

1.《海药本草》玉石部

玉屑:味咸性寒无毒。① 主消渴;② 滋养五脏;③ 止烦躁。

车渠:性寒无毒。① 安神镇宅;② 解诸药毒;③ 治虫螫。

金线矾:味咸酸而涩有毒。① 主野鸡瘘痔;② 治恶疮;③ 治疔癣等疾。

波斯白矾:味涩性温无毒。① 治带下阴蚀;② 治泄痢;③ 治疮疥目赤齿痛;④ 解虫蛇毒。

金屑:性寒。① 治癫痫;② 治上气咳嗽;③ 治伤寒吐血;④ 治骨蒸劳极口渴。

银屑:大寒无毒。① 坚筋骨;② 镇心;③ 明目;④ 风热癫疾等。

石流黄:① 治风冷风秘;② 治肾冷上气;③ 治腿膝虚羸;④ 长肌肤益气力;⑤ 遗精痔漏。

绿盐:味咸涩。① 主明目消翳;② 治小儿无辜疳气。

紫矿:治湿痒疮疥。

骐竭:味甘性温无毒。① 主打伤折损,一切疼痛;② 主血气搅刺,内伤血聚。

珊瑚:味甘性平无毒。消宿血治风痫,主治与金相似。

石蟹:味咸性寒无毒。① 治青盲目;② 治淫肤翳;③ 治丁翳;④ 治漆疮。

胡桐泪:主风疳䘌齿牙疼痛,骨槽风劳。

2.《海药本草》草部

人参:味甘性微温。① 补养脏腑;② 益气安神;③ 消食止呕逆;④ 下痰;⑤ 止烦躁。

木香:生东海昆仑山。

草犀根:性平无毒。① 解一切毒气;② 治虎野狼所伤;③ 治溪毒野蛊等毒。

薇:① 主利水道;② 下浮肿;③ 润大肠。

白兔藿:① 主风邪热极;② 捣末敷诸毒。

无风独摇草:性温平无毒,治头面游风遍身痒。

人肝藤:治虫毒及手脚不遂等风。

磐石:① 主风秘不通;② 治五鬲气;③ 治小便不利;④ 治脐下结气;⑤ 治耳疾。

海根:味苦性温。① 治霍乱腹痛;② 治中恶蛊毒蛇咬;③ 治喉痹;④ 治痈疽;⑤ 治游疹。

越王余：味咸性温。① 治水肿浮气结聚；② 治宿滞不消；③ 治腹中虚鸣。

通草：味平性温。① 治诸疮；② 治喉咙痛及喉痹。

兜纳香：味辛性平无毒。① 止痛生肌治恶疮肿疡；② 壮胆安神辟远近恶气。

风延母：① 治三消五淋；② 下痰；③ 治赤白毒痢；④ 疮肿；⑤ 治蛇毒、黄疸、溪毒等。

大瓠藤水：味甘性冷。① 解大热；② 止烦渴；③ 润五脏；④ 利水道。

海藻：① 治宿食不消；② 治五膈痰壅；③ 治水气浮肿脚气；④ 治贲气并良。

昆布：性温。① 治大腹水肿；② 诸浮气；③ 治瘿瘤气结。

阿魏：味辛性温。① 治风邪鬼注；② 治心腹中冷。

荜茇：味辛性温。① 治虚冷肠鸣泄痢及治产后泄痢；② 治虚痢水泻；③ 治心痛呕逆醋心。

酱：① 治咳逆上气；② 治心腹虫痛；③ 治胃弱虚泻；④ 治霍乱吐逆；⑤ 解酒食味。

延胡索：味苦无毒。① 破产后恶露；② 治产后小腹疼痛。

红豆蔻：醒于醉，解酒毒，生南海诸谷。

肉豆蔻：味辛性温无毒。① 治心腹虫痛；② 治脾胃虚冷泄痢；③ 治霍乱。

零陵香：味辛性温无毒。① 治风邪冲心；② 治牙车肿痛；③ 治虚劳疳蜃。

补骨脂：恶甘草。

缩沙蜜：味辛性平。得诃子、鳖甲、豆蔻、白芜荑等良，多从安东道来。

艾香：味平性温。① 治伤寒五泄肠鸣；② 治心腹注气；③ 下寸白；④ 辟温疫；⑤ 治脚气。

莳萝：① 治膈气；② 消食温胃。

荜澄茄：味辛苦性微温无毒。① 治心腹卒痛；② 治霍乱吐泻；③ 治痰癖冷气。

茅香：味甘性平无毒，治小儿遍身疱疮。

甘松香：① 治皮䵟；② 治风疳蜃齿；③ 治野鸡痔。

迷迭香：性平。烧之祛鬼气，合羌活为丸散。

仙茅：味辛性温有小毒。① 主丈夫七伤益阳不倦；② 强筋骨补暖腰治诸风；③ 清安五藏。

白附子：性大温有小毒。① 治疥癣风疮；② 治头面痕；③ 治阴囊湿；④ 治诸风冷腿无力。

瓶香：性寒无毒。① 治天行时气；② 治鬼魅邪精；③ 治风疟甚验。

钗子股：味苦性平无毒，解毒治痈疽神验。

宜南草：① 辟恶；② 止惊。

车香：微寒无毒。① 主霍乱；② 辟恶气；③ 善辟蛀蜃。

冲洞根：味辛性温无毒。主一切毒气及蛇伤。

3.《海药本草》木部

琥珀：性温。① 止血；② 生肌；③ 镇心；④ 明目；⑤ 破癥瘕；⑥ 治产后血晕及小腹疼痛。

沉香：味苦性温无毒。① 治心腹疼痛；② 治霍乱；③ 清神治中恶鬼疰；④ 治诸疮肿。

熏陆香：熏陆香树皮鳞甲采之复生。

乳头香：① 治耳聋；② 治中风口噤不语；③ 治妇人血气。

丁香：① 治牙齿蜃臭；② 杀虫治五痔；③ 辟恶邪；④ 治五色毒痢；⑤ 止腹痛；⑥ 乌髭发。

降真香：味温性平无毒。① 治天行时气；② 除宅舍怪异；③ 小儿带之辟邪恶之气。

藤黄：味酸有毒。治蜃牙蛀齿，画家及丹灶家时用之。

返魂香：有六名：返魂；惊精；回生；震坛；人马精；节死香。凡有疫死者闻香再活。

海红豆：微寒有小毒。① 主人黑皮䵟花癣；② 治头面游风。

落雁木：味平性温无毒。① 治风痛；② 主伤折；③ 治脚气；④ 腹满虚胀；⑤ 妇人阴疮。

木：味平性温无毒。① 补虚冷；② 消食。

闸极木皮：味苦性温无毒。① 治霍乱吐泻；② 治小儿吐乳；③ 正气暖胃。

无名木皮：性大温无毒。① 治阴肾痿弱；② 治囊下湿痒。

无名子：味辛无毒。① 治阴肾虚弱腰冷；② 房中术用户众。

奴会子：味辛性平无毒。① 治无辜疳冷；② 治脾胃不磨虚渴；③ 治脱肛；④ 治骨立瘦损。

葫芦叶：无毒。① 主烦渴热闷；② 下痰；③ 通小肠淋；④ 止头痛。

干陀木皮：味平性温。① 主癥瘕气块；② 温腹暖胃；③ 止呕逆。

含水藤中水：① 治天行疫气瘴疠；② 主烦渴

③ 镇心躁；④ 宜丹石发动。

鼠藤：味甘。① 治腰脚风冷；② 大补水脏；③ 好颜色长筋骨。

蜜香：① 辟诸恶；② 治邪鬼尸注心气。生南海诸山，种之五六年便有香也，树似沉香。

阿勒勃：① 主热病；② 下痰；③ 杀虫；④ 通经络；⑤ 阿勒勃子治小儿疳气。

槟榔：味涩性温无毒。① 治奔豚；② 治脚气；③ 治五膈风冷。向阳曰槟榔，向阴曰大腹。

芜荑：味辛性温无毒。① 杀虫；② 治冷痢；③ 止痛；④ 治子宫风虚；⑤ 治小儿疳泻。

安息香：① 辟恶气；② 治妇人夜梦鬼交；③ 治男子遗精；④ 暖肾。

龙脑：味苦辛性微温无毒。① 明目主内外障眼；② 杀三虫；③ 治五痔；④ 镇心秘精。

摩勒：味苦酸性微寒无毒。① 治丹石伤肺；② 治上气咳嗽；③ 服乳石之人宜常服。

毗梨勒：味苦性温无毒。① 主乌髭发；② 烧灰治干血。

没药：味苦性温。① 治折伤马坠；② 主产后血气痛；③ 堕胎；④ 主心腹俱痛及野鸡漏痔。

海桐皮：味苦性温无毒。① 治顽痹腰脚疼痛不遂；② 治霍乱；③ 治赤白痢；④ 治疥癣。

天竹桂：① 补暖腰脚；② 破产后恶血；③ 治血痢肠风；④ 功力与桂心同。

元慈勒：味甘性平。① 消翳；② 破血；③ 止痢；④ 治腹中恶血。

都咸子：味甘性平无毒。① 治烦躁心闷；② 治痰唈；③ 治伤寒清涕；④ 治咳逆上气。

必栗香：① 治鬼疰心气；② 断一切恶气。

研药：① 治赤白痢；② 治蛊毒；③ 治中恶。

桐木：① 治产后恶露冲心；② 治癥瘕结气；③ 治赤白漏下。

黄龙眼：功力胜解毒子也。

诃黎勒：味酸涩性温无毒。① 治五膈心腹虚痛；② 治赤白诸痢；③ 治呕吐；④ 治咳嗽。

苏方木：性平无毒。① 治虚劳；② 治血癖气壅；③ 治产后恶露腹痛；④ 治中风口噤不语。

胡椒：① 治胃气虚冷宿食不消；② 治霍乱气逆；③ 治心腹痛。向阴者澄茄，向阳者胡椒。

无食子：性温无毒。① 主肠虚冷痢；② 益血生精乌髭发；③ 和气安神治阴痿阴汗。

千金藤：味苦性平无毒。① 主天行时气；② 治野蛊诸毒；③ 治痈肿发背；④ 治诸风。

婆罗得：生西海波斯国。似中华柳树，方家多用。

椰子：① 主消渴；② 治吐血；③ 治水肿；④ 去风热；⑤ 多食动气也。生南海，状若海棕。

桄榔子：① 补益虚羸乏损；② 治腰脚无力。生广南山谷。

柯树皮：治浮气水肿。生广南山谷，波斯家用为舡舫也。

桐木：性平温。① 生肌止血治金疮；② 治疥癣。生岭南山谷。

没离梨：性微温。① 主消食；② 涩肠；③ 下气；④ 治上气咳嗽。

楸木皮：性微温。① 主消食；② 涩肠；③ 下气；④ 治上气咳嗽。

4.《海药本草》兽部

犀角：① 性大寒无毒；② 治风毒攻心热闷；③ 治痈毒赤痢；④ 治风热惊痫。

象牙：性寒。① 治诸风痫热；② 除骨蒸劳热；③ 治诸疮。

腽肭脐：味甘性温无毒。① 主五劳七伤阴痿；② 治精冷少力面黑。出东海状若鹿形。

5.《海药本草》虫鱼部

牡蛎：① 治遗精；② 安神治惊痫；③ 治伤阴热疾；④ 治虚劳乏损；⑤ 止盗汗；⑥ 去烦热。

石决明：① 治青盲内障；② 治肝肺风热；③ 治骨蒸劳极。

秦龟：① 治赤白漏下；② 破积癥；③ 治顽风冷痹；④ 治关节气壅。其壳味苦生广州山谷。

鲛鱼皮：味咸无毒。① 治心气鬼疰；② 治蛊毒吐血；③ 治月蚀疮；④ 治阴疮；⑤ 治蜃疮。

蚒蛇胆：大寒有毒。① 治小儿八痫；② 治男子下部蜃疮。生岭南，出晋安及高贺州。

贝子：① 治水气浮肿；② 治痸蚀；③ 治吐乳。云南极多，用为钱货易。

甲香：① 和气清神；② 治肠风瘘痔；③ 治甲疽；④ 疥癣头疮；⑤ 治蛇蝎蜂螫。

小甲香：若螺子状，取其蒂而修成也。

甲煎：口脂用也。南人常食，若龟鳖之类。

马珂：① 消翳膜；② 治筋翳肉。白如蚌生南海。

蛤蚧：① 主肺痿上气；② 治咯血；③ 治咳嗽；④ 令人不喘。其尾不全者无效。

郎君子：主妇人难产。生南海状似杏仁，有雄雌，青碧色。

海蚕沙：味咸性温无毒。① 治虚劳冷气；② 治诸风不遂。生南海山石间，白如玉粉。

青鱼枕：南方人以为酒器梳篦也。

真珠：① 明目；② 止泄；③ 除面䵟；④ 治烦热消渴。久研如粉方堪服饵。

青蚨：① 主秘精；② 缩小便。人间难得之物。生南海诸山，雄雌常处不相舍。

6.《海药本草》果米部

豆蔻：味近苦而有甘。根似益智，核如石榴，叶如芷兰。

荔枝：味甘酸。① 除烦渴；② 治头重；③ 治心躁背膊劳闷；④ 多食发热疮。

橄榄：生南海浦屿间，树高丈余，其实如枣，八月乃熟，甚香。橄榄木高硕难采。

松子：味甘性温无毒。① 主诸风；② 温肠胃；③ 久服延年不老；④ 味与偏桃仁相似。

海松子：① 去皮食之香美；② 与云南松子不同；③ 云南松子似巴豆，多食发热毒。

偏桃仁：① 用与北桃仁无异；② 出卑占国，味似海松子。

都角子：① 益气；② 安神；③ 温肠；④ 治遗泄；⑤ 治痔疮。生广南山谷，夏结实如卵。

文林郎：味酸性温无毒。① 治水泻；② 补肠虚；③ 除烦热；④ 散酒气。彼人呼榅桲。

无漏子：① 消食；② 止咳嗽；③ 治虚羸；④ 悦人。树若栗木，其实如橡子，有三角。

摩厨子：① 益气；② 安神；③ 养血；④ 生肌。《异物志》云：生西域，结实如瓜。

君迁子：性寒无毒。① 主消渴烦热；② 镇心。刘斯《交州记》云：其实有乳汁甜美香好。

草子：① 补虚羸乏损；② 温肠胃；③ 止呕逆。其实如球子，八月收之。彼民常食之物。

【综合评述】

《海药本草》是中国医药学第一部海外药物专著

李珣《海药本草》六卷约撰于 10 世纪初的五代十国时期，是中国医药学第一部海外药物专著，1983 年有尚志钧辑本。唐末至五代十国时期与日本、朝鲜、南洋、印度、阿拉伯等国贸易频繁，大量药物从海外传入或移植中国南方，其中香药尤多。《海药本草》介绍国外输入药物，补充国内本草。《海药本草》引录《异物志》《广州记》《正经》《岭外录》《名医别录》徐表《南州记》《临海志》《内典》《酉阳杂俎》《五溪记》《岭表录》或称《岭表记》《录异》《交州记》《广志》《脚气论》《异域记》《南海记》《西域记》《拾遗》《刘五粮方》《尔雅》《蜀记》《汉书》《武王内传》《山海经》《正经》《淮南子》《异苑记》《南越志》《贞观政要》《古今录》《陶朱术》《太康记》等 50 多中文献，阐述 40 余处产地的海外药物名称、形态、真伪、优劣、性味、主治、服法、制药、禁忌、畏恶等。李珣有诗名，诗句动人，尝以秀才预宾贡。蜀亡，亦不仕他姓。珣著有《琼瑶集》，已佚，今存词 50 余首，多感慨之音。兹选辑赏读。《渔歌子·楚山青》：楚山青，湘水渌，春风澹荡看不足。草芊芊，花簇簇，渔艇棹歌相续。信浮沉，无管束，钓回乘月归湾曲。酒盈尊，云满屋，不见人间荣辱。《南乡子·相见处》：相见处，晚晴天，刺桐花下越台前。暗里回眸深属意，遗双翠，骑象背人先过水。《渔歌子·荻花秋》：荻花秋，潇湘夜，橘洲佳景如屏画。碧烟中，明月下，小艇垂纶初罢。水为乡，蓬作舍，鱼羹稻饭常餐也。酒盈杯，书满架，名利不将心挂。《定风波·志在烟霞慕隐沦》：志在烟霞慕隐沦，功成归看五湖春。一叶舟中吟复醉，云水，此时方认自由身。花岛为邻鸥作侣，深处，经年不见市朝人。已得希夷微妙旨，潜喜，荷衣蕙带绝纤尘。《渔歌子·柳垂丝》：柳垂丝，花满树，莺啼楚岸春天暮。棹轻舟，出深浦，缓唱渔郎归去。罢垂纶，还酌醑，孤村遥指云遮处。下长汀，临深渡，惊起一行沙鹭。《巫山一段云·古庙依青嶂》：古庙依青嶂，行宫枕碧流。水声山色锁妆楼。往事思悠悠。云雨朝还暮，烟花春复秋。啼猿何必近孤舟。行客自多愁。《南乡子·乘彩舫》：乘彩舫，过莲塘，棹歌惊起睡鸳鸯。游女带花偎伴笑，争窈窕，竞折团荷遮晚照。《浣溪沙·入夏偏宜澹薄妆》：入夏偏宜澹薄妆，越罗衣褪郁金黄，翠钿檀注助容光。相见无言还有恨，几回判却又思量，月窗香径梦悠飏。《浣溪沙·红藕花香到槛频》：红藕花香到槛频，可堪闲忆似花人，旧欢如梦绝音尘。翠叠画屏山隐隐，冷铺文簟水潾潾，断魂何处一蝉新。《菩萨蛮·回塘风起波文细》：回塘风起波文细，刺桐花里门斜闭。残日照平芜，双双飞鹧鸪。征帆何处客，相见还相隔。不语欲魂销，望中烟水遥。《酒泉子·寂寞青楼》：寂寞青楼，风触绣帘珠碎撼。月朦胧，花暗澹，锁春愁寻思往事依稀梦，泪脸露桃红色重。鬓欹蝉，钗坠凤，思悠悠。《女冠子·星高月午》：星高月午，丹桂青松深处。醮坛开，金磬敲清露，珠幢立翠苔。步虚声缥缈，想像思徘徊。晓天归去路，指蓬莱。《酒泉子·雨渍花零》：雨渍花零，红散香凋池两岸。别情遥，春歌断，掩银屏。孤帆早晚离三楚，闲理钿筝愁几许。曲中情，弦上语，不堪听。《酒泉子·秋雨连绵》：秋雨连绵，声散败荷丛里，那堪深夜枕前听，酒初醒。牵愁惹思更无停，烛暗香凝天欲曙。细和烟，冷和雨，透帘旌。《酒泉子·秋月婵娟》：秋月婵娟，皎洁碧纱窗外，照花穿竹冷沉沉，印池心。凝露滴，砌蛩吟。惊觉谢娘残梦，夜深斜傍枕前来，影徘徊。《女冠子·春山夜静》：春山夜静，愁闻洞天疏磬。玉堂虚，细雾垂珠佩，轻烟曳翠裾。对花情脉脉，望月步徐徐。刘阮今何处，绝来书。《定风波·十载逍遥物外居》：十载逍遥物外居，白云流水似相于。乘兴有时携短棹，江岛，谁知求道不求鱼。到处等闲邀鹤伴，春岸，野花香气扑琴书。更饮一杯红霞酒，回首，半钩新月贴清虚。《定风波·又见辞巢燕子归》：又见辞巢燕子归，阮郎何事绝音徽。帘外西风黄叶落，池阁，隐莎蛩叫雨霏霏。愁坐算程千万里，频跂，等闲经岁两相违。听鹊凭龟无定处，不知，泪痕流在画罗衣。《定风波·帘外烟和月满庭》：帘外烟和月满庭，此时闲坐若为情。小阁拥炉残酒醒，愁听，寒风叶落一声声。惟恨玉人芳信阻，云雨，屏帏寂寞梦难成。斗转更阑心杳杳，将晓，银釭斜照绮琴横。《菩萨蛮·等闲将度三春景》：等闲将度三春景，帘垂碧砌参差影。曲槛日初斜，杜鹃啼落花。恨君容易处，又话潇湘去。凝思倚屏山，泪流红脸斑。《菩萨蛮·隔帘微雨双飞燕》：隔帘微雨双飞燕，砌花零落红深浅。捻得宝筝调，心随征棹遥。楚天云外路，动便经年去。香断画屏深，旧欢何处寻。《浣溪沙·晚出闲庭看海棠》：晚出闲庭看海棠，风流学得内家妆，小钗横戴一枝芳。镂玉梳斜云鬓腻，缕金衣透雪肌香，暗思何事立残阳。《浣溪沙·访旧伤离欲断魂》：访旧伤离欲断魂，无

因重见玉楼人，六街微雨镂香尘。早为不逢巫峡梦，那堪虚度锦江春，遇花倾酒莫辞频。《南乡子·云带雨》：云带雨，浪迎风，钓翁回棹碧湾中。春酒香熟鲈鱼美，谁同醉？缆却扁舟篷底睡。《渔歌子·九疑山》：九疑山，三湘水，芦花时节秋风起。水云间，山月里，棹月穿云游戏。鼓清琴，倾渌蚁，扁舟自得逍遥志。任东西，无定止，不议人间醒醉。《南乡子·山果熟》：山果熟，水花香，家家风景有池塘。木兰舟上珠帘卷，歌声远，椰子酒倾鹦鹉盏。《定风波·雁过秋空夜未央》：雁过秋空夜未央，隔窗烟月锁莲塘。往事岂堪容易想，惆怅，故人迢递在潇湘。纵有回文重叠意，谁寄？解鬟临镜泣残妆。沉水香消金鸭冷，愁永，候虫声接杵声长。《西溪子·金缕翠钿浮动》：金缕翠钿浮动，妆罢小窗圆梦。日高时，春已老，人来到。满地落花慵扫。无语倚屏风，泣残红。《渔父歌》：水接衡门十里余，信船归去卧看书。轻爵禄，慕玄虚，莫道渔人只为鱼。避世垂纶不记年，官高争得似君闲。倾白酒，对青山，笑指柴门待月还。棹警鸥飞水溅袍，影侵潭面柳垂绦。终日醉，绝尘劳，曾见钱塘八月涛。《临江仙·帘卷池心小阁虚》：帘卷池心小阁虚。暂凉闲步徐徐。芰荷经雨半凋疏。拂堤垂柳，蝉噪夕阳余。不语低鬟幽思远，玉钗斜坠双鱼。几回偷看寄来书。离情别恨，相隔欲何如。《巫山一段云·有客经巫峡》：有客经巫峡，停桡向水湄。楚王曾此梦瑶姬，一梦杳无期。尘暗珠帘卷，香销翠幄垂。西风回首不胜悲，暮雨洒空祠。《虞美人·金笼莺报天将曙》：金笼莺报天将曙，惊起分飞处。夜来潜与玉郎期，多情不觉酒醒迟，失归期。映花避月遥相送，腻髻偏垂凤。却回娇步入香闺，倚屏无语捻云篦，翠眉低。《句·参差草树连巴国》：参差草树连巴国，依约云烟绕楚台。《望远行·春日迟迟思寂寥》：春日迟迟思寂寥，行客关山路遥。琼窗时听语莺娇，柳丝牵恨一条条。休晕绣，罢吹箫，貌逐残花暗凋。同心犹结旧裙腰，忍辜风月度良宵。《中兴乐·后庭寂寂日初长》：后庭寂寂日初长，翩翩蝶舞红芳。绣帘垂地，金鸭无香。谁知春思如狂，忆萧郎。等闲一去，程遥信断，五岭三湘。休开鸾镜学宫妆，可能更理笙簧。倚屏凝睇，泪落成行。手寻裙带鸳鸯，暗思量。忍孤前约，教人花貌，虚老风光。

【简要结论】

① 李珣,字德润,生卒不详,约生活于 9 世纪末至 10 世纪初。② 四川三台人,祖籍波斯,以经营香药为业。③ 唐末五代十国时期文学家和本草学家。④ 李珣文学修养颇深,善作辞,有诗名。⑤ 李珣著有《琼瑶集》若干卷,亡佚。⑥ 晚年隐居,好摄养炼丹。⑦《海药本草》六卷阐述海外药物形态、真伪优劣、性味主治、制药方法、禁忌畏恶等。

附：唐朝其他医家医学研究

许胤宗医学研究

常州义兴人也。初事陈，为新蔡王外兵参军。时柳太后病风不言，名医治皆不愈，脉益沉而噤。胤宗曰：口不可下药，宜以汤气薰之。令药入腠理，周理即差。乃造黄芪防风汤数十斛，置于床下，气如烟雾，其夜便得语。由是超拜义兴太守。陈亡入隋，历尚药奉御。武德初，累授散骑侍郎。时关中多骨蒸病，得之必死，递相连染，诸医无能疗者。胤宗每疗，无不愈。或谓曰：公医术若神，何不著书以贻将来？胤宗曰：医者意也，在人思虑。又脉候幽微，苦其难别，意之所解，口莫能宣。且古之名手，唯是别脉；脉既精别，然后识病。夫病之于药，有正相当者，唯须单用一味，直攻彼病，药力既纯，病即立愈。今人不能别脉，莫识病源，以情臆度，多安药味。譬之于猎，未知兔所，多发人马，空地遮围，或冀一人偶然逢也。如此疗疾，不亦疏乎！假令一药偶然当病，复共他味相和，君臣相制，气势不行，所以难差，谅由于此。脉之深趣，既不可言，虚设经方，岂加于旧。吾思之久矣，故不能著述耳！年九十余卒。

张宝藏医学研究

张宝藏字澹，唐栎阳（即今陕西临潼）人，约生活于公元 6 世纪。唐贞观年间，宝藏年已七十，任金吾长，时太宗李世民患气痢，诸医屡治无效，于是下诏征医方，宝藏曾患此疾，服乳煎荜茇方而愈，遂疏此方，太宗服后痢即痊愈。宝藏因此授三品文官为鸿胪卿。魏徵觉得给张宝藏升官不符合朝廷的制度，就把这件事压了下来。大约过了一个多月，唐太宗的肠胃病又犯了，这回他直接让人熬制了乳煎荜茇汤药服用，又是一喝就好。病好之后唐太宗就想为什么又犯了病，是不是哪个环节出了问题，这么一想就想到献出药方的张宝藏，前一阵子说是给他个五品官做做，可一直没有看到下面报上来，莫不是上天在惩罚自己言而无信？于是李世民就问魏徵。魏徵解释说，臣等当时接到皇上的圣旨本该立即落实执行，可是不知道圣上的意思是让他作文官还是作武官，这事儿就拖了下来。唐太宗一听这话就生气了，这不明摆着有意拖延吗？太宗一气之下开始训人，他说有人治好了宰相的病就当了三品官员，朕可是当今的天子，朕的命难道还不如你们这些宰相重？你们不是说搞不清让张宝藏当文官还是当武官吗，那就明确一下，给个三品文官，去当鸿胪卿。鸿胪卿是鸿胪寺的负责人，鸿胪寺的主要职责是负责接待前来朝见唐朝天子的外国人，以及掌管皇家和三品以上官员的丧葬事宜。唐朝中央设有九个寺，分别为太常、光禄、卫尉、宗正、太仆、大理、鸿胪、司农、太府，在这九个寺中，鸿胪寺的地位排在后面。张宝藏一剂单方"牛乳煎荜茇"治愈唐太宗的"气痢"，一时传为佳话。

李含光医学研究

《新唐书·艺文志》：李含光《本草音义》二卷，佚。道士李含光《老子庄子周易学记》三卷，又《义略》三卷。含光，扬州江都人，本姓弘，避孝敬皇帝讳改焉，天宝间人。颜真卿茅山玄靖先生广陵李君碑铭略曰：先生姓李氏，讳含光，广陵江都人。本姓弘，以孝敬皇帝庙讳改焉。羁好静处，诵习坟典。年十八，志求道妙，遂师事同邑，先生游艺，敏年神龙，初以清行度为道士，以大历己酉岁冬十一月十四日遁化于茅山紫阳之别室，春秋八十有七。先生识真淳业行高古，道穷情性之本，学冠天人之际，又博览群言，长于着撰，尝以本草之书精明药物，事关性命，难用因循，著《音义》两卷。（文集）《历世真仙体道通鉴卷二十五·李含光》：李含光晋陵人也，弘孝威家本淳儒，州里号贞隐先生，后避唐敬宗讳，改为李氏。其子曰含光，年十三，笃好道学，虽处暗室，如对君父。然人见之，神色皆敛。工篆隶，或称过其父，一闻之，终身不书。后师正一先生，云篆宝书，倾囊相付。且曰：真玉清之客也。抱虚无而行功，则其道不穷；托幽阜而灭逊，则于德亦浅。承教虽远，宜先救人。含光既禀真训，乃忘情于身，周急于物。每启章奏，则斋心洁己，未始少怠。唐明皇召见，问理化，对曰：道德经者，君王之师也。昔汉文帝行之，跻民于仁寿之域。又问金鼎，曰：道德者公也，轻举者公中之私也。虽见其私，亦圣人之存教若求生。徇欲类于系风，不亦难乎。帝嘉之，优礼以待。未几，以疾辞，束归句曲，诏为紫阳观以居之。帝受杨许真经，请为师，复以疾不赴。遂于大同殿具词，遥请加号文靖先生。手诏屡降，给奉相续。尝撰仙学传及论三玄异同，并本草音义，又诏补杨真人手迹数纸。代宗大历四年十一月，谓弟子韦景昭、孟湛然曰：吾将顺化。有顷，颜色怡然而往。于是祥云降芝草生，享年八十七。

韩宝升医学研究

韩保升《重广英公本草》二十卷，《艺文略》佚。掌禹锡曰：蜀《重广英公本草》，伪蜀翰林学士韩保升等与诸医士取《唐本草》并《图经》相参校，更加删定，稍增注释，孟昶自为序，凡十卷，今谓之《蜀本草》。李时珍曰：《蜀本草》其图说药物形状颇详于陶苏也。

跋

　　《晋唐医学研究》以两晋至隋唐医学著作为中心展开讨论。由于年代久远,亡佚失传著作为数不少,故晋唐医学历史实际较本书所述应该更加丰富和多彩。历代医籍大多记载于该朝代史书的《艺文志》或《经籍志》中。《汉书·艺文志》载:《黄帝内经》十八卷,《外经》三十七卷,《扁鹊内径》九卷,《外经》十二卷,《白氏内经》三十八卷,《外经》三十六卷,《旁篇》二十五卷。上医经七家,二百一十六卷。医经者,原人血脉经络骨髓阴阳表里,以起百病之本,死生之分,而用度箴石汤火所施,调百药齐和之所宜。至齐之得,犹磁石取铁,以物相使。拙者失理,以愈为剧,以生为死。《五藏六府痹十二病方》三十卷;《五藏六府疝十六病方》四十卷;《五藏六府瘅十二病方》四十卷;《风寒热十六病方》二十六卷;《泰始黄帝扁鹊俞拊方》二十三卷;《五藏伤中十一病方》三十一卷;《客疾五藏狂颠病方》十七卷;《金创疭瘛方》三十卷;《妇人婴儿方》十九卷;《汤液经法》三十二卷;《神农黄帝食禁》七卷;上经方十一家,二百七十四卷。经方者,本草石之寒温,量疾病之浅深,假药味之滋,因气感之宜,辨五苦六辛,致水火之齐,以通闭解结,反于之平。及失其宜者,以热益热,以寒增寒,精气内伤,不见于外,是所独失也。故谚曰:有病不治,常得中医。《后汉书》《三国志》《晋书》《宋书》《南齐书》《梁书》《陈书》《魏书》《北齐书》《周书》《南史》《北史》等十二部史书均无《经籍志》或《艺文志》。《隋书·经籍志》记载医籍二百五十六部,合四千五百一十卷。曰:医方者,所以除疾病,保性命之术者也。天有阴阳风雨晦明之气,人有喜怒哀乐好恶之情。节而行之则和平调理,专壹其情则溺而生火。是以圣人原血脉之本,因针石之用,假药物之滋,调中养气,通滞解结,而反之素。其善者则原脉以知政,推疾以及国。《周官》曰医师之职掌聚诸药物,凡有疾者治之,是其事也。鄙者为之,则反本伤性。《黄帝素问》九卷;

《黄帝甲乙经》十卷,《音》一卷;《黄帝八十一难》二卷;吕博望注《黄帝众难经》一卷,亡;《黄帝针经》九卷;《黄帝针灸经》十二卷;徐悦、龙衔素《针经并孔穴暇蟆图》三卷;《杂针经》四卷;程天祚《针经》六卷;《灸经》五卷;《曹氏灸方》七卷;秦承祖《偃侧杂针灸经》三卷,亡;《徐叔响针灸要钞》一卷;《玉匮针经》一卷;《赤乌神针经》一卷;《岐伯经》十卷;王叔和撰《脉经》十卷;《脉经》二卷,《脉经》十四卷;《脉生死要诀》二卷;黄公兴撰《脉经》六卷;秦承祖撰《脉经》六卷;康普思撰《脉经》十卷,亡;《黄帝流注脉经》一卷,《明堂流注》六卷,亡;《明堂孔穴》五卷,《明堂孔穴》二卷;《新撰针灸穴》一卷,亡;《明堂孔穴图》三卷;《明堂孔穴图》三卷;《偃侧图》八卷,《偃侧图》二卷;《神农本草》八卷;《神农本草》五卷;《神农本草属物》二卷;《神农明堂图》一卷;《蔡邕本草》七卷;《华佗弟子吴普本草》六卷;《陶隐居本草》十卷;《随费本草》九卷;《秦承祖本草》六卷;《王季璞本草经》三卷;《李谱之本草经》《谈道术本草经钞》各一卷;《宋大将军参军徐叔响本草病源合药要钞》五卷;《徐叔响等四家体疗杂病本草要钞》十卷;《王末钞小儿用药本草》二卷;甘浚之《痈疽耳眼本草要钞》九卷;陶弘景《本草经集注》七卷;赵赞《本草经》一卷;《本草经轻行》《本草经利用》各一卷,亡;雷公集注《神农本草》四卷;《甄氏本草》三卷;《桐君药录》三卷;云麾将军徐滔《新集药录》四卷;《李谱之药录》六卷;《药法》四十二卷;《药律》三卷;《药性》《药对》各二卷;《药目》三卷;《神农采药经》二卷;《药忌》一卷,亡;陶隐居撰《太清草木集要》二卷;《张仲景方》十五卷;《黄素药方》二十五卷,亡;吴普撰《华佗方》十卷;《华佗内事》五卷;《耿奉方》六卷,亡;《集略杂方》十卷;《杂药方》一卷;《杂药方》四十六卷;《杂药方》十卷;《寒食散论》二卷;《寒食散汤方》二十卷;《寒食散方》十卷;《皇甫谧、曹翕论寒食方》二卷,亡;释道洪撰《寒食散对疗》一卷;释智斌撰

《解寒食散方》二卷;《解散论》二卷;《解寒食散论》二卷;《徐叔响解寒食散方》六卷;《释慧义寒食解杂论》七卷,亡;《杂散方》八卷;《解散方》《解散论》各十三卷;《徐叔响解散消息节度》八卷;《范氏解散方》七卷;《解释慧义解散方》一卷,亡;《汤丸方》十卷;《杂丸方》十卷;《百病膏方》十卷;《杂汤丸散酒煎薄帖膏汤妇人少小方》九卷;《羊中散杂汤丸散酒方》一卷;《疗下汤丸散方》十卷;《石论》一卷;《医方论》七卷;《张仲景辨伤寒》十卷;《疗伤寒身验方》《徐文伯辨伤寒》各一卷;《伤寒总要》二卷;《支法存申苏方》五卷;《王叔和论病》六卷;《张仲景评病要方》一卷;徐叔响、谈道述、徐悦《体疗杂病疾源》三卷;甘浚之《痈疽部党杂病疾源》三卷;《府藏要》三卷,亡;葛洪撰《肘后方》六卷,陶弘景《补阙肘后百一方》九卷,亡;《姚大夫集验方》十二卷;范汪撰《范东阳方》一百五卷,《录》一卷,阮文叔撰《阮河南药方》十六卷;《释僧深药方》三十卷;《孔中郎杂药方》二十九卷;《宋建平王典术》一百二十卷;羊欣撰《羊中散药方》三十卷;褚澄撰《褚澄杂药方》二十卷,亡;《秦承祖药方》四十卷,见三卷;《阳眄药方》二十八卷;《夏侯氏药方》七卷;《王季琰药方》一卷;《徐叔响杂疗方》二十二卷;《徐叔响杂病方》六卷;《李谧之药方》一卷;《徐文伯药方》二卷,亡;《胡洽百病方》二卷;《治卒病方》一卷;无锡令徐奘撰《徐奘要方》一卷;都尉臣广上《辽东备急方》三卷;殷仲堪撰《殷荆州要方》一卷,亡;《俞氏疗小儿方》四卷;《范氏疗妇人药方》十一卷;《徐叔响疗少小百病杂方》三十七卷;《疗少小杂方》二十卷;《疗少小杂方》二十九卷;《范氏疗小儿药方》一卷;《王末疗小儿杂方》十七卷,亡;《徐嗣伯落年方》三卷;《徐叔响疗脚弱杂方》八卷;《徐文伯辨脚弱方》一卷;甘浚之《疗痈疽金创要方》十四卷;甘浚之《疗痈疽毒惋杂病方》三卷;甘伯齐《疗痈疽金创方》十五卷,亡;《陶氏效验方》六卷,《七录》作五卷;《疗目方》五卷;甘浚之《疗耳眼方》十四卷;《神枕方》一卷;宋武帝撰《杂戎狄方》一卷;摩诃胡沙门撰《摩诃出胡国方》十卷;《范晔上香方》一卷;《杂香膏方》一卷,亡;《彭祖养性经》一卷;张湛撰《养生要集》十卷;《玉房秘决》十卷;《墨子枕内五行纪要》一卷,《七录》有《神枕方》一卷,疑此即是;《如意方》十卷;《练化术》一卷;《神仙服食经》十卷;《杂仙饵方》八卷;《服食诸杂方》二卷;

《仙人水玉酒经》一卷;《老子禁食经》一卷;《崔氏食经》四卷;《食经》十四卷;《食经》二卷;《食经》十九卷;刘休撰《刘休食方》一卷,亡;《食馔次第法》一卷;《黄帝杂饮食忌》二卷;《四时御食经》一卷;《太官食经》五卷;《太官食法》二十卷;《食法杂酒食要方白酒》并《作物法》十二卷;《家政方》十二卷;《食图》《四时酒要方》《白酒方》《七日面酒法》《杂酒食要法》《杂藏酿法》《杂酒食要法》《酒》并《饮食方》《绤及铛蟹方》《羹翶法》《鮏腛胸法》《北方生酱法》各一卷,亡;《疗马方》一卷,《七录》有《伯乐疗马经》一卷,疑与此同;全元起注《黄帝素问》八卷;徐氏撰《脉经》二卷;《华佗观形察色并三部脉经》一卷;徐氏新撰《脉经决》二卷;许建吴撰《脉经钞》二卷;《黄帝素问女胎》一卷;《三部四时五藏辨诊色决事脉》一卷;《脉经略》一卷;《辨病形证》七卷;《五藏决》一卷;吴景贤撰《论病源候论》五卷,目一卷;《服石论》一卷;《痈疽论方》一卷;《五藏论》五卷;《虐论并方》一卷;《神农本草经》三卷;蔡英撰《本草经》四卷;《药目要用》二卷;《本草经略》一卷;徐太山撰《本草》二卷;《本草经类用》三卷;姚最撰《本草音义》三卷;甄立言撰《本草音义》七卷;《本草集录》二卷;《本草钞四卷》四卷;《本草杂要决》一卷;甘浚之撰《本草要方》三卷;《依本草录药性》三卷,录一卷;原平仲撰《灵秀本草图》六卷;《芝草图》一卷;《人林采药法》二卷;《太常采药时月》一卷;《四时采药及合目录》四卷;李密撰《药录》二卷;沙门行矩撰《诸药异名》八卷,本十卷,今阙;《诸药要性》二卷;《种植药法》一卷;《种神芝》一卷;徐文伯撰《药方》二卷;《解散经论并增损寒食节度》一卷;《张仲景疗妇人方》二卷;《徐氏杂方》一卷;《少小方》一卷;《疗小儿丹法》一卷;《徐太山试验方》二卷;《徐文伯疗妇人瘕》一卷;《徐太山巾箱中方》三卷;徐嗣伯撰《药方》五卷;徐太山撰《堕年方》二卷;徐氏撰《效验方》三卷;《杂要方》一卷;葛洪撰《玉函煎方》五卷;陈延之撰《小品方》十二卷;范世英撰《千金方》三卷;《徐王方》五卷;《徐王八世家传效验方》十卷;《徐氏家传秘方》二卷;后魏李思祖撰《药方》五十七卷,本百一十卷;《稟丘公论》一卷;宋尚撰《太一护命石寒食散》二卷;《皇甫士安依诸方撰》一卷;《序服石方》一卷;《服玉方法》一卷;龚庆宣撰《刘涓子鬼遗方》十卷;《疗痈经》一卷;《疗三十六瘘方》一卷;《王世荣单方》一卷;姚僧垣撰《集验方》十卷;《集验方》十二卷;许澄撰《备急单要方》三卷;徐辨卿撰《药方》二十一卷;《名医集验方》六卷;陶氏撰《名医别录》三卷;谢士秦撰《删繁方》十三卷;《吴山居方》三卷;《新撰药方》五卷;秦政应撰《疗痈疽诸疮方》二卷;释莫满撰《单复要验方》二卷;《释道洪方》一卷;《小儿经》一卷;《散方》二卷;《杂散方》八卷;释昙鸾撰《疗百病杂丸方》三卷;成毅撰《疗百病散》三卷;《杂汤方》十卷;《杂疗方》十三卷;《杂药酒方》十五卷;《赵婆疗漯方》一卷;于法开撰《议论备豫方》一卷;《扁鹊陷水丸方》一卷;《扁鹊肘后方》三卷;谢南郡撰《疗消渴众方》一卷;释昙鸾撰《论气治疗方》一卷;《梁武帝所服杂药方》一卷;《大略丸》五卷;《灵寿杂方》二卷;宋侠撰《经心录方》八卷;《黄帝养胎经》一卷;《疗妇人产后杂方》三卷;《黄帝明堂偃人图》十二卷;《黄帝针灸虾蟆忌》一卷;《明堂虾蟆图》一卷;《针灸图要决》一卷;《针灸图经》十一卷,本十八卷;《十二人图》一卷;《针灸经》一卷;《扁鹊偃侧针灸图》三卷;《流注针灸》一卷;《曹氏灸经》一卷;秦承祖撰《偃侧人经》二卷;《华佗枕中灸刺经》一卷;《谢氏针经》一卷;《殷元针经》一卷;《要用孔穴》一卷;《九部针经》一卷;《释僧匡针灸经》一卷;《三奇六仪针要经》一卷;《黄帝十二经脉明堂五藏人图》一卷;《老子石室兰台中治癞符》一卷;《龙树菩萨药方》四卷;《西域诸仙所说药方》二十三卷,目一卷,本二十五卷;《香山仙人药方》十卷;《西域波罗仙人方》三卷;《西域名医所集要方》四卷,本十二卷;《婆罗门诸仙药方》二十卷,《婆罗门药方》五卷,《耆婆所述仙人命论方》二卷,目一卷,本三卷;《乾陀利治鬼方》十卷;《新录乾陀利治鬼方》四卷,本五卷,阙,宋明帝撰《香方》一卷;《杂香方》五卷;《龙树菩萨和香法》二卷;马琬撰《食经》三卷;《会稽郡造海味法》一卷;《论服饵》一卷;淮南王大业中撰《食经并目》百六十五卷;《膳羞养疗》二十卷;京里先生撰《金匮录》二十三卷,目一卷;陶隐居撰《练化杂术》一卷;周弘让撰《玉衡隐书》七十卷,目一卷;陶隐居撰《太清诸丹集要》四卷;《杂神丹方》九卷;《合丹大师口诀》一卷;陶隐居撰《合丹节度》四卷;孙文韬撰《合丹要略序》一卷;《仙人金银经并长生方》一卷;葛仙公撰《狐刚子万金决》二卷;《杂仙方》一卷;《神仙服食经》十卷;《神仙服食神秘方》

二卷;抱朴子撰《神仙服食药方》十卷;《神仙饵金丹沙秘方》一卷;《卫叔卿服食杂方》一卷;《金丹药方》四卷;《杂神仙丹经》十卷;《杂神仙黄白法》十二卷;《神仙杂方》十五卷;《神仙服食杂方》十卷;《神仙服食方》五卷;《服食诸杂方》二卷;陶隐居撰《服饵方》三卷;《真人九丹经》一卷;《太极真人九转还丹经》一卷;《练宝法》二十五卷,目三卷,本四十卷,阙,冲和子撰《太清璇玑文》七卷;《陵阳子说黄金秘法》一卷;《神方》二卷;《狐子杂决》三卷;《太山八景神丹经》一卷;《太清神丹中经》一卷;《养生注》十一卷,目一卷;翟平撰《养生术》一卷;《龙树菩萨养性方》一卷;《引气图》一卷;《道引图》三卷,立一,坐一,卧一;《养身经》一卷;《养生要术》一卷;《养生服食禁忌》一卷;《养生传》二卷;萧吉撰《帝王养生要方》二卷;《素女秘道经》一卷并《玄女经》;《素女方》一卷;《彭祖养性》一卷;《郊子说阴阳经》一卷;葛氏撰《序房内秘术》一卷;《玉房秘决》八卷;《徐太山房内秘要》一卷;《新撰玉房秘决》九卷;《四海类聚方》二千六百卷;《四海类聚单要方》三百卷。

《旧唐书·经籍志》载医术本草二十五家,养生十六家,病源单方二家,食经十家,杂经方五十八家,类聚方一家,共一百一十家,计三千七百八十九卷。皇甫谧撰《黄帝三部针经》十三卷;秦越人撰《黄帝八十一难经》一卷;张子存撰《赤乌神针经》一卷;《黄帝明堂经》三卷;《黄帝针灸经》十二卷;秦承祖撰《明堂图》三卷;《龙衔素针经并孔穴虾蟆图》三卷;《黄帝素问》八卷;《黄帝内经明堂》十三卷;《黄帝杂注针经》一卷;《黄帝十二经脉明堂五藏图》一卷;《黄帝十二经明堂偃侧人图》十二卷;《黄帝针经》十卷;《黄帝明堂》三卷;灵宝注《黄帝九灵经》十二卷;《玉匮针经》十二卷;杨上善注《黄帝内经太素》三十卷;《三部四时五脏辨候诊色脉经》一卷;杨上善撰《黄帝内经明堂类成》十三卷;杨玄孙撰注《黄帝明堂经》三卷;贾和光撰《灸经》一卷;《铃和子》十卷;徐氏撰《脉经诀》三卷;《脉经》二卷;《五藏诀》一卷;《五藏论》一卷;《神农本草》三卷;桐君撰《桐君药录》三卷;《雷公药对》二卷;《药类》二卷;《本草用药要妙》二卷;《本草病源合药节度》五卷;《本草要术》三卷;甄立言撰《本草药性》三卷;《疗痈疽耳眼本草要妙》五卷;《种芝经》九卷;《芝草图》一卷;吴普撰《吴氏本草因》六卷;《李氏本草》三卷;《名医别录》三卷;《药目要用》二卷;陶弘景撰《本草集经》七卷;原平仲撰《灵秀本草图》六卷;释行智撰《诸药异名》十卷;《四时采取诸药及合和》四卷;苏敬撰《本草图经》七卷;苏敬撰《新修本草》二十一卷;苏敬等撰《新修本草图》十六卷;苏敬等撰《本草音》三卷;殷子严撰《本草音义》二卷;《太清神丹中经》三卷;《太清神仙服食经》五卷;抱朴子撰《太清神仙服食经》一卷;冲和子撰《太清璇玑文》七卷;京里先生撰《金匮仙药录》三卷;京里先生撰《神仙服食经》十二卷;《太清诸丹要录集》四卷;《神仙药食经》一卷;《神仙服食方》十卷;《神仙服食药方》十卷;《服玉法并禁忌》一卷;《太清诸草木方集要》三卷;陶弘景撰《太清玉石丹药要集》三卷;苏游撰《太一铁胤神丹方》三卷;张湛撰《养生要集》十卷;孟诜撰《补养方》三卷;吴景撰《诸病源候论》五十卷;隋炀帝撰《四海类聚单方》十六卷;《太官食法》一卷;《太官食方》十九卷;崔浩撰《食经》九卷,又作十卷;竺暄撰《食经》四卷;赵氏撰《四时食法一卷》;诸葛颖撰《淮南王食经》一百二十卷;《淮南王食目》十卷;诸葛颖撰《淮南王食经音》十三卷;卢仁宗撰《食经》三卷;王叔和撰《张仲景药方》十五卷;吴普集《华氏药方》十卷;葛洪撰《肘后救卒方》四卷;陶弘景撰《补肘后救卒备急方》六卷;阮炳撰《阮河南方》十六卷;《杂药方》一百七十卷;尹穆撰《范汪方》;胡洽撰《胡居士方》三卷;龚庆宜撰《刘涓子男方》十卷;甘浚之撰《疗痈疽金疮要方》十四卷;徐叔和撰《杂疗方》二十卷;徐叔和撰《体疗杂病方》六卷;徐叔向撰《脚弱方》八卷;秦承祖撰《药方》十七卷;甘伯齐撰《疗痈疽金疮要方》十二卷;褚澄撰《杂药方》十二卷;陶弘景撰《效验方》十卷;《百病膏方》十卷;《杂汤方》八卷;《疗目方》五卷;陈山提撰《杂药方》十卷,又作六卷;《杂丸方》一卷;释鸾撰《调气方》一卷;《黄素方》十五卷;孝思撰《杂汤丸散方》五十七卷;释僧深撰《僧深集方》三十卷;谢士泰撰《删繁方》十二卷;徐之才撰《徐王八代效验方》十卷;徐嗣伯撰《徐氏落年方》三卷;徐嗣伯撰《杂病论》一卷;徐之才撰《徐氏家秘方》二卷;姚僧垣撰《集验方》十卷;陈延之撰《小品方》十二卷;宋侠撰《经心方》八卷;《名医集验方》三卷;甄权撰《古今录验方》五十卷;崔知悌撰《崔氏纂要方》十卷;孟诜撰《孟氏必效方》十卷;《延年秘录》十二卷;苏游撰《玄感传尸方》一卷;崔知悌撰《骨蒸病灸方》一卷;《寒食散方并消息节度》二卷;徐叔和撰《解寒食散方》十三卷;《妇人方》十卷;《妇人方》二十卷;《少小方》十卷;《少小杂方》二十卷;俞宝撰《少小节疗方》一卷;《狐子杂诀》三卷;葛仙公撰《狐子方金诀》二卷;明月公撰《陵阳子秘诀》一卷;黄公撰《神临药秘经》一卷;《黄白秘法》一卷;《黄白秘法》二十卷;葛氏撰《玉房秘术》一卷;冲和子撰《玉房秘录诀》八卷;《类聚方》二千六百卷。

《新唐书·艺文志》载医术类六十四家,一百二十部,四千四十六卷。失姓名三十八家,王方庆以下不著录五十五家,四百八卷。皇甫谧《皇帝三部针经》十二卷;张子存《赤乌神针经》一卷;《黄帝针灸经》十二卷;《黄帝杂注针经》一卷;《黄帝针经》十卷;《玉匮针经》十二卷;《龙衔素针经并孔穴虾蟆图》三卷;《徐叔向针灸要钞》一卷;《黄帝明堂经》三卷;《黄帝明堂》三卷;杨玄注《黄帝明堂经》三卷;《黄帝内经明堂》十三卷;《黄帝十二经脉明堂五藏图》一卷;曹氏《黄帝十二经明堂偃侧人图》十二卷;秦承祖《明堂图》三卷;《明堂孔穴》五卷;秦越人《黄帝八十一难经》二卷;全元起注《黄帝素问》九卷;灵宝注《黄帝九灵经》十二卷;《黄帝甲乙经》十二卷;《黄帝流注脉经》一卷;《三部四时五藏辨候诊色脉经》一卷;《脉经》十卷;《脉经》二卷;徐氏《脉经诀》三卷;王子颙《脉经》二卷;歧伯《灸经》一卷;雷氏《灸经》一卷;《五藏诀》一卷;《五藏论》一卷;贾和光《铃和子》十卷;王冰注《黄帝素问》二十四卷;《释文》一卷,冰号启元子;杨上善注《黄帝内经明堂类成》十三卷;杨上善注《黄帝内经太素》三十卷;甄权《脉经》一卷;《针经钞》三卷;《针方》一卷;《明堂人形图》一卷;米遂《明堂论》一卷;《神农本草》三卷;雷公集撰《神农本草》四卷;吴普《吴氏本草因》六卷;《李氏本草》三卷;原平仲《灵秀本草图》六卷;殷子严《本草音义》二卷;《本草用药要妙》九卷;《本草病源合药节度》五卷;《本草要术》三卷;《疗痈疽耳眼本草要妙》五卷;《桐君药录》三卷;徐之才《雷公药对》二卷;僧行智《诸药异名》十卷;《药类》二卷;《药目要用》二卷;《四时采取诸药及合和》四卷;《名医别录》三卷;吴景《诸病源候论》五十卷;巢元方《巢氏诸病源候论》五十卷;徐嗣伯《杂病论》一卷;徐嗣伯《徐氏落年方》三卷;《彭祖养性经》一卷;张湛《养生要集》十卷;《延年秘录》十二卷；秦承祖《药方》四十卷；吴普集《华氏药方》十卷；葛洪《肘后救卒方》六卷；梁武帝《坐右方》十卷；《如意方》十卷；陶弘景集注《神农本草》七卷；陶弘景《效验方》十卷；陶弘景《补肘后救卒备急方》六卷；陶弘景《太清玉石丹药要集》三卷；陶弘景《太清诸草木方集要》三卷；隋炀帝敕撰《四海类聚单方》十六卷；王叔和《张仲景药方》十五卷；王叔和《伤寒卒病论》十卷；阮炳《阮河南方》十六卷；尹穆纂《范东阳杂药方》一百七十卷；胡洽《胡居士治百病要方》三卷；徐叔向《杂疗方》二十卷；徐叔向《体疗杂病方》六卷、《脚弱方》八卷、《解寒食方》十五卷、《阮河南药方》十七卷；褚澄《杂药方》十二卷；陈山提《杂药方》十卷；谢泰《黄素方》二十五卷；孝思《杂汤丸散方》五十七卷；谢士泰《删繁方》十二卷；徐之才《徐王八代效验方》十卷；徐之才《家秘方》三卷；范世英《千金方》三卷；姚僧垣《集验方》十卷；陈延之《小品方》十二卷；苏游《玄感传尸方》一卷；苏游《太一铁胤神丹方》三卷；《俞氏治小儿方》四卷；俞宝《小女节疗方》一卷；僧深《集方》三十卷；僧鸾《调气方》一卷；龚庆宣《刘涓子男方》十卷；甘浚之《疗痈疽金疮要方》十四卷；甘伯齐《疗痈疽金疮要方》十二卷、《杂药方》六卷、《杂丸方》一卷、《名医集验方》三卷、《百病膏方》十卷、《杂汤方》八卷、《疗目方》五卷、《寒食散方并消息节度》二卷、《妇人方》十卷、《妇人方》二十卷、《少女方》十卷、《少女杂方》二十卷、《类聚方》二千六百卷、《种芝经》九卷、《芝草图》一卷；诸葛颖《淮南王食经》一百三十卷、《音》十三卷、《食目》十卷；卢仁宗《食经》三卷；崔浩《食经》九卷；竺暄《食经》四卷；竺暄《食经》十卷；赵武《四时食法》一卷、《太官食法》一卷、《太官食方》十九卷、《四时御食经》一卷；抱朴子《太清神仙服食经》五卷；冲和子《太清璇玑文》七卷、《太清神丹中经》三卷、《太清神仙服食经》五卷、《太清诸丹药要录》四卷；京里先生《金匮仙药录》三卷、《神仙服食经》十二卷、《神仙药食经》一卷、《神仙服食方》十卷、《神仙服食药方》十卷、《服玉法并禁忌》一卷、《寒食散论》二卷；葛仙公录《狐子方金诀》二卷、《狐子杂诀》三卷；明月公《陵阳子秘诀》一卷；黄公《神临药秘经》一卷、《黄白秘法》一卷、《黄白秘法》二十卷；葛氏《房中秘术》一卷；张鼎《冲和子玉房秘诀》十卷、《本草》二十卷，《目录》一卷，《药图》二十卷，

《图经》七卷，显庆四年英国公李勣、太尉长孙无忌、右监门府长史苏敬等撰；孔志约《本草音义》二十卷；苏敬《新修本草》二十一卷；苏敬《新修本草图》二十六卷；《本草音》三卷；《本草图经》七卷；甄立言一作权《本草音义》七卷；甄立言《本草药性》三卷；《古今录验方》五十卷；孟诜《食疗本草》三卷；孟诜《补养方》三卷；孟诜《必效方》十卷；宋侠《经心方》十卷；崔行功《崔氏纂要方》十卷；崔知悌《骨蒸病灸方》一卷；王方庆《新本草》四十一卷；王方庆《药性要诀》五卷；《袖中备急要方》三卷；《岭南急要方》二卷；《针灸服药禁忌》五卷；李含光《本草音义》二卷；开元中人陈藏器《本草拾遗》十卷；郑虔《胡本草》七卷；孙思邈《千金方》三十卷；孙思邈《千金髓方》二十卷；孙思邈《千金翼方》三十卷；《神枕方》一卷；《医家要妙》五卷；《杨太仆医方》一卷，失名，天授二年；卫嵩《医门金宝鉴》三卷；许咏《六十四问》一卷；段元亮《病源手镜》一卷；伏适《伏氏医苑》一卷；甘伯宗《名医传》七卷；贞观人王超《仙人水镜图诀》一卷；吴兢《五藏论应象》一卷；裴瑾《五藏论》一卷；刘清海《五藏类合赋》五卷；裴王廷《五色傍通五藏图》一卷；张文懿《藏府通元赋》一卷；段元亮《五藏镜源》四卷；喻义纂《疗痈疽要诀》一卷；《疮肿论》一卷；沈泰之《痈疽论》二卷；青溪子《万病拾遗》三卷；青溪子《消渴论》一卷；《脚气论》三卷；李暄《岭南脚气论》一卷，《方》一卷；苏鉴、徐玉等编集《脚气论》一卷；郑景岫《南中四时摄生论》一卷；苏游《铁粉论》一卷；太原少尹陈元《北京要术》一卷；司空舆《发焰录》一卷；青罗子《道光通元秘要术》三卷；晏封《乾宁晏先生制伏草石论》六卷；江承宗《删繁药咏》三卷，凤翔节度要籍；玄宗《开元广济方》五卷；刘贶《真人肘后方》三卷；王焘《外台秘要方》四十卷；王焘《外台要略》十卷；德宗《贞元集要广利方》五卷；陆贽《陆氏集验方》十五卷；贾耽《备急单方》一卷；薛弘庆《兵部手集方》三卷；薛景晦《古今集验方》十卷；刘禹锡《传信方》二卷；崔玄亮《海上集验方》十卷；《杨氏产乳集验方》三卷；郑注《药方》一卷；韦宙《韦氏集验独行方》十二卷；张文仲《随身备急方》三卷；苏越《群方秘要》三卷；李继皋《南行方》三卷；白仁叙《唐兴集验方》五卷；包会《应验方》一卷；许孝宗《箧中方》三卷；梅崇《献方》五卷；姚和众《童子秘诀》三卷；姚和众《众童延龄至宝方》十卷；孙会《婴

孺方》十卷；邵英俊《口齿论》一卷；邵英俊《排玉集》二卷；李昭明《嵩台集》三卷；阳晔《膳夫经手录》四卷；严龟《食法》十卷。

细读《隋书·经籍志》《旧唐书·经籍志》《新唐书·艺文志》发现，晋唐之间亡佚医籍以临床、本草、针灸三类居多，而《黄帝内经》《伤寒杂病论》两类医籍亡佚较少。丹波元胤《中国医籍考》是中国医药学医籍考据的扛鼎之作。兹选辑晋唐至今亡佚医籍以备参阅。《黄帝针经》九卷，佚。杨玄操《针经音》一卷，佚。灵宝注《黄帝九灵经》十二卷，佚。亡名氏《腑脏要》三卷，佚。《五脏诀》一卷，佚。《五脏论》五卷，佚。孙思邈《五脏旁通明鉴图》一卷，佚。亡名氏《五脏论》一卷，佚。吴竞《五脏论应象》一卷，佚。《旧唐书》本传略曰：吴竞汴州人，励志勤学，博通经史。直史馆修国史，累月拜右拾遗，内供奉，神龙中迁右补阙。与韦承庆、崔融、刘子玄撰《则天实录》成，转起居郎，俄迁水部郎中，丁忧还乡里。开元三年服阕，拜谏议大夫。依前修史，俄兼修文馆学士，历卫尉少卿右庶子，居职殆三十年。叙事简要，人用称之。末年伤于大简，国史未成。十七年出为荆州司马，制许以史稿自随。累迁台洪饶蕲四州刺史，加银青光禄大夫，迁相州长史，封长垣县子。天宝初改官名为邺郡太守，入为恒王传。竞尝以梁陈齐周隋五代史繁杂，乃别撰梁齐周史各十卷，陈史五卷，隋史二十卷。又伤疏略，竞虽衰耗，犹希史职，而行步伛偻。李林甫以其年老不用。天宝八年卒于家，时年八十余。裴王进《五脏论》一卷，佚。刘清海《五脏类合赋》五卷，佚。裴王庭《五色傍通五脏图》一卷，佚。张文懿《脏腑通元赋》一卷，佚。段元亮《五脏镜源》四卷，佚。亡名氏《脉经》十四卷，佚。《脉生死要说》二卷，佚。黄公兴《脉经》六卷，佚。亡名氏《三部四时五脏辨诊色决事脉》一卷，佚。《脉经略》一卷，佚。《脉经》二卷，佚。王叔和《小儿脉诀》，佚。宣和御医戴克臣侍翰林曰：得叔和《小儿脉诀》印本二集。一本曰呼吸须将六至看，一本云呼吸须时八至看。遂与内台高识参详字义，审察至数。就诊五岁儿，常脉一息六至者是，八至者非。盖始因镂板之际，误去六字上一点一画，下与八字相类，致此讹传，迨与卒以学易。作五十以学易之误是也。尝考默庵张氏脉诀亦云，小儿常脉一息只多大人二至为平，即六至也。

然一呼一吸之间六至明矣。不然，姑俟来者考之。皇甫谧《脉诀》，佚。秦承祖《脉经》六卷，佚。康普思《脉经》十卷，佚。《徐氏脉经》二卷，佚。《新撰脉经诀》二卷，佚。许建吴《脉经钞》二卷，佚。王子《脉经》二卷，佚。甄权《脉经》一卷，佚。

《雷公集注神农本草》四卷，佚。《陶氏名医别录》三卷，佚，《通志·艺文略》作陶弘景撰。《新修本草图》二十六卷，佚。《本草音》三卷，佚。《本草图经》七卷，佚。张鼎《本草》二十卷，目录一卷，佚。《药图》二十卷，佚。《图经》七卷，佚。孔志约《本草音义》二十卷。佚。《神农本草》八卷，佚。《七录》载《神农本草》五卷，佚。《七录》载《神农本草属物》二卷，佚。《七录》载《神农采药经》二卷，佚。《雷公药对》卷四，佚。陶弘景《本草经集注》序例曰：《药对》四卷论其佐使相须。雷公桐君更增演《本草》，二家《药对》广其主治，繁其类族。《桐君药录》三卷，佚。陶弘景曰：《桐君采药录》说其花叶形色僧圆至日。桐君山在严州，有人采药，结庐桐木下，指树为姓，故山得名。《子仪本草经》一卷，佚。贾公彦曰：刘向云扁鹊治赵太子暴疾尸蹶之病，使子明炊汤。子仪脉神，子术案摩。又《中经簿》云：《子仪本草经》一卷，仪与义一人也。若然，子仪亦周末时人也。《药录》六卷，佚。李时珍曰：《李氏药录》其书散见吴氏陶氏《本草》中，颇有发明。《随费本草》九卷，佚。《秦承祖本草》六卷，佚。《太平御览》引《宋书》曰：秦承祖性耿介，专好艺术，于方药不问贵贱，皆治疗之，多所全获。当时称之为工手。撰方三十卷，大行于世。王季璞《本草经》三卷，佚。谈道术《本草经钞》一卷，佚。徐叔向《本草病源合药要钞》五卷，佚。《南史张邵传》曰：徐秋夫生道度、叔向，皆能精其业。《四家体疗杂病本草要钞》十卷，佚。王末《钞小儿用药本草》二卷，佚。甘浚之《痈疽耳眼本草要钞》九卷，佚。《本草要方》三卷，佚。赵赞《本草经》一卷，佚。亡名氏《经略》一卷，佚。《本草经类用》三卷，佚。《本草经轻行》一卷，佚。《本草经利用》一卷，佚。云麾将军徐滔《新集药录》四卷，佚。亡名氏《药法》四十二卷，佚。《药律》三卷，佚。《药性》二卷，佚。《药对》二卷，佚。《药目》三卷，佚。《药忌》一卷，佚。徐大山《本草》二卷，佚。陶弘景《药总诀》一卷，佚。自序曰：上古神农作为《本草》，凡著三百六十五种以配一岁。岁有三百六十五日，日生一草,草治一病,上应天文,中应人道,下法地理。调和五味,制成醪醴,以备四气。为弗服,欲其本立道生者也。当生之时人心素朴。嗜欲寡少,设有微疾服之万全。自此之后世伪情浇,智虑日生,驰十无厌,忧患不息。故邪气数侵病转深痼,虽服良药不愈。其后雷公、桐君更增演《本草》,二家药对广其主治,繁其类族。既世改情移,生病日深,或未有此病而遂设彼药,或一药以治众疾,或百药共愈一病,欲以排邪还正为之原防故也。而三家所列,疾病互有盈缩,或物异而名同,或物同而名异,或冷热乖违,甘苦背越,采取殊法,出处异所。若此之流,殆难按据寻其大归。神农之时未有文本,至于黄帝书记乃兴。于是《神农本草》别为四经,三家之说递有损益。岂非随时适变,殊途同归者乎。但《本草》之书历代久远。既靡师受又无注训。传写之人遗误相继。字义残阙莫之是正。方用有验布舒合和。掌禹锡曰:《药总诀》,梁陶隐居撰。论夫药品五味寒热之性,主疗疾病及采蓄时月之法。凡二卷。一本题云《药像口诀》,不著撰人名氏,文本并相类。亡名氏《药像口诀》二卷,佚。蔡英《本草经》四卷,佚。亡名氏《药目要用》二卷,佚。姚景《本草音义》三卷,佚。亡名氏《本草集录》二卷,佚。《本草钞》四卷。佚。《本草杂要诀》一卷,佚。《依本草录药性》三卷,录一卷,佚。原平仲《灵秀本草图》一卷,佚。亡名氏《入林采药法》二卷,佚。《太常采药时月》一卷,《四时采药及合目录》四卷,佚。《诸药要性》二卷,佚。《种植药法》一卷,佚。李密《药录》二卷,佚。《北史·李谧传》曰:谧字希邕,少有节操。母患积年,名医疗之不愈,乃精习经方,洞闲针药,母疾得除。由是以医术知名。属尔朱兆弑逆,与勃海高昂为报复计。后从神武,封容城县侯,位襄州刺史。《甄氏本草》三卷,佚。甄立言《本草音义》七卷,佚。《本草药性》三卷,佚。

《神农食忌》一卷,佚。《黄帝杂饮食忌》二卷,佚。《老子禁食经》一卷,佚。崔浩《食经》九卷,佚。《北史》曰:余自少至长耳目闻见,诸母诸姑所修妇功无不蕴习,酒食朝夕养舅姑,四时供祭祀,虽有功力,不任僮使,常自亲焉。昔遭丧乱,饥馑仍臻,膳蔬糊口,不能具其物用。十余年间不复备设。止姚虑久废忘,后生无所知见,而少不习书乃占授为九篇。文辞约举,婉而成章,聪辩强记,皆

此类也。亲没之后,遇国龙兴之会,平暴除乱,招定四方。余备位台铉,与参大谋,赏获丰浓,牛羊盖泽,资累巨万,衣则重锦,食则粱肉,远惟平生。思季路负米之时,不可复得。故序遗文垂示来世。齐冠军将军刘休撰《食方》一卷,佚。崔禹锡《食经》四卷,佚。丹波元胤曰:是书源顺《类聚钞》所引《字训》。较诸《本草》及国小之书有不同者。盖以菌为茸,芥为辛菜,萍蓬为骨蓬,款冬为蓣,斑鸠为鹑,告天子为云雀,秧鸡为蛙鸟,棘鬣鱼为鲷,䱊鲈为鲩,香鱼为鮎之类是也。想举当时之名称而所记,后世字书,遂失其训者。犹篁之为竹田,岚之为猛风,帐之为簿,均是六朝间之称,今人视为国语也。医官田泽温叔录出禹锡之说,散见于古书中者,裒为二卷,虽未为完帙,足以知鼎味矣。亡名氏《食经》二卷,佚。《食经》十九卷,佚。《食经》十四卷,佚。《四时御食经》一卷,佚。《太官食经》五卷,佚。《太官食法》二十卷,佚。《食法杂酒食要方白酒并作物法》十二卷,佚。《家政方》十一卷,佚。《食图四时酒要方》一卷,佚。马琬《食经》三卷,佚。诸葛颖《淮南王食经并目》一百六十五卷,大业中撰。佚。亡名氏《膳羞养疗》二十卷,竺暄《食经》四卷,佚。赵武《四时食法》一卷,佚。卢仁宗《食经》三卷,佚。严龟《食法》十卷,佚。唐志注曰:严震之后,镇西军节度使撰子也。昭宗时宣慰汴寨。昝殷《食医心鉴》二卷,佚。郑樵曰:成都医博士昝殷撰。丹波元胤曰:此书《医方类聚》所援,有论十三首,方二百九首,尚得知其梗概矣。陈士良《食性本草》十卷,佚。掌禹锡曰:《食性本草》伪唐陪戎副尉,剑州医学助教陈士良撰,以古有食医之官因食养以治百病。故取《神农本经》洎陶隐居、苏敬、孟诜、陈藏器诸药关于饮食者类之,附以说,又载食医诸方及五时调养脏腑之术,集贤殿学士徐锴为之序。

王叔和《论病》六卷,佚。皇甫谧《依诸方撰》一卷,佚。支法存《申苏方》五卷,佚。刘敬叔《异苑》曰:沙门有支法存者,本自胡人,生长广州。妙善医术,遂成巨富。有八尺氍毹,光彩耀目,作百种形像。又有沉香八尺板床,居常香馥。太原王琰为广州刺史,大儿邵之屡求二物,法存不与,王因状法存豪纵,乃杀而籍没家财焉。孙思邈《备急千金要方》曰:诸经方往往有脚弱之论,而古人少有此疾。自永嘉南渡,衣缨士人,多有遭者,岭表

江东,有支法存、仰道人等并留念经方,偏善斯术。晋朝仕望,多获全济。阮文叔《河南药方》十六卷,佚。《册府元龟》曰:阮炳字叔文,为河南尹。精意医术,撰《药方》一部。丹波元胤曰:文叔叔文必有一误。葛洪《肘后方》序云:阮河南等撰集《暴卒备急方》,岂是书之外别有所采录欤?谢泰《黄素医方》二十五卷,佚。丹波元胤曰:葛洪《肘后方》序有崔中书《黄素方》,似与是书不同。葛洪《玉函方》晋书洪传作《金匮药方》百卷,佚。《葛氏单方》三卷,佚。《范汪杂药方》一百七十卷,尹穆撰。殷仲堪《荆州要方》一卷,佚。《太平御览》引《晋书》曰:殷仲堪陈郡人,能清言,善属文,名士咸爱之。谢玄以为长史,浓遇之。仲堪父病积年,衣不解带,躬本医术,究其精妙,执书挥泪,遂眇一目。于法开《议论备豫方》一卷,佚。《绍兴府志》曰:于法开好仙释,后避支通君刺,更学医,医术明解。尝旅行,暮投主人,其家妻临产而儿积日不堕。法开曰:此易治耳。杀一肥羊,食十余胾而针之,须臾儿下,羊脔裹儿出。宋武帝《杂戎狄方》一卷,佚。《羊中散药方》二十卷,佚。谢南郡《疗消渴病方》一卷,佚。宋建平王《典术》百二十卷,佚。《宋书》曰:建平宣简王宏字休度,文帝第七子也。早丧母。元嘉二十一年年十一封建平王,食邑二千户。少而闲素,笃好文籍,太祖宠爱殊常,为立第于鸡笼山,尽山水之美。建平国职高他国一阶。二十四年为中护军,领石头戍事,出为征虏将军,江州刺史。二十八年征为中书令,领骁骑将军。元凶杀立,以宏为左将军丹阳尹,又以为散骑常侍,镇军将军,江州刺史。世祖入讨邵,录宏殿内。世祖先尝以口手板与宏,宏遣左右亲信周法道手板诣世祖。事平,以为尚书左仆射,使奉迎太后。还,加冠军将军,中书监,仆射如故。臧质为逆,宏以仗士五十人入六门。为人谦俭周慎,礼贤接士,明晓政事,上甚信杖之。转尚书令,加散骑常侍,将军如故。给鼓吹一部,寻进号卫将军,中书监尚书令如故。宏少而多病,大明二年疾动,求解尚书令,以本号开府仪同三司,如散骑常侍,中书监如故。未拜,其年薨,时年二十五。追赠侍中司徒,中书监如故,给班剑二十人。《药方》五卷,佚。《杂病论》一卷,佚。徐裝《要方》一卷,佚。《效验方》三卷,佚。《陶弘景方》三卷,佚。《效验方》六卷,佚。王显《药方》三十五卷,佚。《魏书》本传

曰:王显字世荣,阳平乐平人。自言本东海郯人,王朗之后也。祖父延和中南奔,居于鲁郊,又居彭城。伯父安上,刘义隆于板行馆陶县。世祖南讨,安上弃县归命,与父母俱徙平城,例叙阳都子,除广宁太守。显父安道,少与李亮同师,俱学医业,粗究其术,而不及亮也。安上还家乐平,颇参士流。显少历本州从事,虽以医术自通,而明敏有决断才用。初文昭太后之怀世宗也,梦为日所逐,化而为龙绕后,后寤而惊悸,遂成心疾。文明太后敕召徐謇及显等为后诊脉。謇云:是微风入脏,宜进汤加针。显云:按三部脉非有心疾,将是怀孕生男之象。果如显言。久之,召补侍御帅尚书仪曹郎号称干事。世宗自幼有微疾,久未瘳愈,显摄疗有效,因是稍蒙昵识。又罢六补之初,显为领军千烈间通规策,颇有密功。累迁游击将军,拜廷尉少卿,仍在侍御营进御药,出入禁内。乞临本州,世宗尝许之,积年未授,因是声闻传于远近。显每与人言,时旨已决,必为刺史。遂除平北将军,相州刺史。寻诏驰驿还京,复掌药,又遣还州。元愉作逆,显讨之不利。入除太府卿御史中尉。显前后历职,所在著称,纠折庶狱,究其奸回,出内惜慎,爱国如家。及领宪台,多所弹劾,百寮肃然。又以中尉属官不悉称职。讽求更换,诏委改选,务尽才能。而显所举,或有请属,未皆得人。于是众口喧哗,声望致损。后世宗诏显撰《药方》三十五卷,班布天下,以疗诸疾。东宫既建,以为太子詹事,委任甚浓。世宗每幸东宫,显常近侍,出入禁中,仍奉医药赏赐。累加为立馆宇,宠振当时。延昌二年秋以营疗之功封卫南伯,四年正月世宗夜崩,肃宗践阼。显奉玺策,随从临哭,微为忧惧。显即蒙任遇,兼为法官,恃势使威,为时所疾。朝宰托以侍疗无效,执之禁中,诏削爵位。临执呼冤,直阁以刀环撞其腋下,伤中吐血,至右卫府,一宿死。始,显布衣为诸生,有沙门相显后当富贵,诫其勿为吏官,吏官必败。由是世宗时或欲其遂摄吏部,每殷勤避之。及世宗崩,肃宗夜即位,受玺册,于仪须兼太尉及吏部,仓卒百官不具,以显兼吏部行事矣。《王世荣单方》一卷,佚。李修《药方》五十七卷,佚。《魏书》本传曰:李修字思祖,本阳平馆陶人。父亮,少学医术。兄元孙,随毕众敬。赴平城,亦遵父业而不及。以功赐爵义平子,拜奉朝请。修略与兄同晚入代京,历位中散令。以功赐

爵下蔡子,迁给事中。太和中,当在禁内,高祖、文明太后时有不豫,修侍针药治多有效。赏赐累加,车服第宅,号为鲜丽。集诸学士及工书者百余人,在东宫撰《药方》百余卷,皆行于世。先是咸阳公高允,虽年且百岁而气力尚康,高祖、文明太后时令修诊视之。一旦奏言,允脉竭气微,大命无远,未几果亡。迁洛,为前军将军,领太医令。后数年卒。赠威远将军,青州刺史,子大授袭汝阳令,医术又不逮父。许孝崇《箧中方》三卷,佚。丹波元胤曰:《新唐书·艺文志》作许孝宗,误。今改正。盖孝宗显庆四年与李绩等同修《本草图经》者,仕至尚药奉御。王勃《医语纂要》一卷,佚。《旧唐书》本传曰:王勃字子安,绛州龙门人。六岁解属文,构思无滞,词情英迈。与兄勔虔才藻相类。父友杜易简常称之曰王氏三珠树也。勃年未及冠应幽素举及第,乾封初诣阙上《晨游东岳颂》。时东都造乾元殿,又上《乾元殿颂》。沛王贤闻其名,召为沛府修撰,甚爱重之。诸王斗鸡,互有胜负,勃戏为《檄英王鸡文》。高宗览之怒曰:据此是交构之渐。即日斥勃不令入府。久之,补虢州参军。勃恃才傲物,为同僚所嫉。有官奴曹达犯罪,勃匿之,又惧事泄,乃杀达以塞口。事发,当诛,会赦除名。时勃父福畤为雍州司户参军,坐勃左迁交趾令。上元二年,勃往交趾省父,道出江中,为《采莲赋》以见意,其辞甚美。渡南海堕水而卒,时年二十八。《新唐书》本传曰:勃尝谓人子不可不知医。时长安曹元有秘术,勃从之游,尽得其要。吴升《苏敬徐王唐侍中三家脚气论》一卷,佚。王焘《外台秘要》曰:吴氏窃寻苏长史、唐侍中、徐王等脚气方,身经自患,三二十年,各序气论,皆有道理。具述灸穴,备说医方。咸言总试,但有效验。比来传用,实愈非虚。今撰此三本,勒为二卷,色类同者编次写之。仍以朱题苏唐徐姓号,各于方论下,传之门内,以救疾耳。亡名氏《岭南急要方》二卷,佚。《天宝单行方》,佚。丹波元胤曰:见于《证类本草·积雪草图经》注。刘贶《真人肘后方》三卷,佚。《旧唐书刘子玄传》曰:子玄子贶,博通经史,明天文律历,音乐医算之术。终于起居郎修国史,撰《六经外传》三十七卷,《续说苑》十卷,《太乐合璧记》三卷,《真人肘后方》三卷,《天官旧事》一卷。贾耽《备急单方》一卷,《新唐书》本传曰:贾耽字敦诗,沧州南皮人。天宝中举明经补临清尉,上书论

事,徙太平河东节度使。王思礼署为度支判官,累进邠州刺史。治凡九年,政有异绩,召授鸿胪卿兼左右威远营使,俄为山南西道节度使。梁崇义反东道,耽进屯谷城,取均州,建中三年徙东道。德宗在梁,耽使司马樊泽奏事,泽还,耽大置酒会诸将,俄有急诏至,以泽代耽,召为工部尚书,俄为东都留守。贞元九年,以尚书右仆射同中书门下平章事,俄封魏国公。顺宗立,进检枚司空左仆射。时王叔文等干政,耽病之,屡移病乞骸骨,不许,卒,年七十六。赠太傅,谥曰元靖。耽嗜观书,老益勤,尤悉地理,至阴阳杂数罔不通,其器恢然,盖长者也。崔元亮《海上集验方》十卷,佚。《新唐书》本传曰:崔玄亮字晦叔,磁州昭义人。贞元初擢进士第,累署诸镇幕府。父丧客高邮,卧苦终制,地下湿因得痹病,不乐进取。元和初召为监察御史,累转驾部负外郎,清慎介特,澹如也。稍迁密歙二州刺史,歙人马牛生驹犊,官籍蹄啮,故吏得为奸。玄亮焚其籍,一不问。民山处输租者苦之,下令许计斛输钱,民赖其利。历湖曹二州,辞曹不拜。太和四年繇太常少卿,改谏议大夫,朝廷推为宿望,拜右散骑常侍。每迁官辄让形于色。郑注构宋申锡,捕逮仓卒,内外震骇。玄亮幸谏官叩延英,苦诤反复数百言,文宗未谕。玄亮置笏在陛曰:孟轲有言,众人皆曰杀之,未可也。卿大夫皆曰杀之,未可也。天下皆曰杀之,然后察之。乃置于法。今杀一凡庶,当稽典律,况欲诛宰相乎!臣为陛下惜天下法,不为申锡言也。俯伏流涕。帝感悟,众亦服其不挠,繇此名重朝廷。顷之移疾归东都,召为虢州刺史,卒,年六十六,赠礼部尚书。玄亮晚好黄老清静术,故所居官,未久辄去。遗言山东士人利便近,皆葬两都。吾族未尝迁,当归葬滏阳,正首丘之义,诸子如命。郑注《药方》一卷,佚。《新唐书》曰:郑注绛州翼城人,世微贱,以方伎游江湖间。太和末仕至校检尚书左仆射,凤翔陇右节度使,与李训等谋诛宦者,事败被杀。韦宙《集验独行方》十二卷,佚。《新唐书·韦丹传》曰:丹子宙,推荫累调河南府司录参军,李班表河阳幕府。宣宗谓宰相墀曰:丹有子否,以宙对。帝曰:与好官,乃拜侍御史,三迁度支郎中。卢钧节度太原,表宙为副,时回鹘已破诸部入塞下,剽杀吏民。钧欲得信,重吏视边,宙请往。自定襄、雁门、五原,绝武州塞。略云中,逾旬注遍,见酋豪镌

谕之。视亭障守卒,增其禀约,吏不得擅以兵侵诸戎,犯者死。于是三部六蕃诸种皆信悦,召拜吏部郎中,出为永州刺史,还为大理少卿。久之拜江西观察使,政简易,南方以为世官。迁岭南节度使,南诏陷交趾,抚兵积备,以干闻。加检校尚书,左仆射,同中书门下平章事,咸通中卒。

尽管《晋唐医学研究》企图竭力展现晋唐641年间中国医药学真实面貌。然而,由于历史原因,大量医籍亡佚散失,众多事件石沉海底。因此,美好憧憬往往很难尽随人愿。虽然,《晋唐医学研究》也许可以帮助我们开拓中国医药学临床诊疗视野,提高中国医药学理论思维水平。是为跋。

2022 年壬寅秋月蔡定芳跋于南山书屋

参 考 书 目

《史记》《汉书》《后汉书》《三国志》《晋书》《宋书》《南齐书》《梁书》《陈书》《魏书》《北齐书》《周书》《隋书》《南史》《北史》《旧唐书》《新唐书》《旧五代史》《新五代史》《黄帝内经素问》《黄帝内经灵枢》《神农本草经》《伤寒论》《金匮要略方论》《恽铁樵全集》《陆渊雷全集》《姜春华全集》《沈自尹全集》《中国方药医学》《中国医药学理论基础》《南山书屋医案医话》《脉经》《医心方》《针灸甲乙经》《肘后备急方》《抱朴子内篇》《范汪方》《赵泉方》《阮河南药方》《羊中散药方》《寒食散解杂论》《服石发动解救法》《张苗方》陈廪丘医论》《靳邵方》《史脱方》《宫泰方》《陶潜方》《养生论》《养生要集》《列子注》《南方草木状》《刘涓子鬼遗方》《小品方》《胡洽方》《深师方》《褚氏遗书》《本草经集注》《黄帝素问注》《集验方》《雷公药对》《删繁方》《如意方》《龙门石窟药方》《龙门方》《新录单药方》《产经》《古今录验》《诸病源候论》《黄帝内经太素》《备急单要方》《雷公炮炙论》《经心录》《备急千金要方》《千金翼方》《新修本草》《纂要方》《张文仲方》《广济方》《延年秘录》《近效方》《许仁则方》《必效方》《食疗本草》《补注黄帝内经素问》《传信方》《经效产宝》《食医心鉴》《外台秘要》《黄帝八十一难经注》《海药本草》《太平御览》《伤寒总病论》《伤寒补例》《伤寒论后条辨》《伤寒六书》《伤寒论辨证广注》《医学源流论》《类证活人书》《注解伤寒论》《伤寒论条辨》《尚论篇》《伤寒补例》《伤寒百问》《四库全书总目提要》《宋以前医籍考》《中国医籍考》《服石论》《石论》《寒食散对疗》《黄帝内经灵枢集注》《黄帝内经素问集注》《高士传》《三国两晋南北朝医学总集》《老子》《庄子》《易经》《世说新语》《昭明文选》《妙法莲华经》《高僧传》《秦承祖药方》《古今医案按》《黄帝素问注》《内经知要》《医经原旨》《类经》《备急单要方》《太平圣惠方》《圣济总录》《开宝本草》《证类本草》《本草纲目》《三因极一病证方论》《魏氏家藏方》《医方类聚》